中医执业医师资格考试医学综合指导用书

（具有规定学历 师承或确有专长）

—— （上册）——

国家中医药管理局中医师资格认证中心
中医类别医师资格考试专家委员会　编写

中国中医药出版社
·北　京·

U0668768

图书在版编目（CIP）数据

中医执业医师资格考试医学综合指导用书：具有规定学历 师承或确有专长：全3册/国家中医药管理局中医师资格认证中心中医类别医师资格考试专家委员会编写．

—北京：中国中医药出版社，2020.1

ISBN 978-7-5132-5859-3

Ⅰ.①中… Ⅱ.①国… Ⅲ.①中医师-资格考试-自学参考资料 Ⅳ.①R2

中国版本图书馆 CIP 数据核字（2019）第 241714 号

中国中医药出版社出版

北京经济技术开发区科创十三街 31 号院二区 8 号楼
邮政编码 100176
传真 010-64405750
山东临沂新华印刷物流集团有限责任公司印刷
各地新华书店经销

开本 889×1194 1/16 印张 88.75 字数 2290 千字
2020 年 1 月第 1 版 2020 年 1 月第 1 次印刷
书号 ISBN 978-7-5132-5859-3

定价 388.00 元
网址 www.cptcm.com

社 长 热 线 010-64405720
购 书 热 线 010-89535836
维 权 打 假 010-64405753

微信服务号 zgzyycbs
微商城网址 https://kdt.im/LIdUGr
官 方 微 博 http://e.weibo.com/cptcm
天猫旗舰店网址 https://zgzyycbs.tmall.com

中医执业医师资格考试
医学综合指导用书

（具有规定学历 师承或确有专长）

编 委 会

（以姓氏笔画为序）

主 审

石　岩　　李灿东　　余曙光　　谷晓红　　张伯礼
陈　伟　　蒋梅先

主 编

苏　颖　　李　勇　　李　冀　　杨钦河　　吴力群
张书信　　张金钟　　陆小左　　周家俊　　赵吉平
郭冬梅　　郭霞珍　　唐德才　　崔晓萍　　蒋小敏
蒋　茹　　潘　涛

编 委

王　飞　　王凤珍　　王阿丽　　王俊宏　　王景龙
孔德智　　田瑞渊　　付　强　　皮明钧　　毕珺辉
年　莉　　刘　盼　　闫东宁　　孙广仁　　李　沙
李兴广　　李新民　　杨建红　　杨博华　　邹小娟
宋捷民　　张凤华　　张宁苏　　张永涛　　张燕生
陈　晟　　陈明龄　　陈宪海　　陈家旭　　林　谦
林雪娟　　金　华　　赵　丽　　赵雪莹　　胡晓阳
袁　颖　　倪　伟　　黄象安　　隋博文　　阙华发
裴晓华　　谭　程　　霍婧伟

出版说明

医师资格考试是行业准入考试，是评价申请医师资格者是否具备从事医师工作所必须的专业知识与技能的考试。为帮助考生熟悉、了解、掌握执业所必须具备的基础理论、基本知识与基本技能，提高综合应用能力，从而安全有效从事医疗、预防和保健工作，根据《医师资格考试大纲（中医、中西医结合）2020 年版》相关规定，国家中医药管理局中医师资格认证中心（以下简称"认证中心"）组织专家全面修订了相关医师资格考试系列指导用书。

一、2020 年中医、中西医结合医师资格考试指导用书修改重点

在总结医师资格考试工作改革取得的成果和经验基础上，认证中心坚持以习近平新时代中国特色社会主义思想为遵循，紧密结合《中华人民共和国中医药法》和中共中央印发的《关于促进中医药传承创新发展的意见》的具体要求，对 2020 年版大纲及 2020 年医师资格考试指导用书进行了修订：一是以中医思维为导向，突出中医药特色，将穿插在各科目的中医经典内容整合成单独的章节；二是结合中医师岗位胜任力，逐步淡化科目概念，体现知识整合；三是以解决临床实际问题为原则，根据当前中医临床需求适当调整其结构与测试范围；四是体现医师职业素养，强调"大医精诚"，注重医患沟通、人文关怀；五是依据最新修订的法律法规和部门规章，增加和修订相关章节内容。

二、2020 年中医、中西医结合医师资格考试指导用书特点

本系列指导用书具有三个鲜明的特点。一是权威性。以医师资格准入基本要求为依据，紧扣《医师资格考试大纲（中医、中西医结合）2020 年版》，由认证中心组织相关科目权威专家编写。二是全面性。该书为《医师资格考试大纲（中医、中西医结合）2020 年版》的细化、扩展，覆盖全部考点。三是实用性。充分体现国家中医药法律法规及相关政策，适应当前疾病谱变化及中医、西医临床诊疗技术发展，以及人民群众对中医药服务需求的变化，并结合中医药教育特点和新版国家规划教材编写原则，方便考生全面复习，提升专业能力与素质。

三、2020 年中医、中西医结合医师资格考试指导用书种类

本系列指导用书包括中医执业医师（具有规定学历、师承或确有专长）和执业助理医师（具有规定学历、师承或确有专长）实践技能指导用书、医学综合指导用书以及中西医结合执业医师和执业助理医师实践技能指导用书、医学综合指导用书，共 8 种。

四、2020 年中医、中西医结合医师资格考试指导用书购买途径

2020 年版医师资格考试系列指导用书受国家中医药管理局中医师资格认证中心授权，由中国中医药出版社独家出版。考生可直接到中国中医药出版社天猫旗舰店（https://zgzyycbs.tmall.com）购买正版图书。

五、2020 年中医、中西医结合医师资格考试指导用书使用建议

考生购得考试指导用书后，可采取以下备考措施：一是认真分析考试大纲，明确考试内容与范围；二是仔细研读考试方案，熟悉考试项目与流程；三是结合自身实际情况，按照轻重缓急制订阶段性复习计划；四是突出重点，系统学习考试指导用书；五是科学复习，逐步消化吸收知识要点，不放过难点和自身的弱项，适当拓展复习范围；六是重视医师职业素质，不可忽视人文关怀；七是对于实践技能考试，要突出实际动手能力，按照指导用书提前进行实际操作演练；八是对于医学综合考试，应按照指导用书内容，突出理解和应用，不应以简单记忆为主；九是通过练习做题检验复习效果，找到薄弱环节，循序渐进提高能力。

本系列指导用书的编审得到了北京中医药大学、天津中医药大学、上海中医药大学、南京中医药大学、山东中医药大学、河南中医药大学、陕西中医药大学、江西中医药大学、长春中医药大学、辽宁中医药大学、黑龙江中医药大学、河北中医学院、暨南大学等院校的大力支持，在此谨示感谢！

由于时间仓促，书中难免有不足和错漏之处，希望各位考生及其他读者在使用中对本指导用书提出宝贵意见。

国家中医药管理局中医师资格认证中心

2019 年 12 月

医学综合考试须知

医学综合考试是国家医师资格考试的重要组成部分。为了更好地帮助考生熟悉、了解、掌握其执业所必须具备的基础理论、基本知识和基本技能，具有综合应用能力，能够安全有效地从事医疗、预防和保健工作，并顺利通过医学综合考试，现将医学综合考试情况介绍如下。

一、为什么要通过医师资格考试？

《中华人民共和国执业医师法》第八条明确规定：国家实行医师资格考试制度。《医师资格考试暂行办法》第二条规定：医师资格考试是评价申请医师资格者是否具备执业所必须的专业知识与技能的考试；第三条规定：考试方式分为实践技能考试和医学综合笔试。第二十五条规定：实践技能考试合格者方可参加医学综合笔试。参加过医学综合笔试，按照《医师资格考试暂行办法》第三十三条规定：考试成绩合格的，授予执业医师资格或执业助理医师资格，由省级卫生行政部门颁发卫生部统一印制的《医师资格证书》。《医师资格证书》是执业医师或执业助理医师资格的证明文件。按照执业医师法规定，取得医师资格的，可以申请注册，医师经注册后，可以在医疗、预防、保健机构中按照注册的执业地点、执业类别、执业范围执业。

二、参加执业医师资格考试应具备的条件是什么？

《中华人民共和国执业医师法》第九条规定：具有下列条件之一的，可以参加执业医师资格考试：（一）具有高等学校医学专业本科以上学历，在执业医师指导下，在医疗、预防、保健机构中试用期满一年的；（二）取得执业助理医师执业证书后，具有高等学校医学专科学历，在医疗、预防、保健机构中工作满二年的；具有中等专业学校医学专业学历，在医疗、预防、保健机构中工作满五年。第十条规定：具有高等学校医学专科学历或者中等专业学校医学专业学历，在执业医师指导下，在医疗、预防、保健机构中试用期满一年的，可以参加执业助理医师资格考试。第十一条规定：以师承方式学习传统医学满三年或者经多年实践医术确有专长的，经县级以上人民政府卫生行政部门确定的传统医学专业组织或者医疗、预防、保健机构考核合格并推荐，可以参加执业医师资格或者执业助理医师资格考试。

三、医学综合考试包括哪些内容？

医学综合考试内容包括中医基础、中医经典、中医临床、西医综合、医学人文，具体考试内容详见大纲及其考试指导用书。

医学综合考试主要考查应试者是否能够理解并综合运用以往所学基础和临床知识作出临床决策的能力。根据往年考生作答情况分析，存在相当一部分考生对各部分知识的掌握还不够全面，缺乏从临床反证知识和理论的经验，希望引起重视。本书按照新版大纲内容进行编写，考生复习时一定要认真、细致，才能全面掌握执业所必需的专业知识和技能。

每年年初，由国家卫生健康委医师资格考试委员会发布公告，公布考试具体时间等相关信息。

五、考试采用哪些题型?

医学综合考试正在逐步由纸笔作答考试方式过渡到计算机考试。执业医师考试分 4 个单元，在 2 天内完成，总题量 600 题;执业助理医师考试分 2 个单元，在 1 天内完成，总题量 300 题;全部为单项选择题。考试题型分为 A1、A2、A3/A4、B1 型题，每个选择题均由题干和 5 个备选答案组成。通过不同题型，全面考查考生对临床常见病、多发病的病因、病机、临床表现、诊断和鉴别诊断、治疗原则等知识的熟悉、了解和掌握程度，对必须掌握的基础知识、专业知识的理解能力以及运用所学知识处理临床实际问题的综合应用能力。

医学综合考试题型、答题说明和试题解析介绍如下:

A1 型题

答题说明

每一道试题下面有 A、B、C、D、E 五个备选答案，请从中选择一个最佳答案，并在答题卡上将相应题号的相应字母所属的方框涂黑。

---

1. 下列各项，贯穿肺痿疾病发展始终的是
   A. 久病损肺
   B. 肺中虚冷
   C. 外感六淫
   D. 情志失调
   E. 肺津不足

答案: E

[解析] 这是考查病因病机的试题，为记忆基础上的理解。肺痿多由其他肺系疾病迁延不愈或失治误治后，耗伤肺气、灼伤肺津，致使肺虚，津气亏损失于濡养，导致肺叶痿弱不用而得，为肺脏慢性虚损性疾患。其发病病因病机很多，备选项中 A、C、D 为其病因，B 为病机之一，唯有 E 贯穿疾病发展的始终。

A2 型题

答题说明

每道考题由两个以上相关因素组成或以一个简要病历形式出现，其下面有 A、B、C、D、E 五个备选答案，请从中选择一个最佳答案，并在答题卡上将相应题号的相应字母所属的方框涂黑。

---

2. 患者，女，62 岁。心烦不寐半年余。入睡困难，心悸多梦，伴头晕耳鸣，腰膝酸软，潮热盗汗，五心烦热，咽干少津，舌红少苔，脉细数。其证是
   A. 肾阴虚证
   B. 心阴虚证
   C. 肝血虚证
   D. 心肾不交证

E. 肺肾阴虚证

答案：D

[解析] 这是考查辨证的试题，为理解辨析题。患者主诉已明确为"不寐"，女性患者，62岁，肾阴亏损，表现为头晕耳鸣，腰膝酸软，虚热内生，潮热盗汗，五心烦热；肾阴不能上养心阴，心火偏亢，表现为心烦，心悸多梦，舌红少苔，脉细数，为阴虚火旺之征。故该患辨证为心肾不交证。

A3 型题

答题说明

以下提供若干个案例，每个案例下设若干道试题。请根据案例所提供的信息，在每一道试题下面的 A、B、C、D、E 五个备选答案中选择一个最佳答案，并在答题卡上将相应题号的相应字母所属的方框涂黑。

(3~5题共用题干)

患者，男，55岁。胸部疼痛2天。昨日晨练时觉胸部闷痛，休息后好转。今日左侧胸痛又作，如刺如绞，放射到肩背部，休息未能缓解。舌质紫暗，有瘀斑，苔薄，脉弦涩。初步诊断为胸痹、心血瘀阻证，拟主血府逐瘀汤。

3. 血府逐瘀汤的配伍特点是

A. 活血与行气相伍，祛瘀与养血同施，升降兼顾，气血并调

B. 活血攻下，相辅相成，寒中寓温，以防凉遏

C. 破瘀通络合法，升降相合，气血并调

D. 重用补气，佐以活血，气旺血行，补而不滞

E. 消温补同用，养血活血，祛瘀生新

答案：A

4. 为防患者平日突然发作，可让其随身携带的药物是

A. 芪参益气滴丸

B. 麝香保心丸

C. 苏合香丸

D. 安宫牛黄丸

E. 复方丹参滴丸

答案：E

5. 关于胸痹，《金匮要略》将其病因病机归纳为

A. 胸阳不振

B. 阳微阴弦

C. 痰瘀交阻

D. 心阳不足

E. 心脉瘀阻

答案：B

[解析] 此题为综合性试题，围绕临床病例，将中医内科、方剂、金匮要略知识整合。题干中病证诊断、处方均已明确。

试题3问所用方剂的配伍特点。B为桃核承气汤配伍特点；C为复元活血汤特点，但去掉了"疏

肝"；D 为补阳还五汤配伍特点，E 为生化汤配伍特点。5 个选项均为活血祛瘀剂，配伍不同，临床应用亦不同。

试题 4 考查该患者日常用药，也是临床常见问题，但临床医生往往在中成药使用上欠缺辨证思路。心血瘀阻证胸痹患者心痛突发时，可含化复方丹参滴丸、速效救心丸，故答案为 E，A 中有"益气"，当为气虚血瘀时，非胸痹患者用药；B、C 为寒凝心脉证患者疼痛剧烈时含化的；D 选项被好多不真明医理之人当作预防心脑血管疾病的保健"良药"。

试题 5 考查依据临床问题考查经典。东汉张仲景明确"胸痹"病名，并设专篇讨论，并将其病因病机概况为"阳微阴弦"；其他备选项均为胸痹病因病机之一。

B1 型题

(6~7 题共用题干)

    A. 金水相生法

    B. 滋水涵木法

    C. 培土生金法

    D. 培土制水法

    E. 泻南补北法

6. 脾虚不运，水湿泛滥而致水肿胀满之证，常用温肾健脾药治疗，其所遵循的治法是

答案：D

7. 久病劳神太过，肾阴耗伤，心火内炽而致心烦、失眠、腰膝酸软之证，治疗应遵循的治法是

答案：E

[解析] 此题考查根据五行生克规律调和脏腑的治法，为中医基础理论内容，但题干描述又涉及中医诊断学的脏腑辨证，考生需将所学知识综合分析运用，方可解答。

最后，希望各位考生认真复习，诚信参试，并取得好成绩。

国家中医药管理局中医师资格认证中心

总目录

上　册

中医学基础 …………………………………………………………………………… 1
　中医基础理论 ……………………………………………………………………… 3
　中医诊断学 ………………………………………………………………………… 79
　中药学 …………………………………………………………………………… 170
　方剂学 …………………………………………………………………………… 256
中医经典 ………………………………………………………………………… 321

中　册

中医临床 ………………………………………………………………………… 395
　中医内科学 ……………………………………………………………………… 397
　中医外科学 ……………………………………………………………………… 536
　中医妇科学 ……………………………………………………………………… 619
　中医儿科学 ……………………………………………………………………… 696
　针灸学 …………………………………………………………………………… 784

下　册

西医综合 ………………………………………………………………………… 885
　诊断学基础 ……………………………………………………………………… 887
　内科学（师承或确有专长人员不测试）………………………………………… 974
　传染病学 ……………………………………………………………………… 1138
医学人文 ………………………………………………………………………… 1221
　医学伦理学 …………………………………………………………………… 1223
　卫生法规 ……………………………………………………………………… 1237

附录　中医执业医师资格考试大纲（2020 年版）·医学综合考试 ………………… 1265

目　录

（上册）

中医学基础

中医基础理论

第一单元　中医学理论体系	3	细目二　女子胞	35
细目一　中医学概念与学科属性	3	第九单元　精、气、血、津液、神	36
细目二　中医学理论体系的形成与发展	3	细目一　精	36
细目三　中医学理论体系的主要特点	9	细目二　气	38
第二单元　精气学说	10	细目三　血	41
细目一　精气学说的概念	10	细目四　津液	42
细目二　精气学说的基本内容	10	细目五　神	43
第三单元　阴阳学说	11	细目六　精、气、血、津液之间的关系	44
细目一　阴阳的概念	11	第十单元　经络	46
细目二　阴阳学说的基本内容	11	细目一　经络学说概述	46
细目三　阴阳学说在中医学中的应用	12	细目二　十二经脉	46
第四单元　五行学说	14	细目三　奇经八脉	49
细目一　五行学说的概念	14	细目四　经别、别络、经筋、皮部	50
细目二　五行学说的基本内容	15	细目五　经络的生理功能和经络学说的应用	
细目三　五行学说在中医学中的应用	16		51
第五单元　藏象学说	17	第十一单元　体质	52
第六单元　五脏	18	细目一　体质的概念和构成	52
细目一　五脏的生理功能与特性	18	细目二　体质的生理学基础	53
细目二　五脏之间的关系	25	细目三　体质学说的应用	53
细目三　五脏与五体、五官九窍、五志五神、		第十二单元　病因	55
五液和季节的关系	26	细目一　六淫	55
第七单元　六腑	30	细目二　疠气	58
细目一　六腑的生理功能	30	细目三　七情内伤	58
细目二　五脏与六腑之间的关系	33	细目四　饮食失宜	60
第八单元　奇恒之腑	35	细目五　劳逸失度	60
细目一　脑	35	细目六　痰饮	61

细目七　瘀血 ················· 62

第十三单元　发病 ················· 63

　　细目一　发病的基本原理 ········· 63

　　细目二　影响发病的主要因素 ····· 64

　　细目三　发病类型 ············· 64

第十四单元　病机 ················· 65

　　细目一　邪正盛衰 ············· 66

　　细目二　阴阳失调 ············· 67

　　细目三　精、气、血失常 ········· 69

细目四　津液代谢失常 ········· 71

细目五　内生"五邪" ··········· 72

细目六　疾病传变 ············· 73

第十五单元　防治原则 ············· 74

　　细目一　预防 ················· 74

　　细目二　治则 ················· 75

第十六单元　养生与寿夭 ··········· 77

　　细目一　养生 ················· 77

　　细目二　生命的寿夭 ··········· 77

中医诊断学

第一单元　绪论 ················· 79

　　细目　绪　论 ················· 79

第二单元　望诊 ················· 80

　　细目一　望神 ················· 80

　　细目二　望面色 ··············· 81

　　细目三　望形态 ··············· 83

　　细目四　望头面五官 ··········· 84

　　细目五　望躯体四肢 ··········· 87

　　细目六　望皮肤 ··············· 88

　　细目七　望排出物 ············· 89

　　细目八　望小儿食指络脉 ······· 90

第三单元　望舌 ················· 91

　　细目一　舌诊原理与方法 ········· 91

　　细目二　正常舌象 ············· 92

　　细目三　望舌质 ··············· 93

　　细目四　望舌苔 ··············· 96

　　细目五　舌下络脉 ············· 98

　　细目六　舌象综合分析 ········· 99

第四单元　闻诊 ················· 100

　　细目一　听声音 ··············· 100

　　细目二　嗅气味 ··············· 102

第五单元　问诊 ················· 103

　　细目一　问诊内容 ············· 103

　　细目二　问寒热 ··············· 103

　　细目三　问汗 ················· 105

　　细目四　问疼痛 ··············· 106

　　细目五　问头身胸腹 ··········· 108

细目六　问耳目 ··············· 110

细目七　问睡眠 ··············· 110

细目八　问饮食与口味 ········· 111

细目九　问二便 ··············· 112

细目十　问经带 ··············· 113

第六单元　脉诊 ················· 114

　　细目一　脉诊概说 ············· 114

　　细目二　正常脉象 ············· 118

　　细目三　常见脉象的特征与临床意义 ······ 118

　　细目四　相兼脉与真脏脉 ········· 123

　　细目五　诊小儿脉 ············· 124

　　细目六　诊妇人脉 ············· 124

第七单元　按诊 ················· 125

　　细目　按　诊 ················· 125

第八单元　八纲辨证 ··········· 129

　　细目一　概述 ················· 129

　　细目二　表里 ················· 129

　　细目三　寒热 ················· 129

　　细目四　虚实 ················· 130

　　细目五　阴阳 ················· 131

　　细目六　八纲证候间的关系 ····· 133

第九单元　病因辨证 ··········· 135

　　细目一　六淫辨证 ············· 135

　　细目二　情志辨证 ············· 137

第十单元　气血津液辨证 ········· 138

　　细目一　气病辨证 ············· 138

　　细目二　血病辨证 ············· 140

细目三　气血同病辨证 ……………… 142
细目四　津液病辨证 ………………… 143
第十一单元　脏腑辨证 ……………… 145
　细目一　心与小肠病辨证 ………… 145
　细目二　肺与大肠病辨证 ………… 148
　细目三　脾与胃病辨证 …………… 151
　细目四　肝与胆病辨证 …………… 154
　细目五　肾与膀胱病辨证 ………… 157
　细目六　脏腑兼病辨证 …………… 158
　细目七　脏腑辨证各相关证候的鉴别 ……… 161
第十二单元　六经辨证 ……………… 162
　细目一　太阳病证 ………………… 163
　细目二　阳明病证 ………………… 163
　细目三　少阳病证 ………………… 163
　细目四　太阴病证 ………………… 164
　细目五　少阴病证 ………………… 164

细目六　厥阴病证 …………………… 164
细目七　六经病证的传变 …………… 164
第十三单元　卫气营血辨证 ………… 165
　细目一　卫分证 …………………… 165
　细目二　气分证 …………………… 165
　细目三　营分证 …………………… 165
　细目四　血分证 …………………… 165
　细目五　卫气营血证的传变 ……… 165
第十四单元　三焦辨证 ……………… 166
　细目一　上焦病证 ………………… 166
　细目二　中焦病证 ………………… 166
　细目三　下焦病证 ………………… 166
　细目四　三焦病证的传变 ………… 167
第十五单元　中医诊断思维与应用 … 167
　细目一　中医诊断思维方法 ……… 167
　细目二　中医诊断思维的应用 …… 168

中　药　学

第一单元　中药的性能 ……………… 170
　细目一　四气 ……………………… 170
　细目二　五味 ……………………… 170
　细目三　升降浮沉 ………………… 171
　细目四　归经 ……………………… 172
　细目五　毒性 ……………………… 172
第二单元　中药的作用 ……………… 173
　细目一　中药的作用与副作用 …… 173
　细目二　中药的功效 ……………… 173
第三单元　中药的配伍 ……………… 174
　细目一　中药配伍的意义 ………… 174
　细目二　中药配伍的内容 ………… 174
第四单元　中药的用药禁忌 ………… 175
　细目一　配伍禁忌 ………………… 175
　细目二　证候禁忌 ………………… 175
　细目三　妊娠用药禁忌 …………… 175
　细目四　服药饮食禁忌 …………… 175
第五单元　中药的剂量与用法 ……… 176
　细目一　剂量 ……………………… 176
　细目二　中药的用法 ……………… 176

第六单元　解表药 …………………… 178
　细目一　概述 ……………………… 178
　细目二　发散风寒药 ……………… 178
　细目三　发散风热药 ……………… 182
第七单元　清热药 …………………… 187
　细目一　概述 ……………………… 187
　细目二　清热泻火药 ……………… 187
　细目三　清热燥湿药 ……………… 189
　细目四　清热解毒药 ……………… 192
　细目五　清热凉血药 ……………… 195
　细目六　清虚热药 ………………… 197
第八单元　泻下药 …………………… 199
　细目一　概述 ……………………… 199
　细目二　攻下药 …………………… 199
　细目三　润下药 …………………… 200
　细目四　峻下逐水药 ……………… 201
第九单元　祛风湿药 ………………… 201
　细目一　概述 ……………………… 201
　细目二　祛风寒湿药 ……………… 202
　细目三　祛风湿热药 ……………… 203

细目四　祛风湿强筋骨药 …………… 204
第十单元　化湿药 ………………… 205
　细目一　概述 ………………… 205
　细目二　具体药物 ………………… 205
第十一单元　利水渗湿药 ………… 207
　细目一　概述 ………………… 207
　细目二　利水消肿药 ………… 207
　细目三　利尿通淋药 ………… 208
　细目四　利湿退黄药 ………… 209
第十二单元　温里药 ……………… 210
　细目一　概述 ………………… 210
　细目二　具体药物 ………… 211
第十三单元　理气药 ……………… 213
　细目一　概述 ………………… 213
　细目二　具体药物 ………… 214
第十四单元　消食药 ……………… 216
　细目一　概述 ………………… 216
　细目二　具体药物 ………… 216
第十五单元　驱虫药 ……………… 218
　细目一　概述 ………………… 218
　细目二　具体药物 ………… 218
第十六单元　止血药 ……………… 219
　细目一　概述 ………………… 219
　细目二　凉血止血药 ………… 219
　细目三　化瘀止血药 ………… 220
　细目四　收敛止血药 ………… 221
　细目五　温经止血药 ………… 222
第十七单元　活血化瘀药 ………… 223
　细目一　概述 ………………… 223
　细目二　活血止痛药 ………… 223
　细目三　活血调经药 ………… 225
　细目四　活血疗伤药 ………… 227
　细目五　破血消癥药 ………… 227

第十八单元　化痰止咳平喘药 …… 228
　细目一　概述 ………………… 228
　细目二　温化寒痰药 ………… 228
　细目三　清化热痰药 ………… 229
　细目四　止咳平喘药 ………… 231
第十九单元　安神药 ……………… 233
　细目一　概述 ………………… 233
　细目二　重镇安神药 ………… 233
　细目三　养心安神药 ………… 235
第二十单元　平肝息风药 ………… 236
　细目一　概述 ………………… 236
　细目二　平抑肝阳药 ………… 236
　细目三　息风止痉药 ………… 238
第二十一单元　开窍药 …………… 240
　细目一　概述 ………………… 240
　细目二　具体药物 ………… 241
第二十二单元　补虚药 …………… 242
　细目一　概述 ………………… 242
　细目二　补气药 ………… 242
　细目三　补阳药 ………… 245
　细目四　补血药 ………… 247
　细目五　补阴药 ………… 249
第二十三单元　收涩药 …………… 251
　细目一　概述 ………………… 251
　细目二　固表止汗药 ………… 251
　细目三　敛肺涩肠药 ………… 251
　细目四　固精缩尿止带药 …… 252
第二十四单元　攻毒杀虫止痒药 … 253
　细目一　概述 ………………… 253
　细目二　具体药物 ………… 254
第二十五单元　拔毒化腐生肌药 … 254
　细目一　概述 ………………… 254
　细目二　具体药物 ………… 254

方　剂　学

第一单元　总论 …………………… 256
　细目一　方剂与治法 ………… 256
　细目二　方剂的组成与变化 … 257

细目三　剂型 ………………… 258
第二单元　解表剂 ………………… 259
　细目一　概述 ………………… 259

细目二　辛温解表 ······················ 259

细目三　辛凉解表 ······················ 262

细目四　扶正解表 ······················ 263

第三单元　泻下剂 ······················ 264

细目一　概述 ·························· 264

细目二　寒下 ·························· 264

细目三　温下 ·························· 265

细目四　润下 ·························· 266

细目五　逐水 ·························· 266

细目六　攻补兼施 ······················ 267

第四单元　和解剂 ······················ 267

细目一　概述 ·························· 267

细目二　和解少阳 ······················ 267

细目三　调和肝脾 ······················ 268

细目四　调和肠胃 ······················ 269

第五单元　清热剂 ······················ 270

细目一　概述 ·························· 270

细目二　清气分热 ······················ 270

细目三　清营凉血 ······················ 271

细目四　清热解毒 ······················ 272

细目五　清脏腑热 ······················ 273

细目六　清虚热 ························ 276

第六单元　祛暑剂 ······················ 276

细目一　概述 ·························· 276

细目二　祛暑解表 ······················ 277

细目三　祛暑利湿 ······················ 277

细目四　祛暑益气 ······················ 277

第七单元　温里剂 ······················ 277

细目一　概述 ·························· 277

细目二　温中祛寒 ······················ 278

细目三　回阳救逆 ······················ 279

细目四　温经散寒 ······················ 280

第八单元　表里双解剂 ···················· 280

细目一　概述 ·························· 280

细目二　解表清里 ······················ 281

细目三　解表攻里 ······················ 281

第九单元　补益剂 ······················ 282

细目一　概述 ·························· 282

细目二　补气 ·························· 282

细目三　补血 ·························· 284

细目四　气血双补 ······················ 285

细目五　补阴 ·························· 286

细目六　补阳 ·························· 287

细目七　阴阳双补 ······················ 288

第十单元　固涩剂 ······················ 288

细目一　概述 ·························· 288

细目二　固表止汗 ······················ 288

细目三　敛肺止咳 ······················ 289

细目四　涩肠固脱 ······················ 289

细目五　涩精止遗 ······················ 290

细目六　固崩止带 ······················ 290

第十一单元　安神剂 ····················· 291

细目一　概述 ·························· 291

细目二　重镇安神 ······················ 291

细目三　滋养安神 ······················ 292

第十二单元　开窍剂 ····················· 292

细目一　概述 ·························· 292

细目二　凉开 ·························· 293

细目三　温开 ·························· 293

第十三单元　理气剂 ····················· 293

细目一　概述 ·························· 293

细目二　行气 ·························· 294

细目三　降气 ·························· 295

第十四单元　理血剂 ····················· 297

细目一　概述 ·························· 297

细目二　活血祛瘀 ······················ 297

细目三　止血 ·························· 300

第十五单元　治风剂 ····················· 301

细目一　概述 ·························· 301

细目二　疏散外风 ······················ 301

细目三　平息内风 ······················ 303

第十六单元　治燥剂 ····················· 305

细目一　概述 ·························· 305

细目二　轻宣外燥 ······················ 305

细目三　滋阴润燥 …………… 306

第十七单元　祛湿剂 …………… 307

细目一　概述 …………………… 307

细目二　燥湿和胃 ……………… 307

细目三　清热祛湿 ……………… 308

细目四　利水渗湿 ……………… 310

细目五　温化寒湿 ……………… 311

细目六　祛湿化浊 ……………… 312

细目七　祛风胜湿 ……………… 313

第十八单元　祛痰剂 …………… 314

细目一　概述 …………………… 314

细目二　燥湿化痰 ……………… 314

细目三　清热化痰 ……………… 315

细目四　润燥化痰 ……………… 315

细目五　温化寒痰 ……………… 315

细目六　化痰息风 ……………… 316

第十九单元　消食剂 …………… 316

细目一　概述 …………………… 316

细目二　消食化滞 ……………… 316

细目三　健脾消食 ……………… 317

第二十单元　驱虫剂 …………… 317

第二十一单元　治痈疡剂 ……… 318

细目一　概述 …………………… 318

细目二　散结消痈 ……………… 318

中医经典

第一单元　内经 ………………… 323

细目一　素问·上古天真论 …… 323

细目二　素问·四气调神大论 … 324

细目三　素问·阴阳应象大论 … 325

细目四　素问·经脉别论 ……… 328

细目五　素问·太阴阳明论 …… 330

细目六　灵枢·本神 …………… 331

细目七　素问·生气通天论 …… 332

细目八　素问·举痛论 ………… 332

细目九　素问·至真要大论 …… 333

细目十　灵枢·百病始生 ……… 336

细目十一　素问·热论 ………… 336

细目十二　素问·评热病论 …… 337

细目十三　素问·咳论 ………… 337

细目十四　素问·痹论 ………… 339

细目十五　素问·痿论 ………… 339

细目十六　素问·异法方宜论 … 340

细目十七　素问·汤液醪醴论 … 340

细目十八　素问·标本病传 …… 341

细目十九　灵枢·决气 ………… 342

第二单元　伤寒论 ……………… 343

细目一　辨太阳病脉证并治 …… 343

细目二　辨阳明病脉证并治 …… 353

细目三　辨少阳病脉证并治 …… 356

细目四　辨太阴病脉证并治 …… 357

细目五　辨少阴病脉证并治 …… 358

细目六　辨厥阴病脉证并治 …… 363

第三单元　金匮要略 …………… 366

细目一　脏腑经络先后病脉证第一 … 366

细目二　痉湿暍病脉证治第二 … 368

细目三　百合狐惑阴阳毒病脉证治第三

…………………………………… 369

细目四　中风历节病脉证并治第五 … 370

细目五　血痹虚劳病脉证并治第六 … 372

细目六　肺痿肺痈咳嗽上气病脉证治第七

…………………………………… 373

细目七　胸痹心痛短气病脉证治第九 … 373

细目八　腹满寒疝宿食病脉证治第十 … 374

细目九　五脏风寒积聚病脉证并治第十一

…………………………………… 375

细目十　痰饮咳嗽病脉证并治第十二 … 375

细目十一　消渴小便不利淋病脉证并治

第十三 ………………………… 376

细目十二　水气病脉证并治第十四 … 376

细目十三　黄疸病脉证并治第十五⋯⋯⋯ 377

细目十四　呕吐哕下利病脉证治第十七

⋯⋯⋯⋯⋯⋯⋯⋯⋯⋯⋯ 378

细目十五　妇人妊娠病脉证并治第二十

⋯⋯⋯⋯⋯⋯⋯⋯⋯⋯⋯ 378

细目十六　妇人产后病脉证治第二十一

⋯⋯⋯⋯⋯⋯⋯⋯⋯⋯⋯ 379

细目十七　妇人杂病脉证并治第二十二

⋯⋯⋯⋯⋯⋯⋯⋯⋯⋯⋯ 379

第四单元　温病学 ⋯⋯⋯⋯⋯⋯⋯⋯ 380

细目一　温热论 ⋯⋯⋯⋯⋯⋯⋯⋯ 380

细目二　湿热病篇 ⋯⋯⋯⋯⋯⋯⋯ 386

细目三　温病条辨 ⋯⋯⋯⋯⋯⋯⋯ 388

中医学基础

中医基础理论

第一单元　中医学理论体系

细目一　中医学概念与学科属性

◎ 要点

1. **中医学的概念**　中医学是研究人体生理、病理，以及疾病的诊断、预防和治疗为主的一门学科，它具有自己完整的理论体系。在漫长的历史发展进程中，在常见病和疑难病的诊治中，所形成的丰富的理、法、方、药理论知识和临床经验，一直有效地指导着临床实践，在疾病的防治和人类卫生保健事业中，发挥了不可忽视的作用。

2. **中医学的学科属性**　中医学是研究人体生理、病理，疾病的诊断、防治，以及养生和生命本质等内容的一门科学，是世界医学科学的一个组成部分。

科学是关于自然、社会和思维的知识体系，是社会实践经验的总结，并能在社会实践中得到检验和发展的知识体系，是运用范畴、定理、定律等思维形式，反映现实世界各种现象的本质和规律的知识体系。医学科学是研究人类生命过程及其同疾病做斗争的一门科学体系，属于自然科学范畴。它的任务是：从人的整体性及其同外界环境的辩证关系出发，用实验研究、现场调查、临床观察等方法，不断总结经验，研究人类生命活动和外界环境的相互关系；研究人类疾病的发生、发展及其防治的规律，以及增进健康、延长寿命和提高劳动能力的有效措施。中医学是经过千百年临床应用发展起来的，集理、法、方、药理论知识为一体，强调临床实践为主，以研究人体生理、病理，疾病诊断和防治，以及养生康复等理论为主要内容，具有明确的医学科学特性的知识体系。

医学科学主要的研究对象是人类自身生命的生存、繁衍和运动变化。人是社会性劳动的产物，它的生存离不开自然和社会两大环境，因此，它是具有自然属性和社会属性两大特性所构成的有机体而不同于其他生物。中医学在研究人类生命现象和疾病变化时，一个明显的特征是在关注有形之脏腑气血变化的同时，又重视人的社会属性，结合我国的人文社会科学的某些学术思想和人自身的思维、意识、精神情绪，阐述关于生命、健康、疾病等一系列的医学问题，形成了中医学独特的医学理论和医学理论体系。中医学按照研究内容、对象和方法，分为基础医学、临床医学和养生康复预防医学。

细目二　中医学理论体系的形成与发展

◎ 要点

1. **中医学理论体系的形成**　中医药学发源于先秦之春秋战国，其理论体系的形成是在战国至秦汉时期，其理论的发展则又经历了两晋隋唐时期、宋金元时期、明清时期以及近代和现代，而每一阶段中医理论体系的发展，则又各有其特点。

（1）形成时间的界定　根据历史学界的考据和推断，中医学的理论体系最迟在战国至秦汉时期已初步形成。春秋战国时期，社会急剧变化，政治、经济、文化、科学技术都有显著的发展，学术思想亦比较活跃，特别是古代的唯物辩证法哲学思想，即精气学说和阴阳五行学说，更是盛行一时。这种有利的客观形势及条件，为中医学理论体系的形成奠定了哲学基础，并为其丰富的医疗经验，从感性认识上升为理性认识，形成较为系统、完整的医学理论体系提供了理论方法和思想基础。而汉以前对临床诊治实践经验的系统总结和药物学知识的积累则又为医疗规律的探索奠定了科学基础。

（2）形成的基础和条件　中医学之所以能在战国至秦汉这个时期形成理论体系，其主要原因有如下几个方面：

1）长期医疗经验的丰富积累和总结　这是中医理论体系形成的实践基础。殷代甲骨文的考证表明，从公元前21世纪以后，随着长期医疗实践经验的积累，人们对于疾病的认识，亦逐步地广泛、系统和深化。例如关于病名的记载，除了部分疾病予以专门命名，如癞、疥、蛊、龋等，或以症状命名，如耳鸣、下利、不眠等外，大多则是以人体的患病部位而命名，如疾首、疾目、疾耳、疾鼻、疾身等。正如胡厚宣在《甲骨文商史论丛·殷人疾病考》中所说："殷人之病，凡有头、眼、耳、口、牙、舌、喉、鼻、腹、足、趾、尿、产、妇、小儿、传染等16种，具备今日之内、外、脑、眼、耳鼻喉、牙、泌尿、妇产、小儿、传染诸科。"说明已具备了近代医学疾病分科诊治的雏形。

西周及春秋战国时期，对于疾病的认识进一步深化，古代文献中有关病名的统计分析表明，早在《山海经》中即已记载了38种疾病，其中以专用病名来命名者则有瘅、风、疽、瘕、癜、疥、疯、疫等23种之多，以症状为病名者，亦有腹痛、嗌痛、呕、聋等12种。1973年底，长

沙马王堆三号汉墓出土了战国时期的医学著作《五十二病方》，书中除载有较完整的52种病证外，还提到不少的病名，计有103个。而在战国以前的著作《诗》《书》《易》《礼》《春秋》等十三经中，据不完全统计，其所载病证名称，则已达180余种。这就说明当时对疾病的认识已相当深刻，并积累了较为丰富的治病经验，从而为医学规律的总结和理论体系的整理提供了资料，奠定了基础。

与此同时，中国古代医家在长期的医疗实践中逐步积累了药物学的知识，在当时的著作如《淮南子·修务训》《诗经》《山海经》《离骚》等书中，保留了丰富的药物学资料，如在《五十二病方》中其所用药物包括植物药、矿物药和动物药，即有247种之多。此外，在治疗手段上除药物疗法外，还创造了针砭、艾灸、醪醴、导引等疗法。另据《周礼·天官》所载，从周代起我国即有了初步的医学分科。如《左传》所记载的医和、医缓等人，即是当时专门以治病为职业的著名医生，而扁鹊则是这一历史时期著名的医学家。

2）古代社会科学和自然科学的相互渗透从春秋战国到秦汉时期中华民族文化的发展呈现出"诸子蜂起，百家争鸣"的繁荣景象，众多学术流派，诸如儒家、道家、墨家、法家、阴阳家等，对天文、地理、社会等问题进行了广泛的探讨和交流，取得了显著的学术成就，从而为中医学理论体系的形成奠定了文化基础。而任何自然科学的发展，从来都是相互渗透、相互影响和相互促进的。中医学理论体系的形成和发展，与我国古代科学技术的发展是分不开的，如中国古代高度发展的天文学、历法学、气象学、地理学、物候学、声学、农学、数学以及生理学、解剖学等多学科知识对中医学的渗透和影响，或被吸收、移植和交融，均为中医学理论体系的形成奠定了科学基础。如医和所提出的"六气致病说"，就说明了当时的医家已经认识到自然界气候的异常变化对人体健康具有重要的影响。

3）古代哲学思想的深刻影响　自然科学是关于物质运动规律的知识体系。哲学是关于世界观和方法论的学说。任何一门自然科学的形成和发展都离不开哲学，必然要受到当时哲学思想的支配和制约，特别是中国古代社会哲学与自然科学密不可分，则尤为显著。中医学属于传统自然科学范畴，其理论体系的形成具有深刻的哲学渊源。古代医家在整理长期积累下来的医疗经验时，受到古代哲学思想的深刻影响，并有意识地运用了我国古代的唯物论和辩证法哲学观点，如精气学说（即气一元论）、阴阳五行学说等，这不仅为中医学提供了朴素的唯物辩证的自然观和生命观，而且亦确立了中医学整体综合的研究方法，运用宏观的、动态的、联系的观点去认识自然、认识生命，借以构建成独特的中医学理论体系，用以阐明人与自然、生命本质、健康与疾病等重大问题。古人通过实践，把散在的、零碎的医疗经验，通过整理和归纳总结，并加以分析研究，使之逐步系统化和完整化，从而升华为比较完整的医学理论体系。某些哲学理论内容，如精气学说、阴阳学说、五行学说等，已经淡化了其原有的哲学色彩，直接融合于中医学的理论体系之中，成为中医学理论体系中不可分割的有机组成部分。

（3）形成的标志和体系的确定

1）形成的标志　中医学理论体系的形成，以中医学经典医学文献《黄帝内经》一书的问世为标志。《黄帝内经》总结了春秋战国及秦汉时期的医疗经验和学术理论，并吸收了秦汉以前有关天文、历法、生物、地理、心理以及哲学等多学科的重要成就，从而初步形成了中医学独特的理论体系。《黄帝内经》及其重大的理论贡献，一直是中国医药学发展的理论基础和源泉，《黄帝内经》中的某些理论或观点至今仍在卓有成效地指导着中医学的临床实践。

《黄帝内经》一书，包括《素问》81篇和《灵枢》81篇。其内容是以精气学说、阴阳五行学说为理论方法，以整体观念为主导思想，用以

阐释人体内在生命活动的规律性、人体与外在环境（自然界）的统一性。对人体的解剖形态、脏腑经络、生理病理，以及关于疾病的诊断和防治等各方面，都做了比较全面而系统的阐述。并对当时哲学领域中一系列重大问题，诸如气的概念、天人关系、形神关系等进行了深入的探讨。如在形态学方面，关于人体骨骼、血脉的长度、内脏器官的大小和容量等的记载，基本上是符合实际情况的，如食管与肠管的比例是1∶35，现代解剖学则是1∶37，两者非常接近。生理学方面提出"心主血脉"，已认识到血液是在脉管内循环运行的，且对动静脉也有一定的认识。以上这些关于血液循环的认识比英国哈维于公元1638年（明·崇祯元年）所发现的血液循环要早一千多年。

可以看出，《黄帝内经》以医学内容为中心，把自然科学与哲学理论有意识地结合起来，进行多学科的统一的考查和研究，因而其中许多理论观点已经具有较高的水平，对当时的世界医学做出了重要的贡献。特别是某些独特的理论认识，诸如"天人相应"的时间医学观点、人体脏腑多功能的系统认识，以及关于人体生理活动、病理变化的整体联系和相互影响等，直至今天，仍有其重要的研究和实用价值。

2）体系的确立　《黄帝内经》问世之后，《难经》的成书，并与《伤寒杂病论》和《神农本草经》一起，被历代医家奉为经典之作，并由此而确立了中医学独特的理论体系，对后世中医药学的发展产生了深远的影响。

《难经》成书于汉以前，相传为秦越人所著，全书以问答形式撰述（共81个问答），其内容包括了生理、病理、诊断及治则等各个方面的问题，并对三焦和命门学说，奇经八脉理论，以及虚则补其母、实则泻其子等治疗原则有所创见，尤其在脉诊和针灸治疗等方面有重大发展，从而能补《黄帝内经》之不足，成为当时可与《黄帝内经》相媲美的经典医籍，故亦成为中医学理论之基础，并对后世各科的临床实践具有重要的指

导意义。

《伤寒杂病论》是由东汉末年著名医家张仲景，在《内》《难》的基础上，总结前人医学成就，结合自己临证经验，写成的我国第一部临床医学专著。其倡导以六经辨证和脏腑辨证等方法，对外感疾病和内伤杂病进行辨证论治，从而确立了中医临床医学的辨证论治体系和理、法、方、药的运用原则，为后世临床医学的发展，奠定了良好的基础。该书后经晋代医家王叔和编纂整理成《伤寒论》与《金匮要略》两书。前书以外感病辨治规律阐述为主，后书则主要阐释内伤杂病的辨治规律。《金匮要略》书中，张仲景以脏腑病机理论进行证候分析，发展了《内经》的病因学说，指出"千般疢难，不越三条，一者经络受邪入脏腑，为内所因也；二者四肢九窍，血脉相传，壅塞不通，为外皮肤所中也；三者房室金刃虫兽所伤，以此详之，病由都尽"，给后世病因病机学的发展以深刻影响。

《神农本草经》成书于汉代，托名神农所著，为我国第一部药物学专著，书中收载药品365种，系统总结了汉代及汉以前药物学理论知识。该书根据养生、治疗和有毒无毒，将药品分为上、中、下三品，并根据功效分为寒、凉、温、热四性，以及酸、苦、甘、辛、咸五味，为后世中药学理论体系的形成和发展奠定了基础。

2. 中医学理论体系的发展

中医学理论体系在其自身的发展过程中，不断地进行着分化和综合。新的理论学派和新的学科分支的产生，促进着中医学理论体系在理论与实践、传统与创新等方面的不断深化和发展。在中医学理论发展的过程中，历代医家在《黄帝内经》《伤寒杂病论》等经典著作基础上，通过各自临床实践经验的归纳总结和理论观点的系统研究，则又从不同的方面发展了中医学理论体系。

（1）魏、晋、隋、唐时期 此时期的特点是一方面继承经典，阐发理论，一方面则是重视临床经验总结，揭示疾病现象与本质的关系，使中医理论体系得以进一步充实和系统。对于中医学

的经络理论、脉学理论和病机学说均有进一步的整理和探讨。晋代著名医家皇甫谧著《针灸甲乙经》，对经络学说进行了深入的探讨，系统地论述十二经脉、奇经八脉之循行，骨度分寸，及经络腧穴主病，从而为后世针灸学的发展奠定了良好基础。晋代著名医家王叔和著《脉经》，奠定了脉学理论与方法的系统化和规范化基础，成为我国最早的脉学专著。隋代著名医家巢元方所著《诸病源候论》，为中医学第一部病理学专著，该书详尽论述各科疾病的病因与症状，继承和发展了病因病机学理论，对后世病证分类学的发展有很大影响，具有重要的研究价值。唐代著名医家孙思邈所著《千金要方》和《千金翼方》及王焘所著《外台秘要》，集唐代以前医药学发展之大成，代表了盛唐医学的先进水平和成就，从理论到临床均有新的发展。

（2）宋、金、元时期 此时期的特点是许多医家在继承前人已有成就的基础上结合自己的实践经验，有所创新，提出了许多独到的见解，从而使中医学术有了新的突破。如宋代医家钱乙著《小儿药证直诀》，开创脏腑证治之先河，并对小儿生理、病理特点论述精详，对后世有较大影响。陈言则在其所著《三因极一病证方论》中提出了著名的"三因学说"，对发病原因进行了较为具体的分类概括，即内因为七情所伤，外因为六淫外邪所感，不内外因为饮食饥饱、呼叫伤气、虫兽所伤、中毒金疮、跌损压溺等所致。可以看出，此种病因分类方法比较符合临床实际，无疑是中医病因学新的进展。两者对于脏腑证治和发病原因的认识均有了更进一步的发展。

在《内经》《难经》《伤寒论》和《金匮要略》的基础上，此时期的医家从不同的角度丰富和发展了中医学的基础理论。在金元时期各具特色的医学流派的形成与出现，有力地促进着中医学理论体系的发展和完善。其代表医家是刘完素、张从正、李杲、朱震亨，后世称之为"金元四大家"。刘完素受运气学说的影响，强调"六气皆从火化""五志过极皆能生火"之说，因而

对火热病机多有所阐发，用药偏于寒凉，为后世"寒凉派"医家的代表。张从正主张"邪气"致病说，"病由邪生"，"邪去则正安"，因而倡导以汗、吐、下三法攻邪而祛病，为后世"攻下派"（有称"攻邪派"）医家的代表。李杲则提出"内伤脾胃，百病由生"的观点，认为疾病的发生，多与脾胃内伤有关。他对脾胃升降理论多有阐发，并创立了甘温除热等理论和方法，为后世"补土派"（或"补脾派"）医家的代表。朱震亨提倡"相火论"，谓"阳常有余，阴常不足"，主张滋阴降火，对"相火"学说有所发挥，为后世"养阴派"（或"滋阴派"）医家的代表。这个时期的医学思想和理念对中医学理论体系的充实和推进作用、对后世医家成长的影响都是不可磨灭的。

（3）明、清时期　明代至清代中期是中医学术发展的重要时期，此时期的特点，一是整理已有的的医学成就和临证经验，编撰了门类繁多的医学全书、类书、丛书，并对经典医籍进行了注释，使中医学理论和临床诊治有所发展。二是在医学理论和方法上出现了具有重大意义的创新和发明，即温热理论和温病学派的产生。

以薛己、张介宾、赵献可为代表的温补学派，重视脾肾，提出了"命门学说"，认为命门寓有阴阳水火，为脏腑阴阳之根本，是调控全身阴阳的枢纽。李中梓则提出了"肾为先天之本，脾为后天之本""乙癸同源"等见解，为中医学理论特别是藏象学说的发展做出了新的贡献。

应当指出，此时的重大发明和突出的成就，在于对温热病学的深入研究和温病学派的形成。温热病学，是研究四时温热疾病发生、发展规律及其诊治方法的学科。到了明、清时期，随着中医学对传染性热病认识的逐步深化，创新和发展了温热学说，并形成了温病学派，标志着对于温热疾病的认识和论治经验已经发展到了一个新的阶段。其代表医家首推明代的吴又可，其所著《温疫论》一书，首先提出了"戾气"学说，认为"温疫"的病原是"非风非寒非暑非湿，乃天地间别有一种异气所成"，其传染途径是从口鼻而入，而不是从肌表侵袭。这是对温病（特别是温疫）病因学的很大突破与发展，为以后温病学说的形成和完善奠定了基础。著名温病学家叶天士著《外感温热论》，发展了卫气营血理论，首创卫气营血辨证；吴鞠通著《温病条辨》，则创立三焦辨证，并发展了三焦湿热病机和临床湿温病辨证规律；薛生白著《湿热病篇》则提出"湿热之病，不独与伤寒不同，且与温病大异"的独到见解；王孟英著《温热经纬》等，系统地总结了明、清时期有关外感热病的发病规律，突破了"温病不越伤寒"的传统观念，创立了以卫气营血和三焦为核心的温热病辨证论治法则，从而使温热病学在病因、病机及辨证论治等方面形成了较为完整的理论体系。此学派的理论和方法，对后世临床医学的影响颇大，到目前为止仍具有较高的研究价值。此外，如清代医家王清任重视解剖，著有《医林改错》一书，改正古医书在人体解剖方面的错误，并发展了瘀血致病的理论及血瘀病证的治疗方法，对中医基础理论的发展亦有一定的贡献。

另外，在这个时期以李时珍的《本草纲目》为代表的药物学专著的刊行，说明当时中药学的研究也有了深入和规范的发展。《本草纲目》是一部内容丰富、论述广泛，全面总结了16世纪以前中国药学研究成就的药物学巨著，后来被翻译成多国文字，流传于世，至今仍然受到世界药物学界以及植物学界的关注。书中在研究考察中药的功效特性之外，还对人体生理、病理，疾病的诊断、治疗，以及预防等中医理论做了相关的论述，对中医学理论体系的完善起到了推动作用。

（4）近现代时期

1）近代时期（1840—1949）　由于西学东渐，近代中国社会发生着急剧变化，从而出现了"旧学"与"新学"，"中学"与"西学"之争，此时期的特点是出现了中西医汇通和中医科学化的思潮。

随着西方医学的广泛传播和发展，中医界中具有近代科学思想的人物，诸如唐宗海、朱沛文、恽铁樵、张锡纯等，提倡既要坚持中医学之所长，如整体观、藏象、四诊、八纲、辨证论治等，又提倡要学习西医学先进之处，试图将中西医学术加以汇通，从理论到临床提出了一些汇通中西医的见解，形成中西医学汇通思潮和学派。而以陆渊雷、谭次仲为代表人物，则主张中医科学化，提倡吸收其他学科知识，用科学方法研究中医，并对中医科学化的途径和方法亦做了某些探索。应当指出，由于历史条件、科学发展以及自身条件所限，中西医汇通学派对中医理论体系发展道路的探索，虽然未能成功，确有不足之处，但其科学进取的精神及经验教训，对当前实现中医学现代化亦不无借鉴和启迪。

2）现代时期（1949 年至今）　中华人民共和国成立之后，党和政府制定了中医政策，强调"中西医并重"，且把"发展现代医药和传统医药""实现中医学现代化"正式载入宪法，为中医药学的发展提供了法律保证。随着中医药事业蓬勃发展，对中医理论体系的研究亦有了深入进展。现代中医学理论研究的态势和特点，是以系统整理和发扬提高为前提，运用传统方法和现代科学方法，多学科多途径去揭示中医学理论体系的奥秘，使中医学理论发展不断深化，并有所更新，向有所突破的前景进展。50 多年来，随着整个中医药事业的发展，中医学基础理论的整理、继承和研究，亦取得了相当的成绩。特别是近几年来，中医学基础理论已经发展成为一门独立的基础学科，无论在文献的系统整理和理论的实验研究方面都取得了一定的成果。

所谓中医药学的现代化，是对科学技术范畴的一门学科而言，属于我国总体科学技术现代化范畴，即指中医药学必须顺应现代科学技术发展的趋势，伴随时代的发展，在继承发扬自身优势和特色的基础上，勇于突破、改造和创新，从而使传统的中医药学逐步发展成为适应现代社会需要、具有现代科学内涵和水平的医学科学，以便更好地为患者服务。

实际上中医理论现代化的研究工作早已开始，并已经取得众多可喜的苗头和成就。如关于中医文献的整理和研究，以高等院校统编教材《中医基础理论》《中医学概论》为标志，构建了中医基础理论的基本体系。众多有关理论专题探讨的论文、论著的发表和出版，则反映了现代中医学理论的水平。

在中医学理论的研究方法上，运用多学科知识和方法来探讨中医学理论体系已成为现代理论研究的重要特点，而中医基础理论中所蕴含的某些现代自然科学中的前沿理论和观点，则亦为现代哲学、天文学、气象学、数控理论、物理学、系统科学、生命科学等提供了某些思维原点和理论模式。如《内经的哲学与中医学的方法》《内经多学科研究》等书的问世，以及诸如泛系理论与辨证论治、天文学与运气和太极阴阳理论、运气学说与气象学、控制论与中医学治则治法、气与场、气与量子力学等研究成果的发表，从而使中医学理论研究与前沿学科相沟通，因而具有明显的时代气息。

特别是运用现代科学技术的实验方法来研究中医学的藏象、经络、气血、证候等问题，更是取得了可观的成果，有可能初步阐明中医学理论体系的某些概念、原理的科学内涵。如从肌电、皮肤温度、皮肤电阻、血流图、超声波、激光及同位素示踪、内分泌、神经化学等多方面，证实了经络现象的客观存在。关于经络实质的研究，则提出了神经体液学说、低阻抗说、皮层内脏相关说、第三平衡系统说、波导说和液晶态说等，虽然这些学说不够完备，尚待进一步验证，但确是中医学现代科学研究的正确途径，应是无疑的。关于中医学藏象学说的研究，诸如阳虚、阴虚及寒热本质的研究、肾本质、脾本质的研究等都取得了一定的进展。其他如肝、心、肺的研究亦取得举世瞩目的成就。总之，中医理论研究已成为世界性的研究课题，各国学者亦多有建树。我们相信，随着中医学现代化研究的不断深入，中医学理论体系必将取得重大突破,为生命科学做出应有的贡献。

细目三 中医学理论体系的主要特点

◎ 要点

1. 整体观

(1) 整体观念的概念 整体观念,是中医学关于人体自身的完整性及人与自然、社会环境的统一性的认识。整体观念认为,人体是一个由多层次结构构成的有机整体。构成人体的各个部分之间,各个脏腑形体官窍之间,结构上不可分割,机能上相互协调、相互为用,病理上相互影响。人生活在自然和社会环境中,人体的生理机能和病理变化,必然受到自然环境、社会条件的影响。人类在适应和改造自然与社会环境的斗争中维持着机体的生命活动。

(2) 整体观念的内容

1) 人体是一个有机整体 人体是一个内外联系、自我调节和自我适应的有机整体。主要体现于:①五脏一体观,即构成人体的脏腑、形体、官窍等各个组成部分,通过经络的沟通联络作用,构成以五脏为中心的五个生理病理系统,系统之间在结构与机能上是完整统一的。②形神一体观,即人的形体与精神是相互依附、不可分割的。

2) 人与自然环境的统一性 人类生活在自然界中,自然界存在着人类赖以生存的必要条件。自然气候和地理环境的变化又可直接或间接地影响人体的生命活动,而人也在适应自然环境变化的过程中维持生命活动的稳定。这种人与自然环境息息相关的认识,即是"天人一体"的整体观。

3) 人与社会环境的统一性 人与社会环境是统一的,相互联系的。政治、经济、文化、宗教、法律、婚姻、人际关系等社会因素,必然通过与人的信息交换影响着人体的各种生理、心理活动和病理变化,而人也在认识世界和改造世界的交流中,维持着生命活动的稳定、有序、平衡、协调,此即人与社会环境的统一性。

2. 辨证论治

(1) 病、证、症的概念和关系 病,即疾病,是致病邪气作用于人体,人体正气与之抗争而引起的机体阴阳失调、脏腑组织损伤、生理机能失常或心理活动障碍的一个完整的异常生命过程。

证,是疾病过程中某一阶段或某一类型的病理概括,一般由一组相对固定的、有内在联系的、能揭示疾病某一阶段或某一类型病变本质的症状和体征构成。证是病机的外在反映;病机是证的内在本质。

症,即症状和体征的总称,是疾病过程中表现出的个别、孤立的现象,可以是病人异常的主观感觉或行为表现,也可以是医生检查病人时发现的异常征象。症是判断疾病、辨识证的主要依据。

(2) 辨证论治的概念 辨证论治,是运用中医学理论辨析有关疾病的资料以确立其证候,论证其治则治法与方药并付诸实施的思维和实践过程。

辨证,是在认识疾病的过程中确立证的思维和实践过程,即将四诊(望、闻、问、切)所收集的有关疾病的所有资料,包括症状和体征,运用中医学理论进行分析、综合,辨清疾病的原因、性质、部位及发展趋向,然后概括、判断为某种性质的证的过程。由于证是疾病过程中某一阶段或某一类型的病理概括,只能反映疾病某一阶段和某一类型的病变本质,故中医学在辨识证时,要求同时辨明疾病的病因、病位、病性及其发展变化趋向,即辨明疾病从发生到转归的总体病机。

论治,是在通过辨证思维得出证的诊断的基础上,确立相应的治疗原则和方法,选择适当的治疗手段和措施来处理疾病的思维和实践过程。论治过程一般分为因证立法、随法选方、据方施治三个步骤。

(3) 同病异治和异病同治 同病异治,指同一种病,由于发病的时间、地域不同,或所处的疾病的阶段或类型不同,或病人的体质有异,故反映出的证候不同,因而治疗也就有异。

异病同治，指几种不同的疾病，在其发展变化过程中出现了大致相同的病机，大致相同的证候，故可用大致相同的治法和方药来治疗。

第二单元　精气学说

细目一　精气学说的概念

◎ 要点

1. 精的概念　精，又称精气，在中国古代哲学中，一般泛指气，是一种充塞宇宙之中的无形（指肉眼看不见形质）而运动不息的极细微物质，是构成宇宙万物的本原；在某些情况下专指气中的精粹部分，是构成人类的本原。

精概念的产生，源于"水地说"。

2. 气的概念　气，在古代哲学中，指存在于宇宙之中的无形而不断运动的极细微物质，是宇宙万物的共同构成本原。

气的概念源于"云气说"。

两汉时期的元气说同化了之前的各种气概念，认为元气是构成宇宙万物的最基本、最原始的物质。这就是后世所谓的"元气一元论"。

3. 精气的概念

精气，又称为"精"。精，首见于《老子》一书，书中云："寂兮冥兮，其中有精。其精甚真，其中有信。"《管子》认为精的存在形态是"气"，其曰："精也者，气之精者也。"可见"精"与"气"同义，指一切细微、精粹的物质，亦是生成宇宙万物的原始物质。故《易经》和《管子》将气直接称为精气或精，并认为宇宙万物皆由精气所构成。如《易传·系辞上》说："精气为物。"《管子·心术下》说："一气能变曰精。"可见精或精气，即是精粹的、能够运动变化的"气"，故精、精气与气所指实为一物，其内涵是同一的。

精气不但是生成天地万物及人类的原始精微物质，亦是万物运动、变化和发展的共同物质基础和客观存在。正如《淮南子·天文训》所说："天地之袭精为阴阳，阴阳之专精为四时，四时之散精为万物。"由于精气是存在于宇宙之中运动不息的极精微物质，故其运动变化亦推动和促进着宇宙万物的发生、发展和变化。

细目二　精气学说的基本内容

◎ 要点

1. 精气是构成宇宙的本原　精气学说认为，宇宙中的一切事物都是由精或气构成的，宇宙万物的生成皆为精或气自身运动的结果，精或气是构成天地万物包括人类的共同原始物质。精气生万物的机理，古代哲学家常用天地之气交感，阴阳二气合和来阐释。精气自身的运动变化，分为天地阴阳二气。天地阴阳二气的交感合和是宇宙万物包括人类的发生、发展与变化的根本机制。

精气有"无形"与"有形"两种不同的存在形式。所谓"无形"，即精气处于弥散而运动状态，充塞于无垠的宇宙空间，是精气的基本存在形式。由于用肉眼看不见，故称其"无形"。

2. 精气的运动与变化　精气是活动力很强，运行不息的精微物质。自然界一切事物的纷繁变化，都是精气运动的结果。气的运动，称为气机。气运动的形式多种多样，但主要有升、降、聚、散等几种。气的运动产生宇宙各种变化的过程称为气化，宇宙万物在形态、性能及表现方式上所出现的各种变化，皆是气化的结果。气的运动是产生气化过程的前提和条件，而在气化过程中又寓有气的各种形式的运动。

3. 精气是天地万物的中介 由于精气是天地万物生成的本原，天地万物之间又充斥着无形之气，且这无形之气还能渗入有形实体，与已构成有形实体的气进行各种形式的交换活动，因而精气可为天地万物相互联系、相互作用的中介性物质。这种中介物质维系着天地万物之间的相互联系，使它们成为一个整体，同时，使万物得以相互感应、相互影响、相互作用。

4. 天地精气化生为人 人为宇宙万物之一，宇宙万物皆由精气构成，是由天地阴阳精气交感聚合而化生。人类与宇宙中的他物不同，不仅有生命，还有精神活动，故由"精气"，即气中的精粹部分所化生。气聚则成形，气散则形亡，人的生死过程，也就是气的聚散过程。

第三单元 阴阳学说

细目一 阴阳的概念

◎ **要点**

1. 阴阳的含义 阴阳，是中国古代哲学的一对范畴，是对自然界相互关联的某些事物或现象对立双方属性的概括。阴阳，既可以标示相互对立的事物或现象，又可以标示同一事物或现象内部对立着的两个方面。

一般的说，凡是运动的、外向的、上升的、弥散的、温热的、明亮的、兴奋的都属于阳；相对静止的、内守的、下降的、凝聚的、寒冷的、晦暗的、抑制的都属于阴。寒热、动静、明暗是阴阳的标志性属性，而水火皆具备，故称"水火者，阴阳之征兆也"。

2. 事物阴阳属性的绝对性和相对性 事物阴阳属性的绝对性，主要表现在其属阴或属阳的不可变性，即绝对性。

事物阴阳属性的相对性主要体现在三个方面：一是阴阳属性可互相转化，二是阴阳之中复有阴阳，三是因比较的对象的改变而发生改变。

昼夜阴阳属性的一般说法是：上午属阳中之阳，下午属阳中之阴，前半夜属阴中之阴，后半夜属阴中之阳。

四季阴阳属性的一般说法是：夏天属太阳（阳中之阳），秋天属少阴（阳中之阴），冬天属太阴（阴中之阴），春天属少阳（阴中之阳）。

细目二 阴阳学说的基本内容

◎ **要点**

1. 阴阳对立制约 指属性相反的阴阳双方在一个统一体中的相互斗争、相互制约和相互排斥。阴阳的相互对立，主要表现于它们之间的相互斗争、相互制约。阴与阳之间的对立制约，维持了阴阳之间的动态平衡，因而促进了事物的发生发展和变化。人体处于正常生理状态下，相互对立着的阴阳两方面，处在相互制约、相互排斥、相互消长的动态之中。如果阴阳之间的对立制约关系失调，动态平衡遭到了破坏，则标志着疾病的产生。

2. 阴阳互根互用 阴阳互根，指一切事物或现象中相互对立着的阴阳两个方面，具有相互依存，互为根本的关系。即阴和阳任何一方都不能脱离另一方而单独存在，每一方都以相对的另一方的存在作为自己存在的前提和条件。如果由于某些原因，阴和阳之间的互根关系遭到破坏，就会导致"孤阴不生，独阳不生"，甚则"阴阳离决，精气乃绝"而死亡。

阴阳互用，指阴阳双方具有相互资生、促进和助长的关系。《素问·阴阳应象大论》说："阴在内，阳之守也；阳在外，阴之使也。"阳以阴为基，阴以阳为偶；阴为阳守持于内，阳为阴役使于外。老年人"昼不精，夜不瞑"，就是因阴阳双方相互为用的关系失调而致。如果相互为用的关系破坏，阴阳不得相互资助，则出现阴损及阳、阳损及阴的病变。

3. 阴阳交感互藏　阴阳交感，指阴阳二气在运动中相互感应而交合，亦即发生相摩、相错、相荡的相互作用。阴阳交感是宇宙万物赖以生成和变化的根源。古代哲学家认为，构成宇宙万物的本原之气，由自身的运动分化为相互对立的阴阳二气：阳气升腾而为天，阴气凝聚而为地。天气下降，地气上升，天地阴阳二气相互作用，交感合和，产生了宇宙万物，并推动着它们的发展和变化。《周易·系辞下》说："天地氤氲，万物化醇；男女构精，万物化生。"

阴阳互藏，指相互对立的阴阳双方中的任何一方都包含着另一方，即阴中有阳，阳中有阴。宇宙中的任何事物都含有阴与阳两种属性不同的成分，属阳的事物含有阴性成分，属阴的事物也寓有属阳的成分。事物或现象的阴阳属性是依据其所涵属阴与属阳成分的比例大小而定的。一般的说，表示事物属性的成分占绝对大的比例并呈显象状态，而被寓涵于事物或现象内部不得显露的成分占较小的比例，它虽不能代表事物的属性，但有非常重要的调控作用。

阴阳互藏是阴阳双方交感合和的动力根源。天气下降，地气上升，古代哲学家是用"本乎天者亲上，本乎地者亲下"（《周易·乾传》）来解释的：即阴中有阳则能升，阳中有阴则能降。阴阳互藏是阴阳消长与转化的内在根据。

4. 阴阳的消长　阴阳消长是阴阳运动变化的一种形式，而导致阴阳出现消长变化的根本原因在于阴阳之间存在着的对立制约与互根互用的关系。由阴阳对立制约关系导致的阴阳消长主要表现为阴阳的互为消长，有阴长阳消、阳长阴消、阴消阳长、阳消阴长四种形式；由阴阳互根互用关系导致的阴阳消长主要表现为阴阳的皆消皆长，有阴随阳消、阳随阴消、阴随阳长、阳随阴长4种形式。阴阳双方在一定限度内的消长变

化，反映了事物之间对立制约和互根互用关系的协调平衡，在自然界可表征气候的正常变化，在人体则表征生命过程的协调有序。

5. 阴阳的转化　阴阳转化，指事物的总体属性，在一定条件下可以向其相反的方向转化，即属阳的事物可以转化为属阴的事物，属阴的事物可以转化为属阳的事物。阴阳双方的消长运动发展到一定阶段，事物内部阴与阳的比例出现了颠倒，则该事物的属性即发生转化，所以说转化是消长的结果。阴阳相互转化，一般都产生于事物发展变化的"物极"阶段，即所谓"物极必反"。因此，在事物的发展过程中，如果说阴阳消长是一个量变的过程，阴阳转化则是在量变基础上的质变。

阴阳转化一般有两种形式：一是渐变，如一年四季的温热寒凉变化；二是突变，如气候出现剧烈的寒热变化。

6. 阴阳的自和与平衡　阴阳自和，指阴阳双方自动维持和自动恢复其协调平衡状态的能力和趋势。对生命体来说，阴阳自和是生命体内的阴阳二气在生理状态下的自我协调和在病理状态下的自我恢复平衡的能力。自和是阴阳的本性，是阴阳双方自动地向最佳目标的发展和运动，是维持事物或现象协调发展的内在机制。

阴阳平衡，指阴阳双方在相互斗争、相互作用中处于大体均势的状态，即阴阳协调和相对稳定状态。阴阳双方虽然不断地处在相互斗争、相互排斥、相互作用的运动之中，彼此之间随时发生着消长和转化，但阴阳双方仍然维持着相对稳定的结构关系。阴阳之间的这种平衡，是动态的常阈平衡。

细目三　阴阳学说在中医学中的应用

◎ 要点

1. 在组织结构和生理机能方面的应用　脏腑及形体组织的阴阳属性，就大体部位来说，上部为阳，下部为阴；体表属阳，体内属阴。就其腹背四肢内外侧来说，则背为阳，腹为阴；四肢外侧为阳，四肢内侧为阴。以脏腑来分，五脏属

里，为阴；六腑属表，为阳。由于阴阳之中复有阴阳，所以分属于阴阳的脏腑形体组织还可以再分阴阳。如体表属阳，然皮肉为阳中之阳，筋骨为阳中之阴。再继续分，则皮肤为阳中之阳，肌肉为阳中之阴；筋为阴中之阳，骨为阴中之阴。再如五脏分阴阳：心肺居于膈上属阳，而心属火，位南方，通于夏，属阳中之阳的太阳；肺属金，位西方，通于秋，属阳中之阴的少阴。肝、脾、肾居膈下属阴，而肝属木，位东方，通于春，属阴中之阳的少阳；肾属水，位北方，通于冬，属阴中之阴的太阴；脾属土，居中央，主四时，属阴中之至阴。《素问·金匮真言论》说："背为阳，阳中之阳，心也；背为阳，阳中之阴，肺也。腹为阴，阴中之阴，肾也；腹为阴，阴中之阳，肝也；腹为阴，阴中之至阴，脾也。"

经络系统的阴阳属性：十二正经中有手足三阴三阳经，属腑而行于肢体外侧面的为阳经，一阳分为三阳，因行于上肢与下肢的不同而分称为手足阳明、少阳、太阳经；属脏而行于肢体内侧面的为阴经，一阴化为三阴，分称为手足太阴、厥阴、少阴经。奇经八脉中的跷脉与维脉，行于身之内侧者，称阴跷、阴维；行于身体之外侧者，称阳跷、阳维。督脉行于背，有总督一身之阳经的作用，称为"阳脉之海"。任脉行于腹，有总任一身之阴经的作用，称为"阴脉之海"。络脉中分布于体表及身体上部的称为阳络；分布于内脏、肢体深层及身体下部的称为阴络。

人体的整体生命活动，是由各脏腑经络形体官窍各司其职，协调一致来完成的，而脏腑经络的机能，是由贮藏和运行于其中的精与气为基础的。精藏于脏腑之中，主内守而属阴，气由精所化，藏于脏腑，运行于全身而属阳。精与气的相互资生、相互促进，维持了脏腑经络形体官窍的机能活动稳定有序。人体之气，含有具有不同作用和运动趋向的阴阳两部分：具有凉润、宁静、抑制、沉降等作用和运动趋向的为阴气，具有温煦、推动、兴奋、升发等作用和运动趋向的为阳气。正是由于阴阳二气的交感相错、相互作用，

推动着人体内物质与物质之间、物质与能量之间的相互转化，推动和调控着人体的生命进程。

2. 在病理方面的应用 病邪可以分为阴、阳两大类："夫邪之生也，或生于阴，或生于阳。"（《素问·调经论》）一般而言，六淫属阳邪，饮食居处、情志失调等属阴邪。阴阳之中复有阴阳：六淫之中，风邪、暑邪、火（热）邪属阳，寒邪、湿邪属阴。

疾病的发生发展过程就是邪正斗争的过程：阳邪侵犯人体，人体正气中的阴气奋而抗之；阴邪侵犯人体，正气中的阳气与之斗争。如此产生了邪正相搏，导致了阴阳失调而发生疾病。因此，阴阳失调是疾病的基本病机之一。阴阳失调的主要表现形式是阴阳的偏盛偏衰和互损。"阳胜则热，阴胜则寒"，"阳胜则阴病，阴胜则阳病"，"阳虚则寒，阴虚则热"，是寒热性疾病的病理总纲。

3. 在疾病诊断方面的应用 中医诊断疾病的过程包括诊察疾病和辨识证候两个方面。"善诊者，察色按脉，先别阴阳"。阴阳学说用于疾病的诊断，主要包括分析四诊所收集的资料和概括各种证候的阴阳属性两个方面。

望、闻、问、切四诊所收集的各种资料，包括即时的症状和体征，以阴阳理论辨析其阴阳属性。如色泽分阴阳：色泽鲜明为病属于阳；色泽晦暗为病属于阴。气息分阴阳：语声高亢洪亮、多言而躁动者，多属实、属热，为阳；语声低微无力、少言而沉静者，多属虚、属寒，为阴。动静喜恶分阴阳：躁动不安属阳，蜷卧静默属阴；身热恶热属阳，身寒喜暖属阴；等等。脉象分阴阳：辨脉之部位、动态、至数、形状也可以分辨病证的阴阳属性。如以部位分，寸为阳，尺为阴；以动态分，则至者为阳，去者为阴；以至数分，则数者为阳，迟者为阴；以形状分，则浮大洪滑为阳，沉涩细小为阴。

在临床辨证中，阴阳学说用来概括分析错综复杂的各种证候。在八纲辨证中，表证、热证、实证属阳；里证、寒证、虚证属阴。阴阳是八纲辨证的总纲。

4. 在疾病预防和治疗方面的应用 调整阴阳，使之保持或恢复相对平衡，达到阴平阳秘，是防治疾病的基本原则，也是阴阳学说用于疾病防治的主要内容。

指导养生：注重养生是保持身体健康无病的重要手段，而其最根本的原则就是要"法于阴阳"，"春夏养阳，秋冬养阴"，即遵循自然界阴阳的变化规律来调理人体之阴阳，使人体中的阴阳与四时阴阳的变化相适应，如以"春夏养阳，秋冬养阴"及"冬病夏治，夏病冬养"之法，调养"能夏不能冬""能冬不能夏"之人。

确定治疗原则：阴阳偏盛的治疗原则是"实则泻之"，即损其有余。阳偏盛而导致的实热证，用"热者寒之"的治疗方法；阴偏盛而导致的寒实证，用"寒者热之"的治疗方法。若在阳盛或阴盛的同时，由于"阳胜则阴病"或"阴胜则阳病"而出现阴虚或阳虚时，则又当兼顾其不足，于"实者泻之"之中配以滋阴或助阳之品。

阴阳偏衰的治疗原则是"虚则补之"，即补其不足。阴偏衰产生的是"阴虚则热"的虚热证，治疗当滋阴制阳，《内经》称之为"阳病治阴"。阳偏衰产生的是"阳虚则寒"的虚寒证，治疗当扶阳抑阴，《内经》称之为"阴病治阳"。

阴阳互损导致阴阳两虚应采用阴阳双补的治疗原则。对阳损及阴导致的以阳虚为主的阴阳两虚证，当补阳为主，兼以补阴；对阴损及阳导致的以阴虚为主的阴阳两虚证，当补阴为主，兼以补阳。如此则阴阳双方相互资生，相互为用。

分析和归纳药物的性能：药物的性能，一般的说，主要靠它的气（性）、味和升降浮沉来决定，而药物的气、味和升降沉浮，又皆可以用阴阳来归纳说明。

药性，主要是寒、热、温、凉四种药性，又称"四气"，其中寒凉属阴，温热属阳。五味，就是酸、苦、甘、辛、咸五种滋味，辛、甘、淡三味属阳，酸、苦、咸三味属阴。升降浮沉，是指药物在体内发挥作用的趋向。升浮之药，其性多具有上升发散的特点，故属阳；沉降之药，其性多具有收涩、泻下、重镇的特点，故属阴。

第四单元 五行学说

细目一 五行学说的概念

◎ 要点

1. 五行的概念 五行，即木、火、土、金、水五种物质及其运动变化，是归纳宇宙万物并阐释其相互关系的五种基本属性。

2. 五行的特性和事物与现象的五行归类

（1）五行特性 是古人在长期的生活和生产实践中对木、火、土、金、水五种物质的直观观察和朴素认识的基础上，进行抽象而逐渐形成的理性概念，是用以识别各种事物的五行属性的基本依据。"水曰润下，火曰炎上，木曰曲直，金曰从革，土爰稼穑"是对五行特性的经典性概括。

"木曰曲直"："曲"，屈也；"直"，伸也。曲直，是指树木的枝条具有生长、柔和，能屈又能伸的特性，引申为凡具有生长、升发、条达、舒畅等性质或作用的事物和现象，归属于木。

"火曰炎上"："炎"，是焚烧、炎热、光明之义；"上"，是上升。炎上，是指火具有炎热、上升、光明的特性。引申为凡具有温热、上升、光明等性质或作用的事物和现象，归属于火。

"土爰稼穑"："爰"，通"曰"；"稼"，即种植谷物；"穑"，即收获谷物。稼穑，泛指人类种植和收获谷物的农事活动。引申为凡具有生化、承载、受纳性质或作用的事物和现象，归属于土。故有"土载四行""万物土中生""万物土中灭"和"土为万物之母"说。

"金曰从革"："从"，顺也；"革"，即变革。是指金有刚柔相济之性：金之质地虽刚硬，可作兵器以杀戮，但有随人意而更改的柔和之性。引申为凡具有沉降、肃杀、收敛等性质或作用的事物和现象，归属于金。

"水曰润下"："润"，即滋润、濡润；"下"即向下、下行。润下，是指水具有滋润、下行的特性。引申为凡具有滋润、下行、寒凉、闭藏等性质或作用的事物和现象，归属于水。

（2）事物与现象的五行归类　五行学说依据五行各自的特性，对自然界的各种事物和现象进行归类，从而构建了五行系统。

事物属性的五行归类表

自然界							五行	人体						
五音	五味	五色	五化	五气	方位	季节		五脏	五腑	五官	形体	情志	五声	变动
角	酸	青	生	风	东	春	木	肝	胆	目	筋	怒	呼	握
徵	苦	赤	长	暑	南	夏	火	心	小肠	舌	脉	喜	笑	忧
宫	甘	黄	化	湿	中	长夏 四时	土	脾	胃	口	肉	思	歌	哕
商	辛	白	收	燥	西	秋	金	肺	大肠	鼻	皮	悲	哭	咳
羽	咸	黑	藏	寒	北	冬	水	肾	膀胱	耳	骨	恐	呻	栗

3. 事物五行属性的归类依据和方法　中医学在天人相应思想指导下，以五行为中心，以空间结构的四方一位，时间结构的五季或四时，人体结构的五脏为基本框架，将自然界的各种事物和现象以及人体的生理病理现象，按其属性进行归纳，从而将人体的生命活动与自然界的事物或现象联系起来，形成了联系人体内外环境的五行结构系统，用以说明人体以及人与自然环境的统一。

事物和现象五行归类的方法，主要有取象比类法和推演络绎法两种。

取象比类法："取象"，即是从事物的形象（形态、作用、性质）中找出能反映本质的特有征象；"比类"，即是以五行各自的抽象属性为基准，与某种事物所特有的征象相比较，以确定其五行归属。

推演络绎法：即根据已知的某些事物的五行归属，推演归纳其他相关的事物，从而确定这些事物的五行归属。

细目二　五行学说的基本内容

◎ 要点

1. 五行相生与相克　五行相生，指木、火、土、金、水之间存在着有序的递相资生、助长和促进的关系。相生次序是：木生火，火生土，土生金，金生水，水生木。在五行相生关系中，任何一行都具有"生我"和"我生"两方面的关系。《难经》将此关系比喻为母子关系："生我"者为母，"我生"者为子。五行相生，实际上是指五行中的某一行对其子行的资生、促进和助长。

五行相克，指木、火、土、金、水之间存在着有序的递相克制、制约的关系。相克次序是：木克土、土克水、水克火、火克金、金克木。在五行相克关系中，任何一行都具有"克我"和"我克"两方面的关系。《内经》把相克关系称为"所胜""所不胜"关系："克我"者为"所不胜"，"我克"者为"所胜"。五行相克，实为五行中的某一行对其所胜行的克制和制约。

2. 五行制化 指五行之间既相互资生，又相互制约，维持平衡协调，推动事物间稳定有序的变化与发展。

五行制化的规律是：五行中一行亢盛时，必然随之有制约，以防止亢而为害。即在相生中有克制，在克制中求发展。

3. 五行相乘与相侮 五行相乘，指五行中一行对其所胜的过度制约或克制。相乘的次序与相克相同，即木乘土，土乘水，水乘火，火乘金，金乘木。导致五行相乘的原因有两种情况：一是指五行中的某一行过于亢盛，对其所胜行进行超过正常限度的克制，产生相乘，如木亢乘土等；二是五行中某一行过于虚弱，难以抵御其所不胜的正常限度的克制，产生相乘，如土虚木乘等。

五行相侮，指五行中一行对其所不胜的反向制约和克制。相侮的次序是：木侮金，金侮火，火侮水，水侮土，土侮木。导致五行相侮的原因有二：一是五行中的某一行过于强盛，使原来克制它的一行不仅不能克制它，反而受到它的反向克制，产生相侮，如木亢侮金等；二是五行中某一行过于虚弱，不仅不能制约其所胜的一行，反而受到其所胜的相侮，如金虚木侮等。

4. 五行的母子相及 母子相及包括母病及子和子病及母两种情况，属于五行之间相生关系异常的变化。

母病及子：指五行中的某一行异常，累及其子行，导致母子两行皆异常。母病及子的一般规律是：母行虚弱，引起子行亦不足，终致母子两行皆不足。

子病及母：指五行中的某一行异常，影响到其母行，终致子母两行皆异常。子病及母的一般规律有三种：一是子行亢盛，引起母行亦亢盛，结果是子母两行皆亢盛，一般称为"子病犯母"；二是子行虚弱，上累母行，引起母行亦不足，终致子母俱不足；三是子行亢盛，损伤母行，以致子盛母衰，一般称为"子盗母气"。

细目三 五行学说在中医学中的应用

◎ 要点

1. 在生理方面的应用

（1）说明五脏的生理特点 五行学说将人体的五脏分别归属于五行，并以五行的特性来说明五脏的生理机能。如木有生长、升发、舒畅、条达的特性，肝喜条达而恶抑郁，有疏通气血，调畅情志的机能，故以肝属木。

（2）构建天人一体的五脏系统 五行学说除以五行特性类比五脏的生理特点，确定五脏的五行属性外，还以五脏为中心，推演络绎整个人体的各种组织结构与机能，将人体的形体、官窍、精神、情志等分归于五脏，构建以五脏为中心的生理病理系统。同时又将自然界的五方、五气、五色、五味等与人体的五脏联系起来，建立了以五脏为中心的天人一体的五脏系统，将人体内外环境联结成一个密切联系的整体。

（3）说明五脏之间的生理联系 五脏的机能活动不是孤立的，而是互相联系的。五行学说运用生克制化理论来说明脏腑生理机能的内在联系，即五脏之间存在着既相互资生又相互制约的关系。以五行相生说明五脏之间的资生关系，以五行相克说明五脏之间的制约关系，以五行制化说明五脏之间的协调平衡。

2. 在病理方面的应用 五行学说可以说明在病理情况下脏腑间的相互影响。某脏有病可以传至他脏，他脏疾病也可以传至本脏，这种病理上的相互影响称之为传变。五脏病变的相互影响，可用五行的乘侮和母子相及规律来阐释。相生关系的传变，包括"母病及子"和"子病及母"两个方面。相克关系的传变，包括"相乘"和"相侮"两个方面。如肝有病，影响到心，为母病及子；影响到肾，为子病及母；影响到脾，称为乘；影响到肺，称为侮。他脏以此类推。

3. 在疾病诊断方面的应用 五行学说将人体五脏与自然界的五色、五音、五味等都作了相应联系，构成了天人一体的五脏系统，因而观察分析望、闻、问、切四诊所搜集的外在表现，依据事物属性的五行归类和五行生克乘侮规律，可确定五脏病变的部位，推断病情进展和判断疾病的预后。即所谓"视其外应，以知其内脏"。

4. 在疾病治疗方面的应用

（1）指导脏腑用药　不同的药物，有不同的颜色与气味。以颜色分，有青、赤、黄、白、黑"五色"；以气味辨，则有酸、苦、甘、辛、咸"五味"。药物的五色、五味与五脏的关系是以天然色味为基础，以其不同性能与归经为依据，按照五行归属来确定的。青色、酸味入肝，赤色、苦味入心，黄色、甘味入脾，白色、辛味入肺，黑色、咸味入肾。

（2）控制疾病的传变　根据五行生克乘侮理论，五脏中一脏有病，可以传及其他四脏而发生传变。如肝有病可以影响到心、肺、脾、肾等脏。心、肺、脾、肾有病也可以影响肝脏。不同脏腑的病变，其传变规律不同。因此，临床治疗时除对所病本脏进行治疗之外，还要依据其传变规律，治疗其他脏腑，以防止其传变。如"见肝之病，则知肝当传之于脾，故先实其脾气"（《难经·七十七难》）。

（3）确定治则治法　运用五行相生规律来治疗疾病，其基本治疗原则是补母和泻子，即"虚则补其母，实则泻其子"。补母适用于母子关系的虚证；泻子适用于母子关系的实证。依据五行相生规律确定的治法，常用的有滋水涵木法、益火补土法、培土生金法和金水相生法四种。运用五行相克规律来治疗疾病，其基本治疗原则是抑强扶弱。抑强，适用于相克太过引起的相乘和相侮。扶弱，适用于相克不及引起的相乘和相侮。依据五行相克规律确定的治法，常用的有抑木扶土法、培土制水法、佐金平木法和泻南补北法四种。

（4）指导针灸取穴　在针灸疗法中，针灸学家将手足十二经近手足末端的井、荥、输、经、合"五输穴"，分别配属于木、火、土、金、水五行。在治疗脏腑病证时，根据不同的病情以五行的生克规律进行选穴治疗。

（5）指导情志疾病的治疗　依据五行的相生相克，人的情志活动也有相互抑制的作用。临床上可以运用不同情志变化的相互抑制关系来达到治疗目的。如"怒伤肝，悲胜怒……喜伤心，恐胜喜……思伤脾，怒胜思……忧伤肺，喜胜忧……恐伤肾，思胜恐"。这就是情志病治疗中的所谓"以情胜情"之法。

第五单元　藏象学说

◎ **要点**

1. 藏象及藏象学说的概念与特点　藏象，近年来又写作"脏象"，是指藏于体内的内脏及其表现于外的生理病理征象及与自然界相通应的事物和现象。

"藏"，是藏于体内的内脏，包括五脏、六腑和奇恒之腑。由于五脏是所有内脏的中心，故"藏"之所指，实际上是以五脏为中心的五个生理病理系统。

"象"，是这五个生理病理系统的外在现象和比象，其涵义有二：一是表现于外的生理病理征象；二是内在以五脏为中心的五个生理病理系统与外在自然环境的事物与现象类比所获得的比象。

藏象学说的主要特点是以五脏为中心的整体观，主要体现在以五脏为中心的人体自身的整体性及五脏与自然环境的统一性两个方面。

2. 藏象学说形成的基础　藏象学说的形成

基础主要有四：①古代解剖学知识的积累，认识了内脏的某些机能。②长期生活实践的观察总结，认识了人体的复杂机能，并赋予相应的脏腑。③古代哲学思想的渗透，使藏象理论系统化。④临床经验的大量积累，可升华而形成理论，并通过临床疗效来探索和反证脏腑的生理病理，使藏象理论不断得到丰富充实和修正完善。

3. 五脏、六腑、奇恒之腑的分类 脏腑分为脏、腑和奇恒之腑三类。脏有五，即心、肺、脾、肝、肾，合称五脏（在经络学说中，心包亦作为脏，故又称"六脏"）。腑有六，即胆、胃、小肠、大肠、膀胱、三焦，合称六腑。奇恒之腑

亦有六，即脑、髓、骨、脉、胆、女子胞。

中医学以生理特点的不同作为区分脏与腑的主要依据。五脏共同的生理特点是化生和贮藏精气，六腑共同的生理特点是受盛和传化水谷。"所谓五脏者，藏精气而不泻也，故满而不能实；六腑者，传化物而不藏，故实而不能满也。"奇恒之腑在形态上中空有腔与六腑相类，机能上贮藏精气与五脏相同，与五脏和六腑都有明显区别，故称之。

五脏六腑的生理特点，对临床辨证论治有重要指导意义。一般说来，病理上"脏病多虚"，"腑病多实"；治疗上"五脏宜补"，"六腑宜泻"。

第六单元　五　脏

细目一　五脏的生理功能与特性

◎ 要点

1. 心的生理功能与特性

（1）**主血脉** 指心气推动和调控血液在脉道中运行，流注全身，发挥营养和滋润作用。心主血脉包括心主血和主脉两个方面。

心主血的基本内涵，是心气能推动血液运行，以输送营养物质于全身脏腑形体官窍。另一内涵是心有生血的作用，即所谓"奉心化赤"。饮食水谷经脾胃之气的运化，化为水谷之精，水谷之精再化为营气和津液，营气和津液入脉，经心火（即心阳）的作用，化为赤色血液，即《素问·经脉别论》所谓"浊气归心，淫精于脉。"

心主脉，指心气推动和调控心脏的搏动和脉的舒缩，使脉道通利，血流通畅。心气充沛，心脏有规律的搏动，脉有规律的舒缩，血液则被输送到各脏腑形体官窍，发挥濡养作用，以维持人体正常的生命活动。

心、脉、血三者密切相连，构成一个血液循

环系统。血液在脉中正常运行，必须以心气充沛，血液充盈，脉道通利为基本条件。其中心脏的正常搏动，起着主导作用。

（2）**藏神** 又称主神明或主神志，指心有统帅全身脏腑、经络、形体、官窍的生理活动和主司意识、思维、情志等精神活动的作用。人体之神，有广义与狭义之分。广义之神，是整个人体生命活动的主宰和总体现；狭义之神，指人的意识、思维、情感、性格等精神活动。心所藏之神，既是主宰人体生命活动的广义之神，又包括意识、思维、情感等狭义之神。《素问·灵兰秘典论》说："心者，君主之官也，神明出焉。"《素问·六节藏象论》说："心者，生之本，神之变也。"

心的主血脉与藏神机能是密切相关的。血是神志活动的物质基础之一，心血充足则能化神养神而使心神灵敏不惑，而心神清明，则能驭气以调控心血的运行，濡养全身脏腑形体官窍及心脉自身。

（3）**生理特性** ①心为阳脏而主通明。心在五行属火，属阳中之阳的太阳，故称为阳脏，又

称"火脏"。心主通明，指心脉以通畅为本，心神以清明为要。心脉畅通和心神清明，是心阳的温煦、推动作用与心阴的凉润、宁静作用相协调的结果。②心气下降。心火在心阴的牵制下合化为心气下行以温肾，维持人体上下协调。

（4）心血、心气、心阴、心阳的生理作用心血指在心、脉中流动的血液，具有濡养心脏及其形体官窍和化生心神的生理作用。心血不足，可见心悸怔忡、面色萎黄无华、舌色不荣、脉细无力，以及精神委顿、失眠健忘等病理表现。心气由心血化生，具有推动和调控心脏搏动、脉管舒缩及精神活动的生理作用。心气充沛，则心脏搏动有力，脉管舒缩有度，血运通畅，精神振奋，思维敏捷；心气虚衰，则心搏无力，血运失常，精神委顿，可见心悸气短、自汗、乏力，活动时尤甚，脉弱或结代。心阴是心气中具有凉润、宁静、抑制作用的部分；心阳是心气中具有温煦、推动、兴奋作用的部分。心阴能制约心阳，抑制心脏的搏动和精神活动。心阳能制约心阴，激发心脏的搏动和精神活动。心阴与心阳协调，则心气冲和畅达，心脏搏动和精神活动稳定有度。心阴不足则凉润、宁静、抑制等作用减退，虚热内生，可见心悸、烦躁、手足心热、少寐多梦、舌红少苔、脉细数等症；心阳虚衰则温煦、推动作用能减退，虚寒内生，可见心悸、胸闷、形寒肢冷、精神困倦、气喘自汗、面浮肢肿，或心痛暴作，面色㿠白，舌淡润，脉迟弱等症。

2. 肺的生理功能与特性

（1）**主气司呼吸** 包括主呼吸之气和主一身之气两个方面。

肺主呼吸之气，指肺是气体交换的场所。通过肺的呼吸作用，不断吸进清气，排出浊气，吐故纳新，实现机体与外界环境之间的气体交换，以维持人体的生命活动。肺主呼吸，实际上是肺气的宣发与肃降运动在气体交换过程中的具体表现：肺气宣发，浊气得以呼出；肺气肃降，清气得以吸入。肺气的宣发与肃降运动协调有序，则呼吸均匀通畅。

肺主一身之气，指肺有主司一身之气的生成和运行的作用。体现在两个方面：①宗气的生成。一身之气主要由先天之气和后天之气构成。宗气属后天之气，由肺吸入的自然界清气，与脾胃运化的水谷之精所化生的谷气相结合而生成。宗气在肺中生成，积存于胸中"气海"，上走息道出喉咙以促进肺的呼吸，并能贯注心脉以助心推动血液运行，还可沿三焦下行至脐下丹田以资先天元气，故在机体生命活动中占有非常重要的地位。②对全身气机的调节作用。肺有节律的呼吸，对全身之气的升降出入运动起着重要的调节作用。《素问·六节藏象论》说："肺者，气之本。"

（2）**主行水** 指肺气的宣发肃降运动推动和调节全身水液的输布和排泄。肺主行水表现在两个方面：一是通过肺气的宣发运动，将脾气转输至肺的水液和水谷之精中的较轻清部分，向上向外布散，上至头面诸窍，外达全身皮毛肌腠以濡润之；输送到皮毛肌腠的水液在卫气的推动作用下化为汗液，并在卫气的调节作用下有节制地排出体外。二是通过肺气的肃降运动，将脾气转输至肺的水液和水谷精微中的较稠厚部分，向内向下输送到其他脏腑以濡润之，并将脏腑代谢所产生的浊液下输至膀胱，成为尿液生成之源。肺以其气的宣发与肃降运动输布水液，故说"肺主行水"。又因为肺为华盖，故称"肺为水之上源"。若肺气的宣发或肃降失常，均可致津液代谢障碍而出现尿少、痰饮、水肿等病证，可用宣肺利水或降气利水方法进行治疗。

（3）**朝百脉，主治节** 肺朝百脉，指全身的血液都通过百脉流经于肺，经肺的呼吸，进行体内外清浊之气的交换，然后再通过肺气宣降作用，将富有清气的血液通过百脉输送到全身。全身的血脉均统属于心，心气是血液循环运行的基本动力。而血液的运行，又赖于肺气的推动和调节，即肺气具有助心行血的作用。肺通过呼吸运动，调节全身气机，从而促进血液运行。宗气有

"贯心脉"以推动血液运行的作用。肺气充沛，宗气旺盛，气机调畅，则血运正常。

肺主治节，指肺气具有治理调节肺之呼吸及全身之气、血、水的作用，是对肺的主要生理机能的高度概括。主要表现在四个方面：一是治理调节呼吸运动：肺气的宣发与肃降运动协调，维持通畅均匀的呼吸，使体内外气体得以正常交换；二是调理全身气机：通过呼吸运动，调节一身之气的升降出入，保持全身气机调畅；三是治理调节血液的运行：通过肺朝百脉和气的升降出入运动，辅佐心脏，推动和调节血液的运行；四是治理调节津液代谢：通过肺气的宣发与肃降，治理和调节全身水液的输布与排泄。《素问·灵兰秘典论》说："肺者，相傅之官，治节出焉。"

（4）生理特性　①肺为华盖：肺位于胸腔，覆盖五脏六腑之上，位置最高，因而有"华盖"之称。肺居高位，又能行水，故称之为"水之上源"。肺覆盖于五脏六腑之上，又能宣发卫气于体表，具有保护诸脏免受外邪侵袭的作用，故有"脏之长"之称。②肺为娇脏：肺脏清虚而娇嫩，不耐寒热燥湿诸邪之侵；外感六淫之邪从皮毛或口鼻而入，常易犯肺而为病。③肺气宣降：肺气宣发，是肺气向上向外的布散运动，主要体现在以下三个方面：一是呼出体内浊气；二是将脾所转输来的津液和部分水谷精微上输头面诸窍，外达于全身皮毛肌腠；三是宣发卫气于皮毛肌腠，以温分肉，充皮肤，肥腠理，司开阖，将代谢后的津液化为汗液，并控制和调节其排泄。肺气肃降，是肺气向内向下的布散运动，主要体现在以下三个方面：一是吸入自然界之清气，并将吸入之清气与谷气相融合而成的宗气向下布散至脐下，以资元气；二是将脾转输至肺的津液及部分水谷精微向下向内布散于其他脏腑以濡润之；三是将脏腑代谢后产生的浊液下输于膀胱，成为尿液生成之源。肺气的宣发与肃降，是相互制约、相互为用的两个方面。宣降运动协调，维持着肺的呼吸和行水机能。

（5）肺津、肺气、肺阴、肺阳的生理作用

肺津，即脾转输至肺的津液，具有濡养滋润肺、大肠、皮毛、鼻、喉等脏器的作用。肺津不足，津伤化燥，不但本脏不得濡养，呼吸运动失常，而且大肠、皮肤、毛发、鼻、喉亦失其滋润而见肠燥便秘、皮肤粗糙、毛发枯槁稀疏或声音嘶哑等干燥表现。肺气主要由肺津化生，具有推动和调控呼吸、行水等作用。肺气不足则呼吸无力而见少气不足以息，津液不得输布而见痰饮内生，阻塞气道，咳喘并作。肺气不足，不得布散卫气以卫外，则多发感冒。肺气中具有凉润、沉降等作用和运动趋向的部分称为肺阴，具有温煦、宣发等作用和运动趋向的部分称为肺阳。肺阴能够凉润肺脏，使肺气下行；肺阳能温暖肺脏，使肺气上行。肺阴与肺阳的作用协调，则肺气的宣发与肃降运动相反相成，呼吸均匀，和缓有度，"水精四布，五经并行"。肺阴亏虚则肺失凉润，气不下降而上逆，故见咳喘、逆气、潮热、五心烦热等症；肺阳虚衰则宣发无力，津液不得四布而停聚肺中为痰为饮，阻塞气道，常见咳喘憋气、痰多清稀，遇寒易发或加重，伴有肢冷等。

3. 脾的生理功能与特性

（1）主运化　指脾具有把饮食水谷转化为水谷精微（即谷精）和津液（即水精），并把水谷精微和津液吸收、转输到全身各脏腑的生理机能。包括运化食物和运化水液两个方面：

运化食物：食物经胃的受纳腐熟，被初步消化后，变为食糜，下送于小肠作进一步消化，经脾气的作用，则分为清浊两部分。其精微部分，经脾气的激发作用由小肠吸收，再由脾气的转输作用输送到其他四脏，内养五脏六腑，外养四肢百骸。

运化水液：指脾气将水液化为水精，亦即津液，并将其吸收、转输到全身脏腑的生理机能。脾气转输津液的途径及方式有四：一是上输于肺，通过肺气宣降输布全身；二是向四周布散，"以灌四傍"，发挥其滋养濡润脏腑的作用；三是将胃、小肠、大肠中的部分水液经过三焦（六腑之一的三焦）下输膀胱，成为尿液生成之源；四是居中枢转津液，使全身津液随脾胃之气的升降而上腾下达：肺之上源之水下降，膀胱水府之津液上升。脾气健运，津液化生充足，输布正常，脏腑形体官窍得养。

运化食物和运化水液，是脾主运化的两个方面，二者是同时进行的。饮食物的消化及其精微的吸收、转输都由脾所主。脾气不但将饮食物化为水谷精微，而且能将水谷精微吸收并转输至全身促进人体的生长发育，是维持人体生命活动的根本，故称为"后天之本"。脾为"后天之本"的理论，对养生防病有着重要意义。

（2）主统血　指脾气具有统摄、控制血液在脉中正常运行而不逸出脉外的作用。脾气统摄血液，实际上是气的固摄作用的体现。脾气是一身之气分布到脾脏的部分，一身之气充足，脾气必然充盛；而脾气健运，一身之气自然充足。气足则能摄血，故脾统血与气摄血是统一的。

（3）生理特性　①脾气上升，指脾气具有向上运动以维持水谷精微的上输和内脏位置相对稳定的生理特性。脾主升清，指脾气的升动转输作用，将胃肠道吸收的水谷精微和水液上输于心、肺等脏，通过心、肺的作用化生气血，以营养濡润全身。若脾气虚衰或为湿浊所困，不得升清，可见"清气在下，则生飧泄。"脾主升举内脏，指脾气上升能起到维持内脏位置的相对稳定，防止其下垂的作用。若脾气虚弱，无力升举，可见胃下垂、肾下垂、子宫脱垂、脱肛等。②喜燥恶湿。脾的喜燥恶湿的特性，与其运化水饮的生理机能相关。脾气健旺，运化水饮正常，水精四布，自然无痰饮水湿的停聚。脾气升动，才能将水液布散全身，而脾气升运的条件之一就是脾体干燥而不被痰饮水湿所困。因而有"脾生湿""湿困脾""脾恶湿""脾燥则升"等说法。据以上两生理特性推测，脾气下陷的病机主要有二：一是脾气虚衰，无力升举，又称为中气下陷；二是脾气为湿所困，不得上升反而下陷。③脾为孤脏。脾属土，居中央，与四方、四时无配；脾主

运化，为精血津液生化之源，"灌四傍"而长养四脏，称为后天之本，属人体中最大最重要的脏，故称孤脏。

（4）脾精、脾气、脾阴、脾阳的生理作用脾精，主要指脾吸收的水谷之精。脾精由脾气转输到其他四脏，化为诸脏之精，故《素问·玉机真藏论》有"脾为孤藏，中央土以灌四傍"之说。其中脾精之浓厚者化营化血，轻清者化卫化气，故又有脾为"后天之本，气血生化之源"之论。脾精不足则既乏化营生血之源，亦缺生卫化气之本，可出现形体消瘦、面色萎黄、少气乏力、倦怠神疲等血与气皆虚的症状。脾气由脾精化生，具有化水谷为精微，化水饮为津液，转输水谷之精于全身各脏腑形体官窍，并能统摄血液等作用。脾气虚衰，可见食少腹胀、少气懒言、四肢乏力、面色㿠白、形体消瘦或浮肿、舌淡苔白、脉弱等症，还可出现内脏下垂及各种出血或失精（如蛋白尿、乳糜尿）症状。脾阴即脾气中的具有凉润、宁静等作用的部分，脾阳是脾气中具有温煦、推动等作用的部分。脾阴与脾阳协调统一，维护着脾生理机能的正常发挥。脾阴虚则其凉润、宁静等作用减退，虚热内生，可见消瘦、烦热、食少、口唇生疮、舌红少津、脉细数。脾阳虚则其温煦、推动等作用减退，虚寒内生，表现为腹胀食少、腹痛喜温、大便清稀、形寒肢冷、面色㿠白，或周身浮肿、舌质淡胖、苔白滑、脉沉迟无力。

4. 肝的生理功能与特性

（1）主疏泄　指肝气具有疏通、畅达全身气机的作用。主要表现于以下几个方面：①促进血液与津液的运行输布：血液的运行和津液的输布代谢，有赖于气机的调畅。肝气疏泄，调畅气机，使全身脏腑经络之气的运行畅达有序。气能运血，气行则血行，故说肝气的疏泄作用能促进血液的运行，使之畅达而无瘀滞。②促进脾胃运化和胆汁的分泌排泄：肝气疏泄，畅达气机，促进和协调脾胃之气的升降，从而促进脾胃的运化。胆汁乃肝之余气所化，其分泌和排泄受肝气疏泄作用的影响。肝气疏泄，气机调畅，胆汁才

能够正常的分泌与排泄。③调畅情志：肝气疏泄，能调畅气机，因而能使人心情舒畅，既无亢奋，也无抑郁。情志活动分属五脏，依赖于气机的调畅，因肝主疏泄，调畅气机，所以肝具有调畅情志的生理机能。④促进男子排精与女子排卵行经："主闭藏者肾也，司疏泄者肝也。"男子精液的贮藏与施泄，是肝肾二脏之气的闭藏与疏泄作用相互协调的结果。肝气疏泄，则精液排泄通畅有度；肝失疏泄，则排精不畅而致精瘀。女子的按时排卵，也是肝气疏泄和肾气闭藏作用相互协调的体现。气机调畅又是女子行经能否通畅有度的重要条件，因而亦受肝气的疏泄作用的影响。

肝气的疏泄作用失常，称为肝失疏泄。其病机主要有三个方面：一为肝气郁结，疏泄失职。多因情志抑郁，郁怒伤肝而致。临床多见闷闷不乐，悲忧欲哭，胸胁、两乳或少腹等部位胀痛不舒等症。二是肝气亢逆，疏泄太过。多因暴怒伤肝，或气郁日久化火，导致肝气亢逆，升发太过，临床表现为急躁易怒，失眠头痛，面红目赤，胸胁乳房走窜胀痛，或血随气逆而吐血、咯血，甚则突然昏厥，如《素问·调经论》说："血之与气并走于上，则为大厥，厥则暴死，气复反（返）则生，不反则死。"三是肝气虚弱，疏泄不及，升发无力，表现出一系列因虚而郁滞的临床表现，如忧郁胆怯、懈怠乏力、头晕目眩、两胁虚闷、时常太息、脉弱等。《灵枢·本神》说："肝气虚则恐。"

（2）**主藏血**　指肝脏具有贮藏血液、调节血量和防止出血的功能。肝藏血的生理意义有以下六个方面：①涵养肝气：肝贮藏充足的血液，化生和涵养肝气，使之冲和畅达，发挥其正常的疏泄作用。②调节血量：在正常情况下，人体各部分的血量，是相对恒定的。但是随着机体活动量的增减、情绪的变化、外界气候的变化等因素，人体各部分的血量也随之有所变化。如剧烈运动或情绪激动时，外周血流量增加；而在安静或休息时，外周血液分配量则减少。《素问·五藏生成》说："人卧则血归于肝"，唐代王冰注解说："肝藏血，心行之，人动则血运于诸经，人静则血归于肝脏。何者？肝主血海故也。"这种变化是通过肝的藏血和疏泄机能协调而实现的。③濡养肝及筋目：肝贮藏充足的血液，可濡养肝脏及其形体官窍，使其发挥正常的生理机能。《素问·五脏生成》云："肝受血而能视，足受血而能步，掌受血而能握，指受血而能摄。"④化生和濡养魂，维持正常神志及睡眠。《灵枢·本神》说："肝藏血，血舍魂。"肝血不足，魂不守舍，可见失眠、梦呓、梦游等。⑤为经血之源：肝藏血而称为血海，冲脉起于胞中而通于肝，与女子月经来潮密切相关，也称为"血海"。女子以血为本，肝藏血充足，冲脉血液充盛，是其月经按时来潮的重要保证。⑥防止出血：肝主凝血以防止出血。气有固摄血液之能，肝气充足，则能固摄肝血而不致出血；又因阴气主凝，肝阴充足，肝阳被涵，阴阳协调，则能发挥凝血作用而防止出血。

（3）**生理特性**　①肝为刚脏：指肝气主升主动，具有刚强躁急的生理特性而言。肝在五行属木，木性曲直，肝气具有木的冲和条达、伸展舒畅之能；肝有主疏泄的生理机能，肝气性喜条达而恶抑郁；肝内寄相火，主升主动，皆反映了肝为刚脏的生理特性。②肝气升发：指肝气的向上升动和向外发散以调畅气机的生理特性。肝在五行属木，通于春气，比类春天树木的生长伸展和生机勃发之性，肝气具有条达疏畅、升发生长和生机盎然的特性。

（4）**肝血、肝气、肝阴、肝阳的生理作用**肝血，即肝所藏之血，有濡养目、筋、爪，化生和涵养魂与怒的作用。肝血亏虚，筋、目、魂、怒等不得濡养或涵养，则出现头昏眼花、夜盲、梦呓、易怒，或肢体震颤等征象。肝气由肝血化生，具有升发的特性，能畅达全身气的运行，进而调畅血液与津液的运行输布，调畅脾胃之气的升降，调畅胆汁的分泌与排泄，调畅情志活动，调畅男子泄精、女子排卵和月经等。肝阴是肝气中具有凉润、宁静、抑制作用的部分，肝阳是肝气中具有温煦、推动、兴奋作用的部分。肝阴与肝阳协调，肝气冲和条达。肝阴不足则肝阳偏亢，可见眩晕、头痛、耳鸣、目涩、少寐、急躁易怒、脉弦细等症；阳亢化风又可见抽搐、掉摇等症。肝阳虚衰则肝阴偏盛，肝脉寒滞，可见少腹冷痛拘急，或小腹隐痛而畏寒，囊冷阴湿或阳痿，四肢厥冷，颠顶疼痛，舌淡苔白滑，脉沉缓等症。

5. 肾的生理功能与特性

（1）藏精，主生长发育生殖与脏腑气化　肾藏精，指肾具有贮存、封藏精的生理机能。精，是构成人体和维持人体生命活动的最基本物质，是生命之本原，是脏腑形体官窍机能活动的物质基础。肾藏的精包括先天之精和后天之精，先天之精来源于父母的生殖之精，是禀受于父母的生命遗传物质，与生俱来，藏于肾中。人出生后，机体由脾胃的运化作用从饮食物中摄取的营养物质，称为"后天之精"。后天之精经脾气的转输作用以"灌四傍"，则为脏腑之精。肾精的构成，是以先天之精为基础，加之部分后天之精的充养而化成。先天之精是肾精的主体成分，后天之精仅起充养作用，先、后天之精相互资助，相互为用。《素问·六节藏象论》说："肾者，主蛰封藏之本，精之处也。"

主生长发育与生殖，指肾精、肾气促进机体生长发育与生殖机能成熟的作用。《素问·上古天真论》记述了肾气由稚嫩到充盛，由充盛到衰少继而耗竭的演变过程："女子七岁，肾气盛，齿更发长。二七而天癸至，任脉通，太冲脉盛，月事以时下，故有子。三七，肾气平均，故真牙生而长极。四七，筋骨坚，发长极，身体盛壮。五七，阳明脉衰，面始焦，发始堕。六七，三阳脉衰于上，面皆焦，发始白。七七，任脉虚，太冲脉衰少，天癸竭，地道不通，故形坏而无子也。丈夫八岁，肾气实，发长齿更。二八，肾气盛，天癸至，精气溢泻，阴阳和，故能有子。三八，肾气平均，筋骨劲强，故真牙生而长极。四

八，筋骨隆盛，肌肉满壮。五八，肾气衰，发堕齿槁。六八，阳气衰竭于上，面焦，发鬓颁白。七八，肝气衰，筋不能动，天癸竭，精少，肾藏衰，形体皆极。八八，则齿发去。"

人体的生、长、壮、老、已的生命过程，可分为幼年期、青年期、壮年期和老年期等几个阶段，而每一阶段机体的生长发育或衰退情况，都取决于肾精及肾气的盛衰。

脏腑气化，指由脏腑之气的升降出入运动推动和调控着各脏腑形体官窍的生理机能，进而推动和调控着机体精气血津液各自的新陈代谢及其与能量的相互转化的过程。肾精、肾气及其分化的肾阴、肾阳在推动和调控脏腑气化过程中起着极其重要的作用。肾气由肾精所化，也是一身之气分布到肾的部分。由于肾精的主体成分是先天之精，肾气也主要属先天之气，与元气的概念大致相同，故为脏腑之气中最重要者，称为脏腑之气的根本。肾气也涵有阴阳两种成分：肾阴是其中具有凉润、宁静、抑制、凝聚等作用的部分，肾阳是其中具有温煦、推动、兴奋、宣散等作用的部分。肾阴与肾阳对立统一，协调共济，则肾气冲和畅达。肾阳为一身阳气之本，"五脏之阳气，非此不能发"，能推动和激发脏腑的各种机能，温煦全身脏腑形体官窍。肾阴为一身阴气之本，"五脏之阴气，非此不能滋"，能宁静和抑制脏腑的各种机能，凉润全身脏腑形体官窍。肾精、肾气及其所含的肾阴、肾阳称为机体生命活动的根本，肾阴肾阳又称为"五脏阴阳之本"。生理上，肾之精、气、阴、阳与他脏之精、气、阴、阳之间，存在着相互资助和相互为用的动态关系。病理上，两者也相互影响。各脏之精、气、阴、阳不足，最终必然会累及到肾，故有"久病及肾"之说。

（2）主水　指肾气具有主司和调节全身水液代谢的作用。主要体现在两方面：一是肾气对参与水液代谢脏腑的促进作用：肾气及肾阴肾阳对水液代谢过程中各脏腑之气的功能，尤其是脾肺之气的运化和输布水液的功能，具有促进和调节

作用。二是肾气的生尿和排尿作用：水液代谢过程中，各脏腑形体官窍代谢后产生的浊液，下输于膀胱，在肾气的蒸化作用下，分为清浊：清者回吸收，由脾气的转输作用通过三焦水道上腾于肺，重新参与水液代谢；浊者则化为尿液，在肾与膀胱之气的推动作用下排出体外。

（3）主纳气　指肾气有摄纳肺所吸入的自然界清气，保持吸气的深度，防止呼吸表浅的作用。人体的呼吸，由肺所主，但吸入的清气，由肺气的肃降下达于肾，必须再经肾气的摄纳潜藏，使其维持一定的深度，以利于气体的交换。故《难经·四难》说："呼出心与肺，吸入肾与肝。"《类证治裁·喘证》说："肺为气之主，肾为气之根。"

（4）生理特性　①主蛰守位。主蛰，喻指肾有潜藏、封藏、闭藏之生理特性，是对其藏精机能的高度概括。肾的藏精、主纳气、主生殖、主二便等机能，都是肾主蛰藏生理特性的具体体现。守位，是指肾中相火（肾阳）涵于肾中，潜藏不露，以发挥其温煦、推动等作用。相火与君火相对而言。君火，即心阳，心之生理之火，又称心火；相对于心火，其他脏腑之火皆称为相火。生理状态下，各脏腑的阳气称"少火"；病理状态下，各脏腑的亢盛之火称"壮火"。相火以其所在脏腑的不同而有不同的称谓，肝之相火称为"雷火"，肾之相火称为"龙火"。君火与相火的关系是："君火以明，相火以位"（《素问·天元纪大论》）。即君火在心，主发神明，以明著为要；相火在肝肾，禀命行令，以潜藏守位为要。心神清明，机体的生命活动有序稳定，相火自然潜藏守位以发挥其温煦、激发等作用；肾阴充足，涵养相火，相火则潜藏于肾中而不上僭。②肾气上升：肾阳鼓动肾阴，合化为肾气上升以济心，维持人体上下的协调。

（5）肾精、肾气、肾阴、肾阳的生理作用　肾精为生命产生之本原，决定人体的生长发育与生殖，并能化髓充骨通脑。肾精不足常见不育不孕，小儿发育迟缓、囟门迟闭，或未老先衰，牙齿过早脱落，精神委顿、健忘恍惚等表现。肾气由肾精化生，具有推动和调控人体的生长发育，使人具备生殖能力，促进与调节全身津液的代谢，并使肺吸入的清气下纳于肾以维持呼吸的深度的作用。同时，肾气还是人体防御机能的根本。肾气不足，可见发育迟缓、生殖能力低下、水肿尿少或尿失禁、遗精、滑精、虚喘，或卫外不固而易感冒等。肾阴是肾气中具有凉润、宁静、抑制等作用的部分，肾阳是肾气中具有温煦、推动、兴奋等作用的部分。肾阴与肾阳协调共济，则合化为冲和之肾气，推动和调控肾的各种机能活动。若肾阴不足，不能制阳，则相火偏亢，出现潮热盗汗、五心烦热、性欲亢进、遗精或梦交、舌红少苔、脉细数等症，治当滋养肾阴，"壮水之主，以制阳光"；若肾阳虚衰，不能制阴，则虚寒内盛，出现畏寒肢冷、腰痛阴冷、性欲减退，或浮肿，或泄泻、夜尿频数、舌淡苔白、脉沉迟无力等症，治当温补肾阳，"益火之源，以消阴翳"。

6. 命门的概念和功用　命门学说是研究命门的概念、形态、部位、功用，以及与脏腑之间关系的理论。

命门一词，最早见于《灵枢·根结》："太阳根于至阴，结于命门。命门者，目也。"命门指眼睛。《难经》将命门始作为内脏，指右肾。

关于命门的功用，有主火、水火共主、非水非火为肾间动气之不同。明·赵献可认为命门即是真火，主持一身阳气。明·张介宾则强调了命门之中具有阴阳水火二气，从而发挥对全身的滋养、激发作用。明·孙一奎则认为命门在两肾中间，非水非火，只是存在着的一种元气发动之机，是一种生生不息造化之机枢而已。

历代医家虽对命门的形态、部位有不同见解，但对命门与肾息息相通的认识又是基本一致的。历代医家大多认为命门与肾同为五脏之本，内寓真阴真阳。因此，目前多数医家认为：肾阳即命门之火，肾阴即命门之水。肾阴、肾阳，即是真阴、真阳，或元阴、元阳。古代医家之所以称之"命门"，亦即"生命之门"，无非是强调肾气及肾阴、肾阳在生命活动中的重要性。

细目二　五脏之间的关系

◎ **要点**

1. **心与肺的关系**　心主血而肺主气，心主行血而肺主呼吸。心与肺的关系，主要表现在血液运行与呼吸吐纳之间的协同调节关系。

血液的正常运行，必须依赖于心气的推动，亦有赖于肺气的辅助。由于宗气具有贯心脉而司呼吸的生理功能，从而加强了血液运行与呼吸吐纳之间的协调平衡。因此，积于胸中的宗气是连接心之搏动和肺之呼吸的中心环节。

2. **心与脾的关系**　心主血而脾生血，心主行血而脾主统血。心与脾的关系，主要表现在血液生成方面的相互为用及血液运行方面的相互协同。

3. **心与肝的关系**　心与肝的关系，主要表现在行血与藏血以及精神调节两个方面。

血液运行方面：心主行血，心为一身血液运行的枢纽；肝藏血，肝是贮藏血液、调节血量的重要脏器。两者相互配合，共同维持血液的正常运行。

精神调节方面：心藏神，主宰意识、思维、情感等精神情志活动。肝主疏泄，调畅气机，维护情志的舒畅。心肝两脏，相互为用，共同维持正常的精神情志活动。

4. **心与肾的关系**　心与肾在生理上的联系，主要表现为"心肾相交"。心肾相交的机理，主要从水火既济、精神互用、君相安位来阐发。

水火既济：心居上焦属阳，在五行中属火；肾居下焦属阴，在五行中属水。在上者宜降，在下者宜升，升已而降，降已而升。心位居上，故心火（阳）必须下降于肾，使肾水不寒；肾位居下，故肾水（阴）必须上济于心，使心火不亢。肾无心火之温煦则水寒，心无肾阴之凉润则火炽。心与肾之间的水火升降互济，维持了两脏之间生理机能的协调平衡。

精神互用：心藏神，肾藏精。精能化气生神，为气、神之源；神能控精驭气，为精、气之主。故积精可以全神，神清可以控精。

君相安位：心为君火，肾为相火（命火）。君火在上，如日照当空，为一身之主宰；相火在下，系阳气之根，为神明之基础。命火秘藏，则心阳充足；心阳充盛，则相火亦旺。君火相火，各安其位，则心肾上下交济。

5. **肺与脾的关系**　肺与脾的关系，主要表现在气的生成与水液代谢两个方面。

气的生成：肺主呼吸，吸入自然界的清气；脾主运化，化生水谷之精并进而化为谷气。清气与谷气在肺中汇为宗气，宗气与元气再合为一身之气。一身之气的盛衰，主要取决于宗气的生成。

水液代谢：肺气宣降以行水，使水液正常地输布与排泄；脾气运化，散精于肺，使水液正常地生成与输布。人体的水液，由脾气上输于肺，通过肺气的宣发肃降而布散周身及下输膀胱。肺脾两脏协调配合，相互为用，是保证津液正常输布与排泄的重要环节。

6. **肺与肝的关系**　肺与肝的生理联系，主要体现在人体气机升降的调节方面。"肝生于左，肺藏于右。"肝气从左升发，肺气由右肃降。肝气以升发为宜，肺气以肃降为顺。此为肝肺气机升降的特点所在。肝升肺降，升降协调，对全身气机的调畅，气血的调和，起着重要的调节作用。

7. **肺与肾的关系**　肺与肾的关系，主要表现在水液代谢、呼吸运动及阴阳互资三个方面。

水液代谢：肺主行水，为水之上源；肾主水液代谢，为主水之脏。肺气宣发肃降而行水的作用，有赖于肾气及肾阴肾阳的促进；肾气所蒸化的水液，有赖于肺气的肃降运动使之下归于膀胱。肺肾之气的协同作用，保证了体内水液输布与排泄的正常。

呼吸运动：肺主气而司呼吸，肾藏精而主纳

气。人体的呼吸运动，虽由肺所主，但亦需肾的纳气机能协助。只有肾精及肾气充盛，封藏机能正常，肺吸入的清气才能经过其肃降而下纳于肾，以维持呼吸的深度。

阴阳互资：肺肾阴阳，相互资生。肺阴充足，下输于肾，使肾阴充盈。肾阴为诸阴之本，肾阴充盛，上滋于肺，使肺阴充足。肾阳为诸阳之本，能资助肺阳，推动津液输布，则痰饮不生，咳喘不作。

8. 肝与脾的关系 肝与脾的生理联系，主要表现在疏泄与运化的相互为用、藏血与统血的相互协调关系。

饮食物消化：肝主疏泄，调畅气机，协调脾胃升降，并疏利胆汁，输于肠道，促进脾胃对饮食物的消化及对精微的吸收和转输。脾气健运，水谷精微充足，气血生化有源，肝得以濡养而使肝气冲和条达。

血液运行：肝主藏血，调节血量；脾主生血，统摄血液。脾气健运，水谷精微充足，气血生化有源，肝得以濡养而使肝气冲和条达。肝脾相互协作，共同维持血液的正常运行。

9. 肝与肾的关系 肝肾之间的关系，有"肝肾同源"或"乙癸同源"之称。主要表现在精血同源、藏泄互用以及阴阳互滋互制等方面。

精血同源：肝藏血，肾藏精，精血皆由水谷之精化生和充养，且能相互资生，故曰同源互化。

藏泄互用：肝主疏泄，肾主封藏，二者之间存在着相互为用、相互制约的关系。肝气疏泄可促使肾气封藏有度，肾气闭藏可防肝气疏泄太过。疏泄与封藏，相反而相成，从而调节女子的月经来潮、排卵和男子的排精。

阴阳互滋互制：肝气由肝血所化所养，内含肝阴与肝阳；肾气由肾精化生，内含肾阴与肾阳。不仅肝血与肾精之间存在着同源互化的关系，而且肝肾阴阳之间也存在着相互资养和相互制约的联系。

10. 脾与肾的关系 脾为后天之本，肾为先天之本，脾肾两者首先表现为先天与后天的互促互助关系；脾主运化水液，肾为主水之脏，脾肾的关系还表现在水液代谢方面。

先天后天相互资生：脾主运化水谷精微，化生气血，为后天之本；肾藏先天之精，是生命之本原，为先天之本。脾的运化水谷，是有赖于肾气及肾阴肾阳的资助和促进，始能健旺；肾所藏先天之精及其化生的元气，亦赖脾气运化的水谷之精及其化生的谷气的不断充养和培育，方能充盛。后天与先天，相互资生，相互促进。

水液代谢：脾气运化水液功能的正常发挥，须赖肾气的蒸化及肾阳的温煦作用的支持。肾主水液输布代谢，又须赖脾气及脾阳的协助，即所谓"土能制水"。脾肾两脏相互协同，共同主司水液代谢的协调平衡。

细目三 五脏与五体、五官九窍、五志五神、五液和季节的关系

◎ 要点

1. 五脏与五体的关系 五体是指脉、筋、肉、皮、骨五种形体组织。

（1）**心在体合脉** 指全身的血脉统属于心，由心主司。

（2）**肺在体合皮** 又称肺合皮毛。肺对皮毛的作用有二：一是肺气宣发，将卫气外输于皮毛，以发挥其"温分肉，充皮肤，肥腠理，司开阖"及防御外邪的作用；二是肺气宣发，将水谷精微和津液外输于皮毛，以发挥其濡养、滋润的作用。若肺津亏、肺气虚，既可致卫表不固而见自汗或易罹感冒，又可因皮毛失养而见枯槁不泽。皮毛对肺的作用也主要有二：一是皮毛宣散肺气，以调节呼吸。《内经》把汗孔称作"玄府"，又叫"气门"，是说汗孔不仅是排泄汗液之门户，而且是随着肺气宣发肃降进行体内外气体交换的场所。二是皮毛受邪，可内合于肺。如寒邪客表，卫气被遏，可见恶寒发热、头身疼痛、无汗、脉紧等症；若伴有咳喘等症，则表示病邪

已伤及肺脏。故治疗外感表证时，解表与宣肺常同时并用。

（3）脾在体合肉　指脾气的运化与肌肉的壮实及其机能发挥之间有着密切的联系。全身的肌肉，都有赖于脾胃运化的水谷精微及津液的营养滋润，才能壮实丰满，并发挥其收缩运动。

（4）肝在体合筋　筋依赖肝血的濡养。肝血充足，筋得其养，才能运动灵活而有力，能耐受疲劳，并能较快地解除疲劳，故称肝为"罢极之本"。

（5）肾在体合骨，生髓　髓分骨髓、脊髓和脑髓，皆由肾精化生。肾藏精，精生髓，髓居于骨中称骨髓。骨的生长发育，有赖于骨髓的充盈及其所提供的营养。脊髓上通于脑，脑由髓聚而成，故称"脑为髓海"。肾精的盛衰，不仅影响骨骼的发育，而且也影响脊髓及脑髓的充盈。故《素问·灵兰秘典论》说："肾者，作强之官，伎巧出焉。"齿与骨同出一源，亦由肾精充养，故称"齿为骨之余"。

2. 五脏的外华　内在脏腑精气的盛衰及其功能的强弱，可显露于外在相应的体表组织器官。

（1）心之华在面。心血、心气的盛衰，可从面部的色泽表现出来。由于全身血气皆上注于面，故心的精气盛衰及其生理机能正常与否，可以显露于面部的色泽变化。

（2）肺之华在毛。由于肺气宣发，将输送于肺的津液和部分水谷之精向上向外布散于全身皮毛肌腠以滋养之，使之红润光泽。

（3）脾之华在唇。口唇的色泽可以反映脾精、脾气的盛衰。

（4）肝之华在爪。爪甲，包括指甲和趾甲，乃筋之延续，所以有"爪为筋之余"之说。爪甲亦赖肝血的濡养，因而肝血的盈亏，可以影响到爪甲的荣枯，而观察爪甲的荣枯，又可以测知肝血是否充足。

（5）肾之华在发。发的生长，赖血以养，故称"发为血之余"。但发的生机根源于肾。肾藏精，精化血，精血旺盛，则毛发粗壮而润泽，由于发为肾之外候，所以发之生长与脱落，润泽与枯槁，常能反映肾精的盛衰。

3. 五脏与五官九窍的关系　五脏的生理机能可通过相应官窍反映出来。

（1）心在窍为舌　又称心开窍于舌，指心之精气盛衰及其机能常变可从舌的变化得以反映。因而观察舌的变化可以了解心的主血脉及藏神机能是否正常。另外，《素问·金匮真言论》有"南方，赤色，入通于心，开窍于耳"的说法。

（2）肺开窍于鼻　鼻为呼吸道之最上端，通过肺系（喉咙、气管等）与肺相连，具有主通气和主嗅觉的机能。鼻的通气和嗅觉机能，都必须依赖肺气的宣发运动。喉为肺之门户，主司发音，有赖于肺津的滋养与肺气的推动。肺津充足，喉得滋养，或肺气充沛，宣降协调，则呼吸通畅，声音洪亮。若各种内伤或过用，耗损肺津、肺气，以致喉失滋养或推动，发音失常，出现声音嘶哑、低微，称为"金破不鸣"；若各种外邪袭肺，导致肺气宣降失常，郁滞不畅，出现声音嘶哑、重浊，甚或失音，称为"金实不鸣"。

（3）脾开窍于口　指人的食欲、口味与脾气的运化密切相关。脾的经脉"连舌本，散舌下"，舌又主司味觉，所以，食欲和口味都可反映脾的运化机能是否正常。

（4）肝在窍为目　目为视觉器官，具有视物的机能，故又称"精明"。目之所以能视物辨色，依赖肝血之濡养和肝气之疏泄的协调。肝的经脉上连目系，肝之血气循此经脉上注于目，使其发挥视觉作用。肝血充足，肝气调和，目才能正常发挥其视物辨色的机能。除肝之外，目的视物辨色还依赖于五脏六腑之精的濡养。《灵枢·大惑论》说："五脏六腑之精气，皆上注于目而为之精。精之窠为眼，骨之精为瞳子，筋之精为黑眼，血之精为络，其窠气之精为白眼，肌肉之精为约束。"后世在此基础上发展了"五轮"学说，为眼科疾病的辨证论治奠定了理论基础。

（5）肾在窍为耳及二阴　耳是听觉器官，耳的听觉灵敏与否，与肾精、肾气的盛衰密切相关。临床常以耳的听觉变化，作为判断肾精及肾气盛衰的重要标志，故说肾开窍于耳。二阴，指前阴和后阴。前阴是指排尿和生殖的器官；后阴是指排泄粪便的通道，都与肾精、肾气及肾阴、肾阳的关系密切。

4. 五脏与五志、五神的关系　　情志活动由脏腑精气应答外在环境因素的作用所产生，脏腑精气是情志活动产生的内在生理学基础。

（1）五脏与五志

1）心在志为喜：喜，是心之精气对外界刺激的应答而产生的良性情绪反应。心精、心血、心气充沛，心阴、心阳协调，是产生喜乐情绪的内在基础。喜乐愉悦有益于心主血脉的机能，但喜乐过度则可使心神受伤。如《灵枢·本神》说："喜乐者，神惮散而不藏。"心为神明之主，不仅喜能伤心，而且五志过极均能损伤心神。所以《灵枢·邪气藏府病形》说："愁忧恐惧则伤心。"

2）肺在志为忧（悲）：悲忧皆为人体正常的情绪变化或情感反映，由肺精、肺气所化生。过度悲哀或过度忧伤，又可损伤肺精、肺气，或导致肺气的宣降运动失调。

3）脾在志为思：思即思虑，属人体的情志活动。思虽为脾志，但与心神有关，故有"思出于心，而脾应之"之说。思虑过度，或所思不遂，最易妨碍脾气运化，致使脾胃之气结滞，脾气不能升清，胃气不能降浊，因而出现不思饮食、脘腹胀闷、头目眩晕等症。

4）肝在志为怒：怒是人在情绪激动时的一种情志变化，由肝血、肝气所化。一般来说，怒志人人皆有，一定限度内的情绪发泄对维持机体的生理平衡有重要的意义，但大怒或郁怒不解，对于机体是一种不良的刺激，可引起肝气上逆或肝气郁结的病机变化。

5）肾在志为恐：恐，是一种恐惧、害怕的情志活动，由肾精、肾气对外在环境的应答而产生，人人皆有。过度恐惧可伤肾精、肾气，出现

二便失禁，甚则遗精、滑精等症。

（2）五脏与五神　　所谓五神，指神、魂、魄、意、志。其属神志，分藏于五脏，总统于心，称之为五神。神志，主要是指人的精神、意识和思维活动。中医学将其概括为神、魂、魄、意、志及思、虑、智等。在中医学里，它们往往具有独特的含义并分属于不同的脏腑，体现了中医整体的、系统的观点。如《灵枢·本神》说："故生之来谓之精，两精相搏谓之神，随神往来者谓之魂，并精出入者谓之魄，所以任物者谓之心，心有所忆谓之意，意之所存谓之志，因志而存变谓之思，因思而远慕谓之虑，因虑而处物谓之智。"这段原文论述人的神志活动的整个过程，还强调了精气是神志活动的物质基础，而心是神志活动产生的主要脏器。

1）心与神："心藏脉，脉舍神。"神是对一切生命活动及其外在表现的高度概括，主要指人的精神、意识和思维活动，实际上神概括了人的高级生命活动。神产生的物质基础是精，而精是构成人体的原始物质。父母两性之精相互结合，构成了人体，神也随之产生了。

神与五脏中心的关系极为密切，神产生后，其活动的场所为心，并依靠心的气血作为物质基础。故《灵枢·本神》说："心藏脉，脉舍神。"

2）肝与魂："肝藏血，血舍魂。"魂是精神活动的一部分。中医学认为，魂是伴随神而产生并随神往来而进行的精神活动。魂之安藏，对神的活动具有辅助作用。正如《类经·藏象类》所说："魂之为言，如梦寐恍惚，变幻游行之境，皆是也。"

魂与五脏中肝的关系极为密切，以肝之精血为物质基础。如《灵枢·本神》说："肝藏血，血舍魂。"只有肝血充盈，魂才能安藏。若肝血亏虚，则魂不守舍，就会脱离于神，临床可见梦寐不安、梦游等症。中医常采用养肝血的方法进行治疗。

3）肺与魄："肺藏气，气舍魄。"魄是精神活动的组成部分。魄以肺的精气作为物质基础，

其与身俱来，为人的某些本能的感觉及动作。如人初生即有的感觉、啼哭、吸吮，以及痛、痒感觉等，都属魄的范围。如《类经·藏象类》说："魄之为用，能动能作，痛痒由之而觉也。"

魄与五脏中肺的关系极为密切，魄在五脏中属肺，如《灵枢·本神》说："肺藏气，气舍魄。"魄的功能失常，主要表现为感觉迟钝、动作迟缓、反应不灵等。

4）脾与意："脾藏营，营舍意。"意是对某种事物具有忆念并准备实施的神志活动。如《类经·藏象类》说："一念之生，心有所向而未定者曰意。"

意与五脏中脾的关系密切，以脾的精气作为物质基础，如《灵枢·本神》说："脾藏营，营舍意。"意的功能失常，则主要表现为思维能力减退或意志消沉等。

5）肾与志："肾藏精，精舍志。"志是指对人的思维活动内容及经验的存记，即《灵枢·本神》所说的"意之所存谓之志"。

志与五脏中肾的关系极为密切，志的活动归属于肾，以肾的精气作为物质基础，故《灵枢·本神》说："肾藏精，精舍志。"志的功能失常，可出现意志薄弱及记忆力减退等。所以《灵枢·本神》又说："肾盛怒不止则伤志，志伤则喜忘其前言。"

此外，按《内经》的理论体系，人的神志活动还有思、虑、智等。思，即思考；虑，即在思考的基础上做长远的预测；智，即是经过深思熟虑而做出正确决定的思维过程。思、虑、智与心、肝、脾的调控有直接的关系，同时肾和胆也参与这些神志活动过程。

5. 五脏与五液的关系 五液包括汗、泪、涎、唾、涕，这些都是人体官窍正常的分泌液，其生成和代谢，又都依赖于脏腑的正常生理活动才得以进行。

（1）心在液为汗 指心精、心血为汗液化生之源。汗液的生成、排泄与心血、心神的关系密切。心主血脉，血液与津液同源互化，故

又有"血汗同源"，"汗为心之液"之说。心又藏神，汗液的生成与排泄又受心神的主宰与调节。

（2）肺在液为涕 鼻涕由肺津所化，由肺气的宣发运动布散于鼻窍，有润泽鼻窍、防御外邪、利于呼吸的作用。肺津、肺气的作用是否正常，亦能从涕的变化中得以反映。

（3）脾在液为涎 涎为口津，即唾液中较清稀的部分，由脾精、脾气化生并转输布散。涎具有保护口腔、润泽口腔、助食物的咀嚼和消化的作用。

（4）肝在液为泪 泪由肝精、肝血所化。肝开窍于目，泪从目出，有濡润、保护眼睛的作用。

（5）肾在液为唾 唾，即唾液中较稠厚的部分，由肾精化生，经肾气的推动作用，沿足少阴肾经，从肾向上经过肝、膈、肺、肺系，直达舌下之金津、玉液二穴，分泌而出，有润泽口腔，滋润食物及滋养肾精的作用。

6. 五脏与季节的关系 五脏和自然界的四时阴阳相通应。

（1）心气通于夏 夏季气候炎热，在人体则心为火脏而阳气最盛，同气相求，故夏季与心相应。

（2）肺气通于秋 时令至秋，暑去而凉生，草木皆凋。人体肺脏主清肃下行，为阳中之少阴，同气相求，故与秋气相应。

（3）脾气与四时之外的"长夏"（夏至至处暑）相通应 长夏之季，气候炎热，雨水较多，天气下迫，地气上腾，湿为热蒸，蕴酿生化，万物华实，合于土生万物之象，而人体的脾主运化，化生精气血津液，以奉生身，类于"土爱稼穑"之理，故脾与长夏，同气相求而相通应。

另外，脾气通于四时，又称脾主四时。《素问·太阴阳明论》说："脾者土也，治中央，常以四时长四脏，各十八日寄治，不得独主于时也。"提出脾主四季之末的各十八日，表明四时之中皆有土气，而脾不独主一时。人体生命活动

的维持，依赖脾胃所化生的水谷精微的充养；心肺肝肾的生理机能，赖脾气运化及其化生的精微物质的支持。脾气健运，则四脏得养，功能正常发挥，人体康健，正气充足，不易得病，既病也易于康复，即所谓"四季脾旺不受邪"。

（4）肝气通于春　春季为一年之始，阳气始生，自然界生机勃发，一派欣欣向荣的景象。人体之肝主疏泄，其气升发，恶抑郁而喜条达，为阴中之少阳，故与春气同气相求而相通应。

（5）肾气通于冬　冬季是一年中气候最寒冷的季节，一派霜雪严凝，冰凌凛冽之象。自然界的物类，则静谧闭藏以度冬时。人体中肾为水脏，有润下之性，藏精而为封藏之本。同气相求，故肾与冬气相通应。

第七单元　六　腑

细目一　六腑的生理功能

◎ 要点

六腑，即胆、胃、小肠、大肠、膀胱、三焦六个脏器的总称。其共同生理特点是传化物而不藏，实而不能满。后世医家将此概括为"六腑以通为用"。

1. 胆的生理功能　胆位于右胁腹腔内，与肝紧密相连，附于肝之短叶间。胆为中空的囊状器官，内盛胆汁。因胆汁清静，称为"精汁"，故《灵枢·本输》称胆为"中精之腑"，亦有医家将其称为"中清之腑"。胆为中空器官而类腑，其内盛的胆汁应适时排泄，具有"泻而不藏"的特性，故胆为六腑之一；又因其内盛精汁，与六腑传化水谷，排泄糟粕有别，故又属奇恒之腑。胆的生理机能主要有两个方面。

（1）贮藏和排泄胆汁　胆汁来源于肝，由肝之余气凝聚而成。胆汁生成后，进入胆腑，由胆腑浓缩并贮藏。贮藏于胆腑的胆汁，在肝气的疏泄作用下排泄而注入肠中，以促进饮食水谷的消化和吸收。

（2）主决断　指胆具有判断事物、作出决定的作用。胆的这一作用对于防御和消除某些精神刺激的不良影响，以维持精气血津液的正常运行和代谢，确保脏腑之间的协调关系，有着极为重

要的意义。所以《素问·灵兰秘典论》说："胆者，中正之官，决断出焉。"

2. 胃的生理功能与生理特性　胃位于腹腔之内，横膈膜以下，上接食管，下连小肠。胃又称"胃脘"，分为上、中、下三部。上部为上脘，包括贲门；下部为下脘，包括幽门；上下脘之间为中脘，包括胃体。其中贲门上接食管，幽门下连小肠。

（1）生理机能　①主受纳水谷：指胃气具有接受和容纳饮食水谷的作用。饮食入口，经过食管（咽）进入胃中，在胃气的通降作用下，由胃接受和容纳，暂存于其中，故胃有"太仓""水谷之海"之称。②主腐熟水谷：指胃气将饮食物初步消化，并形成食糜的作用。容纳于胃中的饮食物，经过胃气的磨化和腐熟作用后，精微物质被吸收，并由脾气转输而营养全身，未被消化的食糜则下传于小肠作进一步消化。经过胃的腐熟，水谷才能游溢出人体所需的精微物质，人的气血才能充盛，脏腑组织才能得到水谷精微的充养而发挥其各自的生理机能，故又称胃为"水谷气血之海"，"五脏六腑之海也"。如胃火亢盛，腐熟作用亢进，表现为吞酸嘈杂、消谷善饥等；胃的腐熟作用减退，可见胃脘部胀满疼痛，食欲不振，甚或饮食停滞等。

（2）生理特性　①胃气下降：指胃气的向下通降运动以下传水谷及糟粕的生理特性。胃气下

降，主要体现于饮食物的消化和糟粕的排泄过程中：一是饮食物入胃，胃容纳而不拒之；二是经胃气的腐熟作用而形成的食糜，下传小肠作进一步消化；三是食物残渣下移大肠，燥化后形成粪便；四是粪便有节制地排出体外。②喜润恶燥：指胃当保持充足的津液以利饮食物的受纳和腐熟。胃的受纳腐熟，不仅依赖胃气的推动和蒸化，亦需胃中津液的濡润。胃中津液充足，则能维持饮食水谷的受纳腐熟和胃气的通降下行。

（3）胃津、胃气、胃阴、胃阳的生理作用 胃津，即胃中津液。含义有二：一指胃中分泌的津液及摄入的水饮，有滋润胃腑、促进胃气向下运动，助于饮食物受纳和腐熟等作用。胃津不足则滋润作用减退，可出现纳呆食少、饥不欲食、口燥咽干、大便干结等。二是泛指水谷精微，如《素问·厥论》所谓"脾主为胃行其津液者也"，其津液即指水谷之精。胃气的含义，主要有以下四点：一指推动胃的运动以发挥受纳腐熟水谷作用的一类精微物质，是一身之气分布到胃的部分。二指脾气与胃气的合称，又称为"中气"。中气的盛衰影响着整个消化系统的机能，关系着机体的营养来源，乃至于人体生命活动的强弱与存亡。三指水谷之气，即水谷之精化生的气，简称谷气。谷气是一身之气的重要组成部分，谷气充则五脏之气足。故有"胃为五脏之本"之说。谷气充盛，随脉运行，则脉见从容和缓、节律一致之象，所谓脉有"胃气"。脉中胃气的强弱有无，对判断病情预后有着重要价值，故《素问·平人气象论》说："人以水谷为本，故人绝水谷则死，脉无胃气亦死。"四指代一身之气或正气。如李杲、张介宾等都视胃气为一身之气或正气。胃阴、胃阳都是胃气（上述第一义）的一部分：胃阴为胃气中具有凉润、抑制作用的部分，胃阳为胃气中具有温煦、推动作用的部分。二者相辅相成，对立统一，共同完成胃气的受纳、腐熟水谷的生理作用。胃阴不足，凉润、抑制作用减退，可出现胃脘嘈杂，隐隐灼痛，干呕，呃逆，舌红少苔，脉细数等症。胃阳虚弱，温煦、推动

作用减退，可出现腹胀脘冷，喜食热饮，食欲减退，呕逆，舌淡苔白，脉沉缓等症。

3. 小肠的生理功能 小肠位于腹中，其上口与胃在幽门相接，下口与大肠在阑门相连。小肠的生理机能有：

（1）**主受盛化物** 表现于以下两个方面：一是小肠接受由胃腑下传的食糜而盛纳之，即受盛作用。小肠承受适时下降的经过胃初步腐熟的饮食物，并在小肠内停留一定的时间，以便进一步充分地消化和吸收。二是由脾气对小肠中的食糜进一步消化，化为精微和糟粕两部分，即化物作用。故《素问·灵兰秘典论》说："小肠者，受盛之官，化物出焉。"若小肠的受盛失常，可见腹部胀闷疼痛；如化物失常，可致消化、吸收障碍，出现消化不良，腹泻便溏，甚或完谷不化等。

（2）**主泌别清浊** 指小肠中的食糜在作进一步消化的过程中，随之分为清浊两部分：清者，即水谷精微和津液，由小肠吸收，经脾气转输全身；浊者，即食物残渣和部分水液，经胃和小肠之气的作用通过阑门传送到大肠。

（3）**小肠主液** 指小肠在吸收谷精的同时，吸收了大量的津液。小肠吸收的津液与谷精合为水谷之精，由脾气转输到全身，其中部分津液经三焦下渗膀胱，成为尿液生成之源。如《类经·藏象类》说："小肠居胃之下，受盛胃中水谷而分清浊，水液由此而渗于前，糟粕由此而归于后，脾气化而上升，小肠化而下降，故曰化物出焉。"临床上，以"利小便所以实大便"的方法治疗泄泻，就是"小肠主液"理论的具体应用。

4. 大肠的生理功能 大肠居腹中，其上口在阑门与小肠相接，其下端连肛门，是一个管腔性器官。大肠的主要生理机能有：

（1）**主传化糟粕** 大肠将食物残渣经过燥化变成粪便，并将粪便传送至大肠末端，经肛门有节制地排出体外。《素问·灵兰秘典论》说："大肠者，传导之官，变化出焉。"大肠的传化糟粕，

实为对小肠泌别清浊的承接，并与胃气的通降、肺气的肃降、脾气的运化、肾气的推动和固摄作用相关。

（2）**大肠主津**　指大肠接受食物残渣，吸收津液，使之形成粪便，即所谓燥化作用。大肠吸收食物残渣中的津液，由脾气转输全身，部分津液经三焦下渗于膀胱，成为尿液生成之源。由于大肠参与体内的津液代谢，故说"大肠主津"。大肠主津的机能失常，津液不得吸收，与糟粕俱下，可出现肠鸣、腹痛、泄泻等症；若大肠实热，消烁津液，或大肠津亏，肠道失润，又会导致大便秘结不通。

5. 膀胱的生理功能　膀胱位于小腹部，下有尿道，开口于前阴。膀胱的主要生理机能有：

（1）**汇聚水液**　人体的津液通过肺、脾、肾等脏腑的作用，布散全身脏腑形体官窍，发挥其滋养濡润作用，其代谢后的浊液则下归于膀胱。胃、小肠、大肠中的部分津液由脾吸收后，经三焦之腑渗入膀胱，成为尿液生成之源。因此，膀胱是水液汇聚之处，故《灵枢》称之为"津液之府"。《素问·灵兰秘典论》说："膀胱者，州都之官，津液藏焉。"汇聚于膀胱中的水液，经肾气和膀胱之气的蒸化作用，其清者上输于脾，重新参与津液代谢，而剩余者则留于膀胱为尿。

（2）**贮存和排泄尿液**　膀胱中尿液的贮存和排泄，由肾气及膀胱之气的激发和固摄作用调节。肾气及膀胱之气的激发与固摄作用协调，则膀胱开合有度，尿液可及时地从溺窍排出体外。若肾气与膀胱之气的激发与固摄作用失调，膀胱开合失权，既可出现小便不利或癃闭，又可出现尿频、尿急、遗尿、小便不禁等。故《素问·宣明五气》说："膀胱不利为癃，不约为遗尿。"此外，由于膀胱通过尿道与外界直接相通，故湿热邪气易从外直接侵入膀胱，引起膀胱湿热蕴结，气化不利之膀胱湿热证，主要表现为尿频，尿急，尿痛，甚或可见血尿等症。

6. 三焦的概念和生理功能　三焦是上焦、中焦、下焦的合称。三焦概念有六腑三焦、部位三焦与辨证三焦的不同。

（1）**六腑三焦**　三焦作为六腑之一，位于腹腔中，与其他五腑相同，有着特定形态结构与生理机能。

三焦的形态结构，据多年来的研究和考证，大多认为是腹腔中的肠系膜及大小网膜、淋巴管道等组织。这些组织充填于腹腔脏腑之间，能通透津液，为津液自胃肠渗入于膀胱的通道，与六腑中空有腔的形态结构特点相符。《灵枢·经脉》说："三焦手少阳之脉……下膈，循属三焦"，"心主手厥阴心包络之脉……下膈，历络三焦"，也说明三焦是位于腹腔中的实体性脏器。

六腑三焦的主要生理机能是疏通水道，运行津液。《素问·灵兰秘典论》说："三焦者，决渎之官，水道出焉。"津液自胃肠经三焦下渗膀胱，三焦水道通畅，则津液源源不断渗入膀胱，成为尿液生成之源。《灵枢·本输》说："三焦者，中渎之府也，水道出焉，属膀胱。"

（2）**部位三焦**　三焦作为人体上中下部位的划分，源于《灵枢·营卫生会》的"上焦如雾，中焦如沤，下焦如渎"之论，与《难经·三十八难》所谓"有名而无形"的三焦相通。部位三焦，包含了上至头、下至足的整个人体，已经超出了实体六腑的概念。张介宾等医家将其称之为"孤府"。

部位三焦的总体生理机能有二：一是通行诸气，即部位三焦是一身之气上下运行的通道。肾精化生的元气，自下而上运行至胸中，布散于全身；胸中气海的宗气，自上而下达于脐下，以资先天元气。诸气运行输布于周身，皆以三焦为通道。故《难经·六十六难》说："三焦者，原气之别使也。"《难经·三十八难》指出三焦"有原气之别焉，主持诸气。"二是运行津液，即部位三焦是全身津液上下输布运行的通道。全身津液的输布和排泄，是在肺、脾、肾等脏腑的协同作用下完成的，但必须以三焦为通道。三焦水道不利，肺、脾、肾等脏腑输布调节津液代谢的作用则难以实现，所以又把津液代谢的协调平衡状态，称作"三焦气化"。

上中下三焦部位的划分及其生理特点如下：

1）横膈以上的胸部，包括心、肺两脏，以及头面部，称作上焦。"上焦如雾"（《灵枢·营卫生会》）作为其生理特点，是对心肺输布营养至全身的作用和形式的形象描写与概括，喻指上焦宣发卫气，敷布水谷精微和津液，如雾露之灌溉。如《灵枢·决气》说："上焦开发，宣五谷味，熏肤、充身、泽毛，若雾露之溉，是谓气。"

2）中焦在横膈以下、脐以上的脘腹部，包括脾胃、肝胆等脏腑。"中焦如沤"（《灵枢·营卫生会》）作为其生理特点，是对脾胃、肝胆等脏腑的消化饮食物的作用和形式的形象描写与概括，喻指中焦消化饮食物，如发酵酿造之过程。如《灵枢·营卫生会》说："中焦……此所受气（通"氣"，指饮食物）者，泌糟粕，蒸津液，化其精微，上注于肺脉。"《灵枢·决气》说："中焦受气（通"氣"）取汁，变化而赤是谓血。"

就解剖位置而言，肝胆属中焦。《内经》的脉法以及《脉经》等，均以肝应左关而属于中焦。就机能联系而言，肝肾同源，肾居下焦，故肝从肾又属下焦。明清温病学以"三焦"作为辨证纲领，将外感热病后期出现的精血亏虚和动风病证，归于"下焦"的范围，即以肝属下焦。

3）脐以下的部位为下焦，包括小肠、大肠、肾、膀胱、女子胞、精室等脏腑。"下焦如渎"（《灵枢·营卫生会》）作为其生理特点，是对小肠、大肠、肾和膀胱的排泄糟粕的作用和形式的描写与概括，喻指肾、膀胱、大肠等脏腑排泄二便，如沟渠之通导。

（3）辨证三焦 既非六腑三焦，亦非部位三焦，而是温病发生发展过程中由浅及深的三个不同病理阶段。究其概念的来源，则可能是由部位三焦的概念延伸而来。

细目二 五脏与六腑之间的关系

◎ 要点

脏与腑的关系，即是脏腑阴阳表里相合的关系。五脏属阴，六腑属阳；五脏为里，六腑为表。脏腑之间之所以构成这种紧密关系，主要根据有以下几方面：①经脉属络：即属脏的经脉络于所合之腑，属腑的经脉络于所合之脏，如手太阴肺经属肺络大肠，手阳明大肠经属大肠络肺，肺与大肠构成脏腑表里关系，手太阴经与手阳明经则构成表里经。其他脏腑依此类推。②生理配合：六腑机能受五脏之气的支持和调节，五脏机能也有赖于六腑的配合。如肺气肃降，有利于大肠的传导，而大肠的传导也有助于肺气的肃降。③病理相关。脏病可影响到其相合的腑，腑病也可影响其相合的脏。如心经有热，可以循经下移于小肠，小肠火亦可循经上扰于心等。因此，在治疗上，相应的就有脏病治腑、腑病治脏、脏腑同治诸法。

1. 心与小肠的关系 心与小肠通过手少阴经与手太阳经的相互属络构成表里关系。

生理上，心主血脉，心阳之温煦，心血之濡养，有助于小肠的化物等机能；小肠化物，泌别清浊，清者经脾上输心肺，化赤为血，以养心脉，即《素问·经脉别论》所谓"浊气归心，淫精于脉。"

病理上，心经实火，可移热于小肠，引起尿少、尿赤涩刺痛、尿血等小肠实热的症状。反之，小肠有热，亦可循经上熏于心，可见心烦、舌赤糜烂等症状。此外，小肠虚寒，化物失职，水谷精微不生，日久可出现心血不足的病证。

2. 肺与大肠的关系 肺与大肠通过手太阴经与手阳明经的相互属络构成表里关系。

在生理上，肺气的下降可以推动大肠的传导，有助于糟粕下行。而大肠传导正常，腑气通畅，亦有利于肺气的下降。

在病理上，肺失清肃，津液不能下达，大肠

失润，传导失常，可见大便干结难下。若肺气虚弱，推动无力，大肠传导无力，可见大便困难。中医称之为"气虚便秘"。反之，若大肠腑气不通，传导不利，则肺气壅塞而不能下降，出现胸闷、咳喘、呼吸困难等，是谓上窍不通则下窍不利，下窍不利则上窍为之闭塞。在治疗中，常通过通腑泻热治疗肺热咳喘，亦常采用宣降肺气治疗大肠腑气不通。

3. 脾与胃的关系 脾与胃以膜相连，通过足太阴经与足阳明经的相互属络而构成表里关系。脾与胃在生理上密切配合，共同完成饮食物的消化吸收。

（1）**纳运相成** 脾主运化，胃主受纳，受纳与运化相辅相成。二者一纳一运，紧密配合，完成饮食物的消化吸收，正如《景岳全书》说："胃司受纳，脾司运化，一运一纳，化生精气。"在病理上，胃之受纳失常则脾之运化不利，脾失健运则胃纳失常，出现恶心呕吐、脘腹胀满、不思饮食等，称为"脾胃不和"。

（2）**升降相因** 脾气主升，以升为顺；胃气主降，以降为和。脾气主升，将水谷精微输布于头目心肺；胃气主降，将水谷下降于小肠而泌别清浊，糟粕并得以下行。脾胃之气，升降相因，相反相成，饮食物得以正常的消化吸收。在病理上，脾气不升，水谷夹杂而下，出现泄泻，甚则完谷不化；胃气不降反而上逆，可见恶心呕吐，呃逆嗳气。故《素问·阴阳应象大论》说："清气在下，则生飧泄；浊气在上，则生䐜胀。"

（3）**燥湿相济** 脾为阴脏，喜燥而恶湿；胃为阳腑，喜润而恶燥。正如《临证指南医案》说："太阴湿土，得阳始运，阳明燥土，得阴自安。以脾喜刚燥，胃喜柔润故也。"脾易生湿，得胃阳以制之，使脾不至于湿；胃易生燥，得脾阴以制之，使胃不至于燥。脾胃阴阳燥湿相济，是保证两者纳运、升降协调的必要条件。病理上，脾属阴，阳气易损，胃属阳，津液和阴气易

伤。如湿困脾运，可导致胃纳不振；胃津不足，亦可影响脾气运化；脾湿则其气不升，胃燥则其气不降，可见中满痞胀、排便异常等症。

4. 肝与胆的关系 胆附于肝，通过足厥阴经与足少阳经的互为属络构成表里关系。

（1）**同司疏泄** 肝主疏泄，分泌胆汁；胆附于肝，藏泄胆汁。两者协调合作，疏利胆汁于小肠，帮助脾胃消化饮食物。肝气疏泄正常，促进胆汁的分泌和排泄；而胆汁排泄无阻，又有利于肝气疏泄的正常发挥。病理上，若肝气郁滞，可影响胆汁疏利；胆腑郁热，也可影响肝气疏泄。最终均可导致肝胆气滞、肝胆湿热，或郁而化火、肝胆火旺之证。

（2）**共主勇怯** 《素问·灵兰秘典论》说："肝者，将军之官，谋虑出焉。胆者，中正之官，决断出焉。"胆主决断与人的勇怯有关，而决断又基于肝之谋虑，肝胆相互配合，情志活动正常，处事果断。如《类经·藏象类》说："胆附于肝，相为表里。肝气虽强，非胆不断。肝胆相济，勇敢乃成。"实际上，肝胆共主勇怯是以两者同司疏泄为生理学基础。病理上，若肝胆气滞，或胆郁痰扰，均可导致情志抑郁或惊恐胆怯等病证。

5. 肾与膀胱的关系 肾与膀胱通过足少阴经与足太阳经的相互属络构成了表里关系。

生理上，肾为主水之脏，开窍于二阴；膀胱为津液之府。肾与膀胱相互协作，共同完成尿液的生成、贮存与排泄。膀胱的汇聚水液及贮尿排尿，取决于肾气的盛衰。肾气充足，蒸化及固摄作用正常发挥，则尿液正常生成，贮于膀胱并有度地排泄。膀胱贮尿排尿有度，也有利于肾气的主水作用。

病理上，若肾气虚弱，蒸化无力，或固摄无权，可影响膀胱的汇聚水液及贮尿排尿，而见尿少、癃闭或尿失禁。膀胱湿热，或膀胱失约，也可影响到肾气的蒸化和固摄，出现尿液及其排泄异常。

第八单元　奇恒之腑

奇恒之腑，包括脑、髓、骨、脉、胆、女子胞六个脏器组织。它们在形态上类腑，但其机能上似脏主贮藏精气，与六腑传化水谷有别，故称之为奇恒之腑，亦即有别于六腑的腑。如《素问·五脏别论》所说"脑、髓、骨、脉、胆、女子胞，此六者，地气之所生也，皆藏于阴而象于地，故藏而不泻，名曰奇恒之腑。"

细目一　脑

◎ 要点

脑位于头部的颅腔之内，为髓汇聚之处，故《灵枢·海论》说："脑为髓之海。"《素问·五脏生成》说："诸髓者，皆属于脑。"

1. 脑的生理功能

（1）主宰生命活动　脑为神明之所出，称为"元神之府"（《本草纲目》），是生命的枢机，主宰人体的生命活动。

（2）主司感觉运动　人的感官位于头部，与脑相通，依赖脑髓的充养才能发挥感觉机能。脑主元神，神能驭气，各类感觉随气运行于诸筋百节，调控肢体运动。脑髓充盈，则视物精明，听力正常，嗅觉灵敏，感觉无碍，运动如常，轻劲多力。

（3）主司精神活动　人的精神活动，包括思维、意识和情志活动等，都是客观外界事物反映于脑的结果。思维意识是精神活动的高级形式，是"任物"的结果。脑为髓海，主人的思维意识和记忆，是精神活动的枢纽。

2. 脑与脏腑精气的关系

脑的生理病理统归于心而分属于五脏，心是君主之官，五脏六腑之大主，神明之所出，故将人的意识、思维及情志活动统归于心，称之曰"心藏神"。但又把神分为神、魂、魄、意、志五种不同的表现，分别由心、肝、肺、脾、肾五脏主司，即所谓"五神脏"。如《素问·宣明五气》说："心藏神，肺藏魄，肝藏魂，脾藏意，肾藏志。"脑的机能与五脏密切相关，五脏之精充盈，五脏之气畅达，才能化养五神并发挥其生理机能。

细目二　女子胞

◎ 要点

女子胞，又称胞宫、胞脏、子宫、子脏等。女子胞位于小腹部，膀胱之后，直肠之前，通过阴道与外界相通，是女性的生殖器官。男子之胞称为"精室"。

1. 女子胞的生理功能

（1）主持月经　月经，又称月信、月事、月水，是女子天癸来至后周期性子宫出血的生理现象。健康女子，约到 14 岁左右，天癸至，生殖器官发育成熟，子宫发生周期性变化，约 1 月（28 天）左右周期性排血一次，即月经开始来潮，约到 49 岁左右，天癸竭绝，月经闭止。月经周期中还要排卵一次。月经的产生，是脏腑经脉气血及天癸作用于胞宫的结果。胞宫的形态与机能正常与否直接影响月经的来潮，所以胞宫有主持月经的作用。

（2）孕育胎儿　胞宫是女性孕育胎儿的器官。女子在发育成熟后，月经应时来潮，经后便要排卵，因而有受孕生殖的能力。此时，两性交媾，两精相合，就构成了胎孕。女子在其受孕后，女子胞即成为孕育胎儿的场所。此时，女子胞停止排泄月经，全身的气血，有相当一部分输送到胞宫，保护胎元，促进胎儿的发育，直至分娩。故《类经》说："女子之胞，子宫是也，亦以出纳精气而成胎孕者为奇。"

2. 女子胞与脏腑经脉的关系

（1）与天癸的关系　天癸，是肾精肾气充盈到一定程度时体内出现的一种精微物质，有促进生殖器官发育成熟、女子月经来潮及排卵、男子精气溢泻，因而具备生殖能力的作用。如《素问·上古天真论》说：女子"二七而天癸至，任脉通，太冲脉盛，月事以时下，故有子……七七，任脉虚，太冲脉衰少，天癸竭，地道不通，故形坏而无子也。"可见，肾精肾气的盛衰，对天癸的来至，女子生殖器官的发育和生殖能力的维持，具有决定性的作用。

（2）与经脉的关系　女子胞与冲、任、督、带及十二经脉，均有密切关系。其中与冲脉和任脉联系最紧密。冲、任二脉，同起于胞中。冲脉与肾经并行且与阳明脉相通，能调节十二经气血，与女子月经排泄关系密切，有"冲为血海"之称；任脉与足三阴经相会，能调节全身阴经，为"阴脉之海"。任脉又与胎儿孕育密切相关，故有"任主胞胎"之称。

（3）与脏腑的关系　女子以血为本，经水为血液所化，月经的来潮和周期，以及孕育胎儿，均离不开气血的充盈和血液的正常运行。而心主血，肝藏血，脾胃为气血生化之源又主统血。肾藏精，关乎天癸，且精能化血。肺主气，朝百脉而输精微。诸脏分司血的生化、统摄与调节等。故脏腑安和，血脉流畅，血海充盈，则经候如期，胎孕乃成。五脏之中，女子胞与心、肝、脾、肾的关系尤为密切。

第九单元　精、气、血、津液、神

细目一　精

◎ 要点

1. 人体之精的概念　精，是由禀受于父母的生命物质与后天水谷精微相融合而形成的一种精华物质，是人体生命的本原，是构成人体和维持人体生命活动的最基本物质。《素问·金匮真言论》说："夫精者，身之本也。"

人体之精的概念与古代哲学中的精概念有严格的区别：人体之精是人体生命的本原，古代哲学的精是宇宙万物的生成本原。

人体之精，有狭义之精、广义之精和一般意义之精之分：狭义之精，特指具有繁衍后代作用的生殖之精，是精的本始含义。广义之精，指一切构成人体和维持人体生命活动的液态精华物质。如先天之精、水谷之精、生殖之精、脏腑之精以及血、津液等，都属广义之精范畴。一般意义的精，即通常所说的先天之精、水谷之精、生殖之精、脏腑之精，不包含血、津液。

2. 人体之精的生成　精气学说认为万物的本原是精气，生命现象的本质是精气，生命过程就是精气的运动过程。故天地自然的物质性，决定着生命过程的物质性。新生命的产生，乃是由于精气凝聚而成，同时，精气亦维持着生命活动的全过程，故精气一旦离散，则生命活动亦随之终止。因而，人之生命始于精气之聚合，而终于精气之散失，从而说明了生命过程的物质性。精气也是生成人类的原始精微物质。

人体之精，是构成人体和维持人体生长发育及各种功能活动的基本物质。中医学认为人体之精藏于肾，包括"先天之精"和"后天之精"两部分。

先天之精来源于父母，是禀受于父母的生殖之精。它与生俱来，是构成胚胎发育的原始物质。人出生后，这种精藏于肾，成为繁衍下一代的物质基础。所以有人又将先天之精称为"生殖之精"。后天之精来源于脾胃，是胎儿出生以后，通过脾胃的运化功能从饮食物摄取来的精微物质。它是维持人体脏腑组织器官功能的物质基础，具有滋养脏腑的功能，故有人又称之为"脏腑之精"。正如《素问·上古天真论》所说："肾者主水，受五脏六腑之精而藏之。""先天之精"与"后天之精"虽然来源与功能有异，但均同归于肾，二者之间存在着相互依存、相互为用的关系。"先天之精"的存在以及所产生的激发、推动作用，为"后天之精"的摄取提供了物质基础和前提条件，而"后天之精"又不断地充养"先天之精"，使之经常保持充盛而不枯竭，保持长久的活力。它们之间的这种关系，可概括为"先天生后天，后天养先天"。

此外，人体之精血可以相互化生，如《诸病源候论》说："肾藏精，精者，血之所成也。"故肾精充盛与血液充盈也密切相关。

综上所述，人体之精的生成与全身脏腑经络功能的协调和旺盛，尤其是脾胃运化功能的正常、肾所藏精的充盛以及气血的充盈直接相关。

3. 人体之精的功能

（1）繁衍生命　由先天之精与后天之精合化而生成的生殖之精，具有繁衍生命的作用。由于具有遗传功能的先天之精主要藏于肾，并且五脏六腑之精都可资助藏于肾的先天之精，故生殖之精实由肾精化生。

（2）濡养作用　精能滋润濡养人体各脏腑形体官窍。先天之精与后天之精充盛，则脏腑之精充盈，肾精也充盛，因而全身脏腑组织官窍得到精的濡养，各种生理机能得以正常发挥。

（3）化血作用　一是精可以转化为血，是血液生成的来源之一。二是精作为精微的生命物质，既可单独存在于脏腑组织中，也可不断地融合于血液中。如心精一般融入心血中，肝精一般融入肝血中以发挥其濡养作用。

（4）化气作用　先天之精可以化生先天之气（元气），水谷之精可以化生谷气，再加上肺吸入的自然界清气，综合而成一身之气。精是气的化生本原。

（5）化神作用　精是神化生的物质基础之一。神是人体生命活动的主宰及其外在总体现，

其产生离不开精这一基本物质。只有积精，才能全神，这是生命存在的根本保证。反之，精亏则神疲，精亡则神散，生命休矣。

4. 人体之精的分类

（1）先天之精与后天之精　人体之精从生成来源来说，有先天之精与后天之精之分。先天之精禀受于父母，源于父母的生殖之精，是构成胚胎的原始物质，是生命产生的本原。后天之精源于饮食水谷，由脾胃等脏腑吸取饮食精华而产生，是维持人体生命活动的重要物质。先天之精为基础，后天之精为补充，二者相辅相成，使一身之精生成有源，逐渐充盛。

（2）生殖之精　生殖之精源于肾精，在天癸的促发下由肾藏的先天之精在水谷之精的资助充养下合化而成，起着繁衍后代的作用。人们在生殖活动过程中，通过生殖之精的交合将生命物质遗传给下一代。男女双方生殖之精结合成为胚胎，产生了新的生命体。

（3）脏腑之精　一身之精分藏于脏腑，成为脏腑之精。脏腑之精，指脏腑所藏的具有濡养、滋润本脏腑及其所属的形体、官窍等作用的液态精华物质。各脏腑之精都由先天之精与后天之精相融合而成，其中肾精主要由先天之精构成，而心肺脾肝四脏之精主要由后天之精构成。

各脏腑之精具有不同的存在形式及生理作用：心精的概念源于《素问·大奇论》，心精与心血相融合贮存于心内，起到濡养心脏、血脉和心神的作用。肝精与肝血融合贮存于肝内，发挥濡养肝脏及筋目的作用。肺精的概念源于《素问·经脉别论》"输精于皮毛"之论，肺精与脾转输至肺的水谷之精和津液融合贮藏于肺中，具有滋养肺脏及皮毛的作用。脾精的概念源于《素问·示从容论》，主要由水谷之精构成，并由脾气输布到其他脏腑，化为该脏腑之精，故有"脾主为胃行其津液"（《素问·厥论》）、"中央土以灌四傍"（《素问·玉机真藏论》）、"脾气散精，上归于肺"（《素问·脉要精微论》）之说。脾精还有化生气血、生长肌肉的作用。肾精由禀受于

父母的先天之精，加之分藏于肾的水谷之精的充养而生成。肾精主要有濡养肾脏、化生殖之精以繁衍生命、化髓通脑以养神等作用。

脏腑之精不仅濡养脏腑，而且化生脏腑之气，推动和调控脏腑的生理机能。如心精、心血化生心气，推动和调节心脏搏动、血脉的舒缩以及精神活动；肺精、肺津化生肺气，推动和调节呼吸运动和水液的输布；肝精、肝血化生肝气，疏泄气机，调畅情志，促进精血津液的运行；脾精化生脾气，推动和调节水谷和水液的运化、血液的生成和运行；肾精化生肾气，推动和调节人体的生长发育和生殖以及水液代谢、呼吸运动等。

细目二　气

◎ **要点**

1. 人体之气的概念　气是人体内活力很强运行不息的极精微物质，是构成人体和维持人体生命活动的基本物质之一。气运行不息，推动和调控着人体内的新陈代谢，维系着人体的生命进程。气的运动停止，则意味着生命的终止。

人体之气的概念与古代哲学的气概念是有严格区别的。人体之气是客观存在于人体中的运动不息的细微物质，既是构成人体的基本物质，又对生命活动起着推动和调控作用。古代哲学认为存在于宇宙中的气，是宇宙万物包括人类的生成本原。

精与气的概念在中医学中是有严格区别的。精是构成人体的最基本物质，也是维持人体生命活动的基本物质。《灵枢·经脉》说："人始生，先成精。"气是由精化生的运行不息的极细微物质。《素问·阴阳应象大论》说："精化为气。"精为脏腑机能活动的物质基础，气是推动和调控脏腑生理机能的动力。精是人体生命的本原，气是人体生命的维系。

人体之精化为人体之气，人体之气含有阴气、阳气两部分：阴气是气中具有寒凉、抑制等特性的部分，阳气是气中具有温热、兴奋等特性的部分。气中的阴阳两部分对立互根，协调共济，共同推动和调控机体的生命进程。

2. 人体之气的生成

（1）人体之气的生成之源　人体之气来源于先天之精所化生的先天之气（即元气）、水谷之精所化生的水谷之气和自然界的清气，后两者又合称为后天之气（即宗气），并通过肺、脾胃和肾等脏腑的综合作用，将此三者结合起来而成一身之气，《内经》称为"人气"。

（2）与气生成的相关脏腑　①肾为生气之根：肾藏先天之精，并受后天之精的充养。先天之精化生元气。②脾胃为生气之源：脾主运化，胃主受纳，共同完成对饮食水谷的消化和水谷精微的吸收。水谷之精化生水谷之气。③肺为生气之主：肺主气，主司宗气的生成，在气的生成过程中占有重要地位。

肾与先天之气的生成关系密切，脾胃和肺与后天之气的生成关系密切，诸多脏腑的机能协调，密切配合，则人体之气的生成来源不断，人体之气得以充足旺盛。

3. 人体之气的功能

（1）推动与调控作用　气的推动作用，指气中属阳部分（阳气）的激发、兴奋、促进等作用。主要体现于：①激发和促进人体的生长发育及生殖机能。②激发和促进各脏腑经络的生理机能。③激发和促进精血津液的生成及运行输布。④激发和兴奋精神活动。

气的调控作用，指气中属阴部分（阴气）的减缓、抑制、宁静等作用。主要体现于：①抑制和减缓人体的生长发育及生殖机能。②抑制和宁静各脏腑经络的生理机能。③抑制和减缓精血津液的生成及运行输布。④抑制和宁静精神活动。

人体的各种机能活动的协调平衡和稳定有序，是一身之气中阳气部分的推动作用与阴气部分的调控作用相反相成的结果。若阴气不足，宁静、抑制等作用减弱，阴不制阳，阳气相对亢盛，激发、兴奋作用过亢，则脏腑机能虚性亢奋，精气血津液的生成、输布、运行、代谢加快，消耗过多，精神亢奋，可见遗精、多汗、出血、烦躁、失眠等症。反之，若阳气不足，激发、兴奋等作用减退，阳不制阴，阴气相对过盛，宁静、抑制等作用过亢，则脏腑机能减弱，精气血津液的生成、输布、代谢减缓，运行不畅，精神抑制，可见精瘀、血瘀、痰饮、精神委顿等病症。

（2）温煦与凉润作用　气的温煦作用，指气中属阳部分（阳气）的促进产热，消除寒冷，使人体温暖的作用。气的温煦作用对人体有重要的生理意义：①温煦机体，维持相对恒定的体温。②温煦各脏腑、经络、形体、官窍，助其进行正常的生理活动。③温煦精血津液，助其正常施泄、循行、输布，即所谓"得温而行，得寒而凝"。

气的凉润作用，指气中属阴部分（阴气）的抑制产热，消除热量，使人体寒凉的作用。气的凉润作用对人体有重要的生理意义：①凉润机体，维持相对恒定的体温。②凉润各脏腑、经络、形体、官窍，防其生理机能过亢。③凉润精血津液，防其过度代谢和运行失常。

人体体温的恒定、脏腑机能的稳定发挥及精血津液的正常运行输布，是一身之气中阳气部分的温煦作用和阴气部分的凉润作用对立统一的结果。清·何梦瑶《医碥·杂症·气》说："阳气者，温暖之气也。"若阳气不足，温煦作用减退，产热过少，可见虚寒性病变，表现为畏寒肢冷，脏腑生理活动减弱，精血津液代谢减弱、运行迟缓等。若阴气不足，凉润作用减退，产热相对增多，可出现低热、盗汗、五心烦热、脉细数等脏腑机能虚性亢奋、精血津液代谢加快的虚热性病变。

（3）防御作用　气既能护卫肌表，防御外邪入侵，同时也可以祛除侵入人体内的病邪。《素问遗篇·刺法论》说："正气存内，邪不可干。"说明气的防御功能正常，则邪气不易入侵。若气的防御作用低下，邪气易于入侵而发生疾病，故

《素问·评热病论》说："邪之所凑，其气必虚。"气的防御功能决定着疾病的发生、发展和转归。

邪气有阴邪、阳邪之分，人体正气含有阴气、阳气两部分。正气中的阳气部分能抵抗寒冷等阴邪的入侵并能祛除已侵入的阴邪，正气中的阴气部分能抵抗火热等阳邪的入侵并能祛除已侵入的阳邪。

（4）固摄作用　指气对体内血、津液、精等液态物质的固护、统摄和控制作用，防止其无故流失，保证它们发挥正常的生理作用。气的固摄作用表现为：①统摄血液，使其在脉中正常运行，防止其逸出脉外。②固摄汗液、尿液、唾液、胃液、肠液，控制其分泌量、排泄量，使之有度而规律地排泄，防止其过多排出及无故流失。③固摄精液，防止其妄泄。若气的固摄作用减弱，则有可能导致体内液态物质的大量丢失。例如，气不摄血引起各种出血症；气不摄津引起自汗、多尿、小便失禁、流涎、呕吐清水、泄泻滑脱等症；气不固精可以引起遗精、滑精、早泄等病症。

（5）中介作用　指气能感应传导信息以维系机体的整体联系。气充斥于人体各个脏腑组织器官之间，是感应传递信息之载体，彼此相互联系的中介。外在信息感应并传递于内脏，内脏的各种信息反映于体表，以及内脏之间各种信息的相互传递，都以人体之气作为信息的载体来感应和传导。例如，针灸、按摩或其他外治方法产生的刺激和信息，是通过气的感应运载而传导于内脏，达到调节机体生理活动协调的目的。

4. 人体之气的分类　人体之气，因其生成来源、分布部位及功能特点的不同而有着各自不同的名称，一般可从三个层次进行分类：第一层次是人身之气，亦即一身之气；第二层次是元气、宗气、营气和卫气，都属一身之气的组成部分；第三层次是脏腑之气和经络之气，它们都由先天元气和后天宗气来构成。

（1）人身之气　是活力很强、运行于全身的

极细微物质，简称"人气"或"气"。人身之气与邪气相对而言，称为正气。人身之气从生成来源而言，先天之精化生为元气，水谷之精化生为谷气。人身之气从分布部位而言，其行于脉中为营气，行于脉外为卫气；谷气与自然界清气相聚于胸中者为宗气；分布于脏腑、经络者称为脏腑之气、经络之气。

（2）元气 是人体最根本、最重要的气，是人体生命活动的原动力。元气在《难经》中又称"原气"，《内经》中无"元气"或"原气"之称，但有"真气"之说。"元""真""原"本分为儒家或道家术语，中医学用之表述先天禀赋。元气、原气、真气，三者的内涵是同一的，都是由先天之精化生的先天之气。

元气由肾精化生，根于命门。《难经·三十六难》说："命门者……原气之所系也。"肾精的主体成分是先天之精，但必须得到水谷之精的充养，方能充盛而化生充足的元气。元气通过三焦流行于全身。《难经·六十六难》说："三焦者，原气之别使也，主通行三气，经历于五脏六腑。"

元气的生理功能主要有两个方面：一是推动和调节人体的生长发育和生殖机能；二是推动和调控各脏腑、经络、形体、官窍的生理活动。

元气含有元阴、元阳，为一身阴阳之根，脏腑阴阳之本。元阳具有推动、兴奋、温煦等作用，元阴具有宁静、抑制、凉润等作用。元阴与元阳协调平衡，元气则能发挥推动和调控各脏腑的生理机能、人体的生长发育和生殖机能。元气根于命门，故《景岳全书·传忠录下》说："命门为元气之根，为水火之宅，五脏之阴气非此不能滋，五脏之阳气非此不能发。"

（3）宗气 是由谷气与自然界清气相结合而积聚于胸中的气，属后天之气的范畴。宗气的生成直接关系到一身之气的盛衰。宗气在胸中积聚之处，《灵枢·五味》称为"气海"，又名为"膻中"。

宗气的生成有两个来源，一是脾胃运化的水谷之精所化生的水谷之气，一是肺从自然界中吸

入的清气，二者相结合生成宗气。宗气聚于胸中，通过上出息道（呼吸道），贯注心脉及沿三焦下行的方式布散全身。

宗气的生理功能主要有走息道以行呼吸、贯心脉以行血气和下畜丹田以资先天三个方面。凡语言、声音、呼吸的强弱，气血的运行，肢体的寒温和活动能力，视听的感觉能力，心搏的强弱及其节律等，皆与宗气的盛衰有关。

《素问·平人气象论》说："胃之大络，名曰虚里，贯膈络肺。出于左乳下，其动应衣，脉宗气也。"临床上常以"虚里"处（相当于心尖搏动部位）的搏动情况和脉象变化来测知宗气的盛衰。

（4）营气 是行于脉中而具有营养作用的气。营气在脉中，是血液的重要组成部分，营与血关系密切，可分不可离，故常常将"营血"并称。营气与卫气从性质、功能和分布进行比较，则营属阴，卫属阳。有些医籍将营气称为"营阴"，将卫气称为"卫阳"。

营气由水谷精微中的精华部分化生，并进入脉中运行全身。《素问·痹论》说："营者，水谷之精气也。和调于五脏，洒陈于六腑，乃能入于脉也。故循脉上下，贯五脏，络六腑也。"

营气的生理功能有化生血液和营养全身两个方面。营气注于脉中，化为血液。《灵枢·邪客》说："营气者，泌其津液，注之于脉，化以为血。"营气循血脉流注于全身，五脏六腑、四肢百骸都得到营气的滋养。

（5）卫气 是运行于脉外而具有保卫作用的气。因其有卫护人体，避免外邪入侵的作用，故称之为卫气。

卫气由水谷精微中的慓悍滑利部分化生，在脉外运行。《素问·痹论》说："卫者，水谷之悍气也。其气慓疾滑利，不能入于脉也。故循皮肤之中，分肉之间，熏于肓膜，散于胸腹。"卫气行于脉外，外而皮肤肌腠，内而胸腹脏腑，布散全身。

卫气的生理功能，主要有：①防御外邪。②

温养全身。③调控腠理。《灵枢·本藏》说："卫气者,所以温分肉、充皮肤、肥腠理、司开合者也。"又说："卫气和,则分肉解利,皮肤润柔,腠理致密矣。"

营气与卫气,既有联系,又有区别。营气与卫气都来源于脾胃化生的水谷精微。但是营气性质精纯,富有营养;卫气性质慓疾滑利,易于流行。营气行于脉中,卫气行于脉外,营卫相偕而行:白天以卫气为主导,营气随卫气由体内行于体表;夜间以营气为主导,卫气随营气由体表行于内脏。若营卫二者失和,则可能出现恶寒发热、无汗或汗多,"昼不精,夜不瞑",以及抗病能力低下而易于感冒等。

(6)脏腑之气、经络之气 一身之气分布到某一脏腑或某一经络,即成为某一脏腑或某一经络之气。

脏腑之气由脏腑之精化生,也可以说是一身之气分布到各脏腑的部分。一身之气含有阴气与阳气两个部分,因而各脏腑之气也含有阴气与阳气两个部分:脏腑之阴气,是脏腑之气中具有凉润、宁静、抑制等作用的部分;脏腑之阳气,是脏腑之气中具有温煦、推动、兴奋等作用的部分。在正常情况下,脏腑之阴气与脏腑之阳气维持着协调平衡关系,因而脏腑之气冲和畅达,运行有序,各发挥其应有的作用。

由于肾气由肾精所化,而肾精的主体是先天之精,故肾气也主要属于先天之气,其所含有的肾阴、肾阳分别是各脏腑阴气与脏腑阳气的根本,所谓"五脏之阴气,非此不能滋","五脏之阳气,非此不能发"。

脏腑之气不足,如心气虚、肺气虚、脾气虚、肝气虚、肾气虚等,一般出现推动、调控、固摄、防御等作用减退的虚弱无力的病证。脏腑之阴气不足,如心阴虚、肺阴虚、脾阴虚、胃阴虚、肝阴虚、肾阴虚等,一般出现因凉润、宁静等作用减退而产生的虚热性病证和虚性亢奋的病证;脏腑之阳气不足,如心阳虚、肺阳虚、脾阳虚、胃阳虚、肝阳虚、肾阳虚等,一

般出现因温煦、推动等作用减退而产生的虚寒性病证和抑制太过的病证。

经络之气,是一身之气运行于经络系统的极细微物质,是各种刺激、信息的感应、负载和传导者。经络之气在经络系统中运行,感应、负载和传导各种刺激、信息(如针灸、推拿、拔罐等)到达病所,因而起到治疗作用。

5. 人体之气的气化 气的运动称之为气机,升降出入是气运动变化的基本形式,气的运动而产生的各种变化称为气化。诸如体内精微物质的化生及输布,精微物质之间、精微物质与能量之间的互相转化,以及废物的排泄等都属气化。气化的形式多种多样。《素问·阴阳应象大论》说:"味归形,形归气;气归精,精归化;精食气,形食味;化生精,气生形……精化为气。"就是对气化过程的简要概括。体内精气血津液各自的代谢及其相互转化,是气化的基本形式。如精的生成,包括先天之精的充盛和后天水谷之精的化生;精化为气,包括先天之精化生元气和后天之精化生谷气,以及谷气分化为营卫二气;精化为髓,髓充骨而造血或汇脑而化神;精与血同源互化;津液与血同源互化;血的化生与其化气养神;津液的化生与其化汗化尿;气的生成与代谢,包括化为能量、热量以及生血、化精、化神,并分化为脏腑之气和经络之气。如此等等,皆属气化的具体体现。气化过程的有序进行,是脏腑生理活动相互协调的结果。

细目三 血

◎ 要点

1. 血的基本概念 血是循行于脉中而富有营养的红色液态物质,又称血液。它是构成人体和维持人体生命活动的基本物质之一,具有很高的营养和滋润作用。血液必须在脉管中循行,才能发挥其正常的生理效应。如因某些原因而致血液逸出于脉外,则失去其正常的生理作用,即为

出血，又称为"离经之血"。

2. 血的生成

（1）血液生化之源　①水谷之精化血。《灵枢·决气》指出："中焦受气取汁，变化而赤，是谓血。"即是说明中焦脾胃受纳运化饮食水谷，吸取其中的精微物质，即所谓"汁"，其中包含营气和津液，二者进入脉中，变化而成红色的血液。因此，由水谷之精化生的营气和津液是化生血液的主要物质，也是血液的主要构成成分。②肾精化血。精与血之间存在着相互资生和相互转化的关系，因而肾精充足，则可化为肝血以充实血液。如《张氏医通·诸血门》说："精不泄，归精于肝而化清血。"

（2）与血生成相关的脏腑　①脾胃是血液生化之源：脾胃运化的水谷精微所产生的营气和津液，是化生血液的主要物质。②心肺对血液的生成起重要作用：脾胃运化水谷精微所化生的营气和津液，由脾向上升输于心肺，与肺吸入的清气相结合，贯注心脉，在心气的作用下变化而成为红色血液。③肾藏精，精生髓，精髓是化生血液的基本物质之一。同时肾精充足，肾气充沛，也可以促进脾胃的运化，有助于血液的化生。

3. 血的运行

（1）影响血液运行的因素　①血液的正常运行需要气的推动与宁静作用的协调、温煦与凉润作用的平衡。②血的运行还需要气的固摄作用的发挥。③血的运行需要脉道的完好无损与通畅无阻。④血的运行还与血液的清浊及黏稠状态相关。⑤血液的或寒或热，直接影响着血运的或迟或速。⑥阳邪侵入则阳盛，易致血液妄行；阴邪侵袭则阴盛，可致血行缓慢，甚至出现瘀血。

（2）影响血液运行的相关脏腑　心、肝、脾、肺等脏生理机能的相互协调与密切配合，共同保证了血液的正常运行。心阳的推动和温煦、肺气的宣发与肃降、肝气的疏泄是推动和促进血液运行的重要因素；心阴的宁静与凉润、脾气的统摄、肝气的藏血是控制和固摄血液运行的重要

因素。

4. 血的功能

（1）濡养作用　血液由水谷精微所化生，含有人体所需的丰富的营养物质，对全身各脏腑组织器官起着濡养和滋润作用。《难经·二十二难》提出"血主濡之"。《素问·五藏生成》也提出："肝受血而能视，足受血而能步，掌受血而能握，指受血而能摄。"血的濡养作用，较明显地反映在面色、肌肉、皮肤、毛发、感觉和运动等方面。血量充盈，濡养作用正常，则面色红润，肌肉壮实，皮肤和毛发润泽，感觉灵敏，运动自如。如若血量亏少，濡养作用减弱，则可能出现面色萎黄，肌肉瘦削，肌肤干涩，毛发不荣，肢体麻木或运动无力失灵等。

此外，血液亦是化生经水、乳汁，养育胎儿，哺育婴儿的物质基础。若血液亏虚，则经水无源，乳汁亦见缺少，临床则可见经少，甚则经闭，以及缺乳等症。

（2）化神作用　血是机体精神活动的主要物质基础。《素问·八正神明论》说："血气者，人之神，不可不谨养。"《灵枢·平人绝谷》说："血脉和利，精神乃居。"说明人体的精神活动必须得到血液的营养，只有物质基础的充盛，才能产生充沛而舒畅的精神活动。若人体血气充盛，则精神充沛，神志清晰，感觉灵敏，思维敏捷。反之，在诸多因素影响下，出现血液亏耗，血行异常时，都可能出现不同程度的精神方面的病症，如精神疲惫、健忘、失眠、多梦、烦躁、惊悸，甚至神志恍惚、谵妄、昏迷等。

细目四　津　液

◎ 要点

1. 津液的基本概念

津液，是机体一切正常水液的总称，包括各脏腑形体官窍的内在液体及其正常的分泌物。津液是构成人体和维持生命活动的基本物质之一。

津液是津和液的总称。质地较清稀，流动性

较大，布散于体表皮肤、肌肉和孔窍，并能渗入血脉之内，起滋润作用的，称为津；质地较浓稠，流动性较小，灌注于骨节、脏腑、脑、髓等，起濡养作用的，称为液。《灵枢·决气》说："腠理发泄，汗出溱溱，是谓津。""谷入气满，淖泽注于骨，骨属屈伸，泄泽补益脑髓，皮肤润泽，是谓液。"

2. 津液的生成输布与排泄

（1）津液的生成　津液来源于饮食水谷，通过脾胃的运化及有关脏腑的生理机能而生成。胃主受纳腐熟，"游溢精气"而吸收饮食水谷的部分精微。小肠泌别清浊，将水谷精微和水液大量吸收后并将食物残渣下送大肠。大肠主津，在传导过程中吸收食物残渣中的水液，促使糟粕成形为粪便。

（2）津液的输布　津液的输布主要是依靠脾、肺、肾、肝和三焦等脏腑生理机能的协调配合来完成的：①脾气转输布散津液。②肺气宣降以行水。③肾气蒸腾气化水液。④肝气疏泄促水行。⑤三焦决渎利水道。

（3）津液的排泄　津液的排泄主要通过排出尿液和汗液来完成。除此之外，呼气和粪便也将带走一些水分。因此，津液的排泄主要与肾、肺、脾的生理机能有关。由于尿液是津液排泄的最主要途径，因此肾在津液排泄中的地位最为重要。

3. 津液的功能

（1）滋润濡养　津液是液态物质，有着较强的滋润作用。津液中含有营养物质，又有着丰富的濡养作用。如若津液不足，可致皮毛、肌肉、孔窍、关节、脏腑失去滋润而出现一系列干燥的病变，骨髓、脊髓、脑髓失去濡养而生理活动受到影响。

（2）充养血脉　津液入脉，成为血液的重要组成部分。《灵枢·邪客》中已说明津液在营气的作用下，渗注于脉中，化生为血液，以循环全身发挥滋润、濡养作用。

另外，津液的代谢能调节机体体温以适应自然环境的气温变化。当天气炎热或体内发热时，津液化为汗液向外排泄以散热；当天气寒冷或体温低下时，津液因腠理闭塞而不外泄，如此则可维持人体体温相对恒定。

细目五　神

◎ 要点

1. **人体之神的基本概念**　人体之神，是人体生命活动的主宰及其外在总体表现的统称。人体之神的含义有广义与狭义之分：广义之神指人体生命活动的主宰及其外在的表现，包括形色、眼神、言谈、表情、应答、举止、精神、情志、声息、脉象等方面；狭义之神指人的意识、思维、情感等精神活动。

人体之神与古代哲学中的神，在概念内涵和生成来源上有严格的区别：人体之神，是有关人体生命的认识，其产生有着物质依赖性，由精化生，由气培养；古代哲学中的神，指宇宙的主宰及规律，是有关宇宙万物发生发展变化的认识。

2. **人体之神的生成**

（1）人体内的精气血津液，是神产生的物质基础。

（2）脏腑精气对自然环境与社会环境的各种刺激作出应答，便产生了意识、思维、情感等精神活动。心是接受自然环境和社会环境的事物和刺激而作出应答，产生精神活动的脏腑，故《灵枢·本神》说："所以任物者，谓之心。"自然环境与社会环境的刺激，作用于心及其他脏腑，其精气血对各种刺激作出相应的反应，则产生了相应的情绪、意识、思维、认知、感觉等精神活动。

3. **人体之神的分类**　人体之神有广义与狭义之分，而狭义之神又有五神、情志及思维活动之别。

（1）五神　即神、魂、魄、意、志，是对人的感觉、意识等精神活动的概括。五神分属于五脏，如《素问·宣明五气》所说："心藏神，肺藏魄，肝藏魂，脾藏意，肾藏志。"魄是与生俱来的感知觉和运动能力；魂是人的意识活动；意、志是人类特有的理智、理性等精神活动。心神统率魂、魄、意、志诸神，是精神活动的主宰，故张介宾说："心为五脏六腑之大主，而总统魂魄，兼赅意志。"

（2）情志　包括七情、五志，亦是精神活动的表现，属于神的范畴。七情，是喜、怒、忧、思、悲、恐、惊七种情志活动的概括。根据五行学说，情志分属于五脏：心在志为喜，肝在志为怒，肺在志为忧，脾在志为思，肾在志为恐，合称五志。情志是脏腑机能活动的表现形式，脏腑精气是情志活动产生的物质基础。如《素问·阴阳应象大论》说："人有五脏化五气，以生喜怒悲忧恐。"五志虽分属五脏，但受心神统摄调节。

（3）思维　思维活动，《内经》概括为意、志、思、虑、智，是对客观事物的整个认识过程，是以心神为主导的各脏腑的机能活动协调的结果。即《灵枢·本神》所说："所以任物者谓之心，心有所忆谓之意，意之所存谓之志，因志而存变谓之思，因思而远慕谓之虑，因虑而处物谓之智。"外界事物的信息通过耳目等感官入心，心接受外界事物信息进行思维活动；通过心的忆念活动形成对事物表象的认识，称为意；将忆念保存下来，即通过记忆来累计事物表象认识，形成志向，称为志；在此基础上酝酿思索，反复分析、比较事物的过程，称为思；在反复思索的基础上，由近而远地估计未来的思维过程称为虑；最后在上述基础上，准确处理事物，支配行为对事物作出适当反应的措施，称为智。

4. 人体之神的作用

（1）调节精气血津液的代谢　神既由精、气、血、津液等作为物质基础而产生，又能反作用于这些物质。神具有统领、调控这些物质在体内进行正常代谢的作用。《类经·摄生类》说："虽神由精气而生，然所以统驭精气而为运用之

主者，则又在吾心之神。"

（2）调节脏腑的生理机能　脏腑精气产生神，神通过对脏腑精气的主宰来调节其生理活动。

（3）主宰人体的生命活动　《素问·移精变气论》说："得神者昌，失神者亡。"神的盛衰是生命力盛衰的综合体现，因此神是人体生理活动和心理活动的主宰。神是机体生命存在的根本标志，形离开神则形亡，形与神俱，神为主宰。

细目六　精、气、血、津液之间的关系

◎ 要点

精、气、血、津液均是人体内的精微物质，是产生一切生理机能和维持生命活动的物质基础，皆归属为"形"。而人体生命的主宰及总体现，包括意识、思维、情志等精神活动，概称之为"神"。形与神二者之间相互依附而不可分割：无形则神无以附，无神则形无以活；形为神之宅，神为形之主。形神统一是生命存在的根本保证。

1. 气与血的关系

（1）气为血之帅　①气能生血：气能参与、促进血液的化生。血液的化生以营气、津液和肾精作为物质基础，在这些物质本身的生成以及转化为血液的过程中，每一个环节都离不开相应脏腑之气的推动和激发作用，这是血液生成的动力。②气能行血：气能推动与调控血液在脉中稳定运行。血液的运行主要依赖于心气、肺气的推动和调控，以及肝气的疏泄调畅。③气能摄血：气能控制血液在脉中正常循行而不逸出脉外。气的摄血主要体现在脾气统血的生理作用中。

（2）血为气之母　①血能养气：指血液对气的濡养作用，血足则气旺。②血能载气：指气存于血中，依附于血而不致散失，赖血之运载而运行全身。大失血的病人，气亦随之发生大量丧失，导致气的涣散不收，漂浮无根的气脱病变，

称为"气随血脱"。

2. 气与津液的关系

（1）气能生津　气是津液生成的动力，津液的生成依赖于气的推动作用。在津液生成的一系列气化过程中，诸多脏腑之气，尤其是脾胃之气起到至关重要的作用。

（2）气能行津　气是津液在体内正常输布运行的动力，津液的输布、排泄等代谢活动离不开气的推动与调控作用的协调和升降出入运动的有序。津液由脾胃化生之后，经过脾、肺、肾及三焦之气的有序的升降出入运动，输布到全身各处，以发挥其生理作用。

（3）气能摄津　气的固摄作用可以防止体内津液无故地大量流失，气通过对津液排泄的有节制的控制，维持着体内津液量的相对恒定。例如，卫气司汗孔开阖，固摄肌腠，不使津液过多外泄；肾气固摄下窍，使膀胱正常贮尿，不使津液过多排泄等，都是气对于津液发挥固摄作用的体现。

（4）津能生气　津液在输布过程中受到各脏腑阳气的蒸腾温化，可以化生为气，以敷布于脏腑、组织、形体、官窍，促进正常的生理活动。

（5）津能载气　津液是气运行的载体之一。在血脉之外，气的运行必须依附于津液，否则也会使气漂浮失散而无所归，故说津能载气。因此，津液的丢失，必定导致气的损耗。例如暑热病证，不仅伤津耗液，而且气亦随汗液外泄，出现少气懒言、体倦乏力等气虚表现。而当大汗、大吐、大泻等津液大量丢失时，气亦随之大量外脱，称之为"气随津脱"。

3. 精、血、津液之间的关系

（1）精血同源　精与血都由水谷精微化生和充养，化源相同；两者之间又互相资生，互相转化，并都具有濡养和化神等作用。精与血的这种化源相同而又相互资生的关系称为精血同源。

（2）津血同源　血和津液都由饮食水谷精微所化生，都具有滋润濡养作用，二者之间可以相互资生，相互转化，这种关系称为"津血同源"。由于汗由津液化生，故又有"汗血同源"之说，《灵枢·营卫生会》有"夺血者无汗，夺汗者无血"之论。

4. 精、气、神之间的关系　精是生命产生的本原，气是生命维系的动力，神是生命活动的体现及主宰。精、气、神三者为人身之"三宝"，可分而不可离。

（1）气能化精、摄精　气的运行不息能促进精的化生；气又能固摄精，防止其无故耗损外泄。气虚可致精的化生不足而出现精亏，或致精不固聚而出现失精等病证，临床上常常采用补气生精、补气固精的治疗方法。

（2）精能化气　人体之精在气的推动激发作用下可化生为气。各脏之精化生各脏之气，而藏于肾中的先天之精化为元气，水谷之精化为谷气。精为气化生的本原，精足则人身之气得以充盛，分布到各脏腑经络，则各脏腑经络之气亦充足；各脏之精充足则各脏之气化生充沛，自能推动和调控各脏腑形体官窍的生理活动。

（3）精与气化神　精与气都是神得以化生的物质基础，神必须得到精和气的滋养才能正常发挥作用。精盈则神明，精亏则神疲，故《内经》倡导"积精全神"以养生。气充则神明，气虚则神衰，故称气为"神之母"。

（4）神驭精气　神以精气为物质基础，但神又能驭气统精。人体脏腑形体官窍的机能活动及精气血等物质的新陈代谢，都必须受神的调控和主宰。形是神之宅，但神乃形之主，神安则精固气畅，神荡则精失气衰。

第十单元　经　络

细目一　经络学说概述

◎ 要点

1. 经络的基本概念　经络，是经脉和络脉的总称，是运行全身气血，联络脏腑形体官窍，沟通上下内外，感应传导信息的通路系统，是人体结构的重要组成部分。经脉是经络系统中的主干，是气血运行和信息传导的主要通道；络脉是经脉的分支，网络全身。《灵枢·本藏》说："经脉者，所以行血气而营阴阳，濡筋骨，利关节者也。"《灵枢·海论》说："夫十二经脉者，内属于腑脏，外络于肢节。"说明经络是运行气血、沟通联系脏腑肢节的通路。

在经络中运行的气称为经络之气，简称经气。经气是一身之气分布到经络的部分，与脏腑之气相通。经气是信息的载体，有感应和传导信息的作用，是经络沟通联络脏腑形体官窍的中介。

2. 经络系统的组成　人体的经络系统由经脉、络脉及其连属部分组成。

（1）经脉　是经络系统的主干，主要有正经、经别和奇经三大类。

正经有十二，故又称"十二正经"或"十二经脉"，包括手三阴经、足三阴经、手三阳经、足三阳经。十二正经是气血运行的主要通道，在肢体的分布及走向有一定的规律，相互之间有表里关系，与脏腑有直接的属络关系。

奇经八脉是十二经脉以外的重要经脉，包括督脉、任脉、冲脉、带脉、阴维脉、阳维脉、阴跷脉、阳跷脉，有统率、联络和调节十二经脉的作用。

十二经别是从十二经脉别出的经脉，有加强十二经脉中相为表里的两经之间联系的作用。

（2）络脉　包括别络、浮络和孙络三部分。

别络是十二经脉及任、督各分出一支别络，加脾之大络，共十五支，有加强十二经脉表里两经在体表的联系和渗灌气血的作用。浮络是浮现于体表的络脉。孙络是最细小的络脉。

（3）连属部分　十二经脉对内连属脏腑，对外连于筋肉、皮肤。经筋，是十二经脉之气濡养和支持筋肉骨节的体系，为十二经脉的附属部分，具有约束骨骼，屈伸关节的作用。皮部，是十二经脉及其所属络脉在体表的分区，经气布散之所在，具有保卫机体，抗御外邪的作用，并能反映十二经脉的病证。

细目二　十二经脉

◎ 要点

1. 十二经脉的走向规律　手三阴经，起于胸中走向手指端，与手三阳经交会；手三阳经，起于手指端走向头面部，与足三阳经交会；足三阳经，起于头面部走向足趾端，与足三阴经交会；足三阴经，起于足趾端走向腹部和胸部，在胸中与手三阴经交会。《灵枢·逆顺肥瘦》说："手之三阴，从脏走手；手之三阳，从手走头；足之三阳，从头走足；足之三阴，从足走腹。"手三阳经从手走头，足三阳经从头走足，手足六阳经均行经头面部，故称"头为诸阳之会"。

2. 十二经脉的交接规律

（1）相为表里的阴经与阳经在四肢末端交接　如手太阴肺经和手阳明大肠经在食指端交接，手少阴心经和手太阳小肠经在小指端交接，手厥阴心包经和手少阳三焦经在无名指端交接，足阳明胃经和足太阴脾经在足大趾端交接，足太阳膀胱经和足少阴肾经在足小趾端交接，足少阳胆经和足厥阴肝经在足大趾爪甲后交接。

（2）同名手足阳经在头面部交接　如手阳明大肠经与足阳明胃经交接于鼻翼旁，手太阳小肠经与足太阳膀胱经交接于目内眦，手少阳三焦经与足少阳胆经交接于目外眦。

（3）足手阴经在胸部交接　如足太阴脾经与手少阴心经交接于心中；足少阴肾经与手厥阴心包经交接于胸中；足厥阴肝经与手太阴肺经交接于肺中。

3. 十二经脉的分布规律

（1）头面部的分布　阳经在头面部的分布特点是：阳明经主要行于面部，其中足阳明经行于额部；少阳经主要行于侧头部；手太阳经主要行于面颊部，足太阳经行于头顶和头后部。

（2）四肢部的分布　十二经脉在四肢的分布特点是：阴经行于内侧面，阳经行于外侧面。上肢内侧为太阴在前，厥阴在中，少阴在后；上肢外侧为阳明在前，少阳在中，太阳在后；下肢内侧，内踝尖上八寸以下为厥阴在前，太阴在中，少阴在后；内踝尖上八寸以上则太阴在前，厥阴

在中，少阴在后；下肢外侧为阳明在前，少阳在中，太阳在后。

（3）躯干部的分布　十二经脉在躯干部的分布特点是：手三阴经均从胸部行于腋下，手三阳经行于肩部和肩胛部。足三阳经则阳明经行于前（胸腹面），太阳经行于后（背面），少阳经行于侧面。足三阴经均行于腹胸面。循行于腹胸面的经脉，自内向外依次为足少阴肾经、足阳明胃经、足太阴脾经和足厥阴肝经。

4. 十二经脉的表里关系
手足三阴与三阳经，通过各自的经别和别络相互沟通，组成六对表里相合关系。如《素问·血气形志》说："手太阳与少阴为表里，少阳与心主为表里，阳明与太阴为表里，是为手之阴阳也。""足太阳与少阴为表里，少阳与厥阴为表里，阳明与太阴为表里，是为足阴阳也。"

5. 十二经脉的流注次序
十二经脉是气血运行的主要通道，它们首尾相贯、依次衔接，因而脉中气血的运行也是循经脉依次传注的。

十二经脉流注次序表

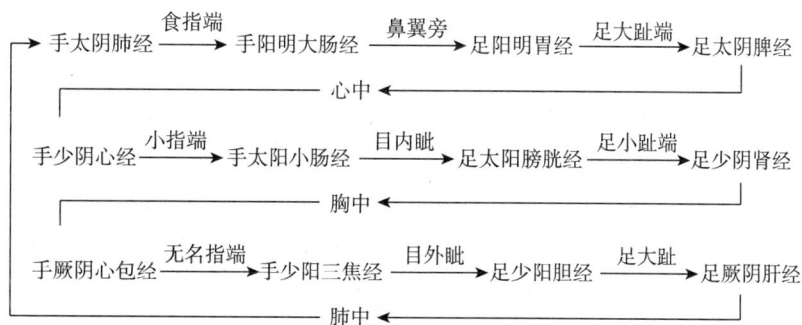

6. 十二经脉循行中的重要部位和交接点

手太阴肺经，起于中焦，下络大肠，还循胃口（下口幽门，上口贲门），通过膈肌，属肺，从肺系横出腋下，沿上肢内侧前缘下行，过肘窝，入寸口，上鱼际，直出拇指桡侧端（少商穴）。分支：从手腕的后方（列缺穴）分出，沿掌背侧走向食指桡侧端（商阳穴），交于手阳明大肠经。

手阳明大肠经，起于食指桡侧端（商阳穴），

经过手背部行于上肢伸侧（外侧）前缘，上肩，至肩关节前缘，向后到第七颈椎棘突下（大椎穴），再向前下行入缺盆（锁骨上窝），进入胸腔络肺，向下通过膈肌下行至大肠，属大肠。分支：从锁骨上窝上行，经颈部至面颊，入下齿中，回出挟口两旁，左右交叉于人中，至对侧鼻翼旁，交于足阳明胃经。

足阳明胃经，起于鼻翼旁（迎香穴）……旁行入目内眦，向下沿鼻柱外侧，入上齿中，

出而夹口两旁，环绕口唇……沿发际，到额前。分支：从颌下缘（大迎穴）分出，下行到人迎穴，沿喉咙向下后行至大椎，折向前行，入缺盆，深入体腔，下行穿过膈肌，属胃，络脾。直行者：从缺盆出体表，沿乳中线下行，夹脐两旁，下行至腹股沟处的气街。分支：从胃下口幽门处分出，沿腹腔内下行至气街，与直行之脉会合，而后沿大腿前侧下行，至膝膑，向下沿胫骨前缘行至足背，入足第二趾外侧端（厉兑穴）。分支：从膝下三寸处（足三里穴）分出，下行入中趾外侧端。分支：从足背（冲阳穴）分出，前行入足大趾内侧端（隐白穴），交于足太阴脾经。

足太阴脾经，起于足大趾内侧端……至内踝尖上八寸处，交出足厥阴肝经之前……进入腹中，属脾，络胃。向上穿过膈肌，沿食道两旁，连舌本，散舌下。分支：从胃别出，上行通过膈肌，注入心中，交于手少阴心经。

手少阴心经，起于心中，走出后属心系，向下穿过膈肌，络小肠。分支：从心系分出，夹食道上行，连于目系。直行者：从心系出来……出小指桡侧端（少冲穴），交于手太阳小肠经。

手太阳小肠经，起于小指尺侧端……循上肢外侧后缘，过肘部，到肩关节后面，绕行肩胛部，交肩上后过大椎穴，再前行入缺盆，深入体腔，络心，沿食道下行，穿过膈肌，到达胃部，下行，属小肠。分支：从缺盆出来，沿颈部上行到面颊，至目外眦后，退行进入耳中（听宫穴）。分支：从面颊部分出，向上行于目眶下，至目内眦，交于足太阳膀胱经。

足太阳膀胱经，起于目内眦，向上到达额部，左右交会于头顶部。分支：从头顶部分出，到耳上角处的头侧部。直行者：从头顶部分出，向后行至枕骨处，进入颅腔，络脑，回出后下行到项部（天柱穴），下行交会于大椎穴，再分左右沿肩胛内侧、脊柱两旁下行，到达腰部，进入脊柱两旁的肌肉，深入体腔，络肾，属膀胱。分支：从腰部分出，沿脊柱两旁下行，穿过臀部，

从大腿后侧外缘下行至腘窝中。分支：从项部（天柱穴）分出下行，经肩胛内侧，从附分穴夹脊下行至髀枢，经大腿后侧至腘窝中，与前一支脉会合，然后下行穿过腓肠肌，出走于足外踝后，沿足背外侧缘至小趾外侧端，交于足少阴肾经。

足少阴肾经，起于足小趾下，斜行于足心（涌泉穴），出行于舟骨粗隆之下，沿内踝后，分出进入足跟部，向上沿小腿内侧后缘，至腘窝内侧，上股内侧后缘入脊内（长强穴），穿过脊柱至腰部，属肾，络膀胱。直行者：从肾上行，穿过肝和膈肌，进入肺，沿喉咙，到舌根两旁。分支：从肺中分出，络心，注入胸中，交于手厥阴心包经。

手厥阴心包经，起于胸中，出属心包络，向下穿过膈肌，依次络于上、中、下三焦。分支：从胸中分出，沿胸浅出胁部，当腋下三寸处（天池穴），向上至腋窝下，沿上肢内侧中线入肘，过腕部，入掌中，沿中指桡侧，出中指桡侧端。分支：从掌中分出，沿无名指出尺侧端，交于手少阳三焦经。

手少阳三焦经，起于无名指尺侧端……沿上臂外侧向上至肩部，向前行入缺盆，布于膻中，散络心包，穿过膈肌，依次属上、中、下三焦。分支：从膻中分出，上行出缺盆，至肩部，左右交会于大椎，分开上行到项部，沿耳后（翳风穴），直上出耳上角，然后屈曲向下经面颊部至目眶下。分支：从耳后分出，进入耳中，出走耳前……至目外眦（瞳子髎穴），交于足少阳胆经。

足少阳胆经，起于目外眦，上至额角（颔厌穴），再向下到耳后（完骨穴）……左右交会于大椎穴，分开前行入缺盆。分支：从耳后完骨穴分出，经翳风穴进入耳中，出走于耳前，过听宫穴至目外眦后方。分支：从目外眦分出，下行至下颌部的大迎穴处……与前脉会合于缺盆。然后下行进入胸腔，穿过膈肌，络肝，属胆，沿胁里浅出气街，绕毛际，横向至髋关节处。直行者：

从缺盆下行至腋，沿侧胸，过季胁，下行至髋关节处与前脉会合，再向下沿大腿外侧、膝关节外缘，行于腓骨前面，直下至腓骨下端（绝骨穴），浅出外踝之前，沿足背下行，出于足第四趾外侧端。分支：从足背（临泣穴）分出，前行出足大趾外侧端，折回分布于足大趾爪甲后丛毛处，交于足厥阴肝经。

足厥阴肝经，起于足大趾爪甲后丛毛处……在内踝尖上八寸处交出足太阴脾经之后，上行过膝内侧，沿大腿内侧中线进入阴毛中，绕阴器，至小腹，夹胃两旁，属肝，络胆，向上穿过膈肌，分布于胁肋部，沿喉咙的后边，向上进入鼻咽部，上行连接目系，出于额，上行与督脉会于头顶部。分支：从目系分出，下行颊里，环绕口唇的里边。分支：从肝分出，穿过膈肌，向上注入肺，交于手太阴肺经。

细目三　奇经八脉

◎ 要点

1. 奇经八脉的含义及其循行和功能特点

（1）含义　奇经八脉，是督脉、任脉、冲脉、带脉、阴跷脉、阳跷脉、阴维脉、阳维脉的总称。奇经是与正经相对而言的，由于其分布不如十二经脉那样有规律，与五脏六腑没有直接的属络联系，相互之间也没有表里关系，又异于十二正经，故曰"奇经"。又因其数有八，故曰"奇经八脉"。

（2）循行和功能

1）密切十二经脉的联系：奇经八脉在循行分布过程中，不但与十二经脉交叉相接，加强十二经脉间的联系，补充十二经脉在循行分布上的不足，而且对十二经脉的联系还起到分类组合的作用。

2）调节十二经脉气血：奇经八脉具有蓄溢和调节十二经气血的作用。当十二经脉气血满溢时，则流入奇经八脉，蓄以备用；当十二经脉气血不足时，奇经中所蓄溢的气血则溢出给予补

充，以保持十二经脉气血的相对恒定状态，有利于维持机体生理机能的需要。

3）与某些脏腑关系密切：奇经八脉虽然不似十二经脉那样与脏腑有直接的属络关系，但它在循行分布过程中与脑、髓、女子胞等奇恒之腑以及肾脏等有较为密切的联系。

2. 督脉、任脉、冲脉、带脉、跷脉和维脉的循行特点和基本功能

（1）督脉

1）循行特点：督脉起于胞中，下出会阴，沿脊柱里面上行，至项后风府穴处进入颅内，络脑，并由项沿头部正中线，经头顶、额部、鼻部、上唇，到上唇系带处。分支：从脊柱里面分出，络肾。分支：从小腹内分出，直上贯脐中央，上贯心，到喉部，向上到下颌部，环绕口唇，再向上到两眼下部的中央。

2）基本功能：①调节阳经气血，为"阳脉之海"：督脉行于背部正中，背为阳，其脉与手足三阳经交会于大椎穴；督脉又与阳维脉会合于头部，故能蓄溢、调节全身阳经之气血，总督一身之阳经。②与脑、髓和肾的机能有关：督脉循行于脊柱后面，入颅络脑，分支属肾，肾能藏精生髓，脑为髓海，故督脉与脑、髓和肾的机能活动有着密切的联系。《素问·骨空论》说："督脉为病，脊强反折。"说明督脉病变，可引起脊髓与脑的病变。督脉属肾，故与肾的机能也有着密切关系。肾藏精主生殖，精冷不孕等生殖系统疾病与督脉有关。

（2）任脉

1）循行特点：任脉起于胞中，下出会阴，经阴阜，沿腹部和胸部正中线上行，至咽喉，上行至下颌部，环绕口唇，沿面颊，分行至目眶下。分支：由胞中别出，与冲脉相并，行于脊柱前。

2）基本功能：①调节阴经气血，为"阴脉之海"：任脉循行于腹面正中线，与足三阴经交会于关元、气海，而足三阴经上接手三阴经；任脉又与阴维脉交会于廉泉、天突，故能总任阴脉

之间的相互联系，对阴经气血起着调节作用。②任主胞胎：任脉起于胞中，与女子月经来潮及妊养生殖机能有关，故为生养之本，有"任主胞胎"之说。

（3）冲脉

1）循行特点：冲脉起于胞中，下出会阴，从气街部起与足少阴经相并，挟脐上行，散布于胸中，再向上行，经喉，环绕口唇，到目眶下。分支：从少腹输注于肾下，浅出气街，沿大腿内侧进入腘窝，再沿胫骨内缘，下行到足底。分支：从内踝后分出，向前斜入足背，进入大趾。分支：从胞中分出，向后与督脉相通，上行于脊柱内。

2）基本功能：①调节十二经气血：冲脉上行于头，下至于足，后行于背，前布于胸腹，贯穿全身，通受十二经之气血，为总领诸经气血之要冲。当脏腑经络气血有余时，冲脉能加以涵蓄和贮存，而在脏腑经络气血不足时，则冲脉给予补充灌注，以维持人体各组织器官正常生理活动的需要。由于冲脉能调节十二经脉气血，故又称其为"十二经脉之海"或"五脏六腑之海"。②与女子月经及孕育机能有关：冲脉起于胞中，具有调节妇女月经的机能，与人体生殖机能有着密切的联系，如《素问·上古天真论》说："太冲脉盛，月事以时下，故有子。""太冲脉"即冲脉，故亦称其为"血海"（《灵枢·海论》）。冲脉起于胞中，分布广泛，又为"十二经脉之海"。

（4）带脉

1）循行特点：带脉起于季胁，斜向下行到带脉穴，绕身一周，并于带脉穴处再向前下方沿髂骨上缘斜行到少腹。

2）基本功能：①约束纵行诸经：十二正经与奇经中的其余七脉均为上下纵行，唯有带脉环腰一周，有总束诸脉的作用。②固护胞胎：《傅青主女科》载："带脉者，所以约束胞胎之系也，带脉无力，则难以提系，必然胞胎不固。"说明带脉还有维络腰腹，提系胞胎，固护胎儿的作

用。③主司带下：因带脉有病，常见妇人带下，故有"带脉主司带下"之说。

（5）跷脉的基本功能　①主司下肢运动：具有交通一身阴阳之气和调节肢体肌肉运动的作用，主要使下肢运动灵活跷捷。②司眼睑开合：阴阳跷脉有司眼睑开合的作用，跷脉有病则目不合。

（6）维脉的基本功能　阴维有维系联络全身阴经的作用；阳维有维系联络全身阳经的作用。

细目四　经别、别络、经筋、皮部

◎ 要点

1. 经别的概念、特点和生理机能

（1）经别的概念　经别，即别行的正经。十二经别，是从十二经别行分出，深入躯体深部，循行于胸腹及头部的重要支脉。

（2）经别的分布特点　十二经别，多分布于肘膝、脏腑、躯干、颈项及头部。其循行分布特点，可用"离、合、出、入"来加以概括。十二经别循行，多从四肢肘膝以上部位别出，称为"离"；走入体腔脏腑深部，呈向心性循行，称为"入"；然后浅出体表，而上头面，称为"出"；阴经的经别合于相表里的阳经经别，然后一并注入六条阳经，称为"合"。每一对相表里的经别组成一"合"，这样十二经别分手足三阴、三阳共组成六对，称为"六合"。

（3）经别的生理机能　①加强十二经脉表里两经在体内的联系。②加强体表与体内、四肢与躯干的向心性联系。③加强了十二经脉和头面部的联系，这为"十二经脉，三百六十五络，其血气皆上于面而走空窍"（《灵枢·邪气脏腑病形》）的理论奠定了基础。④扩大十二经脉的主治范围。⑤加强足三阴、足三阳经脉与心脏的联系。

2. 别络的概念、特点和生理机能

（1）别络的概念　别络，也是从经脉分出的支脉，大多分布于体表。别络有十五条，即十二经脉各有一条，加之任脉、督脉的别络和脾之大

络。另外，若再加胃之大络，也可称为十六别络。

（2）别络的特点　别络多为斜行的支脉，其分布亦均有一定的规律。在四肢部，十二经脉的别络都是从四肢肘、膝以下分出，阴经的络脉走向与其相为表里的阳经，阳经的络脉走向与其相为表里的阴经，以沟通表里两经。在躯干部，共有三络分布于身前、身后、身侧，即任脉的络脉散布于腹部；督脉的络脉行于背部，散于头上并别走足太阳经；脾之大络散布于胸胁部。

（3）别络的生理机能　①加强十二经脉表里两经在体表的联系。②加强人体前、后、侧面统一联系，统率其他络脉。③渗灌气血以濡养全身。

3. 经筋的概念、特点和生理机能

（1）经筋的概念　经筋，是十二经脉之气濡养和支持筋肉骨节的体系，为十二经脉的附属部分，具有约束骨骼，屈伸关节的作用。

（2）经筋的特点　经筋均起于四肢末端，走向头身。经筋一般分布在周身的浅部，多结聚于关节和骨骼附近。有的进入胸腹腔，但不属络于脏腑。其中手足三阴经筋分布在肢体的内侧，手足三阳经筋分布在肢体的外侧。

（3）经筋的生理机能　经筋多附于骨和关节，具有约束骨骼，主司关节运动的作用。

4. 皮部的概念和应用

（1）皮部的基本概念　皮部，是十二经脉及其所属络脉在体表的分区，经气布散之所在，具有保卫机体，抗御外邪的作用，并能反映十二经脉的病证。《素问·皮部论》说："皮有分部。""皮者，脉之部也。""欲知皮部，以经脉为纪。"由于正经有十二条，所以体表皮肤亦相应地划分为十二个部分，称之为"十二皮部"。皮部不仅是经脉在体表的分区，也与络脉的分布有密切的关系。故《素问·皮部论》还说："凡十二经络脉者，皮之部也。"因此可以认为，十二皮部是指十二经脉及其所属络脉在皮表的分区，也是十二经脉之气的散布所在，皮部的分布范围比经络更为广泛。

（2）皮部的应用　①用于疾病的诊断：由于十二皮部分属于十二经脉，而十二经脉又内属于脏腑，所以脏腑、经络的病变亦能在相应的皮部分区反映出来，故在临床上观察不同部位皮肤的色泽和形态变化，即可以诊断某些脏腑、经络的病变。②用于疾病的治疗：通过对浅表皮部的刺激和渗透作用，结合经络穴位所形成的敷贴、药浴、温灸、热熨、梅花针等疗法，可温通气血、疏通经络、增强机体抗病能力，治疗内在脏腑的病变。

细目五　经络的生理功能和经络学说的应用

◎ 要点

1. 经络的生理功能

（1）沟通联系作用　经络沟通联系的作用加强了脏腑与体表、脏腑与官窍、脏腑与脏腑之间，以及经脉与经脉之间的联系。

（2）运输渗灌作用　经脉作为运行气血的主要通道而具有运输气血的作用，络脉作为经脉的分支而具有布散和渗灌经脉气血到脏腑形体官窍及经络自身的作用。

（3）感应传导作用　感应传导，是指经络系统具有感应及传导针灸或其他刺激等各种信息的作用。如对经穴刺激引起的感应及传导，通常称为"得气"，即局部有酸、麻、胀的感觉及沿经脉走向传导，就是经络感应传导作用的体现。

（4）调节作用　经络系统通过其沟通联系、运输渗灌气血作用及其经气的感受和负载信息的作用，对各脏腑形体官窍的机能活动进行调节，使人体复杂的生理机能相互协调，维持阴阳动态平衡状态。

2. 经络学说的应用

（1）阐释病理变化及其传变　①外邪由表传里的途径：由于经络内属于脏腑，外布于肌表，因此当体表受到病邪侵袭时，可通过经络由表及里，由浅入深，逐次向里传变而波及脏腑。②体内病变反映于外的途径：由于内在脏腑与外在形体、官窍之间，通过经络密切相连，故脏腑病变可通过经络的传导反映于外。③脏腑病变相互传变的途径：由于脏腑之间有经脉相互联系，所以一脏腑的病变可以通过经络传到另一脏腑。

（2）指导疾病的诊断　①循经诊断，即根据疾病表现的症状和体征，结合经络循行分布部位及其属络脏腑进行诊断。②分经诊断，即根据病变所在部位，详细区分疾病所属经脉进行诊断。

（3）指导疾病的治疗　①指导针灸推拿治疗。②指导药物治疗。

第十一单元　体　质

细目一　体质的概念和构成

◎ 要点

1. 体质的概念　体质是指人体生命过程中，在先天禀赋和后天获得的基础上所形成的形态结构、生理机能和心理状态方面综合的相对稳定的固有特质。

2. 体质的构成　体质由形态结构、生理机能和心理状态三个方面的差异性构成。

（1）形态结构的差异性　人体形态结构是个体体质特征的重要组成部分，包括外部形态结构和内部形态结构（有脏腑、经络、气血津液等）。根据中医学"司外揣内"的认识方法，内部形态结构与外观形象之间是有机的整体，外部形态结构是体质的外在表现，内部形态结构是体质的内在基础。

（2）生理机能的差异性　形态结构是产生生理机能的基础，个体不同的形态结构特点决定着机体生理机能及对刺激反应的差异，而机体生理机能的个性特征，又会影响其形态结构，引起一系列相应的改变。因此，生理机能上的差异也是个体体质特征的组成部分。

（3）心理状态的差异性　心理是指客观事物在大脑中的反映，是感觉、知觉、情感、记忆、思维、性格、能力等的总称，属于中医学神的范畴。形与神是统一的整体，体质是特定的形态结构、生理机能与相关心理状况的综合体，形态、机能、心理之间具有内在的相关性。

3. 体质的特点

（1）先天遗传性　父母之精是生命个体形成的基础，人类的外表形态、脏腑机能、精神状态等的个性特点均形成于胎儿期，取决于个体的遗传背景。遗传因素维持着个体体质特征的相对稳定，是决定体质形成和发展的基础。

（2）差异多样性　体质特征因人而异，其有明显的个体差异性，且千变万化，呈现出多样性特征。它通过人体形态、机能和心理活动的差异现象表现出来，因此个体多样性差异现象是体质学说研究的核心问题。

（3）形神一体性　"形神合一"是中医学体质概念的基本特征之一，复杂多样的体质差异现象全面地反映着人体在形态结构（形）以及由脏腑机能活动所产生的各种精神活动（神）这两个方面的基本特征，是特定的生理特性与心理特性的综合体，是对个体身心特性的概括。

（4）群类趋同性　同一种族或聚居在同一地域的人，因为生存环境和生活习惯相同，遗传背景和生存环境具有同一性和一致性，从而使人群的体质具有相同或类似的特点，形成了地域人群的不同体质特征，使特定人群的体质呈现类似的特征，因此体质具有群类趋同性。

（5）相对稳定性　个体禀承于父母的遗传信息，使其在生命过程中遵循某种既定的内在规律，呈现出与亲代类似的特征，这些特征一旦形成，不会轻易改变，在生命过程某个阶段的体质状态具有相对的稳定性。

（6）动态可变性　先天禀赋决定着个体体质的相对稳定性和个体体质的特异性，后天各种环境因素、营养状况、饮食习惯、精神因素、年龄变化、疾病损害、针药治疗等，又使得体质具有可变性。

（7）连续可测性　体质的连续性体现在不同个体体质的存在和演变时间的不间断性，体质的特征伴随着生命自始至终的全过程，具有循着某种类型体质固有的发展演变规律缓慢演化的趋势，这就使得体质具有可预测性，为治未病提供了可能。

（8）后天可调性　体质既是相对稳定的，又是动态可变和连续可测的，这就为改善体质的偏倾，防病治病提供了可能。

细目二　体质的生理学基础

◎ 要点

1. 体质与脏腑精气血津液的关系

（1）体质与脏腑经络的关系　脏腑经络的盛衰偏倾决定体质的差异。脏腑是构成人体，维持正常生命活动的中心，人体的各项生理活动均离不开脏腑，所以，个体体质的差异必然以脏腑为中心，反映出构成身体诸要素的某些或全部的素质特征。

（2）体质与精气血津液的关系　精气血津液是决定体质特征的重要物质基础，其中精的多少优劣是体质差异的根本。

2. 影响体质的因素

（1）先天禀赋　先天禀赋，是指子代出生以前在母体内所禀受的一切，包括父母生殖之精的质量，父母血缘关系所赋予的遗传性，父母生育的年龄，以及在母体内孕育过程中母亲是否注意养胎和妊娠期疾病所给予的一切影响。

（2）年龄因素　体质是一个随着个体发育的不同阶段而不断演变的生命过程，某个阶段的体质特点与另一个阶段的体质特点是不同的。这是因为人体有生、长、壮、老、已的变化规律，在这一过程中，人体的脏腑经络的生理机能及精气血津液的盛衰都发生着相应的变化。

（3）性别差异　就体质学说而论，人类最基本的体质类型可分为男性体质与女性体质两大类。由于男女在遗传性征、身体形态、脏腑结构等方面的差别，相应的生理机能、心理特征也就有异，因而体质上存在着性别差异。

（4）饮食因素　饮食结构和营养状况对体质有明显的影响。饮食物各有不同的成分或性味特点，而人之五脏六腑，各有所好。脏腑之精气阴阳，需五味阴阳和合而生。长期的饮食习惯和固定的膳食品种质量，日久可因体内某些成分的增减等变化而影响体质。

（5）劳逸所伤　过度的劳动和安逸是影响体质的又一重要因素。劳逸结合，有利于人体的身心健康，保持良好的体质。

（6）情志因素　情志活动由脏腑精气对外界环境的应答而产生，而过度或持久的情志变化，可损伤脏腑精气，从而影响人体的体质。

（7）地理因素　不同地区或地域具有不同的地理特征，影响着不同地域人群的饮食结构、居住条件、生活方式、社会民俗等，从而制约着不同地域生存的不同人群的形态结构、生理机能和心理行为特征的形成和发展。

（8）疾病针药及其他因素　疾病是促使体质改变的一个重要因素。一般来说，疾病改变体质多是向不利方面变化。针药作为治疗方法，直接参与对脏腑经络的调节，久之可影响机体的基本机能而改变体质。

细目三　体质学说的应用

◎ 要点

人体的体质是正气盛衰偏倾的反映。因此，

体质强弱决定着发病与否及发病情况，中医学认为"正气存内，邪不可干"。邪正交争是疾病发生的基本原理。正气虚是发病的内在根据，邪气是疾病形成的外在条件。疾病发生与否，主要取决于正气的盛衰，而体质正是正气盛衰偏倾的反映。

1. 体质与病因病机

（1）决定个体对某些病因的易感性 体质反映了机体自身生理范围内阴阳寒热的盛衰偏倾，这种偏倾性决定了个体的机能状态的不同，因而对外界刺激的反应性、亲和性、耐受性不同。因此，体质因素决定着个体对某些病邪的易感性、耐受性。

（2）决定病变的从化和传变 从化，即病情随体质而变化。由于体质的特殊性，不同的体质类型有其潜在的、相对稳定的倾向性，可称之为"质势"。人体遭受致病因素的作用时，即在体内产生相应的病理变化，而且不同的致病因素具有不同的病变特点，这种病理演变趋势称之为"病势"。病势与质势结合就会使病变性质发生不同的变化。这种病势依附于质势，从体质而发生的转化，称之为"质化"，亦即从化。

传变，指病变部位在脏腑经络等之间的传递转移，体质因素决定疾病的传变，主要体现于两个方面：一是通过影响正气强弱而决定疾病的传变：体质强者，正气亦强，不易发生传变；体质弱者，正气亦弱，易于发生传变。二是通过决定病邪的从化而影响传变：体质为阳盛阴虚者，感邪易从阳化热；体质为阴盛阳虚者，感邪多从阴化寒。

2. 体质与诊治

（1）指导辨证 体质是辨证的基础，体质决定疾病的证的类型。感受相同的致病因素或患同一种疾病，因个体体质的差异可表现出阴阳表里寒热虚实等不同的证的类型，即同病异证。感受不同的病因或患不同的疾病，而体质在某些方面具有共同点时，常常可表现为相同或类似的证的类型。

（2）指导治疗

1）区别体质特征而治：在治疗中，常以患者的体质状态作为立法处方用药的重要依据。针对证的治疗实际上包含了对体质内在偏颇的调整，是根本的治疗，也是治病求本的反映。如面色白而体胖，属阳虚体质者，感受寒湿阴邪，易从阴化寒化湿，当用附子、肉桂、干姜等大热之品以温阳祛寒或通阳利湿；面色红而形瘦，属阴虚体质者，内火易动，若同感受寒湿阴邪，反易从阳化热伤阴，治宜清润之品。因此，偏阳质者，多发实热证，当慎用温热伤阴之剂；偏阴质者，多发实寒证，当慎用寒凉伤阳之药。针刺治疗也要依据病人体质施以补泻之法：体质强壮者，多发为实性病证，当用泻法；体质虚弱者，多发为虚性病证，当用补法。如《灵枢·根结》说："刺布衣者深以留之，刺大人者微以徐之。"

2）根据体质特征注意针药宜忌：一般来说，体质偏阳者宜甘寒、酸寒、咸寒、清润，忌辛热温散；体质偏阴者宜温补益火，忌苦寒泻火；素体气虚者宜补气培元，忌耗散克伐；阴阳平和质者宜视病情权衡寒热补泻，忌妄攻蛮补；痰湿质者宜健脾芳香化湿，忌阴柔滋补；湿热质者宜清热利湿，忌滋补厚味；瘀血质者，宜疏利气血，忌固涩收敛等。

不同的体质对药物的反应不同，一般说来，体质强壮者，对药物耐受性强，剂量宜大，用药可峻猛；体质瘦弱者，对药物耐受性差，剂量宜小，药性宜平和。

体质不同，针灸治疗后的疼痛反应和得气反应有别。一般体质强壮者，对针石、火焫的耐受性强，体质弱者，耐受性差；肥胖体质者，多气血迟涩，对针刺反应迟钝，进针宜深，刺激量宜大，多用温针艾灸；瘦长体型者气血滑利，对针刺反应敏感，进针宜浅，刺激量相应宜小，少用温灸。

3）兼顾体质特征重视善后调理：疾病初愈或趋向恢复时，调理时皆须兼顾患者的体质特征。如体质偏阳者大病初愈，慎食狗肉、羊肉、桂圆等温热及辛辣之味；体质偏阴者大病初愈，慎食龟鳖、熟地等滋腻之物和五味子、诃子、乌梅等酸涩收敛之品。

3. 体质与养生 善于养生者，要根据各自不同的体质特征，选择相应的措施和方法。如在饮食调养方面：体质偏阳者，进食宜凉而忌热；体质偏寒者，进食宜温而忌寒；形体肥胖者多痰湿，食宜清淡而忌肥甘；阴虚之体，饮食宜甘润生津之品，忌肥腻厚味、辛辣燥烈之品；阳虚之体宜多食温补之品。在精神调摄方面，气郁质者，精神多抑郁不爽，神情多愁闷不乐，性格多孤僻内向，多愁善感，气度狭小，应注意情感上的疏导，消解其不良情绪，以防过极；阳虚质者，精神多萎靡不振，神情偏冷漠，多自卑而缺乏勇气，应帮助其树立起生活的信心。

第十二单元 病 因

病因，即导致疾病发生的原因，又称为致病因素。如六气异常、疠气传染、七情内伤、饮食失宜、劳逸失度、持重努伤、跌仆金刃、外伤及虫兽所伤等，均可导致发病而成为病因。某些病理产物如痰饮、瘀血，医、药失当及先天因素等，也可成为病因。

《内经》将病因分为阴阳两类，如《素问·调经论》说："夫邪之生也，或生于阴，或生于阳。其生于阳者，得之风雨寒暑；其生于阴者，得之饮食居处，阴阳喜怒。"《内经》还提出了病因的"三部"分类，如《灵枢·百病始生》说："夫百病之始生也，皆生于风雨寒暑，清湿喜怒。喜怒不节则伤脏，风雨则伤上，清湿则伤下。"宋·陈言在《三因方》中将病因分为外所因、内所因和不内外因三类，即六淫邪气侵犯为外所因，七情所伤为内所因，饮食劳倦、跌仆金刃及虫兽所伤等为不内外因。

中医探求病因，主要是以临床表现为依据，通过分析病证的症状、体征来推求病因，为治疗用药提供依据。这种方法称为"辨症求因"，又称"审症求因"，是中医病因学的主要特点之一。

细目一 六 淫

◎ **要点**

1. 六淫的概念 六淫，指风、寒、暑、湿、燥、火（热）六种外感病邪。正常情况下，风、寒、暑、湿、燥、火是自然界六种不同的气候变化，是万物生长变化和人类赖以生存的条件，称为"六气"。当自然界气候变化异常，超过了人体的适应能力，或人体正气不足，抗病能力下降，不能适应自然界气候变化而导致发病时，六气则成为六淫，又称为"六邪"。

2. 六淫的共同致病特点

（1）**外感性** 六淫致病，其侵犯途径多从肌表、口鼻而入，或两者同时受邪。如风寒湿邪易犯人肌表，温热燥邪易自口鼻而入等。由于六淫邪气均是自外界侵犯人体，故称其为外感致病因素，所致疾病即称为"外感病"。

（2）**季节性** 六淫致病常具有明显的季节性。如春季多风病，夏季多暑病，长夏多湿病，秋季多燥病，冬季多寒病等。六淫致病与时令气候变化密切相关，故其所致病变又称之为"时令病"。由于气候异常变化的特殊性，因此夏季也可见寒病，冬季也可有热病。

（3）**地域性** 六淫致病与生活、工作的区域环境密切相关。如西北多燥病、东北多寒病、江南多湿热病；久居潮湿环境多湿病；长期高温环境作业者，多燥热或火邪为病等。

（4）**相兼性** 六淫邪气既可单独伤人致病，又可两种以上同时侵犯人体而为病。如风热感冒、暑湿感冒、湿热泄泻、风寒湿痹等。如《素问·痹论》说："风寒湿三气杂至，合而为痹也。其风气胜者为行痹，寒气胜者为痛痹，湿气胜者为着痹也。"

3. 六淫各自的性质及致病特点

（1）风邪的性质及致病特点

1）风性轻扬开泄，易袭阳位：风邪具轻扬、向上、向外特性。开泄，指风邪伤人易使腠理不固而汗出。故风邪侵袭，常伤及人体的上部（头、面）和肌表，易出现头痛、汗出、恶风、咽痒、咳嗽等症。

2）风性善行而数变："善行"，指风性善动不居，游走不定。故风邪致病具有病位游走、行无定处的特点。如风寒湿三气杂至而引起的痹证，若见游走性关节疼痛，痛无定处，即是风邪偏盛的表现，称为"行痹"或"风痹"。"数变"，指风邪致病变幻无常，发病迅速。如风疹常表现为皮肤瘙痒时作，疹块发无定处，此起彼伏，时隐时现等。而且，以风邪为先导的外感病，一般发病急，传变也较快。

3）风性主动：指风邪致病具有动摇不定的特征。如风邪伤人，常见颜面肌肉抽掣，或眩晕、震颤、抽搐、颈项强直、角弓反张、两目上视等。

4）风为百病之长：一指风邪常兼它邪而伤人致病。故凡寒、湿、暑、燥、热诸邪，常依附于风而侵犯人体，从而形成外感风寒、风湿、风热、风燥等证。二指风邪伤人致病最多。风邪终岁常在，且风邪伤人，无孔不入，表里内外均可伤及，易发生多种病证。古人习惯将风邪作为外感致病因素的总称。

（2）寒邪的性质及致病特点

1）寒为阴邪，易伤阳气：寒即阴气盛的表现，故称其为阴邪。感受寒邪，最易损伤人体阳气。即"阴盛则阳病"。寒邪袭于肌表，卫阳被遏，可见恶寒、发热、无汗、鼻塞、流清涕等症；寒邪直中脾胃，脾阳受损，可见脘腹冷痛、呕吐、腹泻等症；若心肾阳虚，寒邪直中于少

阴，则可见恶寒蜷卧、手足厥冷、下利清谷、小便清长、精神萎靡、脉微细等症。

2）寒性凝滞：指寒邪伤人，易致所伤部位之气血津液凝结，经脉阻滞。寒邪伤人，阳气受损，失其温煦，易使经脉气血运行不畅，甚或凝结阻滞不通，不通则痛。故寒邪是最易导致疼痛的外邪。如寒客肌表经络，气血凝滞不通，则头身肢体关节疼痛，痹证中若以关节冷痛为主者，称为"寒痹"或"痛痹"；寒邪直中脾胃，则脘腹剧痛；寒客肝脉，可见少腹或外阴部冷痛等。

3）寒性收引：指寒邪伤人，可致气机收敛，腠理、筋脉挛急收缩。如寒邪伤及肌表，卫阳被郁遏不得宣泄，可见无汗等；寒客血脉，则气血凝滞，血脉挛缩，可见头身疼痛，脉紧等。《素问·举痛论》说："寒则气收。"

（3）暑邪的性质及致病特点

1）暑为阳邪，其性炎热：暑为盛夏火热之气所化，故暑邪为阳邪。暑邪伤人多表现为一系列阳热症状，如高热、心烦、面赤、脉洪大等。

2）暑性升散，易扰心神，易伤津耗气：暑为阳邪，易升发上犯，故易上扰心神、头目，出现心胸烦闷不宁、头昏、目眩、面赤等。暑邪伤人，可致腠理开泄而多汗。且汗出过多，不仅伤津，而且气随津泄则易耗气，故临床除常见口渴喜饮、尿赤短少等津伤之症外，往往可见气短、乏力，甚则耗伤太过，清窍失养而突然昏倒、不省人事等。《素问·举痛论》说："炅则气泄。"

3）暑多夹湿：暑季气候炎热，且常多雨潮湿，热蒸湿动，故暑邪致病，多夹湿邪为患。临床表现除发热、烦渴等暑热症状外，常可见身热不扬、汗出不畅、四肢困重、倦怠乏力、胸闷呕恶、大便溏泄不爽等湿滞症状。

（4）湿邪的性质及致病特点

1）湿为阴邪，易伤阳气：湿与水同类，故属阴邪。阴邪侵人，机体阳气与之抗争，故湿邪侵人，易伤阳气。脾主运化水液，性喜燥而恶湿，故外感湿邪，常易困脾，致脾阳不振，运化无权，从而使水湿内生、停聚，发为泄泻、水

肿、痰饮等。所以说湿易损伤脾阳。《素问·六元正纪大论》说："湿胜则濡泄，甚则水闭胕肿。"清·叶桂《温热论》说："湿胜则阳微。"

2）湿性重浊：湿邪致病，常出现以沉重感及附着难移为特征的临床表现，如头身困重、四肢酸楚沉重并且附着难移等。湿邪外袭肌表，困遏清阳，清阳不升，则头重如束布帛，如《素问·生气通天论》说："因于湿，首如裹。"湿邪阻滞经络关节，阳气不得布达，则可见肌肤不仁、关节疼痛重着或屈伸不利等，病位多固定且附着难移，称之为"湿痹"或"着痹"。湿邪为患，易出现分泌物和排泄物秽浊不清的特征。如湿浊在上，则面垢、眵多；湿浊下注，则小便浑浊或滞涩不利、妇女白带过多；湿滞大肠，则大便溏泄、下痢脓血；湿邪浸淫肌肤，则可见湿疹浸淫流水等。

3）湿性黏滞，易阻气机：湿邪致病，其黏腻停滞的特性主要表现在三个方面：一是症状的黏滞性。湿邪为患，易呈现分泌物和排泄物黏滞不爽的特征，如湿热痢疾的大便排泄不爽，淋证的小便滞涩不畅，以及汗出而黏、口黏、口甘和舌苔厚滑黏腻等。二是病程的缠绵性。因湿性黏滞，易阻气机，气不行则湿不化，胶着难解，故湿邪为病，起病隐缓，病程较长，反复发作，或缠绵难愈。如湿温、湿疹、湿痹（着痹）等，皆因其湿邪难除而不易速愈，或反复发作。三是易阻气机。因湿为重浊之邪，故伤人最易留滞于脏腑经络，阻遏气机，使脏腑气机升降失常，经络阻滞不畅。如湿阻胸膈，气机不畅则胸膈满闷；湿阻中焦，脾胃气机升降失常，纳运失司，则脘痞腹胀，食欲减退；湿停下焦，肾与膀胱气机不利，则小腹胀满、小便淋涩不畅等。

4）湿性趋下，易袭阴位：湿邪类水属阴而有趋下之势，故湿邪为病，多易伤及人体下部。如水肿、湿疹、脚气等病以下肢较为多见，故《素问·太阴阳明论》说："伤于湿者，下先受之。"小便浑浊、泄泻、下痢、妇女带下等，多由湿邪下注所致。但易伤人体下部的病邪尚有寒邪，如《灵枢·百病始生》说："清（寒）湿袭虚，病起于下。"

（5）燥邪的性质及致病特点

1）燥性干涩，易伤津液：燥邪为多发于秋季的干燥涩滞之病邪，侵犯人体，最易损耗津液，出现各种干燥、涩滞的症状，如口燥咽干，皮肤干涩，甚则皲裂，毛发不荣，小便短少，大便干结等。《素问·阴阳应象大论》说："燥胜则干。"

2）燥易伤肺：肺为娇脏，喜润而恶燥。肺司呼吸，开窍于鼻，燥邪易从口鼻而入，故最易损伤肺津，从而影响肺气之宣降，甚或燥伤肺络，出现干咳少痰，或痰黏难咯，或痰中带血，甚则喘息胸痛等。由于肺与大肠相表里，肺津耗伤，大肠失润，传导失司，可现大便干涩不畅等症。

（6）火（热）邪的性质及致病特点

1）火热为阳邪，其性燔灼趋上：火热之性燔灼、升腾，故为阳邪。阳邪伤人，发为实热性病证，临床多见高热、恶热、烦渴、汗出、脉洪数等症。火性炎上，火热之邪易侵害人体上部，故火热病证，多发生在人体上部，尤以头面部为多见，如目赤肿痛、咽喉肿痛、口舌生疮糜烂、口苦咽干、牙龈肿痛、头痛眩晕，耳内肿痛或流脓等。

2）火热易扰心神：火性炎上躁扰，故火邪伤人尤易影响心神，轻者心神不宁而心烦、失眠；重者可扰乱心神，出现狂躁不安，或神昏、谵语等症。

3）火热易伤津耗气：火热之邪伤人，因其性燔灼急迫，一是可迫津外泄，使气随津泄而致津亏气耗；二是直接消灼津液，耗伤人体的阴气。故火热之邪致病，临床表现除热象外，往往伴有口渴喜冷饮，咽干舌燥，小便短赤，大便秘结等津伤阴亏的征象。若阳热过盛，大量伤津耗气，还可兼见体倦乏力、少气懒言等气虚症状，重者可致全身津气脱失的虚脱证。

4）火热易生风动血："生风"，指火热之邪侵犯人体，燔灼津液，劫伤肝阴，筋脉失养失润，易引起肝风内动的病症。临床表现为高热神昏、四肢抽搐、两目上视、角弓反张等。"动血"，指火热邪气入于血脉，迫血妄行和损伤血络。轻则血行加速而脉数，甚则可灼伤脉络，迫血妄行，引起各种出血证，如吐血、衄血、便血、尿血、皮肤发斑、妇女月经过多、崩漏等。

5）火邪易致疮痈：火邪入于血分，结聚于局部，燔灼腐肉，易发为痈肿疮疡，以局部红肿热痛为临床特征。

细目二　疠　气

◎ 要点

1. **疠气的概念**　疠气，是一类具有强烈致病性和传染性病邪的统称。又称为"疫毒""疫气""异气""戾气""毒气""乖戾之气"等。明·吴又可《温疫论·原序》说："夫温疫之为病，非风非寒非暑非湿，乃天地间别有一种异气所感。"

疠气可通过空气传染，多从口鼻侵犯人体而致病；也可随饮食污染、蚊虫叮咬、虫兽咬伤、皮肤接触、性接触、血液传播等途径感染而发病。

疠气种类繁多，其所引起的疾病，统称为疫疠，又称疫病、瘟病，或瘟疫病。如时行感冒、痄腮（腮腺炎）、烂喉丹痧（猩红热）、白喉、天花、疫毒痢（中毒性痢疾）、肠伤寒、霍乱、鼠疫、疫黄（急性传染性肝炎）以及流行性出血热、艾滋病（AIDS）、严重急性呼吸道综合征（SARS）、禽流感、甲型 H1N1 流感等，都属感染疠气引起的疫病，实际上包括了现代临床许多传染病和烈性传染病。

2. **疠气的致病特点**

（1）发病急骤，病情危笃　疠气之邪，其性暴戾，其伤人致病大多具有发病急骤，来势凶猛，变化多端，病情险恶的特点，病程中常出现发热、扰神、动血、生风、剧烈吐泻等危重病状。所以说疠气致病病情凶险，死亡率高。

（2）传染性强，易于流行　疠气可通过空气、食物、接触等多种途径伤人致病。无论男女老少，体质强弱，凡触之者，多可发病。且疠气发病，传染性强，可致疫病流行。

（3）一气一病，症状相似　疠气种类不同，所致之病各异。不同的疠气可专门侵犯某脏腑、经络或某一部位而发病。每一种疠气所致之疫病，均有各自的临床特点和传变规律，所谓"一气致一病"，且大都症状相似。例如痄腮，无论男女，大都表现为耳下腮部肿胀等。

细目三　七情内伤

◎ 要点

1. **情志内伤的基本概念**　七情，指喜、怒、忧、思、悲、恐、惊七种正常的情志活动，是人体脏腑生理和精神活动对内外环境变化产生的情志反应，一般不会导致或诱发疾病。

七情内伤，指喜、怒、忧、思、悲、恐、惊等七种引发和诱发疾病的情志活动。过于突然、强烈或持久不解的七情反应，超越了人体生理和心理的适应和调节能力，导致脏腑精气损伤，机能失调，或人体正气虚弱，脏腑精气虚衰，对情志刺激的适应和调节能力低下，引发或诱发疾病时，七情则成为病因，因病从内发而称之为"七情内伤"。

2. **七情与脏腑精气的关系**　情志活动与脏腑精气有着密切的关系。五脏精气是情志活动产生和保持正常的物质基础。外界的各种刺激只有作用于相应的内脏，五脏精气应答，才能表现出不同的情志反应。《素问·天元纪大论》说："人有五脏化五气，以生喜、怒、思、忧、恐。"即心"在志为喜"，肝"在志为怒"，脾"在志为思"，肺"在志为忧"，肾"在志为恐"。如果五脏精气发生病变，就会影响人的情志活动，出现异常的情志反应。如《灵枢·本神》说："肝气虚则恐，实则怒……心气虚则悲，实则笑不休。"

另一方面，外在环境的变化过于强烈，情志过激或持续不解，又可导致五脏精气的失常，气血运行失调，如大喜大惊伤心，大怒郁怒伤肝，过度思虑伤脾，过度悲忧伤肺，过度恐惧伤肾等。

3. 情志内伤的致病特点

（1）直接伤及内脏　七情过激致病，大都直接损伤内脏而导致内伤疾病的发生。《灵枢·百病始生》说："喜怒不节则伤脏。"

1）损伤相应之脏：七情过激损伤相应之脏。即心在志为喜，过喜则伤心；肝在志为怒，过怒则伤肝；脾在志为思，过度思虑则伤脾；肺在志为悲为忧，悲忧过度则伤肺；肾在志为恐，过恐则伤肾。

2）影响心神：心主神志，七情皆从心而发，故七情内伤均可作用于心神，导致心神不宁，甚至精神失常。如《灵枢·本神》说："是故怵惕思虑者则伤神……喜乐者，神惮散而不藏；愁忧者，气闭塞而不行；盛怒者，迷惑而不治；恐惧者，神荡惮而不收。"《素问·举痛论》也说："惊则心无所倚，神无所归"，"思则心有所存，神有所归"。说明不仅喜乐过度可伤心，致使精神涣散，神志失常，而且怵惕思虑、盛怒、恐惧、大惊等情志太过都可伤及心神。七情发于心而应于五脏。无论何种情志致病，均可影响心神和损伤相应的脏腑。对此《类经·疾病类·情志九气》解释说："情志之伤，虽五脏各有所属，然求其所由，则无不从心而发。"又说："心为五脏六腑之大主，而总统魂魄，兼赅志意。故忧动于心则肺应，思动于心则脾应，怒动于心则肝应，恐动于心则肾应，此所以五志惟心所使也。"《灵枢·口问》也说："心者，五脏六腑之大主也……故悲哀愁忧则心动，心动则五脏六腑皆摇。"

3）数情交织，易伤心肝脾：七情伤脏，既可单一情志伤人，又可两种以上情志交织伤人。由于心肝脾三脏在人体生理和情志活动中发挥着重要作用，故情志内伤，最易损伤心肝脾三脏。

4）易损伤潜病之脏腑：潜病，是指已经存在但无明显临床表现的病证。潜病之脏腑是指潜病所在的脏腑。潜病之脏腑因其正气已虚，即是情志易伤之所，故七情内伤易于损伤潜病之脏腑。例如曾患胸痹、飧泄、头痛等病证的患者，若遭遇情志刺激，最易导致潜病发作或反复发作。

（2）影响脏腑气机　情志内伤影响脏腑之气的运行，导致脏腑气机升降失常而出现相应的临床表现。故《素问·举痛论》说："百病生于气也，怒则气上，喜则气缓，悲则气消，恐则气下……惊则气乱……思则气结。"

怒则气上：指大怒致使肝气上逆，甚则血随气逆的病机变化。临床主要表现为：头胀头痛，面红目赤，急躁易怒；血随气逆则呕血，甚则昏厥卒倒；若肝气横逆犯脾，可兼见腹痛、腹泻等症。《素问·生气通天论》说："大怒则形气绝，而血菀于上，使人薄厥。"《素问·举痛论》说："怒则气逆，甚则呕血及飧泄。"

喜则气缓：指过度喜乐，致使心气涣散或心神惮散的病机变化。轻者可见心悸失眠、少气无力、精神不集中等；重者神志失常、狂乱，或见心气暴脱而大汗淋漓、气息微弱、脉微欲绝等。如《素问·阴阳应象人论》说："暴喜伤阳。"《灵枢·本神》又说："喜乐者，神惮散而不藏。"

悲则气消：指过度悲忧，导致肺气耗伤或宣降失常的病机变化。临床常见意志消沉、精神不振、气短胸闷、乏力懒言等症。《素问·举痛论》说："悲则心系急，肺布叶举，而上焦不通，荣卫不散，热气在中，故气消矣。"

恐则气下：指过度恐惧，致使肾气失固，气陷于下的病机变化。临床可见二便失禁，遗精、滑精、骨痿等症。《灵枢·本神》说："恐惧而不解则伤精，精伤则骨痠痿厥，精时自下。"

惊则气乱：指猝然受惊，导致心神不定，气机逆乱的病机变化。临床可见惊悸不安，慌乱失措，甚则神志错乱。《素问·举痛论》说：

"惊则心无所倚，神无所归，虑无所定，故气乱矣。"

思则气结：指过度思虑，导致心脾气机郁滞，运化失职的病机变化。临床可见心悸、失眠、多梦、精神萎靡及倦怠乏力、食少、腹胀、便溏等症状。《素问·举痛论》说："思则心有所存，神有所归，正气留而不行，故气结矣。"

（3）多发为情志病 情志病，系指发病与情志刺激有关或具有情志异常表现的病证。包括：①因情志刺激而发的病证，如郁证、癫、狂等。②因情志刺激而诱发的病证，如胸痹、真心痛、眩晕、胃脘疼痛等。③其他原因所致但具有情志异常表现的病证，如消渴、恶性肿瘤、慢性肝胆疾病等，大都有异常的情志表现，并且其病情也随其情绪变化而有相应的变化。

（4）影响病情变化 七情变化对病情具有两方面的影响：一是有利于疾病康复。良性的或积极乐观的情绪，有利于病情的好转乃至痊愈。二是诱发疾病发作或加重病情。消极悲观的情绪，或七情强烈波动，可诱发疾病发作或使病情加重、恶化。

细目四　饮食失宜

◎ 要点

1. 饮食不节 即饮食失于节制。如过饥过饱，或饥饱无常，均可影响健康，导致疾病发生。

（1）过饥 指摄食不足，如饥而不得食，或有意识限制饮食，或因脾胃机能虚弱而纳少，或因七情强烈波动而不思饮食，或不能按时饮食等。过饥，一方面因气血亏虚而脏腑组织失养，机能衰退，全身虚弱；另一方面因正气不足，抗病力弱，易感邪而发病。

（2）过饱 即饮食过量，或暴饮暴食，或中气虚弱而强食，以致脾胃难以运化而致病。轻则饮食积滞不化，以致"宿食"内停，可见脘腹胀满疼痛，嗳腐泛酸，呕吐、泄泻、厌食等。重则

食滞日久，可至脾胃大伤，或可聚湿、化热、生痰而变生他病。

2. 饮食偏嗜 指过于喜食某种性味的食物或专食某些食物。包括饮食偏寒偏热，偏嗜五味，或食类偏嗜等。

（1）寒热偏嗜 良好的饮食习惯要求寒温适中。若过于偏嗜寒热饮食，可导致人体阴阳失调而发生某些病变。如偏食生冷寒凉之品日久，则易损伤脾胃阳气，导致寒湿内生；如偏嗜辛温燥热饮食日久，则易致肠胃积热等。

（2）五味偏嗜 指长期嗜食酸、苦、甘、辛、咸不同味道的饮食物。五味各入五脏，如果长期嗜好某种性味的食物，就会导致该脏的脏气偏盛，机能失调而发生多种病变。故《素问·至真要大论》又说："久而增气，物化之常也。气增日久，夭之由也。"

（3）食类偏嗜 指偏食某种或某类食品，或厌恶某类食物而不食等，久之也可成为导致某些疾病发生的原因。如过食肥甘厚味，可聚湿生痰、化热，易致肥胖、眩晕、中风、胸痹、消渴等病变。若嗜酒成癖，久易聚湿、生痰、化热而致病，甚至变生癥积。

3. 饮食不洁 指因食用不清洁、不卫生或陈腐变质或有毒的食物而成为致病因素。饮食不洁所致病变以胃肠病为主。如进食腐败变质食物，则胃肠机能紊乱，出现脘腹疼痛、恶心呕吐、肠鸣腹泻等。如进食或误食被毒物污染或有毒性的食物，则会发生食物中毒，轻则脘腹疼痛，呕吐腹泻；重则毒气攻心，神志昏迷，危及生命。

细目五　劳逸失度

◎ 要点

1. 过度劳累 包括劳力过度、劳神过度和房劳过度。

（1）劳力过度 即过度劳伤形体而积劳成疾，或是病后体虚，勉强劳作而致病。其病变特

点主要表现在两个方面：一是过度劳力而耗气，出现少气懒言，体倦神疲，喘息汗出等。《素问·举痛论》说："劳则气耗。"二是劳伤筋骨。长时间用力太过，则致形体组织损伤，久而积劳成疾。《素问·宣明五气》说："久立伤骨，久行伤筋。"

（2）劳神过度　即长期思虑劳神而积劳成疾。长思久虑，暗耗心血，损伤脾气，以致心神失养而心悸、健忘、失眠、多梦和脾失健运而纳少、腹胀、便溏、消瘦等。

（3）房劳过度　即房事太过，或手淫恶习，或妇女早孕多育等，以致耗伤肾精肾气而致病。常见腰膝酸软、眩晕耳鸣、精神萎靡、性功能减退、早衰等。

2. **过度安逸**　包括体力过逸和脑力过逸。其致病特点主要表现在三个方面：一是安逸少动，气机不畅。若长期运动减少，则人体气机失于畅达，可致脾胃等脏腑机能活动呆滞不振，出现食少、胸闷、腹胀、肌肉软弱或发胖臃肿等。久则进一步影响血液运行和津液代谢，导致气滞血瘀、水湿痰饮内生等。二是阳气不振，正气虚弱。过度安逸，或长期卧床则阳气失于振奋，以致脏腑经络机能减退，体质虚弱，正气不足，抗病力下降等。常见动则心悸、气喘汗出等，或易感外邪致病。《素问·宣明五气》说："久卧伤气，久坐伤肉。"三是长期用脑过少，加之阳气不振，可致神气衰弱，常见精神萎靡、健忘、反应迟钝等。

细目六　痰　饮

◎ **要点**

1. **痰饮的概念**　痰饮是人体水液代谢障碍所形成的病理产物，一般以较稠浊者称为痰，清稀者称为饮。痰分为有形之痰和无形之痰。有形之痰，指视之可见，闻之有声的痰液，如咳嗽吐痰、喉中痰鸣等，或指触之有形的痰核等。无形之痰，是指只见其征象，不见其形质，但从痰治

疗有效，从而推测其病因为痰。如眩晕、癫狂等，是无形之痰在作祟。饮则流动性较大，可留积于人体脏器组织的间隙或疏松部位。因其停留的部位不同而表现各异。如《金匮要略·痰饮咳嗽病脉证并治》的"痰饮""悬饮""溢饮""支饮"等。

2. **痰饮的形成**　多因外感六淫，或七情内伤，或饮食不节等，以致脏腑机能失调，气化不利，水液代谢障碍，津液停聚而形成。由于肺、脾、肾、肝及三焦等对水液代谢起着重要作用，故痰饮的形成，多与肺、脾、肾、肝及三焦的机能失常密切相关。

3. **痰饮的致病特点**　痰饮一旦产生，可随气流行，外而经络、肌肤、筋骨，内而脏腑，无处不到，易导致各种不同的病变。

（1）阻滞气血运行　痰饮通常称为有形实邪，其随气流行，或停滞于经脉，或留滞于脏腑。若流注经络，可致经络阻滞，气血运行不畅，出现肢体麻木、屈伸不利，甚则半身不遂等。若结于局部，可形成瘰疬痰核、阴疽流注等。若留滞于脏腑，可致脏腑气机失常。如肺失宣降而胸闷气喘、咳嗽吐痰等；胃失和降而恶心呕吐等；痹阻心脉而胸闷心痛等；痰结咽喉形成"梅核气"等。

（2）影响水液代谢　痰饮本为水液代谢障碍所形成的病理产物，但痰饮形成之后又可作为致病因素反过来作用于机体，进一步影响肺、脾、肾等脏腑的机能活动而加重水液代谢失常。如痰湿困脾，脾气不升，可致水湿不运；痰饮阻肺，肺失宣降，可致水液不布；痰饮停滞下焦，影响肾气的蒸化，可致水液停蓄。

（3）易于蒙蔽心神　痰饮致病，随气上逆，易于蒙蔽清窍，扰乱心神，致使心神活动失常，出现头晕目眩、精神不振等；或者痰浊上犯，与风、火相合，尤易扰乱神明，出现神昏谵妄，甚引起癫、狂、痫等疾病。

（4）致病广泛，变幻多端　由于痰饮随气流行，内可五脏六腑，外可四肢百骸、肌肤腠理。

故其致病面广，发病部位不一，且又易于兼邪致病，因而痰饮所形成的病证繁多，症状表现十分复杂，故有"百病多由痰作祟"之说。且痰饮停滞体内，还可夹风、夹热、化寒，化火，化燥；即可上犯清窍，也可下注足膝，且病势缠绵，病程较长。

细目七 瘀 血

◎ 要点

1. 瘀血的概念 瘀血是指体内因血行滞缓或血液停积而形成的病理产物，又称"恶血""衃血""蓄血""败血""污血"等。瘀血既是病理产物，又是具有致病作用的"死血"。"瘀血"与"血瘀"的概念不同，血瘀是指血液运行不畅或血液瘀滞不通的病理状态，属于病机学概念；瘀血是指具有致病性的病理产物，属于病因学概念。

2. 瘀血的形成 凡是影响血液正常运行，引起血液运行不畅，或致血离经脉而瘀积的内外因素，均可导致瘀血。

（1）血出致瘀 各种外伤，如跌打损伤、金刃所伤、手术创伤等，致血脉损伤而出血；或其他原因，如脾不统血、肝不藏血、热灼脉络而致出血以及妇女经行不畅、流产等，其所出之血未能排出或及时消散，留积于体内则成瘀血。

（2）血行不畅致瘀 凡是影响血液正常运行，使血液运行不畅的各种因素，均可致瘀血。如气滞致瘀、因虚致瘀（气虚而推动无力、阳虚而脉道失于温通、阴虚而脉道失于柔润、津液亏虚而无以充养血脉等）、血寒致瘀（寒邪入于血脉则血液凝涩而运行不畅）、血热致瘀（火热邪气入舍于血，血热互结，煎灼血中津液，血液黏稠而不畅）等。

3. 瘀血的致病特点

（1）易于阻滞气机 瘀血一旦形成，必然影响和加重气机郁滞，即所谓"血瘀则气滞"。且

气机郁滞，又可引起局部或全身的血液运行不畅。出现局部青紫、肿胀、疼痛等症。

（2）影响血脉运行 瘀血形成之后，无论其瘀滞于脉内，还是留积于脉外，均可导致局部或全身的血液运行失常。如瘀血阻滞于心，心脉痹阻，气血运行不畅，可致胸痹心痛；瘀血阻滞于脉道，损伤脉络，血逸脉外，可致出血，血色紫黯有块等。

（3）影响新血生成 瘀血为病理性产物，不仅已失去其对机体的濡养滋润作用，且因其阻滞于体内，尤其是瘀血日久不散，还可严重地影响气血的运行，脏腑机能失常，生机受阻，影响新血的生成。因而有"瘀血不去，新血不生"之说。故久瘀之人，常可表现出肌肤甲错、毛发不荣等失于濡养的临床特征。

（4）病位固定，病证繁多 瘀血一旦停滞于某脏腑组织，多难于及时消散，故其致病又具有病位相对固定的特征，如局部刺痛、固定不移，或肿块形成等。而且，因瘀血阻滞的部位不同、形成原因各异、兼邪不同，其病理表现也就不同。如瘀阻于心，血行不畅则胸闷心痛；瘀阻于肺，则宣降失调，或致脉络破损，可见胸痛、气促、咯血；瘀阻胞宫，经行不畅，可见痛经、闭经、经色紫黯有块；瘀阻于肢体肌肤，可见局部肿痛青紫；所以说瘀血致病，病证繁多。

4. 瘀血致病的症状特点 瘀血致病，症状错综繁多，其主要病症特点如下：①疼痛：多为刺痛，痛处固定不移，拒按，夜间痛甚。②肿块：瘀血积于皮下或体内则可见肿块，肿块部位固定。③出血：因瘀血阻滞，损伤血络，血逸脉外而见出血色紫黯，或夹有瘀血块。④色紫黯：一是面色紫黯，口唇、爪甲青紫等；二是舌质紫黯，或舌有瘀斑、瘀点等。⑤可出现肌肤甲错，脉涩或脉结代等。

第十三单元 发 病

发病，是机体处于病邪的损害与正气的抗损害的相搏交争过程。《灵枢·根结》有"正邪相搏"记载。

《内经》提出了"两虚相得"和"外内合邪"的发病观，如《灵枢·百病始生》说："卒然逢疾风暴雨而不病者，盖无虚，故邪不能独伤人。此必因虚邪之风，与其身形，两虚相得，乃客其形。"《素问·咳论》则指出，先有脏腑损伤，内疾产生，若再有外邪侵袭，则"外内合邪因而客之"，导致疾病发生。

细目一 发病的基本原理

◎ 要点

1. 正气与邪气的概念

（1）正气的基本概念 正气，相对"邪气"而言，指人体内具有抗病、驱邪、调节、修复等作用的一类细微物质。正气含有阴气、阳气两部分：阴气有凉润、宁静、抑制、沉降等作用和运动趋向，阳气有温煦、推动、兴奋、升发等作用和运动趋向。阴气能抵抗阳邪的侵袭，并能抑制、祛除阳邪，阻止阳热病证的发展以使病情向愈；阳气能抵抗阴邪的入侵，并能制约、祛除阴邪，阻止阴寒病证的传变并使之康复。阳虚体质者，易引致寒邪的侵袭；阴虚体质者，易引致热邪的伤害。

正气的防御作用主要表现为：①抵御外邪：正气强盛，抗邪有力，则病邪难以入侵，故不发病，或虽邪气已经进入，但正气盛，能及时抑制或消除邪气的致病力，亦不发病。②祛除病邪：正气强盛，可祛除入侵病邪，或阻止邪气的深入，致病较轻浅，预后良好。③修复调节：正气对邪气侵入而导致的机体阴阳失调、脏腑组织损伤、精血津液亏耗及生理机能失常，有调节、修

复的作用，可使疾病向愈。④维持脏腑经络机能的协调，防止痰饮、瘀血、结石等病理产物以及内风、内寒、内湿、内燥、内火等内生五"邪"的产生。

（2）邪气的基本概念 邪气，泛指各种致病因素，简称为"邪"。包括由外而入或由体内产生的各种具有致病作用的因素。如六淫、疠气、外伤、虫兽伤、寄生虫、七情内伤、饮食失宜、痰饮、瘀血、结石等。

《素问·调经论》根据病邪来源不同，用阳邪与阴邪区分外感和内伤两类病邪："夫邪之生也，或生于阴，或生于阳。其生于阳者，得之风雨寒暑；其生于阴者，得之饮食居处，阴阳喜怒。"《素问·八正神明论》将邪气分为"虚邪"与"正邪"，《灵枢·刺节真邪》称为"虚风"和"正风"，指出四时不正之气（如六淫、疠气）乘虚侵人，致病较重者，为虚邪或虚风；四时之正气（六气）因人体一时之虚而侵人，致病轻浅者，称为正邪或正风。

邪气对机体的损害作用主要体现为：①导致生理机能失常：邪气侵人发病，可导致机体的阴阳失调，脏腑经络等组织器官的机能紊乱，气血精津液的代谢失常。②造成脏腑组织的形质损害：邪气作用于人体，可对机体的皮肉筋骨、脏腑经络等组织器官造成不同程度的损伤，或致气血精津液等物质的亏耗而为病。③改变体质类型：邪气侵人，还能改变个体的体质特征，进而影响其对疾病的易罹倾向。如阴邪致病，损伤阳气，久之可使体质由原型转变为阳虚体质，使之易感阴寒之邪；阳邪致病，易伤阴气，可使体质转化为阴虚体质，使之易感阳热之邪。

2. 正气不足是疾病发生的基础 《素问遗篇·刺法论》说："正气存内，邪不可干。"《素问·评热病论》说："邪之所凑，其气必虚。"正

气在发病中起主导作用。主要体现在以下几个方面：

（1）正虚感邪而发病　正气不足，抗邪无力，外邪乘虚而入，疾病因之发生。如《灵枢·百病始生》说："卒然逢疾风暴雨而不病者，盖无虚，故邪不能独伤人。此必因虚邪之风，与其身形，两虚相得，乃客其形。"

（2）正虚生邪而发病　正气不足，调节脏腑经络机能活动的能力下降，易致脏腑机能紊乱，精气血津液的代谢失常，可"内生五邪"而发病；或导致病理产物的积聚而引起新的病变。如《灵枢·口问》说："故邪之所在，皆为不足。"

（3）正气强弱可决定发病的证候性质　邪气侵人，若正气充盛，奋起抗邪，邪正相搏剧烈，多表现为实证；正气不足，脏腑机能减退，气血精津液亏损，多表现为虚证或虚实夹杂证。若正气虚衰，不能敌邪，邪气易于深入内脏，为病多重。

3. 邪气是发病的重要条件　邪气在发病中的作用主要有：

（1）邪气是疾病发生的原因　一般说来，没有邪气侵袭，人体不会发病。

（2）影响发病的性质、类型和特点　不同的邪气作用于人体，表现出不同的发病特点、证候类型。如六淫邪气致病，发病急，病程较短，初起多有卫表证候，证属风、寒、暑、湿、燥、火。七情内伤，发病多缓慢，病程较长，多直接伤及内脏，或致气机紊乱、气血失调产生病变。

（3）影响病情和病位　邪气的性质、感邪的轻重、邪所中的部位与发病时病情的轻重有关。

（4）某些情况下主导疾病的发生　在邪气的毒力和致病力特别强，超越人体正气抗御能力和调节范围时，邪气对疾病的发生起着决定性的作用。如疠气、高温、高压、电流、枪弹伤、虫兽伤等，即使正气强盛，也难免被损伤而产生病变。

4. 邪正相搏的胜负与发病　邪气伤人，必然引起邪正相争，而邪正相争的胜负，不仅关系着疾病的发生，还关系疾病全过程病变的发展、变化与转归。就发病而言，邪气伤人，若正胜邪却则不发病。即病邪伤人之初，由于机体正气充足，正气驱邪外出，正胜邪却，机体不被邪气所侵害，可不发病。

邪胜正负则发病。即邪气伤人之后，正虚抗邪无力，邪气得以深入，则引起疾病发生。而且发病后，邪正相争的状态还决定其证候类型、病变性质、病情轻重。如正盛邪实，多形成实证；正虚邪衰，多形成虚证；正虚邪盛，多形成较为复杂的虚实夹杂证。感受阳邪，易形成实热证；感受阴邪，易形成实寒证或寒湿证。感邪轻或正气强，病位多轻浅；感邪重或正气弱，病位常较深重。

细目二　影响发病的主要因素

◎ 要点

1. 环境与发病　环境，指与人类生存密切相关的自然环境与社会环境而言，主要包括气候变化、地域因素、生活工作环境、社会环境等。这些因素均可形成病邪或导致正气不足而影响发病。

2. 体质与发病　不同的体质，在发病中可①决定发病倾向，如体质虚弱，则易感邪发病，且发病后易形成虚实夹杂证。②决定对某种病邪的易感性，如阳虚之体，每易感受寒邪；阴虚之质，每易感受热邪等。③决定某些疾病发生的证候类型，如感湿邪，阳盛之体易热化形成湿热病变；阳虚者则易寒化为寒湿病变等。

3. 精神状态与发病　精神状态能影响内环境的协调平衡，故能影响发病。精神状态好，情志舒畅，气机通畅，气血调和，脏腑机能协调，则正气强盛，邪气难以入侵，或虽受邪也易祛除。

细目三　发病类型

◎ 要点

1. 感邪即发　又称为卒发、顿发，即感邪后立即发病。多见于：①新感外邪较盛。如感受风寒、风热、温热、暑热、温毒邪气，邪气较盛时，多感邪即发。②情志剧变。剧烈的情绪变化，如暴怒、过度悲伤均可致气机逆乱，气血失调，脏腑机能障碍而顷刻发病。③毒物所伤。误服有毒食品，药物中毒、吸入有毒的秽浊之气，可使人中毒而迅速发病。④外伤。无论何种外伤，伤人后立即发病。⑤感受疠气。由于其性毒烈，致病力强，来势凶猛，感邪后多呈暴发。

2. **徐发** 又称为缓发，指感邪后缓慢发病。徐发与致病因素的种类、性质，以及体质因素等密切相关。徐发多见于内伤邪气致病，如思虑过度、房室不节、忧愁不解、嗜酒成癖，引起机体渐进性病理改变，不断积累，而逐渐出现临床症状。在外感病邪中，如感受湿邪，其性黏滞重浊，起病多缓慢。正气不足之人，若感邪较轻，正气抗邪缓慢，亦可见到徐发。

3. **伏而后发** 即指感受邪气后，并不立即发病，病邪在机体内潜伏一段时间，或在诱因的作用下，过时而发病。这种发病形式多见于外感性疾病和某些外伤。外感性疾病多见于感受温热邪气所形成的"伏气温病"等。外伤所致的肌肤破损，经过一段时间后，发为破伤风、狂犬病等，亦属伏而后发。伏邪发病时，病情一般较重且多变。

4. **继发** 指在原发疾病的基础上，继发新的疾病。其特点是新的疾病与原发病在病理上有密切联系。如肝阳上亢所致的中风，小儿食积而致的疳积等。

5. **合病与并病** 合病之说，首见于《伤寒论》。指外感病初起时两经同时受邪而发病。如太阳与少阳合病，太阳与阳明合病等。并病，指一经病证未罢又出现另一经病证的发病特点。也可指具体疾病的病后增病，即可视为并发病证。如胃脘痛并发大量出血、腹痛厥脱、反胃等。

6. **复发** 指疾病初愈或慢性疾病的缓解阶段，在某些诱因的作用下，引起疾病再度发作或反复发作的一种发病形式。引起复发的机理是余邪未尽，正气未复，或慢性病变宿根未除，均可在诱因的作用下而引起复发。

（1）复发的基本特点 ①原病基本病症特点再度出现，但又不是原有病理过程的完全重现，大多比原病更复杂，病情更重。②复发的次数愈多，其宿根难除，大多反复发作，且容易留下后遗症。③大多有诱因。

（2）复发的诱因 ①外感致复：疾病初愈，邪气未尽，正气未复，或宿根未除，抗病力低下，易外感邪气而复发。②食复：因饮食失宜而致疾病复发。③劳复：因形神过劳，或早犯房事而致疾病复发。④药复：因病后滥用补剂，或药物调理失当而致疾病复发。⑤情志致复：因情志失调引起疾病复发。⑥某些气候因素、地域因素也可成为复发的诱因。

第十四单元 病 机

病机，即疾病发生、发展与变化的规律和机理。

《素问·至真要大论》总结归纳了脏腑病机和六气病机，被后世称为"病机十九条"："诸风掉眩，皆属于肝。诸寒收引，皆属于肾。诸气膹郁，皆属于肺。诸湿肿满，皆属于脾。诸热瞀瘛，皆属于火。诸痛痒疮，皆属于心。诸厥固泄，皆属于下。诸痿喘呕，皆属于上。诸禁鼓栗，如丧神守，皆属于火。诸痉项强，皆属于湿。诸逆冲上，皆属于火。诸胀腹大，皆属于热。诸躁狂越，皆属于火。诸暴强直，皆属于风。诸病有声，鼓之如鼓，皆属于热。诸病胕肿，疼酸惊骇，皆属于火。诸转反戾，水液浑浊，皆属于热。诸病水液，澄澈清冷，皆属于寒。诸呕吐酸，暴注下迫，皆属于热。"

细目一　邪正盛衰

◎ 要点

1. 邪正盛衰与虚实变化

（1）虚实病机　《素问·通评虚实论》说："邪气盛则实，精气夺则虚。"

实，指以邪气亢盛为主，而正气未衰，正邪激烈相争，临床上出现一系列以太过、亢奋、有余为特征的一种病理变化。常见壮热、狂躁、声高气粗、腹痛拒按、二便不通、脉实有力、舌苔厚腻等。常见于外感六淫和疠气致病的初期和中期，或由于湿、痰、水饮、食积、气滞、瘀血等引起的内伤病变。

虚，指以正气虚损为主，而邪气已退或不明显，正邪难以激烈相争，出现一系列以虚弱、衰退和不足为特征的一种病理变化。常见神疲体倦、面色无华、气短、自汗、盗汗，或五心烦热，或畏寒肢冷、脉虚无力等。多见于素体虚弱，精气不充；或外感病的后期，以及各种慢性病证日久，耗伤人体的精血津液；或因暴病吐利、大汗、亡血等致使正气脱失的病变。

（2）虚实变化

1）虚实错杂：①虚中夹实：即以正虚为主，又兼有实邪为患的病理变化。如脾虚湿滞病变，即是由于脾气亏损，运化无力，而致湿自内生，阻滞中焦所致。临床上既有脾气虚弱的神疲肢倦、食少、食后腹胀、大便稀等症状，又兼见湿滞的口黏、舌苔厚腻等。②实中夹虚：即以邪实为主，又兼有正气虚损的病理变化。如外感热病发展过程中，由于热邪耗伤津液，可形成邪热炽盛兼津液损伤之证。临床表现既有高热气粗、心烦不安、面红目赤、尿赤便秘、苔黄脉数等实热，又兼见口渴引饮、舌燥少津等津液不足之症。

2）虚实真假：①真实假虚：指病机的本质为"实"，但表现出"虚"的假象。大多是因邪气过盛，结聚体内，阻滞经络，气血不能外达所致，故真实假虚又称为"大实有羸状"。如因瘀血内阻而出现的妇女崩漏下血，热结肠胃而见泻下稀水臭秽的"热结旁流"等。②真虚假实：是指病机的本质为"虚"，但表现出"实"的假象。大多是因正气虚弱，脏腑经络之气不足，推动无力所致，故真虚假实证又称为"至虚有盛候"。如脾气虚弱，运化无力之食少脘腹胀满；气血亏损，血海空虚之女子经闭等。

2. 邪正盛衰与疾病转归

（1）正胜邪退　指在疾病过程中，正气渐复并趋强盛，而邪气渐趋衰减，疾病向好转和痊愈方向发展的一种病理变化。多是因为患者的正气较盛，抗邪能力较强，或因为邪气较弱，或因治疗及时、正确，疾病可以较快地趋于好转、痊愈。

（2）邪去正虚　指在疾病过程中，正气抗御邪气，邪气退却而正气大伤的病理变化。多因邪气亢盛，正气耗伤较重；或正气素虚，感邪后重伤正气；或攻邪猛烈，正气大伤所致。此时的病机特点是邪气已退，对机体的损害作用也已消失，但正气被消耗的状况尚有待恢复。邪去正虚多见于重病的恢复期，其最终的转归一般仍然是趋向好转、痊愈。

（3）邪胜正衰　指在疾病过程中，邪气亢盛，正气渐弱，机体抗邪无力，疾病趋于恶化、危重，甚至向死亡方面转归的一种病理变化。多是由于机体的正气大虚，或邪气过盛，或失于治疗，或治疗不当，以致机体正气不能制止邪气的致病性，病情因而趋向恶化和加剧。

（4）邪正相持　指在疾病过程中，机体正气不甚虚弱，而邪气亦不亢盛，则邪正双方势均力敌，相持不下，病势处于迁延状态的一种病理变化。此时，由于正气不能完全祛邪外出，邪气可以稽留于一定的部位，病邪既不能消散，亦不能深入，又称为"邪留"或"邪结"。一般说来，邪气留结之处，即是邪正相搏病理表现明显之所。疾病则随邪留部位的不同而有不同的临床表现。

（5）正虚邪恋　指在疾病过程中，正气大虚，余邪未尽，或邪气深伏伤正，正气无力祛除病邪，致使疾病处于缠绵难愈的病理变化。一般多见于疾病后期，且是多种疾病由急性转为慢性，或慢性病久治不愈，或遗留某些后遗症的主要原因之一。

细目二　阴阳失调

◎ 要点

1. 阴阳偏盛　指人体在邪正斗争及其盛衰变化中，阴或阳一方病理性亢盛的病变，属于"邪气盛则实"的实性病机。

（1）阳偏盛　即是阳盛，指机体在疾病过程中所出现的一种阳气病理性偏盛、机能亢奋、机体反应性增强、热量过剩的病理变化。一般的说，其病机特点多表现为阳盛而阴未虚的实热病变。形成阳偏胜的原因，多由于感受温热阳邪，或阴邪从阳化热；也可由于情志内伤，五志过极而化火；或气滞、血瘀、食积等郁而化热所致。阳气病理性亢盛，多以热、动、燥为其特点，故常见壮热、烦渴、面红、目赤、尿黄、便干、苔黄、脉数等症。阳气亢盛，必然消灼津液和阴气。所以说"阳胜则阴病"。阳盛之初，对津液和阴气的损伤一般不明显，因而表现为实热病变。如果病情发展，阳气亢盛且明显耗伤机体津液和阴气，病变可从实热转化为实热兼津亏阴虚；若致阴气大伤，则病由实转虚而发展为虚热性病变。

（2）阴偏盛　即是阴盛，指机体在疾病过程中所出现的一种阴气病理性偏盛、机能抑制、热量耗伤过多的病理变化。一般的说，其病机特点多表现为阴盛而阳未虚的实寒病变。形成阴偏胜的主要原因，多由于感受寒湿阴邪，或过食生冷，寒邪中阻等。阴气过盛，多以寒、静、湿为

其特点，如形寒、肢冷、蜷卧、舌淡而润、脉迟等。阴气过盛，必然损伤阳气，所以说"阴胜则阳病"。故在阴偏胜时，常同时伴有程度不同的阳气不足。若阳气损伤较重，可发展为虚寒性病变。

2. 阴阳偏衰　指人体在疾病过程中，阴或阳一方虚衰不足的病变，属于"精气夺则虚"的虚性病机。

（1）阳偏衰　即是阳虚，指机体阳气虚损，温煦、推动、兴奋等作用减退，出现机能减退或衰弱，代谢减缓，产热不足的病理变化。一般而言，其病机特点多表现为阳气不足，阳不制阴，阴气相对偏亢的虚寒证。

阳偏衰的形成，多因先天禀赋不足，或后天失养，或劳倦内伤，或久病损伤阳气所致。阳偏衰虽也可见到面色㿠白、畏寒肢冷、脘腹冷痛、舌淡、脉迟等寒象，但还有喜静蜷卧、脉微细等虚象。所以，阳虚则寒与阴胜则寒，不仅在病机上有区别，而且在临床表现方面也有不同：前者是虚而有寒；后者是以寒为主，虚象不明显。

阳气不足可发于五脏六腑，如心阳、脾阳和肾阳等，皆可出现虚衰病变，但一般以肾阳虚衰最为重要。肾阳为人身诸阳之本，所以肾阳虚衰在阳气偏衰的病机中占有极其重要的地位。

（2）阴偏衰　即阴虚，指机体阴气不足，凉润、宁静、抑制等作用减退，出现代谢相对增快，机能虚性亢奋，产热相对增多的病理变化。一般的说，其病机特点多表现为阴气不足，阴不制阳，阳气相对偏盛的虚热证。

阴偏衰的形成，多因阳邪伤阴，或因五志过极，化火伤阴，或因久病伤阴所致。阴气虚衰，主要表现为凉润、抑制与宁静的作用减退，阴不能制约阳，阳气相对偏亢，从而形成阴虚内热、阴虚火旺和阴虚阳亢等多种病变，表现出虚热及虚性亢奋的症状，如低热、五心烦热、骨蒸潮热、面红升火、消瘦、盗汗、舌红少苔、脉细数等，即所谓"阴虚则热"。阴虚则热与阳胜则热的病机不同，其临床表现也有所区别：前者是虚

而有热；后者是以热为主，虚象并不明显。

阴气不足可见于五脏六腑，如肺阴、脾阴、胃阴、心阴、肝阴和肾阴皆可发生亏虚的病变，但一般以肾阴亏虚为主。肾阴为人身诸阴之本，所以肾阴不足在阴偏衰的病机中占有极其重要的地位。

3. 阴阳互损 指在阴或阳任何一方虚损的前提下，病变发展损及另一方，形成阴阳两虚的病机。

（1）**阴损及阳** 指由于阴气亏损日久，以致阳气生化不足，形成以阴虚为主的阴阳两虚病理。如肝肾阴虚，水不涵木，阴不制阳的肝阳上亢，随着病变发展，可进一步损及阳气，可继而出现畏寒、肢冷、面白，脉沉细等阳虚征象。

（2）**阳损及阴** 指由于阳气虚损日久，以致阴气化生不足，形成以阳虚为主的阴阳两虚病理。如肾阳亏虚之水肿，其病机主要为阳气不足，温煦、推动作用减退，水液停聚所致。但其病变发展，则又可因阳气不足而导致阴气化生无源而阴虚，出现日益消瘦，烦躁升火，甚至阴虚风动而抽搐等。

4. 阴阳格拒 指在阴阳偏盛至极的基础上，阴阳双方相互排斥而出现寒热真假病变的一类病机。

（1）**阴盛格阳** 指阴气偏盛至极，壅闭于里，寒盛于内，逼迫阳气浮越于外的一种病理变化。寒盛于内是疾病的本质，由于排斥阳气于外，可在原有面色苍白、四肢逆冷、精神萎靡、畏寒蜷卧、脉微欲绝等寒盛于内表现的基础上，又出现面红、烦热、口渴、脉大无根等假热之象，故称为真寒假热证。

（2）**阳盛格阴** 指阳气偏盛至极，深伏于里，热盛于内，格阴于外的一种病理变化。热盛于内是疾病的本质，但由于格阴于外，可在原有壮热、面红、气粗、烦躁、舌红、脉数大有力等热盛于内表现的基础上，又现四肢厥冷、脉象沉伏等假寒之象，故称为真热假寒证。

5. 阴阳亡失 指机体的阴气或阳气突然大量地脱失，导致生命垂危的一种病理变化。

（1）**亡阳** 指机体的阳气突然大量脱失，而致全身机能严重衰竭的一种病理变化。多因邪气过盛，正不敌邪，阳气突然脱失所致；也可因汗出过多，或吐泻太过，气随津泄，阳气外脱；或由于素体阳虚，劳伤过度，阳气消耗过多所致；亦可因慢性疾病，长期大量耗散阳气所致。阳气暴脱，多见冷汗淋漓、面色苍白、四肢逆冷、精神萎靡、脉微欲绝等生命垂危的临床征象。

（2）**亡阴** 指由于机体阴气发生突然大量消耗或丢失，而致全身机能严重衰竭的一种病理变化。亡阴多由于热邪炽盛，或邪热久留，大量伤耗阴气，煎灼津液，或逼迫津液大量外泄而为汗，以致阴气随之大量消耗而突然脱失；也可由于长期大量耗损津液和阴气，日久导致亡阴者。阴气脱失，多见手足虽温而大汗不止、烦躁不安、心悸气喘、体倦无力、脉数疾躁动等危重征象。

由于机体的阴和阳存在着互根互用的关系，阴亡则阳无所依附而散越，阳亡则阴无以化生而耗竭，故亡阴可以迅速导致亡阳，亡阳也可继而出现亡阴，最终导致"阴阳离决，精气乃绝"，生命活动终止而死亡。

阴阳失调的病机虽然是复杂的，但其中最基本的病机是阴阳的偏胜和偏衰。阴阳偏胜不仅可以导致其对方的亏损，也可以形成阴阳格拒或阴阳转化；阴阳偏衰不仅可发展为阴阳互损，也可导致阴阳亡失。

6. 阴阳转化 就疾病的发生发展过程而言，由阳转阴或由阴转阳的证候变化，也很常见。如某些急性温热病，由于热毒极重，大量耗伤机体元气，在持续高热的情况下，可突然出现体温下降、面色苍白、四肢厥冷、脉微欲绝等阳气暴脱之危象，此种病证变化，即属于由阳而转阴。当此之时，若抢救及时，处理得当，患者四肢转温，色脉转和，则说明病者阳气得以恢复，病情已出现好的转机。再如寒饮中阻患者，本为阴证，但由于某种原因，寒饮可以从阳而化热，其临床表现亦可以由阴证转化为阳证。从上述两个病证的转化中可以看出，前者的热毒极重，阳气随津液外泄而亡脱，以及后者的寒饮郁而化热，即是促成阴阳相互转化的条件。

此外，临床常见病证的由实转虚（如急性肝炎的脾胃湿热证或肝郁气滞证，迁延成慢性肝炎之脾虚不运而见腹胀、便溏）、由虚转实（如慢性肝炎脾虚不运证，发展成肝硬化，由于气滞血瘀致水邪停蓄而产生腹水，形成虚实夹杂病证）、由表入里（如脑炎初起，症见恶寒、发热等表证，如治不及时，表邪入里，内陷心包，转化为高热、神昏、惊厥等里证）、由里出表（如麻疹患儿，皮疹出透，疹毒出表而解）等病证变化，亦都是阴阳转化的例证。应当指出，这些病证的转化，主要是由机体抗病能力的强弱、病邪性质的差异、治疗方法的当否以及抢救是否及时等条件所决定的，如是方能导致病情的寒热、虚实、表里等发生转化。所以，阴阳的转化是以一定的条件为前提，不具备内部或外在的一定的条件，其阴阳的属性就不会转化。

总之，阴阳转化是指事物或现象的阴阳属性，在一定的条件下，当阴阳两方面的消长运动发展到一定的阶段，其消长变化达到一定的阈值，就可能导致阴阳属性的转化，即阴可以转化为阳，阳也可以转化为阴，这对我们分析病机有着重要的指导意义。

细目三　精、气、血失常

◎ 要点

1. 精的失常

（1）精虚　指肾精（主要为先天之精）和水谷之精不足，及其功能低下所产生的病理变化。因先天禀赋不足，或后天失养，或过劳伤肾，以及脏腑精亏不足，日久累及于肾等，均能导致肾精不足的病理变化。肾精不足常见生长发育不良、女子不孕、男子精少不育或滑遗过多、精神委顿、耳鸣、健忘，以及体弱多病、未老先衰等。脾失

健运，或饮食不当等，可致水谷之精生成不足的病理变化。水谷之精不足，可出现面黄无华、肌肉瘦削、头昏目眩、疲倦乏力等虚弱状态。

（2）精的施泄失常　主要包括失精或精瘀。

1）失精：指生殖之精和水谷之精大量丢失的病理变化。失精的临床表现有两类：一是生殖之精的大量丢失，表现为精液排泄过多，或兼有滑精、梦遗、早泄等症，并兼有精力不支、思维迟钝、失眠健忘、少气乏力、耳鸣目眩等症。治疗一般宜补肾气加填肾精，而偏实者当泻肝火兼滋肾阴。二是水谷之精大量丢失，表现为长期蛋白尿或乳糜尿，并兼有少气乏力、精力不支、面黄无华、肌肉瘦削、失眠健忘等，治疗当用补脾气以摄精。

精脱为失精之重证。若精泄不止，则成精脱。精为气的化生本原，精脱必致气的大量损耗而致气脱。精脱的治疗以固气为要。

2）精瘀：指男子精滞留精道，排精障碍而言。多因房劳过度，忍精不泄，少年手淫，或久旷不交，或惊恐伤肾，或瘀血、败精、湿热瘀阻，或手术所伤等所致。精瘀的主要临床表现是排精不畅或排精不能，可伴随精道疼痛、睾丸小腹重坠、精索小核硬结如串珠、腰痛、头晕等症状。治疗则应审因论治，或补气，或疏肝，或活血化瘀，或祛痰利湿。

2. 气的失常

（1）气虚　指一身之气不足及其功能低下的病理变化。多因先天禀赋不足，或后天失养，或肺脾肾的机能失调而致气的生成不足。也可因劳倦内伤，或久病不复等，过多耗气而致。常见神疲、乏力、眩晕、自汗、易感冒、面白、舌淡、脉虚等。

（2）气机失调　气的升降出入运动称之为气机。气机失调即指气的升降出入运动失常，包括气滞、气逆、气陷、气闭、气脱等病理变化。

1）气滞：指气的运行不畅，或郁滞不通的病理变化。多是由于情志抑郁，或痰、湿、食积、热郁、瘀血等的阻滞，影响到气的流通；或

因脏腑机能失调，如肝气失于疏泄、大肠失于传导等所致。气滞大多属于邪实，但亦有因气虚推动无力而致者。气滞的病理表现有多个方面：气滞于某一经络或局部，可出现相应部位的胀满、疼痛。气滞则血行不利，津液输布不畅，故气滞甚者可引起血瘀、津停，形成瘀血、痰饮水湿等病理产物。由于肝升肺降、脾升胃降，在调整全身气机中起着极其重要的作用，故脏腑气滞以肺、肝、脾胃为多见。肺气壅塞，见胸闷、咳喘；肝郁气滞，见情志不畅、胁肋或少腹胀痛；脾胃气滞，见脘腹胀痛，休作有时，大便秘结等。气滞的表现虽然各不一样，但共同的特点不外闷、胀、疼痛。因气虚而滞者，一般在闷、胀、痛方面不如实证明显，并兼见相应的气虚征象。

2）气逆：指气升之太过，或降之不及，以致气逆于上的一种病理变化。气逆，多因情志所伤，或饮食不当，或外邪侵犯，或痰浊壅阻所致，亦可因虚而无力下降导致气机上逆者。气逆多见于肺、肝、胃等脏腑。肺气上逆，发为咳逆上气；胃气上逆，发为恶心、呕吐、嗳气、呃逆；肝气上逆，发为头痛头胀，面红目赤，易怒等。

3）气陷：指气的上升不足或下降太过，以气虚升举无力而下陷为特征的一种病理变化。气陷多由气虚发展而来，与脾的关系最为密切，通常又称"脾气下陷"。气陷的病理变化，主要表现为"上气不足"与"中气下陷"两方面。"上气不足"，主要指上部之气不足，头目失养的病变。多因脾气虚损，升清无力，以致头目失养，可见头晕、目眩、耳鸣等症。"中气下陷"，指脾气虚损，升举无力，气机趋下，甚至内脏下垂，常见气短乏力，语声低微，小腹坠胀，便意频频，以及胃下垂、子宫脱垂、脱肛等。

4）气闭：指气机闭阻，失于外达，甚至清窍闭塞，出现昏厥的一种病理变化。多与情志刺激，或外邪、痰浊等闭塞气机有关。气闭病机有而因触冒秽浊之气所致的闭厥，突然精神刺激所致的气厥，剧痛所致的痛厥，痰闭气道之痰厥等。

5）气脱：指气虚至极，不能内守而大量脱失，以致生命机能突然衰竭的一种病理变化。多是由于正不敌邪，或慢性疾病，长期耗气而衰竭，以致突然气不内守而外脱；或因大出血、大汗等气随血脱或气随津泄而致气脱。可见面色苍白、汗出不止、目闭口开、全身瘫软、手撒、二便失禁、脉微欲绝或虚大无根等症状。

气脱与亡阳、亡阴在病机和临床表现方面多有相同之处，病机都属气的大量脱失，临床上都可见因气脱失而致生命机能严重衰竭的表现。但亡阳是阳气突然大量脱失，当见冷汗淋漓、四肢厥冷等寒象；亡阴是阴气突然大量脱失，当出现大汗而皮肤尚温、烦躁、脉数疾等热性征象。若无明显寒象或热象，但见气虚不固及生命机能衰竭的上述表现，则称为气脱。

3. 血的失常

（1）血虚　指血液亏少，濡养功能减退的病理变化。多因失血过多，或脾胃虚弱，血液生化乏源；或血液的化生障碍；或久病消耗等因素而致营血暗耗等，均可导致血虚。常见面色淡白或萎黄、唇舌爪甲色淡无华、神疲乏力、头目眩晕、心悸不宁、脉细等临床表现。血虚以心、肝两脏为多见。

（2）血运失常　血液运行失常主要有血瘀和出血两种病理变化。

1）血瘀：指血液的运行不畅，甚至血液瘀滞不通的病理变化。血瘀主要是血液运行不畅，或形成瘀积，可为全身性病变，亦可瘀阻于脏腑、经络、形体、官窍等某一局部。血瘀病机的形成，多与气虚、气滞、痰浊、瘀血、血寒、血热、津亏等所致血行不畅有关。

2）出血：指血液溢出血脉的病理变化。若突然大量出血，可致气随血脱而引起全身机能衰竭。出血病机的形成多与血热、气虚、外伤及瘀血内阻等有关。

4. 精、气、血关系失调

（1）精与气血关系的失调

1）精气两虚：由于精可化气，气聚为精，

故精气两虚或精伤及气、气伤及精，都可见精气两虚。肾主藏精化元气，因此，精气两虚多与肾有关。肾之精气亏虚，以生长、发育迟缓，生殖机能障碍以及早衰等为临床特征。

2）精血不足：肾藏精，肝藏血，两者精血同源。病及肝肾，或肝病及肾、肾病及肝皆可形成肝肾精血不足的病机，常见面色无华、眩晕、耳鸣、神疲健忘、毛发脱落稀疏、腰膝痠软；男子精少、不育；女子月经愆期、经少、不孕等。

3）气滞精瘀和血瘀精阻：气机阻滞，疏泄失司，或瘀血内阻，血瘀气滞，皆可致精道瘀阻而形成气滞精瘀或血瘀精阻的病机变化。

（2）气与血关系的失调

1）气滞血瘀：指气机阻滞，导致血液运行障碍，出现血瘀的病理变化。气滞可致血瘀，血瘀可致气滞，两者互相影响。多见于肝肺气滞而致心血、肝血瘀滞的病变，出现疼痛、痞聚、癥积、咳喘、心悸、胸痹等。

2）气虚血瘀：指因气虚推动无力而致血行不畅，甚至瘀阻不通的病理变化。多见于心气不足，运血无力而致的惊悸怔忡、喘促、胸闷、水肿等症。

3）气不摄血：指因气虚统摄无力，以致血逸脉外而出血的病理变化。由于脾主统血，所以气不摄血的病变，多与脾气亏虚有关。

4）气随血脱：指在大量出血的同时，气随血液的流失而脱失，形成气血两脱的危重病理变化。常见于外伤失血，呕血，或妇女产后大出血的过程中。

5）气血两虚：即气虚和血虚同时存在的病理变化。多因久病气血耗伤；或先有失血，气随血耗；或先因气虚，血液生化障碍而日渐衰少而形成气血两虚。气血两虚，则脏腑经络、形体官窍失之濡养，机能衰退，出现脏腑组织不荣的病变。常见面色淡白或萎黄、少气懒言、疲乏无力、形体瘦怯、心悸失眠、肌肤干燥、肢体麻木，甚至感觉障碍、肢体痿废不用等。

细目四　津液代谢失常

◎ 要点

1. 津液不足　指津液亏损，脏腑组织失于滋养，表现一系列干燥枯涩征象的病理变化。导致津液不足的原因：一是热邪伤津，如外感燥热之邪，灼伤津液。二是耗失过多，如吐泻、大汗、多尿或久病耗津等。三是生成不足，如脏腑机能减退，津液生成不足。轻者，常见口渴引饮、大便燥结、小便短少色黄及口、鼻、皮肤干燥等。重则可出现目眶深陷、小便全无、精神委顿。甚至大肉尽脱、手足震颤、舌光红无苔等。

2. 津液输布、排泄障碍　津液输布障碍，指津液转输、运行失调，津液停滞体内某些部位的病变。津液排泄障碍，指津液化为汗、尿的作用失调，导致水液贮留体内为患。

津液的输布障碍和排泄障碍，均导致痰饮水湿形成，且两者常相互影响，导致湿浊困阻、痰饮凝聚、水液贮留等多种病变。

3. 津液与气血关系失常

（1）水停气阻　指津液代谢障碍，水湿痰饮停留导致气机阻滞的病理变化。因水湿痰饮的形成，可因气滞而水停，血痰饮等有形之邪停滞，又易阻碍气的运行，故水停与气滞常常并见。

（2）气随津脱　指津液大量耗失，气失其依附而出现暴脱亡失的病理变化。多由高热伤津，或大汗伤津，或严重吐泻耗伤津液等所致。如《金匮要略心典·痰饮篇》说："吐下之余，定无完气。"

（3）津枯血燥　指津液亏损，导致血燥虚热内生或血燥生风的病理变化。多因高热伤津，或烧伤导致津液耗损，或阴虚痨热，津液暗耗，而致津枯血燥。

（4）津亏血瘀　指津液耗损导致血行瘀滞不畅的病理变化。津液充足是保持血脉充盈，血行通畅的重要条件。若因高热、烧伤，或吐泻、大汗出等因素，致使血中津液大量亏耗，则血液循行滞涩不畅，从而发生血瘀之病变。

（5）血瘀水停　指因血脉瘀阻，血行不畅导致津液输布障碍而水液停聚的病理变化。血瘀则津液不行，从而导致津停为水湿痰饮。

细目五　内生"五邪"

◎ 要点

1. **内生"五邪"的概念**　内生"五邪"，指在疾病过程中，机体自身由于脏腑机能异常而导致化风、化火、化寒、化燥、化湿的病理变化。因病起于内，又与风、寒、湿、燥、火外邪所致病证的临床征象类似，故分别称为"内风""内寒""内湿""内燥"和"内火"，统称为内生"五邪"。内生"五邪"并不是致病因素，而是由于脏腑机能失调及精气血津液代谢失常所引起的综合性病机变化。

内生"五邪"与外感六淫有一定区别：内生"五邪"属内伤病的病机；外感六淫属于外感病的病因。

2. **风气内动**　即"内风"，与外风相对，指脏腑精气阴阳失调，体内阳气亢逆而致风动之征的病理变化。凡是在疾病发展过程中，因为阳盛，或阴虚不能制阳，阳升无制，出现动摇、眩晕、抽搐、震颤等类似风动的征象，都是风气内动的具体表现。

（1）肝阳化风　指肝阳偏亢，或肝肾阴亏，阴不制阳，致肝阳亢逆无制而动风的病理变化。多由于情志所伤，肝郁化火；或年老肝肾阴亏；或操劳过度等，耗伤肝肾之阴，导致阴虚阳亢，风气内动。常见临床表现：轻者可见筋惕肉𬌗、肢麻震颤、眩晕欲仆，或见口眼㖞斜、半身不遂。严重者则因血随气升而发卒然仆倒，或为闭证，或为厥证。

（2）热极生风　又称热甚动风，指邪热炽盛，燔灼津液，劫伤肝阴，筋脉失养而动风的病理变化。多见于热性病的极期，由于火热亢盛，煎灼津液，致使筋脉失养，动而生风。常见临床

表现：在高热不退基础上出现痉厥、抽搐、鼻翼扇动、目睛上吊、神昏谵语等。

（3）阴虚风动　指阴气虚衰，宁静、抑制作用减退而动风的病理变化。多见于热病后期，或由于久病耗伤，阴气和津液大量亏损，阴虚则阳亢，抑制能力减弱，加之筋脉失之滋润，变生内风。临床可见筋挛肉𬌗、手足蠕动等动风症状，并见低热起伏、舌光红少苔、脉细如丝等阴气衰少表现。

（4）血虚生风　是血液虚少，筋脉失养而动风的病理变化。多由于生血不足或失血过多，或久病耗伤营血，肝血不足，筋脉失养，或血不荣络，致虚风内动。临床可见肢体麻木不仁，筋肉跳动、甚则手足拘挛不伸等症。

此外，血燥生风，指血虚津亏，失润化燥，肌肤失于濡养而生风的病理变化。临床可见皮肤干燥或肌肤甲错，并有皮肤瘙痒或落屑等症状。

3. **寒从中生**　又称"内寒"，指机体阳气虚衰，温煦作用减退，阳不制阴而虚寒内生的病理变化。多因先天禀赋不足，阳气素虚，或久病伤阳，或外感寒邪，过食生冷，损伤阳气，以致阳气虚衰所致。常见面色苍白，畏寒喜热，四肢不温，舌质淡胖，苔白滑润，脉沉迟弱或筋脉拘挛，肢节痹痛等。内寒病机多见于心脾肾。

阳虚阴盛之寒从中生，与外感寒邪之外寒的区别是："内寒"的临床特点主要是虚而有寒，以虚为主；"外寒"的临床特点是以寒为主，多为实寒。两者之间的联系：寒邪侵犯人体，必然会损伤机体阳气，而日久可致阳虚；阳气素虚之体，易感寒邪而致病。

4. **湿浊内生**　又称"内湿"，指因体内水液输布排泄障碍而致湿浊停滞的病理变化。多因过食肥甘，嗜烟好酒，恣食生冷，内伤脾胃，以致脾失健运，或喜静少动，素体肥胖，情志抑郁，以致气机不利，津液输布障碍，聚而成湿所致。脾气的运化失职是湿浊内生的关键，但脾气运化有赖肾阳的温煦，故肾阳虚亦易导致湿浊内生。

其临床表现常因湿邪阻滞部位不同而异。如湿邪留滞经脉之间，则见头闷重如裹、肢体重着或屈伸不利；湿犯上焦，则胸闷咳嗽；湿阻中焦，则脘腹胀满、食欲不振、口腻或口甜、舌苔厚腻；湿滞下焦，则腹胀便溏、小便不利。

外感湿邪与内生湿浊常密切相关。湿邪外袭每易伤脾，困遏脾气，而脾失健运，内湿素盛之体，又易外感湿邪而发病。

5. 津伤化燥 又称"内燥"，指津液耗伤，各脏腑形体官窍失其滋润而出现干燥枯涩的病理状态。多因久病伤津耗液，或大汗、大吐、大下，或亡血失精导致津亏，也可因热性病过程中热盛伤津所致。内燥病变可发生于各脏腑形体官窍，但以肺、胃及大肠为多见。常见肌肤干燥不泽，起皮脱屑，甚则皲裂，口燥咽干，舌上无津，大便燥结，小便短赤等症。如以肺燥为主，还兼见干咳无痰、甚则咯血；以胃燥为主时，可见食少、舌干少津；若系肠燥，则兼见便秘等症。

另外，因气虚或气滞，津液不得布散而发挥滋润作用，也可导致内燥产生。

6. 火热内生 火热内生有虚实之分，其病机也各有不同。

（1）**实火** ①阳气过盛化火的"壮火"，又称为"气有余便是火"。②外感六淫病邪，郁而从阳化火。③病理性代谢产物（如痰、瘀血、结石等）和食积、虫积等邪郁化火。④情志刺激，气机郁结，日久化火等。临床多表现为壮热、烦渴、尿赤、便结、舌苔黄、脉数有力等。

（2）**虚火** 阴气亏虚，不能制阳，阳气相对亢盛而化热化火，虚热虚火内生。一般说来，阴虚内热多见全身性的虚热征象，如五心烦热、骨蒸潮热、面部烘热、消瘦、盗汗、舌红少苔、脉细数无力等；阴虚火旺，多见集中于机体某一部位的火热征象，如虚火上炎所致的牙痛、齿衄、咽痛、升火颧红等。此外，气虚无力推动机体的精血津液的代谢，可致代谢迟缓或郁滞而虚火内生。

细目六　疾病传变

◎ 要点

1. 疾病传变的形式

（1）**病位传变** 包括表里之间与内脏之间的传变。

表与里，是一个相对的概念。疾病表里的传变，即是病邪的表里出入。包括：表邪入里和里病出表。表邪入里，指外邪侵袭肌表之后，由表传里，病及脏腑的病理传变过程。多是由于机体正气受损，抗病能力减退，病邪入里，或因邪气过盛，或因失治、误治等，以致表邪不解，迅速传变入里所致。里病出表，指病邪原本位于脏腑，由于正气渐复，抗邪有力，病邪由里透达于外的病理传变过程。如温热病变之汗出而热邪外解，脉静身凉，症状缓解等。

（2）**外感病传变** 外感病的发展变化，可表现为自表入里、由浅而深的传变。

1）六经传变：指疾病的病位在六经之间的传移，实际上是对伤寒热病六个不同发展阶段的病变规律和本质的概括。六经由表入里传变的基本形式是由阳入阴，即先太阳、阳明、少阳，而后太阴，少阴、厥阴的六个层次，以说明疾病由轻到重的发展过程。若正气不支，邪气亢盛，病邪也可不经阳经而直接侵犯阴经，称为直中三阴。

2）三焦传变：指外感病循上、中、下三焦发生传移。温热病邪，多自口鼻而入，首先侵犯上焦肺卫。病邪深入，则从上焦传入中焦脾胃，再入下焦肝肾。这是疾病由浅入深，由轻而重的一般发展过程，故称之为顺传。若病邪从肺卫直接传入心包，病情恶化，则称为逆传。

3）卫气营血传变：指温热病过程中，病变部位在卫、气、营、血四个阶段的传移变化。卫分是温病的初期阶段，病位在肺卫；气分为温病的中期，病位在胃、肠、脾及肺、胆；营分是温病的严重阶段，病位在心包及心；血分属温病的晚期，病位在肝、肾及心。卫气营血传变，一般从卫分，发展为气分，再入营分、血分。反映病邪由浅入深，病势由轻而重的发展过程，称为"顺传"。若邪入卫分后，不经过气分阶段，直接深入营分或血分，称为"逆传"。此外，卫气营血传变，还有初起即不见卫分阶段，而径入气分、营分者；亦有卫分证未罢，又兼见气分证的"卫气同病"；或气分证尚存，同时出现营分、血分证而成"气营两燔""气血两燔"等。

（3）内伤病传变 内伤病的病位在脏腑，内伤病的基本传变形式是脏腑传变。包括：①脏与脏之间的传变：即指病位传变发生于五脏之间，这是内伤病最主要的病位传变形式。②脏与腑传变：具体传变形式则是按脏腑之间表里关系而传。③腑与腑传变：指病变部位在六腑之间发生传移变化。④形脏内外传变：包括病邪通过形体而内传相关之脏腑，及脏腑病变影响外在形体。如《素问·痹论》说："五脏皆有合，病久而不去者，内舍于其合也。故骨痹不已，复感于邪，内舍于肾；筋痹不已，复感于邪，内舍于肝；脉痹不已，复感于邪，内舍于心；肌痹不已，复感于邪，内舍于脾；皮痹不已，复感于邪，内舍于肺。所谓痹者，各以其时，重感于风寒湿之气也。"

2. 病性转化

（1）寒热转化 指疾病过程中，病机性质由寒转化为热，或由热转化为寒的病理变化。其中由寒化热主要有两种形式：一是实寒转为实热病变，以寒邪化热入里为常见。如太阳表寒证，疾病初起恶寒重，发热轻，脉浮紧，以后继则出现阳明里热证，而见壮热，不恶寒反恶热，心烦口渴，脉数。二是虚寒转化为虚热病变，即"阳损及阴"。

由热转寒，主要有三种形式：一是实热转化为虚寒病变，一般多是"壮火食气"所致。如外感高热患者，由于大汗不止，阳从汗脱；或因吐泻过度，阳随津脱，病机就由实热转为虚寒的亡阳危证，出现冷汗淋漓、体温骤降、四肢厥冷、面色苍白、脉细微欲绝等症。二是实热转化为实寒病变。如风湿热邪痹阻肢体关节的热痹证，或因治疗用药，或素体阳虚，热去而从寒化为风寒湿邪痹阻的寒痹证。三是虚热转化为以阴虚为主的阴阳两虚病变，即为"阴损及阳"。

（2）虚实转化 包括由实转虚，因虚致实。由实转虚，指疾病本来是以邪气盛为矛盾主要方面的实性病变，转化为以正气虚损为矛盾主要方面的虚性病变。多是由于邪气过于强盛，正不敌邪，正气耗损所致。此外，因失治、误治等原因，致使病程迁延，虽邪气渐去，然正气已伤，亦可由实转虚。如肝火上炎的眩晕，日久可因火盛伤阴而发展为肝肾阴虚的病变。因虚致实，指疾病本来是以正气亏损为矛盾主要方面的虚性病变，转变为邪气盛为主的实性病变。多是由于脏腑机能减退，气化失常，以致全身气血津液等代谢障碍，从而产生食积、水饮、痰浊、瘀血等病理变化；或因正虚病证，复感外邪，邪盛致实，如肺肾两虚的哮喘，因肺卫不固，复感风寒，哮喘复发，表现以寒邪束表、痰涎壅肺的实性病变。

第十五单元　防治原则

细目一　预　防

◎ **要点**

1. 治未病的概念 预防，就是采取一定的措施，防止疾病的发生与发展，传统称为"治未病"。预防，对于健康人来说，可增强体质，预防疾病的发生；对于病者而言，可防止疾病的发展与传变。中医学历来重视预防，早在《内经》就提出"治未病"的预防思想。孙思邈在《千金要方·论诊候》中提出："古人善为医者，上医医未病之病，中医医欲病之病，下医医已病之病"，将疾病分为未病、欲病、已病三类，这是中医学最早的三级预防概念，亦与现代预防医学的三级预防思想甚为相合。治未病，包括未病先防和既病防变两个方面。

2. **未病先防**　指在未病之前，采取各种措施，以防止疾病的发生。未病先防，包括：

（1）**养生以增强正气**　其措施主要有：①顺应自然，②养性调神，③护肾保精，④形体锻炼，⑤调理饮食，⑥针灸、推拿、药物调养等。

（2）**防止病邪侵害**　其措施主要有：①避其邪气，《素问·上古天真论》曰："虚邪贼风，避之有时。"②药物预防以防止病邪伤害。

3. **既病防变**　指在疾病发生之后，力求做到早期诊治，防止疾病的传变。

（1）**早期诊治**　《素问·阴阳应象大论》说："故邪风之至，疾如风雨，故善治者治皮毛，其次治肌肤，其次治筋脉，其次治六腑，其次治五脏。治五脏者，半死半生也。"《素问·八正神明论》说："上工救其萌芽……下工救其已成。"

（2）**防止疾病的传变**　①阻截病传途径。②先安未受邪之地。

细目二　治　则

◎ **要点**

1. **治则、治法的基本概念**　治则，是治疗疾病时所必须遵循的基本原则，是在整体观念和辨证论治精神指导下而制定的治疗疾病的准绳。如扶正祛邪、调整阴阳、正治反治、治标治本、调理精气血津液及三因制宜等，属于基本治则，从属于治病求本的指导思想。

治法，是在一定治则指导下制订的针对疾病与证的具体治疗大法、治疗方法和治疗措施。其中治疗大法是针对一类相同病机的证而确立的，如汗、吐、下、和、清、温、补、消法等八法，其适应范围相对较广，是治法中的较高层次。治疗方法则是在治疗大法限定范围之内，针对某一具体的证所确立的具体治疗方法，如辛温解表、镇肝息风、健脾利湿等，它可以决定选择何种治疗措施。治疗措施，是在治法指导下对病证进行治疗的具体技术、方式与途径，包括药治、针灸、按摩、导引、熏洗等，是治法中的较低层次。

2. **正治与反治**　是针对疾病过程中病变本质与征象是否一致而提出的治则。

（1）**正治**　指采用与疾病的证候性质相反的方药以治疗的一种原则。适用于疾病的征象与其本质相一致的病证。由于采用的方药与疾病证候性质相逆，如热证用寒药，故又称"逆治"。包括寒者热之、热者寒之、虚者补之、实者泻之。

（2）**反治**　指顺从病证的外在假象而治的一种治疗原则。适用于疾病的征象与其本质不相符的病证，即病有假象者。由于采用的方药性质与病证假象性质相同，故又称为"从治"。究其实质，仍然是针对疾病本质而进行的治疗。包括①热因热用，即以热治热，是用热性药物来治疗具有假热征象的病证。适用于阴盛格阳的真寒假热证。②寒因寒用，即以寒治寒，是用寒性药物来治疗具有假寒征象的病证。适用于阳盛格阴的真热假寒证。③塞因塞用，即以补开塞，是用补益药物来治疗具有闭塞不通症状的虚证。适用于"至虚有盛候"的真虚假实证。④通因通用，即以通治通，是用通利的药物来治疗具有通泻症状的实证。适用于"大实有羸状"的真实假虚证。

3. **治标与治本**　标与本是相对而言的，这里主要是用来概括病变过程中矛盾的主次关系。如邪与正，正气为本，邪气为标；病机与症状，病机为本，症状为标；疾病先后，旧病、原发病为本，新病、继发病为标。在复杂多变的疾病过程中，根据标本主次的不同，治疗上就有先后缓急之分。

（1）**缓则治本**　多用在病情缓和、病势迁延、暂无急重病状的情况下，此时必须着眼于疾病本质的治疗。因标病产生于本病，本病得治，标病自然也随之而去。如痨病肺肾阴虚之咳嗽，肺肾阴虚是本，咳嗽、潮热、盗汗是标，标病不至于危及生命，故治疗多不选用单纯止咳、敛汗之剂来治标，而采滋补肺肾之阴以治其本，本病得以恢复，咳嗽盗汗等诸症也自然会消除。

（2）急则治标　适用于病情严重，在疾病过程中又出现某些急重症状的情况。这时则应当先治或急治。此时的危重症状已成为疾病矛盾的主要方面，若不及时解决就要危及生命，或影响本病的治疗，故必须采取紧急措施先治其标。如病因明确的剧痛，频繁呕吐，二便不通等，可分别采用缓急止痛、降逆止呕、通利二便等治标之法，缓解危机再图其本。又如水臌病人，就原发病与继发病而言，臌胀多是在肝病基础上形成，则肝血瘀阻为本，腹水为标，如腹水不重，则宜化瘀为主，兼以利水；但若腹水严重、腹部胀满、呼吸急促、二便不利时，则为标急，此时当先治标病之腹水，待腹水减退，病情稳定后，再治其肝病。又如大出血病人，由于大出血会危及生命，故不论何种原因的出血，均应采用"急则治其标"紧急止血，待血止，病情缓和后再治其本。

（3）标本兼治　病变过程中标本错杂并重时，当标本兼治。如素体气虚，抗病力低下，反复感冒，如单补气则易留邪，只解表则易伤正，当标本兼顾，治宜益气解表等。

4. 扶正与祛邪　扶正，即扶助正气以提高机体的抗病能力。适用于各种虚性病变，即"虚则补之。"祛邪，即祛除邪气以安正气。适用于各种实性病变，即所谓"实则泻之。"

扶正祛邪的运用，包括：①单独运用。扶正，适用于虚性病变或真虚假实；祛邪，适用于实性病变或真实假虚。②同时运用。即攻补兼施，适用于虚实夹杂的病变。按主次有扶正兼祛邪和祛邪兼扶正的不同。③先后运用。适用于虚实夹杂病变。先扶正后祛邪，即先补后攻，适应

于正虚为主，兼祛邪反更伤正气，或机体不能耐受攻伐者；先祛邪后扶正，即先攻后补，适用于邪盛为主，兼扶正反会助邪，或正气尚能耐受攻伐者。

5. 调整阴阳　即针对疾病过程中机体阴阳的偏盛偏衰，损其有余、补其不足，以恢复人体阴阳的相对平衡的治则。

（1）损其有余，即"实则泻之"，适用于疾病过程中人体阴阳偏盛有余的实性病变。"阳胜则热"的实热则"热者寒之"；"阴胜则寒"的实寒则"寒者热之"。

（2）补其不足，即"虚则补之"，适用于疾病过程中人体阴阳中一方虚损不足的病变。"阴虚则热"的虚热，当"壮水之主，以制阳光"，也可"阳中求阴"，即在补阴时适当佐以补阳药，如肾阴虚衰而相火上僭的虚热证，可用滋阴降火的知柏地黄丸少佐温热药性的肉桂以阳中求阴。"阳虚则寒"的虚寒则"益火之源，以消阴翳"，也可"阴中求阳"，即补阳时适当佐以补阴药，如真武汤中大量补阳药中配以芍药，以阴中求阳。

（3）阴阳两补，适用于阴阳两虚病变。阳损及阴者，以阳虚为主，则在补阳的基础上辅以补阴；阴损及阳者，以阴虚为主，则应在补阴的基础上辅以补阳。

6. 调理精气血津液

（1）调理气与血的关系　气虚生血不足，而致血虚者，宜补气为主，辅以补血，或气血双补；气虚行血无力而致血瘀者，宜补气为主，辅以活血化瘀；气滞致血瘀者，行气为主，辅以活血化瘀；气虚不能摄血者，补气为主，辅以收涩止血。血虚不足以养气，可致气虚，宜补血为主，辅以益气；但气随血脱者，应先益气固脱以止血，待病势缓和后再进补血之品。

（2）调理气与津液的关系　气虚而致津液化生不足者，宜补气生津；气不行津而成水湿痰饮者，宜补气、行气以行津；气不摄津而致体内津液丢失者，宜补气以摄津。津停而致气阻者，在

治水湿痰饮的同时，应辅以行气导滞；气随津脱者，宜补气以固脱，辅以补津。

（3）调理气与精的关系　气滞致精阻而排出障碍者，治宜疏利精气；精亏不化气或气虚不化精的精气两虚，治宜补气填精并用。

（4）调理精血津液的关系　"精血同源"，故血虚者在补血的同时，也可填精补髓；精亏者在填精补髓的同时，也可补血。"津血同源"，病理上常有津血同病而见津血亏少或津枯血燥，治当补血养津或养血润燥。

7. 三因制宜

（1）因时制宜　是根据时令气候特点，考虑用药的治则。如《素问·六元正纪大论》所说："用寒远寒，用凉远凉，用温远温，用热远热，食宜同法。"

（2）因地制宜　是根据不同地域环境特点，考虑用药的治则。不同的地域，地势有高下，气候有寒热湿燥，水土性质各异，以及生活习惯与方式的不同，病理变化亦不尽相同，因此，处方用药要因地制宜。

（3）因人制宜　是根据病人的年龄、性别、体质等不同特点，考虑用药的治则。所谓老年慎泻、少年慎补即是。

第十六单元　养生与寿夭

细目一　养　生

◎ **要点**

1. 养生的基本概念　养生，又称道生、摄生、保生，即采取各种方法以保养身体，增强体质，预防疾病，延缓衰老。

2. 养生的原则与方法

（1）养生的原则　包括：①顺应自然。了解和把握自然界各种变化的规律和特点，保持与自然的统一，即"天人合一"。②形神兼养。注意将调养形体与调摄精神活动相结合，使"形与神俱"，即保持形神合一。③调养脾肾。脾为后天之本，肾为先天之本，保养肾精，"食饮有节"，才能保养脾肾。④因人而异。根据每个人的体质特点、所患疾病、生活习惯等的不同制定具体的养生方法，才能达到有效养生的目的。

（2）养生的方法　主要包括：①适应自然，避其邪气。即提高自身的适应能力，顺应自然界四季气候变化规律，注意"虚邪贼风，避之有时"，防止疾病的发生。②调摄精神，内养真气。

保持良好心态，精神内守，喜怒有节对养生具有重要意义。《素问·上古天真论》就指出"恬惔虚无，真气从之，精神内守，病安从来？"③饮食有节，谨和五味。注意饮食不可过饥过饱，不可过于偏食。④劳逸结合，不可过劳。讲究"起居有常，不妄作劳"，"与天地同纪"。⑤和于术数，适当调补。术数，包括导引、吐纳等。即要注意活动肢体，动静结合才有益养生。同时，可以根据自身的体质适当进食调补之品。

细目二　生命的寿夭

◎ **要点**

1. 生命的寿夭规律　关于人体生命的产生，《内经》有两种说法：一是人体生命由父母媾精而产生。如《灵枢·天年》说："人之始生……以母为基，以父为楯。"《素问·金匮真言论》说："夫精者，身之本也。"《灵枢·经脉》说："人始生，先成精。精成而脑髓生，骨为干，脉为营，筋为刚，肉为墙，皮肤坚而毛发长。"这是中医学的生命观。二是人类如同宇宙万物，由天地精气相合而生成。如《素问·宝命全形论》说："人以天地之气生……天地合气，命之曰人。"这是中国古代哲学的生命观。

关于人体生命进程及其规律，《内经》有多篇作了描述。《素问·上古天真论》以女子七七、男子八八之数论述人体生长发育到衰老的过程："女子七岁，肾气盛，齿更发长……五七，阳明脉衰，面始焦……七七，任脉虚，太冲脉衰少……丈夫八岁，发长齿更……八八，则齿发去。"《灵枢·天年》以十岁为纪描述了人体生命活动的进程和发展变化规律："人生十岁，五脏始定，血气已通，其气在下，故好走。二十岁，血气始盛，肌肉方长，故好趋。三十岁，五脏大定，肌肉坚固，血气盛满，故好步。四十岁，五脏六腑十二经络皆大盛以平定，腠理始疏，荣华颓落，发颇斑白，平盛不摇，故好坐。五十岁，肝气始衰，肝叶始薄，胆汁始灭，目始不明。六十岁，心气始衰，苦忧悲，血气懈惰，故好卧。七十岁，脾气虚，皮肤枯。八十岁，肺气衰，魄离，故言善误。九十岁，肾气焦，四脏经脉空虚。百岁，五脏皆虚，神皆去，形骸独居而终矣。"

《内经》对人体生命的产生及其发展变化的论述，主要强调三点：一是脏腑精气的充盛及其生理机能的协调是生命进程的基础；二是形神合一是生命的保证；三是肾精、肾气是构成生命、维持生命活动的根本。

2. 决定寿夭的基本因素　依据《内经》有关论述，决定人之生命长短的基本因素有：

（1）脏腑机能协调者寿　《灵枢·天年》说："人之寿夭各不同，或夭寿，或卒死，或病久，愿闻其道……五脏坚固，血脉和调，肌肉解利，皮肤致密，营卫之行不失其常，呼吸微徐，气以度行，六腑化谷，津液布扬，各如其常，故能长久。"

（2）肾精肾气充盛者寿　《素问·上古天真论》说："有其年已老而有子者，何也？……此其天寿过度，气脉常通，而肾气有余也。"

（3）与天地融为一体，顺应自然规律者寿　《素问·四气调神大论》说："夫四时阴阳者，万物之根本也，所以圣人春夏养阳，秋冬养阴，以从其根，故与万物沉浮于生长之门。"《素问·上古天真论》说："夫上古圣人之教下也，皆谓之虚邪贼风，避之有时，恬惔虚无，真气从之，精神内守，病安从来。是以志闲而少欲，心安而不惧，形劳而不倦，气从以顺，各从其欲，皆得所愿。故美其食，任其服，乐其俗，高下不相慕，其民故曰朴。是以嗜欲不能劳其目，淫邪不能惑其心，愚智贤不肖不惧于物，故合于道。所以能年皆度百岁而动作不衰者，以其德全不危也。"

中医诊断学

第一单元　绪　论

细目　绪　论

◎ 要点一　中医诊断的基本原理

中医诊断的基本原理是建立在整体观念、相互联系认识基础之上的。具体有如下三点：司外揣内、见微知著、以常衡变。

（一）司外揣内

外，指疾病表现于外的症状、体征；内，指脏腑等内在的病理本质。即通过诊察其反映于外部的现象，便有可能测知内在的变动情况。

《灵枢·本藏》说："视其外应，以知其内脏，则知所病矣。"说明脏腑与体表是内外相应的，观察外部的表现，可以测知内脏的变化，从而了解内脏所发生的疾病，认识了内在的病理本质，便可解释显现于外的证候。这一认识与近代控制论的"黑箱"理论有着惊人的相似之处。

（二）见微知著

"见微知著"，语出《医学心悟·医中百误歌》。微，指微小、局部的变化；著，指明显的、整体的情况。见微知著，是指机体的某些局部表现，常包含着整体的生理、病理信息，通过微小的变化，可以测知整体的情况。

临床实践证明，某些局部的改变，确实有诊断全身疾病的意义。因而有人说，中医学含有当代"生物全息"的思想，认为人体的某些局部，可以看作是脏腑的"缩影"。

（三）以常衡变

以常衡变又称以常达变，常，指健康的、生理的状态；变，指异常的、病理的状态。以常衡变，是指在认识正常的基础上，发现太过、不及的异常变化。

◎ 要点二　中医诊断的基本原则

在中医基础理论指导下，正确运用科学的诊断思维方法，才能在错综复杂的临床表现中找出疾病的根结所在，才能确诊无误。中医诊断的三大原则有整体审察、四诊合参、病证结合。

（一）整体审察

整体审察，是指诊断疾病时，重视病人整体的病理联系，同时，还要将病人与其所处环境结合起来综合地判断病情。因此，整体审察可视为整体观念在中医诊断学中的集中体现。

1. 整体审察的理论依据　人是一个有机的整体，内在的脏腑与体表的形体官窍之间是密切相关的，整个人体又受到社会环境和自然环境的影响。人体一旦患了疾病，局部的病变可以影响全身；精神的刺激可以导致气血甚至形体的变化，脏腑的病变可以造成气血阴阳的失常和精神活动的改变等，任何疾病都或多或少地具有整体性的变化。

2. 整体审察的含义

（1）通过诊法收集病人的临床资料时，必须从整体上进行多方面的考虑，而不能只看到局部的痛苦。要从整体上了解疾病的病因病机、脏腑气血阴阳的变动状况，不仅应对局部的病状进行详细的询问、检查，而且要通过寒热、饮食、二便、睡眠、精神状况、舌象、脉象等了解全身的情况。

（2）要了解病史、体质、家庭、环境、时令、气候等对疾病有无影响。

（二）四诊合参

"四诊合参"，是指四诊并重，诸法参用，综合收集病情资料。

1. 疾病是一个复杂的过程，其临床表现可体现于多个方面，必须四诊合参，才能全面、详尽地获取诊断所需的临床资料。

2. 望、闻、问、切四诊是从不同的角度检查病情和收集临床资料，各有其独特的方法与意义，不能互相取代。

（三）病证结合

中医诊断包括辨病和辨证，中医的诊断结论由病名和证名组成。病与证是疾病诊断的两个不同的侧重点，辨病是探求病变全过程总的发展规律，认识贯穿疾病始终的基本矛盾；而辨证则是识别疾病某一阶段的主要病理症结，抓住当前疾病的主要矛盾。中医历来既强调辨证，也不忽视辨病，把辨证与辨病结合起来。

1. 病是对疾病全过程的特点与规律所作的概括。

2. 证是对疾病当前阶段的病位、病性等所作的结论。

3. 病注重从贯穿疾病始终的根本矛盾上认识病情，证主要是从机体反应状况上认识病情。辨病有利于从疾病全过程、特征上认识疾病的本质，重视疾病的基本矛盾；辨证则重在从疾病当前的表现中判断病变的位置与性质，抓住当前的主要矛盾。

第二单元 望 诊

望诊，是医生运用视觉对人体外部情况进行有目的的观察，以了解健康状况，测知病情的方法。

细目一 望 神

◎ 要点一 得神、失神、少神、假神的常见临床表现及其意义

（一）得神

得神即有神，是精充气足神旺的表现。

1. **临床表现** 神志清楚，语言清晰；目光明亮，精彩内含；面色荣润含蓄，表情丰富自然；反应灵敏，动作灵活，体态自如；呼吸平稳，肌肉不削。

2. **临床意义** 提示精气充盛，体健神旺，为健康的表现，或虽病而精气未衰，病轻易治，

预后良好。

（二）少神

少神又称为神气不足，是指精气不足，神气不旺的表现。介于得神与失神之间。

1. **临床表现** 精神不振，两目乏神，面色少华，肌肉松软，倦怠乏力，少气懒言，动作迟缓等。

2. **临床意义** 提示正气不足，精气轻度损伤，脏腑功能减弱。常见于虚证患者，或病后恢复期病人。

（三）失神

失神即无神，是精亏神衰或邪盛神乱的表现。

1. **精亏神衰**

（1）**临床表现** 精神萎靡，意识模糊，反应迟钝，面色无华，晦暗暴露，目无光彩，眼球呆滞，呼吸微弱，或喘促无力，肉削著骨，动作艰难等。

（2）临床意义　提示脏腑精气亏虚已极，正气大伤，功能活动衰竭。多见于慢性久病重病之人，预后不良。

2. 邪盛神乱

（1）临床表现　神昏谵语，躁扰不宁，循衣摸床，撮空理线；或猝然昏倒，双手握固，牙关紧闭等。提示邪气亢盛，热扰神明，邪陷心包；或肝风夹痰，蒙蔽清窍，阻闭经络。

（2）临床意义　提示气血功能严重障碍，气血津液失调，多见于急性病人，亦属病重。

（四）假神

假神是指久病、重病患者，精气本已极度衰竭，而突然一时间出现某些神气暂时"好转"的虚假表现。是脏腑精气极度衰竭的表现。

1. 临床表现　如久病、重病患者，本已神昏或精神极度萎靡，突然神识清楚，想见亲人，言语不休，但精神烦躁不安；或原本目无光彩，突然目光转亮，但却浮光外露，目睛直视；或久病面色晦暗无华，突然两颧泛红如妆等；或原本身体沉重难移，忽思起床活动，但并不能自己转动；或久病本无食欲，而突然欲进饮食等。

2. 临床意义　提示脏腑精气耗竭殆尽，正气将绝，阴不敛阳，虚阳外越，阴阳即将离决，属病危，常见于临终之前，为死亡的预兆。故古人比喻为回光返照、残灯复明。

◎ **要点二　神乱的常见临床表现及其意义**

神乱是指神志错乱失常。临床常表现为焦虑恐惧、狂躁不安、淡漠痴呆和猝然昏倒等，多见于癫、狂、痴、痫、脏躁等病人。

1. 焦虑恐惧　焦虑恐惧是指病人时时恐惧，焦虑不安，心悸气促，不敢独处的症状。多由心胆气虚，心神失养所致，常见于卑慄、脏躁等病人。

2. 狂躁不安　狂躁不安是指患者毫无理智，狂躁不安，胡言乱语，少寐多梦，甚者打人毁物，不避亲疏的症状。多由痰火扰乱心神所致，常见于狂病等。

3. 淡漠痴呆　淡漠痴呆是指病人表情淡漠，

神识痴呆，喃喃自语，哭笑无常，悲观失望的症状。多由痰浊蒙蔽心神，或先天禀赋不足所致，常见于癫病、痴呆等。

4. 猝然昏倒　猝然昏倒是指病人突然昏倒，口吐白沫，目睛上视，四肢抽搐，移时苏醒，醒后如常的症状。多由于脏气失调，肝风夹痰上逆，蒙蔽清窍所致，属痫病。

细目二　望面色

◎ **要点一　常色与病色的分类、临床表现及其意义**

（一）常色的分类、临床表现及意义

常色指健康人面部皮肤的色泽，表示人体精神气血津液充盈。

我国正常人的面色应是红黄隐隐，明润含蓄，是有神气、有胃气的表现。所谓有神气，即光明润泽；所谓有胃气，即隐约微黄，含蓄不露。由于时间、气候、环境等变化，常色又有主色、客色之分。

1. 主色　主色为人生来就有的基本面色，属于个体特征，终生基本不变。但由于种族、禀赋的原因，主色也有偏白、偏黑、偏红、偏黄、偏青的差异。

2. 客色　客色是指因外界因素（如季节、昼夜、阴晴气候等）的不同，或生活条件的差异，而微有相应变化的面色。如春应稍青，夏应稍红，长夏应稍黄，秋应稍白，冬应稍黑等。

主色和客色都是正常的生理现象。此外，如饮酒、跑步、七情等一时的影响，或因职业、工作关系少见阳光，或久经日晒，以及风土、种族等而有所变化，也不是病色，诊断时必须注意。

（二）病色的分类、临床表现及意义

病色是指人体在疾病状态时面部显示的色泽。病色是以晦暗（即面部皮肤枯槁发暗而无光泽）、暴露（即某种面色异常明显地显露于外）为特点。

一般情况下，面部颜色显露程度与光泽的有

无，受疾病轻重等不同情况的直接影响。一般而言，新病、轻病、阳证，面色多显露但尚有光泽；久病、重病、阴证，面色则多暴露而晦暗。观察病色的关键在于分辨面色的善、恶。

1. 善色 善色指病人面色虽有异常，但仍光明润泽。说明病变尚轻，脏腑精气未衰，胃气尚能上荣于面。其病易治，预后较好。

2. 恶色 恶色指病人面色异常，且枯槁晦暗。说明病变深重，脏腑精气已衰，胃气不能上荣于面。其病难治，预后较差。

◎ 要点二　五色主病的临床表现及其意义

病色大致可分为赤、白、黄、青、黑五种，分别见于不同脏腑和不同性质的疾病。

（一）赤色

赤色主热证，亦可见于戴阳证。

1. 满面通红者，多属外感发热，或脏腑火热炽盛的实热证。

2. 两颧潮红者，多属阴虚阳亢的虚热证。

3. 久病重病面色苍白，却颧颊部嫩红如妆，游移不定者，属戴阳证。是脏腑精气衰竭殆尽，阴阳虚极，阴不敛阳，虚阳浮越所致，属病重。

（二）白色

白色主虚证（包括血虚、气虚、阳虚）、寒证、失血证。

1. 面色淡白无华，舌、唇色淡者，多属血虚证或失血证。

2. 面色㿠白者，多属阳虚证；面色㿠白而虚浮者，多属阳虚水泛。

3. 面色苍白（白中透青）者，多属阳气暴脱之亡阳证；或阴寒凝滞，血行不畅之实寒证；或大失血之人。

（三）黄色

黄色主虚证、湿证。

1. 面色淡黄，枯槁无华，称"萎黄"。常见于脾胃气虚，气血不足者。

2. 面黄虚浮，称为"黄胖"。多是脾气虚衰，湿邪内阻所致。

3. 若面目一身俱黄，称为"黄疸"。黄而鲜明如橘子色者，属"阳黄"，为湿热熏蒸之故；黄而晦暗如烟熏者，属"阴黄"，为寒湿郁阻之故。

（四）青色

青色主寒证、气滞、血瘀、疼痛和惊风。

1. 面色淡青或青黑者，属寒盛、痛剧。

2. 突然面色青灰，口唇青紫，肢凉脉微，多为心阳暴脱，心血瘀阻之象。

3. 久病面色与口唇青紫，多属心气、心阳虚衰，血行瘀阻，或肺气闭塞，呼吸不利。

4. 面色青黄（苍黄），多见于肝脾不调。

5. 小儿眉间、鼻柱、唇周色青者，多属惊风或惊风先兆。

（五）黑色

黑色主肾虚、寒证、水饮、瘀血、剧痛。

1. 面黑暗淡者，多属肾阳虚。

2. 面黑干焦者，多属肾阴虚。

3. 眼眶周围色黑者，多属肾虚水饮或寒湿带下。

4. 面色黧黑、肌肤甲错者，多由瘀血日久所致。

◎ 要点三　面部色诊的意义

（一）判断气血的盛衰

面部是观察人体气血变化的窗口，体内气血的盛衰在面部反映最及时而明显。例如，面色红润光泽，为气血充盛；面色淡白无华，为气血不足；面色晦暗青紫，多属气血瘀滞等。

（二）识别病邪的性质

机体感受不同病邪，会引起体内不同的病理变化，反映在面部就会出现不同的色泽改变。如面部色赤多为热邪，色白多为寒邪，色青紫多为气滞血瘀，面目色黄鲜明为湿热熏蒸等。

（三）确定疾病的部位

1. 按照五色与五脏的对应关系诊察　青为肝色，赤为心色，白为肺色，黄为脾色，黑为肾色。正常情况下，五色隐约见于皮肤光泽之间，含蓄而不外露。一旦脏腑有病，其病色则可明显暴露于外，称为真脏之色外露。故观察不同的面色变化，有助于判断不同的脏腑病位。

2. 按照颜面的脏腑分部位诊察

（1）《灵枢·五色》划分法　先将面部划分为不同的部位并给予命名，如前额——庭、颜，眉间——阙，鼻——明堂，颊侧——藩，耳门——蔽，等；然后规定脏腑在面部的分属，庭候首面，阙上候咽喉，阙中（印堂）候肺，阙下（下极、山根）候心，下极之下（年寿）候肝，肝部左右候胆，肝下（鼻端、准头、面王）候脾，方上（即鼻翼）候胃，中央（颧下）候大肠，挟大肠（颊部下方）候肾，面王以上（即鼻端两旁上方）候小肠，面王以下（即人中部位）候膀胱、胞宫。

（2）《素问·刺热》划分法　左颊候肝，右颊候肺，额候心，鼻候脾，颏候肾。

当脏腑有病时，可在面部对应的区域出现色泽的改变，观察面部不同区域的色泽变化，有助于判断病变的具体脏腑定位。

（四）预测疾病的轻重与转归

色属阴主血，常反映血液的盈亏与运行情况；泽属阳主气，常反映脏腑精气和津液的盛衰。不论何色，凡无光泽，均属病重，预后较差。

细目三　望形态

◎ 要点一　形体强弱胖瘦的临床表现及其意义

（一）形体强弱

1. 体强　指身体强壮。表现为胸廓宽厚，筋强骨健，肌肉充实有力，皮肤光滑润泽，同时精力充沛，食欲旺盛。说明内脏坚实，气血旺盛，抗病力强，这种人不易患病，即使有病，也容易治愈，预后较好。

2. 体弱　指身体衰弱。表现为胸廓狭窄，筋细骨弱，肌肉瘦软无力，皮肤干枯不泽。同时

精神不振，食少乏力。说明内脏脆弱，气血不足，抗病力弱，这种人容易患病，且病后多迁延难愈，预后较差。

（二）形体胖瘦

1. 肥胖　体重超过正常标准20%者，一般可视为肥胖。其体形特点是头圆形，颈短粗，肩宽平，胸厚短圆，大腹便便，体形肥胖。

（1）若形体肥胖，肌肉坚实，食欲旺盛，为形气有余。

（2）若形体肥胖，肉松皮缓，食少懒动，动则乏力气短，属形盛气虚。

肥胖多因嗜食肥甘，喜静少动，脾失健运，痰湿脂膏积聚等所致。因形盛气虚，水湿难以周流，则痰湿积聚，故有"肥人湿多""肥人多痰"之说。

2. 消瘦　指体重明显下降，较标准体重减少10%以上者。其体形特点是头长形，颈细长，肩狭窄，胸狭平坦，腹部瘦瘪，体形瘦长。形体较瘦但精力充沛，神旺有力，抗病力强，也应属正常健康之人。

（1）形瘦食多，为中焦有火。

（2）形瘦食少，为中气虚弱。

由于消瘦者，形瘦皮皱，多属阴血不足，内有虚火的表现，易患肺痨等病。故有"瘦人多火"之说。

◎ 要点二　姿态异常（动静姿态、异常动作）的临床表现及其意义

（一）动静姿态

1. 坐形

（1）坐而喜仰，但坐不得卧，卧则气逆，多为咳喘肺胀，或水饮停于胸腹等所致肺实气逆。

（2）坐而喜俯，少气懒言，多属体弱气虚。

（3）但卧不得坐，坐则神疲或昏眩，多为气血俱虚，或夺气脱血，或肝阳化风。

（4）坐时常以手抱头，头倾不能昂，凝神熟视，为精神衰败。

2. 卧式

（1）卧时常向外，躁动不安，身轻能自转

侧，多为阳证、热证、实证。

（2）卧时喜向里，喜静懒动，身重不能转侧，多为阴证、寒证、虚证。

（3）蜷卧缩足，喜加衣被者，多为虚寒证。

（4）仰卧伸足，掀去衣被，多属实热证。

（5）咳逆倚息不得卧，卧则气逆，多为肺气壅滞，或心阳不足，水气凌心，或肺有伏饮。

3. 立姿

（1）站立不稳，伴见眩晕者，多属肝风内动，或脑有病变。

（2）不耐久站，站立时常欲倚靠它物支撑，多属气虚血衰。

（3）若以两手护腹，俯身前倾者，多为腹痛之征。

4. 行态

（1）以手护腰，弯腰曲背，行动艰难，多为腰腿疼。

（2）行走之际，突然止步不前，以手护心，多为脘腹痛或心痛。

（3）行走时身体震动不定，为肝风内动。

（二）异常动作

1. 病人睑、面、唇、指（趾）不时颤动者，在外感热病中，多是动风预兆；在内伤杂病中，多是气血不足，筋脉失养，虚风内动。

2. 四肢抽搐或拘挛，项背强直，角弓反张者，常见于小儿惊风、痫病、破伤风、子痫、马钱子中毒等。

3. 猝然昏倒，不省人事，口眼歪斜，半身不遂者，属中风病。卒倒神昏，口吐涎沫，四肢抽搐，醒后如常者，属痫病。

4. 恶寒战栗（寒战），见于疟疾发作，或伤寒、温病邪正剧争欲作战汗之时。

5. 肢体软弱无力，行动不灵而无痛，是痿病。关节拘挛，屈伸不利，多属痹病。

6. 儿童手足伸曲扭转，挤眉眨眼，呶嘴伸舌，状似舞蹈，不能自制，多由气血不足，风湿内侵所致。

细目四　望头面五官

◎ 要点一　望头、发的主要内容及其临床意义

头发的生长与肾气和精血的盛衰关系密切，故望发可以诊察肾气的强弱和精血的盛衰。正常人发黑稠密润泽，是肾气充盛，精血充足的表现。

（一）发黄

指发黄干枯，稀疏易落。多属精血不足，可见于慢性虚损病人或大病之后精血未复。

（1）小儿头发稀疏黄软，生长迟缓，甚至久不生发，或枕后发稀，或头发稀疏不匀者，多因先天不足，肾精亏损而致。

（2）小儿发结如穗，枯黄无泽，伴见面黄肌瘦，多为疳积病。

（二）发白

指青少年白发。发白伴有耳鸣、腰酸者属肾虚；伴有失眠健忘症状者为劳神伤血所致；但亦有因先天禀赋所致者。

（三）脱发

1. 突然片状脱发，脱落处显露圆形或椭圆形光亮头皮而无自觉症状，称为斑秃，多为血虚受风所致。

2. 青壮年头发稀疏易落，有眩晕、健忘、腰膝酸软等表现者，多为肾虚。

3. 头发已脱，头皮瘙痒、多屑多脂，多为血热化燥所致。

◎ 要点二　面肿、腮肿及口眼㖞斜的临床表现及其意义

（一）面肿

面部浮肿，按之凹陷者，为水肿病，属全身水肿的一部分。

1. 颜面浮肿，发病迅速者，为阳水，多为外感风邪，肺失宣降所致。

2. 颜面浮肿，兼见面色㿠白，发病缓慢者属阴水，多由脾肾阳虚，水湿泛滥所致。

3. 颜面浮肿，兼见面唇青紫，心悸气喘，不能平卧者，多属心肾阳虚，血行瘀滞，水气凌心所致。

（二）腮肿

1. 痄腮 指一侧或两侧腮部以耳垂为中心肿起，边缘不清，局部灼热疼痛的症状。为外感温毒之邪所致，多见于儿童，属传染病。

2. 发颐 指颧下颌上耳前发红肿起，伴有寒热、疼痛的症状。为阳明热毒上攻所致。

（三）口眼㖞斜

1. 口僻 单见口眼㖞斜，肌肤不仁，面部肌肉患侧偏缓、健侧紧急，患侧目不能合，口不能闭，不能皱眉鼓腮，饮食言语皆不利者，为风邪中络所致。

2. 中风 若口眼㖞斜兼半身不遂者，则为中风病。

◉ 要点三 目的脏腑分属，望目色、目形、目态的主要内容及其临床意义

（一）目的脏腑分属

1. 目内眦及外眦的血络属心，称为"血轮"。
2. 黑珠属肝，称为"风轮"。
3. 白睛属肺，称为"气轮"。
4. 瞳仁属肾，称为"水轮"。
5. 眼胞属脾，称为"肉轮"。

（二）望目色

1. 目赤肿痛 多属实热证。如白睛色红为肺火或外感风热；两眦赤痛为心火；睑缘赤烂为脾有湿热；全目赤肿为肝经风热上攻。

2. 白睛发黄 为黄疸的主要标志。多由湿热或寒湿内蕴，肝胆疏泄失常，胆汁外溢所致。

3. 目眦淡白 属血虚、失血。是血少不能上荣于目所致。

4. 目胞色黑晦暗 多属肾虚。

5. 黑睛灰白混浊 称为目生翳。多因邪毒侵袭，或肝胆实火上攻，或湿热熏蒸，或阴虚火炎等，使黑睛受伤而成。

（三）望目形

1. 目胞浮肿 为水肿的常见表现。

2. 眼窠凹陷 多为伤津耗液或气血不足，可见于吐泻伤津或气血虚衰的病人；若久病重病眼球深陷，伴形瘦如柴，则为脏腑精气竭绝，正气衰竭，属病危。

3. 眼球突出 眼球突出兼喘满上气者，属肺胀，为痰浊阻肺、肺气不宣、呼吸不利所致。若眼球突出兼颈前微肿，急躁易怒者，称为瘿病，因肝郁化火、痰气壅结所致。

4. 胞睑红肿 睑缘肿起结节如麦粒，红肿较轻者，称为针眼；胞睑漫肿，红肿较重者，称为眼丹，皆为风热邪毒或脾胃蕴热上攻于目所致。

（四）望目态

1. 瞳孔缩小 可见于川乌、草乌、毒蕈、有机磷类农药及吗啡、氯丙嗪等药物中毒。

2. 瞳孔散大 可见于颅脑损伤（如头部外伤）、出血中风病等，提示病情危重；若两侧瞳孔完全散大，对光反射消失则是临床死亡的指征之一；也可见于青风内障或颠茄类药物中毒等。

3. 目睛凝视 指病人两眼固定，不能转动。固定前视者，称瞪目直视；固定上视者，称戴眼反折；固定侧视者，称横目斜视。多属肝风内动所致。

4. 睡眠露睛 指病人昏昏欲睡，睡后胞睑未闭而睛珠外露。多属脾气虚弱，气血不足，胞睑失养所致。常见于吐泻伤津和慢脾风的患儿。

5. 胞睑下垂 又称睑废，指胞睑无力张开而上睑下垂者。双睑下垂者，多为先天不足、脾肾亏虚；单睑下垂者，多见于外伤所致。

◉ 要点四 望口、唇、齿、龈的主要内容及其临床意义

（一）望口

1. 口之形色

（1）**口角流涎** 小儿见之多属脾虚湿盛；成人见之多为中风口歪不能收摄。

（2）口疮　唇内和口腔肌膜出现灰白色小溃疡，周围红晕，局部疼痛。多由心脾二经积热上熏所致。

（3）口糜　口腔肌膜糜烂成片，口气臭秽，多由湿热内郁，上蒸口腔而成。

（4）鹅口疮　小儿口腔、舌上出现片状白屑，状如鹅口者，多因感受邪毒，心脾积热，上熏口舌所致。

2. 口之动态

（1）口张　口开而不闭，属虚证。若状如鱼口，但出不入，则为肺气将绝。

（2）口噤　口闭而难开，牙关紧急，属实证，多因筋脉拘急所致，可见于中风、痫病、惊风、破伤风等。

（3）口撮　上下口唇紧聚，不能吸吮，可见于小儿脐风。

（4）口喝　口角向一侧歪斜，见于风邪中络，或中风病的中经络。

（5）口振　战栗鼓颔，口唇振摇，多为阳虚寒盛或邪正剧争所致，可见于温病、伤寒欲作汗时，或疟疾发作时。

（6）口动　口频繁开合，不能自禁，是胃气虚弱的表现；若口角掣动不止，是热极生风或脾虚生风之象。

（二）望唇

1. 唇之色泽

（1）唇色红润　此为正常人的表现，说明胃气充足，气血调匀。

（2）唇色淡白　多属血虚或失血。

（3）唇色深红　多属热盛。

（4）口唇赤肿而干　多为热极。

（5）口唇樱桃红色　多见于煤气中毒。

（6）口唇青紫　多属瘀血证。

（7）口唇青黑　多属寒盛、痛极。

2. 唇之形态

（1）口唇干裂，为津液损伤，多属燥热伤津或阴虚液亏。

（2）口唇糜烂，多为脾胃积热上蒸。

（3）唇内溃烂，其色淡红，为虚火上炎。

（4）唇边生疮，红肿疼痛，为心脾积热。

（5）唇角生疔，麻木痒痛，多为锁口疔；人中部生疔，多为人中疔。

（6）人中满唇反。久病而人中沟变平，口唇翻卷不能覆齿，称"人中满唇反"，为脾气将绝，属病危。

（三）望齿

1. 牙齿色泽

（1）牙齿洁白润泽：是津液内充、肾气充足的表现。

（2）牙齿干燥：为胃阴已伤。

（3）牙齿光燥如石：是阳明热盛，津液大伤。

（4）牙齿燥如枯骨：是肾阴枯涸，精不上荣，见于温热病的晚期。

（5）牙齿枯黄脱落：见于久病者，多为骨绝。

（6）齿焦有垢，为胃肾热盛，但气液未竭；齿焦无垢，为胃肾热甚，气液已竭。

2. 牙齿动态

（1）牙关紧急　多属风痰阻络或热极生风。

（2）咬牙龂齿　为热盛动风。

（3）睡中龂齿　多因胃热或虫积所致，也可见于正常人。

（四）望牙龈

1. 牙龈色泽

（1）牙龈淡红而润泽　是胃气充足，气血调匀。

（2）牙龈淡白　多是血虚或失血。

（3）牙龈红肿疼痛　多是胃火亢盛。

2. 牙龈形态

（1）齿衄　齿缝出血，痛而红肿，多为胃热伤络；若不痛不红微肿者，多为气虚，或肾火伤络。

（2）牙宣　龈肉萎缩，牙根暴露，牙齿松动，多属肾虚或胃阴不足。

（3）牙疳　牙龈溃烂，流腐臭血水，多因外感疫疠之邪，积毒上攻所致。

◎ 要点五　望咽喉的主要内容及其临床意义

（一）望咽喉色泽

1. **咽部深红，肿痛明显**　属实热证，多因肺胃热毒壅盛所致。

2. **咽部嫩红，肿痛不显**　属阴虚证，多由肾水亏少、阴虚火旺所致。

3. **咽喉淡红漫肿**　多属痰湿凝聚所致。

（二）望咽喉形态

1. **乳蛾**　一侧或两侧喉核红肿肥大，形如乳头或乳蛾，表面或有脓点，咽痛不适。属肺胃热盛，邪客喉核，或虚火上炎，气血瘀滞所致。

2. **喉痈**　咽喉部红肿高突，疼痛剧烈，吞咽困难。多因脏腑蕴热，复感外邪，热毒客于咽喉所致。

3. **咽喉腐烂**　溃烂成片或凹陷者，为肺胃热毒壅盛；若腐烂分散浅表者，为肺胃之热尚轻；若溃腐日久，周围淡红或苍白者，多属虚证。

4. **伪膜**　咽部溃烂处上覆白腐，形如白膜者。如伪膜松厚，容易拭去，去后不复生，此属肺胃热浊上壅于咽，证较轻；如伪膜坚韧，不易剥离，重剥则出血，或剥去随即复生，此属重证，多是白喉，又称"疫喉"，因肺胃热毒伤阴而成，属烈性传染病。

5. **成脓**　咽喉局部红肿高突，有波动感，压之柔软凹陷者，多已成脓；压之坚硬则尚未成脓。

细目五　望躯体四肢

◎ 要点一　望颈项的主要内容及其临床意义

（一）瘿瘤

瘿瘤指颈部结喉处有肿块突起，或大或小，或单侧或双侧，可随吞咽而上下移动。多因肝郁气结痰凝，或水土失调，痰气搏结所致。

（二）瘰疬

瘰疬指颈侧颌下有肿块如豆，累累如串珠。多由肺肾阴虚，虚火内灼，炼液为痰，结于颈部，或外感风火时毒，夹痰结于颈部所致。

（三）颈瘘

颈瘘指颈部痈肿、瘰疬溃破后，久不收口，形成管道。病名曰鼠瘘。因痰火久结，气血凝滞，疮孔不收而成。

（四）项痈、颈痈

项部或颈部两侧焮红漫肿，疼痛灼热，甚至溃烂流脓者，谓之项痈或颈痈。多由风热邪毒蕴蒸，气血壅滞，痰毒互结于颈项所致。

（五）气管偏移

指气管不居中，向一侧偏移。多为胸膈有水饮或气体，或因单侧瘿瘤、肿物等，挤压、牵拉气管所致，可见于悬饮、气胸、石瘿、肉瘿、肺部肿瘤等病。

（六）项强

项强指项部拘紧或强硬。

1. 项部拘急牵引不舒，兼有恶寒、发热，是风寒侵袭太阳经脉，经气不利所致。

2. 项部强硬，不能前俯，兼壮热、神昏、抽搐者，多属温病火邪上攻，或脑髓有病。

3. 项强不适，兼头晕者，多属阴虚阳亢，或经气不利所致。

4. 睡眠之后，项强而痛，并无他苦者，为落枕，多因睡姿不当，项部经络气滞所致。

（七）项软

项软指颈项软弱，抬头无力。小儿项软，多因先天不足，肾精亏损，后天失养，发育不良，可见于佝偻病患儿。久病、重病颈项软弱，头垂不抬，眼窝深陷，多为脏腑精气衰竭之象，属病危。

（八）颈脉搏动

颈脉搏动指在安静状态时出现颈侧人迎脉搏

动明显。可见于肝阳上亢或血虚重证等病人。

（九）颈脉怒张

颈脉怒张指颈部脉管明显胀大，平卧时更甚。多见于心血瘀阻，肺气壅滞及心肾阳衰、水气凌心的病人。

◎ 要点二 望四肢的主要内容及其临床意义

（一）外形

1. 四肢萎缩 指四肢或某一肢体肌肉消瘦、萎缩、松软无力。多因气血亏虚或经络闭阻，肢体失养所致。

2. 肢体肿胀 指四肢或某一肢体肿胀。

（1）四肢红肿疼痛者，多为热壅血瘀所致。

（2）足部或下肢肿胀，甚至兼全身浮肿者，多见于水肿。

（3）下肢肿胀，皮肤粗厚如象皮者，多见于丝虫病。

3. 膝部肿大

（1）膝部红肿热痛，屈伸不利，多见于热痹，为风湿郁久化热所致。

（2）膝部肿大而股胫消瘦，称为"鹤膝风"，多因寒湿久留，气血亏虚所致。

4. 小腿青筋 指小腿青筋暴露，形似蚯蚓。多因寒湿内侵，络脉血瘀所致。

5. 下肢畸形 指膝内翻、膝外翻、足内翻、足外翻等，均属先天不足，肾气不充，或后天失养，发育不良。

（1）直立时两踝并拢而两膝分离，称为膝内翻（又称"O"形腿）。

（2）两膝并拢而两踝分离，称为膝外翻（又称"X"形腿）。

（3）踝关节呈固定型内收位，称足内翻。

（4）踝关节呈固定型外展位，称足外翻。

（二）动态

1. 肢体痿废 指肢体肌肉萎缩，筋脉弛缓，痿废不用，多见于痿病。常因精津亏虚或湿热浸淫，筋脉失养所致。若双下肢痿废不用者，多见于截瘫病人。

2. 四肢抽搐 指四肢筋脉挛急与弛张间作，舒缩交替，动作有力。多因肝风内动，筋脉拘急所致。

3. 手足拘急 指手足筋肉挛急不舒，屈伸不利，多因寒邪凝滞，或气血亏虚，筋脉失养所致。

4. 手足颤动 指双手或下肢颤抖，或振摇不定，不能自主。多由血虚筋脉失养，或饮酒过度所致。

5. 手足蠕动 指手足时时掣动，动作弛缓无力，如虫之蠕行。多为阴虚动风所致。

6. 扬手掷足 指热病中，神志昏迷，手足躁动不宁，是热扰心神所致。

7. 循衣摸床，撮空理线 指重病神识不清，病人不自主地伸手抚摸衣被、床沿，或伸手向空，手指时分时合，为病重失神之象。

细目六 望皮肤

◎ 要点一 望皮肤色泽的内容及其临床意义

（一）皮肤发赤

皮肤突然鲜红成片，色如涂丹，边缘清楚，灼热肿胀者，为丹毒。

1. 发于头面者，名抱头火丹。

2. 发于小腿足部者名流火。

3. 发于全身、游走不定者，名赤游丹。

4. 发于上部者多由风热化火所致，发于下部者多因湿热化火而成，亦有因外伤染毒而引起者。

（二）皮肤发黄

面目、皮肤、爪甲俱黄者，为黄疸，多因外感湿热、疫毒，内伤酒食，或脾虚湿困，血瘀气滞等所致。

1. 黄色鲜明如橘皮色者，属阳黄，因湿热蕴蒸，胆汁外溢肌肤而成。

2. 黄色晦暗如烟熏色者，属阴黄，因寒湿阻遏，胆汁外溢肌肤所致。

（三）皮肤紫黑

面、手、乳晕、腋窝、外生殖器、口腔黏膜等处呈弥漫性棕黑色改变者，多为黑疸，由劳损伤肾所致；周身皮肤发黑亦可见于肾阳虚衰的病人。

（四）皮肤白斑

四肢、面部等处出现白斑，大小不等，界限清楚，病程缓慢者，为白驳风。多因风湿侵袭，气血失和，血不荣肤所致。

◎ **要点二　望斑疹的内容及其临床意义**

斑和疹都是全身性疾病表现于皮肤的症状。

（一）斑

斑指皮肤黏膜出现深红色或青紫色片状斑块，平摊于皮肤，摸之不碍手，压之不褪色的症状。可由外感温热邪毒，热毒窜络，内迫营血，或脾虚血失统摄，或阳衰寒凝血瘀，或外伤血溢肌肤所致。

（二）疹

疹指皮肤出现红色或紫红色、粟粒状疹点，高出皮肤，抚之碍手，压之褪色的症状。常见于麻疹、风疹、瘾疹等病，也可见于温热病中。多因外感风热时邪，或过敏，或热入营血所致。

1. **麻疹**　疹色桃红，形似麻粒，先见于耳后发际，渐延及颜面、躯干和四肢，疹发透彻后按出疹顺序依次消退。因外感时邪所致，属儿科常见传染病。

2. **风疹**　疹色淡红，细小稀疏，瘙痒不已，时发时止。为外感风热时邪所致。

3. **瘾疹**　皮肤上出现淡红色或苍白色风团，大小形态各异，瘙痒，搔之融合成片，高出皮肤，发无定处，出没迅速，时隐时现。为外感风邪或过敏所致。

细目七　望排出物

◎ **要点一　望痰、涕的内容及其临床意义**

（一）望痰

1. 痰黄黏稠，坚而成块者，属热痰。因热邪煎熬津液之故。

2. 痰白而清稀，或有灰黑点者，属寒痰。因寒伤阳气，气不化津，湿聚为痰之故。

3. 痰白滑而量多，易咯出者，属湿痰。因脾虚不运，水湿不化，聚而成痰之故。

4. 痰少而黏，难于咯出者，属燥痰。因燥邪伤肺，或肺阴虚津亏所致。

5. 痰中带血，色鲜红者，为热伤肺络。多因肺阴亏虚，或肝火犯肺，或痰热壅肺所致。

6. 咳吐脓血腥臭痰，属肺痈。是热毒蕴肺，化腐成脓所致。

（二）望涕

1. 新病鼻塞流清涕，是外感风寒；鼻流浊涕，是外感风热。

2. 阵发性清涕，量多如注，伴喷嚏频作，多属鼻鼽，是风寒束于肺卫所致。

3. 久流浊涕，质稠、量多、气腥臭者，为鼻渊，是湿热蕴阻所致。

◎ **要点二　望呕吐物的内容及其临床意义**

1. 呕吐物清稀无臭，多因胃阳不足，难以腐熟水谷，或寒邪犯胃，损伤胃阳，导致水饮内停，胃失和降所致。

2. 呕吐物秽浊酸臭，多因邪热犯胃，胃失和降所致。

3. 呕吐清水痰涎，伴胃脘振水声，多为饮停胃脘，胃失和降所致。

4. 吐物酸腐夹杂不化食物，多属伤食，因暴饮暴食，损伤脾胃，宿食不化，胃气上逆所致。

5. 呕吐黄绿苦水，多为肝胆湿热或郁热所致。

6. 吐血色暗红或紫暗有块，夹杂食物残渣，多属胃有积热，或肝火犯胃，或胃腑素有瘀血所致。

细目八　望小儿食指络脉

◎ 要点一　望小儿食指络脉的方法及其正常表现

（一）望小儿食指络脉的方法

诊察小儿食指络脉时，令家长抱小儿面向光亮，医生用左手拇指和食指握住小儿食指末端，再以右手拇指的侧缘在小儿食指掌侧前缘从指尖向指根部推擦几次，用力要适中，使食指络脉显露，便于观察。

（二）小儿食指络脉正常表现

1. 食指络脉特点　在食指掌侧前缘，隐隐显露于掌指横纹附近，纹色浅红略紫，呈单支且粗细适中。

2. 影响因素　小儿食指络脉亦受多种因素的影响。

（1）年幼儿络脉显露而较长；年长儿络脉不显而略短。

（2）皮肤薄嫩者，食指络脉较显而易见；皮肤较厚者，络脉常模糊不显。

（3）肥胖儿络脉较深而不显；体瘦儿络脉较浅而易显。

（4）天热脉络扩张，食指络脉增粗变长；天冷脉络收缩，食指络脉变细缩短。

◎ 要点二　小儿食指络脉病理变化的临床表现及其意义

对小儿病理食指络脉的观察，应注意其纹位、纹态、纹色、纹形四方面的变化，其要点可概括为：三关测轻重，浮沉分表里，红紫辨寒热，淡滞定虚实。

（一）三关测轻重

小儿食指按指节分为三关：食指第一节（掌指横纹至第二节横纹之间）为风关，第二节（第二节横纹至第三节横纹之间）为气关，第三节（第三节横纹至指端）为命关。根据络脉在食指三关出现的部位，可以测定邪气的浅深，病情的轻重。

1. 食指络脉显于风关　是邪气入络，邪浅病轻，可见于外感初起。

2. 食指络脉达于气关　是邪气入经，邪深病重。

3. 食指络脉达于命关　是邪入脏腑，病情严重。

4. 食指络脉直达指端（称透关射甲）　提示病情凶险，预后不良。

（二）浮沉分表里

1. 食指络脉浮而显露　为病邪在表，见于外感表证。因外邪袭表，正气抗争，鼓舞气血趋向于表，故食指络脉浮显。

2. 食指络脉沉隐不显　为病邪在里，见于内伤里证。因邪气内困，阻滞气血难于外达，故食指络脉沉隐。

（三）红紫辨寒热

1. 食指络脉鲜红　属外感表证。因邪正相争，气血趋向于表，食指络脉浮显，故色偏红。

2. 食指络脉紫红　属里热证。因里热炽盛，脉络扩张，气血壅滞，故见紫红。

3. 食指络脉色青　主疼痛、惊风。因痛则不通，或肝风内动，使脉络郁滞，气血不通，故纹色变青紫。

4. 食指络脉淡白　属脾虚、疳积。因脾胃气虚，生化不足，气血不能充养脉络，故纹色淡白。

5. 食指络脉紫黑　为血络郁闭，病属重危。因邪气亢盛，心肺气衰，脉络瘀阻，故见紫黑。

一般来说，食指络脉色深暗者，多属实证，是邪气有余；色浅淡者，多属虚证，是正气不足。

（四）淡滞定虚实

1. 食指络脉浅淡而纤细者，多属虚证。因气血不足，脉络不充所致。

2. 食指络脉浓滞而增粗者，多属实证。因邪正相争，气血壅滞所致。

第三单元　望　舌

舌诊是观察病人舌质和舌苔的变化以诊察疾病的方法，是望诊的重要内容，是中医诊法的特色之一。

细目一　舌诊原理与方法

◎ 要点一　舌诊原理

舌为一肌性器官，由黏膜和舌肌组成，它附着于口腔底部、下颌骨、舌骨，呈扁平而长形。其主要功能是辨别滋味，调节声音，拌和食物，协助吞咽。舌由肌肉、血脉和经络所构成，三者都与脏腑存在着密切的联系。

（一）舌可反映心、神的病变

1. 舌为心之苗，手少阴心经之别系舌本。因心主血脉，而舌的脉络丰富，心血上荣于舌，故人体气血运行情况，可反映在舌质的颜色上。

2. 心主神明，舌体的运动又受心神的支配，因而舌体运动是否灵活自如，语言是否清晰，与神志密切相关。故舌可反映心、神的病变。

（二）舌可反映脾胃的功能状态

舌为脾之外候，足太阴脾经连舌本、散舌下，舌居口中司味觉。舌苔是禀胃气而生，与脾胃运化功能相应，故舌可反映脾胃的功能状态；脾胃为后天之本、气血的生化之源，故舌象亦是全身营养和代谢功能的反映，代表了全身气血津液的盛衰。

（三）舌可反映其他脏腑的病变

1. 肝藏血、主筋，足厥阴肝经络舌本。
2. 肾藏精，足少阴肾经循喉咙、挟舌本。
3. 足太阳膀胱经经筋结于舌本。
4. 肺系上达咽喉，与舌根相连。
5. 其他脏腑组织，由经络沟通，也直接、间接与舌产生联系，因此，脏腑的病变亦必然通过经络气血的变化而反映于舌。

（四）脏腑的病变反映于舌，具有一定的规律

1. 舌质多候五脏病变，侧重血分。
2. 舌苔多候六腑病变，侧重气分。
3. 舌尖多反映上焦心肺的病变。
4. 舌中多反映中焦脾胃的病变。
5. 舌根多反映下焦肾的病变。
6. 舌两侧多反映肝胆的病变。
7. 另外，还有"舌尖属上脘，舌中属中脘，舌根属下脘"的说法。

舌尖红赤或破溃，多为心火上炎；舌体两侧出现青紫色斑点，多为肝经气滞血瘀；若舌见厚腻苔，多见于脾失健运所致的湿浊、痰饮、食积等；若舌苔出现剥脱，在舌中多为胃阴不足，在舌根多为肾阴虚等。

（五）舌可反映气血津液的盛衰

舌为血脉丰富的肌性组织，有赖气血的濡养和津液的滋润。舌体的形质和舌色与气血的盈亏和运行状态有关。舌苔和舌体的润燥与津液的多少有关。舌下肉阜部有唾液腺腺体的开口，中医认为唾为肾液，涎为脾液，为津液的一部分，其生成、输布离不开脏腑功能，尤其与肾、脾胃等脏腑密切相关，所以通过观察舌体的润燥，可以判断体内津液的盈亏及邪热的轻重。

◎ 要点二　舌诊方法与注意事项

舌诊以望诊为主，有时还须结合闻诊、问诊和扪摸揩刮等方法进行全面诊察。

（一）舌诊方法

1. **望舌的体位和伸舌姿势**　望舌时，医者姿势可略高于患者，以便俯视口舌部位。患者可以采用坐位或仰卧位，面向自然光线，头略扬

起，自然地将舌伸出口外，舌体放松，舌面平展，舌尖略向下，尽量张口使舌体充分暴露。如伸舌过分用力，舌体紧张卷曲，或伸舌时间过久，都会影响舌体血液循环而引起舌色改变，或舌苔紧凑变样，或干湿度发生变化。

2. 诊舌的方法 望舌的顺序是先看舌尖，再看舌中、舌边，最后看舌根部。先看舌质，再看舌苔。再根据舌质、舌苔的基本特征，分项察看。望舌质，主要观察舌质的颜色、光泽、形状及动态等；察舌苔，重点观察舌苔的有无、色泽、质地及分布状态等。在望舌过程中，既要迅速敏捷，又要全面准确，尽量减少患者伸舌的时间，以免口舌疲劳。若一次望舌判断不准，可让病人休息片刻后，再重新望舌。根据临床需要，还可察看舌下静脉。

3. 刮舌与揩舌 刮舌可用消毒压舌板的边缘，以适中的力量，在舌面上由舌根向舌尖刮三五次。若刮之不去或刮而留有污质，多为里有实邪；刮之即去，舌体明净光滑者，多为虚证。

揩舌可用消毒纱布卷在食指上，蘸少许清洁水在舌面上揩抹数次。可用于鉴别舌苔有根无根，以及是否属于染苔。

此外，还可以询问舌上味觉的情况，舌体是否有疼痛、麻木、灼辣等异常感觉，舌体运动是否灵活等，以协助诊断。

（二）诊舌的注意事项

为了使舌诊所获得的信息准确，必须注意排除各种操作因素所造成的虚假舌象。望舌时应注意以下几点：

1. 光线影响 光线的强弱与色调，对颜色的影响极大，常常会使望诊者对同一颜色产生不同的感觉。望舌以白天充足而柔和的自然光线为佳，如在夜间或暗处，用日光灯为好，光线要直接照射到舌面，避免面对有色的门窗。如光线过暗，可使舌色暗滞；日光灯下，舌色多偏紫；白炽灯下，舌苔偏于黄色；用普通灯泡或手电筒照明，易使舌苔黄、白二色难于分辨。周围有色物体的反射光，可使舌色发生相应的改变。

2. 饮食或药品影响 饮食及药物可使舌象发生变化。如进食之后，由于食物的反复摩擦，使舌苔由厚变薄；饮水后，可使干燥舌苔变为湿润。过冷过热的饮食及刺激性食物可使舌色发生改变，如刚进辛热食物，舌色可由淡红变为鲜红，或由红色转为绛色。过食肥甘之品及服大量镇静剂，可使舌苔厚腻；长期服用某些抗生素，可产生黑腻苔或霉腐苔。某些饮食或药物，会使舌苔染色，称为染苔。如饮用牛奶、豆浆、钡剂、椰汁等可使舌苔变白、变厚；食用花生、瓜子、豆类、核桃、杏仁等富含脂肪的食品，往往在短时间可使舌面附着黄白色渣滓，易与腐腻苔相混；食用蛋黄、橘子、柿子、核黄素等，可将舌苔染成黄色；各种黑褐色食品、药品，或吃橄榄、酸梅，长期吸烟等，可使舌苔染成灰色、黑色。一般染苔多在短时间内自然退去，或经揩舌除去，与病情亦不相符。如有疑问，可询问饮食、服药等情况进行鉴别。

3. 口腔对舌象的影响 牙齿残缺，可造成同侧舌苔偏厚；镶牙可以使舌边留有齿痕；睡觉时张口呼吸者，可以使舌苔增厚、干燥等。

细目二 正常舌象

◎ **要点 正常舌象的特点及临床意义**

舌诊的内容主要分望舌质和望舌苔两方面。舌质，又称舌体，是舌的肌肉脉络组织。舌苔，是舌体上附着的一层苔状物。

（一）正常舌象的主要特征

1. 正常舌象的主要特征 舌色淡红鲜明，舌质滋润，舌体大小适中、柔软灵活；舌苔均匀薄白而润。简称"淡红舌，薄白苔"。

2. 影响因素 正常舌象受体内外环境的影响，可以产生生理性变异。

（1）**年龄** 儿童的舌质多淡嫩，舌苔偏少易剥，老年人的舌色多暗红。

（2）**性别** 受女性生理特点的影响，在月经期可以出现蕈状乳头充血而舌质偏红，或舌尖边部有明显的红刺。月经过后可以恢复正常。

（3）体质、禀赋　受禀赋体质因素的影响，舌象可以出现一些差异。如裂纹舌、齿痕舌、地图舌等，均有属于先天性者。

（4）气候、环境　夏天舌苔多厚，秋天舌苔偏干燥，冬季舌常湿润等。

（二）正常舌象的临床意义

正常舌象说明胃气旺盛，气血津液充盈，脏腑功能正常。

细目三　望舌质

◎ 要点一　舌神变化（荣、枯）的特征与临床意义

舌神的基本特征主要表现在舌体的色泽和舌体运动两方面。其中尤以舌色是否"红活润泽"作为辨别要点。舌之颜色反映气血的盛衰，舌体润泽与否可反映津液的盈亏，而舌体运动可反映脏腑的虚实。

（一）荣舌的特征

舌色红活明润，舌体活动自如者，为有神之舌。

（二）枯舌的特征

舌色晦暗枯涩，活动不灵者，为无神之舌。

（三）临床意义

有神之舌，说明阴阳气血精神皆足，生机旺盛，虽病也是善候，预后较好；无神之舌，说明阴阳气血精神皆衰，生机已微，预后较差。

◎ 要点二　舌色变化（淡白、淡红、红、绛、青紫）的特征与临床意义

舌色是指舌质的颜色。

（一）淡白舌

1. **表现特征**　淡白舌指舌色较正常人的淡红色浅淡，白色偏多，红色偏少，甚至全无血色者（枯白舌）的表现。

2. **临床意义**　淡白舌主气血两虚、阳虚。

枯白舌主脱血夺气。气血两亏，血不荣舌，或阳气不足，推动血液运行无力，致使血液不能充分营运于舌质中，故舌色浅淡。脱血夺气，病情危重，舌无血气充养，则显枯白无华。

（1）淡白湿润，舌体胖嫩：多为阳虚水湿内停。

（2）淡白光莹，舌体瘦薄：属气血两亏。

（二）淡红舌

1. **表现特征**　淡红舌指舌体颜色淡红润泽、白中透红的表现。

2. **临床意义**　淡红舌为气血调和的征象，多见于正常人，或病之轻者。淡红舌为心血充足，胃气旺盛的生理状态。若外感病初起，病情轻浅，尚未伤及气血及内脏，舌色仍可保持正常。

（三）红舌

1. **表现特征**　舌色较淡红色为深，甚至呈鲜红色的表现。红舌可见于整个舌体，亦可只见于舌尖。

2. **临床意义**　红舌主实热、阴虚。血得热则行，热盛则气血沸涌，舌体脉络充盈；或阴液亏虚，虚火上炎，故舌色鲜红。

（1）舌色稍红，或舌边尖略红：多属外感风热表证初期。

（2）舌色鲜红，舌体不小，或兼黄苔：多属实热证。

（3）舌尖红：多为心火上炎。

（4）舌两边红：多为肝经有热。

（5）舌体小，舌鲜红而少苔，或有裂纹，或光红无苔：属虚热证。

（四）绛舌

1. **表现特征**　绛舌指舌色较红色更深，或略带暗红色的表现。

2. **临床意义**　绛舌主里热亢盛、阴虚火旺。绛舌多由红舌进一步发展而来。其形成是因热入营血，耗伤营阴，血液浓缩而瘀滞，或虚火上炎，舌体脉络充盈。

（1）舌绛有苔，或伴有红点、芒刺：多属温

病热入营血，或脏腑内热炽盛。

（2）舌绛少苔或无苔，或有裂纹：多属久病阴虚火旺，或热病后期阴液耗损。

（五）青紫舌

1. **表现特征** 全舌呈现青紫色，或局部出现青紫斑点的表现。舌淡而泛现青紫者，为淡紫舌；舌红而泛现紫色者，为紫红舌；舌绛而泛现紫色者，为绛紫舌；舌体局部出现青紫色斑点者，为斑点舌。

2. **临床意义** 紫舌，主血行不畅。

（1）全舌青紫：多是全身性血行瘀滞。

（2）舌有紫色斑点：多属瘀血阻滞于某局部。

（3）舌色淡红中泛现青紫：多因肺气壅滞，或肝郁血瘀，亦可见于先天性心脏病，或某些药物、食物中毒。

（4）舌淡紫而湿润：阴寒内盛，或阳气虚衰所致寒凝血瘀。

（5）舌紫红或绛紫而干枯少津：为热盛伤津，气血壅滞。

◎ **要点三　舌形变化（老嫩、胖瘦、点刺、裂纹、齿痕）的特征与临床意义**

舌形是指舌体的形状。

（一）老舌

1. **表现特征** 舌质纹理粗糙或皱缩，坚敛而不柔软，舌色较暗者，为苍老舌。

2. **临床意义** 老舌多见于实证。实邪亢盛，充斥体内，而正气未衰，邪正交争，邪气壅滞于上，故舌质苍老。

（二）嫩舌

1. **表现特征** 舌质纹理细腻，浮胖娇嫩，舌色浅淡者，为娇嫩舌。

2. **临床意义** 多见于虚证。气血不足，舌体脉络不充，或阳气亏虚，运血无力，寒湿内生，故舌嫩色淡白。

（三）胖舌（胖大舌）

1. **表现特征** 舌体较正常舌大而厚，伸舌满口者，称为胖大舌；舌体肿大，盈口满嘴，甚者不能闭口，不能缩回者，称为肿胀舌。

2. **临床意义** 胖大舌多主水湿内停、痰湿热毒上泛。

（1）舌淡胖大：多为脾肾阳虚，水湿内停。

（2）舌红胖大：多属脾胃湿热或痰热内蕴。

（3）肿胀舌：舌红绛肿胀者，多见于心脾热盛，热毒上壅。

（4）先天性舌血管瘤患者，可呈现青紫肿胀。

（四）瘦舌（瘦薄舌）

1. **表现特征** 舌体比正常舌瘦小而薄者，称为瘦薄舌。

2. **临床意义** 多主气血阴液不足。

（1）舌体瘦薄而色淡：多是气血两虚。

（2）舌体瘦薄而色红绛干燥：多见于阴虚火旺，津液耗伤。

（五）点、刺舌

1. **表现特征** 点是指突起于舌面的红色或紫红色星点。大者为星，称红星舌；小者为点，称红点舌。刺是指舌乳头突起如刺，摸之棘手的红色或黄黑色点刺，称为芒刺舌。点、刺相似，多见于舌的边尖部分。

2. **临床意义** 点、刺舌提示脏腑热极，或血分热盛。点、刺是由蕈状乳头增生，数目增多，充血肿大而形成。一般点、刺越多，邪热越盛。

（1）舌红而起芒刺：多为气分热盛。

（2）舌红而点刺色鲜红：多为血热内盛，或阴虚火旺。

（3）舌红而点刺色绛紫：多为热入营血而气血壅滞。

3. 根据点刺出现的部位，可区分热在何脏。

（1）舌尖生点刺：多为心火亢盛。

（2）舌边有点刺：多属肝胆火盛。

（3）舌中生点刺：多为胃肠热盛。

（六）裂纹舌

1. **表现特征** 是指舌面出现各种多少不等、

深浅不一、各种形态的裂沟，有深如刀割剪碎的，有横直皱纹而短小的，有纵形、横形、井字形、爻字形，以及辐射状、脑回状、鹅卵石状等。

2. **临床意义** 裂纹舌多属阴血亏损，不能荣润舌面所致。

（1）舌红绛而有裂纹：多是热盛伤津，或阴液虚损。

（2）舌淡白而有裂纹：多为血虚不润。

（3）舌淡白胖嫩，边有齿痕而又有裂纹：属脾虚湿侵。

（4）健康人舌面上出现裂纹、裂沟，裂纹中一般有舌苔覆盖，且无不适感觉者，为先天性舌裂，应与病理性裂纹舌作鉴别。

（七）齿痕舌

1. **表现特征** 齿痕舌指舌体边缘见牙齿压迫的痕迹。

2. **临床意义** 齿痕舌多主脾虚、水湿内停证。齿痕舌多因舌体胖大而受齿缘压迫所致，故常与胖大舌同见。

（1）舌淡胖大润而有齿痕：多属寒湿壅盛，或阳虚水湿内停。

（2）舌淡红而有齿痕：多是脾虚或气虚。

（3）舌红肿胀而有齿痕：为内有湿热痰浊壅滞。

（4）舌淡红而嫩，舌体不大而边有轻微齿痕：可为先天性齿痕；如病中见之提示病情较轻，多见于小儿或气血不足者。

◎ **要点四　舌态变化（强硬、痿软、颤动、歪斜、吐弄、短缩）的特征与临床意义**

舌态是指舌体的动态。

（一）强硬舌

1. **表现特征** 强硬舌指舌体板硬强直，运动不灵活的表现。

2. **临床意义** 强硬舌多见于热入心包，或高热伤津，或风痰阻络。外感热病，热入心包，扰乱心神，使舌无主宰；高热伤津，筋脉失养，

使舌体失其灵活与柔和；肝风夹痰，阻于廉泉络道，以致舌体强硬失和。

（1）舌红绛少津而强硬：多因邪热炽盛。

（2）舌胖大兼厚腻苔而强硬：多见于风痰阻络。

（3）舌强语言謇涩，伴肢体麻木、眩晕：多为中风先兆。

（二）痿软舌

1. **表现特征** 痿软舌指舌体软弱，无力屈伸，痿废不灵的表现。

2. **临床意义** 痿软舌多见于伤阴，或气血俱虚。痿软舌多因气血亏虚，阴液亏损，舌肌筋脉失养而废弛，致使舌体痿软。

（1）舌淡白而痿软：多是气血俱虚。

（2）新病舌干红而痿软：多是热灼津伤。

（3）久病舌绛少苔或无苔而痿软：多见于外感病后期，热极伤阴，或内伤杂病，阴虚火旺。

（三）颤动舌

1. **表现特征** 颤动舌指舌体震颤抖动，不能自主的表现。轻者仅伸舌时颤动，重者不伸舌时亦抖颤难宁。

2. **临床意义** 颤动舌为肝风内动的表现，可因热盛、阳亢、阴亏、血虚等所致。气血两虚，使筋脉失于濡养而无力平稳伸展舌体；或因热极阴亏而动风、肝阳化风等导致舌抖颤难安。

（1）久病舌淡白而颤动：多属血虚动风。

（2）新病舌绛而颤动：多属热极生风。

（3）舌红少津而颤动：多属阴虚动风。

（4）酒毒内蕴：可见舌体颤动。

（四）歪斜舌

1. **表现特征** 歪斜舌指伸舌时舌体偏向一侧，或左或右。

2. **临床意义** 歪斜舌多见于中风、喑痱或中风先兆。多因肝风内动，夹痰或夹瘀，痰瘀阻滞一侧经络，受阻侧舌肌弛缓，收缩无力，而健侧舌肌如常所致。

（五）吐弄舌

1. **表现特征** 舌伸于口外，不即回缩者，

为"吐舌";舌微露出口,立即收回,或舐口唇上下左右,摇动不停者,叫作"弄舌"。

2. 临床意义 吐弄舌两者皆因心、脾二经有热所致。心热则动风,脾热则津耗,以致筋脉紧缩不舒,频频动摇。

(1)吐舌可见于疫毒攻心或正气已绝。

(2)弄舌多见于热甚动风先兆。

(3)吐弄舌可见于小儿智能发育不全。

(六)短缩舌

1. 表现特征 指舌体卷短、紧缩,不能伸长的表现。

2. 临床意义 短缩舌,多属危重证候的表现。

(1)舌短缩,色淡白或青紫而湿润:多属寒凝筋脉。

(2)舌短缩,色淡白而胖嫩:多属气血俱虚。

(3)舌短缩,体胖而苔滑腻:多属痰浊内蕴。

(4)舌短缩,色红绛而干:多属热盛伤津。

细目四　望舌苔

◎ 要点一　苔质变化（厚薄、润燥、腐腻、剥落、真假）的特征与临床意义

苔质,是指舌苔的质地、形态。主要观察舌苔的厚薄、润燥、腐腻、剥落、真假等方面的改变。

（一）薄、厚苔

1. 表现特征 苔质的厚薄以"见底"和"不见底"为标准,即透过舌苔能隐隐见到舌体的为"薄苔",不能见到舌体则为"厚苔"。

2. 临床意义 苔的厚薄主要反映邪正的盛衰和邪气之深浅。

(1)薄苔　本是胃气所生,属正常舌苔;若有病见之,亦属疾病轻浅,正气未伤,邪气不盛。故薄苔主外感表证,或内伤轻病。

(2)厚苔　是胃气夹湿浊邪气熏蒸所致,故厚苔主邪盛入里,或内有痰湿、食积等。

3. 舌苔厚薄变化的临床意义

(1)舌苔由薄转厚　提示邪气渐盛,或表邪入里,为病进。

(2)舌苔由厚转薄　提示正气胜邪,内邪消散外达,为病退的征象。

舌苔的厚薄变化,一般是渐变的过程,如果薄苔突然增厚,提示邪气极盛,迅速入里;舌苔骤然消退,舌上无新生舌苔,为正不胜邪,或胃气暴绝。

（二）润、燥苔

1. 表现特征

(1)润苔　舌苔干湿适中,不滑不燥。

(2)滑苔　舌面水分过多,伸舌欲滴,扪之湿而滑。

(3)燥苔　舌苔干燥,扪之无津,甚则舌苔干裂。

(4)糙苔　苔质粗糙如砂石,扪之糙手,津液全无。

2. 临床意义 舌苔的润燥主要反映体内津液的盈亏和输布情况。

(1)润苔　是正常的舌苔表现。疾病过程中见润苔,提示体内津液未伤,多见于风寒表证、湿证初起、食滞、瘀血等。

(2)滑苔　多因水湿之邪内聚,主寒证、主湿证、主痰饮。外感寒邪、湿邪,或脾阳不振,寒湿、痰饮内生,均可出现滑苔。

(3)燥苔　提示体内津液已伤。如高热、大汗、吐泻、久不饮水或过服温燥药物等,导致津液不足,舌苔失于濡润而干燥。亦有因痰饮、瘀血内阻,阳气被遏,不能上蒸津液濡润舌苔而见燥苔者,属津液输布障碍。

(4)糙苔　糙苔可由燥苔进一步发展而成。多见于热盛伤津之重症。若苔质粗糙而不干者,多为秽浊之邪盘踞中焦。

3. 舌苔润燥变化的临床意义

(1)舌苔由润变燥　表示热重津伤,或津失输布。

（2）舌苔由燥变润　主热退津复，或饮邪始化。

但在特殊情况下也有湿邪苔反燥而热邪苔反润者，如湿邪传入气分，气不化津，则舌苔反燥；热邪传入血分，阳邪入阴，蒸动阴气，则舌苔反润，均宜四诊合参。

（三）腻苔

1. 表现特征　苔质颗粒细腻致密，揩之不去，刮之不脱，如涂有油腻之状，中间厚边周薄者。

2. 临床意义　多由湿浊内蕴，阳气被遏，湿浊痰饮停聚于舌面所致。

（1）舌苔薄腻，或腻而不板滞　多为食积，或脾虚湿困。

（2）舌苔白腻而滑　为痰浊、寒湿内阻。

（3）舌苔黏腻而厚，口中发甜　为脾胃湿热。

（4）舌苔黄腻而厚　为痰热、湿热、暑湿等邪内蕴。

（四）腐苔

1. 表现特征　苔质颗粒疏松，粗大而厚，形如豆腐渣堆积舌面，揩之可去者。若舌上黏厚一层，有如疮脓，则称"脓腐苔"。

2. 临床意义　腐苔，主痰浊、食积；脓腐苔主内痈。腐苔的形成，多因阳热有余，蒸腾胃中腐浊邪气上泛，聚集于舌面而成。

（1）腐苔　多见于食积胃肠，或痰浊内蕴。

（2）脓腐苔　多见于内痈，或邪毒内结，是邪盛病重的表现。

（3）病中腐苔渐退，续生薄白新苔　为正气胜邪之象，是病邪消散。

（4）病中腐苔脱落，不能续生新苔　为病久胃气衰败，属于无根苔。

（五）剥落苔

1. 表现特征　舌面本有苔，疾病过程中舌苔全部或部分脱落，脱落处光滑无苔。根据舌苔剥脱的部位和范围大小，可分为以下几种：

（1）光剥苔　舌苔全部退去，以致舌面光洁如镜（又称为光滑舌或镜面舌）。

（2）花剥苔　舌苔剥落不全，剥脱处光滑无苔，余处斑斑驳驳地残存舌苔，界限明显。

（3）地图舌　舌苔不规则地大片脱落，边缘凸起，界限清楚，形似地图。

（4）类剥苔　剥脱处并不光滑，似有新生颗粒。

（5）前剥苔　舌前半部分苔剥脱。

（6）中剥苔　舌中部分苔剥脱。

（7）根剥苔　舌根部分苔剥脱。

（8）鸡心苔　舌苔周围剥脱，仅留中心一小块。

2. 临床意义　观苔之剥落，可了解胃气胃阴之存亡及气血的盛衰，从而判断疾病的预后。

（1）舌红苔剥　多为阴虚。

（2）舌淡苔剥或类剥　多为血虚或气血两虚。

（3）镜面舌而舌色红绛　胃阴枯竭，胃之生气。

（4）舌色白如镜，甚至毫无血色　主营血大虚，阳气虚衰。

（5）舌苔部分脱落，未剥处仍有腻苔者　为正气亏虚，痰浊未化。

（6）动态观察舌苔之剥脱　舌苔从全到剥是胃的气阴不足，正气衰败的表现。舌苔剥脱后，复生薄白之苔为邪去正胜，胃气渐复之佳兆。

（六）真、假苔

1. 表现特征　判断舌苔之真假，以有根无根作为标准。

（1）真苔　指舌苔紧贴舌面，似从舌里生出，乃胃气所生，又称为有根苔。

（2）假苔　指舌苔浮涂舌上，不像从舌上长出来者，又称为无根苔。

2. 临床意义　舌苔之真假，对于辨别疾病的轻重与预后有重要意义。

（1）真苔　真苔是脾胃生气熏蒸食浊等邪气上聚于舌面而成。

病之初期、中期，舌见真苔且厚，为胃气壅

实，病邪深重；久病见真苔，说明胃气尚存。

（2）假苔　假苔乃胃气告匮，不能接生新苔，而旧苔仅浮于舌面，并逐渐脱离舌体。新病出现假苔，乃邪浊渐聚，病情较轻；久病出现假苔，是胃气匮乏，不能上潮，病情危重。

◎ 要点二　苔色变化（白、黄、灰黑）的特征与临床意义

苔色，指舌苔的颜色。主要有白、黄、灰黑苔。

（一）白苔

1. 表现特征　舌面上所附着的苔垢呈现白色。白苔有厚薄之分，苔白而薄，透过舌苔可看到舌体者，是薄白苔；苔白而厚，不能透过舌苔见到舌体者，是厚白苔。

2. 临床意义　白苔一般常见于表证、寒证、湿证。但在特殊情况下，白苔也主热证。

（1）薄白苔　正常舌象，或见于表证初期，或是里证病轻，或是阳虚内寒。

（2）苔薄白而滑　多为外感寒湿，或脾肾阳虚，水湿内停。

（3）苔薄白而干　多见于外感风热。

（4）苔白厚腻　多为湿浊内停，或为痰饮、食积。

（5）苔白厚而干　主痰浊湿热内蕴。

（6）苔白如积粉，扣之不燥（称"积粉苔"）　常见于瘟疫或内痈等病，系秽浊时邪与热毒相结而成。

（7）苔白燥裂如砂石，扣之粗糙（"糙裂苔"）　提示内热暴起，津液暴伤。

（二）黄苔

1. 表现特征　舌苔呈现黄色。根据苔黄的程度，有淡黄、深黄和焦黄之分。淡黄苔又称微黄苔，苔呈浅黄色，多由薄白苔转化而来；深黄苔又称正黄苔，苔色黄而深厚；焦黄苔又称老黄苔，是正黄色中夹有灰黑色苔。

2. 临床意义　黄苔一般主里证、热证。由于热邪熏灼，所以苔现黄色。淡黄热轻，深黄热重，焦黄为热结。外感病苔由白转黄，或黄白相兼，为外感表证处于入里化热的阶段。

（1）薄黄苔　提示热势轻浅，多见于外感风热表证或风寒化热。

（2）苔淡黄而滑润多津（黄滑苔）　多是阳虚寒湿之体，痰饮聚久化热，或为气血亏虚，复感湿热之邪。

（3）苔黄而干燥，甚至干裂　多见于邪热伤津，燥结腑实之证。

（4）苔黄而腻　主湿热或痰热内蕴，或食积化腐。

（三）灰黑苔

1. 表现特征　苔色浅黑，为灰苔；苔色深黑，为黑苔。灰苔与黑苔只是颜色深浅之别，故常并称为灰黑苔。

2. 临床意义　灰黑苔主阴寒内盛，或里热炽盛。

（1）苔灰黑而湿润　主阳虚寒湿内盛，或痰饮内停。

（2）苔灰黑而干燥　主热极津伤。

（3）苔黄黑（霉酱苔）　多见于胃肠素有湿浊宿食，积久化热，或湿热夹痰。

细目五　舌下络脉

◎ 要点　舌下络脉变化的特征与临床意义

舌下络脉是指位于舌下舌系带两侧的大络脉。正常的舌下络脉，其管径小于2.7mm，长度不超过舌下肉阜至舌尖的3/5，颜色呈淡紫色，少有怒张、纡曲的表现。舌下络脉的变化可反映气血的运行情况。

望舌下络脉，主要观察其长度、形态、色泽、粗细、舌下小血络等情况。

（1）舌下络脉粗胀，或呈青紫、绛、绛紫、紫黑色，或舌下细小络脉呈暗红色或紫色网络，或舌下络脉曲张如紫色珠子大小不等的结节改变，均为血瘀的征象。可因气滞、寒凝、热郁、痰湿、气虚、阳虚等所致，需结合其他症状进行分析。

（2）舌下络脉短而细，周围小络脉不明显，舌色偏淡者，多属气血不足。

细目六　舌象综合分析

◎ 要点一　舌质和舌苔的综合诊察

舌体颜色、形质主要反映脏腑气血津液的情况。舌苔的变化主要与感受病邪和病证的性质有关，所以，观察舌体可以了解脏腑虚实，气血津液的盛衰；察舌苔重在辨病邪的寒热、邪正消长及胃气的存亡。

（一）舌苔或舌质单方面异常

一般无论病之久暂，舌苔或舌质单方面异常意味着病情尚属单纯。如淡红舌而伴有干、厚、腻、滑、剥等苔质变化，或苔色出现黄、灰、黑等异常时，主要提示病邪性质、病程长短、病位深浅、病邪盛衰和消长等方面的情况，正气尚未明显损伤，故临床治疗时应以祛邪为主。舌苔薄白而出现舌质老嫩，舌体胖瘦或舌色红绛、淡白、青紫等变化时，主要反映脏腑功能强弱，或气血、津液的盈亏以及运行的畅滞，或为病邪损及营血的程度等，临床治疗应着重于调整阴阳，调和气血，扶正祛邪。

（二）舌质和舌苔均出现异常

1. 舌苔和舌体变化一致　提示病机相同，所主病证一致，说明病变比较单纯。例如：舌质红，舌苔黄而干燥，主实热证；舌体红绛而有裂纹，舌苔焦黄干燥，多主热极津伤；青紫舌与白腻苔并见，提示气血瘀阻，痰湿内阻等病理特征。

2. 舌苔和舌体变化不一致　多提示病因病机复杂，应对二者的病因病机以及相互关系进行综合分析。

淡白舌黄腻苔者，其舌淡白多主虚寒，而苔黄腻又常为湿热之征，脾胃虚寒而感受湿热之邪可见上述之舌象，表明本虚标实，寒热夹杂的病变特征。

红绛舌白滑腻苔，舌色红绛属内热盛，而白腻苔又常见于寒湿内阻，分析其成因可能是由于外感热病，营血分有热，故舌色红绛，但气分有湿则苔白滑而腻；又有素体阴虚火旺，复感寒湿之邪或饮食积滞，亦可见红绛舌白滑腻苔。所以，当舌苔和舌体变化不一致时，往往提示体内存在两种或两种以上的病理变化，病情一般比较复杂。

（三）舌象的动态分析

无论外感与内伤病，在疾病发展过程中，都有一个发生、发展、变化的动态过程，舌象亦随之相应变化。因此观察舌象的动态改变，可以了解疾病的进退、顺逆。

1. 外感病中舌苔由薄变厚表明邪由表入里；舌苔由白转黄，为病邪化热的征象。

2. 舌色转红，舌苔干燥为邪热充斥，气营两燔。

3. 舌苔剥落，舌质红绛为热入营血，气阴俱伤。

4. 在内伤杂病的发展过程中，舌象亦会产生一定的变化，如中风病人舌色淡红，舌苔薄白，表示病情较轻，预后良好，如舌色由淡红转红、转暗红、红绛、紫暗，舌苔黄腻或焦黑，或舌下络脉怒张，表明风痰化热，瘀血阻滞。反之，舌色由暗红、紫暗转为淡红，舌苔渐化，多提示病情趋向稳定好转。

◎ 要点二　舌诊的临床意义

舌象变化能较客观地反映病情，故对临床辨证、立法、处方、用药以及判断疾病转归，分析病情预后，都有十分重要的意义。

（一）判断邪正盛衰

邪正的盛衰能明显地在舌上反映出来，如气血充盛则舌色淡红而润；气血不足则舌色淡白；气滞血瘀则舌色青紫或舌下络脉怒张。津液充足则舌质舌苔滋润；津液不足则舌干苔燥。舌苔有根，表明胃气旺盛；舌苔无根或光剥无苔，表明胃气衰败等。

（二）区别病邪性质

不同的病邪致病，舌象特征亦各异。如外感风寒，苔多薄白；外感风热苔多薄黄。寒湿为病，舌淡而苔白滑；痰饮、湿浊、食滞或外感秽浊之气，均可见舌苔厚腻；燥热为病，则舌红苔燥；瘀血内阻，舌紫暗或有瘀点等。故风、寒、热、燥、湿、痰、瘀、食等诸种病因，大多可从舌象上加以辨别。

（三）辨别病位浅深

病邪轻、浅多见舌苔变化，而病情深、重可见舌苔舌体同时变化。以外感温热病而言，其病位可划分为卫、气、营、血四个层次。邪在卫分，则舌苔薄白；邪入气分，舌苔白厚而干或见黄苔，舌色红；舌绛则为邪入营分；舌色深红、紫绛或紫暗，舌枯少苔或无苔为邪入血分。说明不同的舌象提示病位浅深不同。

（四）推断病势进退

病情发展的进退趋势，可从舌象上反映出来。从舌苔上看，舌苔由薄转厚，由白转黄，由黄转焦黑色，苔质由润转燥，提示热邪由轻变重、由表及里、津液耗损；反之，苔由厚变薄，由黄转白，由燥变润，为邪热渐退，津液复生，病情向好的趋势转变。若舌苔突然剥落，舌面光滑无苔，是邪盛正衰，胃气、胃阴暴绝的征候；薄苔突然增厚，是病邪急剧入里的表现。从舌质观察，舌色淡红转红、绛，甚至转为绛紫，或舌上起刺，是邪热深入营血，有伤阴、血瘀之势；舌色由淡红转为淡白、淡青紫，或舌胖嫩湿润，则为阳气受伤，阴寒渐盛，病邪由表入里，由轻转重，由单纯变复杂，病势在进展。

（五）估计病情预后

舌荣有神，舌面薄苔，舌态正常者为邪气未盛，正气未伤之象，预后较好。舌质枯晦，舌苔无根，舌态异常者为正气亏损，胃气衰败，病情多凶险。

第四单元　闻　诊

闻诊是通过听声音和嗅气味来诊察疾病的方法。听声音包括诊察病人的声音、呼吸、语言、咳嗽、心音、呕吐、呃逆、嗳气、太息、喷嚏、呵欠、肠鸣等各种响声。嗅气味包括嗅病体发出的异常气味、排出物的气味及病室的气味。

细目一　听声音

◎ 要点一　音哑与失音的临床表现及其意义

语声嘶哑者为音哑，语而无声者为失音，或称为"喑"。前者病轻，后者病重。

1. 新病音哑或失音者，多属实证，多因外感风寒或风热袭肺，或痰湿壅肺，肺失清肃，邪闭清窍所致，即所谓"金实不鸣"。

2. 久病音哑或失音者，多属虚证，多因各种原因导致阴虚火旺，肺肾精气内伤所致，即所谓"金破不鸣"。

3. 暴怒喊叫或持续高声宣讲，伤及喉咙所致音哑或失音者，亦属气阴耗伤。

4. 久病重病，突见语声嘶哑，多是脏气将绝之危象。

5. 妇女妊娠末期出现音哑或失音者，称为妊娠失音（子喑），系因胎儿渐长，压迫肾之络脉，使肾精不能上荣于舌咽所致。

◎ 要点二　谵语、郑声、独语、错语、狂言、言謇的临床表现及其意义

1. **谵语**　谵语指神识不清，语无伦次，声高有力的症状。多属邪热内扰神明所致，属实证，故《伤寒论》谓"实则谵语"。见于外感热病，温邪内入心包或阳明实热证、痰热扰乱心神等。

2. **郑声**　郑声指神识不清，语言重复，时断时续，语声低弱模糊的症状。多因久病脏气衰

竭，心神散乱所致，属虚证，故《伤寒论》谓"虚则郑声"。见于多种疾病的晚期、危重阶段。

3. 独语 独语指自言自语，喃喃不休，见人语止，首尾不续的症状。多因心气虚弱，神气不足，或气郁痰阻，蒙蔽心神所致，属阴证。常见于癫病、郁病。

4. 错语 错语指病人神识清楚而语言时有错乱，语后自知言错的症状。证有虚实之分，虚证多因心气虚弱，神气不足所致，多见于久病体虚或老年脏气衰微之人；实证多为痰湿、瘀血、气滞阻碍心窍所致。

5. 狂言 狂言指精神错乱，语无伦次，狂叫骂詈的症状。《素问·脉要精微论》说："衣被不敛，言语善恶，不避亲疏者，此神明之乱也。"多因情志不遂，气郁化火，痰火互结，内扰神明所致。多属阳证、实证，常见于狂病、伤寒蓄血证。

6. 言謇 言謇指神志清楚、思维正常而吐字困难，或吐字不清。因习惯而成者，不属病态。病中言语謇涩，每与舌强并见者，多因风痰阻络所致，为中风之先兆或后遗症。

◎ **要点三 咳嗽、喘、哮的临床表现及其意义**

（一）咳嗽

咳嗽指肺气向上冲击喉间而发出的一种"咳—咳"声音。古人将其分为三种，有声无痰谓之咳，有痰无声谓之嗽，有痰有声谓之咳嗽。多因六淫外邪袭肺、有害气体刺激、痰饮停肺、气阴亏虚等而致肺失肃宣降，肺气上逆所致。临床上首先应分辨咳声和痰的色、量、质的变化，其次参考时间、病史及兼症等，以鉴别病证的寒热虚实性质。

1. 咳声重浊沉闷，多属实证，是寒痰湿浊停聚于肺，肺失肃降所致。

2. 咳声轻清低微，多属虚证，多因久病肺气虚损，失于宣降所致。

3. 咳声不扬，痰稠色黄，不易咯出，多属热证，多因热邪犯肺，肺津被灼所致。

4. 咳有痰声，痰多易咯，多属痰湿阻肺所致。

5. 干咳无痰或少痰，多属燥邪犯肺或阴虚肺燥所致。

6. 咳声短促，呈阵发性、痉挛性，连续不断，咳后有鸡鸣样回声，并反复发作者，称为顿咳（百日咳），多因风邪与痰热搏结所致，常见于小儿。

7. 咳声如犬吠，伴有声音嘶哑，吸气困难，是肺肾阴虚，疫毒攻喉所致，多见于白喉。

（二）喘

喘即气喘，指呼吸困难、急迫，张口抬肩，甚至鼻翼扇动，难以平卧。常由肺、心病变及白喉、急喉风等导致，而辨证还与脾、肾有关。喘有虚实之分。

1. 实喘 发作急骤，呼吸深长，息粗声高，唯以呼出为快者，为实喘。多为风寒袭肺或痰热壅肺、痰饮停肺，肺失宣肃，或水气凌心所致。

2. 虚喘 病势缓慢，呼吸短浅，急促难续，息微声低，唯以深吸为快，动则喘甚者，为虚喘。是肺肾亏虚，气失摄纳，或心阳气虚所致。

（三）哮

哮指呼吸急促似喘，喉间有哮鸣音的症状。多因痰饮内伏，复感外邪所诱发，或因久居寒湿之地，或过食酸咸生冷所诱发。

喘不兼哮，但哮必兼喘。喘以气息急迫、呼吸困难为主，哮以喉间哮鸣声为特征。临床上哮与喘常同时出现，所以常并称为哮喘。

◎ **要点四 短气、少气的临床表现及其意义**

（一）短气

短气指自觉呼吸短促而不相接续，气短不足以息的轻度呼吸困难。其表现似喘而不抬肩，气急而无痰声，即只自觉短促，他觉征象不明显。

短气有虚实之别。虚证短气，兼有形瘦神疲，声低息微等，多因体质衰弱或元气虚损所致；实证短气，常兼有呼吸声粗，或胸部窒闷，或胸腹胀满等，多因痰饮、胃肠积滞或气滞或瘀阻所致。

（二）少气

少气，又称气微，指呼吸微弱而声低，气少不足以息，言语无力的症状。少气属诸虚劳损，多因久病体虚或肺肾气虚所致。

◎ 要点五　呕吐、呃逆、嗳气的临床表现及其意义

（一）呕吐

呕吐指饮食物、痰涎从胃中上涌，由口中吐出的症状。是胃失和降，胃气上逆的表现。前人以有声有物为呕吐，有物无声为吐，有声无物为干呕。但临床上难以截然分开，一般统称为呕吐。根据呕吐声音的强弱和吐势的缓急，可判断证候的寒热虚实等。

1. 吐势徐缓，声音微弱，呕吐物清稀者，多属虚寒证。常因脾胃阳虚，脾失健运，胃失和降，胃气上逆所致。

2. 吐势较猛，声音壮厉，呕吐出黏稠黄水，或酸或苦者，多属实热证。常因热伤胃津，胃失濡养所致。

3. 呕吐呈喷射状者，多为热扰神明，或因头颅外伤，颅内有瘀血、肿瘤等，使颅内压力增高所致。

4. 呕吐酸腐味的食糜，多因暴饮暴食，或过食肥甘厚味，以致食滞胃肠，胃失和降，胃气上逆所致。

5. 共同进餐者皆发吐泻，多为食物中毒。朝食暮吐、暮食朝吐者，为胃反，多属脾胃阳虚证。

6. 口干欲饮，饮后则吐者，称为水逆，因饮邪停胃，胃气上逆所致。

（二）呃逆

呃逆指从咽喉发出的一种不由自主的冲击声，声短而频，呃呃作响的症状。俗称打呃，唐代以前称"哕"。是胃气上逆的表现。

1. 呃声频作，高亢而短，其声有力者，多属

实证。呃声低沉，声弱无力，多属虚证。

2. 新病呃逆，其声有力，多属寒邪或热邪客于胃；久病、重病呃逆不止，声低气怯无力者，属胃气衰败之危候。

3. 突发呃逆，呃声不高不低，无其他病史及兼症者，多属饮食刺激，或偶感风寒，一时胃气上逆动膈所致，一般为时短暂，不治自愈。

（三）嗳气

嗳气指胃中气体上出咽喉所发出的一种声长而缓的症状。古称"噫"。是胃气上逆的一种表现。饱食之后，或饮汽水后，偶有嗳气，无其他兼症者，是饮食入胃排挤胃中气体上出所致，不属病态。临床根据嗳声和气味的不同，可判断虚实寒热。

1. 嗳气酸腐，兼脘腹胀满者，多因宿食内停，属于实证。

2. 嗳气频作而响亮，嗳气后脘腹胀减，嗳气发作因情志变化而增减者，多为肝气犯胃，属于实证。

3. 嗳气频作，兼脘腹冷痛，得温症减者，多为寒邪犯胃，或为胃阳亏虚。

4. 嗳声低沉断续，无酸腐气味，兼见纳呆食少者，为胃虚气逆，属虚证。多见于老年人或体虚之人。

◎ 要点六　太息的临床表现及其意义

太息又称叹息，指情志抑郁，胸闷不畅时发出的长吁或短叹声。不自觉地发出太息声，太息之后自觉宽舒者，是情志不遂，肝气郁结之象。

细目二　嗅气味

◎ 要点一　口气、排泄物之气味异常的临床意义

（一）口气

口气指从口中散发出的异常气味。正常人呼吸或讲话时，口中无异常气味散出。若口中散发

臭气者，称为口臭，多与口腔不洁、龋齿、便秘或消化不良有关。

1. 口气酸臭，并伴食欲不振，脘腹胀满者，多属食积胃肠。

2. 口气臭秽者，多属胃热。

3. 口气腐臭，或兼咳吐脓血者，多是内有溃腐脓疡。

4. 口气臭秽难闻，牙龈腐烂者，为牙疳。

（二）排泄物

1. 便酸臭难闻者，多属肠有郁热。

2. 大便溏泄而腥者，多属脾胃虚寒。

3. 大便泄泻臭如败卵，或夹有未消化食物，矢气酸臭者，为伤食，是食积化腐而下趋的表现。

4. 小便黄赤混浊，有臊臭味者，多属膀胱湿热。

5. 尿甜并散发烂苹果样气味者，为消渴病。

6. 妇女经血臭秽者，多为热证。

7. 经血气腥者，多为寒证。

8. 妇女带下臭秽而黄稠者，多属湿热。

9. 带下腥而清稀者，多属寒湿。

10. 带下奇臭而色杂者，多见于癌症。

◎ 要点二　病室气味异常的临床意义

病室气味是由病体本身或排出物、分泌物散发而形成。气味从病体发展到充斥病室，说明病情重笃。临床上通过嗅病室气味，可作为推断病情及诊断特殊疾病的参考。

1. 病室臭气触人，多为瘟疫类疾病。

2. 病室有血腥味，病者多患失血。

3. 病室散有腐臭气，病者多患溃腐疮疡。

4. 病室尸臭，多为脏腑衰败，病情重笃。

5. 病室尿臊气（氨气味），见于肾衰。

6. 病室有烂苹果样气味（酮体气味），多为消渴并发症患者，属危重病症。

7. 病室有蒜臭气味，多见于有机磷中毒。

第五单元　问　诊

"问诊"是询问病人有关疾病的情况，病人的自觉症状，既往病史，生活习惯等，从而了解患者的各种病态感觉以及疾病的发生发展、诊疗等情况的诊察方法。

细目一　问诊内容

◎ 要点一　主诉的概念与意义

（一）主诉的概念

主诉是病人就诊时最感痛苦的症状、体征及持续时间。

（二）主诉的意义

主诉通常是病人就诊的主要原因，也是疾病的主要矛盾所在，是调查、认识、分析及处理疾病的重要线索。确切的主诉常可作为某系统疾病的诊断向导，可初步估计疾病的范畴和类别、病势的轻重缓急等情况。

◎ 要点二　十问歌

明代医家张介宾在《景岳全书·十问篇》中，将问诊归纳为十问，便于临床应用。"一问寒热二问汗，三问头身四问便，五问饮食六胸腹，七聋八渴俱当辨，九问旧病十问因，再兼服药参机变，妇女尤必问经期，迟速闭崩皆可见，再添片语告儿科，天花麻疹全占验。"

细目二　问寒热

"寒"指病人自觉怕冷的感觉。临床上有恶风、恶寒和畏寒之分。病人遇风觉冷，避之可缓者，谓之恶风；病人自觉怕冷，多加衣被或近火取暖而不能缓解者，谓之恶寒；病人自觉怕冷，多加衣被或近火取暖而能够缓解者，谓之畏寒。

"热"指发热，包括病人体温升高，或体温正常而病人自觉全身或局部（如手足心）发热。

寒与热的产生，主要取决于病邪的性质和机体阴阳的盛衰两个方面。邪气致病者，由于寒为阴邪，其性清冷，故寒邪致病，恶寒症状突出；热为阳邪，其性炎热，故热邪致病，发热症状明显。机体阴阳失调时，阳盛则热，阴盛则寒，阴虚则热，阳虚则寒。

◎ 要点一 恶寒发热的临床表现及其意义

恶寒发热，是指病人恶寒的同时，伴有体温升高，是表证的特征性症状。恶寒发热产生的原因是由于外邪袭表，影响卫阳"温分肉"的功能所致。肌表失煦则恶寒；正气奋起抗邪，则阳气趋向于表，又因邪气外束，玄府闭塞，阳气不得宣发，则郁而发热。

根据恶寒发热的轻重不同和有关兼症，又可分为以下三种类型：

（1）恶寒重发热轻 是风寒表证的特征。因寒为阴邪，束表伤阳，故恶寒明显。

（2）发热轻而恶风 是伤风表证的特征。因风性开泄，使玄府开张，故自汗恶风。

（3）发热重恶寒轻 是风热表证的特征。因热为阳邪，易致阳盛，故发热明显。

表证寒热的轻重，除与感受外邪的性质有关外，还与感邪轻重关系密切。一般而言：病邪轻者，则恶寒发热俱轻；病邪重者，则恶寒发热俱重。

◎ 要点二 但寒不热的临床表现及其意义

但寒不热是指病人只感寒冷而不发热的症状，是里寒证的寒热特征。临床常有新病恶寒、久病畏寒之分。

（一）新病恶寒

新病恶寒指病人突然感觉怕冷，且体温不高的症状。常伴有四肢不温，或脘腹、肢体冷痛，或呕吐泄泻，或咳喘痰鸣，脉沉紧等症。主要见于里实寒证。多因感受寒邪较重，寒邪直中脏腑、经络，郁遏阳气，机体失于温煦所致。

（二）久病畏寒

久病畏寒指病人经常怕冷，四肢凉，得温可缓的症状。常兼有面色㿠白，舌淡胖嫩，脉弱等症。主要见于里虚寒证。因阳气虚衰，形体失于温煦所致。

◎ 要点三 但热不寒（壮热、潮热、微热）的临床表现及其意义

但热不寒是指病人只发热而无怕冷感觉的症状，是里热证的寒热特征。根据发热的不同，临床表现可有壮热、潮热、微热之别。

（一）壮热

壮热即病人身发高热，持续不退（体温超过39℃以上），属里实热证。可见有满面通红、口渴饮冷、大汗出、脉洪大等症，是风寒之邪入里化热，或风热内传，正盛邪实，邪正剧争，里热亢盛，蒸达于外的表现。多见于伤寒阳明经证和温病气分阶段。

（二）潮热

潮热即病人定时发热或定时热甚，有一定规律，如潮汐之有定时。

1. **日晡潮热** 其特点是热势较高，日晡热甚，兼见腹胀便秘等。属阳明腑实证。因热结于阳明胃与大肠，日晡（申时，即下午 3~5 时）为阳明经气当旺之时，阳明气盛而又加之有实热，故日晡热甚。

2. **骨蒸潮热** 午后或夜间潮热：其特点是午后和夜间有低热。有热自骨内向外透发的感觉者，称为骨蒸发热，多属阴虚火旺所致。由于阴液亏虚，不能制阳，机体阳气偏亢，午后卫阳渐入于里，夜间卫阳行于里，使体内偏亢的阳气更加亢盛而生内热。

3. **湿温潮热** 午后发热明显，其特点是身热不扬，肌肤初扪之不觉很热，扪之稍久即觉灼

手，此属湿温，为湿郁热蒸之象。

4. **瘀血潮热** 午后和夜间有低热，可兼见肌肤甲错，舌有瘀点瘀斑者，属瘀血积久，郁而化热。

（三）微热

指发热不高，体温一般在37℃～38℃，或仅自觉发热的症状。常见于某些内伤病和温热病的后期。按病机有气虚发热、血虚发热、阴虚发热、气郁发热和小儿夏季热等。

1. **气虚发热** 长期微热，烦劳则甚，兼见有少气自汗、倦怠乏力等症。

2. **血虚发热** 时有低热，兼面白、头晕、舌淡脉细等症。

3. **阴虚发热** 长期低热，兼颧红、五心烦热等症。

4. **气郁发热** 每因情志不舒而时有微热，兼胸闷、急躁易怒等症。

5. **小儿夏季热** 小儿在夏季气候炎热时长期发热不已，兼见烦躁、口渴、无汗、多尿等症，至秋凉时不治自愈。是由于小儿气阴不足，不能适应夏令炎热气候所致。

◎ 要点四　寒热往来的临床表现及其意义

寒热往来是指病人自觉恶寒与发热交替发作的症状，是正邪相争，互为进退的病理反映，为半表半里证寒热的特征。在临床上有以下两种类型：

（一）寒热往来无定时

病人自觉时冷时热，一日多次发作而无时间规律的症状，多见于少阳病。兼见口苦、咽干、目眩、胸胁苦满、不欲饮食、脉弦等症，是外感病邪由表入里而尚未达于里，邪气停于半表半里之间的阶段。因邪正交争于半表半里之间，邪胜则恶寒，正胜则发热，故恶寒与发热交替发作。

（二）寒热往来有定时

病人恶寒战栗与高热交替发作，发有定时，每日发作一次，或二三日发作一次的症状，兼见

头痛剧烈、口渴、多汗等症，常见于疟疾。是因疟邪侵入人体，潜伏于半表半里的膜原部位，疟邪内入与阴争则恶寒战栗，外出与阳争则身发壮热，故寒战与壮热交替出现。

细目三　问　汗

◎ 要点一　特殊汗出（自汗、盗汗、绝汗、战汗）的临床表现及其意义

（一）自汗

自汗指醒时经常汗出，活动后尤甚的症状。兼见畏寒、神疲、乏力等症，多见于气虚证和阳虚证。因阳虚（卫阳不足）不能固密肌表，玄府不密，津液外泄，故自汗出。动则耗伤阳气，故出汗更为明显。

（二）盗汗

盗汗指睡时汗出，醒则汗止的症状。兼见潮热、颧红等症，多见于阴虚证。因阴虚阳亢而生内热，入睡时卫阳入里，不能固密肌表，虚热蒸津外泄，故睡眠时汗出较多；醒时卫气复出于表，肌表固密，故醒则汗止。

（三）绝汗

绝汗指在病情危重的情况下，出现大汗不止的症状。常是亡阳或亡阴的表现。

1. **亡阳之汗** 病人冷汗淋漓，兼见面色苍白、四肢厥冷、脉微欲绝者，属亡阳证。是阳气暴脱于外，不能固密津液，津无所依而随阳气外泄之象。

2. **亡阴之汗** 汗热而黏腻如油，兼见躁扰烦渴、脉细数疾者，属亡阴证。为内热逼涸竭之阴外泄之象。

（四）战汗

战汗指病人先恶寒战栗，表情痛苦，几经挣扎，而后汗出的症状。战汗者多属邪盛正馁，邪伏不去。一旦正气来复，邪正剧争，则发战汗。见于温病或伤寒病邪正相争剧烈之时，是疾病发展的转折点。如汗出后热退脉缓，则是邪去正

安、疾病好转的表现；如汗出后仍身发高热，脉来急疾，则是邪盛正衰、疾病恶化的表现，故战汗为疾病好转或恶化的转折点。

◎ 要点二 黄汗的临床表现及其意义

黄汗指病人汗出沾衣，色如黄柏汁的症状。多因风湿热邪交蒸所致。

◎ 要点三 局部汗出（头汗、半身汗、手足心汗、阴汗）的临床表现及其意义

（一）头汗

头汗指病人仅头部或头颈部出汗较多，又称为"但头汗出"。多因上焦热盛，或中焦湿热蕴结，或病危虚阳上越，或进食辛辣、热汤，饮酒，使阳气旺盛，热蒸于头。

（二）半身汗

半身汗是指病人仅半侧身体汗出的症状，或左侧，或右侧，或上半身，或下半身。经常无汗出的半侧是病变的部位，可见于中风、痿证、截瘫等病人。多因风痰、痰瘀、风湿等阻滞经络，营卫不能周流，气血失和所致。

（三）手足心汗

手足心汗指病人手足心汗出较多的症状。可因阴经郁热熏蒸，或阳明燥热内结，或脾虚运化失常，阴虚阳亢或中焦湿热郁蒸，或阳气内郁所致。

（四）阴汗

阴汗指外生殖器及其周围汗出的症状。多因下焦湿热郁蒸所致。

细目四 问疼痛

◎ 要点一 疼痛的性质及其临床意义

不同病因、病机所致疼痛，其性质特点表现各异，故询问疼痛的性质特点，有助于辨析疼痛的病因与病机。常见疼痛的性质如下：

（一）胀痛

胀痛指疼痛带有胀满的症状，是气滞作痛的特点。如胸胁脘腹等处胀痛，时发时止，多属肺、肝、胃肠气滞之证；但头目胀痛，多见于肝阳上亢或肝火上炎的病证。

（二）刺痛

刺痛指疼痛如针刺之状，是瘀血致痛的特征之一。以头部及胸胁、脘腹等处较为常见。

（三）冷痛

冷痛指疼痛伴有冷感而喜暖的症状，是寒证疼痛的特点。常见于腰脊、脘腹及四肢关节等处。因寒邪侵入，阻滞脏腑、组织、经络所致者，属实寒证；因阳气不足，脏腑、组织、经络失于温煦所致者，属虚寒证。

（四）灼痛

灼痛指疼痛伴有灼热感而喜凉的症状，是热证疼痛的特点。常见于咽喉、口舌、胁肋、脘腹、关节等处。因火邪窜络，阳热熏灼所致者，属实热证；因阴虚火旺所致者，属虚热证。

（五）重痛

重痛指疼痛伴有沉重感的症状，多因湿邪困阻气机所致。常见于头部、四肢及腰部。但头部重痛，亦可因肝阳上亢，气血上壅所致。

（六）酸痛

酸痛指疼痛伴有酸软不适感的症状，多因风湿侵袭，气血运行不畅，或肾虚、气血不足，组织失养所致。常见于四肢、腰背的关节、肌肉处。

（七）绞痛

绞痛指疼痛剧烈如刀绞一般而难于忍受的症状，多因瘀血、气滞、结石、虫积等有形实邪阻闭气机，或寒邪凝滞气机所致。如心脉痹阻引起的真心痛，结石阻塞尿路引起的腰腹痛，寒邪内侵胃肠所致的脘腹痛等，往往都具有绞痛的特点。

（八）空痛

空痛指疼痛带有空虚感的症状，是虚证疼痛的特点。常见于头部、腹部，多因阴精不足，或气血亏虚，组织器官失养所致。

（九）隐痛

隐痛指痛势较缓，尚可忍耐，但绵绵不休的症状，是虚证疼痛的特点。常见于头、脘腹、胁肋、腰背等部位，多因精血亏虚，或阳气不足，机体失养所致。

（十）走窜痛

走窜痛指疼痛的部位游走不定，或走窜攻冲作痛的症状，或为气滞所致，或见于行痹。若胸胁脘腹疼痛而走窜不定者，称为窜痛，多因肝郁气滞所致；若肢体关节疼痛而游走不定者，称为游走痛，多见于痹病的行痹。

（十一）固定痛

固定痛指疼痛部位固定不移的症状。若胸胁脘腹等处固定作痛，多是瘀血为患；若四肢关节固定作痛，多因寒湿、湿热阻滞，或热壅血瘀所致。

（十二）掣痛

掣痛指抽掣牵引作痛，由一处连及他处的症状。也称引痛、彻痛。多因筋脉失养，或筋脉阻滞不通所致。

一般而言，新病疼痛，痛势剧烈，持续不解，或痛而拒按，多属实证；久病疼痛，痛势较轻，时痛时止，或痛而喜按，多属虚证。

◎ 要点二 头痛、胸痛、胁痛、胃脘痛、腹痛、腰痛的要点及其临床意义

（一）头痛

头痛指头的某一部位或整个头部疼痛的症状。

1. 根据头痛部位的不同，可辨识病在何经

（1）前额部连眉棱骨痛，属阳明经头痛。

（2）侧头部痛，痛在两侧太阳穴附近为甚者，属少阳经头痛。

（3）后头部连项痛，属太阳经头痛。

（4）颠顶痛属厥阴经头痛。

（5）全头重痛多为太阴经头痛。

（6）脑中痛，或牵及于齿多属少阴经头痛等。

2. 根据头痛的不同性质，可辨识病性的寒热虚实

（1）头痛连项，遇风加重者：属风寒头痛。

（2）头痛怕热，面红目赤者：属风热头痛。

（3）头痛如裹，肢体困重者：属风湿头痛。

（4）头痛绵绵，过劳则盛者：属气虚头痛。

（5）头痛眩晕，面色苍白者：属血虚头痛。

（6）头脑空痛，腰膝酸软者：属肾虚头痛。

头痛有虚实的不同。凡外感风、寒、暑、湿、燥、火以及瘀血、痰浊、郁火等阻滞或上扰脑窍所致者，多属实证；凡气血阴精亏虚，不能上荣于头，脑窍空虚所致者，多属虚证。

（二）胸痛

胸痛指胸的某一部位疼痛的症状。胸痛多与心肺病变有关。

1. 左胸心前区憋闷作痛，时痛时止者，多因痰、瘀等邪气阻滞心脉所致。

2. 胸痛剧烈，面色青灰，手足青冷者，多因心脉急骤闭塞不通所致，可见于真心痛等病。

3. 胸痛，壮热面赤，喘促鼻扇者，多因热邪壅肺，脉络不利所致，可见于肺热病等。

4. 胸痛，颧赤盗汗，午后潮热，咳痰带血者，多因肺阴亏虚，虚火灼络所致，可见于肺痨等病。

5. 胸痛，壮热，咳吐脓血腥臭痰者，多因痰热阻肺，热壅血瘀所致，可见于肺痈等病。

（三）胁痛

胁痛指胁的一侧或两侧疼痛的症状。胁痛多与肝胆病变有关。

1. 胁肋胀痛，太息易怒者 为肝郁气滞。

2. 胁肋胀痛，纳呆厌食，身目发黄者 为肝胆湿热。

3. 胁肋灼痛，面红目赤者 为肝胆火盛。

4. 胁肋刺痛，或胁下触及肿块，固定而拒按者 属肝血瘀阻。

5. 胁痛，患侧肋间饱满胀，咳唾引痛者 为悬饮痛，是饮邪停留胸胁所致。

（四）胃脘痛

胃脘痛指上腹部、剑突下，胃之所在部位疼

痛的症状。胃失和降，气机不畅，则会导致胃脘痛。

1. 实证多在进食后疼痛加剧，虚证多在进食后疼痛缓解。

2. 胃脘突然剧痛暴作，出现压痛及反跳痛者，多因胃脘穿孔所致。

3. 胃脘疼痛失去规律，痛无休止而明显消瘦者，应考虑胃癌的可能。

（五）腹痛

腹痛指剑突下至耻骨毛际以上的腹部疼痛（胃脘所在部位除外）。

腹有大腹、小腹和少腹之分。大腹疼痛多属脾胃之病变；小腹疼痛多属膀胱、大小肠及胞宫的病变；少腹疼痛多属肝经的病变。

1. 腹部持续性疼痛，阵发性加剧，伴腹胀、呕吐、便闭者，多见于肠痹或肠结，因肠道麻痹、梗阻、扭转或套叠，气机闭塞不通所致。

2. 全腹痛，有压痛及反跳痛者，多因腹部脏器穿孔或热毒弥漫所致。

3. 脐外侧及下腹部突然剧烈绞痛，向大腿内侧及阴部放射，尿血者，多系结石所致。

4. 腹部脏器破裂，或癥瘤亦可引起腹痛，疼痛部位多是破裂脏器或癥瘤所在部位。

5. 妇女小腹及少腹部疼痛，常见于痛经、异位妊娠破裂等病。

另外，某些心肺病变可引起上腹部疼痛。肠痈、脂膜痈等病，可致全腹、脐周或右少腹疼痛。

（六）腰痛

腰痛指腰部两侧，或腰脊正中疼痛的症状。

1. 腰部经常酸软而痛，多因肾虚所致。

2. 腰部冷痛沉重，阴雨天加重，多因寒湿所致。

3. 腰部刺痛，或痛连下肢者，多因瘀血阻络所致。

4. 腰部突然剧痛，向少腹部放射，尿血者，多因结石阻滞所致。

5. 腰痛连腹，绕如带状，多因带脉损伤所致。

细目五　问头身胸腹

◎ 要点一　问头晕、胸闷、心悸、脘痞、腹胀、麻木、疲乏的要点及其临床意义

（一）头晕

头晕是指病人自觉头脑眩晕，轻者闭目自止，重者感觉自身或眼前景物旋转，不能站立的症状。

1. 头晕而胀，烦躁易怒，舌红苔黄，脉弦数者，多因肝火上炎。

2. 头晕胀痛，头重脚轻，舌红少津，脉弦细者，多因肝阳上亢。

3. 头晕面白，神疲乏力，舌淡，脉细弱者，多因气血亏虚。

4. 头晕且重，如物裹缠，痰多苔腻者，多因痰湿内阻。

5. 头晕耳鸣，腰酸遗精者，多因肾虚精亏。

6. 若外伤后头晕刺痛者，多属瘀血阻络。

（二）胸闷

胸闷是指患者自觉胸部痞塞满闷的症状。胸闷与心、肺等脏气机不畅，肺失宣降，肺气壅滞有关。

1. 胸闷，心悸气短者，多属心气不足，或心阳不足。

2. 胸闷，咳喘痰多者，多属痰饮停肺。

3. 胸闷，壮热，鼻翼扇动者，多因热邪或痰热壅肺。

4. 胸闷气喘，畏寒肢冷者，多因寒邪客肺。

5. 胸闷气喘，少气不足以息者，多因肺气虚或肾气虚所致。

（三）心悸

心悸是指病人自觉心跳不安的症状。

惊悸：因惊恐而心悸，或心悸易惊，恐惧不安者，称为惊悸。

怔忡：无明显外界诱因，心跳剧烈，上至心胸，下至脐腹，悸动不安者，称为怔忡。

1. 突受惊吓，气短神疲，惊悸不安，舌淡苔薄，脉细数为心胆气虚。

2. 心神不安，惊惕不宁，胆怯烦躁、失眠眩晕、呕恶为胆郁痰扰。

3. 心悸，胸闷，气短，精神疲倦，或有自汗，活动后诸症加重，面色淡白，舌质淡，脉虚为心气虚。

4. 心悸怔忡，心胸憋闷或痛，气短，自汗，畏冷肢凉，舌质淡胖或紫暗，苔白滑，脉弱或结或代为心阳虚。

5. 心悸，兼见面色无华，舌淡脉细为心血不足。

6. 心悸，兼见心烦少寐，头晕目眩，五心烦热，盗汗，舌红少苔，脉细数，为心阴虚。

7. 心悸怔忡，心胸憋闷疼痛，痛引肩背内臂，时作时止为心脉痹阻。

8. 心悸，气短，咳喘痰鸣，形寒肢冷，下肢浮肿，舌质淡胖，苔白滑，脉沉迟无力为肾虚水泛。

9. 心悸，头晕目眩，纳差乏力，失眠多梦，舌淡，脉细弱，为心脾两虚。

（四）脘痞

脘痞指病人自觉胃脘胀闷不舒的症状。是脾胃病变的表现。

1. 脘痞，嗳腐吞酸者，多为食积胃脘。

2. 脘痞，食少，便溏者，多属脾胃气虚。

3. 脘痞，饥不欲食，干呕者，多为胃阴亏虚。

4. 脘痞，纳呆呕恶，苔腻者，多为湿邪困脾。

5. 脘痞，胃脘有振水声者，为饮邪停胃。

（五）腹胀

腹胀指病人自觉腹部胀满不舒，如物支撑。多因脾、胃肠、肝肾等病变，导致气机不畅所致。腹胀有虚实之分。

1. 腹部时胀时减而喜按者，多属虚证，因脾胃虚弱，健运失司所致。

2. 持续胀满不减而拒按者，多属实证，因食积胃肠，或实热内结，气机阻塞所致。

3. 若腹部胀大如鼓，皮色苍黄，腹壁青筋暴露者，称为鼓胀。多因酒食不节、情志内伤或房劳太过，致使肝脾肾功能失常，气血水等邪结聚于腹内而成。

（六）麻木

麻木指病人肌肤感觉减退，甚至消失的症状。亦称不仁。

麻木可因气血亏虚、风寒入络、肝风内动、风痰阻络、痰湿或瘀血阻络，肌肤、经脉失养所致。

1. 肌肤麻木，神疲乏力，舌淡白者，多为气血亏虚。

2. 肢体麻木，眩晕欲仆者属肝风内动。

3. 半身麻木，兼有口眼歪斜者，多属痰瘀阻结。

4. 四肢麻木，伴关节疼痛者，多为寒湿阻滞，见于痹证。

（七）疲乏

疲乏指患者自觉肢体倦怠，运动无力，是多种内科疾病的常见症状，常因气血亏虚，或阳气虚衰，或脾虚湿困等导致，与肝、脾、肾脏关系最为密切。临床常见于虚劳、肝病、消渴、肾病、痿病等。

◎ 要点二 身重、身痒的要点及其临床意义

（一）身重

身重是指患者自觉身体沉重的症状。主要与水湿泛溢及气虚不运有关。身重，脘闷苔腻者，多因湿困脾阳，阻滞经络所致。身重，浮肿，系水湿泛溢肌肤所致。身重，嗜卧，疲乏者，多因脾气虚，不能运化精微布达四肢、肌肉所致。热病后期见身重乏力，多系邪热耗伤气阴，形体失养所致。

（二）身痒

身痒是指患者自觉全身皮肤瘙痒不适的表现。多由风邪袭表、血虚风燥、湿热浸淫等所

致。多见于风疹、瘾疹、疮疖、黄疸等疾患。

细目六 问耳目

◎ 要点一 耳鸣、耳聋的临床表现及其意义

耳鸣是指患者自觉耳内鸣响的症状。耳聋是指听力减退，甚至听觉完全丧失的症状。耳鸣、耳聋的病因病机及辨证基本相同。

（一）实证耳鸣、耳聋

突发耳鸣，声大如雷，按之鸣声不减，或新病暴聋者，多属实证。可因肝胆火盛、肝阳上亢、痰火壅结、气血瘀阻、风邪上袭，或药毒损伤耳窍等所致。

（二）虚证耳鸣、耳聋

渐起耳鸣，声细如蝉，按之可减，或耳渐失聪而听力减退者，多属虚证。可因肾精亏虚、脾气亏虚、肝阴血不足等引起。

◎ 要点二 目眩的临床表现及其意义

目眩是指病人自觉视物旋转动荡，如在舟车之上，或眼前如有蚊蝇飞动的症状。实者，多因肝阳上亢、肝火上炎、肝阳化风及痰湿上蒙清窍所致；虚者，多因气虚、血亏、阴精不足，目失充养所致。

◎ 要点三 目昏、雀盲的临床表现及其意义

目昏是指视物昏暗不明，模糊不清的症状。雀盲是指白昼视力正常，每至黄昏视物不清，如雀之盲的症状。

目昏、雀盲的病因、病机基本相同，多由肝肾亏虚，精血不足，目失充养而致。常见于久病或年老、体弱之人。

细目七 问睡眠

◎ 要点一 失眠的临床表现及其意义

失眠是指病人经常不易入睡，或睡而易醒不能再睡，或睡而不酣时易惊醒，甚至彻夜不眠的病症，常伴有多梦。又称"不寐"或"不得眠"。

正常人睡眠时间的长短有个体差异，且与年龄大小相关。不能单以睡眠时间的长短判断是否失眠。

失眠是阳不入阴，神不守舍的病理表现，多由阴虚或阳盛所致。其病机有虚实之分，虚者多因阴血亏虚、心神失养，或心胆气虚，心神不安所致，常见于心脾两虚、心肾不交、心胆气虚等证。实者多因邪气内扰心神所致，如心肝火盛，或痰火扰神，或食滞内停所致的"胃不和则卧不安"等。临床常见有四种类型：

（1）不易入睡，甚至彻夜不眠，兼心烦不寐者，多见于心肾不交。

（2）睡后易醒，不易再睡者，兼心悸、便溏，多见于心脾两虚。

（3）睡眠时时惊醒，不易安卧者，多见于胆郁痰扰。

（4）夜卧不安，腹胀嗳气酸腐者，多为食滞内停。

◎ 要点二 嗜睡的临床表现及其意义

嗜睡指患者神疲困倦，睡意很浓，经常不自主地入睡的症状。嗜睡常因痰湿内盛，或阳虚阴盛导致。

1. 困倦嗜睡，伴头目昏沉，胸闷脘痞，肢体困重者，乃痰湿困脾，清阳不升所致。

2. 饭后嗜睡，兼神疲倦怠，食少纳呆者，多由脾失健运，清阳不升所致。

3. 大病之后，精神疲乏而嗜睡，是正气未复的表现。

4. 精神极度疲惫，神识朦胧，困倦欲睡，肢冷脉微者，系心肾阳衰，神失温养所致。

细目八　问饮食与口味

◎ 要点一　口渴与饮水：口渴多饮、渴不多饮的临床表现及其意义

询问病人口渴与饮水的情况，可以了解病人津液的盛衰和输布是否障碍，以及病性的寒热虚实。口渴饮水的多少直接反映体内津伤的程度。

（一）口渴多饮

口渴多饮指口干，欲饮水，饮水则舒的症状。

1. 口渴咽干，鼻干唇燥，发于秋季者，多因燥邪伤津。

2. 口干微渴，兼发热者，多见于外感温热病初期，伤津较轻。

3. 大渴喜冷饮，兼壮热面赤，汗出，脉洪数者，属里热炽盛，津液大伤，多见于里实热证。

4. 口渴多饮，伴小便量多，多食易饥，体渐消瘦者，为消渴病。

5. 口渴咽干，夜间尤甚，兼颧红盗汗，舌红少津者，属阴虚证。

（二）渴不多饮

1. 渴不多饮，兼身热不扬，头身困重，苔黄腻者，属湿热证。

2. 口渴饮水不多，兼身热夜甚，心烦不寐，舌红绛者，属温病营分证。

3. 渴喜热饮，饮水不多，或饮后即吐者，多为痰饮内停。

4. 口干但欲漱水而不欲咽，兼面色黧黑，或肌肤甲错者，为瘀血内停。

◎ 要点二　食欲与食量：食欲减退、厌食、消谷善饥、饥不欲食、除中的临床表现及其意义

询问病人的食欲和食量情况，可以了解脾胃功能的强弱、判断疾病的轻重和估计预后的好坏。

（一）食欲减退

食欲减退指病人进食的欲望减退，甚至不思进食的症状。

1. 食欲减退，兼见面色萎黄，食后腹胀，疲乏无力者，多属脾胃虚弱。

2. 纳呆食少，兼见脘闷腹胀，头身困重，便溏苔腻者，多属湿邪困脾。

3. 纳呆食少，脘腹胀闷，嗳腐食臭者，多属食滞胃肠。

（二）厌食

厌食指患者厌恶食物，或恶闻食味的症状。

1. 厌食，兼脘腹胀满，嗳气酸腐，舌苔厚腻者，多属食滞胃肠。

2. 厌食油腻之物，兼脘腹痞闷，呕恶便溏，肢体困重者，多属湿热蕴脾。

3. 厌食油腻厚味，伴胁肋胀痛灼热，口苦泛呕，身目发黄者，为肝胆湿热。

妇女在妊娠早期，若有择食或厌食反应，多为妊娠后冲脉之气上逆，影响胃之和降所致，属生理现象。严重者，反复出现恶心呕吐，厌食，甚至食入即吐，则属病态，称为妊娠恶阻。

（三）消谷善饥

消谷善饥指患者食欲过于旺盛，进食量多，食后不久即感饥饿的症状。

1. 消谷善饥，兼多饮多尿，形体消瘦者，多见于消渴病。

2. 消谷善饥，兼大便溏泄者，多属胃强脾弱。

（四）饥不欲食

饥不欲食指病人虽然有饥饿感，但不想进食或进食不多。

饥不欲食，兼脘痞，胃中有嘈杂、灼热感，舌红少苔，脉细数者，是因胃阴不足，虚火内扰所致。

（五）除中

危重病人，本来毫无食欲，突然索食，食量

大增，称为"除中"，是假神的表现之一，因胃气败绝所致。

◎ 要点三　口味：口淡、口甜、口黏腻、口酸、口涩、口苦、口咸的临床表现及其意义

口味异常是指病人口中的异常味觉。询问病人口味的异常变化，可诊察内在脏腑的疾病。

（一）口淡

口淡是指病人味觉减退，口中乏味，甚至无味的症状。多见于脾胃虚弱证。

（二）口甜

口甜是指病人自觉口中有甜味的症状。多见于脾胃湿热或脾虚之证。

（三）口黏腻

口黏腻是指病人自觉口中黏腻不爽的症状。常见于痰热内盛、湿热蕴脾及寒湿困脾之证。

（四）口酸

口酸是指病人自觉口中有酸味，或泛酸。多因肝胃郁热或饮食停滞所致。

（五）口涩

口涩是指病人自觉口有涩味，如食生柿子的症状。为燥热伤津，或脏腑热盛所致。

（六）口苦

口苦是指病人自觉口中有苦味的症状。多见于心火上炎或肝胆火热之证。

（七）口咸

口咸是指病人自觉口中有咸味的症状。多见于肾病或寒水上泛的病证。

细目九　问二便

◎ 要点一　大便异常（便次、便质、排便感觉）的临床表现及其意义

（一）便次异常

1. 便秘　指大便燥结，排出困难，便次减少，甚则多日不便。

便秘可因胃肠积热，或阳虚寒凝，或气血阴津亏损，或腹内癥块阻结等，导致肠道燥化太过，肠失濡润，或推运无力，传导迟缓，气机阻滞所致。

2. 泄泻　指大便次数增多，粪质稀薄不成形，甚至呈水样的症状。

泄泻可因外感风寒湿热疫毒之邪，或饮食所伤，食物中毒，痨虫或寄生虫寄生于肠道，或情志失调，肝气郁滞，或脾肾阳气亏虚等，导致脾失健运所致。

（二）便质异常

除便秘便燥、泄泻便稀外，常见的便质异常有：

1. 完谷不化　即大便中含有较多未消化食物的症状，多见于脾虚、肾虚或食滞胃肠的泄泻。

2. 溏结不调　即大便时干时稀的症状。多因肝脾不调所致；若大便先干后溏，多属脾虚。

3. 脓血便　即大便中含有脓血黏液。多见于痢疾或肠癌，常因湿热疫毒等邪，阻滞肠道，肠络受损所致。

4. 便血　指血从肛门排出体外，或大便带血，或便血相混，或便后滴血，或全为血便。多因脾胃虚弱，气不摄血，或胃肠积热、湿热蕴脾、气血瘀滞等所致。

（1）远血　便黑如柏油，或便血紫暗，其来较远，为远血，多见于胃脘等部位出血。

（2）近血　便血鲜红，血附在大便表面，或于排便前后滴出者，为近血，多见于内痔、肛裂等。

（三）排便感异常

1. 肛门灼热　指排便时肛门有灼热感的症状。多因大肠湿热下注，或大肠郁热下迫直肠所致，见于湿热泄泻或湿热痢疾。

2. 里急后重　指腹痛窘迫，时时欲便，肛门重坠，便出不爽的症状。多因湿热内阻，肠道气滞所致，常见于湿热痢疾。

3. 排便不爽 指排便不通畅，有滞涩难尽之感的症状。多因湿热蕴结，肠道气机不畅；或肝气犯脾，肠道气滞；或因食滞胃肠等所致。

4. 大便失禁 指大便不能控制，滑出不禁，甚则便出而不自知的症状。多因脾肾虚衰、肛门失约所致。见于久病年老体衰，或久泻不愈的患者。

5. 肛门重坠 指肛门有下坠之感的症状。常于劳累或排便后加重。多属脾虚中气下陷，常见于久泻或久利不愈的患者。

◎ **要点二 小便异常（尿次、尿量、排尿感觉）的临床表现及其意义**

（一）尿次异常

1. 小便频数 指排尿次数增多，时欲小便的症状。

（1）小便短赤，频数急迫者，为淋证，是湿热蕴结下焦，膀胱气化不利所致。

（2）小便澄清，频数量多，夜间明显者，是因肾阳虚或肾气不固，膀胱失约所致。

2. 癃闭 小便不畅，点滴而出为"癃"；小便不通，点滴不出为"闭"，一般统称为"癃闭"。

癃闭有虚实的不同。因湿热蕴结，或瘀血、结石，或败精阻滞、阴部手术者，多属实证；因老年气虚，肾阳不足，膀胱气化不利者多属虚证。

（二）尿量异常

1. 尿量增多 指尿次、尿量皆明显超过正常量次的症状。

（1）小便清长量多，属虚寒证。

（2）多饮多尿而形体消瘦者，属消渴病。

2. 尿量减少 指尿次、尿量皆明显少于正常量次的症状。

（1）小便短赤量少，多属实热证，或汗、吐、下后伤津所致。

（2）尿少浮肿，是肺、脾、肾三脏功能失常，气化不利，水湿内停所致。

（三）排尿感异常

1. 尿道涩痛 即排尿不畅，且伴有急迫、疼痛、灼热感，见于淋证。可因湿热蕴结、热灼津伤、结石或瘀血阻塞等所致。

2. 余沥不尽 即排尿后小便点滴不尽，多因老年人肾阳亏虚，肾气不固所致。

3. 小便失禁 病人神志清醒时，小便不能随意控制而自遗。多属肾气不固，膀胱失约所致。

4. 遗尿 即睡时不自主排尿，多属肾气不足，膀胱虚衰所致。

细目十 问经带

◎ **要点一 经期、经量异常的临床表现及其意义**

（一）经期异常

1. 月经先期 指月经周期提前7天以上，并连续两个月经周期以上的症状。多因脾气亏虚、肾气不足，冲任不固；或因阳盛血热、肝郁化热、阴虚火旺，热扰冲任，血海不宁所致。

2. 月经后期 指月经周期延后7天以上，并连续两个月经周期以上的症状。因营血亏损、肾精不足，或因阳气虚衰，生血不足，使血海空虚所致者，属虚证；因气滞或寒凝血瘀，痰湿阻滞，冲任受阻所致者，属实证。

3. 月经先后不定期 指经期不定，月经或提前或延后7天以上，并连续两个月经周期以上的症状。多因肝气郁滞，或脾肾虚损，使冲任气血失调，血海蓄溢失常所致。

（二）经量异常

1. 月经过多 指月经周期、经期基本正常，但经量较常量明显增多。多因热伤冲任，迫血妄行；或气虚，冲任不固；或瘀阻胞络，络伤血溢等所致。

2. 月经过少 月经周期基本正常，但经量较常量明显减少，甚至点滴即净。属虚者，多因精血亏少，血海失充所致；属实者，常因寒凝瘀阻，痰湿阻滞，冲任气血不畅所致。

◎ **要点二　闭经、痛经、崩漏的临床表现及其意义**

（一）闭经

闭经是指女子年逾 18 周岁，月经尚未来潮，或已行经，未受孕、不在哺乳期，而停经达 3 个月以上的症状。多因肝肾不足，气血亏虚，阴虚血燥，血海空虚；或因痨虫侵及胞宫，或气滞血瘀、阳虚寒凝、痰湿阻滞胞脉，冲任不通所致。

（二）痛经

痛经是指正值经期或行经前后，出现周期性小腹疼痛，或痛引腰骶，甚至剧痛难忍的症状。

1. 经前或经期小腹胀痛或刺痛，多属气滞或血瘀。

2. 小腹冷痛，得温痛减者，多属寒凝或阳虚。

3. 经期或经后小腹隐痛，多属气血两虚或肾精不足，胞脉失养所致。

（三）崩漏

非行经期间，阴道内大量出血，或持续下血，淋沥不止者，称为崩漏。一般来势急，出血量多者，称为崩，或称崩中；来势缓，出血量少者，称为漏，或称漏下。

崩与漏在病势上虽有缓急之分，但发病机理基本相同，在疾病演变过程中，又常互相转化，交替出现，故统称为崩漏。其形成多因热伤冲任，迫血妄行；或脾肾气虚，冲任不固；或瘀阻冲任，血不归经所致。

◎ **要点三　带下异常（白带、黄带）的临床表现及其意义**

（一）白带

白带是指带下色白量多，质稀如涕，淋沥不绝的症状，多属脾肾阳虚，寒湿下注所致。

（二）黄带

黄带是指带下色黄，质黏，气味臭秽的症状，多属湿热下注或湿毒蕴结所致。

第六单元　脉　诊

细目一　脉诊概说

脉诊又称切脉，是医生用手指对患者身体某些特定部位的动脉进行切按，体验脉动应指的形象，以了解健康或病情，辨别病证的一种诊察方法。

◎ **要点一　脉象形成原理**

脉象是手指感觉脉搏跳动的形象，或称为脉动应指的形象。人体的血脉贯通全身，内连脏腑，外达肌表，运行气血，周流不休，所以，脉象能够反映全身脏腑功能、气血、阴阳的综合信息。脉象的产生，与心脏的搏动，心气的盛衰，脉管的通利和气血的盈亏及各脏腑的协调作用直接有关。

（一）心、脉是形成脉象的主要脏器

1. **心脏的搏动**　在宗气和心气的作用下，心脏一缩一张的搏动，把血液排入脉管而形成脉搏。脉动源出于心，脉搏是心功能的具体表现。因此，脉搏的跳动与心脏搏动的频率、节律基本一致。

2. **脉管的舒缩**　脉是气血运行的通道。脉管尚有约束、控制和推进血液沿着脉管运行的作用。当血液由心脏排入脉管，则脉管必然扩张，然后血管依靠自身的弹性收缩，压迫血液向前运行，脉管的这种一舒一缩功能，既是气血周流、循行不息的重要条件，也是产生脉搏的重要因素。所以脉管的舒缩功能正常与否，能直接影响脉搏，产生相应的变化。

3. 心阴与心阳的协调 心血和心阴是心脏生理功能活动的物质基础，心气和心阳主导心脏的功能活动。心阴心阳的协调，是维持脉搏正常的基本条件。当心气旺盛，血液充盈，心阴心阳调和时，心脏搏动的节奏和谐有力，脉搏亦从容和缓，均匀有力。反之，可以出现脉搏的过大过小，过强过弱，过速过迟或节律失常等变化。

（二）气血是形成脉象的物质基础

气、血是构成人体组织和维持生命活动的基本物质。脉道必赖血液以充盈，因而血液的盈亏，直接关系到脉象的大小；气属阳主动，血液的运行全赖于气的推动，脉的壅遏营气有赖于气的固摄，心搏的强弱和节律亦赖气的调节。

脉乃血脉，赖血以充，赖气以行。心与脉、血相互作用，共同形成"心主血脉"的活动整体。

（三）其他脏腑与脉象形成的关系

脉象的形成不仅与心、脉、气、血有关，同时与脏腑的整体功能活动亦有密切关系。

1. 肺 肺主气，司呼吸。肺对脉的影响，首先体现在肺与心，以及气与血的功能联系上。由于气对血有运行、统藏、调摄等作用，所以肺的呼吸运动是主宰脉动的重要因素，一般情况下，呼吸平缓则脉象徐和；呼吸加快，脉率亦随之急促；呼吸匀和深长，脉象流利盈实；呼吸急迫浅促，或肺气壅滞而呼吸困难，脉象多呈细涩；呼吸已则脉动不止，呼吸停息则脉搏亦难以维持。

2. 脾胃 脾胃能运化水谷精微，为气血生化之源，"后天之本"。气血的盛衰和水谷精微的多寡，表现为脉之"胃气"的多少。脉有胃气为平脉（健康人的脉象），胃气少为病脉，无胃气为死脉，所以临床上根据胃气的盛衰，可以判断疾病预后的善恶。同时，血液之所以能在脉管中正常运行而形成脉搏，还依赖脾气的统摄与裹护，使血液不溢于脉管之外而在脉管内运行，即"脾主统血"之谓。

3. 肝 肝藏血，具有贮藏血液、调节血量的作用。肝主疏泄，可使气血调畅，经脉通利。肝的生理功能失调，可以影响气血的正常运行，从而引起脉象的变化。

4. 肾 肾藏精，为元气之根，是脏腑功能的动力源泉，亦是全身阴阳的根本。肾气充盛则脉搏重按不绝，尺脉有力，是谓"有根"。若精血衰竭，虚阳浮越则脉象变浮，重按不应指，是为无根脉，提示阴阳离散、病情危笃。

◎ 要点二　诊脉部位

（一）寸口

寸口又称气口或脉口。是指单独切按桡骨茎突内侧一段桡动脉的搏动，根据其脉动形象，以推测人体生理、病理状况的一种诊察方法。寸口脉分为寸、关、尺三部。通常以腕后高骨（桡骨茎突）为标记，其内侧的部位关前（腕侧）为寸，关后（肘侧）为尺。两手各有寸、关、尺三部，共六部脉。寸关尺三部又可施行浮、中、沉三候。

（二）寸口诊法的原理

1. 寸口部为"脉之大会" 寸口脉属手太阴肺经之脉，气血循环流注起始于手太阴肺经，营卫气血遍布周身，循环五十度又终止于肺经，复会于寸口，为十二经脉的始终。脉气流注肺而总会聚于寸口，故全身各脏腑生理功能的盛衰，营卫气血的盈亏，均可从寸口部的脉象上反映出来。

2. 寸口部脉气最明显 寸口部是手太阴肺经"经穴"（经渠）和"输穴"（太渊）的所在处，为手太阴肺经经气流注和经气渐旺，以至达到最旺盛的特殊反应点，故前人有"脉会太渊"之说，其脉象变化最有代表性。

3. 可反映宗气的盛衰 肺脾同属太阴经，脉气相通，手太阴肺经起于中焦，而中焦为脾胃所居之处，脾将通过胃所受纳腐熟的食物之精微上输于肺，肺朝百脉而将营气与呼吸之气布散至全身，脉气变化见于寸口，故寸口脉动与宗气一致。

4. 便于诊察 寸口处为桡动脉，该动脉所在桡骨茎突处，其行径较为固定，解剖位置亦较浅表，毗邻组织比较分明，方便易行，便于诊察，脉搏强弱易于分辨，同时诊寸口脉沿用已久，在长期医疗实践中，积累了丰富的经验，所以说寸口部为诊脉的理想部位。

（三）其他诊脉部位

1. 三部九候诊法　三部九候诊法，又称为遍诊法，出自《素问·三部九候论》。是遍诊上、中、下三部有关的动脉，以判断病情的一种诊脉方法。上为头部、中为手部、下为足部。上、中、下三部又各分为天、地、人三候，三三合而为九，故称为三部九候诊法。

2. 人迎寸口诊法　人迎寸口诊法，是对人迎和寸口脉象互相参照，进行分析的一种方法，寸口主要反映内脏的情况，人迎（颈总动脉）主要反映体表情况，这二处脉象是相应的，来去大小亦相一致。在正常情况下，春夏季人迎脉稍大于寸口脉；秋冬季寸口脉稍大于人迎脉。如果人迎脉大于寸口脉一倍、二倍、三倍时，疾病由表入里，并说明表邪盛为主，如果人迎脉大于寸口脉四倍者名为"外格"，大而数者是危重的证候。反之，寸口脉大于人迎脉一倍、二倍、三倍时，为寒邪在里，或内脏阳虚，寸口脉四倍于人迎脉者名为"内关"，大而数者亦为危重征象。

3. 仲景三部诊法　张仲景在《伤寒杂病论》中常用寸口、趺阳、太溪三部诊法。三部诊法是以诊寸口脉候脏腑病变，诊趺阳脉候胃气，诊太溪脉候肾气。现在这种方法多在寸口无脉搏或者观察危重病人时运用。如两手寸口脉象十分微弱，而趺阳脉尚有一定力量时，提示患者的胃气尚存，尚有救治的可能；如趺阳脉难以触及时，提示患者的胃气已绝，难以救治。也有以寸口、人迎、趺阳三脉为三部诊法，其中以寸口候十二经，以人迎、趺阳分候胃气。

◎ 要点三　诊脉方法及注意事项

（一）患者体位

诊脉时患者应取正坐位或仰卧位，前臂自然向前平展，与心脏置于同一水平，手腕伸直，手掌向上，手指微微弯曲，在腕关节下面垫一松软的脉枕，使寸口部位充分伸展，局部气血畅通，便于诊察脉象。

（二）医生指法

诊脉指法主要包括有选指、布指、运指三部分。

1. 选指　医生用左手或右手的食指、中指和无名指三个手指指目诊察，指目是指尖和指腹交界棱起之处，是手指触觉较灵敏的部位。诊脉者的手指指端要平齐即三指平齐，手指略呈弓形，与受诊者体表约呈45°左右为宜，这样的角度可以使指目紧贴于脉搏搏动处。

2. 布指　中指定关，医生先以中指按在掌后高骨内侧动脉处，然后食指按在关前（腕侧）定寸，无名指按在关后（肘侧）定尺。布指的疏密要与患者手臂长短、医生手指粗细相适应，如病人的手臂长或医者手指较细者，布指宜疏，反之宜密。定寸时可选取太渊穴所在位置（腕横纹上），定尺时可考虑按寸到关的距离确定关到尺的长度以明确尺的位置。寸关尺不是一个点，而是一段脉管的诊察范围。

3. 运指　医生运用指力的轻重、挪移及布指变化以体察脉象。常用的指法有举、按、寻、循、总按和单诊等，注意诊察患者的脉位（浮沉、长短）、脉次（至数与均匀度）、脉形（大小、软硬、紧张度等）、脉势（强弱与流利度等）及左右手寸关尺各部表现。

常用具体指法：

（1）**举法**　是指医生用较轻的指力，按在寸口脉搏跳动部位，以体察脉搏部位的方法。亦称"轻取"或"浮取"。

（2）**按法**　是指医生用较重的指力，甚至按到筋骨体察脉象的方法。此法又称"重取"或"沉取"。

（3）**寻法**　寻是指切脉时指力从轻到重，或从重到轻，左右推寻，调节最适当指力的方法。在寸口三部细细寻找脉动最明显的部位，统称寻法，以捕获最丰富的脉象信息。

（4）循法　循是指切脉时三指沿寸口脉长轴循行，诊察脉之长短，比较寸关尺三部脉象的特点。医生手指用力适中，按至肌肉以体察脉象的方法称为"中取"。

（5）总按　总按即三指同时用力诊脉的方法。从总体上辨别寸关尺三部和左右两手脉象的形态、脉位的浮沉等。总按时一般指力均匀，但亦有三指用力不一致的情况。

（6）单诊　单诊是用一个手指诊察一部脉象的方法。主要用于分别了解寸、关、尺各部脉象的形态特征。

首先用总按的方法，从总体上辨别脉象的形态、脉位的浮沉，然后再使用循法和单诊手法等辨别左右手寸、关、尺各部脉象的形态特征。

（三）平息

医生在诊脉时注意调匀呼吸，即所谓"平息"。一方面医生保持呼吸调匀，清心宁神，可以自己的呼吸计算病人的脉搏至数；另一方面，平息有利于医生思想集中，可以仔细地辨别脉象。

（四）切脉时间

一般每次诊脉每手应不少于1分钟，两手以3分钟左右为宜。

诊脉时需注意每次诊脉的时间至少应在五十动，一则有利于仔细辨别脉象变化，再则切脉时初按和久按的指感有可能不同，对临床辨证有一定意义，所以切脉的时间要适当长些。

（五）注意事项

1. 保持环境安静　诊脉时应注意诊室环境安静，避免因环境嘈杂对医生和患者的干扰。

2. 注意静心凝神　医生诊脉时应安神定志，集中注意力认真体察脉象，最好不要同时进行问诊，以避免医生分散精力；患者必须平心静气，如果急走远行或情绪激动时，应让其休息片刻，待其平静后方可诊脉，避免由于活动及情绪波动引起脉象变化。

3. 选择正确体位　诊脉时避免让患者坐得太低或太高，保证手与心脏在同一水平上；不宜佩带手表或其他手饰诊脉；肩上、手臂上不宜挎包，也不要将一手搭在另一手上诊脉，以避免脉管受到压迫。卧位诊脉也要注意手与心在同一水平上，不宜将患者的手臂过高抬起，也不宜侧卧诊脉。

◎ 要点四　脉象要素

（一）四要素

1. 脉位　脉位指脉搏跳动显现的部位和长度。每次诊脉均应诊察脉搏显现部位的浅深、长短。正常脉搏的脉位不浮不沉，中取可得，寸、关、尺三部有脉。

（1）脉位表浅者为浮脉。

（2）脉位深沉者为沉脉。

（3）脉搏超越寸、关、尺三部者为长脉。

（4）脉动不及寸、尺者为短脉。

2. 脉数　脉数指脉搏跳动的至数和节律。每次诊脉均应诊察脉搏的频率快慢和节律是否均匀。正常成人，脉搏的频率约每分钟72～90次，且节律均匀，没有歇止。

（1）如一息五至以上为数脉。

（2）一息不满四至为迟脉。

（3）出现歇止者，有促、结、代等脉的不同。

（4）脉律快慢不匀者，为三五不调。

3. 脉形　脉形指脉搏跳动的宽度等形态。每次诊脉均应诊察脉搏的大小、软硬等形状。脉形主要与脉管的充盈度、脉搏搏动的幅度等因素有关。

（1）如脉管较充盈，搏动幅度较大者为洪脉。

（2）脉管充盈度较小，搏动幅度较小者为细脉。

（3）脉管弹性差、欠柔和者为弦脉。

（4）脉体柔软无力者为濡脉、缓脉等。

4. 脉势　脉势指脉搏应指的强弱、流畅等趋势。脉势包含着多种因素，如脉动的轴向和径向力度；主要有由心脏和阻力影响所产生的流利度；由血管弹性和张力影响而产生的紧张度等。每次诊脉均应诊察脉动势力的强弱及流畅程度。正常脉象，应指和缓，力度适中。

（1）应指有力为实脉。

（2）应指无力为虚脉。

（3）通畅状态较好，脉来流利圆滑者为滑脉。

（4）通畅状态较差，脉来艰涩不畅者为涩脉。

（二）八要素

脉位：指脉动显现部位的浅深。脉位表浅为浮脉；脉位深沉为沉脉。

脉率（至数）：指脉搏的频率。中医以一个呼吸周期为脉搏的计量单位。一呼一吸为"一息"。一息脉来四~五至为平脉，一息六至为数脉，一息三至为迟脉。

脉长：指脉动应指的轴向范围长短。即脉动范围超越寸、关、尺三部称为长脉，应指不及三部，但见关部或寸部者均称为短脉。

脉势（脉力）：指脉搏的强弱。脉搏应指有力为实脉，应指无力为虚脉。

脉宽：指脉动应指的径向范围大小，即手指感觉到脉道的粗细（不等于血管的粗细）。脉道宽大的为大脉，狭小的为细脉。

流利度：指脉搏来势的流利通畅程度。脉来流利圆滑者为滑脉；来势艰难，不流利者为涩脉。

紧张度：指脉管的紧急或弛缓程度。脉管绷紧为弦脉；弛缓为缓脉。

均匀度：均匀度包括两个方面，一是脉动节律是否均匀，脉律不均匀，脉搏搏动无规律可见于散脉、微脉等，出现歇止者，有促、结、代等脉的不同；二是脉搏力度、大小是否一致，一致为均匀，不一致为参差不齐。

细目二　正常脉象

◎ 要点一　正常脉象的表现

正常脉象的主要特点是：寸关尺三部有脉，一息四~五至，相当于 72~90 次/分，不浮不沉，不大不小，从容和缓，节律一致，尺部沉取有一定力量，并随生理活动、气候、季节和环境不同

而有相应变化。这些特征在脉学中称为有胃、有神、有根。

◎ 要点二　正常脉象的特点（胃、神、根）

（一）胃

胃也称胃气。脉之胃气主要反映脾胃运化功能的盛衰和营养状况的优劣。脉有胃气的特点是从容、和缓、流利的感觉。

（二）神

脉搏有力是有神的标志，故有胃即有神。脉之有神是指有力柔和、节律整齐。

（三）根

脉之有根关系到肾。脉之有根主要表现在尺脉有力、沉取不绝两个方面。

总之，胃、神、根是从不同侧面强调了正常脉象所必备的条件，三者相互补充而不能截然分开。

细目三　常见脉象的特征与临床意义

◎ 要点一　常见脉象的脉象特征及鉴别（浮脉、沉脉、迟脉、数脉、虚脉、实脉、洪脉、细脉、滑脉、涩脉、弦脉、紧脉、缓脉、濡脉、弱脉、微脉、结脉、促脉、代脉、散脉、芤脉、革脉、伏脉、牢脉、疾脉、长脉、短脉、动脉）

（一）常见脉象的脉象特征

1. **浮脉**　轻取即得，重按稍减而不空，举之有余，按之不足。其脉象特征是脉管的搏动在皮下较浅表的部位，即位于皮下浅层。因此，轻取即得，按之稍减而不空。

2. **沉脉**　轻取不应，重按始得，举之不足，按之有余。其脉象特征是脉管搏动的部位在皮肉之下靠近筋骨之处，因此用轻指力按触不能察觉，用中等指力按触搏动也不明显，只有用重指

力按到筋骨间才能感觉到脉搏明显的跳动。

3. **迟脉** 脉来迟慢，一息不足四至（相当于每分钟脉搏在 60 次以下）。其脉象特征是脉管搏动的频率小于正常脉率。

4. **数脉** 脉来急促，一息五至以上而不满七至（每分钟约在 91～120 次）。其脉象特征是脉率较正常为快，比疾脉慢。

5. **虚脉** 三部脉举之无力，按之空豁，应指松软。亦是无力脉象的总称。其脉象特征是脉搏搏动力量软弱，寸、关、尺三部，浮、中、沉三候均无力。

6. **实脉** 三部脉充实有力，其势来去皆盛。亦为有力脉象的总称。其脉象特征是脉搏搏动力量强，寸、关、尺三部，浮、中、沉三候均有力量，脉管宽大。

7. **洪脉** 脉体宽大，充实有力，来盛去衰，状若波涛汹涌。其脉象特征主要表现在脉搏显现的部位、形态和气势三个方面。脉体宽大，搏动部位浅表，指下有力。

8. **细脉** 脉细如线，但应指明显。其脉象特征是脉道狭小，指下寻之往来如线，但按之不绝，应指起落明显。

9. **滑脉** 往来流利，应指圆滑，如盘走珠。其脉象特征是脉搏形态应指圆滑，如同圆珠流畅地由尺部向寸部滚动，浮、中、沉取皆可感觉到。

10. **涩脉** 形细而行迟，往来艰涩不畅，脉势不匀。其脉象特征是脉形较细，脉势滞涩不畅，如"轻刀刮竹"；至数较缓而不匀，脉力大小亦不均，呈三五不调之状。

11. **弦脉** 端直以长，如按琴弦。其脉象特征是脉形端直而似长，脉势较强，脉道较硬，切脉时有挺然指下、直起直落的感觉。

12. **紧脉** 绷急弹指，状如牵绳转索。其脉象特征是脉势紧张有力，坚搏抗指，脉管的紧张度、力度均比弦脉高，其指感比弦脉更加绷急有力，且有旋转绞动或左右弹指的感觉，但脉体较弦脉柔软。

13. **缓脉**

（1）平缓脉 脉来和缓，一息四至（每分钟 60～71 次），应指均匀，脉有胃气的一种表现，称为平缓脉，多见于正常人。

（2）病缓脉 脉来怠缓无力，弛纵不鼓的病脉。

14. **濡脉** 浮细无力而软。其脉象特征是位浮、形细、势软。其脉管搏动的部位在浅层，形细而软，如絮浮水，轻取即得，重按不显。

15. **弱脉** 沉细无力而软。其脉象特征是位沉、形细、势软。由于脉管细小不充盈，其搏动部位在皮肉之下靠近筋骨处，指下感到细而无力。

16. **微脉** 极细极软，按之欲绝，若有若无。其脉象特征是脉形极细小，脉势极软弱，以致轻取不见，重按起落不明显，似有似无。

17. **结脉** 脉来缓慢，时有中止，止无定数。其脉象特征是脉来迟缓，脉律不齐，有不规则的歇止。

18. **促脉** 脉来数而时有一止，止无定数。其脉象特征是脉率较快且有不规则的歇止。

19. **代脉** 脉来一止，止有定数，良久方还。其脉象特征是脉律不齐，表现为有规则的歇止，歇止的时间较长，脉势较软弱。

20. **散脉** 浮取散漫，中候似无，沉取不应，伴节律不齐或脉力不匀。其脉象特征是脉位表浅，脉动不规则，时快时慢而不匀（但无明显歇止），或脉力往来不一致。

21. **芤脉** 浮大中空，如按葱管。其脉象特征是应指浮大而软，按之上下或两边实而中间空。说明芤脉位偏浮、形大、势软而中空。

22. **革脉** 浮而搏指，中空外坚，如按鼓皮。其脉象特征是浮取感觉脉管搏动的范围较大而且较硬，有搏指感，但重按则乏力，有豁然而空之感，因而恰似以指按压鼓皮上的外急内空之状。

23. **伏脉** 重按推筋着骨始得，甚则暂伏而不显。其脉象特征是脉管搏动的部位比沉脉更深，隐伏于筋下，附着于骨上。因此，诊脉时浮取、中取均不见，需用重指力直接按至骨上，然后推动筋肉才能触到脉动，甚至伏而不见。

24. 牢脉 沉取实大弦长，坚牢不移。其脉象特征是脉位沉长，脉势实大而弦。牢脉轻取、中取均不应，沉取始得，但搏动有力，势大形长，为沉、弦、大、实、长五种脉象的复合脉。

25. 疾脉 脉来急疾，一息七八至（每分钟121次以上）。其脉象特征是脉率比数脉更快。

26. 长脉 首尾端直，超过本位。其脉象特征是脉搏的搏动范围较长，超过寸、关、尺三部。

27. 短脉 首尾俱短，常只显于关部，而在寸尺两部多不显。其脉象特征是脉搏搏动的范围短小，脉体不如平脉之长，脉动不满本位，多在关部及寸部应指较明显，而尺部常不能触及。

28. 动脉 见于关部，滑数有力。其脉象特征是具有短、滑、数三种脉象的特点，其脉搏搏动部位在关部明显，应指如豆粒动摇。

（二）常见脉象的脉象鉴别

1. 比类法鉴别

（1）归类 或称分纲，即将28种脉象进行归类、分纲，就能提纲挈领，执简驭繁。如浮脉类有浮、洪、濡、散、芤、革，沉脉类有沉、伏、弱、牢，迟脉类有迟、缓、涩、结，数脉类有数、疾、促、动，虚脉类有虚、细、微、代、短，实脉类有实、滑、弦、紧、长、大。

（2）辨异 在了解同类脉象相似特征的基础上，再将不同之处进行比较而予以区别，这就是脉象的辨异。

相似脉部位比较

脉位	脉名	特征
脉位表浅	浮脉	举之有余，重按稍减而不空
	芤脉	浮大中空，有边无中
	濡脉	浮细无力而软
	革脉	浮取弦大搏指，外急中空，如按鼓皮
	散脉	浮而无根，至数不齐，脉力不匀
脉位在皮下深层	沉脉	轻取不应，重按始得
	伏脉	脉位比沉脉更深更沉，须推筋着骨始得，甚则暂时伏而不见
	牢脉	沉取实大弦长，坚牢不移
	弱脉	沉而细软无力

相似脉至数比较

至数	脉名	特征
脉率快于正常脉象	数脉	一息五至以上，不足七至（91~120次/分）
	疾脉	一息七八至（121次/分以上）
	促脉	脉率每息在五至以上，且有不规则的歇止
脉率慢于正常脉象	迟脉	一息不足四至（60次/分以下）
	缓脉	一息四至，脉来急缓无力（60~71次/分）
	结脉	脉来缓慢，且有不规则的歇止

相似脉节律不整比较

节律不整	脉名	节律
有间歇的脉象	促脉	数而时止，止无定数
	结脉	缓而时止，止无定数
	代脉	脉来一止，止有定数，良久方还
无间歇的脉象	涩脉	脉律不齐，三五不调，往来艰涩，形态不匀
	散脉	脉律不齐，浮散无根
	微脉	极细极软，似有似无

相似脉脉宽比较

脉象宽细	脉名	脉宽
具有细的特征的脉象	细脉	脉细如线，应指显然
	濡脉	浮细无力而软
	弱脉	沉细无力而软
	微脉	脉极细极软，似有若无
具有宽的特征的脉象	洪脉	脉体宽大，充实有力，来盛去衰
	实脉	三部脉充实有力，其势来去皆盛

相似脉脉长比较

脉象长短	脉名	特征
具有长的特征的脉象	长脉	脉动应指超逾三部
	弦脉	端直以长，如按琴弦
	牢脉	长而沉实弦
具有短的特征的脉象	短脉	脉动应指不及三部
	动脉	短而滑数

相似脉脉紧张度比较

脉体紧张度	脉名	特征
脉体较硬	弦脉	端直以长，如按琴弦
	紧脉	紧张有力，如按绳索，在脉势绷急和脉形宽大两方面超过弦脉
	革脉	浮大搏指，弦急中空，如按鼓皮
脉体柔软	濡脉	脉浮细而软
	弱脉	沉而软小无力
	缓脉	脉来怠缓无力，弛纵不鼓

相似脉脉流利度比较

流利度	脉名	特征
脉来流利	数脉	频率快，一息五至以上而不满七至（91~120 次/分）
	滑脉	往来流利圆滑，如珠走盘
	动脉	短而滑数，厥厥动摇
脉来艰涩	涩脉	形细而行迟，往来艰涩不畅，脉势不匀，如轻刀刮竹

2. 对举法鉴别 对举法就是把两种相反的脉象对比而加以鉴别的方法。如分别进行浮与沉、迟与数、虚与实、滑与涩、洪与细、长与短、弦与紧、紧与缓、散与牢的鉴别比较。

◎ 要点二 常见脉象的临床意义

（一）常见病脉的临床意义

1. **浮脉** 一般见于表证，亦见于虚阳浮越证。

2. **散脉** 多见于元气离散，脏腑精气衰败，尤其是心、肾之气将绝的危重病证。

3. **芤脉** 常见于大量失血、伤阴之际。

4. **革脉** 多见于亡血、失精、半产、漏下等病证。

5. **沉脉** 多见于里证。有力为里实；无力为里虚。亦可见于正常人。

6. **伏脉** 常见于邪闭、厥病和痛极的病人。

7. **牢脉** 多见于阴寒内盛，疝气癥积之实证。

8. **迟脉** 多见于寒证，迟而有力为实寒；迟而无力为虚寒。亦见于邪热结聚之实热证。

9. **缓脉** 多见于湿病，脾胃虚弱，亦可见于正常人。

10. **数脉** 多见于热证，亦见于里虚证。

11. **疾脉** 多见于阳极阴竭，元气欲脱之证。

12. **虚脉** 见于虚证，多为气血两虚。

13. **短脉** 多见于气虚或气郁。

14. **实脉** 见于实证，亦见于常人。

15. **长脉** 常见于阳证、热证、实证，亦可见于平人。

16. **洪脉** 多见于阳明气分热盛。

17. **细脉** 多见于气血两虚、湿邪为病。

18. **濡脉** 多见于虚证或湿困。

19. **弱脉** 多见于阳气虚衰、气血俱虚。

20. **微脉** 多见于气血大虚，阳气衰微。

21. **滑脉** 多见于痰湿、食积和实热等病证。亦是青壮年的常脉，妇女的孕脉。

22. **动脉** 常见于惊恐、疼痛等。

23. **涩脉** 多见于气滞、血瘀、精伤、血少、痰食内停。

24. **弦脉** 多见于肝胆病、疼痛、痰饮等，或为胃气衰败者。亦见于老年健康者。

25. **紧脉** 见于实寒证、疼痛和食积等。

26. **结脉** 多见于阴盛气结、寒痰血瘀，亦可见于气血虚衰。

27. **代脉** 见于脏气衰微、疼痛、惊恐、跌仆损伤等病证。

28. **促脉** 多见于阳盛实热、气血痰食停滞；亦见于脏气衰败。

（二）脉象鉴别与主病比较

脉象鉴别与主病比较

脉纲	共同特点	脉名	脉象	主病
浮脉类	轻取即得	浮	举之有余，按之不足	表证，亦见于虚阳浮越证
		洪	脉体阔大，充实有力，来盛去衰	热盛
		濡	浮细无力而软	虚证，湿困
		散	浮取散漫而无根，伴至数或脉力不匀	元气离散，脏气将绝
		芤	浮大中空，如按葱管	失血，伤阴
		革	浮而搏指，中空边坚	亡血、失精、半产、崩漏
沉脉类	重按始得	沉	轻取不应，重按始得	里证
		伏	重按推至筋骨始得	邪闭、厥病、痛极
		弱	沉细无力而软	阳气虚衰、气血俱虚
		牢	沉按实大弦长	阴寒内积、疝气、癥积
迟脉类	一息不足四至	迟	一息不足四至	寒证，亦见于邪热结聚
		缓	一息四至，脉来怠缓	湿病，脾胃虚弱；亦见于平人
		涩	往来艰涩，迟滞不畅	精伤，血少；气滞，血瘀，痰食内停
		结	迟而时一止，止无定数	阴盛气结，寒痰瘀血；气血虚衰

续表

脉纲	共同特点	脉名	脉象	主病
数脉类	一息五至以上	数	一息五至以上，不足七至	热证；亦主里虚证
		疾	脉来急疾，一息七八至	阳极阴竭，元气欲脱
		促	数而时一止，止无定数	阳热亢盛，瘀滞、痰食停积；脏气衰败
		动	脉短如豆，滑数有力	疼痛，惊恐
虚脉类	应指无力	虚	举按无力，应指松软	气血两虚
		细	脉细如线，应指明显	气血俱虚，湿证
		微	极细极软，似有似无	气血大虚，阳气暴脱
		代	迟而中止，止有定数	脏气衰微；疼痛、惊恐、跌仆损伤
		短	首尾俱短，不及本部	有力主气郁，无力主气损
实脉类	应指有力	实	举按充实而有力	实证；平人
		滑	往来流利，应指圆滑	痰湿、食积、实热；青壮年；孕妇
		弦	端直以长，如按琴弦	肝胆病、疼痛、痰饮等；老年健康者
		紧	绷急弹指，状如转索	实寒证、疼痛、宿食
		长	首尾端直，超过本位	阳气有余，阳证、热证、实证；平人
		大	脉体宽大，无汹涌之势	健康人；病进

细目四 相兼脉与真脏脉

◎ **要点一 相兼脉的概念与主病**

（一）相兼脉的概念

相兼脉是两种或两种以上的单因素脉相兼出现，复合构成的脉象。

（二）相兼脉的主病

临床常见相兼脉及其临床意义如下：

1. **浮紧脉** 多见于外感寒邪之表寒证，或风寒痹病疼痛。

2. **浮缓脉** 多见于风邪伤卫，营卫不和的太阳中风证。

3. **浮数脉** 多见于风热袭表的表热证。

4. **浮滑脉** 多见于表证夹痰，常见于素体多痰湿而又感受外邪者。

5. **沉迟脉** 多见于里寒证。

6. **沉弦脉** 多见于肝郁气滞，或水饮内停。

7. **沉涩脉** 多见于血瘀，尤常见于阳虚而寒凝血瘀者。

8. **沉缓脉** 多见于脾虚，水湿停留。

9. **沉细数脉** 多见于阴虚内热或血虚。

10. **弦紧脉** 多见于寒证、痛证，常见于寒滞肝脉，或肝郁气滞等所致疼痛等。

11. **弦数脉** 多见于肝郁化火或肝胆湿热、肝阳上亢。

12. **弦滑数脉** 多见于肝火夹痰，肝胆湿热或肝阳上扰，痰火内蕴等病证。

13. **弦细脉** 多见于肝肾阴虚或血虚肝郁，或肝脾不调等证。

14. **滑数脉** 多见于痰热（火）、湿热或食积内热。

15. **洪数脉** 多见于阳明经证、气分热盛、外感热病。

◎ **要点二 真脏脉的概念与临床意义**

（一）真脏脉的概念

真脏脉又称"败脉""绝脉""死脉""怪脉"，是在疾病危重期出现的无胃、无神、无根的脉象，表示病邪深重，元气衰竭，胃气已败。

（二）真脏脉的临床意义

1. **无胃之脉** 无胃的脉象以无冲和之意，应指坚搏为主要特征。临床提示邪盛正衰，胃气不能相从，心、肝、肾等脏气独现，是病情重危的征兆之一。

（1）如脉来弦急，如循刀刃称偃刀脉。

（2）脉动短小而坚搏，如循薏苡子为转豆脉；或急促而坚硬如弹石称弹石脉。

2．无神之脉 无神之脉象以脉律无序，脉形散乱为主要特征。主要由脾（胃）、肾阳气衰败所致，提示神气涣散，生命即将告终。

（1）如脉在筋肉间连连数急，三五不调，止而复作，如雀啄食状，称雀啄脉。

（2）如屋漏残滴，良久一滴者，称屋漏脉。

（3）脉来乍疏乍密，如解乱绳状，称解索脉。

3．无根之脉 无根脉象以虚大无根或微弱不应指为主要特征。为三阴寒极，亡阳于外，虚阳浮越的征象。

（1）若浮数之极，至数不清，如釜中沸水，浮泛无根，称釜沸脉，为三阳热极，阴液枯竭之候。

（2）脉在皮肤，头定而尾摇，似有似无，如鱼在水中游动，称鱼翔脉。

（3）脉在皮肤，如虾游水，时而跃然而去，须臾又来，伴有急促躁动之象，称虾游脉。

七怪脉形态及临床意义

雀啄连来三五啄	脉位较深，脉来数急，三五不调，止而复作	脾胃之气将绝
屋漏半日一滴落	脉位较深，脉良久一滴间歇不匀	胃气、营气俱绝
弹石硬来寻即散	脉位深，脉来急促，坚硬如弹石	肾绝
搭指散乱真解索	脉位较深，乍疏乍密，散乱无序	肾与命门皆亡
鱼翔似有又似无	脉位表浅，头定尾摇，至数不清，似有似无	三阴寒极，亡阳之候
虾游静中跳一跃	脉位表浅，如虾跃水，伴急促躁动	神魂将去
更有釜沸涌如羹	脉位表浅，浮数之极，至数不清，泛泛无根	三阳热极，阴液枯竭

细目五　诊小儿脉

◎ 要点一　小儿正常脉象的特点

由于小儿脏腑娇嫩、形气未充，且又生机旺盛、发育迅速，故正常小儿的平和脉象，较成人脉软而速，年龄越小，脉搏越快。若按成人正常呼吸定息，2~3 岁的小儿，脉动 6~7 至为常脉，约每分钟脉跳 100~120 次；5~10 岁的小儿，脉动 6 至为常脉，约每分钟脉跳 100 次左右，4~5 至为迟脉。

◎ 要点二　常见小儿病脉的临床意义

由于小儿疾病一般都比较单纯，故其病脉也不似成人那么复杂。主要以脉的浮、沉、迟、数辨病证的表、里、寒、热；以脉的有力、无力定病证的虚、实。

1. 浮脉多见于表证，浮而有力为表实，浮而无力为表虚。

2. 沉脉多见于里证，沉而有力为里实，沉而无力为里虚。

3. 迟脉多见于寒证，迟而有力为实寒，迟而无力为虚寒。

4. 数脉多见于热证，浮数为表热，沉数为里热，数而有力为实热，数而无力为虚热。

细目六　诊妇人脉

◎ 要点　月经脉与妊娠脉的脉象及临床意义

妇人有经、孕、产育等特殊的生理活动及其病变，因而其脉诊亦有一定的特殊性。

1. 诊月经脉

妇人左关、尺脉忽洪大于右手，口不苦，身不热，腹不胀，是月经将至。寸、关脉调和而尺脉弱或细涩者，月经多不利。妇人闭经，尺脉虚细而涩者，多为精血亏少的虚闭；尺脉弦或涩者，多为气滞血瘀的实闭；脉象弦滑者，多为痰湿阻于胞宫。

2. 诊妊娠脉

已婚妇女，平时月经正常，突然停经，脉来滑数冲和，兼饮食偏嗜者，多为妊娠之征。妇人两尺脉搏动强于寸脉或左寸脉滑数动甚者，均为妊娠之征。

第七单元　按　诊

按诊是医生用手直接触摸或按压病人某些部位，以了解局部冷热、润燥、软硬、压痛、肿块或其他异常变化，从而推断疾病部位、性质和病情轻重等情况的一种诊断方法。

细目　按　诊

◎ 要点一　按诊的方法与注意事项

（一）按诊的方法

主要有触、摸、按、叩四法。

1. 触法　医生将自然并拢的第二、三、四、五手指掌面或全手掌轻轻接触或轻柔地进行滑动触摸病人局部皮肤，以了解肌肤的凉热、润燥等情况，用于分辨病属外感还是内伤，是否汗出，以及阳气津血的盈亏。

2. 摸法　医生用指掌稍用力寻抚局部，如胸腹、腧穴、肿胀部位等，探明局部的感觉情况，如有无疼痛和肿物，肿胀部位的范围及肿胀程度等，以辨别病位及病性的虚实。

3. 按法　医生以重手按压或推寻局部，如胸腹部或某一肿胀或肿瘤部位，了解深部有无压痛或肿块，肿块的形态、大小，质地的软硬、光滑度，活动程度等，以辨脏腑虚实和邪气的痼结情况。

4. 叩法　医生用手叩击病人身体某部，使之震动产生叩击音、波动感或震动感，以此确定病变的性质和程度的一种检查方法。叩击法有直接叩击法和间接叩击法两种。

（1）**直接叩击法**　医生用中指指尖或并拢的二、三、四、五指的掌面轻轻地直接叩击或拍打

按诊部位，通过听音响和叩击手指的感觉来判断病变部位的情况。

（2）**间接叩击法**　有拳掌叩击法和指指叩击法。

1）拳掌叩击法：医生用左手掌平贴在病人的诊察部位，右手握成空拳叩击左手背，边叩边询问患者叩击部位的感觉，有无局部疼痛，医生根据病人感觉以及左手震动感，以推测病变部位、性质和程度。临床常用以诊察腹部和腰部疾病。

2）指指叩击法：医生用左手中指第二指节紧贴病体需诊察的部位，其他手指稍微抬起，勿与体表接触，右手指自然弯曲，第二、四、五指微翘起，以中指指端叩击左手中指第二指节前端，叩击方向应与叩击部位垂直，叩时应用腕关节与掌指关节活动之力，指力要均匀适中，叩击动作要灵活、短促、富有弹性，叩击后右手中指应立即抬起，以免影响音响。此法病人可采取坐位或仰卧位，常用于对胸背腹及肋间的诊察，如两肋叩击音实而浊，多为悬饮之表现。

（二）按诊注意事项

1. 体位与手法的选择　按诊的体位及触、摸、按、叩四种手法的选择应具有针对性。临诊时，必须根据不同疾病要求的诊察目的和部位，选择适当的体位和方法。否则，将难以获得准确的诊断资料，亦即失去按诊的意义。

2. 医生举止　医生举止要稳重大方，态度要严肃认真，手法要轻巧柔和，避免突然暴力或冷手按诊，以免引起病人精神和肌肉紧张，以致不能配合，影响诊察的准确性。

3. 争取病人配合　注意争取病人的主动配合，使病人能准确地反映病位的感觉。如诊察病人肝、脾时，请病人作腹式呼吸运动，随着病人的深吸气，有节奏地进行按诊。同时亦可让病人由仰卧位改为侧卧位配合诊察。

4. 边检查边观察边询问　要边检查边注意观察病人的反应及表情变化，注意对侧部位以及健康部位与疾病部位的比较，以了解病痛所在的准确部位及程度。要边询问是否有压痛及疼痛程度，边通过谈话了解病情，以转移病人的注意力，减少病人因精神紧张而出现的假象反应，保证按诊检查结果的准确性。

◎ 要点二　按肌肤手足的内容及其临床意义

（一）按肌肤

1. 诊寒热　按肌肤的寒热可了解人体阴阳的盛衰、表里虚实和邪气的性质。

（1）肌肤寒冷、体温偏低者为阳气衰少。

（2）肌肤冷而大汗淋漓、面色苍白、脉微欲绝者为亡阳之征象。

（3）肌肤灼热，体温升高者为阳气盛，多为实热证。

（4）若汗出如油，四肢肌肤尚温而脉躁疾无力者，为亡阴之征象。

（5）身灼热而肢厥为阳热内盛，格阴于外所致，属真热假寒证。

（6）外感病汗出热退身凉，为表邪已解。

（7）皮肤无汗而灼热者，为热甚。

（8）身热初按热甚，久按热反转轻者为热在表；久按其热反甚者为热在里。

（9）肌肤初扪之不觉很热，但扪之稍久即感灼手者，称身热不扬。常兼头身困重，脘痞、苔腻等症。主湿热蕴结证。

（10）局部病变通过按肌肤之寒热可辨证之阴阳。皮肤不热，红肿不明显者，多为阴证；皮肤灼热而红肿疼痛者，多为阳证。

2. 诊润燥滑涩　通过触摸患者皮肤的滑润和燥涩，可以了解汗出与否及气血津液的盈亏情况。

（1）皮肤干燥者，尚未出汗。

（2）干瘪者，为津液不足。

（3）湿润者，身已出汗；肌肤滑润者，为气血充盛。

（4）肌肤枯涩者，为气血不足。

（5）新病皮肤多滑润而有光泽，为气血未伤之表现。

（6）久病肌肤枯涩者，为气血两伤；肌肤甲错者，多为血虚失荣或瘀血所致。

3. 诊疼痛　通过触摸肌肤疼痛的程度，可以分辨疾病的虚实。

（1）肌肤濡软，按之痛减者，为虚证。

（2）硬痛拒按者，为实证。

（3）轻按即痛者，病在表浅。

（4）重按方痛者，病在深部。

4. 诊肿胀

（1）按之凹陷，举手不能即起者，为水肿。

（2）按之凹陷，举手即起者，为气肿。

5. 诊疮疡　触按疮疡局部的凉热、软硬，来判断证之阴阳寒热。

（1）肿硬不热者，属寒证。

（2）肿处灼手而压痛者，属热证。

（3）根盘平塌漫肿者，属虚证。

（4）根盘收束而隆起者，属实证。

（5）患处坚硬多无脓；边硬顶软者已成脓。

6. 诊尺肤　即触摸从肘部内侧至掌后横纹处之间的皮肤。根据其缓急、滑涩、寒热的情况，来判断疾病的性质。

（1）尺肤热甚，其脉象洪滑数盛者多为热证。

（2）尺肤凉，而脉象细小者，多为泄泻、少气。

（3）按尺肤窅而不起者，多为风水。

（4）尺肤粗糙如枯鱼之鳞者，多为精血不足，或瘀血内阻，或脾阳虚衰、水饮不化之痰饮病。

（二）按手足

诊手足寒温，对判断阳气存亡，推测疾病预

后，具有重要意义。

1. 阳虚之证，四肢犹温，为阳气尚存；若四肢厥冷，多病情深重。

2. 手足俱冷者，为阳虚寒盛，属寒证。

3. 手足俱热者，多为阳盛热炽，属热证。

4. 热证见手足热者，属顺候；热证反见手足逆冷者，属逆候。

5. 手足心与手足背比较，若手足背热甚者，多为外感发热；手足心热甚者，多为内伤发热。

6. 手心热与额上热比较，若额上热甚于手心热者为表热；手心热甚于额上热者为里热。

◎ 要点三　按腹部辨疼痛、痞满、积聚的要点

（一）辨疼痛

1. 腹痛

（1）腹痛喜按，按之痛减，腹壁柔软者，多为虚证，常见的有脾胃气虚等。

（2）腹痛拒按，按之痛甚，并伴有腹部硬满者，多为实证，如饮食积滞、胃肠积热之阳明腑实、瘀血肿块等。

（3）局部肿胀拒按者，多为内痈。

（4）按之疼痛，固定不移，多为内有瘀血。

（5）按之胀痛，病处按此联彼者，为病在气分，多为气滞气闭。

2. 腹部压痛

（1）右季肋部压痛，见于肝、胆、右肾和降结肠的病变。

（2）上腹部压痛，见于肝、胆、胃腑、胰和横结肠病变。

（3）左季肋部压痛，见于脾、左肾、降结肠等病变。

（4）脐部压痛，见于小肠、横结肠、输尿管病变。

（5）下腹部压痛，常见于膀胱疾病、肠痈或女性生殖器官病变。

（6）左少腹作痛，按之累累有硬块者，多为肠中有宿粪。

（7）右少腹作痛而拒按，或出现"反跳痛"（按之局部有压痛，若突然移去手指，腹部疼痛加剧），或按之有包块应手者，常见于肠痈等病。

（二）辨痞满

1. 脘腹痞满

痞满是自觉心下或胃脘部痞塞不适和胀满的一种症状。

（1）心下部按之较硬而疼痛者，多属实证，多因邪实积聚胃脘部。

（2）按之濡软而无疼痛者，则属于虚证，多因胃腑虚弱所致。

2. 脘腹胀满

（1）凡腹部按之手下饱满充实而有弹性、有压痛者，多为实满。

（2）若腹部虽膨满，但按之手下虚软而缺乏弹性，无压痛者，多为虚满。

（3）腹部高度胀大，如鼓之状者，称为鼓胀。

（4）鼓胀中气鼓和水鼓的鉴别，可以通过以下方法：两手分置于腹部两侧对称位置，一手轻轻叩拍腹壁，另一手若有波动感，按之如囊裹水者为水鼓；一手轻轻叩拍腹壁，另一手无波动感，以手叩击如击鼓之膨膨然者为气鼓。

（5）肥胖之人腹如鼓，按之柔软，无脐突、无病证表现者，不属病态。

（三）辨积聚

1. 癥瘕积聚的鉴别

（1）凡肿块推之不移，肿块痛有定处者，为癥积，病属血分。

（2）肿块推之可移，或痛无定处，聚散不定者，为瘕聚，病属气分。

（3）肿块大者为病深；形状不规则，表面不光滑者为病重。

（4）坚硬如石者为恶候。

（5）腹中结块，按之起伏聚散，往来不定，或按之形如条索状，久按转移不定，或按之手下如蚯蚓蠕动者，多为虫积。

（6）小腹部触及肿物，若触之有弹性，不能被推移，呈横置的椭圆形或球形，按压时有压

痛，有尿意，排空尿后肿物消失者，多因积尿所致。

（7）排空尿后小腹肿物不消，若系妇女停经后者，多为怀孕而胀大的胞宫；否则可能是石瘕等胞宫或膀胱的肿瘤。

2. 辨妇女妊娠 妊娠3个月后，一般可以在其小腹部触及胀大的胞宫；妊娠5~6个月时，胞宫底约与脐平；妊娠7个月时，胞宫底在脐上3横指；妊娠9个月至足月时，胞宫底在剑突下二横指。

（1）妊娠后腹形明显大于正常，皮肤光亮，按之胀满者，多为胎水肿满。

（2）腹形明显小于正常，而胎儿尚存活者，多为胎萎不张。

◎ 要点四　按胸部虚里的内容及其临床意义

（一）虚里的部位

虚里即心尖搏动处，位于左乳下第四、五肋间，乳头下稍内侧，当心脏收缩时，心尖向胸壁冲击而引起的局部胸壁的向外搏动，可用手指指尖触到。

（二）正常表现

虚里为诸脉之所宗。虚里按之应手，动而不紧，缓而不息，动气聚而不散，节律清晰一致，一息4~5至，是心气充盛，宗气积于胸中的正常征象。

（三）按虚里的病理表现与临床意义

1. 虚里按之其动微弱者为不及，是宗气内虚之征，或为饮停心包之支饮。

2. 搏动迟弱，或久病体虚而动数者，多为心阳不足。

3. 按之弹手，洪大而搏，或绝而不应者，是心肺气绝，属于危候。

4. 孕妇胎前产后，虚里动高者为恶候。

5. 虚损劳瘵之病，虚里日渐动高者为病进。

6. 虚里搏动数急而时有一止，为宗气不守。

7. 胸高而喘，虚里搏动散漫而数者，为心肺气绝之兆。

8. 虚里动高，聚而不散者，为热甚，多见于外感热邪、小儿食滞或痘疹将发之时。

9. 因惊恐、大怒或剧烈运动后，虚里动高，片刻之后即能平复如常不属病态；肥胖之人因胸壁较厚，虚里搏动不明显，亦属生理现象。

◎ 要点五　按腧穴的内容及其临床意义

按腧穴是按压身体的某些特定穴位，通过穴位的变化和反应来判断内脏某些疾病的方法。腧穴是脏腑经络之气转输之处，是内脏病变反映于体表的反应点。

按腧穴可据按诊需要，取坐位或卧（仰卧、俯卧、侧卧）位，医生用单手或双手的食指或拇指按压腧穴，若有结节或条索状物时，手指应在穴位处滑动按寻，进一步了解指下物的形态、大小、软硬程度、活动情况等。

按腧穴要注意发现穴位上是否有结节或条索状物，有无压痛或其他敏感反应，然后结合望、闻、问诊所得资料综合分析判断疾病。

1. 正常与病理表现 正常腧穴按压时有酸胀感、无压痛、无结节或条索状物、无异常感觉和反应。腧穴的病理反应，则有明显压痛，或有结节，或有条索状物，或其他敏感反应等。

2. 诊断脏腑病变的常用腧穴

（1）肺病　中府、肺俞、太渊。

（2）心病　巨阙、膻中、大陵。

（3）肝病　期门、肝俞、太冲。

（4）脾病　章门、太白、脾俞。

（5）肾病　气海、太溪。

（6）大肠病　天枢、大肠俞。

（7）小肠病　关元。

（8）胆病　日月、胆俞。

（9）胃病　胃俞、足三里。

（10）膀胱病　中极。

第八单元　八纲辨证

细目一　概　述

◎ 要点　八纲辨证的概念

八纲：指表、里、寒、热、虚、实、阴、阳八个纲领。

根据病情资料，运用八纲进行分析综合，从而辨别疾病现阶段病变部位的浅深、病情性质的寒热、邪正斗争的盛衰和病证类别的阴阳，以作为辨证纲领的方法，称为八纲辨证。

细目二　表　里

◎ 要点一　表证与里证的概念

表证指六淫、疫疠等邪气，经皮毛、口鼻侵入机体的初期阶段，正（卫）气抗邪于肌表浅层，以新起恶寒发热为主要表现的轻浅证候。

里证指病变部位在内，脏腑、气血、骨髓等受病所表现的证候。

◎ 要点二　表证与里证的临床表现、辨证要点

（一）表证的临床表现、辨证要点

表证常见临床表现有新起恶风寒，或恶寒发热，头身疼痛，喷嚏，鼻塞，流涕，咽喉痒痛，微有咳嗽、气喘，舌淡红，苔薄，脉浮。

表证是正气抗邪于外的表现，一般以新起恶寒，或恶寒发热并见，脉浮，内部脏腑的症状不明显为共同特征。多见于外感病初期，具有起病急、病位浅、病程短的特点。

（二）里证的临床表现、辨证要点

里证的范围极为广泛，其临床表现多种多样，概而言之，凡非表证（及半表半里证）的特定证候，一般都属里证的范畴，即所谓"非表即里"。其证候特征是无新起恶寒发热并见，以脏腑症状为主要表现。

里证可见于外感疾病的中、后期阶段，或为内伤疾病。不同的里证，可表现为不同的证候，故很难用几个症状全面概括，但其基本特征是一般病情较重，病位较深，病程较长。

◎ 要点三　表证与里证的鉴别要点

表证和里证的辨别，主要审察寒热症状、脏腑症状是否突出，舌象、脉象等变化。《医学心悟·寒热虚实表里阴阳辨》说："一病之表里，全在发热与潮热，恶寒与恶热，头痛与腹痛，鼻塞与口燥，舌苔之有无，脉之浮沉以分之。假如发热恶寒，头痛鼻塞，舌上无苔（或作薄白），脉息浮，此表也；如潮热恶热，腹痛口燥，舌苔黄黑，脉息沉，此里也。"可作为辨别表里证的参考。

（1）外感病中，发热恶寒同时并见者属表证；但热不寒或但寒不热者属里证；寒热往来者属半表半里证。

（2）表证以头身疼痛，鼻塞或喷嚏等为常见症状，脏腑症状不明显；里证以脏腑症状如咳喘、心悸、腹痛、呕泻之类表现为主症，鼻塞、头身痛等非其常见症状；半表半里证则有胸胁苦满等特有表现。

（3）表证及半表半里证舌苔变化不明显，里证舌苔多有变化；表证多见浮脉，里证多见沉脉或其他多种脉象。

（4）此外，辨表里证尚应参考起病的缓急、病情的轻重、病程的长短等。

细目三　寒　热

◎ 要点一　寒证与热证的概念

寒证指感受寒邪，或阳虚阴盛，导致机体功

能活动衰退所表现的具有冷、凉特点的证候。

热证指感受热邪，或脏腑阳气亢盛，或阴虚阳亢，导致机体机能活动亢进所表现的具有温、热特点的证候。

◎ 要点二　寒证与热证的临床表现、鉴别要点

（一）寒证与热证的临床表现

寒证常见的临床表现有恶寒，畏寒，冷痛，喜暖，口淡不渴，肢冷蜷卧，痰、涎、涕清稀，小便清长，大便稀溏，面色㿠白，舌淡，苔白而润，脉紧或迟等。

热证常见的临床表现有发热，恶热喜冷，口渴欲饮，面赤，烦躁不宁，痰、涕黄稠，小便短黄，大便干结，舌红，苔黄燥少津，脉数等。

（二）寒证与热证的鉴别要点

寒证与热证的鉴别，应对疾病的全部表现进行综合观察，尤其是恶寒发热、对寒热的喜恶、口渴与否、面色的赤白、四肢的温凉、二便、舌象、脉象等，是辨别寒证与热证的重要依据。《医学心悟·寒热虚实表里阴阳辨》说："一病之寒热，全在口渴与不渴，渴而消水与不消水，饮食喜热与喜冷，烦躁厥逆，溺之长短赤白，便之溏结，脉之迟数以分之。假如口渴而能消水，喜冷饮食，烦躁，溺短赤，便结，脉数，此热也；假如口不渴，或假渴而不能消水，喜饮热汤，手足厥冷，溺清长，便溏，脉迟，此寒也。"可作为辨别寒热证的参考。

鉴别要点如下表：

寒证与热证的鉴别

	寒证	热证
寒热喜恶	恶寒喜温	恶热喜凉
口渴	不渴	渴喜冷饮
面色	白	红
四肢	冷	热
大便	稀溏	秘结
小便	清长	短赤
舌象	舌淡苔白润	舌红苔黄
脉象	迟或紧	数

细目四　虚　实

◎ 要点一　虚证与实证的概念

虚证指人体阴阳、气血、津液、精髓等正气亏虚，而邪气不著，表现为不足、松弛、衰退特征的各种证候。

实证指人体感受外邪，或疾病过程中阴阳气血失调，体内病理产物蓄积，以邪气盛、正气不虚为基本病理，表现为有余、亢盛、停聚特征的各种证候。

◎ 要点二　虚证与实证的临床表现、鉴别要点

（一）虚证与实证的临床表现

一般久病、势缓者多为虚证，耗损过多者多虚证，体质素弱者多虚证。由于各种虚证的表现极不一致，各脏腑虚证的表现更是各不相同，所以很难用几个症状全面概括。

一般新起、暴病者多为实证，病情急剧者多实证，体质壮实者多实证。由于感受邪气的性质及致病特点的差异，以及病邪侵袭、停积部位的不同，实证的证候表现各不相同，所以很难以哪几个症状作为实证的代表。

（二）虚证与实证的鉴别要点

虚证与实证主要从病程、病势、体质及症状、舌脉等方面加以鉴别。鉴别要点如下表。

虚证与实证的鉴别

	虚证	实证
病程	长（久病）	短（新病）
体质	多虚弱	多壮实
精神	萎靡	兴奋
声息	声低息微	声高气粗
疼痛	喜按	拒按
胸腹胀满	按之不痛，胀满时减	按之疼痛，胀满不减
发热	五心烦热，午后微热	蒸蒸壮热
恶寒	畏寒，得衣近火则减	恶寒，添衣加被不减
舌象	质嫩，苔少或无苔	质老，苔厚
脉象	无力	有力

细目五 阴 阳

◎ 要点一 阴证与阳证的概念

凡见抑制、沉静、衰退、晦暗等表现的里证、寒证、虚证，以及症状表现于内的、向下的、不易发现的，或病邪性质为阴邪致病、病情变化较慢等，均属阴证范畴。

凡见兴奋、躁动、亢进、明亮等表现的表证、热证、实证，以及症状表现于外的、向上的、容易发现的，或病邪性质为阳邪致病、病情变化较快等，均属阳证范畴。

◎ 要点二 阴证与阳证的鉴别要点

阴证与阳证的鉴别，其要点可见于表里、寒热、虚实证候的鉴别之中，亦可从四诊角度进行对照鉴别。鉴别要点如下表。

阴证与阳证的鉴别

四诊	阴证	阳证
问	恶寒畏冷，喜温，食少乏味，不渴或喜热饮，小便清长或短少，大便溏泄气腥	身热，恶热，喜凉，恶食，心烦，口渴引饮，小便短赤涩痛，大便干硬，或秘结不通，或有奇臭
望	面色苍白或暗淡，身重蜷卧，倦怠无力，精神萎靡，舌淡胖嫩，舌苔润滑	面色潮红或通红，狂躁不安，口唇燥裂，舌红绛，苔黄燥或黑而生芒刺
闻	语声低微，静而少言，呼吸怯弱，气短	语声壮厉，烦而多言，呼吸气粗，喘促痰鸣
切	腹痛喜按，肢凉，脉沉、细、迟、无力等	腹痛拒按，肌肤灼热，脉浮、洪、数、大、滑、有力等

◎ 要点三 阳虚证、阴虚证的临床表现

（一）阳虚证的临床表现

阳虚证的特征性表现有：畏寒，肢凉，口淡不渴，或喜热饮，或自汗，小便清长或尿少不利，大便稀薄，面色㿠白，舌淡胖，苔白滑，脉沉迟（或为细数）无力。可兼有神疲，乏力，气短等气虚的表现。

本证多因久病损伤，阳气亏虚，或气虚进一步发展；久居寒凉之处，或过服寒凉清苦之品，阳气逐渐耗伤；年高而命门之火渐衰所致。

由于阳气亏虚，机体失却温煦，不能抵御阴

寒之气，而寒从内生，故见畏寒肢凉等一派虚寒的证候；阳气不能蒸腾、气化水液，则见便溏、尿清或尿少不利、舌淡胖等症；阳虚水湿不化，则口淡不渴，阳虚不能温化和蒸腾津液上承，则可见渴喜热饮。

阳虚可见于许多脏器组织的病变，临床常见者有心阳虚证、脾阳虚证、胃阳虚证、肾阳虚证、胞宫（精室）虚寒证，以及虚阳浮越证等，并表现有各自脏器的证候特征。

阳虚证易与气虚同存，即阳气亏虚证；阳虚则寒，必有寒象并易感寒邪；阳虚可发展演变成阴虚（即阴阳两虚）和亡阳；阳虚可导致气滞、血瘀、水泛，产生痰饮等病理变化。

（二）阴虚证的临床表现

阴虚证的特征性表现有：形体消瘦，口燥咽干，两颧潮红，五心烦热，潮热，盗汗，小便短黄，大便干结，舌红少津或少苔，脉细数等。

本证多因热病之后，或杂病日久，伤耗阴液；情志过极，火邪内生，久而伤及阴精；房事不节，耗伤阴精；过服温燥之品，使阴液暗耗所致。

阴液亏少，则机体失却濡润滋养，同时由于阴不制阳，则阳热之气相对偏旺而生内热，故表现为一派虚热、干燥不润、虚火内扰的证候。

阴虚证可见于多个脏器组织的病变，常见肺阴虚证、心阴虚证、胃阴虚证、肝阴虚证、肾阴虚证等，并表现出各自脏器的证候特征。

阴虚可与气虚、血虚、阳虚、阳亢、精亏、津液亏虚或燥热等证候同时存在，或互为因果，而表现为气阴亏虚证、阴血亏虚证、阴阳两虚证、阴虚阳亢证、阴精亏虚证、阴津（液）亏虚证、阴虚燥热证等。阴虚进而可发展成阳虚、亡阴，阴虚可导致动风、气滞、血瘀、水停等病理变化。

◎ 要点四 亡阳证、亡阴证的临床表现与鉴别要点

（一）亡阳证的临床表现

冷汗淋漓、汗质稀淡，神情淡漠，肌肤不温，手足厥冷，呼吸气弱，面色苍白，舌淡而润，脉微欲绝等。

亡阳一般是在阳气由虚而衰的基础上的进一步发展，但亦可因阴寒之邪极盛而致阳气暴伤，或因大汗、失精、大失血等阴血消亡而阳随阴脱，或因剧毒刺激、严重外伤、瘀痰阻塞心窍等而使阳气暴脱所致。

由于阳气极度衰微而欲脱，失却温煦、固摄、推动之能，故见冷汗、肢厥、面色苍白、神情淡漠、气息微弱、脉微等垂危病状。

（二）亡阴证的临床表现

汗热味咸而黏、如珠如油，身灼肢温，虚烦躁扰，恶热，口渴饮冷，皮肤皱瘪，小便极少，面赤颧红，呼吸急促，唇舌干燥，脉细数疾等。

亡阴可以是在病久而阴液亏虚基础上的进一步发展，也可因壮热不退、大吐大泻、大汗不止、大量出血、严重烧伤致阴液暴失而成。

由于阴液欲绝，阴不能制阳，故见脉细数疾，身灼烦渴，面赤唇焦，呼吸急促等阴竭阳盛的证候，阳热逼迫欲绝之阴津外泄，故见汗出如油。

（三）亡阳证、亡阴证的鉴别要点

亡阳证与亡阴证均在疾病的危重阶段，突然大汗淋漓，必须及时、准确地辨识。根据汗质的稀冷如水或黏热如油，结合病情，身凉或身灼、四肢厥逆或温和、面白或面赤、脉微或数疾等，一般不难辨别。亡阳证与亡阴证鉴别见下表。

亡阳证与亡阴证的鉴别

证名	汗出	寒热	四肢	面色	气息	口渴	舌象	脉象
亡阳	汗冷清稀	身冷畏寒	厥冷	苍白	微弱	不渴或渴喜热饮	苔白润	脉微欲绝
亡阴	汗热黏稠	身热恶热	温暖	面赤颧红	急促	渴喜冷饮	舌红干	脉细数疾而无力

细目六 八纲证候间的关系

八纲证候间的关系，主要可归纳为证候相兼、证候错杂、证候转化、证候真假四个方面。

◎ **要点一 证候相兼、错杂与转化（寒证转化为热证、热证转化为寒证、实证转虚）的概念**

（一）证候相兼的概念

广义的证候相兼，指各种证候的相兼存在。本处所指为狭义的证候相兼，即在疾病某一阶段，出现不相对立的两纲或两纲以上的证候同时存在的情况。

临床常见的八纲相兼证候有表实寒证、表实热证、里实寒证、里实热证、里虚寒证、里虚热证等，其临床表现一般是有关纲领证候的相加。如恶寒重发热轻，头身疼痛，无汗，脉浮紧等，为表实寒证；五心烦热，盗汗，口咽干燥，颧红，舌红少津，脉细数等，为里虚热证。

所谓表虚，主要是指卫表（阳）不固证（偏于虚寒），然而以往常将表证有汗出者，称之为"表虚"，表证无汗者，称之为"表实"，其实表证的有无汗出，只是在外邪的作用下，毛窍的闭与未闭，是邪正相争的不同反应，毛窍未闭、肌表疏松而有汗出，不等于疾病的本质属虚。

（二）证候错杂的概念

证候错杂指疾病某一阶段同时存在八纲中对立两纲的证候。

八纲中表里寒热虚实的错杂关系，可以表现为表里同病、寒热错杂、虚实夹杂，临床辨证应对其进行综合分析。证候间的错杂关系有四种情况：第一类是表里同病而寒热虚实性质并无矛盾，如表里实寒证；第二类是表里同病，寒热性质相同，但虚实性质相反的证候，如表实寒里虚寒证；第三类是表里同病，虚实性质相同，但寒热性质相反的证候，如表实寒里实热证，即"寒包火"证；第四类是表里同病，而寒与热、虚与实的性质均相反的证候，临床上除可有表实寒里

虚热证外，其余组合则极少见到。

（三）证候转化的概念

证候转化指疾病在其发展变化过程中，其病位、病性，或邪正盛衰的状态发生变化，由一种证候转化为对立的另一种证候。证候的转化包括表里出入、寒热转化、虚实转化。

1. 表里出入 表里出入是指病情表与里的相互转化，或病情由表入里而转化为里证，或病邪由里出表而有出路。一般而言，这种病位上的变化，由表入里多提示病情转重，由里出表多预示病情减轻。掌握病势的表里出入变化，对于预测疾病的发展与转归，及时改变治法，及时截断、扭转病势，或因势利导，均具有重要意义。

（1）由表入里 指证候由表证转化为里证，即表证入里。表明病情由浅入深，病势发展。

（2）由里出表 指在里的病邪向外透达所表现的证候。表明邪有出路，病情有向愈的趋势。

2. 寒热转化 指疾病的寒热性质发生相反的转变。寒证化热示阳气旺盛，热证转寒示阳气衰惫。

（1）寒证化热 指原为寒证，后出现热证，而寒证随之消失。

寒证化热常见于外感寒邪未及时发散，而机体阳气偏盛，阳热内郁到一定程度，寒邪化热，形成热证；或是寒湿之邪郁遏，而机体阳气不衰，由寒而化热；或因使用温燥之品太过，亦可使寒证转化为热证。如寒湿痹病，初为关节冷痛、重着、麻木，病程日久，或过服温燥药物，而变成患处红肿灼痛；哮病因寒引发，痰白稀薄，久之见舌红苔黄，痰黄而稠；痰湿凝聚的阴疽冷疮，其形漫肿无头、皮色不变，以后转为红肿热痛而成脓等，均属寒证转化为热证。

（2）热证转寒 指原为热证，后出现寒证，而热证随之消失。

常见于邪热毒气严重的情况之下，或因失治、误治，以致邪气过盛，耗伤正气，正不胜邪，机能衰败，阳气耗散，故而转为虚寒证，甚至出现亡阳的证候。如疫毒痢初期，高热烦渴，

舌红脉数，泻利不止，若急骤出现四肢厥冷、面色苍白、脉微，或病程日久，而表现出畏寒肢凉，面白舌淡，皆是由热证转化为寒证。

3. 虚实转化 指疾病的虚实性质发生相反的转变。提示邪与正之间的盛衰关系出现了本质性变化。实证转虚为疾病的一般规律；虚证转实常常是证候的虚实夹杂。所谓实证转虚，指原先表现为实证，后来表现为虚证。提示病情发展。

邪正斗争的趋势，或是正气胜邪而向愈，或是正不胜邪而迁延。故病情日久，或失治误治，正气伤而不足以御邪，皆可形成实证转化为虚证。如本为咳嗽吐痰、息粗而喘、苔腻脉滑，久之见气短而喘、声低懒言、面白、舌淡、脉弱；或初期见高热、口渴、汗多、脉洪数，后期见神疲嗜睡、食少、咽干、舌嫩红无苔、脉细数等，均是邪虽去而正已伤，由实证转化为虚证。

◎ 要点二 证候真假（寒热真假、虚实真假）的鉴别要点

某些疾病在病情的危重阶段，可以出现一些与疾病本质相反的"假象"，掩盖病情的真象。所谓"真"，是指与疾病内在本质相符的证候；所谓"假"，是指疾病表现出某些不符合常规认识的假象，即与病理本质所反映的常规证候不相应的某些表现。证候真假的内容主要包括寒热真假与虚实真假。其鉴别主要指真寒假热与真热假寒的鉴别以及真虚假实与真实假虚的鉴别。

（一）寒热真假的概念

当病情发展到寒极或热极的时候，有时会出现一些与其寒、热本质相反的"假象"症状或体征，即所谓真热假寒、真寒假热。

1. 真热假寒 指内有真热而外见某些假寒的"热极似寒"证候。其临床表现有四肢凉甚至厥冷，神识昏沉，面色紫暗，脉沉迟。身热，胸腹灼热，口鼻气灼，口臭息粗，口渴引饮，小便短黄，舌红苔黄而干，脉有力。

由于邪热内盛，阳气郁闭于内而不能布达于外，故可表现出四肢凉甚至厥冷、脉沉迟等类似阴证的假寒现象；邪热内闭，气血不畅，故见神

识昏沉、面色紫暗；热邪内蕴，伤津耗液，故见身热、胸腹灼热、口鼻气灼、口臭息粗、口渴引饮、小便短黄、舌红苔黄而干、脉有力等实热证的表现。

真热假寒证常有热深厥亦深的特点，故可称作热极肢厥证，古代亦有称阳盛格阴证者。

2. 真寒假热 指内有真寒而外见某些假热的"寒极似热"证候。其临床表现有自觉发热，欲脱衣揭被，触之胸腹无灼热、下肢厥冷；面色浮红如妆，非满面通红；神志躁扰不宁，疲乏无力；口渴但不欲饮；咽痛而不红肿；脉浮大或数，按之无力；便秘而便质不燥，或下利清谷；小便清长（或尿少浮肿），舌淡，苔白。

由于阳气虚衰，阴寒内盛，逼迫虚阳浮游于上、格越于外，故可表现为自觉发热，欲脱衣揭被，面色浮红如妆，躁扰不宁，口渴咽痛，脉浮大或数等颇似阳热证的表现。但因其本质为阳气虚衰，肢体失其温煦，水液不得输布、气化，故触之胸腹必然无灼热，且下肢厥冷，口渴而不欲饮，咽部不红肿，面色亦不会满面通红，并见疲乏无力，小便清长，或尿少而浮肿，便质不燥，甚至下利清谷，脉按之无力，舌淡，苔白等里虚寒的证候，故可知其所现"热"症为假象。

真寒假热实际是阳虚阴盛而阳气浮越，故又称虚阳浮越证，古代亦有称阴盛格阳证、戴阳证者。

（二）寒热真假的鉴别要点

辨别寒热证候的真假，应以表现于内部、中心的症状为准、为真，肢末、外部的症状是现象，可能为假象，故胸腹的冷热是辨别寒热真假的关键，胸腹灼热者为热证，胸腹部冷而不灼热者为寒证。

对于寒热真假的辨别，《温疫论·论阳证似阴》指出："捷要辨法，凡阳证似阴，外寒而内必热，故小便血赤；凡阴证似阳者，格阳之证也，上（外）热下（内）寒，故小便清白。但以小便赤白为据，以此推之，万不失一。"确为经验之谈。

（三）虚实真假的概念

虚证与实证，都有真假疑似的情况。《内经知要》所谓"至虚有盛候""大实有羸状"，就是指证候的虚实真假。

1. 真实假虚 指本质为实证，反见某些虚羸现象的证候。其临床表现可有神情默默，倦怠懒言，身体羸瘦，脉象沉细等表现。但虽默默不语却语时声高气粗；虽倦怠乏力却动之觉舒；肢体羸瘦而腹部硬满拒按；脉沉细而按之有力。

由于热结肠胃、痰食壅积、湿热内蕴、瘀血停蓄等，邪气大积大聚，以致经脉阻滞，气血不能畅达，因而表现出神情默默、倦怠懒言、身体羸瘦、脉象沉细等类似虚证的假象。但病变的本质属实，故虽默默不语却语时声高气粗，虽倦怠乏力却动之觉舒，虽肢体羸瘦而腹部硬满拒按，脉虽沉细却按之有力。因此《顾氏医镜》云："聚积在中，按之则痛，色红气粗，脉来有力，实也；甚则默默不欲语，肢体不欲动，或眩晕昏花，或泄泻不实，是大实有羸状。"

2. 真虚假实 指本质为虚证，反见某些盛实现象的证候。其临床表现可有腹部胀满，呼吸喘促，或二便闭涩，脉数等表现。但腹虽胀满而有时缓解，或触之腹内无肿块而喜按；虽喘促但气短息弱；虽大便闭塞而腹部不甚硬满；虽小便不利但无舌红口渴等症。并有神疲乏力，面色萎黄或淡白，脉虚弱，舌淡胖嫩等症。

多为脏腑虚衰，气血不足，运化无力，气机不畅，故可出现腹部胀满、呼吸喘促、二便闭塞等类似实证的假象。但其本质属虚，故腹部胀满而有时缓解，或内无肿块而喜按，可知并非实邪内积，而是脾虚不运所致；喘促而气短息弱，可知并非邪气壅滞、肺失宣降，而是肺肾气虚、摄纳无权之故；大便闭塞而腹部不甚硬满，系阳气失其温运之能而腑气不行的表现；阳气亏虚而不能气化水液，或肾关开合不利，可表现为小便不通；神疲乏力，面色萎黄或淡白，脉虚弱，舌淡胖嫩，更是正气亏虚的本质表现。因此《顾氏医镜》云："心下痞痛，按之则止，色悴声短，脉来无力，虚也；甚则胀极而不得食，气不舒，便不利，是至虚有盛候。"

（四）虚实真假的鉴别要点

虚实真假的辨别，关键在于脉象的有力无力、有神无神，其中尤以沉取之象为真谛；其次是舌质的嫩胖与苍老，言语呼吸的高亢粗壮与低怯微弱；病人体质状况、病之新久、治疗经过等，也是辨析的依据。

第九单元　病因辨证

细目一　六淫辨证

◎ **要点**　**风淫证、寒淫证、暑淫证、湿淫证、燥淫证、火淫证的临床表现**

（一）风淫证

风淫证指风邪侵袭人体肌表、经络，卫外机能失常，表现出符合"风"性特征的证候。

1. 临床表现 恶风寒，微发热，汗出，脉浮缓，苔薄白，或有鼻塞、流清涕、喷嚏，或伴咽喉痒痛、咳嗽。或为突发皮肤瘙痒、丘疹；或为突发肌肤麻木、口眼㖞斜；或肢体关节游走作痛；或新起面睑肢体浮肿等。

2. 证候分析 风为阳邪，其性开泄，易袭阳位，善行而数变，常兼夹其他邪气为患。故风淫证具有发病迅速、变化快、游走不定的特点。由于风邪侵袭的部位及兼夹的邪气不同，风淫证常见风邪袭表、风邪犯肺、风客肌肤、风中经络、风毒窜络、风胜行痹、风水相搏证等。

风邪袭表，肺卫失调，腠理疏松，卫气不

固，则具有恶寒发热、脉浮等表证的特征症状，并以汗出、恶风、脉浮缓为特点，是为风邪袭表证。外邪易从肺系而入，风邪侵袭肺系，肺气失宣，鼻窍不利，则见咳嗽、咽喉痒痛、鼻塞、流清涕或喷嚏等症，而为风邪犯肺证。风邪侵袭肤腠，邪气与卫气搏击于肌表，则见皮肤瘙痒、丘疹，从而形成风客肌肤证。风邪或风毒侵袭经络、肌肤，经气阻滞，肌肤麻痹，则可出现肌肤麻木、口眼㖞斜等症，是为风邪中络证。风与寒湿合邪，侵袭筋骨关节，阻痹经络，则见肢体关节游走疼痛，从而形成风胜行痹证。风邪侵犯肺卫，宣降失常，通调水道失职，则见突起面睑肢体浮肿，是为风水相搏证。

（二）寒淫证

寒淫证指寒邪侵袭机体，阳气被遏，以恶寒甚、无汗、头身或胸腹疼痛、苔白、脉弦紧等为主要表现的实寒证候。

1. 临床表现 恶寒重，或伴发热，无汗，头身疼痛，鼻塞或流清涕，脉浮紧。或见咳嗽、哮喘、咯稀白痰；或为脘腹疼痛、肠鸣腹泻、呕吐；或为肢体厥冷、局部拘急冷痛等。口不渴，小便清长，面色㿠白甚或青，舌苔白，脉弦紧或脉伏。

2. 证候分析 寒淫证主要是因感受阴寒之邪所致。寒为阴邪，具有凝滞、收引、易伤阳气的特性。寒淫证有伤寒证和中寒证之分，两者在病因、病位、证候表现、病机等方面有异有同。

（1）伤寒证 伤寒证是指寒邪外袭于肌表，阻遏卫阳，阳气抗邪于外所表现的表实寒证，又称外寒证、表寒证、寒邪束表证、太阳表实证、太阳伤寒证等。寒邪袭表，郁闭肌肤，阳气失却温煦，故见恶寒、头身疼痛、无汗、苔白、脉浮紧等症。

（2）中寒证 中寒证是指寒邪直接内侵脏腑、气血，遏制及损伤阳气，阻滞脏腑气机和血液运行所表现的里实寒证，又称内寒证、里寒证等。寒邪客于不同脏腑，可有不同的证候特点，寒邪客肺，肺失宣降，故见咳嗽、哮喘、咯稀白

痰等症；寒滞胃肠，使胃肠气机失常，运化不利，则见脘腹疼痛、肠鸣腹泻、呕吐等症。

寒邪常与风、湿、燥、痰、饮等邪共存，而表现为风寒证、寒湿证、凉燥证、寒痰证、寒饮证等。寒邪侵袭，常可形成寒凝气滞证、寒凝血瘀证，耗伤阳气则可演变成虚寒证，甚至导致亡阳。

（三）暑淫证

暑淫证指感受暑热之邪，耗气伤津，以发热口渴、神疲气短、心烦头晕、汗出、小便短黄、舌红苔黄干等为主要表现的证候。

1. 临床表现 发热恶热，汗出，口渴喜饮，气短，神疲，肢体困倦，小便短黄，舌红，苔白或黄，脉虚数。或发热，猝然昏倒，汗出不止，气喘，甚至昏迷、惊厥、抽搐等；或见高热，神昏，胸闷，腹痛，呕恶，无汗等。

2. 证候分析 本证因感受暑热之邪所致。暑为阳邪，具有暑性炎热升散，耗气伤津，易夹湿邪等致病特点。

由于暑性炎热升散，故见发热恶热，汗出多；暑邪耗气伤津，而见口渴喜饮，气短神疲，尿短黄等症；暑夹湿邪，阻碍气机，故见肢体困倦，苔白或黄；暑闭心神，引动肝风，则见神昏，甚至猝然昏倒、昏迷、惊厥、抽搐；暑闭气机，心胸气滞而见胸闷；脾胃运化失司，气机升降失调，则表现为腹痛、呕恶；肺气闭阻，玄府不通，则为无汗、气喘。

（四）湿淫证

湿淫证指感受外界湿邪，或体内水液运化失常而形成湿浊，阻遏气机与清阳，以身体困重、肢体酸痛、腹胀腹泻、纳呆、苔滑脉濡等为主要表现的证候。

1. 临床表现 头昏沉如裹，嗜睡，身体困重，胸闷脘痞，口腻不渴，纳呆，恶心，肢体关节、肌肉酸痛，大便稀，小便浑浊。或为局部渗漏湿液，或皮肤出现湿疹、瘙痒，妇女可见带下量多。面色晦垢，舌苔滑腻，脉濡缓或细等。

2. 证候分析 湿淫证既可因外湿侵袭，如

淋雨下水、居处潮湿、冒受雾露等而形成，又可因脾失健运，水液不能正常输布而化为湿浊，或多食油腻、嗜酒饮冷等而湿浊内生所致。

湿为阴邪，具有阻遏气机，损伤阳气，黏滞缠绵，重浊趋下等致病特点。湿邪阻滞气机、困遏清阳，故湿淫证以困重、闷胀、酸楚、腻浊、脉濡缓或细等为证候特点。外湿、内湿在证候表现上，有一定的差异，外湿以肢体困重、酸痛为主，或见皮肤湿疹、瘙痒，或有恶寒微热，病位偏重于体表，是因湿郁于肌表，阻滞经气所致；内湿以脘腹痞胀、纳呆、恶心、便稀等为主，病位多偏重于内脏，是因湿邪阻滞气机，脾胃运化失调所致。

（五）燥淫证

燥淫证指外界气候干燥，耗伤津液，以皮肤、口鼻、咽喉干燥等为主要表现的证候。

1. 临床表现 皮肤干燥甚至皲裂、脱屑，口唇、鼻孔、咽喉干燥，口渴饮水，舌苔干燥，大便干燥，或见干咳少痰，痰黏难咯，小便短黄，脉象偏浮等。

燥邪具有干燥，伤津耗液，损伤肺脏等致病特点。有凉燥与温燥之分。除以上临床表现外，凉燥常有恶寒发热，无汗，头痛，脉浮缓或浮紧等表寒症状；温燥常见发热有汗，咽喉疼痛，心烦，舌红，脉浮数等表热症状。

2. 证候分析 燥淫证是秋天的常见证候，有明显的季节性。发于初秋气温者为温燥，发于深秋气凉者为凉燥。

燥邪侵袭，易伤津液，而与外界接触的皮肤、清窍和肺系首当其冲，所以燥淫证的证候主要表现为皮肤、口唇、鼻孔、咽喉、舌苔干燥，干咳少痰等症；大便干燥，小便短黄，口渴饮水，系津伤自救的表现。由于燥淫证主要是感受外界燥邪所致，所以除了"干燥"的证候以外，还有"表证"的一般表现，如轻度恶寒或发热、脉浮等。

（六）火淫证

火淫证指外感火热邪毒，阳热内盛，以发热、口渴、胸腹灼热、面红、便秘尿黄、舌红苔黄而干、脉数或洪等为主要表现的证候。又称火热证。

1. 临床表现 发热恶热，烦躁，口渴喜饮，汗多，大便秘结，小便短黄，面色赤，舌红或绛，苔黄干燥或灰黑，脉数有力（洪数、滑数、弦数等）。甚者或见神昏、谵语，惊厥、抽搐，吐血、衄血，痈肿疮疡等。

2. 证候分析 本证多因外界阳热之邪侵袭，或过食辛辣燥热之品，或寒湿等邪气郁久化热，或情志过极而化火，脏腑气机过旺等所致。火为阳邪，具有炎上，耗气伤津，生风动血，易致肿疡等特性。

阳热之气过盛，火热燔灼急迫，气血沸涌，则见发热恶热，颜面色赤，舌红或绛，脉数有力；热扰心神，则见烦躁不安；邪热迫津外泄，则汗多；阳热之邪耗伤津液，则见口渴喜饮，大便秘结，小便短黄等。

由火热所导致的病理变化，最常见者为伤津耗液，甚至亡阴；火热迫血妄行可见各种出血；火热使局部气血壅聚，血肉腐败而形成痈肿脓疡；火热炽盛可致肝风内动，则见抽搐、惊厥；火热闭扰心神，则见神昏谵语等，其中不少为危重证候。

细目二　情志辨证

◎ 要点一　喜证的临床表现

喜证是指由于过度喜乐，导致神气失常，以喜笑不休、精神涣散等为主要表现的情志证候。

临床表现 喜笑不休，心神不安，精神涣散，思想不集中，甚则语无伦次，举止失常，肢体疲软，脉缓。

◎ 要点二　怒证的临床表现

怒证是指由于暴怒或过于愤怒，导致肝气横逆、阳气上亢，以烦躁多怒、胸胁胀闷、面赤头痛等为主要表现的情志证候。

临床表现 烦躁多怒，胸胁胀闷，头胀头痛，面红目赤，眩晕，或腹胀、泄泻，甚至呕血、发狂、昏厥，舌红苔黄，脉弦劲有力。

◎ 要点三　悲证的临床表现

悲证是指由于悲伤过度，导致神气涣散，以善悲喜哭、精神沮丧、意志消沉等为主要表现的情志证候。

临床表现　善悲喜哭，精神沮丧，面色惨淡，神疲乏力；甚者心悸怔忡，健忘失眠，意志消沉。

◎ 要点四　忧证的临床表现

忧证是指由于忧伤过度，导致气机沉郁，以情绪抑郁、闷闷不乐、善叹息为主要表现的情志证候。

临床表现　情绪抑郁，闷闷不乐，善叹息，胸闷脘痞，干咳少痰，甚则咯血或痰中带血，面白无华，消瘦，神疲乏力。

◎ 要点五　恐证的临床表现

恐证是指由于恐惧过度，导致肾虚气陷、恐惧不安，以怵惕不安、遗精遗尿、二便失禁为主要表现的情志证候。

临床表现　怵惕不安，常欲闭户独处；暴病则二便失禁，身体不支；久病则骨瘦痿厥，遗精遗尿。

◎ 要点六　思证的临床表现

思证是指由于思虑过度，导致心脾功能紊乱，以神思恍惚、纳呆、胸闷、腹胀为主要表现的情志证候。

临床表现　表情淡漠，神思恍惚，食少纳呆，胸闷脘痞，腹胀便溏，甚者心悸健忘，失眠消瘦，面色萎黄。

第十单元　气血津液辨证

细目一　气病辨证

◎ 要点一　气虚证的临床表现、辨证要点

气虚证是指元气不足，气的推动、固摄、防御、气化等功能减退，或脏器组织的机能减退，以气短、乏力、神疲、脉虚等为主要表现的虚弱证候。

（一）临床表现

气短声低，少气懒言，精神疲惫，体倦乏力，脉虚，舌质淡嫩，或有头晕目眩，自汗，动则诸症加重。

（二）证候分析

气虚证所反映的是机体气生成不足，消耗太过的状态，其原因主要有：久病、重病、劳累过度等，使元气耗伤太过；先天不足，后天失养，致元气生成匮乏；年老体弱，脏腑机能减退而元气自衰。由于元气不足，脏腑机能衰退，故出现气短、声低、懒言、神疲、乏力；气虚而不能推动营血上荣，则头晕目眩，舌淡嫩；卫气虚弱，不能固护肌表，故为自汗；"劳则气耗"，故活动劳累则诸症加重；气虚鼓动血行之力不足，故脉象虚弱。气虚证临床常见于心、肺、脾、肾、胃等脏腑疾病，此时除见气虚证一般表现外，还有各脏腑气虚的特定表现。

（三）辨证要点

病体虚弱，以神疲、乏力、气短、脉虚为主要表现。

◎ 要点二　气陷证的临床表现、辨证要点

气陷证是指气虚无力升举，清阳之气下陷，以自觉气坠，或脏器下垂为主要表现的虚弱证候。

（一）临床表现

头晕眼花，气短疲乏，脘腹坠胀感，大便稀

溏，形体消瘦，或见内脏下垂、脱肛、阴挺等。

（二）证候分析

气陷多是气虚的发展，或为气虚的一种特殊表现形式，一般指脾（中）气的下陷。清阳之气不升，则自觉气短、气坠，头晕眼花；气陷而机体失却营精的充养，则见神疲乏力，形体消瘦；脾失健运，水谷精微下趋，则见大便稀溏；气陷无力升举，不能维持脏器正常位置，故觉脘腹坠胀，甚至出现内脏下垂。

（三）辨证要点

体弱而瘦，以气短、气坠、脏器下垂为主要表现。

◎ 要点三　气不固证的临床表现、辨证要点

气不固证是指气虚失其固摄之能，以自汗，或大便、小便、经血、精液、胎元等不固为主要表现的虚弱证候。

（一）临床表现

气短，疲乏，面白，舌淡，脉虚无力；或见自汗不止；或为流涎不止；或见遗尿，余溺不尽，小便失禁；或为大便滑脱失禁；或妇女出现崩漏，或为滑胎、小产；或见男子遗精、滑精、早泄等。

（二）证候分析

本证因气虚固摄失职所致。气不固，包括不能固摄津液、血液、小便、大便、精液、胎元等。其辨证是有气虚证的一般证候表现，并有各自"不固"的证候特点。气不摄血则可导致妇女崩漏及各种慢性出血；气不摄津则可表现为自汗，流涎；气虚不能固摄二便，可表现为遗尿、余溺不尽、小便失禁，或大便滑脱失禁；气不摄精则见遗精、滑精、早泄；气虚胎元不固，可导致滑胎、小产。

（三）辨证要点

病体虚弱，以疲乏、气短、脉虚及自汗或二便、经、精等的不固为主要表现。

◎ 要点四　气脱证的临床表现、辨证要点

气脱证是指元气亏虚已极，急骤外泄，以气息微弱、汗出不止等为主要表现的危重证候。

（一）临床表现

呼吸微弱而不规则，汗出不止，口开目合，全身瘫软，神识朦胧，二便失禁，面色苍白，口唇青紫，脉微，舌淡，舌苔白润。

（二）证候分析

本证可由气虚证、气不固证发展而来；也可以在大失血、大汗、大吐、大泻、出血中风等情况下，出现"气随血脱""气随津脱"；或于长期饥饿、极度疲劳、暴邪骤袭等状态下发生。

真气欲脱，则心、肺、脾、肾等脏腑之气皆衰。气息微弱欲绝、汗出不止，为肺气外脱之征；面白、脉微、神识朦胧，为心气外越之象；二便失禁为肾气欲脱的表现；全身瘫软、口开、手撒，为脾气外泄之征。

（三）辨证要点

病势危重，以气息微弱、汗出不止、脉微等为主要表现。

◎ 要点五　气滞证的临床表现、辨证要点

气滞证是指人体某一部分或某一脏腑、经络的气机阻滞。运行不畅，以胀闷疼痛为主要表现的证候。

（一）临床表现

胸胁、脘腹等处或损伤部位的胀闷或疼痛，疼痛性质可为胀痛、窜痛、攻痛，症状时轻时重，部位不固定，按之一般无形，通常随嗳气、肠鸣、矢气等而减轻，或症状随情绪变化而增减，脉象多弦，舌象可无明显变化。

（二）证候分析

引起气滞证的原因，主要有三方面：一是情志不舒，忧郁悲伤，思虑过度，而致气机郁滞；二是痰饮、瘀血、宿食、蛔虫、砂石等病理物质的阻塞，或阴寒凝滞，湿邪阻碍，外伤络阻等，都能导致气机郁滞；三是脏气虚弱，运行乏力而

气机阻滞。

气机阻滞的主要机理是气的运行发生障碍，气机不畅则痞胀，障碍不通则疼痛，气得运行则症减，故气滞以胀闷疼痛为主要临床表现。

（三）辨证要点

以胸胁脘腹或损伤部位的胀闷、胀痛、窜痛为主要表现。

◎ **要点六　气逆证的临床表现、辨证要点**

气逆证是指气机失调，气上冲逆，以咳嗽喘促、呃逆、呕吐等为主要表现的证候。

（一）临床表现

咳嗽频作，呼吸喘促；呃逆、嗳气不止，或呕吐、呕血；头痛、眩晕，甚至昏厥、咯血等。

（二）证候分析

气逆一般是在气滞基础上的一种表现形式。表现为气机的当降不降而反上升，或升发太过。主要是指肺胃之气不降而上逆，或肝气升发太过而上逆。导致气逆的原因，可有外邪侵袭、痰饮瘀血内停、寒热刺激、情志过激等。

（三）辨证要点

以咳喘或呕吐、呃逆等为突出表现。

◎ **要点七　气闭证的临床表现、辨证要点**

指邪气阻闭神机或脏器、官窍，以突发昏厥或绞痛为主要表现的实性急重证候。

（一）临床表现

突然发生势急、症重之昏厥，或内脏绞痛，或二便闭塞，呼吸气粗，声高，脉沉弦有力等。

（二）证候分析

形成气闭证的主要原因有：强烈精神刺激，使神机闭塞；砂石、虫、痰等阻塞脉络、管腔，导致气机闭塞；溺水、电击等意外事故，致使心、肺气闭。

（三）辨证要点

以突发昏厥或绞痛、二便闭塞、息粗、脉实为主要表现。

细目二　血病辨证

◎ **要点一　血虚证的临床表现、辨证要点**

血虚证是指血液亏虚，不能濡养脏腑、经络、组织，以面、睑、唇、舌色白，脉细为主要表现的虚弱证候。

（一）临床表现

面色淡白或萎黄，眼睑、口唇、舌质、爪甲的颜色淡白，头晕，或见眼花、两目干涩，心悸，多梦，健忘，神疲，手足发麻，或妇女月经量少、色淡、延期甚或经闭，脉细无力等。

（二）证候分析

本证多因血液耗损过多或生化不足所致。可因先天禀赋不足，或因脾胃、肾脏病变，生化乏源；或因各种急慢性出血，或因思虑劳神过度，暗耗阴血；或因虫积肠道，耗吸营养等导致。

血液亏虚，脉络空虚，形体组织缺乏濡养荣润，则见颜面、眼睑、口唇、舌质、爪甲的颜色淡白，脉细无力；血虚而脏器、组织得不到足够的营养，则见头晕，眼花，两目干涩，心悸，手足发麻，妇女月经量少、色淡；血虚失养而心神不宁，故症见多梦，健忘，神疲等。

（三）辨证要点

病体虚弱，以面、睑、唇、舌、爪甲的颜色淡白、脉细为主要表现。

◎ **要点二　血脱证的临床表现、辨证要点**

血脱证是指突然大量出血或长期反复出血，血液亡脱，以面色苍白、心悸、脉微或芤为主要表现的危重证候。

（一）临床表现

面色苍白，头晕，眼花，心悸，气短，四肢逆冷，舌色枯白，脉微或芤。

（二）证候分析

导致血脱证的主要原因是突然大量出血，诸如呕血、便血、崩漏、外伤失血等，也可以是因长期失血、血虚进一步发展而成。所以大失血、严重血虚等病史可以作为血脱证的主要诊断依据。

血液大量耗失，血脉空虚，不得荣润，则见面色苍白，舌色枯白，脉微或芤；血液亡失，心脏、清窍失养，则见心悸，头晕，眼花等症。

（三）辨证要点

有血液严重损失的病史，以面色苍白、脉微或芤为主要临床表现。

◎ 要点三　血瘀证的临床表现、辨证要点

血瘀证是指瘀血内阻，血行不畅，以固定刺痛、肿块、出血、瘀血色脉征为主要表现的证候。

（一）临床表现

疼痛特点为刺痛、痛久拒按、固定不移、常在夜间痛甚；肿块的性状是在体表者包块色青紫，腹内者触及质硬而推之不移；出血的特征是出血反复不止，色紫暗或夹血块，或大便色黑如柏油状，或妇女血崩、漏血；瘀血色脉征主要有面色黧黑，或唇甲青紫，或皮下紫斑，或肌肤甲错，或腹露青筋，或皮肤出现丝状红缕，或舌有紫色斑点、舌下络脉曲张，脉多细涩或结、代、无脉等。

（二）证候分析

本证多因气滞而血行不畅，或阳气亏虚，运血无力，或血寒、血热，或外伤出血等引起；也可因湿热、痰浊、砂石阻遏，使血行不畅，脉络阻滞不通所致。

血瘀证的机理主要为瘀血内积，气血运行受阻，不通则痛，故有刺痛、固定、拒按等特点；夜间阳气内藏，阴气用事，血行较缓，瘀滞益甚，故夜间痛增；血液瘀积不散而凝结成块，则见肿块紫暗、出血紫暗成块；血不循经而溢出脉外，则见各种出血；血行障碍，气血不能濡养肌肤，则见皮肤干涩、肌肤甲错；血行瘀滞，则血色变紫变黑，故见面色黧黑、唇甲青紫；脉络瘀阻，则见络脉显露、丝状红缕，舌现斑点，脉涩等症。

瘀血可阻滞于各种脏器、组织，而有不同的血瘀证名，如心脉瘀阻证、瘀阻脑络证、胃肠血瘀证、肝经血瘀证、瘀阻胞宫证、瘀滞胸膈证、下焦瘀血证、瘀滞肌肤证、瘀滞脉络证等，并表现出各自脏器、组织的证候特点。

（三）辨证要点

以固定刺痛、肿块、出血、瘀血色脉征为主要表现。

◎ 要点四　血热证的临床表现、辨证要点

血热证是指火热内炽，侵迫血分，以身热口渴、斑疹吐衄、烦躁谵语、舌绛、脉数等为主要表现的实热证候。即血分的热证。

（一）临床表现

身热夜甚，或潮热，口渴，面赤，心烦，失眠，躁扰不宁，甚或狂乱、神昏谵语，或见各种出血色深红，或斑疹显露，或为疮痈，舌绛，脉数疾等。

（二）证候分析

本证多因外感温热之邪，或情志过极、气郁化火，或过食辛辣燥热之品，导致火热内炽所致。

热在血分，血行加速，脉道扩张，则见面红目赤，舌绛，脉数疾；血热迫血妄行，可见各种出血；血热内扰心神，而见心烦，失眠，躁扰不宁，甚则狂乱、神昏谵语；热邪内犯营血，灼肉腐血，可为疮痈脓疡；身热夜甚，口渴，为热邪升腾，耗伤津液之象。

血热证常见于外感温热病中，即卫气营血辨证中的血分证；又可见于外科疮疡病、妇科月经病、其他杂病之中。

（三）辨证要点

以身热口渴、斑疹吐衄、烦躁谵语、舌绛、脉数等为主要表现。

◎ 要点五　血寒证的临床表现、辨证要点

血寒证是指寒邪客于血脉，凝滞气机，血行不畅，以患处冷痛拘急、畏寒、唇舌青紫，妇女月经愆期、经色紫暗夹块等为主要表现的实寒证候。即血分的寒证。

（一）临床表现

畏寒，手足或少腹等患处冷痛拘急、得温痛减，肤色紫暗发凉，或为痛经、月经愆期、经色紫暗、夹有血块，唇舌青紫，苔白滑，脉沉迟弦涩等。

（二）证候分析

血寒证主要因寒邪侵犯血脉，或阴寒内盛，凝滞脉络而成。

寒凝脉络，气血运行不畅，阳气不得流通，组织失于温养，故常表现为患处的寒冷、疼痛，寒性凝滞收引，故其痛具有拘急冷痛、得温痛减的特点。肤色紫暗，月经愆期、经色紫暗、夹有血块，唇舌青紫，脉沉迟弦涩等，均为血行不畅之瘀血征象。

血寒证属实寒证的范畴，寒滞肝脉证、寒凝胞宫证、寒凝脉络证等，均属于血寒证。

（三）辨证要点

以患处冷痛拘急、畏寒、唇舌青紫，妇女月经愆期、经色紫暗夹块等为主要表现。

细目三　气血同病辨证

◎ 要点　气滞血瘀、气虚血瘀、气血两虚、气不摄血、气随血脱证的临床表现、辨证要点

气病或血病发展到一定的程度，往往影响到另一方的生理功能而发生病变，从而表现为气血同病的证候。

临床常见的气血同病证候，有气滞血瘀证、气虚血瘀证、气血两虚证、气不摄血证和气随血脱证等。各证的临床表现，一般是两个基本证候的相合而同时存在。

（一）气滞血瘀证的临床表现、辨证要点

气滞血瘀证是指气机郁滞，导致血行瘀阻所产生的证候。

临床表现：胸胁胀满疼痛，乳房胀痛，情志抑郁或易怒，兼见痞块刺痛、拒按，妇女痛经，经血紫暗有块，或闭经，舌紫暗或有瘀点瘀斑，脉弦涩。

证候分析：气机郁滞日久，血行瘀阻不畅，故见气滞及血瘀证表现。本证以情志不舒，同时伴有胸胁胀满疼痛、刺痛，女子月经不调为诊断要点。肝主疏泄而藏血，具有条达气机，调节情志的功能，情志不遂或外邪侵袭肝脉则肝气郁滞，疏泄失职，故情绪抑郁或急躁易怒，胸胁胀满疼痛，乳房胀痛；气为血帅，肝郁气滞，日久不解，必致瘀血内停，故渐成胁下痞块，刺痛拒按；肝主藏血，为妇女经血之源，肝血瘀滞，瘀血停滞，积于血海，阻碍经血下行，经血不畅则致经闭、痛经。舌质紫暗或有瘀斑，脉弦涩，均为瘀血内停之症。

辨证要点：临床以身体局部胀闷走窜疼痛，甚或刺痛，疼痛固定、拒按；或有肿块坚硬，局部青紫肿胀；或有情志抑郁，性急易怒；或有面色紫暗，皮肤青筋暴露；妇女可见经闭或痛经，经色紫暗或夹血块，或乳房胀痛；舌质紫暗或有斑点，脉弦涩等为辨证依据。

（二）气虚血瘀证的临床表现、辨证要点

气虚血瘀证是指气虚运血无力，导致血液瘀滞于体内所产生的证候。属本虚标实证。

临床表现：面色淡白，神疲乏力，气短懒言，食少纳呆；面色晦滞，局部青紫、肿胀、刺痛不移而拒按，或肢体瘫痪、麻木，或可触及肿块，舌淡紫或有瘀点瘀斑，脉细涩。

证候分析：气为血之帅，气虚则推动血行无力，导致血液瘀滞难行，形成气虚血瘀证，故见气虚和血瘀表现。气虚血瘀证虚中夹实，以气虚和血瘀的证候表现为辨证要点。面色淡白，身倦乏力，气短懒言，食少纳呆为气虚之证；气虚运血无力，血行缓慢，终致瘀阻络脉，故面色晦滞，局部青紫、肿胀；血行瘀阻，不通则痛，故疼痛如刺，拒按不移，瘀阻脑络则肢体瘫痪、麻木，结成癥瘕积聚时可触及肿块。气虚舌淡，血瘀舌紫暗，气虚血少则脉细，涩脉主瘀，是为气虚血瘀证的常见舌脉。

辨证要点：临床以面色淡白无华或面色紫暗，倦怠乏力，少气懒言，局部疼痛如刺，痛处固定不移、拒按，舌淡紫，或有斑点，脉涩等为辨证依据。

（三）气血两虚证的临床表现、辨证要点

气血两虚证是指气虚证和血虚证同时存在所表现的证候。

临床表现：头晕目眩，少气懒言，神疲乏力，自汗，面色淡白或萎黄，唇甲淡白，心悸失眠，形体消瘦，舌淡而嫩，脉细弱。

证候分析：本证多由久病不愈，气虚不能生血，或血虚无以化气所致。气血互根、互化，血虚则脏腑组织失养，气虚则机能活动减退，故见气血亏虚表现。气血两虚证，以气虚与血虚的证候共见为辨证要点。少气懒言，乏力自汗，为脾肺气虚之象；心悸失眠，为血不养心所致；血虚不能充盈脉络，见唇甲淡白，脉细弱；气血两虚不得上荣于面、舌，则见面色淡白或萎黄，舌淡嫩；不得外养肌肉则致形体瘦弱。

辨证要点：以少气懒言，神疲乏力，自汗；面色淡白无华或萎黄，口唇、爪甲颜色淡白，或见心悸失眠，头晕目眩，形体消瘦，手足发麻；舌质淡白，脉细无力等为辨证依据。

（四）气不摄血证的临床表现、辨证要点

气不摄血证是指气虚摄血无力，导致血溢脉外所产生的证候。

临床表现：吐血、便血、崩漏、皮下瘀斑、鼻衄，神疲乏力，气短懒言，面色淡白，舌淡，脉弱。

证候分析：气为血之帅，统摄血液运行。气虚则统血无权，血不归经而外溢，故见气虚及各种出血表现。气不摄血证，以出血和气虚证共见为辨证要点。血液能循行脉内而不溢于脉外，全赖气的统摄作用，如气虚统摄无权，血即离经而外溢，溢于胃肠，便为吐血、便血；溢于肌肤，则见皮下瘀斑；脾虚统摄无权，冲任不固，渐成月经过多或崩漏；气虚则气短，倦怠乏力；血虚则面白无华；舌淡，脉细弱，皆为气血不足之征。

辨证要点：临床以衄血、便血、尿血、崩漏、皮下青紫色斑块等各种慢性出血，并见面色淡白无华，神疲乏力，少气懒言，心慌心悸，食少，舌淡白，脉弱等为辨证依据。

（五）气随血脱证的临床表现、辨证要点

气随血脱证是指由于大失血，导致元气外脱所产生的危重证候。

临床表现：大出血时，突然面色苍白，大汗淋漓，四肢厥冷，呼吸微弱，甚至晕厥，舌淡，脉微欲绝或见芤脉。

证候分析：血为气之母，血脱则气无所依附，元气随血外脱，导致温运、推动、固摄等功能失职。本证以大出血时突然出现气脱之证为辨证要点。由于气血相互依存，当血液大量亡失之时，则气无所依，乃随之外脱。气脱阳亡，不能上荣于面，故面色苍白；不能温煦四末，故手足厥冷；不能温固肌表，故见大汗淋漓；神随气散，神无所主，故昏厥。舌淡，脉微欲绝或芤，皆为失血亡阳气脱之象。

辨证要点：临床以大量出血的同时，出现面色苍白，气少息微，冷汗淋漓，舌淡，脉微欲绝或散大无根等为辨证依据。

细目四　津液病辨证

◎ **要点一　痰证的临床表现、辨证要点**

痰证是指痰浊内阻或流窜，以咳吐痰多、胸闷、呕恶、眩晕、体胖，或局部有圆滑包块，苔腻，脉滑等为主要表现的证候。

（一）临床表现

常见咳嗽痰多，痰质黏稠，胸脘痞闷，呕恶，纳呆，或头晕目眩，或形体肥胖，或神昏而喉中痰鸣，或神志错乱而为癫、狂、痴、痫，或某些部位出现圆滑柔韧的包块等，舌苔腻，脉滑。

（二）证候分析

本证多因外感六淫、饮食不当、情志刺激、过逸少动等，影响肺、脾、肾等脏的气化功能，以致水液未能正常输布而停聚凝结成痰所致。

痰的生成与脾的运化功能失常，水湿不化而凝聚密切相关；痰浊为病，颇为广泛，见症多端。痰浊最易内停于肺，而影响肺气的宣发肃降，故痰证以咳吐痰多、胸闷等为基本表现。痰浊中阻，胃失和降，可见脘痞、纳呆、泛恶呕吐痰涎等症；痰的流动性小而难以消散，故常凝积聚于某些局部而形成圆滑包块；痰亦可随气升降，流窜全身，如痰蒙清窍，则头晕目眩；痰蒙心神则见神昏、神乱；痰泛于肌肤，则见形体肥胖；苔腻、脉滑等为痰浊内阻的表现。

（三）辨证要点

以咳吐痰多、胸闷、呕恶、眩晕、体胖，或局部有圆滑包块，苔腻，脉滑为主要表现。

◎ 要点二 饮证的临床表现、辨证要点

饮证是指水饮停聚于腔隙或胃肠，以胸闷脘痞、呕吐清水、咳吐清稀痰涎、肋间饱满、苔滑等为主要表现的证候。

（一）临床表现

脘腹痞胀，泛吐清水，脘腹部水声辘辘；肋间饱满，咳唾引痛；胸闷，心悸，息促不得卧；身体、肢节疼重；咳吐清稀痰涎，或喉间哮鸣有声；头目

眩晕，舌苔白滑，脉弦或滑等。

（二）证候分析

本证可因外邪侵袭，或为中阳素虚，使水液输布障碍而停聚成饮所致。饮邪主要停积于胃肠、胸胁、心包、肺等身体的管腔部位。

饮邪停留于胃肠，阻滞气机，胃失和降，可见泛吐清水，脘腹痞胀，腹部水声辘辘，是为狭义的"痰饮"；饮邪停于胸胁，阻碍气机，压迫肺脏，则有肋间饱满，咳唾引痛，胸闷息促等症，为悬饮；饮邪停于心肺，阻遏心阳，阻滞气血运行，则见胸闷心悸，气短不得卧等症，为支饮；饮邪犯肺，肺失宣降，气道滞塞，则见胸部紧闷，咳吐清稀痰涎，或喉间哮鸣有声；饮邪内阻，清阳不能上升，则见头目眩晕；舌苔白滑，脉弦或滑等，亦为饮证的表现。

根据饮停主要部位的不同，临床有饮停胃肠证、饮停胸胁证、饮停心包证、饮邪客肺证等，并表现出各自的证候特点。

（三）辨证要点

以胸闷脘痞、呕吐清水、咳吐清稀痰涎、肋间饱满、苔滑等为主要表现。

（四）痰饮、悬饮、支饮、溢饮四饮的鉴别

痰饮、悬饮、支饮、溢饮的鉴别

分类	临床表现	病机
痰饮 饮停胃肠	脘腹痞胀，呕吐清涎，胃中振水音，肠间水声辘辘	饮停胃肠，胃失和降
悬饮 饮停胸胁	胸胁饱满、胀痛、咳嗽、转侧则痛增，脉弦	饮停胸胁，阻碍气机
支饮 饮停心肺	胸闷心悸，气短不能平卧等	饮停心包，阻遏心阳
溢饮 饮溢四肢	肢体沉重、酸痛，或浮肿，小便不利	饮溢四肢

◎ 要点三 水停证的临床表现、辨证要点

水停证是指体内水液因气化失常而停聚，以肢体浮肿、小便不利，或腹大痞胀，舌淡胖等为主要表现的证候。

（一）临床表现

头面、肢体甚或全身水肿，按之凹陷不易起，或为腹水而见腹部膨隆、叩之音浊，小便短少不利，身体困重，舌淡胖，苔白滑，脉濡缓等。

（二）证候分析

本证多因风邪外袭，或湿邪内阻，亦可因房劳伤肾，或久病肾虚等，影响肺、脾、肾的气化功能，使水液运化、输布失常而停聚为患。此外，瘀血内阻，经脉不利，亦可影响水液的运行，使水蓄腹腔等部位，而成血瘀水停。

水为有形之邪，水液输布失常而泛溢肌肤，故以水肿、身体困重为主症；水液停聚腹腔，而

成腹水，故见腹部膨隆、叩之音浊；膀胱气化失司，水液停蓄而不泄，故见小便不利；舌淡胖，苔白滑，脉濡，是水湿内停之征。

根据形成水停的机理、脏器的不同，临床常见的水停证有风水相搏（风袭水停）证、脾虚水

（四）阳水与阴水的鉴别

泛证、肾虚水泛证、水气凌心证等。

（三）辨证要点

以肢体浮肿、小便不利，或腹大痞胀，舌淡胖等为主要表现。

阳水与阴水的鉴别

类型	病因	病机	性质	发病特点	临床表现
阳水	多因外邪侵袭所致	风邪犯肺，通调失职；湿邪困脾，脾失健运	实证	发病急病程短	眼睑、颜面先肿，迅速遍及全身，皮薄光亮，小便短少，伴咽喉肿痛、咳嗽及表证
阴水	多因久病脾肾阳气虚衰所致	脾肾阳气虚衰，运化、主水失职	虚实夹杂	发病缓病程长	足胫、下肢先肿，渐至全身，腰以下肿甚，按之凹陷难复，小便短少，兼脾、肾阳虚的表现

◎ **要点四　津液亏虚证的临床表现、辨证要点**

津液亏虚证是指体内津液亏少，脏腑、组织、官窍失却滋润、濡养、充盈，以口渴尿少，口、鼻、唇、舌、皮肤、大便干燥等为主要表现的证候。

（一）临床表现

口、鼻、唇、舌、咽喉、皮肤、大便等干燥，皮肤枯瘪而缺乏弹性，眼球深陷，口渴欲饮水，小便短少而黄，舌红，脉细数无力等。

（二）证候分析

本证多因大汗、大吐、大泻、高热、烧伤等，使津液耗损过多；或外界气候干燥，或体内

阳气偏亢，使津液耗损；饮水过少，或脏气虚衰，使津液生成不足所致。

津液亏少，不能充养、濡润脏器、组织、官窍，则见口、鼻、唇、舌、咽喉、皮肤、大便等干燥，皮肤枯瘪而缺乏弹性，眼球深陷，口渴欲饮水等一派干燥少津的症状；津液亏少，阳气偏旺，则有舌红、脉细数等症。

津液亏虚的常见证有肺燥津伤证、胃燥津亏证、肠燥津亏证等，均有干燥见症，并表现出各自脏器的证候重点。

（三）辨证要点

以口渴尿少，口、鼻、唇、舌、皮肤、大便干燥等为主要表现。

第十一单元　脏腑辨证

细目一　心与小肠病辨证

◎ **要点一　心气虚、心阳虚、心阳虚脱证的临床表现、鉴别要点**

（一）心气虚证

心气虚证是指心气不足，鼓动无力，以心

悸、神疲及气虚症状为主要表现的虚弱证候。

临床表现：心悸，胸闷，气短，精神疲倦，或有自汗，活动后诸症加重，面色淡白，舌质淡，脉虚。

本证以心悸、神疲与气虚症状共见为辨证的主要依据。

（二）心阳虚证

心阳虚证是指心阳虚衰，温运失司，鼓动无力，虚寒内生，以心悸怔忡、心胸憋闷及阳虚症状为主要表现的虚寒证候。

临床表现：心悸怔忡，心胸憋闷或痛，气短，自汗，畏冷肢凉，神疲乏力，面色㿠白，或面唇青紫，舌质淡胖或紫暗，苔白滑，脉弱或结或代。

本证以心悸怔忡、心胸憋闷与阳虚症状共见为辨证的主要依据。

（三）心阳虚脱证

心阳虚脱证是指心阳衰极，阳气欲脱，以心悸胸痛、冷汗、肢厥、脉微为主要表现的危重证候。

临床表现：在心阳虚证的基础上，突然冷汗淋漓，四肢厥冷，面色苍白，呼吸微弱，或心悸，心胸剧痛，神志模糊或昏迷，唇舌青紫，脉微欲绝。

本证以心悸胸痛、冷汗、肢厥、脉微等表现为辨证依据。

（四）心气虚证与心阳虚证的鉴别要点

心气虚证与心阳虚证均可见心悸、胸闷、气短等症，但阳虚证有畏冷肢凉、面色晦暗等表现，气虚证无寒象，疲乏等症表现明显。

（五）心气虚证、心阳虚证、心阳虚脱证的鉴别要点

心气虚证、心阳虚证、心阳虚脱证是心的功能损伤由轻到重的三个阶段，三者之间相互联系。心气虚证以心悸、胸闷兼气虚证为特征；心

阳虚证是在心气虚的基础上，出现心胸闷痛、畏寒肢冷等虚寒证候为特征；心阳虚脱证是在心阳虚的基础上，突然出现冷汗、肢厥、脉微等亡阳证候为特征。

◎ 要点二　心血虚证、心阴虚证的临床表现、鉴别要点

（一）心血虚证

心血虚证是指血液亏虚，心与心神失于濡养，以心悸、失眠、多梦及血虚症状为主要表现的虚弱证候。

临床表现：心悸，头晕眼花，失眠，多梦，健忘，面色淡白或萎黄，舌色淡，脉细无力。本证多有久病、失血等病史，以心悸、失眠、多梦与血虚症状共见为辨证的主要依据。

（二）心阴虚证

心阴虚证是指阴液亏损，心与心神失养，虚热内扰，以心烦、心悸、失眠及阴虚症状为主要表现的虚热证候。

临床表现：心烦，心悸，失眠，多梦，口燥咽干，形体消瘦，或见手足心热，潮热盗汗，两颧潮红，舌红少苔乏津，脉细数。本证以心烦、心悸、失眠与阴虚症状共见为辨证的主要依据。

（三）心血虚证与心阴虚证的鉴别要点

心血虚与心阴虚虽均可见心悸、失眠、多梦等症，但血虚以"色白"为特征而无热象，阴虚以"色赤"为特征而有明显热象。详见下表

心血虚证与心阴虚证的鉴别

证型	相同症状	不同症状
心血虚证	心失所养，心神不安、心悸、失眠多梦	有血虚表现——面色淡白或萎黄，唇舌色淡，脉细无力
心阴虚证		有阴虚表现——口燥咽干，形体消瘦，五心烦热，潮热盗汗，两颧潮红，舌红少苔乏津，脉细数

◎ 要点三　心脉痹阻证的临床表现及瘀阻心脉、痰阻心脉、寒凝心脉、气滞心脉四证的鉴别

（一）心脉痹阻证

心脉痹阻证是指瘀血、痰浊、阴寒、气滞等

因素阻痹心脉，以心悸怔忡、胸闷、心痛为主要表现的证候。又名心血（脉）瘀阻证。由于诱因的不同，临床又有瘀阻心脉证、痰阻心脉证、寒凝心脉证、气滞心脉证等之分。

临床表现：心悸怔忡，心胸憋闷疼痛，痛引肩背内臂，时作时止。或以刺痛为主，舌质晦暗

或有青紫斑点，脉细、涩、结、代；或以心胸憋闷为主，体胖痰多，身重困倦，舌苔白腻，脉沉滑或沉涩；或以遇寒痛剧为主，得温痛减，畏寒肢冷，舌淡苔白，脉沉迟或沉紧；或以胀痛为主，与情志变化有关，喜太息，舌淡红，脉弦。

本证以心悸怔忡，心胸憋闷疼痛与瘀血症状共见为辨证的主要依据。

1. 瘀阻心脉证　以刺痛为特点，伴见舌暗，或有青紫色斑点，脉细涩或结或代等瘀血内阻的症状。

2. 痰阻心脉证　以闷痛为特点，多伴体胖痰多，身重困倦，苔白腻，脉沉滑或沉涩等痰浊内盛的症状。

3. 寒凝心脉证　以痛势剧烈，突然发作，遇寒加剧，得温痛减为特点，伴见畏寒肢冷，舌淡苔白，脉沉迟或沉紧等寒邪内盛的症状。

4. 气滞心脉证　以胀痛为特点，其发作往往与精神因素有关，常伴见胁胀，善太息，脉弦等气机郁滞的症状。

（二）瘀阻心脉、痰阻心脉、寒凝心脉、气滞心脉四证的鉴别要点

心脉痹阻只是病理结果，导致心脉不通的原因主要有瘀血、痰浊、阴寒、气滞几个方面。心脉痹阻证以心悸怔忡、心胸憋闷疼痛、痛引肩背内臂、时作时止为主症。但由于导致心脉痹阻的原因不同，临床必须辨证求因。心脉痹阻证辨证比较见下表。

心脉痹阻证的鉴别

共同主症	证型	临床表现
心悸怔忡，心胸憋闷作痛，痛引肩背内臂，时作时止	瘀阻心脉	心胸刺痛，舌暗或有青紫斑点，脉细涩或结代
	痰阻心脉	心胸闷痛，体胖痰多，身重困倦，苔白腻，脉沉滑或沉涩
	寒凝心脉	心胸剧痛，遇寒加重，得温痛减，形寒肢冷，舌淡苔白，脉沉迟或沉紧
	气滞心脉	心胸胀痛，胁胀善太息，舌淡红，脉弦

◎ 要点四　痰蒙心神证、痰火扰神证的临床表现、鉴别要点

（一）痰蒙心神证

痰蒙心神证是指痰浊蒙蔽心神，以神志抑郁、错乱、痴呆、昏迷为主要表现的证候。又名痰迷心窍证。

临床表现：神情痴呆，意识模糊，甚则昏不知人，或神情抑郁，表情淡漠，喃喃独语，举止失常。或突然昏仆，不省人事，口吐涎沫，喉有痰声。并见面色晦暗，胸闷，呕恶，舌苔白腻，脉滑等症。

本证以神志抑郁、错乱、痴呆、昏迷与痰浊症状共见为辨证的主要依据。

（二）痰火扰神证

痰火扰神证是指火热痰浊交结，扰闭心神，以狂躁、神昏及痰热症状为主要表现的证候。又名痰火扰心（闭窍）证。

临床表现：发热，口渴，胸闷，气粗，咯吐黄痰，喉间痰鸣，心烦，失眠，甚则神昏谵语，或狂躁妄动，打人毁物，不避亲疏，胡言乱语，哭笑无常，面赤，舌质红，苔黄腻，脉滑数。

本证以神志狂躁、神昏谵语与痰热症状共见为辨证的主要依据。

（三）痰蒙心神证与痰火扰神证的鉴别要点

痰蒙心神证与痰火扰神证均有神志异常的表现，均可或见神昏，但痰蒙心神证为痰浊，其症以抑郁、痴呆、错乱为主，有痰无火，无热证表现；痰火扰神证则为痰热，其症以神志狂躁、神昏谵语为主，既有痰，又有火。

◎ 要点五　心火亢盛证的临床表现

心火亢盛证是指火热内炽，扰乱心神，迫血妄行，上炎口舌，热邪下移，以发热、心烦、吐衄、舌赤生疮、尿赤涩灼痛等为主要表现的实热证候。

临床表现：发热，口渴，心烦，失眠，便秘，

尿黄，面红，舌尖红绛，苔黄，脉数有力。甚或口舌生疮、溃烂疼痛；或见小便短赤、灼热涩痛；或见吐血、衄血；或见狂躁谵语、神识不清。

（1）以口舌生疮、赤烂疼痛为主者，称为心火上炎证。

（2）兼小便赤、涩、灼、痛者，称为心火下移证，习称心移热于小肠。

（3）吐血、衄血表现突出者，称为心火迫血妄行证。

（4）以狂躁谵语、神识不清为主症者，称为热扰心神证或热闭心神证。

本证以发热、心烦、吐衄、舌赤生疮、尿赤涩灼痛等症为辨证的主要依据。

◎ 要点六 瘀阻脑络证的临床表现

瘀阻脑络证是指瘀血犯头，阻滞脑络，以头痛、头晕及瘀血症状为主要表现的证候。

临床表现：头晕、头痛经久不愈，痛如锥刺、痛处固定，或健忘，失眠，心悸，或头部外伤后昏不知人，面色晦暗，舌质紫暗或有斑点，脉细涩。

本证以头痛、头晕与瘀血症状共见为辨证的主要依据。

◎ 要点七 小肠实热证的临床表现

小肠实热证是指心火下移小肠，以小肠里热炽盛为主要表现的证候。

临床表现：心烦失眠，面赤口渴，口舌生疮，溃烂灼痛，小便赤涩，尿道灼痛，尿血，舌

红苔黄，脉数。

本证以小便赤涩灼痛与心火炽盛为辨证的主要依据。

细目二 肺与大肠病辨证

◎ 要点一 肺气虚证、肺阴虚证的临床表现、鉴别要点

（一）肺气虚证

肺气虚证是指肺气虚弱，呼吸无力，卫外不固，以咳嗽无力、气短而喘、自汗等为主要表现的虚弱证候。

临床表现：咳嗽无力，气短而喘，动则尤甚，咯痰清稀，声低懒言，或有自汗、畏风，易于感冒，神疲体倦，面色淡白，舌淡苔白，脉弱。

本证以咳嗽无力、气短而喘、自汗与气虚症状共见为辨证的主要依据。

（二）肺阴虚证

肺阴虚证是指肺阴亏虚，虚热内扰，以干咳少痰、潮热、盗汗等为主要表现的虚热证候。又名肺虚热证。

临床表现：干咳无痰，或痰少而黏、不易咯出，或痰中带血，声音嘶哑，口燥咽干，形体消瘦，五心烦热，潮热盗汗，两颧潮红，舌红少苔乏津，脉细数。

本证以干咳、痰少难咯、潮热、盗汗等为辨证的主要依据。

（三）肺气虚证、肺阴虚证的鉴别要点

肺气虚证与肺阴虚证的鉴别

证型	相同症状	不同症状
肺气虚证	咳嗽	有气虚表现——咳嗽无力，气短而喘，伴有气虚症状
肺阴虚证		有阴虚表现——干咳少痰，伴有虚热内扰、潮热盗汗等阴虚症状

◎ 要点二 风寒犯肺、寒痰阻肺、饮停胸胁证的临床表现、鉴别要点

（一）风寒犯肺证

风寒犯肺证是指风寒侵袭，肺卫失宣，以咳

嗽、咯稀白痰、恶风寒等为主要表现的证候。

临床表现：咳嗽，咯少量稀白痰，气喘，微有恶寒发热，鼻塞，流清涕，喉痒，或见身痛无汗，舌苔薄白，脉浮紧。

本证多有外感风寒的病史，以咳嗽、咯稀白痰与风寒表证共见为辨证的主要依据。

（二）寒痰阻肺证

寒痰阻肺证是指寒饮或痰浊停聚于肺，肺失宣降，以咳喘、痰白量多易咯等为主要表现的证候。又名寒饮停肺证、痰浊阻肺证。

临床表现：咳嗽，痰多、色白、质稠或清稀、易咯，胸闷，气喘，或喉间有哮鸣声，恶寒，肢冷，舌质淡，苔白腻或白滑，脉弦或滑。

本证以咳喘，痰白量多易咯等为辨证的主要依据。痰稀者为寒饮停肺证，痰稠者为寒痰阻肺证。

（三）饮停胸胁证

饮停胸胁证是指水饮停于胸腔，阻碍气机，以胸廓饱满、胸胁胀闷或痛等为主要表现的证候。

临床表现：胸廓饱满，胸胁部胀闷或痛，咳嗽，气喘，呼吸、咳嗽或身体转侧时牵引胁痛，或有头目晕眩，舌苔白滑，脉沉弦。

本证以胸廓饱满、胸胁胀闷或痛等为辨证的主要依据。

（四）风寒犯肺证、寒痰阻肺证、饮停胸胁证的鉴别要点

风寒犯肺、寒痰阻肺、饮停胸胁证的鉴别

证型	相同症状	不同症状
风寒犯肺证	咳嗽，咳痰，痰色白	多为风寒侵袭，伴有风寒表证，舌苔薄白，脉浮紧
寒痰阻肺证		寒饮或痰浊停聚于肺，伴有寒象，舌质淡，苔白腻或白滑，脉弦或滑
饮停胸胁证		水饮停于胸胁，伴有胸廓饱满、胸胁胀闷或痛，舌苔白滑，脉沉弦

◎ 要点三　风热犯肺、肺热炽盛、痰热壅肺、燥邪犯肺证的临床表现、鉴别要点

（一）风热犯肺证

风热犯肺证是指风热侵袭，肺卫失宣，以咳嗽、发热恶风等为主要表现的证候。本证在三焦辨证中属上焦病证，在卫气营血辨证中属卫分证。

临床表现：咳嗽，痰少而黄，气喘，鼻塞，流浊涕，咽喉肿痛，发热，微恶风寒，口微渴，舌尖红，苔薄黄，脉浮数。

本证多有感受风热的病史，以咳嗽、痰少色黄与风热表证共见为辨证的主要依据。

（二）肺热炽盛证

肺热炽盛证是指火热炽盛，壅积于肺，肺失清肃，以咳喘气粗、鼻翼扇动等为主要表现的实热证候。简称肺热证或肺火证。本证在卫气营血辨证中属气分证，在三焦辨证中属上焦病证。

临床表现：发热，口渴，咳嗽，气粗而喘，甚则鼻翼扇动，鼻息灼热，胸痛，或有咽喉红肿疼痛，小便短黄，大便秘结，舌红苔黄，脉洪数。

本证以新病势急，咳喘气粗、鼻翼扇动与火热症状共见为辨证的主要依据。

（三）痰热壅肺证

痰热壅肺证是指痰热交结，壅滞于肺，肺失清肃，以发热、咳喘、痰多黄稠等为主要表现的证候。

临床表现：咳嗽，咯痰黄稠而量多，胸闷，气喘息粗，甚则鼻翼扇动，喉中痰鸣，或咳吐脓血腥臭痰，胸痛，发热口渴，烦躁不安，小便短黄，大便秘结，舌红苔黄腻，脉滑数。

本证以发热、咳喘、痰多黄稠等为辨证的主要依据。

（四）燥邪犯肺证

燥邪犯肺证是指外感燥邪，肺失宣降，以干咳痰少、鼻咽口舌干燥等为主要表现的证候，简称肺燥证。燥邪有偏寒、偏热的不同，而有温燥袭肺证和凉燥袭肺证之分。

临床表现：干咳无痰，或痰少而黏、不易咯出，甚则胸痛，痰中带血，或见鼻衄，口、唇、鼻、咽、皮肤干燥，尿少，大便干结，舌苔薄而

干燥少津。或微有发热恶风寒，无汗或少汗，脉浮数或浮紧。

本证与气候干燥有关，以干咳痰少、鼻咽口舌干燥等为辨证的主要依据。

（五）风热犯肺证、肺热炽盛证、痰热壅肺证、燥邪犯肺证的鉴别要点

风热犯肺、肺热炽盛、痰热壅肺、燥邪犯肺证的鉴别

证型	病机	辨证要点	临床表现
风热犯肺证	风热犯肺，肺卫失宣	咳嗽，痰黄稠及风热表证	咳嗽痰稠色黄，恶寒轻发热重，鼻塞流黄浊涕，身热恶风，口干咽痛，舌尖红苔薄黄，脉浮数
肺热炽盛证	火热炽盛，壅积于肺	咳喘气粗，鼻翼扇动与实热症状	发热，口渴，咳嗽，气粗而喘，甚则鼻翼扇动，鼻息灼热，咽喉红肿，小便短黄，舌红苔黄，脉洪数
痰热壅肺证	痰热交结壅滞于肺	发热、咳喘、痰多黄稠	咳嗽，咯痰黄稠而量多，胸闷，气喘息粗，发热口渴，烦躁不安，舌红苔黄腻，脉滑数
燥邪犯肺证	燥邪犯肺，肺卫失宣	干咳，痰少，质黏及燥邪犯表证	干咳痰少质黏，口舌咽喉干燥，恶寒发热，无汗或少汗，舌苔薄白而干燥，脉浮偏数或浮紧

◎ **要点四　风水相搏证的临床表现**

风水相搏证是指风邪外袭，肺卫失宣，水湿泛溢肌肤，以突起头面浮肿及卫表症状为主要表现的证候。

临床表现：眼睑头面先肿，继而遍及全身，上半身肿甚，来势迅速，皮肤薄而发亮，小便短少，或见恶寒重发热轻，无汗，舌苔薄白，脉浮紧。或见发热重恶寒轻，咽喉肿痛，舌苔薄黄，脉浮数。

本证以突起头面浮肿与卫表症状共见为辨证的主要依据。

◎ **要点五　肠道湿热、肠热腑实、肠燥津亏证的临床表现、鉴别要点**

（一）肠道湿热证

肠道湿热证是指湿热内蕴，阻滞肠道，以腹痛、暴泻如水、下痢脓血、大便黄稠秽臭及湿热症状为主要表现的证候。又名大肠湿热证。

临床表现：身热口渴，腹痛腹胀，下痢脓血，里急后重，或暴泻如水，或腹泻不爽、粪质黄稠秽臭，肛门灼热，小便短黄，舌质红，苔黄腻，脉滑数。

本证以腹痛、暴泻如水、下痢脓血、大便黄稠秽臭等与湿热症状共见为辨证的主要依据。

（二）肠热腑实证

肠热腑实证是指里热炽盛，腑气不通，以发热、大便秘结、腹满硬痛为主要表现的实热证候。又名大肠热结证、大肠实热证。六经辨证中称为阳明腑证，卫气营血辨证中属气分证，三焦辨证中属中焦证。

临床表现：高热，或日晡潮热，汗多，口渴，脐腹胀满硬痛、拒按，大便秘结，或热结旁流，大便恶臭，小便短黄，甚则神昏谵语、狂乱，舌质红，苔黄厚而燥，或焦黑起刺，脉沉数（或迟）有力。

本证以发热、大便秘结、腹满硬痛为辨证的主要依据。

（三）肠燥津亏证

肠燥津亏证是指津液亏损，肠失濡润，传导失职，以大便燥结、排便困难及津亏症状为主要表现的证候。

临床表现：大便干燥如羊屎，艰涩难下，数日一行，腹胀作痛，或可于左少腹触及包块，口干，或口臭，或头晕，舌红少津，苔黄燥，脉细涩。

本证多属病久而势缓，以大便燥结、排便困难与津亏症状共见为辨证的主要依据。

（四）肠道湿热证、肠热腑实证、肠燥津亏证的鉴别要点

肠道湿热证、肠热腑实证、肠燥津亏证的鉴别

证型	病机	辨证要点	临床表现
肠道湿热证	湿热内蕴阻滞肠道	腹痛，暴泻如水，下痢脓血，大便黄稠秽臭	身热口渴，下痢脓血，里急后重，或暴泻如水，或腹泻不爽、粪质黄稠秽臭，肛门灼热，小便短黄，舌质红，苔黄腻，脉滑数
肠热腑实证	里热炽盛腑气不通	发热，大便秘结，腹满硬痛	高热，或日晡潮热，汗多，口渴，脐腹胀满硬痛、拒按，大便秘结，或热结旁流，大便恶臭，小便短黄，甚则神昏谵语、狂乱，舌质红，苔黄厚而燥，或焦黑起刺，脉沉数或迟有力
肠燥津亏证	津液亏损肠失濡润	大便燥结、排便困难与津亏症状	大便干燥如羊屎，艰涩难下，数日一行，腹胀作痛，或可于左少腹触及包块，口干，或口臭，或头晕，舌红少津，苔黄燥，脉细涩

细目三　脾与胃病辨证

◎ 要点一　脾气虚、脾阳虚、脾虚气陷、脾不统血证的临床表现、鉴别要点

（一）脾气虚证

脾气虚证是指脾气不足，运化失职，以食少、腹胀、便溏及气虚症状为主要表现的虚弱证候。

临床表现：不欲食，纳少，脘腹胀满，食后胀甚，或饥时饱胀，大便溏稀，肢体倦怠，神疲乏力，少气懒言，形体消瘦，或肥胖、浮肿，面色淡黄或萎黄，舌淡苔白，脉缓或弱。

本证以食少，腹胀，便溏与气虚症状共见为辨证的主要依据。

（二）脾阳虚证

指脾阳虚衰，失于温运，阴寒内重，以食少、腹胀腹痛、便溏等为主要表现的虚寒证候。又名脾虚寒证。

临床表现：食少，腹胀，腹痛绵绵，喜温喜按，畏寒怕冷，四肢不温，面白少华或虚浮，口淡不渴，大便稀溏，甚至完谷不化，或肢体浮肿，小便短少，或白带清稀量多，舌质淡胖或有齿痕，舌苔白滑，脉沉迟无力。

本证以食少、腹胀腹痛、便溏与虚寒症状共见为辨证的主要依据。

（三）脾虚气陷证

脾虚气陷证是指脾气虚弱，中气下陷，以脘腹重坠、内脏下垂及气虚症状为主要表现的虚弱证候。又名中气下陷证。

临床表现：脘腹重坠作胀，食后益甚，或便意频数，肛门重坠，或久泻不止，甚或脱肛，或小便浑浊如米泔，或内脏、子宫下垂，气短懒言，神疲乏力，头晕目眩，面白无华，食少，便溏，舌淡苔白，脉缓或弱。

本证以脘腹重坠、内脏下垂与气虚症状共见为辨证的主要依据。

（四）脾不统血证

脾不统血证是指脾气虚弱，不能统摄血行，以各种慢性出血为主要表现的虚弱证候。又名脾（气）不摄血证。

临床表现：各种慢性出血，如便血、尿血、吐血、鼻衄、紫斑，妇女月经过多、崩漏，食少便溏，神疲乏力，气短懒言，面色萎黄，舌淡，脉细无力。

本证以各种慢性出血与气血两虚证共见为辨证的主要依据。

（五）脾气虚证、脾阳虚证、脾虚气陷证、脾不统血证的鉴别要点

四证均以脾气虚为病理基础，但因各证的病机不尽相同，故临床表现各有特点。

脾气虚证以脾气亏虚，失于健运为主要病机，以食少、腹胀、便溏，兼神疲乏力等气虚表现为特征。脾阳虚证是在脾气虚基础上，阳虚生寒所致，以腹部冷痛绵绵，喜温喜按，形寒肢冷等虚寒见症与脾气虚证并见为特征。

脾虚气陷证是因脾气亏虚，升举无力而清阳下陷所致，以脘腹坠胀，或内脏下垂等下陷证候与脾气虚证并见为特征。脾不统血证因脾气亏虚，统血无权而致，以各种慢性出血（便血，尿血，吐血，肌衄，或月经过多，崩漏）与脾气虚证并见为特征。

脾气虚证与脾阳虚证、脾虚气陷证、脾不统血证的鉴别

证型	病机	相同症状	不同症状	舌象	脉象
脾气虚证	脾气亏虚，运化失职	纳呆腹胀，食后尤甚，便溏肢倦，食少懒言，神疲乏力，面色萎黄	或浮肿，或消瘦	舌质淡或胖嫩有齿痕，苔白润	脉缓弱或沉细弱或虚大
脾阳虚证	脾阳虚衰，失于温运，阴寒内生		腹痛喜温喜按，肢冷尿少等	舌质淡胖或边有齿痕，苔白滑	脉沉迟无力
脾虚气陷证	脾气亏虚，升举无力而反下陷		脘腹坠胀，或便意频数，肛门坠重，甚则脱肛，或子宫下垂等脏器脱垂表现	舌质淡，苔薄白	脉缓弱
脾不统血证	脾气虚弱，不能统摄血液		便血，尿血，鼻衄，或妇女月经过多、崩漏等各种出血证	舌淡苔白	脉细弱

◎ 要点二 湿热蕴脾、寒湿困脾证的临床表现、鉴别要点

（一）湿热蕴脾证

湿热蕴脾证是指湿热内蕴，脾失健运，以腹胀、纳呆、发热、身重、便溏不爽等为主要表现的湿热证候。又名中焦湿热、脾经湿热。

临床表现：脘腹胀闷，纳呆，恶心欲呕，口中黏腻，渴不多饮，便溏不爽，小便短黄，肢体困重，或身热不扬，汗出热不解，或见面目发黄鲜明，或皮肤发痒，舌质红，苔黄腻，脉濡数或滑数。

本证以腹胀、纳呆、发热、身重、便溏不爽、苔黄腻等为辨证的主要依据。

（二）寒湿困脾证

寒湿困脾证是指寒湿内盛，困阻脾阳，脾失温运，以纳呆、腹胀、便溏、身重等为主要表现的寒湿证候。又名湿困脾阳证、寒湿中阻证、太阴寒湿证。

临床表现：脘腹胀闷，口腻纳呆，泛恶欲呕，口淡不渴，腹痛便溏，头身困重，或小便短少，肢体肿胀，或身目发黄，面色晦暗不泽，或妇女白带量多，舌体淡胖，舌苔白滑或白腻，脉濡缓或沉细。

本证以纳呆、腹胀、便溏、身重、苔白腻等为辨证的主要依据。

（三）湿热蕴脾证、寒湿困脾证的鉴别要点

均因湿邪困脾，脾胃纳运失职所致，可见脘腹痞闷，纳呆呕恶，便溏，肢体困重，面目发黄，苔腻，脉濡等。区别在于兼热、兼寒之不同。前者病性属湿热，故有舌质红苔黄腻，身热不扬，阳黄，脉濡数等湿热内蕴表现；后者病性属寒湿，故见舌淡苔腻白滑，腹痛喜暖，口淡不渴，带下量多清稀，阴黄，脉濡缓等寒湿内停表现。

湿热蕴脾证与寒湿困脾证的鉴别

证型	相同症状	不同症状	舌象	脉象
湿热蕴脾证	脘腹痞闷，纳呆，恶心呕吐，便溏，肢体困重	身热起伏，汗出热不解，肌肤发黄色泽鲜明，皮肤发痒，小便短赤	舌红苔黄腻	濡数
寒湿困脾证		口淡不渴，肢体浮肿，小便不利	舌淡苔白腻	濡缓

◎ 要点三　胃气虚、胃阳虚、胃阴虚证的临床表现、鉴别要点

（一）胃气虚证

胃气虚证是指胃气虚弱，胃失和降，以胃脘隐痛或痞胀、喜按，食少等主要表现的虚弱证候。

临床表现：胃脘隐痛或痞胀、按之觉舒，食欲不振，或得食痛缓，食后胀甚，嗳气，口淡不渴，面色萎黄，气短懒言，神疲倦怠，舌质淡，苔薄白，脉弱。

本证以胃脘痞满、隐痛喜按，食少与气虚症状共见为辨证的主要依据。

（二）胃阳虚证

胃阳虚证是指阳气不足，胃失温煦，以胃脘冷痛、喜温喜按，畏冷，肢凉等为主要表现的虚寒证候。又名胃虚寒证。

临床表现：胃脘冷痛，绵绵不已，时发时止，喜温喜按，食后缓解，泛吐清水或夹有不消化食物，食少脘痞，口淡不渴，倦怠乏力，畏寒肢冷，舌淡胖嫩，脉沉迟无力。

本证以胃脘冷痛、喜温喜按，畏冷肢凉为辨证的主要依据。

（三）胃阴虚证

胃阴虚证是指阴液亏虚，胃失濡润、和降，以胃脘嘈杂，饥不欲食，脘腹痞胀、灼痛等为主要表现的虚热证候。又名胃虚热证。虚热证不明显者，则称胃燥津亏证。

临床表现：胃脘嘈杂，饥不欲食，或痞胀不舒，隐隐灼痛，干呕，呃逆，口燥咽干，大便干结，小便短少，舌红少苔乏津，脉细数。

本证以胃脘嘈杂、灼痛，饥不欲食与虚热症状共见为辨证的主要依据。

（四）胃气虚证、胃阳虚证、胃阴虚证的鉴别要点

胃气虚证与胃阳虚证、胃阴虚证的鉴别

证型	病机	相同症状	不同症状	舌象	脉象
胃气虚证	胃气亏虚，胃失和降	胃痛痞胀	胃部按之觉舒，气短懒言，神疲乏力	舌质淡，苔薄白	脉弱
胃阳虚证	胃阳不足，胃失温煦		胃脘冷痛，喜温喜按，畏寒肢冷	舌淡胖嫩	脉沉迟无力
胃阴虚证	胃阴亏虚，胃失濡润		胃脘嘈杂，饥不欲食，或痞胀不舒，隐隐灼痛，干呕，呃逆，口燥咽干	舌红少苔乏津	脉细数

◎ 要点四　胃热炽盛证、寒饮停胃证的临床表现、鉴别要点

（一）胃热炽盛证

胃热炽盛证是指火热壅滞于胃，胃失和降，以胃脘灼痛、消谷善饥等为主要表现的实热证候。又名胃（实）热（火）证。

临床表现：胃脘灼痛、拒按，渴喜冷饮，或消谷善饥，或口臭，牙龈肿痛溃烂，齿衄，小便短黄，大便秘结，舌红苔黄，脉滑数。

本证以胃脘灼痛、消谷善饥等与实火症状共见为辨证的主要依据。

（二）寒饮停胃证

寒饮停胃证是指寒饮停积于胃，胃失和降，以脘腹痞胀、胃中有振水声、呕吐清水为等为主要表现的证候。

临床表现：脘腹痞胀，胃中有振水声，呕吐清水痰涎，口淡不渴，眩晕，舌苔白滑，脉沉弦。

本证以脘腹痞胀、胃中有振水声、呕吐清水等为辨证的主要依据。

（三）胃热炽盛证、寒饮停胃证的鉴别要点

胃热炽盛证与寒饮停胃证的鉴别

证型	病机	相同症状	不同症状	舌象	脉象
胃热炽盛证	火热壅滞于胃，胃失和降	胃痛痞胀	胃部灼痛，渴喜冷饮，口臭，牙龈肿痛溃烂	舌红苔黄	脉滑数
寒饮停胃证	寒饮停积于胃，胃失和降		胃脘痞胀，呕吐清水痰涎，口淡不渴	舌苔白滑	脉沉弦

◎ 要点五 寒滞胃肠、食滞胃肠、胃肠气滞证的临床表现、鉴别要点

（一）寒滞胃肠证

寒滞胃肠证是指寒邪犯胃，阻滞气机，以胃脘冷痛，痛势急剧等为主要表现的实寒证候。又名中焦实寒证、寒滞胃脘证。

临床表现：胃脘冷痛，痛势暴急，遇寒加剧，得温则减，恶心呕吐，吐后痛缓，口淡不渴，或口泛清水，腹泻清稀，或腹胀便秘，面白或青，恶寒肢冷，舌苔白润，脉弦紧或沉紧。

本证多有寒冷刺激的诱因，以胃脘冷痛，痛势急剧等为辨证的主要依据。

（二）食滞胃肠证

食滞胃肠证是指饮食停积胃肠，以脘腹痞胀疼痛、呕泻酸馊腐臭食物等为主要表现的证候。又名食滞胃脘证。

临床表现：脘腹胀满疼痛、拒按，厌食，嗳腐吞酸，呕吐酸馊食物，吐后胀痛得减，或腹痛，肠鸣，矢气臭如败卵，泻下不爽，大便酸腐臭秽，舌苔厚腻，脉滑或沉实。

本证多有伤食病史，以脘腹痞胀疼痛、呕泻酸馊腐臭等为辨证的主要依据。

（三）胃肠气滞证

胃肠气滞证是指胃肠气机阻滞，以脘腹胀痛走窜、嗳气、肠鸣、矢气等为主要表现的证候。

临床表现：胃脘、腹部胀满疼痛，走窜不定，痛而欲吐或欲泻，泻而不爽，嗳气，肠鸣，矢气，得嗳气、矢气后痛胀可缓解，或无肠鸣、矢气则胀痛加剧，或大便秘结，苔厚，脉弦。

本证以脘腹胀痛走窜、嗳气、肠鸣、矢气等为辨证的主要依据。

（四）寒滞胃肠证、食滞胃肠证、胃肠气滞证的鉴别要点

寒滞胃肠证、食滞胃肠证与胃肠气滞证的鉴别

证型	病机	相同症状	不同症状	舌象	脉象
寒滞胃肠证	寒邪犯胃，阻滞气机		胃脘部冷痛，痛势剧烈，得温则减	舌苔白润	脉弦紧或沉紧
食滞胃肠证	饮食阻滞肠胃，气机受阻	胃脘疼痛痞胀	脘腹痞胀疼痛、呕泻酸馊腐臭	舌苔厚腻	脉滑或沉实
胃肠气滞证	肠胃气机阻滞		脘腹胀痛走窜，肠鸣嗳气	苔厚	脉弦

细目四 肝与胆病辨证

◎ 要点一 肝血虚、肝阴虚证的临床表现、鉴别要点

（一）肝血虚证

肝血虚证是指血液亏损，肝失濡养，以眩晕、视力减退、经少、肢麻手颤等及血虚症状为主要表现的虚弱证候。

临床表现：头晕眼花，视力减退或夜盲，或肢体麻木，关节拘急，手足震颤，肌肉𣊼动，或为妇女月经量少、色淡，甚则闭经，爪甲不荣，面白无华，舌淡，脉细。

本证以眩晕、视力减退、经少、肢麻手颤等与血虚症状共见为辨证的主要依据。

（二）肝阴虚证

肝阴虚证是指阴液亏损，肝失濡润，阴不制阳，虚热内扰，以头晕、目涩、胁痛、烦热等为主要表现的虚热证候。又名肝虚热证。

临床表现：头晕眼花，两目干涩，视力减退，或胁肋隐隐灼痛，面部烘热或两颧潮红，或手足蠕动，口咽干燥，五心烦热，潮热盗汗，舌红少苔乏津，脉弦细数。

本证以头晕、目涩、胁痛等与虚热症状共见为辨证的主要依据。

（三）肝血虚、肝阴虚证的鉴别要点

两者均属肝的虚证，均有头晕等表现，但前者为血虚，无热象，常见眩晕、视物模糊、经少、肢麻手颤等症；后者为阴虚，虚热表现明显，常见眼干涩、潮热、颧红、手足蠕动等症。

◎ 要点二 肝郁气滞、肝火炽盛、肝阳上亢证的临床表现、鉴别要点

（一）肝郁气滞证

肝郁气滞证是指肝失疏泄，气机郁滞，以情志抑郁、胸胁或少腹胀痛等为主要表现的证候。又名肝气郁结证，简称肝郁证。

临床表现：情志抑郁，善太息，胸胁、少腹胀满疼痛，走窜不定。或咽部异物感，或颈部瘿瘤、瘰疬，或胁下肿块。妇女可见乳房作胀疼痛，月经不调，痛经。舌苔薄白，脉弦。病情轻重与情绪变化关系密切。

本证多与情志因素有关，以情志抑郁、胸胁或少腹胀痛等为辨证的主要依据。

（二）肝火炽盛证

肝火炽盛证是指火热炽盛，内扰于肝，气火上逆，以头痛、烦躁、耳鸣、胁痛等及火热症状为主要表现的实热证候。又名肝火上炎证、肝经实火证，简称肝火（热）证。

临床表现：头晕胀痛，痛如刀劈，面红目赤，口苦口干，急躁易怒，耳鸣如潮，甚或突发耳聋，失眠，噩梦纷纭，或胁肋灼痛，吐血、衄血，小便短黄，大便秘结，舌红苔黄，脉弦数。

本证以头痛，烦躁，耳鸣，胁痛等与火热症状共见为辨证的主要依据。

（三）肝阳上亢证

肝阳上亢证是指肝阳亢扰于上，肝肾阴亏于下，以眩晕耳鸣、头目胀痛、面红、烦躁、腰膝酸软等为主要表现的证候。

临床表现：眩晕耳鸣，头目胀痛，面红目赤，急躁易怒，失眠多梦，头重脚轻，腰膝酸软，舌红少津，脉弦有力或弦细数。

本证以眩晕耳鸣、头目胀痛、面红、烦躁、腰膝酸软等为辨证的主要依据。

（四）肝火炽盛证、肝阳上亢证的鉴别要点

两证的共同表现：头晕胀痛，面红目赤，口苦口干，急躁易怒，耳鸣，失眠。但前者属火热过盛的实证，以目赤头痛、胁肋灼痛、口苦口渴、便秘尿黄等火热症为主，阴虚证候不突出，病程较短，病势较急。后者属上实下虚，虚实夹杂，系肝肾阴虚阳亢所致，以眩晕、头目胀痛、头重脚轻等上亢症状为主，且见腰膝酸软、耳鸣等下虚症状，阴虚证候明显，病程较长。

◎ 要点三 肝风内动四证的临床表现、鉴别要点

（一）肝阳化风证

肝阳化风证是指肝阳上亢，亢则化风，肝风内动，以眩晕、肢麻震颤、头胀痛、面赤，甚至突然昏仆、口眼㖞斜、半身不遂等为主要表现的证候。

临床表现：眩晕欲仆，步履不稳，头胀头痛，急躁易怒，耳鸣，项强，头摇，肢体震颤，手足麻木，语言謇涩，面赤，舌红，或有苔腻，脉弦细有力。甚至突然昏仆，口眼㖞斜，半身不遂，舌强语謇。

本证以眩晕、肢麻震颤、头胀痛、面赤，甚至突然昏仆、口眼㖞斜、半身不遂等为辨证主要依据。

（二）热极生风证

热极生风证是指邪热炽盛，热极动风，以高热、神昏、抽搐为主要表现的证候。本证在卫气营血辨证中归属血分证。

临床表现：高热口渴，烦躁谵语或神昏，颈项强直，两目上视，手足抽搐，角弓反张，牙关紧闭，舌质红绛，苔黄燥，脉弦数。

本证以高热、神昏、抽搐为辨证的主要依据。

（三）阴虚动风证

阴虚动风证是指肝阴亏虚，虚风内动，以眩晕，手足震颤、蠕动，或肢体抽搐等及阴虚症状为主要表现的证候。

临床表现：手足震颤、蠕动，或肢体抽搐，眩晕耳鸣，口燥咽干，形体消瘦，五心烦热，潮热颧红，舌红少津，脉弦细数。

本证以眩晕，手足震颤、蠕动与阴虚内热症状共见为辨证的主要依据。

（四）血虚生风证

血虚生风证是指肝血亏虚，虚风内动，以眩

晕，肢体震颤、麻木、拘急、瞤动、瘙痒等及血虚症状为主要表现的证候。

临床表现：眩晕，肢体震颤、麻木，手足拘急，肌肉瞤动，皮肤瘙痒，爪甲不荣，面白无华，舌质淡白，脉细或弱。

本证以眩晕、肢麻、震颤、瘙痒、拘急、瞤动等与血虚症状共见为辨证的主要依据。

（五）肝风内动四证的鉴别要点

肝风内动四证的成因与证候有别。肝阳化风证为阳亢阴虚，上盛下虚，表现为眩晕欲仆，头胀痛，头摇，肢麻震颤，步履不稳等；热极生风证为火热炽盛所致，病势急而重，表现为高热，神昏，抽搐；阴虚动风证多见于热病后期，阴液亏损，表现为眩晕，手足震颤、蠕动及虚热证候；血虚生风证多见于慢性久病，血虚失养，表现为眩晕、肢麻、震颤、拘急、面白舌淡等。

肝风内动四证鉴别

证型	性质	主症	兼症	舌象	脉象
肝阳化风证	上实下虚证	眩晕欲仆，头摇肢颤，言语謇涩或舌强不语	手足麻木，步履不正	舌红，苔白或腻	弦而有力
热极生风证	实热证	手足抽搐，颈项强直，两目上视，牙关紧闭，角弓反张	高热神昏，躁热如狂	舌质红绛	弦数
阴虚动风证	虚证	手足蠕动	午后潮热，五心烦热，口咽干燥，形体消瘦	舌红少津	弦细数
血虚生风证	虚证	手足震颤，肌肉瞤动，关节拘急不利，肢体麻木	眩晕耳鸣，面白无华	舌淡，苔白	细

◎ 要点四　寒滞肝脉证的临床表现

寒滞肝脉证是指寒邪侵袭，凝滞肝经，以少腹、前阴、颠顶等肝经经脉循行部位冷痛为主要表现的实寒证候。又名寒凝肝经证、肝寒证、肝经实寒证。

临床表现：少腹冷痛，阴部坠胀作痛，或

阴器收缩引痛，或颠顶冷痛，得温则减，遇寒痛增，恶寒肢冷，舌淡，苔白润，脉沉紧或弦紧。

本证以少腹、前阴、颠顶冷痛与实寒症状共见为辨证的主要依据。

◎ 要点五　肝胆湿热证的临床表现

肝胆湿热证是指湿热内蕴，肝胆疏泄失常，以身目发黄、胁肋胀痛等及湿热症状为主要表现的证候。以阴痒、带下黄臭等为主要表现者，称肝经湿热（下注）证。

临床表现：身目发黄，胁肋胀痛，或胁下有痞块，纳呆，厌油腻，泛恶欲呕，腹胀，大便不调，小便短赤，发热或寒热往来，口苦口干，舌红，苔黄腻，脉弦滑数。或为阴部潮湿、瘙痒、湿疹，阴器肿痛，带下黄稠臭秽等。

本证以胁肋胀痛、身目发黄，或阴部瘙痒、带下黄臭等与湿热症状共见为辨证的主要依据。

◎ 要点六　胆郁痰扰证的临床表现

胆郁痰扰证是指痰浊或痰热内扰，胆郁失宣，以胆怯、惊悸、烦躁、失眠、眩晕、呕恶等为主要表现的证候。

临床表现：胆怯易惊，惊悸不宁，失眠多梦，烦躁不安，胸胁胀闷，善太息，头晕目眩，口苦呕恶，舌淡红或红，苔白腻或黄滑，脉弦缓或弦数。

本证以胆怯、惊悸、烦躁、失眠、眩晕、呕恶等为辨证的主要依据。

细目五　肾与膀胱病辨证

◎ 要点一　肾阳虚、肾阴虚、肾精不足、肾气不固、肾虚水泛证的临床表现、鉴别要点

（一）肾阳虚证

肾阳虚证是指肾阳亏虚，机体失却温煦，以腰膝酸冷、性欲减退、夜尿多为主要表现的虚寒证候。又名元阳亏虚证、命门火衰证。

临床表现：头目眩晕，面色㿠白或黧黑，腰膝酸冷疼痛，畏冷肢凉，下肢尤甚，精神萎靡，性欲减退，男子阳痿早泄、滑精精冷，女子宫寒不孕，或久泻不止，完谷不化，五更泄泻，或小便频数清长，夜尿频多，舌淡，苔白，脉沉细无力，尺脉尤甚。

本证以腰膝酸冷、性欲减退、夜尿多与虚寒症状共见为辨证的主要依据。

（二）肾阴虚证

肾阴虚证是指肾阴亏损，失于滋养，虚热内扰，以腰酸而痛、遗精、经少、头晕耳鸣等为主要表现的虚热证候。又名真阴（肾水）亏虚证。

临床表现：腰膝酸软而痛，头晕，耳鸣，齿松，发脱，男子阳强易举、遗精、早泄，女子经少或经闭、崩漏，失眠，健忘，口咽干燥，形体消瘦，五心烦热，潮热盗汗，骨蒸发热，午后颧红，小便短黄，舌红少津、少苔或无苔，脉细数。

本证以腰酸而痛、遗精、经少、头晕耳鸣等与虚热症状共见为辨证的主要依据。

（三）肾精不足证

肾精不足证是指肾精亏损，脑与骨、髓失充，以生长发育迟缓、早衰、生育机能低下等为主要表现的虚弱证候。

临床表现：小儿生长发育迟缓，身体矮小，囟门迟闭，智力低下，骨骼痿软；男子精少不育，女子经闭不孕，性欲减退；成人早衰，腰膝酸软，耳鸣耳聋，发脱齿松，健忘恍惚，神情呆钝，两足痿软，动作迟缓，舌淡，脉弱。

本证多与先天不足有关，以生长发育迟缓、早衰、生育机能低下等为辨证的主要依据。

（四）肾气不固证

肾气不固证是指肾气亏虚，失于封藏、固摄，以腰膝酸软，小便、精液、经带、胎气不固等为主要表现的虚弱证候。

临床表现：腰膝酸软，神疲乏力，耳鸣失聪；小便频数而清，或尿后余沥不尽，或遗尿，或夜尿频多，或小便失禁；男子滑精、早泄；女子月经淋沥不尽，或带下清稀量多，或胎动易滑。舌淡，苔白，脉弱。

本证以腰膝酸软，小便、精液、经带、胎气不固与气虚症状共见为辨证的主要依据。

（五）肾虚水泛证

肾虚水泛证是指肾的阳气亏虚，气化无权，水液泛溢，以水肿下肢为甚、尿少、畏冷肢凉等为主要表现的证候。

临床表现：腰膝酸软，耳鸣，身体浮肿，腰以下尤甚，按之没指，小便短少，畏冷肢凉，腹部胀满，或见心悸，气短，咳喘痰鸣，舌质淡胖，苔白滑，脉沉迟无力。

本证以水肿下肢为甚、尿少、畏冷肢凉等为辨证的主要依据。

（六）肾阳虚证与肾虚水泛证的鉴别要点

两者均以肾阳亏虚为病理基础，都有畏寒肢冷，腰膝酸冷，面白神疲等虚寒之象。但前者以温煦失职，生殖机能减退为主，后者以气化无权，水湿泛滥之水肿尿少为主要表现。

肾阳虚证与肾虚水泛证的鉴别

证型	病机	相同症状	不同症状	舌象	脉象
肾阳虚证	命门火衰，温煦失职，火不暖土，气化不行	膝酸冷，性欲减退，夜尿频多等与虚寒症状共见	头晕目眩，面色㿠白或黧黑，腰膝酸冷疼痛，畏寒肢冷，下肢尤甚，精神萎靡，性欲减退，男子阳痿早泄、滑精精冷，女子宫寒不孕，或久泻不止，完谷不化，五更泄泻，或小便频数清长，夜尿频多	舌淡苔白	沉细无力 尺部尤甚
肾虚水泛证	肾阳虚弱，气化无权，水液泛滥		腰膝酸软，耳鸣，身体浮肿、腰以下为甚、按之没指，小便短少	舌质淡胖 苔白滑	沉迟 无力

（七）肾阴虚证与肾精不足证的鉴别要点

两者皆属肾的虚证，均可见腰膝酸软、头晕耳鸣、齿松发脱等症，但前者有阴虚内热的表现，性欲偏亢，梦遗、经少；后者主要为生长发育迟缓，早衰，生育机能低下，无虚热表现。

肾阴虚与肾精不足证的鉴别

证候	相同症状	不同症状	舌苔	脉象
肾阴虚证	腰膝酸软	失眠多梦，阳强易举，遗精早泄，潮热盗汗，咽干颧红，溲黄便干	舌红少津	细数
肾精不足证		成人精少，经闭，发脱齿摇，健忘耳聋，动作迟缓，足痿无力，精神呆钝	舌淡红苔白	沉细

◎ 要点二　膀胱湿热证的临床表现

膀胱湿热证是指湿热侵袭，蕴结膀胱，以小便频急、灼涩疼痛及湿热症状为主要表现的证候。

临床表现：小便频数，排尿灼热涩痛，小便短赤，尿血或有砂石，小腹胀痛，腰痛，发热口渴，舌红苔黄腻，脉濡数。

本证属新病势急，以小便频急、灼涩疼痛等与湿热症状共见为辨证的主要依据。

细目六　脏腑兼病辨证

◎ 要点一　心肾不交、心脾气血虚证的临床表现、鉴别要点

（一）心肾不交证

心肾不交证是指心与肾的阴液亏虚，阳气偏亢，以心烦、失眠、梦遗、耳鸣、腰酸等为主要表现的虚热证候。又名心肾阴虚阳亢（火旺）证。

临床表现：心烦失眠，惊悸健忘，头晕，耳鸣，腰膝酸软，梦遗，口咽干燥，五心烦热，潮热盗汗，便结尿黄，舌红少苔，脉细数。

本证以心烦、失眠、腰酸、耳鸣、梦遗与虚热症状共见为辨证的主要依据。

（二）心脾气血虚证

心脾气血虚证是指脾气亏虚，心血不足，以心悸、神疲、头晕、食少、腹胀、便溏等为主要表现的虚弱证候。简称心脾两虚证。

临床表现：心悸怔忡，头晕，多梦，健忘，食欲不振，腹胀，便溏，神疲乏力，或见皮下紫斑，女子月经量少色淡、淋沥不尽，面色萎黄，舌淡嫩，脉弱。

本证以心悸、神疲、头晕、食少、腹胀、便溏等为辨证的主要依据。

（三）心肾不交证、心脾气血虚证的鉴别要点

两者都有心悸、失眠的症状，但前者多由心肾阴液亏虚所致，可兼有腰酸、腰痛、耳鸣及虚热症状；而后者多由脾气亏虚，心血不足所致，多伴有食少、腹胀、便溏等症状。

◎ 要点二　肝火犯肺、肝胃不和、肝脾不调证的临床表现、鉴别要点

（一）肝火犯肺证

肝火犯肺证是指肝火炽盛，上逆犯肺，肺失肃降，以胸胁灼痛、急躁、咳嗽痰黄或咳血等为主要表现的实热证候。

临床表现：胸胁灼痛，急躁易怒，头胀头晕，面红目赤，口苦口干，咳嗽阵作，痰黄稠黏，甚则咳血，舌红，苔薄黄，脉弦数。

本证以胸胁灼痛、急躁、咳嗽痰黄或咳血等与实热症状共见为辨证的主要依据。

（二）肝胃不和证

肝胃不和证是指肝气郁结，胃失和降，以脘胁胀痛、嗳气、吞酸、情绪抑郁等为主要表现的证候。又名肝气犯胃证、肝胃气滞证。

临床表现：胃脘、胁肋胀满疼痛，走窜不定，嗳气，吞酸嘈杂，呃逆，不思饮食，情绪抑郁，善太息，或烦躁易怒，舌淡红，苔薄黄，脉弦。

本证以脘胁胀痛、嗳气、吞酸、情绪抑郁等为辨证的主要依据。

（三）肝脾不调证

肝脾不调证是指肝失疏泄，脾失健运，以胁胀作痛、情志抑郁、腹胀、便溏等为主要表现的证候。又称肝郁脾虚证。

临床表现：胸胁胀满窜痛，善太息，情志抑郁，或急躁易怒，食少，腹胀，肠鸣矢气，便溏不爽，或腹痛欲便、泻后痛减，或大便溏结不调，舌苔白，脉弦或缓。

本证以胁胀作痛、情志抑郁、腹胀、便溏等为辨证的主要依据。

（四）肝火犯肺证、肝胃不和证、肝脾不调证的鉴别要点

三证均有胸胁胀痛、急躁易怒的表现，但肝火犯肺证由肝火炽盛，上逆犯肺所致，临床多见胸胁灼痛，面红目赤，口苦口干，伴有咳嗽阵作，痰黄稠黏。而肝胃不和证、肝脾不调证多由肝郁气滞引起，导致胃失和降、脾失健运，临床可见嗳气、吞酸等胃失和降的表现，或便溏、腹胀等脾失健运的表现。

◎ 要点三　心肺气虚、脾肺气虚、肺肾气虚证的临床表现、鉴别要点

（一）心肺气虚证

心肺气虚证是指心肺两脏气虚，以咳喘、心悸、胸闷等为主要表现的虚弱证候。

临床表现：胸闷，咳嗽，气短而喘，心悸，动而尤甚，吐痰清稀，神疲乏力，声低懒言，自汗，面色淡白，舌淡苔白，或唇舌淡紫，脉弱或结或代。

本证以咳喘、心悸、胸闷与气虚症状共见为辨证的主要依据。

（二）脾肺气虚证

脾肺气虚证是指脾肺两脏气虚，以咳嗽、气

喘、咯痰、食少、腹胀、便溏等为主要表现的虚弱证候。又名脾肺两虚证。

临床表现：食欲不振，食少，腹胀，便溏，久咳不止，气短而喘，咯痰清稀，面部虚浮，下肢微肿，声低懒言，神疲乏力，面白无华，舌淡，苔白滑，脉弱。

本证以咳嗽、气喘、咯痰，食少、腹胀、便溏与气虚症状共见为辨证的主要依据。

（三）肺肾气虚证

肺肾气虚证是指肺肾气虚，摄纳无权，以久病咳喘、呼多吸少、动则尤甚等为主要表现的虚弱证候。又名肾不纳气证。

临床表现：咳嗽无力，呼多吸少，气短而喘，动则尤甚，吐痰清稀，声低，乏力，自汗，耳鸣，腰膝酸软，或尿随咳出，舌淡紫，脉弱。

本证以久病咳喘、呼多吸少、动则尤甚与气虚症状共见为辨证的主要依据。

（四）心肺气虚证、脾肺气虚证、肺肾气虚证的鉴别要点

均有肺气虚，呼吸功能减退，而见咳喘无力、气短、咯痰清稀等症。心肺气虚证则兼有心悸怔忡、胸闷等心气不足的证候；肺脾气虚证则兼有食少、腹胀、便溏等脾失健运的证候；肺肾气虚证则兼有呼多吸少、腰酸耳鸣、尿随咳出等肾失摄纳的证候。

◎ 要点四　心肾阳虚、脾肾阳虚证的临床表现、鉴别要点

（一）心肾阳虚证

心肾阳虚证是指心与肾的阳气虚衰，失于温煦，以心悸、水肿等为主要表现的虚寒证候。又名心肾虚寒证。水肿明显者，可称水气凌心证。

临床表现：畏寒肢冷，心悸怔忡，胸闷气喘，肢体浮肿，小便不利，神疲乏力，腰膝酸冷，唇甲青紫，舌淡紫，苔白滑，脉弱。

本证以心悸、水肿与虚寒症状共见为辨证的主要依据。

（二）脾肾阳虚证

脾肾阳虚证是指脾肾阳气亏虚，虚寒内生，以久泻久利、水肿、腰腹冷痛等为主要表现的虚寒证候。

临床表现：腰膝、下腹冷痛，畏冷肢凉，久泄久利，或五更泄泻，完谷不化，便质清冷，或全身水肿，小便不利，面色㿠白，舌淡胖，苔白滑，脉沉迟无力。

本证以久泻久利、水肿、腰腹冷痛等与虚寒症状共见为辨证的主要依据。

（三）心肾阳虚证、脾肾阳虚证的鉴别要点

均有畏冷肢凉、舌淡胖、苔白滑等虚寒证候，且有腰膝酸冷、小便不利、浮肿等肾阳虚水湿内停的表现。但前者心悸怔忡、胸闷气喘、面唇紫暗等心阳不振、血行不畅的症状突出；后者则有久泄久利、完谷不化等脾阳虚，运化无权的表现。

◎ 要点五　心肝血虚、肝肾阴虚、肺肾阴虚证的临床表现、鉴别要点

（一）心肝血虚证

心肝血虚证是指血液亏少，心肝失养，以心悸、多梦、眩晕、肢麻、经少与血虚症状为主要表现的证候。

临床表现：心悸心慌，多梦健忘，头晕目眩，视物模糊，肢体麻木，震颤，女子月经量少色淡，甚则经闭，面白无华，爪甲不荣，舌质淡白，脉细。

本证以心悸、多梦、眩晕、肢麻等与血虚症状共见为辨证的主要依据。

（二）肝肾阴虚证

肝肾阴虚证是指肝肾阴液亏虚，虚热内扰，以腰酸胁痛、眩晕、耳鸣、遗精等为主要表现的虚热证候。又名肝肾虚火证。

临床表现：头晕，目眩，耳鸣，健忘，胁痛，腰膝酸软，口燥咽干，失眠多梦，低热或五心烦热，颧红，男子遗精，女子月经量少，舌红，少苔，脉细数。

本证以腰酸胁痛、眩晕、耳鸣、遗精等与虚

热症状共见为辨证的主要依据。

（三）肺肾阴虚证

肺肾阴虚证是指肺肾阴液亏虚，虚热内扰，以干咳、少痰、腰酸、遗精等为主要表现的虚热证候。

临床表现：咳嗽痰少，或痰中带血，或声音嘶哑，腰膝酸软，形体消瘦，口燥咽干，骨蒸潮热，盗汗，颧红，男子遗精，女子经少，舌红，少苔，脉细数。

本证以干咳、少痰、腰酸、遗精等与虚热症状共见为辨证的主要依据。

（四）心肝血虚证、肝肾阴虚证、肺肾阴虚证的鉴别要点

心肝血虚证以心肝阴血不足为主要病机，临床证见心悸、失眠多梦、眩晕肢麻、视力减退等。而肝肾阴虚证和肺肾阴虚证都有肾阴虚的证候，均见腰膝酸软、耳鸣、遗精及阴虚内热的表现。但肝肾阴虚证兼肝阴虚损，失于滋养，常见胁痛、目涩、眩晕等症；肺肾阴虚证兼肺阴亏损，肺失清肃，故有干咳、痰少难咯等表现。

细目七 脏腑辨证各相关证候的鉴别

◎ 要点 各脏腑间相关证候的鉴别要点

（一）心脾气血虚证与心肝血虚证鉴别

均有心血不足，心及心神失养，而见心悸、失眠多梦等症，但前者兼有脾虚失运，血不归经的表现，常见食少、腹胀、便溏、慢性失血等症；后者兼有肝血不足，失于充养的表现，常见眩晕、肢麻、视力减退、经少等症。

（二）肝胃不和、肝脾不调、胃肠气滞三证的鉴别

前二者均有肝气郁结，而见胸胁胀满疼痛、情志抑郁或烦躁等表现，但肝胃不和证兼胃失和降，常有胃脘胀痛、嗳气、呃逆等症；肝脾不调证兼脾失健运，常有食少、腹胀、便溏等症。胃肠气滞证则肝气郁结的证候不明显，只见胃肠气机阻滞的症状，以脘腹胀痛走窜、嗳气、肠鸣、矢气等为主要表现。

肝胃不和、肝脾不调、胃肠气滞三证的鉴别

证型	病机	相同症状	不同症状	舌象	脉象
肝胃不和证	肝失疏泄，横逆犯胃，胃失和降	抑郁易怒，胸胁胀痛及纳少	脘胀、呕恶、呃逆、嗳气、嘈杂等胃气上逆的症状	舌苔薄白或薄黄	脉弦或带数
肝脾不调证	肝失疏泄、横逆犯脾，脾失健运		腹痛肠鸣，腹泻不爽	舌苔白	脉弦或缓弱
胃肠气滞证	多因情志不遂，外邪内侵，病理产物或病邪停滞，导致胃肠气机阻滞而成	脘腹胀痛走窜、嗳气、肠鸣、矢气	肝气郁结的表现不明显，脘腹胀痛走窜、嗳气、肠鸣、矢气等	苔厚	脉弦

（三）肝胆湿热证与湿热蕴脾证的鉴别

两证均因湿热内蕴所致，见湿热证候及脾胃纳运升降失职表现，均可出现脘腹胀满、纳呆呕恶、身目发黄色鲜明、大便不调、小便短黄、舌质红苔黄腻、脉滑数等症。肝胆与脾胃之间在病理上相互影响，由于二者主要病位病机不同，故症状有别。

肝胆湿热证病位主要在肝胆（疏泄功能失职），故以胁肋胀痛、胁下痞块、黄疸、口苦等肝胆疏泄失常症状为主，尚可出现寒热往来及阴部瘙痒，妇女带下黄臭等症。湿热蕴脾证病位主要在脾胃（纳运升降失职），故以脘腹胀闷、纳呆呕恶、大便溏泄等受纳运化功能失常症状为主，还可出现肢体困重、身热不扬等症状。

（四）肝火犯肺证与燥邪犯肺证、热邪壅肺证、肺阴虚证的鉴别

四证均可能有咳嗽、咳血的表现，但肝火犯肺证系肝经气火上逆犯肺，肺失清肃，有急躁易怒、胁肋灼痛等肝火内炽的症状；燥邪犯肺证只发于秋季，必兼发热恶寒之表证；热邪壅肺证系邪热内盛，痰热互结，壅闭于肺，有典型的实热表现；肺阴虚证系内伤久病，肺津受损，虚热内生，有潮热盗汗等阴虚内热症状，四证的舌脉表现也各有不同。

肝火犯肺证与燥邪犯肺、热邪壅肺、肺阴虚证的鉴别

证型	病机	相同症状	不同症状	舌象	脉象
肝火犯肺证	肝经气火上逆犯肺，肺失清肃		急躁易怒，胁肋灼痛等肝火内炽的症状	舌红，苔薄黄	脉弦数
燥邪犯肺证	外界燥邪侵犯肺卫，肺系津液耗伤		只发于秋季，必兼发热恶寒之表证	苔薄而干燥少津	脉浮数或浮紧
热邪壅肺证	邪热内盛，痰热互结，壅闭于肺	咳嗽，咳血	新病势急，咳喘气粗，鼻翼扇动与火热症状共见	舌红苔黄或黄腻	脉数或滑数
肺阴虚证	内伤久病，肺津受损，虚热内生		潮热盗汗等阴虚内热症状	舌红少苔乏津	脉细数

（五）肝肾阴虚证与肝阳上亢证的鉴别

二证均有肝肾阴亏，阴不制阳的病机，均有头晕目眩、耳鸣、腰膝酸软等症，但肝肾阴虚证为虚证，以颧红盗汗、五心烦热等虚火内扰的表现为主，肝阳上亢证为本虚标实证，急躁易怒、头目胀痛、头重脚轻等肝阳亢逆、气血上冲的症状比较突出。

肝肾阴虚证与肝阳上亢证的鉴别

证型	病机	相同症状	不同症状	舌象	脉象
肝肾阴虚证	肝肾阴液亏虚，阴不制阳，虚热内扰		颧红盗汗、五心烦热、男子遗精、女子月经量少等肾阴虚表现	舌红少苔	脉细数
肝阳上亢证	肝肾阴亏，阴不制阳，亢阳上扰	头晕目眩，耳鸣，腰膝酸软	面红目赤、急躁易怒、头目胀痛、头重脚轻等肝阳亢逆、气血上冲的症状	舌红	脉弦或弦细数

第十二单元　六经辨证

六经辨证是由东汉·张仲景在《素问·热论》的基础上，根据伤寒病的证候特点和传变规律而总结出来的一种用于外感病的辨证方法。六经，指太阳、阳明、少阳、太阴、少阴和厥阴。六经辨证，就是以六经所系经络、脏腑的生理病理为基础，将外感病过程中所出现的各种证候，综合归纳为太阳病证、阳明病证、少阳病证、太阴病证、少阴病证和厥阴病证等六类证候，并以此来阐述外感病不同阶段的病理特点，指导临床治疗。

细目一　太阳病证

太阳病证是指外感伤寒病初期所表现的证候。太阳病证可分为太阳经证和太阳腑证。

◎ **要点一　太阳经证（太阳中风证、太阳伤寒证）临床表现与辨证要点**

太阳经证是指风寒之邪侵犯人体肌表，正邪抗争，营卫失和所表现的证候。

（一）太阳中风证

太阳中风证是指以风邪为主的风寒之邪侵袭太阳经脉，卫强营弱所表现的证候。

1. **临床表现**　发热，恶风，头痛，汗出，脉浮缓；或见鼻鸣，干呕。

2. **辨证要点**　本证以恶风、发热、汗出、脉浮缓为辨证要点。

（二）太阳伤寒证

太阳伤寒证是指以寒邪为主的风寒之邪侵袭太阳经脉，卫阳被遏，营阴郁滞所表现的证候。

1. **临床表现**　恶寒，发热，头项强痛，肢体疼痛，无汗而喘，脉浮紧。

2. **辨证要点**　本证以恶寒、无汗、头身疼痛、脉浮紧为辨证要点。

◎ **要点二　太阳腑证（太阳蓄水证、太阳蓄血证）临床表现与辨证要点**

太阳腑证是指太阳经证不解，病邪循经内传太阳之腑所表现的证候。

（一）太阳蓄水证

太阳蓄水证是指太阳经证不解，邪气内传足太阳膀胱腑，邪与水结，膀胱气化失司，水液停蓄所表现的证候。

1. **临床表现**　发热，恶寒，小腹满，小便不利，口渴，或水入则吐，脉浮或浮数。

2. **辨证要点**　本证以小腹满、小便不利与太阳经证症状共见为辨证要点。

（二）太阳蓄血证

太阳蓄血证是指太阳经证未解，邪热内传，邪热与瘀血互结于少腹所表现的证候。

1. **临床表现**　少腹急结或硬满，小便自利，如狂或发狂，善忘，大便色黑如漆，脉沉涩或沉结。

2. **辨证要点**　本证以少腹急硬、小便自利、便黑为辨证要点。

细目二　阳明病证

阳明病证指外感病发展过程中，病邪内传阳明，阳热亢盛，胃肠燥热所表现的证候。阳明病证可分为阳明经证和阳明腑证。

◎ **要点一　阳明经证临床表现与辨证要点**

阳明经证指邪热亢盛，充斥阳明之经，弥漫全身，而肠中糟粕尚未结成燥屎所表现的证候。

1. **临床表现**

身大热，汗出，口渴引饮，或心烦躁扰，气粗似喘，面赤，苔黄燥，脉洪大。

2. **辨证要点**

本证以壮热、汗出、口渴、脉洪大为辨证要点。

◎ **要点二　阳明腑证临床表现与辨证要点**

阳明腑证指邪热内炽阳明之腑，并与肠中糟粕相搏，燥屎内结，阻滞肠道所表现的证候。

1. **临床表现**　日晡潮热，手足濈然汗出，脐腹胀满硬痛而拒按，大便秘结不通，甚则谵语、狂乱、不得眠，舌苔黄厚干燥，或起芒刺，甚至苔焦黑燥裂，脉沉迟而实或滑数。

2. **辨证要点**　本证以潮热汗出、腹满硬痛、大便秘结、苔黄燥、脉沉实为辨证要点。

细目三　少阳病证

少阳病证指邪犯少阳，正邪分争，枢机不利，胆火内郁，经气不畅所表现的证候。

◎ **要点　少阳病证临床表现与辨证要点**

1. **临床表现**　寒热往来，口苦，咽干，目眩，胸胁苦满，默默不欲饮食，心烦喜呕，脉弦。

2. 辨证要点 本证以寒热往来、胸胁苦满、口苦、咽干、目眩、脉弦为辨证要点。

细目四 太阴病证

太阴病证指脾阳虚弱，邪从寒化，寒湿内生所表现的证候。

◎ 要点 太阴病证临床表现与辨证要点

1. 临床表现 腹满而吐，食不下，口不渴，自利，时腹自痛，四肢欠温，脉沉缓而弱。

2. 辨证要点 本证以腹满时痛、自利、口不渴与虚寒症状共见为辨证要点。

细目五 少阴病证

少阴病证指伤寒六经病变的后期阶段出现心肾亏虚，全身性阴阳衰惫所表现的证候。少阴病证可分为少阴寒化证和少阴热化证。

◎ 要点一 少阴寒化证临床表现与辨证要点

少阴寒化证指病邪深入少阴，心肾阳气虚衰，从阴化寒，阴寒独盛所表现的虚寒证候。

1. 临床表现 无热恶寒，但欲寐，四肢厥冷，下利清谷，呕不能食，或食入即吐，脉微细甚或欲绝，或见身热反不恶寒，甚则面赤。

2. 辨证要点 本证以无热恶寒、四肢厥冷、下利清谷、脉微细为辨证要点。

◎ 要点二 少阴热化证临床表现与辨证要点

少阴热化证指病邪深入少阴，心肾阴虚，从阳化热所表现的虚热证候。

1. 临床表现 心烦不得眠，口燥咽干，或咽痛，舌尖红少苔，脉细数。

2. 辨证要点 本证以心烦失眠、口燥咽干、舌尖红、脉细数为辨证要点。

细目六 厥阴病证

厥阴病证指疾病发展传变到较后阶段，出现阴阳对峙、寒热交错、厥热胜复所表现的证候。

◎ 要点 厥阴病证临床表现与辨证要点

1. 临床表现 消渴，气上撞心，心中疼热，饥而不欲食，食则吐蛔。

2. 辨证要点 本证以消渴、心中疼热、饥而不欲食为辨证要点。

细目七 六经病证的传变

◎ 要点 传经、直中、合病、并病的概念

（一）传经

病邪自外侵入，逐渐向里发展，由某一经病证转变为另一经病证，称为"传经"。其中若按伤寒六经的顺序相传者，即太阳病证→阳明病证→少阳病证→太阴病证→少阴病证→厥阴病证，称为"循经传"；若是隔一经或两经以上相传者，称为"越经传"；若相互表里的两经相传者，称为"表里传"，如太阳病传少阴病等。

（二）直中

伤寒病初起不从阳经传入，而病邪直入于三阴者，称为"直中"。

（三）合病

伤寒病不经过传变，两经或三经同时出现的病证，称为"合病"。如太阳阳明合病、太阳太阴合病等。

（四）并病

伤寒病凡一经病证未罢，又见他经病证者，称为"并病"。如太阳少阴并病，太阴少阴并病等。

第十三单元　卫气营血辨证

卫气营血辨证，是清代叶天士在《外感温热篇》中所创立的一种适用于外感温热病的辨证方法。即将外感温热病发展过程中，不同病理阶段所反映的证候，分为卫分证、气分证、营分证、血分证四类，用以说明病位的浅深、病情的轻重和传变的规律，并指导临床治疗。

细目一　卫分证

卫分证是指温热病邪侵袭肌表，卫气功能失常所表现的证候。

◎ **要点　卫分证临床表现与辨证要点**

（一）临床表现

发热，微恶风寒，头痛，口干微渴，舌边尖红，苔薄黄，脉浮数；或伴有咳嗽，咽喉肿痛。

（二）辨证要点

本证以发热、微恶风寒、舌边尖红、脉浮数为辨证要点。

细目二　气分证

气分证是指温热病邪内传脏腑，正盛邪炽，阳热亢盛所表现的证候。

◎ **要点　气分证临床表现与辨证要点**

（一）临床表现

发热，不恶寒，反恶热，汗出，口渴，尿黄，舌红苔黄，脉数有力；或见咳喘，胸痛，咳痰黄稠；或见心烦懊恼，坐卧不安；或见日晡潮热，便秘腹胀，痛而拒按，甚或谵语、狂乱，苔黄干燥甚则焦黑起刺，脉沉实；或见口苦咽干，胸胁满痛，心烦，干呕，脉弦数。

（二）辨证要点

本证以发热、汗出、口渴、舌红苔黄、脉数有力为辨证要点。

细目三　营分证

营分证是指温病邪热内陷，营阴受损，心神被扰所表现的证候。

◎ **要点　营分证临床表现与辨证要点**

（一）临床表现

身热夜甚，口不甚渴或不渴，心烦不寐，甚或神昏谵语，斑疹隐隐，舌质红绛无苔，脉细数。

（二）辨证要点

本证以身热夜甚、心烦、舌红绛、脉细数为辨证要点。

细目四　血分证

血分证是指温病邪热深入阴血，导致动血、动风、耗阴所表现的证候。

◎ **要点　血分证临床表现与辨证要点**

（一）临床表现

身热夜甚，躁扰不宁，甚或神昏谵语，斑疹显露、色紫黑，吐血、衄血、便血、尿血，舌质深绛，脉细数；或见四肢抽搐，颈项强直，角弓反张，目睛上视，牙关紧闭，脉弦数；或见手足蠕动、瘛疭等；或见持续低热，暮热早凉，五心烦热，或见口干咽燥，形体干瘦，神疲耳聋，舌干少苔，脉虚细。

（二）辨证要点

本证以发热、神昏谵语、斑疹紫暗、出血动风、舌质深绛为辨证要点。

细目五　卫气营血证的传变

温热病的整个发展过程，实际上就是卫气营

血病证的传变过程。其传变有顺传和逆传两种形式。

◎ 要点 顺传与逆传的概念

（一）顺传

顺传是指病变多从卫分开始，依次传入气分营分血分，反映了温病由浅入深的演变规律。

（二）逆传

逆传是指邪入卫分后，不经过气分阶段而直接深入营、血分。实际上"逆传"只是顺传规律中的一种特殊类型，病情更加急剧、重笃。

第十四单元 三焦辨证

三焦辨证是清代吴鞠通在其《温病条辨》中所创立的一种温热病辨证方法。三焦所属脏腑的病理变化和临床表现，也标志着温热病发展过程中的不同病理阶段。在三焦病证中，上焦包括手太阴肺经和手厥阴心包经的病变，其中手太阴肺的证候多为温病的初起阶段，病较轻浅。中焦病证主要包括手阳明大肠、足阳明胃和足太阴脾的病变。脾胃同属中焦，阳明主燥，太阴主湿，邪入阳明而从燥化，则多呈现里热燥实证；邪入太阴从湿化，多为湿温病证。多见于温热病的中期或极期阶段，病情较重。下焦病证主要包括足少阴肾和足厥阴肝的病变，多为肝肾阴虚之候，属温热病的末期阶段，病情深重。三焦辨证治疗原则是治上焦如羽，治中焦如衡，治下焦如权。

细目一 上焦病证

上焦病证指温热之邪侵袭手太阴肺和手厥阴心包所表现的证候。

◎ 要点 上焦病证的临床表现、辨证要点

（一）临床表现

发热，微恶风寒，微汗出，头痛，咳嗽，鼻塞，口渴，舌边尖红，脉浮数；或但热不寒，多汗，烦躁口渴，咳嗽，气喘，苔黄，脉数；甚则高热，神昏，谵语，舌謇，肢厥，舌质红绛。

（二）辨证要点

本证以发热、咳嗽气喘、甚则神昏谵语等为辨证要点。

细目二 中焦病证

中焦病证指温热之邪侵犯中焦脾胃，从燥化或从湿化所表现的证候。

◎ 要点 中焦病证的临床表现、辨证要点

（一）临床表现

身热气粗，面红目赤，腹满便秘，渴欲饮冷，口燥咽干，唇裂舌焦，小便短赤，大便干结，苔黄燥或焦黑，甚则神昏谵语，脉沉实有力；或身热不扬，头身困重，胸脘痞闷，泛恶欲呕，小便不利，大便不爽或溏泄，舌苔黄腻，脉细而濡数。

（二）辨证要点

本证以发热口渴、腹满便秘、苔黄燥、脉沉实，或身热不扬，脘痞呕恶、便溏、苔黄腻、脉濡数为辨证要点。

细目三 下焦病证

下焦病证指温热之邪犯及下焦，劫夺肝肾之阴所表现的证候。

◎ **要点　下焦病证的临床表现、辨证要点**

（一）临床表现

身热，手足心热甚于手足背，颧红，口舌干燥，神倦，耳聋，舌红少苔，脉虚大；或见手足蠕动，或瘛疭，心中憺憺大动，神倦，脉虚，舌绛苔少，甚或时时欲脱。

（二）辨证要点

本证以身热颧红、手足蠕动或瘛疭、舌绛苔少为辨证要点。

细目四　三焦病证的传变

◎ **要点　顺传与逆传的概念**

（一）顺传

三焦病证多由上焦手太阴肺经开始，传入中焦，进而传入下焦，为顺传，标志着病情由浅入深、由轻到重的病理进程。

（二）逆传

病邪从肺卫而传入心包者，称为逆传，说明邪热炽盛，病情重笃。

第十五单元　中医诊断思维与应用

中医诊断的过程包括病情资料的采集和作出病、证等结论的判断两个基本环节，中医思维贯穿始终。在病情资料的采集过程中，除了将各种诊法综合运用以全面收集病情资料外，还必须在四诊的同时，对所获得的资料进行分析思考，分析这些信息可能的病因、病机、病性、病位。同时，还要充分考虑地理环境、季节气候以及个体差异，做到天人互参，病证结合，互相补充。

细目一　中医诊断思维方法

中医诊断是医生的主观思维对客观存在的病证本质的认识。中医诊断不仅是抽象（逻辑）思维，同时还存在着形象（直觉）思维、灵感（顿悟）思维等。

◎ **要点 基本思维方法与过程**

中医诊断的基本思维方法包括：比较、类比、分类、归纳、演绎、反证、模糊判断法等。

（一）中医诊断基本思维方法

1. 比较法　是区分患者的某些临床症状之间或某些证之间的相同点或不同点的方法。

2. 类比法　是将患者的临床表现和某一常见的证进行比较，如两者主要特征相吻合，诊断便可成立。

3. 分类法　是根据临床症状或病证之间的共同点和差异点，将其区分为不同种类的方法。

4. 归纳法　是将患者表现的各种症状、体征，按照辨证的基本内容进行归类，归纳出各症状、体征所反映的共性特征，从而抓住病证本质的思维方法。

5. 演绎法　是运用从一般到个别、从抽象到具体的思维，对病情进行层层深入的辨证分析、推理的方法。

6. 反证法　是寻找不属于某证的依据，通过否定其他诊断而达到确定某一诊断的目的。

7. 模糊判断法　是通过对多种不够精确、非特征性的模糊信息，进行模糊的综合评判，而达到明确诊断的思维方法。

（二）中医诊断的思维过程

1. 四诊信息的采集与分析　医生运用各种诊法收集的病情资料，包括病史、症状和体征、患者生活的自然与社会环境等，是诊病、辨证的依据。医生在收集临床资料时，必须对患者进行全面而系统的诊查，并注重四诊合参。四诊资料的属性一般可划分为必要性资料、特征性资料、偶见性资料、一般性资料和否定性资料。

（1）必要性资料　这类资料对某些疾病或证的诊断是不可或缺的，一旦缺失就不能诊断为该病或该证。

（2）特征性资料　这类资料仅见于某种病或证，而不见于其他的病或证，但该种病证又并非都出现这类症状。

（3）偶见性资料　这类资料在某一病证中的出现机率较少，只具有可能性，随个体差异、病情变化而定。

（4）一般性资料　指某类症状对某病证的诊断既非必备性又非特异性，只是作为诊断的参考。

（5）否定性资料　指某些症状或阴性资料，对于某些病或证的诊断具有否定意义。

2. 辨证方法的综合应用　临床辨证方法有八纲辨证、脏腑辨证、六经辨证、卫气营血辨证、三焦辨证、经络辨证以及病性（六淫、阴阳虚损、气血、津液）辨证等。

（1）辨证诸法的关系　八纲辨证是辨证的基本纲领，表里、寒热、虚实、阴阳可以从总体上分别反映证的部位、性质和类别。脏腑辨证、经络辨证、六经辨证、卫气营血辨证、三焦辨证，是八纲中辨表里病位的具体深化，即以辨别病变现阶段的病位（含层次）为纲，以辨病性为具体内容。辨病性则是八纲中寒热、虚实辨证的具体深化，即以辨别病变现阶段的具体病理性质为主要目的，自然也不能脱离脏腑、经络等病位。

（2）辨证素　证素，即证的要素，指辨证所要辨别的脾、肾、肝、胃等病位和气虚、血瘀、痰、寒等病性。证素是通过对证候的辨识而确定的病理本质，是构成证名的基本要素。辨证素是指在中医学理论指导下，对证候及相关资料进行分析，辨别疾病当前的病位和病性证素，并作出证名诊断的思维过程与方法。

（3）辨证诊断的要求　正确的辨证诊断，要求全面、准确、精炼、规范，能准确地揭示病变当前阶段的病理本质。辨证的结果即证名诊断，内容要准确全面，证名要精炼规范，不受证型的拘泥，证候变则证名亦变。

3. 疾病诊断思路与方法　疾病诊断就是在中医理论指导下综合分析四诊收集的临床资料，确定疾病的病种，并对该病种的特点和规律进行整体判断的思维过程，也称为"辨病"或"诊病"。疾病诊断应结合病因或发病特点、病史、主症或特征性症状、特发人群、流行情况等方面进行分析思考。

细目二　中医诊断思维的应用

辨证论治是中医学的基本特点之一，中医的临床诊疗体系包括病、证、症的诊断与治疗。

◎ 要点　辨病、辨证、辨症

（一）辨病

病是疾病发展全过程的概括，辨病是中医诊断的重要内容。

1. 病有中西　中医、西医的病名有本质的区别，把传统的中医病名和西医病名完全等同起来，是不全面的。

2. 病有因果　疾病的发生有因果关系。以外感病为例，中医学认知的原理是因发知受，患者是不是感受了邪气，是否发病主要取决于邪正双方斗争的结果。

3. 病有善恶　对患者的病情或预后作出判断，也是诊断的任务之一，尤其对于重病患者，善恶的判断就显得尤为重要。

4. 病有新久　新病久病有所不同，不同阶段、不同病名的基本病理特点、病机不同，治疗立法原则也有区别。

（二）辨证

辨证是中医临床的核心环节，中医的辨证是以整体思维作为基础的。

1. 证的有无　证的确立需要通过对患者的

症状、体征或相关因素的综合分析。

2. **证的轻重** 证有轻有重，可以进行定性的描述，还可以借鉴证素辨证的方法逐步实现定量的描述。

证的缓急 证有急有缓，必须明确孰轻孰重，孰急孰缓，采取机械的辨证分型，难以体现证的缓急。

4. **证的兼杂** 证常常是相兼错杂的，主次关系也不同，简单地把它分成若干个证型，不符合中医临床实际。

5. **证的演变** 中医的证是动态变化的，同样的证，其形成及转归可能不同。

6. **证的真假** 证的真假须详辨，疾病发展到了后期严重阶段有时会出现与疾病本质相反的假象，但也有一些"假象"症状不一定都是病重阶段出现的。

（三）辨症

症是中医诊断的依据，包括症状和体征，还包含了和疾病发生发展相关的因素，如气候条件、地理环境，以及部分客观指标。

1. **症的有无** 四诊合参是保证四诊信息可靠性的前提，四诊信息不准确常导致误诊或漏诊的发生。

2. **症的轻重** 对于症的轻重的判断是把握疾病主要矛盾和矛盾主要方面的重要依据，也是疗效评价的重要依据。

3. **症的真假** 临床所表现的症状或体征存在着真假的现象，对于症的真假的判断与四诊信息采集手段和能力密切相关。

4. **症的偏全** 四诊信息的全面与否决定了诊断的完整性和正确性，在临床诊断过程中应重视兼症的收集。

中　药　学

第一单元　中药的性能

中药的性能又称药性，是中药作用的基本性质和特征的概括，又称中药的偏性。其主要内容包括四气、五味、升降浮沉、归经、毒性等。

细目一　四　气

◎ 要点一　结合有代表性的药物认识四气的确定

四气，指药物的寒、热、温、凉四种药性，又称四性，它反映了药物对人体阴阳盛衰、寒热变化的作用倾向，是对药物治疗寒热病症作用的概括。"疗寒以热药，疗热以寒药。"一般而言，能够减轻或消除热证的药物属于寒性或凉性，如黄芩、板蓝根等有清热解毒作用；而能够减轻或消除寒证的药物属于温性或热性，如附子、干姜等有温中散寒作用。

药物的寒热温凉是由药物作用于人体所产生的不同反应和所获得的不同疗效而总结出来的，它与所治疗疾病的性质是相对而言的。

在药物作用的程度上，寒重于凉，热重于温。从四性的本质而言，只有寒热两性的区分，此外，四性以外还有一类平性药，它是指寒热界限不很明显、药性平和、作用较和缓的一类药。如党参、山药、甘草等。平性是相对而言的，而不是绝对的，也有偏凉、偏温的不同，因此仍称四气（性）而不称五气（性）。

◎ 要点二　四气的作用及适应证

一般来讲，寒凉药分别具有清热泻火、凉血解毒、滋阴除蒸、泻热通便、清热利尿、清化痰热、清心开窍、凉肝息风等作用；而温热药则分别具有温里散寒、暖肝散结、补火助阳、温阳利水、温经通络、引火归原、回阳救逆等作用。

细目二　五　味

◎ 要点一　结合有代表性的药物认识五味的确定

五味是指药物有辛、甘、酸、苦、咸五种不同的味，因而具有不同的治疗作用。有些还具有淡味或涩味，因而实际上不止五种。但是，五味是最基本的五种滋味，所以仍称为五味。

五味的产生，首先是通过口尝，即用人的感觉器官辨别出来的，它是药物真实滋味的反映。然而和四气一样，五味更重要的则是通过长期的临床实践观察，不同药味的药物作用于人体，产生了不同的反应，获得不同的治疗效果，从而总结归纳出五味的理论。也就是说，五味不仅仅是药物滋味的真实反映，更重要的是对药物作用的高度概括。

◎ 要点二　五味的作用及适应证

现据前人的论述，结合临床实践，将五味所代表药物的作用及主治病证分述如下：

辛：有发散、行气、行血的作用。一般来

讲，解表药、行气药、活血药多具有辛味。多用治表证及气血阻滞之证。如麻黄、紫苏叶发散风寒，陈皮、木香行气除胀，川芎、红花活血化瘀等。

甘：有补益、和中、调和药性和缓急止痛的作用。一般来讲，滋养补虚、调和药性及缓解疼痛的药物多具有甘味。多用治正气虚弱、脘腹挛急疼痛，及调和药性、中毒解救等。如人参大补元气，熟地黄滋补精血，饴糖缓急止痛，甘草调和药性并解药食中毒等。

酸：有收敛、固涩的作用。一般固表止汗、敛肺止咳、涩肠止泻、固精缩尿、固崩止带的药物多具有酸味。多用治体虚多汗、肺虚久咳、久泻滑肠、遗精滑精、遗尿尿频、崩带不止等证。如山茱萸、五味子涩精、敛汗，乌梅敛肺止咳、涩肠止泻。

苦：有泄、燥、坚阴的作用。即具有清泄火热、泄降气逆、通泄大便、燥湿、坚阴（泻火存阴）等作用。一般来讲，清热泻火、下气平喘、降逆止呕、通利大便、清热燥湿、苦温燥湿、泻火存阴的药物多具有苦味。多用治火热证、喘证、呕恶、便秘、湿证、阴虚火旺等证。如栀子、黄芩清热泻火，杏仁降泄肺气，陈皮降逆止呕，大黄泻热通便，龙胆、黄连清热燥湿，苍术、厚朴苦温燥湿，知母、黄柏泻火存阴。

咸：有软坚散结、泻下通便作用。一般来讲，泻下或润下通便及软化坚结、消散结块的药物多具有咸味，多用治大便燥结、痰核、瘰疬、瘿瘤、癥瘕痞块等证，如芒硝泻下通便，海藻、牡蛎消散瘿瘤，鳖甲软坚消癥等。

淡：有渗湿、利小便的作用。利水渗湿药多具有淡味。多用治水肿、脚气、小便不利等证。如薏苡仁、通草、灯心草、茯苓、猪苓、泽泻等。

涩：与酸味药的作用相似，有收敛固涩的作用。多用治虚汗、泄泻、尿频、遗精、滑精、出血等证。如莲子固精止带，禹余粮涩肠止泻，乌贼骨收涩止血等。

细目三　升降浮沉

◎ 要点一　各类药物的升降浮沉趋向

升降浮沉是指药物对人体作用的不同趋向性。升，即上升提举，趋向于上；降，即下达降逆，趋向于下；浮，即向外发散，趋向于外；沉，即向内收敛，趋向于内。升降浮沉也就是指药物对机体有向上、向下、向外、向内四种不同的作用趋向。它与疾病所表现的趋向性是相对而言的。简言之，升、浮，指药物向上、向外的趋向性作用；沉、降，指药物向里、向下的趋向性作用。一般而言，发表、透疹、升阳、涌吐、开窍等药具有升浮作用，收敛固涩、泻下、利水、潜阳、镇惊安神、止咳平喘、止呕等药具有沉降作用。

◎ 要点二　影响药物升降浮沉的主要因素

影响药物升降浮沉的因素主要与四气、五味、药物质地轻重有密切关系，并受到炮制和配伍的影响。

药物的升降浮沉与四气、五味有关：一般来讲，味属辛、甘，气属温、热的药物，大都是升浮药，如麻黄、升麻、黄芪等药；味属苦、酸、咸，性属寒、凉的药物，大都是沉降药，如大黄、芒硝、山楂等。

药物的升降浮沉与药物的质地轻重有关：一般来讲，花、叶、枝、皮等质轻的药物大多为升浮药，如紫苏叶、菊花、蝉衣等；而种子、果实、矿物、贝壳及质重者大多都是沉降药。

药物的升降浮沉与炮制、配伍的影响有关：药物的炮制可以影响转变其升降浮沉的性能。如有些药物酒制则升，姜炒则散，醋炒收敛，盐炒下行。如大黄，属于沉降药，峻下热结，泻热通便，经酒炒后，大黄则可清上焦火热，可治目赤头痛。配伍的影响，一般来讲，升浮药在大队沉降药中能随之下降；反之，沉降药在大队升浮药中能随之上升。

细目四 归 经

◎ 要点一 归经的临床意义

掌握归经理论便于临床辨证审因，根据疾病的具体表现，通过辨证审因，诊断出病变所在的脏腑经络，按照归经理论来选择针对性强的药物进行治病，可以提高用药准确性。正如徐灵胎所说："不知经络而用药，其失也泛。"例如，里实热证有肺热、心火、肝火、胃火等不同，应当分别选用归肺、心、肝、胃经的清泄肺热、心火、肝火、胃火的药物来治疗。头痛的原因很多，疼痛的性质和部位亦各有不同。羌活善治太阳经头痛，葛根、白芷善治阳明经头痛，柴胡善治少阳经头痛，吴茱萸善治厥阴经头痛，细辛善治少阴经头痛。治疗头痛同时，考虑到药物的归经特点可以提高疗效。

运用归经理论，必须考虑到脏腑经络间的关系。脏腑经络在生理上相互联系，在病理上相互影响。因此，在临床用药时往往并不单独使用某一经的药物。如肺病而见脾虚者，每兼用补脾的药物，使肺有所养，而逐渐向愈（培土生金）。肝阳上亢往往因于肾阴不足，每以平肝潜阳药与滋补肾经药同用，使肝有所涵而虚阳自潜（滋水涵木）。若拘泥于见肺治肺、见肝治肝，单纯分经用药，其效果必受影响。故徐灵胎又指出："执经络而用药，其失也泥，反能致害。"

此外，临床上还常用归经性强的药物引他药入经。

◎ 要点二 结合有代表性的药物认识归经的确定

归经指药物对于机体某部分的选择性作用，即某药对某些脏腑经络有特殊的亲和作用，因而对这些部位的病变起着主要的或特殊的治疗作用，药物归经不同，其治疗作用也不同。归经指明了药物治病的适应范围，也就是说明了药效的所在，包含了药物定性定位的概念。

归经理论的形成是在中医基本理论指导下，以脏腑经络为基础，以药物所治疗的具体病证为依据，经过长期临床实践总结出来的用药理论。由于经络能沟通人体内外表里，所以一旦体表发生病变可以通过经络影响内在的脏腑；反之，内在脏腑病变也可以在体表反映出来。由于发病所在脏腑及经络循行部位不同，临床上所表现的症状也各不相同。如心经的病变多见心悸失眠；肺经病变常见胸闷喘咳；肝经病变每见胁痛抽搐等。如朱砂、远志能治疗心悸失眠，说明它们归心经；桔梗、杏仁能治疗胸闷、咳喘，说明它们归肺经；而选用白芍、钩藤能治疗胁痛抽搐则说明它们归肝经。

细目五 毒 性

◎ 要点一 引起毒性反应的原因

毒性指药物对机体所产生的不良影响及损害性。毒性反应与副作用不同，它对人体的危害性较大，甚至可危及生命。

所谓毒性一般系指药物对机体所产生的不良影响及损害性。包括急性毒性、亚急性毒性、亚慢性毒性、慢性毒性和特殊毒性如致癌、致突变、致畸胎、成瘾等。所谓毒药一般系指对机体发生化学或物理作用，能损害机体，引起功能障碍、疾病甚至死亡的物质。剧毒药系指中毒剂量与治疗剂量比较接近，或某些治疗量已达到中毒剂量的范围，因此治疗用药时安全系数小，对机体组织器官损害剧烈，可产生严重或不可逆的后果。

中药的副作用有别于毒性作用。副作用是指在常用剂量时出现与治疗需要无关的不适反应，一般比较轻微，对机体危害不大，停药后可自行消失。

◎ 要点二 结合具体有毒药物认识其使用注意事项

毒性反应的产生与药物贮存、加工炮制、配伍、剂型、给药途径、用量、使用时间的长短以及病人的体质、年龄、证候性质等都有密切关系。因此，使用有毒药物时，应从上述各个环节进行控制，避免中毒事故的发生（具体参见各药物）。

第二单元　中药的作用

细目一　中药的作用与副作用

◎ 要点　中药的作用与副作用

药物防病治病的基本作用，不外是祛邪去因，扶正固本，协调脏腑经络机能，从而纠正阴阳偏盛偏衰，使机体恢复到阴平阳秘的正常状态。药物之所以能够针对病情，发挥上述基本作用，是由于药物各自具有若干特性和作用，前人也称之为药物的偏性。意思是说以药物的偏性纠正疾病所表现的阴阳偏盛或偏衰。

中药的作用是指中药对机体的影响，或机体对药物的反应。中药的作用包括治疗作用和不良作用（不良反应）。中药的治疗作用又称为中药的功效，中药的不良作用包括副作用和毒性反应。

副作用是指在常用剂量即治疗剂量时出现与治疗需要无关的不适反应，一般都较轻微，对机体危害不大，停药后能消失。副作用的产生固然与药物的偏性有关，更重要的是因为一味中药往往有多种作用，治疗时利用其一种或一部分作用，其他作用便成为副作用。因而中药的治疗作用和副作用是相对的，在一定条件下是可以相互转化的。

正确利用中药的治疗作用，尽量避免不良反应发生，确保用药安全、有效，这是临床用药的一条基本原则。

细目二　中药的功效

◎ 要点一　功效与主治的关系

功效与主治的关系：中药的主治，是指其所主治的病证，又称为"应用范围"或"适应证"。从认识方法而言，主治是确定功效的依据；从临床运用的角度来看，功效提示中药的适应范围。例如，鱼腥草能治疗肺痈咳吐脓血、肺热咳嗽痰稠及热毒疮疡等病证，因而具有清热解毒、排脓的功效；又能治疗热淋小便涩痛之证，故有清热利尿通淋的功效。从另一个角度而言，鱼腥草具有清热解毒、排脓、利尿之功效，提示本品宜用于热性而不宜于虚寒性的疮痈和淋证。苍术能治疗湿阻中焦，运化失司，而见脘腹胀满、食欲不振、恶心呕吐、倦怠乏力、舌苔浊腻之症，故有燥湿健脾功效；又能治疗风寒湿痹，脚膝肿痛，痿软无力之证，故有祛风散寒除湿的功效。而湿为阴邪，易困脾阳，苍术具有燥湿健脾、祛风散寒除湿之功效，提示本品最宜用于寒湿困脾及寒湿偏胜之痹证。

◎ 要点二　功效的分类

（1）对因治疗功效　在中医学中，病因的概念除指引起疾病的各种致病因素外，更重要的是指这些因素引起的机体的一系列病理改变和病理产物，这需要从因果链的关系来理解。中药的对因治疗功效包含祛邪、扶正、调理脏腑功能、消除病理产物等方面的内容。祛风、散寒、除湿、清热、泻下、涌吐、解毒、杀虫等属于祛邪功效；益气、助阳、滋阴、补血等属于扶正功效；理气、活血、安神、开窍、潜阳、息风，重在调理脏腑气血功能；消食、利水、祛痰、化瘀等意在消除病理产物。祛邪、扶正、调理脏腑功能、消除病理产物四者之间有着密切的联系，因此上述划分又是相对的。

（2）对症治疗功效　对症治疗功效是指能缓解或消除疾病过程中出现的某些症状，具有减轻痛苦、防止病势恶化的意义。止痛、止咳、止血、止呕、止咳平喘、止汗、涩肠止泻、涩精止遗等皆属对症治疗功效。

对因治疗与对症治疗，前者属治本，后者属治标。临床遣方用药时，应根据具体病情，或治其本，或治其标，或标本兼治。

第三单元　中药的配伍

细目一　中药配伍的意义

◎ 要点　中药配伍的意义

医药萌芽时代，治疗疾病一般都是采用单味药物的形式，后来由于药物品种日趋增多，对药性特点不断明确，对疾病的认识逐渐深化，由于疾病可表现为数病相兼，或表里同病，或虚实互见，或寒热错杂的复杂病情，因而用药也就由简到繁，出现了多种药物配合应用的方法，并逐渐形成了配伍用药的规律，从而既照顾到复杂病情，又增进了疗效，减少了毒副作用。因此，掌握中药配伍规律对指导临床用药意义重大。

细目二　中药配伍的内容

◎ 要点一　各种配伍关系的意义

药物单独或配合应用主要有单行、相须、相使、相畏、相杀、相恶、相反七种情况，称为中药的"七情"配伍。

（1）单行　就是单用一味药物治疗某种病情单一的疾病。对病情比较单纯的病证，往往选择一种针对性强的药物即可达到治疗目的，如独参汤。

（2）相须　就是两种功效相似的药物配合应用，可以增强原有药物的疗效。如麻黄配桂枝，能增强发汗解表、祛风散寒的作用；石膏与知母配合，能明显增强清热泻火的治疗效果。

（3）相使　就是以一种药物为主，另一种药物为辅，两种药物合用，辅药可以提高主药的功效。如黄芪补气利水，茯苓利水健脾，两药配合，茯苓能提高黄芪补气利水的治疗效果。

（4）相畏　就是一种药物的毒副作用能被另一种药物所抑制。如生半夏和生南星的毒性能被生姜减轻或消除，所以说生半夏和生南星畏生姜。

（5）相杀　就是一种药物能够减轻或消除另一种药物的毒副作用。如生姜能减轻或消除生半夏和生南星的毒性或副作用，所以说生姜杀生半夏和生南星的毒。相畏、相杀实际上是同一配伍关系从不同角度的两种提法。

（6）相恶　就是两药合用，一种药物能使另一种药物原有的功效降低，甚至丧失。如人参恶莱菔子，莱菔子能削弱人参的补气作用。

（7）相反　就是两种药物同用能产生或增强毒性或副作用。如甘草反甘遂，贝母反乌头等，详见用药禁忌"十八反""十九畏"中的若干药物。

◎ 要点二　各种配伍关系的临床对待原则

临床用药时，若病情单纯，病势轻浅，以针对性强的药物单用，以体现简、便、廉的特色。对于产生协同作用，提高疗效的相须和相使配伍，临床用药时要充分利用。对于能减轻或消除毒性反应的相畏和相杀配伍，在应用毒性药时必须考虑选用。对于有可能因拮抗而减弱或抵消原有功效的相恶配伍，用药时应加以注意，严格区分其不宜合用或可以利用的具体情况。对于产生或增强毒性的相反药物，原则上要避免配合使用。

第四单元 中药的用药禁忌

用药禁忌主要包括配伍禁忌、证候禁忌、妊娠禁忌和服药饮食禁忌四个方面。

细目一 配伍禁忌

◎ 要点一 "十八反"的内容

甘草反甘遂、大戟、海藻、芫花；乌头类（川乌、草乌、附子）反贝母、瓜蒌、天花粉、半夏、白蔹、白及；藜芦反人参、西洋参、党参、沙参、丹参、玄参、苦参、细辛、芍药。（"本草明言十八反，半蒌贝蔹及攻乌，藻戟遂芫俱战草，诸参辛芍叛藜芦。"）

◎ 要点二 "十九畏"的内容

硫黄畏朴硝，水银畏砒霜，狼毒畏密陀僧，巴豆畏牵牛，丁香畏郁金，川乌、草乌畏犀角，牙硝畏三棱，官桂畏赤石脂，人参畏五灵脂。

十九畏与"七情"配伍中的"相畏"意义不同，十九畏是产生或增强毒副作用，也可能是削弱或抵消另一种药物的功效，为药物配伍禁忌，相畏是减弱或消除毒副作用，是应当运用的药物配伍。

细目二 证候禁忌

◎ 要点 证候禁忌的概念及内容

由于药物的药性不同，其作用各有专长和一定的适应范围，因此，临床用药也就有所禁忌，称"证候禁忌"。凡用药与论治相违，即属证候禁忌，寒证忌用寒药，热证忌用热药，邪盛而正不虚者忌用补虚药，正虚而无邪者忌用攻邪药，皆属一般的用药原则。

如麻黄性味辛温，功能发汗解表，散风寒，又能宣肺平喘利尿，故适用于外感风寒表实无汗或肺气不宣的喘咳，对表虚自汗及阴虚盗汗、肺

肾虚喘则禁止使用。

细目三 妊娠用药禁忌

◎ 要点一 妊娠用药禁忌的概念

妊娠用药禁忌是指妇女妊娠期治疗用药的禁忌。某些药物具有损害胎元或致流产堕胎的副作用，所以应作为妊娠禁忌的药物。根据药物对胎元损害的程度不同，一般可分为慎用与禁用两类。

◎ 要点二 妊娠禁忌药的分类与使用原则

（1）禁用药物 指毒性较强或药性猛烈的药物，如巴豆、牵牛子、大戟、商陆、麝香、三棱、莪术、水蛭、斑蝥、雄黄、砒霜等。

（2）慎用的药物 包括通经祛瘀、行气破滞及辛热滑利之品，如桃仁、红花、牛膝、大黄、枳实、附子、肉桂、干姜、木通、冬葵子、瞿麦等。

慎用的药物可以根据病情需要酌情使用，禁用的药物一般来说应避免使用。

细目四 服药饮食禁忌

◎ 要点一 服药时一般的饮食禁忌

一般忌食生冷、辛热、油腻、腥膻、有刺激性的食物。

根据病情的不同，饮食禁忌也有区别。如热性病，应忌食辛辣、油腻、煎炸性食物；寒性病，应忌食生冷食物、寒性饮料等；胸痹患者应忌食肥肉、脂肪、动物内脏及烟、酒等；肝阳上亢头晕目眩、烦躁易怒等应忌食胡椒、辣椒、大蒜、酒等辛热助阳之品；黄疸胁痛应忌食动物脂肪及辛辣烟酒刺激物品；脾胃虚弱者应忌食油炸黏腻、寒冷固硬、不易消化的食物；肾病水肿应忌食盐、碱过多和酸辣

太过的刺激食品；疮疡、皮肤病患者，应忌食鱼、虾、蟹等腥膻发物及辛辣刺激性食品。

◎ 要点二　特殊疾病的饮食禁忌

古代文献记载，甘草、黄连、桔梗、乌梅忌猪肉，鳖甲忌苋菜，常山忌葱，地黄、何首乌忌葱、蒜、萝卜，丹参、茯苓、茯神忌醋，土茯苓、使君子忌茶，薄荷忌蟹肉，以及蜜反生葱、柿反蟹等等，也应作为服药禁忌的参考。

第五单元　中药的剂量与用法

细目一　剂　量

◎ 要点一　影响中药剂量的因素

中药用量得当与否，是直接影响药效的重要因素之一。一般来讲，确定中药的剂量，应考虑如下几方面的因素。

（1）药物性质与剂量的关系　剧毒药或作用峻烈的药物，应严格控制剂量，开始时用量宜轻，逐渐加量，一旦病情好转后，应当立即减量或停服，中病即止，防止过量或蓄积中毒。此外，花叶枝皮等量轻质松及性味浓厚、作用较强的药物用量宜小；矿物介壳质重沉坠及性味淡薄、作用温和的药物用量宜大；鲜品药材含水分较多用量宜大（一般为干品的2～4倍）；干品药材用量当小；过于苦寒的药物也不要久服过量，免伤脾胃。再如羚羊角、麝香、牛黄、猴枣、鹿茸、珍珠等贵重药材，在保证药效的前提下应尽量减少用量。

（2）剂型、配伍与剂量的关系　在一般情况下，同样的药物入汤剂比入丸散剂的用量要大些；单味药使用比复方中应用剂量要大些；在复方配伍使用时，主要药物比辅助药物用量要大些。

（3）年龄、体质、病情与剂量的关系　由于年龄、体质的不同，对药物耐受程度不同，则药物用量也就有了差别。一般老年人、小儿、妇女产后及体质虚弱的病人，都要减少用量，成人及平素体质壮实的患者用量宜重。一般5岁以下的小儿用成人药量的1/4，5、6岁以上的儿童按成人用量减半服用。病情轻重、病势缓急、病程长短与药物剂量也有密切关系。一般病情轻、病势缓、病程长者用量宜小；病情重、病势急、病程短者用量宜大。

（4）季节变化与剂量的关系　夏季发汗解表药及辛温大热药不宜多用；冬季发汗解表药及辛温大热药可以多用；夏季苦寒降火药用量宜重；冬季苦寒降火药则用量宜轻。

除了剧毒药、峻烈药、精制药及某些贵重药外，一般中药常用内服剂量为5～10g；部分常用量较大，剂量为15～30g；新鲜药物常用量为30～60g。

◎ 要点二　有毒药、峻猛药及某些名贵药的剂量

有毒或作用峻猛药物，以及某些名贵药物，均应严格掌握用量，详见各药。

细目二　中药的用法

◎ 要点一　煎煮方法（包括先煎、后下、包煎、另煎、烊化、冲服等）

先将药材浸泡30～60分钟，用水量以高出药面为度。一般中药煎煮两次，第二煎加水量为第一煎的1/3～1/2。两次煎液去渣滤净混合后分2次服用。煎煮的火候和时间，要根据药物性能而定。一般来讲，解表药、清热药宜武火煎煮，时间宜短，煮沸后煎10～20分钟即可；补养药需用文火慢煎，时间宜长，煮沸后再续煎30～60分钟。某些药物因其质地不同，煎法比较特殊，处方上需加以注明，归纳起来包括先煎、后下、包

煎、另煎、溶化、泡服、冲服、煎汤代水等不同煎煮法。

（1）先煎　主要指有效成分难溶于水的一些金石、矿物、介壳类药物，应打碎先煎，煮沸20~30分钟，再下其他药物同煎，以使有效成分充分析出。如磁石、赭石、生铁落、生石膏、寒水石、紫石英、龙骨、牡蛎、海蛤壳、瓦楞子、珍珠母、石决明、紫贝齿、龟甲、鳖甲等。此外，附子、乌头等毒副作用较强的药物，宜先煎45~60分钟后再下他药，久煎可以降低毒性，安全用药。

（2）后下　主要指某些气味芳香的药物，久煎其有效成分易于挥发而降低药效，须在其他药物煎沸5~10分钟后放入，如薄荷、青蒿、香薷、木香、砂仁、沉香、豆蔻、草豆蔻等。此外，有些药物虽不属芳香药，但久煎也能破坏其有效成分，如钩藤、大黄、番泻叶等亦属后下之列。

（3）包煎　主要指那些黏性强、粉末状及带有绒毛的药物，宜先用纱布袋装好，再与其他药物同煎，以防止药液混浊或刺激咽喉引起咳嗽及沉于锅底，加热时引起焦化或糊化。如蛤粉、滑石粉、青黛、旋覆花、车前子、蒲黄及灶心土等。

（4）另煎　又称另炖，主要是指某些贵重药材，为了更好地煎出有效成分，还应单独另煎，即另炖2~3小时。煎液可以另服，也可与其他煎液混合服用。如人参、西洋参、羚羊角、麝香、鹿茸等。

（5）溶化　又称烊化，主要是指某些胶类药物及黏性大而易溶的药物，为避免入煎粘锅或黏附其他药物影响煎煮，可单用水或黄酒将此类药加热溶化即烊化后，用煎好的药液冲服，也可将此类药放入其他药物煎好的药液中加热烊化后服用。如阿胶、鹿角胶、龟甲胶、鳖甲胶、鸡血藤胶及蜂蜜、饴糖等。

（6）泡服　又叫焗服，主要是指某些有效成

分易溶于水或久煎容易破坏药效的药物，可以用少量开水或复方中其他药物的煎出液趁热浸泡，加盖闷润，减少挥发，半小时后去渣即可服用。如藏红花、番泻叶、胖大海、肉桂等。

（7）冲服　主要指某些贵重药，用量较轻，为防止散失，常需要研成细末制成散剂，用温开水或复方中其他药物煎液冲服。如麝香、牛黄、珍珠、羚羊角、猴枣、马宝、西洋参、鹿茸、人参、蛤蚧等。某些药物，根据病情需要，为提高药效，也常研成散剂冲服。如用于止血的三七、花蕊石、白及、紫珠草、血余炭、棕榈炭及用于息风止痉的蜈蚣、全蝎、僵蚕、地龙和用于制酸止痛的乌贼骨、瓦楞子、海蛤壳、延胡索等。某些药物高温容易破坏药效或有效成分难溶于水，也只能做散剂冲服。如雷丸、鹤草芽、朱砂等。此外，还有一些液体药物如竹沥汁、姜汁、藕汁、荸荠汁、鲜地黄汁等也需冲服。

（8）煎汤代水　主要指为了防止某些药物与其他药物同煎使煎液混浊，难于服用，宜先煎后取其上清液代水再煎煮其他药物，如灶心土等。此外，某些药物质轻用量多，体积大，吸水量大，如玉米须、丝瓜络、金钱草等，也需煎汤代水用。

◎ 要点二　服药时间

汤剂一般每日1剂，煎2次分服，两次间隔时间为4~6小时左右。临床用药时可根据病情增减，如急性病、热性病可1日2剂。至于饭前还是饭后服则主要取决于病变部位和性质。一般来讲，病在胸膈以上者如眩晕、头痛、目疾、咽痛等宜饭后服；如病在胸膈以下，如胃、肝、肾等脏疾患，则宜饭前服。某些对胃肠有刺激性的药物宜饭后服；补益药多滋腻碍胃，宜空腹服；驱虫药、泻下药也宜空腹服；治疟药宜在疟疾发作前的两小时服用；安神药宜睡前服；慢性病定时服；急性病、呕吐、惊厥及石淋、咽喉病需煎汤代茶饮者，均可不定时服。

第六单元 解表药

细目一 概 述

◎ 要点一 解表药的性能特点、功效、主治病证

解表药药性大多辛散味辛，轻扬升浮，主入肺与膀胱经，偏行肌表，能促进机体发汗，使表邪由汗而解，从而达到治愈表证、防止传变的目的。部分解表药兼能利水消肿、止咳平喘、透疹、止痛、消疮等。解表药主要用治恶寒发热、头身疼痛、无汗或有汗不畅、脉浮之外感表证。部分解表药可用于水肿、咳喘、麻疹、风疹、风湿痹痛、疮疡初起等兼有表证者。解表药分两类，辛温解表药主治风寒表证。辛凉解表药主治风热表证。

◎ 要点二 解表药的配伍方法

应根据四时气候变化的不同而恰当地配伍祛暑、化湿、润燥药；若虚人外感，应随证配伍补气、补血、补阴、补阳药以扶正祛邪；辛凉解表药在用于温病初起时，应适当同时配伍清热解毒药。

◎ 要点三 解表药的使用注意事项

使用发汗作用较强的解表药时，用量不宜过大，以免发汗太过，耗阳伤阴，导致"亡阳""伤阴"的弊端；表虚自汗、阴虚盗汗以及疮疡日久、淋证、失血患者，也应慎用解表药；使用解表药还应注意因时因地而宜，如春夏腠理疏松，容易出汗，解表药用量宜轻，冬季腠理致密，不易出汗，解表药用量宜重；本类药物辛散轻扬，入汤剂不宜久煎，以免有效成分挥发而降低药效。

细目二 发散风寒药

◎ 要点

1. 麻黄

【性能】辛、微苦，温。归肺、膀胱经。

【功效】发汗散寒，宣肺平喘，利水消肿。

【应用】

（1）风寒感冒。本品味辛发散，性温散寒，主入肺与膀胱经，善于宣肺气、开腠理、透毛窍而发汗解表，发汗力强，为发汗解表之要药。宜用于风寒外郁，腠理闭密无汗的外感风寒表实证，每与桂枝相须为用，以增强发汗散寒解表之力。因麻黄兼有平喘之功，故对风寒表实而有喘逆咳嗽者，尤为适宜，如麻黄汤。

（2）咳嗽气喘。本品辛散苦泄，温通宣畅，主入肺经，可外开皮毛之郁闭，以使肺气宣畅；内降上逆之气，以复肺司肃降之常，故善平喘，为治疗肺气壅遏所致喘咳的要药，并常以杏仁等止咳平喘药为辅助。治疗风寒外束，肺气壅遏的喘咳实证，常配伍杏仁、甘草，如三拗汤；治疗寒痰停饮，咳嗽气喘，痰多清稀者，常配伍细辛、干姜、半夏等，如小青龙汤；若肺热壅盛，高热喘急者，每与石膏、杏仁、甘草配用，以清肺平喘，如麻杏甘石汤。

（3）风水水肿。本品上宣肺气、发汗解表，可使肌肤之水湿从毛窍外散，并通调水道、下输膀胱以下助利尿之力，故宜于风邪袭表，肺失宣降的水肿、小便不利兼有表证者，每与甘草同用，如甘草麻黄汤；如再配伍生姜、白术等发汗解表药、利水退肿药，则疗效更佳，如越婢加术汤。

此外，取麻黄散寒通滞之功，也可用治风寒痹证，阴疽，痰核。

【用法用量】煎服，2～10g。发汗解表宜生用，止咳平喘多炙用。

【使用注意】本品发汗宣肺力强，凡表虚自汗、阴虚盗汗及肺肾虚喘者均当慎用。

【配伍意义】

（1）麻黄配桂枝：麻黄辛开苦泄，遍彻皮毛，功专宣肺发汗散邪；桂枝辛甘温煦，透达营

卫，功善解肌发表。两药伍用，可增强发汗解表作用，适用于外感风寒表实证。

（2）麻黄配石膏：麻黄辛温，开宣肺气以平喘，开腠解表以散邪；石膏辛甘大寒，清泄肺热，解肌以清热。二药一温一寒，一以宣肺为主，一以清肺为主，合用则相反之中寓有相辅之意，既消除致病之因，又调理肺的宣发功能，共用为君。麻黄得石膏，宣肺平喘而不助热；石膏得麻黄，清解肺热而不凉遏，又是相制为用。

（3）麻黄配苦杏仁：苦杏仁味苦泄降，长于下气定喘止咳；麻黄为宣肺平喘之要药，辛散苦泄，既能发汗解表，又能宣肺平喘。两药配伍，一宣一降，宣降并施，使肺经气机调畅，增强止咳平喘之力。适用于风寒束表，肺气壅遏之咳喘实证。

2. 桂枝

【性能】辛、甘，温。归心、肺、膀胱经。

【功效】发汗解肌，温经通脉，助阳化气，平冲降气。

【应用】

（1）风寒感冒。本品辛甘温煦，甘温通阳扶卫，其开腠发汗之力较麻黄温和，而善于宣阳气于卫分，畅营血于肌表，故有助卫实表、发汗解肌、外散风寒之功。对于外感风寒，不论表实无汗、表虚有汗及阳虚受寒者，均宜使用。如治疗外感风寒、表实无汗者，常与麻黄同用，以开宣肺气，发散风寒，如麻黄汤；若外感风寒、表虚有汗者，当与白芍同用，以调和营卫，发汗解肌，如桂枝汤；若素体阳虚、外感风寒者，每与麻黄、附子、细辛配伍，以发散风寒，温助阳气。

（2）寒凝血滞诸痛证。本品辛散温通，具有温通经脉、散寒止痛之效。如胸阳不振，心脉瘀阻，胸痹心痛者，桂枝能温通心阳，常与枳实、薤白同用，如枳实薤白桂枝汤；若中焦虚寒，脘腹冷痛，桂枝能温中散寒止痛，每与白芍、饴糖等同用，如小建中汤；若妇女寒凝血滞，月经不调，经闭痛经，产后腹痛，桂枝既能温散血中之寒凝，又可宣导活血药物，以增强化瘀止痛之

效，多与当归、吴茱萸同用，如温经汤；若风寒湿痹，肩臂疼痛，可与附子同用，以祛风散寒、通痹止痛，如桂枝附子汤。

（3）痰饮、蓄水证。本品甘温，既可温扶脾阳以助运水，又可温肾阳、逐寒邪以助膀胱气化，而行水湿痰饮之邪，为治疗痰饮病、蓄水证的常用药。如脾阳不运，水湿内停所致的痰饮病眩晕、心悸、咳嗽者，常与茯苓、白术同用，如苓桂术甘汤；若膀胱气化不行，水肿、小便不利者，每与茯苓、猪苓、泽泻等同用，如五苓散。

（4）心悸、奔豚。本品辛甘性温，能助心阳，通血脉，止悸动。如心阳不振，不能宣通血脉，而见心悸动、脉结代者，每与炙甘草、人参、麦冬等同用，如炙甘草汤；若阴寒内盛，引动下焦冲气，上凌心胸所致奔豚者，常重用本品，如桂枝加桂汤。

【使用注意】本品辛温助热，易伤阴动血，凡外感热病、阴虚火旺、血热妄行等证，均当忌用。孕妇及月经过多者慎用。

【鉴别用药】麻黄与桂枝均为辛温解表药，有发汗解表之功，治疗风寒表证，常相须为用。但麻黄发汗力强，多用于风寒表实无汗证，并有宣肺平喘、利水消肿的作用；桂枝发汗力缓，外感风寒有汗、无汗均可应用，并能温经通阳，常用于寒凝经脉、风寒湿痹、痰饮蓄水证、胸痹及心悸、脉结代等证。

【配伍意义】桂枝配白芍：桂枝善于宣阳气于卫分，畅营血于肌表，有助卫实表、发汗解肌、外散风寒之功；白芍能养血和营敛阴。二者伍用，发汗之中有养阴敛汗之效，虽发汗而不伤阴；和营之中有调卫之功，使营阴不滞，共奏发汗解肌、调和营卫之功。适用于外感风寒表虚所致的发热、恶寒、汗出、头痛、脉浮缓等症，以及营卫不和所致的汗出、发热等症。因桂枝又能温中散寒止痛；白芍又能柔肝缓急止痛，二药相配，对脾胃虚寒所致的脘腹挛急疼痛，有温中补虚、缓急止痛之功。

3. 紫苏

【性能】辛，温。归肺、脾经。

【功效】解表散寒，行气宽中，解鱼蟹毒。

【应用】

（1）风寒感冒。本品辛散性温，发汗解表散寒之力较为缓和，轻证可以单用，重证须与其他发散风寒药合用。因其外能解表散寒，内能行气宽中，且略兼化痰止咳之功，故风寒表证而兼气滞，胸脘满闷、恶心呕逆，或咳喘痰多者，较为适宜。治疗前者，常配伍香附、陈皮等药，如香苏散；治疗后者，每与杏仁、桔梗等药同用，如杏苏散。

（2）脾胃气滞，胸闷呕吐。本品味辛能行，能行气以宽中除胀，和胃止呕，兼有理气安胎之功，可用治中焦气机郁滞之胸脘胀满，恶心呕吐。偏寒者，常与砂仁、丁香等温中止呕药同用；偏热者，常与黄连、芦根等清胃止呕药同用；若胎气上逆，胸闷呕吐，胎动不安者，常与砂仁、陈皮等理气安胎药配伍；用治七情郁结，痰凝气滞之梅核气证，常与半夏、厚朴、茯苓等同用，如半夏厚朴汤。

（3）进食鱼蟹中毒引起的腹痛吐泻。常配伍生姜、陈皮、藿香等药。

4. 生姜

【功效】解表散寒，温中止呕，温肺止咳，解鱼蟹毒。

【主治病证】风寒感冒；脾胃寒证；胃寒呕吐；肺寒咳嗽。此外，能解生半夏、生南星和鱼蟹之毒。

【鉴别用药】紫苏叶与生姜均为发汗解表药，有解表散寒、止呕之功，可用于风寒感冒、呕吐，并且均可用于解鱼蟹毒。但紫苏叶能够行气宽中，用治中焦气机郁滞之胸脘胀满，恶心呕吐；生姜能够温中止呕，温肺止咳，用治中焦虚寒引起的冷痛、呕吐，肺寒咳嗽，另外，生姜还可解生半夏、生南星之毒。

5. 香薷

【功效】发汗解表，化湿和中，利水消肿。

【主治病证】暑湿感冒；水肿脚气；小便不利。

【用法用量】煎服，3～10g。用于发表，量不宜过大，且不宜久煎；用于利水消肿，量宜稍大，且须浓煎。

【使用注意】本品发汗力强，表虚多汗者忌用。

6. 荆芥

【性能】辛，微温。归肺、肝经。

【功效】解表散风，透疹消疮，止血。

【应用】

（1）外感表证。本品辛散气香，长于发表散风，且微温不烈，药性和缓，为发散风寒药中药性最为平和之品。对于外感表证，无论风寒、风热或寒热不明显者，均可广泛使用。用治风寒感冒，恶寒发热、头痛无汗者，常与防风、羌活、独活等药同用，如荆防败毒散；治疗风热感冒，发热头痛者，每与辛凉解表药金银花、连翘、薄荷等配伍，如银翘散。

（2）麻疹不透、风疹瘙痒。本品质轻透散，祛风止痒，宣散疹毒。用治表邪外束，麻疹初起、疹出不畅，常与蝉蜕、薄荷、紫草等药同用；若配伍苦参、防风、白蒺藜等药，又治风疹瘙痒。

（3）疮疡初起兼有表证。本品能祛风解表，透散邪气，宣通壅结而达消疮之功，故可用于疮疡初起而有表证者。偏于风寒者，常配伍羌活、川芎、独活等药；偏于风热者，每与金银花、连翘、柴胡等药配伍。

（4）吐衄下血。本品炒炭，其性味已由辛温变为苦涩平和，长于理血止血，可用于吐血、衄血、便血、崩漏等多种出血证。治血热妄行之吐血、衄血，常配伍生地黄、白茅根、侧柏叶等药；治血热便血、痔血，每与地榆、槐花、黄芩炭等药同用；治妇女崩漏下血，可配伍棕榈炭、莲房炭等固崩止血药。

【用法用量】煎服，5～10g，不宜久煎。发表透疹消疮宜生用；止血宜炒炭用。荆芥穗长于祛风。

7. 防风

【性能】辛、甘，微温。归膀胱、肝、脾经。

【功效】祛风解表，胜湿止痛，止痉。

【应用】

（1）外感表证。本品辛温发散，气味俱升，以辛散祛风解表为主，虽不长于散寒，但又能胜湿、止痛，且甘缓微温不峻烈，故外感风寒、风湿、风热表证均可配伍使用。治风寒表证，头痛身痛、恶风寒者，常配以荆芥、羌活、独活等药同用，如荆防败毒散；治外感风湿，头痛如裹、身重肢痛者，每与羌活、藁本、川芎等药同用，如羌活胜湿汤；治风热表证，发热恶风、咽痛口渴者，常配伍薄荷、蝉蜕、连翘等辛凉解表药。又因其发散作用温和，对卫气不足，肌表不固，而感冒风邪者，本品与黄芪、白术等益卫固表药同用，相反相成，祛邪而不伤正，固表而不留邪，共奏扶正祛邪之效，如玉屏风散。

（2）风疹瘙痒。本品辛温发散，能祛风止痒，可以治疗多种皮肤病，其中尤以风邪所致之瘾疹瘙痒较为常用。本品以祛风见长，药性平和，风寒、风热所致之瘾疹瘙痒皆可配伍使用。治疗风寒者，常与麻黄、白芷、苍耳子等配伍，如消风散；治疗风热者，常配伍薄荷、蝉蜕、僵蚕等药；治疗湿热者，可与土茯苓、白鲜皮、赤小豆等同用；若血虚风燥者，常与当归、地黄等配伍，如消风散；若兼里实热结者，常配伍大黄、芒硝、黄芩等药，如防风通圣散。

（3）风湿痹痛。本品辛温，功能祛风散寒，胜湿止痛，为较常用之祛风湿、止痹痛药。治疗风寒湿痹，肢节疼痛、筋脉挛急者，可配伍羌活、独活、桂枝、姜黄等祛风湿、止痹痛药，如蠲痹汤。若风寒湿邪郁而化热，关节红肿热痛，成为热痹者，可与地龙、薏苡仁、乌梢蛇等药同用。

（4）破伤风证。本品既能辛散外风，又能息内风以止痉。用治风毒内侵，贯于经络，引动内风而致肌肉痉挛，四肢抽搐，项背强急，角弓反张的破伤风证，常与天麻、天南星、白附子等祛风止痉药同用，如玉真散。

此外，以其升清燥湿之性，也可用于脾虚湿盛、清阳不升的泄泻，及土虚木乘、肝郁侮脾、肝胃不和、腹泻而痛者，如痛泻要方。

【鉴别用药】荆芥与防风二药皆性微温，温而不燥，长于祛风解表，既可用于风寒表证，也可用于风热表证，二药常相须为用。但荆芥质轻透散，发汗之力较防风强，并有透疹消疮、止血功效；防风祛风之力较强，为风药之润剂，并能胜湿、止痛和止痉，可用于风湿痹证及破伤风等证。

8. 羌活

【性能】辛、苦，温。归膀胱、肾经。

【功效】解表散寒，祛风胜湿，止痛。

【应用】

（1）风寒感冒。本品辛温发散，气味雄烈，善于升散发表，有较强的解表散寒、祛风胜湿、止痛之功。故外感风寒夹湿，恶寒发热、肌表无汗、头痛项强、肢体酸痛较重者，尤为适宜，常与防风、细辛、川芎等祛风解表止痛药同用，如九味羌活汤；若风湿在表，头项强痛，腰背酸重，一身尽痛者，可配伍独活、藁本、防风等药，如羌活胜湿汤。

（2）风寒湿痹。本品辛散祛风、味苦燥湿、性温散寒，有较强的祛风湿、止痛作用，常与其他祛风湿、止痛药配伍，主治风寒湿痹，肢节疼痛。因其善入足太阳膀胱经，以除头项肩背之痛见长，故上半身风寒湿痹、肩背肢节疼痛者尤为多用，常与防风、姜黄、当归等药同用，如蠲痹汤。若风寒、风湿所致的头风痛，可与川芎、白芷、藁本等药配伍，如羌活芎藁汤。

9. 白芷

【性能】辛，温。归胃、大肠、肺经。

【功效】解表散寒，祛风止痛，宣通鼻窍，燥湿止带，消肿排脓。

【应用】

（1）风寒感冒。本品辛散温通，祛风解表散寒之力较温和，而以止痛、通鼻窍见长，宜于外感风寒，头身疼痛、鼻塞流涕之症，常与防风、羌活、川芎等祛风散寒止痛药同用，如九味羌活汤。

（2）头痛，牙痛，风湿痹痛。本品辛散温

通,长于止痛,且善入足阳明胃经,故阳明经头额痛以及牙龈肿痛尤为多用。治疗阳明头痛,眉棱骨痛、头风痛等症,属外感风寒者,可单用,即都梁丸;或与防风、细辛、川芎等祛风止痛药同用,如川芎茶调散;属外感风热者,可配伍薄荷、菊花、蔓荆子等药。治疗风冷牙痛,可与细辛、全蝎、川芎等同用,如一捻金散;治疗风热牙痛,可配伍石膏、荆芥穗等药,如风热散。若风寒湿痹,关节疼痛,屈伸不利者,可与苍术、草乌、川芎等药同用,如神仙飞步丹。

(3)鼻渊。本品祛风、散寒、燥湿,可宣利肺气,升阳明清气,通鼻窍而止疼痛,故可用治鼻渊,鼻塞不通,浊涕不止,前额疼痛,每与苍耳子、辛夷等散风寒、通鼻窍药同用,如苍耳子散。

(4)带下证。本品辛温香燥,善除阳明经湿邪而燥湿止带。治疗寒湿下注,白带过多者,可与鹿角霜、白术、山药等温阳散寒、健脾除湿药同用;若湿热下注,带下黄赤者,宜与车前子、黄柏等清热利湿、燥湿药同用。

(5)疮痈肿毒。本品辛散温通,对于疮疡初起,红肿热痛者,可收散结消肿止痛之功,每与金银花、当归、穿山甲等药配伍,如仙方活命饮;若脓成难溃者,常与益气补血药如人参、黄芪、当归等同用,共奏托毒排脓之功,如托里消毒散、托里透脓散。

此外,本品祛风止痒,可用治皮肤风湿瘙痒。

10. 细辛

【功效】解表散寒,祛风止痛,通窍,温肺化饮。

【主治病证】风寒感冒,阳虚外感;头痛,牙痛,风湿痹痛;鼻渊鼻鼽;肺寒痰饮咳喘。

【用法用量】煎服,1~3g;散剂每次服0.5~1g。外用适量。

【使用注意】阴虚阳亢头痛,肺燥阴伤干咳者忌用。不宜与藜芦同用。

【配伍意义】细辛配伍干姜、五味子:细辛味

辛性温,为少阴经之表药,能疏腠散寒,通阳化饮;干姜可温中散寒,健脾化饮;五味子酸收敛肺,降逆止咳,并可防姜、辛过散之弊。细辛与干姜、五味子配伍的方剂是主治太阳伤寒兼里停水饮之证的小青龙汤。仲景治寒饮阻肺的咳喘证,最喜用细辛与干姜、五味子配伍,首创姜、辛、味伍用以止咳平喘之妙法,开后世散、敛并用之先河。细辛助五味子宣降肺气,协干姜温化痰饮。

11. 藁本

【功效】祛风散寒,除湿止痛。

【主治病证】风寒感冒,颠顶头痛;风寒湿痹。

12. 苍耳子

【功效】散风寒,通鼻窍,祛风湿。

【主治病证】风寒感冒;鼻渊头痛;风湿痹痛;风疹瘙痒。

【使用注意】血虚头痛不宜使用。过量服用易致中毒。

13. 辛夷

【功效】散风寒,通鼻窍。

【主治病证】风寒感冒;头痛鼻塞,鼻鼽鼻渊。

【用法用量】煎服,3~10g。本品有毛,易刺激咽喉,入汤剂宜用纱布包煎。

细目三　发散风热药

◎ 要点

1. 薄荷

【性能】辛,凉。归肺、肝经。

【功效】疏散风热,清利头目,利咽透疹,疏肝行气。

【应用】

(1)风热感冒,温病初起。本品辛以发散,凉以清热,清轻凉散,其辛散之性较强,是辛凉解表药中最能宣散表邪,且有一定发汗作用之药,为疏散风热常用之品,故风热感冒和温病卫

分证十分常用。用治风热感冒或温病初起、邪在卫分，发热、微恶风寒、头痛等症，常与金银花、连翘、牛蒡子等配伍，如银翘散。

（2）风热头痛，目赤多泪，咽喉肿痛。本品轻扬升浮、芳香通窍，功善疏散上焦风热，清头目、利咽喉。用治风热上攻，头痛眩晕，宜与川芎、石膏、白芷等祛风、清热、止痛药配伍，如上清散；治疗风热上攻之目赤多泪，可与桑叶、菊花、蔓荆子等同用；用治风热壅盛，咽喉肿痛，常配伍桔梗、生甘草、僵蚕，如六味汤。

（3）麻疹不透，风疹瘙痒。本品质轻宣散，有疏散风热、宣毒透疹、祛风止痒之功，用治风热束表，麻疹不透，常配伍蝉蜕、牛蒡子、柽柳等药，如竹叶柳蒡汤。治疗风疹瘙痒，可与荆芥、防风、僵蚕等祛风止痒药同用。

（4）肝郁气滞，胸闷胁痛。本品兼入肝经，能疏肝行气，常配伍柴胡、白芍、当归等疏肝理气调经之品，治疗肝郁气滞，胸胁胀痛，月经不调，如逍遥散。

（5）夏令感受暑湿秽浊之气，脘腹胀痛，呕吐泄泻。本品芳香辟秽，兼能化湿和中，还可用治夏令感受暑湿秽浊之气，脘腹胀痛，呕吐泄泻。

【用法】煎服，3~6g；宜后下。薄荷叶长于发汗解表，薄荷梗偏于行气和中。

【使用注意】本品芳香辛散，发汗耗气，故体虚多汗者不宜使用。

2. 牛蒡子

【性能】辛、苦，寒。归肺、胃经。

【功效】疏散风热，宣肺祛痰，利咽透疹，解毒散肿。

【应用】

（1）风热感冒，温病初起。本品辛散苦泄，寒能清热，升散之中具有清降之性，功能疏散风热，发散之力虽不及薄荷等药，但长于宣肺祛痰，清利咽喉，故风热感冒而见咽喉红肿疼痛，或咳嗽痰多不利者，十分常用。用治风热感冒，或温病初起，发热、咽喉肿痛等症，常配伍金银花、连翘、荆芥等，如银翘散；若风热咳嗽，痰多不畅者，常与桑叶、桔梗、前胡等药配伍。

（2）麻疹不透，风热疹痒。本品清泄透散，能疏散风热，透泄热毒而促使疹子透发，用治麻疹不透或透而复隐，常配薄荷、柽柳、竹叶等同用，如竹叶柳蒡汤。若风湿浸淫血脉而致的疮疥瘙痒，本品能散风止痒，常配伍荆芥、蝉蜕、苍术等药，如消风散。

（3）痈肿疮毒，丹毒，痄腮喉痹。本品辛苦性寒，于升浮之中又有清降之性，能外散风热，内解热毒，有清热解毒、消肿利咽之效，故可用治痈肿疮毒、丹毒、痄腮喉痹等热毒病证。因其性偏滑利，兼滑肠通便，故上述病证兼有大便热结不通者尤为适宜。用治风热外袭，火毒内结，痈肿疮毒，兼有便秘者，常与大黄、栀子、连翘等同用；治疗乳痈肿痛，尚未成脓者，可与连翘、栀子、瓜蒌等药同用，如牛蒡子汤；本品配伍玄参、黄芩、板蓝根等清热泻火解毒药，还可用治瘟毒发颐、痄腮喉痹等热毒之证，如普济消毒饮。

【使用注意】本品性寒，滑肠通便，脾虚便溏者慎用。

3. 蝉蜕

【性能】甘，寒。归肺、肝经。

【功效】疏散风热，利咽开音，透疹，明目退翳，息风止痉。

【应用】

（1）风热感冒，温病初起，咽痛音哑。本品甘寒清热，质轻上浮，长于疏散肺经风热以宣肺利咽、开音疗哑，故风热感冒，温病初起，症见声音嘶哑或咽喉肿痛者，尤为适宜。用治风热感冒或温病初起，发热恶风，头痛口渴者，常与伍薄荷、牛蒡子、前胡等药，如辛凉解表法。治疗风热火毒上攻之咽喉红肿疼痛、声音嘶哑，与薄荷、牛蒡子、连翘等药同用，如蝉薄饮。

（2）麻疹不透，风疹瘙痒。本品宣散透发，疏散风热，透疹止痒，用治风热外束，麻疹不透，可与麻黄、牛蒡子、升麻等同用，如麻黄散；用治风湿浸淫肌肤血脉，皮肤瘙痒，常与荆芥、防风、苦参等同用，如消风散。

（3）目赤翳障。本品入肝经，善疏散肝经风热而有明目退翳之功，故可用治风热上攻或肝火上炎之目赤肿痛，翳膜遮睛，常与菊花、白蒺藜、决明子等同用，如蝉花散。

（4）急慢惊风，破伤风证。本品甘寒，既能疏散肝经风热，又可凉肝息风止痉，故可用治小儿急慢惊风，破伤风证。治疗小儿急惊风，可与天竺黄、栀子、僵蚕等药配伍，如天竺黄散；治疗小儿慢惊风，以本品配伍全蝎、天南星等，如蝉蝎散；用治破伤风证牙关紧闭，手足抽搐，角弓反张，常与天麻、僵蚕、全蝎、天南星同用，如五虎追风散。

（5）小儿夜啼不安。

【鉴别用药】薄荷、牛蒡子与蝉蜕，三药均可疏散风热，透疹，利咽。用于风热感冒及温病初起，麻疹不透，风疹瘙痒，咽喉肿痛等。但薄荷宣散表邪力强，且还可清利头目，利咽喉，疏肝行气，用于风热头痛、目赤多泪、咽喉肿痛、肝郁气滞、胸闷胁痛等；牛蒡子疏风发散之力虽不及薄荷，但长于宣肺祛痰，清利咽喉，对咽喉红肿疼痛，或咳嗽咳痰不利者尤为适宜；蝉蜕长于疏散肺经风热以宣肺利咽、开音疗哑，还可明目退翳，息风止痉，治疗目赤翳障、急慢惊风、破伤风证及小儿夜啼不安。

4. 桑叶

【性能】甘、苦，寒。归肺、肝经。

【功效】疏散风热，清肺润燥，平抑肝阳，清肝明目。

【应用】

（1）风热感冒，温病初起。本品甘寒质轻，轻清疏散，虽疏散风热作用较为缓和，但又能清肺热、润肺燥，故常用于风热感冒，或温病初起，温热犯肺，发热、咽痒、咳嗽等症，常与菊花相须为用，并配伍连翘、薄荷、桔梗等药，如桑菊饮。

（2）肺热咳嗽、燥热咳嗽。本品苦寒清泄肺热，甘寒凉润肺燥，故可用于肺热或燥热伤肺，咳嗽痰少，色黄而黏稠，或干咳少痰，咽痒等症。轻者可配杏仁、沙参、贝母等同用，如桑杏汤；重者可配生石膏、麦冬、阿胶等同用，如清燥救肺汤。

（3）肝阳上亢。本品苦寒，兼入肝经，有平降肝阳之效，故可用治肝阳上亢，头痛眩晕，头重脚轻，烦躁易怒者，常与菊花、石决明、白芍等平抑肝阳药同用。

（4）目赤昏花。本品既能疏散风热，又苦寒入肝能清泄肝热，且甘润益阴以明目，故常用治风热上攻、肝火上炎所致的目赤、涩痛、多泪，可配伍菊花、蝉蜕、夏枯草等疏散风热、清肝明目之品；若肝肾精血不足，目失所养，眼目昏花，视物不清，常配伍滋补精血之黑芝麻，如扶桑至宝丹；若肝热引起的头昏、头痛，本品亦可与菊花、石决明、夏枯草等清肝药同用。

（5）血热妄行之咯血、吐血、衄血。

【用法】煎服；或入丸散。外用煎水洗眼。桑叶蜜制能增强润肺止咳的作用，肺燥咳嗽多用。

【配伍意义】桑叶配菊花：二药皆能疏散风热，平肝，清肝明目。二者常相须为用以增强疏散风热、平肝、清肝明目之功。用治风热表证或温病初起，肝阳上亢之头痛眩晕，风热上攻或肝火上炎之目赤肿痛。

5. 菊花

【性能】甘、苦，微寒。归肺、肝经。

【功效】疏散风热，平抑肝阳，清肝明目，清热解毒。

【应用】

（1）风热感冒，温病初起。本品味辛疏散，体轻达表，气清上浮，微寒清热，功能疏散肺经风热，但发散表邪之力不强。常用治风热感冒，或温病初起，温邪犯肺，发热、头痛、咳嗽等症，每与性能功用相似的桑叶相须为用，并常配伍连翘、薄荷、桔梗等，如桑菊饮。

（2）肝阳眩晕，肝风实证。本品性寒，入肝经，能清肝热、平肝阳，常用治肝阳上亢，头痛眩晕，每与石决明、珍珠母、白芍等平肝潜阳药同用。若肝火上攻而眩晕、头痛，以及肝经热盛、热极动风者，可与羚羊角、钩藤、桑叶等清肝热、息肝风药同用，如羚角钩藤汤。

（3）目赤昏花。本品辛散苦泄，微寒清热，入肝经，既能疏散肝经风热，又能清泄肝热以明目，故可用治肝经风热，或肝火上攻所致目赤肿痛，治疗前者常与蝉蜕、木贼、白僵蚕等疏散风热明目药配伍，治疗后者可与石决明、决明子、夏枯草等清肝明目药同用。若肝肾精血不足，目失所养，眼目昏花，视物不清，又常配伍枸杞子、熟地黄、山茱萸等滋补肝肾、益阴明目药，如杞菊地黄丸。

（4）疮痈肿毒。本品味苦性微寒，能清热解毒，可用治疮痈肿毒，常与金银花、生甘草同用，如甘菊汤。因其清热解毒、消散痈肿之力不及野菊花，故临床较野菊花少用。

【鉴别用药】桑叶与菊花二药均能疏散风热，平抑肝阳，清肝明目，常相须为用治疗外感风热、肝火上炎的目赤肿痛及肝阳眩晕等证。但桑叶疏散风热之力较强，并长于清肺润燥，兼能凉血止血，可用于肺热燥咳以及血热吐衄；菊花则平肝明目之力较强，并能清热解毒，多用于肝阳上亢或疮痈肿毒。

【配伍意义】菊花配枸杞子：两者均味甘，归肝经，有益阴明目的作用，皆可用治肝肾不足之目暗昏花。然枸杞子甘平质润，又归肾经，为平补阴阳之品，且益阴力较强，长于补肾益精、养肝明目，兼可润肺止咳，善治肾虚腰痛、遗精滑精、血虚萎黄。菊花味辛苦，性微寒，主入肺经，功专疏散风热、清热解毒，兼能平肝潜阳，主治风热感冒、发热头痛、疔疮肿毒、阳亢眩晕。

6. 蔓荆子

【功效】疏散风热，清利头目。

【主治病证】风热感冒，头昏头痛；目赤肿痛，耳鸣耳聋。还可用治风湿痹痛。

7. 柴胡

【性能】苦、辛，微寒。归肝、胆、肺经。

【功效】解表退热，疏肝解郁，升举阳气。

【应用】

（1）表证发热，少阳证。本品辛散苦泄，微寒退热，善于祛邪解表退热和疏散少阳半表半里之邪。对于外感表证发热，无论风热、风寒表证，皆可使用。治疗风寒感冒，恶寒发热，头身疼痛，常与防风、生姜等药配伍，如正柴胡饮；若外感风寒，寒邪入里化热，恶寒渐轻，身热增盛者，柴胡多与葛根、黄芩、石膏等同用，以解表清里，如柴葛解肌汤；治疗风热感冒，发热、头痛等症，可与菊花、薄荷、升麻等辛凉解表药同用；现代用柴胡制成的单味或复方注射液，对于外感发热，有较好的解表退热作用；若伤寒邪在少阳，寒热往来、胸胁苦满、口苦咽干、目眩，本品用之最宜，为治少阳证之要药，常与黄芩同用，以清半表半里之热，共收和解少阳之功，如小柴胡汤。

（2）肝郁气滞证。本品辛行苦泄，性善条达肝气，疏肝解郁。治疗肝失疏泄，气机郁阻所致的胸胁或少腹胀痛、情志抑郁、妇女月经失调、痛经等症，常与香附、川芎、白芍同用，如柴胡疏肝散；若肝郁血虚，脾失健运，妇女月经不调，乳房胀痛，胁肋作痛，神疲食少，脉弦而虚者，常配伍当归、白芍、白术等，如逍遥散。

（3）气虚下陷，脏器脱垂。本品能升举脾胃清阳之气，可用治中气不足，气虚下陷所致的脘腹重坠作胀，食少倦怠，久泻脱肛，子宫下垂、肾下垂等脏器脱垂，常与人参、黄芪、升麻等同用，以补气升阳，如补中益气汤。

此外，本品还有退热截疟的作用，又为治疗疟疾寒热的常用药。

【用法】煎服。解表退热宜生用，且用量宜稍重，疏肝解郁宜醋炙，升阳可生用或酒炙，其用量均宜稍轻。

【配伍意义】柴胡配黄芩：柴胡善于疏散退热，透泄半表半里之外邪，使邪从外解；黄芩善于清热泻火，清泄半表半里之邪，使邪从内泄。二药伍用，一散一清，长于和解少阳而退热，常用治少阳病寒热往来、胸胁苦满、口苦咽干等症。

8. 升麻

【功效】发表透疹，清热解毒，升举阳气。

【主治病证】外感表证；麻疹不透；齿痛口疮，咽喉肿痛，温毒发斑；气虚下陷，脏器脱垂，崩漏下血等。

9. 葛根

【性能】甘、辛，凉。归脾、胃、肺经。

【功效】解肌退热，透疹，生津止渴，升阳止泻，通经活络，解酒毒。

【应用】

（1）表证发热，项背强痛。本品甘辛性凉，轻扬升散，具有发汗解表、解肌退热之功。外感表证发热，无论风寒与风热，均可选用本品。治疗风热感冒，发热、头痛等症，可与薄荷、菊花、蔓荆子等辛凉解表药同用。若风寒感冒，邪郁化热，发热重、恶寒轻、头痛无汗、目疼鼻干、口微渴、苔薄黄等症，常配伍柴胡、黄芩、白芷等药，如柴葛解肌汤。本品既能辛散发表以退热，又长于缓解外邪郁阻、经气不利、筋脉失养所致的颈背强痛，故风寒感冒，表实无汗、恶寒、项背强痛者，常与麻黄、桂枝等同用，如葛根汤；若表虚汗出、恶风、项背强痛者，常与桂枝、白芍等配伍，如桂枝加葛根汤。

（2）麻疹不透。本品味辛性凉，有发表散邪、解肌退热、透发麻疹之功，故可用治麻疹初起，表邪外束，疹出不畅，常与升麻、芍药、甘草等同用，如升麻葛根汤。若麻疹初起，已现麻疹，但疹出不畅，见发热咳嗽，或乍冷乍热者，可配伍牛蒡子、荆芥、蝉蜕等药，如葛根解肌汤。

（3）热病口渴，阴虚消渴。本品甘凉，于清热之中，又能鼓舞脾胃清阳之气上升，而有生津

止渴之功。用治热病津伤口渴，常与芦根、天花粉、知母等同用。治疗消渴证属阴津不足者，可与天花粉、鲜地黄、麦门冬等清热养阴生津药配伍，如天花散；若内热消渴，口渴多饮，体瘦乏力，气阴不足者，又多配伍乌梅、天花粉、麦冬等药，如玉泉丸。

（4）热泻热痢，脾虚泄泻。本品味辛升发，能升发清阳，鼓舞脾胃清阳之气上升而奏止泻痢之效，故可用治表证未解，邪热入里，身热，下利臭秽，肛门有灼热感，苔黄脉数，或湿热泻痢，热重于湿者，常与黄芩、黄连、甘草同用，如葛根芩连汤。若脾虚泄泻，常配伍人参、白术、木香等药，如七味白术散。

【用法】煎服。解肌退热、透疹、生津宜生用，升阳止泻宜煨用。

【鉴别用药】柴胡、升麻与葛根，三者皆能发表、升阳，均可治风热感冒、发热、头痛，以及清阳不升等证。其中柴胡、升麻两者均能升阳举陷，用治气虚下陷，食少便溏、久泻脱肛、胃下垂、肾下垂、子宫脱垂等脏器脱垂。升麻、葛根两者又能透疹，常用治麻疹初期，透发不畅。但柴胡主升肝胆之气，长于疏散少阳半表半里之邪、退热、疏肝解郁，为治疗少阳证的要药，常用于伤寒邪在少阳，寒热往来、胸胁苦满、口苦咽干、目眩；感冒发热；肝郁气滞，胸胁胀痛、月经不调、痛经等。升麻主升脾胃清阳之气，其升提（升阳举陷）之力较柴胡为强，并善于清热解毒，常用于多种热毒证。葛根主升脾胃清阳之气而达到生津止渴、止泻之功，常用于热病烦渴，阴虚消渴；热泻热痢，脾虚泄泻。同时，葛根解肌退热，对于外感表证，发热恶寒、头痛无汗、项背强痛，无论风寒表证、风热表证，均可使用。

10. 淡豆豉

【功效】解表，除烦，宣发郁热。

第七单元　清热药

细目一　概　述

◎ 要点一　清热药的分类，各类清热药的功效与主治病证

清热药根据其性能及主治证，主要分为清热泻火、清热燥湿、清热凉血、清热解毒、清虚热五类。清热泻火药主治气分实热证及脏腑火热证；清热燥湿药主治湿热证；清热凉血药主治热入营血及血热证；清热解毒药主治火热毒证；清虚热药主治虚热证及温病后期，余邪未尽。

◎ 要点二　清热药的配伍方法

使用清热药，首先要辨别热证的虚实。若里热兼有表证者，当先解表或表里同治；气血两燔者，宜气血两清；里热兼阴虚者，应兼以滋阴；里热积滞者，当配以泻下；兼脾胃虚弱者，应辅以补脾。

◎ 要点三　清热药的使用注意事项

本类药物性多寒凉，易伤脾胃，故脾胃气虚，食少便溏者慎用；苦燥药物易化燥伤阴，热证伤阴或阴虚患者慎用；阴盛格阳、真寒假热之证忌用，使用本类药物，中病即止，以免克伐太过损伤正气。

细目二　清热泻火药

◎ 要点

1. 石膏

【性能】甘、辛，大寒。归肺、胃经。

【功效】生用：清热泻火，除烦止渴；煅用：敛疮，生肌，收湿，止血。

【应用】

（1）温热病气分实热证。本品性味辛甘寒，性寒清热泻火，辛寒解肌透热，甘寒清胃热、除烦渴，为清泻肺胃气分实热之要药。治温热病气分实热，症见壮热、烦渴、汗出、脉洪大者，常与知母相须为用，如白虎汤；本品善清泻气分实热，若配清热凉血之玄参等，可治温病气血两燔，症见神昏谵语、发斑者，如化斑汤。

本品既能清热泻火、除烦止渴，又能祛暑，配益气养阴之人参、麦冬等，可用治暑热初起，伤气耗阴或热病后期，余热未尽，气津两亏，症见身热、心烦、口渴者，如竹叶石膏汤。

（2）肺热喘咳证。本品辛寒入肺经，善清肺经实热，配止咳平喘之麻黄、杏仁等，可治肺热喘咳、发热口渴者，如麻杏石甘汤。

（3）胃火牙痛、头痛，实热消渴。本品又入胃经，善清泻胃火，可用治胃火上攻之牙龈肿痛，常配黄连、升麻等药用，如清胃散；若治胃火头痛，可配川芎用，如石膏川芎汤。取本品清泻胃热，配知母、生地黄、麦冬等，可用治胃热上蒸、耗伤津液之消渴证，如玉女煎。

（4）溃疡不敛，湿疹瘙痒，水火烫伤，外伤出血等。本品煅后外用，有敛疮生肌、收湿、止血等作用。用治溃疡不敛，可配红粉研末置患处，如九一散；用治湿疹瘙痒，可配枯矾用，如二味隔纸膏；用治湿疮肿痒，可配黄柏研末外掺，如石黄散；若治水火烫伤，可配青黛用，如牡蛎散。

【用法】生石膏煎服，宜先煎。煅石膏适宜外用，研末撒敷患处。

【使用注意】脾胃虚寒及阴虚内热者忌用。

【配伍意义】石膏配知母：石膏甘辛大寒，质重，入肺经，善清肺经实热；入胃经，能清泻胃火。知母苦甘寒，质润，上能清肺热而泻火，中善泻胃火而止渴，下能泻相火、滋肾燥。两药伍用，清热泻火，除烦止渴之力增强。适用于温热病气分热盛而见壮热、烦渴、汗出、脉洪大

等症。

2. 知母

【性能】苦、甘，寒。归肺、胃、肾经。

【功效】清热泻火，滋阴润燥。

【应用】

（1）气分实热，烦渴。本品味苦甘而性寒质润，苦寒能清热泻火除烦，甘寒质润能生津润燥止渴，善治外感热病，高热烦渴者，常与石膏相须为用，如白虎汤。

（2）肺热燥咳。本品主入肺经而长于泻肺热、润肺燥，用治肺热燥咳，常配贝母用，如二母散；若配杏仁、莱菔子，可治肺燥久嗽气急，如宁嗽煎。

（3）骨蒸潮热。本品兼入肾经而能滋肾阴、泻肾火、退骨蒸，用治阴虚火旺所致骨蒸潮热、盗汗、心烦者，常配黄柏、熟地黄等药用，如知柏地黄丸。

（4）内热消渴。本品性甘寒质润，能泻肺火、滋肺阴，泻胃火、滋胃阴，泻肾火、滋肾阴，可用治阴虚内热之消渴证，常配天花粉、葛根等药用，如玉液汤。

（5）肠燥便秘。本品功能滋阴润燥，可用治阴虚肠燥便秘证，常配生地黄、玄参、麦冬等药用。

【用法】煎服清热泻火宜生用，滋阴润燥宜盐水炙用。

【使用注意】性寒质润，有滑肠作用，故脾虚便溏者不宜使用。

【鉴别用药】石膏与知母二药均能清热泻火，除烦止渴，常用于温病气分实热证及肺热咳嗽等。但石膏清解力强，重在清泻火热，并偏重于清泻肺胃实火，常用于肺热喘咳、胃火牙痛等，煅石膏外用还能收敛生肌；知母则滋阴润燥力强，重在滋润肺、胃、肾阴，常用于阴虚火旺证。

【配伍意义】

（1）知母配黄柏：知母性寒质润，功善泻肾火，滋肾阴，退骨蒸；黄柏苦寒沉降，长于泻肾火，退虚热。两药伍用，增强泻肾火，滋肾阴，退虚热的作用。适用于阴虚火旺之骨蒸潮热、盗汗遗精。

（2）知母配川贝母：两者皆能清肺润燥，其中知母苦甘，性寒质润，长于泄肺热，润肺燥，生津养阴；川贝母味苦甘，性寒质润，尤善润肺止咳，兼能清肺化痰。两药伍用，相得益彰，既增强清肺润燥之力，又能化燥痰、养肺阴。适用于燥热犯肺或阴虚生燥之干咳无痰，或痰少质黏，咳吐不利。

3. 芦根

【功效】清热泻火，生津止渴，除烦，止呕，利尿。

【主治病证】热病烦渴；胃热呕哕；肺热咳嗽，肺痈吐脓；热淋涩痛。

4. 天花粉

【功效】清热泻火，生津止渴，消肿排脓。

【主治病证】热病烦渴；肺热燥咳；内热消渴；疮疡肿毒。

【使用注意】不宜与乌头类药材同用。

【鉴别用药】芦根与天花粉均为清热泻火药，均具有清热泻火、生津止渴的功效，用于热病烦渴、消渴、肺热咳嗽等证。但芦根还能止呕、利尿，用于胃热呕逆、肺痈吐脓、热淋涩痛。天花粉还能消肿排脓，用于痈肿疮疡。

5. 淡竹叶

【功效】清热泻火，除烦止渴，利尿通淋。

【主治病证】热病烦渴；口疮尿赤，热淋涩痛。

6. 栀子

【性能】苦，寒。归心、肺、三焦经。

【功效】泻火除烦，清热利湿，凉血解毒；外用消肿止痛。焦栀子：凉血止血。

【应用】

（1）热病心烦。本品苦寒清降，能清泻三焦火邪、泻心火而除烦，为治热病心烦、躁扰不宁之要药，可与淡豆豉同用，如栀子豉汤；若配黄芩、黄连、黄柏等，可用治热病火毒炽盛，三焦俱热而见高热烦躁、神昏谵语者，如黄连解毒汤。

（2）湿热黄疸。本品有清利下焦肝胆湿热之功效，可用治肝胆湿热郁蒸之黄疸、小便短赤者，常配茵陈、大黄等药用，如茵陈蒿汤，或配黄柏用，如栀子柏皮汤。

（3）热淋涩痛。本品善清利下焦湿热而通淋，清热凉血以止血，故可治血淋涩痛或热淋证，常配木通、车前子、滑石等药用，如八正散。

（4）血热吐衄。本品入血分，能凉血止血，可用治血热妄行之吐血、衄血等证，常配白茅根、大黄、侧柏叶等药用，如十灰散；本品若配黄芩、黄连、黄柏用，可治三焦火盛迫血妄行之吐血、衄血，如黄连解毒汤。

（5）目赤肿痛。本品清泻三焦热邪，可治肝胆火热上攻之目赤肿痛，常配大黄用，如栀子汤。

（6）火毒疮疡。本品功能清热泻火、凉血解毒，可用治火毒疮疡、红肿热痛者，常配金银花、连翘、蒲公英用；或配白芷以助消肿，如缩毒散。

焦栀子功专凉血止血，用于血热吐血、衄血、尿血、崩漏。

【用法】煎服。外用生品适量，研末调敷。

【配伍意义】

（1）栀子配淡豆豉：栀子长于清心泻火除烦；淡豆豉长于解表除烦，宣发郁热。两药伍用，清热除烦作用增强。适用于外感热病，邪热内郁胸中，心中懊侬，烦热不眠。

（2）栀子配茵陈：栀子善泻火除烦，清热利湿；茵陈长于清热利湿，利胆退黄。两药伍用，清热利湿、利胆退黄作用增强，可导湿热从小便而去，为治疗湿热黄疸常用药对。

7. 夏枯草

【性能】辛、苦，寒。归肝、胆经。

【功效】清热泻火，明目，散结消肿。

【应用】

（1）目赤肿痛，头痛眩晕，目珠夜痛。本品

苦寒主入肝经，善泻肝火以明目。用治肝火上炎，目赤肿痛，可配桑叶、菊花、决明子等药用。本品清肝明目之中，略兼养肝，配当归、枸杞子，可用于肝阴不足，目珠疼痛，至夜尤甚者。

（2）瘰疬，瘿瘤。本品味辛能散结，苦寒能泄热，常配贝母、香附等药用以治肝郁化火，痰火凝聚之瘰疬，如夏枯草汤；用治瘿瘤，则常配昆布、玄参等用，如夏枯草膏。

（3）乳痈肿痛。本品既能清热去肝火，又能散结消肿，可治乳痈肿痛，常与蒲公英同用；若配金银花，可治热毒疮疡，如化毒丹。

8. 决明子

【功效】清热明目，润肠通便。

【主治病证】目赤肿痛，羞明多泪，目暗不明；头痛，眩晕；肠燥便秘。

【用法】煎服；用于润肠通便，不宜久煎。

细目三　清热燥湿药

◎ **要点**

1. 黄芩

【性能】苦，寒。归肺、胆、脾、大肠、小肠经。

【功效】清热燥湿，泻火解毒，止血，安胎。

【应用】

（1）湿温、暑湿、胸闷呕恶、湿热痞满、黄疸泻痢。本品性味苦寒，功能清热燥湿，善清肺、胃、胆及大肠之湿热，尤长于清中上焦湿热。治湿温、暑湿证，湿热阻遏气机而致胸闷恶心呕吐、身热不扬、舌苔黄腻者，常配滑石、白豆蔻、通草等药用，如黄芩滑石汤；若配黄连、干姜、半夏等，可治湿热中阻，痞满呕吐，如半夏泻心汤；若配黄连、葛根等药用，可治大肠湿热之泄泻、痢疾，如葛根黄芩黄连汤；若配茵陈、栀子，可治湿热黄疸。

（2）肺热咳嗽、高热烦渴。本品主入肺经，善清泻肺火及上焦实热，用治肺热壅遏所致咳

嗽痰稠，可单用，如清金丸；若配苦杏仁、桑白皮、苏子，可治肺热咳嗽气喘，如清肺汤；若配法夏，可治肺热咳嗽痰多，如黄芩半夏丸。本品苦寒，清热泻火力强，配薄荷、栀子、大黄等，可用治外感热病，中上焦热盛所致之高热烦渴、面赤唇燥、尿赤便秘、苔黄脉数者，如凉膈散。

（3）血热吐衄。本品能清热泻火以凉血止血，可用治火毒炽盛迫血妄行之吐血、衄血等证，常配大黄用，如大黄汤。本品经配伍，也可用治其他出血证，如配地榆、槐花，用治血热便血；配当归，用治崩漏，如子芩丸。

（4）痈肿疮毒。本品有清热泻火、清解热毒的作用，可用治火毒炽盛之痈肿疮毒，常与黄连、黄柏、栀子配伍，如黄连解毒汤。若治热毒壅滞痔疮热痛，则常配黄连、大黄、槐花等药用。

（5）胎动不安。本品具清热安胎之功，用治血热胎动不安，可配生地黄、黄柏等药用，如保阴煎；若配白术用，可治气虚血热胎动不安，如芩术汤；若配熟地黄、续断、人参等药用，可治肾虚有热胎动不安，如泰山磐石散。

【用法】煎服。清热多生用，安胎多炒用，清上焦热多酒炙用，止血可炒炭用。

2. 黄连

【性能】苦，寒。归心、脾、胃、肝、胆、大肠经。

【功效】清热燥湿，泻火解毒。

【应用】

（1）湿热痞满，呕吐吞酸。本品大苦大寒，清热燥湿力大于黄芩，尤长于清中焦湿热。治湿热阻滞中焦，气机不畅所致脘腹痞满、恶心呕吐，常配苏叶用，如苏叶黄连汤，或配黄芩、干姜、半夏用，如半夏泻心汤；若配石膏用，可治胃热呕吐，如石连散；若配吴茱萸，可治肝火犯胃所致胁肋胀痛、呕吐吞酸，如左金丸；若配人参、白术、干姜等药用，可治脾胃虚寒，呕吐酸水，如连理汤。

（2）湿热泻痢。本品善去脾胃大肠湿热，为治泻痢要药，单用有效。若配木香，可治湿热泻痢，腹痛里急后重，如香连丸；若配葛根、黄芩等药用，可治湿热泻痢兼表证发热，如葛根黄芩黄连汤；若配乌梅，可治湿热下痢脓血日久，如黄连丸。

（3）高热神昏，心烦不寐，血热吐衄。本品泻火解毒之中，尤善清泻心经实火，可用治心火亢盛所致神昏、烦躁之证。若配黄芩、黄柏、栀子，可治三焦热盛，高热烦躁；若配石膏、知母、玄参等药用，可治高热神昏，如清瘟败毒饮；若配黄芩、白芍、阿胶等药用，可治热盛伤阴，心烦不寐，如黄连阿胶汤；若配肉桂，可治心火亢旺，心肾不交之怔忡不寐，如交泰丸；若配大黄、芦荟，可治邪火内炽，迫血妄行之吐衄，如泻心汤。

（4）痈肿疖疮，目赤牙痛。本品既能清热燥湿，又能泻火解毒，尤善疗疔毒。用治痈肿疔毒，多与黄芩、黄柏、栀子同用，如黄连解毒汤；若配淡竹叶，可治目赤肿痛，赤脉胬肉，如黄连汤；若配生地黄、升麻、牡丹皮等药用，可治胃火上攻，牙痛难忍，如清胃散。

（5）消渴。本品善清胃火而可用治胃火炽盛、消谷善饥之消渴证，常配麦冬用，如消渴丸；或配黄柏用，以增强泻火之力，如黄柏丸；若配生地黄，可用治肾阴不足、心胃火旺之消渴，如黄连丸。

（6）外治湿疹、湿疮、耳道流脓。本品有清热燥湿、泻火解毒之功，取之制为软膏外敷，可治皮肤湿疹、湿疮。取之浸汁涂患处，可治耳道流脓；煎汁滴眼，可治眼目红肿。

【用法】煎服。外用适量。

【配伍意义】

（1）黄连配木香：黄连善清热燥湿而止泄痢；木香善调中宣滞，行气止痛。两药伍用，共奏清热燥湿、行气导滞之功。适用于胃肠湿热积滞之痢疾、腹痛、里急后重。

（2）黄连配吴茱萸：吴茱萸辛热，能疏肝

解郁、降逆止呕，兼能制酸止痛；黄连清泻肝火、胃热，使肝火得清、胃火得降。两药合用，既疏肝解郁，使肝气调达，郁结得开，又取其下气之用，以和胃降逆；并能反佐以制黄连之寒，可引黄连入肝经，使泻火而无凉遏之弊。二药配伍共收清泻肝火、降逆止呕之效。适用于治疗肝郁化火，肝胃不和所致之胁痛口苦、呕吐吞酸等。

（3）黄连配半夏：黄连苦寒，善清热燥湿，泻火解毒；半夏辛温，善燥湿化痰，降逆消痞。两药伍用，寒热互用以和阴阳，辛开苦降以调气机，除湿热而化痰浊，有泄热和胃、降逆消痞、开胸涤痰之功。适用于痰热互结，气机失畅所致的胸腹闷胀、心下痞满、呕吐呃逆。

（4）黄连配瓜蒌（皮）：黄连味苦，性寒，清热燥湿，泻火解毒；瓜蒌味甘，性寒，清热涤痰，宽胸散结。瓜蒌宽胸理气可助黄连清热燥湿之功，黄连苦寒折热可长瓜蒌清热涤痰之效。二者相配，清化热痰、宽胸理气功效增强。

3. 黄柏

【性能】苦，寒。归肾、膀胱经。

【功效】清热燥湿，泻火除蒸，解毒疗疮。

【应用】

（1）湿热带下，热淋涩痛。本品苦寒沉降，长于清泻下焦湿热。用治湿热下注之带下黄浊臭秽，常配山药、芡实、车前子等药用，如易黄汤；若治湿热下注膀胱，小便短赤热痛，常配萆薢、茯苓、车前子等药用，如萆薢分清饮。

（2）湿热泻痢，黄疸。本品清热燥湿之中，善除大肠湿热以治泻痢，常配白头翁、黄连、秦皮等药用，如白头翁汤；若配栀子用，可治湿热郁蒸之黄疸，如栀子柏皮汤。

（3）湿热脚气，痿证。取本品清泄下焦湿热之功，用治湿热下注所致脚气肿痛、痿躄，常配苍术、牛膝用，如三妙丸。若配知母、熟地黄、龟甲等药用，可治阴虚火旺之痿证，如虎潜丸。

（4）骨蒸劳热，盗汗，遗精。本品主入肾经而善泻相火、退骨蒸，用治阴虚火旺，潮热盗汗、腰酸遗精，常与知母相须为用，并配熟地黄、山药等药用，如知柏地黄丸；或配熟地黄、龟甲用，如大补阴丸。

（5）疮疡肿毒、湿疹瘙痒。取本品既能清热燥湿，又能泻火解毒，用治疮疡肿毒，内服外用均可，如黄连解毒汤以本品配黄芩、黄连、栀子煎服，又如二黄散以本品配大黄为末，醋调外搽；治湿疹瘙痒，可配荆芥、苦参、白鲜皮等煎服；亦可配煅石膏等份为末，外撒或油调搽患处，如石黄散。

【用法】煎服。外用适量。

【鉴别用药】黄芩、黄连与黄柏，三药均能清热燥湿，泻火解毒，常用于多种湿热、火热及热毒病证。但黄芩善清上焦热邪，善清肺热及少阳肝传之热，用于肺热咳嗽证邪在少阳，寒热往来，兼能凉血止血、清热安胎，可用于血热出血与胎热不安等证；黄连清热燥湿与泻火解毒力尤强为湿热泻痢之要药，并善清中焦热邪，善泻心火、清胃火，为治心、胃火热证常用之品；黄柏善清下焦热邪，多用于下焦湿热证，并能退虚热，可用于阴虚发热证。

【配伍意义】黄柏配苍术：苍术辛散苦温燥湿；黄柏苦寒清热燥湿，作用偏下焦。两者伍用，一温一寒，相制相成，治疗湿热下注，下肢水肿，脚气痿躄等证。

4. 龙胆

【功效】清热燥湿，泻肝胆火。

【主治病证】湿热黄疸，阴肿阴痒，带下，湿疹瘙痒；肝火头痛，目赤耳聋，胁痛口苦；惊风抽搐。

【鉴别用药】栀子、龙胆均为苦寒之品，归肝经。功效清热泻火，除湿，均可治肝火头痛、目赤肿痛及湿热黄疸、胁痛口苦。栀子清三焦火热，重在泻心火除烦，治热病心烦、躁扰不宁；还能凉血止血，治血热妄行的多种出血；解毒消肿，又可治火毒疮疡、扭挫肿痛；性寒不燥，重在清利湿热，可治热淋、血淋。龙胆苦寒性燥，主入肝、胆经，清热燥湿泻火，以清下焦及肝胆湿热和清泻肝胆实火为核心，又治湿热带下、阴肿阴痒、湿疹瘙痒及肝胆火盛之高热惊厥。

5. 秦皮

【功效】清热燥湿，收涩止痢，止带，明目。

6. 苦参

【功效】清热燥湿，杀虫，利尿。

【主治病证】湿热泻痢，便血，黄疸；湿热带下，阴肿阴痒，湿疹湿疮，皮肤瘙痒，疥癣；湿热小便不利。

【使用注意】脾胃虚寒者忌用，反藜芦。

7. 白鲜皮

【功效】清热燥湿，祛风解毒。

细目四　清热解毒药

◎ 要点

1. 金银花

【性能】甘，寒。归肺、心、胃经。

【功效】清热解毒，疏散风热。

【应用】

（1）痈肿疔疮。本品甘寒，清热解毒，散痈消肿，为治一切内痈外痈之要药。治疗痈疮初起，红肿热痛者，可单用本品煎服，并用渣敷患处，亦可与皂角刺、穿山甲、白芷配伍，如仙方活命饮；用治疔疮肿毒，坚硬根深者，常与紫花地丁、蒲公英、野菊花等同用，如五味消毒饮；用治肠痈腹痛者，常与当归、地榆、黄芩等配伍，如清肠饮；用治肺痈咳吐脓血者，常与鱼腥草、芦根、桃仁等同用，以清肺排脓。

（2）外感风热，温病初起。本品甘寒，芳香疏散，善散肺经热邪，透热达表，常与连翘、薄荷、牛蒡子等同用，治疗外感风热或温病初起，身热头痛，咽痛口渴，如银翘散；本品善清心、胃热毒，有透营转气之功，配伍水牛角、生地黄、黄连等药，可治热入营血，舌绛神昏，心烦少寐，如清营汤；若与香薷、厚朴、连翘同用，

又可治疗暑温，发热烦渴，头痛无汗，如新加香薷饮。

（3）热毒血痢。本品甘寒，有清热解毒、凉血、止痢之效，故常用治热毒痢疾，下利脓血，单用浓煎口服即可奏效；亦可与黄芩、黄连、白头翁等药同用，以增强止痢效果。

此外，尚可用治咽喉肿痛，小儿热疮及痱子。

【配伍意义】

（1）金银花配连翘：两药均善清热解毒，然金银花气味芳香，既善解血分之热毒，又可疏散肺经风热之邪，偏于透上身之热；而连翘轻清而浮，善清心而祛上焦诸热，散结消肿而疗疮，偏于透达全身躯壳之热。两药相须为用，不仅透热解表、清热解毒之力增加，还能疏通气血、宣导十二经脉之气血凝滞，以达消肿、散结、止痛之效。适用于外感风热或温病初起表里俱热者，四时感冒证属于风热者，疮疡、痈疖有红肿热痛属阳证者，风热上攻所致头痛、咽喉肿痛、目赤流泪及风热痒疹等证。

（2）金银花配当归：金银花善于清热解毒，兼能凉血；当归长于养血活血，且擅止痛。两药相配，共奏清热解毒、凉血散瘀、通脉止痛之功，使热毒解、血脉通、肿痛消。适用于热毒炽盛之脱疽、痈疽发背初起、肠痈等症。

2. 连翘

【性能】苦，微寒。归肺、心、小肠经。

【功效】清热解毒，消肿散结，疏散风热。

【应用】

（1）痈肿疮毒，瘰疬痰核。本品苦寒，主入心经，既能清心火，解疮毒，又能消散痈肿结聚，故有"疮家圣药"之称。用治痈肿疮毒，常与金银花、蒲公英、野菊花等解毒消肿之品同用，若疮痈红肿未溃，常与穿山甲、皂角刺配伍，如加减消毒饮；若疮疡脓出、红肿溃烂，常与牡丹皮、天花粉同用，如连翘解毒汤；用治痰火郁结，瘰疬痰核，常与夏枯草、浙贝母、玄参等同用，共奏清肝散结、化痰消肿之效。

（2）风热外感，温病初起。本品苦能清泄，寒能清热，入心、肺二经，长于清心火，散上焦风热，常与金银花、薄荷、牛蒡子等同用，治疗风热外感或温病初起、头痛发热、口渴咽痛，如银翘散；若用连翘心与麦冬、莲子心等配伍，尚可用治温热病热入心包，高热神昏，如清宫汤；本品又有透热转气之功，与水牛角、生地黄、金银花等同用，还可治疗热入营血之舌绛神昏，烦热斑疹，如清营汤。

（3）热淋涩痛。本品苦寒通降，兼有清心利尿之功，多与车前子、白茅根、竹叶等药配伍，治疗湿热壅滞所致小便不利或淋沥涩痛，如如圣散。

【鉴别用药】金银花与连翘二药均能清热解毒，疏散风热，常相须为用，治疗痈肿疮毒、外感风热与温病初起。但金银花疏散风热之力较强，并能凉血止痢，还可用于热毒血痢证；连翘清心解毒之力强，能消痈散结，为"疮家圣药"，并可治瘰疬痰核。

3. 穿心莲

【功效】清热解毒，凉血，消肿。

【用法用量】煎服，6～9g。煎剂易致呕吐，故多作丸、散、片剂。外用适量。

【使用注意】不宜多服久服；脾胃虚寒者不宜用。

4. 大青叶

【性能】苦，寒。归心、胃经。

【功效】清热解毒，凉血消斑。

【应用】

（1）热入营血，温毒发斑。本品苦寒，善解心胃二经实火热毒；又入血分而能凉血消斑，气血两清，故可用治温热病心胃毒盛，热入营血，气血两燔，高热神昏，发斑发疹，常与水牛角、玄参、栀子等同用，如犀角大青汤。本品功善清热解毒，若与葛根、连翘等药同用，便能表里同治，故可用于风热表证或温病初起，发热头痛，口渴咽痛等，如清瘟解毒丸。

（2）喉痹口疮，痄腮丹毒。本品苦寒，既能清心胃实火，又善解瘟疫时毒，有解毒利咽、凉血消肿之效。用治心胃火盛，咽喉肿痛，口舌生疮者，常与生地黄、大黄、升麻同用，如大青汤；若瘟毒上攻，发热头痛，痄腮，喉痹者，可与金银花、大黄、拳参同用；用治血热毒盛，丹毒红肿者，可用鲜品捣烂外敷，或与蒲公英、紫花地丁、蚤休等药配伍使用。

5. 板蓝根

【功效】清热解毒，凉血，利咽。

【主治病证】外感发热，温病初起，咽喉肿痛；温毒发斑，大头瘟疫，痄腮，丹毒，痈肿疮毒。

6. 青黛

【功效】清热解毒，凉血消斑，泻火定惊。

【主治病证】温毒发斑，血热吐衄；咽痛口疮，火毒疮疡；咳嗽胸痛，痰中带血；暑热惊痫，惊风抽搐。

【用法用量】内服1～3g，宜入丸散。本品难溶于水，一般作散剂冲服，或入丸剂服用。外用适量。

【鉴别用药】大青叶、板蓝根与青黛三者大体同出一源，功效亦相近，皆有清热解毒、凉血消斑之作用。相比较而言，大青叶凉血消斑力强，板蓝根解毒利咽效佳，青黛清肝定惊功著。

7. 贯众

【功效】清热解毒，止血，杀虫。

【主治病证】风热感冒，温毒发斑；血热出血，虫疾。

8. 蒲公英

【性能】苦、甘，寒。归肝、胃经。

【功效】清热解毒，消肿散结，利湿通淋。

【应用】

（1）痈肿疔毒，乳痈内痈。本品苦寒，既能清解火热毒邪，又能泄降滞气，故为清热解毒、消肿散结之佳品，主治内外热毒疮痈诸证，兼能疏郁通乳，故为治疗乳痈之要药。用治乳痈肿痛，可单用本品浓煎内服；或以鲜品捣汁内服，渣敷患处；也可与全瓜蒌、金银花、牛蒡子等药同用；用治疗毒肿痛，常与野菊花、紫花地丁、金银花等药同用，如五味消毒饮；用治肠痈腹痛，常与大黄、牡丹皮、桃仁等同用；用治肺痈吐脓，常与鱼腥草、冬瓜仁、芦根等同用。本品解毒消肿散结，与板蓝根、玄参等配伍，还可用治咽喉肿痛；鲜品外敷还可用治毒蛇咬伤。

（2）热淋涩痛，湿热黄疸。本品苦、甘而寒，能清利湿热，利尿通淋，对湿热引起的淋证、黄疸等有较好的疗效。用治热淋涩痛，常与白茅根、金钱草、车前子等同用，以加强利尿通淋的效果。

（3）肝火上炎，目赤肿痛。可单用取汁点眼，或浓煎内服；亦可与菊花、夏枯草、黄芩等配伍使用。

【鉴别用药】蒲公英、紫花地丁均能清热解毒，消肿散结，用于外科热毒痈疡，二药常配伍同用。蒲公英主入胃经，善治痈肿、乳痈，又能利水通淋，治淋证、黄疸及小便不利。紫花地丁味兼辛，有散结之功，归心、肝经，故善治疗疮。

9. 紫花地丁

【功效】清热解毒，凉血消肿。

10. 土茯苓

【功效】解毒，除湿，通利关节。

【主治病证】杨梅毒疮，肢体拘挛；淋浊带下，湿疹瘙痒；痈肿疮毒。

11. 鱼腥草

【性能】辛，微寒。归肺经。

【功效】清热解毒，消痈排脓，利尿通淋。

【应用】

（1）肺痈吐脓，肺热咳嗽。本品寒能泄降，辛以散结，主入肺经，以清解肺热见长，又具消痈排脓之效，故为治肺痈之要药。用治痰热壅肺，胸痛，咳吐脓血，常与桔梗、芦根、瓜蒌等药同用；若用治肺热咳嗽，痰黄气急，常与黄芩、贝母、知母等药同用。

（2）热毒疮毒。本品辛寒，既能清热解毒，又能消痈排脓，亦为外痈疮毒常用之品，常与野菊花、蒲公英、金银花等同用；亦可单用鲜品捣烂外敷。

（3）湿热淋证。本品有清热除湿、利水通淋之效，善清膀胱湿热，常与车前草、白茅根、海金沙等药同用，治疗小便淋沥涩痛。

（4）湿热泻痢。

12. 射干

【性能】苦，寒。归肺经。

【功效】清热解毒，消痰，利咽。

【应用】

（1）咽喉肿痛。本品苦寒泄降，清热解毒，主入肺经，有清肺泻火、利咽消肿之功，为治咽喉肿痛常用之品。主治热毒痰火郁结，咽喉肿痛，可单用，如射干汤；或与升麻、甘草等同用。若治外感风热，咽痛音哑，常与荆芥、连翘、牛蒡子同用。

（2）痰盛咳喘。本品善清肺火，降气消痰，以平喘止咳。常与桑白皮、马兜铃、桔梗等药同用，治疗肺热咳喘，痰多而黄；若与麻黄、细辛、生姜等药配伍，则可治疗寒痰咳喘，痰多清稀，如射干麻黄汤。

【使用注意】本品苦寒，脾虚便溏者不宜使用。孕妇慎用。

【配伍意义】麻黄配射干：麻黄长于宣肺平喘；射干功善祛痰利咽。两药伍用，共达宣肺祛痰、止咳平喘之功。适用于寒饮郁肺，气逆而喘，喉中痰鸣如水鸡声、胸膈满闷等症。

13. 山豆根

【功效】清热解毒，利咽消肿。

【主治病证】咽喉肿痛；牙龈肿痛。

【用法用量】煎服，3~6g。外用适量。

【使用注意】本品有毒，过量服用易引起恶心、呕吐、腹泻、胸闷、心悸等，故用量不宜过大。

14. 马勃

【功效】清热解毒，利咽，止血。

15. 白头翁

【性能】苦，寒。归胃、大肠经。

【功效】清热解毒，凉血止痢。

【应用】

（1）热毒血痢。本品苦寒降泄，清热解毒，凉血止痢，尤善于清胃肠湿热及血分热毒，故为治热毒血痢之良药。用治热痢腹痛，里急后重，下痢脓血，可单用，或配伍黄连、黄柏、秦皮同用，如白头翁汤。配伍温中收涩药，亦可治赤痢日久。

（2）疮痈肿毒。本品苦寒，主入阳明，有解毒凉血消肿之功，可与蒲公英、连翘等清热解毒、消痈散结药同用，以治疗疖腮、瘰疬、疮痈肿痛等证。

本品若与秦皮配伍，煎汤外洗，又可治疗阴痒带下。

【鉴别用药】白头翁、鸦胆子均为苦寒之品，主归大肠经，清热解毒，止痢，善治热毒血痢，是治疗菌痢的常用药。白头翁苦寒降泄，能凉血止痢，清肠胃湿热及血分热毒，治热毒血痢及湿热痢疾。鸦胆子苦寒有小毒，兼归肝经，长于燥湿，除治热毒血痢外，亦治冷积久痢（休息痢），又能截疟，治各型疟疾；外用有腐蚀赘疣作用，可用于赘疣、鸡眼等。

16. 马齿苋

【功效】清热解毒，凉血止血，止痢。

17. 鸦胆子

【功效】清热解毒，止痢，截疟；外用腐蚀赘疣。

【用法用量】内服，0.5～2g，以干龙眼肉包裹或装入胶囊包裹吞服，亦可压去油制成丸剂、片剂服，不宜入煎剂。外用适量。

【使用注意】本品有毒，对胃肠道及肝肾均有损害，内服需严格控制剂量，不宜多用、久服。外用注意用胶布保护好周围的正常皮肤，以防止对正常皮肤的刺激。孕妇及小儿慎用。胃肠出血及肝肾病患者，应忌用或慎用。

18. 白花蛇舌草

【功效】清热解毒消痈，利湿通淋。

【主治病证】痈肿疮毒，咽喉肿痛，毒蛇咬伤；热淋涩痛。

19. 熊胆粉

【功效】清热解毒，清肝明目，息风止痉。

【用法用量】内服，0.25～0.5g，人工熊胆粉1～2g，入丸、散。由于本品有腥苦味，口服易引起呕吐，故宜用胶囊剂。外用适量，调涂患处。

20. 大血藤

【功效】清热解毒，活血，祛风，止痛。

【鉴别用药】大血藤、败酱草均能清热解毒，活血消痈，擅长治疗肠痈，亦可治产后瘀滞腹痛、闭经等。大血藤清热解毒力较强，又有祛风止痛作用，可治风湿痹痛及跌打损伤。败酱草以消痈排脓见长，又可治肺痈、疮痈。

21. 败酱草

【功效】清热解毒，消痈排脓，祛瘀止痛。

22. 山慈菇

【功效】清热解毒，化痰散结。

【使用注意】正虚体弱者慎用。

23. 漏芦

【功效】清热解毒，消痈下乳，舒筋通脉。

【使用注意】气虚、疮疡平塌者及孕妇忌服。

24. 野菊花

【功效】清热解毒，泻火平肝。

细目五　清热凉血药

◎ 要点

1. 生地黄

【性能】甘，寒。归心、肝、肾经。

【功效】清热凉血，养阴生津。

【应用】

（1）热入营血，温毒发斑、吐血衄血。本品苦寒入营血分，为清热、凉血、止血之要药，又其性甘寒质润，能清热生津止渴，故常用治温热病热入营血，壮热烦渴、神昏舌绛者，多配玄参、连翘、丹参等药用，如清营汤；若治血热吐衄，常与大黄同用，如大黄散；若治血热便血、尿血，常与地榆同用，如两地丹；若治血热崩漏或产后下血不止、心神烦乱，可配益母草用，如地黄酒。

（2）阴虚内热，骨蒸劳热。本品甘寒养阴，苦寒泄热，入肾经而滋阴降火，养阴津而泄伏热。治阴虚内热，潮热骨蒸，可配知母、地骨皮用，如地黄膏；若配青蒿、鳖甲、知母等用，可治温病后期，余热未尽，阴津已伤，邪伏阴分，症见夜热早凉、舌红脉数者，如青蒿鳖甲汤。

（3）津伤口渴，内热消渴，肠燥便秘。本品甘寒质润，既能清热养阴，又能生津止渴。用治热病伤阴，烦渴多饮，常配麦冬、沙参、玉竹等药用，如益胃汤；若治温病津伤，肠燥便秘，可配玄参、麦冬用，如增液汤。

【使用注意】脾虚湿滞，腹满便溏者不宜使用。

【配伍意义】生地黄配玄参：生地黄清热生津，凉血止血；玄参滋阴降火，凉血解毒。两药相配，清热凉血、养阴生津之力增强。适用于热入血分之吐血衄血、发热谵语，热病阴伤之心烦口渴，虚火上炎之咽喉肿痛，阴虚内热之消渴。

2. 玄参

【性能】甘、苦、咸，微寒。归肺、胃、肾经。

【功效】清热凉血，泻火解毒，滋阴。

【应用】

（1）温邪入营，内陷心包，温毒发斑。本品咸寒入血分而能清热凉血。治温病热入营分，身热夜甚、心烦口渴、舌绛脉数者，常配生地黄、丹参、连翘等药用，如清营汤；若治温病邪陷心包，神昏谵语，可配麦冬、竹叶卷心、连翘心等药用，如清宫汤；若治温热病，气血两燔，发斑发疹，可配石膏、知母等药用，如化斑汤。

（2）热病伤阴，津伤便秘，骨蒸劳嗽。本品甘寒质润，功能清热生津、滋阴润燥，可治热病伤阴，津伤便秘，常配生地黄、麦冬用，如增液汤；治肺肾阴虚，骨蒸劳嗽，可配百合、生地黄、贝母等药用，如百合固金汤。

（3）目赤咽痛，瘰疬，白喉，痈肿疮毒。本品性味苦咸寒，既能清热凉血，又能泻火解毒。用治肝经热盛，目赤肿痛，可配栀子、大黄、羚羊角等药用，如玄参饮；若治瘟毒热盛，咽喉肿痛、白喉，可配黄芩、连翘、板蓝根等药用，如普济消毒饮；取本品咸寒，有泻火解毒、软坚散结之功，配浙贝母、牡蛎，可治痰火郁结之瘰疬，如消瘰丸；若治痈肿疮毒，可以本品配金银花、连翘、蒲公英等药用；若治脱疽，可配金银花、当归、甘草用，如四妙勇安汤。

【使用注意】脾胃虚寒，食少便溏者不宜服用。反藜芦。

【鉴别用药】生地黄与玄参二药均能清热凉血，养阴生津，适用于热入营血、热病伤阴、阴虚内热等证。但玄参泻火解毒力强，可用于痈肿疮毒，咽喉肿痛证；生地黄清热凉血作用较强，故血热出血、内热消渴多用。

3. 牡丹皮

【性能】苦、辛，微寒。归心、肝、肾经。

【功效】清热凉血，活血祛瘀。

【应用】

（1）温毒发斑，血热吐衄。本品苦寒，入心肝血分。善能清营分、血分实热，功能清热凉血止血。治温病热入营血，迫血妄行所致发斑、吐血、衄血，可配水牛角、生地黄、赤芍等药用；治温毒发斑，可配栀子、大黄、黄芩等药用，如牡丹汤；若治血热吐衄，可配大黄、大蓟、茜草根等药用，如十灰散；若治阴虚血热吐衄，可配生地黄、栀子等药用，如滋水清肝饮。

（2）温病伤阴，阴虚发热，夜热早凉、无汗骨蒸。本品性味苦辛寒，入血分而善于清透阴分伏热，为治无汗骨蒸之要药，常配鳖甲、知母、生地黄等药用，如青蒿鳖甲汤。

（3）血滞经闭、痛经、跌打伤痛。本品辛行苦泄，有活血祛瘀之功。治血滞经闭、痛经，可配桃仁、川芎、桂枝等药用，如桂枝茯苓丸。

（4）痈肿疮毒。善于散瘀消痈。本品苦寒，清热凉血之中，善于散瘀消痈。治火毒炽盛，痈肿疮毒，可配大黄、白芷、甘草等药用，如将军散。

【使用注意】血虚有寒、月经过多及孕妇不宜使用。

4. 赤芍

【性能】苦，微寒。归肝经。

【功效】清热凉血，散瘀止痛。

【应用】

（1）温毒发斑，血热吐衄。本品苦寒入肝经血分，善清泻肝火，泄血分郁热而奏凉血、止血之功。治温毒发斑，可配水牛角、牡丹皮、生地黄等药用。

（2）目赤肿痛，痈肿疮疡。本品苦寒入肝经而清肝火，若配荆芥、薄荷、黄芩等药用，可用治肝经风热目赤肿痛、羞明多眵，如芍药清肝散；取本品清热凉血、散瘀消肿之功，治热毒壅盛，痈肿疮疡，可配金银花、天花粉、乳香等药用，如仙方活命饮，或配连翘、栀子、玄参等药用，如连翘败毒散。

（3）肝郁胁痛，经闭痛经，癥瘕腹痛，跌打损伤。本品苦寒入肝经血分，有活血散瘀止痛之功，治肝郁血滞之胁痛，可配柴胡、牡丹皮等药用，如赤芍药散；治血滞经闭、痛经、癥瘕腹痛，可配当归、川芎、延胡索等药用，如少腹逐瘀汤；治跌打损伤，瘀肿疼痛，可配虎杖用，如虎杖散，或配桃仁、红花、当归等药用。

【使用注意】血寒经闭不宜使用。反藜芦。

【鉴别用药】牡丹皮与赤芍，均味苦性微寒，均具有清热凉血、活血散瘀的功效，具有止血不留瘀，活血不动血的特点，血热、血瘀所致的病证常相须为用。同可用于治疗热入营血，斑疹吐衄；血滞经闭，痛经癥瘕，跌打瘀肿，痈肿疮毒等证。不同的是，牡丹皮兼辛味，清热凉血并能清透阴分伏热，可用于温热病后期，邪伏阴分，

夜热早凉及肠痈腹痛等证。而赤芍苦泄，散瘀止痛力强，血滞诸证尤为多用，并能泻肝火，用于肝热目赤肿痛。

【配伍意义】赤芍配牡丹皮：二者皆能清热凉血、活血散瘀，具有凉血不留瘀、活血不动血的特点。赤芍以凉血散瘀见长，牡丹皮并能清透阴分伏热。两药配伍，凉血活血之力增强。适用于温热病热入营血之吐血、衄血、发斑，妇女血热、血瘀闭经、月经不调等。

5. 紫草

【功效】清热凉血，活血消斑，解毒透疹。

【主治病证】温病血热毒盛，斑疹紫黑，麻疹不透；疮疡，湿疹，水火烫伤。

【使用注意】本品性寒而滑利，脾虚便溏者忌服。

6. 水牛角

【功效】清热凉血，解毒，定惊。

【主治病证】温病高热，神昏谵语，惊风，癫狂；血热妄行斑疹、吐衄；痈肿疮疡，咽喉肿痛。

【用法】锉片或粗粉煎服，宜先煎3小时以上。水牛角浓缩粉冲服，每日2次。

细目六　清虚热药

◎ 要点

1. 青蒿

【性能】苦、辛，寒。归肝、胆经。

【功效】清透虚热，凉血除蒸，解暑，截疟。

【应用】

（1）温邪伤阴，夜热早凉。本品苦寒清热，辛香透散，长于清透阴分伏热，故可用治温病后期，余热未清，邪伏阴分，伤阴劫液，夜热早凉，热退无汗，或热病后低热不退等，常与鳖甲、知母、生地黄等同用，如青蒿鳖甲汤。

（2）阴虚发热，劳热骨蒸。本品苦寒，入肝走血，具有清退虚热、凉血除蒸的作用。用治阴

虚发热，骨蒸劳热，潮热盗汗，五心烦热，舌红少苔者，常与银柴胡、胡黄连、鳖甲等同用，如清骨散。

（3）暑热外感，发热口渴。本品苦寒清热，芳香而散，善解暑热，故可用治外感暑热，头昏头痛、发热口渴等症，常与连翘、滑石、西瓜翠衣等同用，如清凉涤暑汤。

（4）疟疾寒热。本品辛寒芳香，主入肝胆，截疟之功甚强，尤善除疟疾寒热，为治疗疟疾之良药，可单用较大剂量鲜品捣汁服。

【用法】煎服，不宜久煎；或鲜用绞汁服。

【使用注意】脾胃虚弱，肠滑泄泻者忌服。

【配伍意义】

（1）青蒿配鳖甲：青蒿气味辛寒，长于透达阴分伏热；鳖甲咸寒属阴，功专滋阴潜阳，善清阴分余热。两药配伍，养阴与透热并进。适用于温病后期，邪伏阴分，夜热早凉，热退无汗，口干咽燥，舌红少苔，脉细数等。

（2）青蒿配黄芩：青蒿芳香透散，善清热截疟；黄芩苦寒燥湿，善清泄湿热。二药配伍，增强清热燥湿截疟之力。适用于湿热郁遏少阳，寒热如疟，胸痞作呕等症。

2. 白薇

【功效】清热凉血，利尿通淋，解毒疗疮。

3. 地骨皮

【性能】甘，寒。归肺、肝、肾经。

【功效】凉血除蒸，清肺降火。

【应用】

（1）阴虚发热，盗汗骨蒸。本品甘寒清润，能清肝肾之虚热，除有汗之骨蒸，为退虚热、疗骨蒸之佳品，常与知母、鳖甲、银柴胡等配伍，治疗阴虚发热，如地骨皮汤；若用治盗汗骨蒸、肌瘦潮热，常与秦艽、鳖甲配伍，如秦艽鳖甲散。

（2）肺热咳嗽。本品甘寒，善清泄肺热，除肺中伏火，则清肃之令自行，故多用治肺火郁结，气逆不降，咳嗽气喘，皮肤蒸热等症，常与桑白皮、甘草等同用，如泻白散。

（3）血热出血证。本品甘寒入血分，能清热、凉血、止血，常用治血热妄行的吐血、衄血、尿血等。

此外，本品于清热除蒸泻火之中，尚能生津止渴，常与生地黄、天花粉、五味子等同用，可治内热消渴。

【鉴别用药】牡丹皮与地骨皮二药均能清热凉血，退虚热，均可治血热吐衄、阴虚发热证。前人虽有"丹皮治无汗骨蒸，地骨皮治有汗骨蒸"之说，但对阴虚发热证，无论有汗、无汗均可应用，并常相须为用。牡丹皮长于清热凉血，常用治热入营血证，又能活血化瘀，用于多种瘀血证以及肠痈、痈疡肿毒等证；地骨皮则长于清退虚热，多用于虚热证，并能清泻肺热，可用于肺热咳嗽，以及内热消渴证。

【配伍意义】地骨皮配桑白皮：地骨皮功能清泄肺热，凉血退蒸；桑白皮重在泄肺热而平喘。两药伍用，共奏清泄肺热、止咳平喘之功，清肺热而不伤阴，护阴液而不恋邪。适用于肺热咳喘、痰多稠黏、身热口渴者；亦治阴虚火旺，咳喘兼心烦、手足心热。

4. 银柴胡

【功效】清虚热，除疳热。

5. 胡黄连

【功效】退虚热，除疳热，清湿热。

【鉴别用药】黄连与胡黄连二药均能清湿热，善除胃肠湿热，可用于湿热泻痢。但黄连为毛茛科植物的根茎，清热燥湿与泻火解毒力强，并长于清心、胃之火，常用于多种热毒病症，以及心、胃火热证等；胡黄连为玄参科植物的根茎，长于退虚热、除疳热，可用于阴虚发热与小儿疳积证等。

第八单元　泻下药

细目一　概　述

◎ 要点一　攻下药、润下药与峻下逐水药的性能特点、主治病证

泻下药分为攻下药、润下药、峻下逐水药三类。泻下药多为沉降之品，主归大肠经。主要有泻下通便作用，以排除胃肠积滞和燥屎等，主要适用于大便秘结，胃肠积滞，实热内结及水肿停饮等里实证。其中攻下药多苦寒沉降，主入胃肠经；既有较强的攻下通便作用，又有清热泻火之效；主要适用于大便秘结，燥屎坚结及实热积滞之证。润下药多为种子和种仁，富含油脂，味甘质润，多入脾、大肠经，能润滑大肠，促使排便而不峻泻，泻下通便作用和缓；主要适用于年老津枯、产后血虚、热病伤津及失血等所致的肠燥津枯便秘。峻下逐水药大多苦寒有毒，药力峻猛，服药后引起剧烈腹泻，有的兼能使体内潴留的水饮通过二便排出体外，消除肿胀；主要适用于全身水肿，大腹胀满，以及停饮等正气未衰之证。

◎ 要点二　泻下药的配伍方法

应根据里实证的兼证及病人的体质，进行适当的配伍。兼有表邪者，当先解表后攻里，必要时可与解表药同用，表里双解，以免表邪内陷；兼有正虚者，应与补益药同用，攻补兼施，使攻邪而不伤正；本类药亦常配伍行气药，以加强泻下导滞作用；若属热积还应配伍清热药；属寒积者应与温里药同用。

◎ 要点三　泻下药的使用注意事项

使用泻下药中的攻下药、峻下逐水药时，因其作用峻猛，或有毒性，易伤正气及脾胃，故年老体虚、脾胃虚弱者当慎用；妇女胎前产后及月经期应忌用；应用作用较强的泻下药时，当奏效即止，慎勿过剂，以免损伤胃气；应用作用峻猛

而有毒性的泻下药时，一定要严格炮制法度，控制用量，避免中毒现象发生，确保用药安全。

细目二　攻下药

◎ 要点

1. 大黄

【性能】苦，寒。归脾、胃、大肠、肝、心包经。

【功效】泻下攻积，清热泻火，凉血解毒，逐瘀通经，除湿退黄。

【应用】

(1) 积滞便秘。本品有较强的泻下作用，能荡涤肠胃，推陈致新，为治疗积滞便秘之要药。又因其苦寒沉降，善能泄热，故实热便秘尤为适宜。常与芒硝、厚朴、枳实配伍，以增强泻下攻积之力，为急下之剂，用治阳明腑实证，如大承气汤；若大黄用量较轻，与麻仁、杏仁、蜂蜜等润肠药同用，则泻下力缓和，方如麻子仁丸。

(2) 血热吐衄，目赤咽肿，牙龈肿痛。本品苦降，能使上炎之火下泄，又具清热泻火、凉血止血之功。常与黄连、黄芩同用，治血热妄行之吐血、衄血、咯血，如泻心汤。现代临床单用大黄粉治疗上消化道出血，有较好疗效。若与黄芩、栀子等药同用，还可治火邪上炎所致的目赤、咽喉肿痛、牙龈肿痛等症，如凉膈散。

(3) 热毒疮疡，烧烫伤。本品内服外用均可。内服能清热解毒，并借其泻下通便作用，使热毒下泄。治热毒痈肿疔疮，常与金银花、蒲公英、连翘等同用；治疗肠痈腹痛，可与牡丹皮、桃仁、芒硝等同用，如大黄牡丹汤。

(4) 瘀血诸证。本品有较好的活血逐瘀通经作用，其既可下瘀血，又清瘀热，为治疗瘀血证的常用药物。治妇女产后瘀阻腹痛、恶露不尽者，常与

桃仁、土鳖虫等同用，如下瘀血汤；治妇女瘀血经闭，可与桃核、桂枝等配伍，如桃核承气汤。

（5）湿热痢疾、黄疸、淋证。本品可泻下通便，导湿热外出，故可用治湿热蕴结之证。如治肠道湿热积滞的痢疾，单用一味大黄即可见效，或与黄连、黄芩、白芍等同用；治湿热黄疸，常配茵陈、栀子，如茵陈蒿汤；治湿热淋证者，常配木通、车前子、栀子等，如八正散。

【用法用量】煎服，3~15g，用于泻下不宜久煎，外用适量。

【使用注意】本品为峻烈攻下之品，易伤正气，如非实证，不宜妄用；本品苦寒，易伤胃气，脾胃虚弱者慎用；其性沉降，且善活血祛瘀，故妇女怀孕、月经期、哺乳期应忌用。

【鉴别用药】大黄几种炮制品：生大黄攻下力强，又可清热泻火、凉血、利湿，常用于热结便秘、热毒疮疡、湿热蕴结等；熟大黄泻下力较缓，泻火解毒，用于热毒疮肿；酒大黄善清上焦血分热毒，用于目赤咽肿、齿龈肿痛，亦可活血，用于瘀血病证；大黄炭凉血化瘀止血，用于血热有瘀出血证。

【配伍意义】

（1）大黄配芒硝：大黄苦寒，可荡涤肠胃，泄热通便力强；芒硝咸苦寒，其性降泄，泄热软坚通便。二药配伍，相辅相成，泄热导滞，攻下破积，增强通便除坚之力。用于实热积滞，大便燥结。

（2）大黄配附子：大黄泻下通便，荡涤里实积滞；附子辛热以温里散寒，止寒凝腹胁疼痛。两者相伍，泻下以祛积滞，温里以祛寒实，故善治寒实积滞、便秘腹痛。

2. 芒硝

【性能】咸、苦，寒。归胃、大肠经。

【功效】泻下通便，润燥软坚，清火消肿。

【应用】

（1）积滞便秘。本品能泻下攻积，且性寒能清热，味咸润燥软坚，对实热积滞，大便燥结者尤为适宜。常与大黄相须为用，以增强泻下通便作用，如大承气汤、调胃承气汤。近来临床亦常用于胆石症腹痛便秘者。

（2）咽痛、口疮、目赤、疮痈肿痛。本品外用有清热消肿作用。治咽喉肿痛、口舌生疮，可与硼砂、冰片、朱砂同用，如冰硼散，或以芒硝置西瓜中制成的西瓜霜外用；治目赤肿痛，可用芒硝置豆腐上化水或用玄明粉配制眼药水，外用滴眼；治乳痈初起，可用本品化水或用纱布包裹外敷；治肠痈初起，可与大黄、大蒜同用，捣烂外敷；治痔疮肿痛，可单用本品煎汤外洗。

【用法用量】内服，6~12g，冲入药汁内或开水溶化后服。外用适量。

【使用注意】孕妇及哺乳期妇女慎用，不宜与硫黄、三棱同用。

【鉴别用药】大黄与芒硝二药均能泻热通便，外用均能清热消肿，常相须为用治疗肠燥便秘，并可治痈疮肿毒。但大黄味苦，泻下力强，有荡涤肠胃之功，为治疗热结便秘之主药；另大黄清热泻火力强，并能止血、解毒、活血祛瘀、清利湿热，可用于温病热毒、血热出血、瘀血证、湿热黄疸与淋证等。芒硝味咸，可软坚泻下，善除燥屎坚结；外用治疗咽喉肿痛、疮疡、目赤等。

3. 番泻叶

【功效】泻热行滞，通便，利水。

【用法用量】煎服，2~6g，宜后下；或开水泡服。

【使用注意】妇女哺乳期、月经期及孕妇慎用。

4. 芦荟

【用法用量】宜入丸散服，每次2~5g。外用适量。

【使用注意】脾胃虚弱，食少便溏及孕妇忌用。

细目三　润下药

◎ **要点**

1. 火麻仁

【功效】润肠通便。

【主治病证】肠燥便秘。

【用法用量】煎服，10~15g，打碎入煎剂。

2. 郁李仁

【功效】润肠通便，下气利水。

【主治病证】肠燥便秘；水肿胀满，脚气浮肿。

【使用注意】孕妇慎用。

3. 松子仁

【功效】润肠通便，润肺止咳。

【主治病证】肠燥便秘；肺燥干咳。

细目四　峻下逐水药

◎ 要点

1. 甘遂

【功效】泻水逐饮，消肿散结。

【主治病证】水肿，臌胀，胸胁停饮；风痰癫痫；疮痈肿毒。

【用法用量】入丸、散服，每次0.5~1g。外用适量，生用。内服醋制用，以减低毒性。

【使用注意】虚弱者及孕妇忌用。不宜与甘草同用。

2. 京大戟

【功效】泻水逐饮，消肿散结。

【用法用量】煎服，1.5~3g；入丸散剂，每次1g。外用适量，生用。内服醋制用，以减低毒性。

【使用注意】虚弱者及孕妇忌用。不宜与甘草同用。

3. 芫花

【功效】泻水逐饮；外用杀虫疗疮。

【用法用量】煎服，1.5~3g。入丸散剂，每次0.6~0.9g。外用适量。内服醋制用，以降低毒性。

【使用注意】虚弱者及孕妇忌用。不宜与甘草同用。

4. 牵牛子

【功效】泻水通便，消痰涤饮，杀虫攻积。

【主治病证】水肿，臌胀；痰饮喘咳；虫积腹痛。

【用法用量】煎服，3~6g。入丸散剂，每次1.5~3g。本品炒用药性减缓。

【使用注意】孕妇忌用。不宜与巴豆、巴豆霜同用。

5. 巴豆霜

【功效】峻下冷积，逐水退肿，豁痰利咽；外用蚀疮。

【主治病证】寒积便秘；腹水臌胀；喉痹痰阻；痈肿脓成未溃，疥癣恶疮。

【用法用量】入丸散，每次0.1~0.3g。外用适量。

【使用注意】孕妇及体弱者忌用。不宜与牵牛子同用。

第九单元　祛风湿药

细目一　概　述

◎ **要点一　祛风湿药的性能特点、主治病证**

祛风湿药物味多辛苦，性或温或凉，能祛留着于肌肉、经络、筋骨的风湿之邪，有的还兼有散寒、舒筋、通络、止痛、活血或补肝肾、强筋骨等作用。主要用于风湿痹证之肢体疼痛，关节不利、肿大，筋脉拘挛等症。部分药物还适用于腰膝酸软、下肢痿弱等。

◎ **要点二　祛风湿药的配伍方法**

根据痹证的类型、邪犯的部位、病程的新久等，选择药物，并作适当配伍。如风邪偏盛的行痹，应选择善能祛风的祛风湿药，佐以活血养营之品；湿邪偏盛的着痹，应选用温燥的祛风湿药，佐以健脾渗湿药；寒邪偏盛的痛痹，当选温性较强的祛风湿药，佐以通阳温经之品；外邪入里而从热化或郁久化热的热痹，当选用寒凉的祛风湿药，酌情配伍凉血清热解毒药；感邪初期，病邪在表，当配伍散风胜湿的解表药；病邪入里，须与活血通络药物同用；若夹有痰浊、瘀血者，须与祛痰、散瘀药同用；久病体虚，肝肾不足，抗病能力减弱，应选用强筋骨的祛风湿药，配伍益气血、补肝肾的药物，扶正以祛邪。

◎ **要点三　祛风湿药的使用注意事项**

痹证多属慢性病，为了服用方便，可制成酒或丸散剂。也可制成外敷剂型，直接用于患处。部分祛风湿药辛温性燥，易耗伤阴血，阴亏血虚者应慎用。

细目二　祛风寒湿药

◎ **要点**

1. 独活

【性能】辛、苦，微温。归肾、膀胱经。

【功效】祛风湿，通痹止痛。

【应用】

（1）风寒湿痹。本品辛散苦燥，气香温通，功善祛风湿，止痹痛，为治风湿痹痛主药，凡风寒湿邪所致之痹证，无论新久，均可应用；因其主入肾经，性善下行，尤以腰膝、腿足关节疼痛属下部寒湿者为宜。治感受风寒湿邪的风寒湿痹，肌肉、腰背、手足疼痛，常与当归、白术、牛膝等同用，如独活汤；若与桑寄生、杜仲、人参等配伍，可治痹证日久正虚，腰膝酸软，关节屈伸不利者，如独活寄生汤。

（2）风寒夹湿表证。本品辛散温通苦燥，能散风寒湿而解表，治外感风寒夹湿所致的头痛头重，一身尽痛，多配羌活、藁本、防风等，如羌活胜湿汤。

（3）少阴头痛。本品善入肾经而搜伏风，与细辛、川芎等相配，可治风扰肾经，伏而不出之少阴头痛，如独活细辛汤。

此外，因其祛风湿之功，亦治皮肤瘙痒。

【鉴别用药】羌活与独活二药均能祛风胜湿、止痛、解表，常用治风寒湿痹和外感风寒湿表证。但羌活气味较浓，发散解表力强，善治上部风寒湿痹痛；独活气味较淡，性较和缓，长于治下部风寒湿痹痛，其解表之力不及羌活。若一身尽痛，则二药常相须为用。

【配伍意义】

（1）独活配羌活：独活辛香走窜，能祛风胜湿、通经络、止痹痛，主入肾经，性善下行，尤善治腰膝、腿足关节疼痛、下部寒湿；羌活气味浓烈，升散发表，长于祛风寒，主散肌表游风及寒湿而通利关节，主治上半身风寒湿痹、太阳经头痛。二药合用，祛风解表除湿之力尤宏，主治风痹为患，周身窜痛，项背挛急疼痛，以及外感风寒所致发热恶寒、项背拘急、疼痛、头痛、关节疼痛、历节风等病症。

（2）独活配桑寄生：独活搜风祛湿而通痹，尤善除肾经伏风；桑寄生祛风湿，补肝肾，强筋骨，养血润筋。二药合用，有祛风除湿、通痹止痛之功，并入足少阴肾经，益肾而壮筋骨。适用于肝肾不足或风湿侵袭之腰膝酸痛、关节屈伸不利、足软麻木、步履维艰等。

2. 威灵仙

【性能】辛、咸，温。归膀胱经。

【功效】祛风湿，通络止痛，消骨鲠。

【应用】风湿痹痛，骨鲠咽喉。此外，本品宣通经络止痛，可治跌打伤痛、头痛、牙痛、胃脘痛等；并能消痰逐饮，可用于痰饮、噎膈、痞积。

【鉴别用药】独活与威灵仙均具祛风湿、止痛的功效，均能治疗风寒湿痹。独活还具解表功效，可治疗风寒夹湿表证，且善入肾经而搜伏风，治少阴头痛。威灵仙可消骨鲠，可治骨鲠咽喉。

3. 川乌

【性能】辛、苦，热；有大毒。归心、肝、

肾、脾经。

【功效】祛风除湿，温经止痛。

【应用】

（1）痹证。本品治风寒湿痹之寒邪偏盛、历节疼痛、不可屈伸，常与麻黄、芍药、甘草等同用，如乌头汤。治寒湿瘀血留滞经络、肢体筋脉挛痛、关节屈伸不利、日久不愈，常与草乌、地龙、乳香等同用，如活络丹。

（2）寒凝诸痛。本品治寒凝心脉、心痛彻背、背痛彻心、手足不温者，常与赤石脂、附子、干姜等同用，如乌头赤石脂丸。治寒疝绕脐腹痛、手足厥冷者，每与蜂蜜同煎，如大乌头煎。

此外，本品止痛，还用于跌打损伤，瘀肿疼痛。古方亦常以本品作为麻醉止痛药。

【用法】煎服，先煎、久煎。外用，适量。

【使用注意】孕妇忌用；不宜与贝母类、半夏、白及、白蔹、瓜蒌类同用；内服一般应炮制用，生品内服宜慎；酒浸、酒煎服易致中毒，应慎用。

4. 蕲蛇

【功效】祛风，通络，止痉。

【主治病证】风湿顽痹，中风半身不遂；小儿惊风，破伤风；麻风、疥癣。

【用法】煎服，研末吞服。或酒浸、熬膏、入丸散服。

5. 木瓜

【性能】酸，温。归肝、脾经。

【功效】舒筋活络，和胃化湿。

【应用】

（1）风湿痹证。本品味酸入肝，益筋和血，善舒筋活络，且能祛湿除痹，尤为湿痹、筋脉拘挛要药，亦常用于腰膝关节酸重疼痛。常与乳香、没药、生地黄同用，治筋急项强，不可转侧，如木瓜煎。与羌活、独活、附子配伍，治脚膝疼重，不能远行久立者，如木瓜丹。

（2）脚气水肿。本品温通，去湿舒筋，为脚气水肿常用药，多配吴茱萸、槟榔、苏叶等，治

感受风湿，脚气肿痛不可忍者，如鸡鸣散。

（3）吐泻转筋。本品温香入脾，能化湿和胃，湿去则中焦得运，泄泻可止；味酸入肝，舒筋活络而缓挛急。治湿浊中焦之腹痛吐泻转筋，偏寒者，常配吴茱萸、茴香、紫苏等，如木瓜汤；偏热者，多配蚕沙、薏苡仁、黄连等，如蚕矢汤。

【使用注意】内有郁热，小便短赤者忌服。

6. 乌梢蛇

【功效】祛风，通络，止痉。

【主治病证】风湿顽痹，中风半身不遂；小儿惊风，破伤风；麻风，疥癣。此外，又可治瘰疬、恶疮。

7. 青风藤

【功效】祛风湿，通经络，利小便。

【主治病证】风湿痹痛；关节肿胀；麻痹瘙痒。

细目三　祛风湿热药

◎ 要点

1. 秦艽

【性能】辛、苦，平。归胃、肝、胆经。

【功效】祛风湿，通络止痛，退虚热，清湿热。

【应用】

（1）风湿痹证。本品辛散苦泄，质偏润而不燥，为风药中之润剂。风湿痹痛，筋脉拘挛，骨节酸痛，无问寒热新久均可配伍应用。其性偏寒，兼有清热作用，故对热痹尤为适宜，多配防己、牡丹皮、络石藤等；若配天麻、羌活、当归等，可治风寒湿痹，如秦艽天麻汤。

（2）中风不遂。本品既能祛风邪，舒筋络，又善"活血荣筋"，可用于中风半身不遂，口眼㖞斜，四肢拘急，舌强不语等，单用大量水煎服即能奏效。若与升麻、葛根、防风等配伍，可治中风口眼㖞斜，言语不利，恶风恶寒者，如秦艽升麻汤；与当归、白芍、川芎等同用，可治血虚中风者，如秦艽汤。

（3）骨蒸潮热，疳积发热。本品能退虚热，除骨蒸，亦为治虚热要药。治骨蒸日晡潮热，常与青蒿、地骨皮、知母等同用，如秦艽鳖甲散；若与人参、鳖甲、柴胡等配伍，可治肺痨骨蒸劳嗽，如秦艽扶羸汤；治小儿疳积发热，多与薄荷、炙甘草相伍，如秦艽散。

（4）湿热黄疸。本品苦以降泄，能清肝胆湿热而退黄。单用为末服；亦可与茵陈蒿、栀子、大黄等配伍，如山茵陈丸。

2. 防己

【性能】苦，寒。归膀胱、肺经。

【功效】祛风湿，止痛，利水消肿。

【应用】

（1）风湿痹证。本品辛能行散，苦寒降泄，既能祛风除湿止痛，又能清热。对风湿痹证湿热偏盛，肢体酸重，关节红肿疼痛，及湿热身痛者，尤为要药，常与滑石、薏苡仁、蚕砂、栀子等配伍，如宣痹汤；若与麻黄、肉桂、茯苓等同用，亦可用于风寒湿痹，四肢挛急者，如防己饮。

（2）水肿，小便不利，脚气。本品苦寒降利，能清热利水，善走下行而泄下焦膀胱湿热，尤宜于下肢水肿，小便不利者。常与黄芪、白术、甘草等配伍，用于风水脉浮，身重汗出恶风者，如防己黄芪汤；若与茯苓、黄芪、桂枝等同用，可治一身悉肿，小便短少者，如防己茯苓汤；与椒目、葶苈子、大黄合用，又治湿热腹胀水肿，即己椒苈黄丸。治脚气足胫肿痛、重着、麻木，可与吴茱萸、槟榔、木瓜等同用；治脚气肿痛，则配木瓜、牛膝、桂枝等煎服。

此外，本品苦以燥湿，寒以清热，治湿疹疮毒，可与苦参、金银花等配伍。

【使用注意】本品大苦大寒，易伤胃气，胃纳不佳及阴虚体弱者慎服。

【鉴别用药】秦艽与防己均具有祛风湿、止痹痛功效，治疗风湿痹证，寒热均可。但秦艽还可通经络、退虚热、清湿热，用治中风不遂；骨蒸潮热，疳积发热；湿热黄疸。防己还可利水消肿，用治水肿，小便不利，脚气。

3. 豨莶草

【功效】祛风湿，利关节，解毒。

【用法用量】煎服，9～12g。外用，适量。治风湿痹痛、半身不遂宜制用，治风疹湿疮、疮痈宜生用。

4. 络石藤

【功效】祛风通络，凉血消肿。

5. 桑枝

【功效】祛风湿，利关节。

细目四　祛风湿强筋骨药

◎ 要点

1. 五加皮

【功效】祛风湿，补肝肾，强筋骨，利水。

【主治病证】风湿痹证；筋骨痿软，小儿行迟，体虚乏力；水肿，脚气。

2. 桑寄生

【性能】苦、甘，平。归肝、肾经。

【功效】祛风湿，补肝肾，强筋骨，安胎元。

【应用】

（1）风湿痹证。本品苦能燥，甘能补，祛风湿又长于补肝肾、强筋骨，对痹证日久，伤及肝肾，腰膝酸软，筋骨无力者尤宜，常与独活、杜仲、牛膝等同用，如独活寄生汤。

（2）崩漏经多，妊娠漏血，胎动不安。本品能补肝肾，养血而固冲任，安胎。治肝肾亏虚，月经过多，崩漏，妊娠下血，胎动不安者，每与阿胶、续断、当归等配伍，如桑寄生散；或配阿胶、续断、菟丝子，如寿胎丸。

【鉴别用药】五加皮与桑寄生均具有祛风湿、补肝肾、强筋骨作用，用于风湿痹证，筋骨痿软。但五加皮有温补之效，用于小儿行迟，体虚乏力；利水，用于水肿，脚气。桑寄生还能固冲任、安胎，用于崩漏经多，妊娠漏血，胎动不安。

3. 狗脊

【功效】祛风湿，补肝肾，强腰膝。

第十单元　化湿药

细目一　概　述

◎ 要点一　化湿药的性能、特点、功效、主治病证

本类药辛香温燥，主入脾、胃经，能消除湿浊，解除因湿浊引起的脾胃气滞，促进脾胃运化，主治湿浊内阻，脾为湿困，运化失常所致的脘腹痞满、呕吐泛酸、大便溏薄、食少体倦、舌苔白腻等，此外，有芳香解暑之功，也可用于湿温、暑湿等证。

◎ 要点二　化湿药的配伍方法

应根据湿困的不同情况及兼证进行适当的配伍应用。湿阻气滞，脘腹胀满痞闷者，常与行气药配伍；湿阻而偏于寒湿，脘腹冷痛者，可配温中散寒药；脾虚湿阻，脘痞纳呆，神疲乏力者，常配伍补气健脾药；如用于湿温、湿热、暑热者，常与解表、清热燥湿、解暑、利湿之品同用。

◎ 要点三　化湿药的使用注意事项

化湿药气味芳香，多含挥发油，一般以作为散剂服用疗效较好，如入汤剂宜后下，不宜久煎，以免降低疗效。本类药多辛温香燥，易于耗气伤阴，故阴虚、血虚及气虚者宜慎用。

细目二　具体药物

◎ 要点

1. 广藿香

【性能】辛，微温。归脾、胃、肺经。

【功效】芳香化浊，和中止呕，发表解暑。

【应用】

（1）湿滞中焦。本品气味芳香，为芳香化湿浊要药。又因其性微温，故多用于寒湿困脾所致的脘腹痞闷、少食作呕、神疲体倦等症，常与苍术、厚朴等同用，如不换金正气散。

（2）呕吐。本品既能化湿，又能和中止呕。治湿浊中阻所致之呕吐，本品最为捷要。常与半夏、丁香等同用，如藿香半夏汤。若偏于湿热者，配黄连、竹茹等；妊娠呕吐，配砂仁、苏梗等；脾胃虚弱者，配党参、白术等。

（3）暑湿或湿温初起。本品既能化湿，又可发表解暑。治暑月外感风寒，内伤生冷而致恶寒发热，头痛脘闷，呕恶吐泻之暑湿证者，配紫苏、厚朴、半夏等，如藿香正气散；若湿温病初起，湿热并重者，多与黄芩、滑石、茵陈等同用，如甘露消毒丹。

【鉴别用药】广藿香与佩兰两者皆味辛气香，能芳香化湿、发表解暑，应用于湿阻中焦、外感暑湿或湿温初起，常相须为用。广藿香微温不燥，辛散发表而不峻烈，为芳香化湿之要药，解表之力较强，外感表证多用；又可化湿和中止呕，最宜用于湿浊中阻之恶心呕吐。佩兰性平，发表之力弱于藿香，以化湿辟秽为主，可用于脾经湿热，口中甜腻、多涎等。

【配伍意义】广藿香配佩兰：广藿香气味芳香，功能醒脾化湿、止呕，为芳香化湿浊之要药；佩兰气味清香，性平不燥，善祛中焦秽浊陈腐之气。两药配伍，相须为用，共奏化湿解暑之功。适用于夏令伤暑，湿浊中阻之胸闷、腹满、呕恶，或湿热兼杂之脘腹胀满、恶心欲吐诸症。

2. 佩兰

【功效】芳香化湿，醒脾开胃，发表解暑。

3. 苍术

【性能】辛，苦，温。归脾、胃、肝经。

【功效】燥湿健脾，祛风散寒，明目。

【应用】

（1）湿阻中焦证。本品苦温燥湿以祛湿浊，辛香健脾以和脾胃。对湿阻中焦，脾失健运而致脘腹胀闷、呕恶食少、吐泻乏力、舌苔白腻等症，最为适宜。常与厚朴、陈皮等配伍，如平胃散。若脾虚湿聚，水湿内停的痰饮或外溢的水肿，则同利水渗湿之茯苓、泽泻、猪苓等同用，如胃苓汤。若湿热或暑湿证，则可与清热燥湿药同用。

（2）风湿痹证。本品辛散苦燥，长于祛湿，故痹证湿胜者尤宜，可与薏苡仁、独活等祛风湿药同用，如薏苡仁汤。若湿热痹痛，可配石膏、知母等清热泻火药，如白虎加苍术汤，或与黄柏、薏苡仁、牛膝配伍合用，用于湿热痿证，即四妙散。若与龙胆草、黄芩、栀子清热燥湿药同用，可治下部湿浊带下、湿疮、湿疹等。

（3）风寒夹湿表证。本品辛香燥烈，能开肌腠而发汗，祛肌表之风寒，又因其长于胜湿，故以风寒表证夹湿者最为适宜。常与羌活、白芷、防风等同用，如神术散。

此外，本品尚能明目，用于夜盲症及眼目昏涩。

【配伍意义】苍术配厚朴、陈皮：苍术苦温辛烈，功善燥湿健脾；厚朴苦温辛散，功善燥湿除满；陈皮辛苦温，行气健脾，燥湿化痰。三药相配，增强健脾燥湿、下气除满的作用，用于治疗湿滞中焦、脘腹胀满等症。

4. 厚朴

【性能】苦、辛，温。归脾、胃、肺、大肠经。

【功效】燥湿消痰，下气除满。

【应用】

（1）湿阻中焦，脘腹胀满。本品苦燥辛散，能燥湿，又下气除胀满，为消除胀满的要药。常与苍术、陈皮等同用，如平胃散。

（2）食积气滞，腹胀便秘。本品可下气宽中，消积导滞。常与大黄、枳实同用，如厚朴三物汤。若热结便秘者，配大黄、芒硝、枳实，以达峻下热结、消积导滞之效，即大承气汤。

（3）痰饮喘咳。本品能燥湿消痰，下气平喘。若痰饮阻肺，肺气不降，咳喘胸闷者，可与苏子、陈皮、半夏等同用，如苏子降气汤。若寒饮化热，胸闷气喘，喉间痰声辘辘，烦躁不安者，与麻黄、石膏、杏仁等同用，如厚朴麻黄汤。若宿有喘病，因外感风寒而发者，可与桂枝、杏仁等同用，如桂枝和厚朴杏子汤。

（4）梅核气。可取本品燥湿消痰、下气宽中之效，配伍半夏、茯苓、苏叶等药，如半夏厚朴汤。

【鉴别用药】苍术与厚朴二药均可燥湿，常用于湿阻中焦证。苍术为燥湿健脾要药，并可祛风湿、散表邪和明目，可治风湿痹证、风寒表证以及夜盲等。厚朴苦降下气，消积除胀满，又下气消痰平喘，可治食积气滞、痰饮咳喘等证。

【配伍意义】厚朴配枳实：枳实味苦而微寒，功能破气除痞；厚朴苦温，以下气为专，行气降逆、消胀除满为要。枳实有泻痰之力，厚朴有消痰之功，两药配伍，一寒一温，枳实消痞，厚朴除满，相行益彰。适用于食积胀满、大便秘结等症。

5. 砂仁

【功效】化湿开胃，温脾止泻，理气安胎。

【主治病证】湿阻中焦及脾胃气滞证；脾胃虚寒吐泻；气滞妊娠恶阻及胎动不安。

【用法用量】煎服，3～6g。入汤剂宜后下。

【鉴别用药】砂仁与木香均可行脾胃之气，用于脾胃气滞，脘腹胀痛。砂仁又有化湿温中之功，善治湿浊中阻，中焦寒湿气滞，温中而止呕、止泻，治脾胃虚寒之吐泻；尚能理气安胎，用于妊娠恶阻、胎动不安。木香功偏行气止痛，为治气滞腹痛之要药；又善通行大肠气滞而除后重，用于大肠气滞、里急后重；另可疏利肝胆，用于胁肋疼痛、黄疸。

【配伍意义】砂仁配木香：砂仁辛香温散，化湿行气，温中止呕止泻；木香辛行苦泄温通，行气止痛，健胃消食。两药配伍，加强行气止痛之功，用治气滞脘腹胀痛、消化不良、泄泻腹痛等。

6. 豆蔻

【功效】化湿行气，温中止呕，开胃消食。

【主治病证】湿阻中焦及脾胃气滞证；呕吐。

【用法用量】煎服，3~6g。入汤剂宜后下。

【鉴别用药】砂仁与豆蔻二药均能化湿行气，温中止呕，常用治湿阻中焦及脾胃气滞证。但豆蔻化湿行气之力偏于中上焦而善止呕，故临床可用于湿温痞闷。砂仁香窜气浓，化湿行气力略胜，长于治中、下二焦的寒湿气滞之证，并有行气安胎作用。

7. 草果

【功效】燥湿温中，除痰截疟。

第十一单元　利水渗湿药

细目一　概　述

◎ **要点一　利水渗湿药的性能特点、功效、主治病证**

本类药味多甘淡，主归膀胱、小肠经，具有利水消肿、利尿通淋、利湿退黄之功，主要用于小便不利、水肿、泄泻、痰饮、淋证、黄疸、湿疮、带下、湿温等水湿所致的各种病证。

◎ **要点二　利水渗湿药的配伍方法**

须视不同病证配伍有关药物。如水肿骤起有表证者，配宣肺解表药；水肿日久，脾肾阳虚者，配温补脾肾药；湿热合邪者，配清热药；寒湿相并者，配温里祛寒药；热伤血络而尿血者，配凉血止血药等；至于泄泻、痰饮、湿温、黄疸等，则常与健脾、芳香化湿或清热燥湿等药物配伍。此外，气行则水行，气滞则水停，故利水渗湿药常与行气药配伍，可提高疗效。

◎ **要点三　利水渗湿药的使用注意事项**

本类药物渗利，易耗伤津液，对阴虚津少、肾虚遗精遗尿者，宜慎用或忌用。有些药物有较强的通利作用，孕妇应慎用。

细目二　利水消肿药

◎ **要点**

1. 茯苓

【性能】甘、淡，平。归心、肺、脾、肾经。

【功效】利水渗湿，健脾，宁心。

【应用】

（1）水肿，小便不利。本品味甘而淡，甘则能补，淡则能渗，药性平和，既可祛邪，又可扶正，利水而不伤正气，为利水消肿之要药。可用治寒热虚实各种水肿。治疗水湿内停所致之水肿、小便不利，常与泽泻、猪苓、白术等同用，如五苓散；治脾肾阳虚水肿，可与附子、生姜同用，如真武汤；用于水热互结，阴虚小便不利水肿，与滑石、阿胶、泽泻合用，如猪苓汤。

（2）痰饮。本品善渗泄水湿，使湿无所聚，痰无由生，可治痰饮之目眩心悸，配以桂枝、白术、甘草同用，如苓桂术甘汤；若饮停于胃而呕吐者，多和半夏、生姜合用，如小半夏加茯苓汤。

（3）脾虚泄泻。本品能健脾渗湿而止泻，尤宜于脾虚湿盛泄泻，可与山药、白术、薏苡仁同用，如参苓白术散；茯苓味甘，善入脾经，能健脾补中，常配以人参、白术、甘草，治疗脾胃虚弱，倦怠乏力，食少便溏，如四君子汤。

（4）心悸，失眠。本品益心脾而宁心安神。常用治心脾两虚，气血不足之心悸，失眠、健忘，多与黄芪、当归、远志同用，如归脾汤；若心气虚，不能藏神，惊恐而不安卧者，常与人参、龙齿、远志同用，如安神定志丸。

2. 薏苡仁

【性能】甘、淡，凉。归脾、胃、肺经。

【功效】利水渗湿，健脾止泻，除痹，排脓。

【应用】

（1）水肿，小便不利，脚气浮肿。本品淡渗甘补，既利水消肿，又健脾补中。常用于脾虚湿胜之水肿腹胀，小便不利，多与茯苓、白术、黄芪等药同用；治水肿喘急，与郁李仁汁煮饭服食；治脚气浮肿可与防己、木瓜、槟榔同用。

（2）脾虚泄泻。本品能渗利脾湿，健脾止泻，尤宜治脾虚湿盛之泄泻，常与人参、茯苓、白术等合用，如参苓白术散。

（3）湿痹拘挛。薏苡仁渗湿除痹，能舒筋脉，缓和拘挛。常用治湿痹而筋脉挛急疼痛者，与独活、防风、苍术同用，如薏苡仁汤；若治风湿久痹，筋脉挛急，用薏苡仁煮粥服，如薏苡仁粥；本品药性偏凉，能清热而利湿，可治湿温初起或暑湿邪在气分，头痛恶寒，胸闷身重者，配杏仁、白豆蔻、滑石等，如三仁汤。

（4）肺痈，肠痈。本品清肺肠之热，排脓消痈。治疗肺痈胸痛，咳吐脓痰，常与苇茎、冬瓜仁、桃仁等同用，如苇茎汤；治肠痈，可与附子、败酱草、牡丹皮合用，如薏苡附子败酱散。

【用法】煎服。清利湿热宜生用，健脾止泻宜炒用。

【鉴别用药】茯苓与薏苡仁功效相似，均能利水消肿，渗湿健脾，用治水湿内停诸证以及脾虚证。但薏苡仁性偏寒凉，善清湿热，并能除痹、消肿排脓，还可用治风湿痹证，以及肺痈、肠痈等证。茯苓性平，利水不伤正气，为治各种水湿、痰饮要药；补益心脾，宁心安神，治心悸失眠、心神不安证。

3. 猪苓

【功效】利水渗湿。

【主治病证】水肿，小便不利，泄泻。

【鉴别用药】茯苓与猪苓二药均能利水消肿，渗湿，常用于水肿、小便不利等证。然猪苓利水作用较强，无补益之功。而茯苓能健脾补中、养心安神，可治脾虚诸证和心神不安证。

4. 泽泻

【性能】甘，寒。归肾、膀胱经。

【功效】利水渗湿，泄热。

【应用】

（1）水肿，小便不利，泄泻。本品淡渗，其利水作用较强，治疗水湿停蓄之水肿，小便不利，常和茯苓、猪苓、桂枝配用，如五苓散；泽泻能利小便而实大便，治脾胃伤冷，水谷不分，泄泻不止，与厚朴、苍术、陈皮配用，如胃苓汤；本品泻水湿，行痰饮，常治痰饮停聚、清阳不升之头目昏眩，配白术同用，如泽泻汤。

（2）淋证，遗精。本品性寒，既能清膀胱之热，又能泄肾经之虚火，下焦湿热者尤为适宜。故用治湿热淋证，常与木通、车前子等药同用；对肾阴不足、相火偏亢之遗精、潮热，则与熟地黄、山茱萸、牡丹皮同用，如六味地黄丸。

5. 香加皮

【功效】利水消肿，祛风湿，强筋骨。

【使用注意】本品有毒，服用不宜过量。

6. 冬瓜皮

【功效】利水消肿，清热解暑。

细目三　利尿通淋药

◎ 要点

1. 车前子

【性能】甘，寒。归肝、肾、肺、小肠经。

【功效】清热利尿通淋，渗湿止泻，明目，祛痰。

【应用】

（1）淋证，水肿。本品甘寒而利，善通利水道，清膀胱热结。治疗湿热下注于膀胱而致小便淋沥涩痛者，常与木通、滑石、瞿麦等清热利湿药同用，如八正散；对水湿停滞水肿，小便不利，可与猪苓、茯苓、泽泻同用；若病久肾虚，腰重脚肿，可与牛膝、山茱萸、肉桂等同用，如济生肾气丸。

（2）泄泻。本品能利水湿，分清浊而止泻，即利小便以实大便。尤宜于小便不利之水泻，可单用本品研末，米饮送服；若脾虚湿胜泄泻，可配白术同用；若暑湿泄泻，可与香薷、茯苓、猪苓等同用，如车前子散。

（3）目赤肿痛，目暗昏花。车前子善清肝热而明目，故治目赤涩痛，多与菊花、决明子等同用；若肝肾阴亏，两目昏花，则配熟地黄、菟丝子等养肝明目药，如驻景丸。

（4）痰热咳嗽。本品入肺经，能清肺化痰止咳。治肺热咳嗽痰多，多与瓜蒌、浙贝母、枇杷叶等清肺化痰药同用。

【用法】煎服。宜布包。

【使用注意】肾虚滑精无湿热者忌用。

2. 滑石

【功效】利尿通淋，清热解暑；外用祛湿敛疮。

【主治病证】热淋，石淋，尿热涩痛；暑湿，湿温；湿疮，湿疹，痱子。

【用法】宜先煎。外用适量。

【使用注意】脾虚、热病津伤者及孕妇慎用。

【鉴别用药】车前子与滑石均具有利尿通淋作用，用治湿热下注膀胱之小便淋沥涩痛。而车前子还可渗湿止泻，明目，祛痰，用于暑湿泄泻，目赤肿痛，目暗昏花，翳障。滑石还可清热解暑，祛湿敛疮，用于暑湿，湿温，湿疮，湿疹，痱子。

【配伍意义】滑石配生甘草：滑石甘寒淡，长于清热而利小便；甘草甘平，长于清热而补中。二药配伍，有清热、利水、生津之功效，既有清利之功又不伤阴。用于治疗暑邪夹湿之身热烦渴、小便不利、呕吐泄泻，以及膀胱湿热之小便短赤、淋漓不爽、滞涩疼痛、砂淋等。

3. 通草

【功效】清热利尿，通气下乳。

4. 瞿麦

【功效】利尿通淋，活血通经。

5. 地肤子

【功效】清热利湿，祛风止痒。

6. 海金沙

【功效】清热利湿，通淋止痛。

【用法】煎服。宜包煎。

7. 石韦

【功效】利尿通淋，清肺止咳，凉血止血。

【主治病证】淋证，肺热咳嗽，血热出血。

8. 萆薢

【功效】利湿去浊，祛风除痹。

9. 萹蓄

【功效】利尿通淋，杀虫止痒。

10. 木通

【功效】利尿通淋，清心除烦，通经下乳。

【主治病证】热淋涩痛，水肿；口舌生疮，心烦尿赤；经闭乳少；湿热痹证。

细目四　利湿退黄药

◎ 要点

1. 茵陈

【性能】苦、辛，微寒。归脾、胃、肝、胆经。

【功效】清利湿热，利胆退黄。

【应用】

（1）黄疸。本品苦泄下降，性寒清热，善清利脾胃肝胆湿热，使之从小便而出，为治黄疸之要药。若身目发黄，小便短赤之阳黄证，常与栀子、大黄同用，如茵陈蒿汤；若黄疸湿重于热者，可与茯苓、猪苓同用，如茵陈五苓散；若脾胃寒湿郁滞，阳气不得宣运之阴黄，多与附子、干姜等配用，如茵陈四逆汤。

（2）暑湿，湿温。本品苦寒中禀清香芳化之性，既能导湿热从小便而出，又能芳化湿浊之邪出表，善治湿热并重之湿温、暑湿，常与滑石、黄芩等同用，如甘露消毒丹。

（3）湿疮瘙痒。本品苦微寒，有解毒疗疮之功，故可用于湿热内蕴之风瘙瘾疹，湿疮瘙痒，可单味煎汤外洗，也可与黄柏、苦参、地肤子等同用。

【配伍意义】茵陈配大黄、栀子：茵陈功专清热利湿、利胆退黄，为治黄疸之要药；大黄泄热逐瘀、通利大便，导瘀热由大便而下；栀子功善清利肝胆湿热。三药配用，利湿泄热，使二便通利，前后分消，湿热得行，瘀热得下，则黄疸自退。适用于湿热黄疸。

2. 金钱草

【性能】甘、咸，微寒。归肝、胆、肾、膀胱经。

【功效】利湿退黄，利尿通淋，解毒消肿。

【应用】

（1）湿热黄疸。本品清肝胆之火，又能除下焦湿热；有清热利湿退黄之效。治湿热黄疸，常与茵陈蒿、栀子、虎杖等同用。

（2）石淋、热淋。金钱草利尿通淋，善消结石，尤宜于治疗石淋，可单用大剂量金钱草煎汤代茶饮，或与海金沙、鸡内金、滑石等同用；治热淋，常与车前子、萹蓄等同用；本品还能清肝胆湿热，消胆石，配伍茵陈、大黄、郁金等同用，治疗肝胆结石，如利胆排石片。

（3）痈肿疔疮、毒蛇咬伤。本品有解毒消肿之效，可用治恶疮肿毒，毒蛇咬伤等证。可用鲜品捣汁内服或捣烂外敷，或配蒲公英、野菊花等同用。

3. 虎杖

【功效】利湿退黄，清热解毒，散瘀止痛，化痰止咳。

【主治病证】湿热黄疸，淋浊，带下；水火烫伤，痈肿疮毒，毒蛇咬伤；经闭，癥瘕，跌打损伤；肺热咳嗽。此外，还有泻热通便的作用，可用于热结便秘。

【鉴别用药】大黄与虎杖均具有活血散瘀、清热解毒、利胆退黄、泻下通便的功效，治疗瘀血诸证、痈肿疮毒、水火烫伤、湿热黄疸、淋证、热结便秘等。然大黄泻下攻积力强，又可清热凉血，用于积滞便秘，血热吐衄，目赤咽肿，湿热痢疾。而虎杖还能清肺化痰止咳，用于肺热咳嗽。

第十二单元　温里药

细目一　概　述

◎ 要点一　温里药的性能特点、功效、主治病证

本类药物均味辛性温热，具有温里祛寒、温经止痛作用，故可治疗里寒证，尤以里寒实证为主。个别药还能助阳、回阳，用治虚寒证、亡阳证。

◎ 要点二　温里药的配伍方法

应根据不同的证候作适当的配伍。外寒已入里，表寒未解者，宜与辛温解表药同用；寒凝经脉，气滞血瘀者，宜配行气活血药；寒湿内阻者，宜配芳香化湿或温燥祛湿药；脾肾阳虚者，宜配温补脾肾药；亡阳气脱者，宜与大补元气药同用。

◎ 要点三　温里药的使用注意事项

本类药物性多辛热燥烈，易耗阴助火，故天

气炎热时当减少用量；实热证、阴虚火旺、津血亏虚者宜忌用；孕妇慎用。

细目二 具体药物

◎ 要点

1. 附子

【性能】辛、甘，大热。有毒。归心、肾、脾经。

【功效】回阳救逆，补火助阳，散寒止痛。

【应用】

（1）亡阳证。本品能上助心阳、中温脾阳、下补肾阳，为"回阳救逆第一品药"。常与干姜、甘草同用，治吐利汗出，发热恶寒，四肢拘急，手足厥冷，或大汗、大吐、大泻所致亡阳证，如四逆汤；本品能回阳救逆，人参能大补元气，二者同用，可治亡阳兼气脱者，如参附汤；若寒邪入里，直中三阴而见四肢厥冷，恶寒倦卧，吐泻腹痛，脉沉迟无力或无脉者，可与干姜、肉桂、人参同用，如回阳急救汤。

（2）阳虚内寒证。本品辛甘温煦，有峻补元阳、益火消阴之效，凡肾、脾、心诸脏阳气衰弱者均可应用。配肉桂、山茱萸、熟地黄等，可治肾阳不足、命门火衰所致阳痿滑精、宫寒不孕、腰膝冷痛、夜尿频多者，如右归丸；配党参、白术、干姜等，可治脾肾阳虚、寒湿内盛所致脘腹冷痛、大便溏泻等，如附子理中汤；与茯苓、白术等同用，可治脾肾阳虚、水气内停所致小便不利、肢体浮肿者，如真武汤；若治心阳衰弱，心悸气短、胸痹心痛者，可与人参、桂枝等同用；治阳虚兼外感风寒者，常与麻黄、细辛同用，如麻黄附子细辛汤。

（3）寒湿痹证。本品气雄性悍，走而不守，能温经通络，逐经络中风寒湿邪，故有较强的散寒止痛作用。凡风寒湿痹周身骨节疼痛者均可用之，尤善治寒痹痛剧者，常与桂枝、白术、甘草同用，如甘草附子汤。

【用法用量】煎服，3～15g，本品有毒，宜先煎 0.5～1 小时，至口尝无麻辣感为度。

【使用注意】孕妇及阴虚阳亢者忌用。反半夏、瓜蒌、贝母、白蔹、白及。生品外用，内服须炮制。若内服过量，或炮制、煎煮方法不当，可引起中毒。

【鉴别用药】附子与川乌均辛热有毒，有散寒止痛之功，可用于寒痹疼痛、心腹冷痛、寒疝疼痛等。附子为乌头的子根，入心、脾、肾经，上助心阳，中温脾阳，下补肾阳，为回阳救逆要药，又可补火助阳，用于肾、脾、心诸脏阳气衰弱证。川乌为乌头的母根，辛热燥烈，药性雄悍，既可散在表之风邪，又可逐在里之寒湿，温通经络而止痛，为治疗寒湿痹证日久、关节疼痛不可屈伸、中风手足不仁之要药。

【配伍意义】附子配干姜：附子辛甘大热，纯阳燥烈，峻补元阳，为回阳救逆之要药；干姜辛热，温阳守中，回阳通脉，助附子回阳，故前人有"附子无干姜不热"之说。用于治疗心肾阳虚，阴寒内盛所致之亡阳厥逆、脉微欲绝。

2. 干姜

【性能】辛，热。归脾、胃、肾、心、肺经。

【功效】温中散寒，回阳通脉，温肺化饮。

【应用】

（1）脾胃寒证，腹痛，呕吐，泄泻。本品辛热燥烈，主入脾胃而长于温中散寒、健运脾阳，为温暖中焦之主药。多与党参、白术等同用，治脾胃虚寒，脘腹冷痛等，如理中丸；单用本品研末服，治寒邪直中脏腑所致腹痛；常配高良姜，治胃寒呕吐，如二姜丸；可与黄芩、黄连、人参等同用，治上热下寒，寒热格拒，食入即吐者，如干姜黄芩黄连人参汤；治中寒水泻，可单用为末服，亦可与党参、白术、甘草等同用。

（2）亡阳证。本品辛热，入心、脾、肾经，有温阳守中、回阳通脉的功效。用治心肾阳虚，阴寒内盛所致亡阳厥逆，脉微欲绝者，每与附子相须为用，如四逆汤。

（3）寒饮喘咳。本品辛热，入肺经，善能温肺散寒化饮。常与细辛、五味子、麻黄等同用，治寒饮喘咳、形寒背冷、痰多清稀之证，如小青龙汤。

【鉴别用药】 附子与干姜，二药均能温中散寒、回阳救逆，常用于亡阳证，四肢厥逆，脉微欲绝，脾胃有寒脘腹冷痛泄泻。然附子为"回阳救逆第一品药"，并能补火助阳，散寒止痛，可用于各种阳虚证以及风寒湿痹证；干姜回阳救逆之功不及附子，长于温中散寒，常用于中焦寒证；又有温肺化饮之功，用于寒饮停肺证。

生姜与干姜，二药均能温中散寒，温肺止咳，同治胃寒呕吐、冷痛及肺寒咳喘。但干姜温里散寒力强，偏于温肺散寒而化饮；生姜长于温胃止呕，尤善治胃寒呕吐。干姜又能回阳通脉，又可治亡阳证；生姜又能发汗解表，又可治风寒表证。

3. 肉桂

【性能】 辛、甘，大热。归肾、脾、心、肝经。

【功效】 补火助阳，散寒止痛，温通经脉，引火归原。

【应用】

（1）肾阳虚证。本品辛甘大热，能补火助阳，益阳消阴，作用温和持久，为治命门火衰之要药。常配附子、熟地黄、山茱萸等，用治肾阳不足、命门火衰的阳痿宫冷、腰膝冷痛、夜尿频多、滑精遗尿等，如肾气丸、右归饮。

（2）脘腹冷痛，寒疝腹痛。本品甘热助阳以补虚，辛热散寒以止痛，善去痼冷沉寒。治寒邪内侵或脾胃虚寒的脘腹冷痛，可单用研末，酒煎服；或与干姜、高良姜、荜茇等同用，如大已寒丸；治寒疝腹痛，多与吴茱萸、小茴香等同用。

（3）寒痹腰痛，胸痹，阴疽，闭经，痛经。本品辛散温通，能行气血、运经脉、散寒止痛。常与独活、桑寄生、杜仲等同用，治风寒湿痹，尤以治寒痹腰痛为主，如独活寄生汤；与附子、干姜、川椒等同用，可治胸阳不振、寒邪内侵的胸痹心痛，如桂附丸；与鹿角胶、炮姜、麻黄等同用，可治阳虚寒凝、血滞痰阻的阴疽、流注等，如阳和汤；若与当归、川芎、小茴香等同

用，可治冲任虚寒、寒凝血滞的闭经、痛经等证，如少腹逐瘀汤。

（4）虚阳上浮。本品大热入肝肾，能使因下元虚衰所致上浮之虚阳回归故里，故曰引火归原。用治元阳亏虚、虚阳上浮的面赤、虚喘、汗出、心悸、失眠、脉微弱者，常与山茱萸、五味子、人参等同用。

此外，久病体虚气血不足者。在补益气血方中加入少量本品，可鼓舞气血生长。

【用法用量】 煎服，1~5g，宜后下或焗服；研末冲服，每次1~2g。

【使用注意】 阴虚火旺，里有实热，血热妄行出血及孕妇忌用。畏赤石脂。

【鉴别用药】 附子与肉桂二药均能补火助阳，散寒止痛，常用治里寒实证、虚寒证以及寒湿痹痛。但附子能回阳救逆，并长于温补脾肾；肉桂长于温补命门，还能引火归原，温通经脉，并能鼓舞气血生长，以治阴疽与虚寒性溃疡等。

【配伍意义】 肉桂配附子：肉桂能走能守，偏暖下焦而温肾阳，使相火归原以摄无根之火；附子辛热燥烈，走而不守，为通行十二经的纯阳之品，彻内彻外，能升能降，回阳救逆。二药相合，能温肾助阳、引火归原。用以治疗肾阳不足，命门火衰之阳痿宫冷、腰膝冷痛、夜尿频多等。

4. 吴茱萸

【性能】 辛、苦，热。有小毒。归肝、脾、胃、肾经。

【功效】 散寒止痛，降逆止呕，助阳止泻。

【应用】

（1）寒凝疼痛。本品辛散苦泄，性热祛寒，主入肝经，既散肝经之寒邪，又疏肝气之郁滞，为治寒滞肝经诸痛之主药。每与生姜、人参等同用，治厥阴头痛，干呕吐涎沫，苔白脉迟等，如吴茱萸汤；常与小茴香、川楝子、木香等配伍，治寒疝腹痛，如导气汤；与桂枝、当归、川芎等同用，可治冲任虚寒、瘀血阻滞之痛经，如温经汤；与木瓜、苏叶、槟榔等配伍，治寒湿脚气肿

痛，或上冲入腹，如鸡鸣散。

（2）呕吐吞酸。本品辛散苦泄，性热祛寒，善能散寒止痛，还能疏肝解郁，降逆止呕，兼能制酸止痛。常与干姜、甘草同用，治霍乱心腹痛，呕吐不止，如吴茱萸汤；与半夏、生姜等同用，可治外寒内侵、胃失和降之呕吐；配伍黄连，可治肝郁化火、肝胃不和的胁痛口苦，呕吐吞酸，如左金丸。

（3）虚寒泄泻。本品性味辛热，能温脾益肾，助阳止泻，为治脾肾阳虚、五更泄泻之常用药，多与补骨脂、肉豆蔻、五味子同用，如四神丸。

【用法用量】煎服，2~5g。外用适量。

【使用注意】本品辛热，有小毒，故不宜多服、久服。阴虚有热者忌用。孕妇慎用。

【配伍意义】吴茱萸配黄连：吴茱萸辛热，能疏肝解郁、降逆止呕，兼能制酸止痛；黄连清泻肝火、胃热，使肝火得清、胃火得降。两药合用，共收清泻肝火、降逆止呕之效。可用于治疗肝郁化火，肝胃不和所致之胁痛口苦、呕吐吞酸等。

5. 小茴香

【功效】散寒止痛，理气和胃。

【主治病证】寒疝腹痛，睾丸偏坠疼痛，少腹冷痛，痛经；中焦虚寒气滞证。

6. 丁香

【功效】温中降逆，散寒止痛，温肾助阳。

【主治病证】胃寒呕吐、呃逆；脘腹冷痛；阳痿，宫冷。

【使用注意】热证及阴虚内热者忌用。畏郁金。

7. 高良姜

【功效】温中止呕，散寒止痛。

8. 花椒

【功效】温中止痛，杀虫止痒。

【主治病证】中寒腹痛，寒湿吐泻；虫积腹痛，湿疹，阴痒。

【用法用量】煎服，3~6g。外用适量，煎汤熏洗。

第十三单元　理气药

细目一　概　述

◎ 要点一　理气药的性能特点、功效、主治病证

本类药性味多辛苦温而芳香，主归脾、胃、肝、肺经，具有理气健脾、疏肝解郁、理气宽胸、行气止痛、破气散结等作用。临床主治脾胃气滞所致的脘腹胀痛、嗳气吞酸、恶心呕吐、大便失常，或肝气郁结所致的胁肋胀痛、疝气疼痛、乳房胀痛、月经不调，以及肺气壅滞之胸闷胸痛、咳嗽气喘等。

◎ 要点二　理气药的配伍方法

脾胃气滞由饮食积滞引起的，配消导药；湿热阻滞者，配清热除湿药；由脾胃气虚者，配补中益气药；寒湿困脾者，配苦温燥湿药；肝气郁滞，由肝血不足引起者，配养血柔肝药；由肝经受寒引起者，配伍暖肝散寒药；由瘀血阻滞引起者，配伍活血化瘀药；肺气壅滞因外邪客肺者，配伍宣肺解表药；因痰饮阻肺者，配伍祛痰化饮药。

◎ 要点三　理气药的使用注意事项

本类药物性多辛温香燥，易耗气伤阴，故气阴不足者忌用。

细目二　具体药物

◎ 要点

1. 陈皮

【性能】苦、辛，温。归脾、肺经。

【功效】理气健脾，燥湿化痰。

【应用】

（1）脾胃气滞证。本品辛行温通，有行气止痛、健脾和中之功，因其苦温而燥，故寒湿中阻之气滞最宜。治疗中焦寒湿脾胃气滞，脘腹胀痛、恶心呕吐、泄泻等，常与苍术、厚朴等同用，如平胃散；若食积气滞，脘腹胀痛，可配山楂、神曲等同用，如保和丸；若外感风寒、内伤湿滞之腹痛、呕吐、泄泻，可配藿香、紫苏叶等同用，如藿香正气散；若脾虚气滞，腹痛喜按、不思饮食、食后腹胀、便溏舌淡者，可与党参、白术、茯苓等同用，如异功散；若脾胃气滞较甚，脘腹胀痛较剧者，每与木香、枳实等同用，以增强行气止痛之功。

（2）呕吐、呃逆。本品辛香行气，善疏理气机，调畅中焦而使之升降有序。治疗呕吐、呃逆，常与生姜、竹茹、大枣同用，如橘皮竹茹汤；若脾胃寒冷，呕吐不止，又多配生姜、甘草同用，如姜橘汤。

（3）湿痰、寒痰咳喘。本品既能燥湿化痰，又能温化寒痰，且辛行苦泄而能宣畅肺气，为治痰湿咳喘之要药。治湿痰咳嗽，多与半夏、茯苓等同用，如二陈汤；若治寒痰咳喘，多与干姜、细辛、五味子等同用；若脾虚失运而致痰湿犯肺者，可配党参、白术同用，如六君子汤。

（4）胸痹。本品辛行温通、入肺走胸，而能行气化痰，通痹止痛。治疗胸痹胸中气塞短气，可配伍枳实、生姜，如橘皮枳实生姜汤。

【配伍意义】陈皮配半夏：陈皮辛苦性燥，既可理气行滞，又可燥湿化痰；半夏辛温性燥，善燥湿化痰，且能降逆和胃。两药合用，行气化痰燥湿作用增强，适用于咳嗽痰多、色白易咳、

胸膈痞闷、肢体困重之湿痰证。

2. 青皮

【功效】疏肝破气，消积化滞。

【主治病证】肝郁气滞证；食积气滞，脘腹胀痛；癥瘕积聚，久疟痞块。

【鉴别用药】陈皮与青皮二药均能行气消滞，用于食积气滞，脘腹胀痛。但陈皮性较平和，归脾肺经，主理脾肺气滞，并能燥湿化痰，主要治疗脾胃气滞之脘腹胀满及湿痰、寒痰壅肺之咳嗽、胸闷等证；青皮性较峻烈，主归肝、胆、胃经，善于疏肝破气，常用于肝气郁结、食积气滞及癥瘕积聚等证。

3. 枳实

【性能】苦、辛、酸，微寒。归脾、胃经。

【功效】破气消积，化痰散痞。

【应用】

（1）胃肠积滞，湿热泻痢。本品辛行苦降，善破气除痞、消积导滞。治饮食积滞，脘腹痞满胀痛，常与山楂、麦芽、神曲等同用，如曲麦枳术丸；治脾胃虚弱，脘腹痞满胀闷，与白术配伍以健脾行气消痞，如枳术丸；若胃肠积滞，热结便秘，腹满胀痛，则与大黄、芒硝、厚朴等同用，如大承气汤；治湿热泻痢、里急后重，多与黄芩、黄连同用，如枳实导滞丸。

（2）胸痹，结胸。本品能行气化痰以消痞，破气除满而止痛。治胸阳不振、痰阻胸痹之胸中满闷、疼痛，多与薤白、桂枝、瓜蒌等同用，如枳实薤白桂枝汤；治痰热结胸，可与黄连、瓜蒌、半夏同用，如小陷胸加枳实汤；治心下痞满，食欲不振，可与半夏曲、厚朴等同用，如枳实消痞丸。

（3）气滞胸胁疼痛。本品善破气行滞而止痛，治疗气血阻滞之胸胁疼痛，可与川芎配伍，如枳芎散；若属寒凝气滞，可配桂枝，如桂枳散。

此外，本品尚可治脏器下垂病症。

【使用注意】孕妇慎用。

【配伍意义】枳实配白术：枳实苦辛降泄，破气消积，化痰散痞；白术甘苦补升，补气健

脾，燥湿利水，皆主入脾胃。两药合用，消补兼施，既补气健脾，又行气消积祛湿。适用于脾虚气滞，夹积夹湿，饮食停聚，脘腹痞胀，大便不爽。

4. 木香

【性能】辛、苦，温。归脾、胃、大肠、胆、三焦经。

【功效】行气止痛，健脾消食。

【应用】

（1）脾胃气滞证。本品辛行苦泄温通，芳香气烈而味厚，善通行脾胃之滞气，既为行气止痛之要药，又为健脾消食之佳品。治脾胃气滞，脘腹胀痛，可单用本品或配砂仁、藿香等同用，如木香调气散；若脾虚气滞，脘腹胀满、食少便溏，可与党参、白术、陈皮等同用，如香砂六君子汤、健脾丸；若脾虚食少，兼食积气滞，可配砂仁、枳实、白术等同用，如香砂枳术丸。

（2）泻痢里急后重。本品辛行苦降，善行大肠之滞气，为治湿热泻痢里急后重之要药。常与黄连配伍，如香连丸；若治饮食积滞之脘腹胀满、大便秘结或泻而不爽，可与槟榔、青皮、大黄等同用，如木香槟榔丸。

（3）腹痛胁痛，黄疸。本品气香醒脾，味辛能行，味苦主泄，走三焦和胆经，故既能行气健脾又能疏肝利胆。用治脾失运化、肝失疏泄而致湿热郁蒸、气机阻滞之脘腹胀痛、胁痛、黄疸，可与郁金、大黄、茵陈等配伍。

此外，本品醒脾开胃，在补益药中用之，可减轻补益药的腻胃和滞气之弊。

【用法】煎服。生用行气力强，煨用行气力缓而实肠止泻，用于泄泻腹痛。

5. 沉香

【功效】行气止痛，温中止呕，纳气平喘。

【主治病证】寒凝气滞，胸腹胀痛；胃寒呕吐；虚喘证。

【用法】煎服，后下。

6. 川楝子

【功效】疏肝泄热，行气止痛，杀虫。

【主治病证】肝郁化火诸痛证；虫积腹痛；头癣、秃疮。

【使用注意】本品有毒，不宜过量或持续服用，以免中毒。又因苦寒，脾胃虚寒者慎用。

7. 乌药

【功效】行气止痛，温肾散寒。

【主治病证】寒凝气滞胸腹诸痛证，尿频遗尿。

8. 荔枝核

【功效】行气散结，祛寒止痛。

9. 香附

【性能】辛、微苦、微甘，平。归肝、脾、三焦经。

【功效】疏肝解郁，理气宽中，调经止痛。

【应用】

（1）肝郁气滞痛证。本品主入肝经气分，芳香辛行，善散肝气之郁结，味苦疏泄以平肝气之横逆，故为疏肝解郁、行气止痛之要药。治肝气郁结之胁肋胀痛，多与柴胡、川芎、枳壳等同用，如柴胡疏肝散；用治寒凝气滞、肝气犯胃之胃脘疼痛，可配高良姜用，如良附丸；若治寒疝腹痛，多与小茴香、乌药、吴茱萸等同用；治气、血、痰、火、湿、食六郁所致胸膈痞满、脘腹胀痛、呕吐吞酸、饮食不化等，可配川芎、苍术、栀子等同用，如越鞠丸。

（2）月经不调，痛经，乳房胀痛。本品辛行苦泄，善于疏理肝气，调经止痛，为妇科调经之要药。治月经不调、痛经，可单用，或与柴胡、川芎、当归等同用，如香附归芎汤；若治乳房胀痛，多与柴胡、青皮、瓜蒌皮等同用。

（3）气滞腹痛。本品味辛能行而长于止痛，除善疏肝解郁之外，还能入脾经，而有宽中、消食下气等作用，故临床上也常用于脾胃气滞证。治疗脘腹胀痛、胸膈噎塞、噫气吞酸、纳呆，可配砂仁、甘草同用，如快气汤，或上方再加乌药、苏叶同用，如缩砂香附汤。

【鉴别用药】木香、香附与乌药均能行气止痛，可治气滞腹痛。但木香善行脾胃、大肠气滞，兼消食健脾，可用于脾胃气滞之脘腹胀满、痢疾里急后重等证；香附药性平和，长于疏肝解郁，调经止痛，为调经之要药，多用于肝郁气滞胸胁胀痛、月经不调、痛经等证；乌药上入脾肺，下达肾与膀胱，长于散寒止痛，并能温肾，长于治寒凝气滞的胸胁脘腹诸痛、寒疝腹痛以及肾阳不足的小便频数与遗尿。

10. 佛手

【功效】疏肝理气，和胃止痛，燥湿化痰。

11. 薤白

【功效】通阳散结，行气导滞。

【主治病证】

（1）胸痹心痛，常与瓜蒌、半夏、枳实等配伍，如瓜蒌薤白白酒汤、瓜蒌薤白半夏汤。

（2）脘腹痞满胀痛，泻痢里急后重。

【使用注意】气虚无滞及胃弱纳呆者不宜用。

【配伍意义】薤白配瓜蒌：薤白辛散温通，通阳散结，行气止痛；瓜蒌甘寒滑润，清热化痰，宽胸散结，润燥滑肠。两药合用，通阳行气，上开胸痹，下行气滞，清肺化痰，散结止痛。适用于痰浊闭阻、胸阳不振之胸痹，为治胸痹常用药对。

12. 檀香

【功效】行气温中，开胃止痛。

【用法】煎服，宜后下。

13. 大腹皮

【功效】行气宽中，利水消肿。

第十四单元　消食药

细目一　概　述

◎ 要点　消食药的配伍方法

使用本类药物，应根据不同兼证及病情予以适当配伍。宿食内停，气机阻滞，配行气药；食积化热者，可配苦寒清热或泻下药；寒湿困脾或胃有湿浊，可配芳香化湿药；中焦虚寒者，可配温中健脾药；脾胃素虚，运化无力，食积内停者，可配健脾益气药，以标本兼顾，使消积而不伤正，不可单用消食药。

细目二　具体药物

◎ 要点

1. 山楂

【性能】酸、甘，微温。归脾、胃、肝经。

【功效】消食健胃，行气散瘀，化浊降脂。

【应用】

（1）肉食积滞。本品酸甘，微温不热，功善消食化积，能治各种饮食积滞，尤为消化油腻肉食积滞之要药。凡肉食积滞之脘腹胀满、嗳气吞酸、腹痛便溏者，均可应用。治食肉不消，可单味煎服，若配莱菔子、神曲等，可加强消食化积之功。治积滞脘腹胀痛，配木香、青皮以行气消滞，如匀气散。

（2）泻痢腹痛，疝气痛。山楂入肝经，能行气散结止痛，炒用兼能止泻止痢。治泻痢腹痛，可单用焦山楂水煎服，或用山楂炭研末服；亦可配木香、槟榔等同用。治疝气痛，常与橘核、荔枝核等同用。

（3）血瘀证。本品性温兼入肝经血分，能通行气血，有活血祛瘀止痛之功。治瘀滞胸胁痛，常与川芎、桃仁、红花等同用。若治疗产后瘀阻腹痛、恶露不尽或痛经、经闭，朱丹溪经验方即单用本品加糖水煎服；亦可与当归、香附、红花同用，如通瘀煎。

（4）高脂血症。本品能化浊降脂，现代单用生品或配伍丹参、葛根等，用治高脂血症、高血压、冠心病等。

【使用注意】脾胃虚弱而无积滞者或胃酸分泌过多者均慎用。

2. 神曲

【功效】消食和胃。

【主治病证】饮食积滞。丸剂中有金石药可加入本品以助消化吸收。

3. 麦芽

【性能】甘，平。归脾、胃、肝经。

【功效】行气消食，健脾开胃，回乳。

【应用】米面薯蓣食滞；断乳、乳房胀痛；肝气郁滞或肝胃不和之胁痛、脘腹痛。

【用法】煎服。消食健胃用生麦芽；回乳消胀用炒麦芽。

【使用注意】哺乳期妇女不宜使用。

4. 稻芽

【功效】消食和中，健脾开胃。

5. 莱菔子

【性能】辛、甘，平。归肺、脾、胃经。

【功效】消食除胀，降气化痰。

【应用】

（1）食积气滞。本品味辛行散，消食化积之中，尤善行气消胀。常与山楂、神曲、陈皮同用，治食积气滞所致的脘腹胀满或疼痛，嗳气吞酸，如保和丸；若再配白术，可攻补兼施，治疗食积气滞兼脾虚者，如大安丸。

（2）喘咳痰多，胸闷食少。本品既能消食化积，又能降气化痰，止咳平喘。尤宜治喘咳痰

壅，胸闷兼食积者，单用本品为末服，但多与芥子、苏子等同用，如三子养亲汤。

此外，古方中生用研服治涌吐风痰。

【使用注意】本品辛散耗气，故气虚及无食积、痰滞者慎用。不宜与人参同用。

【配伍意义】莱菔子配紫苏子、芥子：莱菔子性平，善消食除胀、降气化痰；紫苏子性温，善止咳平喘、降气化痰、润肠通便；芥子性温，善温肺化痰、利气散结。三药合用，既温肺化痰，降气止咳平喘，又消食除胀通便。适用于痰壅气逆食滞证、寒痰喘咳、食积便秘。

6. 鸡内金

【性能】甘，平。归脾、胃、小肠、膀胱经。

【功效】消食健胃，固精止遗，通淋化石。

【应用】

（1）饮食积滞，小儿疳积。本品消食化积作用较强，并可健运脾胃，故广泛用于米面薯蓣乳肉等各种食积证。病情较轻者，单味研末服即有效，治消化不良引起反胃吐食，独用本品。治疗食积较重者，配山楂、麦芽等，可增强消食导滞作用。治小儿脾虚疳积，与白术、山药、使君子等同用。

（2）肾虚遗精、遗尿。本品可固精缩尿止遗。以鸡内金单味炒焦研末，温酒送服治遗精；若以本品配菟丝子、桑螵蛸等，可治遗尿，如鸡肶胵散。

（3）砂石淋证，胆结石。本品入膀胱经，有化坚消石之功，治小便淋沥，痛不可忍。现常与金钱草等药同用，治砂石淋证或胆结石。

【用法】煎服；研末服。研末服效果比煎剂好。

第十五单元 驱虫药

细目一 概　述

◎ 要点一 驱虫药的配伍方法

应根据寄生虫的种类及病人体质强弱、证情缓急，选择适宜的驱虫药物，并视病人的不同进行相须用药及恰当配伍。兼有积滞者，可配伍消积导滞药物；脾胃虚弱者，又当配伍健脾和胃药；体质虚弱者，须先补后攻或攻补兼施。使用肠道驱虫药时，无论有无便秘，多与泻下药同用，以利虫体排出。

◎ 要点二 驱虫药的使用注意事项

本类药物对人体正气多有损伤，故要控制剂量，防止用量过大中毒或损伤正气；孕妇、年老体弱者，更当慎用；驱虫药一般应在空腹时服用，使药物充分作用于虫体而保证疗效。对发热或腹痛剧烈者，暂时不宜驱虫，待症状缓解后，再行施用驱虫药物。

细目二 具体药物

◎ 要点

1. 使君子

【功效】杀虫消积。

【主治病证】蛔虫病，蛲虫病；小儿疳积。

【用法用量】煎服，9～12g，捣碎；取仁炒香嚼服，6～9g。小儿每岁1～1.5粒，1日总量不超过20粒。空腹服用，每日1次，连用3日。

【使用注意】大量服用可引起呃逆、眩晕、呕吐、腹泻等反应；若与热茶同服，亦能引起呃逆、腹泻，故服用时忌饮茶。

2. 苦楝皮

【功效】杀虫，疗癣。

【主治病证】蛔虫病，蛲虫病，钩虫病；疥癣，湿疮。

【用法用量】煎服，3～6g；文火久煎。外用适量。

【使用注意】本品有毒，不宜过量或持久服用。孕妇及肝功能不全者慎服。

3. 槟榔

【性能】苦、辛，温。归胃、大肠经。

【功效】杀虫，消积，行气，利水，截疟。

【应用】

（1）肠道寄生虫病。本品驱虫谱广，对绦虫、蛔虫、蛲虫、钩虫、姜片虫等肠道寄生虫都有驱杀作用，并以泻下作用驱除虫体为其优点。用治绦虫症疗效最佳，可单用，亦可与木香同用，如圣功散，现代多与南瓜子同用，其杀绦虫疗效更佳；与使君子、苦楝皮同用，可治蛔虫病、蛲虫病；与乌梅、甘草配伍，可治姜片虫病。

（2）食积气滞，泻痢后重。本品辛散苦泄，入胃肠经，善行胃肠之气，消积导滞，兼能缓泻通便。常与木香、青皮、大黄等同用，治疗食积气滞、腹胀便秘等证，如木香槟榔丸；与木香、黄连、芍药等同用，可治湿热泻痢，如芍药汤。

（3）水肿，脚气肿痛。本品既能利水，又能行气，气行则助水运。常与商陆、泽泻、木通等同用，治疗水肿实证，二便不利，如疏凿饮子；与木瓜、吴茱萸、陈皮等配伍，用治寒湿脚气肿痛，如鸡鸣散。

（4）疟疾。本品截疟，常与常山、草果等同用，如截疟七宝饮。

【用法用量】煎服，3～10g。驱杀绦虫、姜片虫30～60g。生用力佳，炒用力缓；焦槟榔用治食滞不消，泻痢后重。

【使用注意】脾虚便溏或气虚下陷者忌用；

孕妇慎用。

4. 雷丸

【功效】杀虫消积。

【用法用量】入丸、散剂，15~21g。一般研

末服，1次5~7g，饭后温开水调服，1日3次，连服3天。

5. 榧子

【功效】杀虫消积，润肠通便，润肺止咳。

第十六单元　止血药

细目一　概　述

◎ **要点一　各类止血药的选择使用、配伍方法**

　　止血药有凉血止血、收敛止血、化瘀止血、温经止血等不同作用，本类药物适用于各种原因引起的内外出血证。止血药应用，应根据出血病因和具体证候选择适当的药物，并进行必要的配伍，以期标本兼顾。如血热妄行出血者，应选用凉血止血药，并配清热泻火、清热凉血药；阴虚火旺、阴虚阳亢出血者，宜配伍滋阴降火、滋阴潜阳药；瘀血内阻，血不循经出血者，应选择化瘀止血药，并配伍行气活血药；虚寒性出血者，应选用温经止血药或收敛止血药，并配伍益气健脾、温阳药；气虚引起的出血，应选择收敛止血药，并配伍补气药；出血过多，气随血脱者，则须急投大补元气之药以益气固脱。此外，据前贤"下血必升举，吐衄必降气"的用药经验，对于便血、崩漏等下部出血病证，应适当配伍升举之品；而对于衄血、吐血等上部出血病证，可适当配伍降气之品。

◎ **要点二　止血药的使用注意事项**

　　"止血不留瘀"，这是运用止血药必须始终注意的问题。而凉血止血药与收敛止血药，易凉遏敛邪，有止血留瘀之弊，故出血兼有瘀滞者不宜单独使用。若出血过多，气随血脱者，当急投大补元气之药，以挽救气脱危候。

细目二　凉血止血药

◎ **要点**

1. 小蓟

【性能】甘、苦，凉。归心、肝经。

【功效】凉血止血，散瘀解毒消痈。

【应用】

（1）血热出血。本品性属寒凉，善清血分之热而凉血止血，无论吐咯衄血，便血崩漏等出血由于血热妄行所致者皆可选用。治九窍出血，单用本品捣汁服；治金疮出血，以本品捣烂外涂；临证治疗多种出血证，常与大蓟、侧柏叶、白茅根等同用，如十灰散。因本品兼能利尿通淋，故尤善治尿血、血淋，可单味应用，也可配伍生地黄、滑石、栀子等，如小蓟饮子。

（2）热毒痈肿。本品能清热解毒，散瘀消肿，用治热毒疮疡初起肿痛之证。可单用鲜品捣烂敷患处，也可与乳香、没药同用，如神效方。

2. 大蓟

【功效】凉血止血，散瘀解毒消痈。

【主治病证】血热出血；热毒痈肿。

【鉴别用药】大蓟与小蓟二药均能凉血止血，散瘀解毒消痈，可用治血热出血以及热毒痈肿，常相须为用。但大蓟解毒散瘀消肿、凉血止血作用较强，多用于治疗吐血、咯血及崩漏；小蓟凉血止血、解毒散瘀消肿作用弱于大蓟，但兼能利尿，故治疗尿血、血淋为优。

3. 地榆

【性能】苦、酸、涩，微寒。归肝、大肠经。

【功效】凉血止血，解毒敛疮。

【应用】

（1）血热出血。本品味苦寒入血分，长于泄热而凉血止血；味兼酸涩，又能收敛止血，可用治多种血热出血之证。又因其性下降，故尤宜于下焦之下血。用治便血因于热甚者，常配伍生地黄、白芍、黄芩等，如约营煎；用治痔疮出血，血色鲜红者，常与槐角、防风、黄芩等配伍，如槐角丸；用治血热甚，崩漏量多色红，兼见口燥唇焦者，可与生地黄、黄芩、牡丹皮等同用，如治崩极验方。本品苦寒兼酸涩，功能清热解毒、凉血涩肠而止痢，对于血痢不止者亦有良效，常与甘草同用，如地榆汤。

（2）烫伤、湿疹、疮疡痈肿。本品苦寒能泻火解毒，味酸涩能敛疮，为治水火烫伤之要药，可单味研末麻油调敷，或配大黄粉，或配黄连、冰片研末调敷；用治湿疹及皮肤溃烂，可以本品浓煎外洗，或用纱布浸药外敷，亦可配煅石膏、枯矾研末外掺患处；本品清热凉血，又能解毒消肿，用治疮疡痈肿，无论成脓与否均可运用。若初起未成脓者，可单用地榆煎汁浸洗，或湿敷患处；若已成脓者，可用单味鲜地榆叶，或配伍其他清热解毒药，捣烂外敷局部。

【使用注意】本品性寒酸涩，凡虚寒性便血、下痢、崩漏及出血有瘀者慎用。对于大面积烧伤病人，不宜使用地榆制剂外涂，以防其所含鞣质被大量吸收而引起中毒性肝炎。

4. 槐花

【功效】凉血止血，清肝泻火。

【主治病证】血热出血；肝热目赤，头痛眩晕。

【用法】煎服。外用适量。止血多炒炭用，清热泻火宜生用。

5. 侧柏叶

【功效】凉血止血，化痰止咳，生发乌发。

【主治病证】血热出血；肺热咳嗽；血热脱发，须发早白。

6. 白茅根

【功效】凉血止血，清热利尿。

【主治病证】血热出血；水肿，热淋，黄疸；胃热呕吐，肺热咳嗽。

【鉴别用药】白茅根与芦根均能清肺胃热而利尿，治疗肺热咳嗽、胃热呕吐和小便淋痛，且常相须为用。然白茅根偏入血分，以凉血止血见长；而芦根偏入气分，以清热生津为优。

细目三　化瘀止血药

◎ 要点

1. 三七

【性能】甘、微苦，温。归肝、胃经。

【功效】散瘀止血，消肿定痛。

【应用】

（1）出血。本品味甘微苦性温，入肝经血分，功善止血，又能化瘀生新，有止血不留瘀、化瘀不伤正的特点，对人体内外各种出血，无论有无瘀滞，均可应用，尤以有瘀滞者为宜。单味内服外用均有良效。治吐血、衄血、崩漏，单用本品，米汤调服；若治咯血、吐血、衄血，可与白及等合用；治各种外伤出血，可单用本品研末外掺，或配龙骨、血竭等同用，如七宝散。

（2）跌打损伤，瘀滞肿痛。本品活血化瘀而消肿定痛，为治瘀血诸痛之佳品，为伤科之要药。凡跌打损伤，或筋骨折伤，瘀血肿痛等，本品皆为首选药物。可单味应用，以三七为末，黄酒或白开水送服；若皮破者，亦可用三七粉外敷。若配伍活血行气药同用，则活血定痛之功更著。本品具散瘀止痛、活血消肿之功，对痈疽肿痛也有良效。治无名痈肿，疼痛不已，以本品研末，米醋调涂；治痈疽破烂，常与乳香、没药、儿茶等同用，如腐尽生肌散。

【用法用量】多研末吞服，每次 1～3g；煎服，3～9g。外用适量。

【使用注意】孕妇慎用。

【配伍意义】三七配白及：三七化瘀止血，为治体内外出血之佳品；白及收敛止血，为治肺胃出血之要药。两药配伍，一散一收，祛瘀生新，止血作用增强，可用于各种出血，尤多用于咳血、吐血等肺胃出血证。

2. 茜草

【性能】苦，寒。归肝经。

【功效】凉血，祛瘀，止血，通经。

【应用】

（1）出血。本品味苦性寒，善走血分，既能凉血止血，又能活血行血，故可用于血热妄行或血瘀脉络之出血证，对于血热夹瘀的各种出血证，尤为适宜。治吐血不止，单用本品为末煎服；若治衄血，可与艾叶、乌梅同用，如茜梅丸；治血热崩漏，常配生地黄、生蒲黄、侧柏叶等；用于气虚不摄的崩漏下血，与黄芪、白术、山茱萸等同用，如固冲汤；治尿血，常与小蓟、白茅根等同用。

（2）血瘀经闭，跌打损伤，风湿痹痛。本品能通经络，行瘀滞，故可用治经闭、跌打损伤、风湿痹痛等血瘀经络闭阻之证，尤为妇科调经要药。治血滞经闭，单用本品酒煎服，或配桃仁、红花、当归等同用；治跌打损伤，可单味泡酒服，或配三七、乳香、没药等同用；治痹证，也可单用浸酒服，或配伍鸡血藤、海风藤、延胡索等同用。

3. 蒲黄

【功效】止血，化瘀，通淋。

【主治病证】出血；瘀血痛证，常与五灵脂相须为用，如失笑散；血淋尿血。

【用法用量】煎服，5～10g，包煎。外用适量。止血多炒用，化瘀、利尿多生用。

【使用注意】孕妇慎用。

【鉴别用药】三七、茜草与蒲黄，三药均能止血，又能化瘀，具有止血而不留瘀的特点，可用治瘀血阻滞之多种出血。其中三七作用较优，不仅止血力强，化瘀力也强，为止血要药，可广泛用于内外各种出血证，同时也长于活血定痛，

又为伤科要药，可用于跌打损伤和各种瘀血肿痛；茜草则能凉血化瘀止血，尤宜于血热夹瘀出血证，并能活血通经，可用于血滞经闭、跌打损伤和风湿痹痛证等；蒲黄化瘀止血并能利尿通淋，能治瘀血阻滞之心腹疼痛、痛经、产后瘀阻腹痛以及血淋涩痛证等。

生蒲黄性滑，偏于行血化瘀、利尿通淋，多用于跌打损伤、痛经、产后疼痛、心腹疼痛等瘀血作痛者。蒲黄炭性涩，止血作用显著，可用于吐血、衄血、咯血、崩漏、外伤出血等体内外多种出血。

【配伍意义】蒲黄配五灵脂：两药均能化瘀止血，活血止痛，常相须为用于瘀血内阻，血不归经之出血及胸腹、脘腹疼痛如刺之血瘀诸痛。

4. 降香

【功效】化瘀止血，理气止痛。

【用法用量】煎服，9～15g，后下。外用适量，研末外敷。

细目四　收敛止血药

◎ 要点

1. 白及

【性能】苦、甘、涩，寒。归肺、胃、肝经。

【功效】收敛止血，消肿生肌。

【应用】

（1）出血。本品质黏味涩，为收敛止血之要药，可用治体内外诸出血证。因其主入肺、胃经，故临床尤多用于肺胃出血证。如验方独圣散，治诸内出血证，使用单味；治咯血，可配伍枇杷叶、阿胶等，如白及枇杷丸；治吐血，可与茜草、生地黄、丹皮等配伍，如白及汤；用治衄血，可以本品为末，童便调服，如白及散；也可以白及末冷水调，用纸花贴鼻窍中，如白及膏。用治外伤或金创伤出血，可单味研末外掺或水调外敷；治金疮血不止，与白蔹、黄芩、龙骨等研细末，掺疮口上。

（2）痈肿疮疡，皮肤皲裂，水火烫伤。本品

寒凉苦泄，能消散血热之痈肿；味涩质黏，能敛疮生肌，为外疡消肿生肌的常用药。对于疮疡，无论未溃或已溃均可应用。若疮疡初起，可单用本品研末外敷，或与金银花、皂刺、乳香等同用，如内消散；若疮痈已溃，久不收口者，以之与黄连、贝母、轻粉等为末外敷，如生肌干脓散。治手足皲裂，可以之研末，麻油调涂，能促进裂口愈合；治水火烫伤，可以本品研末，用油调敷，或以白及粉、煅石膏粉、凡士林调膏外用，能促进生肌结痂。

【使用注意】不宜与乌头类同用。

2. 仙鹤草

【功效】收敛止血，止痢，截疟，解毒，补虚。

【主治病证】出血；腹泻、痢疾；疟疾；疮疗痈肿、阴痒带下；脱力劳伤。

3. 棕榈炭

【功效】收敛止血。

【主治病证】出血。

4. 血余炭

【功效】收敛止血，化瘀，利尿。

【主治病证】出血；小便不利。

细目五 温经止血药

◎ **要点**

1. 艾叶

【性能】辛、苦，温；有小毒。归肝、脾、肾经。

【功效】温经止血，散寒调经；外用祛湿止痒。

【应用】

（1）出血。本品气香味辛，温可散寒，能暖气血而温经脉，为温经止血之要药，适用于虚寒性出血病证，尤宜于崩漏。主治下元虚冷、冲任不固所致的崩漏下血，可单用本品，或配阿胶、芍药、干地黄等同用，如胶艾汤。本品配伍生地黄、生荷叶、生柏叶等清热凉血药，可治疗血热妄行所致的吐血、衄血、咯血等多种出血证，如四生丸。艾叶之用，既可加强止血，又可防大队寒凉药物而致凉遏留瘀之弊。

（2）少腹冷痛，经寒不调，宫冷不孕。本品能温经脉，逐寒湿，止冷痛，尤善调经，为治妇科下焦虚寒或寒客胞宫之要药。常用于下焦虚寒、月经不调、经行腹痛、宫寒不孕及带下清稀等证，每与香附、川芎、白芍等同用，若虚冷较甚者，再配伍吴茱萸、肉桂等，如艾附暖宫丸。用治脾胃虚寒所致的脘腹冷痛，可以单味艾叶煎服，或以之炒热熨敷脐腹，或配伍温中理气之品。

（3）皮肤瘙痒。本品煎汤外洗，能祛湿杀虫止痒；治湿疹、疥癣、皮肤瘙痒，可单用或与黄柏、花椒同用。

此外，将本品捣绒，制成艾条、艾炷等，用以熏灸体表穴位，能温煦气血，透达经络。

【配伍意义】艾叶配阿胶：艾叶辛温，温经止血，散寒暖宫，且调经安胎；阿胶甘平，善补血、止血、滋阴。两药合用，养血止血，散寒调经而安胎。适用于下焦虚寒所致的月经过多、崩漏、胎漏。

2. 炮姜

【功效】温经止血，温中止痛。

第十七单元　活血化瘀药

细目一　概　述

◎ 要点一　活血化瘀药的性能特点、功效、主治病证

活血化瘀药性味多为辛、苦、温，部分动物类药味咸，主入心、肝二经。味辛则能散、能行，味苦则能通泄，且均入血分，故能行血活血，使血脉通畅，瘀滞消散。活血化瘀药通过活血化瘀作用产生多种不同的功效，包括活血止痛、活血调经、活血消肿、活血疗伤、活血消痈、破血消癥等。活血化瘀药适用于一切瘀血阻滞证。如内科的胸、胁、脘、腹、头诸痛，痛如针刺，痛有定处；体内的癥瘕积聚；中风后半身不遂，肢体麻木及关节痹痛日久；伤科的跌仆损伤，瘀肿疼痛；外科的疮疡肿痛；妇科的月经不调、经闭、痛经、产后腹痛等。

◎ 要点二　活血化瘀药的配伍方法

应用本类药物，除根据各类药物的不同效用特点而随证选用外，尚需针对形成瘀血的原因加以配伍，以标本兼顾。如寒凝血脉者，配温里散寒药、温通经脉药；热灼营血，瘀热互结者，配清热凉血、泻火解毒药；兼里实积滞者，配泻下药；痰湿阻滞，血行不畅者，配化痰除湿药；风湿痹阻，经脉不通者，当与祛风除湿通络药合用；久瘀体虚或因虚而瘀者，配补益药；癥瘕积聚者，配软坚散结药；由于气血关系密切，在使用活血化瘀药时，常配伍行气药，以提高活血祛瘀之效。

◎ 要点三　活血化瘀药的使用注意事项

本类药物行散力强，易耗血动血，月经过多及其他出血无瘀者忌用；孕妇慎用或禁用。

细目二　活血止痛药

◎ 要点

1. 川芎

【性能】辛，温。归肝、胆、心包经。

【功效】活血行气，祛风止痛。

【应用】

（1）血瘀气滞痛证。本品辛散温通，既能活血化瘀，又能行气止痛，为"血中之气药"，具通达气血功效，故治气滞血瘀之胸胁、腹部诸痛。若治心脉瘀阻之胸痹心痛，常与丹参、桂枝、檀香等同用；若治肝郁气滞之胁痛，常配柴胡、白芍、香附，如柴胡疏肝散；如肝血瘀阻，积聚痞块、胸胁刺痛，多与桃仁、红花等同用，如血府逐瘀汤；若治跌仆损伤，瘀肿疼痛，可配乳香、没药、三七等药用。

川芎善"下调经水，中开郁结"，为妇科要药，能活血调经，可用治多种妇产科的疾病。如治血瘀经闭、痛经，常与赤芍、桃仁等同用，如血府逐瘀汤；若属寒凝血瘀者，可配桂心、当归等，如温经汤；若治产后恶露不下，瘀阻腹痛，可配当归、桃仁、炮姜等，如生化汤；若治月经不调，经期超前或错后，可配益母草、当归等，如益母胜金丹。

（2）头痛，风湿痹痛。本品辛温升散，能"上行头目"，祛风止痛，为治头痛要药，无论风寒、风热、风湿、血虚、血瘀头痛均可随证配伍用之，故李东垣言"头痛须用川芎"。治风寒头痛，配羌活、细辛、白芷，如川芎茶调散；若配菊花、石膏、僵蚕等，可治风热头痛，如川芎散；若治风湿头痛，可配羌活、独活、防风等，如羌活胜湿汤；配当归、白芍，取本品祛风止痛之功，可治血虚头痛，如加味四物汤；若治血瘀

头痛，可配赤芍、麝香，如通窍活血汤。

2. 延胡索

【性能】辛、苦，温。归肝、脾经。

【功效】活血，行气，止痛。

【应用】气血瘀滞诸痛证。本品辛散温通，为活血行气止痛之良药，前人谓其能"行血中之气滞，气中血滞，故能专治一身上下诸痛"。为常用的止痛药，无论何种痛证，均可配伍应用。若治心血瘀阻之胸痹心痛，常与丹参、桂枝、薤白等药同用；若配川楝子，可治热证胃痛，如金铃子散；治寒证胃痛，可配桂枝（或肉桂）、高良姜，如安中散；治气滞胃痛，可配香附、木香、砂仁；若治瘀血胃痛，可配丹参、五灵脂等药用；若配党参、白术、白芍等，可治中虚胃痛；若治肝郁气滞之胸胁痛，可伍柴胡、郁金；治肝郁化火之胸胁痛，配伍川楝子、栀子；治寒疝腹痛，可配小茴香、吴茱萸等药用；治气滞血瘀之痛经、月经不调、产后瘀滞腹痛，常配当归、红花、香附等药用；治跌打损伤、瘀肿疼痛，常与乳香、没药同用；治风湿痹痛，可配秦艽、桂枝等药用。

【用法】煎服；研粉吞服。

3. 郁金

【性能】辛、苦，寒。归肝、肺、心经。

【功效】活血止痛，行气解郁，清心凉血，利胆退黄。

【应用】

（1）气滞血瘀痛证。本品味辛能行能散，既能活血，又能行气，治气血瘀滞之痛证。常与木香配伍，气郁倍木香，血瘀倍郁金，如颠倒木金散；治肝郁气滞之胸胁刺痛，可配柴胡、白芍、香附等药用；治心血瘀阻之胸痹心痛，可配瓜蒌、薤白、丹参等药用；治肝郁有热、气滞血瘀之痛经、乳房作胀，配柴胡、栀子、当归、川芎等药，如宣郁通经汤；治癥瘕痞块，可配鳖甲、莪术、丹参等。

（2）热病神昏，癫痫癫狂。郁金辛散苦泄，能解郁开窍，且性寒入心经，能清心热，故可用于痰浊蒙蔽心窍、热陷心包之神昏，可配伍石菖蒲、栀子，如菖蒲郁金汤；治癫痫痰闭之证，可配伍白矾以化痰开窍，如白金丸。

（3）血热出血证。郁金性寒清热，味苦能降泄，入肝经血分而能凉血降气止血，用于气火上逆之吐血、衄血、倒经，可配生地黄、牡丹皮、栀子等以清热凉血，解郁降火，如生地黄汤；用于热结下焦，伤及血络之尿血、血淋，可与生地黄、小蓟等药同用，如郁金散。

（4）肝胆湿热证。郁金性寒入肝胆经，能清利肝胆湿热，可治湿热黄疸，配茵陈蒿、栀子；配伍金钱草可治胆石症。

【使用注意】不宜与丁香、母丁香同用。

【配伍意义】郁金配石菖蒲：郁金辛苦而寒，善活血行气解郁，清心凉血；石菖蒲辛苦而温，开窍醒神，化湿豁痰。两药合用，既化湿豁痰，又清心开窍。适用于痰火或湿热蒙蔽清窍之神昏、癫狂、癫痫。

4. 姜黄

【功效】破血行气，通经止痛。

【主治病证】气滞血瘀痛证；风湿痹痛。

【鉴别用药】郁金与姜黄，二药均能活血散瘀、行气止痛，用于气滞血瘀之证。但姜黄性温行散，祛瘀力强，以治寒凝气滞血瘀之证为佳，并用于风寒湿痹；郁金苦寒降泄，行气力强，且凉血，治血热瘀滞之证，又能利胆退黄，清心解郁，用于湿热黄疸、热病神昏等证。

5. 乳香

【功效】活血定痛，消肿生肌。

【主治病证】跌打损伤，疮疡痈肿，瘰疬痰核；气滞血瘀诸痛证。

【使用注意】胃弱者及孕妇慎用。

6. 没药

【功效】散瘀定痛，消肿生肌。

【使用注意】同乳香。

7. 五灵脂

【功效】活血止痛，化瘀止血。

【用法】煎服，宜包煎。

【使用注意】血虚无瘀及孕妇慎用。"十九畏"认为人参畏五灵脂，一般不宜同用。

细目三　活血调经药

◎ 要点

1. 丹参

【性能】苦，微寒。归心、肝经。

【功效】活血祛瘀，通经止痛，清心除烦，凉血消痈。

【应用】

（1）月经不调，闭经痛经，产后瘀滞腹痛。丹参功善活血祛瘀，性微寒而缓，能祛瘀生新而不伤正，善调经水，为妇科调经常用药。《本草纲目》谓其"能破宿血，补新血"。《妇科明理论》有"一味丹参散，功同四物汤"之说。临床常用于月经不调，经闭痛经及产后瘀滞腹痛。因其性偏寒凉，对血热瘀滞之证尤为相宜。可单用研末酒调服，如丹参散；亦常配川芎、当归、益母草等药用，如宁坤至宝丹。若配吴茱萸、肉桂等用，可治寒凝血滞者。

（2）血瘀心痛，脘腹疼痛，癥瘕积聚，跌打损伤，风湿痹证。本品善能通行血脉，祛瘀止痛，广泛应用于各种瘀血病证。如治血脉瘀阻之胸痹心痛，脘腹疼痛，可配伍砂仁、檀香用，如丹参饮；治癥瘕积聚，可配伍三棱、莪术、鳖甲等药用；治跌打损伤，肢体瘀血作痛，常与当归、乳香、没药等同用，如活络效灵丹；治风湿痹证，可配伍防风、秦艽等祛风除湿药用。

（3）热病烦躁神昏，心悸失眠。本品性寒，既能凉血活血，又能清热消痈，可用于热毒瘀阻引起的疮痈肿毒，常配伍清热解毒药用。如治乳痈初起，可与金银花、连翘等同用，如消乳汤。

（4）疮痈肿毒。本品性寒，既能凉血活血，又能清热消痈，可用于热毒瘀阻引起的疮痈肿毒，常配伍清热解毒药用。如治乳痈初起，可与金银花、连翘等同用，如消乳汤。

【使用注意】不宜与藜芦同用。

【鉴别用药】川芎与丹参二药均有活血祛瘀功效，常用于各种瘀血病证。但川芎辛温气香，为血中气药，故适用于血瘀气滞之诸痛证；还能祛风止痛，为治头痛和风湿痹痛之良药；丹参以活血化瘀为主，药性寒凉，故适用于血热瘀滞之证；兼能除烦安神，凉血消痈，对热扰心神之心烦失眠及疮痈肿毒有良效。

2. 红花

【性能】辛，温。归心、肝经。

【功效】活血通经，祛瘀止痛。

【应用】

（1）血滞经闭、痛经，产后瘀滞腹痛。红花辛散温通，为活血祛瘀、通经止痛之要药，是妇产科血瘀病证的常用药，常与当归、川芎、桃仁等同用。治痛经，单用奏效，如红蓝花酒，以本品一味与酒煎服；亦可配伍赤芍、延胡索、香附等以理气活血止痛；治经闭，可配伍当归、赤芍、桃仁等，如桃红四物汤；治产后瘀滞腹痛，可与荷叶、蒲黄、牡丹皮等配伍，如红花散。

（2）癥瘕积聚。本品能活血通经，祛瘀消癥，可治疗癥瘕积聚，常配伍三棱、莪术、香附等药。

（3）胸痹心痛、血瘀腹痛、胁痛。本品能活血通经，祛瘀止痛，善治瘀阻心腹胁痛。若治胸痹心痛，常配桂枝、瓜蒌、丹参等药用；治瘀滞腹痛，常与桃仁、川芎、牛膝等同用，如血府逐瘀汤；治胁肋刺痛，可与桃仁、柴胡、大黄等同用，如复元活血汤。

（4）跌打损伤、瘀滞肿痛。本品善能通利血脉，消肿止痛，为治跌打损伤、瘀滞肿痛之要药，常配木香、苏木、乳香、没药等药用；或制成红花油、红花酊涂擦。

（5）瘀滞斑疹色暗。本品能活血通脉以化滞消斑，可用于瘀热郁滞之斑疹色暗，常配伍清热凉血透疹的紫草、大青叶等用，如当归红花饮。

3. 桃仁

【性能】苦、甘，平。归心、肝、大肠经。

【功效】活血祛瘀，润肠通便，止咳平喘。

【应用】

（1）瘀血阻滞诸证。本品味苦，入心肝血分，善泄血滞，祛瘀力强，又称破血药，为治疗多种瘀血阻滞病证的常用药。治瘀血经闭、痛经，常与红花相须为用，并配当归、川芎、赤芍等，如桃红四物汤；治产后瘀滞腹痛，常配伍炮姜、川芎等，如生化汤；治瘀血蓄积之癥瘕痞块，常配桂枝、牡丹皮、赤芍等药用，如桂枝茯苓丸，或配三棱、莪术等药；若瘀滞较重，须破血逐瘀，可配伍大黄、芒硝、桂枝等药用，如桃核承气汤；治跌打损伤，瘀肿疼痛，常配当归、红花、大黄等药用，如复元活血汤。

（2）肺痈，肠痈。取本品活血祛瘀以消痈，配清热解毒药，常用治肺痈、肠痈等证。治肺痈可配苇茎、冬瓜仁等药用，如苇茎汤；治肠痈配大黄、牡丹皮等药，如大黄牡丹皮汤。

（3）肠燥便秘。本品富含油脂，能润燥滑肠，故可用于肠燥便秘证。常配伍当归、火麻仁、瓜蒌仁等药，如润肠丸。

（4）咳嗽气喘。本品味苦，能降肺气，有止咳平喘之功，治咳嗽气喘，既可单用煮粥食用，又常与杏仁同用，如双仁丸。

【鉴别用药】桃仁与红花均能活血祛瘀，常相须为用治疗血瘀经闭、痛经、产后瘀血腹痛等。但桃仁活血作用较强，适用于下焦瘀血，且寒热均可；兼有润肠通便、止咳平喘之功，可治肠燥便秘、咳嗽气喘。红花祛瘀力稍弱，长于通利血脉，故常用于血脉瘀滞之证，又有活血化滞消斑作用，用治瘀滞斑疹色暗等。

4. 益母草

【性能】苦、辛，微寒。归心包、肝、膀胱经。

【功效】活血调经，利尿消肿，清热解毒。

【应用】

（1）血滞经闭、痛经、经行不畅、产后恶露不尽、瘀滞腹痛。本品苦泄辛散，主入血分，善活血调经，祛瘀通经，为妇产科要药，故名益母。治血滞经闭、痛经、月经不调，可单用熬膏服，如益母草流浸膏，益母草膏；亦可配当归、丹参、川芎等药用，如益母丸；治产后恶露不尽、瘀滞腹痛，或难产、胎死腹中，既可单味煎汤或熬膏服用，亦可配当归、川芎、乳香等药用，如送胞汤。

（2）水肿，小便不利。本品既能利水消肿，又能活血化瘀，尤宜用于水瘀互阻的水肿。可单用，亦可与白茅根、泽兰等同用。用于血热及瘀滞之血淋尿血，可与车前子、石韦同用。

（3）跌打损伤，疮痈肿毒，皮肤瘾疹。本品既能活血散瘀以止痛，又能清热解毒以消肿。用于跌打损伤瘀痛，可与川芎、当归同用；治疮痈肿毒，皮肤瘾疹，可单用外洗或外敷，亦可配黄柏、蒲公英、苦参等煎汤内服。

5. 牛膝

【性能】苦、甘、酸，平。归肝、肾经。

【功效】逐瘀通经，补肝肾，强筋骨，利水通淋，引火（血）下行。

【应用】

（1）瘀血阻滞的经闭、痛经、经行腹痛、胞衣不下、跌打伤痛。本品活血祛瘀力较强，性善下行，长于活血通经，其活血祛瘀作用有疏利降泄之特点，尤多用于妇科经产诸疾以及跌打伤痛。治瘀阻经闭、痛经、月经不调、产后腹痛，常配当归、桃仁、红花，如血府逐瘀汤；治胞衣不下，可与当归、瞿麦、冬葵子等同用，如牛膝汤；治跌打损伤、腰膝瘀痛，与续断、当归、乳香等同用，如舒筋活血汤。

（2）腰膝酸痛，下肢痿软。牛膝既能活血祛瘀，又能补益肝肾，强筋健骨，兼能祛除风湿，故既可用于肝肾亏虚之腰痛、腰膝酸软，可配伍杜仲、续断、补骨脂等同用，如续断丸；又可用于痹痛日久，腰膝酸痛，常配伍独活、桑寄生等，如独活寄生汤。若与苍术、黄柏同用，可治湿热成痿，足膝痿软，如三妙丸。

（3）淋证，水肿，小便不利。本品性善下行，既能利水通淋，又能活血祛瘀。治热淋、血淋、砂淋，常配冬葵子、瞿麦、车前子等同用，如牛膝汤；治水肿、小便不利，常配地黄、泽泻、车前子，如加味肾气丸。

（4）上部火热证。本品味苦善泄降，能导热下泄，引血下行，以降上炎之火。治肝阳上亢之头痛眩晕，可与代赭石、生牡蛎、生龟甲等配伍，如镇肝熄风汤；治胃火上炎之齿龈肿痛、口舌生疮，可配石膏、知母等同用，如玉女煎；治气火上逆、迫血妄行之吐血、衄血，可配白茅根、栀子、代赭石以引血下行，降火止血。

【用法】煎服。活血通经、利水通淋、引火（血）下行宜生用；补肝肾、强筋骨宜酒炙用。

【配伍意义】牛膝配苍术、黄柏：牛膝性平，善活血通经、利尿通淋、引药下行；苍术苦温，燥湿健脾，祛风除湿；黄柏苦寒，清热泻火燥湿，善除下焦湿热。三药相合，善走下焦，燥湿清热力强，用治下焦湿热之足膝肿痛、痿软无力及湿疹、湿疮等。

6. 鸡血藤

【功效】活血补血，调经止痛，舒筋活络。

【主治病证】月经不调，痛经，闭经；风湿痹痛，手足麻木，肢体瘫痪，血虚萎黄。

7. 王不留行

【功效】活血通经，下乳消痈，利尿通淋。

8. 泽兰

【功效】活血调经，祛瘀消痈，利水消肿。

细目四　活血疗伤药

◎ 要点

1. 土鳖虫

【性能】咸，寒。有小毒。归肝经。

【功效】破血逐瘀，续筋接骨。

【应用】

（1）跌打损伤，筋伤骨折，瘀肿疼痛。

（2）血瘀经闭，产后瘀滞腹痛，积聚痞块。

2. 苏木

【功效】活血祛瘀，消肿止痛。

3. 自然铜

【功效】散瘀止痛，续筋接骨。

4. 骨碎补

【功效】活血止痛，补肾强骨；外用消风祛斑。

5. 血竭

【功效】活血定痛，化瘀止血，生肌敛疮。

【用法用量】内服：多入丸、散，研末服，每次 1~2g；外用适量，研末或入膏药外敷。

细目五　破血消癥药

◎ 要点

1. 莪术

【功效】破血行气，消积止痛。

【主治病证】癥瘕积聚，经闭，心腹瘀痛；食积脘腹胀痛；跌打损伤，瘀肿疼痛。

【使用注意】孕妇禁用；月经过多者慎用。

2. 三棱

【功效】破血行气，消积止痛。

【使用注意】孕妇禁用。不宜与芒硝、玄明粉同用。

3. 水蛭

【功效】破血通经，逐瘀消癥。

【主治病证】血瘀经闭，癥瘕积聚；跌打损伤，心腹疼痛。

4. 穿山甲

【功效】活血消癥，通经下乳，消肿排脓，搜风通络。

第十八单元　化痰止咳平喘药

细目一　概　述

◎ 要点一　化痰止咳平喘药的性能特点、功效、主治病证

化痰药主治痰证。痰，既是病理产物，又是致病因子，它"随气升降，无处不到"，所以痰的病证甚多：如痰阻于肺之咳喘痰多；痰蒙心窍之昏厥、癫痫；痰蒙清阳之眩晕；痰扰心神之睡眠不安；肝风夹痰之中风、惊厥；痰阻经络之肢体麻木，半身不遂，口眼歪斜；痰火（气）互结之瘰疬、瘿瘤；痰凝肌肉、流注骨节之阴疽流注等，皆可用化痰药治之。止咳平喘药用于外感、内伤所致各种咳嗽和喘息。

◎ 要点二　化痰止咳平喘药的配伍方法

使用本类药物，除根据病证的不同，有针对性地选择相应的化痰药及止咳平喘药外，还应根据痰证和咳喘的不同病因和病性进行配伍，以治病求于本，标本兼顾。如外感所致者，当配解表散邪药；火热而致者，应配清热泻火药；兼里寒者，配温里散寒药；如属虚劳者，配补虚药。此外，如癫痫、惊厥、眩晕、昏迷者，则当配平肝息风、开窍、安神药；属痰核、瘰疬、瘿瘤者，配软坚散结之品；阴疽流注者，配温阳通滞散结之品。治痰证除分清不同痰证而选用不同的化痰药外，应据成痰之因，审因论治。"脾为生痰之源"，故常配健脾燥湿药同用，以标本兼顾。又因痰易阻滞气机，"气滞则痰凝，气行则痰消"，故常配理气药同用，以加强化痰之功。

◎ 要点三　化痰止咳平喘药的使用注意事项

某些温燥之性强烈的刺激性化痰药，凡痰中带血或有出血倾向者，宜慎用；麻疹初起有表邪之咳嗽，不宜单投止咳药，当以疏解清宣为主，以免恋邪而致久喘不已及影响麻疹之透发，对收敛性及温燥之药尤为所忌。

细目二　温化寒痰药

◎ 要点

1. 半夏

【性能】辛，温。有毒。归脾、胃、肺经。

【功效】燥湿化痰，降逆止呕，消痞散结；外用消肿止痛。

【应用】

（1）湿痰，寒痰证。本品味辛性温而燥，为燥湿化痰、温化寒痰之要药。尤善治脏腑之湿痰。治痰湿壅滞之咳嗽声重，痰白质稀者，常配陈皮、茯苓同用，如二陈汤；湿痰上犯清阳之头痛、眩晕，甚则呕吐痰涎者，则配天麻、白术以化痰息风，如半夏白术天麻汤。痰饮内盛，胃气失和而夜寐不安者，配秫米以化痰和胃安神。

（2）呕吐。半夏味苦降逆和胃，为止呕要药。各种原因的呕吐，皆可随证配伍用之，对痰饮或胃寒所致的胃气上逆呕吐尤宜，常配生姜同用，如小半夏汤；配黄连，则治胃热呕吐；配石斛、麦冬，则治胃阴虚呕吐；配人参、白蜜，则治胃气虚呕吐，如大半夏汤。

（3）心下痞，胸痹，梅核气。半夏辛开散结，化痰消痞。治痰热阻滞致心下痞满者，常配干姜、黄连、黄芩以苦辛通降，开痞散结，如半夏泻心汤；若配瓜蒌、黄连，可治痰热结胸，如小陷胸汤；治梅核气，气郁痰凝者，配紫苏、厚朴、茯苓等，以行气解郁，化痰散结，如半夏厚朴汤。

（4）瘿瘤，痰核，痈疽肿毒，毒蛇咬伤。本

品内服能消痰散结，外用能消肿止痛。治瘰瘤痰核，常配昆布、海藻、贝母等；治痈疽发背、无名肿毒初起或毒蛇咬伤，可生品研末调敷或鲜品捣敷。

【用法用量】煎服，3~9g。内服一般宜制过用。炮制品中有姜半夏、法半夏等，其中姜半夏长于降逆止呕，法半夏长于燥湿且温性较弱，半夏曲则有化痰消食之功，竹沥半夏能清化热痰，主治热痰、风痰之证。外用适量。

【使用注意】不宜与乌头类药物同用。阴亏燥咳、血证、热痰、燥痰慎用。

【鉴别用药】清半夏辛温燥烈之性较缓，长于燥湿化痰，适用于湿痰咳嗽、胃脘痞满。法半夏温性较弱，功能燥湿化痰，适用于痰多咳嗽、痰饮眩悸、风痰眩晕、痰厥头痛。姜半夏温中化痰，长于降逆止呕，适用于痰饮呕吐、痞满。竹沥半夏药性变凉，功能清化热痰，适用于胃热呕吐、肺热咳嗽，以及痰热内闭、中风不语等。半夏曲燥湿健脾，化痰消食止泻，适用于脾胃虚弱，痰食互结，宿食不化，腹痛泄泻，大便不畅，呕恶苔腻。生半夏毒性较大，偏于解毒散结，多外用治痈肿痰核。

【配伍意义】半夏配生姜：半夏、生姜皆味辛性温，均善止呕、和胃。半夏为燥湿化痰要药；生姜为呕家圣药，温胃散饮，又制半夏之毒。两药配伍，协同为用，止呕作用明显增强，又可减缓毒副作用。适用于痰饮呕吐。

2. 天南星

【功效】燥湿化痰，祛风止痉；外用散结消肿。

【主治病证】顽痰咳嗽，湿痰寒痰证；风痰眩晕，中风，癫痫，破伤风；痈疽肿痛，痰核瘰疬；蛇虫咬伤。

【用法用量】煎服，3~9g，内服多制用。外用适量。

【使用注意】孕妇慎用。

【鉴别用药】半夏与天南星，二药均辛温有毒，均能燥湿化痰、温化寒痰，主治湿痰、寒

痰证，炮制后又能治疗热痰、风痰；外用均能消肿止痛，用治疮疡肿毒以及毒蛇咬伤。但半夏善治脏腑湿痰，并能降逆止呕、消痞散结，常用于多种痰湿证、呕吐，以及痞证、结胸等病证；天南星则善治经络之风痰，并能祛风止痉，多用于风痰眩晕、中风、癫痫以及破伤风等病证。

3. 芥子

【功效】温肺豁痰，利气散结，通络止痛。

【主治病证】寒痰喘咳，悬饮；阴疽流注，肢体麻木，关节肿痛；治寒凝痰滞之阴疽肿毒，常与鹿角胶、肉桂、熟地黄同用，如阳和汤。

【用法用量】煎服，3~9g。外用适量。

【使用注意】本品辛温走散，耗气伤阴，久咳肺虚及阴虚火旺者忌用；消化道溃疡、出血者及皮肤过敏者忌用。

4. 旋覆花

【性能】苦、辛、咸，微温。归肺、脾、胃、大肠经。

【功效】降气消痰，行水止呕。

【应用】咳嗽痰多，痰饮蓄结，胸膈痞满；噫气，呕吐，常配赭石、半夏等，以增强降逆化痰作用，如旋覆代赭汤。

【用法用量】煎服，3~9g，包煎。

【使用注意】阴虚劳嗽，津伤燥咳者忌用。

【配伍意义】旋覆花配赭石：旋覆花苦降微温，善降逆止呕、下气消痰；赭石质重性寒，降肺胃逆气。二药合用，降气化痰、止呃、止逆之力增强。适用于肺气上逆喘息及胃气上逆之呕吐、噫气、呃逆等。

5. 白前

【功效】降气，祛痰，止咳。

细目三　清化热痰药

◎ 要点

1. 川贝母

【性能】苦、甘，微寒。归肺、心经。

【功效】润肺止咳，清热化痰，散结消痈。

【应用】

（1）虚劳咳嗽，肺热燥咳。本品性寒味微苦，能清泄肺热、化痰，又味甘质润能润肺止咳，尤宜于内伤久咳，燥痰、热痰之证。治肺阴虚劳嗽，久咳有痰者，常配沙参、麦冬等以养阴润肺、化痰止咳；治肺热、肺燥咳嗽，常配知母以清肺润燥，化痰止咳，如二母散。

（2）瘰疬，乳痈，肺痈，疮痈。本品能清化郁热，化痰散结。治痰火郁结之瘰疬，常配玄参、牡蛎等药用，如消瘰丸；治热毒壅结之乳痈、肺痈，常配蒲公英、鱼腥草等以清热解毒，消肿散结。

【使用注意】不宜与乌头类药物同用。

2. 浙贝母

【性能】苦，寒。归肺、心经。

【功效】清热化痰止咳，解毒散结消痈。

【应用】

（1）风热、痰热咳嗽。本品功似川贝母而偏于苦泄，归肺经，长于清肺，为治疗肺热咳嗽之常用药物，多与黄芩等配伍；若治风热咳嗽，则常配伍桑叶、前胡等。

（2）瘰疬，瘿瘤，乳痈疮毒，肺痈。本品苦泄、清解热毒，化痰散结消痈，治痰火瘰疬结核，可配玄参、牡蛎等，如消瘰丸；治瘿瘤，配海藻、昆布；治疮毒乳痈，多配连翘、蒲公英等，内服外用均可；治肺痈咳吐脓血，常配鱼腥草、芦根、桃仁等。

【使用注意】同川贝母。

【鉴别用药】川贝母与浙贝母均能清热化痰、散结，用于治疗热痰以及瘰疬瘿瘤等。但川贝母微寒，味甘质润，长于润肺，故多用于治疗燥痰，咳嗽痰少以及肺燥干咳和肺虚久咳；浙贝母苦寒，长于清热，性偏于泄，故多用于治疗热痰之咳嗽痰黄黏稠，以及肺热咳嗽和风热咳嗽。清热散结之功二者均有，但以浙贝母为胜。

3. 瓜蒌

【性能】甘、微苦，寒。归肺、胃、大肠经。

【功效】清热涤痰，宽胸散结，润燥滑肠。

【应用】

（1）痰热咳嗽。本品甘寒而润，善清肺热，润肺燥而化热痰、燥痰。用治痰热阻肺，咳嗽痰黄，质稠难咯，胸膈痞满者，可配黄芩、胆南星、枳实等，如清气化痰丸。若治燥热伤肺，干咳无痰或痰少质黏，咯吐不利者，则配川贝母、天花粉、桔梗等。

（2）胸痹、结胸。本品能利气开郁，导痰浊下行而奏宽胸散结之效。治痰气互结、胸阳不通之胸痹疼痛、不得卧者，常配薤白、半夏同用，如瓜蒌薤白白酒汤、瓜蒌薤白半夏汤。治痰热结胸，胸膈痞满，按之则痛者，则配黄连、半夏，如小陷胸汤。

（3）肺痈，肠痈，乳痈。本品能清热散结消肿，常配清热解毒药以治痈证，如治肺痈咳吐脓血，配鱼腥草、芦根等；治肠痈，可配败酱草、红藤等，治乳痈初起，红肿热痛，配当归、乳香、没药，如神效瓜蒌散。

（4）肠燥便秘。瓜蒌仁润燥滑肠，适用于肠燥便秘，常配火麻仁、郁李仁、生地黄等同用。

【使用注意】本品甘寒而滑，脾虚便溏者忌用。不宜与乌头类药物同用。

【鉴别用药】瓜蒌皮与瓜蒌仁均能清热化痰、宽胸散结。相比较而言，瓜蒌皮长于清热化痰，利气宽胸散结；而瓜蒌仁则长于润肺化痰，润肠通便。故瓜蒌皮多用于治疗痰热壅肺之咳嗽痰黄黏稠及痰浊阻胸之胸痹证，而瓜蒌仁则多用于治疗肺燥之咳嗽痰少及肠燥便秘。

4. 竹茹

【功效】清热化痰，除烦，止呕。

【主治病证】肺热咳嗽，痰热心烦不寐；胃热呕吐，妊娠恶阻。

5. 竹沥

【功效】清热豁痰，定惊利窍。

【主治病证】痰热咳喘；中风痰迷，惊痫癫狂。

【用法用量】内服 15~30mL，冲服。

6. 天竺黄

【功效】清热豁痰，凉心定惊。

7. 前胡

【功效】降气化痰，散风清热。

8. 桔梗

【性能】苦、辛、平。归肺经。

【功效】宣肺，祛痰，利咽，排脓。

【应用】

（1）咳嗽痰多，胸闷不畅。本品辛散苦泄，专入肺经，化痰并能开宣肺气。因其性平，故咳嗽无论属寒、属热，有痰、无痰均可应用。属寒者常配紫苏、杏仁，如杏苏散；属热者，常配桑叶、菊花，如桑菊饮；痰多者，宜配化痰药。

（2）咽喉肿痛，音哑失音。本品能宣肺泄邪以利咽开音。凡外邪犯肺，咽痛失音者，常配甘草、牛蒡子等用，如桔梗汤及加味甘桔汤；治咽喉肿痛，热毒盛者，可配射干、马勃、板蓝根等以清热解毒利咽。

（3）肺痈吐脓。本品性散上行，能利肺气以排壅肺之脓痰。治肺痈咳嗽胸痛，咳痰腥臭者，可配甘草用之，如桔梗汤；临床上可再配鱼腥草、冬瓜仁等以加强清肺排脓之效。

【使用注意】本品性升散，凡气机上逆，呕吐、呛咳、眩晕、阴虚火旺咯血等不宜用。用量过大易致恶心呕吐。

【配伍意义】桔梗配甘草：桔梗苦辛平，善宣通肺气、利咽祛痰排脓；生甘草微寒，祛痰止咳，清热解毒，并能缓急止痛。二药合用，宣肺祛痰、解毒利咽、消肿排脓之功增强。适用于肺失宣降，咳嗽有痰，咽喉肿痛，肺痈吐脓，胸胁满痛。

9. 海藻

【功效】消痰软坚散结，利水消肿。

【使用注意】不宜与甘草同用。

10. 昆布

【功效】消痰软坚散结，利水消肿。

11. 海蛤壳

【功效】清热化痰，软坚散结，制酸止痛；外用收湿敛疮。

细目四　止咳平喘药

◎ 要点

1. 苦杏仁

【性能】苦，微温。有小毒。归肺、大肠经。

【功效】降气止咳平喘，润肠通便。

【应用】

（1）咳嗽气喘。本品主入肺经，味苦降泄，肃降兼宣发肺气而能止咳平喘，为治咳喘之要药，随证配伍可治多种咳喘病证。如风寒咳喘，胸闷气逆，配麻黄、甘草，以散风寒、宣肺平喘，如三拗汤；若风热咳嗽，发热汗出，配桑叶、菊花，以散风热、宣肺止咳，如桑菊饮；若燥热咳嗽，痰少难咯，配桑叶、贝母、沙参，以清肺润燥止咳，如桑杏汤、清燥救肺汤；肺热咳喘，配石膏等以清肺泄热、宣肺平喘，如麻杏石甘汤。

（2）肠燥便秘。本品质润多脂，味苦而下气，故能润肠通便。常配柏子仁、郁李仁等同用，如五仁丸。

【用法】煎服。宜打碎入煎，生品入煎剂宜后下。

【使用注意】内服不宜过量，以免中毒。便溏者慎用。婴儿慎用。

【鉴别用药】苦杏仁与桃仁均能止咳平喘、润肠通便，用于治疗肺气不宣之咳嗽气喘，以及肠燥便秘。二药相比较，苦杏仁止咳平喘和润肠通便作用均较强。但桃仁具有较强的活血化瘀功效，可用于瘀血诸痛及妇女经闭等病证。

2. 紫苏子

【性能】辛，温。归肺、大肠经。

【功效】降气化痰，止咳平喘，润肠通便。

【应用】

（1）咳喘痰多。本品性主降，长于降肺气，化痰涎，气降痰消则咳喘自平。用治痰壅气逆，咳嗽气喘，痰多胸痞，甚则不能平卧之证，常配芥子、莱菔子，如三子养亲汤。若上盛下虚之久咳痰喘，则配肉桂、当归、厚朴等温肾化痰下气之品，如苏子降气汤。

（2）肠燥便秘。本品富含油脂，能润燥滑肠，又能降泄肺气以助大肠传导。常配杏仁、火麻仁、瓜蒌仁等，如紫苏麻仁粥。

【鉴别用药】苦杏仁与紫苏子均有止咳平喘、润肠通便的功效，可用于治疗咳嗽气喘，以及肠燥便秘。但苦杏仁长于宣肺，多用于肺气不宣之咳嗽气喘；紫苏子润降，长于降气兼能化痰，故适用于痰壅气逆之咳嗽气喘。

3. 百部

【性能】甘、苦，微温。归肺经。

【功效】润肺下气止咳，杀虫灭虱。

【应用】

（1）新久咳嗽，顿咳，肺痨咳嗽。本品甘润苦降，微温不燥，功专润肺止咳，无论外感、内伤、暴咳、久嗽，皆可用之。可单用或配伍应用。治风寒咳嗽，配荆芥、桔梗、紫菀等，如止嗽散；久咳不已，气阴两虚者，则配黄芪、沙参、麦冬等，如百部汤；治肺痨咳嗽，阴虚者，常配沙参、麦冬、川贝母等。

（2）蛲虫，阴痒，头虱及疥癣。本品有杀虫灭虱之功，治蛲虫病，以本品浓煎，睡前保留灌肠；治阴道滴虫，可单用，或配蛇床子、苦参等煎汤坐浴外洗，治头虱、体虱及疥癣，可制成20%乙醇液，或50%水煎剂外搽。

【用法】煎服，3～9g。外用适量。久咳虚嗽宜蜜炙用。

【使用注意】脾虚食少便溏者忌用。

4. 紫菀

【功效】润肺下气，化痰止咳。

【主治病证】咳嗽痰多。

5. 款冬花

【功效】润肺下气，止咳化痰。

【主治病证】咳嗽气喘。

6. 枇杷叶

【功效】清肺止咳，降逆止呕。

【主治病证】肺热咳嗽，气逆喘急；胃热呕吐，哕逆，烦热口渴。

【用法】煎服。止咳宜炙用，止呕宜生用。

7. 桑白皮

【性能】甘，寒。归肺经。

【功效】泻肺平喘，利水消肿。

【应用】

（1）肺热咳喘。本品甘寒性降，主入肺经，能清泻肺火兼泻肺中水气而平喘。治肺热咳喘，常配地骨皮同用，如泻白散；若水饮停肺，胀满喘急，可配麻黄、杏仁、葶苈子等宣肺逐饮之药同用；治肺虚有热而咳喘气短、潮热、盗汗者，也可与人参、五味子、熟地黄等补益药配伍，如补肺汤。

（2）水肿。本品能泻降肺气、通调水道而利水消肿，尤宜用于风水、皮水等阳水实证。全身水肿，面目肌肤浮肿，胀满喘急，小便不利者，常配茯苓皮、大腹皮、陈皮等，如五皮散。

8. 葶苈子

【性能】辛、苦，大寒。归肺、膀胱经。

【功效】泻肺平喘，行水消肿。

【应用】

（1）痰涎壅盛，喘息不得平卧。本品苦降辛散，性寒清热，专泻肺中水饮及痰火而平喘咳。常佐大枣以缓其性，如葶苈大枣泻肺汤。

（2）水肿，胸腹积水，小便不利。本品泄肺气之壅闭而通调水道，利水消肿。治腹水肿满属湿热蕴阻者，配防己、椒目、大黄，即己椒苈黄丸；治结胸、胸水、腹水肿满，配杏仁、大黄、芒硝，即大陷胸丸。

【鉴别用药】桑白皮与葶苈子，二药均有泻肺平喘和利水消肿作用，治疗肺热咳喘及水肿、小便不利等常相须为用。桑白皮甘寒，药性较缓，长于清肺热，降肺火，多用于肺热咳喘，痰黄及皮肤水肿；葶苈子力峻，重在泻肺中水气、痰涎，邪盛喘满不得卧者尤宜，其利水作用较强，可兼治鼓胀、胸腹积水等证。

9. 白果

【功效】敛肺定喘，止带缩尿。

【主治病证】哮喘痰嗽；带下，白浊，尿频

遗尿。

【使用注意】本品生食有毒。不宜多用，小儿尤当注意。其性收敛，咳喘痰稠，咳吐不爽者慎用。

第十九单元　安神药

细目一　概　述

◎ 要点一　安神药的配伍方法

使用安神药时，应根据导致心神不宁的病因、病机的不同，选用适宜的安神药物治疗，进行相应的配伍。如实证的心神不安，应选用重镇安神药，如因火热所致者，则配清泻心火、清肝泻火药物；因痰所致者，则配祛痰、开窍药物；气滞所致者，当配疏肝理气药；因血瘀所致者，则配活血化瘀药；属肝阳上扰者，当配伍平肝潜阳药物；癫狂、惊风等证，应以化痰开窍或平肝息风药为主，本类药物多作为辅药应用。虚证心神不安，应选用养心安神药物，若属血虚阴亏者，应配伍补血、养阴药；心脾两虚者，则与补益心脾药配伍；心肾不交者，又与滋阴降火、交通心肾之品配伍。

◎ 要点二　安神药的使用注意事项

矿石类安神药及有毒药物，只宜暂用，不可久服，中病即止。矿石类安神药，如作丸、散服，易伤脾胃，不宜长期服用，并须酌情配伍养胃健脾之品。入煎剂应打碎先煎、久煎。部分药物具有毒性，须慎用。

细目二　重镇安神药

◎ 要点

1. 朱砂

【性能】甘，微寒。有毒。归心经。

【功效】清心镇惊，安神，明目，解毒。

【应用】

（1）心悸易惊，失眠多梦。本品甘寒质重，寒能降火，重可镇怯，专入心经，既可重镇安神，又能清心安神，为镇心、清火、安神定志之药。可治心火亢盛、内扰神明之心神不宁、惊悸怔忡、烦躁不眠者，宜与黄连、栀子、磁石、麦冬等合用，以增强清心安神之效；若与当归、生地黄、炙甘草等同用，可治心火亢盛、阴血不足之失眠多梦、惊悸怔忡、心中烦热，如朱砂安神丸；阴血虚者，还可与酸枣仁、柏子仁、当归等配伍。

（2）惊风，狂乱，癫痫。本品质重而镇，略有镇惊止痉之功。故可用治温热病，热入心包或痰热内闭所致的高热烦躁，神昏谵语，惊厥抽搐者，常与牛黄、麝香等开窍、息风药同用，如安宫牛黄丸；如治小儿惊风，又常与牛黄、全蝎、钩藤配伍，如牛黄散；治痰热蒙闭心窍之癫狂、神志恍惚、躁扰不宁者，宜与酸枣仁、乳香同用，如丹砂丸；若小儿癫痫，可与雄黄、珍珠等药研细末为丸服，如五色丸。

（3）疮疡肿毒，喉痹，口疮。本品性寒，不论内服、外用，均有清热解毒作用，用治疮疡肿毒，常与雄黄、山慈菇、大戟等同用，如太乙紫金锭；若咽喉肿痛，口舌生疮，可配冰片、硼砂外用，如冰硼散。

【用法用量】内服，只宜入丸、散服，每次0.1～0.5g；不宜入煎剂。外用适量。

【使用注意】本品有毒，内服不可过量或持

续服用。孕妇及肝肾功能不全者禁服。忌火煅。

2. 磁石

【性能】咸，寒。归心、肝、肾经。

【功效】镇惊安神，平肝潜阳，聪耳明目，纳气平喘。

【应用】

（1）心神不宁，惊悸失眠，癫痫。本品质重沉降，入心经，能镇惊安神；味咸入肾，又有益肾之功；性寒清热，清泻心肝之火，故能顾护真阴，镇摄浮阳，安定神志。主治肾虚肝旺，肝火上炎，扰动心神或惊恐气乱，神不守舍所致的心神不宁、惊悸、失眠及癫痫，常与朱砂、神曲同用，如磁朱丸。治小儿惊痫，以磁石炼水饮之。

（2）肝阳上亢，头晕目眩。本品入肝、肾经，既能平肝潜阳，又能益肾补阴，故可用治肝阳上亢之头晕目眩、急躁易怒等症，常与石决明、珍珠、牡蛎等平肝潜阳药同用；若阴虚甚者可配伍生地黄、白芍、龟甲等滋阴潜阳药；若热甚者又可与钩藤、菊花、夏枯草等清热平肝药同用。

（3）耳鸣耳聋，视物昏花。本品入肝、肾经，补益肝肾，有聪耳明目之功。用治肾虚耳鸣、耳聋，多配伍熟地黄、山茱萸、山药等滋肾之品，如耳聋左慈丸；用治肝肾不足，目暗不明，视物昏花者，多配伍枸杞子、女贞子、菊花等补肝肾、明目之品。

（4）肾虚气喘。本品入肾经，质重沉降，纳气归肾，有益肾纳气平喘之功。用治肾气不足、摄纳无权之虚喘，常与五味子、胡桃肉、蛤蚧等同用，共奏纳气平喘之功。

【用法用量】煎服，9~30g，先煎。

【使用注意】因吞服后不易消化，如入丸散，不可多服。脾胃虚弱者慎用。

【鉴别用药】朱砂与磁石均为重镇安神的常用药，二药质重性寒入心经，均能镇惊安神。治疗心悸失眠、怔忡恐怯、惊风癫狂，还均能明目，治肝肾亏虚之目暗不明。然朱砂有毒，镇

心、清心而安神，善治疗心火亢盛之心神不安。又能清热解毒，治疗热毒疮肿、咽喉肿痛、口舌生疮；磁石无毒，益肾阴、潜肝阳，主治肾虚肝旺、肝火扰心之心神不宁；又能平肝潜阳、聪耳明目、纳气平喘，用治肝阳上亢之头晕目眩，肾虚耳鸣、耳聋，肝肾不足之目暗不明，肾虚喘促。

【配伍意义】磁石配朱砂：磁石咸寒入心、肾经，善益阴潜阳、镇惊安神、聪耳明目；朱砂甘寒，入心经，镇心安神力优，并明目。二药合用，长于潜阳明目、交通心肾。适用于肾阴不足，心阳偏亢，心肾不交之失眠心悸、耳鸣耳聋、视物昏花。

3. 龙骨

【性能】甘、涩，平。归心、肝、肾经。

【功效】镇惊安神，平肝潜阳，收敛固涩。

【应用】

（1）心神不宁，心悸失眠，惊痫癫狂。本品质重，入心、肝经，能镇静安神，为重镇安神的常用药。用治心神不宁、心悸失眠、健忘多梦等证，可与石菖蒲、远志等同用，如孔圣枕中丹；也常与酸枣仁、柏子仁、朱砂、琥珀等安神之品配伍；治疗痰热内盛，惊痫抽搐，癫狂发作者，须与牛黄、胆南星、羚羊角等化痰及息风止痉之品配伍。

（2）肝阳上亢，头晕目眩。本品入肝经，质重沉降，有较强的平肝潜阳作用，故常用治肝阴不足，肝阳上亢所致的头晕目眩、烦躁易怒等症，多与赭石、生牡蛎、生白芍等滋阴潜阳药同用，如镇肝熄风汤。

（3）滑脱诸证。本品味涩能敛，有收敛固涩功效，通过不同配伍可治疗遗精、滑精、尿频、遗尿、崩漏、带下、自汗、盗汗等多种正虚滑脱之证。用于治疗肾虚遗精、滑精，每与芡实、沙苑子、牡蛎等配伍，如金锁固精丸；治疗心肾两虚，小便频数，遗尿者，常与桑螵蛸、龟甲、茯神等配伍，如桑螵蛸散；治疗气虚不摄、冲任不固之崩漏，可与黄芪、乌贼骨、五倍子等配伍，

如固冲汤；治疗表虚自汗，阴虚盗汗者，常与牡蛎、浮小麦、五味子等同用；若大汗不止，脉微欲绝的亡阳证，可与牡蛎、人参、附子同用，以回阳救逆固脱。

（4）湿疮痒疹，疮疡久溃不敛。本品性收涩，外用有收湿、敛疮、生肌之效，可用治湿疮流水，阴汗瘙痒，常配伍牡蛎研粉外敷；若疮疡溃久不敛，常与枯矾等份，共研细末，掺敷患处。

【用法用量】煎服，15~30g，先煎。外用适量。镇静安神、平肝潜阳宜生用。收敛固涩宜煅用。

4. 琥珀

【功效】镇惊安神，活血散瘀，利尿通淋。

【用法用量】研末冲服，或入丸、散，每次1.5~3g。不入煎剂。外用适量。

细目三　养心安神药

◎ 要点

1. 酸枣仁

【性能】甘、酸，平。归肝、胆、心经。

【功效】养心益肝，宁心安神，敛汗，生津。

【应用】

（1）虚烦不眠，惊悸多梦。本品味甘，入心、肝经，能养心阴、益肝血而有安神之效，为养心安神要药。主治心肝阴血亏虚、心失所养、神不守舍之心悸、怔忡、健忘、失眠、多梦、眩晕等证，常与当归、白芍、何首乌等补血、补阴药配伍；若治肝虚有热之虚烦不眠，常与知母、茯苓、川芎等同用，如酸枣仁汤；若心脾气血亏虚、惊悸不安、体倦失眠者，可以本品与黄芪、当归、党参等补养气血药配伍应用，如归脾汤；若心肾不足，阴亏血少，心悸失眠，健忘梦遗者，又当与麦冬、生地黄、远志等合用，如天王补心丹。

（2）体虚多汗。本品味酸能敛而有收敛止汗之功效，常用治体虚自汗、盗汗，每与五味子、山茱萸、黄芪等益气固表止汗药同用。

此外，有收敛生津止渴之功效，还可用治伤津口渴咽干。

2. 柏子仁

【功效】养心安神，润肠通便，止汗。

【主治病证】心悸失眠；肠燥便秘；阴虚盗汗。

【使用注意】便溏及痰多者慎用。

【鉴别用药】酸枣仁与柏子仁，二药均为养心安神、止汗之品，常相须为用，治疗阴血不足，心神失养的心神不宁及阴虚盗汗。但酸枣仁长于益肝血，更宜于心肝血虚的心神不宁证；柏子仁长于治疗心阴虚及心肾不交的心神不宁证，并能润肠通便，可治肠燥便秘。

3. 合欢皮

【功效】解郁安神，活血消肿。

4. 远志

【功效】安神益智，交通心肾，祛痰，消肿。

【主治病证】失眠多梦，心悸怔忡、健忘；咳嗽痰多，咳痰不爽；痈疽疮毒，乳房肿痛。

【使用注意】凡实热或痰火内盛者，以及有胃溃疡及胃炎者慎用。

5. 首乌藤

【功效】养血安神，祛风通络。

第二十单元 平肝息风药

细目一 概 述

◎ 要点一 平肝息风药的功效、主治病证

本类药物具有平肝潜阳、息风止痉的功效，治疗肝阳上亢、肝风内动证。部分药兼有镇静安神、清肝明目、降逆、凉血等作用，某些息风止痉药物兼有祛风通络作用。又可用治心神不宁、目赤肿痛、呕吐、呃逆、喘息、血热出血，以及风中经络之口眼㖞斜、痹痛等证。

◎ 要点二 平肝息风药的配伍方法

须根据病因、病机及兼证的不同，进行相应的配伍。如属阴虚阳亢者，多配伍滋养肾阴药物；肝火上炎者，多配伍清泻肝火药物；兼心神不安，失眠多梦者，当配伍安神药物；肝阳化风，肝风内动者，应将息风止痉与平肝潜阳药并用；热极生风，肝风内动者，当配伍清热泻火解毒药物；阴血亏虚，肝风内动者，当配滋补阴血药物；脾虚慢惊风，当配伍补气健脾药物；兼窍闭神昏者，当配伍开窍药物；兼痰邪者，当配伍祛痰药物。

◎ 要点三 平肝息风药的使用注意事项

本类药物有性偏寒凉或性偏温燥之不同，故当区别使用。若脾虚慢惊者，不宜用寒凉之品；阴虚血亏者，当忌温燥之品。

细目二 平抑肝阳药

◎ 要点

1. 石决明

【性能】咸，寒。归肝经。

【功效】平肝潜阳，清肝明目。

【应用】

（1）肝阳上亢，头痛眩晕。本品咸寒清热，质重潜阳，专入肝经，而有清泄肝热、镇潜肝阳、利头目之效，为凉肝、镇肝之要药，本品又兼有滋养肝阴之功，故对肝肾阴虚、肝阳眩晕，尤为适宜。用治邪热灼阴、筋脉拘急、手足蠕动、头目眩晕之症，常与白芍、生地黄、牡蛎等养阴、平肝药配伍应用，如阿胶鸡子黄汤；若肝阳独亢而有热象，头晕头痛，烦躁易怒者，可与夏枯草、黄芩、菊花等清热、平肝药同用，如平肝潜阳汤。

（2）目赤翳障，视物昏花。本品清肝火而明目退翳，治疗肝火上炎之目赤肿痛，可与黄连、龙胆草、夜明砂等同用，如黄连羊肝丸；亦常配伍夏枯草、决明子、菊花等清肝明目之品同用。治疗风热目赤，翳膜遮睛，常与蝉蜕、菊花、木贼等配伍；治目生翳障，本品常配伍木贼、荆芥、白菊花等，如石决明散；若肝虚血少，目涩昏暗，雀盲眼花属虚证者，每与熟地黄、枸杞子、菟丝子等配伍；治青盲雀目，可与苍术、猪肝配伍同用。

【用法】煎服，应打碎先煎。平肝、清肝宜生用，外用点眼宜煅用、水飞。

【鉴别用药】石决明与决明子均有清肝明目之功效，皆可用于治疗目赤肿痛、翳障等偏于肝热者。然石决明咸寒质重，凉肝镇肝，滋养肝阴，故无论实证、虚证之目疾均可应用，多用于血虚肝热之羞明、目暗、雀盲等；决明子苦寒，功偏清泻肝火而明目，常用于治疗肝经实火之目赤肿痛。然石决明又有平肝潜阳作用，用治肝阳上亢，头晕目眩。决明子又有润肠通便之功，用治肠燥便秘。

2. 珍珠母

【功效】平肝潜阳，明目退翳，安神定惊。

【用法】煎服，先煎。外用适量。

3. 牡蛎

【性能】咸，微寒。归肝、胆、肾经。

【功效】潜阳补阴，重镇安神，软坚散结，收敛固涩，制酸止痛。

【应用】

（1）肝阳上亢，头晕目眩。本品咸寒质重，入肝经，有平肝潜阳、益阴之功。用治水不涵木，阴虚阳亢，头目眩晕，烦躁不安，耳鸣者，常与龙骨、龟甲、白芍等同用，如镇肝熄风汤；亦治热病日久，灼烁真阴，虚风内动，四肢抽搐之症，常与生地黄、龟甲、鳖甲等养阴、息风止痉药配伍，如大定风珠。

（2）心神不安，惊悸失眠。本品质重能镇，有安神之功效，用治心神不安、惊悸怔忡、失眠多梦等证，常与龙骨相须为用，如桂枝甘草龙骨牡蛎汤。亦可配伍朱砂、琥珀、酸枣仁等安神之品。

（3）痰核，瘰疬，癥瘕积聚。本品味咸，软坚散结。用治痰火郁结之痰核、瘰疬、瘿瘤等，常与浙贝母、玄参等配伍，如消瘰丸；用治气滞血瘀的癥瘕积聚，常与鳖甲、丹参、莪术等同用。

（4）滑脱诸证。本品煅后有与煅龙骨相似的收敛固涩作用，通过不同配伍可治疗自汗、盗汗、遗精、滑精、尿频、遗尿、崩漏、带下等滑脱之证。用治自汗、盗汗，常与麻黄根、浮小麦等同用，如牡蛎散，亦可用牡蛎粉敷撒汗处，有止汗作用；治肾虚遗精、滑精，常与沙苑子、龙骨、芡实等配伍，如金锁固精丸；治尿频、遗尿可与桑螵蛸、金樱子、益智仁等同用；治疗崩漏、带下证，又常与海螵蛸、山茱萸、山药等配伍。

此外，煅牡蛎有收敛制酸作用，可治胃痛泛酸。

【用法】煎服，先煎。外用适量。收敛固涩、制酸止痛宜煅用，其他宜生用。

【鉴别用药】牡蛎与龙骨二药均能重镇安神，平肝潜阳，收敛固涩，常相须为用，治疗心神不安、惊悸失眠、肝阳上亢、头晕目眩以及滑脱不禁诸证。但牡蛎还能软坚散结以及制酸，可治痰核瘰疬、胃酸过多等证；龙骨煅外用能收湿敛疮，可治湿疹湿疮等病证。

4. 赭石

【性能】苦，寒。归肝、心、肺、胃经。

【功效】平肝潜阳，重镇降逆，凉血止血。

【应用】

（1）肝阳上亢，头晕目眩。本品为矿石类药物，质重沉降，长于镇潜肝阳；又性味苦寒，善清肝火，故为重镇潜阳常用之品。用于肝阳上亢所致的头目眩晕、目胀耳鸣等症，常与怀牛膝、生龙骨、生牡蛎等滋阴潜阳药同用，如镇肝熄风汤、建瓴汤；若肝阳上亢、肝火上升所致的头晕头痛，心烦难寐，可配珍珠母、磁石、猪胆膏等，如脑立清。借其重镇、清肝之效，亦可用治小儿急慢惊风，吊眼撮口，搐搦不定，单用本品醋煅，细研水飞白汤调下。

（2）呕吐，呃逆，噫气。本品质重性降，为重镇降逆要药。尤善降上逆之胃气而具止呕、止呃、止噫之效。用治胃气上逆之呕吐、呃逆、噫气不止等症，常与旋覆花、半夏、生姜等配伍，如旋覆代赭汤；若治噎膈不能食，大便燥结，配伍党参、当归、肉苁蓉等，如参赭培气汤；治疗宿食结于肠间，胃气上逆不降，大便多日不通者，可配伍甘遂、芒硝、干姜等同用，如赭遂攻结汤。

（3）气逆喘息。本品重镇降逆，亦能降上逆之肺气而平喘。用治哮喘有声，卧睡不得者，单用本品研末，米醋调服取效；用治肺肾不足、阴阳两虚之虚喘，每与党参、山茱萸、胡桃肉、山药等补肺肾纳气药同用，如参赭镇气汤；若治肺热咳喘者，可与桑白皮、苏子、旋覆花等同用。

（4）血热吐衄，崩漏。本品苦寒，入心肝血分，有凉血止血之效。又本品善于降气、降火，尤适宜于气火上逆、迫血妄行之出血证。可单用，以本品煅烧醋淬，研细调服，治吐血、衄血；用代赭石研为细末，醋汤调服，治崩中淋沥不止；如因热而胃气上逆所致吐血、衄血、胸中烦热者，可与白芍、竹茹、牛蒡子等配伍，如寒降汤；用治血热崩漏下血，可配伍禹余粮、赤石脂、五灵脂等，如震灵丹。

【用法】煎服，先煎。降逆、平肝宜生用，止血宜煅用。

【使用注意】虚寒证及孕妇慎用。因含微量砷，故不宜长期服用。

5. 蒺藜

【功效】平肝解郁，活血祛风，明目，止痒。

6. 罗布麻叶

【功效】平肝安神，清热，利水。

【使用注意】不宜过量或长期服用，以免中毒。

细目三　息风止痉药

◎ 要点

1. 羚羊角

【性能】咸，寒。归肝、心经。

【功效】平肝息风，清肝明目，散血解毒。

【应用】

（1）肝风内动，惊痫抽搐。本品入心、肝经，咸寒质重，善能清泄肝热，平肝息风，镇惊解痉。故为治惊痫抽搐之要药，尤宜于热极生风所致者。用治温热病热邪炽盛之高热、神昏、惊厥抽搐者，常与钩藤、白芍、菊花等同用，如羚角钩藤汤；治妇女子痫，可与防风、独活、茯神等配伍，如羚羊角散；用治癫痫、惊悸等，可与钩藤、天竺黄、郁金等同用。

（2）肝阳上亢，头晕目眩。本品味咸质重主降，有平肝潜阳之功。治肝阳上亢所致之头晕目眩、烦躁失眠、头痛如劈等症，常与石决明、龟甲、菊花等同用，如羚羊角汤。

（3）肝火上炎，目赤头痛。本品善清泻肝火而明目。故用治肝火上炎之头痛、目赤肿痛、羞明流泪等症，常与决明子、黄芩、龙胆草等同用，如羚羊角散。

（4）温热病壮热神昏，热毒发斑。本品入心、肝二经，寒以胜热，故能气血两清，清热凉血散血，泻火解毒，用于温热病壮热神昏、谵语躁狂，甚或抽搐、热毒斑疹等症，常与石膏、寒水石、麝香等配伍，如紫雪丹。

此外，本品有清肺、解毒之效，可用于肺热咳喘、疮痈热毒炽盛等。

【用法用量】煎服，1~3g；宜单煎2小时以上。磨汁或研粉服，每次0.3~0.6g。

【配伍意义】羚羊角配钩藤：羚羊角、钩藤均能平肝息风，清热定惊。二药相须为用，相得益彰，清热息风定惊力胜。适用于温热病壮热神昏、手足抽搐及小儿急惊风等。

2. 牛黄

【性能】苦、凉。归心、肝经。

【功效】凉肝息风，清心豁痰，开窍醒神，清热解毒。

【应用】

（1）小儿惊风、癫痫。本品入心、肝二经，有清心、凉肝、息风止痉之功。常用治小儿急惊风之壮热、神昏、惊厥抽搐等症，每与朱砂、全蝎、钩藤等清热息风止痉药配伍，如牛黄散；若治痰蒙清窍之癫痫发作，症见突然仆倒，昏不知人，口吐涎沫，四肢抽搐者，可与珍珠、远志、胆南星等豁痰、开窍醒神、止痉药配伍，如痫证镇心丹。

（2）热病神昏。本品性凉，其气芳香，入心经，能清心，祛痰，开窍醒神。故用治温热病热入心包及中风、惊风、癫痫等痰热阻闭心窍所致神昏谵语、高热烦躁、口噤、舌謇、痰涎壅盛等症，常与麝香、冰片、朱砂等开窍醒神、清热解毒之品配伍，如安宫牛黄丸。

（3）口舌生疮，咽喉肿痛，痈疽疔毒。本品性凉，为清热解毒之良药，用治火毒郁结之口舌生疮、咽喉肿痛、牙痛，常与黄芩、雄黄、大黄等同用，如牛黄解毒丸；若咽喉肿痛、溃烂，可与珍珠为末吹喉，如珠黄散；治疗痈疽、疔毒、疔肿等，以牛黄与大黄、黄芩、冰片同用，如牛黄解毒丸。

【用法用量】入丸、散剂，每次 0.15 ~ 0.35g。外用适量，研末敷患处。

【使用注意】非实热证不宜使用，孕妇慎用。

【鉴别用药】羚羊角与牛黄均归心、肝经，共同功效：清肝热、息风止痉，用治温热病壮热神昏及肝风惊厥抽搐。羚羊角性寒，又可平肝潜阳、明目、散血、解毒。常用治肝阳上亢之头晕目眩、肝火目赤头痛，及热毒发斑、肺热咳喘、百日咳等证。牛黄性凉，又可豁痰开窍，清热解毒。常用治热入心包或痰蒙清窍之癫痫和口舌生疮、咽喉肿痛、痈疽疔毒等证。

3. 珍珠

【功效】安神定惊，明目消翳，解毒生肌，润肤祛斑。

【用法用量】内服多入丸、散用。0.1 ~ 0.3g。外用适量。

4. 钩藤

【性能】甘，凉。归肝、心包经。

【功效】息风定惊，清热平肝。

【应用】

（1）肝风内动，惊痫抽搐。本品入肝、心包二经，有和缓的息风止痉作用，又能清泄肝热，故用于热极生风、四肢抽搐及小儿高热惊风症，尤为相宜。如治小儿急惊风，壮热神昏、牙关紧闭、手足抽搐者，可与天麻、全蝎、僵蚕等同用，如钩藤饮子；用治温热病热极生风，痉挛抽搐，多与羚羊角、白芍、菊花等同用，如羚角钩藤汤；用治诸痫啼叫、痉挛抽搐，可与天竺黄、蝉蜕、黄连等同用，如钩藤饮子。

（2）肝阳上亢，头痛，眩晕。本品性凉，主入肝经，既能清肝热，又能平肝阳，故可用治肝火上攻或肝阳上亢之头胀头痛、眩晕等症。属肝火者，常与夏枯草、龙胆等配伍，属肝阳上亢者，常与天麻、石决明、怀牛膝等同用，如天麻钩藤饮。

此外，本品有轻清疏泄之性，能清热透邪，可用于外感风热、头痛目赤及斑疹透发不畅之证。有凉肝止惊之效，可治小儿惊啼、夜啼。

【用法用量】煎服，3~12g，后下。

5. 天麻

【性能】甘，平。归肝经。

【功效】息风止痉，平抑肝阳，祛风通络。

【应用】

（1）肝风内动，惊痫抽搐。本品主入肝经，功能息风止痉，味甘质润，药性平和。故可用治各种病因之肝风内动，惊痫抽搐，不论寒热虚实，皆可配伍应用。如治小儿急惊风，常与羚羊角、钩藤、全蝎等息风止痉药同用，如钩藤饮；用治小儿脾虚慢惊，则与人参、白术、白僵蚕等药配伍，如醒脾丸；用治小儿诸惊，可与全蝎、制南星、白僵蚕同用，如天麻丸，若用治破伤风痉挛抽搐、角弓反张，又与天南星、白附子、防风等药配伍，如玉真散。

（2）眩晕，头痛。本品既息肝风，又平肝阳，为治眩晕、头痛之要药。不论虚证、实证，随不同配伍皆可应用。用治肝阳上亢之眩晕、头痛，常与钩藤、石决明、牛膝等同用，如天麻钩藤饮；用治风痰上扰之眩晕、头痛、痰多胸闷者，常与半夏、白术等同用，如半夏白术天麻汤；若头风攻注，偏正头痛，头晕欲倒者，可配等量川芎为丸，如天麻丸。

（3）肢体麻木，中风手足不遂，风湿痹痛。本品又能祛外风，通经络，止痛。用治中风手足不遂，筋骨疼痛等，可与没药、制乌头、麝香等药配伍，如天麻丸；用治妇人风痹，手足不遂，可与牛膝、杜仲、附子浸酒服，如天麻酒；若治风湿痹痛，关节屈伸不利者，多与秦艽、羌活、桑枝等祛风湿药同用，如秦艽天麻汤。

【鉴别用药】钩藤与天麻，二药均能息风止痉、平肝潜阳，常用治肝风内动、惊痫抽搐，以及肝阳上亢的头痛、头晕、目眩等证。但钩藤能清热，尤宜于热极动风与肝经阳热病证；天麻性平，无论寒热虚实皆可应用，并能祛风湿、止痹痛，可用治风湿痹痛及肢体麻木、手足不遂等证。

【配伍意义】天麻配钩藤：天麻甘平，善平

抑肝阳，息风止痉；钩藤甘凉，息风定惊，清热平肝。二药相须配伍，增强平肝定惊、清热息风之效。适用于肝阳偏亢，肝风上扰证。

6. 地龙

【功效】清热定惊，通络，平喘，利尿。

【主治病证】高热惊痫，癫狂；气虚血滞，中风半身不遂；风湿痹证；肺热哮喘；小便不利，尿闭不通。

7. 全蝎

【功效】息风镇痉，攻毒散结，通络止痛。

【主治病证】痉挛抽搐；疮疡肿毒，瘰疬结核；风湿顽痹；偏正头痛。

【用法用量】煎服，3~6g。外用适量。

【使用注意】本品有毒，用量不宜过大。孕妇禁用。

【配伍意义】全蝎配蜈蚣：全蝎、蜈蚣均有息风镇痉、通络止痛、攻毒散结之功。二药配伍，相须增效，适用于肝风内动之痉挛抽搐、疮疡肿毒、瘰疬、风湿痹病等以抽搐、疼痛为主的病证。

8. 蜈蚣

【功效】息风镇痉，攻毒散结，通络止痛。

【主治病证】痉挛抽搐；疮疡肿毒，瘰疬结核；风湿顽痹；顽固性头痛。

【用法用量】煎服，3~5g。外用适量。

【使用注意】本品有毒，用量不宜过大。孕妇禁用。

【鉴别用药】蜈蚣与全蝎皆有息风镇痉、解毒散结、通络止痛之功效，二药常相须为用。然全蝎性平，息风镇痉、攻毒散结之力不及蜈蚣；蜈蚣力猛性燥，善走窜通达，息风镇痉功效较强，又攻毒疗疮，通痹止痛效佳。

9. 僵蚕

【功效】息风止痉，祛风止痛，化痰散结。

【主治病证】惊痫抽搐；风中经络，口眼㖞斜；风热头痛，目赤，咽痛，风疹瘙痒；痰核，瘰疬。

第二十一单元　开窍药

细目一　概　述

◎ 要点一　开窍药的性能特点、功效、主治病证

本类药味辛，其气芳香，善于走窜，主入心经。具有通关开窍、启闭回苏、醒脑复神的功效，主要用于温病热陷心包、痰浊蒙蔽清窍之神昏谵语，以及惊风、癫痫、中风等猝然昏厥、痉挛抽搐等证。其中闭证兼见面红、身热、苔黄、脉数者为热闭，闭证兼见面青、身凉、苔白、脉迟者为寒闭，均可用开窍药急救之。

◎ 要点二　开窍药的配伍方法

使用开窍药，须辨寒闭、热闭。寒闭当温开，热闭当凉开。此外，还须根据疾病性质进行必要配伍，凉开宜选用辛凉的开窍药，并配清热泻火解毒药；温开宜选辛温的开窍药，并配伍温里祛寒药。若兼有惊厥抽搐者，还须配平肝息风止痉药物；兼见烦躁不安者，须配伍安神药物；若痰浊壅盛者，须配伍化痰、祛湿药物。

◎ 要点三　开窍药的使用注意事项

本类药物辛香走窜，为救急、治标之品，且能耗伤正气，只宜暂服，不可久用；开窍药只用于闭证。脱证治当补虚固脱，忌用开窍药，因本类药物辛香，其有效成分易于挥发，内服

多不宜入煎剂，只入丸、散剂服用，孕妇慎用或忌用。

细目二 具体药物

◎ 要点

1. 麝香

【性能】辛，温。归心、脾经。

【功效】开窍醒神，活血通经，消肿止痛。

【应用】

（1）闭证神昏。本品辛温，气极香，走窜之性甚烈，有极强的开窍通闭醒神作用，为醒神回苏之要药，无论寒闭、热闭，用之皆效。常配伍牛黄、冰片，组成凉开之剂，如安宫牛黄丸、至宝丹；配伍苏合香，组成温开之剂，如苏合香丸。

（2）用于血瘀经闭，癥瘕积聚，心腹暴痛，头痛，跌打损伤，风寒湿痹。本品开通走窜，可行血中之瘀滞，开经络之壅遏，以通经散结止痛。

（3）痈肿瘰疬，咽喉肿痛。本品辛香行散，有良好的活血散结、消肿止痛作用，内服、外用均有良效。可与牛黄、蟾酥配伍，如六神丸。

此外，本品活血通经，有催生下胎之效，可用于难产、死胎、胞衣不下。

【用法用量】入丸、散，每次 0.03～0.1g。不宜入煎剂。外用适量。

【使用注意】孕妇禁用。

【配伍意义】麝香配冰片：二药都有开窍醒神作用，常相须为用。适用于温热病邪陷心包，中风痰厥，热痰蒙闭心窍所致的高热烦躁、神昏谵语及中暑、热邪闭窍、神志昏迷等热闭神昏。

2. 冰片

【功效】开窍醒神，清热止痛。

【主治病证】热闭神昏，惊厥，中风痰厥，气郁暴厥，中恶昏迷；胸痹心痛，目赤口疮，咽喉肿痛，耳道流脓。

【用法用量】入丸散，每次 0.15～0.3g。不宜入煎剂。外用适量，研粉点敷患处。

【使用注意】孕妇慎用。

【鉴别用药】麝香与冰片二药均为辛香之品，都能开窍醒神，二药配用以治闭证。但麝香性温，开窍醒神作用极强，为开窍醒神要药，热闭、寒闭均可运用；而冰片开窍醒神力不及麝香，且药性微寒，宜用于热闭。麝香还具有活血通经、消肿止痛的功效，可用治血瘀经闭、癥瘕、跌打损伤、痹证疼痛、疮疡肿毒、咽喉肿痛等证；冰片味苦、性寒，还具有清热解毒止痛之效，用于治疗目赤口疮、咽喉肿痛、耳道流脓等症。

3. 苏合香

【功效】开窍，辟秽，止痛。

【用法用量】入丸、散，0.3～1g。外用适量。不入煎剂。

4. 石菖蒲

【性能】辛、苦，温。归心、胃经。

【功效】开窍豁痰，醒神益智，化湿开胃。

【应用】

（1）痰迷心窍，神昏，癫痫。本品辛开苦燥温通，芳香走窜，不但有开窍宁心安神之功，且兼具化湿、豁痰、辟秽之效。因痰湿者，可配伍天南星；因痰热者，可与郁金配伍，如菖蒲郁金汤。

（2）健忘，失眠，耳鸣，耳聋。本品入心经，醒神益智、聪耳明目，故可用于上述诸证。

（3）湿阻中焦，脘痞不饥，噤口下痢。本品化湿开胃，用治湿浊中阻，脘痞不饥；亦常治湿热毒盛，下痢呕逆，食不得入的噤口痢。

第二十二单元　补虚药

细目一　概　述

◎ 要点一　各类补虚药的功效、主治病证

补虚药具有补虚作用，可主治人体正气虚弱、精微物质亏耗引起的精神萎靡、体倦乏力、面色淡白或萎黄、心悸气短、脉象虚弱等。按功效分为补气、补阳、补血、补阴四类，分别主治气虚证、阳虚证、血虚证、阴虚证。

◎ 要点二　补虚药的配伍方法

首先应因证选药，必须根据气虚、阳虚、血虚与阴虚的证候不同，选择相应的对证的药物。补气药和补阳药，补血药和补阴药，往往相辅而用；气血两虚，阴阳两虚者应气血双补或阴阳兼顾。对正虚邪实者，须配祛邪药以扶正祛邪。补虚药还常配理气健脾药，以使补虚药更好发挥疗效。

◎ 要点三　补虚药的使用注意事项

补虚药原为虚证而设，凡身体健康，并无虚弱表现者，不宜滥用，以免导致阴阳平衡失调；实邪方盛，正气未虚者，以祛邪为要，亦不宜使用，以免"闭门留寇"。补气药性多壅滞，易致中满，湿盛中满者忌用。补阳药性多温燥，易助火伤阴，阴虚火旺者不宜使用。补血药多滋腻黏滞，妨碍运化，凡湿滞脾胃、脘腹胀满、食少便溏者慎用。补阴药多甘寒滋腻，凡脾胃虚弱、痰湿内阻、腹满便溏者不宜用。补虚药使用时应注意顾护脾胃，适当配伍健脾消食药，以促进运化，使补虚药能充分发挥作用；补虚药若需久服，宜作蜜丸、煎膏（膏滋）、片剂、口服液、颗粒剂或酒剂等，以便保存和服用，若作汤剂，宜文火久煎，使药味尽出。个别挽救虚脱的补虚药，宜制成注射剂，以备急用。

细目二　补气药

◎ 要点

1. 人参

【性能】甘、微苦，微温。归肺、脾、心、肾经。

【功效】大补元气，复脉固脱，补脾益肺，生津养血，安神益智。

【应用】

（1）元气欲脱，脉微欲绝。本品为拯危救脱的要药。适用于因大汗、大泻、大失血，或大病、久病所致元气虚极欲脱，脉微欲绝的危重证候。可单用本品大量浓煎服，如独参汤。若见四肢逆冷、阳气衰微者，可配附子以益气回阳，如参附汤。若汗多口渴、气阴两伤者，可配麦冬、五味子以益气敛阴，即生脉散。

（2）脾虚食少，肺虚喘咳，阳痿宫冷。为补肺的要药，也为补脾要药。用于肺气虚弱的短气喘促，懒言声微，脉虚自汗等，常与黄芪、五味子等同用；用于脾气不足的倦怠乏力、食少便溏等，常配伍白术、茯苓、甘草，如四君子汤等。补益肾气，不仅用于肾不纳气的短气虚喘，还可用于肾虚阳痿宫冷。

（3）热病气虚津伤口渴及消渴证。本品既能补气，又能生津。热病气津两伤者，常配伍石膏、知母等；消渴常配伍天花粉、生地黄等。

（4）气血亏虚，久病虚羸。本品能益气，使气盛自能生血，故有气血双补作用，治气血双虚，久病虚羸者。

（5）惊悸失眠。本品入心经，补心气，益心智，用于失眠惊悸、健忘，常配远志、龙眼等。

此外，与解表药、攻下药等祛邪药配伍，有扶正祛邪之效。

【用法用量】煎服，3～9g；挽救虚脱可用15～30g。宜文火另煎分次兑服。野山参研末吞服，每次2g，日服2次。红参为人参蒸制品，味甘、微苦，归脾、肺、心、肾经，功效大补元气，复脉固脱。但红参性偏湿热，善益气摄血，多用于体虚欲脱，肢冷脉微，气不摄血、崩漏下血之证。

【使用注意】不宜与藜芦、五灵脂同用。

【鉴别用药】生晒参、红参二者均味甘微苦，归脾、肺、心经，具大补元气、复脉固脱、补脾益肺、生津止渴、安神增智之功，用于气虚欲脱、肢冷、脉微、脾虚食少、肺虚喘咳、津伤口渴、消渴、惊悸健忘、阳痿宫冷。生晒参味甘性平，偏重于补气生津、安神，适用于气阴不足之肺虚喘咳、津伤口渴、内热消渴。红参性温，偏于补阳，多用于元气衰弱，兼阳气虚弱，脉微肢冷，阳痿宫冷者。

【配伍意义】

（1）人参配附子：人参甘温，能大补元气、复脉固脱。附子辛甘大热，长于回阳救逆、补火助阳。两者合用补气固脱与回阳救逆并举。适用于治疗四肢厥逆、冷汗淋漓、脉微欲绝之阳气暴脱证。

（2）人参配麦冬、五味子：人参甘温，益元气，补肺气，生津液；麦冬甘寒，养阴，润肺，生津；五味子酸温，敛肺止汗，生津止渴。三药合用，一补一润一敛，益气养阴，生津止渴，敛阴止汗，使气复津生、汗止阴存、气充脉复。适用于气阴两虚或气虚亡阴证。

2. 西洋参

【功效】补气养阴，清热生津。

【主治病证】气虚阴亏，虚热烦倦，咳喘痰血，内热消渴，口燥咽干。

【用法用量】另煎兑服，3～6g。

【使用注意】据《药典》记载，不宜与藜芦同用。

3. 党参

【性能】甘，平。归脾、肺经。

【功效】健脾益肺，养血生津。

【应用】

（1）脾肺气虚证，食少倦怠，咳嗽虚喘。主归脾肺二经，以补脾肺气为主要作用。用于中气不足的体虚倦怠、食少倦怠等，常与黄芪、白术等同用；用于肺气亏虚的咳嗽虚喘等，可与蛤蚧、五味子等同用。

（2）气血不足，面色萎黄，心悸气短。本品补气生血。常配伍黄芪、当归、白术等。

（3）津伤口渴，内热消渴。本品有补气生津的作用。症见气短口渴，及内热消渴，常配伍麦冬、五味子等生津药。

此外，可与解表药或攻里药同用，用于气虚外感及正虚邪实之证，以扶正祛邪。

【使用注意】据《药典》记载，不宜与藜芦同用。

【鉴别用药】人参与党参二药均能补脾气、补肺气、益气生津、益气生血和扶正祛邪，常用于肺、脾气虚证，气津两伤证，以及正虚邪实病证。但人参补气力强，并能大补元气，可用治气虚欲脱的危重病证，还能安神益智、益气壮阳，可治气血不足的心神不安以及阳痿证等；党参补气力弱，但能养血，可用于血虚证等。

4. 太子参

【功效】益气健脾，生津润肺。

【主治病证】脾虚体倦，食欲不振，病后虚弱，气阴不足，自汗口渴，肺燥干咳。

5. 黄芪

【性能】甘，微温。归脾、肺经。

【功效】补气升阳，固表止汗，利水消肿，托疮生肌。

【应用】

（1）脾虚气陷证。本品甘温，为补中益气要药。气虚乏力，食少便溏，可配白术、党参等；中气下陷，久泻脱肛，便血崩漏，常配人参、升麻、柴胡等，如补中益气汤；气虚水肿，常配茯苓、白术，健脾利水。

（2）肺气虚证。入肺又能补益肺气。肺虚喘咳，常与紫菀、五味子同用。

（3）气虚自汗。表虚自汗常与白术、防风同用，如玉屏风散。

（4）内热消渴，血虚萎黄。本品生津养血，内热消渴，常配天花粉、葛根。血虚萎黄，常配当归。

（5）半身不遂，痹痛麻木。本品可行滞通痹，常配当归、桂枝等同用。

（6）气血亏虚，疮疡难溃难腐，或溃久不敛。疮疡难溃难腐者配穿山甲、皂角刺等排脓药；溃久难敛者配人参、当归、肉桂等，如十全大补汤。

【用法用量】煎服，9~30g。蜜炙可增强其补中益气作用。

【鉴别用药】人参与黄芪二药可补气、生津、生血。同用可增强补气之效。但人参能大补元气，复脉固脱，并能补心、脾、肺气，以及能安神增智，为治内伤气虚第一要药；黄芪则以补脾、肺之气为主，并有补气升阳、益卫固表、托毒生肌、利尿消肿等作用，可用于相应气虚的多种病证。

生黄芪偏于走表，托疮、利水，多用于自汗、疮疡后期、水肿。炙黄芪偏于走里，补中益气升阳，多用于脾胃虚弱，气血不足，中气下陷。

【配伍意义】

（1）黄芪配茯苓：黄芪甘温，长于补气升阳、健脾利水消肿；茯苓甘淡，具有健脾利水渗湿之功。二药配用，使健脾益气、利水消肿之力增强。适用于脾胃气虚之食少、体倦、便溏，脾虚所致的水肿、白浊、白带增多者。

（2）黄芪配柴胡、升麻：三者均能升阳，但黄芪补中益气，升阳举陷，通达内外；升麻入肺、脾、胃三经而升阳；柴胡引少阳清气上行。三药配伍，补泻共施，升清阳而降阴火，顺应脏腑升降之势。适用于中气下陷所致的久痢、脱肛、子宫脱垂。

6. 白术

【性能】甘、苦，温。归脾、胃经。

【功效】健脾益气，燥湿利水，止汗，安胎。

【应用】

（1）脾气虚证。本品为补气健脾要药，被前人誉为"脾脏补气健脾第一要药"。脾虚食少，胀满泄泻等证，常与人参、茯苓等同用，如四君子汤；脾虚水停而为痰饮眩晕，常配桂枝、茯苓等，如苓桂术甘汤；治水肿，小便不利，常配茯苓、泽泻等，如四苓汤。

（2）气虚自汗。善治脾虚气弱，卫气不固，表虚自汗。用于脾虚气弱，肌表不固而汗多，常配黄芪、防风等，如玉屏风散。

（3）脾虚胎动不安。常与砂仁同用。

【用法用量】煎服，6~12g。炒用可增强补气健脾止泻作用。

【使用注意】本品性偏温燥，热病伤津及阴虚燥渴者不宜。

【鉴别用药】

（1）黄芪与白术二药均能补气、利水、止汗，但二药作用有所不同：黄芪补脾肺之气，而白术主要补脾气；黄芪补中气而升阳，长于治疗中气不足、气虚下陷诸证，而白术补中气，长于治疗脾虚失运、水湿痰饮内停诸证；黄芪补气利水，白术补气燥湿；黄芪补气固表之力强于白术。此外，黄芪还能生津养血，行滞通痹，托毒排脓，敛疮生肌，而白术则能补气安胎等。

（2）白术与苍术二药均能健脾燥湿，可治脾失健运，湿浊中阻证。但白术能补气健脾，并能固表止汗、益气安胎，可用治气虚自汗、气虚胎动不安等；苍术则燥湿力强，尤宜于湿盛不虚者，还能祛风湿、发汗解表、明目，可治风湿痹痛、外感风寒湿表证，以及夜盲症等。

7. 山药

【功效】补脾养胃，生津益肺，补肾涩精。

【主治病证】脾虚食少，久泻不止；肺虚喘咳；肾虚遗精，带下，尿频；虚热消渴。

【鉴别用药】白术与山药均味甘，归脾经，功效补益脾胃。但白术味苦性温，可燥湿利水、止汗、安胎。山药可生津益肺、补肾涩精。

8. 白扁豆

【功效】健脾化湿，和中消暑。

9. 甘草

【性能】甘，平。归心、肺、脾、胃经。

【功效】补脾益气，清热解毒，祛痰止咳，缓急止痛，调和诸药。

【应用】

（1）脾胃虚弱，倦怠乏力。本品入中焦，有补益脾气的作用。配党参、白术等同用，如四君子汤。

（2）心悸气短。有补益心气、益气复脉之功，常配伍人参、阿胶、桂枝等，如炙甘草汤。

（3）咳嗽痰多。本品能止咳，兼能祛痰，略具平喘的作用。可因寒热虚实不同，分别配伍用药。

（4）脘腹、四肢挛急疼痛。常配伍桂枝、白芍、饴糖等，如小建中汤。

（5）热毒疮疡，咽喉肿痛，药食中毒。本品长于解毒。治疗咽喉肿痛可配伍桔梗，如桔梗汤；治疗痈肿疮毒，可配伍金银花、蒲公英。

（6）缓解药物毒性、烈性。用于药性峻猛的方剂中，能缓和烈性或减轻毒副作用，又可调和脾胃。

【用法用量】煎服，2～10g。生用性微寒，可清热解毒；蜜炙药性微温，并可增强补益心脾之气和润肺止咳作用。

【使用注意】不宜与京大戟、芫花、甘遂、海藻同用。本品有助湿壅气之弊，湿盛胀满、水肿者不宜用。大剂量久服可致水钠潴留，引起浮肿。

【配伍意义】白芍配甘草：白芍酸寒，养血敛阴，柔肝止痛；甘草甘平，健脾益气，缓急止痛。两药伍用，有酸甘化阴、柔肝止痛之功。适用于肝脾不和，筋脉失濡所致的脘腹、四肢挛急作痛。

10. 大枣

【功效】补中益气，养血安神。

11. 蜂蜜

【功效】补中，润燥，止痛，解毒；外用生肌敛疮。

细目三　补阳药

◎ **要点**

1. 鹿茸

【性能】甘、咸，温。归肾、肝经。

【功效】壮肾阳，益精血，强筋骨，调冲任，托疮毒。

【应用】

（1）肾阳不足，精血亏虚，阳痿早泄，宫寒不孕，眩晕，耳鸣耳聋。本品为温肾壮阳、补督脉、益精血的要药。阳痿早泄、宫寒不孕、尿频不禁、头晕耳鸣、腰膝酸痛、肢冷神疲等证，可单服，亦可配伍人参、巴戟天等为丸服。

（2）畏寒，腰背冷痛，筋骨痿软。常配伍山茱萸、熟地黄等，如加味地黄丸。

（3）妇女冲任虚寒，崩漏带下。前者与当归、阿胶、蒲黄等同用，后者与狗脊、山药等同用。

（4）阴疽不敛。本品补阳气、益精血而达到温补内托的目的。可与黄芪、当归、肉桂等药配伍应用，如阳和汤。

【用法用量】1～2g，研末吞服；或入丸、散。

【使用注意】服用本品宜从小量开始，缓缓增加，不可骤用大量，以免阳升风动，头晕目赤，或伤阴动血。凡发热者均当忌服。

2. 紫河车

【功效】温肾补精，益气养血。

【主治病证】虚劳羸瘦，阳痿遗精，不孕少乳，久咳虚喘，骨蒸劳嗽，面色萎黄，食少气短。

3. 淫羊藿

【性能】辛、甘，温。归肾、肝经。

【功效】补肾阳，强筋骨，祛风湿。

【应用】

（1）肾阳虚衰，阳痿遗精，筋骨痿软。本品长于补肾壮阳。可单味浸酒服，也可配入复方。配伍肉苁蓉、巴戟天、杜仲等同用，如填精补髓丹。

（2）风寒痹痛，麻木拘挛。肝肾不足的筋骨痹痛、风湿拘挛麻木等证，可与威灵仙、川芎、肉桂等同用，如仙灵脾散。

4. 巴戟天

【功效】补肾阳，强筋骨，祛风湿。

【主治病证】阳痿遗精，宫冷不孕，月经不调；少腹冷痛，风湿痹痛，筋骨痿软。

【鉴别用药】淫羊藿与巴戟天均能补肾阳，祛风湿，均可用治肾阳虚之阳痿遗精及肝肾不足之筋骨痿软、风湿久痹等证。然淫羊藿药性燥散，补肾阳之力较强，尤宜于肾阳虚衰之精少不育。巴戟天其性温润不燥，补阳之力不及淫羊藿，兼益精血，多用于肾阳亏虚、精血不足之月经不调，宫冷不孕证。

5. 仙茅

【功效】补肾阳，强筋骨，祛寒湿。

6. 杜仲

【性能】甘，温。归肝、肾经。

【功效】补肝肾，强筋骨，安胎。

【应用】

（1）肝肾不足，腰膝酸痛，筋骨无力，头晕目眩。本品善治肾虚腰痛。常与补骨脂、胡桃肉同用，治疗肾虚腰痛或足膝痿弱，如青娥丸；治疗风湿腰痛，如独活寄生汤；与当归、川芎、芍药同用，治疗肝肾不足，头晕目眩。

（2）肝肾亏虚，妊娠漏血，胎动不安。单用本品研末，枣肉为丸服；治胎动不安，腹痛如坠，可配伍续断、山药等。

【鉴别用药】杜仲与桑寄生二药均具补肝肾、强筋骨、安胎的功效。同可用治肾虚腰痛或足膝痿弱，肝肾亏虚之胎动不安。然杜仲又可温补肾阳，常用治肾虚阳痿，精冷不固，小便频数，风湿腰痛冷重；而桑寄生善祛风湿，

常用治痹证日久，伤及肝肾，腰膝酸软，筋骨无力者。

7. 续断

【性能】苦、辛，微温。归肝、肾经。

【功效】补肝肾，强筋骨，续折伤，止崩漏。

【应用】

（1）腰膝酸软，风湿痹痛。治疗肝肾不足之风湿痹痛，如续断丸或续断丹。

（2）肝肾亏虚，崩漏，胎漏，胎动不安。可与续断、桑寄生、菟丝子、阿胶等同用，如寿胎丸。

（3）跌仆损伤，筋伤骨折。善活血祛瘀，又能壮骨强筋，而有续伤接骨、疗伤止痛之能。治跌仆损伤、骨折、金疮，可配伍骨碎补、自然铜、土鳖虫等。

【鉴别用药】杜仲与续断二药均归肝肾经，药性偏温，均能补肝肾、强筋骨，安胎，治肾虚腰痛脚弱、筋骨无力、胎动不安常相须为用。然杜仲补益作用较好，且可安胎，故肾虚腰酸、胎动不安常用；续断，补肝肾、强腰膝、安胎作用虽不及杜仲，但能行血通脉、续折伤，为补而不滞之品，又为妇科崩漏、伤科跌打损伤所常用。

8. 肉苁蓉

【功效】补肾阳，益精血，润肠通便。

9. 补骨脂

【功效】补肾助阳，纳气平喘，温脾止泻；外用消风祛斑。

【主治病证】肾阳不足，阳痿遗精，遗尿尿频，腰膝冷痛；脾肾阳虚，五更泄泻；肾虚作喘；外用治白癜风，斑秃。

10. 益智

【功效】暖肾固精缩尿，温脾止泻摄唾。

11. 菟丝子

【性能】辛、甘，平。归肾、肝、脾经。

【功效】补益肝肾，固精缩尿，安胎，明目，止泻；外用消风祛斑。

【应用】

（1）肝肾不足，腰膝酸软，阳痿遗精，遗尿

尿频。本品辛甘平，为平补阴阳之品。治腰膝酸痛，可与杜仲等份，山药糊丸服；治阳痿遗精，可配伍枸杞子、覆盆子、五味子等；治遗尿尿频，可配伍鹿茸、桑螵蛸、五味子等；治遗精、白浊或尿有余沥，可配伍茯苓、石莲子。

（2）脾肾虚泻。入脾经，能温补脾肾，疗虚寒泄泻，常配人参、白术、补骨脂等同用。

（3）肾虚胎漏，胎动不安。治肝肾不足，胎元不固之胎动不安、滑胎，可配伍续断、桑寄生、阿胶等安胎，如寿胎丸。

（4）肝肾不足，目黯耳鸣。常配熟地黄、菟丝子等，如驻景丸。

本品亦可外用治白癜风。

12. 沙苑子

【功效】补肾助阳，固精缩尿，养肝明目。

13. 蛤蚧

【功效】补肺益肾，纳气定喘，助阳益精。

【用法用量】入丸散或酒剂，3~6g。

【配伍意义】人参配蛤蚧：人参大补元气、益肺气，长于补气；蛤蚧补肾纳气、平喘，长于摄纳。二药配伍，肺肾之气双补，肾气纳，肺气降，共奏益气补肾定喘之功，适用于肺肾两虚之喘咳。

14. 冬虫夏草

【功效】补肾益肺，止血化痰。

【主治病证】肾虚精亏，阳痿遗精，腰膝酸痛；久咳虚喘，劳嗽痰血。

【用法用量】煎服，3~9g。也可入丸、散。

15. 锁阳

【功效】补肾阳，益精血，润肠通便。

细目四　补血药

◎ 要点

1. 当归

【性能】甘、辛，温。归肝、心、脾经。

【功效】补血活血，调经止痛，润肠通便。

【应用】

（1）血虚萎黄，眩晕心悸。本品为补血之圣药。常与黄芪等补气药同用，如当归补血汤等。治血虚心失所养之心悸失眠，可与酸枣仁、柏子仁、远志等配伍，如天王补心丹。治血虚肝失所养的眩晕、耳鸣，配熟地黄、白芍、酸枣仁等，如补肝汤。

（2）血虚血瘀，月经不调，经闭，痛经。本品既能补血、活血，又能调经，为妇科补血调经的要药。

（3）虚寒腹痛，跌打损伤，痈疽疮疡，风湿痹痛。本品辛行温通，为活血行气之要药。既能补血活血，又能散寒止痛，可随证配伍应用。

（4）血虚肠燥便秘。本品养血润肠通便，常配火麻仁、肉苁蓉等同用。

【用法】煎服，6~12g。一般生用，为加强活血效果则酒炒用。

【使用注意】湿盛中满、大便泄泻者忌服。

【配伍意义】当归配黄芪：当归养心肝之血，以补血和营；黄芪补脾肺之气，以益生血之源。两药配伍，可增强益气生血的作用。适用于劳倦内伤、肌热面赤、烦渴、脉虚大乏力及疮疡、血虚发热、诸气血不足等。

2. 熟地黄

【性能】甘，微温。归肝、肾经。

【功效】补血滋阴，益精填髓。

【应用】

（1）血虚诸证。为养血补虚之要药。用于血虚萎黄、心悸怔忡、月经不调、崩漏下血等证，常与当归、白芍同用，如四物汤。治气血两虚证常与人参、当归、白芍等同用，以气血双补，如八珍汤。

（2）肝肾阴虚诸证。为补肾阴之要药。用于肝肾不足之腰膝酸软、盗汗、遗精、耳鸣耳聋、内热消渴等，常与山萸肉、山药等同用，如六味地黄丸；虚火上炎，骨蒸潮热，颧红盗汗，耳鸣，常与知母、黄柏、山茱萸等同用，如知柏地黄丸。

【使用注意】本品性质黏腻，较生地黄更甚，有碍消化，凡气滞痰多、脘腹胀痛、食少便溏者忌服。重用久服宜与陈皮、砂仁等同用，以免黏腻碍胃。

【鉴别用药】

（1）当归与熟地黄，二药均能补血，常相须为用以治血虚诸证。但当归补血行血，调经止痛，为妇科调经要药，可用于血虚血寒诸证，以及风湿痹痛、痈疽疮疡，且能润肠通便，可用于血虚肠燥便秘证；熟地黄功专补血滋阴，益精填髓，为补益肝肾精血要药，可治肝肾精血亏虚诸证。

（2）生地黄与熟地黄，二药均能滋阴，可用治阴虚证。但生地黄性寒，能清热凉血，养阴生津，长于治疗热入营血、热病伤阴、阴虚发热诸证，其滋阴力不及熟地黄；熟地黄性温，功专补血滋阴，益精髓，长于治疗血虚证以及肝肾亏虚诸证。

3. 白芍

【性能】苦、酸，微寒。归肝、脾经。

【功效】养血调经，敛阴止汗，柔肝止痛，平抑肝阳。

【应用】

（1）血虚萎黄，月经不调，崩漏下血。本品养血调经，常与当归、熟地黄、川芎同用，如四物汤。

（2）自汗，盗汗。本品敛阴止汗，配桂枝可调和营卫。治外感风寒，营卫不和之汗出恶风，气虚自汗，配黄芪、白术等补气固表。治阴虚盗汗，可与龙骨、牡蛎、浮小麦同用。

（3）肝脾不和，胸胁脘腹疼痛，四肢挛急疼痛。本品养血敛阴，柔肝缓急止痛，常用治血虚肝郁胁肋疼痛、肝脾失和的脘腹挛急疼痛、四肢拘挛作痛，如芍药甘草汤；还可治肝郁脾虚泄泻腹痛、下痢腹痛等，如痛泻要方。

（4）肝阳上亢，头痛眩晕。本品养血敛阴，平抑肝阳。常与生地黄、牛膝等同用，如建瓴汤。

【使用注意】阳衰虚寒之证不宜用。反藜芦。

【鉴别用药】白芍与赤芍，二药虽同出一物性微寒，但前人谓"白补赤泻，白收赤散"，白芍长于养血调经，敛阴止汗，平抑肝阳；赤芍则长于清热凉血，活血散瘀，清泻肝火。在应用方面，白芍主治血虚阴亏，肝阳偏亢诸证；赤芍主治血热、血瘀、肝火所致诸证。又白芍、赤芍皆能止痛，均可用于治疗疼痛病证。但白芍长于养血柔肝，缓急止痛，主治肝阴不足，血虚肝旺，肝气不疏所致的胁肋疼痛、脘腹四肢拘挛疼痛；赤芍长于活血祛瘀止痛，主治血滞诸痛证，因能清热凉血，故血热瘀滞者尤为适宜。

4. 阿胶

【性能】甘，平。归肺、肝、肾经。

【功效】补血滋阴，润燥，止血。

【应用】

（1）血虚萎黄，眩晕，心悸，肌痿无力。本品为血肉有情之品，甘平质润，为补血要药。尤善治出血而致血虚者。常与熟地黄、当归、芍药等同用，如阿胶四物汤。

（2）劳嗽咯血，吐血尿血，便血崩漏，妊娠胎漏。本品为止血要药，对出血而兼见阴虚、血虚证者，尤为适宜。治吐血不止，配蒲黄、生地黄；治吐血、衄血、便血、血崩，可与灶心土、生地黄、附子等同用。

（3）肺燥咳嗽。治燥热伤肺，干咳无痰、气喘、心烦口渴、鼻燥咽干等，可配伍杏仁、桑叶、麦冬，如清燥救肺汤。

（4）热病伤阴，心烦失眠，阴虚风动，手足瘛疭。用于阴虚心烦、失眠等证，可配伍黄连、白芍、鸡子黄，如黄连阿胶汤。

【用法】3～9g，入汤剂宜烊化兑服。

【使用注意】本品黏腻，有碍消化，故脾胃虚弱者慎用。

5. 何首乌

【性能】苦、甘、涩，微温。归肝、肾经。

【功效】制用：补肝肾，益精血，乌须发，强筋骨，化浊降脂。生用：解毒，消痈，截疟，润肠通便。

【应用】

（1）精血亏虚，头晕眼花，须发早白，腰膝酸软。制首乌补肝肾、益精血。兼能收敛，且不寒、不燥、不腻，为滋补良药。常与当归、枸杞子、菟丝子等同用，如七宝美髯丹。

（2）疮痈，风疹瘙痒，瘰疬，久疟，肠燥便秘。生首乌有截疟、解毒、润肠通便之效。

（3）久疟体虚，多用生品，与人参、当归等配伍，如何人饮。

此外，制首乌能降浊降脂，可用治高脂血症。

【鉴别用药】 生首乌与制首乌性能相同，但功用相异，生首乌解毒、消痈、截疟、润肠通便，用于疮痈、风疹、瘰疬、久疟、肠燥便秘。制首乌补肝肾、益精血、乌须发、强筋骨、化浊降脂，用于血虚萎黄、眩晕耳鸣、须发早白、腰膝酸软、肢体麻木、崩漏带下、高脂血症。

6. 龙眼肉

【功效】 补益心脾，养血安神。

【主治病证】 气血不足，心悸怔忡，失眠健忘，血虚萎黄。

细目五　补阴药

◎ 要点

1. 北沙参

【性能】 甘、微苦，微寒。归肺、胃经。

【功效】 养阴清肺，益胃生津。

【应用】

（1）肺热燥咳，劳嗽痰血。本品补肺阴，兼能清肺热。用于肺热阴虚引起的燥咳或劳嗽咯血。治燥热伤阴，干咳少痰、咽干口渴，可配伍麦冬、玉竹、桑叶等。痰血者，还可配伍知母、贝母、鳖甲等。

（2）胃阴不足，热病津伤，咽干口渴。本品补胃阴，兼能清胃热。用于胃阴虚有热之口干多饮，饥不欲食，大便干结，舌苔光剥或舌红少津，常与石斛、玉竹、乌梅等同用。

【使用注意】《本草从新》谓北沙参"反藜芦"，《中华人民共和国药典》（2015年版）亦认为北沙参"不宜与藜芦同用"。

2. 南沙参

【功效】 养阴清肺，益胃生津，化痰，益气。

【使用注意】 反藜芦。

【鉴别用药】 南沙参与北沙参，二药科属不同，均具有清肺养阴、益胃生津的作用，用于肺热阴虚引起的燥咳或劳嗽咳血，及热病伤津，舌干口渴、食欲不振。南沙参兼有化痰及益气作用。北沙参的养阴、清热、生津之力优于南沙参。

3. 百合

【功效】 养阴润肺，清心安神。

【主治病证】 阴虚燥咳，劳嗽咯血；阴虚有热之虚烦惊悸、失眠多梦、精神恍惚及百合病心肺阴虚内热证。

4. 麦冬

【性能】 甘、微苦，微寒。归心、肺、胃经。

【功效】 养阴生津，润肺清心。

【应用】

（1）津伤口渴，内热消渴，肠燥便秘。本品长于滋养胃阴，生津止渴，兼清胃热。用于胃阴不足，舌干口渴，常配伍沙参、生地黄、玉竹等。治消渴，配天花粉、乌梅等。治肠燥便秘，常与生地黄、玄参配伍，如增液汤。

（2）肺燥干咳，阴虚劳嗽，喉痹咽痛。本品善养肺阴，清肺热。可配桑叶、阿胶、生石膏等，如清燥救肺汤。

（3）心烦失眠。本品养心阴，清心热，略具除烦安神作用。治邪热入心，身热烦躁，配生地黄、玄参、黄连等，如清营汤。治阴虚有热，心烦失眠，配酸枣仁、生地黄等，如天王补心丹。

5. 天冬

【功效】 养阴润燥，清肺生津。

【主治病证】 肺燥干咳，顿咳痰黏，腰膝酸痛，骨蒸潮热，内热消渴，热病津伤，咽干口渴，肠燥便秘。

【鉴别用药】麦冬与天冬，二药均为清热滋阴生津之品，同具养肺阴、润肠通便之功，用于燥咳痰黏、劳嗽咯血、内热消渴及阴亏肠燥便秘，常相须为用。然天冬甘苦性寒，归肺肾经，清火润燥之功强于麦冬，且可滋肾阴，长于滋肾阴而降虚火，作用部位偏下。麦冬甘、微苦，微寒，归心肺胃经，滋阴润燥清热力弱于天冬，而滋腻性较小为其所长。且能养胃生津、清心除烦，又治胃阴不足之舌干口渴，阴虚火旺之心烦不眠及心神不安等证。凡心肺胃三经阴伤有火热之证，皆可用之，作用部位偏上。

6. 石斛

【功效】益胃生津，滋阴清热。

【主治病证】热病津伤，口干烦渴，胃阴不足，食少干呕，病后虚热不退，阴虚火旺，骨蒸劳热，目暗不明，筋骨痿软。

7. 玉竹

【功效】养阴润燥，生津止渴。

【主治病证】肺胃阴伤，燥热咳嗽，咽干口渴，内热消渴。

8. 黄精

【功效】补气养阴，健脾，润肺，益肾。

9. 枸杞子

【功效】滋补肝肾，益精明目。

【主治病证】虚劳精血亏虚，腰膝酸痛，眩晕耳鸣，阳痿遗精，内热消渴，血虚萎黄，目昏不明。

10. 墨旱莲

【功效】滋补肝肾，凉血止血。

11. 女贞子

【功效】滋补肝肾，明目乌发。

【主治病证】肝肾阴虚，眩晕耳鸣，腰膝酸软，须发早白，目暗不明，内热消渴，骨蒸潮热。

【用法】煎服。黄酒拌后蒸，可增强滋补肝肾作用，且可减滑肠之弊。

【配伍意义】女贞子配墨旱莲：女贞子甘苦凉，墨旱莲甘酸寒，均能滋补肝肾。相须配伍，可增强滋补肝肾的作用。适用于肝肾阴虚所致的头晕目眩、视物昏花。

12. 龟甲

【性能】咸、甘，微寒。归肾、肝、心经。

【功效】滋阴潜阳，益肾强骨，养血补心，固经止崩。

【应用】

（1）阴虚潮热，骨蒸盗汗，头晕目眩，虚风内动。本品长于滋补肾阴，兼能滋养肝阴。用于阴虚阳亢之头目眩晕，常与天冬、白芍、牡蛎等同用，如镇肝熄风汤；治疗阴虚内热，骨蒸潮热，盗汗遗精等，配熟地黄、知母、黄柏等，如大补阴丸；阴虚风动，配伍鳖甲、阿胶、生地黄等，如大定风珠。

（2）肾虚筋骨痿弱。常配熟地黄、锁阳、虎骨等同用，如虎潜丸。

（3）阴虚血亏之惊悸、失眠、健忘。本品入心肾，又可养血补心，安神定志。用于心血虚惊悸、失眠、健忘，常与龙骨、远志等配伍，如孔圣枕中丹。

（4）崩漏经多。本品还能止血。可用于阴虚血热，冲任不固之崩漏、月经过多。

【用法】煎服，9~24g，宜先煎。本品经砂炒醋淬后，更容易煎出有效成分，并除去腥气，便于制剂。

【使用注意】脾胃虚寒或内有寒湿者慎用，古人认为"去瘀血""主难产"，故孕妇忌用。

13. 鳖甲

【性能】咸，寒。归肝、肾经。

【功效】滋阴潜阳，退热除蒸，软坚散结。

【应用】

（1）阴虚发热，骨蒸劳热，阴虚阳亢，头晕目眩，虚风内动，手足瘈疭。本品长于退虚热、除骨蒸。用于治热病后期，阴伤虚风内动，脉细数、手指瘈疭，可配伍牡蛎、生地、阿胶；用于阴虚阳亢，头晕目眩，可配伍牡蛎，菊花；治骨蒸劳热，可配伍银柴胡、地骨皮、青蒿、知母等。

（2）癥瘕，久疟疟母。本品味咸，还长于软坚散结。可配伍柴胡、土鳖虫、丹皮等。

【用法】煎服，9～24g，宜打碎先煎。本品经砂炒醋淬后，有效成分更容易煎出；并可除去其腥气，易于粉碎，方便制剂。

【使用注意】孕妇及脾胃虚寒忌用。

【鉴别用药】龟甲与鳖甲，二药均能滋阴清

热，潜阳息风，常相须为用，治疗阴虚发热、阴虚阳亢、阴虚风动等证。但龟甲滋阴之力较强，并能益肾健骨、养血补心，可用于肾虚骨弱、心血不足以及阴虚有热的崩漏等证；鳖甲滋补力较逊，则长于清虚热，并善于软坚散结，常用于阴虚发热、癥瘕、疟母等证。

14. 楮实子

【功效】补肾清肝，明目，利尿。

第二十三单元　收涩药

细目一　概　述

◎ 要点一　收涩药的功效、主治病证

本类药大多性味酸涩，分别具有固表止汗、敛肺止咳、涩肠止泻、固精缩尿、收敛止血、止带等功效，适用于久病体虚、正气不固、脏腑功能衰退所致的自汗、盗汗、久咳虚喘、久泻、久痢、遗精、滑精、遗尿、尿频、崩带不止等滑脱不禁的病证。

◎ 要点二　收涩药的配伍方法

应用收涩药治疗乃属于治病之标，因此临床应用本类药时，须与相应的补益药配伍同用，以标本兼顾。如气虚自汗、阴虚盗汗者，应分别与补气药、补阴药同用；脾肾阳虚久泻、久痢者，当配伍温补脾肾药；肾虚遗精、滑精、遗尿、尿频者，当配伍补肾药；冲任不固，崩漏下血者，当配伍补肝肾、固冲任药；肺肾虚损，久咳虚喘者，当配伍补肺或双补肺肾、纳气平喘药等。

◎ 要点三　收涩药的使用注意事项

本类药物性涩收敛，故凡表邪未解，实邪正盛的咳嗽、汗出、泻痢、带下、血热出血，以及郁热未清者，均不宜用。误用有"闭门留寇"之弊。但某些收敛药除收涩作用之外，兼有清湿

热、解毒等功效，则又当分别对待。

细目二　固表止汗药

◎ 要点

1. 麻黄根

【功效】固表止汗。

2. 浮小麦

【功效】益气，止汗，除热。

细目三　敛肺涩肠药

◎ 要点

1. 五味子

【性能】酸、甘，温。归肺、心、肾经。

【功效】收敛固涩，益气生津，补肾宁心。

【应用】

（1）久咳虚喘。本品酸能收敛，性温而润，上能敛补肺气，下能滋养肾阴，为治疗久咳虚喘之要药。用治肺虚久咳，如五味子丸；用于肺肾两虚喘咳，如都气丸；还可配伍麻黄治疗寒饮咳喘，如小青龙汤。

（2）自汗，盗汗。本品善能敛肺止汗，治盗

汗、自汗者，配麻黄根、牡蛎等。

（3）梦遗滑精，遗尿尿频。治梦遗虚脱，可单用本品。治精滑不固，配伍桑螵蛸、龙骨等，如桑螵蛸丸。

（4）久泻不止。治脾肾虚寒，五更泄泻，可配伍补骨脂、吴茱萸、肉豆蔻等，如四神丸。

（5）津伤口渴，消渴。本品益气生津止渴，并能敛汗。常用治热伤气阴，汗多口渴，如生脉散；治疗阴虚内热之消渴证，如玉液汤。

（6）心悸、失眠、多梦。本品既能补益心肾，又能宁心安神。治心肾阴血亏损所致的虚烦心悸、失眠多梦，可配伍生地黄、麦冬、丹参、酸枣仁等。

2. 乌梅

【性能】酸、涩，平。归肝、脾、肺、大肠经。

【功效】敛肺，涩肠，生津，安蛔。

【应用】

（1）肺虚久咳。本品入肺经能敛肺气，止咳嗽。可配伍罂粟壳、杏仁等。

（2）久泻，久痢。本品酸涩，入大肠经，有良好的涩肠止泻作用。可配伍肉豆蔻、诃子、罂粟壳等。

（3）蛔厥腹痛，呕吐。蛔虫得酸则静，本品极酸，能安蛔止痛，和胃止呕。可与细辛、黄连、川椒同用，如乌梅丸。

（4）虚热消渴。本品善能生津液，止烦渴。治虚热烦渴，可配伍天花粉、麦冬、葛根等，如玉泉散。

此外，本品炒炭后，能固冲止漏，可用于崩漏不止，便血；外敷能消疮毒，并治胬肉外突、头疮等。

【鉴别用药】五味子与乌梅，二药均有敛肺止咳、涩肠止泻、生津止渴作用。同可用于肺虚久咳、久泻及津伤口渴之证。但五味子又能滋肾、固精、敛汗及宁心安神，用于治疗遗精、滑精、自汗盗汗、心悸、失眠、多梦等证；而乌梅又具安蛔止痛、止血及消疮毒之功，用于治疗蛔

厥腹痛呕吐、崩漏下血、胬肉外突等。

3. 五倍子

【功效】敛肺降火，涩肠止泻，敛汗止血，收湿敛疮。

4. 诃子

【功效】涩肠止泻，敛肺止咳，降火利咽。

【主治病证】久泻久痢，便血脱肛，肺虚喘咳，久嗽不止，咽痛音哑。

【用法】煎服。涩肠止泻宜煨用，敛肺清热、利咽开音宜生用。

5. 肉豆蔻

【功效】温中行气，涩肠止泻。

【主治病证】脾胃虚寒，久泻不止，脘腹胀痛，食少呕吐。

【用法】煎服，入丸、散服。内服须煨熟去油用。

【鉴别用药】肉豆蔻与豆蔻，二药均能温中散寒、行气消胀、开胃，可治寒湿中阻及脾胃气滞的脘腹胀满，不思饮食以及呕吐等。但肉豆蔻长于涩肠止泻，多用于脾胃虚寒的久泻；豆蔻长于芳香化湿，多用于湿浊中阻的脘腹胀满，有呕吐者更宜。

6. 赤石脂

【功效】涩肠，止血，生肌敛疮。

【使用注意】湿热积滞泻痢者忌服。孕妇慎用。畏官桂。

细目四　固精缩尿止带药

◎ 要点

1. 山茱萸

【性能】酸、涩，微温。归肝、肾经。

【功效】补益肝肾，收敛固脱。

【应用】

（1）腰膝酸软，眩晕耳鸣，阳痿。山茱萸酸微温质润，其性温而不燥、补而不峻，既能补肾益精，又能温肾助阳，为平补阴阳之要药。常与

熟地黄、山药等配伍，如六味地黄丸；与熟地黄、肉桂、附子同用，如肾气丸。

（2）遗精滑精，遗尿尿频。为固精止遗的要药。可配伍熟地黄、山药；或配伍覆盆子、金樱子、沙苑子等。

（3）崩漏带下，月经过多。能补肝肾、固冲任以止血。治崩漏下血及月经过多之证，可配伍黄芪、龙骨、五味子等同用。

（4）大汗不止、体虚欲脱。能收敛止汗，固涩滑脱，为防止元气虚脱之要药。可配伍人参、附子、龙骨等药用。

此外，本品亦治内热消渴，多与生地黄、天花粉等同用。

2. 桑螵蛸

【功效】固精缩尿，补肾助阳。

【主治病证】遗精滑精，遗尿尿频，小便白浊；阳痿。

【使用注意】本品助阳固涩，故阴虚多火，内有湿热之遗精、膀胱湿热而小便频数者忌用。

3. 金樱子

【功效】固精缩尿，固崩止带，涩肠止泻。

4. 海螵蛸

【功效】涩精止带，收敛止血，制酸止痛，收湿敛疮。

【主治病证】崩漏便血，吐血衄血，遗精滑精，赤白带下，胃痛吞酸；外用治损伤出血、湿疮，湿疹，溃疡不敛。

5. 莲子

【性能】甘、涩，平。归脾、肾、心经。

【功效】补脾止泻，止带，益肾固精，养心安神。

【应用】

（1）脾虚泄泻。本品甘可补脾，涩能止泻。治疗脾虚泄泻，食欲不振者，常与党参、白术、茯苓等同用，如参苓白术散。

（2）带下。本品为治疗脾虚、肾虚带下常用药，常与茯苓、白术等同用。

（3）遗精滑精。本品味甘而涩，入肾经能益肾固精。常与芡实、龙骨等同用，如金锁固精丸。

（4）心悸、失眠。本品养心益肾而交通心肾，治疗心肾不交之虚烦、心悸、失眠者，常与酸枣仁、茯神、远志等同用。

6. 芡实

【功效】益肾固精，补脾止泻，除湿止带。

【主治病证】遗精滑精，遗尿尿频，脾虚久泻，白浊带下。

【鉴别用药】莲子与芡实，二药均补中有涩，能益肾固精，补脾止泻，止带，常用治肾虚遗精、遗尿，脾虚泄泻，脾肾虚带下等证。但莲子兼能养心，可治虚烦、心悸、失眠等证；芡实能除湿止带，为治虚、实带下的常用药。

7. 椿皮

【功效】清热燥湿，收涩止带，止泻，止血。

第二十四单元　攻毒杀虫止痒药

细目一　概　述

◎ **要点　攻毒杀虫止痒药的使用注意事项**

本类药物多具有不同程度的毒性，无论外用或内服，均应严格掌握剂量及用法，不宜过量或持续使用，以防发生毒副反应。制剂时应严格遵守炮制和制剂法度，以减低毒性而确保用药安全。内服宜制成丸、散应用。

细目二 具体药物

◎ 要点

1. 雄黄

【功效】解毒杀虫，燥湿祛痰，截疟。

【主治病证】痈肿疔疮，蛇虫咬伤；虫积腹痛，癫痫，疟疾。

【用法用量】内服 0.05~0.1g，入丸、散用。外用适量，熏涂患处。

【使用注意】内服宜慎，不可久服。外用不宜大面积涂擦及长期持续使用。孕妇禁用。切忌火煅，烧煅后有剧毒。

2. 硫黄

【功效】外用解毒杀虫疗疮，内服补火助阳通便。

【主治病证】外用治疥癣，湿疹，阴疽恶疮；内服治阳痿足冷，虚喘冷哮，虚寒便秘。

3. 白矾

【功效】外用解毒杀虫，燥湿止痒；内服止血止泻，祛除风痰。

4. 蛇床子

【功效】燥湿祛风，杀虫止痒，温肾壮阳。

【主治病证】阴痒带下，湿疹瘙痒，疥癣，湿痹腰痛，肾虚阳痿，宫冷不孕，寒湿带下。

5. 蟾酥

【功效】解毒，止痛，开窍醒神。

【用法用量】内服 0.015~0.03g，研细，多入丸、散用。外用适量。

【使用注意】本品有毒，内服慎勿过量。外用不可入目。孕妇忌用。

6. 蜂房

【功效】攻毒杀虫，祛风止痛。

第二十五单元 拔毒化腐生肌药

细目一 概　述

◎ **要点　拔毒化腐生肌药的使用注意事项**

本类药物多为矿石重金属类，或经过加工炼制而成。多具有剧烈毒性或强大刺激性，使用时应控制剂量和用法。外用也不可过量或过久应用，有些药不宜在头面及黏膜上使用，以防发生毒副反应。含有砷、汞、铅等的药物毒副反应甚大，更应严加注意，以确保用药安全。

细目二 具体药物

◎ 要点

1. 升药

【功效】拔毒，去腐。

【主治病证】痈疽恶疮，脓出不畅，腐肉不去，新肉难生；湿疮、黄水疮、顽癣及梅毒等。

【用法用量】外用适量。本品只供外用，不能内服。且不用纯品，而多配煅石膏外用。用时，研极细粉末，干掺或调敷，或以药捻沾药粉使用。

【使用注意】本品有大毒，外用不可过量或持续使用。外疡腐肉已去或脓水已尽者，不宜用。

2. 砒石

【功效】外用攻毒杀虫，蚀疮去腐；内服祛痰平喘，截疟。

【用法用量】外用适量，研末撒敷，宜作复方散剂或入膏药、药捻。内服一次 0.002~0.004g，入丸、散，不宜入汤剂。

【使用注意】本品有剧毒，内服宜慎；外用

也应注意，以防局部吸收中毒。孕妇忌服。不可作酒剂服用。忌火煅。不宜与水银配伍（十九畏）。

3. 炉甘石

【功效】解毒，明目退翳，收湿止痒敛疮。

【使用注意】宜炮制后使用，专供外用，不作内服。

4. 硼砂

【功效】外用清热解毒，内服清肺化痰。

【用法用量】外用适量。研极细末干撒或调敷患处；或化水含漱。内服，1.5~3g，入丸、散用。

方 剂 学

第一单元　总　论

细目一　方剂与治法

1. 方剂与治法的关系　治法是在长期临床积累了方药运用经验的基础上，在对人体生理病理等理论认识不断丰富、完善过程中逐步总结而成，是后于方药形成的一种理论。但是，当治法由经验上升为理论之后，就成为遣药组方和运用成方的指导原则。治法是指导遣药组方的原则，方剂则是体现治法的主要手段，故云"方从法出，法随证立"。方剂与治法之间的关系是相互为用，密不可分的，具体表现为"以法组方""以法遣方""以法类方""以法释方"等四方面，而这四方面又可以简单概括为"以法统方"。

2. 常用治法　常用治法主要是指清代医家程钟龄在《医学心悟·医门八法》中概括总结的汗、吐、下、和、温、清、消、补八法。

（1）**汗法**　汗法是通过开泄腠理、调畅营卫、宣发肺气等方法，使在表的外感六淫之邪随汗而解的一类治法。汗法主要治疗外感六淫之邪所致的表证。此外，凡腠理闭塞，营卫郁滞的寒热无汗；或腠理疏松，虽有汗但寒热不解的病证，皆可使用汗法治疗。由于病情有寒热，邪气有兼夹，体质有强弱，故汗法又可分为辛温发汗、辛凉发汗，或与补法、下法、消法等配合使用。

（2）**吐法**　吐法是通过涌吐的方法，使停留在咽喉、胸膈、胃脘的痰涎、宿食或毒物从口中吐出的一类治法。吐法适用于中风痰壅，宿食壅阻胃脘，毒物尚在胃中；或痰涎壅盛之癫狂、喉痹，以及干霍乱吐泻不得等属于病位居上、病势急暴、内蓄实邪、体质壮实者。因吐法易伤胃气，故体虚气弱、妇人新产、孕妇等均应慎用。

（3）**下法**　下法是通过泻下、荡涤、攻逐等方法，使停留于胃肠的宿食、燥屎、冷积、瘀血、结痰、停水等从下窍而出，以祛邪除病的一类治法。凡邪在肠胃而致大便不通、燥屎内结，或热结旁流，以及停痰留饮、瘀血积水等形证俱实之证，均可使用。由于病情有寒热，正气有虚实，病邪有兼夹，所以下法又有寒下、温下、润下、逐水、攻补兼施之别，并可与其他治法配合运用。

（4）**和法**　和法是通过和解或调和的方法，使半表半里之邪，或脏腑、阴阳、表里失和之证得以解除的一类治法。和法既能祛除病邪，又能调整脏腑功能，且无明显寒热补泻之偏，性质平和，全面兼顾，适用于邪犯少阳、肝脾不和、肠胃不和、气血营卫失和等证。和法的分类较多，其中主要有和解少阳、调和肝脾、调和寒热等。

（5）**温法**　温法是通过温里祛寒的方法，以治疗里寒证的一类治法。里寒证有部位浅深、程度轻重的差别，故温法又有温中祛寒、回阳救逆和温经散寒的区别。

（6）清法　清法是通过清热、泻火、解毒、凉血等方法，以清除里热之邪的一类治法。适用于里热证、火证、热毒证，以及虚热证等。由于里热证有热在气分、营分、血分、热壅脏腑以及虚热之分，故清法之中又有清气分热、清营凉血、清热解毒、清脏腑热、清虚热等不同。

（7）消法　消法是通过消食导滞、行气活血、化痰利水、驱虫等方法，使气、血、痰、食、水、虫等有形之邪渐消缓散的一类治法。适用于饮食停滞、气滞血瘀、癥瘕积聚、水湿内停、痰饮不化、疳积虫积，以及疮疡痈肿等病证。

（8）补法　补法是通过补益人体气血阴阳，以治疗各种虚弱证候的一类治法。补法的目的，在于通过药物的补益作用，使人体气血阴阳虚弱或脏腑之间的失调状态得到纠正，复归于协调平衡。此外，在正虚不能祛邪外出时，也可使用补法以扶助正气，并配合其他治法，达到扶正祛邪的目的。补法又可进一步分为补气、补血、补阴、补阳等，在这些治法中又包括分补五脏之法。

上述八种治法分别适用于表里、寒热、虚实等不同的证候。但是，对于多数疾病而言，病情往往是复杂的，单一治法是难以满足治疗需要的，常需数种治法配合运用，方能治无遗邪，照顾全面。所以，虽为八法，但配合运用之后则变化多端。

细目二　方剂的组成与变化

1. 方剂的组成原则　方剂不是药物的随意堆砌，它是依据辨证与治法的需要，将药物有原则、有目的地配合在一起，方剂的组成方法有君臣佐使配伍、气味配伍、升降开阖配伍等。其中，君臣佐使配伍的方法是：

（1）君药　即针对主病或主证起主要治疗作用的药物，是方中不可或缺，且药力居首的药物。

（2）臣药　有两种意义。①辅助君药加强治疗主病或主证的药物。②针对重要的兼病或兼证起主要治疗作用的药物。

（3）佐药　有三种意义。①佐助药，即协助君、臣药以加强治疗作用，或直接治疗次要兼证的药物。②佐制药，即用以消除或减弱君、臣药物的毒性，或能制约君、臣药物峻烈之性的药物。③反佐药，即病重邪甚，可能拒药时，配伍与君药性味相反而又能在治疗中起相成作用的药物。

（4）使药　有两种意义。①引经药，即能引方中诸药至特定病所的药物。②调和药，即具有调和方中诸药作用的药物。

必须指出，方剂中药物的君、臣、佐、使，主要是以药物在方中所起作用的主次地位为依据。除君药外，臣、佐、使药都具有两种或两种以上的意义。在遣药组方时并没有固定的形式，既不是每一种意义的臣、佐、使药都必须具备，也不是每味药只任一职。每一方剂的具体药味多少，以及君、臣、佐、使是否齐备，全视具体病情及治疗要求的不同，以及所选药物的功能来决定。但在任何方剂组成中，君药不可缺少。一般来说，君药的药味较少，而且不论何药在作为君药时，其用量比作为臣、佐、使药应用时要大。

2. 方剂的变化形式

（1）药味增减的变化　药物是决定方剂功用的主要因素。当方剂中的药物增加或减少时，必然要使方剂组成的配伍关系发生变化，并由此导致方剂功用的改变。这种变化主要用于临床选用成方，其目的是使之更加适合变化了的病情需要。针对某一具体成方之药味加减的变化，是指在君药不变的前提下，加减方中其他药物，以适应一些次要兼证的需要。一般有两种情况：一是佐使药的加减，二是臣药的加减。

（2）药量增减的变化　药物的用量直接决定药力的大小。当方剂的药物组成相同，而用量不相同时，会发生药力变化，其结果可以是单纯的方剂药力大小的改变，也可以导致药物配伍关系及君臣佐使的相应变化，从而改变方剂的功用和主治证候。

（3）剂型更换的变化 方剂的剂型较多，不同剂型各有特点。同一方剂，尽管用药及其剂量完全相同，但剂型不同，其作用亦有异，但这种差异往往只是表现在药力大小和峻缓的区别上，在主治病证上也多有轻重缓急之分别。

以上药味、药量、剂型的变化形式可以单独应用，也可以配合使用，使之更加适合临床病证的需要。

细目三 剂 型

1. 汤剂的特点 汤剂是将药物饮片加水或酒浸泡，再煎煮一定时间后，去渣取汁而制成的液体剂型。汤剂是目前中医临床最为传统与常用的剂型。汤剂可以内服或外用，大部分汤剂为内服，而外用汤剂多用于洗浴、熏蒸及含漱等。汤剂吸收快，能迅速发挥药效；而且可以根据病情需要进行加减，能照顾每个患者或具体病变的不同阶段，因而多适用于病证较重或病情不稳定的患者。但汤剂也有不足之处，如服用量大、某些药物的有效成分不易煎出或易挥发散失、不适宜大规模生产、不利于患者携带。

2. 丸剂的特点 丸剂是将药物研成细粉或用其提取物，并加入适宜的黏合剂而制成球形的固体剂型。丸剂吸收较慢，药效持久，节省药材，便于患者服用与携带。一般说来，丸剂适用于慢性、虚弱性疾病。但也有丸剂药性比较峻猛者，多为芳香类药物与剧毒药物，不宜作汤剂煎服，如安宫牛黄丸、舟车丸等。常用的丸剂有蜜丸、水丸、糊丸、浓缩丸等。

（1）蜜丸 蜜丸是将药物细粉用炼制的蜂蜜为黏合剂而制成的丸剂。蜜丸性质柔润，作用缓和持久，并有补益和矫味作用，常用于治疗慢性虚弱性疾病，需要长期服用。

（2）水丸 水丸也称水泛丸，是将药物细粉用水（冷开水或蒸馏水）或酒、醋、蜜水、药汁等为黏合剂制成的小丸。水丸易于崩解、溶散快，吸收起效快，易于吞服，适用于多种疾病。

（3）糊丸 糊丸是将药物细粉用米糊、面糊、曲糊等为黏合剂而制成的小丸。糊丸黏合力强、质地坚硬，崩解与溶散迟缓，内服可延长药效、减轻剧毒药的不良反应和对胃肠道的刺激。

（4）浓缩丸 浓缩丸是将药物或方中部分药物煎汁浓缩成膏，并与其他药物细粉混合干燥粉碎后，再用水或蜂蜜或药汁制成丸剂。浓缩丸体积小，有效成分高，服用剂量小，可用于治疗多种疾病。

3. 散剂的特点 散剂是将药物粉碎，混合均匀后所制成粉末状的制剂。散剂制作简便，吸收较快，节省药材，便于服用及携带。散剂有内服和外用两类。

（1）内服散剂 又可以分为两种：①研成细粉，以温开水冲服，量小者亦可直接吞服。这类散剂吸收快，便于携带与服用。②制成粗末，以水煎取汁服用，称为煮散，这类散剂实际类似汤剂。

（2）外用散剂 为极细粉末，直接作用于病变部位，对创面刺激小，可外敷、掺撒疮面或患病部位。亦有作点眼、吹喉等使用。

4. 膏剂的特点 膏剂是将药物用水或植物油煎熬去渣而制成的剂型，有内服和外用两种。内服膏剂有流浸膏、浸膏、煎膏三种；外用膏剂分软膏、硬膏两种。其中内服膏剂中的流浸膏与浸膏多数用于调配其他制剂，如合剂、糖浆剂、冲剂、片剂等，这里只介绍煎膏。

（1）煎膏 又称膏滋，是将药物加水反复煎煮，去渣浓缩后，加炼蜜或炼糖制成的半液体剂型。煎膏体积小、含量高、便于服用、口味甜美、有滋润补益作用，一般多用于慢性虚弱性疾病的患者，有利于较长时间服用。

（2）软膏 又称药膏，是将药物细粉与适宜的基质制成具有适当黏稠度的半固体外用制剂。其中用乳剂型基质的，亦称乳膏剂，多用于皮肤、黏膜或疮面。软膏具有一定的黏稠性，外涂后渐渐软化或熔化，因而药物可慢慢吸收，持久发挥疗效，适用于外科疮疡疖肿、烧烫伤等患者。

（3）硬膏　又称膏药，古称薄贴。硬膏是以植物油将药物煎至一定程度后去渣，再煎至滴水成珠，加入黄丹等搅匀、冷却而成。用时加温摊涂在布或纸上，软化后贴于患处或穴位上，可用于治疗局部疾病和全身性疾病，如疮疡肿毒、跌打损伤、风湿痹证，以及腰痛、腹痛等。

第二单元　解表剂

细目一　概　述

1. 解表剂的适用范围　解表剂主要适用于表证。凡风寒初起或温病初起，以及麻疹、疮疡、水肿、痢疾等病初起之时，见恶寒、发热、身痛、无汗或有汗、苔薄白、脉浮等表证者，均可使用解表剂治疗。

2. 解表剂的应用注意事项

（1）由于表证有寒热之异，患者体质有强弱之别，故应酌情选用不同类型的解表剂。如表证属风寒者，当用辛温解表剂；表证属风热者，当用辛凉解表剂；若兼见气、血、阴、阳等不足者，还须结合补益法使用，以扶正祛邪。

（2）解表剂多以辛散轻扬药物为主组方，不宜久煎，以免药性耗散，作用减弱。

（3）解表剂一般宜温服，服后应避风寒，或增衣被，或辅之以粥，以助汗出。取汗程度，以遍身持续微微汗出为佳。若汗出不彻则病邪不解，而汗出太过则耗气伤津。汗出病瘥，即当停服，不必尽剂。

（4）饮食方面，应注意禁食生冷油腻，以免影响药物的吸收和药效的发挥。

（5）表里同病者，一般应先解表，后治里；若表里并重，则当表里双解；若外邪已入于里，或麻疹已透，或疮疡已溃等，则不宜继续使用解表剂。

细目二　辛温解表

麻　黄　汤

《伤寒论》

组成：麻黄三两　桂枝二两　杏仁七十个　炙甘草一两

功用：发汗解表，宣肺平喘。

主治：外感风寒表实证。恶寒发热，头身疼痛，无汗而喘，舌苔薄白，脉浮紧。

配伍意义：本方证为外感风寒，营卫郁滞，肺气失宣所致。治当发汗解表，宣肺平喘。故方中以苦辛性温之麻黄为君，开腠发汗，祛在表之风寒；宣肺平喘，开郁闭之肺气。卫郁营滞，单用麻黄发汗只能解卫气之闭郁，所以又配伍透营达卫的桂枝为臣药，解肌发表，通达营卫。桂枝既能助麻黄解表，使发汗之力倍增；又能畅行营阴。麻黄、桂枝两药相须为用，是辛温发汗的常用组合。佐以杏仁降利肺气，以止咳喘。杏仁与麻黄相伍，一宣一降，以恢复肺气之宣降，加强宣肺平喘之功，为宣降肺气的常用组合。炙甘草调和药性，既能助麻、杏之宣降，又能缓麻、桂之峻烈，使汗出不至过猛而耗伤正气，是使药而兼佐药之用。四药配伍，表寒得散，营卫得通，肺气得宣，诸症可愈。

全方配伍特点：麻桂相须，开腠畅营；麻杏相使，宣降相宜。

运用：

（1）辨证要点　本方是治疗外感风寒表实证的基础方。临床应用以恶寒发热，无汗而喘，脉浮紧为辨证要点。

（2）加减变化　若喘急胸闷、咳嗽痰多、表证不甚者，去桂枝，加苏子、半夏以化痰止咳平喘；若鼻塞流涕重者，加苍耳子、辛夷以宣通鼻窍；若夹湿邪而兼见骨节酸痛者，加苍术、薏苡仁以祛风除湿；兼里热之烦躁、口干，酌加石膏、黄芩以清泻郁热。

（3）使用注意　本方为辛温发汗之峻剂，故《伤寒论》对"疮家""淋家""衄家""亡血家"，以及外感表虚自汗、血虚而脉兼"尺中迟"、误下而见"身重心悸"等，虽有表寒证，亦皆禁用。麻黄汤药味虽少，但发汗力强，不可过服，否则汗出过多必伤人正气。正如柯琴指出："此乃纯阳之剂，过于发散，如单刀直入之将，投之恰当，一战成功，不当则不戢而召祸。故用之发表，可一而不可再。"

桂 枝 汤
《伤寒论》

组成：桂枝三两　芍药三两　炙甘草二两　生姜三两　大枣十二枚

功用：解肌发表，调和营卫。

主治：外感风寒表虚证。恶风发热，汗出头痛，鼻鸣干呕，苔白不渴，脉浮缓或浮弱。

配伍意义：本方证是因表虚，腠理不固，外感风寒，营卫失和所致。治当以解肌发表，调和营卫，祛邪扶正兼顾为宜。故方中以辛甘温之桂枝为君，助卫阳，通经络，解肌发表，祛在表之风邪。以酸收之芍药为臣，益阴敛营，敛固外泄之营阴。桂枝与芍药用量相等（1∶1），寓意有三：一为针对营卫失调病机，体现营卫同治，祛邪扶正，邪正兼顾之意；二为相辅相成，桂枝得芍药相助则汗出有源，芍药得桂枝相助则滋而能化；三为相制相成，散中有收，汗中寓补。桂枝与芍药配伍是本方外可解肌发表，内可调和营

卫、调和阴阳的基本结构。佐以辛温之生姜，既助桂枝辛散表邪，又兼和胃止呕；甘平之大枣，既能益气补中，又可滋脾生津。生姜、大枣相配，也是补脾和胃，调和营卫的常用组合。炙甘草调和药性，合桂枝辛甘化阳以实卫，合芍药酸甘化阴以和营，功兼佐使之用。药后配合"啜热稀粥"，是借水谷之气以充养胃气，资生汗源，不但酿汗，更可使外邪速去而不致复感。

全方配伍特点：辛散与酸收相配，散中有收，汗不伤正；助阳与益阴同用，阴阳兼顾，营卫并调。

运用：

（1）辨证要点　本方为治疗外感风寒表虚证的基础方，又是调和营卫、调和阴阳治法的代表方。临床应用以恶风，发热，汗出，脉浮缓为辨证要点。

（2）加减变化　恶风寒较甚者，宜加防风、荆芥、淡豆豉疏散风寒；体质素虚者，可加黄芪益气，以扶正祛邪；兼见咳喘者，宜加杏仁、苏子、桔梗宣肺止咳平喘。

（3）使用注意　凡外感风寒表实无汗者禁用。服药期间禁食生冷、黏腻、酒肉、臭恶等物。

小青龙汤
《伤寒论》

组成：麻黄三两　芍药三两　细辛三两　干姜三两　炙甘草三两　桂枝三两　五味子半升　半夏半升

功用：解表散寒，温肺化饮。

主治：外寒里饮证。恶寒发热，头身疼痛，无汗，喘咳，痰涎清稀量多，胸痞，或干呕，或痰饮喘咳不得平卧，或身体疼重，或头面四肢浮肿，舌苔白滑，脉浮。

配伍意义：本方主治外感风寒，寒饮内停之证。对此外寒内饮之证，若不疏表而仅治里饮则表邪难解，若不化饮而专解表邪则水饮不除，此时应解表与化饮合法。故方中以麻黄、桂枝配

伍，相须为君，发汗散寒以解表邪，且麻黄又能宣发肺气而平喘咳，桂枝又能化气行水以利于里饮之化。以干姜、细辛为臣药，温肺化饮，兼助麻黄、桂枝以解表祛邪。患者素有痰饮，脾肺本虚，若纯用辛温发散，恐更耗伤肺气，故佐以五味子敛肺止咳、芍药和营养血，此二药与辛散之品相配伍，散收并用，既可增强止咳平喘之功，又可制约诸药辛散温燥太过之弊。更佐以半夏燥湿化痰，和胃降逆。炙甘草是为佐使之药，既可益气和中，又能调和辛散酸收之品。以上八药相配，共奏解表散寒、温肺化饮之功。

全方配伍特点：辛散与酸收相配，散中有收；温化与敛肺相伍，开中有合。

运用：

（1）辨证要点　本方是治疗外感风寒，寒饮内停喘咳的常用方。临床应用以恶寒发热，无汗，喘咳，痰多而稀，舌苔白滑，脉浮为辨证要点。

（2）加减变化　表寒轻者，可去桂枝，麻黄改用炙麻黄；兼有热象而出现烦躁者，加生石膏、黄芩以清郁热；兼喉中痰鸣者，加杏仁、射干、款冬花以化痰降气平喘；若鼻塞，清涕多者，加辛夷、苍耳子以宣通鼻窍；兼水肿者，加茯苓、猪苓以利水消肿。

（3）使用注意　本方辛散温化之力较强，应以确属水寒相搏于肺者方可使用，且视病人体质强弱酌定剂量。

大青龙汤

《伤寒论》

组成：麻黄六两　桂枝二两　炙甘草二两　杏仁四十枚　石膏如鸡子大　生姜三两　大枣十二枚

功用：发汗解表，兼清里热。

主治：外感风寒，兼有郁热证。恶寒发热，头身疼痛，无汗，烦躁，口渴，脉浮紧。

配伍意义：本方病证是因外感寒邪郁闭肌腠，卫阳郁滞不得宣泄，郁而生热所致。治疗当辛温发汗以解表实，兼以清泄郁热。大青龙汤是麻黄汤倍用麻黄、炙甘草，减杏仁量，加石膏、生姜、大枣而成。方中以麻黄为君药，因其用量是麻黄汤的一倍，所以辛温发汗解表，开卫表郁闭之力甚强，为发汗峻剂，同时兼有宣肺平喘之功。桂枝为臣，助麻黄发汗解表，温通经脉。石膏亦为臣，其性虽辛寒，但用量较小，既可助麻黄解肌开阳郁，又可清阳郁之烦躁。麻黄与石膏相配，用量上，重麻黄而轻石膏，辛温发汗解表为主，清泄郁热为辅。佐以杏仁肃降肺气，与麻黄相配，宣降肺气以助解表。佐以生姜，助麻、桂解散表寒。炙甘草、大枣为使药，炙甘草用量较麻黄汤为重，二者相配，一是和中气以滋汗源，二是缓解麻、桂峻烈之性，三是调和麻、杏宣降之性，四是调和麻、石寒温之性。诸药合用，辛温解表散寒为主，清宣郁热为辅。

九味羌活汤

张元素方，录自《此事难知》

组成：羌活　防风　苍术　细辛　川芎　白芷　生地黄　黄芩　甘草（原著本方无用量）

功用：发汗祛湿，兼清里热。

主治：外感风寒湿邪，内有蕴热证。恶寒发热，无汗，头痛项强，肢体酸楚疼痛，口苦微渴，舌苔白或微黄，脉浮。

配伍意义：本方证由外感风寒湿邪，内有蕴热所致。治当发散风寒湿邪为主，兼清里热为辅。故方中以辛苦性温、治疗太阳风寒湿邪在表之要药羌活为君，散表寒，祛风湿，利关节，止痹痛。臣以防风、苍术，其中防风辛甘性温，为风药中之润剂，祛风除湿，散寒止痛；苍术辛苦而温，发汗祛湿，为祛太阴寒湿的主要药物。两药相合，协助羌活祛风散寒，除湿止痛。佐以细辛、白芷、川芎祛风散寒，宣痹止痛。其中细辛善止少阴头痛，白芷善解阳明头痛，川芎长于止少阳、厥阴头痛，此三味与羌活、苍术合用，为本方"分经论治"的基本结构。再佐以生地、黄芩清泄里热，并防诸辛温燥烈之品伤津。甘草调和诸药为使。九味配伍，既能统治风寒湿邪，又能兼顾协调表里，共成发汗祛湿、兼清里热之剂。表寒较重者，服本方之后，还需配合啜热粥，目的是资助胃气以酿汗，加强发汗祛邪之功。表证较轻者，微发其汗即可，故药后不必啜热粥。

止 嗽 散

《医学心悟》

组成：桔梗 荆芥 紫菀 百部 白前各二斤 甘草十二两 陈皮一斤

功用：宣利肺气，疏风止咳。

主治：风邪犯肺之咳嗽证。咳嗽咽痒，咯痰不爽，或微有恶风发热，舌苔薄白，脉浮缓。

配伍意义：本方证为外感风邪表证，经服解表宣肺药后，外邪已十去八九，但肺气仍失宣降，咳嗽不止。治法重在理肺止咳，微加疏表之品。故方中以紫菀、百部二药为君，味甘苦而温，入肺经，止咳化痰。桔梗为臣，苦辛性平，善于开宣肺气；白前亦为臣药，辛甘性平，长于降气化痰。两者相伍，一宣一降，以复肺气之宣降，增强君药止咳化痰之力。佐以荆芥，辛而微温，疏风解表，以祛在表之余邪；陈皮理气化痰。佐使甘草调和诸药，合桔梗又有利咽止咳之功。全方药量轻微，温润和平，不寒不热，共奏宣利肺气、疏风止咳之效。

细目三 辛凉解表

银 翘 散

《温病条辨》

组成：连翘一两 银花一两 苦桔梗六钱 薄荷六钱 竹叶四钱 生甘草五钱 芥穗四钱 淡豆豉五钱 牛蒡子六钱 鲜苇根

功用：辛凉透表，清热解毒。

主治：温病初起。发热，微恶风寒，无汗或有汗不畅，头痛口渴，咳嗽咽痛，舌尖红，苔薄白或薄黄，脉浮数。

配伍意义：本方所治温病初起之风热表证是因外感风热，邪在卫分，卫气被郁，开阖失司，肺气失宣所致。治疗当辛凉透表，清热解毒为主。故方中重用银花、连翘为君，气味芳香，既能疏散风热，清热解毒，又可辟秽化浊，在透散卫分表邪的同时，兼顾了温热病邪易蕴而成毒及多夹秽浊之气的特点。臣以薄荷、牛蒡子，味辛性凉，疏散风热，清利头目，且可解毒利咽；荆芥穗、淡豆豉，辛而微温，解表散邪，此两者虽属辛温，但辛而不烈，温而不燥，配入辛凉解表方中，增强辛散透表之力。芦根、竹叶清热生津；桔梗开宣肺气而止咳利咽，同为佐药。生甘草既可调和药性，护胃安中，又合桔梗利咽止咳，是属佐使之用。本方所用药物均系轻清之品，用法强调"香气大出，即取服，勿过煮"，体现了吴氏"治上焦如羽，非轻不举"的用药原则。

全方配伍特点：辛凉与辛温相伍，主以辛凉；疏散与清解相配，疏清兼顾。

运用：

（1）辨证要点 《温病条辨》称本方为"辛凉平剂"，是治疗外感风热表证的常用方。临床应用以发热，微恶寒，咽痛，口渴，脉浮数为辨证要点。

（2）加减变化 渴为伤津较甚者，加天花粉生津止渴；项肿咽痛系热毒较甚者，加马勃、玄参清热解毒，利咽消肿；衄由热伤血络所致者，去荆芥穗、淡豆豉之辛温，加白茅根、侧柏炭、栀子炭凉血止血；咳者，是肺气不利，加杏仁苦降肃肺以加强止咳之功；胸膈闷者，乃夹湿邪秽浊之气，加藿香、郁金芳香化湿，辟秽祛浊。

（3）使用注意 凡外感风寒及湿热病初起者禁用。方中药物多为芳香轻宣之品，不宜久煎。

桑 菊 饮

《温病条辨》

组成：桑叶二钱五分 菊花一钱 杏仁二钱

连翘一钱五分　薄荷八分　苦桔梗二钱　生甘草八分　苇根二钱

功用：疏风清热，宣肺止咳。

主治：风温初起，邪客肺络证。但咳，身热不甚，口微渴，脉浮数。

配伍意义：本方证为温热病邪从口鼻而入，邪犯肺络，肺失清肃所致。治当疏风清热，宣肺止咳。方中桑叶甘苦性凉，疏散上焦风热，且善走肺络，能清宣肺热而止咳嗽；菊花辛甘性寒，疏散风热，清利头目而肃肺。二药轻清灵动，直走上焦，协同为用，以疏散肺中风热见长，共为君药。薄荷辛凉，疏散风热，以助君药解表之力；杏仁苦降，肃降肺气；桔梗辛散，开宣肺气，与杏仁相合，一宣一降，以复肺脏宣降而能止咳，是宣降肺气的常用组合，三者共为臣药。连翘透邪解毒；芦根清热生津，为佐药。甘草调和诸药为使。诸药相伍，使上焦风热得以疏散，肺气得以宣降，则表证解、咳嗽止。

麻黄杏仁甘草石膏汤

《伤寒论》

组成：麻黄四两　杏仁五十个　炙甘草二两　石膏半斤

功用：辛凉疏表，清肺平喘。

主治：外感风邪，邪热壅肺证。身热不解，咳逆气急，甚则鼻扇，口渴，有汗或无汗，舌苔薄白或黄，脉浮而数。

配伍意义：本方证是风寒表邪不解，郁而化热入里；或风热袭表，表邪不解入里所致。治当辛凉透邪，清热平喘。故方中以麻黄、石膏为君。麻黄辛温，开宣肺气以平喘，开腠解表以散邪；石膏辛甘大寒，清泄肺热以生津，辛散解肌以透邪。麻黄与石膏相配，一辛温，一辛寒，一以宣肺为主，一以清肺为主，俱能透邪于外，合用则相反之中寓有相辅之意，消除致病之因，调理肺的宣发功能；且麻黄得石膏则宣肺平喘而不助热，石膏得麻黄则清解肺热而不凉遏，又是相

制为用。由于本方石膏用量倍于麻黄，仍不失为辛凉之剂。以杏仁为臣药，味苦，降利肺气，平喘咳；杏仁与麻黄相配则宣降相因，与石膏相伍则清肃协同。佐使炙甘草益气和中，与石膏相配又能生津止渴，并能调和于寒热宣降之间。四药合用，解表与清肺并用，以清为主；宣肺与降气并用，以宣为主。共奏辛凉疏表、清肺平喘之功。

柴葛解肌汤

《伤寒六书》

组成：柴胡　干葛　甘草　黄芩　羌活　白芷　芍药　桔梗　（生姜三片　大枣二枚　石膏一钱）

功用：解肌清热。

主治：外感风寒，郁而化热证。恶寒渐轻，身热增盛，无汗头痛，目疼鼻干，心烦不眠，咽干耳聋，眼眶痛，舌苔薄黄，脉浮微洪。

细目四　扶正解表

败　毒　散

《太平惠民和剂局方》

组成：柴胡　前胡　川芎　枳壳　羌活　独活　茯苓　桔梗　人参　甘草各三十两（生姜、薄荷少许）

功用：散寒祛湿，益气解表。

主治：气虚外感风寒湿证。憎寒壮热，头项强痛，肢体酸痛，无汗，鼻塞声重，咳嗽有痰，胸膈痞满，舌淡苔白，脉浮而按之无力。

配伍意义：本方证是因患者正气素虚，复感风寒湿邪，卫阳被遏，肺气不宣所致。治当散寒祛湿，益气解表。故方中以羌活、独活为君，发散风寒，散湿止痛。其中羌活长于祛上部风寒湿邪并止痛，独活长于祛下部风寒湿邪并止痛，合而用之，为通治一身风寒湿邪的常用组合。臣以川芎行气活血，并能祛风；柴胡

解肌透邪，并能行气。二药既可助君药解表逐邪，又可行气活血以加强宣痹止痛之力。佐以桔梗宣肺利膈，枳壳理气宽中，二药相配，一升一降，是宣降肺气、畅通气机、宽胸利膈的常用组合；前胡化痰止咳，茯苓渗湿消痰。生姜、薄荷为引以助解表之力；甘草调和药性，兼以益气和中，共为佐使之药。此外，方中人参亦属佐药，用以益气扶正，一则助正气以鼓邪外出，并寓防邪入里之义；二则令全方散中有补，不致耗伤真元。综观全方，邪正兼顾，祛邪为主，共奏散寒祛湿、益气解表之功。

参 苏 饮

《太平惠民和剂局方》

组成：人参　紫苏叶　干葛　半夏　前胡　茯苓各三分　枳壳　桔梗　木香　陈皮　炙甘草各半两　（生姜七片　枣一个）

功用：益气解表，理气化痰。

主治：气虚外感风寒，内有痰湿证。恶寒发热，无汗，头痛，鼻塞，咳嗽痰白，胸脘满闷，倦怠无力，气短懒言，苔白脉弱。

第三单元　泻下剂

细目一　概　述

1. 泻下剂的适用范围　泻下剂主要适用于里实证。里实证有因热而结实者，有因寒而结实者，有因燥而结实者，有因水而结实者，均可使用泻下剂。此外，邪实而正虚者，也可使用泻下剂，但当使用泻下剂中的攻补兼施剂为宜。

2. 泻下剂的应用注意事项

（1）临证首当辨别里实证的性质及患者体质的虚实，分别选用相应治法方剂。热结者，宜寒下；寒结者，宜温下；燥者，宜润下；水结者，宜逐水；邪实而正虚者，又当攻补兼施。

（2）泻下剂是为里实证而设，用于表证已解，里实已成之时。若患者表证未解，里实虽成，亦不可纯用泻下剂，以防表邪随泻下内陷而变生他证，应权衡表里证之轻重缓急，或先解表后攻里，或表里双解。

（3）里实证若兼瘀血、虫积、痰浊等，应酌情将泻下剂与活血祛瘀、驱虫、化痰等治法方剂配合使用。

（4）年老体弱、孕妇、产后或正值经期、病后伤津或亡血者，均应慎用或禁用泻下剂。必需使用时，也宜配伍补益扶正之品。

（5）泻下剂易伤胃气，得效即止，慎勿过剂。服药期间应注意调理饮食，少食或忌食油腻或不易消化的食物，以免重伤胃气。

细目二　寒　下

大承气汤

《伤寒论》

组成：大黄四两　厚朴半斤　枳实五枚　芒硝三合

功用：峻下热结。

主治：

（1）阳明腑实证。大便不通，频转矢气，脘腹痞满，腹痛拒按，按之则硬，甚或潮热谵语，手足濈然汗出，舌苔黄燥起刺，或焦黑燥裂，脉沉实。

（2）热结旁流证。下利清水，色纯青，其气臭秽，脐腹疼痛，按之坚硬有块，口舌干燥，脉滑实。

（3）里热实证之热厥、痉病或发狂等。

配伍意义：本方证乃伤寒之邪内传阳明之腑，入里化热，或温病邪入胃肠，热盛灼津，燥屎乃成，邪热与肠中燥屎互结成实之阳明腑实证。前人将阳明腑实证的特点归纳为"痞、满、燥、实"四字。所谓"痞"即自觉胸脘闷塞不通，有压重感；"满"是脘腹胀满，按之有抵抗感；"燥"是肠中燥屎干结不下；"实"是实热内结，腹痛拒按，大便不通，或下利清水而腹痛不减，以及潮热谵语，脉实等。"热结旁流证"乃燥屎坚结于里，胃肠欲排不能，逼迫津液从燥屎之旁流下所致。热厥、痉病、发狂等皆因实热内结，或气机阻滞，阳气受遏，不能外达于四肢；或热盛伤津劫液，筋脉失养而挛急；或胃肠浊热上扰心神，神明昏乱等造成。证候表现虽然各异，然其病机相同，皆是里热结实之重证。治法当峻下热结，急下存阴，釜底抽薪。故方中以苦寒通降之生大黄为君，泻热通便，荡涤胃肠实热积滞。以咸寒润降之芒硝为臣，泻热通便，软坚润燥，以除燥坚。大黄、芒硝配合，相须为用，泻下热结之力益峻。君以厚朴下气除满，臣以枳实行气消痞，二药合而用之，既能消痞除满，又能通降下行胃肠气机，以助泻下通便。以上四药相合，共奏峻下热结之功。本方煎服方法为：先煎枳实、厚朴，后下大黄，再溶服芒硝。大黄之所以生用、后下，是取其泻下之力峻猛。若大黄久煎，则泻下之力缓，达不到峻下热结之功效。

此外，热结旁流治以大承气汤，是因"旁流"为现象，燥屎坚结才是本质，故用峻下，使热结得去，"旁流"可止，乃属"通因通用"之法。

热厥治以大承气汤，是因四肢厥冷为假象，里实热结是本质，所谓"热深者，厥亦深"，四肢虽厥寒，但必见大便秘结、腹痛拒按、口干舌燥、脉滑实等实热证候，故用寒下使热结得下，

气机宣畅，阳气敷布外达而厥逆可回。这种用寒下之法治厥冷之证，亦称为"寒因寒用"。

全方配伍特点：苦辛通降与咸寒合法，泻下与行气并重，相辅相成。

运用：

（1）辨证要点　本方为治疗阳明腑实证的基础方，又是寒下法的代表方。临床应用以痞、满、燥、实及舌红苔黄，脉沉实为辨证要点。

（2）加减变化　若兼气虚者，宜加人参以补气，以防泻下气脱；兼阴津不足者，宜加玄参、生地等以滋阴润燥。

（3）使用注意　本方为泻下峻剂，凡气虚阴亏、燥结不甚者，以及年老、体弱等均应慎用，孕妇禁用；注意中病即止，以免耗损正气。

大陷胸汤
《伤寒论》

组成：大黄六两　芒硝一升　甘遂一钱匕

功用：泻热逐水。

主治：水热互结之结胸证。心下疼痛，拒按，按之硬，或从心下至少腹硬满疼痛，手不可近；伴见短气烦躁，大便秘结，舌上燥而渴，日晡小有潮热，舌红，苔黄腻或兼水滑，脉沉紧或沉迟有力。

配伍意义：本方证是表证未解而误下，或因误下而邪气内陷，热邪与水饮搏结于胸腹所致的大结胸证。治当泻热逐水。故方中以苦寒之甘遂为君，善攻逐水饮，泻热破结。以大黄、芒硝为臣佐，相须为用，荡涤肠胃，泻结泄热，润燥软坚。三味峻药相伍，泻热与逐水并施，使水热之邪从大便而去。本方药简量大，力专效宏，为泻热逐水之峻剂。

细目三　温　下

温脾汤
《备急千金要方》

组成：大黄五两　当归　干姜各三两　附子

人参　芒硝　甘草各二两

功用：攻下寒积，温补脾阳。

主治：阳虚冷积证。腹痛便秘，脐下绞结，绕脐不止，手足不温，苔白不渴，脉沉弦而迟。

配伍意义：本方证因脾阳不足，阴寒内盛，寒积中阻所致。其中脾阳不足为致病之本，而寒积停滞则为其标。治疗若纯用攻下则更伤中阳，若单用温补则寒积难去，惟攻逐寒积与温补脾阳并用，方为两全之策。方中以附子配大黄为君药，用附子大辛大热之性，温壮脾阳，解散寒凝；以大黄泻下已成之冷积。臣以芒硝润肠软坚，助大黄泻下攻积；干姜温中助阳，助附子温中散寒。佐以人参、当归益气养血，使下不伤正。佐使甘草既助人参益气，又可调和诸药。本方由温补脾阳药与寒下攻积药配伍组成，温通、泻下、补益三法兼备，温阳以祛寒、攻下不伤正，共奏攻下寒积、温补脾阳之功。

细目四　润　下

麻子仁丸

《伤寒论》

组成：麻子仁二升　芍药半斤　枳实半斤　大黄一斤　厚朴一尺　杏仁一升　蜜

功用：润肠泄热，行气通便。

主治：脾约证。大便干结，小便频数，脘腹胀满，舌红苔黄，脉数。

配伍意义：本方证乃因肠胃燥热，脾津不足，肠道失于濡润所致，《伤寒论》称之为"脾约"。治疗当润肠泻热，行气通便。故方中以性味甘平质润多脂之麻子仁为君药，润肠道，通大便。大黄泻热通便，攻下积滞；杏仁上肃肺气，下润大肠；白芍养血敛阴，缓急止痛，共为臣药。枳实、厚朴行气破结消滞，共为佐药。佐使甘缓之蜂蜜，既助麻子仁润肠通便，又可缓和小承气汤攻下之力。方中虽用小承气汤泄热通便，但大黄、厚朴用量从轻；更取质润多脂之麻仁、

杏仁、芍药、白蜜等，一则益阴增液以润肠通便，二则甘润可减缓小承气攻下之力。本方润肠药与攻下药并用，攻润相合，下不伤正。本方为丸剂，初服10小丸、依次渐加也意在缓下，润肠通便。

济　川　煎

《景岳全书》

组成：当归三至五钱　牛膝二钱　肉苁蓉二至三钱　泽泻一钱半　升麻五分至七分或一钱　枳壳一钱

功用：温肾益精，润肠通便。

主治：肾阳虚弱，精津不足证（肾虚便秘）。大便秘结，小便清长，腰膝酸软，头目眩晕，舌淡苔白，脉沉迟。

配伍意义：本方证因肾虚开阖失司，气化无力，津液不布，肠失所养所致。治当温肾益精，润肠通便。方中肉苁蓉味甘咸性温，功能温肾益精，暖腰润肠，为君药。当归补血润燥，润肠通便；牛膝补益肝肾，壮腰膝，性善下行，共为臣药。枳壳下气宽肠而助通便；泽泻渗利小便而泄肾浊；用升麻以升清阳，清阳升则浊阴自降，相反相成，以助通便之效，以上共为佐药。诸药合用，既可温肾益精治其本，又能润肠通便以治标，用药灵巧，补中有泻，降中有升，寓通于补之中，寄降于升之内。

细目五　逐　水

十　枣　汤

《伤寒论》

组成：芫花　甘遂　大戟各等分　大枣十枚

功用：攻逐水饮。

主治：

（1）悬饮。咳唾胸胁引痛，心下痞硬，干呕短气，头痛目眩，胸背掣痛不得息，舌苔滑，脉沉弦。

（2）水肿。一身悉肿，尤以身半以下肿甚，腹胀喘满，二便不利。

用法要点：

（1）三味等分为散末，或装入胶囊，以大枣10 枚煎汤送服。

（2）清晨空腹服用，从小量开始，以免量大下多伤正。若服后下少，次日加量。

（3）服药得快下利后，宜食米粥以保养脾胃。

（4）若泻后精神、胃纳俱好，而水饮未尽者，可再投本方；若泻后精神疲乏，食欲减退，则宜暂停攻逐；若患者体虚邪实，又非攻不可者，可用本方与健脾补益剂交替使用，或先攻后补，或先补后攻。

（5）年老体弱慎用，孕妇忌服。

（6）本方作用峻猛，只可暂用，不可久服。

细目六　攻补兼施

黄 龙 汤

《伤寒六书》

组成：大黄　芒硝　枳实　厚朴　当归　人参　甘草　桔梗　（生姜三片　大枣二枚）

功用：攻下通便，补气养血。

主治：阳明腑实，气血不足证。自利清水，色纯青，或大便秘结，脘腹胀满，腹痛拒按，身热口渴，神疲少气，谵语，甚则循衣摸床，撮空理线，神昏肢厥，舌苔焦黄或焦黑，脉虚。

第四单元　和解剂

细目一　概　述

1. 和解剂的适用范围　和解剂主要适用于邪在少阳、肝脾不和、寒热错杂之证。和解剂原为治疗伤寒邪入少阳而设，因少阳属胆，位于表里之间，既不宜发汗，又不宜吐下，惟有和解一法最为适当。然而，胆附于肝，与肝互为表里，胆经发病可影响及肝，肝经发病也可影响及胆，且肝胆疾病又可累及脾胃，导致肝脾不和；若中气虚弱，寒热互结，又可导致肠胃不和。因此，肝脾不和证、肠胃不和证也是和解剂的适用范围。

2. 和解剂的应用注意事项

（1）临床依据病证不同，应分别选用和解少阳、调和肝脾、调和肠胃的治法与方剂。

（2）和解剂组方配伍较为独特，既祛邪又扶正，既透表又清里，既疏肝又治脾，无明显寒热补泻之偏，性质平和，作用和缓，照顾全面，所以应用范围较广，主治病证较为复杂。然而，该法毕竟以祛邪为主，纯虚证不宜使用，纯实证者亦不可选用，以免贻误病情。

（3）凡外邪在表，未入少阳者；或邪已入里，阳明热盛者，均不宜使用和解剂。

细目二　和解少阳

小柴胡汤

《伤寒论》

组成：柴胡半斤　黄芩三两　人参三两　炙甘草三两　半夏半升　生姜三两　大枣十二枚

功用：和解少阳。

主治：

（1）伤寒少阳证。往来寒热，胸胁苦满，默默不欲饮食，心烦喜呕，口苦，咽干，目眩，舌苔薄白，脉弦者。

（2）妇人中风，热入血室证。经水适断，寒热发作有时。

（3）黄疸、疟疾，以及内伤杂病而见少阳证者。

配伍意义：本方证为伤寒邪入少阳，正邪交争于半表半里之间，少阳经气不利，胆热犯胃，胃失和降所致。邪在表者当从汗解，邪入里者则当吐下，今邪既不在表，又不在里，而在表里之间，则非汗吐下所宜，故治疗当以和解之法。方中以苦平之柴胡为君，入肝胆经，透泄少阳半表之邪，疏泄气机之郁滞，使少阳半表之邪得以疏散，气机得以条畅。黄芩苦寒，清泄少阳半里之热，为臣药。柴胡升散，黄芩降泄，两者配伍，是和解少阳的基本结构。胆气犯胃，胃失和降，佐以半夏、生姜和胃降逆止呕。邪从太阳传入少阳，缘于正气本虚，故又佐以人参、大枣益气健脾，一者取其扶正以祛邪，一者取其益气以御邪内传，俾正气旺盛，则邪无内向之机。炙甘草助人参、大枣扶正，且能调和诸药，为使药。诸药合用，使邪气得解，枢机得利，胃气调和，诸症自除。原方"去滓再煎"，使药性更为醇和，药汤之量更少。

全方配伍特点：透散清泄以和解，升清降浊兼扶正。

运用：

（1）辨证要点 本方为治疗伤寒少阳证的基础方，又是和解少阳法的代表方。临床应用以往来寒热，胸胁苦满，默默不欲饮食，心烦喜呕，口苦，咽干，苔白，脉弦为辨证要点。临床上只要抓住前四者中的一二主症，便可用本方治疗，不必待其证候悉具。正如《伤寒论》所说："伤寒中风，有柴胡证，但见一证便是，不必悉具。"

（2）加减变化 若胸中烦而不呕，为热聚于胸，去半夏、人参，加瓜蒌清热理气宽胸；渴者，是热伤津液，去半夏，加天花粉止渴生津；腹中痛，是肝气乘脾，宜去黄芩，加芍药柔肝缓急止痛；胁下痞硬，是气滞痰郁，去大枣，加牡蛎软坚散结；心下悸，小便不利，是水气凌心，

宜去黄芩，加茯苓利水宁心；不渴，外有微热，是表邪仍在，宜去人参，加桂枝解表；咳者，是素有肺寒留饮，宜去人参、大枣、生姜，加五味子、干姜温肺止咳。

蒿芩清胆汤

《重订通俗伤寒论》

组成：青蒿脑钱半至二钱　淡竹茹三钱　仙半夏钱半　赤茯苓三钱　青子芩钱半至三钱　生枳壳钱半　陈广皮钱半　碧玉散（滑石、甘草、青黛）三钱

功用：清胆利湿，和胃化痰。

主治：少阳湿热痰浊证。寒热如疟，寒轻热重，口苦膈闷，吐酸苦水，或呕黄涎而黏，甚则干呕呃逆，胸胁胀疼，小便黄少，舌红苔白腻，间现杂色，脉数而右滑左弦者。

配伍意义：本方病证因少阳胆热偏重，兼有湿热痰浊内阻所致。治当清胆利湿，和胃化痰。故方中以苦寒芳香之青蒿，清透少阳邪热；以苦寒之黄芩，清泄胆热，并能燥湿。两药相合，既可内清少阳湿热，又能透邪外出，共为君药。竹茹善清胆胃之热，化痰止呕；枳壳下气宽中，除痰消痞；半夏燥湿化痰，和胃降逆；陈皮理气化痰，宽胸畅膈。四药相伍，使热清湿化痰除，共为臣药。赤茯苓、碧玉散清热利湿，导邪从小便而去，为佐使药。诸药合用，可使胆热清，痰湿化，气机畅，胃气和，诸症得解。

细目三　调和肝脾

四 逆 散

《伤寒论》

组成：炙甘草　枳实　柴胡　芍药各十分

功用：透邪解郁，疏肝理脾。

主治：

（1）阳郁厥逆证。手足不温，或腹痛，或泄利下重，脉弦。

（2）肝脾不和证。胁肋胀闷，脘腹疼痛，脉弦。

配伍意义：本方病证是因外邪传经入里，气机为之郁遏不疏，阳气内郁，不能达于四末所致。治宜透邪解郁，调畅气机为法。方中以柴胡为君，入肝胆经，升发阳气，疏肝解郁，透邪外出。以白芍为臣，敛阴养血柔肝。柴胡与白芍配伍，补养肝血，条达肝气，使柴胡升散而无耗伤阴血之弊。以枳实为佐，理气解郁，泄热破结。柴胡与枳实配伍，一升一降，舒畅气机，升清降浊；白芍与枳实配伍，理气和血，调和气血。炙甘草为使药，调和诸药，益脾和中。四药合用，透邪解郁，疏肝理脾，能使邪去郁解，气血调畅，清阳得伸，四逆自愈。原方配合白饮（米汤）和服，是借谷物之气以助胃气，取中气和则阴阳之气自相顺接之意。由于本方有疏肝理脾之功，也可治疗肝脾气郁所致胁肋脘腹疼痛诸症。

逍 遥 散
《太平惠民和剂局方》

组成：炙甘草半两　当归　茯苓　芍药　白术　柴胡各一两　（烧生姜一块　薄荷少许）

功用：疏肝解郁，养血健脾。

主治：肝郁血虚脾弱证。两胁作痛，头痛目眩，口燥咽干，神疲食少，或月经不调，乳房胀痛，脉弦而虚。

配伍意义：本方所治病证因肝郁不舒，营血不足，脾气虚弱所致。治宜疏肝解郁，养血健脾之法。故方中以柴胡为君，疏肝解郁，条达肝气。臣以当归、白芍，其中当归甘辛苦温，养血和血；白芍酸苦微寒，养血敛阴，柔肝缓急。当归、白芍与柴胡配伍，补肝之体，助肝之用，使血和则肝和，血充则肝柔。木郁不达而致脾虚不运，故佐以白术、茯苓、炙甘草健脾益气，实土以御木侮，且使营血生化有源。少许薄荷，疏散肝经郁遏之气，透达肝经郁遏之热；烧生姜温运和中，辛散达郁，亦为佐药。炙甘草亦为使药，

调和诸药。诸药合用，共奏疏肝解郁、养血健脾之功。

全方配伍特点：肝脾同调，气血兼顾，疏柔合法。木郁达之，使脾弱得复，血虚得养。

运用：

（1）辨证要点　本方为疏肝健脾的代表方，又是妇科调经的常用方。临床应用以两胁作痛，神疲食少，月经不调，脉弦而虚为辨证要点。

（2）加减变化　肝郁气滞较甚，加香附、郁金、陈皮以疏肝解郁；血虚甚者，加熟地以养血；肝郁化火者，加丹皮、栀子以清热凉血。

痛泻要方
《丹溪心法》

组成：炒白术三两　炒白芍药二两　炒陈皮一两五钱　防风一两

功用：补脾柔肝，祛湿止泻。

主治：脾虚肝郁之痛泻。肠鸣腹痛，大便泄泻，泻必腹痛，泻后痛缓，舌苔薄白，脉两关不调，左弦而右缓者。

细目四　调和肠胃

半夏泻心汤
《伤寒论》

组成：半夏半升　黄芩　干姜　人参各三两　黄连一两　大枣十二枚　炙甘草三两

功用：寒热平调，散结除痞。

主治：寒热错杂之痞证。心下痞，但满而不痛，或呕吐，肠鸣下利，舌苔腻而微黄。

配伍意义：此方所治原系小柴胡汤证误行泻下，损伤中阳，少阳邪热乘虚内陷，以致寒热错杂之心下痞证。本方证病机较为复杂，既有寒热错杂，又有虚实相兼，导致中焦失和，升降失常。治当调其寒热，益气和胃，散结除痞。方中以辛温之半夏为君，散结除痞，又善降逆止呕。臣以辛热之干姜温中散寒，苦寒之

黄芩、黄连泄热开痞。以上四药相伍，具有寒热平调，辛开苦降之用。然寒热错杂，又缘于中虚失运，故又佐以甘温之人参、大枣益气补脾。佐使炙甘草补脾和中，调和诸药。诸药合用，可使寒去热清，中虚得补，升降复常，痞满可除，呕利自愈。

全方配伍特点：寒热平调以和阴阳，辛开苦降以调气机，补泻兼施以顾虚实。

运用：

（1）辨证要点　本方为治疗中气虚弱，寒热错杂，升降失常而致肠胃不和的常用方；又是体现调和寒热，辛开苦降治法的代表方。临床应用以心下痞满，呕吐泻利，苔腻微黄为辨证要点。

（2）加减变化　湿热蕴积中焦，呕甚而痞，中气不虚，或舌苔厚腻者，可去人参、甘草、大枣、干姜，加枳实、生姜以下气消痞止呕。

（3）使用注意　本方主治虚实互见之证，若因气滞或食积所致的心下痞满者不宜使用。

第五单元　清热剂

细目一　概　述

1. 清热剂的适用范围　清热剂适用于里热证。一般是在表证已解，热已入里，或里热已盛而尚未结实的情况下使用。

2. 清热剂的应用注意事项

（1）辨明里热所在部位。邪热在气则清气，入营血则清营凉血，热盛于脏腑则需结合脏腑所在的部位选择方药。若热在气而治血，则将引邪深入；若热在血而治气，则无济于事。

（2）辨明热证真假，勿被假象所迷惑。如为真寒假热之证，不可误投清热剂。

（3）辨明热证的虚实。应注意屡用清热泻火之剂而热仍不退者，当改用甘寒滋阴壮水之法，阴复则其热自退。

（4）权衡轻重，量证投药。热盛而药轻，无异于杯水车薪；热微而药重，势必热去寒生；对于平素阳气不足，脾胃虚弱，外感之邪虽已入里化热，亦应慎用，必要时配伍护中醒脾和胃之品，以免伤阳碍胃。

（5）对于热邪炽盛，服清热剂入口即吐者，可于清热剂中少佐温热之品，或采用凉药热服的反佐法。

细目二　清气分热

白　虎　汤
《伤寒论》

组成：石膏一斤　知母六两　炙甘草二两粳米六合

功用：清热生津。

主治：气分热盛证。壮热面赤，烦渴引饮，汗出恶热，脉洪大有力。

配伍意义：本方原为治阳明经证的主方，后世温病学家以此为治气分热盛的代表方剂。凡伤寒化热，内传阳明之经，或温邪由卫及气，皆能出现本证。本方证虽气分热盛，但未致阳明腑实，故不宜攻下；热盛津伤，又不能苦寒直折，唯以清热生津法最为恰当。方中以入肺胃二经、辛甘大寒之生石膏为君药，功善清解，透热出表，以除阳明气分之热。苦寒质润之知母为臣药，既助石膏清肺胃之热，又可滋阴润燥，救已伤之阴津。石膏与知母相须为用，清热生津，除烦止渴之功益强。粳米、炙甘草共为佐药，益胃生津，并可防止大寒伤中之弊。炙甘草兼以为使，调和诸药。四药相配，共成清热生津之功，使其热清津复，诸症自解。

竹叶石膏汤

《伤寒论》

组成：竹叶二把　石膏一斤　半夏半升　麦门冬一升　人参二两　炙甘草二两　粳米半升

功用：清热生津，益气和胃。

主治：伤寒、温病、暑病余热未清，气津两伤证。身热多汗，心胸烦闷，气逆欲呕，口干喜饮，虚羸少气，或虚烦不寐，舌红苔少，脉虚数。

细目三　清营凉血

清营汤

《温病条辨》

组成：犀角（也可用水牛角代）三钱　生地黄五钱　玄参三钱　竹叶心一钱　麦冬三钱　丹参二钱　黄连一钱五分　银花三钱　连翘二钱

功用：清营解毒，透热养阴。

主治：热入营分证。身热夜甚，神烦少寐，时有谵语，目常喜开或喜闭，口渴或不渴，斑疹隐隐，脉细数，舌绛而干。

配伍意义：本方证乃邪热内传营分，耗伤营阴所致。治以咸寒清营解毒为主，辅以透热养阴之法。方用苦咸寒之犀角（也可用水牛角代）清解营分之热毒，为君药。热伤营阴，又以生地黄凉血滋阴，麦冬清热养阴生津，玄参滋阴降火解毒，三药共用，既可甘寒养阴保津，又可助君药清营凉血解毒，共为臣药。君臣相配，咸寒与甘寒并用，清营热而滋营阴，祛邪扶正兼顾。温邪初入营分，故用银花、连翘清热解毒，轻清透泄，使营分热邪有外达之机，促其透出气分而解，此即"入营犹可透热转气"之具体应用；竹叶清心除烦；黄连苦寒，清心解毒；丹参清热凉血，并能活血散瘀，可防热

与血结，上述五味均为佐药。诸药为伍，共奏清营解毒、透热养阴之功。

全方配伍特点：辛苦甘寒以滋养清解，透热转气以入营清散。

运用：

（1）辨证要点　本方为治疗热邪初入营分证的常用方。临床应用以身热夜甚，神烦少寐，斑疹隐隐，舌绛而干，脉数为辨证要点。

（2）加减变化　若寸脉大，舌干较甚者，可去黄连，以免苦燥伤阴；若热陷心包而窍闭神昏者，可与安宫牛黄丸或至宝丹合用以清心开窍；若营热动风而见痉厥抽搐者，可配用紫雪，或酌加羚羊角、钩藤、地龙以息风止痉；若兼热痰，可加竹沥、天竺黄、川贝母之属清热涤痰；营热多系气分传入，如气分热邪尤盛，可重用银花、连翘、黄连，或更加石膏、知母及大青叶、板蓝根、贯众之属，以增强清热解毒之力。

（3）使用注意　使用本方应注意舌诊，原著说："舌白滑者，不可与也。"并在该条自注中说"舌白滑，不惟热重，湿亦重矣，湿重忌柔润药"，以防滋腻而助湿留邪。

犀角地黄汤

《外台秘要》

组成：犀角（也可用水牛角代）一两　生地黄半斤　芍药三分　牡丹皮一两

功用：清热解毒，凉血散瘀。

主治：热入血分证。身热谵语，斑色紫黑，或吐血、衄血、便血、尿血，舌深绛起刺，脉数；或喜忘如狂，或漱水不欲咽，或大便色黑易解。

配伍意义：本方证由热毒炽盛于血分，动血耗血所致。此时不清其热则血不宁，不散其血则瘀不去，不滋其阴则火不息，正如叶天士所谓"入血就恐耗血动血，直须凉血散血"，治当以清热解毒，凉血散瘀为法。方用苦咸寒之犀角（也可用水牛角代）为君药，凉血清心而

解热毒，使火平热降，毒解血宁。以甘苦寒之生地为臣药，清热凉血滋阴，一以助犀角（也可用水牛角代）清热凉血；一以复已失之阴血。用苦微寒之赤芍与辛苦微寒之丹皮共为佐药，清热凉血，活血散瘀，可收化斑之功。四药相配，清热之中兼以养阴，使热清血宁而无耗血之虑；凉血之中兼以散瘀，使血止而无留瘀之弊。四药相配共成清热解毒、凉血散瘀之剂。

细目四　清热解毒

黄连解毒汤

《外台秘要》

组成：黄连三两　黄芩　黄柏各二两　栀子十四枚

功用：泻火解毒。

主治：三焦火毒热盛证。大热烦躁，口燥咽干，错语不眠；或热病吐血、衄血；或热甚发斑，或身热下利，或湿热黄疸；或外科痈疡疔毒。小便黄赤，舌红苔黄，脉数有力。

配伍意义：本方证乃火毒炽盛充斥三焦所致。治宜泻火解毒。方中以大苦大寒之黄连泻心火为君药，并且兼泻中焦之火。黄芩清肺火，泻上焦之火热，黄柏泻下焦之火，共为臣药。栀子通泻三焦之火，导热下行，引邪热从小便而出，为佐药。四药合用，苦寒直折，可使三焦之火邪祛而热毒解，诸症可愈。

全方配伍特点：苦寒直折，泻火解毒，三焦并清。

运用：

（1）辨证要点　本方为苦寒直折，清热解毒的基础方。临床应用以大热烦躁，口燥咽干，舌红苔黄，脉数有力为辨证要点。

（2）加减变化　便秘者，加大黄以泻下焦实热；吐血、衄血、发斑者，酌加玄参、生地、丹皮以清热凉血；发黄者，加茵陈、大黄以清热祛

湿退黄；疔疮肿毒者，加蒲公英、银花、连翘以增强清热解毒之力。

（3）使用注意　本方为大苦大寒之剂，久服或过量易伤脾胃，非火盛者不宜使用。

凉膈散

《太平惠民和剂局方》

组成：川大黄　朴硝　炙甘草各二十两　山栀子仁　薄荷　黄芩各十两　连翘二斤半　竹叶七片　蜜

功用：泻火通便，清上泄下。

主治：上中二焦火热证。烦躁口渴，面赤唇焦，胸膈烦热，口舌生疮，睡卧不宁，谵语狂妄，或咽痛吐衄，便秘溲赤，或大便不畅，舌红苔黄，脉滑数。

配伍意义：本方证由脏腑积热，聚于胸膈所致，故以上、中二焦见证为主。上焦无形火热炽盛，中焦燥热内结，此时治疗但清上则中焦燥结不得去，独泻下则上焦邪热不得解，唯有清泻兼施，方能切中病情。治宜泻火通便，清上泄下为法。方中连翘轻清透散，长于清热解毒，透散上焦无形之热，重用为君。大黄、芒硝泻火通便，荡涤中焦燥热内结，共为臣药。配黄芩清胸膈郁热；山栀通泻三焦，引火下行；薄荷清头目，利咽喉；竹叶清上焦之热，共为佐药。甘草、白蜜合而为佐使药，既能缓和硝、黄峻泻之力，又能生津润燥，还可调和诸药。全方配伍，清上与泻下并行，泻下是为清泄胸膈郁热而设，即所谓"以泻代清"。本方虽有通腑之功，但治疗目标在于胸膈烦热，而不在于热结便秘。因此，对于上、中二焦邪郁生热而无便秘者亦可使用。

普济消毒饮

《东垣试效方》

组成：黄芩　黄连各半两　人参三钱　橘红　生甘草　玄参　柴胡　桔梗各二钱　连翘　板蓝根　马勃　牛蒡子各一钱　僵蚕　升麻各七分

功用：清热解毒，疏风散邪。

主治：大头瘟。恶寒发热，头面红肿焮痛，目不能开，咽喉不利，舌燥口渴，舌红苔白兼黄，脉浮数有力。

配伍意义：本方主治大头瘟（原书称大头天行），乃感受风热疫毒之邪，壅于上焦，发于头面所致。疫毒宜清解，风热宜疏散，病位在上宜因势利导。故治当疏散上焦之风热，清解上焦之疫毒，解毒散邪兼施，而以清热解毒为主。方中重用黄连、黄芩清热泻火，祛上焦头面热毒为君。升麻、柴胡疏散风热，并引诸药上达头面，且寓"火郁发之"之意，共为臣药。以牛蒡子、连翘、僵蚕辛凉疏散头面风热；玄参、马勃、板蓝根有加强清热解毒之功；配甘草、桔梗以清利咽喉；陈皮理气疏壅，以散邪热郁结，人参补气，扶正以祛邪，共为佐药。诸药配伍，共收清热解毒、疏风散邪之功。

细目五　清脏腑热

导赤散
《小儿药证直诀》

组成：生地黄　木通　生甘草梢各等分　竹叶适量

功用：清心利水养阴。

主治：心经火热证。心胸烦热，口渴面赤，意欲饮冷，以及口舌生疮；或心热移于小肠，小便赤涩刺痛，舌红，脉数。

配伍意义：本方证乃心经热盛或心火下移于小肠所致。心火上炎而又阴液不足，治法不宜苦寒直折，而宜清心与养阴兼顾，利水以导热下行，使蕴热从小便而泄。方中选用甘寒质润，入心肾二经的生地，凉血滋阴以制心火；木通苦寒，入心与小肠经，上清心经之火，下导小肠之热，两药相配，滋阴制火而不恋邪，利水通淋而不损阴，共为君药。竹叶甘淡，清心除烦，淡渗利窍，导心火下行，为臣药。生

甘草清热解毒，并能调和诸药，还可防木通、生地之寒凉伤胃，用"梢"尚可直达茎中而止淋痛，为佐使药。四药合用，甘寒与苦寒相合，滋阴利水为主，滋阴而不恋邪，利水而不伤阴，泻火而不伐胃，共收清热利水养阴之效。本方选药配伍，与小儿稚阴稚阳、易寒易热、易虚易实、疾病变化迅速的特点和治实宜防其虚、治虚宜防其实的治则要求十分吻合，《医宗金鉴》以"水虚火不实"五字概括本方证之病机较为贴切。

龙胆泻肝汤
《医方集解》

组成：龙胆草　黄芩　栀子　泽泻　木通当归　生地黄　柴胡　生甘草　车前子（原著本方无用量）

功用：清泻肝胆实火，清利肝经湿热。

主治：

（1）肝胆实火上炎证。头痛目赤，胁痛，口苦，耳聋，耳肿，舌红苔黄，脉弦数有力。

（2）肝经湿热下注证。阴肿，阴痒，筋痿，阴汗，小便淋浊，或妇女带下黄臭等，舌红苔黄腻，脉弦数有力。

配伍意义：本方证由肝胆实火上炎或肝胆湿热循经下注所致。治宜清泻肝胆实火，清利下焦湿热为法。方中选用大苦大寒的龙胆草，既能泻肝胆实火，又能利肝胆湿热，泻火除湿，两擅其功，切中病机，故为君药；黄芩、栀子苦寒泻火，燥湿清热，共为臣药。君臣药物配伍，增强泻火除湿之力。湿热之邪的主要出路，是利导下行，从膀胱渗泄，故又配渗湿泄热之泽泻、木通、车前子，导湿热从水道而去；肝乃藏血之脏，若为实火所伤，阴血亦随之消耗；且方中诸药以苦燥渗利伤阴之品居多，故用当归、生地养血滋阴，使邪去而阴血不伤。肝体阴用阳，性喜疏泄条达，火邪内郁，肝胆之气不疏，骤用大剂苦寒降泄之品，既恐肝胆之气被抑，又虑折伤肝胆升发之机，故用柴胡疏畅

肝胆之气，并能引诸药归于肝胆之经。以上皆为佐药。甘草调和诸药，护胃安中，为佐使药。诸药合用，使火降热清，湿浊得利，循经所发诸症皆可相应而愈。

全方配伍特点：苦寒清利，泻中寓补，降中寓升，以适肝性。

运用：

（1）辨证要点　本方为治肝胆实火上炎，湿热下注的常用方。临床应用以口苦溺赤，舌红苔黄，脉弦数有力为辨证要点。

（2）加减变化　若肝胆实火较盛，可去木通、车前子，加黄连以助泻火之力；若湿盛热轻者，可去黄芩、生地，加滑石、薏苡仁以增强利湿之功；若玉茎生疮，或便毒悬痈，以及阴囊肿痛，红热甚者，可去柴胡，加连翘、黄连、大黄以泻火解毒。

（3）使用注意　方中药多苦寒，易伤脾胃，故对脾胃虚寒和阴虚阳亢之证皆非所宜。

左 金 丸
《丹溪心法》

组成：黄连六两　吴茱萸一两

功用：清泻肝火，降逆止呕。

主治：肝火犯胃证。胁肋疼痛，嘈杂吞酸，呕吐口苦，舌红苔黄，脉弦数。

配伍意义：本方证是由肝郁化火，横逆犯胃，肝胃不和所致。火热当清，气逆当降，治宜清泻肝火为主，兼以降逆止呕。方中重用黄连为君，一清泻肝火，使肝火得清，自不横逆犯胃；二清泻胃热，胃火降则其气自和；三泻心火，寓"实则泻其子"之意。然气郁化火之证，纯用大苦大寒既恐郁结不开，又虑折伤中阳，故又少佐辛热之吴茱萸。一者疏肝解郁，以使肝气条达，郁结得开；二者反佐以制黄连之寒，使泻火而无凉遏之弊；三者取其下气之用，以和胃降逆；四者可引领黄连入肝经。如此一味而功兼四用，以为佐使。二药合用，共收清泻肝火，降逆止呕之效。

全方配伍特点：辛开苦降，肝胃同治；寒热并用，主以苦寒。

运用：

（1）辨证要点　本方是治疗肝火犯胃，肝胃不和证的常用方。临床应用以呕吐吞酸，胁痛口苦，舌红苔黄，脉弦数为辨证要点。

（2）加减变化　黄连与吴茱萸用量比例为6∶1。吞酸重者，加乌贼骨、煅瓦楞以制酸止痛；胁肋痛甚者，可合四逆散以加强疏肝和胃之功。

泻 白 散
《小儿药证直诀》

组成：地骨皮　桑白皮各一两　炙甘草一钱　粳米一撮

功用：清泻肺热，止咳平喘。

主治：肺热喘咳证。气喘咳嗽，皮肤蒸热，日晡尤甚，舌红苔黄，脉细数。

配伍意义：本方主治肺有伏火郁热之证。治宜清泻肺中郁热，止咳平喘。方中桑白皮甘寒性降，专入肺经，清泻肺热，平喘止咳，故以为君。地骨皮甘寒入肺，可助君药清降肺中伏火，为臣药。君臣相合，清泻肺热，以使金清气肃。炙甘草、粳米养胃和中以扶肺气，共为佐使。四药合用，共奏清泻肺热、止咳平喘之功。

清 胃 散
《脾胃论》

组成：生地黄　当归身各三分　牡丹皮半钱　黄连六分，夏月倍之，大抵黄连临时增减无定　升麻一钱

功用：清胃凉血。

主治：胃火牙痛。牙痛牵引头疼，面颊发热，其齿喜冷恶热，或牙宣出血，或牙龈红肿溃烂，或唇舌腮颊肿痛，口气热臭，口干舌燥，舌红苔黄，脉滑数。

配伍意义：本方证由胃有积热，循经上攻

所致。治宜清胃凉血。方用苦寒泻火之黄连为君，直折胃腑之热。臣以甘辛微寒之升麻，一取其清热解毒，以治胃火牙痛；一取其轻清升散透发，可宣达郁遏之伏火，有"火郁发之"之意。二药相伍，黄连得升麻，降中寓升，则泻火而无凉遏之弊；升麻得黄连，升中有降，则散火而无升焰之虞。胃热盛已侵及血分，进而伤耗阴血，臣以丹皮凉血清热。生地凉血滋阴，当归养血活血，以助消肿止痛，为佐药。升麻兼以引经为使。诸药合用，共奏清胃凉血之效，以使上炎之火得降，血分之热得除，热毒内彻而解。《医方集解》载本方有石膏，其清胃之力更强。

玉 女 煎
《景岳全书》

组成：石膏三至五钱　熟地三至五钱或一两麦冬二钱　知母　牛膝各一钱半

功用：清胃热，滋肾阴。

主治：胃热阴虚证。头痛，牙痛，齿松牙衄，烦热干渴，舌红苔黄而干。亦治消渴，消谷善饥等。

芍 药 汤
《素问病机气宜保命集》

组成：芍药一两　当归　黄连各半两　槟榔木香　炙甘草各二钱　大黄三钱　黄芩半两　官桂二钱半

功用：清热燥湿，调气和血。

主治：湿热痢疾。腹痛，便脓血，赤白相兼，里急后重，肛门灼热，小便短赤，舌苔黄腻，脉弦数。

配伍意义：本方证由湿热壅滞肠中，气血失调所致。治宜清热燥湿，调和气血。方中黄芩、黄连性味苦寒，入大肠经，功擅清热燥湿解毒，以除致病之因，为君药。重用芍药养血和营，缓急止痛，配以当归养血活血，体现"行血则便脓自愈"之义，且可兼顾湿热邪毒熏灼肠络，耗伤

阴血之虑；木香、槟榔行气导滞，体现"调气则后重自除"之义。四药相配，调气和血，共为臣药。大黄苦寒沉降，合芩、连则清热燥湿之功著，合归、芍则活血行气之力彰，其泻下通腑作用可通导湿热积滞从大便而去，体现"通因通用"之法。配以少量肉桂，既可助归、芍行血和营，又能制约芩、连苦寒之性，共为佐药。炙甘草和中调药，与芍药相配，缓急止痛，用为佐使。诸药合用，湿去热清，气血调和，故下痢可愈。

全方配伍特点：主以苦燥，辅以甘柔，佐温于寒，气血同调，通因通用。

运用：

（1）辨证要点　本方为治疗湿热痢疾的常用方。临床应用以痢下赤白，腹痛里急，苔腻微黄为辨证要点。

（2）加减变化　原方后有"如血痢则渐加大黄，汗后脏毒加黄柏半两"，可资临床参考。本方在运用时，如苔黄而干，热甚伤津者，可去肉桂，加乌梅，避温就凉；如苔腻脉滑，兼有食积，加山楂、神曲以消导；如热毒重者，加白头翁、银花以增强解毒之力；如痢下赤多白少，或纯下血痢，加丹皮、地榆凉血止血。

（3）使用注意　痢疾初起有表证者忌用。

白头翁汤
《伤寒论》

组成：白头翁二两　黄柏三两　黄连三两秦皮三两

功用：清热解毒，凉血止痢。

主治：热毒痢疾。腹痛，里急后重，肛门灼热，下痢脓血，赤多白少，渴欲饮水，舌红苔黄，脉弦数。

配伍意义：本方证是因热毒深陷血分，下迫大肠所致。治宜清热解毒，凉血止痢。故方用苦寒而入血分的白头翁为君，清热解毒，凉血止痢。黄连苦寒，泻火解毒，燥湿厚肠，为治痢要药；黄柏清下焦湿热。两药共助君药清热解毒，

燥湿止痢,共为臣药。秦皮苦涩而寒,清热解毒而兼以收涩止痢,为佐使药。四药合用,共奏清热解毒、凉血止痢之功。

细目六 清虚热

青蒿鳖甲汤

《温病条辨》

组成:青蒿二钱 鳖甲五钱 细生地四钱 知母二钱 丹皮三钱

功用:养阴透热。

主治:温病后期,邪伏阴分证。夜热早凉,热退无汗,舌红苔少,脉细数。

配伍意义:本方所治病证为温病后期,阴液已伤,余邪深伏阴分所致。此阴虚邪伏之证,若纯用滋阴,则有滋腻恋邪之虑;若单用苦寒,则恐化燥伤阴之弊。故治以养阴与透邪并进。方中鳖甲咸寒,直入阴分,滋阴退热;青蒿苦辛而寒,其气芳香,清中有透散之力,清热透络,引邪外出。两药相配,滋阴清热,内清外透,使阴分伏热有外达之机,共为君药。即如吴瑭自释:"此方有先入后出之妙,青蒿不能直入阴分,有鳖甲领之入也;鳖甲不能独出阳分,有青蒿领之出也。"生地甘凉,滋阴凉血;知母苦寒质润,滋阴降火。二药共

助鳖甲以养阴退虚热,为臣药。丹皮辛苦性凉,泄血中伏火,以助青蒿清透阴分伏热,为佐药。诸药合用,滋清兼备,标本兼顾,清中有透,养阴而不恋邪,祛邪而不伤正,共奏养阴透热之功。

当归六黄汤

《兰室秘藏》

组成:当归 生地黄 黄芩 黄柏 黄连 熟地黄各等分 黄芪加一倍

功用:滋阴泻火,固表止汗。

主治:阴虚火旺盗汗。发热盗汗,面赤心烦,口干唇燥,大便干结,小便黄赤,舌红苔黄,脉数。

配伍意义:本方用治阴虚火旺所致盗汗。治宜滋阴泻火,固表止汗。方中当归养血,生地、熟地入肝肾而滋肾阴,三药合用,滋阴养血,使阴血充则水能制火,共为君药。盗汗因于水火不济,火热熏蒸,故臣以黄连清泻心火;合以黄芩、黄柏泻火以除烦,清热以坚阴。君臣相合,热清则火不内扰,阴坚则汗不外泄。汗出过多,导致卫虚不固,故倍用黄芪为佐,一以益气实卫以固表,一以固未定之阴,且可合当归、熟地益气养血。诸药合用,共奏滋阴泻火、固表止汗之功。

第六单元 祛暑剂

细目一 概 述

1. 祛暑剂的适用范围 祛暑剂适用于夏月暑热证。暑为阳邪,其性炎热,故暑病多表现为身热、面赤、心烦、小便短赤、舌红脉数或洪大等一系列阳热证候。此外,暑病常有多种兼证:

暑性升散,最易伤津耗气,又往往出现口渴喜饮、体倦少气等症;夏月天暑下迫,地湿上蒸,人处湿热交蒸之中,故暑病多夹湿邪,常兼胸闷、泛恶、苔白腻等湿阻气机证;夏令贪凉露卧,不避风寒,加之腠理疏松,阳气外泄,为病易兼夹表寒。

2. 祛暑剂的应用注意事项

（1）运用祛暑剂，应注意辨别暑病的本证、兼证及主次轻重。暑病病情各异，兼证不同，治法用方差异甚大。

（2）暑多夹湿，祛暑剂中每多配伍祛湿之品，是为常法，但须注意暑湿主次轻重。如暑重湿轻，则湿易从热化，祛湿之品不宜过于温燥，以免灼伤津液；如湿重暑轻，则暑为湿遏，祛暑又不宜过用甘寒凉润之品，以免阴柔助湿。

细目二　祛暑解表

香 薷 散

《太平惠民和剂局方》

组成：香薷一斤　白扁豆　厚朴各半斤　酒一分

功用：祛暑解表，化湿和中。

主治：阴暑。恶寒发热，头重身痛，无汗，腹痛吐泻，胸脘痞闷，舌苔白腻，脉浮。

配伍意义：本方证由夏月乘凉饮冷，感受风寒，内伤于湿所致。治宜外散肌表之寒湿，内化脾胃之湿滞。方中香薷辛温芳香，解表散寒，祛暑化湿，是夏月解表祛暑之要药，为君药。厚朴辛香温燥，行气除满，燥湿运脾，为臣药。白扁豆甘平，健脾和中，兼能渗湿消暑，为佐药。入酒少许同煎为使，温散以助药力。诸药合用，共奏祛暑解表、化湿和中之效。

细目三　祛暑利湿

六 一 散

《黄帝素问宣明论方》

组成：滑石六两　甘草一两

功用：清暑利湿。

主治：暑湿证。身热烦渴，小便不利，或泄泻。

细目四　祛暑益气

清暑益气汤

《温热经纬》

组成：西洋参　石斛　麦冬　黄连　竹叶荷梗　知母　甘草　粳米　西瓜翠衣（原著本方无用量）

功用：清暑益气，养阴生津。

主治：暑热气津两伤证。身热汗多，口渴心烦，小便短赤，体倦少气，精神不振，脉虚数。

配伍意义：本方证为暑热内侵，耗伤气津所致。治宜清热祛暑，益气生津。方中西瓜翠衣清热解暑；西洋参益气生津，养阴清热，共为君药。荷梗助西瓜翠衣清热解暑；石斛、麦冬助西洋参养阴生津清热，共为臣药。黄连苦寒泻火，助清热祛暑之力；知母苦寒质润，泻火滋阴；竹叶甘淡，清热除烦，共为佐药。甘草、粳米益胃和中，为使药。诸药合用，共奏清暑益气、养阴生津之效。

第七单元　温里剂

细目一　概　述

1. 温里剂的适用范围　温里剂适用于里寒证。凡因素体阳虚，寒从中生；或因外寒直中三阴，深入脏腑；或因过服寒冷，损伤阳气，症见畏寒肢凉、喜温蜷卧、面色苍白、口淡不渴、小便清长、舌淡苔白、脉沉迟或缓等里寒证者，均可使用温里剂治疗。

2. 温里剂的应用注意事项

（1）辨清寒证所在的部位，有针对性地选择方剂。

（2）辨清寒热的真假，真热假寒证不可误用。

（3）阴寒太盛，服药入口即吐者，可于本类方剂之中反佐少许寒凉之品，或采用热药冷服的方法，避免寒热格拒。

（4）素体阴虚或失血之人应慎用温里剂，以免温燥药物重伤阴血。

（5）寒为阴邪，易伤阳气，故本类方剂多配伍补气药物，以使阳气得复。

细目二　温中祛寒

理中丸
《伤寒论》

组成：人参　干姜　炙甘草　白术各三两

功用：温中祛寒，补气健脾。

主治：

（1）脾胃虚寒证。脘腹疼痛，喜温喜按，呕吐，大便稀溏，脘痞食少，畏寒肢冷，口不渴，舌淡苔白润，脉沉细或沉迟无力。

（2）阳虚失血证。便血、吐血、衄血或崩漏等，血色暗淡，质清稀，面色㿠白，气短神疲，脉沉细或虚大无力。

（3）脾胃虚寒所致的胸痹，或病后多涎唾，或小儿慢惊或霍乱等。

配伍意义：本方所治诸证皆由中焦脾胃虚寒所致。治宜温中祛寒，补气健脾。方中以干姜为君，大辛大热，温脾阳，祛寒邪。以人参为臣，性味甘温，补气健脾。君臣相配，温补并用，温中健脾。脾为湿土，虚则易生湿浊，故用甘温苦燥之白术为佐，健脾燥湿。炙甘草与诸药等量，其意有三：一为合参、术以助益气健脾；二为缓急止痛；三为调和药性，是佐药而兼使药之用。

全方配伍特点：辛热甘苦合方，温补并用，补中寓燥。

运用：

（1）辨证要点　本方是治疗中焦脾胃虚寒证的基础方。临床应用以脘腹疼痛，喜温喜按，呕吐便溏，脘痞食少，畏寒肢冷，舌淡，苔白，脉沉细为辨证要点。

（2）加减变化　若虚寒甚者，可加附子、肉桂以增强温阳祛寒之力；呕吐甚者，可加生姜、半夏降逆和胃止呕；下利甚者，可加茯苓、白扁豆健脾渗湿止泻；阳虚失血者，可将干姜易为炮姜，加艾叶、灶心土温涩止血；胸痹，可加薤白、桂枝、枳实振奋胸阳，舒畅气机。

（3）使用注意　湿热内蕴中焦或脾胃阴虚者禁用。

小建中汤
《伤寒论》

组成：桂枝三两　炙甘草二两　大枣十二枚芍药六两　生姜三两　胶饴一升

功用：温中补虚，和里缓急。

主治：中焦虚寒，肝脾失调，阴阳不和证。腹中拘急疼痛，时发时止，喜温喜按，或心中悸动，虚烦不宁，面色无华；兼见手足烦热，咽干口燥等，舌淡苔白，脉细弦。

配伍意义：本方病证因中焦虚寒，肝脾失调，阴阳不和所致。治当温中补虚，兼以调和肝脾，滋阴和阳。本方由桂枝汤倍芍药加饴糖而成。方中饴糖甘温质润，重用为君，温补中焦，缓急止痛。桂枝辛温，温阳气，祛寒邪；白芍酸苦，养营阴，缓肝急，止腹痛，共为臣药。生姜温胃散寒，大枣补脾益气，均为佐药。炙甘草益气和中，调和诸药，是为佐使之用。其中饴糖配桂枝，辛甘化阳，温中焦而补脾虚；芍药配甘草，酸甘化阴，缓肝急而止腹痛。六药合用，温中补虚缓急之中，蕴有柔肝理脾、益阴和阳之意，用之可使中气强健，阴阳气血生化有源。

大建中汤

《金匮要略》

组成：蜀椒二合　干姜四两　人参二两　胶饴一升

功用：温中补虚，缓急止痛。

主治：中阳衰弱，阴寒内盛之脘腹疼痛。心胸中大寒痛，呕不能食，腹中寒，上冲皮起，出见有头足，上下痛而不可触近，舌苔白滑，脉细沉紧，甚则肢厥脉伏。

吴茱萸汤

《伤寒论》

组成：吴茱萸一升　人参三两　生姜六两　大枣十二枚

功用：温中补虚，降逆止呕。

主治：

1. 胃寒呕吐证。食谷欲呕，或兼胃脘疼痛，吞酸嘈杂，舌淡，脉沉弦而迟。

2. 肝寒上逆证。干呕吐涎沫，头痛，颠顶痛甚，舌淡，脉沉弦。

3. 肾寒上逆证。呕吐下利，手足厥冷，烦躁欲死，舌淡，脉沉细。

配伍意义：本方证乃肝胃肾三经虚寒，浊阴上逆所致。治宜温中补虚，降逆止呕。方中吴茱萸味辛苦而性热，归肝、脾、胃、肾经，既能温胃暖肝以祛寒，又善和胃降逆以止呕，一药而两擅其功，是为君药。重用生姜温胃散寒，降逆止呕，用为臣药。吴茱萸与生姜相配，温降之力甚强。人参甘温，益气健脾，为佐药。大枣甘平，合人参以益脾气，合生姜以调脾胃，并能调和诸药，是佐使之药。四药配伍，温中与降逆并施，寓补益于温降之中，共奏温中补虚、降逆止呕之功。

细目三　回阳救逆

四逆汤

《伤寒论》

组成：炙甘草二两　干姜一两半　生附子一枚

功用：回阳救逆。

主治：少阴病，心肾阳衰寒厥证。四肢厥逆，恶寒蜷卧，神衰欲寐，面色苍白，腹痛下利，呕吐不渴，舌苔白滑，脉微细。以及太阳病误汗亡阳者。

配伍意义：本方证乃因心肾阳衰，阴寒内盛所致。此阳衰寒盛之证，非纯阳大辛大热之品不足以破阴寒，回阳气，救厥逆。故方中以大辛大热之生附子为君，入心、脾、肾经，温壮元阳，破散阴寒，回阳救逆。附子生用，则能迅达内外以温阳逐寒。臣以辛热之干姜，入心、脾、肺经，温中散寒，助阳通脉。附子与干姜相须为用，相得益彰，温里回阳，其性尤峻，是回阳救逆的常用组合。炙甘草用意有三：一则益气补中，使全方温补结合，以治虚寒之本；二则甘缓姜、附峻烈之性，使其破阴回阳而无暴散之虑；三则调和药性，并使药力作用持久，是为佐药而兼使药之用。本方药仅三味，大辛大热，力专效宏，脾肾之阳同建，共奏回阳救逆之功。

全方配伍特点：大辛大热，以速挽元阳；少佐甘缓，防虚阳复耗。

运用：

（1）辨证要点　本方是回阳救逆的基础方。临床应用以四肢厥逆，神衰欲寐，面色苍白，脉微细为辨证要点。

（2）使用注意　若服药后出现呕吐拒药者，可将药液置凉后服用。本方纯用辛热之品，中病手足温和即止，不可久服。真热假寒者忌用。

血充，寒邪除，阳气振，经脉通，则手足自温，其脉可复，腰、股、腿、足、肩臂疼痛亦除。

细目四　温经散寒

当归四逆汤

《伤寒论》

组成：当归三两　桂枝三两　芍药三两　细辛三两　炙甘草二两　通草二两　大枣二十五枚

功用：温经散寒，养血通脉。

主治：血虚寒厥证。手足厥寒，或腰、股、腿、足、肩臂疼痛，口不渴，舌淡苔白，脉沉细或细而欲绝。

配伍意义：本方证由营血虚弱，寒凝经脉，血行不利所致。治当温经散寒，养血通脉。本方以桂枝汤去生姜，倍大枣，加当归、通草、细辛组成。方中当归甘温，养血和血；桂枝辛温，温经散寒，温通血脉，共为君药。细辛温经散寒，以助桂枝温通之力；白芍养血和营，以助当归补益营血，又配桂枝以和阴阳，共为臣药。通草通行经脉，以畅血行；大枣、炙甘草益气健脾养血，共为佐药。方中重用大枣，合当归、白芍以补营血，又防桂枝、细辛燥烈太过，伤及阴血。炙甘草兼调药性，又为使药。全方温阳与散寒并用，养血与通脉兼施，温而不燥，补而不滞，可使营

暖肝煎

《景岳全书》

组成：当归二三钱　枸杞子三钱　小茴香二钱　肉桂一二钱　乌药二钱　沉香一钱（木香亦可）　茯苓二钱（生姜三五片）

功用：温补肝肾，行气止痛。

主治：肝肾不足，寒滞肝脉证。睾丸冷痛，或小腹疼痛，疝气痛，畏寒喜暖，舌淡苔白，脉沉迟。

配伍意义：本方证系由肝肾不足，寒客肝脉，气机郁滞所致。法当补肝肾，散寒凝，行气滞。方中肉桂辛甘性热，温肾暖肝，祛寒止痛；小茴香味辛性温，暖肝散寒，理气止痛。二药合用，温肾暖肝散寒，共为君药。当归辛甘性温，养血补肝；枸杞子味甘性平，补肝益肾，二药补肝肾之不足治其本；乌药、沉香辛温散寒，行气止痛，以去阴寒冷痛之标，同为臣药。茯苓甘淡渗湿健脾；生姜辛温散寒和胃，扶脾暖胃，顾护后天，皆为佐药。综观全方，使下元虚寒得温，寒凝气滞得散，则睾丸冷痛、少腹疼痛、疝气痛诸症可愈。

第八单元　表里双解剂

细目一　概　述

1. 表里双解剂的适用范围　表里双解剂适用于表证未除，里证又见之表里同病的病证。表里同病证的临床表现比较复杂，从八纲来分，凡表实里虚、表虚里实、表寒里热、表热里寒，以及表里俱热、表里俱寒、表里俱虚、表里俱实等证，均可用表里双解剂治疗。

2. 表里双解剂的应用注意事项

（1）必须既有表证，又有里证者，方可应用，否则即不相宜。

（2）辨别表证与里证的寒、热、虚、实，然后针对病情选择适当的方剂。

（3）分清表证与里证的轻重主次，而后权衡表药与里药的比例，方无太过或不及之弊。

细目二　解表清里

葛根黄芩黄连汤

《伤寒论》

组成：葛根半斤　炙甘草二两　黄芩三两　黄连三两

功用：解表清里。

主治：表证未解，邪热入里证。身热下利，胸脘烦热，口干作渴，或喘而汗出，舌红苔黄，脉数或促。

配伍意义：本方证是因伤寒表证未解，邪陷阳明所致。此时表证未解，里热已炽，治宜外解肌表之邪，内清肠胃之热。方中重用葛根为君，甘辛而凉，入阳明经，既能解表退热，又能升发脾胃清阳之气而治下利。以苦寒之黄连、黄芩为臣，清热燥湿，厚肠止利。甘草甘缓和中，调和诸药，为本方佐使。四药合用，外疏内清，表里同治，使表解里和，热利自愈。原方先煮葛根，后纳诸药，可使"解肌之力优而清中之气锐"（《伤寒来苏集》）。

细目三　解表攻里

大柴胡汤

《金匮要略》

组成：柴胡半斤　黄芩三两　芍药三两　半夏半升　生姜五两　枳实四枚　大枣十二枚　大黄二两

功用：和解少阳，内泻热结。

主治：少阳阳明合病。往来寒热，胸胁苦满，呕不止，郁郁微烦，心下痞硬，或心下急痛，大便不解或协热下利，舌苔黄，脉弦数有力。

配伍意义：本方主治少阳阳明合病。病在少阳，本应禁用下法，但在邪热内结，胃家已实的情况下，又必须表里兼顾。治当和解少阳，内泻

热结。方中重用柴胡为君药，疏解少阳之邪。黄芩和解清热，以除少阳之邪；轻用大黄，配伍枳实以内泻阳明热结，行气消痞，三味共为臣药。芍药柔肝缓急止痛，与大黄相配可治腹中实痛，与枳实相伍可以理气和血，以除心下满痛；半夏与大量生姜配伍，和胃降逆，是为佐药。大枣与生姜相配，和营卫而行津液，并调和脾胃，调和诸药，是为佐使。全方配伍，和解少阳，内泻热结，使少阳与阳明之邪得以双解，可谓一举两得。本方系小柴胡汤去人参、甘草，加大黄、枳实、芍药而成，亦是小柴胡汤与小承气汤两方加减合成，是和解为主兼以泻下阳明的方剂。小柴胡汤为治疗伤寒少阳病的主方，因兼阳明胃家实，故去补益胃气之人参、甘草，加大黄、枳实、芍药以治疗阳明热结。

全方配伍特点：和下并用，主以和解少阳，辅以内泻热结，佐以缓急降逆。

运用：

（1）辨证要点　本方为治疗少阳阳明合病的常用方。临床应用以往来寒热，胸胁苦满，心下满痛，呕吐，便秘，苔黄，脉弦数为辨证要点。

（2）加减变化　兼黄疸者，可加茵陈、栀子以清热利湿退黄；胁痛剧烈者，可加川楝子、延胡索以行气活血止痛；胆结石者，可加金钱草、海金沙、郁金、鸡内金以化石。

防风通圣散

《黄帝素问宣明论方》

组成：防风　连翘　麻黄　薄荷叶　川芎　当归　白芍　大黄　芒硝各半两　石膏　黄芩　桔梗各一两　甘草二两　滑石三两　生姜三片　荆芥　白术　栀子各一分

功用：疏风解表，泻热通便。

主治：风热壅盛，表里俱实证。憎寒壮热，头目昏眩，目赤睛痛，口苦口干，咽喉不利，胸膈痞闷，咳呕喘满，涕唾稠黏，大便秘结，小便赤涩，舌苔黄腻，脉数有力。亦用治疮疡肿毒，肠风痔漏，鼻赤，瘾疹等。

第九单元　补益剂

细目一　概　述

1. 补益剂的适用范围　补益剂主要适用于虚证。凡是由于正气不足，气、血、阴、阳虚损所导致的病证，均可使用补益剂治疗。

2. 补益剂的应用注意事项

（1）要辨清病证的虚实真假。"大实有羸状，至虚有盛候"，真虚假实证可以使用补益剂；若为真实假虚证，误用补益之剂，则实者更实，且贻误病情。

（2）要辨清虚证的实质和具体的病位。虚证有气血阴阳虚损的不同，并有心肝脾肺肾等脏腑部位的区别，临证区分清楚，给予合适的补益剂。

（3）注意脾胃功能。补益药性多滋腻，容易壅中滞气，故在补益剂中适当配伍理气醒脾之品，以资运化，使之补而不滞。

（4）补益药大多味厚滋腻，故宜慢火久煎，以使药力尽出。

（5）补益剂多以空腹或饭前服用为佳，有利于药物的吸收。

细目二　补　气

四君子汤

《太平惠民和剂局方》

组成：人参　白术　茯苓　炙甘草各等分
功用：益气健脾。
主治：脾胃气虚证。面色萎白，语声低微，气短乏力，食少便溏，舌淡苔白，脉虚弱。
配伍意义：本方证为脾胃气虚，运化乏力所致，治当益气健脾。方中以甘温之人参为君，大补脾胃之气，脾气健旺则运化复常，气血化生充足。脾胃虚弱，运化乏力，易致湿浊内阻，故以苦温之白术为臣，健脾燥湿。白术与人参配伍，益气健脾之功显著。佐以甘淡之茯苓，健脾渗湿。茯苓、白术相配，健脾祛湿之功增强。以炙甘草益气和中，调和诸药。四药配伍，共奏益气健脾之功。

参苓白术散

《太平惠民和剂局方》

组成：莲子肉一斤　薏苡仁一斤　砂仁一斤　桔梗一斤　白扁豆一斤半　茯苓二斤　人参二斤　炒甘草二斤　白术二斤　山药二斤
功用：益气健脾，渗湿止泻。
主治：脾虚湿盛证。饮食不化，胸脘痞闷，肠鸣泄泻，四肢乏力，形体消瘦，面色萎黄，舌淡苔白腻，脉虚缓。亦可用治肺脾气虚，痰湿咳嗽。

配伍意义：本方证为脾胃气虚，运化失司，湿浊内盛所致。治当益气健脾，渗湿止泻。故方中配伍四君子汤（人参、白术、茯苓、甘草）益气健脾以补虚。山药甘平，健脾止泻；莲子肉甘平而涩，补脾厚肠，涩肠止泻。二药协助四君子汤以健脾益气，并有止泻之功。白扁豆甘平，健脾化湿；薏苡仁甘淡微寒，健脾渗湿。二药助白术、茯苓健脾祛湿以止泻。脾胃气虚，运化功能不及，而补气之品又易于碍胃，故配伍砂仁芳香醒脾，行气导滞，化湿和胃，寓行气于补气之中，使全方补而不滞。桔梗宣利肺气，通调水道，又载药上行，与诸补脾药合用，有"培土生金"之意。炙甘草、大枣补脾和中，调和诸药。诸药配伍，补中焦之虚损，助脾气之运化，渗停聚之湿浊，行气机之阻滞，恢复脾胃受纳与健运之功，则诸症自除。

补中益气汤

《内外伤辨惑论》

组成：黄芪五分，病甚、劳役热甚者一钱　炙甘草五分　人参三分　当归二分　橘皮二分或三分　升麻二分或三分　柴胡二分或三分　白术三分

功用：补中益气，升阳举陷。

主治：

（1）脾胃气虚证。饮食减少，体倦肢软，少气懒言，面色萎黄，大便稀溏，脉虚软。

（2）气虚下陷证。脱肛、子宫脱垂、久泻、久痢、崩漏等，伴气短乏力，舌淡，脉虚。

（3）气虚发热证。身热自汗，渴喜热饮，气短乏力，舌淡，脉虚大无力。

配伍意义：本方证是因饮食劳倦，损伤脾胃，以致脾胃气虚，清阳下陷所致。治当补中益气，升阳举陷为宜。故方中重用黄芪，味甘微温，入脾肺经，补中益气，升阳固表，为君药。配伍人参、炙甘草，甘温补中，补气健脾之功更著，为臣药。白术补气健脾，助脾运化；血为气之母，气虚日久，营血亦亏，故用当归甘辛温，养血和营；脾胃为中焦气机升降的枢纽，清阳不升，则浊阴难降，气机失调，故以陈皮调理气机以复升降，并理气和胃，使诸药补而不滞。三者共为佐药。并以少量升麻、柴胡轻清升散，协助诸益气药以升提下陷之中气，为佐使药。《本草纲目》谓："升麻引阳明清气上升，柴胡引少阳清气上行，此乃禀赋虚弱，元气虚馁及劳役饥饱，生冷内伤，脾胃引经最要药也。"炙甘草调和诸药，亦为使药。诸药合用，使气虚得补，气陷得升，元气内充，诸症自愈。气虚发热者，亦借甘温益气之法而除之。

《脾胃论》云："惟当以甘温之剂，补其中而升其阳，甘寒以泻其火则愈。"即因烦劳则虚而生热，采用甘温之品以补元气，而虚热自退，为"甘温除热"法，补中益气汤为"甘温除热"法的代表方剂。

全方配伍特点：主以甘温，补中寓升，少佐以行，共成虚则补之、陷者升之、甘温除热之剂。

运用：

（1）辨证要点　本方为补气升阳，甘温除热的代表方。临床应用以体倦乏力，少气懒言，面色㿠白、舌淡，脉虚软无力为辨证要点。

（2）加减变化　若兼腹中痛者，加白芍以柔肝止痛；头痛者，加蔓荆子、川芎、藁本、细辛以疏风止痛；咳嗽者，加五味子、麦冬以敛肺止咳；兼气滞者，加木香、枳壳以理气解郁。本方亦可用于虚人感冒，加苏叶少许以增辛散之力。

（3）使用注意　阴虚发热及内热炽盛者忌用。

生　脉　散

《医学启源》

组成：人参　麦门冬　五味子（原著本方无用量）

功用：益气生津，敛阴止汗。

主治：

（1）温热、暑热，耗气伤阴证。汗多神疲，体倦乏力，气短懒言，咽干口渴，舌干红少苔，脉虚数。

（2）久咳伤肺，气阴两虚证。干咳少痰，短气自汗，口干舌燥，脉虚细。

配伍意义：本方证乃因外感暑热，或久咳伤肺而致气阴大伤。治当益气生津，敛阴止汗。故方中配伍甘温之人参，大补元气，益肺生津，是为君药。麦门冬甘寒，养阴清热，润肺生津，既可补充因多汗而耗损的津液，又可解除咽干口渴之症，且能润肺止咳而治干咳少痰，与人参配伍，气阴双补，用以为臣。五味子酸温，敛肺止汗，生津止渴，既固气津之外泄，又收敛耗散之肺气，为佐药。三药合用，一补一润一敛，共奏益气养阴、生津止渴、敛阴止汗之效，使气复津生，汗止阴存，气充脉生，故名"生脉"。

玉屏风散

《究原方》，录自《医方类聚》

组成：防风一两　炙黄芪　白术各二两（大枣一枚）

功用：益气固表止汗。

主治：表虚自汗。汗出恶风，面色㿠白，舌淡苔薄白，脉浮虚。亦治虚人腠理不固，易感风邪。

细目三　补　血

四　物　汤

《仙授理伤续断秘方》

组成：当归　川芎　白芍　熟地黄各等分

功用：补血调血。

主治：营血虚滞证。头晕目眩，心悸失眠，面色无华，或妇人月经不调，量少或经闭不行，脐腹作痛，舌淡，脉细弦或细涩。

配伍意义：本方证为营血亏虚，血行不畅，冲任虚损所致。治宜补血调血。方中熟地黄甘温味厚滋腻，主入肝肾经，长于滋养阴血，补肾填精，为补血要药，故为君药。当归甘辛温，归肝心脾经，为补血调经之良药，兼具活血作用，既助熟地增强养血之功，又防熟地滋腻碍胃，用为臣药。佐以白芍酸微寒，养血敛阴，与熟地、当归相伍，滋阴养血之功显著，并柔肝缓急止痛；川芎辛温，入血分，理血中之气，调畅气血，与当归配伍则行气活血之力益彰。四药配伍，共奏补血调血之功。

全方配伍特点：阴柔辛甘相伍，补中寓行，补血不滞血，行血不伤血。

运用：

（1）辨证要点　本方是补血调经的基础方。临床应用以面色无华，唇甲色淡，舌淡，脉细为辨证要点。

（2）加减变化　若兼气虚者，加人参、黄芪，以补气生血；以血滞为主者，加桃仁、红花，白

芍易为赤芍，以加强活血祛瘀之力；血虚有寒者，加肉桂、炮姜、吴萸，以温通血脉；血虚有热者，加黄芩、丹皮，熟地易为生地，以清热凉血；妊娠胎漏者，加阿胶、艾叶，以止血安胎。

当归补血汤

《内外伤辨惑论》

组成：黄芪一两　当归二钱

功用：补气生血。

主治：血虚发热证。肌热面赤，烦渴欲饮，脉洪大而虚，重按无力；亦治妇人经期、产后血虚发热头痛；或疮疡溃后，久不愈合者。

配伍意义：本方证为劳倦内伤，血虚气弱，阳气浮越所致。治当补气生血。故方中重用黄芪为君药，黄芪的用量是当归的五倍，其意有二：一是本方治证乃因阴血极度亏虚，以致不能涵阳，阳气欲浮越散亡，若治疗不及时，则阳气外亡，故重用黄芪，量大力宏，急固欲散亡之阳气，即"有形之血不能速生，无形之气所当急固"；二是有形之血生于无形之气，故用黄芪大补脾肺之气，以资化源，使气旺血生。配以少量当归养血和营，补虚治本。二药配伍，使阴血渐充，阳气潜藏，则浮阳秘敛，阳生阴长，气旺血生，而虚热自退。

妇人经期、产后血虚，发热头痛，取其益气养血而退热。对于疮疡溃后因气血不足而久不愈合者，亦可用本方补气养血以助生肌收口。

归　脾　汤

《济生方》

组成：白术　茯苓　黄芪　龙眼肉　炒酸枣仁各一两　人参　木香各半两　当归　蜜远志各一钱（当归、远志从《内科摘要》补）　炙甘草二钱半　生姜　大枣

功用：益气补血，健脾养心。

主治：

（1）心脾气血两虚证。心悸怔忡，健忘失眠，盗汗，体倦食少，面色萎黄，舌淡，苔薄

白，脉细弱。

（2）脾不统血证。便血，皮下紫癜，妇女崩漏，月经超前，量多色淡，或淋漓不止，舌淡，脉细弱。

配伍意义：本方证为思虑过度，劳伤心脾，气血亏虚所致。治宜益气补血，健脾养心。故方中以参、芪、术、草大队甘温之品益气健脾，使气旺而血生，气足则能摄血，血自归经。当归、龙眼肉甘温补血养心，茯苓（多用茯神）、酸枣仁、远志宁心安神，诸药配伍，使血足则神有所舍，血旺则气有所依。配伍大量益气补血药易致滋腻碍胃滞气，故用辛香而散之木香，理气醒脾，使补而不滞，滋而不腻；与大量益气健脾药配伍，又复中焦运化之功。煎煮时加入少量姜、枣调和脾胃，以资化源。全方共奏益气补血、健脾养心之功，为治疗心脾气血两虚证之良方。

本方配伍特点：心脾同治，重在补脾；气血并补，重在补气。

运用：

（1）辨证要点　本方是治疗心脾气血两虚证的常用方。临床应用以气短乏力，心悸失眠，或便血或崩漏，舌淡，脉细弱为辨证要点。

（2）加减变化　崩漏下血偏寒者，可加艾叶炭、炮姜炭，以温经止血；偏热者，加生地炭、阿胶珠、棕榈炭，以清热止血。

细目四　气血双补

八　珍　汤

《瑞竹堂经验方》

组成：人参　白术　茯苓　当归　川芎　白芍药　熟地黄　炙甘草各一两　生姜五片　大枣一枚

功用：益气补血。

主治：气血两虚证。面色萎白或无华，头晕目眩，四肢倦怠，气短懒言，心悸怔忡，饮食减少，舌淡苔薄白，脉细弱或虚大无力。

配伍意义：本方证多因久病失治，或病后失调，或失血过多所致。治当益气补血。方中人参、熟地黄配伍，益气养血，共为君药。白术、茯苓健脾渗湿，助人参益气健脾；当归、白芍养血和营，助熟地滋阴养血，均为臣药。川芎为佐，活血行气，使熟地黄、当归、白芍补而不滞。炙甘草为使，益气和中，调和诸药。煎煮时，加入生姜、大枣调和脾胃，以资气血生化之源，亦为佐使。

炙甘草汤

《伤寒论》

组成：炙甘草四两　生姜三两　桂枝三两　人参二两　生地黄一斤　阿胶二两　麦门冬半升　麻仁半升　大枣三十枚　清酒

功用：滋阴养血，益气温阳，复脉定悸。

主治：

（1）阴血不足，阳气虚弱证。脉结代，心动悸，虚羸少气，舌光少苔，或质干而瘦小者。

（2）虚劳肺痿。干咳无痰，或咳吐涎沫，量少，形瘦短气，虚烦不眠，自汗盗汗，咽干舌燥，大便干结，脉虚数。

配伍意义：本方证为伤寒汗、吐、下或失血后，或杂病阴血不足，阳气不振所致。治当补养气血阴阳之法。故方中重用生地黄为君，滋阴养血，充脉养心。臣以炙甘草，补气健脾，复脉益心。二药配伍，益气养血以复脉之本。配伍人参、大枣，益心气，补脾气，以资气血生化之源；阿胶、麦冬、麻仁滋心阴，养心血，充血脉；桂枝、生姜辛行温通，温心阳，通血脉，使气血流畅以助脉气续接，并防诸厚味滋补之品滋腻太过，共为佐药。用法中加清酒煎服，因清酒辛热，温通血脉，以行药力，为使药。诸药合用，滋而不腻，温而不燥，使气血充足，阴阳调和，则脉复悸止。

细目五 补 阴

六味地黄丸
《小儿药证直诀》

组成：熟地黄八钱　山萸肉四钱　干山药四钱　泽泻三钱　牡丹皮三钱　茯苓三钱

功用：填精滋阴补肾。

主治：肾阴精不足证。腰膝酸软，头晕目眩，视物昏花，耳鸣耳聋，盗汗，遗精，消渴，骨蒸潮热，手足心热，口燥咽干，牙齿动摇，足跟作痛，小便淋沥，以及小儿囟门不合，舌红少苔，脉沉细数。

配伍意义：本方证为肾阴精不足所致，治宜滋补肾之阴精。方中重用熟地黄，性温味甘，主入肾经，滋阴补肾，填精益髓，为君药。山萸萸酸温，主入肝肾经，补养肝肾，并能涩精，取"肝肾同源"之意；山药甘平，主入脾经，补益脾阴，补后天而充先天，亦能固肾止遗，共为臣药。三药配合为"三补"，肾肝脾三阴并补，以补肾阴为主。肾为水脏，肾元虚弱多致湿浊内停，泽泻甘寒，利湿而泄肾浊，防熟地黄之滋腻恋邪；丹皮辛凉，清泄相火，并制约山萸肉之温涩；茯苓甘淡平，淡渗脾湿，并助山药健运脾胃，与泽泻相伍又助泄肾浊，使真阴得复其位。三药相合，一者渗湿浊，清虚热；二者使全方补而不滞，滋而不腻，此为"三泻"。

全方配伍特点："三补"与"三泻"相伍，以补为主；肾、肝、脾三脏兼顾，以滋肾精为主。

运用：

（1）辨证要点　本方为补肾填精之基础方。临床应用以腰膝酸软，头晕目眩，口燥咽干，舌红少苔，脉沉细为辨证要点。

（2）加减变化　若虚火明显者，加知母、玄参、黄柏等以加强清热降火之功；兼脾虚气滞者，加白术、砂仁、陈皮等以健脾和胃。

（3）使用注意　脾虚泄泻者慎用。

左 归 丸
《景岳全书》

组成：怀熟地八两　炒山药四两　枸杞四两　山茱萸肉四两　川牛膝三两　鹿角胶四两　龟板胶四两　菟丝子四两

功用：滋阴补肾，填精益髓。

主治：真阴不足证。头晕目眩，腰酸腿软，遗精滑泄，自汗盗汗，口燥舌干，舌红少苔，脉细。

配伍意义：本方证为真阴不足，精髓亏损所致。治宜滋阴补肾，填精益髓。故方中重用熟地黄大补真阴，填精益髓，为君药。山茱萸滋养肝肾，涩精敛汗；山药补脾益阴，滋肾固精；龟甲胶、鹿角胶均为血肉有情之品，峻补精髓，龟甲胶偏于补阴，鹿角胶偏于补阳，在补阴之中配伍补阳药，取"阳中求阴"之义，均为臣药。枸杞补肾益精，养肝明目；菟丝子、川牛膝补肝肾，强腰膝，健筋骨，俱为佐药。诸药合用，共奏滋阴补肾、填精益髓之效。

大补阴丸
《丹溪心法》

组成：熟地黄　龟板各六两　黄柏　知母各四两　猪脊髓　（蜂蜜）

功用：滋阴降火。

主治：阴虚火旺证。骨蒸潮热，盗汗遗精，咳嗽咯血，心烦易怒，足膝疼热或痿软，舌红少苔，尺脉数而有力。

配伍意义：本方证为真阴不足，相火亢盛所致。治宜滋阴降火。故方中重用熟地黄大补真阴，填精益髓；龟甲补精血，滋真阴，潜浮阳；阴足则阳潜，水升则火降，即壮水制火以培其本，共为君药。黄柏苦寒，泻相火以坚阴；知母苦寒而润，上能清润肺金，下能滋清肾水，与黄柏相须为用，清热降火，保存阴液，平抑亢阳，清其源而治其标，均为臣药。猪脊髓、蜂蜜为丸，此均血肉甘润之品，既助熟地黄、龟甲以滋阴填精益髓，又制约黄柏苦燥伤阴之弊，俱为佐使。诸药合用，滋阴精而降相火，培其本而清其源，使阴复阳潜，虚火降，诸症愈。

一 贯 煎
《续名医类案》

组成：北沙参　麦冬　当归身　生地黄　枸杞子　川楝子（原著本方无用量）

功用：滋阴疏肝。

主治：肝肾阴虚，肝气郁滞证。胸脘胁痛，吞酸吐苦，咽干口燥，舌红少津，脉细弱或虚弦。亦治疝气瘕聚。

配伍意义：本方证由肝肾阴虚，肝体失养，肝气郁滞，横逆犯胃，肝胃失和所致。治宜滋阴疏肝。故方中重用生地黄滋阴养血，补益肝肾为君，因肝藏血，肾藏精，乙癸同源，精血互生，故内寓滋水涵木之意。当归、枸杞养血滋阴柔肝，并借当归辛散之性，使诸补药滋而不滞；北沙参、麦冬滋养肺胃，养阴生津，意在佐金平木，扶土制木，四药共为臣药。肝体阴而用阳，喜条达而恶抑郁，故佐以少量川楝子，疏肝泄热，理气止痛，复其条达之性。该药性虽苦寒，但与大量甘寒滋阴养血药相配伍，则无苦燥伤阴之弊。诸药合用，使阴虚得除，肝体得养，肝气得舒，则诸症可解。

细目六　补　阳

肾 气 丸
《金匮要略》

组成：干地黄八两　山萸肉四两　山药四两　泽泻三两　牡丹皮三两　茯苓三两　桂枝一两　炮附子一两

功用：补肾助阳，化生肾气。

主治：肾阳气不足证。腰痛脚软，身半以下常有冷感，少腹拘急，小便不利，或小便反多，入夜尤甚，阳痿早泄，舌淡而胖，脉虚弱，尺部沉细；以及痰饮，水肿，消渴，脚气，转胞等。

配伍意义：本方证为肾阳不足所致，治宜补肾助阳。方用干地黄为君，滋补肾阴，益精填髓。臣以山茱萸，补肝肾，涩精气；山药健脾气，固肾精。二药与地黄相配，补肾填精，谓之"三补"。臣以附子、桂枝，温肾助阳，生发少火，鼓舞肾气。佐以茯苓健脾益肾，泽泻、丹皮降相火而制虚阳浮动，且茯苓、泽泻均有渗湿泄浊、通调水道之功。三者配伍，与"三补"相对而言，谓之"三泻"，即补中有泻，泻清中之浊以纯清中之清，而益肾精，且补而不滞。诸药相合，非峻补元阳，乃阴中求阳，微微生火，鼓舞肾气，即"少火生气"之意。

全方配伍特点：重用"三补三泻"，以益精泻浊；少佐温热助阳，以"少火生气"。

运用：

（1）辨证要点　本方为补肾助阳的常用方。临床应用以腰痛脚软，腰以下冷，小便不利或反多，舌淡而胖，脉虚弱而尺部沉细为辨证要点。

（2）加减变化　方中干地黄现多用熟地，桂枝改用肉桂，如此效果更好。若夜尿多者，宜肾气丸加五味子；小便数多，色白体羸，为真阳亏虚，宜加补骨脂、鹿茸等，以加强温阳之力；若用于阳痿，证属命门火衰者，酌加淫羊藿、补骨脂、巴戟天等以助壮阳起痿之力。

（3）使用注意　若咽干口燥、舌红少苔属肾阴不足，虚火上炎者，不宜使用。此外，肾阳虚而小便正常者，为纯虚无邪，不宜使用本方。吴仪洛称："此亦为虚中夹邪滞而设尔。若纯虚之证，而兼以渗利，未免减去药力，当用右归丸或右归饮。"（《成方切用》）

右 归 丸
《景岳全书》

组成：熟地黄八两　山药四两　山茱萸三两　枸杞子四两　菟丝子四两　鹿角胶四两　杜仲四两　肉桂二两　当归三两　制附子二两

功用：温补肾阳，填精益髓。

主治：肾阳不足，命门火衰证。年老或久病气衰神疲，畏寒肢冷，腰膝软弱，阳痿遗精，或阳衰无子，或饮食减少，大便不实，或小便自遗，舌淡苔白，脉沉而迟。

配伍意义：本方证由肾阳虚弱，命门火衰所致。治宜温补肾阳，填精益髓。方中附子、肉桂、鹿角胶三药并用，培补肾中元阳，温里祛寒，是为君药。熟地黄、山萸肉、枸杞子、山药滋阴益肾，养肝补脾，填精补髓，取"阴中求阳"之义，是为臣药。菟丝子、杜仲补肝肾、强腰膝，配以当归养血和血，共补肝肾精血，是为佐药。诸药合用，以温肾阳为主，并能阴阳兼顾、肝脾肾并补。

细目七　阴阳双补

地黄饮子

《黄帝素问宣明论方》

组成：熟干地黄　巴戟天　山茱萸　石斛　肉苁蓉　炮附子　五味子　官桂　白茯苓　麦门冬　菖蒲　远志　生姜　大枣（原著本方无用量）

功用：滋肾阴，补肾阳，开窍化痰。

主治：喑痱证。舌强不能言，足废不能用，口干不欲饮，足冷面赤，脉沉细弱。

配伍意义：本方证由下元虚衰，阴阳两亏，虚阳随之上浮，痰浊上泛，堵塞窍道所致。治宜滋肾阴，补肾阳，开窍化痰。方中以熟地黄、山茱萸滋补肾阴，填精益髓；肉苁蓉、巴戟天温壮肾阳。以上四味，共为君药。附子、肉桂辛热，助肉苁蓉、巴戟天温养下元，肉桂还可摄纳浮阳，引火归原；石斛、麦冬、五味子滋养肺肾，金水相生，壮水以济火，均为臣药。石菖蒲、远志、茯苓三药合用，化痰开窍，以治痰浊阻窍，并可交通心肾，亦是开窍化痰、交通心肾的常用组合，均为佐药。生姜、大枣和中调药，功兼佐使。诸药合用，补养下元，摄纳浮阳，水火既济，痰化窍开，喑痱自愈。

第十单元　固涩剂

细目一　概　述

1. 固涩剂的适用范围　固涩剂主要适用于气、血、精、津耗散滑脱之证。凡是气、血、精、津滑脱不禁，散失不收，表现为自汗、盗汗、久咳不止、久泻久痢、遗精滑泄、小便失禁、崩漏、带下等均可使用固涩剂治疗。

2. 固涩剂的应用注意事项

（1）固涩剂治疗耗散滑脱之证，皆因正气亏虚而致，临证应酌情配伍相应的补益药，使之标本兼顾。

（2）若为元气大虚，亡阳欲脱所致的大汗淋漓、小便失禁或崩中不止者，急需使用大剂参附之类回阳固脱，而非单纯固涩剂所能治疗。

（3）固涩剂为正虚无邪者而设，故凡外邪未去，误用固涩，则有"闭门留寇"之弊。此外，对于热病多汗、痰饮咳嗽、火扰遗泄、热痢初起、伤食泄泻、实热崩带等，均非本类方剂所适用。

细目二　固表止汗

牡　蛎　散

《太平惠民和剂局方》

组成：黄芪一两　麻黄根一两　煅牡蛎一两　小麦百余粒

功用：敛阴止汗，益气固表。

主治：自汗、盗汗证。常自汗出，夜卧更

甚，心悸惊惕，短气烦倦，舌淡红，脉细弱。

配伍意义：本方证乃由卫气不固，阴液外泄，心阴不足，阳不潜藏，心气耗伤所致。治宜敛阴止汗，益气固表。方中煅牡蛎质重咸涩微寒，重可镇心，咸以潜阳，涩能敛汗，敛阴潜阳，固涩止汗，为君药；生黄芪味甘微温，益气实卫，固表止汗，为臣药。君臣相配，是益气固表、敛阴潜阳的常用组合。麻黄根甘平，功专收敛止汗，"能引诸药外至卫分而固腠理"，为佐药。小麦甘凉，专入心经，益心气，养心阴，清心除烦，为佐使药。全方配伍，益气固表，敛阴潜阳，涩补共用，则腠理得固，气阴得养，心阳内潜，汗出止而神魂定，气阴充而正气复。

细目三　敛肺止咳

九 仙 散
《卫生宝鉴》

组成：人参一两　款冬花一两　桑白皮一两　桔梗一两　五味子一两　阿胶一两　乌梅一两　贝母半两　罂粟壳八两

功用：敛肺止咳，益气养阴。

主治：久咳伤肺，气阴两伤证。久咳不已，咳甚则气喘自汗，痰少而黏，脉虚数。

细目四　涩肠固脱

真人养脏汤
《太平惠民和剂局方》

组成：人参六钱　当归六钱　白术六钱　肉豆蔻半两　肉桂八钱　炙甘草八钱　白芍药一两六钱　木香一两四钱　诃子一两二钱　罂粟壳三两六钱

功用：涩肠固脱，温补脾肾。

主治：久泻久痢，脾肾虚寒证。泻利无度，滑脱不禁，甚至脱肛坠下，脐腹疼痛，喜温喜按，倦怠食少，舌淡苔白，脉沉迟细。

配伍意义：本方所治久泻久痢乃由脾肾虚寒，肠失固涩所致。病证虽以脾肾虚寒为本，但已至滑脱失禁，非固涩则泻痢不能止，治当涩肠固脱治标为主，温补脾肾治本为辅。方中重用罂粟壳涩肠止泻，为君药。臣以肉豆蔻温中涩肠；诃子苦酸温涩，功专涩肠止泻。君臣相须为用，体现"急则治标""滑者涩之"之法。然固涩之品仅能治标塞流，不能治本，故佐以肉桂温肾暖脾，人参、白术补气健脾，三药合用温补脾肾以治本。泻痢日久，每伤阴血，甘温固涩之品，易壅滞气机，故又佐以当归、白芍养血和血，木香调气醒脾，共奏调气和血之功，既治下痢腹痛后重，又使全方涩补不滞。甘草益气和中，调和诸药，且合参、术补中益气，合芍药缓急止痛，为佐使药。综观全方，具有标本兼治，重在治标；脾肾兼顾，补脾为主；涩中寓通，补而不滞等配伍特点，诚为治疗虚寒泻痢、滑脱不禁之良方，故费伯雄言其"于久病正虚者尤宜"。

四 神 丸
《证治准绳》

组成：肉豆蔻二两　补骨脂四两　五味子二两　吴茱萸一两　生姜八两　红枣一百枚

功用：温肾暖脾，固肠止泻。

主治：脾肾阳虚之肾泄证。五更泄泻，不思饮食，食不消化，或久泻不愈，腹痛喜温，腰酸肢冷，神疲乏力，舌淡，苔薄白，脉沉迟无力。

配伍意义：本方证因命门火衰，火不暖土，脾失健运所致。治宜温肾暖脾，固肠止泻。故方中重用补骨脂辛苦大温，补命门之火以温养脾土，为治肾虚泄泻，壮火益土之要药，是为君药。臣以辛温之肉豆蔻温脾暖胃，涩肠止泻。肉豆蔻配合补骨脂是为温肾暖脾，固涩止泻的常用组合，亦即《普济本事方》之二神丸，主治"脾肾虚弱，全不进食"。吴茱萸辛苦大热，温暖肝脾肾以散阴寒；五味子酸温，固肾涩肠，益气生津，既助君、臣药温涩止泻之力，又防止诸温阳药温燥伤阴之弊。二药配伍，亦即《普济本事方》之五味子散，专治"肾泄"，俱为佐药。用法中姜、枣同煮，枣肉为丸，生姜温胃散寒，大枣补脾养胃，二药合用温补脾胃，鼓舞运化。诸药合用，俾火旺土强，肾泄自愈，正如《绛雪园古方选注》所言："四种之药，治肾泄有神功也。"

细目五　涩精止遗

桑螵蛸散

《本草衍义》

组成：桑螵蛸一两　远志一两　菖蒲一两　龙骨一两　人参一两　茯神一两　当归一两　炙龟甲一两　（人参汤调下）

功用：调补心肾，固精止遗。

主治：心肾两虚之尿频或遗尿、遗精证。小便频数，或尿如米泔色，或遗尿，或遗精，心神恍惚，健忘，舌淡苔白，脉细弱。

配伍意义：本方证由心肾两虚，水火失济所致。治宜调补心肾，涩精止遗。方中桑螵蛸甘咸入肾，补肾助阳，固精缩尿，标本兼顾，是为君药。臣以龙骨固涩止遗，且镇心安神；龟甲滋养肾阴，补心安神。桑螵蛸得龙骨则固涩止遗之力增，得龟甲则补肾益精之功著。臣以人参，又以人参汤调服，说明人参用量独大，有两方面的作用：一为益心气安心神，一为补元气以摄津液。茯神合人参益心气，宁心神；当归补心血，与人参合用，能补益气血；石菖蒲善开心窍，宁心安神；远志安神强志，通肾气上达于心，合石菖蒲则交通心肾，益肾宁神之力增强；石菖蒲与远志配伍意在补肾涩精，宁心安神的同时，促进心肾相交，共为佐药。诸药相合，共奏调补心肾、交通上下、补养气血、涩精止遗之功。

细目六　固崩止带

固冲汤

《医学衷中参西录》

组成：炒白术一两　生黄芪六钱　煅龙骨八钱　煅牡蛎八钱　萸肉八钱　生杭芍四钱　海螵蛸四钱　茜草三钱　棕边炭二钱　五倍子五分

功用：固冲摄血，益气健脾。

主治：脾肾亏虚，冲脉不固证。血崩或月经过多，或漏下不止，色淡质稀，头晕肢冷，心悸气短，神疲乏力，腰膝酸软，舌淡，脉微弱。

配伍意义：本方证由肾虚不固，脾虚不摄，冲脉滑脱所致。治宜固冲摄血，益气健脾。方中重用白术，与黄芪相伍，补气健脾，使气旺摄血，共为君药。肝肾足即冲任固，故配以山茱萸、白芍补益肝肾以调冲任，并能养血敛阴，共为臣药。煅龙骨、煅牡蛎、棕榈炭、五倍子功专收敛固涩，以增止血之力；海螵蛸、茜草化瘀止血，使血止而不留瘀，共为佐药。综合全方，补涩相合，以涩为主；脾肾同调，主补脾气；寄行于收，止不留瘀。

固经丸

《丹溪心法》

组成：炒黄芩一两　白芍一两　炙龟板一两　炒黄柏三钱　椿树根皮七钱半　香附二钱半

功用：滋阴清热，固经止血。

主治：阴虚血热之崩漏。月经过多，或崩中漏下，血色深红或紫黑稠黏，手足心热，腰膝酸软，舌红，脉弦数。

配伍意义：本方所治月经过多或崩中漏下，系由肝肾阴虚，相火炽盛，损伤冲任，迫血妄行所致。治宜滋阴清热，固经止血。方中重用龟甲咸甘性平，益肾滋阴而降火；白芍苦酸微寒，敛阴益血以养肝，二药共为君药。黄芩苦寒，清热止血；黄柏苦寒泻火坚阴，既助黄芩以清热，又助龟甲以降火，共为臣药。椿根皮苦涩而凉，固经止血，为佐药。又恐寒凉太过而止血留瘀，故用少量香附辛苦微温，调气活血，亦为佐药。诸药合用，使阴血得养，火热得清，气血调畅，则诸症自愈。

易 黄 汤

《傅青主女科》

组成：炒山药一两　炒芡实一两　黄柏二钱　车前子一钱　白果十枚

功用：补益脾肾，清热祛湿，收涩止带。

主治：脾肾虚弱，湿热带下。带下黏稠量多，色黄如浓茶汁，其气腥秽，舌红，苔黄腻。

配伍意义：本方所治带下乃肾虚兼湿热内蕴所致。治宜固肾清热，祛湿止带。方中重用炒山药、炒芡实补脾益肾，固涩止带，共为君药。白果收涩止带，兼除湿热，为臣药。用少量黄柏苦寒入肾，清热燥湿；车前子甘寒，清热利湿，均为佐药。诸药合用，重在补涩，辅以清利，使肾虚得复，热清湿祛，则带下自愈。

第十一单元　安神剂

细目一　概　述

1. **安神剂的适用范围**　安神剂适用于神志不安的病证。其证多与心、肝、肾三脏之阴阳偏盛偏衰，或其相互间功能失调有关，表现为心悸怔忡、失眠健忘、烦躁惊狂等，均可使用安神剂治疗。

2. **安神剂的应用注意事项**

（1）神志不安病证一般按虚实论治，但病机常虚实夹杂，且互为因果，故组方配伍时常重镇与滋养药物配合运用，标本兼顾。

（2）重镇安神剂多由金石、贝壳类药物组方，容易伤损胃气，不宜久服。脾胃虚弱者，应适当配伍健脾和胃之品。

（3）某些安神药，如朱砂等有毒，久服会引起慢性中毒，亦应注意。

（4）神志不安病证多与精神因素有关，药物治疗配合必要的思想开导，才能疗效显著。

（5）神志不安病证还有因热、因痰、因瘀、因阳明腑实、因虚损为主所致者，又当分别应用清热、祛痰、活血、攻下、补益等治法，与有关章节互参，以求全面掌握，使方证互宜，不致以偏概全。

细目二　重镇安神

朱砂安神丸

《内外伤辨惑论》

组成：朱砂五钱　黄连六钱　炙甘草五钱半　生地黄一钱半　当归二钱半

功用：镇心安神，清热养血。

主治：心火亢盛，阴血不足证。失眠多梦，惊悸怔忡，心烦神乱，或胸中懊恼，舌尖红，脉细数。

配伍意义：本方证由心火亢盛，灼伤阴血所致。治当泻其亢盛之火，补其虚损之阴血而安神。方中朱砂甘寒质重，专入心经，寒能清热，重可镇怯，既重镇安神，又清心火，治标之中兼能治本，用为君药。黄连苦寒，入心经，清心泻火，以除烦热，为臣药。君臣相伍，重镇以安神，清心以除烦，共收泻火安神之功。佐以甘苦寒之生地黄，滋阴补心；辛甘温润之当归，滋阴养血，合生地黄补阴血以养心。使以炙甘草调和诸药，益胃和中，且防黄连之苦寒、朱砂之质重碍胃。诸药配伍，标本兼治，清中有养，使心火得清，阴血得充，心神得养，则神志自安。

细目三　滋养安神

天王补心丹

《校注妇人良方》

组成：人参　茯苓　玄参　丹参　桔梗　远志各五钱　当归　五味　麦门冬　天门冬　柏子仁　炒酸枣仁各一两　生地黄四两　朱砂　竹叶各适量

功用：滋阴养血，补心安神。

主治：阴虚血少，神志不安证。心悸怔忡，虚烦失眠，神疲健忘，或梦遗，手足心热，口舌生疮，大便干结，舌红少苔，脉细数。

配伍意义：本方证多由忧愁思虑太过，暗耗阴血，使心肾两亏，阴虚血少，虚火内扰所致。治当滋阴养血，补心安神。方中重用甘寒之生地黄，入心养血，入肾滋阴，滋阴养血，壮水以制虚火，是为君药。天门冬、麦门冬滋阴清热；酸枣仁、柏子仁养心安神；当归补血润燥，共助生地黄滋阴补血，养心安神，俱为臣药。玄参滋阴降火；茯苓、远志养心安神；人参补气以生血，并能安神益智；五味子之酸以敛心气，安心神；丹参清心活血，合补血药使补而不滞，则心血易生；朱砂镇心安神，以治其标，以上共为佐药。桔梗为舟楫，载药上行；竹叶清泄虚火，共为使药。诸药配伍，共奏滋阴养血、补心安神之功。

全方配伍特点：重用甘寒，补中寓清；心肾并治，重在养心。

运用：

（1）辨证要点　本方为治疗心肾阴血亏虚所致神志不安的常用方。临床应用以心悸失眠，手足心热，舌红少苔，脉细数为辨证要点。

（2）加减变化　失眠重者，可酌加龙骨、磁石以重镇安神；心悸怔忡甚者，可酌加龙眼肉、夜交藤以增强养心安神之功；遗精者，可酌加金樱子、煅牡蛎以固肾涩精。

（3）使用注意　本方滋阴之品较多，脾胃虚弱、纳食欠佳、大便不实者，不宜长期服用。

酸枣仁汤

《金匮要略》

组成：炒酸枣仁二升　甘草一两　知母二两　茯苓二两　川芎二两

功用：养血安神，清热除烦。

主治：肝血不足、虚热内扰之虚烦不眠证。虚烦失眠，心悸不安，头目眩晕，咽干口燥，舌红，脉弦细。

配伍意义：本方证由肝血不足，阴虚内热而致。治宜养血安神，清热除烦。方中重用甘酸质润之酸枣仁为君，入心肝之经，养血补肝，宁心安神。茯苓甘淡性平，益心脾而宁心神；知母苦寒质润，滋阴润燥，清热除烦，共为臣药。君臣合用，养阴血，清虚热，安神除烦。佐以辛散之川芎，调肝血而疏肝气；川芎与大量酸枣仁配伍，辛散与酸收并用，补血与行血结合，具有养血调肝之妙。甘草和中缓急，调和诸药为使。诸药相伍，标本兼治，养中兼清，补中有行，共奏养血安神、清热除烦之效。

第十二单元　开窍剂

细目一　概　述

1. 开窍剂的适用范围　开窍剂适用于窍闭神昏证。窍闭神昏证，也简称闭证，多由邪气壅盛，蒙蔽心窍所致。其中因温热邪毒内陷心包，痰热蒙蔽心窍所致者，称之为热闭；因寒湿痰浊之邪或秽浊之气蒙闭心窍所致者，称之为寒闭，均是开窍剂的适用范围。

2. 开窍剂的应用注意事项

（1）应用开窍剂时，应首先辨别闭证和脱证。凡邪盛气实而见神志昏迷、口噤不开、两手握固、二便不通、脉实有力的闭证，可以使用开窍剂治疗。对正气衰竭之汗出肢冷、呼吸气微、手撒遗尿、口开目合、神识不清、脉象虚弱无力或脉微欲绝的脱证，不得使用开窍剂。

（2）辨别闭证之属热属寒，热闭者治以凉开，寒闭者治以温开。

（3）对于阳明腑实证而见神昏谵语者，只宜寒下，不宜用开窍剂。至于阳明腑实而兼有邪陷心包之证，则应该根据病情缓急，或先予开窍，或先投寒下，或开窍与寒下并用。

（4）开窍剂大多为芳香药物，善于辛散走窜，只宜暂用，不宜久服，久服则易伤元气，故临床多用于急救，中病即止，待患者神志清醒后，应根据不同表现进行辨证施治。

（5）开窍剂中的麝香等药有碍胎元，孕妇慎用。

（6）本类方剂多制成丸、散剂或注射剂。丸剂、散剂使用时，宜温开水化服或鼻饲，不宜加热煎煮，以免药性挥发，影响疗效。

细目二　凉　开

安宫牛黄丸（牛黄丸）

《温病条辨》

功用：清热解毒，豁痰开窍。

主治：邪热内陷心包证。高热烦躁，神昏谵语，舌謇肢厥，舌红或绛，脉数有力。亦治中风昏迷，小儿惊厥属邪热内闭者。

紫　雪

《外台秘要》

功用：清热开窍，息风止痉。

主治：温热病，热闭心包及热盛动风证。高热烦躁，神昏谵语，痉厥，口渴唇焦，尿赤便秘，舌质红绛，苔黄燥，脉数有力或弦数；以及小儿热盛惊厥。

至　宝　丹

《灵苑方》引郑感方，录自《苏沈良方》

功用：清热开窍，化浊解毒。

主治：痰热内闭心包证。神昏谵语，身热烦躁，痰盛气粗，舌绛苔黄垢腻，脉滑数。亦治中风、中暑、小儿惊厥属于痰热内闭者。

细目三　温　开

苏合香丸（吃力伽丸）

《外台秘要》

功用：温通开窍，行气止痛。

主治：寒闭证。突然昏倒，牙关紧闭，不省人事，苔白，脉迟。亦治心腹卒痛，甚则昏厥，属寒凝气滞者。

第十三单元　理气剂

细目一　概　述

1. 理气剂的适用范围　理气剂主要适用于

气滞或气逆病证。凡是肝气郁滞或脾胃气滞而见脘腹、胸胁胀痛，嗳气吞酸，呕恶食少，大便失常等症；或是胃气上逆或肺气上逆而见咳喘，呕吐，噫气，呃逆等症者，均可用理气剂治疗。

2. 理气剂的应用注意事项

（1）要辨清气病之虚实，勿犯虚虚实实之戒。若气滞实证，当须行气，误用补气，则使气滞愈甚；若气虚之证，当补其虚，误用行气，则使其气更虚。

（2）要辨兼夹病证，若气机郁滞与气逆不降相兼为病，则分清主次，行气与降气配合使用；若兼气虚者，则需配伍适量补气之品。

（3）理气药多属芳香辛燥之品，容易伤津耗气，易动血或动胎，应适可而止，勿使过剂；对于年老体弱、阴虚火旺、孕妇或素有崩漏吐衄者，均应慎用。

细目二 行 气

越 鞠 丸
《丹溪心法》

组成：香附 川芎 苍术 栀子 神曲各等分

功用：行气解郁。

主治：六郁证。胸膈痞闷，脘腹胀痛，嗳腐吞酸，恶心呕吐，饮食不消。

配伍意义：本方治证乃因喜怒无常，忧思过度，或饮食失节，寒温不适所致。气、血、痰、火、湿、食六者相因而郁，称之为六郁。六郁之中以气郁为主，故治宜行气解郁为主，使气行则血行，气行则痰、火、湿、食诸郁自解。方中香附辛香，主入肝经，行气解郁，为君药，以治气郁。川芎辛温，主入肝胆经，为血中之气药，既可活血祛瘀，以治血郁，又可助香附行气解郁；栀子苦寒清热泻火，以治火郁；苍术辛苦性温，燥湿运脾，以治湿郁；神曲味甘性温，主入脾胃经，消食导滞健脾，以治食郁，共为臣佐之药。因痰郁多因气滞湿聚而成，若气行湿化，则痰郁亦随之而解，故方中不另加治痰之品，此亦治病求本之意。

全方配伍特点：五药治六郁，诸法并举，重在调理气机。

运用：

（1）辨证要点 本方是主治气血痰火湿食"六郁"的代表方。临床应用以胸膈痞闷，脘腹胀痛，饮食不消等为辨证要点。

（2）加减变化 若气郁偏重者，可重用香附，酌加木香、枳壳、厚朴等以助行气解郁；血郁偏重者，重用川芎，酌加桃仁、赤芍、红花等以助活血祛瘀；湿郁偏重者，重用苍术，酌加茯苓、泽泻以助利湿；食郁偏重者，重用神曲，酌加山楂、麦芽以助消食；火郁偏重者，重用山栀，酌加黄芩、黄连以助清热泻火；痰郁偏重者，酌加半夏、瓜蒌以助祛痰。

柴胡疏肝散
《证治准绳》

组成：柴胡二钱 陈皮二钱 川芎一钱半 香附一钱半 芍药一钱半 枳壳一钱半 炙甘草五分

功用：疏肝解郁，行气止痛。

主治：肝气郁滞证。胁肋疼痛，胸闷喜太息，情志抑郁或易怒，或嗳气，脘腹胀满，脉弦。

瓜蒌薤白白酒汤
《金匮要略》

组成：瓜蒌实一枚 薤白半升 白酒七升

功用：通阳散结，行气祛痰。

主治：胸痹，胸阳不振，痰气互结证。胸部满痛，甚至胸痛彻背，喘息咳唾，短气，舌苔白腻，脉沉弦或紧。

配伍意义：本方病证由胸阳不振，痰气互结于胸中所致。治当通阳散结，行气祛痰。方中以瓜蒌为君药，甘寒入肺，善于涤痰散结，理气宽胸；以薤白为臣药，温通滑利，通阳散结，行气止痛。二药相配，散胸中阴寒，化上焦痰浊，宣胸中气机，共为治胸痹的要药。佐以辛通温散之白酒，以增行气通阳之力。药仅三味，配伍精当，共奏通阳散结、行气祛痰之功，使胸中阳气宣通，痰浊消散，气机宣畅，则胸痹诸症可除。

半夏厚朴汤

《金匮要略》

组成：半夏一升　厚朴三两　茯苓四两　生姜五两　苏叶二两

功用：行气散结，降逆化痰。

主治：梅核气。咽中如有物阻，咯吐不出，吞咽不下，胸膈满闷，或咳或呕，舌苔白润或白滑，脉弦缓或弦滑。

配伍意义：本方证乃由情志不遂，肝气郁结，肺胃失于宣降，津液不布，聚而为痰，痰气郁结于咽喉所致。治宜行气散结，降逆化痰。方中半夏辛温，主入肺胃经，化痰散结，降逆和胃，是为君药。厚朴苦辛性温，下气除满，助半夏散结降逆，是为臣药；二者配伍，半夏散痰结，厚朴行气结，主治痰气互结之证。茯苓甘淡渗湿健脾，以助半夏化痰，符合"治痰不理脾胃非其治也"之说。生姜辛温散结，和胃止呕，且可以制半夏毒性。本病因痰气互结于咽喉，故又以苏叶芳香行气，理肺疏肝，助厚朴行气宽胸，宣通郁结之气，共为佐药。全方辛苦合用，辛以行气散结，苦以燥湿降逆，使郁气得疏，痰涎得化，梅核气自除。

厚朴温中汤

《内外伤辨惑论》

组成：厚朴一两　陈皮一两　炙甘草五钱　茯苓五钱　草豆蔻仁五钱　木香五钱　干姜七分　生姜三片

功用：行气除满，温中燥湿。

主治：脾胃寒湿气滞证。脘腹胀满或疼痛，不思饮食，四肢倦怠，舌苔白腻，脉沉弦。

配伍意义：本方证由脾胃伤于寒湿，气机壅滞所致。寒不温不去，湿不燥不除，气不行不畅，故当行其气、温其中、祛其寒、燥其湿。方中厚朴辛苦温燥，行气消胀，燥湿除满，为君药。草豆蔻辛温芳香，温中散寒，燥湿运脾，为

臣药。陈皮、木香行气宽中，助厚朴消胀除满；干姜、生姜温脾暖胃，助草豆蔻散寒止痛；茯苓渗湿健脾，均为佐药。甘草益气和中，调和诸药，功兼佐使。诸药合用，共成行气除满、温中燥湿之功，使寒湿得除，气机调畅，脾胃复健，则痛胀自解。

天台乌药散

《圣济总录》

组成：天台乌药半两　木香半两　小茴香半两　青皮半两　高良姜半两　槟榔二个　川楝子十个　巴豆七十粒（巴豆麸炒川楝子，去巴豆及麸，仅川楝子入药）　酒适量

功用：行气疏肝，散寒止痛。

主治：气滞寒凝证。小肠疝气，少腹控引睾丸而痛，偏坠肿胀，或少腹疼痛，苔白，脉沉弦。

配伍意义：本方证由寒凝肝脉，气机阻滞所致。治以行气疏肝，散寒止痛。方中乌药辛温，行气疏肝，散寒止痛，为君药。配入青皮疏肝理气、小茴香暖肝散寒、高良姜散寒止痛、木香行气止痛，四药配伍，共奏行气散结，祛寒止痛之功，均为臣药。又以槟榔直达下焦，行气化滞而破坚；取苦寒之川楝子与辛热之巴豆同炒，去巴豆而用川楝子，既可减川楝子之寒，又能增强其行气散结之效；用酒温经散寒，共为佐使药。诸药合用，使寒凝得散，气滞得疏，肝经得调，则疝痛、腹痛可愈。

细目三　降　气

苏子降气汤

《太平惠民和剂局方》

组成：紫苏子二两半　半夏二两半　川当归一两半　炙甘草二两　前胡一两　厚朴一两　肉桂一两半　生姜二片　枣子一个　苏叶五叶

功用：降气平喘，祛痰止咳。

主治：上实下虚喘咳证。痰涎壅盛，胸膈满

闷，喘咳短气，呼多吸少，或腰疼脚弱，肢体倦怠，或肢体浮肿，舌苔白滑或白腻，脉弦滑。

配伍意义：本方证由痰涎壅盛在肺，肾阳不足所致。具有上实下虚，以上实为主之病机特点。治宜降气平喘，祛痰止咳为主，兼以温养下元。方中紫苏子辛温而润，性主降，降气平喘，祛痰止咳，是为君药。半夏辛温，燥湿化痰降逆，为臣药。厚朴辛温苦降，下气宽胸除满；前胡辛苦微寒，下气祛痰止咳。肉桂辛甘大热，温补下元，纳气平喘，以治下虚；当归辛苦温润，治咳逆上气，养血补肝，还可制诸药之燥，同肉桂并用以增强温补下虚之效，共为佐药。略加生姜、苏叶散寒宣肺；甘草、大枣和中调药，是为使药。诸药合用，重在降气平喘、祛痰止咳，兼以温养下元。

全方配伍特点：降以平上实，温以助下虚，肺肾兼顾，主以治上。

运用：

（1）辨证要点　本方为治疗痰涎壅盛，上实下虚之喘咳的常用方。临床应用以胸膈满闷，痰多稀白，苔白滑或白腻为辨证要点。

（2）加减变化　若痰涎壅盛，喘咳气逆难卧者，可酌加沉香以加强其降气平喘之功；兼表证者，可酌加麻黄、杏仁以宣肺平喘，疏散外邪；兼气虚者，可酌加人参等益气。

（3）使用注意　本方药性偏温燥，以降气祛痰为主。对于肺肾阴虚的喘咳，以及肺热咳喘之证，均不宜使用。

定喘汤

《摄生众妙方》

组成：白果二十一枚　麻黄三钱　苏子二钱　甘草一钱　款冬花三钱　杏仁一钱五分　桑白皮三钱　炒黄芩一钱五分　半夏三钱

功用：宣降肺气，清热化痰。

主治：风寒外束，痰热内蕴证。咳喘痰多气急，质稠色黄，或微恶风寒，舌苔黄腻，脉滑数。

配伍意义：本方证乃由素体多痰，又感风寒，肺气壅闭，不得宣降，郁而化热所致。治宜宣降肺气，清热化痰。方中麻黄辛温，既解表散邪，又宣肺止咳平喘；白果甘苦涩平，收敛肺气，祛痰定喘。二药一散一收，既可加强止咳平喘之功，又可宣肺而不耗散肺气，敛肺而不留邪，共为君药。桑白皮、黄芩清泄肺热，止咳平喘，共为臣药。苏子、杏仁、半夏、款冬花降气平喘，止咳祛痰，共为佐药。甘草调和诸药，且生用止咳，为佐使药。诸药合用，可使肺气宣降，痰热得清，风寒得解，喘咳痰多诸症自除。

旋覆代赭汤

《伤寒论》

组成：旋覆花三两　人参二两　生姜五两　代赭石一两　炙甘草三两　半夏半升　大枣十二枚

功用：降逆化痰，益气和胃。

主治：胃虚痰阻气逆证。胃脘痞闷或胀满，按之不痛，频频嗳气；或见纳差、呃逆、恶心，甚或呕吐，舌苔白腻，脉缓或滑。

配伍意义：本方证乃由胃气虚弱，痰浊内阻，气逆不降所致。治宜降逆化痰，益气和胃。方中旋覆花苦辛咸温，性主沉降，下气消痰，降逆止噫，为君药。代赭石质重而沉降，善镇冲逆，但质重碍胃，本身已有胃气虚弱，故用量宜稍小，为臣药。生姜味辛性温，温胃化饮消痰，降逆和中止呕，并可制约代赭石的寒凉之性；半夏味辛性温，祛痰散结，降逆和胃；人参、大枣、炙甘草益脾胃，补气虚，扶助已伤之中气，俱为佐药。炙草调和药性，兼作使药。诸药配合，可使痰涎得消，逆气得平，中虚得复，心下之痞硬除而噫气、呕呃得止。

第十四单元 理血剂

细目一 概 述

1. 理血剂的适用范围 理血剂主要适用于瘀血或出血病证。凡是瘀血阻滞，或是血溢脉外，离经妄行者，均可用理血剂治疗。

2. 理血剂的应用注意事项

（1）必须辨清造成瘀血或出血的原因，分清标本缓急，做到急则治其标，缓则治其本，或标本兼顾。

（2）逐瘀过猛，或是久用逐瘀之品，均易耗血伤正，因而只能暂用，不可久服，中病即止，勿使过剂。此外，在使用活血祛瘀剂时，常辅以养血益气之品，以使祛瘀而不伤正。

（3）止血之剂多有滞血留瘀之弊，故临证用方时多在止血剂中辅以适当的活血祛瘀之品，或选用兼有活血祛瘀作用的止血药，使血止而不留瘀。至于出血本因瘀血内阻，血不循经所致者，治当祛瘀为先，因瘀血不去则出血不止。

（4）活血祛瘀药性多破泄，易于动血、伤胎，故凡妇女经期，月经过多及孕妇均应慎用或忌用。

（5）对于出血病人，应嘱其卧床静养为宜。

细目二 活血祛瘀

桃核承气汤

《伤寒论》

组成：桃仁五十个 大黄四两 桂枝二两 炙甘草二两 芒硝二两

功用：逐瘀泻热。

主治：下焦蓄血证。少腹急结，小便自利，甚则烦躁谵语，神志如狂，至夜发热；以及血瘀经闭，痛经，脉沉实而涩者。

配伍意义：本方证乃邪在太阳不解，随经入腑化热，与血相搏结于下焦所致。治宜破血下瘀，兼以泄热。方中桃仁苦甘平，活血破瘀；大黄苦寒，荡涤邪热，活血下瘀。二者合用，瘀热并治，共为君药。芒硝咸苦寒，泻热软坚，软化瘀结之邪热，与大黄配伍使邪热瘀结从大便而出；桂枝辛甘温，通行血脉，既助桃仁活血祛瘀，又防芒硝、大黄寒凉凝血之弊，共为臣药。桂枝与硝、黄同用，且硝、黄用量大于桂枝，相反相成，桂枝得硝、黄则温通而不助热，硝、黄得桂枝则寒下又不凉遏。炙甘草护胃安中，缓和诸药的峻烈之性，为佐使药。全方配伍，使蓄血除，瘀热清，邪有出路，诸症自平。

血府逐瘀汤

《医林改错》

组成：桃仁四钱 红花三钱 当归三钱 生地黄三钱 川芎一钱半 赤芍二钱 牛膝三钱 桔梗一钱半 柴胡一钱 枳壳二钱 甘草二钱

功用：活血化瘀，行气止痛。

主治：胸中血瘀证。胸痛，头痛，日久不愈，痛如针刺而有定处，或呃逆日久不止，或饮水即呛，干呕，或内热瞀闷，或心悸怔忡，失眠多梦，急躁易怒，入暮潮热，唇暗或两目暗黑，舌质暗红，或舌有瘀斑或瘀点，脉涩或弦紧。

配伍意义：本方证为瘀血内阻胸部，气机郁滞所致。治宜活血化瘀，行气止痛。方中桃仁破血行滞而润燥，红花活血祛瘀以止痛，共为君药。赤芍、川芎助君药活血祛瘀；牛膝活血通经，祛瘀止痛，引血下行，共为臣药。生地、当归养血益阴，清热活血；桔梗、枳壳，一升一降，宽胸行气，桔梗并能载药上行；柴胡疏肝解郁，升达清阳，与桔梗、枳壳同用，尤善理气行滞，使气行则血行，以上均为佐药。甘草调和诸药，为使药。

全方配伍特点：活血与行气相伍，祛瘀与养血同施，升降兼顾，气血同调。

运用：

（1）辨证要点 本方广泛用于因胸中瘀血而引起的多种病证。临床应用以胸痛，头痛，痛有定处，舌暗红或有瘀斑，脉涩或弦紧为辨证要点。

（2）加减变化 若瘀痛入络，可加全蝎、穿山甲、地龙、三棱、莪术等以破血通络止痛；气机郁滞较重，加川楝子、香附、青皮等以疏肝理气止痛；血瘀经闭、痛经者，可用本方去桔梗，加香附、益母草、泽兰等以活血调经止痛；胁下有痞块，属血瘀者，可酌加丹参、郁金、䗪虫、水蛭等以活血破瘀，消癥化滞。

（3）使用注意 由于方中活血祛瘀药较多，故孕妇忌用。

补阳还五汤

《医林改错》

组成：生黄芪四两 当归尾二钱 赤芍一钱半 地龙一钱 川芎一钱 红花一钱 桃仁一钱

功用：补气，活血，通络。

主治：中风之气虚血瘀证。半身不遂，口眼㖞斜，语言謇涩，口角流涎，小便频数或遗尿失禁，舌暗淡，苔白，脉缓无力。

配伍意义：本方证为中风之后，正气亏虚，气虚血滞，脉络瘀阻所致。治宜补气，活血，通络。方中重用生黄芪，大补脾胃之气以资化源，意在气旺则血行，瘀去则络通，为君药。当归尾活血通络而不伤血，为臣药。赤芍、川芎、桃仁、红花四味，协同当归尾以活血祛瘀，为佐药；地龙通经活络，力专善走，周行全身，配合诸药以行药力，为佐使药。全方配伍，则气旺、瘀消、络通，诸症自愈。

全方配伍特点：重在补气，佐以活血，气旺血行，补而不滞。

运用：

（1）辨证要点 本方既是益气活血法的代表

方，又是治疗中风后遗症的常用方。临床应用以半身不遂，口眼㖞斜，舌暗淡，苔白，脉缓无力为辨证要点。

（2）加减变化 本方生黄芪用量独重，但开始可先用小量（一般从 30～60g 开始），效果不明显时，再逐渐增加。原方活血祛瘀药用量较轻，使用时可根据病情适当加大。若半身不遂以上肢为主者，可加桑枝、桂枝以引药上行，温经通络；下肢为主者，加牛膝、杜仲以引药下行，补益肝肾；日久效果不显著者，加水蛭、虻虫以破瘀通络；语言不利者，加石菖蒲、郁金、远志等以化痰开窍；口眼㖞斜者，可合用牵正散以化痰通络；痰多者，加制半夏、天竺黄以化痰；偏寒者，加熟附子以温阳散寒；脾胃虚弱者，加党参、白术以补气健脾。

（3）使用注意 使用本方需久服才能有效，愈后还应继续服用，以巩固疗效，防止复发。王氏谓："服此方愈后，药不可断，或隔三五日吃一副，或七八日吃一副。"但若中风后半身不遂属阴虚阳亢，痰阻血瘀而见舌红苔黄、脉洪大有力者，非本方所宜。

复元活血汤

《医学发明》

组成：柴胡半两 栝楼根三钱 当归三钱 红花二钱 甘草二钱 穿山甲二钱 酒大黄一两 酒桃仁五十个

功用：活血祛瘀，疏肝通络。

主治：跌打损伤，瘀血阻滞证。胁肋瘀肿，痛不可忍。

配伍意义：本方证因跌打损伤，瘀血滞留胁肋，气机阻滞所致。治当活血祛瘀，兼以疏肝行气通络。方中重用酒制大黄，荡涤凝瘀败血，导瘀下行，推陈致新；柴胡疏肝行气，并可引诸药入肝经。两药合用，一升一降，以攻散胁下之瘀滞，共为君药。桃仁、红花活血祛瘀，消肿止痛；穿山甲破瘀通络，消肿散结，共为臣药。当归补血活血；栝楼根"续绝伤"（《神农本草经》），"消仆损瘀血"(《日华子本草》)，既能入血分助诸药而消瘀散结，又可清热润燥，共为佐药。甘草缓急止痛，调和诸药，是为使药。大黄、桃仁酒制及原方加酒煎服，乃增强活血通络之意。诸药配伍，升降同施，以调畅气血；活中寓养，则活血破瘀而不耗伤阴血。瘀祛新生，气行络通，胁痛自平。

温 经 汤
《金匮要略》

组成：吴茱萸三两　当归二两　芍药二两川芎二两　人参二两　桂枝二两　阿胶二两　牡丹皮二两　生姜二两　甘草二两　半夏半升　麦冬一升

功用：温经散寒，养血祛瘀。

主治：冲任虚寒，瘀血阻滞证。漏下不止，或血色暗而有块，淋沥不畅，或月经超前或延后，或逾期不止，或一月再行，或经停不至，而见少腹里急，腹满，傍晚发热，手心烦热，唇口干燥。舌质暗红，脉细而涩。亦治妇人宫冷，久不受孕。

配伍意义：本方病证瘀、寒、虚、热错杂，但以冲任虚寒，瘀血阻滞为主。治宜温经散寒，祛瘀养血，兼清虚热之法。方中吴茱萸辛苦而热，辛能行气以止痛，热可温经而散寒；桂枝辛甘而温，温经散寒，长于温通血脉，二者共为君药。当归辛甘温，补血活血，并善于止痛，为妇科调经的要药；川芎辛温，活血祛瘀以调经，行气开郁而止痛；白芍酸苦微寒，养血敛阴，柔肝止痛；共为臣药。丹皮苦辛微寒，既助诸药活血散瘀，又能清血分虚热；阿胶甘平，养血止血、滋阴润燥；麦冬甘苦微寒，养阴清热。三药合用，滋阴润燥，且清虚热，并可制约吴茱萸、桂枝之温燥。人参、甘草益气健脾，以资生化之源，阳生阴长，气旺血充；半夏辛开以通降胃气，不仅和胃安中、散结，而且与参、草相伍，健脾和胃，以助祛瘀调经；生姜既温胃气以助生化，又助吴茱萸、桂枝以温经散寒，以上均为佐药。甘草尚能调和诸药，兼为使药。诸药并用，共奏温经散寒、祛瘀养血、清泄虚热之功。

生 化 汤
《傅青主女科》

组成：全当归八钱　川芎三钱　桃仁十四枚炮干姜五分　炙甘草五分　黄酒　童便

功用：养血祛瘀，温经止痛。

主治：血虚寒凝，瘀血阻滞证。产后恶露不行，小腹冷痛。

配伍意义：本方证多由产后血虚寒凝，瘀血内阻所致。治宜活血养血，温经止痛。方中重用全当归补血活血，化瘀生新，行滞止痛，为君药。川芎活血行气，桃仁活血祛瘀，均为臣药。炮姜入血散寒，温经止痛；黄酒温通血脉以助药力，共为佐药。炙甘草和中缓急，调和诸药，用以为使。童便同煎者，乃取其益阴化瘀，引败血下行之意。全方配伍得当，寓生新于化瘀之内，使瘀血化，新血生，诸症向愈。正如唐宗海所云"血瘀可化之，则所以生之，产后多用"，故名"生化"。

失 笑 散
《太平惠民和剂局方》

组成：五灵脂　炒蒲黄各等分

功用：活血祛瘀，散结止痛。

主治：瘀血疼痛证。心腹刺痛，或产后恶露不行，或月经不调，少腹急痛等。

桂枝茯苓丸
《金匮要略》

组成：桂枝　茯苓　丹皮　桃仁　芍药各等分　白蜜适量

功用：活血化瘀，缓消癥块。

主治：瘀阻胞宫证。妇人素有癥块，妊娠漏下不止，或胎动不安，血色紫黑晦暗，腹痛拒按，或经闭腹痛，或产后恶露不尽而腹痛拒按者，舌质紫暗或有瘀点，脉沉涩。

配伍意义：本方原治妇人素有癥块，致妊娠胎动不安或漏下不止之证。证由瘀阻胞宫所致。治宜活血化瘀，缓消癥块。方中桂枝辛甘而温，温通血脉，以行瘀滞，为君药。桃仁、丹皮活血破瘀，散结消癥；丹皮又能凉血以消瘀久所化之热，共为臣药。芍药养血和血，使破瘀而不伤正，并能缓急止痛；茯苓甘淡平，渗湿祛痰，以助消癥之功，健脾益胃，扶助正气，均为佐药。丸以白蜜，甘缓而润，以缓诸药破泄之力，是以为使。诸药合用，共奏活血化瘀、缓消癥块之功，使瘀化癥消，诸症皆愈。本方既用桂枝以温通血脉，又伍丹皮、芍药以凉血散瘀，寒温并用，则无耗伤阴血之弊。本方治漏下之症，采用行血之法，又体现"通因通用"，使癥块得消，血行常道，则出血得止。

细目三　止　血

十　灰　散

《十药神书》

组成：大蓟　小蓟　荷叶　侧柏叶　茅根　茜根　山栀　大黄　牡丹皮　棕榈皮各等分（白藕汁　萝卜汁　京墨）

功用：凉血止血。

主治：血热妄行之上部出血证。呕血、吐血、咯血、嗽血、衄血等，血色鲜红，来势急暴，舌红，脉数。

咳　血　方

《丹溪心法》

组成：青黛　瓜蒌仁　海粉　炒山栀子　诃子　（蜜　姜汁）

功用：清肝宁肺，凉血止血。

主治：肝火犯肺之咳血证。咳嗽痰稠带血，咯吐不爽，心烦易怒，胸胁作痛，咽干口苦，颊赤便秘，舌红苔黄，脉弦数。

配伍意义：本方证系肝火犯肺，灼伤肺络所致。病位虽在肺，但病本则在肝，按治病求本的原则，治当清肝泻火，使火清气降，肺金自宁。方中青黛咸寒，入肝、肺二经，清肝泻火，凉血

止血；山栀子苦寒，入心、肝、肺经，清热凉血，泻火除烦，炒黑可入血分而止血。两药合用，澄本清源，共为君药。火热灼津成痰，痰不清则咳不止，咳不止则血难宁，故用瓜蒌仁甘寒入肺，清热化痰，润肺止咳；海粉（现多用海浮石）清肺降火，软坚化痰，共为臣药。诃子苦涩性平，入肺与大肠经，清降敛肺，化痰止咳，用以为佐。以蜜同姜汁为丸，蜜可润肺，姜汁辛温可制约诸寒凉药，使其无凉遏之弊，为佐使药。诸药合用，共奏清肝宁肺之功，使木不刑金，肺复宣降，痰化咳平，其血自止。

全方配伍特点：肝肺同治，主以清肝，于清泻之中求止血之功。

运用：

（1）辨证要点　本方为治疗肝火犯肺之咳血证的常用方。临床应用以咳痰带血，胸胁作痛，舌红苔黄，脉弦数为辨证要点。

（2）加减变化　火热伤阴者，可酌加沙参、麦冬等以清肺养阴；若咳甚痰多者，可加川贝、天竺黄、枇杷叶等以清肺化痰止咳。本方去诃子、海浮石，加青蒿、丹皮，治疗鼻衄，亦有较好疗效。

（3）使用注意　因本方属寒凉降泄之剂，故肺肾阴虚及脾虚便溏者，不宜使用。

小蓟饮子

《玉机微义》

组成：生地黄　小蓟　滑石　木通　蒲黄　藕节　淡竹叶　当归　山栀子　甘草各等分

功用：凉血止血，利水通淋。

主治：热结下焦之血淋、尿血。尿中带血，小便频数，赤涩热痛，舌红，脉数。

配伍意义：本方证乃下焦瘀热，损伤膀胱血络，气化失司所致。治宜凉血止血，利水通淋。方中小蓟甘凉入血分，功擅清热凉血止血，又可利尿通淋，尤宜于治疗尿血、血淋之症，是为君药。生地黄甘苦性寒，凉血止血，养阴清热；蒲黄、藕节助君药凉血止血，并能消瘀，共为臣

药。君臣相配，使血止而不留瘀。热在下焦，宜因势利导，故以滑石、竹叶、木通清热利水通淋；栀子清泄三焦之火，导热从小便而出；当归养血活血，引血归经，并可防诸药寒凉滞血、渗利伤阴之弊，俱为佐药。使以甘草缓急止痛，和中调药。诸药合用，共成凉血止血为主，利水通淋为辅之方。

槐 花 散
《普济本事方》

组成：槐花　柏叶　荆芥穗　枳壳各等分

功用：清肠止血，疏风行气。

主治：风热湿毒，壅遏肠道，损伤血络便血证。肠风、脏毒，或便前出血，或便后出血，或粪中带血，以及痔疮出血，血色鲜红或晦暗，舌红苔黄，脉数。

黄 土 汤
《金匮要略》

组成：甘草三两　干地黄三两　白术三两

炮附子三两　阿胶三两　黄芩三两　灶心黄土半斤

功用：温阳健脾，养血止血。

主治：脾阳不足，脾不统血证。大便下血，先便后血，以及吐血、衄血、妇人崩漏，血色暗淡，四肢不温，面色萎黄，舌淡苔白，脉沉细无力。

配伍意义：本方证乃脾阳不足，统摄无权所致。治宜温阳健脾，养血止血。方中灶心黄土（即伏龙肝），辛温而涩，温中收敛止血，为君药。证因脾阳不足，血失统摄所致，单纯收涩止血，很难奏效，故以白术、附子温阳健脾，助君药以复脾土统血之权，共为臣药。然辛温之白术、附子易耗血动血，且出血者，阴血多亦亏耗，故佐以生地、阿胶滋阴养血止血；更佐以苦寒之黄芩制约白术、附子过于温燥之性。生地、阿胶得白术、附子，则滋阴养血而不碍阳气，滋而不腻。甘草调药和中为使。诸药合用，为温阳健脾、养血止血之良剂。

第十五单元　治风剂

细目一　概　述

1. 治风剂的适用范围　治风剂主要适用于外风或内风证。风证，分为外风证与内风证。外风证是风从外袭所引起的病证，以头痛、骨节疼痛、筋脉抽搐、口眼㖞斜、皮肤瘙痒等为主；内风证是风从内生所引起的病证，以头晕目眩、手足抽搐、言语不利等为主，均可使用治风剂治疗。

2. 治风剂的应用注意事项

（1）辨清病变属性，热者当清，寒者当温，虚者当补。

（2）辨治风证，外风治宜疏散，酌情配伍平息内风药；内风治宜平息，酌情配伍疏散外风药。

（3）内风外风夹杂者，治宜相互兼顾，分清主次。

细目二　疏散外风

川芎茶调散
《太平惠民和剂局方》

组成：川芎　荆芥各四两　白芷　羌活　炙甘草各二两　细辛一两　防风一两半　薄荷叶八两　清茶

功用：疏风止痛。

主治：外感风邪头痛。偏正头痛，或颠顶作痛，目眩鼻塞，或恶风发热，舌苔薄白，脉浮。

配伍意义：本方所治之证乃风邪外袭，循经上扰清窍所致。治当疏风止痛。方中以川芎为君，血中气药，上行头目，善于活血祛风止头痛，为治疗诸经头痛之要药，尤长于治疗少阳、厥阴经头痛。薄荷、荆芥辛散上行，助君药疏风止痛。其中薄荷用量甚重，兼能清利头目，监制诸风药之温燥及风邪易于化热之特点，共为臣药。羌活、白芷、细辛、防风疏风止痛，共为佐药。其中羌活偏治太阳经头痛；白芷偏治阳明经头痛；细辛偏治少阴经头痛；防风疏散风寒，使风寒向外透散。茶叶既能清利头目，又能监防辛温药耗散伤正，也为佐药。甘草益气，调和药性，为佐使药。诸药配伍，共奏疏风止痛之效。

全方配伍特点：辛散疏风于上，诸经兼顾；佐入苦凉之品，寓降于升。

运用：

（1）辨证要点　本方是治疗外感风邪头痛之常用方。临床应用以头痛，鼻塞，舌苔薄白，脉浮为辨证要点。

（2）加减变化　风为百病之长，外感风邪，多有兼夹。若属外感风寒头痛，宜减薄荷用量，酌加苏叶、生姜以加强祛风散寒之功；外感风热头痛，加菊花、僵蚕、蔓荆子以疏散风热；外感风湿头痛，加苍术、藁本以散风祛湿；头风头痛，宜重用川芎，并酌加桃仁、红花、全蝎、地龙等以活血祛瘀、搜风通络。

（3）使用注意　导致头痛的原因很多，有外感与内伤的不同，对于气虚、血虚及肝肾阴虚、肝阳上亢、肝风内动等引起的头痛，均不宜使用。

消 风 散

《外科正宗》

组成：荆芥　防风　牛蒡子　蝉蜕　苍术　苦参　石膏　知母　当归　胡麻　生地各一钱

木通　甘草各五分

功用：疏风除湿，清热养血。

主治：风疹，湿疹。皮肤瘙痒，疹出色红，或遍身云片斑点，抓破后渗出津水，苔白或黄，脉浮数。

配伍意义：本方所治之证乃风热或风湿病邪侵袭人体，浸淫血脉，不得向内外疏泄透达，郁于肌肤腠理所致。治当疏风除湿，清热养血。方中荆芥、防风、蝉蜕、牛蒡子疏风散邪，疏风止痒，使风邪从肌肤外透，共为君药。湿热浸淫，以苦参清热燥湿，苍术祛风燥湿，木通渗利湿热，共为臣药。"治风必治血，血行风自灭"，以当归、胡麻仁、生地黄补血活血，凉血止痒，石膏、知母清热泻火，共为佐药。甘草清热解毒，调和药性，为佐使药。诸药配伍，共奏疏风除湿、清热养血之效。

牵 正 散

《杨氏家藏方》

组成：白附子　白僵蚕　全蝎去毒，各等分热酒

功用：祛风化痰，通络止痉。

主治：风中头面经络。口眼㖞斜，或面肌抽动，舌淡红，苔白。

配伍意义：足阳明之脉夹口环唇，布于头面；足太阳之脉起于目内眦。本方证乃阳明内蓄痰浊，太阳外中于风，风邪引动内蓄之痰浊，风痰阻于头面经络所致。治宜祛风化痰，通络止痉。方中白附子辛温燥烈，入阳明经而走头面，以祛风化痰，尤其善散头面之风是为君药。全蝎、僵蚕均能祛风止痉，其中全蝎长于通络，僵蚕且能化痰，合用既助君药祛风化痰之力，又能通络止痉，共为臣药。用热酒调服，以助宣通血脉，并能引药入络，直达病所，以为佐使。药虽三味，合而用之，力专而效著。风邪得散，痰浊得化，经络通畅，则㖞斜之口眼得以复正。

大秦艽汤

《素问病机气宜保命集》

组成：秦艽三两　川芎　川独活　当归　白芍药　石膏　甘草各二两　川羌活　防风　吴白芷　黄芩　白术　白茯苓　生地黄　熟地黄各一两　细辛半两

功用：祛风清热，养血活血。

主治：风邪初中经络证。口眼㖞斜，舌强不能言语，手足不能运动，或恶寒发热，苔白或黄，脉浮数或弦细。

小活络丹（活络丹）

《太平惠民和剂局方》

组成：川乌　草乌　地龙　天南星各六两　乳香　没药各二两二钱　（冷酒或荆芥汤送服）

功用：祛风除湿，化痰通络，活血止痛。

主治：风寒湿痹。肢体筋脉疼痛，麻木拘挛，关节屈伸不利，疼痛游走不定，舌淡紫，苔白，脉沉弦或涩。亦治中风手足不仁，日久不愈，经络中有湿痰瘀血，而见腰腿沉重或腿臂间作痛。

细目三　平息内风

羚角钩藤汤

《通俗伤寒论》

组成：羚角片（先煎）一钱半　霜桑叶二钱　京川贝四钱　鲜生地五钱　双钩藤（后入）三钱　滁菊花三钱　茯神木三钱　生白芍三钱　生甘草八分　淡竹茹五钱

功用：凉肝息风，增液舒筋。

主治：肝热生风证。高热不退，烦闷躁扰，手足抽搐，发为痉厥；甚则神昏，舌绛而干，或舌焦起刺，脉弦而数。

配伍意义：本方所治之证乃温病热邪炽盛，传入厥阴，肝经热盛，热极动风所致。治以凉肝息风，增液舒筋。方中羚羊角清热解痉；钩藤平肝息风，助羚羊角息风止痉，共为君药。风盛于内，桑叶、菊花既能清热平肝，又兼疏散风热，使肝热从外疏散，共为臣药。热伤阴津，以生地黄凉血养阴，滋养筋脉；筋脉挛急，以白芍养阴补血，助生地黄生津养筋舒筋；痰阻经脉，以贝母、竹茹清热化痰通经；热扰心神，以茯神益气安神，共为佐药。甘草益气，助白芍缓急柔筋，并调和药性，为佐使药。诸药配伍，共奏凉肝息风、增液舒筋之效。

全方配伍特点：咸寒而甘与辛凉合方，清息之中寓辛疏酸甘之意，共成"凉肝息风"之法。

运用：

（1）辨证要点　本方是治疗肝经热盛动风的常用方。临床应用以高热烦躁，手足抽搐，舌绛而干，脉弦数为辨证要点。

（2）加减变化　若邪热内闭，神昏谵语者，宜配合紫雪或安宫牛黄丸以清热开窍；抽搐甚者，可配合止痉散以加强息风止痉之效；便秘者，加大黄、芒硝通腑泻热。本方清热凉血解毒之力不足，运用时可酌加水牛角、丹皮等。

（3）使用注意　若温病后期，热势已衰，阴液大亏，虚风内动者，不宜应用。

镇肝熄风汤

《医学衷中参西录》

组成：怀牛膝一两　生赭石一两　生龙骨五钱　生牡蛎五钱　生龟板五钱　生杭芍五钱　玄参五钱　天冬五钱　川楝子二钱　生麦芽二钱　茵陈二钱　甘草一钱半

功用：镇肝息风，滋阴潜阳。

主治：类中风。头目眩晕，目胀耳鸣，脑部热痛，面色如醉，心中烦热；或时常噫气，或肢体渐觉不利，口眼渐形㖞斜，甚或眩晕颠扑，昏不知人，移时始醒，或醒后不能复元，脉弦长有力。

配伍意义：本方所治之证乃肝肾阴虚，肝阳化风，肝风内动所致。治当滋阴潜阳，镇肝息风。方中重用怀牛膝引血下行，补益肝肾，用为君药。配伍质重沉降之代赭石，镇肝降逆，合牛膝以引气血下行，体现急则治标之意；龟板、龙骨、牡蛎滋阴潜阳，使阳能入阴；白芍补血敛阴，泻肝柔筋，共为臣药。玄参、天冬下入肾经，滋阴清热，可助白芍、龟甲以滋水涵木，滋阴柔肝；茵陈利湿，降泄肝气上逆；生麦芽、川楝子清泻肝热，疏利肝气，兼防滋阴潜阳药伤胃气，并能助消化，共为佐药。甘草调和诸药，兼防石类药、介类药妨碍胃气，是为使药。诸药配伍，共奏滋阴潜阳、镇肝息风之效。

全方配伍特点：镇降下行，重在治标，滋潜清疏，以适肝性。

运用：

（1）辨证要点 本方是治疗类中风之常用方。无论是中风之前，还是中风之时，抑或中风之后，皆可运用。临床应用以头目眩晕，脑部热痛，面色如醉，脉弦长有力为辨证要点。

（2）加减变化 心中烦热甚者，加石膏、栀子以清热除烦；痰多者，加胆南星、竹沥水以清热化痰；尺脉重按虚者，加熟地黄、山茱萸以补肝肾；中风后遗有半身不遂、口眼㖞斜等不能复元者，可加桃仁、红花、丹参、地龙等活血通络。

（3）使用注意 若属气虚血瘀之中风，则不宜使用本方。

天麻钩藤饮

《中医内科杂病证治新义》

组成：天麻 钩藤 生决明 山栀 黄芩 川牛膝 杜仲 益母草 桑寄生 夜交藤 朱茯神

功用：平肝息风，清热活血，补益肝肾。

主治：肝阳偏亢，肝风上扰证。头痛，眩晕，失眠多梦，或口苦面红，舌红苔黄，脉弦或数。

配伍意义：本方所治之证乃肝肾不足，肝阳上亢，肝风上扰所致。治当平肝息风，清热活

血，补益肝肾。方中天麻、钩藤清热平肝息风，共为君药。热化为风，以石决明平肝潜阳，除热明目，助天麻、钩藤平肝息风；血逆于上，以川牛膝引血下行，兼能活血利水，共为臣药。热盛于内，以栀子、黄芩清泻肝热；血行不利，以益母草活血利水；肝肾不足，以杜仲、桑寄生补益肝肾；心神不安，以夜交藤、朱茯神安神定志，共为佐药。诸药配伍，共奏平肝息风、清热活血、补益肝肾之效。

大定风珠

《温病条辨》

组成：生白芍六钱 阿胶三钱 生龟板四钱 干地黄六钱 麻仁二钱 五味子二钱 生牡蛎四钱 麦冬六钱 炙甘草四钱 生鸡子黄二枚 生鳖甲四钱

功用：滋阴息风。

主治：阴虚风动证。温病后期手足瘛疭，形瘦神倦，舌绛少苔，脉气虚弱，时时欲脱者。

配伍意义：本方证乃温病后期，邪热久羁，灼伤真阴；或因误汗、妄攻，重伤阴液所致，故治当滋阴养液，以填补欲竭之真阴，平息内动之虚风。方中鸡子黄、阿胶为血肉有情之品，滋阴养液以息虚风，共为君药。重用生白芍、干地黄、麦冬壮水涵木，滋阴柔肝，为臣药。阴虚则阳浮，故以龟甲、鳖甲、牡蛎介类潜镇之品，以滋阴潜阳，重镇息风；麻仁养阴润燥；五味子酸收，与滋阴药相伍，而能收敛真阴；与生白芍、甘草相配，又具酸甘化阴之功。以上诸药，协助君、臣药加强滋阴息风之效，均为佐药。炙甘草调和诸药，为使药。

全方配伍特点：血肉有情之品与滋养潜镇之药合方，寓息风于滋养之中，共成"酸甘咸法"。

运用：

（1）辨证要点 本方是治疗温病后期，真阴大亏，虚风内动之常用方。临床应用以神倦瘛疭，舌绛苔少，脉虚弱为辨证要点。

（2）加减变化 若兼气虚喘急，加人参补气定

喘；气虚自汗，加人参、龙骨、小麦补气敛汗；气虚心悸，加人参、小麦、茯神补气宁神定悸；若低热不退，加地骨皮、白薇以退虚热。

（3）使用注意　若阴液虽亏而邪热尤盛者，则非本方所宜。正如吴鞠通在《温病条辨》所说："壮火尚盛者，不得用定风珠、复脉。"

第十六单元　治燥剂

细目一　概　述

1. 治燥剂的适用范围　治燥剂主要适用于燥证。燥证，分外燥证与内燥证。外燥证是燥邪外袭所产生的病证，以咳嗽、头痛、鼻塞咽干等为主；内燥证是燥从内生所产生的病证，以咽喉干痛、干咳少痰或无痰、舌红少苔等为主。

2. 治燥剂的应用注意事项

（1）应辨清外燥内燥，外燥宜疏散，内燥宜滋润。

（2）疏散外燥药易伤津，药量宜轻；滋润内燥药易壅滞，应酌情配伍理气药。

（3）燥证夹湿者，治宜相互兼顾，用药应有主次之分。

细目二　轻宣外燥

杏　苏　散

《温病条辨》

组成：苏叶　半夏　茯苓　前胡　苦桔梗　枳壳　甘草　生姜　大枣　杏仁　橘皮（原著本方无用量）

功用：轻宣凉燥，理肺化痰。

主治：外感凉燥证。恶寒无汗，头微痛，咳嗽痰稀，鼻塞咽干，苔白脉弦。

配伍意义：本方所治之证乃凉燥伤肺，营卫受邪所致。治当轻宣凉燥，理肺化痰。方中苏叶发表散邪，宣发肺气，使燥邪从外而散；肺气上逆，以杏仁降肺止咳化痰，与苏叶相配，一宣一降，调理肺气，宣降气机，共为君药。前胡疏散风寒，降气化痰；桔梗宣利肺气止咳，枳壳宽胸理气，二药相配，一升一降，助君药理肺化痰。以上三药共为臣药。半夏燥湿化痰降逆，橘皮理气化痰燥湿，茯苓健脾渗湿以杜绝生痰之源，生姜、大枣调和营卫，滋脾行津以助润燥，共为佐药。甘草调和药性，合桔梗宣肺利咽。诸药配伍，共奏轻宣凉燥、理肺化痰之效。

清燥救肺汤

《医门法律》

组成：霜桑叶三钱　煅石膏二钱五分　甘草一钱　人参七分　胡麻仁一钱　阿胶八分　麦门冬一钱二分　杏仁七分　枇杷叶一片

功用：清肺润燥，益气养阴。

主治：温燥伤肺证。干咳无痰，气逆而喘，头痛身热，咽喉干燥，鼻燥，胸满胁痛，心烦口渴，舌干少苔，脉虚大或数。

配伍意义：本方所治之证乃温燥伤肺，气阴两伤所致。治当清肺润燥，益气养阴。方中重用桑叶质轻气寒，清透肺中燥热之邪，用为君药。温热侵肺，故臣以石膏辛甘而寒，甘寒润肺滋燥，辛寒清泄肺热；麦冬甘寒清热，养阴润肺。石膏用量轻于桑叶，则不碍君药之轻宣；麦冬凉润，但用量不及桑叶之半，不碍君药外散。君臣相配，体现清宣润之法，是清宣润肺的常用组合。热伤肺气，故以人参补益肺脾，生化津液；麻仁养阴润肺滋燥；血可化阴，以阿胶补血养阴润肺；杏仁苦润，苦降肺气，兼以润肺；枇杷叶清降肺气止咳，共为佐药。甘草益脾胃，补肺气，调和诸药为佐使。诸药合用，共奏清肺润燥、益气养阴之效。

桑 杏 汤
《温病条辨》

组成：桑叶一钱　杏仁一钱五分　沙参二钱　象贝一钱　香豉一钱　栀皮一钱　梨皮一钱

功用：清宣温燥，润肺止咳。

主治：外感温燥证。身热不甚，微恶风寒，口渴，咽干鼻燥，干咳无痰或痰少而黏，舌红，苔薄白而干，脉浮数而右脉大者。

细目三　滋阴润燥

麦门冬汤
《金匮要略》

组成：麦门冬七升　半夏一升　人参三两　甘草二两　粳米三合　大枣四枚

功用：滋养肺胃，降逆下气。

主治：

（1）虚热肺痿。咳嗽气喘，咽喉不利，咯痰不爽，或咳唾涎沫，口干咽燥，手足心热，舌红少苔，脉虚数。

（2）胃阴不足证。气逆呕吐，口渴咽干，舌红少苔，脉虚数。

配伍意义：本方所治之证乃肺胃阴虚，气火上逆所致。治当滋养肺胃，降逆下气。方中重用麦门冬，滋养肺胃阴津，清肺胃虚热，是为君药。臣以半夏降逆下气、化痰和胃。一则降逆以止咳喘，二则开胃行津以润肺，三则防大量麦冬之滋腻壅滞，二药相反相成。人参补脾益气，甘草、粳米、大枣甘润性平，合人参和中滋液，培土生金，以上俱为佐药。甘草调和药性，兼作使药。诸药相合，可使肺胃阴复，逆气得降，中土健运，诸症自愈。

全方配伍特点：重用甘寒清润，少佐辛温降逆，滋而不腻，温而不燥，培土生金，肺胃并治。

运用：

（1）辨证要点　本方为治疗肺胃阴虚，气机上逆所致咳嗽或呕吐之常用方。临床应用以咳唾涎沫，短气喘促，或口干呕逆，舌干红少苔，脉虚数为辨证要点。

（2）加减变化　若津伤甚者，可加沙参、玉竹以养阴液；若阴虚胃痛、脘腹灼热者，可加石斛、白芍以增加养阴益胃止痛之功。

玉 液 汤
《医学衷中参西录》

组成：山药一两　生黄芪五钱　知母六钱　生鸡内金二钱　葛根钱半　五味子三钱　天花粉三钱

功用：益气养阴，固肾止渴。

主治：消渴之气阴两虚证。口常干渴，饮水不解，小便频数量多，或小便浑浊，困倦气短，舌嫩红而干，脉虚细无力。

配伍意义：本方所治之消渴系由元气不升，真阴不足，脾肾两虚所致。治宜益气滋阴，固肾止渴。方中生山药、生黄芪益气养阴，补脾固肾，共为君药。阴虚生内热，故以苦甘性寒之知母、天花粉为臣药，滋阴清热，润燥止渴。佐以葛根升阳生津，助脾气上升以散精达肺；鸡内金助脾健运，化水谷为津液；五味子酸收而固肾生津，使津液不下流。诸药配伍，共奏益气滋阴、固肾止渴之效。

增 液 汤
《温病条辨》

组成：玄参一两　麦冬八钱　细生地八钱

功用：增液润燥。

主治：阳明温病，津亏肠燥便秘证。大便秘结，口渴，舌干红，脉细数或沉而无力。

百合固金汤

《慎斋遗书》

组成：熟地　生地　当归身各三钱　白芍
甘草各一钱　桔梗　玄参各八分　贝母　麦冬
百合各一钱半

功用：滋润肺肾，止咳化痰。

主治：肺肾阴亏，虚火上炎证。咳嗽气喘，
痰中带血，咽喉燥痛，头晕目眩，午后潮热，舌
红少苔，脉细数。

配伍意义：本方证因肺肾阴虚，虚火上炎。
治宜滋养肺肾之阴，止咳化痰。方中生地、熟

地并用，既能滋阴养血以金水相生，又能清热
凉血以止血，共为君药。百合甘苦微寒，滋阴
清热，润肺止咳；麦冬甘寒，助百合以滋阴清
热，润肺止咳；玄参咸寒，助二地滋阴凉血，
以清虚火，并可清利咽喉，共为臣药。当归治
咳逆上气，伍白芍以养血和血；贝母清热润肺，
化痰止咳，俱为佐药。桔梗伍甘草以宣肺利咽，
化痰散结，并可载药上行；生甘草清热泻火，
并调和诸药，共为佐使药。合而用之，滋肾保
肺，金水并调，使阴血渐充，虚火自清，痰化
咳止，肺气自固。

第十七单元　祛湿剂

细目一　概　述

1. 祛湿剂的适用范围　祛湿剂主要适用于湿
病。湿证分外湿证与内湿证。外湿证是湿邪外袭所
引起的病证，以肢体沉重、头胀身困、筋脉不利等
为主；内湿证是湿邪从内生所引起的病证，以腹胀
腹泻、恶心呕吐、水肿淋浊、黄疸、痿痹等为主。

2. 祛湿剂的应用注意事项

（1）应辨清病变寒热，夹寒者宜温，夹热者
宜清。

（2）辨清病变虚实，实证当以渗利，虚者当
以温化。

（3）祛湿药多伤津，所以辨治应当兼顾阴津。

细目二　燥湿和胃

平　胃　散

《简要济众方》

组成：苍术四两　厚朴三两　陈橘皮二两

炙甘草一两　生姜二片　大枣二枚

功用：燥湿运脾，行气和胃。

主治：湿滞脾胃证。脘腹胀满，不思饮食，
口淡无味，恶心呕吐，嗳气吞酸，肢体沉重，怠
惰嗜卧，常多自利，舌苔白腻而厚，脉缓。

配伍意义：本方病证乃湿邪困阻脾胃，气机
壅滞所致。治当燥湿运脾为主，兼以行气和胃。
方中以辛香苦温之苍术为君药，燥湿健脾，使湿
祛而脾运有权，脾健则湿邪得化。湿邪阻碍气
机，且气行则湿化，故臣以芳化苦燥之厚朴行气
除满，且可化湿。厚朴与苍术相伍，行气以除
湿，燥湿以运脾，使滞气得行，湿浊得去。佐以
陈皮理气和胃，燥湿醒脾，以助苍术、厚朴之
力。甘草为使，调和诸药，且能益气健脾和中。
煎加生姜、大枣、生姜温散水湿，且和胃降逆，
大枣补脾益气以助甘草培土制水之功，姜、枣合
用尚能调和脾胃。诸药配伍共奏燥湿运脾、行气
和胃之效。

藿香正气散

《太平惠民和剂局方》

组成：大腹皮　白芷　紫苏　茯苓各一两　半夏曲　白术　陈皮　厚朴　桔梗各二两　藿香三两　炙甘草二两半　姜三片　枣一枚

功用：解表化湿，理气和中。

主治：外感风寒，内伤湿滞证。霍乱吐泻，恶寒发热，头痛，胸膈满闷，脘腹疼痛，舌苔白腻，以及山岚瘴疟等。

配伍意义：本方所治之证乃风寒侵袭营卫，寒湿侵扰脾胃所致。治当解表化湿，理气和中。方中藿香解表散寒，芳香化湿，辟秽和中，升清降浊，为君药。半夏曲、陈皮理气燥湿，和胃降逆以止呕；白术、茯苓健脾助运，除湿和中以止泻，同为臣药。紫苏、白芷辛温发散，助藿香外散风寒，燥湿化浊；大腹皮、厚朴行气化湿，畅中行滞；桔梗宣肺利膈；煎加姜、枣，内调脾胃，外和营卫，俱为佐药。甘草调和药性，并协姜、枣以和中，用为使药。诸药配伍，使风寒外散，湿浊内化，气机通畅，脾胃调和，清升降浊。

全方配伍特点：表里同治，以除湿治里为主；脾胃同调，以升清降浊为要。

运用：

（1）辨证要点　藿香正气散主治外感风寒，内伤湿滞证。临床应用以恶寒发热，上吐下泻，舌苔白腻为辨证要点。

（2）加减变化　若表邪偏重，寒热无汗者，可加香薷以助解表；兼气滞脘腹胀痛者，可加木香、延胡索以行气止痛。

（3）使用注意　本方重在化湿和胃，解表散寒之力较弱，故服后宜温覆以助解表。湿热霍乱之吐泻，则非本方所宜。

细目三　清热祛湿

茵陈蒿汤

《伤寒论》

组成：茵陈六两　栀子十四枚　大黄二两

功用：清热，利湿，退黄。

主治：黄疸阳黄证。一身面目俱黄，黄色鲜明，发热，无汗或但头汗出，口渴欲饮，恶心呕吐，腹微满，小便短赤，大便不爽或秘结，舌红苔黄腻，脉沉数或滑数有力。

配伍意义：本方所治之证乃湿热蕴结，浸淫内外所致。治当清热利湿退黄。方中重用茵陈，清利湿热，疏利肝胆，降泄浊逆，乃治黄之要药，为君药。湿热蕴结，故臣以栀子清热降火，通利三焦，助茵陈使湿热从小便而去。佐以大黄逐瘀泻热，通导大便，推陈致新，导湿热从大便而去。诸药配伍，共奏清利湿热、退黄导热下行之效。

全方配伍特点：主以苦寒清利，佐以通腑泻热，分消退黄，药简效宏。

运用：

（1）辨证要点　本方为治疗湿热黄疸之常用方，其证属湿热并重。临床应用以一身面目俱黄，黄色鲜明，舌苔黄腻，脉沉数或滑数有力为辨证要点。

（2）加减变化　若湿重于热者，可加茯苓、泽泻、猪苓以利水渗湿；热重于湿者，可加黄柏、龙胆草以清热祛湿；胁痛明显者，可加柴胡、川楝子以疏肝理气。

三 仁 汤

《温病条辨》

组成：杏仁五钱　飞滑石六钱　白通草二钱　白蔻仁二钱　竹叶二钱　厚朴二钱　生薏苡仁六钱　半夏五钱

功用：宣畅气机，清利湿热。

主治：湿温初起及暑温夹湿之湿重于热证。头痛恶寒，身重疼痛，肢体倦怠，面色淡黄，胸闷不饥，午后身热，苔白不渴，脉弦细而濡。

配伍意义：本方所治之证乃湿温初起，邪在气分，湿重于热所致。治当清利湿热，宣畅气机。方中以滑石为君，清热利湿而解暑。以薏苡仁、杏仁、白蔻仁为臣，薏苡仁淡渗利湿以健脾，使湿热从下焦而去；白蔻仁芳香化湿，利气宽胸，畅中焦之脾气以助祛湿；杏仁宣利上焦肺气。佐以通草、竹叶甘寒淡渗，助君药利湿清热之效；半夏、厚朴行气除满，化湿和胃。诸药配伍，共奏宣畅气机、清利湿热之效。

全方配伍特点：宣上、畅中、渗下，从三焦分消湿热病邪。

运用：

（1）辨证要点　本方主治属湿温初起，湿重于热之证。临床应用以头痛恶寒，身重疼痛，午后身热，苔白不渴为辨证要点。

（2）加减变化　若湿温初起，卫分症状较明显者，可加藿香、香薷以解表化湿；若寒热往来者，可加青蒿、草果以和解化湿。

（3）使用注意　舌苔黄腻，热重于湿者则不宜使用。

八正散
《太平惠民和剂局方》

组成：车前子　瞿麦　萹蓄　滑石　山栀子仁　炙甘草　木通　大黄各一斤　灯心适量

功用：清热泻火，利水通淋。

主治：热淋。尿频尿急，溺时涩痛，淋沥不畅，尿色混赤，甚则癃闭不通，小腹急满，口燥咽干，舌苔黄腻，脉滑数。

配伍意义：本方所治之证乃湿热下注，膀胱气化功能失调所致。治当清热泻火，利水通淋。方中木通、滑石清热利湿，利水通淋，共为君药。车前子、瞿麦、萹蓄助木通、滑石清热利水通淋，共为臣药。大黄泻热祛湿，使湿热从大便而去；栀子泻热利湿，使湿热从小便而去；灯心利水通淋，共为佐药。甘草调和诸药，清热解毒，缓急止痛，为佐使药。煎加灯心增利水通淋之功。诸药配伍，共奏清热泻火、利水通淋之效。

甘露消毒丹
《医效秘传》

组成：滑石十五两　黄芩十两　茵陈十一两　石菖蒲六两　川贝母　木通各五两　藿香　连翘　白蔻仁　薄荷　射干各四两

功用：利湿化浊，清热解毒。

主治：湿温时疫，湿热并重证。发热倦怠，胸闷腹胀，肢酸咽痛，身目发黄，颐肿口渴，小便短赤，泄泻淋浊；舌苔白或厚腻或干黄，脉濡数或滑数。

配伍意义：本方主治湿温、时疫，邪留气分，湿热并重之证。治宜利湿化浊，清热解毒。方中重用滑石、茵陈、黄芩，其中滑石利水渗湿，清热解暑，两擅其功；茵陈善清利湿热而退黄；黄芩清热燥湿，泻火解毒。三药相合，正合湿热并重之病机，共为君药。湿热留滞，易阻气机，故臣以石菖蒲、藿香、白豆蔻行气化湿，悦脾和中，令气畅湿行。木通清热利湿通淋，导湿热从小便而去，以益其清热利湿之力；热毒上攻，颐肿咽痛，故以连翘、射干、贝母、薄荷，合以清热解毒，散结消肿而利咽止痛，俱为佐药。纵观全方，利湿清热，两相兼顾，且以芳香行气悦脾，寓气行则湿化之义；佐以解毒利咽，令湿热疫毒俱去，诸症自除。

连朴饮
《霍乱论》

组成：制厚朴二钱　川连（姜汁炒）　石菖蒲　制半夏各一钱　香豉　焦栀各三钱　芦根二两

功用：清热化湿，理气和中。

主治：湿热霍乱。上吐下泻，胸脘痞闷，心烦躁扰，小便短赤，舌苔黄腻，脉滑数。

当归拈痛汤（拈痛汤）
《医学启源》

组成：羌活半两　防风三钱　升麻一钱　葛根二钱　白术一钱　苍术三钱　当归身三钱　人参二钱　甘草五钱　苦参二钱　黄芩一钱　知母三钱　茵陈五钱　猪苓三钱　泽泻三钱

功用：利湿清热，疏风止痛。

主治：湿热相搏，外受风邪证。遍身肢节烦痛，或肩背沉重，或脚气肿痛，脚膝生疮，舌苔白腻微黄，脉弦数。

二 妙 散

《丹溪心法》

组成：黄柏　苍术　姜汁

功用：清热燥湿。

主治：湿热下注证。筋骨疼痛，或两足痿软，或足膝红肿疼痛，或湿热带下，或下部湿疮、湿疹，小便短赤，舌苔黄腻者。

配伍意义：本方所治诸症皆由湿热注于下焦所致。法当清热燥湿。方中黄柏寒凉苦燥，其性沉降，擅清下焦湿热，为君药。苍术辛苦而温，其性燥烈，一则健脾助运以治生湿之本，一则芳化苦燥以除湿阻之标，为臣药。"苍术妙于燥湿，黄柏妙于去热"（《医方考》），且二药互制其苦寒或温燥之性，以防败胃伤津之虞。再入姜汁少许调药，既可藉其辛散以助祛湿，亦可防黄柏苦寒伤中。

全方配伍特点：苦燥辛芳，寒温相制，长于下焦，药简效专。

运用：

（1）辨证要点　本方为治疗湿热下注之痿痹、脚气、带下、湿疮等病证之基础方。以足膝肿痛，小便短赤，舌苔黄腻为辨证要点。

（2）加减变化　临床本方常需加味或与其他方剂相合。若湿重者，重用苍术，或与五苓散相合以助健脾渗湿之功；热重者，重用黄柏，或加虎杖、栀子等以增清热之效；若为湿热痿证，可加木瓜、萆薢等祛湿热，强筋骨；若为湿热脚气，宜加薏苡仁、木瓜、槟榔等渗湿降浊；若为下部湿疮，可加赤小豆、土茯苓、苦参等清湿热，解疮毒。

（3）使用注意　不宜长期、大量服用，以防败胃伤津及苦寒伤中。寒湿痹证不宜使用。

细目四　利水渗湿

五 苓 散

《伤寒论》

组成：猪苓十八铢　泽泻一两六铢　白术十八铢　茯苓十八铢　桂枝半两

功用：利水渗湿，温阳化气。

主治：

1. 蓄水证。小便不利，头痛微热，烦渴欲饮，甚则水入即吐，舌苔白，脉浮。

2. 痰饮。脐下动悸，吐涎沫而头眩，或短气而咳。

3. 水湿内停证。水肿，泄泻，小便不利，以及霍乱吐泻等。

配伍意义：本方所治之证乃水湿内盛，膀胱气化不利所致。治当利水渗湿，温阳化气，兼以解表。方中重用泽泻为君，直达下焦，利水渗湿。臣以淡渗之茯苓、猪苓，利水渗湿，与君药相须为用。脾能化湿，以白术健脾燥湿制水，用为佐药。阳能化水，又佐以桂枝温阳化气以助利水，病兼表证则解表散邪。诸药配伍，共奏利水渗湿、温阳化气、兼以解表之效。

猪 苓 汤

《伤寒论》

组成：猪苓　茯苓　泽泻　阿胶　滑石各一两

功用：利水渗湿，养阴清热。

主治：水热互结伤阴证。小便不利，发热，口渴欲饮，或心烦不寐，或兼有咳嗽、呕恶、下利，舌红苔白或微黄，脉细数。又治热淋血淋。

配伍意义：本方证因伤寒之邪传入于里，化而为热，与水相搏，水热互结，热伤阴津所致。治宜利水清热养阴。方中以猪苓为君，取其归肾、膀胱经，专以淡渗利水。臣以泽泻、茯苓之甘淡，以增猪苓利水渗湿之力，且泽泻性寒兼可泄热，茯苓尚可健脾以助运湿。佐入滑石之甘寒，利水、清热两彰其功；阿胶滋阴润燥，既益已伤之阴，又防诸药渗利重伤阴血。五药合方，利水渗湿为主，清热养阴为辅，体现了利水而不伤阴、滋阴而不碍湿的配伍特点。水湿去，邪热清，阴津复，诸症自除。血淋而小便不利者，亦可用本方利水通淋、清热止血。

防己黄芪汤

《金匮要略》

组成：防己一两　甘草半两　白术七钱半黄芪一两一分　生姜四片　大枣一枚

功用：益气祛风，健脾利水。

主治：表虚之风水或风湿证。汗出恶风，身重或肿，或肢节疼痛，小便不利，舌淡苔白，脉浮。

配伍意义：本方所治风水或风湿，乃因表虚卫气不固，风湿之邪伤于肌表，水湿郁于肌腠所致。风湿在表，当从汗解，表气不足，又不可单行解表除湿，只宜益气固表与祛风行水并施。方中以防己、黄芪共为君药，防己祛风行水，黄芪益气固表，兼可利水，两者相合，祛风除湿而不伤正，益气固表而不恋邪，使风湿俱去，表虚得固。臣以白术补气健脾祛湿，既助防己祛湿行水之功，又增黄芪益气固表之力。佐入姜、枣调和营卫。甘草和中，兼可调和诸药，是为佐使之用。诸药相伍，祛风除湿与益气固表并用，扶正与祛邪兼顾，使风湿俱去，诸症自除。

细目五　温化寒湿

苓桂术甘汤

《伤寒论》

组成：茯苓四两　桂枝三两　白术二两　炙甘草二两

功用：温阳化饮，健脾利水。

主治：中阳不足之痰饮。胸胁支满，目眩心

悸，短气而咳，舌苔白滑，脉弦滑或沉紧。

配伍意义：本方所治痰饮乃中阳素虚，脾失健运，气化不利，水湿内停所致。仲景云："病痰饮者，当以温药和之。"（《金匮要略》）故治当温阳化饮，健脾利水。本方重用甘淡之茯苓为君，健脾利水，渗湿化饮，既能消除已聚之痰饮，又善平饮邪之上逆。桂枝为臣，功能温阳化气，平冲降逆。苓、桂相合为温阳化气，利水平冲之常用组合。白术为佐，功能健脾燥湿，苓、术相须，为健脾祛湿的常用组合，在此体现了治生痰之源以治本之意；桂、术同用，也是温阳健脾的常用组合。炙甘草用于本方，其意有三：一可合桂枝以辛甘化阳，以襄助温补中阳之力；二可合白术益气健脾，崇土以利制水；三可调和诸药，功兼佐使之用。四药合用，温阳健脾以助化饮，淡渗利湿以平冲逆。全方温而不燥，利而不峻，标本兼顾，配伍严谨，为治疗痰饮病之和剂。

此方服后，当小便增多，是饮从小便而去之征，故原方用法之后有"小便则利"之说。此亦即《金匮要略》"夫短气有微饮者，当从小便去之"之意。

真 武 汤

《伤寒论》

组成：茯苓三两　芍药三两　生姜三两　白术二两　炮附子一枚

功用：温阳利水。

主治：

1. 阳虚水泛证。小便不利，四肢沉重疼痛，浮肿，腰以下为甚，畏寒肢冷，腹痛，下利，或咳，或呕，舌淡胖，苔白滑，脉沉细。

2. 太阳病发汗太过，阳虚水泛证。汗出不解，其人仍发热，心下悸，头眩，身瞤动，振振欲擗地。

配伍意义：本方所治之证乃脾肾阳气虚弱，水气泛溢所致。治当温阳利水。方中附子温壮肾阳，以化气行水；兼暖脾土，以温运水湿，为君药。脾主制水，以白术健脾燥湿，使水有所制；

茯苓淡渗利湿，使水湿从小便而去，并助白术健脾，共为臣药。水溢肌肤，故佐以生姜温散，既助附子温阳散寒，又合茯苓、白术宣散水湿；佐以芍药，一者利小便以行水，二者柔肝缓急以止腹痛，三者敛阴舒筋以治筋肉瞤动，四者防止温燥药物伤耗阴津，以利久服缓治。诸药配伍，以奏温阳利水之效。

配伍特点：辛热渗利合法，纳酸柔于温利之中，脾肾兼顾，重在温肾。

运用：

（1）辨证要点　本方为温阳利水之基础方。以小便不利，肢体沉重或浮肿，舌质淡胖，苔白，脉沉为辨证要点。

（2）加减变化　若水寒射肺而咳者，加干姜、细辛以温肺化饮，五味子以敛肺止咳；若阴盛阳衰而下利甚者，可去芍药之阴柔，加干姜以助温里散寒；若水寒犯胃而呕者，加重生姜用量以和胃降逆，或再加吴茱萸、半夏以助温胃止呕。

（3）使用注意　凡肝肾阴虚、肺胃阴虚、心阴虚等阴虚津液亏损证者，虽小便不利、心悸头眩，亦应忌用本方。

实　脾　散
《重订严氏济生方》

组成：厚朴　白术　木瓜　木香　草果仁　大腹子　炮附子　白茯苓　炮干姜各一两　炙甘草半两　生姜五片　大枣一枚

功用：温阳健脾，行气利水。

主治：脾肾阳虚，水气内停之阴水。身半以下肿甚，手足不温，口中不渴，胸腹胀满，大便溏薄，舌苔白腻，脉沉弦而迟者。

配伍意义：本方所治之水肿，亦谓阴水，乃由脾肾阳虚，阳不化水，水气内停所致。治以温阳健脾，行气利水。方中附子、干姜为君，温肾暖脾，扶阳抑阴。茯苓、白术为臣，渗湿健脾，使水湿从小便去。木瓜除湿醒脾和中；厚朴、木香、大腹子（槟榔）、草果行气导滞，使气化则湿化，气顺则胀消；草果、厚朴兼可燥湿；槟榔兼

能利水，共为佐药。甘草、生姜、大枣益脾和中；生姜兼能温散水气；甘草调和诸药，共为佐使药。诸药相伍，共奏温阳健脾、行气利水之效。

全方配伍特点：辛热与淡渗合法，纳行气于温利之中，脾胃兼顾，主以实脾。

运用：

（1）辨证要点　本方为治疗脾肾阳虚水肿之常用方。临床应用以身半以下肿甚，胸腹胀满，舌淡苔腻，脉沉迟为辨证要点。

（2）加减变化　若气短乏力，倦惰懒言者，可加黄芪补气以助行水；小便不利，水肿甚者，可加猪苓、泽泻以增利水消肿之功；大便秘结者，可加牵牛子通利二便。

细目六　祛湿化浊

完　带　汤
《傅青主女科》

组成：白术一两　苍术二钱　山药一两　人参二钱　白芍五钱　车前子三钱　甘草一钱　陈皮五分　黑荆芥五分　柴胡六分

功用：补脾疏肝，化湿止带。

主治：脾虚肝郁，湿浊带下。带下色白，清稀如涕，面色㿠白，倦怠便溏，舌淡苔白，脉缓或濡弱。

配伍意义：本方所治之证因脾虚肝郁，带脉失约，湿浊下注所致。治宜补脾益气，疏肝解郁，化湿止带。方中重用白术、山药为君，补脾祛湿，使脾气健运，湿浊得消；山药兼能固肾止带。人参补中益气，助君药补脾之力；苍术燥湿运脾，以增祛湿化浊之力；白芍柔肝理脾，肝木达而脾土自强；车前子渗利水湿，使湿浊从小便分利，共为臣药。陈皮理气燥湿；柴胡、黑荆芥，得白术则升发脾胃清阳，配白芍则疏肝解郁，共为佐药。甘草调药和中，用为使药。诸药相配，共奏补脾疏肝、化湿止带功效。

全方配伍特点：扶土抑木，补中寓散，升清

除湿，肝脾同治，重在治脾。

运用：

（1）辨证要点 本方为治脾虚肝郁，湿浊下注带下之常用方。临床应用以带下清稀色白，舌淡苔白，脉濡缓为辨证要点。

（2）加减变化 若兼湿热，带下兼黄色者，加黄柏、龙胆草以清热燥湿；兼有寒湿，小腹疼痛者，加炮姜、盐茴香以温中散寒；腰膝酸软者，加杜仲、续断以补益肝肾；日久病滑脱者，加龙骨、牡蛎以固涩止带。

萆薢分清饮

《杨氏家藏方》

组成：益智 川萆薢 石菖蒲 乌药各等分 盐

功用：温肾利湿，分清化浊。

主治：下焦虚寒之膏淋、白浊。小便频数，浑浊不清，白如米泔，凝如膏糊，舌淡苔白，脉沉。

细目七 祛风胜湿

羌活胜湿汤

《内外伤辨惑论》

组成：羌活 独活各一钱 藁本 防风 炙甘草各五分 川芎二分 蔓荆子三分

功用：祛风胜湿止痛。

主治：风湿犯表之痹证。肩背痛不可回顾，头痛身重，或腰脊疼痛，难以转侧，苔白，脉浮。

配伍意义：本方主治为汗出当风，或久居湿地，风湿之邪侵袭肌表之证。风湿在表，宜从汗解，故以祛风胜湿为法。方中羌活、独活共为君药，二者皆为辛苦温燥之品，其辛散祛风，味苦燥湿，性温散寒，故皆可祛风除湿、通利关节。其中羌活善祛上部风湿，独活善祛下部风湿，两药相合，能散一身上下之风湿，通利关节而止痹痛。臣以防风，祛风胜湿，且善止头痛。川芎活血行气，祛风止痛，用为臣药。蔓荆子祛风止痛，藁本疏散太阳经之风寒湿邪，且善达颠顶止头痛，俱为佐药。使以甘草调和诸药。综合全方，以辛苦温散之品为主组方，共奏祛风胜湿之效，使客于肌表之风湿随汗而解。

独活寄生汤

《备急千金要方》

组成：独活三两 桑寄生 杜仲 牛膝 细辛 秦艽 茯苓 肉桂心 防风 川芎 人参 甘草 当归 芍药 干地黄各二两

功用：祛风湿，止痹痛，益肝肾，补气血。

主治：痹证日久，肝肾两虚，气血不足证。腰膝疼痛、痿软，肢节屈伸不利，或麻木不仁，畏寒喜温，心悸气短，舌淡苔白，脉细弱。

配伍意义：本方所治之证乃风寒湿日久不愈，肝肾不足，气血虚弱所致。治当祛风湿，止痹痛，益气血，补肝肾。方中重用独活为君，性善下行，治伏风，除久痹，以祛下焦与筋骨间的风寒湿邪。以细辛、防风、秦艽、桂心为臣，其中细辛长于入少阴肾经，搜剔阴经之风寒湿邪，除经络留湿；秦艽祛风湿，舒筋络，利关节；桂心温经散寒，通利血脉；防风祛一身之风湿。君臣相伍，祛风寒湿邪，止痹痛。佐以桑寄生、杜仲、牛膝，补益肝肾，强壮筋骨，且桑寄生兼可祛风湿，牛膝兼能活血通筋脉；当归、川芎、地黄、白芍养血和血；人参、茯苓、甘草健脾益气。诸药合用，补肝肾，益气血。其中白芍与甘草相合，尚能柔肝缓急，以助舒筋止痛；当归、川芎、牛膝、桂心活血，寓"治风先治血，血行风自灭"之意。甘草调和诸药，兼使药之用。诸药配伍，共奏祛风湿、止痹痛、益气血、补肝肾之效。

全方配伍特点：辛温行散与甘温滋柔合法，纳益肝肾、补气血于祛邪蠲痹之中，邪正兼顾。

运用：

（1）辨证要点 本方为治疗久痹而致肝肾两虚，气血不足证之常用方。临床应用以腰膝冷痛，肢节屈伸不利，心悸气短，脉细弱为辨证要点。

（2）加减变化 痹证疼痛较剧者，可酌加制川乌、制草乌、白花蛇等以助搜风通络，活血止痛；寒邪偏盛者，酌加附子、干姜以温阳散寒；

湿邪偏盛者，去地黄，酌加防己、薏苡仁、苍术以祛湿消肿；正虚不甚者，可减地黄、人参。

第十八单元　祛痰剂

细目一　概　述

1. 祛痰剂的适用范围 祛痰剂主要适用于痰病。痰有广义与狭义之分：狭义之痰是专指有形之痰；而广义之痰是泛指诸多符合痰的病证表现与病理变化，病变部位比较广泛，如《医方集解》曰："在肺则咳，在胃则呕，在头则眩，在心则悸，在背则冷，在胁则胀，其变不可胜穷也。"痰病见有咳嗽、气喘、呕吐、中风、头晕目眩、头痛、胸痹、癫、狂、痫、瘰疬等症，均可使用祛痰剂治疗。

2. 祛痰剂的应用注意事项

（1）应辨清病变属性，热痰宜清，寒痰宜温，风痰宜息等。

（2）辨治痰病，治痰必治脾，治脾以绝生痰之源。

（3）治痰药多伤津，治痰应当兼顾阴津，以免化痰伤津。

（4）治热宜清，但治痰必用温，必须酌情配伍温药，即"病痰饮者，当以温药和之"。

细目二　燥湿化痰

二　陈　汤

《太平惠民和剂局方》

组成：半夏　橘红各五两　茯苓三两　炙甘草一两半　生姜七片　乌梅一个

功用：燥湿化痰，理气和中。

主治：湿痰证。咳嗽痰多，色白易咯，恶心呕吐，胸膈痞闷，肢体困重，或头眩心悸，舌苔白滑或腻，脉滑。

配伍意义：本方证因脾失健运，湿无以化，湿聚成痰所致。治宜燥湿化痰，理气和中。方中以辛温性燥之半夏为君，燥湿化痰，和胃降逆。橘红为臣，理气行滞，燥湿化痰。君臣相配，其意有二：一是等量合用，相辅相成，以增强燥湿化痰之力，并体现治痰先理气，气顺则痰消之意；二是半夏、橘红皆以陈久者良，而无过燥之弊，故方名"二陈"，半夏、橘红为本方燥湿化痰的基本结构。佐以茯苓健脾渗湿；生姜监制半夏之毒，又助半夏化痰降逆、和胃止呕；少佐乌梅收敛肺气，与半夏、橘红相伍，散中兼收，防其燥散伤正。甘草为佐使，健脾和中，调和诸药。诸药合用，共奏燥湿化痰、理气和中之效。

温　胆　汤

《三因极一病证方论》

组成：半夏　竹茹　枳实各二两　陈皮三两　炙甘草一两　茯苓一两半　姜五片　枣一枚

功用：理气化痰，清胆和胃。

主治：胆胃不和，痰热内扰证。胆怯易惊，头眩心悸，心烦不眠，夜多易梦；或呕恶呃逆，眩晕，癫痫。苔白腻，脉弦滑。

配伍意义：本方证是因胆胃不和，痰热内扰所致。治宜理气化痰，清胆和胃。方中以辛温之半夏为君，燥湿化痰，和胃止呕。臣以甘而微寒之竹茹，清热化痰，除烦止呕；半夏与竹茹相伍，一温一凉，化痰和胃，止呕除烦。辛苦温之陈皮，理气行滞，燥湿化痰；辛苦微寒之枳实，降气导滞，消痰除痞；陈皮与枳实相合，亦一温一凉，理气化痰；茯苓，健脾渗湿；生姜、大枣调和脾胃，生姜兼制半夏毒性，以上共为佐药。甘草为使，调和诸药。本方诸药配伍，温凉兼进，不寒不燥，共奏理气化痰、清胆和胃之效。

细目三 清热化痰

清气化痰丸

《医方考》

组成：陈皮 杏仁 枳实 黄芩 瓜蒌仁 茯苓各一两 胆南星 半夏各一两半 姜汁

功用：清热化痰，理气止咳。

主治：痰热咳嗽。咳嗽气喘，咳痰黄稠，胸膈痞闷，甚则气急呕恶，烦躁不宁，舌质红，苔黄腻，脉滑数。

配伍意义：本方所治痰热多由外邪不解，入里化热，热灼肺津而成痰。治当清热化痰，理气止咳。方中胆南星味苦性凉，清热化痰，善治痰热为君；瓜蒌仁甘寒，清热化痰，且能导痰热从大便而下，半夏燥湿化痰，黄芩清降肺热，二者相配，相辅相成，又相制相成，共为臣药。治痰当须顺气，故以枳实破气化痰以宽胸，杏仁肃降肺气以宣上，陈皮理气化痰以畅中，茯苓益气健脾渗湿以杜绝生痰之源，共为佐药。姜汁化痰开结，为佐使药。诸药配伍，以使肺热得清，痰热得化，气机得畅，诸症悉平。

小陷胸汤

《伤寒论》

组成：黄连一两 半夏半升 瓜蒌实大者一枚

功用：清热化痰，宽胸散结。

主治：痰热互结之小结胸证。胸脘痞闷，按之则痛，或心胸闷痛，或咳痰黄稠，舌红苔黄腻，脉滑数。

配伍意义：本方原治伤寒表证误下，邪热内陷，与痰浊结于心下的小结胸病。治宜清热涤痰，宽胸散结。方中全瓜蒌甘寒，清热涤痰，宽胸散结，是为君药。用时先煮，意在"以缓治上"，而通胸膈之痹。臣以黄连苦寒泄热除痞，佐以半夏辛温化痰散结。两者合用，一苦一辛，体现辛开苦降之法；与瓜蒌相伍，润燥相得，是为清热化痰，散结开痞的常用组合。本方证为痰热互结心下，病位局限，病情相对较轻，病势较缓，仅见胸脘痞闷、按之始痛、脉象浮滑，故用瓜蒌与黄连、半夏相伍，清热涤痰散结。

细目四 润燥化痰

贝母瓜蒌散

《医学心悟》

组成：贝母一钱五分 瓜蒌一钱 天花粉 茯苓 橘红 桔梗各八分

功用：润肺清热，理气化痰。

主治：燥痰咳嗽。咳嗽呛急，咯痰不爽，涩而难出，咽喉干燥哽痛，苔白而干。

配伍意义：本方证因燥热伤肺，灼津成痰所致。治宜润肺清热，理气化痰。方中以贝母润肺清热，化痰止咳，为君药。瓜蒌清肺润燥，开结涤痰，为臣药。佐以天花粉，清降肺热，生津润燥。痰因湿聚，湿自脾来，痰又易阻滞气机，故佐以橘红理气化痰、茯苓健脾渗湿，但因橘红温燥、茯苓渗利，故用量较轻。桔梗宣肺化痰，且引诸药入肺经，亦为佐药。诸药配伍，清润宣化并用，肺脾同调，以润肺化痰为主，润肺不留痰，化痰不伤津，共奏润肺清热、理气化痰之效。

细目五 温化寒痰

苓甘五味姜辛汤

《金匮要略》

组成：茯苓四两 甘草三两 干姜三两 细

辛三两　五味子半升

功用：温肺化饮。

主治：寒饮咳嗽。咳嗽量多，清稀色白，或喜唾涎沫，胸满不舒，舌苔白滑，脉弦滑。

三子养亲汤

《韩氏医通》

组成：紫苏子　白芥子　莱菔子

功用：温肺化痰，降气消食。

主治：痰壅气逆食滞证。咳嗽喘逆，痰多胸痞，食少难消，舌苔白腻，脉滑。

细目六　化痰息风

半夏白术天麻汤

《医学心悟》

组成：半夏一钱五分　天麻　茯苓　橘红各一钱　白术三钱　甘草五分　生姜一片　大枣二枚

功用：化痰息风，健脾祛湿。

主治：风痰上扰证。眩晕，头痛，胸膈痞闷，恶心呕吐，舌苔白腻，脉弦滑。

配伍意义：本方证因脾湿生痰，湿痰壅遏，引动肝风，风痰上扰清空所致。治宜化痰息风，健脾祛湿。方中半夏燥湿化痰，降逆止呕；天麻平肝息风，止眩晕。两者配伍为治风痰眩晕头痛之要药，共为君药。李东垣《脾胃论》云："足太阴痰厥头痛，非半夏不能疗；眼黑头眩，风虚内作，非天麻不能除。"臣以白术、茯苓健脾祛湿，以治生痰之源。佐以橘红理气化痰，使气顺则痰消。佐使甘草和中调药；生姜、大枣调和脾胃，生姜兼能制约半夏毒性。诸药配伍，风痰并治，标本兼顾，以化痰息风治标为主，健脾祛湿治本为辅，共奏化痰息风、健脾祛湿之效。本方是在二陈汤燥湿化痰的基础上，加入健脾燥湿之白术、平肝息风之天麻而组成。

第十九单元　消食剂

细目一　概　述

1. 消食剂的适用范围　消食剂主要适用于饮食积滞。消食剂适应证比较缓、病情比较轻，治疗取"渐消缓散"之意，以缓缓消除饮食积滞为主。

2. 消食剂的应用注意事项

（1）应辨清病变属性，实证以消食为主，虚证以消补为主。

（2）应用消食剂，不宜长期服用，避免损伤脾胃之气。

细目二　消食化滞

保　和　丸

《丹溪心法》

组成：山楂六两　神曲二两　半夏　茯苓各三两　陈皮　连翘　莱菔子各一两

功用：消食化滞，理气和胃。

主治：食积证。脘腹痞满胀痛，嗳腐吞酸，恶食呕逆，或大便泄泻，舌苔厚腻，脉滑。

配伍意义：本方所治之证乃饮食不节，暴饮暴食所致。治当消食化滞，理气和胃。方中重用山楂，能消一切饮食积滞，善于消肉食之积，为君药。神曲消食健脾，善于化酒食陈腐油腻之积；莱菔子下气消食除胀，善于消谷面之积，共为臣药。三药并用，以消各种饮食积滞。半夏、陈皮理气化湿，和胃止呕；茯苓健脾和中，利湿止泻；连翘清热散结，共为佐药。诸药配伍，共奏消食和胃、清热祛湿之效，使食积得消，湿祛热清，胃气因和，诸症悉除。

枳实导滞丸
《内外伤辨惑论》

组成：大黄一两　枳实　神曲各五钱　茯苓　黄芩　黄连　白术各三钱　泽泻二钱

功用：消食导滞，清热祛湿。

主治：湿热食积证。脘腹胀痛，下痢泄泻，或大便秘结，小便短赤，舌苔黄腻，脉沉有力。

配伍意义：本方证因湿热食滞，内阻胃肠所致。治宜消积导滞，清热利湿。

细目三　健脾消食

健 脾 丸
《证治准绳》

组成：白术二两半　木香　酒炒黄连　甘草各七钱半　茯苓二两　人参一两五钱　神曲　陈皮　砂仁　炒麦芽　山楂　山药　肉豆蔻以上各一两

功用：健脾和胃，消食止泻。

主治：脾虚食积证。食少难消，脘腹痞闷，大便溏薄，倦怠乏力，苔腻微黄，脉虚弱。

配伍意义：本方证因脾虚胃弱，运化失常，食积停滞，郁而生热所致。治当健脾与消食并举。人参、白术、茯苓为君，重在补气健脾运湿止泻。臣以山楂、神曲、麦芽消食和胃，除已停之积。再佐肉蔻、山药健脾止泻；木香、砂仁、陈皮理气开胃，醒脾化湿；黄连清热燥湿，以除食积所生之热。甘草补中和药，是为佐使之用。诸药合用，使脾健、食消、气畅、热清、湿化。

全方配伍特点：消补兼施，补重于消，补而不滞，消中寓清。

运用：

（1）辨证要点　本方为治疗脾虚食滞之常用方。临床应用以脘腹痞闷，食少难消，大便溏薄，苔腻微黄，脉虚弱为辨证要点。

（2）加减变化　湿甚者加车前子、泽泻以利水渗湿；兼寒者去黄连，加干姜以温中祛寒。本方为消补兼施之剂，但补益之药多壅滞，消克之品易伤脾，临床应用时应权衡轻重，配伍适宜。

第二十单元　驱虫剂

乌 梅 丸
《伤寒论》

组成：乌梅三百枚　细辛六两　干姜十两　黄连十六两　当归四两　炮附子六两　蜀椒四两　桂枝六两　人参六两　黄柏六两　蜜

功用：温脏安蛔。

主治：蛔厥证。脘腹阵痛，烦闷呕吐，时发时止，得食则吐，甚则吐蛔，手足厥冷，或久泻久痢。

配伍意义：蛔厥之证是因患者素有蛔虫，复由肠道虚寒，蛔虫上扰所致。本证既有虚寒的一面，又有虫扰气逆化热的一面，针对寒热错杂、蛔虫上扰的病机，治宜寒热并调、温脏安蛔之法。柯琴说"蛔得酸则静，得辛则伏，得苦则下"，因此方中重用味酸之乌梅，取其酸能安蛔，使蛔静则痛止，为君药。蛔虫躁动因于肠寒，蜀椒、细辛，药性辛温，辛可伏蛔，温可祛寒；黄连、黄柏性味苦寒，苦能下蛔，寒能清解因蛔虫上扰、气机逆乱所生之热，共为臣药。附子、桂枝、干姜皆为辛热之品，既可增强温脏祛寒之功，亦有辛可制蛔之力；当归、人参补养气血，且合桂枝以养血通脉，以解四肢厥冷，均为佐药。以蜜为丸，甘缓和中为使药。诸药合用，共奏温脏安蛔之功。

本方所治的久泻久痢，实属脾胃虚寒，肠滑失禁，气血不足而湿热积滞未去之寒热虚实错杂证候。方中重用乌梅，酸收涩肠；人参、当归、桂枝、附子、干姜、细辛、蜀椒温阳散寒，补虚扶正；黄连、黄柏清热燥湿。诸药合用，切中病机，故可奏效。

全方配伍特点：酸苦辛并进，使蛔虫静伏而下；寒热佐甘温，则和肠胃扶正。

运用：

（1）辨证要点　本方为治疗脏寒蛔厥证的常用方。临床应用以腹痛时作，烦闷呕吐，常自吐蛔，手足厥冷为辨证要点。

（2）加减变化　本方以安蛔为主，杀虫之力较弱，临床运用时可酌加使君子、苦楝根皮、榧子、槟榔等以增强驱虫作用。若热重者，可去附子、干姜；寒重者，可减黄连、黄柏；口苦，心下疼热甚者，重用乌梅、黄连，并加川楝子、白芍；无虚者，可去人参、当归；呕吐者，可加吴茱萸、半夏；大便不通者，可加大黄、槟榔。

第二十一单元　治痈疡剂

细目一　概　述

1. 治痈疡剂的适用范围

治痈疡剂主要适用于痈疽疮疡证。治疗多以散结消痈、托里透脓、补虚敛疮为法。

2. 治痈疡剂的应用注意事项

（1）应辨别病证的阴阳表里虚实。

（2）痈疡脓已成，不宜固执内消一法，应促其速溃，不致疮毒内攻；若毒邪炽盛，则需侧重清热解毒以增祛邪之力；若脓成难溃，又应配透脓溃坚之品。

（3）痈疡后期，疮疡虽溃，毒邪未尽时，切勿过早应用补法，以免留邪为患。

细目二　散结消痈

大黄牡丹汤

《金匮要略》

组成：大黄四两　牡丹皮一两　桃仁五十个　冬瓜仁半升　芒硝三合

功用：泻热破瘀，散结消肿。

主治：肠痈初起，湿热瘀滞证。右少腹疼痛拒按，按之其痛如淋，甚则局部肿痞，或右足屈而不伸，伸则痛剧，小便自调，或时时发热，自汗恶寒，舌苔薄腻而黄，脉滑数。

配伍意义：本方所治之肠痈是因肠中湿热郁蒸，气血凝聚所致。治法当泻热祛湿，破瘀消痈。故方中以苦寒攻下之大黄为君，泻热逐瘀，涤荡肠中湿热瘀毒；丹皮亦为君药，清热凉血，活血散瘀。两药合用，泻热破瘀。臣以咸寒之芒硝，泻热导滞，软坚散结，助大黄荡涤湿热，使之速下；桃仁活血破瘀，配合丹皮以散瘀消肿。佐以甘寒滑利之冬瓜仁，为治内痈之要药，清肠利湿，导湿热从小便而去，并能排脓消痈。本方泻下、清利、破瘀诸法并用，共奏泻热破瘀、散结消肿之功，是治疗湿热瘀滞之肠痈初起的常用方剂。

仙方活命饮
《校注妇人良方》

组成：白芷　贝母　防风　赤芍药　当归尾　甘草　皂角刺　穿山甲　天花粉　乳香　没药各一钱　金银花　陈皮各三钱　酒

功用：清热解毒，消肿溃坚，活血止痛。

主治：痈疡肿毒初起。局部红肿焮痛，或身热凛寒，苔薄白或黄，脉数有力。

配伍意义：本方主治疮疡肿毒初起之证。多为热毒壅聚，气滞血瘀痰结而成。阳证痈疮初起，治宜清热解毒为主，配合理气活血、化痰散结、消肿溃坚。方中金银花性味甘寒，最善清热解毒疗疮，前人称之"疮疡圣药"，故重用为君。然单用清热解毒，则气滞血瘀难消，肿结不散，又以当归尾、赤芍、乳香、没药、陈皮行气活血通络，消肿止痛，共为臣药。白芷、防风疏风散表，以助散结消肿；气机阻滞每可导致液聚成痰，故配用贝母、花粉清热化痰排脓，可使未成之脓即消；山甲、皂刺通行经络，透脓溃坚，可使已成之脓即溃，均为佐药。甘草清热解毒，并调和诸药；煎药加酒者，借其通行周身，助药力直达病所，共为使药。诸药合用，共奏清热解毒、消肿溃坚、活血止痛之功。

前人称本方为"疮疡之圣药，外科之首方"，适用于阳证而体实的各类疮疡肿毒。若用之得当，则"脓未成者即消，已成者即溃"。

全方配伍特点：消清并举，清解之中寓活血祛瘀之法，佐辛透散结之品消未成之脓，以消坚之物溃已成之脓。

运用：

（1）辨证要点　以红肿焮痛，或身热凛寒，苔薄白或黄，脉数有力为辨证要点。

（2）加减变化　根据疮疡肿毒所在不同部位，适当加入引经药，以使药力直达病所。本方除煎煮取汁内服外，其药渣可捣烂外敷。

（3）使用注意　本方用于痈肿未溃之前，若已溃者不宜；且性偏寒凉，阴证疮疡忌用。

苇 茎 汤
《外台秘要》引《古今录验方》

组成：苇茎一升　薏苡仁半升　瓜瓣半升　桃仁五十枚

功用：清肺化痰，逐瘀排脓。

主治：肺痈，热毒壅滞，痰瘀互结证。身有微热，咳嗽痰多，甚则咳吐腥臭脓血，胸中隐隐作痛，舌红苔黄腻，脉滑数。

阳 和 汤
《外科证治全生集》

组成：熟地黄一两　麻黄五分　鹿角胶三钱　白芥子二钱　肉桂一钱　生甘草一钱　炮姜炭五分

功用：温阳补血，散寒通滞。

主治：阴疽。如贴骨疽、脱疽、流注、痰核、鹤膝风等，患处漫肿无头，皮色不变，酸痛无热，口中不渴，舌淡苔白，脉沉细或迟细。

配伍意义：阴疽多由素体阳虚，营血不足，寒凝痰滞，痹阻于肌肉、筋骨、血脉而成。治宜温阳补血，散寒通滞。方中重用熟地黄温补营血，填精补髓；鹿角胶温肾阳，益精血。二药合用，温阳补血，共为君药。肉桂、炮姜炭药性辛热，均入血分，温阳散寒，温通血脉，共为臣药。白芥子辛温，温化寒痰，通络散结，且善达皮里膜外；少量麻黄，辛温达卫，宣通毛窍，开肌腠，散寒凝，共为佐药。方中熟地黄、鹿角胶得麻、芥、姜、桂之宣通，则补而不滞；麻、芥、姜、桂得熟地黄、鹿角胶之滋补，则温散而不伤正。生甘草为使，解毒而调诸药。本方诸药合用，温阳与补血并用，祛痰与通络相伍，可使阳虚得补，营血得充，寒凝痰滞得除。

全方配伍特点：滋补之中寓温散之法，补而不滞。

运用：

（1）辨证要点　本方是治疗阴疽的常用方。以患处漫肿无头，皮色不变，酸痛无热者为辨证要点。

（2）加减变化　本方熟地黄用量宜重，麻黄用量宜轻。若气虚明显者，可加党参、黄芪甘温补气；阴寒重者，可加附子温阳散寒；肉桂亦可改为桂枝，加强温通血脉、和营通滞作用。

（3）使用注意　凡阳证疮疡红肿热痛，或阴虚有热，或疽已溃破者，皆不宜使用本方。马培之云："此方治阴证，无出其右，用之得当，应手而愈。乳岩万不可用，阴虚有热及破溃日久者，不可沾唇。"（《重校外科证治全生集》）

中医经典

第一单元　内　经

细目一　素问·上古天真论

◎ 要点　"上古之人，其知道者……度百岁乃去。"

【原文】昔在黄帝，生[1]而神灵，弱而能言，幼而徇齐[2]，长而敦敏[3]，成而登天。乃问于天师曰：余闻上古之人，春秋皆度百岁，而动作不衰；今时之人，年半百而动作皆衰者，时世异耶？人将失之耶[4]？岐伯对曰：上古之人，其知道者，法于阴阳[5]，和于术数[6]，食饮有节，起居有常，不妄作劳[7]，故能形与神俱[8]，而尽终其天年[9]，度百岁乃去。今时之人不然也，以酒为浆[10]，以妄为常[11]，醉以入房，以欲竭其精，以耗[12]散其真，不知持满[13]，不时御神[14]，务快其心，逆于生乐，起居无节，故半百而衰也。

【注释】

[1]　生：与下文的弱、幼、长、成，均指人体生长发育的不同阶段。生，生命之始，即出生之时。

[2]　徇齐：指思维敏捷，反应迅速。

[3]　敦敏：敦厚敏捷。

[4]　人将失之耶：或是人自身违背养生之道的过失呢？

[5]　法于阴阳：效法自然界寒暑往来的阴阳变化规律。

[6]　和于术数：适当运用各种修身养性的方法。和，调和。术数，如呼吸、吐纳、气功、导引、按蹻等调摄精神及锻炼身体的方法。张介宾注："修身养性之法。"

[7]　不妄作劳：不过度劳作。妄，乱。作劳，劳作。

[8]　形与神俱：身形与神气协调共存。俱，

共存，协调。姚止庵注："形者神所依，神者形所根，神形相离，行尸而已。故惟知道者，为能形与神俱。"

[9]　天年：天赋的寿数，即人的自然寿限。

[10]　以酒为浆：把酒当作一般水饮来饮用，指嗜酒无度。浆，指各种水饮。

[11]　以妄为常：把不正常的生活方式当成正常习惯。

[12]　耗：通"好"。嗜好。

[13]　不知持满：不懂得保持精气盈满。王冰注："言爱精保神如持盈满之器，不慎而动，则倾竭天真。"

[14]　不时御神：不善于调摄精神。胡澍注："时，善也。'不时御神'谓'不善御神'也。"御，用。

【导学】

本段通过古今寿夭对比，论述了养生的原则和方法，指出了早衰的原因，提出了"形与神俱"的形神协调统一医学健康观，指出人的自然寿命当超过百岁。

1. 养生的原则和方法

养生的原则包括两个方面：一要顺应外界四时气候的阴阳变化规律，二要养成良好的生活习惯和作息规律。具体方法包括五个方面：一是法于阴阳，顺应四时，调养身心；二是和于术数，锻炼身体，保精养神；三是食饮有节，五味和调，滋养气血，日常饮食有节制、有规律；四是起居有常，按时作息，睡眠充足，怡养神气；五是不妄作劳，劳逸结合，保养形气。如此则保全精神，达到祛病延年，健康长寿的养生目的。

2. 失于调摄是引起人体早衰的根本原因

"今时之人"早衰的原因是不懂得养生之道，"以酒为浆"，损脾胃而伤气血生化之源；"醉以

入房"，损肾精而伤人体精气之本；"以妄为常""起居无节"，把不健康的生活方式当成常规的生活习惯，完全不懂得保持精气盈满，总是贪图一时的享乐，以致精气耗竭，真气匮乏，所以，年过半百就出现衰老的表现。上古之人能够顺应自然界四时阴阳的变化规律，实行各种养生方法，使形神协调，故能度百岁乃去。由此可见，人的寿命长短不是因为时代不同所导致的差异，而是由于人们失于调养、违背养生之道的缘故。

3. 形神统一的医学健康观

文中"形与神俱"的形神协调统一医学健康观，指出了形体与神气协调统一是人体健康长寿的基本保证。形为神之宅，神乃形之主，形与神两者相辅相成，不可分离。形壮则神旺，形为精所成，积精可以全神；神旺则形壮，神能驭气，炼气可使体健。形神关系用于诊法上，强调形神并察，得神者生，失神者死。

4. 人的自然寿命

《内经》认为，人的自然寿命应当超过百岁。如本篇"上古之人，春秋皆度百岁而动作不衰"，《灵枢·天年》的"人之寿百岁而死"，《尚书·洪范》也提出人之寿命为"百二十岁"，可知人类的自然寿数是一百二十岁。《内经》认为只要掌握并正确运用养生之道，人就可以活到自然寿数而身体健康无病。

细目二　素问·四气调神大论

◎ 要点一　"治未病"养生防病原则

【原文】是故圣人不治已病治未病[1]，不治已乱治未乱，此之谓也。夫病已成而后药之，乱已成而后治之，譬犹渴而穿井，斗而铸锥[2]，不亦晚乎！

【注释】

[1] 治未病：包括两个方面含义，即未病先防、已病防变。

[2] 锥：一作兵。指兵器而言。

【导学】

本段提出了"不治已病治未病"的养生防病原则。

"不治已病治未病"，反映了《内经》以预防为主的医学思想，说明了顺应四时养生对预防疾病，延年益寿的重要性，对后世中医学的发展产生了深远的影响。《内经》预防为主、早期诊断、早期治疗的医学思想贯穿于全书始终，体现了《内经》重视生命生存质量的学术思想。"治未病"意义有二：一是未病先防，强调养生，以预防疾病的发生。二是已病防变，强调早期诊断和早期治疗，及时控制疾病的发展传变。

◎ 要点二　"春夏养阳，秋冬养阴"的养生原则及其意义

【原文】所以圣人春夏养阳，秋冬养阴[1]。

【注释】

[1] 春夏养阳，秋冬养阴：即春夏顺应生长之气以养护阳气，秋冬顺应收藏之气以养护阴气。春夏养阳，即养生、养长。秋冬养阴，即养收、养藏。

【导学】

"春夏养阳，秋冬养阴"的养生原则。

"春夏养阳，秋冬养阴"是《内经》重要养生思想之一。春夏养阳，即养生、养长；秋冬养阴，即养收、养藏。春夏阳气生长，养生应蓄养阳气；秋冬阳气收藏，阴气渐盛，养生应蓄养阴气。

后世医家对"春夏养阳，秋冬养阴"养生原则有所发挥和运用。如王冰从阴阳互根制约角度阐述，注云："春食凉，夏食寒，以养于阳；秋食温，冬食热，以养于阴。"张介宾以阴阳依存互用论述，注云："夫阴根于阳，阳根于阴，阴以阳生，阳以阴长，所以圣人春夏则养阳，以为秋冬之地；秋冬则养阴，以为春夏之地，皆所以从其根也。"张志聪以阴阳盛虚论述，注云："春夏之时，阳盛于外而虚于内；秋冬之时，阴盛于外而虚于内。故圣人春夏养阳，秋冬养阴，以从其根而培养也。"李时珍据此提出了顺应四时用

药方法，云："升降浮沉则顺之，寒热温凉则逆之。故春月宜加辛温之药，薄荷、荆芥之类，以顺春升之气；夏月宜加辛热之药，香薷、生姜之类，以顺夏浮之气……秋月宜加酸温之药，芍药、乌梅之类，以顺秋降之气；冬月宜加苦寒之药，黄芩、知母之类，以顺冬沉之气，所谓顺时气而养天和地。"

◎ 要点三 "夫四时阴阳者，万物之根本也……坏其真矣。"

【原文】 夫四时阴阳者，万物之根本也。所以圣人春夏养阳，秋冬养阴，以从其根，故与万物沉浮[1]于生长之门。逆其根，则伐其本，坏其真矣。

【注释】

[1] 沉浮：即升降。

【导学】

本段提出了"四时五脏阴阳"的整体观。

原文以"四时阴阳者，万物之根本"为理论依据，论述了顺应四时阴阳变化来养生的重要性，如果违背四时养生原则，就会导致疾病的发生。

细目三 素问·阴阳应象大论

◎ 要点一 "治病必求于本"的临床价值

【原文】 治病必求于本[1]。

【注释】

[1] 本：此指阴阳。吴昆注："天地万物变化生杀而神明者，皆本乎阴阳，则阴阳为病之本可知。故治病必求其本，或本于阴，或本于阳，必求其故而施治也。"

【导学】

治病必求于本的临床诊治原则。

本，指阴阳，"治病必求于本"意为诊治疾病必须要推求阴阳的盛衰。其道理：①人有脏腑经络气血，又分表里上下内外，这些皆统属于阴阳范畴而有阴阳之分。②在病因上，外感六淫、内伤七情也有阴阳之别，即使是六淫，由于四时

寒热温凉的不同，也有阴阳之异。③在诊断上，中医的四诊八纲首先辨别阴阳。④在病机上，人体疾病的形成不外乎阴阳的偏盛偏衰。⑤在治疗上，药物的升降气味、用针的补泻等，皆不出阴阳之理。

由此可见，阴阳可以概括疾病的两种性质，疾病发生的实质就是人体阴阳失去了相对协调的关系，因此，在治疗上也必须从阴阳入手，针对阴阳的盛衰不同来进行治疗。

"治病必求于本"说明了疾病发生的本质，指出了调治阴阳是治病的根本大法，此句是中医临床诊治的基本原则，对临床具有深刻的指导意义。

◎ 要点二 "阴味出下窍，阳气出上窍……壮火散气，少火生气。"

【原文】 阴味出下窍，阳气出上窍。味厚者为阴，薄为阴之阳。气厚者为阳，薄为阳之阴。味厚则泄，薄则通[1]。气薄则发泄，厚则发热[2]。壮火之气衰，少火之气壮[3]。壮火食气，气食少火[4]。壮火散气，少火生气。

【注释】

[1] 味厚则泄，薄则通：味为阴，味厚为阴中之阴，有泻下作用，如大黄、芒硝之属；味薄为阴中之阳，有通利作用，如木通、泽泻之属。

[2] 气薄则发泄，厚则发热：气为阳，气薄为阳中之阴，有发汗解表作用，如麻黄、桂枝之属；气厚为阳中之阳，有助阳发热作用，如附子、干姜之属。

[3] 壮火之气衰，少火之气壮：药食气味纯阳之品，可使人体正气虚衰；药食气味温和之品，可使人体正气壮盛。气，指人体正气。药食气味纯阳者为壮火，药食气味温和者为少火。后世对《内经》这一含义有所发挥，将壮火、少火引申为人体的病理之火和生理之火。

[4] 壮火食气，气食少火：药食气味纯阳之品，能消蚀耗散人体正气；人体正气则依赖药食气味温和之品的不断补给以资助。食，前指消

蚀、消耗，后指饲养。

【导学】

本段论述了药食气味厚薄的阴阳属性及其作用，指出了壮火、少火对人体的影响。

1. 药食气味厚薄的阴阳属性及其作用

原文中指出药食气味有厚薄之别，又可以进一步用阴阳分类，即阴阳之中再分阴阳。药食气味厚薄不同，阴阳属性各异，药性不同，故进入人体后的走向及作用各不相同。原文指出味为阴，味厚者为阴中之阴，作用于人体有泻下的作用，如大黄、芒硝等；味薄者为阴中之阳，作用于人体有淡渗通利的作用，如茯苓、泽泻等；气为阳，气厚者为阳中之阳，作用于人体有助阳增热的作用，如附子、干姜等；气薄者为阳中之阴，作用于人体有发散解表的作用，如麻黄、桂枝等。

2. 壮火、少火对人体的影响

"壮火""少火"，本指药食气味的阴阳性能而言，药食气味纯阳者为壮火，药食气味温和者为少火。"壮火之气衰，少火之气壮；壮火食气，气食少火；壮火散气，少火生气"，意为药食气味纯阳之品，服之则耗散人体的正气；药食气味温和之品作用平和，食之则能使人体正气充盛。其本义不仅阐述药物气味的峻烈和温和对人体正气的不同作用，而且表明了人体"火"与"气"之间的关系，即亢盛的阳气能消耗人体的正气，而温和的阳气能滋养人体的正气。

壮火、少火与人体正气的关系对后世医家认识火热证的病机及治疗具有影响。如马莳注："气味太厚者，火之壮也。用壮火之品，则吾人之气不能当之而反衰矣，如用乌、附之类，而吾人之气不能胜之，故发热。气味之温者，火之少也。用少火之品，则吾人之气渐尔生旺，而益壮矣，如用参、归之类，而气血渐旺者是也。"后世医家拓展了壮火、少火的含义，将少火引申为生理之火，即人体正常的阳气；将壮火引申为病理之火，即亢盛的阳气。如张介宾

注云："火，天地之阳气也。天非此火，不能生物；人非此火，不能有生。故万物之生，皆由阳气。但阳和之火则生物，亢烈之火反害物，故火太过则气反衰，火和平则气乃壮。壮火散气，故云食气，犹言火食此气也；少火生气，故云食火，犹言气食此火也。此虽承气味而言，然造化之道，少则壮，壮则衰，自是如此，不特专言气味者。"李东垣所言"相火元气之贼"之"相火"，朱丹溪的"气有余便是火"之火，均指壮火而言。

◎ **要点三 "善诊者，察色按脉，先别阴阳……而知病所生，以治无过，以诊则不失矣。"**

【原文】善诊者，察色按脉，先别阴阳；审清浊[1]，而知部分[2]；视喘息，听音声，而知所苦[3]；观权衡规矩[4]，而知病所主。按尺寸[5]，观浮沉滑涩，而知病所生。以治无过，以诊则不失矣。

【注释】

[1] 清浊：指色泽的明润与晦暗。

[2] 部分：指面部五色的分部。

[3] 苦：指病苦。

[4] 权衡规矩：指四时正常脉象，即春脉弦如规，夏脉洪如矩，秋脉浮如衡，冬脉沉如权。

[5] 尺寸：指尺肤部与寸口脉。丹波元简注："谓按尺肤而观滑涩，按寸口而观浮沉也。"

【导学】

基于阴阳理论指导中医诊法。

本段原文指出"善诊者，察色按脉，先别阴阳"，以阴阳作为临床诊治疾病之纲领，因此，在诊察疾病时，通过察色、按脉、问所苦、视喘息、听音声等，对疾病属性作出判断。以阴阳为纲诊断疾病，既可执简驭繁地把握病情，又抓住了疾病的本质。这种以阴阳为纲的四诊合参诊察方法对中医临床辨证产生了深远影响，后世据此将阴阳作为八纲辨证的总纲，对错综复杂的疾病用阴阳加以归纳。

◎ **要点四** "病之始起也，可刺而已；其盛，可待衰而已。故因其轻而扬之，因其重而减之，因其衰而彰之……气虚宜掣引之。"

【原文】 故曰：病之始起也，可刺而已；其盛，可待衰而已[1]。故因其轻而扬之[2]，因其重而减之[3]，因其衰而彰之[4]。形不足者，温之以气；精不足者，补之以味[5]。其高者，因而越之[6]；其下者，引而竭之[7]；中满者，泻之于内[8]；其有邪者，渍形以为汗[9]；其在皮者，汗而发之[10]；其慓悍者，按而收之[11]；其实者，散而泻之[12]。审其阴阳，以别柔刚[13]，阳病治阴，阴病治阳[14]，定其血气，各守其乡[15]，血实宜决之[16]，气虚宜掣引之[17]。

【注释】

[1] 其盛，可待衰而已：邪气正盛之时，不宜针刺直接攻邪，应待病邪稍衰之后针刺治之。

[2] 因其轻而扬之：指病邪轻浅，可采用轻扬宣散之法驱邪外出。张介宾注："轻者浮于表，故宜扬之。扬者，散也。"

[3] 因其重而减之：指病邪深重，难以速去，宜逐步攻减邪气。张介宾注："重者实于内，故宜减之。减者，泻也。"

[4] 因其衰而彰之：指阴阳气血虚衰之病证，宜用补益之法。彰，显扬之意，此指补益法。张介宾注："衰者气血虚，故宜彰之。彰者，补之益之，而使气血复彰也。"

[5] 形不足者，温之以气；精不足者，补之以味：指形体虚弱者，宜用气厚之品温补阳气。阴精虚损者，宜用厚味之品滋补阴精。张介宾注："以形精言，则形为阳，精为阴；以气味言，则气为阳，味为阴。阳者卫外而为固也，阴者藏精而起亟也。故形不足者，阳之衰也，非气不足以达表而温之；精不足者，阴之衰也，非味不足以实中而补之。阳性缓，故曰温；阴性静，故曰补。"

[6] 其高者，因而越之：指病邪在上焦，宜用涌吐之法使邪从上出。高者，谓病邪在上焦，

越之，此指涌吐法。

[7] 其下者，引而竭之：指病邪在下焦，宜用疏导泻利之法使邪从下出。下者，谓病邪在下焦。引而竭之，或利其小便，或通其大便，使邪尽出而不留。吴昆注："下，脐之下也。或利其小便，或通其大便，皆是引而竭之。竭，尽也。"

[8] 中满者，泻之于内：指中焦痞满，宜用消导之法，以祛除积滞。中满，谓中焦痞满。泻之于内，从内部消散病邪，指消导之法。吴昆注："此不在高，不在下，故不可越，亦不可竭，但当泻之于内，消其坚满是也。"

[9] 其有邪者，渍形以为汗：指邪在表者，可用药液或熏蒸之法浸浴身体以发汗散邪。渍形，指浸浴身体。张志聪注："渍，浸也。古者用汤液浸渍取汗，以去其邪，此言邪之在表也。"

[10] 其在皮者，汗而发之：指邪在皮表，当取汗而发散之。

[11] 其慓悍者，按而收之：指病势急猛的病证，应审清病情，及时遏制病势之发展。慓悍，指病势急猛；按，审察；收，收敛，制伏。张介宾注："慓，急也。悍，猛利也。按，察也，此兼表里而言。凡邪气之急利者，按得其状，则可收而制之矣。"

[12] 其实者，散而泻之：指实证分表里，表实宜散，里实宜泻。吴昆注："表实则散，里实则泻。"

[13] 柔刚：代指阴阳。柔为阴，刚为阳。张介宾注："形证有柔刚，脉色有柔刚，气味尤有柔刚。柔者属阴，刚者属阳，知柔刚之化者，知阴阳之妙用矣，故必审而知之。"

[14] 阳病治阴，阴病治阳：张介宾注："阳胜者阴必病，阴胜者阳必病。如《至真要大论》曰：诸寒之而热者取之阴，热之而寒者取之阳。启玄子曰：壮水之主，以制阳光；益火之源，以消阴翳。皆阳病治阴，阴病治阳之道也。"

［15］定其血气，各守其乡：安定气血，各守其位。乡，指部位。

［16］血实宜决之：指血分瘀滞之实证，用活血化瘀或针刺泻血之法治疗。决之，逐瘀之法。

［17］气虚宜掣引之：指气虚下陷之证，用升提补气之法。掣引，此指升提补气之法。张介宾注："上气虚者，升而举之；下气虚者，纳而归之；中气虚者，温而补之，是皆掣引之意。"

【导学】

中医"因势利导"的治疗原则。

本段原文以阴阳理论为纲，论述了"因势利导"的中医治则。"因势利导"的治则包括三个方面：其一，根据病变之势择时治疗：例如其盛，可待衰而已，指对于疟疾等某些周期性发作的疾病，在其未发病之前邪气较弱的时候进行治疗。其二，根据病位之势顺势治疗：例如其高者，因而越之；其下者，引而竭之；中满者，泻之于内；其有邪者，渍形以为汗；其在皮者，汗而发之。其三，根据虚实之势扶正祛邪：例如因其轻而扬之，因其重而减之，因其衰而彰之；形不足者，温之以气；精不足者，补之以味；其实者，散而泻之；血实宜决之；气虚宜掣引之。本段基于"因势利导"的治疗思路，提出了补虚、泻实等治疗原则，以及发汗、涌吐、攻下、逐瘀、消导等相应治法，内容丰富。本段为后世汗、吐、下、和、温、清、消、补八法的形成奠定了基础，对后世中医治则治法的发展和临床实践产生了重要影响。本段具体内容按虚实两纲归纳如下。见下图。

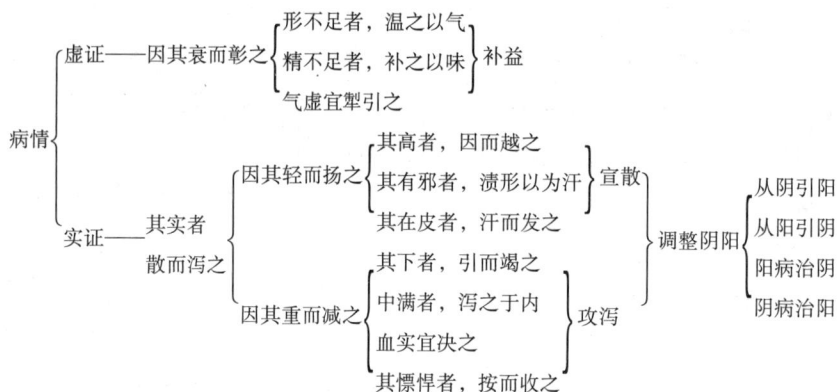

因势利导治疗原则示意图

细目四　素问·经脉别论

◎ **要点一　"勇者气行则已，怯者则着而为病"和"生病起于过用"的理论观点**

【原文】 勇者气行则已，怯者则着而为病[1]也。

【注释】

［1］勇者气行则已，怯者则着而为病：张志聪注："言此数者，皆伤五脏之气，勇者逆气已过，正气复顺，怯者则留着为病。"勇怯，指性格刚勇与怯懦。

【导学】

体质与发病的关系。

"勇者气行则已，怯者则着而为病"，强调体质是决定疾病是否发生的根本因素。勇者性格刚勇，逆气已过，正气重新恢复，怯懦之人，逆气则留着为病。勇怯指人的体质有强弱之异，体质强者不易发病，而体质弱者则易感邪发病。《内经》体质强弱与发病关系的理论，已成为中医体质学说的理论基础，对指导中医体质学说的运用与发展都具有重要的指导意义。

【原文】生病起于过用[1]。

【注释】

[1] 生病起于过用：张介宾注："五脏受气，强弱各有常度，若勉强过用，必损其真，则病之所由起也。"过用，使用过度。泛指六淫、七情、劳逸、饮食等太过。

【导学】

"生病起于过用"的发病学观点。

文中提出了"生病起于过用"的发病观。认为疾病的发生是因"过用"，即超越了常度。本段的"过用"，虽然针对饮食过量、七情过激、劳作过度致"汗"而言，但是它概括了疾病发生的普遍规律。概而言之，"生病起于过用"，包括四时之气太过、精神情志过用、饮食五味过用、劳逸过用及药物过用等。"生病起于过用"的发病观是对临床发病病因的高度概括，对于临床诊治疾病及预防疾病具有普遍的指导意义。

◎ 要点二 "食气入胃，散精于肝……揆度以为常也。"

【原文】食气入胃，散精于肝，淫气于筋[1]。食气入胃，浊气[2]归心，淫精于脉[3]。脉气流经，经气归于肺[4]，肺朝百脉[5]，输精于皮毛[6]。毛脉合精[7]，行气于府[8]，府精神明，留于四藏[9]，气归于权衡[10]。权衡以平，气口成寸，以决死生[11]。饮入于胃，游溢精气[12]，上输于脾，脾气散精，上归于肺，通调水道，下输膀胱[13]。水精四布，五经并行[14]。合于四时五藏阴阳[15]，揆度以为常也[16]。

【注释】

[1] 淫气于筋：意为谷食之精气充盈于肝而濡养于筋。淫，浸淫，此指滋养濡润。

[2] 浊气：指水谷精微中稠厚的部分。张介宾注："浊言食气之厚者也。"

[3] 淫精于脉：指水谷精微中稠厚的部分渗入脉内，化生为营血，沿经脉运行全身。

[4] 脉气流经，经气归于肺：意为经气沿经脉输布运行，首先到肺。因肺经为十二经脉之始，起于中焦，下络大肠，还循胃口，故经气首

先归于肺。"脉气""经气"为同义互词。

[5] 肺朝百脉：肺主气，为十二经之首，周身经脉之气血皆朝会于肺，经肺气的宣发肃降又运行于百脉之中。朝，朝向、朝会之意。

[6] 输精于皮毛：肺主皮毛，肺气的宣发肃降作用将精气输送于皮毛。

[7] 毛脉合精：肺主气，外合皮毛，心主血脉。毛脉合精，即气血相合。张志聪注："夫皮肤主气，经脉主血，毛脉合精者，血气相合也。"

[8] 行气于府：指毛脉所合的精气运行于经脉之中。府，指经脉而言。《素问·脉要精微论》云："夫脉者，血之府也。"王冰注："府，聚也，言血之多少，皆聚见于经脉之中也。"

[9] 府精神明，留于四脏：经脉中的精气运行正常而不乱，输布于心、肝、脾、肾四脏。留，通"流"。姚止庵注："脏本五而此言四者，盖指心肝脾肾言。以肺为诸脏之盖，经气归肺，肺朝百脉，而行气于心肝脾肾，故云留于四脏也。"

[10] 气归于权衡：言精气化为气血入于血脉，其输布保持平衡协调。权衡，即平衡之意。

[11] 气口成寸，以决死生：肺朝百脉，诸脏之气的变化皆显现于气口，故切按气口可以诊察脏腑经脉气血盛衰及其预后善恶。

[12] 游溢精气：指精气浮游满溢。

[13] 通调水道，下输膀胱：肺主气，肺气的宣发肃降作用，既能将脾升清上输的水液布散于全身，又可将浊液借三焦之通道下输膀胱排出体外。

[14] 水精四布，五经并行：水精四布于周身，通灌于五脏之经脉。水精，指水饮之精微。五经，指五脏之经脉。张志聪注："水精四布者，气化则水行，故四布于皮毛。五经并行者，通灌于五脏之经脉也"。

[15] 合于四时五脏阴阳：言饮食精微的生成与输布，与四时阴阳及人体五脏阴阳变化相适应。合，应也。

[16] 揆度以为常也：谨慎地观察，如果水

液的运行与四时五脏阴阳相应，则表明是正常的。揆度，揣度，诊察。常，指常规。

【导学】

本段讨论了谷食和水饮在人体的转输过程，指出了诊气口决死生的原理，提出了"四时五脏阴阳"整体观，强调了人与自然息息相应的整体性。

1. 谷食的转输过程

文中指出谷食入胃后，其所化生的一部分精微物质输散到肝，滋养全身之筋膜。另一部分浓稠的精微物质，注入于心，流注于经脉，经脉气血在肺的作用下输送到全身血脉和皮毛，汇聚于经脉的气血流注于心、肝、脾、肾四脏。在精气输布过程中，气血要保持平衡协调状态。文中突出了经脉在精气输布过程中的作用及肝、脾、肺的重要作用，尤其肺朝百脉的理论，突出了肺在水谷精微输布中的重要作用。

2. 水饮的转输过程

水饮入于胃，汲取精微，精气浮游满溢，上输于脾，再由脾的运化，将精气输布到肺，经肺的宣发肃降，以三焦为通道，布达全身，其清者输布于全身脏腑、四肢百骸、肌肉皮毛；其浊者下达膀胱，如此将水精布散全身，流于五脏六腑。在水液代谢过程中，肺之宣降、脾之运化转输、肾之气化作用是关键。同时，水液代谢还要与四时阴阳变化及五脏功能特性相适应。

3. "四时五脏阴阳"整体观

人与自然息息相应，自然界四时寒暑迁移，人体五脏阴阳会随之发生相应变化。因此，本段原文提出了"合于四时五藏阴阳，揆度以为常也"的整体医学观念，即结合四时五脏阴阳的变化，综合分析水谷精气的生成输布和代谢是诊治水液代谢障碍所致疾病的基本原则。人与自然阴阳相应的整体观成为中医学分析和认识人体生命规律的基本方法。

4. 诊寸口脉的重要性

文中"权衡以平，气口成寸，以决死生"，

指出了诊寸口脉的重要性，与《素问·五脏别论》"五味入口，藏于胃，以养五藏气，气口亦太阴也，是以五脏六腑之气味，皆出于胃，变见于气口"的精神相一致，可互参。

细目五　素问·太阴阳明论

◎ 要点一　"脾病而四肢不用"的机理及临床意义

【原文】帝曰：脾病而四支不用[1]，何也？岐伯曰：四支皆禀气于胃，而不得至经[2]，必因于脾，乃得禀也。今脾病不能为胃行其津液[3]，四支不得禀水谷气，气日以衰，脉道不利，筋骨肌肉，皆无气以生，故不用焉。

【注释】

[1] 四支不用：四肢痿软不能随意活动。支，同"肢"。

[2] 至经：杨上善《黄帝内经太素》作"径至"。径，径直，直接。张介宾注："四肢之举动，必须赖胃气以为用，然胃气不能自至于诸经，必因脾气之运行，则胃中水谷之气，化为精微，乃得及于四肢也。"

[3] 津液：此指水谷精气。

【导学】

本段论述了脾病而四肢不用的道理。

由于脾主升胃主降，经脉互为表里，两者关系密切，故脾胃在病理上相互影响，原文阐述了"脾病而四肢不用"的道理。脾病，指脾的运化功能失常，不能为胃行其津液，不能将胃腐熟消化而产生的水谷精气转输至四肢，以致四肢失于充养，日久痿而不用。该理论可指导临床运用健运脾胃的方法治疗四肢痿废不用的病证。例如"治痿独取阳明"（《素问·痿论》）的治则，即是在此基础上提出的又一重要观点。

◎ 要点二　"脾者土也，治中央……不得独主于时也。"

【原文】脾者土也，治中央[1]，常以四时长[2]四藏，各十八日寄治，不得独主于时也[3]。

【注释】

[1] 治中央：脾属土，土在五方居于中央，故曰"治中央"。治，主宰，掌管。

[2] 长：通"掌"。马莳注："长、掌同，主也。"

[3] 各十八日寄治，不得独主于时也：指脾土之气主四季之末的十八日，不单独主一个时令。张志聪注："春、夏、秋、冬，肝、心、肺、肾之所主也。土位中央，灌溉于四藏，是惟四季月中，各旺十八日。是四时之中皆有土气，而不独主于时也。五藏之气，各主七十二日，以成一岁。"

【导学】

本句提出了"脾不主时"的观点。

"脾不主时"，但却无时不主，四时皆有脾气，指一年四时中各脏腑都与脾有关，即四季末的后十八天均由脾所主，只是不单独主某一时。旨在强调，脾脏属土，为万物之母、五脏之本。人体脏腑、经脉、形体、官窍在各时令中，都不能离开脾胃化生的水谷精气的滋养。脾胃精气充盛，则五脏安和；脾胃受损，则五脏不安。因此，临证时，应正确处理脾胃与其他脏腑的关系。如张景岳在《景岳全书·杂证谟》中云："脾胃有病，自宜治脾，然脾为土脏，灌溉四旁，是以五脏中皆有脾气，而脾胃中亦有五脏之气，此其互为相使，有可分而不可分者在焉。故善治脾者，能调五脏，即所以治脾胃也，能治脾胃，而使食进胃强，即所以安五脏也。"李杲在《内经》重视脾胃理论的基础上，结合临床实践进一步发挥了《内经》经旨，形成了脾胃学说，对中医学的发展产生了深远的影响。

《内经》中关于脾与时令的关系还有一重要观点，即"脾主长夏"（见《素问·藏气法时论》《素问·阴阳应象大论》《素问·金匮真言论》等篇）。两种观点的角度不同，但其基本精神一致，均在强调脾与时令的关系，强调脾对维持全身脏腑功能活动以及生命健康的重要性。两个观点同样重要，当相互参见。

细目六 灵枢·本神

◎ 要点一 由心"任物"到智"处物"的思维过程

【原文】 所以任物者谓之心[1]，心有所忆谓之意[2]，意之所存谓之志[3]，因志而存变谓之思[4]，因思而远慕谓之虑[5]，因虑而处物谓之智[6]。

【注释】

[1] 所以任物者谓之心：指心具有主管认识事物和处理事物的能力。任，担任、主管。

[2] 心有所忆谓之意：指心有意念，但尚未决定之时的思维。张介宾注："谓一念之生，心有所向而未定者，曰意。"

[3] 意之所存谓之志：意念不断积累形成的认识，称为志。存，积累。杨上善注："志亦神之用也，所忆之意，有所专存，谓之志也。"

[4] 因志而存变谓之思：对形成的认识又反复思考的思维活动，称为思。存变，反复思量。

[5] 因思而远慕谓之虑：在反复思考的基础上，又多方论证与推理的思维过程称为虑。远慕，即深谋远虑。张介宾注："深思远慕，必生忧疑，故曰虑。"

[6] 因虑而处物谓之智：在深思熟虑的基础上，对事物作出正确的判断和处理，称之智。张介宾注："疑虑即生，而处得其善者，曰智。"李中梓注："虑而后动，处事灵巧者，智也。"

【导学】

本段指出了人的认知思维形成的过程。

文中对人身之神的作用，人的认知思维过程的描述极为精致。由任物到处物的过程，包含了由感觉→知觉→记忆→比较→分析→综合→判断的由感性到理性、由刺激到反应、由认识事物到正确处理事物的意识思维过程。该理论对临床诊治心理疾病，以及中医心理学研究具有重要指导价值。

◎ 要点二 "生之来谓之精……并精而出入者谓之魄。"

【原文】 生之来谓之精，两精相搏[1]谓之神，随神往来者谓之魂[2]，并精而出入者谓之魄[3]。

【注释】

[1] 两精相搏：男女两性生殖之精相结合。杨上善注："雌雄两精相搏，共成一形，先我身生，故为之精也。"张介宾注："两精者，阴阳之精也。搏者，交结也。"

[2] 随神往来者谓之魂：魂是神支配下的意识活动。魂属神志活动之一，依附神而存在，故属阳。如果魂离开了神的支配，则出现梦话、梦游、梦幻等无意识的感觉和动作。张介宾注："盖神之为德，如光明爽朗、聪慧灵通之类皆是也。魂之为言，如梦寐恍惚、变幻游行之境皆是也。神藏于心，故心静则神清；魂随乎神，故神昏则魂荡。"

[3] 并精而出入者谓之魄：魄是以精为物质基础的生理本能。魄，神志活动之一，依附有形之精而存在，故属阴。本能的感觉及动作都是魄的表现，如视觉、听觉、触觉、婴儿吸吮、眨眼等。张介宾注："盖精之为物，重浊有质，形体因之而成也。魄之为用，能动能作，痛痒由之而觉也。精生于气，故气聚由精盈；魄并于精，故形强则魄壮。"

【导学】

本段强调了精神魂魄四者并存并用。

精神魂魄，并存并用。人体生命源于父母之精，两精相合形成新生命时，即产生神，所谓"形具而神生"。魂，指在神的支配下、随神往来的非本能性的较高级的精神意识思维活动，如人的情感、思维等；魂若离开神的支配，则出现幻觉、梦游等。魄，指与生俱来的、本能的精神意识活动，主要指人体本能的感觉和动作，如新生儿的啼哭、吸吮、非条件反射的四肢运动及触觉、痛觉、温觉、视觉等均属魄的范畴。张介宾对此有精辟阐述，指出："精对神而言，则神为阳而精为阴；魄对魂而言，则魂为阳而魄为阴。"

故魂则随神往来，魄则并精出入。"可见，精神魂魄四者并存并用，才能称之为形神俱备的健康生命体。

细目七 素问·生气通天论

◎ 要点："阴者，藏精而起亟也；阳者，卫外而为固也。"

【原文】 阴者，藏精而起亟[1]也；阳者，卫外而为固[2]也。

【注释】

[1] 起亟：指阴精在内，不断地给予阳气之所需，说明阴为阳之基。亟，频数，屡次。汪机注："起者，起而应也。外有所召，则内数起而应之也。"

[2] 为固：阳气为阴精固密于外，说明阳为阴之用。

【导学】

本句论述了阴阳互根互制的关系。

阴精和阳气的作用分别是"藏精"和"卫外"。阴藏精于内，不断地为阳气的功能活动提供物质基础；阳主卫外，固护并推动阴精的气化，此与"阴在内，阳之守也；阳在外，阴之使也"（《素问·阴阳应象大论》）相观点一致。阴阳互用才能保持阴阳协调，维持正常生命活动，"无阴则阳无以生，无阳则阴无以化"（《素问·四气调神大论》王冰注）。若阴阳互根互用关系失调，就会出现阴损及阳、阳损及阴的病变，甚者阴阳两虚或离决。本句对指导中医病机分析及临床治疗具有重要指导意义。

细目八 素问·举痛论

◎ 要点："余知百病生于气也……思则气结。"

【原文】 余知百病生于气[1]也，怒则气上，喜则气缓，悲则气消，恐则气下，寒则气收，炅则气泄，惊则气乱，劳则气耗，思则气结。

【注释】

[1] 百病生于气：许多疾病的发生都是各种因素导致气机失调所致。气，气机失调，此指病机。张介宾注："气之在人，和则为正气，不和则为邪气，凡表里虚实，逆顺缓急，无不因气而至，故百病皆生于气。"

【导学】

本段提出了"百病生于气"的观点。

"百病生于气"的观点，认为多种疾病的发生都是由于各种内外致病因素使气机失调所致。如因精神因素引起的气上、气缓、气消、气下、气乱、气结等；因气候因素引起的气收、气泄等；因生活起居引起的气耗等。此观点对临床诊治情志疾病、重视调理脏腑气机具有重要指导意义。

细目九 素问·至真要大论

◎ 要点一 "诸风掉眩，皆属于肝……诸呕吐酸，暴注下迫，皆属于热。"

【原文】 诸风掉眩[1]，皆属于肝。诸寒收引[2]，皆属于肾。诸气膹郁[3]，皆属于肺。诸湿肿满[4]，皆属于脾。诸热瞀瘛[5]，皆属于火。诸痛痒[6]疮，皆属于心[7]。诸厥[8]固泄[9]，皆属于下。诸痿喘呕，皆属于上。诸禁鼓栗[10]，如丧神守[11]，皆属于火。诸痉项强[12]，皆属于湿。诸逆冲上[13]，皆属于火。诸胀腹大[14]，皆属于热。诸躁狂越[15]，皆属于火；诸暴强直，皆属于风；诸病有声，鼓之如鼓[16]，皆属于热。诸病胕肿[17]，疼酸惊骇，皆属于火。诸转反戾[18]，水液[19]浑浊，皆属于热。诸病水液，澄澈清冷[20]，皆属于寒。诸呕吐酸，暴注下迫[21]，皆属于热。

【注释】

[1] 掉眩：肢体抽搐震颤、头目眩晕。掉，摇。眩，眩晕。

[2] 收引：此指身体蜷缩、筋脉拘急、关节屈伸不利的病证。收，收缩。引，拘急。

[3] 膹郁：指胸部胀闷。膹，王冰注："谓膹满"。郁，张介宾注："否闷也"。

[4] 肿满：指肌肤肿胀，胸腹胀满。

[5] 瞀（mào）瘛（chì）：神志昏糊、手足抽搐。瞀，昏糊。瘛，抽搐。

[6] 痒：《说文》："疡也"。即疮疡。

[7] 心：《素问直解》改作"火"。

[8] 厥：此指阳气衰于下的寒厥和阴气衰于下的热厥。

[9] 固泄：固，指二便癃秘不通；泄，指二便泻利不禁。

[10] 禁鼓栗：禁，同"噤"，口噤不开。鼓栗，鼓颔战栗。

[11] 如丧神守：指鼓颔战栗而自身不能控制。

[12] 痉项强：痉，病名，症见牙关紧急、项背强急、角弓反张。项强，颈项强直，转动不灵活。

[13] 逆冲上：指气机急促上逆所致的病证，如急性呕吐、吐血、嗳气、呃逆等。

[14] 胀腹大：指腹部胀满膨隆。

[15] 躁狂越：躁动不安，神志狂乱，言行举止失常。

[16] 鼓之如鼓：腹胀严重，叩之如鼓音。前一"鼓"字，动词，叩打；后一"鼓"字，名词。

[17] 胕肿：即皮肉肿胀溃烂。胕，通"腐"。

[18] 转反戾：指筋脉拘急所致的身体拘急扭转、角弓反张等各种症状。张介宾注："转反戾，转筋拘挛也。"

[19] 水液：指人体代谢排出的体液，如汗、尿、痰、涕、涎及白带等。

[20] 澄澈清冷：指人体代谢水液清稀透明而呈寒冷之象。

[21] 暴注下迫：暴注，突然剧烈的腹泻。下迫，里急后重。

【导学】

本段论述了病机的概念，以及掌握病机的重

要性，提出了病机十九条，阐明了审察病机的原则与方法。

1. 病机的概念及其重要性

病机，病之机要，即疾病变化的关键。病机，能够揭示疾病发生、发展、传变的主要矛盾，能够揭示疾病预后和变化的趋势，它是辨证论治的基石，也是确立治则治法的依据。因此，掌握病机对于指导临床诊治疾病至关重要。正如王冰指出："得其机要，则动小而功大，用浅而功深也。"

2. 提出了病机十九条

兹将文中病机十九条按五脏、上下、六淫归类并分析如下。

（1）五脏病机：①诸风掉眩，皆属于肝：肝属风木，主藏血，主身之筋膜，开窍于目。肝血虚，肝木化风则见肢体震颤、动摇、头晕目眩、视物昏花等。常见的肝阳上亢化风、热极生风、血虚生风等与肝之病变相关。②诸寒收引，皆属于肾：肾属寒水，主温煦气化。肾阳虚衰，寒气内生，气血凝敛，筋脉失养，故见肢体蜷缩、拘急痉挛、关节屈伸不利等证。③诸气膹郁，皆属于肺：肺主气、司呼吸。气之为病，首责于肺。各种内外因素作用于肺，致使肺失宣发肃降，肺气上逆，则见呼吸困难，气喘、胸膈胀满、痞塞不通等证。④诸湿肿满，皆属于脾：脾主运化水湿，主四肢。脾虚运化失司，津液输布失常，湿阻中焦，则见腹大腹胀；泛滥肌肤则见四肢浮肿；湿气通于脾，外湿困脾，致使脾运失职，湿阻气滞，发生腹胀腹满等证。⑤诸痛痒疮，皆属于心：心为阳脏，五行属火，心藏神，主血脉。火热炽盛，深入肌肤血脉，火热蕴结，火毒炽盛，逆于肉理，局部肉腐血败，则发痈肿疮疡、红肿热痛。

（2）上下病机：①诸痿喘呕，皆属于上：肺为五脏六腑之华盖，主宣降，敷布精血津液。若肺气热，气血不能敷布全身四肢，肢体失去气血濡养则发生痿证；肺失肃降，其气上逆则为喘；胃气以降为顺，胃失和降，其气上逆，则见呕吐等。②诸厥固泄，皆属于下：厥逆之证与肾相

关。肾阳衰于下，则为寒厥；肾阴衰于下，则为热厥。肾主二阴司二便，主气化，二便不通或二便泻利不禁，均与肾气之盛衰密切相关。

（3）六淫病机：①诸热瞀瘛，皆属于火：火为阳邪，火扰心神，蒙蔽心窍，则见高热，神志不清，或神志昏迷；火灼血脉，筋脉失养则肢体抽掣，或拘急等。②诸禁鼓栗，如丧神守，皆属于火：火热郁闭，不得外达，阳盛格阴，火极似水，上扰神明，故见口噤、鼓颌、战栗、甚至昏迷不醒人事等。此为火热内攻的真热假寒之象。③诸逆冲上，皆属于火：火性炎上，易扰气机，常令脏腑气机向上冲逆。肺气上逆，则产生咳嗽、气喘等；肝火上逆犯肺，则见咳血、咯血、衄血；胃火上逆，则出现呕吐、呕血、呃逆等。④诸躁狂越，皆属于火：火性主动，火热伤人，扰及心神，神失内守，则见神志错乱、狂言骂詈、烦躁不宁、欧人毁物、逾垣上屋等。⑤诸病胕肿，疼酸惊骇，皆属于火：火热伤于肌表，壅滞于皮肉血脉，血热肉腐，局部肿胀、溃烂、发热、疼痛、酸楚；火毒内迫脏腑，扰乱神志，则见惊恐不安、惊骇不宁等。⑥诸胀腹大，皆属于热：热邪传里，壅结肠胃，气机升降失常，导致腑气不通，热结腑实，则见腹胀、腹大、疼痛拒按、大便不通等。⑦诸病有声，鼓之如鼓，皆属于热：热邪深入，扰及肠胃，气机不畅，传化失司，故见肠鸣有声、叩之鼓音。⑧诸转反戾，水液浑浊，皆属于热：热邪炽盛，伤津耗血，筋脉失养，即出现肢体拘急、转筋、屈曲不伸、角弓反张；热盛煎熬津液，则见涕、唾、痰、尿、汗液等排泄物浑浊、黄赤等。⑨诸呕吐酸，暴注下迫，皆属于热：邪热犯胃，或食积化热，致使胃失和降，气机上逆，故见恶心、呕吐、泛酸；邪热盛于大肠，传导失职，则突然剧泻，或呈喷射状的重度腹泻、湿热互结，热急湿缓，则里急后重、粪便秽臭或大便不爽等。⑩诸暴强直，皆属于风：风性主动，善行数变，风气通于肝。风邪内袭，伤肝及筋，则出现突然肢体关节强直、屈伸受限，或颈项强直、肢体拘急、全身痉挛等。

⑪诸颈项强，皆属于湿：湿为阴邪，其性黏滞，最易阻遏阳气。筋脉失于温煦，或湿邪壅阻脉络，气血运行不畅，常致全身强直、肢体挛急、项强不舒、屈颈困难或角弓反张等。⑫诸病水液，澄澈清冷，皆属于寒：寒为阴邪，易伤阳气。阳气虚损，不能温化津液，气化失司，常见痰涎清稀、小便清长、大便稀薄，或伴有畏寒、形寒肢冷等。

3. 审察病机的原则与方法

（1）谨守病机，各司其属：谨慎分析病机，抓住病机的关键，根据病位、病性进行病机归属与分类。如肢体动摇震颤、头晕目眩的病证，大都归属于肝的病变；气机突然上逆所致的急性呕吐、呃逆、吐血、喘促等，其病机大都与火有关等。

（2）有者求之，无者求之：有此症应当探究其机理，无彼症也应探求其原因。病机十九条仅是病机分析举例，临床应用时，应注意运用此分析病机的思路与方法，方能举一反三，用之不殆。

（3）盛者责之，虚者责之：对于邪气盛的，要分析为什么会邪气偏盛；对于正气不足的，也应深入分析正气不足涉及的脏腑，还应分析正气与邪气的辨证关系。

（4）审察病机，无失气宜：审察病机时，要与自然气候变化相结合。病机变化与自然气候变化关系密切，其变化与转归常受气候寒温影响。因此，文中指出分析病机时要"无失气宜""必先五胜"。

4. 病机十九条的启示

启示有三：一是利用相同的病机分析不同的症状，如属火的病机条文，虽病状表现不同，但机理相同，因而临床治疗应"异病同治"。二是取相似的症状推求不同的病机。如"诸风掉眩，皆属于肝""诸暴强直，皆属于风""诸转反戾，水液混浊，皆属于热"等条文中，均有筋脉拘急、抽搐的症状表现，但病机却不同，因而临床治疗应"同病异治"。三是以六淫五脏上下部位

为纲，把错综复杂的病证进行分析归类，体现了审因论治，治病求本的辨证思想，如五脏病机、六淫病机、上下病机等。

◎ 要点二 "逆者正治，从者反治……必伏其所主，而先其所因。"

【原文】逆者正治，从者反治，从少从多，观其事也。帝曰：反治何谓？岐伯曰：热因热用[1]，寒因寒用[2]；塞因塞用[3]，通因通用[4]。必伏其所主，而先其所因[5]；其始则同，其终则异[6]；可使破积，可使溃坚，可使气和，可使必已。

【注释】

[1] 热因热用：指以热性药物治疗真寒假热之证，如用通脉四逆汤治疗脉微欲绝，其人面色赤之假热证。

[2] 寒因寒用：指以寒性药物治疗真热假寒之证，如用白虎汤治脉滑而厥之里热证。

[3] 塞因塞用：指用补益之法治疗正虚所致的胀满闭塞不通之证。前一"塞"字，指闭塞不通之证；后一"塞"字，指补益法。

[4] 通因通用：指用通利攻下之法治疗邪实于内的下利之证。前一"通"字，指邪实于内的泻利证；后一"通"字，指下法。

[5] 必伏其所主，而先其所因：若要抓住疾病的本质，必先求其病因。张介宾注："必伏其所主，制病之本也；先其所因者，求病之由也。"伏，降伏。主，本质、核心。

[6] 其始则同，其终则异：反治法的初始阶段，药性与假象相同。如以热药治假热，以寒药治假寒。治疗过程中，假象逐渐消失，真象显露，最终仍是药性与病性相反的治法。

【导学】

本段论述了正治法和反治法。

1. 正治法

正治法，又称逆治法。指逆疾病征象而治的方法，所用药物的药性与病性相反。适合于病邪轻浅、表里证候一致、病情单纯无假象的疾病，所谓"微者逆之"。如文中的寒者热之，热者寒

之，坚者削之，客者除之，劳者温之，结者散之，留者攻之，燥者濡之，急者缓之，散者收之，损者温之，逸者行之，惊者平之等均属于正治法。运用时应把握"适事为故"、中病即止的原则。

2. 反治法

反治法，又称从治法。指顺从疾病假象而治，所用药物的药性与疾病假象相一致。适合于病邪较重、病情复杂并出现假象的疾病，所谓"甚者从之"。如文中的热因热用、寒因寒用、塞因塞用、通因通用等均属于反治法。反治法所用药物的药性与疾病的病机本质是相反的，因此，仍然是针对疾病本质而治的治法。运用时要把握疾病本质及药量多少，即"必伏其所主，而先其所因""从多从少，观其事也"。

细目十　灵枢·百病始生

◎ 要点　"风雨寒热不得虚，邪不能独伤人……参以虚实，大病乃成。"

【原文】风雨寒热不得虚，邪不能独伤人。卒然逢疾风暴雨而不病者，盖无虚，故邪不能独伤人。此必因虚邪之风[1]，与其身形，两虚相得[2]，乃客其形，两实相逢[3]，众人肉坚。其中于虚邪也，因于天时，与其身形，参以虚实，大病乃成。

【注释】

[1] 虚邪之风：泛指四时不正之气及乘体虚而侵犯人体的外邪。马莳注："此言邪气淫泆，始于虚以感之。"

[2] 两虚相得：两虚，指天时之虚与人体正气虚弱。马莳注："人之中于虚邪，由于天时之虚与身形之虚，故参与虚实之法，则知大病之所由成也。"相得，相逢、相合。

[3] 两实相逢：两实，指自然界的正常气候与人体正气充实。相逢，相遇。

【导学】

本段指出了外感病发病机理，强调了人体正气在发病过程中的重要作用。

1. 风雨寒热不得虚，邪不能独伤人

意为风雨寒热等外邪，不遇到机体正气虚弱，是不能单独侵犯人体使人生病的。本句强调了人体正气强弱是发病与否的关键，突出了人体正气在发病过程中的主导作用。这是《内经》发病学的一贯思想。人体正气充足，抗病能力就强，虽有致病因素存在也未必发病。

2. 外感病发病机理

文中指出"两虚相得，乃客其形""两实相逢，众人肉坚"，阐明了外感病发病的机理。认为人体正气强弱是发病与否的关键。疾病的发生必须具备两个条件：一是内有人体正气虚弱，一是外有邪气侵袭。《灵枢·百病始生》认为虽有邪气侵袭，如果人体正气不虚，也不会使人生病，即"风雨寒热不得虚，邪不能独伤人"。当人体正气虚弱之时，又受邪气侵袭，则可使人发病，即文中所说："必因虚邪之风，与其身形，两虚相得，乃客其形；两实相逢，众人肉坚"。

由此可见，本篇把邪气的侵袭看作是发病的条件，而正气虚弱才是发病的决定性因素。原文突出了人体正气在发病中的主导作用，为后世中医发病观中重视正邪关系奠定了理论基础，对后世扶正祛邪治疗原则的运用产生了深远的影响，也提示人们必须注重摄生、保养正气，避免邪气侵袭，以防止疾病的发生。

细目十一　素问·热论

◎ 要点　"治之各通其藏脉……可泄而已。"

【原文】治之各通其藏脉[1]，病日衰已矣。其未满三日者，可汗而已；其满三日者，可泄而已[2]。

【注释】

[1] 各通其藏脉：疏通各脏腑经脉。杨上善注："量其热病在何脏之脉，知其所在，即于脉

以行补泻之法，病衰矣。"

[2] 其未满三日者，可汗而已；其满三日者，可泄而已：张介宾注："凡传经络之邪，未满三日者，其邪在表，故可以汗已。满三日者，其邪传里，故可以下已。然此言表里之大体耳。"

【导学】

本段指出了外感热病的治疗原则。

外感热病，未满三日者，其邪尚在表，可用发汗的方法，祛除邪气，使病痊愈。已满三日者，其邪气已传入里，故可用泄法。该原则对针刺选穴治疗热病具有重要指导作用。

细目十二　素问·评热病论

◎ 要点　"劳风法在肺下……伤肺则死也。"

【原文】劳风法在肺下[1]，其为病也，使人强上冥视[2]，唾出若涕，恶风而振寒，此为劳风之病。帝曰：治之奈何？岐伯曰：以救俯仰[3]。巨阳引[4]。精者三日，中年者五日，不精者七日[5]。咳出青黄涕，其状如脓，大如弹丸，从口中若鼻中出，不出则伤肺，伤肺则死也。

【注释】

[1] 肺下：指肺部。

[2] 强上冥视：颈项强直，视物不清。王冰注："膀胱气不能上荣，故使人头项强而视不明也。"

[3] 以救俯仰：尤在泾云："肺主气而司呼吸。风热在肺，其液必结，其气必壅，是以俯仰皆不顺利，故曰当救俯仰。救俯仰者，即利肺气、散邪气之谓乎。"

[4] 巨阳引：应取足太阳经的穴位以引动经气。

[5] 精者三日，中年者五日，不精者七日：精者，谓精气旺盛之人。此谓年轻力壮，精气充沛者，病易愈；中年及老年人精气渐衰，治愈的日数较长。三、五、七乃指病情缓解时间的先后。

【导学】

本段论述了劳风的病因病机、症状、治疗及预后。

1. 劳风的病因病机

劳风的病因为因劳而虚，因虚而受风，邪气化热壅肺；病机为太阳受风，卫阳郁遏，肺失清肃，痰热壅积。

2. 劳风的症状

劳风的主要症状为恶风振寒，强上冥视，唾出若涕，甚则咳出青黄痰块。

3. 劳风的治疗及预后

劳风的治疗宜利肺散邪以救俯仰，排出痰液以通气道；治则为针刺太阳以引经气。因势利导的排痰祛邪之法对于劳风的治疗至关重要。"不出则伤肺，伤肺则死也"，说明痰液阻塞、气道不通可导致窒息而死的危险。提示痰浊壅盛之证，要及时排痰祛邪，以使邪有出路，以免损伤脏气。劳风的预后转归与精气盛衰、年龄、体质强弱密切相关，少壮之人气血充足，病程较短，预后良好；老年人体质虚弱，病程较长。劳风病与《金匮要略》之"肺痈"相似，张仲景治疗肺痈以清热泻肺排脓为原则，如葶苈大枣汤、桔梗汤、千金苇茎汤等，丰富并发展了《内经》对于劳风的辨治方法。

细目十三　素问·咳论

◎ 要点一　"五藏六府皆令人咳"的理论及其临床意义

◎ 要点二　"肺之令人咳，何也？……乘冬则肾先受之。"

【原文】黄帝问曰：肺之令人咳，何也？岐伯对曰：五藏六府皆令人咳，非独肺也。帝曰：愿闻其状。岐伯曰：皮毛者，肺之合也，皮毛先受邪气，邪气以从其合也。其寒饮食入胃，从肺脉上至于肺[1]，则肺寒，肺寒则外内合邪，因而客之，则为肺咳。五藏各以其时受病[2]，非其时，各传以与之[3]。人与天地相参，故五藏各以治时[4]，感于寒则受病，微则为咳，甚者为泄为痛[5]。乘[6]秋则肺先受邪，乘春则肝先受之，乘夏则心先受之，乘至阴[7]则脾先受之，乘冬则肾先受之。

【注释】

[1] 其寒饮食入胃，从肺脉上至于肺：杨上善注："人肺脉手太阴，起于中焦，下络大肠，还循胃口，上膈属肺。寒饮寒食入胃，寒气循肺脉上入肺中。"

[2] 五藏各以其时受病：指五脏在其所主的时令感邪受病。

[3] 非其时各传以与之：若不在肺所主之时令受病，是他脏传至于肺。非其时，指非肺所主的秋季。之，指肺。

[4] 治时：指五脏所主的时令。

[5] 微则为咳，甚者为泄为痛：咳为肺之症状，咳兼痛为五脏受邪的症状，咳兼泄为六腑受邪的症状。张介宾注："邪微者浅而在表，故为咳。甚者深而入里，故为泄为痛。"

[6] 乘：趁。此指当……之时。

[7] 至阴：此指长夏。

【导学】

本段提出了"五藏六府皆令人咳，非独肺也"的观点，论述了咳嗽的病因病机及其与季节的关系。

1. "五藏六府皆令人咳，非独肺也"的发病学观点

本句从整体观出发，揭示了咳虽为肺的病变，但其他脏腑功能失常，也可影响到肺而发生咳嗽。因为肺主气，受百脉朝会，故五脏六腑功能失调均可影响到肺，致肺失宣降，肺气上逆而发生咳嗽。如脾虚生痰，痰湿上犯于肺；肝火上冲，气逆犯肺；肾虚水泛，寒水射肺等。本句说明了咳不离乎肺，然不止于肺。后世医家据此创立了诸多治咳的经典理论及方剂。

本句启示临床上对咳嗽的论治不只是治肺，还要考虑五脏六腑对肺的影响，从调理五脏六腑的角度调治咳证。如肝火犯肺之咳，出现咳嗽、胁痛、不可转侧等症状，可用小柴胡汤、黛蛤散、当归龙荟丸等清肝泻火；肾阳虚衰，水饮射肺之咳，出现咳嗽喘息，咳唾大量泡沫状清稀痰涎等症状，可用真武汤温阳散寒，化气行水。

2. 咳的病因病机

文中指出咳的病因病机主要有两个方面：①外有风寒所伤：因肺与皮毛相合，故风寒之邪袭表，从其合而内传于肺，使肺失宣降而致咳。②内有寒饮停聚：手太阴肺经起于中焦，还循胃口，上膈属肺。寒凉饮食入胃，导致中焦寒，寒气循手太阴肺经上入于肺中，导致肺寒，肺为娇脏，不耐寒热，外内寒邪并聚于肺，则肺失宣降，肺气上逆发生咳嗽。

3. 咳与季节气候的关系

五脏各以治时感邪发病，这是《内经》四时五脏阴阳发病的基本观点。五脏各有其所主的时令，当其时令邪气侵入人体时，邪气首先侵犯与当令之气相应之脏，使该脏受邪传之于肺，发生咳嗽，即非肺所主的时令之咳，乃他脏感受当令邪气传至于肺所致。本篇从"人与天地相参"的整体观出发，提出了"五藏各以其时受病，非其时各传以与之"的发病学观点。说明了五脏对各自时令之邪的易感性及五脏之间的相互关系。

4. 后世医家根据《内经》不同时令之咳提出的治咳之法

例如：清代医家林佩琴在《类证治裁》中指出："以四时论之，春季咳，木气升也，治宜兼降，前胡、杏仁、海浮石、瓜蒌仁之属；夏季咳，火气炎也，治宜兼凉，沙参、花粉、麦冬、知母、玄参之属；秋季咳，燥气乘金也，治宜清润，玉竹、贝母、杏仁、阿胶、百合、枇杷膏之属；冬季咳，风寒侵肺也，治宜温散，苏叶、川芎、桂枝、麻黄之属。"

细目十四 素问·痹论

◎ 要点："凡痹之客五藏者……涩于小便，上为清涕。"

【原文】凡痹之客五藏者，肺痹者，烦满，喘而呕。心痹者，脉不通，烦则心下鼓[1]，暴上气而喘，嗌干，善噫[2]，厥气上则恐。肝痹者，夜卧则惊，多饮，数小便，上为引如怀[3]。肾痹者，善胀，尻以代踵，脊以代头[4]。脾痹者，四支解堕[5]，发咳，呕汁，上为大塞[6]。肠痹者，数饮而出不得，中气喘争[7]，时发飧泄。胞痹[8]者，少腹膀胱按之内痛，若沃以汤[9]，涩于小便，上为清涕。

【注释】

[1] 心下鼓：即心悸。

[2] 嗌（yì）干，善噫：指咽干、嗳气。

[3] 上为引如怀：形容腹部胀大，状如怀孕。

[4] 尻以代踵，脊以代头：足不能行，以尻代之；背驼甚，脊高于头，头俯不能仰。尻，尾骶部。踵，足后跟。

[5] 四支解堕：指四肢懈怠，无力。解，同"懈"。

[6] 大塞：痞塞。大，"不"字之形误。"不"与"否"古通。"否"，通"痞"。

[7] 中气喘争：腹中有气攻冲，而致肠鸣。喘，转也。争，甚也。

[8] 胞痹：此指膀胱痹。胞，通"脬"，膀胱。

[9] 若沃以汤：如用热水浇灌。沃，浇灌。汤，热水。

【导学】

本段阐述了五脏痹的症状特点。

文中指出五脏痹的症状与五脏各脏功能及各脏经气失调有关。例如，肺痹症状为烦闷、喘促、呃逆；心痹表现为心烦、心悸，阵发咳喘，咽干，嗳气频作，时觉气逆恐惧；肝痹症状为夜卧惊惕不安，多饮小便频，腹部胀满如妊娠状；肾痹症状为腹胀满，身体佝偻不伸；脾痹症状为四肢懈怠无力，咳而呕清水，且脘腹痞塞。

清代林佩琴在《类证治裁》中指出，经病入脏，邪胜正虚，发为五脏痹。治疗用五痹汤为主。肾痹，加独活、肉桂、杜仲、牛膝、黄芪、萆薢；心痹，加远志、茯神、麦冬、犀角；脾痹，加厚朴、枳实、砂仁、神曲；肺痹，加半夏、杏仁、麻黄、紫菀。认为，痹证初起，骤用参、芪、归、地，则气郁滞，邪不散，只以行湿流气为主；久而不愈，宜峻补真阴，使血气流行，则病邪随去。

细目十五 素问·痿论

◎ 要点 "阳明者，五藏六府之海……故足痿不用也。"

【原文】阳明者，五藏六府之海，主润宗筋[1]，宗筋主束骨而利机关[2]也。冲脉者，经脉之海也，主渗灌溪谷[3]，与阳明合于宗筋，阴阳揔宗筋之会[4]，会于气街[5]，而阳明为之长[6]，皆属于带脉，而络于督脉。故阳明虚，则宗筋纵，带脉不引，故足痿不用也。

【注释】

[1] 宗筋：众筋，泛指全身筋膜。于鬯《香草续校书》曰："宗，当训众。"

[2] 主束骨而利机关：约束骨骼，滑利关节。

[3] 溪谷：指肌肉分腠。《素问·气穴论》云："肉之大会为谷，肉之小会为溪。"

[4] 阴阳揔宗筋之会：指阴阳经脉汇聚于宗筋。阴阳，指阴经、阳经。揔，同"总"。张介宾注："宗筋聚于前阴，前阴者，足三阴、阳明、少阳及冲、任、督、蹻九脉之所会也。九者之中，则阳明为五脏六腑之海，冲脉为经脉之海，此一阴一阳，总乎其间，故曰阴阳总宗筋之会也。"

[5] 气街：穴名，又名气冲，位于横骨两端

鼠蹊上一寸，属足阳明经。即脐下五寸，旁开二寸处。

[6] 阳明为之长：指阳明经主润众筋的主导作用。

【导学】

本段论述了痿证的治疗原则，提出了"治痿独取阳明"的重要观点。

治痿独取阳明，突出了调治脾胃在痿证治疗中的重要性。治痿独取阳明的道理概之有三：一是痿证的主要病机为五脏气热导致津液气血亏少，以致筋脉痿废不用；而足阳明胃是五脏六腑之海，气血生化之源，若要筋骨皮肉恢复其正常的功能，就必须有充足的气血营养，所以从阳明调治。二是人身阴阳诸经及冲脉皆会合于足阳明经之气街穴，并连属于带脉，故阳明为"十二经之长"；如果阳明虚则宗筋弛纵，带脉不能收引，故足痿不用，所以治疗阳明经，则阴阳诸经皆得以调治。三是阳明"主润宗筋，宗筋主束骨而利机关"，阳明气血充盛，诸筋得以濡养，则关节滑利，运动自如；若阳明虚，则宗筋不能束骨而滑利关节，发生肢体痿废不用的痿证。由此可见，调治阳明是治疗痿证的关键。清代高世栻指出："阳明者，胃也，受盛水谷，故为五脏六腑之海，皮、肉、筋、脉、骨，皆资于水谷之精，故阳明主润宗筋……痿则机关不利，筋骨不和，皆由阳明不能濡润，所以治痿独取阳明也"。

"独取阳明"是强调痿证的治疗应重视阳明，并非仅取阳明。原文还提出了"补其荥而通其俞"的针刺治则，即针对有关脏腑经络，补其荥穴，通其俞穴，调补虚实，疏通气血；还要配以"各以其时受月"的针刺治则。"补其荥而通其俞"及"各以其时受月"的治则体现了因时制宜，辨证论治的思想。后世医家在"独取阳明"治疗痿证原则的指导下，创立了诸多治疗痿证的方剂。

细目十六　素问·异法方宜论

◎ 要点　"医之治病也，一病而治各不同，皆愈，何也？……地势使然也。"

【原文】黄帝问曰：医之治病也，一病而治各不同，皆愈，何也？岐伯对曰：地势使然也。

【导学】

本段论述了不同地域疾病治法各异。

不同地域气候引起的疾病各异，治疗方法亦异，这体现了"因地制宜"的治疗思想。本篇指出，根据东南中西北方位不同，可分别采取砭石、毒药、灸焫、微针、导引、按蹻等不同治疗方法。以"地势使然"，回答了"一病而治各不同"的道理，提示医生临床诊治必须结合自然环境、地域及体质差异等，灵活地运用因地制宜、因人制宜的原则。

细目十七　素问·汤液醪醴论

◎ 要点一　"神不使"的含义及其临床意义

【原文】帝曰：形弊血尽而功不立者何？岐伯曰：神不使[1]也。

【注释】

[1] 神不使：神机丧失，针药难以发挥作用。张介宾注："凡治病之道，攻邪在乎针药，行药在乎神气。故治施于外，则神应于中，使之升则升，使之降则降，是其神之可使也。若以药剂治其内而脏气不应，针艾治其外而经气不应，此其神气已去而无可使矣。虽竭力治之，终成虚废已尔，是所谓不使也。"

【导学】

"神不使"的含义及其临床意义。

神不使，指若神机丧失，则针药难以发挥作用。

"神不使"强调了病人的神气在治疗中的重要作用，本篇指出疗效不明显，其原因就是"神不使"，即病人神气丧失，不能对治疗作出反应，无法使针药发挥作用。提示临床诊治疾病当以神气为本，神气是治疗能否取效的关键。正如《灵枢·本神》所云："凡刺之法，先必本于神。"

◎ 要点二 "平治于权衡……五阳已布，疏涤五藏。"

【原文】平治于权衡[1]，去宛陈莝[2]，微动四极[3]，温衣[4]，缪刺[5]其处，以复其形。开鬼门，洁净府[6]，精以时服[7]，五阳已布，疏涤五藏[8]。

【注释】

[1] 平治于权衡：平调阴阳的偏盛偏衰。吴昆注："平治之法，当如权衡，阴阳各得其平，勿令有轻重低昂也。"

[2] 去宛陈莝：祛除郁积陈久的水邪与瘀血。宛，通"郁"，郁积也。陈，陈腐，《辞源》谓"陈"为"腐臭""积、甚"。莝，《辞源》谓"莝"为"切碎的草"，有杂乱堆积之意。

[3] 微动四极：四极，即四肢。张介宾注："微动之，欲其流动而气易行也。"

[4] 温衣：张介宾注："温衣，欲助其肌表之阳而阴凝易散也。"

[5] 缪刺：病在左而刺右、病在右而刺左的刺络法。张介宾注："然后缪刺之，以左取右，以右取左，而去其大络之留滞也。"

[6] 开鬼门，洁净府：此指发汗、利小便。张介宾注："鬼门，汗空也。肺主皮毛，其藏魄，阴之属也，故曰鬼门。净府，膀胱也。上无入孔而下有出窍，滓秽所不能入，故曰净府。邪在表者散之，在里者化之，故曰开鬼门、洁净府也。"

[7] 精以时服：王冰注："脉和，则五精之气以时宾服于肾脏也。"

[8] 五阳已布，疏涤五脏：五脏阳气得以布散宣达，涤除五脏水湿邪气。张介宾注："阴邪除则五阳布。"

【导学】

本段指出了水肿的治则及治法。

水肿的治则是"平治于权衡""去宛陈莝"，

即平调阴阳，祛除水邪瘀血，体现了扶正祛邪的治疗原则。水肿的具体治法有四：一为"开鬼门，洁净府"，即发汗、利小便之法，以祛除水邪。二为"缪刺其处"，即用针刺之法使经络疏通以祛除水邪。三为"微动四极"，即轻微活动四肢，以疏通气血，振奋阳气。四为"温衣"，即添衣保暖，以保护阳气，有利于消散水饮之邪。四种方法也体现了扶正祛邪的思想，综合并用，有助于水邪消散。

"开鬼门，洁净府"治疗水肿的方法对后世影响深远。张仲景在《金匮要略》中提出"诸有水者，腰以下肿，当利小便；腰以上肿，当发汗乃愈"即渊源于此。《医宗金鉴》之"治水之病，当知表里上下分消之法。腰以上肿者，水在外，当发其汗乃愈，越婢、青龙汤证也。腰以下肿者，水在下，当利小便乃愈，五苓、猪苓等汤证也。"也是《内经》"开鬼门，洁净府"理论的具体运用。

细目十八　素问·标本病传

◎ 要点 "小大不利治其标；小大利治其本。"

【原文】小大不利治其标，小大利治其本。

【导学】

本段提出了标本治则。

小大不利治其标，小大利治其本，意指凡病见大小便不通利者，当先治其标，即先通利大小便；大小便通利者，则可以治其本。体现了《内经》急则治标，缓则治本的治疗原则。张介宾对此注解云："无论客气、同气之为病，即先有他病，而后为小大不利者，亦先治其标。诸皆治本，此独治标，盖二便不通，乃危急之候，虽为标病，必先治之，此所谓急则治其标也。"

细目十九 灵枢·决气

◎ **要点一** **"余闻人有精气津液血脉，余意以为一气耳……壅遏营气，令无所避？是谓脉。"**

【原文】 余闻人有精、气、津、液、血、脉，余意以为一气耳，今乃辨为六名，余不知其所以然。岐伯曰：两神相搏[1]，合而成形，常先身生[2]，是谓精。何谓气？岐伯曰：上焦开发，宣五谷味[3]，熏[4]肤，充身，泽毛，若雾露之溉，是谓气。何谓津？岐伯曰：腠理发泄，汗出溱溱[5]，是谓津。何谓液？岐伯曰：谷入气满，淖泽[6]注于骨，骨属屈伸，泄泽[7]补益脑髓，皮肤润泽，是谓液。何谓血？岐伯曰：中焦受气取汁[8]，变化而赤，是谓血。何谓脉？岐伯曰：壅遏[9]营气，令无所避，是谓脉。

【注释】

[1] 两神相搏：指男女媾合。搏，交也。马莳注："男女媾精，万物化生，盖当男女相媾之时，两神相合而成人，生男女之形。"

[2] 常先身生：张介宾注："凡阴阳合而万形成，无不先从精始，故曰常先身生是谓精。"

[3] 宣五谷味：指上焦肺宣发布散水谷精微的作用。

[4] 熏：温煦之意。

[5] 汗出溱（zhēn）溱：形容汗出很多的样子。溱溱，众盛貌。

[6] 淖（nào）泽：水谷精微中滑腻而浓稠的部分。淖，《说文》："泥也。"引申为浓稠。

[7] 泄泽：指水谷精微中渗出的汁液。泄，渗出之意。

[8] 受气取汁：受气，接受水谷精气。取汁，吸取水谷精微中的精汁。

[9] 壅遏：约束、限制。

【导学】

本段阐述了六气的概念、生成及作用。

六气源于先天，又赖后天水谷精微不断充养。由于六气的性质及分布不同，故其作用及名称亦不相同。精，禀受于父母，是构成生命的原始物质，是生殖功能的物质基础。气，是通过上焦的宣发布散至全身的精微物质，具有充养形体、温煦肌肤和润养毛腠的作用。津，是水谷精微中的清稀部分，具有滋润肌肤，化生汗液的作用。液，是水谷精微中的浓稠部分，流入骨，具有充养骨髓、补益脑髓、利滑关节、润泽肌肤等作用。血，是饮食水谷精微通过脾胃的运化和心肺的共同气化，变化而成的赤色液体，具有营养全身的作用。脉，是营血运行的道路，能约束营血运行于脉中。

六气源于先天，又依赖后天水谷精微不断滋养。六气同源异名、相互作用的整体观点，对临床辨治气血津液失常的病证具有重要意义。

◎ **要点二** **"精脱者，耳聋……其脉空虚，此其候也。"**

【原文】 精脱[1]者，耳聋；气脱者，目不明；津脱者，腠理开，汗大泄；液脱者，骨属屈伸不利，色夭，脑髓消，胫酸，耳数鸣；血脱者，色白，夭然不泽，其脉空虚[2]，此其候也。

【注释】

[1] 脱：夺失、耗散。有急骤散失之意。

[2] 其脉空虚：此文前应据《甲乙经》补"脉脱者"三字。丹波元简注："本经脱'脉脱者'三字，当补。若不然则六脱之候不备。"

【导学】

本段指出了六气耗脱的证候特点。

精脱者，耳鸣。肾藏精，开窍于耳。《灵枢·脉度》云："肾气通于耳，肾和则耳能闻五音矣"，故肾精充足则耳的听觉灵敏。如果肾精不足，耳失所养，就会出现耳鸣、耳聋等症，临床治疗宜补肾填精，如六味地黄丸、左归丸等。

气脱者，目不明。人之视觉功能有赖于五脏六腑精气的滋养，故《灵枢·大惑论》云："五藏六府之精气，皆上注于目而为之精。"如果气伤不足，眼睛失去精气的奉养，则会出现视物不清等，临床治疗气虚之目不明宜补气升阳，如补中益气汤、益气聪明汤等。

津脱者，腠理开，汗大泄；液脱者，骨属屈伸不利，色夭，脑髓消，胫酸，耳数鸣。津液是人体内有滋润营养作用的正常水液，津清质稀，流行于表，滋润肌肤；液浓质稠，流注于里，充养空窍、滑润关节、补益脑髓。两者在理论上有所区别，但是在临床上津伤者必见液亏，液脱者必有津亡，两者很难截然区分。津液脱失主要表现为机体失于濡润，可见皮肤干燥、窍道干涩不利、关节屈伸不利、腿胫酸软，治宜滋养阴液，如增液汤、麦门冬汤等。

血脱者，色白，夭然不泽。血主营养，脉为"血之府"，血脱则肌肤无以滋养，则皮肤淡白、枯槁无华；血液脱失，不能充盈脉管，则脉道空虚，治宜补血、生血，药如当归、白芍、熟地等。

由此可见，六气耗脱多为虚证，六气各有所主之脏，故临床治疗六气耗脱的病证，当以调补六气所主之脏为主，相关之脏为辅。

第二单元　伤寒论

细目一　辨太阳病脉证并治

◎ 要点一　"太阳之为病，脉浮，头项强痛而恶寒。"（1 条）

【原文】太阳之为病，脉浮，头项强痛而恶寒。（1 条）

【解析】本条为太阳病辨证纲要。太阳主表，统营卫。外邪侵袭太阳，卫阳抗邪于外，脉象应之而浮。邪气侵犯太阳，致太阳经气不利，故头项强痛。风寒袭表，卫阳被遏，导致恶风寒。因脉浮与恶寒代表卫阳抗邪于外，营卫失调的基本病理改变，故作为太阳病的提纲证，太阳病以主脉主证为提纲。

【考点】

1. "太阳"的涵义：六经的名称源于《内经》。《素问·热论》中的三阴三阳是《伤寒论》的六经之由来。《内经》明确指出三阴三阳的划分，是以"阴阳之气，各有多少，故曰三阴三阳也"。太阳又称巨阳，是阳气隆盛之意，其经脉走行最长，其气布于周身，故谓之太阳。

2. 太阳经证的性质：表证。太阳主皮毛而统营卫：《灵枢·营卫生会》："太阳主外"，吴昆曰："太阳有敷畅阳气的作用，其气向外，主表而又主开。"太阳之腑与肾同居下焦，互为表里，主持气化，其阳气与肌表卫气相通，故云"卫出下焦"。而营卫具阴阳属性，营气属阴，卫气属阳，人体阴阳不可分离，太阳之气行于体表，起卫外作用者，为卫气，构成太阳主表统营卫的生理基础。具体来说太阳表证有寒热虚实之别，可分为表寒证、表热证、寒热夹杂证。

3. 太阳病提纲条文为什么只提恶寒，不提发热：外感病初起，在风寒束表之时，卫阳被遏，失于温煦，即见恶寒，卫阳奋起抗邪，正邪相争才有发热。一般恶寒的症状起病即有，而发热往往出现较迟，因卫阳被风寒所闭郁，未能及时达表抗邪，则暂时不发热。发热有早有晚，因此，提纲条文未将发热列为太阳病的证候主症，正是为了突出太阳病初起之时的症状。

4. 如何理解"有一分恶寒，就有一分表证"：太阳主表，提纲条文又强调恶寒，恶寒是太阳病出现最早和贯穿始终的症状，所以有的医家认为恶寒最能突出太阳病的特征。但这句话必须是在外感病的前提下才正确，舍此条件，则恶寒的存在，未必就是表证未除。如三阴病证，阳气虚衰不能温煦肌表，亦见恶寒，这种恶寒就另当别论。一般而言，三阳恶寒为寒郁阳气，三阴恶寒为寒伤阳气。而三阳寒郁阳气所致的恶寒中，也仅太阳表证恶寒属表证（由风寒犯表，郁遏卫阳所致），具有表证不解，恶寒不除的特点，阳明、少阳两经恶寒则无此规律可循。

◎ 要点二 "太阳中风，阳浮而阴弱……桂枝汤主之。"（12条）

【原文】太阳中风，阳浮而阴弱，阳浮者，热自发，阴弱者，汗自出，啬啬恶寒，淅淅恶风，翕翕发热，鼻鸣干呕者，桂枝汤主之。（12条）

【解析】本条论述太阳中风证的病机、证候特点及其治法方药。阳浮而阴弱，既言脉象，又代表营卫不和的病机。所谓"阳浮"，是卫阳与风寒之邪抗争于表而见发热恶寒，脉浮等卫阳浮盛于表的症状。"阴弱"，是因阳浮于外，营阴不能自守而外泄，营阴相对不足。阳浮而阴弱亦揭示营卫不和的病理机制。太阳经受邪，卫阳与邪抗争则发热，风寒袭表，卫阳被遏导致恶风寒，肺外应皮毛，邪客于表，肺气不利则鼻鸣，影响胃失和降则干呕。

【考点】

1. 如何理解"阳浮而阴弱"：阳浮而阴弱既指脉象又指病机。阳指浮取，阴指沉取，意为轻取见浮，沉取则弱。从病机言则卫阳浮盛，营阴不足。这里的"而"字，卫强而营弱，卫受邪，卫不固表致营阴不足，有因果转属之意。

2. 桂枝汤证不等于中风表虚证：在《伤寒论》中桂枝汤可以用于治疗风寒表虚证，除具有头痛、发热、恶风寒等表证症状外，审证要点是自汗出，脉浮弱；还可以用来治疗没有表邪，病人经常自汗出，或时发热自汗出。两者尽管有外感内伤之异，但病机都属于营卫不和，故都用桂枝汤以调和营卫。

3. 桂枝汤中桂枝与芍药配伍比例是1：1的剂量。发汗之中寓以敛汗，桂枝辛温，发散卫分之邪，芍药酸苦微寒，敛阴和营。

4. 服桂枝汤的调护方法：①药后啜粥，一剂药一次煎好，分三次温服。服药后须喝热粥；②温覆微汗，使全身微汗湿润为佳，不可过汗；③中病即止，服第一次药，汗出病愈即可停服；④不效继进，如服后不出汗可服第二剂，还不出汗，则可缩短服药的间隔时间，在半天左右的时间里服完三次药，病重者甚至可一昼夜服至二三剂，并加强观察和护理；⑤服药禁忌生冷和一切不易消化的、有刺激性及油腻的食物。

5. 营卫不和汗出与气虚汗出的鉴别：桂枝汤治疗的汗证是由于营卫不和，卫气不固，开合失权所致，与纯属卫气虚而肌表不固的玉屏风散所治疗的自汗迥异。北宋庞安时对桂枝汤证进行了深入观察，发现其方证典型表现为："病者常自汗出，小便不数，手足温和，或手足指稍露之则微冷，覆之则温，浑身热，微烦又憎寒。"在这里庞安时非常形象地勾画出了桂枝汤证病人厚衣被则汗出发热烦躁，减之则浑身湿冷发凉的特点，切用于临床。清代柯琴在《伤寒论注》中点评桂枝汤条文时，也重点指出汗出对于本方证的重要诊断价值；"四症中，头痛是太阳本症。头痛、发热、恶风，与麻黄证同。本方重在汗出，汗不出者，便非桂枝证。"所以桂枝汤治疗的汗证既不能益气固卫用玉屏风散，也不宜复阳固表用桂枝加附子汤，只能用桂枝汤调和营卫。

6. 桂枝汤证的辨治要点

症：恶风寒，发热汗出，头项强痛，鼻塞或见干呕，脉浮缓。

理：营卫不和，卫强营弱。

法：解肌祛风，调和营卫。（邪气较重者，先刺风池、风府。）

方：桂枝汤。

药：桂枝汤药用五味，方中桂枝解肌祛风，芍药敛阴和营，两者相伍，调和营卫。生姜辛散止呕，大枣甘平补中，炙甘草配桂枝辛甘化阳，配芍药酸甘化阴，调和诸药。

◎ 要点三 "太阳病，桂枝证，医反下之……葛根黄芩黄连汤主之。"（34条）

【原文】太阳病，桂枝证，医反下

不止，脉促者，表未解也；喘而汗出者，葛根黄芩黄连汤主之。（34条）

【解析】本条为太阳病误下，表邪不解，邪气内迫阳明大肠导致热利的证治。太阳病桂枝证，不发汗反误下，表邪不解，内迫大肠。脉促者，指脉来急促，代表误治之后，正阳未伤，抗邪有力，且表证仍在。治疗用葛根黄芩黄连汤清热止利，兼以解表。

【考点】

1. 如何理解"利遂不止"：误用攻下，引邪内迫大肠，因而肠热下利。

2. 脉促的含义：表邪陷而未尽，正气仍趋表抗邪。促脉是浮脉的变脉，"脉促者，表未解也"，这与数中一止的促脉迥异。

3. 如何理解"喘而汗出"：大肠有热，上蒸于肺，迫津外泄。

4. 三表七里之证：原文34条为太阳表证误下，邪气内迫阳明大肠导致热利的证治。为表里同病。尤怡认为："邪陷于里十之七，邪在表十之三"，又称三表七里之证。用葛根黄芩黄连汤清热止利，兼以解表。

5. 葛根黄芩黄连汤证与葛根汤证的证治异同：两者均治疗表里同病的下利。不同：葛根黄芩黄连汤治疗里热为主的热利，葛根汤治疗表寒为主的寒利。葛根黄芩黄连汤证以下利臭秽灼肛为主证，伴见喘而汗出，或兼表证不解，病机是邪热内迫大肠，大肠传导失职。治以清热止利，兼解表邪，治里为其主法；药用葛根、黄芩、黄连、甘草。葛根汤证以发热恶寒、头痛、无汗为主证，兼见下利，病机是太阳表邪不解，内迫阳明大肠，治以发汗解表，升津止利，解表为其主法；药用葛根、麻黄、桂枝、生姜、甘草、芍药、大枣。

6. 葛根黄芩黄连汤证的辨治要点

症：身热不恶寒或微恶寒，利下黄色稀水势急臭秽，灼肛，心烦，口渴，喘而汗出，尿赤，苔黄，脉滑数。

理：太阳邪热内迫阳明下利。

法：轻清解肌，清肠止利。

方：葛根黄芩黄连汤。

药：葛根黄芩黄连汤药用四味，方中葛根升津止利，辛凉透表，黄芩、黄连苦寒清热，坚阴止利，炙甘草甘缓和中，调和诸药。

◎ 要点四 "太阳病，头痛发热……无汗而喘者，麻黄汤主之。"（35条）

【原文】太阳病，头痛发热，身疼腰痛，骨节疼痛，恶风，无汗而喘者，麻黄汤主之。（35条）

【解析】本条论述太阳伤寒证证治。本条应与1、3条原文合参。应有恶寒无汗，身疼痛，脉浮紧等症。由于风寒外束，太阳经气郁滞，气血运行不畅，故身疼、腰痛、周身骨节疼痛、头项强痛，以紧束痛为特点。卫阳郁遏故恶寒，卫阳与外邪抗争则发热，肺合皮毛，肌表闭塞，则肺气不宣，故无汗而喘。治疗用麻黄汤辛温峻汗解表，宣肺平喘。本方麻黄配桂枝，发汗力强，杏仁宣肺，助麻黄开腠解表，且能止咳平喘。炙甘草补中益气，调和诸药，适用于腠理闭塞，无汗出的伤寒表实证。

【考点】

1. 如何理解"无汗而喘"：本条明述无汗是太阳伤寒证的重要特点，以资与太阳中风证相区别。无汗而喘，是两个相互关联的症状，有三层意义。①说明病机：风寒外束，皮毛敛束闭塞，故病人无汗出。肺合皮毛，皮毛闭塞，肺气不宣，则肃降障碍，上逆，故喘。肺主气，肺气上逆可影响胃失和降，导致呕逆。②提示治疗：既然是寒邪闭遏无汗，导致肺失肃降而作喘，那么提示在发汗后，肺的宣降恢复，则喘可平，故治疗重在"解表发汗"。③鉴别症状：63条麻杏甘石汤证是汗出而喘；34条葛根芩连汤证是喘而汗出；而本条麻黄汤证是无汗而喘。

2. 桂枝汤证与麻黄汤证的证治异同：两者均有发热，恶风寒，头痛，脉浮，均为风寒袭表，营卫受病，正气抗邪，正邪相争于表。治疗皆用辛温解表之法，都用桂枝、甘草以宣通卫阳。不同：桂枝汤证以自汗出、脉浮缓为特征，恶风寒相对较轻，是风寒外袭，卫强营弱所致，治疗桂枝芍药相配，解表发汗调和营卫，生姜发表，大枣和营；麻黄汤证以无汗，脉浮紧为特征，可有咳喘，身疼痛，乃风寒外束，卫遏营郁所治，并有肺气失宣的病理改变，治疗以麻黄配桂枝，发汗解表力强，麻黄、杏仁，甘草宣降肺气而平喘。

3. 如何理解卫遏营郁：伤寒表实证以外感风寒为病，以寒邪为主，寒主收引凝敛，遏阻卫阳，闭郁营阴，致身疼痛，无汗出。

4. 麻黄汤证主脉为脉浮紧，为何浮数之脉亦可用麻黄汤：麻黄汤功效为发汗解表，宣肺平喘，适用于表寒实证。临证时，应知常达变，主脉是浮紧，设若病人发热，可因体温升高则出现浮数之脉，或仅见浮脉，均可用麻黄汤治疗。

5. 麻黄汤中杏仁的作用：麻黄汤中配伍杏仁，取其降气平喘的作用，且麻黄与杏仁相伍，宣发与肃降配合，有利于肺的宣降功能恢复正常。故太阳伤寒证无论有无喘咳症状，均可用杏仁调节肺的宣发肃降功能，以利于解表。

6. 麻黄汤的辨治要点

症：恶寒发热，头项强痛，身疼腰痛，骨节疼痛，呕逆，喘咳，无汗，口不渴，舌苔白而润，脉浮紧有力。

理：风寒外束，卫阳闭郁，营阴郁滞，正气抗邪有力。

法：峻汗解表，宣肺平喘。

方：麻黄汤。

药：麻黄汤药用麻黄、桂枝、杏仁、炙甘草四味。方中麻、桂相须，发卫气之闭以开腠理，透营分之郁以畅营阴，则发汗解表之功较强，为发汗之峻剂；麻、杏相使，宣降相因，则对肺气的宣发和肃降有双向调节作用；炙甘草甘缓和中，调和诸药。

◎ 要点五　"伤寒表不解，心下有水气……或喘者，小青龙汤主之。"（40条）

【原文】伤寒表不解，心下有水气，干呕发热而咳，或渴，或利，或噎，或小便不利、少腹满，或喘者，小青龙汤主之。（40条）

【解析】本条论述外感风寒，内兼水饮的证治。恶寒发热，头痛无汗为风寒外束之表实证，病人素有水饮内停，又与风寒相搏，风寒壅肺，肺失清肃，则咳嗽喘息，咯痰色白质清稀。水饮之邪变动不居，可随三焦气机升降出入，故可见或然之症：水饮犯胃则干呕，下趋肠道则下利，蓄于下焦，气化失权则小便不利，少腹满；壅塞于上，阻碍气机则有噎塞感。水气犯肺则喘。水饮证一般口不渴，但如果饮阻气机，气不化津，亦可见口渴。如服药后口渴，则是温阳化饮，寒去欲解之兆。

【考点】

1. 小青龙汤证的审证要点：咳吐清稀白色痰涎。小青龙汤证病机是表寒里饮，乃因风寒外束，内有水饮停蓄心下胃脘所致。临床以咳吐清稀白色痰涎量多为审证要点，治以小青龙汤发汗解表，温化水饮。

2. 小青龙汤证的"不渴""或渴""服汤已，渴者"：小青龙汤证的病机为外感风寒，内有寒饮，饮为阴邪，故一般口不渴。口不渴表明津液未有损伤。此为小青龙汤证正局。或渴是因为饮邪为病，阻滞体内津液正常代谢，津不化气，不为人体所用，故有的病人亦可能出现口渴，然渴喜热饮且不多饮。在服用小青龙汤之后，在温燥药物的作用下，水饮初化，津液呈一时性匮乏，可出现短暂的口渴现象，此非津液损伤，乃津液一时不布，无须治疗，等津液自和，必自愈。故为水饮初化，邪气欲解之兆。

3. 大青龙汤证与小青龙汤证的鉴别：大青龙汤证属表寒里热，证见脉浮紧，发热恶寒，身疼痛，不汗出而烦躁。治疗外散风寒，内清郁热。药用麻黄、桂枝、杏仁、甘草、石膏、生姜、大枣。小青龙汤证属表寒里饮，证见干呕，发热而咳，或渴、或利、或噎、或小便不利、少腹满、或喘。治疗外散风寒，内蠲水饮。药用麻黄、桂枝、芍药、甘草、干姜、细辛、五味子、半夏。

4. 小青龙汤加减法的意义：渴去半夏加花粉

以避燥、生津；微利者去麻黄加芫花以下其水气；噎者去麻黄加附子以温阳散寒；小便不利，少腹满去麻黄加茯苓以淡渗利水；喘去麻黄加杏仁以宣降肺气。关于去麻黄的问题：原方后在或然症中有去麻黄说法，为什么？一般的解释，寒饮内停之人，胃阳多虚，而麻黄能发越阳气，故去麻黄，以免阳气更伤，但麻黄本身就有主治咳喘的作用，应是方中主药，岂可去而不用？其实去不去麻黄，当根据病人的实际情况灵活掌握。一般阳虚不甚，可以不去，但阳虚较严重者当去。

5. 如何辨证论治太阳病的喘证：太阳病有麻黄汤证、小青龙汤证、桂枝加厚朴杏子汤证、麻杏甘石汤证、葛根黄芩黄连汤证等五个方证，都具有发热而喘的证候。麻黄汤证的特点是无汗而喘，乃风寒束表，肺气闭郁所致。伴有恶寒发热、头项强痛，脉浮紧等表寒实见症，故治以辛温解表，宣肺平喘的麻黄汤；小青龙汤证以咳而微喘，咳吐白色清稀痰涎量多为特征，伴见发热恶寒等表实证候，为风寒外束，饮停心下，饮邪射肺导致的喘咳，故治以辛温解表，温阳化饮的小青龙汤；桂枝加厚朴杏子汤证之喘以宿喘被风寒之邪诱发为病机来路，临床以汗出，喘咳，发热恶寒，脉浮缓为特点，是营卫不和，肺寒气逆导致喘证，故治以解肌和营，降气平喘的桂枝加厚朴杏子汤；麻杏石甘汤证以汗出而喘，咳吐黄稠痰为临床特点，伴见高热，口渴，苔黄，脉数等肺热症状，是热邪壅肺，肺热气逆致喘，故治以清宣肺热而平喘的麻黄杏仁甘草石膏汤；葛根黄芩黄连汤以"喘而汗出"，下利臭秽，灼肛为临床特征，乃太阳表寒化热，下迫阳明肠道，里热气逆而致喘，故治以苦寒清热，坚阴止利的葛根黄芩黄连汤。

6. 小青龙汤证的辨治要点

症：发热恶寒，无汗，干呕、咳喘，痰白清稀量多，或渴，或利，或噎，或小便不利，少腹满，脉浮弦，苔白滑。

理：风寒外束，水饮内伏。

法：解表化饮。

方：小青龙汤。

药：小青龙汤由麻黄、桂枝、芍药、炙甘草、干姜、细辛、五味子、半夏八味药组成。方中麻黄发汗、平喘、利水；桂枝解表、通阳、散寒；细辛、干姜、细辛散寒化饮，五味子敛肺止咳，防麻、辛、姜辛散太过，半夏化痰降逆止呕；炙甘草甘缓和中，调和诸药。

◎ 要点六 "太阳病，发汗后，大汗出，胃中干……五苓散主之。"（71 条）

【原文】太阳病，发汗后，大汗出，胃中干，烦躁不得眠，欲得饮水者，少少与饮之，令胃气和则愈；若脉浮，小便不利，微热消渴者，五苓散主之。（71 条）

【解析】本条论述太阳之腑膀胱受邪，气化不利的证治。太阳病发汗太过，损伤津液，如果表证已解，只是大汗伤津致口渴，必伴胃津不足之烦躁，失眠，治疗只需少量多次饮水，使津复胃和自愈；如表证不解，表邪内传膀胱，致膀胱气化不利，水津不布，津不上承之口渴，必伴见小便不利，脉浮发热等症，治以五苓散化气利水，兼以解表。

【考点】

1. 太阳蓄水证的"消渴""烦渴"与阳明热证"烦渴"的鉴别：太阳蓄水证是由于表邪循经入腑，导致膀胱气化不利所致。由于膀胱气化不利，水液潴留，津液不为人体所用，故在下表现为小便不利，在上表现为口干咽燥，渴欲饮水，但水蓄较重时，得水即吐。由于气化不利，故虽饮而不解渴，此谓之"烦渴""消渴"，此时多饮必导致蓄水加重。阳明热证是因为燥热之邪损伤津液，导致津液大量丧失，邪热扰心故致大烦，口渴是病人饮水以补充津液，此时必然大渴引饮，得饮为快。

2. 原文 71 条与 72 条五苓散证叙证的鉴别：71 条如果与 72 条联系对比，只有小便不利之别，其余完全相同。可见这两条差异就在于小便的利与不利。71 条所叙述的是：脉浮、小便不利，微热消渴症状；而72条所叙述的是发热，脉浮数，烦渴，小便过多。也就是说72条病人膀胱气化不利，表现在水津不藏方面。病人口渴而饮水多，是因膀胱气化不利，不能贮藏津液，故水饮随饮随消，小便越多，病人口渴则益甚，故出现烦渴，小便量多症状。也即《素问·脉要精微论》所说的"水泉不止者，是津液不藏也。"五苓散功能是通阳化气利水，使膀胱气化功能恢复正常。故可以治疗71条的烦渴小便不利，亦可治疗72条的烦渴，小便过多。

3. 五苓散证与小青龙汤证的证治异同：五苓散证与小青龙汤证均属外有表寒、内有水饮为病的表里同病之证。均有口渴或不渴，均可见小便不利，治疗均用表里双解之法。但两证水停部位不同，小青龙汤证，水饮停在上焦，以喘咳、咯吐白色清稀痰涎为主症，治以温肺化饮，而五苓散证，水蓄下焦，以小便不利，少腹满为主症，治以通阳化气利水。

4. 膀胱蓄水证与胃虚水停证的证治异同：茯苓甘草汤与五苓散均治水饮内停之证，因其病位不同，故临床见症不同。茯苓甘草汤证因水停胃脘，故见心下悸，四肢厥冷，小便自利，口不渴，治疗重用生姜温胃散水，用桂枝配茯苓化气蠲饮。五苓散证因水停下焦，气化不利，故见口渴，发热，小便不利，少腹里急。治疗用桂枝化气行水，用二苓、泽泻、白术导水下行。五苓散和茯苓甘草汤的鉴别，还表现在调脾与和胃这两个鉴别点上，张隐庵在《伤寒论集注》中讲"大汗出而渴者，乃津液不能上输，用五苓散主之以助脾；不渴者，津液犹能上达，但调中和胃可也，茯苓甘草汤主之，方中四味主调中和胃而通利三焦"。将五苓散与茯苓甘草汤从脾、胃病变部位、轻重、主次上加以区别，前者脾不能为胃行其津液，病变虽然亦涉及胃，但是重点在脾；后者脾尚能为胃行其津液，病变重点在胃。

5. 五苓散证与猪苓汤证的证治异同：两者均有水气内停的病机，均有小便不利，脉浮，发热，口渴的证候，均用利水之法，选用茯苓、猪苓、泽泻利水渗湿。但五苓散之水气内停是太阳病，膀胱气化不利所致，其脉浮，发热是太阳表证，其口渴是膀胱气化不利，津不上承所致，其与猪苓汤的鉴别要点是舌质淡，苔薄白而润。治疗用桂枝配茯苓、白术，重在通阳化气解表；猪苓汤证水气内停是因阴液亏虚，阴虚化热，阴虚水热互结。其脉浮、发热、渴欲饮水是津液受伤，小便不利是水气内停之征，故当用猪苓汤育阴清热利水。其与五苓散证的鉴别要点在于舌质红，苔薄黄，故治疗用阿胶育阴清热，加滑石利水泄热。

6. 五苓散证的辨治要点

症：发热恶风，汗出，口渴，小便不利，少腹胀满，或烦，甚者渴欲引饮。水入即吐，或小便多舌苔白滑，脉浮或浮数。

理：表邪未尽，膀胱气化不利。

法：化气利水，兼解表邪。

方：五苓散。

药：五苓散由桂枝、茯苓、白术、猪苓、泽泻五味药组成。方中桂枝配茯苓、猪苓、泽泻，重在通阳化气利水，白术健脾利湿，桂枝通阳化气，兼解表散寒。

◎ 要点七 "伤寒五六日，中风，往来寒热……身有微热，或咳者，小柴胡汤主之。"（96条）

【原文】伤寒五六日，中风，往来寒热，胸胁苦满，嘿嘿不欲饮食，心烦喜呕，或胸中烦而不呕，或渴，或腹中痛，或胁下痞硬，或心下悸，小便不利，或不渴，身有微热，或咳者，小柴胡汤主之。（96条）

【解析】本条论述少阳病邪在半表半里的证治。本条小柴胡汤证是由太阳传变而来。由于邪正分争在半表半里，正胜则热，邪盛则寒，所以发热恶寒交替出现；邪郁少阳，经气郁滞，故胸胁苦满；邪热郁阻胸中，气机不宣，影响于胃，故嘿嘿不欲饮食；热郁则烦，胃逆则呕，故心烦喜呕。此为小柴胡汤证的四个主症，简称柴胡四症。邪犯少阳，枢机不利，可见多个或然症：或胸中烦而不呕，渴，腹中痛，胁下痞硬，心下悸、小便不利，不渴、身有微热，咳，皆由少阳枢机不利，波及其他脏腑所致，应以小柴胡汤随证加减。

【考点】

1. 何谓柴胡四症：即往来寒热，胸胁苦满，嘿嘿不欲饮食，心烦喜呕。乃因邪入少阳，枢机不利，胆火上炎，正邪分争于半表半里，影响脾胃功能而致。

2. 何谓寒热往来，休作有时：邪犯少阳，正邪分争，消长变化，互有胜负。正胜则热，邪盛则寒，因而表现为寒热交替，休作有时。

3. 或然症加减法的意义：小柴胡汤方后针对或然症的加减法，包含仲景用药经验，随证治之的辨证思想，有临床指导意义。胸中烦是痰热结聚于胸，故加栝蒌以清化痰热，去人参以免留邪，不呕故不用半夏；渴为热邪伤津，故去温燥的半夏，加重人参以加强益气生津，加天花粉以生津止渴；腹中痛，肝胆气郁，横逆犯脾，故去苦寒之黄芩，加柔肝缓急止痛的芍药；胁下痞硬为少阳气机壅滞较甚，水饮结聚于胸胁，故去甘缓之大枣，加软坚利水之牡蛎；心下悸，小便不利为三焦失职，水道不利，影响及心，故去苦寒之黄芩，加茯苓以利水宁心；不渴而外有微热为有表证，故去人参以免留邪，加桂枝温覆微汗以解表；咳为寒饮伤肺，肺寒气逆，故以干姜易生姜，以散寒化饮，加五味子收肺气之逆以治咳，若有肺热则不宜加此二味，重在祛邪故不用人参。

4. 少阳病柴胡证出现呕吐的机制："脏腑相连"是谓肝胆相连，脾胃相关，其气互通，既能互相制约，亦能互相传变。邪入胁下，气郁不畅，乘伐中焦脾胃，从而导致胃气上逆呕吐。"邪高痛下"言胆邪犯胃，病本在胆，病标在胃，以解释为何少阳病而出现阳明胃脘的症状。这里"高""下"指部位而言，胆位于胁下，比腹位置高，胆经受邪，为邪高，其腹痛在胆位之下，故曰"痛下"，可见本证胆经受邪为本，呕吐、

腹痛为标。

5. 小柴胡汤煎服法的意义：小柴胡汤方后有"去渣，再煎"的要求，其目的在于使药性和合，气味醇和，以利于和畅气机，更好地发挥和解功效，同时，去渣再煎，可浓缩药汁，使病人不至于喝太多的药汁，以免呕吐。对于"喜呕"症状者，还可少量多次服。这种煎药方法，在《伤寒论》中还有半夏泻心汤、生姜泻心汤、甘草泻心汤、旋复代赭汤，其目的同样是为了和解病邪，避免呕逆。

6. 小柴胡汤证的辨治要点

症：口苦、咽干、目眩、往来寒热、胸胁苦满、嘿嘿不欲饮食、心烦喜呕。脉弦细。

理：邪犯少阳，胆火上炎，枢机不利。

法：和解少阳，条达枢机。

方：小柴胡汤。

药：小柴胡汤。药物组成为柴胡、黄芩、生姜、半夏、人参、大枣、炙甘草。方中柴胡配黄芩重在清解少阳邪热，为本方主药；人参、炙甘草和大枣，扶助正气，助正达邪；半夏、生姜和胃止呕。诸药配合共奏和解少阳，扶正达邪之功。

◎ 要点八　"伤寒二三日，心中悸而烦者，小建中汤主之。"（102条）

【原文】 伤寒二三日，心中悸而烦者，小建中汤主之。（102条）

【解析】 本条论述里虚伤寒，心悸而烦的证治。伤寒二三日，起病之初，且未经误治就见心悸而烦，说明病人属心脾不足，气血双亏之体，兼有外感。因气血不足，心神失养，故心悸、心烦。成无己曰："心悸者，气虚也；烦者，血虚也。"以气血两虚，与小建中汤先建其里。

【考点】

1. 如何理解"伤寒二三日，心中悸而烦者"："伤寒二三日"，病程短且未经误治，起病即出现"心中悸而烦者"，从发展变化的时间上去考察，无疑是素体虚弱所致。此时，若不急于扶正，就会有表邪内陷致变的趋势，故采用小建

中汤"安内以攘外",补益心脾气血为治。

2. 体虚之人外感风寒先建中焦的意义：体虚之人，大多中焦脾胃不足，气血生化无源。外感风寒之证，需辛温发汗解表。而体质亏虚，没有汗源，勉强发汗，会劫伤阴津。故需先建中焦脾胃，以扶正祛邪。故伤寒夹虚证，用小建中汤既能健脾以补气血，又能调和营卫以抗邪，服药后可能里气壮而表自解，若表不解者，再议解表法。故曰"强人伤寒发其汗，虚人伤寒建其中"。

3. 小建中汤治疗外感病所体现的治疗原则：代表中医培土生金的治疗原则。

4. 《伤寒论》与《金匮要略》中的小建中汤之不同：本条与原文 100 条，都冠以"伤寒"二字，说明本证是外感引发，与内伤杂病有别。《金匮要略·血痹虚劳病脉证并治》中小建中汤条，冠以"虚劳"二字，证属阴阳两虚、寒热错杂（偏于阳虚），通过本方建立中气，以调和阴阳寒热。《伤寒论》与《金匮要略》中小建中汤证的条文有外感、内伤之别。

5. 小建中汤证的辨治要点

症：心悸不安、易惊，不耐劳、劳则心惊、气喘、汗多，疲倦思睡而夜寐不安、不得眠，纳呆，腹中急痛，喜温喜按，面色淡黄，唇舌淡红，舌苔薄白，脉细或弱。

理：脾虚伤寒（虚人外感）。

法：建中补脾，调养气血。

方：小建中汤。

药：小建中汤是桂枝汤倍用芍药加饴糖而成。方中用饴糖甘温补中，配大枣、炙甘草补益中焦，倍用芍药敛阴和营，桂枝配生姜温中散寒，辛散止呕，炙甘草配桂枝辛甘化阳，配芍药酸甘化阴，调和诸药。全方共奏建中益气，培土生金之效。

◎ 要点九　"小结胸病，正在心下，按之则痛，脉浮滑者，小陷胸汤主之。"（138 条）

【原文】小结胸病，正在心下，按之则痛，脉浮滑者，小陷胸汤主之。（138 条）

【解析】本条论述小结胸证的证治，小结胸证的病位较小，正在心下，且病势较缓，病情较轻，按之则痛，与按之石硬的大结胸不同。脉象浮滑，是痰与热结较浅，用小陷胸汤清热开结化痰。

【考点】

1. 大、小陷胸汤证之热实结胸的鉴别：二者邪结性质不同，药物组成和功效有别。结胸证根据病变范围，有大小结胸之分。大陷胸汤证水热骤结，病势急重，触痛、反跳痛突出，痛处范围大，可上及胸膈、下连少腹；小陷胸汤证，痰热渐聚，病势轻缓，心下痞塞为主，痛处范围局限，正（仅）在脘腹。伴症方面：大陷胸汤证，影响面大，多伴身热、烦躁气短、汤水不能下，舌苔粗紧，脉紧弦；小陷胸汤证，牵涉面窄，身热不显，但见心胸烦闷，嘈杂不食，舌苔滑腻，脉滑。大陷胸汤用大黄泻热破结以荡除实邪，小陷胸证是痰热互结，病相对较轻，则用黄连苦寒以清邪热；大陷胸汤用甘遂峻逐水饮，小陷胸用半夏化痰散结；大陷胸汤用芒硝软坚散结，小陷胸用黄连、瓜蒌实清热涤痰。大陷胸汤有泻热逐水破结之功；小陷胸汤有清热化痰开结之效。

2. 小陷胸汤证的证辨治要点

症：心下硬满，按之疼痛，舌苔黄滑腻，脉浮滑。

理：痰热互结心下。

法：清热涤痰开结。

方：小陷胸汤。

药：小陷胸汤由黄连、半夏、瓜蒌实三味组成。方中用黄连苦寒泄热、瓜蒌实宽胸清热涤痰，半夏化痰消痞散结。全方辛开苦降，宽胸散结。

◎ 要点十　"伤寒汗出解之后，胃中不和……生姜泻心汤主之。"（157 条）

【原文】伤寒汗出解之后，胃中不和，心下痞硬，干噫食臭，胁下有水气，腹中雷鸣，下利者，生姜泻心汤主之。（157 条）

【解析】本条论述胃虚不化，水气致痞的证

治。伤寒解后，因汗不得法，损伤脾胃之气，致邪气内陷，寒热错杂中焦，气机痞塞，升降失司，致心下痞硬。脾胃气虚不运，水气流于胁下，故谓其病机为胁下有水气。脾胃气虚，不能运化，食物内停，则干噫食臭，水渗肠间，中虚气逆则肠鸣有声，下利。治以生姜泻心汤以散水止利，和胃消痞。

【考点】

1. 生姜泻心汤证的审证要点：心下痞硬，干噫食臭。

2. 寒热错杂三泻心汤证的证治异同：共同之处就其证候表现而言，三泻心汤主治证均以心下痞，呕逆，下利，肠鸣为主症，其病机均有中虚寒热错杂，胃气壅滞的共同点，其治疗均用辛开苦泄，甘温益气之法，选药以半夏泻心汤为基础方。不同：半夏泻心汤证主症呕逆更明显，病机重心在升降失常，故治疗重在和胃降逆，以半夏为君药；生姜泻心汤证主症有干噫食臭，其病机兼有水食停滞，治疗兼以和胃散水，在半夏泻心汤基础上加生姜四两为君，减干姜为一两，宣散水气，和胃降逆；甘草泻心汤证主症为痞利俱甚，干呕心烦不安症状明显，病机以胃气重虚为主，中气不足尤为明显，治疗重在益胃缓中，故在半夏泻心汤的基础上增炙甘草为四两，为君，加强补虚和中。

3. 生姜泻心汤证与干姜黄芩黄连人参汤证、黄连汤证的证治异同：生姜泻心汤证与干姜黄芩黄连人参汤、黄连汤三方均为辛开苦降之法，均用人参、黄连，病位均在胃肠，见症均有呕吐，下利；所不同的是生姜泻心汤证为寒热错杂于中焦，水食停滞，临床以心下痞硬，干噫食臭为主症，治疗重在和中消痞，其用药寒温较为均衡；黄连汤证与干姜黄芩黄连人参汤证均属上热下寒，胃热脾寒，黄连汤以下寒为主，临床以腹痛为主症，治疗去黄芩之苦寒，加桂枝温通阳气，全方药性偏温；干姜黄芩黄连人参汤证，偏于上热，临床以呕吐为主症，故治疗重用芩连以清上热，全方药性偏于寒。

4. 生姜泻心汤证的辨治要点

症：心下痞硬，干噫食臭，腹中雷鸣，下利。舌苔厚腻。

理：寒热错杂，水食停滞。

法：辛开苦泄，消食和中，散水消痞。

方：生姜泻心汤。

药：生姜泻心汤由生姜、半夏、黄连、黄芩、干姜、大枣、人参、炙甘草组成。方中生姜四两为君，宣散水气，和胃降逆；半夏降逆止呕开结，干姜温中散寒；黄连、黄芩泄热消痞；大枣、人参、炙甘草补益脾胃。本方在半夏泻心汤基础上加生姜四两为君，减干姜为一两，重在宣散水气，和胃降逆。

◎ 要点十一 "伤寒发汗，若吐若下，解后心下痞硬，噫气不除者，旋覆代赭汤主之。"（161条）

【原文】伤寒发汗，若吐若下，解后心下痞硬，噫气不除者，旋覆代赭汤主之。（161条）

【解析】本条论述胃虚痰阻气逆致痞的证治。伤寒发汗，若吐若下，解后，脾胃之气已伤，中虚不运，痰气交阻，升降失常则心下痞硬。痰阻气滞，胃失和降，噫气频作。此噫气不除，是指噫气频作，持续不断，而心下痞硬不能因之稍减，与生姜泻心汤证干噫食臭显然不同，故治以旋覆代赭汤。

【考点】

1. 何谓"噫气不除"："噫气不除"指气从胃中上逆，冒出有声，其声沉长，不似呕逆声急促。"噫气不除"乃由误治脾胃气伤，以致脾胃运化腐熟功能失常，而痰饮内聚，停于中焦，土虚木乘，胃虚气逆，则噫气不除。

2. 旋覆代赭汤证与生姜泻心汤证的鉴别：两者均有心下痞硬、噫气，但病机，证治均不相同。汪琥在《伤寒论辨证广注》中说："此噫气，比前生姜泻心汤之干噫不同，虽是噫而不至食臭，故知其为中气虚也。"说明旋覆代赭汤证噫气不带食臭，无下利证候，是胃虚痰聚，虚气上逆所致，治疗重在降逆化痰，和胃镇肝；生姜泻心汤证以干噫食臭，肠鸣下利为主症，是胃虚食滞，水气不利所至，治疗重在和胃消痞，辛散水气。

3. 旋覆代赭汤证的辨治要点

症：心下痞硬，嗳气连绵，或呕吐，或反胃，或呃逆。

理：胃虚痰阻气逆。

法：降气化痰，益气和胃。

方：旋覆代赭汤

药：旋覆代赭汤由旋覆花、代赭石、人参、半夏、生姜、大枣、炙甘草七组成。方中旋覆花下气消痰，代赭石重镇降逆；半夏、生姜和胃化痰；人参、大枣、炙甘草补中益气。

◎ 要点十二 "伤寒若吐、若下后，七八日不解……欲饮水数升者，白虎加人参汤主之。"（168条）

【原文】伤寒若吐若下后，七八日不解，热结在里，表里俱热，时时恶风，大渴，舌上干燥而烦，欲饮水数升者，白虎加人参汤主之。（168条）

【解析】本条论述阳明邪热炽盛，津气两伤证证治。伤寒病在表，误吐误下后，津液被夺，七八日后化热入里，转为热聚于里证。热盛于里，向外蒸腾，所以表里俱热；热邪迫津外泄，故见汗出；汗出津伤，胃中干燥，故见大渴，舌上干燥而烦；欲饮水数升，可见热邪伤津已达极点。此为阳明热盛，津气两伤证，治疗用白虎加人参汤清泄里热，兼益气津。

【考点】

1. 白虎汤证与白虎加人参汤证的鉴别：白虎汤证与白虎加人参汤证的鉴别关键在脉象，白虎汤证脉洪大有力，白虎加人参汤证脉洪而芤。因为白虎汤与白虎加人参汤都用于治疗阳明经热证。其病机均有阳明燥热炽盛，邪热弥漫内外。证候皆有身热，汗出，烦躁，口渴，脉洪大，治疗均用辛寒清热之法，均用生石膏、知母、炙甘草、粳米四味药。所不同的是津气损伤的程度有轻重，白虎汤里热炽盛初起，津气耗伤程度尚

轻，因此渴饮程度不是太甚，脉洪大，且无时时恶风，背微恶寒等阳气不达于背的症状，故治法单纯清热祛邪，不必益气津以扶正，故不用人参；而白虎加人参汤证耗气伤津程度与里热炽盛并重，渴饮程度尤甚，已是口大渴，欲饮水数升，脉洪而芤，治疗必须攻补兼施，故在清热的同时益气生津，以扶正祛邪。

2. 白虎加人参汤证无大热的机理：白虎加人参汤证无大热，乃热炽于里而肌表反不甚热，这是因为里热炽盛，津液外泄，大量汗出，外达之热有所外散，使肌表之热不能留存之故。

3. 白虎加人参汤证背微恶寒的机理：白虎加人参汤证的背微恶寒，是热伤气津所致卫气损伤，不能充养肌肤而时时恶风，肺所主的大气不能自充肺俞，故致背微恶寒。

4. 白虎加人参汤证时时恶风的机理：本证时时恶风是热盛大汗，导致肌疏，气阴两伤，不胜风寒。微恶风寒，只是在发热之时偶然出现，往往不被察觉，与太阳病恶风寒，始终瑟缩畏怯，寒重热重不同。故本证恶风寒特点与机理为：时间在热、渴、汗之后，范围不及全身，程度一般较轻，特点不能自罢。

5. 白虎加人参汤证口舌干燥，大渴欲饮水的机理：大渴，舌上干燥是热盛津伤所致，而口干舌燥乃胃燥津伤，津不上承。如果阳明胃热初盛，津液尚未大伤，同时胃为水谷之海，能暂时得到代偿性补充，所以在白虎汤阶段有口渴，但并无明显的口干舌燥及大量饮水，只有在里热迫汗，汗大出，或太阳病阶段即大汗出，因过汗，才出现口干舌燥，这就成了津气两伤的证候。

6. 白虎加人参汤用人参的意义：扶正驱邪，宁心除烦，补益气津，大补元气，以防厥脱，反佐，以免白虎汤寒凉太过。

7. 白虎加人参汤证的辨治要点

症：高热不退，汗出不止，烦渴不解，时时恶风或微恶寒，气短神疲，甚则微喘鼻扇，舌苔黄燥，脉浮芤或洪大无力，甚则散大。

理：阳明邪热亢盛，气津两伤。

方：白虎加人参汤。

药：白虎加人参汤由人参、生石膏、知母、炙甘草、粳米五味药组成。方中白虎汤辛寒清热，人参益气生津。

◎ 要点十三　"伤寒脉结代，心动悸，炙甘草汤主之。（177条）

【原文】伤寒脉结代，心动悸，炙甘草汤主之。（177条）

【解析】本条论述心阴阳两虚证证治。首言伤寒，是说外感导致心阴阳两亏，而表邪已解。心阴虚则心失所养，心阳虚则鼓动无力，心阴阳两虚，心失所养则病人自觉心动悸。心主血脉，心阴阳两虚，脉气不得接续则脉结代。治疗用炙甘草汤滋阴养血，通阳益气复脉。

【考点】

1. 何为结代脉：结代脉常错综出现，故并称。结代脉以脉搏搏动中有间歇为主要特征。若脉来缓中一止，止后复来，更来小数，止无定数为结脉，多因气血凝滞，脉道不利所致。若脉来动而中止，不能自还，良久方至，止有定数者为代脉，多因气血虚衰，无力鼓动脉搏所致。

2. 炙甘草汤以炙甘草为君的机理：重用炙甘草，补中益气，建气血阴阳生化之源。

3. 炙甘草汤用清酒的机理：本方要求清酒煎煮通阳以利血脉，补益气血，使心脏气血恢复而脉搏正常。本方用药关键是阴药与阳药配伍，阳药必重于阴药，且大枣用量独重，因阴药赖阳药以动，清酒有促进血液运行，推动阴药发挥补益作用之功能，且必用酒浸润一宿而效始显。

4. 炙甘草汤证的辨治要点

症：心动悸，少气乏力，头晕，面色少华，舌质淡红或嫩红，脉结代。

理：心阴阳两虚，心失所养，脉气不得接续。

法：通阳复脉，养血滋阴。

方：炙甘草汤。

药：炙甘草汤由炙甘草、人参、大枣、生地、阿胶、麦冬、麻仁、桂枝、生姜、清酒十味药组成。方中炙甘草、人参补中益气，以资脉之本源，大枣补气滋液益脾养心，生地、阿胶、麦冬、麻仁养血滋阴，桂枝、生姜宣通阳气，温通血脉，清酒益气血，通经络，利血脉。

细目二　辨阳明病脉证并治

◎ 要点一　"阳明之为病，胃家实是也。"（180条）

【原文】阳明之为病，胃家实是也。（180条）

【解析】本条为阳明病辨证纲要。阳明病以病机为提纲。胃家包括胃与大小肠。胃为水谷之海，邪热入胃，如系无形燥热之邪，弥漫全身，可表现为无形大热的阳明经热证；若燥热之邪入胃与糟粕结实于肠间，致肠道有形燥屎阻结，则成不大便的阳明腑实证。不论阳明经证，还是阳明腑证，均符合阳明胃肠邪热猖盛，正阳亢旺这一基本病机，故阳明病以病机为提纲。

【考点】

1. 阳明病以病机为提纲的原因：因为阳明热证里热向外熏蒸，而阳明实证燥热之邪向里聚积，两者表现繁杂，很难用精炼的语言加以概括，而阳明胃肠邪热猖盛，正阳亢旺这一基本病机一致，故阳明病以病机为提纲。

2. 如何理解"胃家实"：胃家指胃与大肠、小肠；实指邪气盛，正阳亢旺。胃家实是阳明病胃肠燥热亢盛，正气抗邪有力的病理概括。

3. "实"是不是指邪热猖盛：实当包括邪热炽盛，正气旺盛（精气夺则虚）两个方面。就阳明胃肠而言，病邪侵入阳明，多从燥化，故以燥热实盛为特征。胃家实揭示阳明病邪热燥实，正阳亢旺的病理特征，包括阳明无形燥热内盛和有形糟粕结实两种证候类型。

4. 阳明病以"胃家实"为辨证提纲，如何理解阳明中风、阳明中寒证：阳明多气多血，正阳亢旺，以燥为本，在外感病演变中，多从热实之化，故阳明病辨证纲要只是从胃家实的病机角度揭示阳明病的特征，是概括阳明病的基本病理改变。但阳明病亦有变局，即阳明病也可能出现虚寒证，多由胃气素虚或外来寒邪太盛影响脾胃消化功能所致。阳明病燥热证正局之外，设虚寒证变局，正是示人当辨证论治。

◎ 要点二　"阳明病，发热汗出者……身必发黄，茵陈蒿汤主之。"（236 条）

【原文】阳明病，发热汗出者，此为热越，不能发黄也。但头汗出，身无汗，剂颈而还，小便不利，渴引水浆者，此为瘀热在里，身必发黄，茵陈蒿汤主之。（236 条）

【解析】此条论述阳明湿热黄疸，兼腑气壅滞证发黄机理及证治。阳明病发热汗出，此为热越（热随汗泄），不能发黄，但如果仅见头汗出，至颈而止，则是热郁于里而熏蒸于上，小便不利，湿邪内郁不得下泄，湿热熏蒸肝胆，胆汁外溢身必发黄，热盛津伤则渴饮水浆，益助其湿，可用茵陈蒿汤治疗。

【考点】

1. 阳明湿热发黄证的基本机理：阳明湿热发黄是阳明汗出不畅，热不得外越，如但头汗出，身无汗，齐颈而还，乃热郁于里而熏蒸于上，热与湿相合，导致湿热内郁；同时湿无出路，可因汗出不畅，小便不利所致。故阳明湿热发黄证的基本病理机制是湿热内郁，不能外泄，熏蒸肝胆，致胆汁疏泄失常，胆汁外溢而身、目、小便俱黄。

2. 茵陈蒿汤证的辨证要点：身黄如橘子色，腹微满，大便不畅或秘结，头汗出，至颈而止，小便不利。

3. 茵陈蒿汤治法用药的特色：本证病机为湿热郁蒸，腑气壅滞，故治法为泻热利湿退黄。方用茵陈蒿汤，方中茵陈清利湿热，为退黄要药，栀子清泄三焦而通利水道，大黄泄热活血而退黄。

4. 阳明湿热发黄三汤证的证治异同：此三方证均因湿热内郁肝胆疏泄失常，胆汁外溢所致，均属阳黄，均有身黄，目黄，小便黄，黄色鲜明，汗出不畅，小便不利等主症。治疗均用清热利湿之法。所不同的是茵陈蒿汤证兼有腑气壅滞，病势偏里，故症见腹微满，大便不畅或秘结，治疗用大黄，攻逐瘀滞，用茵陈、栀子清利湿热；栀子柏皮汤证既不偏表，亦不偏里，以湿热弥漫三焦，热盛为主，故症见心中懊恼，发热，舌红较明显，治疗重在苦寒清热，用栀子配黄柏、炙甘草，加强清泄湿热之功；麻黄连翘赤小豆汤证外兼表邪郁遏，病势偏表，症见发热恶寒，身痒等，治疗用麻黄、杏仁、连翘、生姜等药宣散表邪，用赤小豆、生梓白皮、甘草等清利湿热。

5. 阳明湿热发黄与寒湿发黄的证治异同：湿热发黄多因湿热郁遏于中，病属阳明。症见黄色鲜明如橘子色，伴见汗出不彻，或但头汗出，发热，口渴，心烦，大便秘结或黏滞不畅，小便黄赤不利，舌红苔黄者，可选茵陈蒿汤、栀子柏皮汤或麻黄连翘赤小豆汤治疗。寒湿发黄称阴黄，多因脾寒湿滞所致，病属太阴。证见黄色晦暗，不发热，恶寒，口不渴或渴喜热饮，大便稀溏，舌淡苔白腻，脉多沉迟或缓。治疗当温中散寒，除湿退黄，可选用茵陈四逆汤、茵陈五苓散。

6. 茵陈蒿汤证的辨治要点

症：身黄，黄色鲜明如橘子色，伴见汗出不彻，或但头汗出，发热，口渴，心烦，大便秘结或黏滞不畅，小便黄赤不利，舌红苔黄。

理：湿热郁蒸，腑气壅滞。

法：泻热利湿退黄。

方：茵陈蒿汤。

药：茵陈蒿汤由茵陈、栀子、大黄组成。茵陈清利湿热，为退黄要药，栀子清泄三焦而通利水道，大黄导热下行，泻热退黄。

◎ 要点三　"三阳合病，腹满身重难于转侧……白虎汤主之。"（219 条）

【原文】三阳合病，腹满身重，难以转侧，口不仁，面垢，谵语遗尿。发汗则谵语，下之则额上生汗，手足逆冷。若自汗出者，白虎汤主之。（219 条）

【解析】本条论述白虎汤证重证的证治及治

禁。其起病即三阳合病，即太阳、阳明、少阳三经病的证候同时出现。随之病邪入里化热，而成阳明里热独盛之证。由于邪热内盛，热郁气滞，故腹满，热盛耗气则身重，难以转侧；胃热炽盛，灼伤津液，故口不仁，热邪熏蒸于上则面垢；热扰神明，故谵语；热迫膀胱，故遗尿；此热邪充斥上下内外，逼迫津液外泄而见自汗。应独清阳明之热，用辛凉清热重剂白虎汤治疗。若妄行发汗，则津液外泄，里热愈炽，谵语愈甚。若误下之，则阴竭而阳无所附，故额上汗出，手足逆冷。

【考点】

1. 本条三阳合病为何独清阳明：虽曰"三阳合病"，但其病机重心在阳明。阳明经无形邪热炽盛，气滞于腹而腹满，热灼津液则口不仁，热邪循经上蒸则面垢，热扰神明则谵语，热迫津泄则自汗出，热甚则神昏遗尿，所有症状均属阳明经证候，波及太阳、少阳，是由于无形燥热弥漫内外所致，太阳、少阳之热已转入阳明，故不必三阳同治，只清阳明即可。

2. 白虎汤在《伤寒论》中的治疗病证及其原因：白虎汤在《伤寒论》中主要用于治疗阳明热证和厥阴热厥。其方证的基本病机都是阳明燥热炽盛，邪热充斥表里，故都可用白虎汤辛寒清热。

3. 阳明热证的治疗禁忌及误用所致变证：①禁发汗：表邪已经化热入里，故忌辛温发汗。如果误用则津液被劫，里热愈炽，可导致烦躁、心愦愦和谵语等变证。②禁温针：三阳病都禁用温针，尤其是阳明热证。如用温针，是以火助热，津血耗伤，会导致火逆变证。③禁攻下：阳明经证，肠腑尚未结实，不可攻之过早，如果经腑同病，亦不当单纯攻下，误攻损伤胃气，使邪热内陷胸膈可导致虚烦证。④禁利小便：阳明病汗出多而渴，热盛伤津，胃中干燥，因此禁用淡渗利小便之法，否则津液势必更加耗竭，有亡脱的危险。

4. 阳明病中主要的谵语证：《伤寒论》中多次提到邪犯神明的谵语证，但病因病机各有不同。如阳明就有阳明经证谵语，因阳明热盛，充斥内外，热扰神明而谵语，治疗用白虎汤辛寒清热；阳明腑证，因燥热阻结胃肠，肠腑浊热攻冲，心神被扰谵语，可用三承气汤泻热通腑；阳明血热证，热入血室，血热上扰心神而谵语，可刺期门以泻肝经实邪。

5. 白虎汤证的辨治要点

症：高热，大汗，大渴引饮，饮则喜冷，心烦，张目不眠，甚则神昏谵语，手足反现厥冷，面红，唇、舌都红，苔厚或黄或白；脉洪大，或滑数有力。

理：阳明热盛，充斥内外。

法：辛寒清热。

方：白虎汤。

药：白虎汤由生石膏、知母、炙甘草、粳米四味药组成。方中生石膏辛寒清热，知母配石膏，清热润燥，粳米养胃阴，补胃气，炙甘草防寒凉伤中，调和诸药。全方共奏辛寒清热之功。

◎ **要点四 "阳明病脉迟，虽汗出不恶寒者，其身必重……微和胃气，勿令大泄下。"（208条）**

【原文】阳明病，脉迟，虽汗出不恶寒者，其身必重，短气，腹满而喘，有潮热者，此外欲解，可攻里也。手足濈然汗出者，此大便已硬也，大承气汤主之；若汗多，微发热恶寒者，外未解也，其热不潮，未可与承气汤；若腹大满不通者，可与小承气汤，微和胃气，勿令至大泄下。（208条）

【解析】本条论述阳明病可攻与不可攻及大、小承气汤的证治与用法，阳明病脉迟，是由于腑实结滞，腑气不通，气血运行受阻，脉道不利。其证汗出不恶寒，说明外邪已解；身重、短气、腹满而喘，有潮热，手足濈然汗出，均为大承气汤证，说明里热炽盛，腑气不通，燥屎已成，治当用大承气汤攻下里实；若汗多，有发热恶寒的表证，更无潮热，则知腑实未成，不可攻下；若表证已解，腹胀满显著者，说明腑气壅滞而有实邪，但未至燥坚的程度，故宜用小承气汤破滞除满通便。

【考点】

1. 阳明腑实证病机为燥热与有形糟粕相结，属里热实证，为何脉不数反迟：一般而言，脉迟主寒，此为常例。但阳明腑实证，乃有形之邪阻滞肠道，腑气不通，使气血运行不畅，脉道不利亦可出现迟脉。208 条所谓阳明病脉迟，就是指热邪与燥屎阻结胃肠，经脉受阻，气血运行不畅而导致的迟脉，此迟脉必兼沉实有力之象。

2. 三承气汤证的鉴别：三承气汤证均属阳明腑实证。不同：①调胃承气汤可用于太阳变证和阳明腑实证，其病机特点是燥热初结于胃肠，痞满不甚。此时邪热尚能由里透表，故可见蒸蒸发热，汗出，口渴，心烦，甚则谵语，腹胀满，不大便，舌红苔黄燥，脉滑数或沉实。②小承气汤用于治疗阳明腑实证和厥阴热利，其病机特点是痞满较甚，而燥热实邪结聚较轻，症状以腹胀为主，大便硬结不通，小便次数增加，舌红，苔黄厚而干，脉滑数或数等。③大承气汤用于阳明腑实证和少阴水竭土燥证，其病机特点是阳明燥热实邪严重内阻，痞满亦甚，腑气不通，症状表现有潮热，谵语，手足濈然汗出，心烦不解，甚或谵妄，喘不得卧，目中不了了，睛不和，循衣摸床，惕而不安，大便燥结或热结旁流，腹胀满痛或绕脐痛，舌红，苔老黄焦燥起刺，脉沉实有力。

3. 何谓"微和胃气"：承气汤之所以谓之"承气"，承顺胃气也。即重在恢复胃肠"以降为顺"的生理功能。小承气汤与大承气汤比较而言，小承气汤证，以痞满为主，燥实次之，故少用枳实、厚朴，用大黄不用芒硝，重在破滞除满通便，且泻下之力较大承气汤缓和，故谓"微和胃气"。大承气汤证，以痞满燥实具备，故枳实、厚朴、芒硝、大黄同用，重在峻下热结，其泻下之力较小承气汤峻猛，故谓峻下剂。

4. 承气证、脾约证、润导法证的鉴别：承气汤证乃邪热与肠道宿滞互结，腑气不通所致，临床证候主要有：大便秘结，腹满硬痛，或热结旁流，或潮热谵语等，治疗用苦寒泻下，攻下腑实之方，选用承气汤类方治疗；脾约证乃阳明有热，胃热约束脾的转输功能，导致津伤便秘，临床特征为大便秘结，然"不更衣十日，无所苦也"，治疗采用滋燥润肠、缓通大便法，方选麻子仁丸治疗；润导法证乃津枯肠燥，大便失润，传导失权所致，临床辨证要点为病人欲解不得，硬屎迫近肛门，便意频频，治疗采取润燥清热，利窍滑便法，可选蜜煎导方或大猪胆汁方。

5. 阳明病手足濈然汗出的鉴别：阳明热实燥结与阳明中寒证均可出现手足濈然汗出。阳明腑实证手足濈然汗出，是里热炽盛，逼津外泄，而热伤津液，津液不足，故仅见阳明所主之手足汗出，必具备潮热，大便秘结，腹胀满痛，谵语，舌红苔黄，脉沉实等一系列热实证候，阳明中寒证手足濈然汗出，是因中阳亏虚，四肢禀气于胃，四肢阳虚不能固外，津液从四肢外泄，故手足汗出，必具备不能食，小便不利，大便初硬后溏，苔白，脉弱等虚寒见症。

6. 大承气汤的辨治要点

症：腹满硬痛或绕脐疼痛，不大便，潮热，不恶寒，反恶热；面目俱赤，烦躁谵语；手足濈然汗出；苔黄燥或焦裂起刺，脉沉滑实有力。

理：燥热与有形糟粕相结，津伤热伏，腑气不通。

法：峻下热实，荡涤燥结。

方：大承气汤。

药：大承气汤由枳实、厚朴、大黄、芒硝四味药组成。本方枳实行气消痞，厚朴宽中除满，芒硝软坚润燥，大黄泻热荡实，全方重在峻下热结。

细目三　辨少阳病脉证并治

◎ **要点**　"少阳之为病，口苦，咽干，目眩也。"（263 条）

【原文】少阳之为病，口苦，咽干，目眩也。（263 条）

【解析】本条为少阳病辨证纲要。病入少阳，邪在半表半里，导致少阳枢机不利，胆主枢机内寓相火，胆火内郁，热必上炎，故口苦，灼伤津液，走窜空窍，故见咽干。手足少阳之脉起于目锐眦，且胆与肝合，肝开窍于目，胆火上炎，清窍不利，故头昏目眩。

【考点】

1. 何谓少阳病：外邪侵犯少阳，气机郁滞，导致胆火上炎，出现口苦，咽干，目眩等症。若邪入而正邪分争，枢机不利，进而影响脾胃功能，出现往来寒热，胸胁苦满，嘿嘿不欲饮食，心烦喜呕，脉弦细者，称为少阳病。

2. 何谓半表半里：少阳居于太阳、阳明之间，因病邪既不在太阳之表，又未达于阳明之里，故少阳病病位在半表半里，亦即表里之间，不表不里也。

3. 如何理解少阳病的提纲证：263 条作为少阳病提纲证不够全面。因其仅列举了胆火上炎的口苦，咽干，目眩症状，仅反映少阳病基本病理变化的一个方面，没有表现出少阳枢机不利，木邪乘土，脾胃功能失常的症状。少阳病小柴胡汤证的往来寒热，胸胁苦满，嘿嘿不欲饮食，心烦喜呕均没有列入，且口苦，咽干，目眩三症不是少阳病所独有，见到此三症不一定就是少阳病，且不能反映出"邪正分争，互有进退"这一少阳病的基本病机，故少阳病的主证应包括小柴胡汤主证在内。此条虽为提纲条文，与 96 条小柴胡汤互为补充更为全面，应与 96 条原文合看。

细目四　辨太阴病脉证并治

◎ 要点一　"太阴之为病，腹满而吐……若下之，必胸下结硬。"（273 条）

【原文】太阴之为病，腹满而吐，食不下，自利益甚，时腹自痛。若下之，必胸下结硬。（273 条）

【解析】本条为太阴病辨证纲要。太阴病主要病机是脾阳亏虚，寒湿内盛。脾主运化，脾虚邪入，则运化无权，故太阴病多见腹满，《内经》有"诸湿肿满，皆属于脾"，腹满是太阴受病必见的主症；脾胃互为表里，脾不升清，胃气上逆则呕吐，脾失健运，故食不下。脾主大腹，由于太阴虚寒，寒湿下注必自下利，下利进一步损伤脾阳，致脾虚气陷，寒湿下渗日益严重，故自利益甚。腹满时痛是脾虚不运，寒湿凝滞，阳气不通所致。因其脾阳有自复之时，故腹满，疼痛时作时止，这是太阴病的特征。故其治法当以温运为主。若误用下法，则中焦愈虚，寒湿不化，结于胸下，必胸下结硬。

【考点】

1. 太阴病的病因病机：太阴病的成因有二：其一是脾阳素虚，或内有寒湿，复感外邪，致脾虚不运，寒湿内停。其二是三阳病误治，伤及脾阳，致脾虚不运，寒湿内停或邪陷脾络，脾络不通。所以太阴病的病机是脾阳亏虚、寒湿内盛。

2. 太阴病吐利的特点及病机：太阴病吐利属虚寒性质，故其吐利之物澄彻清冷，伴有肢体不温，恶寒，神疲乏力，少气懒言，口淡纳少，腹胀满，不知饥，脉沉迟，舌淡苔薄白等。其病机为脾胃阳虚，寒湿中阻。寒湿上泛，致胃气上逆则呕，寒湿下趋于肠则利。

3. 太阴理中汤证腹满与厚朴生姜半夏甘草人参汤证腹满的鉴别：两者均属脾虚气滞腹胀满。但理中汤证以脾虚为主，其腹满属太阴脾虚，寒湿内阻，气滞腹满，一般伴有腹泻便溏，手足不温，口不渴，脉沉缓而弱，苔薄白，治疗重在温脾祛寒，兼燥湿除满；而厚朴生姜半夏甘草人参汤证以气滞为主，其腹满因发汗太过损伤脾阳，或素有脾虚，以致运化失职，气滞于腹，壅而作满，伴有噫气或肠鸣，或嗳气胀痞等症，属虚少实多之证，治疗重在行气导滞消胀满，兼补脾气。

4. 太阴腹满与阳明腹满的鉴别：太阴腹满属虚寒性腹满，乃脾虚寒湿内停，气机壅滞所致，因阳气有自复之时，故其腹满或腹痛时有减轻，伴有舌淡，口不渴，下利稀溏，形寒肢冷等症状；阳明腹胀满乃里热炽盛，腑气壅滞，燥屎内结所致，故其腹满持续存在，所谓"腹满不减，减不足言"同时伴有舌红苔厚黄干，口渴，发热，不大便等里热证。

◎ **要点二　"自利不渴者，属太阴，以其藏有寒故也，当温之，宜服四逆辈。"（277 条）**

【原文】自利不渴者，属太阴，以其藏有寒故也，当温之，宜服四逆辈。（277 条）

【解析】本条论述太阴虚寒下利的主症、病机及治则。本条既云属太阴，当包括 273 条提纲条文的证候：腹满而吐，食不下，时腹自痛等。自利不渴，是脾阳亏虚，寒湿内盛。故曰"属太阴"，治疗当用理中、四逆辈温补为主。

【考点】

1. 不用"理中汤主之"而用"四逆辈"的机理：太阴下利之阳虚湿盛，程度有轻重不同，"宜服四逆辈"提示要温补阳气，温散寒湿，而不提具体方药，是示人用药宜灵活变化。

2. 太阴病的主证：腹满而吐，食不下，时腹自痛，下利不渴，舌苔白腻，脉沉迟而弱。

3. 太阴虚寒证与阳明中寒证的证治异同：太阴虚寒证与阳明中寒证均属中焦虚寒证。太阴虚寒，乃脾阳亏虚，寒湿内盛。脾主运化，脾虚邪入，则运化无权，故太阴病多见腹满而吐，食不下，时腹自痛，下利不渴，舌苔白腻，脉沉迟而弱等证候。治疗当温脾祛寒，燥湿除满。方用理中汤。阳明中寒证乃胃阳亏虚，寒邪内盛，不能受纳水谷，故临床表现为不能食，食谷欲呕，小便不利，大便初硬后溏，手足濈然汗出。治疗温中和胃，降逆止呕，方用吴茱萸汤。

细目五　辨少阴病脉证并治

◎ **要点一　"少阴之为病，脉微细，但欲寐也。"（281 条）**

【原文】少阴之为病，脉微细，但欲寐也。

（281 条）

【解析】本条为少阴病辨证纲要。少阴包括心肾两脏。少阴为病，心肾亏虚，全身阴阳气血不足。脉微是阳气虚鼓动无力，脉细是阴血虚不能充盈脉道。故脉微细提示阴阳两虚，心肾不足。心阴阳亏虚，神衰不振则精神萎靡，肾阴阳亏虚则体力疲惫，致似睡而非睡状态。但欲寐反映心肾俱虚，以阳虚为重。本条脉微细，但欲寐，反映了少阴病全身阴阳气血不足的本质，见此两个症状，便可诊断为少阴病，故作为少阴病证的辨证纲要。

【考点】

1. 本条能否作为少阴病提纲及其原因：少阴主心肾两脏。少阴之气是心肾两脏功能的综合体现。在正常情况下，它既主持人体脏腑功能、气血运行，又主持神志活动。故少阴心肾虚衰时可见精神萎靡不振的主症和气血两虚的主脉。病入少阴，心肾虚衰，阴阳气血俱虚，故出现脉微细，但欲寐之证候，以此为辨证提纲，旨在提示心肾虚衰之征兆，反映了少阴病全身阴阳气血不足的本质，故作为少阴病证的辨证纲要。

2. 但欲寐与嗜卧的鉴别："但欲寐"指少阴病过程中，病人精神萎靡，似睡而非睡状态，与脉微细同时出现，是心肾正气衰竭，病情危重的征兆；而 37 条"嗜卧"多出现在太阳病后，邪气已去，正气未复，病人安静睡眠以恢复机体的正气，与脉浮细同时出现，是太阳病向愈的表现；231 条阳明中风的"嗜卧"是热盛神昏所致，病人有潮热，短气，腹都满，胁下及心痛，鼻干不得汗，小便难，一身及目悉黄，脉弦浮大等，乃邪热炽盛之证。

3. 本条涵盖少阴寒化证及少阴热化证：少阴病本证有寒化证和热化证之分。少阴心肾阳虚，阴寒内盛，可以表现出脉微细，但欲寐、吐利、心烦、四逆等阳虚症状，且以自利而渴为其特征，乃阳虚不能化气生津所致。少阴心肾阴亏，阴虚生内热，可出现心烦，不寐，口渴等证候，无论寒化还是热化，其全身阴阳气血不足本质一致，故281条作为少阴病提纲证，能够涵盖少阴寒化证及少阴热化证。

◎ **要点二** **"少阴病，始得之……麻黄细辛附子汤主之。"（301条）**

【原文】少阴病，始得之，反发热，脉沉者，麻黄细辛附子汤主之。（301条）

【解析】本条论述少阴与太阳两感寒邪病势急的证治。本证的形成，是素体肾阳亏虚，感受风寒，致太阳、少阴同病。病人发热，恶寒，头痛，无汗，属表实证，本应脉象浮，现反沉，有肢冷畏寒感，是少阴阳气亏虚，无力浮出于表所致。因无下利清谷，知少阴阳虚不甚，故用麻黄附子细辛汤温阳发汗，表里双解。

【考点】

1. 少阴病为何"反发热"：少阴寒化证，应无热恶寒，脉微细，但欲寐，现反发热，且发热恶寒并见，可见发热乃太阳受邪，正气与邪抗争所致发热。但是，少阴阳虚之人何以有卫阳与邪气抗争呢？反映出阳虚未甚，尚有一定的力量能够抗邪于外，其病位重心尚且在表，故为表里同病，不是单纯少阴病。

2. 有表证的发热为何"脉沉"：少阴病，心肾阳亏，感受寒邪以后，正阳无力浮出于表，虽有发热，脉仍"沉"伏在里。

3. 本条是否属太阳表证：301条麻黄附子细辛汤证与302条麻黄附子甘草汤证俱是风寒直接引起少阴发病所表现出的表里同病。平素心肾阳气较虚之人，感受风寒之邪所表现的少阴太阳同病症状。此由寒邪乘虚直犯少阴所致，故病在少阴而兼见太阳表证，不属单纯的太阳表证，而属太少两感之证。

4. 少阴禁用汗下法而又有麻黄附子细辛汤之发汗的原理：少阴病无论寒化还是热化，其全身阴阳气血不足本质一致，故都禁用汗下法。少阴表里同病时，里虚不急、不重，如本条，病人无下利清谷的症状，可以采用表里同治，温经发汗之法。若里虚较急，较重，有下

利清谷不止，即使有表证发热恶寒，身疼痛，不可发汗，当先救其里，后治其表 。如91条："伤寒，医下之，续得下利清谷不止，身疼痛者，急当救里，后身疼痛，清便自调者，急当救表。救里，宜四逆汤，救表，宜桂枝汤。"从方药比较来看，麻黄附子细辛汤中用炮附子，而四逆汤则附子生用，使回阳救逆之功更胜一筹。

5. 麻黄附子细辛汤与麻黄附子甘草汤的区别使用：麻黄附子细辛汤证为"始得之，反发热，脉沉"，可见相对而言，其病势急，病程短，病情重，表证更显著，故用附子温肾阳，麻黄散表寒，细辛既合附子以温经，又佐麻黄以解表，合为表里双解之剂；而麻黄附子甘草汤证，病已久，病势缓，病情轻，正气较虚，故治疗重在温经微汗解表，不用细辛以防发汗太过，损伤正气，用甘草扶正，为微汗之剂。

6. 麻黄附子细辛汤证的辨治要点

症：恶寒较甚，发热或微热，头痛无汗，舌淡苔薄白，脉沉。

理：少阴阳虚兼太阳外感。

法：温经解表。

方：麻黄附子细辛汤。

药：麻黄附子细辛汤由麻黄、附子、细辛组成。方中麻黄解表散寒，附子温经扶阳，细辛助麻黄辛散寒邪解表，助附子温阳发汗，炙甘草补中燮和，调和诸药。全方共奏温经发汗，助阳解表之功。

◎ **要点三** **"少阴病，得之二三日以上……黄连阿胶汤主之。"（303条）**

【原文】少阴病，得之二三日以上，心中烦，不得卧，黄连阿胶汤主之。（303条）

【解析】本条论心肾不交失眠的证治。素体阴虚之人，感受外邪，二三日后邪气因阴亏化热，阴虚火旺，形成少阴热化证。肾阴不足，不能上济心阴，心火亢盛于上，故见心中烦、不得卧等证，治疗用黄连阿胶汤，滋阴清火，交通心肾。

【考点】

1. 黄连阿胶汤证以肾阴虚还是心火亢旺为主：黄连阿胶汤证既有肾阴亏虚，又有心火亢旺。本虚标实，然以心火亢旺为主。因其用药黄连、黄芩直折心火，以除炎上之热；芍药配芩连，酸苦涌泻而清火，故有"邪少虚多者不得用黄连阿胶汤"之说。

2. 少阴病有寒化、热化之分的原因：主要由于体质的不同，少阴寒化还是热化，取决于体质阳虚还是阴亏：邪犯少阴，如素体阳虚，则外邪从阴化寒而形成少阴寒化证；素体阴虚，则外邪从阳化热而形成少阴热化证。少阴寒化证以"脉微细，但欲寐"为其典型脉证，本条"得之二三日以上，心中烦，不得卧"则是少阴热化证的脉证代表。然而，少阴热化证的形成，既可是邪从热化，即寒邪化热，也可是由阳明热邪灼伤真阴而成，还可由因感受温热之邪内灼真阴所致。总之，无论是由寒邪化热，或阳明之热灼阴，或温热之邪灼阴，只要具有真阴伤而邪热炽的脉证，就可确诊为少阴热化证。

3. 黄连阿胶汤证、猪苓汤证、栀子豉汤证的证治异同：上三方主症都有心中烦，不得眠，且都有热象，但其病机、证候各不相同。黄连阿胶汤证是心火亢旺，肾水不足所致，故其心烦、失眠，伴有舌红少苔，脉细数等阴虚内热之证，此证属虚实夹杂，虚指阴虚，实指心火，以心火为主，故可用芩连苦寒直折；猪苓汤证是阴虚水热互结之证，其心烦、失眠，是阴虚内热扰乱心神，伴有呕渴、下利等水气内停之症，治疗用猪苓汤育阴利水清热；栀子豉汤证是无形邪热内扰胸膈所引起，故除心烦不眠一症外，还有头汗出，甚至胸中窒，心中结痛等症，治宜清宣郁热而除烦，因非实火乃郁热所致，故不用芩连苦寒直折，而用栀子、豆豉甘凉辛散，宣透郁热。

4. 黄连阿胶汤的煎服法：先入黄连、黄芩、芍药三味，煎取汁，趁热纳阿胶（烊化），待药水凉至不烫手时，冲入一个鸡蛋黄，搅匀，分两次温服。

5. 何谓泻南补北法：黄连阿胶汤方中黄连、黄芩清心火、除烦热，即所谓泻南方；芍药、阿胶滋肾阴、填精血，即所谓补北方；鸡子黄养血润燥。诸药共用实乃泻心火、滋肾水、交通心肾之剂，故又被称作泻南补北之法。

6. 黄连阿胶汤证的辨治要点

症：心烦不得卧，口燥咽干，舌红少苔，脉细数。

理：肾阴亏虚，心火亢旺。

法：滋补肾阴，清泄心火。

方：黄连阿胶汤。

药：黄连阿胶汤是滋阴降火的代表方。方中黄连、黄芩直折心火，以除炎上之热；阿胶、鸡子黄滋补肾阴而养营血。芍药配芩、连，酸苦涌泻而清火；芍药配阿胶、鸡子黄，酸甘化液以滋阴。诸药合用，滋肾水而降心火，心肾交泰，水火既济而心烦不得卧诸证自除。

◎ **要点四 "少阴病，二三日不已……或呕者，真武汤主之。"（316条）**

【原文】 少阴病，二三日不已，至四五日，腹痛，小便不利，四肢沉重疼痛，自下利者，此为有水气。其人或咳，或小便利，或下利，或呕者，真武汤主之。（316条）

【解析】 本条论述少阴病阳虚水停的证治。少阴病二三日不愈，至四五日邪已入里，阳虚寒凝而见腹痛；肾阳虚不能化气利水则小便不利；水气浸渍外溢，则四肢沉重疼痛；水气下注于肠则自下利。此为肾阳衰微，致水寒之气浸淫内外。此皆由阳虚不能化气所致。由于水饮之邪变动不居，故可见上逆犯肺则咳，犯胃则呕吐，水气下趋则下利，下焦虚寒不能制水则小便清长等，可用真武汤温阳化气利水。

【考点】

1. 本条与82条真武汤证的鉴别：82条为汗后阳虚水气泛滥的证治。太阳病误汗而致阳虚，阳虚不能制水，导致水气泛滥。水气上泛则心悸，清阳不升则头眩，水气内停，郁遏阳气则发热。阳气者，精则养神，柔则养筋，筋肉失其煦养，经脉失其主持，故见筋肉跳动，全身颤抖而站立不稳。故治以真武汤温阳利水。316 条为少阴病阳虚水停，故没有水停郁遏阳气发热的症状。

2. 真武汤证与附子汤证的证治异同：两者均属少阴阳虚，水湿为病，均有恶寒，四肢沉重，脉沉。治疗均用熟附子、白术、芍药、茯苓温肾阳散水气。不同之处在于真武汤证由少阴阳虚，不能制水，水气泛滥而成，以头眩，心下悸，身瞤动，振振欲擗地，下利，小便不利为主，治疗重在温阳化气利水，其重用生姜辛散水气，不用人参滋补；附子汤由少阴阳衰阴盛，寒湿阻滞筋脉骨节所致，症状以身体骨节疼痛为主，治疗重在温补元阳，故倍用白术、附子加人参，不用生姜。以加强其祛湿止痛，温补元阳之效。

3. 真武汤与茯苓桂枝白术甘草汤治疗水气病证的异同：两证均以水气为患，药用茯苓、白术健脾利水。但苓桂术甘汤证病位在脾，为脾虚失运，水气内停，症情较轻，症见头眩，心下逆满，气上冲胸，小便不利，方以茯苓为主药，重在培土运脾，并伍用桂枝、甘草，辛甘通阳，化气利水；真武汤证病位在肾，为肾阳虚衰，水气泛滥全身，症情较重，除水气内停外，尚见水肿，振振欲擗地，四肢沉重疼痛之水气浸渍肌肉、筋脉之证。真武汤方重在温补肾阳，化气行水，故用附子温阳散寒，芍药活血利水，生姜辛散水气。

4. 或然症加减法的意义：若咳者，加干姜、细辛温散水寒，五味子收敛肺气；呕加生姜，和胃止呕，辛散水邪；下利加干姜以温阳散寒，去芍药之酸寒，免有碍救阳，小便利不需利水，去茯苓，免淡渗利水太多（原方去附子，因其为主药，不可去之）。

5. 真武汤证的辨治要点

症：心下悸，发热，头眩，身瞤动，振振欲擗地，腹痛，小便不利，四肢沉重疼痛，甚则四肢水肿，或咳，或呕，或小便利，舌质淡，苔白

滑，脉沉。

理：肾阳虚衰，水气泛滥。

法：温阳化气行水。

方：真武汤。

药：真武汤方用炮附子、茯苓、白术、芍药、生姜五味药。方中炮附子温阳散寒，茯苓淡渗利水，白术健脾燥湿，生姜通阳散水，芍药活血利水，益阴和营，佐制附子之刚燥之性。全方共奏通阳化气利水之功。

◎ 要点五　"少阴病，下利清谷……通脉四逆汤主之。"（317 条）

【原文】少阴病，下利清谷，里寒外热，手足厥逆，脉微欲绝，身反不恶寒，其人面色赤，或腹痛，或干呕，或咽痛，或利止脉不出者，通脉四逆汤主之。（317 条）

【解析】本条论述少阴阳衰阴盛，虚阳外越证治。少阴病下利清谷，手足厥逆，脉微欲绝是脾肾阳衰，不能运化水谷。其人面色赤是阴寒内盛，格阳于上，身反不恶寒，为在内之阴寒逼迫虚阳外越，导致外有假热之象，已成阴阳格拒之势，阳衰阴盛，鼓动无力则脉微欲绝。阳危阴盛可见许多或然症：肾阳亏虚，寒凝气滞则腹痛，阴寒上逆则干呕，虚阳上越则咽痛，阴阳衰竭，气血大亏，下无可下则利止脉不出。病机为阴盛于内，格阳于外，治疗用通脉四逆汤破阴回阳，通达内外。

【考点】

1. 何谓格阳证：阴寒内盛，格阳于外，出现"里寒外热"证（内真寒外假热），称为格阳证。临床以身热反不恶寒为主要特征。

2. 通脉四逆汤证与四逆汤证的证治异同：两者均属少阴阴盛阳衰证，均可见脉微细，但欲寐，下利清谷，手足厥逆的症状，均采用回阳救逆之法，均用干姜、附子、炙甘草治疗。但四逆汤证以阳衰阴盛为主，无假热或仅有轻度假热症状，治疗用四逆汤原方，证较通脉四逆汤证为轻；通脉四逆汤证为阳衰阴盛重证，病人虚阳外越，阴阳格拒，有明显假热证候，如身反不恶

寒，面赤，咽痛，脉微欲绝，治疗在四逆汤的基础上重用干姜、附子，使之兼能通达内外之阳气。

3. 白通汤证与通脉四逆汤证的证治异同：两者均属少阴阳衰阴盛，阴阳格拒证，均可见真寒假热症状，均有下利，脉微，手足厥冷，治疗均用干姜、附子破阴回阳救逆。不同的是白通汤证属戴阳证，是阴盛于内，格阳于上，以面部娇嫩红赤为主，治疗重在破阴回阳，宣通上下阳气，用葱白宣通阳气，不用甘草，恐留恋中焦，不利于上下阳气交通；通脉四逆汤证是格阳证，以阴寒内盛格阳于外为主，临床以身反不恶寒为主症，治疗重用干姜、附子破阴回阳，宣通内外阳气，并用甘草补中。

4. 其人面色赤与阳明病面色赤的鉴别：本证面色赤，为在内之阴寒逼迫虚阳外越所致，必以两颧红为特点，红而娇嫩，游移不定，其身热久按则减，伴见其他里寒证候，而阳明里热证的面色赤，必满面通红，伴见大热，大烦，大渴，大汗出，身热久按不退，伴见其他里热证候。

5. 或然症加减法的意义：阴盛戴阳面色赤则加葱白，宣通上下，肾阳亏虚；寒凝气滞腹痛则加芍药和络缓急止痛；阴寒上逆干呕则加生姜温胃散寒，降逆止呕；虚阳上越咽痛则加桔梗利咽开结；阴阳衰竭，气血大亏，下无可下，致利止脉不出者加人参益气养阴复脉。

6. 通脉四逆汤证的辨治要点

症：四肢厥逆，下利清谷，汗出，身热反不恶寒，或面赤，或腹痛，或干呕，或咽痛，或四肢拘急不解，苔白滑或黑滑，脉微欲绝。

理：阴盛于内，格阳于外。

法：破阴回阳，通达内外。

方：通脉四逆汤。

药：通脉四逆汤药用生附子大者一枚，干姜三两，炙甘草二两。方中重用生附子、干姜，破阴回阳，通达内外，炙甘草健脾益气，培中固本。

◎ 要点六　"少阴病，四逆……或泄利下重者，四逆散主之。"（318 条）

【原文】少阴病，四逆，其人或咳，或悸，或小便不利，或腹中痛，或泄利下重者，四逆散主之。（318 条）

【解析】本条论述阳郁致厥证治。少阴病四逆，大多是阳虚所致，而 318 条所述为气机阻滞，阳气郁遏于里，不能透达四肢导致手足冷。因人体气机升降出入失常，可致许多或然症。如心胸阳气失于宣通则咳，或悸；气郁水道失于通调则小便不利；气机不畅，木横乘土则腹中痛；肝气郁结，气机不畅则泄利下重。本病病机关键在于气滞阳郁，故用四逆散舒畅气机，透达郁阳。

【考点】

1. 四逆散证的主症和临床证候：主症是泄利下重。临床表现为手足厥冷或手足不温（轻），脘腹胸胁胀闷疼痛，泄利下重，或兼咳嗽，心悸，小便不利，舌苔少或薄而不腻，脉弦。

2. 四逆汤证与四逆散证的证治异同：均可见四逆。四逆汤证以阳衰阴盛为主，四逆乃阳气衰微不温四末，可见脉微细，但欲寐，下利清谷，手足厥逆的症状，用回阳救逆之法，用干姜、附子、炙甘草治疗。四逆散证因阳气郁遏于里，不能透达四肢导致手足冷。临床表现为手足厥冷程度轻，脘腹胸胁胀闷疼痛，泄利下重，或兼咳嗽，心悸，小便不利，舌苔少或薄而不腻，脉弦。用舒畅气机，透达郁阳之法。药用柴胡、枳壳、芍药、炙甘草。

3. 四逆散证为何属于少阴病：本条起首冠以"少阴病，四逆"，明确指出本证为少阴病，并以四逆为主症。然少阴病四逆者，以阳虚阴盛居多，应伴见恶寒蜷卧，下利清谷，脉微细等全身虚寒的证候，治以四逆汤。本证四肢厥逆，并无上述典型的虚寒证伴随，且主以四逆散治疗，故其主要病机当为少阴枢机不利，阳气郁遏在里，不能透达于四末。因阳郁而致四逆，所以一般程度较轻，仅表现为手足不温或指头微寒，治以四逆散疏畅气机，透达郁阳，使阳气疏通，达于四末，则四逆可除。因少阴四逆汤类证均有四逆的临床症状，四逆散也以四逆为主要临床表现，为将两者鉴别，故在少阴病中讨论。

4. 或然症加减法的意义：若咳者加五味子、干姜以温敛肺气止咳；若兼有寒气上逆凌心则见心悸，加桂枝温通心阳；若水气不化而见小便不利，则加茯苓淡渗利水；兼阳虚中寒腹中痛，加附子温阳暖土，散寒止痛；气机阻滞见泄利下重则加薤白通阳行气。

5. 四逆散证的辨证要点

症：手足厥冷或手足不温（轻），脘腹胸胁胀闷疼痛，泄利下重，或兼咳嗽，心悸，小便不利，舌苔少或薄而不腻，脉弦。

理：阳气郁滞，不达四末。

法：疏畅气机，透达郁阳。

方：四逆散。

药：四逆散药用四味，柴胡解郁行气，和畅气机，透达郁阳；枳实行气散结；芍药和血利阴；甘草缓急和中，合而成方，使气机调畅，郁阳得伸而四逆可除。

细目六　辨厥阴病脉证并治

◎ 要点一　"厥阴之为病，消渴……下之利不止。"（326条）

【原文】厥阴之为病，消渴，气上撞心，心中疼热，饥而不欲食，食则吐蛔，下之利不止。（326条）

【解析】本条为厥阴病的辨证纲要。"消渴"指口渴饮水不能解渴，非消渴病。其症状与五苓散证的消渴相同，但机理不同，乃厥阴风木之气化火（少阳相火），风火相煽，消灼津液所致。因肝脉夹冲脉上行，脉连心包，故气上撞心，心中疼热。胃中有热则消谷易饥；肝邪乘胃，胃寒气逆，故虽饥却不欲食；若胃寒，蛔闻食臭出，则吐蛔。以上诸证，总为寒热夹杂，

治疗当清上温下，寒温并用。厥阴正气已虚，一般不可单纯攻下，否则脾虚寒益甚，出现下利不止等症。

【考点】

1. 厥阴病多寒热错杂的原因：厥阴病属伤寒六经传变的最后阶段。多数由少阴阳虚阴亏证传变而成。其病机特点是阴尽阳生，虚实相因，寒热错杂。因而往往出现肾阴不足，肝火妄动，向上冲击的邪气盛的上热证，肾阳不足，阴寒内生，故上热自热，下寒自寒，又兼中虚失运，胃肠功能失权，蛔虫得以寄生。故厥阴病，以消渴，烦热，饥不欲食和吐蛔作为厥阴病的辨证提纲。厥阴为寒热阴阳错杂，不可单纯用下法治疗。

2. 如何理解厥阴病的提纲：对厥阴病的提纲条文，历来有争议，焦点集中在326条能否作为提纲条文上。有人认为326条作为提纲条文不全面，不能概括厥阴病所有主症。其实，厥阴病提纲条文和其他五经提纲条文一样，不能包罗本经所有病证。但它所描述的"消渴，气上撞心，心中疼热，饥而不欲食，食则吐蛔，下之利不止"，既不同于少阴寒化证的心肾阳虚证，亦有别于太阴的脾虚寒证。326条提出的寒热错杂的临床表现，体现了厥阴病的基本病机，是厥阴病的基本证候，只有在厥阴才有可能出现这些证候，它为辨别病变部位是否在厥阴提供了依据，因此将其作为厥阴病提纲有一定临床意义。

3. 本提纲的病机和寒热属性：消渴，气上撞心，心中疼热为肝热上逆（实）证，饥而不欲食属虚实寒热兼杂之候，食则吐蛔反映脾肠有寒（虚）。故本提纲反映厥阴上热下寒，虚实兼杂的病机特点。

4. 厥阴病厥证的治禁及其原因：厥阴病厥证一般禁用下法。因为厥逆证从病性上可分为寒厥、热厥。寒厥，属阳气虚衰，自然不可攻下。而厥阴热厥，亦不可下。因为厥阴热厥，相火内闭，阳气不能外达，虽然热厥，但属无形之火邪，非有形之热结，故只宜清透，不可下之。

"虚家亦然"，是进一步强调凡正气内虚的厥逆，均不可妄用攻下法。此为厥阴病厥证的一般禁例。但确属有形之邪内结，致阳郁不达者，仍宜攻下，通过峻下燥结，来宣达阳气，故335条有"厥应下之"之说。

5. 厥阴提纲证的治疗用方：乌梅丸辛甘助阳、酸苦坚阴之配伍，正与厥阴提纲之寒热阴阳错杂息息相应，实为厥阴之主方。厥阴为病不仅上热下寒并见，还有肝气横逆，在上则引动相火，风火相煽，中消津液，则胃津干燥，必欲引水自救，而口渴多饮，风夹相火循冲脉上冲心包，则气上撞心而自觉心悸，胃络通心而为隐痛烦热，在下则引动寒水，肝气乘脾及肾，而现下利不止，甚者肢厥。是此上热实为心肝风火，用药必以乌梅合黄连之类，酸收苦泄，敛肝息风，降清亢火；此下寒乃脾肾虚寒，用药必以乌梅配干姜附子之类，酸收止泻，辛热温中。

◎ **要点二 "手足厥寒，脉细欲绝者，当归四逆汤主之。"（351条）**

【原文】手足厥寒，脉细欲绝者，当归四逆汤主之。（351条）

【解析】本条论述血虚寒凝致厥的证治。素体血虚，复因寒凝肝脉，阳气不达四肢，致手足厥寒，脉为血之府，血虚脉道不充则脉细，寒凝经脉则脉涩不利，故脉细欲绝。此证辨证要点为脉细欲绝。病机关键为血虚寒凝经脉。治疗用当归四逆汤养血通经，温经散寒。

【考点】

1. 当归四逆汤证的诊断要点：脉细欲绝。由于患者血虚寒凝的部位不同，常有不同的临床表现。如寒滞经络，留着关节，则四肢关节疼痛，或身痛腰痛，或指（趾）尖、鼻尖、耳朵边青紫；若寒凝胞宫，则月经愆期，血少色暗，痛经等；如寒凝腹中，则脘腹冷痛等。症状虽异，病机则一，皆可选用当归四逆汤为主治疗。

2. 寒厥与血虚寒厥的鉴别：寒厥是脉微欲绝，血虚寒厥是脉细欲绝。两者仅一字之差，但病机有别：寒厥是少阴阳衰阴盛，故四肢厥冷而脉象微弱无力，时隐时现，治宜通阳散寒复脉，可用通脉四逆汤；血虚寒厥是血虚寒凝，经脉失养，故手足厥寒而脉细欲绝，治疗用当归四逆汤温经散寒，养血复脉。其厥冷有轻重之别，脉在微细之间，不可不辨。

3. 当归四逆汤证与当归四逆汤加吴茱萸生姜汤证的证治异同：325条"若其人内有久寒者，宜当归四逆加吴茱萸生姜汤"。寒凝厥阴经脉基础上见肝脏虚寒者，气机不利可见腹痛；寒邪上逆可见呕吐；寒凝胞宫可致月经不调等。即当归四逆汤证辨证要点为脉细欲绝，治疗用当归四逆汤养血通经，温经散寒。当归四逆汤加吴茱萸生姜汤证为寒邪在肝胃，症见腹痛，呕吐，月经不调，则加吴茱萸、生姜以温中降逆，加清酒以活血散寒。

4. 为何"血虚寒凝"不用附子、干姜：附子、干姜，性温燥，以温肾补火为主。而肝主藏血，体阴而用阳，肝血亏虚之时温燥药当慎用，以免燥热劫伤肝阴，故不用干姜和附子。如：乌梅丸中虽用干姜、附子、但其以乌梅为主，量大至三百枚，酸收敛护肝阴。

5. 《伤寒论》中的厥证：①热厥，以四肢虽厥，胸腹灼热为特点，治疗用白虎汤或承气汤；②寒厥，以下利清谷，厥逆，脉微欲绝为特点，治疗用四逆汤；③痰厥，以气上冲喉咽不得息为特点，治疗用瓜蒂散；④水厥，以厥而心下悸为特点，治疗用茯苓甘草汤；⑤血厥，以手足厥寒，脉细欲绝为特点，治疗用当归四逆汤；⑥蛔厥，以时烦时静，有吐蛔史为特点，治疗用乌梅丸；⑦气厥，以指头寒，下利后重为特点，治疗用四逆散；⑧下焦冷结致厥，以腹满，按之痛为特点，治疗可以用温灸关元，口服当归四逆加吴茱萸生姜汤。

6. 当归四逆汤证的辨证要点

症：手足厥寒，脉细欲绝。或四肢关节疼痛，或身痛腰痛，或指（趾）尖、鼻尖、耳朵边青紫。舌淡苔白。

理：厥阴血虚，寒凝经脉。

法：养血散寒，温通经脉。

方：当归四逆汤。

药：当归四逆汤由当归、桂枝、芍药、细辛、炙甘草、通草、大枣组成。方中当归养血活血，配芍药养血和营，桂枝、细辛温经散寒通脉，通草通行血脉，炙甘草、大枣补中益气以生血。全方共奏养血散寒，温通经脉之效。

◎ 要点三 "热利下重者，白头翁汤主之。"（371 条）

【原文】热利下重者，白头翁汤主之。（371 条）

【解析】本条论述厥阴热利的证治。热利指热性痢疾和腹泻而言。汉唐之前，泻泄、下痢、统称下利。下重，指里急后重，大便解出窘迫，但解之不尽之感。不同于"热泻"的暴注下迫。如肠道气机壅滞，若损伤肠络，可见便脓血。厥阴热利，热灼津伤，渴饮量多，喜冷饮，下利脓血，里急后重，臭秽灼肛，小便黄赤短少，苔黄腻。病机为厥阴肝经湿热下迫大肠。治疗用白头翁汤清热燥湿，凉血解毒。

【考点】

1. 何谓热利下重：热性痢疾有里急后重之感。热利既指病证又指病性；下重即里急后重，表现为腹痛急迫欲下，而肛门重坠难出。症见下利脓血，红多白少，肛门灼热，腹痛急迫，重坠不爽等，古称"滞下"。此由肝热下迫大肠，湿热内蕴，气滞壅塞，秽浊郁滞，欲下不得所致。由于湿热之邪郁遏不解，损伤肠道络脉，化腐成脓，故便中常夹有红白新液或脓血。这种热利多属痢疾，包括现代医学的细菌性痢疾和阿米巴痢

疾等。因属肝经湿热下迫大肠所致，故常伴有身热、口渴、舌红苔黄腻等热象。

2.《伤寒论》热利三方证的证治异同：《伤寒论》热利三方证指白头翁汤证、黄芩汤证、葛根芩连汤证，均属热利，均有发热，口渴，下利臭秽，灼肛，小便黄赤，舌红，苔黄，脉数证候。白头翁汤证因厥阴肝热下迫大肠所致，故其下利便脓血，腹痛，里急后重明显，治疗用清热燥湿，凉肝解毒法；黄芩汤证由少阳胆热下迫大肠所致，故可见少腹绞痛，下利口苦咽干，目眩等，治疗用清热止利法；葛根芩连汤证由太阳表热下迫大肠所致，兼有太阳发热恶寒，汗出而喘症状，治疗采用清热止利，兼以解表之法。

3. 热结旁流与热利的鉴别：热结旁流乃阳明燥热内结，逼迫津液旁流而下，便次虽多而粪量甚少，腹痛持续不减，腹部胀满，治疗用承气汤通因通用，泻下热结；热利多为暴注下迫，腹痛阵作，得泻稍缓，本条热利含热痢，因厥阴肝热下迫大肠所致，故其下利便脓血，腹痛，里急后重明显，治疗用清热燥湿，凉肝解毒。

4. 白头翁汤证的辨证要点

症：发热，口渴欲饮水，下痢脓血，腹痛，里急后重，肛门灼热，小便短赤，舌红苔黄，脉滑数。

理：厥阴肝经湿热下迫大肠。

法：清热凉肝，凉血解毒。

方：白头翁汤。

药：白头翁汤由白头翁、黄连、黄柏、秦皮四味药组成。方中白头翁清热凉肝，凉血解毒，黄连、黄柏清热解毒，苦寒坚阴止利，秦皮清热解毒，涩肠止利。全方共奏清热燥湿，凉血解毒之功。

第三单元　金匮要略

细目一　脏腑经络先后病脉证第一

◎ 要点一　"问曰：上工治未病……是其义也。余脏准此。"

【原文】问曰：上工[1]治未病，何也？师曰：夫治未病[2]者，见肝之病，知肝传脾，当先实脾[3]。四季脾王[4]不受邪，即勿补之。中工[5]不晓相传，见肝之病，不解实脾，惟治肝也。

夫肝之病，补用酸，助用焦苦，益用甘味之药调之。酸入肝，焦苦入心，甘入脾。脾能伤肾[6]，肾气微弱[7]，则水不行，水不行，则心火气盛，则伤肺；肺被伤，则金气不行，金气不行，则肝气盛。故实脾，则肝自愈。此治肝补脾之要妙也。肝虚则用此法，实则不在用之。

经曰虚虚实实[8]，补不足，损有余，是其义也。余脏准此。（1）

【注释】

[1] 上工：高明的医生。

[2] 治未病：此指治疗未病的脏腑。

[3] 实脾：即调补脾脏之意。

[4] 四季脾王：四季之末，即农历三、六、九、十二月之末十八天，为脾土当令之时。这里可以理解为一年四季脾气都健旺之意。王，通"旺"。

[5] 中工：医术一般的医生。

[6] 脾能伤肾：指脾有制约、抑制肾之邪气亢害的意思。伤，有制约、抑制之意。

[7] 肾气微弱：指肾的阴寒水气不亢而为害。这里的"肾气"是指肾的邪气。

[8] 虚虚实实：意谓不要虚证用泻法，实证用补法。

【原文阐释】

本条论述已病防传和虚实异治的治疗原则，重点阐述治未病的意义。

第一段指出上工通晓脏腑之间病变相互传变的规律，并列举肝实脾虚的例子，强调肝病先治不旺之脾，防止肝病传脾；中工则不明其中之理，只知见肝治肝，致使一脏之病累及他脏。

"治未病"，即预防疾病从已病脏腑传变到未病脏腑，也叫已病防传，或既病防传。即除治疗已病脏腑之外，须注意调护其他未病脏腑，尤其顾护被"克"脏腑的正气，使其有力抗邪，从而防止疾病传变。高明的医生熟悉《素问·五运行大论》"气有余，则制己所胜，而侮所不胜"的理论，在治疗肝病时，知晓肝病实证易于传脾的传变规律，则先调补脾脏正气，防止肝病蔓延。根据实际情况，若脾气素来充盛，不易感受邪气，则无需补之。说明治未病也要明辨虚实，不能胶柱鼓瑟。技术一般的医生不晓得肝病实证传脾之理，只知道见肝病治肝，即"头痛医头"之谓，结果肝病未愈，脾病又起，肝脾俱病，这是缺乏整体观思维和治法的反映，临床上就难以获得满意的疗效。

第二段和第三段论述肝虚之病的具体治法及虚实异治原则。治疗肝虚病证，"补用酸"，"本味补本脏"，酸入肝，故用酸味的药物如白芍、五味子、山茱萸等来调补肝脏；"助用焦苦"，苦入心，心为肝之子，"子能令母实"，故用焦苦的药物如炒栀子、炒黄连等辅助治疗；"益用甘味之药调之"，甘入脾，能调益中气，且甘味的药物如炙甘草、大枣、小麦等可缓解肝之急，正如《难经·十四难》所言："损其肝者缓其中。"总之，肝虚病证，治宜补肝脏，兼扶心脾，具体用酸甘焦苦之药以治之。但这种治疗肝虚证的方法不适用于肝实证的治疗。

本条最后引用经文，强调虚证当用补法，补其不足；实证当用泻法，损其有余，即虚者补之，实者泻之，才是治疗虚实疾病的正治原则。不仅肝病当如上述虚实异治之原则，其余脏腑也应遵循此法。

【经义索隐】

本条以肝病实脾为例，是对已病防传治未病的示范，同时指出不仅治疗已病要辨虚实，治疗未病也应分清虚实，强调熟悉五脏相关、五行生克制化理论和治未病思想的重要性，对临床具有重要指导意义。

◎ **要点二　"夫人禀五常，因风气而生长……是皮肤脏腑之文理也。"**

【原文】 夫人禀五常[1]，因风气而生长，风气[2]虽能生万物，亦能害万物，如水能浮舟，亦能覆舟。若五脏元真[3]通畅，人即安和，客气邪风[4]，中人多死。千般疢[5]难，不越三条：一者，经络受邪，入脏腑，为内所因也；二者，四肢九窍，血脉相传，壅塞不通，为外皮肤所中也；三者，房室、金刃、虫兽所伤。以此详之，病由都尽。

若人能养慎，不令邪风干忤[6]经络，适中经络，未流传脏腑，即医治之；四肢才觉重滞，即导引、吐纳[7]，针灸、膏摩[8]，勿令九窍闭塞；更能无犯王法[9]、禽兽灾伤，房室勿令竭乏，服食节其冷热苦酸辛甘，不遗形体有衰，病则无由入其腠理。腠者，是三焦通会元真之处，为血气所注；理者，是皮肤脏腑之文理也。(2)

【注释】

[1] 人禀五常：禀，受的意思。五常，即五行。

[2] 风气：此指自然界之气候。

[3] 元真：指元气或真气。

[4] 客气邪风：外至曰客，不正曰邪；泛指外来的致病因素。

[5] 疢（chèn）难：泛指疾病。

[6] 干忤：此指侵犯。干，《说文》："犯也"；忤，违逆，抵触之意。

[7] 导引、吐纳：导引，指自我按摩；吐纳，为一种调整呼吸的方法。两者均为古代养生

却病的方法。

[8] 膏摩：用药膏熨摩体表一定部位的一种外治方法。

[9] 无犯王法：王法，指国家法令。无犯王法，即遵守国法免受刑伤之意。

【原文阐释】

本条论述了天人合一的整体观念、发病原因及未病先防、既病防变的防治原则。

人与自然的关系密切。首先指出正常的自然气候能够生养万物，不正常的气候可以伤害万物，其对人体亦不例外。正所谓"水能浮舟，亦能覆舟"，若自然界气候正常，则为人的生长发育提供有利条件；若气候反常，则产生相应的致病因素，导致人体疾病的发生。同时又指出，人对自然界也不是无能为力的，疾病是可以预防的，只要人的五脏正气充盈，气血流畅，功能正常，则能抗御病邪，人即安和；若正气虚弱，气血不畅，功能失调，则客气邪风易侵入人体，甚者可导致死亡。

疾病的发生虽有多种原因，但归纳起来不外乎三种情况：一是正气内虚，经络所受之邪传入脏腑，此为邪气乘虚入内；二是正气不虚，体表部位所受之邪停留在四肢、九窍、血脉等，使血脉九窍壅塞不通，其病在外；三是房劳、金刃、虫兽等致病因素损伤人体，此与上述发病形式和传变方式不同。可见，张仲景指出外感六淫之邪和房劳、金刃、虫兽所伤为主要病因，正气的虚实决定了病位的浅深。

未病先防，既病防变。未病之时当内养正气，外慎邪气。其具体的措施包括：避免外邪、虫兽及意外灾害；节制房事，防止耗竭肾之精气；饮食有节，杜绝偏嗜。不让身体有虚弱之处，则病邪无法侵袭人体。人体既已患病，应及早治疗，防止传变。病初邪气尚在经络，未传入脏腑，应及时医治。如果见到四肢才觉重滞，便应用导引、吐纳、针灸、膏摩等方法治疗，勿使邪气深入，导致九窍闭塞不通。如果平素注意调节饮食、起居和房室等各方面，又能防备虫兽和

意外伤害，使正气充盈、身体强健，则一切致病因素自然无从侵袭腠理。腠理是人体的一种组织，即肌肉和皮肤的纹理，腠理与三焦相通，和脏腑、卫气在生理、病理上有着密切的关系。它既是元真相会之处，又是气血流注的地方。当脏腑功能失调，卫外功能失司，腠理疏松之时，则人体抵御外邪的能力减退，腠理就成了外邪入侵之门户。

【经义索隐】

本条从人与自然相关的整体观念出发，论述发病与摄生的重要关系，以及未病先防、已病早治的原则。要预防疾病的发生，既重视内因——五脏元真通畅，又不忽视外因——客气邪风中人。故养生防病，需内养正气，外避邪气。同时强调人体发病后，为防止疾病由浅入深，由轻转重，应及时予以治疗。

◎ **要点三　"夫病痼疾，加以卒病，当先治其卒病，后乃治其痼疾也。"**

【原文】夫病痼疾[1]，加以卒病，当先治其卒病[2]，后乃治其痼疾也。（15）

【注释】

[1] 痼疾：指难治的慢性久病。

[2] 卒病：指新近发生的疾病。

【原文阐释】

本条论述新久同病时的先后缓急治则。

一般来说，痼疾日久势缓，变化较少，且病情较深较重，根深蒂固，证候复杂，难以速愈；而卒病新起势急，邪气尚浅，易于传变入里与痼疾相合，病情较轻，易于痊愈。因此，既患有痼疾，又发有新病之时，当先治新病，后治痼疾，新病的治愈亦有利于痼疾的恢复。且先治新病，还能避免新邪深入，与痼疾相合而加重病情。当然，在新病和痼疾互相影响的情况下，治疗新病时应当兼顾到痼疾。如《伤寒论》"喘家作，桂枝加厚朴、杏子佳"，就是一个治疗新感兼顾久病的典型例子。

【经义索隐】

在疾病发生发展的过程中不乏痼疾兼见新病

的情况，一般应当遵循先后缓急的治疗原则，先治新病卒病，后治久病痼疾，或者两者兼顾。否则，不仅新病难以速愈，而且还可能加重痼疾，致生他变。对临床很有启发和指导意义。

细目二　痉湿暍病脉证治第二

◎ **要点一　"太阳病关节疼痛而烦……但当利其小便。"**

【原文】太阳病，关节疼痛而烦，脉沉而细（一作缓者），此名湿痹（《玉函》云：中湿）。湿痹[1]之候，小便不利，大便反快，但[2]当利其小便。（14）

【注释】

[1] 湿痹：痹，即闭。湿痹，指湿邪流注关节，闭阻筋脉气血，导致关节疼痛的病证。

[2] 但：只，仅。

【原文阐释】

本条论述湿痹的证候及治法。

湿邪初起多侵袭太阳之表，故见发热、身疼；湿邪流注关节，闭阻筋脉气血，故关节烦疼。"脉沉而细"，沉为在里，细脉主湿，说明湿邪不仅侵犯太阳之表，流注关节筋脉，且内趋于里，形成内外合邪之证。里湿影响膀胱气化功能，则见小便不利；湿结于脾胃，则见大便反快。本证为表里兼证，内湿不除，阳气郁遏于里，外湿难祛，故当利小便。小便利，里湿除，阳气通，则内外兼治。

【经义索隐】

本条大便溏因湿引起，正所谓"利小便所以实大便也"，小便利，湿邪除，大便即可恢复正常。不可一见大便溏就用止泻药。

内湿的基本治法是利小便。内湿外湿同时相兼者，若内湿较重，则先利小便，兼以发汗；若外湿较重，则先发汗，兼以利小便。利小便既可单独使用，也可与发汗法兼用。

◎ **要点二　"风湿，脉浮，身重，汗出，恶风者，防己黄芪汤主之。"**

【原文】风湿，脉浮，身重，汗出，恶风者，

防己黄芪汤主之。（22）

防己一两　甘草半两（炒）　白术七钱半
黄芪一两一分（去芦）

上锉麻豆大，每抄五钱匕，生姜四片，大枣一枚，水盏半，煎八分，去滓温服，良久再服。喘者加麻黄半两；胃中不和[1]者加芍药三分；气上冲者加桂枝三分；下有陈寒[2]者加细辛三分。服后当如虫行皮中[3]，从腰下如冰[4]，后坐被上，又以一被绕腰以下，温令微汗，差[5]。

【注释】

[1] 胃中不和：此处指湿困脾胃，血脉不畅所致的脘腹疼痛。

[2] 下有陈寒：指患者下焦有寒已久。

[3] 虫行皮中：指患者服药后皮肤出现虫爬行样的痒感。

[4] 从腰下如冰：指湿邪下趋，卫阳尚无力驱邪所致腰部以下畏寒之感。

[5] 差：通"瘥"，病愈。

【原文阐释】

本条论述了素体气虚，外感风湿的证治。

患者素体卫表气虚，加之外感风湿邪气，卫表不固，即出现脉浮、汗出、恶风等表虚外感的证候。湿邪黏腻，其性重浊，流注肌表关节，故而出现身重。该证属气虚外感，不可用麻黄、桂枝一类辛温之药，恐发汗太过，气随汗脱，而用防己黄芪汤益气固表，祛风化湿。

方中防己祛风除湿，黄芪、白术益气固表，甘草、生姜、大枣调和营卫，亦有助正气驱邪之功。服药后，卫阳振奋，驱风湿邪气外达，故皮肤出现虫爬行样的痒感；湿性下行，卫阳尚无力驱邪，故从腰下如冰，此时应坐被上，并加被以围腰中，助阳令其温暖以出汗，则湿去病愈。

若喘，则加麻黄以宣肺平喘；若胃中不和，则加芍药以缓急止痛；若气上冲，则加桂枝以平冲降逆；若下焦有寒日久，则加细辛以祛风散寒。

【经义索隐】

本证的辨证要点是身重、脉浮、汗出、恶

风，方用防己与黄芪，一补一泻，益气利水，是治疗素体气虚，风湿在表的绝妙配伍。方后特别注明，若出现"如虫行皮中"，则表示是药物得效的标志；若出现"从腰下如冰"，则"以一被绕腰以下"，取其微汗之意。注重服药反应和调护是仲景治疗疾病的一大特色，对后世临床具有重要意义。方后药物的加减，更是体现了仲景重视随症治疗的学术思想，也反映了其用药经验，对临床随症加减具有重要临床价值。

细目三　百合狐惑阴阳毒病脉证治第三

◎ 要点一　"论曰：百合病者……各随证治之。"

【原文】 论曰：百合病者，百脉一宗[1]，悉致其病[2]也。意欲食复不能食，常默默[3]，欲卧不能卧，欲行不能行，饮食或有美时，或有不用闻食臭[4]时，如寒无寒，如热无热，口苦，小便赤，诸药不能治，得药则剧吐利，如有神灵者，身形如和[5]，其脉微数。

每溺[6]时头痛者，六十日乃愈；若溺时头不痛，淅然[7]者，四十日愈；若溺快然[8]，但头眩者，二十日愈。其证或未病而预见，或病四五日而出，或病二十日，或一月微见者，各随证治之。（1）

【注释】

[1] 百脉一宗：脉，血脉也；宗，本源也。这里可以理解为，心主血脉，肺朝百脉，人体一身血脉由心肺所主。

[2] 悉致其病：悉，尽也。此处意为百合病累及全身血脉。

[3] 默默：默，静也，寂也。指精神不振，寂然不语。

[4] 臭：通"嗅"，气味也。

[5] 身形如和：和，和顺、安和之意，引申为无病。此处指患者看上去似无明显病态。

[6] 溺：通"尿"，小便也。此处作动词

用，即解小便。

　　[7] 淅然：形容怕风、寒栗之状。

　　[8] 快然：指无任何不适。

　　【原文阐释】

　　第一段论述了百合病的病因病机、脉症。百合病是一种心肺阴虚内热而致的疾病。中医理论认为，"肺朝百脉""心主血脉"，体现了人体一身血脉由心肺所主，若心肺功能正常，则气血顺畅，百脉调和，若心肺阴虚内热，则百脉失于濡养，症状百出。故而"百脉一宗，悉致其病也"是对其病因病机的高度概括。百合病的表现是如寒无寒、如热无热，看似难以辨别阴阳寒热，但后文中"口苦、小便赤、其脉微数"皆提示了阴虚内热之象。

　　第二段论述了百合病的预后转归。仲景根据小便时所出现的不适来判断患者体内阴液虚损情况。若小便时有头痛，则提示阴津伤极，脑络失养，病情重，预后时间长；若小便时自觉恶风，无头痛不适，则提示阴津尚存，阳气受损，考虑"有形之血不能速生，无形之气所当急固"，故而预后较前者好；若小便时无任何不适，平时自觉头晕、目眩，则提示虽有阴伤但不重，病情尚轻，预后可。文中六十、四十、二十等日数，只是说明病程长短的约略之数，不必拘泥。

　　【经义索隐】

　　百合病的临床表现主要为两方面：一为变幻不定之征，如"欲食复不能食、欲卧不能卧、欲行不能行、似寒非寒、似热非热、身形如和"等；二为客观可凭之征，如阴虚内热所致"口苦、小便赤、其脉微数"。但百合病的症状非其独有，多病可见，故亦须重视与其类似疾病的鉴别，如脏躁、不寐、郁证、癫证、病后虚弱等病。

◎ **要点二　"百合病不经吐、下、发汗……百合地黄汤主之。"**

　　【原文】百合病不经吐、下、发汗，病形如初[1]者，百合地黄汤主之。（5）

　　百合七枚（擘）　生地黄汁一升

　　上以水洗百合，渍[2]一宿，当白沫出，出其水，更以泉水二升，煎取一升，去滓，内地黄汁，煎取一升五合，分温再服。中病[3]，勿更服[4]。大便当如漆[5]。

　　【注释】

　　[1] 病形如初：病形，病状也。指病状如第1条所述。

　　[2] 渍：药物炮制方法之一，指将药物浸入水中。

　　[3] 中病：指治疗方法切合病情，服药后病情明显好转。

　　[4] 勿更服：不必再服。

　　[5] 大便当如漆：漆，黑色也。指大便色黑，如黑漆一样。

　　【原文阐释】

　　本条论述了百合病的正治法。百合病如果没有经过催吐、泻下、发汗等误治而发生变证，仍有第1条所述症状者，可用百合地黄汤养心润肺、滋阴清热。

　　【经义索隐】

　　本方具有清、轻、平、润的特点，能滋津血、益元气，使五脏通畅、内热外泄，失调之机能恢复正常。原文提到"中病，勿更取"，旨在告诫医者中病即止，因生地黄汁甘寒而润，多服可致泻利，且方中生地黄汁用量较大，故取效后当避免用药过量。又云："大便当如漆"，此因服地黄汁后，大便色黑，停药可恢复正常，这种现象当在服药前告知患者，以免增加患者心理负担。

细目四　中风历节病脉证并治第五

◎ **要点一　"寸口脉浮而紧……舌即难言，口吐涎。"**

　　【原文】寸口[1]脉浮而紧，紧则为寒，浮则为虚，寒虚相搏，邪在皮肤；浮者血虚，络脉空虚；贼邪不泻[2]，或左或右；邪气反缓[3]，正气即急，正气引邪，㖞僻不遂[4]。

邪在于络，肌肤不仁[5]；邪在于经，即重不胜[6]；邪入于腑，即不识人[7]；邪入于脏，舌即难言，口吐涎。（2）

【注释】

[1] 寸口：指左右两手的寸脉，寸口主表主营卫。

[2] 贼邪不泻：贼邪，虚邪贼风之意，统指外邪；泻，外出之意。指外邪侵入人体后留滞不出。

[3] 邪气反缓，正气即急：指受邪的一侧经脉肌肉松弛，无病的一侧经脉肌肉紧张。

[4] 㖞僻不遂：指口眼㖞斜，不能随意运动。

[5] 肌肤不仁：指肌肤表面感觉减退，自觉麻木不仁。

[6] 重不胜：指肢体重滞不易举动。

[7] 不识人：指意识不清。

【原文阐释】

本条论述了中风的病因、病机、脉症及分类。寸口脉浮而紧，浮则正气不足，紧则外感风寒，揭示了"本虚标实"是中风的病机，气血不足，血脉空虚，风寒邪气侵袭，邪正交争，正虚邪胜，不能鼓邪外出，致使邪气随虚处停留。患侧气血本虚，邪气停留阻滞经脉，循经肢体肌肉失于濡养，痿废无力，呈弛缓状态，即"邪气反缓"；健侧气血运行通畅，肢体肌肉收放自如，呈相对紧张状态，即"正气即急"；健侧牵引患侧肌肉，即出现口眼㖞斜的症状。

根据邪气停留部位不同，将中风分为四类：中络、中经、中腑、中脏。邪中于络脉，部位表浅，病情轻浅，而见肌肤麻木不仁；邪中于经脉，肢体经脉气血阻滞，而见肢体沉重不易举动；邪中于腑，邪蒙清窍，而见昏不识人；邪中于脏，蒙蔽心窍，而见言语不利、口角流涎。

【经义索隐】

中风之病，首先是辨清病位，尤以意识的清醒与否来区别中经络与中脏腑，病位的深浅与病情轻重、疾病预后密切相关，对临床的辨证治疗起着至关重要的作用。此外，因临床上往往难以区分中脏与中腑，常以闭证与脱证来辨治。《金匮》首提出中风病名，认为其病因病机是"内虚邪中"，后世医家在此基础上多有发展，总结中风的病因病机离不开"风、火、痰、虚、瘀"五端。

◎ **要点二** **"诸肢节疼痛，身体尪羸……桂枝芍药知母汤主之。"**

【原文】 诸肢节疼痛，身体尪羸[1]，脚肿如脱[2]，头眩短气，温温[3]欲吐，桂枝芍药知母汤主之。（8）

桂枝四两 芍药三两 甘草二两 麻黄二两 生姜五两

白术五两 知母四两 防风四两 附子二枚（炮）

上九味，以水七升，煮取二升，温服七合，日三服。

【注释】

[1] 身体尪羸：形容关节肿大，身体瘦弱。

[2] 脚肿如脱：形容两脚肿胀，且麻木不仁，似乎与身体脱离一样。

[3] 温温：作"蕴蕴"解，形容心中郁郁不舒。

【原文阐释】

本条论述了风湿历节的证治。风湿历节是由于肝肾不足，风湿内侵，浸淫关节筋骨而出现周身肢体关节肿胀疼痛的疾病。风湿日久，气血不畅，郁久化热，消津烁液，则身体消瘦；湿性重浊，向下流注足部筋骨关节，则足部关节肿大、麻木不仁；风夹湿邪上蒙清窍，则头晕目眩、胸闷短气；湿阻中焦，胃失和降，则呕恶。仲景治以桂枝芍药知母汤祛风除湿、温经散寒，佐以滋阴清热。本方乃麻黄汤、桂枝汤、甘草附子汤三方加减而成，方中桂枝、附子宣阳通痹、温经散寒，麻黄、防风祛风除表湿，白术、附子助阳化里湿，知母、芍药滋阴清热，生姜、甘草和胃调中。诸药相伍，以祛邪为首务，兼顾养阴，俾风湿去，则痹宣经通，热去阴复，诸证可愈。

【经义索隐】

本证的辨证要点在于关节的肿大变形、身体消瘦。方中麻黄、桂枝、白术合用，取其微汗通阳之功，是治疗风湿的主要方法，可参照上文中的"麻黄加术汤"。白术、附子合用，对风湿病所致肌肉、关节疼痛有较好的疗效。本病一般病程日久，本虚标实，证候复杂，临床应根据具体情况，或扶正祛邪同用，或寒温药物并投。

细目五　血痹虚劳病脉证并治第六

◎ 要点一　"血痹阴阳俱微……黄芪桂枝五物汤主之。"

【原文】 血痹阴阳俱微[1]，寸口关上微，尺中小紧，外证身体不仁[2]，如风痹[3]状，黄芪桂枝五物汤主之。(2)

黄芪三两　芍药三两　桂枝三两　生姜六两大枣十二枚

上五味，以水六升，煮取二升，温服七合，日三服（一方有人参）。

【注释】

[1] 阴阳俱微：阴阳，指营卫气血；微，指虚弱。此处指的是营卫气血皆不足。

[2] 不仁：肌肤麻木或感觉迟钝。

[3] 风痹：指顽麻疼痛皆有，但以疼痛为主的病证。

【原文阐释】

本条论述了血痹的证治。血痹是由于素体气血不足，血行涩滞致使身体肌肤失于濡养，而出现身体麻木不仁，甚则或有疼痛，类似风痹的症状。"寸口关上微，尺中小紧"提示了阳气不足，阴血涩滞之象。方用黄芪桂枝五物汤以益气通经，和营行痹。本方以黄芪益气固表为君，桂枝通阳行痹为臣，佐以生姜助桂通阳行痹，芍药敛阴和营兼除血痹，姜枣调和营卫，共为使药。

【经义索隐】

本条提出了血痹的辨证要点是肢体局部肌肤麻木不仁、脉涩，但需与风痹相鉴别，风痹是以肌肤疼痛为主。方用黄芪桂枝五物汤，即桂枝汤去甘草，倍生姜，加黄芪组成。方中倍生姜，是为助芪桂振奋卫阳、辛散表邪，同时用芍药以敛阴和营，使营阴充足，血脉通畅，取其"治风先治血，血行风自灭"之意。

◎ 要点二　"夫失精家少腹弦急……桂枝龙骨牡蛎汤主之。"

【原文】 夫失精家[1]，少腹弦急，阴头寒[2]，目眩（一作目眶痛）发落，脉极虚芤迟，为清谷、亡血、失精。脉得诸芤动微紧，男子失精，女子梦交[3]，桂枝加龙骨牡蛎汤主之。(8)

桂枝　芍药　生姜各三两　甘草二两　大枣十二枚　龙骨　牡蛎各三两

上七味，以水七升，煮取三升，分温三服。

【注释】

[1] 失精家：指经常梦遗、滑精的人。

[2] 阴头寒：指前阴寒冷。

[3] 梦交：指夜梦性交。

【原文阐释】

本条论述了阴损及阳的虚劳病证治。"失精家"指的是经常梦遗、滑精的人。长期遗精，阴精损耗难复，头面失于濡养，故目眩、头发脱落；日久阴损及阳，虚寒内生，故少腹弦急、前阴寒冷。此外，"脉极虚芤迟""脉芤动微紧"均为阴阳两虚之脉，可见于男子遗精、女子梦交。方用桂枝汤调和阴阳，加龙骨、牡蛎潜镇固涩。

【经义索隐】

本条论述了虚劳失精的证候，属阴阳两虚之证，致使虚阳上浮，阴精下泄。故而用桂枝汤既能调和营卫以固表，还能调和阴阳以补虚，加龙骨、牡蛎潜镇固涩、潜阳入阴，阴阳相济，使虚阳不致上浮，阴精不致下泄。临床上，此方不仅可用于虚劳失精，还可以用于自汗、盗汗、遗尿、早泄等辨证属阴阳俱虚，不能阳固阴守者。

细目六　肺痿肺痈咳嗽上气病脉证治第七

◎ 要点一　"大逆上气，咽喉不利，止逆下气者，麦门冬汤主之。"

【原文】大逆[1]上气，咽喉不利，止逆下气者，麦门冬汤主之。（10）

麦门冬七升　半夏一升　人参二两　甘草二两　粳米三合　大枣十二枚

上六味，以水一斗二升，煮取六升，温服一升，日三夜一服。

【注释】

［1］大逆：《金匮要略论注》《金匮悬解》等均作"火逆"，宜从。

【原文阐释】

本条论述了虚热肺痿的证治。肺胃阴虚，气机运动失司，故咳逆上气；虚火上炎，熏灼喉咙，致使咽喉不利。方中重用麦冬为君，滋养肺胃，使阴复而火降，辅以少量半夏降逆下气、化痰开结，同时两药相配，使半夏不致温燥伤阴，麦冬不致滋腻碍胃。同时以人参、甘草、粳米、大枣养胃益气生津，助麦冬生阴。

【经义索隐】

本条麦冬与半夏用药比例为 7∶1，是仲景的配伍特点和临床用药经验，应予以重视。

◎ 要点二　"肺胀，咳而上气……小青龙加石膏汤主之。"

【原文】肺胀，咳而上气，烦躁而喘，脉浮者，心下有水，小青龙加石膏汤主之。（14）

小青龙加石膏汤方（《千金》证治同，外更加胁下痛引缺盆）：

麻黄　芍药　桂枝　细辛　甘草　干姜各三两　五味子　半夏各半升　石膏二两

上九味，以水一斗，先煮麻黄，去上沫，内诸药，煮取三升。强人服一升，赢者减之，日三服，小儿服四合。

【原文阐释】

本条论述了外寒内饮，郁久化热的肺胀证治。患者素有伏饮于肺，复外感风寒，引动伏饮，阻塞气道，肺气上逆而生咳喘；风寒、水饮日久郁而化热，热扰心神而见烦躁；脉浮、心下有水提示了外寒内饮。治以小青龙加石膏汤解表散寒、温肺化饮，辅以清热除烦。方中麻黄、桂枝解表散寒、宣肺平喘，细辛、干姜、半夏降逆下气、温肺化饮，石膏清郁热、除烦渴，佐以五味子、芍药收敛肺气，以防辛散太过，甘草调和诸药。

【经义索隐】

本条是外寒内饮，郁久化热所致肺胀，可见肺气胀满、喘咳、烦躁、脉浮等症，需与射干麻黄汤、厚朴麻黄汤、越婢加半夏汤进行鉴别。方后注："强人服一升，赢者减之，小儿服四合"，故其服药剂量宜因体质强弱、年龄大小而异。

细目七　胸痹心痛短气病脉证治第九

◎ 要点一　师曰：夫脉当取太过不及……以其阴弦故也。"

【原文】师曰：夫脉当取[1]太过不及[2]，阳微阴弦[3]，即胸痹而痛，所以然者，责其极虚[4]也。今阳虚知在上焦，所以胸痹、心痛者，以其阴弦故也。（1）

【注释】

［1］取：拿，此处引申为诊得。

［2］太过不及：指脉象改变。盛过于正常的为太过，主邪盛；脉象不足于正常的为不及，主正虚。《脉经》《千金》作"太过与不及"。

［3］阳微阴弦：关前为阳，关后为阴。阳微，指寸脉微；阴弦，指尺脉迟。

［4］极虚：《方言》："极，疲也。"此处指阳气虚弱不足。"极虚"下，《千金》有"故"字。

【原文阐释】

本条论述了胸痹的病机。仲景高度概括胸痹

的病机是"阳微阴弦"。"阳微"指心阳虚衰，上焦阳气不足，"阴弦"指阴寒、痰饮、瘀血等邪气，邪气趁虚停滞心胸，而发为胸痹。后进一步从正虚和邪盛两方面阐述了胸痹的发生，揭示了胸痹是本虚标实之证。

关于"阳微阴弦"的认识，注家意见不一，归纳起来有四种：①以阴阳为诊脉浮沉者，脉浮为阳，脉沉为阴；②以阴阳为诊脉部位而言，寸脉为阳，尺脉为阴；③有不拘具体脉象，从病机立论者，阳微为正气不足，阴弦为邪实太过；④以阴阳为左右手诊脉者，右手为阳，左手为阴。根据本篇脉象描述，似以第二种意见为妥，此处可供参考。

【经义索隐】

本条主要从脉象论胸痹，切脉当辨"太过不及"，此诊脉之要诀也。由此条原文可知，胸痹基本病机为本虚标实，虚实夹杂，治疗原则是扶正祛邪，兼顾同治，但需注意发作期以祛邪为主，缓解期以扶正为主。

◎ **要点二　"胸痹之病……栝蒌薤白白酒汤主之。"**

【原文】 胸痹之病，喘息咳唾，胸背痛，短气，寸口脉沉而迟，关上小紧数[1]，栝蒌薤白白酒汤主之。(3)

栝蒌实一枚（捣）　薤白半斤　白酒七升

上三味，同煮，取二升，分温再服。

【注释】

[1] 关上小紧数：《外台》"上"作"脉"字。指脉体细小而紧急，为第1条"阴弦"的互辞。

【原文阐释】

本条论述了胸痹的证候、治法。由于心胸阳气不振，水饮邪气上乘，闭阻气道、血脉，则见胸背痛、喘息咳唾、短气。"寸口脉沉而迟，关上小紧数"体现了上焦阳气虚衰，中焦水饮内盛，上乘心胸，发为胸痹，与上文"阳微阴弦"同理。治以栝蒌薤白白酒汤通阳宣痹。方中栝蒌实苦寒滑利、豁痰开胸为君，薤白辛温通阳散结

为臣，辅以白酒温通心脉，使痹阻得通，心阳得宣，诸症可除。

【经义索隐】

本条胸痹病的主症为"喘息咳唾、胸背痛、短气"，其诊断关键是"胸背痛、短气"。此外，栝蒌薤白白酒汤中白酒的作用不可忽视，白酒温通血脉，可缓解栝蒌寒凉攻泻之力。目前多用黄酒或各种白酒代之，亦有用米醋代之者。

细目八　腹满寒疝宿食病脉证治第十

◎ **要点一　"病腹满，发热十日……厚朴七物汤主之。"**

【原文】 病腹满，发热十日，脉浮而数，饮食如故[1]，厚朴七物汤主之。(9)

厚朴半斤　甘草三两　大黄三两　大枣十枚
枳实五枚　桂枝二两　生姜五两

上七味，以水一升，煮取四升，温服八合，日三服。呕者加半夏五合，下利去大黄，寒多者加生姜至半斤。

【注释】

[1] 饮食如故：此处指的是饮食同前，食欲食量可。

【原文阐释】

本条论述了腑实兼表证的证治。患者病腹满，发热十日，可见腹满出现在发热之后，即先有表证，邪气入里化热，形成腑实证。其脉浮而数，也提示了表证未解，入里化热之象。饮食如故，提示了患者胃气未伤，饮食尚可运化，腹满是因肠中腑气不通而导致的。治以厚朴七物汤通腑泄热、祛风解表。本方是厚朴三物汤合桂枝汤去芍药而成，用厚朴三物汤行气除满、泻下实热，桂枝汤解肌发表，因无腹痛，去芍药之酸敛，以免邪气留恋。

【经义索隐】

本证的辨证要点是腹胀满，兼有发热、脉浮数等表证，可见是表里同病之证，宜表里双解，不可单纯解表或攻里。方后临证有加减，呕吐加

半夏降逆止呕，泄泻去大黄，寒多重用生姜，同样体现了仲景随症加减的用药经验，值得参考。

细目九　五脏风寒积聚病脉证并治第十一

◎ 要点一　"肾着之病，其人身体重……甘姜苓术汤主之。"

【原文】肾着[1]之病，其人身体重，腰中冷，如坐水中，形如水状，反不渴，小便自利，饮食如故，病属下焦，身劳汗出，衣（一作表）里冷湿，久久得之，腰以下冷痛，腹重如带五千钱，甘姜苓术汤主之。(16)

甘草二两　白术二两　干姜四两　茯苓四两

上四味，以水五升，煮取三升，分温三服，腰中即温。

【注释】

[1] 肾着：着，留滞附着之意。寒湿痹着腰部，腰为肾之府，故名肾着。

【原文阐释】

本条论述了肾着的病因病机、证治。此病属下焦，多因劳动汗出，衣服冷湿，寒湿侵袭腰部，致使其经脉气血不畅，则腰部冷痛、腹重。"口不渴、小便自利、饮食如故"，提示了寒湿没有深入脏腑，仅仅停留在肌肉筋膜之间。治以甘姜苓术汤散寒除湿。方中干姜、甘草温中散寒，茯苓、白术健脾祛湿，使寒湿得祛，阳气温行，腰中即温，肾着自愈。

【经义索隐】

治疗肾着病的要领是在应用健脾祛湿的药物基础上，加用散寒化湿的干姜，故姜、苓、术的配伍是关键。仲景还用这种配伍治疗阳虚水泛证，如真武汤，可供后世临床参考。

细目十　痰饮咳嗽病脉证并治第十二

◎ 要点一　"问曰：四饮何以为异？……短气不得卧，其形如肿，谓之支饮。"

【原文】问曰：四饮何以为异？师曰：其人素盛今瘦[1]，水走肠间，沥沥有声[2]，谓之痰饮；饮后水流在胁下，咳唾引痛[3]，谓之悬饮；饮水流行，归于四肢，当汗出而不汗出，身体疼重，谓之溢饮；咳逆倚息[4]，短气不得卧，其形如肿[5]，谓之支饮。(2)

【注释】

[1] 素盛今瘦：指痰饮病人未病之前，身体丰满，既病之后，身体消瘦。

[2] 沥沥有声：指水饮在肠间流动时发出的声音。

[3] 咳唾引痛：咳嗽时牵引胁下隐痛。

[4] 咳逆倚息：咳嗽气逆，无法平卧，须倚床呼吸。

[5] 其形如肿：此处有两种解释。一指外形浮肿，为气逆水溢之象；一指形如肿而实非真肿，为气逆外浮之征。

【原文阐释】

本段论述了痰饮的分类和主症，为全篇的提纲。仲景根据痰饮所在部位不同，分为四类：痰饮、悬饮、溢饮、支饮。

痰饮是水饮停留于胃肠间，脾胃运化失常，气血生化失源，症见身体消瘦、肠间常发出声响。

悬饮是水饮停于两胁下，肝络失和，循肝经上犯于肺，症见咳嗽，并牵引两胁作痛。

溢饮是水饮停于四肢肌表，肌肤腠理开阖失常，症见当汗出而不汗出，湿性重浊，留滞于四肢，阻滞气血，症见身体疼重。

支饮是水饮停于胸膈之间，影响心肺，肺失宣降，肺气上逆，症见咳嗽、短气不得卧；肺主通调水道功能失常，津液输布障碍，症见身体水肿。

【经义索隐】

上述痰饮病四证，不仅饮停部位不同，病变脏腑有别，而且还有病情久暂与虚实之分。其中悬饮、溢饮以邪实为主，病程较短，病情较急。痰饮、支饮多为虚实夹杂，病程较长，病情较缓，但二者症状变化多端，临床不可拘泥于原文主症。

◎ 要点二 "心下有痰饮，胸胁支满，目眩，苓桂术甘汤主之。"

【原文】 心下有痰饮，胸胁支满[1]，目眩，苓桂术甘汤主之。（16）

茯苓四两　桂枝三两　白术三两　甘草二两

上四味，以水六升，煮取三升，分温三服，小便则利。

【注释】

[1] 胸胁支满：指胸胁部有支撑胀满感。

【原文阐释】

本条论述了脾虚失运，饮停心下的痰饮病证治。心下，当属中焦脾胃所在之处，故知病位在脾胃。脾胃阳虚，水液运化失常，停于心下，阻碍气机，则胸胁部满闷不适；气机升降失常，清阳不升，痰饮随气上蒙清窍，则头晕目眩。治以苓桂术甘汤温阳化饮，健脾利水。方中茯苓淡渗利水，以祛饮邪，桂枝辛温通阳，配炙甘草、白术之温药，可振奋中阳以温化水饮，白术、茯苓相合健脾燥湿，固护中土以制水。

【经义索隐】

本方有桂枝、白术之温药，有茯苓之利水，有甘草之和中，使全方温中有消，温而不燥，是温阳化饮的主要方剂，亦是"温药和之"的具体体现，临床应用广泛。

细目十一　消渴小便不利淋病脉证并治第十三

◎ 要点一 "男子消渴……肾气丸主之。"

【原文】 男子消渴，小便反多，以饮一斗，小便一斗[1]，肾气丸主之。（3）

【注释】

[1] 以饮一斗，小便一斗：形容饮水多，小便亦多。

【原文阐释】

本条论述了消渴肾虚的证治。此条文虽言男子，实则男女皆可有此病。患者肾气虚弱，开阖固摄失权，则水谷精微直趋下泄，随小便而排出

体外，故小便反多；肾阳虚衰，不能蒸腾气化水液于口，故口渴多饮。治以肾气丸温补肾阳。

【经义索隐】

肾气丸在《血痹虚劳病脉证并治》和《痰饮咳嗽病脉证并治》两篇中均用于治疗肾阳不足，膀胱气化不利所致的小便不利，而此处则用于治疗小便过多，虽表现不同，但病机一致，故用同方，体现了中医辨证论治的观念。

细目十二　水气病脉证并治第十四

◎ 要点一 "师曰：病有风水、有皮水……久不愈，必致痈脓。"

【原文】 师曰：病有风水、有皮水、有正水、有石水、有黄汗。风水，其脉自浮，外证骨节疼痛，恶风；皮水，其脉亦浮，外证胕肿[1]，按之没指，不恶风，其腹如鼓，不渴，当发其汗；正水，其脉沉迟，外证自喘；石水，其脉自沉，外证腹满不喘；黄汗，其脉沉迟，身发热，胸满，四肢头面肿，久不愈，必致痈脓。（1）

【注释】

[1] 胕肿：胕与跗通，其意有二：皮肤；足背。此从前者。跗肿即指皮肤浮肿，如《黄帝素问直解·卷二》曰："肿者，皮肤胀满，水气不行，故聚水而生病也"。

【原文阐释】

此条论述的是四水及黄汗的临证表现及皮水的治疗。风水，关之于肺。因风邪袭表，肺主皮毛，卫外不固，故脉浮恶风；肺失宣降，水湿停滞，流注于关节，故骨节疼痛。皮水，关之肺脾，此时正虚为主不兼风邪，因肺气虚失于通调水道，脾气虚运化失司，故水湿内停，泛溢肌肤则一身浮肿，腹胀如鼓，不口渴，水停仍于上中焦，故应因势利导，发汗为宜。正水，关乎于肾，肾阳虚不能蒸化水湿，故水湿停滞，泛溢肌肤则浮肿；水湿上逆犯肺则喘；肾阳虚弱，失于温养，则可表现为腰膝酸冷，脉迟。石水，是皮水进一步加重所致，其病机为肾阳衰微，水湿不

能蒸化，凝聚下焦，则小腹结满，小便不利，腰膝酸冷；不能上逆于肺，则不喘。黄汗，水湿郁表，继而湿郁化热，故身热，四肢头面浮肿；湿热不解，进一步侵入营分，邪热郁蒸，则汗出色黄；若久不愈，则易生痈脓。

【经义索隐】

风水与皮水关乎于肺脾，属上焦；正水与石水关乎于肾，属下焦，且此四者病机中皆责之水湿停滞，故由此可知均当施以祛除水湿之法。皮水亦可视为风水的进一步发展所致，起初责之于肺，后关乎于脾。而石水也应当是正水进一步演变致肾阳衰微所致。

◎ **要点二　"师曰：诸有水者……当发汗乃愈。"**

【原文】 师曰：诸有水者，腰以下肿，当利小便；腰以上肿，当发汗乃愈。（18）

【原文阐释】

此条论述水气病的两大治疗方法——开鬼门，洁净府。水气病者，腰以下肿甚，病位多在下焦，多因阳气虚弱，不能化气利水，水湿停滞于下，故应当因势利导，通利小便以除湿邪；腰以上肿甚，病位多在中上二焦，因邪气袭表，肺失宣降，水湿泛溢，故应当发汗解表利水。

【经义索隐】

治水气病病机均为水湿泛溢，总以因势利导的方法，将有形之水排出体外。不论是在上在表用汗法，还是在下在里用利小便法均体现了这种思想。虽然利小便与发汗都有祛除水湿，宣通气机的作用，但临床仍认为二者合用，起到相辅相成的效果。

◎ **要点三　"风水恶风，一身悉肿……越婢汤主之。"**

【原文】 风水恶风，一身悉肿，脉浮不渴，续自汗出，无大热，越婢汤主之。（23）

【原文阐释】

此条论述风水夹热证的证治。临证表现为恶风，身热，汗出不口渴，全身浮肿，治以越婢汤。病机为：风邪袭表，肺合皮毛则恶风；肺失宣降，水湿泛溢肌肤，则全身浮肿；湿郁而化热则身热。越婢汤可发越水气，清解郁热，治疗风水夹热水肿。麻黄配石膏辛凉宣泄，发散水气，解肌表郁热；配生姜解表宣散，祛肌表水湿；甘草与大枣同用补脾和中；大枣配生姜温脾暖胃，且防石膏之寒伤胃。

【经义索隐】

越婢汤具有发汗散水清解郁热之效。在临床上应用当有头面部及上半身浮肿，并常伴有恶寒、发热、身痛、咳喘胸闷、咽痛口渴、尿少色黄，苔薄白或黄白相间而润，脉浮数等兼症。

细目十三　黄疸病脉证并治第十五

◎ **要点一　"寸口脉浮而缓……脾色必黄，瘀热以行。"**

【原文】 寸口脉浮而缓，浮则为风，缓则为痹，痹非中风，四肢苦烦[1]，脾色必黄，瘀热以行。

【注释】

[1] 苦烦：重滞不舒之意。

【原文阐释】

寸口脉浮，多因风邪袭表，正邪交争于表；寸口脉缓，责之为湿邪痹阻，而此处所致痹证虽非中风，也应当与太阳中风相区别；因脾失健运，湿邪郁里化热，继而陷入营分，故瘀热以行，四肢苦烦；而黄疸与脾关系密切，临床表现最为突出的便是湿热泛溢肌肤所致的皮色黄，目黄；瘀热以行，可以理解为湿热郁滞于血和脾，久而成瘀。后世医家治疗黄疸多宗"脾色必黄，瘀热以行"之旨，常从湿、热、瘀着手，以治脾为要。

【经义索隐】

黄疸发病常责于血分，因此黄疸病证注重活血化瘀法，正如原文"脾色必黄，瘀热以行"意为湿热郁闭于脾，影响血分并行于周身故发黄可见之。

细目十四　呕吐哕下利病脉证治第十七

◎ 要点一　"呕而肠鸣，心下痞者，半夏泻心汤主之。"

【原文】呕而肠鸣，心下痞者，半夏泻心汤主之。(10)

【原文阐释】

此条为寒热错杂致呕的证治。因心下痞为主症，故其病位主在中焦，邪气内陷，寒热错杂于中焦，故心下痞满，中焦气机失常，则脾胃升降失常，胃气上逆为呕，脾气不升为肠鸣泄泻。半夏泻心汤可辛开苦降，散结除痞，和胃降逆。方中黄芩、黄连苦寒直折，干姜、半夏辛以开之，苦辛同用，降逆开痞；参、枣、草养中气，复胃阳，诸药合用使中州枢机得畅，升降有权，上下交通则痞结开散，呕逆肠鸣得解。

【经义索隐】

中气为上下之枢，故本证虽上下齐病却只治其中，遂临床诊病也常以"心下痞"作为要点，此方用之甚广，凡呕而肠鸣或呕而下利，伴见心下痞闷者用之多效。

细目十五　妇人妊娠病脉证并治第二十

◎ 要点一　"妇人宿有癥病，经断未及三月……桂枝茯苓丸主之。"

【原文】妇人宿有癥病[1]，经断未及三月，而得漏下不止，胎动在脐上者，为癥痼害。妊娠六月动者，前三月经水利时，胎也。下血者，后断三月，衃[2]也。所以血不止者，其癥不去故也。当下其癥，桂枝茯苓丸主之。(2)

【注释】

[1] 癥病：瘀血痞块。

[2] 衃：指瘀血内结。《说文》："凝血也。"

【原文阐释】

妇人平素有瘀血痞块类的病证，停经不到三个月，复又行经不止，此时胎动在上腹部，这是癥瘕造成的。妊娠正常应该六月胎动，且在脐下，而瘀血痞块所致三月则胎动，且在脐上。故病机是由于瘀血阻滞，不应止血而应下血，瘀血下，则癥病除，血乃止。方用桂枝茯苓丸以行血祛瘀，平冲下气。方中桂枝温通血脉；茯苓补正和中；芍药和营；桃仁、丹皮活血化瘀。蜜调和诸药，本方具有活血化瘀之功。

【经义索隐】

本方以丸缓之，其用量小，故可达到祛瘀而正不伤之效，且亦体现了治血兼治水的思想。

◎ 要点二　"妇人怀妊，腹中㽲痛，当归芍药散主之。"

【原文】妇人怀妊，腹中㽲痛[1]，当归芍药散主之。(5)

【注释】

[1] 㽲痛：指腹中急痛，亦可指绵绵作痛。

【原文阐释】

妇人妊娠，小腹拘急，绵绵作痛，临床还可见急躁易怒，身体浮肿，胃纳欠佳。主要因妊娠妇人血虚肝郁，脾虚湿停，所致肝脾不和之妊娠腹痛。妇人胎为孕妇气血所养，若孕妇素体气血不足，常因血养胎而不藏于肝则肝气不舒，气养胎而使脾不运则湿浊内生，肝脾不和，血虚湿生，则气血运行不畅。故治以当归芍药散养血柔肝，补脾利湿，最终达到调和肝脾的目的。当归芍药散组成：当归、芍药、川芎、茯苓、白术、泽泻。

【经义索隐】

临床诊治无关乎腹痛的性质，主要在于其肝脾失调，气滞血瘀湿阻的病机。而当归芍药散临床主治：一是肝虚血少；二是脾虚湿阻。本方中川芎为血中气药，因此治疗妊娠病虽效用佳，但用量须小。方中其他药物疗效正如《金匮方歌括》所言"凡怀妊腹痛，多属血虚，而血生自中气。中者，土也，土过燥而不生物，故以芎、归、芍药滋润之；土过湿亦不生物，故以苓、术、泽泻渗之。燥湿得宜，则中气治而血盛，痛则自止"。

细目十六　妇人产后
病脉证治第二十一

◎ **要点一　"问曰：新产妇人有三病，一者病痉，二者病郁冒，三者大便难……亡津液，胃燥，故大便难。"**

【原文】问曰：新产妇人有三病，一者病痉，二者病郁冒[1]，三者大便难，何谓也？师曰：新产血虚，多出汗，喜中风，故令病痉；亡血复汗，寒多，故令郁冒；亡津液，胃燥[2]，故大便难。(1)

【注释】

[1] 郁冒：头昏眼花，郁闷不舒。郁，郁闷不舒；冒，头昏目不明，如有物冒蔽。

[2] 胃燥："胃"泛指胃与肠。由于津液耗伤，胃肠失濡润致燥结成实。

【原文阐释】

此条论述新产妇人三大病证及病机。新产妇人好发三大病：痉病、郁冒、大便难，因新产妇人本就耗血伤津，气血不足，复感风邪，化燥伤阴，筋脉失于濡养，易中风，好发痉病；而产后血虚多汗，腠理开泄，自体阳气虚故感寒，寒邪闭表，阳郁上冲，胃失和降则郁冒，临床表现为：郁闷不舒，但头汗出，呕而不能食，脉微弱；血虚津亏，肠道失于濡养则大便干燥，难以排出。

【经义索隐】

产后痉病、郁冒、大便难虽临床表现各不相同，但其追本溯源，病机均为血虚津亏。因此治疗上都应养血护津。且临床上应注意区别郁冒与产后血晕的关系。

细目十七　妇人杂病
脉证并治第二十二

◎ **要点一　"妇人咽中如有炙脔，半夏厚朴汤主之。"**

【原文】妇人咽中如有炙脔[1]，半夏厚朴汤主之。(5)

【注释】

[1] 炙脔：炙，烤；脔，肉切成块。炙脔即烤肉块。

【原文阐释】

此条论述妇人情志疾病梅核气的证治。妇人因情志不舒，郁而化火，炼液成痰，阻于咽喉，故自觉咽喉中有异物，不影响饮食，且因其病机临床可伴有脘腹胀闷，食少纳呆，脾气暴躁等症状。以半夏厚朴汤理气解郁，化痰散结的功效治之。方中半夏、厚朴俱能化痰开结，下气降逆，用做主药；辅以茯苓渗利以祛痰，生姜降逆气化痰结；更用芳香轻畅的干苏叶利气解郁。诸药同用，使气郁得解，痰结得开，则咽中舒畅。

【经义索隐】

梅核气表现为以咽中异物梗塞感，咯之不出，吞之不下为主症，但饮食及吞咽正常。临床上本病患者常伴随精神抑郁等精神类症状。此中妇人病证当与另一种痰凝气结型病证区分开来。

◎ **要点二　"妇人脏躁，喜悲伤欲哭……甘麦大枣汤主之。"**

【原文】妇人脏躁[1]，喜悲伤欲哭，象如神灵所作，数欠伸，甘麦大枣汤主之。(6)

【注释】

[1] 脏躁：妇人情志性病证，临床表现为哭笑无常，急躁易怒，心烦失眠，呵欠连连，胡言乱语等。

【原文阐释】

本条论述脏躁的证治。脏躁是由于七情郁而

化火，火耗气伤血，肝体阴而用阳，进而肝血虚则不藏魂，心血虚则不养神。宜以甘麦大枣汤甘润缓急，养血安神。方中用小麦能养心健脾益肝，兼以安神定志，甘草、大枣味甘健脾补土，并能缓急止燥。三药合用，共奏补益心脾，缓急安神之功。

【经义索隐】

脏躁以情志不宁、悲伤欲哭为主症，身体疲乏为兼症。甘润"滋脏气而止其燥也"，故治疗脏躁当用甘润之品。临床上可用于治疗女性更年期综合征或精神情志类疾病。

第四单元　温病学

细目一　温热论

◎ 要点一　"温邪上受，首先犯肺……若论治法则与伤寒大异也。"

【原文】温邪上受[1]，首先犯肺，逆传心包[2]。肺主气属卫，心主血属营，辨营卫气血虽与伤寒同，若论治法则与伤寒大异也。（1）

【注释】

[1]上受：口鼻居于人体上部，温邪从口鼻而入侵犯人体，故称"上受"。

[2]逆传心包：出自叶天士《温热论》。指温病传变的另一规律。一般温病的传变规律是由卫传气，由营到血，如果感邪较重，或者病人心营素虚等，温邪传变迅速，可不按次序传变，由卫分（肺）直接内陷心包（营分），出现神昏谵语等临床表现，称为逆传心包。

【原文阐释】

本条文阐述了温病的致病因素、感邪途径、首发病位以及传变趋势，并说明温病与伤寒治法的区别。

"温邪"指出了温病的致病因素；"上受"是指温邪从口鼻而入侵犯人体；"首先犯肺"是指温病的首发病位为肺卫。因肺居上焦，开窍于鼻，外合皮毛，与卫气相通，故温邪初犯首先表现肺卫表热证候。

卫气营血是反映温邪表里浅深的标志。温邪由肺卫传至气分，由浅入深，称为"顺传"，此时病情较轻。如温邪不由浅至深顺传，而由肺卫直接内陷心包，称为"逆传"，此时病情较重，病势凶险。"肺主气属卫"是指肺主一身之气，与卫气相通，故卫气分病变主要与肺相关；"心主血属营"是指营血由心所主，周行全身以营养机体，故营血分病变主要与心相关。这种按卫气营血来分析温病病变的浅深和发展阶段的方法，成为温病的辨证纲领之一。

温病与伤寒虽同属外感热病，均有由表入里、由浅入深的传变规律，但两者的具体治法有很大差异。温病以卫气营血辨证，伤寒以六经辨证。温病之温邪易耗伤阴液，故温病用药重视养阴生津；伤寒之寒邪易损伤阳气，故用药重视顾护阳气。

【经义索隐】

叶天士在本条文中明确提出了温病的致病因素为"温邪"，并根据《内经》中关于卫气营血生成的先后、部位的浅深、病理生理特点等理论，引申发挥创立了反映温病病变浅深轻重的卫气营血辨证方法，形成了一套完整的有别于伤寒的辨证理论体系。

◎ 要点二　"盖伤寒之邪留恋在表……势必孤矣。"

【原文】盖伤寒之邪留恋在表，然后化热入里，温邪则热变最速，未传心包，邪尚在肺，肺主气，其合皮毛，故云在表。在表初用辛凉轻剂。挟风则加入薄荷、牛蒡子之属，挟湿加芦根、滑石之流。或透风于热外[1]，或渗湿于热下[2]，不与热相搏，势必孤矣。(2)

【注释】

[1] 透风于热外：指治疗温邪在表夹风的方法，在辛凉剂中加薄荷、牛蒡等辛凉散风之药，使风邪透表而解。

[2] 渗湿于热下：指治疗温邪在表夹湿的方法，在辛凉剂中加芦根、滑石等淡渗利湿之药，使湿邪从下而泄。

【原文阐释】

本条文阐述了伤寒与温病传变特点的差异，并提出温邪在表的治法，及其夹风、夹湿的不同用药特点。

伤寒是由于寒邪侵袭人体，寒为阴邪，易伤阳气，初起呈表寒证候，然后化热入里，传变速度较慢；温病是由于温邪侵袭人体，温热为阳邪，易伤阴津，初起即见表热证候，传变迅速。温邪侵犯肺卫，此时温邪在表，宜用辛凉轻剂治疗。如温邪在表夹有风邪，可在辛凉轻剂中加薄荷、牛蒡等辛凉散风之药，使风从外解，即所谓"透风于热外"，风不与热相搏，则热易解；如温邪在表夹有湿邪，可在辛凉轻剂中加芦根、滑石等淡渗利湿之药，使湿从下泄，即所谓"渗湿于热下"，湿不与热相搏，则热易清。

【经义索隐】

本条文指出了伤寒与温病传变特点的区别。一般而言，伤寒容易"留恋在表"，温邪容易"热变最速"，但应注意的是临床上不可一概而论。伤寒也能传变迅速而直中三阴，而温邪如夹湿也可留恋气分而传变缓慢。

◎ **要点三 "不尔，风挟温热而燥生……以此为辨。"**

【原文】 不尔，风挟温热而燥生，清窍[1]必干，为水主之气[2]不能上荣，两阳[3]相劫也。湿与温合，蒸郁而蒙蔽于上，清窍为之壅塞，浊邪[4]害清也。其病有类伤寒，验之之法，伤寒多有变证，温热[5]虽久，在一经不移，以此为辨。(3)

【注释】

[1] 清窍：指口、鼻、目、耳等面部诸窍。

[2] 水主之气：泛指人体的津液。

[3] 两阳：风与热皆属阳邪，故称"两阳"。

[4] 浊邪：湿与热相互搏结称为"浊邪"。

[5] 温热：此处指温热夹湿之证。

【原文阐释】

本条文阐述了温热夹风和夹湿的不同病机和证候特点，以及温热夹湿与伤寒的鉴别。

温热夹风时，温热和风皆属阳邪，两阳相合，耗劫津液而不能上荣清窍，故称"两阳相劫"，可见口鼻咽等清窍干燥症状。湿与温热相互搏结谓之"浊邪"，蒸灼上焦，蒙蔽清窍，故称"浊邪害清"，可见鼻塞、耳聋、头昏目胀，甚至昏聩等清窍壅塞的症状。

温热夹湿与伤寒初起证候相似，但可根据两者不同的传变特点加以鉴别。伤寒初起寒邪留恋在表，然后化热入里，经六经传变，随着传变过程其证候性质也随之改变，故称"伤寒多有变证"。因湿性黏腻，温热与湿邪缠绵交蒸于中焦，上蒙下流，弥漫三焦，相对而言传变较慢，故称"在一经不移"。

【经义索隐】

本条文中叶天士将温热夹风的病机特点概括为"两阳相劫"，证候特点概括为"清窍必干"，实际上阴液耗损也是温病重要的共性病机。温热夹湿的病机特点为"浊邪害清"，证候特点为"清窍壅塞"，叶天士以"清窍"的"干"和"塞"来区分温热夹风与夹湿。但临床上应注意的是，清窍干燥的原因不仅限于阴液耗损，如水湿内停、阳气衰微、瘀血内阻等均可导致津液不能上荣而致燥。另外，出现"清窍壅塞"也不仅限于湿邪为患，温邪犯肺也可导致鼻窍闭塞。温热所致者多伴燥咳、口渴、脉数等症，湿温所致者多伴胸闷、呕恶，不渴或渴不多饮，苔腻、脉濡等症。

◎ **要点四 "前言辛凉散风……急急透斑为要。"**

【原文】 前言辛凉散风，甘淡驱湿，若病仍不解，是渐欲入营也。营分受热，则血液[1]受劫，心神不安，夜甚无寐，或斑点隐隐，即撤去气药。如从风热陷入者，用犀角、竹叶之属；如从湿热陷入者，犀角、花露[2]之品，参入凉血清热方中。若加烦躁，大便不通，金汁[3]亦可加入，老年或平素有寒者，以人中黄[4]代之，急急透斑为要。(4)

【注释】

[1] 血液：指营阴。

[2] 花露：指菊花露、金银花露等。

[3] 金汁：即粪清，具有清热凉血解毒之功。

[4] 人中黄：将甘草末放在竹筒内，于人粪坑中浸渍一段时间后的制成品，具有清热凉血解毒之功。

【原文阐释】

本条文主要阐述温邪内传营血分的证治。

温邪在表时，夹风则辛凉散风，夹湿则甘淡驱湿，如病情没得到缓解，可能表明温邪将要内传营血分。心主血属营，热入营分必会耗劫营阴，营热内扰，故见"心神不安，夜甚无寐"。营血同行脉中，营分受热，热窜血络，故见"斑点隐隐"。此时治宜清热凉血透邪为主，不能再按邪在卫气分时的治法，只用透风渗湿之类药物。从风热陷入者，宜用犀角、竹叶等药物清营凉血透热；从湿热陷入者，宜凉血清热方配犀角、花露等药物清泄芳化。若热毒壅盛内结，可见烦躁、大便不通，宜凉血清热方中加入金汁以加强清热凉血解毒之功。对于老年人或素体虚寒者，可用人中黄取代金汁。邪热入营但见斑点隐隐，表明邪热有外透之势，可用清热凉血透邪之法使营热随斑点外透，即所谓"急急透斑为要"。

【经义索隐】

关于热入营分的治法，应灵活理解叶天士所提出的"撤去气药"。此处并非指完全不能用治疗气分证的药物，因后文所列竹叶、花露等皆属气分药，而是强调应该将治疗的重心转到清营泄热透邪方面。叶天士所说"透斑"是指用清热解

毒、凉血透邪之法透达热邪，促使营热随斑外透，而不是用升散提透之法。

◎ **要点五 "若斑出热不解者，胃津亡也……恐其陷入易易耳。"**

【原文】若斑出热不解者，胃津亡也，主以甘寒，重则如玉女煎，轻则如梨皮、蔗浆之类。或其人肾水素亏，虽未及下焦，先自彷徨矣，必验之于舌，如甘寒之中加入咸寒，务在先安未受邪之地[1]，恐其陷入易易[2]耳。(5)

【注释】

[1] 先安未受邪之地：指在治疗已病脏腑之时，根据传变的趋势，预先扶助未病的脏腑，以防传变。

[2] 易易：前一易字意为容易，后一易字意为变化，即容易发生传变之意。

【原文阐释】

本条文阐述了斑出热不解的证治。

温病发斑多为阳明热毒内陷营血所致，因邪热有外泄之势，热随斑出之后，热势应渐解。若斑出而邪热仍不解者，表明邪热已消灼胃津，津伤则水不能济火，即所谓"胃津亡"，治疗主要以甘寒之剂清热生津。热盛伤津较重者，可用玉女煎加减清气凉营，泄热生津；热盛伤津较轻者，可用梨皮、蔗浆之类滋养胃津；若肾水素虚，则邪热易乘虚而传入下焦，劫烁肾阴而加重病情。此时应根据舌象加以鉴别，若见舌质干绛甚至枯萎，虽未出现肾阴亏虚的症状，也应于甘寒中加入咸寒之药以补益肾阴，即所谓"先安未受邪之地"，从而达到防病的目的。

【经义索隐】

叶天士所说"胃津亡"，不能理解为仅局限于胃津衰亡，在"胃津亡"的同时必然也存在胃热亢盛，否则不会出现斑出而热不退的表现。在强调胃热、津伤的同时，尚需考虑到邪热炽盛、正气亏虚等深层次原因。

◎ **要点六 "若其邪始终在气分流连者……不可不知。"**

【原文】若其邪始终在气分流连者，可冀其

战汗[1]透邪，法宜益胃[2]，令邪与汗并[3]，热达腠开，邪从汗出。解后胃气空虚，当肤冷一昼夜，待气还自温暖如常矣。盖战汗而解，邪退正虚，阳从汗泄，故渐肤冷，未必即成脱证。此时宜令病者，安舒静卧，以养阳气来复，旁人切勿惊惶，频频呼唤，扰其元神，使其烦躁。但诊其脉，若虚软和缓，虽倦卧不语，汗出肤冷，却非脱证；若脉急疾，躁扰不卧，肤冷汗出，便为气脱之证矣。更有邪盛正虚，不能一战而解，停一二日再战汗而愈者，不可不知。(6)

【注释】

[1] 战汗：指温病过程中，突然出现全身战栗，肢冷脉伏，继而全身大汗的表现，是正气未衰，驱邪外出的现象。

[2] 益胃：此处指温邪留恋气分时的治法，即以轻清宣透之品，宣通气机，清气生津，补足津液，使正气得以振奋，邪热随汗而解。

[3] 邪与汗并：指温邪入侵，正气奋起抗邪，蒸腾汗液，使邪气并入汗液，从皮肤外泄而解。

【原文阐释】

本条文阐述温邪流连于气分的治法，以及战汗的机理、临床表现、转归和处理原则。

温病邪气流连于气分，既不从外解，也未内传营分，始终在气分流连，说明正气未虚，邪正力量相持于气分，可通过战汗使气分邪热外透而解。促进战汗可用"益胃"之法，运用轻清宣透之品，宣通气机，清气生津，补足津液，使正气振奋，腠理得开，邪热随汗而解。

战汗是邪正交争的表现，大汗之后常因胃气亏乏，阳气外泄，而出现肌肤失温的短暂现象，一般待正气恢复后肌肤可复温。战栗后汗出热退，此时应让患者安卧休息，待阳气来复。战汗后出现肤冷，同时应留意患者脉象和神志的表现。若脉虚软和缓，倦卧不语，为邪去正气尚虚的表现，并非脱证；若脉象急疾，烦躁不能安卧，则是正气外脱的表现。如邪气盛而正气相对不足，也会出现一次战汗不能完全驱邪外出的情

况，须停一两天再通过战汗而痊愈。

【经义索隐】

温病中出现战汗是正气驱邪外出的表现，临床上可见全身战栗，甚或肢冷爪青，脉沉伏，而后全身大汗淋漓。战汗后如见热势减退，脉静身凉，甚至肌肤冰冷，倦卧少语，但神情安详，病痛大减，非气脱之证，而是病情好转的现象。战汗之后也可能发生脱证，鉴别关键在于脉象和神志的表现。若脉静，神清安卧，为邪去正虚的表现；若脉急疾，且神志不清，烦躁不安，则是正气外脱的表现。

◎ 要点七 "再论气病有不传血分……转疟之机括。"

【原文】 再论气病有不传血分，而邪留三焦，亦如伤寒中少阳病也。彼则和解表里之半，此则分消上下之势，随证变法，如近时杏、朴、苓等类，或如温胆汤之走泄。因其仍在气分，犹可望其战汗之门户[1]，转疟之机括[2]。(7)

【注释】

[1] 门户：此处指出路。

[2] 机括：此处指机会。

【原文阐释】

本条文阐述了邪留三焦的治法及转归。

三焦为人体气机升降出入之枢纽，主通调水道。如温邪久居气分，易留于三焦，导致气机不宣，水道不通，水湿内停，可出现类似伤寒少阳病的证候。此时湿热阻遏三焦，宜以分消走泄之法宣通上、中、下三焦气机，即所谓"分消上下之势"。应根据证候的特点选用药，如以杏仁开上，厚朴宣中，茯苓导下，或以温胆汤宣气化痰利湿。邪留三焦仍在气分，如治疗得法，使气机通达，痰湿得化，则仍有机会通过战汗驱邪外出。

【经义索隐】

温病邪留三焦与伤寒少阳病均属半表半里证，但两者的临床表现和治法均有不同。伤寒少阳病为邪郁少阳导致枢机不利，症见寒热往来，胸胁苦满，心烦喜呕，默默不欲食，口苦咽干，

目眩等，治宜小柴胡汤和解表里；温病邪留三焦为湿热阻遏三焦，气化失司，痰湿内阻，症见寒热起伏，胸满腹胀，小便短，苔腻等，治宜分消走泄，宣通三焦，用杏、朴、苓等类或温胆汤化痰利湿、宣展气机。但若患者热象较重，则须以清气泄热为主，过用辛温反会导致化燥伤津。

◎ 要点八 "大凡看法，卫之后方言气……反致慌张矣。"

【原文】 大凡看法，卫之后方言气，营之后方言血。在卫汗之可也，到气才可清气，入营犹可透热转气，如犀角、玄参、羚羊角等物，入血就恐耗血动血，直须凉血散血，如生地、丹皮、阿胶、赤芍等物。否则，前后不循缓急之法，虑其动手便错，反致慌张矣。(8)

【原文阐释】

本条文为全篇论温病的纲领，阐述了温病按照卫、气、营、血次序传变的规律，以及卫气营血不同阶段相应的治疗大法和方药。

卫分证是温邪从口鼻而入侵犯肺卫，属表证，病情轻浅。继而表邪传入气分，病情加重。若病邪进一步深入营分，则病变更深。最后邪入血分，病情最为严重。一般来说，卫气分病情较轻，以功能失调为主；营血分病情较重，病变以实质损害为主，伴严重的功能失调。

温病在卫、气、营、血不同阶段有相应的治法。"在卫汗之可也"是指温邪侵犯卫分而出现表证，宜用辛凉透汗之法，使邪热随汗外透而解。忌用辛温，以免助热伤阴，又忌过用寒凉，以免遏邪而不利外透。"到气才可清气"是指卫分表邪已解，邪热真正到了气分才可清气泄热，但不宜过早使用清气之药。因清气药多为清凉苦寒之品，过早使用会阻遏气机，反而不利于透邪外出。初入气分者多用轻清透邪之药，热毒深重者多用苦寒清降之药。"入营犹可透热转气"是指温邪入营，但未见动血耗血之象，此时可用犀角、玄参、羚羊角等药清营热、滋营阴，同时佐以清气分热之药，引营分邪热透出气分而解。"入血就恐耗血动血，直须凉血散血"是指温邪

已深入血分，邪热耗伤血液，窜扰血脉，迫血妄行，可见出血及瘀血等症，宜用"凉血散血"之法，如生地、丹皮、阿胶、赤芍等药。通过卫气营血辨证确定病变阶段及病情的轻重缓急，进而选方用药，才不会"动手便错，反致慌张"。

【经义索隐】

新感温病一般按照卫气营血的顺序传变，但是伏气温病可初起即发于气分，甚至营血分。卫气营血四个阶段只是反映了温病演变的大致程度，每个阶段还有具体的证候类型。如卫分证还有风热、湿热、暑热、燥热等感邪性质之分；气分证有在肺、脾、胃、胆、肠、膜原、胸膈等病变部位之分；营分证可分为营热炽盛和营阴耗损；血分证可分为瘀热阻于下焦、瘀热交结于胸和热入血室。此外，临床上可见同时表现为不同阶段的证型，如卫气同病、卫营同病、气营血同病等。

◎ 要点九 "且吾吴湿邪害人最广……然较之杂证，则有不同也。"

【原文】 且吾吴[1]湿邪害人最广，如面色白者，须要顾其阳气，湿胜则阳微也，法应清凉，然到十分之六七，即不可过于寒凉，恐成功反弃，何以故耶？湿热一去，阳亦衰微也；面色苍者，须要顾其津液，清凉到十分之六七，往往热减身寒者，不可就云虚寒，而投补剂，恐炉烟虽熄，灰中有火也，须细察精详，方少少与之，慎不可直率而往也。又有酒客[2]里湿素盛，外邪入里，里湿为合。在阳旺之躯，胃湿[3]恒多；在阴盛之体，脾湿[4]亦不少，然其化热则一。热病救阴犹易，通阳最难，救阴不在血，而在津与汗；通阳不在温，而在利小便，然较之杂证，则有不同也。(9)

【注释】

[1] 吴：指江苏吴县，现苏州一带，此处泛指江南地区。

[2] 酒客：指嗜酒之人。

[3] 胃湿：指湿热偏重于胃，热重于湿。

[4] 脾湿：指湿热偏重于脾，湿重于热。

【原文阐释】

本条文阐述了湿邪致病的特点以及治疗方面的注意事项。

湿邪致病具有地域性的特点。如江南地区气候炎热潮湿，湿热弥漫，故此地区的人易生湿热病。湿邪伤人又有"外邪入里，里湿为合"的特点，嗜酒之人因脾胃受损，导致水湿不运，成为里湿，再感受外湿，必然内外相合而为病。

湿为阴邪，既能化燥伤阴，亦可损伤阳气。患者感受湿邪，阳气被遏，湿胜阳微，会出现面色㿠白等阳气虚的症状，治疗应顾护阳气。若湿渐化热，需用清凉，也只能用至十分之六七，以免重伤阳气。若素体阴虚而感受湿热邪气，出现面色苍白者，应以清热化湿兼顾津液，但亦不可过于寒凉。若用药后出现热减身寒者，不可误以为虚寒而随意投温补之剂，补则余火复炽，反而加重病情。

湿邪致病的演变与患者不同的体质有关。素体阳盛者，湿邪多从热化而归于阳明胃，病见热重于湿；素体阴盛者，湿热多从湿化而归于太阴脾，病见湿重于热。虽不同体质患者感受湿热时病机各有偏重，但发展过程中均可化热化燥，故称"然其化热则一"。

因温热阳邪易化燥伤阴，故治疗温热病的过程中多使用清热滋阴之法，滋阴药又多甘凉养阴救津，属正治法，容易掌握，故称"热病救阴犹易"。湿邪又易困遏清阳，阻滞气机，治疗既要分解湿热，又要宣通气机。但化湿药多芳香苦燥而助热，清热药多苦寒凉遏而助湿，宣通药多温燥而助热，因此，要掌握好清热、祛湿、宣通之药的合理配伍较难，故称"通阳最难"。

治疗温病时"救阴""通阳"的目的与治疗杂病时不同。温病治疗中救阴的目的不在于滋养阴血，而在于顾护津液，防止过汗伤津；而通阳的目的不在于以温药温补阳气，而在于宣通气机，化气利湿通小便，强调淡渗利湿法在祛湿中的重要性。

【经义索隐】

本条文中"湿胜则阳微"与"湿热一去，阳亦衰微"两者的意义不完全相同。前者指湿邪为患阻遏阳气，会出现面色㿠白等阳气虚的症状。后者强调湿热已经伤阳，因此用药时不可过于寒冷，以免进一步损伤阳气。治疗湿热性温病既要化湿清热，又要宣通气机。但化湿之品多温燥，可助热势；清热之品多苦寒，可伤阳气。因此，临证时需要把握好化湿、清热、宣通之药的合理配伍，才可达到祛邪而不伤正的效果。

◎ 要点十 　"再论三焦不得从外解……以粪燥为无湿矣。"

【原文】 再论三焦不得从外解，必致成里结。里结于何？在阳明胃与肠也。亦须用下法，不可以气血之分，就不可下也。但伤寒邪热在里，劫烁津液，下之宜猛；此多湿邪内搏，下之宜轻。伤寒大便溏为邪已尽，不可再下；湿温病大便溏为邪未尽，必大便硬，慎不可再攻也，以粪燥为无湿矣。（10）

【原文阐释】

本条阐述了湿热里结的病位、病机、治法，及其与伤寒阳明腑实证运用下法的区别。

湿热不能分消走泄、透邪外解，而留于三焦者，可胶结于阳明胃和肠，形成里结证。本证与伤寒阳明腑实证均可用攻下之法，但两者下法有所区别。伤寒里结是邪热炽盛，津液受劫，燥屎结于肠腑而成阳明腑实证，故下法宜峻，以期急下存阴；而湿热里结多因湿热与积滞相互胶结于肠腑，并非燥屎，故下法宜轻宜缓，以期祛湿导滞。

伤寒与湿温病运用下法后出现大便溏的意义有所不同。伤寒里结用下法后见大便溏，表明燥结已除，邪气已去，不可再下；湿温里结轻法频下后大便溏乃湿邪未尽，须下至大便成形才表明湿邪已尽，即所谓"粪燥为无湿矣"，此时不可再下。

【经义索隐】

本条文所述伤寒与湿温运用下法的区别，不可简单理解为伤寒与温病运用下法时有绝对的区别，应作全面理解。临床上若湿邪已化燥，也可与肠垢互结形成腑实证而需用峻下法，此时不可拘泥于轻下之法而延误治疗。

细目二　湿热病篇

◎ 要点一　"湿热证，始恶寒……舌白，口渴不引饮。"

【原文】湿热证，始恶寒，后但热不寒，汗出胸痞，舌白[1]，口渴不引饮。(1)

【注释】

[1] 舌白：指舌苔色白。

【原文阐释】

本条文为湿热病的辨证提纲，列举了湿热病初起的典型症状。

湿热病初起，湿邪伤表，湿为阴邪，阻遏卫阳，故见恶寒；湿邪逐渐化热入里，湿热郁蒸，故发热而不恶寒；热盛于阳明，故见汗出；湿为阴浊之邪，易阻遏气机，故见胸痞之症；湿邪内盛则舌苔色白；邪热内盛，耗伤津液，故感口渴；水湿停于内，故虽口渴而不欲饮。

【经义索隐】

薛生白认为湿热病表证为太阴和阳明之表，病理性质为湿邪困阻，气机不畅，故可见四肢倦怠、肌肉烦疼和胸痞等脾胃病变。而伤寒表证为太阳表寒证，虽也可见恶寒、发热，但病理性质为寒邪束表，经气郁滞，腠理闭塞，故头痛身疼、无汗、脉浮紧等症状较为明显。

◎ 要点二　"湿热证，恶寒无汗……头不痛者，去羌活。"

【原文】湿热证，恶寒无汗，身重头痛，湿在表分。宜藿香、香薷、羌活、苍术皮、薄荷、牛蒡子等味。头不痛者，去羌活。(2)

【原文阐释】

本条文主要阐述了"阴湿"伤表的证治。

湿为阴邪，湿邪伤表，卫阳被遏，故见恶寒无汗；湿性重着，气机为湿所困，蒙蔽清阳，故见身重头痛。因湿邪尚未化热，病位在表，治宜芳香辛散，宣化湿邪。用藿香、香薷、苍术皮以

芳香化湿，配以薄荷、牛蒡子以宣透卫表。头痛多夹风邪，羌活可祛风胜湿，头不痛者，说明夹风之象不明显，故去羌活。

【经义索隐】

薛生白在自注中说本证为"阴湿伤表之候"，此时湿邪在表，尚未化热，里湿不显著，故宜用芳香辛散、透表化湿之法治疗。

◎ 要点三　"湿热证，恶寒发热……不恶寒者，去苍术皮。"

【原文】湿热证，恶寒发热，身重，关节疼痛，湿在肌肉，不为汗解。宜滑石、大豆黄卷、茯苓皮、苍术皮、藿香叶、鲜荷叶、白通草、桔梗等味，不恶寒者，去苍术皮。(3)

【原文阐释】

本条文主要阐述了"阳湿"伤表的证治。

湿邪在表，阻遏卫阳，故有恶寒；湿邪已经化热，湿热蕴滞肌表，故见发热，且热象较为明显；湿性重着，湿热留滞肌肉关节，故身重、关节疼痛；湿性黏滞，湿热相结，故难以随汗而解。治宜宣化湿邪的同时，配以泄热之药。可用滑石、大豆黄卷、茯苓皮、苍术皮、藿香叶、鲜荷叶、白通草、桔梗等药。因苍术皮性温，故如不恶寒者去苍术皮。

【经义索隐】

薛生白在自注中说本证为"阳湿伤表之候"，是与上条"阴湿伤表之候"相对而言。此时湿邪伤表，且湿已化热，宜用利湿泄热、芳香化湿透表之法治疗。薛氏在自注中又谓"此条外候与上条同，惟汗出独异"，可见汗之有无是区别阴湿和阳湿的关键，一般认为阴湿者无汗，阳湿者有汗。

◎ 要点四　"湿热证，寒热如疟……干菖蒲、六一散等味。"

【原文】湿热证，寒热如疟[1]，湿热阻遏膜原。宜柴胡、厚朴、槟榔、草果、藿香、苍术、半夏、干菖蒲、六一散等味。(8)

【注释】

[1] 疟：指疟疾，主要表现为寒热往复、汗

出、身凉，发有定时。

【原文阐释】

本条文主要阐述了"湿热阻遏膜原"的证治。

膜原为三焦之门户，一身之半表半里，湿热之邪阻于膜原，营卫气相争，可见寒热往来如疟状，治宜宣透膜原、辟秽化浊，故用柴胡以透达膜原，厚朴、半夏、槟榔、草果、苍术以理脾燥湿、开达膜原，藿香、菖蒲以芳香化浊，六一散以清利湿热。

【经义索隐】

薛生白在自注中云"膜原为阳明之半表半里"，意在说明本证既非阳明里证，又与少阳之半表半里证不同。少阳之半表半里为伤寒之邪传里化热，病位偏于足少阳，兼有湿热秽浊阻遏脾胃；膜原之半表半里为湿遏热伏，病位近于中焦，表现为寒热如疟，但不像疟疾发有定时，而是寒热交替或起伏，可见舌苔白腻或满布垢浊，苔如积粉，脘腹满闷等湿浊内盛之证。

◎ **要点五 "湿热证，数日后脘中微闷……芦尖、冬瓜仁等味。"**

【原文】湿热证，数日后脘[1]中微闷，知饥不食，湿邪蒙绕三焦。宜藿香叶、薄荷叶、鲜荷叶、枇杷叶、佩兰叶、芦尖、冬瓜仁等味。(9)

【注释】

[1] 脘：主要指胃脘，也涉及胸腹部。

【原文阐释】

本条文主要阐述了湿热病后期"湿邪蒙绕三焦"的证治。

湿热病后期，湿热大势已解但余邪未清，余湿困胃，脾胃气未复，湿邪蒙绕三焦，气机不畅，故见脘中微闷，虽能知饥而但不欲食。可用藿香叶、薄荷叶、鲜荷叶、枇杷叶、佩兰叶"五叶"轻清宣化，再配以芦尖、冬瓜仁以淡渗利湿，使气机畅通，余湿得除，诸证自愈。

【经义索隐】

本条文所说"湿邪蒙绕三焦"，实际上偏重于中、上二焦，宜用轻清之品宣通气机。此时不

可过用攻伐或滋补，妄用攻伐之剂会损伤正气，滥用滋补之品可致恋邪不解。

◎ **要点六 "湿热证，初起发热……佩兰叶、六一散等味。"**

【原文】湿热证，初起发热，汗出胸痞，口渴舌白，湿伏中焦。宜藿梗、蔻仁、杏仁、枳壳、桔梗、郁金、苍术、厚朴、草果、半夏、干菖蒲、佩兰叶、六一散等味。(10)

【原文阐释】

本条文主要阐述了湿热阻于中焦，湿重于热的证治。

本证虽见发热、汗出，但无恶寒，表明湿邪已不在表，而是内伏中焦。湿热阻遏气机，肺气失宣而出现胸痞；湿邪内阻，津液不能上升则口渴，多为口渴而不欲引饮；湿重于热，故舌苔色白。用苍术、厚朴、草果、半夏以辛苦燥湿；藿香、佩兰、蔻仁、郁金、菖蒲以芳香化湿；杏仁、桔梗、枳壳以开宣肺气，行气湿化；六一散以清热淡渗利湿。

【经义索隐】

本证为湿伏中焦，始见化热，湿重于热，故治疗以辛开化湿为主，佐以清热。本证口渴是由于湿邪内阻所致津不上升，渴而不欲饮，非胃液不足之渴，故治疗以化湿为主，湿化则津液上升，口渴自解。本条文用药集中了燥湿、化湿、宣湿、渗湿四种方法，体现了薛氏治湿的基本大法。

◎ **要点七 "湿热证，舌根白……绿豆衣、六一散等味。"**

【原文】湿热证，舌根白，舌尖红，湿渐化热，余湿犹滞。宜辛泄佐清热，如蔻仁、半夏、干菖蒲、大豆黄卷、连翘、绿豆衣、六一散等味。(13)

【原文阐释】

本条文主要阐述了"湿渐化热，余湿犹滞"的证治。

舌根部苔白为湿邪之象；舌尖红表明湿渐化热。虽湿渐化热，但余湿仍在，治宜化湿与清热

并施，用蔻仁、半夏、菖蒲以辛散燥湿，大豆黄卷、连翘、绿豆衣、六一散以清热利湿，使湿热两解。

【经义索隐】

本条文虽薛生白自注为"湿热参半之证"，但热势尚不重，实际上仍属湿重热轻之证。除了舌根白，舌尖红，还可见胸痞、恶心呕吐、身热汗不解、脉濡数等症。湿渐化热，易伤津液，若妄投滋润有助湿之弊，故燥湿中佐以清热，以保存阴液。

细目三　温病条辨

◎ 要点一　"温病者：有风温、有温热……有冬温、有温疟。"（上焦 1 条）

【原文】 温病者：有风温、有温热、有温疫、有温毒、有暑温、有湿温、有秋燥、有冬温、有温疟。（上焦 1 条）

【原文阐释】

本条文列举了九种温病的名称，说明了温病的概念及范围。

本条明确提出温病是多种外感热病的总称。吴鞠通根据发病的气候特点，病邪特点或临床表现，归纳为风温、温热、温疫、温毒、暑温、湿温、秋燥、冬温和温疟等九种温病，为温病的辨证、分类和治疗提供了依据。

【经义索隐】

九种温病中，风温、暑温、秋燥、冬温是根据季节和主气来命名的。风温为初春时节感受风热病邪而发的一种温病；暑温是在盛夏之时感受暑热病邪而发的一种温病；秋燥是在秋季感受燥热病邪而发的一种温病；冬温是冬季感受冬令反常之温气而发的一种温病。除此之外，也有根据不同病邪或临床特点来命名的。如温毒是感染了温热时毒病邪，既有热性病的常见症状，又有局部肿毒表现的一种温病；温热是春末夏初感染温热病邪，以里热证为主的一种温病；湿温是在夏末秋初的长夏季节，因感受湿热病邪而发的

一种温病；温疟是内有阴气先伤，夏季复感暑热，阴伤而阳热亢盛而发的一种疟疾；温疫是感受疠气秽浊而发，具有较大流行性和传染性的一种温病。

◎ 要点二　"太阴风温、温热……湿温、温疟，不在此例。"（上焦 4 条）

【原文】 太阴风温、温热、温疫、冬温，初起恶风寒者，桂枝汤主之；但热不恶寒而渴者，辛凉平剂银翘散主之。温毒、暑温、湿温、温疟，不在此例。（上焦 4 条）

【原文阐释】

本条文阐述了温邪初犯卫分的证治及治疗禁忌。

风温、温热、温疫、冬温初起，如恶风寒较明显，表明表邪偏盛，可以辛温法解表治疗，代表方为桂枝汤，但应慎用麻桂等辛温峻汗之剂，以免助热化燥。如热象较重，不恶寒而渴者，宜以辛凉法治疗，代表方为辛凉平剂银翘散。而温毒、暑温、湿温、温疟等温病由于初起部位不一，所以治法不同，故"不在此例"。

【经义索隐】

本条文中，吴鞠通以"恶风寒"和"不恶寒"作为选用辛温法和辛凉法的重要依据，但临证时应结合其他临床表现判断。辛凉平剂银翘散是治疗温病上焦证的首方，取自《内经》"风淫于内，治以辛凉，佐以苦甘"的法则，用药以辛凉为主，稍佐以辛温、芳香之品，药性平正不偏，开创了辛凉透邪之法治疗表证，有别于《伤寒论》治疗表证之法，为吴氏的一大贡献。

◎ 要点三　"太阴温病，血从上溢者……可用清络育阴法。"（上焦 11 条）

【原文】 太阴温病，血从上溢者，犀角地黄汤合银翘散主之。有中焦病者，以中焦法治之。若吐粉红血水者，死不治；血从上溢，脉七、八至以上，面反黑者，死不治；可用清络育阴法。（上焦 11 条）

【原文阐释】

本条文阐述了手太阴温病血分证的证治以及

危重症的表现。

温邪从手太阴传入血分，伤及血络，可逼血上溢从口鼻而出。病属上焦，肺络受伤，故以治疗温病上焦证的银翘散引经而出；病属血分，热迫血行，故加上凉血散血的犀角地黄汤合而治之。若温邪传入中焦，则以中焦法治疗，如白虎汤、承气汤等。若出现吐粉红色血水，或血从上溢，口鼻出血，脉七八至以上，颜面晦暗无泽的情况，均为死不治的危重症。此时可用凉血清络、甘寒养阴之法治疗。

【经义索隐】

若出现下面两种危重情况，均为死不治：一为吐粉红色血水，吴氏在自注中认为"粉红水非血非液，实血与液交迫而出，有燎原之势，化源速绝"；二为血从上溢，口鼻出血，脉七八至以上，颜面反而晦暗无泽，吴氏在自注中称之为"火极而似水"，此时下焦阴液严重亏虚，不能上济心火，心火与温邪相合，形成燎原之势，劫灼肺阴，病情十分凶险。吴氏提出用凉血清络、甘寒养阴之法治疗，可用犀角地黄汤合黄连阿胶汤加减。

◎ **要点四　"太阴温病，寸脉大……清营汤去黄连主之。"（上焦 15 条）**

【原文】 太阴温病，寸脉大，舌绛而干，法当渴，今反不渴者，热在营中也，清营汤去黄连主之。（上焦 15 条）

【原文阐释】

本条文阐述了手太阴温病营分证的证治。

温病始于上焦手太阴，两寸脉为肺心脉，寸脉大，可知心肺上焦有热，此为上焦温病常见脉。舌绛而干，舌绛红为热入营分之征象，温病热邪伤阴本渴，今反而不渴，此为热入营分，热邪蒸腾营气上注咽喉，故令人不渴。邪入营分，治宜清营泄热，代表方为清营汤。舌绛红而干提示邪热耗伤营阴较甚，故用清营汤去黄连。因黄连味苦性燥，而性质沉降，不去恐更伤营阴及引邪深入。

【经义索隐】

本条文阐述了上焦温病邪热入营的证治。辨别热邪在营分与否，除上述症状，还可见身热夜甚、斑疹、谵语、脉细数等症。在治疗上除了辨别热邪是否在营分之外，亦可辨别患者伤阴与否，若阴伤不甚，则可不去黄连，治疗上不必拘泥。

◎ **要点五　"邪入心包，舌蹇肢厥，牛黄丸主之，紫雪丹亦主之。"（上焦 17 条）**

【原文】 邪入心包，舌蹇[1]肢厥，牛黄丸主之，紫雪丹亦主之。（上焦 17 条）

【注释】

[1] 舌蹇：指舌体不能灵活转动，言语蹇涩之症。

【原文阐释】

本条文阐述了邪入心包的证治及厥证产生的机理治法。

邪入心包，气血运行郁滞，阴阳之气不相顺接，故四肢厥冷。因舌为心之苗，邪入心包，闭阻机窍，可见舌体转动不灵。治宜清心化痰开窍，可用牛黄丸或紫雪丹治疗。

【经义索隐】

寒厥和热厥皆能因阳气不能外达而出现脉沉伏，而两者鉴别要点为舌象。寒厥者，舌多见色淡而胖嫩，有齿印，苔白、灰或黑润；热厥者，舌多见色绛红，苔黄腻而焦干。上述之寒厥热厥只谓相对而言，伤寒也会出现邪气内郁热化成热厥者，温病也不乏阳脱而成寒厥者，临证时不必拘泥，应详细判断。

◎ **要点六　"头痛恶寒，身重疼痛……长夏深秋冬日同法，三仁汤主之。"（上焦 43 条）**

【原文】 头痛恶寒，身重疼痛，舌白不渴，脉弦细而濡，面色淡黄，胸闷不饥，午后身热，状若阴虚，病难速已，名曰湿温。汗之则神昏耳聋，甚则目瞑不欲言；下之则洞泄[1]；润之则病深不解。长夏深秋冬日同法，三仁汤主之。（上焦 43 条）

【注释】

[1] 洞泄：原指食后腹泻，完谷不化，此处指泻下无度。

【原文阐释】

本条文阐述了湿温初起的证治及治疗禁忌。

湿温病多发于夏秋之际，有起病缓，传变慢，病情缠绵难愈的特点。湿温初期可见头痛恶寒，身重疼痛，面色淡黄，胸闷不饥，午后身热较重，舌苔白腻，口不渴，脉弦细而濡等症状。

治疗湿温初起，首先要与伤寒表证、阳明腑实证和阴虚证相鉴别，有三大禁忌。一为禁汗：不可见头痛发热，身体疼痛就误以为是伤寒而使用汗法；二为禁下：不可见中满不饥就误以为是腑实停滞而使用下法；三为禁润：不可见午后身热就以为是阴虚而使用滋阴之法。如误用汗法，则耗损心阳，湿邪随发汗药之升散之性而上扰心窍、清窍，心窍被湿邪所蒙而见神昏，清窍被湿邪所蒙而见耳聋、目瞑、不欲言等症；如误用下法，则耗损阴津，或损伤脾阳，下后脾阳受损，脾气不升而下陷，湿邪则趁虚内犯而成洞泄；如误用滋阴之法，滋阴药物多滋腻黏滞，必与阴湿之邪胶结，使湿邪更为胶固难解，使病情加重。

湿温病的治疗上，吴氏认为"惟以三仁汤轻开上焦肺气，盖肺主一身之气，气化则湿亦化也。"治疗湿温病用药宜刚不宜柔，纵观三仁汤配伍，杏仁配桑叶除上焦湿邪，降肺气以通调水道；蔻仁、厚朴、半夏芳香化浊，降胃消滞燥湿；生薏仁、滑石、通草淡渗利湿清热。三仁配伍，而非单宣肺气，达到通治上、中、下三焦黏滞之湿邪，成为治疗湿温常用方之一。

【经义索隐】

治疗湿温病，当详细辨析湿热两邪之偏重，临床用药时不必拘泥原方，按照湿热两邪谁轻谁重，灵活用药。湿邪重浊有趋向下发展的趋势，故湿邪在上焦较为少见，或湿邪停留在上焦时间较短，多见于停留中焦脾胃。治疗时应详细把湿温跟伤寒、食滞、阴虚辨别，治疗原则是分利湿热，湿热同治，湿去则热自清。若只以温药治湿则助其热，若只以寒药治热则助其湿，故湿热同治，三仁汤为代表方之一。

◎ 要点七 "面目俱赤，语声重浊……湿温、温疟，不在此例。"（中焦1条）

【原文】 面目俱赤，语声重浊，呼吸俱粗，大便闭，小便涩，舌苔老黄，甚则黑有芒刺，但恶热，不恶寒，日晡[1]益甚者，传至中焦，阳明温病也。脉浮洪躁甚者，白虎汤主之；脉沉数有力，甚则脉体反小而实者，大承气汤主之。暑温、湿温、温疟，不在此例。（中焦1条）

【注释】

[1]日晡：指申时，下午3~5点。

【原文阐释】

本条文为阳明温病提纲，阐述了阳明温病的证治，包括阳明温病的主要临床表现及产生机理，以及区分阳明经证和腑证的证治。

阳明温病分为经证和腑证，两者有相同的症状，也有相异的脉证。两者均因热邪循阳明经脉上蒸而面目俱赤，舌苔老黄；热邪袭肺，肺失宣降而语声重浊，呼吸俱粗；邪热阻结膀胱，气化不利，且邪热伤津，故小便短赤不畅；里热炽盛，故但恶热，不恶寒，日晡益甚。而相异的脉象为经证脉为脉浮洪躁，腑证脉为脉沉数有力，甚则脉体反小而实，这种小脉反映的是邪结于内，而非虚脉。阳明经证治宜辛寒清热透邪，代表方为白虎汤；阳明腑证治宜苦寒攻下，代表方为大承气汤。

【经义索隐】

临床上也可通过腹部触诊及观察大便情况鉴别经证和腑证。如腹软无压痛，大便不秘者，多属经证；腹部胀满疼痛，便秘或热结旁流，则属腑证。吴氏在本条自注中提出大承气汤不可轻用，强调"舌苔老黄，甚则黑有芒刺，脉体沉实，的系燥结痞满，方可用之"。又如《伤寒论》中提及痞满燥实坚都具备方可使用大承气。但临床上未必等到上述症状出现才使用，因上述症状出现代表病情严重，故确定是阳明腑实，再结合腹部触诊，就能使用大承气汤，把握攻下时机。

◎ 要点八 "阳明温病，下之不通……再不下者，增液承气汤主之。"（中焦 17 条）

【原文】阳明温病，下之不通，其证有五：应下失下，正虚不能运药，不运药者死，新加黄龙汤主之。喘促不宁，痰涎壅滞，右寸实大，肺气不降者，宣白承气汤主之。左尺牢坚，小便赤痛，时烦渴甚，导赤承气汤主之。邪闭心包，神昏舌短，内窍不通，饮不解渴者，牛黄承气汤主之。津液不足，无水舟停者，间服增液，再不下者，增液承气汤主之。（中焦 17 条）

【原文阐释】

本条文阐述了阳明腑实兼证的证治。

阳明温病腑证者，应用下法攻之，唯临证有使用攻下法后而大便依然不通者，其原因和临床表现可分为五个方面：

（1）腑实兼有正虚，当予扶正祛邪，方用新加黄龙汤。因邪盛正虚，不可再予承气汤攻下再伤正气，又不能予以补益，闭门留寇，助热固邪，当以人参扶正，大黄攻下，姜汁和胃，元参麦冬养阴，当归补血，海参化坚，甘草调和，共起补益气血，攻下腑实之效。

（2）腑实兼有肺热，肺失宣降，而出现喘促不宁，坐卧不安，痰热壅盛及右寸脉实大的一派肺热炽盛的表现。治疗上予以宣白承气汤表里合治，吴氏称此法为"脏腑合治法"。

（3）腑实兼有小肠热盛，表现为尿色黄赤，尿道涩痛，烦渴，左尺脉牢坚不移（左尺候肾与小肠也）。所以治疗上既要泻大肠热结，又要清利小肠火热，以导赤承气汤治疗，吴氏称此法为"二肠同治法"。

（4）腑实兼有闭窍，出现神志昏迷，舌短难伸，口渴而饮不解等症状，此为热邪内陷，热闭心包的表现。治疗上除了泻下阳明腑实外，亦要清心开窍，方予牛黄承气汤，吴氏称此法为"两少阴合治法"。

（5）阳明热盛伤津，津液枯耗，致大便闭结不通，无水舟停。治疗可先用增液汤以滋养阴液，增水行舟，使大便通行。如果服用后大便不下者，再在增液汤基础上加大黄、芒硝，通腑泻下，既养阴，又荡结，故吴氏称此法为"气血合治法"。

【经义索隐】

吴氏结合阳明温病的不同特点，针对各证的病因、病机及证候，创立了五条承气方。这些发挥无疑是对《伤寒论》攻下法治疗腑实证的补充和发展。临床治疗便秘时，除了腑实证以外，亦要考虑虚证所引起的便秘，例如老年性便秘，多因功能性便秘或年老阴虚，治疗上则不能以攻下为法，要考虑鼓动腑气，增液通便等治疗方法。

◎ 要点九 "阳明温病，无汗，实证未剧……冬地三黄汤主之。"（中焦 29 条）

【原文】阳明温病，无汗，实证未剧[1]，不可下。小便不利者，甘苦合化[2]，冬地三黄汤主之。（中焦 29 条）

【注释】

[1] 实证未剧：指阳明腑实证尚不显著。

[2] 甘苦合化：甘味药能缓补滋养，苦味药能燥湿清热，合用则能滋润清热。

【原文阐释】

本条文阐述了阳明温病无汗禁下及小便不利的证治。

阳明温病，无汗出表示非阳明无形热盛，即非阳明经证。实证未剧，即阳明腑实证尚不明显，故不能以下法治疗。温病出现小便不利原因有三：一是小肠热盛，火腑不通，分清泌浊功能失调；二是热邪袭肺，肺失宣降，通调水道功能失调；三是温热之邪伤及津液。故治疗予以冬地三黄汤，"甘苦合化"以泄热益阴。

【经义索隐】

吴氏在《中焦篇》30 条中提及"温病小便不利者，淡渗不可与也，忌五苓、八正辈"。热邪本已伤阴，再行淡渗利湿，强行利尿之法恐再伤阴。临床上热邪、脾虚、伤寒太阳病蓄水皆可引起小便不利，故临床应仔细辨别原因，予相应方药，忌一见小便不利即用淡渗利湿之方药。

◎ 要点十 "风温、温热、温疫……加减复脉汤主之。"（下焦1条）

【原文】风温、温热、温疫、温毒、冬温，邪在阳明久羁，或已下，或未下，身热面赤，口干舌燥，甚则齿黑唇裂，脉沉实者，仍可下之；脉虚大，手足心热甚于手足背者，加减复脉汤主之。（下焦1条）

【原文阐释】

本条文阐述了温病后期真阴耗伤的证治。

温热之邪久留阳明，热势炽盛，或热邪伤及少阴，使真阴受灼，均会出现身热面红，口干舌燥，甚则齿黑唇裂等症状。吴鞠通以脉证辨析病位所在，如脉沉实有力而出现上述症状及阳明温病的汗出、便秘、舌红苔老黄等，可用下法治疗，如承气汤之类；如出现脉虚大无根，手足心热于手足背，午后热甚，舌红光滑无苔，腹中无燥屎，则邪热少虚热多，如再下之则竭其真阴，使病情加重。治疗上应予以加减复脉汤以滋养真阴，以防阴衰阳脱。

【经义索隐】

吴氏认为，温病热邪已经深入下焦，伤及肝肾之阴，同时存在腑实证，也应使用承气汤急下存阴。参考《伤寒论》阳明病篇三急下中"伤寒六七日，目中不了了，睛不和，无表里证，大便难，身微热者，此为实也，急下之，宜大承气汤"。此伤寒条文跟下焦1条有异曲同工之妙。目中不了了，睛不和，是因肝肾阴伤不能濡养双目；而口干舌燥，甚则齿黑唇裂，也是肝肾阴伤的表现。故两条文能起互补作用，提示临床即使下焦肝肾阴伤，只要有腑实证，均以大承气汤下之，以急下存阴。另外，除了阳明热盛不解耗伤肾阴之外，邪入营血，内陷厥阴少阴也能引发本证，使用复脉辈时，也应对下焦阴虚证有明确判断，如有夹湿温病，湿邪未化燥，则不能使用。

◎ 要点十一 "少阴温病，真阴欲竭，壮火复炽……黄连阿胶汤主之。"（下焦11条）

【原文】少阴温病，真阴欲竭，壮火[1]复炽，心中烦，不得卧者，黄连阿胶汤主之。（下焦11条）

【注释】

［1］壮火：指邪热之火。

【原文阐释】

本条文阐述少阴温病阴虚邪盛的证治。

少阴温病，即下焦温病，温热之邪久留体内必定伤及少阴肾之真阴，肝肾同源，肝阴亦同时受温热之邪所灼，消耗殆尽，此谓"真阴欲竭"。"壮火复炽"中壮火为温热之邪，壮火复炽即邪火内盛。下焦温病为温病的后期，真阴欲竭，正气亏虚，邪热愈加猖狂，则使真阴更加枯竭，故见心中烦，不得卧，此乃心肾不交之症状。如治疗不当，则令阴阳离绝，步入死亡。治疗上吴氏借用治疗伤寒少阴热化证的黄连阿胶汤以泻心火，养真阴，起到交通心肾的作用，使阴阳不致离绝。

【经义索隐】

黄连阿胶汤临床上应用甚广，使用时应把握住病机为心肾不交，肾阴虚的情况下，有心火亢盛，阴虚火旺的基本病机。若只有肾阴虚，不考虑用黄连阿胶汤。

◎ 要点十二 "夜热早凉，热退无汗，热自阴来者，青蒿鳖甲汤主之。"（下焦12条）

【原文】夜热早凉，热退无汗，热自阴来者，青蒿鳖甲汤主之。（下焦12条）

【原文阐释】

本条文阐述了温病后期，邪入阴分的证治。

本证常见于温病后期阴虚发热，能食消瘦，舌红苔少，脉沉细数。注意其发热为"夜热早凉，热退无汗"，此乃阴虚发热的特点，即所谓"热自阴来"。温病后期，真阴已亏损而余邪留伏阴分，病情缠绵，久久不愈，病虽不重，但余邪逐渐耗伤阴血。治疗上不能单纯以滋阴为法，恐闭门留寇，亦不能单用苦燥之品泻火，故以青蒿鳖甲汤滋阴透热外出。

【经义索隐】

青蒿鳖甲汤用途甚广，不但适用于温病后

期，其他阴虚发热之疾病亦可奏效。方中青蒿、鳖甲配伍，青蒿不能直入阴分，由鳖甲引之；鳖甲不能独出阳分，由青蒿引之，使两者能透阴分之伏邪外出。

◎ 要点十三　"治外感如将……治下焦如权（非重不沉）。"（杂说）

【原文】 治外感如将（兵贵神速，机圆法活，去邪务尽，善后务细，盖早平一日，则人少受一日害）；治内伤如相（坐镇从容，神机默运，无功可言，无德可见，而人登寿域）。治上焦如羽[1]（非轻不举）；治中焦如衡[2]（非平不安）；治下焦如权[3]（非重不沉）。

【注释】

[1] 羽：指羽毛。

[2] 衡：指秤杆。

[3] 权：指秤砣。

【原文阐释】

本条文阐述了外感与内伤治则的区别及三焦的治疗大法。

治疗外感疾病时，用药如用兵。如将军带兵外出打仗般，用兵贵在速度，胜利通常只在一瞬间，所以用药治外感同样贵在神速，用药亦要了解每味药的特长，灵活运用不同药来应付不同的外感病，主动出击，彻底击破病邪。治病后亦要顾及善后，早日祛除外感病邪，使患者少受一天病痛之苦。而治疗内伤杂病时则要如同宰相治国一样，要从容不迫，运筹帷幄，不能急功近利，治疗内伤病的最大目的是令病人长寿。此乃吴氏对治疗经验的概括，临证时应结合患者情况而论治。

此外，吴氏指出三焦分证在治疗上的主要特点，用"羽""衡""权"三字概括了治疗上、中、下焦温病的基本大法。治上焦之药物要轻如羽毛，因轻药才能到达上焦，治疗在上的病位，此外药量要轻，煎煮时间亦不能过长，也是令药能升浮到上焦病位的要诀。而治中焦要如同秤杆那样保持平衡，中焦为脾胃之府，脾胃一升一降，如平衡打破则病生也，故脾胃不平则人不安，治疗上要以保持脾升胃降为主要原则；治疗下焦则如同秤砣一样，用性质沉重，重镇滋潜味厚的药物才能直达下焦之病所，如滋补真阴，潜阳息风之药。

【经义索隐】

本条文中吴鞠通对外感病和内伤病在治疗上的特点作了高度概括，用"将"和"相"来论述治疗外感病和内伤病时的侧重点之不同，但并不能完全反映两者治疗的差异，在临证时需要详加分析。

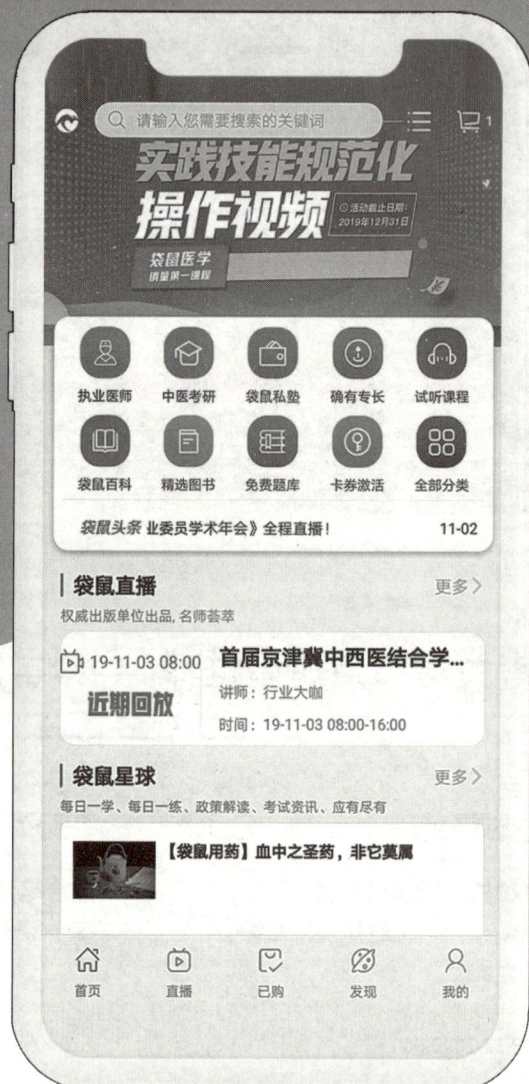

中医执业医师资格考试
医学综合指导用书

（具有规定学历 师承或确有专长）

—— （中册）——

国家中医药管理局中医师资格认证中心
中医类别医师资格考试专家委员会 编写

中国中医药出版社
·北 京·

图书在版编目（CIP）数据

中医执业医师资格考试医学综合指导用书：具有规定学历 师承或确有专长：全3册/
国家中医药管理局中医师资格认证中心中医类别医师资格考试专家委员会编写．
—北京：中国中医药出版社，2020.1

ISBN 978-7-5132-5859-3

Ⅰ．①中…　Ⅱ．①国…　Ⅲ．①中医师-资格考试-自学参考资料　Ⅳ．①R2

中国版本图书馆 CIP 数据核字（2019）第 241714 号

中国中医药出版社出版

北京经济技术开发区科创十三街 31 号院二区 8 号楼
邮政编码　100176
传真　010-64405750
山东临沂新华印刷物流集团有限责任公司印刷
各地新华书店经销

开本 889×1194　1/16　印张 88.75　字数 2290 千字
2020 年 1 月第 1 版　2020 年 1 月第 1 次印刷
书号　ISBN 978-7-5132-5859-3

定价　388.00 元
网址　www.cptcm.com

社 长 热 线　010-64405720
购 书 热 线　010-89535836
维 权 打 假　010-64405753

微信服务号　zgzyycbs
微商城网址　https://kdt.im/LIdUGr
官 方 微 博　http://e.weibo.com/cptcm
天猫旗舰店网址　https://zgzyycbs.tmall.com

如有印装质量问题请与本社出版部联系（010-64405510）
版权专有　侵权必究

目 录

（中册）

中医临床

中医内科学

第一单元　肺系病证 …………… 397

　细目一　感冒 ………………… 397

　细目二　咳嗽 ………………… 400

　细目三　哮病 ………………… 403

　细目四　喘证 ………………… 406

　细目五　肺痈 ………………… 409

　细目六　肺痨 ………………… 412

　细目七　肺胀 ………………… 415

　细目八　肺痿 ………………… 417

第二单元　心系病证 …………… 419

　细目一　心悸 ………………… 419

　细目二　胸痹 ………………… 421

　细目三　心衰 ………………… 424

　细目四　不寐 ………………… 427

第三单元　脑系病证 …………… 429

　细目一　头痛 ………………… 429

　细目二　眩晕 ………………… 432

　细目三　中风 ………………… 434

　细目四　癫狂 ………………… 438

　细目五　痫病 ………………… 441

　细目六　痴呆 ………………… 443

第四单元　脾胃病证 …………… 446

　细目一　胃痛 ………………… 446

　细目二　胃痞 ………………… 449

　细目三　呕吐 ………………… 451

　细目四　噎膈 ………………… 453

　细目五　呃逆 ………………… 456

　细目六　腹痛 ………………… 458

　细目七　泄泻 ………………… 460

　细目八　痢疾 ………………… 463

　细目九　便秘 ………………… 466

第五单元　肝胆病证 …………… 469

　细目一　胁痛 ………………… 469

　细目二　黄疸 ………………… 471

　细目三　积证 ………………… 474

　细目四　聚证 ………………… 476

　细目五　鼓胀 ………………… 477

　细目六　瘿病 ………………… 480

　细目七　疟疾 ………………… 483

第六单元　肾系病证 …………… 485

　细目一　水肿 ………………… 485

　细目二　淋证 ………………… 488

　细目三　癃闭 ………………… 491

　细目四　阳痿 ………………… 494

第七单元　气血津液病证 ……… 496

　细目一　郁证 ………………… 496

　细目二　血证 ………………… 499

　细目三　痰饮 ………………… 506

　细目四　消渴 ………………… 509

　细目五　汗证 ………………… 512

　细目六　内伤发热 …………… 513

　细目七　虚劳 ………………… 516

细目八　癌病 …………………… 520
细目九　厥证 …………………… 523
第八单元　肢体经络病证 ………… 525
细目一　痹证 …………………… 525

细目二　痿证 …………………… 528
细目三　颤证 …………………… 531
细目四　腰痛 …………………… 533

中医外科学

第一单元　中医外科疾病的病因病机 ……… 536
　　细目一　致病因素 …………………… 536
　　细目二　发病机理 …………………… 537
第二单元　中医外科疾病辨证 ………… 537
　　细目一　辨病 ………………………… 537
　　细目二　阴阳辨证 …………………… 537
　　细目三　部位辨证 …………………… 538
　　细目四　经络辨证 …………………… 538
　　细目五　局部辨证 …………………… 538
第三单元　中医外科疾病治法 ………… 541
　　细目一　内治法 ……………………… 541
　　细目二　外治法 ……………………… 543
第四单元　疮疡 …………………………… 548
　　细目一　疖 …………………………… 548
　　细目二　疔 …………………………… 549
　　细目三　痈 …………………………… 551
　　细目四　发 …………………………… 552
　　细目五　有头疽 ……………………… 553
　　细目六　流注 ………………………… 554
　　细目七　丹毒 ………………………… 556
　　细目八　走黄与内陷 ………………… 556
第五单元　乳房疾病 ……………………… 557
　　细目一　概述 ………………………… 557
　　细目二　乳痈 ………………………… 558
　　细目三　粉刺性乳痈 ………………… 559
　　细目四　乳癖 ………………………… 560
　　细目五　乳核 ………………………… 561
　　细目六　乳岩 ………………………… 561
第六单元　瘿 …………………………… 563
　　细目一　气瘿 ………………………… 563
　　细目二　肉瘿 ………………………… 564
　　细目三　瘿痈 ………………………… 564

细目四　石瘿 …………………… 565
第七单元　瘤、岩 ………………… 566
　　细目一　脂瘤 ………………… 566
　　细目二　血瘤 ………………… 566
　　细目三　肉瘤 ………………… 567
　　细目四　失荣 ………………… 567
第八单元　皮肤及性传播疾病 …… 568
　　细目一　概述 ………………… 568
　　细目二　热疮 ………………… 573
　　细目三　蛇串疮 ……………… 574
　　细目四　疣 …………………… 574
　　细目五　癣 …………………… 575
　　细目六　白屑风 ……………… 576
　　细目七　油风 ………………… 577
　　细目八　黄水疮 ……………… 577
　　细目九　虫咬皮炎 …………… 578
　　细目十　疥疮 ………………… 578
　　细目十一　湿疮 ……………… 579
　　细目十二　接触性皮炎 ……… 580
　　细目十三　药毒 ……………… 581
　　细目十四　瘾疹 ……………… 582
　　细目十五　牛皮癣 …………… 584
　　细目十六　白疕 ……………… 584
　　细目十七　淋病 ……………… 585
　　细目十八　梅毒 ……………… 586
　　细目十九　尖锐湿疣 ………… 588
第九单元　肛门直肠疾病 ………… 589
　　细目一　痔 …………………… 589
　　细目二　息肉痔 ……………… 592
　　细目三　肛隐窝炎 …………… 594
　　细目四　肛痈 ………………… 594
　　细目五　肛漏 ………………… 596

细目六　肛裂 ……………………… 598
细目七　脱肛 ……………………… 599
细目八　锁肛痔 …………………… 600
第十单元　泌尿男性疾病 …………… 602
细目一　子痈 ……………………… 602
细目二　子痰 ……………………… 603
细目三　阴茎痰核 ………………… 604
细目四　尿石症 …………………… 604
细目五　精浊 ……………………… 606
细目六　精癃 ……………………… 607
第十一单元　周围血管疾病 ………… 608

细目一　股肿 ……………………… 608
细目二　青蛇毒 …………………… 609
细目三　筋瘤 ……………………… 610
细目四　臁疮 ……………………… 611
细目五　脱疽 ……………………… 611
第十二单元　其他外科疾病 ………… 614
细目一　冻疮 ……………………… 614
细目二　烧伤 ……………………… 615
细目三　毒蛇咬伤 ………………… 616
细目四　破伤风 …………………… 617
细目五　肠痈 ……………………… 617

中医妇科学

第一单元　绪论 ……………………… 619
第二单元　女性生殖器官 …………… 620
细目一　外生殖器 ………………… 620
细目二　内生殖器 ………………… 620
第三单元　女性生殖生理 …………… 620
细目一　女性一生各期的生理特点…… 620
细目二　月经的生理 ……………… 621
细目三　带下生理 ………………… 624
细目四　妊娠生理 ………………… 625
细目五　产褥生理 ………………… 625
细目六　哺乳生理 ………………… 626
第四单元　妇科疾病的病因病机 …… 626
细目一　病因 ……………………… 626
细目二　病机 ……………………… 627
第五单元　妇科疾病的诊断与辨证…… 630
细目一　四诊 ……………………… 630
细目二　辨证要点 ………………… 632
第六单元　妇科疾病的治疗 ………… 635
细目一　常用内治法 ……………… 635
细目二　常用外治法 ……………… 639
细目三　中医妇科急症治疗 ……… 640
第七单元　月经病 …………………… 642
细目一　概述 ……………………… 642
细目二　月经先期 ………………… 643
细目三　月经后期 ………………… 644

细目四　月经先后无定期 ………… 645
细目五　月经过多 ………………… 645
细目六　月经过少 ………………… 646
细目七　经期延长 ………………… 646
细目八　经间期出血 ……………… 647
细目九　崩漏 ……………………… 648
细目十　闭经 ……………………… 651
细目十一　痛经 …………………… 653
细目十二　经行乳房胀痛 ………… 655
细目十三　经行头痛 ……………… 655
细目十四　经行感冒 ……………… 656
细目十五　经行身痛 ……………… 656
细目十六　经行泄泻 ……………… 657
细目十七　经行浮肿 ……………… 657
细目十八　经行吐衄 ……………… 657
细目十九　经行口糜 ……………… 658
细目二十　经行风疹块 …………… 658
细目二十一　经行发热 …………… 659
细目二十二　经行情志异常 ……… 659
细目二十三　绝经前后诸证 ……… 660
细目二十四　经断复来 …………… 661
第八单元　带下病 …………………… 662
细目一　概述 ……………………… 662
细目二　带下过多 ………………… 662
细目三　带下过少 ………………… 663

第九单元　妊娠病 …………………… 664
　细目一　概述 ………………………… 664
　细目二　妊娠恶阻 …………………… 664
　细目三　异位妊娠 …………………… 665
　细目四　胎漏、胎动不安 ………… 666
　细目五　堕胎、小产 ……………… 667
　细目六　滑胎 ………………………… 668
　细目七　胎萎不长 …………………… 669
　细目八　子满 ………………………… 669
　细目九　子肿 ………………………… 670
　细目十　子晕 ………………………… 670
　细目十一　子痫 ……………………… 671
　细目十二　妊娠小便淋痛 ………… 671
　细目十三　妊娠小便不通 ………… 672
第十单元　产后病 …………………… 672
　细目一　概述 ………………………… 672
　细目二　产后血晕 …………………… 673
　细目三　产后发热 …………………… 674
　细目四　产后腹痛 …………………… 676
　细目五　产后身痛 …………………… 676
　细目六　产后恶露不绝 …………… 677
　细目七　缺乳 ………………………… 678
　细目八　产后抑郁 …………………… 678
　细目九　产后小便不通 …………… 679

　细目十　产后小便淋痛 …………… 679
第十一单元　妇科杂病 …………… 680
　细目一　概述 ………………………… 680
　细目二　癥瘕 ………………………… 680
　细目三　盆腔炎 ……………………… 681
　细目四　不孕症 ……………………… 683
　细目五　阴痒 ………………………… 685
　细目六　阴疮 ………………………… 685
　细目七　阴挺 ………………………… 686
第十二单元　计划生育 …………… 687
　细目一　避孕 ………………………… 687
　细目二　人工流产 …………………… 687
　细目三　经腹输卵管结扎术 ……… 688
第十三单元　女性生殖功能的调节与周期性
　　　　　　变化 …………………… 689
　细目一　卵巢的功能及周期性变化 … 689
　细目二　子宫内膜的周期性变化 … 690
　细目三　下丘脑-垂体-卵巢轴的相互关系
　　　　　　 …………………………… 691
第十四单元　妇产科特殊检查与常用诊断
　　　　　　技术 …………………… 692
　细目一　妇科检查 …………………… 692
　细目二　妇科特殊诊断技术 ……… 692

中医儿科学

第一单元　儿科学基础 …………… 696
　细目一　小儿年龄分期 …………… 696
　细目二　小儿生长发育 …………… 697
　细目三　小儿生理、病因、病理特点 …… 700
　细目四　儿科四诊特点 …………… 701
　细目五　儿科辨证概要 …………… 705
　细目六　儿科治法概要 …………… 706
第二单元　儿童保健 ……………… 709
　细目一　胎儿期保健 ……………… 709
　细目二　婴儿期保健 ……………… 709
第三单元　新生儿疾病 …………… 711
　细目一　胎怯 ………………………… 711

　细目二　硬肿症 ……………………… 712
　细目三　胎黄 ………………………… 714
第四单元　肺系病证 ……………… 716
　细目一　感冒 ………………………… 716
　细目二　乳蛾 ………………………… 718
　细目三　咳嗽 ………………………… 719
　细目四　肺炎喘嗽 …………………… 721
　细目五　哮喘 ………………………… 723
　细目六　反复呼吸道感染 ………… 725
第五单元　脾系病证 ……………… 727
　细目一　鹅口疮 ……………………… 727
　细目二　口疮 ………………………… 728

细目三　泄泻 …………………… 729
细目四　厌食 …………………… 731
细目五　积滞 …………………… 732
细目六　疳证 …………………… 733
细目七　腹痛 …………………… 735
细目八　便秘 …………………… 737
细目九　营养性缺铁性贫血 …… 738
第六单元　心肝病证 …………… 740
细目一　夜啼 …………………… 740
细目二　汗证 …………………… 741
细目三　病毒性心肌炎 ………… 742
细目四　注意力缺陷多动障碍 … 744
细目五　抽动障碍 ……………… 746
细目六　惊风 …………………… 747
细目七　痫病 …………………… 750
第七单元　肾系病证 …………… 752
细目一　水肿 …………………… 752
细目二　尿频 …………………… 755
细目三　遗尿 …………………… 756

细目四　五迟、五软 …………… 757
第八单元　传染病 ……………… 759
细目一　麻疹 …………………… 759
细目二　奶麻 …………………… 762
细目三　风痧 …………………… 762
细目四　丹痧 …………………… 764
细目五　水痘 …………………… 766
细目六　手足口病 ……………… 767
细目七　痄腮 …………………… 769
细目八　顿咳 …………………… 771
第九单元　虫证 ………………… 772
细目一　蛔虫病 ………………… 772
细目二　蛲虫病 ………………… 774
第十单元　其他病证 …………… 775
细目一　夏季热 ………………… 775
细目二　紫癜 …………………… 776
细目三　皮肤黏膜淋巴结综合征 … 778
细目四　维生素 D 缺乏性佝偻病 … 780
细目五　传染性单核细胞增多症 …… 781

针　灸　学

第一单元　经络系统 …………… 784
细目一　经络系统的组成 ……… 784
细目二　十二经脉 ……………… 784
细目三　奇经八脉 ……………… 786
细目四　十五络脉 ……………… 787
细目五　十二经别 ……………… 788
细目六　十二经筋 ……………… 788
细目七　十二皮部 ……………… 788
第二单元　经络的作用和经络学说的临床
　　　　　应用 ………………… 789
细目一　经络的作用 …………… 789
细目二　经络学说的临床应用 … 790
第三单元　腧穴的分类 ………… 790
第四单元　腧穴的主治特点和规律 … 791
细目一　主治特点 ……………… 791
细目二　主治规律 ……………… 791
第五单元　特定穴 ……………… 793

第六单元　腧穴的定位方法 …… 799
第七单元　手太阴肺经、腧穴 … 800
第八单元　手阳明大肠经、腧穴 … 802
第九单元　足阳明胃经、腧穴 … 803
第十单元　足太阴脾经、腧穴 … 806
第十一单元　手少阴心经、腧穴 … 807
第十二单元　手太阳小肠经、腧穴 … 808
第十三单元　足太阳膀胱经、腧穴 … 809
第十四单元　足少阴肾经、腧穴 … 812
第十五单元　手厥阴心包经、腧穴 … 814
第十六单元　手少阳三焦经、腧穴 … 815
第十七单元　足少阳胆经、腧穴 … 816
第十八单元　足厥阴肝经、腧穴 … 819
第十九单元　督脉、腧穴 ……… 820
第二十单元　任脉、腧穴 ……… 822
第二十一单元　奇穴 …………… 823
第二十二单元　毫针刺法 ……… 825

细目一　针刺准备 ……………… 825
细目二　进针方法 ……………… 826
细目三　针刺的方向、角度和深度……… 826
细目四　行针手法 ……………… 827
细目五　得气 …………………… 828
细目六　针刺补泻 ……………… 829
细目七　针刺异常情况 ………… 829
细目八　针刺注意事项 ………… 832

第二十三单元　灸法 ……………… 833
细目一　灸法的作用 …………… 833
细目二　灸法的种类 …………… 833
细目三　灸法的注意事项 ……… 835

第二十四单元　拔罐法 …………… 836

第二十五单元　其他针法 ………… 837

第二十六单元　头针、耳针 ……… 841
细目一　头针 …………………… 841
细目二　耳针 …………………… 842

第二十七单元　针灸治疗总论 …… 846
细目一　针灸治疗原则 ………… 846
细目二　针灸治疗作用 ………… 848
细目三　针灸处方 ……………… 849

第二十八单元　内科病证的针灸治疗 … 850
细目一　头痛 …………………… 850
细目二　面痛 …………………… 852
细目三　腰痛 …………………… 852
细目四　痹证 …………………… 853
细目五　坐骨神经痛 …………… 854
细目六　中风 …………………… 854
细目七　眩晕 …………………… 855
细目八　面瘫 …………………… 856
细目九　痿证 …………………… 857
细目十　痫病 …………………… 857
细目十一　不寐 ………………… 858
细目十二　郁证 ………………… 859
细目十三　痴呆 ………………… 860
细目十四　心悸 ………………… 860
细目十五　感冒 ………………… 861
细目十六　咳嗽 ………………… 861

细目十七　哮喘 ………………… 862
细目十八　呕吐 ………………… 863
细目十九　胃痛 ………………… 864
细目二十　泄泻 ………………… 865
细目二十一　便秘 ……………… 866
细目二十二　癃闭 ……………… 866
细目二十三　消渴 ……………… 867

第二十九单元　妇儿科病证的针灸治疗…… 868
细目一　月经不调 ……………… 868
细目二　痛经 …………………… 869
细目三　崩漏 …………………… 869
细目四　绝经前后诸证 ………… 870
细目五　带下病 ………………… 871
细目六　缺乳 …………………… 871
细目七　遗尿 …………………… 872
细目八　小儿多动症 …………… 872

第三十单元　皮外伤科病证的针灸治疗…… 873
细目一　瘾疹 …………………… 873
细目二　蛇串疮 ………………… 874
细目三　神经性皮炎 …………… 874
细目四　乳癖 …………………… 875
细目五　颈椎病 ………………… 875
细目六　落枕 …………………… 876
细目七　漏肩风 ………………… 877
细目八　扭伤 …………………… 877
细目九　肘劳 …………………… 878

第三十一单元　五官科病证的针灸治疗…… 879
细目一　目赤肿痛 ……………… 879
细目二　耳鸣耳聋 ……………… 879
细目三　鼻衄 …………………… 880
细目四　牙痛 …………………… 880
细目五　咽喉肿痛 ……………… 881
细目六　近视 …………………… 882

第三十二单元　急症及其他病证的针灸治疗
……………………………………… 882
细目一　晕厥 …………………… 882
细目二　内脏绞痛 ……………… 883
细目三　肥胖症 ………………… 884

中医临床

中医内科学

第一单元　肺系病证

细目一　感　冒

◎ 要点一　概述

感冒是感受触冒风邪，邪犯卫表而导致的常见外感疾病，临床表现以鼻塞、流涕、喷嚏、咳嗽、头痛、恶寒、发热、全身不适、脉浮为特征。本病四季均可发生，尤以冬春两季为多。病情轻者多为感受当令之气，称为伤风、冒风、冒寒；病情较重者多为感受非时之邪，称为重伤风。在一个时期内广泛流行、病情类似者，称为时行感冒。

◎ 要点二　病因病机

（一）病因

外感六淫、时行疫毒。

（二）病机

外邪侵袭人体是否发病，关键在于卫气之强弱（内因），同时与感邪的轻重有关（外因）。

外邪侵犯肺卫的途径有二，或从口鼻而入，或从皮毛内侵。感冒的基本病机是卫表不和，肺失宣肃。感冒病位在肺卫，主要在卫表。病理因素为六淫之邪。感冒的病理性质，常人多属实证，虚体感冒则属虚实夹杂。

根据四时六气不同，以及体质的差异，临床常见风寒、风热、暑湿三证。虚体感冒除表证外，还可见正虚的表现。如感受时行病毒则病情多重，甚或变生他病。在病程中亦可见寒与热的转化或错杂。

◎ 要点三　诊断与鉴别诊断

（一）诊断依据

1. 临证以卫表及鼻咽症状为主，可见鼻塞、流涕、喷嚏、咽痒、咽痛、周身酸楚不适、恶风或恶寒，或有发热等。若风邪夹暑、夹湿、夹燥，还可见相关症状。

2. 时行感冒多呈流行性，在同一时期发病人数剧增，且病证相似，多突然起病，恶寒、发热（多为高热）、周身酸痛、疲乏无力，病情一般较普通感冒为重。

3. 病程一般 3~7 日，普通感冒不易传变，时行感冒可传变入里，变生他病。

4. 四季皆可发病，而以冬、春两季为多。

（二）鉴别诊断

1. **感冒与风温**　感冒特别是风热感冒与风温初起颇为相似，但风温病势急骤，寒战发热甚至高热，汗出后热虽暂降，但脉数不静，身热旋即复起，咳嗽胸痛，头痛较剧，甚至出现神志昏迷、惊厥、谵妄等传变入里的证候。而感冒发热一般不高或不发热，病势轻，不传变，服解表药后，多能汗出热退，脉静身凉，病程短，预后良好。

2. **普通感冒与时行感冒**　普通感冒病情较轻，全身症状不重，少有传变。在气候变化时发病率可以升高，但无明显流行特点。若感冒 1 周以上不愈，发热不退或反见加重，应考虑感冒继发他病，传变入里。时行感冒病情较重，发病急，全身症状显著，可以发生传变，化热入里，继发或合并他病，具有广泛的传染性、流行性。

◎ 要点四　辨证论治

（一）辨证要点

感冒首先应辨别普通、时行感冒；其次须辨别虚体、实体感冒；其三还要辨别风寒、风热、暑湿感冒。

1. 鉴别普通感冒与时行感冒　普通感冒与时行感冒的鉴别参见病证鉴别。

2. 辨感冒之虚实　实体感冒一般以风寒、风热、暑湿症状为主，病程短，痊愈快；虚体感冒者病程长，常呈反复感邪、反复发病之势，同时兼有气、血、阴、阳虚损症状。气虚感冒除感冒症状外，兼有平素神疲体弱，气短懒言，反复易感特征；阴虚感冒除感冒症状外，兼有口干咽燥，干咳少痰，舌红少苔，脉细数等阴虚症状。

3. 辨别风寒、风热、暑湿感冒　风寒感冒以恶寒重，发热轻，鼻涕、痰液清稀色白，咽不痛，脉浮紧为特点；风热感冒以恶寒轻，发热重，鼻涕、痰液稠厚色黄，咽痛，脉浮数为特点；暑湿感冒发于夏季，以身热不扬，恶风少汗，头昏身重，胸闷纳呆，苔腻，脉濡为特点。

（二）治疗原则

感冒的病位在卫表肺系，治疗应因势利导，从表而解，采用解表达邪的治疗原则。风寒证治以辛温发汗；风热证治以辛凉清解；暑湿杂感者，又当清暑祛湿解表；虚体感冒则当扶正解表。

（三）证治分类

感冒从大的方面，可分为常人感冒和虚体感冒。常人感冒临床分为风寒束表、风热犯表、暑湿伤表三大证型；虚体感冒多为气虚感冒和阴虚感冒。

1. 常人感冒

（1）风寒束表证

证候：恶寒重，发热轻，无汗，头痛，肢节酸疼，鼻塞声重，或鼻痒喷嚏，时流清涕，咽痒，咳嗽，咳痰稀薄色白，口不渴或渴喜热饮，舌苔薄白而润，脉浮或浮紧。

证机概要：风寒外束，卫阳被郁，腠理闭塞，肺气不宣。

治法：辛温解表。

代表方：荆防达表汤或荆防败毒散加减。

常用药：荆芥、防风、紫苏叶、淡豆豉、葱白、生姜、杏仁、前胡、桔梗、橘红、甘草。

加减：若表寒重，头身痛，憎寒发热，无汗者，配麻黄、桂枝以增强发表散寒之功；若表湿较重，肢体酸痛，头重头胀，身热不扬者，加羌活、独活祛风除湿，或用羌活胜湿汤加减。

风寒之证慎用辛凉，因辛凉之品可致不易汗出，病邪难以外达，反致不能速解，甚或发生变证。

（2）风热犯表证

证候：身热较著，微恶风，汗泄不畅，头胀痛，面赤，咳嗽，痰黏或黄，咽燥，或咽喉乳蛾红肿疼痛，鼻塞，流黄浊涕，口干欲饮，舌苔薄白微黄，舌边尖红，脉浮数。

证机概要：风热犯表，热郁肌腠，卫表失和，肺失清肃。

治法：辛凉解表。

代表方：银翘散或葱豉桔梗汤加减。

常用药：金银花、连翘、黑山栀、淡豆豉、薄荷、荆芥、竹叶、芦根、牛蒡子、桔梗、甘草。

加减：若风热上壅，头胀痛较甚，加桑叶、菊花以清利头目；时行感冒热毒较盛，壮热恶寒，头痛身痛，咽喉肿痛，咳嗽气粗，配大青叶、蒲公英、草河车等清热解毒；若风寒外束，入里化热，热为寒遏，烦热恶寒，少汗，咳嗽气急，痰稠，声哑，苔黄白相兼，可用石膏合麻黄内清肺热，外散表寒。

风热之证不可过用辛温，以防助热燥液动血之弊，或引起传变。

（3）暑湿伤表证

证候：身热，微恶风，汗少，肢体酸重或疼痛，头昏重胀痛，咳嗽痰黏，鼻流浊涕，心烦口渴，或口中黏腻，渴不多饮，胸闷脘痞，泛恶，腹胀，大便或溏，小便短赤，舌苔薄黄而腻，脉濡数。

证机概要：暑湿遏表，湿热伤中，表卫不和，肺气不清。

治法：清暑祛湿解表。

代表方：新加香薷饮加减。

常用药：金银花、连翘、鲜荷叶、鲜芦根、香薷、厚朴、扁豆花。

加减：若暑热偏盛，可加黄连、山栀、黄芩、青蒿清暑泄热；湿困卫表，肢体酸重疼痛较甚，加豆卷、藿香、佩兰等芳化宣表。

感冒实证初期一般忌用补敛之品，以免留邪。

2. 虚体感冒 体虚之人，卫外不固，感受外邪，常缠绵难愈，或反复不已。其病邪属性仍不外四时六淫，临床表现肺卫不和与正虚症状并见。治疗当扶正达邪，在疏散药中酌加补正之品。

（1）气虚感冒

证候：恶寒较甚，发热，无汗，头痛身楚，咳嗽，痰白，咳痰无力，平素神疲体弱，气短懒言，反复易感，舌淡苔白，脉浮而无力。

证机概要：表虚卫弱，风寒乘袭，气虚无力达邪。

治法：益气解表。

代表方：参苏饮加减。

常用药：党参、甘草、茯苓、紫苏叶、葛根、前胡、半夏、陈皮、枳壳、桔梗。

加减：若表虚自汗，易伤风邪者，可常服玉屏风散益气固表，以防感冒；见恶寒重，发热轻，四肢欠温，语音低微，舌质淡胖，脉沉细无力，为阳虚感冒，当助阳解表，用再造散加减。

对气虚感冒者，用药忌大剂量发汗之品，如麻黄、桂枝等，以免出汗过多，气随津脱。对阳虚感冒者，忌用大剂量寒凉药物，如石膏、板蓝根等，以免耗伤阳气。

（2）阴虚感冒

证候：身热，微恶风寒，少汗，头昏，心烦，口干咽燥，干咳少痰，舌红少苔，脉细数。

证机概要：阴亏津少，外受风热，表卫失和，津液不能作汗。

治法：滋阴解表。

代表方：加减葳蕤汤化裁。

常用药：玉竹、甘草、大枣、淡豆豉、薄荷、葱白、桔梗、白薇。

加减：阴伤较重，口渴、咽干明显，加沙参、麦冬以养阴生津；血虚，面色无华，唇甲色淡，脉细，加地黄、当归，滋阴养血。

对阴虚感冒者，忌用辛温重剂，以防损伤阴血之弊。

◎ **要点五　转归预后**

在感冒病程中，可以出现寒热等不同证候之间的转化错杂。

一般而言，感冒预后良好，病程较短而易愈，反复感冒，则易伤正气。少数可因感冒诱发其他宿疾而使病情恶化。对老年、婴幼儿、体弱患者以及时行感冒重症，必须加以重视，防止发生传变，或同时夹杂其他疾病。

◎ **要点六　预防调护**

1. 生活调理 应慎起居，适寒温，在冬春之际尤当注意防寒保暖，盛夏亦不可贪凉露宿。注意锻炼，增强体质，以御外邪。易患感冒者，可坚持每天按摩迎香穴，并服用调理防治方药。

2. 季节性预防用药 冬春风寒当令季节，可服贯众汤（贯众、紫苏、荆芥各10克，甘草5克）。夏令暑湿当令季节，可服藿佩汤（藿香、佩兰各5克，薄荷1.5克，鲜者用量加倍）。

3. 时行感冒流行期间注意事项

（1）预防用药，可在体质辨析的基础上，用贯众、板蓝根、生甘草煎服。

（2）注意防护，尽量少去人口密集的公共场所，防止交叉感染。

（3）注意室内消毒。

4. 感冒治疗期间护理 发热者须适当休息。饮食宜清淡。对时行感冒重症及老年、婴幼儿、体虚者，须加强观察，预测并及时发现病情变化，如高热动风、邪陷心包、合并或继发其他疾病等。

5. 注意煎药和服药方法 汤剂煮沸后 5~10 分钟即可，过煮则降低药效。趁温热服，服后避风覆被取汗，或进热粥、米汤以助药力。得汗、脉静、身凉为病邪外达之象，无汗则提示邪尚未去。出汗后尤应避风，以防复感。

细目二 咳 嗽

◎ 要点一 概述

咳嗽是指肺失宣降，肺气上逆作声，或伴咯吐痰液而言。分别言之，有声无痰为咳，有痰无声为嗽，一般多为痰声并见，难以截然分开，故以咳嗽并称。

◎ 要点二 病因病机

（一）病因

外感六淫，内邪干肺。

（二）病机

咳嗽的基本病机为邪犯于肺，肺气上逆。咳嗽的病位在肺，与肝、脾有关，久则及肾。

咳嗽的病理性质，外感咳嗽属于邪实，为六淫外邪犯肺，肺气壅遏不畅所致。内伤咳嗽，病理因素主要为"痰"与"火"，病理性质多为虚实夹杂。

他脏有病而及肺者，多因实致虚。如肝火犯肺者，每见气火炼液为痰，灼伤肺津。痰湿犯肺者，多因湿困中焦，水谷不能化为精微上输以养肺，反而聚生痰浊，上干于肺，久延则肺脾气虚，气不化津，痰浊更易滋生，此即"脾为生痰

之源，肺为贮痰之器"的道理。甚则病及于肾，以致肺虚不能主气，肾虚不能纳气，由咳致喘。如痰湿蕴肺，遇外感引触，痰从热化，则易耗伤肺阴。

肺脏自病者，多因虚致实。如肺阴不足每致阴虚火炎，灼津为痰；肺气亏虚，气不化津，津聚成痰，甚则痰从寒化为饮。外感咳嗽与内伤咳嗽可相互为病。

◎ 要点三 诊断与鉴别诊断

（一）诊断依据

临床以咳嗽、咳痰为主要表现。应详细询问病史的新久，起病的缓急，是否兼有表证，判断外感和内伤。外感咳嗽，起病急，病程短，常伴肺卫表证。内伤咳嗽，常反复发作，病程长，多伴其他兼证。

咳嗽按时间分为急性咳嗽、亚急性咳嗽和慢性咳嗽。急性咳嗽<3周，亚急性咳嗽为3~8周，慢性咳嗽>8周。肺部影像学、肺功能等有助于诊断。

（二）鉴别诊断

1. 咳嗽与喘证 咳嗽与喘证均为肺气上逆之病证，临床上也常见咳、喘并见。但咳嗽以气逆有声，咯吐痰液为主；喘证以呼吸困难，甚则不能平卧为临床特征。

2. 咳嗽与肺痨 咳嗽与肺痨均可有咳嗽、咳痰症状，但后者为感染"痨虫"所致，有传染性，同时兼见潮热、盗汗、咯血、消瘦等症，可资鉴别。

◎ 要点四 辨证论治

（一）辨证要点

咳嗽首先应辨外感、内伤，其次要辨虚实，最后辨咳嗽、痰液的特点，以判别不同的病邪、病理因素、病变脏器与虚损之性质。

1. 辨外感内伤 外感咳嗽，多为新病，起病急，病程短，常伴恶寒、发热、头痛等肺卫表证。内伤咳嗽，多为久病，常反复发作，病程长，可伴他脏见症。

2. 辨证候虚实 外感咳嗽以风寒、风热、风燥为主，一般属邪实。而内伤咳嗽多为虚实夹杂，本虚标实，虚实之间尚有先后主次的不同，他脏有病而及肺者，多因实致虚，肺脏自病者，多因虚致实。详言之，痰湿、痰热、肝火多为邪实正虚；肺阴亏耗则属正虚，或虚中夹实。应分清标本主次缓急。

3. 辨咳嗽及咳痰特点 咳嗽一般从时间、节律、性质、声音以及加重因素鉴别；痰液从色、质、量、味等辨别。

咳嗽时作，白天多于夜间，咳而急剧，声重，或咽痒则咳作者，多为外感风寒、风热或风燥引起；若咳声嘶哑，病势急而病程短者，为外感风寒、风热或风燥，病势缓而病程长者，为阴虚或气虚；咳声粗浊者，多为风热或痰热伤津所致；早晨咳嗽，阵发加剧，咳嗽连声重浊，痰出咳减者，多为痰湿或痰热咳嗽；午后、黄昏咳嗽加重，或夜间有单声咳嗽，咳声轻微短促者，多属肺燥阴虚；夜卧咳嗽较剧，持续不已，少气或伴气喘者，为久咳致喘的虚寒证；咳而声低气怯者属虚，洪亮有力者属实；饮食肥甘、生冷加重者多属痰湿；情志郁怒加重者因于气火；劳累、受凉后加重者多为痰湿、虚寒。

咳而少痰者多属燥热、气火、阴虚；痰多者常属湿痰、痰热、虚寒；痰白而稀薄者属风、属寒；痰黄而稠者属热；痰白质黏者属阴虚、燥热；痰白清稀、透明呈泡沫样者属虚、属寒；咯吐血痰者，多为肺热或阴虚；如脓血相兼者，为痰热瘀结成痈之候；咳嗽，咯吐粉红色泡沫痰，咳而气喘，呼吸困难者，多属心肺阳虚，气不摄血；咳痰有热腥味或腥臭气者为痰热，味甜者属痰湿，味咸者属肾虚。

（二）治疗原则

咳嗽的治疗应分清邪正虚实。

外感咳嗽，多为实证，应祛邪利肺，按病邪性质分风寒、风热、风燥论治。

内伤咳嗽，多属邪实正虚。标实为主者，治以祛邪止咳；本虚为主者，治以扶正补虚。并按本虚标实的主次酌情兼顾。

对于咳嗽的治疗，除直接治肺外，还应从整体出发，注意治脾、治肝、治肾等。

（三）证治分类

咳嗽可概括为外感咳嗽和内伤咳嗽两大类。外感咳嗽分为风寒、风热、风燥咳嗽；内伤咳嗽分为痰湿、痰热、肝火、阴亏等证型。

1. 外感咳嗽

（1）风寒袭肺证

证候：咳嗽声重，气急，咽痒，咳痰稀薄色白，常伴鼻塞，流清涕，头痛，肢体酸楚，或见恶寒、发热、无汗等风寒表证，舌苔薄白，脉浮或浮紧。

证机概要：风寒袭肺，肺气失宣。

治法：疏风散寒，宣肺止咳。

代表方：三拗汤合止嗽散加减。

常用药：麻黄、杏仁、桔梗、前胡、橘皮、金沸草、甘草。

加减：若夹痰湿，咳而痰黏，胸闷，苔腻，可加半夏、厚朴、茯苓以燥湿化痰；咳嗽迁延不已，加紫菀、百部温润降逆，避免过于温燥辛散伤肺；若素有寒饮伏肺，兼见咳嗽上气，痰液清稀，胸闷气急，舌淡红，苔白而滑，脉浮紧或弦滑者，治以疏风散寒，温化寒饮，可改投小青龙汤。

（2）风热犯肺证

证候：咳嗽频剧，气粗或咳声嘶哑，喉燥咽痛，咳痰不爽，痰黏稠或黄，咳时汗出，常伴鼻流黄涕，口渴，头痛，身楚，或见恶风、身热等风热表证，舌苔薄黄，脉浮数或浮滑。

证机概要：风热犯肺，肺失宣肃。

治法：疏风清热，宣肺止咳。

代表方：桑菊饮加减。

常用药：桑叶、菊花、薄荷、连翘、前胡、牛蒡子、杏仁、桔梗、大贝母、枇杷叶。

加减：肺热内盛，身热较著，恶风不显，口渴喜饮者，加黄芩、知母清肺泄热；热邪上壅，咽痛，加射干、山豆根、挂金灯、赤芍清热利咽；夏令夹暑加六一散、鲜荷叶清解暑热。

（3）风燥伤肺证

证候：干咳，连声作呛，喉痒，咽喉干痛，唇鼻干燥，无痰或痰少而黏，不易咯出，或痰中带有血丝，口干，初起或伴鼻塞、头痛、微寒、身热等表证，舌质红干而少津，苔薄白或薄黄，脉浮数或小数。

证机概要：风燥伤肺，肺失清润。

治法：疏风清肺，润燥止咳。

代表方：桑杏汤加减。

常用药：桑叶、薄荷、淡豆豉、杏仁、前胡、牛蒡子、南沙参、浙贝母、天花粉、梨皮、芦根。

加减：若热重不恶寒，心烦口渴，酌加石膏、知母、黑山栀清肺泄热；肺络受损，痰中夹血，配白茅根清热止血。凉燥证，乃燥证与风寒并见，表现干咳少痰或无痰，咽干鼻燥，兼有恶寒发热，头痛无汗，舌苔薄白而干等症，用药当以温而不燥、润而不凉为原则，方取杏苏散加减。

上述外感咳嗽诸证候忌过早应用敛肺、收涩的镇咳药。误用则致肺气郁遏不得宣畅，不能达邪外出，邪恋不去，反而久咳伤正。咳嗽是人体祛邪外达的一种病理表现，治疗决不能单纯见咳止咳，必须按照不同的病因分别处理。

2. 内伤咳嗽

（1）痰湿蕴肺证

证候：咳嗽反复发作，咳声重浊，痰多，因痰而嗽，痰出咳平，痰黏腻或稠厚成块，色白或带灰色，每于早晨或食后则咳甚痰多，进甘甜油腻食物加重，胸闷脘痞，呕恶食少，体倦，大便时溏，舌苔白腻，脉象濡滑。

证机概要：脾湿生痰，上渍于肺，壅遏肺气。

治法：燥湿化痰，理气止咳。

代表方：二陈平胃散合三子养亲汤加减。

常用药：半夏、陈皮、茯苓、苍术、川朴、杏仁、佛耳草、紫菀、款冬花。

加减：寒痰较重，痰黏白如沫，怯寒背冷，加干姜、细辛、白芥子温肺化痰；久病脾虚，神

疲，加党参、白术、炙甘草；症状平稳后可服六君子丸以资调理，或合杏苏二陈丸标本兼顾。

（2）痰热郁肺证

证候：咳嗽，气息粗促，或喉中有痰声，痰多质黏厚或稠黄，咯吐不爽，或咯血痰，胸胁胀满，咳时引痛，面赤，或有身热，口干而黏，欲饮水，舌质红，舌苔薄黄腻，脉滑数。

证机概要：痰热壅肺，肺失肃降。

治法：清热肃肺，豁痰止咳。

代表方：清金化痰汤加减。

常用药：黄芩、山栀、知母、桑白皮、桔梗、杏仁、贝母、瓜蒌、海蛤壳、竹沥、半夏、橘红。

加减：痰热郁蒸，痰黄如脓或有热腥味，加鱼腥草、金荞麦根、浙贝母、冬瓜仁、薏苡仁等清热化痰；痰热壅盛，腑气不通，胸满咳逆，痰涌，便秘，配葶苈子、大黄、风化硝泻肺通腑逐痰；痰热伤津，口干，舌红少津，配北沙参、天冬、花粉养阴生津。

（3）肝火犯肺证

证候：咳嗽呈阵发性，表现为上气咳逆阵作，咳时面赤，咽干口苦，常感痰滞咽喉而咯之难出，量少质黏，或如絮条，胸胁胀痛，咳时引痛，症状可随情绪波动而增减，舌红或舌边红，舌苔薄黄少津，脉弦数。

证机概要：肝郁化火，上逆侮肺。

治法：清肺泻肝，顺气降火。

代表方：黛蛤散合黄芩泻白散加减。

常用药：桑白皮、地骨皮、黄芩、山栀、丹皮、青黛、海蛤壳、粳米、苏子、竹茹、枇杷叶、甘草。

加减：肺气郁滞，胸闷气逆，加瓜蒌、桔梗、枳壳、旋覆花利气降逆；痰黏难咯，加海浮石、知母、贝母清热豁痰；火郁伤津，咽燥口干，咳嗽日久不减，酌加北沙参、麦冬、天花粉、诃子养阴生津敛肺。

（4）肺阴亏耗证

证候：干咳，咳声短促，痰少黏白，或痰中

带血丝，或声音逐渐嘶哑，口干咽燥，或午后潮热，颧红，盗汗，日渐消瘦，神疲，舌质红少苔，脉细数。

证机概要：肺阴亏虚，虚热内灼，肺失润降。

治法：滋阴润肺，化痰止咳。

代表方：沙参麦冬汤加减。

常用药：沙参、麦冬、花粉、玉竹、百合、川贝母、甜杏仁、桑白皮、地骨皮、甘草。

加减：肺气不敛，咳而气促，加五味子、诃子以敛肺气；阴虚潮热，酌加功劳叶、银柴胡、青蒿、鳖甲、胡黄连以清虚热；热伤血络，痰中带血，加牡丹皮、山栀、藕节清热止血；若倦怠乏力，少气懒言，加党参、五味子。

内伤咳嗽忌用宣肺散邪法。误用每致耗损阴液，伤及肺气，正气愈虚。必须注意调护正气，即使虚实夹杂，亦当标本兼顾。

◎ 要点五　转归预后

关于咳嗽的转归，首先，本病两大类型外感咳嗽与内伤咳嗽可相互转化。外感咳嗽如迁延失治，邪伤肺气，更易反复感邪，而致咳嗽屡作，肺脏益伤，逐渐转为内伤咳嗽。内伤咳嗽，肺脏有病，卫外不强，易受外邪引发或加重，在气候转冷时尤为明显。久则肺脏虚弱，阴伤气耗，由实转虚。由此可知，咳嗽虽有外感、内伤之分，但两者又可互为因果。第二，咳嗽的不同证候之间也会相互转化。

至于本病转归及预后的影响因素，则与气候、个体差异以及治疗经过有关。一般而言，外感咳嗽其病尚浅而易治，但燥与湿二者较为缠绵。因湿邪困脾，久则脾虚而致积湿生痰，转为内伤之痰湿咳嗽。燥伤肺津，久则肺阴亏耗，成为内伤阴虚肺燥之咳嗽。内伤咳嗽多呈慢性反复发作过程，其病较深，治疗难取速效。如痰湿咳嗽之部分老年患者，由于反复病久，肺脾两伤，可出现痰从寒化为饮，病延及肾的转归，表现为寒饮伏肺或肺气虚寒证候，成为痰饮咳喘。至于肺阴亏虚咳嗽，虽然初起轻微，但如延误失治，

则往往逐渐加重，成为劳损。部分患者病情逐渐加重，甚至累及于心，最终导致肺、脾、肾诸脏皆虚，痰浊、水饮、气滞、血瘀互结而演变成为肺胀。

◎ 要点六　预防调护

对于咳嗽的预防，首应注意气候变化，防寒保暖，饮食不宜甘肥、辛辣及过咸，嗜酒及吸烟等不良习惯尤当戒除，避免刺激性气体伤肺。适当参加体育锻炼，以增强体质，提高抗病能力。平素易于感冒者，配合防感冒保健操，面部迎香穴按摩，夜间足三里艾熏。若有感冒应及时诊治。

至于咳嗽的调护，外感咳嗽，如发热等全身症状明显者，应适当休息。内伤咳嗽多呈慢性反复发作，尤其应当注意起居饮食的调护，可据病情适当选食梨、莱菔、山药、百合、荸荠、枇杷等。注意劳逸结合。缓解期应坚持"缓则治本"的原则，补虚固本以图根治。预防的重点在于提高机体卫外功能，增强皮毛腠理御寒抗病能力。若久咳自汗出者，可酌选玉屏风散、生脉饮服用。

细目三　哮　病

◎ 要点一　概述

哮病是一种发作性的痰鸣气喘疾患。发时喉中有哮鸣声，呼吸气促困难，甚则喘息不能平卧。

◎ 要点二　病因病机

（一）病因

外邪侵袭，饮食不当，体虚病后。

（二）病机

哮病的病位主要在肺，与脾、肾关系密切。

哮病的病理因素以痰为主。痰的产生主要由于人体津液不归正化，凝聚而成，如伏藏于肺，则成为发病的潜在"夙根"，因各种诱因如气候、饮食、情志、劳累等诱发。而这些诱因每多错杂

相关，其中尤以气候变化为主。哮病"夙根"论的实质，主要在于脏腑阴阳失调，素体偏盛偏虚，对津液的运化失常，肺不能布散津液，脾不能输化水精，肾不能蒸化水液，而致凝聚成痰，若痰伏于肺则成为潜在的病理因素。

哮病发作时的基本病机为"伏痰"遇感引触，痰随气升，气因痰阻，相互搏结，壅塞气道，气道挛急，通畅不利，肺气宣降失常，引动停积之痰，而致痰鸣如吼，气息喘促。若病因于寒，素体阳虚，痰从寒化，属寒痰为患，则发为冷哮；病因于热，素体阳盛，痰从热化，属痰热为患，则发为热哮；如"痰热内郁，风寒外束"引起发作者，可以表现为外寒内热的寒包热哮；痰浊伏肺，肺气壅实，风邪触发者则表现为风痰哮；反复发作，正气耗伤或素体肺肾不足者，可表现为虚哮。

哮病的病理性质，发作时为痰阻气闭，以邪实为主。有寒痰、痰热之分。若长期反复发作，寒痰伤及脾肾之阳，痰热耗灼肺肾之阴，则可从实转虚，在平时表现为肺、脾、肾等脏脏气虚弱之候。大发作时邪实与正虚错综并见，肺肾两虚，痰浊壅盛，严重者肺不能治理调节心血的运行，肾虚命门之火不能上济于心，则心阳亦同时受累，甚至发生"喘脱"危候。

◎ 要点三　诊断与鉴别诊断

（一）诊断依据

1. 呈反复发作性。常为突然发作，可见鼻痒、喷嚏、咳嗽、胸闷等先兆。喉中有明显哮鸣声，呼吸困难，不能平卧，甚至面色苍白，唇甲青紫，可于数分钟或数小时后缓解。

2. 平时可一如常人，或稍感疲劳、纳差。但病程日久，反复发作，导致正气亏虚，可常有轻度哮鸣，甚至在大发作时持续难平，出现喘脱。

3. 部分患者与先天禀赋有关，家族中可有哮病史。常因气候突变、环境因素、饮食不当、情志失调、劳累等诱发。

（二）鉴别诊断

哮病与喘证：哮病和喘证都有呼吸急促、困难的表现。哮必兼喘，但喘未必兼哮。哮指声响言，喉中哮鸣有声，是一种反复发作的独立性疾病；喘指气息言，为呼吸气促困难，是多种肺系急慢性疾病的一个症状。

◎ 要点四　辨证论治

（一）辨证要点

哮病的辨证应在分辨发作期与缓解期的前提下，首先辨哮证发病特点，其二辨哮之寒热偏盛，其三辨肺脾肾之虚。

1. **辨发病特点**　哮证发作如有明显的季节性，且有鼻痒、喷嚏、咳嗽、胸闷等先兆症状，则本病与肺虚表卫不固有关，此时当着重辨清风寒与风热。哮证发作如与饮食密切相关，则与脾虚痰蕴有关，当着重辨清痰湿与痰热之不同。如哮证发作持续数分钟或数十分钟即能缓解者，病情较轻，若持续时间较久者，当警惕喘脱的可能。

2. **辨寒热偏盛**　寒哮者，因寒饮伏肺，遇感触发，则呼吸气促，喉中哮鸣，痰白清稀多泡沫。热哮证，因痰热蕴肺，遇感诱发，则气粗息涌，痰鸣如吼，痰黄稠厚，咯吐不利。

3. **辨肺脾肾虚损**　肺虚者，自汗畏风，少气乏力，极易感冒；脾虚者，食少便溏，痰多；肾虚者，短气，动则喘甚，腰酸膝软。

（二）治疗原则

当宗朱丹溪"未发以扶正气为主，既发以攻邪气为急"之说，以"发时治标，平时治本"为基本原则。

发作时攻邪治标，祛痰利气，寒痰宜温化宣肺，热痰当清化肃肺，寒热错杂者，当温清并施，表证明显者兼以解表，属风痰为患者又当祛风涤痰。反复日久，正虚邪实者，又当兼顾，不可单纯拘泥于祛邪。

若发生喘脱危候，当急予扶正救脱。

平时应扶正治本，阳气虚者应予温补，阴虚

者则予滋养，分别采取补肺、健脾、益肾等法，以冀减轻、减少或控制其发作。

（三）证治分类

根据哮病的临床特点，分为发作期和缓解期。发作期分为冷哮、热哮、寒包热哮、风痰哮、虚哮以及喘脱危证；缓解期临床可见肺脾气虚和肺肾亏虚。

1. 发作期

（1）冷哮证

证候：喉中哮鸣如水鸡声，呼吸急促，喘憋气逆，胸膈满闷如塞，咳不甚，痰少咯吐不爽，色白而多泡沫，口不渴或渴喜热饮，形寒怕冷，天冷或受寒易发，面色青晦，舌苔白滑，脉弦紧或浮紧。

证机概要：寒痰伏肺，遇感触发，痰升气阻，肺失宣畅。

治法：宣肺散寒，化痰平喘。

代表方：射干麻黄汤或小青龙汤加减。

常用药：麻黄、射干、干姜、细辛、半夏、紫菀、款冬、五味子、大枣、甘草。

加减：表寒明显，寒热身疼，配桂枝、生姜辛散风寒；痰涌气逆，不得平卧，加葶苈子、苏子泻肺降逆，并酌加杏仁、白前、橘皮等化痰利气；咳逆上气，汗多，加白芍以敛肺。

（2）热哮证

证候：喉中痰鸣如吼，喘而气粗息涌，胸高胁胀，咳呛阵作，咳痰色黄或白，黏浊稠厚，排吐不利，口苦，口渴喜饮，汗出，面赤，或有身热，舌质红，苔黄腻，脉滑数或弦滑。

证机概要：痰热蕴肺，壅阻气道，肺失清肃。

治法：清热宣肺，化痰定喘。

代表方：定喘汤或越婢加半夏汤加减。

常用药：麻黄、黄芩、桑白皮、杏仁、半夏、款冬、苏子、白果、甘草。

加减：若肺气壅实，痰鸣息涌，不得平卧，加葶苈子、广地龙泻肺平喘；肺热壅盛，痰吐稠黄，加海蛤壳、射干、知母、鱼腥草以清热化

痰；兼有大便秘结者，可用大黄、芒硝、全瓜蒌、枳实通腑以利肺。

（3）寒包热哮证

证候：喉中哮鸣有声，胸膈烦闷，呼吸急促，喘咳气逆，咳痰不爽，痰黏色黄或黄白相兼，烦躁，发热，恶寒，无汗，身痛，口干欲饮，大便偏干，舌苔白腻，舌尖边红，脉弦紧。

证机概要：痰热壅肺，复感风寒，客寒包火，肺失宣降。

治法：解表散寒，清化痰热。

代表方：小青龙加石膏汤或厚朴麻黄汤加减。

常用药：麻黄、生石膏、厚朴、杏仁、生姜、半夏、甘草、大枣。

加减：表寒重者，加桂枝、细辛；喘哮，痰鸣气逆，加射干、葶苈子、苏子祛痰降气平喘；痰吐稠黄胶黏，加黄芩、前胡、瓜蒌皮等清化痰热。

（4）风痰哮证

证候：喉中痰涎壅盛，声如拽锯，或鸣声如吹哨笛，喘急胸满，但坐不得卧，咳痰黏腻难出，或为白色泡沫痰液，无明显寒热倾向，面色青暗，起病多急，常倏忽来去，发前自觉鼻、咽、眼、耳发痒，喷嚏，鼻塞，流涕，胸部憋塞，随之迅即发作，舌苔厚浊，脉滑实。

证机概要：痰浊伏肺，风邪引触，肺气郁闭，升降失司。

治法：祛风涤痰，降气平喘。

代表方：三子养亲汤加味。

常用药：白芥子、苏子、莱菔子、麻黄、杏仁、僵蚕、厚朴、半夏、陈皮、茯苓。

加减：痰壅喘急，不能平卧，加用葶苈子、猪牙皂泻肺涤痰，必要时可暂予控涎丹泻肺祛痰；若感受风邪而发作者，加苏叶、防风、苍耳草、蝉衣、地龙等祛风化痰。

（5）虚哮证

证候：喉中哮鸣如鼾，声低，气短息促，动则喘甚，发作频繁，甚则持续喘哮，口唇、

爪甲青紫，咳痰无力，痰涎清稀或质黏起沫，面色苍白或颧红唇紫，口不渴或咽干口渴，形寒肢冷或烦热，舌质淡或偏红，或紫暗，脉沉细或细数。

证机概要：哮病久发，痰气瘀阻，肺肾两虚，摄纳失常。

治法：补肺纳肾，降气化痰。

代表方：平喘固本汤加减。

常用药：党参、黄芪、胡桃肉、沉香、脐带、冬虫夏草、五味子、苏子、半夏、款冬、橘皮。

加减：有肾阳虚表现者加附子、鹿角片、补骨脂、钟乳石；肺肾阴虚，配沙参、麦冬、生地、当归；痰气瘀阻，口唇青紫，加桃仁、苏木；气逆于上，动则气喘，加紫石英、磁石镇纳肾气。

2. 缓解期

（1）肺脾气虚证

证候：有哮喘反复发作史。气短声低，自汗，怕风，常易感冒，倦怠无力，食少便溏，或可有喉中时有轻度哮鸣，痰多质稀色白，舌质淡，苔白，脉细弱。

证机概要：哮病日久，肺虚不能主气，脾虚健运无权，气不化津，痰饮蕴肺，肺气上逆。

治法：健脾益气，补土生金。

代表方：六君子汤加减。

常用药：党参、白术、茯苓、法半夏、橘皮、山药、薏苡仁、五味子、甘草。

加减：表虚自汗，加炙黄芪、浮小麦、大枣，或用玉屏风散；怕冷，畏风，易感冒，可加桂枝、白芍、制附片；痰多者加前胡、杏仁。

（2）肺肾两虚证

证候：有哮喘发作史。短气息促，动则为甚，吸气不利，咳痰质黏起沫，脑转耳鸣，腰酸腿软，心慌，不耐劳累。或五心烦热，颧红，口干，舌质红少苔，脉细数；或畏寒肢冷，面色苍白，舌苔淡白，质胖，脉沉细。

证机概要：哮病久发，精气亏乏，肺肾摄纳失常，气不归原，津凝为痰。

治法：补肺益肾。

代表方：生脉地黄汤合金水六君煎加减。

常用药：熟地黄、山萸肉、胡桃肉、当归、人参、麦冬、五味子、茯苓、半夏、陈皮、甘草。

加减：肺气阴两虚为主者，加黄芪、沙参、百合；肾阳虚为主者，酌加补骨脂、仙灵脾、鹿角片、制附片、肉桂；肾阴虚为主者，加生地黄、冬虫夏草。另可常服紫河车粉补益肾精。

◎ 要点五　转归预后

哮病是一种反复发作的肺系疾病。由于哮有"夙根"，遇有诱因，可致哮喘反复发作，在平时亦觉短气、疲乏，并有轻度喘哮，难以全部消失。一旦大发作时，每易持续不解，邪实与正虚错综并见，严重者肺不能治理调节心血的运行，肾虚命门之火不能上济于心，则心阳亦同时受累，甚至发生喘脱危候。如哮喘长期不愈，反复发作，病由肺脏影响及脾、肾、心，可导致肺气胀满，不能敛降之肺胀重证。

从年龄上讲，部分青少年哮病患者，随着年龄的增长，正气渐充，肾气日盛，再辅以药物治疗，可以终止发作，而中老年及体弱患者，肾气渐衰，发作频繁易变生他病。

◎ 要点六　预防调护

平时注意保暖，防止感冒，避免因寒冷空气的刺激而诱发。根据身体情况，进行适当的体育锻炼，以逐步增强体质，提高抗病能力。饮食宜清淡，忌肥甘油腻辛辣，防止生痰生火，避免海膻发物。避免烟尘异味。保持心情舒畅，避免不良情绪的影响。劳逸适当，防止过度疲劳。平时可常服玉屏风散、肾气丸等药物，以调护正气，提高抗病能力。

细目四　喘　证

◎ 要点一　概述

喘即气喘、喘息。喘证是以呼吸困难，甚至

张口抬肩，鼻翼扇动，不能平卧为临床特征的病证。

◎ 要点二　病因病机

（一）病因

外邪侵袭、饮食不当、情志所伤、劳欲久病。

（二）病机

喘证的基本病机是肺气上逆，宣降失职，或气无所主，肾失摄纳。喘证的病位主要在肺和肾，涉及肝脾心。喘证的病理性质有虚实之分。实喘在肺，为外邪、痰浊、肝郁气逆，邪壅肺气，宣降不利所致；虚喘责之肺、肾两脏，因阳气不足，阴精亏耗，而致肺肾出纳失常，且尤以气虚为主。实喘病久伤正，由肺及肾；或虚喘复感外邪，或夹痰浊，则病情虚实错杂，每多表现为邪气壅阻于上、肾气亏虚于下的上盛下虚证候。

喘证的严重阶段，不但肺肾俱虚，在孤阳欲脱之时，每多影响到心，可导致心气、心阳衰惫，鼓动血脉无力，血行瘀滞，面色、唇舌、指甲青紫，甚至出现喘汗致脱，亡阴、亡阳的危重局面。

◎ 要点三　诊断与鉴别诊断

（一）诊断依据

1. 以喘促短气，呼吸困难，甚至张口抬肩，鼻翼扇动，不能平卧，口唇发绀为特征。

2. 可有慢性咳嗽、哮病、肺痨、心悸等病史，每遇外感及劳累而诱发。

（二）鉴别诊断

喘证与哮病：喘证和哮病都有呼吸急促、困难的表现。喘指气息而言，为呼吸气促困难，甚则张口抬肩，摇身撷肚，是多种肺系疾病的一个症状；哮指声响而言，必见喉中哮鸣有声，亦伴呼吸困难，是一种反复发作的独立性疾病。喘未必兼哮，而哮必兼喘。

◎ 要点四　辨证论治

（一）辨证要点

喘证的辨证首当分清虚实，实喘又当辨外感内伤，虚喘应辨病变脏腑。

1. **辨清虚实**　实喘者呼吸深长有余，呼出为快，气粗声高，伴有痰鸣咳嗽，脉数有力，病势多急；虚喘者呼吸短促难续，深吸为快，气怯声低，少有痰鸣咳嗽，脉象微弱或浮大中空，病势徐缓，时轻时重，遇劳则甚。

2. **实喘辨外感内伤**　实喘当辨外感内伤。外感起病急，病程短，多有表证；内伤病程久，反复发作，无表证。

3. **虚证辨病变脏腑**　虚喘应辨病变脏腑。肺虚者劳作后气短不足以息，喘息较轻，常伴有面白，自汗，易感冒；肾虚者静息时亦有气喘，动则更甚，伴有面色苍白，颧红，怯冷，腰酸膝软；心气、心阳衰弱时，喘息持续不已，伴有紫绀，心悸，浮肿，脉结代。

（二）治疗原则

喘证的治疗应以虚实为纲。

实喘治肺，以祛邪利气为主，区别寒、热、痰、气的不同，分别采用温化宣肺、清化肃肺、化痰理气的方法。虚喘以培补摄纳为主，或补肺，或健脾，或益肾，阳虚则温补，阴虚则滋养。至于虚实夹杂，寒热互见者，又当根据具体情况分清主次，权衡标本，辨证选方用药。

此外，由于喘证多继发于各种急慢性疾病中，所以临床上不能见喘治喘，还应当注意积极地治疗原发病。

（三）证治分类

喘证分为实喘和虚喘两大类型。实喘临床可见风寒壅肺、表寒里热、痰热郁肺、肺气郁痹等证候；虚喘则见肺气虚耗、肾虚不纳和正虚喘脱等证候。

1. **实喘**

（1）风寒壅肺证

证候：喘息咳逆，呼吸急促，胸部胀闷，痰多稀薄而带泡沫，色白质黏，常有头痛，恶寒，或有发热，口不渴，无汗，舌苔薄白而滑，脉浮紧。

证机概要：风寒上受，内舍于肺，邪实气

壅，肺气不宣。

治法：宣肺散寒。

代表方：麻黄汤合华盖散加减。

常用药：麻黄、紫苏子、半夏、橘红、杏仁、紫菀、白前。

加减：若表证明显，寒热无汗，头身疼痛，加桂枝以配麻黄解表散寒；寒痰较重，痰白清稀，量多起沫，加细辛、生姜温肺化痰；如寒饮伏肺，复感客寒而引发者，可用小青龙汤发表温里。

（2）表寒肺热证

证候：喘逆上气，胸胀或痛，息粗，鼻扇，咳而不爽，吐痰稠黏，伴形寒，身热，烦闷，身痛，有汗或无汗，口渴，舌苔薄白或黄，舌边红，脉浮数或滑。

证机概要：寒邪束表，热郁于肺，肺气上逆。

治法：解表清里，化痰平喘。

代表方：麻杏石甘汤加味。

常用药：麻黄、杏仁、石膏、甘草、黄芩、桑白皮、苏子、半夏、款冬花。

加减：表寒重加桂枝解表散寒；痰热重，痰黄黏稠量多，加瓜蒌、贝母清化痰热；痰鸣息涌加葶苈子、射干泻肺消痰。

（3）痰热郁肺证

证候：喘促气涌，胸部胀痛，咳嗽痰多，质黏色黄，或兼有血色，伴胸中烦闷，身热，有汗，口渴而喜冷饮，面赤，咽干，小便赤涩，大便或秘，舌质红，舌苔薄黄或腻，脉滑数。

证机概要：邪热蕴肺，蒸液成痰，痰热壅滞，肺失清肃。

治法；清热化痰，宣肺平喘。

代表方：桑白皮汤加减。

常用药：桑白皮、黄芩、知母、贝母、射干、瓜蒌皮、前胡、地龙。

加减：如身热重，可加石膏辛寒清气；如喘甚痰多，黏稠色黄，可加葶苈子、海蛤壳、鱼腥草、冬瓜仁、薏苡仁，清热泻肺，化痰泄浊；腑

气不通，痰涌便秘，加瓜蒌仁、大黄或风化硝，通腑清肺泻壅。

（4）痰浊阻肺证

证候：喘而胸满闷塞，甚则胸盈仰息，咳嗽，痰多黏腻色白，咯吐不利，兼有呕恶，食少，口黏不渴，舌苔白腻，脉象滑或濡。

证机概要：中阳不运，积湿生痰，痰浊壅肺，肺失肃降。

治法：祛痰降逆，宣肺平喘。

代表方：二陈汤合三子养亲汤加减。

常用药：半夏、陈皮、茯苓、苏子、白芥子、莱菔子、杏仁、紫菀、旋覆花。

加减：痰从寒化，色白清稀，畏寒，加干姜、细辛；痰浊郁而化热，按痰热郁肺证治疗；若平素脾胃虚弱者，可服用六君子汤调理。

（5）肺气郁痹证

证候：喘促症状每遇情志刺激而诱发，发时突然呼吸短促，息粗气憋，胸闷胸痛，咽中如窒，但喉中痰鸣不著，或无痰声。平素常多忧思抑郁，失眠，心悸。苔薄，脉弦。

证机概要：肝郁气逆，上冲犯肺，肺气不降。

治法：开郁降气平喘。

代表方：五磨饮子加减。

常用药：沉香、木香、厚朴花、枳壳、苏子、金沸草、代赭石、杏仁。

加减：肝郁气滞较著，加用柴胡、郁金、青皮疏理肝气；若有心悸、失眠者加百合、合欢皮、酸枣仁、远志等宁心安神；若气滞腹胀，大便秘结，可加用大黄以降气通腑，即六磨汤之意。平素可服用逍遥散疏肝解郁。

在本证治疗中，宜劝慰病人心情开朗，配合治疗。

2. 虚喘

（1）肺气虚耗证

证候：喘促短气，气怯声低，喉有鼾声，咳声低弱，痰吐稀薄，自汗畏风，或见咳呛，痰少质黏，烦热而渴，咽喉不利，面颧潮红，舌质淡

红或有苔剥，脉软弱或细数。

证机概要：肺气亏虚，气失所主，或肺阴亏虚，虚火上炎，肺失清肃。

治法：补肺益气养阴。

代表方：生脉散合补肺汤加减。

常用药：党参、黄芪、冬虫夏草、五味子、炙甘草。

加减：偏阴虚者加补肺养阴之品，如沙参、麦冬、玉竹、百合、诃子；兼中气虚弱，肺脾同病，清气下陷，食少便溏，腹中气坠者，配合补中益气汤，补脾养肺，益气升陷。

（2）肾虚不纳证

证候：喘促日久，动则喘甚，呼多吸少，气不得续，形瘦神惫，跗肿，汗出肢冷，面青唇紫，舌淡苔白或黑而润滑，脉微细或沉弱；或见喘咳，面红烦躁，口咽干燥，足冷，汗出如油，舌红少津，脉细数。

证机概要：肺病及肾，肺肾俱虚，气失摄纳。

治法：补肾纳气。

代表方：金匮肾气丸合参蛤散加减。

常用药：附子、肉桂、山茱萸、胡桃肉、紫河车、熟地、山药、当归、人参、蛤蚧。

加减：若表现为肾阴虚者，不宜辛燥，宜用七味都气丸合生脉散加减以滋阴纳气，药用生地、天门冬、麦门冬、龟甲胶、当归养阴，五味子、诃子敛肺纳气；兼标实，痰浊壅肺，喘咳痰多，气急胸闷，苔腻，此为上盛下虚，宜用苏子降气汤；若喘息渐平，善后调理可常服紫河车、胡桃肉以补肾固本纳气。

（3）正虚喘脱证

证候：喘逆剧甚，张口抬肩，鼻扇气促，端坐不能平卧，稍动则咳喘欲绝，或有痰鸣，心慌动悸，烦躁不安，面青唇紫，汗出如珠，肢冷，脉浮大无根，或见歇止，或模糊不清。

证机概要：肺气欲绝，心肾阳衰。

治法：扶阳固脱，镇摄肾气。

代表方：参附汤送服黑锡丹，配合蛤蚧粉。

常用药：人参、黄芪、炙甘草、山茱萸、五味子、蛤蚧（粉）、龙骨、牡蛎。

加减：若阳虚甚，气息微弱，汗出肢冷，舌淡，脉沉细，加附子、干姜；阴虚甚，气息急促，心烦内热，汗出黏手，口干舌红，脉沉细数，加麦冬、玉竹，人参改用西洋参；神昧不清，加丹参、远志、菖蒲安神祛痰开窍。

◎ 要点五　转归预后

喘证的转归预后与病程的长短、病邪的性质、病位的深浅有关。一般而论，实喘易治，虚喘难疗。实喘由于邪气壅阻，祛邪利肺则愈，故治疗较易；虚喘为气失摄纳，根本不固，补之未必即效，且每因体虚易感外邪，诱致反复发作，往往喘甚而致脱，故难治。若实喘邪气闭肺，喘息上气，胸闷如窒，呼吸窘迫，身热不得卧，脉急数；虚喘下虚上盛，阴阳离决，孤阳浮越，冲气上逆，见足冷头汗，如油如珠，喘息鼻扇，摇身撷肚，张口抬肩，胸前高起，面赤躁扰，直视便溏，脉浮大急促无根者，均属危候，必须及时救治。若喘证反复发作，导致肺气胀满，不能敛降，可转变为肺胀；肺肾亏虚，水液输布失常，可兼见水肿。

◎ 要点六　预防调护

喘证的预防，要点在于慎风寒，适寒温，节饮食，少食黏腻和辛热刺激之品，以免助湿生痰动火。

已患喘证，则应注意早期治疗，力求根治，尤需防寒保暖，防止受邪而诱发，忌烟酒，适房事，调情志，饮食清淡而富有营养。适当进行体育锻炼，增强体质，提高机体的抗病能力，但活动量应根据个人体质强弱及病情而定，不宜过度疲劳。

细目五　肺　痈

◎ 要点一　概述

肺痈是肺叶生疮，形成脓疡的一种病证，属内痈之一。临床以咳嗽、胸痛、发热、咯吐腥臭浊痰甚则脓血相兼为主要特征。

◎ 要点二　病因病机

（一）病因

感受风热，痰热素盛。

（二）病机

肺痈病位在肺。基本病机为邪热郁肺，蒸液成痰，邪阻肺络，血滞为瘀，痰热与瘀血互结，蕴酿成痈，血败肉腐化脓，肺损络伤，脓疡溃破外泄。

肺痈病理性质主要表现为邪盛的实热证候，脓疡溃后方见阴伤气耗之象。成痈化脓的病理基础，主要在于血瘀。血瘀则热聚，血败肉腐酿脓。

肺痈的病理演变过程，可以随着病情的发展、邪正的消长，表现为初（表证）期、成痈期、溃脓期、恢复期等不同阶段。

初期（表证期）因风热（寒）之邪侵袭卫表，内郁于肺，或内外合邪，肺卫同病，蓄热内蒸，热伤肺气，肺失清肃，出现恶寒、发热、咳嗽等肺卫表证。

成痈期为邪热壅肺，蒸液成痰，气分热毒浸淫及血，热伤血脉，血为之凝滞，热壅血瘀，蕴酿成痈，表现高热、振寒、咳嗽、气急、胸痛等痰瘀热毒蕴肺的证候。

溃脓期，痰热与瘀血壅阻肺络，肉腐血败化脓，继则肺损络伤，脓疡内溃外泄，排出大量腥臭脓痰或脓血痰。

恢复期，脓疡溃后，邪毒渐尽，病情趋向好转，但因肺体损伤，故可见邪去正虚，阴伤气耗的病理过程。随着正气的逐渐恢复，病灶趋向愈合。溃后如脓毒不净，邪恋正虚，每致迁延反复，日久不愈，病势时轻时重，而转为慢性。

◎ 要点三　诊断与鉴别诊断

（一）诊断依据

1. 临表表现　发病多急，常突然寒战高热，咳嗽胸痛，咯吐黏浊痰，经旬日左右，咯吐大量腥臭脓痰，或脓血相兼，身热遂降，病情好转，

经数周逐渐恢复。如脓毒不净，持续咳嗽，咯吐脓血臭痰，低烧，消瘦，则为转成慢性。

2. 验痰法　肺痈病人咳吐的脓血浊痰腥臭，吐在水中，沉者是痈脓，浮者是痰。

3. 验口味　肺痈病人吃生黄豆或生豆汁不觉其腥。《寿世保元·肺痈》曾说："用黄豆一粒，予病人口嚼，不觉豆之气味，是肺痈也。"《张氏医通·肺痈》也说："肺痈初起，疑似未真，以生大豆绞浆饮之，不觉腥味，便是真候。"

4. 体征　肺痈患者可见舌下生细粒。迁延之慢性患者，还可见杵状指。脓肿接近胸壁部位者，叩诊可呈浊音，听诊呼吸音减弱，或闻及湿啰音。

（二）鉴别诊断

1. 肺痈与咳嗽　肺痈应与咳嗽病的痰热蕴肺证相鉴别，两者均可见发热、咳嗽、咯吐脓痰、胸痛等症状。但咳嗽痰热蕴肺证一般为气分邪热动血伤络，病情较轻；肺痈则为瘀热蕴结成痈酿脓溃破，病情较重。在病理表现上有血热与血瘀的区别，临床特征亦有不同，咳嗽痰热蕴肺证咳吐黄稠脓痰、量多，夹有血色，痰无腥臭味，肺痈则咯吐大量腥臭脓血浊痰。若咳嗽痰热蕴肺证迁延进展，邪热进一步瘀阻肺络，也可发展形成肺痈。

2. 肺痈与风温　由于肺痈初期与风温极为类似，故应注意两者之间的区别。风温起病多急，以发热、咳嗽、烦渴或伴气急胸痛为特征，与肺痈初期颇难鉴别，但肺痈之振寒，咯吐浊痰明显，喉中有腥味是其特点，特别是风温经正确及时治疗后，多在气分而解，如经一周身热不退，或退而复升，咯吐浊痰，应进一步考虑肺痈之可能。

◎ 要点四　辨证论治

（一）辨证要点

肺痈首先应辨病期，其次辨虚实，最后辨转归。

1. 辨病期　初期（表证期）出现恶寒、发热、咳嗽、痰多等肺卫表证；成痈期表现为高

热、振寒、咳嗽、气急、胸痛、咳痰黄稠量多、带有腥味等痰瘀热毒蕴肺的证候；溃脓期见排出大量腥臭脓痰或脓血痰等肉腐脓溃的证候；恢复期症见身热渐退，咳嗽减轻，咯吐脓痰渐少，臭味亦淡，气短，口燥咽干，面色无华，形体消瘦，阴伤气耗的病理过程。

2. 辨虚实 肺痈初期及蕴痈阶段，辨证总属实热之证；溃脓期大量腥臭脓痰排出后，因痰热久蕴，肺之气阴耗伤，表现为实证为主兼有虚象；恢复期则以阴伤气耗为主，兼有余毒不净之虚实夹杂证候。

3. 辨转归 溃脓期是病情转归的关键点，如溃后声音清朗，脓血稀而渐少，腥臭味转淡，饮食知味，身体不热，脉象缓滑，则病情向愈，若溃后音嗄无力，脓血如败卤，腥臭异常，气喘鼻扇，胸痛，饮食少进，身热不退，爪甲青紫带弯，脉短涩或弦急，为肺叶腐败之恶候。

（二）治疗原则

治疗当以祛邪为原则，采用清热解毒、化瘀排脓的治法，脓未成应着重清肺消痈，脓已成需排脓解毒。按照有脓必排的原则，尤以排脓为首要措施。具体处理可根据病程，分阶段施治。初期风热侵犯肺卫，宜清肺散邪；成痈期热壅血瘀，宜清热解毒，化瘀消痈；溃脓期血败肉腐，宜排脓解毒；恢复期阴伤气耗，宜养阴益气；若久病邪恋正虚者，则应扶正祛邪。

（三）证治分类

肺痈的证治分类反映了该病的病例演变过程，即分为初期、成痈期、溃脓期、恢复期进行辨证论治。

1. 初期

证候：恶寒发热，咳嗽，咯白色黏痰，痰量日渐增多，胸痛，咳则痛甚，呼吸不利，口干鼻燥，舌苔薄黄，脉浮数而滑。

证机概要：风热外袭，卫表不和，邪热壅肺，肺失清肃。

治法：疏风散热，清肺化痰。

代表方：银翘散加减。

常用药：金银花、连翘、芦根、竹叶、桔梗、贝母、牛蒡子、前胡、甘草。

加减：表证重者加薄荷、豆豉疏表清热；热势较甚者，加鱼腥草、黄芩清肺泄热；咳甚痰多者，加杏仁、桑皮、冬瓜子、枇杷叶肃肺化痰；胸痛加郁金、桃仁活血通络。

2. 成痈期

证候：身热转甚，时时振寒，继则壮热，汗出烦躁，咳嗽气急，胸满作痛，转侧不利，咳吐浊痰，呈黄绿色，自觉喉间有腥味，口干咽燥，舌苔黄腻，脉滑数。

证机概要：热毒蕴肺，蒸液成痰，热壅血瘀，蕴酿成痈。

治法：清肺解毒，化瘀消痈。

代表方：千金苇茎汤合如金解毒散加减。

常用药：薏苡仁、冬瓜仁、桃仁、芦根、桔梗、黄芩、金银花、鱼腥草、红藤、蒲公英、紫花地丁、甘草。

加减：肺热壅盛，壮热，心烦，口渴，汗多，尿赤，脉洪数有力，苔黄腻，配石膏、知母、黄连、山栀清火泄热；热壅络瘀，胸痛显著，加乳香、没药、郁金、赤芍以通瘀和络；热毒瘀结，咯脓浊痰，有腥臭味，可合用犀黄丸，以解毒化瘀。

3. 溃脓期

证候：咳吐大量脓痰，或如米粥，或痰血相兼，腥臭异常，有时咯血，胸中烦满而痛，甚则气喘不能卧，身热面赤，烦渴喜饮，舌苔黄腻，舌质红，脉滑数或数实。

证机概要：热壅血瘀，血败肉腐，痈肿内溃，脓液外泄。

治法：排脓解毒。

代表方：加味桔梗汤加减。

常用药：桔梗、薏苡仁、冬瓜仁、鱼腥草、金荞麦根、败酱草、金银花、黄芩、芦根。

加减：络伤血溢，咯血量多，加丹皮、山栀、藕节、白茅根，另服三七、白及粉以凉血止血；津伤明显，口干，舌质红，加沙参、麦冬养阴生津；气虚不能托脓，气短，自汗，脓出不爽，加生黄芪益气托毒排脓；若形证俱实，咳吐腥臭脓痰，胸部满胀，喘不能卧，大便秘结，脉滑数有力，可予桔梗白散峻驱其脓。因桔梗白散药性猛烈，峻下逐脓的作用甚强，一般不轻易使用，体弱者禁用。

溃脓期宜选用桔梗作为排脓主药，且用量宜大。脓毒去则正自易复，不可早予补敛，以免留邪，延长病程，即使见有虚象，亦当分清主次，酌情兼顾。此期若病灶部位有较大的肺络损伤，可以发生大量咳血，应警惕出现血块阻塞气道，或气随血脱的危象，当按照"血证"治疗，采取相应的急救措施。

4. 恢复期

证候：身热渐退，咳嗽减轻，咯吐脓痰渐少，臭味亦淡，痰液转为清稀，精神渐振，食纳好转。或有胸胁隐痛，难以平卧，气短，自汗盗汗，低烧，午后潮热，心烦，口燥咽干，面色无华，形体消瘦，精神萎靡，舌质红或淡红，苔薄，脉细或细数无力；或见咳嗽，咯吐脓血痰日久不净，或痰液一度清稀而复转臭浊，病情时轻时重，迁延不愈。

证机概要：邪毒渐去，肺体损伤，阴伤气耗，或为邪恋正虚。

治法：清热养阴，益气补肺。

代表方：沙参清肺汤或桔梗杏仁煎加减。

常用药：沙参、麦冬、百合、玉竹、党参、太子参、黄芪、当归、贝母、冬瓜仁。

加减：阴虚发热，低烧不退，加功劳叶、青蒿、白薇、地骨皮以清虚热；脾虚，食纳不佳，便溏，配白术、山药、茯苓以培土生金；肺络损伤，咳吐血痰，加白及、白蔹、合欢皮、阿胶以敛补疮口；若邪恋正虚，咯吐腥臭脓浊痰，当扶正祛邪，治以益气养阴，排脓解毒，加鱼腥草、金荞麦根、败酱草、桔梗等。

恢复期应以清、补为主，扶正以托邪，但仍需防其余毒不净，适当佐以排脓之品。

本病不可滥用温补保肺药，尤忌发汗损伤肺气；还应注意保持大便通畅，以利于肺气肃降，使邪热易解。

◎ **要点五　转归预后**

凡患本病如能早期确诊，及时治疗，在初期即可阻断病情的发展不致成痈；若在成痈期能使痈肿得到部分消散，则病情较轻，疗程较短。老人、儿童、体弱和饮酒成癖者患之，因正气虚弱，或肺有郁热，须防其病情迁延不愈或发生变化。

溃脓期是病情顺与逆的转折点：①顺证：溃后声音清朗，脓血稀而渐少，腥臭味转淡，饮食知味，胸胁稍痛，身体不热，坐卧如常，脉象缓滑。②逆证：溃后音嘎无力，脓血如败卤，腥臭异常，气喘，鼻扇，胸痛，坐卧不安，饮食少进，身热不退，颧红，爪甲青紫带弯，脉短涩或弦急，为肺叶腐败之恶候。

细目六　肺　痨

◎ **要点一　概述**

肺痨是具有传染性的慢性虚损性疾患，以咳嗽、咯血、潮热、盗汗及身体逐渐消瘦为主要临床特征。根据本病临床表现及其传染特点，与西医学的肺结核基本相同。

◎ **要点二　病因病机**

（一）病因

一方面，感染"痨虫"；另一方面，由于禀赋不足、酒色劳倦、病后失调或营养不良导致正气虚弱，难抵"痨虫"侵袭。

（二）病机

从"痨虫"侵犯的病变部位而言，主要在肺。与脾肾两脏的关系密切，同时也可涉及心肝。肺痨的基本病机为虚体虫侵，阴虚火旺。"痨虫"侵肺，耗伤肺阴、脾气，以致气阴两虚，晚期阴损及阳，阴阳交亏。肺痨的病理因素主要是"痨虫"。肺痨病理性质为虚实夹杂，以虚为主。虚证主要是肺阴虚，继则肺肾同病，兼及心肝，而致阴虚火旺，或因肺脾同病，导致气阴两伤，后期肺、脾、肾三脏俱亏，阴损及阳，表现为阴阳两虚。此外，还可因气不布津及肺虚不能助心治节血脉之运行而产生痰浊、瘀血等标实之候。

◎ **要点三　诊断与鉴别诊断**

（一）诊断依据

1. 有与肺痨病人的密切接触史。

2. 以咳嗽、咯血、潮热、盗汗及形体明显消瘦为主要临床表现。

3. 初期病人仅感疲劳乏力、干咳、食欲不振，形体逐渐消瘦。

（二）鉴别诊断

1. **肺痨与虚劳**　肺痨与虚劳均为慢性虚损性疾患。但肺痨具有传染特点，是一个独立的慢性传染性疾患，有其发生发展及传变规律；虚劳病缘内伤亏损，是多种慢性疾病虚损证候的总称。肺痨病位主要在肺，不同于虚劳的五脏并重，以肾为主；肺痨的病理主在阴虚，不同于虚劳的阴阳并重。

2. **肺痨与肺痿**　肺痨与肺痿均为病位在肺的慢性虚损性疾患，但肺痿是肺部多种慢性疾患后期转归而成，如肺痈、肺痨、久嗽等导致肺叶痿弱不用，俱可成痿。肺痨后期亦可以转成肺痿。但必须明确肺痨并不等于就是肺痿，两者有因果、轻重的不同。若肺痨的晚期，出现干咳、咳吐涎沫等症者，即已转属肺痿之候。在临床上肺痿是以咳吐浊唾涎沫为主症，而肺痨是以咳嗽、咯血、潮热、盗汗为特征。

◎ **要点四　辨证论治**

（一）辨证要点

肺痨应首辨病变之脏器，次辨虚损之性质，三辨夹火、夹痰、夹瘀之不同。

1. **辨病变之脏器**　本病常见咳嗽、咳痰、咯血、胸痛症状，病变主要脏器为肺；若兼有乏力、纳少、腹胀便溏，则病及于脾；如有腰膝酸软，五更泄泻，男子遗精，女子经闭，则病损至

肾；或见心烦易怒，失眠心悸，则病及心肝。

2. **辨虚损之性质**　肺痨临床以咳嗽、咯血、潮热、盗汗、消瘦、舌红、脉细为主症，故以阴虚为主；病变日久，出现咳嗽无力，气短声低，自汗畏风，舌质转淡，则属气阴两虚；若病情进展，兼有喘息少气，咯血暗淡，形寒肢冷，脉虚大无力，则为气虚及阳，阴阳两虚。

3. **辨夹火、夹痰、夹瘀**　本病如发热明显，午后潮热，骨蒸颧红，五心烦热，盗汗量多，心烦口渴，属于夹火之证；痰黄量多为兼夹痰热；痰白清稀或起泡沫为湿痰、寒痰；若见唇紫舌暗，则为夹瘀。

（二）治疗原则

治疗当以补虚培元和抗痨杀虫为原则，尤需重视补虚培元，增强正气，以提高抗病能力。调补脏器重点在肺，并应注意脏腑整体关系，同时补益脾肾。治疗大法应根据"主乎阴虚"的病理特点，以滋阴为主，火旺的兼以降火，如合并气虚、阳虚见证者，则当同时兼顾。杀虫主要是针对病因治疗。

（三）证治分类

临床上分为肺阴亏损、虚火灼肺、气阴耗伤、阴阳虚损等证候，反映了肺痨阴虚为本、阴虚失润、阴虚火旺、日久耗气、阴损及阳的演变规律。

1. **肺阴亏损证**

证候：干咳，咳声短促，或咯少量黏痰，或痰中带有血丝，色鲜红，胸部隐隐闷痛，午后自觉手足心热，或见少量盗汗，皮肤干灼，口干咽燥。或近期曾有与肺痨病人接触史。舌苔薄白，舌边尖红，脉细数。

证机概要：阴虚肺燥，肺失滋润，肺伤络损。

治法：滋阴润肺。

代表方：月华丸加减。

常用药：北沙参、麦冬、天冬、玉竹、百合、白及、百部。

加减：咳嗽频而痰少质黏者，可合川贝母、

甜杏仁以润肺化痰止咳，并可配合琼玉膏以滋阴润肺；痰中带血丝较多者，加蛤粉炒阿胶、仙鹤草、白茅根（花）等以润肺和络止血；若低热不退者，可配银柴胡、青蒿、胡黄连、地骨皮、功劳叶、葎草等以清热除蒸。

2. 虚火灼肺证

证候：呛咳气急，痰少质黏，或吐痰黄稠量多，时时咯血，血色鲜红，混有泡沫痰涎，午后潮热，骨蒸颧红，五心烦热，盗汗量多，口渴心烦，失眠，性情急躁易怒，或胸胁掣痛，男子可见遗精，女子月经不调，形体日益消瘦。或近期曾有与肺痨病人接触史。舌干而红，苔薄黄而剥，脉细数。

证机概要：肺肾阴伤，水亏火旺，燥热内灼，络损血溢。

治法：滋阴降火。

代表方：百合固金汤合秦艽鳖甲散加减。

常用药：南沙参、北沙参、麦冬、玉竹、百合、百部、白及、生地、五味子、玄参、阿胶、龟甲。

加减：骨蒸劳热，加秦艽、白薇、鳖甲等清热除蒸；痰热蕴肺，咳嗽痰黏色黄，酌加桑皮、花粉、知母、海蛤粉以清热化痰；咯血较著者，加丹皮、黑山栀、紫珠草、醋制大黄等，或配合十灰丸以凉血止血。

3. 气阴耗伤证

证候：咳嗽无力，气短声低，咳痰清稀色白，量较多，偶或夹血，或咯血，血色淡红，午后潮热，伴有畏风，怕冷，自汗与盗汗可并见，纳少神疲，便溏，面白颧红。或近期曾有与肺痨病人接触史。舌质光淡，边有齿印，苔薄，脉细弱而数。

证机概要：阴伤气耗，肺脾两虚，肺气不清，脾虚不健。

治法：益气养阴。

代表方：保真汤或参苓白术散加减。

常用药：党参、黄芪、白术、甘草、山药、北沙参、麦冬、地黄、阿胶、五味子、白及、百合、紫菀、款冬花、苏子。

加减：夹有湿痰者，可加姜半夏、橘红、茯苓等燥湿化痰；咯血量多者，可加山萸肉、仙鹤草、煅龙牡、三七等，配合补气药，共奏补气摄血之功；若见劳热、自汗、恶风者，可宗甘温除热之意，取桂枝、白芍、红枣，配合党参、黄芪、炙甘草等和营气而固卫表。

本证治疗宜益气养阴、补肺健脾，养阴不宜过于滋腻，健脾不应过于香燥，当在甘寒滋阴的同时，兼伍甘淡实脾之药，帮助脾胃对滋阴药的运化吸收，以免纯阴滋腻碍脾，香燥伤阴生火。

4. 阴阳两虚证

证候：肺痨病日久，咳逆喘息，少气，咳痰色白有沫，或夹血丝，血色暗淡，潮热，自汗，盗汗，声嘶或失音，面浮肢肿，心慌，唇紫，肢冷形寒，或见五更泄泻，口舌生糜，大肉尽脱，男子遗精阳痿，女子经闭，苔黄而剥，舌质光淡隐紫，少津，脉微细而数，或虚大无力。

证机概要：阴伤及阳，精气虚竭，肺、脾、肾俱损。

治法：滋阴补阳。

代表方：补天大造丸加减。

常用药：人参、黄芪、白术、山药、麦冬、生地、五味子、阿胶、当归、枸杞、山萸肉、龟甲、鹿角胶、紫河车。

加减：肾虚气逆喘息者，配冬虫夏草、诃子、钟乳石摄纳肾气；心慌者加紫石英、丹参、远志镇心安神；五更泄泻，配煨肉蔻、补骨脂补火暖土，并去地黄、阿胶等滋腻碍脾药物。

治疗本病，忌苦寒太过伤阴败胃。因本病虽具火旺之证，但本质在于阴虚，故当以甘寒养阴为主，适当佐以清火，苦寒之品不宜单独使用。即使内火标象明显者，亦只宜暂予清降，中病即减，不可徒持苦寒逆折，过量或久用，以免苦燥伤阴，寒凉败胃伤脾。

◎ 要点五　转归预后

一般而言，凡正气较强，病情轻浅，为时短暂，早期治疗者，可获康复。若正气虚弱，治疗不及时，迁延日久，每多演变恶化，全身虚弱症状明显，出现大骨枯槁，大肉尽脱，肌肤甲错，兼有多种合并症。如喉疮声哑，咯血浅红色，似肉似肺；久泻不能自制，腹部冷痛，或有结块；猝然胸痛，喘息胸高，不能平卧；喘息短气，口如鱼口，面浮足肿，面色青晦；内热不退，或时寒时热，汗出如水；脉小数疾者，俱属难治的恶候。

此外，少数患者可呈急性发病，出现剧烈咳嗽，喘促倚息，咳吐大量鲜血，寒热如疟等严重症状，俗称"急痨""百日痨"，预后较差。

◎ 要点六　预防调护

对于本病应注意防重于治，接触患者时，应戴口罩。饮食适宜，不可饥饱失常。若体虚者，可服补药。既病之后，不但要耐心治疗，还应重视摄生，禁烟酒，慎房事，怡情志，适当进行体育锻炼，加强食养，忌食辛辣刺激动火燥液之物。

细目七　肺　胀

◎ 要点一　概述

肺胀是多种慢性肺系疾患反复发作，迁延不愈，导致肺气胀满，不能敛降的一种病证。临床表现为胸部膨满，憋闷如塞，喘息上气，咳嗽痰多，烦躁，心悸，面色晦暗，或唇甲紫绀，脘腹胀满，肢体浮肿等。其病程缠绵，时轻时重，经久难愈，严重者可出现神昏、痉厥、出血、喘脱等危重证候。根据肺胀的临床证候特点，与西医学中慢性阻塞性肺疾病相类似。

◎ 要点二　病因病机

肺胀的发生，多因久病肺虚，痰浊潴留，而致肺不敛降，气还肺间，肺气胀满，每因复感外邪诱使病情发作或加剧。

（一）病因

久病肺虚，感受外邪。

（二）病机

肺胀病变首先在肺，继则影响脾、肾，后期

病及于心。

肺胀的基本病机为久病肺虚，六淫侵袭，以致痰饮瘀血，结于肺间，肺气胀满，不能敛降。

肺胀的病理因素主要为痰浊、水饮与血瘀，且相互影响，兼见同病。

肺胀的病理性质多属标实本虚，但有偏实、偏虚的不同，且多以标实为急。病程中由于肺虚卫外不固，尤易感受外邪而使病情诱发或加重。若复感风寒，则可成为外寒里饮之证。感受风热或痰郁化热，可表现为痰热证。如痰浊壅盛，或痰热内扰，闭阻气道，蒙蔽神窍，则可发生烦躁、嗜睡、昏迷等变证。若痰热内郁，热动肝风，可见肉𥆧、震颤，甚则抽搐，或因动血而致出血。

◎ 要点三　诊断与鉴别诊断

（一）诊断依据

1. 有慢性肺系疾病史，反复发作，时轻时重，经久难愈。多见于老年人。

2. 临床表现为胸部膨满，胸中憋闷如塞，咳逆上气，痰多，喘息，动则加剧，甚则鼻扇气促，张口抬肩，目胀如脱，烦躁不安，日久可见心慌动悸，面唇紫绀，脘腹胀满，肢体浮肿，严重者可出现喘脱。

3. 常因外感而诱发。其他如劳倦过度、情志刺激等也可诱发。

（二）鉴别诊断

肺胀与哮病、喘证：均以咳而上气、喘满为主症，有其类似之处。区别言之，肺胀是多种慢性肺系疾病日久积渐而成，除咳喘外，尚有胸部膨满、心悸、唇甲紫绀、腹胀肢肿等症状；哮病是呈反复发作性的疾病，以喉中哮鸣有声为特征；喘是多种急慢性疾病的一个症状，以呼吸气促困难为主要表现。从三者的相互关系来看，肺胀可以隶属于喘证的范畴，哮与喘病久不愈又可发展成为肺胀。

◎ 要点四　辨证论治

（一）辨证要点

肺胀的辨证首辨标本虚实的主次；其后偏实

者分清痰浊、水饮、血瘀的偏盛，偏虚者区别气（阳）虚、阴虚以及肺、心、肾、脾病变的主次。

1. 辨偏虚偏实　辨证总属本虚标实，但有偏实、偏虚的不同，因此应分清标本虚实的主次。一般感邪时偏于标实，平时偏于本虚。

2. 实者分清痰浊、水饮、血瘀的偏盛　偏实者分清痰浊、水饮、血瘀的偏盛。早期以痰浊为主，渐而痰瘀并重，并可兼见气滞、水饮错杂为患。后期痰瘀壅盛，正气虚衰，本虚与标实并重。

3. 虚者分辨气虚、阴虚以及病变脏腑主次

偏虚者当区别气（阳）虚、阴虚的性质，肺、心、肾、脾病变的主次。早期以气虚为主，或为气阴两虚，病在肺、脾、肾；后期气虚及阳，甚则可见阴阳两虚，病变以肺、肾、心为主。

（二）治疗原则

治疗应抓住治标、治本两个方面，祛邪与扶正共施，依其标本缓急，有所侧重。

标实者，根据病邪的性质，分别采取祛邪宣肺，降气化痰，温阳利水甚或开窍、息风、止血等法。

本虚者，当以补养心肺、益肾健脾为主，或气阴兼调，或阴阳两顾。正气欲脱时则应扶正固脱，救阴回阳。

（三）、证治分类

1. 外寒里饮证

证候：咳逆喘满不得卧，气短气急，咯痰白稀量多，呈泡沫状，胸部膨满，口干不欲饮，面色青暗，周身酸楚，头痛，恶寒，无汗，舌质暗淡，苔白滑，脉浮紧。

证机概要：寒邪束表，痰饮阻遏，气机壅滞，肺气上逆。

治法：温肺散寒，化痰降逆。

代表方：小青龙汤加减。

常用药：麻黄、桂枝、干姜、细辛、五味子、半夏、陈皮、白术、荆芥、防风。

加减：若见咳而上气，喉中水鸡声，表寒不著者，可用射干麻黄汤；若饮郁化热，烦躁而

喘，脉浮，用小青龙加石膏汤。

2. 痰浊壅肺证

证候：胸部膨满，短气喘息，稍劳即著，咳嗽痰多，色白黏腻或呈泡沫，畏风易汗，脘痞纳少，倦怠乏力，舌暗，苔薄腻或浊腻，脉滑。

证机概要：肺虚脾弱，痰浊内蕴，肺失宣降。

治法：化痰降气，健脾益肺。

代表方：苏子降气汤合三子养亲汤加减。

常用药：苏子、前胡、白芥子、莱菔子、半夏、厚朴、陈皮、白术、茯苓、甘草、当归、肉桂。

加减：若属外感风寒诱发，痰从寒化为饮，喘咳，痰多黏白泡沫，参见外寒里饮证；若痰浊夹瘀，唇甲紫暗，舌苔浊腻者，可用涤痰汤加丹参、地龙、桃仁、红花、赤芍、水蛭等；畏风自汗明显，合用玉屏风散补肺固表。病情稳定时可用六君子汤调理。

3. 痰热郁肺证

证候：咳逆，喘息气粗，胸部膨满，烦躁，目胀睛突，痰黄或白，黏稠难咯，或伴身热，微恶寒，有汗不多，口渴欲饮，溲黄赤，便干，舌边尖红，苔黄或黄腻，脉数或滑数。

证机概要：痰热壅肺，清肃失司，肺气上逆。

治法：清肺化痰，降逆平喘。

代表方：越婢加半夏汤或桑白皮汤加减。

常用药：麻黄、黄芩、石膏、桑白皮、杏仁、半夏、苏子、甘草、黄连、栀子。

加减：痰热内盛，胸满气逆，痰质黏稠不易咯吐者，加鱼腥草、金荞麦、瓜蒌皮、海蛤粉、贝母、玄明粉清热滑痰利肺；痰热壅肺，腑气不通，胸满喘逆，大便秘结者，加大黄、芒硝通腑泄热以降肺平喘；阴伤而痰量已少者，酌减苦寒之味，加沙参、麦冬等养阴。

4. 痰蒙神窍证

证候：胸部膨满，神志恍惚，表情淡漠，谵妄，烦躁不安，撮空理线，嗜睡，甚则昏迷，或

伴肢体瞤动，抽搐，咳逆喘促，咳痰不爽，舌质暗红或淡紫，苔白腻或黄腻，脉细滑数。

证机概要：痰蒙神窍，引动肝风。

治法：涤痰，开窍，息风。

代表方：涤痰汤加减。

常用药：半夏、茯苓、橘红、胆星、竹茹、枳实、石菖蒲、远志、郁金。

加减：痰浊蒙窍，加至宝丹芳香辟秽；痰热闭窍，加安宫牛黄丸清热解毒，清心开窍；伴肝风内动，肢体瞤动抽搐者，可用紫雪丹，加钩藤、全蝎、羚羊角粉凉肝开窍息风。

5. 阳虚水泛证

证候：胸部膨满，喘咳不能平卧，咳痰清稀，心悸，面浮，下肢浮肿，甚则一身悉肿，腹部胀满有水，脘痞，纳差，尿少，怕冷，面唇青紫，舌苔白滑，舌体胖质暗，脉沉细或结代。

证机概要：心肾阳虚，气不化水，水饮内停。

治法：温肾健脾，化饮利水。

代表方：真武汤合五苓散加减。

常用药：附子、桂枝、茯苓、白术、猪苓、泽泻、生姜、赤芍。

加减：若水肿势剧，上凌心肺，心悸喘满，倚息不得卧者，加沉香、黑白丑、川椒目、葶苈子、万年青根行气逐水；血瘀甚，紫绀明显，加泽兰、红花、丹参、益母草、北五加皮化瘀行水。待水饮消除后，可参照肺肾气虚证论治。

6. 肺肾气虚证

证候：胸部膨满，呼吸浅短难续，声低气怯，甚则张口抬肩，倚息不能平卧，咳嗽，痰白如沫，咯吐不利，胸闷心慌，形寒汗出，或腰膝酸软，小便清长，或尿有余沥，舌淡或暗紫，脉沉细数无力，或有结代。

证机概要：肺肾两虚，气失摄纳。

治法：补肺纳肾，降气平喘。

代表方：平喘固本汤合补肺汤加减。

常用药：党参（或人参）、黄芪、冬虫夏草、熟地黄、胡桃肉、脐带、五味子、磁石、沉香、紫菀、款冬花、苏子、半夏、橘红、炙甘草。

加减：肺虚有寒，怕冷，舌质淡，加肉桂、干姜、钟乳石温肺散寒；兼有阴伤，低热，舌红苔少，加麦冬、玉竹、生地黄养阴清热；气虚瘀阻，颈脉动甚，面唇紫绀明显，加当归、丹参、苏木活血通脉。如见喘脱危象者，急用参附汤送服蛤蚧粉或黑锡丹补气纳肾，回阳固脱。病情稳定阶段，可常服皱肺丸。

◎ **要点五　转归预后**

肺胀多属积渐而成，病程缠绵，经常反复发作，难期根治。尤其是老年患者，发病后若不及时控制，极易发生变端。如气不摄血，则见咳吐泡沫血痰，或吐血、便血；若痰迷心窍，肝风内动，则谵妄昏迷、震颤、抽搐；如见喘脱，神昧，汗出，肢冷，脉微欲绝者，乃阴阳消亡危重之候。如医患密切配合，规范治疗，可达减轻症状，延缓病情进展，提高生活质量之目的。

细目八　肺　痿

◎ **要点一　概述**

肺痿系肺叶痿弱不用的一种肺脏慢性虚损性疾病。临床以咳吐浊唾涎沫为主症。

◎ **要点二　病因病机**

（一）病因

久病损肺，误治津伤。

（二）病机

肺痿的基本病机为肺虚，津气大伤，失于濡养，以致肺叶枯萎。肺痿的病位在肺，但与脾、胃、肾等脏密切相关。病理性质有肺燥津伤（虚热）、肺气虚冷（虚寒）之分。肺痿临床以虚热证为多见，但久延伤气，亦可转为虚寒证。

◎ **要点三　诊断与鉴别诊断**

（一）诊断依据

1. 临床以咳吐浊唾涎沫为主症。唾呈细沫稠黏，或白如雪，或带白丝，咳嗽，或不咳，气短，动则气喘。

2. 常伴有面白或青苍，形体瘦削，神疲，头晕，或时有寒热等全身症状。

3. 有肺脏内伤的久咳、久嗽病史。

（二）鉴别诊断

肺痿为多种慢性肺系疾病转化而来，既应注意肺痿与其他肺系疾病的鉴别，又要了解其相互联系。

1. **肺痿与肺痈**　肺痿以咳吐浊唾涎沫为主症，而肺痈以咳则胸痛，吐痰腥臭，甚则咳吐脓血为主症。虽然多为肺中有热，但肺痈属实，肺痿属虚；肺痈失治久延，可以转为肺痿。

2. **肺痿与肺痨**　肺痨主症为咳嗽、咳血、潮热、盗汗等，有传染性，与肺痿有别。肺痨后期可以转为肺痿重症。

◎ 要点四　辨证论治

（一）辨证要点

主要辨析虚热、虚寒。虚热证为肺津干枯，阴虚火旺而易火逆上气，常伴咳逆喘息；虚寒证为肺气虚冷，气不化津而常见上不制下，小便频数或遗尿。肺痿总属肺虚、阴气亏耗，故发病缓，病程长，正虚体弱。

（二）治疗原则

肺痿治疗总以补肺生津为原则。

虚热证，治当生津清热，以润其枯；虚寒证，治当温肺益气，而摄涎沫。

治疗应时刻注意保护津液，重视调理脾肾。脾胃为后天之本，肺金之母，培土有助于生金；肾为气之根，司摄纳，温肾可以助肺纳气，补上制下。

（三）证治分类

1. 虚热证

证候：咳吐浊唾涎沫，其质较黏稠，或咳痰带血，咳声不扬，甚则音嗄，气急喘促，口渴咽燥，午后潮热，形体消瘦，皮毛干枯，舌红而干，脉虚数。

证机概要：肺阴亏耗，虚火内炽，灼津为痰。

治法：滋阴清热，润肺生津。

代表方：麦门冬汤合清燥救肺汤加减。

常用药：太子参、大枣、粳米、桑叶、石膏、阿胶、麦冬、胡麻仁、杏仁、枇杷叶、半夏、甘草。

加减：如火盛，出现虚烦、咳呛、呕逆者，则去大枣，加竹茹、竹叶清热和胃降逆；咳吐浊黏痰，口干欲饮，加天花粉、知母、川贝母清热化痰；津伤甚者加沙参、玉竹以养肺津；潮热加银柴胡、地骨皮以清虚热，退骨蒸。

2. 虚寒证

证候：咯吐涎沫，其质清稀量多，不渴，短气不足以息，头眩，神疲乏力，食少，形寒，小便数，或遗尿，舌质淡，脉虚弱。

证机概要：肺气虚寒，气不化津，津反为涎。

治法：温肺益气。

代表方：甘草干姜汤或生姜甘草汤加减。

常用药：甘草、干姜、人参、大枣、白术、茯苓。

加减：肺虚失约，唾沫多而尿频者加煨益智；肾虚不能纳气，喘息，短气者，可配钟乳石、五味子，另吞蛤蚧粉。

肺痿病属津枯，应时刻注意保护其津。治疗肺痿不可妄投燥热，以免助火伤津，亦忌苦寒滋腻碍胃。即使虚寒肺痿，亦必须掌握辛甘合用的原则。肺痿属虚，故一般忌用峻剂攻逐痰涎，避犯虚虚实实之戒，宜缓图取效。

◎ 要点五　转归预后

肺痿属内伤虚证，病情较重而迁延难愈，如治疗正确，调理适宜，病情稳定改善，可带病延年，或可获愈。如治疗不及时，或不注意调摄，则使病情恶化，以至不治。若见张口短气，喉哑声嘶，咯血，皮肤干枯，脉沉涩而急或细数无神者，预后多不良。

第二单元　心系病证

细目一　心　悸

◎ 要点一　概述

心悸是指病人自觉心中悸动、惊惕不安甚则不能自主的一种病证。病情较轻者为惊悸，病情较重者为怔忡。

◎ 要点二　病因病机

（一）病因

体虚劳倦、七情所伤、感受外邪、药食不当。

（二）病机

心悸的基本病机是气血阴阳亏虚，心失所养，或邪扰心神，心神不宁。心悸的病位在心，与肝、脾、肾、肺四脏密切相关。病理性质主要有虚实两方面，虚者为气、血、阴、阳亏损，使心失滋养，而致心悸；实者多由痰火扰心、水饮上凌或心血瘀阻，气血运行不畅而引起。虚实之间可以相互夹杂或转化，实证日久，病邪伤正，可分别兼见气、血、阴、阳之亏损，而虚证也可因虚致实，兼见实证表现。心悸的病理因素包括气滞、血瘀、痰浊、水饮。阴虚者常兼火盛或痰热；阳虚易夹水饮、痰湿；气血不足者，易见气血瘀滞、痰浊。

◎ 要点三　诊断与鉴别诊断

（一）诊断依据

1. 自觉心中悸动不安，心搏异常，或快速，或缓慢，或跳动过重，或忽跳忽止，呈阵发性或持续不解，神情紧张，心慌不安，不能自主。

2. 伴有胸闷不舒，易激动，心烦寐差，颤抖乏力，头晕等症。中老年患者，可伴有心胸疼痛，甚则喘促，汗出肢冷，或见晕厥。

3. 可见数、促、结、代、缓、沉、迟等脉象。

4. 常由情志刺激（如惊恐、紧张）、劳倦、饮酒、饱食等因素而诱发。

（二）鉴别诊断

1. **惊悸与怔忡**　惊悸发病，多与情绪因素有关，可由骤遇惊恐、忧思恼怒、悲哀过极或过度紧张而诱发，多为阵发性，病来虽速，病情较轻，实证居多，病势轻浅，可自行缓解，不发时如常人。怔忡多由久病体虚，心脏受损所致，无精神等因素亦可发生，常持续心悸，心中惕惕，不能自控，活动后加重，多属虚证，或虚中夹实，病来虽渐，病情较重，不发时亦可兼见脏腑虚损症状。惊悸日久不愈，亦可形成怔忡。

2. **心悸与奔豚**　奔豚发作之时，亦觉心胸躁动不安。本病与心悸的鉴别要点为：心悸为心中剧烈跳动，发自于心；奔豚乃上下冲逆，发自少腹。

◎ 要点四　辨证论治

（一）辨证要点

心悸的辨证首先应辨虚实，虚证者要辨别脏腑气、血、阴、阳何者偏虚，实证者须分清痰、饮、瘀、火何邪为主。心悸气短，神疲乏力，自汗者属气虚；心悸头晕，面色不华者属血虚；心悸盗汗，潮热口干者属阴虚；心悸肢冷，畏寒气喘者属阳虚。心悸面浮，尿少肢肿者为水饮；心悸心痛，唇暗舌紫者为瘀血；心悸烦躁，口苦便秘者为痰火。虚实夹杂者还要分清孰虚孰实。

其二还需辨脉象之变化。心悸常伴有脉律失常，临证应仔细体会结、代、促、数、缓、迟等脉。一息六至为数脉，一息四至为缓脉，一息三至为迟脉；脉象见数时一止，止无定数为促脉，脉象见缓时一止，止无定数为结脉；脉来更代，几至一止，止有定数为代脉。阳盛则促，数脉、促脉多为热象，但若脉虽数、促却沉细、微细，伴有面浮肢肿，动则气短，形寒肢冷，舌淡等症，为虚寒之证。阳盛则结，脉象迟、结、代者，一般多属虚寒，其中结脉表示气血凝滞，代脉常为元气虚衰，脏气衰微。但若脉象呈迟、结、代而按之有力，伴有口干舌红者为阳损及阴所致阴阳两虚。

（二）治疗原则

心悸的治疗应分虚实。虚证分别治以补气、养血、滋阴、温阳；实证则应祛痰、化饮、清火、行瘀。但本病以虚实错杂为多见，且虚实的主次、缓急各有不同，故治当相应兼顾。同时，由于心悸以心神不宁为其病理特点，故应酌情配入镇心安神之法。

（三）证治分类

1. 心虚胆怯证

证候：心悸不宁，善惊易恐，坐卧不安，不寐多梦而易惊醒，恶闻声响，食少纳呆，苔薄白，脉细略数或细弦。

证机概要：气血亏损，心虚胆怯，心神失养。

治法：镇惊定志，养心安神。

代表方：安神定志丸加减。

常用药：龙齿、琥珀、酸枣仁、远志、茯神、人参、茯苓、山药、天冬、生地、熟地、肉桂、五味子。

加减：若见心阳不振，用肉桂易桂枝，加附子以温通心阳；兼心血不足，加阿胶、首乌、龙眼肉以滋养心血；兼心气郁结，加柴胡、郁金、合欢皮、绿萼梅以疏肝解郁。

2. 心血不足证

证候：心悸气短，头晕目眩，失眠健忘，面色无华，倦怠乏力，纳呆食少，舌淡红，脉细弱。

证机概要：心血亏耗，心失所养，心神不宁。

治法：补血养心，益气安神。

代表方：归脾汤加减。

常用药：黄芪、人参、白术、炙甘草、熟地黄、当归、龙眼肉、茯神、远志、酸枣仁、木香。

加减：若五心烦热，自汗盗汗，胸闷心烦，舌红少苔，脉细数或结代，为气阴两虚，治以益气养血，滋阴安神，用炙甘草汤加减；失眠多梦，加合欢皮、夜交藤、五味子、柏子仁、莲子心等养心安神；若热病后期损及心阴而心悸者，以生脉散加减，有益气养阴补心之功。

3. 心阳不振证

证候：心悸不安，胸闷气短，动则尤甚，面色苍白，形寒肢冷，舌淡苔白，脉虚弱或沉细无力。

证机概要：心阳虚衰，无以温养心神。

治法：温补心阳，安神定悸。

代表方：桂枝甘草龙骨牡蛎汤合参附汤加减。

常用药：桂枝、附片、人参、黄芪、麦冬、枸杞、炙甘草、龙骨、牡蛎。

加减：若形寒肢冷者，重用人参、黄芪、附子、肉桂温阳散寒；大汗出者重用人参、黄芪、煅龙骨、煅牡蛎、山萸肉益气敛汗，或用独参汤煎服；兼见水饮内停者，加葶苈子、五加皮、车前子、泽泻等利水化饮；夹瘀血者，加丹参、赤芍、川芎、桃仁、红花；若心阳不振，以致心动过缓者，酌加炙麻黄、补骨脂，重用桂枝以温通心阳。

4. 水饮凌心证

证候：心悸，眩晕气急，胸闷痞满，渴不欲饮，小便短少，或下肢浮肿，形寒肢冷，伴恶心、欲吐、流涎，舌淡胖，苔白滑，脉弦滑或沉细而滑。

证机概要：脾肾阳虚，水饮内停，上凌于心，扰乱心神。

治法：振奋心阳，化气行水，宁心安神。

代表方：苓桂术甘汤加减。

常用药：泽泻、猪苓、车前子、茯苓、桂枝、炙甘草、人参、白术、黄芪、远志、茯神、酸枣仁。

加减：兼见肺气不宣，肺有痰湿，咳喘胸闷，加杏仁、前胡、桔梗以宣肺，葶苈子、五加皮、防己以泻肺利水；兼见瘀血者，加当归、川芎、刘寄奴、泽兰叶、益母草；若见因心功能不全而致浮肿、尿少、阵发性夜间咳喘或端坐呼吸者，当重用温阳利水之品，如真武汤。

5. 阴虚火旺证

证候：心悸易惊，心烦失眠，五心烦热，口干，盗汗，思虑劳心则症状加重，伴耳鸣腰酸，头晕目眩，急躁易怒，舌红少津，苔少或无，脉细数。

证机概要：肝肾阴虚，水不济火，心火内动，扰动心神。

治法：滋阴清火，养心安神。

代表方：天王补心丹合朱砂安神丸加减。

常用药：生地、玄参、麦冬、天冬、当归、丹参、人参、炙甘草、黄连、朱砂、茯苓、远志、酸枣仁、柏子仁、五味子、桔梗。

加减：若肾阴亏虚，虚火妄动，遗精腰酸者，加龟甲、熟地、知母、黄柏，或加服知柏地黄丸；若阴虚而火热不明显者，可单用天王补心丹；若阴虚兼有瘀热者，加赤芍、丹皮、桃仁、红花、郁金等清热凉血，活血化瘀。

6. 瘀阻心脉证

证候：心悸不安，胸闷不舒，心痛时作，痛如针刺，唇甲青紫，舌质紫暗或有瘀斑，脉涩或结或代。

证机概要：血瘀气滞，心脉瘀阻，心阳被遏，心失所养。

治法：活血化瘀，理气通络。

代表方：桃仁红花煎加减。

常用药：桃仁、红花、丹参、赤芍、川芎、延胡索、香附、青皮、生地、当归、桂枝、甘草、龙骨、牡蛎。

加减：若因虚致瘀者去理气之品，气虚加黄芪、党参、黄精；络脉痹阻，胸部窒闷，加沉香、檀香、降香；夹痰浊，胸满闷痛，苔浊腻，加瓜蒌、薤白、半夏、广陈皮；胸痛甚，加乳香、没药、五灵脂、蒲黄、三七粉等。

7. 痰火扰心证

证候：心悸时发时止，受惊易作，胸闷烦躁，失眠多梦，口干苦，大便秘结，小便短赤，舌红，苔黄腻，脉弦滑。

证机概要：痰浊停聚，郁久化火，痰火扰心，心神不安。

治法：清热化痰，宁心安神。

代表方：黄连温胆汤加减。

常用药：黄连、山栀、竹茹、半夏、胆南星、全瓜蒌、陈皮、生姜、枳实、远志、菖蒲、酸枣仁、生龙骨、生牡蛎。

加减：若痰热互结，大便秘结者，加生大黄；心悸重者，加珍珠母、石决明、磁石重镇安神；火郁伤阴，加麦冬、玉竹、天冬、生地养阴清热；兼见脾虚者加党参、白术、谷麦芽、砂仁益气醒脾。

◎ 要点五 转归预后

心悸预后转归主要取决于本虚标实的程度、邪实轻重、脏损多少、治疗当否及脉象变化情况。如患者气血阴阳虚损程度较轻，未见瘀血、痰饮之标证，病损脏腑单一，呈偶发、短暂、阵发，治疗及时得当，脉象变化不显著者，病证多能痊愈；反之，脉象过数、过迟、频繁结代或乍疏乍数，反复发作或长时间持续发作者，治疗颇为棘手，预后较差，甚至出现喘促、水肿、胸痹心痛、厥证、脱证等变证、坏病，若不及时抢救治疗，预后极差，甚至猝死。

细目二　胸　痹

◎ 要点一　概述

胸痹是指以胸部闷痛，甚则胸痛彻背，喘息不得卧为主症的一种疾病，轻者仅感胸闷如室，呼吸欠畅，重者则有胸痛，严重者心痛彻背，背痛彻心。

◎ 要点二 病因病机

（一）病因

胸痹的致病原因主要有寒邪内侵、饮食失调、情志失调、劳倦内伤、年迈体虚，导致心、肝、脾、肺、肾功能失调，心脉痹阻而产生本病。

（二）病机

胸痹的主要病机为心脉痹阻，病位在心，涉及肝、肺、脾、肾等脏。其临床主要表现为本虚标实，虚实夹杂。本虚有气虚、气阴两虚及阳气虚衰；标实有血瘀、寒凝、痰浊、气滞，且可相兼为病，如气滞血瘀、寒凝气滞、痰瘀交阻等。胸痹发展趋势，由标及本，由轻转剧。轻者多为胸阳不振，阴寒之邪上乘，阻滞气机，临床表现胸中气塞，短气；重者则为痰瘀交阻，壅塞胸中，气机痹阻，临床表现不得卧，心痛彻背。胸痹病机转化可因实致虚，亦可因虚致实。

◎ 要点三 诊断与鉴别诊断

（一）诊断依据

1. 胸痹以胸部闷痛为主症，患者多见膻中或心前区憋闷疼痛，甚则痛彻左肩背、咽喉、胃脘部、左上臂内侧等部位，呈反复发作性，一般持续几秒到几十分钟，休息或用药后可缓解。

2. 常伴有心悸、气短、自汗，甚则喘息不得卧，严重者可见胸痛剧烈，持续不解，汗出肢冷，面色苍白，唇甲青紫，脉散乱或微细欲绝等危候，可发生猝死。

3. 多见于中年以上，常因操劳过度、抑郁恼怒、多饮暴食或气候变化而诱发，亦有无明显诱因或安静时发病者。

（二）鉴别诊断

1. **胸痹与悬饮** 悬饮、胸痹均有胸痛，但胸痹为当胸闷痛，并可向左肩或左臂内侧等部位放射，常因受寒、饱餐、情绪激动、劳累而突然发作，历时短暂，休息或用药后得以缓解。悬饮为胸胁胀痛，持续不解，多伴有咳唾、转侧、呼吸时疼痛加重，肋间饱满，并有咳嗽、咳痰等肺系证候。

2. **胸痹与胃痛** 心在脘上，脘在心下，故有胃脘当心而痛之称，以其部位相近。胸痹之不典型者，其疼痛可在胃脘部，极易混淆。但胸痹以闷痛为主，为时极短，虽与饮食有关，但休息、服药常可缓解。胃痛与饮食相关，以胀痛为主，局部有压痛，持续时间较长，常伴有泛酸、嘈杂、嗳气、呃逆等胃部症状。

3. **胸痹与真心痛** 真心痛乃胸痹的进一步发展，症见心痛剧烈，甚则持续不解，伴有汗出、肢冷、面白、唇紫、手足青至节、脉微或结代等的危重急症。

◎ 要点四 辨证论治

（一）辨证要点

首先辨标本虚实，其次辨病情轻重。

胸痹总属本虚标实之证，故需辨别虚实，分清标本。标实应区别气滞、痰浊、血瘀、寒凝的不同，本虚又应区别阴阳气血亏虚的不同。标实者：闷重而痛轻，兼见胸胁胀满，善太息，憋气，苔薄白，脉弦者，多属气滞；胸部窒闷而痛，伴唾吐痰涎，苔腻，脉弦滑或弦数者，多属痰浊；胸痛如绞，遇寒则发，或得冷加剧，伴畏寒肢冷，舌淡苔白，脉细，为寒凝心脉所致；刺痛固定不移，痛有定处，夜间多发，舌紫暗或有瘀斑，脉结代或涩，由心脉瘀滞所致。本虚者：心胸隐痛而闷，因劳累而发，伴心慌，气短，乏力，舌淡胖嫩，边有齿痕，脉沉细或结代者，多属心气不足；若绞痛兼见胸闷气短，四肢厥冷，神倦自汗，脉沉细，则为心阳不振；隐痛时作时止，缠绵不休，动则多发，伴口干，舌淡红而少苔，脉沉细而数，则属气阴两虚表现。

疼痛持续时间短暂，瞬息即逝者多轻；持续时间长，反复发作者多重；若持续数小时甚至数日不休者常为重症或危候。疼痛遇劳发作，休息或服药后能缓解者为顺症；服药后难以缓解者常为危候。

（二）治疗原则

治疗原则应先治其标，后治其本，先从祛邪

入手，然后再予扶正，必要时可根据虚实标本的主次，兼顾同治。标实当泻，针对气滞、血瘀、寒凝、痰浊而疏理气机，活血化瘀，辛温通阳，泄浊豁痰，尤重活血通脉治法；本虚宜补，权衡心脏阴阳气血之不足，有无兼见肺、肝、脾、肾等脏之亏虚，补气温阳，滋阴益肾，纠正脏腑之偏衰，尤其重视补益心气之不足。

（三）证治分类

1. 心血瘀阻证

证候：心胸疼痛，如刺如绞，痛有定处，入夜为甚，甚则心痛彻背，背痛彻心，或痛引肩背，伴有胸闷，日久不愈，可因暴怒、劳累而加重，舌质紫暗，有瘀斑，苔薄，脉弦涩。

证机概要：血行瘀滞，胸阳痹阻，心脉不畅。

治法：活血化瘀，通脉止痛。

代表方：血府逐瘀汤加减。

常用药：川芎、桃仁、红花、赤芍、柴胡、桔梗、枳壳、牛膝、当归、降香、郁金。

加减：瘀血痹阻重证，胸痛剧烈，可加乳香、没药、郁金、降香、丹参等，加强活血理气之功；若血瘀气滞并重，胸闷痛甚者，可加沉香、檀香、荜茇等辛香理气止痛之药；若气虚血瘀，伴气短乏力，自汗，脉细弱或结代者，当益气活血，用人参养营汤合桃红四物汤加减，重用人参、黄芪等益气祛瘀之品；若猝然心痛发作，可含化复方丹参滴丸、速效救心丸等活血化瘀、芳香止痛之品。

2. 气滞心胸证

证候：心胸满闷，隐痛阵发，时欲太息，遇情志不遂时容易诱发或加重，或兼有胃脘胀闷，得嗳气或矢气则舒，苔薄或薄腻，脉细弦。

证机概要：肝失疏泄，气机郁滞，心脉不和。

治法：疏肝理气，活血通络。

代表方：柴胡疏肝散加减。

常用药：柴胡、枳壳、香附、陈皮、川芎、赤芍。

加减：胸闷心痛明显，为气滞血瘀之象，可合用失笑散；气郁日久化热，心烦易怒，口干便秘，舌红苔黄，脉弦数者，用丹栀逍遥散；便秘严重者加当归芦荟丸以泻郁火。

3. 痰浊闭阻证

证候：胸闷重而心痛微，痰多气短，肢体沉重，形体肥胖，遇阴雨天而易发作或加重，伴有心悸眩晕，纳呆便溏，咯吐痰涎，舌体胖大且边有齿痕，苔浊腻或白滑，脉滑。

证机概要：痰浊盘踞，胸阳失展，气机痹阻，脉络阻滞。

治法：通阳泄浊，豁痰宣痹。

代表方：瓜蒌薤白半夏汤合涤痰汤加减。

常用药：瓜蒌、薤白、半夏、胆南星、竹茹、人参、茯苓、甘草、石菖蒲、陈皮、枳实。

加减：痰浊郁而化热者，用黄连温胆汤加郁金，以清化痰热而理气活血；如痰热兼有郁火者，加海浮石、海蛤壳、黑山栀、天竺黄、竹沥化痰火之胶结；大便干结加桃仁、大黄；痰浊与瘀血往往同时并见，因此通阳豁痰和活血化瘀法亦经常并用，但必须根据两者的偏重而有所侧重。

4. 寒凝心脉证

证候：猝然心痛如绞，心痛彻背，喘不得卧，多因气候骤冷或骤感风寒而发病或加重，伴形寒，甚则手足不温，冷汗自出，胸闷气短，心悸，面色苍白，苔薄白，脉沉紧或沉细。

证机概要：素体阳虚，阴寒凝滞，心脉痹阻，心阳不振。

治法：辛温散寒，宣通心阳。

代表方：枳实薤白桂枝汤合当归四逆汤加减。

常用药：桂枝、细辛、薤白、瓜蒌、当归、芍药、甘草、枳实、厚朴、大枣。

加减：阴寒极盛之胸痹重症，表现胸痛剧烈，痛无休止，伴身寒肢冷，气短喘息，脉沉紧或沉微者，当用温通散寒之法，予乌头赤石脂丸加荜茇、高良姜、细辛等；若痛剧而四肢不温，冷汗自出，即刻舌下含化苏合香丸或麝香保心丸，芳香化浊，理气温通开窍。

5. 气阴两虚证

证候：心胸隐痛，时作时休，心悸气短，动则益甚，伴倦怠乏力，声息低微，面白自汗，舌质淡红，舌体胖且边有齿痕，苔薄白，脉虚细缓或结代。

证机概要：心气不足，阴血亏耗，血行瘀滞。

治法：益气养阴，活血通脉。

代表方：生脉散合人参养荣汤加减。

常用药：人参、黄芪、炙甘草、肉桂、麦冬、玉竹、五味子、丹参、当归。

加减：兼有气滞血瘀者，可加川芎、郁金以行气活血；兼见痰浊之象者可合用茯苓、白术、白蔻仁以健脾化痰；兼见纳呆、失眠等心脾两虚者，可并用茯苓、茯神、远志、半夏曲健脾和胃，柏子仁、酸枣仁收敛心气，养心安神。

6. 心肾阴虚证

证候：心痛憋闷，心悸盗汗，虚烦不寐，腰酸膝软，头晕耳鸣，口干便秘，舌红少津，苔薄或剥，脉细数或促代。

证机概要：水不济火，虚热内灼，心失所养，血脉不畅。

治法：滋阴清火，养心和络。

代表方：天王补心丹合炙甘草汤加减。

常用药：生地、玄参、天冬、麦冬、人参、炙甘草、茯苓、柏子仁、酸枣仁、五味子、远志、丹参、当归、芍药、阿胶。

加减：阴不敛阳，虚火内扰心神，虚烦不寐，舌尖红少津者，可用酸枣仁汤，清热除烦，养血安神；若兼见风阳上扰，加用珍珠母、灵磁石、石决明、琥珀等重镇潜阳之品。

7. 心肾阳虚证

证候：心悸而痛，胸闷气短，动则更甚，自汗，面色㿠白，神倦怯寒，四肢欠温或肿胀，舌质淡胖，边有齿痕，苔白或腻，脉沉细迟。

证机概要：阳气虚衰，胸阳不振，气机痹阻，血行瘀滞。

治法：温补阳气，振奋心阳。

代表方：参附汤合右归饮加减。

常用药：人参、附子、肉桂、炙甘草、熟地、山萸肉、仙灵脾、补骨脂。

加减：若肾阳虚衰，不能制水，水饮上凌心肺，症见水肿、喘促、心悸，用真武汤加黄芪、汉防己、猪苓、车前子温肾阳而化水饮；若阳虚欲脱厥逆者，用四逆加人参汤，温阳益气，回阳救逆；或用参附注射液 40~60mL 加入 5% 葡萄糖注射液 250~500mL 中静脉滴注。

◎ 要点五　转归预后

本病多在中年以后发生，如治疗及时得当，可获较长时间稳定缓解，如反复发作，则病情较为顽固。病情进一步发展，可见心胸猝然大痛，出现真心痛证候，甚则可"旦发夕死，夕发旦死"。

◎ 要点六　预防调护

1. 注意调摄精神，避免情绪波动。

2. 注意生活起居，寒温适宜。本病的诱发或发生与气候异常变化有关，故要避免寒冷，居处除保持安静、通风外，还要注意寒温适宜。

3. 注意饮食调节。饮食宜清淡低盐，食勿过饱。多吃水果及富含纤维素食物，保持大便通畅。另外烟酒等刺激之品，有碍脏腑功能，应禁止。

4. 注意劳逸结合，坚持适当活动。发作期患者应立即卧床休息，缓解期要注意适当休息，保证充足的睡眠，坚持力所能及的活动，做到动中有静，正如朱丹溪所强调的"动而中节"。

5. 加强护理及监护。发病时应加强巡视，密切观察舌、脉、体温、呼吸、血压及精神情志变化，必要时给予吸氧、心电监护及保持静脉通道通畅，并做好抢救准备。

细目三　心　衰

◎ 要点一　概述

心衰是以心悸、气喘、肢体水肿为主症的一种病证，为多种慢性心系疾病反复发展，迁延不愈的最终归宿。临床上，轻者可表现为气短，不耐劳累；重者可见喘息心悸，不能平卧，或伴咳吐痰涎，尿少肢肿，或口唇发绀，胁下痞块，颈脉显露，甚至出现端坐呼吸，喘悸不休，汗出肢冷等厥脱危象。

◎ 要点二　病因病机

（一）病因

久病耗伤，感受外邪，七情所伤，劳倦内伤。

（二）病机

心衰的病位在心，涉及肺、肝、脾、肾等脏。慢性心衰的最根本病机为心气不足、心阳亏虚。临床表现多为本虚标实，虚实夹杂。本虚有气虚、气阴两虚及阳虚；标实有血瘀、痰浊、水饮。慢性心衰的病机可用虚、瘀、水三者概括，心气、心阳亏虚是病理基础，血瘀是中心病理环节，痰浊和水饮是主要病理产物。

◎ 要点三　诊断与鉴别诊断

（一）诊断依据

1. 有慢性心系疾病史多年，反复发作，时轻时重，经久难愈。多见于中老年人。

2. 临床轻者可仅表现为气短和运动耐量下降；重者可见喘促，心悸，不能平卧，或伴咳痰，尿少肢肿，或口唇发绀，胁下痞块，颈脉显露，甚至出现端坐呼吸，喘悸不休，汗出肢冷等厥脱危象。

3. 常因外感、劳倦、情志等刺激诱发。

4. 超声心动、血清 BNP、NT-proBNP 浓度监测有助于心衰的明确诊断。

（二）鉴别诊断

1. **心衰与喘证**　心衰常见喘促、短气之症，需与喘证鉴别。心衰一般存在心系基础病，发作时除喘促外，尚可伴见心悸、浮肿、尿少等水饮内停表现。而喘证多是由外感诱发或加重的急慢性呼吸系统疾病，实者起病急，多有表证，虚者常反复发作，遇劳尤甚，平素亦可见气怯声低、脉弱等肺肾气虚之证，多伴不同程度的呼吸功能受限。

2. **心衰与鼓胀、水肿**　心衰后期出现阳虚水泛时可见浮肿、尿少，或胁下痞块坚硬，或颈脉显露等水饮内停、瘀血阻滞之证，易与鼓胀、水肿混淆。鼓胀是气、血、水结于腹中，以腹大、肢细、腹壁脉络显露为主，病在肝脾，晚期方伴肢体浮肿和尿少等症。水肿是因肺、脾、肾功能失调，全身气化功能障碍，而致水湿泛溢。五脏水之"肺水""脾水""肾水"可兼见，以身肿、腹大、小便难为主要见症，其肿多从眼睑或下肢开始，继及全身，皮肤光亮或按之如泥，病轻者无喘促、心悸表现，后期水凌心肺才并见喘、悸之症。

◎ 要点四　辨证论治

（一）辨证要点

首先辨心衰的轻重缓急，其次辨标本虚实。

心衰是多种慢性心系疾患的终末阶段，临床首辨病情的轻重缓急。轻者仅表现为气短、乏力，活动耐量下降；重者则可见喘息心悸、不能平卧、尿少肢肿、口唇发绀，甚至端坐呼吸、汗出肢冷等厥脱危象。病轻者可缓治其本；病重者需急治其标。

其次，辨标本虚实。心衰的病位在心，属本虚标实之证，总以心气亏虚为本，瘀血、水饮为标，病理演变可从心、肺渐及脾、肾，并逐步损阴伤阳，但终以心虚为主。本虚需辨气、血、阴、阳及脏腑之异，标实需明瘀血的程度和饮邪的有无。气虚血瘀是本病的基本证候，随病情进展可渐次出现"瘀久成积"和"瘀血化水"的标实重症。

（二）治疗原则

心衰的总体治疗原则为补气温阳，活血利水，兼顾阴津。早期以心肺气虚为主，邪实不著。中期因气虚不复，运血无力而致瘀，瘀血不去，阴血难生，成气阴两虚、瘀血内阻之证。后期气虚及阳，瘀血日甚、血津外泄，水湿泛溢，治疗注意祛邪需中病即止，防止因过度利水造成阴伤和血瘀加重。

（三）证治分类

1. **气虚血瘀证**

证候：胸闷气短，心悸，活动后诱发或加

剧，神疲乏力，自汗，面色㿠白，口唇发绀，或胸部闷痛，或肢肿时作，喘息不得卧，舌淡胖或淡暗有瘀斑，脉沉细或涩、结、代。

证机概要：心气不足、血滞于脉。

治法：补益心肺，活血化瘀。

代表方：保元汤合血府逐瘀汤加减。

常用药：人参、黄芪、肉桂、当归、生地黄、桃仁、红花、枳壳、赤芍、柴胡、桔梗、川芎、牛膝。

加减：若伴胸痛较著者，可酌加桂枝、檀香、降香等；心悸频作，发无定时，可酌加生龙骨、生牡蛎、醋鳖甲等，或比类"风性善行而数变"酌加僵蚕、蝉蜕之类，或加胆南星、铁落花、皂角刺；若兼肢肿尿少者，可合用防己黄芪汤或五苓散化裁。中成药可常服芪参益气滴丸。

2. 气阴两虚证

证候：胸闷气短，心悸，动则加剧，神疲乏力，口干，五心烦热，两颧潮红，或胸痛，入夜尤甚，或伴腰膝酸软，头晕耳鸣，或尿少肢肿，舌暗红少苔或少津，脉细数无力或结、代。

证机概要：气阴两虚，津液不足，心失所养

治法：益气养阴，活血化瘀。

代表方：生脉散合血府逐瘀汤加减。

常用药：人参、麦冬、五味子、当归、生地黄、桃仁、红花、枳壳、赤芍、柴胡、桔梗、川芎、牛膝。

加减：阴虚著者可加二至丸或黄精、石斛、玉竹等；内热之象明显或由外感诱发者，可加连翘、白花蛇舌草、重楼等；若伴肺热壅盛、咳吐黄痰者，可加清金化痰汤或越婢加半夏汤加减。

3. 阳虚水泛证

证候：心悸，喘息不得卧，面浮肢肿，尿少，神疲乏力，畏寒肢冷，腹胀，便溏，口唇发绀，胸部刺痛，或胁下痞块坚硬，颈脉显露，舌淡胖有齿痕，或有瘀点、瘀斑，脉沉细或结、代、促。

证机概要：心肾阳虚，无力化气行水。

治法：益气温阳，化瘀利水。

代表方：真武汤合葶苈大枣泻肺汤加减。

常用药：炮附子、白术、芍药、茯苓、葶苈子。

加减：若饮邪暴盛，泛溢肌肤，宜加椒目、防己、香加皮、大腹皮等，并酌加活血药，以加强利水之力，可选用益母草、泽兰、牛膝、生大黄等；若畏寒肢冷，腰膝酸软等肾阳虚证明显者，可加仙茅、淫羊藿、鹿角霜等；若兼胁下痞块坚硬，为血瘀日久，积块已成，可加鳖甲煎丸。中成药可服用芪苈强心胶囊、参附强心丸等。

4. 喘脱危证

证候：面色晦暗，喘悸不休，烦躁不安，或额汗如油，四肢厥冷，尿少肢肿；舌淡苔白，脉微细欲绝或疾数无力。

证机概要：心阴枯竭，心阳虚脱，心气涣散。

治法：回阳固脱。

代表方：参附龙骨牡蛎汤加减。

常用药：人参、炮附子、煅龙骨、煅牡蛎。

加减：若大汗不止，可加山茱萸、五味子；若肢冷如冰，为阳虚暴脱危象，急用参附注射液。

◎ 要点五　转归预后

心衰预后一般较差，重在预防。心之气阳亏虚是心衰发生、进展及预后的决定性因素。

若出现心悸，气喘，大汗淋漓，四肢厥冷，口唇发绀，脉微欲绝者，证属心阳欲脱之危重证候，宜中西医结合紧急救护。

◎ 要点六　预防调护

心衰每因外感、情志或过劳等因素诱发或加重，故应调摄精神，避免情绪过激，保持心情平和；冬春季节交替，气候骤变时注意增减衣服，佩戴口罩，预防感冒；同时需劳逸适度，避免过度劳累造成心气骤然耗散。

平素饮食清淡，不过食咸味及膏粱之品，限烟控酒，并可适度进行有氧运动，如选择散步、太极拳、五禽戏等方式，以提高心肌对缺氧的耐受能力。做到勤监护（呼吸、尿量）、慢调理、长维持，促进病情的长期稳定。

细目四　不　寐

◎ 要点一　概述

不寐是以经常不能获得正常睡眠为特征的一类病证，主要表现为睡眠时间、深度的不足，轻者入睡困难，或寐而不酣，时寐时醒，或醒后不能再寐，重则彻夜不寐，常影响人们的正常工作、生活、学习和健康。

◎ 要点二　病因病机

（一）病因

饮食不节，情志失常，劳倦、思虑过度，及病后、年迈体虚等。

（二）病机

不寐的病理变化，总属阳盛阴衰，阴阳失交。其病位主要在心，与肝、脾、肾密切相关。不寐的病机有虚实之分，实证由肝郁化火，痰热内扰，阳盛不得入于阴而致，虚证多由心脾两虚，心虚胆怯，心肾不交，水火不济，心神失养，阴虚不能纳阳而发。失眠久病可出现虚实夹杂，实火、湿、痰等病邪与气血阴阳亏虚互相联系，互相转化，临床以虚证多见。

◎ 要点三　诊断与鉴别诊断

（一）诊断依据

1. 轻者入寐困难或寐而易醒，醒后不寐，连续 3 周以上，重者彻夜难眠。

2. 常伴有头痛、头昏、心悸、健忘、神疲乏力、心神不宁、多梦等症。

3. 本病证常有饮食不节，情志失常，劳倦、思虑过度，病后，体虚等病史。

（二）鉴别诊断

不寐应与一时性失眠、生理性少寐、他病痛苦引起的失眠相区别。不寐是指单纯以失眠为主症，表现为持续的、严重的睡眠困难。若因一时

性情志影响或生活环境改变引起的暂时性失眠不属病态。至于老年人少寐早醒，亦多属生理状态。若因其他疾病痛苦引起失眠者，则有相关病因存在。

◎ 要点四　辨证论治

（一）辨证要点

本病辨证首分虚实。虚证，多属阴血不足，心失所养，临床特点为体质瘦弱，面色无华，神疲懒言，心悸健忘。实证为邪热扰心，临床特点为心烦易怒，口苦咽干，便秘溲赤。

次辨病位，病位主要在心。由于心神失养或不安，神不守舍而不寐，且与肝、胆、脾、胃、肾相关。如急躁易怒而不寐，多为肝火内扰；脘闷苔腻而不寐，多为胃腑宿食，痰热内盛；心烦心悸，头晕健忘而不寐，多为阴虚火旺，心肾不交；面色少华，肢倦神疲而不寐，多属脾虚不运，心神失养；心烦不寐，触事易惊，多属心胆气虚等。

（二）治疗原则

治疗当以补虚泻实、调整脏腑阴阳为原则。实证泻其有余，如疏肝泻火，清化痰热，消导和中；虚证补其不足，如益气养血，健脾补肝益肾。在此基础上安神定志，如养血安神，镇惊安神，清心安神。

（三）证治分类

1. 肝火扰心证

证候：不寐多梦，甚则彻夜不眠，急躁易怒，伴头晕头胀，目赤耳鸣，口干而苦，不思饮食，便秘溲赤，舌红苔黄，脉弦而数。

证机概要：肝郁化火，上扰心神。

治法：疏肝泻火，镇心安神。

代表方：龙胆泻肝汤加减。

常用药：龙胆草、黄芩、栀子、泽泻、车前子、当归、生地、柴胡、甘草、生龙骨、生牡蛎、灵磁石。

加减：胸闷胁胀，善太息者，加香附、郁金、佛手、绿萼梅以疏肝解郁；若头晕目眩，头

痛欲裂，不寐躁怒，大便秘结者，可用当归龙荟丸。

2. 痰热扰心证

证候：心烦不寐，胸闷脘痞，泛恶嗳气，伴口苦，头重，目眩，舌偏红，苔黄腻，脉滑数。

证机概要：湿食生痰，郁痰生热，扰动心神。

治法：清化痰热，和中安神。

代表方：黄连温胆汤加减。

常用药：半夏、陈皮、茯苓、枳实、黄连、竹茹、龙齿、珍珠母、磁石。

加减：不寐伴胸闷嗳气，脘腹胀满，大便不爽，苔腻脉滑，加用半夏秫米汤和胃健脾，交通阴阳，和胃降气；若饮食停滞，胃中不和，嗳腐吞酸，脘腹胀痛，加神曲、焦山楂、莱菔子以消导和中。

3. 心脾两虚证

证候：不易入睡，多梦易醒，心悸健忘，神疲食少，伴头晕目眩，四肢倦怠，腹胀便溏，面色少华，舌淡苔薄，脉细无力。

证机概要：脾虚血亏，心神失养，神不安舍。

治法：补益心脾，养血安神。

代表方：归脾汤加减。

常用药：人参、白术、甘草、当归、黄芪、远志、酸枣仁、茯神、龙眼肉、木香。

加减：心血不足较甚者，加熟地、芍药、阿胶以养心血；不寐较重者，加五味子、夜交藤、合欢皮、柏子仁养心安神，或加生龙骨、生牡蛎、琥珀末以镇静安神；兼见脘闷纳呆，苔腻，重用白术，加苍术、半夏、陈皮、茯苓、厚朴以健脾燥湿，理气化痰。若产后虚烦不寐，或老人夜寐早醒而无虚烦者，多属气血不足，亦可用本方。

4. 心肾不交证

证候：心烦不寐，入睡困难，心悸多梦，伴头晕耳鸣，腰膝酸软，潮热盗汗，五心烦热，咽干少津，男子遗精，女子月经不调，舌红少苔，脉细数。

证机概要：肾水亏虚，不能上济于心，心火炽盛，不能下交于肾。

治法：滋阴降火，交通心肾。

代表方：六味地黄丸合交泰丸加减。

常用药：熟地黄、山萸肉、山药、泽泻、茯苓、丹皮、黄连、肉桂。

加减：心阴不足为主者，可用天王补心丹以滋阴养血，补心安神；心烦不寐，彻夜不眠者，加朱砂、磁石、龙骨、龙齿重镇安神。

5. 心胆气虚证

证候：虚烦不寐，触事易惊，终日惕惕，胆怯心悸，伴气短自汗，倦怠乏力，舌淡，脉弦细。

证机概要：心胆虚怯，心神失养，神魂不安。

治法：益气镇惊，安神定志。

代表方：安神定志丸合酸枣仁汤加减。

常用药：人参、茯苓、甘草、茯神、远志、龙齿、石菖蒲、川芎、酸枣仁、知母。

加减：心肝血虚，惊悸汗出者，重用人参，加白芍、当归、黄芪以补养肝血；胸闷，善太息，纳呆腹胀者，加柴胡、陈皮、山药、白术以疏肝健脾；心悸甚，惊惕不安者，加生龙骨、生牡蛎、朱砂以重镇安神。

◎ 要点五 转归预后

不寐的预后，一般较好，但因病情不一，预后亦各异。病程短，病情单纯者，治疗收效较快；病程较长，病情复杂者，治疗难以速效。且病因不除或治疗不当，易产生情志病变，使病情更加复杂，治疗难度增加。

◎ 要点六 预防调护

不寐属心神病变，重视精神调摄和讲究睡眠卫生具有实际的预防意义。

精神调摄方面，应积极进行心理情志调整，克服过度的紧张、兴奋、焦虑、抑郁、惊恐、愤怒等不良情绪，做到喜怒有节，保持精神舒畅，尽量以放松的、顺其自然的心态对待睡眠，反而能较好地入睡。

睡眠卫生方面，首先帮助患者建立有规律的作息制度，从事适当的体力活动或体育锻炼，增强体质，持之以恒，促进身心健康。其次养成良好的睡眠习惯。晚餐要清淡，不宜过饱，更忌浓茶、咖啡及吸烟。睡前避免从事紧张和兴奋的活动，养成定时就寝的习惯。另外，要注意睡眠环境的安宁，床铺要舒适，卧室光线要柔和，并努力减少噪音，去除各种可能影响睡眠的外在因素。

第三单元　脑系病证

细目一　头　痛

◎ 要点一　概述

头痛是临床常见的自觉症状，可单独出现，亦见于多种疾病的过程中。本节所讨论的头痛，是指因外感六淫、内伤杂病而引起的，以头痛为主要表现的一类病证。若头痛属某一疾病过程中所出现的兼症，不属本节讨论范围。

◎ 要点二　病因病机

（一）病因

感受外邪、情志失调、先天不足或房事不节、饮食劳倦及体虚久病、头部外伤或久病入络。

（二）病机

头痛可分为外感和内伤两大类。其基本病机，外感者是以风邪为主的外邪上扰清空，壅滞经络，络脉不通；内伤者或肝阳上扰，或瘀血阻络，或头目失荣而发头痛。头痛的病位在头脑，多与肝、脾、肾三脏密切相关。病理因素涉及痰湿、风火、血瘀。病理性质有虚有实。外感头痛一般病程较短，治疗养护得当则少有转化。内伤头痛大多起病较缓，病程较长，病性较为复杂，一般来说，气血亏虚、肾精不足之头痛属虚证，肝阳、痰浊、瘀血所致之头痛多属实证。虚实在一定条件下可以相互转化。例如痰浊中阻日久，脾胃受损，气血生化不足，营血亏虚，不荣头窍，可转为气血亏虚之头痛。肝阳、肝火日久，阳热伤阴，肾虚阴亏，可转为肾精亏虚的头痛，或阴虚阳亢，虚实夹杂之头痛。各种头痛迁延不愈，病久入络，又可转变为瘀血头痛。

◎ 要点三　诊断与鉴别诊断

（一）诊断要点

1. 以头部疼痛为主要临床表现。

2. 头痛部位可发生在前额、两颞、颠顶、枕项或全头部。疼痛性质可为跳痛、刺痛、胀痛、灼痛、重痛、空痛、昏痛、隐痛等。头痛发作形式可为突然发作，或缓慢起病，或反复发作，时痛时止。疼痛的持续时间可长可短，可数分钟、数小时或数天、数周，甚则长期疼痛不已。

3. 外感头痛者多有起居不慎，感受外邪的病史；内伤头痛者常有饮食、劳倦、房事不节、病后体虚等病史。

（二）鉴别诊断

1. **头痛与眩晕**　头痛与眩晕可单独出现，也可同时出现，二者对比，头痛之病因有外感与内伤两方面，眩晕则以内伤为主。临床表现，头痛以疼痛为主，实证较多；而眩晕则以昏眩为主，虚证较多。

2. **真头痛与一般头痛**　真头痛为头痛的一种特殊重症，其特点为起病急骤，多表现为突发的剧烈头痛，持续不解，阵发加重，手足逆冷至肘膝，甚至呕吐如喷、肢厥、抽搐，本病凶险，应与一般头痛区别。

◎ 要点四　根据头痛的不同部位判断其经络归属

头为诸阳之会，手足三阳经均循头面，厥阴经亦上会于颠顶，由于受邪之脏腑经络不同，头痛之部位亦不同。大抵太阳头痛，在头后部，下连于项；阳明头痛，在前额部及眉棱骨等处；少阳头痛，在头之两侧，并连及于耳；厥阴头痛则在颠顶部位，或连目系。

◎ 要点五　辨证论治

（一）辨证要点

头痛应首辨其外感内伤，次辨其相关经络脏腑，再辨其影响因素。

首先辨外感头痛与内伤头痛。外感头痛因外邪致病，属实证，起病较急，一般疼痛较剧，多表现为掣痛、跳痛、灼痛、胀痛、重痛，痛无休止。内伤头痛以虚证或虚实夹杂证为多见，如起病缓慢，疼痛较轻，表现为隐痛、空痛、昏痛，痛势悠悠，遇劳加重，时作时止，多属虚证；如因肝阳、痰浊、瘀血所致者属实，表现为头昏胀痛，或昏蒙重痛，或刺痛钝痛，痛点固定，常伴有肝阳、痰浊、瘀血的相应证候。

其次辨头痛之相关经络脏腑。如要点四所述。

最后辨其影响因素。气虚者与过劳有关；肝火者因情志波动而加重；阳亢者常因饮酒或暴食而加重；肝肾阴虚者每因失眠而病作或加重。

（二）治疗原则

外感头痛属实证，以风邪为主，故治疗主以疏风，兼以散寒、清热、祛湿。内伤头痛多属虚证或虚实夹杂证。虚者以滋阴养血，益肾填精为主；实证当平肝、化痰、行瘀；虚实夹杂者，酌情兼顾并治。

（三）证治分类

1. 外感头痛

（1）风寒头痛

证候：头痛连及项背，常有拘急收紧感，或伴恶风畏寒，遇风尤剧，口不渴，舌淡红，苔薄白，脉浮紧。

证机概要：风寒外袭，上犯颠顶，凝滞经脉。

治法：疏散风寒止痛。

代表方：川芎茶调散加减。

常用药：川芎、白芷、藁本、羌活、细辛、荆芥、防风。

加减：若头痛，恶寒明显者，酌加麻黄、桂枝、制川乌等温经散寒。若寒邪侵于厥阴经脉，症见颠顶头痛，干呕，吐涎沫，四肢厥冷，苔白，脉弦者，方用吴茱萸汤去人参，加藁本、川芎、细辛、法半夏，以温散寒邪，降逆止痛。若寒邪客于少阴经脉，症见头痛，足寒，气逆，背冷，脉沉细，方用麻黄附子细辛汤加白芷、川芎，温经散寒止痛。

（2）风热头痛

证候：头痛而胀，甚则头胀如裂，发热或恶风，面红目赤，口渴喜饮，大便不畅，或便秘，溲赤，舌尖红，苔薄黄，脉浮数。

证机概要：风热外袭，上扰清空，窍络失和。

治法：疏风清热和络。

代表方：芎芷石膏汤加减。

常用药：菊花、桑叶、薄荷、蔓荆子、川芎、白芷、羌活、生石膏。

加减：烦热口渴，舌红少津者，可重用石膏，配知母、天花粉清热生津，黄芩、山栀清热泻火；大便秘结，腑气不通，口舌生疮者，可用黄连上清丸泄热通腑。

（3）风湿头痛

证候：头痛如裹，肢体困重，胸闷纳呆，大便或溏，舌淡，苔白腻，脉濡。

证机概要：风湿之邪，上蒙头窍，困遏清阳。

治法：祛风胜湿通窍。

代表方：羌活胜湿汤加减。

常用药：羌活、独活、藁本、白芷、防风、细辛、蔓荆子、川芎。

加减：若胸闷脘痞、腹胀便溏显著者，可加

苍术、厚朴、陈皮、藿梗以燥湿宽中，理气消胀；恶心、呕吐者，可加半夏、生姜以降逆止呕；纳呆食少者，加麦芽、神曲健胃助运。

2. 内伤头痛

（1）肝阳头痛

证候：头昏胀痛，两侧为重，心烦易怒，夜寐不宁，口苦面红，或兼胁痛，舌红苔黄，脉弦数。

证机概要：肝失条达，气郁化火，阳亢风动。

治法：平肝潜阳息风。

代表方：天麻钩藤饮加减。

常用药：天麻、钩藤、石决明、山栀、黄芩、丹皮、桑寄生、杜仲、牛膝、益母草、白芍、夜交藤。

加减：若因肝郁化火，肝火炎上，而症见头痛剧烈，目赤口苦，急躁，便秘溲黄者，加夏枯草、龙胆草、大黄。若兼肝肾亏虚，水不涵木，症见头晕目涩，视物不明，遇劳加重，腰膝酸软者，可选加枸杞、女贞子、山茱萸。

（2）血虚头痛

证候：头痛隐隐，时时昏晕，心悸失眠，面色少华，神疲乏力，遇劳加重，舌质淡，苔薄白，脉细弱。

证机概要：气血不足，不能上荣，窍络失养。

治法：养血滋阴，和络止痛。

代表方：加味四物汤加减。

常用药：当归、生地、白芍、首乌、川芎、五味子、远志、枣仁。

加减：若因血虚气弱者，兼见乏力气短，神疲懒言，汗出恶风等，可选加党参、黄芪、白术；若阴血亏虚，阴不敛阳，肝阳上扰者可加入天麻、钩藤、石决明、菊花等。

（3）痰浊头痛

证候：头痛昏蒙，胸脘满闷，纳呆呕恶，舌淡，苔白腻，脉滑或弦滑。

证机概要：脾失健运，痰浊中阻，上蒙清窍。

治法：健脾燥湿，化痰降逆。

代表方：半夏白术天麻汤加减。

常用药：半夏、陈皮、白术、茯苓、天麻、白蒺藜、蔓荆子。

加减：若痰湿久郁化热，口苦便秘，舌红苔黄腻，脉滑数者，可加黄芩、竹茹、枳实、胆星。若胸闷、呕恶明显，加厚朴、枳壳、生姜和中降逆。

（4）肾虚头痛

证候：头痛且空，眩晕耳鸣，腰膝酸软，神疲乏力，滑精或带下，舌红少苔，脉细无力。

证机概要：肾精亏虚，髓海不足，脑窍失荣。

治法：养阴补肾，填精生髓。

代表药：大补元煎加减。

常用药：熟地、枸杞、女贞子、杜仲、川断、龟甲、山萸肉、山药、人参、当归、白芍。

加减：若头痛而晕，头面烘热，面颊红赤，时伴汗出，证属肾阴亏虚，虚火上炎者，去人参，加知母、黄柏，以滋阴泻火，或方用知柏地黄丸。若头痛畏寒，面色㿠白，四肢不温，腰膝无力，舌淡，脉细无力，证属肾阳不足者，当温补肾阳，选用右归丸或金匮肾气丸加减。

（5）瘀血头痛

证候：头痛经久不愈，痛处固定不移，痛如锥刺，日轻夜重，或有头部外伤史，舌紫暗，或有瘀斑、瘀点，苔薄白，脉细或细涩。

证机概要：瘀血阻窍，络脉滞涩，不通则痛。

治法：活血化瘀，通窍止痛。

代表方：通窍活血汤加减。

常用药：川芎、赤芍、桃仁、益母草、当归、白芷、细辛。

加减：若头痛较剧，久痛不已，可加全蝎、蜈蚣、地鳖虫等，搜风剔络止痛。

虫类药多有小毒，故应合理掌握用量，不可久用。

（6）气虚头痛

证候：头痛隐隐，时发时止，遇劳加重，纳

食减少，神疲乏力，气短懒言，舌质淡，苔薄白，脉细弱。

证机概要：脾胃虚弱，中气不足，清阳不升，脑失所养。

治法：健脾益气升清。

代表方：益气聪明汤加减。

常用药：黄芪、炙甘草、人参、升麻、葛根、蔓荆子、芍药。

加减：气血两虚，头痛绵绵不休，心悸怔忡，失眠者，加当归、熟地黄、何首乌补血，或用人参养荣汤加减；若头痛畏寒，加炮附子、益智仁、葱白温阳通络。

◎ 要点六　根据头痛的不同部位选用不同的"引经药"

治疗头痛，除根据辨证论治原则外，还可根据头痛的部位，参照经络循行路线，选择引经药，可以提高疗效。如，太阳头痛选用羌活、蔓荆子、川芎；阳明头痛选用葛根、白芷、知母；少阳头痛选用柴胡、黄芩、川芎；厥阴头痛选用吴茱萸、藁本等。

◎ 要点七　转归预后

外感头痛，积极治疗，一般患者预后良好。内伤头痛病程较长，但辨证准确，恰当地遣方用药，可以延长其发作周期，减轻其发作程度，以至治愈。若病久不愈，反复发作，症状重笃，影响工作及生活，多难于获得根治。若失治误治，妄用散风活血之品，亦可导致咽痛、乏力、妇女月经过多或再行、腹胀便溏等变证。

细目二　眩　晕

◎ 要点一　概述

眩是指眼花或眼前发黑，晕是指头晕甚或感觉自身或外界景物旋转。二者常同时并见，故统称为"眩晕"。轻者闭目即止；重者如坐车船，旋转不定，不能站立，或伴有恶心、呕吐、汗出，面色苍白等症状。

◎ 要点二　病因病机

（一）病因

情志不遂、年高肾亏、病后体虚、饮食不节、跌仆损伤、瘀血内阻。

（二）病机

眩晕的基本病机主要是脑髓空虚，清窍失养，或痰火上逆，扰动清窍。本病的病位在于头脑，其病变脏腑与肝、脾、肾三脏相关。其常见病理因素有风、火、痰、瘀。眩晕的病性以虚者居多，气虚血亏、髓海空虚、肝肾不足所导致的眩晕多属虚证；因痰浊中阻、瘀血阻络、肝阳上亢所导致的眩晕属实证或本虚标实证。

在眩晕的病变过程中，各个证候之间相互兼夹或转化。如脾胃虚弱，气血亏虚而生眩晕，而脾虚又可聚湿生痰，二者相互影响，临床上可以表现为气血亏虚兼有痰湿中阻的证候。如痰湿中阻，郁久化热，形成痰火为患，甚至火盛伤阴，形成阴亏于下，痰火上蒙的复杂局面。再如肾精不足，本属阴虚，若阴损及阳，或精不化气，可以转为肾阳不足或阴阳两虚之证。此外，风阳每夹有痰火，肾虚可以导致肝旺，久病入络形成瘀血，故临床常形成虚实夹杂之证候。

◎ 要点三　诊断与鉴别诊断

（一）诊断依据

1. 头晕目眩，视物旋转，轻者闭目即止，重者如坐车船，甚则仆倒。

2. 严重者可伴有头痛、项强、恶心呕吐、眼球震颤、耳鸣耳聋、汗出、面色苍白等表现。

3. 多有情志不遂、年高体虚、饮食不节、跌仆损伤等病史。

（二）鉴别诊断

1. **眩晕与中风**　中风以猝然昏仆，不省人事，口舌歪斜，半身不遂，失语，或不经昏仆，仅以㖞僻不遂为特征。中风昏仆与眩晕之甚者相似，眩晕之甚者亦可仆倒，但无半身不遂及不省人事、口舌歪斜诸症。也有部分中风病人，以眩晕、头痛为其先兆表现，故临证当注意中风与眩晕的区别与联系。

2. 眩晕与厥证 厥证以突然昏仆，不省人事，四肢厥冷为特征，发作后可在短时间内苏醒，严重者可一厥不复而死亡。眩晕严重者也有欲仆或晕旋仆倒的表现，但眩晕病人无昏迷、不省人事的表现。

◎ **要点四　辨证论治**

（一）辨证要点

眩晕临证首先应辨明相关脏腑，其次辨标本虚实。

首辨脏腑。眩晕病在清窍，但与肝、脾、肾三脏功能失调密切相关。肝阳上亢之眩晕兼见头胀痛、面色潮红、急躁易怒、口苦脉弦等症状。脾胃虚弱，气血不足之眩晕，兼有纳呆、乏力、面色㿠白等症状。脾失健运，痰湿中阻之眩晕，兼见纳呆呕恶、头痛、苔腻诸症。肾精不足之眩晕，多兼有腰酸腿软、耳鸣如蝉等症。

其次辨标本虚实。凡病程较长，反复发作，遇劳即发，伴两目干涩，腰膝酸软，或面色㿠白，神疲乏力，脉细或弱者，多属虚证，由精血不足或气血亏虚所致。凡病程短，或突然发作，眩晕重，视物旋转，伴呕恶痰涎，头痛，面赤，形体壮实者，多属实证。其中，痰湿所致者，头重昏蒙，胸闷呕恶，苔腻脉滑；瘀血所致者，头昏头痛，痛点固定，唇舌紫暗，舌有瘀斑；肝阳风火所致者，眩晕，面赤，烦躁，口苦，肢麻震颤，甚则仆倒，脉弦有力。

（二）治疗原则

眩晕的治疗原则是补虚泻实，调整阴阳。虚者当滋养肝肾，补益气血，填精生髓。实证当平肝潜阳，清肝泻火，化痰行瘀。

（三）证治分类

1. 肝阳上亢证

证候：眩晕，耳鸣，头目胀痛，口苦，失眠多梦，遇烦劳郁怒而加重，甚则仆倒，颜面潮红，急躁易怒，肢麻震颤，舌红苔黄，脉弦或数。

证机概要：肝阳风火，上扰清窍。

治法：平肝潜阳，清火息风。

代表方：天麻钩藤饮加减。

常用药：天麻、石决明、钩藤、牛膝、杜仲、桑寄生、黄芩、山栀、菊花、白芍。

加减：若肝火上炎，口苦目赤，烦躁易怒者，酌加龙胆草、丹皮、夏枯草；若肝肾阴虚较甚，目涩耳鸣，腰酸膝软，舌红少苔，脉弦细数者，可酌加枸杞子、首乌、生地、麦冬、玄参；若眩晕剧烈，兼见手足麻木或震颤者，加羚羊角、石决明、生龙骨、生牡蛎、全蝎、蜈蚣等镇肝息风，清热止痉。

2. 气血亏虚证

证候：眩晕动则加剧，劳累即发，面色淡白，神疲乏力，倦怠懒言，唇甲不华，发色不泽，心悸少寐，纳少腹胀，舌淡苔薄白，脉细弱。

证机概要：气血亏虚，清阳不展，脑失所养。

治法：补益气血，调养心脾。

代表方：归脾汤加减。

常用药：党参、白术、黄芪、当归、熟地、龙眼肉、大枣、茯苓、炒扁豆、远志、枣仁。

加减：若中气不足，清阳不升，兼见气短乏力，纳少神疲，便溏下坠，脉象无力者，可合用补中益气汤；若自汗时出，易于感冒，当重用黄芪，加防风、浮小麦益气固表敛汗；若兼见心悸怔忡，少寐健忘者，可加柏子仁、合欢皮、夜交藤养心安神。

3. 肾精不足证

证候：眩晕日久不愈，精神萎靡，腰酸膝软，少寐多梦，健忘，两目干涩，视力减退，或遗精滑泄，耳鸣齿摇。或颧红咽干，五心烦热，舌红少苔，脉细数；或面色㿠白，形寒肢冷，舌淡嫩，苔白，脉弱尺甚。

证机概要：肾精不足，髓海空虚，脑失所养。

治法：滋养肝肾，益精填髓。

代表方：左归丸加减。

常用药：熟地、山萸肉、山药、龟甲、鹿角

胶、紫河车、杜仲、枸杞子、菟丝子、牛膝。

加减：若阴虚火旺，症见五心烦热、潮热颧红、舌红少苔、脉细数者，可选加鳖甲、龟甲、知母、黄柏、丹皮、地骨皮等；若肾失封藏固摄，遗精滑泄者，可酌加芡实、莲须、桑螵蛸等；若阴损及阳，肾阳虚明显，表现为四肢不温，形寒怕冷，精神萎靡，舌淡脉沉者，或予右归丸温补肾阳，填精补髓，或酌配巴戟天、仙灵脾、肉桂。

4. 痰浊上蒙证

证候：眩晕，头重昏蒙，或伴视物旋转，胸闷恶心，呕吐痰涎，食少多寐，舌苔白腻，脉濡滑。

证机概要：痰浊中阻，上蒙清窍，清阳不升。

治法：化痰祛湿，健脾和胃。

代表方：半夏白术天麻汤加减。

常用药：半夏、陈皮、白术、苡仁、茯苓、天麻。

加减：若眩晕较甚，呕吐频作，视物旋转，可酌加代赭石、竹茹、生姜、旋覆花以镇逆止呕；若兼见耳鸣重听，可酌加郁金、菖蒲、葱白以通阳开窍；若痰郁化火，头痛头胀，心烦口苦，渴不欲饮，舌红苔黄腻，脉弦滑者，宜用黄连温胆汤清化痰热。

5. 瘀血阻窍证

证候：眩晕时作，头痛如刺，兼见健忘、失眠、心悸、精神不振，耳鸣耳聋，面唇紫暗，舌暗有瘀斑，脉涩或细涩。

证机概要：瘀血阻络，气血不畅，脑失所养。

治法：活血化瘀，通窍活络。

代表方：通窍活血汤加减。

常用药：川芎、赤芍、桃仁、红花、白芷、菖蒲、老葱、当归、地龙、全蝎。

加减：若兼见神疲乏力，少气自汗等症，加入黄芪、党参益气行血；若兼畏寒肢冷，感寒加重，可加附子、桂枝温经活血。

要点五　转归预后

眩晕的预后与病情轻重有关。若病情较轻，治疗护理得当，则预后多属良好；反之，若病久不愈，发作频繁，发作时间长，症状重笃，则难以获得根治。尤其是肝阳上亢者，阳愈亢而阴愈亏，阴亏则更不能涵木潜阳，阳化风动，血随气逆，夹痰夹火，横窜经隧，蒙蔽清窍，即成中风危证，预后不良。少数内伤眩晕患者，也可因肝血、肾精耗竭，耳目失其荣养，而发为耳鸣或失明之病证。

要点六　预防调护

1. 预防眩晕之发生，应避免和消除能导致眩晕发生的各种内、外致病因素。要适当锻炼，增强体质；保持情绪稳定，防止七情内伤；注意劳逸结合，避免体力和脑力的过度劳累；饮食有节，防止暴饮暴食，过食肥甘醇酒及过咸伤肾之品，尽量戒烟戒酒。

2. 眩晕发病后要及时治疗，注意休息，严重者当卧床休息；注意饮食清淡，保持情绪稳定，避免突然、剧烈的体位改变和头颈部运动，以防眩晕症状的加重，或发生晕倒。有眩晕史的病人，当避免剧烈体力活动，避免高空作业。

细目三　中　风

要点一　概述

中风是以猝然昏仆，不省人事，半身不遂，口舌㖞斜，语言不利为主症的病证。病情轻者可无昏仆而仅见口舌㖞斜及半身不遂等症状。

要点二　病因病机

（一）病因

内伤积损、劳欲过度、饮食不节、情志所伤、气虚邪中。

（二）病机

中风的基本病机为阴阳失调，气血逆乱，上犯于脑，虚（阴虚、气虚）、火（肝火、心火）、风（肝风、外风）、痰（风痰、湿痰）、气（气逆）、血（血瘀）为其病机六端。病位在脑，与心、肝、脾、肾密切相关。病理因素主要为风、火、痰、瘀。其病理性质多属本虚标实，上盛下虚。本虚为肝肾阴虚，气血衰少；标实为风火相扇，痰湿壅盛，气血逆乱。轻者风痰横窜经络而为中经络，重者肝阳肝风夹痰夹火上闭清窍而为中脏腑，轻重之间的转化往往发生在疾病的初发阶段，且变化迅速，与预后密切相关。

◎ 要点三　诊断与鉴别诊断

（一）诊断依据

1. 具有突然昏仆，不省人事，半身不遂，偏身麻木，口舌歪斜，言语謇涩等特定的临床表现。轻症仅见眩晕，偏身麻木，口舌歪斜，半身不遂等。

2. 多急性起病，好发于 40 岁以上年龄。

3. 发病之前多有头晕、头痛、肢体一侧麻木等先兆症状。

4. 常有眩晕、头痛、心悸等病史，病发多有情志失调、饮食不当或劳累等诱因。

（二）鉴别诊断

1. **中风与口僻**　口僻俗称吊线风，主要症状是口舌歪斜，但常伴耳后疼痛，口角流涎，言语不清，而无半身不遂或神志障碍等表现，多因正气不足，风邪入脉络，气血痹阻所致，不同年龄均可罹患。

2. **中风与厥证**　厥证也有突然昏仆，不省人事之表现，一般而言，厥证神昏时间短暂，发作时常伴有四肢逆冷，移时多可自行苏醒，醒后无半身不遂、口舌歪斜、言语不利等表现。

3. **中风与痉证**　痉证以四肢抽搐、项背强直甚至角弓反张为主症，发病时也可伴有神昏，需与中风闭证相鉴别。但痉证之神昏多出现在抽搐之后，而中风患者多在起病时即有神昏，而后可以出现抽搐。痉证抽搐时间长，中风抽搐时间短。痉证患者无半身不遂、口舌歪斜等症状。

4. **中风与痿证**　痿证可以有肢体瘫痪、活动无力等类似中风之表现；中风后半身不遂日久不能恢复者，亦可见肌肉瘦削，筋脉弛缓，两者

应予以区别。但痿证一般起病缓慢，以双下肢瘫痪或四肢瘫痪，或肌肉萎缩，筋惕肉瞤为多见；而中风的肢体瘫痪多起病急骤，且以偏瘫不遂为主。痿证起病时无神昏，中风则常有不同程度的神昏。

5. **中风与痫证**　痫证发作时起病急骤，突然昏仆倒地，与中风相似。但痫证为阵发性神志异常的疾病，猝发仆地时常口中作声，如猪羊啼叫，四肢频抽而口吐白沫；中风则仆地无声，一般无四肢抽搐及口吐涎沫的表现。痫证之神昏多为时短暂，移时可自行苏醒，醒后一如常人，但可再发；中风患者昏仆倒地，其神昏症状严重，持续时间长，难以自行苏醒，需及时治疗方可逐渐清醒。中风多伴有半身不遂、口舌歪斜等症，亦与痫证不同。

◎ 要点四　辨证论治

（一）辨证要点

中风临证，首辨中经络或中脏腑，中脏腑者辨闭证与脱证，闭证应辨阳闭阴闭，同时应辨当前所处病期。

首辨中经络、中脏腑。中经络者虽有半身不遂、口舌歪斜、语言不利，但意识清楚；中脏腑则昏不知人，或神志昏糊、迷蒙，伴见肢体不用。

中脏腑需辨闭证与脱证。闭证属实，因邪气内闭清窍所致，症见神志昏迷、牙关紧闭、口噤不开、两手握固、肢体强痉等。脱证属虚，乃为五脏真阳散脱，阴阳即将离决之候，临床可见神志昏愦无知、目合口开、四肢松懈瘫软、手撒肢冷汗多、二便自遗、鼻息低微等。此外，还有阴竭阳亡之分，并可相互关联。闭证常见于骤起，脱证则由闭证恶变转化而成。并可见内闭外脱之候。

闭证当辨阳闭和阴闭。阳闭有瘀热痰火之象，如身热面赤，气粗鼻鼾，痰声如拽锯，便秘溲黄，舌苔黄腻，舌绛干，甚则舌体卷缩，脉弦滑而数。阴闭有寒湿痰浊之征，如面白唇紫，痰涎壅盛，四肢不温，舌苔白腻，脉沉滑等。

根据病程长短，分为三期。急性期为发病后二周以内，中脏腑可至一个月；恢复期指发病二周后或一个月至半年内；后遗症期指发病半年以上。

（二）治疗原则

中经络以平肝息风，化痰祛瘀通络为主。中脏腑闭证，治当息风清火，豁痰开窍，通腑泄热；脱证急宜救阴回阳固脱；对内闭外脱之证，则须醒神开窍与扶正固脱兼用。恢复期及后遗症期，多为虚实兼夹，当扶正祛邪，标本兼顾，平肝息风，化痰祛瘀，与滋养肝肾，益气养血并用。

（三）证治分类

急性期

1. 中经络

（1）风痰瘀阻证

证候：头晕头痛，手足麻木，突然发生口舌歪斜，口角流涎，舌强语謇，甚则半身不遂，或兼见手足拘挛，舌质紫暗，或有瘀斑，舌苔薄白，脉弦涩或小滑。

证机概要：肝阳化风，风痰上扰，经脉闭阻。

治法：息风化痰，活血通络。

代表方：半夏白术天麻汤合桃仁红花煎加减。

常用药：半夏、茯苓、陈皮、白术、天麻、桃仁、红花、香附、延胡索、稀莶草。

加减：眩晕较甚且痰多者，加胆南星、天竺黄、石菖蒲；大便干结者，可加大黄、黄芩、栀子；头痛甚，耳鸣目眩者，加钩藤、石决明。

（2）风阳上扰证

证候：常感头晕头痛，耳鸣目眩，突然发生口舌歪斜，舌强语謇，或手足重滞，甚则半身不遂，舌质红苔黄，脉弦。

证机概要：肝火偏旺，阳亢化风，横窜络脉。

治法：平肝潜阳，活血通络。

代表方：天麻钩藤饮加减。

常用药：天麻、钩藤、珍珠母、石决明、桑叶、菊花、黄芩、栀子、牛膝。

加减：夹有痰浊，胸闷，恶心，苔腻，加胆星、郁金；头痛较重，加羚羊角、夏枯草以清肝息风；腿足重滞，加杜仲、桑寄生补益肝肾。

（3）阴虚风动证

证候：平素头晕耳鸣，腰膝酸软，突然发生口舌歪斜，言语不利，手指瞤动，甚或半身不遂，舌质红，苔腻，脉弦细数。

证机概要：肝肾阴虚，风阳内动，风痰瘀阻经络。

治法：滋阴潜阳，息风通络。

代表方：镇肝熄风汤加减。

常用药：白芍、天冬、玄参、枸杞子、龙骨、牡蛎、龟甲、代赭石、牛膝、当归、天麻、钩藤。

加减：痰热较重，苔黄腻，泛恶，加胆星、竹沥、川贝母清热化痰；阴虚阳亢，肝火偏旺，心中烦热，加栀子、黄芩清热除烦。

2. 中脏腑

（1）闭证

突然昏仆，不省人事，牙关紧闭，口噤不开，两手握固，大小便闭，肢体偏瘫、拘急、抽搐，是闭证的基本特征。由于有痰火和痰浊内闭之不同，故有阳闭、阴闭之分。

1）阳闭证

证候：除闭症主要症状外，兼见面红身热，气粗口臭，躁动不安，痰多而黏，舌质红，苔黄腻，脉弦滑有力。

证机概要：肝阳暴张，气血上逆，痰火壅盛，清窍被扰。

治法：清肝息风，豁痰开窍。

代表方：羚羊角汤合用安宫牛黄丸加减。

常用药：羚羊角粉、菊花、夏枯草、蝉蜕、柴胡、生石决明、龟甲、生地黄、牡丹皮、白芍、薄荷。

加减：痰盛神昏者，合用至宝丹；热闭神昏兼有抽搐者，可加全蝎、蜈蚣，或合用紫雪丹。临床还可酌情选用清开灵注射液或醒脑静注射液静脉滴注。

中脏腑因痰热内阻，腑气不通，邪热上扰，神机失用，应及时使用通腑泄热之法，有助于邪从下泄，则神识可清，危象可解。

2）阴闭证

证候：除闭症主要症状外，兼见面白唇暗，静卧不烦，四肢不温，痰涎壅盛，苔白腻，脉沉滑。

证机概要：痰浊偏盛，上壅清窍，内蒙心神，神机闭塞。

治法：豁痰息风，辛温开窍。

代表方：涤痰汤合用苏合香丸加减。

常用药：半夏、茯苓、橘红、竹茹、郁金、石菖蒲、胆南星、天麻、钩藤、僵蚕。

加减：兼有动风者，加天麻、钩藤以平息内风；有化热之象者，加黄芩、黄连；见戴阳证者，属病情恶化，宜急进参附汤、白通加猪胆汁汤救治。

闭证适时配合通下之法，但正虚明显，元气欲脱者忌用。

（2）脱证（阴竭阳亡）

证候：突然昏仆，不省人事，面色苍白，目合口张，鼻鼾息微，手撒肢冷，汗多，大小便自遗，肢体软瘫，舌痿，脉细弱或脉微欲绝。

证机概要：正不胜邪，元气衰微，阴阳欲绝。

治法：回阳救阴，益气固脱。

代表方：参附汤合生脉散加味。亦可用参麦注射液或生脉注射液静脉滴注。

常用药：人参、附子、麦冬、五味子、山茱萸。

加减：阴不恋阳，阳浮于外，津液不能内守，汗泄过多者，可加龙骨、牡蛎敛汗回阳；阴精耗伤，舌干，脉微者，加玉竹、黄精以救阴护津。

恢复期和后遗症期

1. 风痰瘀阻证

证候：口舌歪斜，舌强语謇或失语，半身不遂，肢体麻木，苔滑腻，舌暗紫，脉弦滑。

证机概要：风痰阻络，气血运行不利。

治法：搜风化痰，行瘀通络。

代表方：解语丹加减。

常用药：天麻、胆南星、天竺黄、半夏、陈皮、地龙、僵蚕、全蝎、远志、石菖蒲、豨莶草、桑枝、鸡血藤、丹参、红花。

加减：痰热偏盛者，加全瓜蒌、竹茹、川贝母清化痰热；兼有肝阳上亢，头晕头痛，面赤，苔黄舌红，脉弦劲有力，加钩藤、石决明、夏枯草平肝息风潜阳；咽干口燥，加天花粉、天冬养阴润燥。

2. 气虚络瘀证

证候：肢体偏枯不用，肢软无力，面色萎黄，舌质淡紫或有瘀斑，苔薄白，脉细涩或细弱。

证机概要：气虚血瘀，脉阻络痹。

治法：益气养血，化瘀通络。

代表方：补阳还五汤加减。

常用药：黄芪、桃仁、红花、赤芍、当归尾、川芎、地龙、牛膝。

加减：血虚甚，加枸杞子、制首乌以补血；肢冷，阳失温煦，加桂枝温经通脉；腰膝酸软，加川续断、桑寄生、杜仲以壮筋骨，强腰膝。

3. 肝肾亏虚证

证候：半身不遂，患肢僵硬，拘挛变形，舌强不语，或偏瘫，肢体肌肉萎缩，舌红脉细，或舌淡红，脉沉细。

证机概要：肝肾亏虚，阴血不足，筋脉失养。

治法：滋养肝肾。

代表方：左归丸合地黄饮子加减。

常用药：生地黄、首乌、枸杞子、山茱萸、麦冬、石斛、当归、鸡血藤。

加减：若腰酸腿软较甚，加杜仲、桑寄生、牛膝补肾壮腰；肾阳虚，加巴戟天、肉苁蓉补肾益精，附子、肉桂温补肾阳；夹有痰浊，加石菖蒲、远志、茯苓化痰开窍。

◎ 要点五　转归预后

中风病患者的转归取决于其体质的强弱、正气的盛衰、病情的轻重及诊疗的正确及时与否、调养是否得当等。中经络者，渐进加重，出现意识不清，可发展为中脏腑。中脏腑者，神志由昏迷逐渐转清，半身不遂趋于恢复，说明其向中经络转化，病势为顺，预后多好。若出现顽固性呃逆、呕血、厥脱者，此为中风变证，多致正气散脱。若邪盛正伤，虽经救治，终因正气已伤，致病程迁延成为中风病后遗症者，常见半身不遂、口舌㖞斜、言语不利、痴呆等，要抓紧时机，积极治疗，同时配合外敷熏洗及针灸按摩，并适当锻炼，以提高疗效。中风病后遗症期，若偏瘫肢体由松懈瘫软变为拘挛发痉，伴躁扰不宁，此由正气虚乏，邪气日盛而致，病情较重。

◎ 要点六　预防调护

1. 关于中风的预防，应识别中风先兆，及时处理，以预防中风发生。平时在饮食上宜食清淡易消化之物，忌肥甘厚味、动风、辛辣刺激之品，并禁烟酒。要保持心情舒畅，做到起居有常，饮食有节，避免疲劳，以防止卒中和复中。

2. 既病之后，应加强护理。遇中脏腑昏迷时，须密切观察病情变化，注意面色、呼吸、汗出等变化，以防向闭脱转化。加强口腔护理，及时清除痰涎，喂服或鼻饲中药时应少量多次频服。恢复期要加强偏瘫肢体的被动活动，进行各种功能锻炼，并配合针灸、推拿、理疗、按摩等。偏瘫严重者，防止患肢受压而发生变形。语言不利者，宜加强语言训练。长期卧床者，保护局部皮肤，防止发生褥疮。

细目四　癫　狂

◎ 要点一　概述

癫狂为精神失常疾病，癫病以精神抑郁，表情淡漠，沉默痴呆，语无伦次，静而多喜为特征。狂病以精神亢奋，狂躁不安，喧扰不宁，骂詈毁物，动而多怒为特征。

◎ 要点二　病因病机

（一）病因

七情内伤，饮食失节，禀赋不足。

（二）病机

病变脏腑主要在心、脑与肝、脾、肾相关。病理因素以气、痰、火、瘀为主，四者有因果兼夹的关系，且多以气郁为先。区别言之，癫与狂的病机特点各有不同。癫为痰气郁结，蒙蔽神机；狂为痰火上扰，神明失主。但癫证痰气郁而化火，可转化为狂证；狂证日久，郁火宣泄而痰气留结，又可转化癫证，故两者不能截然分开。癫狂日久，又易耗伤气血，损伤脏腑；气、痰、火、瘀之间也可相互转化。其中，脏气不平，阴阳失调，脑之神机逆乱又是病机的关键所在。病理性质属本虚标实。

◎ 要点三　诊断与鉴别诊断

（一）诊断依据

1. 神情抑郁，表情淡漠，静而少动，沉默痴呆，或喃喃自语，语无伦次；或突然狂奔，喧扰不宁，呼号打骂，不避亲疏。

2. 有癫狂的家族史，或脑外伤史。多发于青壮年女性，素日性格内向，近期情志不遂，或突遭变故，惊恐而心绪不宁。

3. 排除药物、中毒、热病原因所致。

（二）鉴别诊断

1. **癫证与狂证**　癫病与狂病均属精神失常疾病，癫病属阴，以静而多喜为主，表现为沉静独处，言语支离，畏见生人，或哭或笑，声低气怯，以抑郁性精神失常为特征；狂病属阳，以动而多怒为主，表现躁动狂乱，气力倍常，呼号詈骂，声音多亢，以兴奋性精神失常为特征。

2. **癫证与郁证**　郁证表现心情抑郁，情绪不宁，胸胁胀闷，急躁易怒，心悸失眠，喉中如有异物等，以自我感觉异常为主，但无神志错乱。癫病亦见喜怒无常，多语或不语等症，一般已失去自控力，神明逆乱，精神失常。

3. **癫证与痴呆**　癫证与痴呆症状表现亦有

相似之处，然痴呆以智能低下为突出表现，以神志呆滞，愚笨迟钝为主要证候特征，其部分症状可自制，其基本病机是髓减脑衰，神机失调，或痰浊瘀血，阻痹脑脉。

4. 癫证与痫证　痫证是以突然昏仆、不省人事、两目上视、口吐涎沫、四肢抽搐为特征的发作性疾病，与本病不难区别。

◎ 要点四　辨证论治

（一）癫狂的辨证要点

首先辨癫证与狂证之不同，其次辨病性虚实。

癫证与狂证的区别在于，癫证初期以情感障碍为主，表现情感淡漠，生活懒散，少与人交往，喜静恶动。若病情进一步发展，可出现思维障碍，情绪低下，沉默寡言，学习成绩下降，直至丧失生活和工作能力。进一步发展，病情更甚者，可出现淡漠不知，喃喃自语，终日闭户，不知饥饱。狂证初期以情绪高涨为主，多见兴奋话多，夜不寐，好外走，喜冷饮，喜动恶静。病情进一步发展，渐至频繁外走，气力倍增，刚暴易怒，登高而歌，自高贤，自尊贵，部分患者亦可出现呼号骂詈，不避水火，不避亲疏的严重症状。癫狂至晚期，正气大亏，邪气犹存，临床极为难治。

其次辨病性虚实。初病属实，久病则多虚实夹杂。癫为气郁、痰阻、血瘀，久延则脾气心血亏耗。狂为火郁、痰壅、热瘀，久延心肾阴伤，水不济火，而致阴虚火旺。

（二）治疗原则

初期多以邪实为主，治当理气解郁，畅达神机，降（泻）火豁痰，化瘀通窍。后期以正虚为主，治当补益心脾，育阴养血，调整阴阳。

（三）证治分类

1. 癫证

（1）痰气郁结证

证候：精神抑郁，表情淡漠，沉默痴呆，时时太息，言语无序，或喃喃自语，多疑多虑，喜怒无常，秽洁不分，不思饮食，舌红苔腻而白，脉弦滑。

证机概要：肝气郁滞，脾失健运，痰郁气结，蒙蔽神窍。

治法：理气解郁，化痰醒神。

代表方：逍遥散合顺气导痰汤加减。

常用药：柴胡、白芍、当归、茯苓、白术、甘草、枳实、木香、香附、半夏、陈皮、胆星、郁金、石菖蒲。

加减：若痰伏较甚者予控涎丹，临卧姜汤送下，尤其制成丸剂，小量服用，祛痰饮而不伤正；若神思迷惘，表情呆钝，言语错乱，目瞪不瞬，舌苔白腻，为痰迷心窍，宜理气豁痰，散结宣窍，先以苏合香丸，芳香开窍，继以四七汤加胆星、郁金、石菖蒲之类，以行气化痰；病久痰气郁结，面暗，舌紫，脉沉涩，酌加桃仁、红花、赤芍、泽兰等活血化瘀；若不寐易惊，烦躁不安，舌红苔黄，脉滑数者，为痰郁化热，痰热交蒸，干扰心神所致，宜清热化痰，可用温胆汤加黄连合白金丸加减。若神昏志乱，动手毁物，为火盛欲狂之征，当以狂病论治。

（2）心脾两虚证

证候：神思恍惚，魂梦颠倒，心悸易惊，善悲欲哭，肢体困乏，饮食锐减，言语无序，舌淡，苔薄白，脉沉细无力。

证机概要：癫证日久，脾失健运，生化乏源，气血俱衰，心神失养。

治法：健脾益气，养心安神。

代表方：养心汤合越鞠丸加减。

常用药：人参、黄芪、炙甘草、香附、神曲、苍术、茯苓、当归、川芎、远志、柏子仁、酸枣仁、五味子。

加减：若心气耗伤，营血内亏，悲伤欲哭，加淮小麦、大枣清心润燥安神；气阴两虚加太子参、麦冬；神气恍惚，心悸易惊，加龙齿、磁石重镇安神；病久脾肾阳虚，反应及动作迟钝，嗜卧，四肢欠温，面色苍白，舌淡，脉沉细，酌加肉桂、附子、巴戟天、仙茅、仙灵脾等温补肾阳。

2. 狂证

（1）痰火扰神证

证候：起病先有性情急躁，头痛失眠，两目怒视，面红目赤，突发狂乱无知，骂詈号叫，不避亲疏，逾垣上屋，或毁物伤人，气力逾常，不食不眠，舌质红绛，苔多黄腻或黄燥而垢，脉弦大滑数。

证机概要：五志化火，痰随火升，痰热上扰清窍，神明昏乱。

治法：清心泻火，涤痰醒神。

代表方：生铁落饮加减。

常用药：龙胆草、黄连、连翘、胆星、贝母、橘红、竹茹、石菖蒲、远志、茯神、生铁落、朱砂、玄参、天冬、麦冬、丹参。

加减：若痰火壅盛而舌苔黄垢腻者，同时用礞石滚痰丸逐痰泻火，再用安宫牛黄丸清心开窍；若阳明腑热，大便燥结，舌苔黄燥，脉实大者，可暂用小承气汤，以荡涤秽浊，清泄胃肠实火；烦热渴饮，加生石膏、知母、天花粉、生地清热生津；久病面色晦滞，狂躁不安，行为乖异，舌质青紫有瘀斑，脉沉弦者，此为瘀热阻窍，可酌加丹皮、赤芍、大黄、桃仁、水蛭；若神志较清，痰热未尽，心烦不寐者，可用温胆汤合朱砂安神丸主之，以化痰安神。

（2）痰热瘀结证

证候：癫狂日久不愈，面色晦滞而秽，情绪躁扰不安，多言不序，恼怒不休，甚至登高而歌，弃衣而走，妄见妄闻，妄思离奇，头痛，心悸而烦，舌质紫暗，有瘀斑，少苔或薄黄苔干，脉弦细或细涩。

证机概要：气郁痰结，血气凝滞，瘀热互结，神窍被塞。

治法：豁痰化瘀，调畅气血。

代表方：癫狂梦醒汤加减。

常用药：半夏、胆南星、陈皮、柴胡、香附、青皮、桃仁、赤芍、丹参。

加减：如有蕴热者，加黄连、黄芩以清之；有蓄血内结者，加服大黄䗪虫丸，以祛瘀生新，攻逐蓄血；不饥不食者，加白金丸，以化顽痰，祛恶血。

（3）火盛阴伤证

证候：癫狂久延，时作时止，势已较缓，妄言妄为，呼之已能自制，但有疲惫之象，寝不安寐，烦惋焦躁，形瘦，面红而秽，口干便难，舌尖红无苔，有剥裂，脉细数。

证机概要：心肝郁火，或阳明腑热久羁，耗津伤液，心肾失调，阴虚火旺，神明受扰。

治法：育阴潜阳，交通心肾。

代表方：二阴煎合琥珀养心丹加减。

常用药：川黄连、黄芩、生地黄、麦冬、玄参、阿胶、生白芍、人参、茯神、酸枣仁、柏子仁、远志、石菖蒲、生龙齿、琥珀、朱砂。

加减：若痰火未平，舌苔黄腻，质红，加胆南星、天竺黄；心火亢盛者，加朱砂安神丸；睡不安稳者，加孔圣枕中丹。

◎ 要点五　转归

本病的转归，关键在于早期诊断，及时治疗，重视精神调护，避免精神刺激。若失治、误治，或多次复发，则病情往往加重，形神俱坏，难以逆转。

◎ 要点六　调护

1. 重视精神疗法　移情易性等精神疗法是预防和治疗癫狂的有效方法，如防止环境的恶性刺激，保持光线明亮，这对保持患者智力，活跃情绪，增加社会接触和消除被隔离感有益。勤更衣着，鼓励拜会亲友、谈心、读报、听收音机或看轻松娱乐性电视。病房布置家庭化，以免医院的白色标志引起患者负性情绪。组织患者参加娱乐活动，对患者治疗和恢复十分有益。

2. 加强护理　癫狂之病多由内伤七情而引起，注意精神护理，包括情志和谐，起居、饮食、劳逸调摄规律。正确对待病人的各种病态表现，不应讥笑、讽刺，要关心、体贴、照顾病人。对重症病人的打人、骂人、自伤、毁物等症状，要采取防护措施，注意安全，防止意外，必要时专人照顾。对拒食病人应寻找原因，根据其特点进行劝导、督促，可喂食或鼻饲，以保持营养。

3. 加强妇幼保健工作 首先加强母孕期间的卫生，避免受到惊恐等精神刺激，对有阳性家族史者应当劝其不再生子女。同时注意幼儿的发育成长，一旦发现有精神异常表现，应尽早找专科医生诊治，早期治疗，预后较好。

细目五 痫 病

◎ **要点一 概述**

痫病是一种发作性神志异常的病证。临床以突然意识丧失，甚则仆倒，不省人事，强直抽搐，口吐涎沫，两目上视或口中怪叫为特征，移时苏醒，一如常人为特征。发作前可伴眩晕、胸闷等先兆，发作后常有疲倦乏力等症状。

◎ **要点二 病因病机**

（一）病因

先天遗传、七情失调、惊恐、饮食失调、脑部外伤、六淫所干、他病之后。

（二）病机

本病的基本病机为脏腑失调，痰浊阻滞，气机逆乱，风痰内动，蒙蔽清窍。病理因素主要有风、火、痰、瘀，又以痰为重要。本病的病位在脑，涉及肝、脾、心、肾诸脏。其中肝、脾、肾的损伤是痫病发生的主要病理基础。病理性质属于本虚标实，本虚为脏腑受损，标实为风、火、痰、瘀，四者并非孤立致病，多是互相结合、互相影响而发病。如风阳夹痰，痰瘀郁而化热，风热痰瘀上蒙清窍，流窜经络等，而使本病变化更为错综复杂。此外，由于痫病昏仆抽搐发作，特别容易耗气伤神，故长期反复发作者，常容易出现神志淡漠、面色少华、健忘等心脾两虚，心神失养的症状，并且使痫病更易反复。

◎ **要点三 诊断与鉴别诊断**

（一）诊断依据

1. 任何年龄、性别均可发病，但多在儿童期、青春期或青年期发病，多有家族史，每因惊恐、劳累、情志过极等诱发。

2. 典型发作时突然昏倒，不省人事，两目上视，项背强直，四肢抽搐，口吐涎沫，或有异常叫声，或仅有突然呆木，两眼瞪视，呼之不应，或头部下垂，面色苍白等。

3. 局限性发作可见多种形式，如口、眼、手等局部抽搐而无突然昏倒，或凝视，或语言障碍，或无意识动作等，多数在数秒至数分钟即止。

4. 发作前可有眩晕、胸闷等先兆症状。

5. 发作突然，醒后如常人，醒后对发作时情况不知，反复发作。

6. 脑电图在发作期描记到对称性同步化棘波或棘-慢波等阳性表现，有条件做磁共振等相应检查。

（二）鉴别诊断

1. 痫病与中风 典型发作痫病与中风病均有突然仆倒，昏不知人等，但痫病有反复发作史，发时口吐涎沫，两目上视，四肢抽搐，或作怪叫声，可自行苏醒，无半身不遂、口舌歪斜等症，而中风病则仆地无声，昏迷持续时间长，醒后常有半身不遂等后遗症。

2. 痫病与厥证 厥证除见突然仆倒，昏不知人主症外，还有面色苍白，四肢厥冷，或见口噤，握拳，手指拘急，而无口吐涎沫、两目上视、四肢抽搐和病作怪叫之见症，临床上不难区别。

3. 痫病与痉证 两者都具有四肢抽搐等症状，但痫病仅见于发作之时，兼有口吐涎沫，病作怪叫，醒后如常人。而痉证多见持续发作，伴有角弓反张，身体强直，经治疗恢复后，或仍有原发疾病的存在。

◎ **要点四 辨证论治**

（一）辨证要点

痫病的辨证首先要辨病情轻重，其次辨证候的虚实，再确定病理因素，即风、痰、热、瘀。

本病之病情轻重取决于两个方面：一是病发

持续时间之长短，一般持续时间长则病重，短则病轻；二是发作间隔时间之久暂，即间隔时间短暂则病重，间隔时间长久则病轻。其临床表现的轻重与痰浊之浅深和正气之盛衰密切相关。

痫病发作期多实，多由风痰闭阻，痰火或瘀热扰动神明；间歇期多虚，或虚中夹实，常由心脾两虚，肝肾阴虚，夹风夹痰夹瘀所致，宜分而治之。

来势急骤，神昏猝倒，不省人事，口噤牙紧，颈项强直，四肢抽搐者，属风；发作时口吐涎沫，气粗痰鸣，呆木无知，发作后或有情志错乱，幻听，错觉，或有梦游者，属痰；有猝倒啼叫，面赤身热，口流血沫，平素或发作后有大便秘结，口臭苔黄者，属热；发作时面色潮红、紫红，继则青紫，口唇紫绀，或有颅脑外伤、产伤等病史者，属瘀。

（二）治疗原则

频繁发作，以治标为主，着重清泻肝火，豁痰息风，开窍定痫；平时病缓，则补虚以治其本，宜益气养血，健脾化痰，滋补肝肾，宁心安神。

（三）证治分类

1. 风痰闭阻证

证候：发病前常有眩晕，头昏，胸闷，乏力，痰多，心情不悦。发作呈多样性，或见突然跌倒，神志不清，抽搐吐涎，或伴尖叫与二便失禁，或短暂神志不清，双目发呆，茫然所失，谈话中断，持物落地，或精神恍惚而无抽搐，舌质红，苔白腻，脉多弦滑有力。

证机概要：痰浊素盛，肝阳化风，痰随风动，风痰闭阻，上干清窍。

治法：涤痰息风，开窍定痫。

代表方：定痫丸加减。

常用药：天麻、全蝎、僵蚕、川贝母、胆南星、姜半夏、竹沥、石菖蒲、琥珀、茯神、远志、辰砂、茯苓、陈皮、丹参。

加减：眩晕、目斜视者，加生龙骨、生牡蛎、磁石、珍珠母重镇安神。

辛热开破法是针对痫痰难化这一特点而制定的治法。痰浊闭阻，气机逆乱是本病的核心病机，故治疗多以涤痰、行痰、豁痰为大法。然而痫病之痰，异于一般痰邪，具有深遏潜伏，胶固难化，随风气而聚散之特征，非一般祛痰与化痰药物所能涤除。辛温开破法则采用大辛大热的川乌、半夏、南星、白附子等具有振奋阳气、推动气化作用的药物，以开气机之闭塞，破痰邪之积聚，捣沉痫之胶结，从而促进顽痰消散，痫病缓解。

2. 痰火扰神证

证候：发作时昏仆抽搐，吐涎，或有吼叫，平时急躁易怒，心烦失眠，咳痰不爽，口苦咽干，便秘溲黄，病发后，症情加重，彻夜难眠，目赤，舌红，苔黄腻，脉弦滑而数。

证机概要：痰浊蕴结，气郁化火，痰火内盛，上扰脑神。

治法：清热泻火，化痰开窍。

代表方：龙胆泻肝汤合涤痰汤加减。

常用药：龙胆草、青黛、芦荟、大黄、黄芩、栀子、姜半夏、胆南星、木香、枳实、茯苓、橘红、人参、石菖蒲、麝香。

加减：有肝火动风之势者，加天麻、石决明、钩藤、地龙、全蝎，以平肝息风。

3. 瘀阻脑络证

证候：平素头晕头痛，痛有定处，常伴单侧肢体抽搐，或一侧面部抽动，颜面口唇青紫，舌质暗红或有瘀斑，舌苔薄白，脉涩或弦。多继发于颅脑外伤、产伤、颅内感染性疾患后，或先天脑发育不全。

证机概要：瘀血阻窍，脑络闭塞，脑神失养而风动。

治法：活血化瘀，息风通络。

代表方：通窍活血汤加减。

常用药：赤芍、川芎、桃仁、红花、麝香、老葱、地龙、僵蚕、全蝎。

加减：痰涎偏盛者，加半夏、胆南星、竹茹。

4. 心脾两虚证

证候：反复发痫不愈，神疲乏力，心悸气短，失眠多梦，面色苍白，体瘦纳呆，大便溏薄，舌质淡，苔白腻，脉沉细而弱。

证机概要：痫发日久，耗伤气血，心脾两伤，心神失养。

治法：补益气血，健脾宁心。

代表方：六君子汤合归脾汤加减。

常用药：人参、茯苓、白术、炙甘草、陈皮、姜半夏、当归、丹参、熟地、酸枣仁、远志、五味子。

加减：若痰浊盛而恶心呕吐痰涎者，加胆南星、姜竹茹、瓜蒌、石菖蒲、旋覆花化痰降浊；便溏者，加炒苡仁、炒扁豆、炮姜等健脾止泻；夜游者，加生龙骨、生牡蛎、生铁落等镇心安神。

5. 心肾亏虚证

证候：痫病频发，神思恍惚，心悸，健忘失眠，头晕目眩，两目干涩，面色晦暗，耳轮焦枯不泽，腰膝酸软，大便干燥，舌质淡红，脉沉细而数。

证机概要：痫病日久，心肾精血亏虚，髓海不足，脑失所养。

治法：补益心肾，潜阳安神。

代表方：左归丸合天王补心丹加减。

常用药：熟地黄、山药、山萸肉、菟丝子、枸杞子、鹿角胶、龟甲胶、川牛膝、生牡蛎、鳖甲。

加减：若神思恍惚，持续时间长者，加阿胶补益心血；心中烦热者，加焦山栀、莲子心清心除烦；大便干燥者，加玄参、天花粉、当归、火麻仁以养阴润肠通便。

虫类药具有良好减轻和控制发作的效果，对各类证候均可在辨证处方中加用，因此类药物入络搜风，止痉化痰，非草木药所能代替。药如全蝎、蜈蚣、地龙、僵蚕、蝉衣等。如另取研粉吞服效果尤佳。

◎ 要点五　预防调护

1. 加强孕妇保健，避免胎气受损。痫病发生多与母亲在孕期内外邪干忤及七情、饮食、劳倦等失调有关，尤其在出生过程中，胎儿头部外伤也能导致。因此，特别要注意母亲孕期卫生，加强孕妇自身保健，避免胎气受损。

2. 加强护理，预防意外。

（1）发作时注意观察神志的改变，抽搐的频率，脉搏的快慢与节律，舌之润燥，瞳孔之大小，有无发绀及呕吐，二便是否失禁等情况，并详加记录。对昏仆抽搐的病人，凡有义齿者均应取下，并用裹纱布的压舌板放入病人口中，防止咬伤唇舌，同时加用床档，以免翻坠下床。

（2）休止期患者，不宜驾车、骑车，不宜高空、水上作业，避免脑外伤。

3. 加强休止期治疗，预防再发。应针对患者病后存在不同程度的正虚加以调补，如调脾胃，和气血，健脑髓，兼以顺气涤痰，活血化瘀等，但不可不加辨证地一概投入参、茸大补之品或其他温燥补品。

4. 注意调养。饮食宜清淡，多吃素菜，少食肥甘之品，切忌过冷过热、辛温刺激的食物，以减少痰涎及火热的滋生。可选用山药、苡米、赤豆、绿豆、小米煮粥，可收健脾化湿之功效。注意排痰及口腔卫生。保持精神愉快，避免精神刺激，怡养性情，起居有常，劳逸适度。保证充足的睡眠时间，保持大便通畅。

细目六　痴　呆

◎ 要点一　概述

痴呆是由髓减脑消，神机失用所导致的一种神志异常的疾病，以呆傻愚笨、智能低下、善忘等为主要临床表现。轻者可见神情淡漠，寡言少语，反应迟钝，善忘；重则表现为终日不语，或闭门独居，或口中喃喃，言辞颠倒，行为失常，忽笑忽哭，或不欲食，数日不知饥饿等。

◎ 要点二　病因病机

（一）病因

七情内伤、年高体虚、久病耗损。

（二）病机

痴呆的基本病机为髓海不足，神机失用。其病位在脑，与心、肾、肝、脾均有关系。病理性质多属本虚标实之候，本虚为阴精、气血亏虚，标实为气、火、痰、瘀内阻于脑。本病在病机上常发生转化。一是气滞、痰浊、血瘀之间可以相互转化，或相兼为病，终致痰瘀交结，使病情缠绵难愈。二是气滞、痰浊、血瘀可以化热，而形成肝火、痰热、瘀热，上扰清窍。进一步发展，可耗伤肝肾之阴，肝肾阴虚，水不涵木，阴不制阳，肝阳上亢，化火生风，风阳上扰清窍，而使痴呆加重。三是虚实之间可相互转化。实证的痰浊、瘀血日久，若损及心脾，则气血不足；或耗伤心阴，神明失养；或伤及肝肾，则阴精不足，脑髓失养，可转化为痴呆的虚证。而虚证病久，气血亏乏，脏腑功能受累，气血运行失畅，或积湿为痰，或留滞为瘀，则可见虚中央实之证。故本病临床以虚实夹杂证为多见。

◎ 要点三　诊断与鉴别诊断

（一）诊断依据

1. 以记忆力减退，记忆近事及远事的能力减弱，判定认知人物、物品、时间、地点能力减退，计算力与识别空间位置结构的能力减退，理解别人语言和有条理地回答问题的能力障碍等为主症。

2. 伴性情孤僻，表情淡漠，语言重复，自私狭隘，顽固固执，或无理由地欣快，易于激动或暴怒。其抽象思维能力下降，不能解释或区别词语的相同点和不同点，道德伦理缺乏，不知羞耻，性格特征改变。

3. 起病隐匿，发展缓慢，渐进加重，病程一般较长。但也有少数病例发病较急。

4. 患者可有中风、头晕、外伤等病史。

（二）鉴别诊断

1. **痴呆与郁证**　痴呆的神志异常需与郁证中的脏躁相鉴别。脏躁多发于青中年女性，多在精神因素的刺激下呈间歇性发作，不发作时可如常人，且无智能、人格、情感方面的变化。而痴呆多见于老年人，男女发病无明显差别，且病程迁延，其心神失常症状不能自行缓解，并伴有明显的记忆力、计算力减退甚至人格情感的变化。

2. **痴呆与癫证**　癫证属于精神失常的疾患，以沉默寡言、情感淡漠、语无伦次、静而多喜为特征，以成年人多见。而痴呆则属智能活动障碍，是以神情呆滞、愚笨迟钝为主要临床表现的神志异常疾病，以老年人多见。另一方面，痴呆的部分症状可自制，治疗后有不同程度的恢复。但须指出：重症痴呆患者与癫证在临床症状上有许多相似之处，临床难以区分。

3. **痴呆与健忘**　健忘是以记忆力减退、遇事善忘为主症的一种病证。而痴呆则以神情呆滞，或神志恍惚，告知不晓为主要表现。其不知前事或问事不知等表现，与健忘之"善忘前事"有根本区别。痴呆根本不晓前事，而健忘则晓其事却易忘，且健忘不伴有智能减退、神情呆钝。健忘可以是痴呆的早期临床表现，这时可不予鉴别。由于外伤、药物所致健忘，一般经治疗后可以恢复。

◎ 要点四　辨证论治

（一）辨证要点

痴呆之证应首先辨先天与后天，再辨虚实。

先天性痴呆多于幼年起病，与禀赋不足有关，治疗大多非常困难。后天性痴呆与年老体虚、久病有关，或与中毒、外伤有关，起病多在成年后，早老期发病尤多。

本病乃本虚标实之证，临床上以虚实夹杂者多见。无论为虚为实，都能导致髓减脑消，脏腑功能失调，因而辨证时需分清虚实。痴呆属虚者，临床主要以神气不足，面色失荣，形体消瘦，言行迟弱为特征，可分为髓海不足、肝肾亏虚、脾肾两虚等证。痴呆属实者，除见智能减退、表情反应呆钝外，临床还可见因浊实之邪蒙神扰窍而引起情志、性格方面或亢奋或抑制的明显改变，以及痰浊、瘀血、风火等诸实邪引起的相应证候。老年痴呆虚实夹杂者多见，或以正虚为主，兼有实邪，或以邪实为主，兼有正虚。

（二）治疗原则

治疗当以开郁逐痰、活血通窍、平肝泻火治其标，补虚扶正、充髓养脑治其本。治疗时宜在扶正补虚、填补肾精的同时，注意培补后天脾胃，以冀脑髓得充，化源得滋。同时，须注意补虚切忌滋腻太过，以免滋腻损伤脾胃，酿生痰浊。另外，在药物治疗的同时，移情易性、智力和功能训练与锻炼亦不可轻视。

（三）证治分类

1. 髓海不足证

证候：智能减退，记忆力、计算力、定向力、判断力明显减退，神情呆钝，词不达意，头晕耳鸣，怠惰思卧，齿枯发焦，腰酸骨软，步履艰难，舌瘦色淡，苔薄白，脉沉细弱。

证机概要：肾精亏虚，髓海失养。

治法：补肾益髓，填精养神。

代表方：七福饮加减。

常用药：熟地、鹿角胶、龟甲胶、阿胶、紫河车、猪骨髓、当归、人参、白术、炙甘草、石菖蒲、远志、杏仁。

加减：若兼肝肾阴虚，可去人参、白术、紫河车、鹿角胶，加怀牛膝、生地、枸杞子、女贞子、制首乌；兼肾阳亏虚，加熟附片、巴戟天、益智仁、仙灵脾、肉苁蓉等；若肾阴不足，心火亢盛，可用知柏地黄丸加丹参、莲子心、石菖蒲等清心宣窍。

2. 脾肾两虚证

证候：表情呆滞，沉默寡言，记忆减退，失认失算，口齿含糊，词不达意，伴腰膝酸软，肌肉萎缩，食少纳呆，气短懒言，口涎外溢，或四肢不温，腹痛喜按，鸡鸣泄泻，舌质淡白，舌体胖大，苔白，或舌红，苔少或无苔，脉沉细弱，双尺尤甚。

证机概要：气血亏虚，肾精不足，髓海失养。

治法：补肾健脾，益气生精。

代表方：还少丹加减。

常用药：熟地、枸杞子、山萸肉、肉苁蓉、巴戟天、小茴香、杜仲、怀牛膝、楮实子、党参、白术、茯苓、山药、大枣、石菖蒲、远志、五味子。

加减：若肌肉萎缩，可加紫河车、阿胶、续断、首乌、黄芪；纳减，脘痞，舌红少苔者，可去肉苁蓉、巴戟天、小茴香，加天花粉、玉竹、麦冬、石斛、生谷芽、生麦芽；伴肝肾阴虚，阴虚火旺，当改用知柏地黄丸，佐以潜阳息风之品；脾肾阳虚者，用《金匮》肾气丸加干姜、黄芪、灶心土、白豆蔻等。

3. 痰浊蒙窍证

证候：表情呆钝，智力衰退，或哭笑无常，喃喃自语，或终日无语，呆若木鸡，伴不思饮食，脘腹胀痛，痞满不适，口多涎沫，头重如裹，舌质淡，苔白腻，脉滑。

证机概要：痰浊上蒙，清窍被阻。

治法：豁痰开窍，健脾化浊。

代表方：涤痰汤加减。

常用药：半夏、陈皮、茯苓、枳实、竹茹、制南星、石菖蒲、远志、郁金、甘草、生姜。

加减：若脾虚明显者加党参、白术、麦芽、砂仁等；痰多者重用陈皮、半夏、制南星，并加莱菔子、全瓜蒌、浙贝母；痰浊化热，制南星改用胆南星，并加瓜蒌、栀子、黄芩、天竺黄、竹沥；伴有肝郁化火，灼伤肝血心液，宜用转呆汤加味；若属风痰瘀阻，可用半夏白术天麻汤。

4. 瘀血内阻证

证候：表情迟钝，言语不利，善忘，易惊恐，或思维异常，行为古怪，伴肌肤甲错，口干不欲饮，双目晦暗，舌质暗或有瘀点瘀斑，脉细涩。

证机概要：瘀血阻滞，脑脉痹阻。

治法：活血化瘀，开窍醒脑。

代表方：通窍活血汤加减。

常用药：麝香、当归、桃仁、红花、赤芍、川芎、丹参、葱白、生姜、石菖蒲、郁金。

加减：若久病伴气血不足，加熟地、党参、黄芪；气虚血瘀为主者，宜补阳还五汤加减；气滞血瘀为主者，宜用血府逐瘀汤加减；瘀血日久，阴血亏虚明显者，加熟地、阿胶、鳖甲、制首乌、女贞子；久病血瘀化热，致肝胃火逆，加钩藤、菊花、夏枯草、丹皮、栀子、生地、竹茹；痰瘀交阻，加半夏、橘红、枳实、杏仁、胆南星；病久入络者，加蜈蚣、僵蚕、全蝎、水蛭、地龙、天麻、葛根。

◎ 要点五　预防调护

精神调摄、智能训练、调节饮食起居既是预防措施，又是治疗的重要环节。病人应养成有规律的生活习惯，饮食宜清淡，少食肥甘厚味，多食具有补肾益精作用的食疗之品，如核桃、黑芝麻、山药等，并戒烟酒。

医护人员应帮助病人正确认识和对待疾病，解除思想顾虑。对轻症病人应耐心细致地进行智能训练，使之逐渐掌握一定的生活及工作技能，多参加社会活动，或练习气功、太极拳等，避免过逸恶劳。对重症病人则应注意生活照顾，防止因小便自遗及长期卧床引发褥疮、感染等。要防止病人自伤或伤人。

第四单元　脾胃病证

细目一　胃　痛

◎ 要点一　概述

胃痛，又称胃脘痛，是指以上腹胃脘部近心窝处疼痛为主症的病证。

◎ 要点二　病因病机

（一）病因

感受外邪、饮食不节、情志不畅和脾胃素虚。

（二）病机

基本病机是胃气阻滞，胃失和降，不通则痛。胃痛的病变部位在胃，但与肝、脾的关系极为密切。病理因素主要有气滞、寒凝、热郁、湿阻、血瘀。病理变化比较复杂，胃痛日久不愈，脾胃受损，可由实证转为虚证。若因寒而痛者，寒邪伤阳，脾阳不足，可成脾胃虚寒证；若因热而痛，邪热伤阴，胃阴不足，则致阴虚胃痛。虚证胃痛又易受邪，如脾胃虚寒者易受寒邪，脾胃气虚又可饮食停滞，出现虚实夹杂证。

◎ 要点三　诊断与鉴别诊断

（一）诊断依据

1. 上腹近心窝处胃脘部发生疼痛为特征，其疼痛有胀痛、刺痛、隐痛、剧痛等不同的性质。

2. 常伴食欲不振，恶心呕吐，嘈杂泛酸，嗳气吞腐等上消化道症状。

3. 发病特点：以中青年居多，多有反复发作病史。发病前多有明显的诱因，如天气变化、恼怒、劳累、暴饮暴食、饥饿、进食生冷干硬辛辣醇酒，或服用有损脾胃的药物等。

（二）鉴别诊断

1. **胃痛与真心痛**　真心痛是心经病变所引起的心痛证，多见于老年人，为当胸而痛，其多绞痛、闷痛，动辄加重，痛引肩背，常伴心悸气短、汗出肢冷，病情危急。而胃痛多表现为胀痛、刺痛、隐痛，有反复发作史，一般无放射痛，伴有嗳气、泛酸、嘈杂等脾胃证候。

2. **胃痛与胁痛**　胁痛是以胁部疼痛为主症，可伴发热恶寒，或目黄肤黄，或胸闷太息，极少伴嘈杂泛酸、嗳气吞腐。肝气犯胃的胃痛有时亦可攻痛连胁，但仍以胃脘部疼痛为主症。

3. **胃痛与腹痛**　腹痛是以胃脘部以下、耻骨毛际以上整个部位疼痛为主症。胃痛是以上腹胃脘部近心窝处疼痛为主症，两者仅就疼痛部位来说，是有区别的。但胃处腹中，与肠相连，因而胃痛可以影响及腹，而腹痛亦可牵连于胃，这就要从其疼痛的主要部位和如何起病来加以辨别。

◎ 要点四　辨证论治

（一）辨证要点

应辨虚实寒热，在气在血。实者多痛剧，固定不移，拒按，脉盛；虚者多痛势徐缓，痛处不定，喜按，脉虚。胃痛遇寒则痛甚，得温则痛减，为寒证；胃脘灼痛，喜冷恶热，为热证。一般初病在气，久病在血。气滞者，多见胀痛，痛无定处，或攻窜两胁，或兼见嗳气频作，疼痛与情志因素明显相关；血瘀者，疼痛部位固定不移，痛如针刺，持续疼痛，入夜尤甚，舌质紫暗或有瘀斑。

（二）治疗原则

以理气和胃止痛为主，审证求因，从广义的角度去理解和运用"通"法，如散寒、消食、疏肝、泄热、化瘀、养阴、温阳等，总以开其郁滞、调其升降为目的，这样才能把握住"胃以通为补"的灵魂，灵活应用"通"法。

（三）证治分类

1. 寒邪客胃证

证候：胃痛暴作，恶寒喜暖，得温痛减，遇寒加重，口淡不渴，或喜热饮，舌淡苔薄白，脉弦紧。

证机概要：寒凝胃脘，阳气被遏，气机阻滞。

治法：温胃散寒，行气止痛。

代表方：香苏散合良附丸加减。

常用药：高良姜、香附、紫苏叶、甘草、陈皮。

加减：如兼有纳呆、身重、恶心欲吐、苔白腻等寒湿症状，可用厚朴温中汤温中燥湿；若兼见胸脘痞闷，胃纳呆滞，嗳气或呕吐者，属寒夹食滞，可加枳实、神曲、鸡内金、制半夏、生姜等以消食导滞，降逆止呕；若寒邪郁久化热，寒热错杂，可用半夏泻心汤辛开苦降，寒热并调。

2. 饮食伤胃证

证候：胃脘疼痛，胀满拒按，嗳腐吞酸，或呕吐不消化食物，其味腐臭，吐后痛减，不思饮食，大便不爽，得矢气及便后稍舒，舌苔厚腻，脉滑。

证机概要：饮食积滞，阻塞胃气。

治法：消食导滞，和胃止痛。

代表方：保和丸加减。

常用药：神曲、山楂、莱菔子、茯苓、半夏、陈皮、连翘。

加减：若脘腹胀甚者，可加枳实、砂仁、槟榔等以行气消滞；若胃脘胀痛而便闭者，可合用小承气汤或改用枳实导滞丸以通腑行气；胃痛急剧而拒按，伴见苔黄燥、便秘者，为食积化热成燥，则合用大承气汤以泄热解燥，通腑荡积。

3. 肝气犯胃证

证候：胃脘胀痛，痛连两胁，遇烦恼则痛作或痛甚，嗳气、矢气则痛舒，胸闷嗳气，喜长叹息，大便不畅，舌苔多薄白，脉弦。

证机概要：肝气郁结，横逆犯胃，胃气阻滞。

治法：疏肝解郁，理气止痛。

代表方：柴胡疏肝散加减。

常用药：柴胡、芍药、川芎、郁金、香附、陈皮、枳壳、佛手、甘草。

加减：如胃痛较甚者，可加川楝子、延胡索以加强理气止痛；痛势急迫，嘈杂吐酸，口干口苦，舌红苔黄，脉弦或数，乃肝胃郁热之证，改用化肝煎或丹栀逍遥散加左金丸以疏肝泄热和胃，此时理气药应选择香橼、佛手、绿萼梅等理气而不伤阴的解郁止痛药。

4. 湿热中阻证

证候：胃脘疼痛，痛势急迫，脘闷灼热，口干口苦，口渴而不欲饮，纳呆恶心，小便色黄，大便不畅，舌红，苔黄腻，脉滑数。

证机概要：湿热蕴结，胃气痞阻。

治法：清化湿热，理气和胃。

代表方：清中汤加减。

常用药：黄连、栀子、制半夏、茯苓、草豆蔻、陈皮、甘草。

加减：湿偏重者加苍术、藿香燥湿醒脾；热偏重者加蒲公英、黄芩清胃泄热；恶心呕吐者，加竹茹、橘皮清胃降逆；大便秘结不通者，加大黄通下导滞；气滞腹胀者，加厚朴、枳实理气消胀；纳呆食少者，加神曲、谷芽、麦芽消食导滞。若为痰湿阻胃，症见脘腹胀痛，痞闷不舒，泛泛欲呕，咯吐痰涎，苔白腻或滑，可用二陈汤合平胃散，燥湿健脾，和胃降逆。

5. 瘀血停胃证

证候：胃脘疼痛，如针刺，似刀割，痛有定处，按之痛甚，痛时持久，食后加剧，入夜尤甚，或见吐血黑便，舌质紫暗或有瘀斑，脉涩。

证机概要：瘀停胃络，脉络壅滞。

治法：化瘀通络，理气和胃。

代表方：失笑散合丹参饮加减。

常用药：蒲黄、五灵脂、丹参、檀香、砂仁。

加减：若胃痛甚者，可加延胡索、木香、郁金、枳壳以加强活血行气止痛之功；若四肢不温，舌淡脉弱者，当为气虚无以行血，加党参、黄芪等以益气活血；便黑可加三七、白及化瘀止血。

6. 胃阴亏耗证

证候：胃脘隐隐灼痛，似饥而不欲食，口燥咽干，五心烦热，消瘦乏力，口渴思饮，大便干结，舌红少津，脉细数。

证机概要：胃阴亏耗，胃失濡养。

治法：养阴益胃，和中止痛。

代表方：一贯煎合芍药甘草汤加减。

常用药：沙参、麦冬、生地、枸杞子、当归、川楝子、芍药、甘草。

加减：若见胃脘灼痛、嘈杂泛酸者，可加珍珠层粉、牡蛎、海螵蛸或配用左金丸以制酸；胃脘胀痛较剧，兼有气滞，宜加厚朴花、玫瑰花、佛手等行气止痛；大便干燥难解，宜加火麻仁、瓜蒌仁等润肠通便；若阴虚胃热可加石斛、知母、黄连养阴清胃。

7. 脾胃虚寒证

证候：胃痛隐隐，绵绵不休，喜温喜按，空

腹痛甚，得食则缓，劳累或受凉后发作或加重，泛吐清水，神疲纳呆，四肢倦怠，手足不温，大便溏薄，舌淡苔白，脉虚弱或迟缓。

证机概要：脾虚胃寒，失于温养。

治法：温中健脾，和胃止痛。

代表方：黄芪建中汤加减。

常用药：黄芪、桂枝、生姜、芍药、炙甘草、饴糖、大枣。

加减：泛吐清水较多，宜加干姜、制半夏、陈皮、茯苓以温胃化饮；泛酸，可去饴糖，加黄连、吴茱萸、乌贼骨、煅瓦楞子等以制酸和胃；胃脘冷痛，里寒较甚，呕吐，肢冷，可加理中丸以温中散寒；若兼有形寒肢冷，腰膝酸软，可用附子理中汤温肾暖脾，和胃止痛；无泛吐清水，无手足不温者，可改用香砂六君子汤以健脾益气，和胃止痛。

◎ 要点五　转归预后

胃痛还可以衍生变证，如胃热炽盛，迫血妄行，或瘀血阻滞，血不循经，或脾气虚弱，不能统血，而致便血、呕血。大量出血，可致气随血脱，危及生命。若脾胃运化失职，湿浊内生，郁而化热，火热内结，腑气不通，腹痛剧烈拒按，导致大汗淋漓，四肢厥逆的厥脱危证。或日久成瘀，气机壅塞，胃失和降，胃气上逆，致呕吐反胃。若胃痛日久，痰瘀互结，壅塞胃脘，可形成噎膈。

◎ 要点六　预防调护

预防上重视精神与饮食的调理。患者要养成有规律的生活与饮食习惯，忌暴饮暴食，饥饱不匀。胃痛持续不已者，应在一定时期内进流质或半流质饮食，少食多餐，以清淡易消化的食物为宜，忌粗糙多纤维饮食，尽量避免进食浓茶、咖啡和辛辣食物，进食宜细嚼慢咽。慎用水杨酸、肾上腺皮质激素等药物。同时保持乐观的情绪，避免过度劳累与紧张也是预防本病复发的关键。

细目二 胃痞

◎ **要点一 概述**

痞满是指以自觉心下痞塞,胸膈胀满,触之无形,按之柔软,压之无痛为主要症状的病证。按部位痞满可分为胸痞、心下痞等。心下痞即胃脘部。本节主要讨论以胃脘部出现上述症状的痞满,又可称胃痞。

◎ **要点二 病因病机**

(一)病因

感受外邪、内伤饮食、情志失调、脾胃亏虚等。

(二)病机

中焦气机不利,脾胃升降失职为本病发生的基本病机。胃痞的病位在胃,与肝、脾的关系密切。病理性质不外虚实两端,实即实邪内阻(食积、痰湿、外邪、气滞等),虚为脾胃虚弱(气虚或阴虚)。胃痞常与脾虚不运、升降无力有关,脾胃虚弱,易招致病邪内侵,形成虚实夹杂、寒热错杂之证。

◎ **要点三 诊断与鉴别诊断**

(一)诊断依据

1. 临床以胃脘痞塞,满闷不舒为主症,并有触之无形,按之柔软,压之不痛的特点,或伴有纳呆、早饱、嗳气等症。

2. 发病缓慢,时轻时重,反复发作,病程漫长。

3. 多由饮食、情志、起居、寒温等因素诱发。

(二)鉴别诊断

1. **胃痞与胃痛** 两者病位同在胃脘部,且常相兼出现。然胃痛以疼痛为主,胃痞以满闷不适为患,可累及胸膈;胃痛病势多急,压之可痛,而胃痞起病较缓,压无痛感,两者差别显著。

2. **胃痞与鼓胀** 两者均为自觉腹部胀满的病证,但鼓胀以腹部胀大如鼓、皮色苍黄、脉络暴露为主症,胃痞则以自觉满闷不舒、外无胀形为特征。鼓胀发于大腹,胃痞则在胃脘;鼓胀按之腹皮绷急,胃痞却按之柔软。

3. **胃痞与胸痹** 胸痹是胸中痞塞不通,而致胸膺内外疼痛之证,以胸闷、胸痛、短气为主症,偶兼脘腹不舒。而胃痞则以脘腹满闷不舒为主症,多兼饮食纳运无力之症,偶有胸膈不适,并无胸痛等表现。

4. **胃痞与结胸** 两者病位皆在脘部,然结胸以心下至小腹硬满而痛,拒按为特征;胃痞则在心下胃脘,以满而不痛,手可按压,触之无形为特点。

◎ **要点四 辨证论治**

(一)辨证要点

首辨虚实。胃痞能食,食后尤甚,饥时可缓,伴便秘,舌苔厚腻,脉实有力者为实痞;饥饱均满,食少纳呆,大便清利,脉虚无力者属虚痞。

次辨寒热。胃痞绵绵,得热则减,口淡不渴,或渴不欲饮,舌淡苔白,脉沉迟或沉涩者属寒;而胃痞势急,口渴喜冷,舌红苔黄,脉数者为热。

(二)治疗原则

治疗总以调理脾胃升降、行气除痞消满为基本法则。实者泻之,虚者补之,虚实夹杂者补消并用。扶正重在健脾益胃,补中益气,或养阴益胃。祛邪则分别施以消食导滞、除湿化痰、理气解郁、清热祛湿等法。

(三)证治分类

1. **饮食内停证**

证候:脘腹痞闷而胀,进食尤甚,拒按,嗳腐吞酸,恶食呕吐,或大便不调,矢气频作,味臭如败卵,舌苔厚腻,脉滑。

证机概要:饮食停滞,胃腑失和,气机壅塞。

治法：消食和胃，行气消痞。

代表方：保和丸加减。

常用药：山楂、神曲、莱菔子、半夏、陈皮、茯苓、连翘。

加减：若食积较重者，可加鸡内金、谷芽、麦芽以消食；脘腹胀满者，加枳实、厚朴、槟榔理气除满；食积化热，大便秘结者，加大黄、枳实通腑消胀，或用枳实导滞丸推荡积滞，清利湿热；兼脾虚便溏者，加白术、扁豆等健脾助运，化湿和中，或用枳实消痞丸消除胃痞，健脾和胃。

2. 痰湿中阻证

证候：脘腹痞塞不舒，胸膈满闷，头晕目眩，身重困倦，呕恶纳呆，口淡不渴，小便不利，舌苔白厚腻，脉沉滑。

证机概要：痰浊阻滞，脾失健运，气机不和。

治法：除湿化痰，理气和中。

代表方：二陈平胃汤加减。

常用药：制半夏、苍术、藿香、陈皮、厚朴、茯苓、甘草。

加减：若痰湿盛而胀满甚者，可加枳实、紫苏梗、桔梗等，或合用半夏厚朴汤以加强化痰理气作用；痰湿郁久化热而口苦、舌苔黄腻者，改用黄连温胆汤；兼脾胃虚弱者加用党参、白术、砂仁健脾和中。

3. 湿热阻胃证

证候：脘腹痞闷，或嘈杂不舒，恶心呕吐，口干不欲饮，口苦，纳少，舌红苔黄腻，脉滑数。

证机概要：湿热内蕴，困阻脾胃，气机不利。

治法：清热化湿，和胃消痞。

代表方：连朴饮加减。

常用药：黄连、厚朴、石菖蒲、半夏、芦根、栀子、豆豉。

加减：若恶心呕吐明显者，加竹茹、生姜、旋覆花以止呕；纳呆不食者，加鸡内金、谷芽、麦芽以开胃导滞；嘈杂不舒者，可合用左金丸。

若因邪热内结而致心下痞，可改用泻心汤；如寒热错杂，用半夏泻心汤苦辛通降。

4. 肝胃不和证

证候：脘腹痞闷，胸胁胀满，心烦易怒，善太息，呕恶嗳气，或吐苦水，大便不爽，舌质淡红，苔薄白，脉弦。

证机概要：肝气犯胃，胃气郁滞。

治法：疏肝解郁，和胃消痞。

代表方：越鞠丸合枳术丸加减。

常用药：香附、川芎、苍术、神曲、栀子、枳实、白术、荷叶。

加减：若气郁明显，胀满较甚者，加柴胡、郁金、厚朴，或可改用五磨饮子加减以理气导滞消胀；郁而化火，口苦而干者，可加黄连、黄芩泻火解郁；呕恶明显者，加制半夏、生姜和胃止呕；嗳气甚者，加竹茹、沉香和胃降气。

在治疗实痞时，常用辛温燥湿之品，用量太过则易伤胃阴；湿热蕴结或肝气郁久均易化火伤阴，故在用砂仁、厚朴、陈皮、法半夏等辛燥药治疗时，谨防用药太过，伤及胃阴。

5. 脾胃虚弱证

证候：脘腹满闷，时轻时重，纳呆便溏，神疲乏力，少气懒言，语声低微，舌质淡，苔薄白，脉细弱。

证机概要：脾胃虚弱，健运失职，升降失司。

治法：补气健脾，升清降浊。

代表方：补中益气汤加减。

常用药：黄芪、党参、白术、炙甘草、升麻、柴胡、当归、陈皮。

加减：若胀闷较重者，可加枳壳、木香、厚朴以理气运脾；四肢不温，阳虚明显者，加制附子、干姜温胃助阳，或合理中丸以温胃健脾；纳呆厌食，加砂仁、神曲理气开胃；舌苔厚腻，湿浊内蕴者，加制半夏、茯苓，或改用香砂六君子汤加减以健脾祛湿，理气除胀。

6. 胃阴不足证

证候：脘腹痞闷，嘈杂，饥不欲食，恶心嗳气，口燥咽干，大便秘结，舌红少苔，脉细数。

证机概要：胃阴亏虚，胃失濡养，和降失司。

治法：养阴益胃，调中消痞。

代表方：益胃汤加减。

常用药：生地、麦冬、沙参、玉竹、冰糖、香橼。

加减：若津伤较重者，可加石斛、花粉等以加强生津；腹胀较著者，加枳壳、厚朴花理气消胀；食滞者加谷芽、麦芽等消食导滞；便秘者，加火麻仁、玄参润肠通便。

对于胃阴亏虚者，选用理气消痞的药物时，宜予轻清为原则，可适当选用枳壳、佛手、竹茹、川朴花等理气消痞；滋养胃阴，用药不可过于滋腻，以防阻滞气机。

◎ 要点五　转归预后

胃痞日久不愈，气血运行不畅，脉络瘀滞，血络损伤，可见吐血、黑便，亦可产生胃痛或积聚、噎膈等变证。

◎ 要点六　预防调护

患者应节制饮食，勿暴饮暴食，同时饮食宜清淡，忌肥甘厚味、辛辣醇酒以及生冷之品。注意精神调摄，保持乐观开朗，心情舒畅。慎起居，适寒温，防六淫，注意腹部保暖。适当参加体育锻炼，增强体质。

细目三　呕　吐

◎ 要点一　概述

呕吐是指胃失和降，气逆于上，迫使胃中之物从口中吐出的一种病证。一般以有物有声谓之呕，有物无声谓之吐，无物有声谓之干呕，临床呕与吐常同时发生，故合称为呕吐。

◎ 要点二　病因病机

（一）病因

外感六淫、内伤饮食、情志不调、病后体虚。

（二）病机

呕吐的基本病机为胃失和降，气机上逆。病变脏腑主要在胃，与肝、脾关系密切。病理性质有虚实之分。因外邪、饮食、痰饮、肝气等犯胃，胃失和降而致呕吐者属实；因脾胃虚寒或胃阴不足而润降失职导致呕吐者属虚。虚实可互为转化与兼夹，若实证呕吐剧烈津气耗伤，或呕吐不止，损伤脾胃，脾胃虚弱，可由实转虚。亦有脾胃素虚，复因饮食、外感所伤，可呈急性发作，出现虚实夹杂之证。

◎ 要点三　诊断与鉴别诊断

（一）诊断依据

1. 临床以呕吐饮食、痰涎、水液等胃内容物为主症。

2. 常伴有恶心、纳呆、泛酸嘈杂、胸脘痞闷等症。

3. 起病或缓或急，多因饮食、情志、寒温不适、闻及不良气味等因素而诱发，或有服用药物、误食毒物史。

（二）鉴别诊断

1. 呕吐与反胃　呕吐与反胃，同属胃部的病变，其病机都是胃失和降，气逆于上，而且都有呕吐的临床表现。但反胃系脾胃虚寒，胃中无火，难以腐熟食入之谷物，朝食暮吐，暮食朝吐，吐出物多为未消化之宿食，呕吐量较多，吐后即感舒适。呕吐有感受外邪、饮食不节、情志失调和胃虚失和的不同，往往吐无定时，或轻或重，吐出物为食物或痰涎清水，呕吐量或多或少。

2. 呕吐与噎膈　呕吐与噎膈，皆有呕吐的症状。然呕吐之病，进食顺畅，吐无定时。噎膈之病，进食梗噎不顺或食不得入，或食入即吐，甚则因噎废食。呕吐大多病情较轻，病程较短，预后尚好。而噎膈多因内伤所致，病情深重，病程较长，预后欠佳。

◎ 要点四　辨证论治

（一）辨证要点

首辨虚实，次辨呕吐特点。

若病程短，来势急，吐出物较多，气味难闻者，多偏于邪实，属实者应进一步辨别外感、食滞、痰饮及气火的不同。反之，若病程较长，来势徐缓，吐出物较少，或伴有倦怠乏力等症者，多属于虚证，属虚者则有脾胃气虚、虚寒和胃阴不足之区别。

呕吐病证有寒、热、虚、实之别，详审呕吐物的性状及气味，有助于辨证。若呕吐物酸腐量多，气味难闻者，多属食积内腐；若呕吐出苦水、黄水者，多由胆热犯胃；若呕吐物为酸水、绿水者，多因肝热犯胃；若呕吐物为浊痰涎沫者，多属痰饮中阻；呕吐清水者，多因脾胃虚寒；干呕嘈杂，或伴口干、似饥而不欲食者，为胃阴不足。

（二）治疗原则

呕吐以和胃、降逆、止呕为总的治疗原则。但尚需结合标本虚实进行辨治。实者重在祛邪，分别施以解表、消食、化痰、理气之法，以求邪去胃安呕止之效。虚者重在扶正，分别施以益气、温阳、养阴之法，以求正复、胃和、呕止之功。属虚实兼夹者当以审其标本缓急主次而治之。在辨证的基础上，合理使用和胃降逆药物，尽量选用芳香醒脾之品，以求药食尽入而不拒。

（三）证治分类

1. 外邪犯胃证

证候：突然呕吐，胸脘满闷，发热恶寒，头身疼痛，舌苔白腻，脉濡缓。

证机概要：外邪犯胃，中焦气滞，浊气上逆。

治法：疏邪解表，化浊和中。

代表方：藿香正气散加减。

常用药：藿香、紫苏、白芷、大腹皮、厚朴、半夏、陈皮、白术、茯苓、甘草、桔梗、生姜、大枣。

加减：伴见脘痞嗳腐，饮食停滞者，可去白术，加鸡内金、神曲以消食导滞；如风寒偏重，症见寒热无汗，头痛身楚，加荆芥、防风、羌活祛风寒，解表邪；夏令感受暑湿，呕吐而并见心烦口渴者，本方去香燥甘温之药，加入黄连、佩兰、荷叶之属以清暑解热，或改用黄连香薷饮加

减；如感受秽浊之气，恶心呕吐，可先吞服玉枢丹以辟浊止呕。

2. 食滞内停证

证候：呕吐酸腐，脘腹胀满，嗳气厌食，大便或溏或结，舌苔厚腻，脉滑实。

证机概要：食积内停，气机受阻，浊气上逆。

治法：消食化滞，和胃降逆。

代表方：保和丸加减。

常用药：山楂、神曲、莱菔子、陈皮、半夏、茯苓、连翘。

加减：若因肉食而吐者，重用山楂；因米食而吐者，加谷芽；因面食而吐者，重用莱菔子，加麦芽；因酒食而吐者，加蔻仁、葛花，重用神曲；因食鱼、蟹而吐者，加苏叶、生姜；因豆制品而吐者，加生萝卜汁；若食物中毒呕吐者，用烧盐方探吐，防止腐败毒物被吸收；脘腹胀满者，加枳实、厚朴、槟榔等理气消痞；食积化热，大便秘结者，加大黄、枳实通腑消胀，或合用枳实导滞丸推荡积滞，清热利湿；脾虚便溏者，加白术、扁豆，或合用枳实消痞丸消除痞满，健脾和胃；若由胃中积热上冲，食已即吐，口臭而渴，苔黄脉数者，宜用竹茹汤以清胃降逆。

3. 痰饮中阻证

证候：呕吐清水痰涎，脘闷不食，头眩心悸，舌苔白腻，脉滑。

证机概要：痰饮内停，中阳不振，胃气上逆。

治法：温中化饮，和胃降逆。

代表方：小半夏汤合苓桂术甘汤加减。

常用药：半夏、生姜、茯苓、白术、甘草、桂枝。

加减：脘腹胀满，舌苔厚腻者，可去白术，加苍术、厚朴以行气除满；脘闷不食者加白蔻仁、砂仁化浊开胃；胸膈烦闷，口苦，失眠，恶心呕吐者，可去桂枝，加黄连、陈皮化痰泄热，和胃止呕。

4. 肝气犯胃证

证候：呕吐吞酸，嗳气频繁，胸胁胀痛，舌淡红，苔薄，脉弦。

证机概要：肝气不疏，横逆犯胃，胃失和降。

治法：疏肝理气，和胃降逆。

代表方：四七汤加减。

常用药：苏叶、厚朴、半夏、生姜、茯苓、大枣。

加减：若胸胁胀满疼痛较甚，加川楝子、郁金、香附、柴胡疏肝解郁；如呕吐酸水，心烦口渴，宜清肝和胃，辛开苦降，可酌加左金丸及山栀、黄芩等；呕吐黄色苦水，则为胆液外溢，可加白芍、枳壳、木香、金钱草等疏肝利胆；若兼见胸胁刺痛，或呕吐不止，诸药无效，舌有瘀斑者，可酌加桃仁、红花等活血化瘀。

5. 脾胃气虚证

证候：恶心呕吐，食欲不振，食入难化，脘部痞闷，大便不畅，舌淡胖，苔薄，脉细。

证机概要：脾胃气虚，纳运无力，胃虚气逆。

治法：健脾益气，和胃降逆。

代表方：香砂六君子汤加减。

常用药：党参、茯苓、白术、甘草、半夏、陈皮、木香、砂仁。

加减：若呕吐频作，嗳气脘痞，可酌加旋覆花、代赭石以镇逆止呕；若呕吐清水较多，脘冷肢凉者，可加附子、肉桂、吴茱萸以温中降逆止呕。

6. 脾胃阳虚证

证候：饮食稍多即吐，时作时止，面色㿠白，倦怠乏力，喜暖恶寒，四肢不温，大便溏薄，舌质淡，脉濡弱。

证机概要：脾胃虚寒，失于温煦，运化失职。

治法：温中健脾，和胃降逆。

代表方：理中汤加减。

常用药：人参、白术、干姜、甘草。

加减：若呕吐甚者，加砂仁、半夏等理气降逆止呕；若呕吐清水不止，可加吴茱萸、生姜以温中降逆止呃；若久呕不止，呕吐之物完谷不化，汗出肢冷，腰膝酸软，舌质淡胖，脉沉细，可加制附子、肉桂等温补脾肾之阳。

7. 胃阴不足证

证候：呕吐反复发作，或时作干呕，似饥而不欲食，口燥咽干，舌红少津，脉细数。

证机概要：胃阴不足，胃失濡润，和降失司。

治法：滋养胃阴，降逆止呕。

代表方：麦门冬汤加减。

常用药：人参、麦冬、粳米、甘草、半夏、大枣。

加减：若呕吐较剧者，可加竹茹、枇杷叶以和降胃气；若口干，舌红，热甚者，加黄连清热止呕；大便干结者，加瓜蒌仁、火麻仁、白蜜以润肠通便；伴倦怠乏力，纳差舌淡，加太子参、山药益气健脾。

◎ 要点五　预防调护

起居有常，生活有节，避免风寒暑湿秽浊之邪的入侵。保持心情舒畅，避免精神刺激，对肝气犯胃者，尤当注意。饮食方面也应注意调理。脾胃素虚患者，饮食不宜过多，同时勿食生冷瓜果等，禁服寒凉药物。若胃中有热者，忌食肥甘厚腻、辛辣香燥、醇酒等食品，禁服温燥药物，戒烟。对呕吐不止的病人，应卧床休息，密切观察病情变化。尽量选择刺激性、气味小的药物，否则随服随吐，更伤胃气。服药方法，应少量频服为佳，以减少胃的负担。根据病人情况，以热饮为宜，并可加入少量生姜或姜汁，以免格拒难下，逆而复出。

细目四　噎膈

◎ 要点一　概述

噎膈是指吞咽食物梗噎不顺，饮食难下，或纳而复出的疾患。噎即噎塞，指吞咽之时哽噎不顺；膈为格拒，指饮食不下。噎虽可单独出现，而又每为膈的前驱表现，故临床往往以噎膈并称。

◎ 要点二　病因病机

（一）病因

七情内伤、饮食不节、久病年老。

（二）病机

本病病位在食道，属胃所主，病变脏腑与肝、脾、肾密切有关。基本病机是气、痰、瘀交结，阻隔于食道胃脘而致。病理性质总属本虚标实。本病初期，以标实为主，由痰气交阻于食道和胃，故吞咽之时梗噎不顺，格塞难下，继则瘀血内结，痰、气、瘀三者交互搏结，胃之通降阻塞，上下不通，因此饮食难下，食而复出。久则气郁化火，或痰瘀生热，伤阴耗液，病由标实转为正虚为主，病情由轻转重。如阴津日益枯槁，胃腑失其濡养，或阴损及阳，脾胃阳气衰败，不能输化津液，痰气瘀结倍甚，多形成虚实夹杂之候。

◎ 要点三　诊断与鉴别诊断

（一）诊断依据

1. 轻症患者主要为胸骨后不适，呈烧灼感或疼痛，食物通过有滞留感或轻度梗阻感，咽部干燥或有紧缩感。

2. 重症患者见持续性、进行性吞咽困难，咽下梗阻，吐出黏液或白色泡沫黏痰，严重时伴有胸骨后或背部肩胛区持续性钝痛，进行性消瘦。

3. 患者常有情志不畅、酒食不节、年老肾虚等病史。

（二）鉴别诊断

1. **噎膈与反胃**　两者皆有食入即吐的症状。噎膈多系阴虚有热，主要表现为吞咽困难，阻塞不下，旋食旋吐，或徐徐吐出；反胃多属阳虚有寒，主要表现为食尚能入，但经久复出，朝食暮吐，暮食朝吐。

2. **噎膈与梅核气**　两者均见咽中梗塞不舒的症状。噎膈系有形之物瘀阻于食道，吞咽困难。梅核气则系气逆痰阻于咽喉，为无形之气，

咽中有梗塞不舒的感觉，但无吞咽困难及饮食不下的症状。

◎ 要点四　辨证论治

（一）辨证要点

临床应首辨虚实，次辨标本主次。

因忧思恼怒，饮食所伤，寒温失宜，而致气滞血瘀，痰浊内阻者为实；因热邪伤津，多郁多思，年老肾虚，而致津枯血燥、气虚阳微者属虚。新病多实，或实多虚少；久病多虚，或虚中夹实。吞咽困难，梗塞不顺，胸膈胀痛者多实；食道干涩，饮食难下，或食入即吐者多虚。

标实当辨气结、痰阻、血瘀三者之不同。若气结为主者，多为梗塞不舒，胸膈痞胀，嗳气则舒；血瘀为主者，常见胸膈疼痛或刺痛，痛处固定不移；痰阻者，则见泛吐痰涎，胸膈满闷。本虚多责之于阴津枯槁为主，症见形体消瘦，皮肤干枯，舌红干裂少津。发展至后期可见气虚阳微之证，见面色㿠白，形寒气短，面浮足肿。

（二）治疗原则

噎膈的治疗应分清标本虚实，主次兼顾。理气开郁、化痰消瘀、养阴润燥为总的治疗原则。初期重在治标，治当开郁启膈，和胃降逆，宜理气、消瘀、化痰、降火为主；后期重在治本，宜滋阴润燥或补气温阳为法。然噎膈为病，乃积渐而成，即使病处初期，阴津未必不损，故治疗亦当顾护津液，辛散香燥之药不可多用。后期津液枯槁，阴血亏损，法当滋阴补血，但滋腻之品亦不可过用，当时时顾护胃气。

（三）证治分类

1. 痰气交阻证

证候：吞咽梗阻，胸膈痞满，或疼痛，情志抑郁时则加重，嗳气呃逆，呕吐痰涎，口干咽燥，大便艰涩，舌质红，苔薄腻，脉弦滑。

证机概要：肝气郁结，痰气交阻，胃气上逆。

治法：开郁化痰，润燥降气。

代表方：启膈散加减。

常用药：郁金、砂仁壳、丹参、沙参、川贝母、茯苓、杵头糠、荷叶蒂。

加减：嗳气呕吐明显者，酌加旋覆花、代赭石，以增降逆和胃之力；泛吐痰涎甚多者，加半夏、陈皮，以加强化痰之功，或含化玉枢丹；大便不通，加生大黄、莱菔子，便通即止，防止伤阴；若心烦口干，气郁化火者，加山豆根、栀子、金果榄以增清热解毒之功效。

2. 津亏热结证

证候：吞咽梗涩而痛，食入而复出，甚则水饮难进，心烦口干，胃脘灼热，大便干结羊屎，形体消瘦，皮肤干枯，小便短赤，舌质光红，干裂少津，脉细数。

证机概要：气郁化火，阴津枯竭，虚火上逆，胃失润降。

治法：滋养津液，泻热散结。

代表方：沙参麦冬汤加减。

常用药：沙参、麦冬、天花粉、玉竹、竹茹、芦根、甘草。

加减：胃火偏盛者，加山栀、黄连清胃中之火；肠腑失润，大便干结，坚羊屎者，宜加火麻仁、全瓜蒌润肠通便；烦渴咽燥，噎食不下，或食入即吐，吐物酸热者，改用竹叶石膏汤加大黄泻热存阴；若食道干涩，口干咽燥，可用五汁安中饮以生津养胃。

3. 瘀血内结证

证候：饮食梗阻难下，或虽下而复吐出，甚或呕出物如赤豆汁，胸膈疼痛，固着不移，肌肤枯燥，形体消瘦，舌质紫暗，脉细涩。

证机概要：蓄瘀留着，阻滞食道，通降失司，肌肤失养。

治法：滋阴养血，破血行瘀。

代表方：通幽汤加减。

常用药：生地、熟地、当归、桃仁、红花、升麻、甘草。

加减：瘀阻显著者，酌加三棱、莪术、炙穿山甲、急性子同煎服，增强其破结消癥之力；呕吐较甚，痰涎较多者，加海蛤粉、法半夏、瓜蒌等以化痰止呕；呕吐物如赤豆汁者，另服云南白药化瘀止血；如服药即吐，难于下咽，可含化玉枢丹以开膈降逆，随后再服汤药。

4. 气虚阳微证

证候：水饮不下，泛吐多量黏液白沫，面浮足肿，面色㿠白，形寒气短，精神疲惫，腹胀，舌质淡，苔白，脉细弱。

证机概要：脾肾阳虚，中阳衰微，温煦失职，气不化津。

治法：温补脾肾。

代表方：补气运脾汤加减。

常用药：黄芪、党参、白术、砂仁、茯苓、甘草、陈皮、半夏、生姜、大枣、熟地、山药、山萸肉、附子、肉桂、鹿角胶、当归、枸杞子、菟丝子、杜仲。

加减：胃虚气逆，呕吐不止者，可加旋覆花、代赭石和胃降逆；阳伤及阴，口干咽燥，形体消瘦，大便干燥者，可加石斛、麦冬、沙参滋养津液；泛吐白沫加吴茱萸、丁香、白蔻仁温胃降逆；阳虚明显者加附子、肉桂、鹿角胶、肉苁蓉温补肾阳。

◎ 要点五　转归预后

噎膈日久，常可变生他证。如脾肾亏损，精气并耗，化源不足，可合并虚劳；如长期饮食不入，脾失充养，致脾肾阳亏，水湿不运，泛滥肌肤，可成水肿；如气滞血瘀痰凝日久，局部气血不通，为积为聚，可成积聚；噎膈发展至后期，因阳竭于上而水谷不入，阴竭于下而二便不通，则转成关格。

本病的预后，与病情发展有关。如病情始终停留在噎证的阶段，只表现为吞咽之时梗噎不顺的痰气交阻证，不向膈证发展（不出现胸膈阻塞，饮食不下），一般预后尚好。如病情继续发展成膈，后期阴津枯槁，阴伤及阳，中气衰败，胃虚不能受纳，脾虚失其健运，后天之气败绝，以致正气不支者预后极差。

◎ 要点六　预防调护

改变不良饮食习惯，戒烟酒，避免进烫食、

吃饭太快、咀嚼不足以及喜食酸菜、泡菜等。避免食用发霉的食物，如霉花生、霉玉米。管好用水，防止污染，减少水中亚硝酸盐含量。加强营养，多食新鲜水果、蔬菜。及时治疗食管慢性疾病，如食管炎、食管白斑、贲门失弛缓症、食管瘢痕性狭窄、憩室和食管溃疡等，防止癌变。加强护理，嘱病人每餐进食后，可喝少量的温开水或淡盐水，以冲淡食管内积存的食物和黏液，预防食管黏膜损伤和水肿。保持心情舒畅，适当锻炼身体，增强体质。

细目五　呃　逆

◎ 要点一　概述

呃逆是指胃气上逆动膈，以气逆上冲，喉间呃呃连声，声短而频，难以自制为主要表现的病证。

◎ 要点二　病因病机

（一）病因

感受外邪、饮食不当、情志不遂、体虚病后。

（二）病机

呃逆之病位在膈，病变的关键脏腑在胃，还与肝、脾、肺、肾诸脏腑有关。呃逆的基本病机是胃失和降，膈间气机不利，胃气上逆动膈。病理性质有虚实之分，实证多为寒凝、火郁、气滞、痰阻，胃失和降；虚证每由脾肾阳虚，或胃阴耗损等正虚气逆所致。但亦有虚实夹杂并见者。病机转化决定于病邪性质和正气强弱。

◎ 要点三　诊断与鉴别诊断

（一）诊断依据

1. 呃逆以气逆上冲，喉间呃呃连声，声短而频，不能自止为主症，其呃声或高或低，或疏或密，间歇时间不定。

2. 常伴有胸膈痞闷、脘中不适、情绪不安等症状。

3. 多有受凉、饮食、情志等诱发因素，起病多较急。

（二）鉴别诊断

1. **呃逆与干呕**　两者同属胃气上逆的表现，干呕属于有声无物的呕吐，乃胃气上逆，冲咽而出，发出呕吐之声。呃逆则气从膈间上逆，气冲喉间，呃呃连声，声短而频，不能自制。

2. **呃逆与嗳气**　两者均为胃气上逆，嗳气乃胃气阻郁，气逆于上，冲咽而出，发出沉缓的嗳气声，常伴酸腐气味，食后多发，与喉间气逆而发出的呃呃之声不难区分。

◎ 要点四　辨证论治

（一）辨证要点

呃逆的辨证首当分清虚、实、寒、热，其次辨病情轻重。

如呃逆声高，气涌有力，连续发作，多属实证；呃逆时断时续，气怯声低乏力，多属虚证；呃声洪亮，冲逆而出，口臭烦渴，多属热证；呃声沉缓有力，得寒则甚，得热则减，多属寒证。

呃逆在治疗时首先须分清是生理现象还是病理反应。一时气逆而发的暂时性呃逆，属于生理现象，无需治疗；若呃逆反复发作，兼次症明显，或出现在急慢性疾病过程中，则多属病理反应引起的呃逆，当辨证论治。如为一般呃逆，经治可愈，病情尚轻；若呃逆发于老年正虚，重病后期，或大病猝病之中，呃逆断续不继，呃声低微，气不得续，饮食难进，脉细沉伏，是元气衰败、胃气将绝之危候。

（二）治疗原则

呃逆一证，总由胃气上逆动膈而成，所以理气和胃、降逆止呃为基本治法。止呃要分清寒热虚实，分别施以祛寒、清热、补虚、泻实之法，因此，应在辨证的基础上和胃降逆止呃。对于重危病证中出现的呃逆，治当大补元气，急救胃气。

（三）证治分类

1. **胃寒气逆证**

证候：呃声沉缓有力，胸膈及胃脘不舒，得热则减，遇寒更甚，进食减少，喜食热饮，口淡不渴，舌苔白润，脉迟缓。

证机概要：寒蓄中焦，气机不利，胃气上逆。

治法：温中散寒，降逆止呃。

代表方：丁香散加减。

常用药：丁香、柿蒂、高良姜、甘草。

加减：若寒气较重，脘腹胀痛者，加吴茱萸、肉桂、乌药散寒降逆；若寒凝食滞，脘闷嗳腐者，加莱菔子、制半夏、槟榔行气降逆导滞；若寒凝气滞，脘腹痞满者，加枳壳、厚朴、陈皮以行气消痞；若气逆较甚，呃逆频作者，加刀豆子、旋覆花、代赭石以理气降逆。

2. 胃火上逆证

证候：呃声洪亮有力，冲逆而出，口臭烦渴，多喜冷饮，脘腹满闷，大便秘结，小便短赤，苔黄燥，脉滑数。

证机概要：热积胃肠，腑气不畅，胃火上冲。

治法：清胃泄热，降逆止呃。

代表方：竹叶石膏汤加减。

常用药：竹叶、生石膏、沙参、麦冬、半夏、粳米、甘草、竹茹、柿蒂。

加减：若腑气不通，痞满便秘者，可合用小承气汤通腑泄热，使腑气通，胃气降，呃自止；若胸膈烦热，大便秘结，可用凉膈散以攻下泄热。

3. 气机郁滞证

证候：呃逆连声，常因情志不畅而诱发或加重，胸胁满闷，脘腹胀满，嗳气纳减，肠鸣矢气，苔薄白，脉弦。

证机概要：肝气郁滞，横逆犯胃，胃气上逆。

治法：顺气解郁，和胃降逆。

代表方：五磨饮子加减。

常用药：木香、乌药、枳壳、沉香、槟榔、丁香、代赭石。

加减：肝郁明显者，加川楝子、郁金疏肝解郁；若心烦口苦，气郁化热者，加栀子、黄连泄肝和胃；若气逆痰阻，昏眩恶心者，可用旋覆代赭汤加陈皮、茯苓，以顺气降逆，化痰和胃；若气滞日久成瘀，瘀血内结，胸胁刺痛，久呃不止者，可用血府逐瘀汤加减以活血化瘀。

4. 脾胃阳虚证

证候：呃声低长无力，气不得续，泛吐清水，脘腹不舒，喜温喜按，面色㿠白，手足不温，食少乏力，大便溏薄，舌质淡，苔薄白，脉细弱。

证机概要：中阳不足，胃失和降，虚气上逆。

治法：温补脾胃，降逆止呃。

代表方：理中丸加减。

常用药：人参、白术、甘草、干姜、吴茱萸、丁香、柿蒂。

加减：若嗳腐吞酸，夹有食滞者，可加神曲、麦芽消食导滞；若脘腹胀满，脾虚气滞者，可加法半夏、陈皮理气化浊；若呃声难续，气短乏力，中气大亏者，可加黄芪、党参或改用补中益气汤；若病久及肾，肾阳亏虚，形寒肢冷，腰膝酸软，呃声难续者，为肾失摄纳，可加肉桂、补骨脂、山萸肉、刀豆子补肾纳气。

5. 胃阴不足证

证候：呃声短促而不得续，口干咽燥，烦躁不安，不思饮食，或食后饱胀，大便干结，舌质红，苔少而干，脉细数。

证机概要：阴液不足，胃失濡养，气失和降。

治法：养胃生津，降逆止呃。

代表方：益胃汤加减。

常用药：沙参、麦冬、玉竹、生地、枇杷叶、柿蒂。

加减：若咽喉不利，阴虚火旺，胃火上炎者，可加石斛、芦根以养阴清热；若神疲乏力，气阴两虚者，可加党参或西洋参、山药以益气生津；若胃气大虚，不思饮食，则合用橘皮竹茹汤以益气和中。

细目六 腹 痛

◎ 要点一 概述

腹痛是指胃脘以下、耻骨毛际以上部位发生疼痛为主症的病证。

◎ 要点二 病因病机

（一）病因

外感时邪、饮食不节、情志失调、素体阳虚等可导致本病。此外，跌仆损伤，腹部术后也可致腹痛。

（二）病机

本病的基本病机为脏腑气机阻滞，气血运行不畅，经脉痹阻，不通则痛，或脏腑经脉失养，不荣而痛。发病涉及脏腑与经脉较多，有肝、胆、脾、肾、大小肠、膀胱、胞宫等脏腑，及足三阴、足少阳、手足阳明、冲、任、带等经脉。病理因素主要有寒凝、火郁、食积、气滞、血瘀。病理性质不外寒、热、虚、实四端。概而言之，寒证是寒邪凝注或积滞于腹中脏腑经脉，气机阻滞而成；热证是由六淫化热入里，湿热交阻，使气机不和，传导失职而发；实证为邪气郁滞，不通则痛；虚证为中脏虚寒，气血不能温养而痛。四者往往相互错杂，或寒热交错，或虚实夹杂，或为虚寒，或为实热，亦可互为因果，互相转化。如寒痛缠绵发作，可以寒郁化热；热痛日久，治疗不当，可以转化为寒，成为寒热交错之证；素体脾虚不运，再因饮食不节，食滞中阻，可成虚中夹实之证；气滞影响血脉流通可导致血瘀，血瘀可影响气机通畅导致气滞。

◎ 要点三 诊断与鉴别诊断

（一）诊断依据

1. 凡是以胃脘以下、耻骨毛际以上部位的疼痛为主要表现者，即为腹痛。其疼痛性质各异，若病因外感，突然剧痛，伴发症状明显者，属于急性腹痛；病因内伤，起病缓慢，痛势缠绵者，则为慢性腹痛。临床可据此进一步辨病。

2. 注意与腹痛相关病因，脏腑经络相关的症状。如涉及肠腑，可伴有腹泻或便秘；寒凝肝脉痛在少腹，常牵引睾丸疼痛；膀胱湿热可见腹痛牵引前阴，小便淋沥，尿道灼痛；蛔虫作痛多伴嘈杂吐涎，时作时止；瘀血腹痛常有外伤或手术史；表里同病腹痛可见痛连腰背，伴恶寒发热，恶心呕吐。

3. 根据性别、年龄、婚况，与饮食、情志、受凉等关系，起病经过，其他伴发症状，以资鉴别何脏何腑受病，明确病理性质。

（二）鉴别诊断

1. **腹痛与胃痛** 胃处腹中，与肠相连，腹痛常伴有胃痛的症状，胃痛亦时有腹痛的表现，常需鉴别。首先是部位不同，胃痛在心下胃脘处，腹痛在胃脘以下，耻骨毛际以上；其次是伴随症状不同，胃痛常伴有恶心、嗳气等胃病症状，腹痛可伴有便秘、腹泻或尿频、尿急等症状。

2. **腹痛与其他内科疾病中的腹痛症状** 许多内科疾病常见腹痛的表现，此时的腹痛只是该病的症状。如痢疾之腹痛，伴有里急后重，下痢赤白脓血；积聚之腹痛，以腹中包块为特征等。而腹痛病证，当以腹部疼痛为主要表现。

3. **内科腹痛与外科、妇科腹痛** 内科腹痛常先发热后腹痛，疼痛一般不剧，痛无定处，压痛不显；外科腹痛多后发热，疼痛剧烈，痛有定处，压痛明显，见腹痛拒按，腹肌紧张等。妇科腹痛多在小腹，与经、带、胎、产有关，如痛经、先兆流产、宫外孕、输卵管破裂等，应及时进行妇科检查，以明确诊断。

◎ 要点四 辨证论治

（一）辨证要点

首辨腹痛性质，次辨腹痛部位。

实痛一般痛势急剧，痛时拒按。腹痛拘急，暴作，痛无间断，遇冷痛剧，为寒痛；腹痛急迫，痛处灼热，腹胀便秘，为热痛；腹痛胀满，时轻时重，痛处不定，为气滞；腹部刺痛，痛无休止，痛处不移，痛处拒按，入夜尤甚，为血瘀；脘腹胀满，疼痛拒按，嗳腐吞酸，呕恶厌食，为伤食。虚痛一般痛势绵绵，喜揉喜按，时缓时急，痛而无形，饥而痛增。

胁腹、少腹疼痛，多为厥阴肝经病证；脐以上大腹疼痛，多为脾胃病证；脐腹疼痛，多为大小肠病证或虫积；脐以下小腹疼痛，多为肾、膀胱、胞宫病证。

（二）治疗原则

治疗腹痛多以"通"字立法，应根据辨证的虚实寒热，在气在血，确立相应治法。在通法的基础上，结合审证求因，标本兼治。属实证者，重在祛邪疏导，所谓"痛随利减"；对虚痛，应温中补虚，益气养血，不可滥施攻下。对于久痛入络，绵绵不愈之腹痛，可采取辛润活血通络之法。

（三）证治分类

1. 寒邪内阻证

证候：腹痛拘急，遇寒痛甚，得温痛减，口淡不渴，形寒肢冷，小便清长，大便清稀或秘结，舌质淡，苔白腻，脉沉紧。

证机概要：寒邪凝滞，中阳被遏，脉络痹阻。

治法：散寒温里，理气止痛。

代表方：良附丸合正气天香散加减。

常用药：高良姜、干姜、紫苏、乌药、香附、陈皮。

加减：若腹中雷鸣切痛，胸胁逆满，呕吐，为寒气上逆，用附子粳米汤温中降逆；若腹中冷痛，身体疼痛，内外皆寒者，用乌头桂枝汤温里散寒；若少腹拘急冷痛，寒滞肝脉者，用暖肝煎温肝散寒；若腹痛拘急，大便不通，寒实积聚者，用大黄附子汤以泻寒积；若夏日感受寒湿，伴见恶心呕吐、胸闷、纳呆、身重、倦怠，舌苔白腻者，可酌加藿香、苍术、厚朴、蔻仁、半夏，以温中散寒，化湿运脾。此外还可辨证选用附子理中丸、乌梅丸等。

2. 湿热壅滞证

证候：腹痛拒按，烦渴引饮，大便秘结，或溏滞不爽，潮热汗出，小便短黄，舌质红，苔黄燥或黄腻，脉滑数。

证机概要：湿热内结，气机壅滞，腑气不通。

治法：泄热通腑，行气导滞。

代表方：大承气汤加减。

常用药：大黄、芒硝、厚朴、枳实。

加减：若燥结不甚，湿热较重，大便不爽者，可去芒硝，加栀子、黄芩、厚朴、枳实破气导滞，消痞除满；若痛引两胁，可加柴胡、白芍、川楝子、郁金以疏肝止痛；若少阳阳明合病，腹痛剧烈，寒热往来，恶心呕吐，大便秘结者，可用大柴胡汤；若小腹右侧疼痛，为肠痈者，可用大黄牡丹汤。

3. 饮食积滞证

证候：脘腹胀满疼痛，拒按，嗳腐吞酸，厌食呕恶，痛而欲泻，泻后痛减，或大便秘结，舌苔厚腻，脉滑实。

证机概要：食滞内停，运化失司，胃肠不和。

治法：消食导滞，理气止痛。

代表方：枳实导滞丸加减。

常用药：大黄、枳实、神曲、黄芩、黄连、泽泻、白术、茯苓。

加减：若腹痛胀满者，加厚朴、木香行气止痛；兼大便自利，恶心呕吐者，去大黄，加陈皮、半夏、苍术理气燥湿，降逆止呕；如食滞不重，腹痛较轻者，用保和丸；若兼下利后重者，可用木香槟榔丸消食导滞，清热利湿；如兼蛔虫以致腹痛时作，可用乌梅丸。

4. 肝郁气滞证

证候：腹痛胀闷，痛无定处，痛引少腹，或兼痛窜两胁，时作时止，得嗳气或矢气则舒，遇忧思恼怒则剧，舌淡红，苔薄白，脉弦。

证机概要：肝气郁结，气机不畅，疏泄失司。

治法：疏肝解郁，理气止痛。

代表方：柴胡疏肝散加减。

常用药：柴胡、枳壳、香附、陈皮、芍药、甘草、川芎。

加减：若气滞较重，胸胁胀痛者，加川楝子、郁金；若痛引少腹、睾丸者，加橘核、荔枝核；若腹痛肠鸣，气滞腹泻者，可用痛泻要方；若少腹绞痛，阴囊寒疝者，可用天台乌药散；肝郁日久化热者，加丹皮、山栀子清肝泄热。

5. 瘀血内停证

证候：腹痛较剧，痛如针刺，痛处固定，经久不愈，入夜尤甚，舌质紫暗，脉细涩。

证机概要：瘀血内停，气机阻滞，脉络不通。

治法：活血化瘀，和络止痛。

代表方：少腹逐瘀汤加减。

常用药：桃仁、红花、牛膝、川芎、赤芍、当归、生地、甘草、柴胡、枳壳、桔梗。

加减：若腹部术后作痛，或跌仆损伤作痛，可加泽兰、没药或吞服三七粉、云南白药活血化瘀；若瘀血日久发热，可加丹参、丹皮、王不留行凉血化瘀；若兼有寒象，腹痛喜温，可加小茴香、干姜、肉桂温经止痛；胁下积块，疼痛拒按，可用膈下逐瘀汤；若下焦蓄血，大便色黑，可用桃核承气汤活血化瘀通腑。

6. 中虚脏寒证

证候：腹痛绵绵，时作时止，喜温喜按，形寒肢冷，神疲乏力，气短懒言，胃纳不佳，面色无华，大便溏薄，舌质淡，苔薄白，脉沉细。

证机概要：中阳不振，气血不足，失于温养。

治法：温中补虚，缓急止痛。

代表方：小建中汤加减。

常用药：桂枝、生姜、饴糖、大枣、芍药、炙甘草。

加减：疼痛不止，加吴茱萸、干姜、川椒、乌药温里止痛；若腹中大寒，呕吐肢冷，可用大建中汤温中散寒；若腹痛下利，脉微肢冷，脾肾阳虚者，可用附子理中汤；若大肠虚寒，积冷便秘者，可用温脾汤；若中气大虚，少气懒言，可

用补中益气汤。还可辨证选用当归四逆汤、黄芪建中汤等。

◎ **要点五　转归预后**

若急性腹痛，治不及时或治不得当，气血逆乱，可致大汗淋漓、四肢厥冷、脉微欲绝的厥脱之证；若湿热蕴结肠胃，蛔虫内扰，或术后气滞血瘀，可致腑气不通；气滞血瘀日久，可变生积聚。

如因暴饮暴食，脾胃骤为湿热壅滞，腑气不通，以致胃气上逆而呕吐，湿热熏蒸而见黄疸，甚则转为重症胆瘅、胰瘅，病情危急，预后较差。

◎ **要点六　预防调护**

加强精神调摄，平时要保持心情舒畅，避免忧思过度、暴怒惊恐。平素宜饮食有节，进食易消化、富有营养的饮食，忌暴饮暴食及食生冷、不洁之食物。虚寒者宜进热食；热证忌辛辣煎炸、肥甘厚腻之品；食积腹痛者宜暂禁食或少食。医生须密切注意患者的面色、腹痛部位、性质、程度、时间、腹诊情况、二便及其伴随症状，并须观察腹痛与情绪、饮食寒温等因素的关系。如见患者腹痛剧烈、拒按、冷汗淋漓、四肢不温、呕吐不止等症状，须警惕出现厥脱证，须立即处理，以免贻误病情。

细目七　泄　泻

◎ **要点一　概述**

泄泻是以排便次数增多，粪便稀溏，甚至泻出如水样为主要表现的病证。古有将大便溏薄而势缓者称为泄，大便清稀如水而势急者称为泻，现临床一般统称泄泻。

◎ **要点二　病因病机**

（一）病因

感受外邪、饮食所伤、情志不调、禀赋不足、久病体虚。

（二）病机

泄泻的主要病位在脾、胃与大、小肠。病变主脏在脾，脾失健运是关键，同时与肝、肾密切相关。基本病机为脾虚湿盛，脾失健运，水湿不化，肠道清浊不分，传导失司。脾虚湿盛是病机特点。病理因素主要是湿。病理性质有虚实之分。一般来说，暴泻以湿盛为主，多因湿盛伤脾，或食滞生湿，壅滞中焦，脾为湿困所致，病属实证。久泻多偏于虚证，由脾虚不运而生湿，或他脏及脾，如肝木乘脾，或肾虚火不暖脾，水谷不化所致。而湿邪与脾虚往往相互影响，互为因果，湿盛可困遏脾运，脾虚又可生湿。虚实之间又可相互转化夹杂。

◎ 要点三　诊断与鉴别诊断

（一）诊断依据

1. 以大便粪质稀溏为诊断的主要依据，或完谷不化，或粪如水样，大便次数增多，每日三五次以至十数次以上。

2. 常兼有腹胀、腹痛、肠鸣、纳呆。

3. 起病或急或缓。暴泻者多有暴饮暴食或误食不洁之物的病史。迁延日久，时发时止者，常由外邪、饮食或情志等因素诱发。

（二）鉴别诊断

1. **泄泻与痢疾**　两者均为大便次数增多、粪质稀薄的病证。泄泻以大便次数增加，粪质稀溏，甚则如水样，或完谷不化为主症，大便不带脓血，也无里急后重，或无腹痛。而痢疾以腹痛、里急后重、便下赤白脓血为特征。

2. **泄泻与霍乱**　霍乱是一种上吐下泻并作的病证，发病特点是来势急骤，变化迅速，病情凶险，起病时先突然腹痛，继则吐泻交作，所吐之物均为未消化之食物，气味酸腐热臭，所泻之物多为黄色粪水，或吐下如米泔水，常伴恶寒、发热，部分病人在吐泻之后，津液耗伤，迅速消瘦，或发生转筋，腹中绞痛。若吐泻剧烈，可致面色苍白，目眶凹陷，汗出肢冷等津竭阳衰之危候。而泄泻以大便稀溏，次数增多为特征，一般

预后良好。

◎ 要点四　辨证论治

（一）辨证要点

泄泻首辨暴泻与久泻，次辨虚实寒热，再辨兼夹症。

暴泻起病较急，病程较短，泄泻次数频多，或兼见表证，多以湿盛邪实为主，且尤在夏季多发，若暑湿热毒而暴泄无度则为重症。久泻发病缓慢，病程较长，泄泻呈间歇性发作，多以脾虚为主。

急性暴泻，泻下腹痛痛势急迫拒按，泻后痛减，多属实证；慢性腹泻，病程较长，反复发作，腹痛不甚，喜温喜按，神疲肢冷，多属虚证。

大便色黄褐而臭，泻下急迫，肛门灼热者多属热证；大便清稀，或完谷不化者，多属虚证。

外感泄泻，多夹表证，当进一步辨其属于寒湿、湿热与暑湿。寒湿泄泻，泻多鹜溏，舌苔白腻，脉象濡缓；湿热泄泻，泻多酱黄色，舌苔黄腻，脉象濡数；暑湿泄泻，多发于夏暑炎热之时，尚伴胸脘痞闷，舌苔厚腻；食滞泄泻，以腹痛肠鸣，粪便臭如败卵，泻后痛减为特点；肝气乘脾之泄泻，每因情志郁怒而诱发，伴胸胁胀闷，嗳气食少；脾虚泄泻，以大便时溏时烂，伴神疲肢倦；肾阳虚衰之泄泻，多发于五更，大便稀溏，完谷不化，伴形寒肢冷。

（二）治疗原则

泄泻的治疗大法为运脾化湿。急性泄泻多以湿盛为主，重在化湿，佐以分利，再根据寒湿和湿热的不同，分别采用温化寒湿与清化湿热之法。夹有表邪者，佐以疏解；夹有暑邪者，佐以清暑；兼有伤食者，佐以消导。久泻以脾虚为主，当重健脾。因肝气乘脾者，宜抑肝扶脾；因肾阳虚衰者，宜温肾健脾。中气下陷者，宜升提；久泄不止者，宜固涩。暴泻不可骤用补涩，以免关门留寇；久泻不可分利太过，以防劫其阴液。若病情处于虚、寒、热兼夹或互相转化时，当随证而施治。泄泻为病，湿盛脾虚为其关键，

尚可应用祛风药物，诸如防风、羌活、升麻、柴胡之属，一则有助于化湿，所谓"风胜则燥"，二则风药可升举下陷之清阳。此外，《医宗必读》中的治泻九法，即淡渗、升提、清凉、疏利、甘缓、酸收、燥脾、温肾、固涩值得在临床治疗中借鉴。

（三）证治分类

1. 寒湿内盛证

证候：泄泻清稀，甚则如水样，脘闷食少，腹痛肠鸣，或兼外感风寒，则恶寒，发热，头痛，肢体酸痛，舌苔白或白腻，脉濡缓。

证机概要：寒湿内盛，脾失健运，清浊不分。

治法：芳香化湿，解表散寒。

代表方：藿香正气散加减。

常用药：藿香、白术、茯苓、甘草、半夏、陈皮、厚朴、大腹皮、紫苏、白芷、桔梗。

加减：若表寒重者，可加荆芥、防风疏风散寒；若外感寒湿，饮食生冷，腹痛，泻下清稀，可用纯阳正气丸温中散寒，理气化湿；若湿邪偏重，腹满肠鸣，小便不利，可改用胃苓汤健脾行气祛湿。

2. 湿热伤中证

证候：泄泻腹痛，泻下急迫，或泻而不爽，粪色黄褐，气味臭秽，肛门灼热，烦热口渴，小便短黄，舌质红，苔黄腻，脉滑数或濡数。

证机概要：湿热壅滞，损伤脾胃，传化失常。

治法：清热利湿，分利止泻。

代表方：葛根芩连汤加减。

常用药：葛根、黄芩、黄连、甘草、车前草、苦参。

加减：若夹食滞者，加神曲、山楂、麦芽消食导滞；若见大便欠爽，腹中痞满作痛甚者，可加木香、大腹皮、枳壳等以宽肠理气；若湿邪偏重，胸腹满闷，口不渴或渴不欲饮，舌苔微黄厚腻者，加藿香、厚朴、茯苓、猪苓、泽泻健脾祛湿，或合平胃散；若在夏暑之间，症见发热头重，烦渴自汗，小便短赤，脉濡数，可用新加香薷饮合六一散表里同治，解暑清热，利湿止泻。

3. 食滞肠胃证

证候：腹痛肠鸣，泻下粪便臭如败卵，泻后痛减，脘腹胀满，嗳腐酸臭，不思饮食，舌苔垢浊或厚腻，脉滑实。

证机概要：宿食内停，阻滞肠胃，传化失司。

治法：消食导滞，和中止泻。

代表方：保和丸加减。

常用药：神曲、山楂、莱菔子、半夏、陈皮、茯苓、连翘、谷芽、麦芽。

加减：若食积较重，脘腹胀满，可因势利导，根据"通因通用"的原则，用枳实导滞丸；食积化热可加黄连清热燥湿止泻；兼脾虚可加白术、扁豆健脾祛湿。

4. 肝气乘脾证

证候：腹痛泄泻，泻后痛减，腹中雷鸣，攻窜作痛，矢气频作，每因抑郁恼怒，或情绪紧张之时而作，素有胸胁胀闷，嗳气食少，舌淡红，脉弦。

证机概要：肝气不舒，横逆犯脾，脾失健运。

治法：抑肝扶脾。

代表方：痛泻要方加减。

常用药：白芍、白术、陈皮、防风。

加减：若胸胁脘腹胀满疼痛，嗳气者，可加柴胡、木香、郁金、香附疏肝理气止痛；若兼神疲乏力，纳呆，脾虚甚者，加党参、茯苓、扁豆、鸡内金等益气健脾开胃；久泻反复发作可加乌梅、焦山楂、甘草酸甘敛肝，收涩止泻。

5. 脾胃虚弱证

证候：大便时溏时泻，迁延反复，食少，食后脘闷不舒，稍进油腻食物，则大便次数增加，面色萎黄，神疲倦怠，舌质淡，苔白，脉细弱。

证机概要：脾虚失运，清浊不分。

治法：健脾益气，化湿止泻。

代表方：参苓白术散加减。

常用药：人参、白术、茯苓、甘草、砂仁、陈皮、桔梗、扁豆、山药、莲子肉、薏苡仁。

加减：若脾阳虚衰，阴寒内盛，可用理中丸以温中散寒；若久泻不止，中气下陷，或兼有脱肛者，可用补中益气汤以益气健脾，升阳止泻；若兼有湿盛者，可用升阳除湿汤加减。若胃热而肠寒交错者，可仿诸泻心汤意，寒热并调。

6. 肾阳虚衰证

证候：黎明前脐腹作痛，肠鸣即泻，完谷不化，腹部喜暖，泻后则安，形寒肢冷，腰膝酸软，舌淡苔白，脉沉细。

证机概要：命门火衰，脾失温煦。

治法：温肾健脾，固涩止泻。

代表方：四神丸加减。

常用药：补骨脂、肉豆蔻、吴茱萸、五味子。

加减：若脐腹冷痛，可加附子理中丸温中健脾；若年老体衰，久泻不止，脱肛，为中气下陷，可加黄芪、党参、白术、升麻益气升阳；若泻下滑脱不禁，或虚坐努责者，可改用真人养脏汤涩肠止泻；若脾虚肾寒不著，反见心烦嘈杂，大便夹有黏冻，表现寒热错杂证候，可改服乌梅丸；若久泻伤阴，阴阳两伤者，症见泄泻或溏或濡，时干时稀，不思饮食，食后腹胀，口干咽燥不欲饮，形体消瘦，面色无华，唇红，手足心热，倦怠乏力，舌质淡红或边尖红，苔少或黄腻或白厚，脉细数或带滑，当以调补脾肾之阴为主，兼顾补气健脾助运，方用张景岳胃关煎加减。

◎ 要点五　转归预后

急性泄泻，及时治疗，多数短期内可痊愈。少数病人，暴泻不止，损气伤津耗液，可成惊、厥、闭、脱等危证，特别是伴有高热、呕吐、热毒甚者尤然。急性泄泻因失治或误治，迁延日久，由实转虚，可转为慢性泄泻。日久脾病及肾，肾阳亏虚，脾失温煦，不能腐熟水谷，可致命门火衰之五更泄泻。

◎ 要点六　预防调护

起居有常，注意调畅情志，保持乐观心态，慎防风寒湿邪侵袭。饮食有节，宜清淡、富营养、易消化食物为主，可食用一些对消化吸收有帮助的食物，如山楂、山药、莲子、扁豆、芡实等。避免进食生冷不洁及难消化或清肠润滑食物。急性泄泻患者要给予流质或半流质饮食，忌食辛热炙煿、肥甘厚味、荤腥油腻食物；某些对牛奶、面筋等不耐受者宜禁食牛奶或面筋。若泄泻而耗伤胃气，可给予淡盐汤、米粥以养胃气。若虚寒腹泻，可予淡姜汤饮用，以振奋脾阳，调和胃气。

细目八　痢　疾

◎ 要点一　概述

痢疾是以腹痛、里急后重、下痢赤白脓血为主症的病证。是夏秋季常见的肠道传染病。

◎ 要点二　病因病机

（一）病因

外感时邪疫毒、饮食不节和脾胃虚弱。感邪有三：一为疫毒之邪，二为湿热之邪，三为夏暑感寒伤湿。

（二）病机

病机主要是邪客肠腑，气血壅滞，肠道传化失司，脂膜血络受伤，腐败化为脓血而成痢。病位在肠，与脾胃肾密切相关。病理因素以湿热疫毒为主，病理性质分寒热虚实。本病初期多实证。疫毒内侵，毒盛于里，熏灼肠道，耗伤气血，下痢鲜紫脓血，壮热口渴，为疫毒痢；如疫毒上冲于胃，可使胃气逆而不降，成为噤口痢；外感湿热或湿热内生，壅滞腑气，则成下痢赤白、肛门灼热之湿热痢；寒湿阴邪，内困脾土，脾失健运，邪留肠中，气机阻滞，则为下痢白多赤少之寒湿痢。下痢日久，可由实转虚或虚实夹杂，寒热并见，发展成久痢。疫毒热盛伤津或湿热内郁不清，日久则伤阴、伤气，亦有素体阴虚感邪，而形成下痢黏稠，虚坐努责，脐腹灼痛之阴虚痢；脾胃素虚而感寒湿患痢，或湿热痢过服寒凉药物致脾虚中寒，寒湿留滞肠中，日久累及肾阳，关门不固，则成下痢稀薄带有白冻，甚则滑脱不禁，腰酸腹冷之虚寒痢。如痢疾失治，迁延日久，或治疗不当，收涩太早，关门留寇，酿成正虚邪恋，可发展为下痢时发时止、日久难愈的休息痢。

此外，痢疾是由邪滞与气血相搏而发病，故应注意气滞血瘀这一病理因素，尤其是久痢之人其瘀更甚，常与湿滞胶结，病势更趋缠绵难愈，这也是造成病情复杂的重要原因。

◎ 要点三　诊断与鉴别诊断

（一）诊断依据

1. 以腹痛，里急后重，泻下赤白脓血便为主症。

2. 急性痢疾起病急骤，病程短，可伴恶寒、发热等；慢性痢疾起病缓慢，反复发作，迁延不愈；疫毒痢病情严重而病势凶险，起病急骤，在腹痛、腹泻尚未出现之时，即有高热神疲，四肢厥冷，面色青灰，呼吸浅表，神昏惊厥，而痢下、呕吐并不一定严重。

3. 常见于夏秋季节，多有饮食不洁史，或具有传染性。

（二）鉴别诊断

痢疾与泄泻：两者均多发于夏秋季节，病变部位在胃肠，病因亦有相同之处，症状都有腹痛、大便次数增多。但痢疾大便次数虽多而量少，排赤白脓血便，腹痛伴里急后重感明显。而泄泻大便溏薄，粪便清稀，或如水样，或完谷不化，而无赤白脓血便，腹痛多伴肠鸣，少有里急后重感。

◎ 要点四　辨证论治

（一）辨证要点

痢疾应首辨久暴，察虚实主次；其次识寒热偏重；再辨伤气、伤血。

一般暴痢，年少，形体壮实，腹痛拒按，里

急后重便后减轻者多为实；久痢，年长，形体虚弱，腹痛绵绵，痛而喜按，里急后重便后不减或虚坐努责者为虚。

下血色鲜红，或赤多白少，质稠恶臭，肛门灼热，口渴喜冷饮，小便黄或短赤，舌质红，苔黄腻，脉数而有力者，属热；痢下白多赤少或晦暗清稀，频下污衣，无臭，面白，畏寒喜热，四肢微厥，小便清长，舌质淡，苔白滑，脉沉细弱者，属寒。

下痢白多赤少，为湿邪伤及气分；赤多白少，或以血为主者，为热邪伤及血分。

（二）治疗原则

痢疾的治疗，应根据其病证的寒热虚实，而确定治疗原则。热痢清之，寒痢温之，初痢实则通之，久痢虚则补之，寒热交错者清温并用，虚实夹杂者攻补兼施。痢疾初起之时，以实证、热证多见，宜清热化湿解毒，久痢虚证、寒证，应补虚温中，调理脾胃，兼以清肠，收涩固脱。如下痢兼有表证者，宜合解表剂，外疏内通；夹食滞可配合消导药消除积滞。刘河间提出的"调气则后重自除，行血则便脓自愈"调气和血之法，可用于痢疾的多个证型，赤多重用血药，白多重用气药。而在掌握扶正祛邪的辨证治疗过程中，始终应顾护胃气。

此外，对于古今医家提出的有关治疗痢疾之禁忌，如忌过早补涩、忌峻下攻伐、忌分利小便等，均可供临床用药之时，结合具体病情，参考借鉴。

（三）证治分类

1. 湿热痢

证候：腹部疼痛，里急后重，痢下赤白脓血，黏稠如胶冻，腥臭，肛门灼热，小便短赤，舌苔黄腻，脉滑数。

证机概要：湿热蕴结，熏灼肠道，气血壅滞。

治法：清肠化湿，调气和血。

代表方：芍药汤加减。

常用药：芍药、当归、甘草、木香、槟榔、

大黄、黄芩、黄连、肉桂、金银花。

加减：若痢下赤多白少，口渴喜冷饮，属热重于湿者，配白头翁、秦皮、黄柏清热解毒；若瘀热较重，痢下鲜红者，加地榆、丹皮、苦参凉血行瘀；若痢下白多赤少，舌苔白腻，属湿重于热者，可去当归，加茯苓、苍术、厚朴、陈皮等健脾燥湿；若兼饮食积滞，嗳腐吞酸，腹部胀满者，加莱菔子、神曲、山楂等消食化滞；若食积化热，痢下不爽，腹痛拒按者，可加用枳实导滞丸行气导滞，泻热止痢，乃通因通用之法。

若痢疾初起，兼见表证，恶寒发热、头痛身重者，可依喻嘉言逆流挽舟之法，选用《活人》败毒散，既解表证，又和中举陷，乘病势尚浅，合力从半表半里之际领邪外出。如表邪未解，里热已盛，症见身热汗出，脉象急促者，则用葛根芩连汤表里双解。若表证已减而痢犹未止者，则可以香连丸调气清热善后。

2. 疫毒痢

证候：起病急骤，痢下鲜紫脓血，腹痛剧烈，后重感特著，壮热口渴，头痛烦躁，恶心呕吐，甚者神昏惊厥，舌质红绛，舌苔黄燥，脉滑数或微欲绝。

证机概要：疫邪热毒，壅盛肠道，燔灼气血。

治法：清热解毒，凉血除积。

代表方：白头翁汤加减。

常用药：白头翁、黄连、黄柏、秦皮、银花、地榆、牡丹皮。

加减：若见热毒秽浊壅塞肠道，腹中满痛拒按，大便滞涩，臭秽难闻者，加大黄、枳实、芒硝通腑泄浊；神昏谵语，甚则痉厥，舌质红，苔黄糙，脉细数，属热毒深入营血，神昏高热者，用犀角地黄汤、紫雪丹以清营凉血开窍；若热极风动，痉厥抽搐者，加羚羊角、钩藤、石决明以息风镇痉。若暴痢致脱，症见面色苍白，汗出肢冷，唇舌紫暗，尿少，脉微欲绝者，应急服独参汤或参附汤，或加用参麦注射液等以益气固脱。若湿热疫毒上攻于胃，胃失和降而致噤口痢，症见下痢，胸闷，呕逆不食，口气秽臭，苔黄腻，脉滑数，治宜泄热和胃，苦辛通降，方用开噤散加减。

3. 寒湿痢

证候：腹痛拘急，里急后重，痢下赤白黏冻，白多赤少，或为纯白冻，口淡乏味，脘胀腹满，头身困重，舌质或淡，舌苔白腻，脉濡缓。

证机概要：寒湿客肠，气血凝滞，传导失司。

治法：温中燥湿，调气和血。

代表方：不换金正气散加减。

常用药：藿香、苍术、半夏、厚朴、炮姜、桂枝、陈皮、大枣、甘草、木香、枳实。

加减：痢下白中兼赤者，加当归、芍药调营和血；脾虚纳呆者，加白术、神曲健脾开胃；寒积内停，腹痛，痢下滞而不爽，加大黄、槟榔，配炮姜、肉桂，温通导滞。暑天感寒湿而痢者，可用藿香正气散加减，以祛暑散寒，化湿止痢。

4. 阴虚痢

证候：痢下赤白，日久不愈，脓血黏稠，或下鲜血，脐下灼痛，虚坐努责，食少，心烦口干，至夜转剧，舌红绛少津，苔少或花剥，脉细数。

证机概要：阴虚湿热，肠络受损。

治法：养阴和营，清肠化湿。

代表方：驻车丸加减。

常用药：黄连、阿胶、当归、炮姜、白芍、甘草。

加减：若虚热灼津而见口渴、尿少、舌干者，可加沙参、石斛以养阴生津；如痢下血多者，可加丹皮、旱莲草以凉血止血；若湿热未清，有口苦、肛门灼热者，可加白头翁、秦皮清解湿热。

5. 虚寒痢

证候：痢下赤白清稀，无腥臭，或为白冻，甚则滑脱不禁，肛门坠胀，便后更甚，腹部隐痛，缠绵不已，喜按喜温，形寒畏冷，四肢不温，食少神疲，腰膝酸软，舌淡苔薄白，脉沉细而弱。

证机概要：脾肾阳虚，寒湿内生，阻滞肠腑。

治法：温补脾肾，收涩固脱。

代表方：桃花汤合真人养脏汤。

常用药：人参、白术、干姜、肉桂、粳米、炙甘草、诃子、罂粟壳、肉豆蔻、赤石脂、当归、白芍、木香。

加减：若积滞未尽，应少佐消导积滞之品，如枳壳、山楂、神曲等；若痢久脾虚气陷，导致少气脱肛，可加黄芪、柴胡、升麻、党参以补中益气，升清举陷。

6. 休息痢

证候：下痢时发时止，迁延不愈，常因饮食不当、受凉、劳累而发，发时大便次数增多，夹有赤白黏冻，腹胀食少，倦怠嗜卧，舌质淡苔腻，脉濡软或虚数。

证机概要：病久正伤，邪恋肠腑，传导不利。

治法：温中清肠，调气化滞。

代表方：连理汤加减。

常用药：人参、白术、干姜、茯苓、甘草、黄连、枳实、木香、槟榔。

加减：若脾阳虚极，肠中寒积不化，遇寒即发，症见下痢白冻，倦怠少食，舌淡苔白，脉沉者，用温脾汤加减以温中散寒，消积导滞；若久痢兼见肾阳虚衰，关门不固者，宜加四神丸以温肾暖脾，固肠止痢；如久痢脱肛，神疲乏力，少气懒言，属脾胃虚弱，中气下陷者，可用补中益气汤加减；若下痢时作，大便稀溏，心中烦热，饥不欲食，四肢不温，证属寒热错杂者，可用乌梅丸加减。

◎ 要点五　转归预后

痢疾的转归预后因病人正气的强弱、感邪的深浅及发病的轻重而不同。一般说来，能食者轻，不能食者重。体质好，正气盛，虽感湿热、寒湿之邪而患急性痢疾者，若治疗及时正确，调护得当，预后一般良好。若疫毒邪盛者，可很快出现热入心营、热盛动风，甚或发展为内闭外脱的危证。慢性痢疾，多由急性痢疾迁延不愈而致，如休息痢、阴虚痢、虚寒痢，一般病情缠绵，难于骤效，但只要辨证准确，治疗恰当，多能缓解或痊愈。

◎ 要点六　预防调护

对于具有传染性的细菌性及阿米巴痢疾，应采取积极有效的预防措施，以控制痢疾的传播和流行，如搞好水、粪的管理，饮食管理，消灭苍蝇等。在痢疾流行季节，可适当食用生蒜瓣，每次1~3瓣，每日2~3次；或将大蒜瓣放入菜食之中食用；亦可用马齿苋、绿豆适量，煎汤饮用，对防止感染亦有一定作用。痢疾患者，须适当禁食，待病情稳定后，仍以清淡饮食为宜，忌食油腻荤腥之品。

细目九　便　秘

◎ 要点一　概述

便秘是指大便排出困难，排便周期延长，或周期不长，但粪质干结，排出艰难，或粪质不硬，虽有便意，但便而不畅的病证。

◎ 要点二　病因病机

（一）病因

饮食不节、情志失调、年老体虚、感受外邪。

（二）病机

本病病位主要在大肠，涉及肺、脾、胃、肝、肾等脏腑，基本病机为大肠传导失常。病理性质可概括为寒、热、虚、实四个方面。燥热内结于肠胃者，属热秘；气机郁滞者，属实秘；气血阴阳亏虚者，为虚秘；阴寒积滞者，为冷秘或寒秘。四者之中，又以虚实为纲，热秘、气秘、冷秘属实，阴阳气血不足的便秘属虚。而寒、热、虚、实之间，常又相互兼夹或相互转化。如热秘久延不愈，津液渐耗，可致阴津亏虚，肠失濡润，病情由实转虚。气机郁滞，久而化火，则气滞与热结并存。气血不足者，如受饮食所伤或情志刺激，则虚实相兼。

◎ 要点三　诊断与鉴别诊断

（一）诊断依据

1. 排便间隔时间超过自己的习惯1天以上，

或两次排便时间间隔 3 天以上。

2. 大便粪质干结，排出艰难，或欲大便而艰涩不畅。

3. 常伴腹胀、腹痛、口臭、纳差及神疲乏力、头眩心悸等症。

4. 本病常有饮食不节、情志内伤、劳倦过度等病史。

（二）鉴别诊断

便秘与肠结： 两者皆为大便秘结不通。但肠结多为急病，因大肠通降受阻所致，表现为腹部疼痛拒按，大便完全不通，且无矢气和肠鸣音，严重者可吐出粪便。便秘多为慢性久病，因大肠传导失常所致，表现为腹部胀满，大便干结艰行，可有矢气和肠鸣音，或有恶心欲吐，食纳减少。

◎ 要点四　辨证论治

（一）辨证要点

便秘的辨证当分清虚实，实证当辨热秘、气秘和冷秘，虚证当辨气虚、血虚、阴虚和阳虚。此外，便秘尚需要审查病因，辨别粪质及排便情况。

详细询问病人的饮食习惯、生活习惯及其他病史，以推测可能的致秘之因。如平素喜食辛辣厚味、煎炒酒食者多致胃肠积热而成热秘；长期忧郁思虑过度或久坐、久卧少动，或有腹部手术者多致气机郁滞而为气秘实证；年老体衰，病后产后多为气血阴精亏虚之虚秘；平素阳气虚衰或嗜食寒凉生冷者，多为冷秘。

一般而言，大便干燥坚硬，排便时肛门有热感，苔见黄厚、垢腻而燥者，多为燥热内结；大便干结，排出艰难，苔见白润而滑者为阴寒内结；粪质不甚干结，欲便不出，胁腹作胀者多为气机郁滞；大便并不干硬，用力努挣，便后乏力，多为肺脾气虚，便质干如栗状或如羊屎，舌红少津，无苔或苔少者多为血虚津枯。

（二）治疗原则

便秘的治疗应以通下为主，但决不可单纯用泻下药，应针对不同的病因采取相应的治法。实秘为邪滞肠胃、壅塞不通所致，故以祛邪为主，给予泻热、温散、通导之法，使邪去便通；虚秘为肠失润养、推动无力而致，故以扶正为先，给予益气温阳、滋阴养血之法，使正盛便通。便秘成因多端，但共同的病机是气机不畅，肠道传化失职，糟粕不下，故应重视对气机的调畅，在通便之时，参用理气沉降之品以助行滞。有时虽需降下，亦可佐以少量升提之品，以求欲降先升之妙。但对中气下陷、肛门坠胀者，则在选用气药时应以升提为主。

（三）证治分类

1. 热秘

证候：大便干结，腹胀腹痛，口干口臭，面红心烦，或有身热，小便短赤，舌红，苔黄燥，脉滑数。

证机概要：肠腑燥热，津伤便结。

治法：泻热导滞，润肠通便。

代表方：麻子仁丸加减。

常用药：大黄、枳实、厚朴、麻子仁、杏仁、白蜜、芍药。

加减：若津液已伤，可加生地、玄参、麦冬以滋阴生津；若肺热气逆，咳喘便秘者，可加瓜蒌仁、苏子、黄芩清肺降气以通便；若兼郁怒伤肝，易怒目赤者，加服更衣丸以清肝通便；若燥热不甚，或药后大便不爽者，可用青麟丸以通腑缓下，以免再秘；若热势较盛，痞满燥实坚者，可用大承气汤急下存阴。

2. 气秘

证候：大便干结，或不甚干结，欲便不得出，或便而不爽，肠鸣矢气，腹中胀痛，嗳气频作，纳食减少，胸胁痞满，舌苔薄腻，脉弦。

证机概要：肝脾气滞，腑气不通。

治法：顺气导滞。

代表方：六磨汤加减。

常用药：木香、乌药、沉香、大黄、槟榔、枳实。

加减：若腹部胀痛甚，可加厚朴、柴胡、莱菔子以助理气；若便秘腹痛，舌红苔黄，气郁化火，可加黄芩、栀子、龙胆草清肝泻火；若气逆呕吐者，可加半夏、陈皮、代赭石；若七情郁结，忧郁寡言者，加白芍、柴胡、合欢皮疏肝解郁；若跌仆损伤，腹部术后，便秘不通，属气滞血瘀者，可加红花、赤芍、桃仁等药活血化瘀。

3. 冷秘

证候：大便艰涩，腹痛拘急，胀满拒按，胁下偏痛，手足不温，呃逆呕吐，舌苔白腻，脉弦紧。

证机概要：阴寒内盛，凝滞胃肠。

治法：温里散寒，通便止痛。

代表方：温脾汤加减。

常用药：附子、大黄、党参、干姜、甘草、当归、肉苁蓉、乌药。

加减：若便秘腹痛，可加枳实、厚朴、木香助泻下之力；若腹部冷痛，手足不温，加高良姜、小茴香增散寒之功。老人虚冷便秘，尚可加用半硫丸温肾散寒，通阳开秘。

4. 气虚秘

证候：大便并不干硬，虽有便意，但排便困难，用力努挣则汗出短气，便后乏力，面白神疲，肢倦懒言，舌淡苔白，脉弱。

证机概要：脾肺气虚，传送无力。

治法：益气润肠。

代表方：黄芪汤加减。

常用药：黄芪、麻仁、白蜜、陈皮。

加减：若乏力汗出者，可加白术、党参助补中益气；若排便困难，腹部坠胀者，可合用补中益气汤升提阳气；若气息低微，懒言少动者，可加用生脉散补肺益气；若肢倦腰酸者，可用大补元煎滋补肾气；若脘腹痞满，舌苔白腻者，可加白扁豆、生薏苡仁健脾祛湿；若脘胀纳少者，可加炒麦芽、砂仁以和胃消导。

5. 血虚秘

证候：大便干结，面色无华，皮肤干燥，头晕目眩，心悸气短，健忘少寐，口唇色淡，舌淡苔少，脉细。

证机概要：血液亏虚，肠道失荣。

治法：养血润燥。

代表方：润肠丸。

常用药：当归、生地黄、麻仁、桃仁。

加减：若面白，眩晕甚，加玄参、何首乌、枸杞子养血润燥；若手足心热，午后潮热，可加知母、胡黄连等以清热；若阴血已复，便仍干燥，可用五仁丸润滑肠道。

6. 阴虚秘

证候：大便干结，如羊屎状，形体消瘦，头晕耳鸣，两颧红赤，心烦少眠，潮热盗汗，腰膝酸软，舌红少苔，脉细数。

证机概要：阴津不足，肠失濡润。

治法：滋阴通便。

代表方：增液汤加减。

常用药：玄参、麦冬、生地、当归、石斛、沙参。

加减：若口干面红，心烦盗汗者，可加芍药、玉竹助养阴之力；便秘干结如羊屎状，加火麻仁、柏子仁、瓜蒌仁增润肠之效；若胃阴不足，口干口渴者，可用益胃汤；若肾阴不足，腰膝酸软者，可用六味地黄丸；若阴亏燥结，热盛伤津者，可用增液承气汤增水行舟。

7. 阳虚秘

证候：大便干或不干，排出困难，小便清长，面色㿠白，四肢不温，腹中冷痛，或腰膝酸冷，舌淡苔白，脉沉迟。

证机概要：阳气虚衰，阴寒凝结。

治法：温阳通便。

代表方：济川煎加减。

常用药：肉苁蓉、牛膝、当归、升麻、泽泻、枳壳。

加减：若寒凝气滞，腹痛较甚，加肉桂、木香温中行气止痛；胃气不和，恶心呕吐，可加半夏、砂仁和胃降逆。

◎ 要点五　转归预后

单纯性便秘病程不长者，经过适当调治，其愈较易，预后较佳。习惯性便秘患者，多病程较长，平素常用刺激性较强的通下之剂，易反复不愈。若热病之后，余热未清，伤津耗液而大便秘结者，调治得当，热去津复，预后较好。噎膈重症，常兼便秘，甚则粪质坚硬如羊屎，预后较差。大便燥结日久不愈，过度用力努挣，可引起肛裂、痔疮、疝气，甚则诱发胸痹、中风等危症。此外，老年性便秘和产后便秘，多属虚证，因气血不复，大便难畅，阳气不通，阴寒不散，便秘难除，因而治疗时难求速效。有年老体弱患者，便秘日久，不仅可因浊阴不降、清阳不升而出现头痛头晕、脘闷嗳气、食欲减退或呕恶等症，还可因粪块结滞，阻于肠道，引起气机痹阻，甚而产生瘀血，出现腹痛急起、腹胀肠鸣、呕吐不食之肠结急候。

◎ **要点六　预防调护**

　　注意饮食的调理，合理膳食，以清淡为主，多吃含粗纤维的食物及香蕉、西瓜等水果，勿过食辛辣厚味或饮酒无度。保持生活规律，起居有时，养成定时排便的良好习惯。保持心情舒畅，加强身体锻炼，特别是腹肌的锻炼，有利于胃肠功能的改善。可采用食饵疗法，如黑芝麻、胡桃肉、松子仁等分，研细，稍加白蜜冲服，对阴血不足之便秘，颇有功效。勿临厕久蹲，以防过度努挣而致虚脱及诱发胸痹、晕厥等证。外治法可采用灌肠法，如中药保留灌肠或清洁灌肠等。

第五单元　肝胆病证

细目一　胁痛

◎ **要点一　概述**

　　胁痛是指以一侧或两侧胁肋部疼痛为主要表现的病证。

◎ **要点二　病因病机**

（一）病因

　　情志不遂、跌仆损伤、饮食所伤、外感湿热、劳欲久病。

（二）病机

　　胁痛的基本病机为肝络失和，其病理变化可归结为"不通则痛"与"不荣则痛"两类。其病变脏腑主要在于肝胆，又与脾胃及肾相关。其病理因素有气滞、血瘀、湿热。胁痛的病理性质有虚实之分，其中，因肝郁气滞、肝失条达，瘀血停着、胁络不通，湿热蕴结、肝失疏泄所导致的胁痛多属实证；而因阴血不足、肝络失养所导致的胁痛则为虚证。

　　一般说来，胁痛初病在气，由肝郁气滞，气

机不畅而致胁痛。气滞日久，血行不畅，其病变则由气滞转为血瘀，或气滞血瘀并见。实证日久亦可化热伤阴，肝肾阴虚，而转为虚证或虚实夹杂证。

◎ **要点三　诊断与鉴别诊断**

（一）诊断要点

　　1. 以一侧或两侧胁肋部疼痛为主要表现者，可以诊断为胁痛。胁痛的性质可以表现为刺痛、胀痛、灼痛、隐痛、钝痛等不同特点。

　　2. 部分病人可伴见胸闷、腹胀、嗳气呃逆、急躁易怒、口苦纳呆、厌食恶心等症。

　　3. 常有饮食不节、情志内伤、感受外湿、跌仆闪挫或劳欲久病等病史。

（二）鉴别诊断

　　1. **胁痛与胃脘痛**　胁痛与胃脘痛的病证中皆有肝郁的病机。但胃脘痛病位在胃脘，兼有嗳气频作、吞酸嘈杂等胃失和降的症状。而胁痛病位在胁肋部，伴有目眩、口苦、胸闷、喜太息的症状。

　　2. **胁痛与悬饮**　胁痛发病与情志不遂，过食肥甘，劳欲过度，跌仆外伤有关，主要表现为一侧或两侧胁肋部疼痛。悬饮多因素体虚弱，时邪外袭，肺失宣通，饮停胸胁而致，其表现为咳唾引痛胸胁，呼吸或转侧加重，患侧肋间饱满，叩诊呈浊音，或见发热。

◎ 要点四　辨证论治

（一）辨证要点

胁痛应首辨胁痛在气在血。大抵胀痛多属气郁，且疼痛呈游走不定，时轻时重，症状轻重与情绪变化有关；刺痛多属血瘀，且痛处固定不移，疼痛持续不已，局部拒按，入夜尤甚。

其次辨胁痛属虚属实。实证之中以气滞、血瘀、湿热为主，多病程短，来势急，症见疼痛剧烈而拒按，脉实有力。虚证多为阴血不足，脉络失养，症见其痛隐隐，绵绵不休，且病程长，来势缓，并伴见全身阴血亏耗之象。

（二）治疗原则

胁痛之治疗原则当根据"通则不痛"的理论，以疏肝和络止痛为基本治则，结合肝胆的生理特点，灵活运用。实证之胁痛，宜用理气、活血、清利湿热之法；虚证之胁痛，宜补中寓通，采用滋阴、养血、柔肝之法。

（三）证治分类

1. 肝郁气滞证

证候：胁肋胀痛，走窜不定，甚则引及胸背肩臂，疼痛每因情志变化而增减，胸闷腹胀，嗳气频作，得嗳气而胀痛稍舒，纳少口苦，舌苔薄白，脉弦。

证机概要：肝失条达，气机郁滞，络脉失和。

治法：疏肝理气。

代表方：柴胡疏肝散加减。

常用药：柴胡、枳壳、香附、川楝子、白芍、甘草、川芎、郁金。

加减：若气郁化火，症见胁肋掣痛，口干口苦，烦躁易怒，溲黄便秘，舌红苔黄者，可去川芎，加山栀、丹皮、黄芩、夏枯草；若肝郁化火，耗伤阴津，症见胁肋隐痛不休，眩晕少寐，

舌红少津，脉细者，可去川芎，酌配枸杞、菊花、首乌、丹皮、栀子；若兼见胃失和降，恶心呕吐者，可加半夏、陈皮、生姜、旋覆花等；若气滞兼见血瘀者，可酌加赤芍、当归尾、川楝子、延胡索、郁金等。

2. 肝胆湿热证

证候：胁肋胀痛或灼热疼痛，痛有定处，触痛明显。口苦口黏，胸闷纳呆，恶心呕吐，小便黄赤，大便不爽，或兼有身热恶寒，身目发黄，舌红苔黄腻，脉弦滑数。

证机概要：湿热蕴结，肝胆失疏，络脉失和。

治法：清热利湿。

代表方：龙胆泻肝汤加减。

常用药：龙胆草、山栀、黄芩、川楝子、枳壳、延胡索、泽泻、车前子。

加减：若兼见发热、黄疸者，加茵陈、黄柏以清热利湿退黄；若肠胃积热，大便不通，腹胀腹满者，加大黄、芒硝；若湿热煎熬，结成砂石，阻滞胆道，症见胁肋剧痛，连及肩背者，可加金钱草、海金沙、郁金、川楝子，或酌配硝石矾石散；胁肋剧痛，呕吐蛔虫者，先以乌梅丸安蛔，再予驱蛔。

3. 瘀血阻络证

证候：胁肋刺痛，痛有定处，痛处拒按，入夜痛甚，胁肋下或见有癥块，舌质紫暗，脉沉涩。

证机概要：瘀血停滞，络脉痹阻。

治法：祛瘀通络。

代表方：血府逐瘀汤或复元活血汤加减。

常用药：当归、川芎、桃仁、红花、柴胡、枳壳、制香附、川楝子、郁金、五灵脂、蒲黄、三七粉。

加减：若因跌打损伤而致胁痛，局部可见积瘀肿痛者，可酌加穿山甲、大黄、瓜蒌根破瘀散结，通络止痛；若胁肋刺痛较重，可酌加当归尾、延胡索等活血调气，化瘀止痛；若胁肋下有癥块，而正气未衰者，可酌加三棱、莪术、地鳖

虫以增加破瘀散结消坚之力，或配合服用鳖甲煎丸。

4. 肝络失养证

证候：胁肋隐痛，悠悠不休，遇劳加重，口干咽燥，心中烦热，头晕目眩，舌红少苔，脉细弦而数。

证机概要：肝肾阴亏，精血耗伤，肝络失养。

治法：养阴柔肝。

代表方：一贯煎加减。

常用药：生地、枸杞、黄精、沙参、麦冬、当归、白芍、炙甘草、川楝子、延胡索。

加减：若阴亏过甚，舌红而干，可酌加石斛、玄参、天冬；若心神不宁，而见心烦不寐者，可酌配酸枣仁、炒栀子、合欢皮；若肝肾阴虚，头目失养，而见头晕目眩者，可加菊花、女贞子、熟地等；若阴虚火旺，可酌配黄柏、知母、地骨皮等。

以上诸证所涉疏肝理气药大多辛温香燥，若久用或配伍不当，易于耗伤肝阴，甚至助热化火。故临证使用疏肝理气药时，一要尽量选用轻灵平和之品，如香附、苏梗、佛手片、绿萼梅之类；二要注意配伍柔肝养阴药物，以固护肝阴，以利肝体。

◎ 要点五　转归预后

胁痛可与黄疸、积聚、鼓胀之间相互兼见，相互转化，互为因果。湿热蕴阻肝胆，脉络受阻之胁痛，因湿热交蒸，逼胆汁外溢，则可同时合并黄疸。肝郁气滞所致胁痛，经久不愈，瘀血停滞，胁下积块则可转为积聚。因肝失疏泄，脾失健运，久而影响及肾，导致气血水内停腹中，则可转为鼓胀等。

胁痛的转归预后由于病因的不同、病情的轻重而有所区别。一般胁痛，若治疗得当，病邪祛除，络脉通畅，胁痛多能消失，预后较好。若致病因素由于种种原因不能消除，如气滞致血瘀，湿郁成痰，夹瘀阻络，或砂石留滞，胁痛可能反复发作，则胁痛缠绵难愈，预后难料。

细目二　黄　疸

◎ 要点一　概述

黄疸是以目黄、身黄、小便黄为主症的一种病证，其中目睛黄染尤为本病的重要特征。

◎ 要点二　病因病机

（一）病因

外感湿热疫毒、饮食不节、劳倦、病后续发。

（二）病机

黄疸的基本病机为湿邪壅阻中焦，脾胃失健，肝气郁滞，疏泄不利，致胆汁输泄失常，胆液不循常道，外溢肌肤，下注膀胱，而发为目黄、肤黄、小便黄之病证。黄疸的病位主要在脾、胃、肝、胆。其病理因素有湿邪、热邪、寒邪、疫毒、气滞、瘀血六种，但其中以湿邪为主。湿邪既可从外感受，亦可自内而生。如外感湿热疫毒，为湿从外受；饮食劳倦或病后瘀阻湿滞，属湿自内生。其病理性质以实为主，病久则正虚邪恋。阳黄、急黄、阴黄在一定条件下可以相互转化。如阳黄治疗不当，病情发展，病状急剧加重，热势鸱张，侵犯营血，内蒙心窍，引动肝风，则发为急黄。如阳黄误治失治，迁延日久，脾阳损伤，湿从寒化，则可转为阴黄。如阴黄复感外邪，湿郁化热，又可呈阳黄表现，病情较为复杂。

◎ 要点三　诊断与鉴别诊断

（一）诊断依据

1. 目黄、肤黄、小便黄，其中目睛黄染为本病的重要特征。

2. 常伴食欲减退、恶心呕吐、胁痛腹胀等症状。

3. 常有外感湿热疫毒、内伤酒食不节，或有胁痛、癥积等病史。

（二）鉴别诊断

黄疸与萎黄：黄疸与萎黄均可出现身黄，但黄疸发病与感受外邪、饮食劳倦或病后有关；其病机为湿滞脾胃，肝胆失疏，胆汁外溢；其主症为身黄、目黄、小便黄。萎黄之病因与饥饱劳倦、食滞虫积或病后失血有关；其病机为脾胃虚弱，气血不足，肌肤失养；其主症为肌肤萎黄不泽，目睛及小便不黄，常伴头昏倦怠、心悸少寐，纳少便溏等症状。

◎ **要点四 辨证论治**

（一）辨证要点

黄疸的辨证，应首辨阳黄、阴黄。阳黄黄色鲜明，发病急，病程短，常伴身热、口干苦、舌苔黄腻、脉弦数。阴黄黄色晦暗，病程长，病势缓，常伴纳少、乏力、舌淡、脉沉迟或细缓。

次辨阳黄湿热之轻重、胆腑郁热及疫毒炽盛。热重者，症见黄疸鲜明，发热口渴，苔黄腻，脉弦数；湿重者，黄疸不如热重者鲜明，身热不扬，口黏，苔白腻，脉濡缓。胆腑郁热者，黄色鲜明，上腹、右胁胀闷疼痛，牵引肩背，身热不退或寒热往来。疫毒炽盛者，病情急骤，疸色如金，兼见神昏、发斑、出血等危象。

三辨阴黄之病因。寒湿阻遏者，黄疸晦暗如烟熏，脘腹闷胀，神疲畏寒，舌淡苔腻，脉濡缓或沉迟。脾虚湿滞者，黄疸色黄不泽，肢软乏力，大便溏薄，舌质淡苔薄，脉濡细。

四辨黄疸病势轻重。如黄疸逐渐加深，提示病情加重；黄疸逐渐变浅，表明病情好转。黄疸色泽鲜明，神清气爽，为顺证、病轻；黄疸晦滞，烦躁不安，为逆证、病重。

（二）治疗原则

黄疸的治疗大法，主要为化湿邪，利小便。化湿可以退黄，如属湿热，当清热化湿，必要时还应通利腑气，以使湿热下泄；如属寒湿，应予健脾温化。利小便，主要是通过淡渗利湿，达到退黄的目的。至于急黄热毒炽盛，邪入心营者，又当以清热解毒、凉营开窍为主；阴黄脾虚湿滞者，治以健脾养血，利湿退黄。

（三）证治分类

1. 阳黄

（1）热重于湿证

证候：身目俱黄，黄色鲜明，发热口渴，或见心中懊恼，腹部胀闷，口干而苦，恶心呕吐，小便短少黄赤，大便秘结，舌苔黄腻，脉象弦数。

证机概要：湿热熏蒸，困遏脾胃，壅滞肝胆，胆汁泛滥。

治法：清热通腑，利湿退黄。

代表方：茵陈蒿汤加减。

常用药：茵陈蒿、栀子、大黄、黄柏、连翘、垂盆草、蒲公英、茯苓、滑石、车前草。

加减：如胁痛较甚，可加柴胡、郁金、川楝子、延胡索等疏肝理气止痛；如热毒内盛，心烦懊恼，可加黄连、龙胆草，以增强清热解毒作用；如恶心呕吐，可加橘皮、竹茹、半夏等和胃止呕。

（2）湿重于热证

证候：身目俱黄，黄色不及前者鲜明，头重身困，胸脘痞满，食欲减退，恶心呕吐，腹胀或大便溏垢，舌苔厚腻微黄，脉濡数或濡缓。

证机概要：湿遏热伏，困阻中焦，胆汁不循常道。

治法：利湿化浊运脾，佐以清热。

代表方：茵陈五苓散合甘露消毒丹加减。

常用药：藿香、白蔻仁、陈皮、茵陈蒿、车前子、茯苓、苡仁、黄芩、连翘。

加减：如湿阻气机，胸腹痞胀，呕恶纳差等症较著，可加入苍术、厚朴，以健脾燥湿，行气和胃。

本证湿重于热，湿为阴邪，黏腻难解，治法当以利湿化浊运脾为主，佐以清热，不可过用苦寒，以免脾阳受损。

（3）胆腑郁热证

证候：身目发黄，黄色鲜明，上腹、右胁胀闷疼痛，牵引肩背，身热不退，或寒热往来，口苦咽干，呕吐呃逆，尿黄赤，大便秘，苔黄舌红，脉弦滑数。

证机概要：湿热砂石郁滞，脾胃不和，肝胆失疏。

治法：疏肝泄热，利胆退黄。

代表方：大柴胡汤加减。

常用药：柴胡、黄芩、半夏、大黄、枳实、郁金、佛手、茵陈、山栀、白芍、甘草。

加减：若砂石阻滞，可加金钱草、海金沙、玄明粉利胆化石；恶心呕逆明显，加厚朴、竹茹、陈皮和胃降逆。

（4）疫毒炽盛证（急黄）

证候：发病急骤，黄疸迅速加深，其色如金，皮肤瘙痒，高热口渴，胁痛腹满，神昏谵语，烦躁抽搐，或见衄血、便血，或肌肤瘀斑，舌质红绛，苔黄而燥，脉弦滑或数。

证机概要：疫毒炽盛，深入营血，内陷心肝。

治法：清热解毒，凉血开窍。

代表方：《千金》犀角散加味。

常用药：犀角（用水牛角代）、黄连、栀子、大黄、板蓝根、生地、玄参、丹皮、茵陈、土茯苓。

加减：如神昏谵语，加服安宫牛黄丸以凉开透窍；如动风抽搐者，加用钩藤、石决明，另服羚羊角粉或紫雪丹，以息风止痉；如衄血、便血、肌肤瘀斑重者，可加黑地榆、侧柏叶、紫草、茜根炭等凉血止血；如腹大有水，小便短少不利，可加马鞭草、木通、白茅根、车前草，并另吞琥珀、蟋蟀、沉香粉，以通利小便。

2. 阴黄

（1）寒湿阻遏证

证候：身目俱黄，黄色晦暗，或如烟熏，脘腹痞胀，纳谷减少，大便不实，神疲畏寒，口淡不渴，舌淡苔腻，脉濡缓或沉迟。

证机概要：中阳不振，寒湿滞留，肝胆失于疏泄。

治法：温中化湿，健脾和胃。

代表方：茵陈术附汤加减。

常用药：附子、白术、干姜、茵陈、茯苓、泽泻、猪苓。

加减：若脘腹胀满，胸闷、呕恶显著，可加苍术、厚朴、半夏、陈皮，以健脾燥湿，行气和胃；若胁腹疼痛作胀，肝脾同病者，当酌加柴胡、香附以疏肝理气；若湿浊不清，气滞血结，胁下癥结疼痛，腹部胀满，肤色苍黄或黧黑，可加服硝石矾石散，以化浊祛瘀软坚。

（2）脾虚湿滞证

证候：面目及肌肤淡黄，甚则晦暗不泽，肢软乏力，心悸气短，大便溏薄，舌质淡苔薄，脉濡细。

证机概要：黄疸日久，脾虚血亏，湿滞残留。

治法：健脾养血，利湿退黄。

代表方：黄芪建中汤加减。

常用药：黄芪、桂枝、生姜、白术、当归、白芍、甘草、大枣、茵陈、茯苓。

加减：如气虚乏力明显者，应重用黄芪，并加党参，以增强补气作用；畏寒，肢冷，舌淡者，宜加附子温阳祛寒；心悸不宁，脉细而弱者，加熟地、首乌、酸枣仁等补血养心。

3. 黄疸消退后的调治 黄疸消退，并不代表病已痊愈。如湿邪不清，肝脾气血未复，可导致病情迁延不愈，或黄疸反复发生，甚至转成癥积、鼓胀。因此，黄疸消退后，仍须根据病情继续调治。

（1）湿热留恋证

证候：黄疸消退后，脘痞腹胀，胁肋隐痛，饮食减少，口中干苦，小便黄赤，苔腻，脉濡数。

证机概要：湿热留恋，余邪未清。

治法：清热利湿。

代表方：茵陈四苓散加减。

常用药：茵陈、黄芩、黄柏、茯苓、泽泻、车前草、苍术、苏梗、陈皮。

（2）肝脾不调证

证候：黄疸消退后，脘腹痞闷，肢倦乏力，胁肋隐痛不适，饮食欠香，大便不调，舌苔薄白,脉来细弦。

证机概要:肝脾不调,疏运失职。

治法:调和肝脾,理气助运。

代表方:柴胡疏肝散或归芍六君子汤加减。

常用药:当归、白芍、柴胡、枳壳、香附、郁金、党参、白术、茯苓、山药、陈皮、山楂、麦芽。

（3）气滞血瘀证

证候:黄疸消退后,胁下结块,隐痛、刺痛不适,胸胁胀闷,面颈部见有赤丝红纹,舌有紫斑或紫点,脉涩。

证机概要:气滞血瘀,积块留着。

治法:疏肝理气,活血化瘀。

代表方:逍遥散合鳖甲煎丸。

常用药:柴胡、枳壳、香附、当归、赤芍、丹参、桃仁、莪术,并服鳖甲煎丸,以软坚消积。

◎ **要点五 转归预后**

一般说来,阳黄病程较短,消退较易;但阳黄湿重于热者,消退较缓,应防其迁延转为阴黄。急黄为阳黄的重症,湿热疫毒炽盛,病情重笃,常可危及生命,若救治得当,亦可转危为安。阴黄病程缠绵,收效较慢;倘若湿浊瘀阻肝胆脉络,黄疸可能数月或经年不退,须耐心调治。总之黄疸以速退为顺,若久病不愈,气血瘀滞,伤及肝脾,则有酿成癥积、鼓胀之可能。

◎ **要点六 预防调护**

1. 黄疸的预防 黄疸与多种疾病有关,要针对不同病因予以预防。在饮食方面,要讲究卫生,避免不洁食物,注意饮食节制,勿过嗜辛热甘肥食物,应戒酒类饮料。对有传染性的病人,从发病之日起至少隔离30~45天,并注意餐具消毒,防止传染他人。注射用具及手术器械宜严格消毒,避免血液制品的污染,防止血液途径传染。注意起居有常,不妄作劳,顺应四时变化,以免正气损伤,体质虚弱,邪气乘袭。有传染性的黄疸病流行期间,可进行预防服药,可用茵陈蒿30克,生甘草6克,或决明子15克,贯众15克,生甘草10克,或茵陈蒿30克,凤尾草15克,水煎,连服3~7日。

2. 黄疸的调护 在发病初期,应卧床休息,急黄患者须绝对卧床,恢复期和转为慢性久病患者,可适当参加体育活动,如散步、打太极拳、练静养功之类。保持心情愉快舒畅,肝气条达,有助于病情康复。进食富于营养而易消化的饮食,以补脾益肝;禁食辛辣、油腻、酒热之品,防止助湿生热,碍脾运化。密切观察脉证变化,若出现黄疸加深,或出现斑疹吐衄,神昏痉厥,应考虑热毒耗阴动血,邪犯心肝,属病情恶化之兆;如出现脉象微弱欲绝,或散乱无根,神志恍惚,烦躁不安,为正气欲脱之征象,均须及时救治。

细目三 积 证

◎ **要点一 概述**

积证是以腹内结块,或痛或胀,结块固定不移,痛有定处为主要临床表现的一类病证。

◎ **要点二 病因病机**

（一）病因

情志失调、饮食所伤、感受外邪、他病续发所致。

（二）病机

积证的基本病机是气机阻滞,瘀血内结。病位主要在于肝、脾、胃、肠。其病理因素有气滞、血瘀、寒邪、湿浊、痰浊、食滞、虫积等,但主要以血瘀为主。其病理性质初起多实,后期转为正虚为主。本病初起,气滞血瘀,邪气壅实,正气未虚,病理性质多属实;积证日久,病势较深,正气耗伤,可转为虚实夹杂之证。病至后期,气血衰少,体质羸弱,则往往转以正虚为主。

◎ **要点三 诊断与鉴别诊断**

（一）诊断依据

1. 以腹内结块,或痛或胀为主要临床表现。

2. 腹内结块特征为触之有形,固定不移,以痛为主，痛有定处。

3. 常有情志失调、饮食不节、外邪侵袭，或黄疸、胁痛、虫毒、久疟、久泻、久痢、虚劳等病史。

（二）鉴别诊断

1. **积证与聚证** 积证与聚证都以腹内结块，腹痛为主症。但积证腹内结块触之有形，固定不移，痛有定处，刺痛为主，病在血分，多属脏病。聚证腹内结块聚散无常，痛无定处，胀痛为主，病在气分，多属腑病。积证多为逐渐形成，结块大多由小渐大，由软渐硬，疼痛逐渐加剧，病史较长，病情较重。聚证病史较短，病情较轻。

2. **积证与鼓胀** 鼓胀与积证都可见腹内积块。鼓胀是以腹部胀大如鼓，甚者腹皮青筋暴露、四肢微肿等为临床特征。鼓胀除腹内积块以外，更有水液停聚于腹内，肚腹胀大，而积证一般腹内尚无停水，但积证日久可转化为鼓胀。

3. **积证与腹痛** 积证与瘀血内停之腹痛均可有腹部刺痛，痛处不移，瘀血内停的腹痛甚者，亦可有腹部结块。但积证以腹内结块为主症，兼有腹痛。而腹痛以腹部疼痛为主症，或可伴有腹部结块，瘀血内停腹痛日久亦有可能转化为积证。

◎ 要点四 积与聚的主症特点和病机的异同点

积证与聚证都以腹内结块，腹痛为主症，常相兼为病。然病机与主症皆有不同。积证病在血分，多属脏病，病机以痰凝血瘀为主。积证的主症为腹内结块触之有形，固定不移，痛有定处，刺痛为主。聚证病在气分，多属腑病，病机为气机阻滞。聚证的主症为腹内结块聚散无常，痛无定处，胀痛为主。积证多为逐渐形成，结块大多由小渐大，由软渐硬，继而疼痛逐渐加剧，病史较长，病情较重。聚证病史较短，病情较轻。

◎ 要点五 辨证论治

（一）辨证要点

积证应首先辨明积块的部位；其次辨积证的初、中、末三期；再辨病证的标本缓急。

首先辨明积块部位，明确所病之脏腑。一般而言，心下属胃，两胁及少腹属肝，大腹属脾。如积块出现在右胁腹，伴见胁肋刺痛、纳呆、腹部胀满、黄疸等症状者，病在肝；积块出现在胃脘部，伴见泛恶呕吐，呕血便血者，病在胃；左胁腹部有积块，伴见患处胀痛，倦怠乏力，反复出血者，多为病在肝脾；左腹或右腹部有积块，伴腹泻或便秘，消瘦乏力，或大便次数增多，混有脓血者，其病多在肠。

其次根据病史长短，邪正盛衰，可将积证分成初、中、末三个阶段。初期，邪气尚浅，正气未伤，表现为结块形小，按之不坚；中期，邪气渐深，正气耗损，表现为结块增大，按之较硬；末期邪气炽盛，正气大伤，表现为结块明显，按之坚硬。

最后，在积证的病程中，应辨清标本缓急，随着病情进展，可出现吐血、便血、黄疸、大便不通、剧烈呕吐等危重急诊，这属于标证。应按照急则治标或标本兼顾的原则及时处理。

（二）治疗原则

积证治疗宜分初、中、末三个阶段：积证初期属邪实，应予消散；中期邪实正虚，予消补兼施；后期以正虚为主，应予养正除积。

（三）证治分类

1. **气滞血阻证**

证候：腹部积块质软不坚，固定不移，胁肋疼痛，脘腹痞满，舌暗苔薄白，脉弦。

证机概要：气滞血瘀，脉络不和，积而成块。

治法：理气消积，活血散瘀。

代表方：大七气汤加减。

常用药：青皮、陈皮、香附、桂枝、三棱、莪术、延胡索。

加减：若兼烦热口干，舌红，脉细弦者，加牡丹皮、栀子、赤芍、黄芩等凉血清热；如腹中冷痛，畏寒喜温，舌苔白，脉缓，可加肉桂、吴茱萸、当归等温经祛寒散结。

2. **瘀血内结证**

证候：腹部积块明显，质地较硬，固定不

移，隐痛或刺痛，形体消瘦，纳谷减少，面色晦暗黧黑，面颈胸臂或有血痣赤缕，女子可见月事不下，舌质紫或有瘀斑、瘀点，脉细涩。

证机概要：瘀结不消，正气渐损，脾运不健。

治法：祛瘀软坚，佐以扶正健脾。

代表方：膈下逐瘀汤合六君子汤加减。

常用药：当归、川芎、桃仁、三棱、莪术、石见穿、香附、乌药、陈皮、人参、白术、黄精、甘草。

加减：如积块疼痛，加五灵脂、延胡索、佛手活血行气止痛；如痰瘀互结，舌苔白腻者，可加白芥子、半夏、苍术等化痰散结药物。

3. 正虚瘀结证

证候：久病体弱，积块坚硬，隐痛或剧痛，饮食大减，肌肉瘦削，神倦乏力，面色萎黄或黧黑，甚则面肢浮肿，舌质淡紫，或光剥无苔，脉细数或弦细。

证机概要：癥积日久，中虚失运，气血衰少。

治法：补益气血，化瘀消积。

代表方：八珍汤合化积丸加减。

常用药：人参、白术、茯苓、甘草、当归、白芍、地黄、川芎、三棱、莪术、阿魏、瓦楞子、五灵脂、香附、槟榔。

加减：若阴伤较甚，头晕目眩，舌光无苔，脉象细数者，可加生地黄、北沙参、枸杞子、石斛；如牙龈出血，鼻衄，酌加栀子、牡丹皮、白茅根、茜草、三七等凉血化瘀止血；若畏寒肢肿，舌淡白，脉沉细者，加黄芪、附子、肉桂、泽泻等以温阳益气，利水消肿。

积证系日积月累而成，其消亦缓，切不可急功近利。过用、久用攻伐之品，易于损正伤胃；过用破血、逐瘀之品，易于损络出血；过用香燥理气之品，则易耗气伤阴积热，加重病情。

◎ **要点六　转归预后**

积证日久，瘀阻气滞，脾运失健，生化乏源，可导致气虚、血虚，甚或气阴并亏。若正气愈亏，气虚血涩，则癥积愈加不易消散，甚则逐渐增大。如病势进一步发展，还可出现一些严重变证。如

积久肝脾两伤，藏血与统血失职，或瘀热灼伤血络，而导致出血；若湿热瘀结，肝脾失调，胆汁外溢，可出现黄疸；若气血瘀阻，水湿泛滥，亦可出现腹满肢肿等症。故积证的病理演变，与血证、黄疸、鼓胀等病证有较密切的联系。

细目四　聚　证

◎ **要点一　概述**

聚证是以腹内结块，或痛或胀，聚散无常，痛无定处为主要临床表现的一类病证。

◎ **要点二　病因病机**

（一）病因

情志失调、食滞痰阻。

（二）病机

聚证的基本病机是气机阻滞。病位主要在于肝脾。其病理因素有气滞、寒湿、痰浊、食滞、虫积等，但主要以气滞为主。其病理性质初起多实，后期转以正虚为主。

◎ **要点三　诊断与鉴别诊断**

（一）诊断依据

1. 主要临床表现为腹内结块，或痛或胀，以胀为主。

2. 腹内结块特征为聚散无常，时作时止，痛无定处。

3. 常有情志失调、饮食不节、外邪侵袭等病史。

（二）鉴别诊断

1. **聚证与积证**　参见积证。

2. **聚证与鼓胀**　聚证与鼓胀之气鼓均有脘腹满闷、胀痛的症状。鼓胀之气鼓以腹部膨隆，叩之如鼓等为临床特征；聚证以腹中气聚，局部可见结块，望之有形，按之柔软，聚散无常，时作时止，痛无定处为主要表现。

3. **聚证与胃痞**　两病证都有脘腹满闷之症状。胃痞的胃脘满闷是自觉症状，而无结块可扪

及。聚证有腹部时聚时散的结块，结块消散时，脘腹胀闷好转。

◎ 要点四　辨证论治

（一）辨证要点

聚证主要辨别结块的成因，聚证结块的形成多以气滞、食积、痰阻、燥屎等内结所致。若腹痛以胀痛为主，嗳气则舒，症状随情绪变化而起伏，则以气滞为主。若脘腹胀满，嗳腐吞酸，厌食呕吐等症状，则以食积为主。若脘腹痞闷，呕吐痰涎，舌苔滑腻，则以痰湿为主。若大便秘结，排便困难，腹痛拒按，则以燥屎内结为主。

（二）治疗原则

聚证病在气分，应以疏肝理气、行气消聚为治疗原则。再根据病理因素的不同，分别采用行气散结、消食散结、化痰散结、导滞散结。

（三）证治分类

1. 肝气郁结证

证候：腹中结块柔软，时聚时散，攻窜胀痛，脘胁胀闷不适，常随情绪变化而起伏，苔薄，脉弦。

证机概要：肝失疏泄，腹中气结成块。

治法：疏肝解郁，行气散结。

代表方：逍遥散加减。

常用药：柴胡、当归、白芍、甘草、生姜、薄荷、香附、青皮。

加减：如胀痛甚者，加川楝子、延胡索、木香理气止痛；如兼瘀象者，加延胡索、莪术活血化瘀；如寒湿中阻，腹胀，舌苔白腻者，可加木香顺气散。

（2）食滞痰阻证

证候：腹胀或痛，腹部时有条索状物聚起，按之胀痛更甚，便秘，纳呆，舌苔腻，脉弦滑。

证机概要：虫积、食滞、痰浊交阻，气聚不散，结而成块。

治法：理气化痰，导滞散结。

代表方：六磨汤加减。

常用药：大黄、槟榔、枳实、沉香、木香、乌药。

加减：若因蛔虫结聚，阻于肠道所致者，可加入鹤虱、雷丸、使君子等驱蛔药物；若痰湿较重，兼有食滞，腑气虽通，苔腻不化者，可用平胃散加山楂、神曲。六磨汤以行气导滞为主，平胃散以健脾燥湿为主，运用时宜加区别。

聚证以实证居多，但如反复发作，脾气易损，此时需用香砂六君子汤加减，以健脾运中。

◎ 要点五　转归预后

聚证一般病程短，预后良好。但聚证日久，或因虚损、燥热、痰湿、瘀阻而加重病情，进而病由气入血，可转化为积证。

细目五　鼓　胀

◎ 要点一　概述

鼓胀是指腹部胀大如鼓的一类病证，临床以腹大胀满，绷急如鼓，皮色苍黄，脉络显露为特征，故名鼓胀。

◎ 要点二　病因病机

（一）病因

酒食不节、情志刺激、虫毒感染、病后续发。

（二）病机

鼓胀的基本病机是肝、脾、肾三脏功能受损，气滞、血瘀、水停腹中。其病位主要在于肝脾，久则及肾。其病理因素为气滞、血瘀、水湿三者。其病理性质为本虚标实。鼓胀初期多以气滞湿阻或湿热壅结为主。后期则多因脏腑功能失调，虚者愈虚，气血水壅滞腹中而不化，实者愈实，呈现瘀热互结、肝肾阴虚、脾肾阳虚之象。

◎ 要点三　诊断与鉴别诊断

（一）诊断依据

1. 初起脘腹作胀，食后尤甚，继而腹部胀大如鼓，重者腹壁青筋显露，脐孔突起。

2. 常伴乏力、纳差、尿少及齿衄、鼻衄、皮肤紫斑等出血现象，可见面色萎黄、黄疸、手掌殷红、面颈胸部红丝赤缕、血痣及蟹爪纹。

3. 本病常有酒食不节、情志内伤、虫毒感染或黄疸、胁痛、癥积等病史。

（二）鉴别诊断

1. **鼓胀与水肿**　鼓胀主要为肝、脾、肾受损，气、血、水互结于腹中，以腹部胀大为主，四肢肿不甚明显。晚期方伴肢体浮肿，每兼见面色青晦，面颈部有血痣赤缕，胁下癥积坚硬，腹皮青筋显露等。水肿主要为肺、脾、肾功能失调，水湿泛溢肌肤。其浮肿多从眼睑开始，继则延及头面及肢体，或下肢先肿，后及全身，每见面色㿠白，腰酸倦怠等，水肿较甚者亦可伴见腹水。

2. **鼓胀与痞满**　两者均有腹部胀满的症状，但胃痞胀满见于上腹部，外观无胀形可见，按之柔软；鼓胀胀及全腹，皮色苍黄，脉络显露，按之腹皮绷紧。

◎ 要点四　辨证论治

（一）辨证要点

鼓胀临证首辨虚实，其次辨明气血水三者轻重，再辨寒热偏盛。

鼓胀虚证病程往往较长，鼓胀反复形成，伴见面色枯槁，精神萎靡，少气懒言，肢体消瘦，畏寒，便溏，舌淡，脉或虚或细等虚证表现；实证病程较短，腹膨急起，纳佳，身体尚壮实，可伴见大便艰，舌红或紫暗，苔腻，脉弦滑等实证表现。

虽鼓胀为气、血、水互结，但临证仍有气、血、水三者之孰轻孰重之别。气滞为主者，腹胀叩之如鼓，亦可水气参半，叩之鼓浊兼见；水湿偏重者，腹膨如蛙腹，按之如囊裹水，甚则脐突皮光；血瘀甚者，腹胀坚满，日久不消，两胁刺痛，脉络怒张或面颈胸臂红丝缕缕，赤掌，舌质紫暗，脉细涩。

鼓胀初期，实证有寒湿与湿热之分。寒证者腹胀尿少，面色㿠白或萎黄，畏寒，便溏，舌淡胖，苔白，脉缓。热证者腹胀坚满，目黄如橘，

口干渴，大便秘结，舌红，苔黄或黄腻，脉弦滑或数。

（二）治疗原则

标实为主者，当根据气、血、水的偏盛，分别采用行气、活血、祛湿利水或暂用攻逐之法，同时配以疏肝健脾；本虚为主者，当根据阴阳的不同，分别采取温补脾肾或滋养肝肾法，同时配合行气活血利水。由于本病总属本虚标实错杂，故治当攻补兼施，补虚不忘实，泻实不忘虚。

（三）证治分类

1. **气滞湿阻证**

证候：腹胀按之不坚，胁下胀满或疼痛，饮食减少，食后胀甚，得嗳气、矢气稍减，小便短少，舌苔薄白腻，脉弦。

证机概要：肝郁气滞，脾运不健，湿浊中阻。

治法：疏肝理气，运脾利湿。

代表方：柴胡疏肝散合胃苓汤加减。

常用药：柴胡、香附、郁金、青皮、川芎、白芍、苍术、厚朴、陈皮、茯苓、猪苓。

加减：胸脘痞闷，腹胀，噫气为快，气滞偏甚者，可酌加佛手、沉香、木香调畅气机；如尿少，腹胀，苔腻者，加砂仁、大腹皮、泽泻、车前子以加强运脾利湿作用；如兼胁下刺痛，舌紫，脉涩者，可加延胡索、莪术、丹参等活血化瘀药物。

2. **水湿困脾证**

证候：腹大胀满，按之如囊裹水，甚则颜面微浮，下肢浮肿，脘腹痞胀，得热则舒，精神困倦，怯寒懒动，小便少，大便溏，舌苔白腻，脉缓。

证机概要：湿邪困遏，脾阳不振，寒水内停。

治法：温中健脾，行气利水。

代表方：实脾饮加减。

常用药：白术、苍术、附子、干姜、厚朴、木香、草果、陈皮、连皮茯苓、泽泻。

加减：若浮肿较甚，小便短少，可加肉桂、

猪苓、车前子温阳化气，利水消肿；如兼胸闷咳喘，可加葶苈子、苏子、半夏等泻肺行水，止咳平喘；如胁腹痛胀，可加郁金、香附、青皮、砂仁等理气和络；如脘闷纳呆，神疲，便溏，下肢浮肿，可加党参、黄芪、山药、泽泻等健脾益气利水。

3. 水热蕴结证

证候：腹大坚满，脘腹胀急，烦热口苦，渴不欲饮，或有面、目、皮肤发黄，小便赤涩，大便秘结或溏垢，舌边尖红，苔黄腻或兼灰黑，脉象弦数。

证机概要：湿热壅盛，蕴结中焦，浊水内停。

治法：清热利湿，攻下逐水。

代表方：中满分消丸合茵陈蒿汤加减。

常用药：茵陈、金钱草、山栀、黄柏、苍术、厚朴、砂仁、大黄、猪苓、泽泻、车前子、滑石。

鼓胀患者病程较短，正气尚未过度消耗，而腹胀殊甚，腹水不退，尿少便秘，脉实有力者，可酌情使用逐水之法，以缓其苦急，主要适用于水热蕴结和水湿困脾证。常用逐水方药如牵牛子粉，每次吞服1.5~3克，每天1~2次。或舟车丸、控涎丹、十枣汤等选用一种。舟车丸每服3~6克，每日1次，清晨空腹温开水送下。控涎丹3~5克，清晨空腹顿服。十枣汤可改为药末，芫花、甘遂、大戟等分，装胶囊，每服1.5~3克，用大枣煎汤调服，每日1次，清晨空腹服。以上攻逐药物，一般以2~3天为一疗程，必要时停3~5天后再用。临床使用注意事项：①中病即止：在使用过程中，药物剂量不可过大，攻逐时间不可过久，遵循"衰其大半而止"的原则，以免损伤脾胃，引起昏迷、出血之变。②严密观察：服药时必须严密观察病情，注意药后反应，加强调护。一旦发现有严重呕吐、腹痛、腹泻者，即应停药，并做相应处理。③明确禁忌证：鼓胀日久，正虚体弱，或发热，黄疸日渐加深，或有消化道溃疡，曾并发消化道出血，或见出血倾向

者，均不宜使用。

4. 瘀结水留证

证候：脘腹坚满，青筋显露，胁下癥结痛如针刺，面色晦暗黧黑，或见赤丝血缕，面、颈、胸、臂出现血痣或蟹爪纹，口干不欲饮水，或见大便色黑，舌质紫暗或有紫斑，脉细涩。

证机概要：肝脾瘀结，络脉滞涩，水气停留。

治法：活血化瘀，行气利水。

代表方：调营饮加减。

常用药：当归、赤芍、桃仁、三棱、莪术、鳖甲、大腹皮、马鞭草、益母草、泽兰、泽泻、赤茯苓。

加减：胁下癥积肿大明显，可选加穿山甲、地鳖虫、牡蛎，或配合鳖甲煎丸内服，以化瘀消癥；如病久体虚，气血不足，或攻逐之后，正气受损，宜用八珍汤或人参养荣丸等补养气血；如大便色黑，可加参三七、茜草、侧柏叶等化瘀止血。

5. 阳虚水盛证

证候：腹大胀满，形似蛙腹，朝宽暮急，面色苍黄，或呈㿠白，脘闷纳呆，神倦怯寒，肢冷浮肿，小便短少不利，舌体胖，质紫，苔白滑，脉沉细无力。

证机概要：脾肾阳虚，不能温运，水湿内聚。

治法：温补脾肾，化气利水。

代表方：附子理苓汤或济生肾气丸加减。

常用药：附子、干姜、人参、白术、鹿角片、胡芦巴、茯苓、泽泻、陈葫芦、车前子。

加减：偏于脾阳虚弱，神疲乏力，少气懒言，纳少，便溏者，可加黄芪、山药、苡仁、扁豆益气健脾；偏于肾阳虚衰，面色苍白，怯寒肢冷，腰膝酸冷疼痛者，酌加肉桂、仙茅、仙灵脾等，以温补肾阳。

6. 阴虚水停证

证候：腹大胀满，或见青筋暴露，面色晦滞，唇紫，口干而燥，心烦失眠，时或鼻衄，牙龈出血，小便短少，舌质红绛少津，苔少或光

剥，脉弦细数。

证机概要：肝肾阴虚，津液失布，水湿内停。

治法：滋肾柔肝，养阴利水。

代表方：六味地黄丸合一贯煎加减。

常用药：沙参、麦冬、生地、山萸肉、枸杞子、楮实子、猪苓、茯苓、泽泻、玉米须。

加减：津伤口干明显，可酌加石斛、玄参、芦根等养阴生津；如青筋显露，唇舌紫暗，小便短少，可加丹参、益母草、泽兰、马鞭草等化瘀利水；如腹胀甚，加枳壳、大腹皮以行气消胀；兼有潮热，烦躁，酌加地骨皮、白薇、栀子以清虚热；齿鼻衄血，加鲜茅根、藕节、仙鹤草之类以凉血止血；如阴虚阳浮，症见耳鸣，面赤，颧红，宜加龟甲、鳖甲、牡蛎等滋阴潜阳。

鼓胀病后期，肝、脾、肾受损，水湿瘀热互结，正虚邪盛，危机四伏。若药食不当，或复感外邪，病情可迅速恶化，导致大量出血、昏迷、虚脱多种危重证候。

7. 鼓胀变证

（1）**大出血** 骤然大量呕血，血色鲜红，大便下血，暗红或油黑。多属瘀热互结，热迫血溢，治宜清热凉血，活血止血，方用犀角地黄汤加参三七、仙鹤草、地榆炭、血余炭、大黄炭等。若大出血之后，气随血脱，阳气衰微，汗出如油，四肢厥冷，呼吸低弱，脉细微欲绝，治宜扶正固脱，益气摄血，方用大剂独参汤加山萸肉，并可与"血证"节互参。

（2）**昏迷** 痰热内扰，蒙蔽心窍，症见神识昏迷，烦躁不安，甚则怒目狂叫，四肢抽搐颤动，口臭便秘，溲赤尿少，舌红苔黄，脉弦滑数，治当清热豁痰，开窍息风，方用安宫牛黄丸合龙胆泻肝汤加减，亦可用醒脑静注射液静脉滴注。若痰浊壅盛，蒙蔽心窍，症见静卧嗜睡，语无伦次，神情淡漠，舌苔厚腻，治当化痰泄浊开窍，方用苏合香丸合菖蒲郁金汤。煎剂中酌选石菖蒲、郁金、远志、茯神、天竺黄、陈胆星、竹沥、半夏等豁痰开闭。热甚加黄芩、黄连、龙胆草、山栀；动风抽搐加石决明、钩藤；腑实便闭

加大黄、芒硝；津伤，舌质干红，加麦冬、石斛、生地。病情继续恶化，昏迷加深，汗出肤冷，气促，撮空，两手抖动，脉细微弱者，为气阴耗竭，正气衰败，急予生脉散、参附龙牡汤以敛阴回阳固脱。

◎ **要点五　转归预后**

由于鼓胀病情易于反复，预后一般较差，故属于中医风、痨、臌、膈四大难症之一，因气、血、水互结，邪盛而正衰，治疗较为棘手。若病在早期，正虚不著，经适当调治，腹水可以消失，病情可趋缓解。如延至晚期，邪实正虚，则预后较差，腹水反复发生，病情不易稳定。若饮食不节，或服药不当，或劳倦过度，或正虚感邪，病情可致恶化。如阴虚血热，络脉瘀损，可致鼻衄、齿衄，甚或大量呕血、便血；或肝肾阴虚，邪从热化，蒸液生痰，内蒙心窍，引动肝风，则见神昏谵语、痉厥等严重征象；如脾肾阳虚，湿浊内蒙，蒙蔽心窍，亦可导致神糊昏厥之变，终至邪陷正虚，气阴耗竭，由闭转脱，病情极为险恶。

◎ **要点六　预防调护**

1. 宜进清淡、富有营养而且易于消化之食物。生冷寒凉不洁食物易损伤脾阳，辛辣油腻食物易蕴生湿热，粗硬食物易损络动血，故应禁止食用。食盐有凝涩水湿之弊，一般鼓胀患者宜进低盐饮食；下肢肿甚，小便量少时，则应忌盐。

2. 抑郁忿怒，情志失调，易于损肝碍脾，加重病情。气火伤络，甚则引起呕血、便血等危重症。因此，本病患者宜调节情志，怡情养性，安心休养，避免过劳。

3. 加强护理，注意冷暖，防止正虚邪袭。如感受外邪，应及时治疗。

细目六　瘿病

◎ **要点一　概述**

瘿病是以颈前喉结两旁结块肿大为主要临床

特征的一类疾病。

◎ 要点二　病因病机

（一）病因

情志内伤、饮食及水土失宜、体质因素。

（二）病机

瘿病的基本病机是气滞、痰凝、血瘀壅结颈前。初期多为气机郁滞，津凝痰聚，痰气搏结颈前所致，日久引起血脉瘀阻，气、痰、瘀三者合而为患。本病的病变部位主要在肝脾，与心有关。其病理因素有气滞、痰浊、瘀血。瘿病的病理性质以实证居多，久病由实致虚，可见气虚、阴虚等虚候或虚实夹杂之证。在本病的病变过程中，常发生病机转化。如痰气郁结日久可化火，形成肝火亢盛证；火热内盛，耗伤阴津，导致阴虚火旺之候，其中以心肝阴虚最为常见；气滞或痰气郁结日久，则深入血分，血液运行不畅，形成痰结血瘀之候。重症患者阴虚火旺的各种症状常随病程的延长而加重。

◎ 要点三　诊断与鉴别诊断

（一）诊断依据

1. 瘿病以颈前喉结两旁结块肿大为临床特征，可随吞咽动作而上下移动。初作可如樱桃或指头大小，一般生长缓慢。大小程度不一，大者可如囊如袋，触之多柔软、光滑，病程日久则质地较硬，或可扪及结节。

2. 多发于女性，常有饮食不节、情志不舒的病史，或发病有一定的地区性。

3. 早期多无明显的伴随症状，发生阴虚火旺的病机转化时，可见低热、多汗、心悸、眼突、手抖、多食易饥、面赤、脉数等表现。

（二）鉴别诊断

1. **瘿病与瘰疬**　瘿病与瘰疬均可在颈项部出现肿块。但二者的具体部位及肿块的性状不同，瘿病肿块在颈部正前方，肿块一般较大。瘰疬的病变部位在颈项的两侧或颌下，肿块一般较小，每个约黄豆大，个数多少不等。

2. **瘿病与消渴**　瘿病中的阴虚火旺证型，应注意与消渴病鉴别。消渴病以多饮、多食、多尿为主要临床表现，三消的症状常同时并见，尿中常有甜味，而颈部无瘿肿。瘿病中的阴虚火旺证虽有多食，但无多饮、多尿等症，而以颈前有瘿肿为主要特征，并伴有烦热心悸、急躁易怒、眼突、脉数等症。

◎ 要点四　辨证论治

（一）辨证要点

本病的辨证首先需辨明在气在血，其次辨别火旺与阴伤的不同，其三辨清病情的轻重。

颈前肿块光滑，柔软，属气郁痰阻，病在气分；病久肿块质地较硬，甚则质地坚硬，表面高低不平，属痰结血瘀，病在血分。

本病常表现为肝火旺盛及阴虚火旺之证。如兼见烦热，易汗，性情急躁易怒，眼球突出，手指颤抖，面部烘热，口苦，舌红苔黄，脉数者，为火旺；如见心悸不宁，心烦少寐，易出汗，手指颤动，两目干涩，头晕目眩，倦怠乏力，舌红，脉弦细数者，为阴虚。

本病一般病情较轻，预后良好。但若肿块在短期内迅速增大，质地坚硬，表面高低不平；或出现高热、大汗、烦躁、谵妄、神志淡漠、脉疾或微细欲绝者，均为重症。

（二）治疗原则

治疗以理气化痰，消瘿散结为基本治则。瘿肿质地较硬及有结节者，配合活血化瘀；火郁阴伤而表现阴虚火旺者，以滋阴降火为主。

（三）证治分类

1. 气郁痰阻证

证候：颈前喉结两旁结块肿大，质软不痛，颈部觉胀，胸闷，喜太息，或兼胸胁窜痛，病情常随情志波动，苔薄白，脉弦。

证机概要：气机郁滞，痰浊壅阻，凝结颈前。

治法：理气舒郁，化痰消瘿。

代表方：四海舒郁丸加减。

常用药：昆布、海带、海藻、海螵蛸、海蛤

壳、郁金、木香、青皮、陈皮、桔梗。

加减：肝气不舒明显而见胸闷、胁痛者，加柴胡、枳壳、香附、延胡索、川楝子；咽部不适，声音嘶哑者，加桔梗、牛蒡子、木蝴蝶、射干利咽消肿。

2. 痰结血瘀证

证候：颈前喉结两旁结块肿大，按之较硬或有结节，肿块经久未消，胸闷，纳差，舌质暗或紫，苔薄白或白腻，脉弦或涩。

证机概要：痰气交阻，血脉瘀滞，搏结成瘿。

治法：理气活血，化痰消瘿。

代表方：海藻玉壶汤加减。

常用药：海藻、昆布、青皮、陈皮、半夏、胆南星、浙贝母、连翘、甘草、当归、川芎。

加减：胸闷不舒加郁金、香附、枳壳理气开郁；郁久化火而见烦热，舌红苔黄，脉数者，加夏枯草、牡丹皮、玄参、栀子；纳差，便溏者，加白术、茯苓、山药健脾益气；结块较硬或有结节者，可酌加黄药子、三棱、莪术、露蜂房、僵蚕、穿山甲等。

3. 肝火旺盛证

证候：颈前喉结两旁轻度或中度肿大，一般柔软光滑，烦热，容易出汗，性情急躁易怒，眼球突出，手指颤抖，面部烘热，口苦，舌质红，苔薄黄，脉弦数。

证机概要：痰气交阻，气郁化火，壅结颈前。

治法：清肝泻火，消瘿散结。

代表方：栀子清肝汤合消瘰丸加减。

常用药：柴胡、栀子、牡丹皮、当归、白芍、牛蒡子、生牡蛎、浙贝母、玄参。

加减：肝火旺盛，烦躁易怒，脉弦数者，可加龙胆草、黄芩、青黛、夏枯草；手指颤抖者，加石决明、钩藤、白蒺藜、天麻平肝息风；兼见胃热内盛而见多食易饥者，加生石膏、知母；火郁伤阴，阴虚火旺而见烦热，多汗，消瘦乏力，舌红少苔，脉细数等症者，可用二冬汤合消瘰丸加减。

4. 心肝阴虚证

证候：颈前喉结两旁结块或大或小，质软，病起较缓，心悸不宁，心烦少寐，易出汗，手指颤动，眼干，目眩，倦怠乏力，舌质红，苔少或无苔，舌体颤动，脉弦细数。

证机概要：气火内结日久，心肝之阴耗伤。

治法：滋阴降火，宁心柔肝。

代表方：天王补心丹或一贯煎加减。天王补心丹滋阴清热，宁心安神，适用于心阴亏虚为主者；一贯煎养阴疏肝，适用于肝阴亏虚兼肝气郁结者。

常用药：生地黄、沙参、玄参、麦冬、天冬、人参、茯苓、当归、枸杞子、丹参、酸枣仁、柏子仁、五味子、川楝子、桔梗。

加减：虚风内动，手指及舌体颤抖者，加钩藤、白蒺藜、鳖甲；脾胃运化失调致大便稀溏，便次增加者，加白术、薏苡仁、怀山药；病久正气伤耗，精血不足，而见消瘦乏力，妇女月经量少或经闭，男子阳痿者，可酌加黄芪、太子参、山茱萸、熟地黄、枸杞子、制首乌等。

◎ 要点五　转归预后

若治疗及时，本病的预后大多较好。瘿肿小、质软、治疗及时，多可治愈。但瘿肿大，不易完全消散。若肿块坚硬、移动性差而增大迅速，则预后不良。肝火旺盛及心肝阴虚的轻、中症，疗效较好。重症患者预后不良，当出现烦躁不安、谵妄神昏、高热、大汗、脉疾等症状时，为病情危重的表现。若肿块在短期内迅速增大，质地坚硬，结节高低不平者，可能恶变，预后不佳。

◎ 要点六　预防调护

因水土失宜所致者，应注意饮食调摄，在容易发生缺碘性甲状腺肿的地区，可经常食用海带，使用加碘食盐（食盐中加入万分之一的碘化钠或碘化钾）。患者应保持精神愉快，防止情志内伤。在病程中，要密切观察瘿肿的形态、大小、质地软硬及活动度等方面的变化。如瘿肿经治不消，增大变硬，应高度重视，防止恶变。

细目七 疟 疾

◎ 要点一 概述

疟疾是感受疟邪引起的以寒战、壮热、头痛、汗出、休作有时为临床特征的一类疾病。

◎ 要点二 病因病机

（一）病因

本病的发生，主要是感受"疟邪"，但其发病与正虚抗邪能力下降有关，诱发因素则与外感风寒、暑湿，饮食劳倦有关，其中尤以暑湿诱发为最多。夏秋暑湿当令之际，正是蚊毒疟邪肆虐之时，若人体被疟蚊叮咬，则疟邪入侵致病。因饮食所伤，脾胃受损，痰湿内生；或起居失宜，劳倦太过，元气耗伤，营卫空虚，疟邪乘袭，即可发病。

（二）病机

疟疾的基本病机为疟邪伏于少阳，出入营卫，邪正交争，引起发作；疟邪伏藏，则发作休止。本病病位在少阳、募原，并可内搏五脏。病理因素为疟邪、瘴毒。病理性质以邪实为主，后期正虚邪恋而成虚实夹杂之证。

◎ 要点三 诊断与鉴别诊断

（一）诊断依据

1. 发作时寒战，高热，汗出热退，每日或隔日或三日发作一次，伴有头痛身楚、恶心呕吐等症。

2. 多发于夏秋季节和流行地区，或输入过疟疾患者的血液，反复发作后可出现脾脏肿大。

（二）鉴别诊断

1. **疟疾与风温发热** 风温初起，邪在卫分时，可见寒战发热，多伴有咳嗽气急、胸痛等肺系症状；疟疾则以寒热往来，汗出热退，休作有时为特征，无肺系症状。在发病季节上，风温多见于冬春，疟疾常发于夏秋。

2. **疟疾与淋证发热** 淋证初起，湿热蕴蒸，

邪正相搏，亦常见寒战发热，但多兼小便频急，滴沥刺痛，腰部酸胀疼痛等症，可与疟疾鉴别。

◎ 要点四 辨证论治

（一）辨证要点

疟疾的辨证应首辨瘴疟与一般疟疾的不同；其次辨寒热的偏盛；再辨正气的盛衰及病程的久暂，区分正疟、温疟、寒疟、瘴疟、劳疟的不同。

首先瘴疟为疟疾一种，但瘴疟一般预后较差，多见于南方地区，病情严重，未发时亦有症状存在，且多伴有神昏谵语，内犯心神等症。

其次辨寒热偏盛。属正疟者，先寒后热，寒热相当；属温疟者，阳热偏盛，热多寒少；属寒疟者，阳虚寒盛，热少寒多。瘴疟者，阴阳极度偏盛，热甚寒微，甚至壮热不寒者为热瘴；寒甚热微，甚至但寒不热者，则为冷瘴。

再辨正气虚实。疟疾初起，邪盛正不虚，病属标实为主；如反复发作，耗伤气血，病程日久则现正虚邪恋之候。

（二）治疗原则

疟疾的治疗以祛邪截疟为基本治则，区别寒与热的偏盛进行处理。如温疟兼清，寒疟兼温，瘴疟宜解毒除瘴，劳疟则以扶正为主，佐以截疟。如属疟母，又当祛瘀化痰软坚。

（三）证治分类

1. 正疟

证候：发作症状比较典型，常先有呵欠乏力，继则寒战鼓颔，寒罢则内外皆热，头痛面赤，口渴引饮，终则遍身汗出，热退身凉，每日或间一两日发作一次，寒热休作有时，舌红，苔薄白或黄腻，脉弦。

证机概要：疟邪伏于少阳，与营卫相搏，正邪交争。

治法：祛邪截疟，和解表里。

代表方：柴胡截疟饮或截疟七宝饮加减。

常用药：柴胡、黄芩、常山、草果、槟榔、半夏、生姜、红枣。

加减：痰湿偏重，胸闷腹胀，舌苔白腻，酌

加厚朴、苍术、陈皮；烦渴，苔黄，脉弦数者，去生姜、大枣，加石膏、花粉清热生津。

2. 温疟

证候：发作时热多寒少，汗出不畅，头痛，骨节酸痛，口渴引饮，便秘尿赤，舌红苔黄，脉弦数。

证机概要：阳热素盛，疟邪与营卫相搏，热炽于里。

治法：清热解表，和解祛邪。

代表方：白虎加桂枝汤或白虎加人参汤加减。

常用药：生石膏、知母、黄芩、柴胡、青蒿、桂枝、常山。

加减：表邪已解，里热较盛，发热，汗多，无骨节酸痛者，去桂枝；热势较盛而气津两伤者，去桂枝，加人参、北沙参；津伤较著，口渴引饮者，酌加生地、麦冬、石斛、玉竹。

3. 寒疟

证候：发作时热少寒多，口不渴，头身酸痛，胸闷脘痞，神疲体倦，舌苔白腻，脉弦紧。

证机概要：素体阳虚，疟邪入侵，寒湿内盛。

治法：和解表里，温阳达邪。

代表方：柴胡桂枝干姜汤合截疟七宝饮加减。

常用药：柴胡、黄芩、桂枝、干姜、甘草、常山、草果、槟榔、厚朴、青皮、陈皮。

加减：但寒不热者，去黄芩苦寒之品；寒郁日久化热，心烦口干，去桂枝、草果，加石膏、知母。

对于疟疾的治疗，多使用柴胡之剂，但必须辨证，不能见到疟疾一概使用之，临床应根据寒热往来的症状特点使用为宜。

4. 瘴疟

（1）热瘴

证候：热甚寒微，或壮热不寒，头痛，肢体烦疼，面红目赤，胸闷呕吐，烦渴饮冷，大便秘结，小便热赤，甚至神昏谵语，舌质红绛，苔黄腻或垢黑，脉洪数或弦数。

证机概要：瘴毒内盛，热邪内陷心包。

治法：解毒除瘴，清热保津。

代表方：清瘴汤加减。

常用药：黄芩、黄连、知母、银花、柴胡、常山、青蒿、半夏、竹茹、碧玉散。

加减：壮热烦渴者，去半夏，加生石膏清热泻火；热盛津伤，口渴心烦，舌干红少津者，酌加生地、玄参、石斛、玉竹；神昏痉厥，高热不退者，急用紫雪丹清心开窍。

（2）冷瘴

证候：寒甚热微，或但寒不热，或呕吐腹泻，甚则嗜睡不语，神志昏蒙，舌苔厚腻色白，脉弦。

证机概要：瘴毒内盛，湿浊蒙蔽心窍。

治法：解毒除瘴，芳化湿浊。

代表方：加味不换金正气散。

常用药：苍术、厚朴、陈皮、藿香、半夏、佩兰、荷叶、槟榔、草果、石菖蒲。

加减：嗜睡昏蒙者，可加服苏合香丸芳香开窍；呕吐较著，可吞服玉枢丹以辟秽和中止呕。

瘴疟来势凶猛，病情险恶，治疗宜重视解毒除瘴。如出现神昏谵语，痉厥抽风等严重症状时，宜早投清心开窍药物，必要时进行中西医结合治疗。

5. 劳疟

证候：疟疾迁延日久，每遇劳累辄易发作，发时寒热较轻，面色萎黄，倦怠乏力，短气懒言，纳少自汗，舌质淡，脉细弱。

证机概要：疟邪久留，气血耗伤。

治法：益气养血，扶正截疟。

代表方：何人饮加减。

常用药：何首乌、人参、白术、当归、白芍、陈皮、生姜、红枣、青蒿、常山。

加减：气虚较著，倦怠自汗者，可加黄芪、浮小麦；偏于阴虚，下午或夜晚见低热，舌质红绛者，加生地、鳖甲、白薇；如胸闷脘痞，大便稀溏，舌苔浊腻者，去首乌，加姜半夏、草果芳化湿浊。

此外，久疟不愈，痰浊瘀血互结，左胁下形

成痞块，此即《金匮要略》所称之疟母。治宜软坚散结，祛瘀化痰，方用鳖甲煎丸。兼有气血亏虚者，配合八珍汤或十全大补汤，以扶正祛邪。

疟疾的治疗可在辨证的基础上选加截疟药物，常用的如常山、青蒿、槟榔、马鞭草、豨莶草、乌梅等。此外，服药时间一般以疟发前 2 小时为宜。若在疟发之际服药，容易发生呕吐不适，且难以控制发作。

◎ 要点五　转归预后

疟疾的转归需视其邪势之轻重、病位之深浅、正气之强弱而定。正疟初起邪在半表半里，邪势轻浅，正气充沛，运用和解达邪之法可愈。温疟、瘴疟，邪踞募原，不从外达，湿热交蒸肝胆，弥漫三焦，出现面目一身俱黄。如热毒蒙闭心包，可见神昏谵语等热邪内陷的严重证候。疟疾日久不愈，可胁下结块，成为痞块、积聚之证。

◎ 要点六　预防调护

本病为蚊虫传播，故应加强灭蚊、防蚊措施。疟疾发作期应卧床休息。寒战时加盖衣被，注意保暖，多饮热开水；发热时减去衣被。如高热不退，可予冷敷，或针刺合谷、曲池等穴。瘴疟神志昏迷者，应加强护理，注意观察病人体温、脉搏、呼吸、血压和神志变化，予以适当处理。汗出后用温水擦身，换去湿衣，避免吹风。服药宜在疟发前 2 小时，发作时不宜服药或进食。饮食以易于消化、富有营养之流质或半流质为宜。久疟要注意休息，加强饮食调补，如多进食瘦肉、猪肝、桂圆、红枣等。有疟母者，可食用甲鱼滋阴软坚，有助于痞块的消散。

第六单元　肾系病证

细目一　水　肿

◎ 要点一　概述

水肿是体内水液潴留，泛滥肌肤，表现以头面、眼睑、四肢、腹背甚至全身浮肿为特征的一类病证。

◎ 要点二　病因病机

（一）病因

风邪袭表、疮毒内犯、外感水湿、饮食不节及禀赋不足、久病劳倦。

（二）病机

水肿发病的基本病机为肺失通调，脾失转输，肾失开阖，三焦气化不利，水液泛滥肌肤。其病位在肺、脾、肾，而关键在肾。病理因素为风邪、水湿、疮毒、瘀血。由于致病因素及体质的差异，水肿的病理性质有阴水、阳水之分，并

可相互转换或夹杂。阳水属实，多由外感风邪、疮毒、水湿而成，病位在肺、脾。阴水属虚或虚实夹杂，多由饮食劳倦、禀赋不足、久病体虚所致，病位在脾、肾。阳水迁延不愈，反复发作，正气渐衰，脾肾阳虚，或因失治、误治，损伤脾肾，阳水可转为阴水。反之，阴水复感外邪，或饮食不节，使肿势加剧，呈现阳水的证候，而成本虚标实之证。其次，水肿各证之间亦互有联系。阳水的风水相搏之证，若风去湿留，可转化为水湿浸渍证。水湿浸渍证由于体质差异，湿有寒化、热化之不同。湿从寒化，寒湿伤及脾阳，则变为脾阳不振之证，甚者脾虚及肾，又可成为肾阳虚衰之证。湿从热化，可转为湿热壅盛之证。湿热伤阴，则可表现为肝肾阴虚之证。此外，肾阳虚衰，阳损及阴，又可导致阴阳两虚之证。最后，水肿各证，日久不退，水邪壅阻经隧，络脉不利，瘀阻水停，则水肿每多迁延不愈。

◎ 要点三　诊断与鉴别诊断

（一）诊断依据

1. 水肿先从眼睑或下肢开始，继及四肢全身。

2. 轻者仅眼睑或足胫浮肿，重者全身皆肿；甚则腹大胀满，气喘不能平卧；更严重者可见尿闭或尿少，恶心呕吐，口有秽味，鼻衄牙宣，头痛，抽搐，神昏谵语等危象。

3. 可有乳蛾、心悸、疮毒、紫癜以及久病体虚病史。

（二）鉴别诊断

水肿与鼓胀： 二病均可见肢体水肿，腹部膨隆。鼓胀的主症是单腹胀大，面色苍黄，腹壁青筋暴露，四肢多不肿，反见瘦削，后期或可伴见轻度肢体浮肿。而水肿则头面或下肢先肿，继及全身，严重时出现腹水，腹部膨隆，面色㿠白，但无腹壁青筋暴露。鼓胀是由于肝、脾、肾功能失调，导致气滞、血瘀、水湿聚于腹中。水肿乃肺、脾、肾三脏气化失调，而导致水液泛滥肌肤。

◎ 要点四　辨证论治

（一）辨证要点

水肿病证首先须辨阳水、阴水，其次应辨病变之脏腑。

先辨阴水、阳水。阳水，一般起病较快，病程较短，病因多为风邪、湿毒、水气、湿热。肿多从头面开始，由上而下，继及全身，肿处皮肤绷急光亮，按之凹陷即起，证见表、实、热证，病人一般情况较好，无正气大亏之象。阴水，一般起病较慢，病程较长，病因多为饮食劳倦、先天或后天因素所致的脏腑亏损。肿多由下而上，继及全身，肿处皮肤松弛，按之凹陷不易恢复，甚则按之如泥，证见里、虚、寒证，病人一般情况较差，脏腑功能明显受损。阳水、阴水亦可相互转化。

其次辨病变之脏腑，在肺、脾、肾、心、肝之差异。肺水多并见咳逆；脾水多并见脘腹满闷而食少；肾水多并见腰膝酸软，或见肢冷，或见烦热；心水多并见心悸、怔忡；肝水多并见胸胁胀满。最后，对于虚实夹杂，多脏共病者，应仔细辨清本虚标实之主次。

（二）治疗原则

发汗、利尿、泻下逐水为治疗水肿的三条基本原则，具体应用视阴阳虚实不同而异。阳水以祛邪为主，应予发汗、利水或攻逐，同时配合清热解毒、理气化湿等法；阴水当以扶正为主，健脾温肾，同时配以利水、养阴、活血、祛瘀等法。对于虚实夹杂者，则当兼顾，或先攻后补，或攻补兼施。

（三）证治分类

1. 阳水

（1）风水相搏证

证候：眼睑浮肿，继则四肢及全身皆肿，来势迅速，多有恶寒，发热，肢节酸楚，小便不利等症。偏于风热者，伴咽喉红肿疼痛，舌质红，脉浮滑数。偏于风寒者，兼恶寒，咳喘，舌苔薄白，脉浮滑或浮紧。

证机概要：风邪袭表，肺气闭塞，通调失职，风遏水阻。

治法：疏风清热，宣肺行水。

代表方：越婢加术汤加减。

常用药：麻黄、杏仁、防风、浮萍、白术、茯苓、泽泻、车前子、石膏、桑白皮、黄芩。

加减：若风寒偏盛，去石膏，加苏叶、桂枝、防风祛风散寒；若风热偏盛，可加连翘、桔梗、板蓝根、鲜芦根，以清热利咽，解毒散结；若咳喘较甚，可加杏仁、前胡，以降气定喘；如见汗出恶风，卫阳已虚，则用防己黄芪汤加减，以益气行水；若表证渐解，身重而水肿不退者，可按水湿浸渍证论治。

（2）湿毒浸淫证

证候：眼睑浮肿，延及全身，皮肤光亮，尿少色赤，身发疮痍，甚则溃烂，恶风发热，舌质红，苔薄黄，脉浮数或滑数。

证机概要：疮毒内归脾肺，三焦气化不利，水湿内停。

治法：宣肺解毒，利湿消肿。

代表方：麻黄连翘赤小豆汤合五味消毒饮加减。

常用药：麻黄、杏仁、桑白皮、赤小豆、银花、野菊花、蒲公英、紫花地丁、紫背天葵。

加减：脓毒甚者，当重用蒲公英、紫花地丁清热解毒；湿盛糜烂者，加苦参、土茯苓；风盛者，加白鲜皮、地肤子；血热而红肿，加丹皮、赤芍；大便不通，加大黄、芒硝；症见尿痛、尿血，乃湿热之邪下注膀胱，伤及血络，可酌加凉血止血之品，如石韦、大蓟、荠菜花等。

（3）水湿浸渍证

证候：起病缓慢，病程较长，全身水肿，下肢明显，按之没指，小便短少，身体困重，胸闷，纳呆，泛恶，苔白腻，脉沉缓。

证机概要：水湿内侵，脾气受困，脾阳不振。

治法：运脾化湿，通阳利水。

代表方：五皮饮合胃苓汤加减。

常用药：桑白皮、陈皮、大腹皮、茯苓皮、生姜皮、苍术、厚朴、草果、桂枝、白术、茯苓、猪苓、泽泻。

加减：外感风邪，肿甚而喘者，可加麻黄、杏仁宣肺平喘；面肿，胸满，不得卧，加苏子、葶苈子降气行水；若湿困中焦，脘腹胀满者，可加川椒目、大腹皮、干姜温脾化湿。

（4）湿热壅盛证

证候：遍体浮肿，皮肤绷急光亮，胸脘痞闷，烦热口渴，小便短赤，或大便干结，舌红，苔黄腻，脉沉数或濡数。

证机概要：湿热内盛，三焦壅滞，气滞水停。

治法：分利湿热。

代表方：疏凿饮子加减。

常用药：羌活、秦艽、防风、大腹皮、茯苓皮、生姜皮、猪苓、茯苓、泽泻、椒目、赤小豆、黄柏、商陆、槟榔、生大黄。

加减：腹满不减，大便不通者，可合己椒苈黄丸，以助攻泻之力，使水从大便而泄；若肿势严重，兼见喘促不得平卧者，加葶苈子、桑白皮

泻肺利水；若湿热久羁，亦可化燥伤阴，症见口燥咽干，可加白茅根、芦根，不宜过用苦温燥湿、攻逐伤阴之品。

攻下逐水法是治疗阳水的一种方法，即《内经》"去菀陈莝"之意。只宜用于病初体实肿甚，正气尚旺，用发汗、利水法无效，症见全身高度浮肿，气喘，心悸，腹水，小便不利，脉沉而有力者。使用该法，宜抓住时机，以逐水为急，使水邪从大小便而去，可用十枣汤治疗，但应中病即止，以免过用伤正。俟水退后，即行调补脾胃，以善其后。病至后期，脾肾两亏而水肿甚者，逐水峻药应慎用。

2. 阴水

（1）脾阳虚衰证

证候：身肿日久，腰以下为甚，按之凹陷不易恢复，脘腹胀闷，纳减便溏，面色不华，神疲乏力，四肢倦怠，小便短少，舌质淡，苔白腻或白滑，脉沉缓或沉弱。

证机概要：脾阳不振，运化无权，土不制水。

治法：健脾温阳利水。

代表方：实脾饮加减。

常用药：干姜、附子、草果、桂枝、白术、茯苓、泽泻、车前子、木瓜、木香、厚朴、大腹皮。

加减：气虚甚，症见气短声弱者，可加人参、黄芪以健脾益气；若小便短少，可加桂枝、泽泻，以助膀胱气化而行水。

（2）肾阳衰微证

证候：水肿反复消长不已，面浮身肿，腰以下甚，按之凹陷不起，尿量减少或反多，腰酸冷痛，四肢厥冷，怯寒神疲，面色㿠白，甚者心悸胸闷，喘促难卧，腹大胀满，舌质淡胖，苔白，脉沉细或沉迟无力。

证机概要：脾肾阳虚，水寒内聚。

治法：温肾助阳，化气行水。

代表方：济生肾气丸合真武汤加减。

常用药：附子、肉桂、巴戟肉、仙灵脾、白

术、茯苓、泽泻、车前子、牛膝。

加减：小便清长量多，去泽泻、车前子，加菟丝子、补骨脂以温固下元。若症见面部浮肿为主，表情淡漠，动作迟缓，形寒肢冷，治以温补肾阳为主，方用右归丸加减。病至后期，因肾阳久衰，阳损及阴，可导致肾阴亏虚，出现肾阴虚为主的病证，表现为水肿反复发作，精神疲惫，腰酸遗精，口渴干燥，五心烦热，舌红，脉细弱等，治当滋补肾阴为主，兼利水湿，但养阴不宜过于滋腻，以防伤害阳气，反助水邪。方用左归丸加泽泻、茯苓、冬葵子等。肾虚肝旺，头昏头痛，心慌腿软者，加鳖甲、牡蛎、杜仲、桑寄生、野菊花、夏枯草。如病程缠绵，反复不愈，正气日衰，复感外邪，证见发热恶寒，肿势增剧，小便短少，此为虚实夹杂，本虚标实之证，治当急则治标，先从风水论治，但应顾及正气虚衰一面，不可过用解表药，以越婢汤为主，酌加党参、菟丝子等补气温肾之药，扶正与祛邪并用。

（3）瘀水互结证

证候：水肿延久不退，肿势轻重不一，四肢或全身浮肿，以下肢为主，皮肤瘀斑，腰部刺痛，或伴血尿，舌紫暗，苔白，脉沉细涩。

证机概要：水停湿阻，气滞血瘀，三焦气化不利。

治法：活血祛瘀，化气行水。

代表方：桃红四物汤合五苓散。

常用药：当归、赤芍、川芎、丹参、益母草、红花、凌霄花、路路通、桃仁、桂枝、附子、茯苓、泽泻、车前子。

加减：全身肿甚，气喘烦闷，小便不利，此为血瘀水盛，肺气上逆，可加葶苈子、川椒目、泽兰以逐瘀泻肺；如见腰膝酸软，神疲乏力，乃为脾肾亏虚之象，可合用济生肾气丸以温补脾肾，利水肿；对气阳虚者，可配黄芪、附子益气温阳以助化瘀行水之功。

对于久病水肿者，虽无明显瘀阻之象，临床上亦常合用益母草、泽兰、桃仁、红花等药，以加强利尿消肿的效果。

◎ 要点五 转归预后

水肿转归，一般而言，阳水易消，阴水难治。阳水患者如属初发年少，体质尚好，脏气未损，治疗及时，则病可向愈。此外，因生活饥馑、饮食不足所致水肿，在饮食条件改善后，水肿也可望治愈。若先天禀赋不足，或他病久病，或得病之后拖延失治，导致正气大亏，肺、脾、肾三脏功能严重受损，后期还可影响到心、肝，则难向愈。若水邪壅盛或阴水日久，脾肾衰微，水气上犯，则可出现水邪凌心犯肺之重证。若病变后期，肾阳衰败，气化不行，浊毒内闭，则由水肿发展为关格。若肺失通调，脾失健运，肾失开阖，致膀胱气化无权，可见小便点滴或闭塞不通，则是水肿转为癃闭。若阳损及阴，造成肝肾阴虚，肝阳上亢，则可兼见眩晕之证。

◎ 要点六 预防调护

避免风邪外袭，病人应注意保暖；感冒流行季节，外出戴口罩，避免去公共场所；居室宜通风；平时应避免冒雨涉水，以免湿邪外侵。注意调摄饮食。肿势重者应予无盐饮食，轻者予低盐饮食（每日食盐量3~4克）。若因营养障碍而致水肿者，不必过于忌盐，饮食应富含蛋白质，清淡易消化。劳逸结合，调畅情志。树立战胜疾病的信心。

水肿病人长服肾上腺糖皮质激素者，皮肤容易生痤疮，应避免抓搔肌肤，以免皮肤感染。对长期卧床者，皮肤外涂滑石粉，经常保持干燥，并定时翻身，以免褥疮发生，加重水肿的病情。每日记录水液的出入量。若每日尿量少于500毫升时，要警惕癃闭的发生。此外，患者应坚持治疗，定期随访。

细目二 淋 证

◎ 要点一 概述

淋证是指以小便频数短涩，淋沥刺痛，小腹拘急或痛引腰腹为主症的病证。

◎ 要点二　病因病机

（一）病因

外感湿热、饮食不节、情志失调、禀赋不足或劳伤久病。

（二）病机

淋证的基本病机为湿热蕴结下焦，肾与膀胱气化不利。其病位在膀胱与肾。其病理因素主要为湿热之邪。病理性质在病初多邪实之证，久病则由实转虚，或虚实夹杂。淋证虽有六淋之分，但各种淋证间存在着一定的联系。表现在转归上，首先是虚实之间的转化。如实证的热淋、血淋、气淋可转化为虚证的劳淋。反之虚证的劳淋，亦可能兼夹实证的热淋、血淋、气淋。而当湿热未尽，正气已伤，处于实证向虚证的移行阶段，则表现为虚实夹杂的证候。此外在气淋、血淋、膏淋等淋证本身，这种虚实互相转化的情况也同样存在。而石淋由实转虚时，由于砂石未去，则表现为正虚邪实之证。其次是某些淋证间的相互转换或同时并见。前者如热淋转为血淋，热淋也可诱发石淋。后者如在石淋的基础上，再发生热淋、血淋，或膏淋并发热淋、血淋等。在虚证淋证的各种证型之间，则可表现为彼此参差互见，损及多脏的现象。

◎ 要点三　诊断与鉴别诊断

（一）诊断依据

1. 小便频数，淋沥涩痛，小腹拘急，痛引腰腹，为各种淋证的主症，是诊断淋证的主要依据。但还需根据各种淋证的不同临床特征，确定不同的淋证类型。

2. 病久或反复发作后，常伴有低热、腰痛、小腹坠胀、疲劳等。

3. 多见于已婚女性，每因疲劳、情志变化、不洁房事而诱发。

（二）鉴别诊断

1. **淋证与癃闭**　二者都有小便量少，排尿困难之症状，但淋证尿频而尿痛，且每日排尿总量多为正常，癃闭则无尿痛，每日排尿量少于正常，严重时甚至无尿。但癃闭复感湿热，常可并发淋证，而淋证日久不愈，亦可发展成癃闭。

2. **血淋与尿血**　血淋与尿血都有小便出血，尿色红赤，甚至溺出纯血等症状。其鉴别的要点是有无尿痛。尿血多无疼痛之感，虽亦间有轻微的胀痛或热痛，但终不若血淋的小便滴沥而疼痛难忍，故一般以痛者为血淋，不痛者为尿血。

3. **膏淋与尿浊**　膏淋与尿浊在小便浑浊症状上相似，但后者在排尿时无疼痛滞涩感，可资鉴别。

◎ 要点四　辨证论治

（一）辨证要点

淋证的辨证应首辨六淋的类别，其次辨证候之虚实，最后须辨明各淋证的转化与兼夹。

首先应别六淋之类别。一般来说，热淋，起病多急，或伴发热，小便赤热，尿时灼痛。石淋，小便窘急不能猝出，尿道刺痛，痛引少腹，尿出砂石而痛止。气淋，少腹满闷胀痛，小便艰涩疼痛，或少腹坠胀，尿后余沥不尽。血淋，尿色鲜红或淡红或夹血块而痛。膏淋，小便涩痛，尿液浑浊如脂膏或米泔水。劳淋，久患淋证，遇劳倦、房事即加重或诱发，小便涩痛不显著，余沥不尽，腰痛缠绵。

其次，须辨证候之虚实，虚实夹杂者，须分清标本虚实之主次，证情之缓急。辨别淋证虚实的主要依据，一是病程，新病初起或在急性发作阶段多实，久病者病程较长，病势缠绵多虚。二看疼痛程度，病急痛甚者多实，病缓痛轻者多虚。三看尿液，浑浊黄赤多为湿热邪气盛，清白色淡为正虚或邪退。

（二）治疗原则

实则清利，虚则补益，为淋证的基本治则。具体而言，实证以膀胱湿热为主者，治宜清热利湿；以热灼血络为主者，治以凉血止血；以砂石结聚为主者，治以通淋排石；以气滞不利为主者，治以利气疏导。虚证以脾虚为主者，治以健脾益气；以肾虚为主者，治宜补虚益肾。对虚实夹杂者，又当通补兼施，审其主次缓急，兼顾治疗。

（三）证治分类

1. 热淋

证候：小便频数短涩，灼热刺痛，溺色黄赤，少腹拘急胀痛，或有寒热，口苦，呕恶，或有腰痛拒按，或有大便秘结，苔黄腻，脉滑数。

证机概要：湿热蕴结下焦，膀胱气化失司。

治法：清热利湿通淋。

方药：八正散加减。

常用药：瞿麦、萹蓄、车前子、滑石、萆薢、大黄、黄柏、蒲公英、紫花地丁。

加减：若伴寒热、口苦、呕恶者，可加黄芩、柴胡以和解少阳；若大便秘结、腹胀者，可重用生大黄、枳实以通腑泄热；若阳明热证，加知母、石膏清气分之热；若热毒弥漫三焦，用黄连解毒汤合五味消毒饮以清热泻火解毒；若气滞者，加青皮、乌药；若湿热伤阴者去大黄，加生地黄、知母、白茅根以养阴清热。

淋证往往有畏寒发热，其病机是湿热熏蒸，邪正相搏，或因湿热郁于少阳所致，故不宜用辛温解表药物。因淋证多属膀胱有热，阴液常感不足，而辛散发表之品，用之不当不仅不能退热，反有劫伤营阴之弊。若淋证确由外感诱发，或淋家新感外邪，症见恶寒发热、鼻塞流涕、咳嗽咽痛者，仍可适当配合运用辛凉解表之剂。因淋家膀胱有热，阴液不足，即使感受寒邪，亦容易化热，宜避免辛温之品。此外，热淋属实热之证，不宜用补益之药，以免恋邪。

2. 石淋

证候：尿中夹砂石，排尿涩痛，或排尿时突然中断，尿道窘迫疼痛，少腹拘急，往往突发，一侧腰腹绞痛难忍，甚则牵及外阴，尿中带血，舌红，苔薄黄，脉弦或带数。

证机概要：湿热蕴结下焦，尿液煎熬成石，膀胱气化失司。

治法：清热利湿，排石通淋。

代表方：石韦散加减。

常用药：瞿麦、萹蓄、通草、滑石、金钱草、海金沙、鸡内金、石韦、虎杖、王不留行、牛膝、青皮、乌药、沉香。

加减：腰腹绞痛者，加芍药、甘草以缓急止痛；若尿中带血，可加小蓟草、生地黄、藕节以凉血止血，去王不留行；小腹胀痛加木香、乌药行气通淋；伴有瘀滞，舌质紫者，加桃仁、红花、皂角刺，加强破气活血，化瘀散结作用。石淋日久，证见神疲乏力，少腹坠胀者，为虚实夹杂，当标本兼顾，补中益气汤加金钱草、海金沙、冬葵子益气通淋；腰膝酸软，腰部隐痛者，加杜仲、续断、补骨脂补肾益气。

伴有湿热见症时，参照热淋治疗。绞痛缓解，多无明显自觉症状，可常用金钱草煎汤代茶。若结石过大，阻塞尿路，肾盂严重积水者，不宜服用中药，宜手术治疗。

3. 血淋

证候：小便热涩刺痛，尿色深红，或夹有血块，疼痛满急加剧，或见心烦，舌尖红，苔黄，脉滑数。

证机概要：湿热下注膀胱，热甚灼络，迫血妄行。

治法：清热通淋，凉血止血。

代表方：小蓟饮子加减。

常用药：小蓟、生地黄、白茅根、旱莲草、木通、生草梢、山栀、滑石、当归、蒲黄、土大黄、马鞭草。

加减：有瘀血征象，加三七、牛膝、桃仁以化瘀止血；若出血不止，可加仙鹤草、琥珀粉以收敛止血；若久病肾阴不足，虚火扰动阴血，症见尿色淡红，尿痛涩滞不显著，腰膝酸软，神疲乏力者，宜滋阴清热，补虚止血，用知柏地黄丸加减；若久病脾虚气不摄血，症见神疲乏力，面色少华者，用归脾汤加仙鹤草、泽泻、滑石益气养血通淋。

4. 气淋

证候：郁怒之后，小便涩滞，淋沥不宣，少腹胀满疼痛，苔薄白，脉弦。

证机概要：气机郁结，膀胱气化不利。

治法：理气疏导，通淋利尿。

代表方：沉香散加减。

常用药：沉香、青皮、乌药、香附、石韦、滑石、冬葵子、车前子。

加减：少腹胀满，上及于胁者，加川楝子、小茴香、广郁金以疏肝理气；症见少腹坠胀，尿频涩滞，余沥难尽，不耐劳累，面色㿠白，少气懒言，舌淡，脉细无力，证属中气下陷，可用补中益气汤加减。

5. 膏淋

证候：小便浑浊，乳白或如米泔水，上有浮油，置之沉淀，或伴有絮状凝块物，或混有血液、血块，尿道热涩疼痛，尿时阻塞不畅，口干，苔黄腻，舌质红，脉濡数。

证机概要：湿热下注，阻滞络脉，脂汁外溢。

治法：清热利湿，分清泄浊。

代表方：程氏萆薢分清饮加减。

常用药：萆薢、石菖蒲、黄柏、车前子、飞廉、水蜈蚣、向日葵心、莲子心、连翘心、丹皮、灯心。

加减：伴有血尿，加小蓟、藕节、白茅根凉血止血；小便黄赤，热痛明显，加甘草梢、竹叶、通草清心导火；病久湿热伤阴，加生地、麦冬、知母滋养肾阴。膏淋病久不已，反复发作，淋出如脂，涩痛不甚，形体日见消瘦，头昏无力，腰膝酸软，舌淡，苔腻，脉细无力，此为脾肾两虚，气不固摄，用膏淋汤补脾益肾固涩。

6. 劳淋

证候：小便不甚赤涩，溺痛不甚，但淋沥不已，时作时止，遇劳即发，腰膝酸软，神疲乏力，病程缠绵，舌质淡，脉细弱。

证机概要：湿热留恋，脾肾两虚，膀胱气化无权。

治法：补脾益肾。

代表方：无比山药丸加减。

常用药：党参、黄芪、怀山药、莲子肉、茯苓、薏苡仁、泽泻、扁豆衣、山茱萸、菟丝子、芡实、金樱子、煅牡蛎。

加减：若肾阴虚，舌红苔少，加生熟地黄、龟甲滋养肾阴；阴虚火旺，面红烦热，尿黄赤伴有灼热不适者，可用知柏地黄丸滋阴降火；肾阳虚，加附子、肉桂、鹿角片、巴戟天等温补肾阳。

◎ 要点五　转归预后

淋证的预后往往与其类型及病情轻重有关。初起者，病情尚轻，治疗得当，多易治愈。但热淋、血淋有时可发生热毒入血，出现高热神昏等重笃证候。若病久不愈，或反复发作，不仅可转为劳淋，甚则转变成水肿、癃闭、关格等证，或肾虚肝旺，成为头痛、眩晕。石淋因结石过大，阻塞水道亦可成水肿、癃闭、关格。膏淋日久，精微外泄，可致消瘦乏力，气血大亏，终成虚劳病证。

◎ 要点六　预防调护

1. 注意外阴清洁，不憋尿，多饮水，每2~3小时排尿一次。房事后即行排尿，防止秽浊之邪从下阴上犯膀胱。妇女在月经期、妊娠期、产后更应注意外阴卫生，以免虚体受邪。

2. 养成良好的饮食起居习惯，饮食宜清淡，忌肥腻辛辣醇酒之品。

3. 避免纵欲过劳，保持心情舒畅，以提高机体抗病能力。

细目三　癃　闭

◎ 要点一　概述

癃闭是以小便量少，排尿困难，甚则小便闭塞不通为主症的一种病证。其中小便不畅，点滴而短少，病势较缓者称为癃；小便闭塞，点滴不通，病势较急者称为闭。癃与闭都是指排尿困难，二者只是在程度上有差别，因此多合称为癃闭。

◎ 要点二　病因病机

（一）病因

外邪侵袭、饮食不节、情志内伤、尿路阻塞、体虚久病。

（二）病机

癃闭基本病机为膀胱气化功能失调，其病位主要在膀胱与肾，但与三焦、肺、脾、肝密切相关。其病理因素有湿热、热毒、气滞及痰瘀。

由于癃闭的病因不同，故其病理性质有虚实之分。膀胱湿热，肺热气壅，肝郁气滞，尿路阻塞，以致膀胱气化不利者为实证。脾气不升，肾阳衰惫，导致膀胱气化无权者为虚证。但各种原因引起的癃闭，常互相关联，或彼此兼夹。如肝郁气滞，可以化火伤阴；若湿热久恋，又易灼伤肾阴；肺热壅盛，损津耗液严重，则水液无以下注膀胱；脾肾虚损日久，可致气虚无力运化而兼夹气滞血瘀，均可表现为虚实夹杂之证。

◎ 要点三　诊断与鉴别诊断

（一）诊断依据

1. 起病急骤或逐渐加重，主症为小便不利，点滴不畅，甚或小便闭塞，点滴全无，每日尿量明显减少。

2. 触叩小腹部可发现膀胱明显膨隆等水蓄膀胱证候，或查膀胱内无尿液，甚或伴有水肿、头晕、喘促等肾元衰竭证候。

3. 多见于老年男性或产后妇女及腹部手术后患者，或患有水肿、淋证、消渴等病，迁延日久不愈之病人。

（二）鉴别诊断

1. **癃闭与淋证**　癃闭与淋证均属膀胱气化不利，故皆有排尿困难，点滴不畅的证候。但癃闭无尿道刺痛，每日尿量少于正常，甚或无尿排出，而淋证则小便频数短涩，滴沥刺痛，欲出未尽，而每日排尿量正常。但淋证日久不愈，可发展成癃闭，而癃闭感受外邪，常可并发淋证。

2. **癃闭与水肿**　癃闭与水肿临床都表现为小便不利，小便量少，但水肿是体内水液潴留，泛溢于肌肤，引起头面、眼睑、四肢浮肿，甚者伴有胸、腹水，并无水蓄膀胱之证候，而癃闭多不伴有浮肿，部分患者还兼有小腹胀满膨隆，小便欲解不能，或点滴而出的水蓄膀胱之证，可资鉴别。

3. **癃闭与关格**　二者主症都有小便量少或闭塞不通，但关格常由水肿、淋证、癃闭等经久不愈发展而来，是小便不通与呕吐并见的病证，常伴有皮肤瘙痒，口中尿味，四肢搐搦，甚或昏迷等症状。而癃闭不伴有呕吐，部分病人有水蓄膀胱之证候，以此可资鉴别。但癃闭进一步恶化，可转变为关格。

◎ 要点四　辨证论治

（一）辨证要点

癃闭的辨证首先要判别病之虚实。因湿热蕴结、肺热气壅、温热毒邪、肝郁气滞、尿路阻塞所致者，多属实证；因脾气不升、肾阳不足、命门火衰、气化不及州都者，多属虚证。若起病较急，病程较短，体质较好，尿流窘迫，小便短赤灼热，小腹胀痛，苔黄腻或薄黄，脉弦涩或数，属于实证；若起病缓慢，病程较长，体质较差，尿流无力，精神疲乏，面色少华，气短声低，舌质淡，脉沉细弱，属于虚证。实证当辨湿热、浊瘀、肺热、肝郁之偏盛；虚证当辨脾、肾虚衰之不同，阴阳亏虚之差别。

其次要了解病情之缓急，病势之轻重。水蓄膀胱，小便闭塞不通为急病；小便量少，但点滴能出，无水蓄膀胱者为缓证。由"癃"转"闭"为病势加重，由"闭"转"癃"为病势减轻。

（二）治疗原则

以"腑以通为用"为原则，但通利之法，又因证候虚实之不同而异。实证者宜清邪热，利气机，散瘀结；虚证者宜补脾肾，助气化，不可不经辨证，滥用通利小便之法。对于水蓄膀胱之急症，应配合针灸、取嚏、探吐、导尿等法急通小便。

（三）证治分类

1. 膀胱湿热证

证候：小便点滴不通，或量极少而短赤灼热，小腹胀满，口苦口黏，或口渴不欲饮，或大便不畅，舌质红，苔黄腻，脉数。

证机概要：湿热壅结下焦，膀胱气化不利。

治法：清利湿热，通利小便。

代表方：八正散加减。

常用药：黄柏、山栀、大黄、滑石、瞿麦、萹蓄、茯苓、泽泻、车前子。

加减：若兼心烦、口舌生疮糜烂者，可合导赤散以清心火，利湿热；若湿热久恋下焦，导致肾阴灼伤而出现口干咽燥，潮热盗汗，手足心热，舌光红，可改用滋肾通关丸加生地黄、车前子、牛膝等，以滋肾阴，清湿热，而助气化；若因湿热蕴结三焦，气化不利，小便量极少或无尿，面色晦滞，胸闷烦躁，恶心呕吐，口中有尿臭，甚则神昏谵语，宜用黄连温胆汤加车前子、通草、制大黄等，以降浊和胃，清热利湿。

2. 肺热壅盛证

证候：小便不畅或点滴不通，咽干，烦渴欲饮，呼吸急促，或有咳嗽，舌红，苔薄黄，脉数。

证机概要：肺热壅盛，失于肃降，不能通调水道，无以下输膀胱。

治法：清泄肺热，通利水道。

代表方：清肺饮加减。

常用药：黄芩、桑白皮、鱼腥草、麦冬、芦根、天花粉、地骨皮、车前子、茯苓、泽泻、猪苓。

加减：有鼻塞、头痛、脉浮等表证者，加薄荷、桔梗宣肺解表；肺阴不足者加沙参、黄精、石斛；兼尿亦灼热、小腹胀满者，合八正散上下并治。

3. 肝郁气滞证

证候：小便不通或通而不爽，情志抑郁，或多烦善怒，胁腹胀满，舌红，苔薄黄，脉弦。

证机概要：肝气失于疏泄，三焦气机失宣，膀胱气化不利。

治法：疏利气机，通利小便。

代表方：沉香散加减。

常用药：沉香、橘皮、柴胡、青皮、乌药、当归、王不留行、郁金、石韦、车前子、冬葵子、茯苓。

加减：若肝郁气滞症状严重者，可合六磨汤以增强其疏肝理气的作用；若气郁化火，而见舌红、苔薄黄，可加丹皮、山栀以清肝泻火。

4. 浊瘀阻塞证

证候：小便点滴而下，或尿如细线，甚则阻塞不通，小腹胀满疼痛，舌紫暗，或有瘀点，脉涩。

证机概要：瘀血败精，阻塞尿路，水道不通。

治法：行瘀散结，通利水道。

代表方：代抵当丸加减。

常用药：当归尾、山甲片、桃仁、莪术、大黄、芒硝、郁金、肉桂、桂枝。

加减：瘀血现象较重，可加红花、川牛膝以增强其活血化瘀作用；若病久气血两虚，面色不华，宜益气养血行瘀，可加黄芪、丹参、当归之类；若尿路有结石，可加金钱草、海金沙、冬葵子、瞿麦、石韦以通淋排石利尿；若一时性小便不通，胀闭难忍，可加麝香0.09～0.15克装胶囊内吞服。

5. 脾气不升证

证候：小腹坠胀，时欲小便而不得出，或量少而不畅，神疲乏力，食欲不振，气短而语声低微，舌淡，苔薄脉细。

证机概要：脾虚运化无力，升清降浊失职。

治法：升清降浊，化气行水。

代表方：补中益气汤合春泽汤加减。

常用药：人参、党参、黄芪、白术、桂枝、肉桂、升麻、柴胡、茯苓、猪苓、泽泻、车前子。

加减：气虚及阴，脾阴不足，清气不升，气阴两虚，证见舌红苔少，可改用参苓白术散；若脾虚及肾，可合济生肾气丸以温补脾肾，化气利水。

6. 肾阳衰惫证

证候：小便不通或点滴不爽，排出无力，面色㿠白，神气怯弱，畏寒肢冷，腰膝冷而酸软无力，舌淡胖，苔薄白，脉沉细或弱。

证机概要：肾中阳气虚衰，气化不及州都。

治法：温补肾阳，化气利水。

代表方：济生肾气丸加减。

常用药：附子、肉桂、桂枝、地黄、山药、山茱萸、车前子、茯苓、泽泻。

加减：形神委顿，腰脊酸痛，为精血俱亏，病及督脉，多见于老人，治宜香茸丸补养精血，助阳通窍；若因肾阳衰惫，命火式微，致三焦气化无权，浊阴内蕴，小便量少，甚至无尿、呕吐、烦躁、神昏者，治宜《千金》温脾汤合吴茱萸汤，以温补脾肾，和胃降逆。

◎ 要点五 常用外治法

对于水蓄膀胱之急症，为图速效，以防水毒上泛之各种变证的出现，可用以下诸法速通小便，以解燃眉之急。

1. 取嚏或探吐法 打喷嚏或呕吐，能开肺气，举中气，而通下焦之气，是一种简单而有效的通利小便的方法。其方法是用消毒棉签，向鼻中取嚏或喉中探吐；也可用皂角末0.3～0.6克，吹鼻取嚏。

2. 外敷法

（1）独头蒜头1个，栀子3枚，盐少许，捣烂，摊纸贴脐部，良久可通。

（2）食盐250克，炒热，布包熨脐腹，冷后再炒热敷之。

3. 流水诱导法 使病人听到水声，即可有尿意，而随之排出小便。此法适用于郁证病人所引起的尿闭。

4. 导尿法 若经上述治疗无效，而小腹胀满特甚，叩触小腹膀胱区呈浊音，当用导尿法，以缓其急。

◎ 要点六 转归预后

癃闭的转归预后，取决于病情的轻重和是否及时有效治疗。若病情轻浅，病邪不盛，正气尚无大伤，且救治及时者，则可见尿量逐渐增多，此为好转的标志，可能获得痊愈。若病情深重，正气衰惫，邪气壅盛者，则可由"癃"至"闭"，变证迭生。尿闭不通，水气内停，上凌心肺，并发喘证、心悸。水液潴留体内，溢于肌肤则伴发水肿。湿浊上逆犯胃，则成呕吐。脾肾衰败，气化不利，湿浊内壅，则可导致关格，其预后多差。

细目四 阳 痿

◎ 要点一 概述

阳痿是指成年男子性交时，由于阴茎痿软不举，或举而不坚，或坚而不久，无法进行正常性生活的病证。但对发热、过度劳累、情绪反常等因素造成的一时性阴茎勃起障碍，不能视为病态。

◎ 要点二 病因病机

（一）病因

禀赋不足或劳伤久病、情志失调、饮食不节、外感湿热。

（二）病机

其基本病机为肝、肾、心、脾受损，气血阴阳亏虚，阴络失荣，或肝郁湿阻，经络失畅导致宗筋不用而成。阳痿之病位在宗筋，病变脏腑主要在于肝、肾、心、脾。阳痿的病理性质，有虚实之分，且多虚实相兼。肝郁不舒，湿热下注属实，多责之于肝；命门火衰，心脾两虚，惊恐伤肾属虚，多与心、脾、肾有关。若久病不愈，常可因实致虚。如湿热下注，湿阻阳气，可致脾肾阳虚之证；湿热灼伤阴精，或肝郁化火伤及肝肾，而成肝肾阴虚之证。此外，虚损之脏腑因功能失调，各种病理产物产生，可因虚致实。如脾虚痰湿内生，或久病入络夹瘀，可致脾虚夹湿夹痰、肾虚夹痰夹瘀之证。此外，心、脾、肾虚损之阳痿，常因欲求不遂,抑郁不欢,久之大多兼夹肝郁不疏之实证,以至病情更加错综复杂。

◎ 要点三　诊断与鉴别诊断

（一）诊断依据

1. 成年男子性交时,阴茎痿而不举,或举而不坚,或坚而不久,无法进行正常性生活。但须除外阴茎发育不良引起的性交不能。

2. 常有性欲下降,神疲乏力,腰酸膝软,畏寒肢冷,夜寐不安,精神苦闷,胆怯多疑,或小便不畅,滴沥不尽等症。

3. 本病常有房劳过度,手淫频繁,久病体弱,或有消渴、惊悸、郁证等病史。

（二）鉴别诊断

阳痿与早泄：阳痿是指欲性交时阴茎不能勃起,或举而不坚,或坚而不久,不能进行正常性生活的病证,而早泄是同房时,阴茎能勃起,但因过早射精,射精后阴茎痿软的病证。二者在临床表现上有明显差别,但在病因病机上有相同之处。若早泄日久不愈,可进一步导致阳痿,故阳痿病情重于早泄。

◎ 要点四　辨证论治

（一）辨证要点

因本病有虚有实,亦有虚实夹杂者,故首先当辨虚实。标实者需区别气滞、湿热;本虚者应辨气血阴阳虚损之差别,病变脏器之不同;虚实夹杂者,先别虚损之脏器,后辨夹杂之病邪。

（二）治疗原则

实证者,肝郁宜疏通,湿热应清利;虚证者,命门火衰宜温补,结合养精,心脾血虚当调养气血,佐以温补开郁;虚实夹杂者需标本兼顾。

（三）证治分类

1. 命门火衰证

症候：阳事不举,或举而不坚,精薄清冷,神疲倦怠,畏寒肢冷,面色㿠白,头晕耳鸣,腰

膝酸软,夜尿清长,舌淡胖,苔薄白,脉沉细。

证机概要：命门火衰,精气虚冷,宗筋失养。

治法：温肾壮阳。

代表方：赞育丸加减。

常用药：巴戟天、肉桂、仙灵脾、韭菜子、熟地黄、山茱萸、枸杞子、当归。

加减：滑精频繁,精薄精冷,可加覆盆子、金樱子、益智仁补肾固精;若火衰不甚,精血薄弱,可予左归丸治疗。

2. 心脾亏虚证

症候：阳痿不举,心悸,失眠多梦,神疲乏力,面色萎黄,食少纳呆,腹胀便溏,舌淡,苔薄白,脉细弱。

证机概要：心脾两虚,气血乏源,宗筋失养。

治法：补益心脾。

代表方：归脾汤加减。

常用药：党参、黄芪、白术、茯苓、当归、熟地黄、枣仁、远志、仙灵脾、补骨脂、九香虫、阳起石、木香、香附。

加减：夜寐不酣,可加夜交藤、合欢皮、柏子仁养心安神;若胸脘胀满,泛恶纳呆,属痰湿内盛者,加用半夏、川朴、竹茹以燥湿化痰。

3. 肝郁不舒证

症候：阳事不起,或起而不坚,心情抑郁,胸胁胀痛,脘闷不适,食少便溏,苔薄白,脉弦。

证机概要：肝郁气滞,血行不畅,宗筋所聚无能。

治法：疏肝解郁。

代表方：柴胡疏肝散加减。

常用药：柴胡、香附、郁金、川楝子、当归、白芍、生地黄、枸杞、白术、茯苓、甘草。

加减：见口干口苦,急躁易怒,目赤尿黄,此为气郁化火,可加丹皮、山栀、龙胆草以泻肝火;若气滞日久,兼有血瘀之证,可加川芎、丹参、赤芍药以活血化瘀。

4. 惊恐伤肾证

症候：阳痿不振,心悸易惊,胆怯多疑,夜多噩梦,常有被惊吓史,苔薄白,脉弦细。

证机概要：惊恐伤肾，肾精破散，心气逆乱，气血不达宗筋。

治法：益肾宁神。

代表方：启阳娱心丹加减。

常用药：人参、菟丝子、当归、白芍、远志、茯神、龙齿、石菖蒲、柴胡、香附、郁金。

加减：惊悸不安，梦中惊叫者，可加青龙齿、灵磁石以重镇安神；久病入络，经络瘀阻者，可加蜈蚣、露蜂房、丹参、川芎通络化瘀。

5. 湿热下注证

症候：阴茎痿软，阴囊潮湿，瘙痒腥臭，睾丸坠胀作痛，小便赤涩灼痛，胁胀腹闷，肢体困倦，泛恶口苦，舌红苔黄腻，脉滑数。

证机概要：湿热下注肝经，宗筋经络失畅。

治法：清利湿热。

代表方：龙胆泻肝汤加减。

常用药：龙胆草、丹皮、山栀、黄芩、车前子、泽泻、土茯苓、柴胡、香附、当归、生地黄、牛膝。

加减：阴部瘙痒，潮湿重者，可加地肤子、苦参、蛇床子以燥湿止痒；若湿盛，困遏脾肾阳气者，可用右归丸合平胃散；若湿热久恋，灼伤

肾阴，阴虚火旺者，可合用知柏地黄丸以滋阴降火。

◎ 要点五　转归预后

本病大多预后良好。恣情纵欲或思虑过度而致命门火衰，气血亏损者，予适当治疗与调养，精血自能恢复，对肝郁、惊恐、湿热而致气机不畅、气机逆乱、经络阻遏者，当各种病理因素去除病情亦可向愈。但先天不足、天癸缺失，或痰瘀闭阻经络者，则较难复常。

◎ 要点六　预防调护

1. 节制性欲，切忌恣情纵欲，房事过频，手淫过度，宜清心寡欲，摒除杂念，怡情养心。

2. 不应过食醇酒肥甘，避免湿热内生，壅塞经络，造成阳痿。

3. 积极治疗易造成阳痿的原发病，如糖尿病、动脉硬化、甲状腺功能亢进、皮质醇增多症等。

4. 情绪低落，焦虑惊恐是阳痿的重要诱因。精神抑郁是阳痿患者难以治愈的主要因素。因此调畅情志，怡悦心情，防止精神紧张是预防及调护阳痿的重要环节。

第七单元　气血津液病证

细目一　郁　证

◎ 要点一　概述

郁证是由于情志不舒、气机郁滞所致，以心情抑郁，情绪不宁，胸部满闷，胁肋胀痛，或易怒喜哭，或咽中如有异物梗塞等为主要临床表现的一类病证。脏躁、梅核气等病证属于本病范畴。

◎ 要点二　病因病机

（一）病因

七情所伤、思虑劳倦、脏气素虚。

（二）病机

郁证的基本病机是肝失疏泄、脾失健运、心失所养、脏腑阴阳气血失调。郁证的发病与肝的关系最为密切，其次涉及心、脾。病理性质有虚实两端。初起以气滞为主，兼血瘀、化火、痰结、食滞等，属实证。后期或因火郁伤阴而导致阴虚火旺、心肾阴虚之证，或因脾伤气血生化不

足，心神失养，而导致心脾两虚之证。六郁中总以气郁为先，而后才有湿、痰、热、血、食诸郁，且六郁相因，互为兼夹。

◎ 要点三　诊断与鉴别诊断

（一）诊断依据

1. 以忧郁不畅，情绪不宁，胸胁胀满疼痛为主要临床表现，或有易怒易哭，或有咽中如有炙脔，吞之不下，咯之不出等症状。

2. 患者多有忧愁、焦虑、悲哀、恐惧、愤懑等情志内伤的病史。郁证病情的反复常与情志因素密切相关。

3. 多发于青中年女性。无其他病证的症状及体征。

（二）鉴别诊断

1. **郁证梅核气与虚火喉痹**　两者皆有咽部异物感。梅核气多见于青中年女性，因情志抑郁而起病，自觉咽中有物梗塞，但无咽痛及吞咽困难，咽中梗塞的感觉与情绪波动有关，在心情愉快、工作繁忙时，症状可减轻或消失，而当心情抑郁或注意力集中于咽部时，则梗塞感觉加重。虚火喉痹则以青中年男性发病较多，多因感冒、长期吸烟饮酒及嗜食辛辣食物而引发，咽部除有异物感外，尚觉咽干、灼热、咽痒，咽部症状与情绪无关，但过度辛劳或感受外邪则易加剧。

2. **郁证梅核气与噎膈**　两者皆有咽中有物梗塞感觉。梅核气咽中梗塞的感觉与情绪波动有关，当心情抑郁或注意力集中于咽部时，则梗塞感觉加重，但无吞咽困难。噎膈多见于中老年人，男性居多，梗塞的感觉主要在胸骨后的部位，与情绪波动无关，吞咽困难的程度日渐加重，做食管检查可有异常发现。

3. **郁证脏躁与癫证**　两者均与五志过极，七情内伤有关，临床表现都有心神失常症状。脏躁多发于青中年妇女，在精神因素的刺激下呈间歇性发作，在不发作时可如常人。而癫证则多发于青壮年，男女发病率无显著差别，病程迁延，主要表现为精神错乱，失去自控能力，心神失常的症状极少自行缓解。

◎ 要点四　辨证论治

（一）辨证要点

首先辨明受病脏腑与六郁的关系。一般说来，气郁、血郁、火郁主要关系于肝；食郁、湿郁、痰郁主要关系于脾；而虚证则与心的关系最为密切，其次是肝、脾、肾的亏虚。

其次辨别证候虚实。实证病程较短，表现精神抑郁，胸胁胀痛，咽中梗塞，时欲太息，脉弦或滑；虚证则病已久延，症见精神不振，心神不宁，心慌，虚烦不寐，悲忧善哭，脉细或细数等。

（二）治疗原则

理气开郁、调畅气机、怡情易性是治疗郁病的基本原则。对于实证，首当理气开郁，并应根据是否兼有血瘀、火郁、痰结、湿滞、食积等而分别采用活血、降火、祛痰、化湿、消食等法。虚证则应根据损及的脏腑及气血阴精亏虚的不同情况而补之，或养心安神，或补益心脾，或滋养肝肾。对于虚实夹杂者，则又当视虚实的偏重而虚实兼顾。

郁证一般病程较长，用药不宜峻猛。在实证的治疗中，应注意理气而不耗气，活血而不破血，清热而不败胃，祛痰而不伤正；在虚证的治疗中，应注意补益心脾而不过燥，滋养肝肾而不过腻。

（三）证治分类

1. **肝气郁结证**

证候：精神抑郁，情绪不宁，胸部满闷，胁肋胀痛，痛无定处，脘闷嗳气，不思饮食，大便不调，苔薄腻，脉弦。

证机概要：肝郁气滞，脾胃失和。

治法：疏肝解郁，理气畅中。

代表方：柴胡疏肝散加减。

常用药：柴胡、香附、枳壳、陈皮、郁金、青皮、苏梗、合欢皮、川芎、芍药、甘草。

加减：肝气犯胃，胃失和降，而见嗳气频作，脘闷不舒者，可加旋覆花、代赭石、法半夏和胃降逆；肝气乘脾而见腹胀、腹痛、腹泻者，可加苍术、厚朴、茯苓、乌药健脾化湿，理气止痛；兼有血瘀而见胸胁刺痛，舌质有瘀点瘀斑，可加当归、丹参、郁金、红花活血化瘀。

2. 气郁化火证

证候：情绪不宁，急躁易怒，胸胁胀满，口苦而干，或头痛，目赤，耳鸣，或嘈杂吞酸，大便秘结，舌质红，苔黄，脉弦数。

证机概要：肝郁化火，横逆犯胃。

治法：疏肝解郁，清肝泻火。

代表方：丹栀逍遥散加减。

常用药：柴胡、薄荷、郁金、制香附、当归、白芍、白术、茯苓、丹皮、栀子。

加减：热势较甚，口苦，大便秘结者，可加龙胆草、大黄泻热通腑；肝火犯胃而见胁肋疼痛，口苦，嘈杂吞酸，嗳气，呕吐者，可加黄连、吴茱萸（即左金丸）清肝泻火，降逆止呕；肝火上炎而见头痛，目赤，耳鸣者，加菊花、钩藤、刺蒺藜清热平肝；热盛伤阴，而见舌红少苔，脉细数者，可去原方中当归、白术、生姜之温燥，酌加生地、麦冬、山药滋阴健脾，或改用滋水清肝饮养阴清火。

3. 痰气郁结证

证候：精神抑郁，胸部闷塞，胁肋胀满，咽中如有物梗塞，吞之不下，咯之不出，苔白腻，脉弦滑。《医宗金鉴·诸气治法》将本证称为"梅核气"。

证机概要：气郁痰凝，阻滞胸咽。

治法：行气开郁，化痰散结。

代表方：半夏厚朴汤加减。

常用药：厚朴、紫苏、半夏、茯苓、生姜。

加减：湿郁气滞而兼胸脘痞闷，嗳气，苔腻者，加香附、佛手、苍术理气除湿；痰郁化热而见烦躁，舌红苔黄者，加竹茹、瓜蒌、黄芩、黄连清化痰热；病久入络而有瘀血征象，胸胁刺痛，舌质紫暗或有瘀点瘀斑，脉涩者，加郁金、丹参、降香、姜黄活血化瘀。

4. 心神失养证

证候：精神恍惚，心神不宁，多疑易惊，悲忧善哭，喜怒无常，或时时欠伸，或手舞足蹈，骂詈喊叫等，舌质淡，脉弦。此种证候多见于女性，常因精神刺激而诱发。临床表现多种多样，但同一患者每次发作多为同样几种症状的重复。《金匮要略·妇人杂病脉证并治》将此种证候称为"脏躁"。

证机概要：营阴暗耗，心神失养。

治法：甘润缓急，养心安神。

代表方：甘麦大枣汤加减。

常用药：甘草、小麦、大枣、郁金、合欢花。

加减：血虚生风而见手足蠕动或抽搐者，加当归、生地、珍珠母、钩藤养血息风；躁扰失眠者，加酸枣仁、柏子仁、茯神、制首乌等养心安神；表现喘促气逆者，可合五磨饮子开郁散结，理气降逆。

5. 心脾两虚证

证候：情绪不宁、多思善疑，头晕神疲，心悸胆怯，失眠健忘，纳差，面色不华，舌质淡，苔薄白，脉细。

证机概要：脾虚血亏，心失所养。

治法：健脾养心，补益气血。

代表方：归脾汤加减。

常用药：党参、茯苓、白术、甘草、黄芪、当归、龙眼肉、酸枣仁、远志、茯苓、木香、神曲。

加减：心胸郁闷，情志不舒者，加郁金、佛手理气开郁；头痛，加川芎、白蒺藜活血祛风而止痛。

6. 心肾阴虚证

证候：情绪不宁，心悸，健忘，失眠，多梦，五心烦热，盗汗，口咽干燥，舌红少津，脉细数。

证机概要：阴精亏虚，阴不涵阳。

治法：滋养心肾。

代表方：天王补心丹合六味地黄丸加减。

常用药：地黄、怀山药、山茱萸、天冬、麦冬、玄参、西洋参、茯苓、五味子、当归、柏子仁、酸枣仁、远志、丹参、丹皮。

加减：心肾不交而见心烦失眠，多梦遗精者，可合交泰丸（黄连、肉桂）交通心肾；遗精较频者，可加芡实、莲须、金樱子补肾固涩。

◎ 要点五　预防调护

1. 正确对待各种事物，避免忧思郁怒，防止情志内伤，是防治郁证的重要措施。

2. 医务人员深入了解病史，详细进行检查，用诚恳、关怀、同情、耐心的态度对待病人，取得患者的充分信任，在郁证的治疗及护理中具有重要作用。

3. 对郁证患者，应做好精神治疗的工作，使病人能正确认识和对待疾病，增强治愈疾病的信心，并解除情志致病的原因，以促进郁证的完全治愈。

细目二　血　证

◎ 要点一　概述

凡血液不循常道，或上溢于口鼻诸窍，或下泄于前后二阴，或渗出于肌肤，所形成的一类出血性疾患，统称为血证。在古代医籍中，亦称为血病或失血。

◎ 要点二　病因病机

（一）病因

感受外邪、情志过极、饮食不节、劳倦过度、久病或热病等。

（二）病机

血证的病机特点可以归结为火热熏灼、迫血妄行，气虚不摄、血溢脉外及瘀血阻络、血不循经三类。其病理性质有虚有实。在火热之中，又有实火及虚火之分，外感风热燥火、湿热内蕴、肝郁化火等，均属实火，而阴虚火旺之火，则属虚火。气虚之中，又有仅见气虚，和气损及阳，阳气亦虚之别。在疾病发展变化的过程中，又常

发生实证向虚证的转化。如开始为火盛气逆，迫血妄行，但在反复出血之后，则会导致阴血亏损，虚火内生；或因出血过多，血去气伤，以致气虚阳衰，不能摄血。因此，在有的情况下，阴虚火旺及气虚不摄，既是引起出血的病理因素，又是出血所导致的结果。

◎ 要点三　诊断与鉴别诊断

（一）诊断依据

1. **鼻衄**　凡血自鼻道外溢而非因外伤、倒经所致者，可诊断为鼻衄。

2. **齿衄**　血自齿龈或齿缝外溢，且排除外伤所致者，即可诊断为齿衄。

3. **咳血**　血由肺、气道而来，经咳嗽而出，或觉喉痒胸闷，一咳即出，血色鲜红，或夹泡沫，或痰血相兼，痰中带血。多有慢性咳嗽、痰喘、肺痨等病史。

4. **吐血**　发病急骤，吐血前多有恶心、胃脘不适、头晕等症。血随呕吐而出，常伴有食物残渣等胃内容物，血色多为咖啡色或紫暗色，也可为鲜红色，大便色黑如漆，或呈暗红色。有胃痛、胁痛、黄疸、癥积等病史。

5. **便血**　大便色鲜红、暗红或紫暗，甚至黑如柏油样，次数增多。有胃肠或肝病病史。

6. **尿血**　小便中混有血液或夹有血丝，排尿时无疼痛。

7. **紫斑**　肌肤出现青紫斑点，小如针尖，大者融合成片，压之不褪色。紫斑好发于四肢，尤以下肢为甚，常反复发作。重者可伴有鼻衄、齿衄、尿血、便血及崩漏。小儿及成人皆可患此病，但以女性为多见。

（二）鉴别诊断

1. **鼻衄**

（1）**内科鼻衄与外伤鼻衄**　因碰伤、挖鼻等引起血管破裂而致鼻衄者，出血多在损伤的一侧，且经局部止血治疗不再出血，没有全身症状，与内科所论鼻衄有别。

（2）**内科鼻衄与经行衄血**　经行衄血又名倒

经、逆经，其发生与月经周期有密切关系，多于经行前期或经期出现，与内科所论鼻衄机理不同。

2. **齿衄** 齿衄与舌衄：齿衄为血自齿缝、牙龈溢出；舌衄为血出自舌面，舌面上常有如针眼样出血点，与齿衄不难鉴别。

3. **咳血**

（1）咳血与吐血 咳血与吐血血液均经口出，但两者截然不同。咳血是血由肺来，经气道随咳嗽而出，血色多为鲜红，常混有痰液，咳血之前多有咳嗽、胸闷、喉痒等症状，大量咳血后，可见痰中带血数天，大便一般不呈黑色。吐血是血自胃而来，经呕吐而出，血色紫暗，常夹有食物残渣，吐血之前多有胃脘不适或胃痛、恶心等症状，吐血之后无痰中带血，但大便多呈黑色。

（2）咳血与口腔出血 鼻咽部、齿龈及口腔其他部位出血的患者，常为纯血或随唾液而出，血量少，并有口腔、鼻咽部病变的相应症状可寻，可与咳血相区别。

4. **吐血** 吐血与鼻腔、口腔及咽喉出血：吐血经呕吐而出，血色紫暗，夹有食物残渣，常有胃病史。鼻腔、口腔及咽喉出血，血色鲜红，不夹食物残渣，在五官科做有关检查即可明确具体部位。

5. **便血**

（1）便血与痢疾 痢疾初起有发热、恶寒等症，其便血为脓血相兼，且有腹痛、里急后重、肛门灼热等症。便血无里急后重，无脓血相兼，与痢疾不同。

（2）便血与痔疮 痔疮属外科疾病，其大便下血特点为便时或便后出血，常伴有肛门异物感或疼痛，做肛门直肠检查时，可发现内痔或外痔，与内科所论之便血不难鉴别。

（3）远血与近血 便血之远近是指出血部位距肛门的远近而言。远血其病位在胃、小肠，血与粪便相混，血色如黑漆色或暗紫色。近血来自乙状结肠、直肠、肛门，血便分开，或是便外裹

血，血色多鲜红或暗红。

（4）肠风与脏毒 两者均属便血。肠风血色鲜泽清稀，其下如溅，属风热为患。脏毒血色暗浊黏稠，点滴不畅，因湿热（毒）所致。

6. **尿血**

（1）尿血与血淋 血淋与尿血均表现为血由尿道而出，两者以小便时痛与不痛为其鉴别要点，不痛者为尿血，痛（滴沥刺痛）者为血淋。

（2）尿血与石淋 两者均有血随尿出。但石淋尿中时有砂石夹杂，小便涩滞不畅，时有小便中断，或伴腰腹绞痛等症，若砂石从小便排出则痛止，此与尿血不同。

7. **紫斑**

（1）紫斑与出疹 紫斑与出疹均有局部肤色的改变，紫斑呈点状者需与出疹的疹点区别。紫斑隐于皮内，压之不褪色，触之不碍手；疹高出于皮肤，压之褪色，摸之碍手。且二者成因、病位均有不同。

（2）紫斑与温病发斑 紫斑与温病发斑在皮肤表现的斑块方面，有时虽可类似，但两者病情、病势、预后迥然有别。温病发斑发病急骤，常伴有高热烦躁、头痛如劈、昏狂谵语、四肢抽搐、鼻衄、齿衄、便血、尿血、舌质红绛等，病情险恶多变。杂病发斑（紫斑）一般不如温病发斑急骤，常有反复发作史，也有突然发生者，虽时有热毒亢盛表现，但一般舌不红绛，不具有温病传变急速的特点。

（3）紫斑与丹毒 丹毒属外科皮肤病，以皮肤色红如红丹得名，轻者压之褪色，重者压之不褪色，但其局部皮肤灼热肿痛，与紫斑有别。

8. **血证主要类证的鉴别** 血证以出血为突出表现，随其病因、病位的不同，原有疾病的不同，症状及体征有火热亢盛、阴虚火旺及气虚不摄之分，所以掌握这三种证候的特征，对于血证的辨证论治具有重要意义。

（1）热盛迫血证 多发生在血证的初期，大多起病较急，出血的同时，伴有发热，烦躁，口

渴欲饮，便秘，尿黄，舌质红，苔黄少津，脉弦数或滑数等症。

（2）阴虚火旺证 一般起病较缓，或由热盛迫血证迁延转化而成。表现为反复出血，伴有口干咽燥，颧红，潮热盗汗，头晕耳鸣，腰膝酸软，舌质红，苔少，脉细数等症。

（3）气虚不摄证 多见于病程较长，久病不愈的出血患者。表现为起病较缓，反复出血，伴有神情倦怠，心悸，气短懒言，头晕目眩，食欲不振，面色苍白或萎黄，舌质淡，脉弱等症。

◎ 要点四 辨证论治

（一）辨证要点

首先辨病证的不同。如从口中吐出的血液，有吐血与咳血之分；小便出血有尿血与血淋之别；大便下血则有便血、痔疮之异。应根据临床表现、病史等加以鉴别。

其次辨脏腑病变之异。同一血证，可以由不同的脏腑病变而引起。例如同属鼻衄，但病变脏腑有在肺、在胃、在肝的不同；吐血有病在胃及病在肝之别；齿衄有病在胃及在肾之分；尿血则有病在膀胱、肾或脾的不同。

再次辨证候之虚实。一般初病多实，久病多虚；由火热迫血所致者属实，由阴虚火旺、气虚不摄甚至阳气虚衰所致者属虚。

（二）治疗原则

对血证的治疗可归纳为治火、治气、治血三个原则。实火当清热泻火，虚火当滋阴降火；实证当清气降气，虚证当补气益气；另要适当地选用凉血止血、收敛止血或祛瘀止血的方药。应针对各种血证的病因病机及损伤脏腑的不同，结合证候虚实及病情轻重而辨证论治。

（三）证治分类

以下分别叙述鼻衄、齿衄、咳血、吐血、便血、尿血、紫斑七种血证的辨证论治。

1. 鼻衄 鼻腔出血，称为鼻衄，它是血证中最常见的一种。鼻衄多由火热迫血妄行所致，

其中以肺热、胃热、肝火为常见，但也可因阴虚火旺所致。另有少数病人，可由正气亏虚，血失统摄引起。

（1）热邪犯肺证

证候：鼻燥衄血，口干咽燥，或兼有身热，恶风，头痛，咳嗽，痰少等症，舌质红，苔薄，脉数。

证机概要：燥热伤肺，血热妄行，上溢清窍。

治法：清泄肺热，凉血止血。

代表方：桑菊饮加减。

常用药：桑叶、菊花、薄荷、连翘、桔梗、杏仁、甘草、芦根、丹皮、白茅根、旱莲草、侧柏叶。

加减：肺热盛而无表证者，去薄荷、桔梗，加黄芩、栀子清泄肺热；阴伤较甚，口、鼻、咽干燥显著者，加玄参、麦冬、生地养阴润肺。

（2）胃热炽盛证

证候：鼻衄，或兼齿衄，血色鲜红，口渴欲饮，鼻干，口干臭秽，烦躁，便秘，舌红，苔黄，脉数。

证机概要：胃火上炎，迫血妄行。

治法：清胃泻火，凉血止血。

代表方：玉女煎加减。

常用药：石膏、知母、地黄、麦冬、牛膝、大蓟、小蓟、白茅根、藕节。

加减：热势甚者，加山栀、丹皮、黄芩清热泻火；大便秘结，加生大黄泄热；阴伤较甚，口渴，舌红苔少，脉细数者，加天花粉、石斛、玉竹养胃生津。

（3）肝火上炎证

证候：鼻衄，头痛，目眩，耳鸣，烦躁易怒，两目红赤，口苦，舌红，脉弦数。

证机概要：火热上炎，迫血妄行，上溢清窍。

治法：清肝泻火，凉血止血。

代表方：龙胆泻肝汤加减。

常用药：龙胆草、栀子、黄芩、木通、泽泻、车前子、生地、白茅根、蒲黄、大蓟、小

蓟、藕节。

加减：若阴液亏耗，口鼻干燥，舌红少津，脉细数者，可去车前子、泽泻、当归，酌加玄参、麦冬、女贞子、旱莲草滋阴凉血止血；阴虚内热，手足心热，加玄参、龟甲、地骨皮、知母滋阴清热。

（4）气血亏虚证

证候：鼻衄，或兼齿衄、肌衄，神疲乏力，面色㿠白，头晕，耳鸣，心悸，夜寐不宁，舌质淡，脉细无力。

证机概要：气虚不摄，血溢清窍，血去气伤，气血两亏。

治法：补气摄血。

代表方：归脾汤加减。

常用药：党参、茯苓、白术、甘草、当归、黄芪、酸枣仁、远志、龙眼肉、木香、阿胶、仙鹤草、茜草。

对以上各种证候的鼻衄，除内服汤药治疗外，鼻衄当时，应结合局部用药治疗，以期及时止血。可选用：①局部用云南白药止血。②用棉花蘸青黛粉塞入鼻腔止血。③用湿棉条蘸塞鼻散（百草霜15克，龙骨15克，枯矾6克，共研极细末）塞鼻等。

2. 齿衄　齿龈出血称为齿衄，又称为牙衄、牙宣。以阳明经脉入于齿龈，齿为骨之余，故齿衄主要与胃肠及肾的病变有关。

（1）胃火炽盛证

证候：齿衄，血色鲜红，齿龈红肿疼痛，头痛，口臭，舌红，苔黄，脉洪数。

证机概要：胃火内炽，循经上犯，灼伤血络。

治法：清胃泻火，凉血止血。

代表方：加味清胃散合泻心汤加减。

常用药：生地、丹皮、水牛角、大黄、黄连、黄芩、连翘、当归、甘草、白茅根、大蓟、小蓟、藕节。

加减：烦热，口渴者，加石膏、知母清热除烦。

（2）阴虚火旺证

证候：齿衄，血色淡红，起病较缓，常因受热及烦劳而诱发，齿摇不坚，舌质红，苔少，脉细数。

证机概要：肾阴不足，虚火上炎，络损血溢。

治法：滋阴降火，凉血止血。

代表方：六味地黄丸合茜根散加减。

常用药：熟地黄、山药、山茱萸、茯苓、丹皮、泽泻、茜草根、黄芩、侧柏叶、阿胶。

加减：可酌加白茅根、仙鹤草、藕节以加强凉血止血的作用。虚火较甚而见低热、手足心热者，加地骨皮、白薇、知母清退虚热。

3. 咳血　血由肺及气管外溢，经口而咳出，表现为痰中带血，或痰血相兼，或纯血鲜红，间夹泡沫，均称为咳血，亦称为嗽血或咯血。

（1）燥热伤肺证

证候：喉痒咳嗽，痰中带血，口干鼻燥，或有身热，舌质红，少津，苔薄黄，脉数。

证机概要：燥热伤肺，肺失清肃，肺络受损。

治法：清热润肺，宁络止血。

代表方：桑杏汤加减。

常用药：桑叶、栀子、淡豆豉、沙参、梨皮、贝母、杏仁、白茅根、茜草、藕节、侧柏叶。

加减：兼见发热、头痛、咳嗽、咽痛等症，为风热犯肺，加银花、连翘、牛蒡子以辛凉解表，清热利咽；津伤较甚，而见干咳无痰，或痰黏不易咳出，苔少，舌红乏津者，可加麦冬、玄参、天冬、天花粉等养阴润燥；热势较甚，咳血较多者，加连翘、黄芩、白茅根、芦根、三七粉（冲服）。

（2）肝火犯肺证

证候：咳嗽阵作，痰中带血或纯血鲜红，胸胁胀痛，烦躁易怒，口苦，舌质红，苔薄黄，脉弦数。

证机概要：木火刑金，肺失清肃，肺络受损。

治法：清肝泻火，凉血止血。

代表方：泻白散合黛蛤散加减。

常用药：青黛、黄芩、桑白皮、地骨皮、海蛤壳、甘草、旱莲草、白茅根、大蓟、小蓟。

加减：肝火较甚，头晕目赤，心烦易怒者，加丹皮、栀子清肝泻火。若咳血量较多，纯血鲜红，可用犀角地黄汤加三七粉冲服，以清热泻火，凉血止血。

（3）阴虚肺热证

证候：咳嗽痰少，痰中带血，或反复咳血，血色鲜红，口干咽燥，颧红，潮热盗汗，舌质红，脉细数。

证机概要：虚火灼肺，肺失清肃，肺络受损。

治法：滋阴润肺，宁络止血。

代表方：百合固金汤加减。

常用药：百合、麦冬、玄参、生地、熟地、当归、白芍、贝母、甘草、白及、藕节、白茅根、茜草。

加减：本证可合用十灰散凉血止血。反复及咳血量多者，加阿胶、三七养血止血；潮热，颧红者，加青蒿、鳖甲、地骨皮、白薇等清退虚热；盗汗加糯稻根、浮小麦、五味子、牡蛎等收敛固涩。

4. 吐血　血由胃来，经呕吐而出，血色红或紫暗，常夹有食物残渣，称为吐血，亦称为呕血。

（1）胃热壅盛证

证候：脘腹胀闷，嘈杂不适，甚则作痛，吐血色红或紫暗，常夹有食物残渣，口臭，便秘，大便色黑，舌质红，苔黄腻，脉滑数。

证机概要：胃热内郁，热伤胃络。

治法：清胃泻火，化瘀止血。

代表方：泻心汤合十灰散加减。

常用药：黄芩、黄连、大黄、丹皮、栀子、大蓟、小蓟、侧柏叶、茜草根、白茅根。

加减：胃气上逆而见恶心呕吐者，可加代赭石、竹茹、旋覆花和胃降逆；热伤胃阴而表现口

渴、舌红而干、脉象细数者，加麦冬、石斛、天花粉养胃生津。

（2）肝火犯胃证

证候：吐血色红或紫暗，口苦胁痛，心烦易怒，寐少梦多，舌质红绛，脉弦数。

证机概要：肝火横逆，胃络损伤。

治法：泻肝清胃，凉血止血。

代表方：龙胆泻肝汤加减。

常用药：龙胆草、柴胡、黄芩、栀子、泽泻、木通、车前子、生地、当归、白茅根、藕节、旱莲草、茜草。

加减：胁痛甚者，加郁金、制香附理气活络定痛；血热妄行，吐血量多，加犀角、赤芍清热凉血止血。

（3）气虚血溢证

证候：吐血缠绵不止，时轻时重，血色暗淡，神疲乏力，心悸气短，面色苍白，舌质淡，脉细弱。

证机概要：中气亏虚，统血无权，血液外溢。

治法：健脾益气摄血。

代表方：归脾汤加减。

常用药：党参、茯苓、白术、甘草、当归、黄芪、木香、阿胶、仙鹤草、炮姜炭、白及、乌贼骨。

加减：若气损及阳，脾胃虚寒，症见肤冷、畏寒、便溏者，治宜温经摄血，可改用柏叶汤。方中以侧柏叶凉血止血，艾叶、炮姜炭温经止血，童便化瘀止血，共奏温经止血之效。

应高度重视吐血预后的严重性。上述三种证候的吐血，若出血过多，导致气随血脱，表现面色苍白、四肢厥冷、汗出、脉微等症者，当用独参汤等益气固脱，并结合西医方法积极救治。

在急性上消化道出血（可表现为吐血及便血）的治疗中，大黄、白及、云南白药、三七、地榆等药常被选用。尤其是大黄具有多方面的止血作用，因此治疗急性上消化道出血，大黄常作为首选药物。可用粉剂，每次 3～5 克，每日 4

次，温水调服；或将大黄粉调成糊剂，冷藏，以不凝为度，用量及次数同上。

5. 便血　便血系胃肠脉络受损，出现血液随大便而下，或大便呈柏油样为主要临床表现的病证。

（1）肠道湿热证

证候：便血色红黏稠，大便不畅或稀溏，或有腹痛，口苦，舌质红，苔黄腻，脉濡数。

证机概要：湿热蕴结，脉络受损，血溢肠道。

治法：清化湿热，凉血止血。

代表方：地榆散合槐角丸加减。

常用药：地榆、茜草、槐角、栀子、黄芩、黄连、茯苓、防风、枳壳、当归。

加减：若便血日久，湿热未尽而营阴已亏，应清热除湿与补益阴血双管齐下，虚实兼顾，扶正祛邪，可酌情选用清脏汤或脏连丸。

（2）气虚不摄证

证候：便血色红或紫暗，食少，体倦，面色萎黄，心悸，少寐，舌质淡，脉细。

证机概要：中气亏虚，气不摄血，血溢胃肠。

治法：益气摄血。

代表方：归脾汤加减。

常用药：党参、茯苓、白术、甘草、当归、黄芪、酸枣仁、远志、龙眼肉、木香、阿胶、槐花、地榆、仙鹤草。

加减：中气下陷，神疲气短，肛坠，加柴胡、升麻、黄芪益气升陷。

（3）脾胃虚寒证

证候：便血紫暗，甚则黑色，腹部隐痛，喜热饮，面色不华，神倦懒言，便溏，舌质淡，脉细。

证机概要：中焦虚寒，统血无力，血溢胃肠。

治法：健脾温中，养血止血。

代表方：黄土汤加减。

常用药：灶心土、炮姜、白术、附子、甘草、地黄、阿胶、黄芩、白及、乌贼骨、三七、

花蕊石。

加减：阳虚较甚，畏寒肢冷者，去黄芩、地黄之苦寒滋润，加鹿角霜、炮姜、艾叶等温阳止血。

轻症便血应注意休息，重症者则应卧床。可根据病情进食流质、半流质或无渣饮食。应注意观察便血的颜色、性状及次数。若出现头昏、心慌、烦躁不安、面色苍白、脉细数等症状，常为大出血的征兆，应积极救治。

6. 尿血　小便中混有血液，甚或伴有血块的病证，称为尿血。随出血量多少的不同，而使小便呈淡红色、鲜红色，或茶褐色。

（1）下焦湿热证

证候：小便黄赤灼热，尿血鲜红，心烦口渴，面赤口疮，夜寐不安，舌质红，脉数。

证机概要：热伤阴络，血渗膀胱。

治法：清热利湿，凉血止血。

代表方：小蓟饮子加减。

常用药：小蓟、生地、藕节、蒲黄、栀子、木通、竹叶、滑石、甘草、当归。

加减：热盛而心烦口渴者，加黄芩、天花粉清热生津；尿血较甚者，加槐花、白茅根凉血止血；尿中夹有血块者，加桃仁、红花、牛膝活血化瘀；大便秘结，酌加大黄泄热。

（2）肾虚火旺证

证候：小便短赤带血，头晕耳鸣，神疲，颧红潮热，腰膝酸软，舌质红，脉细数。

证机概要：虚火内炽，灼伤脉络。

治法：滋阴降火，凉血止血。

代表方：知柏地黄丸加减。

常用药：地黄、怀山药、山茱萸、茯苓、泽泻、丹皮、知母、黄柏、旱莲草、大蓟、小蓟、藕节、蒲黄。

加减：颧红潮热者，加地骨皮、白薇清退虚热。

（3）脾不统血证

证候：久病尿血，甚或兼见齿衄、肌衄，食少，体倦乏力，气短声低，面色不华，舌质淡，

脉细弱。

证机概要：中气亏虚，统血无力，血渗膀胱。

治法：补中健脾，益气摄血。

代表方：归脾汤加减。

常用药：党参、茯苓、白术、甘草、当归、黄芪、酸枣仁、远志、龙眼肉、木香、熟地、阿胶、仙鹤草、槐花。

加减：气虚下陷而且少腹坠胀者，可加升麻、柴胡，配合原方中的党参、黄芪、白术，以起到益气升阳的作用。

（4）肾气不固证

证候：久病尿血，血色淡红，头晕耳鸣，精神困惫，腰脊酸痛，舌质淡，脉沉弱。

证机概要：肾虚不固，血失藏摄。

治法：补益肾气，固摄止血。

代表方：无比山药丸加减。

常用药：熟地、山药、山茱萸、怀牛膝、肉苁蓉、菟丝子、杜仲、巴戟天、茯苓、泽泻、五味子、赤石脂、仙鹤草、蒲黄、槐花、紫珠草。

加减：尿血较重者，可再加牡蛎、金樱子、补骨脂等固涩止血；腰脊酸痛，畏寒神怯者，加鹿角片、狗脊温补督脉。

7. 紫斑　血液溢出于肌肤之间，皮肤表现青紫斑点或斑块的病证，称为紫斑，亦有称为肌衄者。

（1）血热妄行证

证候：皮肤出现青紫斑点或斑块，或伴有鼻衄、齿衄、便血、尿血，或有发热，口渴，便秘，舌质红，苔黄，脉弦数。

证机概要：热壅经络，迫血妄行，血溢肌腠。

治法：清热解毒，凉血止血。

代表方：十灰散加减。

常用药：大蓟、小蓟、侧柏叶、茜草根、白茅根、棕榈皮、丹皮、栀子、大黄。

加减：热毒炽盛，发热，出血广泛者，加生石膏、龙胆草、紫草，冲服紫雪丹；热壅胃肠，

气血郁滞，症见腹痛、便血者，加白芍、甘草、地榆、槐花，缓急止痛，凉血止血；邪热阻滞经络，兼见关节肿痛者，酌加秦艽、木瓜、桑枝等舒筋通络。

（2）阴虚火旺证

证候：皮肤出现青紫斑点或斑块，时发时止，常伴鼻衄、齿衄或月经过多，颧红，心烦，口渴，手足心热，或有潮热，盗汗，舌质红，苔少，脉细数。

证机概要：虚火内炽，灼伤脉络，血溢肌腠。

治法：滋阴降火，宁络止血。

代表方：茜根散加减。

常用药：茜草根、黄芩、侧柏叶、生地、阿胶、甘草。

加减：阴虚较甚者，可加玄参、龟甲、女贞子、旱莲草养阴清热止血；潮热可加地骨皮、白薇、秦艽清退虚热。

若表现肾阴亏虚而火热不甚，症见腰膝酸软，头晕乏力，手足心热，舌红少苔，脉细数者，可改用六味地黄丸滋阴补肾，酌加茜草根、大蓟、槐花、紫草等凉血止血，化瘀消斑。

（3）气不摄血证

证候：反复发生肌衄，久病不愈，神疲乏力，头晕目眩，面色苍白或萎黄，食欲不振，舌质淡，脉细弱。

证机概要：中气亏虚，统摄无力，血溢肌腠。

治法：补气摄血。

代表方：归脾汤加减。

常用药：党参、茯苓、白术、甘草、当归、黄芪、酸枣仁、远志、龙眼肉、木香、仙鹤草、棕榈炭、地榆、蒲黄、茜草根、紫草。

加减：若兼肾气不足而见腰膝酸软者，可加山茱萸、菟丝子、续断补益肾气。

上述各种证候的紫斑，兼有齿衄且较甚者，可合用漱口药：生石膏30克，黄柏15克，五倍子15克，儿茶6克，浓煎漱口，每次5～10

分钟。

◎ 要点五　转归预后

血证的预后，主要与下述三个因素有关：一是引起血证的原因。一般来说，外感易治，内伤难愈，新病易治，久病难疗。二是与出血量的多少密切有关。出血量少者病轻，出血量多者病重，甚至形成气随血脱的危急重证。三是与兼见症状有关。出血而伴有发热、咳喘、脉数等症者，一般病情较重。

◎ 要点六　预防调护

1. 注意饮食有节，起居有常，劳逸适度。宜进食清淡、易于消化、富有营养的食物，如新鲜蔬菜、水果、瘦肉、蛋类等，忌食辛辣香燥、油腻炙煿之品，戒除烟酒。

2. 避免情志过极。对血证患者要注意精神调摄，消除其紧张、恐惧、忧虑等不良情绪。

3. 注意休息。重者应卧床休息，严密观察病情的发展和变化，若出现头昏、心慌、汗出、面色苍白、四肢湿冷、脉芤或细数等，应及时救治，以防产生厥脱之证。

4. 吐血量大或频频吐血者，应暂予禁食，并应积极治疗引起血证的原发疾病。

细目三　痰　饮

◎ 要点一　概述

痰饮是指体内水液输布、运化失常，停积于某些部位的一类病证。

◎ 要点二　分类

按痰饮停积的部位来分：

1. **痰饮**　心下满闷，呕吐清水痰涎，胃肠沥沥有声，形体昔肥今瘦，属饮停胃肠。

2. **悬饮**　胸胁饱满，咳唾引痛，喘促不能平卧，或有肺痨病史，属饮流胁下。

3. **溢饮**　身体疼痛而沉重，甚则肢体浮肿，当汗出而不汗出，或伴咳喘，属饮溢肢体。

4. **支饮**　咳逆倚息，短气不得平卧，其形

如肿，属饮邪支撑胸肺。

◎ 要点三　病因病机

（一）病因

外感寒湿、饮食不当、劳欲体虚。

（二）病机

痰饮病的基本病机为肺、脾、肾三脏功能失调，三焦气化失宣，津液停积机体某部位而成。饮邪具有流动之性，饮留胃肠，则为痰饮；饮流胁下，则为悬饮；饮流肢体，则为溢饮；聚于胸肺，则为支饮。痰饮病的病变脏腑为肺、脾、肾、三焦，以脾首当其冲。因脾阳虚，则上不能输精以养肺，水谷不归正化，反为痰饮而干肺，下不能助肾以制水，水寒之气反伤肾阳，由此必致水液内停中焦，流溢各处，波及五脏。痰饮病的病理性质属阳虚阴盛，输化失调，因虚致实，水饮停积为患。

◎ 要点四　诊断与鉴别诊断

（一）诊断依据

应根据四饮的不同临床特征确定诊断。参照痰饮的分类。

（二）鉴别诊断

1. **悬饮与胸痹**　两者均有胸痛。但胸痹为胸膺部或心前区闷痛，且可引及左侧肩背或左臂内侧，常于劳累、饱餐、受寒、情绪激动后突然发作，历时较短，休息或用药后得以缓解；而悬饮为胸胁胀痛，持续不解，多伴咳唾、转侧、呼吸时疼痛加重，肋间饱满，并有咳嗽、咳痰等肺系证候。

2. **溢饮与水肿之风水相搏证**　水肿之风水相搏证，可分为表实、表虚两个类型。表实者，水肿而无汗，身体疼重，与水泛肌表之溢饮基本相同。如见肢体浮肿而汗出恶风，则属表虚，与溢饮有异。

◎ 要点五　辨证论治

（一）辨证要点

痰饮病的辨证，首辨饮停部位，次辨标本的

主次，三辨病邪的兼夹。

1. 辨饮停部位 根据饮邪停聚部位，可分为四种不同饮证：饮留胃肠，则为痰饮；饮流胁下，则为悬饮；饮流肢体，则为溢饮；聚于胸肺，则为支饮。

2. 辨标本的主次 本证以阳虚阴盛，本虚标实为特点。脾肺肾阳气亏虚，不能运化水湿为本，水饮留聚为标。初病饮盛以实为主，久病正虚，饮微以虚为主。

3. 辨病邪的兼夹 痰饮虽为阴邪，寒证居多，但亦有郁久化热者；初起若有寒热见症，为夹表邪；饮积不化，气机升降受阻，常兼气滞。

（二）治疗原则

痰饮的治疗以温化为原则，即所谓"病痰饮者，当以温药和之"。同时还应根据表里虚实的不同，采取相应的处理措施。水饮壅盛者，应祛饮以治标；阳微气虚者，宜温阳以治本；在表者，当温散发汗；在里者，应温化利水；正虚者补之；邪实者攻之；如属邪实正虚，则当消补兼施；饮热相杂者，又当温清并用。

（三）证治分类

以痰饮、悬饮、溢饮、支饮等四饮为纲进行辨证论治。

1. 痰饮 多由素体脾虚，运化不健，复加饮食不当，或为外湿所伤而致脾阳虚弱，饮留胃肠引起。

（1）脾阳虚弱证

证候：胸胁支满，心下痞闷，胃中有振水音，脘腹喜温畏冷，泛吐清水痰涎，饮入易吐，口渴不欲饮水，头晕目眩，心悸气短，食少，大便或溏，形体逐渐消瘦，舌苔白滑，脉弦细而滑。

证机概要：脾阳虚弱，饮停于胃，清阳不升。

治法：温脾化饮。

代表方：苓桂术甘汤合小半夏加茯苓汤加减。

常用药：桂枝、白术、茯苓、半夏、生姜、甘草。

加减：水饮内阻，清气不升而见眩冒、小便不利者，加泽泻、猪苓；脘部冷痛，吐涎沫，为寒凝气滞，饮邪上逆，酌配干姜、吴茱萸、川椒目、肉桂；心下胀满者，加枳实以开痞。

（2）饮留胃肠证

证候：心下坚满或痛，自利，利后反快，虽利，心下续坚满，或水走肠间，沥沥有声，腹满，便秘，口舌干燥，舌苔腻，色白或黄，脉沉弦或伏。

证机概要：水饮壅结，留于胃肠，郁久化热。

治法：攻下逐饮。

代表方：甘遂半夏汤或己椒苈黄丸加减。

常用药：甘遂、半夏、白芍、蜂蜜、甘草、大黄、葶苈子、防己、椒目。

加减：饮邪上逆，胸满者，加枳实、厚朴以泄满，但不能图快一时，攻逐太过，损伤正气。

2. 悬饮 多因素体不强，或原有其他慢性疾病，肺虚卫弱，时邪外袭，肺失宣通，饮停胸胁，络气不和。如若饮阻气郁，久则可以化火伤阴或耗损肺气。在病程发生发展中，可见如下证型。

（1）邪犯胸肺证

证候：寒热往来，身热起伏，汗少，或发热不恶寒，有汗而热不解，咳嗽，痰少，气急，胸胁刺痛，呼吸、转侧疼痛加重，心下痞硬，干呕，口苦，咽干，舌苔薄白或黄，脉弦数。

证机概要：邪犯胸肺，枢机不利，肺失宣降。

治法：和解宣利。

代表方：柴枳半夏汤加减。

常用药：柴胡、黄芩、瓜蒌、半夏、枳壳、青皮、赤芍、桔梗、杏仁。

加减：痰饮内结，肺气失肃，见咳逆气急，加白芥子、桑白皮；胁痛甚者，加郁金、桃仁、延胡索以通络止痛；心下痞硬，口苦，干呕，加黄连，与半夏、瓜蒌合伍以苦辛开痞散结；身热盛汗出，咳嗽气粗，去柴胡，加麻黄、杏仁、石膏以清热宣肺化痰。

（2）饮停胸胁证

证候：胸胁疼痛，咳唾引痛，痛势逐渐减轻，而呼吸困难加重，咳逆气喘，息促不能平卧，或仅能偏卧于停饮的一侧，病侧肋间胀满，甚则可见病侧胸廓隆起，舌苔白，脉沉弦或弦滑。

证机概要：饮停胸胁，脉络受阻，肺气郁滞。

治法：泻肺祛饮。

代表方：椒目瓜蒌汤合十枣汤或控涎丹加减。

常用药：葶苈子、桑白皮、苏子、瓜蒌皮、杏仁、枳壳、川椒目、茯苓、猪苓、泽泻、冬瓜皮、车前子、甘遂、大戟、芫花。

加减：痰浊偏盛，胸部满闷，舌苔浊腻者，加薤白、杏仁；如水饮久停难去，胸胁支满，体弱，食少者，加桂枝、白术、甘草等通阳健脾化饮，不宜再予峻攻；若见络气不和之候，可同时配合理气和络之剂，以冀气行水行。

注意事项：如用十枣汤或控涎丹峻下逐水，剂量均从小量递增，一般连服3~5日，必要时停两三日再服。必须注意顾护胃气，中病即止，如药后出现呕吐、腹痛、腹泻过剧，应减量或停服。

（3）络气不和证

证候：胸胁疼痛，如灼如刺，胸闷不舒，呼吸不畅，或有闷咳，甚则迁延，经久不已，阴雨天更甚，可见病侧胸廓变形，舌苔薄，质暗，脉弦。

证机概要：饮邪久郁，气机不利，络脉痹阻。

治法：理气和络。

代表方：香附旋覆花汤加减。

常用药：旋覆花、苏子、柴胡、香附、枳壳、郁金、延胡索、当归、赤芍、沉香。

加减：痰气郁阻，胸闷苔腻者，加瓜蒌、枳壳豁痰开痹；久痛入络，痛势如刺者，加桃仁、红花、乳香、没药以行气活血和络；饮留不净

者，胁痛迁延，经久不已，可加通草、路路通、冬瓜皮等以祛饮通络。

（4）阴虚内热证

证候：胸胁胀满，咳呛时作，咯吐少量黏痰，口干咽燥，或午后潮热，颧红，心烦，手足心热，盗汗，或伴胸胁闷痛，病久不复，形体消瘦，舌质偏红，少苔，脉细数。

证机概要：饮阻气郁，化热伤阴，阴虚肺燥。

治法：滋阴清热。

代表方：沙参麦冬汤合泻白散加减。

常用药：沙参、麦冬、玉竹、白芍、天花粉、桑白皮、桑叶、地骨皮、甘草。

加减：阴虚内热，潮热显著，可加鳖甲、功劳叶以清虚热；虚热灼津为痰，肺失宣肃而见咳嗽，可加百部、川贝母；痰阻气滞，络脉失畅，见胸胁闷痛，酌加瓜蒌皮、枳壳、广郁金、丝瓜络；日久积液未尽，加牡蛎、泽泻利水化饮。

本证须防迁延日久，趋向劳损之途。

3. **溢饮** 多因外感风寒，玄府闭塞，以致肺脾输布失职，水饮流溢四肢肌肉，寒水相杂为患。如宿有寒饮，复加外寒客表而致者，多属表里俱寒；若饮邪化热，可见饮溢体表而热郁于里之候。

表寒里饮证

证候：身体沉重而疼痛，甚则肢体浮肿，恶寒，无汗，或有咳喘，痰多白沫，胸闷，干呕，口不渴，苔白，脉弦紧。

证机概要：肺脾失调，寒水内留，泛溢肢体。

治法：发表化饮。

代表方：小青龙汤加减。

常用药：麻黄、桂枝、半夏、干姜、细辛、五味子、白芍、炙甘草。

加减：表寒外束，内有郁热，伴有发热，烦躁，苔白而兼黄，加石膏以清泄内热；若表寒之象已不著者，改用大青龙汤以发表清里；水饮内聚而见肢体浮肿明显，尿少者，可配茯苓、猪

苓、泽泻；饮邪犯肺，喘息痰鸣不得卧者，加杏仁、射干、葶苈子。

4. 支饮 多由受寒饮冷，饮邪留伏，或因久咳致喘，迁延反复伤肺，肺气不能布津，阳虚不运，饮邪留伏，支撑胸膈，上逆迫肺。此证多呈发作性，在感寒触发之时，以邪实为主，缓解期以正虚为主。

（1）寒饮伏肺证

证候：咳逆喘满不得卧，痰吐白沫量多，经久不愈，天冷受寒加重，甚至引起面浮跗肿，或平素伏而不作，遇寒即发，发则寒热，背痛，腰痛，目泣自出，身体振振瞤动，舌苔白滑或白腻，脉弦紧。

证机概要：寒饮伏肺，遇感引动，肺失宣降。

治法：宣肺化饮。

代表方：小青龙汤加减。

常用药：麻黄、桂枝、半夏、干姜、细辛、五味子、白芍、炙甘草。

加减：无寒热、身痛等表证，见动则喘甚，易汗，为肺气已虚，可改用苓甘五味姜辛汤，不宜再用麻黄、桂枝表散；若饮多寒少，外无表证，喘咳痰稀或不得息，胸满气逆，可用葶苈大枣泻肺汤加白芥子、莱菔子以泻肺祛饮；饮邪壅实，咳逆喘急，胸痛烦闷，加甘遂、大戟峻逐水饮，以缓其急。

（2）脾肾阳虚证

证候：喘促动则为甚，心悸，气短，或咳而气怯，痰多，食少，胸闷，怯寒肢冷，神疲，少腹拘急不仁，脐下动悸，小便不利，足跗浮肿，或吐涎沫而头目昏眩，舌体胖大，质淡，苔白润或腻，脉沉细而滑。

证机概要：支饮日久，脾肾阳虚，饮凌心肺。

治法：温脾补肾，以化水饮。

代表方：金匮肾气丸合苓桂术甘汤加减。

常用药：桂枝、附子、黄芪、怀山药、白术、炙甘草、苏子、干姜、款冬花、钟乳石、沉香、补骨脂、山茱萸。

加减：痰涎壅盛，食少痰多，可加半夏、陈皮化痰和中；水湿偏盛，足肿，小便不利，四肢沉重疼痛，可加茯苓、泽泻以利水湿；脐下悸，吐涎沫，头目昏眩，是饮邪上逆，虚中夹实之候，可用五苓散化气行水。

◎ **要点六　转归预后**

一般预后尚佳。若饮邪内伏或久留体内，其病势多缠绵难愈，且易因感外邪或饮食不当而诱发。《金匮要略》根据脉诊推断痰饮病的预后，认为久病正虚而脉弱，是脉证相符，可治；如脉反实大而数是正衰邪盛，病为重危之候；脉弦而数亦为难治之症，因饮为阴邪，脉当弦或沉，如弦而数乃脉证相反之征。

细目四　消　渴

◎ **要点一　概述**

消渴是以多饮、多食、多尿、乏力、消瘦为主要临床表现的一种疾病。

◎ **要点二　病因病机**

（一）病因

禀赋不足、饮食失节、情志失调、劳逸失度等。

（二）病机

消渴的基本病机主要是阴津亏损，燥热偏盛。其病变的脏腑主要在肺、胃、肾，尤以肾为关键。本病的病理因素主要是虚火、浊瘀。病理性质为本虚标实。而以阴虚为本，燥热为标，两者互为因果。

消渴病虽有在肺、胃、肾的不同，但常常互相影响。如肺燥津伤，津液失于敷布，则脾胃不得濡养，肾精不得滋助；脾胃燥热偏盛，上可灼伤肺津，下可耗伤肾阴；肾阴不足则阴虚火旺，亦可上灼肺胃，终致肺燥胃热肾虚，故"三多"之症常可相互并见。

消渴病日久，则易发生以下两种病变：一是阴损及阳，阴阳俱虚，其中以肾阳虚及脾阳虚较为多见。严重者可因阴液极度耗损，虚阳浮越，而见烦躁、头痛、呕恶、呼吸深快等症，甚则出现昏迷、肢厥、脉细欲绝等阴竭阳亡危象。二是病久入络，血脉瘀滞。血瘀是消渴病的重要病机之一，且消渴病多种并发症的发生也与血瘀密切有关。

◎ 要点三　诊断与鉴别诊断

（一）诊断依据

1. 口渴多饮、多食易饥、尿频量多、形体消瘦等具有特征性的临床症状，是诊断消渴病的主要依据。

2. 有的患者"三多"症状不著，但若于中年之后发病，且嗜食膏粱厚味、醇酒炙煿，以及病久并发眩晕、肺痨、胸痹心痛、中风、雀目、疮痈等病证者，应考虑消渴的可能性。

3. 由于本病的发生与禀赋不足有较为密切的关系，故消渴病的家族史可供诊断参考。

（二）鉴别诊断

1. **消渴与口渴症**　两者都可出现口干多饮症状。口渴症是指口渴饮水的一个临床症状，可出现于多种疾病过程中，尤以外感热病为多见。但这类口渴各随其所患病证的不同而出现相应的临床症状，不伴多食、多尿、消瘦等消渴的特点。

2. **消渴与瘿病**　两者都可见多食易饥、消瘦症状。瘿病中气郁化火、阴虚火旺的类型，以情绪激动，多食易饥，形体日渐消瘦，心悸，眼突，颈部一侧或两侧肿大为特征。其中的多食易饥、消瘦，类似消渴病的中消，但眼球突出，颈前瘿肿有形则与消渴有别，且无消渴病的多饮、多尿等症。

◎ 要点四　辨证论治

（一）辨证要点

首先分清三消的脏腑病位。多饮症状较为突出者为上消，以肺燥津伤为主；多食症状较为突出者为中消，以胃热炽盛为主；多尿症状较突出者为下消，以肾虚为主。

其次辨标本。本病以阴虚为主，燥热为标，两者互为因果。常因病程长短及病情轻重的不同，而阴虚和燥热之表现各有侧重。一般初病多以燥热为主，病程较长者则阴虚与燥热互见，日久则以阴虚为主，进而由于阴损及阳，导致阴阳俱虚。

其三辨本症与并发症。多饮、多食、多尿和乏力、消瘦为消渴病本症的基本临床表现，而易发生诸多并发症为本病的另一特点。本症与并发症的关系，一般以本症为主，并发症为次。多数患者，先见本症，随病情的发展而出现并发症。但亦有少数患者与此相反，如少数中老年患者，"三多"及消瘦的本症不明显，常因痈疽、眼疾、心脑病证等最后确诊为本病。

（二）治疗原则

本病的基本病机是阴虚为本，燥热为标，故清热润燥、养阴生津为本病的治疗大法。

由于本病常发生血脉瘀滞及阴损及阳的病变，以及易并发痈疽、眼疾、劳嗽等症，故还应针对具体病情，及时合理地选用活血化瘀、清热解毒、健脾益气、滋补肾阴、温补肾阳等治法。

（三）证治分类

1. **上消**

肺热津伤证

证候：口渴多饮，口舌干燥，尿频量多，烦热多汗，舌边尖红，苔薄黄，脉洪数。

证机概要：肺脏燥热，津液失布。

治法：清热润肺，生津止渴。

代表方：消渴方加减。

常用药：天花粉、葛根、麦冬、生地、藕汁、黄连、黄芩、知母。

加减：若烦渴不止，小便频数，而脉数乏力者，为肺热津亏，气阴两伤，可选用玉泉丸或二冬汤。玉泉丸中，以人参、黄芪、茯苓益气，天花粉、葛根、麦冬、乌梅、甘草等清热生津止渴。二冬汤中，重用人参益气生津，天冬、麦冬、天花粉、黄芩、知母清热生津止渴。二方同中有异，前者益气作用较强，而后者清热作用较强，可根据临床需要选用。

2. 中消

（1）胃热炽盛证

证候：多食易饥，口渴，尿多，形体消瘦，大便干燥，苔黄，脉滑实有力。

证机概要：胃火内炽，胃热消谷，耗伤津液。

治法：清胃泻火，养阴增液。

代表方：玉女煎加减。

常用药：生石膏、知母、黄连、栀子、玄参、生地黄、麦冬、川牛膝。

加减：大便秘结不行，可用增液承气汤润燥通腑，"增水行舟"，待大便通后，再转上方治疗。本证亦可选用白虎加人参汤。方中以生石膏、知母清肺胃，除烦热，人参益气扶正，甘草、粳米益胃护津，共奏益气养胃、清热生津之效。

（2）气阴亏虚证

证候：口渴引饮，能食与便溏并见，或饮食减少，精神不振，四肢乏力，体瘦，舌质淡红，苔白而干，脉弱。

证机概要：气阴不足，脾失健运。

治法：益气健脾，生津止渴。

代表方：七味白术散加减。

常用药：黄芪、党参、白术、茯苓、怀山药、甘草、木香、藿香、葛根、天冬、麦冬。

加减：肺有燥热加地骨皮、知母、黄芩清肺；口渴明显加天花粉、生地养阴生津；气短汗多加五味子、山萸肉敛气生津；食少腹胀加砂仁、鸡内金健脾助运。

3. 下消

（1）肾阴亏虚证

证候：尿频量多，混浊如脂膏，或尿甜，腰膝酸软，乏力，头晕耳鸣，口干唇燥，皮肤干燥，瘙痒，舌红苔少，脉细数。

证机概要：肾阴亏虚，肾失固摄。

治法：滋阴固肾。

代表方：六味地黄丸加减。

常用药：熟地黄、山萸肉、枸杞子、五味子、怀山药、茯苓、泽泻、丹皮。

加减：阴虚火旺而烦躁，五心烦热，盗汗，失眠者，可加知母、黄柏滋阴泻火；尿量多而混浊者，加益智仁、桑螵蛸等益肾缩尿；气阴两虚而伴困倦，气短乏力，舌质淡红者，可加党参、黄芪、黄精益气。若烦渴，头痛，唇红舌干，呼吸深快，阴伤阳浮者，用生脉散加天门冬、鳖甲、龟甲等育阴潜阳；如见神昏、肢厥、脉微细等阴竭阳亡危象者，可合参附龙牡汤益气敛阴，回阳救脱。

（2）阴阳两虚证

证候：小便频数，混浊如膏，甚至饮一溲一，面容憔悴，耳轮干枯，腰膝酸软，四肢欠温，畏寒肢冷，阳痿或月经不调，舌苔淡白而干，脉沉细无力。

证机概要：阴损及阳，肾阳衰微，肾失固摄。

治法：滋阴温阳，补肾固涩。

代表方：金匮肾气丸加减。

常用药：熟地黄、山萸肉、枸杞子、五味子、怀山药、茯苓、附子、肉桂。

加减：尿量多而混浊者，加益智仁、桑螵蛸、覆盆子、金樱子等益肾收摄；身体困倦，气短乏力者，可加党参、黄芪、黄精补益正气；阳痿加巴戟天、淫羊藿、肉苁蓉；阳虚畏寒者，可酌加鹿茸粉 0.5 克冲服，以启动元阳，助全身阳气之生化。

消渴多伴有瘀血的病变，故对于上述各种证型，尤其是对于舌质紫暗，或有瘀点瘀斑，脉涩或结或代，及兼见其他瘀血证候者，均可酌加活血化瘀的方药，如丹参、川芎、郁金、红花、泽兰、鬼箭羽、山楂等。

消渴容易发生多种并发症，应在治疗本病的同时，积极治疗并发症。白内障、雀盲、耳聋，主要病机为肝肾精血不足，不能上承耳目，宜滋补肝肾，益精补血，可用杞菊地黄丸或明目地黄丸。对于并发疮毒痈疽者，则治宜清热解毒，消散痈肿，用五味消毒饮。在痈疽的恢复阶段，则治疗上要重视托毒生肌。并发肺痨、水肿、中风者，则可参考有关章节辨证论治。

◎ 要点五　转归预后

消渴病常病及多个脏腑，病变影响广泛，未及时医治以及病情严重的患者，常可并发多种病证。如肺失滋养，日久可并发肺痨；肾阴亏损，肝失濡养，肝肾精血不能上承于耳目，则可并发白内障、雀目、耳聋；燥热内结，营阴被灼，脉络瘀阻，蕴毒成脓，则发为疮疖痈疽；阴虚燥热，炼液成痰，以及血脉瘀滞，痰瘀阻络，脑脉闭阻或血溢脉外，发为中风偏瘫；阴损及阳，脾肾衰败，水湿潴留，泛滥肌肤，则发为水肿。

◎ 要点六　预防调护

1. 本病除药物治疗外，注意生活调摄具有十分重要的意义，尤其是节制饮食，具有基础治疗的重要作用。在保证机体合理需要的情况下，应限制粮食、油脂的摄入，忌食糖类，饮食宜以适量米、麦、杂粮，配以蔬菜、豆类、瘦肉、鸡蛋等，定时定量进餐。

2. 戒烟酒、浓茶及咖啡等。

3. 保持情志平和，制定并实施有规律的生活起居制度。

4. 运动量根据年龄及基础疾病而定。

细目五　汗证

◎ 要点一　概述

汗证是指由于阴阳失调，腠理不固，而致汗液外泄失常的病证。其中，不因外界环境因素的影响，而白昼时时汗出，动辄益甚者，称为自汗；寐中汗出，醒来自止者，称为盗汗，亦称为寝汗。

◎ 要点二　病因病机

（一）病因

病后体虚、情志不调、饮食不节。

（二）病机

汗证的基本病机为阴阳失调，腠理不固，营卫失和，汗液外泄失常。汗证的病变脏腑涉及心、肝、脾、胃、肺、肾。汗证的病理性质有虚实之分，但虚多实少。一般自汗多为气虚，盗汗多为阴虚。属实证者，多由肝火或湿热郁蒸所致。汗证的虚证实证相互之间每可兼见或相互转化。如邪热郁蒸，久则伤阴耗气，转为虚证；虚证亦可兼有火旺或湿热。虚证自汗日久可伤阴，盗汗久延则伤阳，以致出现气阴两虚或阴阳两虚之候。

◎ 要点三　诊断与鉴别诊断

（一）诊断依据

1. 不因外界环境影响，在头面、颈胸，或四肢、全身出汗者，昼日汗出溱溱，动则益甚为自汗，睡眠中汗出津津，醒后汗止为盗汗。

2. 除外其他疾病引起的汗证。作为其他疾病过程中出现的汗证，因疾病不同，各具有该疾病的症状及体征，且出汗大多不居于突出地位。

3. 有病后体虚、表虚受风、思虑烦劳过度、情志不舒、嗜食辛辣等易于引起汗证的病因存在。

（二）鉴别诊断

1. **汗证与脱汗**　脱汗表现为大汗淋漓，汗出如珠，常同时出现声低息微，精神疲惫，四肢厥冷，脉微欲绝或散大无力，多在疾病危重时出现，为病势危急的征象，故脱汗又称为绝汗。其汗出的情况及病情的程度均较汗证为重。

2. **汗证与战汗**　战汗主要出现于急性热病过程中，表现为突然恶寒战栗，全身汗出，发热，口渴，烦躁不安，为邪正交争的征象。若汗出之后，热退脉静，气息调畅，为正气拒邪，病趋好转。与阴阳失调、营卫不和之汗证迥然有别。

3. **汗证与黄汗**　黄汗汗出色黄，染衣着色，常伴见口中黏苦，渴不欲饮，小便不利，苔黄腻，脉弦滑等湿热内郁表现。可以为汗证中的邪热郁蒸型，但汗出色黄的程度较重。

◎ 要点四　辨证论治

（一）辨证要点

应着重辨明阴阳虚实。一般来说，汗证属虚

者多。自汗多属气虚不固，盗汗多属阴虚内热。但因肝火、湿热等邪热郁蒸所致者，则属实证。病程较久或病重者，会出现阴阳虚实错杂的情况。自汗久则可以伤阴，盗汗久则可以伤阳，出现气阴两虚或阴阳两虚之证。

（二）治疗原则

虚证当根据证候的不同而治以益气、养阴、补血、调和营卫；实证当清肝泄热，化湿和营；虚实夹杂者，则根据虚实的主次而适当兼顾。此外，由于自汗、盗汗均以腠理不固、津液外泄为共同病变，故可酌加麻黄根、浮小麦、糯稻根、五味子、瘪桃干、牡蛎等固涩敛汗之品，以增强止汗的功能。

（三）证治分类

根据汗证的临床特点，分为肺气不固、心血不足、阴虚火旺、邪热郁蒸等证候进行辨证论治。

1.肺卫不固证

证候：汗出恶风，稍劳汗出尤甚，或表现半身、某一局部出汗，易于感冒，体倦乏力，周身酸楚，面白少华，舌苔薄白，脉细弱。

证机概要：肺气不足，表虚失固，营卫不和，汗液外泄。

治法：益气固表。

代表方：桂枝加黄芪汤或玉屏风散加减。

常用药：桂枝、白芍、生姜、大枣、黄芪、防风、甘草。

加减：气虚甚加党参、白术健脾补肺；兼有阴虚，而见舌红、脉细数者，加麦冬、五味子养阴敛汗；兼阳虚者，加附子温阳敛汗；如半身或局部出汗者，可配合甘麦大枣汤甘润以缓急。

2.心血不足证

证候：自汗或盗汗，心悸少寐，神疲气短，面色不华，舌质淡，脉细。

证机概要：心血耗伤，心液不藏。

治法：养血补心。

代表方：归脾汤加减。

常用药：人参、黄芪、白术、茯苓、当归、龙眼肉、酸枣仁、远志、五味子、牡蛎、浮小麦。

加减：血虚甚者，加制首乌、枸杞子、熟地补益精血。

3.阴虚火旺证

证候：夜寐盗汗，或有自汗，五心烦热，或兼午后潮热，两颧色红，口渴，舌红少苔，脉细数。

证机概要：虚火内灼，逼津外泄。

治法：滋阴降火。

代表方：当归六黄汤加减。

常用药：当归、生地黄、熟地黄、黄连、黄芩、黄柏、五味子、乌梅。

加减：潮热甚者，加秦艽、银柴胡、白薇清退虚热；兼气虚者，加黄芪益气固表。

以阴虚为主，而火热不甚，潮热、脉数等不显著者，可改用麦味地黄丸补益肺肾，滋阴清热。

4.邪热郁蒸证

证候：蒸蒸汗出，汗黏，汗液易使衣服黄染，面赤烘热，烦躁，口苦，小便色黄，舌苔薄黄，脉象弦数。

证机概要：湿热内蕴，逼津外泄。

治法：清肝泄热，化湿和营。

代表方：龙胆泻肝汤加减。

常用药：龙胆草、黄芩、栀子、柴胡、泽泻、木通、车前子、当归、生地、糯稻根。

加减：里热较甚，小便短赤者，加茵陈清解郁热；湿热内蕴而热势不盛，面赤烘热、口苦等症不显著者，可改用四妙丸清热除湿。

细目六 内伤发热

◎ 要点一 概述

内伤发热是指以内伤为病因，脏腑功能失调，气、血、阴、阳失衡为基本病机，以发热为主要临床表现的病证。一般起病较缓，病程较长，热势轻重不一，但以低热为多，或自觉发热而体温并不升高。

◎ 要点二　病因病机

（一）病因

久病体虚、饮食劳倦、情志失调及外伤出血。

（二）病机

内伤发热的基本病机是气血阴阳亏虚，脏腑功能失调。病理性质大体可归纳为虚、实两类。由气郁化火、瘀血阻滞及痰湿停聚所致者属实，气血阴阳虚损导致的发热属虚。前者又可进一步引起脏腑功能失调，阴阳气血亏损，成为正虚邪实之证。本病病机比较复杂，可由一种也可由多种病因同时引起发热，久病往往由实转虚，由轻转重，其中以瘀血病久，损及气、血、阴、阳，分别兼见气虚、血虚、阴虚或阳虚，而成为虚实兼夹之证的情况较为多见。其他如气郁发热日久伤阴，则转化为气郁阴虚之发热；气虚发热日久，病损及阳，阳气虚衰，则发展为阳虚发热。

◎ 要点三　诊断与鉴别诊断

（一）诊断依据

1. 内伤发热起病缓慢，病程较长，多为低热，或自觉发热，而体温并不升高，表现为高热者较少。不恶寒，或虽有怯冷，但得衣被则温。常兼见头晕、神疲、自汗、盗汗、脉弱等症。

2. 一般有气、血、阴、阳亏虚或气郁、血瘀、湿阻的病史，或有反复发热史。

3. 无感受外邪所致的头身疼痛、鼻塞、流涕、脉浮等症。

（二）鉴别诊断

内伤发热与外感发热：内伤发热的诊断要点已如上述，而外感发热表现的特点是：因感受外邪而起，起病较急，病程较短，发热初期大多伴有恶寒，其恶寒得衣被而不减。发热的热度大多较高，发热的类型随病种的不同而有所差异。初起常兼有头身疼痛、鼻塞、流涕、咳嗽、脉浮等表证。外感发热由感受外邪，正邪相争所致，属实证者居多。

◎ 要点四　辨证论治

（一）辨证要点

首先应辨明证候虚实，其次辨病情轻重，再次辨清病位。

辨明证候虚实。由气郁、血瘀、痰湿所致的内伤发热属实；由气虚、血虚、阴虚、阳虚所致的内伤发热属虚。若邪实伤正及因虚致实，表现虚实夹杂证候者，应分析其主次。

辨病情轻重。病程长久，热势亢盛，持续发热或反复发作，经治不愈，胃气衰败，正气虚甚，兼夹症多，均为病情较重的表现。反之则病情较轻。若内脏无实质性病变，仅属一般体虚所致者，病情亦轻。

辨清病位。发热每因劳累而起，伴乏力、自汗、食少、便溏，或食后腹胀加重，病位在脾胃；发热常因郁怒而起，伴胸胁胀满，叹气得舒，口苦便干，病位在肝；发热因房室、劳倦太过而起，伴腰膝酸软，两腿无力，夜尿频多，耳鸣，病位在肾。

（二）治疗原则

属实者，治宜解郁、活血、除湿为主，适当配伍清热。属虚者，则应益气、养血、滋阴、温阳，除阴虚发热可适当配伍清退虚热的药物外，其余均应以补为主。对虚实夹杂者，则宜兼顾之。

（三）证治分类

1. 阴虚发热证

证候：午后潮热，或夜间发热，不欲近衣，手足心热，烦躁，少寐多梦，盗汗，口干咽燥，舌质红，或有裂纹，苔少甚至无苔，脉细数。

证机概要：阴虚阳盛，虚火内炽。

治法：滋阴清热。

代表方：清骨散或知柏地黄丸加减。

常用药：银柴胡、知母、胡黄连、地骨皮、青蒿、秦艽、鳖甲。

加减：盗汗较甚者，可去青蒿，加牡蛎、浮小麦、糯稻根固表敛汗；阴虚较甚者，加玄参、生地、制首乌滋养阴精；兼有气虚而见头晕气短、体倦乏力者，加太子参、麦冬、五味子益气养阴。

2. 血虚发热证

证候：发热，热势多为低热，头晕眼花，身倦乏力，心悸不宁，面白少华，唇甲色淡，舌质淡，脉细弱。

证机概要：血虚失养，阴不配阳。

治法：益气养血。

代表方：归脾汤加减。

常用药：黄芪、党参、茯苓、白术、甘草、当归、龙眼肉、酸枣仁、远志、木香。

加减：血虚较甚者，加熟地、枸杞子、制首乌补益精血；发热较甚者，可加银柴胡、白薇清退虚热；由慢性失血所致的血虚，若仍有少许出血者，可酌加三七粉、仙鹤草、茜草、棕榈炭等止血；血虚冲任不固，女子月经量少色淡者，可合用四物汤。

3. 气虚发热证

证候：发热，热势或低或高，常在劳累后发作或加剧，倦怠乏力，气短懒言，自汗，易于感冒，食少便溏，舌质淡，苔白薄，脉细弱。

证机概要：中气不足，阴火内生。

治法：益气健脾，甘温除热。

代表方：补中益气汤加减。

常用药：黄芪、党参、白术、甘草、当归、陈皮、升麻、柴胡。

加减：自汗较多者，加牡蛎、浮小麦、糯稻根固表敛汗；时冷时热，汗出恶风者，加桂枝、芍药调和营卫；脾虚夹湿，而见胸闷脘痞，舌苔白腻者，加苍术、茯苓、厚朴健脾燥湿。

甘温除热法源于《内经》，创于东垣，为中医治疗气虚发热的有效方法。西医学所称的功能性发热多见于女性，体质偏弱，常兼有多汗、怕冷、心悸、失眠等气血不足的症状。中医理论认为气血相关，阴阳互根，血虚者多兼气虚，阳虚为气虚之极，阳虚者必见气虚。故对于相当部分的功能性发热在甘温除热法的基础上，针对病情

加减化裁，常能收到较好的效果。

4. 阳虚发热证

证候：发热而欲近衣，形寒怯冷，四肢不温，少气懒言，头晕嗜卧，腰膝酸软，纳少便溏，面色㿠白，舌质淡胖，或有齿痕，苔白润，脉沉细无力。

证机概要：肾阳亏虚，火不归原。

治法：温补阳气，引火归原。

代表方：金匮肾气丸加减。

常用药：附子、桂枝、山茱萸、地黄、山药、茯苓、丹皮、泽泻。

加减：短气甚者，加人参补益元气；阳虚较甚者加仙茅、仙灵脾温肾助阳；便溏腹泻者，加白术、炮干姜温运中焦。

5. 气郁发热证

证候：发热多为低热或潮热，热势常随情绪波动而起伏，精神抑郁，胁肋胀满，烦躁易怒，口干而苦，纳食减少，舌红苔黄，脉弦数。

证机概要：气郁日久，化火生热。

治法：疏肝理气，解郁泄热。

代表方：丹栀逍遥散加减。

常用药：丹皮、栀子、柴胡、薄荷、当归、白芍、白术、茯苓、甘草。

加减：气郁较甚，可加郁金、香附、青皮理气解郁；热象较甚，舌红口干，便秘者，可去白术，加龙胆草、黄芩清肝泻火；妇女若兼月经不调，可加泽兰、益母草活血调经。

6. 痰湿郁热证

证候：低热，午后热甚，心内烦热，胸闷脘痞，不思饮食，渴不欲饮，呕恶，大便稀薄或黏滞不爽，舌苔白腻或黄腻，脉濡数。

证机概要：痰湿内蕴，壅遏化热。

治法：燥湿化痰，清热和中。

代表方：黄连温胆汤合中和汤或三仁汤加减。

常用药：半夏、厚朴、枳实、陈皮、茯苓、通草、竹叶、黄连。

加减：呕恶加竹茹、藿香、白蔻仁和胃泄

浊；胸闷、苔腻加郁金、佩兰芳化湿邪；湿热阻滞少阳枢机，症见寒热如疟，寒轻热重，口苦呕逆者，加青蒿、黄芩清解少阳。

7. 血瘀发热证

证候：午后或夜晚发热，或自觉身体某些部位发热，口燥咽干，但不多饮，肢体或躯干有固定痛处或肿块，面色萎黄或晦暗，舌质青紫或有瘀点、瘀斑，脉弦或涩。

证机概要：血行瘀滞，瘀热内生。

治法：活血化瘀。

代表方：血府逐瘀汤加减。

常用药：当归、川芎、赤芍、地黄、桃仁、红花、牛膝、柴胡、枳壳、桔梗。

加减：发热较甚者，可加秦艽、白薇、丹皮清热凉血；肢体肿痛者，可加丹参、郁金、延胡索活血散肿定痛。

◎ 要点五 转归预后

内伤发热的预后，与起病的原因、患者的身体状况有密切关系。大部分内伤发热，经过适当的治疗及护理，均可治愈。少数患者病情缠绵，病程较长，需经一定时间的治疗方能获得明显疗效。而兼夹多种病证，病情复杂，以及体质极度亏虚的患者，则其疗效及预后均较差。

细目七 虚 劳

◎ 要点一 概述

虚劳是以脏腑亏损，气血阴阳虚衰，久虚不复成劳为主要病机，以五脏虚证为主要临床表现的多种慢性虚弱证候的总称。

◎ 要点二 病因病机

（一）病因

禀赋薄弱、烦劳过度、饮食不节、大病久病、误治失治。

（二）病机

虚劳的病损主要在五脏，尤以脾肾为主。虚劳的病理性质主要为气、血、阴、阳的亏虚。由

于虚损的病因不一，往往首先导致相关某脏气、血、阴、阳的亏损，但由于五脏互关，气血同源，阴阳互根，所以在病变过程中常互相影响。一般来说，气虚以肺、脾为主，但病重者每可影响心、肾；血虚以心、肝为主，并与脾之化源不足有关；阴虚以肾、肝、肺为主，涉及心、胃；阳虚以脾、肾为主，重者每易影响到心。

◎ 要点三 诊断与鉴别诊断

（一）诊断依据

1. 多见形神衰败，身体羸瘦，大肉尽脱，食少厌食，心悸气短，自汗盗汗，面容憔悴，或五心烦热，或畏寒肢冷，脉虚无力等症。若病程较长，久虚不复，症状可呈进行性加重。

2. 具有引起虚劳的致病因素及较长的病史。

3. 排除类似病证。应着重排除其他病证中的虚证。

（二）鉴别诊断

1. 虚劳与肺痨 肺痨系正气不足而被痨虫侵袭所致，主要病位在肺，具有传染性，以阴虚火旺为其病理特点，以咳嗽、咳痰、咯血、潮热、盗汗、消瘦为主要临床症状；而虚劳则由多种原因所导致，久虚不复，病程较长，无传染性，以脏腑气、血、阴、阳亏虚为其基本病机，分别出现五脏气、血、阴、阳亏虚的多种症状。

2. 虚劳与其他疾病的虚证 虚劳与内科其他病证中的虚证在临床表现、治疗方药方面有类似之处，两者主要区别有二：其一，虚劳的各种证候，均以出现一系列精气亏虚的症状为特征，而其他病证的虚证则各以其病证的主要症状为突出表现。其二，其他病证中的虚证虽然也以久病属虚者为多，但亦有病程较短而呈现虚证者，且病变脏器单一。

◎ 要点四 辨证论治

（一）辨证要点

首先辨别五脏气血阴阳亏虚。虚劳的证候总不离乎五脏，而五脏之辨，又不外乎气、血、

阴、阳，故对虚劳的辨证应以气、血、阴、阳为纲，五脏虚候为目。

其次辨有无兼夹病证。

1. 因病致虚、久虚不复者，应辨明原有疾病是否还继续存在。

2. 因虚致病者应辨明有无因虚致实的表现。如因气虚运血无力，形成瘀血；脾气虚不能运化水湿，以致水湿内停等。

3. 是否兼夹外邪。虚劳之人由于卫外不固，易感外邪为患，且感邪之后不易恢复，治疗用药也与常人感邪有所不同。

（二）治疗原则

对于虚劳的治疗，根据"虚则补之""损者益之"的理论，当以补益为基本原则。在进行补益的时候，一是必须根据病理属性的不同，分别采取益气、养血、滋阴、温阳的治疗方药；二是要密切结合五脏病位的不同而选方用药，以加强治疗的针对性。

（三）证治分类

以气、血、阴、阳为纲，五脏虚证为目，分类列述其证治。

1. 气虚 面色㿠白或萎黄，气短懒言，语声低微，头昏神疲，肢体无力，舌苔淡白，脉细软弱。

（1）肺气虚证

证候：咳嗽无力，痰液清稀，短气自汗，声音低怯，时寒时热，平素易于感冒，面白。

证机概要：肺气不足，表虚不固。

治法：补益肺气。

代表方：补肺汤加减。

常用药：人参、黄芪、沙参、熟地、五味子、百合。

加减：自汗较多者，加牡蛎、麻黄根固表敛汗；若气阴两虚而兼见潮热、盗汗者，加鳖甲、地骨皮、秦艽等养阴清热；若气虚卫弱，外邪入侵，寒热，身重，头目眩冒，表现正虚感邪者，当扶正祛邪，佐以防风、豆卷、桂枝、生姜、杏仁、桔梗。

（2）心气虚证

证候：心悸，气短，劳则尤甚，神疲体倦，自汗。

证机概要：心气不足，心失所养。

治法：益气养心。

代表方：七福饮加减。

常用药：人参、白术、炙甘草、熟地、当归、酸枣仁、远志。

加减：自汗多者，可加黄芪、五味子益气固摄；饮食少者，加砂仁、茯苓开胃健脾。

（3）脾气虚证

证候：饮食减少，食后胃脘不舒，倦怠乏力，大便溏薄，面色萎黄。

证机概要：脾虚失健，生化乏源。

治法：健脾益气。

代表方：加味四君子汤加减。

常用药：人参、黄芪、白术、甘草、茯苓、扁豆。

加减：胃失和降而兼见胃脘胀满，嗳气呕吐者，加陈皮、半夏和胃理气降逆；食少运迟而见脘闷腹胀，嗳气，苔腻者，加神曲、麦芽、山楂、鸡内金消食健胃；若中气不足，气虚下陷，脘腹坠胀，气短，脱肛者，可改用补中益气汤补气升陷。

（4）肾气虚证

证候：神疲乏力，腰膝酸软，小便频数而清，白带清稀，舌质淡，脉弱。

证机概要：肾气不充，腰督失养，固摄无权。

治法：益气补肾。

代表方：大补元煎加减。

常用药：人参、山药、炙甘草、杜仲、山茱萸、熟地、枸杞子、当归。

加减：神疲乏力甚者，加黄芪益气；尿频较甚及小便失禁者，加菟丝子、五味子、益智仁补肾固摄；脾失健运而兼见大便溏薄者，去熟地、当归，加肉豆蔻、补骨脂温补固涩。

在气、血、阴、阳的亏虚中，气虚是临床最常见的一类，其中尤以肺、脾气虚为多见，而心、肾气虚亦不少。肝病而出现神疲乏力，食少便溏，舌质淡，脉弱等气虚症状时，多在治肝的基础上结合脾气亏虚论治。

2. **血虚**　面色淡黄或淡白无华，唇、舌、指甲色淡，头晕目花，肌肤枯糙，舌质淡红苔少，脉细。

（1）心血虚证

证候：心悸怔忡，健忘，失眠，多梦，面色不华。

证机概要：心血亏虚，心失所养。

治法：养血宁心。

代表方：养心汤加减。

常用药：人参、黄芪、茯苓、五味子、甘草、当归、川芎、柏子仁、酸枣仁、远志、肉桂、半夏曲。

加减：失眠、多梦较甚，可加合欢花、夜交藤养心安神。

脾血虚常与心血虚同时并见，故临床常称心脾血虚。除前述的养心汤外，归脾汤是治疗心脾血虚的常用方剂。

（2）肝血虚证

证候：头晕，目眩，胁痛，肢体麻木，筋脉拘急，或筋惕肉瞤，妇女月经不调甚则闭经，面色不华。

证机概要：肝血亏虚，筋脉失养。

治法：补血养肝。

代表方：四物汤加减。

常用药：熟地、当归、芍药、川芎、黄芪、党参、白术。

加减：血虚甚者，加制首乌、枸杞子、鸡血藤增强补血养肝的作用；目失所养，视物模糊，加楮实子、枸杞子、决明子养肝明目。若肝血瘀结，新血不生，羸瘦，腹满，腹部触有癥块，硬痛拒按，肌肤甲错，状如鱼鳞，妇女经闭，两目暗黑，舌有青紫瘀点、瘀斑，脉细涩者，可同服大黄䗪虫丸祛瘀生新。

心主血，脾统血，肝藏血，故血虚之中以心、脾、肝的血虚较为多见。

补血养血是治疗血虚的治则，但由于血为气之母，故血虚均会伴有不同程度的气虚症状，所以补血不宜单用补血药，应适当配伍补气药，以达到益气生血的目的，当归补血汤即是益气生血的应用范例。

3. **阴虚**　面颧红赤，唇红，低烧潮热，手足心热，虚烦不安，盗汗，口干，舌质光红少津，脉细数无力。

（1）肺阴虚证

证候：干咳，咽燥，甚或失音，咯血，潮热，盗汗，面色潮红。

证机概要：肺阴亏虚，肺失清润。

治法：养阴润肺。

代表方：沙参麦冬汤加减。

常用药：沙参、麦冬、玉竹、天花粉、桑叶、甘草。

加减：咳嗽甚者，加百部、款冬花肃肺止咳；咯血，加白及、仙鹤草、小蓟凉血止血；潮热，加地骨皮、银柴胡、秦艽、鳖甲养阴清热；盗汗，加五味子、乌梅、瘪桃干敛阴止汗。

（2）心阴虚证

证候：心悸，失眠，烦躁，潮热，盗汗，或口舌生疮，面色潮红。

证机概要：心阴亏耗，心失濡养。

治法：滋阴养心。

代表方：天王补心丹加减。

常用药：生地、玄参、麦冬、天冬、人参、茯苓、五味子、当归、丹参、柏子仁、酸枣仁、远志。

加减：火热偏盛而见烦躁不安，口舌生疮者，去当归、远志之辛温，加黄连、木通、淡竹叶清心泻火，导热下行；潮热，加地骨皮、银柴胡清退虚热；盗汗，加牡蛎、浮小麦敛汗止汗。

（3）脾胃阴虚证

证候：口干唇燥，不思饮食，大便燥结，甚则干呕，呃逆，面色潮红。

证机概要：脾胃阴伤，失于濡养。

治法：养阴和胃。

代表方：益胃汤加减。

常用药：沙参、麦冬、生地、玉竹、白芍、乌梅、甘草、谷芽、鸡内金、玫瑰花。

加减：口干唇燥，津亏较甚者，加石斛、花粉滋养胃阴；不思饮食甚者，加麦芽、扁豆、山药益胃健脾；呃逆，加刀豆、柿蒂、竹茹降逆止呃；大便干结，用蜂蜜润肠通便。

（4）肝阴虚证

证候：头痛，眩晕，耳鸣，目干畏光，视物不明，急躁易怒，或肢体麻木，筋惕肉瞤，面潮红。

证机概要：阴虚阳亢，上扰清空。

治法：滋养肝阴。

代表方：补肝汤加减。

常用药：地黄、当归、芍药、川芎、木瓜、甘草、山茱萸、首乌。

加减：头痛、眩晕、耳鸣较甚，或筋惕肉瞤，为风阳内盛，加石决明、菊花、钩藤、刺蒺藜平肝息风潜阳；目干涩畏光，或视物不明者，加枸杞子、女贞子、草决明养肝明目；急躁易怒，尿赤便秘，舌红脉数者，为肝火亢盛，加夏枯草、丹皮、栀子清肝泻火。

（5）肾阴虚证

证候：腰酸，遗精，两足痿弱，眩晕，耳鸣，甚则耳聋，口干，咽痛，颧红，舌红少津，脉沉细。

证机概要：肾精不足，失于濡养。

治法：滋补肾阴。

代表方：左归丸加减。

常用药：熟地、龟甲胶、枸杞、山药、菟丝子、牛膝、山茱萸、鹿角胶。

加减：遗精，加牡蛎、金樱子、芡实、莲须固肾涩精；潮热，口干咽痛，脉数，为阴虚火旺，去鹿角胶、山茱萸，加知母、黄柏、地骨皮滋阴泻火。

五脏的阴虚在临床上均较常见，而以肾、肝、肺为主，且以肝肾为根本。

4.阳虚 面色苍白或晦暗，怕冷，手足不温，出冷汗，精神疲倦，气息微弱，或有浮肿，下肢为甚，舌质胖嫩，边有齿印，苔淡白而润，脉细微、沉迟或虚大。

（1）心阳虚证

证候：心悸，自汗，神倦嗜卧，心胸憋闷疼痛，形寒肢冷，面色苍白。

证机概要：心阳不振，心气亏虚，运血无力。

治法：益气温阳。

代表方：保元汤加减。

常用药：人参、黄芪、肉桂、甘草、生姜。

加减：心胸疼痛者，酌加郁金、川芎、丹参、三七活血定痛；形寒肢冷，为阳虚较甚，酌加附子、巴戟天、仙茅、仙灵脾、鹿茸温补阳气。

（2）脾阳虚证

证候：面色萎黄，食少，形寒，神倦乏力，少气懒言，大便溏薄，肠鸣腹痛，每因受寒或饮食不慎而加剧。

证机概要：中阳亏虚，温煦乏力，运化失常。

治法：温中健脾。

代表方：附子理中汤加减。

常用药：党参、白术、甘草、附子、干姜。

加减：腹中冷痛较甚，为寒凝气滞，可加高良姜、香附或丁香、吴茱萸温中散寒，理气止痛；食后腹胀及呕逆者，为胃寒气逆，加砂仁、半夏、陈皮温中和胃降逆；腹泻较甚，为阳虚寒甚，加肉豆蔻、补骨脂、苡仁温补脾肾，涩肠除湿止泻。

（3）肾阳虚证

证候：腰背酸痛，遗精，阳痿，多尿或不禁，面色苍白，畏寒肢冷，下利清谷或五更泻泄，舌质淡胖，有齿痕。

证机概要：肾阳亏虚，失于温煦，固摄无权。

治法：温补肾阳。

代表方：右归丸加减。

常用药：附子、肉桂、杜仲、山茱萸、菟丝子、鹿角胶、熟地、山药、枸杞、当归。

加减：遗精，加金樱子、桑螵蛸、莲须，或金锁固精丸以收涩固精；脾虚以致下利清谷者，减去熟地、当归等滋腻滑润之品，加党参、白术、苡仁益气健脾，渗湿止泻；命门火衰以致五更泄泻者，合四神丸温脾暖肾，固肠止泻；阳虚水泛以致浮肿、尿少者，加茯苓、泽泻、车前子，或合五苓散利水消肿；肾不纳气而见喘促短气，动则更甚者，加补骨脂、五味子、蛤蚧补肾纳气。

阳虚常由气虚进一步发展而成，阳虚则生寒，症状比气虚重，并出现里寒的症状。阳虚之中，以心、脾、肾的阳虚为多见。由于肾阳为人身之元阳，所以心脾之阳虚日久，亦必病及于肾，而出现心肾阳虚或脾肾阳虚的病变。

◎ **要点五　转归预后**

虚劳一般病程较长，多为久病痼疾，症状逐渐加重，短期不易康复。其转归及预后，与体质的强弱，脾肾的盛衰，能否解除致病原因，以及是否得到及时、正确的治疗、护理等因素有密切关系。脾肾未衰，元气未败，形气未脱，饮食尚可，无大热，或虽有热而治之能解，无喘息不续，能受补益等，为虚劳的顺证表现，其预后较好。反之，形神衰惫，肉脱骨痿，不思饮食，泄泻不止，喘急气促，发热难解，声哑息微，或内有实邪而不任攻，或诸虚并集而不受补，舌质淡胖无华或光红如镜，脉急促细弦或浮大无根，为虚劳的逆证表现，其预后不良。

细目八　癌　病

◎ **要点一　概述**

癌病是多种恶性肿瘤的总称，以脏腑组织发生异常增生为其基本特征，临床表现主要为肿块逐渐增大、表面高低不平、质地坚硬，时有疼痛，常伴发热、乏力、纳差、消瘦并进行性加重为主症的疾病。

◎ **要点二　病因病机**

（一）病因

素体内虚、六淫邪毒、饮食失调、内伤七情。

（二）病机

癌病的基本病机是正气亏虚，脏腑功能失调，气机郁滞，痰瘀酿毒久羁而成有形之肿块。

病理性质为标实本虚、虚实夹杂，常见全身属虚而局部属实。发病初期，邪毒偏胜而正虚不显；中晚期由于癌毒耗伤人体气血津液，多出现气虚、阴伤、气血亏虚或阴阳两虚等。

主要病理因素为气郁、痰浊、湿阻、血瘀、毒聚（热毒、寒毒）。不同癌病的病理因素各有特性，如脑瘤常以风火痰瘀上蒙清阳为主，肺癌则多属痰瘀郁热，食道癌、胃癌多属痰气瘀阻，甲状腺癌多属火郁痰瘀，肝癌、胆囊癌多属湿热瘀毒，大肠癌多湿浊瘀滞，肾癌、膀胱癌多为湿热浊瘀。

癌病不同，病位亦不同。如脑瘤病位在脑，肺癌病位在肺，大肠癌病位在肠，肾癌及膀胱癌病位在肾与膀胱等。由于肝藏血，主疏泄，条达气机；脾为气血生化之源；肾藏精、藏元阴元阳。因此各种癌病都与肝、脾、肾三脏功能失调密切相关。

◎ **要点三　诊断与鉴别诊断**

（一）诊断依据

1. 癌病中晚期可出现相关特异性证候表现。由于肿瘤部位不同而主症各异。脑瘤患者常以头痛、呕吐、视力障碍、肢体活动不利为主；肺癌患者以顽固性干咳或痰中带血，以及胸痛、气急、发热多见；肝癌患者可见右胁疼痛、乏力、纳差、黄疸等；大肠癌患者可有大便习惯改变，如腹泻或便秘等；肾癌患者可有腰部不适、尿血等。

2. 病变局部可有坚硬、表面不平的肿块，肿块进行性增大，伴乏力、纳差、疼痛，或不明原因发热及消瘦，并进行性加重，多为癌病诊断的主要参考依据。

（二）鉴别诊断

癌病与良性肿瘤：良性肿瘤生长缓慢，皮肤无改变，除皮脂腺囊肿外，与皮肤无粘连，肿块表面光滑，与周围不粘连，边界清，活动度好，一般质地较软，一般无症状，肿瘤体积较大或发生于特殊部位，可产生压迫症状。癌病生长较快，常与皮肤粘连，凹陷或形成溃疡，肿块表面粗糙，无包膜，常与周围或皮肤粘连，活动度差或固定，质硬，无弹性，早期症状隐匿，可出现不明原因的消瘦、发热、出血，或发病部位的相应症状。

◎ 要点四　辨证论治

（一）辨证要点

首选辨病期。早期以邪实为主，痰湿、气滞、血瘀与毒聚互结成癌块，正虚不显；中期，正虚渐甚，癌块增大、变硬，侵及范围增大；晚期以正衰为主，正气消残，邪气侵凌范围广泛，或有远处转移，呈大虚大实状态。

其次辨正虚。辨气虚，证候特点为咳喘无力，短气，动则加重，声音低怯，神疲体倦等。辨血虚，证候特点为面黄无华，口唇淡白，疲劳，眼睑苍白，舌淡，脉细等。辨阴虚，证候特点为干咳或痰少，口咽干燥，形体消瘦，舌红少津，脉细数等。辨阳虚，证候特点为形寒怕冷，肢端清凉，面色㿠白，小便清长，舌淡胖有齿印，脉沉细。

最后辨邪实。辨气郁，以情志抑郁，或性情急躁，胁肋胀痛，或胸闷等为证候特点。辨痰浊，以咳嗽咳痰，固定部位肿物质地不甚坚硬，形体肥胖等为证候特点。辨湿浊，以口黏，身重，苔厚浊腻。大便溏烂不爽等为证候特点。辨瘀血，以固定部位肿块，疼痛，出血，发绀，舌质紫暗或有瘀点瘀斑，脉涩等为证候特点。辨热毒，以发热，口苦，口干多饮，大便干结，体表癌病局部红肿灼热等为证候特点。辨寒毒，以畏寒怕冷，脘腹冷痛，便溏，小便清长，面色晦暗等为证候特点。

（二）治疗原则

癌病的基本治疗原则为扶正祛邪，攻补兼施。扶正分别采用补气、养血、滋阴、温阳；祛邪采用理气、除湿、化痰、祛瘀、解毒（热毒、寒毒）、软坚散结等法，并结合所在病位及肿瘤性质，适当配伍有抗肿瘤作用的中药，综合治疗。

（三）证治分类

1. 气郁痰瘀证

证候：胸膈痞闷，脘腹胀满，或胀痛不适，或隐痛或刺痛，善太息，神疲乏力，纳呆食少，便溏，呕血，黑便，或咳嗽咳痰，痰质稠黏，痰白或黄白相兼，舌苔薄腻，质暗隐紫，脉弦或细涩。

证机概要：气机郁滞，痰瘀交阻。

治法：行气解郁，化痰祛瘀。

代表方：越鞠丸合化积丸加减。

常用药：香附、苍术、川芎、栀子、神曲、三棱、莪术、阿魏、海浮石、香附、槟榔、苏木、瓦楞子、五灵脂。

加减：若以气郁为主者，加柴胡、白芍、郁金、枳壳、八月札；痰湿重者，合用六君子汤加石菖蒲、白芥子、苏子、竹茹、全瓜蒌；如疼痛较明显者，加郁金、延胡索、五灵脂、石见穿；肿块明显者，加鳖甲、炮山甲、海藻、浙贝母、土鳖虫。

2. 热毒炽盛证

证候：局部肿块灼热疼痛，发热，口咽干燥，心烦寐差，或热势壮盛，久稽不退，咳嗽无痰或少痰，或痰中带血，甚则咳血不止，胸痛或腰酸背痛，小便短赤，大便秘结或便溏泄泻，舌质红，舌苔黄腻或薄黄少津，脉细数或弦细数。

证机概要：热邪炽盛，热盛酿毒。

治法：清热凉血，解毒散结。

代表方：犀角地黄汤合犀黄丸加减。

常用药：犀角（用水牛角代）、牡丹皮、生地黄、赤芍、牛黄、麝香、没药、乳香、黄米饭。

加减：临床可加半枝莲、白花蛇舌草、山慈

菇、龙葵等。若口咽干燥，干咳者，加南沙参、北沙参、天花粉、玄参、芦根、知母；咯血，呕血或尿血，加小蓟、蒲黄、三七粉、白及、白茅根、仙鹤草、茜草根；腑气不通，加生大黄、桃仁、瓜蒌、芒硝。

3. 湿热郁毒证

证候：时有发热，恶心，胸闷，口干口苦，心烦易怒，胁痛或腹部阵痛，身黄，目黄，尿黄，便中带血或黏液脓血便，里急后重，或大便干稀不调，肛门灼热，舌质红，苔黄腻，脉弦滑或滑数。

证机概要：湿邪化热，湿热蕴毒。

治法：清热利湿，解毒散结。

代表方：龙胆泻肝汤合五味消毒饮加减。

常用药：龙胆草、黄芩、栀子、泽泻、木通、车前子、当归、地黄、柴胡、生甘草、金银花、野菊花、蒲公英、紫花地丁、紫背天葵。

加减：如腹痛较著者，加香附、郁金、延胡索；大便脓血黏液，泻下臭秽者，加白头翁、败酱草、苦参、马齿苋；身目发黄，口干口苦，尿黄，便秘者，合用茵陈蒿汤加金钱草、田基黄、白花蛇舌草。

4. 瘀毒内阻证

证候：面色晦暗，或肌肤甲错，胸痛或腰腹疼痛，痛有定处，如锥如刺，痰中带血或尿血，血色暗红，口唇紫暗，舌质暗或有瘀点、瘀斑，苔薄或薄白，脉涩或细弦或细涩。

证机概要：瘀血蓄结，壅阻气机。

治法：活血化瘀，理气散结。

代表方：血府逐瘀汤加减。

常用药：地黄、桃仁、红花、枳壳、赤芍、柴胡、桔梗、川芎。

加减：若伴发热者，加牡丹皮、丹参、白薇；胸痛明显者，加延胡索、郁金；口干舌燥者，加沙参、天花粉、玄参、知母；纳少、乏力，气短者，加黄芪、党参、白术。

5. 气阴两虚证

证候：神疲乏力，口咽干燥，盗汗，头晕耳鸣，视物昏花，五心烦热，腰膝酸软，纳差，大便秘结或溏烂，舌质淡红少苔，脉细或细数。

证机概要：癌病日久，邪盛正虚，气阴两虚。

治法：益气养阴，扶正抗癌。

代表方：生脉地黄汤加减。

常用药：人参、麦冬、五味子、地黄、山茱萸、山药、茯苓、牡丹皮、泽泻。

加减：如阴虚明显者，加北沙参、天冬、石斛、炙鳖甲；气虚明显者，加生黄芪、太子参、白术、仙鹤草；口渴明显者，加芦根、天花粉、知母；咳痰不利，痰少而黏者，加贝母、百部、杏仁；五心烦热，潮热盗汗者，加知母、黄柏、地骨皮、煅龙骨、煅牡蛎；下利清谷，腰酸膝冷，用四神丸。

6. 气血双亏证

证候：形体消瘦，面色无华，唇甲色淡，气短乏力，动辄尤甚，伴头昏心悸，目眩眼花，动则多汗，口干舌燥，纳呆食少，舌质红或淡，脉细或细弱。

证机概要：癌病久延，气虚血亏。

治法：益气养血，扶正抗癌。

代表方：十全大补丸加减。

常用药：人参、白术、茯苓、当归、熟地黄、白芍、川芎、黄芪、肉桂。

加减：如血虚明显者，加阿胶、鸡血藤；纳呆食少者，加砂仁、薏苡仁、山楂、神曲、炒谷芽、炒麦芽；下利清谷，腰酸膝冷者，加补骨脂、肉豆蔻、吴茱萸、五味子。

◎ 要点五　转归预后

癌病的预后较差，强调早期发现、早期诊断、早期治疗，加强对个体化治疗方案的合理选择，采用包括中医药在内的综合疗法，对于提高疗效，减少毒副反应，提高生存质量，延长生存期等具有积极意义。

◎ 要点六　调护

1. 针对癌病的病因，采取相应的预防措施，如虚邪贼风，避之有时，起居有节，调畅情志，饮食适宜，不妄作劳等。戒烟、戒酒，保持心情愉快，对预防本病有重要意义。

2. 应加强普查工作，做到早期发现、早期诊断、早期治疗，对预后有积极意义。做好预防对减少发病有重要意义。

3. 既病之后，要使患者树立战胜疾病的信心，积极配合治疗。治疗用药要"衰其大半而止"，过度放化疗或使用中药攻邪之品，常易耗伤正气。一般宜"缓缓图之"，最大限度地延长患者生存期，减少痛苦，提高生活质量。

细目九 厥 证

◎ 要点一 概述

厥证是以突然昏倒，不省人事，或伴有四肢逆冷为主要临床表现的一种急性病证。病情轻者，一般在短时内苏醒，醒后无偏瘫、失语及口眼㖞斜等后遗症；病情重者，昏厥时间较长，甚至一厥不复而导致死亡。

◎ 要点二 病因病机

（一）病因

情志内伤（恼怒致厥为多）、饮食不节（过度饥饿或暴饮暴食）、亡血失津、体虚劳倦。

（二）病机

厥证的基本病机为气机逆乱，升降乖戾，气血阴阳不相顺接。厥证的病位在心、肝，涉及脾、肾。病理性质有虚实之分。大凡气盛有余，气血上逆，或夹痰浊壅滞于上，以致清窍闭塞，成为厥之实证；气虚不足，清阳不升，或大量出血，气随血脱，以致神明失养，发为厥之虚证。厥证的病机转归主要有三：一是阴阳气血相失，进而阴阳离决，发展为一厥不复之死证。二是表现为各种证候之间的转化，如气厥和血厥之实证，常转化为气滞血瘀之证；失血致厥的血厥虚证，严重者转化为气随血脱之脱证等。三是阴阳气血失常，气机逆乱而阴阳尚未离决，此类厥证之生死取决于正气来复与否及治疗措施是否及时、得当。

◎ 要点三 诊断与鉴别诊断

（一）诊断依据

1. 以突然昏仆，不省人事，或伴四肢逆冷为主症。

2. 患者在发病之前，常有先兆症状，如头晕、视物模糊、面色苍白、出汗等，而后突然发生昏仆，不知人事，移时苏醒。发病时常伴有恶心、汗出，或伴有四肢逆冷，醒后感头晕、疲乏、口干，但无失语、瘫痪等后遗症。

3. 既往有类似病证发生。发病前有明显的情志变动、精神刺激的因素，或有大失血病史，或有暴饮暴食史，或有素体痰盛宿疾。

（二）鉴别诊断

1. **厥证与眩晕** 眩晕有头晕目眩，视物旋转不定，甚则不能站立，耳鸣，但无神志异常的表现。与厥证突然昏倒，不省人事，迥然有别。

2. **厥证与中风** 中风与厥证均可出现猝然昏仆。中风以中老年人为多见，常有素体肝阳亢盛。其中脏腑者，突然昏仆，并伴有口眼㖞斜、偏瘫等症，神昏时间较长，苏醒后有偏瘫、口眼㖞斜及失语等后遗症。厥证可发生于任何年龄，昏倒时间较短，醒后无后遗症。但血厥之实证重者可发展为中风。

3. **厥证与痫病** 厥证与痫病均有突然昏仆，不省人事的症状。痫病常有先天因素，以青少年为多见。病情重者，虽亦为突然昏仆，不省人事，但发作时间短暂，且发作时常伴有号叫、抽搐、口吐涎沫、两目上视、小便失禁等。常反复发作，每次症状均相类似，苏醒缓解后可如常人。厥证之昏倒，仅表现为四肢厥冷，无叫吼、吐沫、抽搐等症。可做脑电图检查，以资鉴别。

4. **厥证与昏迷** 昏迷为多种疾病发展到一定阶段所出现的危重证候。一般来说发生较为缓慢，有一个昏迷前的临床过程，先轻后重，由烦躁、嗜睡、谵语渐次发展，一旦昏迷后，持续时间一般较长，恢复较难，苏醒后原发病仍然存在。厥证常为突然发生，昏倒时间较短，常因情志刺激、饮食不节、劳倦过度、亡血失津等导致发病。

◎ 要点四 辨证论治

（一）辨证要点

厥证应首辨病因，次辨虚实，再辨气血。

厥证的发生常有明显的病因可寻。如气厥虚证，多发生于平素体质虚弱者，厥前常有过度疲劳、睡眠不足、饥饿受寒、突受惊恐等诱因；血厥虚证，则与失血有关，常继发于大出血之证；气厥实证及血厥实证，多发生于形壮体实者，而发作多与急躁恼怒、情志过极密切相关；痰厥好发于恣食肥甘，体丰湿盛之人，而恼怒及剧烈咳嗽常为其诱因。

厥证见症虽多，但概括而言，不外虚实二证。实证者表现为突然昏仆，面红气粗，声高息促，口噤握拳，或夹痰涎壅盛，舌红苔黄腻，脉洪大有力。虚证者表现眩晕昏厥，面色苍白，声低息微，口开手撒，或汗出肢冷，舌胖或淡，脉细弱无力。

厥证以气厥、血厥为多见，应注意分辨。其中尤以气厥实证及血厥实证两者易于混淆，应注意区别。气厥实者，乃肝气升发太过所致，体质壮实之人，肝气上逆，由惊恐而发，表现为突然昏仆，呼吸气粗，口噤握拳，头晕头痛，舌红苔黄，脉沉而弦；血厥实者，乃肝阳上亢，阳气暴涨，血随气升，气血并走于上，表现为突然昏仆，牙关紧闭，四肢厥冷，面赤唇紫，或鼻衄，舌质暗红，脉弦有力。

（二）治疗原则

厥证乃危急之候，当及时救治为要，醒神回厥是主要的治疗原则，但具体治法又当辨其虚实。实证应开窍、化痰、辟秽而醒神，虚证宜益气、回阳、救逆而醒神。

（三）证治分类

1. 气厥

（1）实证

证候：常因由情志异常、精神刺激而发作，突然昏倒，不知人事，或四肢厥冷，呼吸气粗，口噤拳握，舌苔薄白，脉伏或沉弦。

证机概要：肝郁不舒，气机上逆，壅阻心胸，内闭神机。

治法：开窍，顺气，解郁。

代表方：通关散合五磨饮子加减。

常用药：皂角、细辛、沉香、乌药、槟榔、枳实、木香、檀香、丁香、藿香。

加减：若肝阳偏亢，头晕而痛，面赤躁扰者，可加钩藤、石决明、磁石等平肝潜阳；若兼有痰热，症见喉中痰鸣，痰壅气塞者，可加胆南星、贝母、橘红、竹沥等涤痰清热；若醒后哭笑无常，睡眠不宁者，可加茯神、远志、酸枣仁等安神宁志。

本证的发作常由明显的情志精神因素诱发，且部分患者有类似既往病史，因此平时可服用柴胡疏肝散、逍遥散、越鞠丸之类，理气解郁，调和肝脾。

（2）虚证

证候：发病前有明显的情绪紧张、恐惧、疼痛或站立过久等诱发因素，发作时眩晕昏仆，面色苍白，呼吸微弱，汗出肢冷，舌淡，脉沉细微。

证机概要：元气素虚，清阳不升，神明失养。

治法：补气，回阳，醒神。

代表方：急用生脉注射液、参附注射液，继用四味回阳饮。

常用药：人参、麦冬、五味子、附子、炮姜、甘草。

加减：汗出多者，加黄芪、白术、煅龙骨、煅牡蛎，加强益气功效，更能固涩止汗；心悸不宁者，加远志、柏子仁、酸枣仁等养心安神；纳谷不香，食欲不振者，加白术、茯苓、陈皮健脾和胃。

本证亦有反复发作的倾向，平时可服用香砂六君子丸、归脾丸等药物，健脾和中，益气养血。

2. 血厥

（1）实证

证候：多因急躁恼怒而发，突然昏倒，不知

人事，牙关紧闭，面赤唇紫，舌暗红，脉弦有力。

证机概要：怒而气上，血随气升，菀阻清窍。

治法：平肝潜阳，理气通瘀。

代表方：羚角钩藤汤或通瘀煎加减。

常用药：羚羊角（或山羊角）、钩藤、当归尾、红花、山楂、乌药、青皮、木香、香附、泽泻。

加减：若急躁易怒，肝热甚者，加菊花、丹皮、龙胆草；若兼见阴虚不足，眩晕头痛者，加生地、枸杞、珍珠母。

（2）虚证

证候：因失血过多而发，突然昏厥，面色苍白，口唇无华，四肢震颤，自汗肢冷，目陷口张，呼吸微弱，舌质淡，脉芤或细数无力。

证机概要：血出过多，气随血脱，神明失养。

治法：补养气血。

代表方：急用独参汤灌服，继服人参养荣汤。

常用药：人参、黄芪、当归、熟地、白芍、五味子、白术、茯苓、远志、甘草、肉桂、生姜、大枣、陈皮。

加减：若自汗肤冷，呼吸微弱者，加附子、干姜温阳；若口干少津者，加麦冬、玉竹、沙参养阴；心悸少寐者，加龙眼肉、酸枣仁养心安神。

3. 痰厥

证候：素有咳喘宿痰，多湿多痰，恼怒或剧烈咳嗽后突然昏厥，喉有痰声，或呕吐涎沫，呼吸气粗，舌苔白腻，脉沉滑。

证机概要：肝郁肺痹，痰随气升，上闭清窍。

治法：行气豁痰。

代表方：导痰汤加减。

常用药：陈皮、枳实、半夏、胆南星、茯苓、苏子、白芥子。

加减：若痰湿化热，口干便秘，舌苔黄腻，脉滑数者，加黄芩、栀子、竹茹、瓜蒌仁清热降火。

第八单元　肢体经络病证

细目一　痹　证

◎ 要点一　概述

痹证是由于风、寒、湿、热等邪气闭阻经络，影响气血运行，导致肢体筋骨、关节、肌肉等处发生疼痛、重着、酸楚、麻木，或关节屈伸不利、僵硬、肿大、变形等症状的一种疾病。轻者病在四肢关节肌肉，重者可内舍于脏。

◎ 要点二　病因病机

（一）病因

正气不足，卫外不固；风寒湿热，外邪入侵。

（二）病机

痹证病机根本为邪气痹阻经脉，即风、寒、湿、热、痰、瘀等邪气滞留于肢体筋脉、关节、肌肉、经脉，气血痹阻不通，不通则痛。病理因素为风、寒、湿、热。病初以邪实为主，邪在经脉，累及筋骨、肌肉、关节。痹病日久，耗伤气血，损及肝肾，病理性质虚实相兼。部分患者肝肾气血大伤，而筋骨肌肉疼痛酸楚症状较轻，呈现以正虚为主的虚痹。此外，风、寒、湿、热之邪也可由经络内舍脏腑，出现相应的脏腑病变。因此，痹证日久，容易出现下述三种病理变化：一是风寒湿痹或热痹日久不愈，气血运行不畅日甚，瘀血痰浊阻痹经络，出现皮肤瘀斑、关节周围结节、关节肿大畸形、屈伸不利等症；二是病久使正气耗伤，呈现不同程度的气血亏损或肝肾不足证候；三是痹证日久不愈，病邪由经络而累及脏腑，出现脏腑痹的证候。其中以心痹较为多见。

◎ **要点三 诊断与鉴别诊断**

（一）诊断依据

1. 临床表现为肢体关节、肌肉疼痛，屈伸不利，或疼痛游走不定，甚则关节剧痛、肿大、强硬、变形。

2. 发病及病情的轻重常与劳累以及季节、气候的寒冷、潮湿等天气变化有关，某些痹证的发生和加重可与饮食不当有关。

3. 本病可发生于任何年龄，但不同年龄的发病与疾病的类型有一定的关系。

（二）鉴别诊断

痹证与痿证：鉴别要点首先在于痛与不痛，痹证以关节疼痛为主，而痿证则为肢体力弱，无疼痛症状；其次要观察肢体的活动障碍，痿证是无力运动，痹证是因痛而影响活动；再者，部分痿证病初即有肌肉萎缩，而痹证则是由于疼痛甚或关节僵直不能活动，日久废而不用导致肌肉萎缩。

◎ **要点四 辨证论治**

（一）辨证要点

痹证首辨病邪，其次辨别虚实，再辨体质。

痹痛游走不定者为行痹，属风邪盛；痛势较甚，痛有定处，遇寒加重者为痛痹，属寒邪盛；关节酸痛、重着、漫肿者为着痹，属湿邪盛；关节肿胀，肌肤燉红，灼热疼痛为热痹，属热邪盛。关节疼痛日久，肿胀局限，或见皮下结节者为痰；关节肿胀，僵硬，疼痛不移，肌肤紫暗或瘀斑等为瘀。

痹证新发，风、寒、湿、热之邪明显者为实；痹证日久，耗伤气血，损及脏腑，肝肾不足为虚；病程缠绵，日久不愈，常为痰瘀互结、肝

肾亏虚之虚实夹杂证。

素体阳盛或阴虚有热者，感受外邪易从热化，多属热痹；素体阳虚者，感受外邪易从寒化，多属寒痹。

（二）治疗原则

1. 治疗应以祛邪通络为基本原则，根据邪气的偏盛，分别予以祛风、散寒、除湿、清热、化痰、行瘀，兼顾"宣痹通络"。久痹正虚者，应重视扶正，补肝肾、益气血是常用之法。

2. 治风宜重视养血活血，即所谓"治风先治血，血行风自灭"；治寒宜结合温阳补火，即所谓"阳气并则阴凝散"；治湿宜结合健脾益气，即所谓"脾旺能胜湿，气足无顽麻"。

3. 辨病位用药：痹在上肢可选用片姜黄、羌活、桂枝以通经达络，祛风胜湿；下肢疼痛者可选用独活、川牛膝、木瓜以引药下行；痹证累及颈椎，出现颈部僵硬不适、疼痛，左右前后活动受限者，可选用葛根、伸筋草、桂枝、羌活以舒筋通络，祛风止痛；痹证腰部疼痛、僵硬，弯腰活动受限者，可选用桑寄生、杜仲、巴戟天、淫羊藿、蟅虫以补肾强腰，化瘀止痛；痹证两膝关节肿胀，或有积液者，可用土茯苓、车前子、薏苡仁、猫爪草以清热利湿，消肿止痛；痹证四肢小关节疼痛、肿胀、灼热者，可选用土贝母、猫眼草、蜂房、威灵仙以解毒散结，消肿止痛。

4. 痹证久病入络，抽掣疼痛，肢体拘挛者，多用虫类搜风止痛药物。

（三）证治分类

1. 风寒湿痹

（1）行痹

证候：肢体关节、肌肉疼痛酸楚，屈伸不利，疼痛呈游走性，初起可见有恶风、发热等表证，舌苔薄白，脉浮或浮缓。

证机概要：风邪兼夹寒湿，留滞经脉，闭阻气血。

治法：祛风通络，散寒除湿。

代表方：防风汤加减。

常用药：防风、麻黄、桂枝、葛根、当归、茯苓、生姜、大枣、甘草。

加减：腰背酸痛为主者，多与肾气虚有关，加杜仲、桑寄生、淫羊藿、巴戟天、续断等补肾壮骨；若见关节肿大，苔薄黄，邪有化热之象者，宜寒热并用，投桂枝芍药知母汤加减。

（2）痛痹

证候：肢体关节疼痛，痛势较剧，部位固定，遇寒则痛甚，得热则痛缓，关节屈伸不利，局部皮肤或有寒冷感，舌质淡，舌苔薄白，脉弦紧。

证机概要：寒邪兼夹风湿，留滞经脉，闭阻气血。

治法：散寒通络，祛风除湿。

代表方：乌头汤加减。

常用药：制川乌、麻黄、芍药、甘草、蜂蜜、黄芪。

加减：关节发凉，疼痛剧烈，遇冷更甚，加附子、细辛、桂枝、干姜、全当归，温经散寒，通脉止痛。

（3）着痹

证候：肢体关节、肌肉酸楚、重着、疼痛，肿胀散漫，关节活动不利，肌肤麻木不仁，舌质淡，舌苔白腻，脉濡缓。

证机概要：湿邪兼夹风寒，留滞经脉，闭阻气血。

治法：除湿通络，祛风散寒。

代表方：薏苡仁汤加减。

常用药：薏苡仁、苍术、甘草、羌活、独活、防风、麻黄、桂枝、制川乌、当归、川芎。

加减：关节肿胀甚者，加萆薢、五加皮以利水通络；若肌肤麻木不仁，加海桐皮、豨莶草以祛风通络；小便不利，浮肿，加茯苓、泽泻、车前子以利水祛湿；痰湿盛者，加半夏、南星。

久痹风、寒、湿偏盛不明显者，可选用蠲痹汤作为治疗风寒湿痹基本方剂。

2. 风湿热痹

证候：游走性关节疼痛，可涉及一个或多个关节，活动不便，局部灼热红肿，痛不可触，得冷则舒，可有皮下结节或红斑，常伴有发热、恶风、汗出、口渴、烦躁不安等全身症状，舌质红，舌苔黄或黄腻，脉滑数或浮数。

证机概要：风湿热邪壅滞经脉，气血闭阻不通。

治法：清热通络，祛风除湿。

代表方：白虎加桂枝汤或宣痹汤加减。前方以清热宣痹为主，用于偏风热明显者；后方重在清热利湿，用于偏湿热盛者。

常用药：石膏、知母、黄柏、连翘、桂枝、防己、杏仁、薏苡仁、滑石、赤小豆、蚕沙。

加减：皮肤有红斑者，加丹皮、赤芍、生地、紫草以清热凉血，活血化瘀；如热毒炽盛，化火伤津，深入骨节，而见关节红肿，触之灼热，疼痛剧烈如刀割，筋脉拘急抽挛，入夜尤甚，壮热烦渴，舌红少津，脉弦数，宜清热解毒，凉血止痛，可选用五味消毒饮合犀黄丸。热痹亦可由风寒湿邪内侵，郁久化热而成，若邪初化热仍兼有风寒湿邪，可用麻黄连翘赤小豆汤加味。

3. 痰瘀痹阻证

证候：痹证日久，肌肉关节刺痛，固定不移，或关节肌肤紫暗、肿胀，按之较硬，肢体顽麻或重着，或关节僵硬变形，屈伸不利，有硬结、瘀斑，面色暗黧，眼睑浮肿，或胸闷痰多，舌质紫暗或有瘀斑，舌苔白腻，脉弦涩。

证机概要：痰瘀互结，留滞肌肤，闭阻经脉。

治法：化痰行瘀，蠲痹通络。

代表方：双合汤加减。

常用药：桃仁、红花、当归、川芎、白芍、茯苓、半夏、陈皮、白芥子、竹沥、姜汁。

加减：痰浊滞留，皮下有结节者，加胆南星、天竺黄；瘀血明显，关节疼痛、肿大、强直、畸形，活动不利，舌质紫暗，脉涩，可加莪术、三七、地鳖虫；痰瘀交结，疼痛不已者，加穿山甲、白花蛇、全蝎、蜈蚣、地龙搜剔络道；有痰瘀化热之象者，加黄柏、丹皮。

4.肝肾亏虚证

证候：痹证日久不愈，关节屈伸不利，肌肉瘦削，腰膝酸软，或畏寒肢冷，阳痿，遗精，或骨蒸劳热，心烦口干，舌质淡红，舌苔薄白或少津，脉沉细弱或细数。

证机概要：肝肾不足，筋脉失于濡养、温煦。

治法：培补肝肾，舒筋止痛。

代表方：独活寄生汤加减。

常用药：独活、桑寄生、防风、秦艽、桂枝、细辛、牛膝、杜仲、人参、茯苓、甘草、当归、川芎、生地、白芍。

加减：肾气虚，腰膝酸软，乏力较著，加鹿角霜、续断、狗脊；肾阳虚，畏寒肢冷，关节疼痛拘急，加附子、干姜、巴戟天，或合用阳和汤加减；肝肾阴亏，腰膝疼痛，低热心烦，或午后潮热，加龟甲、熟地、女贞子，或合用河车大造丸加减；痹久内舍于心，心悸，短气，动则尤甚，面色少华，舌质淡，脉虚数或结代，可用炙甘草汤加减。

◎ 要点五　转归预后

痹证的预后与患者体质、感受邪气轻重以及疾病调摄有着密切的关系。痹证日久，耗伤气血，可逐渐演变为虚劳；内损于心，心脉闭阻，胸闷心悸，喘急难于平卧而为心悸、喘证；内损于肺，肺失肃降，气不化水，则咳嗽频作，胸痛，少痰，气急，可转为咳喘、悬饮等证。

◎ 要点六　预防调护

本病发生多与气候和生活环境有关，平素应注意防风、防寒、防潮，避免居潮湿之地。特别是居住寒冷地区或在气候骤变季节，应注意保暖，免受风寒湿邪侵袭。劳作运动汗出肌疏之时，切勿当风贪凉，乘热浴冷。内衣汗湿应及时更换，垫褥、被子应勤洗勤晒。居住和作业地方保持清洁和干燥。平时应注意生活调摄，加强体育锻炼，增强体质，有助于提高机体对病邪的抵御能力。

痹证初发，应积极治疗，防止病邪传变。病邪入脏，病情较重者应卧床休息。行走不便者，应防止跌仆，以免发生骨折。长期卧床者，既要保持病人肢体的功能位，有利于关节功能恢复，还要经常变换体位，防止褥疮发生。久病患者，往往情绪低落，容易产生焦虑心理和消化机能低下，因此，保持病人乐观心境和摄入富于营养、易于消化的饮食，有利于疾病的康复。

细目二　痿　证

◎ 要点一　概述

痿证是指肢体筋脉弛缓，软弱无力，不能随意运动，或伴有肌肉萎缩的一种病证。

◎ 要点二　病因病机

（一）病因

感受温毒、湿热浸淫、饮食毒物所伤、久病房劳、跌仆瘀阻。

（二）病机

痿证的病变部位在筋脉、肌肉，与肝、肾、肺、脾、胃关系最为密切。各种外感、内伤致病因素，引起五脏受损，精津不足，气血亏耗，进而肌肉筋脉失养，而发为痿证。病理因素为湿和热。病理性质虚多实少。本病以热证、虚证为多，虚实夹杂者亦不少见。外感温邪、湿热所致者，病初阴津耗伤不甚，邪热偏重，故属实证；但久延肺胃津伤，肝肾阴血耗损，则由实转虚，或虚实夹杂。内伤致病，脾胃虚弱，肝肾亏损，病久不已，气血阴精亏耗，则以虚证为主，但可夹湿、夹热、夹痰、夹瘀，表现本虚标实之候。故临床常呈现因实致虚、因虚致实和虚实错杂的复杂病机。

◎ 要点三　诊断与鉴别诊断

（一）诊断依据

1.肢体筋脉弛缓不收，下肢或上肢，一侧或双侧，软弱无力，甚则瘫痪，部分病人伴有肌肉萎缩。

2.由于肌肉痿软无力，可有睑废、视歧、声嘶低暗、抬头无力等症状，甚则影响呼吸、吞咽。

3. 部分病人发病前有感冒、腹泻病史，有的病人有神经毒性药物接触史或家族遗传史。

（二）鉴别诊断

1. **痿证与偏枯** 偏枯亦称半身不遂，是中风症状，病见一侧上下肢偏废不用，常伴有语言謇涩、口眼㖞斜，久则患肢肌肉枯瘦，其瘫痪是由于中风而致，二者临床不难鉴别。

2. **痿证与痹证** 痹证后期，由于肢体关节疼痛，不能运动，肢体长期废用，亦有类似痿证之瘦削枯萎者。但痿证肢体关节一般不痛，痹证则均有疼痛，其病因病机、治法也不相同，应予鉴别。

◎ 要点四　辨证论治

（一）辨证要点

痿证的辨证，重在辨明脏腑病位，其次审标本虚实。

首先辨脏腑病位。痿证初起，症见发热，咳嗽，咽痛，或在热病之后出现肢体软弱不用者，病位多在肺；凡见四肢痿软，食少便溏，面浮，下肢微肿，纳呆腹胀，病位多在脾胃；凡以下肢痿软无力明显，甚则不能站立，腰脊酸软，头晕耳鸣，遗精阳痿，月经不调，咽干目眩，病位多在肝肾。

其次辨标本虚实。因感受温热毒邪或湿热浸淫者，多急性发病，病程发展较快，属实证。热邪最易耗津伤正，故疾病早期常见虚实错杂。内伤积损，久病不愈，主要为肝肾阴虚和脾胃虚弱，多属虚证，但又常兼夹郁热、湿热、痰浊、瘀血，而虚中有实。跌打损伤，瘀阻脉络，或痿证日久，气虚血瘀，也属常见。

（二）治疗原则

痿证的治疗，虚证宜扶正补虚为主，肝肾亏虚者宜滋养肝肾，脾胃虚弱者宜益气健脾。实证宜祛邪和络，肺热伤津者宜清热润燥，湿热浸淫者宜清热利湿，瘀阻脉络者宜活血行瘀。虚实兼夹者，又当兼顾之。《黄帝内经》提出"治痿者独取阳明"，重视补益脾胃或清胃火、祛湿热以调理脾胃。

（三）证治分类

1. 肺热津伤证

证候：发病急，病起发热，或热后突然出现肢体软弱无力，可较快发生肌肉瘦削，皮肤干燥，心烦口渴，咳呛少痰，咽干不利，小便黄赤或热痛，大便干燥，舌质红，苔黄，脉细数。

证机概要：肺燥伤津，五脏失润，筋脉失养。

治法：清热润燥，养阴生津。

代表方：清燥救肺汤加减。

常用药：北沙参、西洋参、麦冬、生甘草、阿胶、胡麻仁、生石膏、桑叶、苦杏仁、枇杷叶。

加减：身热未退，高热，口渴有汗，可重用生石膏，加银花、连翘、知母以清气分之热，解毒祛邪；咳嗽痰多，加瓜蒌、桑白皮、川贝母宣肺清热化痰；身热已退，兼见食欲减退、口干咽干较甚，此胃阴亦伤，宜用益胃汤加石斛、薏苡仁、山药、麦芽。

2. 湿热浸淫证

证候：起病较缓，逐渐出现肢体困重，痿软无力，尤以下肢或两足痿弱为甚，兼见微肿，手足麻木，扪及微热，喜凉恶热，或有发热，胸脘痞闷，小便赤涩热痛，舌质红，舌苔黄腻，脉濡数或滑数。

证机概要：湿热浸渍，壅遏经脉，营卫受阻。

治法：清热利湿，通利经脉。

代表方：加味二妙散加减。

常用药：苍术、黄柏、萆薢、防己、薏苡仁、蚕沙、木瓜、牛膝、龟甲。

加减：湿邪偏盛，胸脘痞闷，肢重且肿，加厚朴、茯苓、枳壳、陈皮以理气化湿；夏令季节，加藿香、佩兰芳香化浊，健脾祛湿；热邪偏盛，身热肢重，小便赤涩热痛，加忍冬藤、连翘、公英、赤小豆清热解毒利湿；湿热伤阴，兼见两足㶫热，心烦口干，舌质红或中剥，脉细数，可去苍术，重用龟甲，加元参、山药、生地；若病史较久，兼有瘀血阻滞者，肌肉顽痹不仁，关节活动不利或有痛感，舌质紫暗，脉涩，加丹参、鸡血藤、赤芍、当归、桃仁。

3. 脾胃虚弱证

证候：起病缓慢，肢体软弱无力逐渐加重，神疲肢倦，肌肉萎缩，少气懒言，纳呆便溏，面色㿠白或萎黄无华，面浮，舌淡，苔薄白，脉细弱。

证机概要：脾虚不健，生化乏源，气血亏虚，筋脉失养。

治法：补中益气，健脾升清。

代表方：参苓白术散合补中益气汤加减。

常用药：人参、白术、山药、扁豆、莲肉、甘草、大枣、黄芪、当归、薏苡仁、茯苓、砂仁、陈皮、升麻、柴胡、神曲。

加减：脾胃虚者，易兼夹食积不运，当健脾助运，导其食滞，酌佐谷麦芽、山楂、神曲；气血虚甚者，重用黄芪、党参、当归，加阿胶；气血不足兼有血瘀，唇舌紫暗，脉兼涩象者，加丹参、川芎、川牛膝；肥人痰多或脾虚湿盛，可用六君子汤加减。

4. 肝肾亏损证

证候：起病缓慢，渐见肢体痿软无力，尤以下肢明显，腰膝酸软，不能久立，甚至步履全废，腿胫大肉渐脱，或伴有眩晕耳鸣，舌咽干燥，遗精或遗尿，或妇女月经不调，舌红少苔，脉细数。

证机概要：肝肾亏虚，阴精不足，筋脉失养。

治法：补益肝肾，滋阴清热。

代表方：虎潜丸加减。

常用药：狗骨、牛膝、熟地、龟甲、知母、黄柏、锁阳、当归、白芍药、陈皮、干姜。

加减：若证见面色无华或萎黄，头昏心悸，加黄芪、党参、首乌、龙眼肉、当归以补气养血；热甚者，可去锁阳、干姜，或服用六味地黄丸加牛骨髓、鹿角胶、枸杞子滋阴补肾，以去虚火；病久阴损及阳，阴阳两虚，兼有神疲，怯寒怕冷，阳痿早泄，尿频而清，妇女月经不调，脉

沉细无力，不可过用寒凉以伐生气，去黄柏、知母，加仙灵脾、鹿角霜、紫河车、附子、肉桂，或服用鹿角胶丸、加味四斤丸。

5. 脉络瘀阻证

证候：久病体虚，四肢痿弱，肌肉瘦削，手足麻木不仁，四肢青筋显露，可伴有肌肉活动时隐痛不适，舌痿不能伸缩，舌质暗淡或有瘀点、瘀斑，脉细涩。

证机概要：气虚血瘀，阻滞经络，筋脉失养。

治法：益气养营，活血行瘀。

代表方：圣愈汤合补阳还五汤加减。

常用药：人参、黄芪、当归、川芎、熟地、白芍、川牛膝、地龙、桃仁、红花、鸡血藤。

加减：手足麻木，舌苔厚腻者，加橘络、木瓜；下肢痿软无力，加杜仲、锁阳、桑寄生；若见肌肤甲错，形体消瘦，手足痿弱，为瘀血久留，可用圣愈汤送服大黄䗪虫丸，补虚活血，以丸图缓。

本病常有湿热、痰湿为患，用苦寒、燥湿、辛温等药物时要注意祛邪勿伤正，时时注意护阴，补虚扶正时亦当防止恋邪助邪。

◎ 要点五　转归预后

痿证的预后与病因、病程有关。外邪致痿，务必及时救治。多数早期急性病例，病情较轻浅，治疗效果较好，功能较易恢复；内伤致病或慢性病例，病势缠绵，病情迁延，渐至百节缓纵不收，脏气损伤加重，大多沉痼难治。年老体衰发病者，预后较差。久痿虚极，脾胃精气虚败可见舌体痿软，呼吸和吞咽困难等凶险之候，病情危笃。

◎ 要点六　调护

1. 痿证的发生常与居住湿地、感受温热湿邪有关，因此，避居湿地，防御外邪侵袭，有助于痿证的预防和康复。

2. 病情危重，卧床不起，吞咽呛咳，呼吸困难者，要常翻身拍背，鼓励病人排痰，以防止痰湿壅肺和发生褥疮。对瘫痪者，应注意患肢保暖，保持肢体功能体位，防止肢体挛缩和关节僵硬，

有利于日后功能恢复。由于肌肤麻木，知觉障碍，在日常生活与护理中，应避免冻伤或烫伤。

3. 痿证病人常因肌肉无力，影响肢体功能活动，坐卧少动，气血运行不畅，加重肌肉萎缩等症状。因此，应提倡病人进行适当锻炼，对生活自理者，可打太极拳，做五禽戏。病情较重者，可经常用手轻轻拍打患肢，以促进肢体气血运行，有利于康复。

4. 注意精神饮食调养。清心寡欲，避免过劳，生活规律，饮食宜清淡富有营养，忌油腻辛辣，对促进痿证康复亦具重要意义。

细目三 颤 证

◎ 要点一 概述

颤证是以头部或肢体摇动颤抖，不能自制为主要临床表现的一种病证。

◎ 要点二 病因病机

（一）病因

年老体虚、情志过极、饮食不节、劳逸失当。

（二）病机

颤证的基本病机为肝风内动，筋脉失养。其病位在筋脉，与肝、肾、脾等脏关系密切。病理因素为风、火、痰、瘀。病理性质总属本虚标实。本为气血阴阳亏虚，其中以阴津精血亏虚为主；标为风、火、痰、瘀为患。标本之间密切联系。病久则虚实寒热转化不定，而成寒热错杂、虚实夹杂之证。

风以阴虚生风为主，也有阳亢风动或痰热化风者。痰或因脾虚不能运化水湿而成，或热邪煎熬津液所致。痰邪多与肝风或热邪兼夹为患，闭阻气机，致使肌肉筋脉失养，或化热生风致颤。火有实火、虚火之分。虚火为阴虚生热化火，实火为五志过极化火，火热耗灼阴津，扰动筋脉不宁。久病多瘀，瘀血常与痰浊并病，阻滞经脉，影响气血运行，致筋脉肌肉失养而病颤。

◎ 要点三 诊断与鉴别诊断

（一）诊断依据

1. 头部及肢体颤抖、摇动，不能自制，甚者颤动不止，四肢强急。

2. 常伴动作笨拙，活动减少，多汗流涎，语言缓慢不清，烦躁不寐，神识呆滞等症状。

3. 多发生于中老年人，一般呈隐袭起病，逐渐加重，不能自行缓解。部分病人发病与情志有关，或继发于脑部病变。

（二）鉴别诊断

颤证与瘛疭：瘛疭即抽搐，多见于急性热病或某些慢性疾病急性发作，抽搐多呈持续性，有时伴短阵性间歇，手足屈伸牵引，弛纵交替，部分病人可有发热，两目上视，神昏等症状；颤证是一种慢性疾病过程，以头颈、手足不自主颤动、振摇为主要症状，手足颤抖动作幅度小，频率较快，而无肢体抽搐牵引和发热、神昏等症状，再结合病史分析，二者不难鉴别。

◎ 要点四 辨证论治

（一）辨证要点

颤证首先要辨清标本虚实。肝肾阴虚、气血不足为病之本，属虚；风、火、痰、瘀等病理因素多为病之标，属实。

一般震颤较剧，肢体僵硬，烦躁不宁，胸闷体胖，遇郁怒而发者，多为实证；颤抖无力，缠绵难愈，腰膝酸软，体瘦眩晕，遇烦劳而加重者，多为虚证。但病久常标本虚实夹杂，临证需仔细辨别其主次偏重。

（二）治疗原则

本病的初期，本虚之象并不明显，常见风火相扇、痰热壅阻之标实证，治疗当以清热、化痰、息风为主；病程较长，年老体弱，其肝肾亏虚、气血不足等本虚之象逐渐突出，治疗当滋补肝肾、益气养血、调补阴阳为主，兼以息风通络。由于本病多发于中老年人，多在本虚的基础上导致标实，因此治疗更应重视补益肝肾，治病求本。

（三）证治分类

1. 风阳内动证

证候：肢体颤动粗大，程度较重，不能自制，眩晕耳鸣，面赤烦躁，易激动，心情紧张时颤动加重，伴有肢体麻木，口苦而干，语言迟缓不清，流涎，尿赤，大便干，舌质红，苔黄，脉弦。

证机概要：肝郁阳亢，化火生风，扰动筋脉。

治法：镇肝息风，舒筋止颤。

代表方：天麻钩藤饮合镇肝熄风汤加减。

常用药：天麻、钩藤、石决明、代赭石、生龙骨、生牡蛎、生地黄、白芍、玄参、龟甲、天门冬、怀牛膝、杜仲、桑寄生、黄芩、山栀、夜交藤、茯神。

加减：肝火偏盛，焦虑心烦，加龙胆草、夏枯草；痰多者加竹沥、天竺黄以清热化痰；肾阴不足，虚火上扰，眩晕耳鸣者，加知母、黄柏、牡丹皮；心烦失眠，加炒枣仁、柏子仁、丹参养血补心安神；颤动不止，加僵蚕、全蝎，增强息风活络止颤之力。

2. 痰热风动证

证候：头摇不止，肢麻震颤，重则手不能持物，头晕目眩，胸脘痞闷，口苦口黏，甚则口吐痰涎，舌体胖大，有齿痕，舌质红，舌苔黄腻，脉弦滑数。

证机概要：痰热内蕴，热极生风，筋脉失约。

治法：清热化痰，平肝息风。

代表方：导痰汤合羚角钩藤汤加减。

常用药：半夏、胆南星、竹茹、川贝母、黄芩、羚羊角、桑叶、钩藤、菊花、生地、生白芍、甘草、橘红、茯苓、枳实。

加减：痰湿内聚，证见胸闷恶心，咯吐痰涎，苔厚腻，脉滑者，加皂角、白芥子以燥湿豁痰；震颤较重，加珍珠母、生石决明、全蝎；心烦易怒者，加天竺黄、牡丹皮、郁金；胸闷脘痞，加瓜蒌皮、厚朴、苍术；肌肤麻木不仁，加地龙、丝瓜络、竹沥；神识呆滞，加石菖蒲、远志。

3. 气血亏虚证

证候：头摇肢颤，面色淡白，表情淡漠，神疲乏力，动则气短，心悸健忘，眩晕，纳呆，舌体胖大，舌质淡红，舌苔薄白滑，脉沉濡无力或沉细弱。

证机概要：气血两虚，筋脉失养，虚风内动。

治法：益气养血，濡养筋脉。

代表方：人参养荣汤加减。

常用药：熟地、当归、白芍、人参、白术、黄芪、茯苓、炙甘草、肉桂、天麻、钩藤、珍珠母、五味子、远志。

加减：气虚运化无力，湿聚成痰，应化痰通络止颤，加半夏、白芥子、胆南星；血虚心神失养，心悸，失眠，健忘，加炒枣仁、柏子仁；气虚血滞，肢体颤抖，疼痛麻木，加鸡血藤、丹参、桃仁、红花。

4. 髓海不足证

证候：头摇肢颤，持物不稳，腰膝酸软，失眠心烦，头晕，耳鸣，善忘，老年患者常兼有神呆、痴傻，舌质红，舌苔薄白，或红绛无苔，脉象细数。

证机概要：髓海不足，神机失养，肢体筋脉失主。

治法：填精补髓，育阴息风。

代表方：龟鹿二仙膏合大定风珠加减。

常用药：龟甲、鳖甲、生牡蛎、钩藤、鸡子黄、阿胶、枸杞子、鹿角胶、熟地、生地、白芍、麦冬、麻仁、人参、山药、茯苓、五味子、甘草。

加减：肝风甚，肢体颤抖、眩晕较著，加天麻、全蝎、石决明；阴虚火旺，兼见五心烦热、躁动失眠，便秘溲赤，加黄柏、知母、丹皮、元参；肢体麻木，拘急强直，加木瓜、僵蚕、地龙，重用白芍、甘草以舒筋缓急。

5. 阳气虚衰证

证候：头摇肢颤，筋脉拘挛，面色㿠白，畏寒肢冷，四肢麻木，心悸懒言，动则气短，自汗，小便清长或自遗，大便溏，舌质淡，舌苔薄白，脉沉迟无力。

证机概要：阳气虚衰，失于温煦，筋脉不用。

治法：补肾助阳，温煦筋脉。

代表方：地黄饮子加减。

常用药：附子、肉桂、巴戟天、山萸肉、熟地黄、党参、白术、茯苓、生姜、白芍、甘草。

加减：大便稀溏者，加干姜、肉豆蔻温中健脾；心悸者，加远志、柏子仁养心安神。

细目四　腰　痛

◎ 要点一　概述

腰痛又称腰脊痛，是以腰脊或脊旁部位疼痛为主要表现的一种病证。

◎ 要点二　病因病机

（一）病因

外邪侵袭、体虚年衰、跌仆闪挫。

（二）病机

腰为肾之府，赖肾之精气以濡养，故腰痛病位在肾，与足太阳膀胱经、任、督、冲、带等诸经脉有关。基本病机为筋脉痹阻，腰府失养。腰痛分外感与内伤。外感为风寒湿热之邪痹阻经脉，气血运行不畅；内伤腰痛多因肾精气亏虚，腰府失养，偏于阴虚则腰府失于濡养，偏于阳虚者则腰府不得温煦。经脉以通为常，跌扑闪挫，影响气血运行，以致气滞血瘀，壅滞经络，凝涩血脉，不通则痛。病理性质虚实不同，但腰痛以肾虚为主，或见本虚标实。凡因寒湿、湿热、瘀血等痹阻腰部，经脉不利，气血运行不畅者属实；因肾精气亏虚，腰府经脉失养者属虚。外感腰痛经久不愈，可转为内伤腰痛，由实转虚；内伤腰痛复感外邪则内外合邪，虚实夹杂，病情加重而变复杂。

◎ 要点三　诊断与鉴别诊断

（一）诊断依据

1. 急性腰痛，病程较短，轻微活动即可引起一侧或两侧腰部疼痛加重，脊柱两旁常有明显压痛。

2. 慢性腰痛，病程较长，缠绵难愈，腰部多隐痛或酸痛。常因体位不当、劳累过度、天气变化等因素而加重。

3. 本病常有居处潮湿阴冷、涉水冒雨、跌仆挫闪或劳损等相关病史。

（二）鉴别诊断

1. **腰痛与背痛、尻痛、胯痛**　腰痛是指腰脊及其两侧部位的疼痛，背痛为背膂以上部位疼痛，尻痛是尻骶部位的疼痛，胯痛是指尻尾以下及两侧胯部的疼痛，疼痛的部位不同，应予区别。

2. **腰痛与肾痹**　腰痛是以腰部疼痛为主；肾痹是指腰背强直弯曲，不能屈伸，行动困难而言，多由骨痹日久发展而成。

◎ 要点四　辨证论治

（一）辨证要点

腰痛辨证应辨外感、内伤与跌仆闪挫之外伤。外感者，多起病较急，腰痛明显，常伴有感受风、湿、寒、热等外邪症状。寒湿者，腰部冷痛重着，转侧不利，静卧病痛不减；湿热者，腰部热痛重着，暑湿天加重，活动后或可减轻。内伤者，多起病隐袭，腰部酸痛，病程缠绵，常伴有脏腑虚损症状，多见于肾虚。肾精亏虚者，腰痛缠绵，酸软无力；肾阳不足者，腰膝冷痛，喜温喜按，遇劳更甚，卧则减轻；肾阴亏损者，腰部隐痛，五心烦热。跌仆闪挫者，起病急，疼痛部位固定，瘀血症状明显，常有外伤史可鉴。

（二）治疗原则

腰痛治疗当分标本虚实。感受外邪属实，治宜祛邪通络，根据寒湿、湿热的不同，分别予以温散或清利；外伤腰痛属实，治宜活血祛瘀，通络止痛为主；内伤致病多属虚，治宜补肾固本为主，兼顾肝脾；虚实兼见者，宜辨主次轻重，标本兼顾。

（三）证治分类

1. 寒湿腰痛

证候：腰部冷痛重着，转侧不利，逐渐加重，静卧病痛不减，寒冷和阴雨天则加重，舌质淡，苔白腻，脉沉而迟缓。

证机概要：寒湿闭阻，滞碍气血，经脉不利。

治法：散寒行湿，温经通络。

代表方：甘姜苓术汤加减。

常用药：干姜、桂枝、甘草、牛膝、茯苓、白术、杜仲、桑寄生、续断。

加减：寒邪偏盛，腰部冷痛，拘急不舒，可加熟附片、细辛；若湿邪偏盛，腰痛重着，苔厚腻，可加苍术、薏苡仁；年高体弱或久病不愈，肝肾虚损，气血亏虚，而兼见腰膝酸软无力，脉沉弱等症，宜独活寄生汤加附子。

2. 湿热腰痛

证候：腰部疼痛，重着而热，暑湿阴雨天气症状加重，活动后或可减轻，身体困重，小便短赤，苔黄腻，脉濡数或弦数。

证机概要：湿热壅遏，经气不畅，筋脉失舒。

治法：清热利湿，舒筋止痛。

代表方：四妙丸加减。

常用药：苍术、黄柏、薏苡仁、木瓜、络石藤、川牛膝。

加减：小便短赤不利，舌质红，脉弦数，加栀子、萆薢、泽泻、木通以助清利湿热；湿热蕴久，耗伤阴津，腰痛，伴咽干，手足心热，治当清利湿热为主，佐以滋补肾阴，酌加生地、女贞子、旱莲草。选用药物要注意滋阴而不恋湿。

3. 瘀血腰痛

证候：腰痛如刺，痛有定处，痛处拒按，日轻夜重，轻者俯仰不便，重则不能转侧，舌质暗紫，或有瘀斑，脉涩。部分病人有跌仆闪挫病史。

证机概要：瘀血阻滞，经脉痹阻，不通则痛。

治法：活血化瘀，通络止痛。

代表方：身痛逐瘀汤加减。

常用药：当归、川芎、桃仁、红花、䗪虫、香附、没药、五灵脂、地龙、牛膝。

加减：兼有风湿者，肢体困重，阴雨天加重，加独活、秦艽、狗脊；腰痛日久肾虚者，兼见腰膝酸软无力，眩晕，耳鸣，小便频数，加桑寄生、杜仲、续断、熟地黄；有跌仆、扭伤、挫闪病史，加乳香、青皮行气活血止痛；瘀血明显，腰痛入夜更甚，加全蝎、蜈蚣、白花蛇等虫类药以通络止痛。

4. 肾虚腰痛

（1）肾阴虚

证候：腰部隐隐作痛，酸软无力，缠绵不愈，心烦少寐，口燥咽干，面色潮红，手足心热，舌红少苔，脉弦细数。

证机概要：肾阴不足，不能濡养腰脊。

治法：滋补肾阴，濡养筋脉。

代表方：左归丸加减。

常用药：熟地黄、枸杞子、山萸肉、山药、龟甲胶、菟丝子、鹿角胶、牛膝。

加减：肾阴不足，常有相火偏亢，可酌情选用知柏地黄丸或大补阴丸加减化裁；虚劳腰痛，日久不愈，阴阳俱虚，阴虚内热者，可选用杜仲丸。

（2）肾阳虚

证候：腰部冷痛，缠绵不愈，局部发凉，喜温喜按，遇劳更甚，卧则减轻，常反复发作，少腹拘急，面色㿠白，肢冷畏寒，舌质淡，脉沉细无力。

证机概要：肾阳不足，不能温煦筋脉。

治法：补肾壮阳，温煦经脉。

代表方：右归丸加减。

常用药：肉桂、附子、鹿角胶、杜仲、菟丝子、熟地、山药、山萸肉、枸杞子。

加减：肾虚及脾，脾气亏虚，证见腰痛乏力，食少便溏，甚或脏器下垂，应补肾为主，佐以健脾益气，升举清阳，加黄芪、党参、升麻、柴胡、白术；如无明显阴阳偏盛者，可服用青娥丸，补肾治腰痛；房劳过度而致肾虚腰痛者，可用血肉有情之品调理，如河车大造丸、补髓丹等。

活血化瘀药可用于腰痛的不同证型，但疾病不同的阶段，所选取的药物和用量应有别。初发急性期，常选用小剂量的当归、川芎，养血和血，温通血脉；病情相对缓解期，可加重活血化瘀药物的剂量与作用；腰痛日久，屡次复发者，可用活血化瘀药配合搜风通络药，如桃仁、红花、三七、莪术、虻虫、水蛭、蜂房、全蝎、蜈蚣等。

中医外科学

第一单元　中医外科疾病的病因病机

细目一　致病因素

◎ 要点一　外感六淫致病

风邪致病，多为阳证，多侵犯人体上部，发病迅速，其肿宣浮，患部皮色或红或皮色不变，痛无定处，走注甚速，常伴恶风、头痛等症状。寒邪致病，多为阴证，常侵袭人之筋骨关节，患部多色紫青暗，不红不热，肿势散漫，痛有定处，得暖则减，化脓迟缓，常伴恶寒、四肢不温、小便清长等症状。暑邪致病，必夹湿邪，多为阳证，患部焮红、肿胀、灼热、糜烂流脓或伴滋水，或痒或痛，其痛遇冷则减，常伴口渴胸闷、神疲乏力等症状。湿邪致病，多湿热相兼，多侵犯人体下部，患部肿胀、水疱、脓疱、糜烂流滋、作痒，常伴纳食不佳、胸闷呕恶、腹胀腹满、舌苔腻等症状。燥邪致病，易侵犯手足、皮肤、黏膜等部位，患部干燥、枯槁、皲裂、脱屑等，常伴口干唇燥、咽喉干毛或疼痛等症状。火邪致病，多为阳证，发病迅速，来势猛急，患部焮红灼热，肿势皮薄光泽，疼痛剧烈，易化脓腐烂，或有皮下瘀斑，常伴口渴喜饮、小便赤短、大便干结等症状。

在发病过程中，由于风、寒、暑、燥诸邪毒均能化热生火，故外科疾病发生，尤以"热毒""火毒"最常见。

◎ 要点二　情志内伤致病

情志致病，多夹郁夹痰，多发生于肝胆经部位，患处肿胀，或软如馒，或硬如石，常皮色不变，疼痛剧烈，或伴精神抑郁、急躁易怒、喉间梗塞等症。

◎ 要点三　饮食不节致病

饮食不节致病，常伴大便秘结、胸腹饱胀、胃纳不佳、舌苔黄腻等。

◎ 要点四　外来伤害致病

凡跌仆损伤、沸水、火焰、寒冻及金刃竹木创伤等可直接伤害人体，发生水火烫伤、冻伤等外伤性疾病。或因外伤而再感受毒邪，发生破伤风或手足部疔疮等。或因损伤后，致脉络瘀阻，气血运行失常，筋脉失养而发生脱疽等。

◎ 要点五　劳伤虚损致病

主要是指劳力、劳神、房事过度或妇女生育过多等致病。多为慢性病，可深入筋骨与关节，属寒证者多。

◎ 要点六　感受特殊之毒致病

特殊之毒除虫毒、蛇毒、疯犬毒、药毒、食物毒外，尚有疫毒及未能找到明确致病原因的病邪。由毒而致病，一般发病迅速，有的可有传染性，患部焮红灼热、疼痛、瘙痒、麻木，伴发热、口渴、便秘等全身症状。

◎ 要点七　痰饮瘀血致病

痰饮瘀血既是病理产物，又是致病因素。痰

与瘀常相兼致病，互为因果。因痰致病者多起病缓慢，病程较长，早期症状多不明显；瘀血致病范围广，病种多，症状复杂，多具有疼痛癥块、出血紫暗等特点。

细目二　发病机理

◎ 要点一　邪正盛衰

邪正盛衰决定"邪气盛则实""精气夺则虚"的证候特性，并直接影响疾病预后与转归。

◎ 要点二　气血凝滞

气血凝滞是指气血生化不及或运行障碍而致其功能失常的病理变化，并可出现疼痛、肿胀、结节、肿块、出血、皮肤增厚、紫斑等。此外，气血盛衰直接关系着外科疮疡起发、破溃、收口等。

◎ 要点三　经络阻塞

局部经络阻塞是外科疾病总的发病机理之一，同时身体经络的局部虚弱，也能成为外科疾病发病的条件。此外，经络是传导毒邪的通路，体表毒邪，可由外传里，内攻脏腑；脏腑内在病变，可由里达表，均是通过经络的传导而形成。

◎ 要点四　脏腑失和

外科疾病发生与脏腑功能失调有关。脏腑内在的病变可反映于体表，而体表毒邪亦可通过经络的传导影响脏腑而发生病变。

总之，局部气血凝滞，营气不从，经络阻塞，以致脏腑功能失和等，是外科疾病总的发病机理，但阴阳平衡失调是疾病发生、发展的根本原因。

第二单元　中医外科疾病辨证

细目一　辨　病

◎ 要点一　辨病的概念

辨病，就是认识和掌握疾病的现象、本质及其变化规律。

◎ 要点二　辨病的方法

辨病，必须具备扎实的理论知识，详细、全面、认真的诊病态度，留心积累临床经验，结合西医学及相关检查知识等条件，并按详询病史、全面体检、注重局部、选用新技术和必要的辅助检查、综合全面分析等程序进行，才能准确辨病。

细目二　阴阳辨证

阴阳是八纲辨证的总纲，也是一切外科疾病辨证的总纲。

◎ 要点一　以局部症状辨别阴阳

1. **发病缓急**　急性发病的病属阳；慢性发作的病属阴。

2. **病位深浅**　病发于皮肉的属阳；发于筋骨的属阴。

3. **皮肤颜色**　红活焮赤的属阳；紫暗或皮色不变的属阴。

4. **皮肤温度**　灼热的属阳；不热或微热的属阴。

5. **肿形高度**　肿胀形势高起的属阳；平坦下陷的属阴。

6. **肿胀范围**　肿胀局限，根脚收束的属阳；肿胀范围不局限，根脚散漫的属阴。

7. **肿块硬度**　肿块软硬适度，溃后渐消的属阳；坚硬如石，或柔软如棉的属阴。

8. **疼痛感觉**　疼痛比较剧烈的属阳；隐痛、不痛或抽痛的属阴。

9. **脓液稀稠** 溃后脓液稠厚的属阳；稀薄或纯血水的属阴。

10. **病程长短** 阳证的病程比较短；阴证的病程比较长。

11. **全身症状** 阳证初起常伴有形寒发热、口渴、纳呆、大便秘结、小便短赤，溃后症状渐次消失；阴证初起一般无明显症状，酿脓期常有骨蒸潮热、颧红，或面色㿠白、神疲自汗、盗汗等症状，溃后尤甚。

12. **预后顺逆** 阳证易消、易溃、易敛，预后多顺（良好）；阴证难消、难溃、难敛，预后多逆（不良）。

◎ **要点二　阴阳辨证应注意的问题**

应注意局部和全身相结合、辨别真假及消长与转化。凡不属典型阴证或阳证，介于两者之间者，称为半阴半阳证。

细目三　部位辨证

◎ **要点一　发于上部的疾病的病因与特点**

1. **病因** 多为风温、风热。

2. **特点** 多发于头面、颈项、上肢。来势迅猛，多见风热证、风温证，实证、阳证居多。常见症状：发热恶风，头痛头晕，面红目赤，口干耳鸣，鼻燥咽痛，舌尖红而苔薄黄，脉浮而数；或局部红肿宣浮，忽起忽消，根脚收束，肿势高突，疼痛剧烈，溃疡则脓稠而黄。

◎ **要点二　发于中部的疾病的病因与特点**

1. **病因** 多为气郁、火郁。

2. **特点** 多发于胸、腹、胁、肋、腰、背。常于发病前有情志不畅刺激史，或素有性格抑郁。情志变化可影响病情。初多为气郁证、火郁证，属实，破溃则虚实夹杂，后期正虚为主。常见症状：呕恶上逆，胸胁胀痛，腹胀痞满，纳食不化，大便秘结或硬而不爽，腹痛肠鸣，小便短赤，舌红，脉弦数。

◎ **要点三　发于下部的疾病的病因与特点**

1. **病因** 寒湿、湿热多见。

2. **特点** 多发于臀、前后阴、腿、胫、足。起病缓慢，缠绵难愈，反复发作。一般初起多为阴证，后期虚证为主，多兼夹余邪。常见症状：患部沉重不爽，二便不利，或肿胀如绵，或红肿流滋，或疮面紫暗，腐肉不脱，新肉不生。

细目四　经络辨证

◎ **要点一　十二经脉气血多少与外科疾病的关系**

手阳明大肠经、足阳明胃经为多气多血之经；手太阳小肠经、足太阳膀胱经、手厥阴心包经、足厥阴肝经为多血少气之经；手少阳三焦经、足少阳胆经、手少阴心经、足少阴肾经、手太阴肺经、足太阴脾经为多气少血之经。

凡外疡发于多血少气之经，血多则凝滞必甚，气少则外发较缓，故治疗时注重破血，注重补托。发于多气少血之经，气多则结必甚，血少则收敛较难，故治疗时要注重行气，注重滋养。发于多气多血之经，病多易溃易敛，实证居多，故治疗时要注重行气活血。

◎ **要点二　引经药**

手太阳经用黄柏、藁本；足太阳经用羌活；手阳明经用升麻、石膏、葛根；足阳明经用白芷、升麻、石膏；手少阳经用柴胡、连翘、地骨皮（上）、青皮（中）、附子（下）；足少阳经用柴胡、青皮；手太阴经用桂枝、升麻、白芷、葱白；足太阴经用升麻、苍术、白芍；手厥阴经用柴胡、丹皮；足厥阴经用柴胡、青皮、川芎、吴茱萸；手少阴经用黄连、细辛；足少阴经用独活、知母、细辛。

细目五　局部辨证

◎ **要点一　辨肿**

肿是由各种致病因素引起的经络阻隔、气血凝滞而成的体表症状。而肿势的缓急、集散程度，常为判断病情虚实、轻重的依据。

1. **热肿** 肿而色红，皮薄光泽，焮热疼痛，肿势急剧。见于阳证疮疡。

2. **寒肿** 肿而不硬，皮色不泽，苍白或紫暗，皮肤清冷，常伴有酸痛，得暖则舒。见于冻疮、脱疽等。

3. **风肿** 发病急骤，漫肿宣浮，或游走无定，不红微热，或轻微疼痛。见于痄腮、大头瘟等。

4. **湿肿** 皮肉重垂胀急，深按凹陷，如烂棉不起，浅则光亮如水疱，破流黄水，浸淫皮肤。见于股肿、湿疮。

5. **痰肿** 肿势软如棉，或硬如馒，大小不一，形态各异，无处不生，不红不热，皮色不变。见于瘰疬、脂瘤等。

6. **气肿** 皮紧内软，按之凹陷，松手即起。似皮下藏气，富有弹性，不红不热，或随喜怒消长。见于气瘿、乳癖等。

7. **瘀血肿** 肿而胀急，病程较快，色初暗褐，后转青紫，逐渐变黄至消退。也有血肿染毒、化脓而肿。见于皮下血肿等。

8. **脓肿** 肿势高突，皮肤光亮，焮红灼热，剧烈跳痛，按之应指。见于外痈、肛痈等。

9. **实肿** 肿势高突，根盘收束，见于正盛邪实之疮疡。

10. **虚肿** 肿势平坦，根盘散漫，见于正虚不能托毒之疮疡。

◎ 要点二　辨肿块结节

肿块是指体内比较大的或体表显而易见的肿物，如腹腔内肿物或体表较大的肿瘤等。而较小触之可及的称之为结节，主要见于皮肤或皮下组织。

辨肿块结节时应注意大小、形态、质地、活动度、位置、界限、有无疼痛及内容物。

◎ 要点三　辨痛

痛是气血凝滞，阻塞不通的反映。疼痛增剧与减轻常为病势进展与消退的标志。

1. **热痛** 皮色焮红，灼热疼痛，遇冷则痛减。见于阳证疮疡。

2. **寒痛** 皮色不红，不热，酸痛，得温则痛缓。见于脱疽、寒痹等。

3. **风痛** 痛无定处，忽彼忽此，走注甚速，遇风则剧。见于行痹等。

4. **气痛** 攻痛无常，时感抽掣，喜缓怒甚。见于乳癖等。

5. **湿痛** 痛而酸胀，肢体沉重，按之出现可凹水肿或见糜烂流滋。见于臁疮、股肿等。

6. **痰痛** 疼痛轻微，或隐隐作痛，皮色不变，压之酸痛。见于脂瘤、肉瘤等。

7. **化脓痛** 痛势急胀，痛无止时，如同鸡啄，按之中软应指。见于疮疡成脓期。

8. **瘀血痛** 初起隐痛，胀痛，皮色不变或皮色暗褐，或见皮色青紫瘀斑。见于创伤或创伤性皮下出血。

◎ 要点四　辨痒

痒是因风、湿、热、虫之邪客于皮肤肌表，引起皮肉间气血不和，郁而生微热所致；或因血虚风燥阻于皮肤，肤失濡养，内生虚热而发。

1. **风胜** 走窜无定，遍体作痒，抓破血溢，随破随收，不致化腐，多为干性。见于牛皮癣、白疕、瘾疹等。

2. **湿胜** 浸淫四窜，黄水淋漓，最易沿表皮蚀烂，越腐越痒，多为湿性。见于急性湿疮；或有传染性，如脓疱疮。

3. **热胜** 皮肤瘾疹，焮红灼热作痒，或只发于裸露部位，或遍布全身。甚则糜烂滋水淋漓，结痂成片，常不传染。见于接触性皮炎。

4. **虫淫** 浸淫蔓延，黄水频流，状如虫行皮中，其痒尤甚，最易传染。见于手足癣、疥疮等。

5. **血虚** 皮肤变厚、干燥、脱屑，很少糜烂流滋水。见于牛皮癣、慢性湿疮。

6. **肿疡作痒** 见于毒势炽盛，病变发展，或毒势已衰，气血通畅，病变消散之际。

7. **溃疡作痒** 一是脓区不洁，脓液浸渍皮肤，护理不善所致；二是应用汞剂、砒剂、敷贴膏药等引起皮肤过敏；三是毒邪渐化，气血渐充，助养新肉，将要收口之象。

◎ **要点五　辨脓**

脓是皮肉之间热胜肉腐蒸酿而成。疮疡出脓是正气载毒外出的现象。及时正确辨别脓的有无、脓的部位深浅，进行适当的处理；依据脓液性质、色泽、气味等变化，有助于正确判断疾病的预后顺逆。

1. 成脓的特点

（1）疼痛　阳证脓疡，局部按之灼热痛甚，拒按明显。阴证脓疡，则痛热不甚，而酸胀明显。

（2）肿胀　皮肤肿胀，皮薄光亮为有脓。深部脓肿，皮肤变化不明显，但胀感较甚。

（3）温度　阳证脓疡，局部温度增高。

（4）硬度　按之坚硬，指起不复，未有脓；按之半软半硬已成脓；按之大软，指起即复为脓成。

2. 确认成脓的方法

（1）按触法　用两手食指指腹轻放于脓肿患部，相隔适当距离，后以一手指稍用力按一下，另一手指端即有波动感觉，称为应指。经反复多次及左右相互交替试验，若应指明显者为有脓。在检查时注意两手指腹应放于相对应位置，并且在上下左右四处互相垂直方向检查。若脓肿范围较小，则用左手拇、食两指固定于脓肿两侧，以右手食指按触脓肿中央，如有应指为有脓。

（2）透光法　适用于指、趾部甲下辨脓。不同部位脓液积聚，其阴影可在其相应部位显现。如蛇眼疔、甲根后的脓液积聚，可在指甲根部见到轻度的遮暗；蛇头疔脓液在骨膜部，沿指骨的行程有增强的阴影，而周围清晰；在骨部的，沿着骨有黑色遮暗，并在感染区有明显的轮廓；在关节部的，则关节处有很少的遮暗；在腱鞘内的，有轻度遮暗，其行程沿整个手指的掌面；全手指尖部，整个手指的脓肿则呈一片显著暗区。

（3）点压法　适用于指、趾部脓液很少的情况。用大头针尾或火柴头等小的圆钝物，轻轻点压患部，如有局限性的剧痛点，即为可疑脓肿。

（4）穿刺法　适用于脓液不多且位于组织深部时，用按触法辨脓有困难者。穿刺法不仅可辨别脓的有无，确定脓肿深度，而且可以采集脓液标本，进行培养和药物敏感实验。

（5）B超　可比较准确地确定脓肿部位，并判断脓肿大小，引导穿刺或切开排脓。

3. 辨脓的部位深浅　为切开引流提供进刀深度。

（1）浅部脓疡　如阳证脓疡，患部高突坚硬，中有软陷，皮薄焮红灼热，轻按则痛且应指。

（2）深部脓疡　肿块散漫坚硬，按之隐隐软陷，皮厚不热或微热，不红或微红，重按方痛。

4. 辨脓的形质、色泽和气味

（1）脓的形质　宜稠不宜清。

（2）脓的色泽　宜明净不宜污浊。

（3）脓的气味　脓液一般略带腥味。腥秽恶臭者多为逆证。

◎ **要点六　辨溃疡**

1. 辨溃疡色泽　阳证溃疡，色泽红活鲜润，疮面脓液稠厚黄白，腐肉易脱，新肉易生，疮口易收，知觉正常；阴证溃疡，疮面色泽灰暗，脓液清稀，或时流血水，腐肉不脱，或新肉不生，疮口经久难敛，疮面不知痛痒。如疮顶突然陷黑无脓，四周皮肤暗红，肿势扩散，多为疔疮走黄。如疮面腐肉已尽，而脓水灰薄，新肉不生，状如镜面，光白板亮，为虚陷。

2. 辨溃疡形态　化脓性溃疡，疮面边沿整齐，周围皮肤微有红肿，一般口大底小，内有少量脓性分泌物。压迫性溃疡（缺血性溃疡），初期皮肤暗紫，很快变黑并坏死，滋水、液化、腐烂，脓液有臭味，可深及筋膜、肌肉、骨膜。多见于褥疮。瘰疬性溃疡，疮口多呈凹陷形或潜行空洞或漏管，疮面肉色不鲜，脓水清稀，并夹有败絮状物，疮口愈合缓慢或反复溃破，经久难愈。岩性溃疡，疮面多呈翻花如岩穴，有的在溃疡底部见有珍珠样结节，内有紫黑坏死组织，渗流血水，伴腥臭味。梅毒性溃疡，多呈半月形，边缘整齐，坚硬削直如凿，略微内凹，基底面高低不平，存有稀薄臭秽分泌物。

◎ 要点七　辨出血

以便血、尿血最为常见，准确辨认出血性状、部位、原因，对及时诊断、合理治疗有十分重要意义。

第三单元　中医外科疾病治法

细目一　内治法

根据外科疾病发生发展过程，按照疮疡初起、成脓、溃后三个不同发展阶段，确立消、托、补三个外科疾病内治法的总的治疗原则，然后循此治则运用具体治疗方法，如解表、通里、清热、温通、祛痰、理湿、行气、和营、内托、补益、调胃等十一个法则。

◎ 要点一　外科内治法三个总则消、托、补的定义和适应证

1. **消法**　是运用不同治疗方法和方药，使初起肿疡得到消散，是一切肿疡初起的治法总则。适用于尚未成脓的初期肿疡和非化脓性肿块性疾病及各种皮肤性疾病。具体应用必须针对病种、病位、病因、病机、病情，分别运用不同方法，如解表、通里、清热、温通、祛痰、理湿、行气、和营等。此外，还应结合患者体质强弱，肿疡所属经络部位等，选加不同药物。若疮形已成，则不可用内消之法。

2. **托法**　是用补益气血和透脓的药物，扶助正气，托毒外出，以免毒邪扩散和内陷的治疗法则。适用于外疡中期，即成脓期。分为补托和透托两种方法，补托法用于正虚毒盛，不能托毒外达，疮形平塌，根脚散漫不收，难溃难腐的虚证；透托法用于毒气虽盛而正气未衰者，促其早日脓出毒泄，肿消痛减，以免脓毒旁窜深溃。如毒邪炽盛，加用清热解毒药物。

3. **补法**　是用补养药物，恢复其正气，助养其新生，使疮口早日愈合的治疗法则。适用于溃疡后期。凡气血虚弱者，宜补养气血；脾胃虚弱者，宜理脾和胃；肝肾不足者，宜补益肝肾等。但毒邪未尽之时，切勿遽用补法。

◎ 要点二　清热法、温通法、祛痰法、和营法、内托法的代表方剂及应用

1. **清热法**　是用寒凉药物，使内蕴之热毒得以清解，是外科的主要治疗法则。

（1）**代表方剂**　清热解毒方，如五味消毒饮；清气分之热方，如黄连解毒汤；清血分之热方，如犀角地黄汤、清营汤；养阴清热方，如知柏八味丸；清骨蒸潮热方，如清骨散。

（2）**应用**　清热解毒法用于热毒之证，症见局部红、肿、热、痛，伴发热烦躁，口咽干燥，舌红苔黄、脉数等，如疔疮、疖、痈诸疮疡。清气分热用于局部色红或皮色不变、灼热肿痛的阳证，或皮肤病之皮损焮红灼热，脓疱、糜烂并伴壮热烦躁，口干喜冷饮，溲赤便干，舌质红，苔黄腻或黄糙，脉洪数者，如颈痈、流注、接触性皮炎、脓疱疮等。清血分热用于邪热侵入营血，症见局部焮红灼热的外科疾病，如烂疔、发、大面积烧伤；皮肤病出现红斑、瘀点、灼热，如丹毒、白疕（血热型）、红蝴蝶疮等，伴有高热，口渴不欲饮，心烦不寐，舌质红绛、苔黄、脉数等。以上三法在热毒炽盛时可相互同用。养阴清热用于阴虚火旺的慢性病证，如红蝴蝶疮，有头疽溃后，蛇串疮恢复期，或走黄，内陷后阴伤有热者。清骨蒸潮热一般用于瘰疬、流痰后期虚热不退的病症。注意点：应用清热药必须兼顾胃

气，如过用苦寒，势必损伤胃气。尤其在疮疡溃后体质虚弱者更应注意，过投寒凉能影响疮口愈合。

2. 温通法 用温经通络、散寒化痰的药物，以驱散阴寒凝滞之邪，为治疗寒证的主要法则。

（1）代表方剂 温经通阳方，如阳和汤；温经散寒方，如独活寄生汤。

（2）应用 温经通阳、散寒化痰法适用于体虚寒痰阻于筋骨，患处隐隐作痛，漫肿不显，不红不热，面色苍白，形体恶寒，小便清利，舌淡苔白，脉迟或沉等内寒证，如流痰、脱疽等病。温经散寒、祛风化湿法，适用于体虚风寒湿邪侵袭筋骨，患处酸痛麻木，漫肿，皮色不变，恶寒重，发热轻，苔白腻，脉迟紧等外寒证者。阳和汤以温阳补虚为主，一般多用于体质较虚者，为治疗虚寒阴证之代表方；独活寄生汤祛邪补虚并重，如体质较强者，只要去其补虚之品，仍可应用。注意点：阴虚有热者不可施用本法，因温燥之药能助火劫阴，若用之不当，能造成其他变证。临床上应用温通法多配以补气养血，活血通络之品。

3. 祛痰法 用咸寒软坚化痰的药物，使因痰凝聚之肿块得以消散的法则。

（1）代表方剂 疏风化痰方，如牛蒡解肌汤合二陈汤；清热化痰方，如清咽利膈汤合二母散；解郁化痰方，如逍遥散合二陈汤；养营化痰方，如香贝养营汤。

（2）应用 疏风化痰适用于风热夹痰证，如颈痈结块肿痛，伴有咽喉肿痛、恶风发热；清热化痰适用于痰火凝聚之证，如锁喉痈红肿坚硬、灼热疼痛，伴气喘痰壅，壮热口渴，便秘溲赤，舌质红绛，苔黄腻，脉弦滑数；解郁化痰适用于气郁夹痰之病证，如瘰疬、肉瘿结块坚实，色白不痛或微痛，伴有胸闷憋气，性情急躁等；养营化痰适用于体虚夹痰之证，如瘰疬、流痰后期，形体消瘦、神疲肢软者。注意点：因痰而致的外科病每与气滞、火热相合，应注意辨证。临床应用可根据病变部位、经络脏腑之所属而随经用

药，如病在颈项腮颐加疏肝清火之品，又如病在乳房加清泄胃热之品。

4. 和营法 是用调和营血药物，使经络疏通，血脉调和流畅，从而达到疮疡肿消痛止的目的。可分活血化瘀和活血逐瘀两类。

（1）代表方剂 活血化瘀方，如桃红四物汤；活血逐瘀方，如大黄䗪虫丸。

（2）应用 活血化瘀法适用于经络阻隔，气血凝滞引起的外科疾病，如肿疡或溃后肿硬疼痛不减、结块、色红较淡，或不红或青紫者。活血逐瘀法适用于瘀血凝聚、闭阻经络所引起的外科疾病，如乳岩、筋瘤等。注意点：和营法在临床上常与其他治法合用，如祛寒药、养血药、理气化痰药等。和营活血药品性多温热，故火毒炽盛的疾病不应使用；对气血亏损者，破血逐瘀药也不宜过用。

5. 内托法 用补益和透脓药物，扶助正气，托毒外出，使疮疡毒邪移深居浅，早日液化成脓，或使病灶趋于局限化，使邪盛者不致脓毒旁窜深溃，正虚者不致毒邪内陷，从而达到脓出毒泄，肿痛消退的目的。可分为透托法和补托法两类。其中补托法又可分为益气托毒法和温阳托毒法。

（1）代表方剂 透托方，如透脓散；益气托毒方，如托里消毒散；温阳托毒方，如神功内托散。

（2）应用 透托法用于肿疡已成，毒盛正气不虚，肿疡尚未溃破或溃破后脓出不畅，多用于实证；补托法用于肿疡毒势方盛，正气已虚，不能托毒外出者，局部疮形平塌，根盘散漫，难溃难腐，或溃后脓水稀少，坚肿不消，并出现精神不振，面色无华，脉数无力等症状；温阳托毒法用于局部疮形漫肿无头，疮色灰暗不泽，化脓迟缓，或局部肿势已退，腐肉已尽，而脓水灰薄，或偶带绿色，新肉不生、不知疼痛，伴自汗肢冷，腹痛便泄，精神萎靡，脉沉细，舌质淡胖等症。注意点：透脓法不宜用之过早，肿疡初起未成脓时勿用。补托法在正实毒盛的情况下，不可

施用。此外，内托法常与清热法同用。

细目二 外治法

外治法是运用药物、手术、物理方法或配合一定的器械等，直接作用于患者体表某部或病变部位而达到治疗目的的一种治疗方法。常用的方法有药物疗法、手术疗法和其他疗法三大类。药物疗法常用的有膏药、油膏、箍围药、草药、掺药等。手术疗法常用的有切开法、烙法、砭镰法、挑治法、挂线法、结扎法等。其他疗法有引流法、垫棉法、药筒拔法、针灸法、熏法、熨法、热烘疗法、溻渍法、冷冻疗法和激光疗法等。

◎ 要点一 膏药、油膏的临床应用

1. 膏药 古代称薄贴，现称硬膏。适用于一切外科疾病初起、成脓、溃后各个阶段。太乙膏、千捶膏均用于红肿热痛明显之阳证疮疡，为肿疡、溃疡通用方。太乙膏性偏清凉，消肿、清火、解毒、生肌。千捶膏性偏寒凉，消肿、解毒、提脓、去腐、止痛。阳和解凝膏温经和阳，祛风散寒，调气活血，化痰通络，用于疮形不红不热，漫肿无头之阴证疮疡未溃者。咬头膏具有腐蚀性，功能蚀破疮头，适用于肿疡脓成，不能自破，以及患者不愿接受手术切开排脓者。此外，薄型膏药多适用于溃疡，宜勤换；厚型膏药多适用于肿疡，宜少换，一般5~7天调换一次。注意点：凡疮疡使用膏药，有时可能引起皮肤焮红，或起丘疹，或发生水疱，瘙痒异常，甚则溃烂等现象，此为膏药风，或溃疡脓水过多，浸淫皮肤，而引起湿疮。此外，膏药不可去之过早。

2. 油膏 现称软膏。适用于肿疡、溃疡，皮肤病糜烂结痂渗液不多者，以及肛门病等。金黄膏、玉露膏清热解毒、消肿止痛、散瘀化痰，适用于疮疡阳证。金黄膏长于除湿化痰，对肿而有结块，尤其是急性炎症控制后形成的慢性迁延性炎症更适宜。玉露膏性偏寒凉，对焮红灼热明显，肿势散漫者效果较佳。冲和膏活血止痛，疏

风祛寒，消肿软坚，适用于半阴半阳证。回阳玉龙膏温经散寒，活血化瘀，适用于阴证。溃疡期可选用生肌玉红膏、红油膏、生肌白玉膏。生肌玉红膏活血去腐、解毒止痛、润肤生肌收口，适用于一切溃疡，腐肉未脱，新肉未生之时，或日久不能收口者。红油膏防腐生肌，适用于一切溃疡。生肌白玉膏润肤生肌收敛，适用于溃疡腐肉已净，疮口不敛者，以及乳头皲裂、肛裂等。疯油膏润燥杀虫止痒，适用于牛皮癣、慢性湿疮、皲裂等。青黛散油膏收湿止痒、清热解毒，适用于蛇串疮、急慢性湿疮等皮肤焮红痒痛、渗液不多之症，或疖腮，以及对各种油膏过敏者。消痔膏、黄连膏消痔退肿止痛，适用于内痔脱出、赘皮外痔、血栓外痔等出血、水肿、疼痛之症。注意点：凡皮肤湿烂，疮口腐肉已尽，油膏应薄而勤换。如油膏刺激皮肤引起皮炎，应改用植物油或动物油调制油膏。在溃疡腐肉已脱、新肉生长之时，油膏宜薄。

◎ 要点二 箍围药的适应证、用法及注意点

箍围药古称敷贴，是药粉和液体调制成的糊剂。具有箍集围聚、收束疮毒作用，用于肿疡初期，促其消散；或毒已结聚，促使疮形缩小，趋于局限，早日成脓和破溃；或肿疡破溃，余肿未消，能消肿，截其余毒。

1. 适应证 外疡初起、成脓及溃后，肿势散漫不聚，而无集中之硬块者。

2. 用法 金黄散、玉露散用于红肿热痛明显的阳证疮疡；冲和散用于疮形肿而不高，痛而不甚，微红微热属半阴半阳证者；回阳玉龙散用于疮形不红不热，漫肿无头属阴证者。箍围药的调制，以醋调者，散瘀解毒；以酒调者，助行药力；以葱、姜、韭、蒜捣汁调者，辛香散邪；以菊花汁、丝瓜叶汁、银花露调者，清凉解毒，而用丝瓜叶汁调制的玉露散治疗暑疖效果较好；以鸡子清调者，缓和刺激；以油类调者，润泽肌肤。总之，阳证多用菊花汁、银花露或冷茶汁调制，半阴半阳证多用葱、姜、韭捣汁或用蜂蜜调

制，阴证多用醋、酒调敷。用于外疡初起时，箍围药宜敷满整个病变部位。若毒已结聚，或溃后余肿未消，宜敷于患处四周，不要完全涂布。敷贴应超过肿势范围。

3. 注意点 凡外疡初起，肿块局限者，一般宜用消散药。箍围药敷后干燥之时，宜用液体湿润。

◎ 要点三 掺药的种类及临床应用

掺药是将各种不同的药物研成粉末，根据制方规律，并按其不同的作用，配伍成方，用时掺布于膏药或油膏上，或直接掺布于病变部位。古称散剂，现称粉剂。掺药包括消散药、提脓去腐药、腐蚀药与平胬药、祛腐生肌药、生肌收口药、止血药、清热收涩药、酊剂、洗剂等。

1. 消散药 具有渗透和消散作用。适用于肿疡初起，而肿势局限尚未成脓者。阳毒内消散、红灵丹活血止痛、消肿化痰，适用于一切阳证。阴毒内消散、桂麝散、黑退消温经活血、破坚化痰、散风逐寒，适用于一切阴证。

2. 提脓去腐药 具有提脓去腐的作用。适用于溃疡初期，脓栓未溶，腐肉未脱，或脓水不净，新肉未生之际。提脓去腐的主药是升丹，目前常用的有九一丹、八二丹、七三丹、五五丹、九黄丹等。在腐肉已脱，脓水已少的情况下，宜减少升丹含量。此外，尚有不含升丹的提脓祛腐药，如黑虎丹，用于升丹的过敏者。

3. 腐蚀药与平胬药 腐蚀药又称追蚀药，腐蚀组织，能使疮疡不正常的组织得以腐蚀枯落。平胬药平复胬肉，能使疮口增生的胬肉回缩。适用于肿疡在脓未溃时；痔疮、瘰疬、赘疣、息肉等病；疮疡破溃以后，疮口太小，引流不畅者；疮口僵硬，胬肉突出，腐肉不脱等者。如白降丹，适用于溃疡疮口太小，脓腐难去者；或肿疡脓成不能穿溃，同时不愿接受手术治疗者；或赘疣、瘰疬。枯痔散一般用于痔疮。三品一条枪插入患处，能腐蚀漏管，蚀去内痔，攻溃瘰疬。平胬丹适用于疮面胬肉突出者。

4. 祛腐生肌药 具有提脓祛腐、解毒活血、

生肌收敛的作用，适用于溃疡日久，腐肉难脱，新肉不生；或腐肉已脱，新肉不长，久不收口者。回阳玉龙散温阳活血，去腐生肌，适用于阴证溃疡，腐肉难脱，肉芽暗红或腐肉已脱，肉芽灰白，新肉不长者。月白珍珠散、拔毒生肌散用于阳证溃疡。月白珍珠散清热解毒，去腐生肌，用于腐肉脱而未尽，新肉不生，久不收口者。拔毒生肌散拔毒生肌，用于腐肉未脱，常流毒水，疮口下陷，久不生肌者。黄芪六一散、回阳生肌散用于虚证溃疡，脓水清稀，久不收口者，前者补气和营生肌，擅治偏气虚，后者回阳生肌，擅治偏阳虚。

5. 生肌收口药 具有解毒、收敛、促进新肉生长的作用。适用于溃疡腐肉已脱、脓水将尽时。常用的有生肌散、八宝丹等。

6. 止血药 具有收涩凝血的作用，适用于溃疡或创伤出血。桃花散适用于溃疡出血；圣金刀散适用于创伤性出血；云南白药对于溃疡出血、创伤性出血均可使用。其他如三七粉，调成糊状涂敷患部，也有止血作用。

7. 清热收涩药 具有清热收涩止痒的作用，适用于一切急性皮肤病或亚急性皮炎而渗液不多者。常用的有青黛散，以其清热止痒的作用较强，故用于皮肤病大片潮红丘疹而无渗液者；三石散收涩生肌作用较好，故用于皮肤糜烂，稍有渗液而无红热者。

8. 酊剂 一般用于疮疡未溃及皮肤病等。红灵酒活血、消肿、止痛，用于冻疮、脱疽未溃之时；10%土槿皮酊、复方土槿皮酊杀虫、止痒，适用于鹅掌风、灰指甲、脚湿气等；白屑风酊祛风、杀虫、止痒，适用于面游风。

9. 洗剂 也称混合振荡剂或振荡洗剂。一般用于急性、过敏性皮肤病，如酒渣鼻和粉刺等。三黄洗剂清热止痒，用于一切急性皮肤病，如湿疮、接触性皮炎，皮损为潮红、肿胀、丘疹等；颠倒散洗剂清热散瘀，用于酒渣鼻、粉刺。

◎ 要点四 切开法的适应证及具体运用

1. 切开法的适应证 一切外疡，确已成

脓者。

2. 切开法的具体运用

（1）选择有利时机　肿疡成脓，脓肿中央出现透脓点（脓腔中央最软的一点），即为脓已熟。

（2）切口选择　选择脓腔最低点或最薄弱处进刀。一般疮疡宜循经直切；乳房部应以乳头为中心，放射状切开；面部脓肿应尽量沿皮肤自然纹理切开；手指脓肿，应从侧方切开；关节区附近的脓肿，切口尽量避免越过关节；关节区脓肿，一般施行横切口、弧形切口或"S"形切口；肛旁低位脓肿，应以肛管为中心作放射状切开。

（3）切开原则　进刀深浅必须适度，以得脓为度。如脓腔浅者，或生在皮肉较薄的头、颈、胁肋、腹、手指等部位，必须浅切；如脓腔深者，或生在皮肉较厚的臀、臂等部位，稍深无妨。切口大小应根据脓肿范围大小，以及病变部位的肌肉厚薄而定，以脓流通畅为原则。凡是脓肿范围大，肌肉丰厚而脓腔较深的，切口宜大；脓肿范围小，肉薄而脓肿较浅的，切口宜小。一般切口不能超越脓腔以外。

（4）操作方法　切开时以右手握刀，刀锋向外，拇食两指夹住刀口要进刀的尺寸，其余三指把住刀柄，并把刀柄的末端顶在鱼际上1/3处，同时左手拇食两指按在所要进刀部位的两侧，进刀时刀刃宜向上，在脓点部位向内直刺，深入脓腔即止。

（5）注意点　当辨清脓成熟的程度、脓的深浅、患部的血脉经络位置等情况，然后决定切开与否。在关节和筋脉的部位宜谨慎开刀；如患者过于体弱，切开时应注意体位并做好充分准备，以防晕厥；凡颜面疔疮，尤其在鼻唇部位，忌早期切开。切开后，由脓自流，切忌用力挤压。

◎ 要点五　砭镰法、挑治法、挂线法、结扎法的适应证及用法

1. 砭镰法的适应证及用法　是用三棱针或刀锋在疮疡患处，浅刺皮肤或黏膜，放出少量血液，使内蕴热毒随血外泄的一种治疗方法。俗称飞针。适用于急性阳证疮疡，如下肢丹毒、红丝

疔、疖疮痈肿初起、外伤瘀血肿痛、痔疮肿痛等。用法：在常规消毒下，用三棱针或刀锋，迅速移动直刺患处或特选部位的皮肤、黏膜，宜轻、准、浅、快，以微微出血为度。刺毕，用消毒棉球按压针孔或敷药包扎。头、面、颈部不宜施用砭镰法，阴证、虚证及有出血倾向者禁用。

2. 挑治疗法的适应证及用法　是在人体的腧穴、敏感点，或一定区域内，用三棱针挑破皮肤、皮下组织，挑断部分皮内纤维，通过刺激皮肤经络，使脏腑得到调理的一种治疗方法。适用于内痔出血、肛裂、脱肛、肛门瘙痒、颈部多发性疖肿等。常用的方法有选点挑治、区域挑治和截根疗法三种。①选点挑治：适用于颈部多发性疖肿。在背部上起第七颈椎，下至第五腰椎，旁及两侧腋后线范围内，寻找疾病反应点。反应点多为棕色、灰白色、暗灰色等，按之不退色小米粒大小的丘疹。②区域挑治：适用于内痔出血、肛裂、脱肛、肛门瘙痒等。在腰椎两侧旁开1~1.5寸的纵线上任选一点挑治，尤其在第三腰椎到第二腰椎之间旁开1~1.5寸的纵线上效果更好。③截根疗法：取大椎下四横指处，在此处上下左右1cm范围内寻找反应点或敏感点。挑治前局部常规消毒，用小号三棱针刺入皮下至浅筋膜层，挑断黄白色纤维数根。挑毕，以消毒纱布敷盖。一次不愈，可于2~3周后再行挑治，部位可以另选。挑治后一般3~5天内禁止洗澡。

3. 挂线法的适应证及用法　是采用普通丝线，或药制丝线，或纸裹药线，或橡皮筋线等来挂断漏管或窦道的治疗方法。其机理是利用挂线的紧箍作用，促使气血阻绝，肌肉坏死，最终达到切开的目的。挂线又能起到引流作用，分泌物和坏死组织液随挂线引流排出，从而保证引流通畅，防止发生感染。适用于疮疡溃后，脓水不净，虽经内服、外敷等治疗无效而形成漏管或窦道者；或疮口过深，或生于血络丛集处，而不宜采用切开手术者。用法：先用球头银丝自甲孔探入管道，使银丝从乙孔穿出（如没有乙孔的，可在局麻下用硬性探针顶穿，引出银丝），然后用

丝线做成双套结，将橡皮筋线一根结扎在自乙孔穿出的银丝球头部，再由乙孔退回管道，从甲孔抽出。橡皮筋线与丝线贯穿漏管管道两口，此时将扎在球头上的丝线与橡皮筋线剪开，再在橡皮筋线下先垫两根丝线，然后收紧橡皮筋线，打一个单结，再将所垫的两根丝线，各自分别在橡皮筋线打结处予以结缚固定，最后抽出管道内保留的丝线。注意点：如发现挂线松弛时，必须紧线；探查管道时，要轻巧、细致，避免形成假道。

4. 结扎法的适应证及用法 是将线缠扎于病变部位与正常皮肉分界处，通过结扎，促使病变部位经络阻塞、气血不通，结扎远端的病变组织失去营养而致逐渐坏死脱落，从而达到治疗目的的一种方法。又名缠扎法。适用于瘤、赘疣、痔、脱疽等病，以及脉络断裂引起的出血之症。用法：凡头大蒂小的赘疣、痔核等，可在根部以双套结扣住扎紧；凡头小蒂大的痔核，可以缝针贯穿它的根部，再用"8"字式结扎法，或"回"字式结扎法两线交叉扎紧；如截除脱疽坏死的趾、指，可在其上端预先用丝线缠绕十余圈，渐渐紧扎；如脉络断裂，可先找到断裂的络头，再用缝针引线贯穿出血底部，然后系紧打结。结扎所使用线的种类有普通丝线、药制丝线、纸裹药线等，目前多采用较粗的普通丝线或医用缝合线。注意点：如内痔用缝针穿线，不可穿过患处的肌层；扎线应扎紧；扎线未脱，应俟其自然脱落。对血瘤、岩肿当禁忌使用。

◎ **要点六　引流法、垫棉法、药筒拔法、针灸法、熏法、熨法、溻渍法、冷冻法、激光疗法适应证、用法及注意点**

1. 引流法 是在脓肿切开或自行溃破后，运用药线、导管或扩创等使脓液畅流，腐脱新生，防止毒邪扩散，促使溃疡早日愈合的一种治法。包括药线引流、导管引流和扩创引流等。

（1）药线引流，药线俗称纸捻或药捻，插入溃疡疮孔中，借着药物及物理作用，使脓水外流；同时利用药线之线形，能使坏死组织附着于药线而使之外出；此外，尚能探查脓肿的深浅，以及有否死骨的存在。适用于溃疡疮口过小，脓水不易排出者；或已成漏管、窦道者。有外黏药物及内裹药物两类，目前临床上大多应用外黏药物的药线。外黏药物法适用于溃疡疮口过深过小，脓水不易排出者。多将搓成的纸线，临用时放在油中或水中润湿，蘸药插入疮口。外黏药物多用含有升丹成分的方剂或黑虎丹等。内裹药物法适用于溃疡已成漏管或窦道者。将药物预先放在纸内，裹好搓成线状备用。内裹药物多用白降丹、枯痔散等。注意点：药线插入疮口中，应留出一小部分在疮口之外，并应将留出的药线末端向疮口侧方或下方折放，再以膏药或油膏盖贴固定。如脓水尽，流出淡黄色黏稠液体时，不可再插药线。

（2）导管引流，是将导管（或塑胶管或橡皮管）插入疮口中，引导脓水外流的一种引流方法。适用于附骨疽、流痰、流注等脓腔较深、脓液不易畅流者，或腹腔手术后。用法：将消毒的导管轻轻插入疮口，达到底部后，再稍退出一些即可。当管腔中已有脓液排出时，即用橡皮膏固定导管，外盖厚层纱布，放置数日，当脓液减少后，改用药线引流；或当脓腔位于肌肉深部，切开后脓液不易畅流时，将导管插入，引流脓液外出，待脓稍少后，即拔去导管，再用药线引流。注意点：导管的放置应放在疮口较低的一端；导管必须固定；管腔如被腐肉阻塞，可松动引流管或轻轻冲洗。

（3）扩创引流，是应用手术来进行引流的方法。适用于痈、有头疽等脓肿溃后有袋脓者，瘰疬溃后形成空腔或脂瘤染毒化脓等，经其他引流、垫棉法等无效者。用法：在消毒局麻下，对脓腔范围较小者，用手术刀将疮口上下延伸即可；如脓腔范围较大者，则作十字形扩创。瘰疬之溃疡，除扩创外，并须将空腔之皮修剪，使疮面全部暴露；有头疽溃疡的袋脓，除作十字形扩创外，切忌将空腔之皮剪去，以免愈合后形成较大的瘢痕，影响活动功能；脂瘤染毒化脓的扩创，作十字形切开后，将疮面两侧皮肤稍作修剪，便于棉花嵌塞，并用刮匙将渣样物质及囊壁一并刮清。注意点：扩创后，须用消毒棉花按疮口大小，蘸八二丹或七三丹嵌塞疮口以祛腐，并加压固定，以防止出血，以后可按溃疡处理。

2. 垫棉法 是用棉花或纱布折叠成块以衬垫疮部的一种辅助疗法。它是借着加压的力量，使溃疡的脓液不致下坠而潴留，或使过大的溃疡空腔皮肤与新肉得以黏合而达到愈合的目的。适用于溃疡脓出不畅有袋脓者；或疮孔窦道形成脓水不易排尽者；或溃疡脓腐已尽，新肉已生，但皮肉一时不能黏合者。用法：袋脓者，使用时将棉花或纱布垫衬在疮口下方空隙处，并用宽绷带加压固定；对窦道深而脓水不易排尽者，用棉垫压迫整个窦道空腔，并用绷带扎紧；溃疡空腔的皮肤与新肉一时不能黏合者，使用时可将棉垫按空腔的范围稍为放大，满垫在疮口之上，再用阔带绷紧。具体应用时，需根据不同部位，在垫棉后采用不同的绷带予以加压固定，如项部用四头带，腹壁多用多头带，会阴部用丁字带，腋部、腘窝部用三角巾包扎，小范围的用宽橡皮膏加压固定。注意点：在急性炎症红肿热痛尚未消退时不可应用；所用棉垫必须比脓腔或窦道稍大；用于黏合皮肉，一般5~7天更换一次，用于袋脓，可2~3天更换一次；垫棉法无效，宜采取扩创引流手术；应用本法期间，若出现发热，局部疼痛加重者，则应立即终止使用，采取相应的措施。

3. 药筒拔法 是采用一定的药物与竹筒若干个同煎，乘热迅速扣于疮上，借助药筒吸取脓液毒水，从而达到脓毒自出、毒尽疮愈目的的方法。适用于有头疽坚硬散漫不收，脓毒不得外出；或脓疡已溃，疮口狭小，脓稠难出，有袋脓者；或毒蛇咬伤，肿势迅速蔓延，毒水不出者；或反复发作的流火等。目前因操作不便，多以拔火罐方法代替。

4. 针灸法 包括针法与灸法。在外科方面，古代多采用灸法。针刺适用于瘰疬、乳痈、乳癖、湿疮、瘾疹、蛇串疮、脱疽、内痔术后疼痛、排尿困难等。针刺的用法，一般采取病变远离部位取穴，手法大多应用泻法，不同疾病取穴各异。灸法是用药物在患处燃烧，借着药力、火力的温暖作用，以温阳祛寒、活血散瘀、疏通经络、拔引蓄毒。灸法适用于肿疡初起坚肿，特别是阴寒毒邪凝滞筋骨，而正气虚弱，难以起发，不能托毒外达者；或溃疡久不愈合，脓水稀薄，肌肉僵化，新肉生长迟缓者。灸法主要有明灸、隔灸两类。目前常用的是隔灸。隔灸是捣药成饼，或切药成片（如豆豉、附子等作饼，或姜、蒜等切片），上置艾炷，于疮上灸之。注意点：凡针刺一般不宜直接刺于病变部位。疔疮等实热阳证，不宜灸之；头面、颈项、手指等部位，不宜灸法。

5. 熏法 是把药物燃烧后，取其烟气上熏，借着药力与热力的作用，使腠理疏通、气血流畅而达到治疗目的的一种治法。包括神灯照法、桑柴火烘法、烟熏法等。适用于肿疡、溃疡。神灯照法活血消肿、解毒止痛，适用于痈疽轻证，未成脓者自消，已成脓者自溃，不腐者即腐；桑柴火烘法助阳通络、消肿散坚、化腐生肌、止痛，适用于疮疡坚而不溃、溃而不腐、新肉不生、疼痛不止之症；烟熏法杀虫止痒，适用于干燥而无渗液的各种顽固性皮肤病。注意避免引起皮肤灼伤及保持室内适当流通空气。

6. 熨法 是把药物加酒、醋炒热，布包熨摩患处，使腠理疏通而达到治疗目的的一种方法。适用于风寒湿痰凝滞筋骨肌肉等证，以及乳痈的初起或回乳。一般阳证肿疡慎用。

7. 溻渍法 溻是将饱含药液的纱布或棉絮湿敷患处，渍是将患处浸泡在药液中。溻渍法是通过湿敷、淋洗、浸泡对患处的物理作用，以及不同药物对患部的药效作用，而达到治疗目的的一种方法。适用于阳证疮疡初起、溃后；半阴半阳证及阴证疮疡；美容、保健等。常用方法有溻法和浸渍法。溻法，用6~8层纱布浸透药液，轻拧至不滴水，湿敷患处，包括冷溻、热溻、罨敷。浸渍法包括淋洗、冲洗、浸泡等。2%~10%

黄柏溶液适用于疮疡热毒炽盛，皮肤掀红或糜烂，或溃疡脓水较多，疮口难敛者；苦参汤适用于尖锐湿疣、白疕等；五倍子汤适用于内、外痔肿痛及脱肛等；鹅掌风浸泡方适用于鹅掌风。

8. 冷冻法 是利用各种不同等级的低温作用于患病部位，使之冰寒凝集，气血阻滞，病变组织失去气血濡养而发生坏死脱落的一种治疗方法。适用于瘤、赘疣、痔核、痣、早期皮肤

癌等。

9. 激光疗法 是用各种不同的激光治疗不同疾病的方法。目前常用的有二氧化碳激光和氦氖激光。二氧化碳激光适用于瘤、赘疣、痔核、痣、部分皮肤良恶性疾病等。氦氖激光适用于疮疡初起及僵块、溃疡久不愈合、皮肤瘙痒症、蛇串疮后遗症、油风等。一般分弱激光治疗和中、强功率激光治疗。

第四单元　疖　病

细目一　疖

◎ 要点一　疖的定义与特点

疖是指发生在肌肤浅表部位、范围较小的急性化脓性疾病。其特点是肿势局限，范围多在3cm左右，突起根浅，色红、灼热、疼痛，易脓、易溃、易敛。临床分暑疖（有头疖、无头疖）、蝼蛄疖、疖病。

◎ 要点二　疖的病因病机

常因内郁湿火，外感风邪，两相搏结，蕴阻肌肤所致；或夏秋季节感受暑毒而生；或因汗出不畅，暑湿热蕴蒸肌肤，引起痱子，复经搔抓，破伤染毒而成。

患疖后若处理不当，疮口过小，脓毒潴留，或搔抓碰伤，脓毒旁窜，加之头顶皮肉较薄、头皮窜空而成蝼蛄疖。

凡体质虚弱，或伴消渴、习惯性便秘等慢性疾病阴虚内热者，或脾虚便溏者，容易染毒而成疖病。

◎ 要点三　疖的临床表现

局部皮肤红肿疼痛，可伴发热、口干、便秘、苔黄、脉数等症状。

1. 有头疖 患处皮肤上有一红色结块，范围约3cm，灼热疼痛，突起根浅，中心有一脓

头，出脓即愈。

2. 无头疖 皮肤上有一红色结块，范围约3cm，无脓头，表面灼热，触之疼痛，2~3天化脓，溃后多迅速愈合。

3. 蝼蛄疖 多发于儿童头部。临床常见两种类型。一种是坚硬型，疮形肿势虽小，但根脚坚硬，溃破出脓而坚硬不退，疮口愈合后还会复发，常为一处未愈，他处又生。一种是多发型，疮大如梅李，相联三五枚，溃破脓出而不易愈合，日久头皮窜空，如蝼蛄串穴之状。病久可损及颅骨，如以探针或药线探之，可触及粗糙的骨质。

4. 疖病 好发于项后发际、背部、臀部。几个到几十个，反复发作，缠绵不愈。也可在身体各处散发疖肿，一处将愈，他处续发，或间隔周余、月余再发。患消渴病、习惯性便秘或营养不良者易患本病。

◎ 要点四　疖的治疗方法

以清热解毒为主。暑疖需兼清暑化湿；疖病多虚实夹杂，必须扶正固本与清热解毒并施，或兼养阴清热或健脾和胃；对伴消渴病等慢性病者，必须积极治疗相关疾病。

1. 内治

（1）**热毒蕴结证**

证候：常见于气实火盛患者。好发于项后发

际、背部、臀部。轻者疖肿只有一两个，多则可散发全身，或簇集一处，或此愈彼起。伴发热，口渴，溲赤，便秘。苔黄，脉数。

治法：清热解毒。

方药：五味消毒饮、黄连解毒汤加减。

（2）暑热浸淫证

证候：发于夏秋季节，以小儿及产妇多见。局部皮肤红肿结块，灼热疼痛，根脚很浅，范围局限。伴发热，口干，便秘，溲赤。舌苔薄腻，脉滑数。

治法：清暑化湿解毒。

方药：清暑汤加减。

加减：疖在头面部，加野菊花、防风；疖在身体下部，加黄柏、苍术；热毒内盛者，加黄连、黄柏、山栀；大便秘结者，加生大黄、枳实。

（3）体虚毒恋，阴虚内热证

证候：疖肿常此愈彼起，不断发生。或散发全身各处，或固定一处，疖肿较大，易转变成有头疽。伴口干唇燥。舌质红苔薄，脉细数。

治法：养阴清热解毒。

方药：仙方活命饮合增液汤加减。

（4）体虚毒恋，脾胃虚弱证

证候：疖肿泛发全身各处，成脓、收口时间均较长，脓水稀薄。伴面色萎黄，神疲乏力，纳少便溏。舌质淡或边有齿痕，苔薄，脉濡。

治法：健脾和胃，清化湿热。

方药：五神汤合参苓白术散加减。

2. 外治

（1）初起，小者用千捶膏盖贴或三黄洗剂外搽；大者用金黄散或玉露散，以金银花露或菊花露调成糊状敷于患处，或紫金锭水调外敷；也可用鲜野菊花叶、蒲公英、芙蓉叶、龙葵、败酱草、丝瓜叶取其一种，洗净捣烂敷于患处，每天1~2次，或煎后每日外洗2次。

（2）脓成，宜切开排脓，掺九一丹、太乙膏盖贴；深者可用药线引流。脓尽用生肌散掺白玉膏收口。

（3）蝼蛄疖，宜作十字形切开，如遇出血，可用棉垫加多头带缚扎以压迫止血。若有死骨，待松动时用镊子钳出。可配合垫棉法，使皮肉粘连而愈合。

细目二　疔

◎ 要点一　疔的特点与种类

疔是一种发病迅速、易于变化而危险性较大的急性化脓性疾病。多发于颜面和手足等处。其特点是疮形虽小，但根脚坚硬，状如钉丁，病情变化迅速，易毒邪走散。发于颜面部的疔疮，易走黄而有生命危险；发于手足部的疔疮，易损筋伤骨而影响功能。

根据发病部位和性质不同，疔分颜面部疔疮、手足部疔疮、红丝疔、烂疔、疫疔等。

◎ 要点二　颜面部疔疮的定义与特点

颜面部疔疮是指发生于颜面部的急性化脓性疾病。相当于西医的颜面部疖、痈。由于发病部位不同，名称各异，如疔疮生于眉心者，叫眉心疔，又称印堂疔；生于两眉棱者，称眉棱疔；生于眼胞者，称眼胞疔；生于颧部者，称颧疔；生于人中者，称人中疔；生于人中两旁者，称虎须疔；生于口角者，称锁口疔；生于两唇内里者，称反唇疔；生于颏部者，称承浆疔等。

◎ 要点三　颜面部疔疮的病因病机

主要因火热之毒为患。其毒或从内发，如恣食膏粱厚味，醇酒辛辣炙煿，脏腑蕴热内生；或从外受，如感受风热火毒，或皮肤破损染毒。火热之毒蕴蒸肌肤，以致气血凝滞，火毒结聚，热胜肉腐而成。若火毒炽盛，内燔营血，则成走黄重证。

◎ 要点四　颜面部疔疮的临床表现及与疖的鉴别

1. 颜面部疔疮的临床表现　多发于额前、颧、颊、鼻、口唇等部。初期，在颜面部某处皮肤上忽起一粟米样脓头，或痒或麻，以后逐渐红肿热痛，肿势范围约 3~6cm，但根深坚硬，状如钉丁，重者有恶寒发热等症状。中期，约第5~7日，肿势逐渐增大，四周浸润明显，疼痛加剧，脓头破溃。伴发热口渴，便干溲赤，苔薄腻或黄腻，脉象弦滑数等。后期，约第7~10日，肿势局限，顶高根软溃脓，脓栓（疔根）随脓外出，肿消痛止，身热减退。病程一般 10~14 天。

若处理不当，或妄加挤压，或不慎碰伤，或过早切开等，可引起走黄，见疔疮顶陷色黑无脓，四周皮肤暗红，头面、耳、项俱肿，伴壮热烦躁，神昏谵语，舌质红绛，苔黄糙，脉洪数等。

2. 颜面部疔疮与疖的鉴别 疖好发于颜面部，但红肿范围不超过 3cm，无明显根脚，一般无全身症状。

◎ 要点五　颜面部疔疮的治疗

内治以清热解毒为大法，火毒炽盛证宜凉血清热解毒。外治根据初起、成脓、溃后，分别采用箍毒消肿、提脓祛腐、生肌收口治疗。

1. 辨证论治

（1）热毒蕴结证

证候：红肿高突，根脚收束，发热头痛。舌红，苔黄，脉数。

治法：清热解毒。

方药：五味消毒饮、黄连解毒汤加减。

（2）火毒炽盛证

证候：疮形平塌，肿势散漫，皮色紫暗，焮热疼痛。伴高热，头痛，烦渴，呕恶，溲赤。舌红，苔黄腻，脉洪数。

治法：凉血清热解毒。

方药：犀角地黄汤、黄连解毒汤、五味消毒饮加减。

2. 外治法

（1）初起宜箍毒消肿，用金黄散、玉露散以金银花露或水调成糊状围敷，或千捶膏盖贴，或六神丸、紫金锭研碎醋调外敷。

（2）脓成宜提脓祛腐，用九一丹、八二丹撒于疮顶部，再用玉露膏或千捶膏敷贴。若脓出不

畅，用药线引流；若脓已成熟，中央已软有波动感时，可切开排脓。

（3）溃后宜提脓祛腐，生肌收口。疮口掺九一丹，外敷金黄膏；脓尽改用生肌散、太乙膏或红油膏盖贴。

◎ 要点六　手足部疔疮的临床表现

发病部位多有受伤史。

1. 蛇眼疔 初起时多局限于指甲一侧边缘的近端处，轻微红肿疼痛，2~3 天成脓，待出脓后，迅速愈合。若失治，可在指甲背面上透现一点黄色或灰白色脓疱，或整个甲身内有脓液，或甲下溃空，或胬肉突出，甚至指（趾）甲脱落。

2. 蛇头疔 初起指端感觉麻痒而痛，继而刺痛，灼热肿胀，色红不明显，随后肿势逐渐扩大。中期肿势扩大，手指末节呈蛇头状肿胀。酿脓时有剧烈的跳痛，患肢下垂时疼痛更甚，局部触痛明显，约 10 天成脓。伴恶寒发热，头痛，全身不适等症状。后期一般脓出肿退痛止，趋向痊愈。若损骨，则溃后脓水臭秽，经久不愈，余肿不消，或胬肉突出。

3. 蛇肚疔 发于指腹部，整个患指红肿疼痛，呈圆柱状，形似小红萝卜，关节轻度屈曲，不能伸展，若强行扳直，即觉剧痛。诸症渐重，7~10 天成脓。溃后脓出黄稠，逐渐肿退痛止，约 2 周痊愈；若损伤筋脉，则愈合缓慢，常影响手指的屈伸。

4. 托盘疔 初起整个手掌肿胀高突，失去正常的掌心凹陷或稍凸出，手背肿势通常更为明显，甚则延及手臂，疼痛剧烈，或伴发红丝疔。伴恶寒发热，头痛，纳呆，苔薄黄，脉滑数等症状。约 2 周成脓，可损伤筋骨，影响屈伸功能，或并发疔疮走黄。若溃后脓出，肿退痛减，全身症状亦随之消失，再过约 7~10 天愈合。

5. 足底疔 初起足底部疼痛，不能着地，按之坚硬。3~5 日有啄痛，修去老皮后，可见到白色脓点。重者肿势蔓延到足背，痛连小腿，不能行走，伴恶寒发热，头痛，纳呆，苔黄腻，脉滑数等。溃后流出黄稠脓液，肿消痛止，全身症

状也随之消失。

◎ 要点七 手足部疔疮成脓期切开引流要求

宜及早切开排脓，一般应尽可能循经切开。蛇眼疔宜沿甲旁 0.2cm 挑开引流。蛇头疔宜在指掌面一侧作纵形切口，必要时行对口引流；蛇肚疔宜在手指侧面作纵形切口，切口长度不得超过上下指关节面。托盘疔应依掌横纹切开，切口应够大，保持引流通畅，手掌处显有白点者，应先剪去厚皮，再挑破脓头。甲下溃空者需拔甲。

◎ 要点八 红丝疔的定义、特点及治疗

1. 红丝疔的定义、特点 红丝疔是发于四肢，皮肤呈红丝显露，迅速向上走窜的急性感染性疾病。其特点是先有手足疔疮或皮肤破损，红肿热痛，继则患肢内侧皮肤出现红丝一条或数条，迅速向躯干方向走窜，可伴恶寒发热等症状，邪毒重者可内攻脏腑，发生走黄。

2. 红丝疔的治疗 治疗宜清热解毒，佐以凉血活血。应积极治疗原发病灶。

（1）内治法

1）火毒入络证

证候：患肢红丝较细，红肿疼痛。全身症状较轻。苔薄黄，脉濡数。

治法：清热解毒。

方药：五味消毒饮加减。

2）火毒入营证

证候：患肢红丝粗肿明显，迅速向近端蔓延，并伴臀核肿大作痛，全身寒战高热，头痛，口渴。苔黄腻，脉洪数。

治法：凉血清营，解毒散结。

方药：犀角地黄汤、黄连解毒汤、五味消毒饮加减。

（2）外治法 红丝细者，宜用砭镰法，局部皮肤消毒后，以刀针沿红丝行走途径，寸寸挑断，并用拇指和食指轻捏针孔周围皮肤，微令出血，或在红丝尽头挑断，挑破处均盖贴太乙膏掺红灵丹。初期可外敷金黄膏、玉露散；若结块成脓，则宜切开排脓，外敷红油膏；脓尽改用生肌

散、白玉膏收口。

细目三 痈

◎ 要点一 痈的概念与特点

痈是指发生于体表皮肉之间的急性化脓性疾病。痈有"内痈""外痈"之分。本节只叙述外痈。其特点是局部光软无头，红肿疼痛（少数初起皮色不变），结块范围多在6~9cm，发病迅速，易肿、易脓、易溃、易敛，或伴恶寒、发热、口渴等症状。

◎ 要点二 痈的病因病机

外感六淫邪毒，或外来伤害，感染毒邪，或过食膏粱厚味，聚湿生浊，邪毒湿浊留阻肌肤，郁结不散，致使营卫不和，气血凝滞，经络壅遏，化火成毒而成。

◎ 要点三 痈的辨证论治方法

治疗宜清热解毒，和营消肿，并结合发病部位辨证用药。外治按一般阳证疮疡治疗。

1. 内治法

（1）火毒凝结证

证候：局部突然肿胀，光软无头，迅速结块，皮肤焮红，灼热疼痛。日后逐渐扩大，变成高肿发硬。重者可有恶寒发热，头痛，泛恶，口渴，舌苔黄腻，脉弦滑或洪数。

治法：清热解毒，行瘀活血。

方药：仙方活命饮加减。发于上部，加牛蒡子、野菊花；发于中部，加龙胆草、黄芩、山栀；发于下部，加苍术、黄柏、川牛膝。

（2）热胜肉腐证

证候：红热明显，肿势高突，疼痛剧烈，痛如鸡啄，溃后脓出则肿痛消退。舌红，苔黄，脉数。

治法：和营清热，透脓托毒。

方药：仙方活命饮合五味消毒饮加减。

（3）气血两虚证

证候：脓水稀薄，疮面新肉不生，色淡红而不鲜或暗红，愈合缓慢。伴面色无华，神疲乏

力，纳少。舌质淡胖，苔少，脉沉细无力。

治法：益气养血，托毒生肌。

方药：托里消毒散加减。

2. 外治法

（1）初起用金黄膏或金黄散，以冷开水调成糊状外敷。热盛者，可用玉露膏或玉露散外敷，或太乙膏外敷，掺药均可用红灵丹或阳毒内消散。

（2）成脓宜切开排脓，以得脓为度。

（3）溃后先用药线蘸八二丹插入疮口，三五日后改用九一丹，外盖金黄膏或玉露膏。待肿势消退十之八九时，改用红油膏盖贴。脓腐已尽，见出透明浅色黏液者，改用生肌散、太乙膏或生肌白玉膏或生肌玉红膏盖贴。

（4）有袋脓者，可先用垫棉法加压包扎，如无效可扩创引流。

◎ 要点四 颈痈的特点与治疗

1. **颈痈的特点** 颈痈是发生在颈部两侧的急性化脓性疾病。俗名痰毒，又称时毒。其特点是多见于儿童，冬春易发，初起时局部肿胀、灼热、疼痛而皮色不变，结块边界清楚，具有明显的风温外感症状。

2. **颈痈的治疗**

（1）内治

风热痰毒证

证候：颈旁结块，初起色白濡肿，形如鸡卵，灼热疼痛，逐渐红肿化脓。伴恶寒发热，头痛，项强，咽痛，口干，溲赤便秘。苔薄腻，脉滑数等。

治法：散风清热，化痰消肿。

方药：牛蒡解肌汤或银翘散加减。

加减：热甚，加黄芩、生山栀、生石膏（打碎）；便秘，加瓜蒌仁、枳实；脓成，加皂角刺、山甲；肿块坚硬，加丹参、赤芍、皂角刺，去荆芥、薄荷、牛蒡子。

（2）外治 初起用金黄膏外敷。脓成应切开排脓。溃后用九一丹或八二丹药线引流，外盖金黄膏或红油膏；脓尽用生肌散、白玉膏。

细目四 发

◎ 要点一 发的概念与特点

发是病变范围较痈大的急性化脓性疾病。相当于西医的蜂窝织炎。其特点是初起无头、红肿蔓延成片，中央明显，四周较淡，边界不清，灼热疼痛，有的 3~5 日后中央色褐腐溃，周围湿烂，全身症状明显。常见的发有生于结喉处的锁喉痈、生于臀部的臀痈、生于手背部的手发背、生于足背的足发背。

◎ 要点二 锁喉痈、臀痈的临床特点与治疗

（一）锁喉痈的临床特点与治疗

1. **锁喉痈的临床特点** 锁喉痈是发于颈前正中结喉处的急性化脓性疾病，因其红肿绕喉故名。又称猛疽、结喉痈，俗称盘颈痰毒。其特点是来势暴急，初起结喉处红肿绕喉，根脚散漫，坚硬灼热疼痛，范围较大，肿势蔓延至颈部两侧、腮颊及胸前，可连及咽喉、舌下，并发喉风、重舌甚至痉厥等险症，伴壮热口渴、头痛项强等症状。

2. **锁喉痈的治疗**

（1）内治

1）痰热蕴结证

证候：红肿绕喉，坚硬疼痛，肿势散漫，壮热口渴，头痛项强，大便燥结，小便短赤。舌红绛，苔黄腻，脉弦滑数或洪数。

治法：散风清热，化痰解毒。

方药：普济消毒饮加减。

2）热胜肉腐证

证候：肿势局限，按之中软应指，脓出黄稠，热退肿减。舌红，苔黄，脉数。

治法：清热化痰，和营托毒。

方药：仙方活命饮加减。

3）热伤胃阴证

证候：溃后脓出稀薄，疮口有空壳，或脓从咽喉溃出，收口缓慢，胃纳不香，口干少津。舌

光红，脉细。

治法：清养胃阴。

方药：益胃汤加减。

（2）外治 初起用玉露散或金黄散或双柏散以金银花露或菊花露调敷。成脓后应及早切开，用九一丹药线引流，外盖金黄膏或红油膏。脓尽用生肌散、白玉膏。

（二）臀痈的临床特点与治疗

1. 臀痈的临床特点 臀痈是发生于臀部肌肉丰厚处范围较大的急性化脓性疾病。由于肌内注射引起者，俗称针毒结块。其特点是来势急，病位深，范围大，难于起发，成脓较快，但腐溃较难，收口亦慢。

2. 臀痈的治疗

（1）内治

1）湿火蕴结证

证候：臀部先痛后肿，焮红灼热，或湿烂溃脓。伴恶寒发热，头痛骨楚，食欲不振。舌质红，苔黄或黄腻，脉数。

治法：清热解毒，和营化湿。

方药：黄连解毒汤合仙方活命饮加减。

加减：局部红热不显，加重活血祛瘀之品，如桃仁、红花、泽兰，减少清热解毒之品。

2）湿痰凝滞证

证候：漫肿不红，结块坚硬，病情进展缓慢，多无全身症状。舌苔薄白或白腻，脉缓。

治法：和营活血，利湿化痰。

方药：桃红四物汤合仙方活命饮加减。

3）气血两虚证

证候：溃后腐肉大片脱落，疮口较深，形成空腔，收口缓慢，面色萎黄，神疲乏力，纳谷不香。舌质淡，苔薄白，脉细。

治法：调补气血。

方药：八珍汤加减。

（2）外治

1）未溃时红热明显的用玉露膏；红热不显的用金黄膏或冲和膏外敷。

2）成脓后宜切开排脓。待腐黑坏死组织与正常组织分界明显时，可以切开，切口应注意低位、够大够深，并清除腐肉。

3）溃后用八二丹、红油膏盖贴，脓腔深者用药线引流；脓尽用生肌散、白玉膏收口；疮口有空腔不易愈合者，用垫棉法。

细目五　有头疽

◎ 要点一　有头疽的特点

有头疽是发生于肌肤间的急性化脓性疾病。其特点是初起皮肤上即有粟粒样脓头，焮热红肿胀痛，迅速向深部及周围扩散，脓头相继增多，溃烂后状如莲蓬、蜂窝，范围常超过 9~12cm，大者可在 30cm 以上。好发于项后、背部等皮肤厚韧之处，多见于中老年人及消渴病患者，并容易发生内陷。

◎ 要点二　有头疽的病因病机

外感风温、湿热邪毒，凝聚肌表，以致气血运行失常而成；或情志内伤，恼怒伤肝，思虑伤脾，肝脾郁结，气郁化火；或房事不节，恣欲伤肾，劳伤精气，肾水亏损，相火炽盛；或恣食膏粱厚味，脾胃运化失常，湿热火毒内生，均能导致脏腑蕴毒而发。

总之，本病总由外感风温、湿热，内有脏腑蕴毒，内外邪毒互相搏结，凝聚肌肤，以致营卫不和，气血凝滞，经络阻隔而成。素体虚弱及消渴患者易并发本病。若阴虚之体，水亏火炽，则热毒蕴结更甚；若气血虚弱之体，毒滞难化，不能透毒外出，均可使病情加剧，甚至发生疽毒内陷。

◎ 要点三　有头疽的临床表现

以项、背部为多见。好发于成年人，以中老年人居多。按局部症状可分为四候，每候约 7 天。《疡科心得集·辨脑疽对口论》云："对疽、发背必以候数为期，七日成形，二候成脓，三候脱腐，四候生肌。"

初期：局部红肿结块，上有粟粒状脓头，作痒作痛，逐渐向周围和深部扩散，脓头增多，色红、灼热、疼痛。伴恶寒发热，头痛，食欲不振，舌苔白腻或黄腻，脉多滑数或洪数等明显的全身症状。此为一候。溃脓期：疮面腐烂形似蜂窝，肿势范围大小不一，常超过10cm，甚至大逾盈尺；伴高热口渴，便秘溲赤。如脓液畅泄，腐肉逐渐脱落，红肿热痛随之减轻，全身症状也渐减或消失。此为二至三候，病变范围大者往往需3~4周。收口期：脓腐渐尽，新肉生长，肉色红活，逐渐收口而愈。少数病例亦有腐肉虽脱，但新肉生长迟缓者。此为四候，常需1~3周。

若兼见神昏谵语，气息急促，恶心呕吐，腰痛，尿少，尿赤，发斑等严重全身症状者，为合并内陷。

◎ 要点四　有头疽的治疗

1. 内治

（1）火毒凝结证

证候：多见于壮年正实邪盛者。局部红肿高突，灼热疼痛，根脚收束，迅速化脓脱腐，脓出黄稠。伴发热，口渴，尿赤。舌苔黄，脉数有力。

治法：清热泻火，和营托毒。

方药：黄连解毒汤合仙方活命饮加减。

加减：恶寒发热，加荆芥、防风；便秘者，加生大黄、枳实；溲赤者，加萆薢、车前子。

（2）湿热壅滞证

证候：局部症状与火毒凝结相同。伴全身壮热，朝轻暮重，胸闷呕恶。舌苔白腻或黄腻，脉濡数。

治法：清热化湿，和营托毒。

方药：仙方活命饮加减。

（3）阴虚火炽证

证候：多见于消渴患者。肿势平塌，根脚散漫，皮色紫滞，脓腐难化，脓水稀少或带血水，疼痛剧烈。伴发热烦躁，口干唇燥，饮食少思，大便燥结，小便短赤。舌质红，苔黄燥，脉细弦数。

治法：滋阴生津，清热托毒。

方药：竹叶黄芪汤加减。

（4）气虚毒滞证

证候：多见于年迈体虚、气血不足患者。肿

势平塌，根脚散漫，皮色灰暗不泽，化脓迟缓，腐肉难脱，脓液稀少，色带灰绿，闷肿胀痛，容易形成空腔。伴高热，或身热不扬，小便频数，口渴喜热饮，精神萎靡，面色少华。舌质淡红，苔白或微黄，脉数无力。

治法：扶正托毒。

方药：八珍汤合仙方活命饮加减。

2. 外治

（1）初起未溃，患部红肿，脓头尚未溃破，属火毒凝结证或湿热壅滞证，金黄膏或千捶膏外敷；阴虚火炽证或气虚毒滞证，冲和膏外敷。

（2）酿脓期，以八二丹掺疮口，如脓水稀薄而带灰绿色者，用七三丹，外敷金黄膏。待脓腐大部脱落，疮面渐洁，用九一丹，外敷红油膏。

（3）若脓腐阻塞疮口，脓液蓄积，引流不畅者，用五五丹药线或八二丹药线多枚分别插入疮口，蚀脓引流。或用棉球蘸五五丹或八二丹，松松填于脓腔以祛腐。若疮肿有明显波动，可采用手术扩创排毒，作"+"或"++"字形切开。如大块坏死组织一时难脱，可分次祛除，以不出血为度。

（4）收口期，疮面脓腐已净，新肉渐生，以生肌散掺疮口，外敷白玉膏。若疮口有空腔，皮肤与新肉一时不能黏合者，可用垫棉法。

细目六　流　注

◎ 要点一　流注的特点

流注是发于肌肉深部的急性化脓性疾病。其特点是好发于四肢躯干肌肉丰厚处的深部，发病急骤，局部漫肿疼痛，皮色如常，容易走窜，常见此处未愈，他处又起。

◎ 要点二　流注的病因病机

总因正气不足，邪毒流窜，使经络阻隔，气血凝滞而成。

（1）暑湿流注　因感受暑湿，客于营卫，阻于肌肉而成。

（2）余毒流注　因先患疔疮、疖、痈，强行挤压或过早切开，或其他热病失于诊治，火热之毒窜入血分，稽留于肌肉之中而发。

（3）瘀血流注　多因跌打损伤，瘀血停留，或产后瘀露停滞，经络为之壅滞而成。

（4）髂窝流注　除可由上述流注的病因引起外，还可由会阴、肛门、外阴、下肢有破损或生疮疖，或附近脏器染毒，邪毒流窜，阻滞经络而成。

◎ 要点三　流注的临床表现

初起，先在四肢近端或躯干部有一处或数处肌肉疼痛，漫肿，微热而皮色不变。2～3天后，肿胀、焮热、疼痛日趋明显，并可触及肿块。伴寒战高热，头痛头胀，周身关节疼痛，食欲不振等全身症状。继则肿块增大，疼痛加剧，约2周，肿块中央微红而热，按之有波动感，兼见高热不退，时时汗出，口渴欲饮，苔黄腻，脉洪数。溃后脓出黄稠或白黏脓水，瘀血流注则夹有瘀血块。随之肿硬疼痛渐消，身热渐退，食欲增加，约经2周，脓尽收口愈合。

若溃后身热不退，身体消瘦，面色无华，脉虚数等，可能他处另有新发，属正虚邪恋之证。若兼神昏谵语，胸胁疼痛，咳喘痰血等，为毒传脏腑，导致内陷变证或引发内痈。

髂窝流注仅发于髂窝部一侧。初起患侧大腿突然拘挛不适，步履呈跛行，伴恶寒发热，头痛，无汗或微汗，纳呆倦怠。2～3日后局部疼痛，大腿即向上收缩，略向内收，不能伸直，妨碍行走，但膝关节仍能伸屈。倘用手将患肢拉直，则可引起剧烈疼痛，痛牵腰部，腹部前突，脊柱似弓状。7～10天，在髂窝部可触到一长圆形肿块，质较硬，有压痛。约1个月成脓，但皮色如常。可在髂窝部或腰部破溃，溃后约20天可以收口。愈后患侧大腿仍然屈曲难伸，往往要经过1-2个月才能恢复正常。

◎ 要点四　流注的治疗

1. 内治

（1）余毒攻窜证

证候：发病前有疔疮、痈、疖等病史。局部漫肿疼痛，全身伴壮热，口渴，甚则神昏谵语。舌苔黄，脉洪数。

治法：清热解毒，凉血通络。

方药：黄连解毒汤合犀角地黄汤加减。

加减：脓成者，加当归、皂角刺、炙山甲，去鲜生地；神昏谵语者，加安宫牛黄丸化服，或紫雪散吞服；胸胁疼痛，咳喘痰血者，加象贝母、天花粉、鲜竹沥、鲜茅根、鲜芦根等。

（2）暑湿交阻证

证候：多发于夏秋之间。初起恶寒发热，头胀，胸闷，呕恶，周身骨节酸痛，胸部布白痦。舌苔白腻，脉滑数。

治法：解毒清暑化湿。

方药：清暑汤加减。

加减：结块质硬者，加当归、赤芍、丹参；热重加金银花、连翘、紫花地丁；脓成者，加皂角刺、炙山甲。

（3）瘀血凝滞证

证候：劳伤筋脉诱发者，多发于四肢内侧；跌打损伤诱发者，多发于伤处。局部漫肿疼痛，皮色微红，或呈青紫，溃后脓液中夹有瘀血块。妇女产后恶露停滞而成者，多发于小腹及大腿等处。发病较缓，初起一般无全身症状或全身症状较轻，化脓时出现高热。舌苔薄白或黄腻，脉涩或数。

治法：和营活血，祛瘀通络。

方药：活血散瘀汤加减。

加减：劳伤筋脉者，加忍冬藤、黄柏、薏米仁、萆薢等；跌打损伤者，加参三七；产后瘀阻者，加制香附、益母草、红花等；脓成者，加炙山甲、皂角刺。

2. 外治　初期肿而无块的，用金黄膏或玉露膏外敷；肿而有块者，用太乙膏掺红灵丹贴之。脓熟宜切开引流，先用八二丹药线引流，脓净用生肌散，均以红油膏或太乙膏盖贴。见结块两三处相互串联贯通者，可予以彻底切开后换药，可加用垫棉法。

细目七　丹　毒

◎ 要点一　丹毒的临床特点及不同部位丹毒的病名

丹毒是患部皮肤突然发红成片、色如涂丹的急性感染性疾病。其特点是病起突然，恶寒发热，局部皮肤忽然变赤，色如丹涂脂染，燃热肿胀，边界清楚，迅速扩大，数日内可逐渐痊愈，但容易复发。

根据其发病部位的不同，丹毒有不同的病名，如生于躯干部的内发丹毒，发于头面部的抱头火丹，发于小腿足部的流火，多生于新生儿臀部的赤游丹毒等。

◎ 要点二　丹毒的病因病机

素体血分有热，或在肌肤破损处（如鼻腔黏膜、耳道皮肤或头皮等皮肤破伤，脚湿气糜烂，毒虫咬伤，臁疮等）有湿热火毒之邪乘隙侵入，郁阻肌肤而发。

本病总由血热火毒为患。发于头面部者，多夹风热；发于胸腹腰胯部者，多夹肝脾郁火；发于下肢者，多夹湿热；发于新生儿者，多有胎热火毒。

◎ 要点三　丹毒的内、外治法

1. 丹毒的内治法

（1）风热毒蕴证

证候：发于头面部，皮肤燃红灼热，肿胀疼痛，甚则发生水疱，眼胞肿胀难睁。伴恶寒，发热，头痛。舌质红，苔薄黄，脉浮数。

治法：疏风清热解毒。

方药：普济消毒饮加减。

（2）肝脾湿火证

证候：发于胸腹腰胯部，皮肤红肿蔓延，摸之灼手，肿胀疼痛，伴口干且苦。舌红，苔黄腻，脉弦滑数。

治法：清肝泻火利湿。

方药：柴胡清肝汤、龙胆泻肝汤或化斑解毒汤加减。

（3）湿热毒蕴证

证候：发于下肢，局部红赤肿胀、灼热疼痛，或见水疱、紫斑，甚至结毒化脓或皮肤坏死。或反复发作，可形成大脚风。伴发热，胃纳不香。舌红，苔黄腻，脉滑数。

治法：利湿清热解毒。

方药：五神汤合萆薢渗湿汤加减。

加减：肿胀甚者，或形成大脚风者，加防己、赤小豆、丝瓜络、鸡血藤等。

（4）胎火蕴毒证

证候：发生于新生儿，多见臀部，局部红肿灼热，常呈游走性；或伴壮热烦躁，甚则神昏谵语、恶心呕吐。

治法：凉血清热解毒。

方药：犀角地黄汤合黄连解毒汤加减。

加减：壮热烦躁，甚则神昏谵语者，加服安宫牛黄丸或紫雪丹；舌绛苔光者，加玄参、麦冬、石斛等。

2. 丹毒的外治法

（1）外敷法。用玉露散或金黄散，以冷开水或鲜丝瓜叶捣汁或金银花露调敷。或鲜荷叶、鲜蒲公英、鲜地丁全草、鲜马齿苋、鲜冬青树叶等捣烂湿敷。

（2）砭镰法。患处消毒后，用七星针或三棱针叩刺患部皮肤，放血泄毒。适用于下肢复发性丹毒，禁用于赤游丹毒、抱头火丹患者。

（3）若流火结毒成脓者，可在坏死部分作小切口引流，掺九一丹，外敷红油膏。

细目八　走黄与内陷

◎ 要点一　走黄与内陷的概念及病因病机

1. 走黄的概念及病因病机

（1）走黄的概念　走黄是疔疮火毒炽盛，早期失治，毒势未能及时控制，走散入营，内攻脏腑而引起的一种全身性危急疾病。又名癀走。其特点是疮顶忽然凹陷，色黑无脓，肿势迅速扩散，伴见心烦作躁，神识昏愦等七恶证。

（2）走黄的病因病机　走黄的发生主要在于火毒炽盛，毒入营血，内攻脏腑。

生疗之后，早期失治，毒势不得控制，或挤压碰伤，过早切开，毒邪扩散，或误食辛热之品及酒肉鱼腥等发物，或艾灸疮头，更增火毒，均可促使疗毒发散，入营入血，内攻脏腑而成。

2. 内陷的概念及病因病机

（1）内陷的概念　内陷为疮疡阳证疾患过程中，因正气内虚，火毒炽盛，导致毒邪走散，正不胜邪，毒不外泄，反陷入里，客于营血，内传脏腑的一种危急疾病。因多由有头疽患者并发，故名疽毒内陷。又称"三陷变局"。其特点是肿疡隆起的疮顶忽然凹陷，或溃疡脓腐未净而忽然干枯无脓，或脓净红活的疮面忽变光白板亮，同时伴邪盛热极或正虚邪盛或阴阳两竭的全身证候。

（2）内陷的病因病机　内陷证发生的根本原因，在于正气内虚，火毒炽盛，加之失治或不当，以致正不胜邪，反陷入里，客于营血，内犯脏腑。

1）火陷：阴液不足，火毒炽盛，复因挤压疮口，或治疗不当或失时，以致正不胜邪，毒邪客于营血，内犯脏腑而成。

2）干陷：气血两亏，正不胜邪，不能酿化为脓，载毒外泄，以致正愈虚，毒愈盛，形成内闭外脱。

3）虚陷：毒邪虽已衰退，而气血大伤，脾气不复，肾阳亦衰，导致生化乏源，阴阳两竭，余邪走窜入营。

◎ **要点二　内陷的分类**

根据病变不同阶段分为三种：发于有头疽1~2候毒盛期的火陷，发于2~3候溃脓期的干陷，发于4候收口期的虚陷。

◎ **要点三　走黄与内陷的治疗原则**

1. 走黄的治疗原则　宜中西医结合治疗。内治可参照温病辨证论治，急投重剂清热、凉血、解毒之品，随证施治。外治主要是处理原发病灶。

2. 内陷的治疗原则　宜中西医结合治疗。内治当扶正达邪，并审邪正之消长，随证治之。火陷证，当凉血清热解毒为主，并顾护津液；干陷证，当补养气血，托毒透邪；虚陷证，当温补脾肾或生津养胃。外治参照"有头疽"，注意局部引流通畅。

第五单元　乳房疾病

细目一　概　述

◎ **要点一　乳房与脏腑经络的关系**

乳房与经络的关系密切，如：足阳明胃经行贯乳中；足太阴脾经络胃上膈，布于胸中；足厥阴肝经上膈，布胸胁绕乳头而行；足少阴肾经上贯肝膈而与乳联。冲任两脉起于胞中，任脉循腹里，上关元至胸中；冲脉夹脐上行，至胸中而散。故有称"男子乳头属肝，乳房属肾；女子乳头属肝，乳房属胃"。所以乳房疾病与肝、胃、肾经及冲任两脉有密切联系。

◎ **要点二　乳房肿块检查法**

及时正确地进行乳房检查，对于乳腺疾病的早期发现、早期诊断有重要意义。乳房检查的体位可采用坐位或仰卧位。

1. 望诊　让病员坐正，将两侧乳房完全显露，以作详细比较。注意乳房的形状、大小是否对称；乳房表面有无块状突起或凹陷；乳头的位置有无内缩或抬高；乳房皮肤有无发红、水肿或橘皮样、湿疹样改变等。乳房浅表静脉是否扩张，乳房皮肤如果有凹陷可让患者两臂高举过头，或用手抬高整个乳房，则凹陷部分更为明显。

2. 触诊 坐位与卧位相结合，根据需要选择。应先检查健侧乳房，再检查患侧，以便对比。正确的检查方法是四指并拢，用指腹平放乳上轻柔触摸，切勿用手指去抓捏，否则会将捏起的腺体组织错误地认为是乳腺肿块。其顺序是先触按整个乳房，然后按照一定次序触摸乳房的四个象限：内上、外上、外下、内下象限，继而触摸乳晕部分，注意有无液体从乳头溢出。最后触摸腋窝、锁骨下及锁骨上区域。

3. 触诊时应注意几个问题

（1）发现乳房内肿块时，应注意肿块的位置、形状、数目、大小、质地、边界、表面情况、活动度及有无压痛。

（2）肿物是否与皮肤粘连，可用手指轻轻提起肿物附近的皮肤，以确定有无粘连。

（3）检查乳房时间选择，最好在月经来潮的第7~10天，是乳房生理最平稳时期，有病变容易发现。

（4）确定一个肿块的性质，还需要结合年龄、病史及其他辅助检查方法。触诊的正确性取决于经验、手感、正确的检查方法等。

细目二 乳 痈

◎ 要点一 乳痈的病因病机

1. 乳汁郁积 乳汁郁积是最常见的原因。初产妇乳头破碎，或乳头畸形、凹陷，影响充分哺乳；或哺乳方法不当，或乳汁多而少饮，或断乳不当，均可导致乳汁郁积，乳络阻塞结块，郁久化热酿脓而成痈肿。

2. 肝郁胃热 情志不畅，肝气郁结，厥阴之气失于疏泄；产后饮食不节，脾胃运化失司，阳明胃热壅滞，均可使乳络闭阻不畅，郁而化热，形成乳痈。

3. 感受外邪 产妇体虚汗出受风，或露胸哺乳外感风邪；或乳儿含乳而睡，口中热毒之气侵入乳孔，均可使乳络郁滞不通，化热成痈。

西医认为本病多因产后抵抗力下降，乳头破损，乳汁淤积，细菌沿淋巴管、乳管侵入乳房，继发感染而成。其致病菌多为金黄色葡萄球菌，其次为白色葡萄球菌和大肠杆菌。

◎ 要点二 乳痈的临床表现

多见于产后3~4周的哺乳期妇女。

1. 初起 初起常有乳头皲裂，哺乳时感觉乳头刺痛，伴有乳汁郁积或结块，乳房局部肿胀疼痛，皮色不红或微红，皮肤不热或微热。或伴有全身感觉不适，恶寒发热，食欲不振，脉滑数。

2. 成脓 患乳肿块逐渐增大，局部疼痛加重，或有雀啄样疼痛，皮色焮红，皮肤灼热。同侧腋窝淋巴结肿大压痛。至乳房红肿热痛第10天左右，肿块中央渐渐变软，按之应指有波动感，穿刺抽吸有脓液，有时脓液可从乳窍中流出，全身症状加剧。壮热不退，口渴思饮，小便短赤，舌红苔黄腻，脉洪数。

3. 溃后 脓肿成熟，可破溃出脓，或手术切开排脓。若脓出通畅，则肿消痛减，寒热渐退，疮口逐渐愈合。若溃后脓出不畅，肿势不消，疼痛不减，身热不退，可能形成袋脓，或脓液波及其他乳络形成传囊乳痈。亦有溃后乳汁从疮口溢出，久治不愈，形成乳漏者。

在成脓期大量使用抗生素或过用寒凉中药，常可见肿块消散缓慢，或形成僵硬肿块，迁延难愈。

◎ 要点三 乳痈的治疗

乳痈治疗当以消为贵。郁滞者以通为主，成脓者以彻底排脓为要。对并发脓毒败血症者，及时采用中西医结合综合疗法。

1. 辨证论治

（1）气滞热壅证

证候：乳汁郁积结块，皮色不变或微红，肿胀疼痛。伴有恶寒发热，周身酸楚，口渴，便秘，苔薄，脉数。

治法：疏肝清胃，通乳消肿。

方药：瓜蒌牛蒡汤加减。乳汁壅滞者，加王不留行、路路通、漏芦等；肿块明显者，加当归、赤芍、桃仁等。

（2）热毒炽盛证

证候：乳房肿痛，皮肤焮红灼热，肿块变软，有应指感。或切开排脓后引流不畅，红肿热痛不消，有"传囊"现象。壮热，舌红，苔黄腻，脉洪数。

治法：清热解毒，托里透脓。

方药：透脓散加味。热甚者，加生石膏、知母、金银花、蒲公英等；口渴甚者，加天花粉、鲜芦根等。

（3）正虚毒恋证

证候：溃脓后乳房肿痛虽轻，但疮口脓水不断，脓汁清稀，愈合缓慢或形成乳漏。全身乏力，面色少华，或低热不退，饮食减少。舌淡，苔薄，脉弱无力。

治法：益气和营托毒。

方药：托里消毒散加减。

2. 外治法

（1）初起乳汁郁滞致乳房肿痛、结块，可用热敷加乳房按摩，以疏通乳络。先轻揪乳头数次，然后从乳房四周轻柔地向乳头方向按摩，将郁滞的乳汁渐渐推出。可用金黄散或玉露散外敷；或用鲜菊花叶、鲜蒲公英、仙人掌去刺捣烂外敷；或用六神丸研细末，适量凡士林调敷；亦可用50%芒硝溶液湿敷。

（2）成脓脓肿形成时，应在波动感及压痛最明显处及时切开排脓。切口应按乳络方向并与脓腔基底大小一致，切口位置应选择脓肿稍低的部位，使引流通畅而不致袋脓，并应避免手术损伤乳络形成乳漏。若脓肿小而浅者，可用针吸穿刺抽脓或用火针刺脓。

（3）溃后切开排脓后，用八二丹或九一丹提脓拔毒，并用药线插入切口内引流，切口周围外敷金黄膏。待脓净仅有黄稠滋水时，改用生肌散

收口。若有袋脓现象，可在脓腔下方用垫棉法加压，使脓液不致潴留，若有乳汁从疮口溢出，可在患侧用垫棉法束紧，以促进愈合；若成传囊乳痈者，也可在疮口一侧用垫棉法。若无效可另作一切口以利引流；形成乳房部窦道者，可先用七三丹药捻插入窦道以腐蚀管壁，至脓净改用生肌散、红油膏盖贴直至愈合。

◎ **要点四　乳痈的预防与调护**

1. 妊娠5个月后，经常用温开水或肥皂水洗净乳头。乳头内陷者，可经常提拉矫正。

2. 乳母宜性情舒畅，情绪稳定。忌食辛辣炙煿之物，不过食肥甘厚腻之品。

3. 保持乳头清洁，不使婴儿含乳而睡，注意乳儿口腔清洁；要定时哺乳，每次哺乳应将乳汁吸空，如有积滞，可用按摩或吸奶器帮助排出乳汁。

4. 若有乳头擦伤、皲裂，可外涂麻油或蛋黄油；身体其他部位有化脓性感染时，应及时治疗。

5. 断乳时应先逐步减少哺乳时间和次数，再行断乳。断乳前可用生麦芽60g，生山楂60g，煎汤代茶，并用皮硝60g装入纱布袋中外敷。

6. 以胸罩或三角巾托起患乳，脓未成者可减少活动牵痛；破溃后可防止袋脓，有助于加速疮口愈合。

细目三　粉刺性乳痈

◎ **要点一　粉刺性乳痈的概念与特点**

粉刺性乳痈也即西医的"浆细胞性乳腺炎"。是一种以乳腺导管扩张，浆细胞浸润为病变基础的慢性非细菌性感染的乳腺化脓性疾病。其特点是多在非哺乳期或非妊娠期发病，常有乳头凹陷或溢液，初起肿块多位于乳晕部，化脓溃破后脓中夹有脂质样物质，易反复发作，形成漏管，经久难愈，全身炎症反应较轻。

◎ **要点二　粉刺性乳痈的鉴别诊断**

1. 乳腺癌　粉刺性乳痈在急性炎症期易与

炎性乳腺癌相混淆。炎性乳腺癌多见于妇女妊娠期及哺乳期，乳房迅速增大，发热，皮肤呈红色或紫红色，弥漫性肿大，无明显肿块，同侧腋窝淋巴结明显肿大，质硬固定，病变进展迅速，预后不良，甚至于发病数周后死亡。

2. 乳晕部痈疖　粉刺性乳痈在急性期局部有红肿热痛等炎症反应，常被误诊为乳晕部一般痈疖，根据素有乳头凹陷，反复发作的炎症，以及切开排脓时脓液中夹有粉渣样或油脂样物等特点，可与一般乳房部痈疖相鉴别。

3. 导管内乳头状瘤　导管内乳头状瘤有乳头溢液，呈血性及淡黄色液体，有时乳晕部触到绿豆大圆形肿块，易与粉刺性乳痈相混淆。但无乳头凹陷畸形，乳孔无粉渣样物排出，肿块不会化脓。

4. 乳房部漏管　多为急性乳腺炎、乳房蜂窝织炎或乳房结核溃后形成，病变在乳房部，漏管与乳孔多不相通，无乳头凹陷畸形。

此外，还应注意与乳房结核、乳腺增生病及乳腺纤维瘤相鉴别。

细目四　乳　癖

◎ 要点一　乳癖的概念与特点

乳癖是乳腺组织的既非炎症也非肿瘤的良性增生性疾病。相当于西医的乳腺增生病。其特点是单侧或双侧乳房疼痛并出现肿块，乳痛和肿块与月经周期及情志变化密切相关。乳房肿块大小不等，形态不一，边界不清，质地不硬，活动度好。本病好发于25~45岁的中青年妇女，其发病率占乳房疾病的75%，是临床上最常见的乳房疾病。根据研究资料发现，本病有一定的癌变危险，尤其对伴有乳癌家族史的患者，更应引起重视。

◎ 要点二　乳癖的病因病机

1. 由于情志不遂，忧郁不解，久郁伤肝，或受到精神刺激，急躁恼怒，导致肝气郁结，气机阻滞，蕴结于乳房，乳络经脉阻塞，不通则痛而引起乳房疼痛；肝气郁久化热，热灼津液为痰，气滞痰凝血瘀即可形成乳房肿块。

2. 因冲任失调，使气血瘀滞，或阳虚痰湿内结，经脉阻塞，而致乳房结块、疼痛、月经不调。

◎ 要点三　乳癖的临床表现

好发病年龄在25~45岁。城市妇女的发病率高于农村妇女。社会经济地位高或受教育程度高、月经初潮年龄早、低经产状况、初次怀孕年龄大、未授乳和绝经迟的妇女为本病的高发人群。

乳房疼痛以胀痛为主，也有刺痛或牵拉痛。疼痛常在月经前加剧，经后疼痛减轻，或疼痛随情绪波动而变化，痛甚者不可触碰，行走或活动时也有乳痛。乳痛主要以乳房肿块处为甚，常涉及胸胁部或肩背部。有些患者还可伴有乳头疼痛和作痒，乳痛重者影响工作或生活。

乳房肿块可发生于单侧或双侧，大多位于乳房的外上象限，也可见其他象限。肿块的质地中等或质硬不坚，表面光滑或颗粒状，活动度好，大多伴有压痛。肿块的大小不一，一般在1~2cm，大者可超过3cm。肿块的形态常可分为以下数种类型。

1. 片块型　肿块呈厚薄不等的片块状，圆盘状或长圆形，数目不一，质地中等或有韧性，边界清，活动度良好。

2. 结节型　肿块呈扁平或串珠状结节，形态不规则，边界欠清，质地中等或偏硬，活动度好。亦可见肿块呈米粒或砂粒样结节。

3. 混合型　有结节、条索、片块、砂粒样等多种形态肿块混合存在者。

4. 弥漫型　肿块分布超过乳房三个象限以上者。

乳房肿块可于经前期增大变硬，经后稍见缩小变软。个别患者还可伴有乳头溢液呈白色或黄绿色，或呈浆液状。

乳房疼痛和乳房肿块可同时出现，也可先后出现，或以乳痛为主，或以乳房肿块为主。患者还常伴有月经失调、心烦易怒等症状。

◎ 要点四　乳癖的辨证论治

止痛与消块是治疗本病之要点。根据具体情况进行辨证论治。对于长期服药而肿块不消反而增大、且质地较硬、边缘不清、疑有恶变者，应手术切除。

1. 内治

（1）肝郁痰凝证

证候：多见于青壮年妇女。乳房肿块随喜怒消长，伴有胸闷胁胀，善郁易怒，失眠多梦，心烦口苦。苔薄黄，脉弦滑。

治法：疏肝解郁，化痰散结。

方药：逍遥蒌贝散加减。

（2）冲任失调证

证候：多见于中年妇女。乳房肿块月经前加重，经后缓减。伴有腰酸乏力，神疲倦怠，月经失调，量少色淡，或闭经。舌淡，苔白，脉沉细。

治法：调摄冲任。

方药：二仙汤合四物汤加减。

2. 外治　中药局部外敷于乳房肿块处，多为辅助疗法，如用阳和解凝膏掺黑退消或桂麝散盖贴；或以生白附子或鲜蟾蜍皮外敷，或用大黄粉以醋调敷。若对外用药过敏者，应忌用之。

细目五　乳　核

◎ 要点一　乳核的特点与临床表现

1. 特点　乳核是发生在乳房部最常见的良性肿瘤。相当于西医的乳腺纤维腺瘤。其特点是好发于20～25岁青年妇女，乳中结核，形如丸卵，边界清楚，表面光滑，推之活动。历代文献将本病归属"乳癖""乳痞""乳中结核"的范畴。

2. 临床表现　多发于20～25岁女性，其次是15～20岁和25～30岁。肿块常单个发生，也可见多个在单侧或双侧乳房内同时或先后出现。

形状呈圆形或椭圆形，直径大多在0.5～5cm之间，边界清楚，质地坚实，表面光滑，按之有硬橡皮球之弹性，活动度大，触诊常有滑脱感。肿块一般无疼痛感，少数可有轻微胀痛，但与月经无关。一般生长缓慢，妊娠期可迅速增大，应排除恶变可能。

◎ 要点二　乳核的辨证论治

对单发纤维腺瘤的治疗以手术切除为宜，对多发或复发性纤维腺瘤可试用中药治疗，可起到控制肿瘤生长，减少肿瘤复发，甚至消除肿块的作用。

1. 内治

（1）肝气郁结证

证候：肿块较小，发展缓慢，不红不热，不觉疼痛，推之可移，伴胸闷叹息。舌质正常，苔薄白，脉弦。

治法：疏肝解郁，化痰散结。

方药：逍遥散加减。

（2）血瘀痰凝证

证候：肿块较大，坚硬木实，重坠不适，伴胸闷牵痛，烦闷急躁，或月经不调、痛经等。舌质暗红，苔薄腻，脉弦滑或弦细。

治法：疏肝活血，化痰散结。

方药：逍遥散合桃红四物汤加山慈菇、海藻。月经不调兼以调摄冲任。

2. 外治　阳和解凝膏掺黑退消外贴，7天换药1次。

细目六　乳　岩

◎ 要点一　乳岩的发病情况与特点

其特点是乳房部出现无痛、无热、皮色不变而质地坚硬的肿块，推之不移，表面不光滑，凹凸不平，或乳头溢血，晚期溃烂，凸如泛莲。是女性最常见的恶性肿瘤之一。无生育史或无哺乳史的妇女；月经过早来潮或绝经期愈晚的妇女；有乳腺癌家族史的妇女，乳腺癌的发病率相对较高。男性乳腺癌较少发生。

◎ 要点二 乳岩的诊断

乳岩的诊断主要根据临床表现，结合辅助检查，确诊依赖于病理学检查。

1. 临床表现 发病年龄一般在 40~60 岁，绝经期妇女发病率相对较高。乳癌可分为一般类型乳腺癌及特殊类型乳腺癌。

（1）一般类型乳腺癌 常为乳房内触及无痛性肿块，边界不清，质地坚硬，表面不光滑，不易推动，常与皮肤粘连而呈现酒窝征，个别可伴乳头血性或水样溢液。后期随着癌肿逐渐增大，产生不同程度疼痛，皮肤可呈橘皮样水肿、变色；病变周围可出现散在的小肿块，状如堆栗；乳头内缩或抬高，偶可见到皮肤溃疡。晚期出现乳房肿块溃烂，疮口边缘不整齐，中央凹陷似岩穴，有时外翻似菜花，时渗紫红色血水，恶臭难闻。癌肿转移至腋下及锁骨上时，可触及散在、质硬无痛的臖核，以后渐大，互相粘连，融合成团，逐渐出现形体消瘦、面色苍白、憔悴等恶病质貌。

（2）特殊类型乳腺癌

1）炎性癌：临床少见，多发于青年妇女，半数发生在妊娠或哺乳期。起病急骤，乳房迅速增大，皮肤肿胀，色红或紫红，发热，但无明显的肿块。转移甚广，对侧乳房往往不久即被侵及，并很早出现腋窝部、锁骨上淋巴结肿大。本病恶性程度极高，病程较短，常于 1 年内死亡。

2）湿疹样癌：临床较少见，其发病占女性乳腺癌的 0.7%~3%。早期临床表现似慢性湿疮，乳头和乳晕的皮肤发红，轻度糜烂，有浆液渗出，有时覆盖着黄褐色的鳞屑状痂皮。病变的皮肤甚硬，与周围分界清楚。多数患者感到奇痒，或有轻微灼痛。中期为数年后病变蔓延到乳晕以外皮肤，色紫而硬，乳头凹陷。后期表现为溃后易于出血，逐渐乳头蚀落，疮口凹陷，边缘坚硬，乳房内也可出现坚硬的肿块。

2. 实验室及辅助检查

（1）钼靶 X 线摄片 病变部位可见致密的肿块阴影，大小比实际触诊的要小，形态不规则、边缘呈现毛刺状或结节状，密度不均匀，可有细小成堆的钙化点，常伴血管影增多增粗，乳头回缩，乳房皮肤增厚或凹陷。

（2）B 超检查 可见实质性占位病变，形状不规则，边缘不齐，光点不均匀，血流有改变。

（3）病理切片检查 可作为确诊的依据。

◎ 要点三 乳岩的辨证分型治疗

早期诊断是乳岩治疗的关键。原则上以手术治疗为主。中医药治疗多用于晚期患者，特别对手术后患者有良好的调治作用，对放、化疗有减毒增效作用，可提高患者生存质量，或延长生存期。

1. 肝郁痰凝证

证候：情志抑郁，或性情急躁，胸闷胁胀，或伴经前乳房作胀或少腹作胀。乳房部肿块皮色不变，质硬而边界不清。苔薄，脉弦。

治法：疏肝解郁，化痰散结。

方药：神效瓜蒌散合开郁散加减。

2. 冲任失调证

证候：经事紊乱，素有经前期乳房胀痛。或婚后从未生育，或有多次流产史。乳房结块坚硬。舌淡，苔薄，脉弦细。

治法：调摄冲任，理气散结。

方药：二仙汤合开郁散加减。

3. 正虚毒盛证

证候：乳房肿块扩大，溃后愈坚，渗流血水，不痛或剧痛。精神萎靡，面色晦暗或苍白，饮食少进，心悸失眠。舌紫或有瘀斑，苔黄，脉弱无力。

治法：调补气血，清热解毒。

方药：八珍汤加减。酌加半枝莲、白花蛇舌草、石见穿、露蜂房等清热解毒之品。

4. 气血两亏证

证候：多见于癌肿晚期或手术、放化疗后，患者形体消瘦，面色萎黄或㿠白，头晕目眩，神倦乏力，少气懒言，术后切口皮瓣坏死糜烂，时流渗液，皮肤灰白，腐肉色暗不鲜。舌质淡，苔薄白，脉沉细。

治法：补益气血，宁心安神。

方药：人参养荣汤加味。

5. 脾虚胃弱证

证候：手术或放化疗后，食欲不振，神疲肢软，恶心欲呕，肢肿怠倦。

治法：健脾和胃。

方药：参苓白术散或理中汤加减。

除以上几种常见类型外，还可见到放、化疗后胃阴虚、口腔糜烂，牙龈出血等症者，治宜清

养胃阴，方用益胃汤加减。

◎ **要点四　乳岩与乳癖、乳核的鉴别**

1. **乳癖**　好发于30~45岁女性。月经期乳房疼痛、胀大。有大小不等的结节状或片块状肿块，边界不清，质地柔韧，常为双侧性。肿块和皮肤不粘连。

2. **乳核**　多见于20~30岁的女性，肿块多发生于一侧，形如丸卵，表面坚实光滑，边界清楚，活动度好，可推移。病程进展缓慢。

第六单元　瘿

细目一　气　瘿

◎ **要点一　气瘿的病因病机**

《诸病源候论》谓："瘿者，由忧恚气结所生，亦曰饮沙水，沙随气入于脉，搏颈下而成之。"说明本病的原因是：一为忧恚，二为水土。主要由于忧恚情志内伤，以致肝脾气逆，脏腑失和而生。其与生活地区和所饮水质有关者，亦每因动气而增患。故《诸病源候论》说："诸山水黑土中出泉流者，不可久居，常食令人作瘿病，动气增患。"总之，外因平素饮水或食物中含碘不足；内因情志不畅，忧怒无节，气化失调，升降障碍，营运阻塞。此外，产后肾气亏虚，外邪乘虚侵入，亦能引起本病。

西医学认为本病的病因可分为三类：

1. 甲状腺激素原料（碘）的缺乏。

2. 甲状腺激素需要量的激增。

3. 甲状腺素生物合成和分泌的障碍。

◎ **要点二　气瘿的临床表现**

女性发病率较男性略高。一般多发生在青春期，在流行地区常见于入学年龄的儿童。初起时无明显不适感，甲状腺呈弥漫性肿大，腺体表面较平坦，质软不痛，皮色如常，腺体随吞咽动作

而上下移动。如肿块进行性增大，可呈下垂，自觉沉重感，可压迫气管、食管、血管、神经等而引起各种症状：

1. 压迫气管，比较常见。自一侧压迫，可使气管向他侧移位或变弯曲；自两侧压迫，气管变为扁平，由于气管内腔变窄，呼吸发生困难。

2. 压迫食管，可引起吞咽不适感，但不会引起梗阻症状。

3. 压迫颈深部大静脉，可引起头颈部的血液回流受阻，出现颈部和胸前表浅静脉的明显扩张。

4. 压迫喉返神经，可引起声带麻痹，发音嘶哑。

◎ **要点三　气瘿的内治法与预防**

气瘿一般采用以疏肝解郁、化痰软坚为主的内治疗法。

1. 辨证论治

肝郁气滞证

证候：颈部弥漫性肿大，边缘不清，随喜怒消长，皮色如常，质软无压痛，肿块随吞咽动作上下移动；伴急躁易怒，善太息；舌质淡红，苔薄，脉沉弦。

治法：疏肝解郁，化痰软坚。

方药：四海舒郁丸加减。怀孕期或哺乳期，加菟丝子、首乌、补骨脂。

2. 预防调护

（1）在流行地区内，除改善水源外，应以碘化食盐（即每千克食盐中，加入 5～10mg 碘化钾）煮菜，作为集体性预防，服用至青春发育期过后。

（2）经常用海带或其他海产植物佐餐，尤其在怀孕期和哺乳期。

（3）平时保持心情舒畅，勿郁怒动气。

细目二 肉 瘿

◎ **要点一 肉瘿的概念、特点**

1. 概念、特点 肉瘿是瘿病中较常见的一种，其临床特点是颈前喉结一侧或两侧结块，柔韧而圆，如肉之团，随吞咽动作而上下移动，发展缓慢。好发于青年女性及中年人。相当于西医的甲状腺腺瘤或囊肿，属甲状腺的良性肿瘤。

◎ **要点二 肉瘿的病因病机**

由于忧思郁怒，气滞、痰浊、瘀血凝结而成。情志抑郁，肝失条达，气滞血瘀；或忧思郁怒，肝旺乘土，脾失运化，痰湿内蕴。气滞、湿痰、瘀血随经络而行，留注于结喉，聚而成形，乃成肉瘿。

西医学对本病的病因认识尚不清楚，有的学者认为，甲状腺腺瘤是由甲状腺内残存的胚胎细胞发展而形成。

◎ **要点三 肉瘿的辨证论治**

一般多采用内治法，以理气解郁、化痰软坚为主。

辨证论治

1. 内治

（1）气滞痰凝证

证候：颈部一侧或两侧肿块呈圆形或卵圆形，不红、不热，随吞咽动作上下移动；一般无明显全身症状，如肿块过大可有呼吸不畅或吞咽不利；苔薄腻，脉弦滑。

治法：理气解郁，化痰软坚。

方药：逍遥散合海藻玉壶汤加减。

（2）气阴两虚证

证候：颈部肿块柔韧，随吞咽动作上下移动；常伴有急躁易怒、汗出心悸、失眠多梦、消谷善饥、形体消瘦、月经不调、手部震颤等；舌红，苔薄，脉弦。

治法：益气养阴，软坚散结。

方药：生脉散合海藻玉壶汤加减。

2. 外治 阳和解凝膏掺黑退消或桂麝散外敷。

细目三 瘿 痈

◎ **要点一 瘿痈的含义与特点**

瘿痈是瘿病中一种急性炎症性疾患。其特点是结喉两侧结块，色红灼热，疼痛肿胀，甚而化脓，常伴有发热、头痛等症状。相当于西医的急性甲状腺炎、亚急性甲状腺炎。

◎ **要点二 瘿痈的诊断**

1. 临床表现 发病前多有感冒、咽痛等病史。颈部肿胀多突然发生，局部焮红灼热，按之疼痛，其痛可牵引至耳后枕部，活动或吞咽时加重，伴发热、畏寒等。严重者可有声嘶、气促、吞咽困难。少数患者可化脓而出现寒战、高热，局部胀痛跳痛，成脓后可出现波动感。

2. 辅助检查 急性期，白细胞总数及中性粒细胞增高，甲状腺超声波探测有助于诊断。

◎ **要点三 瘿痈的内外治法**

本病以内治为主，宜疏肝清热、化痰散结。

1. 辨证论治

（1）内治

1）风热痰凝证

证候：局部结块疼痛明显，伴恶寒发热、头痛、口渴、咽干，苔薄黄，脉浮数或滑数。

治法：疏风清热化痰。

方药：牛蒡解肌汤加减。

2）气滞痰凝证

证候：肿块坚实，轻度作胀，重按才感疼

痛，其痛牵引耳后枕部，或有喉间梗塞感，痰多，一般无全身症状，苔黄腻，脉弦滑。

治法：疏肝理气，化痰散结。

方药：柴胡疏肝散加减。

（2）外治

1）初期宜用箍围药，如金黄散、四黄散、双柏散，水或蜜调制外敷，每日1~2次。

2）若成脓宜切开排脓，八二丹药线引流，金黄膏外敷。

2. 其他疗法　对高热和中毒症状严重者，应配合抗生素，并适当补充液体。

细目四　石　瘿

◎ 要点一　石瘿的含义与特点

瘿病坚硬如石不可移动者，称为石瘿。其特点是结喉两侧结块，坚硬如石，高低不平，推之不移。故《三因方》说："坚硬不可移者，名曰石瘿。"好发于40岁以上中年人。相当于西医的甲状腺癌。

◎ 要点二　石瘿的病因病机与诊断

1. 病因病机　由于情志内伤，肝脾气逆，痰湿内生，气滞则血瘀，瘀血与痰湿凝结，上逆于颈部而成。亦有由肉瘿日久转化而来。

2. 诊断

（1）临床表现　多见于40岁以上患者，女多于男，或既往有肉瘿病史。颈前多年存在的肿块，生长迅速，质地坚硬如石，表面凹凸不平，推之不移，并可出现吞咽时移动受限。可伴有疼痛，若颈丛神经浅支受侵，则耳、枕、肩部剧痛。若肿块压迫，引起喉头移位或侵犯

喉部神经时，可引起呼吸或吞咽困难，甚或发生声音嘶哑。若侵蚀气管造成溃疡时，可有咳血。颈部静脉受压时，可发生颈部静脉怒张与面部浮肿。

石瘿的淋巴结转移较为常见，有时颈部出现的淋巴结肿大，往往是一些微小而不易触及的乳头状腺癌的最初体征。血行转移多出现在肺和骨。

（2）辅助检查　甲状腺同位素[131]碘扫描，多显示为凉结节（或冷结节），进行B超、CT检查，以明确诊断。

◎ 要点三　石瘿的治疗

石瘿为恶性肿瘤，应及早诊断并早期手术治疗。

1. 内治法

（1）痰瘀内结证

证候：颈部结块迅速增大，坚硬如石，高低不平，推之不移，但全身症状尚不明显，舌暗红，苔薄黄，脉弦。

治法：解郁化痰，活血消坚。

方药：海藻玉壶汤合桃红四物汤加白花蛇舌草、三棱、莪术等。

（2）瘀热伤阴证

证候：石瘿晚期，或溃破流血水，或颈部他处发现转移性结块，或声音嘶哑，形倦体瘦，舌紫暗，或见瘀斑，脉沉涩。

治法：和营养阴。

方药：通窍活血汤合养阴清肺汤加减。如出现气阴两虚症状，宜益气养阴，可用黄芪鳖甲汤加减。

2. 外治疗法　可用阳和解凝膏掺阿魏粉敷贴。肿块疼痛灼热者，可用生商陆根捣烂外敷。

第七单元 瘤、岩

细目一 脂瘤

◎ 要点一 脂瘤的概念

脂瘤是皮脂腺中皮脂潴留郁积而形成的囊肿，又称粉瘤。其临床特点是皮肤间出现圆形质软的肿块，中央有粗大毛孔，可挤出有臭味的粉渣样物。脂瘤并非体表肿瘤，相当于西医的皮脂腺囊肿。

◎ 要点二 脂瘤的诊断

本病好发于青春期。多见于头面部、臀部、背部等皮脂腺、汗腺丰富的部位，生长缓慢，一般无明显自觉症状。肿块呈圆形或椭圆形，边界清楚，与皮肤无粘连，表皮紧张，中央导管开口处呈青黑色小孔，挤压后可有粉渣样内容物溢出，有臭味。脂瘤染毒后可有局部红肿、增大、疼痛，破溃流脓等。

◎ 要点三 脂瘤的治疗

脂瘤之小如豆粒者，可暂行观察，不予特殊治疗。脂瘤较大而未染毒者，宜首选手术疗法予以完整切除。脂瘤染毒成脓者要及时予切开引流。伴有全身症状者，可予内服药物治疗。

（一）辨证论治

1. 内治

（1）痰气凝结

证候：脂瘤表皮中央有黑点；伴咽喉如有梅核堵塞，胸膈痞闷，情志抑郁，急躁易怒；舌淡，苔腻，脉滑。

治法：理气化痰散结。

方药：二陈汤合四七汤加减。

（2）痰湿化热

证候：瘤体红肿、灼热、疼痛，甚至跳痛化脓；伴发热，恶寒，头痛，尿黄；舌红，苔薄黄，脉数。

治法：清热化湿，和营解毒。

方药：龙胆泻肝汤合仙方活命饮加减。

2. 外治

（1）脂瘤染毒而未成脓者，予金黄膏、玉露膏外敷。

（2）脂瘤染毒成脓者，予十字切开引流，清除皮脂、脓液后，用棉球蘸七三丹填塞腔内，待囊壁被腐蚀脱落后，再予生肌散生肌收口，以免复发。

（二）其他疗法

将脂瘤完整手术切除，是最有效、最根本的治疗方法。

细目二 血瘤

◎ 要点一 血瘤的概念

血瘤是指体表血络扩张，纵横丛集而形成的肿瘤。可发生于身体任何部位，大多数为先天性，其特点是病变局部色泽鲜红或暗紫，或呈局限性柔软肿块，边界不清，触之如海绵状。相当于西医的血管瘤。常见的有毛细血管瘤和海绵状血管瘤。

◎ 要点二 血瘤的诊断

1. **毛细血管瘤** 多在出生后1~2个月内出现，部分在5岁左右自行消失，多发生在颜面、颈部，可单发，也可多发。多数表现为在皮肤上有红色丘疹或小的红斑，逐渐长大，界限清楚，大小不等，质软可被压缩，色泽为鲜红色或紫红色，压之可退色，抬手复原。

2. **海绵状血管瘤** 表现为质地柔软似海绵，常呈局限性半球形、扁平或高出皮面的隆起物，肿物有很大压缩性，可因体位下垂而充盈，或随患肢抬高而缩小，在瘤内有时可扪及颗粒状的静脉石硬结，外伤后可引起出血，继发感染，可形成慢性出血性溃疡。

◎ **要点三　血瘤的治疗**

瘤体局限者可行手术切除，中医可辨证论治，或配合外治和其他疗法。

（一）辨证论治

1. 内治

（1）心肾火毒证

证候：多见于初生婴儿。肿块大小不一，色泽鲜红，边界不清，不痛不痒，伴五心烦热，面赤口渴，尿黄便干，易口舌生疮。舌质红，苔薄黄，脉细数等。

治法：清心泻火，凉血解毒。

方药：芩连二母丸合凉血地黄汤加减。

（2）肝经火旺证

证候：多发于头面或胸胁部，肿块呈丘疹或结节状，表面呈红色，易出血，常因情志不遂或郁怒而发生胀痛，可伴心烦易怒，咽干口苦等症。舌质红，苔微黄，脉弦细数。

治法：清肝泻火，祛瘀解毒。

方药：丹栀逍遥散合清肝芦荟丸加减。

（3）脾统失司证

证候：肿瘤体积不大，边界不清，表面色红，好发于下肢，质地柔软易出血，无疼痛，伴肢软乏力，面色萎黄，纳食不佳等。舌质淡，苔白或白腻，脉细。

治法：健脾益气，化湿解毒。

方药：顺气归脾丸加减。

2. 外治

（1）对小面积毛细血管瘤及海绵状血管瘤可用五妙水仙膏外搽。

（2）清凉膏合藤黄膏外敷，包扎固定，1日换药1次，以促其消散。

（3）若肿瘤出血，可用云南白药掺敷伤口，既可止血，又具消散作用。

（二）其他疗法

1. 注射疗法　消痔灵注射液加1%普鲁卡因按1：1混合后注入瘤体，缓慢注入，至整个瘤体稍高起为止。每次用药3~6mL。隔1周可再注射1次。若瘤体尚未发硬萎缩，可用消痔灵2份，普鲁卡因1份，如上法进行注射。

2. 手术疗法　孤立病变可行手术切除。对病在头面部者要注意美容，以防术后瘢痕过大。

3. 冷冻疗法　适用于浅表较小的血瘤。

4. 放射疗法　适用于范围较大的血瘤。

细目三　肉　瘤

◎ **要点　肉瘤的概念及临床表现特点**

肉瘤是发于皮里膜外、由脂肪组织过度增生而形成的良性肿瘤。其特点是软似棉，肿似馒，皮色不变，不紧不宽，如肉之隆起。相当于西医的脂肪瘤。西医所称的肉瘤是指发生于间叶组织的恶性肿瘤，如脂肪肉瘤、纤维肉瘤等，与本病有质的区别，临证中不可混淆。

多见于成年女性，可发于身体各部，好发于肩、背、腹、臀及前臂皮下。大小不一，边界清楚，皮色不变，生长缓慢，触之柔软，呈扁平团块状或分叶状，推之可移动，基底较广阔，一般无疼痛。多发者常见于四肢、胸或腹部，呈多个较小的圆形或卵圆形结节，质地较一般肉瘤略硬，压之有轻度疼痛。

细目四　失　荣

◎ **要点一　失荣的概念**

失荣是发于颈部及耳之前后的岩肿，因其晚期气血亏乏，面容憔悴，形体消瘦，状如树木枝叶发枯，失去荣华而命名。相当于西医的颈部淋巴结转移癌和原发性恶性肿瘤。多见于40岁以上的男性，属古代外科四大绝症之一。

◎ **要点二　失荣的病因病机**

因足少阳胆经循行耳之前后，肝与胆相表里，故失荣的发生与肝胆关系密切。如七情内伤，忧思郁怒，肝失条达，气机不舒，气滞血瘀，阻于胆经颈络，则结为肿块；或脾虚运化失司，水湿津液凝聚为痰，痰瘀脏毒凝结于少阳、阳明之络，可发为本病。

◎ 要点三 失荣的临床表现

一般表现为颈部淋巴结肿大，生长较快，质地坚硬。病变开始时多为单发结节，可活动；后期肿块体积增大，数量增多，融合成团块或联结成串，表面不平，固定不移。一般无疼痛，但合并染毒时，可有压痛。日久癌肿溃破，疮面渗流血水，高低不平，形似翻花状。其肿痛波及范围可向面部、胸部、肩背部扩展。

◎ 要点四 失荣的辨证论治方法

1. 内治

（1）气郁痰结证

证候：颈部或耳前、耳后有坚硬之肿块，肿块较大聚结成团，与周围组织粘连而固定，有轻度刺痛或胀痛，颈项牵扯感，活动转侧不利，患部皮色暗红微热，伴胸闷胁痛，心烦口苦等症。舌质红，苔微黄腻，脉弦滑。

治法：理气解郁，化痰散结。

方药：化痰开郁方（经验方）。药物有玄参、牡蛎、夏枯草、天竺黄、川贝母、胆南星、柴胡、青皮、荔枝核、橘核、鹿含草、半枝莲、射干等。

（2）阴毒结聚证

证候：颈部肿块坚硬，不痛不胀，尚可推动，患部初起皮色如常，以后可呈橘皮样变，伴畏寒肢冷，纳呆便溏。舌质淡，苔白腻，脉沉细或弦细。

治法：温阳散寒，化痰散结。

方药：阳和汤加减。

（3）瘀毒化热证

证候：颈部岩肿迁延日久，肿块迅速增大，中央变软、周围坚硬，溃破后渗流血水，状如翻花，并向四周漫肿，范围可波及面部、胸部、肩背等处。伴疼痛，发热，消瘦，头颈活动受限。舌质红，苔黄，脉数。

治法：清热解毒，化痰散瘀。

方药：五味消毒饮合化坚二陈丸加减。

（4）气血两亏证

证候：颈部肿块溃破以后，长期渗流脓血，不能愈合，疮面苍白水肿，肉芽高低不平，胬肉翻花。伴低热，乏力，消瘦等。舌质淡，苔白或无苔，脉沉细。

治法：补益气血，解毒化瘀。

方药：八珍汤合四妙勇安汤加减。

2. 外治

（1）早期颈部硬肿为气郁痰结证者，可外贴太乙膏；或外敷天仙子膏，取天仙子50g，用醋、蜜各半调敷，每日换1次。

（2）早期颈部硬肿若为阴毒结聚者，可外贴阳和解凝膏或冲和膏。

（3）岩肿溃破胬肉翻花者，可用白降丹掺于疮面，其上敷太乙膏。若溃久气血衰败，疮面不鲜，可用神灯照法，疮面掺阴毒内消散，外敷阳和解凝膏。

第八单元 皮肤及性传播疾病

细目一 概 述

◎ 要点一 皮肤及性传播疾病的病因病机

皮肤病的病因复杂，但归纳起来不外乎内因、外因两类。外因主要是风、湿、热、虫、毒；内因主要是七情内伤、饮食劳倦和肝肾亏损。其病机主要因气血不和、脏腑失调、邪毒结聚而致生风、生湿、化燥、致虚、致瘀、化热、伤阴等。性传播疾病主要由性接触染毒致病。

1. 风 许多皮肤病都与风邪有着密切关系。由风邪引起的皮肤病一般具有以下特点：发无定处，骤起骤消，如隐疹、游风；剧烈瘙痒，皮肤干燥、脱屑，如风瘙痒；多发生于上部，如面游风、白屑风等。临床上风邪常与他邪相兼为病，如风湿、风热、风寒等。

2. **湿** 湿有内湿、外湿之分，皮肤病以外湿所致者居多，但有时外湿与内湿相合致病。湿邪侵入肌肤，郁结不散，与气血相搏，多发生疱疹、渗液、糜烂、瘙痒等。湿邪所致的皮肤病，其皮肤损害以水疱为主，或为多形性，或皮肤糜烂，或淫浸四窜、滋水淋漓，常患病于下部，病程缠绵，难以速愈，愈后易发。

3. **热** 热为阳邪，火热同源，热为火之渐，热微则痒；火为热之甚，热盛则痛。外感热邪，或脏腑实热，蕴阻肌肤，不得外泄，熏蒸肌表，均可发生皮肤病。热邪致病多发于人体上部，其皮肤损害以红斑、红肿、脓疱、糜烂为主，自觉瘙痒或疼痛。

4. **虫** 由虫致生的皮肤病多种多样，虫不同则皮损也不相同。一为皮肤中寄生虫直接致病，如疥虫引起的疥疮，真菌则可引起手癣、脚癣、体癣、甲癣等病；一为由昆虫的毒素侵入或过敏引起的皮肤病，如蚊虫、臭虫、蠓虫、虱子叮咬所致的损伤和虫咬皮炎。此外，尚可由肠道寄生虫过敏及禽类寄生虫毒、桑毛虫毒、松毛虫毒等引起皮肤病等，在临床中均较常见。由虫引起的皮肤病，其症状是皮肤瘙痒甚剧，有的表现糜烂，有的能互相传染，有的可伴局部虫斑，脘腹疼痛，大便中可查到虫卵等。

5. **毒** 由毒邪引起的皮肤病可分为食毒、药物毒、虫毒、漆毒等，其病机不外中其毒邪或禀赋不耐对某物质过敏而成。由毒邪引发的皮肤病，发病前有食"毒"物史或曾内服某种药物，或接触某种物质，或有毒虫叮咬史，需经过一定的潜伏期后方发病。其症状是皮损表现为灼红、肿胀、丘疹、水疱、风团、糜烂等多种形态，或痒或痛，轻则局限一处，重则泛发全身。停止上述毒邪来源后，其病去也快。病重者皮肤暴肿，起大疱，破流滋水，皮肤层层剥脱，甚则危及生命，如药物毒。

6. **血瘀** 为皮肤病重要的病因病机，凡外感六淫、内伤七情，均可导致气机不畅，气为血之帅，血随气行，气滞则血瘀而为病。血瘀证候多见于慢性皮肤病，其特点如：皮损色暗、紫红、青紫，或出现肌肤甲错、色素沉着、瘀斑、肥厚、结节、肿块、瘢痕、脱发，舌紫或有瘀点，脉弦涩等，如黧黑斑。

7. **血虚风燥** 亦为皮肤病的重要病机。多种慢性皮肤病因长期皮肤瘙痒，寝食不安，脾虚食减，脾胃失其健运，阴血失其化源；或风湿郁久，郁而化热化火，伤其阴血，致阴血亏虚；或本虚病久，均可导致血虚风燥。其皮损特点以干燥、肥厚、粗糙、脱屑为主，很少糜烂、渗液，自觉瘙痒，病期较长，如牛皮癣、白疕、慢性湿疮、风瘙痒、鱼鳞病等慢性皮肤病。

8. **肝肾不足** 脏腑失调是皮肤病重要的病因病机，其中以肝肾不足为多见。肝肾不足主要包括先天之精不足及后天精血不足。如肝血虚，爪甲失养，则指甲肥厚干燥变脆；肝虚血燥，筋气失荣，则生疣目；肝经火郁血滞，可致血痣。肾精不充，发失其养，则毛发干枯易脱；肾虚，本色上泛，则面生黧黑斑。因肝肾不足所致的皮肤病，其特点是大多呈慢性过程，其皮损有干燥、肥厚粗糙、脱屑，或伴毛发枯槁，脱发，色素沉着，指甲受损，或伴生疣目、血痣等。因肾为先天之本，故某些先天性、遗传性皮肤病与肝肾亦有一定的关系，如鱼鳞病、毛周角化症。

总之，皮肤病的发生往往不是单一病因所引起，常为数个以上的病因共同作用所致，或内伤与外感兼夹在一起，或为实证，或为虚证，或虚实夹杂。

◎ **要点二　皮肤及性传播疾病的辨证**

（一）辨皮肤病的常见症状

皮肤病在发病过程中，可产生一系列的自觉症状和他觉症状，是皮肤病辨证的主要依据，亦是诊断皮肤病的重要依据。

1. 自觉症状 即患者主观的感觉。皮肤病的自觉症状取决于皮肤病的性质、病变程度以及患者个体的差异等。最常见的症状是瘙痒，其次是疼痛，此外尚有灼热、麻木、蚁走感等。

（1）瘙痒 可由多种因素引起，但着重在"风"邪的辨证。一般急性皮肤病的瘙痒，多由外风所致，故其有症状流窜不定，泛发而起病迅速的特点，可有风寒、风热、风湿热的不同。风寒所致瘙痒，遇寒加重而皮疹色白；风热所致瘙痒，皮疹色红，遇热加重；风湿热所致瘙痒，抓破有渗液或起水疱。此外，营血有热所致瘙痒，皮损色红灼热，见丘疹、红斑、风团，瘙痒剧烈，抓破出血。慢性皮肤病的瘙痒原因复杂，寒、湿、痰、瘀、虫淫、血虚风燥、肝肾不足等因素均可致瘙痒。寒证瘙痒除因寒邪外袭，尚可由脾肾阳虚生内寒而致瘙痒，皮疹色红，发热症状不明显，或呈寒性结节、溃疡等；湿热所致瘙痒可表现为流滋或出现水疱；痰邪所致瘙痒则常出现结节；瘀血所致瘙痒可见紫斑、色素沉着等；瘀血夹湿所致瘙痒剧烈，皮损结节坚硬，顽固难愈；虫淫所致瘙痒，如虫行或蚁走，阵阵奇痒难忍，且多具传染性；血虚风燥及肝肾不足所致瘙痒常有血痂或糠秕样脱屑，皮肤干裂，苔藓样变等。

（2）疼痛 皮肤病有疼痛症状者不多，一般多由寒邪或热邪或痰凝血瘀，阻滞经络不通所致，"通则不痛，痛则不通"。寒证疼痛表现为局部青紫，遇寒加剧，得温则缓；热证疼痛，有红肿、发热与疼痛性皮损；痰凝血瘀疼痛可有痰核结节或瘀斑、青紫，疼痛位置多固定不移。此外，在有些较重的皮肤病后期或年老体弱、气血虚衰的蛇串疮患者，虽皮肤损害已愈，但后遗疼痛较剧烈，属虚证兼气滞血瘀疼痛。

（3）灼热感、蚁走感、麻木感 为皮肤病较特殊的局部自觉症状。灼热感为热邪蕴结或火邪炽盛，炙灼肌肤的自觉感受，常见于急性皮肤病。蚁走感与瘙痒感颇为近似，但程度较轻，由虫淫为患或气血失和所致。麻木感常见于一些特殊的皮肤病，如麻风病的皮损，有的慢性皮肤病后期也偶见麻木的症状，一般认为麻木为血虚或湿痰瘀血阻络，导致经脉失养，或气血凝滞，经络不通所致。

2. 他觉症状 皮肤病的他觉症状，以表现在患部的皮肤损害最具诊断意义。皮肤损害（简称皮损），也称皮疹，分为原发性和继发性两大类，但有时二者不能截然分开，如脓疱为原发性皮损，但也可继发于丘疹或水疱。掌握这些基本皮损的特点，对皮肤病诊断、辨证治疗都很重要。

（1）原发性损害 原发性皮损是皮肤病在其病变过程中，直接发生及初次出现的皮损，有斑疹、丘疹、风团、结节、疱疹、脓疱等。

1）斑疹：为局限性皮肤黏膜的颜色改变，与周围皮肤平齐，不隆起或凹陷。直径达到或超过1cm时，称为斑片，分为红斑、色素沉着斑、色素减退斑。红斑压之退色者多属血热；压之不退色者除血热外，尚兼血瘀；红斑稀疏者为热轻，密集者为热重，红而带紫为热毒炽盛；红斑常见于丹毒、药毒等皮肤病。色素沉着斑如黧黑斑，是肝肾不足，气血瘀滞所致。色素减退斑多由气血凝滞或血虚风邪所致，最常见者为白驳风。

2）丘疹：为高出皮面的实性丘形小粒，直径一般小于1cm，多为风热、血热所致。丘疹数目多少不一，有散在分布的，有的互相融合而成扁平隆起的片状损害，直径大于1cm，称斑块。丘疹顶端扁平的称扁平丘疹，常见于牛皮癣、接触性皮炎、湿疮等。介于斑疹与丘疹之间，稍有隆起的皮损称斑丘疹。丘疹顶部有较小水疱或脓疱时，称丘疱疹或丘脓疱疹。

3）风团：为皮肤上局限性水肿隆起，常突然发生，迅速消退，不留任何痕迹，发作时伴有剧痒。有红色与白色之分，红色者为风热所致，白色者为风寒所致。常见于瘾疹。

4）结节：为大小不一、境界清楚的实质性损害，质较硬，深在皮下或高出皮面，多由气血凝滞所致，常见于结节性红斑等病。

5）疱疹：为内有腔隙、含有液体、高出皮面的损害。水疱内含有血样液体者称血疱。水疱为白色，血疱为红色或紫红色。疱疹的疱壁一般较薄易破，破后形成糜烂，干燥后结痂脱屑。疱疹常发于红斑之上，多属湿热或热毒所致，常见于湿疮、接触性皮炎、虫咬皮炎等。

6）脓疱：疱内含有脓液，其色混浊或为黄色，周围常有红晕，疱破后形成糜烂，溢出脓液，结脓痂。多因湿热或热毒炽盛所致，常见于脓疱疮等。

（2）继发性损害　是原发性皮损经过搔抓、感染、治疗处理和在损害修复过程中演变而成，有鳞屑、糜烂、溃疡、痂、抓痕、皲裂、苔藓样变、瘢痕、色素沉着、萎缩等。

1）鳞屑：为表皮角质层的脱落，大小、厚薄、形态不一，可呈糠秕状（如花斑癣）、蛎壳状（如白疕）或大片状（如剥脱性皮炎）。急性病后见之，多为余热未清；慢性病见之，多由血虚生风、生燥，皮肤失其濡养所致。

2）糜烂：为局限性的表皮或黏膜上皮缺损，系由疱疹、脓疱的破裂，痂皮的脱落等露出的红色湿润面，多属湿热为患。糜烂因损害较浅，愈后较快，一般不留瘢痕。

3）溃疡：为皮肤或黏膜深层真皮或皮下组织的局限性缺损。溃疡大小不一，疡面有脓液、浆液或血液，基底可有坏死组织。多为热盛肉腐而成，常见于疮疖、外伤染毒等溃烂形成，愈后留有瘢痕。

4）痂皮：皮肤损害处的渗液、滋水、渗血或脓液与脱落组织及药物等混合干燥后即形成痂。脓痂为热毒未清；血痂为血热络伤，血溢所结；滋痂为湿热所致。

5）抓痕：由搔抓将表皮抓破、擦伤而形成的线状损害，表面结成血痂，皮肤瘙痒，多由风盛或内热所致。

6）皲裂：为皮肤上的线形坼裂，好发于掌跖、指趾、口角等处，多由血虚、风燥所致。

7）苔藓样变：为皮肤增厚、粗糙、皮纹加宽、增深、干燥、局限性边界清楚的大片或小片损害，常为一些慢性瘙痒性皮肤病的主要表现，多由血虚风燥，肌肤失养所致。常见于牛皮癣、慢性湿疮等。

8）色素沉着：为皮肤中色素增加所致，多呈褐色、暗褐色或黑褐色。色素沉着有的属原发皮损，如黧黑斑、黑变病等，多由肝火、肾虚引起；有的属继发皮损，如一些慢性皮肤病之后期局部皮肤色素沉着，多因气血失和所致，如风热疮、固定型药毒等。

9）萎缩：为皮肤的结构成分减少、变薄所致。表皮萎缩时皮肤呈半透明羊皮纸样外观，皮纹变浅或消失，其下血管较为清晰可见；真皮或皮下脂肪萎缩时皮肤呈局限性凹陷，皮纹不变。常见于一些慢性皮肤病的皮损表现，多因气血两虚，营卫失和，肌肤失养而成。

（二）辨皮肤病的性质

按照临床表现来分，主要分为急性、慢性两大类，急性者大多为实证，慢性者当以虚证为主。

1. 急性的皮肤病　大多发病急骤，皮损表现以原发性为主，如红斑、丘疹、疱疹、风团、结节、脓疱等，亦可相继出现糜烂、渗液、鳞屑等继发性皮损。病因大多为风、湿、热、虫、毒，以实证为主。与肺、脾、心三脏的关系最为密切。

2. 慢性的皮肤病　大多发病缓慢，皮损表现以继发性为主，如苔藓样变、色素沉着、皲裂、鳞屑等，或伴有脱发、指（趾）甲变化。发病原因大多为血瘀或营血不足，肝肾亏损，冲任不调，以虚证为主。与肝、肾两脏关系最为密切，肝藏血，血虚则生风生燥，肤失濡养而为病，肾主藏精，黑色属肾，发为肾之所华，肾精不足，则可产生皮肤的色素改变以及脱发等病。

◎ **要点三　皮肤及性传播疾病的治法**

中医治疗皮肤病主张"治外必本诸内"，局部与整体并重。治疗方法分内治、外治两大类，在临床应用时，必须根据患者的体质情况，不同的致病因素和皮损形态，制定内治和外治的法则。

（一）内治

1. 祛风法 疏风清热用于风热证，方选银翘散、桑菊饮、消风散。疏风散寒用于风寒证，方选麻黄汤、麻桂各半汤等。祛风胜湿用于风湿证，方选独活寄生汤。祛风潜镇用于风邪久羁证、顽癣类皮肤病、疣类皮肤病或由皮肤病所引起的神经痛，方选天麻钩藤饮。

2. 清热法 清热解毒用于实热证，方选五味消毒饮、黄连解毒汤。清热凉血用于血热证，方选犀角地黄汤、化斑解毒汤。

3. 祛湿法 清热利湿用于湿热证和暑湿证，方选茵陈蒿汤、龙胆泻肝汤、萆薢渗湿汤。健脾化湿用于脾湿证，方选除湿胃苓汤。滋阴除湿用于渗利伤阴证，方选滋阴除湿汤。

4. 润燥法 养血润燥用于血虚风燥证，方选四物汤、当归饮子等。凉血润燥用于血热风燥证，方选凉血消风散。

5. 活血法 理气活血用于气滞血瘀证，方选桃红四物汤、通络活血方等。活血化瘀用于瘀血凝结证，方选通窍活血汤、血府逐瘀汤等。

6. 温通法 温阳通络用于寒湿阻络证，方选当归四逆汤、独活寄生汤等。通络除痹用于寒凝皮痹证，方选阳和汤、独活寄生汤等。

7. 软坚法 消痰软坚用于痰核证，方选海藻玉壶汤。活血软坚用于瘀阻结块证，方选活血散瘀汤。

8. 补肾法 滋阴降火用于阴虚内热证或肝肾阴虚证，方选知柏地黄汤、大补阴丸。温补肾阳用于脾肾阳虚证，方选肾气丸、右归丸。

（二）外治

皮肤病的病变部位多在皮肤或黏膜，采用各种外治法可以减轻患者的自觉症状，并使皮损迅速消退；有些皮肤病单用外治即可达到治疗目的。因此，外治法在皮肤病治疗中十分重要。在使用外治法时，必须根据皮损情况，依照外用药物的使用原则进辨证施治，正确使用外用剂型及药物。外治法同样遵循同病异治、异病同治的治疗法则。

1. 外用药物的常用剂型

（1）**溶液** 是药物的水溶液，将单味药或复方加水，煎熬至一定浓度，滤过药渣所得，具有清洁、止痒、消肿、收敛、清热解毒的作用。适用于急性皮肤病渗出较多或剧烈红肿或脓性分泌物多的皮损。可用于湿敷和熏洗。常用药物如苦参、黄柏、蛇床子、马齿苋、生地榆、野菊花、金银花、蒲公英、千里光等煎出液；或10%黄柏溶液、3%硼酸溶液、生理盐水及蒸馏水等。溶液用于湿敷是治疗皮肤病常用的方法，适用于急性红肿、渗出糜烂的皮损，或浅表溃疡。使用时将5~6层消毒纱布置于药液中浸透，稍挤拧至不滴水为度，冷敷于患处，一般每1~2小时换1次即可；如渗液不多，可4~5小时换1次。溶液熏洗应当温度适当，一般以40℃左右为宜，太热易烫伤皮肤，太凉则疗效不佳。

（2）**粉剂（又名散剂）** 为单味药或复方中药研磨或粉碎成极细粉末的制剂。具有保护、吸收、蒸发、干燥、止痒的作用。适用于无渗液的急性或亚急性皮炎。常用药物如青黛散、六一散、滑石粉、止痒扑粉等。用法为每天3~5次，扑患处。

（3）**洗剂（又名混悬剂、悬垂剂）** 是粉加水混合在一起的制剂，粉不溶于水，故久置后一些药粉沉淀于水底，使用时需振荡摇匀。有清凉止痒、保护、干燥、消斑解毒之功。适应证同粉剂。常用药物如三黄洗剂、炉甘石洗剂、颠倒散洗剂等。用法为用前摇匀，外搽皮损处，每日4~6次。若制剂中有薄荷脑、樟脑、冰片等清凉药物，婴儿面部、外阴等薄嫩处及寒冷冬天不宜使用。

（4）**酊剂** 是将药物浸泡于50%~75%乙醇或白酒中，密封7~30天后滤过即成的酒浸剂（也有用醋浸泡的醋剂）。具有收敛散风、活血消肿、杀菌止痒、溶解皮脂、刺激色素生长等作用。适用于慢性瘙痒性皮肤病、色素脱失性皮肤病、脱发、脚湿气、鹅掌风、圆癣等。常用药物如复方土槿皮酊、1号癣药水、百部酊、补骨脂酊等。用法为用棉棒蘸药液直接外涂皮损区，每天1~3次。凡急性炎症性皮肤病破皮糜烂者，头面、会阴部皮肤薄嫩处禁用。

（5）油剂　为粉剂与植物油调和成糊状或以药物浸在植物油中煎炸后滤去药渣而成。具有润泽保护、解毒收敛、止痒生肌、软化皮痂的作用。适用于亚急性皮肤病中有少量渗出、鳞屑、痂皮、溃疡的皮损。常用药物如紫草油、青黛散油、三石散油等。常用的植物油为麻油、菜子油、花生油等，以麻油最佳，有清凉润肤之功。用法为每天外搽患处1~2次。

（6）软膏　是将药物研成细粉，用凡士林、羊毛脂等作为基质调成均匀、细腻、半固体状的剂型。具有保护、润滑、杀菌、止痒、去痂的作用。适用于一切慢性皮肤病具有结痂、皲裂、苔藓样变等皮损者。常用药物如青黛膏、黄连膏、疯油膏、5%硫黄软膏、皮脂膏等。用法为每天外搽皮损处2~3次，或涂于纱布上敷贴于患部，再用塑料薄膜封包，去痂时宜涂厚些。用于皲裂、苔藓样变皮损时，如加用热烘疗法效果更好。凡糜烂、渗出及分泌物较多的皮损忌用。

2. 外用药物使用原则　皮肤病的外用药物使用原则是根据皮损的表现来选择适当的剂型和药物。

（1）根据病情阶段正确选择剂型　皮肤炎症在急性阶段，若仅有红斑、丘疹、水疱而无渗液，宜用洗剂、粉剂；若有大量渗液或明显红肿，则用溶液作开放性冷湿敷。皮肤炎症在亚急性阶段，渗液与糜烂很少，红肿减轻，有鳞屑和结痂，则用油剂为宜。皮肤炎症在慢性阶段，有浸润肥厚、苔藓样变者，则用软膏及酊剂。

（2）根据疾病性质合理选择药物　如有感染时先用清热解毒、抗感染制剂控制感染，然后再针对原来皮损选用药物。

（3）用药宜先温和后强烈　先用性质比较温和的药物。尤其是儿童或女性患者不宜使用刺激性强、浓度高的药物。面部、阴部皮肤慎用刺激性强的药物。

（4）用药浓度宜先低后浓　先用低浓度制剂，根据病情需要再提高浓度。一般急性皮肤病用药宜温和安抚，顽固性慢性皮损可用刺激性较强和浓度较高的药物。

（5）随时注意用药反应　一旦出现皮肤过敏、刺激或中毒反应，应立即停用，并给以及时处理。

细目二　热　疮

◎ 要点一　热疮的病因病机

外感风温热毒，阻于肺胃二经，蕴蒸皮肤而生；或由肝经湿热下注，阻于阴部而成疮；或因反复发作，热邪伤津，阴虚内热所致。

西医学认为，本病是由单纯疱疹病毒引起。发热、日晒、月经来潮、妊娠、肠胃功能障碍等常为诱发因素。

◎ 要点二　热疮的诊断

本病好发于皮肤黏膜交界处，常见于口角、唇缘、鼻孔周围、面颊及外阴等部位。皮损初起为红斑，灼热而痒，继而形成针头大小簇集成群的水疱，内含透明浆液，破裂后露出糜烂面，逐渐干燥，结痂脱落而愈，留有轻微色素沉着。病程1~2周，易反复发作。

一般无全身不适。发病前患处皮肤有发紧、烧灼、痒痛感。发于眼部者，常有刺痒、疼痛、怕冷、发热等风热毒盛的症状；发于口角唇缘或口腔黏膜者，可引起颌下或颈部臖核肿痛；发于外阴者，水疱易糜烂染毒，可伴有发热、便干、溲亦、尿频、尿痛、苔黄、脉数等湿热下注的症状；反复发作多年不愈者，常有咽干、口渴、舌红、脉数等阴虚内热的症状。

◎ 要点三　热疮的治疗

本病以清热解毒养阴为主要治法。初发以清

热解毒治之；反复发作者，以扶正祛邪并治。

1. 辨证论治

（1）肺胃热盛证

证候：群集小疱，灼热刺痒；轻度周身不适，心烦郁闷，大便干，小便黄；舌红，苔黄，脉弦数。

治法：疏风清热。

方药：辛夷清肺饮合竹叶石膏汤加减。

（2）湿热下注证

证候：疱疹发于外阴，灼热痛痒，水疱易破糜烂；可伴有发热，尿赤、尿频、尿痛；苔黄，脉数等。

治法：清热利湿。

方药：龙胆泻肝汤加板蓝根、紫草、玄胡等。

（3）阴虚内热证

证候：间歇发作，反复不愈；口干唇燥，午后微热；舌红，苔薄，脉细数。

治法：养阴清热。

方药：增液汤加板蓝根、马齿苋、紫草、石斛、生薏苡仁。

2. 外治疗法

（1）初起者局部酒精消毒，用三棱针或一次性5号注射针头浅刺放出疱液。

（2）局部外用药以清热解毒、干燥收敛为主。可用紫金锭磨水外搽，或金黄散蜂蜜调敷，或青吹口散油膏、黄连膏外涂。

3. 其他疗法

局部外用3%阿昔洛韦水剂或乳剂，或1%喷昔洛韦膏等。病情严重者可以口服阿昔洛韦或泛昔洛韦。

细目三　蛇串疮

◎ 要点一　蛇串疮的概念与特点

1. **概念**　是一种皮肤上出现成簇水疱，多呈带状分布，痛如火燎的急性疱疹性皮肤病。相当于西医的带状疱疹。

2. **特点**　皮肤上出现红斑、水疱或丘疱疹，

累累如串珠，排列成带状，沿一侧周围神经分布区出现，局部刺痛或伴臖核肿大。多数患者愈后很少复发，极少数患者可多次发病。

◎ 要点二　蛇串疮的辨证论治

本病治疗以清热利湿、行气止痛为主要治法。初期以清热利湿为主；后期以活血通络止痛为主；体虚者，以扶正祛邪与通络止痛并用。

1. 肝经郁热证

证候：皮损鲜红，灼热刺痛，疱壁紧张；口苦咽干，心烦易怒，大便干燥，小便黄；舌质红，苔薄黄或黄厚，脉弦滑数。

治法：清泻肝火，解毒止痛。

方药：龙胆泻肝汤加紫草、板蓝根、玄胡索等。

2. 脾虚湿蕴证

证候：皮损色淡，疼痛不显，疱壁松弛；口不渴，食少腹胀，大便时溏；舌淡或正常，苔白或白腻，脉沉缓或滑。

治法：健脾利湿，解毒止痛。

方药：除湿胃苓汤加减。

3. 气滞血瘀证

证候：皮疹减轻或消退后局部疼痛不止，放射到附近部位，痛不可忍，坐卧不安，重者可持续数月或更长时间；舌暗，苔白，脉弦细。

治法：理气活血，通络止痛。

方药：柴胡疏肝散合桃红四物汤加减。

细目四　疣

◎ 要点一　不同疣的特点与好发部位

因其皮损形态及发病部位不同而名称各异，如发于手背、手指、头皮等处者，称千日疮、疣目、枯筋箭或瘊子；发于颜面、手背、前臂等处者，称扁瘊；发于胸背部有脐窝的赘疣，称鼠乳；发于足跖部者，称跖疣；发于颈周围及眼睑部位，呈细软丝状突起者，称丝状疣或线瘊。

◎ 要点二　寻常疣、扁平疣、传染性软疣的治疗

1. 辨证论治

（1）寻常疣（疣目）

1）风热血燥证：治以养血活血，清热解毒，方选治瘊方加板蓝根、夏枯草。

2）湿热血瘀证：治以清化湿热，活血化瘀，方选马齿苋合剂加薏苡仁、冬瓜仁。

（2）扁平疣（扁瘊）

1）风热蕴结证：治以疏风清热，解毒散结，方选马齿苋合剂去桃仁、红花加木贼草、郁金、浙贝母、板蓝根。

2）热瘀互结证：治以活血化瘀，清热散结，方选桃红四物汤加生黄芪、板蓝根、紫草、马齿苋、浙贝母、薏苡仁。

疣目、扁瘊皮损少者及鼠乳、掌跖疣、丝状疣均不需内服治疗。

2. 外治疗法

各种疣均可选用木贼草、板蓝根、马齿苋、香附、苦参、白鲜皮、薏苡仁等中药，煎汤趁热洗涤患处，每天2~3次，可使部分皮疹脱落。

（1）疣目　可选用推疣法、鸦胆子散敷贴法、荸荠或菱蒂摩擦法。

（2）扁瘊　可选用洗涤法、涂法。

（3）鼠乳　用消毒针头挑破患处，挤尽白色乳酪样物，再用碘酒或浓石炭酸溶液点患处。若损害较多，应分批治疗，注意保护周围皮肤。

细目五　癣

◎ 要点一　头癣、手足癣、体癣和花斑癣的临床特点与诊断

（一）临床特点

1. 头癣　包括白秃疮和肥疮。

（1）白秃疮　相当于西医的白癣。

本病是头癣的一种，多见于学龄儿童，男性多于女性。皮损特征是在头皮有圆形或不规则的覆盖灰白鳞屑的斑片。病损区毛发干枯无泽，常在距头皮0.3~0.8cm处折断而呈参差不齐。头发易于拔落且不疼痛，病发根部包绕有白色鳞屑形成的菌鞘。自觉瘙痒。发病部位以头顶、枕部居多，但发缘处一般不被累及。青春期可自愈，秃发也能再生，不遗留瘢痕。

（2）肥疮　相当于西医的黄癣。

本病为头癣中最常见的一种，多见于农村，好发于儿童。其特征是：有黄癣痂堆积，癣痂呈蜡黄色，肥厚，富黏性，边缘翘起，中心微凹，上有毛发贯穿，质脆易粉碎，有特殊的鼠尿臭。久之毛囊被破坏而成永久性脱发。当病变痊愈后，则在头皮留下广泛、光滑的萎缩性瘢痕。病变四周约1cm左右头皮不易受损。

2. 手足癣　包括鹅掌风和脚湿气。

（1）鹅掌风　相当于西医的手癣。

本病以成年人多见，男女老幼均可染病。多数为单侧发病，也可波及双手。夏天起水疱病情加重，冬天则枯裂疼痛明显。皮损特点是：初起为掌心或指缝水疱或掌部皮肤角化脱屑、水疱，水疱多透明如晶，散在或簇集，瘙痒难忍。水疱破后干涸，叠起白屑，中心向愈，四周继发疱疹，并可延及手背、腕部。若反复发作后，致手掌皮肤肥厚，枯槁干裂，疼痛，屈伸不利，宛如鹅掌。损害若侵及指甲，可使甲板被蛀蚀变形，甲板增厚或萎缩翘起，色灰白而成灰指甲（甲癣）。鹅掌风病程为慢性，反复发作。

（2）脚湿气　相当于西医的足癣。

本病以脚丫糜烂瘙痒伴有特殊臭味而得名。我国南方地区气温高，潮湿，发病率高。多发于成年人，儿童少见。夏秋病重，多起水疱、糜烂；冬春病减，多干燥裂口。脚湿气主要发生在趾缝，也见于足底。以皮下水疱，趾间浸渍糜烂，渗流滋水，角化过度，脱屑，瘙痒等为特征。分为水疱型、糜烂型、脱屑型，但常以1~2种皮肤损害为主。

3. 体癣　本病因皮损多呈钱币状、圆形，

故名圆癣，亦称铜钱癣。发于股胯、外阴等处者，称阴癣（股癣）。以青壮年男性多见，多发于夏季，好发于面部、颈部、躯干及四肢近端。圆癣初起为丘疹或水疱，逐渐形成边界清楚的钱币形红斑，其上覆盖细薄鳞屑。病灶中央皮疹消退，呈自愈倾向，但向四周蔓延，有丘疹、水疱、脓疱、结痂等损害。圆癣的皮损特征为环形或多环形、边界清楚、中心消退、外围扩张的斑块。

4. 花斑癣 本病常发于多汗体质青年，可在家庭中互相传染。皮损好发于颈项、躯干，尤其是多汗部位及四肢近心端，为大小不一、边界清楚的圆形或不规则的无炎症性斑块，色淡褐、灰褐至深褐色，或轻度色素减退，或附少许糠秕状细鳞屑，常融合成片。有轻微痒感，常夏发冬愈，复发率高。

（二）诊断

根据典型的皮损特征，结合真菌镜检及培养，可明确诊断。

◎ **要点二 癣的治疗**

本病以杀虫止痒为主要治法，必须彻底治疗。癣病以外治为主，若皮损广泛，自觉症状较重，或抓破染毒者，则以内治、外治相结合为宜。抗真菌西药治疗有一定优势，可中西药合用。

1. 白秃疮、肥疮 采用拔发疗法。其方法为剪发后每天以 0.5%明矾水或热肥皂水洗头，然后在病灶处敷药（敷药宜厚），可用 5%硫黄软膏或雄黄膏，用薄膜盖上，包扎或戴帽固定。每天如上法换药 1 次。敷药 1 周病发比较松动时，即用镊子将病发连根拔除（争取在 3 天内拔完）。拔发后继续薄涂原用药膏，每天 1 次，连续 2～3 周。

2. 鹅掌风、脚湿气

（1）水疱型 可选用 1 号癣药水、2 号癣药水、复方土槿皮酊外搽；二矾汤熏洗；鹅掌风浸泡方或藿黄浸剂浸泡。

（2）糜烂型 可选 1∶1500 高锰酸钾溶液、3%硼酸溶液、二矾汤或半边莲 60g 煎汤待温，浸

泡 15 分钟，次以皮脂膏或雄黄膏外搽。

（3）脱屑型 可选用以上软膏外搽，浸泡剂浸泡。如角化增厚较剧，可选以 10%水杨酸软膏厚涂，外用油纸包扎，每晚 1 次，使其角质剥脱，然后再用抗真菌药物，也可用市售治癣中成药。

3. 灰指甲 每日以小刀刮除病甲变脆部分，然后用棉花蘸 2 号癣药水或 3%冰醋酸浸涂。或用鹅掌风浸泡方浸泡，白凤仙花捣烂敷病甲上，或采用拔甲方法。

4. 圆癣 可选用 1 号癣药水、2 号癣药水、复方土槿皮酊等外搽。阴癣由于患部皮肤薄嫩，不宜选用刺激性强的外用药物，若皮损有糜烂痒痛者，宜选用青黛膏外涂。

5. 紫白癜风 用密陀僧散，以茄子片蘸药涂搽患处，或用 2 号癣药水，或 1%土槿皮酊外搽，每天 2～3 次。治愈后，继续用药 1～2 周，以防复发。

细目六 白屑风

◎ **要点一 白屑风的概念与特点**

1. 概念 是因皮肤油腻，出现红斑，覆有鳞屑而得名，是发生在皮脂溢出部位的慢性炎症性皮肤病。

2. 特点 头发、皮肤多脂发亮，油腻，瘙痒，出现红斑白屑，脱而复生。以青壮年为多，乳儿期亦有发生。

◎ **要点二 白屑风的辨证论治**

根据本病皮疹干性与湿性的临床特点，干性者以养血润燥为主，湿性者以清热祛湿为主，内外治相结合。

1. 风热血燥证

证候：多发于头面部，为淡红色斑片，干燥、脱屑、瘙痒，受风加重，或头皮瘙痒，头屑多，毛发干枯脱落；伴口干口渴，大便干燥；舌质偏红，舌苔薄白或黄，脉细数。

治法：祛风清热，养血润燥。

方药：消风散合当归饮子加减。

2. 肠胃湿热证

证候：皮损为潮红斑片，有油腻性痂屑，甚至糜烂、渗出；伴口苦口黏，脘腹痞满，小便短赤，大便臭秽；舌质红，舌苔黄腻，脉滑数。

治法：健脾除湿，清热止痒。

方药：参苓白术散合茵陈蒿汤。

细目七　油　风

◎ 要点一　油风的概念与特点

1. **概念**　油风是一种头发突然发生斑块状脱落的慢性皮肤病。因头发脱落之处头皮光亮而得名，又称鬼舐头、鬼剃头。相当于西医的斑秃。

2. **特点**　突然发生斑片状脱发，脱发区皮肤变薄，多无自觉症状。可发生于任何年龄，多见于青年，男女均可发病。

◎ 要点二　油风的辨证论治

本病实证以清以通为主，血热清则血循其经，血瘀祛则新血易生；虚证以补摄为要，精血得补则毛发易生。选用适当的外治或其他疗法能促进毛发生长。

1. 血热风燥证

证候：突然脱发成片，偶有头皮瘙痒，或伴头部烘热；心烦易怒，急躁不安；舌质红，舌苔薄，脉弦。

治法：凉血息风，养阴护发。

方药：四物汤合六味地黄汤加减。

2. 气滞血瘀证

证候：病程较长，头发脱落前先有头痛或胸胁疼痛等症；伴夜多噩梦，烦热难眠；舌质暗红，有瘀点、瘀斑，舌苔薄，脉沉细。

治法：通窍活血，祛瘀生发。

方药：通窍活血汤加减。

3. 气血两虚证

证候：多在病后或产后头发呈斑块状脱落，并呈渐进性加重，范围由小而大，毛发稀疏枯槁，触摸易脱；伴唇白，心悸，气短懒言，倦怠乏力；舌质淡，舌苔薄白，脉细弱。

治法：益气补血。

方药：八珍汤加减。

4. 肝肾不足证

证候：病程日久，平素头发焦黄或花白，发病时呈大片均匀脱落，甚或全身毛发脱落；伴头昏，耳鸣，目眩，腰膝酸软；舌质淡，舌苔薄，脉细。

治法：滋补肝肾。

方药：七宝美髯丹加减。

细目八　黄水疮

◎ 要点一　黄水疮的概念与特点

1. **概念**　黄水疮是一种发于皮肤有传染性的化脓性皮肤病。中医古代文献又称为滴脓疮、天疱疮等。相当于西医的脓疱疮。

2. **特点**　皮损主要表现为浅在性脓疱和脓痂，有接触传染和自体接种的特性，在托儿所、幼儿园或家庭中传播流行。

◎ 要点二　黄水疮的辨证论治

本病治疗以清暑利湿为主要治法。实证以祛邪为主；虚证以健脾为主。

1. 暑湿热蕴证

证候：皮疹多而脓疱密集，色黄，四周有红晕，破后糜烂面鲜红，附近伴臖核肿大；或有发热，多有口干、便干、小便黄等；舌红，苔黄腻，脉濡数或滑数。

治法：清暑利湿解毒。

方药：清暑汤加马齿苋、藿香。

2. 脾虚湿滞证

证候：皮疹少而脓疱稀疏，色淡黄或淡白，四周红晕不显，破后糜烂面淡红；多有食少，面白无华，大便溏薄；舌淡，苔薄微腻，脉濡细。

治法：健脾渗湿。

方药：参苓白术散加冬瓜仁、广藿香。

细目九　虫咬皮炎

◎ 要点一　虫咬皮炎的概念与特点

1. 概念　虫咬皮炎是被致病虫类叮咬，接触其毒液或虫体的毒毛而引起的一种皮炎。较常见的致病害虫有蠓、螨、隐翅虫、刺毛虫、跳蚤、虱类、臭虫、飞蛾、蜂等。

2. 特点　皮肤上呈丘疹样风团，上有针尖大小的瘀点、丘疹或水疱，呈散在性分布。

◎ 要点二　虫咬皮炎的辨证论治

本病以预防为主，发病后以外治为主，轻者外治可愈，重者内、外合治。治法主要为清热解毒止痒。外治是关键。

（一）内治

热毒蕴结证

证候：皮疹较多，成片红肿，水疱较大，瘀斑明显，皮疹附近臀核肿大；伴畏寒，发热，头痛，恶心，胸闷；舌红，苔黄，脉数。

治法：清热解毒，消肿止痒。

方药：五味消毒饮合黄连解毒汤加地肤子、白鲜皮、紫荆皮。

（二）外治

1. 初起红斑、丘疹、风团等皮损，用1%薄荷三黄洗剂（即三黄洗剂加薄荷脑1g）外搽。

2. 生于毛发处者，剃毛后外搽50%百部酊杀虫止痒。

3. 感染邪毒，水疱破后糜烂红肿者，可用马齿苋煎汤湿敷，再用青黛散油剂涂搽；或用颠倒散洗剂外搽。

4. 松毛虫、桑毛虫皮炎可用橡皮膏黏去毛刺，外涂5%碘酒。

5. 蜂螫皮炎应先拔去毒刺，火罐吸出毒汁，消毒后外用紫金锭磨水涂。

细目十　疥疮

◎ 要点一　疥疮的病因病机

疥疮是由人型疥虫通过密切接触而传染。其传染性很强，在家庭或集体宿舍中可相互传播，可因使用患者用过而未经消毒的衣服、被席、用具等传染而得。本病发生后，患者常伴有湿热之邪郁于肌肤的症状。

◎ 要点二　疥疮的临床特点

夜间剧痒，在皮损处有灰白色、浅黑色或普通皮色的隧道，可找到疥虫。继发感染者，称脓窝疥。

◎ 要点三　疥疮的治疗与预防

（一）治疗

本病以杀虫止痒为主要治法。必须隔离治疗，以外治为主。一般不需内服药，若抓破染毒，需内外合治。

1. 疥疮以外治杀虫为主　硫黄治疗疥疮，古今皆为常用特效药物。临床多与水银、雄黄等杀虫药配用，以油调敷，或与大枫子、蓖麻仁等有油脂之果仁捣膏用之。目前临床常用浓度5%～20%的硫黄软膏，小儿用5%～10%、成人用10%～15%的浓度，若患病时间长，可用20%的浓度，但浓度不宜过高，否则易产生皮炎；亦可用含水银的制剂一扫光或雄黄软膏等外搽。

2. 涂药方法　先以花椒9g、地肤子30g煎汤外洗，或用温水肥皂洗涤全身后，再擦药。一般先擦好发部位，再涂全身。每天早、晚各涂1次，连续3天，第4天洗澡，换洗席被，此为1个疗程。一般治1～2个疗程，停药后观察1周左右，如无新皮损出现，即为痊愈。因为疥虫卵在产生后1周左右才能发育为成虫，故治疗后观察以1周为妥。

（二）预防

1. 加强卫生宣传及监督管理，对公共浴室、旅馆、车船上的衣被应定期严格消毒。

2. 注意个人卫生，勤洗澡，勤换衣服，被褥常洗晒。

3. 接触疥疮患者后，用肥皂水洗手。患者所用衣服、被褥、毛巾等均需煮沸消毒，或在阳光下充分曝晒，以便杀灭疥虫及虫卵。

4. 彻底消灭传染源，注意消毒隔离。家庭和集体宿舍患者应分居，并积极治疗，以杜绝传染源。

细目十一　湿　疮

◎ 要点一　湿疮的临床特点

相当于西医的湿疹。皮损对称分布，多形损害，剧烈瘙痒，有渗出倾向，反复发作，易成慢性等。根据病程可分为急性、亚急性、慢性三类。急性湿疮以丘疱疹为主，炎症明显，易渗出；慢性湿疮以苔藓样变为主，易反复发作。

◎ 要点二　湿疮的病因病机

由于禀赋不耐，饮食失节，或过食辛辣刺激荤腥动风之物，脾胃受损，失其健运，湿热内生，又兼外受风邪，内外两邪相搏，风湿热邪浸淫肌肤所致。急性者以湿热为主；亚急性者多与脾虚湿恋有关；慢性者则多病久耗伤阴血，血虚风燥，乃至肌肤甲错。发于小腿者则常由经脉弛缓、青筋暴露，气血运行不畅，湿热蕴阻，肤失濡养所致。本病的发生与心、肺、肝、脾四经的病变有密切的关系。

◎ 要点三　湿疮的辨证治疗

本病以清热利湿止痒为主要治法。急性者以清热利湿为主；慢性者以养血润肤为主。外治宜用温和的药物，以免加重病情。

（一）内治

1. 湿热蕴肤证

证候：发病快，病程短，皮损潮红，有丘疱疹，灼热瘙痒无休，抓破渗液流脂水；伴心烦口渴，身热不扬，大便干，小便短赤；舌红，苔薄白或黄，脉滑或数。

治法：清热利湿止痒。

方药：龙胆泻肝汤合萆薢渗湿汤加减。

2. 脾虚湿蕴证

证候：发病较缓，皮损潮红，有丘疹，瘙痒，抓后糜烂渗出，可见鳞屑；伴纳少，腹胀便溏，易疲乏；舌淡胖，苔白腻，脉濡缓。

治法：健脾利湿止痒。

方药：除湿胃苓汤或参苓白术散加紫荆皮、地肤子、白鲜皮。

3. 血虚风燥证

证候：病程久，反复发作，皮损色暗或色素沉着，或皮损粗糙肥厚，剧痒难忍，遇热或肥皂水洗后瘙痒加重；伴有口干不欲饮，纳差，腹胀；舌淡，苔白，脉弦细。

治法：养血润肤，祛风止痒。

方药：当归饮子或四物消风饮加丹参、鸡血藤、乌梢蛇。

（二）外治

1. 急性湿疮

初起仅有潮红、丘疹，或少数水疱而无渗液时，外治宜清热安抚，避免刺激，可选用清热止痒的中药苦参、黄柏、地肤子、荆芥等煎汤湿敷，或用三黄洗剂、炉甘石洗剂外搽。若水疱糜烂、渗出明显时，外治宜收敛、消炎，促进表皮恢复，可选用黄柏、生地榆、马齿苋、野菊花等煎汤，或 10% 黄柏溶液，或 2%～3% 硼酸水冷敷。再用青黛散麻油调搽，急性湿疮后期滋水减少时，外治宜保护皮损，避免刺激，促进角质新生，清除残余炎症，可选黄连膏、青黛膏外搽。

2. 亚急性湿疮

外治原则为消炎、止痒、燥湿、收敛，选用三黄洗剂、3% 黑豆馏油等外搽。

3. 慢性湿疮

可选用各种软膏剂、乳剂，根据瘙痒及皮肤肥厚程度加入不同浓度的止痒剂、角质促成和溶解剂，一般可外搽青黛膏、5% 硫黄软膏、10%～20% 黑豆馏油软膏。

◎ 要点四　婴儿湿疮的病因、辨证论治

（一）病因

相当于西医的婴幼儿湿疹。由于禀性不耐，

脾胃运化失职，内有胎火湿热，外受风湿热邪，两者蕴阻肌肤而成；或因消化不良、食物过敏、衣服摩擦、肥皂水洗涤刺激等而诱发。

（二）辨证论治

1. 内治

（1）胎火湿热证

证候：皮肤潮红，红斑水疱，抓痒流滋，甚则黄水淋漓、糜烂，结黄色痂皮；大便干，小便黄赤；苔黄腻，脉滑数。

治法：凉血清火，利湿止痒。

方药：消风导赤汤加减。

（2）脾虚湿蕴证

证候：初起皮肤暗淡，继而出现成片水疱，瘙痒，抓破后结薄痂；患儿多有消化不良，大便稀溏，或完谷不化；舌淡，苔白或白腻，脉缓。

治法：健脾利湿。

方药：小儿化湿汤加土茯苓、鱼腥草。

2. 外治

（1）脂溢性和湿性 用生地榆、黄柏煎水或马齿苋合剂、2%硼酸水外用冷湿敷，待流滋、糜烂减轻后，选用青黛散油、黄连油或蛋黄油外搽。

（2）干性 用三黄洗剂、黄柏霜外搽。

细目十二 接触性皮炎

◎ 要点一 接触性皮炎的诊断要点

1. 发病前有明显的接触史，均有一定的潜伏期。

2. 一般急性发病，常见于暴露部位，如面、颈、四肢。

3. 皮损的形态、范围、严重程度取决于接触物质种类、性质、浓度、接触时间的久暂、接触部位和面积大小及机体对刺激物的反应程度。皮损边界清楚，多局限于接触部位，形态与接触物大抵一致。皮疹一般为红斑、肿胀、丘疹、水疱或大疱、糜烂、渗出等，一个时期内以某一种皮损为主。

4. 病因去除和恰当处理后可在1~2周内痊愈。但反复接触或处理不当，可转变为亚急性或慢性，皮损表现为肥厚粗糙，呈苔藓样变。

5. 皮肤斑贴试验：将可疑致敏物用适当溶剂配成一定比例的浓度作斑贴试验，若示阳性则提示患者对被试物过敏。

◎ 要点二 接触性皮炎与急性湿疮、颜面丹毒的鉴别

1. **急性湿疮** 病因常不明确，无明显接触史，皮损为多形性，对称性分布，部位不定，边界不清楚，有趋向于慢性或再发的倾向。

2. **颜面丹毒** 无异物接触史；全身症状严重，常有寒战，高热，头痛，恶心等症状；皮疹以水肿性红斑为主，形如云片，色若涂丹；自感灼热，疼痛而无瘙痒。

◎ 要点三 接触性皮炎的治疗

本病以清热祛湿止痒为主要治法。首先应避免接触过敏物质，否则治疗无效。急性者以清热祛湿为主；慢性者以养血润燥为主。

（一）内治

1. 风热蕴肤证

证候：起病较急，好发于头面部，皮损色红，肿胀轻，其上为红斑或丘疹，自觉瘙痒，灼热；心烦，口干，小便微黄；舌红，苔薄白或薄黄，脉浮数。

治法：疏风清热止痒。

方药：消风散加紫荆皮（花）、僵蚕。

2. 湿热毒蕴证

证候：起病急骤，皮损面积较广泛，其色鲜红肿胀，上有水疱或大疱，水疱破后则糜烂渗液，自觉灼热瘙痒；伴发热，口渴，大便干，小便短黄；舌红，苔黄，脉弦滑数。

治法：清热祛湿，凉血解毒。

方药：龙胆泻肝汤合化斑解毒汤加减。

3. 血虚风燥证

证候：病程长，病情反复发作，皮损肥厚干

燥有鳞屑，或呈苔藓样变，瘙痒剧烈，有抓痕及结痂；舌淡红，苔薄，脉弦细。

治法：养血润燥，祛风止痒。

方药：当归饮子合消风散加减。

（二）外治

用药宜简单、温和、无刺激性。找出致病原因，去除刺激物质，避免再接触。

细目十三　药　毒

◎ 要点一　药毒的病因病机

总由禀赋不耐，邪毒侵犯所致。风热之邪侵袭腠理，入里化热，热入营血，血热妄行，溢于肌肤；或禀血热之体，受药毒侵扰，火毒炽盛，燔灼营血，外发皮肤，内攻脏腑；或禀湿热之体，受药毒侵扰，体内湿热蕴蒸，郁于肌肤；病久药毒灼伤津液，气阴两伤，肌肤失养。久病阴液耗竭，阳无所附，浮越于外，病重而危殆。

◎ 要点二　药毒的诊断

1. 临床表现　本病临床表现复杂，基本具有以下特征：

（1）发病前有用药史。

（2）有一定的潜伏期，第一次发病多在用药后5~20天内，重复用药常在24小时内发生，短者甚至在用药后瞬间或数分钟内发生。

（3）突然发病，自觉灼热瘙痒，重者伴有发热、倦怠、纳差、大便干燥、小便黄赤等全身症状。

（4）皮损形态多样，颜色鲜艳，分布为全身性、对称性，可泛发或仅限于局部。

2. 常见类型　药疹的临床表现多种多样，不同患者用同一种药物可引起不同的皮疹和症状，常见的临床类型有以下几种：

（1）固定红斑型　典型皮损为圆形或椭圆形水肿性紫红斑，边界清楚，重者红斑中央形成水疱或大疱。如再服此药，可在数分钟或数小时后先感原发疹部位瘙痒，随之局部发生同样皮损，

但损害可扩大。

（2）荨麻疹样型　症状为大小不等的风团，颜色较一般荨麻疹红，持续时间较长。

（3）麻疹样或猩红热样型　皮损为密集、红色、帽针头至米粒大的斑疹或斑丘疹，常对称分布，可泛发全身，以躯干为多，类似麻疹。猩红热样发疹型开始为小片红斑，从面、颈、上肢、躯干向下发展，快者24小时，慢者3~4天可遍及全身，为水肿性鲜红色斑疹，弥漫对称分布，互相融合，很似猩红热。若不及时停药，可发展为重症药疹。

（4）湿疹皮炎样型　大都先由外用药物引起局部接触过敏，发生湿疹样皮炎后，再服用或注射同样的或化学结构相似的药物，即可发生泛发的湿疹样皮损。

（5）多形红斑型　临床表现与多形红斑相似，皮损为豌豆至蚕豆大圆形或椭圆形水肿性红斑、丘疹，红斑中心呈紫红色或有水疱，有虹膜样或靶样损害，境界清楚。

（6）紫癜型　轻者双小腿出现针头至豆大或更大的紫红色瘀点或瘀斑，散在或密集分布，皮疹平或稍隆起。重者可累及四肢、躯干，有时可有风团，甚至中央有小血疱。

（7）大疱性表皮松解型　是最严重的一型药疹。发病急。初起皮损发生于面、颈、胸部，为紫红或暗红色略带铁灰色斑，很快扩大、增多、融合，红斑上出现大小不等的松弛性水疱及表皮松解，水疱极易破，形成大片糜烂面，或外观无水疱，该处表皮极松，一推即形成糜烂面，似浅Ⅱ°烫伤。严重者可因感染、重要脏器病变、水电解质失衡等造成死亡。

（8）剥脱性皮炎型　属重症药疹，可开始即有全身皮肤潮红肿胀，或从麻疹样或猩红热样发疹型发展而来。面部及手足皮损尤为重。2周左右全身皮肤大量脱屑，呈落叶状或鳞片状，手足呈手套袜套样剥脱。严重者全身衰竭或继发感染而死亡。

◎ 要点三　药毒的治疗

停用一切可疑致敏药物，临床以辨证论治为

主。重症宜中西医结合治疗。

1. 辨证论治

（1）湿毒蕴肤证

证候：皮疹为红斑、丘疹、风团、水疱，甚则糜烂渗液，表皮剥脱；伴灼热剧痒，口干，大便燥结，小便黄赤，或有发热；舌红，苔薄白或黄，脉滑或数。

治法：清热利湿，解毒止痒。

方药：萆薢渗湿汤加减。

（2）热毒入营证

证候：皮疹鲜红或紫红，甚则为紫斑、血疱，灼热痒痛；伴高热，神志不清，口唇焦燥，口渴不欲饮，大便干结，小便短赤；舌红绛，苔少或镜面舌，脉洪数。

治法：清热凉血，解毒护阴。

方药：清营汤加减。

（3）气阴两虚证

证候：严重药疹后期大片脱屑；伴低热，神疲乏力，气短，口干欲饮；舌红，少苔，脉细数。

治法：益气养阴清热。

方药：增液汤合益胃汤加减。

2. 外治疗法　根据皮损表现可选用中药溻渍、中药熏洗、中药涂擦等剂型和药物。

3. 西医治疗

（1）一般药疹，使用抗组胺药物、维生素C和钙剂。

（2）重症药疹，宜采用中西医结合疗法，除运用上述内治、外治方法外，宜早期足量使用皮质类固醇激素，如氢化可的松300~400mg或地塞米松10~15mg，维生素C 2~3g，加入5%~10%葡萄糖溶液1000~2000mL中，静脉滴注。至病情缓解后，改为强的松或地塞米松口服。必要时配合抗生素以防止继发感染。

◎ **要点四　药毒的预防与调护**

1. 预防本病发生的关键是合理用药。用药前必须询问患者有无药物过敏史。应用青霉素及抗毒血清制剂，用药前要作过敏试验。

2. 用药过程中要注意观察用药后的反应，遇到全身出疹、瘙痒，要考虑药疹的可能，及时诊断，及时处理。

3. 多饮开水，忌食辛辣发物。

4. 皮损忌用热水烫洗或搔抓。

5. 重症药疹应按危重患者进行护理。

细目十四　瘾　疹

◎ **要点一　瘾疹的病因病机**

先天禀赋不足，卫外不固，风邪乘虚侵袭所致；或表虚不固，风寒、风热外袭，客于肌表，致使营卫失调而发；或饮食不节，过食辛辣肥厚，或肠道寄生虫，使肠胃积热，复感风邪，内不得疏泄，外不得透达，郁于皮毛腠理之间而发。此外，情志内伤，冲任不调，肝肾不足，血虚生风生燥，阻于肌肤也可发生。对食物、生物制品、肠道寄生虫等过敏亦发作本病。

◎ **要点二　瘾疹的临床表现与治疗**

（一）临床表现

1. 急性荨麻疹　皮疹为大小不等的风团，色鲜红，也可为苍白色，孤立、散在或融合成片，数小时内风团减轻，变为红斑而渐消失。但不断有新的风团出现。病情严重者可有烦躁、心慌、恶心、呕吐等症状，甚至血压下降，发生过敏性休克样症状；有的可因累及胃肠道黏膜而出现腹痛、恶心、呕吐、腹泻，有的甚似急腹症，有的因食管水肿有进食困难；累及喉头黏膜时，可出现喉头水肿、呼吸困难，甚至窒息。如有高热、寒战等全身中毒症状，应注意有无严重感染的可能，大约有90%的急性荨麻疹在2~3周后症状消失，不再复发。

2. 慢性荨麻疹　全身症状一般较轻，风团时多时少，反复发生，病程在6周以上。大多数患者不能找到病因，有约50%的患者在5年内病情减轻，约20%患者病程可长达20年以上。

3. 特殊类型荨麻疹

（1）皮肤划痕症　亦称人工荨麻疹。用钝器划或用手搔抓皮肤后，沿着划痕发生条状隆起，并有瘙痒，不久即消退。

（2）寒冷性荨麻疹　较常见。可分为家族性（较罕见）和获得性两种。好发于面部、手背等暴露部位，在接触冷物、冷空气、冷风或食冷物后，发生红斑、风团，有轻到中等度瘙痒。

（3）胆碱能性荨麻疹　即小丘疹状荨麻疹。在热水浴，进食辛辣的食物、饮料，饮酒、情绪紧张、工作紧张、剧烈运动等刺激后数分钟发生风团。

（4）压迫性荨麻疹　身体受压部位如臀部、上肢、掌拓等处受一定压力后，约4~8小时，局部发生肿胀性斑块，累及真皮和皮下组织，多数有痒感，或灼痛、刺痛等。

4. 实验室和其他辅助检查　血液中嗜酸性粒细胞升高。若伴感染时，白细胞总数增高及中性粒细胞的百分比增高。

（二）治疗

寻找病因，去除病因，以中医辨证论治为主，特殊类型者中西医结合治疗。

1. 辨证论治

（1）风寒束表证

证候：风团色白，遇寒加重，得暖则减；恶寒怕冷，口不渴；舌淡红，苔薄白，脉浮紧。

治法：疏风散寒止痒。

方药：麻黄桂枝各半汤加减。

（2）风热犯表证

证候：风团鲜红，灼热剧痒，遇热加重，得冷则减；伴有发热，恶寒，咽喉肿痛；舌质红，苔薄白或薄黄，脉浮数。

治法：疏风清热止痒。

方药：消风散加减。

（3）胃肠湿热证

证候：风团片大、色红、瘙痒剧烈；发疹的同时伴脘腹疼痛，恶心呕吐，神疲纳呆，大便秘结或泄泻；舌质红，苔黄腻，脉弦滑数。

治法：疏风解表，通腑泻热。

方药：防风通圣散加减。

（4）血虚风燥证

证候：反复发作，迁延日久，午后或夜间加剧；伴心烦易怒，口干，手足心热；舌红少津，脉沉细。

治法：养血祛风，润燥止痒。

方药：当归饮子加减。

2. 外治疗法

（1）中药熏洗　瘙痒明显，无胸闷气憋者适用。风团红，瘙痒明显者，选用马齿苋、白鲜皮等解毒止痒中药熏洗；风团色淡白，皮肤干燥者，选用当归、茯苓、白术等健脾养血中药熏洗，每日1次。

（2）中药保留灌肠　对于因饮食不慎而诱发者，采取苦参、黄柏等中药保留灌肠以泻浊解毒，每日1次。

3. 其他疗法

（1）西药治疗

1）急性荨麻疹可选用1~2种抗组胺药物。严重者可短期内应用皮质类固醇激素。发疹急骤而广泛，或喉头水肿，呼吸困难，或伴胃肠道症状，可皮下或肌内注射0.1%肾上腺素，或静脉滴注氢化可的松或地塞米松。

2）慢性荨麻疹应积极寻找病因，一般以抗组胺药物治疗为主，可根据风团发生的时间决定给药的时间。风团控制后，可持续服药月余，并逐渐减量。一种抗组胺药物无效时，可2~3种同时给药。

3）特殊类型荨麻疹常选用兼有抗5-羟色胺、抗乙酰胆碱的抗组胺药物，或与肥大细胞膜稳定剂联合应用。

（2）针灸疗法　皮疹发于上半身者，取穴曲池、内关；发于下半身者，取穴血海、足三里、三阴交；发于全身者，配风市、风池、大椎、大肠俞等。耳针取穴肝区、脾区、肾上腺、皮质下、神门等。

细目十五　牛皮癣

◎ 要点一　牛皮癣的皮损特点

皮损多为圆形或多角形的扁平丘疹融合成片，剧烈瘙痒，搔抓后皮损肥厚，皮沟加深，皮嵴隆起，极易形成苔藓样变。

◎ 要点二　牛皮癣的治疗

本病治疗以疏风清热、养血润燥为治则。对继发感染，应采用抗菌药物，及时控制感染。

1. 辨证论治

（1）肝郁化火证

证候：皮疹色红，伴心烦易怒，失眠多梦，眩晕，心悸，口苦咽干；舌边尖红，脉弦数。

治法：疏肝理气，清肝泻火。

方药：龙胆泻肝汤加减。

（2）风湿蕴肤证

证候：皮损呈淡褐色片状，粗糙肥厚，剧痒时作，夜间尤甚；舌淡红，苔薄白或白腻，脉濡缓。

治法：祛风利湿，清热止痒。

方药：消风散加减。

（3）血虚风燥证

证候：皮损色淡或灰白，状如枯木，肥厚粗糙似牛皮；心悸怔忡，失眠健忘，女子月经不调；舌淡，苔薄，脉沉细。

治法：养血润燥，息风止痒。

方药：当归饮子加减。

2. 外治疗法

（1）肝郁化火。风湿蕴肤，用三黄洗剂外搽，每天3~4次。

（2）血虚风燥。外用油膏加热烘疗法，局部涂油膏后，热烘10~20次，烘后可将所涂药膏擦去，每天1次，4周为1疗程。

（3）羊蹄根散，醋调搽患处，每天1~2次。

（4）醋泡鸡蛋，以醋泡过鸡蛋的蛋黄与蛋白搅匀，用棉棒或棉球蘸其液外搽数次。

（5）皮损浸润肥厚剧痒者，外用核桃枝或叶，刀砍取汁，外搽患处，日1~2次。

细目十六　白　疕

◎ 要点一　白疕（寻常型）的皮损特点

皮损初起为针头大小的丘疹，逐渐扩大为绿豆、黄豆大小的淡红色或鲜红色丘疹或斑丘疹，可融合成形态不同的斑片，边界清楚，表面覆盖多层干燥银白色鳞屑，刮除鳞屑则露出发亮的半透明的薄膜，为薄膜现象。再刮除薄膜，出现多个筛状出血点，为点状出血现象。在头部可出现束状发，在指甲甲板可呈顶针状凹陷。可见点滴状、钱币状、斑块状、地图状、蛎壳状、混合状等多种皮损形态。

◎ 要点二　白疕（寻常型）的辨证治疗

本病进行期多以清热凉血解毒为基本治疗原则，静止期多以养血滋阴润燥或活血化瘀、解毒通络为基本治疗原则。

1. 血热内蕴证

证候：多见于进行期。皮疹多呈点滴状，发展迅速，颜色鲜红，层层鳞屑，瘙痒剧烈，刮去鳞屑有点状出血；伴口干舌燥，咽喉疼痛，心烦易怒，便干溲赤；舌质红，舌苔薄黄，脉弦滑或数。

治法：清热凉血，解毒消斑。

方药：犀角地黄汤加减。

2. 血虚风燥证

证候：多见于静止期。病程较久，皮疹多呈斑片状，颜色淡红，鳞屑减少，干燥皲裂，自觉瘙痒；伴口咽干燥；舌质淡红，舌苔少，脉沉细。

治法：养血滋阴，润肤息风。

方药：当归饮子加减。

3. 气血瘀滞证

证候：多见于静止期或消退期。皮损反复不愈，皮疹多呈斑块状，鳞屑较厚，颜色暗红；舌质紫暗有瘀点、瘀斑，脉涩或细缓。

治法：活血化瘀，解毒通络。

方药：桃红四物汤加减。

4. 湿毒蕴阻证

证候：皮损多发生在腋窝、腹股沟等皱褶部位，红斑糜烂，痂屑黏厚，瘙痒剧烈；或掌跖红斑、脓疱、脱皮；或伴关节酸痛、肿胀、下肢沉重；舌质红，苔黄腻，脉滑。

治法：清利湿热，解毒通络。

方药：萆薢渗湿汤加减。

5. 火毒炽盛证

证候：全身皮肤潮红、肿胀、灼热痒痛，大量脱皮，或有密集小脓疱；伴壮热、口渴、头痛、畏寒，大便干燥，小便黄赤；舌红绛，苔黄腻，脉弦滑数。

治法：清热泻火，凉血解毒。

方药：清瘟败毒饮加减。

细目十七 淋 病

◎ **要点一 淋病的病因病机**

因宿娼恋色或误用污染之器具，湿热秽浊之气由下焦前阴窍口入侵，阻滞于膀胱及肝经，局部气血运行不畅，湿热熏蒸，精败肉腐，气化失司而成本病；病久及肾，导致肾虚阴亏，瘀结于内，由实转虚，形成虚证或虚实夹杂之证。

本病的病原体为淋球菌，系革兰阴性球菌，多寄生在淋病患者的泌尿生殖系统。

◎ **要点二 淋病的诊断**

1. 临床表现 有不洁性交或间接接触传染史。潜伏期一般为 2~10 天，平均 3~5 天。

（1）**男性淋病** 一般症状和体征较明显。

1）急性淋病：尿道口红肿、发痒及轻度刺痛，继而有稀薄黏液流出，引起排尿不适，24 小时后症状加剧。排尿开始时尿道外口刺痛或灼热痛，排尿后疼痛减轻。尿道口溢脓，开始为浆液性分泌物，以后逐渐变稠出现黄色黏稠的脓性分

泌物，特别是清晨起床后分泌物的量较多。当病变上行蔓延至后尿道时，可出现终末血尿、血精、会阴部轻度坠胀等现象。

全身症状一般较轻，少数患者可伴有发热（38℃左右）、全身不适、食欲不振等。

2）慢性淋病：多由急性淋病治疗不当，或在急性期嗜酒及与配偶性交等因素而转为慢性；也有因患者体质虚弱或伴贫血、结核，病情一开始即呈慢性经过。

慢性淋病患者表现为尿痛轻微，排尿时仅感尿道灼热或轻度刺痛，常可见终末血尿。尿道外口不见排脓，挤压阴茎根部或用手指压迫会阴部，尿道外口仅见少量稀薄浆液性分泌物。患者多有慢性腰痛，会阴部胀感，夜间遗精，精液带血。淋病反复发作者，可出现尿道狭窄，少数可引起输精管狭窄或梗塞，发生精液囊肿。

男性淋病可合并淋病性前列腺炎、附睾炎、精囊炎、膀胱炎等。

（2）**女性淋病** 大多数患者可无症状，有症状者往往不太明显，多在出现严重病变，或娩出感染淋病的新生儿时才被发现。

急性淋病的主要类型有：

1）淋菌性宫颈炎：表现为大量脓性白带，宫颈充血、触痛，若阴道脓性分泌物较多者，常有外阴刺痒和烧灼感。因常与尿道炎并见，故也可有尿频、尿急等症状。

2）淋菌性尿道炎：表现为尿道口充血、压痛，并有脓性分泌物，轻度尿频、尿急、尿痛，排尿时有烧灼感，挤压尿道旁腺有脓性分泌物。

3）淋菌性前庭大腺炎：表现有前庭大腺红、肿、热、痛，严重时形成脓肿，触痛明显。全身症状有高热、畏寒等。

慢性淋病常由急性转变而来。一般症状较轻，部分患者有下腹坠胀，腰酸背痛，白带较多，下腹疼痛，月经过多，少数可引起不孕、宫外孕等。

2. 辅助检查 采取病损处分泌物或穿刺液涂片作革兰染色，在多形核白细胞内找到革兰染

色阴性的淋球菌，可作初步诊断。经培养检查即可确诊。

◎ 要点三　淋病的辨证论治

1. 湿热毒蕴证（急性淋病）

证候：尿道口红肿，尿液混浊如脂，尿道口溢脓，尿急，尿频，尿痛，尿道灼热，严重者尿道黏膜水肿，附近淋巴结红肿疼痛，女性宫颈充血、触痛，并有脓性分泌物，或有前庭大腺红肿热痛等；可伴有发热等全身症状；舌红，苔黄腻，脉滑数。

治法：清热利湿，解毒化浊。

方药：龙胆泻肝汤酌加土茯苓、红藤、萆薢等。

2. 阴虚毒恋证（慢性淋病）

证候：小便不畅、短涩，淋沥不尽，女性带下多，或尿道口见少许黏液，酒后或疲劳易复发；腰酸腿软，五心烦热，食少纳差；舌红，苔少，脉细数。

治法：滋阴降火，利湿祛浊。

方药：知柏地黄丸酌加土茯苓、萆薢等。

◎ 要点四　淋病的其他治疗方法

临床应选用以下抗生素治疗，且应早期足量使用。

普鲁卡因青霉素 G 480 万 U 一次肌内注射；壮观霉素（淋必治）2g，1 次肌内注射；或头孢三嗪（菌必治）250mg，1 次肌内注射。急性期且为初次感染者，给药 1~2 次即可，慢性者应给药 7 天以上；诺氟沙星 800mg，1 次口服，或800mg，每天 2 次；氧氟沙星 400mg，1 次口服，或每天 2 次，共服 10 天。

细目十八　梅　毒

◎ 要点一　梅毒的病因病机

中医认为本病为淫秽疫毒与湿热、风邪杂合所致。传播方式主要是精化传染（直接传染），间有气化传染（间接传染）和胎中染毒。邪之初染，疫毒结于阴器及肛门等处，发为疳疮；流于经脉，则生横痃；后期疫毒内侵，伤及骨髓、关窍、脏腑，变化多端，证候复杂。

◎ 要点二　梅毒的诊断

1. 临床表现　一般有不洁性交史，或性伴侣有梅毒病史。

（1）一期梅毒　主要表现为疳疮（硬下疳），一般无全身症状。硬下疳 90% 发生在男女外生殖器部位，少数发生在唇、舌、口腔、咽及肛门、直肠等处。其典型表现初为丘疹或浸润性红斑，继之轻度糜烂或成浅表性溃疡，其上有少量浆液性分泌物，内含大量的梅毒螺旋体，传染性极强。边缘隆起，边缘及基底部呈软骨样硬度，无痛无痒，直径 1~2cm，圆形，常为单个，偶为多个。局部淋巴结肿大。疳疮不经治疗，可在 3~8 周后自然消失，而淋巴结肿大持续较久。

（2）二期梅毒　一期梅毒未经治疗或治疗不彻底，梅毒螺旋体由淋巴系统进入血液循环形成菌血症播散全身，引起皮肤黏膜及系统性损害，称二期梅毒。主要表现为杨梅疮。

（3）三期梅毒　亦称晚期梅毒，主要表现为杨梅结毒。此期特点为病程长，易复发，除皮肤黏膜损害外，常侵犯多个脏器。

1）三期皮肤梅毒：损害多为局限性、孤立性、浸润性斑块或结节，发展缓慢，破坏性大，愈后留有瘢痕。常见者有：

结节性梅毒疹：多见于面部和四肢，为豌豆大小铜红色的结节，成群而不融合，呈环形、蛇形或星形，质硬，可溃破，愈后留有萎缩性瘢痕。

树胶样肿：先为无痛性皮下结节，继之中心软化溃破，溃疡基底不平，为紫红色肉芽，分泌如树胶样黏稠脓汁，持续数月至 2 年，愈后留下瘢痕。

近关节结节：为发生于肘、膝、髋等大关节附近的皮下结节，对称发生，其表现无炎症，坚硬，压迫时稍有痛感，无其他自觉症状，发展缓慢，不溃破，治疗后可逐渐消失。

2）三期黏膜梅毒：主要见于口、鼻腔，为深红色的浸润型，上腭及鼻中隔黏膜树胶肿可侵犯骨质，产生骨坏死，死骨排出，形成上腭、鼻中隔穿孔及马鞍鼻，引起吞咽困难及发音障碍，少数可发生咽喉树胶肿而引起呼吸困难、声音嘶哑。

3）三期骨梅毒：以骨膜炎为多见，常侵犯长骨，损害较少，疼痛较轻，病程缓慢。其次为骨树胶肿，常见于扁骨，如颅骨，可形成死骨及皮肤溃疡。

4）三期眼梅毒：可发生虹膜睫状体炎、视网膜炎及角膜炎等。

5）三期心血管梅毒：主要有梅毒性主动脉炎、梅毒性主动脉瓣闭锁不全、梅毒性主动脉瘤和梅毒性冠状动脉狭窄等。

6）三期神经梅毒、脑膜梅毒、脑血管梅毒及脊髓脑膜血管梅毒和脑实质梅毒可见麻痹性痴呆、脊髓痨、视神经萎缩等。

（4）潜伏梅毒（隐性梅毒）　梅毒未经治疗或用药剂量不足，无临床症状，血清反应阳性，排除其他可引起血清反应阳性的疾病存在，脑脊液正常，这类患者称为潜伏梅毒。若感染期限在2年以内者称为早期潜伏梅毒，早期潜伏梅毒随时可发生二期复发损害，有传染性；病期在2年以上者称为晚期潜伏梅毒，少有复发，少有传染性，但女患者仍可经过胎盘而传给胎儿，发生胎传梅毒。

（5）胎传梅毒（先天梅毒）　胎传梅毒是母体内的梅毒螺旋体由血液通过胎盘传入到胎儿血液中，导致胎儿感染的梅毒。多发生在妊娠4个月后。发病小于2岁者称早期胎传梅毒，大于2岁者称晚期胎传梅毒。胎传梅毒不发生硬下疳，常有严重的内脏损害，对患儿的健康影响很大，病死率高。

2. **辅助检查**　梅毒螺旋体抗原血清试验阳性，或蛋白印迹试验阳性，均有利于诊断。聚合酶链反应检查梅毒螺旋体核糖核酸阳性，或取硬下疳、病损皮肤、黏膜损害的表面分泌物、肿大的淋巴结穿刺液在暗视野显微镜下查到梅毒螺旋体，均可确诊。

◎ 要点三　梅毒的辨证论治

梅毒的治疗原则为及早、足量、规范。抗生素特别是青霉素类药物疗效确切，为首选。中医药治疗梅毒一般仅作为驱梅治疗中的辅助疗法。

1. 肝经湿热证

证候：多见于一期梅毒。外生殖器疳疮质硬而润，或伴有横痃，杨梅疮多在下肢、腹部、阴部；兼见口苦口干，小便黄赤，大便秘结；舌质红，苔黄腻，脉弦滑。

治法：清热利湿，解毒驱梅。

方药：龙胆泻肝汤酌加土茯苓、虎杖。

2. 血热蕴毒证

证候：多见于二期梅毒。周身起杨梅疮，色如玫瑰，不痛不痒，或见丘疹、脓疱、鳞屑；兼见口干咽燥，口舌生疮，大便秘结；舌质红绛，苔薄黄或少苔，脉细滑或细数。

治法：凉血解毒，泄热散瘀。

方药：清营汤合桃红四物汤加减。

3. 毒结筋骨证

证候：见于杨梅结毒。患病日久，在四肢、头面、鼻咽部出现树胶肿，伴关节、骨骼作痛，行走不便，肌肉消瘦，疼痛夜甚；舌质暗，苔薄白或灰或黄，脉沉细涩。

治法：活血解毒，通络止痛。

方药：五虎汤加减。

4. 肝肾亏损证

证候：见于三期梅毒脊髓痨者。患病可达数十年之久，逐渐两足瘫痪或痿弱不行，肌肤麻木或虫行作痒，筋骨窜痛；腰膝酸软，小便困难；舌质淡，苔薄白，脉沉细弱。

治法：滋补肝肾，填髓息风。

方药：地黄饮子加减。

5. 心肾亏虚证

证候：见于心血管梅毒患者。症见心慌气短，神疲乏力，下肢浮肿，唇甲青紫，腰膝酸软，动则气喘；舌质淡有齿痕，苔薄白而润，脉沉弱或结代。

治法：养心补肾，祛瘀通阳。

方药：苓桂术甘汤加减。

◎ 要点四　梅毒的其他治疗方法

一旦确诊为梅毒，应及早实施西医驱梅疗法，并足量、规范用药。

1. 早期梅毒　水剂普鲁卡因青霉素 G 80 万 U/d，肌内注射，每日 1 次，连续 10～15 日；苄星青霉素 240 万 U，分两侧臀部肌内注射，1 次/周，共 2～3 周；四环素或红霉素，2g/d，分 4 次口服，连续 15 日，肝肾功能不良者禁用。

2. 晚期梅毒　水剂普鲁卡因青霉素 G 80 万 U/d，肌内注射，每日 1 次，连续 20 日为 1 个疗程，也可考虑给第二个疗程，疗程间停药 2 周；苄星青霉素 240 万 U，肌内注射，1 次/周，共 3～4 次；四环素或红霉素，2g/d，分 4 次口服，连续服 30 日为 1 个疗程。

3. 胎传梅毒　普鲁卡因青霉素 G，每日 5 万 U/kg，肌内注射，连续 10 日；苄星青霉素 5 万 U/kg，肌内注射，1 次即可（对较大儿童的青霉素用量不应超过成人同期患者的治疗量）。对青霉素过敏者，可选用红霉素 7.5～25mg/kg，口服，每日 4 次。

细目十九　尖锐湿疣

◎ 要点一　尖锐湿疣的病因病机

本病主要为性滥交或房室不洁，感受秽浊之毒，毒邪蕴聚，酿生湿热，湿热下注皮肤黏膜而产生赘生物。

本病的病原体系人类乳头瘤病毒（HPV）的 6、11、16、18 等型。该病毒属 DNA 病毒，具有高度的宿主性和组织特异性，只侵犯人体皮肤黏膜，不侵犯动物。病毒通过局部细微损伤的皮肤黏膜而接种在患部，经过一定的潜伏期而出现赘生物。

◎ 要点二　尖锐湿疣的诊断

1. 临床表现　有与尖锐湿疣患者不洁性交或生活接触史。潜伏期一般为 2 周～8 个月，平均 3 个月。

外生殖器及肛门周围皮肤黏膜湿润区为好发部位，少数患者可见于肛门生殖器以外部位（如口腔、腋窝、乳房、趾间等）。

基本损害为淡红色或污秽色、柔软的表皮赘生物。赘生物大小不一，单个或群集分布，表面分叶或呈棘刺状，湿润，基底较窄或有蒂，但在阴茎体部可出现基底较宽的"无蒂疣"。由于皮损排列分布不同，外观上常表现为点状、线状、重叠状、乳头瘤状、鸡冠状、菜花状、蕈状、扁平状等不同形态。巨大的尖锐湿疣多见于男性，且好发于阴茎和肛门附近，女性则见于外阴部，偶尔可转化为鳞状细胞癌。

2. 辅助检查　醋酸白试验：用 3%～5% 的醋酸液涂擦或湿敷 3～10 分钟，阳性者局部变白，病灶稍隆起，在放大镜下观察更明显。组织病理学检查有特异性。

◎ 要点三　尖锐湿疣的鉴别诊断

1. 假性湿疣　多发生于 20～30 岁的女性外阴，特别是小阴唇内侧和阴道前庭；皮损为直径 1～2mm 大小的白色或淡红色小丘疹，表面光滑如鱼子状，群集分布；无自觉症状。

2. 扁平湿疣　为梅毒常见的皮肤损害，皮损为扁平而湿润的丘疹，表面光滑，成片或成簇分布；损害内可找到梅毒螺旋体；梅毒血清反应强阳性。

3. 阴茎珍珠状丘疹　多见于青壮年；皮损为冠状沟部珍珠样半透明小丘疹，呈半球状、圆锥状或不规则状，色白或淡黄、淡红，沿冠状沟排列成一行或数行，或包绕一周；无自觉症状。

◎ 要点四　尖锐湿疣的辨证论治

以清热解毒、燥湿除疣为主要治法，也可运用抗病毒中草药施治。临床常用中西医结合治疗去除疣体，并针对病原体进行治疗。中医药在控制复发方面有较好疗效。

1. 湿毒下注证

证候：外生殖器或肛门等处出现疣状赘生物，色灰或褐或淡红，质软，表面秽浊潮湿，触之易出血，恶臭；伴小便黄或不畅；苔黄腻，脉滑或弦数。

治法：利湿化浊，清热解毒。

方药：萆薢化毒汤酌加黄柏、土茯苓、大青叶。

2. 湿热毒蕴证

证候：外生殖器或肛门等处出现疣状赘生物，色淡红，易出血，表面有大量秽浊分泌物，色淡黄，恶臭，瘙痒，疼痛；伴小便色黄量少，口渴欲饮，大便干燥；舌红，苔黄腻，脉滑数。

治法：清热解毒，化浊利湿。

方药：黄连解毒汤加苦参、萆薢、土茯苓、大青叶、马齿苋等。

◎ 要点五　尖锐湿疣的其他治疗方法

内服或注射可选用阿昔洛韦、伐昔洛韦、干扰素等抗病毒药物和免疫增强剂；外用可根据病情选用10%～25%足叶草酯素（疣脱欣）、1%～5% 5-氟尿嘧啶、30%～50%三氯醋酸或咪喹莫特乳膏等涂敷于疣体表面，注意保护正常皮肤黏膜。使用激光、冷冻、电灼疗法时注意不要过度治疗，避免损害正常皮肤黏膜和瘢痕形成，预防感染。疣体较大者可手术切除。

第九单元　肛门直肠疾病

细目一　痔

◎ 要点一　痔的概念与分类

痔是直肠末端黏膜下和肛管皮下的静脉丛发生扩大曲张所形成的柔软静脉团。是临床常见病、多发病。本病好发于20岁以上的成年人。根据发病部位的不同，分为内痔、外痔和混合痔。

内痔是发生于齿线上，由直肠上静脉丛瘀血、扩张、屈曲所形成的柔软静脉团，好发于肛门右前、右后和左侧正中部位即膀胱截石位3、7、11点处，以便血、坠胀、肿块脱出为主要临床表现。

外痔是发生于齿线下，由肛缘皮肤感染或痔外静脉丛扩大、曲张，或痔外静脉丛破裂，或反复发炎纤维增生所形成的疾病。以自觉坠胀、疼痛和有异物感为主要临床表现。常见外痔有结缔组织性外痔、静脉曲张性外痔、血栓性外痔、炎性外痔。

混合痔是直肠上、下静脉丛瘀血、扩张、屈曲、相互沟通吻合而形成的静脉团。其位于齿线上下同一点位，表面分别为直肠黏膜和肛管皮肤所覆盖。内痔发展到二期以上时多形成混合痔。

◎ 要点二　内痔的病因病机、诊断与治疗

（一）内痔的病因病机

内痔的发生，主要是由于先天性静脉壁薄弱，兼因饮食不节、过食辛辣醇酒厚味，燥热内生，下迫大肠，以及久坐久蹲、负重远行、便秘努责、妇女生育过多、腹腔癥瘕，致血行不畅，血液瘀积，热与血相搏，则气血纵横，筋脉交错，结滞不散而成。

（二）内痔的诊断

1. 临床表现

（1）便血　是内痔最常见的早期症状。初起多为无痛性便血，血色鲜红，不与粪便相混。可表现为手纸带血，滴血、喷射状出血，便后出血停止。出血呈间歇性，饮酒、疲劳、过食辛辣食物、便秘等诱因，常使症状加重。出血严重者可

出现继发性贫血。

（2）脱出　随着痔核增大，排便时可脱出肛门外。若不及时回纳，可致内痔嵌顿。

（3）肛周潮湿、瘙痒　痔核反复脱出，肛门括约肌松弛，常有分泌物溢于肛门外，故感肛门潮湿；分泌物长期刺激肛周皮肤，易发湿疹、瘙痒不适。

（4）疼痛　脱出的内痔发生嵌顿，引起水肿、血栓形成，糜烂坏死，可有剧烈疼痛。

（5）便秘　患者常因出血而人为控制排便，造成习惯性便秘，干燥粪便又极易擦伤痔核表面黏膜而出血，形成恶性循环。

2. 分期

Ⅰ期内痔：痔核较小，不脱出，以便血为主。

Ⅱ期内痔：痔核较大，大便时可脱出肛外，便后自行回纳，便血或多或少。

Ⅲ期内痔：痔核更大，大便时痔核脱出肛外，甚至行走、咳嗽、喷嚏、站立时也会脱出，不能自行回纳，须用手推回，或平卧、热敷后才能回纳，便血不多或不出血。

Ⅳ期内痔：痔核脱出，不能及时回纳，嵌顿于外，因充血、水肿和血栓形成，以致肿痛、糜烂和坏死，即嵌顿性内痔。

（三）内痔的治疗

1. 辨证论治

多适用于Ⅰ、Ⅱ期内痔；或内痔嵌顿伴有继发感染；或年老体弱者发病；或内痔兼有其他严重慢性疾病不宜手术治疗者。

（1）风伤肠络证

证候：大便带血、滴血或喷射状出血，血色鲜红，或有肛门瘙痒等；舌质红，苔薄白或薄黄，脉浮数。

治法：清热凉血祛风。

方药：凉血地黄汤加减。

（2）湿热下注证

证候：便血色鲜，量较多，肛内肿物外脱，可自行回缩，肛门灼热；舌质红，苔黄腻，脉弦数。

治法：清热利湿止血。

方药：脏连丸加减。

（3）气滞血瘀证

证候：肛内肿物脱出，甚或嵌顿，肛管紧缩，坠胀疼痛，甚则肛缘水肿、血栓形成，触痛明显；舌质红或暗红，苔白或黄，脉弦细涩。

治法：清热利湿，祛风活血。

方药：止痛如神汤加减。

（4）脾虚气陷证

证候：肛门松弛，痔核脱出须手法复位，便血色鲜或淡；面白少华，神疲乏力，少气懒言，纳少便溏；舌质淡，边有齿痕，苔薄白，脉弱。

治法：补中益气。

方药：补中益气汤加减。

2. 外治疗法　适用于各期内痔及术后。

（1）熏洗法　以药物加水煮沸，先熏后洗，或用毛巾蘸药液趁热湿敷患处，冷则更换。具有活血止痛、收敛消肿等作用。常用五倍子汤、苦参汤等。

（2）外敷法　将药物敷于患处。具有消肿止痛、收敛止血、祛腐生肌等作用。根据不同病情可选用油膏或散剂，如九华膏、黄连膏、消痔膏（散）、五倍子散等。

（3）塞药法　将药物制成栓剂，塞入肛内。具有消肿、止痛、止血作用。如痔疮栓等。

（4）挑治法　适用于内痔出血。其机理是疏通经络，调理气血，促使肿消痛减。常用穴位有肾俞、大肠俞、长强、上髎、中髎、次髎、下髎等，一般挑治1次即可见效，必要时可隔10日再挑治1次。

（5）枯痔法　即以药物如枯痔散、灰皂散敷于Ⅱ、Ⅲ期脱出肛外的内痔痔核的表面，具有强腐蚀作用，能使痔核干枯坏死，达到痔核脱落痊愈的目的。此法目前已少采用。

3. 其他疗法

（1）注射疗法　是目前治疗内痔的常用方法，按其所起的作用不同，分硬化萎缩和坏死枯脱两种方法。由于坏死枯脱疗法术后常有大出血、感染、直肠狭窄等并发症，故目前国内外普遍应用的是硬化萎缩疗法。

适应证：Ⅰ、Ⅱ、Ⅲ期内痔；内痔兼有贫血者；混合痔的内痔部分。

禁忌证：Ⅳ期内痔；外痔；内痔伴肛门周围急慢性炎症或腹泻；内痔伴有严重肺结核或高血压、肝肾疾病及血液病者；因腹腔肿瘤引起的内痔和妊娠期妇女。

常用药物：消痔灵注射液等。

注意事项：①注射时必须注意严格消毒，每次注射都须再次消毒。②必须用5号针头进行注射，否则针孔大，易出血。③进针后应先作回血试验，注射药液宜缓缓进行。④进针的针头勿向痔核内各方向乱刺，以免过多损伤痔内血管而引起出血，致使痔核肿大，增加局部的液体渗出，延长痔核的枯脱时间。⑤注意勿使药液注入外痔区，或注射位置过低而使药液向肛管扩散，造成肛门周围水肿和疼痛。⑥操作时应先注射小的痔核，再注射大的痔核，以免小痔核被大痔核挤压、遮盖，从而增加操作困难。

（2）结扎疗法　是中医传统的外治法，用线缠扎痔核根部，阻断痔核的气血流通，使痔核坏死脱落，遗留创面修复自愈。临床上常用的有单纯结扎法、贯穿结扎法和胶圈套扎法。

1）单纯结扎法

适应证：Ⅰ、Ⅱ期内痔。

禁忌证：肛门周围有急性脓肿或湿疮者；内痔伴有痢疾或腹泻者；因腹腔肿瘤引起的内痔；内痔伴有严重肺结核、高血压及肝肾脏疾病或血液病者；临产期孕妇。

操作方法：患者取侧卧位（患侧在下）或截石位，尽量暴露臀部，局部或腰俞麻醉后肛管及直肠下段常规消毒，再用双手食指扩肛，使痔核暴露；用弯血管钳夹住痔核基底部，用10号丝线在止血钳下方剪口处结扎。

2）贯穿结扎法

适应证：Ⅱ、Ⅲ期内痔，对纤维型内痔更为适宜。

禁忌证：同单纯结扎法。

操作方法：基本同单纯结扎法。用弯血管钳夹住痔核基底部，用左手向肛外同一方向牵引，右手用持针钳夹住已穿有丝线的缝针，将双线从痔核基底部中央稍偏上穿过；将已贯穿痔核的双线交叉放置，并用剪刀沿齿线剪一浅表裂缝，再分端进行"8"字形结扎或作"回"字形结扎。

注意事项：结扎内痔时，宜先扎小的痔核，后扎大的痔核；环形内痔采取分段结扎；缝针穿过痔核基底部时，不可穿入肌层，否则结扎后可引起肌层坏死或并发肛门直肠周围胀肿；结扎术后当天不要解大便，若便后痔核脱出，应立即将痔核送回肛内，以免发生水肿，加剧疼痛反应；在结扎后的7~9天为痔核脱落阶段，嘱患者减少行动，大便时不宜用力努挣，以避免术后大出血。

3）胶圈套扎法：本法是通过器械将橡胶圈套入痔核根部，利用胶圈较强的弹性阻止血液循环，促使痔核缺血、坏死、脱落，从而治愈内痔。

适应证：Ⅱ、Ⅲ期内痔及混合痔的内痔部分。

禁忌证：同单纯结扎法。

操作方法：让患者排便后取膝胸位或侧卧位；先作直肠指诊，以排除其他病变；插入肛门镜，检查痔核位置及数目，选定套扎部位；用负压将痔体吸入套扎器管腔内，之后将胶圈套扎于痔核基底部。

另外，目前痔的治疗还有痔上黏膜环切术（即PPH术）、超声引导下痔动脉结扎术、痔上黏膜选择性切除术（即TST术）等。

（3）术后常见反应及处理方法

1）疼痛：术后用0.75%罗哌卡因5mL+生理盐水5mL+亚甲蓝注射液2mL在肛周皮下点状注射；或肛内纳入吲哚美辛栓（消炎痛栓）1枚。

2）小便困难：应消除患者精神紧张；下腹部热敷或针刺三阴交、关元、中极等穴留针15~

30 分钟；或用 1% 利多卡因 10mL 长强穴封闭；因肛门敷料过多或压迫过紧引起者，可适当放松敷料；必要时采用导尿术。

3）出血：内痔结扎不牢而脱落，或内痔枯萎脱落时可出现创面出血，甚至小动脉出血。对于创面渗血，可用凡士林纱条填塞压迫，或用桃花散外敷；至于小动脉出血，必须显露出血点，进行缝合结扎，以彻底止血；如出血过多，面色苍白，血压下降者，给予快速补液、输血、抗休克治疗。

4）发热：一般因组织坏死、吸收而引起的发热不超过 38℃，除加强观察外，无需特殊处理。局部感染引起的可应用清热解毒药或抗生素等。

5）水肿：以芒硝 30g 煎水熏洗，每日 1~2 次，或用五倍子汤或苦参汤加减熏洗再外敷消痔膏，也可用热水袋外敷。

◎ 要点三　血栓性外痔的诊断与治疗

（一）血栓性外痔的诊断

多发于截石位 3、9 点，病前有便秘、饮酒或用力负重等诱因。肛门部突然剧烈疼痛，肛缘皮下有一触痛性肿物，排便、坐下、行走，甚至咳嗽等动作均可使疼痛加剧。检查时在肛缘皮肤表面有一暗紫色圆形硬结节，界限清楚，触按痛剧。有时经 3~5 天血块自行吸收，疼痛缓解而自愈。

（二）血栓性外痔的治疗

1. 辨证施治

血热瘀结证

证候：肛缘肿物突起，其色暗紫，疼痛剧烈难忍，肛门坠胀。伴口渴便秘，舌紫，苔薄黄，脉弦涩。

治法：清热凉血，散瘀消肿。

方药：凉血地黄汤合活血散瘀汤加减。

2. 外治　用苦参汤熏洗，外敷消痔膏。

3. 其他疗法　血栓外痔剥离术。适用于血栓外痔较大，血块不易吸收，炎症水肿局限者。

◎ 要点四　混合痔的诊断与治疗

（一）混合痔的诊断

内、外痔相连，无明显分界。用力排便或负重等致腹压增加，可一并扩大隆起。内痔部分较大者，常可脱出肛门外。大便时滴血或射血，量或多或少，色鲜。多发生于肛门截石位 3、7、11 点位处，以 11 点处最多见。

（二）混合痔的治疗

1. 辨证论治　参见内痔辨证论治。

2. 外治疗法　参见内、外痔外治法。

3. 其他疗法　必要时可选用外痔剥离、内痔结扎术。取侧卧位或截石位，局部常规消毒，局部浸润麻醉或腰俞穴麻醉。将混合痔充分暴露，在其外痔部分做"V"字形皮肤切口，用剪刀锐性剥离外痔皮下静脉丛至齿线处。然后用弯形血管钳夹住被剥离的外痔静脉丛和内痔基底部，在内痔基底正中用圆针粗丝线贯穿做"8"字形结扎，距结扎线 1cm 处剪去"V"字形皮肤切口内的皮肤及静脉丛，使其在肛门部呈一放射状伤口。同法处理其他痔核后，创面用红油膏纱布掺桃花散或云南白药引流，外用纱布敷盖，胶布固定。手术中注意保留适当的黏膜和皮肤，以防术后肛门直肠狭窄。

细目二　息肉痔

◎ 要点一　息肉痔的概念

息肉痔是指直肠内黏膜上的赘生物，是一种常见的直肠良性肿瘤。其临床特点为：肿物蒂小质嫩，其色鲜红，便后出血。分为单发性和多发性两种，前者多见于儿童，后者多见于青壮年，息肉多数是腺瘤性。很多息肉积聚在一段或全段大肠称息肉病。部分患者可以发生癌变，尤以多发性息肉恶性变较多。

◎ 要点二　息肉痔的病因病机

本病多因湿热下迫大肠，以致肠道气机不利，经络阻滞，瘀血浊气凝聚而成。

现代医学认为其发病可能与遗传有关，或因慢性刺激、慢性炎症、痢疾、血吸虫病感染等所致。

◎ 要点三　息肉痔的诊断与鉴别诊断

（一）息肉痔的诊断

1. 临床表现

（1）症状　因息肉大小及位置高低的不同，临床表现也不尽相同。位置较高的小息肉一般无症状；低位带蒂息肉大便时可脱出肛门外，小的能自行回纳，大的便后须用手推回，常伴有排便不畅、下坠或里急后重感。多发性息肉常伴腹痛、腹泻，排出血性黏液便，久之则体重减轻、体弱无力、消瘦、贫血等。若息肉并发溃疡及感染，可有大便次数增加，便后有里急后重感，便后出血，伴血性黏液排出。

（2）专科检查　肛门指诊对低位息肉有重要诊断价值。可扪及圆形柔软肿物，表面光滑，活动度大，有长蒂时常有肿物出没不定的情况。肛镜下可见直肠黏膜有圆形肿物，有蒂。多发性息肉则可触及直肠腔内有葡萄串样大小不等的球形肿物，指套染血或附有血性黏液。

2. 实验室及辅助检查　电子结肠镜检查并取活体组织行病理检查，可进一步明确诊断。气钡双重造影检查能发现早期微小病变，可确定息肉的部位与数目。长期出血者可见红细胞及血红蛋白下降，甚至贫血。

（二）息肉痔的鉴别诊断

1. 直肠癌　可有大便习惯的改变，大便变扁变细，便血，指诊可触及坚硬不规则、活动范围小、基底粘连而压痛的肿物，指套上有脓血黏液，有恶臭味，病理检查可明确诊断。

2. 肛乳头肥大　位置在肛窦附近，质韧，表面光滑，呈灰白色，多无便血，可脱出肛外，常伴有肛裂等。

3. 内痔　二者均可脱出，便血。但内痔多位于齿线上左中、右前、右后三处，基底较宽而无蒂，便血量较多。多见于成年人。

◎ 要点四　息肉痔的治疗

1. 辨证论治

（1）风伤肠络证

证候：便血鲜红，或滴血，或便时带血，息肉表面充血明显，脱出或不脱出肛外；舌质红，苔薄白或薄黄，脉浮数。

治法：清热凉血，祛风止血。

方药：槐角丸加减。

（2）气滞血瘀证

证候：肿物脱出肛外，不能回纳，疼痛甚，息肉表面紫暗；舌紫，脉涩。

治法：活血化瘀，软坚散结。

方药：少腹逐瘀汤加减。息肉较大或多发时，可加半枝莲、半边莲、白花蛇舌草。

（3）脾气亏虚证

证候：肿物易于脱出肛外，表面增生粗糙，或有少量出血，肛门松弛；舌质淡，苔薄，脉弱。

治法：补益脾胃。

方药：参苓白术散加减。

2. 外治疗法　灌肠法适用于多发性息肉。选用具有收敛、软坚散结作用之药液，方法如下：

（1）6%明矾液50mL保留灌肠，每天1次。

（2）乌梅、海浮石各12g，五倍子6g，牡蛎、夏枯草各30g，紫草、贯众各15g，浓煎为150～200mL，每次取50～80mL保留灌肠，每天1次。

3. 其他疗法　本病应采用综合治疗。对保守治疗效果不佳者，可采用结扎或镜下套扎或手术切除等治疗。

（1）结扎法

适应证：低位带蒂息肉。

操作方法：侧卧位或截石位，局部常规消毒，局部麻醉并扩肛后，用食指将息肉轻轻拉出肛外，或在肛镜下用组织钳夹住息肉轻轻拉出肛外，用圆针丝线在息肉基底贯穿结扎，然后切除息肉。

（2）套扎法　本法是通过器械将胶圈套入息肉根部，利用胶圈较强的弹性阻止血液循环，促使息肉缺血、坏死、脱落。

适应证：低位带蒂息肉。

禁忌证：同单纯结扎法。

操作方法：让患者排便后取膝胸位或侧卧位；先行直肠指诊，以排除其他病变；插入肛门镜，检查息肉位置及数目，选定套扎部位，用套扎器行息肉套扎。

（3）内镜下息肉切除术　对中高位直肠息肉及结肠息肉，可以在结肠镜下行息肉圈套电切或内镜下黏膜剥离术（EMR）。

（4）直肠结肠切除术　对高位多发性腺瘤，必要时可考虑行直肠结肠切除术。

细目三　肛隐窝炎

◎ 要点一　肛隐窝炎的并发症

肛隐窝炎是肛隐窝、肛门瓣发生的急慢性炎症性疾病，又称肛窦炎，常并发肛乳头炎、肛乳头肥大。肛隐窝炎是肛周化脓性疾病的重要诱因，因此对本病的早期诊断、治疗有积极的意义。

◎ 要点二　肛隐窝炎的病因病机、主要症状及手术治疗的适应证

1. **病因病机**　多因饮食不节，过食醇酒厚味、辛辣炙煿；或虫积骚扰，湿热内生，下注肛部；或因肠燥便秘，破损染毒而成。

2. **主要症状**　自觉肛门部不适，排便时因粪便压迫肛隐窝，可感觉肛门疼痛，一般不甚剧烈，数分钟内消失。若括约肌受刺激而挛缩则疼痛加剧，常可出现不排便时的短时间阵发性刺痛，并波及臀部和股后侧。急性期常伴便秘，粪便常带少许黏液，此种黏液常在粪便前流出，有时混有血丝。若并发肛乳头肥大，并从肛门脱出，可使肛门潮湿瘙痒。

3. **手术治疗的适应证**

（1）切开引流术

适应证：单纯肛隐窝炎或脓者；或有隐性漏管者。

操作方法：肛门部皮肤常规消毒，在局麻或腰俞穴位麻醉下，取截石位或侧卧位，在双叶肛门镜下，暴露病灶，沿肛隐窝作纵行切口，使引流通畅。术后每天便后坐浴、换药。

（2）切除术

适应证：本病伴肛乳头肥大者。

操作方法：准备同上，在双叶肛门镜下，暴露病灶，将肛窦、肛门瓣作纵行切口，并剥离至肛乳头根部，用止血钳夹住肛乳头基底部，贯穿结扎切除。

细目四　肛　痈

◎ 要点一　肛痈的定义及病因病机

1. **肛痈的定义**　肛痈是指肛管直肠周围间隙发生急慢性感染而形成的脓肿，相当于现代医学的肛门直肠周围脓肿。由于发生的部位不同，可有不同的名称，如肛门旁皮下脓肿、坐骨直肠间隙脓肿、骨盆直肠间隙脓肿。中医学对本病也有不同的称谓，如脏毒、悬痈、坐马痈、跨马痈等。其特点是多发病急骤，疼痛剧烈，伴高热，破溃后多形成肛漏。

2. **病因病机**　多因过食肥甘、辛辣、醇酒等物，湿热内生，下注大肠，蕴阻肛门；或肛门破损染毒，致经络阻塞，气血凝滞而成。也有因肺、脾、肾亏损，湿热乘虚下注而成。

现代医学认为，本病系由于肛腺感染后炎症向肛管直肠周围间隙组织蔓延而成。

◎ 要点二　肛痈的诊断

1. **临床表现**　发病男性多于女性，尤以青壮年为多，主要表现为肛门周围疼痛、肿胀、有结块，伴有不同程度发热、倦怠等全身症状。

由于脓肿的部位和深浅不同，症状也有差异。如提肛肌以上的间隙脓肿，位置深隐，全身症状重，而局部症状轻；提肛肌以下的间隙脓肿，部位浅，局部红、肿、热、痛明显，而全身症状较轻。

（1）**肛门旁皮下脓肿** 发生于肛门周围的皮下组织内，局部红、肿、热、痛明显，脓成按之有波动感，全身症状轻微。

（2）**坐骨直肠间隙脓肿** 发于肛门与坐骨结节之间，感染区域比肛门皮下脓肿广泛而深。初起仅感肛门部不适或微痛，逐渐出现发热、畏寒、头痛、食欲不振等症状，而后局部症状加剧，肛门有灼痛或跳痛，在排便、咳嗽、行走时疼痛加剧，甚则坐卧不安。肛门指诊，患侧饱满，有明显压痛和波动感。

（3）**骨盆直肠间隙脓肿** 位于提肛肌以上，腹膜以下，位置深隐，局部症状不明显，有时仅有直肠下坠感，但全身症状明显。肛门指诊，可触及患侧直肠壁处隆起、压痛及波动感。

（4）**直肠后间隙脓肿** 症状与骨盆直肠间隙脓肿相同，但直肠内有明显的坠胀感，骶尾部可产生钝痛，并可放射至下肢，在尾骨与肛门之间有明显的深部压痛。肛门指诊，直肠后方肠壁处有触痛、隆起和波动感。

本病5~7天成脓，若成脓期逾月，溃后脓出灰色稀薄，不臭或微臭，无发热或低热，应考虑结核性脓肿。

2. 实验室和其他辅助检查

血常规：白细胞及中性粒细胞可有不同程度的增加。

超声波检查：有助于了解肛痈的大小、位置及与肛门括约肌和肛提肌的关系。

◎ **要点三 肛痈的治疗**

肛痈的治疗以手术为主，注意预防肛漏的形成。

1. 辨证论治

（1）**热毒蕴结证**

证候：肛门周围突然肿痛，持续加剧，伴有恶寒、发热、便秘、溲赤。肛周红肿，触痛明显，质硬，皮肤焮热。舌红，苔薄黄，脉数。

治法：清热解毒。

方药：仙方活命饮、黄连解毒汤加减。若有湿热之象，如舌苔黄腻、脉滑数等，可合用萆薢渗湿汤。

（2）**火毒炽盛证**

证候：肛周肿痛剧烈，持续数日，痛如鸡啄，难以入寐，伴恶寒发热，口干便秘，小便困难。肛周红肿，按之有波动感或穿刺有脓。舌红，苔黄，脉弦滑。

治法：清热解毒透脓。

方药：透脓散加减。

（3）**阴虚毒恋证**

证候：肛周肿痛，皮色暗红，成脓时间长，溃后脓出稀薄，疮口难敛，伴有午后潮热，心烦口干，盗汗。舌红，苔少，脉细数。

治法：养阴清热，祛湿解毒。

方药：青蒿鳖甲汤合三妙丸加减。肺虚者，加沙参、麦冬；脾虚者，加白术、山药、扁豆；肾虚者，加龟甲、玄参，生地改熟地。

2. 外治

（1）**初起** 实证用金黄膏、黄连膏外敷，位置深隐者，可用金黄散调糊灌肠；虚证用冲和膏或阳和解凝膏外敷。

（2）**成脓** 宜早期切开引流，并根据脓肿部位深浅和病情缓急选择手术方法。

（3）**溃后** 用九一丹纱条引流，脓尽改用生肌散纱条。日久成漏者，按肛漏处理。

3. 手术方法

（1）**脓肿一次切开法**

适应证：浅部脓肿。

操作方法：在麻醉后，取截石位，局部消毒，于脓肿处切口，切口呈放射状，长度应与脓肿等长，使引流通畅，同时寻找齿线处感染的肛隐窝或内口，将切口与内口之间的组织切开，并搔刮清除，以避免形成肛漏。

（2）**一次切开挂线法**

适应证：高位脓肿，如由肛隐窝感染而致坐骨直肠间隙脓肿、骨盆直肠间隙脓肿、直肠后间隙脓肿及马蹄形脓肿等。

操作方法：麻醉后，患者取截石位，局部消毒，于脓肿波动明显处，或穿刺抽脓，指示部位，作放射状或弧形切口，充分排脓后，以食指分离脓腔间隔，然后用双氧水或生理盐水冲洗脓腔，修剪切口扩大成梭形（可切取脓腔壁送病理检查）。然后用球头探针，自脓肿切口探入并沿脓腔底部轻柔地探查内口，另一食指伸入肛内引导协助寻找内口，探通内口后，将球头探针拉出，以橡皮筋结扎于球头部，通过脓腔拉出切口，将橡皮筋两端收拢，并使之有一定张力后结扎，创口内填以红油膏纱条，外敷纱布，宽胶布固定。

（3）分次手术 适用于体质虚弱或不愿住院治疗的深部脓肿。切口应在压痛或波动明显部位，尽可能靠近肛门，切口呈弧状或放射状，须有足够长度，用红油膏纱条引流，以保持引流通畅。待形成肛漏后，再按肛漏处理。病变炎症局限和全身情况良好者，如发现内口，可采用切开挂线法，以免二次手术。

（4）术后处理 酌情应用清热解毒、托里排脓的中药或抗生素，以及缓泻剂。术后每次便后用苦参汤坐浴，换药。挂线者，一般约 10 天自行脱落，可酌情紧线或剪除，此时创面已修复浅平，再经换药后，可迅速愈合，无肛门失禁等后遗症。各种方式的手术后，须注意有无高热、寒战等，如有则应及时处理。

（5）手术中的注意事项

1）定位要准确。一般在脓肿切开引流前应先穿刺，待抽出脓液后，再行切开引流。

2）切口。浅部脓肿可行放射状切口，深部脓肿应行弧形切口，避免损伤括约肌。

3）引流要彻底。切开脓肿后要用手指去探查脓腔，分开脓腔内的纤维间隔以利引流。

4）预防肛漏形成。术中应切开原发性肛隐窝炎（即内口），可防止肛漏形成。

细目五 肛 漏

肛漏是指直肠或肛管与周围皮肤相通所形成的漏管，也称肛瘘。一般由原发性内口、漏管和继发性外口三部分组成，也有仅具内口或外口

者。肛漏多是肛痈的后遗症。临床上分为化脓性或结核性两类。其特点是以局部反复流脓、疼痛、瘙痒为主要症状，并可触及或探及漏管通到直肠。

◎ 要点一 肛漏的病因病机

肛痈溃后，余毒未尽，蕴结不散，血行不畅，疮口不合，日久成漏；亦有虚劳久嗽，肺、脾、肾亏损，邪乘于下，郁久肉腐成脓，溃后成漏。

现代医学认为，肛漏与肛周脓肿分别属于肛周间隙化脓性感染的两个病理阶段，急性期为肛周脓肿，慢性期即为肛漏。

◎ 要点二 肛漏的诊断与分类

1. 临床表现

（1）肛漏的主要症状 本病可发生于各种年龄和不同性别，但以成年人为多见。通常有肛痈反复发作史，并有自行溃破或曾作切开引流的病史。

1）流脓：局部间歇性或持续性流脓，久不收口。一般初形成的漏流脓较多，有粪臭味，色黄而稠；久之，则脓水稀少，或时有时无，呈间歇性流脓；若过于疲劳，则脓水增多，有时可有粪便流出；若脓液已少而突然又增多，兼有肛门部疼痛者，常表示有急性感染或有新的支管形成。

2）疼痛：当漏管通畅时，一般不觉疼痛，而仅有局部坠胀感。若外口自行闭合，脓液积聚，可出现局部疼痛，或有寒热；若溃破后脓水流出，症状可迅速减轻或消失。但也有因内口较大，粪便流入管道而引起疼痛，尤其是排便时疼痛加剧。

3）瘙痒：由于脓液不断刺激肛门周围皮肤而引起瘙痒，有时可伴发肛周湿疮。

（2）查体 肛门视诊可见外口，外口凸起较小者多为化脓性；外口较大，凹陷，周围皮肤暗紫，皮下有穿凿性者，应考虑复杂性或结核性肛漏。低位肛漏可在肛周皮下触及硬索，高位或结核性者一般不易触及。以探针探查，常可找到内口。

（3）分类

1）单纯性肛漏：指肛门旁皮肤仅有一个外

口，直通入齿线上肛隐窝之内口者，称为完全漏，又叫内外漏；若只有外口下连漏管，而无内口者，称为单口外漏，又叫外盲漏；若只有内口与漏管相通，而无外口的，称为单口内漏，又叫内盲漏。

2）复杂性肛漏：指在肛门内、外有三个以上的开口；或管道穿通两个以上间隙；或管道多而支管横生；或管道绕肛门而生，形如马蹄者，称为马蹄形肛漏。

1975年全国首届肛管直肠学术会议制定了肛漏的统一分类标准，以外括约肌深部画线为标志，漏管经过此线以上者为高位，在此线以下者为低位，其分类如下：

低位单纯性肛漏：只有一个漏管，并通过外括约肌深层以下，内口在肛窦附近。

低位复杂性肛漏：漏管在外括约肌深层以下，有两个以上外口，或两条以上管道，内口在肛窦部位。

高位单纯性肛漏：仅有一条管道，漏管穿过外括约肌深层以上，内口位于肛窦部位。

高位复杂性肛漏：有两个以上外口及管道有分支窦道，其主管道通过外括约肌深层以上，有一个或两个以上内口者。

（4）肛漏的发展规律　将肛门两侧的坐骨结节画一条横线，当漏管外口在横线之前距离肛缘4cm以内，内口在齿线处与外口位置相对，其管道多为直行；如外口在距离肛缘4cm以外，或外口在横线之后，内口多在后正中齿线处，其漏管多为弯曲或马蹄形。

2. **实验室和其他辅助检查**　X线碘油造影术：可显示漏管走行、深浅、有无分枝及内口的位置，与直肠及周围脏器的关系等，为手术提供可靠的依据。

3. **鉴别诊断**

（1）肛门部化脓性汗腺炎　是皮肤及皮下组织的慢性炎性疾病，常可在肛周皮下形成漏管及外口、流脓，并不断向四周蔓延。检查时可见肛周皮下多处漏管及外口，皮色暗褐而硬，肛管内无内口。

（2）骶前畸胎瘤溃破　骶前畸胎瘤是胚胎发育异常的先天性疾病。多在青壮年时期发病，初期无明显症状，如肿瘤增大压迫直肠可发生排便困难。若继发感染，可从肛门后溃破而在肛门后尾骨前有外口，但肛门指诊常可触及骶前有囊性肿物感，而无内口。手术可见腔内有毛发、牙齿、骨质等。

◎ **要点三　肛漏的挂线疗法和切开疗法的适应证、禁忌证及治疗原理**

肛漏的治疗一般以手术治疗为主。目前常用的手术疗法有挂线疗法、切开疗法、切开与挂线相结合等三种，分述如下。

1. **切开疗法**

适应证：低位单纯性肛漏和低位复杂性肛漏，对高位肛漏切开时，必须配合挂线疗法，以免造成肛门失禁。

禁忌证：肛门周围有皮肤病患者；漏管仍有酿脓现象存在者；有严重的肺结核病、梅毒等，或极度虚弱者；有癌变者。

治疗原理：该法是将漏管全部切开，必要时可将漏管周围的瘢痕组织作适当修剪，使之引流通畅，创口逐渐愈合。手术成败的关键，在于正确地找到内口，并将内口切开或切除，否则创口就不能愈合，即使暂时愈合，日久又会复发。

2. **挂线疗法**　本疗法具有操作简便、引流通畅、瘢痕小，对肛门功能无影响等优点。

适应证：适用于距离肛门4cm以内，有内外口的低位肛漏；亦作为复杂性肛漏切开疗法或切除疗法的辅助方法。

禁忌证：同切开法。

治疗原理：在于利用结扎线的机械作用，以其紧缚所产生的压力或收缩力，缓慢勒开管道，给断端以生长和周围组织产生炎症粘连的机会，从而防止了肛管直肠环突然断裂回缩而引起的肛门失禁。目前多以橡皮筋代替丝线，可缩短疗程，减轻术后疼痛。

◎ 要点四　肛漏手术注意事项

1. 探针由外口探入时，不能用力，以免造成假道。

2. 如漏管在肛管直肠环下方通过，可以一次全部切开漏管。如漏管通过肛管直肠环的上方，必须加用挂线疗法，即先切开外括约肌皮下部浅部及其下方的漏管，然后用橡皮筋由剩余的管道口通入，由内口引出，缚在肛管直肠环上，这样可避免由一次切断肛管直肠环，而造成失禁。如肛管直肠环已纤维化者，也可一次全部切开无须挂线。

3. 漏管若在外括约肌深、浅两层之间通过者，该处肌肉未形成纤维化时，不能同时切断两处外括约肌，在切断外括约肌时，要与肌纤维成直角，不能斜角切断。

4. 高位肛漏通过肛尾韧带，可以作纵行切开，不能横行切断肛尾韧带，以免造成肛门向前移位。

细目六　肛　裂

◎ 要点一　肛裂的定义与病因病机

1. **肛裂的定义**　肛管的皮肤全层纵行裂开并形成感染性溃疡者称肛裂。本病好发于青壮年，女性多于男性。肛裂的部位一般在肛门前后正中位，尤以后位多见，位于前正中线的肛裂多见于女性。临床上以肛门周期性疼痛、出血、便秘为主要特点。中医将本病称为"钩肠痔""裂痔"等。

2. **肛裂的病因病机**　《医宗金鉴》说："肛门围绕，折纹破裂，便结者，火燥也。"故阴虚津乏，或热结肠燥，而致大便秘结，排便努责，而使肛门皮肤裂伤，然后染毒而逐渐形成慢性溃疡。

现代医学认为，肛裂的形成与解剖因素、局部损伤、慢性感染、内括约肌痉挛等因素有关。

◎ 要点二　肛裂的诊断

1. 主要症状

（1）疼痛　周期性疼痛是肛裂的主要症状，常因排便时，肛管扩张刺激溃疡面，引发撕裂样疼痛，或灼痛，或刀割样疼痛，持续数分钟后减轻或缓解，称为疼痛间歇期，时间一般在5分钟左右，随后括约肌持续性痉挛收缩而剧烈疼痛，可持续数小时，使患者坐卧不安，十分痛苦，直到括约肌疲劳松弛后，疼痛逐渐缓解，这一过程为肛裂疼痛周期。病情严重时，咳嗽、喷嚏都可以引起疼痛，并向骨盆及下肢放射。

（2）出血　大便时出血，量不多，鲜红色，有时染红便纸，或附着于粪便表面，有时滴血。

（3）便秘　病人多数有习惯性便秘，又因恐惧大便时疼痛，不愿定时排便，故便秘加重，形成恶性循环。

2. 肛裂的分类

（1）早期肛裂　发病时间较短，仅在肛管皮肤见一个小的溃疡，创面浅而色鲜红，边缘整齐而有弹性。

（2）陈旧性肛裂　裂口边缘变硬变厚，裂口周围组织发炎、充血、水肿及结缔组织增生，形成赘皮性外痔。在裂口上端齿线附近并发肛窦炎、肛乳头炎，形成单口内漏及肛乳头肥大。溃疡基底因炎症刺激结缔组织增生，栉膜增厚变硬形成栉膜带，妨碍括约肌松弛，致使裂口边缘不整齐，缺乏弹性，形成较深大溃疡而不易愈合。裂口、栉膜带、赘皮性外痔、单口内漏、肛窦炎、肛乳头炎和肛乳头肥大的六种病理改变，成为陈旧性肛裂的特征。

◎ 要点三　肛裂的辨证论治

内治

（1）血热肠燥证

证候：大便两三日一行，质干硬，便时肛门疼痛、滴血或手纸染血，裂口色红，腹部胀满，溲黄。舌偏红，脉弦数。

治法：清热润肠通便。

方药：凉血地黄汤合脾约麻仁丸。

（2）阴虚津亏证

证候：大便干结，数日一行，便时疼痛点滴下血，裂口深红。口干咽燥，五心烦热。舌红，苔少或无苔，脉细数。

治法：养阴清热润肠。

方药：润肠汤。

（3）气滞血瘀证

证候：肛门刺痛明显，便时便后尤甚。肛门紧缩，裂口色紫暗，舌紫暗，脉弦或涩。

治法：理气活血，润肠通便。

方药：六磨汤加红花、桃仁、赤芍等。

◎ 要点四 肛裂手术治疗的不同方法及其适应证

陈旧性肛裂和非手术疗法治疗无效的早期肛裂，可考虑手术治疗，并根据不同情况选择不同的手术方法。

1. **扩肛法** 适应证：适用于早期肛裂，无结缔组织外痔、肛乳头肥大等合并症者。

2. **切开疗法** 适应证：适用于陈旧性肛裂，伴有结缔组织外痔、乳头肥大等。

3. **肛裂侧切术** 适应证：适用于不伴有结缔组织外痔、皮下漏等的陈旧性肛裂。

4. **纵切横缝法** 适应证：适用于陈旧性肛裂伴有肛管狭窄者。

细目七 脱 肛

◎ 要点一 脱肛的定义及病因病机

1. **脱肛的定义** 脱肛是直肠黏膜、肛管、直肠全层和部分乙状结肠向下移位，脱出肛门外的一种疾病。其特点是以直肠黏膜及直肠反复脱出肛门外伴肛门松弛。相当于西医的直肠脱垂。

2. **脱肛的病因病机** 小儿气血未旺，老年人气血衰退，中气不足，或妇女分娩用力耗气，气血亏损，以及慢性泻痢、习惯性便秘、长期咳嗽均易导致气虚下陷，固摄失司，以致肛管直肠向外脱出。

现代医学认为，全身机能状况尤其是神经系统机能减退对直肠脱垂的发生有重大影响。但局部因素如解剖结构缺陷和机能不全、肠源性疾病、腹压增高等，亦是造成脱垂的重要条件。

◎ 要点二 脱肛的症状与分类

1. **症状** 脱肛又称为直肠脱垂。多见于幼儿、老年人、久病体弱者及身高瘦弱者。女性因骨盆下口较大及多次分娩等因素，发病率高于男性。

起病缓慢，无明显全身症状，早期便后有黏膜肛门脱出，便后能自行还纳，以后渐渐不能自然回复，须手托或平卧方能复位。日久失治，致使直肠各层组织向下移位，直肠或部分乙状结肠脱出，甚至咳嗽、蹲下或行走时也可脱出。患者常有大便不尽和大便不畅，或下腹部坠痛，腰部、腹股沟及两侧下肢有酸胀和沉重感觉。因直肠黏膜反复脱出暴露在外，常发生充血、水肿、糜烂、出血，故肛门可流出黏液，刺激肛周皮肤，可引起瘙痒。

2. **分类** 直肠脱垂可分为三度：

（1）一度脱垂 为直肠黏膜脱出，脱出物淡红色，长 3~5cm，触之柔软，无弹性，不易出血，便后可自行回纳。

（2）二度脱垂 为直肠全层脱出，脱出物长 5~10cm，呈圆锥状，淡红色，表面为环状而有层次的黏膜皱襞，触之较厚，有弹性，肛门松弛，便后有时需用手回复。

（3）三度脱垂 直肠及部分乙状结肠脱出，长达 10cm 以上，呈圆柱形，触之很厚，肛门松弛无力。

◎ 要点三 一度直肠黏膜脱垂与内痔脱出的鉴别

应与一度直肠脱垂鉴别。内痔脱出时痔核分颗脱出，无环状黏膜皱襞，暗红色或青紫色，容易出血。

◎ 要点四 脱肛的内治法

1. **脾虚气陷证**

证候：便时肛内肿物脱出，轻重不一，色淡红，伴有肛门坠胀，大便带血，神疲乏力，食欲不振，甚则头昏耳鸣，腰膝酸软。舌淡、苔薄白，脉细弱。

治法：补气升提，收敛固涩。

方药：补中益气汤加减。脱垂较重，不能自行还纳者，宜重用升麻、柴胡、党参、黄芪；腰酸耳鸣者，加山萸肉、覆盆子、诃子。

2. 湿热下注证

证候：肛内肿物脱出，色紫暗或深红，甚则表面溃破、糜烂，肛门坠痛，肛内指检有灼热感。舌红，苔黄腻，脉弦数。

治法：清热利湿。

方药：萆薢渗湿汤加减。出血多者，加地榆、槐花、侧柏炭。

◎ **要点五　脱肛的其他疗法**

1. 熏洗　以苦参汤加石榴皮、枯矾、五倍子，煎水熏洗，每天 2 次。

2. 外敷　五倍子散或马勃散外敷。

3. 注射法　将药液注入直肠黏膜下层或直肠周围，使分离的直肠黏膜与肌层粘连固定，或使直肠与周围组织粘连固定。

（1）黏膜下注射法　此法分为黏膜下层点状注射法和柱状注射法两种。

适应证：一、二度直肠脱垂，以一度直肠脱垂效果最好。

禁忌证：直肠炎、腹泻、肛周炎及持续性腹压增加疾病。

药物：6%~8%明矾溶液。

操作方法：点状注射，取侧卧位或截石位，局部消毒后，将直肠黏膜暴露肛外，或在肛门镜下，齿线上 1cm，环形选择 2~3 个平面，或纵行选择 4~6 行。每个平面或每行选择 4~6 点，各点距离相互交错，每点注药 0.2~0.3mL，不要过深刺入肌层，或过浅注入黏膜内，以免无效或坏死。总量一般为 6~10mL，注射完毕，用塔形纱布压迫固定。柱状注射，在暴露肛外直肠黏膜 3、6、9、12 点齿线上 1cm，黏膜下层做柱状注射。长短视脱出长度而定，每柱药量 2~3mL，注射完毕，送回肛内。注射当天适当休息，不宜剧烈活动。流质饮食，控制大便 1~3 天。一般 1 次注射后可收到满意效果，若疗效不佳，7~10 天后再

注射 1 次。

（2）直肠周围注射法

适应证：二、三度直肠脱垂。

禁忌证：肠炎、腹泻、肛门周围急性炎症。

药物：6%~8%明矾溶液。

术前准备：术前晚上和术前各灌肠 1 次。

操作方法：麻醉后，取截石位。局部和肛内消毒，术者戴无菌手套，选定在距离肛缘 1.5cm，3、6、9 三个进针点，然后用细长腰穿针头和 20mL 注射器，吸入注射药液，选 3 点处刺入皮肤、皮下，进入坐骨直肠窝，大约进入 4~5cm，针尖遇到阻力，即达肛提肌，穿过肛提肌，进入骨盆直肠间隙。此时，另一手食指伸入直肠内，仔细寻摸针尖部位，确定针尖在直肠壁外，再将针深入 2~3cm，为了保证针尖不刺入直肠壁内，以针尖在直肠壁外可以自由滑动为准，然后缓慢注入药物 6~8mL，使药液呈扇形均匀散开。用同法注射对侧，最后在 6 点处注射，沿直肠后壁进针，刺入 4~5cm，到直肠后间隙，注药 4~5mL，三点共注射药量 16~20mL。注射完毕，局部消毒后，用无菌纱布覆盖。卧床休息，控制大便 3 天。注射后 1~3 小时内肛门周围胀痛，一般可自行缓解。术后 2~3 天，有时有低热，如不超过 38℃，局部无感染者为吸收热，可不予特殊处理。如超过 38℃，局部有红、肿等感染性炎症改变时，应给予抗生素治疗。

4. 针灸

（1）体针及电针　取穴长强、百会、足三里、承山、八髎、提肛穴。

（2）梅花针　在肛门周围外括约肌部位点刺。

此外，还有直肠瘢痕支持固定术、肛门紧缩术和直肠悬吊术等手术方法。

细目八　锁肛痔

◎ **要点一　锁肛痔的主要症状及常用检查方法**

锁肛痔是发生在肛管直肠的恶性肿瘤，病至

后期，肿瘤阻塞，肛门狭窄，排便困难，犹如锁住肛门一样，故称为锁肛痔。相当于西医的肛管直肠癌。本病的发病年龄多在 40 岁以上，偶见于青年人。

1. 主要症状 初期表现为直肠黏膜或肛门皮肤一突起小硬结，无明显症状，病情进一步发展，可出现一系列改变。

（1）便血 是直肠癌最常见的早期症状。大便带血，血为鲜红或暗红，量不多，常同时伴有黏液，呈持续性，此时常被误认为"痔疮"。病情进一步发展，可出现大便次数增多，有里急后重，排便不尽感，粪便中有血、脓、黏液，并有特殊的臭味。

（2）排便习惯改变 也是直肠癌常见的早期症状。表现为排便次数增多，便意频繁，便不尽感等。有时为便秘，同时肛门内有不适或下坠感。

（3）大便变形 病程后期因肠腔狭窄，粪便少，大便形状变细、变扁，并出现腹胀、腹痛、肠鸣音亢进等肠梗阻征象。

（4）转移征象 首先是直接蔓延，后期穿过肠壁，侵入膀胱、阴道壁、前列腺等邻近组织，若侵及膀胱、尿道时有排尿不畅及尿痛、尿频。侵及骶前神经丛时，在直肠内或骶骨部可有剧烈持续性疼痛，并向下腹部、腰部或下肢放射。另外，可经淋巴向上轻移至沿直肠上静脉走行的淋巴结。10%~15% 的患者在确诊时癌症已经过门静脉血行转移至肝脏，出现肝肿大、腹水和黄疸等。

晚期患者可出现食欲不振，全身衰弱无力，贫血，极度消瘦等恶病质表现。

2. 检查方法

（1）指诊 肛管癌较少见，早期肿块较小，可活动，呈现疣状。进一步发展，在肛门部可看到突起包块或溃疡，基底不平，质硬，并可能有卫星转移结节和腹股沟淋巴结转移。

直肠指检是诊断直肠癌的最重要的方法。80% 的直肠癌位于手指可触及的部位，肿瘤较大时指检可以清楚扪到肠壁上的硬块、巨大溃疡或肠腔狭窄。退指后可见指套上染有血、脓和黏液。指检发现癌肿时要扪清大小、范围、部位和固定程度，以便决定治疗方法。

（2）直肠镜或乙状结肠镜检查 对所有指检可疑或已明确无疑的直肠癌均应进行直肠镜或乙状结肠镜检查，不仅可以看到直肠内病变的范围，更重要的是取活组织进行病理检查，以确定诊断。

（3）钡剂灌肠检查 可以发现肠腔狭窄或钡影残缺等。为排除结肠中多发性原发癌，应常规进行钡剂灌肠或气钡双重造影术。

（4）其他检查 直肠下端癌肿较大时，女性患者应行阴道及双合诊检查，男性患者必要时应行膀胱镜检查。疑有肝转移时应行 B 型超声检查、CT 或同位素扫描。直肠癌肿侵及肛管而有腹股沟淋巴结肿大时，应将淋巴结切除活检。

◎ **要点二 锁肛痔的鉴别诊断**

早期排便次数增多或便血，应与痢疾、溃疡性结肠炎、内痔出血等鉴别；指检触到肿块，应与息肉、肛乳头肥大等鉴别；肛管癌性溃疡，应与肛漏、湿疣等鉴别。

1. 直肠息肉 无痛性便血，量时多时少，少夹黏液，肛门镜或直肠镜检查可见有蒂或无蒂肿物，病理检查可协助诊断。

2. 溃疡性结肠炎 黏液血便，或里急后重，结肠镜检查可见直肠或结肠黏膜充血水肿或糜烂、溃疡，无明显肿物及肠腔狭窄，大便培养无致病菌生长。

3. 痢疾 黏液血便，里急后重，大便培养有痢疾杆菌，抗痢疾治疗效果显著。

◎ **要点三 锁肛痔的治疗**

本病一经诊断，应及早采取根治性手术治疗。中医辨证论治具有很重要的治疗作用，尤其是放化疗及术后、中晚期患者采用中医药治疗，能有效地提高 5 年生存率，降低放化疗的毒副作用，增强机体抗病能力，改善生活质量，提高临床远期疗效。

1. 辨证论治

（1）湿热蕴结证

证候：肛门坠胀，便次增多，大便带血，色泽暗红，或夹黏液，或下痢赤白，里急后重；舌红，苔黄腻，脉滑数。

治法：清热利湿。

方药：槐角地榆丸加减。

（2）气滞血瘀证

证候：肛周肿物隆起，触之坚硬如石，疼痛拒按，或大便带血，色紫暗，里急后重，排便困难；舌紫暗，脉涩。

治法：行气活血。

方药：桃红四物汤合失笑散加减。

（3）气阴两虚证

证候：面色无华，消瘦乏力，便溏或排便困难，便中带血，色泽紫暗，肛门坠胀或伴心烦口干，夜间盗汗；舌红或绛，苔少，脉细弱或细数。

治法：益气养阴，清热解毒。

方药：四君子汤合增液汤加减。

2. 外治疗法

（1）灌肠疗法

1）苦参20g，青黛10g，血竭9g，全蝎9g，枯矾6g，儿茶12g，鸦胆子5g（打碎）。将上方药物加水600mL，煎至200mL左右。从肛门插入导尿管20~30cm深，注药后保留2~3小时。每日1~2次，30天为1个疗程。

2）生大黄20g，黄柏15g，山栀15g，蒲公英30g，金银花20g，红花15g，苦参20g。方法同上。

3）败酱草、白花蛇舌草等浓煎保留灌肠，每日2次，每次40mL。

（2）敷药法　直肠、肛管癌溃烂者外敷九华膏或黄连膏等。

3. 其他疗法

（1）手术　对能切除的肛管直肠癌应尽早行根治性切除术。适用于癌肿局限在直肠壁或肛管，或只有局部淋巴结转移的病人。已侵犯的子宫、阴道壁也可以同时切除。当晚期肛管直肠癌已广泛转移，不能行根治性手术时，可行乙状结肠造漏术，以解除梗阻，减轻患者痛苦。常用的手术方式有局部切除术、直肠癌经腹会阴联合切除术（Miles手术）、直肠癌经腹前切除术（Dixon手术）等。

（2）新辅助治疗　对于T_3期或淋巴结转移的直肠癌病人都应该进行术前的新辅助治疗。术前新辅助治疗可降低结直肠癌术后肝转移的发生，延缓肝转移的发生时间，能提高患者的生存质量。较晚期的直肠癌术前放疗可以改善局部状况，一部分病人因此而能行根治性切除。直肠癌术后局部复发多见于会阴部，放疗可以抑制其生长，但不能根治。化疗配合根治性切除可以提高5年生存率。

第十单元　泌尿男性疾病

细目一　子痈

◎ 要点一　子痈的概念

中医称睾丸和附睾为肾子，子痈是指睾丸及附睾的化脓性疾病。临证中分急性子痈与慢性子痈，以睾丸或附睾肿胀疼痛为特点。相当于西医的急慢性附睾炎或睾丸炎。

◎ 要点二　子痈的病因病机、诊断及治疗

1. 病因病机

（1）湿热下注　外感六淫或过食辛辣炙煿，湿热内生，或房事不洁，外染湿热秽毒，或跌仆闪挫，肾子受损，经络阻隔，气血凝滞，郁久化热，发为本病。

（2）气滞痰凝　郁怒伤肝，情志不畅，肝郁气结，经脉不利，血瘀痰凝，发于肾子，则为慢性子痈。

2. 诊断

（1）急性子痈　附睾或睾丸肿痛，突然发作，疼痛程度不一，行动或站立时加重。疼痛可沿输精管放射至腹股沟及下腹部。伴有恶寒发热，口渴欲饮，尿黄便秘等症状。附睾可触及肿块，触痛明显。化脓后阴囊红肿，可有波动感，溃破或切开引流后，脓出毒泄，症状消退迅速，疮口容易愈合。化验检查血白细胞总数增高，尿中可有白细胞。

（2）慢性子痈　临床较多见。患者常有阴囊部隐痛、发胀、下坠感，疼痛可放射至下腹部及同侧大腿根部，可有急性子痈发作史。检查可触及附睾增大，变硬，伴轻度压痛，同侧输精管增粗。

3. 治疗
急性子痈在辨证论治的同时，可配合使用抗生素；慢性子痈多应用中医药治疗。

（1）内治

1）湿热下注证

证候：多见于成年人。睾丸或附睾肿大疼痛，阴囊皮肤红肿，焮热疼痛，少腹抽痛，局部触痛明显，脓肿形成时，按之应指，伴恶寒发热。苔黄腻，脉滑数。

治法：清热利湿，解毒消肿。

方药：枸橘汤或龙胆泻肝汤加减。疼痛剧烈者，加延胡索、金铃子。

2）气滞痰凝证

证候：附睾结节，子系粗肿，轻微触痛，或牵引少腹不适，多无全身症状。舌淡或有瘀斑，苔薄白或腻，脉弦滑。

治法：疏肝理气，化痰散结。

方药：橘核丸加减。

（2）外治

1）急性子痈：未成脓者，可用金黄散或玉露散水调匀，冷敷。病灶有波动感，穿刺有脓者，应及时切开引流。脓稠、腐肉较多时，可选

用九一丹或八二丹药线引流，脓液已净时，外用生肌白玉膏。

2）慢性子痈：葱归溻肿汤坐浴，或冲和膏外敷。

4. 其他疗法
急性子痈主张早期应用抗生素，在药敏试验未获结果前，可选用抗菌谱较广的抗生素。

细目二　子　痰

◎ 要点一　子痰的概念

子痰是发于肾子的疮痨性疾病。其特点是附睾有慢性硬结，逐渐增大，形成脓肿，溃破后脓液稀薄如痰，并夹有败絮样物质，易成窦道，经久不愈。相当于西医的附睾结核。

◎ 要点二　子痰的病因病机、诊断及治疗

1. 病因病机
因肝肾亏损，脉络空虚，浊痰乘虚下注，结于肾子；或阴虚内热，相火偏旺，灼津为痰，阻于经络，痰瘀互结而成。浊痰日久，郁而化热，热胜肉腐成脓。若脓水淋漓，病久不愈，阴损及阳，可出现阴阳两虚，气血两亏之候。西医认为本病是由结核杆菌感染而引起。

2. 诊断

（1）临床表现　本病多发于中青年，以20~40岁居多。初起自觉阴囊坠胀，附睾尾部有不规则的局限性结节，质硬，触痛不明显，结节常与阴囊皮肤粘连。日久结节逐渐增大，可形成脓肿，溃破后脓液清稀，或夹有豆腐渣样絮状物，易形成反复发作、经久不愈的窦道。输精管增粗变硬，呈串珠状。常有五心烦热，午后潮热，盗汗，倦怠乏力等症状。

（2）辅助检查　尿常规检查可有红、白细胞及脓细胞，红细胞沉降率多增高。脓液培养有结核杆菌生长。

（3）鉴别诊断

慢性子痈：可有急性发作史，附睾肿块压痛明显，一般与阴囊皮肤无粘连，输精管无串珠样改变。

精液囊肿：多发于附睾头部，形圆光滑，透光试验阳性，穿刺有乳白色液体，镜检有死精子。

3. 治疗 在辨证论治的同时，应用西药抗结核治疗 6 个月以上。

（1）内治

1）浊痰凝结证

证候：见于初起硬结期。肾子处酸胀不适，附睾硬结，子系呈串珠状肿硬，无明显全身症状。苔薄，脉滑。

治法：温经通络，化痰散结。

方药：阳和汤加减，配服小金丹。

2）阴虚内热证

证候：见于中期成脓期。病程日久，肾子硬结逐渐增大并与阴囊皮肤粘连，阴囊红肿疼痛，触之可有应指感，伴低热，盗汗，倦怠。舌红，少苔，脉细数。

治法：养阴清热，除湿化痰，佐以透脓解毒。

方药：滋阴除湿汤合透脓散加减。

3）气血两亏证

证候：见于后期溃脓期。脓肿破溃，脓液稀薄，夹有败絮样物质，疮口凹陷，形成漏管，反复发作，经久不愈，虚热不退，面色无华，腰膝酸软。舌淡，苔白，脉沉细无力。

治法：益气养血，化痰消肿。

方药：十全大补汤加减，兼服小金丹。

（2）外治 未成脓者，宜消肿散结，外敷冲和膏，每天 1~2 次。已成脓者，及时切开引流。窦道形成者，选用腐蚀平胬药物制成药线或药条外用。

（3）西医治疗 应用抗结核治疗，常用药物有异烟肼、利福平、吡嗪酰胺、乙胺丁醇等，一般主张联合使用。

细目三 阴茎痰核

◎ 要点一 阴茎痰核的临床表现

阴茎痰核是指阴茎海绵体白膜发生纤维化硬结的一种疾病。本病多见于中年人。阴茎背侧可触及硬结或条索状斑块，无压痛，大小不一，或单发或数个不等，发展缓慢，从不破溃。阴茎勃起时有疼痛或弯曲变形，严重者可影响性交，甚至引起阳痿。

◎ 要点二 阴茎痰核的辨证论治

1. 内治

痰浊凝结证

证候：阴茎背侧可触及条索状结块，皮色不变、温度正常，无明显压痛，阴茎勃起时可发生弯曲或疼痛。舌淡边有齿印，苔薄白，脉滑。

治法：温阳通脉，化痰散结。

方药：阳和汤合化坚二陈丸加减。

2. 外治 阳和解凝膏或黑退消外敷。

细目四 尿石症

◎ 要点一 尿石症的病因病机

本病多由肾虚和下焦湿热引起，病位在肾、膀胱和溺窍，肾虚为本，湿热为标。肾虚则膀胱气化不利，尿液生成与排泄失常，加之摄生不慎，感受湿热之邪，或饮食不节，嗜食辛辣肥甘醇酒之品，致湿热内生，蕴结膀胱，煎熬尿液，结为砂石；湿热蕴结，气机不利，结石梗阻，不通则痛；热伤血络，可引起血尿。

西医认为，许多因素均可导致结石的形成，但其中主要因素是尿中盐类呈超饱和状态，尿中抑制晶体形成物质不足和核基的存在。

◎ 要点二 尿石症的诊断

1. 临床表现

（1）上尿路结石 上尿路结石包括肾和输尿管结石，典型的临床症状是突然发作的腰或腰腹部绞痛和血尿。其程度与结石的部位、大小及移动情况等有关。绞痛发作时疼痛剧烈，患者可出现恶心、呕吐、冷汗、面色苍白等症状。疼痛为阵发性，并沿输尿管向下放射到下腹部、外阴部和大腿内侧。检查时肾区有叩击痛或压痛。结石较大或固定不动时，可无疼痛，但常伴有肾积水或感染。绞痛发作后出现血尿，多为镜下血尿，肉眼血尿较少，或有排石现象。有时活动后镜下血尿是上尿路结石唯一的临床表现。

结石合并感染时，可有尿频、尿急、尿痛，伴发急性肾盂肾炎或肾积脓时，可有发热、畏寒、寒战等全身症状。

双侧上尿路结石或孤肾伴输尿管结石引起完全梗阻时，可导致无尿。

（2）膀胱结石 膀胱结石的典型症状为排尿中断，并引起疼痛，放射至阴茎头和远端尿道，此时患者常手握阴茎，蹲坐哭叫，经变换体位又可顺利排尿。多数患者平时有排尿不畅、尿频、尿急、尿痛和终末血尿。前列腺增生继发膀胱结石时，排尿困难加重，结石位于膀胱憩室内时，多有尿路感染的表现。

（3）尿道结石 主要表现为排尿困难、排尿费力，呈点滴状，或出现尿流中断及急性尿潴留。排尿时疼痛明显，可放射至阴茎头部，后尿道结石可伴有会阴和阴囊部疼痛。

2. 辅助检查 腹部X线平片多能显示结石的大小、形态和位置。排泄性尿路造影、B超、膀胱镜、CT等检查有助于临床诊断。

3. 鉴别诊断

（1）胆囊炎 表现为右上腹疼痛且牵引背部作痛，疼痛不向下腹及会阴部放射，墨菲征阳性。经腹部X线平片、B超及血、尿常规检查，两者不难鉴别。

（2）急性阑尾炎 以转移性右下腹痛为主症，麦氏点压痛，可有反跳痛或肌紧张。经腹部

（2）方法

X线平片和B超检查即可鉴别。

◎ **要点三 尿石症的治疗方法**

结石横径小于1cm，且表面光滑，无肾功能损害者，可采用中药排石；对于较大结石可先行体外震波碎石，再配合中药治疗。初起宜宣通清利，日久则配合补肾活血、行气导滞之剂。

1. 辨证论治

（1）内治

1）湿热蕴结证

证候：腰痛或小腹痛，或尿流突然中断，尿频，尿急，尿痛，小便混赤，或为血尿，口干欲饮。舌红，苔黄腻，脉弦数。

治法：清热利湿，通淋排石。

方药：三金排石汤加减。

2）气血瘀滞证

证候：发病急骤，腰腹胀痛或绞痛，疼痛向外阴部放射，尿频，尿急，尿黄或赤。舌暗红或有瘀斑，脉弦或弦数。

治法：理气活血，通淋排石。

方药：金铃子散合石韦散加减。

3）肾气不足证

证候：结石日久，留滞不去，腰部胀痛，时发时止，遇劳加重，疲乏无力，尿少或频数不爽，或面部轻度浮肿。舌淡苔薄，脉细无力。

治法：补肾益气，通淋排石。

方药：济生肾气丸加减。

2. 总攻疗法

（1）适应证 结石横径<1cm，表面光滑；双肾功能基本正常；无明显尿路狭窄或畸形。

尿路结石总攻疗法

时　间	方　法
7：00	排石中药头煎300mL，口服
7：30	双氢克尿塞50mg，口服
8：30	饮水500~1000mL

续表

时 间	方 法
9：00	饮水 500~1000 mL
9：30	排石中药二煎 300mL，口服
10：30	阿托品 0.5mg，肌注
10：40	针刺肾俞、膀胱俞（肾盂、输尿管中上段结石）；肾俞、水道（输尿管下段结石）；关元、三阴交（膀胱、尿道结石）；先弱刺激，后强刺激，共20分钟
11：00	跳跃

总攻疗法以 6~7 次为一疗程，隔天 1 次，总攻治疗后结石下移或排而未净者，休息 2 周可继续进行下一个疗程，一般不超过 2 个疗程。多次使用双氢克尿塞等利尿药进行总攻时，需口服氯化钾 1g，每日 3 次，以防低血钾。

3. 其他疗法 根据病情选择使用体外震波碎石或手术治疗。

细目五 精 浊

◎ **要点一 精浊的病因病机**

急性者多由饮食不节，嗜食醇酒肥甘，酿生湿热；或因外感湿热之邪，壅聚于下焦而成。

慢性者多由相火妄动，所愿不遂，或忍精不泄，肾火郁而不散，离位之精化成白浊；或房事不洁，精室空虚，湿热从精道内侵，湿热壅滞，气血瘀阻而成。病久伤阴，肾阴暗耗，可出现阴虚火旺证候；亦有体质偏阳虚者，久则火势衰微，易见肾阳不足之象。

西医学认为，本病病因复杂，可能与致病菌或病原微生物感染、尿液反流以及免疫因素等有关。

◎ **要点二 精浊的诊断**

1. 临床表现 急性者发病较急，突发寒战高热，尿频、尿急、尿痛，腰骶部及会阴部疼痛，或伴有直肠刺激征。形成脓肿时常发生尿潴留。直肠指检前列腺饱满肿胀，压痛明显，温度增高。

慢性者临床症状表现不一，患者可出现不同程度的尿频、尿急、尿痛、尿不尽、尿道灼热、腰骶、小腹、会阴及睾丸等处坠胀隐痛。晨起、尿末或大便时尿道偶见有少量白色分泌物。部分病程长患者可出现阳痿、早泄、遗精或射精痛等，或头晕耳鸣、失眠多梦、腰酸乏力等症状。直肠指检前列腺多为正常大小，或稍大或稍小，质软或软硬不均，轻度压痛。

2. 实验室及辅助检查 急性者尿道口溢出分泌物镜检有大量脓细胞，涂片可找到细菌。慢性者前列腺按摩液镜检白细胞每高倍视野在 10 个以上，卵磷脂小体减少或消失。尿三杯试验可作为参考。前列腺液培养有利于病原菌诊断。细菌性前列腺炎前列腺液培养有较固定的致病菌生长；慢性非细菌性前列腺炎细菌培养呈阴性。超声波检查多表现为内部回声强弱不均，可见增强的光斑及结节回声，被膜回声欠清晰。

◎ **要点三 精浊的辨证论治**

主张综合治疗，注意调护。临床以辨证论治为主，抓住肾虚（本）、湿热（标）、瘀滞（变）三个基本病理环节，分清主次，权衡用药。

1. 内治

（1）湿热蕴结证

证候：尿频，尿急，尿痛，尿道有灼热感，排尿终末或大便时偶有白浊，会阴、腰骶、睾丸、少腹坠胀疼痛。苔黄腻，脉滑数。

治法：清热利湿。

方药：八正散或龙胆泻肝汤加减。

（2）气滞血瘀证

证候：病程较长，少腹、会阴、睾丸、腰骶

部坠胀不适、疼痛，有排尿不净之感。舌暗或有瘀斑，苔白或薄黄，脉沉涩。

治法：活血祛瘀，行气止痛。

方药：前列腺汤加减。

（3）阴虚火旺证

证候：排尿或大便时偶有白浊，尿道不适，遗精或血精，腰膝酸软，五心烦热，失眠多梦。舌红少苔，脉细数。

治法：滋阴降火。

方药：知柏地黄汤加减。

（4）肾阳虚损证

证候：多见于中年人，排尿淋漓，腰膝酸痛，阳痿早泄，形寒肢冷。舌淡胖，苔白，脉沉细。

治法：补肾助阳。

方药：济生肾气丸加减。

2. 外治

（1）温水坐浴，每次15分钟，每日1次。

（2）野菊花栓或前列安栓塞入肛门内3～4cm，每次1枚，每日2次。

细目六　精　癃

◎ **要点一　精癃的诊断**

本病多见于50岁以上的中老年男性。逐渐出现进行性尿频，夜间明显，并伴排尿困难，尿线变细。部分患者由于尿液长期不能排尽，致膀胱残余尿增多，而出现假性尿失禁。在发病过程中，常因受寒、劳累、憋尿、便秘等，而发生急性尿潴留。严重者可引起肾功能损伤，而出现肾功能不全的一系列症状。有些患者可并发尿路感染、膀胱结石、疝气或脱肛等。

直肠指检，前列腺常有不同程度的增大，表面光滑，中等硬度而富有弹性，中央沟变浅或消失。此外，可进行B型超声、CT、膀胱尿道造影、膀胱镜及尿流动力学等检查以协助诊断。

◎ **要点二　精癃的辨证论治**

中医治疗应以通为用，温肾益气、活血利尿

是其基本的治疗法则。出现并发症时应采用中西医综合疗法。

1. 内治

（1）湿热下注证

证候：小便频数黄赤，尿道灼热或涩痛，排尿不畅，甚或点滴不通，小腹胀满，或大便干燥，口苦口黏。舌暗红，苔黄腻，脉滑数或弦数。

治法：清热利湿，消癃通闭。

方药：八正散加减。

（2）脾肾气虚证

证候：尿频，滴沥不畅，尿线细甚或夜间遗尿或尿闭不通，神疲乏力，纳谷不香，面色无华，便溏脱肛。舌淡，苔白，脉细无力。

治法：补脾益气，温肾利尿。

方药：补中益气汤加菟丝子、肉苁蓉、补骨脂、车前子等。

（3）气滞血瘀证

证候：小便不畅，尿线变细或点滴而下，或尿道涩痛，闭塞不通，或小腹胀满隐痛，偶有血尿。舌质暗或有瘀点瘀斑，苔白或薄黄，脉弦或涩。

治法：行气活血，通窍利尿。

方药：沉香散加减。伴血尿者，酌加大蓟、小蓟、参三七；瘀甚者，可加穿山甲、蜣螂虫。

（4）肾阴亏虚证

证候：小便频数不爽，尿少热赤，或闭塞不通，头晕耳鸣，腰膝酸软，五心烦热，大便秘结。舌红少津，苔少或黄，脉细数。

治法：滋补肾阴，通窍利尿。

方药：知柏地黄丸加丹参、琥珀、王不留行、地龙等。

（5）肾阳不足证

证候：小便频数，夜间尤甚，尿线变细，余沥不尽，尿程缩短，或点滴不爽，甚则尿闭不通，精神萎靡，面色无华，畏寒肢冷。舌质淡润，苔薄白，脉沉细。

治法：温补肾阳，通窍利尿。

方药：济生肾气丸加减。

2. 外治 多为急则治标之法，必要时可行导尿术。

（1）脐疗法 取独头蒜1个、生栀子3枚、盐少许，捣烂如泥敷脐部；或以葱白适量捣烂如泥加少许麝香和匀敷脐部，外用胶布固定；或以食盐250g炒热，布包熨脐腹部，冷后再炒再熨。

（2）灌肠法 大黄15g，泽兰、白芷各10g，肉桂6g，煎汤150mL，每日保留灌肠1次。

◎ **要点三 精癃的其他疗法**

1. 手术疗法 一般来说，当残余尿在60mL以上，或因梗阻诱发膀胱憩室、结石、肾及输尿管积水者，或由于梗阻引起慢性或反复发作的泌尿系感染者，或因急性尿潴留或反复出现尿潴留经非手术治疗无效或导尿失败者，可采用手术疗法。但当膀胱逼尿肌功能受损时则手术效果不理想。

2. 西药治疗 常用的有α-受体阻滞剂，如高特灵等；5α-还原酶抑制剂，如保列治；生长因子抑制剂，如通尿灵等。

3. 物理疗法 如微波、射频、激光等。

4. 针灸疗法 主要用于尿潴留患者，可针刺中极、归来、三阴交、膀胱俞、足三里等穴，强刺激，反复捻转提插；体虚者灸气海、关元、水道等穴。

第十一单元 周围血管疾病

细目一 股 肿

◎ **要点一 股肿的含义与特点**

（一）股肿的含义

股肿是指血液在深静脉血管内发生异常凝固，而引起静脉阻塞、血液回流障碍的疾病。相当于西医的下肢深静脉血栓形成，以往称血栓性深静脉炎。

（二）股肿的发病特点

其发病特点为肢体肿胀、疼痛、局部皮温升高和浅静脉怒张四大症状，好发于下肢髂股静脉和股腘静脉，可并发肺栓塞和肺梗塞而危及生命。

◎ **要点二 股肿的病因病机**

本病的病因主要是因为创伤或产后长期卧床，以致肢体气血运行不畅，气滞血瘀，瘀血阻于脉络，脉络滞塞不通，营血回流受阻，水津外溢，聚而为湿，而发本病。

西医学认为血流滞缓、静脉管壁结构改变和血液成分变化是静脉血栓形成的三大因素。而外伤、手术、分娩、肿瘤等可直接诱发本病。

◎ **要点三 股肿的诊断**

（一）临床表现

主要表现为肢体水肿、疼痛、浅静脉曲张三大主证，疾病后期还可伴有小腿色素沉着、皮炎、臁疮等。由于阻塞的静脉部位不同，临床表现不一。

1. 小腿深静脉血栓形成 肢体疼痛是其最主要的临床症状之一。肢体肿胀一般较局限，以踝及小腿部为主，行走时加重，休息或平卧后减轻，腓肠肌压痛，一般无全身表现。

2. 髂股静脉血栓形成 突然性、广泛性、单侧下肢粗肿是本病的临床特征。一般患肢的周径可较健侧增粗5～8cm。疼痛性质为胀痛，部位可为全下肢，以患肢的髂窝、股三角区疼痛明显，甚至可连及同侧腰背部或会阴部。疾病初期主要是表浅静脉的网状扩张，后期可在患肢侧的下腹部、髋部、会阴部都见到曲张的静脉。

3. 混合性深静脉血栓形成 是指血栓起源于小腿肌肉内的腓肠静脉丛，顺行性生长、蔓延扩展至整个下肢静脉主干，或由原发性髂股静脉血栓形成逆行扩展到整个下肢静脉者。临床上此被称为混合型。其临床表现兼具小腿深静脉和髂股静脉血栓形成的特点。

4. 深静脉血栓形成后遗症 是指深静脉血栓形成后期，由于血液回流障碍或血栓机化再通后，静脉瓣膜被破坏，血液倒流，回流不畅，引起的肢体远端静脉高压、淤血而产生的肢体肿胀、浅静脉曲张、色素沉着、溃疡形成等临床表现。

（二）实验室及辅助检查

放射性纤维蛋白原试验、核素静脉造影、多普勒血流和体积描记仪检查，为无创性检查方法，有助于明确患肢血液回流和供血状况。静脉造影能使静脉直接显影，可判断有无血栓及其范围、形态及侧支循环状况，不仅有助于明确诊断，亦有助于直接观察治疗效果。

◎ 要点四　股肿的辨证论治

（一）辨证论治

1. 内治

（1）湿热下注证

证候：发病较急，表现为下肢粗肿，局部发热、发红、疼痛，活动受限，舌质红，苔黄腻，脉弦滑。

治法：清热利湿，活血化瘀。

方药：四妙勇安汤加味。

（2）血脉瘀阻证

证候：下肢肿胀，皮色紫暗，固定性压痛，肢体青筋怒张，舌质暗或有瘀斑，苔白，脉弦。

治法：活血化瘀，通络止痛。

方药：活血通脉汤加减。

（3）气虚湿阻证

证候：表现为下肢肿胀日久，朝轻暮重，活动后加重，休息抬高下肢后减轻，皮色略暗，青筋迂曲；倦怠乏力；舌淡边有齿印，苔薄白，脉沉。

治法：益气健脾，祛湿通络。

方药：参苓白术散加味。

2. 外治

（1）急性期可用芒硝加冰片外敷：方法是芒硝 500g、冰片 5g 共研成粉状，混合后装入纱布袋中，敷于患肢小腿肚及小腿内侧，待芒硝结块干结时，重新更换，发病后连用数日，可减轻患肢疼痛等症状。

（2）慢性期可用中药煎汤趁热外洗患肢，可选用活血止痛散，每日 1 次，每次 30~60 分钟。

（二）其他疗法

西医治疗深静脉血栓形成主张早期（72 小时内）手术取栓和溶栓及抗凝、祛聚、降黏、扩血管等疗法。对于发生了急性肺栓塞和疼痛性股白肿、股青肿应采用中西医结合方法积极救治。另外，植入下腔静脉滤器防止发生肺栓塞也是近年来常用的方法之一。

细目二　青蛇毒

◎ 要点一　青蛇毒的病因病机

（一）病因

本病多由湿热蕴结，寒湿凝滞，痰浊瘀阻，脾虚失运，外伤血脉等因素致使气血运行不畅，留滞脉中而发病。

（二）病机

本病外由湿邪为患，与热而蕴结，与寒而凝滞，与内湿相合，困脾而生痰，是病之标；经脉受损，气血不畅，络道瘀阻，为病之本。

◎ 要点二　青蛇毒的临床表现与常见类型

（一）临床表现

发病多见筋瘤后期，部位则以四肢多见（尤其多见于下肢），次为胸腹壁等处。

1. 初期（急性期） 在浅层脉络（静脉）径路上出现条索状柱，患处疼痛，皮肤发红，触之较硬，扪之发热，按压疼痛明显，肢体沉重。一般无全身症状。

2. 后期（慢性期） 患处遗有一条索状物，其色黄褐，按之如弓弦，可有按压疼痛，或结节破溃形成臁疮。

（二）常见类型

1. 四肢血栓性浅静脉炎 临床为最常见，下肢多于上肢。临床主要是累及一条浅静脉，沿着发病的静脉出现疼痛、红肿、灼热感，常可扪及结节或硬索状物，有明显压痛。当浅静脉炎累及周围组织时，可出现片状区域性炎块结节，则为浅静脉周围炎。患者可伴有低热，站立时疼痛尤为明显。患处炎症消退后，局部可遗留色素沉着或无痛性纤维硬结，一般需1~3个月后才能消失。

2. 胸腹壁浅静脉炎 多为单侧胸腹壁出现一条索状硬物，长 10~20cm，皮肤发红、轻度刺痛。肢体活动时，局部可有牵掣痛，用手按压条索两端，皮肤上可现一条凹陷的浅沟，炎症消退后遗留皮肤色素沉着。一般无全身表现。

3. 游走性血栓性浅静脉炎 多发于四肢，即浅静脉血栓性炎症呈游走性发作，当一处炎性硬结消失后，其他部位的浅静脉又出现病变，具有游走、间歇、反复发作的特点。可伴有低热、全身不适等。若全身反应较重者，应考虑全身血管炎、胶原性疾病、内脏疾病及深静脉病变等。

◎ 要点三　青蛇毒的辨证论治

（一）内治

1. 湿热瘀阻证

证候：患肢肿胀、发热，皮肤发红、胀痛，喜冷恶热，或有条索状物；或微恶寒发热；苔黄腻或厚腻，脉滑数。

治法：清热利湿，解毒通络。

方药：二妙散合茵陈赤豆汤加减。

2. 血瘀湿阻证

证候：患肢疼痛、肿胀、皮色红紫，活动后则甚，小腿部挤压刺痛，或见条索状物，按之柔韧或似弓弦；舌有瘀点、瘀斑，脉沉细或沉涩。

治法：活血化瘀，行气散结。

方药：活血通脉汤加减。

3. 肝郁蕴结证

证候：胸腹壁有条索状物，固定不移，刺痛，胀痛，或牵掣痛；伴胸闷、嗳气等；舌质淡红或有瘀点、瘀斑，苔薄，脉弦或弦涩。

治法：疏肝解郁，活血解毒。

方药：柴胡清肝汤或复元活血汤。

（二）外治

1. 初期 可用消炎软膏或金黄散软膏外敷，每日换药 1 次。若局部红肿渐消，可选用拔毒膏贴敷。

2. 后期 可用熏洗疗法：当归尾 12g、白芷9g、羌活 9g、独活 9g、桃仁 9g、红花 12g、海桐皮 9g、威灵仙 12g、生艾叶 15g、生姜 60g，水煎后熏洗。有活血通络，疏风散结之功。

细目三　筋　瘤

◎ 要点一　筋瘤的定义与特点

（一）定义

筋瘤是以筋脉色紫、盘曲突起状如蚯蚓、形成团块为主要表现的浅表静脉病变。相当于西医的下肢静脉曲张。

（二）特点

筋瘤者，坚而色紫，累累青筋，盘曲甚者结若蚯蚓。由于长期从事站立负重工作，劳倦伤气，或多次妊娠等，使筋脉结块成瘤。

◎ 要点二　筋瘤的治疗方法

（一）辨证论治

1. 内治

（1）劳倦伤气证

证候：久站久行或劳累时瘤体增大，下坠不适感加重；常伴气短乏力，脘腹坠胀，腰酸；舌淡，苔薄白，脉细缓无力。

治法：补中益气，活血舒筋。

方药：补中益气汤加减。

（2）寒湿凝筋证

证候：瘤色紫暗，喜暖，下肢轻度肿胀；伴形寒肢冷，口淡不渴，小便清长；舌淡暗，苔白腻，脉弦细。

治法：暖肝散寒，益气通脉。

方药：暖肝煎合当归四逆汤加减。

（3）外伤瘀滞证

证候：青筋盘曲，状如蚯蚓，表面色青紫，患肢肿胀疼痛；舌有瘀点，脉细涩。

治法：活血化瘀，和营消肿。

方药：活血散瘀汤加减。

2. 外治　患肢穿医用弹力袜或用弹力绷带包扎，有助于使瘤体缩小或停止发展。并发青蛇毒、湿疮、臁疮者，参考有关章节治疗。

（二）其他疗法

1. 手术疗法　凡是诊断明确的筋瘤，无手术禁忌证者，都可手术治疗。

2. 硬化剂注射疗法　适用于程度较轻的单纯性下肢静脉曲张，亦可作为手术的辅助疗法，处理残留或复发的曲张静脉。

细目四　臁　疮

◎ 要点一　臁疮的病因病机

本病多由久站或过度负重而致小腿筋脉横解，青筋显露，瘀停脉络，久而化热，或小腿皮肤破损染毒，湿热下注而成，疮口经久不愈。相当于西医学的下肢慢性溃疡。

◎ 要点二　臁疮的局部辨证

根据臁疮的局部特点临床中将其分为结核性、放射性、瘀滞性等范畴，本病的后期如果经久不愈，则有发生恶变的可能。

◎ 要点三　臁疮的治疗

（一）内治

1. 湿热下注证

证候：小腿青筋怒张，局部发痒，红肿，疼痛，继则破溃，滋水淋漓，疮面腐暗；伴口渴，便秘，小便黄赤；苔黄腻，脉滑数。

治法：清热利湿，和营解毒。

方药：二妙丸合五神汤加减。

2. 气虚血瘀证

证候：病程日久，疮面苍白，肉芽色淡，周围皮色黑暗、板硬；肢体沉重，倦怠乏力；舌淡紫或有瘀斑，苔白，脉细涩无力。

治法：益气活血，祛瘀生新。

方药：补阳还五汤合四妙汤加减。

（二）外治

1. 初期　局部红肿，溃破渗液较多者，宜用洗药。如马齿苋 60g，黄柏 20g，大青叶 30g，煎水温湿敷，日 3～4 次。局部红肿，渗液量少者，宜金黄膏薄敷，日 1 次。亦可加少量九一丹撒布于疮面上，再盖金黄膏。

2. 后期　久不收口，皮肤乌黑，疮口凹陷，疮面腐肉不脱，时流污水，用八二丹麻油调后，摊贴疮面，并用绷带缠缚，每周 2 次换药。腐肉已脱，露新肉者，用生肌散外盖生肌玉红膏。周围有湿疹者，用青黛散调麻油盖贴。

细目五　脱　疽

◎ 要点一　脱疽的定义、特点与病因病机

（一）定义

脱疽是指发于四肢末端，严重时趾（指）节坏疽脱落的周围血管疾病，又称脱骨疽。

（二）特点

其临床特点是好发于四肢末端，以下肢多见，初起患肢末端发凉、怕冷，苍白，麻木，可伴间歇性跛行，继则疼痛剧烈，日久患趾（指）坏死变黑，甚至趾（指）节脱落。部分患者起病急骤，进展迅速，预后严重，需紧急处理。

（三）病因病机

1. 病因　本病主要由于脾气不健，肾阳不足，又加外受寒冻，寒湿之邪入侵而发病。本病

的发生还与长期吸烟、饮食不节、环境、遗传及外伤等因素有关。

2. 病机 脾气不健，化生不足，气血亏虚，气阴两伤，内不能荣养脏腑，外不能充养四肢。脾肾阳气不足，不能温养四肢，复受寒湿之邪，则气血凝滞，经络阻塞，不通则痛，四肢气血不充，失于濡养则皮肉枯槁，坏死脱落。若寒邪久蕴，则郁而化热，湿热浸淫，则患趾（指）红肿溃脓。热邪伤阴，阴虚火旺，病久可致阴血亏虚，肢节失养，坏疽脱落。本病的发生以脾肾亏虚为本，寒湿外伤为标，气血凝滞、经脉阻塞为其主要病机。

◎ 要点二 脱疽的诊断与鉴别诊断

（一）诊断

1. 临床表现 血栓闭塞性脉管炎多发于寒冷季节，以20~40岁男性多见；常先一侧下肢发病，继而累及对侧，少数患者可累及上肢；患者多有受冷、潮湿、嗜烟、外伤等病史。本病病程较长，常在寒冷季节加重，治愈后又可复发。根据疾病的发展过程，临床一般可分为三期。

一期（局部缺血期）：患肢末端发凉，怕冷，麻木，酸痛，间歇性跛行。患肢可出现轻度肌肉萎缩，皮肤干燥，皮温稍低于健侧，皮肤指压试验可见充盈缓慢，足背动脉、胫后动脉搏动减弱，部分患者小腿可出现游走性红硬条索（游走性血栓性浅静脉炎）。

二期（营养障碍期）：患肢发凉，怕冷，麻木，坠胀疼痛，间歇性跛行加重，并出现静息痛。患肢肌肉明显萎缩，皮肤干燥，汗毛脱落，趾甲增厚且生长缓慢，皮肤苍白或潮红或紫绀，患侧足背动脉、胫后动脉搏动消失。

三期（坏死期或坏疽期）：坏疽可先为一趾或数趾，逐渐向上发展，合并感染时，足趾紫红肿胀、溃烂坏死，呈湿性坏疽，或足趾发黑，干瘪，呈干性坏疽。病程日久，患者可出现疲乏无力、不欲饮食、口干、形体消瘦，甚则壮热神昏。

根据肢体坏死的范围，将坏疽分为3级：1级坏疽局限于足趾或手指部位，2级坏疽局限于足跖部位，3级坏疽发展至足背、足跟、踝关节及其上方。

2. 辅助检查 肢体动脉彩色多普勒超声、血流图、甲皱微循环、计算机扫描血管三维成像（CTA）、动脉造影等影像学检查及血脂、血糖等实验室检查，可以明确诊断，并有助于鉴别诊断，了解病情严重程度。

（二）鉴别诊断

1. 脱疽相关疾病的临床鉴别

脱疽相关疾病的临床鉴别

项目	动脉硬化性闭塞症	糖尿病足	血栓闭塞性脉管炎
发病年龄	40岁以上	40岁以上	20~40岁
浅静脉炎	无	无	游走性
高血压	大部分有	大部分有	极少
冠心病	有	可有可无	无
血脂	升高	多数升高	基本正常
血糖、尿糖	正常	血糖高，尿糖阳性	正常
受累血管	大、中动脉	大、微血管	中、小动脉

2. 雷诺综合征（肢端动脉痉挛症） 多见于青年女性；上肢较下肢多见，好发于双手；每因寒冷和精神刺激双手出现发凉苍白，继而紫绀、潮红，最后恢复正常的三色变化（雷诺现

象），患肢动脉搏动正常，一般不出现肢体坏疽。

◎ 要点三　脱疽的辨证论治

（一）内治

1. 寒湿阻络证

证候：患趾（指）喜暖怕冷，麻木，酸胀疼痛，多走则疼痛加剧，稍歇痛减，皮肤苍白，触之发凉，跗阳脉搏动减弱；舌淡，苔白腻，脉沉细。

治法：温阳散寒，活血通络。

方药：阳和汤加减。

2. 血脉瘀阻证

证候：患趾（指）酸胀疼痛加重，夜难入寐，步履艰难，患趾（指）皮色暗红或紫暗，下垂更甚，皮肤发凉干燥，肌肉萎缩，跗阳脉搏动消失；舌暗红或有瘀斑，苔薄白，脉弦涩。

治法：活血化瘀，通络止痛。

方药：桃红四物汤加减。

3. 湿热毒盛证

证候：患肢剧痛，日轻夜重，局部肿胀，皮肤紫暗，浸淫蔓延，溃破腐烂，肉色不鲜；身热口干，便秘溲赤；舌红，苔黄腻，脉弦数。

治法：清热利湿，解毒活血。

方药：四妙勇安汤加减。

4. 热毒伤阴证

证候：皮肤干燥，毫毛脱落，趾（指）甲增厚变形，肌肉萎缩，趾（指）呈干性坏疽；口干欲饮，便秘溲赤；舌红，苔黄，脉弦细数。

治法：清热解毒，养阴活血。

方药：顾步汤加减。

5. 气阴两虚证

证候：病程日久，坏死组织脱落后疮面久不愈合，肉芽暗红或淡而不鲜；倦怠乏力，口渴不欲饮，面色无华，形体消瘦，五心烦热；舌淡尖红，少苔，脉细无力。

治法：益气养阴。

方药：黄芪鳖甲汤加减。

（二）外治

1. 未溃者　可选用冲和膏、红灵丹油膏外

敷；亦可用当归15g，独活30g，桑枝30g，威灵仙30g，煎水熏洗，每日1次；或用附子、干姜、吴茱萸各等份研末，蜜调，敷于患足涌泉穴，每日换药1次，如发生药疹即停用；或用红灵酒少许揉擦患肢足背、小腿，每次20分钟，每日2次。

2. 已溃者　溃疡面积较小者，可用上述中药熏洗后，外敷生肌玉红膏；溃疡面积较大，坏死组织难以脱落者，可先用冰片锌氧油（冰片2g，氧化锌油98g）软化创面硬结痂皮，按疏松程度，依次清除坏死痂皮，先除软组织，后除腐骨，彻底的清创术必须待炎症完全消退后方可施行。

◎ 要点四　脱疽的其他疗法

（一）手术疗法

1. 坏死组织清除术（清创术）　待坏死组织与健康组织分界清楚，近端炎症控制后，可行坏死组织清除术，骨断面宜略短于软组织断面，术后需每日局部换药治疗。

2. 坏死组织切除缝合术　坏死组织与正常组织分界清楚，且近端炎症控制，血运改善，可取分界近端切口，行趾（指）切除缝合术或半足切除缝合术。

3. 截肢术　当坏死延及足背及踝部，可行小腿截肢术，坏疽发展至踝以上者，可行膝上截肢术。

4. 植皮术　点状或邮票状植皮术适用于创面过大，难以自行愈合，但经治疗后血液循环改善，感染已被控制，肉芽新鲜者。

（二）病因治疗

1. 动脉硬化性闭塞症　可应用降血脂、降血压药物。

2. 糖尿病足　积极控制血糖，规范治疗，防治感染，促进肢体血液循环的恢复。

（三）其他治疗

1. 血运重建术　采用动脉切开取栓术、动脉内膜剥脱术、动脉旁路移植术等开放手术或血管成形术（PTA）、血管内支架成形术等血管介入治疗恢复肢体的血流，以改善肢体循环，阻止

坏疽发生或降低截肢平面。

2. 干细胞移植术 干细胞具有高度增殖和分化为体内各种细胞的潜能。提取患者自身骨髓或外周血中的干细胞，注射入缺血肢体的肌肉中，对缺血肢体的血管新生具有一定的促进作用。

第十二单元 其他外科疾病

细目一 冻疮

◎ 要点一 冻疮的临床表现

（一）局部性冻疮

主要发生在手足、耳郭、面颊等暴露部位，多呈对称性。

1. 轻者 受冻部位先有寒冷感和针刺样疼痛，皮肤呈苍白、发凉，继则出现红肿、硬结或斑块，自觉灼痛、麻木、瘙痒。

2. 重者 受冻部位皮肤呈灰白、暗红或紫色，并有大小不等的水疱或肿块，疼痛剧烈，或局部感觉消失。如果出现紫血疱，势将腐烂，溃后流脓、流水，甚至形成溃疡。严重的可导致肌肉、筋骨损伤。

冻疮轻症一般经 10 天左右痊愈，愈后不留瘢痕。重症患者往往需经 1~2 个月，或气温转暖时方能痊愈。

（二）全身性冻疮

开始时全身血管收缩产生寒战，随着体温的下降，患者出现疼痛性发冷、发绀、知觉迟钝、头晕、四肢无力、昏昏欲睡等表现。继而出现肢体麻木、僵硬、幻觉、视力或听力减退、意识模糊、呼吸浅快、脉搏细弱、知觉消失甚至昏迷，如不及时抢救，可导致死亡。

（三）冻疮的程度

根据冻疮复温解冻后的损伤程度，可将其分为四度。

Ⅰ°（红斑性冻疮）：损伤在表皮层。局部皮肤红斑、水肿，自觉发热、瘙痒或灼痛，5~7 天开始干燥脱屑，愈后不留瘢痕。

Ⅱ°（水疱性冻疮）：损伤达真皮层。皮肤红肿更加显著，有水疱或大疱形成，疱内液体色黄或呈血性。疼痛较剧烈，对冷、热、针刺感觉不敏感。若无感染，局部干燥结痂，经 2~3 周脱痂愈合，一般无瘢痕。

Ⅲ°（腐蚀性冻疮）：损伤达全皮层或深及皮下组织，创面由苍白变为黑褐色，皮肤温度极低，触之冰冷，痛觉迟钝或消失。一般呈干性坏疽，坏死皮肤周围红肿、疼痛，可出现血性水疱。若无感染，坏死组织干燥成痂，脱落后形成肉芽创面，愈合后遗留瘢痕。

Ⅳ°（坏死性冻疮）：损伤深达肌肉、骨骼。表现类似Ⅲ°冻疮。局部组织坏死，分为干性坏疽和湿性坏疽。干性坏疽表现为坏死组织周围有炎症反应，肢端坏死脱落后可致残；并发感染后成湿性坏疽，出现发热、寒战等全身症状，甚至发生内陷而危及生命。

◎ 要点二 严重全身冻疮的急救和复温方法

（一）急救

迅速使患者脱离寒冷环境，首先脱去冰冷潮湿的衣服、鞋袜（如衣服、鞋袜连同肢体冻结者，不可勉强，以免造成皮肤撕脱，可立即浸入 40℃左右温水中，待融化后脱下或剪开）。必要时还应施行人工呼吸和抗休克等各种对症处理。

（二）复温方法

1. 对冻僵患者立即施行局部或全身快速复温，用 38℃~42℃恒热温水浸泡伤肢或全身，局部 20 分钟，全身 30 分钟内，体温迅速提高至接近正常，以指（趾）甲床出现潮红有温热感为度，不宜过久。

2. 可给予姜汤、糖水、茶水等温热饮料，以促进血液循环，扩张周围血管，但不宜给予含酒精饮料，以免散热。

3. 早期复温过程中，严禁用雪搓、用火烤或冷水浴等。在急救时，如一时无法获得热水，可将冻肢置于救护者怀中或腋下复温。

细目二 烧 伤

◎ 要点一 烧伤面积的计算方法及烧伤深度的分类

（一）烧伤面积的计算

1. **手掌法** 伤员本人五指并拢时，一只手掌的面积占体表面积的 1%。此法常用于小面积或散在烧伤的计算。

2. **中国九分法** 将全身体表面积分为 11 个 9 等份。成人头、面、颈部为 9%；双上肢为 2×9%；躯干前后包括外阴部为 3×9%；双下肢包括臀部为 5×9%+1%=46%。

3. **儿童烧伤面积计算法** 小儿的躯干和双上肢的体表面积所占百分比与成人相似。特点是头大下肢小，随着年龄的增长，其比例也不同。计算公式如下：

头颈面部：9+（12-年龄）

双下肢：46-（12-年龄）

（二）烧伤深度的计算

烧伤深度一般采用三度四分法，即 I°、II°（又分浅 II°、深 II°）和 III°烧伤。

烧伤深度的计算

分度		深度	创面表现	创面无感染时的愈合过程
I°（红斑）		达表皮角质层	红肿热痛，感觉过敏，表面干燥	2~3 天后脱屑痊愈，无瘢痕
II°（水疱）	浅 II°	达真皮浅层，部分生发层健在	剧痛，感觉过敏，有水疱，基底部呈均匀红色、潮湿，局部肿胀	1~2 周愈合，无瘢痕，有色素沉着
	深 II°	达真皮深层，有皮肤附件残留	痛觉消失，有水疱，基底苍白，间有红色斑点、潮湿	3~4 周愈合，可有瘢痕
III°（焦痂）		达皮肤全层，甚至伤及皮下组织、肌肉和骨骼	痛觉消失，无弹力，坚硬如皮革样，蜡白焦黄或炭化，干燥。干后皮下静脉阻塞如树枝状	2~4 周焦痂脱落，形成肉芽创面，除小面积外，一般均需植皮才能愈合，可形成瘢痕和瘢痕挛缩

◎ 要点二 重度烧伤的辨证分型、治疗原则

（一）辨证分型

1. **火毒伤津证** 壮热烦躁，口干喜饮，便秘尿赤。舌红绛而干，苔黄或黄糙，或舌光无苔，脉洪数或弦细数。

2. **阴伤阳脱证** 神疲倦卧，面色苍白，呼吸气微，表情淡漠，嗜睡，自汗肢冷，体温不升反降，尿少；全身或局部水肿，创面大量液体渗出。舌淡暗苔灰黑，或舌淡嫩无苔，脉微欲绝或虚大无力等。

3. **火毒内陷证** 壮热不退，口干唇燥，躁动不安，大便秘结，小便短赤。舌红绛而干，苔黄或黄糙，或焦干起刺，脉弦数等。若火毒传心，可见烦躁不安，神昏谵语；若火毒传肺，可见呼吸气粗，鼻翼扇动，咳嗽痰鸣，痰中带血；若火毒传肝，可见黄疸，双目上视，痉挛抽搐；若火毒传脾，可见腹胀便结，便溏黏臭，恶心呕吐，不思饮食，或有呕血、便血；若火毒传肾，可见浮肿，尿血或尿闭。

4. **气血两虚证** 疾病后期，火毒渐退，低热

或不发热，精神疲倦，气短懒言，形体消瘦，面色无华，食欲不振，自汗，盗汗；创面肉芽色淡，愈合迟缓。舌淡，苔薄白或薄黄，脉细弱等。

5. 脾虚阴伤证 疾病后期，火毒已退，脾胃虚弱，阴津耗损，面色萎黄，纳呆食少，腹胀便溏，口干少津，或口舌生糜。舌暗红而干，苔花剥或光滑无苔，脉细数等。

（二）治疗原则

大面积重度烧伤，必须内外兼治，中西医结合治疗。内治原则以清热解毒，益气养阴为主。外治在于正确处理烧伤创面，保持创面清洁，预防和控制感染，促进愈合为原则。深Ⅱ°创面要争取和促进痂下愈合，减少瘢痕形成；Ⅲ°创面早期保持焦痂完整干燥，争取早期切痂植皮，缩短疗程。

◎ 要点三 中小面积烧伤创面的正确处理

根据创面的大小、部位、深浅，选用不同方法。一般四肢部位、中小面积烧伤创面多采用包扎疗法；头面、颈部、会阴部和大面积创面多采用暴露疗法。

中小面积Ⅰ°、Ⅱ°烧伤可外涂京万红烫伤药膏、清凉膏、紫草膏、万花油等，暴露或包扎；或用地榆粉、大黄粉各等份，麻油调敷后包扎，隔日换药一次。

细目三 毒蛇咬伤

◎ 要点一 我国常见毒蛇的种类、有毒蛇与无毒蛇在形态和齿痕上的区别

（一）常见毒蛇种类

目前已知我国的蛇类有 219 种，其中毒蛇 50 余种，华南地区较多，主要出没于山林、田野、海边等处，毒蛇咬伤是一种对劳动人民危害较大的灾害性、外伤性外科疾病。毒蛇咬伤虽然在我国南方多见，但毒蛇在全国范围内均有不同程度分布。危害较大，能致人死亡的主要有 10 种。

1. 神经毒者有银环蛇、金环蛇、海蛇，血循毒者有蝰蛇、尖吻蝮蛇、竹叶青蛇和烙铁头蛇，

2. 混合毒者有眼镜蛇、眼镜王蛇和蝮蛇。

（二）有毒蛇与无毒蛇的区别

有毒蛇咬伤后，患部一般有粗大而深的毒牙痕，一般有 2~4 个毒牙痕。无毒蛇咬伤后牙痕呈锯齿状或弧形，数目多，浅小，大小一致，间距密。

◎ 要点二 毒蛇咬伤的病因病机

（一）病因

中医认为蛇毒系风、火二毒。风者善行数变；火者生风动血，耗伤阴津。风毒偏盛，每多化火；火毒炽盛，极易生风。风火相扇，则邪毒鸱张，必客于营血或内陷厥阴，形成严重的全身性中毒症状。

（二）病机

毒蛇咬伤人体后，风火邪毒壅滞不通，化热腐肌溶肉。风火相扇，蛇毒鸱张，则邪毒内陷。毒热炽盛，内传营血，耗血动血。火毒炽盛伤阴，热极生风则神昏谵语、抽搐。若邪毒内陷厥阴，毒入心包，可发生邪毒蒙闭心包的闭证；或邪热耗伤心阳的脱证。

◎ 要点三 毒蛇咬伤的治疗措施

（一）局部处理

毒蛇咬伤的局部常规处理，是指咬伤后在短时间内采取的紧急措施。包括早期结扎、扩创排毒、烧灼、针刺、火罐排毒、封闭疗法、局部用药等。

（二）辨证论治

根据毒蛇咬伤的毒理、病理和症状，将毒蛇咬伤分为风毒证、火毒证、风火毒证、蛇毒内陷证四个证型进行辨证施治。

（三）抗蛇毒血清治疗

抗蛇毒血清又名蛇毒抗毒素，有单价和多价两种。抗蛇毒血清特异性较高，效果确切，应用越早，疗效越好。

细目四 破伤风

◎ 要点一 破伤风的病因病机

（一）病因

本病是因皮肉破伤，感受风毒之邪所引起。《诸病源候论》谓"金创得风"，简要说明了破伤风的发生，必须具备创伤和感受风毒这两个因素。

（二）病机

创伤后，皮破血损，卫外失固，风毒之邪从伤口侵袭人体，从外达里而发病。风为阳邪，善行数变，通过经络、血脉入里传肝，外风引动内风。肝风内动，筋脉失养，而出现牙关紧闭、角弓反张、四肢抽搐。重者可导致脏腑功能失和，筋脉拘急不止，甚至造成呼吸、循环衰竭和全身衰竭而危及生命。

◎ 要点二 破伤风的临床表现

（一）潜伏期

长短不一，一般为4~14天，短者24小时之内，长者数月或数年不等。潜伏期的长短，与创伤性质、部位和伤口的早期处理方式，以及是否接受过预防注射因素有关。潜伏期越短，病情越严重，预后也越差，死亡率也越高。

（二）前驱期

一般1~2天，患者常有头痛、头晕、乏力、多汗、烦躁不安、打呵欠，下颌微感紧张酸胀，咀嚼无力，张口略感不便；伤口往往干陷无脓，周围皮肤暗红，创口疼痛并有紧张牵制感。

（三）发作期

典型的发作症状是全身或局部肌肉强直性痉挛和阵发性抽搐。

1. **肌肉强直性痉挛** 首先从头面部开始，进而延展至躯干四肢。其顺序为咀嚼肌、面肌、颈项肌、背腹肌、四肢肌群、膈肌和肋间肌。

2. **阵发性抽搐** 是在肌肉持续性痉挛的基础上，轻微的刺激，如声音、光亮、震动、饮水、注射等均可诱发强烈的阵发性抽搐。

发作间歇期长短不一，在间歇期，疼痛稍减，但肌肉仍不能完全松弛。可有发热，大便秘结，小便短赤或尿闭，舌红或红绛，苔黄或黄浊，脉弦数等。

（四）后期

因长期肌肉痉挛和频繁抽搐，体力大量消耗，水、电解质紊乱或酸中毒，可致全身衰竭而死亡。

◎ 要点三 破伤风的治疗原则

破伤风的发生和发展过程甚为迅速，死亡率高，必须坚持中西医结合综合治疗。以息风、镇痉、解毒为原则。尽快消除毒素来源和中和体内毒素，有效地控制和解除痉挛，保持呼吸道通畅，必要时行气管切开，不能进食者可鼻饲，防止并发症等。

细目五 肠 痈

◎ 要点一 肠痈的病因病机

饮食不节 暴饮暴食，嗜食生冷、油腻，损伤脾胃，导致肠道功能失调，糟粕积滞，湿热内生，积结肠道而成痈。

◎ 要点二 肠痈的诊断

（一）临床表现

1. **初期** 腹痛多起于脐周或上腹部，数小时后，腹痛转移并固定在右下腹部，疼痛呈持续性、进行性加重。一般可伴有轻度发热，恶心纳减，舌苔白腻，脉弦滑或弦紧等。

2. **酿脓期** 若病情发展，渐至化脓，则腹痛加剧，右下腹明显压痛、反跳痛，局限性腹皮挛急；或右下腹可触及包块；壮热不退，恶心呕吐，纳呆，口渴，便秘或腹泻。舌红苔黄腻，脉弦数或滑数。

3. **溃脓期** 腹痛扩展至全腹，腹皮挛急，全腹压痛、反跳痛；恶心呕吐，大便秘结或似痢不爽；壮热自汗，口干唇燥。舌质红或绛，苔黄糙，脉洪数或细数等。

（二）实验室和其他辅助检查

1. 血常规检查。初期，多数患者白细胞计数及中性粒细胞比例增高，在酿脓期和溃脓期，白细胞计数常升至 $18×10^9/L$ 以上。

2. 尿常规。盲肠后位阑尾炎可刺激右侧输尿管，尿中可出现少量红细胞和白细胞。

3. 诊断性腹腔穿刺检查和B超检查对诊断有一定帮助。

◎ 要点三　肠痈的辨证论治

（一）内治

1. 瘀滞证

证候：转移性右下腹痛，呈持续性、进行性加剧，右下腹局限性压痛或拒按，伴恶心纳差，可有轻度发热。苔白腻，脉弦滑或弦紧。

治法：行气活血，通腑泻热。

方药：大黄牡丹汤合红藤煎剂加减。

2. 湿热证

证候：腹痛加剧，右下腹或全腹压痛、反跳痛、腹皮挛急；右下腹可摸及包块；壮热，纳呆，恶心呕吐，便秘或腹泻。舌红苔黄腻，脉弦数或滑数。

治法：通腑泻热，解毒利湿透脓。

方药：复方大柴胡汤加减。

3. 热毒证

证候：腹痛剧烈，全腹压痛、反跳痛、腹皮挛急；高热不退或恶寒发热，时时汗出，烦渴，恶心呕吐，腹胀，便秘或似痢不爽。舌红绛而干，苔黄厚干燥或黄糙，脉洪数或细数。

治法：通腑排脓，养阴清热。

方药：大黄牡丹汤合透脓散加减。

（二）外治

1. **中药外敷**　无论脓已成或未成，均可选用金黄散、玉露散或双柏散，用水或蜜调成糊状，外敷右下腹。如阑尾周围脓肿形成后，可先行脓肿穿刺抽脓，注入抗生素（2～3天抽脓1次），用金黄膏或玉露膏外敷。

2. **中药灌肠**　采用通里攻下、清热解毒等中药，如大黄牡丹汤、复方大柴胡汤等煎剂150～200mL，直肠内缓慢滴入（滴入管插入肛门内15cm以上，药液30分钟左右滴完），以达到通腑泄热排毒的目的。

◎ 要点四　肠痈的其他疗法

（一）一般疗法

1. **液体疗法**　对禁食或脱水或有水、电解质紊乱者，静脉补液予以纠正。

2. **胃肠减压**　阑尾穿孔并发弥漫性腹膜炎伴有肠麻痹者，应行胃肠减压，目的在于抽吸上消化道所分泌的液体，以减轻腹胀，并为灌入中药准备条件。

3. **抗生素应用**　腹膜炎体征明显，或中毒症状较重，可选用广谱抗生素。

（二）手术疗法

西医治疗急性阑尾炎的原则是早期行手术治疗。对急性单纯性阑尾炎还可经腹腔镜行阑尾切除。

（三）针刺疗法

可作为辅助治疗，具有促进肠蠕动，促使停滞物的排出，改善血运，止痛、退热，提高人体免疫机能等作用。

中医妇科学

第一单元　绪　论

◎ **要点　各历史时期中医妇科主要著作及对中医妇科学发展的重要影响**

1. 《经效产宝》　又称《产宝》，为唐·昝殷所著。成书于公元 853 年。

该书主张妊娠期以养胎、保胎为要，治疗上重视调理气血、补益脾肾。本书是我国现存的第一部产科专著。书末续编，还收载了宋代一些产科名著的内容，从而更丰富了本书的内容，对后世产科学的发展具有重要影响。

2. 《妇人大全良方》　又名《妇人良方》《妇人良方大全》《妇人良方集要》，为宋·陈自明所著。成书于 1237 年。

《校注妇人良方》，为明·薛己校注《妇人大全良方》而成。薛己对原书部分内容作了增删，还逐条附加了按语及治验。

本书论理精详，条目清晰，对经、孕、产、带等 8 门所属诸病，均先明生理、病理，后列诊断、治疗以及防护等，对后世有一定影响和启发。

3. 《邯郸遗稿》　为明·赵献可所著。约成书于 1617 年。

全书不分卷次。先论妇女异于男子的生理特点，提出天癸是促进人体生长发育和生殖的物质，命门之火是其主宰，继而对妇科常见病及妇科杂病加以论述。

本书重视脾肾，倡命门学说，认为妇科病与气血失调、中气虚弱、肝脾肾三脏功能失调有关，而以命门水火的盛衰为主，治疗上以六味、八味丸为主滋水养火。

4. 《景岳全书·妇人规》　为明·张介宾所著。成书于 1624 年。

《景岳全书》是张介宾总结前人及毕生经验，博采众说，于晚年编辑而成。其学术观点"阳非有余，阴常不足"是张介宾对人体阴阳状态的著名观点，强调阴阳相互为用，相互转化，"阴以阳为主，阳以阴为根"，"阴不可以无阳，阳不可以无阴"。这些论述对妇科的影响颇深，治疗妇科疾病侧重滋补精血调经。他认为"女人以血为主，血旺则经调……故调经之要，贵在补脾胃以资血之源；养肾气以安血之室，知斯二者，则尽善矣。"安胎之法，主张"当随证随经因其经而药之，乃为至善；若谓白术、黄芩安胎之圣药，执而用之，鲜不误矣。"至于第六十一卷古方，集方 186 首，其中包括自己行之有效的经验方，现仍为临床所常用。

5. 《叶氏女科证治》　又名《叶天士女科证治秘方》，原作者不详，托名清·叶桂撰。成书于 1746 年。

全书论女科病证较全面，方药俱备，切于实用。某些病的论述能对世俗说法加以批驳，如论不孕，谓"世俗专主妇人，此不通之论也"。

6. 《女科要旨》　为清·陈修园所著。成书于 1803 年。

该书调经重脾胃，胎前善养血健脾、清热舒气，产后、杂病多效法《金匮要略》。所论篇幅不大，但切中关键，是集前人精华和陈氏自己心得之佳作，不失为一部中医妇科较好的参考书。

7. 《傅青主女科》　为明末清初傅山所撰。

成书于17世纪，1827年始有初刊本。

该书学术立论着眼于肝、脾、肾三脏，治疗侧重于培补气血、调理脾胃。傅氏学术上崇经而不泥古，长于独创，别具一格。方中所载方剂，既取前人已效之良方，也列入大量自己所创而有效的经验方。其不少方剂近代已成为妇科名方，如完带汤、易黄汤、生化汤等，为临床医师所喜用。本书是妇产科一部重要著作，理法严谨，疗效显著，方药配伍精当，对后世妇产科学影响颇大。

第二单元　女性生殖器官

细目一　外生殖器

◎ 要点一　阴户的位置

阴户又名四边，是女性外生殖器官的解剖术语，系指女性外阴，包括阴蒂、大小阴唇、阴唇系带及前庭部位。

◎ 要点二　阴户的功能

阴户是防御外邪入侵的第一道门户，是排月经、泌带下、排恶露之出口，是合阴阳之入口，又是娩出胎儿、胎盘之产门。

细目二　内生殖器

◎ 要点一　阴道的位置及功能

阴道，是阴户连接子宫的通道，位于子宫与阴户之间。

阴道是防御外邪入侵的关口，是排出月经、分泌带下的通道，是阴阳交合的器官，又是娩出胎儿的路径，故亦称产道。

◎ 要点二　子门的位置及功能

子门又名子户，指子宫颈口的部位。

子门是排出月经和娩出胎儿的关口。

◎ 要点三　子宫的位置形态及功能和特性

子宫位于带脉之下，小腹正中，膀胱之后，直肠之前，下口连接阴道。形如合钵，如倒置的梨形。

子宫的主要功能是产生、排出月经；孕育、分娩胎儿。另外还有排出余血浊液、分泌生理性带下的功能。子宫的生理特点具有明显的周期性、节律性。

现代有医家认为子宫"亦脏亦腑，非脏非腑"，因为非经期、妊娠期，子宫表现为"藏精气而不泻"似脏；行经期、分娩时，子宫又表现为"传化物而不藏"似腑。所以，子宫既具有脏和腑的一些功能特点，又区别于脏和腑，《内经》称之为"奇恒之府"。

第三单元　女性生殖生理

细目一　女性一生各期的生理特点

◎ 要点一　胎儿期

父母精卵结合成受精卵是妊娠的开始。《灵枢·决气》曰："两神相搏，合而成形。"从受精后及受精卵在子宫内种植、生长、发育、成熟的时期为胎儿期。需10个妊娠月，即280天。胎儿期为人生之始，中医有"慎始""胎教"理论，是胎儿期的早期教育。

◎ 要点二　新生儿期

婴儿出生后的 4 周内，称为新生儿期。女婴在母体内受性腺和胎盘所产生的性激素影响，有的女婴出生时乳房可略呈隆起或少许泌乳，外阴较丰满；出生后脱离胎盘，血中女性激素水平迅速下降，极少数女婴可出现少量阴道出血，属生理范畴，一般很快会自然消失。

◎ 要点三　儿童期

新生儿期以后至 12 岁左右的阶段为儿童期。7 岁之后、10 岁之前，是肾气始盛的时期，齿更发茂，身体持续增长和发育，但生殖器官仍为幼稚型；约 10 岁始，第二性征开始发育。

◎ 要点四　青春期

从月经初潮至生殖器官逐渐发育成熟的时期称青春期。世界卫生组织（WHO）规定青春期为 10~19 岁，约为"二七"至"三七"之年，即 14~21 岁，可作为中医妇科学青春期的参考。

此期显著的生理特性表现为：

1. 全身发育、身高、体形已渐发育为女性特有的体形。

2. 内外生殖器官发育渐趋成熟，第二性征发育，呈现女性特有的体态。

3. 月经来潮是青春期开始的一个重要标志。初潮 1 年内，月经可能或迟或早，或多或少，或停闭几月等。据报道，初潮后头 2 年内，55%~95%的女子月经周期为无排卵性，待发育成熟后渐趋正常排卵。

4. 具有生育能力。此时期整个生殖系统的功能虽尚未完善，但已有生育能力。

◎ 要点五　性成熟期

性成熟期又称生育期。一般自 18 岁左右开始，即中医从"三七"至"七七"之年（21~49 岁），历时 30 年。此期生殖功能由成熟、旺盛，至后期又从旺盛逐渐走向衰退，经过成熟→旺盛→开始衰退的生理过程。

在性成熟期，女性乳房亦发育成熟。中医认为"乳头属肝"，"乳房属胃"，足少阴肾经行乳内。孕期乳房充分发育，以适应产后哺乳。

◎ 要点六　围绝经期

"七七"之年，此期肾气渐虚，冲任二脉虚衰，天癸渐竭，生殖器官及乳房也逐渐萎缩，中医称"经断前后"或"绝经前后"。

◎ 要点七　老年期

老年期一般指 60 岁以后的妇女。此期肾气虚，天癸已衰竭，生殖器官萎缩，骨质疏松而易发生骨折，心、脑功能亦随之减退，全身功能处于衰退期。

细目二　月经的生理

◎ 要点一　月经的生理现象

月经是指有规律的、周期性的子宫出血，月月如期，经常不变，故又称"月信""月事""月水"。月经是女性最显著的生理特点，月经初潮，标志着青春期的到来，已具有生殖功能。初潮后 30~35 年，一般每月行经一次，信而有期。

1. **月经初潮**　妇女一生中第 1 次月经来潮，称为初潮。初潮年龄一般为 13~15 岁，平均 14 岁，即"二七"之年。可早至 11~12 岁，迟至 16 岁。

2. **月经周期**　月经有月节律的周期性，出血的第 1 天为月经周期的开始，两次月经第 1 天的间隔时间称为一个月经周期，一般 28~30 天。周期长短因人而异，每个妇女的月经周期有自己的规律，但一般应不能提前或推后 1 周以上。

3. **经期**　即月经持续时间，正常经期为 3~7 天，多数为 3~5 天。

4. **月经的量、色、质**　月经量的多少难以准确统计，一般以每月经量 20~60mL 为适中。经色暗红，经质不稀不稠，不凝固，无血块，无特殊臭气。

5. **月经期表现**　行经前，可出现胸乳略胀，小腹略坠，腰微酸，情绪易波动，一般经来自消，不作病论，大多数妇女可自我调节而无特殊症状。

6. 绝经 妇女一生中最后1次行经后，停闭1年以上，称为绝经。一般为45~55岁，平均49.5岁。绝经表明行将步入老年期。

7. 月经的特殊生理现象 身体无病而月经定期两个月来潮一次者，称为并月；三个月一潮者，称为"居经"或"季经"；1年一行者称为"避年"；还有终生不潮而却能受孕者，称为"暗经"；受孕初期仍能按月经周期有少量出血而无损于胎儿者，称为"激经"，又称"盛胎"或"垢胎"，均是个别的特殊生理现象，若无不适，不影响生育，可不作病论。

◎ **要点二　月经产生的机理**

月经的产生，是女子发育到成熟年龄阶段后，脏腑、天癸、气血、经络协调作用于胞宫的生理现象。

1. 脏腑与月经 五脏之中，肾藏精，肝藏血，脾生血，心主血，肺主气，气帅血，在月经产生中各司其职，如肾气旺盛，使天癸泌至；肝血充足，气机条达，则经候如期；脾胃健运，则血海充盈，血循常道。故在月经产生的机理中，与肾、肝、脾关系尤为密切。

（1）**肾** 在月经产生的过程中以肾为主导。

1）肾藏精，主生殖：肾藏精，是指肾具有生成、贮藏和施泄精气的功能，而以贮藏为主，使精不无故流失。精藏于肾，依赖于肾气的贮藏作用和施泄作用发挥其主生殖的生理功能。

2）肾为天癸之源：天癸至，则月事以时下；天癸竭，则月经断绝。在特定的年龄阶段内，肾气初盛，天癸尚微；肾气既盛，天癸蓄极泌至，月事以时下。此后，随肾气的充盛，每月天癸泌至，呈现消长盈亏的月节律，经调而子嗣；其后又随肾气的虚衰，天癸亦渐竭，经断无子。可见肾为天癸之源。

3）肾为冲任之本：冲脉为血海，广聚脏腑之血，使子宫满盈；任脉为阴脉之海，使所司精、血、津液充沛。任通冲盛，月事以时下，若任虚冲衰则经断而无子，故冲任二脉直接关系月经的潮止。

4）肾为气血之根：血是月经的物质基础，气为血之帅，血为气之母。气血和调，经候如常。肾有阴阳二气，为气血之根。

5）肾与胞宫相系：胞宫司月经，肾与胞宫相系。又肾经与冲脉下行支相并，与任脉交会于关元，与督脉同贯脊，故肾与冲、任、督脉相关，肾与胞宫相系，而冲、任、督同起于胞中。

6）肾与脑髓相通：肾主骨生髓通脑，脑为元神之府，主宰人体的一切生命活动，月经的产生，亦离不开脑的调节。

7）肾为五脏阴阳之本：肾气调节机体的代谢和生理功能活动，是通过肾中阴阳来实现的。肾阴阳平衡协调，才能维持机体生理正常。

肾通过多渠道、多层次、多位点对月经的产生发挥主导作用，所以《傅青主女科》谓："经本于肾"，"经水出诸肾"。

（2）**肝** 肝藏血，主疏泄，喜条达，恶抑郁。肝具有储藏血液、调节血量和疏泄气机的作用，脏腑所化生之血，除营养周身外，则储藏于肝。在月经的产生中，肝血下注冲脉，司血海之定期蓄溢，参与月经周期、经期及经量的调节。

肝经与冲脉交会于三阴交，与任脉交会于曲骨，与督脉交会于百会，肝通过冲、任、督与胞宫相通，而使子宫行使其藏泻有序的功能。

肝肾同居下焦，乙癸同源，为子母之脏。肾藏精，肝藏血，精血互生，同为月经提供物质基础；肝主疏泄，肾主闭藏，一开一合共同调节子宫，使藏泻有序，经候如常。

（3）**脾（胃）** 脾胃为后天之本，气血生化之源。又脾主运化，主中气，其气主升，具有统摄血液，固摄子宫之权。脾气健运，血循常道，血旺而经调。胃主受纳，为水谷之海，乃多气多血之腑，足阳明胃经与冲脉会于气街，故有"冲脉隶于阳明"之说。胃中水谷盛，则冲脉之血盛，月事以时下。

（4）**心** 心主血脉，心气有推动血液在经脉内运行的作用。《素问·评热病论》指出："胞脉者属心而络于胞中。"所以心又通过胞脉与胞宫相通。心气下通于肾，心肾相交，血脉流畅，月事如常。

（5）肺　肺主气，朝百脉而输精微，如雾露之溉，下达精微于胞宫，参与月经的产生与调节。

且肾主作强出伎巧，肝主谋虑，脾主思虑，心主神明，肺主治节，脑为元神之府。在脑主宰下，五脏所主的精神活动，对月经的产生亦有调节作用。

2. **天癸与月经**　天癸，男女皆有，是肾精肾气充盛到一定程度时体内出现的具有促进人体生长、发育和生殖的一种精微物质。天癸来源于先天肾气，靠后天水谷精气的滋养而逐渐趋于成熟，此后又随肾气的虚衰而竭止。对妇女来说，"天癸至"，则"月事以时下，故有子"，"天癸竭，地道不通，故形坏而无子也"，说明它使任脉所司的精、血、津液旺盛、充沛、通达，并使冲脉在其作用下，广聚脏腑之血而血盛，冲任二脉相资，血海满溢，月经来潮。故天癸主宰月经的潮与止。"七七"之年后，又随肾气的虚衰而天癸竭，导致经断，形坏而无子。

3. **气血与月经**　妇人以血为基本，月经的主要成分是血。然气为血之帅，血为气之母，血赖气的升降出入运动而周流。气血均来源于脏腑。在月经产生的机理中，血是月经的物质基础，气能生血，又能行血、摄血。气血和调，经候如常。

4. **经络与月经**　经络是经脉和络脉的总称，是运行全身气血，联络脏腑形体官窍，沟通上下内外，感应传导信息的通路系统。与妇女的生理、病理关系最大的是奇经八脉中的冲、任、督、带。其生理功能主要是通过起源、循行路线和各自的功能对十二经脉气血运行起蓄溢和调节作用，并联系子宫、脑、髓等奇恒之府。

（1）循行路线　冲、任、督三脉同起于胞中，一源而三歧。带脉环腰一周，络胞而过。冲、任、督在下腹部所经路线正是女性生殖器官所在部位，冲、任、督、带之经气又参与月经产

生的活动，故关系密切。

（2）功能作用　"冲为血海"，为"十二经之海"，广聚脏腑之血；"任主胞胎"，为"阴脉之海"，总司精、血、津、液等一身之阴；督脉属肾络脑，为阳脉之海，总督一身之阳；任督相通，调节一身阴阳脉气的平衡协调；带脉约束诸经，使经脉气血循行保持常度。在天癸的作用下，冲、任、督、带脉各司其职，调节着月经的产生，维持其正常的生理状态。

5. **胞宫与月经**　子宫是化生月经和受孕育胎的内生殖器官。其生理由肾、天癸、气血、冲任调节，并主司子宫藏泻，胞宫周期性变化主要表现为子宫的周期性出血。

综上所述，脏腑、天癸、气血、冲、任、督、带与胞宫，是月经产生的生理基础，其中肾、天癸、冲任、胞宫是产生月经的中心环节，各环节之间互相联系，不可分割，现代中医妇科学家称之为"肾-天癸-冲任-胞宫生殖轴"。

◎ **要点三　月经的周期变化与调节**

1. **月经周期节律**　月经具有周期性、节律性，是女性生殖生理过程中肾阴阳消长、气血盈亏规律性变化的体现。月经有行经期、经后期、经间期、经前期4个不同时期的生理节律，形成月经周期。现以28天为一月经周期，阐述如下。

（1）行经期　行经第1~4天，此期子宫泻而不藏，排出经血，既是本次月经的结束，又是新周期开始的标志，呈现"重阳转阴"特征。

（2）经后期　指月经干净后至经间期前，约为周期的第5~13天，此期血海空虚渐复，子宫藏而不泻，呈现阴长的动态变化。阴长，是指肾水、天癸、阴精、血气等渐复至盛，呈重阴状态。重阴即是指月经周期阴阳消长节律中的阴长高峰时期。

（3）经间期　周期第14~15天，也称氤氲之时，或称"的候""真机"时期（即西医所称的"排卵期"）。在正常月经周期中，此期正值两次月经中间，故称之为经间期。是重阴转阳、阴盛阳动之际，正是种子的时候。

（4）经前期 即经间期之后，约为月经周期的第15～28天。此期阴盛阳生渐至重阳。重阳即是指月经周期阴阳消长节律中阳生的高峰时期，此时阴阳俱盛，以备种子育胎。若已受孕，精血聚以养胎，月经停闭不潮；如未受孕，则去旧生新，血海由满而溢泄而为月经。

月经周期中4个不同时期的连续与再现，形成了月经周期的月节律。

2. 月经周期的调节机理

（1）天人相应说 《素问·八正神明论》认为月经的节律与月亮运动的节律一致。妇女的性周期以月为节律，故明代李时珍、张介宾以此取类比象推论月经调节为：上应月相，下应海潮，是天人相应的现象。《血证论》指出："月有盈亏，海有潮汐。女子之血，除旧生新，是满则溢、盈必亏之道。女子每月则行经一度，盖所以泄血之余也。"可以说是初步提示了月经周期形成与调节的机理。

（2）肾阴阳转化说 有学者提出月经出现周期性的藏泻，是肾阴、肾阳转化，气血盈亏变化的结果。经后期血海空虚，肾阴增长，阴中有阳，此时表现为"藏而不泻"；经间期，是肾之阴精发展到重阴转阳的转化时期；经前期，是肾阳增长，阳中有阴，肾阴阳平衡中阳的功能渐趋充旺时期；行经期，是"重阳则开"阶段，在阳气的转化中推动经血的排出，子宫表现为"泻而不藏"，除旧生新，出现新的周期。

（3）肾-天癸-冲任-胞宫生殖轴说 现代中医学术界根据《内经》和历代有关著述，对肾气、天癸、冲任、胞宫之间的关系及其调节进行了有关研究，逐渐形成了中医学的女性生殖轴概念，月经周期即由此生殖轴进行调节。

（4）脑-肾-天癸-冲任-胞宫轴说 "中医天癸古今论"根据"古今对天癸的认识及'脑为元神之府和肾主髓通脑的理论，提出脑-肾-天癸-冲任-胞宫（女）、睾丸（男）轴为性生殖机能调节系统"的新概念，由这一轴心主司月经生理。

总之，在月经周期的调节中，肾气、天癸、冲任、气血、胞宫有着规律性的变化。在肾气的主导下，天癸起着决定性的作用，使任通冲盛，气血和调，作用于胞宫，调控子宫依时下血，是为月经。

◎ **要点四 绝经机理**

中医认为，"七七"之年，肾气虚，任虚冲衰，天癸竭，最终导致自然绝经。

细目三 带下生理

◎ **要点一 带下的生理现象及作用**

1. 带下属津液 津液广泛地存在于脏腑、形体、官窍等器官的组织之内和组织之间，起着滋润、濡养作用。也是维持人体生命活动的基本物质之一。就生理性带下的性状和作用而言，属液为多，故又称"阴液"或"带液"，以区别病理性带下。

2. 带下有周期性月节律 随肾气和天癸的调节，带下呈现周期性的变化并与生殖有关。在月经前后、经间期，带下的量稍有增多。经间期带下质清，晶莹而透明，具韧性可拉长；其余时间略少。

3. 带下量随妊娠期增多 妊娠后阴血下聚，使冲任、胞宫气血旺盛，故带液较未孕时略多。

4. 带下淖泽胞宫、阴道 带下生而即有，发育成熟后与月经同步，有周期性的月节律，经断后肾气渐虚，天癸将竭，带下亦明显减少，但不能断绝，若带下减少不能濡润阴道则阴中干涩，发为带下过少病证。故说带下伴随女性一生，以滋润胞宫、阴道。

◎ **要点二 带下产生的机理**

带下的产生是脏腑、津液、经络协调作用于胞宫的结果。

1. 脏腑与带下 生理性的带下是由肾精所化，禀肾气藏泻，布露于子宫，润泽于阴道；脾为气血津液生化之源，主运化，赖脾气之升清，将胃肠吸收的谷气和津液上输于肺，而后由肺宣发和肃降，使津液输布全身而灌溉脏腑、形体和诸窍，其泌布于胞宫、阴道者，为生理性带下的组成部分。

2. **津液与带下** 《灵枢·五癃津液别》说："津液各走其道……其流而不行者为液。"《灵枢·口问》又说："液者，所以灌精濡空窍者也。"说明带下源于津液。

3. **经络与带下** 带下为阴液，而任脉为阴脉之海，主一身之阴液，任脉出胞中循阴器，任脉与带下的生理、病理直接相关。带脉环腰一周，约束诸经，与冲、任、督三脉纵横交错，络胞而过。任脉所司之阴液，若失去督脉的温化，则化为湿浊之邪，伤于带脉则为带下病。带脉约束带液，使带液的量泌有常。

4. **胞宫与带下** 《景岳全书》曰："盖白带出自胞宫。"《血证论》又说："带脉下系胞宫。"认为带下由胞宫渗润阴道，并能防御外邪入侵。

可见，生理性带下的产生与调节，是以脏腑功能正常为基础的，是脏腑、津液、经络协调作用于胞宫的生理现象。

细目四　妊娠生理

◎ 要点一　受孕机理

《女科正宗·广嗣总论》说："男精壮而女经调，有子之道也。"男精壮应包括正常的精液及正常性功能；女经调应包括正常的月经及排卵。一般21~35岁生育能力旺盛，注意把握受孕佳期，阴阳和合，容易受孕。男女之精妙合，结为胚胎，并在子宫内种植，在肾气、天癸、冲任、胞宫各个环节的协调和滋养下，逐渐发育成长。妊娠后经十月怀胎，则"瓜熟蒂落"，足月分娩。

◎ 要点二　妊娠的生理现象

1. **月经停闭** 生育期的妇女，月经一贯正常而突然停闭，首先应考虑妊娠。妊娠后，阴血下注冲任、子宫以养胎，上营乳房以化乳，子宫行使其藏精气而不泻的功能，月经停闭不来。

2. **脉滑** 妊娠后出现脉滑，是中医候胎重要依据之一。妊娠脉滑轻取流利，中取鼓指，重按不绝。但若肾气虚弱，气血不足，或年岁已高的妇女有孕，滑脉常不明显。精血不足者，孕后反可出现沉涩或弦细脉，因而切脉固可作为妊娠诊断之一助，但必须结合临床表现及妊娠检查，方能确诊。

3. **妊娠反应** 孕后常出现胃纳不香或饱胀不思饮食或恶心欲呕、择食的早孕反应。气血下注，冲脉相对较旺，机体气血相对不足，则易出现倦怠、思睡、头晕等不适。一般不影响工作，3个月内逐渐适应或消失。

4. **子宫增大** 孕后子宫育胎，变化最大。早孕40多天，可扪及子宫增大变软，子宫颈紫蓝色质软。非孕时子宫容量为5mL，至妊娠足月约5000mL，增加1000倍。子宫重量，非孕时50g，至足月妊娠约1000g，增加20倍。

5. **乳房变化** 乳房自孕早期开始增大、发胀。乳头增大变黑，易勃起。乳晕加大变黑，乳晕外周散在褐色小结节状隆起。妊娠4~5个月，挤压乳头可有少量乳汁。

6. **下腹膨隆** 妊娠3个月以后，可于下腹部手测子宫底高度以候胎之长养。临床可根据上述妊娠生理现象，必要时配合相关检查以诊断妊娠。每次妊娠一般一胎。若一孕二胎者称"双胎"或"骈胎"，一孕三胎称"品胎"。

◎ 要点三　预产期的计算方法

妊娠全程40周，即280天。预产期的计算，现代推算的公式是：从末次月经的第一天算起，月数加9（或减3）日数加7（阴历则加14）。

细目五　产褥生理

◎ 要点一　临产先兆

释重感：妊娠末期胎头入盆后，孕妇骤然释重，呼吸变得轻松，但可能感到行走不便和尿频。

弄胎（假宫缩）：《医宗金鉴·妇科心法要诀》云："若月数已足，腹痛或作或止，腰不痛者，此名弄胎。"

◎ **要点二　正产现象**

见红：接近分娩发动或分娩已发动时，阴道有少量血性分泌物和黏液。

离经脉：临产时可扪得产妇中指本节有脉搏跳动，称为离经脉。

阵痛：从有规律的宫缩开始至产门开全（子宫颈口完全扩张）的腹部阵发性疼痛，称阵痛，开始时阵痛间隔时间约 15 分钟，逐渐缩短为 5~6 分钟，最后为 2~3 分钟，这一现象称开口期，分娩正式发动。

◎ **要点三　产褥期生理**

分娩结束后，产妇逐渐恢复到孕前状态，需要 6~8 周，此期称为"产褥期"，又称"产后"。产后 1 周称"新产后"，产后 1 月称"小满月"，产后百日称"大满月"，即所谓"弥月为期""百日为度"。产褥期的生理特点是"多虚多瘀"。

恶露是产后自子宫排出的余血浊液，先是暗红色的血性恶露，也称红恶露，持续 3~4 天干净；后渐变淡红，量由多渐少，称为浆液性恶露，7~10 天干净；继后渐为不含血色的白恶露，2~3 周干净。如果血性恶露 10 天以上仍未干净，应考虑子宫复旧不良或感染，当予以诊治。

细目六　哺乳生理

乳汁由精血、津液所化，赖气以行。精血津液充足，能化生足够的乳汁哺养婴儿，哺乳次数按需供给。

顺产者，产后 30 分钟即可在产床上开始哺乳，令新生儿吮吸乳头，以刺激乳头尽早泌乳，促进母体宫缩，减少产后出血，建立母子亲密的感情。并让婴儿吸吮免疫价值极高的初乳，增强抗病能力，促进胎粪排出。

哺乳时间一般以 8 个月为宜。3 个月后婴儿适当增加辅食。哺乳期大多月经停闭，少数也可有排卵，月经可来潮，故要采取工具避孕法避孕。必须指出的是，在停止哺乳后，务必用药物回乳，以免长期溢乳发生经、乳疾病。

第四单元　妇科疾病的病因病机

细目一　病　因

◎ **要点一　寒热湿邪**

1. 寒邪　寒邪致病，有外寒、内寒之分。外寒入侵冲任、子宫，进而发生经行发热、经行身痛、痛经、月经后期、月经过少、闭经、产后身痛、不孕症等病证。内寒，是机体阳气虚衰，命火不足，或阴寒之气不散，故内寒的产生，与肾脾阳虚关系最大。内寒致病常导致闭经、多囊卵巢综合征、月经后期、痛经、带下病、子肿、宫寒不孕。

2. 热邪　热邪致病，也有外热、内热之异。外热为外感火热之邪，尤其是月经期、孕期、产褥期，热邪易乘虚而入，损伤冲任，发为经行发热、经行头痛、月经先期、月经过多、崩漏、妊娠小便淋痛、产后发热等病证；热邪结聚冲、任、胞中，使气血壅滞，"热盛则肿""热盛肉腐"，则发为产褥热、盆腔炎或盆腔脓肿、阴疮、孕痈等病证。内热又称"火热内生"，若伤及冲任，迫血妄行，可发为月经先期、月经过多、经行吐衄、经行头痛、经行情志异常、恶阻、胎漏、子烦、子痫、产后发热、阴疮等病证。

3. 湿邪　湿邪致病，也有内湿、外湿之分，外湿致病，导致带下、阴痒或盆腔炎等。内湿，又称湿浊内生，主要发生经行浮肿、经行泄泻、闭经、多囊卵巢综合征、带下病、子肿、子满、产后身痛、不孕症等。内湿与外湿，病理不同，又互相影响，如湿邪外袭，每易伤脾；而脾肾阳虚之人，又易被湿邪入侵。

◎ 要点二　情志因素

七情内伤导致妇科病，以怒、思、恐为害尤甚。怒，抑郁忿怒，使气郁气逆，可致月经后期、闭经、痛经、不孕、癥瘕；思，忧思不解，每使气结，发为闭经、月经不调、痛经；恐，惊恐伤肾，每使气下，可致月经过多、闭经、崩漏、胎动不安、不孕。

◎ 要点三　生活因素

1. 房劳多产　房事与五脏的功能密切相关，尤以肾为主。房劳是指因房事不节，淫欲过度或过早结婚，耗精伤肾以及经期产后余血未尽，阴阳交合所产生的病理状态；多产是指过多的产育，足以耗气伤血，损伤冲任、胞宫、胞脉、胞络以及耗精伤肾。若孕期房劳可致流产、早产或产褥感染。此外，在经期、产后，余血未净而阴阳交合，精浊与血相结为邪，影响冲任、胞宫，易发生妇科疾病。

2. 饮食不节　凡过食寒凉生冷、辛辣燥热、暴饮暴食、偏食嗜食均可导致脏腑功能失常。若饮食不节，更易发生月经过少、闭经、胎萎不长、妊娠贫血等。

3. 劳逸失常　过劳可导致月经过多、经期延长、崩漏；孕期过劳可致流产、早产；产后过劳可导致恶露不绝、缺乳和子宫脱垂。过于安逸又影响气血的运行，"逸则气滞"，发生月经不调或难产。

4. 跌仆损伤　妇女在月经期、尤其是孕期生活不慎，跌仆损伤，撞伤腰腹部，可致堕胎、小产或胎盘早期剥离；若撞伤头部，可引起经行头痛、闭经或崩漏；若跌仆损伤阴户，可致外阴血肿或撕裂。

5. 调摄失宜　正常规律的生活是健康的基础。无论是过度节食减肥，还是长期药物减肥，都会对女性身心造成伤害。可致月经后期、月经

过少，甚至闭经。口服短效避孕药，有时会发生不规则阴道出血，甚则闭经。孕前酗酒可致"胎儿酒精中毒综合征"（可见生长迟缓、小头畸形），孕后大量吸烟，可致流产、死胎、畸胎、低体重儿及胎儿宫内窒息等。

此外，嗜烟酗酒或经常夜生活影响生物钟的调节均可致月经失调、闭经、流产、不孕。不健康、不科学的生活方式和环境因素所造成的疾病，被现代人称为"生活方式病"。

◎ 要点四　体质因素

妇产科疾病与体质关系密切。如妇女先天肾气不足，在青春期常发生肾虚为主的子宫发育不良、月经迟发、原发性闭经、崩漏、痛经、月经过少、多囊卵巢综合征；在生育期容易发生月经稀发、闭经、崩漏、胎动不安、滑胎、不孕症；更年期易出现早发绝经的早衰现象。又如素性忧郁，性格内向者，易发生以肝郁为主的月经先后不定期、经前诸证、痛经、经断前后诸证、子晕、子痫、不孕、阴痛等。如素体脾虚气弱，又常导致脾虚为主的月经先期、月经过多、崩漏、带下病、子肿等病证。

细目二　病　机

◎ 要点一　脏腑功能失常

人体是以五脏为中心的有机整体，脏腑生理功能的紊乱和脏腑气血阴阳的失调，均可导致妇产科疾病，其中关系最密切的是肾、肝、脾三脏。

1. 肾的病机　临床上分为肾气虚、肾阳虚、肾阴虚及阴阳两虚。

（1）肾气虚　肾气虚，封藏失职，冲任不固，可致月经先期、月经过多、崩漏、产后恶露不绝；肾气虚，胎失所系，冲任不固，可致胎漏、胎动不安、滑胎；肾气虚，摄纳或系胞无力，则致胎动不安、子宫脱垂。

（2）肾阳虚　肾阳虚，命门火衰，冲任失于温煦，下不能暖宫，胞宫虚寒，可致妊娠腹痛、

产后腹痛、宫寒不孕；肾阳虚，命门火衰，上不能暖土，水湿下注，发为经行浮肿、经行泄泻、子肿、子满；肾阳虚，气化失司，水液代谢失常，湿聚成痰，痰浊阻滞冲任、胞宫，可致月经后期、闭经、不孕；肾阳虚，气化失常，水湿下注任、带，使任脉不固，带脉失约，发为带下病；肾阳虚，兴奋施泻功能减退，可出现性冷淡、闭经、无排卵性不孕症；肾阳虚，血失温运而迟滞成瘀，血瘀阻碍生机加重肾虚，而发生肾虚血瘀，导致子宫内膜异位症、多囊卵巢综合征等更为错综复杂的妇产科病证。

（3）肾阴虚　肾阴虚精血不足，冲任血虚，血海不能按时由满而溢，可致月经后期、月经过少、闭经；肾阴虚，冲任、胞宫胞脉失养，可致痛经、妊娠腹痛或不孕症；若阴虚生内热，热伏冲任，迫血妄行，发为崩漏、经间期出血、胎漏、胎动不安；若肾阴虚，孕后阴血下聚冲任以养胎元，致令阴虚益甚，肝失所养，肝阳上亢，发为妊娠眩晕，甚或子痫等。阴损可以及阳，阳损可以及阴，若病程日久，往往可导致肾阴阳两虚，上述病证可以夹杂出现。

2. **肝的病机**　常见有肝气郁结、肝经湿热、肝阴不足、肝阳上亢。

（1）**肝气郁结**　肝气郁结，则血为气滞，冲任不畅，发生月经先后无定期、痛经、经行乳房胀痛、闭经、妊娠腹痛、缺乳、不孕症、盆腔炎；肝郁化热化火，火热之邪下扰冲任血海，迫血妄行，可致月经先期、月经过多、崩漏、胎漏、产后恶露不绝；气火上炎，则发为经行头痛、经行吐衄、经行情志异常、乳汁自出；肝气犯胃，经前、孕期冲脉气盛，夹胃气上逆，可发生经前呕吐、妊娠恶阻。

（2）**肝经湿热**　肝郁乘脾，脾失健运，湿从内生，湿郁化热，湿热之邪下注任、带，使任脉不固，带脉失约，可发生带下病、阴痒。湿热蕴结胞中，或湿热瘀结，阻滞冲任，冲任不畅，发生不孕、盆腔炎、癥瘕等。

（3）**肝阴不足**　阴血不足，冲任失养，血海不盈，可致月经过少、闭经、不孕症等；肝血不足，经前、经时、孕期阴血下注冲任血海，阴血益虚，血虚生风化燥，发生经行风疹块、妊娠身痒。

（4）**肝阳上亢**　肝阳偏亢，出现经前头痛、经行眩晕、子晕；阴虚阳亢，阳化风动，肝火愈炽，风火相扇，发为子痫。

3. **脾的病机**　脾的病机主要是脾失健运、脾失统摄及脾虚下陷。

（1）**脾失健运**　脾虚气弱，健运失常，气血生化不足而脾虚血少，冲任失养，血海不盈，可出现月经后期、月经过少、闭经、胎萎不长、产后缺乳；或素体阳虚，或寒凉生冷、膏粱厚味损伤脾阳，脾阳不振，运化失职，水湿流溢下焦，湿聚成痰，痰湿壅滞冲任、胞宫，可出现月经过少、闭经、不孕、癥瘕、多囊卵巢综合征等；脾失健运，湿邪内生，损伤任、带，失于固约，发生带下病。

（2）**脾失统摄**　脾气虚弱，中气不足，统摄无权，冲任不固，可出现月经过多、经期延长、崩漏、胎漏、产后恶露不绝、乳汁自出。

（3）**脾虚下陷**　脾气虚而下陷，则可见经崩、子宫脱垂。如脾胃虚弱，孕后冲气偏盛，上逆犯胃，胃失和降，发为恶阻。

4. **心的病机**　若忧愁思虑，积想在心，心气不得下通于肾，胞脉闭阻，可出现闭经、月经不调、不孕；心火偏亢，肾水不足，则水火失济，出现脏躁、产后抑郁等。

5. **肺的病机**　肺主气、主肃降，朝百脉而输精微，通调水道。若阴虚火旺，经行阴血下注冲任，肺阴益虚，虚火灼伤肺络，则出现经行吐衄；若肺失宣降，不能通调水道，可引起子嗽或妊娠小便异常、产后小便异常。

人是一个有机的整体，脏腑是相生相克互相影响的，与妇科关系最密切的肾、肝、脾之间更是难以分割，常出现肾虚肝郁、肝郁脾虚、肾脾两虚、肾虚血瘀、肾虚肝郁脾虚等复杂的病机，故应在错综复杂的正邪斗争中捕捉主要的病机并作动态的因果转化的观察。

◎ 要点二　气血失调

1. 气分病机　气分病机有气虚、气陷、气滞、气逆的不同。

（1）**气虚**　肺气虚，卫外不固，易出现经行感冒、产后自汗、产后发热；中气虚或肾气虚，均可致冲任不固，发生月经先期、月经过多、崩漏、胎漏、乳汁自出。

（2）**气陷**　是指中气虚而下陷的病理，可发生子宫脱垂、崩漏。

（3）**气滞**　肝气郁结，疏泄失调，则冲任血海阻滞，可发生痛经、闭经、月经先后无定期、不孕等；气行不畅，津液停滞，可致水湿不化，痰湿内生，发生经行浮肿、子肿、闭经、不孕症；气郁化火，火热之邪上扰神明，下迫冲任血海，可发生经行情志异常、产后抑郁、脏躁、月经先期、月经过多、崩漏、胎漏等。

（4）**气逆**　是指气升降失常，上升太过的病理。肺主气主肃降，肺气上逆，可发生子嗽。胃气宜降，若胃气上逆，可致经行呕吐、恶阻。

2. 血分病机　病在血分，有血虚、血瘀、血热、血寒之分。

（1）**血虚**　各种原因导致的血虚，致冲任血海匮乏不能由满而溢，或失于濡养，可发生月经后期、月经过少、闭经、痛经、妊娠腹痛、胎动不安、滑胎、胎萎不长、产后缺乳、产后身痛、产后血劳、不孕。

（2）**血瘀**　血寒、血热、血虚、气滞、气虚、出血、久病、肾虚等均可导致血瘀，进而发生痛经、闭经、崩漏、月经过多、经期延长、胎动不安、异位妊娠、产后腹痛、恶露不绝、产后发热、不孕、癥瘕等。

（3）**血热**　是指血分伏热，热伏冲任，迫血妄行而出现月经过多、月经先期、崩漏、经行吐衄、胎漏、产后发热；若肝郁化热，热性炎上，可致经行头痛、经行情志异常；若阴虚生内热，热扰冲任，冲任不固，发生月经先期、崩漏、胎动不安、产后恶露不绝。

（4）**血寒**　感受寒邪，寒邪客于冲任、胞宫，或素体阳虚，寒从内生，血为寒凝，冲任失畅，功能减退，发生痛经、月经后期、月经过少、闭经、妊娠腹痛、产后腹痛、产后身痛、宫寒不孕等。

气血互相资生、互相依存，故在病机上往往气病及血，血病及气，血气不和，气血同病，虚实错杂，常见气滞血瘀、气虚血瘀、气血两虚等。

◎ 要点三　冲任督带损伤

冲任督带损伤的常见病机是冲任损伤、督脉虚损和带脉失约。

1. 冲任损伤　冲任损伤必然导致妇产科诸疾。冲任损伤主要表现为冲任不固、冲任不足、冲任失调、冲任血热、冲任寒凝和冲任阻滞等。

2. 督脉虚损　督脉与肾、心、肝的关系尤为密切，称督脉为"阳脉之海"，总督诸阳。督脉与任脉同起于胞宫，二脉协同调节人身阴阳脉气的平衡，维持胞宫的生理功能。督脉虚损，阴阳平衡失调可致闭经、崩漏、经断前后诸证、绝经妇女骨质疏松症。

3. 带脉失约　带脉的功能主要是健运水湿，提摄子宫，约束诸经。故带脉失约可导致带下病、胎动不安、滑胎、子宫脱垂等。

◎ 要点四　胞宫、胞脉、胞络受损

1. 子宫形质异常　子宫形质异常多由先天发育不良和后天损伤所致，可出现幼稚子宫、子宫畸形、子宫过度屈曲、子宫肌瘤或手术损伤子宫等，致发生月经不调、痛经、滑胎、癥瘕、不孕等病证。若手术损伤子宫可致急腹症。

2. 子宫藏泻失司　若先天肾气不足或房劳多产，久病大病失血伤精，精血不充，使冲任不能通盛，子宫蓄藏阴精匮乏，藏而不泻可发生月经后期、闭经、带下过少、胎死不下、滞产、难产、过期妊娠；若肾气不固，肝气疏泄太过，或脾虚不摄，导致子宫藏纳无权，泻而不藏，可发生流产、早产、经期延长、带下病、恶露不绝。

3. 子宫闭阻　是指病邪客于子宫后，使子

宫闭塞或阻滞而产生妇科疾病的病机。瘀、痰有形之邪使子宫闭阻是妇科常见的病机之一。此外，子宫内膜息肉、黏膜下肌瘤、宫腔手术后部分粘连，均可瘀阻生化之机，导致月经过少、闭经、崩漏、不孕等病证。

胞脉、胞络是脏腑联系胞宫的脉络。若胞脉胞络受损，同样可发生闭经、痛经、崩漏、不孕等病。胞宫、胞脉、胞络虽各有自身受损的病机，但它们之间又是互相联系不可分割的整体，常相互影响。

◎ **要点五　肾-天癸-冲任-胞宫轴失调**

肾-天癸-冲任-胞宫生殖轴，以肾气为主导，由天癸来调节，通过冲任的通盛、相资，由胞宫体现经、带、胎、产的生理特点。其中任何一个环节失调都会引起生殖轴功能失调，发生崩漏、闭经、迟发或"早发"绝经、流产、不孕症等妇科病。而调经、种子、安胎的关键就是调整肾-天癸-冲任-胞宫生殖轴的功能及其相互间的平衡协调，其中补肾气、资天癸最为关键。所以肾-天癸-冲任-胞宫生殖轴失调又是妇科疾病的主要发病机理。

第五单元　妇科疾病的诊断与辨证

细目一　四　诊

◎ **要点一　问诊**

1. **问年龄**　在初诊时先要询问年龄，因为妇科疾病与年龄有密切关系。

2. **问主诉**　了解患者最感痛苦的症状、体征及持续时间，这也是患者求诊的原因。

3. **问现病史**　围绕主诉询问发病诱因，疾病发生发展过程，检查、治疗情况和结果，目前自觉症状等。

4. **问月经史**　需询问月经初潮年龄，月经周期、月经持续时间、经量多少、经色、经质稀或稠或有无血块、气味，末次月经日期及伴随月经周期而出现的症状（如乳房胀痛、头痛、腹痛、腹泻、浮肿、吐衄、发热等）。中老年妇女应了解是否绝经和绝经年龄，以及绝经后有无阴道出血、骨质疏松症状。

5. **问带下史**　了解带下量、色、质、味，以及伴随症状。

6. **问婚育史**　若未婚者，应了解有无性生活史、人工流产史；对已婚者，需了解性生活情况、妊娠胎次、分娩次数，有无堕胎、小产、人工流产。孕妇应了解妊娠过程，有无妊娠疾病。

7. **问产后**　询问分娩情况，有无难产，产后出血量多少、输血与否。了解恶露量多少、颜色、性质、气味，有无产后疾病史，以及避孕情况。

8. **问既往史**　如继发性痛经患者，应询问有无人流术、剖宫产术、盆腔炎史，因这些均可能导致继发性痛经。对原发性痛经者应询问家族史，其母系有无痛经史（因部分痛经可能与遗传有关），个人饮食嗜好，居住环境。对不孕者需了解有无盆腔炎、人工流产史、腹部手术史。对闭经、月经过少者，需询问有无结核史、产后大出血史，工作环境，生活、饮食嗜好、环境迁移等个人史。

◎ **要点二　望诊**

1. **望神形**　神是人体生命现象的体现，望神可以了解其精气的盛衰，判断病情的轻重和预后。如头晕眼花，神疲泛恶，出汗肢冷，神志淡漠，甚至昏不知人，可见于崩漏、胎堕不全等妇科失血重证。妇科痛证如异位妊娠、急性盆腔炎、痛经、卵巢囊肿蒂扭转、流产等，常伴见形体蜷曲、两手捧腹，表情痛苦、辗转不安之态。妊娠晚期或产时、产后突发手足搐搦、全身强直、双目上视、昏不知人或四肢抽搐、项背强直、角弓反张等多为妇科痉证，如子痫、产后痉病。

2. 望面色　妇科疾病若见面色淡白无华，多属血虚证或失血证，如月经过多、产后出血、崩漏、堕胎等；见面色㿠白虚浮，多属阳虚水泛，可见于妊娠肿胀、经行浮肿、经行泄泻等；面色青而紫暗，多属瘀血停滞；若面色萎黄，多属脾虚，可见于月经后期、月经过少、带下、闭经等；面赤，属实热证，可见于月经先期、月经过多、经行吐衄、经行情志异常、产后发热等证；面暗黑或面颊有暗斑，多属肾虚，可见于闭经、不孕、绝经前后诸证、崩漏、滑胎等。

3. 望体形　重在观察形体的发育，体质的强弱，体形的胖瘦。如年逾 14 岁，月经未来潮，第二性征尚未发育，身材矮小，多为先天肾气未充。若成熟女子，虽然月经已来潮，但身材瘦长或瘦小，第二性征发育不完善，乳房平坦，多为肾虚。若形体肥胖，皮肤粗糙，毛发浓密，多为脾虚痰湿阻滞，可见不孕症、闭经、月经不调、癥瘕、多囊卵巢综合征等。

4. 望舌　舌质淡为气血两虚，可见于月经过多、月经后期、崩漏、闭经。舌质红为血热，可见于崩漏、月经先期、月经过多、产后恶露不绝等。舌质暗或瘀点多有血瘀。苔白主寒，薄白腻而润多为寒湿凝滞，苔白厚腻多属痰湿阻滞。苔黄主热，薄黄为微热，苔黄厚而干燥多为热重，黄厚而腻为湿热。苔薄而舌燥为伤津，苔灰黑而润为阳虚有寒，苔黑而燥为火炽伤津。

5. 望月经　经量多、经色淡红、质稀，多为气虚；经量少、色淡暗、质稀，多为肾阳虚；经量少、色淡红、质稀，多为血虚；若经量多、色深红、质稠，多为血热；经色鲜红、质稠，多为阴虚血热；经色紫暗、有血块，多为血瘀；经量时多时少，多为气郁。

6. 望带下　观察带下量、色、质是带下病诊断及辨证的主要依据。若带下量多，色白质清多为脾虚、肾虚；带下量少失润，多为津液不足；带下色黄，量多质黏稠，多为湿热；带下色赤或赤白相兼，或稠黏如脓，多为湿热或热毒。

7. 望恶露　产后望恶露量之多少、颜色、性质亦是产后病辨证的重要内容。若恶露量多、色淡红、质稀，多为气虚；色红、质稠为血热；色紫暗、有血块，多为血瘀。色暗若败酱，应注意是否感染邪毒。

8. 望阴户、阴道　主要观察阴户、阴道形态、肤色。若见解剖异常者，属先天性病变。若有阴户肿块，伴红、肿、热、痛，黄水淋沥，多属热毒；无红肿热痛，多属寒凝。阴户皮肤发红，甚至红肿，多属肝经湿热或虫蚀；阴户肌肤色白，或灰白、粗糙增厚，或皲裂，多属肾精亏损、肝血不足。若阴户中有块脱出，常见于子宫脱垂或阴道前后壁膨出。

◎ **要点三　闻诊**

妇科闻诊包括听声音、听胎心、闻气味三个方面。

1. 听声音　主要听患者的语音、气息的高低、强弱，以及呼吸、咳嗽、嗳气、太息等声音。如语音低微，多为气虚；语音洪亮有力，多属实证；时时叹息，多为肝郁气滞；妇女孕后嗳气频频，甚则恶心呕吐，多为胃气上逆。

2. 听胎心　妊娠 20 周后，运用听诊器可在孕妇腹壁相应部位听到胎心音。

3. 闻气味　主要了解月经、带下、恶露的气味。如月经、带下、恶露秽臭，多为湿热或瘀热；若腐臭气秽，多为热毒；若恶臭难闻，需注意子宫颈癌的可能性；妊娠剧吐致酸中毒，患者口腔有烂苹果味，多属气阴两虚。

◎ **要点四　切诊**

妇科切诊包括切脉、按肌肤和扪腹部三部分。

1. 切脉

（1）月经脉　月经将至或正值月经期，脉多显滑象，为月经常脉。若脉滑数而有力者，多为热伏冲任。脉沉迟而细多为阳虚内寒、生化不足。脉细数为虚热伤津、阴亏血少。脉缓弱无力多为气虚，尺脉微涩多为血虚，尺脉滑多为血实。崩中下血或漏下不止，脉应虚小缓滑，反见浮洪而数者，多属重证。

（2）妊娠脉　女子怀孕6周左右易见脉滑有力或滑数，尺脉按之不绝，此为妊娠常脉。若脉细软或欠滑利或沉细无力，常见于胎动不安、堕胎、胎萎不长、胎死腹中等病之虚证。若妊娠晚期，脉弦滑劲急多为阴虚肝旺、肝风内动之象，当警惕发生子晕、子痫等。

（3）临产脉　若孕妇双手中指两旁从中节至末节，均可扪及脉之搏动，亦为临产之脉。

（4）产后脉　因分娩之际，失血耗气伤津，新产血气未复，脉常滑数而重按无力。三五日后，脉渐平和而呈虚缓之势，此属产后常脉。若产后脉见浮大虚数，应注意是否气虚血脱；脉浮滑而数，可能是阴血未复，阳气外浮或为外感之征。

2. 按肌肤　如肌肤寒冷，特别是四肢不温，多为阳虚；四肢厥冷、大汗淋漓，多属亡阳危候。如手足心热多为阴虚内热。头面四肢浮肿，按之凹陷不起为水肿；按之没指，随按随起为气肿。

3. 扪腹部　了解腹壁冷热、软硬、胀满、压痛以及有无包块及包块之部位、大小、性质等情况。若腹痛喜按多为虚证，拒按多为实证，喜温多为寒证。下腹包块质坚、推之不动多为癥疾；若腹块时有时不明显、按之不坚、推之可动，多属瘕证。通过扪孕妇腹部可了解子宫大小与孕周是否相符合，以初步推测胎儿状况。如腹形明显小于孕周，胎儿存活，可能为胎萎不长；如腹形明显大于孕周，可能为胎水肿满、多胎妊娠等。

细目二　辨证要点

要点一　常用辨证方法

妇科疾病的辨证主要以八纲辨证为纲领，以脏腑辨证和气血辨证为主要辨证方法，个别疾病如产后发热的感染邪毒证采用卫气营血辨证。临床上应根据月经、带下、恶露等期、量、色、质、气味异常的特点，生殖系统局部临床表现的特征，结合全身证候表现和舌脉征象进行综合分析，以辨明疾病的病性、病势、病位、病因和病机，为正确论治、选方用药提供可靠依据。

（一）脏腑辨证

脏腑辨证是以脏腑的生理、病理为基础进行辨证分析。

1. 肾病辨证　肾病主要表现为虚证，包括肾气虚、肾阴虚、肾阳虚、肾阴阳两虚，可导致多种妇科疾病，如月经先期、月经后期、月经先后无定期、崩漏、闭经、绝经前后诸证、带下病、胎漏、胎动不安、堕胎、小产、滑胎、子肿、阴挺、不孕症等。肾虚证必有"头晕耳鸣，腰酸腿软"。肾气虚常兼小便频数，精神不振，舌淡苔薄，脉沉细弱；肾阴虚常兼口燥咽干，手足心热，舌红少苔，脉细数；肾阳虚常兼畏寒肢冷，小便清长，夜尿多，舌淡苔白，脉沉细而迟或沉弱。

2. 心病辨证　心病在现代妇科疾病谱也多见，如心神不宁，可见烦躁失眠、多梦、月经过少、闭经、胎动不安。心血瘀阻可见月经量少、闭经、痛经、产后腹痛、癥瘕等。心火上炎又可见烦躁易怒、口舌生疮、崩漏、月经延长、经间期出血、胎漏等。

3. 肝病辨证　肝病主要表现为实证和虚中夹实证，包括肝气郁结、肝郁化火、肝经湿热、肝阳上亢、肝风内动等，可引起月经先期、月经先后无定期、痛经、闭经、崩漏、带下病、阴痒、妊娠恶阻、子晕、子痫、缺乳、不孕症等疾病。肝实证多有"胸胁、乳房、少腹胀痛，烦躁易怒"。肝气郁结者常兼时欲太息，食欲不振，脉弦；肝郁化火（热）者常兼头晕胀痛，目赤肿痛，或头晕目眩，口苦咽干，舌红苔薄黄，脉弦数；肝经湿热者常兼口苦咽干，便秘溲赤，带下色黄、臭秽，舌红苔黄腻，脉弦滑而数。肝阳上亢为虚中夹实证，可见头晕头痛，目眩心烦，舌红苔少，脉弦细或弦而有力；肝风内动是肝阳上亢进一步发展，常兼四肢抽搐，角弓反张，甚至昏厥，舌红或绛，无苔或苔花剥，脉弦细而数。

4. 脾病辨证 脾病主要表现为虚证或虚中夹实证，包括脾气虚（胃虚）、脾阳虚（痰湿）等，可导致月经先期、月经后期、月经过多、崩漏、闭经、经行泄泻、带下病、妊娠恶阻、胎动不安、子肿、阴挺、不孕等。脾虚证多有"脘腹胀满，不思饮食，四肢无力"。脾气虚常兼口淡乏味、面色淡黄，舌淡，脉缓弱；脾阳虚常兼畏寒肢冷，大便溏泄，甚则浮肿，舌淡，苔白腻，脉缓滑无力；脾虚湿盛者常兼头晕头重，形体肥胖，舌淡胖嫩，苔腻，脉滑。

5. 肺病辨证 肺病在妇科较少见，可见于经行吐衄、妊娠咳嗽、妊娠小便不通、产后小便不通等。肺病多有"咳嗽喘满"。阴虚肺燥、肺失宣降等各有相应兼症。

（二）气血辨证

气血辨证是以气、血的生理、病理为基础进行辨证分析。气血由脏腑所化生并使之运行，又是脏腑功能活动的物质基础，故脏腑、气血的病变可相互影响。气和血关系密切，两者的病变也互相影响，气病及血，或血病及气。

1. 气病辨证

（1）气虚证 以全身功能活动低下为主要特征。气虚可导致月经先期，月经过多、崩漏、胎动不安、产后恶露不绝、阴挺等。气虚证常见"气短懒言，神疲乏力，舌淡苔薄，脉缓弱"。气虚证与脾虚证有一定联系，但在证候上有所区别。

（2）气滞证 以全身或局部的气机不畅与阻滞为主要特征，气滞可引起月经后期、痛经、经行乳房胀痛、子肿、难产、缺乳等。气滞证常见"胸闷不舒，小腹胀痛，脉弦"。气滞证与肝郁证有一定联系，但在证候上也有所区别。

（3）气逆证 气滞证进一步发展可出现气逆证，引起妊娠恶阻等。在气滞证的基础上，兼见咳逆喘息，或恶心呕吐，或头晕胀痛等症。

（4）气陷证 气虚证进一步发展可引起气陷证，导致崩漏、阴挺等。在气虚证的基上有头晕目眩、小腹空坠等症。

2. 血病辨证

（1）血虚证 以血虚不荣、全身虚弱为主要特征。血虚可导致月经后期、月经过少、闭经、胎动不安、胎萎不长、产后腹痛、不孕症等。血虚证常见"头晕眼花，心悸少寐，皮肤不润，面色萎黄或苍白，舌淡苔少，脉细无力"。

（2）血瘀证 血瘀可引起崩漏、闭经、痛经、产后腹痛、产后恶露不绝、胞衣不下等。血瘀证常见"刺痛拒按，痛有定处，腹内积块，舌紫暗或有瘀斑、瘀点，脉沉涩或弦涩"。

（3）血热证 血热可导致月经先期、月经过多、崩漏、胎动不安、产后恶露不绝等。血热证常见"心胸烦闷，渴喜冷饮，小便黄赤，大便秘结，舌红苔黄，脉滑数"。

（4）血寒证 血寒可引起月经后期、月经过少、痛经、闭经、胞衣不下、不孕症等。血寒证常"小腹绞痛或冷痛、得温痛减，畏寒肢冷，面色青白，舌暗苔白，脉沉紧"。

◎ 要点二 月经病、带下病、妊娠病、产后病的辨证要点

1. 月经病 月经病的辨证，以月经期、量、色、质的变化结合全身症状、舌脉，作为辨证的依据。若月经提前、量多、色淡质稀，伴神疲乏力，多为气虚；月经延后、量少、色淡红质稀，伴头晕眼花，大多为血虚；月经量多或日久不止、色深红质稠，多为血热；月经延后、量少色暗，喜温畏寒，多为血寒；月经量多、色紫暗、质稠有血块，大多为血瘀；月经初潮年龄过迟，周期不定、量少色淡，常为肾气未充，冲任不盛或脾肾亏虚，气血生化不足；月经提前或延后、经量或多或少、色紫红有块，伴胸胁作胀，大多为肝郁；月经提前或延后、经量少、色淡暗质稀，伴腰酸大多为肾虚；月经延后、经行下腹冷痛、拒按，得热则减，大多为实寒；经行或经后下腹冷痛，形寒畏冷，喜按得热则减，大多为虚寒；经行下腹刺痛，经量多、

色紫红有块，块下痛减，大多为血瘀。

2. 带下病 带下病的辨证，应以带下量、色、质、气味的变化结合全身症状、舌脉作为依据。一般而论，带下量多、色淡质稀无臭为虚证；带下量多、色黄质稠、有秽臭者为实证；带下量多、色白、质清稀如水，多为阳虚；带下量多或不多、色黄或赤白带下，质稠多为阴虚夹湿；若带下量多、色淡黄或白、质稀无气味，伴神疲乏力多为脾虚；带下量多、色黄或黄白、质黏腻、有臭味，多为湿热；赤白带下质稠或带如脓样，有臭味或腐臭难闻，多为湿毒；带下量明显减少，甚至无带，大多为肾精亏虚，天癸早衰，任带虚损。

3. 妊娠病 妊娠病涉及孕妇、胎儿两方面，故妊娠病的辨证，首先应分清属母病或胎病。因母病而胎不安，孕后经常腰酸胀坠，有堕胎或小产史，大多属肾虚；孕后小腹绵绵作痛，大多属虚证。同时应辨明胎儿情况，以明确胎孕可安，还是当下胎益母。如孕后阴道流血量少，无腹痛，或轻微腹痛、胎儿活者，可安胎；若阴道流血量多、腹痛阵阵、胚胎或胎儿已死，或异位妊娠，则应去胎益母。如为子满病证，还须辨清有无畸形胎儿再论治。

4. 产后病 多虚多瘀为产后病机特点，因此产后病辨证应四诊八纲结合"产后三审"，即根据恶露的量、色、质和气味；乳汁多少、色质；饮食多少和产后大便、腹痛状况并结合全身证候舌脉为辨证依据。如恶露量多或少、色紫红、有块、小腹痛拒按，多属血瘀；恶露量多、色红有臭气，多属血热；恶露量多、色淡质稀、神疲乏力，多属气虚；产后大便干涩难下，大多属津血不足；乳汁甚少，质稀薄，食少神疲、面色无华者，多属气血虚弱。

◎ 要点三 辨病与辨证

辨病和辨证是两个密切相关的思维过程，也是中医诊断学的核心。

病是整体，证是当前病位与病性的本质，病和证之间存在着千丝万缕的联系。由于致病因素不同，患者个体差异，环境和诊治情况等不同，一种疾病可存在几种证。如妊娠恶阻，可见脾胃虚弱、肝胃不和、痰饮停滞等证，但均从属于妊娠恶阻病。同时这些证也不是固定不变的，随着病情的变化而变化，妊娠恶阻，无论何种证型，当呕吐不止，饮食少进而导致阴液亏损时，均可出现气阴两亏的证候。然而同是一证，又可见于不同疾病中，如气虚证既可见于月经先期、月经过多，也可见于崩漏、子宫脱垂等疾病。因此妇科临床有同病异治、异病同治等法。辨病与辨证，又可分中医辨病与辨证结合和中医辨证与辨西医病结合。

1. 中医辨病与辨证结合 中医辨病与辨证结合是指先辨中医之病，后辨中医之证。如妇科临床诊治时，通过四诊所得到的临床资料，进行分析，以明确是什么病，然后根据中医辨证体系，运用脏腑辨证、气血辨证、冲任督带与胞宫辨证等方法，辨证明确后施以治疗。但有时在疾病发展过程中，病证可出现传变。如产后发热病之感染邪毒型，在治疗过程中，可出现温热病的发展过程，针对此变化可运用卫气营血辨证采用相应治法。一种症状在某些情况下既可单独作为一病，也可是其他疾病中的一个症状表现。

2. 中医辨证与辨西医病结合 中医辨证与辨西医病，虽然这是两个截然不同的理论体系和思维模式，但长期以来妇科临床在对某些疾病的分析处理时，把这二者有机地结合起来进行施治取得了一定的疗效。

（1）辨病基础上分型治疗 先西医诊病，然后根据中医理论以中医学术体系为基础选择脏腑、气血、经络等辨证方法分型治疗。如不孕症辨证分肾虚、血瘀、肝郁、痰湿阻滞等证治疗；多囊卵巢综合征主要病因为肾虚、血瘀、肝经湿热、痰湿阻滞等，临床可按病因分型辨证治疗。由于西医之病有诸多症状，而其症状既可能是中医之病又可能是中医之证。如盆腔炎有发热、腹痛、白带增多、月经失调、炎性包块、不孕等症状，这些症状分属于中医"热入血室""带下病""月经不调""癥瘕""不孕"等病证，因此治疗可根据中医之病而辨证论治。

（2）按中医病因病机本质论治西医疾病　如子宫内膜异位症是由于部分有功能的内膜周期性出血，蓄积于局部，引起周围组织纤维化而粘连。对此中医认为其病机本质是"离经之血"所致。因此，血瘀是内异症之中医学论病析证的主因。由于血瘀成因不同，临床又有气滞血瘀、寒凝血瘀、气虚血瘀、瘀热互结、肾虚血瘀等证型。而分别采用理气活血、散寒活血、益气活血、清热活血、补肾活血等法治疗。但中医辨证与西医辨病的结合需注意病与证之间的密切关系，既从整体调治，又从局部病损施治，特别要抓住该病的病机本质治其本。

（3）中医辨证论治与分阶段论治结合　由于疾病本身是多样、多变的，所以临床往往根据疾病发展及演变特点进行分阶段辨证论治。如妊娠高血压疾病以妊娠 20 周后高血压、蛋白尿、水肿为其主症，并伴有全身多脏器的损害，本病属于中医学的"子肿""子晕""子痫"范畴。子肿阶段分脾虚、肾虚、气滞三型辨证施治；子晕阶段分肝阳上亢、阴虚肝旺、脾虚肝旺三型辨证论治；子痫阶段分肝风内动、痰火上扰等型辨证治疗。

（4）辨西医病因病理专方论治　在子宫内膜异位症、多囊卵巢综合征、不孕症、妊娠高血压等疑难疾病的中医辨证论治中，均可根据其病的特点及病因病理设专方治疗。如在多囊卵巢综合征、排卵障碍性不孕症的辨证治疗中，因西医病因均为下丘脑-垂体-卵巢轴功能失调，中医辨证论治时常根据中医学对该轴功能失调的认识，确立治法，设置专方如天癸汤、促排卵汤等，并结合妇女月经周期阴阳消长的变化规律，于月经周期之不同时期在专方的基础上采用周期性给药方式。这样可扬中医之长，也是中医辨证论治在妇科疾病治疗中的发展和完善。又如对免疫性不孕的治疗中，有时患者无任何症状可辨，中医学也可以从该病的病因病机理论入手，拟立专方施治。上述中医辨证与西医辨病结合的各种方法，有利于中医辨证的研究和发展，更有利于中医妇科学术精华的发挥，为现代妇科医疗服务。

第六单元　妇科疾病的治疗

细目一　常用内治法

◎ 要点一　调补脏腑

1.滋肾补肾　补肾是治疗妇产科疾病的重要方法之一，临证之要在辨明属肾气虚、肾阳虚、肾阴虚，甚而阴阳两虚，选用补益肾气、温补肾阳、滋肾益阴或阴阳双补等不同治法。

（1）补益肾气　补益肾气常从肾阴阳两方面着手调补，阳生阴长，肾气自旺。或在调补肾阴阳之中适当加入黄芪、人参、白术、炙甘草等以养先天。常用方如寿胎丸、肾气丸、归肾丸、加减苁蓉菟丝子丸、补肾固冲丸。

（2）温补肾阳　常用药如附子、肉桂、巴戟天、肉苁蓉、仙灵脾、仙茅、补骨脂、菟丝子、鹿角霜、益智仁、蛇床子等。代表方如右归丸、右归饮、温胞饮等。又阴寒内盛，易凝滞冲任血气，故温肾常予活血之品，如当归、川芎、益母草、桃仁同用。肾为胃关，关门不利，聚水而从其类，可致子肿；气化失常，又可变生妊娠小便不通、产后小便异常（不通、频数等）诸疾，又当于温补肾阳之中，佐以行水渗利之品，如猪苓、茯苓、泽泻、木通之属，代表方有真武汤、济生肾气丸、五苓散。

（3）滋肾益阴（滋肾填精）　肾阴不足，治宜滋肾益阴。常用地黄、枸杞子、黄精、女贞子、旱莲草、制首乌、菟丝子、桑椹子等。方如左归丸、补肾地黄汤、六味地黄丸。若先天禀赋不足肾精未实或多产房劳耗损肾精而为肾精不足之证者，又当滋肾填精。常在滋肾益阴基础上，继以血肉有情之品养之，可酌选加紫河车、阿胶、鹿角胶、龟甲胶共奏填精益髓之功。

肾阴不足，阴不敛阳，可呈现阴虚阳亢之候，需佐以镇摄潜阳之品，如龟甲、龙骨、牡蛎、鳖甲、珍珠母、石决明之类。虚热内生，主以"壮水之主，以制阳光"，随机加入养阴清热药，标本同治之。肾水滋养肝木，上济心火，是以肾阴亏虚又易于继发肝肾、心肾同病之证，当两脏甚或三脏同治。

2. 疏肝养肝

（1）疏肝解郁　肝失条达，治宜疏肝解郁。常用柴胡、郁金、川楝子、香附、青皮、橘叶、枳壳、白芍、佛手等药。代表方如柴胡疏肝散、逍遥散、乌药汤。一般行气药多辛燥，用量不宜过重，以免耗散阴血；或于行气药中，酌佐山茱萸、麦冬、枸杞子、制首乌、地黄类滋阴养血药，预培其损或避制其弊。

（2）疏肝清热　肝郁化火，治宜疏肝理气、清肝泄热。常用川楝子、丹皮、栀子、黄芩、桑叶、夏枯草、菊花等药，代表方如丹栀逍遥散、宣郁通经汤。

（3）养血柔肝　营阴不足，肝血衰少，肝脉乳络失于濡养，治宜养血柔肝。常用地黄、白芍、桑椹子、女贞子、枸杞子、玉竹、山茱萸、北沙参、制首乌、当归等药。代表方有一贯煎、杞菊地黄丸。肝体阴而用阳，若肝阴不足，肝阳上亢者，应于育阴之中，加入潜阳之品，如龟甲、鳖甲、珍珠母、石决明、天麻、牡蛎之类，常用方如三甲复脉汤。阳化则风动，急当平肝息风，用羚角钩藤汤。

（4）疏肝清热利湿　肝热与脾湿相合；或肝经湿热下注冲任或任带二脉，治宜疏肝清热利湿。常用龙胆草、车前子、柴胡、黄芩、黄柏、栀子、泽泻、茵陈等药。代表方如龙胆泻肝汤、清肝止淋汤、四逆四妙散。

3. 健脾和胃

（1）健脾法

1）健脾养血：脾虚运化失司，气血生化之源不足，常用人参、白术、茯苓、莲子肉、山药、黄芪等健脾益气，辅以熟地、当归、枸杞子、白芍、制首乌。常用方如八珍汤、人参养营丸、圣愈汤等。

2）健脾除湿：脾虚气弱，津微不布，水湿内生，溢于肌肤或下注损伤任带，治当健脾益气与利水渗湿同施。常用药物有党参、茯苓、苍术、白术、陈皮、大腹皮、泽泻、薏苡仁、赤小豆、砂仁等。代表方如白术散、完带汤、参苓白术散。

3）补气摄血：适用于脾虚气陷，统摄无权所致的月经过多、崩漏、经期延长、胎漏、产后恶露不绝等以阴道异常出血为主症诸疾。并可配伍止血之品，如炮姜炭、艾叶、赤石脂、乌贼骨、茜草、血余炭、仙鹤草等以治其标。代表方如固本止崩汤、安冲汤等。

4）健脾升阳：脾虚气弱，气虚下陷者，均当健脾益气，升阳举陷。药用人参、黄芪、白术、升麻、柴胡、桔梗。代表方如补中益气汤、举元煎。

（2）和胃法

1）和胃降逆：凡胃气不和，失于顺降者均可选用此法。如因虚而逆以致妊娠恶阻，常用香砂六君子汤；偏寒以干姜人参半夏丸主之；因热而逆可选橘皮竹茹汤；肝胃失和而气逆作呕，则当抑肝和胃，并视其郁热之偏盛，以苏叶黄连汤或芩连橘茹汤分治之；至若久吐耗气伤阴，又当养阴和胃或益气养阴、降逆止呕合用。

2）清胃泄热：冲脉隶于阳明，胃热炽盛灼烁津液，谷气不盛，血海不满，甚而冲任津血无源变生经闭，治当清胃泄热、养阴润燥，方用瓜石汤；若胃热并冲气上逆，火载血上而病经行吐衄者，又当清热降逆、引血下行，以玉女煎类方药治之。

◎ 要点二　调理气血

1. 理气法

（1）理气行滞　肝失条达，气机郁滞在妇产科中十分常见，因而理气行滞之法常与疏肝解郁法同用，其证治方药见前所述。药用橘核、荔枝核、乌药、木香、香附、枳壳、陈皮、厚朴之类。

（2）调气降逆　因气逆而致妇科疾病，多涉及肝、胃及冲脉，表现为肝气（阳）上亢、胃失和降、冲气上逆，前两者已于肝、胃治法中论及，至若平降上逆之冲气，习惯上多遵循"冲脉隶于阳明""降胃气以平冲气"之经验，主以和胃降逆之品治之。

（3）补气升提　妇科病呈现气虚不足诸证，以脾、肾两脏为主；中气不足甚而气虚下陷者，又当佐以升提之品。

2. 调血法

（1）补血养血　治疗妇科病，需时时顾护阴血。常用当归、熟地、何首乌、枸杞子、阿胶、白芍、黄精、鸡血藤之类，方如四物汤、人参养营汤、滋血汤等。

（2）清热凉血　素体阳盛、外感热邪、过食辛辣、过服温热药物、肝郁化热等属实热范围，法当清热凉血，以清经散、保阴煎诸方治之；阴虚血热者，主以养阴清热，常用玄参、生地黄、知母、黄柏、地骨皮、丹皮、白薇、青蒿等组方，如知柏地黄汤。"热为火之渐，火为热之极，火甚成毒"，清热又当辨明热、火、毒之势，分别主以清热、泻火、解毒各法。因女性"不足于血"，清热不宜过用苦寒。若热灼营血，煎熬成瘀，又当酌配活血化瘀之品，如赤芍、桃仁、丹参、益母草、泽兰之属。

（3）清热解毒　常用银花、连翘、紫花地丁、野菊花、红藤、败酱草等药。代表方如五味消毒饮、银甲丸、银翘红酱解毒汤等。

（4）活血化瘀　常用桃仁、红花、当归、川芎、丹参、益母草、泽兰、蒲黄、五灵脂、三七，甚而三棱、莪术、水蛭、虻虫、蟅虫等药。代表方有桃红四物汤、少腹逐瘀汤、生化汤、大黄蟅虫丸。由于瘀血之生，与寒、热、气或外伤有关，因而血瘀常以继发病因的方式出现，故活血化瘀之法，常据其原发病因而相应拟立，如温经散寒、活血化瘀，清热凉血、活血化瘀，理气行滞、活血化瘀，补气化瘀等。

应用活血化瘀药物时，还应综合瘀血病变程度与机体素质情况筛选。一般而言，活血化瘀药常据其药物作用程度分为和血（如当归、三七）、活血（如川芎、红花）、破血（如水蛭、桃仁）三类。体虚不足或长期服用活血、破血类药，需注意攻补兼施。

若瘀阻冲任新血不得归经而导致月经过多、崩漏、产后恶露不绝，宜佐用化瘀止血药以标本同治。其药理作用有的是通过兴奋子宫平滑肌，使子宫收缩而达到止血目的，如益母草；有的是通过增强凝血酶的活性缩短凝血时间而止血，如三七、蒲黄等。

瘀积日久，结而成癥者，虽因有些活血化瘀药如水蛭、虻虫、三棱、莪术等有程度不同的破血消癥作用，可择而用之，但习惯上常与软坚散结之品同用以增其效，如牡蛎、鳖甲、穿山甲。

◎ 要点三　温经散寒

寒邪客于冲任、胞络，影响血气运行，致瘀血形成或不通则痛，应以温经散寒法主之。常选用肉桂、桂枝、吴茱萸、小茴香、乌药、补骨脂、细辛、艾叶诸药，方如温经汤、少腹逐瘀汤、艾附暖宫丸等，其中均体现有温经散寒与化瘀止痛之品同用的治法。

寒之所生，亦有内外、虚实之别，妇科病中以阳虚而阴寒内盛者为多，故温经扶阳散寒法尤为常用。阳虚而寒者，又易导致脏腑生化功能下降，继发血气不足之证，即景岳所云"阳气不足则寒从中生而生化失期"之意，故温经扶阳散寒法中又常佐以补气、养血之品。

此外，寒邪又易与风、湿之邪合并为风寒、寒湿为患，治此之时，又当温经散寒与祛风、除湿法合用。

◎ 要点四　利湿祛痰

属湿热为患，需析其源而调治。伤于外，如带下病、阴痒的湿热证，以止带方、草薢渗湿汤主之；因于内则有因肝经湿热下注，肝脾不调而肝热与脾湿相合，或因"脾胃有亏，下陷于肾，与相火相合，湿热下迫"所起，宜用龙胆泻肝汤、四逆四妙散、三妙红藤汤等分治之。

聚湿成痰，下注胞中，影响胞宫、胞脉、脉络，损及冲、任、带诸经，可致闭经、不孕等，治宜燥湿化痰，利湿与化痰药同用。化痰药如南星、半夏、生姜、竹茹、橘皮、白芥子、莱菔子等，常用方如苍附导痰丸、启宫丸。

◎ 要点五　调理冲任督带

1. 调补冲任　适用于因冲任虚衰或冲任不固所致的月经过多、崩漏、闭经、胎漏、胎动不安、滑胎、产后恶露不绝、不孕症等多种疾病。可选用菟丝子、肉苁蓉、鹿角胶、枸杞子、杜仲、人参、白术、山药、吴茱萸、蛇床子等补冲养冲；龟甲、覆盆子、白果、艾叶、紫河车、阿胶以补任脉。方如固冲汤、补肾固冲丸、鹿角菟丝子丸、大补元煎。

2. 温化冲任　冲任虚寒或寒湿客于冲任，以致月经过少、痛经、带下病、不孕症等，宜温化冲任。药如吴茱萸、肉桂、艾叶、小茴香、细辛、川椒、生姜等，代表方有温冲汤、温经汤、艾附暖宫丸。

3. 清泄冲任　热扰冲任，迫血妄行可致经、孕、产各生理时期中的异常出血，如月经过多、崩漏、胎漏、产后恶露不绝；热邪煎灼，冲任子宫枯涸能引发闭经、不孕。治需清泄冲任血海，药如丹皮、黄柏、黄芩、桑叶、生地、知母、地骨皮、马齿苋、蚤休等，代表方有清经散、保阴煎、清热固经汤、清海丸、解毒活血汤。

4. 疏通冲任　冲任阻滞，可诱发月经后期、痛经、闭经、难产、产后恶露不绝、癥瘕等证，均当疏通之。择用桂枝、吴茱萸、乌药、丹皮、赤芍、苍术、法半夏、生姜、枳壳、川芎、柴胡、香附、王不留行、莪术、桃仁、炮山甲等，

代表方如少腹逐瘀汤、四逆四妙散、苍附导痰丸、桃红四物汤、柴胡疏肝散。

5. 和胃降冲　冲气上逆，胃失和降，也可与血热相引为乱，引起倒经。治当抑降上逆之冲气。药用紫石英、紫苏、法半夏、代赭石、陈皮、竹茹、伏龙肝等，方如小半夏加茯苓汤、紫苏饮。

6. 扶阳温督（温阳补督）　督脉虚寒，胞脉失煦，可引起月经后期、闭经、绝经前后诸证、不孕等，治宜扶阳温督。常用鹿茸、补骨脂、仙茅、仙灵脾、巴戟天、附子、续断，方如二仙汤、右归丸。

7. 健脾束带　带脉失约或纵弛，不能约束诸经，可引起带下病、子宫脱垂等，治当束带摄带。多通过健脾益气或健脾运湿法治之。药如党参、升麻、苍术、白术、茯苓、白果、芡实、莲子、莲须、五倍子等，代表方如完带汤、健固汤、补中益气汤。

◎ 要点六　调治胞宫

1. 温肾暖宫　可选紫石英、附子、肉桂、艾叶、蛇床子、补骨脂类，方如艾附暖宫丸、温胞饮。

2. 补肾育宫　酌选熟地、制首乌、菟丝子、枸杞子、肉苁蓉、覆盆子、紫河车、鹿角胶、鹿茸等，代表方如加减苁蓉菟丝子丸、滋肾育胎丸、五子衍宗丸、育宫片。

3. 补血益宫　药用枸杞子、覆盆子、当归、熟地、白芍、阿胶等，代表方如四二五合方。

4. 补肾固胞　方如大补元煎，寿胎丸。

5. 益气举胞　方如补中益气汤、益气升提汤、升麻汤。

6. 逐瘀荡胞　常用益母草、莪术、桃仁、红花、川牛膝、丹参、大黄、水蛭等，方如桂枝茯苓丸、生化汤、桃红四物汤、脱花煎、逐瘀止崩汤、大黄蟅虫丸。

7. 泄热清胞　常用黄柏、黄芩、丹皮、赤芍、红藤、败酱草、马齿苋、蚤休、连翘等，代表方如清经散、清热调血汤、清热固经汤、银翘

红酱解毒汤。

8. 散寒温胞 可选肉桂、桂枝、吴茱萸、细辛、干姜、小茴香、乌药等散寒温胞，方如温经汤、少腹逐瘀汤、艾附暖宫丸。

◎ 要点七 调节肾-天癸-冲任-胞宫生殖轴

1. 中药人工周期疗法 是按照中医妇科学的基础理论，结合月经周期中在经后期、经间期、经前期、行经期不同时期的阴阳转化、消长节律，采取周期性用药的治疗方法。用药思路在于月经（或阴道出血）后血海空虚，治法上以滋肾益阴养血为主；经间期为重阴转化期，主以活血化瘀以疏通冲任血气，并配合激发兴奋肾阳，使之施泻而促排卵；经前期又为阳长期，治宜阴中求阳，温肾暖宫辅以滋肾益阴之药；行经期为重阳转化期，血海满盈而溢下，治宜活血调经，冀其推动气血运行，子宫排经得以通畅。

2. 针刺调治促进排卵 是通过针刺、电针或激光针等方法刺激某些穴位，引起排卵的一种方法。20 世纪 60 年代之后，已有较多针刺关元、中极、子宫、三阴交、血海、大赫各穴以促排卵的临床与实验研究报道，并认为针刺在一定条件下可能通过调节中枢 β 内啡肽水平而促进 GnRH 分泌引起排卵。基于有关月经产生及调节机理的理论，西医妇产科学的丘脑下部-垂体-卵巢-子宫轴，与中医妇产科学的肾-天癸-冲任-子宫轴两者之间有着甚为相近的前提，既然针刺可能通过对生殖轴的作用而引起排卵，从中医妇科学的角度而言，也可以认为针刺促排卵具有一定的调整肾-天癸-冲任-胞宫轴的作用。

细目二 常用外治法

◎ 要点一 坐浴

中药煎取汤液 1000~2000mL，趁热置于盆器内，患者先熏后坐浸于药液中，起到清热解毒、杀虫止痒、消肿止痛及软化局部组织的治疗作用。适用于阴疮、阴痒、阴痛、外阴白色病变、带下量多、小便淋痛、子宫脱垂合并感染等。常以清热解毒药物如白花蛇舌草、大黄、黄柏、连翘、苦参、土茯苓、蛇床子等为主，方如蛇床子散、溻痒汤、狼牙汤等。

凡阴道出血、患处溃烂出血、月经期禁用，妊娠期慎用，注意浴具分开，以防交叉感染。

◎ 要点二 外阴、阴道冲洗

以药液直接冲洗外阴、阴道达到治疗目的的方法。常用于外阴炎、阴道炎、宫颈炎、盆腔炎等引起带下病、阴痒的治疗，以及阴道手术前的准备。

治疗性冲洗者，常用量为每次 500mL 左右，倾入阴道冲洗器具内每日 1~2 次，连续冲洗至自觉症状消失。若为术前准备，可用 1‰新洁尔灭。

治疗期间应避免性生活，注意内裤、浴具的清洁消毒。月经期停用，妊娠期慎用。

◎ 要点三 阴道纳药

将中药研为细末或制成栓剂、片剂、泡腾剂、胶囊剂、涂剂、膏剂等剂型，纳入阴道，使之直接作用于阴道或宫颈外口等部位，达到清热解毒、杀虫止痒、除湿止带、祛腐生肌等治疗作用的治法。常用于带下病、阴痒、阴道炎、宫颈糜烂或肥大、宫颈原位癌、子宫脱垂等。需根据病证及病位辨证用药，选择相关剂型。如湿热型带下病，可择用黄柏、黄连、大黄、苦参、地肤子、白鲜皮、千里光、青黛、虎杖等清热除湿药，制成栓、片或泡腾剂。宫颈糜烂欲解毒祛腐，可酌加百部、白矾、蛇床子、硼砂；收敛生肌选用白及、珍珠粉、炉甘石等。

◎ 要点四 贴敷法

贴敷法是将外治用药的水剂或制成的散剂、膏剂、糊剂，直接或用无菌纱布贴敷于患处，取得治疗作用的方法。可用于外阴血肿、溃疡、脓肿切开，也可用于乳痈或回乳，还应用于痛经、产后腹痛、妇产科术后腹痛、不孕症、癥瘕等。常选用清热解毒、行气活血、温经散寒、消肿散结、通络止痛、生肌排脓类中药。

水剂者，多以无菌纱布浸透药液贴敷；散剂则可直接撒于创面；膏剂常先涂于无菌纱布，再敷贴患处；若属痛经膏、痛经贴、麝香壮骨膏等中药橡皮膏剂，则可直接贴于患处或经络穴位点；还有将药物制成粗末，加入致热物质，袋装密封，制成热敷剂；或以药物粗末制成湿药包，隔水蒸15~20分钟，趁热敷置患处或借用热水袋、电热器、理疗仪甚至食盐、砂土炒热作为热源起热敷作用。贴敷时间、疗程则据组成药物、所疗病证、治疗目的综合考虑决定。

◎ 要点五　宫腔注入

将中药制成注射剂，常规外阴、阴道、宫颈消毒后，将药剂注入宫腔及输卵管腔内，以了解输卵管畅通情况，或治疗宫腔及输卵管粘连、阻塞造成的月经不调、痛经、不孕症等。治以活血化瘀为主佐清热解毒，药如丹参、当归、川芎、红花、莪术、鱼腥草等，常用复方丹参注射液、复方当归注射液、鱼腥草注射液等注射剂。

本法能使宫腔及输卵管腔内保持较高的药物浓度，有改善局部血液循环，抗菌消炎，促进粘连松解及吸收，以及加压推注的钝性分离等综合治疗作用，已成为目前治疗宫腔、输卵管阻塞或粘连的有效方法之一。药量一般为20~30mL，注射时观察有无阻力、药液回流、患者有无腹痛等情况。本法应在月经干净后3~7天内进行，可隔2~3天1次，经后至术前禁止性生活。

◎ 要点六　直肠导入

将药物制成栓剂纳入肛内，或浓煎后保留灌肠，达到润肠通腑、清热解毒、凉血活血、消癥散结等目的。本法可使药物在直肠吸收，增加盆腔血循环中的药物浓度，有利于盆腔、胞中癥积、慢性盆腔炎、盆腔淤血综合征，以及产后发热、大便秘结等病证的治疗。

若为中药保留灌肠，可用尿管或小口肛管或一次性灌肠袋，插入肛中14cm左右，将温度适中的药液100mL徐徐灌入，保留30分钟以上；

临睡前注入，保留至次晨疗效更佳。

月经期、阴道出血时及妊娠期需慎用。

◎ 要点七　中药离子导入

本法多选择清热解毒、活血化瘀类药组方，药味少而精，一般2~3味为宜，也可用1%黄连素或复方丹参注射液。使用时用纸吸透药液，置于消毒的布垫上，放在外阴，接通阳极，另用无药的湿布垫放在腰骶部，接通阴极，开动治疗仪，电流为5~10mA，药物离子从阳极导入。每次20分钟，每日1次，疗程据病情拟定。用以治疗慢性盆腔炎、输卵管阻塞、妇科术后盆腔粘连、子宫内膜异位症、陈旧性宫外孕、外阴炎等。

◎ 要点八　介入治疗

现主要是在医学影像设备（如放射、超声）的引导下，经皮穿刺或经自然孔道至靶器官局部给予介质进行治疗。介入疗法以其所具定位准确、微创性、见效快、疗效高、并发症发生率低和可重复应用的特点及治疗优势，在临床医学中应用日益广泛地进行。妇科领域中现阶段主要开展有经阴道、子宫、输卵管注射药物，经阴道后穹隆穿刺术、经皮穿刺局部灌注或注射药物等。

细目三　中医妇科急症治疗

◎ 要点一　血崩证

妇科血崩证是指以阴道急剧而大量出血为主症。治以止血为首务，同时注意采取相应措施，积极预防厥脱。

1. 辨证用药　血热而崩者，可选用牛膝注射液、贯众注射液、断血流片；血瘀而崩者，常选用三七注射液；脾虚气弱或肾阳不足者，选用生脉注射液或参附注射液。

2. 辨病施治　一般而言，经病血崩者，当固冲止血，可辨证结合相应止血方药治之。若属妊期、产后或妇科杂病引起的如崩下血证，首应辨病识证，采取药物止血或方法急治之。如堕胎、小产胞胎殒堕不全，应急以下胎益母，必要时当刮宫清除宫腔内残留之妊娠物。产后血崩者，属气虚、血瘀，可辨证急治，若因胎盘、胎膜部分残留，或软产道损伤所引起，应及时手术止血。若绒癌或恶性葡萄胎转移瘤或子宫颈癌引起血崩，可采取压迫止血救急。外伤失血，当查清部位、伤势、伤情而处理。

3. 西药治疗 血崩者，因证情急重，必要时中西药结合治疗。常用西药有止血环酸、止血芳酸、止血敏等，静脉缓注或肌肉注射。对异常子宫出血者，也可采用激素止血。而子宫收缩乏力性产后出血，又可应用催产素、麦角新碱类宫缩剂减少出血。

◎ 要点二 痛证

中西医妇科疾病范围中，能引起急性下腹痛的有多种疾病。一般而言，原发性痛经、经间期腹痛、子宫内膜异位症或子宫腺肌病所致痛经，或慢性盆腔炎表现有经期腹痛者，可应用止痛的急治法。至于异位妊娠、隐性出血型胎盘早剥、卵巢破裂、卵巢囊肿蒂扭转、子宫破裂等引起的急腹证，则需迅速救治处理。

1. 辨证用药 血瘀而痛，可选用田七痛经胶囊、血竭胶囊口服，或丹参注射液、川芎嗪注射液静脉滴注，延胡索注射液肌内或穴位注射。寒凝致痛，可用当归注射液肌内或足三里、三阴交穴位注射，或参附注射液静脉滴注。湿热壅滞，可用野木瓜注射液肌内注射或清开灵注射液静脉滴注。

在辨证论治的内服中药中，选择相应的止痛药随证加入。寒痛，治以温经止痛，药用艾叶、小茴香、肉桂、乌药、吴茱萸、高良姜、荔枝核、细辛、白芷等。滞痛，治以行气止痛，药用香附、郁金、川芎、木香、青皮、沉香、九香虫、佛手等。瘀痛，治以化瘀止痛，药用川芎、延胡索、三七、当归、没药、乳香、五灵脂、王不留行等。热痛，治以清热止痛，药用川楝子、丹皮、赤芍、红藤、败酱草、雪胆等。

2. 针灸 气滞者，针气海、太冲、血海、三阴交；寒凝，于中极、地机、关元、水道，针灸并施；湿热，针阳陵泉、行间、次髎。

◎ 要点三 高热证

对妇科高热证的处治，首应明确诊断，辨证求因或尽快查出病原体或作出病原学诊断，但"退热"是当务之急，其治疗措施如下。

感冒清热冲剂、重感灵等中成药口服，柴胡注射液、青蒿素注射液、鱼腥草注射液、鱼金注射液、板蓝根注射液等肌注，清开灵注射液、穿琥宁注射液静脉滴注解热。冷湿毛巾或冷袋冷敷，25%~50%乙醇擦浴等物理降温可配合使用。

高热持续，体温达40℃左右，宜中西药结合治疗。

表热证可用感冒清热冲剂、清开灵颗粒等口服，柴胡注射液等肌内注射。热入气分，则选用清开灵注射液、穿琥宁注射液静脉滴注以清热解毒。如热入营分，烦躁口干，夜寝难安，可用清营汤、紫雪丹；神昏谵语则用犀角地黄汤；痰盛气热，昏迷者加安宫牛黄丸、至宝丹，或选用醒脑静注射液加入生理盐水静脉滴注。

属乳腺炎已成乳腺脓肿者、确诊盆腔脓肿者，应及时切开引流；感染性流产者，可据阴道出血量及感染控制的情况，择时手术清除残留组织。

◎ 要点四 厥脱证

厥脱证，常继发于妇科急性血崩、急性下腹痛或高热证之后。因此，必须严密观察患者的神、色、脉象、血压、体温和尿量等变化，若见烦躁不安或表情淡漠、面色苍白、口唇和指甲发白或轻微发绀、手足发凉、皮肤湿冷、脉细数而弱、脉压差<4.0kPa（30mmHg）、尿少时，及时采取有效措施，预防厥脱的发生。

1. 中药治疗 因血崩而厥脱，可急用参附注射液、参附丹参注射液、生脉注射液、丽参注射液、枳实注射液等加入5%葡萄糖注射液中静脉注射或静脉滴注。因高热证而致厥脱，可用参附青注射液、升压灵注射液、清开灵注射液、醒脑静注射液等加入葡萄糖注射液或生理盐水中静脉滴注；也可用安宫牛黄丸鼻饲给药。

2. 西医药处理

（1）失血性休克　争取就地急救，患者保持平卧位，或头胸部和下肢均抬高体位，保持呼吸道通畅，常规给氧。尽快针对出血原因，采取有效止血措施；快速补充血容量；注意纠正酸中毒和预防肾衰，保护肾功能。

（2）感染性休克　积极有效地控制感染；适当地补液扩容；纠正酸中毒；在补充血容量和纠正酸中毒的基础上加用扩血管药如多巴胺、阿拉明或氢溴酸山莨菪碱；有心肌乏力乃至心衰表现应给予快速强心剂；严重的感染性休克，在有效抗感染药物已经输入后，应用大剂量皮质激素；同时注意预防肾衰，保护肾功能。

第七单元　月经病

细目一　概　述

◎ 要点一　月经病的定义

月经病是妇科临床的常见病，分两类。一是以月经的周期、经期、经量异常为主症的疾病；另一类是以伴随月经周期，或于经断前后出现明显症状为特征的疾病。

◎ 要点二　月经病的病因病机

月经病的主要病因是寒热湿邪侵袭、内伤七情、房劳多产、饮食不节、劳倦过度和体质因素。主要病机是脏腑功能失常，血气不和，冲任二脉损伤以及肾-天癸-冲任-胞宫轴失调。另外痛经、月经前后诸证等疾病所以随月经周期而发，除致病因素外，又与经期及经期前后特殊生理状态有关。未行经期间，由于冲任气血较平和，致病因素尚不足以引起病变发生。经期前后，血海由满而溢，因泻溢而骤虚，冲任气血变化急骤，或经断前后，肾气渐衰，天癸将竭，冲任二脉虚衰，肾阴阳失调，致病因素乘时而作，故发病。

◎ 要点三　月经病的诊断

月经病的诊断多以四诊收集的临床表现为依据，以主要症状而命名。但应注意结合相关检查与有关疾病的鉴别，如月经后期、闭经等与生理性停经（如妊娠）相鉴别；经期延长、月经过多、崩漏等与妊娠病、产后病、杂病等引起的阴道出血症相鉴别；并要注意与发生在月经期间的内、外科病证相鉴别。同时要把握月经病与其他病的关系。

◎ 要点四　月经病的辨证

着重注意月经的期、量、色、质的异常及伴随月经周期或经断前后出现明显不适的症状，同时结合全身证候，运用四诊八纲辨其脏腑、气血、经络的寒热虚实。临证时还要根据月经周期不同阶段的阴阳转化和气血盈亏的变化规律进行综合分析。

◎ 要点五　月经病的治疗原则

一是重在治本调经。治本即是消除导致月经病的病因和病机，调经是通过治疗使月经病恢复正常，即遵循《内经》"谨守病机""谨察阴阳所在而调之，以平为期"的宗旨，采用补肾、扶脾、疏肝、调理气血、调理冲任等法以调治。

"经水出诸肾"，月经的产生和调节以肾为主导，故补肾为第一大法。补肾在于益先天之阴精或补益肾气，以填补精血为主，并佐以助阳益气之品。扶脾在于益血之源或统血，以健脾益气升阳为主，脾气健运，生化有源，统摄有权，血海充盈，月经的期、量可正常。用药不宜过用辛温或滋腻之品，以免耗伤脾阴或困阻脾阳。疏肝在于通调气机，以开郁行气为主，佐以养肝柔肝，使肝气得疏,肝血得养,血海蓄溢有常,则经病可愈。用药不宜过用辛香燥烈之品,以免劫津伤阴,耗损肝血。调理气血当辨气病、血病。病在气者,当以治气为主,佐以理血;病在血者,当以治血为主,佐以理气。调理冲任,在于使冲任通盛,功能正常,或通过肝、脾、肾之治,或通过调气血以调理冲任,或直接调理冲任。冲任气血通调,自无经病之患。

二是分清先病和后病的论治原则。如因经不调而后生他病者,当先调经,经调则他病自除;若因他病而致经不调者,当先治他病,病去则经自调。

三应本着"急则治其标,缓则治其本"的原则。如痛经剧烈,应以止痛为主;若经血暴下,当以止血为先。症状缓解后,则审证求因治其本,使经病得以彻底治疗。

调经诸法,又常以补肾扶脾为要。如《景岳全书·妇人规》说:"故调经之要,贵在补脾胃以资血之源,养肾气以安血之室,知斯二者,则尽善矣。"

◎ 要点六 治疗中应注意的问题

治疗月经病又要顺应和掌握规律。

一是顺应月经周期中阴阳气血的变化规律,经期血室正开,宜和血调气,或引血归经,过寒过热、大辛大散之剂宜慎,以免滞血或动血;经后血海空虚,宜予调补,即经后勿滥攻;经前血海充盈,宜予疏导,即经前勿滥补。

二是顺应不同年龄阶段论治的规律,不同年龄的妇女有不同的生理病理特点,脏腑虚实各异,治疗的侧重点也不尽相同。古代医家强调青春期少年重治肾,生育期中年重治肝,更年期或老年重治脾。

三是掌握虚实补泻规律,月经病虽然复杂,但可分虚实两大类论治,治疗虚证月经病多以补肾扶脾养血为主,治疗实证月经病多以疏肝理气活血为主。

总之,月经病病变多种多样,病证虚实寒热错杂,临证治疗月经病应全面掌握其治疗原则、

治法,顺应和掌握一些规律,灵活运用,才能获得调经最佳疗效。

细目二 月经先期

◎ 要点一 概述

月经先期又称为"经期超前""经行先期""经早""经水不及期"等。其主症是月经周期提前7天以上,甚至十余日一行,连续两个周期以上者称为"月经先期"。

◎ 要点二 病因病机

本病的病因,主要是气虚和血热;病机是冲任不固,经血失于约制。气虚则统摄无权,冲任不固;血热则热伏冲任,伤及子宫,血海不宁,均可使月经先期而至。气虚可分为脾气虚和肾气虚;血热分为阳盛血热、阴虚血热、肝郁血热。

◎ 要点三 月经先期与经间期出血的鉴别

经间期出血常发生在月经周期第12~16天,出血量较少,或表现为透明黏稠的白带中夹有血丝,出血常持续数小时以至2~7天自行停止,西医称排卵期出血。经间期出血量较月经期出血量少,临床常表现为出血量一次多、一次少的现象,结合BBT测定,即可确诊。月经先期则每次出血量大致相同,且出血时间不在排卵期内,持续时间一般与正常月经基本相同。

◎ 要点四 辨证论治

1. 气虚证

(1) 脾气虚证

主要证候:月经周期提前,或经血量多,色淡红,质清稀;神疲肢倦,气短懒言,小腹空坠,纳少便溏;舌淡红,苔薄白,脉细弱。

治法:补脾益气,摄血调经。

方药:补中益气汤。

(2) 肾气虚证

主要证候:周期提前,经量或多或少,色淡暗,质清稀;腰膝酸软,头晕耳鸣,面色晦暗或有暗斑;舌淡暗,苔白润,脉沉细。

治法：补益肾气，固冲调经。

方药：固阴煎或归肾丸。

2. 血热证

（1）阳盛血热证

主要证候：经来先期，量多，色深红或紫红，质黏稠；或伴心烦，面红口干，小便短黄，大便燥结；舌质红，苔黄，脉数或滑数。

治法：清热凉血调经。

方药：清经散。

（2）阴虚血热证

主要证候：经来先期，量少或量多，色红，质稠；或伴两颧潮红，手足心热，咽干口燥；舌质红，苔少，脉细数。

治法：养阴清热调经。

方药：两地汤。

（3）肝郁血热证

主要证候：月经提前，量或多或少，经色深红或紫红，质稠，经行不畅，或有块；或少腹胀痛，或胸闷胁胀，或乳房胀痛，或烦躁易怒，口苦咽干；舌红，苔薄黄，脉弦数。

治法：疏肝清热，凉血调经。

方药：丹栀逍遥散。

细目三　月经后期

◎ 要点一　概述

月经周期延后 7 天以上，甚至 3~5 个月一行者，称为"月经后期"。既往亦有称"经行后期""月经延后""月经落后""经迟"等。一般认为需连续出现两个周期以上。青春期月经初潮后 1 年内，或围绝经期，周期时有延后，而无其他证候者，不作病论。

◎ 要点二　病因病机

本病的发病机理有虚实之别。虚者多因肾虚、血虚、虚寒导致精血不足，冲任不充，血海不能按时满溢而经迟；实者多因血寒、气滞、痰湿等导致血行不畅，冲任受阻，血海不能如期满盈，致使月经后期而来。

◎ 要点三　月经后期与早孕的鉴别

育龄期妇女月经过期未来，应首先排除妊娠。早孕者，有早孕反应，妇科检查宫颈着色，子宫体增大、变软，妊娠试验阳性，B 超检查可见子宫腔内有孕囊。月经后期者则无以上表现，且以往多有月经失调病史。

◎ 要点四　辨证论治

1. 肾虚证

主要证候：周期延后，量少，色暗淡，质清稀，或带下清稀；腰膝酸软，头晕耳鸣，面色晦暗，或面部暗斑；舌淡，苔薄白，脉沉细。

治法：补肾养血调经。

方药：当归地黄饮。

2. 血虚证

主要证候：周期延后，量少，色淡红，质清稀，或小腹绵绵作痛；或头晕眼花，心悸少寐，面色苍白或萎黄；舌质淡红，脉细弱。

治法：补血益气调经。

方药：大补元煎。

3. 血寒证

（1）虚寒证

主要证候：月经延后，量少，色淡红，质清稀，小腹隐痛，喜暖喜按；腰酸无力，小便清长，大便稀溏；舌淡，苔白，脉沉迟或细弱。

治法：扶阳祛寒调经。

方药：温经汤（《金匮要略》）或艾附暖宫丸。

（2）实寒证

主要证候：月经周期延后，量少，色暗有块，小腹冷痛拒按，得热痛减；畏寒肢冷，或面色青白；舌质淡暗，苔白，脉沉紧。

治法：温经散寒调经。

方药：温经汤（《妇人大全良方》）。

4. 气滞证

主要证候：月经周期延后，量少或正常，色暗红，或有血块，小腹胀痛；或精神抑郁，胸胁乳房胀痛；舌质正常或红，苔薄白或微黄，脉弦或弦数。

治法：理气行滞调经。

方药：乌药汤。

5. 痰湿证

主要证候：经期错后，量少，色淡，质黏，头晕体胖，心悸气短，脘闷恶心，带下量多；舌淡胖，苔白腻，脉滑。

治法：燥湿化痰，活血调经。

方药：芎归二陈汤。

细目四　月经先后无定期

◎ 要点一　概述

月经先后无定期又称"经水先后无定期""月经愆期""经乱"等，是指月经周期或提前时或延后 7 天以上，连续 3 个周期以上者，称为"月经先后无定期"，本病以月经周期紊乱为特征。

◎ 要点二　病因病机

月经先后无定期的发病机理，主要是肝、肾、脾功能失调，冲任功能紊乱，血海蓄溢失常。其病因多为肝郁、肾虚、脾虚。

◎ 要点三　鉴别诊断

本病应与崩漏相鉴别。本病以月经周期紊乱为特征，一般经期正常，经量不多。崩漏是以月经周期、经期、经量同时发生严重紊乱为特征的病证，除见周期紊乱，并同时出现阴道出血或量多如注，或淋沥不断。

◎ 要点四　辨证论治

1. 肝郁证

主要证候：经来先后无定，经量或多或少，色暗红或紫红，或有血块，或经行不畅；胸胁、乳房、少腹胀痛，脘闷不舒，时叹息，嗳气食少；苔薄白或薄黄，脉弦。

治法：疏肝理气调经。

方药：逍遥散。

2. 肾虚证

主要证候：经行或先或后，量少，色淡暗，质清；或腰骶酸痛，或头晕耳鸣；舌淡，苔白，脉细弱。

治法：补肾调经。

方药：固阴煎。

若肝郁肾虚者，证见月经先后无定，经量或多或少，色暗红或暗淡，或有块；经行乳房胀痛，腰膝酸软，或精神疲惫；舌淡，苔白，脉弦细。治宜补肾疏肝调经，方用定经汤。

细目五　月经过多

◎ 要点一　概述

月经量较正常明显增多，而周期基本正常者，称为"月经过多"，又称"经水过多"。一般认为月经量以 20~60mL 为适宜，超过 80mL 为月经过多。

本病可与周期、经期异常并发，如月经先期、月经后期、经期延长伴量多，尤以前者为多见。西医学排卵性异常子宫出血、子宫肌瘤、子宫肥大症、盆腔炎、子宫内膜异位症等疾病及宫内节育器引起的月经过多，可参考本病治疗。

◎ 要点二　病因病机

月经过多的主要病机是气虚，血失统摄；血热，热扰冲任；血瘀，瘀阻冲任，血不归经，冲任不固，经血失于制约。常见的病因有气虚、血热、血瘀。

本病在发展过程中，由于病程日久，常致气随血耗，阴随血伤，或热随血泄而出现由实转虚，或虚实兼夹之象，如气虚血热、阴虚内热、气阴两虚而夹血瘀等证。

◎ 要点三　辨证论治

1. 气虚证

主要证候：经行量多，色淡红，质清稀；神疲肢倦，气短懒言，小腹空坠，面色㿠白；舌淡，苔薄，脉细弱。

治法：补气摄血固冲。

方药：举元煎或安冲汤。

2. 血热证

主要证候：经行量多，色鲜红或深红，质黏稠，或有小血块；伴口渴心烦，尿黄便结；舌红，苔黄，脉滑数。

治法：清热凉血，固冲止血。

方药：保阴煎加地榆、茜草。

3. 血瘀证

主要证候：经行量多，色紫暗，有血块；经行腹痛，或平时小腹胀痛；舌紫暗或有瘀点，脉涩。

治法：活血化瘀止血。

方药：失笑散加益母草、三七、茜草。

细目六 月经过少

◎ 要点一 概述

月经过少又称"经水涩少""经水少""经量过少"等，其主症为月经周期正常，月经量明显减少，或行经时间不足 2 天，甚或点滴即净者，称为"月经过少"，一般认为月经量少于 20mL 为月经过少。

西医学中子宫发育不良、性腺功能低下等疾病及计划生育手术后导致的月经过少可参照本病治疗。

◎ 要点二 病因病机

月经过少的发病机理有虚有实。虚者多因精亏血少，冲任血海亏虚，经血乏源；实者多由瘀血内停，或痰湿阻滞，冲任壅塞，血行不畅而月经过少。临床以肾虚、血虚、血瘀、痰湿为多见。

月经过少之病因病机虽有虚实之分，但临床以虚证或虚中夹实者为多，应掌握其病机转化，如肾阳虚，肾气不足均可致血瘀，即为肾虚血瘀；血虚气弱，亦可致瘀；肾阳不足，不能温煦脾阳，脾失健运，常可发为肾虚痰湿。本病伴见月经后期者，常可发展为闭经，临证应予以重视。

◎ 要点三 月经过少与激经的鉴别

激经是受孕早期，月经仍按月来潮，血量少，无损胎儿发育，可伴有早孕反应，妊娠试验阳性，B 超检查可见子宫腔内有孕囊、胚芽或胎心搏动等。

◎ 要点四 辨证论治

1. 肾虚证

主要证候：经量素少或渐少，色暗淡，质稀；腰膝酸软，头晕耳鸣，足跟痛，或小腹冷，或夜尿多；舌淡，脉沉弱或沉迟。

治法：补肾益精，养血调经。

方药：归肾丸或当归地黄饮。

2. 血虚证

主要证候：经来血量渐少，或点滴即净，色淡，质稀；或伴小腹空坠，头晕眼花，心悸怔忡，面色萎黄；舌淡红，脉细。

治法：养血益气调经。

方药：滋血汤或小营煎。

3. 血瘀证

主要证候：经行涩少，色紫暗，有血块；小腹胀痛，血块排出后胀痛减轻；舌紫暗，或有瘀斑、瘀点，脉沉弦或沉涩。

治法：活血化瘀调经。

方药：桃红四物汤或通瘀煎。

4. 痰湿证

主要证候：经行量少，色淡红，质黏腻如痰；形体肥胖，胸闷呕恶，或带多黏腻；舌淡，苔白腻，脉滑。

治法：化痰燥湿调经。

方药：苍附导痰丸或二陈加芎归汤。

细目七 经期延长

◎ 要点一 概述

经期延长又称"月水不断""经事延长"等，其主症为月经周期基本正常，行经时间超过 7 天以上，甚或淋沥半月方净者，称为"经期延长"。

西医学之排卵性异常子宫出血病的黄体萎缩不全、盆腔炎等疾病及计划生育手术后引起的经期延长可参照本病治疗。

◎ 要点二 病因病机

经期延长的发病机理多由气虚冲任失约；或热扰冲任，血海不宁；或瘀阻冲任，血不循经所致，临床常见有气虚、血热、血瘀等。

◎ 要点三 辨证论治

1. 气虚证

主要证候：经血过期不净，量多，色淡，质稀；倦怠乏力，气短懒言，小腹空坠，面色㿠白；舌淡，苔薄，脉缓弱。

治法：补气摄血，固冲调经。

方药：举元煎加阿胶、炒艾叶、乌贼骨。

2. 虚热证

主要证候：经行时间延长，量少，色鲜红，质稠；咽干口燥，或见潮热颧红，或手足心热；舌红，少苔，脉细数。

治法：养阴清热止血。

方药：两地汤合二至丸。

3. 血瘀证

主要证候：经行时间延长，量或多或少，经色紫暗，有块；经行小腹疼痛，拒按；舌质紫暗或有瘀点，脉弦涩。

治法：活血祛瘀止血。

方药：桃红四物汤合失笑散加味。

细目八 经间期出血

◎ 要点一 概述

两次月经中间，即氤氲之时，出现周期性的少量阴道出血者，称为经间期出血。

西医学排卵期出血可参照本病治疗，若出血量增多，出血期延长、失治误治则常可发展为崩漏。

◎ 要点二 病因病机

经间期是继经后期由阴转阳、由虚至盛之时期；月经的来潮，标志着前一周期的结束，新的周期开始，排泄月经后，血海空虚，阴精不足，随着月经周期阴阳消长，阴血渐增，精血充盛，阴长至重，此时精化为气，阴转为阳，氤氲之状萌发"的候"（排卵）到来，这是月经周期中一次重要的转化。若体内阴阳调节功能正常者，自可适应此种变化，无特殊证候。若肾阴不足，或脾气虚弱，或湿热内蕴，或瘀阻胞络，当阳气内动之时，阴阳转化不协调，阴络易伤，损及冲任，血海固藏失职，血溢于外，酿成经间期出血。

◎ 要点三 鉴别诊断

1. 经间期出血同月经先期鉴别 月经先期的出血时间非经间期，个别也有恰在经间期这一时间段出现周期提前，经量正常或时多时少，基础体温由高温下降呈低温开始时出血；而经间期出血较月经量少，出血时间规律地发生于基础体温低高温交替时。

2. 经间期出血同月经过少鉴别 月经过少周期尚正常，仅量少，甚或点滴而下；经间期出血，常发生在两次月经的中间时期。

3. 经间期出血同赤带鉴别 赤带排出无周期性，持续时间较长，或反复发作，可有接触性出血史，妇科检查常见宫颈糜烂、赘生物或子宫、附件区压痛明显；经间期出血有明显的周期性，一般2~3天可自行停止。

◎ 要点四 辨证论治

1. 肾阴虚证

主要证候：两次月经中间，阴道少量出血或稍多，色鲜红，质稍稠；头晕腰酸，夜寐不宁，五心烦热，便艰尿黄；舌体偏小质红；脉细数。

治法：滋肾养阴，固冲止血。

方药：两地汤合二至丸或加减一阴煎。

2. 脾气虚证

主要证候：经间期出血，量少，色淡，质稀，神疲体倦，气短懒言，食少腹胀，舌淡，苔薄，脉缓弱。

治法：健脾益气，固冲摄血。

方药：归脾汤。

3. 湿热证

主要证候：两次月经中间，阴道出血量稍多，色深红，质黏腻，无血块。平时带下量多色黄，小腹时痛；神疲乏力，骨节酸楚，胸闷烦躁，口苦咽干，纳呆腹胀，小便短赤；舌质红，苔黄腻，脉细弦或滑数。

治法：清利湿热，固冲止血。

方药：清肝止淋汤去阿胶、红枣，加小蓟、茯苓。

4. 血瘀证

主要证候：经间期出血量少或多少不一，色紫黑或有血块，少腹两侧或一侧胀痛或刺痛；情志抑郁，胸闷烦躁；舌紫暗或有瘀点；脉细弦。

治法：化瘀止血。

方药：逐瘀止血汤。

细目九　崩　漏

◎ 要点一　概述

崩漏是指经血非时暴下不止或淋沥不尽，前者谓之崩中，后者谓之漏下。崩与漏出血情况虽不同，然二者常交替出现，且其病因病机基本一致，故概称崩漏。本病属妇科常见病，也是疑难急重病证。是因肾-天癸-冲任-胞宫生殖轴严重紊乱，引起月经的周期、经期、经量严重失调，可导致不孕症。

◎ 要点二　病因病机

崩漏的发病是肾-天癸-冲任-胞宫生殖轴的严重失调。其主要病机是冲任不固，不能制约经血，使子宫藏泻失常。导致崩漏的常见病因有脾虚、肾虚、血热和血瘀。

◎ 要点三　崩漏的诊断与鉴别诊断

（一）诊断

1. 病史　注意患者的年龄及月经史，尤需询问以往月经的周期、经期、经量有无异常，有无崩漏史，有无口服避孕药或其他激素，有无宫

内节育器及输卵管结扎术史等。此外，还要询问有无内科出血病史。

2. 临床表现　月经周期紊乱，行经时间超过半月以上，甚或数月断续不休；亦有停闭数月又突然暴下不止或淋沥不尽；常有不同程度的贫血。

3. 检查

（1）妇科检查　应明确生殖器官有无器质性病变，有无妊娠因素等。

（2）辅助检查　主要是排除生殖器肿瘤、炎症或全身性疾病（如再生障碍性贫血等）引起的阴道出血，可根据病情需要选做 B 超、MRI、宫腔镜检查，或诊断性刮宫、基础体温测定等。

（二）鉴别诊断

崩漏应与月经不调、经间期出血、赤带、胎产出血、生殖器炎症、肿瘤出血、外阴阴道外伤性出血以及出血性内科疾病相鉴别。

1. 崩漏同月经先期、月经过多、经期延长鉴别　月经先期是周期缩短，月经过多是经量过多如崩，经期延长是行经时间长似漏。这种周期、经期、经量的各自改变与崩漏的周期、经期、经量的同时严重失调易混淆，但上述各病各自有一定的周期、经期和经量可作鉴别。

2. 崩漏同月经先后无定期鉴别　月经先后无定期主要是周期或先或后，但多在 1~2 周内波动，即提前或推后 7 天以上 2 周以内，经期、经量基本正常。

3. 崩漏同经间期出血鉴别　崩漏与经间期出血都是非时而下，但经间期出血发生在两次月经中间，颇有规律，且出血时间仅 2~3 天，不超过 7 天左右自然停止。而崩漏是周期、经期、经量的严重失调，出血不能自止。

4. 崩漏同赤带鉴别　赤带与漏下的鉴别要询问病史和进行检查，赤带以带中有血丝为特点，月经正常。

5. 崩漏同胎产出血鉴别　崩漏应与妊娠早期的出血性疾病如胎漏、胎动不安，尤其是异位妊娠相鉴别，询问病史、做妊娠试验和 B 超检查

可以明确诊断。产后病出血尤以恶露不绝为多见，可询问病史，从发病来看，时间恶露不绝发生在产后可作鉴别。

6. **崩漏同生殖器肿瘤出血鉴别** 生殖器肿瘤出血临床可表现如崩似漏的阴道出血，必须通过妇科检查或结合 B 超、MRI 检查或诊断性刮宫才可明确诊断以鉴别。

7. **崩漏同生殖系炎症如宫颈息肉、子宫内膜息肉、子宫内膜炎、盆腔炎等鉴别** 生殖系炎症其临床常表现如漏下不止，可通过妇科检查或诊断性刮宫或宫腔镜检查以助鉴别。

8. **崩漏同外阴外伤出血鉴别** 外阴阴道外伤性出血一般有诸如跌仆损伤、暴力性交等病史，询问病史和妇科检查后可鉴别。

9. **崩漏同内科血液病鉴别** 内科出血性疾病如再生障碍性贫血、血小板减少，在阴道出血期可由原发内科血液病导致血量过多，甚则暴下如注，或淋沥不尽。通过血液分析、凝血因子检查或骨髓细胞分析不难鉴别。

◎ 要点四 崩漏治疗原则及塞流、澄源、复旧的含义

1. **治疗原则** 崩漏的治疗原则是"急则治其标，缓则治其本"。

2. **塞流、澄源、复旧的含义**

（1）塞流 即是止血，用于暴崩之际，急当塞流止血防脱。方法参见要点五急症处理。

（2）澄源 即正本清源，亦是求因治本，是治疗崩漏的重要阶段。一般用于出血减缓后的辨证论治。切忌不问缘由，概投寒凉或温补之剂，或专事炭涩，致犯虚虚实实之戒。

（3）复旧 即固本善后，是巩固崩漏治疗的重要阶段，用于止血后恢复健康，调整月经周期，或促排卵。治法或补肾，或扶脾，或疏肝。

治崩三法，各不相同，但又不可截然分开，临证中必须灵活运用。塞流须澄源，澄源当固本，复旧要求因。三法互为前提，相互为用，各有侧重，但均贯穿辨证求因精神。具体论治崩漏，应当分清出血期和止血后的不同进行辨证论治。

◎ 要点五 急症处理和辨证论治

（一）急症处理

崩漏属血证、急症。根据"急则治其标，缓则治其本"的原则，暴崩之际，急当"塞流"止崩，以防厥脱，视病情及条件可选择下列方法及方药。

1. **补气摄血止崩** 暴崩下血，"留得一分血，便是留得一分气"，"气者，人之根本也"。补气摄血止崩最常用。方选独参汤或丽参注射液，高丽参 10g，水煎服；或丽参注射液 10mL，加入 50% 葡萄糖注射液 40mL，静脉推注；或丽参注射液 20~30mL，加入 5% 葡萄糖注射液 250mL，静脉滴注。

2. **温阳止崩** 若出现阴损及阳，血无气护时，症见血崩如注，动则大下，卧不减势，神志昏沉，头仰则晕，胸闷泛恶，四肢湿冷，脉芤或脉微欲绝，血压下降。病情已陷入阴竭阳亡危象，急需中西医结合抢救。中药宜回阳救逆，温阳止崩，急投参附汤，煎服。亦可选六味回阳汤，原方治中寒或元阳虚脱，危在顷刻者。

3. **滋阴固气止崩** 使气固阴复血止。急用生脉注射液或参麦注射液 20mL 加入 5% 葡萄糖液 250mL 静脉滴注。煎剂方选生脉二至止血汤。

4. **祛瘀止崩** 使瘀祛血止，用于瘀血瘀阻血海，子宫泻而不藏，下血如注。

（1）田七末 3~6g，温开水冲服。

（2）云南白药 1 支，温开水冲服。

（3）宫血宁胶囊，每次 2 粒，日 3 次，温开水送服。此胶囊为单味重楼（七叶一枝花）研制而成。

5. **针灸止血** 艾灸百会穴、大敦穴（双）、隐白穴（双）。

6. **西药或手术止血** 主要是输液、输血补充血容量以抗休克或激素止血（见功血）。

对于顽固性崩漏，不论中年或更年期妇女，

务必诊刮送病理检查，及早排除子宫内膜腺癌，以免贻误病情。

（二）辨证论治

1. 脾虚证

主要证候：经血非时暴下不止，或淋沥日久不尽，血色淡，质清稀；面色㿠白，神疲气短，或面浮肢肿，小腹空坠，四肢不温，纳呆便溏；舌质淡胖，边有齿印，苔白，脉沉弱。

治法：补气摄血，固冲止崩。

方药：固本止崩汤或固冲汤。

2. 肾虚证

（1）肾气虚证

主要证候：多见青春期少女或经断前后妇女出现经乱无期，出血量多势急如崩，或淋沥日久不净，或由崩而漏，由漏而崩反复发作，色淡红或淡暗，质清稀；面色晦暗，眼眶暗，小腹空坠，腰脊酸软；舌淡暗，苔白润，脉沉弱。

治法：补肾益气，固冲止血。

方药：加减苁蓉菟丝子丸加党参、黄芪、阿胶。

（2）肾阳虚证

主要证候：经乱无期，出血量多或淋沥不尽，或停经数月后又暴下不止，血色淡红或淡暗质稀；面色晦暗，肢冷畏寒，腰膝酸软，小便清长，夜尿多；眼眶暗，舌淡暗，苔白润，脉沉细无力。

治法：温肾益气，固冲止血。

方药：右归丸加党参、黄芪、田七。

（3）肾阴虚证

主要证候：经乱无期，出血量少淋沥累月不止，或停闭数月后又突然暴崩下血，经色鲜红，质稍稠；头晕耳鸣，腰膝酸软，五心烦热，夜寐不宁；舌红，少苔或有裂纹，脉细数。

治法：滋肾益阴，固冲止血。

方药：左归丸合二至丸或滋阴固气汤。

3. 血热证

（1）虚热证

主要证候：经来无期，量少淋沥不尽或量多

势急，血色鲜红；面颊潮红，烦热少寐，咽干口燥，便结，舌红，少苔，脉细数。

治法：养阴清热，固冲止血。

方药：上下相资汤。

（2）实热证

主要证候：经来无期，经血突然暴崩如注，或淋沥日久难止，血色深红，质稠；口渴烦热，便秘溺黄；舌红，苔黄，脉滑数。

治法：清热凉血，固冲止血。

方药：清热固经汤。

4. 血瘀证

主要证候：经血非时而下，量时多时少，时出时止，或淋沥不断，或停闭数月又突然崩中，继之漏下，经色暗，有血块；小腹疼痛或胀痛；舌质紫暗或尖边有瘀点，脉弦细或涩。

治法：活血化瘀，固冲止血。

方药：逐瘀止血汤。

◎ 要点六　崩漏血止后的治疗

崩漏止血后的治疗是治愈崩漏的关键，但临证中个体化治疗要求较高。对青春期患者，有两种治疗目标：一是调整月经周期，并建立排卵功能以防复发；二是调整月经周期，不强调有排卵。因青春期非生殖最佳年龄，可让机体在自然状态下逐渐去建全排卵功能；对生育期患者，多因崩漏而导致不孕，故治疗要解决调经种子的问题；至于更年期患者，主要是解决因崩漏导致的体虚贫血、防止复发及预防恶性病变。临床常用的治疗方法有如下几种。

1. 辨证论治　寒热虚实均可导致崩漏，针对病因病机进行辨证论治以复旧。可参照出血期各证型辨证论治，但应去除各方中的止血药。

2. 中药人工周期疗法　对青春期、生育期患者的复旧目标，主要是调整肾-天癸-冲任-胞宫生殖轴，以达到调整月经周期或同时建立排卵功能。常可采用中药人工周期疗法：分别按卵泡期、排卵期、黄体期、行经期设计，以补肾为主的促卵泡汤、促排卵汤、促黄体汤、调经活血汤进行序贯治疗，一般连用3个月经周期以上，可望恢复或建立正常的月经周期,有的可建立或恢复排卵功能,经调子嗣而病愈。

3. 先补后攻法 根据月经产生的机理,同样以补肾为主,多从止血后开始以滋肾填精,养血调经为主,常选左归丸或归肾丸、定经汤等先补3周左右,第4周在子宫蓄经渐盈的基础上改用攻法,即活血化瘀通经,多选桃红四物汤加香附、枳壳、益母草、川牛膝。这是传统的调经法。同样可达到调整月经周期或促进排卵的治疗目的。

4. 健脾补血法 主要运用于更年期崩漏患者,尽快消除因崩漏造成的贫血和虚弱症状。可选大补元煎或人参养荣汤。

5. 手术治疗 对于生育期和更年期久治不愈的顽固性崩漏,或已经诊刮子宫内膜送病理检查,提示有恶变倾向者,宜手术治疗,手术方法分别选择诊刮术、子宫内膜切除术或全子宫切除术。

6. 促绝经法 对于年龄超过55周岁仍未绝经,崩漏反复发作又无须手术者,可选用中药或西药促其绝经。

◎ **要点七 预防与调护**

重视经期卫生,尽量避免或减少宫腔手术;早期治疗月经过多、经期延长、月经先期等出血倾向的月经病,以防发展成崩漏。崩漏一旦发生,必须及早治愈,并加强锻炼,以防复发。崩漏调摄首重个人卫生防感染,次调饮食增营养,再适劳逸畅情怀。

细目十 闭 经

◎ **要点一 概述**

原发性闭经是指女性年逾16岁,虽有第二性征发育但无月经来潮,或年逾14岁,尚无第二性征发育及月经。继发性闭经是指月经来潮停止3个周期或6个月以上。对先天性生殖器官缺如,或后天器质性损伤而无月经者,因非药物所能奏效,不属闭经讨论范畴。

◎ **要点二 病因病机**

闭经的病因病机不外虚实两端。虚者,多因肾气不足,冲任虚弱;或肝肾亏损,精血不足;或脾胃虚弱,气血乏源;或阴虚血燥等,导致精亏血少,冲任血海空虚,源断其流,无血可下,而致闭经;实者,多为气血阻滞,或痰湿流注下焦,使血流不通,冲任受阻,血海阻隔,经血不得下行而成闭经。临床常见有气血虚弱、肾气亏虚、阴虚血燥、气滞血瘀、痰湿阻滞、寒凝血瘀或虚实错杂的复合病机。

◎ **要点三 闭经的诊断**

1. 病史 了解停经前月经情况,如月经初潮、周期、经期、经量、色质等情况。停经前有无诱因,如精神刺激、学习紧张、环境改变、药物(避孕药、镇静药、激素、减肥药)影响、近期分娩、宫腔手术及疾病史;经闭时间,经闭后出现症状。原发闭经需了解生长发育情况,幼年时健康情况,曾否患过某些急慢性疾病,其母在妊娠过程中情况,同胞姐妹月经情况等。

2. 临床表现 女子已逾16周岁未有月经初潮;或月经初潮1年余,或已建立月经周期后,现停经已达6个月以上。同时应注意有无周期性下腹胀痛、头痛及视觉障碍,有无溢乳、厌食、恶心等,有无体重变化(增加或减轻)、畏寒或潮红或阴道干涩等症状。

3. 检查

(1)全身检查 观察患者体质、发育、营养状况,全身毛发分布,第二性征发育情况。

(2)妇科检查 了解外阴、子宫、卵巢发育情况,有无缺失、畸形和肿块。对原发性闭经者尤需注意外阴发育情况,处女膜有无闭锁,有无阴道、子宫、卵巢缺如。

(3)辅助检查 西医学认为闭经只是一种症状,可由多种疾病引起,临床根据病情选择必要检查以寻找闭经的原因。常用的辅助检查如下:

1)基础体温(BBT)、阴道脱落细胞检查、宫颈黏液结晶检查:此三种检查均可间接了解卵巢功能。BBT 变化可显示卵巢有无排卵，闭经者 BBT 单相，阴道脱落细胞检查及宫颈黏液结晶检查无周期变化。

2）血清性激素测定：包括 FSH（卵泡刺激素）、LH（黄体生成激素）、E_2（雌二醇）、P（孕酮）、T（睾酮）、PRL（催乳激素）等。通过以上性激素测定可协助判断闭经内分泌原因。

3）B 超检查：可排除先天性无子宫、子宫发育不良或无卵巢所致闭经。

4）头颅蝶鞍摄片或 CT、MRI 检查：以排除垂体肿瘤致闭经。

5）内窥镜检查、宫腔镜检查：可直接观察子宫内膜及宫腔情况，以排除宫腔粘连所致闭经。腹腔镜检查加病理活检可提示多囊卵巢征、卵巢不敏感综合征。

6）诊断性刮宫：可了解性激素分泌情况、子宫颈与宫腔有无粘连、子宫内膜有无结核。

通过以上检查可明确病变部位和属何类闭经。

◎ 要点四　鉴别诊断

对于青春期前、妊娠期、哺乳期、绝经前后的月经停闭不行，或月经初潮后 1 年内月经不行，又无其他不适者，均属于生理性闭经，需要注意鉴别。

1. 闭经同少女停经鉴别　少女青春期前第二性征未发育出现闭经，或者月经初潮后，有一段时间月经停闭，这是正常现象。因此时正常性周期尚未建立，但绝大部分可在 1 年内建立，一般无需治疗。闭经是月经周期已建立而出现的月经停闭 6 个月以上。

2. 闭经同妊娠期停经鉴别　闭经为生育妇女月经停闭达 6 个月以上者，妊娠期月经停闭，可伴有厌食、择食、恶心呕吐等早孕反应，乳头着色、乳房增大等妊娠体征。妇科检查宫颈着色、质软，子宫增大，质软、B 超检查提示子宫增大，宫腔内见胚芽，甚至胚胎或胎儿。闭经者停经前大部分有月经紊乱，继而闭经，无妊娠反应和其他妊娠变化。

3. 闭经同哺乳期停经鉴别　产妇分娩后进行哺乳，月经持续停闭不行，属于正常的生理性闭经，停止哺乳后月经一般可以恢复正常。

4. 闭经同围绝经前停经鉴别　患者停经年龄已进入围绝经期，月经或正常或紊乱，继而闭经，可伴有面部烘热汗出、心烦心悸失眠、心神不宁等围绝经期症状。妇科检查子宫大小正常或稍小，血清性激素可出现围绝经期变化。

此外还需与避年、暗经鉴别。前者指月经一年一行无不适，不影响生育，后者指终身不行经，但能生育也无不适。避年和暗经均为极少见的月经特殊生理现象。

闭经涵盖了许多西医妇科疾病，如多囊卵巢综合征、卵巢早衰、闭经泌乳综合征、席汉综合征等。

◎ 要点五　闭经的治疗原则

闭经的治疗原则应根据病证，虚者补而通之，实者泻而通之。通过补益之法，使气血恢复，脏腑平衡，血海充盛，则经自行。若因病而致经闭，又当先治原发疾病，待病愈则经可复行；经仍未复潮者，再辨证治之。

◎ 要点六　辨证论治

一般而论，年逾 16 岁尚未行经，或月经初潮偏迟，虽已行经而月经逐渐稀发，经量少，色淡质薄，渐致停经；身体发育欠佳，尤其是第二性征发育不良，或体质纤弱，久病大病后，有失血史、手术史及伴腰酸腿软、头昏眼花、面色萎黄、五心烦热或畏寒肢冷，舌淡，脉弱者，多属虚证；若平素月经尚正常而骤然月经停闭，伴情志不舒，或经期冒雨涉水，过食生冷之品，或形体肥胖，胸胁胀痛，满闷，脉弦有力者，多属实证。

治疗闭经用药时不可过用辛温香燥之剂，因为辛温香燥有劫津伤阴之弊，即使应用也需配以养血和阴之品，使气顺血和，则病自愈。用补药应使其补而不腻，应补中有行，以利气血化生。特别需指出闭经治疗目的不是单纯月经来潮，见经行即停药，而是恢复或建立规律的月经周期，或正常连续自主有排卵月经。一般应以 3 个正常月经周期为准。

1. 气血虚弱证

主要证候：月经周期延迟、量少、色淡红、质薄，渐至经闭不行；神疲肢倦，头晕眼花，心悸气短，面色萎黄；舌淡，苔薄，脉沉缓或细弱。

治法：益气养血调经。

方药：人参养荣汤。

2. 肾气亏损证

主要证候：年逾 16 岁尚未行经，或月经初潮偏迟，时有月经停闭，或月经周期建立后，由月经周期延后、经量减少渐至月经停闭；或体质虚弱，全身发育欠佳，第二性征发育不良，或腰腿酸软，头晕耳鸣，倦怠乏力，夜尿频多；舌淡暗，苔薄白，脉沉细。

治法：补肾益气，调理冲任。

方药：加减苁蓉菟丝子丸加淫羊藿、紫河车。

3. 阴虚血燥证

主要证候：月经周期延后、经量少、色红质稠，渐至月经停闭不行；五心烦热，颧红唇干，盗汗甚至骨蒸劳热，干咳或咳嗽唾血；舌红，少苔，脉细数。

治法：养阴清热调经。

方药：加减一阴煎加丹参、黄精、女贞子、制香附。

4. 气滞血瘀证

主要证候：月经停闭不行，胸胁、乳房胀痛，精神抑郁，少腹胀痛拒按，烦躁易怒；舌紫暗，有瘀点，脉沉弦而涩。

治法：理气活血，祛瘀通经。

方药：血府逐瘀汤。

5. 痰湿阻滞证

主要证候：月经延后、经量少、色淡质黏腻，渐至月经停闭；伴形体肥胖，胸闷泛恶，神疲倦怠，纳少，痰多，或带下量多、色白；苔腻，脉滑。

治法：健脾燥湿化痰，活血调经。

方药：四君子汤合苍附导痰丸加当归、川芎。

6. 寒凝血瘀证

主要证候：月经停闭数月，小腹冷痛拒按，得热则痛缓，形寒肢冷，面色青白；舌紫暗，苔白，脉沉紧。

治法：温经散寒，活血调经。

方药：温经汤（《妇人大全良方》）。

细目十一 痛 经

◎ 要点一 概述

痛经是指妇女正值经期或经行前后出现周期性小腹疼痛或痛引腰骶，甚至剧痛晕厥者，又称"经行腹痛"。

西医妇产科学将痛经分为原发性痛经和继发性痛经。原发性痛经又称功能性痛经，是指生殖器官无器质性病变者；由于盆腔器质性疾病如子宫内膜异位症、子宫腺肌病、盆腔炎或宫颈狭窄等所引起的属继发性痛经。原发性痛经以青少年女性多见，继发性痛经则常见于育龄期妇女。

◎ 要点二 病因病机

痛经病位在子宫、冲任，以"不通则痛"或"不荣则痛"为主要病机。实者可由气滞血瘀、寒凝血瘀、湿热瘀阻导致子宫的气血运行不畅，"不通则痛"；虚者主要由于气血虚弱、肾气亏损致子宫失于濡养，"不荣则痛"。之所以伴随月经周期而发，又与经期及经期前后特殊生理状态有关。未行经期间，由于冲任气血平和，致病因素尚不足以引起冲任、子宫气血瘀滞或不足，故平时不发生疼痛。经期前后，血海由满盈而泻溢，气血由盛实而骤虚，子宫、冲任气血变化较平时急剧，易受致病因素干扰，加之体质因素的影响，导致子宫、冲任气血运行不畅或失于濡养，不通或不荣而痛。经净后子宫、冲任气血渐复则疼痛自止。但若病因未除，素体状况未获改善，则下次月经来潮，疼痛又复发。

◎ 要点三　辨证要点

根据疼痛发生的时间、部位、性质以及疼痛的程度辨虚实寒热。一般而言，痛发于经前或经行之初，多属实；月经将净或经后始作痛者，多属虚。辨痛之部位以察病位在肝在肾，在气在血，如痛在少腹一侧或双侧多属气滞，病在肝；小腹是子宫所居之地，其痛在小腹正中常与子宫瘀滞有关；若痛及腰脊多属病在肾。详查疼痛的性质、程度是本病辨证的重要内容，隐痛、疗痛、坠痛、喜揉喜按属虚；掣痛、绞痛、灼痛、刺痛、拒按属实。灼痛得热反剧属热，绞痛、冷痛得热减轻属寒。痛甚于胀，持续作痛属血瘀；胀甚于痛，时痛时止属气滞等。此为辨证之大要，临证需结合月经期、量、色、质，伴随症状，舌、脉及素体情况和病史综合分析。

◎ 要点四　痛经发作时的急症处理

痛经发作时，可选择下述治法、方药以缓急止痛。

1. 针灸　对原发性痛经有较好疗效，目前临床应用较广泛。

（1）实证　毫针泻法，寒邪甚者可用艾灸。主穴：三阴交、中极；配穴：寒凝者，加归来、地机；气滞者加太冲；腹胀者，加天枢、气海；胁痛者加阳陵泉、光明；胸闷者加内关。

（2）虚证　毫针补法，可加用灸法。主穴：三阴交、足三里、气海；配穴：气血亏虚加脾俞、胃俞；肝肾不足加太溪、肝俞、肾俞；头晕耳鸣加悬钟。

2. 田七痛经胶囊　蒲黄 0.275g，醋炒五灵脂、田七末、延胡索、川芎、小茴香各 0.3g，木香 0.2g，冰片 0.025g。每小瓶 2g 药粉或每 1g 药粉分装胶囊 3 粒。日服 3 次，每服 2g。

◎ 要点五　辨证论治

1. 气滞血瘀证

主要证候：经前或经期小腹胀痛拒按，经血量少，行而不畅，血色紫暗有块，块下痛暂减；乳房胀痛，胸闷不舒；舌质紫暗或有瘀点，脉弦。

治法：理气行滞，化瘀止痛。

方药：膈下逐瘀汤。

2. 寒凝血瘀证

主要证候：经前或经期小腹冷痛拒按，得热痛减；月经或见推后，量少，经色暗而有瘀块；面色青白，肢冷畏寒；舌暗，苔白，脉沉紧。

治法：温经散寒，化瘀止痛。

方药：少腹逐瘀汤。

3. 湿热瘀阻证

主要证候：经前或经期小腹疼痛或胀痛不适，有灼热感，或痛连腰骶，或平时小腹疼痛，经前加剧；经血量多或经期长，色暗红，质稠或夹较多黏液；平素带下量多，色黄质稠有臭味；或伴有低热起伏，小便黄赤；舌质红，苔黄腻，脉滑数或弦数。

治法：清热除湿，化瘀止痛。

方药：清热调血汤加车前子、薏苡仁、败酱草或银甲丸。

4. 气血虚弱证

主要证候：经期或经后小腹隐隐作痛，喜按，或小腹及阴部空坠不适；月经量少，色淡，质清稀；面色无华，头晕心悸，神疲乏力；舌质淡，脉细无力。

治法：益气养血，调经止痛。

方药：圣愈汤。

5. 肾气亏损证

主要证候：经期或经后 1~2 天内小腹绵绵作痛，伴腰骶酸痛；经色暗淡，量少，质稀薄；头晕耳鸣，面色晦暗，健忘失眠；舌质淡红，苔薄，脉沉细。

治法：补肾益精，养血止痛。

方药：益肾调经汤或调肝汤。

6. 阳虚内寒证

主要证候：经期或经后小腹冷痛，喜按，得

热则舒，经量少，经色暗淡，腰腿酸软，小便清长。舌淡胖，苔白润，脉沉。

治法：温经扶阳，暖宫止痛。

方药：温经汤（《金匮要略》）加附子、艾叶、小茴香。

◎ 要点六　预防与调护

注重经期、产后卫生，以减少痛经发生。患者经期保暖，避免受寒；保持精神愉快，气机畅达，经血流畅；注意调摄，慎勿为外邪所伤；不可过用寒凉或滋腻的药物，服食生冷之品；均有利于减缓疼痛，促进疾病早期向愈。

细目十二　经行乳房胀痛

◎ 要点一　概述

每于行经前后，或正值经期，出现乳房作胀，或乳头胀痒疼痛，甚至不能触衣者，称"经行乳房胀痛"。

◎ 要点二　病因病机

经行乳房胀痛的发生，根据其发病部位、发病时间等应与肝、胃、肾密切关系。因肝经循胁肋，过乳头，乳头乃足厥阴肝经支络所属，乳房为足阳明胃经经络循行之所，足少阴肾经入乳内。故有乳头属肝、乳房属胃亦属肾所主之说。肝藏血，主疏泄，本病发生多在经前或经期，此时气血下注冲任血海，易使肝血不足，气偏有余，肝失条达或肝肾失养所致。七情内伤，肝气郁结，气血运行不畅，脉络欠通，不通则痛；或肝肾亏虚，乳络失于濡养而痛；或脾胃虚弱，运化失职，水湿聚而成痰，冲气夹痰湿阻络，乳络不畅，遂致乳房胀痛或乳头痒痛。

◎ 要点三　辨证论治

1. 肝气郁结证

主要证候：经前或经行乳房胀满疼痛，或乳头痒痛，甚则痛不可触衣。经行不畅，血色暗红，小腹胀痛；胸闷胁胀，精神抑郁，时叹息；苔薄白，脉弦。

治法：疏肝理气，和胃通络。

方药：逍遥散加麦芽、青皮、鸡内金。

2. 肝肾亏虚证

主要证候：经行或经后两乳作胀作痛，乳房按之柔软无块，月经量少，色淡；两目干涩，咽干口燥，五心烦热；舌淡或舌红，少苔，脉细数。

治法：滋肾养肝，和胃通络。

方药：一贯煎或滋水清肝饮加麦芽、鸡内金。

3. 胃虚痰滞证

主要证候：经前或经期乳房胀痛或乳头痒痛，痛甚不可触衣，胸闷痰多，食少纳呆，平素带下量多，色白稠黏，月经量少，色淡；舌淡胖，苔白腻，脉缓滑。

治法：健胃祛痰，活血止痛。

方药：四物汤合二陈汤去甘草。

细目十三　经行头痛

◎ 要点一　概述

每遇经期或行经前后，出现以头痛为主要症状，经后辄止者，称为"经行头痛"。

◎ 要点二　病因病机

本病属于内伤性头痛范畴，其发作与月经密切相关。因头为诸阳之会，五脏六腑之气皆上荣于头，足厥阴肝经会于巅，肝为藏血之脏，经行时气血下注冲任而为月经，阴血相对不足，故凡外感、内伤均可在此时引起脏腑气血失调而为患。常见的病因有情志内伤，肝郁化火，上扰清窍；或瘀血内阻，络脉不通；或痰湿上扰，阻滞脑络；或素体血虚，经行时阴血益感不足，脑失所养。

◎ 要点三　辨证论治

1. 肝火证

主要证候：经行头痛，甚或颠顶掣痛，头晕目眩，月经量稍多，色鲜红；烦躁易怒，口苦咽干；舌质红，苔薄黄，脉弦细数。

治法：清热平肝息风。

方药：羚角钩藤汤。

2. 血瘀证

主要证候：每逢经前、经期头痛剧烈，痛如锥刺，经色紫暗有块；伴小腹疼痛拒按，胸闷不舒；舌暗或尖边有瘀点，脉细涩或弦涩。

治法：化瘀通络。

方药：通窍活血汤。

3. 痰湿中阻证

主要证候：经前或经期头痛，头晕目眩，形体肥胖，胸闷泛恶，平日带多稠黏，月经量少，色淡，面色不华；舌淡胖，苔白腻，脉滑。

治法：燥湿化痰，通络止痛。

方药：半夏白术天麻汤加葛根、丹参。

4. 血虚证

主要证候：经期或经后头晕，头部绵绵作痛，月经量少，色淡，质稀；心悸少寐，神疲乏力；舌淡，苔薄，脉虚细。

治法：养血益气。

方药：八珍汤加首乌、蔓荆子。

细目十四　经行感冒

◎ 要点一　概述

每值经行前后或正值经期，出现感冒症状，经后逐渐缓解者，称"经行感冒"。

◎ 要点二　病因病机

本病以感受风邪为主，夹寒则为风寒，夹热则为风热。多由素体气虚，卫阳不密，经行阴血下注于胞宫，体虚益甚，此时血室正开，腠理疏松，卫气不固，风邪乘虚侵袭；或素有伏邪，随月经周期反复乘虚而发。经后因气血渐复，则邪去表解而缓解。常见病因有风寒、风热、邪入少阳。

◎ 要点三　辨证论治

1. 风寒证

主要证候：每至经行期间，发热，恶寒，无汗，鼻塞流涕，咽喉痒痛，咳嗽痰稀，头痛身痛；舌淡红，苔薄白，脉浮紧。经血净后，诸证渐愈。

治法：解表散寒，和血调经。

方药：荆穗四物汤。

2. 风热证

主要证候：每于经行期间，发热身痛，微恶风，头痛汗出，鼻塞咳嗽，痰稠，口渴欲饮；舌红，苔黄，脉浮数。

治法：疏风清热，和血调经。

方药：桑菊饮加当归、川芎。

3. 邪入少阳证

主要证候：每于经期即出现寒热往来，胸胁苦满，口苦咽干，心烦欲呕，头晕目眩，默默不欲饮食；舌红，苔薄白或薄黄，脉弦或弦数。

治法：和解表里。

方药：小柴胡汤。

细目十五　经行身痛

◎ 要点一　概述

每遇经行前后或正值经期，出现以身体疼痛为主症者，称"经行身痛"。

◎ 要点二　病因病机

本病病机是素体正气不足，营卫失调，筋脉失养，不荣而痛；或因宿有寒湿留滞，经行时气血下注冲任，因寒凝血瘀，经脉阻滞，以致气血不通而身痛。

◎ 要点三　辨证论治

1. 血虚证

主要证候：经行时肢体疼痛麻木，肢软乏力，月经量少，色淡，质薄；面色无华；舌质淡红，苔白，脉细弱。

治法：养血益气，柔筋止痛。

方药：当归补血汤加白芍、鸡血藤、丹参、玉竹。

2. 血瘀证

主要证候：经行时腰膝、肢体、关节疼痛，得热痛减，遇寒疼甚，月经推迟，经量少，色暗，或有血块；舌紫暗，或有瘀斑，苔薄白，脉沉紧。

治法：活血通络，益气散寒止痛。

方药：趁痛散。

细目十六　经行泄泻

◎ 要点一　概述

每值行经前后或经期，大便溏薄，甚或水泻，日解数次，经净自止者，称为"经行泄泻"。本病以泄泻伴随月经周期而出现为主要特点，临床也有平素有慢性腹泻，遇经行而发作尤甚者，亦属本病范畴。若经期偶因饮食不节，或伤于风寒而致泄泻者，则不属本病范围。

◎ 要点二　病因病机

本病的发生主要责之于脾肾虚弱。脾主运化，肾主温煦，为胃之关，主司二便。若二脏功能失于协调，脾气虚弱或肾阳不足，则运化失司，水谷精微不化，水湿内停。经行之际，气血下注冲任，脾肾益虚而致经行泄泻。

◎ 要点三　辨证论治

1. 脾虚证

主要证候：月经前后，或正值经期，大便溏泄，经行量多，色淡质薄；脘腹胀满，神疲肢软，或面浮肢肿；舌淡红，苔白，脉濡缓。

治法：健脾渗湿，理气调经。

方药：参苓白术散。

2. 肾虚证

主要证候：经行或经后，大便泄泻，或五更泄泻，经色淡，质清稀；腰膝酸软，头晕耳鸣，畏寒肢冷；舌淡，苔白，脉沉迟。

治法：温阳补肾，健脾止泻。

方药：健固汤合四神丸。

细目十七　经行浮肿

◎ 要点一　概述

每逢经行前后，或正值经期，头面四肢浮肿者，称为经行浮肿。

◎ 要点二　病因病机

脾为水之制，肾为水之本，一主运化，一司开阖。脾主运化，脾虚则运化功能失职，水湿为患，泛溢肌肤则为肿。而肾主水，为水脏，体内水液有赖肾阳的蒸腾气化，才能正常运行敷布排泄。肾虚则气化失职，不能化气行水，水液溢于肌肤而为肿。经前、经行时气血下注于胞宫，若素体脾肾虚损，值经行则脾肾更虚，气化运行失司，水湿生焉，因而出现经行浮肿。也有因肝郁气滞，血行不畅，滞而作胀者。

◎ 要点三　辨证论治

1. 脾肾阳虚证

主要证候：经行面浮肢肿，按之没指，晨起头面肿甚，月经推迟，经行量多，色淡，质薄；腹胀纳减，腰膝酸软，大便溏薄；舌淡，苔白腻，脉沉缓，或濡细。

治法：温肾化气，健脾利水。

方药：肾气丸合苓桂术甘汤。

2. 气滞血瘀证

主要证候：经行肢体肿胀，按之随手而起，经血色暗有块，脘闷胁胀，善叹息；舌紫暗，苔薄白，脉弦涩。

治法：理气行滞，养血调经。

方药：八物汤加泽泻、益母草。

细目十八　经行吐衄

◎ 要点一　概述

每逢经行前后，或正值经期，出现周期性的吐血或衄血者，称"经行吐衄"。常伴经量减少，好像是月经倒行逆上，亦有"倒经""逆经"

之称。

本病相当于西医学的"代偿性月经"。

◎ 要点二　病因病机

本病之因，由血热而冲气上逆，迫血妄行所致。出于口者为吐，出于鼻者为衄。临床以鼻衄为多。常见肝经郁火、肺肾阴虚。

◎ 要点三　辨证论治

1. 肝经郁火证

主要证候：经前或经期吐血、衄血，量较多，色鲜红，月经可提前、量少甚或不行；心烦易怒，或两胁胀痛，口苦咽干，头晕耳鸣，尿黄便结；舌红，苔黄，脉弦数。

治法：清肝调经。

方药：清肝引经汤。

2. 肺肾阴虚证

主要证候：经前或经期吐血、衄血，量少，色暗红，月经每先期、量少；平素可有头晕耳鸣，手足心热，两颧潮红，潮热咳嗽，咽干口渴；舌红或绛，苔花剥或无苔，脉细数。

治法：滋阴养肺。

方药：顺经汤或加味麦门冬汤。

细目十九　经行口糜

◎ 要点一　概述

每值经前或经行时，口舌糜烂，如期反复发作，经后渐愈者，称"经行口糜"。本病以口舌、牙龈等处的糜烂和疮疡周期性发生于经前或经期为特点。病灶随经净而能自愈或基本自愈。

◎ 要点二　病因病机

本病历代医家虽无论述，但根据其病变部位，主要表现在口、舌，而舌为心之苗，口为胃之门户，故其病机多由心、胃之火上炎所致。其热有阴虚火旺，热乘于心者；有胃热炽盛而致者，每遇经行阴血下注，其热益盛，随冲气上逆而发。

◎ 要点三　辨证论治

1. 阴虚火旺证

主要证候：经期口舌糜烂，口燥咽干，月经量少，色红；五心烦热，尿少色黄；舌红，少苔，脉细数。

治法：滋阴降火。

方药：知柏地黄汤或上下相资汤。

2. 胃热熏蒸证

主要证候：经行口舌生疮，口臭，月经量多，色深红；口干喜饮，尿黄便结；舌苔黄厚，脉滑数。

治法：清胃泄热。

方药：凉膈散。

细目二十　经行风疹块

◎ 要点一　概述

每值临经时或行经期间，周身皮肤突起红疹，或起风团，瘙痒异常，经净渐退者，称"经行风疹块"，或称"经行瘾疹"。

◎ 要点二　病因病机

本病多因风邪为患，缘于素体本虚，适值经行，气血益虚，风邪乘虚而入，郁于皮肤肌腠之间而诱发本病。本病有内风、外风之别，内风者，由血虚生风所致，外风者由风邪乘经期、产后、体虚之时，袭于肌腠所致。常见病因有血虚、风热。

◎ 要点三　辨证论治

1. 血虚证

主要证候：经行风疹频发，瘙痒难忍，入夜尤甚，月经多推迟、量少色淡；面色不华，肌肤枯燥；舌淡红，苔薄，脉虚数。

治法：养血祛风。

方药：当归饮子。

2. 风热证

主要证候：经行身发红色风团、疹块，瘙痒

不堪，感风遇热，其痒尤甚，月经多提前、量多色红；口干喜饮，尿黄便结；舌红苔黄，脉浮数。

治法：疏风清热。

方药：消风散。

细目二十一 经行发热

◎ 要点一 概述

每值经期或行经前后，出现以发热为主症者，称"经行发热"。若经行偶有一次发热者，不属此病。

◎ 要点二 病因病机

本病属内伤发热范畴，主要责之于气血营卫失调。妇人以血为本，月经乃血所化，值经行或行经前后，阴血下注于冲任，易使机体阴阳失衡，若素体气血阴阳不足，或经期稍有感触，即诱发本病。临床常见有肝肾阴虚、血气虚弱、瘀热壅阻发热。

◎ 要点三 辨证论治

1. 肝肾阴虚证

主要证候：经期或经后，午后潮热，月经量少，色红；两颧红赤，五心烦热，烦躁少寐；舌红而干，脉细数。

治法：滋养肝肾，育阴清热。

方药：蒿芩地丹四物汤。

2. 血气虚弱证

主要证候：经行或经后发热，热势不扬，动则自汗出，经量多，色淡质薄；神疲肢软，少气懒言；舌淡，苔白润，脉虚缓。

治法：补益血气，甘温除热。

方药：补中益气汤。

3. 瘀热壅阻证

主要证候：经前或经期发热，腹痛，经色紫暗，夹有血块；舌暗或尖边有瘀点，脉沉弦数。

治法：化瘀清热。

方药：血府逐瘀汤加丹皮。

细目二十二 经行情志异常

◎ 要点一 概述

每值行经前后，或正值经期，出现烦躁易怒，悲伤啼哭，或情志抑郁，喃喃自语，或彻夜不眠，甚或狂躁不安，经后复如常人者，称为"经行情志异常"。

本病以经前情绪易于失控，无端悲伤、易怒，而月经周期的其他时间精神、情绪又完全正常为特点。

◎ 要点二 病因病机

该病发生的主要机理多由于情志内伤，肝气郁结，痰火内扰，遇经行气血骤变，扰动心神而致。常见心血不足、肝经郁热、痰火上扰证。

◎ 要点三 辨证论治

1. 心血不足证

主要证候：经前或经期，精神恍惚，心神不宁，无故悲伤，心悸失眠，月经量少，色淡；舌淡，苔薄白，脉细。

治法：补血养心，安神定志。

方药：甘麦大枣汤合养心汤去川芎、半夏曲。

2. 肝经郁热证

主要证候：经前或经期，烦躁易怒，或抑郁不乐，头晕目眩，口苦咽干，胸胁胀满，不思饮食，月经量多，色深红；舌红，苔黄，脉弦数。

治法：清肝泄热，解郁安神。

方药：丹栀逍遥散酌加川楝子、生龙齿、代赭石。

3. 痰火上扰

主要证候：经前或经期精神狂躁，烦乱不安，或语无伦次，头痛失眠，或面红目赤，溲黄便结，或心胸烦闷，不思饮食，月经量或偏少，色红或深红，质稠黏，或夹小血块；舌质红，苔黄腻，脉滑数有力。

治法：清热化痰，宁心安神。

方药：生铁落饮加郁金、川连。

细目二十三　绝经前后诸证

◎ 要点一　概述

妇女在绝经期前后，围绕月经紊乱或绝经出现明显不适证候，如烘热汗出、烦躁易怒、潮热面红、眩晕耳鸣、心悸失眠、腰背酸楚、面浮肢肿、情志不宁等症状，称为绝经前后诸证，亦称"经断前后诸证"。这些证候往往三三两两，轻重不一，参差出现，持续时间或长或短，短者仅数月，长者迁延数年。甚者可影响生活和工作，降低生活质量，危害妇女身心健康。

◎ 要点二　病因病机

《素问·上古天真论》曰："女子七岁，肾气盛，齿更发长；二七而天癸至，任脉通，太冲脉盛，月事以时下，故有子……七七任脉虚，太冲脉衰少，天癸竭，地道不通，故形坏而无子也。"这是女性生长发育、生殖与衰老的自然规律，多数妇女可以顺利渡过，但部分妇女则由于体质、产育、疾病、营养、劳逸、社会环境、精神因素等方面的原因，不能很好地调节这一生理变化，使得肾阴阳平衡失调而导致本病。另外，肾阴阳失调，常涉及其他脏腑，尤以心、肝、脾为主。若肾阴不足，不能上济心火，则心火偏亢；乙癸同源，肾阴不足，精亏不能化血，导致肝肾阴虚，肝失柔养，肝阳上亢；肾与脾先后天互相充养，脾阳赖肾阳以温煦，肾虚阳衰，火不暖土，又导致脾肾阳虚。常见肾阴虚、肾阳虚、肾阴阳俱虚证。

◎ 要点三　辨证论治

1. 肾阴虚证

主要证候：绝经前后，月经紊乱，月经提前量少或量多，或崩或漏，经色鲜红；头晕目眩，耳鸣，头部面颊阵发性烘热，汗出，五心烦热，腰膝酸疼，足跟疼痛，或皮肤干燥、瘙痒，口干便结，尿少色黄；舌红，少苔，脉细数。

治法：滋养肾阴，佐以潜阳。

方药：左归丸合二至丸加制首乌、龟甲。

2. 肾阳虚证

主要证候：经断前后，经行量多，经色淡暗，或崩中漏下；精神萎靡，面色晦暗，腰背冷痛，小便清长，夜尿频数，或面浮肢肿；舌淡，或胖嫩边有齿印，苔薄白，脉沉细弱。

治法：温肾扶阳。

方药：右归丸加减。

3. 肾阴阳俱虚证

主要证候：经断前后，月经紊乱，量少或多；午寒午热，烘热汗出，头晕耳鸣，健忘，腰背冷痛；舌淡，苔薄，脉沉弱。

治法：阴阳双补。

方药：二仙汤合二至丸加菟丝子、何首乌、龙骨、牡蛎。

4. 心肾不交证

主要证候：绝经前后，心烦失眠，心悸易惊，甚至情志失常，月经周期紊乱，量少或多，经色鲜红，头晕健忘，腰酸乏力；舌红，苔少，脉细数。

治法：滋阴补血，养心安神。

方药：天王补心丹。

◎ 要点四　预防与调护

定期进行体格检查、妇科检查、防癌检查、内分泌学检查；若因癥瘕行开腹手术，应尽量保留或不损伤无病变的卵巢组织；维持适度的性生活、调畅情志，防止心理早衰；适当散步，参加各项体育锻炼，增强体质，调节阴阳气血；注意劳逸结合，生活规律、睡眠充足，避免过度疲劳和紧张；饮食应适当限制高脂、高糖类物质的摄入，注意补充新鲜水果蔬菜及钙钾等矿物质；进入绝经前后期，注重参加社会保健，每年接受一次妇女病普查，并全面体检一次，完善各项目的检验，建立一个系统的肿瘤筛查医疗保健措施。

细目二十四　经断复来

◎ 要点一　概述

绝经期妇女月经停止 1 年及 1 年以上，又再次出现子宫出血，称为经断复来。亦称为"年老经水复行"，或称为"妇人经断复来"。

◎ 要点二　病因病机

经断复来见于老年妇女，其一生经历了经、孕、产、乳等数伤阴血的阶段，年届七七，肾气虚，天癸竭，太冲脉衰少，地道不通，经水断绝。当进入老年期后，肾阴虚逐渐影响他脏，或脾虚肝郁、冲任失固，或湿热下注，或血热，或湿毒瘀结损伤冲任以致经断复行。

◎ 要点三　鉴别诊断

1. **宫颈癌**　阴道不规则出血，常为接触性出血，或见血性带下，量时多时少，也可大量出血；严重者可见下腹胀痛，腰痛，一侧或两侧下腹痉挛性疼痛；妇科检查见宫颈糜烂严重或呈菜花样改变；需行宫颈 TCT 检查，阴道镜检查及活检以确诊。

2. **宫颈炎**　表现为宫颈糜烂或息肉时均可见接触性出血，宫颈刮片细胞学检查示巴氏 Ⅰ～Ⅱ级。TCT 呈良性反应。

3. **宫颈结核**　表现为阴道不规则出血，伴白带增多，局部见多个溃疡，甚至呈菜花样赘生物。可局部活检以确诊。

4. **子宫肉瘤或子宫内膜癌**　子宫出血反复量多，子宫增大等，需作诊刮以确诊。

◎ 要点四　辨证论治

注意参考各种检查结果，辨明属良性或恶性。一般年龄愈大，出血时间愈长，或出血离绝经时间愈远，反复发作，下腹部肿块增长速度快，伴腹水、恶病质或红细胞沉降率异常增快者，恶性病变的可能性较大。治疗首分良恶，良性者当以固摄冲任为大法，或补虚或攻邪，或扶正祛邪；恶性病变者应采用多种方法（包括手术、放疗、化疗）综合治疗。

1. 脾虚肝郁证

主要证候：经断后阴道出血，量少，色淡，质稀，气短懒言，神疲肢倦，食少腹胀，胁肋胀满；舌苔薄白，脉弦无力。

治法：健脾调肝，安冲止血。

方药：安老汤。

2. 肾阴虚证

主要证候：经断后阴道出血，量少，色鲜红，质稠，腰膝酸软，潮热盗汗，头晕耳鸣，口咽干燥；舌质偏红，少苔，脉细数。

治法：滋阴清热，安冲止血。

方药：知柏地黄丸加阿胶、龟甲。

3. 湿热下注证

主要证候：绝经后阴道出血，色红或紫红，量较多，平时带下色黄有臭味，外阴及阴道瘙痒，口苦咽干，疲惫无力，纳谷不馨，大便不爽，小便短赤；舌质偏红，苔黄腻，脉弦细数。

治法：清热利湿，止血凉血。

方药：易黄汤加黄芩、茯苓、泽泻、侧柏叶、大小蓟。

4. 血热证

主要证候：自然绝经 2 年以上经水复来，色深红，质稠，带下增多，色黄，有臭味，口苦口干，小便短赤，大便秘结；舌红，苔黄，脉弦滑。

治法：清热凉血，固冲止血。

方药：益阴煎加生牡蛎、茜根、地榆。

5. 湿毒瘀结证

主要证候：绝经后复见阴道出血，量少，淋沥不断，夹有杂色带下，恶臭，小腹疼痛，低热起伏，神疲，形体消瘦；舌质暗，或有瘀斑，苔白腻，脉细弱。

治法：利湿解毒，化瘀散结。

方药：萆薢渗湿汤合桂枝茯苓丸去滑石，加黄芪、三七。

第八单元　带下病

细目一　概　述

◎ 要点一　带下病的定义

带下病是指带下量明显增多或减少，色、质、气味发生异常，或伴有全身或局部症状者。带下明显增多者称为带下过多；带下明显减少者称为带下过少。在某些生理性情况下也可出现带下量增多或减少，如妇女在月经期前后、排卵期、妊娠期其带下量增多而无其他不适者，为生理性带下；绝经前后白带减少而无明显不适者，也为生理现象，均不作病论。

◎ 要点二　带下病的治疗原则

带下过多者，治疗以除湿为主。一般治脾宜运、宜升、宜燥；治肾宜补、宜固、宜涩；湿热和热毒宜清、宜利；阴虚夹湿则补清兼施。虚实夹杂证及实证治疗还需配合外治法。

带下过少一病，虽有肝肾阴虚、血枯瘀阻之不同，其根本是阴血不足，治疗重在滋补肝肾之阴精，佐以养血、化瘀等。用药不可肆意攻伐，过用辛燥苦寒之品，以免耗津伤阴，犯虚虚之戒。

细目二　带下过多

◎ 要点一　概　述

带下过多是指带下量明显增多，色、质、气味异常，或伴有局部及全身症状者。古代有"白沃""赤白沥""下白物"等名称。

◎ 要点二　病因病机

本病的主要病机是湿邪伤及任带二脉，使任脉不固，带脉失约。湿邪是导致本病的主要原因，但有内外之别。脾肾肝三脏功能失调是产生内湿之因，脾虚失运，水湿内生；肾阳虚衰，气化失常，水湿内停；肝郁侮脾，肝火夹脾湿下注。外湿多因久居湿地，或涉水淋雨，或摄生不洁，或不洁性交等，以致感受湿热毒虫邪。常见病因有脾虚、肾阳虚、阴虚夹湿、湿热下注、热毒蕴结。

◎ 要点三　辨证要点

带下过多的辨证要点主要是根据带下的量、色、质、气味的异常以辨寒热虚实。一般而论，带下色淡、质稀者为虚寒；色黄、质稠、有秽臭者为实热。临证时，结合全身症状、舌脉、病史等进行综合分析。

◎ 要点四　辨证论治

1. 脾虚证

主要证候：带下量多，色白或淡黄，质稀薄，或如涕如唾，绵绵不断，无臭；面色㿠白或萎黄，四肢倦怠，脘胁不舒，纳少便溏，或四肢浮肿；舌淡胖，苔白或腻，脉细缓。

治法：健脾益气，升阳除湿。

方药：完带汤。

若脾虚湿蕴化热，症见带下量多，色黄，黏稠，有臭味者，治宜健脾祛湿，清热止带，方用易黄汤。

2. 肾阳虚证

主要证候：带下量多，绵绵不断，质清稀如水；腰酸如折，畏寒肢冷，小腹冷感，面色晦暗，小便清长，或夜尿多，大便溏薄；舌质淡，苔白润，脉沉迟。

治法：温肾培元，固涩止带。

方药：内补丸。

3. 阴虚夹湿证

主要证候：带下量多，色黄或赤白相兼，质稠，有气味，阴部灼热感，或阴部瘙痒；腰酸腿软，头晕耳鸣，五心烦热，咽干口燥，或烘热汗出，失眠多梦；舌质红，苔少或黄腻，脉细数。

治法：滋肾益阴，清热利湿。

方药：知柏地黄汤。

4. 湿热下注证

主要证候：带下量多，色黄或呈脓性，质黏稠，有臭气，或带下色白质黏，呈豆渣样，外阴瘙痒；小腹作痛，口苦口腻，胸闷纳呆，小便短赤；舌红，苔黄腻，脉滑数。

治法：清利湿热，佐以解毒杀虫。

方药：止带方。

若肝经湿热下注，症见带下量多色黄或黄绿，质黏稠，或呈泡沫状，有臭气，阴痒；烦躁易怒，口苦咽干，头晕头痛；舌边红，苔黄腻，脉弦滑，治宜清肝利湿止带，方用龙胆泻肝汤。

若湿浊偏甚，症见带下量多，色白，如豆渣状或凝乳状，阴部瘙痒；脘闷纳差；舌红，苔黄腻，脉滑数，治宜清热利湿，疏风化浊，方用萆薢渗湿汤加苍术、藿香。

5. 热毒蕴结证

主要证候：带下量多，黄绿如脓，或赤白相兼，或五色杂下，质黏腻，臭秽难闻；小腹疼痛，腰骶酸痛，烦热头晕，口苦咽干，小便短赤，大便干结；舌红，苔黄或黄腻，脉滑数。

治法：清热解毒。

方药：五味消毒饮加土茯苓、败酱草、鱼腥草、薏苡仁。

◎ 要点五 外治法

实证带下病多结合白带检查结果配合外治法治疗。

1. **外洗法** 洁尔阴、肤阴洁、皮肤康等洗剂，适用于各类阴道炎。

2. **阴道纳药法** 洁尔阴泡腾片、保妇康栓等，适用于各类阴道炎；双料喉风散、珍珠层粉等，适用于宫颈糜烂及老年性阴道炎。

3. **热熨法** 火熨、电灼、激光等，使病变组织凝固、坏死、脱落、修复、愈合而达到治疗

目的，适用于因宫颈炎而致带下过多者。

◎ 要点六 预防与调护

1. 保持外阴清洁干爽，勤换内裤。注意经期、产后卫生，禁止盆浴。

2. 经期勿冒雨涉水和久居阴湿之地，以免感受湿邪。不宜过食肥甘或辛辣之品，以免滋生湿热。

3. 对具有交叉感染的带下病，在治疗期间需禁止性生活，性伴侣应同时接受治疗。并禁止游泳和使用公共洁具。

4. 做好计划生育工作，避免早婚多产，避免多次人工流产。

5. 定期进行妇科普查，发现病变及时治疗。

6. 进行妇科检查或手术操作时，应严格执行无菌操作，防止交叉感染。

细目三 带下过少

◎ 要点一 概述

带下过少是指带下量明显减少，导致阴中干涩痒痛，甚至阴部萎缩者。

◎ 要点二 病因病机

本病的主要病机是阴液不足，不能渗润阴道。肝肾亏损、血枯瘀阻是导致带下过少的主要原因。

◎ 要点三 辨证论治

1. 肝肾亏损证

主要证候：带下过少，甚至全无，阴部干涩灼痛，或伴阴痒，阴部萎缩，性交疼痛，甚则性交干涩困难；头晕耳鸣，腰膝酸软，烘热汗出，烦热胸闷，夜寐不安，小便黄，大便干结；舌红，少苔，脉细数或沉弦细。

治法：滋补肝肾，养精益血。

方药：左归丸加知母、肉苁蓉、紫河车、麦冬。

2. 血枯瘀阻证

主要证候：带下过少，甚至全无，阴中干

涩，阴痒；或面色无华，头晕眼花，心悸失眠，神疲乏力，或经行腹痛，经色紫暗，有血块，肌肤甲错，或下腹有包块；舌质暗，边有瘀点瘀

斑，脉细涩。

治法：补血益精，活血化瘀。

方药：小营煎加丹参、桃仁、牛膝。

第九单元　妊娠病

细目一　概　述

◎ 要点一　妊娠病的定义

妊娠期间，发生与妊娠有关的疾病，称"妊娠病"。

◎ 要点二　妊娠病的范围

包括妊娠恶阻、妊娠腹痛、异位妊娠、胎漏、胎动不安、堕胎、小产、滑胎、胎萎不长、胎死不下、子满、子肿、子晕、子痫、子嗽、妊娠小便淋痛、妊娠小便不通、妊娠瘙痒症、妊娠贫血、难产等。

◎ 要点三　妊娠病的诊断

首先要明确妊娠诊断。根据停经史、早孕反应、脉滑等临床表现，结合辅助检查，如妊娠试验、基础体温、B 超等判断是否妊娠。如需保胎可暂不进行妇科检查。如病情需要亦需择时进行妇科检查以明确诊断。并注意与激经、闭经、癥瘕等鉴别。妊娠病的诊断，自始至终要注意胎元未殒与已殒的鉴别，注意胎儿的发育情况以及母体的健康状况，必要时要注意排除畸胎等。

◎ 要点四　妊娠病的发病机理

1. 阴血虚　阴血素虚，孕后阴血下聚以养胎元，阴血益虚，可致阴虚阳亢而发病。

2. 脾肾虚　脾虚则气血生化乏源，胎失所养，若脾虚湿聚，则泛溢肌肤或水停胞中为病；肾虚则肾精匮乏，胎失所养。或肾气虚弱，胎失所系，胎元不固。

3. 冲气上逆　孕后经血不泻，聚于冲任、子宫以养胎，冲脉气盛。冲脉隶于阳明，若胃气素虚，冲气上逆犯胃，胃失和降则呕恶。

4. 气滞　素多忧郁，气机不畅，腹中胎体渐大，易致气机升降失常，气滞则血瘀水停而致病。

◎ 要点五　妊娠病的治疗原则

以胎元的正常与否为前提。胎元正常者，宜治病与安胎并举。安胎之法，以补肾健脾、调理气血为主。若胎元不正，胎堕难留，或胎死不下，或孕妇有病不宜继续妊娠者，则宜从速下胎以益母。

◎ 要点六　妊娠期间用药的注意事项

凡峻下、滑利、祛瘀、破血、耗气、散气以及一切有毒药品，都应慎用或禁用。如果病情确实有需要，亦可适当选用，但需严格掌握剂量和用药时间，"衰其大半而止"，以免动胎伤胎。

细目二　妊娠恶阻

◎ 要点一　概述

妊娠早期出现恶心呕吐、头晕倦怠，甚至食入即吐者，称为"恶阻"。

◎ 要点二　病因病机

恶阻的发生，主要病机是冲脉之气上逆，胃失和降。临床常见的病因为脾胃虚弱、肝胃不和，并可继发气阴两虚的恶阻重症。

◎ 要点三　鉴别诊断

本病应与葡萄胎、妊娠合并急性胃肠炎、孕

痛相鉴别。

◎ 要点四　辨证论治

1. 脾胃虚弱证

主要证候：妊娠早期，恶心呕吐不食，甚则食入即吐；口淡，呕吐清涎，头晕体倦，脘痞腹胀；舌淡，苔白，脉缓滑无力。

治法：健脾和胃，降逆止呕。

方药：香砂六君子汤。

2. 肝胃不和证

主要证候：妊娠早期，恶心，呕吐酸水或苦水，恶闻油腻；烦渴，口干口苦，头胀而晕，胸满胁痛，嗳气叹息；舌淡红，苔微黄，脉弦滑。

治法：清肝和胃，降逆止呕。

方药：橘皮竹茹汤或苏叶黄连汤加姜半夏、枇杷叶、竹茹、乌梅。

3. 痰滞证

主要证候：妊娠早期，呕吐痰涎；胸膈满闷，不思饮食，口中淡腻，头晕目眩，心悸气短；舌淡胖，苔白腻，脉滑。

治法：化痰除湿，降逆止呕。

方药：青竹茹汤。

◎ 要点五　妊娠恶阻的调摄

本病发生往往与精神因素有关，患者应保持乐观愉快的情绪，解除顾虑，避免精神刺激。生活上需调配饮食，宜清淡、易消化，忌肥甘厚味及辛辣之品，鼓励进食，少量多餐，服药应采取少量缓缓呷服之法，以获药力。

细目三　异位妊娠

◎ 要点一　概述

凡孕卵在子宫体腔以外着床发育，称为"异位妊娠"，以输卵管妊娠为最常见，占90%～95%，可造成急性腹腔内出血，是妇产科常见急腹症之一，俗称"宫外孕"。但两者含义稍有不同，异位妊娠包括输卵管妊娠、卵巢妊娠、腹腔妊娠、阔韧带妊娠、宫颈妊娠及子宫残角妊娠；宫外孕则仅指子宫以外的妊娠，不包括宫颈妊娠和子宫残角妊娠。中医学文献中并未有该病名的记载，但在"妊娠腹痛""经漏""癥瘕"等病证中有类似症状的描述。

◎ 要点二　病因病机

异位妊娠的发病机理与少腹宿有瘀滞，冲任胞脉、胞络不畅，或先天肾气不足，后天脾气受损等因素有关。由于脾肾气虚，不能把孕卵及时运送至子宫，或由于瘀阻，运送孕卵受阻，不能移行至子宫，而在输卵管内发育，以致破损脉络，阴血内溢于少腹，发生血瘀、血虚、厥脱等一系列证候。病机的本质在于少腹血瘀实证。

病情发展，孕卵胀破脉络，血溢于少腹，可迅速发展为阴血暴亡、气随血脱的厥脱证，危及生命。

◎ 要点三　异位妊娠的诊断与鉴别诊断

根据病史，临床表现有停经、阴道不规则出血、腹痛及相关体征，妇科检查、尿妊娠试验、B超、后穹隆穿刺可明确诊断。本病应与妊娠腹痛、胎动不安、黄体破裂、急性阑尾炎、急性盆腔炎、卵巢囊肿蒂扭转等相鉴别。

◎ 要点四　异位妊娠的临床表现

多有停经史及早孕反应，未破损型多无明显腹痛，或仅有下腹一侧隐痛，已破损型可有腹痛、阴道不规则出血、晕厥与休克等表现，当输卵管破裂时患者突感下腹一侧撕裂样剧痛，可波及下腹或全腹，有的还引起肩胛部放射性疼痛。

◎ 要点五　急症处理及手术适应证

1. 急症处理

（1）患者平卧，立即监测生命体征，观察患者神志。

（2）急查血常规、血型及交叉配血，备血，必要时输血。

（3）立即给予输氧、补液。可用丽参注射液10mL配50%葡萄糖注射液20mL静推，或配5%葡萄糖注射液500mL静滴。

（4）有条件者可同时服用参附汤回阳救逆，

或服生脉散合宫外孕Ⅰ号方以益气固脱、活血化瘀。

（5）若腹腔出血过多，或经以上处理休克仍不能纠正者，应立即手术治疗。

2. 手术适应证

（1）停经时间长，疑为输卵管间质部或残角子宫妊娠者。

（2）休克严重，内出血量多或持续出血，虽经抢救而不易控制者。

（3）妊娠试验持续阳性，包块继续长大，杀胚药无效者。

（4）愿意同时施行绝育术者。

◎ **要点六　辨证论治**

本病辨证治疗的重点是随着病情的发展，动态观察治疗，并在有输血、输液及手术准备的条件下进行服药。

1. 未破损期　指输卵管妊娠尚未破损者。

主要证候：停经后可有早孕反应，或下腹一侧有隐痛，双合诊可触及一侧附件有软性包块，有压痛，尿妊娠试验为阳性，脉弦滑。

治法：活血化瘀，消癥杀胚。

方药：宫外孕Ⅱ号方（山西中医学院第一附属医院经验方）加蜈蚣、全蝎、紫草。

2. 已破损期　指输卵管妊娠流产或破裂者。临床有休克型、不稳定型及包块型。

（1）休克型

主要证候：突发下腹剧痛，面色苍白，四肢厥逆，或冷汗淋漓，恶心呕吐，血压下降或不稳定，有时烦躁不安，脉微欲绝或细数无力，并有腹部及妇科检查的体征。

治法：益气固脱，活血祛瘀。

方药：生脉散合宫外孕Ⅰ号方。

（2）不稳定型

主要证候：腹痛拒按，腹部有压痛及反跳痛，但逐渐减轻，可触及界线不清的包块，兼有少量阴道流血，血压平稳，脉细缓。

治法：活血祛瘀，佐以益气。

方药：宫外孕Ⅰ号方（山西中医学院第一附属医院经验方）。

（3）包块型

主要证候：腹腔血肿包块形成，腹痛逐渐减轻，可有下腹坠胀或便意感，阴道出血逐渐停止，脉细涩。

治法：活血祛瘀消癥。

方药：宫外孕Ⅱ号方。

◎ **要点七　预防与调护**

1. 减少宫腔手术及人工流产术，避免产后和流产后的感染。

2. 积极治疗慢性盆腔炎、盆腔肿瘤等疾病。有慢性盆腔炎病史的病人在怀孕前宜做输卵管通畅检查，以减少异位妊娠的发病率。

3. 对曾有盆腔炎史、不孕史、放置宫内节育器而停经者，应注意异位妊娠的发生。

4. 对异位妊娠破损的病人，宜平卧或头低位，以增加脑血流量及氧的供给。给予吸氧、保暖。

5. 对有生育要求的异位妊娠术后患者，仍应积极治疗盆腔炎症以通畅输卵管。

细目四　胎漏、胎动不安

◎ **要点一　概述**

妊娠期间阴道少量出血，时出时止，或淋沥不断，而无腰酸、腹痛、小腹下坠者，称为"胎漏"，亦称"胞漏"或"漏胎"。妊娠期间出现腰酸、腹痛、小腹下坠，或伴有少量阴道出血者，称为"胎动不安"。本病发生在妊娠早期，类似于西医学的先兆流产，若发生在妊娠中、晚期，则类似于西医学的前置胎盘。

◎ **要点二　病因病机**

胎漏、胎动不安的主要病机是冲任损伤、胎元不固。妊娠是胚胎寄生于母体子宫内生长发育和成熟的过程。母体和胎儿必须互相适应，否则易发生流产。胎元包括胎气、胎儿、胎盘三个方面，任何一方有问题，均可发生胎漏、胎动不安。常见病因有肾虚、血热、气血虚弱、血瘀。

◎ 要点三　流产鉴别诊断

胎漏、胎动不安是以胚胎、胎儿存活为前提，首辨胚胎存活与否，并要与妊娠期间有阴道出血或腹痛的疾病相鉴别。此外，本病之阴道出血还要与各种原因所致的宫颈出血相鉴别，如宫颈息肉出血。

◎ 要点四　辨证论治

本病首辨胎元未殒或已殒，胎元未殒宜保，按本病辨证论治；胎元已殒则应去胎，按堕胎、小产处理。治疗大法以补肾安胎为主，并根据不同的证型分别采用补肾健脾、清热凉血、益气养血或化瘀固冲法。

1. 肾虚证

主要证候：妊娠期阴道少量下血，色淡暗，腰酸，腹痛下坠，或曾屡孕屡堕，头晕耳鸣，夜尿多，眼眶暗黑或有面部暗斑；舌淡，苔白，脉沉细滑尺脉弱。

治法：补肾健脾，益气安胎。

方药：寿胎丸加党参、白术或滋肾育胎丸。

2. 血热证

主要证候：妊娠期阴道少量出血，色深红或鲜红，质稠，或腰酸，口苦咽干，心烦少寐，溲黄便结；舌红，苔黄，脉滑数。

治法：清热凉血，养血安胎。

方药：保阴煎或当归散。

3. 气血虚弱证

主要证候：妊娠期阴道少量下血，色淡红，质稀薄，或小腹空坠而痛，腰酸，面色㿠白，心悸气短，神疲肢倦；舌淡，苔薄白，脉细弱略滑。

治法：补气养血，固肾安胎。

方药：胎元饮。

4. 血瘀证

主要证候：宿有癥积，孕后常有腰酸腹痛下坠，阴道不时出血，色暗红，或妊娠期跌仆闪挫，继之腹痛或少量阴道出血；舌暗红，或有瘀斑，脉弦滑或沉弦。

治法：活血化瘀，补肾安胎。

方药：桂枝茯苓丸合寿胎丸。

◎ 要点五　预防与调护

流产大多是可以预防的。应提倡婚前、孕前检查，在夫妇双方身体最佳状态下妊娠，未病先防。孕后首忌交合，以静养胎。调畅情怀，生活有节。已病防变，及早安胎。围产保健，母子平安。

细目五　堕胎、小产

◎ 要点一　概述

凡妊娠12周内胚胎自然殒堕者称"堕胎"，妊娠12~28周内胎儿已成形而自然殒堕者称"小产"或"半产"，分别相近于西医学的早期流产和晚期流产。

◎ 要点二　病因病机

发病机理主要是冲任损伤，胎结不实，胎元不固，而致胚胎、胎儿自然殒堕离宫而下，多由胎漏、胎动不安发展而来。常见病因有肾气虚弱、气血不足、热病伤胎和跌仆伤胎。

◎ 要点三　鉴别诊断

本病诊断的关键是妊娠物是否完全堕出或产出，需与异位妊娠、葡萄胎相鉴别，经妇科检查、B超、后穹隆穿刺多可区分。

◎ 要点四　辨证论治

本病的治疗原则以下胎益母为主，若胎堕完全者应按产后处理，宜调养气血为主。

1. 胎堕难留证

主要证候：妊娠早期，阴道流血逐渐增多，色红有块，小腹坠胀疼痛，或妊娠中晚期，小腹疼痛，阵阵紧逼，会阴逼胀下坠，或有羊水溢出，继而阴道下血量多，或伴心悸气短，面色苍白，头晕目眩；舌质正常或紫暗，舌边尖有瘀点，脉滑或涩。

治法：祛瘀下胎。

方药：脱花煎或生化汤加益母草。

2. 胎堕不全证

主要证候：胎殒之后，尚有部分组织残留于子宫，阴道流血不止，甚至出血如崩，腹痛阵阵紧逼；舌淡红，苔薄白，脉沉细无力。

治法：活血化瘀，佐以益气。

方药：脱花煎加人参、益母草、炒蒲黄。

◎ 要点五　预防与调护

堕胎、小产一旦发生，需立即到医院就诊，以防止大出血造成失血性休克。产后宜调畅情志、避风寒、慎起居、禁起居，增加饮食营养以助调补气血。

细目六　滑　胎

◎ 要点一　概述

凡堕胎或小产连续发生3次或3次以上者，称为"滑胎"，亦称"数堕胎""屡孕屡堕"。

◎ 要点二　病因病机

滑胎的主要机理为母体冲任损伤和胎元不健。若母体脾肾不足，气血虚弱，或宿有癥瘕之疾，或孕后跌仆闪挫，伤及冲任均可导致胎元不固而致滑胎。先天禀赋不足，胎元不健，致使胚胎损伤或不能成形，或成形易损，则发生屡孕屡堕。滑胎的病因临床常见有肾虚、脾肾虚弱、气血两虚、血热和血瘀。

◎ 要点三　诊断

1. 病史　堕胎、小产连续发生3次或3次以上者，称为滑胎。诊断时注意其连续性和自然殒堕的特点。多数滑胎病人，往往发生在妊娠后的相同月份，但也有部分病人滑胎不在相同月份。

2. 检查

（1）妇科检查　了解子宫发育，有无子宫肌瘤、子宫畸形及盆腔肿物等。

（2）实验室检查　查男女双方染色体。男子因诸多因素所导致的精子数目、活动力、畸形率的异常。女方查黄体功能、胎盘内分泌功能、ABO抗原、血清抗体效价、抗心磷脂抗体等。

（3）辅助检查　通过B超或子宫-输卵管造影观察子宫形态、大小，有无畸形、宫腔粘连、子宫肌瘤、盆腔肿物，宫颈内口情况。特别是大月份小产者更应重视是否存在宫颈机能不全情况，若宫颈内口达1.9cm以上者可诊断为宫颈内口松弛。

◎ 要点四　辨证论治

本病主要以滑胎者伴随的全身脉证作为辨证依据。根据有关检查，排除男方因素或女方非药物所能奏效的因素，针对原因辨证施治。治疗滑胎应本着预防为主，防治结合的阶段性原则。孕前宜以补肾健脾，益气养血，调理冲任为主；孕后即应积极进行保胎治疗，并应维持超过既往堕胎、小产时间2周以上，万不可等到发生流产先兆以后再进行诊治。对于滑胎病人应言明"预培其损"的重要性和孕后坚持用药的必要性。

1. 肾虚证

（1）肾气不足证

主要证候：屡孕屡堕，甚或应期而堕；孕后腰酸膝软，头晕耳鸣，夜尿频多，面色晦暗；舌质淡，苔薄白，脉细滑尺脉沉弱。

治法：补肾健脾，固冲安胎。

方药：补肾固冲丸。

（2）肾阳亏虚证

主要证候：屡孕屡堕；腰膝酸软，甚则腰痛如折，头晕耳鸣，畏寒肢冷，小便清长，夜尿频多，大便溏薄；舌淡，苔薄而润，脉沉迟或沉弱。

治法：温补肾阳，固冲安胎。

方药：肾气丸去泽泻，加菟丝子、杜仲、白术。

（3）肾精亏虚证

主要证候：屡孕屡堕；腰酸膝软，甚或足跟痛，头晕耳鸣，手足心热，两颧潮红，大便秘结；舌红，少苔，脉细数。

治法：补肾填精，固冲安胎。

方药：育阴汤。

2. 脾肾虚弱证

主要证候：屡孕屡堕；腰酸膝软，小腹隐痛

下坠，纳呆便溏，头晕耳鸣，尿频，夜尿多，眼眶暗黑，面色晦黄，面颊部暗斑；舌淡胖色暗，脉沉细滑，尺脉弱。

治法：补肾健脾，养血安胎。

方药：安奠二天汤。

3. 气血虚弱证

主要证候：屡孕屡堕；头晕目眩，神疲乏力，面色㿠白，心悸气短；舌质淡，苔薄白，脉细弱。

治法：益气养血，固冲安胎。

方药：泰山磐石散。

4. 血热证

主要证候：屡孕屡堕；孕后阴道出血，色深红质稠，腰酸腹痛，面赤唇红，口干咽燥，便结尿黄；舌红苔黄，脉弦滑数。

治法：清热养血，滋肾安胎。

方药：保阴煎合二至丸加白术。

5. 血瘀证

主要证候：素有癥瘕之疾，孕后屡孕屡堕；肌肤无华；舌质紫暗或有瘀斑，脉弦滑或涩。

治法：祛瘀消癥，固冲安胎。

方药：桂枝茯苓丸合寿胎丸。

◎ 要点五　预防与调护

对曾经发生过堕胎、小产者，应在下次受孕前做好全面检查，"预培其损"，避孕1年，在夫妇双方身体最佳状态下妊娠，做到未病先防。孕后宜保持心情愉快，消除忧虑和恐惧心理，勿过度劳累，孕早期禁止性生活，及早安胎。避免跌仆损伤，维护气血平和，使胎元健固。还要注意饮食营养，保证胎儿正常发育。遵守医嘱，用药保胎时间应超过既往堕胎、小产时间的2周以上，并做好围产期保健。

细目七　胎萎不长

◎ 要点一　概述

妊娠4~5个月后，孕妇腹形与宫体增大明显

小于正常妊娠月份，胎儿存活而生长迟缓者，称为"胎萎不长"。亦可称为"妊娠胎萎燥""妊娠胎不长"。

◎ 要点二　病因病机

本病的主要机理是气血不足以荣养其胎，而致胎儿生长迟缓。主要病因有气血虚弱、脾肾不足、血寒宫冷。

◎ 要点三　辨证论治

本病辨证以虚证为多。本病的治疗原则，当求因治本，去其所病，重在补脾肾、益气血，使其精血充足，则胎有所养。

1. 气血虚弱证

主要证候：妊娠4~5个月后，腹形和宫体增大明显小于妊娠月份，胎儿存活，面色萎黄或㿠白，身体羸弱，头晕心悸，少气懒言；舌质淡嫩，苔少，脉稍滑细弱无力。

治法：补气益血养胎。

方药：胎元饮。

2. 脾肾不足证

主要证候：妊娠腹形明显小于妊娠月份，胎儿存活，腰膝酸软，纳少便溏，或形寒畏冷，手足不温；舌质淡，苔白，脉沉迟。

治法：补益脾肾，养血长胎。

方药：寿胎丸合四君子汤。

3. 血寒宫冷证

主要证候：妊娠腹形明显小于妊娠月份，胎儿存活，形寒怕冷，腰腹冷痛，四肢不温；舌淡苔白，脉沉迟滑。

治法：温肾扶阳，养血育胎。

方药：长胎白术散加巴戟天、艾叶。

细目八　子　满

◎ 要点一　概述

妊娠5~6个月后出现腹大异常，胸膈满闷，甚则遍身俱肿，喘息不得卧者，称"子满"，又称"胎水肿满"。

◎ 要点二 病因病机

子满多由脾胃虚弱，土不制水，水渍胞中所致，或因胎元缺陷，发展为畸胎。

◎ 要点三 辨证论治

本病为本虚标实证，治宜标本兼顾，本着治病与安胎并举的治则，健脾消水而不伤胎。

主要证候：妊娠中期后，腹部增大异常，胸膈满闷，呼吸短促，神疲体倦，四肢不温，小便短少，甚则喘不得卧；舌淡胖，苔白，脉沉滑无力。

治法：健脾利水，养血安胎。

方药：鲤鱼汤加黄芪、桑白皮或当归芍药散。

细目九 子 肿

◎ 要点一 概述

子肿又称"妊娠肿胀"，其主症是妊娠中晚期，孕妇出现肢体面目肿胀者称"子肿"。

◎ 要点二 子气、皱脚、脆脚的含义

1. **子气** 自膝至足肿，小水长者。
2. **皱脚** 两脚肿而肤厚者。
3. **脆脚** 两脚肿而皮薄者。

◎ 要点三 病因病机

此病多发生在妊娠5~6月以后，此时胎体逐步长大，升降之机为之不利，若脏器本虚，胎碍脏腑，因孕重虚。因此，脾肾阳虚、水湿不化，或气滞湿停为妊娠肿胀的主要发病机理，脾肾两脏功能失常往往互相影响，或相继出现。

◎ 要点四 辨证论治

妊娠肿胀的治疗应本着治病与安胎并举的原则，以运化水湿为主，适当加入养血安胎之品，慎用温燥寒凉、峻下、滑利之品，择用皮类利水药，以免伤胎。

1. 脾虚证

主要证候：妊娠数月，面目四肢浮肿，或遍及全身，皮薄光亮，按之凹陷不起，面色黄白无华，神疲气短懒言，口淡而腻，脘腹胀满，食欲不振，小便短小，大便溏薄；舌淡体胖，边有齿痕，舌苔白润或腻，脉缓滑。

治法：健脾利水。

方药：白术散加砂仁或健脾利水汤。

2. 肾虚证

主要证候：妊娠数月，面浮肢肿，下肢尤甚，按之如泥，腰酸乏力，下肢逆冷，小便不利；舌淡，苔白润，脉沉迟。

治法：补肾温阳，化气利水。

方药：真武汤或肾气丸。

3. 气滞证

主要证候：妊娠3~4月后，肢体肿胀，始于两足，渐延于腿，皮色不变，随按随起，胸闷胁胀，头晕胀痛；苔薄腻，脉弦滑。

治法：理气行滞，除湿消肿。

方药：天仙藤散或正气天香散。

细目十 子 晕

◎ 要点一 概述

子晕又称"妊娠眩晕"，是指妊娠期出现以头晕目眩，状若眩冒为主症，甚或眩晕欲厥，称"子晕"。子晕有轻重之分，若发生在妊娠中后期，多属重证，往往伴有视物模糊、恶心欲吐、头痛等，多为子痫先兆。

◎ 要点二 病因病机

本病发生的主要机理是阴血不足、肝阳上亢或痰浊上扰。脏气本虚，孕后精血下注养胎，阴分必亏，阴不潜阳，肝阳化火生风；或妊娠中期后，胎体渐大，影响气机升降，气郁犯脾，脾虚湿聚，化为痰浊，肝阳夹痰浊上扰清窍。阴虚肝旺、脾虚肝旺属子晕重证，尤应预防子痫的发生。

◎ 要点三 辨证论治

1. 阴虚肝旺证

主要证候：妊娠中后期，头晕目眩，视物模糊，耳鸣失眠，心中烦闷，颜面潮红，口干咽燥，手足心热；舌红或绛，少苔，脉弦数。

治法：育阴潜阳。

方药：杞菊地黄丸加石决明、龟甲、钩藤、白蒺藜、天麻。

2. 脾虚肝旺证

主要证候：妊娠中晚期，头晕头重目眩，胸闷心烦，呕逆泛恶，面浮肢肿，倦怠嗜睡；苔白腻，脉弦滑。

治法：健脾化湿，平肝潜阳。

方药：半夏白术天麻汤加钩藤、丹参、蔓荆子。

3. 气血虚弱证

主要证候：妊娠后期头晕目眩，眼前发黑，心悸健忘，少寐多梦，神疲乏力，气短懒言，面色苍白或萎黄；舌淡，脉细弱。

治法：调补气血。

方药：八珍汤加首乌、钩藤、石决明。

◎ 要点四 预防与调护

1. 调情志，保持心情舒畅，勿受精神刺激。

2. 禁辛辣，宜服高蛋白、维生素类及富含钙、铁等营养丰富的食物，低盐饮食。

3. 注意休息，充足睡眠，安静环境，左侧卧位。

4. 测体重、血压、胎盘功能及尿蛋白。

细目十一 子 痫

◎ 要点一 概述

子痫又称"子冒""妊娠痫证"，其主症是妊娠晚期或临产前及新产后，突然发生眩晕倒仆，昏不知人，两目上视，牙关紧闭，四肢抽搐，全身强直，须臾醒，醒复发，甚至昏迷不醒者，称为"子痫"。

◎ 要点二 子痫的诊断

1. **病史** 孕前可有或无高血压史、肾病史、糖尿病史、家族高血压病史；双胎、多胎妊娠，羊水过多，葡萄胎病史；子痫病史等。

2. **临床表现** 妊娠后期，或正值分娩时，或分娩后，忽然眩晕倒仆，昏不知人，两目上视，牙关紧闭，四肢抽搐，角弓反张，须臾醒，醒复发，甚或昏迷不醒。或者在先兆子痫的基础上出现抽搐昏迷症状为子痫。

3. **检查** 妊娠前或妊娠 20 周前可有或无高血压史，妊娠 20 周后血压升高到 18.7/12.0kPa（140/90mmHg），或较基础血压升高 4.0kPa（30/15mmHg），伴蛋白尿、水肿即可诊断为子痫前期。

◎ 要点三 急症处理原则

一经确诊，立即住院治疗，积极处理。治疗原则为解痉、降压、镇静、合理扩容，必要时利尿、适时终止妊娠，中西医配合抢救。

细目十二 妊娠小便淋痛

◎ 要点一 概述

妊娠期间出现尿频、尿急、淋沥涩痛等症，称"妊娠小便淋痛"，或"妊娠小便难"，俗称"子淋"，类似于西医的妊娠合并泌尿系感染。

◎ 要点二 病因病机

病因总因于热，机理是热灼膀胱，气化失司，水道不利。其热有虚实之分，虚者阴虚内热；实者心火亢盛，湿热下注。

◎ 要点三 辨证论治

本病治疗上均以清润为主，不宜过于苦寒通利，以免重耗阴液，损伤胎元。

1. 阴虚津亏证

主要证候：妊娠期间，小便频数，淋沥涩痛，量少色淡黄，午后潮热，手足心热，大便干结，颧赤唇红；舌红少苔，脉细滑而数。

治法：滋阴清热，润燥通淋。

方药：知柏地黄丸加麦冬、五味子、车前子。

2. 心火偏亢证

主要证候：妊娠期间，小便频数，尿短赤，艰涩刺痛，面赤心烦，渴喜冷饮，甚者口舌生疮；舌红欠润，少苔或无苔，脉细数。

治法：清心泻火，润燥通淋。

方药：导赤散加玄参、麦冬。

3. 湿热下注证

主要证候：妊娠期间，突感尿频、尿急、尿痛，尿意不尽，欲解不能，小便短赤，小腹坠胀，胸闷食少，带下黄稠量多；舌红苔黄腻，脉弦滑数。

治法：清热利湿，润燥通淋。

方药：加味五苓散。

细目十三　妊娠小便不通

◎ 要点一　概述

妊娠期间，小便不通，甚至小腹胀急疼痛，心烦不得卧，称"妊娠小便不通"，古称"转胞"或"胞转"。以妊娠晚期7~8个月时较为多见。

◎ 要点二　病因病机

妊娠小便不通的病因病机主要是胎气下坠，压迫膀胱，致膀胱不利，水道不通，溺不得出。

属本虚标实证，临床有肾虚、气虚之分。

◎ 要点三　辨证论治

本病以小便不通为主，但其实质是肾虚或气虚。治疗本着"急则治其标，缓则治其本"的原则，以补气升提助膀胱气化为主，不可妄投通利之品，以免影响胎元。

1. 肾虚证

主要证候：妊娠小便频数不畅，继则闭而不通，小腹胀满而痛，坐卧不安，腰膝酸软，畏寒肢冷；舌淡，苔薄润，脉沉滑无力。

治法：温肾补阳，化气行水。

方药：肾气丸去丹皮、附子，加巴戟天、菟丝子。

2. 气虚证

主要证候：妊娠期间，小便不通，或频数量少，小腹胀急疼痛，坐卧不安，面色㿠白，神疲倦怠，头重眩晕；舌淡，苔薄白，脉虚缓滑。

治法：补中益气，导溺举胎。

方药：益气导溺汤。

第十单元　产后病

细目一　概　述

◎ 要点一　产后病的定义

产妇在产褥期内发生与分娩或产褥有关的疾病，称为"产后病"。从胎盘娩出至产妇全身各器官除乳腺外恢复至孕前状态的一段时期，称产后，亦称"产褥期"，一般约为6周。古人有"弥月为期""百日为度"之说，俗称"小满月"与"大满月"，即产后一月（弥月）为小满月，产后三月（百日）为大满月。目前根据临床实际，将产后七日内称为"新产后"。

◎ 要点二　产后"三冲""三病""三急"的含义

汉代《金匮要略·妇人产后病脉证治》指出："新产妇人有三病，一者病痉，二者病郁冒，三者大便难。"《张氏医通·妇人门》云："败血上冲有三，或歌舞谈笑，或怒骂坐卧，甚者逾墙上屋，口咬拳打，山腔野调，号佛名神，此败血冲心，多死……若饱闷呕恶，腹满胀痛者曰冲胃……若面赤呕逆欲死曰冲肺……大抵冲心者，十难救一，冲胃者，五死五生，冲肺者，十全一二。"又论："产后诸病，惟呕吐、盗汗、泄泻为急，三者并见必危。"前人所指的产后病，涉及范围较广，根据现代临床的认识来看，古人所说的产后"三冲",与西医产科的羊水栓塞有相似之处,是产时危急重症。

◎ 要点三　产后病的病因病机

产后病的发病机理可以概括为四个方面:一是亡血伤津。由于分娩用力、出汗、产创和出血,而使阴血暴亡,虚阳浮散,变生他病。二是元气受损。分娩是一个持续时间较长的体力持续消耗过程,若产程较长,产时用力耗气,产后操劳过早,或失血过多,气随血耗,而致气虚失摄、冲任不固。三是瘀血内阻。分娩创伤,脉络受损,血溢脉外,离经成瘀。产后百节空虚,若起居不慎,感受寒热之邪,寒凝热灼成瘀;或胞衣、胎盘残留,瘀血内阻,败血为病。四是外感六淫或饮食房劳所伤。产后元气、津血俱伤,腠理疏松,所谓"产后百节空虚",生活稍有不慎或调摄失当,均可致气血不调,营卫失和,脏腑功能失常,冲任损伤而变生产后诸疾。

◎ 要点四　产后病的诊断与产后"三审"

产后疾病的诊断在运用四诊的基础上,根据新产特点,还需注意"三审",即先审小腹痛与不痛,以辨有无恶露的停滞;次审大便通与不通,以验津液之盛衰,三审乳汁的行与不行及饮食之多少,以察胃气的强弱。同时还应根据病证,了解产妇体质,产前、产时、产后情况,参以脉证,必要时配合妇科检查及相应的实验室检查、辅助检查进行全面综合的分析,才能做出正确的诊断。

◎ 要点五　产后病的治疗原则

应根据亡血伤津、元气受损、瘀血内阻、多虚多瘀的特点,本着"勿拘于产后,亦勿忘于产后"的原则,结合病情进行辨证论治。常用的具体治法有补虚化瘀、清热解毒、益气固表、调理肾肝脾等。选方用药,又需照顾气血,行气勿过于耗散,化瘀勿过于攻逐,时时顾护胃气,消导必兼扶脾,寒证不宜过用温燥,热证不宜过用寒凉;解表不过于发汗,攻里不过于削伐;掌握补虚不滞邪,攻邪不伤正的原则,勿犯虚虚实实之戒。

◎ 要点六　产后用药"三禁"

禁大汗以防亡阳;禁峻下以防亡阴;禁通利小便以防亡津液。此外,对产后病中的危急重症,如产后血晕、产后痉病、产后发热等,临证时必当详察,及时明确诊断,必要时中西医结合救治,以免贻误病情。

◎ 要点七　产后病的预防与调护

居室宜寒温适宜,空气流通,阳光充足,不宜关门闭户;衣着宜温凉合适,以防外感风寒或中暑;饮食宜清淡,富含营养而易消化;不宜过食生冷辛辣和肥腻煎炒之品,以免内伤脾胃;宜劳逸结合,以免耗气伤血;心情宜轻松舒畅,不宜悲恐抑郁太过,以防情志伤人。产后百日内,不宜交合,勿为房事所伤;尤宜保持外阴清洁卫生,以防病邪乘虚入侵。

细目二　产后血晕

◎ 要点一　概述

产妇分娩后突然头晕眼花,不能起坐,或心胸满闷,恶心呕吐,痰涌气急,心烦不安,甚则神昏口噤,不省人事,称为"产后血晕"。可与西医"产后出血"和"羊水栓塞"互参。

◎ 要点二　病因病机

导致产后血晕的病机不外乎虚、实两端,虚者多由阴血暴亡,心神失守而发;实者多因瘀血上攻,扰乱心神所致。

◎ 要点三　鉴别诊断

1. **产后郁冒**　虽都可见眩晕症状,但产后郁冒是因产后亡血复汗感受寒邪所致,症见头眩目瞀,郁闷不舒,呕不能食,大便反坚,但头汗出;而产后血晕则多由产后阴血暴亡,心神失养,或瘀血停滞,气逆攻心所致,晕来势急,病情严重,临床诊断时以不省人事,口噤,甚则昏迷不醒为其特点。

2. **产后痉病**　口噤不开为二病的相似之处,但产后痉病多由产时创伤,感染邪毒,或产后亡血伤津，筋脉失养所致，其发病时间较产后血晕缓慢，其症状以四肢抽搐、项背强直、角弓反张为主，二者易于鉴别。

3. 产后子痫 虽都可见神志不清，但产后子痫除了产前有头晕目眩、头面及四肢浮肿、高血压、蛋白尿等病史以外，尚有典型的抽搐症状，可与产后血晕相鉴别。

◎ 要点四 急症处理

产后血晕无论虚实都属危急重证，应予以高危重视，查明原因，积极进行中西药结合抢救，以免延误病情，危及产妇生命。

中医治疗本病应本着"急则治其标，缓则治其本"的治疗原则。当产后血晕发生休克时，应首先抗休克，促其复苏，采取下列措施。

1. 立即将产妇置于头低脚高的仰卧体位，同时予以保温。

2. 针刺眉心、人中、涌泉等穴，强刺激以促速醒。

3. 丽参注射液、参麦注射液、参附注射液静脉推注或滴注，迅速补充血容量以抗休克。

4. 结合西医有关"产后出血"原因，即子宫收缩乏力、胎盘因素、软产道裂伤、凝血功能障碍，进行中西医结合的抢救。

◎ 要点五 预防与调护

本病多由产后大出血发展而来，因此防治产后大出血是预防产后血晕的主要措施。

1. 注意做好孕期保健。对双胎、多胎、羊水过多、妊娠高血压综合征等有可能发生产后出血孕妇，或有产后出血史、剖宫史者，应严格把好产前检查关，择期住院待产；对胎盘早剥者，应及早处理，避免发生凝血功能障碍。

2. 提高助产技术，正确处理分娩三个产程。认真检查胎盘、胎膜是否完整，有无残留。如发现软产道损伤等体征，应及时处理。

3. 注意子宫收缩及阴道出血情况，同时观察血压、脉搏及全身情况。

4. 一旦发生产后出血量多，需迅速查明引起出血的原因，及时纠正失血引起的低血容量，进

行针对性治疗。

在产妇分娩过程中，应注意保健，避免风寒，注意外阴部清洁卫生，避免产妇情绪激动，并应注意产后饮食调摄，清除其他导致产后血晕的因素，确保产妇生命安全。

细目三 产后发热

◎ 要点一 概述

产褥期内，出现发热持续不退，或突然高热寒战，并伴有其他症状者，称"产后发热"。如产后 1~2 日内，由于阴血骤虚，阳气外浮，而见轻微发热，而无其他症状，此乃营卫暂时失于调和，一般可自行消退，属正常生理现象。

◎ 要点二 病因病机

产后发热的原因较为复杂，但致病机理与产后"正气易虚，易感病邪，易生瘀滞"的特殊生理状态密切相关。由于产后胞脉空虚，邪毒乘虚直犯胞宫，正邪交争，正气亏虚，易感外邪，败血停滞，营卫不通，阴血亏虚，阳气浮散，均可致发热。常见病因有感染邪毒、外感、血瘀、血虚。

◎ 要点三 诊断

1. 病史 妊娠晚期不节房事，或产程不顺（难产、滞产），接生不慎，产创护理不洁；或产后失血过多；或产后不禁房事；或当风感寒；或冒暑受热；或有情志不遂史。

2. 临床表现 产褥期内，尤以新产后出现发热为主，表现为持续发热，或突然寒战高热，或发热恶寒，或乍寒乍热，或低热缠绵等症状。若产后 24 小时之后至 10 天内出现体温≥38℃，大多数情况下表示有产褥感染。除发热之外，常伴有恶露异常和小腹疼痛，尤其以恶露异常为辨证要点。

3. 检查

（1）妇科检查 软产道损伤，局部可见红肿化脓。盆腔呈炎性改变，恶露秽臭。

（2）辅助检查　血常规检查见白细胞总数及中性粒细胞升高。宫腔分泌物或血培养可找到致病菌。B超检查见盆腔有液性暗区，提示有炎症或脓肿。彩色多普勒、CT、磁共振等检测，能对感染形成的包块、脓肿及静脉血栓作出定位和定性。产后发热的关键是早期诊断，以排除感染邪毒证，因此证最急最重，常危及生命。

◎ 要点四　急症处理

感染邪毒所致的产后发热，是产科危急重症，若治疗不当或延误治疗可使病情进一步发展，邪毒内传，热入营血，或热陷心包，甚则发展至热深厥脱危重之候。此时应参照"产褥感染"，积极进行中西医结合救治。

1. 支持疗法　加强营养，纠正水、电解质平衡紊乱，病情严重者或贫血者，多次少量输血或输血浆。

2. 热入营血　高热不退，心烦汗出，斑疹隐隐，舌红绛，苔黄燥，脉弦细数。治宜解毒清营，凉血养阴。方药用清营汤加味。或用清开灵注射液，每日 20~40mL，加入 5% 葡萄糖注射液或生理盐水内静脉滴注，以清热解毒、醒神开窍。

3. 热入心包　高热不退，神昏谵语，甚则昏迷，面色苍白，四肢厥冷，脉微而数。治宜凉血托毒，清心开窍。方药用清营汤送服安宫牛黄丸或紫雪丹。或醒脑静注射液，肌内注射，每次 2~4mL，每日 1~2 次，或每次 20mL 稀释于 10% 葡萄糖注射液 200mL 或生理盐水 100mL 内，静脉滴注。

4. 热深厥脱　冷汗淋漓，四肢厥冷，脉微欲绝等亡阳证候，急当回阳救逆，方用独参汤、生脉散或参附汤。或用参附注射液肌内注射，每次 2~4mL，每日 1~2 次，或每次 10~20mL 稀释于 5% 或 10% 葡萄糖注射液 20mL 内，静脉推注，以回阳救逆、益气固脱。此时病情复杂，势急症重，必须根据病情，配合西医治疗，给予足够的抗生素，或皮质激素，纠正电解质紊乱，抗休克，及时处理伤口。若有盆腔脓肿，应切开引流。当病情稳定后，再检查原因，及时处理。

◎ 要点五　辨证论治

1. 感染邪毒证

主要证候：产后高热寒战，热势不退，小腹疼痛拒按，恶露量或多或少，色紫暗如败酱，气臭秽；心烦口渴，尿少色黄，大便燥结；舌红苔黄，脉数有力。

治法：清热解毒，凉血化瘀。

方药：五味消毒饮合失笑散加减或解毒活血汤加减。

若持续高热，小腹疼痛剧烈，拒按，恶露不畅，秽臭如脓，烦渴引饮，大便燥结，舌紫暗，苔黄而燥，脉弦数者，此乃热毒与瘀血互结胞中。治宜清热逐瘀，排脓通腑。方用大黄牡丹皮汤加败酱草、红藤、益母草。如有盆腔脓肿，则要切开引流；胎盘残留宫腔者，在抗炎下清宫。

2. 外感证

主要证候：产后恶寒发热，鼻流清涕，头痛，肢体酸痛，无汗；舌苔薄白，脉浮紧。

治法：养血祛风，疏解表邪。

方药：荆防四物汤加防风、苏叶或参苏饮。

若外感风热，症见发热，微恶风寒，头身疼痛，咳嗽痰黄，口干咽痛，微汗或无汗，舌红，苔薄黄，脉细数，治宜辛凉解表，疏风清热，方用银翘散。

若邪入少阳，症见寒热往来，口苦，咽干，目眩，默默不欲饮食，脉弦，治宜和解少阳，方选小柴胡汤加味。

若产时正值炎热酷暑季节，症见身热多汗，口渴心烦，体倦少气，舌红少津，脉虚数，为外感暑热，气津两伤，治宜清暑益气，养阴生津，方用王氏清暑益气汤。

3. 血瘀证

主要证候：产后寒热时作，恶露不下或下亦甚少，色紫暗有块，小腹疼痛拒按；舌质紫暗或有瘀点，脉弦涩。

治法：活血化瘀，和营退热。

方药：生化汤加味或桃红消瘀汤。

4. 血虚证

主要证候：产后低热不退，腹痛绵绵，喜按，恶露量或多或少，色淡质稀，自汗，头晕心悸；舌质淡，苔薄白，脉细数。

治法：补血益气，和营退热。

方药：八珍汤加减。

◎ 要点六　预防与调护

1. 加强孕期保健，注意均衡营养，增强体质，孕晚期应禁房事。

2. 正确处理分娩，产程中严格无菌操作，尽量避免产道损伤和产后出血，有损伤者应及时仔细缝合。

3. 产褥期应避风寒，慎起居，保持外阴清洁，严禁房事，以防外邪入侵。

4. 产后取半卧位，有利于恶露排出。

5. 防患于未然，凡有产道污染、产道手术、胎膜早破、产后出血等有感染可能者，可给予抗生素或清热解毒之品，预防病邪入侵。

细目四　产后腹痛

◎ 要点一　概述

产妇在产褥期内，发生与分娩或产褥有关的小腹疼痛，称为产后腹痛。其中因瘀血引起者，称"儿枕痛"。本病以新产后多见。

孕妇分娩后，由于子宫的缩复作用，小腹呈阵阵作痛，于产后 1～2 日出现，持续 2～3 日自然消失，西医学称"宫缩痛""产后痛"，属生理现象，一般不需治疗。若腹痛阵阵加剧，难以忍受，或腹痛绵绵，疼痛不已，影响产妇的康复，则为病态，应予治疗。

◎ 要点二　病因病机

主要病机是冲任、胞宫的不荣而痛和不通则痛，其原因有血虚和血瘀。

◎ 要点三　鉴别诊断

与产后伤食腹痛、产褥感染腹痛、产后痢疾

鉴别。

◎ 要点四　辨证论治

1. 气血两虚证

主要证候：产后小腹隐隐作痛数日不止，喜按喜揉，恶露量少，色淡红，质稀无块，面色苍白，头晕眼花，心悸怔忡，大便干结；舌质淡，苔薄白，脉细弱。

治法：补血益气，缓急止痛。

方药：肠宁汤或内补当归建中汤或当归生姜羊肉汤。

2. 瘀滞子宫证

主要证候：产后小腹疼痛，拒按，得热痛减；恶露量少，涩滞不畅，色紫暗有块，块下痛减；面色青白，四肢不温，或伴胸胁胀痛；舌质紫暗，脉沉紧或弦涩。

治法：活血化瘀，温经止痛。

方药：生化汤加益母草或散结定痛汤或补血定痛汤。

◎ 要点五　预防与调护

产后腹痛为产后常见病，经积极治疗后大多能痊愈。若失治误治，瘀血日久而成瘀热；注意保暖，切忌饮冷受寒，同时密切观察子宫缩复情况，注意子宫底高度及恶露变化。如疑有胎盘、胎衣残留，应及时检查处理。

细目五　产后身痛

◎ 要点一　概述

产妇在产褥期内，出现肢体或关节酸楚、疼痛、麻木、重着者，称为"产后身痛"。又称"产后遍身疼痛""产后关节痛""产后痹证""产后痛风"，俗称"产后风"。

◎ 要点二　病因病机

本病的发生机理，主要是产后营血亏虚，经脉失养或风寒湿邪乘虚而入，稽留关节、经络所致。常见病因有血虚、风寒、血瘀、肾虚。

◎ 要点三　鉴别诊断

1. 痹证　本病外感风寒型与痹证的发病机理相近，临床表现也相类似，二者病位都在肢体关节。但本病只发生在产褥期，与产褥生理有关，痹证则任何时候均可发病。若产后身痛日久不愈，迁延至产褥期后，则不属本病，当属痹证论治。

2. 痿证　二者症状均在肢体关节。产后身痛以肢体、关节疼痛、重着、屈伸不利为特点，有时亦兼麻木不仁或肿胀，但无瘫痪的表现；痿证则以肢体痿弱不用、肌肉瘦削为特点，肢体关节一般不痛。

◎ 要点四　辨证论治

1. 血虚证

主要证候：产后遍身关节酸楚、疼痛，肢体麻木；面色萎黄，头晕心悸；舌淡苔薄，脉细弱。

治法：养血益气，温经通络。

方药：黄芪桂枝五物汤加当归、秦艽、丹参、鸡血藤。

2. 风寒证

主要证候：产后肢体关节疼痛，屈伸不利，或痛无定处，或冷痛剧烈，宛如针刺，得热则舒，或关节肿胀，麻木，重着，伴恶寒怕风；舌淡苔薄白，脉濡细。

治法：养血祛风，散寒除湿。

方药：独活寄生汤或趁痛散、防风汤。

3. 血瘀证

主要证候：产后身痛，尤见下肢疼痛、麻木、发硬、重着、肿胀明显，屈伸不利，小腿压痛；恶露量少，色紫暗夹血块，小腹疼痛，拒按；舌暗，苔白，脉弦涩。

治法：养血活血，化瘀祛湿。

方药；身痛逐瘀汤加毛冬青、忍冬藤、益母草、木瓜。

4. 肾虚证

主要证候：产后腰膝、足跟疼痛，艰于俯仰，头晕耳鸣，夜尿多；舌淡暗，脉沉细弦。

治法：补肾养血，强腰壮骨。

方药：养荣壮肾汤加秦艽、熟地黄。

细目六　产后恶露不绝

◎ 要点一　概述

产后血性恶露持续 10 天以上，仍淋沥不尽者，称"产后恶露不绝"。又称"恶露不尽""恶露不止"。

◎ 要点二　病因病机

产后恶露不绝的主要病机是胞宫藏泻失度，冲任不固，血海不宁。常见病因有气虚、血热、血瘀。

◎ 要点三　鉴别诊断

1. 子宫黏膜下肌瘤　产后阴道出血淋沥不尽，B超提示宫内无胎盘胎膜残留，或可提示黏膜下肌瘤，HCG 阴性。

2. 绒毛膜癌　本病 25% 发生于正常妊娠足月产 2~3 个月后，除产后阴道出血淋沥不尽外，有时可见转移症状，如咯血、阴道紫蓝色结节，可拍胸片，查尿 HCG、B 超、诊刮等辅助诊断，如 HCG 阳性，B 超提示宫内无胎盘胎膜残留、子宫增大而软，或有子宫壁肿瘤，或卵巢黄素化囊肿。诊断性刮宫，组织物病理检查见坏死组织间夹有增生活跃且异型性滋养细胞，则可确诊。

◎ 要点四　辨证论治

1. 气虚证

主要证候：恶露过期不尽，量多，色淡，质稀，无臭气；面色㿠白，神疲懒言，四肢无力，小腹空坠；舌淡苔薄白，脉细弱。

治法：补气摄血固冲。

方药：补中益气汤加艾叶、阿胶、益母草。

2. 血瘀证

主要证候：恶露过期不尽，量时多或时少，色暗有块，小腹疼痛拒按；舌紫暗或边有瘀点，脉沉涩。

治法：活血化瘀止血。

方药：生化汤加益母草、炒蒲黄。

3. 血热证

主要证候：产后恶露过期不止，量较多，色紫红，质黏稠，有臭秽气；面色潮红，口燥咽干；舌质红，脉细数。

治法：养阴清热止血。

方药：保阴煎加益母草、七叶一枝花、贯众。

◎ 要点五　预防与调护

1. 加强早期妊娠检查及孕期营养调护，提倡住院分娩。

2. 胎盘娩出后，必须仔细检查胎盘胎膜是否完整，有无副叶胎盘。如发现有宫腔残留，多应立即清宫。

3. 产后注意适当休息，注意产褥卫生，避免感受风寒。增加营养，不宜过食辛燥之品。提倡做产后保健操。

细目七　缺　乳

◎ 要点一　概述

产后哺乳期内，产妇乳汁甚少或无乳可下者，称"缺乳"，又称"产后乳汁不行"。

◎ 要点二　病因病机

乳汁为血所化生，来源于中焦脾胃。乳汁的分泌是否畅通，还有赖于肝气的疏泄。乳汁缺乏，多因气血虚弱，生化之源不足，或肝郁气滞，乳络不畅所致。常见病因有气血虚弱、肝郁气滞、痰浊阻滞。

◎ 要点三　辨证论治

1. 气血虚弱证

主要证候：产后乳汁少甚或全无，乳汁稀薄，乳房柔软无胀感；面色少华，倦怠乏力；舌淡苔薄白，脉细弱。

治法：补气养血，佐以通乳。

方药：通乳丹。

2. 肝郁气滞证

主要证候：产后乳汁分泌少，甚或全无，乳房胀硬、疼痛，乳汁稠；伴胸胁胀满，情志抑郁，食欲不振；舌质正常，苔薄黄，脉弦或弦滑。

治法：疏肝解郁，通络下乳。

方药：下乳涌泉散。

3. 痰浊阻滞证

主要证候：乳汁甚少或无乳可下，乳房硕大或下垂不胀满，乳汁不稠；形体肥胖，胸闷痰多，纳少便溏，或食多乳少；舌淡胖，苔腻，脉沉细。

治法：健脾化痰通乳。

方药：苍附导痰丸合漏芦散。

细目八　产后抑郁

◎ 要点一　概述

产后抑郁是以产妇在分娩后出现情绪低落、精神抑郁为主要症状的病证，是产褥期精神综合征中最常见的一种类型。西医称之为"产褥期抑郁症"。

◎ 要点二　病因病机

本病的发生与产妇的个性特征、体质因素及产后多虚多瘀的生理变化有关。主要病机是血虚或血瘀导致心神不守。常见病因有心脾两虚、瘀血内阻、肝郁气结。

◎ 要点三　辨证论治

1. 心脾两虚证

主要证候：产后焦虑，忧郁，心神不宁，常悲伤欲哭，情绪低落，失眠多梦，健忘，精神萎靡；伴神疲乏力，面色萎黄，纳少便溏，脘闷腹胀；舌淡，苔薄白，脉细弱。

治法：健脾益气，养心安神。

方药：归脾汤或养心汤或茯神散。

2. 瘀血内阻证

主要证候：产后抑郁寡欢，默默不语，失眠

多梦,神志恍惚;恶露淋沥日久,色紫暗有块,面色晦暗;舌暗,有瘀斑,苔白,脉弦或涩。

治法:活血逐瘀,镇静安神。

方药:调经散或芎归泻心汤。

3. 肝郁气结证

主要证候:产后心情抑郁,心神不安,夜不入寐,或噩梦纷纭,惊恐易醒;恶露量或多或少,色紫暗有块;胸闷纳呆,善太息;苔薄,脉弦。

治法:疏肝解郁,镇静安神。

方药:逍遥散加首乌藤、合欢皮、磁石、柏子仁。

细目九　产后小便不通

◎ 要点一　概述

新产后产妇发生排尿困难,小便点滴而下,甚则闭塞不通,小腹胀急疼痛者,称"产后小便不通",又称"产后癃闭"。

◎ 要点二　病因病机

产后小便不通的主要病机是膀胱气化失司所致。若肺脾气虚,肾阳不足,气机阻滞或瘀血阻滞,可导致膀胱气化失常,发为小便不通。常见的病因有气虚、肾虚和血瘀。

◎ 要点三　辨证论治

产后小便不通因病在产后,不可滥用通利之品。

1. 气虚证

主要证候:产后小便不通,小腹胀急疼痛,或小便清白,点滴而下,倦怠乏力,少气懒言,语音低微,面色少华;舌质淡,苔薄白,脉缓弱。

治法:补气升清,化气行水。

方药:补中益气汤去升麻,加桔梗、茯苓、通草。或用春泽汤。

2. 肾虚证

主要证候:产后小便不通,小腹胀急疼痛或小便色白而清,点滴而下,面色晦暗,腰膝酸软;舌质淡,苔白,脉沉细无力。

治法:温补肾阳,化气行水。

方药:济生肾气丸或金匮肾气丸。

3. 血瘀证

主要证候:产程不顺,产时损伤膀胱,产后小便不通或点滴而下,尿色略混浊带血丝,小腹胀满疼痛;舌正常或暗,脉涩。

治法:活血化瘀,行气利水。

方药:加味四物汤或小蓟饮子。

细目十　产后小便淋痛

◎ 要点一　概述

产后出现尿频、尿急、淋沥涩痛等症状称"产后小便淋痛"。又称"产后淋""产后溺淋"。

◎ 要点二　病因病机

产后小便淋痛的主要病机是膀胱气化失司,水道不利。肾与膀胱相表里,肾阴亏虚,阴虚火旺,热灼膀胱,或湿热客于胕中,热迫膀胱,或肝郁化热,移热膀胱,膀胱气化不利致小便淋沥涩痛。常见的病因有湿热蕴结、肾阴亏虚、肝经郁热。

◎ 要点三　辨证论治

1. 湿热蕴结证

主要证候:产时不顺,产后突感小便短涩,淋沥灼痛,尿黄赤或混浊,口渴不欲饮,心烦;舌红,苔黄腻,脉滑数。

治法:清热利湿通淋。

方药:加味五淋散加益母草,或八正散,或分清饮。

2. 肾阴亏虚证

主要证候:产后小便频数,淋沥不爽,尿道灼热疼痛,尿少色深黄,伴腰酸膝软,头晕耳鸣,手足心热;舌红,苔少,脉细数。

治法:滋肾养阴通淋。

方药:化阴煎或知柏地黄汤。

3. 肝经郁热证

主要证候：产后小便艰涩而痛，余沥不尽，尿色红赤色，情志抑郁或心烦易怒，小腹胀满，甚或两胁胀痛，口苦而干，大便干结；舌红，苔黄，脉弦数。

治法：疏肝清热通淋。

方药：沉香散。

第十一单元　妇科杂病

细目一　概　述

◎ 要点一　妇科杂病的定义

凡不属经、带、胎、产和前阴疾病范畴，而又与女性解剖、生理特点有密切关系的疾病，称为"妇科杂病"。

◎ 要点二　妇科杂病的范围

常见的妇科杂病有癥瘕、盆腔炎、不孕症、阴痒、阴疮、子宫脱垂、妇人脏躁。

◎ 要点三　病因病机

由于杂病范围广，其病因病机亦较为复杂。寒热湿邪、七情内伤、生活因素、体质因素诸多病因均可导致疾病的发生。其病机主要是肾、肝、脾功能失常，气血失调，直接或间接影响冲任、胞宫、胞脉、胞络而发生妇科杂病。最常见的病因病机是气滞血瘀，湿热瘀结，痰湿壅阻，肾虚，肝郁，脾虚，冲任、胞脉胞络损伤，及脏阴不足等。

◎ 要点四　杂病的治疗

重在整体调补肾、肝、脾功能，调理气血，调治冲任、胞宫，以恢复其生理功能，并注意祛邪。常用具体治法有补肾疏肝、健脾、益气、祛瘀、化痰、消癥、清热解毒、甘润滋养及外用杀虫止痒等。杂病大多病程日久，经年累月，治疗难图速愈，必须坚持服药调治，配合心理治疗，假以时日，方显疗效。

细目二　癥　瘕

◎ 要点一　概述

妇人下腹结块，伴有或胀，或痛，或满，或异常出血者，称为癥瘕。癥者有形可征，固定不移，痛有定处；瘕者假聚成形，聚散无常，推之可移，痛无定处。一般以为癥属血病，瘕属气病，但临床常难以划分，故并称癥瘕。癥瘕有良性和恶性之分，这里仅指良性癥瘕。

◎ 要点二　病因病机

癥瘕的发生，主要是由于机体正气不足，风寒湿热之邪内侵，或七情、房事、饮食内伤，脏腑功能失调，气机阻滞，瘀血、痰饮、湿浊等有形之邪凝结不散，停聚小腹，日月相积，逐渐而成。由于病程日久，正气虚弱，气、血、痰、湿互相影响，故多互相兼夹而有所偏重，极少出现单纯的气滞、血瘀或痰湿。主要病因有气滞血瘀、痰湿瘀结、湿热瘀阻和肾虚血瘀。

◎ 要点三　鉴别诊断

首先应与妊娠子宫及尿潴留鉴别；然后识别妇科良性癥瘕所涉主要病种，如卵巢良性肿瘤、子宫肌瘤、盆腔炎性包块、陈旧性宫外孕。

◎ 要点四　辨证论治

本病治疗大法为活血化瘀、软坚散结。临床上宜根据患者寒热虚实属性之不同，结合体质及病程长短而酌用攻补，以期达到阴阳平和之目的。

1. 气滞血瘀证

主要证候：下腹部结块，触之有形，按之痛或无痛，小腹胀满，月经先后不定，经血量多有块，经行难净，经色暗；精神抑郁，胸闷不舒，面色晦暗，肌肤甲错；舌质紫暗，或有瘀斑，脉沉弦涩。

治法：行气活血，化瘀消癥。

方药：香棱丸或大黄䗪虫丸。

2. 痰湿瘀结证

主要证候：下腹结块，触之不坚，固定难移，经行量多，淋沥难净，经间带下增多；胸脘痞闷，腰腹疼痛；舌体胖大，紫暗，有瘀斑、瘀点，苔白厚腻，脉弦滑或沉涩。

治法：化痰除湿，活血消癥。

方药：苍附导痰丸合桂枝茯苓丸。

3. 湿热瘀阻证

主要证候：下腹部肿块，热痛起伏，触之痛剧，痛连腰骶，经行量多，经期延长，带下量多，色黄如脓，或赤白兼杂；兼见身热口渴，心烦不宁，大便秘结，小便黄赤；舌暗红，有瘀斑，苔黄，脉弦滑数。

治法：清热利湿，化瘀消癥。

方药：大黄牡丹汤。

4. 肾虚血瘀证

主要证候：下腹部结块，触痛；月经量多或少，经行腹痛较剧，经色紫暗有块，婚久不孕或曾反复流产；腰酸膝软，头晕耳鸣；舌暗，脉弦细。

治法：补肾活血，消癥散结。

方药：补肾祛瘀方或益肾调经汤。

细目三　盆腔炎

◎ 要点一　概述

女性内生殖器官及其周围结缔组织、盆腔腹膜发生的炎症，称为盆腔炎。

盆腔炎可分为急性盆腔炎和慢性盆腔炎。急性盆腔炎继续发展可引起弥漫性腹膜炎、败血症、感染性休克，严重者可危及生命。若在急性期未能得到彻底治愈，则可转为慢性盆腔炎，往往日久不愈并可反复发作。盆腔的炎症可局限于一个部位，也可同时累及几个部位，最常见的是输卵管炎及输卵管卵巢炎，单纯的子宫内膜炎或卵巢炎较少见。

◎ 要点二　病因病机

急性盆腔炎多发在产后、流产后、宫腔内手术处置后，或经期卫生保健不当之际，邪毒乘虚侵袭，稽留于冲任及胞宫脉络，与气血相搏结，邪正交争，而发热疼痛，邪毒炽盛则腐肉酿脓，甚至泛发为急性腹膜炎、感染性休克。常见病因有热毒炽盛、湿热瘀结。

慢性盆腔炎常为急性盆腔炎未能彻底治疗，或患者体质虚弱，病程迁延所致；亦可无急性发病史，起病缓慢，病情顽固，反复不愈。临床根据病变特点及部位的不同，分别称为慢性输卵管炎、输卵管积水、输卵管卵巢炎、输卵管卵巢囊肿、慢性盆腔结缔组织炎。其病因病机主要是经行产后，胞门未闭，风寒湿热之邪，或虫毒乘虚内侵，与冲任气血相搏结，蕴积于胞宫，反复进退，耗伤气血，虚实错杂，缠绵难愈。常见病因有湿热瘀结、气滞血瘀、寒湿凝滞、气虚血瘀。

◎ 要点三　盆腔炎的诊断

1. 急性盆腔炎的诊断

（1）病史　近期有经行、产后、妇产科手术、房事不洁等发病因素。

（2）临床表现　呈急性病容，辗转不安，面部潮红，高热不退，小腹部疼痛难忍，赤白带下或恶露量多，甚至如脓血，亦可伴有腹胀、腹泻、尿频、尿急等症状。

（3）检查

1）妇科检查：小腹部肌紧张，压痛、反跳痛；阴道充血，脓血性分泌物量多；宫颈充血，宫体触压痛拒按，宫体两侧压痛明显，甚至触及包块；盆腔形成脓肿，位置较低者则后穹隆饱满，有波动感。

2）辅助检查：血常规检查见白细胞升高，

粒细胞更明显。阴道、宫腔分泌物或血培养可见致病菌。后穹隆穿刺可吸出脓液。B 超可见盆腔内有炎性渗出液或肿块。

2. 慢性盆腔炎的诊断

（1）病史　既往有急性盆腔炎、阴道炎、节育及妇科手术感染史，或不洁性生活史。

（2）临床表现　下腹部疼痛，痛连腰骶，可伴有低热起伏，易疲劳，劳则复发，带下增多，月经不调，甚至不孕。

（3）妇科检查　子宫触压痛，活动受限，宫体一侧或两侧附件增厚、压痛，甚至触及炎性肿块。盆腔 B 超、子宫输卵管造影及腹腔镜检有助于诊断。

◎ 要点四　鉴别诊断

1. 急性盆腔炎需与如下疾病相鉴别

（1）异位妊娠　输卵管妊娠流产、破裂者，腹腔内出血，临床表现为腹痛、阴道流血，甚至晕厥，与急性盆腔炎相似。盆腔炎者高热，白细胞明显升高。异位妊娠者 HCG（+）。后穹隆穿刺，异位妊娠者可吸出不凝固的积血，盆腔炎者则为脓液，可资鉴别。

（2）急性阑尾炎　与急性盆腔炎都有身热、腹痛、白细胞升高。盆腔炎痛在下腹部两侧，病位较低，常伴有月经异常；急性阑尾炎多局限于右下腹部，有麦氏点压痛、反跳痛。

（3）卵巢囊肿蒂扭转　常有突然腹痛，渐加重，甚至伴有恶心呕吐，一般体温不甚高。B 超检查或妇科盆腔检查可资鉴别。

2. 慢性盆腔炎需与如下疾病相鉴别

（1）子宫内膜异位症　以进行性加重的痛经为特征，病程长，与慢性盆腔炎相似。后者的特点是长期慢性疼痛，可有反复急性发作，低热，经行、性交、劳累后疼痛加重。子宫内膜异位症平时不痛，或仅有轻微疼痛不适，经期则腹痛难忍，并呈进行性加重。腹腔镜检、B 超及抗子宫内膜抗体等检验有助于确诊。

（2）卵巢囊肿　慢性盆腔炎形成输卵管积水，或输卵管卵巢囊肿者，需与卵巢囊肿者鉴

别。前者有盆腔炎病史，肿块成腊肠型，囊壁较薄，周围有粘连，活动受限，卵巢囊肿多为圆形或椭圆形，周围无粘连，活动自如，常无明显自觉不适，偶于妇科体检中发现。B 超可资鉴别。

◎ 要点五　辨证论治

1. 急性盆腔炎　发病急，病情重，病势凶险。病因以热毒为主，兼有湿、瘀，故临证以清热解毒为主，祛湿化瘀为辅。

（1）热毒炽盛证

主要证候：高热腹痛，恶寒或寒战，下腹部疼痛拒按，咽干口苦，大便秘结，小便短赤，带下量多，色黄，或赤白兼杂，质黏稠，如脓血，味臭秽，月经量多或淋沥不净；舌红，苔黄厚，脉滑数。

治法：清热解毒，利湿排脓。

方药：五味消毒饮合大黄牡丹汤。

（2）湿热瘀结证

主要证候：下腹部疼痛拒按，或胀满，热势起伏，寒热往来，带下量多、色黄、质稠、味臭秽，经量增多，经期延长，淋沥不止，大便溏或燥结，小便短赤；舌红有瘀点，苔黄厚，脉弦滑。

治法：清热利湿，化瘀止痛。

方药：仙方活命饮加薏苡仁、冬瓜仁。

2. 慢性盆腔炎　多为邪热余毒残留，与冲任之气血相搏结，凝聚不去，日久难愈，耗伤气血，虚实错杂。

（1）湿热瘀结证

主要证候：少腹部隐痛，或疼痛拒按，痛连腰骶，低热起伏，经行或劳累时加重，带下量多，色黄，质黏稠；胸闷纳呆，口干不欲饮，大便溏，或秘结，小便黄赤；舌体胖大，色红，苔黄腻，脉弦数或滑数。

治法：清热利湿，化瘀止痛。

方药：银甲丸或当归芍药散加丹参、毛冬青、忍冬藤、田七。

（2）气滞血瘀证

主要证候：少腹部胀痛或刺痛，经行腰腹疼痛加重，经血量多有块，瘀块排出则痛减，带下量多，婚久不孕；经行情志抑郁，乳房胀痛；舌

体紫暗，有瘀斑、瘀点，苔薄，脉弦涩。

治法：活血化瘀，理气止痛。

方药：膈下逐瘀汤。

（3）寒湿凝滞证

主要证候：小腹冷痛，或坠胀疼痛，经行腹痛加重，喜热恶寒，得热痛缓，经行错后，经血量少，色暗，带下淋沥；神疲乏力，腰骶冷痛，小便频数，婚久不孕；舌暗红，苔白腻，脉沉迟。

治法：祛寒除湿，活血化瘀。

方药：少腹逐瘀汤。

（4）气虚血瘀证

主要证候：下腹部疼痛结块，缠绵日久，通连腰骶，经行加重，经血量多有块，带下量多；精神不振，疲乏无力，食少纳呆；舌体暗红，有瘀点瘀斑，苔白，脉弦涩无力。

治法：益气健脾，化瘀散结。

方药：理冲汤。

◎ 要点六　预防与调护

1. 坚持经期、产后及流产后的卫生保健。

2. 严格掌握妇产科手术指征，术前认真消毒，无菌操作，术后做好护理，预防感染。

3. 对急性盆腔炎要彻底治愈，防止转为慢性而反复发作。

4. 急性盆腔炎患者需要卧床休息、半卧位，饮食应加强营养，选择易于消化的食品。

5. 慢性盆腔炎患者要积极锻炼身体，增强体质。

6. 解除思想顾虑，正确认识疾病，增强治疗的信心。

细目四　不孕症

◎ 要点一　概述

女子婚后未避孕，有正常性生活，同居一年以上，而未受孕者；或曾有过妊娠，而后未避孕，又连续一年以上未再受孕者，称"不孕症"。前者为原发性不孕，古称"全不产"；后者为继发性不孕，古称"断绪"。

◎ 要点二　病因病机

本病的病机有虚实两端。虚者因冲任、胞宫失于濡养与温煦，难以成孕。引起其病机变化的主要因素有肾阳亏损和肾阴不足等诸端。而实者因瘀滞内停，冲任受阻，不能摄精成孕。引起实证病机变化的主要因素有肝郁、痰湿和血瘀。

◎ 要点三　不孕症的诊断

1. **询问病史**　结婚年龄、丈夫健康状况、性生活情况、月经史、既往史（有无结核、阑尾炎手术、甲状腺病等）、家族史、既往生育史。对继发不孕者尤需问清有无感染病史。

2. **体格检查**　注意第二性征的发育，内外生殖器的发育，有无畸形、炎症、包块及溢乳等。

3. **不孕症特殊检查**

（1）卵巢功能检查　了解卵巢有无排卵及黄体功能状态。如 BBT、B 超监测排卵、阴道脱落细胞涂片检查、子宫颈黏液结晶检查、子宫内膜活检、女性激素测定等。

（2）输卵管通畅试验　常用输卵管通液术、子宫输卵管碘油（或碘水）造影及 B 超下输卵管过氧化氢溶液通液术。除检查子宫输卵管有无畸形、是否通畅、有无子宫内膜结核和肌瘤外，还有一定的分离粘连的治疗作用。

（3）免疫因素检查　如抗精子抗体（ASAB）、抗内膜抗体（EMAB）。

（4）子宫腔镜检查　怀疑有宫腔或子宫内膜病变时，可做宫腔镜检查或行宫腔粘连分离。

（5）腹腔镜检查　上述检查均未见异常，或输卵管造影有粘连等，可做腹腔镜检查，可发现术前未发现的病变，如子宫内膜异位症等。亦可作粘连分离术、内异病灶电凝术、多囊卵巢打孔术。必要时剖腹探查。

（6）排除垂体病变　当怀疑垂体病变时，应作头 CT、MRI 检查，排除垂体病变引起的不孕。

◎ 要点四　辨证论治

1. 肾虚证

（1）肾气虚证

主要证候：婚久不孕，月经不调或停闭，经量或多或少，色暗；头晕耳鸣，腰膝酸软，精神疲倦，小便清长；舌淡，苔薄，脉沉细，两尺尤甚。

治法：补肾益气，温养冲任。

方药：毓麟珠。

（2）肾阳虚证

主要证候：婚久不孕，月经迟发，或月经后推，或停闭不行，经色淡暗，性欲淡漠，小腹冷，带下量多，清稀如水；或子宫发育不良；头晕耳鸣，腰膝酸软，夜尿多；眼眶暗，面部暗斑，或环唇暗；舌质淡暗，苔白，脉沉细尺弱。

治法：温肾暖宫，调补冲任。

方药：温胞饮或右归丸。

（3）肾阴虚证

主要证候：婚久不孕，月经常提前，经量少或月经停闭，经色较鲜红；或行经时间延长，甚则崩中或漏下不止；形体消瘦，头晕耳鸣，腰膝酸软，五心烦热，失眠多梦，眼花心悸，肌肤失润，阴中干涩；舌质稍红略干，苔少，脉细或细数。

治法：滋肾养血，调补冲任。

方药：养精种玉汤。

2. 肝气郁结证

主要证候：婚久不孕，月经或先或后，经量多少不一，或经来腹痛；或经前烦躁易怒，胸胁乳房胀痛，精神抑郁，善太息；舌暗红或舌边有瘀斑，脉弦细。

治法：疏肝解郁，理血调经。

方药：开郁种玉汤加减。

3. 瘀滞胞宫证

主要证候：婚久不孕，月经多推后或周期正常，经来腹痛，甚或呈进行性加剧，经量多少不一，经色紫暗，有血块，块下痛减；有时经行不畅，淋沥难净，或经间出血；或肛门坠胀不适，性交痛；舌质紫暗或舌边有瘀点，苔薄白，脉弦或弦细涩。

治法：逐瘀荡胞，调经助孕。

方药：少腹逐瘀汤加减。

4. 痰湿内阻证

主要证候：婚久不孕，形体肥胖，月经推后，甚则停闭不行；带下量多，色白质黏无臭；头晕心悸，胸闷泛恶，面目虚浮或㿠白；舌淡胖，苔白腻，脉滑。

治法：燥湿化痰，理气调经。

方药：苍附导痰丸。

◎ 要点五　辨病与辨证结合

1. 排卵障碍性不孕　包括无排卵和黄体功能不全。伴发的病种如先天性卵巢发育不良、席汉综合征、无排卵性异常子宫出血、多囊卵巢综合征、高催乳素血症、未破裂卵泡黄素化综合征、子宫内膜异位症、卵巢早衰等。无排卵者，治疗多以补益肾气，平衡肾阴阳，调整肾-天癸-冲任-胞宫生殖轴以促排卵，如促排卵汤（《罗元恺论医集》）。黄体功能不全者，治疗多以补肾疏肝为主。常见的证型有脾肾阳虚、肝肾阴虚、肾虚血瘀、肾虚痰湿和肾虚肝郁等。

2. 免疫性不孕　导致免疫性不孕的因素很多，在人体中不论精子、卵子、受精卵、性激素、促性腺激素及精浆，都具有一定的抗原性，导致免疫反应，造成不孕。造成不孕的免疫反应可分为同种免疫、局部免疫及自身免疫三种。目前进行的大多是对抗精子免疫性不孕的研究。中医学认为引起免疫性不孕的常见病因病机是肾虚血瘀、阴虚火旺、气滞血瘀和湿热互结，并按相应的证型进行临床和实验室研究，取得一定的经验，值得进一步研究。

3. 输卵管阻塞性不孕　多因盆腔慢性炎症导致输卵管粘连、积水、僵硬、扭曲或闭塞，使输卵管丧失其输送精子、卵子和受精卵的功能，或造成精卵结合障碍而发为不孕。输卵管阻塞性不孕的中医常见证型为气滞血瘀、湿热瘀阻、肾虚血瘀、寒凝血瘀。治疗多以疏肝理气，化瘀通络为主，内服外治（中药保留灌肠或外敷下腹部）；配合导管扩通（介入治疗）可提高疗效。

◎ 要点六　预防与调护

1. 保持心情舒畅，社会和家人要给予关心、体贴和支持，创造一个良好的心态环境。

2. 进行性知识宣传教育，注意卫生，预防和及早治疗生殖道炎症。

3. 进行性生理知识教育，让患者掌握氤氲期"的候"，增加受孕机会。

4. 做好计划生育，避免人工堕胎、引产等对肾精、气血的不必要损耗而造成不孕。

细目五　阴　痒

◎ 要点一　概述

妇女外阴及阴道瘙痒，甚则痒痛难忍，坐卧不宁，或伴带下增多等，称为"阴痒"。

◎ 要点二　病因病机

阴痒者，内因脏腑虚损，肝肾功能失常，外因多见会阴局部损伤，带下尿液停积，湿蕴而生热，湿热生虫，虫毒侵蚀，则致外阴痒痛难忍。常见病因有肝经湿热、肝肾阴虚。

◎ 要点三　诊断

1. **病史**　有不良的卫生习惯，带下量多，长期刺激外阴部，或有外阴、阴道炎病史。

2. **临床表现**　妇人前阴部瘙痒时作，甚则难以忍受，坐卧不宁，亦可波及肛门周围或大腿内侧。

3. **检查**

（1）妇科检查　外阴部皮肤粗糙，有抓痕，色素蜕变，甚则皲裂、破溃、黄水淋沥。

（2）实验室检查　白带镜检正常或可见念珠菌、滴虫等。

◎ 要点四　辨证论治

1. **肝经湿热证**

主要证候：阴部瘙痒难忍，坐卧不宁，外阴皮肤粗糙增厚，有抓痕，黏膜充血破溃，或带下量多，色黄如脓，或呈泡沫米泔样，或灰白如凝乳，味腥臭；伴心烦易怒，胸胁满痛，口苦口腻，食欲不振，小便黄赤；舌体胖大，色红，苔黄腻，脉弦滑。

治法：清热利湿，杀虫止痒。

方药：龙胆泻肝汤或萆薢渗湿汤，外用蛇床子散。

2. **肝肾阴虚证**

主要证候：阴部瘙痒难忍，干涩灼热，夜间加重，或会阴部肤色变浅白，皮肤粗糙，皲裂破溃；眩晕耳鸣，五心烦热，烘热汗出，腰酸腿软，口干不欲饮；舌红苔少，脉细数无力。

治法：滋阴补肾，清肝止痒。

方药：知柏地黄汤加当归、栀子、白鲜皮。

◎ 要点五　阴痒的外治法

1. **熏洗盆浴**　蛇床子 30g，百部 30g，苦参 30g，徐长卿 15g，黄柏 20g，荆芥（或薄荷）20g（后下）。亦可选用市售洁尔阴、洁身纯等中药制剂。

2. **阴道纳药**　根据白带检查结果，针对病源选药。

细目六　阴　疮

◎ 要点一　概述

妇人外阴部结块红肿，或溃烂成疮，黄水淋沥，局部肿痛，甚则溃疡如虫蚀者，称"阴疮"，又称"阴蚀""阴蚀疮"。本病多见于西医的"外阴溃疡""前庭大腺脓肿"。

◎ 要点二　病因病机

主要由热毒炽盛或寒湿凝滞，侵蚀外阴部肌肤所致。常见病因有热毒、寒湿。

◎ 要点三 辨证论治

治疗应内外兼顾，在全身用药的同时，重视局部治疗。

1. 热毒证

主要证候：外阴部皮肤局限性鲜红肿胀，破溃糜烂，灼热结块，脓苔稠黏，或脓水淋沥；全身见身热心烦，口干纳少，便秘尿黄；舌红苔黄腻，脉弦滑数。

治法：清热利湿，解毒消疮

方药：龙胆泻肝汤。

2. 寒湿证

主要证候：阴部肌肤肿溃，触之坚硬，色晦暗不泽，日久不愈，脓水淋沥，疼痛绵绵；伴面色㿠白，精神不振，疲乏无力，畏寒肢冷，食少纳呆；舌淡苔白腻，脉沉细缓。

治法：温经散寒，除湿消疮

方药：阳和汤或托里消毒散。

细目七 阴 挺

◎ 要点一 概述

子宫从正常位置沿阴道下降，宫颈外口达坐骨棘水平以下，甚至子宫全部脱出于阴道口以外，称"阴挺"。常合并阴道前壁和后壁膨出。也称"阴脱""阴菌""阴痔""产肠不收""葫芦癞"。本病相类于西医的"子宫脱垂"。

◎ 要点二 病因病机

子宫脱垂与分娩损伤有关。产伤未复，中气不足，或肾气不固，带脉失约，日渐下垂脱出。亦见于长期慢性咳嗽、便秘、年老体衰之体，冲任不固，带脉固摄无力而子宫脱出。常见病因有气虚、肾虚。

◎ 要点三 子宫脱垂的诊断与分度

1. **诊断** 根据病史及检查所见容易确诊。

2. **分度**

Ⅰ度 轻型：宫颈外口距处女膜缘<4cm，未达处女膜缘。

重型：宫颈已达处女膜缘，阴道口可见子宫颈。

Ⅱ度 轻型：宫颈脱出阴道口，宫体仍在阴道内。

重型：部分宫体脱出阴道口。

Ⅲ度 宫颈与宫体全部脱出阴道口外。

◎ 要点四 辨证论治

1. 气虚证

主要证候：子宫下移或脱出阴道口外，阴道壁松弛膨出，劳则加重，小腹下坠；身倦懒言，面色不华，四肢乏力，小便频数，带下量多，质稀色淡；舌淡苔薄，脉缓弱。

治法：补中益气，升阳举陷。

方药：补中益气汤加金樱子、杜仲、续断。

2. 肾虚证

主要证候：子宫下脱，日久不愈；头晕耳鸣，腰膝酸软冷痛，小腹下坠，小便频数，入夜尤甚，带下清稀；舌淡红，脉沉弱。

治法：补肾固脱，益气升提。

方药：大补元煎加黄芪。

◎ 要点五 预防与调护

提倡晚婚晚育，防止生育过多、过密；正确处理产程，避免产程延长；提倡助产技术，保护好会阴，必要时行会阴侧切开术；有产科指征者应及时行剖宫产终止妊娠；避免产后过早参加重体力劳动；积极治疗慢性咳嗽、习惯性便秘；提倡作产后保健操。

第十二单元　计划生育

细目一　避　孕

◎ 要点一　工具避孕

利用器具防止精液泄入阴道，阻止泄入阴道内的精子进入子宫腔，或改变子宫腔内的环境，以实现避孕目的的方法。目前常用的避孕工具如下。

1. 宫内节育器

（1）适应证　已婚育龄妇女，愿意选用而无禁忌证者均可放置。

（2）禁忌证　放置节育器前，必须排除妊娠的存在，如已发现妊娠者，应先终止妊娠；生殖器官炎症，如急性盆腔炎、阴道炎、重度宫颈糜烂等；月经紊乱，如近3个月月经过多、月经频发或不规则阴道出血、重度痛经等；生殖器肿瘤、宫颈口过松、重度子宫脱垂等；严重的全身性疾患，如心力衰竭、重度贫血等；严重的出血性疾患。

（3）放置时间　月经干净后3~7天；人工流产术后，其经过顺利且宫腔在10cm以内，无感染或出血倾向者；自然流产转经后；足月产及孕中期引产后3个月或剖宫产后半年。

（4）节育器的取出与换置

1）取器指征：放置年限已到需更换者；计划再生育；宫内节育器并发症较重，治疗无效者；宫内节育器变形或异位者；要求改用其他避孕措施或节育者；已绝经半年以上，或丧偶、离婚者；有感染化脓、嵌顿等并发症。

2）取器时间：月经干净后3~7天，或绝经后半年至一年为宜；如因为盆腔肿瘤需取出，则随时可取；带器妊娠者，妊娠终止时同时取出；疑有感染者，术前、术后应给予抗生素治疗。

3）更换节育器：旧节育器取出后，可立即放置新的，或待下次月经干净后再放置。

2. 阴道隔膜　阴道隔膜俗称子宫帽，适于每次性交时使用。

3. 阴茎套　亦称避孕套，由男方掌握，适用每次性交时使用。

◎ 要点二　药物避孕

1. 适应证　凡身体健康、愿意避孕且月经基本正常的育龄妇女均可使用。

2. 禁忌证　严重高血压、糖尿病、肝肾疾病及甲状腺功能亢进者不宜应用；血栓性疾病、充血性心力衰竭、血液病及哺乳期不宜应用；子宫肌瘤、恶性肿瘤或乳房内有肿块者不宜应用。

细目二　人工流产

◎ 要点一　人工流产的适应证和禁忌证

1. 适应证　妊娠10周内要求终止妊娠而无禁忌证者；妊娠10周内因某种疾病而不宜继续妊娠者。

2. 禁忌证　生殖器官急性炎症，如阴道炎、宫颈炎、盆腔炎等（治疗后方可手术）；各种疾病的急性期，或严重的全身性疾病不能耐受手术者；妊娠剧吐酸中毒尚未纠正者；术前相隔4小时两次体温在37.5℃以上者。

◎ 要点二　人工流产并发症的诊断与防治

1. 人流综合征

（1）诊断要点　头晕、恶心、呕吐、面色苍白、出冷汗甚至晕厥，心率减慢小于60次/分，心律不齐，血压下降。

（2）预防　手术动作轻柔；扩张宫颈缓慢；负压不宜过高；勿反复、过度吸刮；过于紧张者术前予止痛处理。

（3）治疗　平卧休息；心率过缓者予阿托品

0.5mg 静注并吸氧。

2. 子宫穿孔

（1）诊断要点　无底感，宫腔深度超过应有深度；吸引过程中突感阻力消失或有突破感、无底感；腹痛剧烈，甚至内脏牵拉感内出血或腹膜刺激征象；吸出物有脂肪、肠管等组织。

（2）预防及治疗　子宫穿孔较小，穿孔后无吸引操作，症状较轻，宫腔内容物已清除干净，无内出血征象则可保守治疗。若上述征象在胚胎未吸出前发生，则应换有经验医师避开穿孔部分完成吸宫术，术后保守治疗，有内出血或内脏损伤征象可剖腹探查。

3. 人流不全

（1）诊断要点　术后阴道持续或间断出血超过 10 天或出血量大于月经量，夹有黑血块或烂肉样组织；术后腰酸腹痛下坠感，且由阵发性腹痛后出血增加；妇检示子宫稍大，较软，宫口松弛；HCG 阳性或未降至正常；B 超示宫腔内有组织残留。

（2）预防及治疗　流血不多可用抗生素加中药；流血多可清宫加抗生素加缩宫剂；合并大出血、休克应抢救休克，好转后清宫；伴有急性感染可应用大量抗生素，轻轻夹出大块组织，感染控制后清宫。

4. 宫颈或宫颈管内口粘连

（1）诊断要点　术后闭经或月经过少，伴周期性下腹坠胀、肛门坠胀感；子宫稍大，压痛、宫颈举痛及附件压痛明显，探针探宫腔不顺，进入后流出暗紫色血液；继发不孕或反复流产或早产；子宫碘油造影示宫腔狭窄或充盈缺损或不显影；宫腔镜可观察粘连部分、形态及萎缩内膜面积。

（2）预防　避免负压过高；吸管进出宫颈口不应带负压；怀疑感染时，尽早使用抗生素。

（3）治疗　宫颈内口粘连可探针分离后使用宫颈扩张器扩张至 7~8 号；宫腔粘连可探针或 4

号扩张器伸入宫腔摇摆分离；或宫腔镜直视分离，然后置入宫内节育器，口服炔雌醇；抗生素预防感染。

5. 人流术后感染

（1）诊断要点　术后 2 周内出现下腹疼痛、发热、腰痛、阴道分泌物混浊、白细胞增高、中性为主；妇检示子宫体稍大而软，压痛，双侧附件增厚或有包块，压痛明显。

（2）预防　严格把握适应证；术中注意无菌操作；术后注意外阴卫生；禁性交 1 月。

（3）治疗　广谱抗生素 1 周以上。

◎ 要点三　药物流产的适应证和禁忌证

1. **适应证**　18~40 岁的健康育龄妇女；正常宫内妊娠 7 周以内；自愿要求药物终止妊娠的健康妇女；高危人流对象；对手术流产有恐惧心理者。

2. **禁忌证**　肾上腺疾病或与内分泌有关的肿瘤；心血管系统疾病、青光眼、胃肠功能紊乱、哮喘、高血压及贫血患者；过敏体质者；带器妊娠或疑宫外孕者；妊娠剧吐；生殖器官急性炎症；长期服用下列药物：利福平、异烟肼、抗抑郁药、西咪替丁、前列腺素抑制剂、巴比妥类；距医疗单位较远。

细目三　经腹输卵管结扎术

◎ 要点　绝育手术的适应证和禁忌证

1. **适应证**　①自愿接受绝育手术而无禁忌证者。②患有严重全身疾病不宜生育而行治疗性绝育术。

2. **禁忌证**　①急、慢性盆腔感染，腹壁皮肤感染等，应在感染治愈后再行手术。②24 小时内有两次间隔 4 小时的体温在 37.5℃ 或以上者。③全身情况不良不能耐受手术者。④严重的精神官能症者。

第十三单元　女性生殖功能的调节与周期性变化

细目一　卵巢的功能及周期性变化

◎ 要点一　卵巢功能的周期性变化

1. **卵泡的发育及成熟**　新生儿出生时卵巢内可有 10 万~50 万个卵细胞。每个卵母细胞周围有一层原始的卵泡细胞，称颗粒细胞，两者之外还围有一层基膜而形成一个始基卵泡。由于垂体前叶促卵泡素（FSH）的作用，始基卵泡开始发育，在开始发育后的不同阶段部分自行退化、萎缩成闭锁卵泡，一般每月只有一个发育成熟而排卵。在妇女一生中，能发育至成熟而排卵的卵细胞有 400~500 个。青春期后，有的始基卵泡内的卵母细胞增大，其周围颗粒细胞增生成复层，细胞表面 FSH 受体增多，卵母细胞的周围形成一层透明膜，称透明带。透明带之外的颗粒细胞呈放射状排列，称放射冠。同时在 FSH 作用下卵泡的发育及成熟卵泡周围的间质细胞分化成内外两层卵泡膜细胞。卵泡膜细胞分泌雄激素，经颗粒细胞中已活化的芳香化酶的作用转化为雌激素。雌激素与 FSH 的协同作用又使卵泡膜细胞和颗粒细胞膜上合成黄体生成素（LH）受体。这些激素和血循环中渗出的液体及其他蛋白质等聚于颗粒细胞群之间隙中，称卵泡液。卵泡液逐渐增多，空隙随之增大，卵母细胞连同增殖的颗粒细胞层凸入空腔内形成卵丘。至此卵泡发育成熟，并移行至卵巢表面，呈透明的小泡状，称成熟卵泡。成熟卵泡 B 超仪显示直径为 18~25mm。

2. **排卵**　成熟卵泡受垂体前叶黄体生成素（LH）的影响，卵泡膜溶解和破裂，卵泡液流出，成熟的卵母细胞及其周围之卵丘一并挤出卵巢，此过程称排卵。排卵机理尚未完全阐明，最近有人认为，排卵可能与前列腺素引起成熟卵泡周围的平滑肌纤维收缩有关。排卵一般发生在 28 天的月经周期中间，或下次月经前 14 天左右。排卵可由两侧卵巢轮流发生，或持续见于某一侧卵巢。

3. **黄体的形成和萎缩**　排卵后卵泡壁塌陷，泡膜内血管破裂出血，于泡内凝成血块，称血体。其后卵泡壁的破口很快被纤维蛋白封闭而修复，血块被吸收形成黄体。卵泡内遗留的颗粒细胞、膜细胞积聚黄色的类脂质颗粒而形成黄体细胞。于排卵后的 7~8 天，黄体发育达最盛期，直径 1~3cm，色黄，突出于卵巢表面。若卵子受精，则黄体继续发育为妊娠黄体，到妊娠 10 周后其功能由胎盘取代。若卵子未受精，黄体于排卵后 9~10 天（即月经周期第 24~25 天）开始萎缩，黄体消退，细胞变性，性激素的分泌量也减退，约至周期的 28 天子宫内膜不能维持而脱落，形成月经来潮。萎缩的黄体历时 8~10 周后，最终转变成纤维化的白体，呈瘢痕状。

◎ 要点二　卵巢分泌的激素及其功能

卵巢主要合成及分泌两种性激素，即雌激素和孕激素，也分泌少量的雄激素。

1. **雌激素**　主要由卵泡的卵泡内膜细胞、颗粒细胞分泌。在卵泡开始发育时，雌激素的分泌量较少，随着卵泡的发育成熟，分泌量逐渐增高，至排卵前 24 小时达高峰，雌二醇分泌量可达 400mg，以后稍减。黄体发育过程中分泌量又渐增加，黄体成熟时分泌量达第二次高峰。以后逐渐减少，至月经来潮前急剧下降到最低水平。其主要生理作用为：

（1）能促进卵泡的发育。如不足，将致卵泡发育停止而闭锁。

（2）能促使子宫发育，子宫内膜增生，肌层增厚；能增加子宫平滑肌对催产素的敏感性和收缩力；能使子宫颈管黏液分泌量增多，质变稀薄，易拉成丝状，以利精子通过。

（3）能促进输卵管发育，并加强输卵管节律性收缩，有利于孕卵的输送。

（4）使阴道上皮细胞增生和角化，细胞内糖原增多，保持阴道呈弱酸性。

（5）促进乳腺腺管细胞增生，乳头、乳晕着色，乳房组织中脂肪积聚，通过对催乳素分泌的抑制而抑制乳汁分泌。

（6）对丘脑下部和垂体的反馈调节，有抑制性负反馈，也有促进性正反馈作用，即抑制脑垂体促卵泡素的分泌，促进脑垂体产生黄体生成素，因而间接对卵巢功能产生调节作用。

（7）促进水与钠的潴留。

（8）促进骨中钙的沉积，加速骨骺闭合。

2. 孕激素 为雄激素和雌激素合成的中间体，故卵巢、睾丸、肾上腺皮质和胎盘内均有孕激素存在，主要由排卵后的黄体细胞及卵泡内膜细胞分泌。在卵泡早期，孕激素在血中含量极微，至排卵前，因卵泡开始有黄素化，血中含量略有升高，排卵后随黄体的发育，孕激素分泌量显著增加，至排卵后7~8天黄体成熟时达高峰，每24小时分泌量可达30mg，以后逐渐下降，黄体的后半期急剧下降，月经来潮前达最低水平。其主要生理作用：

（1）使子宫内膜由增生期转变为分泌期，降低子宫肌肉的兴奋性，以利孕卵植入和胚胎发育。

（2）抑制子宫颈内膜的黏液分泌，并使之黏稠。

（3）抑制输卵管蠕动。

（4）使阴道上皮细胞脱落、糖原沉积和阴道乳酸杆菌减少，酸性降低。

（5）促进乳腺腺泡发育，大剂量孕激素对乳汁的分泌有一定抑制作用。

（6）对正常的妇女有使体温轻度升高的作用，排卵后基础体温可上升0.3℃~0.5℃。

（7）对丘脑下部和脑垂体仅有抑制性的负反馈作用，因而抑制脑垂体前叶黄体生成素和促卵泡素的释放。

3. 雄激素 妇女体内雄激素主要来源于肾上腺皮质，卵泡外膜细胞和卵巢间质细胞可以产生极少量雄激素。雄激素可促使阴毛、腋毛的生长，促进蛋白合成，促进肌肉生长和骨骼的发育，有促进红细胞生成的作用，提高性欲。大量雄激素与雌激素有拮抗的作用。

细目二 子宫内膜的周期性变化

◎ 要点一 增生期

行经时功能层子宫内膜剥落，随月经血排出，仅留下基底层。在雌激素影响下，内膜很快修复，逐渐生长变厚，细胞增生。增生期又可分为早、中、晚三期。

（1）**增生早期** 内膜的增生与修复在月经期即已开始。约在月经周期的5~7日，此期内膜较薄，1~2mm。

（2）**增生中期** 约在月经周期的第8~10日，此期特征是间质水肿明显，腺体数增多、增长，呈弯曲形；腺上皮细胞表现增生活跃，细胞呈柱状，且有分裂相。

（3）**增生晚期** 约在月经周期的第11~14日，此期内膜增厚至3~5mm，表面高低不平，略呈波浪形。组织内水肿明显，小动脉增生。

◎ 要点二 分泌期

为月经周期的后半期。排卵后，卵巢内形成黄体，分泌雌激素与孕激素，能使子宫内膜继续增厚，腺体增大、弯曲，出现分泌现象。分泌期也分早、中、晚三期。

（1）**分泌早期** 约在月经周期的第15~19日。此期内膜腺体更长，弯曲更明显。腺上皮细胞开始出现含糖原的核下空泡，为该期的组织性特征，间质水肿，螺旋小动脉继续增生。

（2）**分泌中期** 约在月经周期的第20~23日。内膜较前更厚并呈锯齿状。腺体内的分泌上皮细胞顶端胞膜破碎，细胞内的糖原溢入腺腔，称为顶浆分泌。此期间质高度水肿、疏松，螺旋小动脉增生卷曲。

（3）分泌晚期　约在月经周期的第 24～28 日。此期为月经来潮前期。子宫内膜厚达 10mm，并呈海绵状。此期螺旋小动脉迅速增长超出内膜，厚度也更弯曲，血管管腔也扩张。

◎ 要点三　月经期

约在月经周期的第 1～4 日。体内雌孕激素水平下降，内膜中血循环障碍加剧，内膜功能层的螺旋小动脉持续痉挛，血流减少，组织变性，血管壁破裂形成血肿，促使组织坏死剥脱，变性、坏死脱落的内膜碎片与血液相混一起从阴道排出，形成月经血。

上面的分期描述实际上并不能截然分开，其变化是连续的，在各期之间存在相互交叉的关系。近年来，通过电镜观察子宫内膜的超微结构，发现在月经周期的任何阶段，内膜腺腔中均存在分泌现象。

细目三　下丘脑-垂体-卵巢轴的相互关系

◎ 要点一　反馈作用

女性的性周期是以月经的周期性变化为标志，而月经周期的调节是一个非常复杂的过程。其主要环节在于下丘脑下部-垂体-卵巢三者之间协调作用，因而称为下丘脑-垂体-卵巢轴（HPOA），又称女性性腺轴，是一个完整而协调的神经内分泌系统。性腺轴受中枢神经系统的调控，才能发挥正常生理功能。子宫内膜的周期性变化受卵巢激素的影响，卵巢功能受垂体控制，而垂体的活动又受下丘脑的调节，下丘脑又受大脑皮层的支配。卵巢所产生的激素还可以反过来影响下丘脑与垂体的功能。现将 HPOA 在月经周期中的变化简述如下。

下丘脑的神经分泌细胞分泌卵泡刺激素释放激素（FSH-RH）与黄体生成激素释放激素（LH-RH），二者可通过下丘脑与脑垂体之间的门静脉系统进入脑垂体前叶，脑垂体在其作用下，释放卵泡刺激素（FSH）与黄体生成激素（LH）。

二者直接控制卵巢的发育和性激素的周期性变化。FSH、LH 在整个月经周期中都有产生，但在排卵前 1～2 日水平最高，形成高峰，能刺激成熟的卵泡排卵，促使排卵后的卵泡变成黄体，并产生孕激素与雌激素。

此外，垂体前叶嗜酸性细胞能分泌一种纯蛋白质，称为催乳激素（PRL），其功能与刺激泌乳有关，其分泌的调节与下丘脑有关。下丘脑分泌的催乳激素抑制激素（PIH）能抑制催乳激素的分泌。

卵巢分泌的性激素反过来影响下丘脑的分泌功能，这种作用称为反馈作用。使下丘脑兴奋，分泌性激素增多者，称为正反馈；反之，使下丘脑抑制，分泌性激素减少者，称为负反馈。

◎ 要点二　调节功能

循环中雌激素当低于 200pg/mL 时对垂体 FSH 的分泌起抑制作用（负反馈）。因此，在卵泡期，随卵泡发育，由于卵巢分泌雌激素的增加，垂体释放 FSH 受抑制，使循环中 FSH 下降。当卵泡发育接近成熟，卵泡分泌雌激素使循环中雌激素达到高峰，循环中雌激素浓度达到或高于 200pg/mL 时，即刺激下丘脑 GnRH 和垂体 LH、FSH 大量释放（正反馈），形成循环中的 LH、FSH 排卵峰。成熟卵泡在 LH、FSH 排卵峰的作用下排卵，继后黄体形成，卵巢不仅分泌雌激素，还分泌孕酮。黄体形成期在雌、孕两种性激素的联合作用下，无论对垂体 LH、FSH 的释放还是合成均是抑制作用，使循环中 LH、FSH 下降，卵泡发育受抑制；黄体萎缩时，由于循环中雌激素和孕激素下降，使雌、孕激素对 LH、FSH 的抑制解除，故 LH、FSH 又回升，卵泡又开始发育，新的卵巢周期开始，如此周而复始。

可见下丘脑-垂体-卵巢轴分泌的激素的相互作用是女性生殖周期运转的机制，卵巢是调节女性生殖周期的生物钟。若未受孕，卵巢黄体萎缩，致使子宫内膜失去雌、孕激素的支持而萎陷、坏死，引起子宫内膜脱落和出血。因此月经来潮是一个生殖周期生殖失败，而一个新的生殖周期开始的标志。此外，月经周期还受外界环境、精神因素及体液的影响，大脑皮质也参与生殖内分泌活动的调节。

第十四单元　妇产科特殊检查与常用诊断技术

细目一　妇科检查

◎ 要点一　双合诊

双合诊是检查者用一手的两指或一指放入阴道，另一手在腹部配合检查的方法，是盆腔检查中最重要、最常用的方法。

用以检查子宫的位置、大小、质地、活动度以及有否压痛。附件区有无增厚、肿块或压痛，如有肿块尤需注意其位置、大小、形状、质地、活动度、与子宫的关系及有无压痛等。一般情况下输卵管不能扪及。若扪及索状物，提示输卵管有病变。

◎ 要点二　三合诊

三合诊即腹部、阴道、直肠联合检查。三合诊的目的是弥补双合诊的不足。能更清楚地了解极度后位的子宫大小，发现子宫后壁、直肠子宫凹陷、骶韧带、骨盆腔内侧壁及后部病变。凡疑有生殖器结核、恶性肿瘤、子宫内膜异位症、炎性包块等，三合诊尤显重要。

细目二　妇科特殊诊断技术

◎ 要点一　基础体温测定

基础体温（BBT）是指机体处于静息状态下的体温。

临床应用：检查不孕原因，指导避孕和受孕，协助诊断妊娠，协助诊断月经失调。

◎ 要点二　阴道脱落细胞检查

1. 应用　了解体内性激素水平，可用于闭经、功血诊断。

2. 涂片种类及标本采集

（1）阴道涂片　了解卵巢功能。①阴道壁刮片法：阴道前壁上 1/3 处轻轻刮取分泌物及细胞作涂片，固定、镜检。②棉签采取法：未婚女子用无菌棉签蘸生理药水湿润，然后伸入阴道，在侧壁的上 1/3 处轻擦后做涂片，固定，检测。

（2）TCT（防癌涂片）　早期发现宫颈癌。

◎ 要点三　宫颈黏液检查

1. 宫颈黏液结晶检查

（1）宫颈黏液结晶的分类与周期变化

Ⅰ型：典型羊齿状结晶，主梗直而粗硬，分支密而长。

Ⅱ型：类似Ⅰ型，但主梗弯曲较软，分支少而短，似树枝着雪后的形态。

Ⅲ型：不典型结晶，其特点为树枝形象较模糊，分支少而稀疏，呈离散状态。

Ⅳ型：主要为椭圆体或梭形物体，顺同一方向排列成行，比白细胞长 2~3 倍，但稍窄，透光度大。

（2）临床应用　预测排卵期，借以指导避孕与受孕。

2. 宫颈黏液拉丝试验　与宫颈黏液结晶检查结合，作为了解卵巢功能的简便方法。

◎ 要点四　常用女性内分泌激素测定

1. 垂体促性腺激素测定　包括卵泡刺激素（FSH）和黄体生成激素（LH）。

闭经患者测定垂体促性腺激素有助于鉴别垂体性闭经和卵巢性闭经。前者垂体促性腺激素水平低，后者垂体促性腺激素升高。卵巢功能不足

（更年期、绝经期、绝经后期、双侧卵巢切除术后、卵巢发育不良、卵巢早衰），垂体促性腺激素水平均升高。如 LH/FSH 比值>3，提示多囊卵巢综合征。

2. 垂体泌乳素（PRL）测定 垂体肿瘤、空蝶鞍干扰多巴胺运输致 PRL 抑制因子减少，下丘脑疾病、颅咽管瘤等，原发性甲状腺功能低下、闭经-溢乳综合征、多囊卵巢综合征、卵巢早衰、黄体功能欠佳，药物作用如氯丙嗪、避孕药、雌激素、利血平等，神经精神刺激，长期哺乳等，均可引起 PRL 增高。

3. 雌二醇（E_2）测定 临床主要用于：

（1）监测卵巢功能

（2）判断闭经原因 E_2 持续在早卵泡期或更低的水平，表明卵巢内几乎无卵泡发育，闭经可能由于卵巢功能早衰或继发于下丘脑、垂体功能失调、高泌乳素血症或药物的抑制作用。欲明确原因，还需结合病史及其他辅助检查，E_2 水平符合正常的周期变化，表明卵泡发育正常，应考虑子宫性闭经。

（3）诊断无排卵 E_2 持续在早、中卵泡期水平，无周期性变化，常见于无排卵性异常子宫出血、多囊卵巢综合征等。

（4）监测卵泡发育 使用药物诱导排卵时，测定血 E_2 作为监测卵泡发育、成熟的指标之一，用于指导 HCG 用药及确定取卵时间。

（5）诊断女性性早熟 临床多以 8 岁以前出现第二性征发育诊断性早熟，血 E_2 水平升高，>275pmol/L 为诊断性早熟的激素的指标之一。

4. 孕酮（P）测定 临床应用主要作为排卵的标准之一，血 P 达到 16nmol/L 以上，提示有排卵。若 P 测定符合有排卵，又无其他原因的不孕患者，需配合 B 超观察卵泡的发育及排卵过程，以除外未破卵泡黄素化综合征。探讨避孕及抗早孕药物作用的机理。观察促排卵的效果。了解黄体的功能，黄体期 P 水平低于生理值或月经来潮4~5日仍高于生理水平，分别代表黄体功能

不足及黄体萎缩不全。肾上腺皮质亢进或肿瘤时，孕酮可呈高值。

5. 睾酮（T）测定 卵巢男性化肿瘤，血 T 明显增高；用于鉴别两性畸形；评价多囊卵巢综合征的治疗效果，治疗后血 T 水平应有所下降；多毛症患者血 T 水平正常者，多考虑由于毛囊对雄激素敏感所致；肾上腺皮质增生或肿瘤，血 T 水平可异常升高。

此外，人绒毛膜促性腺激素（HCG）的测定，对妊娠及相关疾病的诊断和监测亦很常用。

◎ **要点五　活体组织检查**

1. 外阴活组织检查

适应证：确定外阴白色病变的类型及排除恶变；外阴赘生物或久治不愈的溃疡需明确诊断及排除恶性病变者。

2. 宫颈活组织检查

适应证：宫颈溃疡或有赘生物需明确诊断者；宫颈细胞学检查巴氏分级 III 级以上者；有宫颈接触性出血或可疑宫颈癌者；宫颈特异性炎症。

◎ **要点六　诊断性刮宫**

1. 适应证

（1）子宫异常性出血，需排除或证实子宫内膜癌、宫颈癌者。

（2）月经失调需了解子宫内膜变化及其对性激素的反应者。

（3）不孕症，了解有无排卵。

（4）疑有子宫内膜结核者。

（5）因宫腔残留组织或子宫内膜脱落不完全导致长时间多量出血者。

2. 禁忌证

（1）急性或亚急性生殖道炎症。

（2）疑有妊娠要求继续妊娠者。

（3）急性或严重的全身性疾病。

（4）手术前体温大于 37.5℃者。

3. 注意事项

（1）不孕症或功血者，应在月经前或月经来

潮 12 小时内诊刮，以判断有无排卵或黄体功能不良。

（2）术前查清子宫位置及大小，术中注意无菌操作，轻柔操作，切忌反复刮宫。

（3）双子宫、双角子宫或纵隔子宫，应将两处宫内膜全部刮除。

（4）术前有阴道出血者，术前术后应予预防感染治疗。

（5）术后两周内禁止性生活、盆浴。

◎ 要点七　后穹隆穿刺

适应证：明确子宫直肠凹陷积液性质；明确贴近阴道后穹隆的肿块性质；疑有腹内出血时，如异位妊娠、卵巢黄体破裂；超声介入治疗，如卵巢子宫内膜异位囊肿或输卵管妊娠的注射治疗；后穹隆穿刺取卵。

◎ 要点八　输卵管通畅检查

（一）输卵管通液术

有手感通液术、B 超下通液术、腹腔镜下通液术、治疗性通液术 4 种方法。

（二）子宫输卵管造影术

1. 适应证

（1）不孕症　经输卵管通液术检查，显示输卵管不通或通而不畅者；输卵管整复或粘堵手术后，观察手术效果。

（2）习惯性流产　检查有无宫颈内口松弛或子宫畸形。

（3）确定生殖器畸形的类别。

2. 禁忌证　急性或亚急性生殖道炎症；严重的全身性疾病；产后、流产后、刮宫术后 6 周内；停经不能排除妊娠者；过敏体质或碘过敏者。

◎ 要点九　超声检查

常用的方法有 B 超显像法、多普勒超声法两种。其中最广泛使用的是 B 型超声经腹壁及经阴道探查法。其临床应用主要有：

（1）鉴别增大的子宫。

（2）鉴别胎儿存活或死亡。

（3）胎儿头径测量。

（4）探测多胎妊娠。

（5）探测胎儿畸形。

（6）胎盘定位。

（7）探测羊水量。

（8）探查宫内节育器。

（9）盆、腹腔包块的定位和（或）定性。

◎ 要点十　宫腔镜检查

（一）宫腔镜检查适应证

1. 异常子宫出血。

2. 可疑宫腔粘连及畸形。

3. 可疑妊娠物残留。

4. 影像学检查提示宫腔内占位病变。

5. 原因不明的不孕或反复流产。

6. 宫内节育器异常。

7. 宫腔内异物。

8. 宫腔镜术后相关评估。

（二）宫腔镜手术适应证

1. 子宫内膜息肉。

2. 子宫黏膜下肌瘤及部分影响宫腔形态的肌壁间肌瘤。

3. 宫腔粘连。

4. 纵隔子宫。

5. 子宫内膜切除。

6. 宫腔内异物取出，如嵌顿节育器及流产残留物等。

7. 宫腔镜引导下输卵管插管通液、注药及绝育术。

（三）禁忌证

1. 绝对禁忌证

（1）急性、亚急性生殖道感染。

（2）心、肝、肾衰竭急性期及其他不能耐受手术者。

2. 相对禁忌证

（1）体温>37.5℃。

（2）子宫颈瘢痕，不能充分扩张者。

（3）近期（3 个月内）有子宫穿孔史或子宫手术史者。

（4）浸润性子宫颈癌、生殖道结核未经系统抗结核治疗者。

◎ 要点十一　腹腔镜检查

（一）适应证

1. 急腹症（如异位妊娠、卵巢囊肿破裂、卵巢囊肿蒂扭转等）。

2. 盆腔包块。

3. 子宫内膜异位症。

4. 确定不明原因急慢性腹痛和盆腔痛的原因。

5. 不孕症。

6. 计划生育并发症（如寻找和取出异位宫内节育器、子宫穿孔等）。

7. 有手术指征的各种妇科良性疾病。

8. 子宫内膜癌分期手术和早期子宫颈癌根治术。

（二）禁忌证

1. 绝对禁忌证

（1）严重的心脑血管疾病及肺功能不全。

（2）严重的凝血功能障碍。

（3）绞窄性肠梗阻。

（4）大的腹壁疝或膈疝。

（5）腹腔内大出血。

2. 相对禁忌证

（1）盆腔肿块过大。

（2）妊娠>16 周。

（3）腹腔内广泛粘连。

（4）晚期或广泛转移的妇科恶性肿瘤。

腹腔镜手术作为一种微创手术方式，具有创伤小、恢复快、住院时间短等优点，已成为当代妇科疾病诊治的常用手段。

中医儿科学

第一单元　儿科学基础

细目一　小儿年龄分期

◎ 要点　年龄分期的标准及特点

（一）胎儿期

从男女生殖之精相合而受孕，直至分娩断脐，胎儿出生，称为胎儿期。

妊娠早期12周的胚胎期，从受精卵细胞至基本形成胎儿，最易受到各种病理因素，如感染、药物、劳累、物理、营养缺乏以及不良心理因素等伤害，造成流产、死胎或先天畸形。妊娠中期15周，胎儿各器官迅速增长，功能也渐成熟。妊娠晚期13周，胎儿以肌肉发育和脂肪积累为主，体重增长快。后两个阶段若胎儿受到伤害，易发生早产。

（二）新生儿期

从出生后脐带结扎到出生后28天，称为新生儿期。

由于新生儿对外界的适应能力和御邪能力都较差，加上胎内、分娩及生后护理不当等原因损伤胎儿，可导致产伤、窒息、硬肿、脐风等疾病。

（三）婴儿期

从出生后至满1周岁，称为婴儿期，其中包括新生儿期。

这一时期生长发育迅速，处于乳类喂养并逐渐添加辅食的阶段，机体发育快，营养需求高。但是，婴儿脾胃运化力弱，肺卫娇嫩未固，受之于母体的免疫能力逐渐消失，自身免疫力尚未健全，容易发生肺系疾病、脾系疾病及各种传染病。

（四）幼儿期

从1周岁至满3周岁，称为幼儿期。

这一时期小儿由于断乳后食物品种转换，容易发生吐泻、疳证等脾系疾病；户外活动增多，接触面扩大，传染病发病率增高；幼儿识别危险、自我保护能力差，故易于发生中毒、烫伤等意外事故。

（五）学龄前期

从3周岁后到入小学前（6~7岁）为学龄前期。

这一时期要加强思想品德教育，培养良好的生活习惯，以保障儿童的身心健康。学龄前期儿童容易发生意外伤害，如溺水、烫伤、坠床、误服药物中毒等，应注意防护。

（六）学龄期

从6~7周岁入小学至青春期来临（女12岁，男13岁），称为学龄期。

这一时期儿童急性疾病的发病率下降，但应注意保护视力，防止近视；养成良好个人卫生习惯，防治龋齿；注意情绪和行为变化，减少精神行为障碍的发病率。

（七）青春期

女孩从 11~12 岁到 17~18 岁，男孩从 13~14 岁到 18~20 岁。

青春期体格发育出现第二次高峰。由于青春期生理变化大，社会接触增多，容易出现各种身心疾病，如月经紊乱、性心理障碍、酗酒症等。应做好此期生理卫生教育，进行正确的心理引导，保障青春期的身心健康。

细目二　小儿生长发育

◎ 要点一　体重测量方法、正常值及临床意义

1. **测量方法及正常值**　测量体重，应在清晨空腹、排空大小便、仅穿单衣的状况下进行。平时于进食后 2 小时称量为佳。

小儿体重的增长不是匀速的，在青春期之前，年龄愈小，增长速率愈快。出生时体重约为 3kg，出生后的前半年平均每月增长约 0.7kg，后半年平均每月增长约 0.5kg，1 周岁以后平均每年增加约 2kg。临床可以用以下公式推算小儿体重：

≤6 个月　体重（kg）= 出生时体重（kg）+ 0.7×月龄

7~12 个月　体重（kg）= 6+0.25×月龄

2 岁以上　体重（kg）= 8+2×年龄

2. **临床意义**　①体重是衡量小儿体格生长和营养状况的指标之一。②体重是临床计算用药量的主要依据之一。③体重增长过速可能为肥胖症；体重低于正常均值的 85% 者为营养不良。

◎ 要点二　身长（高）测量方法、正常值及临床意义

1. **测量方法及正常值**　3 岁以下小儿仰卧位以量床测量从头顶至足底的长度，称身长。3 岁以上可用身高计或固定于墙上的软尺测量身高。

出生时身长约为 50cm。生后第一年身长增长最快，约 25cm，其中前 3 个月约增长 12cm。第二年身长增长速度减慢，约 10cm。2 周岁后至青春期身高（长）增长平稳，每年约 7cm。临床可用以下公式估算 2 岁后至 12 岁儿童的身高：

身高（cm）= 75+7×年龄

2. **临床意义**　①身高（长）是反映骨骼发育的重要指标之一，其增长与种族、遗传、体质、营养、运动、疾病等因素有关。②身高的显著异常是疾病的表现，如身高低于正常均值的 70%，应考虑侏儒症、克汀病、营养不良等。

◎ 要点三　囟门测量方法、闭合时间及临床意义

1. **测量方法及正常值**　前囟是额骨和顶骨之间的菱形间隙，以囟门对边中点间的连线距离表示，出生时 1.5~2cm，至 12~18 个月闭合。后囟是顶骨和枕骨之间的三角形间隙，部分小儿出生时就已闭合，未闭合者正常情况应在生后 2~4 个月内闭合。

2. **临床意义**　囟门早闭且头围明显小于正常者，为头小畸形；囟门迟闭及头围大于正常者，常见于解颅（脑积水）、佝偻病、先天性甲状腺功能减低症等。囟门凹陷多见于阴伤液竭之失水或极度消瘦者，称囟陷；囟门凸出反映颅内压增高，多见于热炽气营之脑炎、脑膜炎等，称囟填。

◎ 要点四　头围的测量方法、正常值及临床意义

1. **测量方法及正常值**　自双眉弓上缘处，经过枕骨结节绕头一周的长度为头围。

足月儿出生时头围为 33~34cm，出生后前 3 个月和后 9 个月各增长 6cm，1 周岁时约为 46cm，2 周岁时约为 48cm，5 周岁时约增长至 50cm，15 岁时接近成人，为 54~58cm。

2. **临床意义**　头围的大小与脑和颅骨的发育有关。头围小者提示脑发育不良。头围增长过速常提示为解颅。

◎ 要点五　胸围的测量方法、正常值及临床意义

1. **测量方法及正常值**　用软尺由乳头下缘（乳腺已发育的女孩，固定于胸骨中线第 4 肋间）

向背后绕两侧肩胛角下缘 1 周，取呼气和吸气时的平均值。

新生儿胸围约 32cm；1 岁时约 44cm，接近头围；2 岁后胸围渐大于头围，其差数（cm）约等于其岁数减 1。

2. **临床意义** 胸围反映胸廓、胸背的肌肉、皮下脂肪及肺的发育程度。一般营养不良或缺少锻炼的小儿胸廓发育差，胸围超过头围的时间较晚；反之，营养状况良好的小儿，胸围超过头围的时间较早。

◎ **要点六 乳牙和恒牙的萌出时间、数目正常值及临床意义**

1. **牙齿萌出时间及正常值** 人一生有两副牙齿，即乳牙和恒牙，乳牙出齐为 20 颗，恒牙出齐为 32 颗。生后 4~10 个月乳牙开始萌出，出牙顺序是先下颌后上颌，自前向后依次萌出，唯尖牙例外。乳牙在 2~2.5 岁出齐。6~7 岁乳牙按萌出先后逐个脱落，代之以恒牙，最后一颗恒牙（第三磨牙）一般在 20~30 岁时出齐，也有终生不出者。

2 岁以内乳牙颗数可用以下公式推算：

乳牙数 = 月龄 - 4（或 6）

2. **临床意义** 出牙时间推迟或出牙顺序混乱，常见于佝偻病、呆小病、营养不良等。

◎ **要点七 呼吸、脉搏、血压的正常值及与年龄增长的关系**

1. **呼吸、脉搏与年龄的关系** 年龄越小，呼吸及脉搏越快，见下表：

各年龄组小儿呼吸、脉搏次数（次/分）

年龄	呼吸（次）	脉搏（次）	呼吸：脉搏
新生儿	45~40	140~120	1：3
≤1 岁	40~30	130~110	1：（3~4）
1⁺~3 岁	30~25	120~100	1：（3~4）
3⁺~7 岁	25~20	100~80	1：4
7⁺~14 岁	20~18	90~70	1：4

2. **血压与年龄的关系** 不同年龄小儿血压正常值可用以下公式推算（注：1kPa = 7.5mmHg）：

收缩压（mmHg） = 80 + 2 × 年龄

舒张压（mmHg） = 收缩压 × 2/3

◎ **要点八 感知、运动、语言、性格发育特点**

智能发育指神经心理发育，包括感知、运动、语言、性格等方面。智能发育除与先天遗传因素有关外，还与后天所处环境及受到的教育等密切相关。

（一）感知发育

1. **视觉** 新生儿视觉不敏锐，在 15~20cm 距离处最清晰，可短暂地注视和反射地跟随近距离内缓慢移动的物体；2 个月起可协调地注视物体，初步有头眼协调；3 个月时头眼协调好，可追寻活动的物体或人；4~5 个月开始能认识母亲，见到奶瓶表示喜悦；6 个月时能转动身体协调视觉；9 个月时出现视深度感觉，能看到小物体；1 岁半时能区别各种形状；2 岁时能区别垂直线与横线，目光跟踪落地的物体；5 岁时可区别各种颜色；6 岁时视力才达到 1.0。

2. **听觉** 新生儿出生 3~7 天听觉已相当良好；3 个月时可转头向声源；4 个月时听到悦耳声音会有微笑；5 个月时对母亲语声有反应；8 个月时能区别语声的意义；9 个月时能寻找来自不同方向的声源；1 岁时听懂自己的名字；2 岁时听懂简单的吩咐；4 岁时听觉发育完善。

3. **嗅觉和味觉** 嗅觉和味觉出生时已基本发育成熟，新生儿对母乳香味已有反应，对不同味道如甜、酸、苦等反应也不同；3~4 个月时能区别好闻和难闻的气味；5 个月时对食物味道的微小改变很敏感，应适时合理添加各类辅食，使之适应不同味道和食物。

4. 皮肤感觉 新生儿的触觉已很敏感，尤其以嘴唇、手掌、脚掌、前额和眼睑等部位最敏感；痛觉出生时已存在，疼痛可引起全身或局部的反应；温度觉也很灵敏，尤其对冷的反应，如出生时离开母体环境温度骤降就引发啼哭。2~3 岁时小儿能通过皮肤觉与手眼协调一致的活动区分物体的大小、软硬和冷热等。5 岁时能分辨体积相同重量不同的物体。

5. 知觉 知觉是人对事物的综合反应，与上述各感觉能力的发育密切相关。小儿 1 岁末开始有空间和时间知觉；3 岁能辨上下；4 岁辨前后，开始有时间概念；5 岁能辨别自身的左右。

（二）运动发育

小儿动作发育遵循一定的规律，发育顺序是由上向下、由粗到细、由不协调到协调进展的。

1. 粗动作 发育过程可归纳为"二抬四撑六会坐，七滚八爬周会走"。新生儿仅有反射性活动（如吮吸、吞咽等）和不自主的活动；1 个月小儿睡醒后常做伸欠动作；2 个月时扶坐或侧卧时能勉强抬头；4 个月时可用手撑起上半身；6 个月时能独坐片刻；7 个月会翻滚；8 个月会爬；10 个月可站立扶走；12 个月后能独走；18 个月可跑步和倒退行走；24 个月时可双足并跳；36 个月会骑三轮车。

2. 细动作 手指精细运动的发育过程为：新生儿时双手握拳；3~4 个月时可自行玩手，并企图抓东西；5 个月时眼与手的动作取得协调，能有意识地抓取面前的物品；5~7 个月时出现换手与捏、敲等探索性的动作；9~10 个月时可用拇指、示指拾东西；12~15 个月时学会用匙，乱涂画；18 个月时能摆放 2~3 块方枳木；2 岁时会粗略地翻书页；3 岁时会穿简单的衣服。

（三）语言发育

小儿语言发育要经过发音、理解与表达三个阶段。新生儿已会哭叫；2 个月能发出和谐喉音；

3 个月发出咿呀之声；4 个月能发出笑声；7~8 个月会发复音，如"妈妈""爸爸"等；1 岁时能说出简单的生活用语，如吃、走、拿等，通过视觉、触觉、体位感等与听觉的联系逐步理解一些日常用品，如"奶瓶""电灯"等名称；1 岁半时能用语言表达自己的要求；2 岁后能简单地交谈；5 岁后能用完整的语言表达自己的意思。

（四）性格发育

性格是指人在对事、对人的态度和行为方式上所表现出来的心理特点，如英勇、刚强、懦弱、粗暴等。小儿性格特征的形成和建立，是随着小儿的生长发育逐步完成的。

1. 婴儿期 一切生理需要必须依赖于成人的照顾，因而随之建立的是以相依情感为突出表现的性格。2~3 个月的小儿以笑、停止啼哭、伸手、眼神或发出声音等表示见到父母的愉快；3~4 个月会对外界感到高兴的事情表现出大笑；7~8 个月会对不熟悉的人表现出认生；9~12 个月会对外界不同的事情做出许多不同的面部表情反应。

2. 幼儿期 能独立行走、自己进食，并且具备了一定的语言表达能力，产生一种自主感。性格的相依性较前减弱，表现为相依情感与自主情感或行为交替出现的性格特征。如果家长对小儿的行为限制过多、批评过多或者惩罚过多，易使小儿产生羞耻感或自卑感。

3. 学龄前期 运动、言语能力发展较快，具有一定的独立性、主动性，如果家长经常嘲笑儿童的活动，就会令他们对自己的活动产生内疚感。

4. 学龄期 如果在学习方面经常得到别人的表扬，会变得越来越勤奋上进。反之，如果学习上遭到失败，受到批评，则易形成厌学、自卑感。

5. 青春期 生理发育逐渐成熟，心理适应能力有很大发展，有明确的身份意识及未来目标。如果在感情问题、伙伴关系、职业选择、道德价值等问题上处理不当，则易产生身份紊乱。

细目三　小儿生理、病因、病理特点

◎ 要点一　生理特点及临床意义

（一）脏腑娇嫩，形气未充

小儿的脏腑娇嫩，是指小儿五脏六腑的形与气皆属不足，其中又以肺、脾、肾三脏不足更为突出。这一方面是由于小儿出生后肺脏、脾脏、肾脏皆成而未全、全而未壮，更因为小儿不仅与成人一样，需要维持正常的生理活动，而且处于生长发育阶段，必须满足这一特殊的需求。因此，相对于小儿的生长发育需求，表现出"肺常不足""脾常不足""肾常虚"的特点。

形气未充，又常常表现为五脏六腑的功能不够稳定、尚未完善。如肺主气、司呼吸，小儿肺脏娇嫩，表现为呼吸不匀、息数较促，易发感冒、咳喘；脾主运化，小儿脾常不足，表现为运化力弱，摄入的食物要软而易消化，饮食有常、有节，否则易出现食积、吐泻；肾藏精、主水，小儿肾常虚，表现为肾精未充，青春期前的女孩无"月事以时下"，男孩无"精气溢泻"，婴幼儿二便不能自控或自控能力较弱等；心主血脉、主神明，小儿心气未充，心神怯弱未定，表现为脉数，易受惊吓，思维及行为的约束能力较差；肝主疏泄、主风，小儿肝气未实，经筋刚柔未济，表现为好动，易发惊惕、抽风等症。

古人将脏腑娇嫩、形气未充这一生理特点归纳为"稚阴稚阳"。

（二）生机蓬勃，发育迅速

生机蓬勃，发育迅速，指小儿在生长发育过程中，无论在机体的形态结构方面，还是在各种生理功能活动方面，都是在迅速地、不断地发育完善。小儿的年龄越小，这种蓬勃的生机、迅速的生长发育越显著。

"纯阳"学说："纯"指小儿初生，未经太多的外界因素影响，胎元之气尚未耗散；"阳"指以阳为用，即生机。"纯阳"学说高度概括了小儿在生长发育、阳充阴长的过程中，表现为生机旺盛，发育迅速，犹如旭日之初升、草木之方萌，蒸蒸日上、欣欣向荣的生理现象。"纯阳"并不等于"盛阳"，也不是有阳无阴的"独阳"。

◎ 要点二　病因特点及临床意义

儿科常见的发病原因与成人大致相同，但先天因素是儿科特有的病因。小儿病因相对较成人单纯，以外感、食伤和先天因素居多，情志、意外和其他因素也值得注意。年龄越小，对六淫邪气的易感程度越高；年龄越小，因乳食而伤的情况越多。

（一）外感因素

由于小儿为稚阴稚阳之体，脏腑娇嫩，卫外功能较成人为弱，又寒温不知自调，因而更易被"六淫"邪气所伤，产生各种肺系疾病；小儿脏腑娇嫩，又易被燥邪、暑邪所伤，形成肺胃阴津不足、气阴两伤等病证；小儿为纯阳之体，六气易从火化，小儿伤于外邪以热性病证为多。

疫疠是一类具有强烈传染性的病邪，其引发的疾病有起病急骤、病情较重、症状相似、易于流行等特点。小儿之体为"稚阴稚阳"，形气未充，御邪能力较弱，是疫疠邪气所伤的易感群体，容易形成疫病的发生与流行。

（二）乳食因素

小儿"脾常不足"，且饮食不知自调，易于为乳食所伤。由于家长喂养不当，初生缺乳，或未能按期添加辅食，或任意纵儿所好，饮食营养不均衡，皆能使小儿脾气不充，运化失健，产生脾胃病证。又常因小儿幼稚，不能自控、自调饮食，易于造成挑食、偏食，过食寒凉者伤阳，过食辛热者伤阴，过食肥甘厚腻者伤脾等；小儿易见饥饱不均，乳食食入量偏少可导致气血生化不足，乳食食入量过多又可导致食伤脾胃。

饮食不洁也是小儿发病的一个常见原因。小儿缺乏卫生知识，易于误食一些被污染的食物，引发肠胃疾病，如吐泻、腹痛、寄生虫病等。

（三）先天因素

先天因素即胎产因素，是指小儿出生之前已

作用于胎儿的致病因素。遗传病因是小儿先天因素中的主要病因，父母的基因缺陷可导致小儿先天畸形、生理缺陷或代谢异常等。妇女受孕以后，不注意养胎护胎，也是导致小儿出现先天性疾病的常见原因，如妊娠妇女饮食失节、情志不调、劳逸失度、感受外邪、房事不节等，都可能损伤胎儿而为病。

（四）情志因素

小儿心怯神弱，最常见的情志所伤是惊恐。当小儿乍见异物或骤闻异声时，容易导致惊伤心神，出现夜啼、心悸、惊惕、抽风等病证；长时间的所欲不遂，缺少关爱，容易导致忧思、思虑损伤心脾，出现厌食、呕吐、腹痛、孤独忧郁等病证；家长对子女的过于溺爱，使儿童心理承受能力差，或者学习负担过重、家长期望值过高，都易于产生精神行为障碍类疾病。

（五）意外因素

小儿没有或者缺少生活自理能力，没有或者缺乏对周围环境安全或危险状况的判断能力，因而容易受到意外伤害。例如：误触水火的烫伤，跌仆损伤的外伤，误食毒物的中毒，误吸异物的窒息等。

（六）其他因素

环境污染、食品污染，或农药、激素含量超标等，已成为当前普遍关心的致病因素。放射性物质损伤，包括对胎儿和儿童的伤害，引起了广泛的重视。医源性损害，包括治疗、护理不当，院内感染等，有增多的趋势，需要特别引起儿科工作者的注意。

◎ 要点三　病理特点及临床意义

（一）发病容易，传变迅速

小儿脏腑娇嫩，形气未充，阴阳二气均属不足。因此，在病理上不仅发病容易，而且变化迅速，年龄越小，则脏腑娇嫩的表现越显得突出。小儿发病容易，突出表现在肺、脾、肾系疾病及外感时行疾病方面。

小儿"肺常不足"，肺气宣发肃降功能尚不完善，加之小儿冷暖不知自调，一旦护养失宜，易于感受外邪，导致肺的宣肃功能失常，在临床上出现感冒、咳嗽、肺炎喘嗽等肺系病证，使肺系疾病成为儿科发病率最高的一类疾病。

小儿"脾常不足"，脾胃之体成而未全，脾胃之气全而未壮，因而易于因家长喂养不当、小儿饮食失节，在临床上出现脾胃纳化功能紊乱的病证。所以，呕吐、泄泻、厌食、积滞、疳证等疾病为小儿时期的常见病多发病，并且互为因果，严重者可影响小儿生长发育。脾系疾病发病率在儿科仅次于肺系疾病而居第二位。

小儿"肾常虚"，若先天肾气虚弱，加上后天脾气失调，影响小儿的生长发育，可见解颅、五迟、五软等先天禀赋不足之病；若肾阳虚亏，下元虚寒，膀胱闭藏失职，不能制约小便，则发生遗尿、尿频等病证。

传变迅速的特点，主要表现为疾病的寒热虚实容易相互转化演变或同时并见，即具有"易虚易实，易寒易热"的特点。

（二）脏气清灵，易趋康复

小儿体禀纯阳，生机蓬勃，脏气清灵，活力充沛，对各种治疗反应灵敏；小儿宿疾较少，病因相对单纯，疾病过程中情志因素的干扰和影响相对较少。因此，只要辨证准确，治疗及时，护理适宜，病情好转的速度较成人为快，疾病治愈的可能也较成人为大。例如：小儿感冒、咳嗽、泄泻等病证多数发病快，好转也快；小儿哮喘、疳证、阴水等病证虽病情缠绵，但其预后较成人相对为好。

细目四　儿科四诊特点

◎ 要点一　儿科四诊应用特点

小儿疾病的诊断方法，与临床其他各科一样，均运用望、闻、问、切四种不同的诊查手段进行诊断和辨证。因乳婴儿不会说话，较大儿童虽已会说话，也不能正确叙述自己的病情，加上就诊时常啼哭吵闹，影响气息脉象，故小儿诊法既主张四诊合参，又特别重视望诊。

◎ 要点二　望诊特点及临床意义

（一）望神色

凡精神振作，二目有神，表情活泼，面色红润，呼吸调匀，反应敏捷，均为气血调和、神气充沛的表现，是健康或病情轻浅之象；反之，若精神委顿，二目无神，表情呆滞，面色晦暗，呼吸不匀，反应迟钝，谓之无神，均为体弱有病之表现，或病情较重之象。

五色主病：面呈白色，是气血不荣，络脉空虚所致，多为虚证、寒证；面色红赤，因血液充盈脉络皮肤所致，多为热证；面色黄，常因脾虚失运，水谷、水湿不化所致，多为虚证或湿证；面色青，因气血不畅，经脉阻滞所致，多为寒证、痛证、瘀证、惊痫；面色黑，常因阳气虚衰，水湿不化，气血凝滞所致，多为寒证、痛证、瘀证、水饮证。

（二）望形态

凡发育正常，筋骨强健，肌丰肤润，毛发黑泽，姿态活泼者，是胎禀充足，营养良好，属健康表现；若生长迟缓，筋骨软弱，肌瘦形瘠，皮肤干枯，毛发萎黄，囟门逾期不合，姿态呆滞者，为胎禀不足，营养不良，多属有病。

头小顶尖，颅缝闭合过早，是头小畸形；头方发稀，囟门宽大，当闭不闭，可见于五迟证；头大颌缩，前囟宽大，头缝开解，目睛下垂，见于解颅；前囟及眼窝凹陷，皮肤干燥，可见于婴幼儿泄泻阴伤液脱。

头发稀细，色枯无泽，多是肾气亏虚或阴血内亏；发细结穗，色黄不荣，多是气血亏虚，积滞血瘀；头发脱落，见于枕部，是为气虚多汗之枕秃；脱落成片，界限分明，是为血虚血瘀之斑秃。

面容瘦削，气色不华，是为气血不足；面部浮肿，睑肿如蚕，是为水湿泛溢。耳下腮部肿胀，是为邪毒窜络之痄腮或发颐；颌下肿胀热痛，多为热毒壅结之臖核肿大。五官不正，眼距缩小，鼻梁扁平，口张舌伸，见于先天禀赋异常

之痴呆；口角歪斜，眼睑不合，偏侧流涎，表情不对称，见于风邪留络之面瘫。面呈苦笑貌，是风毒从创口内侵之破伤风；面肌抽搐，是风邪走窜经络之惊风或痫症；小儿面部表情异常，或眨眼，或搐鼻，或咧嘴，或龇牙，或多咽，多属抽动障碍。

胸廓前凸形如鸡胸，可见于佝偻病、哮喘；腹部膨大，肢体瘦弱，发稀，额上有青筋显现，属于疳积。

（三）审苗窍

1. 察舌　正常小儿舌体柔软、淡红润泽、伸缩自如，舌面有干湿适中的薄苔，舌质较成人红嫩。新生儿舌红无苔和哺乳婴儿的乳白苔，均属正常舌象。若心火上炎则舌红，甚则生疮；心血瘀阻，则舌质紫暗或有瘀斑；心阳不足，则舌质淡白胖嫩；心阴不足，则舌质红绛瘦瘪。

（1）舌体　舌体胖嫩，舌边齿痕显著，多为脾肾阳虚，或有水饮痰湿内停；舌体肿大，色泽青紫，可见于气血瘀滞；舌体强硬，多为热盛伤津；急性热病中出现舌体短缩，舌干绛者，则为热甚津伤，经脉失养而挛缩。

（2）舌质　正常舌质淡红。若舌质淡白为气血虚亏；舌质绛红，舌面红刺，为温热病邪入营入血；舌质红少苔，甚则无苔而干，为阴虚火旺；舌质紫暗或紫红，为气血瘀滞；舌起粗大红刺，状如草莓者，常见于丹痧、皮肤黏膜淋巴结综合征。

（3）舌苔　舌苔色白为寒；舌苔色黄为热；舌苔白腻为寒湿内滞，或寒痰与积食所致；舌苔黄腻为湿热内蕴，或乳食积滞化热；热性病后而见剥苔，多为阴伤津亏，舌苔花剥，状如地图，时隐时现，经久不愈，多为胃之气阴不足所致；舌苔厚腻垢浊，属宿食内滞的表现，常见于积滞、便秘等疾病。

2. 察目　黑睛等圆，目珠灵活，目光有神，开阖自如，是肝肾气血充沛之象；若眼睑浮肿，多为水肿之象；眼睑开阖无力，是元气虚惫；寐时眼睑张开而不闭，是脾虚气弱之露睛；平时眼

睑不能开阖自如，是气血两虚之睑废；两目呆滞，转动迟钝，是肾精不足，或为惊风之先兆；两目直视，瞪目不活，是肝风内动；白睛黄染，多为黄疸；目赤肿痛，是风热上攻；目眶凹陷，啼哭无泪，是阴津大伤。

3. 察鼻 鼻塞流清涕，为风寒感冒；鼻流黄浊涕，为风热客肺；长期鼻流浊涕，气味腥臭，为肺经郁热；鼻孔干燥，为肺经燥热伤阴；鼻衄鲜红，为肺热迫血妄行；气急喘促，鼻翼扇动，为肺气郁闭。

4. 察口 唇色淡白为气血不足；唇色淡青为风寒束表；唇色红赤为热；唇色红紫为瘀热互结；唇色樱红，为暴泻伤阴；唇白而肿，是为唇风；面颊潮红，唯口唇周围苍白，是丹痧征象。口腔破溃糜烂，为心脾积热之口疮；口内白屑成片，为鹅口疮。两颊黏膜有针头大小的白色小点，周围红晕，为麻疹黏膜斑。上下白齿间腮腺管口红肿如粟粒，按摩肿胀腮部无脓水流出者为痄腮，有脓水流出者为发颐。牙龈红肿，齿缝出血而疼痛，多为胃火上炎；牙齿萌出延迟，为肾气不足；新生儿牙龈上有白色斑点斑块，称为马牙，并非病态。咽红恶寒发热是外感之象；咽红乳蛾肿痛为外感风热或肺胃之火上炎；乳蛾红肿溢脓，是热壅肉腐；乳蛾大而不红，多为瘀热未尽，或气虚不敛；咽痛微红，有灰白色假膜，不易拭去，为白喉之症。

5. 察耳 小儿耳壳丰厚，颜色红润，是先天肾气充沛的表现；耳壳薄软，耳舟不清，是先天肾气未充的症候；耳内疼痛流脓，为肝胆火盛之证；以耳垂为中心的腮部漫肿疼痛，是痄腮之表现。

6. 察二阴 男孩阴囊紧缩，颜色沉着，是先天肾气充足的表现。男孩在患病过程中，阴囊紧缩者多寒；阴囊弛纵不收者多热；阴囊肿大透亮，状如水晶，为水疝；阴囊中有物下坠，时大时小，上下可移，为小肠下坠之狐疝；腹痛啼哭而将睾丸收引入腹者，俗称"走肾"，多为厥阴受寒；阴囊、阴茎均现水肿，常见于阳虚阴水。

女孩前阴部潮红灼热瘙痒，常由于湿热下注，亦须注意是否有蛲虫病。

婴儿肛门周围潮湿红痛，多属尿布皮炎。便后直肠脱出者是脱肛，其色鲜红，有血渗出者多属肺热下迫；其色淡而无血者，多属气虚下陷。肛门开裂出血，多因大便秘结，热迫大肠所致。

（四）辨斑疹

发热3~4天出疹，疹形细小，状如麻粒，口腔黏膜出现"麻疹黏膜斑"者，为麻疹；若低热出疹，分布稀疏，色泽淡红，出没较快，常为风痧；若发热三四天后热退疹出，疹细稠密，如玫瑰红色，常为奶麻；若壮热，肤布疹点，舌绛如草莓，常为丹痧或皮肤黏膜淋巴结综合征；若斑丘疹大小不一，如云出没，瘙痒难忍，常见于瘾疹；若丘疹、疱疹、结痂并见，疱疹内有水液色清，见于水痘；若疱疹相对较大，疱液混浊，疱壁薄而易破，流出脓水，常见于脓疱疮。

（五）察二便

初生婴儿的胎粪，呈暗绿色或赤褐色，黏稠无臭；母乳喂养儿，大便呈卵黄色，稠而不成形，常发酸臭气；牛奶、羊奶喂养儿，大便呈淡黄白色，质地较硬，有臭气。大便燥结，为内有实热或津伤内热；大便稀薄，夹有白色凝块，为内伤乳食；大便稀薄，色黄秽臭，为肠腑湿热；下利清谷，洞泄不止，为脾肾阳虚；大便赤白黏冻，为湿热积滞，常见于痢疾；婴幼儿大便呈果酱色，伴阵发性哭闹，常为肠套叠；大便色泽灰白不黄，多系胆道阻滞。

小便黄褐如浓茶，伴身黄、目黄，多为湿热黄疸；若小便色红如洗肉水，或镜检红细胞增多者，为尿血，鲜红色为血热妄行，淡红色为气不摄血，红褐色为瘀热内结，暗红色为阴虚内热；若小便混浊如米泔水，为脾胃虚弱，饮食不调所致，常见于积滞与疳证。

（六）察指纹

小儿指纹是指食指桡侧的浅表静脉。指纹分三关。自虎口向指端，第1节为风关，第2节为气关，第3节为命关。正常小儿的指纹大多淡紫隐隐而不显于风关以上。察指纹适用于3岁以下小儿。

指纹的辨证纲要归纳为"浮沉分表里，红紫辨寒热，淡滞定虚实，三关测轻重"。"浮"指指纹浮现，显露于外，主病邪在表；"沉"指指纹沉伏，深而不显，主病邪在里。正常小儿的指纹大多淡紫隐隐在风关以内。纹色鲜红浮露，多为外感风寒；纹色紫红，多为邪热郁滞；纹色淡红，多为内有虚寒；纹色青紫，多为瘀热内结；纹色深紫，多为瘀滞络闭，病情深重。指纹色淡，推之流畅，主气血亏虚；指纹色紫，推之滞涩，复盈缓慢，主实邪内滞，如瘀热、痰湿、积滞等。纹在风关，示病邪初入，病情轻浅；纹达气关，示病邪入里，病情较重；纹进命关，示病邪深入，病情加重；纹达指尖，称透关射甲，若非一向如此，则示病情重危。

◎ 要点三　闻诊特点及临床意义

（一）听声音

1. **啼哭声**　啼哭声音洪亮有力者多为实证；细弱无力者多为虚证；哭声尖锐，阵作阵缓，弯腰曲背，多为腹痛；啼哭声嘶，呼吸不利，谨防急喉风；夜卧啼哭，睡卧不宁，为夜啼或积滞。

2. **呼吸声**　呼吸气粗有力，多为外感实证，肺蕴痰热；若呼吸急促，喉间哮鸣者，为风痰束肺，是为哮喘；呼吸急迫，甚则鼻扇，咳嗽频作者，是为肺气闭郁；呼吸窘迫，面青呛咳，常为异物堵塞气道。

3. **咳嗽声**　干咳无痰或痰少黏稠，多为燥邪犯肺，或肺阴受损；咳声清高，鼻塞声重，多为外感；干咳无痰，咳声响亮，常为咽炎所致；咳嗽频频，痰稠难咯，喉中痰鸣，多为肺蕴痰热，或肺气闭塞；咳声嘶哑如犬吠者，常见于白喉、急喉风；连声咳嗽，夜咳为主，咳而呕吐，伴鸡鸣样回声者，为顿咳。

4. **语言声**　呻吟不休，多为身体不适；妄言乱语，语无伦次，声音粗壮，称为谵语，多属心气大伤。语声低弱，多语无力，常属气虚心怯。语声重浊，伴有鼻塞，多为风寒束肺；语声

嘶哑，呼吸不利，多为毒结咽喉。小儿惊呼尖叫，多为剧痛、惊风；语声謇涩，多为热病高热伤津，或痰湿蒙蔽心包。

（二）嗅气味

1. **口气**　口气臭秽，多属胃热；嗳气酸腐，多为伤食；口气腥臭，见于血证，如齿衄；口气如烂苹果味，为酸中毒的表现。

2. **便臭**　大便臭秽，是湿热积滞；大便酸臭而稀，多为伤食；下利清谷，无明显臭味，为脾肾两虚。

3. **尿臭**　小便短赤，气味臊臭，为湿热下注；小便清长少臭，为脾肾虚寒。

4. **呕吐物气味**　吐物酸臭，多因食滞化热；吐物臭秽如粪，多因肠结气阻，秽粪上逆。

◎ 要点四　问诊特点及临床意义

（一）问年龄

新生儿应问明出生天数，2岁以内的小儿应问明实足月龄，2岁以上的小儿应问明实足岁数及月数。

（二）问病情

1. **问寒热**　小儿恶寒发热无汗，多为外感风寒；发热有汗，多为外感风热；寒热往来，多为邪郁少阳；但热不寒为里热；但寒不热为里寒；大热、大汗、口渴不已为阳明热盛；发热持续，热势鸱张，身热不扬，午后热盛，面黄苔腻，为湿热内蕴；夜间发热，腹壁及手足心热，胸满不食者，多为内伤乳食。

2. **问出汗**　婴儿睡时头额有微微汗出是正常现象。白天不活动或稍动即汗出，为自汗，是气虚所致；入睡后汗出，醒后汗止，为盗汗，是阴虚或气阴两虚。热病中汗出热不解者，为表邪入里；若口渴、烦躁、脉洪、大汗者，为里热实证。

3. **问头身**　头痛而兼发热恶寒，为外感风寒；头痛呕吐，高热抽搐，为邪热入营，属急惊风；头晕而兼发热，多因外感；头晕而兼面白乏力，多为气血不足；头痛如刺，痛有定处，多为瘀阻脑络。

关节疼痛，屈伸不利，常见于痹证；肢体瘫痪不用，强直屈伸不利为硬瘫，多为风痰入络，血瘀气滞，痿软屈伸不能为软瘫，多因肝肾亏虚，筋骨失养。

4. 问二便 若大便酸臭，或如败卵，完谷不化，或腹痛则泻，泻后痛减，多属内伤乳食；若大便溏薄不化，或先干后溏，次数较多，或食后欲便者，多为脾虚运化失职；若便泻日久，形瘦脱肛者，多为中气下陷；便次多而量少，泻下黏冻，或见脓血，并伴里急后重者，多为痢疾。

小便频数短赤，伴尿急尿痛，多为湿热下注膀胱之热淋；排尿不畅或突然中断，或见尿血鲜红，或排出砂石者，为湿热煎熬之石淋。

5. 问饮食 若食欲不振，腹部胀满，嗳气吞酸，为伤乳伤食；多吃多便，形体消瘦，多见于疳证中之胃强脾弱者。渴欲饮水，口舌干燥，为胃热津伤；渴不欲饮，或饮亦不多，多为湿热内蕴。

6. 问睡眠 小儿白天如常，夜不能寐，啼哭不休，或定时啼哭者，为夜啼；睡卧不安，烦躁不宁，多属邪热内蕴，心经郁热；睡中龂齿，或是胃热兼风，或是虫积；寐而不宁，肛门瘙痒，多为蛲虫病；睡中露睛，多为脾气虚弱。

（三）问个人史

包括胎产史、喂养史、生长发育史、预防接种史等。

◎ **要点五　切诊特点及临床意义**

（一）脉诊

健康小儿脉象平和，较成人软而稍数，年龄越小，脉搏越快。小儿病理脉象主要有浮、沉、迟、数、无力、有力六种基本脉象，分别表示疾病的表、里、寒、热、虚、实。浮主表证，沉主里证；迟脉主寒，数脉主热；有力为实，无力为虚。

（二）按诊

1. 按头囟 囟门凹陷者为囟陷，多见于阴伤液竭之失水或极度消瘦者；囟门隆凸，按之紧张，为囟填，多见于热炽气营之脑炎、脑膜炎

等；颅骨开解，头缝四破，头大额缩，囟门宽大者，为解颅，多属先天肾气不足，或后天髓热膨胀之故。

2. 按颈腋 耳下腮部肿胀疼痛，咀嚼障碍者，多是痄腮；触及质地较硬之圆形肿块，推之可移，头面口咽有炎症感染者，属痰热壅结之瘰核肿痛；若仅见增大，按之不痛，质坚成串，则为瘰疬。

3. 按胸腹 胸骨高突，按之不痛者，为"鸡胸"；脊背高突，弯曲隆起，按之不痛，为"龟背"；胸胁触及串珠，两肋外翻，可见于佝偻病；剑突下疼痛多属胃脘痛；脐周疼痛，按之痛减，并可触及条索状包块者，多为蛔虫病；腹部胀满，叩之如鼓者，为气胀；叩之音浊，按之有液体波动之感，多为腹水；右下腹按之疼痛，兼发热，右下肢拘急者，多属肠痈。

4. 按四肢 四肢厥冷，多属阳虚；手足心热者，多属阴虚内热或内伤乳食；高热时四肢厥冷，为热深厥甚；四肢厥冷，面白唇淡者，多属虚寒；四肢厥冷，唇舌红赤者，多是真热假寒之象。

5. 按皮肤 肤热无汗，为热炽所致。肌肤肿胀，按之随手而起，属阳水水肿；肌肤肿胀，按之凹陷难起，属阴水水肿。

细目五　儿科辨证概要

◎ **要点　小儿常用的辨证方法**

儿科常用的辨证方法有脏腑辨证、八纲辨证、卫气营血辨证、气血津液辨证、病因辨证。

（一）脏腑辨证

脏腑辨证以五脏、六腑、奇恒之腑的生理功能、病理特点为临床分析辨证的依据。在中医基础理论藏象学说的基础上，钱乙博采各家之学，结合自己对小儿"脏腑柔弱""成而未全……全而未壮"的生理及"易虚易实，易寒易热"的病理特点的认识，首创了儿科五脏辨证学说。提出"心主惊""肝主风""脾主困""肺主喘""肾

主虚"的辨证纲领，各脏证有虚、实、寒、热之分，方有温、清、补、泻之别。

1. 肺、大肠病辨证 《小儿药证直诀·五脏所主》言："肺主喘，实则闷乱喘促，有饮水者，有不饮水者；虚则哽气，长出气。"小儿肺脏的病变常表现为呼吸功能失常，肺气宣肃不利，通调水道失职。外邪易从口鼻皮毛侵入，大肠传导失司，症见咳嗽、气喘、咯痰、小便不利、大便秘结或泄泻等。

2. 脾、胃病辨证 "脾主困，实则困睡，身热，饮水；虚则吐泻，生风"。小儿脾胃病变常因水谷受纳运化失常，生化无源，气血亏虚，水湿留滞，痰浊内生，乳食积滞，血失统摄等，临床表现为食欲不振、恶心呕吐、腹痛腹泻、腹胀水肿、痰涎壅盛、衄血紫癜等。

3. 肝、胆病辨证 "肝主风，实则目直，大叫，呵欠，项急，顿闷；虚则咬牙，多欠气。热则外生气，湿则内生气"。小儿肝胆病变，常为疏泄功能失常，肝风易动，阴血亏虚，筋脉失养，目失涵养等，临床可出现动风抽搐、黄疸、急躁易怒、胁痛、呕吐、肢体痿痹等症。

4. 心、小肠病辨证 "心主惊，实则叫哭发热，饮水而摇；虚则卧而悸动不安"。小儿心与小肠病变，常为心主血的功能失常和心主神志的功能失调，出现心悸怔忡、心烦易惊、夜啼多汗、少血出血、行为失常、神志失聪等症。

5. 肾、膀胱病辨证 "肾主虚，无实也，唯疮疹，肾实则变黑陷"。小儿肾与膀胱病变，常表现为藏精、主水、纳气等功能失常，生长发育障碍等，出现水肿、小便异常、久喘、生长障碍、发育迟缓等症。

（二）八纲辨证

由于小儿病理上易虚易实，易寒易热，证情往往错综不清，不易分辨，再加上"四诊"不全，供辨识的主、客观症状和体征不多，故在八纲辨证时一般首先分清寒热，危急重证当辨识虚、实。寒热之辨，主要从唇、舌、咽部颜色及二便的变化来分。虚实之辨，多注意了解病情的

缓急、病程的久暂、神色变化、体温、脉搏、呼吸、血压、哭声、先后天情况等。

（三）卫气营血辨证

卫气营血辨证，适用于多种温病，是小儿温病病机辨证的基本方法。

（四）气血津液辨证

气血津液辨证是八纲辨证在气血津液不同层面的深化和具体化，也是对病因辨证的不可或缺的补充，常与脏腑辨证结合应用。

（五）病因辨证

中医学病因的内容，除外邪致病的六淫（风、寒、暑、湿、燥、火）、疠疫，内伤致病的七情（喜、怒、忧、思、悲、恐、惊）、饮食不节、劳倦过度等因素外，还包括疾病过程中的病理产物如痰饮、瘀血、积滞等，对儿科亦有重要的意义。

其他辨证方法还有三焦辨证、六经辨证等。

细目六　儿科治法概要

◎ 要点一　儿科常用内治法的用药原则、给药剂量及方法

（一）用药原则

1. 治疗及时准确 小儿脏腑娇嫩，形气未充，发病容易，变化迅速，易寒易热，易虚易实，因此要辨证准确，掌握有利时机，及时采取有效措施，争取主动，力求及时控制病情的发展变化。

2. 方药精简灵巧 小儿脏气清灵，随拨随应，对于药物的反应较成人灵敏。因此，在治疗时处方用药应力求精简，以"药味少、剂量轻、疗效高"为儿科处方原则。尤应注意不得妄用攻伐，对于大苦、大寒、大辛、大热、峻下、毒烈之品，均当慎用。

3. 重视先证而治 由于小儿发病容易，传变迅速，虚实寒热的变化较成人为快，故应见微知著，先证而治，挫病势于萌芽之时，挽病机于

欲成未成之际。

4. 注意顾护脾胃 脾胃为后天之本，小儿的生长发育，全靠脾胃化生精微之气以充养，疾病的恢复赖脾胃健运生化，先天不足的小儿也要靠后天来调补。因此，不论病中和病后，合理调护均有利于康复，其中以调理脾胃为主。

5. 掌握用药剂量 小儿中药的用量相对较大，尤其是益气健脾、养阴补血、消食和中一类药性平和的药物，更是如此。但对一些辛热、苦寒、攻伐和药性较猛烈的药物，如麻黄、附子、细辛、乌头、大黄、巴豆、芒硝等，在应用时则需控制剂量。

小儿用药剂量常随年龄大小、个体差异、病情轻重、医者经验而不同。为方便掌握，中药汤剂可采用下列比例用药：新生儿用成人量的1/6，乳婴儿用成人量的1/3，幼儿用成人量的1/2，学龄前期儿童用成人量的2/3，学龄期儿童接近成人用量。

（二）给药方法

1. 口服给药法 根据年龄不同，每剂内服中药煎剂总药量为：新生儿，10～30mL；婴儿，50～100mL；幼儿及学龄前期儿童，120～240mL；学龄期儿童，250～300mL。服用汤剂，一般1日1剂，分2～3次温服，但应根据病情、病位、病性和药物的特点来决定不同的服药方法。

2. 鼻饲给药法 重危昏迷患儿反应差，无吞咽动作，可鼻饲给药。

3. 蒸气及气雾吸入法 是用蒸气吸入器或气雾吸入器，使水蒸气或气雾由病儿口鼻吸入的一种疗法，常用于肺炎喘嗽、咳嗽、哮喘、感冒、鼻渊等肺系疾病。

4. 直肠给药法 肛管插入前先用凡士林滑润头部，徐徐插入肛门，依年龄大小，插入5～15cm。治疗便秘，可将药液装入底部连接肛管的量杯内直接灌入。治疗其他疾病，常采用直肠点滴灌注法。此法在一定程度上避免了小儿服药难的问题，而且对于外感发热、肠胃疾病、水毒内闭等有较好的疗效。

5. 注射给药法 将供肌内注射、静脉滴注的中药制剂，按要求给予肌内注射、静脉注射或静脉滴注。肌内注射或静脉注射给药，使用便捷，给药准确，作用迅速，但应注意配药及使用要求，避免不良反应发生。

◎ 要点二 儿科常用内治法及其适应病证

1. 疏风解表法 适用于外邪侵袭肌表所致的表证，如感冒、咳嗽、咽喉肿痛等。可用疏散风邪的药物，使郁于肌表的邪毒从汗而解。

2. 止咳平喘法 适用于邪郁肺经，痰阻肺络所致的咳喘证，如咳嗽、哮喘、肺炎喘嗽等。寒痰内伏可用温肺散寒、化痰平喘的药物；热痰内蕴可用清热化痰、宣肺平喘的药物。

3. 清热解毒法 适用于热毒炽盛的实热证，如温热病、湿热病、斑疹、血证、丹毒、疮痈、痄腮、黄疸、痢疾等。

4. 消食导滞法 适用于小儿乳食不调，饮食内积之证，如积滞、伤食吐泻、疳证、厌食等。

5. 利水消肿法 适用于水湿停聚，小便短少而水肿的患儿，可治水肿、小便不利，以及泄泻、痰饮等。

6. 驱虫安蛔法 适用于小儿各种肠道寄生虫病，如蛔虫病、蛲虫病等。

7. 镇惊息风法 适用于小儿窍闭神昏，抽搐之证，如惊风、痫证、小儿暑温等。

8. 健脾益气法 适用于脾虚证，是通过补益脾气、滋养脾血、补益脾阴、温补脾阳，治疗脾胃气、血、阴、阳不足病证的治法。

9. 调脾助运法 适用于脾运失健证，是通过运脾化湿、运脾开胃、理气助运、温运脾阳，消除影响脾运的各种病理因素，治疗湿困于脾、乳食积滞、中焦气滞等各种原因所致脾运胃纳功能失健病证的治法。

10. 培元补肾法 适用于小儿胎禀不足，肾气虚弱，及肾不纳气之证，如胎怯、五迟、五软、遗尿、解颅、哮喘等。

11. 凉血止血法 适用于小儿各种出血证

候，如鼻衄、齿衄、紫癜、血尿、便血等。血证急性者多由于热入血分、迫血妄行引起，用清热凉血法治疗居多。但是，气不摄血、脾不统血、阴虚火旺等虚证出血临床也不少见，因此，可与补气、健脾、养阴、清虚热等药配合应用。

12. 活血化瘀法 适用于各种血瘀之证，如肺炎喘嗽时见口唇青紫，肌肤瘀斑瘀点，以及腹痛如针刺，痛有定处、按之有痞块等。

13. 回阳救逆法 适用于小儿元阳虚衰之危重证候，临床可见面色苍白，神疲肢厥，冷汗淋漓，气息奄奄，脉微欲绝等。此时必须用峻补阳气、救逆固脱的方剂加以救治。

◎ 要点三　儿科常用外治法及其临床应用

1. 熏洗法 是将药物煎成药液，熏蒸、浸泡、洗涤、沐浴患者局部或全身的治疗方法。熏蒸法用于麻疹、感冒的治疗及呼吸道感染的预防等，如麻疹初期透疹，用生麻黄、浮萍、芫荽子、西河柳煎煮，加黄酒擦洗皮肤。浸洗法用于痹证、痿证、外伤、泄泻、脱肛、冻疮及多种皮肤病，常与熏法同用先熏后洗，如石榴皮、五倍子、明矾煎汤先熏后洗治疗脱肛。药浴法用于感冒、麻疹、痹证、五迟、五软、紫癜及瘾疹、湿疹、白疕等多种皮肤病，如苦参汤温浴治全身瘙痒症，香樟木汤揩洗治疗瘾疹等。

2. 涂敷法 是用新鲜的中药捣烂成药糊，或用药物研末加入水或醋调匀成药液，涂敷于体表局部或穴位处的一种外治法。如白芥子、胡椒、细辛研末，生姜汁调糊，涂敷肺俞穴，治寒喘；鲜马齿苋、青黛、鲜丝瓜叶等任选一种，调敷于腮部，治疗痄腮。

3. 罨包法 是用药品置于局部肌肤，并加以包扎的一种外治法。如用皮硝包扎于脐部，用治饮食不节，食积中脘，腹胀腹满，嗳腐酸臭，时有呕恶、舌苔厚腻等症。用大蒜头适量，捣烂后包扎于足心涌泉穴和脐部，有温经止泻的作用，防治慢性泄泻。用五倍子粉醋调罨包脐内治疗盗汗等。

4. 热熨法 是将药炒热后，用布包裹以熨肌表的一种外治法。如炒热食盐熨腹部治疗寒证腹痛。用生葱、食盐炒热，熨脐周围及少腹，治疗尿癃。用葱白、生姜、麸皮，热炒后用布包好，熨腹部，治疗内寒积滞的腹部胀痛。用吴茱萸炒热，布包熨腹部，治风寒腹痛等。

5. 敷贴法 是将药物制成软膏、药饼，或研粉撒于普通膏药上，敷贴于局部的一种外治法。如炒白芥子、面粉等份研末水调，纱布包裹，敷贴于背部第3~4胸椎处，每次15分钟，皮肤发红则去药，治疗肺炎后期湿性啰音经久不消。用丁香、肉桂等药粉，撒于普通膏药上贴于脐部，以治婴儿泄泻。在夏季三伏天，用延胡索、芥子、甘遂、细辛研末，以生姜汁调成药饼，敷于肺俞、膏肓、百劳穴上，治疗寒性哮喘等。

6. 擦拭法 是用药液或药末擦拭局部的一种外治法。如用金银花、甘草煎汤，或用野菊花煎汤，洗涤口腔，治疗口疮和鹅口疮。

7. 药袋疗法 是将药物研末装袋，制成香囊给小儿佩挂，或做成兜肚系挂，或做成枕头的外治法。如用茴香、艾叶、甘松、官桂、丁香等制成的暖脐兜肚治疗脾胃虚寒性腹痛吐泻；苍术、冰片、白芷、藁本、甘松等制成的防感香囊，有降低复感儿发病率的作用。

8. 推拿疗法 具有促进气血循行、经络通畅、神气安定、脏腑调和的作用，常用于治疗脾系疾病，如泄泻、呕吐、腹痛、疳证、厌食、积滞、口疮等；肺系疾病，如感冒、咳嗽、肺炎喘嗽、哮喘等；杂病，如遗尿、痿证、痹证、惊风、肌性斜颈、五迟、五软等。推拿疗法亦有一些禁忌证，如急性出血性疾病、急性外伤、脊背皮肤感染等。

第二单元　儿童保健

细目一　胎儿期保健

◎ 要点　养胎护胎的主要内容

1. **饮食调养，嗜好有节**　孕妇的饮食，以富于营养、清淡可口、易于消化为宜，禁忌过食生冷、辛热、肥甘等食物，以免酿生胎寒、胎热、胎肥、胎毒等病证。孕妇须嗜好有节，应戒除烟酒。孕妇吸烟过多，会造成流产、早产，或胎怯、智力低下、先天性心脏病等疾病。

2. **调适寒温，防感外邪**　妇女怀孕之后，因气血聚于冲任以养胎，机体气血不足，卫外不固，易被虚邪贼风所侵，引起各种时令疾病，甚或影响胎儿，造成流产、早产等。因此，孕妇要顺应四时气温的变化，适时增减衣服，注意居室环境卫生，保持空气新鲜，少去公共场所，避免各种感染性疾病的发生。

3. **劳逸结合，适当活动**　妊娠期间，孕妇应动静相兼，劳逸结合。适度的活动能使肢体舒展，气血流畅，有助于胎儿正常发育以及顺利分娩。过逸会影响孕妇气血流畅，使胎儿得不到充足的气血供养，胎禀怯弱，以及母体体质下降，多致产难。但过劳会损伤胎元，引起流产或早产。

4. **精神内守，调畅情志**　妇人怀孕，母子一体，气血相通。精神内守有益健康，七情过极往往伤及母子。孕妇当精神内守，喜怒哀乐适可而止，避免强烈的精神刺激，怡养性情，陶冶情操，方能安养胎儿。

5. **避免外伤，节制房事**　妊娠期间，孕妇要防止各种有形和无形的外伤，以保护自己和胎儿。孕妇要谨防跌仆损伤，注意保护腹部，避免受到挤压和冲撞。进入现代社会，无形损伤的机会更是日益增多。噪声会损害胎儿的听觉，放射线能诱发基因突变，造成染色体异常，都可能导致流产或胎儿发育畸形。

妊娠期间要控制房事，节欲保胎。若妊娠早期房事不节，扰动相火，耗劫真阴，可导致冲任损伤而致胎元不固，造成流产、早产。

6. **审慎用药，避其药毒**　孕妇如果用药，很多药物都可以通过母体进入胎儿，而胎儿形质初成，娇嫩异常，易于因药物引起中毒而影响正常生长发育。

妊娠禁忌中药主要分为以下3类：①毒性药类，如乌头、附子、南星、野葛、水银、轻粉、铅粉、砒石、硫黄、雄黄、斑蝥、蜈蚣等。②破血药类，如水蛭、虻虫、干漆、麝香、瞿麦等。③攻逐药类，如巴豆、牵牛子、大戟、芫花、皂荚、藜芦、冬葵子等。这些药物药性峻猛，可能引起中毒，损伤胎儿，造成先天性畸形，或者流产、早产。这些药物使用于孕妇，可能引起中毒，损伤胎儿，造成胚胎早期死亡或致残、致畸等。

细目二　婴儿期保健

◎ 要点一　新生儿的特殊生理现象

新生儿有几种特殊生理状态，不可误认为病态。新生儿两侧颊部各有一个脂肪垫隆起，称为"螳螂子"，有助吮乳，不能挑割。新生儿上腭中线和齿龈部位有散在黄白色、碎米大小隆起颗粒，称为"马牙"，会于数周或数月自行消失，不需挑刮。女婴生后3~5天乳房隆起如蚕豆到鸽蛋大小，可在2~3周后消退，不应处理或挤压。女婴生后5~7天阴道有少量流血，持续1~3天自止者，是为假月经，一般不必处理。还有新生儿生理性黄疸等，均属于新生儿的特殊生理状态。

◎ 要点二　新生儿护养的主要措施

（一）拭口洁眼

新生儿刚出生，在开始呼吸前，应清除口腔内黏液。可倒提婴儿片刻，让黏液、血液从口内流出，或用吸管清除，亦可用消毒纱布探入口内，轻轻拭去小儿口中秽浊污物，保证呼吸道通畅，以免啼哭时呛入气道。同时，要拭去眼睛、耳朵中的污物。新生儿皮肤表面附有一层厚薄不均的胎脂，对皮肤有一定的保护作用，不要马上拭去。但皮肤皱褶处及前后二阴应当用纱布醮消毒植物油轻轻擦拭，去除多余的污垢。

（二）断脐护脐

新生儿娩出 1~2 分钟，就要结扎脐带后剪断，处理时必须无菌操作，脐带残端要用干法无菌处理，然后用无菌敷料覆盖。若在特殊情况下未能保证无菌处理，则应在 24 小时内重新消毒、处理脐带残端，以防止感染及脐风。断脐后还需护脐。脐部要保持清洁、干燥，让脐带残端在数天后自然脱落。在此期间，要注意勿让脐部为污水、尿液及其他脏物所侵，沐浴时勿浸湿脐部，避免脐部污染，预防脐风、脐湿、脐疮等疾病。

（三）洗浴衣着

新生儿出生后，当时用消毒纱布将体表污物、血渍揩拭干净，稍后即可用温开水洗澡。新生儿的衣着应选择柔软、浅色、吸水性强的纯棉织物。衣服式样宜简单，容易穿脱，宽松而少接缝，不用纽扣、松紧带，以免损伤娇嫩的皮肤。新生儿体温调节功能较差，容易散热而不易保温，常出现体温下降，故必须特别注意保暖，尤其是寒冷季节更需做好防寒保暖。

（四）祛除胎毒

胎毒为胎中禀受之毒，主要指热毒。胎毒重者，出生时多有面红目赤眵多、烦闹多啼、大便秘结等表现，易发生丹毒、痈疖、湿疹、胎黄、胎热、口疮等病证。

临床常用的祛胎毒法有多种，可结合小儿体质情况选用。

（1）银花甘草法　金银花 6g，甘草 2g。煎汤。用此药液拭口，并以少量喂服初生儿。

（2）豆豉法　淡豆豉 10g。浓煎取汁，频频饮服。适用于胎弱之初生儿。

（3）黄连法　黄连 2g。用水浸泡令汁出，取汁滴入小儿口中。黄连性寒，适用于热毒重者，胎禀气弱者勿用。

（4）大黄法　生大黄 3g。沸水适量浸泡或略煮，取汁滴入小儿口中。胎粪通下后停服。脾虚气弱者勿用。

◎ 要点三　喂养方式及选择原则

婴儿喂养方法分为母乳喂养、人工喂养和混合喂养三种。母乳喂养最适合婴儿需要，故大力提倡母乳喂养。

◎ 要点四　母乳喂养的方法、优点、注意事项及断母乳适宜时间

生后 6 个月之内以母乳为主要食品者，称为母乳喂养。母乳喂养的方法，以按需喂哺为原则。母乳喂养的优点有：①母乳中含有最适合婴儿生长发育的各种营养素，易于消化和吸收，是婴儿期前 4~6 个月最理想的食物。另外，母乳含不饱和脂肪酸较多，有利于脑发育。②母乳中含有丰富的抗体、活性细胞和其他免疫活性物质，可增强婴儿抗感染能力。③母乳温度及泌乳速度适宜，新鲜无细菌污染，直接喂哺，简便经济。④母乳喂养有利于增进母子感情，又便于观察小儿变化，随时照料护理。⑤产后哺乳可促进母体子宫收缩复原，推迟月经复潮，不易怀孕，减少乳母患乳腺癌和卵巢肿瘤的可能性。

若母亲患有严重疾病，如急慢性传染病、活动性肺结核、慢性肾炎、糖尿病、恶性肿瘤、精神病、癫痫或心功能不全等，应停止哺乳。乳头皲裂、急性感染等可暂停哺乳，但要定时吸出乳汁，以免乳量减少。

断母乳时间视母婴情况而定。小儿 4~6 个月起应逐渐添加辅食，12 个月左右为最合适的断母乳时间。若遇婴儿患病或正值酷暑、严冬，可延至婴儿病愈、秋凉或春暖季节断母乳，最迟不超过 2 岁。

◎ 要点五 人工喂养方法

4个月以内的婴儿由于各种原因不能进行母乳喂养，完全采用配方乳或牛乳、羊乳等喂养婴儿，称为人工喂养。

◎ 要点六 混合喂养方法

因母乳不足需添加牛乳、羊乳或其他代乳品时，称为混合喂养，亦称部分母乳喂养。混合喂养的方法有两种：补授法与代授法。补授时，每日母乳喂养的次数照常，每次先哺母乳，将两侧乳房吸空后，再补充一定量代乳品，"缺多少补多少"，直到婴儿吃饱。补授法可因经常吸吮刺激而维持母乳的分泌，因而较代授法为优。代授法是一日内有一至数次完全用乳品或代乳品代替母乳。

◎ 要点七 添加辅食的原则

添加辅助食品的原则：由少到多，由稀到稠，由细到粗，由一种到多种，在婴儿健康、消化功能正常时逐步添加。

第三单元 新生儿疾病

细目一 胎怯

◎ 要点一 概述

胎怯，是指新生儿体重低下，身材短小，脏腑形气均未充实的一种病证。又称"胎弱"。

胎怯为新生儿常见病之一，相当于西医学低出生体重儿，临床以出生低体重为特点，以出生体重低于2500g为客观指标，包括早产儿和小于胎龄儿。胎怯多因先天不足，脾肾两虚而致，患儿出生后难以适应出生后的变化，易并发硬肿症、败血症、新生儿窒息、黄疸等疾病。出生体重越低，器官发育越不成熟，死亡率越高，成为围生期死亡的主要原因之一。

◎ 要点二 病因病机

胎怯的病因为先天禀赋不足，病变脏腑主要在肾与脾，发病机制为先天禀赋不足，化源未充，涵养不足，肾脾两虚，五脏失养。

◎ 要点三 诊断要点与鉴别诊断

（一）诊断要点

1. 有早产、多胎，孕妇体弱、疾病、胎养不周等造成先天不足的各种病因，及胎盘、脐带异常等。

2. 新生儿出生时形体瘦小，肌肉瘠薄，面色无华，精神委顿，气弱声低，吮乳无力，筋弛肢软。一般体重低于2500g，身长少于46cm。

（二）鉴别诊断

胎怯多数为低出生体重儿，常见于早产儿和小于胎龄儿。早产儿胎龄未满37周，大多数体重低于2500g，身长不足46cm。小于胎龄儿又称足月小样儿，胎龄满37~42周，体重低于2500g，身长、头围大多在正常范围内。两者区别主要在于胎龄，还可以从皮肤、头发、耳壳等外型去区别。一般早产儿皮肤薄，甚至水肿，皮肤发亮，有毳毛，胎脂多，头发乱如绒线头，耳壳软、缺乏软骨，耳舟不清，指（趾）甲软，多未达到指（趾）端；小于胎龄儿皮肤极薄、干燥、脱皮，无毳毛，胎脂少，头发细丝状，清晰可数，耳软骨已发育，耳舟已形成，指（趾）甲稍软，已达到指（趾）端。

◎ 要点四 辨证论治

（一）辨证要点

胎怯以脏腑辨证为纲，重在辨五脏禀受不足之轻重。其肺虚者气弱声低，皮肤薄嫩，胎毛细软；心虚者神委面黄，唇爪淡白，虚里动疾；肝虚者筋弛肢软，目无光彩，易作瘛疭；脾虚者肌肉瘠薄，痿软无力，吮乳量少，呛乳溢乳，便下稀薄，目肤黄疸；肾虚者形体矮小，肌肤欠温，耳郭软，指甲软短，骨弱肢柔，睾丸不降。

（二）治疗原则

胎怯的关键病机是肾脾两虚，因此，治疗以补肾培元为基本原则。

（三）分证论治

1. 肾精薄弱证

证候：体短形瘦，头大囟张，头发稀黄，耳壳软，哭声低微，肌肤不温，指甲软短，骨弱肢柔，或有先天性缺损畸形，指纹淡。

治法：益精充髓，补肾温阳。

代表方剂：补肾地黄丸。

2. 脾肾两虚证

证候：啼哭无力，多卧少动，皮肤干皱，肌肉瘠薄，四肢不温，吮乳乏力，呛乳溢乳，腹胀腹泻，甚而水肿，指纹淡。

治法：健脾益肾，温运脾阳。

代表方剂：保元汤。

◎ 要点五　预防与调护

（一）预防

1. 孕妇年龄不宜过大或过小。有慢性心、肝、肾等疾病的妇女不宜妊娠。

2. 孕妇应注意营养，保持心情愉悦，不可吸烟及饮酒。若有较严重的妊娠呕吐，可服用中药调理。

3. 孕期应注意防治各种急性传染病和妊娠高血压综合征等。

4. 胎儿期发现胎萎不长者，可由孕母服药补肾培元，促进胎儿宫内发育。

（二）调护

1. 胎怯儿阳气不足，应注意保暖，根据不同情况及条件采用各种保温措施。

2. 按体重、日龄计算热量，尽量母乳喂养，喂足奶量。吞咽功能差者需静脉补充营养液，也可采用胃管喂养。

3. 保持居室空气新鲜，一切用品均应消毒后使用。接触患儿者应戴口罩、帽子，防止患儿继发感染。

4. 密切观察患儿病情变化，及时发现并发症并加以处理。

细目二　硬肿症

◎ 要点一　概述

硬肿症是由于寒冷或/和多种疾病引起的皮肤和皮下脂肪组织硬化及水肿，常伴有低体温及多器官功能损伤的综合征，亦称新生儿寒冷损伤综合征。硬肿症主要发生在寒冷季节，尤以我国北方各省发病率及病死率较高。若由于早产或感染所引起，也可发生于夏季和南方地区。硬肿症多发生在生后7~10天的新生儿，以胎怯儿多见。低体温和皮肤硬肿是本病的主要表现。新生儿由于受寒、早产、重症感染、窒息等原因都可引起发病。新生儿硬肿症重症预后较差，病变过程中可并发肺炎和败血症，严重者常合并肺出血、休克及多脏器功能衰竭等而引起死亡。

◎ 要点二　病因病机

硬肿症的内因是肾阳虚衰，外因是感受寒邪。先天禀赋不足，阳气虚衰，若护养保暖不当，复感寒邪，或感受他病，则气机不畅，血脉不行，不能温煦肌肤，营于四末，故肌肤僵硬，肤色紫暗，身冷肢厥。同时，脾阳不振，水湿不化，则见水肿；严重者血络瘀滞，可致血不循经而外溢，导致肺出血等重症；阳气虚极而渐衰亡，可见气息微弱、全身冰冷、脉微欲绝之危症。

◎ 要点三　诊断要点与鉴别诊断

（一）诊断要点

1. 寒冷季节，环境温度低，保温不够，早产儿或足月小样儿，或有感染、窒息、产伤、热量摄入不足史等。

2. 低体温，全身或手足冰凉，体温<35℃，严重者<30℃，腋-肛温差由正值变为负值。硬肿

为对称性，依次为双下肢、臀、面颊、两上肢、背、腹、胸部等，可有凹陷性水肿。患儿不吃、不哭、少动，严重者可伴有休克、肺出血及多脏器功能衰竭等。

3. 实验室检查：血常规红细胞压积增高，血小板减少。由于缺氧与酸中毒，血气分析 pH 降低、PaO_2 降低、$PaCO_2$ 增高。由于心肌损害，心电图呈低电压、Q-T 延长、T 波低平或 S-T 段下移。

4. 病情分度：见下表。

新生儿硬肿症诊断分度标准

分度	体温		硬肿范围	器官功能改变
	肛温（℃）	腋-肛温差		
轻度	≥35	正值	<20%	无或轻度功能低下
中度	<35	0 或正值	20%~50%	功能损害明显
重度	<30	负值	>50%	功能衰竭，DIC，肺出血

注：硬肿范围估算：头颈部20%，双上肢18%，前胸及腹部14%，背部及腰骶部14%，臀部8%，双下肢26%。

（二）鉴别诊断

1. **新生儿水肿** 可由先天性心脏病、心功能不全、新生儿溶血、低蛋白血症、肾功能障碍、维生素 B_1 或维生素 E 缺乏等引起。生后任何时候均可发生，表现为凹陷性浮肿，但不硬，常见于眼睑、足背、外阴等处，皮肤不红，无体温下降。

2. **新生儿皮下坏疽** 常由金黄色葡萄球菌、链球菌感染引起，多见于背、臀、骶等受压部位，局部皮肤变硬、发红、边缘不清，病变中央初期较硬以后软化，先呈暗红色，以后变为黑色，重者可有出血和溃疡形成。

◎ 要点四　辨证论治

（一）辨证要点

本病临床主要从虚、实、寒、瘀辨证。寒证全身欠温，僵卧少动，肌肤硬肿，是多数患儿共同的临床表现，其实证以外感寒邪为主，有保温不当病史，体温下降较少，硬肿范围较小；虚证以阳气虚衰为主，常伴胎怯，体温常不升，硬肿范围大。血瘀证在本病普遍存在，辨证要点为肌肤质硬色紫暗。本病轻症多属寒凝血涩证，重症多属阳气虚衰证。

（二）治疗原则

以温阳散寒、活血化瘀为治疗原则。

（三）分证论治

1. 寒凝血涩证

证候：全身欠温，四肢发凉，肌肤硬肿，难以捏起，硬肿多局限于臀、小腿、臂、面颊等部位，色暗红、青紫，或红肿如冻伤，哭声较低，精神萎靡，反应尚可，或伴呼吸不匀，气息微弱，指纹紫滞。

治法：温经散寒，活血通络。

代表方剂：当归四逆汤。

2. 阳气虚衰证

证候：全身冰冷，肌肤板硬而肿，范围波及全身，气息微弱，僵卧少动，哭声低怯，吸吮困难，反应极差，皮肤暗红，尿少或无，面色苍白，唇舌色淡，指纹淡红不显。

治法：益气温阳，通经活血。

代表方剂：参附汤。

◎ 要点五　其他疗法

（一）中药外敷

1. 生葱、生姜、淡豆豉各 30g。捣碎混匀，酒炒，热敷于局部。用于寒凝血涩证。

2. 当归、红花、川芎、赤芍、透骨草各15g，丁香、川乌、草乌、乳香、没药、肉桂各7g。研末，加羊毛脂100g，凡士林900g，拌匀成膏。油膏均匀涂于纱布上，加温后敷于患处。1

日 1 次。用于阳气虚衰证。

（二）推拿疗法

万花油含红花、独活、三棱等 20 味药，功效为消肿散瘀，舒筋活络。施术者先洗净双手，手涂万花油，在患儿安静时用温暖双手推拿硬肿部位。

（三）复温疗法

轻度者先置于远红外线辐射台，调节温度至34℃，利用远红外线辐射复温。30 分钟后置于预热到 32℃ 的暖箱中，恒温复温。中重度者，先置于远红外线辐射台上，以同样的温度和方法配合按摩复温，60~90 分钟后移入到预热好的 32℃ 暖箱中，每小时升高箱温 0.5℃~1℃（箱温不超过34℃），恒温复温。轻中度患儿于 6~12 小时内、重度患儿于 12~24 小时内恢复正常体温。

◎ 要点六　预防与调护

（一）预防

1. 做好孕妇保健，尽量避免早产，减少低体重儿的产生，同时防止产伤、窒息。

2. 严冬季节出生的新生儿要做好保暖，调节产房内温度为 20℃ 左右，尤其注意早产儿及低体重儿的保暖工作。

3. 出生后 1 周内的新生儿，应经常检查皮肤及皮下脂肪的软硬情况。加强消毒隔离，防止新生儿感染发生。

（二）调护

1. 注意消毒隔离，防止交叉感染。

2. 患儿衣被、尿布应清洁柔软干燥，睡卧姿势须勤更换，严防发生并发症。

3. 应给足够热量，促进疾病恢复，对吸吮能力差的新生儿，可用滴管喂奶，必要时鼻饲，或静脉滴注葡萄糖注射液、血浆等。

细目三　胎　黄

◎ 要点一　概述

胎黄以婴儿出生后皮肤、面目出现黄疸为特征，因与胎禀因素有关，故称"胎黄"或"胎黄"。胎黄相当于西医学新生儿黄疸，包括了新生儿生理性黄疸和病理性高胆红素血症，如溶血性黄疸、肝细胞性黄疸、阻塞性黄疸、新生儿溶血症、胆汁淤阻、母乳性黄疸等。本病多见于早产儿、多胎儿、素体虚弱的新生儿。我国 50% 足月儿及 80% 早产儿可见黄疸，占住院新生儿的20%~40%。部分高未结合胆红素血症可引起胆红素脑病（核黄疸），一般多留有后遗症，严重者可死亡。

◎ 要点二　病因病机

新生儿病理性黄疸发生的原因很多，主要为胎禀湿蕴，如湿热郁蒸、寒湿阻滞，久则气滞血瘀。胎黄的病变脏腑在肝胆、脾胃，其发病机制主要为脾胃湿热或寒湿内蕴，肝失疏泄，胆汁外溢而致发黄，日久则气滞血瘀而黄疸日深难退。

◎ 要点三　病理性黄疸诊断及鉴别诊断

（一）诊断要点

1. **临床表现**　黄疸出现早（生后 24 小时以内）、发展快（血清总胆红素每日上升幅度>85.5μmol/L 或每小时上升幅度>8.5μmol/L）、程度重（足月儿血清总胆红素>221μmol/L，早产儿>257μmol/L）、消退迟（黄疸持续时间足月儿>2 周，早产儿>4 周）或黄疸退而复现。伴随各种临床症状。

2. **实验室检查**

（1）血清学检查　血清总胆红素（TBIL）升高，直接胆红素（DBIL）和/或间接胆红素（IBIL）升高，血清总胆汁酸（TBA）升高。

（2）尿常规　尿胆红素、尿胆原阳性。

（3）肝功能　丙氨酸氨基转移酶（ALT）、γ-谷氨酰转肽酶（γ-GT）、碱性磷酸酶（ALP）等可升高。

（二）鉴别诊断

1. **生理性黄疸**　生后第 2~3 日出现黄疸，第 4~6 日达高峰。足月儿在生后 2 周消退，早产儿可延迟至 3~4 周消退。黄疸程度轻（足月儿血清总胆红素≤221μmol/L，早产儿≤257μmol/L）。在此期间，小儿一般情况良好，除偶有轻微食欲不振外，不伴有其他临床症状。

2. 病理性黄疸

（1）溶血性黄疸　生后24小时内出现黄疸并迅速加重，可有贫血及肝脾肿大，重者可见水肿及心力衰竭。严重者合并胆红素脑病，早产儿更易发生。见于母婴ABO血型不合和Rh血型不合溶血病、葡萄糖-6-磷酸脱氢酶缺乏症、遗传性球形红细胞增多症、地中海贫血等疾病。

（2）新生儿感染性黄疸　表现为黄疸持续不退或2~3周后又出现。细菌感染是导致新生儿高胆红素血症的一个重要原因，以金黄色葡萄球菌、大肠杆菌引起的败血症多见；病毒所致感染多为宫内感染，如巨细胞病毒、乙肝病毒等。

3. 阻塞性黄疸　

常见原因为先天性胆道畸形，如先天性胆道闭锁、胆总管囊肿等。生后1~4周时出现黄疸，以结合胆红素升高为主；大便颜色渐变浅黄或白陶土色；尿色随黄疸加重而加深，尿胆红素阳性；肝脾肿大，肝功能异常；腹部B超、同位素胆道扫描、胆道造影可确诊。

4. 母乳性黄疸　

纯母乳喂养，生长发育好；除外其他引起黄疸的因素；试停母乳喂养48~72小时，胆红素下降30%~50%。

◎ 要点四　辨证论治

（一）辨证要点

1. **辨生理性黄疸和病理性黄疸**　首先要辨别是生理性的，还是病理性的。可从三个方面进行分析辨别：黄疸出现、持续、消退时间，黄疸程度，及伴随症状。

2. **常证辨阴阳及虚实**　若起病急，病程短，肤黄色泽鲜明，舌苔黄腻者，常由湿热引起，表现为湿热郁蒸，为阳黄，属实证。若起病较缓慢，黄疸日久不退，色泽晦暗，便溏色白，舌淡苔腻者，常因寒湿和脾阳虚弱引起，或由阳黄失治转化而来，表现为寒湿阻滞，伴有虚寒之象，为阴黄，属虚证。瘀积发黄者，黄疸逐渐加深，伴肚腹胀满，腹壁青筋显露，属虚中夹实之证。

3. **变证辨胎黄动风和胎黄虚脱**　黄疸迅速加重，伴神昏抽搐，角弓反张，为胎黄动风证。若黄疸急剧加深，四肢厥冷，神昏气促，脉微欲绝，为胎黄虚脱证。此皆为胎黄变证。

（二）治疗原则

生理性黄疸能自行消退，一般不需治疗。病理性黄疸以利湿退黄为基本原则。

（三）分证论治

1. 常证

（1）湿热郁蒸证

证候：面目皮肤发黄，色泽鲜明如橘，哭声响亮，不欲吮乳，口渴唇干，或有发热，大便秘结，小便深黄，舌质红，苔黄腻。

治法：清热利湿退黄。

代表方剂：茵陈蒿汤。

（2）寒湿阻滞证

证候：面目皮肤发黄，色泽晦暗，持久不退，精神萎靡，四肢欠温，纳呆，大便溏薄色灰白，小便短少，舌质淡，苔白腻。

治法：温中化湿退黄。

代表方剂：茵陈理中汤。

（3）气滞血瘀证

证候：面目皮肤发黄，颜色逐渐加深，晦暗无华，右胁下痞块质硬，肚腹膨胀，青筋显露，或见瘀斑、衄血，唇色暗红，舌见瘀点，苔黄。

治法：行气化瘀消积。

代表方剂：血府逐瘀汤。

2. 变证

（1）胎黄动风证

证候：黄疸迅速加重，嗜睡，神昏，抽搐，舌质红，苔黄腻。

治法：平肝息风，利湿退黄。

代表方剂：羚角钩藤汤。

（2）胎黄虚脱证

证候：黄疸迅速加重，伴面色苍黄，浮肿，气促，神昏，四肢厥冷，胸腹欠温，舌淡苔白。

治法：大补元气，温阳固脱。

代表方剂：参附汤合生脉散。

◎ 要点五　其他疗法

（一）中药成药

1. 茵栀黄口服液（颗粒）　新生儿按医嘱服用。用于湿热郁蒸证。

2. 茵栀黄注射液　每次 10～20mL，加 10% 葡萄糖注射液，静脉滴注，1 日 1 次。用于湿热郁蒸证。

（二）药物外治

1. 灌肠疗法　茵陈蒿 10g，栀子 4g，大黄 3g，黄芩 4g，薏苡仁 10g，郁金 4g。水煎 2 次，浓缩过滤成 25mL，每日 1 剂，直肠滴注，连用 7 日。

2. 泡浴疗法　茵陈蒿 30g，白头翁 30g，大黄 15g，黄柏 20g，黄芩 20g。煎水去渣，水温适宜时，让患儿浸浴，反复擦洗 10 分钟，1 日 1 次，连用 3 日。

（三）西医治疗

1. 光照治疗　①最好选择蓝光。双面光疗法及非溶血性黄疸，采用 10～12 小时间断光疗；单面光疗法及溶血性黄疸，采用 24 小时持续光疗。②尽量裸露，用黑布遮盖，保护眼睛和生殖器。③光疗时不显性失水增加，因此光疗时液体入量需增加 15%～20%。④光疗时可出现发热、腹泻、皮疹、青铜症等，停止光疗可痊愈。

2. 病因治疗　生理性黄疸不需要治疗，病理性黄疸针对病因进行治疗。①感染性黄疸：选用有效抗生素，如羟氨苄青霉素、头孢氨噻肟、头孢三嗪等。②肝细胞性黄疸：选用保肝利胆药，如肝泰乐、消胆胺。③溶血性黄疸：光照疗法，肝酶诱导剂，输大剂量丙种球蛋白、血浆或白蛋白。严重时给予换血疗法。④胆道闭锁：手术治疗。

◎ 要点六　预防与调护

1. 如孕母有肝炎病史，或曾产育病理性黄疸婴儿者，产前宜测定血中抗体及其动态变化，并采取相应预防性服药措施。

2. 婴儿出生后密切观察皮肤颜色的变化，及时了解黄疸的出现时间及消退时间。

3. 新生儿注意保暖，早期开奶。

4. 注意观察病情变化，有无黄疸加重、精神萎靡、嗜睡、吸吮困难、抽搐等，及早发现和治疗胎黄变证。

第四单元　肺系病证

细目一　感　冒

◎ 要点一　概述

感冒是感受外邪引起的一种疾病，以发热、鼻塞流涕、喷嚏、咳嗽为主要临床特征，是儿科最常见的疾病。本病一年四季均可发生，以气候骤变及冬春时节发病率较高。任何年龄皆可发病，婴幼儿更为多见。

小儿具有肺脏娇嫩、脾常不足、肝火易亢的生理特点，患感冒后易出现夹痰、夹滞、夹惊的兼夹证。

◎ 要点二　病因病机

小儿感冒的病因以感受风邪为主，常兼杂寒、热、暑、湿、燥邪等，亦有感受时邪疫毒所致者。病变部位主要在肺，可累及肝脾。病机关键为肺卫失宣。肺主皮毛，司腠理开阖，开窍于鼻，外邪自口鼻或皮毛而入，客于肺卫，致表卫调节失司，卫阳受遏，肺气失宣，因而出现发热、恶风寒、鼻塞流涕、喷嚏、咳嗽等症。

小儿肺常不足，感邪之后，肺失清肃，气机不利，津液凝聚为痰，以致痰阻气道，则咳嗽加剧，喉间痰鸣，此为感冒夹痰；小儿脾常不足，饮食不节，感冒之后，脾运失司，乳食停滞，阻滞中焦，则腹胀纳呆，或伴吐泻，此为感冒夹滞；小儿神气怯弱，肝气未盛，感邪之后，热扰心肝，引动肝风，扰乱心神，易致睡卧不宁，惊惕抽风，此为感冒夹惊。

◎ 要点三 诊断要点与鉴别诊断

（一）诊断要点

1. 气候骤变，冷暖失调，感受外邪，或有与感冒病人接触史。

2. 发热、恶风寒、鼻塞流涕、喷嚏、咳嗽等为主症。

3. 感冒伴兼夹证者，可见咳嗽加剧，喉间痰鸣；或脘腹胀满，不思饮食，呕吐酸腐，大便失调；或睡卧不宁，惊惕抽搐。

4. 血常规检查：病毒感染者白细胞总数正常或偏低；细菌感染者白细胞总数及中性粒细胞均增高。

5. 病原学检查：鼻咽分泌物病毒分离、咽拭子培养等可明确病原。

（二）鉴别诊断

急性传染病早期 多种急性传染病的早期都有类似感冒的症状，如麻疹、奶麻、丹痧、水痘等，应根据流行病学史、临床特点、实验室检查等加以鉴别。

◎ 要点四 辨证论治

（一）辨证要点

1. **根据发病季节及流行特点辨证** 冬春二季多为风寒、风热感冒；夏季多为暑邪感冒；冬春之季，发病呈流行性者，多为时邪感冒。

2. **根据全身及局部症状辨证** 风寒感冒恶寒重，发热轻，无汗，喷嚏，流清涕，咽不红，舌苔薄白；风热感冒发热重，有汗，鼻塞，流浊涕，咽红，舌苔薄黄；暑邪感冒发热较高，头痛，身重困倦，食欲不振，舌苔黄腻；时邪感冒起病急，全身症状重，高热，恶寒，无汗，头痛，咽痛，肢体酸痛，或恶心、呕吐。

（二）治疗原则

以疏风解表为基本治疗原则。

（三）分证论治

1. **主证**

（1）风寒感冒证

证候：发热轻，恶寒重，无汗，头痛，流清涕，喷嚏，咳嗽，口不渴，咽不红，舌淡红，苔薄白，脉浮紧或指纹浮红。

治法：辛温解表，疏风散寒。

代表方剂：荆防败毒散。

（2）风热感冒证

证候：发热重，恶风，有汗或少汗，头痛，鼻塞，流浊涕，喷嚏，咳嗽，痰稠色白或黄，咽红肿痛，口渴，舌质红，苔薄黄，脉浮数或指纹浮紫。

治法：辛凉解表，疏风清热。

代表方剂：银翘散。

加减：高热加黄芩、柴胡、石膏；咽红肿痛加玄参、射干；大便秘结加大黄、枳实。

（3）暑邪感冒证

证候：发热，无汗或汗出热不解，头晕，头痛，鼻塞，身重困倦，胸闷泛恶，口渴心烦，食欲不振，或有呕吐、泄泻，小便短黄，舌质红，苔黄腻，脉数或指纹紫滞。

治法：清暑解表，化湿和中。

代表方剂：新加香薷饮。

（4）时邪感冒证

证候：起病急骤，全身症状重，高热，恶寒，无汗或汗出热不解，头痛，心烦，目赤咽红，肌肉酸痛，腹痛，或有恶心、呕吐，舌质红，苔黄，脉数。

治法：清瘟解毒。

代表方剂：银翘散合普济消毒饮。

加减：高热加石膏、知母；恶心、呕吐加竹茹、半夏。

2. **兼证**

（1）感冒夹痰证

证候：感冒兼见咳嗽较剧，痰多，喉间

痰鸣。

治法：风寒夹痰者，辛温解表，宣肺化痰；风热夹痰者，辛凉解表，清肺化痰。

代表方剂：在疏风解表基础上，风寒夹痰者加二陈汤、三拗汤；风热夹痰者加桑菊饮、黛蛤散。

（2）感冒夹滞证

证候：感冒兼见脘腹胀满，不思饮食，呕吐酸腐，口气秽浊，大便酸臭，或腹痛泄泻，或大便秘结，舌苔厚腻。

治法：解表兼以消食导滞。

代表方剂：在疏风解表基础上加用保和丸。

（3）感冒夹惊证

证候：感冒兼见惊惕哭闹，睡卧不宁，甚至骤然抽风，舌质红，脉浮弦。

治法：解表兼以清热镇惊。

代表方剂：在疏风解表基础上加用镇惊丸。

细目二 乳 蛾

◎ 要点一 概述

乳蛾为小儿常见肺系疾病，因喉核红肿，形似乳头或蚕蛾，故称乳蛾，溃烂化脓为烂乳蛾，临床以咽痛、喉核红肿，甚则溃烂化脓为特征。据病程可分为急乳蛾和慢乳蛾。本病属西医学"扁桃体炎"范畴。常由链球菌感染引起。据病程，分为急性扁桃体炎和慢性扁桃体炎。多见于4岁以上小儿。一年四季均可发病。多数预后良好，但也可迁延不愈或反复发生，合并鼻窦炎、中耳炎及急性肾炎等。

◎ 要点二 病因病机

本病病因为外感风热，或平素过食辛辣炙煿之品，肺胃蕴热所致。故本病病位在肺胃、病机为热毒壅结咽喉。

外感风热之邪犯肺，邪毒循经上逆，风热搏结于咽喉，导致喉核赤肿疼痛。若风热犯肺失治，化热入里，或素体肺胃热盛，复感外邪，循经上攻，搏结喉核，热毒炽盛，故见喉核溃烂化脓。因风热搏结或热毒炽盛之余，耗伤肺胃之阴，肺胃阴虚，虚火上炎，搏结咽喉，则喉核肿大，日久不消。

◎ 要点三 诊断要点与鉴别诊断

（一）诊断要点

1. 以咽痛、吞咽困难为主要症状。急乳蛾有发热，慢乳蛾不发热或有低热。

2. 急乳蛾起病较急，病程较短；反复发作则转化为慢乳蛾，病程较长。

3. 咽部检查：急乳蛾可见扁桃体充血呈鲜红或深红色，肿大，表面可有脓点，严重者有小脓肿；慢乳蛾可见扁桃体肿大，充血呈暗红色，或不充血，表面或有脓点，或挤压后有少许脓液溢出。

4. 实验室检查：急乳蛾及部分慢乳蛾者可见血白细胞总数及中性粒细胞增高。

（二）鉴别诊断

乳蛾与感冒鉴别 感冒以发热恶寒、鼻塞流涕、喷嚏、咳嗽为主要表现，也可有咽喉红赤。若以咽红、喉核红肿疼痛，甚至溃烂化脓等局部表现为主者，则诊断为乳蛾。

◎ 要点四 辨证论治

（一）辨证要点

主要根据喉核局部表现及伴随症状进行辨证。凡起病急，咽痛、喉核红肿，伴风热表证者，多为风热乳蛾；喉核红肿疼痛化脓，伴里热证者，多为热毒炽盛；凡起病较缓，咽痛不甚，喉核暗红，伴阴虚内热证者，多为肺胃阴虚。

（二）治疗原则

以清热解毒、利咽消肿为基本治疗原则。

（三）分证论治

1. 风热搏结证

证候：喉核赤肿，咽喉疼痛，或咽痒不适，吞咽不利，发热重，恶寒轻，鼻塞流涕，头痛身痛，舌红，苔薄白或黄，脉浮数或指纹浮紫。

治法：疏风清热，利咽消肿。

代表方剂：银翘马勃散。

2. 热毒炽盛证

证候：喉核赤肿明显，甚至溃烂化脓，吞咽困难，壮热不退，口干口臭，大便干结，小便黄少，舌红，苔黄，脉数或指纹青紫。

治法：清热解毒，利咽消肿。

代表方剂：牛蒡甘桔汤。

加减：壮热烦渴加生石膏、知母；溃烂化脓明显者加蒲公英、皂角刺；喉核见舌质暗红者，加赤芍、牡丹皮。

3. 肺胃阴虚证

证候：喉核肿大暗红，咽干咽痒，日久不愈，干咳少痰，大便干结，小便黄少，舌质红，苔少，脉细数或指纹淡紫。

治法：养阴润肺，软坚利咽。

代表方剂：养阴清肺汤。

加减：喉核肿大甚者加夏枯草、昆布；低热不退加青蒿、地骨皮。

细目三　咳　嗽

◎ 要点一　概述

咳嗽是小儿常见的一种肺系病证。有声无痰为咳，有痰无声为嗽，有声有痰谓之咳嗽。一年四季均可发生，以冬春二季发病率高。任何年龄小儿皆可发病，以婴幼儿为多见。小儿咳嗽有外感和内伤之分，临床上小儿的外感咳嗽多于内伤咳嗽。

◎ 要点二　病因病机

小儿咳嗽的病因，主要外因为感受风邪，主要内因为肺脾虚弱。病变部位在肺，常涉及脾，基本病机为肺失宣肃。外邪从口鼻或皮毛而入，首犯肺卫，肺失宣肃，气机不利，肺气上逆，发为外感咳嗽。小儿脾常不足，脾虚生痰，上贮于肺，或咳嗽日久不愈，耗伤正气，可转为内伤咳嗽。

◎ 要点三　诊断要点与鉴别诊断

（一）诊断要点

1. **病史**　好发于冬春二季，常因气候变化而发病，病前多有感冒病史。

2. **临床表现**　以咳嗽、咯痰为主症。肺部听诊两肺呼吸音粗糙，可闻及干啰音或不固定的粗湿啰音。

3. **辅助检查**

（1）X线检查　胸片显示肺纹理增粗模糊，肺门阴影增深。

（2）血常规　病毒感染者血白细胞总数正常或偏低；细菌感染者血白细胞总数及中性粒细胞增高。

（3）病原学检查　取鼻咽或气管分泌物标本作病毒分离或桥联酶标法检测，有助于病毒学的诊断。血肺炎支原体抗体IgG、IgM检测用于肺炎支原体感染诊断。痰细菌培养，可作为细菌学诊断。

（二）鉴别诊断

1. **肺炎喘嗽**　以气喘、咳嗽、痰壅、发热为主症，双肺听诊吸气末可闻及固定的中细湿性啰音，胸部X线检查可见肺纹理增粗、紊乱及斑片状阴影。

2. **原发型肺结核**　以低热、咳嗽、盗汗为主要临床症状。多有结核病接触史，结核菌素试验阳性，气道排出物中可找到结核菌，胸部X线检查显示活动性原发型肺结核改变，纤维支气管镜检查可见明显的支气管结核病变。

3. **支气管异物**　有异物吸入史，突然出现呛咳，胸部X线检查可见纵隔摆动，纤维支气管镜检查可确定诊断。

◎ 要点四　辨证论治

（一）辨证要点

1. **辨外感内伤**　小儿咳嗽起病急，病程短，咳声高扬，常伴有表证，多属外感咳嗽；起病缓，病程较长，咳声低沉，多兼有不同程度的里证，多属内伤咳嗽。

2. **辨寒热虚实**　咳嗽痰稀色白易咯者，多属寒证；咳嗽痰黄质黏咯之不爽者，多属热证。外感咳嗽属实；内伤咳嗽多虚或虚中夹实。咳声高亢，有力，为实；咳声低微，气短无力，为虚。

（二）治疗原则

小儿咳嗽的基本治疗原则为宣通肺气。外感咳嗽以疏散外邪、宣通肺气为主，根据寒、热证候不同治以散寒宣肺、解热宣肺。内伤咳嗽应辨别病位、病性，随证施治，痰热咳嗽以清肺化痰为主，痰湿咳嗽以燥湿化痰为主，气虚咳嗽以健脾益气为主，阴虚咳嗽则以养阴润肺为主。

（三）分证论治

1. 外感咳嗽

（1）风寒咳嗽证

证候：咳嗽频作、声重，咽痒，痰白清稀，鼻塞流涕，恶寒无汗，发热头痛，全身酸痛，舌苔薄白，脉浮紧或指纹浮红。

治法：疏风散寒，宣肺止咳。

代表方剂：杏苏散、金沸草散。

（2）风热咳嗽证

证候：咳嗽不爽，痰黄黏稠，不易咯出，口渴咽痛，鼻流浊涕，伴有发热恶风，头痛，微汗出，舌质红，苔薄黄，脉浮数或指纹浮紫。

治法：疏风解热，宣肺止咳。

代表方剂：桑菊饮。

加减：咳嗽重者合麻杏石甘汤；咳甚痰多加瓜蒌皮、葶苈子。

（3）风燥咳嗽证

证候：咳嗽痰少，或痰黏难咯，或干咳无痰，鼻燥咽干，口干欲饮，咽痒咽痛，皮肤干燥，或伴发热、鼻塞、咽痛等表证，大便干，舌质红，苔少乏津，脉浮数或指纹浮紫。

治法：疏风清肺，润燥止咳。

代表方剂：清燥救肺汤、桑杏汤。

2. 内伤咳嗽

（1）痰热咳嗽证

证候：咳嗽痰多，色黄黏稠，难以咯出，其则喉间痰鸣，或伴发热口渴，烦躁不安，小便黄少，大便干结，舌质红，苔黄腻，脉滑数或指纹青紫。

治法：清热化痰，宣肺止咳。

代表方剂：清金化痰汤、清气化痰汤。

加减：高热者，加生石膏、知母；大便干结者，加瓜蒌、大黄。

（2）痰湿咳嗽证

证候：咳声重浊，痰多壅盛，色白清稀，胸闷纳呆，困倦乏力，舌淡红，苔白腻，脉滑。

治法：燥湿化痰，宣肺止咳。

代表方剂：二陈汤。

（3）气虚咳嗽证

证候：咳嗽反复不已，痰白清稀，面白无华，气短懒言，语声低微，自汗畏寒，平素易感冒，舌淡嫩，边有齿痕，脉细无力。

治法：健脾补肺，益气化痰。

代表方剂：六君子汤。

（4）阴虚咳嗽证

证候：干咳无痰，或痰少而黏，或痰中带血，不易咯出，口渴咽干，喉痒，声音嘶哑，潮热盗汗，手足心热，大便干结，舌红，少苔，脉细数。

治法：滋阴润燥，养阴清肺。

代表方剂：沙参麦冬汤。

◎ 要点五　预防与调护

（一）预防

1. 适当增加户外活动，加强体育锻炼，增强体质。

2. 避免感受风邪，积极预防感冒。

3. 避免与煤气、烟尘等接触，减少不良刺激。

（二）调护

1. 保持室内空气新鲜、流通，温湿度适宜。

2. 经常变换体位及拍打背部，以促进痰液的排出。

3. 饮食宜清淡、易于消化，多饮水。忌食辛辣、煎炒、油腻食物，少给生冷、过甜、过咸之品。咳嗽时应停止喂哺或进食，以防食物呛入气管。

细目四　肺炎喘嗽

◎ 要点一　概述

肺炎喘嗽是小儿时期常见的一种肺系疾病，临床以发热、咳嗽、痰壅、气喘，肺部闻及中细湿啰音，X线胸片见炎性阴影为主要表现，重者可见张口抬肩、呼吸困难、面色苍白、口唇青紫等症。

本病一年四季均可发生，但多见于冬春季节。好发于婴幼儿，年龄越小，发病率越高。本病若治疗及时得当，一般预后良好。病情较重者，容易合并心阳虚衰及邪陷心肝等严重变证。

◎ 要点二　病因病机

本病的发病原因，外因为感受风邪，或由其他疾病传变而来。内因为小儿肺脏娇嫩，卫外不固。病变部位主要在肺，病机关键为肺气郁闭，痰热是其病理产物。外感风邪由口鼻或皮毛而入，侵犯肺卫，致肺失宣降，清肃之令不行，闭郁不宣，化热炼津，炼液成痰，阻于气道，肃降无权，从而出现咳嗽、气促、痰壅、鼻扇、发热等肺气郁闭的证候，发为肺炎喘嗽。

若邪气壅盛或正气虚弱，病情进一步发展，可由肺而涉及其他脏腑。肺气闭塞，气机不利，则血流不畅，脉道涩滞，故重症患儿常有颜面苍白或青紫、唇甲发紫、舌质紫暗等气滞血瘀的征象。若正不胜邪，气滞血瘀加重，可致心失所养，心气不足，甚而心阳虚衰，并使肝脏藏血失调，出现呼吸不利或喘促息微、颜面唇甲发绀、胁下痞块增大、肢端逆冷、皮肤紫纹等危重症。若热毒之邪炽盛，热炽化火，内陷厥阴，引动肝风，则又可致神昏、抽搐之变证。

◎ 要点三　诊断要点与鉴别诊断

（一）诊断要点

1. 临床表现

（1）起病急，有气喘、咳嗽、痰鸣、发热等症。

（2）肺部听诊可闻及固定的中、细湿啰音。

（3）新生儿患肺炎时，常以不乳、精神萎靡、口吐白沫等症状为主，而无上述典型表现。

2. 实验室及特殊检查

（1）**胸部 X 线**　小斑片状阴影，也可出现不均匀的大片状阴影，或为肺纹理增多、紊乱，肺部透亮度增强或降低。

（2）**病原学检查**　细菌培养、病毒学检查、肺炎支原体检测等可获得相应的病原学诊断。

（3）**血常规检查**　细菌性肺炎，白细胞总数可升高，中性粒细胞增多。病毒性肺炎，白细胞总数正常或偏低。

（二）鉴别诊断

儿童哮喘　呈反复发作的喘息、气促、胸闷或咳嗽，发作时双肺可闻及呼气相为主的哮鸣音，呼气相延长，支气管舒张剂有显著疗效。

◎ 要点四　辨证论治

（一）辨证要点

本病辨证，重在辨常证和变证。常证重在辨表里、寒热、虚实及痰重热重。

1. 初期辨风寒风热　凡恶寒发热，无汗，咳嗽气急，痰多清稀，舌质不红，苔白，为风寒袭肺；若发热恶风，咳嗽气急，痰多黏稠或色黄，舌质红，苔薄白或黄，为风热犯肺。

2. 极期辨痰重热重　痰重则咳嗽剧烈，气促鼻扇，痰多喉鸣，甚则痰声辘辘，胸高抬肩撷肚，舌红苔白滑而腻，脉滑。热重则高热不退，面赤唇红，便秘尿赤，舌红苔黄糙，脉洪大。若高热持续，气急喘憋、烦躁口渴者，可为毒热闭肺。

3. 后期辨气虚阴伤　病程较长者以虚证居多。低热盗汗，干咳无痰，舌红少津，舌苔花剥、苔少或无苔，为阴虚肺热；若面白少华，动则汗出，咳嗽无力，舌质淡，舌苔薄白，为肺脾气虚。

4. 重症辨常证变证　如见呼吸困难，张口抬肩，鼻翼扇动，为本病中的重症。若正气不足，邪毒闭肺后，阳气虚衰，可见喘促肢厥，脉细弱而数，为心阳虚衰之变证；若邪毒炽盛，内陷心肝，蒙蔽清窍，引动肝风，可见神昏抽搐，为邪陷厥阴之变证。

（二）治疗原则

肺炎喘嗽治疗，以开肺化痰、止咳平喘为基本原则。若痰多壅盛者，首先降气涤痰；喘憋严重者，治以平喘利气；气滞血瘀者，佐以活血化瘀；肺与大肠相表里，壮热炽盛时可用通腑泄热；病久肺脾气虚者，宜健脾补肺以扶正为主；若阴虚肺燥，宜养阴润肺，化痰止咳。若出现变证，心阳虚衰者，温补心阳；邪陷厥阴者，开窍息风，并配合中西医结合救治。

（三）分证论治

1. 常证

（1）风寒闭肺证

证候：恶寒发热，头身痛，无汗，鼻塞流清涕，呛咳频作，呼吸气急，痰稀色白，咽不红，口不渴，面色淡白，纳呆，舌淡红，苔薄白，脉浮紧，指纹浮红。

治法：辛温宣肺，化痰止咳。

代表方剂：华盖散。

（2）风热闭肺证

证候：发热恶风，头痛有汗，鼻塞流浊涕，咳嗽，气促，咯吐黄痰，咽红肿，喉核红肿，纳呆，舌质红，苔薄黄，脉浮数，指纹浮紫。

治法：辛凉宣肺，化痰止咳。

代表方剂：麻杏石甘汤。

加减：壮热烦渴者倍用生石膏，加知母；喘息痰鸣加葶苈子、浙贝母；咽喉红肿疼痛加射干、蝉蜕。

（3）痰热闭肺证

证候：发热烦躁，咳嗽喘促，气急鼻扇，咯痰黄稠或喉间痰鸣，口唇紫绀，咽红肿，面色红赤，口渴欲饮，大便干结，小便短黄，舌质红，苔黄，脉滑数，指纹紫滞，显于气关。

治法：清热涤痰，开肺定喘。

代表方剂：麻杏石甘汤合葶苈大枣泻肺汤。

加减：痰多加天竺黄、浙贝母；唇紫加丹参、赤芍；热甚加栀子、黄芩。

（4）毒热闭肺证

证候：壮热不退，咳嗽剧烈，痰黄稠难咯或痰中带血，气急喘憋，呼吸困难，鼻翼扇动，胸高胁满，张口抬肩，鼻孔干燥，面色红赤，口唇紫绀，涕泪俱无，烦躁不宁或嗜睡，甚至神昏谵语，口渴引饮，便秘，小便黄少，舌红少津，苔黄腻或黄燥，脉洪数，指纹紫滞。

治法：清热解毒，泻肺开闭。

代表方剂：黄连解毒汤合麻杏石甘汤。

（5）阴虚肺热证

证候：咳喘持久，低热盗汗，手足心热，干咳少痰，面色潮红，口干便结，舌红少津，苔少或花剥，脉细数，指纹淡紫。

治法：养阴清肺，润肺止咳。

代表方剂：沙参麦冬汤。

（6）肺脾气虚证

证候：久咳、咳痰无力，痰稀白易咯，多汗，易感冒，纳呆便溏，面白少华，神疲乏力，舌质淡红，舌体胖嫩，苔薄白，脉细无力，指纹淡。

治法：补肺益气，健脾化痰。

代表方剂：人参五味子汤。

2. 变证

（1）心阳虚衰证

证候：面色苍白，唇指紫绀，呼吸浅促、困难，四肢不温，多汗，胁下痞块，心悸动数，虚烦不安，神委淡漠，小便减少，舌质淡紫，脉细弱疾数，指纹紫滞，可达命关。

治法：温补心阳，救逆固脱。

代表方剂：参附龙牡救逆汤。

（2）邪陷厥阴证

证候：壮热不退，口唇紫绀，气促，喉间痰鸣，烦躁不安，神昏谵语，双目上视，四肢抽搐，舌红，苔黄，脉细数，指纹青紫，可达命关。

治法：清心开窍，平肝息风。

代表方剂：羚角钩藤汤合牛黄清心丸。

◎ 要点五　肺炎合并心力衰竭的诊断与治疗

1. 肺炎合并心力衰竭的诊断　①心率突然加快，超过180次/分。②呼吸突然加快，超过60次/分。③突然发生极度烦躁不安。④面色明显发绀，皮肤苍白、发灰、发花、发凉，指（趾）甲微血管再充盈时间延长，尿少或无尿。⑤心音低钝，有奔马律，颈静脉怒张，X线检查示心脏扩大。⑥肝脏迅速扩大。⑦颜面、眼睑或下肢水肿。具有前5项者即可诊断心力衰竭。

2. 肺炎合并心力衰竭的治疗　①一般处理。给氧、祛痰、止咳、镇静及病因治疗。②洋地黄类药物的使用。首选西地兰或毒毛旋花子苷K或地高辛。西地兰剂量为每次0.01~0.015mg/kg，静脉推注或加入点滴小壶中，必要时2~3小时重复给一次，以后改为地高辛洋地黄化。不严重的病例，一开始即可应用地高辛，口服剂量为：<2岁0.04~0.06mg/kg，>2岁0.03~0.04mg/kg。首次用化量的2/5，以后每6~8小时给1/5量；末次给药12小时后开始用维持量，维持量每日为化量的1/5，分2次服。静脉注射为口服量的3/4。危急者选用毒毛旋花子苷K时可先用饱和量的2/3，必要时2~4小时后重复使用首剂的半量。③必要时可使用利尿剂及血管扩张剂。

◎ 要点六　预防与调护

（一）预防

1. 保持室内空气新鲜，适当增加户外活动，加强体育锻炼，增强体质。

2. 根据气温变化，随时增减衣服，避免着凉感冒。

3. 尽量减少到拥挤的公共场所，预防各种感染性疾病。

（二）调护

1. 保持居室空气新鲜，温湿度适宜。

2. 饮食宜清淡富有营养，多喂开水。

3. 保持气道通畅，定时翻身拍背及转换体位，以利于排痰。

4. 密切观察病情变化，防止发生变证。

细目五　哮　喘

◎ 要点一　概述

哮喘是小儿时期常见的肺系疾病。哮指声响言，喘指气息言，哮必兼喘，故通称哮喘。临床以反复发作，发作时喘促气急、喉间哮鸣、呼吸困难、张口抬肩、摇身撷肚为主要特征。

本病包括了西医学所称喘息性支气管炎、儿童哮喘等。本病有明显的遗传倾向，发病年龄以1~6岁为多见，大多在3岁以内初次发作。多数病儿可经治疗缓解或自行缓解，部分儿童哮喘在青春发育期可完全消失。接受正确治疗和调护的病儿，随年龄的增长，大都可以终生控制而不发作。但如治疗不当，长时间反复发作，会影响肺的功能，易造成肺肾两虚，喘息持续，难以缓解，甚至终生不得控制或危及生命。其发作有明显的季节性，冬春二季及气候骤变时易于发作。

◎ 要点二　病因病机

哮喘的发病原因有外因和内因两个方面。内因责之于肺、脾、肾三脏功能不足，导致痰饮内伏，成为哮喘之夙根。外因责之于感受外邪，接触异物、异味以及嗜食咸酸等。痰饮的产生与肺、脾、肾三脏功能的失调密切相关。肺主一身之气，为水之上源，有通调水道的功能。素体肺虚或反复感邪伤肺，治节无权，水津不能通调、输布，则停而为痰为饮。脾主运化水湿，素体脾虚或疾病、药物伤脾，水湿不运，蕴湿生痰，故脾为生痰之源，所生之痰上贮于肺。肾为水脏，主一身水液调节，先天不足或后天失调致肾气虚衰，蒸化失职，阳虚水泛为痰，上泛于肺。

哮喘的病机关键在痰伏于肺，形成夙根，遇触即发。夙痰久伏造成哮喘反复发作。哮喘发作的机制，在于外因引动伏痰，痰气相合。发作之时，痰随气升，气因痰阻，相互搏结，壅塞气道，气息不畅，因而产生呼吸喘促，呼气延长，痰随呼吸气息升降，发出哮鸣之声。

◎ 要点三　诊断要点与鉴别诊断

（一）诊断要点

1. 多有婴儿期湿疹史、过敏史、家族哮喘史。

2. 有反复发作的病史。发作多与某些诱发因素有关，如气候骤变，受凉受热，进食或接触某些过敏物质。发作之前多有喷嚏、鼻塞、咳嗽等先兆。

3. 常突然发作，发作时咳嗽阵作，喘促，气急，喉间痰鸣，甚至不能平卧，烦躁不安，口唇青紫。

4. 肺部听诊两肺可闻及哮鸣音，以呼气时明显，呼气延长。若支气管哮喘有继发感染，可闻及湿啰音。

5. 实验室检查：外周血嗜酸粒细胞增高。肺功能测定显示换气率和潮气量降低，残气量增加。

（二）鉴别诊断

1. **咳嗽变异性哮喘**　①咳嗽持续>4周，常在夜间和/或清晨及运动后发作或加重，以干咳为主。②临床上无感染征象，或经较长时间抗生素治疗无效。③抗哮喘药物诊断性治疗有效。④排除其他原因引起的慢性咳嗽。

2. **毛细支气管炎**　多由呼吸道合胞病毒感染所致。常见于2岁以下婴幼儿，尤以2~6个月婴儿最为多见。发病季节以寒冷时多发。常于上呼吸道感染后2~3天出现咳嗽，发热，呼吸困难，喘憋来势凶猛，但中毒症状轻微。肺部听诊可闻及多量哮鸣音、呼气性喘鸣，当毛细支气管接近完全梗阻时，呼吸音可明显减低，往往听不到湿啰音。胸部X线常见不同程度梗阻性肺气肿和支气管周围炎，有时可见小点片状阴影或肺不张。

3. **支气管肺炎（肺炎喘嗽）**　以发热、咳嗽、痰壅、气急、鼻扇为主症。肺部听诊可闻及细湿啰音，以脊柱两旁及肺底部为多。胸部X线可见斑点状或片状阴影。

◎ 要点四　辨证论治

（一）辨证要点

哮喘临床分发作期与缓解期，辨证主要从寒热虚实和肺脾肾三脏入手。发作期以邪实为主，重点辨寒热。咳喘痰黄，身热面赤，口干舌红，为热性哮喘；咳喘畏寒，痰多清稀，舌苔白滑，为寒性哮喘。缓解期以正虚为主，重点辨脏腑，再辨气血阴阳。气短多汗，易感冒，多为气虚；形寒肢冷面白，动则心悸，为阳虚；消瘦盗汗，面色潮红，为阴虚。

（二）治疗原则

发作期当攻邪以治其标，治肺为主，分辨寒热虚实而随证施治。缓解期当扶正以治其本，调其肺脾肾等脏腑功能，消除伏痰夙根。

（三）分证论治

1. 发作期

（1）风寒束肺证

证候：气喘，喉间哮鸣，咳嗽，胸闷，痰稀色白有泡沫，喷嚏鼻塞，流清涕，唇青，形寒肢凉，无汗，口不渴，小便清长，大便溏薄，咽不红，舌质淡红，苔薄白或白滑，脉浮紧，指纹红。

治法：温肺散寒，涤痰定喘。

代表方剂：小青龙汤合三子养亲汤。

（2）痰热阻肺证

证候：气喘，声高息涌，喉间哮鸣，咳嗽痰壅，痰黏色黄难咯，胸闷，呼吸困难，鼻塞，流涕黄稠，身热，面红唇干，夜卧不安，烦躁不宁，口渴，小便黄赤，大便干，咽红，舌质红，苔薄黄或黄腻，脉滑数，指纹紫。

治法：清肺涤痰，止咳平喘。

代表方剂：麻杏石甘汤合苏葶丸。

加减：喘息加地龙；痰多加胆南星、竹沥；咳甚加百部、款冬花；热重加栀子、黄芩、鱼腥草。

（3）外寒内热证

证候：气喘，喉间哮鸣，咳嗽痰黏，色黄难

咯，胸闷，喷嚏，鼻塞，流清涕，恶寒，发热，面色红赤，夜卧不安，无汗，口渴，小便黄赤，大便干，咽红，舌质红，苔薄白或黄，脉浮紧或滑数，指纹浮红或沉紫。

治法：解表清里，止咳定喘。

代表方剂：大青龙汤。

加减：热重加栀子、虎杖；痰热明显加黛蛤散、竹沥；咳喘哮吼甚加桑白皮、葶苈子。

（4）肺实肾虚证

证候：气喘，喉间哮鸣，持续较久，喘促胸满，动则喘甚，咳嗽，痰稀色白易咯，形寒肢冷，面色苍白或晦滞少华，神疲倦怠，小便清长，舌质淡，苔薄白或白腻，脉细弱或沉迟，指纹淡滞。

治法：泻肺平喘，补肾纳气。

代表方剂：偏于肺实者，用苏子降气汤。偏于肾虚者，用都气丸合射干麻黄汤。

2. 缓解期

（1）肺脾气虚证

证候：反复感冒，气短自汗，咳嗽无力，形体消瘦，神疲懒言，面白少华或萎黄，纳差，便溏，舌质淡胖，苔薄白，脉细软，指纹淡。

治法：补肺固表，健脾益气。

代表方剂：玉屏风散合人参五味子汤。

（2）脾肾阳虚证

证候：喘促乏力，动则气喘，气短心悸，咳嗽无力，形体消瘦，形寒肢冷，腰膝酸软，面白少华，腹胀，纳差，夜尿多，便溏，发育迟缓，舌质淡，苔薄白，脉细弱，指纹淡。

治法：温补脾肾，固摄纳气。

代表方剂：金匮肾气丸。

（3）肺肾阴虚证

证候：喘促乏力，动则气喘，干咳少痰，痰黏难咯，咳嗽无力，盗汗，形体消瘦，腰膝酸软，面色潮红，午后潮热，口咽干燥，手足心热，便秘，舌红少津，苔花剥，脉细数，指纹淡红。

治法：养阴清热，敛肺补肾。

代表方剂：麦味地黄丸。

◎ 要点五　其他疗法

1. 针灸疗法

（1）体针　取定喘、天突、内关。咳嗽痰多者，加膻中、丰隆。针刺，1日1次。用于发作期，取大椎、肺俞、足三里、肾俞、关元、脾俞。每次取3~4穴，针刺加灸，隔日1次。在好发季节前作预防性治疗。

（2）耳针　选喘点、内分泌、交感、肺、肾。用于哮喘发作期。

2. 中药敷贴疗法

白芥子、延胡索、甘遂、细辛，共研细末，加生姜汁调膏，分别贴在肺俞、心俞、膈俞、膻中穴。适用于哮喘缓解期。每年夏季三伏及冬季三九贴敷。

◎ 要点六　预防与调护

（一）预防

1. 积极治疗和清除感染病灶，避免各种诱发因素如烟味、尘螨、花粉、动物皮毛、海鲜发物、冰凉饮料等。

2. 注意气候影响，做好防寒保暖工作，冬季外出防止受寒。尤其气候转变或换季时，要预防外感诱发哮喘。

3. 发病季节，避免活动过度和情绪激动，以防诱发哮喘。

4. 加强自我管理教育，将防治知识教给患儿及家属，调动他们的抗病积极性，配合长期治疗。

（二）调护

1. 居室宜空气流通，阳光充足。冬季要保暖，夏季要凉爽通风。避免接触特殊气味。

2. 饮食宜清淡而富有营养，忌进生冷油腻、辛辣酸甜以及海鲜鱼虾等可能引起过敏的食物。

3. 注意呼吸、心率变化，防止哮喘持续发作。

细目六　反复呼吸道感染

◎ 要点一　概述

反复呼吸道感染是指呼吸道感染（包括上呼吸道感染、下呼吸道感染）年发病在一定次数以上者。以感冒、乳蛾、咳嗽、肺炎喘嗽在一段时间内反复感染经久不愈为主要临床特征。反复呼吸道感染患儿简称"复感儿"。

本病一年四季均可发生，以冬春气候变化剧烈时尤易反复不已。发病年龄多见于6个月～6岁的小儿，1～3岁的婴幼儿最为常见。若反复呼吸道感染治疗不当，容易发生咳喘、水肿、痹证等病证，严重影响小儿的生长发育与身心健康。

◎ 要点二　病因病机

小儿反复呼吸道感染的内因是禀赋虚弱，肺脾肾三脏功能不足，卫外不固。外因是喂养不当，精微摄取不足；调护失宜，外邪乘虚侵袭；用药不当，损伤正气；疾病所伤，正气未复。

小儿正气不足，肺脏娇嫩，肌肤薄弱，卫外不固，加上寒暖不能自调，稍有不当，六淫之邪或从皮毛而入，或从口鼻而受，均可导致卫表失和，肺气失宣，从而出现感冒、咳嗽等肺系病变。感邪之后，由于正气虚弱，邪毒难以廓清，留伏于里，一旦受凉或疲劳后，新感易受，留邪内发；或虽无新感，旧病复燃，诸证又起。故本病病机主要在于正虚邪伏，病位主要在肺，常涉及脾肾。

◎ 要点三　诊断要点与鉴别诊断

（一）诊断要点

1. 按不同年龄每年呼吸道感染的次数诊断　见下表：

反复呼吸道感染诊断条件（次/年）

年龄（岁）	上呼吸道感染	下呼吸道感染	
		气管支气管炎	肺炎
0～2	7	3	2
2⁺～5	6	2	2
5⁺～14	5	2	2

注：①两次感染间隔时间至少7日以上。②若上呼吸道感染次数不够，可以将上、下呼吸道感染次数相加，反之则不能。但若反复感染是以下呼吸道为主，则应定义为反复下呼吸道感染。③确定次数需连续观察1年。④肺炎需由肺部体征和影像学证实，两次肺炎诊断期间肺部体征和影像学改变应完全消失。

2. 按半年内呼吸道感染的次数诊断　半年内呼吸道感染≥6次，其中下呼吸道感染≥3次（其中肺炎≥1次）。

（二）鉴别诊断

1. **哮喘**　反复发作，但发作时呼吸困难，呼气延长，伴有哮鸣音，其发作多由异物过敏引起，包括特异性体质的内因和变态反应性的外因所致。也可因呼吸道感染而诱发，或病程中兼有感染。

2. **咳嗽变异性哮喘**　咳嗽经久不愈，以干咳为主，常在夜间和/或清晨及运动后发作或加重；常伴有过敏性鼻炎、湿疹等过敏性疾病；抗生素治疗无效，但抗哮喘药物治疗有效。

◎ 要点四　辨证论治

（一）辨证要点

本病辨证，重在明察邪正消长变化。感染期以邪实为主，迁延期正虚邪恋，恢复期则以正虚为主。初起时多有外感表证，当辨风寒、风热、外寒里热之不同，夹积、夹痰之差异，本虚标实之病机。迁延期邪毒渐平，虚象显露，热、痰、积未尽，肺脾肾虚显现。恢复期正暂胜而邪暂退，当辨肺脾肾何脏虚损为主，肺虚者气弱，脾虚者运艰，肾虚者骨弱。

（二）治疗原则

本病发作期，应按不同的疾病治疗。迁延期以扶正为主，兼以祛邪。恢复期当固本为要，或补气固表，或温卫和营，或温补脾肾，或滋养肺脾。

（三）分证论治

1. **肺脾气虚证**

证候：反复外感，面黄少华，形体消瘦，肌肉松软，少气懒言，气短，自汗多汗，食少纳呆，大便不调，舌质淡，苔薄白，脉无力，指纹淡。

治法：补肺固表，健脾益气。

代表方剂：玉屏风散合六君子汤。

加减：纳呆加鸡内金、焦山楂；大便溏薄加薏苡仁、茯苓。

2. 营卫失调证

证候：反复外感，恶风、恶寒，面色少华，四肢不温，多汗易汗，舌淡红，苔薄白，脉无力，指纹淡红。

治法：调和营卫，益气固表。

代表方剂：黄芪桂枝五物汤。

加减：汗多加浮小麦、煅牡蛎；咽喉红肿加玄参、浙贝母。

3. 脾肾两虚证

证候：反复外感，面白少华，形体消瘦，肌肉松软，鸡胸龟背，腰膝酸软，形寒肢冷，发育

落后，动则气喘，少气懒言，多汗易汗，食少纳呆，大便稀溏，舌质淡，苔薄白，脉沉细无力。

治法：温补肾阳，健脾益气。

代表方剂：金匮肾气丸合理中丸。

4. 肺脾阴虚证

证候：反复外感，面白颧红，食少纳呆，口渴，盗汗自汗，手足心热，大便干结，舌质红，苔少或花剥，脉细数，指纹淡红。

治法：养阴润肺，益气健脾。

代表方剂：生脉散合沙参麦冬汤。

5. 肺胃实热证

证候：反复外感，咽微红，口臭，口舌易生疮，汗多而黏，夜寐欠安，大便干，舌质红，苔黄，脉滑数。

治法：清泻肺胃。

代表方剂：凉膈散加减。

第五单元 脾系病证

细目一 鹅口疮

◎ 要点一 概述

鹅口疮是以口腔、舌上蔓生白屑为主要临床特征的一种口腔疾病。因其状如鹅口，故称鹅口疮；因其色白如雪片，故又名"雪口"。本病一年四季均可发生。多见于初生儿，以及久病体虚婴幼儿。

◎ 要点二 病因病机

鹅口疮的发病，可由胎热内蕴，口腔不洁，感受秽毒之邪所致。其主要病变在心脾，因舌为心之苗，口为脾之窍，脾脉络于舌，若感受秽毒之邪，循经上炎，则发为口舌白屑之症。病机关键是火热之邪循经上炎，熏灼口舌。

◎ 要点三 诊断要点与鉴别诊断

（一）诊断要点

1. 多见于新生儿，久病体弱者，或长期使用抗生素、激素患者。

2. 舌上、颊内、牙龈或上颚散布白屑，可融合成片。重者可向咽喉处蔓延，影响吸奶与呼吸，偶可累及食管、肠道、气管等。

3. 取白屑少许涂片，加10%氢氧化钠液，置显微镜下，可见白色念珠菌芽孢及菌丝。

（二）鉴别诊断

1. **白喉** 是一种传染病。白喉假膜多起于扁桃体，渐次蔓延于咽或鼻腔等处，其色灰白，不易擦去，若强力擦去则易出血，多有发热、喉痛、疲乏等症状，病情严重。

2. **残留奶块** 其状与鹅口疮相似，但以温

开水或棉签轻拭，即可除去奶块。

◎ 要点四　辨证论治

（一）辨证要点

本病重在辨别实证、虚证。实证一般病程短，口腔白屑堆积，周围红，疼痛哭闹，尿赤便秘；虚证多病程较长，口腔白屑较少，周围不红，疼痛不著，大便稀溏，食欲不振，或形体瘦弱等。

（二）治疗原则

本病总属邪火上炎，治当清火。根据虚实辨证，实火证应治以清泄心脾积热；虚火证应治以滋肾养阴降火。病在口腔局部，除内服药外，当配合外治法治疗。

（三）分证论治

1. 心脾积热证

证候：口腔满布白屑，周围黏膜红赤较甚，面赤，唇红，或伴发热、烦躁、多啼，口干或渴，大便干结，小便黄赤，舌红，苔薄白，脉滑或指纹青紫。

治法：清心泻脾。

代表方剂：清热泻脾散。

加减：大便秘结加大黄；舌苔厚腻加藿香、佩兰；腹胀纳呆加焦山楂、槟榔。

2. 虚火上浮证

证候：口腔内白屑散在，周围红晕不著，形体瘦弱，颧红，手足心热，口干不渴，舌红，苔少，脉细或指纹紫。

治法：滋阴降火。

代表方剂：知柏地黄丸。

◎ 要点五　其他疗法

（一）外治疗法

1. 生石膏 2.5g，青黛 1g，黄连 1g，乳香 1g，没药 1g，冰片 0.3g。共研细末，瓶装贮存。每次少许涂患处，1 日 4~5 次。用于心脾积热证。

2. 选用冰硼散、青黛散、珠黄散。每次适量，涂敷患处，1 日 3 次。用于心脾积热证。

3. 吴茱萸 15g，胡黄连 6g，大黄 6g，生南星 3g。共研细末，用醋调成糊状，晚上涂于患儿两足心，外加包扎，晨起除去。用于各种证型。

（二）西医治疗

2% 碳酸氢钠溶液于哺乳前后清洗口腔，制霉菌素甘油涂患处，1 日 3~4 次。

◎ 要点六　预防与调护

1. 孕妇注意个人卫生，患阴道霉菌病者要及时治愈。

2. 注意口腔清洁，婴儿奶具要消毒。

3. 注意小儿营养，积极治疗原发病。长期用抗生素或肾上腺皮质激素者，尽可能暂停使用。

4. 注意观察口腔黏膜白屑变化，如发现患儿吞咽或呼吸困难，应立即处理。

细目二　口　疮

◎ 要点一　概述

小儿口疮，以齿龈、舌体、两颊、上颚等处出现黄白色溃疡，疼痛流涎，或伴发热为特征。若满口糜烂，色红作痛者，称为口糜；溃疡只发生在口唇两侧，称为燕口疮。本病可单独发生，也可伴发于其他疾病之中。口疮一年四季均可发病，无明显的季节性。发病年龄以 2~4 岁为多见，预后良好。若体质虚弱，则口疮可反复出现，迁延难愈。

◎ 要点二　病因病机

小儿口疮的病因主要为：外感风热之邪；或饮食不节，蕴积生热；或禀赋不足，气阴两虚。其主要病变在心脾胃肾。病机关键为心、脾、胃、肾素蕴积热或阴虚火旺，复感邪毒熏蒸口舌所致。

◎ 要点三　诊断要点与鉴别诊断

（一）诊断要点

1. 有喂养不当、过食炙煿或外感发热的病史。

2. 齿龈、舌体、两颊、上颚等处出现黄白色溃疡点，大小不等，甚则满口糜腐，疼痛流涎，可伴发热或颌下淋巴结肿大、疼痛。

3. 血常规检查：白细胞总数及中性粒细胞偏高或正常。

（二）鉴别诊断

1. 鹅口疮 多发生于初生儿或体弱多病的婴幼儿。口腔及舌上满布白屑，周围有红晕，其疼痛、流涎一般较轻。

2. 手足口病 多见于4岁以下小儿，春夏季流行。除口腔黏膜溃疡之外，伴手、足、臀部皮肤疱疹。

◎ 要点四 辨证论治

（一）辨证要点

本病以八纲辨证结合脏腑辨证。口疮有实火与虚火之分，辨证根据起病、病程、溃疡溃烂程度，结合伴有症状区分虚实。

（二）治疗原则

口疮的治疗，实证治以清热解毒，泻心脾积热；虚证治以滋阴降火，引火归原；并应配合口腔局部外治。

（三）分证论治

1. 风热乘脾证

证候：以口颊、上颚、齿龈、口角溃烂为主，甚则满口糜烂，周围黏膜焮红，疼痛拒食，烦躁不安，口臭，涎多，小便短赤，大便秘结，或伴发热，舌红，苔薄黄，脉浮数，指纹紫。

治法：疏风散火，清热解毒。

代表方剂：银翘散。

加减：发热加柴胡、石膏；大便秘结加生大黄、玄明粉；疮面色黄糜烂加黄连、薏苡仁。

2. 心火上炎证

证候：舌上、舌边溃疡，色赤疼痛，饮食困难，心烦不安，口干欲饮，小便短黄，舌尖红，苔薄黄，脉数，指纹紫。

治法：清心凉血，泻火解毒。

代表方剂：泻心导赤散。

3. 虚火上浮证

证候：口腔溃疡或糜烂，周围色不红或微红，疼痛不甚，反复发作或迁延不愈，神疲颧红，口干不渴，舌红，苔少或花剥，脉细数，指纹淡紫。

治法：滋阴降火，引火归原。

代表方剂：六味地黄丸加肉桂。

◎ 要点五 药物外治

1. 冰硼散少许，涂敷患处，1日3次。用于风热乘脾证、心火上炎证。

2. 锡类散少许，涂敷患处，1日3次。用于心火上炎证、虚火上浮证。

3. 吴茱萸适量，捣碎，醋调敷涌泉穴，临睡前固定，翌晨去除。用于虚火上浮证。

◎ 要点六 预防与调护

1. 保持口腔清洁，注意饮食卫生，餐具应经常消毒。

2. 给初生儿、小婴儿清洁口腔时，动作宜轻，避免损伤口腔黏膜。

3. 选用金银花、野菊花、板蓝根、大青叶、甘草煎汤，频频漱口。

4. 注意口腔外周皮肤卫生，颈项处可围清洁毛巾，口中涎水流出及时擦干。

5. 饮食宜清淡，忌辛辣刺激、粗硬及过咸食品，忌饮食过烫。

细目三 泄 泻

◎ 要点一 概述

泄泻是以大便次数增多，粪质稀薄或如水样为特征的一种小儿常见病。本病一年四季均可发生，以夏秋季节发病率为高。不同季节发生的泄泻，其证候表现有所不同。2岁以下小儿发病率高，因婴幼儿脾常不足，易于感受外邪、伤于乳食，或脾肾气阳亏虚，均可导致脾病湿盛而发生泄泻。久泻迁延不愈者，易转为疳证。

◎ 要点二 病因病机

小儿泄泻发生的原因，以感受外邪、伤于饮食、脾胃虚弱为多见。其主要病变在脾胃。基本病机为脾虚湿困。

1. 感受外邪 小儿脏腑柔嫩，肌肤薄弱，冷暖不知自调，易为外邪侵袭而发病。

2. 伤于饮食　小儿脾常不足，运化力弱，饮食不知自节，若调护失宜，乳哺不当，饮食失节或不洁，过食生冷瓜果或难以消化之食物，皆能损伤脾胃，发生泄泻。

3. 脾胃虚弱　小儿素体脾虚，或久病迁延不愈，脾胃虚弱，胃弱则腐熟无能，脾虚则运化失职，不能分清别浊，水湿水谷合污而下，形成脾虚泄泻。

4. 脾肾阳虚　脾虚致泻者，一般先耗脾气，继伤脾阳，日久则脾损及肾，造成脾肾阳虚。阳气不足，脾失温煦，阴寒内盛，水谷不化，并走肠间，而致澄澈清冷、洞泄而下的脾肾阳虚泻。

◎ **要点三　诊断要点与鉴别诊断**

（一）诊断要点

1. 有乳食不节、饮食不洁，或冒风受寒、感受时邪病史。

2. 大便次数较平时明显增多，重症达10次以上。粪便呈淡黄色或清水样；或夹奶块、不消化物，如同蛋花汤；或黄绿稀溏，或色褐而臭，夹少量黏液。可伴有恶心、呕吐、腹痛、发热、口渴等症。

3. 重症泄泻，可见小便短少、高热烦渴、神疲萎软、皮肤干瘪、囟门凹陷、目眶下陷、啼哭无泪等脱水征，以及口唇樱红、呼吸深长、腹胀等酸碱平衡失调和电解质紊乱的表现。

4. 大便镜检可有脂肪球或少量白细胞、红细胞。

5. 大便病原学检查可有轮状病毒等病毒检测阳性，或致病性大肠杆菌等细菌培养阳性。

（二）鉴别诊断

痢疾（细菌性痢疾）　急性起病，便次频多，大便稀，有黏冻脓血，腹痛明显，里急后重。大便常规检查脓细胞、红细胞多，可找到吞噬细胞；大便培养有痢疾杆菌生长。

◎ **要点四　辨证论治**

（一）辨证要点

本病以八纲辨证为纲，常证重在辨寒、热、

虚、实，变证重在辨阴、阳。常证按起病缓急、病程长短分为久泻、暴泻，暴泻多属实，久泻多属虚或虚中夹实。变证可见泻下不止，精神萎软，皮肤干燥，为气阴两伤证，属重症；精神萎靡，尿少或无，四肢厥冷，脉细欲绝，为阴竭阳脱证，属危证。

（二）治疗原则

泄泻治疗，以运脾化湿为基本原则。

（三）分证论治

1. 常证

（1）湿热泻证

证候：大便水样，或如蛋花汤样，泻下急迫，量多次频，气味秽臭，或见少许黏液，腹痛时作，食欲不振，或伴呕恶，神疲乏力，或发热烦躁，口渴，小便短黄，舌质红，苔黄腻，脉滑数，指纹紫。

治法：清肠解热，化湿止泻。

代表方剂：葛根黄芩黄连汤。

加减：热重泻频加白头翁、马齿苋；湿重于热加苍术、车前子；呕吐加竹茹、姜半夏。

（2）风寒泻证

证候：大便清稀，夹有泡沫，臭气不甚，肠鸣腹痛，或伴恶寒发热，鼻流清涕，咳嗽，舌质淡，苔薄白，脉浮紧，指纹淡红。

治法：疏风散寒，化湿和中。

代表方剂：藿香正气散。

（3）伤食泻证

证候：大便稀溏，夹有乳凝块或食物残渣，气味酸臭，或如败卵，脘腹胀满，便前腹痛，泻后痛减，腹痛拒按，嗳气酸馊，或有呕吐，不思乳食，夜卧不安，舌苔厚腻，或微黄，脉滑实，指纹滞。

治法：运脾和胃，消食化滞。

代表方剂：保和丸。

加减：腹痛加木香、槟榔；腹胀加厚朴、枳壳。

（4）脾虚泻证

证候：大便稀溏，色淡不臭，多于食后作泻，时轻时重，面色萎黄，形体消瘦，神疲倦怠，舌淡苔白，脉缓弱，指纹淡。

治法：健脾益气，助运止泻。

方药：参苓白术散。

（5）脾肾阳虚泻证

证候：久泻不止，大便清稀，澄澈清冷，完谷不化，或见脱肛，形寒肢冷，面色㿠白，精神萎靡，睡时露睛，舌淡苔白，脉细弱，指纹色淡。

治法：温补脾肾，固涩止泻。

代表方剂：附子理中汤合四神丸。

2. 变证

（1）气阴两伤证

证候：泻下过度，质稀如水，精神萎软或心烦不安，目眶及囟门凹陷，皮肤干燥或枯瘪，啼哭无泪，口渴引饮，小便短少，甚至无尿，唇红而干，舌红少津，苔少或无苔，脉细数。

治法：健脾益气，酸甘敛阴。

代表方剂：人参乌梅汤。

（2）阴竭阳脱证

证候：泻下不止，次频量多，精神萎靡，表情淡漠，面色青灰或苍白，哭声微弱，啼哭无泪，尿少或无，四肢厥冷，舌淡无津，脉沉细欲绝。

治法：挽阴回阳，救逆固脱。

代表方剂：生脉散合参附龙牡救逆汤。

◎ 要点五　其他疗法

（一）针灸疗法

1. 针法　取足三里、中脘、天枢、脾俞。发热加曲池，呕吐加内关、上脘，腹胀加下脘。实证用泻法，虚证用补法，1日1次。

2. 灸法　取足三里、中脘、神阙。隔姜灸或艾条温和灸，1日1次。用于脾虚泻、脾肾阳虚泻。

（二）贴敷疗法

1. 丁香1份、肉桂2份，共研细末，每次1~2g，姜汁调和成糊状，贴敷神阙穴，外用胶布固定，每日1次。用于风寒泻、脾虚泻、脾肾阳虚泻。

2. 用五倍子、干姜各10g，吴茱萸、丁香各5g，共研细末，用白酒调和，贴敷神阙穴，纱布敷盖固定。用于虚寒泄泻。

（三）推拿疗法

1. 补脾土，清大肠，清小肠，退六腑，揉小天心。用于湿热泻。

2. 揉外劳宫，推三关，摩腹，揉脐，揉龟尾。用于风寒泻。

3. 推板门，清大肠，补脾土，摩腹，逆运内八卦，点揉中脘。用于伤食泻。

4. 推三关，补脾土，补大肠，摩腹，推上七节骨，捏脊。用于脾虚泻。

◎ 要点六　预防与调护

1. 注意饮食卫生，食品应新鲜、清洁，不吃变质食品，不要暴饮暴食。饭前、便后要洗手，餐具要卫生。

2. 提倡母乳喂养，不宜在夏季及小儿有病时断奶，遵守添加辅食的原则，注意科学喂养。

3. 加强户外活动，注意气候变化，防止感受外邪，避免腹部受凉。

4. 对吐泻严重及伤食泄泻患儿暂时禁食，以后随着病情好转，逐渐增加饮食量。忌食油腻、生冷及不易消化的食物。

5. 密切观察病情变化，及早发现泄泻变证。

细目四　厌　食

◎ 要点一　概述

厌食是小儿时期的一种常见病证，临床以较长时期厌恶进食、食量减少为特征。本病可发生于任何季节，但夏季暑湿当令之时，可使症状加重。各年龄儿童均可发病，以1~6岁为多见。患儿除食欲不振外，一般无其他明显不适，预后良好，但长期不愈者，可使气血生化乏源，转化为疳证。

◎ 要点二　病因病机

本病病位在脾胃。病机关键为脾胃不和，纳化失职。脾胃为后天之本，胃司受纳，脾主运化，脾胃调和，则知饥欲食，食而能化。其病因常见者有喂养不当、脾胃湿热、他病伤脾、禀赋不足、情志失调、邪毒犯胃等，均可损伤脾胃正常纳化功能，致脾胃失和，纳化失职，而成厌食。

◎ 要点三　诊断要点与鉴别诊断

（一）诊断要点

1. 有喂养不当、病后失调、先天不足或情志失调史。

2. 长期食欲不振，厌恶进食，食量明显少于同龄正常儿童。

3. 面色少华，形体偏瘦，但精神尚好，活动如常。

4. 除外其他外感、内伤慢性疾病。

（二）鉴别诊断

疰夏　为夏季季节性疾病，有"春夏剧，秋冬瘥"的发病特点。临床表现除食欲不振外，可见精神倦怠，大便不调，或有发热等症。

◎ 要点四　辨证论治

（一）辨证要点

本病应以脏腑辨证为纲，主要从脾胃辨证，再区别是以运化功能失健为主，还是以脾胃气阴亏虚为主。

（二）治疗原则

本病治疗，以运脾开胃为基本原则。

（三）分证论治

1. 脾失健运证

证候：食欲不振，厌恶进食，食而乏味，或伴胸脘痞闷，嗳气泛恶，大便不调，偶尔多食后则脘腹饱胀，形体尚可，精神正常，舌淡红，苔薄白或薄腻，脉尚有力。

治法：调和脾胃，运脾开胃。

代表方剂：不换金正气散。

加减：脘腹胀满加木香、莱菔子；大便偏稀加山药、薏苡仁；大便偏干加枳实、槟榔。

2. 脾胃气虚证

证候：不思进食，食而不化，大便溏薄夹不消化食物，面色少华，形体偏瘦，肢倦乏力，舌质淡，苔薄白，脉缓无力。

治法：健脾益气，佐以助运。

代表方剂：异功散、参苓白术散。

加减：大便夹不消化食物残渣加炒谷芽、炒麦芽；汗多易感加黄芪、防风。

3. 脾胃阴虚证

证候：不思进食，食少饮多，皮肤失润，大便偏干，小便短黄，甚或烦躁少寐，手足心热，舌红少津，苔少或花剥，脉细数。

治法：滋脾养胃，佐以助运。

代表方剂：养胃增液汤、益胃汤。

◎ 要点五　预防与调护

1. 掌握正确的喂养方法，饮食起居按时、有度，饭前勿食糖果饮料，夏季勿贪凉饮冷。根据不同年龄给予富含营养、易于消化、品种多样的食品。母乳喂养的婴儿 4 个月后应逐步添加辅食。

2. 纠正不良饮食习惯，做到"乳贵有时，食贵有节"，不偏食、挑食，不强迫进食，饮食定时适量，荤素搭配，少食肥甘厚味、生冷坚硬等不易消化食物，鼓励多食蔬菜及粗粮。

3. 遵照"胃以喜为补"的原则，先从小儿喜欢的食物着手来诱导开胃，暂时不要考虑营养价值，待其食欲增进后，再按营养的需要供给食物。

4. 注意生活起居，加强精神调护，保持良好情绪，饭菜多样化，讲究色香味，以促进食欲。

细目五　积　滞

◎ 要点一　概述

积滞是指小儿内伤乳食，停聚中焦，积而不化，气滞不行所形成的一种胃肠疾患。以不思乳食，食而不化，脘腹胀满，嗳气酸腐，大便溏薄或秘结酸臭为特征。本病既可单独出现，也可夹杂于其他疾病中。各种年龄均可发病，但以婴幼儿为多见。禀赋不足，脾胃素虚，人工喂养及病后失调者，更易罹患。

◎ 要点二　病因病机

积滞常由喂养不当，伤及脾胃，或脾胃虚损，复伤乳食所致，其病变脏腑在脾胃。病机关键为乳食停聚中脘，积而不化，气滞不行。因胃主受纳，脾主运化，一纳一化，饮食物得以消化。若脾胃受损，纳化失和，乳食停聚不消，积而不化，气滞不行，则成积滞。若积久不消，迁延失治，则可进一步损伤脾胃，导致气血生化乏源，营养及生长发育障碍，形体日渐消瘦，而转为疳证。

◎ 要点三　诊断要点与鉴别诊断

（一）诊断要点

1. 有伤乳、伤食史。

2. 以不思乳食，食而不化，脘腹胀满，嗳气酸腐，大便溏泄或便秘，气味酸臭为特征。

3. 可伴有烦躁不安、夜间哭闹或呕吐等症。

4. 大便化验检查可见不消化食物残渣、脂肪滴。

（二）鉴别诊断

厌食　长期食欲不振，厌恶进食，一般无脘腹胀满、大便酸臭等症。

◎ 要点四　辨证论治

（一）辨证要点

本病病位以胃脾为主，病属实证，但若患儿素体脾气虚弱，可呈虚实夹杂证，积滞内停，又有寒化或热化的演变，可根据病史、伴随症状以及病程长短以辨别其虚、实、寒、热。

（二）治疗原则

本病治疗以消食化积、理气行滞为基本原则。实证以消食导滞为主。虚实夹杂者，宜消补兼施。

（三）分证论治

1. 乳食内积证

证候：不思乳食，嗳腐酸馊或呕吐食物、乳片，脘腹胀满疼痛，大便酸臭，烦躁啼哭，夜眠不安，手足心热，舌质红，苔白厚或黄厚腻，脉象弦滑，指纹紫滞。

治法：消乳化食，和中导滞。

代表方剂：乳积者，选消乳丸；食积者，选保和丸。

2. 脾虚夹积证

证候：面色萎黄，形体消瘦，神疲肢倦，不思乳食，食则饱胀，腹满喜按，大便稀溏酸臭，夹有乳片或不消化食物残渣，舌质淡，苔白腻，脉细滑，指纹淡滞。

治法：健脾助运，消食化滞。

代表方剂：健脾丸。

加减：腹痛喜按加白芍、木香；舌苔白腻加藿香、佩兰。

◎ 要点五　预防与调护

1. 调节饮食，合理喂养，乳食宜定时定量，富含营养，易于消化，忌暴饮暴食、过食肥甘炙煿、生冷瓜果、偏食零食及妄加滋补。

2. 应根据小儿生长发育需求，逐渐给婴儿添加辅食，按循序渐进的原则由少到多、由稀到稠、由一种到多种进行。

3. 伤食积滞患儿应暂时控制饮食，给予药物调理，积滞消除后，逐渐恢复正常饮食。

细目六　疳　证

◎ 要点一　概述

疳证是由喂养不当或多种疾病影响，导致脾胃受损，气液耗伤，而形成的一种慢性疾病。临床以形体消瘦，面色无华，毛发干枯，精神萎靡或烦躁，饮食异常为特征。本病发病无明显季节性，各种年龄均可罹患，临床尤多见于5岁以下小儿。

◎ 要点二　病因病机

小儿疳证的病因以饮食不节、喂养不当、营养失调、疾病影响、药物过伤以及先天禀赋不足为常见，主要病变脏腑在脾胃，脾胃受损、气血津液耗伤为其基本病理改变。脾胃为后天之本，气血生化之源。脾健胃和，纳化正常，则气血津液化生有源，五脏六腑、四肢肌肉、筋骨皮毛得以濡润滋养。若脾胃受损，纳化失健，生化乏源，气血津液亏耗，则脏腑、肌肉、筋骨、皮毛无以濡养，日久则形成疳证。

干疳及疳积重症阶段，因脾胃虚衰，生化乏源，气血亏耗，诸脏失养，必累及其他脏腑，出现各种兼证。若脾病及肝，肝失所养，肝阴不足，不能上承于目，而见视物不清，夜盲目翳者，则为"眼疳"；脾病及心，心开窍于舌，心火上炎，而见口舌生疮者，称为"口疳"；脾病及肺，土不生金，肺气受损，卫外不固，易于外感，而见咳喘、潮热者，称为"肺疳"；脾病及肾，肾精不足，骨失所养，久致骨骼畸形者，称为"骨疳"；脾虚不运，气不化水，水湿泛滥，则为"疳肿胀"。

◎ 要点三　诊断要点与鉴别诊断

（一）诊断要点

1. 有喂养不当或病后饮食失调及长期消瘦史。

2. 形体消瘦，体重比正常同年龄儿童平均值低 15% 以上，面色不华，毛发稀疏枯黄；严重者干枯羸瘦，体重可比正常平均值低 40% 以上。

3. 饮食异常，大便干稀不调，或脘腹膨胀等明显脾胃功能失调症状。

4. 兼有精神不振，或好发脾气，烦躁易怒，或喜揉眉擦眼，或吮指磨牙等症。

5. 贫血者，血红蛋白及红细胞减少。出现肢体浮肿，属于疳肿胀（营养性水肿）者，血清总蛋白大多在 45g/L 以下，血清白蛋白常在 20g/L 以下。

（二）鉴别诊断

1. **厌食**　由喂养不当，脾胃运化功能失调所致，以长期食欲不振、食量减少、厌恶进食为主证，无明显消瘦，精神尚好，病在脾胃，不涉及他脏，一般预后良好。

2. **积滞**　以不思乳食、食而不化、脘腹胀满、大便酸臭为特征，与疳证以形体消瘦为特征有明显区别。但两者也有密切联系，若积久不

消，影响水谷精微化生，致形体日渐消瘦，可转化为疳证。

◎ 要点四　辨证论治

（一）辨证要点

本病有常证、兼证之不同，常证应以八纲辨证为纲，重在辨清虚、实；兼证宜以脏腑辨证为纲，以分清疳证所累及之脏腑。常证按病程长短、病情轻重、病性虚实分为疳气、疳积、干疳三种证候。

（二）治疗原则

本病治疗原则以健运脾胃为主，通过调理脾胃，助其纳化，以达气血丰盈、津液充盛、肌肤得养之目的。

（三）分证论治

1. 常证

（1）疳气证

证候：形体略瘦，面色少华，毛发稀疏，不思饮食，精神欠佳，性急易怒，大便干稀不调，舌质略淡，苔薄微腻，脉细有力。

治法：调脾健运。

代表方剂：资生健脾丸。

加减：性情急躁、夜卧不宁加钩藤、黄连；腹胀明显加枳实、木香；大便秘结加火麻仁、决明子。

（2）疳积证

证候：形体明显消瘦，面色萎黄，肚腹膨胀，甚则青筋暴露，毛发稀疏结穗，性情烦躁，夜卧不宁，或见揉眉挖鼻，吮指磨牙，动作异常，食欲不振，或善食易饥，或嗜食异物，舌淡苔腻，脉沉细而滑。

治法：消积理脾。

代表方剂：肥儿丸。

（3）干疳证

证候：形体极度消瘦，皮肤干瘪起皱，大肉已脱，皮包骨头，貌似老人，毛发干枯，面色㿠白，精神萎靡，啼哭无力，腹凹如舟，杳不思食，大便稀溏或便秘，舌淡嫩，苔少，脉细弱。

治法：补益气血。

代表方剂：八珍汤。

2. 兼证

（1）眼疳证

证候：两目干涩，畏光羞明，眼角赤烂，甚则黑睛混浊，白翳遮睛，或有夜盲等。

治法：养血柔肝，滋阴明目。

代表方剂：石斛夜光丸。

（2）口疳证

证候：口舌生疮，甚或满口糜烂，秽臭难闻，面赤心烦，夜卧不宁，小便短黄，或吐舌、弄舌，舌质红，苔薄黄，脉细数。

治法：清心泻火，滋阴生津。

代表方剂：泻心导赤散。

（3）疳肿胀证

证候：足踝浮肿，甚或颜面及全身浮肿，面色无华，神疲乏力，四肢欠温，小便短少，舌淡嫩，苔薄白，脉沉迟无力。

治法：健脾温阳，利水消肿。

代表方剂：防己黄芪汤合五苓散。

◎ 要点五　预防与调护

1. 提倡母乳喂养，乳食定时定量，按时按序添加辅食，供给多种营养物质，以满足小儿生长发育的需要。

2. 合理安排小儿生活起居，保证充足的睡眠时间，经常户外活动，呼吸新鲜空气，多晒太阳，增强体质。

3. 纠正饮食偏嗜、过食肥甘滋补、贪吃零食、饥饱无常等不良饮食习惯。

4. 病情较重的患儿要加强全身护理，防止褥疮、眼疳、口疳等并发症的发生。

5. 定期测量患儿的体重、身高，及时了解和分析病情，检验治疗效果。

细目七　腹　痛

◎ 要点一　概述

小儿腹痛是小儿时期常见的一种病证，是指小儿胃脘以下、脐周及耻骨以上部位发生的疼痛，具体可分为胃脘以下、脐部以上的大腹痛；脐周部位的脐腹痛；脐部以下正中部位的小腹痛；脐部以下小腹两侧或一侧的少腹痛。腹痛为一临床症状，可在多种内科及外科疾病中出现，其发病无季节性，任何年龄都可发生。中医小儿腹痛病常指除外小儿急腹症的各类腹痛。

◎ 要点二　病因病机

小儿腹痛的发病原因较多，或因腹部中寒，或因乳食积滞，或因胃肠结热，或因素体脾胃虚寒，或因瘀血内阻所致。病位主要在脾、胃、大肠，亦与肝有关。其总的病机为气机不畅，气血运行受阻。病初多以实证为主，若因素体虚弱气滞血瘀者，则属虚实夹杂或虚多实少之证。

◎ 要点三　诊断要点与鉴别诊断

（一）诊断要点

1. 病史　患儿可有外感寒邪、伤于乳食、脾胃虚寒、情志不畅等病史或诱因。

2. 临床表现

（1）表现在胃脘部、脐周部位、小腹两侧或一侧部位、下腹部正中部位。

（2）腹痛时作时止、时轻时重，常有反复发作、发作后自行缓解的特点。

（3）疼痛的性质可有隐痛、钝痛、胀痛、刺痛、掣痛等。

（4）除外腹部器官器质性病变、全身性疾病及腹部以外器官疾病引起的腹痛。

3. 实验室及特殊检查　血、尿、便检查，腹部超声波检查、X线检查等有助于临床诊断及鉴别诊断。腹腔穿刺、胃镜、腹腔镜、CT等，根据病情及临床需要选择。

（二）鉴别诊断

1. 腹部器官与非腹部器官引起的腹痛鉴别应排除肛门、尿道、四肢、腰背等疼痛，应注意全身查体，注意有腹泻、呕吐等胃肠症状。此外，须注意呼吸道感染、病毒性心肌炎、代谢性疾病以及腹型癫痫等均可致急性腹痛。

2. 腹部器质性病变腹痛与功能性腹痛鉴别

器质性病变指某器官有病理解剖上的变化，如阑尾炎、肠梗阻、腹膜炎、消化性溃疡等。器质性病变引起的腹痛比较持续，体征较固定，只要病变继续存在，腹痛也存在，有时还可由于肠蠕动或暂时的痉挛而引起阵发性腹痛加剧。

3. 急腹症的鉴别 包括腹腔内脏器急性炎症、腹膜炎、肠梗阻及腹部损伤等。腹腔内脏器急性炎症主要症状为腹痛，继之发热，白细胞升高，腹部出现局限范围的压痛、肌紧张、反跳痛。腹膜炎以腹部出现局限或全腹压痛、肌紧张、反跳痛，腹胀，肠鸣音减弱或消失为主要表现。肠梗阻的主要症状为阵发性腹绞痛、呕吐、无大便等。腹部损伤则多有外伤史及腹膜刺激征表现。

◎ **要点四 辨证论治**

（一）辨证要点

本病辨证要考虑腹痛发生的部位、性质。

1. 辨部位 感受寒邪或素体脾胃虚寒多为脐周痛；因食伤多有饮食不节、不洁及暴饮暴食的病史，同时可伴有呕吐酸腐，多为胃脘及脐部以上疼痛；肠痈多为右侧少腹痛。因瘀血、虫积、食积者，痛有定处。因寒、热、虚而痛者痛无定处。

2. 辨性质 腹痛遇寒而发或加重，得温而减者属寒；腹痛拒按，进食后痛甚者为实，腹痛喜按，进食痛减者为虚；积滞者腹胀痞满，按之痛甚；血瘀者痛如针刺，固定不移；气滞者痛时走窜，游走不定。

（二）治疗原则

本病以调理气机，和中缓急为基本治则。根据不同病因分别治以温中散寒、消食导滞、通腑泄热、温阳补虚、活血化瘀等法。除内治法外，还可以配合针灸、推拿等外治方法。

腹痛证候在临床往往寒热、虚实相互兼夹，相互转化，气滞可以导致血瘀，血瘀可以使气机壅滞；实证腹痛日久可至脏腑虚弱，而虚证腹痛又可导致脾胃失运而产生积滞。

（三）分证论治

1. 腹部中寒证

证候：腹部疼痛，拘急疼痛，得温则舒，遇寒痛甚，痛处喜暖，面色苍白，痛甚者额冷汗出，唇色紫暗，肢冷不温，或兼吐泻，小便清长，舌淡，苔白滑，脉沉弦紧，指纹红。

治法：温中散寒，理气止痛。

代表方剂：养脏汤。

2. 乳食积滞证

证候：脘腹胀满，按之痛甚，嗳腐吞酸，不思乳食，矢气频作或腹痛欲泻，泻后痛减，或有呕吐，吐物酸馊，大便秽臭，夜卧不安，时时啼哭，舌红，苔厚腻，脉沉滑，指纹紫滞。

治法：消食导滞，行气止痛。

代表方剂：香砂平胃散。

加减：脘腹胀满者，加槟榔、莱菔子；兼感寒邪者，加藿香；食滞化热，大便秘结者，去苍术，加大黄、黄连。

3. 胃肠结热证

证候：腹痛胀满，疼痛拒按，大便秘结，烦躁口渴，手足心热，口唇舌红，舌苔黄燥，脉滑数或沉实，指纹紫滞。

治法：通腑泄热，行气止痛。

代表方剂：大承气汤。

加减：口干，舌红少津者，加玄参、麦冬、生地黄；脘腹胀满者，加升麻、黄连、木香。

4. 脾胃虚寒证

证候：腹痛绵绵，时作时止，痛处喜按，得温则舒，面白少华，精神倦怠，手足清冷，乳食减少，或食后腹胀，大便稀溏，舌淡苔白，脉沉缓，指纹淡红。

治法：温中理脾，缓急止痛。

代表方剂：小建中汤合理中丸。

5. 气滞血瘀证

证候：腹痛经久不愈，痛有定处，痛如针刺，或腹部癥块拒按，肚腹硬胀，青筋显露，舌紫暗或有瘀点，脉涩，指纹紫滞。

治法：活血化瘀，行气止痛。

代表方剂：少腹逐瘀汤。

◎ 要点五　预防与调护

（一）预防

1. 注意饮食卫生，避免过食生冷。

2. 注意气候变化，防止感受外邪，避免腹部受凉。

3. 餐后稍事休息，勿做剧烈运动。

（二）调护

1. 剧烈或持续腹痛者要卧床休息，及时检查腹部体征，并进行必要的辅助检查，以利鉴别诊断和及时处理。

2. 根据病因，给予相应饮食调护。

3. 虚性、寒性腹痛者应温服或热服药液；呕吐者，药液要少量多次分服。

细目八　便　秘

◎ 要点一　概述

便秘指大便干燥坚硬，秘结不通，排便时间间隔延长，或虽有便意但排出困难的一种病证。本病可发生于任何年龄，一年四季均可发病。由于排便困难，部分小儿可发生食欲不振，烦躁不安，或可由于便时努力，引起肛裂、痔疮或脱肛。

◎ 要点二　病因病机

便秘的病因包括饮食因素、情志因素、正虚因素及热病伤津。主要病位在大肠，与脾、肝、肾三脏相关，病机关键是大肠传导功能失常。若脾胃升降功能失常，或肝气失疏则胃失和降；或肾气失煦，脾胃升降无力，导致大肠传导失职而形成便秘。

◎ 要点三　诊断要点与鉴别诊断

（一）诊断要点

1. **病史**　患儿可有喂养不当、挑食、偏食、外感时邪、情志不畅、脏腑虚损等病史。

2. **临床表现**

（1）不同程度的大便干燥，轻者仅大便前部干硬，重者大便坚硬，状如羊屎。

（2）排便次数减少，间隔时间延长，常2~3日排便1次，甚者可达6~7日1次，或虽排便间隔时间如常，但排便艰涩或时间延长，或便意频频，难以排出或排净。

（3）伴有腹胀、腹痛、食欲不振、排便哭闹等症。可因便秘而发生肛裂、便血、痔疮。部分患儿左下腹部可触及粪块。

（二）鉴别诊断

1. **先天性巨结肠**　主要表现为顽固性便秘，新生儿有胎便排出延迟，小儿便秘症状进行性加重，伴有严重腹胀、消瘦、生长发育落后等。钡剂灌肠检查显示近直肠-乙状结肠处狭窄，上段结肠异常扩大。

2. **机械性肠梗阻**　主要表现为急性便秘，伴阵发性剧烈腹痛腹胀、恶心呕吐、肠鸣音亢进，腹部X线检查显示多个扩张肠袢及较宽液平面，结肠远端及直肠无气。

◎ 要点四　辨证论治

（一）辨证要点

本病辨证，应首辨虚实，继辨寒热。

1. **辨别实证、虚证**　实证多由乳食积滞、燥热内结和气机郁滞所致，一般病程短，粪质多干燥坚硬，腹胀拒按。食积者，不思进食，或恶心呕吐；气机郁滞者，常胸胁痞满，腹胀嗳气。虚证多因气血不足，肠失濡润，传导乏力，一般病程较长，病情顽固，大便虽不甚干硬，但多欲便不出或便出艰难，腹胀喜按。因气虚所致者，神疲乏力，气短多汗；由血虚引起者，面色无华，唇甲色淡。

2. **分清寒热**　热证多身热面赤，口渴尿黄，喜凉恶热；寒证多面白肢冷，小便清长，喜热恶凉。

（二）治疗原则

本证治疗，以润肠通便为基本法则。临证应根据病因不同，分别采用消食导滞、清热润肠、理气通便、益气养血等治法。治疗用药应注意通下不可太过，以免损伤正气。

（三）分证论治

1. 食积便秘证

证候：大便秘结，脘腹胀满，不思饮食，或恶心呕吐，或有口臭，手足心热，小便黄少，舌质红，苔黄厚，脉沉有力，指纹紫滞。

治法：消积导滞通便。

代表方剂：枳实导滞丸。

加减：食积重者，加炒麦芽、炒谷芽、炒莱菔子、鸡内金；积滞化热者，加连翘、胡黄连；大便干结者，加郁李仁、瓜蒌仁。

2. 燥热便秘证

证候：大便干结，排便困难，甚则便秘不通，面赤身热，腹胀或痛，小便短赤，或口干口臭，或口舌生疮，舌质红，苔黄燥，脉滑实，指纹紫滞。

治法：清热润肠通便。

代表方剂：麻子仁丸。

3. 气滞便秘证

证候：大便秘结，欲便不得，甚或胸胁痞满，腹胀疼痛，嗳气频作，舌质红，苔薄白，脉弦，指纹滞。

治法：理气导滞通便。

代表方剂：六磨汤。

4. 气虚便秘证

证候：时有便意，大便不干燥，仍努挣难下，排便时汗出气短，便后神疲乏力，面色少华，舌淡苔薄，脉虚弱，指纹淡红。

治法：益气润肠通便。

代表方剂：黄芪汤。

加减：汗多气短者，加北沙参、麦冬、五味子；气虚下陷脱肛者，重用黄芪，加升麻、柴胡。肾阳不足，大便不干，排出困难，腹中冷痛，四肢欠温者，加党参、干姜、肉苁蓉。

5. 血虚便秘证

证候：大便干结，艰涩难下，面白无华，唇甲色淡，心悸目眩，舌质淡嫩，苔薄白，脉细弱，指纹淡。

治法：养血润肠通便。

代表方剂：润肠丸。

加减：大便干燥者，加玄参、麦冬、肉苁蓉；心悸者，加酸枣仁、柏子仁；唇甲色淡者，加阿胶；口干心烦者，加玄参、牡丹皮、栀子；兼气虚者，加黄芪、党参。

◎ 要点五　预防与调护

（一）预防

1. 适量多饮水，多进食蔬菜、水果，尤其是粗纤维类蔬菜。

2. 经常参加体育活动，避免久坐少动。

（二）调护

1. 对患儿进行排便训练，养成定时排便习惯。

2. 大便干结临时对症处理，可用开塞露塞肛或肥皂条纳入肛门通便。

细目九　营养性缺铁性贫血

◎ 要点一　概述

营养性缺铁性贫血，是由于体内铁缺乏致使血红蛋白合成减少而引起的一种小细胞低色素性贫血。本病为儿科常见疾病，属于中医学"血虚"范畴。多见于婴幼儿，尤以6个月~3岁最常见。轻度贫血可无自觉症状，中度以上的贫血，可出现头晕乏力、纳呆、烦躁等症，并有不同程度的面色苍白及指甲口唇和睑结膜苍白。

◎ 要点二　病因病机

小儿先天禀赋不足，后天喂养不当，或感染诸虫、疾病损伤等，皆可导致贫血。病变主要在脾、肾、心、肝。血虚不荣是其主要病理基础。

1. 先天禀赋不足　由于孕母体弱或孕期调护不当，饮食不足或偏食挑食，致使孕母气血化生不足，影响胎儿生长发育，先天肾精不足，气血匮乏，而发生本病。

2. 后天喂养不当　小儿生机蓬勃，发育迅

速,但小儿脾常不足,脾胃运化输布功能薄弱,加上喂养不当,偏食少食,或未及时添加辅食,或母乳数量不足,或疾病损伤脾胃,致使气血生化乏源,皆成贫血。

3. 诸虫耗气伤血 饮食不洁,感染诸虫,或不良卫生习惯,使虫卵进入体内并发育为成虫,诸虫寄生体内耗伤气血,尤其是钩虫踞于肠腑直接吮吸血液,皆能形成本病。

4. 急慢性出血外伤 失血过多或长期小量失血也可导致贫血。

◎ 要点三 诊断要点与鉴别诊断

（一）诊断要点

1. 有明确的缺铁病史,如铁供给不足、吸收障碍、需要增多或慢性失血等。

2. 发病缓慢,皮肤黏膜逐渐苍白或苍黄,以口唇、口腔黏膜及甲床最为明显,神疲乏力,食欲减退。年长儿有头晕等症状。部分患儿可有肝脾肿大。

3. 实验室检查

（1）贫血为小细胞低色素性,平均血红蛋白浓度（MCHC）<31%,红细胞平均体积（MCV）<80fL,平均血红蛋白（MCH）<27pg。

（2）3个月~6岁血红蛋白<110g/L,6岁以上血红蛋白<120g/L。

（3）血清铁、总铁结合力、运铁蛋白饱和度、红细胞原卟啉、血清铁蛋白等异常。

（4）铁剂治疗有效。用铁剂治疗6周后,血红蛋白上升20g/L以上。

4. 病情分度

（1）轻度：血红蛋白,6个月~6岁90~110g/L,6岁以上90~120g/L;红细胞,(3~4)×10^12/L。

（2）中度：血红蛋白,60~90g/L;红细胞,(2~3)×10^12/L。

（3）重度：血红蛋白,30~60g/L;红细胞,(1~2)×10^12/L。

（4）极重度：血红蛋白,<30g/L;红细胞,<1×10^12/L。

（二）鉴别诊断

1. 再生障碍性贫血（再障） 又称全血细胞减少症,临床以贫血、出血、感染等为特征。外周血象检查呈全血减低现象。骨髓象多部位增生减低。

2. 营养性巨幼红细胞性贫血 维生素B12缺乏或（和）叶酸缺乏为主要病因,临床除贫血表现外,并有神经系统表现,重则出现震颤、肌无力等。血象呈大细胞性贫血。骨髓象增生明显活跃,以红细胞系统增生为主,各期幼红细胞均出现巨幼变。

◎ 要点四 辨证论治

（一）辨证要点

本病的辨证以气血阴阳辨证与脏腑辨证相结合。本病总有气血亏虚、阴阳不足,需进一步辨其轻重,主要根据临床表现结合实验室检查分度判断。脏腑从脾心肝肾分证：食少纳呆,体倦乏力,大便不调,病在脾;心悸心慌,夜寐欠安,语声不振,病在心;头晕目涩,潮热盗汗,爪甲枯脆,病在肝;腰腿酸软,畏寒肢冷,发育迟缓,病在肾。

（二）治疗原则

由于本病以虚证为主,因此,补其不足、培其脾肾、化生气血是治疗本病的原则。

（三）分证论治

1. 脾胃虚弱证

证候：长期纳食不振,神疲乏力,形体消瘦,面色苍黄,唇淡甲白,大便不调,舌淡苔白,脉细无力,指纹淡红。

治法：健运脾胃,益气养血。

代表方剂：六君子汤。

加减：纳呆加山楂、谷芽、鸡内金;腹胀加木香、槟榔;反复外感合玉屏风散。

2. 心脾两虚证

证候：面色萎黄或苍白,唇淡甲白,发黄稀疏,时有头晕目眩,心悸心慌,夜寐欠安,语声不振甚至低微,气短懒言,体倦乏力,食欲不振，舌淡红，脉细弱，指纹淡红。

治法：补脾养心，益气生血。

代表方剂：归脾汤。

加减：血虚明显加鸡血藤、白芍；心悸、夜寐不安加酸枣仁、柏子仁；活动后多汗加浮小麦、煅牡蛎。

3. 肝肾阴虚证

证候：面色皮肤黏膜苍白，爪甲色白易脆，发育迟缓，头晕目涩，两颧潮红，潮热盗汗，毛发枯黄，四肢震颤抽动，舌红，苔少或光剥，脉弦数或细数。

治法：滋养肝肾，益精生血。

代表方剂：左归丸。

4. 脾肾阳虚证

证候：面色㿠白，唇舌爪甲苍白，精神萎靡不振，纳谷不馨，或有大便溏泄，发育迟缓，毛发稀疏，四肢不温，舌淡苔白，脉沉细无力，指纹淡。

治法：温补脾肾，益阴养血。

代表方剂：右归丸。

◎ 要点五　西医治疗

使用铁剂治疗。一般用硫酸亚铁口服，每次5~10mg/kg，1日2~3次，同时口服维生素C有助吸收，服用至血红蛋白达正常水平后2个月左右再停药。

◎ 要点六　预防与调护

1. 提倡母乳喂养，及时添加辅食。

2. 养成良好的饮食习惯，合理配置膳食结构。纠正偏食、挑食、嗜零食等不良习惯。

3. 贫血患儿要预防外感，应随气候变化及时增减衣服。重度贫血应避免剧烈运动，注意休息。

4. 饮食宜易消化，且富于营养，多食含铁丰富且铁吸收率高的食品，如肝、瘦肉、鱼等。

第六单元　心肝病证

细目一　夜　啼

◎ 要点一　概述

小儿白天能安静入睡，入夜则啼哭不安，时哭时止，或每夜定时啼哭，甚则通宵达旦，称为夜啼。多见于新生儿及婴儿。

◎ 要点二　病因病机

本病主要因脾寒、心热、惊恐所致。

脾寒腹痛是导致夜啼的常见病因。由于孕母素体虚寒、恣食生冷，致小儿胎禀不足，脾寒内生。由于夜间属阴，脾为至阴之脏，阴盛则脾寒愈甚，寒滞气机，故入夜腹中作痛而啼。若孕母脾气急躁，或平素恣食辛燥炙煿之物，或过服温热药物，蕴蓄之热遗于胎儿，或出生后将养过温，受火热之气熏灼，均令体内积热，心火上

炎，心神不安而啼哭不止。心藏神而主惊，小儿神气怯弱，智慧未充，若见异常之物，或闻特异声响，常致惊恐。惊则伤神，恐则伤志，致使心神不宁，神志不安，寐中惊惕，因惊而啼。

◎ 要点三　诊断要点与鉴别诊断

（一）诊断要点

婴儿难以查明原因的入夜啼哭不安，时哭时止，或每夜定时啼哭，甚则通宵达旦，而白天如常。临证必须详细询问病史，仔细检查身体，必要时辅以有关实验室检查，排除外感发热、口疮、肠套叠、寒疝等疾病，以免贻误患儿病情。

（二）鉴别诊断

注意与不适、拗哭相鉴别。小儿夜间若哺食不足或过食，尿布潮湿未及时更换，环境及衣被过冷或过热，襁褓中夹有硬件异物等，均可引起婴儿不适而啼哭，采取相应措施后则婴儿啼哭即

止。有些婴儿因不良习惯而致夜间拗哭，如夜间开灯方寐、摇篮中摇摆方寐、怀抱方寐、边走边拍方寐的习惯等，注意纠正不良习惯后啼哭可以停止。

◎ 要点四　辨证论治

（一）辨证要点

辨证重在辨别轻重缓急，寒热虚实。虚实寒热的辨别要以哭声的强弱、持续时间的长短、兼症的属性来辨别。哭声响亮而长为实，哭声低弱而短为虚；哭声绵长、时缓时急为寒，哭声清扬、延续不休为热；哭声惊怖、骤然发作为惊。婴儿夜啼以实证为多，虚证较少。辨证要与辨病相结合，不可将他病引起的啼哭误作夜啼，延误病情。

（二）治疗原则

因脾寒气滞者，治以温脾行气；因心经积热者，治以清心导赤；因惊恐伤神者，治以镇惊安神。

（三）分证论治

1. 脾寒气滞证

证候：啼哭时哭声低弱，时哭时止，睡喜蜷曲，腹喜摩按，四肢欠温，吮乳无力，胃纳欠佳，大便溏薄，小便色清，面色青白，唇色淡红，舌苔薄白，指纹多淡红。

治法：温脾散寒，行气止痛。

代表方剂：乌药散合匀气散。

加减：时有惊惕加蝉蜕、钩藤、龙骨；大便溏薄加党参、白术、茯苓。

2. 心经积热证

证候：啼哭时哭声较响，见灯尤甚，哭时面赤唇红，烦躁不宁，身腹俱暖，大便秘结，小便短赤，舌尖红，苔薄黄，指纹多紫。

治法：清心导赤，泻火安神。

代表方剂：导赤散。

加减：热盛烦躁、腹胀便秘加栀子、大黄；腹部胀满积滞加麦芽、莱菔子、鸡内金。

3. 惊恐伤神证

证候：夜间突然啼哭，似见异物状，神情不安，时作惊惕，紧偎母怀，面色乍青乍白，哭声时高时低，时急时缓，舌苔正常，脉数，指纹色紫。

治法：定惊安神，补气养心。

代表方剂：远志丸。

细目二　汗　证

◎ 要点一　概述

汗证是指小儿在安静状态下，正常环境中，全身或局部出汗过多，甚则大汗淋漓的一种病证。多发生于 5 岁以内的小儿。

◎ 要点二　病因病机

小儿汗证的发生，多由体虚所致。其主要病因为禀赋不足，调护失宜。

1. 肺卫不固　小儿脏腑娇嫩，元气未充，腠理不密，若先天禀赋不足，或后天脾胃失调，肺气虚弱，均可自汗或盗汗。肺主皮毛，脾主肌肉，肺脾气虚，卫表不固，故汗出不止。

2. 营卫失调　若小儿营卫之气生成不足，或受疾病影响，或病后护理不当，营卫不和，致营气不能内守而敛藏，卫气不能卫外而固密，则津液从皮毛外泄，发为汗证。

3. 气阴亏虚　气属阳，血属阴，小儿血气嫩弱，大病久病之后，多气血亏损，或先天不足，后天失养的体弱小儿，气阴虚亏，气虚不能敛阴，阴亏虚火内炽，迫津外泄而为汗。

4. 湿热迫蒸　小儿脾常不足，若平素饮食甘肥厚腻，可致积滞内生，郁而生热。甘能助湿，肥能生热，蕴阻脾胃，湿热郁蒸，外泄肌表而致汗出。

◎ 要点三　诊断要点与鉴别诊断

（一）诊断要点

1. 小儿在安静状态下及正常环境中，全身或局部出汗过多，甚则大汗淋漓。

2. 寐则汗出，醒时汗止者，称为盗汗；不分寤寐而汗出过多者，称为自汗。

3. 排除因环境、活动等客观因素及风湿热、结核病等疾病引起的出汗。

（二）鉴别诊断

1. **脱汗** 发生于病情危笃之时，出现大汗淋漓，或汗出如油，伴有肢冷、脉微、呼吸微弱，甚至神志不清等。

2. **战汗** 在恶寒发热时全身战栗，随之汗出淋漓，或但热不寒，或汗出身凉，常出现在热病病程中。

3. **黄汗** 汗色发黄，染衣着色如黄柏色，多见于黄疸及湿热内盛者。

◎ **要点四　辨证论治**

（一）辨证要点

汗证多属虚证。自汗以气虚、阳虚为主；盗汗以阴虚、血虚为主。肺卫不固证，多汗以头颈胸背为主；营卫失调证，多汗而抚之不温；气阴亏虚证，汗出遍身而伴虚热征象；湿热迫蒸证，则汗出肤热。

（二）治疗原则

汗证以虚为主，补虚是其基本治疗原则。

（三）分证论治

1. **肺卫不固证**

证候：以自汗为主，或伴盗汗，以头颈、胸背部汗出明显，动则尤甚，神疲乏力，面色少华，平时易患感冒，舌质淡，苔薄白，脉细弱。

治法：益气固表。

代表方剂：玉屏风散合牡蛎散。

2. **营卫失调证**

证候：以自汗为主，或伴盗汗，汗出遍身而抚之不温，畏寒恶风，不发热，或伴有低热，精神疲倦，胃纳不振，舌质淡红，苔薄白，脉缓。

治法：调和营卫。

代表方剂：黄芪桂枝五物汤。

加减：汗出较多加龙骨、麻黄根；神疲纳差加党参、山药。

3. **气阴亏虚证**

证候：以盗汗为主，也常伴自汗，形体消瘦，汗出较多，神委不振，心烦少寐，寐后汗多，或伴低热、口干、手足心灼热，哭声无力，口唇淡红，舌质淡，苔少或见剥苔，脉细弱或细数。

治法：益气养阴。

代表方剂：生脉散、当归六黄汤。

4. **湿热迫蒸证**

证候：汗出过多，以额、心胸为甚，汗出肤热，汗渍色黄，口臭，口渴不欲饮，小便色黄，舌质红，苔黄腻，脉滑数。

治法：清热泻脾。

代表方剂：泻黄散。

加减：烦躁少寐加首乌藤、酸枣仁；汗液色黄酸臭者加茵陈、佩兰；尿少、舌苔黄腻加滑石、车前草。

◎ **要点五　预防与调护**

（一）预防

1. 进行适当的户外活动，加强体格锻炼，增强小儿体质。

2. 积极治疗各种急慢性疾病，注意病后调护。

3. 药物治疗时不宜辛散太过，需用时应中病即止。

（二）调护

1. 减少剧烈运动，注意个人卫生，勤换衣被，保持皮肤清洁。

2. 汗出衣湿后，应及时用柔软干毛巾拭干皮肤，更换干净内衣，避免直接吹风受凉。

3. 汗出过多应补充水分，进食易于消化、营养丰富的食物。

细目三　病毒性心肌炎

◎ **要点一　概述**

病毒性心肌炎是由病毒感染引起的以局限性

或弥漫性心肌炎性病变为主的疾病。以神疲乏力、面色苍白、心悸、气短、肢冷、多汗为临床特征。本病发病以 3~10 岁小儿为多。

◎ 要点二　病因病机

小儿素体正气亏虚是发病之内因，温热邪毒侵袭是发病之外因。心脉痹阻，气阴耗伤为主要病理变化，瘀血、痰浊为本病病理产物。病程中或邪实正虚，或以虚为主，或虚中夹实，病机演变多端，可发生心阳暴脱的危证。

小儿肺脏娇嫩，卫外不固，脾常不足，易遭风热、湿热时邪所侵。外感风热邪毒多从鼻咽而入，先犯于肺卫；外感湿热邪毒多从口鼻而入，蕴郁于肠胃。邪毒由表入里，留而不去，内舍于心，导致心脉痹阻，心血运行不畅，或热毒之邪灼伤营阴，可致心之气阴亏虚，心气不足，血行无力，血流不畅，可致气滞血瘀；心阴耗伤，心脉失养，阴不制阳，可致心悸不宁；心阳受损，阳失振奋，气化失职，可致怔忡不安。

◎ 要点三　诊断要点与鉴别诊断

（一）诊断要点

1. 病史　发病前有感冒、泄泻、风疹等病史。

2. 临床表现

（1）心功能不全、心源性休克或心脑综合征。有明显心悸、胸闷、乏力、气短、面色苍白、肢冷、多汗、脉结代等表现。

（2）心脏听诊可有心音低钝，心率加快，心律不齐，奔马律等。

3. 辅助检查　X 线或超声心动图检查示心脏扩大；心电图示 I、II、aVF、V_5 导联中 2 个或 2 个以上 ST-T 改变持续 4 天以上，以及其他严重心律失常；血清肌酸激酶同工酶（CK-MB）升高，心肌肌钙蛋白（cTnI 或 cTnT）阳性。

4. 分期

（1）急性期　新发病，症状及体征明显且多变，一般病程在半年以内。

（2）迁延期　临床症状反复出现，客观检查指标迁延不愈，病程多在半年以上。

（3）慢性期　进行性心脏增大，反复心力衰竭或心律失常，病情时轻时重，病程在 1 年以上。

（二）鉴别诊断

1. 风湿性心肌炎　亦可出现发热、心悸、头晕、心律失常等类似本病的表现，但病前 1~3 周多有链球菌感染史，风湿活动期表现明显，如发热、关节炎、皮下结节、环形红斑、血沉增快、抗链球菌溶血素"O"增高，心电图 PR 间期增长，病原学检测有助鉴别。

2. 中毒性心肌炎　由非病毒性病原体，如细菌、真菌、立克次体、支原体等的毒素引起，可有类似本病的胸闷、憋气、心悸、乏力等表现，但几乎均见其原发病的特殊临床表现，如大叶性肺炎、支原体肺炎、伤寒等，而且中毒症状明显，如高热、苍白、神疲、白细胞及中性粒细胞增高等，以此鉴别。

◎ 要点四　辨证论治

（一）辨证要点

首先需辨明虚实：凡病程短暂，见胸闷胸痛、鼻塞咽痛、气短多痰，或恶心呕吐、腹痛腹泻、舌红苔黄，属实证；病程长达数月，见心悸气短、神疲乏力、面白多汗、舌淡或偏红、舌光少苔，属虚证。一般急性期以实证为主，迁延期、慢性期以虚证为主，后遗症期常虚实夹杂。其次应辨别轻重：神志清楚，神态自如，面色红润，脉实有力者，病情轻；若面色苍白，气急喘息，四肢厥冷，口唇青紫，烦躁不安，脉微欲绝或频繁结代者，病情危重。

（二）治疗原则

治疗原则为扶正祛邪，清热解毒，活血化瘀，温振心阳，养心固本。

（三）分证论治

1. 风热犯心证

证候：发热，低热绵延，或不发热，鼻塞流涕，咽红肿痛，咳嗽有痰，肌痛肢楚，头晕乏力，心悸气短，胸闷胸痛，舌质红，舌苔薄，脉数或结代。

治法：清热解毒，宁心复脉。

代表方剂：银翘散。

加减：胸闷加枳壳、郁金；胸痛加丹参、红花；咽痛红肿加玄参、山豆根。

2. 湿热侵心证

证候：寒热起伏，全身肌肉酸痛，恶心呕吐，腹痛泄泻，心悸胸闷，肢体乏力，舌质红，苔黄腻，脉濡数或结代。

治法：清热化湿，宁心复脉。

代表方剂：葛根黄芩黄连汤。

3. 气阴亏虚证

证候：心悸不宁，活动后尤甚，少气懒言，神疲倦怠，头晕目眩，烦热口渴，夜寐不安，舌光红少苔，脉细数或促或结代。

治法：益气养阴，宁心复脉。

代表方剂：炙甘草汤合生脉散。

4. 心阳虚弱证

证候：心悸怔忡，神疲乏力，畏寒肢冷，面色苍白，头晕多汗，甚则肢体浮肿，呼吸急促，舌质淡胖或淡紫，脉缓无力或结代。

治法：温振心阳，宁心复脉。

代表方剂：桂枝甘草龙骨牡蛎汤。

5. 痰瘀阻络证

证候：心悸不宁，胸闷憋气，心前区痛如针刺，脘闷呕恶，面色晦暗，唇甲青紫，舌体胖，舌质紫暗，或舌边尖见有瘀点，舌苔腻，脉滑或结代。

治法：豁痰化瘀，宁心通络。

代表方剂：瓜蒌薤白半夏汤合失笑散。

加减：心痛明显加川芎、红花、降香；痰郁化热加黄连、竹茹；夜不能寐加合欢花、首乌藤、酸枣仁。

◎ 要点五　西医治疗

1. 重症患儿应卧床休息以减轻心脏负担及减少耗氧量。心脏扩大及并发心力衰竭者，应延长卧床时间，至少 3~6 个月。

2. 针对心肌治疗。①大剂量维生素 C，100mg/kg，加入 10% 葡萄糖注射液 100~150mL 静脉滴注，1 日 1 次。辅酶 Q_{10}，每日 1mg/kg，分 2 次口服。1，6-二磷酸果糖，每次 100~250mg/kg，静脉滴注，1 日 1 次。②免疫抑制剂。重症患儿可用地塞米松或氢化可的松静脉滴注。

3. 出现心力衰竭，可用强心剂如地高辛或毛花苷丙（西地兰），剂量为常规量的 1/3~2/3，注意防止洋地黄中毒。

4. 严重心律失常，选用心律平、慢心律等抗心律失常药。

◎ 要点六　预防与调护

1. 增强体质，积极预防呼吸道、肠道病毒感染。

2. 急性期应卧床休息，一般需休息 3~6 周，重者宜休息 6 个月~1 年。待体温稳定 3~4 周，心衰控制，心律失常好转，心电图改变好转时，患儿可逐渐增加活动量。

3. 患儿烦躁不安时，给予镇静剂，尽量保持安静，以减轻心肌负担，减少耗氧量。饮食宜营养丰富而易消化，少量多餐。忌食过于肥甘厚腻或辛辣之品，不饮浓茶。

4. 密切观察患儿病情变化，一旦发现患儿心率明显增快或减慢、严重心律失常、呼吸急促、面色青紫，应立即采取各种抢救措施。

细目四　注意力缺陷多动障碍

◎ 要点一　概述

注意力缺陷多动症又称轻微脑功能障碍综合征，是一种较常见的儿童时期行为障碍性疾病。以注意力不集中，自我控制差，动作过多，情绪不稳，冲动任性，伴有学习困难，但智力正常或基本正常为主要临床特征。本病男孩多于女孩，多见于学龄期儿童。发病与遗传、环境、产伤等有一定关系。

◎ 要点二　病因病机

注意力缺陷多动症的病因主要有先天禀赋不足，或后天护养不当，外伤，病后，情志失调等。病位主要在心、肝、脾、肾。病机关键为脏腑功能失常，阴阳平衡失调。

1. 先天禀赋不足　父母体质较差，肾气不足，或妊娠期间孕妇精神调养失宜等，致使胎儿先天不足，肝肾亏虚，精血不充，脑髓失养，元神失藏。

2. 产伤外伤瘀滞　产伤及其他外伤可导致患儿气血瘀滞，经脉流行不畅，心肝失养而神魂不宁。

3. 后天护养不当　过食辛热炙煿，则心肝火炽，过食肥甘厚味，则酿生湿热痰浊，过食生冷，则损伤脾胃，病后失养，脏腑损伤，气血亏虚，均可导致心神失养、阴阳失调，而出现心神不宁、注意力涣散和多动。

4. 情绪意志失调　小儿为稚阴稚阳之体，肾精未充，肾气未盛。由于生长发育迅速，阴精相对不足，导致阴不制阳，阳胜而多动。小儿年幼，心脾不足，情绪未稳，若教育不当，溺爱过度，放任不羁，所欲不遂，则心神不定，脾意不藏，躁动不安，冲动任性，失忆善忘。

◎ 要点三　诊断要点与鉴别诊断

（一）诊断要点

1. 多见于学龄期儿童，男性多于女性。

2. 注意力涣散，上课时思想不集中，话多，坐立不安，在不该动的场合乱跑乱爬，喜欢做小动作，活动过度，做事粗心大意，不能按要求做事，经常忘事。

3. 情绪不稳，冲动任性，动作笨拙，学习成绩差，但智力正常。

4. 翻手试验、指鼻试验、指指试验阳性。

（二）鉴别诊断

正常顽皮儿童　虽有时出现注意力不集中，但大部分时间仍能正常学习，功课作业完成迅速。能遵守纪律，上课一旦出现小动作，经指出

即能自我制约而停止。

◎ 要点四　辨证论治

（一）辨证要点

本病以脏腑、阴阳辨证为纲。脏腑辨证：在心者，注意力不集中，情绪不稳定，多梦烦躁；在肝者，易于冲动，好动难静，容易发怒，常不能自控；在脾者，兴趣多变，做事有头无尾，记忆力差；在肾者，脑失精明，学习成绩低下，记忆力欠佳，或有遗尿、腰酸乏力等。阴阳辨证：阴静不足，注意力不集中，自我控制差，情绪不稳，神思涣散；阳亢躁动，动作过多，冲动任性，急躁易怒。本病的本质为虚证，亦有标实之状，临床多见虚实夹杂之证。

（二）治疗原则

以调和阴阳为治疗原则。心肾不足者，治以补益心肾；肾虚肝亢者，治以滋肾平肝；心脾气虚者，治以补益心脾。病程中见有痰浊、痰火、瘀血等兼证，则佐以化痰、清热、祛瘀等治法。

（三）分证论治

1. 肝肾阴虚证

证候：多动难静，急躁易怒，冲动任性，难以自控，神思涣散，注意力不集中，难以静坐，或有记忆力欠佳、学习成绩低下，或有遗尿、腰酸乏力，或有五心烦热、盗汗、大便秘结，舌质红，舌苔薄，脉细弦。

治法：滋养肝肾，平肝潜阳。

代表方剂：杞菊地黄丸。

2. 心脾两虚证

证候：神思涣散，注意力不能集中，神疲乏力，形体消瘦或虚胖，多动而不暴躁，言语冒失，做事有头无尾，睡眠不实，记忆力差，伴自汗盗汗，偏食纳少，面色无华，舌质淡，苔薄白，脉虚弱。

治法：养心安神，健脾益气。

代表方剂：归脾汤合甘麦大枣汤。

加减：思想不集中加益智仁、龙骨；睡眠不实加五味子、夜交藤；记忆力差，运动笨拙加半

夏、陈皮、石菖蒲。

3.痰火内扰证

证候：多动多语，烦躁不宁，冲动任性，难以制约，兴趣多变，注意力不集中，胸中烦热，懊恼不眠，纳少口苦，便秘尿赤，舌质红，苔黄腻，脉滑数。

治法：清热泻火，化痰宁心。

代表方剂：黄连温胆汤。

加减：烦躁易怒加钩藤、龙胆草。

◎ 要点五　预防与调护

1. 孕妇应保持心情愉快，营养均衡，禁烟酒，慎用药物，避免早产、难产及新生儿窒息。

2. 关心体谅患儿，对其行为及学习进行耐心的帮助与训练，要循序渐进，不责骂不体罚，稍有进步即应给予表扬和鼓励。

3. 训练患儿有规律地生活，起床、吃饭、学习等都要形成规律，不要过于迁就。加强管理，及时疏导，防止攻击性、破坏性及危险性行为发生。

4. 保证患儿营养，补充蛋白质、水果及新鲜蔬菜，避免食用有兴奋性和刺激性的饮料和食物。

细目五　抽动障碍

◎ 要点一　概述

抽动障碍主要表现为不自主、无目的、反复、快速的一个部位或多部位肌群运动抽动和发声抽动，并可伴发其他行为症状，包括注意力不集中、多动、自伤和强迫障碍等。起病在 2~12 岁，发病无季节性，男孩发病率较女孩约高 3 倍，病程不一，可自行缓解或加重，如长期持续，可成为慢性神经精神障碍。

◎ 要点二　病因病机

本病病因是多方面的，与先天禀赋不足、产伤、窒息、感受外邪、情志失调等因素有关，多由五志过极，风痰内蕴而引发。病位主要在肝，

与心、脾、肾密切相关。肝风内动是本病的主要病理特征。

1. 气郁化火　肝主疏泄，若情志失调，五脏失和，则气机不畅，郁久化火，引动肝风，上扰清窍，见皱眉眨眼、张口歪嘴、摇头耸肩、口出异声秽语。气郁化火，耗伤阴精，肝血不足，筋脉失养，虚风内动，故伸头缩脑、肢体颤动。

2. 脾虚痰聚　禀赋不足或病后失养，损伤脾胃，脾虚不运，水湿潴留，聚液成痰，痰气互结，壅塞胸中，心神被蒙，则胸闷易怒，脾气乖戾，喉发怪声；脾主肌肉四肢，脾虚则肝旺，肝风夹痰上扰走窜，故头项、四肢、肌肉抽动。

3. 阴虚风动　素体真阴不足，或热病伤阴，或肝病及肾，肾阴虚亏，水不涵木，虚风内动，故头摇肢搐。阴虚则火旺，木火刑金，肺阴受损，金鸣异常，故喉发异声。

◎ 要点三　诊断要点与鉴别诊断

（一）诊断要点

1. 起病年龄在 2~12 岁，可有疾病后及情志失调的诱因，或有家族史。

2. 不自主的眼、面、颈、肩及上下肢肌肉快速收缩，以固定方式重复出现，无节律性，入睡后消失。在抽动时，可出现异常的发音，如咯咯、咳声、呻吟声或粗言秽语。

3. 抽动能受意志遏制，可暂时不发作。

4. 病状呈慢性过程，但病程呈明显波动性。

5. 实验室检查多无特殊异常，脑电图正常或非特异性异常。智力测试基本正常。

（二）鉴别诊断

1. 风湿性舞蹈病　6 岁以后多见，女孩居多，是风湿热主要表现之一。常表现为四肢较大幅度的无目的而不规则的舞蹈样动作，生活经常不能自理，常伴肌力及肌张力减低，并可有风湿热其他症状。无发声抽动或秽语症状。抗链球菌溶血素"O"增高。抗风湿治疗有效。

2. 肌阵挛　是癫痫发作的一个类型，表现为全身肌肉或某部肌肉突然、短暂、触电样收缩，可一次或多次发作，发作时常伴有意识障

碍，脑电图异常。抗癫痫治疗可控制发作。

3. 习惯性抽搐 4~6 岁多见。往往只有一组肌肉抽搐，如眨眼、皱眉、呲牙或咳嗽声。发病前常有某些诱因，此症一般轻，预后较好。但此症与多发性抽搐症并无严格的界限，有些病儿能发展为多发性抽搐症。

4. 注意力缺陷多动症 以注意力不集中、自我控制差、动作过多、情绪不稳、冲动任性，伴有学习困难，但智力正常或基本正常为主要临床特征。

◎ 要点四 辨证论治

（一）辨证要点

本病以八纲辨证为主，重在辨阴阳虚实。其标在风火痰湿，其本在肝脾肾三脏，尤与肝最为密切。往往三脏合病，虚实并见，风火痰湿并存，变异多端。

（二）治疗原则

抽动障碍的治疗，以平肝息风为基本原则。

（三）分证论治

1. 气郁化火证

证候：面红耳赤，烦躁易怒，皱眉眨眼，张口歪嘴，摇头耸肩，发作频繁，抽动有力，口出异声秽语，大便秘结，小便短赤，舌红苔黄，脉弦数。

治法：清肝泻火，息风镇惊。

代表方剂：清肝达郁汤。

2. 脾虚痰聚证

证候：面黄体瘦，精神不振，胸闷作咳，喉中声响，皱眉眨眼，嘴角抽动，肢体动摇，发作无常，脾气乖戾，夜睡不安，纳少厌食，舌质淡，苔白或腻，脉沉滑或沉缓。

治法：健脾化痰，平肝息风。

代表方剂：十味温胆汤。

3. 阴虚风动证

证候：形体消瘦，两颧潮红，五心烦热，性情急躁，口出秽语，挤眉眨眼，耸肩摇头，肢体震颤，睡眠不宁，大便干结，舌质红绛，舌苔光

剥，脉细数。

治法：滋阴潜阳，柔肝息风。

代表方剂：大定风珠。

加减：抽动明显加全蝎、蜈蚣；喉发异声加青果、玄参、桂枝；五心烦热加地骨皮、牡丹皮。

◎ 要点五 预防与调护

1. 平时注意合理的教养，并重视儿童的心理状态，保证儿童有规律地生活，培养良好的生活习惯。

2. 关爱患儿，耐心讲清病情，给予安慰和鼓励，不在精神上施加压力，不责骂或体罚。

3. 饮食宜清淡，不进食兴奋性、刺激性的饮料。

4. 注意休息，不看紧张、惊险、刺激的影视节目，不宜长时间看电视、玩电脑和玩游戏机。

细目六 惊 风

惊风是小儿时期常见的急重病证，临床以抽搐、神昏为主要症状。惊风是一个证候，可发生在许多疾病之中，以 1~5 岁的儿童发病率最高，一年四季均可发生。临床抽搐时的主要表现可归纳为八种，即搐、搦、掣、颤、反、引、窜、视，古人称之为惊风八候。

急惊风

◎ 要点一 概述

急惊风为痰、热、惊、风四证俱备，临床以高热、抽风、神昏为主要表现，多由外感时邪、内蕴湿热和暴受惊恐而引发。

◎ 要点二 病因病机

病位主要在心肝；病机关键为邪陷厥阴，蒙蔽心窍，引动肝风。

1. 外感时邪 感受风寒或风热之邪，邪袭肌表或从口鼻而入，易于传变，郁而化热，热极生风；小儿元气薄弱，真阴不足，易受暑邪，暑为阳邪，化火最速，传变急骤，内陷厥阴，引动肝风；暑多夹湿，湿蕴热蒸，化为痰浊，蒙蔽心

窍，痰动则风生；若感受疫疠之气，则起病急骤，化热化火，逆传心包，火极动风。

2. 内蕴湿热 饮食不洁，误食污秽或毒物，湿热疫毒蕴结肠腑，内陷心肝，扰乱神明，而致痢下秽浊，高热昏厥，抽风不止，甚者肢冷脉伏，口鼻气凉，皮肤花斑。

3. 暴受惊恐 小儿元气未充，神气怯弱，若猝见异物，乍闻异声，或不慎跌仆，暴受惊恐，惊则气乱，恐则气下，致使心失守舍，神无所依。轻者神志不宁，惊惕不安；重者心神失主，痰涎上壅，引动肝风，发为惊厥。

◎ **要点三 诊断要点**

1. 多见于3岁以下婴幼儿，5岁以上则逐渐减少。

2. 以四肢抽搐、颈项强直、角弓反张、神志昏迷为主要临床表现。

3. 有接触疫疠之邪或暴受惊恐史。

4. 有明显的原发疾病，如感冒、肺炎喘嗽、疫毒痢、流行性腮腺炎、流行性乙型脑炎等。中枢神经系统感染者，神经系统检查病理反射阳性。

5. 必要时可做大便常规、大便细菌培养、血培养、脑脊液等检查，以协助诊断。

◎ **要点四 辨证论治**

（一）辨证要点

1. 辨表热、里热 神昏、抽搐为一过性，热退后抽搐自止，为表热；高热持续，反复抽搐，昏迷，为里热。

2. 辨痰热、痰火、痰浊 神志昏迷，高热痰鸣，为痰热上蒙清窍；妄言谵语，狂躁不宁，为痰火上扰清空；深度昏迷，嗜睡不动，为痰浊内陷心包，蒙蔽心神。

3. 辨外风、内风 外风邪在肌表，清透宣解即愈，如高热惊厥，为一过性证候，热退惊风可止；内风病在心肝，热、痰、风三证俱全，反复抽搐，神志不清，病情严重。

4. 辨外感惊风，区别时令、季节与原发疾病 六淫致病，春季以春温为主，兼夹火热，症见高热、抽风、神昏、呕吐、发斑；夏季以暑热为主，暑必夹湿，暑喜归心，其症以高热、神昏为主，兼见抽风，常热、痰、风三证俱全。若夏季高热、抽风、昏迷，伴下痢脓血，则为湿热疫毒，内陷厥阴。

5. 辨轻重 一般说来，抽风发作次数较少（仅1次），持续时间较短（5分钟以内），发作后无神志障碍者，为轻症；若发作次数较多（2次以上），或抽搐时间较长，发作后神志不清者，为重症。尤其是高热持续不退，并有抽风反复发作时，应积极查明原发病，尽快早期治疗，控制发作，否则可危及生命。

（二）治疗原则

急惊风的主证是热、痰、惊、风，治疗应以清热、豁痰、镇惊、息风为基本原则。

（三）分证论治

1. 风热动风证

证候：起病急骤，发热，头痛，鼻塞，流涕，咳嗽，咽痛，随即出现烦躁、神昏、惊风，舌苔薄白或薄黄，脉浮数。

治法：疏风清热，息风定惊。

代表方剂：银翘散。

加减：高热不退加生石膏、羚羊角（研末冲服）；喉间痰鸣加天竺黄、胆南星。

2. 气营两燔证

证候：多见于盛夏之季，起病较急，壮热多汗，头痛项强，恶心呕吐，烦躁嗜睡，抽搐，口渴便秘，舌红苔黄，脉弦数。病情严重者高热不退，反复抽搐，神志昏迷，舌红，苔黄腻，脉滑数。

治法：清气凉营，息风开窍。

代表方剂：清瘟败毒饮。

3. 邪陷心肝证

证候：起病急骤，高热不退，烦躁口渴，谵语，神志昏迷，反复抽搐，两目上视，舌质红，苔黄腻，脉数。

治法：清心开窍，平肝息风。

代表方剂：羚角钩藤汤。

4. 湿热疫毒证

证候：持续高热，频繁抽风，神志昏迷，谵语，腹痛呕吐，大便黏腻或夹脓血，舌质红，苔黄腻，脉滑数。

治法：清热化湿，解毒息风。

代表方剂：黄连解毒汤合白头翁汤。

5. 惊恐惊风证

证候：暴受惊恐后惊惕不安，身体战栗，喜投母怀，夜间惊啼，甚至惊厥、抽风，神志不清，大便色青，脉律不整，指纹紫滞。

治法：镇惊安神，平肝息风。

代表方剂：琥珀抱龙丸。

◎ **要点五　西医治疗**

尽快控制惊厥发作，同时积极寻找原发感染，确定发热的原因，退热和抗感染同时进行。

1. 退热　物理降温，用退热贴或冷湿毛巾敷额头处，过高热时头、颈侧放置冰袋。

2. 抗惊厥　地西泮（安定），每次 0.3～0.5mg/kg，最大剂量不超过 10mg，静脉缓慢注射，惊厥止则停用，注射过程中注意防止呼吸抑制。5%水合氯醛 1mL/kg，保留灌肠；或用苯巴比妥钠，每次 8～10mg/kg，肌内注射。

3. 预防脑损伤　减轻惊厥后脑水肿。惊厥持续 30 分钟以上者，给予吸氧，并用高张葡萄糖 1g/kg 静脉注射；或用 20%甘露醇 1～2g/kg，于 20～30 分钟内快速静脉滴注，必要时 6～8 小时重复 1 次。

◎ **要点六　预防与调护**

1. 按时免疫接种，预防传染病。

2. 有高热惊厥史的患儿，在发热初期，及时给予解热降温药物，必要时加服抗惊厥药物。

3. 抽搐发作时，切勿强制按压，以防骨折。应将患儿平放，头侧位，并用纱布包裹压舌板，放于上下牙齿之间，以防咬伤舌体。

4. 保持呼吸道通畅。痰涎壅盛者，随时吸痰，同时注意给氧。

5. 保持室内安静，避免过度刺激。

6. 随时观察患儿面色、呼吸及脉搏变化，防止突然变化。

慢惊风

◎ **要点一　概述**

慢惊风来势缓慢，抽搐无力，时作时止，反复难愈，常伴昏迷、瘫痪等症。

◎ **要点二　病因病机**

慢惊风多由脾胃虚弱，土虚木亢；或脾肾阳虚，失于温煦；或热病伤阴，不能濡养筋脉所致。病位在脾、肾、肝，病性以虚为主。

1. 脾胃虚弱　由于暴吐暴泻，或他病妄用汗、下之法，导致中焦受损，脾胃虚弱。脾土既虚，则脾虚肝旺，肝亢化风，致成慢惊之证。

2. 脾肾阳衰　若胎禀不足，脾胃素虚，复因吐泻日久，或误服寒凉，伐伤阳气，以致脾阳式微，阴寒内盛，不能温煦筋脉，而致时时搐动之慢脾风证。

3. 阴虚风动　急惊风迁延失治，或温热病后期，阴液亏耗，肝肾精血不足，阴虚内热，灼烁筋脉，以致虚风内动而成慢惊。

◎ **要点三　诊断要点**

1. 具有反复呕吐、长期泄泻、急惊风、解颅、佝偻病、初生不啼等病史。

2. 多起病缓慢，病程较长。症见面色苍白，嗜睡无神，抽搐无力，时作时止，或两手颤动，筋惕肉𬌗，脉细无力。

3. 根据患儿的临床表现，结合血液生化、脑电图、脑脊液、头颅 CT 等检查，以明确诊断原发病。

◎ **要点四　辨证论治**

（一）辨证要点

慢惊风病程较长，起病缓慢，神昏、抽搐症状相对较轻，有时仅见手指蠕动。辨证多属虚证，继辨脾、肝、肾及阴、阳。

（二）治疗原则

慢惊风一般属于虚证，有虚寒和虚热的区

别，其治疗大法应以补虚治本为主，常用的治法有温中健脾，温阳逐寒，育阴潜阳，柔肝息风。

（三）分证论治

1. 脾虚肝亢证

证候：精神萎靡，嗜睡露睛，面色萎黄，不欲饮食，大便稀溏，色带青绿，时有肠鸣，四肢不温，抽搐无力，时作时止，舌淡苔白，脉沉弱。

治法：温中健脾，缓肝理脾。

代表方剂：缓肝理脾汤。

2. 脾肾阳衰证

证候：精神委顿，昏睡露睛，面白无华或灰滞，口鼻气冷，额汗不温，四肢厥冷，溲清便溏，手足蠕动震颤，舌质淡，苔薄白，脉沉微。

治法：温补脾肾，回阳救逆。

代表方剂：固真汤合逐寒荡惊汤。

3. 阴虚风动证

证候：精神疲惫，形容憔悴，面色萎黄或时有潮红，虚烦低热，手足心热，易出汗，大便干结，肢体拘挛或强直，抽搐时轻时重，舌绛少津，苔少或无苔，脉细数。

治法：育阴潜阳，滋肾养肝。

代表方剂：大定风珠。

加减：抽搐不止加天麻、乌梢蛇；筋脉拘急、屈伸不利加黄芪、党参、鸡血藤、桑枝。

◎ 要点五　预防与调护

1. 加强体育锻炼，增强体质，提高抗病能力。

2. 积极治疗原发病，尤其要防止急惊风反复发作。

3. 抽搐发作时，切勿强行牵拉，以防伤及筋骨。

4. 对于长期卧床的患儿，要经常改变体位，勤擦澡，多按摩，防止发生褥疮。

细目七　痫　病

◎ 要点一　概述

痫病是以突然仆倒，昏不识人，口吐涎沫，两目上视，肢体抽搐，惊掣啼叫，喉中发出异声，片刻即醒，醒后一如常人为特征，具有反复发作特点的一种疾病。本病多发生于4岁以上的儿童，男女之比为（1.1~1.7）：1。

◎ 要点二　病因病机

痫病的先天因素主要责之胎禀不足、胎产损伤和胎中受惊。如父母体弱多病或素有癫痫之疾，或孕期调护失宜，或早产、难产等损伤胎气，或孕期受惊恐，胎感于内，均可致胎儿受损，肾精不足，若有所犯，则气机逆乱，引发痫病。

能够引起癫痫发作的后天因素颇为复杂，归纳起来，不外乎顽痰内伏、暴受惊恐、惊风频发、外伤血瘀等。其病证主要在心、肝、脾、肾。病机关键为痰气逆乱，蒙蔽心窍，引动肝风。

1. **顽痰内伏**　痰之所生，常因小儿脾常不足，内伤积滞，水聚为痰，痰阻经络，上逆窍道，阻滞脏腑气机升降之道，致使阴阳气不相顺接，清阳被蒙，因而作痫。

2. **暴受惊恐**　惊吓是小儿痫证的常见原因之一。小儿受惊有先天、后天之分。先天之惊多指胎中受惊，儿在母腹之中，动静莫不随母，若母惊于外，则胎感于内，势必影响胎儿，生后若有所犯，则引发痫证。

3. **惊风频发**　外感瘟疫邪毒，化热化火，火盛生风，风盛生痰，风火相扇，痰火交结，可发惊风。惊风频作，未得根除，风邪与伏痰相搏，进而扰乱神明，闭塞经络，亦可继发痫证。

4. **外伤血瘀**　难产手术或颅脑外伤，血络受损，血溢络外，瘀血停积，脑窍不通，以致精明失主，昏乱不知人，筋脉失养，一时抽搐顿作，发为痫证。

◎ 要点三　诊断要点与鉴别诊断

（一）诊断要点

1. 主症：①猝然仆倒，不省人事。②四肢抽搐，项背强直。③口吐涎沫，牙关紧闭。④目睛上视。⑤瞳仁散大，对光反射迟钝或消失。

2. 反复发作，可自行缓解。

3. 急性起病，经救治多可恢复，若日久频发，则可并发健忘、痴呆等症。

4. 病发前常有先兆症状，发病可有诱因。

5. 脑电图表现异常。

主症中有①、②、⑤，并具备2、3两项条件者，结合先兆、诱因、脑电图等方面的特点，即可确定诊断。

（二）鉴别诊断

惊风 急惊风急性起病，以高热、神昏、抽风为主要表现；慢惊风则来势缓慢，抽搐无力，有体质羸弱的明显征象。痫证一般无发热，有反复发作史，发时抽搐、神昏，平时则如常人，脑电图检查可见癫痫波型。

◎ 要点四　辨证论治

（一）辨证要点

本病的发作期以病因辨证为主，常见的病因有惊、风、痰、瘀等。惊痫发病前常有惊吓史，发作时多伴有惊叫、恐惧等精神症状；风痫易由外感发热诱发，发作时抽搐明显，或伴有发热等症；痰痫发作以神识异常为主，常有失神、摔倒、手中持物坠落等；瘀血痫通常有明显的颅脑外伤史，头部疼痛位置较为固定。痫证虚证的辨证，以病位为主，区分脾虚痰盛与脾肾两虚。

（二）治疗原则

痫证的治疗，宜分标本虚实，实证以治标为主，着重豁痰顺气，息风开窍定痫；虚证以治本为重，宜健脾化痰，柔肝缓急；癫痫持续状态可用中西医配合抢救。

（三）分证论治

1. 惊痫证

证候：起病前常有惊吓史。发作时惊叫，吐舌，急啼，神志恍惚，面色时红时白，惊惕不安，如人将捕之状，四肢抽搐，舌淡红，舌苔白，脉弦滑，乍大乍小，指纹色青。

治法：镇惊安神。

代表方剂：镇惊丸。

加减：抽搐频繁加蜈蚣、全蝎；夜间哭闹加磁石、琥珀粉（冲服）；头痛加菊花、石决明。

2. 痰痫证

证候：发作时痰涎壅盛，喉间痰鸣，瞪目直视，神志恍惚，状如痴呆、失神，或仆倒于地，手足抽搐不甚明显，或局部抽动，智力逐渐低下，或头痛、腹痛、呕吐、肢体疼痛，骤发骤止，日久不愈，舌苔白腻，脉弦滑。

治法：豁痰开窍。

代表方剂：涤痰汤。

3. 风痫证

证候：发作时突然仆倒，神志不清，颈项及全身强直，继而四肢抽搐，两目上视或斜视，牙关紧闭，口吐白沫，口唇及面部色青，舌苔白，脉弦滑。

治法：息风止痉。

代表方剂：定痫丸。

4. 瘀血痫证

证候：发作时头晕眩仆，神志不清，单侧或四肢抽搐，抽搐部位及动态较为固定，头痛，大便干硬如羊屎，舌红或见瘀点，舌苔少，脉涩，指纹沉滞。

治法：化瘀通窍。

代表方剂：通窍活血汤。

加减：头痛剧烈加丹参、五灵脂；频发不止加失笑散。

5. 脾虚痰盛证

证候：痫证发作频繁或反复发作，神疲乏力，面色无华，时作眩晕，食欲欠佳，大便稀薄，舌质淡，苔薄腻，脉细软。

治法：健脾化痰。

代表方剂：六君子汤。

6. 脾肾两虚证

证候：发病年久，屡发不止，瘛疭抖动，时有眩晕，智力迟钝，腰膝酸软，神疲乏力，少气懒言，四肢不温，睡眠不宁，大便稀溏，舌淡红，舌苔白，脉沉细无力。

治法：补益脾肾。

代表方剂：河车八味丸。

◎ 要点五 西医治疗

1. 病因治疗 对有明确可治性病因（如颅内占位、代谢异常等）所致的症状性癫痫，应及时对因治疗。

2. 合理应用抗癫痫药物 是治疗癫痫的主要手段。应遵循以下原则：

（1）用药要审时 一旦诊断明确，应尽早予抗癫痫药。对首次发作，症状不重，既往体健，各项检查无异常者，可暂不用药，但应密切观察。

（2）选药应正确 主要根据发作类型选择抗癫痫药。

（3）联合用药应谨慎 尽量采用单药治疗，避免药物相互作用导致毒性增加；若单药不能控制，需联合用药时，必须了解药物相互作用及机制，正确应用。

（4）用药个体化 由于药物代谢及对药物的敏感性存在个体差异，因此用药应从小剂量开始，逐渐增加。

（5）服药宜规律 用药疗程要足，一般控制发作后还要继续服药2~4年。

（6）停药要缓慢 减药过程一般3~6个月，甚至1~2年。减药过快或突然停药易致再次发作或发作加重；停药后复发者应重新开始抗癫痫药物治疗。

（7）定期复查 定期复查动态脑电图，监测血药浓度以评价药物治疗效果；定期检测血、尿常规及肝肾功能等以观察药物不良反应。

3. 手术治疗 经规范药物治疗无效或效差，严重影响患儿日常生活，并具有手术指征者。

4. 其他疗法 如激素、丙种球蛋白、迷走神经刺激术等。

5. 癫痫持续状态的治疗

（1）快速控制发作。①地西泮0.25~0.5mg/kg缓慢静脉注射，必要时20分钟后可再用。②氯硝西泮每次0.01~0.06mg/kg。③咪达唑仑0.1~0.2mg/kg缓慢静脉注射。④苯巴比妥20mg/kg分次肌内注射，24小时后改为维持量3~5mg/（kg·d）。⑤10%水合氯醛0.5mg/kg稀释后灌肠。仍不能控制者，备好气管插管使用麻醉药物。

（2）保持呼吸道通畅，吸痰。

（3）保护脑、心等重要脏器功能，防治并发症。

◎ 要点六 预防与调护

1. 孕妇宜保持心情舒畅，情绪稳定，避免精神刺激，避免跌仆或撞击腹部。

2. 孕妇应定期进行产前检查，临产时注意保护胎儿，及时处理难产，使用产钳或胎头吸引器时要特别慎重，避免窒息，注意防止颅脑外伤。

3. 禁止观看恐怖性影视剧，避免惊吓。

4. 对于急惊风，若是流行性乙型脑炎、中毒性菌痢等疾病，治疗必须彻底，除痰务尽，慎防留有痰湿阻络扰心等后遗症。

5. 控制发作诱因，如高热、惊吓、紧张、劳累、情绪激动等。发作期禁止玩电子游戏机等。

6. 抽搐时，切勿强力制止，以免扭伤筋骨，应使患儿保持侧卧位，用纱布包裹压舌板放在上下牙齿之间，使呼吸通畅，痰涎流出，避免咬伤舌头或发生窒息。

第七单元 肾系病证

细目一 水 肿

◎ 要点一 概述

小儿水肿是由多种病证引起的体内水液潴留，泛滥肌肤，引起面目、四肢甚则全身浮肿及小便短少，严重的可伴有胸水、腹水为主要表现的常见病证，临床以肾脏疾病引发者多见。好发于2~7岁小儿，一年四季均可发病。

◎ 要点二 病因病机

小儿水肿与体质稚弱，不慎感受外邪，导致肺的通调、脾的传输、肾的开阖及三焦、膀胱的气化异常，不能输布水津有关。水肿的基本病机为水液泛滥。

1. 感受风邪 风邪从口鼻而入，首先犯肺。肺为水之上源，主通调水道，下输膀胱。风邪外袭，客于肺卫，肺失宣降，通调失司，气不化水，水液潴留，流溢肌肤，发为水肿。

2. 湿热内侵 湿热疮毒由皮毛肌肤而入，湿热熏蒸，内归肺脾，肺失通调，脾失运化，影响水液的转输代谢，水液泛滥，而发为水肿。

3. 肺脾气虚 肺为水之上源，水由气化，气行则水行；脾主运化精微，主传化水气，为水之堤防，脾健土旺，水湿自能运行。肺虚则气不化精而化水，脾虚则土不制水而反克，故导致水不归经，渗于脉络，横溢皮肤，从而周身浮肿。

4. 脾肾阳虚 脾恶湿，主运化；肾主水，为水之下源，主温煦和蒸化水液。脾肾阳虚，命门火衰，膀胱气化不利，水湿内停，泛于肌肤，而发为水肿。

5. 气阴两虚 由于迁延不已，脾气已损，肾阴不足，故出现气阴两虚证候，如潮热、面红、头晕、舌红等。

◎ 要点三 急性肾小球肾炎与肾病综合征的诊断要点与鉴别诊断

（一）诊断要点

1. 急性肾小球肾炎

（1）发病前 1~4 周多有呼吸道或皮肤感染、丹痧等链球菌感染或其他急性感染史。

（2）急性起病，急性期一般为 2~4 周。

（3）浮肿及尿量减少。浮肿为紧张性，浮肿轻重与尿量有关。

（4）起病即有血尿，呈肉眼血尿或镜下血尿。

（5）1/3 ~ 2/3 患儿病初有高血压，常为 120 ~ 150/80 ~ 110mmHg（16.0 ~ 20.0/10.7 ~ 14.4kPa）。

非典型病例可无水肿、高血压及肉眼血尿，仅发现镜下血尿。

（6）重症早期可出现多种并发症。

①高血压脑病：血压急剧增高，常见剧烈头痛及呕吐；继之出现视力障碍，嗜睡，烦躁，或阵发性惊厥，渐至昏迷；少数可见暂时偏瘫失语，严重时发生脑疝。具有高血压伴视力障碍、惊厥、昏迷三项之一者即可诊断。

②严重循环充血：可见气急咳嗽，胸闷，不能平卧，肺底部湿啰音，肺水肿，肝大压痛，心率快、奔马律等。

③急性肾功能衰竭：严重少尿或无尿患儿可出现血尿素氮及肌酐升高、电解质紊乱和代谢性酸中毒。一般持续 3~5 日，在尿量逐渐增多后，病情好转。若持续数周仍不恢复，则预后严重，可能为急进性肾炎。

（7）尿检均有红细胞增多，尿红细胞形态为肾小球性红细胞，尿蛋白增高，可伴有不同程度的血清总补体及 C_3 的一过性明显下降，抗链球菌溶血素"O"抗体（ASO）可增高。

2. 肾病综合征 本病分为单纯型肾病和肾炎型肾病。

（1）单纯型肾病 具备四大特征，即①全身水肿。②大量蛋白尿（尿蛋白定性常在 +++ 以上，24 小时尿蛋白定量 ≥50mg/kg）。③低白蛋白血症（血浆白蛋白，儿童 <30g/L，婴儿 <25g/L）。④高脂血症（血浆胆固醇，儿童 ≥ 5.7 mmol/L，婴儿 ≥5.2 mmol/L）。其中以大量蛋白尿和低白蛋白血症为必备条件。

（2）肾炎型肾病 除单纯型肾病四大特征外，还具有以下四项中一项或多项。①明显血尿，尿中红细胞 ≥10/HP（见于 2 周内 3 次离心尿标本）。②高血压持续或反复出现，学龄儿童血压 ≥130/90mmHg（17.3/12 kPa），学龄前儿童血压 ≥120/80mmHg（16.0/10.7 kPa），并排除激素所致者。③持续性氮质血症（血尿素氮 ≥10.7mmol/L），并排除血容量不足所致者。④血总补体量（CH_{50}）或血 C_3 反复降低。

（二）鉴别诊断

肾病综合征与急性肾炎均以浮肿及尿改变为主要特征，但肾病综合征以大量蛋白尿为主，且伴低白蛋白血症及高脂血症，浮肿多为指陷性。急性肾炎则以血尿为主，浮肿多为非指陷性。

◎ 要点四　水肿常证与变证的辨证论治

（一）辨证要点

本病首重辨阴阳虚实，凡起病急，病程短，水肿以头面为重，按之凹陷即起者，多为阳水，属实；起病缓，病程长，水肿以腰以下为重，皮肤色暗，按之凹陷难起者，多为阴水，属虚或虚中夹实。尚辨常证与变证，凡病情单纯，精神、食欲尚可者，为常证；病情复杂，除水肿外，兼有胸满、咳喘、心悸，甚则尿闭、恶心呕吐者，均为危重变证。

（二）治疗原则

总的治疗原则为利水消肿。

（三）分证论治

1. 常证

（1）风水相搏证

证候：水肿大都先从眼睑开始，继而四肢，甚则全身浮肿，来势迅速，颜面为甚，皮肤光亮，按之凹陷即起，尿少或有尿血，伴发热恶风，咽痛身痛，苔薄白，脉浮。

治法：疏风解表，利水消肿。

代表方剂：麻黄连翘赤小豆汤。

加减：有表寒加羌活、防风；血尿明显加小蓟、白茅根；有咳喘加葶苈子、桑白皮。

（2）湿热内侵证

证候：浮肿或轻或重，小便黄赤短少或见尿血，伴脓疱疮、疖肿、丹毒等，发热口渴，烦躁，头痛头晕，大便干结，舌红，苔黄腻，脉滑数。

治法：清热解毒，利水消肿。

代表方剂：五味消毒饮合五皮饮。

（3）肺脾气虚证

证候：浮肿不著，或仅见面目浮肿，面色少华，倦怠乏力，纳少便溏，小便略少，汗自出，易感冒，舌质淡，苔薄白，脉缓弱。

治法：益气健脾，利水消肿。

代表方剂：参苓白术散合玉屏风散。

（4）脾肾阳虚证

证候：全身浮肿，以腰腹、下肢为甚，按之深陷难起，畏寒肢冷，面白无华，神倦乏力，小便量少，甚或无尿，大便溏，舌淡胖，苔白滑，脉沉细。

治法：温肾健脾，利水消肿。

代表方剂：真武汤。

（5）气阴两虚证

证候：面色无华，腰膝酸软，或有浮肿，耳鸣目眩，咽干口燥，舌稍红，苔少，脉细弱。

治法：益气养阴，利水消肿。

代表方剂：六味地黄丸加黄芪。

2. 变证

（1）水凌心肺证

证候：肢体浮肿，尿少或尿闭，咳嗽气急，心悸胸闷，烦躁夜间尤甚，喘息不能平卧，口唇青紫，指甲发绀，苔白或白腻，脉细数无力。

治法：温阳逐水，泻肺宁心。

代表方剂：己椒苈黄丸合参附汤。

（2）邪陷心肝证

证候：头痛眩晕，视物模糊，烦躁，甚则抽搐、昏迷，舌红，苔黄燥，脉弦。

治法：平肝息风，泻火利水。

代表方剂：龙胆泻肝汤合羚角钩藤汤。

（3）水毒内闭证

证候：全身浮肿，尿少或尿闭，头晕，头痛，恶心呕吐，口中气秽，腹胀，甚或昏迷，苔腻，脉弦。

治法：辛开苦降，辟秽解毒。

代表方剂：温胆汤合附子泻心汤。

◎ 要点五　西医治疗

1. 抗感染　急性肾炎患儿有咽部及皮肤感染灶者，应给予青霉素或其他敏感抗生素治疗10~14天。肾病患儿合并感染时，抗感染对症治疗。

2. 激素疗法 肾病综合征患儿采用肾上腺皮质激素治疗，多采用中、长程疗法。先以泼尼松 2mg/（kg·d），最大量 60mg/d，分次服用。尿蛋白转阴 2 周后开始减量至隔日 2mg/kg 顿服，按照每月 2.5~5mg 速度逐渐减量，疗程 6~9 个月为中程疗法，疗程 9 个月以上者为长程疗法。复发病例可延长隔日服药时间，即采用"拖尾疗法"，对于难治性肾病可使用免疫抑制剂治疗。

3. 利尿 急性肾炎患儿一般采用噻嗪类或者袢利尿剂。慎用保钾利尿剂及渗透性利尿剂。肾病综合征患儿利尿时常选用氢氯噻嗪、螺内酯、呋塞米等，必要时可予低分子右旋糖酐、血浆以扩容利尿。

4. 降压 可选用钙拮抗剂、血管紧张素转换酶抑制剂等。

5. 严重合并症 积极进行降压、利尿、止痉、强心等抢救方法。

◎ **要点六　预防与调护**

1. 锻炼身体，增强体质，提高抗病能力。

2. 预防感冒，保持皮肤清洁，彻底治疗各种皮肤疮毒。

3. 发病早期应卧床休息，待病情好转后逐渐增加活动。

4. 水肿期及血压升高者，应限制钠盐及水的摄入。每日准确记录尿量、入水量和体重，监测血压。

细目二　尿　频

◎ **要点一　概述**

尿频是以小便频数为特征的疾病。多发于学龄前儿童，尤以婴幼儿发病率最高，女孩多于男孩。

◎ **要点二　病因病机**

尿频的发生，多由于湿热之邪蕴结下焦，也可因脾肾气虚，使膀胱气化功能失常所致，或病久不愈，损伤肾阴而致阴虚内热。主要病机为膀胱气化功能失常。

1. 湿热下注 湿热来源有两个方面：其一为外感，外感湿热或阴部不洁，湿热之邪感受，熏蒸于下；其二为内伤，因小儿脾胃不足，运化力差，内伤乳食，积滞内蕴，化为湿热。湿热之邪客于肾与膀胱，湿阻热郁，气化不利，开阖失司，膀胱失约而致尿频。

2. 脾肾气虚 尿频长期不愈，或小儿先天不足，素体虚弱，病后失调，导致脾肾气虚。肾主闭藏而司二便，肾气虚则下元不固，气化不利，开阖失司；脾主运化而制水，脾气虚则中气下陷，运化失常，水失制约。故无论肾虚、脾虚，均可使膀胱失约，排尿异常，而致尿频。

3. 阴虚内热 尿频日久不愈，湿热久恋不去，损伤肾阴；或脾肾阳虚，日久阳损及阴，致肾阴不足；或初为阳虚而过用辛温，损伤肾阴；或素为阴虚体质。肾阴不足，虚热内生，虚火客于膀胱，膀胱失约而致尿频。

◎ **要点三　泌尿系感染及白天尿频综合征的诊断要点与鉴别诊断**

（一）诊断要点

本病常见泌尿系感染和白天尿频综合征两种疾病。

1. 泌尿系感染

（1）有外阴不洁或坐地嬉戏等湿热外侵病史。

（2）起病急，以小便频数，淋沥涩痛，或伴发热、腰痛等为特征。小婴儿往往尿急、尿痛等局部症状不突出而表现为高热等全身症状。

（3）实验室检查：尿常规白细胞增多或见脓细胞，可见白细胞管型。中段尿细菌培养阳性。

2. 白天尿频综合征（神经性尿频）

（1）多发生在婴幼儿时期。

（2）醒时尿频，次数较多，甚者数分钟 1 次，点滴淋沥，但入寐消失。反复发作，无明显其他不适。

（3）实验室检查：尿常规、尿培养无阳性发现。

（二）鉴别诊断

尿频为一种临床病证，临证时要明确其原发

疾病。尿频本身要将泌尿系感染和白天尿频综合征鉴别开来。除此之外，泌尿系结石和肿瘤也可导致尿频，临床可结合 B 超和 CT 或泌尿系造影等影像学检查进行鉴别。此外，尿频还需与消渴相鉴别。

◎ 要点四　辨证论治

（一）辨证要点

本病的辨证，关键在于辨虚实。病程短，起病急，小便频数短赤，尿道灼热疼痛，或见发热恶寒，烦躁口渴，恶心呕吐者，为湿热下注所致，多属实证；病程长，起病缓，小便频数，淋沥不尽，但无尿热、尿痛之感，多属虚证。

（二）治疗原则

本病治疗要分清虚实，实证宜清热利湿，虚证宜温补脾肾或滋阴清热，病程日久或反复发作者，多为本虚标实、虚实夹杂之候，治疗要标本兼顾，攻补兼施。

（三）分证论治

1. 湿热下注证

证候：起病较急，小便频数短赤，尿道灼热疼痛，尿液淋沥混浊，小腹坠胀，腰部酸痛，婴儿则时时啼哭不安，常伴有发热、烦躁口渴、头痛身痛、恶心呕吐，舌质红，苔薄腻微黄或黄腻，脉数有力。

治法：清热利湿，通利膀胱。

代表方剂：八正散。

加减：发热恶寒加柴胡、黄芩；小便带血，尿道刺痛，排尿中断，加金钱草。海金沙、鸡内金。

2. 脾肾气虚证

证候：病程日久，小便频数，滴沥不尽，尿液不清，神倦乏力，面色萎黄，食欲不振，甚则畏寒怕冷，手足不温，大便稀薄，眼睑浮肿，舌质淡或有齿痕，苔薄腻，脉细弱。

治法：温补脾肾，升提固摄。

代表方剂：缩泉丸。

3. 阴虚内热证

证候：病程日久，小便频数或短赤，低热，盗汗，颧红，五心烦热，咽干口渴，唇干舌红，舌苔少，脉细数。

治法：滋阴补肾，清热降火。

代表方剂：知柏地黄丸。

◎ 要点五　预防与调护

1. 注意卫生，常洗会阴与臀部，防止外阴部感染。

2. 勤换尿布和内裤，不穿开裆裤，不坐地玩耍。

3. 湿热下注证多饮水。虚证患儿要增加饮食营养，加强锻炼，增强体质。

细目三　遗　尿

◎ 要点一　概述

遗尿又称尿床，是指 5 周岁以上的小儿睡中小便自遗，醒后方觉的一种病证。正常小儿 1 岁后白天已渐渐能控制小便，随着小儿经脉渐盛，气血渐充，脏腑渐实，知识渐开，排尿的控制与表达能力逐步完善。若 5 岁以后夜间仍不能自主控制排尿而经常尿床，就是遗尿症。多见于 10 岁以下的儿童。

◎ 要点二　病因病机

遗尿多与膀胱和肾的功能失调有关，其中尤以肾气不足、膀胱虚寒为多见。膀胱失约是遗尿的主要病机。

1. **肾气不足**　肾气不足，导致下焦虚寒，气化功能失调，闭藏失司，不能约束水道而遗尿。

2. **肺脾气虚**　肺主敷布津液，脾主运化水湿，肺脾二脏共同维持正常水液代谢。若肺脾气虚则水道制约无权，而发为遗尿。

3. **心肾失交**　心肾失交，水火不济，夜梦纷纭，梦中尿床，或欲醒而不能，小便自遗。

4. **肝经郁热**　肝经郁热，疏泄失司，或湿热下注，移热于膀胱，以致遗尿。

◎ 要点三　诊断要点与鉴别诊断

（一）诊断要点

1. 发病年龄在 5 周岁以上，寐中小便自出，醒后方觉。

2. 睡眠较深，不易唤醒，每夜或隔几天发生尿床，甚则每夜遗尿数次者。

3. 尿常规及尿培养无异常发现。

4. 部分患儿腰骶部 X 线摄片显示隐性脊柱裂。

（二）鉴别诊断

热淋（尿路感染）　尿频急、疼痛，白天清醒时小便也急迫难耐而尿出，裤裆常湿。小便常规检查有白细胞或脓细胞。

◎ 要点四　辨证论治

（一）辨证要点

本病重在辨其虚实寒热，虚寒者多，实热者少。虚寒者病程长，体质弱，尿频清长，舌质淡，苔薄。实热者病程短，体质尚壮实，尿量少而色黄味臊，舌质红，苔黄。

（二）治疗原则

以温补下元、固摄膀胱为主要治疗原则，采用温肾阳、益脾气、补肺气、醒心神、固膀胱等法，偶需泻肝清热。

（三）分证论治

1. 肺脾气虚证

证候：夜间遗尿，日间尿频而量多，经常感冒，面色少华，神疲乏力，食欲不振，大便溏薄，舌质淡红，苔薄白，脉沉无力。

治法：补肺益脾，固涩膀胱。

代表方剂：补中益气汤合缩泉丸。

2. 肾气不足证

证候：寐中多遗，可达数次，小便清长，面白少华，神疲乏力，智力较同龄儿稍差，肢冷畏寒，舌质淡，苔白滑，脉沉无力。

治法：温补肾阳，固涩膀胱。

代表方剂：菟丝子散。

3. 心肾失交证

证候：梦中遗尿，寐不安宁，烦躁叫扰，白天多动少静，难以自制，或五心烦热，形体较瘦，舌质红，苔薄少津，脉沉细而数。

治法：清心滋肾，安神固脬。

代表方剂：交泰丸合导赤散。

加减：五心烦热加五味子、酸枣仁、牡丹皮；寐深难醒加麻黄、石菖蒲、远志。

4. 肝经湿热证

证候：寐中遗尿，小便量少色黄，性情急躁，夜梦纷纭或寐中龄齿，性情急躁，目睛红赤，舌质红，苔黄腻，脉滑数。

治法：清热利湿，泻肝止遗。

代表方剂：龙胆泻肝汤。

加减：夜卧不宁，龄齿梦呓加黄连、茯神；舌苔黄腻加黄柏、滑石。

◎ 要点五　预防与调护

1. 勿使患儿白天玩耍过度，睡前饮水太多。

2. 幼儿每晚按时唤醒排尿，逐渐养成自控的排尿习惯。

3. 白天可饮水，晚餐不进稀粥、汤水，睡前尽量不喝水，中药汤剂也不要在晚间服。

4. 既要严格要求，又不能打骂体罚，消除紧张心理，积极配合治疗。

细目四　五迟、五软

◎ 要点一　概述

五迟、五软是小儿生长发育障碍的病证。五迟指立迟、行迟、齿迟、发迟、语迟；五软指头项软、口软、手软、足软、肌肉软。五迟、五软病证既可单独出现，也可同时存在。本病由于先天禀赋不足、后天调护失当引起。

◎ 要点二　病因病机

1. **先天因素**　父母精血虚损，或孕期调摄失宜，精神、起居、饮食、药治不慎等致病因素遗患胎儿，损伤胎元之气，或年高得子，或堕胎不成而成胎者，先天精气未充，髓脑未满，脏气虚弱，筋骨肌肉失养而成。

2. **后天因素** 分娩时难产、产伤，颅内出血，或生产过程中胎盘早剥、脐带绕颈，或生后护理不当，发生窒息、中毒，或温热病后，因高热惊厥、昏迷造成脑髓受损，或乳食不足，哺养失调，致脾胃亏损，气血虚弱，精髓不充，而致生长发育障碍。

肾主骨，肝主筋，脾主肌肉，人能站立行走，需要筋骨肌肉协调运动。若肝脾肾不足，则筋骨肌肉失养，可见立迟、行迟；头项软而无力，不能抬举；手软无力而下垂，不能握举；足软无力，难于行走。齿为骨之余，若肾精不足，可见牙齿出迟。发为血之余，肾之苗，若肾气不充，血虚失养，可见发迟或发稀而枯。言为心声，脑为髓海，若心气不足，肾精不充，髓海不足，则见言语迟缓、智力不聪。脾开窍于口，又主肌肉，若脾气不足，则可见口软乏力，咀嚼困难，肌肉软弱，松弛无力。

◎ **要点三　诊断要点与鉴别诊断**

（一）诊断要点

1. 可有孕期调护失宜，药物损害，产伤，窒息，早产，以及喂养不当史，或有家族史，父母为近亲结婚者。

2. 小儿2~3岁还不能站立、行走，为立迟、行迟；初生无发或少发，随年龄增长，仍稀疏难长，为发迟；12个月时尚未出牙以及此后牙齿萌出过慢，为齿迟；1~2岁还不会说话，为语迟。

3. 小儿半岁前后颈项仍软弱下垂，为头项软；咀嚼无力，时流清涎，为口软；手臂不能握举，为手软；2岁以后尚不能站立、行走，为足软；皮宽肌肉松软无力，为肌肉软。

4. 五迟、五软不一定悉具，但见一二症者可分别作出诊断。临床还应根据小儿生长发育规律，及早发现生长发育迟缓的变化。

（二）鉴别诊断

1. **智力低下**

（1）智能明显低于同龄儿童正常水平，即智商低于均值以下两个标准差，在70以下。

（2）同时存在适应功能缺陷或损害，即与其年龄和群体文化相称的个体功能，如社会技能、社会责任、交谈、日常生活料理、独立和自给智力的缺陷或损害。

（3）出现在发育年龄阶段，即18岁以下，其轻度者智商为50~70，中度者为35~49，重度者为20~34，极重度者在20以下。

（4）理化检查：某些疾病引起的智能低下，如苯丙酮尿症者，尿三氯化铁试验阳性；先天性愚型者，染色体检查有助诊断；甲状腺功能减低者，骨骼X线检查提示发育落后，甲状腺功能检查提示甲低。

2. **脑性瘫痪**

（1）出生前到生后1个月以内各种原因（如早产、多胎、低体重、高龄妊娠、窒息、高胆红素血症）所致的非进行性脑损伤。

（2）中枢性运动障碍及姿势异常，表现为多卧少动，颈项、肢体关节活动不灵，分为痉挛型（约占2/3）、共济失调型、肌张力低下型、混合型等。

（3）常伴有智力迟缓，视、听、感觉障碍，及学习困难。

（4）行头颅X线或CT检查，了解脑部有无异常、畸形，或异常钙化影等，脑电图有助于支持合并癫痫的诊断。

◎ **要点四　辨证论治**

（一）辨证要点

1. **辨脏腑** 立迟、行迟、齿迟、头项软、手软、足软，主要在肝肾脾不足；语迟、发迟、肌肉软、口软，主要在心脾不足。伴有脑性瘫痪、智力低下者，常兼有痰浊瘀血阻滞心经脑络。

2. 辨病因 肉眼能查出的脑病（包括遗传变性）及原因不明的先天因素、染色体病，可归属于先天不足，病多在肝肾脑髓；代谢营养因素所致者，病多在脾；不良环境，社会心理损伤，伴发精神病者，病多在心肝；感染、中毒、损伤、物理因素所致者，多属痰浊瘀血为患。

3. 辨轻重 五迟、五软仅见一二症者，病情较轻；五迟、五软并见，病情较重，脑性瘫痪伴重度智力低下或痫证者，病重。

（二）治疗原则

五迟、五软多属于虚证，以补为其治疗大法。

（三）分证论治

1. 肝肾亏损证

证候：筋骨痿弱，发育迟缓，坐起、站立、行走、生齿等明显迟于正常同龄小儿，头项痿软，天柱骨倒，头型方大，目无神采，反应迟钝，囟门宽大，易惊，夜卧不安，舌质淡，舌苔少，脉沉细无力，指纹淡。

治法：补肾填髓，养肝强筋。

代表方剂：加味六味地黄丸。

加减：肌肉痿软加党参、白术、黄芪；手足震颤加天麻、钩藤、僵蚕；智力障碍加远志、石菖蒲、郁金。

2. 心脾两虚证

证候：语言发育迟滞，精神呆滞，智力低下，头发生长迟缓，发稀萎黄，四肢痿软，肌肉松弛，口角流涎，吮吸咀嚼无力，或见弄舌，纳食欠佳，大便秘结，舌淡胖，苔少，脉细缓，指纹色淡。

治法：健脾养心，补益气血。

代表方剂：调元散。

3. 痰瘀阻滞证

证候：失聪失语，反应迟钝，意识不清，动作不自主，或有吞咽困难，口流痰涎，喉间痰鸣，或关节强硬，肌肉软弱，或有痫证发作，舌体胖有瘀斑瘀点，苔腻，脉沉涩或滑，指纹暗滞。

治法：涤痰开窍，活血通络。

代表方剂：通窍活血汤合二陈汤。

◎ 要点五 预防与调护

1. 大力宣传优生优育知识，禁止近亲结婚，婚前进行健康检查，以避免发生遗传性疾病。

2. 孕妇注意养胎、护胎，加强营养，不乱服药物。

3. 重视功能锻炼，加强智力训练教育。

4. 加强营养，科学调养。

第八单元 传染病

细目一 麻 疹

◎ 要点一 概述

麻疹是由麻疹时邪引起的一种急性出疹性传染病，临床以发热恶寒，咳嗽咽痛，鼻塞流涕，泪水汪汪，羞明畏光，口腔两颊近臼齿处可见麻疹黏膜斑，周身皮肤依序布发红色斑丘疹，皮疹消退时皮肤有糠状脱屑和棕色色素沉着斑为特征。一年四季均可发病，以冬春季多见，6个月至5岁发病率较高，容易并发肺炎。

◎ 要点二 病因病机

麻疹发病的原因，为感受麻疹时邪。病机为邪犯肺脾，肺脾热炽，外发肌肤。其主要病变在肺脾。麻疹时邪由口鼻而入，侵犯肺脾，早期邪郁肺卫，宣发失司，临床出现发热、咳嗽、喷嚏、流涕等肺卫表证，类似伤风感冒，此为初热期。脾主肌肉和四末，麻毒入于气分，正气与毒邪抗争，驱邪外泄，皮疹依序透发于全身，达于四末，并出现高热、神烦、口渴，此为见形期。疹透之后，邪随疹泄，麻疹逐渐收没，此时热去津亏，肺胃阴伤，进入收没期。此为麻疹发病的一般规律，属顺证。

若因正虚、毒重、失治、护理不当等原因，均可致麻毒郁闭，出疹不顺，形成逆证。如麻毒内归，或他邪乘机袭肺，灼津炼液为痰，痰热壅盛，肺气郁闭，则形成邪毒闭肺证；或因麻毒壅盛，上攻咽喉，出现邪毒攻喉证；若热毒炽盛，内陷厥阴，则蒙蔽心包，引动肝风，可出现神昏、抽搐，形成邪陷心肝证。

◎ **要点三　诊断要点与鉴别诊断**

（一）诊断要点

1. 易感儿，流行季节，近期有麻疹接触史。

2. 初期发热，流涕，咳嗽，两目畏光多泪，口腔两颊黏膜近白齿处可见麻疹黏膜斑。

3. 典型皮疹自耳后发际及颈部开始，自上而下，蔓延全身，最后达于手足心。皮疹为玫瑰色斑丘疹，可散在分布，或不同程度融合。疹退后有糠麸样脱屑和棕褐色色素沉着。

4. 实验室检查：血常规检查，白细胞总数正常或降低；鼻、咽、眼分泌物涂片，可见多核巨细胞。应用荧光标记的特异抗体，检测患儿鼻咽分泌物或尿沉渣涂片的麻疹病毒抗原，有助于早期诊断；非典型麻疹可在发病后 1 个月作血清学检查，血清抗体超过发病前 4 倍或抗体>1∶100 时可确诊。

（二）鉴别诊断

1. 幼儿急疹（奶麻）　多见于 2 岁以下婴幼儿，突然高热，持续 3~5 天，身热始退或热退稍后即出现玫瑰红色皮疹，以躯干、腰部、臀部为主，面部及肘、膝关节等处较少。全身症状轻微，皮疹出现 1~2 天后即消退，疹退后无脱屑及色素沉着斑。

2. 风疹（风痧）　发热 1 天左右，皮肤出现淡红色斑丘疹，可伴耳后枕部淋巴结肿大。皮疹初见于头面部，迅速向下蔓延，1 天内布满躯干和四肢。出疹 2~3 天后，发热渐退，皮疹逐渐隐没，皮疹消退后，可有皮肤脱屑，但无色素沉着。无畏光、泪水汪汪和麻疹黏膜斑。

◎ **要点四　麻疹顺证与逆证的辨证论治**

（一）辨证要点

治疗麻疹首先要判断证候的顺逆。

顺证：身热不甚，常有微汗，咳嗽而不气促。3~4 天后开始出疹，先见于耳后发际，渐次延及头面、颈部，而后急速蔓延至胸背腹部、四肢，最后鼻准部及手心、足心均见疹点，疹点色泽红润，分布均匀，无其他合并证候。疹点均在 3 天内透发完毕，嗣后依次隐没回退，热退咳减，精神转佳，胃纳渐增，渐趋康复。

逆证：见形期疹出不畅，或疹出即没，或疹色紫暗；高热持续不降，或初热期至见形期体温当升不升，或身热骤降，肢厥身凉者；并见咳剧喘促，痰声辘辘，或声音嘶哑，咳如犬吠，或神昏谵语，惊厥抽风，或面色灰青，四肢厥冷，脉微欲绝等，均属逆证证候。

（二）治疗原则

在治疗上，以透为顺，以清为要，故以"麻不厌透""麻喜清凉"为指导原则。透疹宜取清凉。还要按其不同阶段辨证论治。初热期以透表为主，见形期以清解为主，收没期以养阴为主。同时注意透发防耗伤津液，清解勿过于寒凉，养阴忌滋腻留邪。若是已成逆证，治在祛邪安正。

（三）分证论治

1. 顺证

（1）邪犯肺卫证（初热期）

证候：发热咳嗽，微恶风寒，喷嚏流涕，咽喉肿痛，两目红赤，泪水汪汪，畏光羞明，神烦哭闹，纳减口干，小便短少，大便不调。发热第 2~3 天，口腔两颊黏膜红赤，贴近白齿处可见麻疹黏膜斑，周围红晕。舌质偏红，苔薄白或薄黄，脉象浮数。

治法：辛凉透表，清宣肺卫。

代表方剂：宣毒发表汤。

加减：恶寒多汗加麻黄、苏叶；咳嗽痰多加杏仁、浙贝母；麻疹欲透未出可加浮萍煎水外洗。

（2）邪入肺胃证（出疹期）

证候：壮热持续，起伏如潮，肤有微汗，烦躁不安，目赤眵多，咳嗽阵作，皮疹布发，疹点由细小稀少而逐渐稠密，疹色先红后暗，皮疹凸起，触之碍手，压之退色，大便干结，小便短少，舌质红赤，苔黄腻，脉数有力。

治法：清凉解毒，透疹达邪。

代表方剂：清解透表汤。

加减：壮热不退、烦躁不安加石膏、知母；疹点紫暗稠密加牡丹皮、赤芍；壮热不退，四肢抽搐加羚羊角、钩藤。

（3）阴津耗伤证（收没期）

证候：麻疹出齐，发热渐退，咳嗽减轻，胃纳增加，皮疹依布发顺序渐回，皮肤可见糠麸样脱屑，并有色素沉着，舌红少津，苔薄净，脉细无力或细数。

治法：养阴益气，清解余邪。

代表方剂：沙参麦冬汤。

2. 逆证

（1）邪毒闭肺证

证候：高热烦躁，咳嗽气促，鼻翼扇动，喉间痰鸣，疹点紫暗或隐没，甚则面色青灰，口唇紫绀，舌质红，苔黄腻，脉数。

治法：宣肺开闭，清热解毒。

代表方剂：麻杏石甘汤。

（2）邪毒攻喉证

证候：咽喉肿痛，声音嘶哑，咳声重浊，声如犬吠，喉间痰鸣，甚则吸气困难，胸高胁陷，面唇紫绀，烦躁不安，舌质红，苔黄腻，脉滑数。

治法：清热解毒，利咽消肿。

代表方剂：清咽下痰汤。

（3）邪陷心肝证

证候：高热不退，烦躁谵妄，皮肤疹点密集成片，色泽紫暗，甚则神昏、抽搐，舌质红绛起刺，苔黄糙，脉数。

治法：平肝息风，清营解毒。

代表方剂：羚角钩藤汤。

◎ **要点五　其他治疗**

（一）外治疗法

1. 芫荽子（或新鲜茎叶）适量，加鲜葱、黄酒同煎取汁。趁热置于罩内熏蒸，然后擦洗全身，再覆被保暖，以取微汗。用于麻疹初热期或出疹期，皮疹透发不畅者。

2. 西河柳 30g，荆芥穗 15g，樱桃叶 15g。煎汤熏洗。用于麻疹初热期或出疹期，皮疹透发不畅者。

（二）推拿疗法

初热期：推攒竹，分推坎宫，推太阳，擦迎香，按风池，清肺经。

出疹期：拿风池，清脾胃，清肺经，清天河水，按揉二扇门，推天柱。

收没期：补脾胃，补肺金，揉中脘，揉脾俞、胃俞，揉足三里。

◎ **要点六　预防与调护**

（一）预防

1. 按计划接种麻疹减毒活疫苗。接触麻疹 5 天内，注射麻疹免疫球蛋白预防麻疹发病或减轻症状。

2. 麻疹流行期间，勿带小儿去公共场所和流行区域，减少感染机会。

3. 麻疹患儿，隔离至出疹后 5 天，合并肺炎者延长隔离至出疹后 10 天。对密切接触的易感儿宜隔离观察 14 天。

（二）调护

1. 卧室空气流通，温度、湿度适宜，避免直接吹风受寒和过强阳光刺激。

2. 注意补足水分，饮食应清淡、易消化，出疹期忌油腻辛辣之品，收没期根据食欲逐渐增加营养丰富的食物。

3. 保持眼睛、鼻腔、口腔、皮肤的清洁卫生。

细目二 奶 麻

◎ 要点一 概述

奶麻，又称假麻，西医学称为幼儿急疹，是由人疱疹病毒6型感染而引起的一种急性出疹性传染病，临床以持续高热3~5天，热退疹出为特征。好发年龄为6~18个月小儿，3岁以后少见。一年四季都可发病，多见于冬春两季。患病后可获持久免疫力，很少有两次得病者。

◎ 要点二 病因病机

奶麻的发病原因，为感受幼儿急疹时邪。幼儿急疹时邪由口鼻而入，侵袭肺卫，郁于肌表，与气血相搏，其主要病变在肺脾。正邪相争，热蕴肺胃，正气抗邪，时邪出于肺卫，疹透于肌肤，邪毒外泄。部分患儿疹出后气阴耗损，调养后多能康复。

◎ 要点三 诊断要点与鉴别诊断

（一）诊断要点

1. 发病年龄多在2岁以内，尤以6~12个月婴儿多见。

2. 起病急骤，常突然高热，持续3~4天后热退，但全身症状轻微。

3. 身热始退，或热退稍后，即出现玫瑰红色皮疹。

4. 皮疹出现部位以躯干、腰部、臀部为主，面部及四肢较少。皮疹出现1~2天后即消退，疹退后无脱屑及色素沉着斑。

5. 血常规检查：白细胞总数正常或偏低，分类淋巴细胞增高。

（二）鉴别诊断

1. **麻疹** 发热3~4天，出疹时发热更高，玫瑰色斑丘疹自耳后发际到额面、颈部，到躯干，到四肢，3天左右出齐。病程2~3天时可出现麻疹黏膜斑。疹退后遗留棕色色素斑、糠麸样脱屑。

2. **猩红热（丹痧）** 多见于3~15岁儿童，

起病急骤，发热数小时至1天皮肤猩红，伴细小红色丘疹，自颈、胸、腋下、腹股沟处开始，2~3天遍布全身。在出疹时可伴见口周苍白圈、皮肤线状疹、草莓舌等典型症状。

◎ 要点四 辨证论治

（一）辨证要点

本病以卫气营血辨证为纲，但病在卫分为主，可涉气分，一般不深入营血。

（二）治疗原则

本病治疗以解表清热为主。

（三）分证论治

1. 邪郁肌表证

证候：骤发高热，持续3~4天，神情正常或稍有烦躁，饮食减少，偶有囟填，或见抽风，咽红，舌质偏红，苔薄黄，指纹浮紫。

治法：疏风清热，宣透邪毒。

代表方剂：银翘散。

2. 毒透肌肤证

证候：身热已退，肌肤出现玫瑰红色小丘疹，皮疹始见于躯干部，很快延及全身，经1~2天皮疹消退，肤无痒感，或有口干、纳差，舌质偏红，苔薄少津，指纹淡紫。

治法：清热生津，以助康复。

代表方剂：银翘散合养阴清肺汤。

细目三 风 痧

◎ 要点一 概述

风痧即风疹，是感受风痧时邪，以轻度发热，咳嗽，全身皮肤出现细沙样玫瑰色斑丘疹，耳后及枕部臖核（淋巴结）肿大为特征的一种急性出疹性传染病。一年四季均可发生，冬春季节好发，且可造成流行。1~5岁多见。患病后可获得持久性免疫。风痧疾病多轻，很少有并发症的发生，但是，孕妇在妊娠早期若患本病，常可影响胚胎的正常发育，引起流产，或导致先天性心脏病、白内障、脑发育障碍等疾病。

◎ 要点二 病因病机

风疹的病因以感受风疹时邪为主。病机为邪犯肺卫，外发肌肤。其主要病变在肺卫。时邪自口鼻而入，与气血相搏，正邪相争，外泄于肌肤。

风疹时邪毒轻病浅，一般只犯于肺卫，蕴于肌腠，邪毒外泄后能较快康复。若邪毒阻滞少阳经络，则耳后、枕部臖核肿胀，或胁下可见痞块。只有少数患儿邪势较盛，可内犯气营，形成燔灼肺胃之证。

◎ 要点三 诊断要点与鉴别诊断

（一）诊断要点

1. 患儿有风疹接触史。

2. 初期类似感冒，发热1天左右，皮肤出现淡红色斑丘疹，经过1天后皮疹布满全身，出疹1~2天后，发热渐退，皮疹逐渐隐没，皮疹消退后，可有皮肤脱屑，但无色素沉着。

3. 一般全身症状较轻，但常伴耳后及枕部臖核肿大、左胁下痞块。

4. 血象检查可见白细胞总数减少，分类淋巴细胞相对增多。

5. 直接免疫荧光试验法可在咽部分泌物中查见病毒抗原。

6. 患儿恢复期血清学检测风疹病毒抗体增加4倍以上可确诊。

（二）鉴别诊断

1. **麻疹** 发热3~4天出疹，出疹时发热更高，玫瑰色斑丘疹自耳后发际到额面、颈部，到躯干，到四肢，3天左右出齐。疹退后遗留棕色色素斑、糠麸样脱屑。

2. **猩红热（丹痧）** 起病急骤，发热数小时至1天皮肤猩红，伴细小红色丘疹，自颈、胸、腋下、腹股沟处开始，2~3天遍布全身。在出疹时可伴见口周苍白圈、皮肤线状疹、草莓舌等典型症状。

◎ 要点四 辨证论治

（一）辨证要点

按温病卫气营血辨证为纲，主要分辨证候的轻重。邪犯肺卫属轻证，以轻度发热、精神安宁、疹色淡红、分布均匀、其他症状轻为特征。邪犯气营属重证，以壮热烦渴、疹色鲜红或紫暗、分布密集为特点，临床较少见。

（二）治疗原则

以疏风清热为基本原则。

（三）分证论治

1. **邪犯肺卫证**

证候：发热恶风，喷嚏流涕，轻微咳嗽，精神倦怠，饮食欠佳，皮疹先起于头面、躯干，随即遍及四肢，分布均匀，疹点稀疏细小，疹色淡红，一般2~3日渐见消退，肌肤轻度瘙痒，耳后及枕部臖核肿大触痛，舌质偏红，苔薄白或薄黄，脉浮数。

治法：疏风清热透疹。

代表方剂：银翘散。

加减：咽红肿痛明显加僵蚕、木蝴蝶；臖核肿大加夏枯草、蒲公英；皮肤痒甚加白鲜皮、地肤子。

2. **邪入气营证**

证候：壮热口渴，烦躁哭闹，疹色鲜红或紫暗，疹点稠密，甚至可见皮疹融合成片或皮肤猩红，小便短黄，大便秘结，舌质红赤，苔黄糙，脉洪数。

治法：清气凉营解毒。

代表方剂：透疹凉解汤。

◎ 要点五 预防与调护

（一）预防

1. 风疹流行期间，不要带易感儿去公共场所。

2. 有接触史者，可口服板蓝根颗粒预防发病。

3. 保护孕妇，尤其在妊娠3个月内，应避免与风疹病人接触。

4. 对儿童及婚前女子进行风疹疫苗接种，可预防风疹。

（二）调护

1. 一般可不必采取隔离措施，但在易感儿群集的地方，须适当隔离，可隔离至出疹后5天。

2. 患儿在出疹期间不宜外出，防止交叉感染。

3. 注意休息与保暖，多饮开水，对体温较高者可物理降温。

4. 皮肤瘙痒者，不要用手挠抓，防止损伤皮肤导致感染。

5. 饮食需清淡而易于消化，不宜吃辛辣、煎炸爆炒等食物。

细目四　丹　痧

◎ 要点一　概述

丹痧是因感受痧毒疫疠之邪所引起的急性时行疾病。临床以发热，咽喉肿痛或伴腐烂，全身布发猩红色皮疹，疹后脱屑脱皮为特征。本病一年四季都可发生，但以冬春两季为多。任何年龄都可发病，2~8岁儿童发病率较高。因本病发生时多伴有咽喉肿痛、腐烂、化脓，全身皮疹细小如沙，其色丹赤猩红，故又称"烂喉痧""烂喉丹痧"。西医学则称为"猩红热"。本病若早期诊断，治疗及时，一般预后良好，但也有少数病例可并发心悸、水肿、痹证等疾病。

◎ 要点二　病因病机

丹痧的发病原因，为痧毒疫疠之邪，乘时令不正之气，寒暖失调之时，机体脆弱之机，从口鼻侵入人体，蕴于肺胃二经。主要病机为邪侵肺胃，热毒炽盛，内外充斥，外透肌肤。

病之初起，痧毒首先犯肺，邪郁肌表，正邪相争，而见恶寒发热等肺卫表证。继而邪毒入里，蕴于肺胃。肺胃邪热蒸腾，上熏咽喉，而见咽喉糜烂、红肿疼痛，甚则热毒灼伤肌膜，导致咽喉溃烂白腐。邪毒循经外窜肌表，则肌肤透发痧疹，色红如丹。若邪毒重者，可进一步化火入里，传入气营，或内迫营血，此时痧疹密布，融合成片，其色泽紫暗或有瘀点，同时可见壮热烦渴、嗜睡萎靡等症。舌为心之苗，邪毒内灼，心火上炎，加之热耗阴津，可见舌光无苔，舌生红刺，状如草莓，称为"草莓舌"。若邪毒炽盛，内陷厥阴，闭于心包，则神昏谵语；热极动风，则壮热惊风。病至后期，邪毒虽去，阴津耗损，多表现肺胃阴伤证候。

◎ 要点三　丹痧的诊断要点及出疹性疾病的鉴别诊断

（一）诊断要点

1. 有与猩红热病人接触史。

2. 起病急，突然高热，咽部红肿疼痛，并可化脓。

3. 在起病24小时内开始出现皮疹，先于颈、胸、背及腋下、肘弯等处，迅速蔓延全身，其色鲜红细小，并见环口苍白圈和草莓舌。

4. 皮疹出齐后1~2天，身热、皮疹渐退，伴脱屑或脱皮。

5. 实验室检查。周围血象白细胞总数及中性粒细胞增高。咽拭子细菌培养可分离出A族乙型溶血性链球菌。

（二）鉴别诊断

1. 几种出疹性疾病鉴别　见下表：

五种发疹性疾病鉴别表

病名	麻疹	奶麻	风疹	丹痧	药疹
潜伏期	6~12天	7~17天	5~25天	1~7天	
初期症状	发热，咳嗽，流涕，泪水汪汪	突然高热，一般情况好	发热，咳嗽流涕枕部淋巴结肿大	发热，咽喉红肿化脓疼痛	原发病症状

病名	麻疹	奶麻	风痧	丹痧	药疹
出疹与发热关系	发热3~4天出疹，出疹时发热更高	发热3~4天出疹，热退疹出	发热1~2天出疹	发热数小时~1天出疹，出疹时热高	无发热，有用药史
特殊体征	麻疹黏膜斑	无	耳后、枕部淋巴结肿大	环口苍白圈，草莓舌，帕氏线	
皮疹特点	玫瑰色丘疹自耳后发际→额面、颈部→躯干→四肢，3天左右出齐。疹退后遗留棕色色素斑、糠麸样脱屑	玫瑰色斑疹或斑丘疹，较麻疹细小，发疹无一定顺序，疹出后1~2天消退。疹退后无色素沉着，无脱屑	玫瑰色细小斑丘疹自头面→躯干→四肢，24小时布满全身。疹退后无色素沉着，无脱屑	细小红色丘疹，皮肤猩红，自颈、腋下、腹股沟处开始，2~3天遍布全身。疹退后无色素沉着，有大片脱皮	皮疹与用药有关，常反复出现，痒感明显，摩擦及受压部位多。皮疹呈斑丘疹、疱疹、猩红热样皮疹、荨麻疹
周围血象	白细胞总数下降，淋巴细胞升高	白细胞总数下降，淋巴细胞升高	白细胞总数下降，淋巴细胞升高	白细胞总数升高，中性粒细胞升高	

2. 金黄色葡萄球菌感染 金黄色葡萄球菌可产生红疹毒素，引起猩红热样皮疹。其皮疹比猩红热皮疹消退快，而且退疹后无脱皮现象，皮疹消退后全身症状不减轻。咽拭子、血培养可见金黄色葡萄球菌。

3. 皮肤黏膜淋巴结综合征（川崎病） 可有草莓舌、猩红热样皮疹或多形性红斑皮疹。两者不同点是：川崎病婴儿多见持续高热1~3周，眼结膜充血，唇红皲裂，手足出现硬性水肿，掌、跖及指趾端潮红，持续10天左右始退，于甲床皮肤交界处出现特征性指趾端薄片状或膜状脱皮。有时可引起冠状动脉病变。青霉素等抗生素治疗无效。

◎ **要点四 辨证论治**

（一）辨证要点

丹痧属于瘟疫，以卫气营血为主要辨证方法。其病期与证候有一定的联系，前驱期属邪侵肺卫证，以发热恶寒、咽喉肿痛、痧疹隐现为主要表现；出疹期属毒炽气营证，以壮热口渴、咽喉糜烂有白腐、皮疹猩红如丹或紫暗如斑、舌光红为主要表现；恢复期属疹后阴伤证，以口渴唇燥、皮肤脱屑、舌红少津为主要表现。

（二）治疗原则

以清热解毒、清利咽喉为基本原则。

（三）分证论治

1. 邪侵肺卫证

证候：发热骤起，头痛畏寒，肌肤无汗，咽喉红肿疼痛，常影响吞咽，皮肤潮红，痧疹隐隐，舌质红，苔薄白或薄黄，脉浮数有力。

治法：辛凉宣透，清热利咽。

代表方剂：解肌透痧汤。

加减：乳蛾肿烂加蒲公英，大青叶；颈部淋巴结肿大加夏枯草、紫花地丁。

2. 毒炽气营证

证候：壮热不解，烦躁口渴，咽喉肿痛，伴有糜烂白腐，皮疹密布，色红如丹，甚则色紫如瘀点，疹由颈、胸开始，继而弥漫全身，压之退色，见疹后的1~2天舌苔黄糙，舌质起红刺，3~4天后舌苔剥脱，舌面光红起刺，状如草莓，脉数有力。

治法：清气凉营，泻火解毒。

代表方剂：凉营清气汤。

3. 疹后阴伤证

证候：丹痧布齐后1~2天身热渐退，咽部糜烂疼痛减轻，或见低热，唇干口燥，或伴有干咳，食欲不振，舌红少津，苔剥脱，脉细数。约

2周后可见皮肤脱屑、脱皮。

治法：养阴生津，清热润喉。

代表方剂：沙参麦冬汤。

加减：低热不退加地骨皮、银柴胡；大便秘结加火麻仁、瓜蒌仁；咽喉肿烂未消加玄参、芦根。

◎ 要点五　西医治疗

首选青霉素，每日5万~10万 U/kg，分2次肌注，疗程7~10天。重症病人加大剂量，并给予静脉滴注。如对青霉素过敏，可用红霉素或头孢菌素。

◎ 要点六　预防与调护

（一）预防

1. 控制传染源。发现猩红热病人应及时隔离，隔离至临床症状消失，咽拭子培养链球菌阴性时解除隔离。对密切接触的易感儿应隔离7~12天。

2. 切断传播途径。对病人的分泌物和污染物及时消毒处理，接触病人应戴口罩。流行期间，勿去公共场所。

3. 保护易感儿童。对密切接触病人的易感儿童，可服用板蓝根等清热解毒中药。

（二）调护

1. 急性期卧床休息，注意居室空气流通，防止继发感染。

2. 供给充足的营养和水分，饮食宜以清淡易消化流质或半流质为主。

3. 注意皮肤与口腔的清洁卫生，可用淡盐水含漱。皮肤瘙痒者不可抓挠，脱皮时不可撕扯。

细目五　水　痘

◎ 要点一　概述

水痘是由水痘时邪引起的一种传染性强的出疹性疾病。以发热，皮肤黏膜分批出现瘙痒性皮疹，丘疹、疱疹、结痂同时存在为主要特征。因其疱疹内含水液，形态椭圆，状如豆粒，故中西医均称为水痘。本病一年四季均可发生，以冬春二季发病率高。任何年龄小儿皆可发病，以6~9岁儿童最为多见。本病一般预后良好，一次感染水痘大多可获终生免疫，当机体免疫功能受损时，或已接种过水痘疫苗者，也可有第二次感染，但症状轻微。

◎ 要点二　病因病机

本病为感受水痘时邪，主要病机为时邪蕴郁肺脾，湿热蕴蒸，透于肌表。

1. **邪伤肺卫**　水痘时邪从口鼻而入，初蕴于肺。外邪袭肺，肺卫为邪所伤，宣发失司，则致发热、流涕、咳嗽。病邪深入，郁于肺脾，正气抗邪外出，时邪夹湿透于肌表，正盛邪轻，则致水痘稀疏布露、疹色红润、疱浆清亮。随后湿毒清解，疱疹结痂向愈。

2. **毒炽气营**　若小儿素体虚弱，加之感邪较重，调护不当，邪盛正衰，邪毒炽盛，则内传气营。气分热盛，致壮热烦躁、口渴、面红目赤。毒传营分，与内湿相搏外透肌表，则致水痘密集、疹色暗紫、疱浆混浊。

水痘病在肺脾两经。若邪毒炽盛，毒热化火，内陷心肝，可出现壮热不退、神志模糊，甚至昏迷、抽搐等邪毒内陷心肝之变证。小儿肺脏娇嫩，感邪之后，若邪毒内犯，闭阻于肺，肺失宣肃，出现高热、咳嗽不爽、气喘、鼻扇、口唇青紫等症，为邪毒闭肺之变证。

◎ 要点三　诊断要点与鉴别诊断

（一）诊断要点

1. 起病2~3周前有水痘接触史。

2. 初起有发热、流涕、咳嗽、不思饮食等症，发热大多不高。在发热同时1~2天内即于头、面、发际及全身其他部位出现红色斑丘疹，以躯干部较多，四肢部位较少，疹点出现后很快为疱疹，大小不等，内含水液，周围有红晕，继而结成痂盖脱落，不留瘢痕。

3. 皮疹分批出现，此起彼落，在同一时期，丘疹、疱疹、干痂往往同时并见。

4. 血常规检查及刮取新鲜疱疹基底物检查等

可协助诊断。

（二）鉴别诊断

1. 脓疱疮 好发于炎热夏季，多见于头面部及肢体暴露部位，病初为疱疹，很快成为脓疱，疱液混浊。疱液可培养出细菌。

2. 水疥（丘疹样荨麻疹） 好发于婴儿，多有过敏史，多见于四肢，呈风团样丘疹，长大后其顶部略似疱疹，较硬，不易破损，数日后渐干或轻度结痂，瘙痒重，易反复出现。

◎ 要点四 辨证论治

（一）辨证要点

本病辨证，重在辨卫分、气分、营分。根据全身及局部症状，凡痘疹小而稀疏，色红润，疱浆清亮，或伴有微热、流涕、咳嗽等症，为病在卫分；若水痘邪毒较重，痘疹大而密集，色赤紫，疱浆混浊，伴有高热、烦躁等症，为病在气分、营分。病重者易出现邪陷心肝、邪毒闭肺之变证。

（二）治疗原则

以清热解毒利湿为基本原则。

（三）分证论治

1. 邪伤肺卫证

证候：发热轻微，或无发热，鼻塞流涕，喷嚏，咳嗽，起病后 1~2 天出皮疹，疹色红润，疱浆清亮，根盘红晕，皮疹瘙痒，分布稀疏，此起彼伏，以躯干为多，舌苔薄白，脉浮数。

治法：疏风清热，利湿解毒。

代表方剂：银翘散。

加减：痘疹痒甚加蝉蜕、地肤子；咳嗽加杏仁、前胡。

2. 邪炽气营证

证候：壮热不退，烦躁不安，口渴欲饮，面红目赤，皮疹分布较密，疹色紫暗，疱浆混浊，甚至可见出血性皮疹、紫癜，大便干结，小便短黄，舌红或绛，苔黄糙而干，脉数有力。

治法：清气凉营，解毒化湿。

代表方剂：清胃解毒汤。

◎ 要点五 预防与调护

（一）预防

1. 本病流行期间，少去公共场所。

2. 易感孕妇在妊娠早期接触水痘，应给予水痘-带状疱疹免疫球蛋白被动免疫。如患水痘，则应终止妊娠。

3. 控制传染源，隔离水痘病儿至疱疹结痂为止。学校、托幼机构中已接触水痘的易感儿，应检疫 3 周，并立即给予水痘减毒活疫苗预防发病。

4. 已被水痘病儿污染的被服及用具，应采用曝晒、煮沸、紫外线灯照射等措施进行消毒。

5. 对使用大剂量肾上腺皮质激素、免疫抑制剂患儿，及免疫功能受损、恶性肿瘤患儿，在接触水痘 72 小时内可肌内注射水痘-带状疱疹免疫球蛋白，以预防感染本病。

（二）调护

1. 保持室内空气流通、新鲜，注意避风寒，防止复感外邪。

2. 饮食宜清淡、易消化，多饮温开水。

3. 保持皮肤清洁，勤换内衣，剪短手指甲，或带连指手套，以防抓破疱疹，减少继发感染。

4. 正在使用肾上腺皮质激素治疗的患儿，若发生水痘，应立即减量或停用。

5. 对水痘伴发热的患儿，不可使用水杨酸制剂，以免发生瑞氏综合征。

细目六 手足口病

◎ 要点一 概述

手足口病是由感受手足口病时邪引起的发疹性传染病，临床以手足肌肤、口咽部发生疱疹为特征。本病一年四季均可发生，但以夏秋季节多见。任何年龄均可发病，常见于 5 岁以下小儿。本病传染性强，易引起流行。一般预后较好，少数重症患儿可合并心肌炎、脑炎、脑膜炎等，甚或危及生命。

◎ 要点二 病因病机

本病的病因为感受手足口病时邪，其病位主要在肺脾二经。其病机是邪蕴肺脾，外透肌表。

1. 邪犯肺脾 时邪疫毒由口鼻而入，初犯肺脾，肺气失宣，卫阳被遏，脾失健运，胃失和降，则见发热、咳嗽、流涕、口痛、纳差、恶心、呕吐、泄泻等症。邪毒蕴郁，气化失司，水湿内停，与毒相搏，外透肌表，则手、足、口咽部散发稀疏疱疹。

2. 湿热蒸盛 感邪较重，毒热内盛，则身热持续，疱疹稠密，根盘红晕显著，并波及四肢、臀部，甚或邪毒内陷而出现神昏、抽搐等。

此外，有因邪毒犯心，气阴耗损，出现胸闷乏力，气短心悸，甚或心阳欲脱，危及生命者。

◎ 要点三 诊断要点与鉴别诊断

（一）诊断要点

1. 发病前 1~2 周有手足口病接触史。

2. 多数患儿突然起病，于发病前 1~2 天或发病的同时出现发热，多在 38℃ 左右，可伴头痛、咳嗽、流涕、口痛、纳差、恶心、呕吐、泄泻等症状。一般体温越高，病程越长，则病情越重。

3. 主要表现为口腔及手足部发生疱疹。口腔疱疹多发生在硬腭、颊部、齿龈、唇内及舌部，破溃后形成小的溃疡，疼痛较剧，年幼儿常表现烦躁、哭闹、流涎、拒食等。在口腔疱疹出现后 1~2 天可见皮肤斑丘疹，呈离心性分布，以手足部多见，并很快变为疱疹，疱疹呈圆形或椭圆形扁平凸起，如米粒至豌豆大，质地较硬，多不破溃，内有混浊液体，周围绕以红晕。疱疹长轴与指、趾皮纹走向一致。少数患儿臂、腿、臀等部位也可出现疱疹，但躯干及颜面部极少。疱疹一般 7~10 天消退，疹退后无瘢痕及色素沉着。

4. 血象检查。血白细胞计数正常，淋巴细胞和单核细胞比值相对增高。

（二）鉴别诊断

1. 水痘 疱疹较手足口病稍大，呈向心性分布，躯干、头面多，四肢少，疱壁薄，易破溃结痂，疱疹多呈椭圆形，其长轴与躯体的纵轴垂直，且在同一时期同一皮损区斑丘疹、疱疹、结痂并见。

2. 疱疹性咽峡炎 多见于 5 岁以下小儿，起病较急，常突发高热、流涕、口腔疼痛甚或拒食，体检可见软腭、悬雍垂、舌腭弓、扁桃体、咽后壁等部位出现灰白色小疱疹，1~2 天内疱疹破溃形成溃疡，颌下淋巴结可肿大，但很少累及颊黏膜、舌、龈以及口腔以外部位皮肤。

◎ 要点四 辨证论治

（一）辨证要点

本病以脏腑辨证为纲，根据病程、发疹情况及临床其他症状区分轻证、重证。轻证者病程短，皮疹少，全身症状轻；重证者病程长，皮疹多，全身症状重。

（二）治疗原则

以清热祛湿解毒为治疗原则。

（三）分证论治

1. 邪犯肺脾证

证候：发热轻微，或无发热，或流涕咳嗽、纳差恶心、呕吐泄泻，1~2 天后或同时出现口腔内疱疹，破溃后形成小的溃疡，疼痛流涎，不欲进食。随病情进展，手掌、足跖部出现米粒至豌豆大斑丘疹，并迅速转为疱疹，分布稀疏，疹色红润，根盘红晕不著，疱液清亮，舌质红，苔薄黄腻，脉浮数。

治法：宣肺解表，清热化湿。

代表方剂：甘露消毒丹。

加减：恶心呕吐加苏梗、竹茹；泄泻加泽泻、薏苡仁；高热加葛根、柴胡。

2. 湿热蒸盛证

证候：身热持续，烦躁口渴，小便黄赤，大便秘结，手、足、口部及四肢、臀部疱疹，痛痒剧烈，甚或拒食，疱疹色泽紫暗，分布稠密，或成簇出现，根盘红晕显著，疱液混浊，舌质红绛，苔黄厚腻或黄燥，脉滑数。

治法：清热凉营，解毒祛湿。

代表方剂：清瘟败毒饮。

◎ 要点五　预防与调护

（一）预防

1. 加强流行病学监测，本病流行期间，勿带孩子去公共场所，发现疑似病人，应及时进行隔离，对密切接触者应隔离观察 7 ~ 10 天，并给予板蓝根颗粒冲服。

2. 注意搞好个人卫生，养成饭前便后洗手的习惯。对被污染的日常用品、食具等应及时消毒处理，患儿粪便及其他排泄物可用 3% 漂白粉澄清液浸泡，衣物置阳光下曝晒，室内保持通风换气。

3. 注意饮食起居，合理供给营养，保持充足睡眠，避免阳光曝晒，防止过度疲劳。

（二）调护

1. 患病期间，宜给予清淡无刺激的流质或软食，多饮开水，进食前后可用生理盐水或温开水漱口，以减轻食物对口腔的刺激。

2. 注意保持皮肤清洁，对皮肤疱疹切勿挠抓，以防溃破感染。对已有破溃感染者，可用金黄散或青黛散麻油调后敷布患处，以收敛燥湿，助其痊愈。

细目七　痄腮

◎ 要点一　概述

痄腮是由痄腮时邪引起的一种急性传染病，西医学称为流行性腮腺炎，以发热、耳下腮部肿胀疼痛为主要特征。本病一年四季均可发生，以冬春两季易于流行。多发于 3 岁以上儿童，2 岁以下婴幼儿少见。本病一般预后良好。少数患儿因素体虚弱或邪毒炽盛，可见邪陷心肝、毒窜睾腹之变证。感染本病后可获终生免疫。

◎ 要点二　病因病机

本病为感受痄腮时邪所致。当小儿机体抵抗力下降时，时邪乘虚侵入而致病。其主要病机为邪毒壅阻足少阳经脉，与气血相搏，凝滞于耳下腮部。

1. **邪犯少阳**　时邪病毒从口鼻而入，侵犯足少阳胆经。邪毒循经上攻腮颊，与气血相搏，凝滞于耳下腮部，则致腮部肿胀疼痛；邪毒郁于肌表，则致发热恶寒；邪毒郁阻经脉，关节不利，则致咀嚼不便；邪毒上扰清阳，则头痛；邪毒内扰脾胃，则致纳少、恶心、呕吐。

2. **热毒壅盛**　时邪病毒壅盛于少阳经脉，循经上攻腮颊，气血凝滞不通，则致腮部肿胀、疼痛、坚硬拒按，张口咀嚼不便；热毒炽盛，则高热不退；邪热扰心，则烦躁不安；热毒内扰脾胃，则致纳少呕吐；热邪伤津，则致口渴欲饮，尿少而黄。

足少阳胆经与足厥阴肝经互为表里，热毒炽盛者，邪盛正衰，邪陷厥阴，扰动肝风，蒙蔽心包，可见高热、抽搐、昏迷等症，此为邪陷心肝之变证。足厥阴肝经循少腹络阴器，邪毒内传，引睾窜腹，可见睾丸肿胀、疼痛，或少腹疼痛等症，此为毒窜睾腹之变证。肝经热毒壅滞乘脾，还可出现上腹疼痛、恶心呕吐等症。

◎ 要点三　诊断要点与鉴别诊断

（一）诊断要点

1. 发病前 2 ~ 3 周有流行性腮腺炎接触史。

2. 发热，以耳垂为中心的腮部肿痛，边缘不清，触之有弹性感，压痛明显。常一侧先肿大，2 ~ 3 天后对侧亦可肿大。腮腺管口红肿。有时颌下腺出现肿痛。

3. 血常规检查。白细胞总数可正常，或稍降低或稍增高，淋巴细胞可相对增加。

4. 血清、尿淀粉酶增高。

5. 可疑病例应做血清学检查及病原学检查以明确诊断。

（二）鉴别诊断

化脓性腮腺炎　中医名发颐。腮腺肿大多为一侧，表皮泛红，疼痛剧烈，拒按，按压腮部可见口腔内腮腺管口有脓液溢出，无传染性，血白细胞总数及中性粒细胞增高。

◎ 要点四 辨证论治

（一）辨证要点

本病辨证以经络辨证为主，同时辨常证、变证。根据全身及局部症状，凡发热，耳下腮肿，但无神志障碍，无抽搐，无睾丸肿痛或少腹疼痛者，为常证，病在少阳经为主；若高热不退，神志不清，反复抽搐，或睾丸肿痛、少腹疼痛者，为变证，病在少阳、厥阴二经。

（二）治疗原则

以清热解毒、软坚散结为基本原则。本病治疗宜采用药物内服与外治相结合，有助于腮部肿胀的消退。

（三）分证论治

1. 常证

（1）邪犯少阳证

证候：轻微发热恶寒，一侧或两侧耳下腮部漫肿疼痛，咀嚼不便，或有头痛、咽红、纳少，舌质红，苔薄白或薄黄，脉浮数。

治法：疏风清热，散结消肿。

代表方剂：柴胡葛根汤、银翘散。

（2）热毒壅盛证

证候：高热，一侧或两侧耳下腮部肿胀疼痛，坚硬拒按，张口咀嚼困难，或有烦躁不安，口渴欲饮，头痛，咽红肿痛，颌下肿块胀痛，纳少，大便秘结，尿少而黄，舌质红，舌苔黄，脉滑数。

治法：清热解毒，软坚散结。

代表方剂：普济消毒饮。

加减：腮部肿甚拒按加海藻、昆布；热重便秘加大黄、玄明粉。

2. 变证

（1）邪陷心肝证

证候：高热，耳下腮部肿痛，坚硬拒按，神昏，嗜睡，项强，反复抽搐，头痛，呕吐，舌红，苔黄，脉弦数。

治法：清热解毒，息风开窍。

代表方剂：清瘟败毒饮、凉营清气汤。

（2）毒窜睾腹证

证候：腮部肿胀消退后，一侧或双侧睾丸肿胀疼痛，或脘腹、少腹疼痛，痛时拒按，舌红，苔黄，脉数。

治法：清肝泻火，活血止痛。

代表方剂：龙胆泻肝汤。

加减：睾丸肿大加青皮、莪术；腹胀便秘加大黄、枳实。

◎ 要点五 其他疗法

（一）药物外治

1. 鲜地龙加白糖、鲜仙人掌（去刺）、鲜马齿苋，任选一种，捣烂外敷腮部，1日1~2次。适用于腮部肿痛。

2. 如意金黄散、紫金锭、青黛散，任选一种，以水或醋调匀后外敷腮部，1日1~2次。适用于腮部肿痛。

（二）针灸疗法

1. **灯火灸法** 取患侧角孙穴，用灯心草蘸麻油，点燃后，迅速按于角孙穴上。火灸后局部皮肤呈白色，或发红。1日1次。

2. **针刺法** 取翳风、颊车、合谷穴，泻法，强刺激。发热者，加大椎、曲池；睾丸、小腹疼痛，加血海、三阴交。1日1次。

（三）激光疗法

用氦-氖激光穴位照射。主穴：合谷、少商、阿是穴（腮肿痛处）。配穴：风池、曲池。每次4~8穴。

◎ 要点六 预防与调护

（一）预防

1. 痄腮流行期间，易感儿应少去公共场所。幼儿园及中小学校等集体单位要经常体格检查，有接触史的可疑患儿，要进行隔离观察，并用板蓝根15~30g煎汤口服，每日1次，连服3~5天。

2. 未曾患过本病的儿童，可给予免疫球蛋白。

3. 生后14个月可给予减毒腮腺炎活疫苗接种。

（二）调护

1. 发病期间应隔离治疗，直至腮部肿胀完全消退后 3 天为止。患儿的衣被、用具等物品均应煮沸消毒。居室用食醋加水熏蒸进行空气消毒，每次 30 分钟，每日 1 次。

2. 患儿应卧床休息直至热退，并发睾丸炎者适当延长卧床休息时间。

3. 给予易消化、清淡流质饮食或软食为宜，忌吃酸、硬、辣等刺激性食物。每餐后用生理盐水或 4% 硼酸溶液漱口或清洗口腔，以保持口腔清洁。

4. 高热、头痛、嗜睡、呕吐者密切观察病情，及时给予必要的处置。睾丸肿大痛甚者，局部可给予冷湿敷，并用纱布做成吊带，将肿胀的阴囊托起。

细目八 顿 咳

◎ 要点一 概述

顿咳是小儿时期感受时行邪毒引起的肺系时行疾病，临床以阵发性痉挛咳嗽，咳后有特殊的鸡鸣样吸气性吼声为特征。本病一年四季均可发生，但以冬春季节多见。5 岁以下小儿最易发病，年龄愈小，病情大多愈重，10 岁以上儿童较少发病。本病病程较长，如不及时治疗，可持续 2~3 个月以上。重症或体弱婴儿易并发肺炎喘嗽；若痰热内陷心肝，则可致昏迷、抽搐之变证。西医学称为百日咳。近年来，由于广泛开展百日咳菌苗的预防接种，百日咳发病率已大为降低。

◎ 要点二 病因病机

本病主要病因病机为外感时行邪毒侵入肺系，夹痰胶结气道，导致肺失肃降。顿咳病变脏腑以肺为主，初犯肺卫，继则由肺而影响肝、胃、大肠、膀胱，重者可内陷心肝。

◎ 要点三 诊断要点与鉴别诊断

（一）诊断要点

1. 有百日咳接触史，且未接种过百日咳疫苗。

2. 发病初期感冒症状逐渐减轻，而咳嗽反增；阵发性痉咳，咳嗽末有鸡鸣样吸气性回声，日轻夜重；面目浮肿，目睛出血，舌系带溃疡等。

3. 实验室检查。血常规检查、细菌培养、免疫荧光检查、血清抗体检测可助确诊。

（二）鉴别诊断

1. **支气管炎、肺炎** 无鸡鸣样吸气性吼声，常伴发热，肺部听诊有干性或湿性啰音，胸部 X 光片有炎症改变。

2. **气管、支气管异物** 有异物吸入史，起病突然，无鸡鸣样吸气性吼声。

3. **百日咳综合征** 副百日咳杆菌、肺炎支原体、腺病毒、呼吸道合胞病毒、副流感病毒等引起类似百日咳的痉挛性咳嗽，称为百日咳综合征。但其血常规中淋巴细胞增高不如百日咳明显，依靠病原体分离或血清学检查可进行鉴别。

◎ 要点四 辨证论治

（一）辨证要点

顿咳可按初咳期、痉咳期、恢复期分阶段辨证。初咳期邪犯肺卫，辨风寒、风热；痉咳期痰阻肺络，辨痰火、痰浊；恢复期邪去正伤，辨阴虚、气虚。

（二）治疗原则

重在涤痰清火，泻肺降逆。本病主症虽呛咳不已，但不可妄用止涩之药，以防留邪为患。痉咳期痰火证居多，不可早用滋阴润肺之品，以防痰火不清，病程迁延难愈。

（三）分证论治

1. 邪犯肺卫证（初咳期）

证候：一般不发热或伴低热，鼻塞流涕，喷嚏咳嗽，2~3 天后咳嗽日渐加重，并渐显日轻夜重，咳痰稀白，量不多或痰稠不易咳出，咳声不畅，苔薄白或薄黄，脉浮紧或浮数，指纹浮红或浮紫在风关。历时 1 周左右。

治法：疏风祛邪，宣肺止咳。

代表方剂：三拗汤。

2. 痰火阻肺证（痉咳期）

证候：咳嗽明显较前加重，咳呛不已，持续难止，日轻夜重，痉咳后伴有深吸气样鸡鸣声，吐出痰涎或食物后方暂止，不久可又发作。轻者每日咳5~6阵，重者多达40~50阵。每阵咳嗽可以自发，有时用力活动、进食、闻到刺激性气味等可诱发阵咳。痉咳3周后，常可伴有舌系带溃疡、两胁作痛、目睛红赤等。舌质红，苔薄黄，脉数，指纹紫达气关。历时一般持续2~6周，亦有达8周以上者。

体弱及年幼儿此期可发生变证，常见痰热闭肺证；少数患儿可发生神昏抽搐、口吐涎沫等邪陷心肝证。

治法：清热泻肺，涤痰镇咳。

代表方剂：桑白皮汤合葶苈大枣泻肺汤。

加减：痰咳频作加僵蚕、蜈蚣、地龙；呕吐频繁加代赭石、旋覆花、竹茹；咯血、衄血加白茅根、藕节炭、侧柏叶。

3. 气阴耗伤证（恢复期）

证候：痉咳缓解，咳嗽逐渐减轻，仍有干咳无痰，或痰少而稠，声音嘶哑，伴低热，午后颧红，烦躁，夜寐不宁，盗汗，口干，舌红，苔少或无苔，脉细数。或表现为咳声无力，痰白清稀，神倦乏力，气短懒言，纳差食少，自汗或盗汗，大便不实，舌淡，苔薄白，脉细弱。历时2~4周。

治法：养阴润肺，健脾益气。

代表方剂：肺阴亏虚证用沙参麦冬汤，肺脾气虚证用人参五味子汤。

◎ 要点五　西医治疗

1. 抗生素　早期应用，常用红霉素40~50mg/（kg·d），口服，疗程1~2周，或选用头孢克洛等。

2. 并发症治疗　并发百日咳脑病惊厥时，可用地西泮或苯巴比妥；有脑水肿者，可行脱水疗法；病危重者，可应用肾上腺皮质激素。

◎ 要点六　预防与调护

（一）预防

1. 按时接种白百破三联疫苗。
2. 易感儿在疾病流行期间避免去公共场所。
3. 发现顿咳患儿要及时隔离4~7周。
4. 与顿咳病儿有接触史的易感儿应观察3周，并服中药预防。

（二）调护

1. 居室空气新鲜，防止受凉，避免接触烟尘、异味、辛辣等刺激物。
2. 注意休息，保证充足睡眠，保持心情愉快，防止精神刺激、情绪波动。
3. 饮食富营养易消化，避免煎炸辛辣酸咸等刺激性食物。宜少食多餐，防止剧咳时呕吐。婴幼儿要注意防止呕吐物呛入气管，避免引起窒息。

第九单元　虫　证

细目一　蛔虫病

◎ 要点一　概述

蛔虫病是感染蛔虫卵引起的小儿常见肠道寄生虫病，以脐周疼痛，时作时止，饮食异常，大便下虫，或粪便镜检有蛔虫卵为主要特征。成虫寄生小肠，劫夺水谷精微，妨碍正常的消化吸收，严重者影响儿童生长发育。

本病无明显的季节性。其发生率农村高于城市，儿童高于成人，尤多见于3~10岁的儿童。

蛔虫病不仅影响小儿的食欲及肠道功能，而且影响小儿的生长发育。重者可能出现并发症，其中以蛔厥证、虫瘕证多见。

◎ 要点二　诊断要点

1. 可有吐蛔、便蛔史。

2. 反复脐周疼痛，时作时止，腹部按之有条索状物或团块，轻揉可散，食欲异常，形体消瘦，可见挖鼻、咬指甲、睡眠磨牙、面部白斑。

3. 合并蛔厥、虫瘕，可见阵发性剧烈腹痛，伴恶心呕吐，甚或吐出蛔虫。蛔厥者，可伴有畏寒发热，甚至出现黄疸。虫瘕者，腹部可扪及虫团，按之柔软可动，多见大便不通。

4. 大便病原学检查。应用直接涂片法，或厚涂片法，或饱和盐水浮聚法，检出粪便中蛔虫卵即可确诊，但粪检未查出虫卵也不能排除本病。

◎ 要点三　辨证论治

（一）辨证要点

本病以六腑辨证为纲。肠虫证最为多见，虫踞肠腑，多为实证，以发作性脐周腹痛为主要症状。蛔厥证蛔虫入膈，窜入胆腑，腹痛在剑突下、右上腹，呈阵发性剧烈绞痛，痛时肢冷汗出，多有呕吐，且常见呕吐胆汁和蛔虫，证属寒热错杂，病初多偏寒，继之渐化热。虫瘕者虫团聚结肠腑，腹部剧痛不止，阵发性加重，腹部可扪及条索状或团状包块，伴有剧烈呕吐，大便多不通。

（二）治疗原则

本病治疗以驱蛔杀虫为主，辅以调理脾胃之法。如病情较重，腹痛剧烈，或出现蛔厥、虫瘕等并发症者，根据蛔"得酸则安、得辛则伏、得苦则下"的特性，先予酸、辛、苦等药味，以安蛔止痛治标，也可以标本兼施，安蛔、驱虫、通下并用，使胆腑、肠腑通利，腹痛较快缓解。

（三）分证论治

1. 肠虫证

证候：脐腹部疼痛，轻重不一，时作时止，或不思饮食，或嗜食异物，大便不调，或泄泻或便秘，或便下蛔虫，面色多黄滞，可见面部白斑，白睛蓝斑，唇内粟状白点，夜寐龄齿。甚者，腹部可扪及条索状物，时聚时散，形体消瘦，肚腹胀大，青筋显露。舌苔多见花剥或腻，舌尖红赤，脉弦滑。

治法：驱蛔杀虫，调理脾胃。

代表方剂：使君子散。

加减：腹痛明显加延胡索、木香；呕吐加竹茹、生姜；腹胀满、大便不畅加大黄、青皮、玄明粉。

2. 蛔厥证

证候：有肠蛔虫症状，突然腹部绞痛，弯腰屈背，辗转不宁，肢冷汗出，恶心呕吐，常吐出胆汁或蛔虫。腹部绞痛呈阵发性，疼痛部位在右上腹或剑突下，疼痛可暂时缓解减轻，但又反复发作。重者腹痛持续而阵发性加剧，可伴畏寒发热，甚至出现黄疸。舌苔多黄腻，脉弦数或滑数。

治法：安蛔定痛，继则驱虫。

代表方剂：乌梅丸。

3. 虫瘕证

证候：有肠蛔虫症状，突然阵发性脐腹剧烈疼痛，部位不定，频繁呕吐，可呕出蛔虫，大便不下或量少，腹胀，腹部可扪及质软、无痛的可移动团块。病情持续不缓解者，见腹硬、压痛明显，肠鸣，无矢气。舌苔白或黄腻，脉滑数或弦数。

治法：行气通腑，散蛔驱虫。

代表方剂：驱蛔承气汤。

保守治疗无效时及时手术治疗。

◎ 要点四　其他疗法

1. 单方验方

（1）使君子仁文火炒黄嚼服。每岁1~2粒，最大剂量不超过20粒。晨起空腹服之，连服2~3天。用于驱蛔。

（2）鹤虱丸。南鹤虱180g，吴茱萸150g，橘皮120g，桂心90g，槟榔120g。捣筛，蜜和丸，如梧桐子大。每服 20 丸，蜜汤下，1 日 2 次，渐加至 30 丸，以虫出为度。用于蛔虫腹痛。

（3）椒目 6g，豆油 150mL。油烧开后入椒目，椒目以焦为度，去椒喝油，分 1~2 次喝下。用于虫瘕证。

2. 推拿疗法

（1）按压上腹部剑突下 3~4cm 处，手法先轻后重，一压一推一松，连续操作 7~8 次，待腹肌放松时，突然重力推压一次，若患儿腹痛消失或减轻，表明蛔虫已退出胆道，可停止推拿。用于蛔厥证。

（2）用掌心以旋摩法顺时针方向按摩患儿脐部，手法由轻到重。如虫团松动，但解开较慢，可配合捏法帮助松解。用于虫瘕证。

3. 针灸疗法

（1）迎香透四白、胆囊、内关、足三里、中脘、人中。强刺激，泻法。用于蛔厥证。

（2）天枢、中脘、足三里、内关、合谷。强刺激，泻法。用于虫瘕证。

4. 西医治疗

（1）甲苯咪唑 200mg，顿服。用于 2 岁以上小儿驱虫。

（2）阿苯哒唑（丙硫咪唑）200mg，顿服。2 岁以下小儿禁用。用于驱虫。

（3）枸橼酸哌嗪（驱蛔灵）每日 100~160mg/kg，最大量不超过 3g，连服 2 日。

◎ 要点五 预防与调护

（一）预防

1. 注意个人卫生，饭前便后洗手，不吃生菜及未洗净的瓜果，不饮用生水，以减少虫卵入口的机会。

2. 不随地大便，妥善处理好粪便，切断传染途径，保持水源及食物不受污染，减少感染机会。

（二）护理

1. 饮食宜清淡，少食辛辣肥腻之品，以免助热生湿。

2. 服驱虫药宜空腹，服药后要注意休息和饮食，保持大便通畅，注意服药后反应及排虫情况。

细目二 蛲虫病

◎ 要点一 概述

蛲虫病是由蛲虫寄生人体所致的小儿常见肠道寄生虫病，以夜间肛门及会阴附近奇痒并见到蛲虫为特征。蛲虫色白，形细小如线头，俗称"线虫"。本病无明显的季节性。患儿是唯一的传染源。儿童感染率高于成人，2~9 岁儿童感染率最高，尤以集体机构的儿童高发。蛲虫的寿命不超过 2 个月，如果无重复感染可自行痊愈。因此，本病强调预防为主，防治结合，杜绝重复感染，否则药物治疗也难奏效。

◎ 要点二 诊断要点

1. 有喜以手摄取食物、吮手指等不良卫生习惯。

2. 以夜间肛门及会阴部奇痒，睡眠不安为主要临床表现，可并见尿频、遗尿、腹痛等症。大便或肛周可见 8~13mm 长的白色线状成虫。

3. 用肛门拭子法检查虫卵，常用方法有：①透明胶纸法：用透明胶纸黏擦肛门周围皮肤，虫卵即被黏于胶面，然后将纸平贴在玻璃片上，镜检虫卵。②棉签拭子法：用蘸有生理盐水的消毒棉签拭擦肛周，然后将拭擦物洗入饱和生理盐水，用漂浮法查虫卵。

◎ 要点三 辨证论治

（一）辨证要点

本病应辨明虚实轻重。病初多属实证，轻者一般无明显全身症状，仅有肛门及会阴瘙痒，重者蛲虫较多，湿热内生，并见烦躁、夜惊、磨牙、恶心、食欲不振、腹痛；若病程较久，耗伤气血，可引起一些全身症状，以脾胃虚弱为主。

（二）治疗原则

本病治疗以驱虫为主，常内服、外治相结

合。对病久脾胃虚弱者，在驱虫、杀虫时，应注意调理脾胃。

（三）分证论治

证候：肛门、会阴部瘙痒，夜间尤甚，睡眠不宁，烦躁不安，或尿频、遗尿，或女孩前阴瘙痒，分泌物增多，或食欲不振，形体消瘦，面色苍黄。舌淡，苔白，脉无力。

治法：杀虫止痒，结合外治。

代表方剂：驱虫粉。

◎ 要点四　其他疗法

（一）外治疗法

1. 百部150g，苦楝皮60g，乌梅9g。加水适量，煎煮取汁20~30mL，保留灌肠，连续3天为1疗程。用于驱杀蛲虫。

2. 百部50g，苦参25g。共研细末，加凡士林调成膏状，每晚睡前用温水洗肛门后涂药膏，连用7天。用于杀虫止痒。

3. 蛲虫软膏（含30%百部浸膏，0.2%龙胆紫）擦肛门皱襞周围，并挤少许入肛门内，有杀虫止痒作用。

（二）西医治疗

1. 扑蛲灵，每次5mg/kg，总量不超过0.25g，睡前1次顿服。必要时2~3周后重复治疗。用于驱虫。

2. 阿苯哒唑（丙硫咪唑），每次200~400mg，1次顿服。为防止再感染，服药后间隔1~2周再服100~200mg。用于2岁以上小儿驱虫。

◎ 要点五　预防与调护

（一）预防

1. 加强卫生宣教，普及预防蛲虫感染的知识，改善环境卫生，切断传播途径。

2. 注意个人卫生，养成良好卫生习惯，不吮吸手指，勤剪指甲，饭前、便后洗手。

（二）调护

1. 患儿床单及内衣应勤洗换，并用开水煮沸消毒，以杀死虫卵。

2. 勤洗肛门。防止小儿用手搔抓肛门。

3. 治疗期间应配合清洁环境和衣被、食物、玩具的消毒，0.5%碘液可用于消毒玩具等物品。

第十单元　其他病证

细目一　夏季热

◎ 要点一　概述

夏季热又称暑热症，是婴幼儿在暑天发生的特有的季节性疾病，临床以长期发热、口渴多饮、多尿、少汗或汗闭为特征。本病多见于6个月至3岁的婴幼儿，5岁以上者少见。我国南方气候炎热地区发病者较多。发病集中在6、7、8三个月，与气温升高、气候炎热有密切关系，气温愈高，发病愈多，且随着气温升高而病情加重。秋凉以后，症状能自行消退。本病若无并发症，预后良好。

◎ 要点二　病因病机

夏季热的发病原因，在于小儿体质不能耐受夏季炎暑。病机关键为小儿正气虚弱，不耐暑气熏蒸，气阴耗伤而致。体弱小儿为暑气所伤，肌腠受灼，内侵肺胃。暑热内蕴，灼伤肺胃之津，则内热炽盛，故发热、口渴多饮。暑气伤于肺卫，腠理开阖失司，肌肤闭而失宣，又肺津为暑热所伤，津气两亏，水源不足，水液无以输布，故见少汗或汗闭。同时，小儿脾胃薄弱，加之暑伤脾气，中阳不振，气虚下陷，气不化水，使水液下趋膀胱而尿多。

本病虽发生于夏季，但因属小儿体质不耐炎暑而发，并非感受暑邪，因而无暑邪入营入血之传变变化，至秋凉后可自愈。

◎ 要点三　诊断要点与鉴别诊断

（一）诊断要点

1. 发热　多数患儿表现为暑天渐渐起病，随着气温上升而体温随之上升，可在38℃～40℃，并随着气温升降而波动，发热期可达1～3个月，随着气候转为凉爽，体温自然下降至正常。

2. 少汗或汗闭　虽有高热，但汗出不多，仅在起病时头部稍有汗出，甚或无汗。

3. 多饮多尿　患儿口渴逐渐明显，饮水日增，24小时可饮水2000～3000mL，甚至更多。小便清长，次数频繁，每日可达20～30次，或随饮随尿。

4. 其他症状　病初一般情况良好。发热持续不退时可伴食欲减退，形体消瘦，面色少华，或伴倦怠乏力，烦躁不安，但很少发生惊厥。

5. 实验室检查　除部分患儿血常规可呈淋巴细胞百分数增高外，其他检查在正常范围。

（二）鉴别诊断

1. 疰夏　多发生在长夏季节，主要表现为低热，一般无高热、汗闭、口渴多饮、多尿等症状，可伴有食欲减退，身困乏力。

2. 湿温　系感受湿热时邪所致。主要发生于夏秋季节，发热持续不退，与夏季热相类似，但口渴不甚明显、尿不多，这是与夏季热的主要区别之处。

◎ 要点四　辨证论治

（一）辨证要点

本病在辨证时要根据患儿的体质状况、临床表现，辨别是以暑气熏蒸伤及肺胃气阴为主，还是已损及下焦肾之阳气。疾病初起，平素体健者多不见病容，但有发热、口渴多饮、多尿，纳食如常，舌红脉数，多为暑伤肺胃；疾病日久，平素体弱多病，或先天禀赋不足者，除暑热证的典型表现外，还见面色苍白、下肢清冷、大便稀

薄，多为上盛下虚。

（二）治疗原则

以清暑泄热、益气生津为基本原则。

（三）分证论治

1. 暑伤肺胃证

证候：入夏后体温渐高，发热持续，气温越高，体温越高，皮肤灼热，少汗或无汗，口渴引饮，小便频数，甚则饮一溲一，精神烦躁，口唇干燥，舌质稍红，苔薄黄，脉数。

治法：清暑益气，养阴生津。

代表方剂：王氏清暑益气汤。

加减：纳呆食少加麦芽、白术；烦躁明显加莲子心、栀子；舌苔白腻加藿香、佩兰。

2. 上盛下虚证

证候：发热日久不退，朝盛暮衰，精神萎靡或虚烦不安，面色苍白，下肢清冷，小便清长，频数无度，大便稀溏，口渴多饮，舌质淡，苔薄黄，脉细数无力。

治法：温补肾阳，清心护阴。

代表方剂：温下清上汤。

◎ 要点五　预防与调护

1. 改善居住条件，注意通风，保持凉爽。有条件者室内安装空调或易地避暑。

2. 加强体格锻炼，防治各种疾病，已病者要注意调理，及时恢复健康。

3. 饮食宜清淡，注意营养物质的补充，少喝白开水，可用西瓜汁、金银花露等代茶，或以蚕茧、红枣、乌梅煎汤代茶饮。

4. 高热时可适当采用物理降温。常温水沐浴，帮助发汗降温。注意皮肤清洁，防止并发症。

细目二　紫　癜

◎ 要点一　概述

紫癜是小儿常见的出血性疾病之一，以血液溢于皮肤、黏膜之下，出现瘀点瘀斑，压之不退

色为其临床特征，常伴鼻衄、齿衄，甚则呕血、便血、尿血。本病包括西医学的过敏性紫癜和免疫性血小板减少症。过敏性紫癜好发年龄为 3~14 岁，尤以学龄儿童多见，男性多于女性，春秋两季发病较多。免疫性血小板减少症发病年龄多在 2~5 岁，男女发病比例无差异，其死亡率约1%，主要致死原因为颅内出血。

◎ 要点二　病因病机

小儿素体正气亏虚是发病之内因，外感风热时邪及其他异气是发病之外因。

风热之邪与气血相搏，热伤血络，迫血妄行，溢于脉外，渗于皮下，发为紫癜。邪重者，还可伤其阴络，出现便血、尿血等。若血热损伤肠络，血溢络外，碍滞气机，可致剧烈腹痛；夹湿流注关节，则可见局部肿痛，屈伸不利。若小儿先天禀赋不足，或疾病迁延日久，耗气伤阴，均可致气虚阴伤，病情由实转虚，或虚实夹杂。气虚则统摄无权，气不摄血，血液不循常道而溢于脉外；阴虚火旺，血随火动，渗于脉外，可致紫癜反复发作。

本病病位在心、肝、脾、肾。

◎ 要点三　过敏性紫癜与免疫性血小板减少症的诊断要点与鉴别诊断

1. **过敏性紫癜**　发病前可有上呼吸道感染或服食某些致敏食物、药物等诱因。紫癜多见于下肢伸侧及臀部、关节周围，为高出皮肤的鲜红色至深红色丘疹、红斑或荨麻疹，大小不一，多呈对称性，分批出现，压之不退色。可伴有腹痛、呕吐、血便等消化道症状，游走性大关节肿痛，及血尿、蛋白尿等。血小板计数、出凝血时间、血块收缩时间均正常。应注意定期检查尿常规，可有镜下血尿、蛋白尿。

2. **免疫性血小板减少症**　皮肤、黏膜见瘀点、瘀斑，瘀点多为针尖样大小，一般不高出皮面，多不对称，可遍及全身，但以四肢及头面部多见。可伴有鼻衄、齿衄、尿血、便血等，严重者可并发颅内出血。血小板计数显著减少，急性型一般低于 20×10^9/L，慢性型一般为（30~80）×

10^9/L。出血时间延长，血块收缩不良，束臂试验阳性。

◎ 要点四　辨证论治

（一）辨证要点

首先根据起病、病程、紫癜颜色等辨虚实。起病急，病程短，紫癜颜色鲜明者，多属实；起病缓，病情反复，病程缠绵，紫癜颜色较淡者，多属虚。其次要注意判断病情轻重，以出血量的多少及是否伴有肾脏损害或颅内出血等作为判断轻重的依据。辨病与辨证相结合，过敏性紫癜早期多为风热伤络，血热妄行，常兼见湿热痹阻或热伤胃络，后期多见阴虚火旺或气不摄血。免疫性血小板减少症，急性型多为血热妄行，慢性型多为气不摄血或阴虚火旺。

（二）治疗原则

实证以清热凉血为主；虚证以益气摄血、滋阴降火为主。

（三）分证论治

1. 风热伤络证

证候：起病较急，全身皮肤紫癜散发，尤以下肢及臀部居多，呈对称分布，色泽鲜红，大小不一，或伴痒感，可有发热、腹痛、关节肿痛、尿血等，舌质红，苔薄黄，脉浮数。

治法：疏风散邪，清热凉血。

代表方剂：连翘败毒散。

加减：皮肤瘙痒加白鲜皮、地肤子、蝉蜕；腹痛加延胡索、甘草；尿血加白茅根、小蓟；关节肿痛加桑枝、牛膝。

2. 血热妄行证

证候：起病较急，皮肤出现瘀点瘀斑，色泽鲜红，或伴鼻衄、齿衄、便血、尿血，血色鲜红或紫红，同时见心烦、口渴、便秘，或伴腹痛，或有发热，舌红，苔黄燥，脉数有力。

治法：清热解毒，凉血止血。

代表方剂：犀角地黄汤。

3. 气不摄血证

证候：起病缓慢，病程迁延，紫癜反复出

现，瘀斑、瘀点颜色淡紫，常有鼻衄、齿衄，面色苍黄，神疲乏力，食欲不振，头晕心慌，舌淡苔薄，脉细无力。

治法：健脾养心，益气摄血。

代表方剂：归脾汤。

4. 阴虚火旺证

证候：紫癜时发时止，鼻衄齿衄，血色鲜红，低热盗汗，心烦少寐，大便干燥，小便黄赤，舌光红，苔少，脉细数。

治法：滋阴降火，凉血止血。

代表方剂：大补阴丸、知柏地黄丸。

◎ **要点五　西医治疗**

1. 过敏性紫癜　积极寻找和去除致病因素，如控制感染、补充维生素。有荨麻疹或血管神经性水肿时，应用抗组胺药物和钙剂。腹痛时应用解痉剂，消化道出血时应禁食，可静脉滴注西咪替丁，必要时输血。急性期对腹痛和关节痛者可应用肾上腺皮质激素，症状缓解后即可停用。过敏性紫癜若并发肾炎且经激素治疗无效者，可考虑联合用免疫抑制剂，如硫唑嘌呤、环磷酰胺（冲击或口服）以抑制严重免疫损伤，有利于保护残存肾功能。

2. 免疫性血小板减少症　急性型可用大剂量丙种球蛋白、短疗程肾上腺皮质激素等，病情重者可考虑大剂量甲基强的松龙、血小板输注、血浆置换等。慢性型必要时行脾切除术。

◎ **要点六　预防与调护**

（一）预防

1. 积极参加体育活动，增强体质，提高抗病能力。

2. 过敏性紫癜要尽可能找出引发的各种原因。积极防治上呼吸道感染，控制扁桃体炎、龋齿、鼻窦炎，驱除体内各种寄生虫，不吃容易引起过敏的饮食及药物。

3. 对免疫性血小板减少症，要注意预防呼吸道感染、麻疹、水痘、风疹及肝炎等疾病，否则易于诱发或加重病情。

（二）调护

1. 急性期或出血量多时，要卧床休息，限制患儿活动，消除其恐惧紧张心理。

2. 避免外伤跌仆碰撞，以免引起出血。

3. 血小板计数低于 $20×10^9/L$ 时，要密切观察病情变化，防治各种创伤与颅内出血。

4. 饮食宜清淡、富于营养、易于消化。呕血、便血者应进半流质饮食，忌硬食及粗纤维食物。忌辛辣刺激食物。免疫性血小板减少症患儿平素可多吃带衣花生仁、红枣等食物。

细目三　皮肤黏膜淋巴结综合征

◎ **要点一　概述**

皮肤黏膜淋巴结综合征又称川崎病，是一种以全身血管炎性病变为主要病理的急性发热性出疹性疾病，临床以持续发热、多形红斑、球结膜充血、草莓舌、颈淋巴结肿大、手足硬肿为特征。本病好发于婴幼儿，男女比例为（1.3～1.5）：1，病程多为6~8周。绝大多数患儿经积极治疗可以康复，但尚有1%～2%的死亡率，死亡原因多为心肌炎、动脉瘤破裂及心肌梗死。有些患儿的心血管症状可持续数月至数年。

◎ **要点二　病因病机**

本病为温热邪毒从口鼻而入，犯于肺卫，蕴于肌腠，内侵入气及营扰血而传变，尤以侵犯营血为甚，病变脏腑则以肺胃为主，可累及心肝肾诸脏。

温热邪毒初犯于肺卫，蕴于肌腠，酿生发热。迅速入里，热盛化火，内入肺胃，阳热亢盛，炽于气分，熏蒸营血，动血耗血，见壮热不退、皮肤斑疹、口腔黏膜及眼结膜充血等症。热毒痰邪凝阻经络，臀核肿大疼痛；热盛伤津，致口干、舌红、草莓舌；热炽营血，血液凝滞，运行不畅，造成血瘀诸症。病之后期，热势去而气虚阴津耗伤，疲乏少力，指趾皮肤脱皮。

◎ 要点三　诊断要点与鉴别诊断

（一）诊断要点

1. 持续发热 5 天以上，抗生素治疗无效。

2. 双侧球结合膜充血。

3. 口唇鲜红、皲裂，草莓舌，口咽黏膜弥漫充血。

4. 手足硬肿，掌趾红斑，恢复期指趾脱皮。

5. 躯干部多形性红斑样皮疹。

6. 颈淋巴结肿大，多为单侧，很快消退。

以上 6 条中具备包括发热在内的 5 条即可确诊。不足 4 项，而有冠状动脉损害者，也可确诊。

（二）鉴别诊断

幼年类风湿病　发热时间较长，可持续数周或数月，对称性、多发性关节炎，尤以指趾关节受累比较突出，类风湿因子可为阳性。

◎ 要点四　辨证论治

（一）辨证要点

本病以卫气营血辨证为纲。初起邪在肺卫，症见发热、微恶风、咽红，一般为时短暂；迅速化热入里，热炽气分，症见高热持续、口渴喜饮、皮疹布发；继入营血，症见斑疹红紫、草莓舌、烦躁嗜睡；后期气阴两伤，症见疲乏多汗、指趾脱皮。本病易于形成瘀血，症见斑疹色紫、手足硬肿、舌质红绛、指纹紫滞等，若是瘀血阻塞脉络，还可见心悸、右胁下痞块等多种征象。

（二）治疗原则

以清热解毒、活血化瘀为主。本病易于形成瘀血，自初期至后期始终应注意活血化瘀法的应用。温毒之邪多从火化，最易伤阴，在治疗中又要分阶段滋养胃津，顾护心阴。

（三）分证论治

1. 卫气同病证

证候：发病急骤，持续高热，微恶风，口渴喜饮，目赤咽红，手掌足底潮红，躯干皮疹显现，颈部臖核肿大，或伴咳嗽，轻度泄泻，舌质红，苔薄，脉浮数。

治法：辛凉透表，清热解毒。

代表方剂：银翘散。

加减：颈部臖核肿大加浙贝母、僵蚕；手掌足跖潮红加生地黄、黄芩、牡丹皮；口渴唇干加天花粉、麦冬；手足硬肿加桑枝、虎杖。

2. 气营两燔证

证候：壮热不退，昼轻夜重，咽红目赤，唇赤干裂，烦躁不宁，或有嗜睡，肌肤斑疹，或见关节痛，或颈部臖核肿痛，手足硬肿，随后指趾端脱皮，舌质红绛，状如草莓，苔薄黄，脉数有力。

治法：清气凉营，解毒化瘀。

代表方剂：清瘟败毒饮。

3. 气阴两伤证

证候：身热渐退，倦怠乏力，动辄汗出，咽干唇裂，口渴喜饮，指趾端脱皮或潮红脱屑，心悸，纳少，舌质红，苔少，脉细弱不整。

治法：益气养阴，清解余热。

代表方剂：沙参麦冬汤。

◎ 要点五　西医治疗

1. 丙种球蛋白。在发病早期（发病 10 日以内）大剂量应用丙种球蛋白静脉输入，2g/kg，于 10~12 小时一次静脉缓慢滴入。

2. 阿司匹林。每天 30~50mg/kg，退热后可减为每天 3~5 mg/kg，直至血沉、血小板恢复正常后停药（一般在发病后 6~8 周）。

3. 如有心源性休克、心力衰竭及心律失常者，予相应治疗。

◎ 要点六　预防与调护

（一）预防

1. 合理喂养，适当户外活动，增强体质。

2. 积极防治各种感染性疾病。

（二）调护

1. 饮食宜清淡新鲜，补充足够水分。保持口腔清洁。适度卧床休息。

2. 密切观察病情变化，特别是及时发现并发症。

3. 本症患儿须随访半年至 1 年。有冠状动脉扩张者须长期随访，每半年至少做 1 次超声心动图检查，直到冠状动脉扩张消失为止。

细目四　维生素 D 缺乏性佝偻病

◎ 要点一　概述

维生素 D 缺乏性佝偻病简称佝偻病，是由于儿童体内维生素 D 不足，致使钙磷代谢失常的一种慢性营养性疾病，以正在生长的骨骺端软骨板不能正常钙化，造成骨骼病变为其特征。婴幼儿生长快，户外活动少，容易发生维生素 D 缺乏，故本病主要见于 2 岁以内婴幼儿。北方地区发病率高于南方地区，城市高于农村，人工喂养的婴儿发病率高于母乳喂养者。本病轻者如治疗得当，预后良好；重者如失治、误治，易导致骨骼畸形，留有后遗症，影响儿童正常生长发育。

◎ 要点二　病因病机

1. **胎元失养**　孕妇起居失常，少见阳光，营养失调，或疾病影响，导致孕妇体弱，胎儿养育失宜，而使胎元先天未充，肾气不足。

2. **乳食失调**　母乳缺乏，人工喂养，未及时添加辅食，或食品的质和量不能满足小儿生长的需要，致使营养失衡，脾肾虚亏，发生本病。

3. **其他因素**　日照不足，或体虚多病等，均可造成体质下降，脾肾不足。

本病病机主要是脾肾虚亏，常累及心肺肝。若肾气不足则骨髓不充，骨骼发育障碍，出现颅骨软化，前囟晚闭，齿迟，甚至骨骼畸形；脾虚则面色欠华，纳呆，肌肉松弛，大便不实；脾虚及肺，卫外不固，则见多汗，反复感冒，甚至肺气闭塞而引起肺炎喘嗽；心气不足，心神不宁，脾虚失抑，肝木亢旺，因而夜惊、烦躁。

◎ 要点三　诊断要点与鉴别诊断

（一）诊断要点

早期的多汗、烦躁等神经兴奋性增高的症状

无特异性，因此仅根据临床表现诊断的准确率较低。要结合患儿年龄、季节、早产、日光照射或维生素 D 摄入不足以及母亲孕期情况等进行综合分析。可疑病例可做 X 线长骨检查和血清生化检测以助诊断。

（二）鉴别诊断

1. **先天性甲状腺功能低下**　出生 3 个月后呈现生长发育迟缓，体格明显矮小，出牙迟，前囟大而闭合晚，神情呆滞，腹胀，食欲不振等。患儿智力低下，有特殊面容。血清 TSH、T_4 测定可资鉴别。

2. **脑积水**　中医学称"解颅"。发病常在出生后数月，前囟及头颅进行性增大，且前囟饱满紧张，骨缝分离，两眼下视，如"落日状"。X 线片示颅骨穹隆膨大，颅骨变薄，囟门及骨缝宽大等。

◎ 要点四　辨证论治

（一）辨证要点

本病采用脏腑辨证，辨别以脾虚为主或肾虚为主。病在脾，除佝偻病一般表现外，尚有面色欠华、纳呆、便溏、反复呼吸道感染；病在肾，则以骨骼改变为主。继辨轻重，如单有神经精神症状，骨骼病变较轻或无病变者，为轻证；若不分寤寐，汗出较多，头发稀少，筋肉痿软，骨骼改变明显者，则为重证。

（二）治疗原则

本病的治疗当以调补脾肾为要。

（三）分证论治

1. **肺脾气虚证**

证候：多汗夜惊，烦躁不安，发稀枕秃，囟门增大，伴有轻度骨骼改变，形体虚胖，肌肉松软，食欲不振，易反复感冒，舌淡苔薄白，脉细无力。

治法：健脾补肺。

代表方剂：人参五味子汤。

加减：汗多加龙骨、牡蛎；睡眠不安加远志、首乌藤。

2. 脾虚肝旺证

证候：头部多汗，发稀枕秃，囟门迟闭，出牙延迟，坐立行走无力，夜啼不宁，易惊多惕，甚则抽搐，纳呆食少，舌淡苔薄，脉细弦。

治法：健脾助运，平肝息风。

代表方剂：益脾镇惊散。

3. 肾精亏损证

证候：有明显的骨骼改变症状，如头颅方大，肋软骨沟，肋串珠，手镯，足镯，鸡胸，漏斗胸等，O 形或 X 形腿，出牙、坐立、行走迟缓，并有面白虚烦，多汗肢软，舌淡苔少，脉细无力。

治法：补肾填精，佐以健脾。

代表方剂：补肾地黄丸。

◎ 要点五　西医治疗

初期每日口服维生素 D 5000~10000U，连服 1 个月。激期每日口服维生素 D 1 万~2 万 U，连服 1 个月。不能坚持口服者可肌内注射维生素 D_2，每次 40 万 U（或 D_3 30 万 U），连用 1~3 次，每次间隔 1 个月。在给维生素 D 的同时应给钙剂每次 0.5~1.0g，每日 2~3 次，连服 2~3 个月。

◎ 要点六　预防与调护

（一）预防

1. 加强孕期保健，孕妇要有适当的户外活动。

2. 加强婴儿护养，提倡母乳喂养，及时添加辅食，多晒太阳，增强体质。

3. 早期补充维生素 D，每日口服 400 U。

（二）调护

1. 患儿不要久坐、久站，不系过紧的裤带，提倡穿背带裤，减轻骨骼畸形。

2. 每日户外活动，直接接受日光照射，同时防止受凉。

细目五　传染性单核细胞增多症

◎ 要点一　概述

传染性单核细胞增多症（简称传单）是由传单时邪（EB 病毒）引起的急性传染病。临床表现多样，以发热，咽峡炎，淋巴结肿大，肝脾肿大，外周血中淋巴细胞增多并出现异型淋巴细胞增多为特征。本病任何年龄均可发病，以年长儿及青少年为多见，四季均可发病，多散发或小流行。患病后可获得持久免疫力，二次发病的很少。本病病程长短不一，自数周至数月不等，有并发症者病程较长。预后一般良好。本病属中医"瘟疫"范畴。

◎ 要点二　病因病机

本病的病因为传单时邪。传单时邪由口鼻而入，首犯肺胃，致肺卫失宣，胃失和降，而致发热恶寒，鼻塞流涕，头痛咳嗽，咽红咽痛，恶心呕吐，不思饮食等。若瘟疫时邪不解，化火入里，燔灼气营，炼液成痰，痰热互结，上壅咽喉，瘀滞肝胆、经络，阻塞肺窍，则见发热持续，斑疹显露，咽喉红肿糜烂，臀核肿大，腹中痞块，口眼歪斜，失语偏瘫，咳喘气促等。感邪较重者，邪陷厥阴，扰神动风，出现高热、抽搐、昏迷等。疾病后期，余邪未清，气阴耗伤，痰瘀流连，故见持续低热，盗汗神委，臀核肿大，消退缓慢等。

本病为疫邪致病，发病按卫气营血规律传变，病涉脏腑经络，主要病机为热痰瘀互结。

◎ 要点三　诊断要点与鉴别诊断

（一）诊断要点

1. 有传单接触史。

2. 不规则发热。热型不定，体温波动在39℃左右，发热持续 1 周左右，少数热程可达数周。

3. 咽峡炎。咽痛，咽部充血，扁桃体肿大、充血，可有灰白色假膜，或腭及咽部有小出血点及溃疡。

4. 淋巴结肿大。全身浅表淋巴结普遍受累，以颈部最为常见，腋下、腹股沟次之，中等硬度，无粘连及明显压痛，一般在发热退后数天或数周逐渐消退。

5. 肝脾肿大。约 1/3 患者有肝大，可有肝功能异常及黄疸。有半数患者脾大，偶有发生脾破裂。

6. 皮疹。约 10% 的患者在病后 1 周出现皮疹，形态多样，可为斑疹、丘疹、猩红热样斑疹，多在躯干部位，1 周左右消退。

7. 累及心、肺、肾、脑时，可出现咳喘、惊厥、血尿、水肿、失语、偏瘫等症状。

8. 实验室检查。血常规白细胞计数增高，淋巴细胞和单核细胞增多，异型淋巴细胞 10% 以上。嗜异性凝集试验阳性，EB 病毒特异性抗体阳性。

（二）鉴别诊断

1. 溶血性链球菌感染引起的咽峡炎 传单早期发热、咽峡炎、淋巴结肿大，与链球菌性咽峡炎类似，但溶血性链球菌感染引起的咽峡炎血象示中性粒细胞增多，咽拭子细菌培养可得阳性结果，且青霉素治疗有效。

2. 传染性淋巴细胞增多症 临床症状轻微，轻度发热，多无明显肝脾及淋巴结肿大。外周血白细胞总数可升高，分类中以成熟淋巴细胞为主，占 60%~90%，异常淋巴细胞并不增高，骨髓象正常，嗜异性凝集试验阴性。

3. 急性淋巴细胞白血病 传单病程远较急性淋巴细胞白血病缓和，且嗜异性凝集试验阳性，血液异常淋巴细胞呈多形性，红细胞及血小板大多正常，骨髓象幼稚细胞比例不增高。

◎ 要点四　辨证论治

（一）辨证要点

本病按卫气营血辨证。初起邪郁肺卫，症见畏寒发热、咳嗽咽痛、头痛不适。继而热毒化火入里，肺胃气分热盛，故壮热不退，口渴烦躁。热毒攻喉则咽喉肿烂，热毒流注则瘰疬结核，热毒外泄则皮疹发斑。严重者热陷营血，表现为气营两燔，营血受邪则发斑出血、神昏抽搐。后期气阴损耗，余毒未尽，表现为精神软弱、低热盗汗、瘰疬癭核消退缓慢。

（二）治疗原则

以清热解毒、化痰祛瘀为基本治疗原则。

（三）分证论治

1. 邪犯肺胃证

证候：发热，微恶风寒，鼻塞流涕，头痛咳嗽，咽红疼痛，恶心呕吐，不思饮食，颈淋巴结轻度肿大，或见皮肤斑丘疹，舌质红，苔薄白或薄黄，脉浮数。

治法：疏风清热，宣肺利咽。

代表方剂：银翘散。

2. 气营两燔证

证候：壮热烦渴，咽喉红肿疼痛，乳蛾肿大，甚则溃烂，口疮口臭，面红唇赤，红疹显露，便秘尿赤，淋巴结或肝脾肿大，舌质红，苔黄糙，脉洪数。

治法：清气凉营，解毒化痰。

代表方剂：普济消毒饮。

加减：胁下痞块可合用清肝化痰丸加减；发热目黄、皮肤黄染，可合茵陈蒿汤加减；咳嗽气急、鼻扇，可合麻杏石甘汤加减。

3. 痰热流注证

证候：发热，热型不定，颈、腋、腹股沟处浅表淋巴结肿大，以颈部为重，肝脾肿大，舌质红，苔黄腻，脉滑数。

治法：清热化痰，通络散瘀。

代表方剂：清肝化痰丸。

4. 湿热蕴滞证

证候：发热持续，缠绵不退，身热不扬，汗出不透，头身重痛，精神困倦，呕恶纳呆，口渴不欲饮，胸腹痞闷，面色苍黄，皮疹色红，大便黏滞不爽，小便短黄不利，舌偏红，苔黄腻，脉濡数。

治法：清热解毒，行气化湿。

代表方剂：甘露消毒丹。

5. 正虚邪恋证

证候：病程日久，发热渐退，或低热不退，神疲气弱，口干唇红，大便或干或稀，小便短黄，咽部稍红，淋巴结、肝脾肿大逐渐缩小，舌红绛或淡红，或剥苔，脉细弱。

治法：益气生津，兼清余热。

代表方剂：气虚邪恋，竹叶石膏汤；阴虚邪恋，青蒿鳖甲汤、沙参麦冬汤。

◎ 要点五　西医治疗

1. 抗病毒治疗　阿昔洛韦或更昔洛韦有一定效果，也可应用 EBV 特异性免疫球蛋白。

2. 对症治疗　高热者可予物理降温，亦可用退热剂。注意口腔清洁和水、电解质平衡。继发细菌性咽峡炎、肺炎者，应进行咽拭子培养，给予敏感抗生素。对持续高热、重症肝炎伴黄疸、心肌炎、咽喉水肿、血小板减少、溶血性贫血及中枢系统严重合并症者，可用肾上腺皮质激素治疗。

3. 急症处理　本病最严重的并发症为脾破裂。常发生在疾病的第二周，触摸脾脏或轻微创伤均可引起。应及时确诊，迅速处理。宜迅速补充血容量，输血和脾切除。脾肿大患者应避免剧烈运动，防止腹部外伤，体检时亦应谨慎。

针 灸 学

第一单元 经络系统

细目一 经络系统的组成

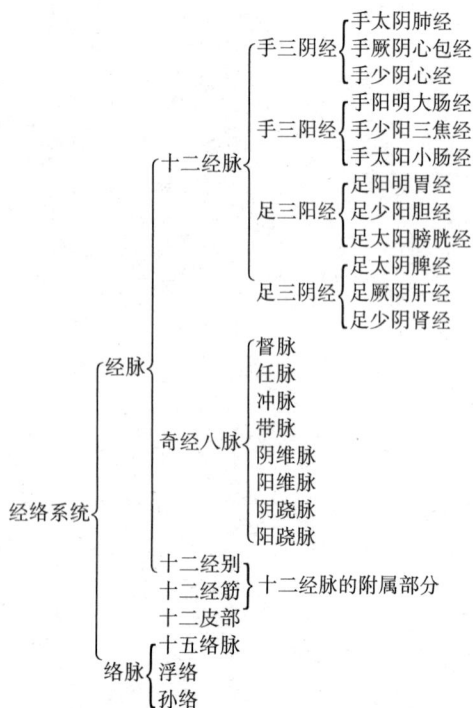

经络是经脉和络脉的总称，是人体内运行气血的通道。经，有路径的含义，经脉贯通上下，沟通内外，是经络系统中的主干；络，有网络的含义，络脉是经脉别出的分支。

经络系统由经脉和络脉组成，其中经脉包括十二经脉、奇经八脉，以及附属于十二经脉的十二经别、十二经筋、十二皮部；络脉包括十五络脉和难以计数的浮络、孙络等。经络系统的组成见下表。

经络系统的组成

```
                      ┌手太阴肺经
              ┌手三阴经┤手厥阴心包经
              │       └手少阴心经
              │       ┌手阳明大肠经
              │手三阳经┤手少阳三焦经
        ┌十二经脉┤       └手太阳小肠经
        │     │       ┌足阳明胃经
        │     │足三阳经┤足少阳胆经
        │     │       └足太阳膀胱经
        │     │       ┌足太阴脾经
        │     └足三阴经┤足厥阴肝经
        │             └足少阴肾经
        │     ┌督脉
   ┌经脉┤     │任脉
   │    │     │冲脉
   │    │     │带脉
   │    │奇经八脉┤阴维脉
经络系统┤    │     │阳维脉
   │    │     │阴跷脉
   │    │     └阳跷脉
   │    │┌十二经别
   │    └┤十二经筋 十二经脉的附属部分
   │     └十二皮部
   │    ┌十五络脉
   └络脉┤浮络
        └孙络
```

细目二 十二经脉

十二经脉是手三阴经（手太阴肺经、手厥阴心包经、手少阴心经）、手三阳经（手阳明大肠经、手少阳三焦经、手太阳小肠经）、足三阳经（足阳明胃经、足少阳胆经、足太阳膀胱经）、足三阴经（足太阴脾经、足厥阴肝经、足少阴肾经）的总称，是经络系统的主体，故又称之为"正经"。

◎ 要点一 十二经脉的名称

十二经脉的名称是根据手足、阴阳、脏腑来命名的。循行分布在上肢的为手经，循行分布于下肢的为足经。阴阳的确定，一是根据中医理论，内属阴，外属阳，脏属阴，腑属阳，因此隶属于五脏、分布于四肢内侧的经脉称为阴经；隶属于六腑、分布于四肢外侧的经脉称为阳经。二是根据古人对阴阳消长衍化的认识、阴阳气的多寡分为三阴（太阴、少阴、厥阴）、三阳（阳明、太阳、少阳）。经脉与脏腑有联属的关系，根据经脉联属的脏腑进一步命名，如隶属于肺脏的为肺经，隶属于大肠腑的为大肠经。

十二经脉的名称分别为手太阴肺经、手阳明大肠经、足阳明胃经、足太阴脾经、手少阴心经、手太阳小肠经、足太阳膀胱经、足少阴肾经、手厥阴心包经、手少阳三焦经、足少阳胆经和足厥阴肝经。

◎ 要点二　十二经脉的分布规律

十二经脉左右对称地分布于头面、躯干和四肢，纵贯全身。与六脏相配属的六条阴经（六阴经），分布于四肢内侧和胸腹，上肢内侧为手三阴经，下肢内侧为足三阴经；与六腑相配属的六条阳经（六阳经），分布于四肢外侧和头面、躯干，上肢外侧为手三阳经，下肢外侧为足三阳经。十二经脉在四肢的分布呈现一定规律，具体表述如下：

按正立姿势，两臂下垂拇指向前的体位，将上下肢的内外侧分别分成前、中、后三条区线。手足阳经为阳明在前、少阳在中、太阳在后；手足阴经为太阴在前、厥阴在中、少阴在后。其中足三阴经在足内踝上 8 寸以下为厥阴在前、太阴在中、少阴在后，至内踝上 8 寸以上，太阴交出于厥阴之前。

◎ 要点三　十二经脉的属络表里关系

十二经脉"内属于腑脏，外络于肢节"，在体内与脏腑有明确的属络关系。其中阴经属脏络腑主里，阳经属腑络脏主表。手太阴肺经属肺络大肠，手阳明大肠经属大肠络肺，足阳明胃经属胃络脾，足太阴脾经属脾络胃，手少阴心经属心络小肠，手太阳小肠经属小肠络心，足太阳膀胱经属膀胱络肾，足少阴肾经属肾络膀胱，手厥阴心包经属心包络三焦，手少阳三焦经属三焦络心包，足少阳胆经属胆络肝，足厥阴肝经属肝络胆。

十二经脉之间存在着表里配对关系。如《素问·血气形志》所载："足太阳与少阴为表里，少阳与厥阴为表里，阳明与太阴为表里，是为足阴阳也。手太阳与少阴为表里，少阳与心主为表里，阳明与太阴为表里，是为手之阴阳也。"即手太阴肺经与手阳明大肠经相表里，足阳明胃经与足太阴脾经相表里，手少阴心经与手太阳小肠经相表里，足太阳膀胱经与足少阴肾经相表里，手厥阴心包经与手少阳三焦经相表里，足少阳胆经与足厥阴肝经相表里。互为表里的经脉在生理上有密切联系，病理上相互影响，治疗时可相互为用。

◎ 要点四　十二经脉与脏腑器官的联络

十二经脉除了与体内的六脏六腑相属络外，尚与其经脉循行分布部位的脏腑组织器官有着密切的联系。十二经脉与脏腑器官联络见下表。

十二经脉与脏腑器官联络表

经脉名称	联络的脏腑	联络的器官
手太阴肺经	起于中焦，属肺，络大肠，还循胃口	喉咙
手阳明大肠经	属大肠，络肺	入下齿中，夹口、鼻
足阳明胃经	属胃，络脾	起于鼻，入上齿，环口夹唇，循喉咙
足太阴脾经	属脾，络胃，流注心中	夹咽，连舌本，散舌下
手少阴心经	属心，络小肠，上肺	夹咽，系目系
手太阳小肠经	属小肠，络心，抵胃	循咽，至目内外眦，入耳中，抵鼻
足太阳膀胱经	属膀胱，络肾	起于目内眦，至耳上角，入络脑
足少阴肾经	属肾，络膀胱，上贯肝，入肺中，络心	循喉咙，夹舌本
手厥阴心包经	属心包，络三焦	
手少阳三焦经	属三焦，络心包	系耳后，出耳上角，入耳中，至目锐眦
足少阳胆经	属胆，络肝	起于目锐眦，下耳后，入耳中，出耳前
足厥阴肝经	属肝，络胆，夹胃，注肺	过阴器，连目系，环唇内

◎ 要点五　十二经脉的循行走向与交接规律

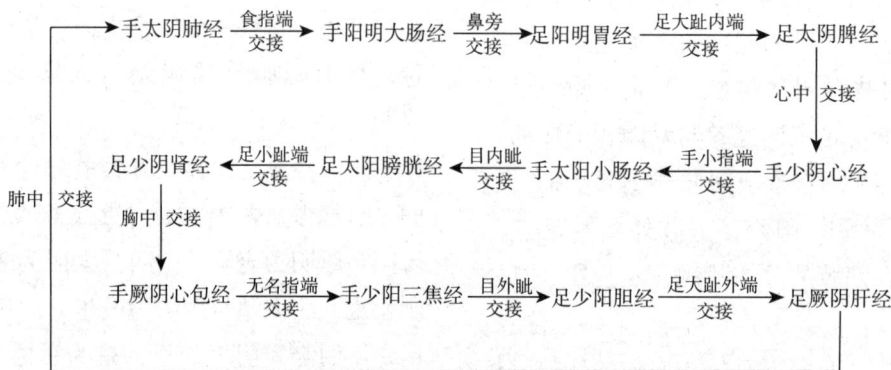

十二经脉循行走向与交接规律图

十二经脉的循行走向规律是：手三阴经从胸走手，手三阳经从手走头，足三阳经从头走足，足三阴经从足走腹胸。

十二经脉的循行交接规律是：①相表里的阴经与阳经在手足末端交接，如手太阴肺经在食指端与手阳明大肠经相交接；手少阴心经在小指端与手太阳小肠经相交接；手厥阴心包经在无名指端与手少阳三焦经相交接；足阳明胃经在足大趾内端与足太阴脾经相交接；足太阳膀胱经在小趾端与足少阴肾经相交接；足少阳胆经在大趾外端与足厥阴肝经相交接。②同名的阳经与阳经在头面部交接，如手足阳明经交接于鼻旁，手足太阳经交接于目内眦，手足少阳经交接于目外眦。③相互衔接的阴经与阴经在胸中交接，如足太阴经与手少阴经交接于心中，足少阴经与手厥阴经交接于胸中，足厥阴经与手太阴经交接于肺中。十二经脉循行走向与交接规律见上图。

◎ 要点六　十二经脉的气血循环流注

十二经脉的气血循环流注有一定规律：从肺经开始，逐经相传，形成周而复始、如环无端的循环传注系统，将气血周流全身，使人体不断地得到营养物质而维持各脏腑组织器官的功能活动，其流注次序是：肺经、大肠经、胃经、脾经、心经、小肠经、膀胱经、肾经、心包经、三焦经、胆经、肝经，再由肝经相传肺经，流注不

止，如《灵枢·卫气》载："阴阳相随，外内相贯，如环之无端。"

细目三　奇经八脉

◎ 要点一　奇经八脉的名称

奇经八脉指督脉、任脉、冲脉、带脉、阴维脉、阳维脉、阴跷脉、阳跷脉八条经脉，因与十二经脉不同而别道奇行，故称为奇经八脉。

"奇"有"异"的意思，即奇特、奇异。奇经八脉与十二正经不同，既不直属脏腑，也无表里配合关系，且"别道奇行"，故称"奇经"。

◎ 要点二　奇经八脉的循行分布

督脉行于腰背正中，上至头面，总督六阳经。任脉循行于胸腹正中，上抵颏部。冲脉与足少阴肾经相并上行，环绕口唇，且与任脉、督脉、足阳明经等有联系。督脉、任脉、冲脉皆起于胞中，同出会阴，称为"一源三歧"。带脉起于胁下，绕行腰间一周。阴维脉起于小腿内侧，沿腿股内侧上行，至咽喉与任脉会合。阳维脉起于足跗外侧，沿腿膝外侧上行，至项后与督脉相会。阴跷脉起于足跟内侧，随足少阴经上行，至目内眦与阳跷脉会合。阳跷脉起于足跟外侧，伴足太阳经上行，至目内眦与阴跷脉会合，再沿足太阳经上额，于项后会合足少阳经。

◎ 要点三　奇经八脉的作用及临床意义

奇经八脉纵横交错地循行分布于十二经脉之间，主要作用体现在三方面：

1. **统率、主导作用**　奇经八脉将部位相近、功能相似的经脉联系起来，达到统帅有关经脉气血，协调阴阳的作用。如：督脉督领诸阳经，统摄全身阳气和真元，为"阳脉之海"。任脉妊养诸阴经，总调全身阴气和精血，为"阴脉之海"。冲脉具有涵蓄十二经气血的作用，有"十二经脉之海"和"血海"之称。带脉横绕腰腹约束了纵行躯干部的诸条经脉。阳维脉主一身之表，阴维脉主一身之里，阴阳维脉具有维系一身阴经和阳经的作用。阴阳跷脉主肢体两侧的阴阳，调节下肢运动与寤寐。

2. **沟通、联络作用**　奇经八脉在循行分布过程中，与其他各经相互交会沟通，也加强了十二经脉之间的相互联系。如手足三阳经共会督脉于大椎，关元、中极穴为任脉与足三阴经交会之处，冲脉加强了足阳明与足少阴经之间的联系，带脉联系着纵行于躯干的各条经脉等。

3. **蓄积、渗灌作用**　奇经八脉犹如湖泊水库，而十二经脉之气则犹如江河之水。当十二经脉和脏腑之气旺盛时，奇经储蓄气血；当十二经脉生理功能需要时，奇经又能渗灌和供应气血。

奇经八脉大体的循行分布和作用、临床意义见下表。

奇经八脉循行分布和作用、临床意义

奇经八脉	循行分布概况	作用、临床意义
任脉	腹、胸、颏下正中	妊养六阴经，调节全身阴经经气，故称"阴脉之海"
督脉	腰、背、头面正中	督领六阳经，调节全身阳经经气，故称"阳脉之海"
冲脉	与足少阴经并行，环绕口唇，且与任脉、督脉、足阳明经等有联系	涵蓄十二经气血，故称"十二经之海"或"血海"
带脉	起于胁下，环腰一周，状如束带	约束纵行躯干的诸条经脉
阴维脉	起于小腿内侧，并足太阴、厥阴经上行，至咽喉合于任脉	维系全身阴经
阳维脉	起于足跗外侧，并足少阳经上行，至项后会于督脉	维系全身阳经
阴跷脉	起于足跟内侧，伴足少阴经上行，至目内眦与阳跷脉会合	调节下肢运动，司寤寐
阳跷脉	起于足跟外侧，伴足太阳经上行，至目内眦与阴跷脉会合	调节下肢运动，司寤寐

细目四　十五络脉

十二经脉和任、督二脉各自别出一络，加上脾之大络，总称十五络脉，或十五别络。十五别络分别以其所别出处的腧穴命名。

◎ 要点一　十五络脉的分布

十二经络脉在四肢肘膝关节以下本经的络穴分出后，均走向其相表里的经脉，阴经络脉走向阳经，阳经络脉走向阴经，阴阳经的络脉相互交通连接。任脉的别络，从胸骨剑突下鸠尾分出后，散布于腹部；督脉的别络，从尾骨下长强分出后，散布于头部，并走向背部两侧的足太阳经；脾之大络，出于腋下大包穴，散布于胸胁部。

全身络脉中，十五络脉较大，此外，络脉又因其形状、大小、深浅的不同，有不同的名称，如浮行于浅表部位的称为"浮络"；络脉最细小的分支称为"孙络"，遍布全身，难以计数。

◎ 要点二　十五络脉的作用及临床意义

四肢部的十二经别络，加强了十二经中相表里两经的联系，沟通了表里两经的经气，补充了十二经脉循行的不足。躯干部的任脉别络、督脉别络和脾之大络，分别沟通了腹、背和全身经气，输布气血以濡养全身组织。

络脉理论对针灸临床有重要的指导意义。根

据络脉病候和络脉沟通表里两经的特点，可以选用络穴治疗络脉的虚实病证和相表里两经的病变；络脉理论还可用于诊察疾病，如通过诊察络脉颜色的变化，可测知脏腑经脉的相关病变；根据络脉理论，可通过针刺放血治疗相应疾病，如用刺络拔罐法祛除络脉中的瘀积，达到通畅气血、治疗疾病的目的。

细目五 十二经别

十二经别是十二正经别行深入体腔的支脉。由于经别均由十二经脉分出，故其名称也依十二经脉而定，即有手三阴、手三阳经别和足三阴、足三阳经别。

◎ 要点一 十二经别的分布

十二经别的循行特点，可用"离、入、出、合"来进行概括。十二经别的循行，多从四肢肘膝关节附近正经别出（离），经过躯干深入体腔与相关的脏腑联系（入），再浅出体表上行头项部（出），在头项部，阳经经别合于本经的经脉，阴经的经别合于其相表里的阳经经脉（合），由此十二经别按阴阳表里关系汇合成六组，称为"六合"。

◎ 要点二 十二经别的作用及临床意义

十二经别加强了十二经脉的内外联系，补充了十二经脉在体内外循行的不足。体现在：①加强了表里两经的联系作用，十二经别通过"六合"作用使十二经脉表里两经之间增强了联系。②加强了经脉与脏腑联系的作用，经别进入体腔以后，大多数都循行于该经脉所属脏腑，特别是阳经经别全部联系到其本经有关的脏和腑。③加强了十二经别与头部的联系的作用，不仅阳经经别到达头部，阴经经别也合于头面。从而突出了头面部经脉和穴位的重要性及其主治作用，扩大了手足三阴经穴位的主治范围，为手足三阴经中部分穴位能够治疗头面和五官疾病以及近代发展起来的头针、面针、耳针等奠定了理论基础。④经别还弥补了十二经脉分布的不足。如足阳明胃经循行未联系到心，手少阴心经循行也未到

胃，但足阳明经别的循行上通于心，沟通了心与胃之间的联系，从而为和胃气以安心神的治法提供了理论依据；又如足太阳膀胱经的承山穴能够治疗肛肠疾患，也是因为其经别"别入于肛"。

细目六 十二经筋

十二经筋是十二经脉之气濡养筋肉骨节的体系，是附属于十二经脉的筋肉系统。

◎ 要点一 十二经筋的分布

十二经筋均起于四肢末端，上行于头面胸腹部。行于体表，不入内脏。具有结、聚、散、络的特点。每遇骨节部位则结聚于此，遇胸腹壁或入胸腹腔则散布于该部而成片，但与脏腑无属络关系。

手足三阳经筋分布于项背和四肢外侧，手足三阴经筋分布于胸腹和四肢内侧。足三阳经筋起于足趾，循股外上行结于顺（面）；足三阴经筋起于足趾，循股内上行结于阴器（腹），足厥阴肝经除结于阴器外，还能总络诸筋；手三阳经筋起于手指，循臑外上行结于角（头）；手三阴经筋起于手指，循臑内上行结于贲（胸）。

经筋还有刚筋、柔筋之分。刚（阳）筋分布于项背和四肢外侧，以手足阳经经筋为主；柔（阴）筋分布于胸腹和四肢内侧，以手足阴经经筋为主。

◎ 要点二 十二经筋的作用及临床意义

经筋的作用主要是约束骨骼，利于关节屈伸活动，以保持人体正常的运动功能。《素问·痿论》曰："宗筋主束骨而利机关也。"

经筋为病多属于筋肉方面的疾病和运动功能的异常，如转筋、筋痛、弛纵、痹证、口眼歪斜、痿证等。针灸治疗经筋病多局部取穴，且多用燔针劫刺。如《灵枢·经筋》云："治在燔针劫刺，以知为数，以痛为输。"

细目七 十二皮部

十二皮部是十二经脉功能活动反映于体表的

部位，也是络脉之气在皮肤所散布的部位。《素问·皮部论》说："皮者，脉之部也。""凡十二经络脉者，皮之部也。"

◎ 要点一　十二皮部的分布

十二皮部的分布区域，是以十二经脉体表的分布范围为依据的，是十二经脉在皮肤上分属的部位，《素问·皮部论》指出："欲知皮部，以经脉为纪者，诸经皆然。"同时，皮部也是别络的分区，是络脉之气散布之所在。它同别络，特别是浮络有更密切的关系。

◎ 要点二　十二皮部的作用及临床意义

由于十二皮部居于人体最外层，又与经络气血相通，是络脉之气（卫气）散布之处，故是机体的卫外屏障，起着保卫机体、抵御外邪和反映病候、协助诊断的作用。

皮部理论临床应用广泛。通过诊察皮部色泽、形态的变化，皮肤温度、感觉的异常等，可协助诊断；皮部也是针灸临床上重要的治疗部位，如各种灸法、拔罐、皮肤针、挑刺、刮痧法、敷贴等，都与皮部理论关系十分密切。

第二单元　经络的作用和经络学说的临床应用

细目一　经络的作用

◎ 要点一　联系脏腑，沟通内外

人体的五脏六腑、四肢百骸、五官九窍、皮肉筋骨等组织器官通过经络的联系而构成一个有机的整体，完成正常的生理活动。十二经脉及其分支等纵横交错、入里出表、通上达下联系了脏腑器官，奇经八脉沟通于十二经之间，经筋皮部联结了肢体筋肉皮肤，从而使人体的各脏腑组织器官有机地联系起来。正如《灵枢·海论》所说："夫十二经脉者，内属于腑脏，外络于肢节。"

◎ 要点二　运行气血，协调阴阳

气血必须通过经络的传注，才能输布全身，以濡润全身各脏腑组织器官，维持机体的正常功能。如营气之和调于五脏，洒陈于六腑，这就为五脏藏精、六腑传化的功能活动提供了物质条件。所以《灵枢·本脏》说："经脉者，所以行血气而营阴阳，濡筋骨，利关节者也。"指明经络具有运行气血、协调阴阳和营养全身的作用。

◎ 要点三　抗御病邪，反映病候

经络是传注病邪的途径，当体表受到病邪侵犯时，可通过经络由表及里，由浅入深。《素问·缪刺论》载："夫邪之客于形也，必先舍于皮毛，留而不去，入舍于孙脉，留而不去，入舍于络脉，留而不去，入舍于经脉，内连五脏，散于肠胃。"此为外邪侵入人体，由表传里的发病过程的描述。在此过程中，经络则抗邪于外，起到了卫外为固的作用。

内脏病变可通过经络反映到体表组织器官。如《灵枢·邪客》说："肺心有邪，其气留于两肘；肝有邪，其气留于两腋；脾有邪，其气留于两髀；肾有邪，其气留于两腘。"《素问·脏气法时论》也说"肝病者，两胁下痛引少腹"，"心病者，胸中痛，胁支满，胁下痛，膺背肩胛间痛，两臂内痛"等。说明经络既是病邪传注的通路，又是反映病候的途径。

◎ 要点四　传导感应，调整虚实

针刺过程中的得气和行气现象都是经络传导感应的功能表现。人身经络之气发于周身腧穴，《灵枢·九针十二原》说："节之交，三百六十五会……所言节者，神气之所游行出入也。"所以针刺操作的关键在于调气，所谓"刺之要，气至而有效"。当经络或内脏功能失调时，通过针、灸等刺激体表的穴位，经络可以将刺激传导到有关的部位和脏腑，从而发挥调节人体脏腑气血的作用，使阴阳平复，达到治疗疾病的目的。

细目二　经络学说的临床应用

◎ 要点一　诊断方面

经络具有反映病候的特点。其一，可以通过辨析患者的症状、体征以及相关部位发生的病理变化，以确定疾病所在的经脉。如头痛，可根据经脉在头部的循行分布规律进行鉴别，如前额痛与阳明经有关，侧头痛与少阳经有关，枕部痛与太阳经有关，颠顶痛与足厥阴经有关。其二，临床上常通过望诊、切诊以发现病理反应，从而帮助诊断疾病。经络望诊主要观察全身经络穴位的色泽、形态变化，如皮肤的皱缩、隆陷、松弛以及颜色的改变、光泽的明晦、色素的沉着和斑疹的有无等；经络切诊主要是在经络腧穴部位上运用按压、触摸等方法来寻找异常变化，如压痛、麻木、硬结、条索状物、肿胀、凹陷等。经络按诊的部位多为背俞穴，其次是胸腹部的募穴以及四肢的原穴、郄穴、合穴或阿是穴等。其三，还可以通过一些现代的检测方法，观察皮肤温度、皮肤电阻、红外热像等现象进行疾病诊断。

◎ 要点二　治疗方面

经络学说广泛应用于临床各科的治疗。主要表现在：

1. **指导针灸治疗**　首先，指导针灸临床选穴。针灸临床通常根据经脉循行和主治特点进行循经取穴，如上病下取，下病上取，中病旁取，左右交叉取以及前后对取。又如胃痛近取中脘，循经远取足三里、梁丘，胁痛循经选取阳陵泉、太冲等。《四总穴歌》所载"肚腹三里留，腰背委中求，头项寻列缺，面口合谷收"就是循经取穴的具体体现。其次，指导刺灸方法的选用。如根据皮部与经络脏腑的密切联系，可用皮肤针、皮内针治疗脏腑经脉的病证；经络闭阻、气血瘀滞，可以刺其络脉出血进行治疗，如目赤肿痛刺太阳穴出血、软组织挫伤在其损伤局部刺络拔罐等。

2. **指导药物归经**　中药治疗亦可通过经络，使药达病所，从而发挥其治疗作用。如麻黄入肺、膀胱经，故能发汗、平喘和利尿。金元四大家中的张洁古还根据经络学说，创立了"引经报使药"理论。如治头痛，属太阳经的用羌活，属少阳经的用柴胡。

此外，推拿科的取穴、推拿手法多以经络理论为依据进行施治。

第三单元　腧穴的分类

◎ 要点　十四经穴、经外奇穴、阿是穴

1. **十四经穴**　是指分布在十二经脉和任督二脉上的腧穴，即归属于十四经的穴位，总称"十四经穴"，简称"经穴"。经穴具有固定的名称和位置，分布在十四经循行路线上，有明确的主治病证，是腧穴的主要组成部分。

关于经穴的数量，《内经》多处提到"三百六十五穴"之数，但实际载有穴名者约160穴；《针灸甲乙经》《千金翼方》均载349穴；在宋代《铜人腧穴针灸图经》及《十四经发挥》中穴数有所增加，达354个；明代《针灸大成》载有359穴；至清代《针灸逢源》，经穴总数达361个。2006年颁布的中华人民共和国国家标准《腧穴名称与定位》（GB/T 12346-2006）增加督脉1穴印堂，经穴总数达362个。

2. **经外奇穴**　是指未归属于十四经穴范围，但有固定名称和位置的经验效穴，统称"经外奇穴"，简称"奇穴"。奇穴是在"阿是穴"的基

础上发展起来的，这类腧穴的主治范围比较单一，多数对某些病证有特殊疗效，如百劳穴治瘰疬、四缝穴治小儿疳积等。

奇穴的分布较为分散，有的在十四经循行路线上，有的虽不在十四经循行路线上，但却与经络系统有着密切联系；有的奇穴并不是指一个穴点，而是多个穴点的组合，如十宣、八邪、八风、华佗夹脊等；有些虽名为奇穴，但实际上就是经穴，如四花就是胆俞、膈俞四穴。历代对奇穴记载不一，也有一些奇穴在发展过程中被归入经穴。

3. 阿是穴 又称天应穴、不定穴等，是以压痛点或其他反应点作为刺灸的部位，既不是经穴，又不是奇穴，而是按压痛点取穴。这类穴既无具体名称，又无固定位置，多位于病变附近，也可在与病变距离较远处。阿是穴无一定数目。

第四单元　腧穴的主治特点和规律

细目一　主治特点

腧穴的主治特点主要表现在三个方面，即近治作用、远治作用和特殊作用。

◎ 要点一　近治作用

近治作用指腧穴都能治疗其所在部位及邻近脏腑、组织、器官的病证。这是所有腧穴主治作用所具有的共同特点，即"腧穴所在，主治所在"。如眼区的睛明、承泣、四白、球后各穴，均能治眼病；耳区的听宫、听会、翳风、耳门诸穴，均能治疗耳病；胃部的中脘、建里、梁门等穴，均能治疗胃病。

◎ 要点二　远治作用

远治作用指某些腧穴不仅能治局部病证，而且能治本经循行所到达的远隔部位的脏腑、组织、器官的病证。具有远治作用的腧穴，主要是十二经脉在四肢肘、膝关节以下的经穴，即"经脉所过，主治所及"。如合谷穴，不仅能治上肢病证，而且能治颈部和头面部病证等。

◎ 要点三　特殊作用

特殊作用指某些腧穴具有双向的良性调整作用和相对的特异性治疗作用。所谓双向的良性调整作用，指同一腧穴对机体不同的病理状态，可以起到两种相反而有效的治疗作用。如天枢可治泄泻，又可治便秘；内关在心动过速时可减慢心率，心动过缓时又可提高心率。此外，腧穴的治疗作用还具有相对的特异性，某些腧穴可相对特异地治疗某些病证，如大椎退热、至阴矫正胎位等。

细目二　主治规律

腧穴的主治规律，可以归纳为分经主治规律和分部主治规律。

◎ 要点一　分经主治规律

分经主治规律即某一经脉所属的经穴均可治疗该经循行部位及其相应脏腑的病证。同一经脉的不同经穴，可以治疗本经相同的病证。如手太阴经腧穴主治肺、喉病证，手阳明经腧穴主治头面病证等。根据腧穴的分经主治规律，后世医家在针灸治疗上有"宁失其穴，勿失其经"之说。

另外，手三阳、手三阴、足三阳、足三阴、任脉和督脉经穴既具有各自的分经主治规律，同时又在某些主治上有共同点。如任脉穴有回阳、固脱及强壮作用，督脉穴可治疗中风、昏迷、热病、头面病；而二经穴均可治疗神志病、脏腑病、妇科病。总之，十四经腧穴的分经主治既各具特点，又具有某些共性，见下表。

手三阴经分经主治规律

经名	本经主治	二经相同主治	三经相同主治
手太阴经	肺、喉病		
手厥阴经	心、胃病	神志病	胸部病
手少阴经	心病		

手三阳经分经主治规律

经名	本经主治	二经相同主治	三经相同主治
手阳明经	前头、鼻、口、齿病		
手少阳经	侧头、胁肋病	目病、耳病	目病、咽喉病、热病
手太阳经	后头、肩胛病，神志病		

足三阳经分经主治规律

经名	本经主治	二经相同主治	三经相同主治
足阳明经	前头、口齿、咽喉病，胃肠病		
足少阳经	侧头、耳、项、胁肋病，胆病	眼病	神志病、热病
足太阳经	后头、项、背腰病，肛肠病		

足三阴经分经主治规律

经名	本经主治	二经相同主治	三经相同主治
足太阴经	脾胃病		
足厥阴经	肝病	前阴病	腹部病、妇科病
足少阴经	肾病、肺病、咽喉病		

任脉、督脉分经主治规律

经名	本经主治	二经相同主治
任脉	回阳、固脱、强壮作用 中风脱证、虚寒、下焦病	神志病、脏腑病、妇科病
督脉	中风、昏迷、热病、头面部病	

◎ **要点二　分部主治规律**

分部主治规律，是指处于身体某一部位的腧穴均可治疗该部位及某类病证。腧穴的分部主治与腧穴的位置密切相关。如位于头面、颈项部的腧穴，以治疗头面五官及颈项部病证为主，后头区及项区穴又可治疗神志病等。头面颈项部经穴、胸腹背腰部经穴主治规律见下表。

头面颈项部经穴主治规律

分部	主治
前头、侧头区	眼、鼻病，前头及侧头部病
后头区	神志、头部病
项区	神志、咽喉、眼、头项病
眼区	眼病
鼻区	鼻病
颈区	舌、咽喉、气管、颈部病

胸腹背腰部经穴主治规律

前	后	主治
胸膺部	上背部	肺、心（上焦）病
胁腹部	下背部	肝、胆、脾、胃（中焦）病
少腹部	腰尻部	前后阴、肾、肠、膀胱（下焦）病

第五单元 特定穴

◎ 要点一 特定穴的分类及概念

特定穴是指十四经中具有特殊治疗作用，并有特定称号的腧穴。根据其不同的分布特点、含义和治疗作用，将特定穴分为五输穴、原穴、络穴、郄穴、下合穴、背俞穴、募穴、八会穴、八脉交会穴和交会穴等 10 类。特定穴主治规律性强，应用范围广，有着极其重要的临床意义。

◎ 要点二 五输穴、原穴、络穴、背俞穴、募穴、八脉交会穴、八会穴、郄穴、下合穴、交会穴的内容及临床应用

（一）五输穴

五输穴是指十二经脉各经在肘膝关节以下的五个腧穴，称为井、荥、输、经、合。有关记载首见于《灵枢·九针十二原》："所出为井，所溜为荥，所注为输，所行为经，所入为合。"这是对五输穴经气流注特点的概括。

1. 分布特点与组成 古人把经气运行过程用自然界的水流由小到大，由浅入深的变化来形容，把五输穴按井、荥、输、经、合的顺序，从四肢末端向肘、膝方向依次排列。井穴多位于手足之端，喻作水的源头，是经气所出的部位，即"所出为井"。荥穴多位于掌指或跖趾关节之前，喻作水流尚微，萦迂未成大流，是经气流行的部位，即"所溜为荥"。输穴多位于掌指或跖趾关节之后，喻作水流由小而大，由浅注深，是经气渐盛，由此注彼的部位，即"所注为输"。经穴多位于腕踝关节以上，喻作水流变大，畅通无阻，是经气正盛运行经过的部位，即"所行为经"。合穴位于肘膝关节附近，喻作江河水流汇入湖海，是经气由此深入，进而会合于脏腑的部位，即"所入为合"。

由于每条经有 5 个穴位属于五输穴，故人体共有五输穴 60 个。五输穴不仅有经脉归属，还配属五行，《灵枢·本输》指出阴经井穴属木，阳经井穴属金，以此类推。十二经脉五输穴的穴名及其五行属性见下表。

阴经五输穴及五行属性表

经脉名称	井（木）	荥（火）	输（土）	经（金）	合（水）
手太阴肺经	少商	鱼际	太渊	经渠	尺泽
手厥阴心包经	中冲	劳宫	大陵	间使	曲泽
手少阴心经	少冲	少府	神门	灵道	少海
足太阴脾经	隐白	大都	太白	商丘	阴陵泉
足少阴肾经	涌泉	然谷	太溪	复溜	阴谷
足厥阴肝经	大敦	行间	太冲	中封	曲泉

阳经五输穴及五行属性表

经脉名称	井（金）	荥（水）	输（木）	经（火）	合（土）
手阳明大肠经	商阳	二间	三间	阳溪	曲池
手少阳三焦经	关冲	液门	中渚	支沟	天井
手太阳小肠经	少泽	前谷	后溪	阳谷	小海
足阳明胃经	厉兑	内庭	陷谷	解溪	足三里
足少阳胆经	足窍阴	侠溪	足临泣	阳辅	阳陵泉
足太阳膀胱经	至阴	足通谷	束骨	昆仑	委中

2. 临床应用 五输穴的临床运用主要归纳为以下三点：

（1）按五输穴主病特点选用 《灵枢·顺气一日分为四时》云："病在脏者，取之井；病变于色者，取之荥；病时间时甚者，取之输；病变于音者，取之经；经满而血者，病在胃及以饮食不节得病者，取之合。"其后《难经·六十八难》又作了补充："井主心下满，荥主身热，输主体重节痛，经主喘咳寒热，合主逆气而泄。"综合近代临床的应用情况，井穴多用于急救，荥穴多用于治疗热证，输穴多用于治疗关节疼痛，经穴治疗作用不典型，合穴多用于治疗相关脏腑病证。

（2）按五行生克关系选用 五输穴具有五行属性，根据《难经·六十九难》提出"虚者补其母，实者泻其子"的观点，将五输穴配属五行使用，然后按"生我者为母，我生者为子"的原则，虚证用母穴，实证用子穴。这一取穴法亦称为子母补泻取穴法。

在具体运用时，分本经子母补泻和他经子母补泻两种方法。例如，肺经实证"泻其子"，肺在五行中属"金"，因"金生水"，"水"为"金"之子，故可选本经五输穴中属"水"的合穴即尺泽；肺经虚证"补其母"，肺属"金"，"土生金"，"土"为"金"之母，因此，应选本经属"土"的五输穴，即输穴太渊。这都属于本经子母补泻法的应用。同样用肺经实证来举例，在五行配属中肺属"金"，肾属"水"，肾经为肺经的"子经"，根据"实则泻其子"的原则，应在其子经（肾经）上选取"金"之"子"即属"水"的五输穴，为肾经合穴阴谷，即为他经子母补泻法的应用。各经五输穴子母补泻取穴见下表。

子母补泻取穴表

		脏						腑					
		金	水	木	火	相火	土	金	水	木	火	相火	土
本经子母穴	经脉	肺经	肾经	肝经	心经	心包经	脾经	大肠经	膀胱经	胆经	小肠经	三焦经	胃经
	母穴	太渊	复溜	曲泉	少冲	中冲	大都	曲池	至阴	侠溪	后溪	中渚	解溪
	子穴	尺泽	涌泉	行间	神门	大陵	商丘	二间	束骨	阳辅	小海	天井	厉兑
他经子母穴	母经	脾经	肺经	肾经	肝经	肝经	心经	胃经	大肠经	膀胱经	胆经	胆经	小肠经
	母穴	太白	经渠	阴谷	大敦	大敦	少府	足三里	商阳	足通谷	足临泣	足临泣	阳谷
	子经	肾经	肝经	心经	脾经	脾经	肺经	膀胱经	胆经	小肠经	胃经	胃经	大肠经
	子穴	阴谷	大敦	少府	太白	太白	经渠	足通谷	足临泣	阳谷	足三里	足三里	商阳

（3）按时选用 经脉的气血运行和流注与季节和每日时辰的不同有密切的关系。《难经·七

十四难》云："春刺井，夏刺荥，季夏刺输，秋刺经，冬刺合。"实质上是根据手足三阴经的五输穴均以井木为始，与一年的季节顺序相应而提出的季节选穴。另外，子午流注针法则是根据一日之中十二经脉气血盛衰开合的时间，而选用不同的五输穴，均属于五输穴的按时选用。

（二）原穴、络穴

十二经脉在腕、踝关节附近各有一个腧穴，是脏腑原气经过和留止的部位，称为原穴，又名"十二原"。"原"指本原、原气之意，是人体生命活动的原动力。络穴是指络脉从本经别出的部位。"络"，是联络的意思。

1. 分布特点与组成 原穴分布在腕、踝关节附近的十二经上。阴经五脏之原穴，与五输穴中的输穴为同一穴，所谓"阴经之输并于原"（《类经图翼》），或说成"以输为原"。《难经·六十二难》指出："三焦行诸阳，故置一输名曰原。"认为三焦散布原气运行于外部，阳经的脉气较阴经盛长，所以在输穴之外又有一原穴。即阴经的输穴与原穴为同一穴，阳经则除输穴外，还有专门的一个原穴。

十二经的络穴都位于肘膝关节以下，任脉之络穴鸠尾散于腹，督脉之络穴长强散于头上，脾之大络大包穴布于胸胁，共十五穴，故称为"十五络穴"。

十二经脉原穴与络穴见下表。

十二经脉原穴与络穴表

经脉	原穴	络穴	经脉	原穴	络穴
手太阴肺经	太渊	列缺	手阳明大肠经	合谷	偏历
手厥阴心包经	大陵	内关	手少阳三焦经	阳池	外关
手少阴心经	神门	通里	手太阳小肠经	腕骨	支正
足太阴脾经	太白	公孙	足阳明胃经	冲阳	丰隆
足厥阴肝经	太冲	蠡沟	足少阳胆经	丘墟	光明
足少阴肾经	太溪	大钟	足太阳膀胱经	京骨	飞扬

2. 临床应用 原穴可用于诊断和治疗脏腑疾病。《灵枢·九针十二原》曰："五脏有疾也，应出十二原，而原各有所出，明知其原，睹其应，而知五脏之害矣。"原穴是脏腑原气留止之处，因此脏腑发生病变时，就会反映到相应的原穴上。

《难经·六十六难》记载："三焦者，原气之别使也，主通行原气，历经于五脏六腑。五脏六腑之有病者，皆取其原也。"《灵枢·九针十二原》说："凡此十二原者，主治五脏六腑之有疾者也。"原穴有调治其脏腑经络虚实各证的功能，针刺原穴能使三焦原气通畅，从而发挥其维护正气，抗御病邪的作用。

十二络脉具有加强表里两经联系的作用，络穴能沟通表里二经，故有"一络通二经"之说。因此，十二经的络穴除可治疗本经脉的病证、本络脉的虚实病证外，还能治疗其相表里之经的病证。如手少阴心经别络，实则胸中支满，虚则不能言语，皆可取其络穴通里来治疗。又如手太阴经的络穴列缺，能治肺经的咳嗽、喘息，也能治手阳明大肠经的齿痛、头项痛等疾患；肝经络穴蠡沟，既可治疗肝经病证，又可治疗胆经病证；同样胆经络穴光明，既可治疗胆经病证，又可治疗肝经病证。

在临床上，原穴和络穴可单独使用，也可相互配合使用。常把先病经脉的原穴和后病的相表里经脉的络穴相配合，称为"原络配穴法"或"主客原络配穴法"，是表里经配穴法的典型实例。如肺经先病，先取其原穴太渊，大肠后病，再取该经络穴偏历。反之，大肠先病，先取其原穴合谷，肺经后病，后取该经络穴列缺。

（三）背俞穴、募穴

背俞穴是脏腑之气输注于背腰部的腧穴。募穴是脏腑之气结聚于胸腹部的腧穴。

1. 分布特点和组成　背俞穴分布于背腰部的膀胱经第1侧线上，大体依脏腑所处位置的高低而上下排列，六脏（含心包）六腑各有一相应的背俞穴，共12个，依据脏腑的名称来命名。

募穴分布在胸腹部相关经脉上，又称为"腹募穴"。多位于脏腑附近的部位。六脏六腑各有一相应的募穴，共12个。募穴分布有在本经者，有在他经者；有为双穴者，有为单穴者。分布于肺经的有本脏募中府；分布于胆经的有本腑募日月、肾脏募京门；分布于肝经的有本脏募期门、脾脏募章门；分布于胃经的有大肠募天枢。以上均为双穴。其余募穴都分布于任脉，包括心包募膻中、心募巨阙、胃募中脘、三焦募石门、小肠募关元、膀胱募中极，均为单穴。

背俞穴与募穴见下表。

背俞穴与募穴表

六脏	背俞穴	募穴	六腑	背俞穴	募穴
肺	肺俞	中府	大肠	大肠俞	天枢
心包	厥阴俞	膻中	三焦	三焦俞	石门
心	心俞	巨阙	小肠	小肠俞	关元
脾	脾俞	章门	胃	胃俞	中脘
肝	肝俞	期门	胆	胆俞	日月
肾	肾俞	京门	膀胱	膀胱俞	中极

2. 临床应用　由于背俞穴和募穴都是脏腑之气输注和汇聚的部位，在分布上大体与对应的脏腑所在部位的上下排列相接近，因此，主要用于治疗相关脏腑的病变，如：肺热咳嗽，可泻肺之背俞穴肺俞；寒邪犯胃出现的胃痛，可灸胃之募穴中脘。另外，背俞穴和募穴还可用于治疗与对应脏腑经络相联属的组织器官疾患，如：肝开窍于目，主筋，故目疾、筋病可选肝俞；肾开窍于耳，故耳疾可选肾俞。

《难经·六十七难》中有"阴病行阳，阳病行阴，故令募在阴，俞在阳"的论述，《素问·阴阳应象大论》中有"从阴引阳，从阳引阴"等论述，认为脏病（阴病）多与背俞穴（阳部）相关，腑病（阳病）多与募穴（阴部）联系。所以临床上腑病多选其募穴治疗，脏病多选其背俞穴治疗。这是从阴阳理论角度来运用俞、募的一种方法，并不是绝对的。

《灵枢·卫气》云："气在胸者，止之膺与背俞。气在腹者，止之背俞……"说明脏腑之气可通过气街与其俞、募穴相联系。由于俞、募穴密切联系脏腑之气，所以临床上常用俞募配穴法，即把病变脏腑的俞、募穴配合运用，发挥其协同作用，是前后配穴法典型的实例。《素问·奇病论》载："口苦者……此人者，数谋虑不决，故胆虚，气上溢而口为之苦，治之以胆募、俞。"是最早记载的俞募配穴法。

背俞穴和募穴也用于疾病的诊断，因为脏腑发生病变时，常在背俞穴、募穴上出现阳性反应，如压痛、敏感等。因此，诊察按压背俞穴、募穴，可结合其他辨证资料诊断脏腑的疾患。

（四）八脉交会穴

八脉交会穴是指与奇经八脉脉气相通的十二经脉在四肢部的八个腧穴，原称"交经八穴""流注八穴"和"八脉八穴"。

1. 分布特点和组成　八脉交会穴均分布于肘膝以下，包括公孙、内关、后溪、申脉、足临泣、外关、列缺、照海。

2. 临床应用 古人认为这八个腧穴分别与相应的奇经八脉经气相通。《医学入门·子午八法》中说:"周身三百六十穴,统于手足六十六穴。六十六穴又统于八穴。"这里的"八穴"就是指八脉交会穴。

临床应用中,八脉交会穴可以单独应用,治疗各自相通的奇经病证,如督脉病变出现的腰脊强痛,可选通督脉的后溪治疗,冲脉病变出现的胸腹气逆,可选通冲脉的公孙治疗。又常把公孙和内关、后溪和申脉、足临泣和外关、列缺和照海相配,治疗两脉相合部位的疾病,如公孙配内关治疗胃、心、胸部病证和疟疾,后溪配申脉治内眼角、耳、项、肩胛部位病及发热恶寒等表证,外关配足临泣治疗外眼角、耳、颊、颈、肩部病及寒热往来证,列缺配照海治咽喉、胸膈、肺病和阴虚内热等。

古人还以八脉交会穴为基础,创立按时取穴的灵龟八法和飞腾八法。

现将八脉交会穴配伍及主治病证列表如下:

八脉交会穴配伍及主治病证表

穴名	主治	相配合主治
公孙	冲脉病证	心、胸、胃疾病
内关	阴维脉病证	
后溪	督脉病证	目内眦、颈项、耳、肩部疾病
申脉	阳跷脉病证	
足临泣	带脉病证	目锐眦、耳后、颊、颈、肩部疾病
外关	阳维脉病证	
列缺	任脉病证	肺系、咽喉、胸膈疾病
照海	阴跷脉病证	

(五)八会穴

八会穴,是指脏、腑、气、血、筋、脉、骨、髓等精气所会聚的腧穴。"会",是聚会的意思。

1. 分布特点和组成 八会穴分布在躯干部和四肢部,其中脏、腑、气、血、骨之会穴位于躯干部,筋、脉、髓之会穴位于四肢部。八会穴的组成是:脏会章门,腑会中脘,气会膻中,血会膈俞,筋会阳陵泉,脉会太渊,骨会大杼,髓会绝骨(见下表)。

八会穴表

八会	穴名	经属
脏会	章门	足厥阴肝经
腑会	中脘	任脉
气会	膻中	任脉
血会	膈俞	足太阳膀胱经
筋会	阳陵泉	足少阳胆经
脉会	太渊	手太阴肺经
骨会	大杼	足太阳膀胱经
髓会	绝骨	足少阳胆经

2. 临床应用 八会穴对于各自所会的脏、腑、气、血、筋、脉、骨、髓相关的病证有特殊的治疗作用，凡与此八者有关的病证均可选用相关的八会穴来治疗，如六腑之病，可选腑会中脘，血证可选血会膈俞等。此外《难经·四十五难》记载："热病在内者，取其会之穴也。"提示八会穴还可治疗相关的热病。

（六）郄穴

十二经脉和奇经八脉中的阴跷脉、阳跷脉、阴维脉、阳维脉之经气深聚的部位称为郄穴。

1. 分布特点和组成 郄穴大多分布在四肢肘膝关节以下。十二经脉各有一个郄穴，阴阳跷脉及阴阳维脉也各有一个郄穴，合称为十六郄穴（见下表）。

十六郄穴表

阴经	郄穴	阳经	郄穴
手太阴肺经	孔最	手阳明大肠经	温溜
手厥阴心包经	郄门	手少阳三焦经	会宗
手少阴心经	阴郄	手太阳小肠经	养老
足太阴脾经	地机	足阳明胃经	梁丘
足厥阴肝经	中都	足少阳胆经	外丘
足少阴肾经	水泉	足太阳膀胱经	金门
阴维脉	筑宾	阳维脉	阳交
阴跷脉	交信	阳跷脉	跗阳

2. 临床应用 郄穴多用于治疗本经循行部位及所属脏腑的急性病证。一般来说，阴经郄穴多治疗血证，阳经郄穴多治疗急性痛证。如孔最治咯血，中都治崩漏，颈项痛取外丘，胃脘疼痛取梁丘等。

另外，脏腑疾患也可在相应的郄穴上出现疼痛或压痛，有助于疾病的诊断。

（七）下合穴

下合穴是指六腑之气下合于足三阳经的六个腧穴，又称六腑下合穴。

1. 分布特点和组成 下合穴共有六个，胃、大肠、小肠、胆、膀胱、三焦的下合穴依次为足三里、上巨虚、下巨虚、阳陵泉、委中、委阳。其中胃、胆、膀胱三腑的下合穴和本经五输穴中的合穴为同一穴位。大肠、小肠的下合穴位于胃经，三焦的下合穴位于膀胱经。六个穴位都分布在足三阳经膝关节及以下部位。

2. 临床应用 下合穴主要用于治疗六腑疾病，《灵枢·邪气脏腑病形》指出"合治内腑"，概括了下合穴的主治特点。如足三里治疗胃脘痛，上巨虚治疗肠痈、痢疾，下巨虚治疗泄泻等。另外，下合穴也可协助诊断。

（八）交会穴

交会穴是指两经或数经相交会合的腧穴。交会穴多分布于头面、躯干部位。

交会穴能治本经的疾病，也能兼治所交会经脉的疾病。如大椎是督脉的经穴，又与手足三阳相交会，它既可治督脉之疾，又可治诸阳经的全身性疾患；三阴交是足太阴脾经的经穴，又与足少阴肾经和足厥阴肝经相交会，因此既能治脾经病，也能治疗肝、肾两经的疾病。另如，中脘是任脉穴，与足阳明、手太阳、手少阳经相交会；关元、中极是任脉穴，均与足太阴、足厥阴、足少阴经相交会；期门是足厥阴肝经穴，与足太阴经、阴维脉相交会；水沟是督脉穴，与手阳明、足阳明经相交会；睛明是足太阳膀胱经穴，与手太阳、足阳明经相交会；听宫是手太阳小肠经穴，与手、足少阳经相交会；风池是足少阳胆经穴，与阳维脉相交会；环跳是足少阳胆经穴，与足太阳经相交会。这些交会穴可以治疗各自交会经脉的病证。

历代文献对交会穴的记载略有不同，绝大部

分内容出自《针灸甲乙经》。

第六单元　腧穴的定位方法

腧穴定位法是指确定腧穴位置的基本方法，又称取穴法。常用的定位方法有：骨度分寸定位法、体表解剖标志定位法、手指同身寸定位法和简便取穴定位法。

◎ **要点一　骨度分寸定位法**

骨度分寸定位法简称骨度法，是指以体表骨

节为主要标志折量全身各部的长度和宽度，定出分寸，用于腧穴定位的方法，不论男女老幼、高矮胖瘦，一概以此标准折量作为量取腧穴的依据。折量分寸是以患者本人的身材为依据的。全身主要骨度分寸见下表。

骨度分寸表

部位	起止点	折量寸	度量法	说明
头面部	前发际正中至后发际正中	12	直寸	用于确定头部腧穴的纵向距离
	眉间（印堂）至前发际正中	3	直寸	用于确定前头部腧穴的纵向距离
	两额角发际（头维）之间	9	横寸	用于确定头前部腧穴的横向距离
	耳后两乳突（完骨）之间	9	横寸	用于确定头后部腧穴的横向距离
胸腹胁部	胸骨上窝（天突）至剑胸结合中点（歧骨）	9	直寸	用于确定胸部任脉穴的纵向距离
	剑胸结合中点（歧骨）至脐中	8	直寸	用于确定上腹部腧穴的纵向距离
	脐中至耻骨联合上缘（曲骨）	5	直寸	用于确定下腹部腧穴的纵向距离
	两肩胛骨喙突内侧缘之间	12	横寸	用于确定胸部腧穴的横向距离
	两乳头之间	8	横寸	用于确定胸腹部腧穴的横向距离
	腋窝顶点至第11肋游离端（章门）	12	直寸	用于确定胁肋部腧穴的纵向距离
背腰部	肩胛骨内侧缘至后正中线	3	横寸	用于确定背腰部腧穴的横向距离
上肢部	腋前、后纹头至肘横纹（平尺骨鹰嘴）	9	直寸	用于确定上臂部腧穴的纵向距离
	肘横纹（平尺骨鹰嘴）至腕掌（背）侧远端横纹	12	直寸	用于确定前臂部腧穴的纵向距离
下肢部	耻骨联合上缘至髌底	18	直寸	用于确定大腿内侧部腧穴的纵向距离
	髌底至髌尖	2	直寸	
	髌尖（膝中）至内踝尖	15	直寸	用于确定小腿内侧部腧穴的纵向距离
	胫骨内侧髁下方阴陵泉至内踝尖	13	直寸	用于确定小腿内侧部腧穴的纵向距离
	股骨大转子至腘横纹（平髌尖）	19	直寸	用于确定大腿前外侧部腧穴的纵向距离
	臀沟至腘横纹	14	直寸	用于确定大腿后部腧穴的纵向距离
	腘横纹（平髌尖）至外踝尖	16	直寸	用于确定小腿外侧部腧穴的纵向距离
	内踝尖至足底	3	直寸	用于确定足内侧部腧穴的纵向距离

◎ 要点二　体表解剖标志定位法

体表解剖标志定位法是以人体解剖学的各种体表标志为依据确定腧穴定位的方法。体表解剖标志可分为固定标志和活动标志两种。

1. **固定标志**　指各部位由骨节、肌肉所形成的突起、凹陷及五官轮廓、发际、指（趾）甲、乳头、肚脐等，是在自然姿势下可见的标志，可以借助这些标志确定腧穴的位置。如：鼻尖取素髎；两眉中间取印堂；以眉头定攒竹；两乳中间取膻中；以脐为标志，脐中即为神阙，其旁开2寸定天枢；俯首显示最高的第7颈椎棘突下取大椎；腓骨小头前下方取阳陵泉。另外，背腰部穴的主要取穴标志有：肩胛冈平第3胸椎棘突，肩胛骨下角平第7胸椎棘突，髂嵴最高点平第4腰椎棘突等。

2. **活动标志**　指各部的关节、肌肉、肌腱、皮肤随着活动而出现的空隙、凹陷、皱纹、尖端等，是在活动姿势下才会出现的标志，据此亦可确定腧穴的位置。例如：微张口，耳屏正中前缘凹陷中取听宫；屈肘，于横纹头处取曲池；外展上臂时肩峰前下方的凹陷中取肩髃；拇指跷起，当拇长、短伸肌腱之间的凹陷中取阳溪；正坐屈肘，掌心向胸，当尺骨小头桡侧骨缝中取养老等。

◎ 要点三　手指同身寸定位法

手指同身寸定位法又称指量法、指寸定位法，是指依据患者本人手指所规定的分寸以量取腧穴的方法。在具体取穴时，医者应在骨度分寸定位法的基础上，参照被取穴者自身的手指进行比量，以确定腧穴的标准定位。

手指同身寸定位法分中指同身寸、拇指同身寸和横指同身寸（一夫法）三种。

1. **中指同身寸**　以患者的中指中节桡侧两端纹头（拇指、中指屈曲成环形）之间的距离作为1寸。

2. **拇指同身寸**　以患者拇指指间关节的宽度作为1寸。

3. **横指同身寸（一夫法）**　患者的食、中、无名、小指四指并拢，以中指中节横纹为准，其四指的宽度作为3寸。四指相并名曰"一夫"，用横指同身寸量取腧穴，又名"一夫法"。

◎ 要点四　简便定位法

简便定位法是临床中一种简便易行的腧穴定位方法。常用的简便取穴方法如：两耳尖连线中点取百会；两虎口自然平直交叉，一手食指压在另一手腕后高骨的上方，当食指尽端处取列缺；半握拳，当中指端所指处取劳宫；垂肩屈肘，于平肘尖处取章门；立正姿势，两手下垂，于中指尖处取风市等。此法是一种辅助取穴方法。

以上四种方法在应用时需互相结合，主要采用骨度分寸定位法、体表解剖标志定位法，少量腧穴配合使用指寸定位法、简便取穴法。

第七单元　手太阴肺经、腧穴

◎ 要点一　经脉循行

手太阴肺经，起于中焦，向下联络大肠，再返回沿胃上口，穿过横膈，入属于肺。从肺系（气管、喉咙部）向外横行至腋窝下，沿上臂内侧下行，循行于手少阴与手厥阴经之前，下至肘中，沿着前臂内侧桡骨尺侧缘下行，经寸口动脉搏动处，行至大鱼际，再沿大鱼际桡侧缘循行直达拇指末端。其支脉，从手腕后分出，沿着食指桡侧直达食指末端。

《灵枢·经脉》：肺手太阴之脉，起于中焦（脐以上膈以下胃脘部），下络大肠，还循胃口

（胃上口，贲门部），上膈属肺。从肺系（气管、喉咙），横出腋下，下循臑（指上臂部）内，行少阴、心主之前，下肘中，循臂内上骨（指桡骨）下廉，入寸口，上鱼（大鱼际部），循鱼际，出大指之端。

其支者，从腕后直出次指内廉，出其端。

◎ 要点二　主治概要

1. 肺、胸、咽喉部等肺系相关病证　咳嗽、气喘、咯血、咽喉肿痛、胸痛等。

2. 经脉循行部位的其他病证　肩背痛、肘臂挛痛、手腕痛等。

◎ 要点三　常用腧穴的定位、主治要点和操作

1. 中府 Zhōngfǔ（LU 1）　肺募穴；手、足太阴经交会穴

【定位】在胸部，横平第 1 肋间隙，锁骨下窝外侧，前正中线旁开 6 寸。

【主治】①咳嗽、胸痛、咯血、肺胀满、胸中烦满、气喘等肺胸病证；②肩臂痛。

【操作】直刺 0.8~1.2 寸，或点刺出血。

2. 尺泽 Chǐzé（LU 5）　合穴

【定位】在肘区，肘横纹上，肱二头肌腱桡侧缘凹陷中。

【主治】①咳嗽、气喘、咽喉肿痛、咯血等肺系病证；②肘臂挛痛；③小儿惊风、急性腹痛、吐泻等急症。

【操作】直刺 0.8~1.2 寸，或点刺出血。

3. 孔最 Kǒngzuì（LU 6）　郄穴

【定位】在前臂前区，腕掌侧远端横纹上 7 寸，尺泽与太渊连线上。

【主治】①咳嗽、气喘、咯血、鼻衄、咽喉肿痛等肺系病证；②肘臂挛痛；③痔疮出血。

【操作】直刺 0.5~1.0 寸。

4. 列缺 Lièquē（LU 7）　络穴；八脉交会穴，通任脉

【定位】在前臂，腕掌侧远端横纹上 1.5 寸，拇短伸肌腱与拇长展肌腱之间，拇长展肌腱沟的凹陷中。简便取穴法：两手虎口自然平直交叉，一手食指按在另一手桡骨茎突上，指尖下凹陷中是穴。

【主治】①咳嗽、气喘、咽喉肿痛等肺系病证；②外感头痛、项强、齿痛、口㖞等头面五官疾患；③手腕痛。

【操作】向肘部斜刺 0.5~0.8 寸。

5. 太渊 Tàiyuān（LU 9）　输穴；原穴；八会穴之脉会

【定位】在腕前区，桡骨茎突与舟状骨之间，拇长展肌腱尺侧凹陷中。

【主治】①咳嗽、气喘、咳血、喉痹等肺系病证；②无脉症；③胸痛，缺盆中痛，腕臂痛。

【操作】避开桡动脉，直刺 0.3~0.5 寸。

6. 鱼际 Yújì（LU 10）　荥穴

【定位】在手外侧，第 1 掌骨桡侧中点赤白肉际处。

【主治】①咳嗽、气喘、咳血、失音、喉痹、咽干等肺系病证；②外感发热，掌中热；③小儿疳积。

【操作】直刺 0.5~0.8 寸。

7. 少商 Shàoshāng（LU 11）　井穴

【定位】在手指，拇指末节桡侧，指甲根角侧上方 0.1 寸。

【主治】①咳嗽、气喘、咽喉肿痛、鼻衄等肺系实热病证；②中暑，发热；③昏迷，癫狂；④指肿、麻木。

【操作】浅刺 0.1 寸，或点刺出血。

第八单元 手阳明大肠经、腧穴

◎ 要点一 经脉循行

手阳明大肠经，起于食指之尖端（桡侧），沿食指桡侧，经过第1、2掌骨之间，上行至腕后两筋之间，沿前臂外侧前缘，至肘部外侧，再沿上臂外侧前缘上行到肩部，经肩峰前，向上循行至背部，与诸阳经交会于大椎穴，再向前行进入缺盆，络于肺，下行穿过横膈，属于大肠。其支脉，从缺盆部上行至颈部，经面颊进入下齿之中，又返回经口角到上口唇，交会于人中（水沟穴），左脉右行，右脉左行，止于对侧鼻孔旁。

《灵枢·经脉》：大肠手阳明之脉，起于大指次指之端，循指上廉，出合谷两骨（第1、第2掌骨）之间，上入两筋（拇长伸肌腱与拇短伸肌腱）之中，循臂上廉，入肘外廉，上臑外前廉，上肩，出髃骨（肩胛骨肩峰部）之前廉，上出于柱骨（颈椎骨）之会上，下入缺盆，络肺，下膈，属大肠。

其支者，从缺盆上颈，贯颊，入下齿中；还出夹口，交人中——左之右、右之左，上夹鼻孔。

◎ 要点二 主治概要

1. **头面五官病证** 头痛、鼻衄、齿痛、咽喉肿痛、口眼㖞斜、耳聋等。

2. **肠腑病证** 腹胀、腹痛、肠鸣、泄泻等。

3. **皮肤病证** 风疹、湿疹、瘾疹、荨麻疹、痤疮等。

4. **神志病证** 昏迷、癫狂等。

5. **热病** 发热、热病汗出等。

6. **经脉循行部位的其他病证** 手臂、肩部酸痛麻木、上肢不遂等。

◎ 要点三 常用腧穴的定位、主治要点和操作

1. 商阳 Shāngyáng（LI 1） 井穴

【定位】在手指，食指末节桡侧，指甲根角侧上方0.1寸。

【主治】①热病，昏迷；②耳聋、青盲、咽喉肿痛、颐颔肿、齿痛等五官病证；③手指麻木。

【操作】浅刺0.1寸，或点刺出血。

2. 合谷 Hégǔ（LI 4） 原穴

【定位】在手背，第2掌骨桡侧的中点处。

【主治】①头痛、齿痛、目赤肿痛、咽喉肿痛、牙关紧闭、口㖞、鼻衄、耳聋、痄腮等头面五官病证；②发热恶寒等外感病；③热病；④无汗或多汗；⑤经闭、滞产、月经不调、痛经、胎衣不下、恶露不止、乳少等妇科病证；⑥上肢疼痛、不遂；⑦皮肤瘙痒、荨麻疹等皮肤科病证；⑧小儿惊风，痉证；⑨腹痛、痢疾、便秘等肠腑病证；⑩牙拔出术、甲状腺手术等面口五官及颈部手术针麻常用穴。

【操作】直刺0.5~1.0寸。孕妇不宜针。

3. 阳溪 Yáng xī（LI 5） 经穴

【定位】在腕区，腕背侧远端横纹桡侧，桡骨茎突远端，解剖学"鼻烟窝"凹陷中。

【主治】①头痛、目赤肿痛、咽喉肿痛、齿痛、耳聋、耳鸣等头面五官病证；②手腕痛，手指拘急。

【操作】直刺0.5~0.8寸。

4. 偏历 Piānlì（LI 6） 络穴

【定位】在前臂，腕背侧远端横纹上3寸，阳溪与曲池连线上。

【主治】①目赤、咽喉肿痛、耳聋、鼻衄等五官病证；②水肿，小便不利；③手臂酸痛；④腹部胀满。

【操作】直刺或斜刺0.3~0.5寸。

5. 手三里 Shǒusānlǐ（LI 10）

【定位】在前臂，肘横纹下2寸，阳溪与曲池连线上。

【主治】①手臂麻痛、肘挛不伸、上肢不遂等上肢病证；②腹胀、泄泻等肠腑病证；③齿痛颊肿。

【操作】直刺0.8~1.2寸。

6. 曲池 Qūchí（LI 11）　合穴

【定位】在肘区，尺泽与肱骨外上髁连线的中点处。

【主治】①目赤肿痛、齿痛、咽喉肿痛等五官热性病证；②热病；③手臂肿痛、上肢不遂等上肢病证；④风疹、瘾疹、湿疹、丹毒、瘰疬等皮肤科病证；⑤腹痛、吐泻、痢疾等肠腑病证；⑥头痛，眩晕；⑦癫狂等神志病。

【操作】直刺1.0~1.5寸。

7. 肩髃 Jiānyú（LI 15）　手阳明经与阳跷脉的交会穴

【定位】在三角肌区，肩峰外侧缘前端与肱骨大结节两骨间凹陷中。

【主治】①肩痛不举，上肢不遂；②瘰疬；③瘾疹。

【操作】直刺或向下斜刺0.8~1.5寸。

8. 扶突 Fútū（LI 18）

【定位】在胸锁乳突肌区，横平喉结，胸锁乳突肌前、后缘中间。

【主治】①咽喉肿痛、暴喑、吞咽困难、呃逆等咽喉病证；②瘿气，瘰疬；③咳嗽，气喘；④颈部手术针麻用穴。

【操作】直刺0.5~0.8寸。避开颈动脉，不可深刺。一般不使用电针，以免引起迷走神经反应。

9. 迎香 Yíngxiāng（LI 20）

【定位】在面部，鼻翼外缘中点旁，鼻唇沟中。

【主治】①鼻塞、鼻衄、鼻渊等鼻病；②口喎、面痒、面肿等口面部病证；③胆道蛔虫病。

【操作】略向内上方斜刺或平刺0.3~0.5寸。

第九单元　足阳明胃经、腧穴

◎ 要点一　经脉循行

足阳明胃经，起于鼻旁，上行鼻根，与足太阳经脉相汇合，再沿鼻的外侧下行，入上齿龈中，返回环绕口唇，入下唇交会于承浆穴；再向后沿下颌下缘，至大迎穴处，再沿下颌角至颊车穴，上行到耳前，过足少阳经的上关穴处，沿发际至额颅部。其支脉，从大迎前下走人迎穴，沿喉咙入缺盆，下横膈，入属于胃，联络于脾。其直行的经脉，从缺盆沿乳房内侧下行，经脐旁到下腹部的气冲部；一支脉从胃口分出，沿腹内下行，至气冲部与直行经脉相汇合。由此经髀关、伏兔穴下行，至膝关节中。再沿胫骨外侧前缘下行，经足背到第2足趾外侧端（厉兑穴）；一支脉从膝下3寸处分出，下行到中趾外侧端；一支脉从足背分出，沿足大趾内侧直行到末端。

《灵枢·经脉》：胃足阳明之脉，起于鼻，交频（鼻根凹陷处）中，旁约太阳之脉，下循鼻外，入上齿中，还出夹口，环唇，下交承浆，却循颐（下颌部）后下廉，出大迎，循颊车，上耳前，过客主人（即上关穴），循发际，至额颅。

其支者，从大迎前，下人迎，循喉咙，入缺盆，下膈，属胃，络脾。

其直者，从缺盆下乳内廉，下夹脐，入气街中。

其支者，起于胃口，下循腹里，下至气街中而合，以下髀关，抵伏兔，下膝髌中，下循胫外廉，下足跗（即足背），入中指内间。

其支者，下廉三寸而别，以下入中指外间。

其支者，别跗上，入大指间，出其端。

◎ 要点二 主治概要

1. **脾胃肠病证** 胃痛、呕吐、腹痛、腹胀、肠鸣、泄泻、便秘等。

2. **头面五官病证** 头痛、眩晕、面痛、口㖞、眼睑𥆧动、齿痛、目赤肿痛、近视等。

3. **神志病证** 癫狂、谵语、吐舌等。

4. **热病**。

5. **经脉循行部位的其他病证** 下肢痿痹、中风瘫痪、足背肿痛、乳痈等。

◎ 要点三 常用腧穴的定位、主治要点和操作

1. **承泣 Chéngqì（ST 1） 足阳明经与任脉的交会穴**

【定位】在面部，眼球与眶下缘之间，瞳孔直下。

【主治】①目赤肿痛、迎风流泪、近视、夜盲等眼病；②口㖞、眼睑𥆧动等面部病证。

【操作】以左手拇指向上轻推固定眼球，右手持针紧靠眶缘缓慢直刺0.5~1寸，不宜提插和大幅度捻转，以防刺破血管引起血肿。出针时稍加按压，以防出血；禁灸。

2. **四白 Sìbái（ST 2）**

【定位】在面部，眶下孔处。

【主治】①目赤肿痛、目翳、近视等眼病；②口㖞、眼睑𥆧动、头痛、眩晕、面痛等头面部病证。

【操作】直刺或向上斜刺0.3~0.5寸。

3. **地仓 Dìcāng（ST 4） 手、足阳明经与任脉的交会穴**

【定位】在面部，口角旁开0.4寸（指寸）。

【主治】口㖞、眼睑𥆧动、流涎、齿痛、颊肿等头面五官病证。

【操作】斜刺或平刺0.3~0.8寸，可向颊车穴透刺。

4. **颊车 Jiáchē（ST 6）**

【定位】在面部，下颌角前上方一横指（中指）。

【主治】口㖞、口噤、齿痛、面痛等面口

病证。

【操作】直刺0.3~0.5寸，或向地仓穴透刺1.5~2寸。

5. **下关 Xiàguān（ST 7）**

【定位】在面部，颧弓下缘中央与下颌切迹之间凹陷中。

【主治】①牙关不利、面痛、齿痛、口㖞等面口病证；②耳鸣、耳聋、聤耳等耳部病证。

【操作】直刺0.5~1寸。

6. **头维 Tóuwéi（ST 8） 足阳明经与足少阳经和阳维脉的交会穴**

【定位】在头部，额角发际直上0.5寸，头正中线旁开4.5寸。

【主治】头痛、眩晕、目痛、迎风流泪、眼睑𥆧动等头面五官病证。

【操作】平刺0.5~1寸。

7. **人迎 Rényíng（ST 9）**

【定位】在颈部，横平喉结，胸锁乳突肌前缘，颈总动脉搏动处。

【主治】①咽喉肿痛、瘿气、瘰疬等咽喉、颈部病证；②胸满，气喘；③原发性高血压。

【操作】避开颈总动脉，直刺0.3~0.8寸。

8. **梁门 Liángmén（ST 21）**

【定位】在上腹部，脐中上4寸，前正中线旁开2寸。

【主治】纳少、胃痛、呕吐、腹胀等脾胃病证。

【操作】直刺0.8~1.2寸。

9. **天枢 Tiānshū（ST 25） 大肠募穴**

【定位】在腹部，横平脐中，前正中线旁开2寸。

【主治】①绕脐腹痛、腹胀、便秘、泄泻、痢疾等脾胃肠病证；②癥瘕、月经不调、痛经等妇科病证。

【操作】直刺1~1.5寸。

10. **归来 Guīlái（ST 29）**

【定位】在下腹部，脐中下4寸，前正中线旁开2寸。

【主治】①小腹胀痛，疝气；②月经不调、经闭、痛经、带下、阴挺等妇科病证。

【操作】直刺1~1.5寸。

11. 梁丘 Liángqiū（ST 34）　郄穴

【定位】在股前区，髌底上2寸，股外侧肌与股直肌肌腱之间。

【主治】①急性胃痛；②膝肿痛、下肢不遂等下肢病证；③乳痈、乳痛等乳房病证。

【操作】直刺1~1.2寸。

12. 足三里 Zúsānlǐ（ST 36）　合穴；胃下合穴

【定位】在小腿外侧，犊鼻下3寸，犊鼻与解溪连线上。

【主治】①胃痛、呕吐、腹胀、泄泻、痢疾、便秘、肠痈等脾胃肠病证；②膝痛、下肢痿痹、中风瘫痪等下肢病证；③癫狂、不寐等神志病证；④气喘，痰多；⑤乳痈；⑥虚劳诸证，为强壮保健要穴。

【操作】直刺1~2寸。

13. 上巨虚 Shàngjùxū（ST 37）　大肠下合穴

【定位】在小腿外侧，犊鼻下6寸，犊鼻与解溪连线上。

【主治】①肠鸣、腹中切痛、泄泻、便秘、肠痈等肠腑病证；②下肢痿痹、中风瘫痪等下肢病证。

【操作】直刺1~2寸。

14. 条口 Tiáokǒu（ST 38）

【定位】在小腿外侧，犊鼻下8寸，犊鼻与解溪连线上。

【主治】①下肢痿痹、跗肿、转筋等下肢病证；②肩臂痛；③脘腹疼痛。

【操作】直刺1~1.5寸。

15. 下巨虚 Xiàjùxū（ST 39）　小肠下合穴

【定位】在小腿外侧，犊鼻下9寸，犊鼻与解溪连线上。

【主治】①泄泻、痢疾、小腹痛等肠腑病证；②下肢痿痹；③乳痈。

【操作】直刺1~1.5寸。

16. 丰隆 Fēnglóng（ST 40）　络穴

【定位】在小腿外侧，外踝尖上8寸，胫骨前肌的外缘。

【主治】①头痛、眩晕等头部病证；②癫狂；③咳嗽、哮喘、痰多等肺系病证；④下肢痿痹。

【操作】直刺1~1.5寸。

17. 解溪 Jiěxī（ST 41）　经穴

【定位】在踝区，踝关节前面中央凹陷中，当𧿹长伸肌腱与趾长伸肌腱之间。

【主治】①头痛、眩晕等头部病证；②癫狂、谵语等神志病证；③下肢痿痹、足踝肿痛、足下垂等下肢病证。④腹胀，便秘。

【操作】直刺0.5~1寸。

18. 内庭 Nèitíng（ST 44）　荥穴

【定位】在足背，第2、3趾间，趾蹼缘后方赤白肉际处。

【主治】①胃痛、吐酸、泄泻、痢疾、便秘等胃肠病证；②足背肿痛；③齿痛、咽喉肿痛、鼻衄等五官病证；④热病。

【操作】直刺或斜刺0.5~0.8寸，可灸。

19. 厉兑 Lìduì（ST 45）　井穴

【定位】在足趾，第2趾末节外侧，趾甲根角侧后方0.1寸（指寸）。

【主治】①齿痛、咽喉肿痛、鼻衄等五官病证；②热病；③梦魇不宁、癫狂等神志病证。

【操作】浅刺0.1寸。

第十单元　足太阴脾经、腧穴

◎ 要点一　经脉循行

足太阴脾经，起于足大趾末端，沿着大趾内侧赤白肉际，经过大趾本节后的第1跖趾关节后面，上行至内踝前面，再沿小腿内侧胫骨后缘上行，至内踝上8寸处交于足厥阴经之前，再沿膝股部内侧前缘上行，进入腹部，属脾，联络胃；再经过横膈上行，夹咽部两旁，系舌根，分散于舌下。其支脉，从胃上膈，注心中。

《灵枢·经脉》：脾足太阴之脉，起于大指之端，循指内侧白肉际，过核骨（第1跖趾关节内侧的圆形突起）后，上内踝前廉，上端（即腓肠肌部）内，循胫骨后，交出厥阴之前，上循膝股内前廉，入腹，属脾，络胃，上膈，夹咽（食道），连舌本（舌根），散舌下。

其支者，复从胃别，上膈，注心中。

脾之大络，名曰大包，出渊腋下三寸，布胸胁。

◎ 要点二　主治概要

1. **脾胃病证**　腹满、腹胀、食不化、胃痛、呕吐、腹痛、泄泻、痢疾等。

2. **妇科病证**　月经不调、痛经、经闭、崩漏等。

3. **前阴病证**　阴挺、遗尿、癃闭、阳痿、疝气等。

4. **经脉循行部位的其他病证**　胸胁胀痛、下肢痿痹、足踝肿痛等。

◎ 要点三　常用腧穴的定位、主治要点和操作

1. **隐白 Yǐnbái（SP 1）**　井穴

【定位】在足趾，大趾末节内侧，趾甲根角侧后方0.1寸（指寸）。

【主治】①月经过多、崩漏等妇科病证；②鼻衄、便血、尿血等出血证；③腹满、呕吐、泄泻等脾胃病证；④癫狂、多梦等神志病证；⑤

惊风。

【操作】浅刺0.1寸。

2. **太白 Tàibá（SP 3）**　输穴；原穴

【定位】在跖区，第1跖趾关节近端赤白肉际凹陷中。

【主治】①肠鸣、腹胀、泄泻、胃痛、便秘等脾胃病证；②足痛、足肿等足部病证；③体重节痛。

【操作】直刺0.5~0.8寸。

3. **公孙 Gōngsūn（SP 4）**　络穴；八脉交会穴，通冲脉

【定位】在跖区，第1跖骨底的前下缘赤白肉际处。

【主治】①胃痛、呕吐、肠鸣腹胀、腹痛、痢疾等脾胃病证；②心烦不寐、狂证等神志病证；③逆气里急，气上冲心（奔豚气）等冲脉病证。

【操作】直刺0.6~1.2寸。

4. **三阴交 Sānyīnjiāo（SP 6）**　足三阴经的交会穴

【定位】在小腿内侧，内踝尖上3寸，胫骨内侧缘后际。

【主治】①肠鸣腹胀、泄泻、便秘等脾胃肠病证；②月经不调、经闭、痛经、带下、阴挺、不孕、滞产等妇产科病证；③心悸、不寐、癫狂等心神病证；④小便不利、遗尿、遗精、阳痿等生殖、泌尿系统病证；⑤下肢痿痹；⑥湿疹、荨麻疹等皮肤病证；⑦阴虚诸证。

【操作】直刺1~1.5寸。孕妇禁针。

5. **地机 Dìjī（SP 8）**　郄穴

【定位】在小腿内侧，阴陵泉下3寸，胫骨内侧缘后际。

【主治】①痛经、崩漏、月经不调、癥瘕等妇科病证；②腹胀、腹痛、泄泻等脾胃肠病证；

③小便不利，水肿，遗精；④下肢痿痹。

【操作】直刺 1~2 寸。

6. 阴陵泉 Yīnlíngquán（SP 9） 合穴

【定位】在小腿内侧，胫骨内侧髁下缘与胫骨内侧缘之间的凹陷中。

【主治】①腹痛、泄泻、水肿、黄疸等脾湿证；②小便不利、遗尿、癃闭等泌尿系统病证；③遗精、阴茎痛等男科病证；④带下、妇人阴痛等妇科病证；⑤膝痛、下肢痿痹。

【操作】直刺 1~2 寸。

7. 血海 Xuèhǎi（SP 10）

【定位】在股前区，髌底内侧端上 2 寸，股内侧肌隆起处。

【主治】①月经不调、痛经、经闭、崩漏等妇科病证；②湿疹、瘾疹、丹毒、皮肤瘙痒等皮

外科病证；③膝股内侧痛。

【操作】直刺 1~1.5 寸。

8. 大横 Dàhéng（SP 15） 足太阴脾经与阴维脉的交会穴

【定位】在腹部，脐中旁开 4 寸。

【主治】①腹痛、泄泻、便秘等脾胃肠病证；②肥胖症。

【操作】直刺 1~2 寸。

9. 大包 Dàbāo（SP 21）

【定位】在胸外侧区，第 6 肋间隙，在腋中线上。

【主治】①气喘；②胸胁痛；③周身疼痛、四肢无力等肌肉病证。

【操作】斜刺或向外平刺 0.5~0.8 寸。

第十一单元 手少阴心经、腧穴

◎ 要点一 经脉循行

手少阴心经，起于心中，出属心系（心与其他脏器相连的组织）；下行经过横膈，联络小肠。其支脉，从心系向上，夹着食道上行，连于目系（眼球连接于脑的组织）。其直行经脉，从心系上行到肺部，再向外下到达腋窝部，沿着上臂内侧后缘，行于手太阴经和手厥阴经的后面，到达肘窝；再沿前臂内侧后缘，至掌后豌豆骨部，进入掌内，止于小指桡侧末端。

《灵枢·经脉》：心手少阴之脉，起于心中，出属心系（指心与肺相连的组织，一说指心与其他四脏相连的组织），下膈，络小肠。其支者，从心系，上夹咽（指食管），系目系。其直者，复从心系却上肺，下出腋下，下循臑内后廉，行太阴、心主之后，下肘内，循臂内后廉，抵掌后锐骨（指豌豆骨部）之端，入掌内后廉，循小指之内，出其端。

◎ 要点二 主治概要

1. **心系病证** 心痛、心悸、怔忡等。
2. **神志病证** 癫狂痫、癔症、不寐等。
3. **经脉循行部位的其他病证** 肩臂疼痛、胸胁痛、肘臂挛痛、小指疼痛等。

◎ 要点三 常用腧穴的定位、主治要点和操作

1. 极泉 Jíquán（HT 1）

【定位】在腋区，腋窝中央，腋动脉搏动处。

【主治】①心痛、心悸等心系病证；②胁肋疼痛；③肩臂疼痛、肘臂冷痛、上肢不遂等上肢病证；④瘰疬；⑤上肢针麻用穴。

【操作】避开腋动脉，直刺或斜刺 0.5~0.8 寸。

2. 少海 Shàohǎi（HT 3） 合穴

【定位】在肘前区，横平肘横纹，肱骨内上髁前缘。

【主治】①心痛、癔症、癫狂、痫证等心疾、

神志病证；②肘臂挛痛、麻木，手颤；③腋胁痛，头项痛；④瘰疬。

【操作】直刺0.5~1寸。

3. 通里 Tōnglǐ（HT 5）　络穴

【定位】在前臂前区，腕掌侧远端横纹上1寸，尺侧腕屈肌腱的桡侧缘。

【主治】①心悸、怔忡等心疾；②暴喑、舌强不语等舌窍病证；③肘臂挛痛、麻木、手颤等上肢病证。

【操作】直刺0.5~1寸。

4. 阴郄 Yīnxì（HT 6）　郄穴

【定位】在前臂前区，腕掌侧远端横纹上0.5寸，尺侧腕屈肌腱的桡侧缘。

【主治】①心痛、心悸、惊恐等心疾；②吐血、衄血等血证；③骨蒸盗汗。

【操作】直刺0.3~0.5寸。

5. 神门 Shénmén（HT 7）　输穴；原穴

【定位】在腕前区，腕掌侧远端横纹尺侧端，尺侧腕屈肌腱的桡侧缘。

【主治】①心痛、心烦、惊悸、怔忡等心疾；②不寐、健忘、痴呆、癫狂痫等神志病证；③胸胁痛。

【操作】直刺0.3~0.5寸。

6. 少冲 Shàochōng（HT 9）　井穴

【定位】在手指，小指末节桡侧，指甲根角侧上方0.1寸（指寸）。

【主治】①心悸、心痛等心疾；②癫狂、昏迷等神志病证；③目赤；④热病；⑤胸胁痛。

【操作】浅刺0.1寸，或点刺出血。

第十二单元　手太阳小肠经、腧穴

◎ **要点一　经脉循行**

手太阳小肠经，起于手小指尺侧端，沿着手背外侧至腕部，出于尺骨茎突，直上沿着前臂外侧后缘，经尺骨鹰嘴与肱骨内上髁之间，沿上臂外侧后缘，到达肩关节，绕行肩胛部，交会于大椎，向下进入缺盆部，联络心，沿着食管，经过横膈，到达胃部，属于小肠。其支脉，从缺盆分出，沿着颈部，上达面颊，到目外眦，向后进入耳中。另一支脉，从颊部分出，上行目眶下，抵于鼻旁，至目内眦，斜行络于颧骨部。

《灵枢·经脉》：小肠手太阳之脉，起于小指之端，循手外侧上腕，出踝（此指尺骨小头隆起处）中，直上循臂骨（尺骨）下廉，出肘内侧两骨（即尺骨鹰嘴与肱骨内上髁）之间，上循臑外后廉，出肩解（指肩关节部），绕肩胛，交肩上，入缺盆，络心，循咽下膈，抵胃，属小肠。

其支者，从缺盆循颈，上颊，至目锐眦（即目外眦），却入耳中。

其支者，别颊上（指眼眶下颧骨部），抵鼻，至目内眦（斜络于颧）。

◎ **要点二　主治概要**

1. 头面五官病证　头痛、眩晕、目翳、耳鸣、耳聋、咽喉肿痛等。

2. 热病。

3. 神志病　癫、狂、痫等。

4. 经脉循行部位的其他病证　肩臂酸痛、肘臂疼痛、颈项强痛、小指麻木疼痛等。

◎ **要点三　常用腧穴的定位、主治要点和操作**

1. 少泽 Shàozé（SI 1）　井穴

【定位】在手指，小指末节尺侧，指甲根角侧上方0.1寸（指寸）。

【主治】①肩臂后侧痛、小指麻木疼痛等上肢病证；②乳痈、乳少、产后缺乳等乳房病证；③昏迷、癫狂等神志病证；④头痛、咽喉肿痛、目翳、胬肉攀睛、耳聋、耳鸣等头面五官病证。

【操作】斜刺 0.1 寸或点刺出血。孕妇慎用。

2. 后溪 Hòuxī（SI 3） 输穴；八脉交会穴，通督脉

【定位】在手内侧，第 5 掌指关节尺侧近端赤白肉际凹陷中。

【主治】①头项强痛、腰背痛、手指及肘臂挛痛等痛证；②耳聋、目赤、咽喉肿痛等五官病证；③癫、狂、痫等神志病证；④疟疾。

【操作】直刺 0.5~1 寸。治手指挛痛可透刺合谷穴。

3. 养老 Yǎnglǎo（SI 6） 郄穴

【定位】在前臂后区，腕背横纹上 1 寸，尺骨头桡侧凹陷中。

【主治】①肩、背、肘、臂酸痛，项强等经脉循行所过部位病证；②急性腰痛；③目视不明。

【操作】直刺或斜刺 0.5~0.8 寸。

4. 支正 Zhīzhèng（SI 7） 络穴

【定位】在前臂后区，腕背侧远端横纹上 5 寸，尺骨尺侧与尺侧腕屈肌之间

【主治】①头痛、眩晕、项强等头项病证；②肘臂酸痛；③热病；④癫狂；⑤疣症。

【操作】直刺或斜刺 0.5~0.8 寸。

5. 天宗 Tiānzōng（SI 11）

【定位】在肩胛区，肩胛冈中点与肩胛骨下角连线的上 1/3 与下 2/3 交点凹陷中。

【主治】①肩胛疼痛；②气喘；③乳痈、乳癖等乳房病证。

【操作】直刺或斜刺 0.5~1 寸。遇到阻力不可强行进针。

6. 颧髎 Quánliáo（SI 18）

【定位】在面部，颧骨下缘，目外眦直下凹陷中。

【主治】口㖞、眼睑瞤动、齿痛、面痛等头面五官病证。

【操作】直刺 0.3~0.5 寸，斜刺或平刺 0.5~1 寸。

7. 听宫 Tīnggōng（SI 19）

【定位】在面部，耳屏正中与下颌骨髁状突之间的凹陷中。

【主治】①耳鸣、耳聋、聤耳等耳部病证；②面痛、齿痛等口面病证；③癫、狂、痫等神志病。

【操作】微张口，直刺 0.5~1 寸。

第十三单元　足太阳膀胱经、腧穴

◎ 要点一　经脉循行

足太阳膀胱经，起始于内眼角，向上过额部，与督脉交会于头顶。其支脉，从头顶分出到耳上角。其直行经脉，从头顶入颅内络脑，再浅出沿枕项部下行，从肩胛内侧脊柱两旁下行到达腰部，进入脊旁肌肉，入内络于肾，属于膀胱。一支脉从腰中分出，向下夹脊旁，通过臀部，进入腘窝中；一支脉从左右肩胛内侧分别下行，穿过脊旁肌肉，经过髋关节部，沿大腿外侧后缘下行，会合于腘窝内，向下通过腓肠肌，出外踝的后方，沿第 5 跖骨粗隆，至小趾的外侧末端。

《灵枢·经脉》：膀胱足太阳之脉，起于目内眦，上额交巅（头顶最高处）。

其支者，从巅至耳上角。

其直者，从巅入络脑，还出别下项，循肩膊内，夹脊抵腰中，入循膂（脊柱两旁的肌肉），络肾，属膀胱。其支者，从腰中，下夹脊，贯臀，入腘中。

其支者，从膊内左右别下贯胛，夹脊内，过髀枢（指股骨大转子处），循髀外后廉下合腘中，以下贯踹内，出外踝之后，循京骨（第 5 跖骨粗

隆），至小指外侧。

◎ **要点二　主治概要**

1. **脏腑病证**　背部第一侧线的背俞穴及第二侧线的腧穴，主治与其相关的脏腑病证和有关的组织器官病证。

2. **神志病证**　癫、狂、痫等。

3. **头面五官病证**　头痛、鼻塞、鼻衄等。

4. **经脉循行部位的其他病证**　项、背、腰、下肢痹痛等。

◎ **要点三　常用腧穴的定位、主治要点和操作**

1. 睛明 Jīngmíng（BL 1）

【定位】在面部，目内眦内上方眶内侧壁凹陷中。

【主治】①目赤肿痛、流泪、视物不明、目眩、近视、夜盲、色盲、目翳等眼病；②急性腰痛；③心悸、怔忡等心疾。

【操作】嘱患者闭目，医者左手轻推眼球向外侧固定，右手缓慢进针，紧靠眶缘直刺0.5~1寸。遇到阻力时，不宜强行进针，应改变进针方向或退针。不捻转，不提插（或只轻微地捻转和提插）。出针后按压针孔片刻，以防出血。针具宜细，消毒宜严。禁灸。

2. 攒竹 Cuánzhú（BL 2）

【定位】在面部，眉头凹陷中，额切迹处。

【主治】①头痛、面痛、眉棱骨痛、面瘫等头面病证；②眼睑瞤动、眼睑下垂、目视不明、流泪、目赤肿痛等眼疾；③呃逆；④急性腰扭伤。

【操作】可向眉中或向眼眶内缘平刺或斜刺0.5~0.8寸，或直刺0.2~0.3寸。禁灸。

3. 天柱 Tiānzhù（BL 10）

【定位】在颈后区，横平第2颈椎棘突上际，斜方肌外缘凹陷中。

【主治】①后头痛，项强，肩背痛；②眩晕、咽喉肿痛、鼻塞、目赤肿痛、近视等头面五官病证；③热病；④癫狂痫。

【操作】直刺或斜刺0.5~0.8寸。不可向内

上方深刺，以免伤及延髓。

4. 大杼 Dàzhù（BL 11）　八会穴之骨会

【定位】在脊柱区，第1胸椎棘突下，后正中线旁开1.5寸。

【主治】①咳嗽，发热；②项强，肩背痛；③颈椎病、腰椎病、膝骨关节炎、齿痛等骨病。

【操作】斜刺0.5~0.8寸。本经背部诸穴，不宜深刺，以免伤及内部重要脏器。

5. 风门 Fēngmén（BL 12）

【定位】在脊柱区，第2胸椎棘突下，后正中线旁开1.5寸。

【主治】①感冒、发热、头痛、咳嗽、哮喘等外感病证、肺系病证；②项强，胸背痛。

【操作】斜刺0.5~0.8寸。热证宜点刺放血。

6. 肺俞 Fèishū（BL 13）　肺之背俞穴

【定位】在脊柱区，第3胸椎棘突下，后正中线旁开1.5寸。

【主治】①鼻塞、咳嗽、气喘、咯血等肺系病证；②骨蒸潮热、盗汗等阴虚病证；③背痛；④皮肤瘙痒，瘾疹。

【操作】斜刺0.5~0.8寸。热证宜点刺放血。

7. 心俞 Xīnshū（BL 15）　心之背俞穴

【定位】在脊柱区，第5胸椎棘突下，后正中线旁开1.5寸。

【主治】①心痛、惊悸、不寐、健忘、癫痫等心神病证；②胸闷、胸痛、咳嗽、吐血等胸肺病证；③遗精、白浊等男科病证；④盗汗。

【操作】斜刺0.5~0.8寸。

8. 膈俞 Géshū（BL 17）　八会穴之血会

【定位】在脊柱区，第7胸椎棘突下，后正中线旁开1.5寸。

【主治】①胃痛；②呕吐、呃逆、咳嗽、气喘等气逆之证；③贫血、吐血、便血等血证；④瘾疹、皮肤瘙痒等皮肤病证；⑤潮热、盗汗等阴虚证。

【操作】斜刺0.5~0.8寸。

9. 肝俞 Gānshū（BL 18） 肝之背俞穴

【定位】在脊柱区，第9胸椎棘突下，后正中线旁开1.5寸。

【主治】①胁痛、黄疸等肝胆病证；②目赤、目视不明、夜盲、迎风流泪等目疾；③眩晕，癫狂痫；④脊背痛，角弓反张，转筋。

【操作】斜刺0.5~0.8寸。

10. 胆俞 Dǎnshū（BL 19） 胆之背俞穴

【定位】在脊柱区，第10胸椎棘突下，后正中线旁开1.5寸。

【主治】①胁痛、黄疸、口苦等肝胆病证；②肺痨，潮热。

【操作】斜刺0.5~0.8寸。

11. 脾俞 Píshū（BL 20） 脾之背俞穴

【定位】在脊柱区，第11胸椎棘突下，后正中线旁开1.5寸。

【主治】①腹胀、纳呆、呕吐、泄泻、痢疾、便血、多食善饥、身体消瘦等脾胃病证；②黄疸，水肿；③背痛。

【操作】斜刺0.5~0.8寸。

12. 胃俞 Wèishū（BL 21） 胃之背俞穴

【定位】在脊柱区，第12胸椎棘突下，后正中线旁开1.5寸。

【主治】胃痛、呕吐、腹胀、肠鸣、多食善饥、身体消瘦等脾胃病证。

【操作】斜刺0.5~0.8寸。

13. 肾俞 Shènshū（BL 23） 肾之背俞穴

【定位】在脊柱区，第2腰椎棘突下，后正中线旁开1.5寸。

【主治】①头晕、耳鸣、耳聋、慢性腹泻、气喘、腰酸痛、遗精、阳痿、不育等肾虚病证；②遗尿、癃闭等前阴病证；③月经不调、带下、不孕等妇科病证；④消渴。

【操作】直刺0.5~1寸。

14. 大肠俞 Dàchángshū（BL 25） 大肠之背俞穴

【定位】在脊柱区，第4腰椎棘突下，后正中线旁开1.5寸。

【主治】①腰痛；②腹胀、泄泻、便秘等肠腑病证。

【操作】直刺0.8~1.2寸。

15. 膀胱俞 Pángguāngshū（BL 28） 膀胱之背俞穴

【定位】在骶区，横平第2骶后孔，骶正中嵴旁开1.5寸。

【主治】①石淋、癃闭、遗尿等膀胱气化功能失调病证；②腰骶痛；③腹泻、便秘等肠腑病。

【操作】直刺或斜刺0.8~1.2寸。

16. 次髎 Cìliáo（BL 32）

【定位】在骶区，正对第2骶后孔中。

【主治】①月经不调、痛经、阴挺、带下等妇科病证；②遗精、阳痿等男科病证；③小便不利、癃闭、遗尿、疝气等前阴病证；④腰骶痛，下肢痿痹。

【操作】直刺1~1.5寸。

17. 承扶 Chéngfú（BL 36）

【定位】在股后区，臀沟的中点。

【主治】①腰腿痛、下肢痿痹等下肢病证；②痔疾。

【操作】直刺1~2寸。

18. 委阳 Wěiyáng（BL 39） 三焦下合穴

【定位】在膝部，腘横纹上，股二头肌腱的内侧缘。

【主治】①腹满，癃闭；②腰脊强痛，腿足挛痛。

【操作】直刺1~1.5寸。

19. 委中 Wěizhōng（BL 40） 合穴；膀胱下合穴

【定位】在膝后区，腘横纹中点。

【主治】①腰背痛、下肢痿痹等；②急性腹痛、急性吐泻等急症；③癃闭、遗尿等泌尿系病证；④丹毒、瘾疹、皮肤瘙痒、疔疮等血热病证。

【操作】直刺1~1.5寸，或用三棱针点刺腘静脉出血。针刺不宜过快、过强、过深，以免损伤血管和神经。

20. 膏肓 Gāohuāng（BL 43）

【定位】在脊柱区，第 4 胸椎棘突下，后正中线旁开 3 寸。

【主治】①咳嗽、气喘、肺痨等肺系虚损病证；②肩胛痛；③健忘、遗精、盗汗、羸瘦等虚劳诸证。

【操作】斜刺 0.5~0.8 寸。此穴多用灸法。

21. 志室 Zhìshì（BL 52）

【定位】在腰区，第 2 腰椎棘突下，后正中线旁开 3 寸。

【主治】①遗精、阳痿、癃闭、遗尿、水肿等肾虚病证；②腰脊强痛。

【操作】斜刺 0.5~0.8 寸。

22. 秩边 Zhìbiān（BL 54）

【定位】在骶区，横平第 4 骶后孔，骶正中嵴旁开 3 寸。

【主治】①腰骶痛，下肢痿痹；②癃闭、便秘、痔疾、阴痛等前后二阴病证。

【操作】直刺 1.5~3 寸。

23. 承山 Chéngshān（BL 57）

【定位】在小腿后区，腓肠肌两肌腹与肌腱交角处。

【主治】①腰腿拘急、疼痛；②痔疾，便秘；③腹痛，疝气。

【操作】直刺 1~2 寸。不宜过强地刺激，以免引起腓肠肌痉挛。

24. 飞扬 Fēiyáng（BL 58）　络穴

【定位】在小腿后区，昆仑直上 7 寸，腓肠肌外下缘与跟腱移行处。

【主治】①头痛，眩晕，鼻塞，鼻衄；②颈

痛，腰腿痛；③痔疾。

【操作】直刺 1~1.5 寸。

25. 昆仑 Kūnlún（BL 60）　经穴

【定位】在踝区，外踝尖与跟腱之间的凹陷中。

【主治】①后头痛、目眩、项强等头项病证；②腰骶疼痛，足踝肿痛；③癫痫；④滞产。

【操作】直刺 0.5~0.8 寸。孕妇禁用，经期慎用。

26. 申脉 Shēnmài（BL 62）　八脉交会穴，通阳跷脉；足太阳经与阳跷脉的交会穴

【定位】在踝区，外踝尖直下，外踝下缘与跟骨之间凹陷中。

【主治】①头痛、眩晕等头部疾病；②癫、狂、痫等神志病证；③嗜睡、不寐及眼睑开合不利病证；④腰腿酸痛，下肢运动不利。

【操作】直刺 0.3~0.5 寸。

27. 束骨 Shùgǔ（BL 65）　输穴

【定位】在跖区，第 5 跖趾关节的近端，赤白肉际处。

【主治】①头痛、项强、目眩等头项部病证；②腰腿痛；③癫狂。

【操作】直刺 0.3~0.5 寸。

28. 至阴 Zhìyīn（BL 67）　井穴

【定位】在足趾，小趾末节外侧，趾甲根角侧后方 0.1 寸（指寸）。

【主治】①胎位不正、滞产、胞衣不下等胎产病证；②头痛、目痛、鼻塞、鼻衄等头面五官病证。

【操作】浅刺 0.1 寸。胎位不正用灸法。

第十四单元　足少阴肾经、腧穴

◎ **要点一　经脉循行**

足少阴肾经，起于足小趾下，斜走足心，行舟骨粗隆下，经内踝的后方，向下进入足跟中，沿小腿内侧上行，经腘窝内侧，沿大腿内侧后缘上行，贯脊柱，属于肾，络于膀胱（有穴通路还出于前，从横骨穴处上行于腹部前正中线旁 0.5

寸,胸部前正中线旁 2 寸,止于锁骨下缘俞府穴处)。其直行支脉,从肾脏向上经过肝、膈,进入肺脏,沿着喉咙,夹舌根旁;另一支脉,从肺分出,联络心,流注于胸中。

《灵枢·经脉》:肾足少阴之脉,起于小指之下,斜走足心,出于然骨(指舟骨粗隆)之下,循内踝之后,别入跟中,以上踹内,出腘内廉,上股内后廉,贯脊属肾,络膀胱。

其直者,从肾上贯肝膈,入肺中,循喉咙,夹舌本。

其支者,从肺出,络心,注胸中。

◎ **要点二　主治概要**

1. **头及五官病证**　头痛、目眩、咽喉肿痛、齿痛、耳聋、耳鸣等。

2. **妇科病证,前阴病证**　月经不调、遗精阳痿、小便频数等。

3. **经脉循行部位的其他病证**　下肢厥冷、内踝肿痛等。

◎ **要点三　常用腧穴的定位、主治要点和操作**

1. **涌泉 Yǒngquán（KI 1）　井穴**

【定位】在足底,屈足卷趾时足心最凹陷中。

【主治】①昏厥、中暑、小儿惊风等急症;②癫狂痫、头痛、头晕、目眩、失眠等神志病证;③咽喉肿痛、喉痹、失音等头面五官病证;④大便难、小便不利等前后二阴病证;⑤足心热;⑥奔豚气。

【操作】直刺 0.5~1.0 寸。针刺时要防止刺伤足底动脉弓。临床常用灸法或药物贴敷。

2. **然谷 Rángǔ（KI 2）　荥穴**

【定位】在足内侧,足舟骨粗隆下方,赤白肉际处。

【主治】①月经不调、阴痒、带下病、阴挺、白浊等妇科病证;②遗精、阳痿等男科病证;③癃闭、小便不利等泌尿系统病证;④咯血,咽喉肿痛;⑤消渴,腹泻;⑥下肢痿痹,足背痛;⑦小儿脐风,口噤。

【操作】直刺 0.5~0.8 寸。

3. **太溪 Tàixī（KI 3）　输穴;原穴**

【定位】在踝区,内踝尖与跟腱之间的凹陷中。

【主治】①头晕目眩、不寐、健忘、遗精、阳痿、月经不调等肾虚证;②咽喉肿痛、齿痛、耳聋、耳鸣等阴虚性五官病证;③咳喘、胸痛、咳血等肺系病证;④消渴,小便频数,便秘;⑤腰脊痛,足跟痛,下肢厥冷。

【操作】直刺 0.5~0.8 寸。

4. **大钟 Dàzhōng（KI 4）　络穴**

【定位】在跟区,内踝后下方,跟骨上缘,跟腱附着部前缘凹陷中。

【主治】①遗尿、癃闭、便秘等前后二阴病证;②咽痛,咳血,气喘;③痴呆;④腰脊强痛,足跟痛。

【操作】直刺 0.3~0.5 寸。

5. **照海 Zhàohǎi（KI 6）　八脉交会穴,通阴跷脉**

【定位】在踝区,内踝尖下 1 寸,内踝下缘边际凹陷中。

【主治】①月经不调、痛经、阴痒、赤白带下等妇科病证;②癫痫、不寐、嗜卧、癔症等神志病证;③咽喉干痛,目赤肿痛;④小便频数,癃闭;⑤便秘。

【操作】直刺 0.5~0.8 寸。

6. **复溜 Fùliū（KI 7）　经穴**

【定位】在小腿内侧,内踝尖上 2 寸,跟腱前缘。

【主治】①腹胀,泄泻,癃闭,水肿;②盗汗、汗出不止或热病无汗等津液输布失调病证;③下肢痿痹,腰脊强痛。

【操作】直刺 0.5~1 寸。

7. **肓俞 Huāngshū（KI 16）　足少阴经与冲脉的交会穴**

【定位】在腹部,脐中旁开 0.5 寸。

【主治】①绕脐痛、腹胀、痢疾、泄泻、便秘等脾胃病证;②疝气;③月经不调。

【操作】直刺 0.8~1.2 寸。

第十五单元　手厥阴心包经、腧穴

◎ 要点一　经脉循行

手厥阴心包经，起于胸中，属心包络，向下经过横膈自胸至腹依次联络上、中、下三焦。其支脉，从胸部向外侧循行，至腋下 3 寸处，再向上抵达腋部，沿上臂内侧下行于手太阴、手少阴经之间，进入肘中，再向下到前臂，沿两筋之间，进入掌中，循行至中指的末端。一支脉从掌中分出，沿无名指到指端。

《灵枢·经脉》：心主手厥阴心包络之脉，起于胸中，出属心包，下膈，历络三焦。

其支者，循胸出胁，下腋三寸，上抵腋下，循臑内，行太阴、少阴之间，入肘中，下臂，行两筋（指桡侧腕屈肌腱与掌长肌腱）之间，入掌中，循中指，出其端。

其支者，别掌中，循小指次指（即无名指）出其端。

◎ 要点二　主治概要

1. **心胸、神志病证**　心痛、心悸、心烦、胸闷、癫狂痫等。

2. **胃腑病证**　胃痛、呕吐等。

3. **经脉循行部位的其他病证**　上臂内侧痛、肘臂挛麻、腕痛、掌中热等。

◎ 要点三　常用腧穴的定位、主治要点和操作

1. **天池 Tiānchí（PC 1）　手厥阴经与足少阳经的交会穴**

【定位】在胸部，第 4 肋间隙，前正中线旁开 5 寸。

【主治】①咳嗽、气喘、胸闷、痰多、胸痛等肺胸病证；②腋下肿痛，乳痈，乳少；③瘰疬。

【操作】斜刺或平刺 0.3～0.5 寸，不可深刺，以免伤及心、肺。

2. **曲泽 Qūzé（PC 3）　合穴**

【定位】在肘前区，肘横纹上，肱二头肌腱的尺侧缘凹陷中。

【主治】①心痛、心悸、善惊等心疾；②胃痛、呕吐、泄泻等胃腑热性病证；③热病，中暑；④肘臂挛痛，上肢颤动。

【操作】直刺 1～1.5 寸，或三棱针点刺出血。

3. **郄门 Xìmén（PC 4）　郄穴**

【定位】在前臂前区，腕掌侧远端横纹上 5 寸，掌长肌腱与桡侧腕屈肌腱之间。

【主治】①心痛、心悸、心烦、胸痛等心胸病证；②咳血、呕血、衄血等血证；③疔疮；④癫痫。

【操作】直刺 0.5～1 寸。

4. **间使 Jiānshǐ（PC 5）　经穴**

【定位】在前臂前区，腕掌侧远端横纹上 3 寸，掌长肌腱与桡侧腕屈肌腱之间。

【主治】①心痛、心悸等心疾；②胃痛、呕吐等胃腑病证；③热病，疟疾；④癫狂痫等神志病证；⑤肘臂挛痛。

【操作】直刺 0.5～1 寸。

5. **内关 Nèiguān（PC 6）　络穴；八脉交会穴，通阴维脉**

【定位】在前臂前区，腕掌侧远端横纹上 2 寸，掌长肌腱与桡侧腕屈肌腱之间。

【主治】①心痛、心悸、胸闷等心胸病证；②胃痛、呕吐、呃逆等胃腑病证；③不寐、郁病、癫狂痫等神志病证；④中风，眩晕，偏头痛；⑤胁痛，胁下痞块，肘臂挛痛。

【操作】直刺 0.5～1 寸。注意穴位深层有正中神经。

6. **大陵 Dàlíng（PC 7）　输穴，原穴**

【定位】在腕前区，腕掌侧远端横纹中，掌长肌腱与桡侧腕屈肌腱之间。

【主治】①心痛、心悸、胸胁胀痛等心胸病证；②胃痛、呕吐、口臭等胃腑病证；③喜笑悲恐、癫狂痫等神志病证；④手、臂挛痛。

【操作】直刺0.3~0.5寸。

7. 劳宫 Láogōng（PC 8）　荥穴

【定位】在掌区，横平第3掌指关节近端，第2、3掌骨之间偏于第3掌骨。简便取穴：握拳，中指尖下是穴。

【主治】①中风昏迷、中暑等急症；②心痛、

烦闷等心疾；③癫狂痫等神志病证；④口疮，口臭；⑤鹅掌风。

【操作】直刺0.3~0.5寸。为急救要穴之一。

8. 中冲 Zhōngchōng（PC 9）　井穴

【定位】在手指，中指末端最高点。

【主治】①中风昏迷、舌强不语、中暑、昏厥、小儿惊风等急症；②高热；③舌下肿痛。

【操作】浅刺0.1寸，或点刺出血。为急救要穴之一。

第十六单元　手少阳三焦经、腧穴

◎ **要点一　经脉循行**

手少阳三焦经，起于无名指尺侧末端，向上经小指与无名指之间、手腕背侧，上达前臂外侧，沿桡骨和尺骨之间，过肘尖，沿上臂外侧上行至肩部，交出足少阳经之后，进入缺盆部，分布于胸中，散络于心包，向下通过横膈，从胸至腹，依次属上、中、下三焦。其支脉，从胸中分出，进入缺盆部，上行经颈项旁，经耳后直上，到达额角，再下行至面颊部，到达眼眶下部。另一支脉，从耳后分出，进入耳中，再浅出到耳前，经上关、面颊到目外眦。

《灵枢·经脉》：三焦手少阳之脉，起于小指次指之端，上出两指（第4、5指）之间，循手表腕（手背腕关节部），出臂外两骨（前臂伸侧，尺骨与桡骨）之间，上贯肘，循臑外上肩，而交出足少阳之后，入缺盆，布膻中，散络心包，下膈，遍属三焦。

其支者，从膻中，上出缺盆，上项，系耳后，直上出耳上角，以屈下颊至颐。

其支者，从耳后入耳中，出走耳前，过客主人，前交颊，至目锐眦。

◎ **要点二　主治概要**

1. **头面五官病证**　头、目、耳、颊、咽喉病等。

2. **热病。**

3. **经脉循行部位的其他病证**　胸胁痛，肩臂外侧痛，上肢挛急、麻木、不遂等。

◎ **要点三　常用腧穴的定位、主治要点和操作**

1. 关冲 Guānchōng（TE 1）　井穴

【定位】在手指，第4指末节尺侧，指甲根角侧上方0.1寸（指寸）。

【主治】①头痛、目赤、咽喉痛、耳鸣、耳聋、舌强等头面五官病证；②热病，中暑。

【操作】浅刺0.1寸，或点刺出血。

2. 中渚 Zhōngzhǔ（TE 3）　输穴

【定位】在手背，第4、5掌骨间，第4掌指关节近端凹陷中。

【主治】①手指屈伸不利，肘臂肩背痛；②头痛、耳鸣、耳聋、聤耳、耳痛、目赤、咽喉肿痛等头面五官病证；③热病，疟疾。

【操作】直刺0.3~0.5寸。

3. 阳池 Yángchí（TE 4）　原穴

【定位】在腕后区，腕背侧远端横纹上，指伸肌腱的尺侧缘凹陷中。

【主治】①手指屈伸不利、疼痛、麻木，腕痛，肘臂疼挛等上肢病证；②耳聋、目赤肿痛、咽喉肿痛、头痛等头面五官病证；③消渴。

【操作】直刺 0.3~0.5 寸。

4. 外关 Wàiguān（TE 5） 络穴；八脉交会穴，通阳维脉

【定位】在前臂后区，腕背侧远端横纹上 2 寸，尺骨与桡骨间隙中点。

【主治】①耳鸣、耳聋、聤耳、耳痛、目赤肿痛、目生翳膜、目眩、咽喉肿痛、口噤、口喎、齿痛、面痛等头面五官病证；②头痛，颈项及肩部疼痛，胁痛，上肢痹痛；③热病，疟疾，伤风感冒；④瘰疬。

【操作】直刺 0.5~1.0 寸。

5. 支沟 Zhīgōu（TE 6） 经穴

【定位】在前臂后区，腕背侧远端横纹上 3 寸，尺骨与桡骨间隙中点。

【主治】①便秘；②热病；③耳鸣、耳聋、咽喉肿痛、暴喑、头痛等头面五官病证；④肘臂痛，胁肋痛，落枕；⑤瘰疬。

【操作】直刺 0.5~1.0 寸。

6. 肩髎 Jiānliáo（TE 14）

【定位】在三角肌区，肩峰角与肱骨大结节两骨间凹陷中。

【主治】①肩臂挛痛，不遂；②风疹。

【操作】直刺 0.8~1.5 寸。

7. 翳风 Yìfēng（TE 17） 手、足少阳经的交会穴

【定位】在颈部，耳垂后方，乳突下端前方凹陷中。

【主治】①耳鸣、耳聋、聤耳等耳病；②眼睑瞤动、颊肿、口喎、牙关紧闭、齿痛等面口病证；③瘰疬。

【操作】直刺 0.5~1.0 寸。

8. 角孙 Jiǎosūn（TE 20）

【定位】在头部，耳尖正对发际处。

【主治】①耳部肿痛、耳聋、目赤肿痛、视物不明、目翳等官窍病证；②偏头痛，项强；③颊肿，痄腮，齿痛。

【操作】平刺 0.3~0.5 寸。治疗小儿腮腺炎常用灯草灸。

9. 耳门 Ěrmén（TE 21）

【定位】在耳区，耳屏上切迹与下颌骨髁突之间的凹陷中。

【主治】①耳鸣、耳聋、聤耳等耳病；②面痛、齿痛、牙关拘急、口喎等口面病证。

【操作】直刺 0.3~0.5 寸，微张口。

10. 丝竹空 Sīzhúkōng（TE 23） 手、足少阳经的交会穴

【定位】在面部，眉梢凹陷中。

【主治】①头痛、眩晕、目赤肿痛、眼睑瞤动、视物不清等头目病证；②癫痫；③齿痛，牙关拘急，口喎。

【操作】平刺 0.3~0.5 寸；不灸。

第十七单元　足少阳胆经、腧穴

◎ 要点一　经脉循行

足少阳胆经，起于目外眦，上行额角部，下行至耳后，沿颈项部至肩上，下入缺盆。耳部分支，从耳后进入耳中，出走耳前到目外眦后方。外眦部支脉，从目外眦下走大迎，会合于手少阳经到达目眶下，行经颊车，由颈部下行，与前脉在缺盆部会合，再向下进入胸中，穿过横膈，络肝，属胆，再沿胁肋内下行至腹股沟动脉部，经过外阴部毛际横行入髋关节部。其直行经脉从缺盆下行，经腋部、侧胸部、胁肋部，再下行与前脉会合于髋关节部，再向下沿着大腿外侧、膝外缘下行，经腓骨之前，至外踝前，沿足背部，止于第 4 趾外侧端。足背部分支，从足背上分出，沿第 1、2 趾骨间，出于大趾端，穿过趾甲，出

趾背毫毛部。

《灵枢·经脉》：胆足少阳之脉，起于目锐眦，上抵头角（指额结节部，一般称额角），下耳后，循颈，行手少阳之前，至肩上，却交出手少阳之后，入缺盆。

其支者，从耳后入耳中，出走耳前，至目锐眦后。

其支者，别锐眦，下大迎，合于手少阳，抵于顿，下加颊车，下颈，合缺盆，以下胸中，贯膈，络肝，属胆，循胁里，出气街（腹股沟动脉旁），绕毛际（耻骨阴毛部），横入髀厌（即髀枢，股骨大转子部）中。

其直者，从缺盆下腋，循胸，过季胁（第11、12肋部），下合髀厌中。以下循髀阳（大腿外侧），出膝外廉，下外辅骨（指腓骨）之前，直下抵绝骨（指腓骨下端凹陷处）之端，下出外踝之前，循足跗上，入小指次指之间。

其支者，别跗上，入大指之间，循大指歧骨（指足大趾、次趾本节后骨缝）内，出其端；还贯爪甲，出三毛（足大趾爪甲后有毫毛处）。

◎ 要点二　主治概要

1. **头面五官病证**　侧头、目、耳、咽喉病等。

2. **肝胆病证**　黄疸、口苦、胁痛等。

3. **神志病证**　癫狂等。

4. **热病。**

5. **经脉循行部位的其他病证**　胁肋痛，下肢痹痛、麻木、不遂等。

◎ 要点三　常用腧穴的定位、主治要点和操作

1. **瞳子髎 Tóngzǐliáo（GB 1）**　手、足少阳经及手太阳经的交会穴

【定位】在面部，目外眦外侧 0.5 寸凹陷中。

【主治】①目痛、目赤、目翳等目疾；②头痛、口喝、面痛等头面病证。

【操作】平刺 0.3~0.5 寸，或用三棱针点刺出血。

2. **听会 Tīnghuì（GB 2）**　手、足少阳经的交会穴

【定位】在面部，耳屏间切迹与下颌骨髁状突之间的凹陷中。

【主治】①耳鸣、耳聋、聤耳等耳病；②齿痛、口喝、面痛等面口病证。

【操作】张口，直刺 0.5~1 寸。

3. **完骨 Wángǔ（GB 12）**　足少阳经与足太阳经的交会穴

【定位】在头部，耳后乳突的后下方凹陷中。

【主治】①头痛，颈项强痛；②不寐；③齿痛、口喝、口噤不开、颊肿等面颊部病证。

【操作】直刺 0.5~0.8 寸。

4. **阳白 Yángbái（GB 14）**　足少阳经与阳维脉的交会穴

【定位】在头部，眉上 1 寸，瞳孔直上。

【主治】①头痛，眩晕；②视物模糊、目痛等目疾；③眼睑瞤动、眼睑下垂等目疾。

【操作】平刺 0.3~0.5 寸。

5. **头临泣 Tóulínqì（GB 15）**　足少阳经、足太阳经与阳维脉的交会穴

【定位】在头部，前发际上 0.5 寸，瞳孔直上。

【主治】①头痛，眩晕；②流泪、鼻塞、鼻渊等头面五官病证；③癫痫等神志病证；④小儿惊风。

【操作】平刺 0.3~0.5 寸。

6. **风池 Fēngchí（GB 20）**　足少阳经与阳维脉的交会穴

【定位】在颈后区，枕骨之下，胸锁乳突肌上端与斜方肌上端之间的凹陷中。

【主治】①中风、头痛、眩晕、不寐、癫痫等内风所致病证；②恶寒发热、口眼㖞斜等外风所致病证；③目赤肿痛、视物不明、鼻塞、鼻衄、鼻渊、耳鸣、咽喉肿痛等五官病证；④颈项强痛。

【操作】向鼻尖方向斜刺 0.8~1.2 寸。

7. **肩井 Jiānjǐng（GB 21）**　手、足少阳经与阳维脉的交会穴

【定位】在肩胛区，第 7 颈椎棘突与肩峰最

外侧点连线的中点。

【主治】①头痛、眩晕、颈项强痛等头项部病证；②肩背疼痛，上肢不遂；③瘰疬；④乳晕、乳少、难产、胞衣不下等妇科病证。

【操作】直刺 0.3~0.5 寸，切忌深刺、捣刺。孕妇禁用。

8. 日月 Rìyuè（GB 24）　胆募穴；足少阳经、足太阴经与阳维脉的交会穴

【定位】在胸部，第 7 肋间隙中，前正中线旁开 4 寸。

【主治】①黄疸、呕吐、吞酸等胆腑病证；②胁肋胀痛。

【操作】斜刺或平刺 0.5~0.8 寸。

9. 带脉 Dàimài（GB 26）　足少阳经与带脉的交会穴

【定位】在侧腹部，第 11 肋游离端垂线与脐水平线的交点上。

【主治】①带下、月经不调、阴挺、经闭、小腹痛等妇科病证；②疝气；③胁痛，腰痛。

【操作】直刺 0.8~1.0 寸。

10. 环跳 Huántiào（GB 30）　足少阳经与足太阴经的交会穴

【定位】在臀区，股骨大转子最凸点与骶管裂孔连线的外 1/3 与内 2/3 交点处。

【主治】①下肢痿痹，半身不遂，腰腿痛；②风疹。

【操作】直刺 2~3 寸。

11. 风市 Fēngshì（GB 31）

【定位】在股部，髌底上 7 寸：直立垂手，掌心贴于大腿时，中指尖所指凹陷中，髂胫束后缘。

【主治】①下肢痿痹；②遍身瘙痒。

【操作】直刺 1~2 寸。

12. 阳陵泉 Yánglíngquán（GB 34）　合穴；胆下合穴；八会穴之筋会

【定位】在小腿外侧，腓骨头前下方凹陷中。

【主治】①黄疸、口苦、呕吐、胁痛等胆腑病证；②下肢痿痹、膝髌肿痛、肩痛等筋病；③小儿惊风。

【操作】直刺 1~1.5 寸。

13. 光明 Guāngmíng（GB 37）　络穴

【定位】在小腿外侧，外踝尖上 5 寸，腓骨前缘。

【主治】①目痛、夜盲、目视不明等目疾；②乳房胀痛、乳少等乳疾。

【操作】直刺 1~1.5 寸。

14. 悬钟 Xuánzhōng（GB 39）　八会穴之髓会

【定位】在小腿外侧，外踝尖上 3 寸，腓骨前缘。

【主治】①中风、颈椎病、腰椎病等骨、髓病；②颈项强痛，偏头痛，咽喉肿痛；③胸胁胀痛；④下肢痿痹，脚气。

【操作】直刺 0.5~0.8 寸。

15. 丘墟 Qiūxū（GB 40）　原穴

【定位】在踝区，外踝的前下方，趾长伸肌腱的外侧凹陷中。

【主治】①偏头痛，胸胁胀痛；②下肢痿痹，外踝肿痛，足下垂，脚气；③疟疾。

【操作】直刺 0.5~0.8 寸。

16. 足临泣 Zúlínqì（GB 41）　输穴；八脉交会穴，通带脉

【定位】在足背，第 4、5 跖骨底结合部的前方，第 5 趾长伸肌腱外侧凹陷中。

【主治】①偏头痛、眩晕、目赤肿痛、目涩、耳鸣、耳聋等头面五官病证；②乳痈、乳胀、月经不调等妇科病证；③胁肋胀痛，足跗肿痛；④瘰疬；⑤疟疾。

【操作】直刺 0.3~0.5 寸。

17. 侠溪 Xiáxī（GB 43）　荥穴

【定位】在足背，第 4、5 跖骨间，趾蹼缘后方赤白肉际处。

【主治】①头痛、眩晕、目赤肿痛、耳鸣、耳聋等头面五官病证；②胁痛；③乳痈；④热病。

【操作】直刺 0.3~0.5 寸。

18. 足窍阴 Zúqiàoyīn（GB 44）　井穴

【定位】在足趾，第 4 趾末节外侧，趾甲根

角侧后方 0.1 寸（指寸）。

【主治】①目赤肿痛、耳鸣、耳聋、咽喉肿痛等五官病证；②头痛，不寐，多梦；③热病；

④胁痛，足跗肿痛。

【操作】浅刺 0.1~0.2 寸，或点刺出血。

第十八单元　足厥阴肝经、腧穴

◎ 要点一　经脉循行

足厥阴肝经，起于足大趾背毫毛部，沿足背经内踝前上行，至内踝上 8 寸处交于足太阴经之后，上经腘窝内缘，沿大腿内侧，上入阴毛中，环绕阴器；再上行抵达小腹，夹胃，属于肝，络于胆；再上行通过横膈，分布于胁肋部；继续上行经喉咙的后面，上入鼻咽部，连目系，从额部浅出，与督脉在颠顶部相会。其支脉，从目系下循面颊，环绕唇内。另一支脉，从肝部分出，穿过横膈，注于肺。

《灵枢·经脉》：肝足厥阴之脉，起于大指丛毛（指足大趾背部趾甲后的毫毛处，又称三毛）之际，上循足跗上廉，去内踝一寸，上踝八寸，交出太阴之后，上腘内廉，循股阴（指大腿的内侧），入毛中，环阴器，抵小腹，夹胃，属肝，络胆，上贯膈，布胁肋，循喉咙之后，上入颃颡（指鼻咽部），连目系，上出额，与督脉会于巅。

其支者，从目系下颊里，环唇内。

其支者，复从肝别贯膈，上注肺。

◎ 要点二　主治概要

1. **肝胆病证**　黄疸、胸胁胀痛、呕逆、中风、头痛、眩晕、惊风等。

2. **妇科病和前阴病证**　月经不调、痛经、崩漏、带下、遗尿、小便不利等。

3. **经脉循行部位的其他病证**　下肢痹痛、麻木、不遂等。

◎ 要点三　常用腧穴的定位、主治要点和操作

1. 大敦 Dàdūn （LR 1）　井穴

【定位】在足趾，大趾末节外侧，趾甲根角

侧后方 0.1 寸（指寸）。

【主治】①疝气，少腹痛；②遗尿、癃闭、淋证等泌尿系病证；③月经不调、经闭、崩漏、阴挺等妇科病证；④癫痫。

【操作】浅刺 0.1~0.2 寸，或点刺出血。

2. 行间 Xíngjiān （LR 2）　荥穴

【定位】在足背，第 1、2 趾之间，趾蹼缘后方赤白肉际处。

【主治】①头痛、目眩、目赤肿痛、青盲、口喎等头面五官热性病证；②月经过多、崩漏、痛经、经闭、带下等妇科病证；③阴中痛，疝气；④小便不利，癃闭，尿痛；⑤胁痛，黄疸。

【操作】直刺 0.5~0.8 寸。

3. 太冲 Tàichōng （LR 3）　输穴；原穴

【定位】在足背，第 1、2 跖骨间，跖骨底结合部前方凹陷中，或触及动脉搏动处。

【主治】①中风、癫狂痫、头痛、眩晕、口眼喎斜、小儿惊风等内风所致病证；②目赤肿痛、口喎、青盲、咽喉干痛、耳鸣、耳聋等头面五官热性病证；③月经不调、崩漏、痛经、难产等妇科病证；④黄疸、胁痛、腹胀、呕逆等肝胃病证；⑤下肢痿痹，足跗肿痛。

【操作】直刺 0.5~1 寸。

4. 蠡沟 Lígōu （LR 5）　络穴

【定位】在小腿内侧，内踝尖上 5 寸，胫骨内侧面的中央。

【主治】①睾丸肿痛、阳强挺长等男科病证；②月经不调、带下等妇科病证；③外阴瘙痒、小便不利、遗尿等前阴病证；④足胫疼痛。

【操作】平刺 0.5~0.8 寸。

5. 曲泉 Qūquán（LR 8）　合穴

【定位】在膝部，腘横纹内侧端，半腱肌肌腱内缘凹陷中。

【主治】①小便不利、淋证、癃闭等泌尿系病证；②月经不调、痛经、带下、阴挺、阴痒等妇科病证；③遗精、阳痿男科病证；④膝股疼痛。

【操作】直刺 0.8~1 寸。

6. 章门 Zhāngmén（LR 13）　八会穴之脏会；脾募穴；足厥阴经与足少阳经的交会穴

【定位】在侧腹部，在第 11 肋游离端的下际。

【主治】①腹胀、泄泻、痞块等胃肠病；②胁痛、黄疸、痞块等肝胆脾病证。

【操作】直刺 0.8~1 寸。

7. 期门 Qīmén（LR 14）　肝募穴；足厥阴经与足太阴经的交会穴

【定位】在胸部，第 6 肋间隙，前正中线旁开 4 寸。

【主治】①胸胁胀痛；②腹胀、呃逆、吞酸等肝胃病证；③郁病，奔豚气；④乳痈。

【操作】斜刺 0.5~0.8 寸。

第十九单元　督脉、腧穴

◎ 要点一　经脉循行

督脉，起于小腹内，下行于会阴部，向后从尾骨端上行脊柱的内部，上达项后风府，进入脑内，上行至颠顶，沿前额下行鼻柱，止于上唇系带处。

《难经·二十八难》：督脉者，起于下极之输，并于脊里，上至风府，入属于脑（此下《针灸甲乙经·奇经八脉第二》有"上巅，循额，至鼻柱"）。

◎ 要点二　主治概要

1. 脏腑病证　胸背腰段的腧穴主治与其相关的脏腑病证和有关的组织器官病证。

2. 神志病　癫狂痫等。

3. 热病。

4. 头面五官病证　头痛、口㖞、面肿等。

5. 经脉循行部位的其他病证　腰骶、背项疼痛等。

◎ 要点三　常用腧穴的定位、主治要点和操作

1. 长强 Chángqiáng（GV 1）　络穴；督脉与足少阴经、足少阳经的交会穴

【定位】在会阴区，尾骨下方，尾骨端与肛门连线的中点处。

【主治】①便血、痔疾、脱肛等肠腑病证；②腰痛，尾骶骨痛，脊强反折；③癫狂痫等神志病证。

【操作】斜刺，针尖向上与骶骨平行刺入 0.5~1 寸，不宜直刺，以免伤及直肠。

2. 腰阳关 Yāoyángguān（GV 3）

【定位】在脊柱区，第 4 腰椎棘突下凹陷中，后正中线上。

【主治】①月经不调、带下等妇科病证；②遗精、阳痿等男科病证；③腰骶疼痛，下肢痿痹。

【操作】直刺或向上斜刺 0.5~1 寸。

3. 命门 Mìngmén（GV 4）

【定位】在脊柱区，第 2 腰椎棘突下凹陷中，后正中线上。

【主治】①月经不调、痛经、经闭、带下、不孕等妇科病证；②遗精、阳痿、不育等男科病证；③五更泄泻、小便频数、癃闭等肾虚病证；④腰脊强痛，下肢痿痹。

【操作】向上斜刺 0.5~1 寸。

4. 至阳 Zhìyáng（GV 9）

【定位】在脊柱区，第 7 胸椎棘突下凹陷中，后正中线上。

【主治】①胸胁胀满，黄疸；②咳嗽，气喘；③腰背疼痛，脊强。

【操作】向上斜刺 0.5~1 寸。

5. 身柱 Shēnzhù（GV 12）

【定位】在脊柱区，第 3 胸椎棘突下凹陷中，后正中线上。

【主治】①身热、头痛、咳嗽、气喘等外感病证；②惊厥、癫狂痫等神志病证；③脊背强痛；④疔疮发背。

【操作】向上斜刺 0.5~1 寸。

6. 大椎 Dàzhuī（GV 14）　督脉与足三阳经的交会穴

【定位】在脊柱区，第 7 颈椎棘突下凹陷中，后正中线上。

【主治】①恶寒发热、疟疾等外感病证；②热病，骨蒸潮热；③咳嗽、气喘等肺气失于宣降病证；④癫狂痫、小儿惊风等神志病证；⑤风疹、痤疮等皮肤疾病；⑥项强、脊痛等脊柱病证。

【操作】直刺或向上斜刺 0.5~1 寸。

7. 哑门 Yǎmén（GV 15）　督脉与阳维脉的交会穴

【定位】在颈后区，第 2 颈椎棘突上际凹陷中，后正中线上。

【主治】①暴喑，舌强不语，聋哑；②癫狂痫、癔症等神志病证；③头痛，项强。

【操作】伏案正坐位，头微前倾，项肌放松，向下颌方向缓慢刺入 0.5~1 寸。不可向上斜刺或深刺，以免刺入枕骨大孔，伤及延髓。

8. 风府 Fēngfǔ（GV 16）　督脉与阳维脉的交会穴

【定位】在颈后区，枕外隆凸直下，两侧斜方肌之间凹陷中。

【主治】①中风、头痛、眩晕、痴呆等内风所致病证；②恶寒发热、项强等外感病证；③癫狂痫、癔症等神志病证；④目痛、鼻衄、咽喉肿痛、失音等五官病证。

【操作】伏案正坐位，头微前倾，项肌放松，向下颌方向缓慢刺入 0.5~1 寸。不可向上斜刺或深刺，以免刺入枕骨大孔，伤及延髓。

9. 百会 Bǎihuì（GV 20）　督脉与足太阳经的交会穴

【定位】在头部，前发际正中直上 5 寸。

【主治】①晕厥、中风、失语、痴呆等脑病；②癫狂、不寐、健忘等神志病；③头风、颠顶痛、眩晕、耳鸣等头面病证；④脱肛、阴挺、胃下垂等气虚下陷证。

【操作】平刺 0.5~0.8 寸，升阳固脱多用灸法。

10. 上星 Shàngxīng（GV 23）

【定位】在头部，前发际正中直上 1 寸。

【主治】①头痛、眩晕、目痛、鼻渊、鼻衄等头面五官病证；②癫狂；③热病，疟疾。

【操作】平刺 0.5~0.8 寸。

11. 素髎 Sùliáo（GV 25）

【定位】在面部，鼻尖的正中央。

【主治】①惊厥、昏迷、晕厥、脱证等急症；②鼻渊、鼻衄等鼻病。

【操作】向上斜刺 0.3~0.5 寸，或点刺出血。

12. 水沟 Shuǐgōu（GV 26）　督脉与手、足阳明经的交会穴

【定位】在面部，人中沟的上 1/3 与中 1/3 交点处。

【主治】①昏迷、晕厥、中风、中暑、脱证等急症，为急救要穴之一；②癫狂痫、癔症、急慢惊风等神志病证；③闪挫腰痛，脊背强痛；④口㖞、面肿、鼻塞、牙关紧闭等头面五官病证。

【操作】向上斜刺 0.3~0.5 寸，强刺激；或指甲按掐。

13. 印堂 Yìntáng（GV 29）

【定位】在头部，两眉毛内侧端中间的凹陷中。

【主治】①不寐、健忘、痴呆、痫证、小儿惊风等神志病证；②头痛、眩晕、鼻渊、鼻鼽、鼻衄等头面五官病证；③小儿惊风，产后血晕，子痫。

【操作】平刺 0.3~0.5 寸，或三棱针点刺出血。

第二十单元　任脉、腧穴

◎ **要点一　经脉循行**

任脉，起于小腹内，下出于会阴部，向前上行于阴毛部，循腹沿前正中线上行，经关元等穴至咽喉，再上行环绕口唇，经面部进入目眶下，联系于目。

《素问·骨空论》：任脉者，起于中极之下，以上毛际，循腹里，上关元，至咽喉，上颐循面入目。

◎ **要点二　主治概要**

1. **脏腑病**　腹部、胸部相关脏腑病。

2. **妇科病、男科病及前阴病**　月经不调、痛经、带下、遗精、阳痿、遗尿、小便不利等。

3. **神志病**　癫痫、失眠等。

4. **虚证**　部分腧穴具有强壮作用，主治各种虚证、虚劳、虚脱等。

5. **经脉循行部位的其他病证**　颈、头、胸、腹的局部病证。

◎ **要点三　常用腧穴的定位、主治要点和操作**

1. **中极 Zhōngjí（CV 3）　膀胱之募穴；任脉与足三阴经的交会穴**

【定位】在下腹部，脐中下 4 寸，前正中线上。

【主治】①遗尿、癃闭、尿频、尿急等泌尿系病证；②遗精、阳痿、不育等男科病证；③崩漏、月经不调、痛经、经闭、不孕、带下病等妇科病证。

【操作】直刺 1~1.5 寸，应在排尿后针刺，以免伤及深部膀胱。孕妇慎用。

2. **关元 Guānyuán（CV 4）　小肠之募穴；任脉与足三阴经的交会穴**

【定位】在下腹部，脐中下 3 寸，前正中线上。

【主治】①中风脱证、虚劳羸瘦、脱肛、阴挺等元气虚损所致病证；②遗精、阳痿、早泄、不育等男科病证；③崩漏、月经不调、痛经、闭经、不孕、带下等妇科病证；④遗尿、癃闭、尿频、尿急等泌尿系病证；⑤腹痛、泄泻、脱肛、便血等肠腑病证；⑥保健要穴。

【操作】直刺 1~1.5 寸，应在排尿后针刺，以免伤及深部膀胱。孕妇慎用。

3. **气海 Qìhǎi（CV 6）**

【定位】在下腹部，脐中下 1.5 寸，前正中线上。

【主治】①中风脱证、虚劳羸瘦、脱肛、阴挺等气虚证；②遗精、阳痿、疝气、不育等男科病证；③崩漏、月经不调、痛经、经闭、不孕、带下等妇科病证；④遗尿、癃闭等泌尿系病证；④水谷不化、绕脐疼痛、便秘、泄泻等肠腑病证；⑤保健要穴。

【操作】直刺 1~1.5 寸，孕妇慎用。

4. **神阙 Shénquè（CV 8）**

【定位】在脐区，脐中央。

【主治】①中风脱证、虚脱、脱肛、阴挺、胃下垂等元气虚损证；②腹胀、腹痛、肠鸣、泄泻、痢疾、便秘、水肿等脾肾虚损所致病证；③保健要穴。

【操作】此穴禁针，多用艾条灸或隔盐灸。

5. **下脘 Xiàwǎn（CV 10）　任脉与足太阴经的交会穴**

【定位】在上腹部，脐中上 2 寸，前正中线上。

【主治】胃痛、呕吐、完谷不化、食欲不振、腹胀、泄泻、小儿疳积等脾胃病证。

【操作】直刺 1~1.5 寸。

6. **建里 Jiànlǐ（CV 11）**

【定位】在上腹部，脐中上 3 寸，前正中线上。

【主治】①胃痛、呕吐、食欲不振、腹胀、腹痛等脾胃病证；②水肿，小便不利。

【操作】直刺1~1.5寸。

7. 中脘 Zhōngwǎn（CV 12）　　胃之募穴；八会穴之腑会；任脉与手少阳经、手太阳经、足阳明经的交会穴

【定位】在上腹部，脐中上4寸，前正中线上。

【主治】①胃痛、呕吐、完谷不化、食欲不振、腹胀、泄泻、小儿疳积等脾胃病证；②癫痫、不寐等神志病；③黄疸。

【操作】直刺1~1.5寸。

8. 上脘 Shàngwǎn（CV 13）　　任脉与手少阳经、足阳明经的交会穴

【定位】在上腹部，脐中上5寸，前正中线上。

【主治】①胃痛、呕吐、呃逆、腹胀等脾胃病证；②癫痫。

【操作】直刺1~1.5寸。

9. 膻中 Dànzhōng（CV 17）　　心包之募穴；八会穴之气会

【定位】在胸部，横平第4肋间隙，前正中线上。

【主治】①咳嗽、气喘、胸闷等胸中气机不畅病证；②心痛、心悸等心疾；③产后乳少、乳痛、乳癖等乳病；④呕吐、呃逆等胃气上逆证。

【操作】直刺0.3~0.5寸，或平刺。

10. 天突 Tiāntū（CV 22）　　任脉与阴维脉的交会穴

【定位】在颈前区，胸骨上窝中央，前正中线上。

【主治】①咳嗽、气喘、咽喉肿痛、胸痛等肺系病证；②暴喑、梅核气、瘿气等咽部病证。

【操作】先直刺0.2寸，然后将针尖转向下方，紧靠胸骨后方、气管前缘缓慢刺入1~1.5寸。必须严格掌握针刺的角度和深度，以防刺伤肺和有关动、静脉。

11. 廉泉 Liánquán（CV 23）　　任脉与阴维脉的交会穴

【定位】在颈前区，喉结上方，舌骨上缘凹陷中，前正中线上。

【主治】中风舌强不语、舌缓流涎、舌下肿痛、咽喉肿痛、暴喑、吞咽困难、喉痹等咽喉口舌病证。

【操作】向舌根斜刺0.5~0.8寸。

12. 承浆 Chéngjiāng（CV 24）　　任脉与督脉及手、足阳明经的交会穴

【定位】在面部，颏唇沟的正中凹陷处。

【主治】①口喎、流涎、齿龈肿痛、口舌生疮等面口舌病证；②癫狂；③暴喑。

【操作】斜刺0.3~0.5寸。

第二十一单元　奇　穴

◎ **要点　常用奇穴的定位、主治要点和操作**

1. 四神聪 Sìshéncōng（EX-HN 1）

【定位】在头部，百会前后左右各旁开1寸，共4穴。

【主治】①头痛、眩晕、健忘等头脑病证；②不寐、癫痫等神志病证。

【操作】平刺0.5~0.8寸。

2. 太阳 Tàiyáng（EX-HN 4）

【定位】在头部，眉梢与目外眦之间，向后约一横指的凹陷中。

【主治】①头痛；②目赤肿痛，眼睑瞤动，色盲；③面瘫。

【操作】直刺0.3~0.5寸，或点刺出血。

3. 金津、玉液 Jīnjīn、Yùyè（EX-HN 12、EX-HN 13）

【定位】在口腔内，舌下系带静脉上，左侧称金津，右侧称玉液。

【主治】①舌强，舌肿，口疮，喉痹；②消渴，呕吐，泄泻；③失语。

【操作】点刺出血。

4. 牵正 Qiānzhèng

【定位】在面颊部，耳垂前0.5~1寸。

【主治】口㖞，口疮。

【操作】向前斜刺0.5~1寸。

5. 安眠 Ānmián

【定位】在项部，翳风穴与风池穴连线的中点。

【主治】失眠、头痛、眩晕、心悸、癫狂等心神病。

【操作】直刺0.5~1寸。

6. 三角灸 Sānjiǎojiǔ

【定位】在下腹部，以患者两口角之间的长度为一边，做等边三角形，将顶角置于患者脐心，底边呈水平线，两底角处取穴。

【主治】①疝气，奔豚，绕脐疼痛；②不孕症。

【操作】艾炷灸5~7壮。

7. 定喘 Dìngchuǎn（EX-B 1）

【定位】在脊柱区，横平第7颈椎棘突下，后正中线旁开0.5寸。

【主治】①哮喘，咳嗽；②肩背痛，落枕。

【操作】直刺0.5~1寸。

8. 夹脊 Jiájǐ（EX-B 2）

【定位】在脊柱区，第1胸椎至第5腰椎棘突下两侧，后正中线旁开0.5寸，一侧17穴。

【主治】上背部的夹脊穴治疗心肺及上肢病证，下背部的夹脊穴治疗胃肠病证，腰部的夹脊穴治疗腰腹及下肢病证。

【操作】直刺0.5~1寸，或梅花针叩刺。

9. 胃脘下俞 Wèiwǎnxiàshū（EX-B 3）

【定位】在脊柱区，横平第8胸椎棘突下，后正中线旁开1.5寸。

【主治】①消渴；②胃痛，腹痛，胸胁痛。

【操作】斜刺0.3~0.5寸。

10. 腰眼 Yāoyǎn（EX-B 7）

【定位】在腰区，横平第4腰椎棘突下，后正中线旁开约3.5寸凹陷中。

【主治】①腰痛；②月经不调，带下；③虚劳。

【操作】直刺0.5~1寸。

11. 腰痛点 Yāotòngdiǎn（EX-UE 7）

【定位】在手背，第2、3掌骨间及第4、5掌骨间，腕背侧远端横纹与掌指关节的中点处，一手2穴。

【主治】急性腰扭伤。

【操作】直刺0.3~0.5寸。

12. 外劳宫 Wàiláogōng（EX-UE 8）

【定位】在手背，第2、3掌骨间，掌指关节后0.5寸（指寸）凹陷中。

【主治】①落枕；②手背红肿，手指麻木；③脐风。

【操作】直刺0.5~0.8寸。

13. 八邪 Bāxié（EX-UE 9）

【定位】在手背，第1~5指间，指蹼缘后方赤白肉际处，左右共8穴。

【主治】①毒蛇咬伤；②手指疼痛、麻木，手背肿痛；③目痛，烦热。

【操作】斜刺0.5~0.8寸，或点刺出血。

14. 四缝 Sìfèng（EX-UE 10）

【定位】在手指，第2~5指掌面的近侧指间关节横纹的中央，一手4穴。

【主治】①小儿疳积；②百日咳。

【操作】直刺0.1~0.2寸，点刺出血或挤出少许黄白色透明黏液。

15. 十宣 Shíxuān（EX-UE 11）

【定位】在手指，十指尖端，距指甲游离缘0.1寸（指寸），左右共10穴。

【主治】①中风、昏迷、晕厥等神志病；②中暑、高热等急症；③咽喉肿痛；④手指麻木。

【操作】直刺 0.1~0.2 寸，或点刺出血。

16. 内膝眼 Nèixīyǎn（EX-LE 5）

【定位】在膝部，髌韧带内侧凹陷处的中央。

【主治】①膝痛，腿痛。②脚气等下肢病证。

【操作】向膝中斜刺 0.5~1 寸，或透刺对侧膝眼。

17. 胆囊 Dǎnnáng（EX-LE 6）

【定位】在小腿外侧，腓骨小头直下 2 寸。

【主治】①胁痛、胆道蛔虫症等胆道病证；②下肢痿痹。

【操作】直刺 1~1.5 寸。

18. 阑尾 Lánwěi（EX-LE 7）

【定位】在小腿外侧，髌韧带外侧凹陷下 5 寸，胫骨前嵴外一横指（中指）。

【主治】①腹痛，胃痛，消化不良；②下肢痿痹。

【操作】直刺 1~1.5 寸。

19. 八风 Bāfēng（EX-LE 10）

【定位】在足背，第 1~5 趾间，趾蹼缘后方赤白肉际处，左右共 8 穴。

【主治】①足跗肿痛，足趾麻木无力；②毒蛇咬伤；③脚气。

【操作】斜刺 0.5~0.8 寸，或点刺出血。

第二十二单元　毫针刺法

细目一　针刺准备

◎ 要点一　消毒

针刺前要注意做好消毒工作，包括针具消毒、医生手指消毒、针刺部位消毒和治疗室内消毒。

1. 针具消毒

（1）高压蒸汽灭菌法　将毫针等针具用布包好，放在高压蒸汽锅内灭菌。一般在98~147kPa 的压强、115~123℃ 的高温下，保持 30 分钟以上。

（2）药液浸泡消毒法　将针具放入 75%酒精内浸泡 30~60 分钟，取出用无菌巾或无菌棉球擦干后使用。也可置于器械消毒液内浸泡，如"84"消毒液，按规定浓度和时间进行浸泡消毒。直接和毫针接触的针盘、针管、针盒、镊子等，可用戊二醛溶液（保尔康）浸泡 10~20 分钟。

（3）煮沸消毒法　将毫针等器具用纱布包扎后，放在盛有清水的容器内，加温煮沸。一般在水沸后再煮 15~20 分钟，可达到消毒目的。但煮沸消毒法对锋利的金属器械，易使锋刃变钝，如在水中加入碳酸氢钠使成 2%溶液，可以提高沸点至 120℃，从而降低沸水对器械的腐蚀作用。

2. 医生手指消毒　在针刺前，医者应先用肥皂水将手洗刷干净，手干后再用 75%酒精棉球擦拭，方可持针操作。持针施术时，如操作需要触及针身时，应注意接触手指的消毒。

3. 针刺部位消毒　在穴位皮肤用 75%酒精棉球擦拭消毒，或先用 2%碘酊涂擦，稍干后，再用 75%酒精棉球擦拭脱碘。擦拭时应从腧穴部位的中心点向外绕圈消毒。穴位皮肤消毒后，应注意防止重新污染。

4. 治疗室内消毒　针灸治疗室内的消毒，包括治疗台上的床垫、枕巾、毛毯、垫席等物品，要按时换洗晾晒，如采用一人一用的消毒垫布、垫纸、枕巾则更好。治疗室也应定期消毒净化，保持空气流通，环境卫生洁净。

◎ 要点二　体位

针刺时患者体位选择是否得当，对腧穴的正确定位、针刺的施术操作、持久的留针以及防止晕针、滞针、弯针甚至折针等具有重要的意义。

因此，体位的选择，应以有利于准确定取腧穴、便于针灸施术操作和较长时间留针而不致疲劳为主要原则，临床上针刺的常用体位主要有以下几种：

1. **仰卧位** 适宜于取头、面、胸、腹部腧穴和上下肢部分腧穴。

2. **侧卧位** 适宜于取身体侧面少阳经腧穴和上、下肢部分腧穴。

3. **俯卧位** 适宜于取头、项、背、腰骶部腧穴和下肢背侧及上肢部分腧穴。

4. **仰靠坐位** 适宜于取前头、颜面和颈前等部位的腧穴。

5. **俯伏坐位** 适宜于取后头和项、背部的腧穴。

6. **侧伏坐位** 适宜于取头部的一侧、面颊及耳前后部位的腧穴。

除上述常用体位外，对某些腧穴应根据针刺的具体要求采取相应的体位。同时在一般情况下，应注意选取能用一种体位完成针刺治疗的处方腧穴。对初诊、精神紧张或年老、体弱、病重的患者，应尽量采取卧位，以防患者感到疲劳或晕针；对患有严重心脏病和严重呼吸系统疾病的患者应慎用俯卧位。

细目二　进针方法

进针法是指将针刺入皮肤的方法。在进行针刺操作时，需双手协同配合，《难经·七十八难》指出"知为针者信其左，不知为针者信其右"，强调了双手配合对提高针刺效果的重要性。一般将持针的手称为"刺手"，辅助针刺的手称为"押手"。刺手的作用是进针时掌握针具，施行手法操作，运指力于针尖，而使针刺入皮肤，行针时便于左右捻转、上下提插和弹震刮搓以及出针时手法操作等。押手的作用主要是固定腧穴的位置，夹持针身协助刺手进针，使针身有所依附，力达针尖，以利于进针，减少刺痛和协助调节、控制针感。

进针方法包括单手进针、双手进针、管针进针等方法。临床常用的双手进针法主要有以下几种：

◎ **要点一　指切进针法**

又称爪切进针法，用押手拇指或食指端切按在腧穴位置的旁边，刺手持针，紧靠手指甲面将针刺入腧穴。本法适用于短针的进针。

◎ **要点二　夹持进针法**

又称骈指进针法，即用押手拇、食二指持捏无菌干棉球，夹住针身下端，将针尖固定在所刺腧穴的皮肤表面位置，刺手捻动针柄，将针刺入腧穴。本法适用于长针的进针。

◎ **要点三　舒张进针法**

用押手拇、食二指将腧穴部位的皮肤向两侧撑开，使皮肤绷紧，刺手持针，使针从押手拇、食二指的中间刺入。本法主要用于皮肤松弛部位的腧穴。

◎ **要点四　提捏进针法**

用押手拇、食二指将腧穴部位的皮肤提起，刺手持针，从捏起皮肤的上端将针刺入。本法主要用于皮肉浅薄部位的腧穴，如印堂穴。

细目三　针刺的方向、角度和深度

针刺的方向、角度和深度，是对毫针刺入皮下后的具体操作要求。正确的针刺角度、方向和深度，是增强针感、提高疗效、防止意外的关键。

◎ **要点一　方向**

针刺的方向是指针刺时针尖所朝的方向。针刺方向是否正确，是决定针刺疗效的因素之一。确定针刺的方向主要根据以下三方面：

1. **依经脉循行定方向** 根据治疗需要使用的针刺补泻手法，采用顺经脉而刺的补法，或逆经脉而刺的泻法。如"迎随补泻"手法，补法针尖须与经脉循行的方向一致；泻法针尖则与经脉循行的方向相反。

2. 依腧穴位置定方向 根据腧穴的局部解剖，针刺某些穴位时，必须朝向某一特定方向进针。如哑门穴，针尖应朝下颌方向缓慢刺入；廉泉穴，针尖应朝向舌根方向缓慢刺入；背部膀胱经第 1 侧线腧穴，针尖一般朝向脊柱方向等。

3. 依病性、病位定方向 根据病位的深浅、病性的虚实，选择针尖朝向阳经刺或朝向阴经刺。另外，为使针感达到病变所在的部位，即达到"气至病所"的目的，针尖应朝向病所。

◎ 要点二 角度

针刺角度是指针身与皮肤表面所形成的夹角。它是根据腧穴所在的位置和医者针刺时所要达到的目的结合起来而确定的。一般分为以下三种角度：

1. 直刺 是针身与皮肤表面呈 90° 刺入。此法适用于人体大部分腧穴。

2. 斜刺 是针身与皮肤表面约呈 45° 刺入。此法适用于皮薄肉少处或内有重要脏器，或不宜直刺、深刺的腧穴。

3. 平刺 也称横刺、沿皮刺。是针身与皮肤表面呈约 15° 或沿皮以更小的角度刺入。此法适用于皮薄肉少部位的腧穴，如头部的腧穴等。

◎ 要点三 深度

针刺的深度是指针身刺入人体内的深浅度数。《素问·刺要论》曰："病有浮沉，刺有深浅，各致其理……浅深不得，反为大贼。"说明针刺的深浅必须得当。把握针刺深度的原则是既要得气，又不能伤及脏腑组织器官。临床上应结合患者的体质、年龄、病情、腧穴部位等具体情况加以确定。

1. 年龄 年老体弱，气血衰退；小儿娇嫩，稚阴稚阳，均不宜深刺。中青年身强体壮者，可适当深刺。

2. 体质 对形瘦体弱者，宜相应浅刺；形盛体强者，宜深刺。

3. 病情 阳证、新病宜浅刺；阴证、久病宜深刺。

4. 病位 在表、在肌肤宜浅刺；在里、在筋骨、在脏腑宜深刺。

5. 腧穴部位 头面、胸腹及皮薄肉少处的腧穴宜浅刺；四肢、臀、腹及肌肉丰满处的腧穴可深刺。

6. 季节 一般原则是春夏宜浅、秋冬宜深。

针刺的角度和深度相互关联，一般来说，深刺多用直刺，浅刺多用斜刺、平刺。

细目四 行针手法

毫针进针后，为了使患者产生针刺感应，或进一步调整针感的强弱，以及使针感向某一方向扩散、传导而采取的操作方法，称为"行针"，亦称"运针"。行针手法包括基本手法和辅助手法两类。

◎ 要点一 基本手法

行针的基本手法是毫针刺法的基本动作，主要有提插法、捻转法两种。两种基本手法既可单独应用，又可配合应用。

1. 提插法 即将针刺入腧穴一定深度后，施以上提下插的操作手法。针由浅层向下刺入深层的操作谓之插，从深层向上引退至浅层的谓之提，如此反复地上下呈纵向运动的行针手法，即为提插法。提插幅度的大小、层次的变化、频率的快慢和操作时间的长短，应根据患者的体质、病情、腧穴部位和针刺目的等灵活掌握。

操作时，指力要均匀一致，幅度不宜过大，一般以 3~5 分为宜，频率不宜过快，每分钟 60 次左右，保持针身垂直，不改变针刺角度、方向。一般认为行针时提插的幅度大，频率快，刺激量就大；反之，提插的幅度小，频率慢，刺激量就小。

2. 捻转法 即将针刺入腧穴一定深度后，施向前向后捻转动作，使针在腧穴内反复前后来回旋转的行针手法。捻转角度的大小、频率的快慢、时间的长短等，需根据患者的体质、病情、腧穴的部位、针刺目的等具体情况而定。

操作时，指力要均匀，角度要适当，一般应

掌握在180°~360°左右，不能单向捻针，否则针身易被肌纤维等缠绕，引起局部疼痛和导致滞针而使出针困难；频率快慢要一致；用力要均匀，勿时轻时重。一般认为捻转角度大，频率快，用力重，其刺激量就大；反之，刺激量就小。

◎ 要点二　辅助手法

行针的辅助手法，是基本手法的补充，是以促使得气和加强针刺感应、传导为目的的操作手法。临床常用的行针辅助手法有以下几种。

1. 循法　循法是医者用手指顺着经脉的循行径路，在腧穴的上下部轻柔地循按。本法可推动气血，激发经气，有催气、行气作用。

2. 弹法　针刺后在留针过程中，以手指弹动针尾或针柄，使针体震摇，以加强针感，助气运行。本法有催气、行气的作用。

3. 刮法　毫针刺入一定深度后，以拇指或食指的指腹抵住针尾，用拇指、食指或中指指甲，频频刮动针柄。本法在针刺不得气时用之可激发经气，如已得气者可以加强针刺感应的传导和扩散。

4. 摇法　毫针刺入一定深度后，手持针柄，将针轻轻摇动。其法有二：一是直立针身而摇，以加强得气的感应；二是卧倒针身而摇，使经气向一定方向传导。

5. 飞法　针后不得气者，用刺手拇、食指执持针柄，细细捻搓数次，然后张开两指，一搓一放，反复数次，状如飞鸟展翅，故称飞法。本法的作用在于催气、行气，并使针刺感应增强。宜在肌肉丰厚处施术。

6. 震颤法　针刺入一定深度后，手持针柄，用小幅度、快频率的提插、捻转手法，使针身轻微震颤。本法可促使针下得气，增强针刺感应。

毫针行针手法以提插、捻转为基本操作方法，并根据临证情况，选用相应的辅助手法。如刮法、弹法，可应用于一些不宜施行大角度捻转的腧穴；飞法可应用于某些肌肉丰厚部位的腧穴；摇法、震颤法可用于较为浅表部位的腧穴。

细目五　得　气

◎ 要点　得气的概念及临床意义

1. 概念　得气，古称"气至"，近称"针感"，是指毫针刺入腧穴一定深度后，施以提插或捻转等行针手法，使针刺部位获得"经气"感应，谓之得气。

针下是否得气，可以从患者对针刺的感觉和反应、医者对刺手指下的感觉等两方面加以判断。当针刺得气时，患者的针刺部位有酸、麻、胀、重等自觉反应，有时可出现局部的热、凉、痒、痛、蚁行等感觉，或呈现沿着一定的方向和部位传导和扩散现象。少数患者还会出现循经性肌肤瞤动、震颤等反应，有的还可见到针刺腧穴部位的循经性皮疹带或红、白线状现象。当患者有自觉反应的同时，医者的刺手亦能体会到针下沉紧、涩滞或针体颤动等反应。若针刺后未得气，则患者无任何特殊感觉或反应，医者刺手亦感觉到针下空松、虚滑。"轻滑慢而未来，沉涩紧而已至……气之至也，如鱼吞钩饵之浮沉；气未至也，如闲处幽堂之深邃"（《标幽赋》）是对得气与否所作的形象描述。

2. 临床意义　得气是施行针刺产生治疗作用的关键，是判断患者经气盛衰、取穴准确与否的依据，是施行守气、行气和补泻手法的基础。得气与否、气至的迟速，不仅关系到针刺的治疗效果，而且可以借此窥测疾病的预后。《灵枢·九针十二原》之"刺之要，气至而有效"表明了针刺得气的重要意义。一般而言，得气迅速时，临床疗效较好；得气较慢时效果就差；若不得气时，就难以取效；若经反复施用各种候气、催气手法后，经气仍不至者，多属正气衰竭，预后极差；若初诊不得气或得气缓慢，经使用正确的针刺方法治疗之后，开始得气或得气较快，表示患者正气恢复，预后良好。《金针赋》所谓"气速效速，气迟效迟"即为此意。但也应当注意，得气的强弱也因人因病而异，如一般体弱者得气宜弱，健壮者得气宜强，痹证者宜针感强些，面肌痉挛宜针感弱些。

在临床上针刺不得气时，要分析经气不至的原因。检查取穴定位是否准确，针刺角度、深浅是否适宜，手法运用是否恰当，据此重新调整腧穴的针刺部位、角度、深度和相应手法。若经过上述调整仍不得气，则可采用留针候气法等待气至。留针期间亦可间歇运针，施以提插、捻转等手法，以促气至。也可使用催气法。

细目六 针刺补泻

"盛则泻之，虚则补之"（《灵枢·经脉》）为针刺补泻的原则，针刺补泻手法是以补虚泻实为目的的两类针刺手法。一般可根据其手法操作的简、繁不同等特点，将针刺补泻手法分为单式补泻手法和复式补泻手法。以下介绍目前临床常用的单式补泻手法。

◎ 要点一 捻转补泻

1. **补法** 针下得气后，捻转角度小，用力轻，频率慢，操作时间短，结合拇指向前、食指向后（左转用力为主）者为补法。

2. **泻法** 针下得气后，捻转角度大，用力重，频率快，操作时间长，结合拇指向后、食指向前（右转用力为主）者为泻法。

◎ 要点二 提插补泻

1. **补法** 针下得气后，先浅后深，重插轻提，提插幅度小，频率慢，操作时间短者为补法。

2. **泻法** 针下得气后，先深后浅，轻插重提，提插幅度大，频率快，操作时间长者为泻法。

◎ 要点三 疾徐补泻

1. **补法** 进针时徐徐刺入，少捻转，疾速出针者为补法。

2. **泻法** 进针时疾速刺入，多捻转，徐徐出针者为泻法。

◎ 要点四 迎随补泻

1. **补法** 进针时针尖随着经脉循行去的方向刺入为补法。

2. **泻法** 进针时针尖迎着经脉循行来的方向刺入为泻法。

◎ 要点五 呼吸补泻

1. **补法** 患者呼气时进针，吸气时出针为补法。

2. **泻法** 患者吸气时进针，呼气时出针为泻法。

◎ 要点六 开阖补泻

1. **补法** 出针后迅速揉按针孔为补法。

2. **泻法** 出针时摇大针孔而不按为泻法。

◎ 要点七 平补平泻

进针得气后，施行均匀的提插、捻转手法。

细目七 针刺异常情况

针刺治疗一般比较安全，但如操作不当、疏忽大意或对人体解剖部位缺乏必要的了解，则可能出现相应的异常情况，常见者有以下几种：

◎ 要点一 晕针

晕针是在针刺治疗中患者发生的晕厥现象。

1. **原因** 患者体质虚弱，精神紧张，或疲劳、饥饿、大汗、大泻、大出血之后，或体位不当，或医者在针刺时手法过重。

2. **现象** 患者突然出现精神疲倦，头晕目眩，面色苍白，恶心欲吐，多汗，心慌，四肢发冷，血压下降，脉象沉细，甚则神志昏迷，仆倒在地，唇甲青紫，二便失禁，脉微细欲绝。

3. **处理** 立即停止针刺，将针全部起出。使患者平卧，注意保暖，轻者仰卧片刻，给饮温开水或糖水后，即可恢复正常。重者在上述处理基础上，可刺人中、素髎、内关、足三里，灸百会、关元、气海等穴，即可恢复。若仍不省人事，呼吸细微，脉细弱者，应配合其他治疗或采用急救措施。

4. 预防 对于晕针应注重于预防，措施得当，晕针是可以避免的。对初次接受针刺治疗或精神过度紧张，身体虚弱者，应先做好解释安抚，消除对针刺的顾虑和恐惧，同时选择舒适的体位，最好采用卧位，选穴宜少，手法要轻；若饥饿、疲劳、大渴时，应在进食、休息、饮水后再行针刺；医者在针刺治疗过程中，要精神专一，注意观察患者的神色，询问患者的感觉，一旦有不适等晕针先兆，可及早采取处理措施，防患于未然。

◎ 要点二 滞针

滞针是指在行针时或留针期间出现医者感觉针下涩滞，捻转、提插、出针均感困难，而患者则感觉痛剧的现象。

1. 原因 患者精神紧张，当针刺入腧穴后，患者局部肌肉强烈收缩，或行针手法不当，向单一方向捻针太过，以致肌肉组织缠绕针体而成滞针。若留针时间过长，有时也可出现滞针。

2. 现象 针在体内，捻转不动，提插、出针均感困难，若勉强捻转、提插时，患者痛不可忍。

3. 处理 若患者精神紧张、局部肌肉过度收缩，可稍延长留针时间，或于滞针腧穴附近，进行循按或叩弹针柄，或在附近再刺一针，以宣散气血，而缓解肌肉的紧张。若行针不当，或单向捻针而致者，可向相反方向将针捻回，并用刮柄、弹柄法，使缠绕的肌纤维回缩，即可消除滞针。

4. 预防 对精神紧张者，应先做好解释工作，消除患者不必要的顾虑。注意行针的操作手法和避免单向捻转，若用搓法时，应注意与提插法的配合，则可避免肌纤维缠绕针身，防止滞针的发生。

◎ 要点三 血肿

血肿是指针刺部位出现的皮下出血而引起的肿胀疼痛。

1. 原因 针尖弯曲带钩，使皮肉受损，或刺伤血管所致。

2. 现象 针刺过程中或出针后，针刺部位肿胀疼痛，继则皮肤呈现青紫色。

3. 处理 若微量的皮下出血而局部小块青紫时，一般不必处理，可以自行消退。若局部肿胀疼痛较剧，青紫面积大而且影响到活动功能时，可先做冷敷止血后，再做热敷或在局部轻轻揉按，以促使局部瘀血消散吸收。

4. 预防 仔细检查针具，熟悉人体解剖部位，避开血管针刺，出针时立即用消毒干棉球揉按压迫针孔。

◎ 要点四 断针

断针又称折针，是指针体折断在人体内。若能术前做好针具的检修和施术时加以应有的注意，是可以避免的。

1. 原因 针具质量欠佳，针身或针根有损伤剥蚀，进针前失于检查；针刺时将针身全部刺入腧穴，行针时强力提插、捻转，肌肉猛烈收缩，留针时患者随意变更体位，或弯针、滞针未能进行及时正确的处理等，均可造成断针。

2. 现象 行针时或出针后发现针身折断，其断端部分针身尚露于皮肤外，或断端全部没入皮肤之下。

3. 处理 医者态度必须从容镇静，嘱患者切勿变动原有体位，以防断针向肌肉深部陷入。若残端部分针身显露于体外时，可用手指或镊子将针起出。若断端与皮肤相平或稍凹陷于体内者，可用左手拇、食二指垂直向下挤压针孔两旁，使断针暴露体外，右手持镊子将针取出。若断针完全深入皮下或肌肉深层时，应在 X 线下定位，手术取出。

4. 预防 为了防止折针，应认真仔细地检查针具，对认为不符合质量要求的针具，应剔出不用。避免过猛、过强的行针。在行针或留针时，应嘱患者不要随意更换体位。针刺时更不宜将针身全部刺入腧穴，应留部分针身在体外，以便于针根折断时取针。在进针行针过程中，如发现弯针时，应立即出针，切不可强行刺入、行针。对于滞针等亦应及时正确地处理，不可强行硬拔。

◎ 要点五　弯针

弯针是指进针时或将针刺入腧穴后，针身在体内形成弯曲。

1. **原因**　医者进针手法不熟练，用力过猛、过速，以致针尖碰到坚硬组织器官或患者在针刺或留针时移动体位，或因针柄受到某种外力压迫、碰击等，均可造成弯针。

2. **现象**　针柄改变了进针或刺入留针时的方向和角度，提插、捻转及出针均感困难，而患者感到疼痛。

3. **处理**　出现弯针后，即不得再行提插、捻转等手法。如针柄轻微弯曲，应慢慢将针起出。若弯曲角度过大时，应顺着弯曲方向将针起出。若由患者移动体位所致，应使患者慢慢恢复原来体位，局部肌肉放松后，再将针缓缓起出，切忌强行拔针以免将针体折断在体内。

4. **预防**　医者进针手法要熟练，用力要均匀，并要避免进针过速、过猛。选择适当体位，在留针过程中，嘱患者不要随意变动体位，注意保护针刺部位，针柄不得受外物硬碰和压迫。

◎ 要点六　刺伤内脏

1. **气胸**　针刺引起创伤性气胸是指针具刺穿了胸膜腔且伤及肺组织，气体积聚于胸膜腔，从而造成的气胸。

（1）**原因**　主要是针刺胸部、背部和锁骨附近的穴位过深，针具刺穿了胸膜腔且伤及肺组织，气体积聚于胸膜腔。

（2）**现象**　患者突感胸闷、胸痛、气短、心悸，严重者呼吸困难、发绀、冷汗、烦躁、恐惧，到一定程度会发生血压下降、休克等危急现象。检查：患侧肋间隙变宽，胸廓饱满，叩诊鼓音，听诊肺呼吸音减弱或消失，气管可向健侧移位。如气窜至皮下，患侧胸部、颈部可出现握雪音，X线胸部透视可见肺组织被压缩现象。有些病情轻者，出针后并不出现症状，而是过一定时间才慢慢感到胸闷、疼痛、呼吸困难。

（3）**处理**　一旦发生气胸，应立即出针，采

取半卧位休息，要求患者心情平静，切勿因恐惧而翻转体位。一般漏气量少者，可自然吸收。同时要密切观察，随时对症处理，如给予镇咳消炎药物，以防止肺组织因咳嗽扩大创孔，加重漏气和感染。对严重病例如发现呼吸困难、发绀、休克等现象需组织抢救，如胸腔排气、少量慢速输氧、抗休克等。

（4）**预防**　针刺治疗时，术者必须思想集中，选好适当体位，注意选穴，根据患者体型肥瘦，掌握进针深度，施行提插手法的幅度不宜过大。对于胸部、背部及缺盆部位的腧穴，最好平刺或斜刺，且不宜太深，一般避免直刺，不宜留针时间过长。如有四肢部位的同效穴尽量不用胸背部腧穴。更不可粗针深刺该部腧穴。

2. **刺伤其他内脏**　针刺引起内脏损伤是指针刺内脏周围腧穴过深，针具刺入内脏引起内脏损伤，出现各种症状的现象。

（1）**原因**　主要是术者缺乏解剖学和腧穴学知识，对腧穴和脏器的部位不熟悉，加之针刺过深。

（2）**现象**　刺伤内脏的主要症状是疼痛和出血。刺伤肝、脾时，可引起内出血，患者可感到肝区或脾区疼痛，有的可向背部放射。如出血不止，腹腔内积血过多，会出现腹痛、腹肌紧张，并有压痛及反跳痛等急腹症症状。刺伤心脏时，轻者可出现剧烈的刺痛；重者有剧烈的撕裂痛，引起心外射血，立即导致休克、死亡。刺伤肾脏时，可出现腰痛，肾区叩击痛，呈血尿，严重时血压下降、休克。刺伤胆囊、膀胱、胃、肠等空腔脏器时，可引起局部疼痛、腹膜刺激征或急腹症症状。

（3）**处理**　伤轻者，卧床休息后一般即可自愈。如果损伤严重或出血明显者，应密切观察，注意病情变化，特别是要定时检测血压。若损伤严重，出血较多，出现休克、腹膜刺激征，应立即采取相应措施，必须迅速进行输血等急救或外科手术治疗。

（4）**预防**　注意学习腧穴学，明了穴下的脏

器组织。操作时，注意凡有脏器组织，大的血管、神经处都应改变针刺方向，避免深刺。肝、脾、胆囊肿大以及心脏扩大的患者，如针刺胸、背、胁、腋的穴位不宜深刺；尿潴留、肠粘连的患者，如针刺腹部的穴位不宜深刺。

◎ **要点七　刺伤脑与脊髓**

刺伤脑与脊髓是指针刺颈项、背部腧穴过深，针具刺入脑、脊髓，引起头痛、恶心等现象。

1. 原因　脑与脊髓是中枢神经统帅周身各种机体组织的总枢纽、总通道，其表层分布有督脉及华佗夹脊等许多针刺要穴。针刺过深或进针方向不当，均可伤及脑脊髓，造成严重后果。

2. 现象　如误伤延髓时，可出现头痛、恶心、呕吐、抽搐、呼吸困难、休克和神志昏迷等。如刺伤脊髓，可出现触电样感觉向肢端放射，引起暂时性瘫痪，有时可危及生命。

3. 处理　应立即出针。轻者，安静休息，经过一段时间可自行恢复；重则应配合有关科室如神经外科，进行及时的抢救。

4. 预防　凡针刺督脉腧穴（12 胸椎以上的项、背部）及华佗夹脊穴，都要认真掌握进针深度和进针方向。风府、哑门，针刺方向不可向上斜刺，也不可过深。悬枢穴以上的督脉穴及华佗夹脊穴均不可过深。行针中只可用捻转手法，尽量避免提插，更不可行捣刺。

◎ **要点八　外周神经损伤**

外周神经损伤是指针刺操作不当造成相应的神经干的损伤。

1. 原因　使用粗针强刺激，或出现触电感后仍然大幅度的提插，造成神经及神经干的损伤。

2. 症状　刺中神经干或神经根时，会出现触电样针感。当神经受损后，多出现麻木、灼痛等症状，甚至出现神经分布区域及所支配脏器的功能障碍或末梢神经炎等症状。

3. 处理　一旦出现神经损伤症状，勿继续提插捻转，应缓慢出针。可应用 B 族维生素类药物治疗。严重者可在相应经络腧穴上进行 B 族维生素类药物穴位注射，或根据病情需要应用激素冲击疗法以对症治疗。

4. 预防　针刺神经干附近穴位时，手法宜轻；出现触电感时，不可再使用强刺激手法。

细目八　针刺注意事项

针刺治病，除了应注意预防晕针、滞针、弯针、断针、血肿等异常情况的发生外，还应注意不同针刺部位的特点以及患者的身体状况，以提高针刺的安全性。

◎ **要点一　施术部位的宜忌**

1. 颈项部位腧穴的针刺注意事项　针刺颈部的天突穴时，应注意针刺角度、方向和深度，避免刺伤气管、主动脉弓；针刺人迎穴时要用押手拨开颈总动脉，缓慢进针。针刺项部的风府、哑门等腧穴时，要注意掌握针刺角度、方向和深度，不宜大幅度的提插、捻转，以免刺伤延髓。

2. 眼区腧穴的针刺注意事项　针刺眼区的睛明、承泣、上明、球后等腧穴时，应注意针刺的方向、角度和深度，缓慢进针，仔细体察针下感觉，避免使用大幅度提插、捻转的手法。出针时动作轻柔，出针后按压针孔以防止或减少出血。

3. 胸胁、腰背部腧穴的针刺注意事项　对胸、胁、腰、背脏腑所居之处的腧穴不宜直刺、深刺，肝脾肿大、肺气肿患者更应注意。医者在进行针刺过程中，精神必须高度集中，令患者选择适当的体位，严格掌握进针的深度、角度，以防止事故的发生。

4. 腹部腧穴的针刺注意事项　上腹部近胸部的腧穴不宜深刺或向上斜刺，以免刺伤胃、肝或心脏。针刺下腹部腧穴时，应了解患者膀胱充盈状况，如有尿潴留时要掌握适当的针刺方向、角度、深度等，避免误伤膀胱。对于妇女，应注意询问其怀孕情况。

◎ **要点二　患者状态的宜忌**

1. 过于饥饿、疲劳，精神过于紧张者不宜立即进行针刺。

2. 年老体弱、针刺耐受程度差、初次针刺者，应使用卧位针刺，且不宜强刺激。

3. 妇女行经时，若非为了调经，三阴交、合谷、昆仑、至阴等一些通经活血的腧穴应慎刺。妊娠妇女针刺时应注意：妇女怀孕 3 个月以内者，不宜针刺小腹部的腧穴；若怀孕 3 个月以上者，腹部、腰骶部的腧穴也不宜针刺。三阴交、合谷、昆仑、至阴等腧穴，在怀孕期间亦应禁刺。此外，怀孕期间需要针刺治疗者，应注意精

简针刺穴位，不宜使用强刺激手法。习惯性流产的孕妇则应慎用针刺。

4. 小儿囟门未合时，头项部的腧穴一般不宜针刺。对于不能合作的小儿，针刺时宜采用快针法，不宜留针。

◎ 要点三　病情的宜忌

1. 常有自发性出血或损伤后出血不止的患者，不宜针刺。

2. 皮肤有感染、溃疡、瘢痕或肿瘤的部位，不宜针刺。

第二十三单元　灸　法

灸，灼烧的意思。灸法主要是借灸火的热力给人体以温热性刺激，通过经络腧穴的作用，以达到防治疾病目的的一种方法。《医学入门·针灸》载："药之不及，针之不到，必须灸之。"说明灸法有其独特的疗效。

细目一　灸法的作用

◎ 要点一　温经散寒

灸火的温和热力具有直接的温通经络、驱散寒邪之功。临床上常用于治疗寒凝血滞、经络痹阻所引起的寒湿痹痛、痛经、经闭、胃脘痛、寒疝腹痛、泄泻等。灸法更适合治疗寒性病证。

◎ 要点二　扶阳固脱

灸火的热力具有扶助阳气、举陷固脱的功能。《扁鹊心书》记载："真气虚则人病，真气脱则人死，保命之法，灼艾第一。"阳气下陷或欲脱之危证，皆可用灸法，以扶助虚脱之阳气。临床上多用于治疗虚寒证、寒厥证、脱证和中气不足、阳气下陷而引起的遗尿、脱肛、阴挺、崩漏、带下、久泄、久痢、痰饮等。

◎ 要点三　消瘀散结

艾灸具有行气活血、消瘀散结的作用。气为血

帅，血随气行，气得温则行，气行则血亦行。灸能使气机通畅，营卫调和，从而消瘀散结。临床常用于治疗气血凝滞之疾，如乳痈初起、瘰疬、瘿瘤等。

◎ 要点四　防病保健

灸法可以激发人体正气，增强抗病能力，无病时施灸有防病保健的作用。常灸关元、气海、命门、足三里有防病保健作用，今人称之为"保健灸"。

◎ 要点五　引热外行

艾火的温热能使皮肤腠理开放，毛窍通畅，引热外行。《医学入门·针灸》曰："热者灸之，引郁热之气外发。"灸法可用于治疗某些实热病证，如疖肿、带状疱疹、丹毒、甲沟炎等。对阴虚发热也可使用灸法，如选用膏肓、四花穴等治疗骨蒸潮热、虚劳咳喘。

细目二　灸法的种类

◎ 要点一　灸法的分类

灸法种类繁多，根据灸法所用的材料，可将常用的灸法分为艾灸法和其他灸法。艾灸法主要以艾绒为材料，包括艾炷灸、艾条灸、温针灸、温灸器灸；其他灸法则使用艾绒以外的其他材料，常用的包括灯火灸、天灸（如白芥子灸、蒜

泥灸、斑蝥灸等)。常用灸法如下表。

灸法的种类

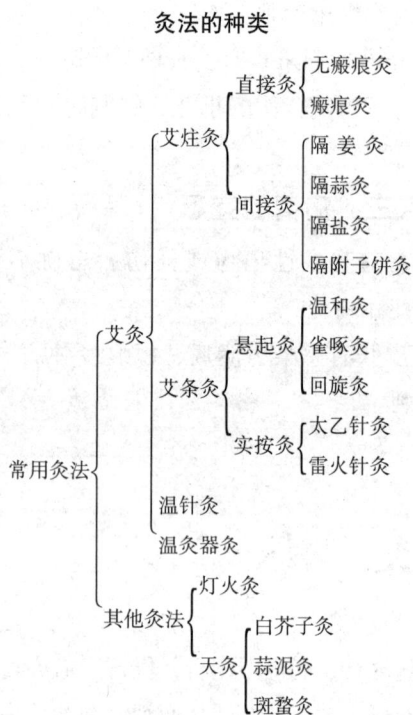

◎ 要点二 艾炷灸

艾炷灸是将艾绒制作成艾炷后，置于施灸部位点燃而治病的方法。艾炷灸又分直接灸与间接灸两类。

(一) 直接灸

直接灸是将大小适宜的艾炷，直接放在皮肤上施灸的方法。又称明灸、着肤灸、着肉灸。若施灸时需将皮肤烧伤化脓，愈后留有瘢痕者，称为瘢痕灸；若不使皮肤烧伤化脓，不留瘢痕者，称为无瘢痕灸。

1. 瘢痕灸 又名化脓灸。施灸时先将所灸腧穴部位涂以少量的大蒜汁，以增加黏附和刺激作用，然后将艾炷置于腧穴上，用火点燃艾炷施灸。每壮艾炷必须燃尽，除去灰烬后，方可继续易炷再灸，待规定壮数灸完为止。施灸时由于艾火烧灼皮肤，可产生剧痛，此时可用手在施灸腧穴周围轻轻拍打，借以缓解疼痛。在正常情况下，灸后1周左右，施灸部位化脓形成灸疮，5~6周左右，灸疮自行痊愈，结痂脱落后而留下瘢痕。因此，施灸前必须征求患者同意合作后，方可使用本法。临床上常用于治疗哮喘、肺痨、瘰

疬等慢性顽疾。

2. 无瘢痕灸 又名非化脓灸。施灸时先在所灸腧穴部位涂以少量的凡士林，以使艾炷便于黏附，然后将艾炷置于腧穴上点燃施灸，当艾炷燃剩2/5至1/4而患者感到微有灼痛时，即可易炷再灸，待将规定壮数灸完为止。一般应灸至局部皮肤出现红晕而不起泡为度。一般虚寒性疾患，均可采用此法。

(二) 间接灸

间接灸是指用药物或其他材料将艾炷与施灸腧穴部位的皮肤隔开，进行施灸的方法，又称隔物灸。常用的有如下几种。

1. 隔姜灸 将鲜姜切成直径大约2~3cm，厚约0.2~0.3cm的薄片，中间以针刺数孔，置于应灸的腧穴部位或患处，再将艾炷放在姜片上点燃施灸。当艾炷燃尽，再易炷施灸。灸完所规定的壮数，一般6~9壮，以使皮肤红润而不起泡为度。本法有温胃止呕、散寒止痛的作用，常用于因寒而致的呕吐、腹痛以及风寒痹痛等病证。

2. 隔蒜灸 用鲜大蒜头，切成厚约0.2~0.3cm的薄片，中间以针刺数孔（捣蒜如泥亦可），置于应灸腧穴或患处，然后将艾炷放在蒜片上，点燃施灸。待艾炷燃尽，易炷再灸，直至灸完规定的壮数，一般5~7壮。本法有清热解毒、杀虫等作用，多用于治疗瘰疬、肺痨及肿疡初起等病证。

3. 隔盐灸 用干燥的食盐（以青盐为佳）填敷于脐部，或于盐上再置一薄姜片，上置大艾炷施灸，一般灸5~9壮。本法有回阳、救逆、固脱的作用，多用于治疗伤寒阴证或吐泻并作、中风脱证等病证。治疗时须连续施灸，不拘壮数，以脉起、肢温、证候改善为度。

4. 隔附子饼灸 将附子研成粉末，用酒调和做成直径约3cm，厚约0.8cm的附子饼，中间以针刺数孔，放在应灸腧穴或患处，上面再放艾炷施灸，直至灸完所规定壮数为止。本法有温补肾阳等作用，多用于治疗命门火衰而致的阳痿、早泄或疮疡久溃不敛等病证。

◎ 要点三　艾条灸

艾条灸是将艾绒制作成艾条进行施灸，可分为悬起灸和实按灸两种方式。

（一）悬起灸

施灸时将艾条悬放在距离穴位一定高度上进行熏烤，不使艾条点燃端直接接触皮肤，称为悬起灸。悬起灸根据其操作方法不同，分为温和灸、雀啄灸和回旋灸。

1. 温和灸　施灸时将艾条的一端点燃，对准应灸的腧穴部位或患处，约距皮肤 2～3cm 左右，进行熏烤，使患者局部有温热感而无灼痛为宜。一般每处灸 10～15 分钟，至皮肤出现红晕为度。对于昏厥、局部知觉迟钝的患者，医者可将中、食二指分开，置于施灸部位的两侧，这样可以通过医者手指的感觉来测知患者局部的受热程度，以便随时调节施灸的距离和防止烫伤。

2. 雀啄灸　施灸时，将艾条点燃的一端对准施灸部位的皮肤，并不固定在一定的距离，而是像鸟雀啄食般地上下活动施灸，以给施灸局部一个变量的刺激。

3. 回旋灸　施灸时，艾条点燃的一端与施灸部位的皮肤虽然保持一定的距离，但不固定，而是向左右方向移动或反复回转地施灸。

以上诸法对一般应灸的病证均可采用，但温和灸多用于慢性病，雀啄灸、回旋灸多用于急性病。

（二）实按灸

将点燃的艾条隔布或隔棉纸数层实按在穴位上，使热气透入皮肉，火灭热减后重新点火按灸，称为实按灸。实按灸根据艾条中加入的药物不同分为太乙针灸、雷火针灸。

1. 太乙针灸　用纯净细软的艾绒 150g 平铺在 40cm 见方的桑皮纸上。将人参 125g，穿山甲 250g，山羊血 90g，千年健 500g，钻地风 300g，肉桂 500g，小茴香 500g，苍术 500g，甘草 1000g，防风 2000g，麝香少许，共为细末。取药末 24g 掺入艾绒内，紧卷成爆竹状，外用鸡蛋清封固，阴干后备用。

施灸时，将太乙针的一端燃着，用布7层包裹其燃着的一端，立即紧按于应灸的腧穴或患处，进行灸熨，针冷则再燃再熨。如此反复灸熨 7～10 次为度。此法可用于治疗风寒湿痹、肢体顽麻、痿弱无力、半身不遂等病证。

2. 雷火针灸　其制作方法与"太乙针灸"相同，唯药物处方有异。方用纯净细软的艾绒 125g，沉香、乳香、羌活、干姜、穿山甲各 9g，麝香少许，共为细末。

施灸方法与"太乙针灸"相同，其适应证与"太乙针灸"主治基本相同。

◎ 要点四　温针灸

温针灸是针刺与艾灸结合应用的一种方法，适用于既需要留针而又适宜用艾灸的病证。操作方法是，将针刺入腧穴，得气后给予适当补泻手法，留针，将纯净细软的艾绒捏在针尾上，或将长约 2cm 的一段艾条，插在针柄上，点燃施灸。待艾绒或艾条烧完后除去灰烬，将针取出。此法针灸并用、简便易行，可以发挥针和灸的双重作用，达到治疗疾病的目的。

细目三　灸法的注意事项

◎ 要点一　施灸的先后顺序

古人对施灸的先后顺序有明确的要求。《千金要方·针灸上》记载："凡灸当先阳后阴……先上后下。"《明堂灸经》也指出："先灸上，后灸下；先灸少，后灸多。"临床上一般是先灸上部，后灸下部，先灸阳部，后灸阴部，壮数是先少而后多，艾炷是先小而后大。但在特殊情况下，则可酌情而施。如脱肛时，即可先灸长强以收肛，后灸百会以举陷。因此不可过于拘泥。

◎ 要点二　施灸的禁忌

1. 对实热证、阴虚发热者，一般均不适宜灸治。

2. 对颜面、五官和有大血管的部位以及关节活动部位，不宜采用瘢痕灸。

3. 孕妇的腹部和腰骶部也不宜施灸。

4. 一般空腹、过饱、极度疲劳和对灸法恐惧者，应慎施灸。

5. 对于体弱患者，灸治时艾炷不宜过大，刺激量不可过强，以防晕灸。一旦发生晕灸，应立即停止施灸，并做出及时处理，其方法同晕针。

◎ 要点三　灸后处理

施灸后，局部皮肤出现微红灼热，属于正常现象，无须处理。

如因施灸过量，时间过长，局部出现小水疱，只要注意不擦破，可任其自然吸收。如水疱较大，可用消毒的毫针刺破水疱，放出水液，或用注射针抽出水液，再涂以烫伤油等，并以纱布包敷。

如用化脓灸者，在灸疮化脓期间，要注意适当休息，加强营养，保持局部清洁，并可用敷料保护灸疮，以防污染，待其自然愈合。如处理不当，灸疮脓液呈黄绿色或有渗血现象者，可用消炎药膏或玉红膏涂敷。

此外，施灸时应注意艾火勿烧伤皮肤或衣物。用过的艾条、太乙针等，应装入小口玻璃瓶或筒内，以防复燃。

第二十四单元　拔罐法

拔罐法，或称吸筒疗法，古称角法。拔罐法是以罐为工具，利用燃烧、抽吸、挤压等方法排出罐内空气，造成负压，使之吸附于腧穴或相应体表，产生刺激，使被拔部位的皮肤充血、瘀血，以达到防治疾病目的的方法。

◎ 要点一　拔罐的操作方法

拔罐时，可根据不同的病情，选用不同的拔罐方法，常用的拔罐法有以下几种。

1. 留罐法　又称坐罐。将罐吸附在体表后，使罐子吸拔留置于施术部位，留罐的时间视拔罐后皮肤的反应与患者的体质而定，一般为5～15分钟，然后将罐起下。此法是常用的一种方法，一般疾病均可应用，而且单罐、多罐皆可应用。

2. 走罐法　亦称推罐法或拉罐法。拔罐时先在施术部位的皮肤或罐口上，涂一层润滑油，再将罐拔住，然后，医者用右手握住罐子，向上、下或左、右需要拔的部位，往返推动，至所拔部位的皮肤红润、充血，甚或瘀血时，将罐起下。此法适用于面积较大，肌肉丰厚部位，如脊背、腰臀、大腿等部位。

3. 闪罐法　即将罐拔住后，立即起下，反复多次地拔住起下、起下拔住，直至皮肤潮红、充血或瘀血为度。多用于局部皮肤麻木、疼痛或功能减退等疾患，尤其适用于不宜留罐的部位，如小儿、年轻女性的面部。

4. 刺血拔罐法　又称刺络拔罐法。将施术部位的皮肤消毒后，用三棱针点刺或皮肤针叩刺出血后，再将火罐吸附于点刺的部位，使之出血，以加强刺血治疗的作用。出血量视病情而定，少则几滴，多则3～5mL。一般刺血后拔罐留置5～15分钟。多用于热证、实证、瘀血证及某些皮肤病，如神经性皮炎、痤疮、丹毒、扭伤、乳痈等。

5. 留针拔罐法　简称针罐。即在针刺留针时，将罐拔在以针为中心的部位上，约5～10分钟，待皮肤红润、充血或瘀血时，将罐起下后出针。此法能起到针罐配合的作用。

上述拔罐操作时，应根据部位选择大小合适的罐，注意避免烧伤患者皮肤，留罐过程中应注意观察，一般避免出现水疱。皮肤有过敏、溃疡、水肿现象的部位，以及孕妇的腹部和腰骶部不宜拔罐。

◎ 要点二　拔罐的作用和适用范围

拔罐法具有通经活络、行气活血、消肿止痛、祛风散寒等作用。其适应范围较为广泛，一般多用于风寒湿痹、颈肩腰腿痛、关节痛、软组织闪挫扭伤、伤风感冒、头痛、咳嗽、哮喘、胃脘痛、呕吐、腹痛、痛经、中风偏枯等。此外可用于防病保健、消除疲劳。

◎ 要点三　拔罐的注意事项

1. 拔罐操作时要做到动作稳、准、轻、快；患者体位要舒适，拔罐后不要移动体位；同时拔多个罐时，罐间距离不宜太近；拔针罐时应避免碰压针柄；留罐过程中，若出现疼痛可减压放气或立即起罐；起罐时不可强拉或旋转罐具，以免引起疼痛或损伤。

2. 拔罐时要选择适当体位和肌肉丰满的部位。若体位不当、移动、骨骼凸凹不平，毛发较多的部位，火罐容易脱落，均不适用。

3. 拔罐时要根据所拔部位的面积大小而选择大小适宜的罐。

4. 用火罐时应注意勿灼伤或烫伤皮肤。若烫伤或留罐时间太长而皮肤起水疱时，小的无须处理，仅敷以消毒纱布，防止擦破即可。水疱较大时，用消毒针将水放出，涂以烫伤油等，或用消毒纱布包敷，以防感染。

5. 皮肤过敏、溃疡、水肿及心脏大血管分布部位，不宜拔罐；高热抽搐者，以及孕妇的腹部、腰骶部位，不宜拔罐；有自发性出血倾向疾患、高热、抽搐等禁止拔罐。

第二十五单元　其他针法

◎ 要点一　电针法

电针法是将针刺入腧穴得气后，在针具上通以适量脉冲电流，利用针和电两种刺激相结合，以防治疾病的一种方法。其优点是节省人力，且能比较客观地控制刺激量。

（一）电针常用输出波型和作用特点

电针可调整人体生理功能，有止痛、镇静，促进气血循环，调整肌张力等作用。一般电针仪输出的基本波形是交流脉冲，称之为双向尖脉冲。常见的调制脉冲波型为疏密波、断续波，不受调制的基本脉冲波型称作连续波。不同波型的作用特点如下：

1. **疏密波**　是疏波、密波自动交替出现的一种波型，疏、密交替持续的时间各约 1.5 秒，能克服单一波型易产生适应的缺点。动力作用较大，治疗时兴奋效应占优势。能增加代谢，促进气血循环，改善组织营养，消除炎性水肿。常用于各种痛症、软组织损伤、关节周围炎、面瘫、

肌无力、局部冻伤、针刺麻醉等。

2. **断续波**　是有节律地时断、时续自动出现的一种波型。断时，在 1.5 秒时间内无脉冲电输出；续时，是密波连续工作 1.5 秒。断续波型，机体不易产生适应，其动力作用颇强，能提高肌肉组织的兴奋性，对横纹肌有良好的刺激收缩作用。常用于治疗痿证、瘫痪等。

3. **连续波**　亦叫可调波，是单个脉冲采用不同方式组合而形成。频率有每分钟几十次至每秒钟几百次不等。频率快的叫密波（或叫高频连续波），一般在 50~100 次/秒；频率慢的叫疏波（或叫低频连续波），一般是 2~5 次/秒。可用频率旋钮任意选择疏、密波型。密波易产生抑制效应，常用于止痛、镇静、缓解肌肉和血管痉挛等；疏波则兴奋作用较为明显，刺激作用强，常用于治疗痿证、慢性疼痛和各种肌肉关节、韧带、肌腱的损伤等。

（二）操作方法

1. **配穴处方**　电针法的处方配穴与针刺法

相同。一般选用其中的主穴，配相应的辅穴。多选同侧肢体的穴位配对，以1~3对穴位为宜。

2. 电针方法 针刺入穴位有得气感应后，将输出电位器调至"0"位，将两根导线连接在两个配对的针柄上（或负极接主穴，正极接配穴），然后打开电源开关，选择波型，慢慢调高至适宜的输出电流量。通电时间一般在5~20分钟，如感觉弱时，可适当加大输出电流量，或暂时断电1~2分钟后再行通电。当达到预定时间后，先将输出电位器调至"0"位，然后关闭电源开关，取下导线，最后出针。

3. 电流的刺激强度 当电流开到一定强度时，患者有麻、刺感，这时的电流强度为"感觉阈"。若将电流强度继续增加至患者局部开始出现刺痛感时，此时的电流强度称为"痛阈"。所需强度因人、因部位、因病而异。一般情况下，应在感觉阈和痛阈之间调节适宜的刺激强度，以患者能耐受为宜。

为确保电针治疗的安全，操作时应注意检查电针仪器（包括导线）的质量，连接导线时，一般应避免电流回路通过心脏、延髓、脊髓，输出电流强度不宜过大。此外，孕妇应慎用电针。

（三）适用范围

电针的适应范围基本和毫针刺法相同，故其治疗范围较广。临床常用于各种痛证和心、胃、肠、胆、膀胱、子宫等器官的功能失调，癫狂，肌肉、韧带、关节的损伤性疾病等，并可用于针刺麻醉。

◎ 要点二 三棱针法

用三棱针刺破人体的一定部位，放出少量血液，达到治疗疾病目的的方法，称三棱针法。古人称之为"刺血络"或"刺络"，《灵枢·官针》中有"络刺""赞刺""豹纹刺"等法的记载。现代称为"放血疗法"。

（一）操作方法

三棱针的针刺方法一般分为点刺法、散刺法、刺络法、挑刺法四种。

1. 点刺法 针刺前，在预定针刺部位上下用押手拇食指向针刺处推按，使血液积聚于针刺部位，继之用2%碘酒棉球消毒，再用75%酒精棉球脱碘，或用安尔碘局部消毒。针刺时，押手拇、食、中三指捏紧被刺部位，用刺手拇、食两指捏住针柄，中指指腹紧靠针身下端，针尖露出2~5mm。对准已消毒的部位，刺入2~5mm深，随即将针迅速退出，轻轻挤压针孔周围，使出血少许，然后用消毒棉球按压针孔。此法多用于指、趾末端的十宣、十二井穴和耳尖及头面部的攒竹、上星、太阳等穴。

2. 散刺法 又称豹纹刺，是对病变局部周围进行点刺的一种方法。根据病变部位大小的不同，可刺10~20针以上，由病变外缘环形向中心点刺，以促使瘀血或水肿得以排除，达到祛瘀生新、通经活络的目的。此法多用于局部瘀血、血肿或水肿、顽癣等。

3. 刺络法 先用带子或橡皮管，结扎在针刺部位上端（近心端），然后消毒。针刺时左手拇指压在被针刺部位下端，右手持三棱针对准针刺部位的静脉，刺入脉中（2~3mm），立即将针退出，使其流出少量血液，也可轻轻按压静脉上端，以助瘀血外出。出血停止后，再用无菌干棉球按压针孔。此法多用于曲泽、委中等穴，治疗急性吐泻、疼痛、中暑、发热等。

4. 挑刺法 用左手按压施术部位两侧，或捏起皮肤，使皮肤固定，右手持针迅速刺入皮肤1~2mm，随即将针身倾斜挑破皮肤，使之出少量血液或少量黏液。也有再刺入2~5mm左右深，将针身倾斜并使针尖轻轻挑起，挑断皮下部分纤维组织，然后出针，覆盖敷料。此法常用于肩周炎、胃痛、颈椎综合征、失眠、支气管哮喘、血管神经性头痛等。

操作时注意严格消毒、预防感染，孕妇、有出血倾向的患者不宜使用本法。一般情况下应避免刺伤动脉。

（二）适用范围

三棱针疗法具有通经活络、开窍泻热、消肿

止痛等作用。凡各种实证、热证、瘀血、疼痛等均可应用。较常用于某些急症和慢性病，如昏厥、高热、中暑、中风闭证、咽喉肿痛、目赤肿痛、顽癣、疖痈初起、扭挫伤、疳证、痔疮、顽痹、头痛、丹毒、指（趾）麻木等。

◎ 要点三　皮肤针法

皮肤针，又称"梅花针""七星针""罗汉针"，是以多支短针组成。运用皮肤针叩刺人体一定部位或穴位，激发经络功能，调整脏腑气血，以达到防治疾病目的的方法，叫皮肤针法。皮肤针法源于古代的"半刺""毛刺""扬刺"等刺法。

（一）操作方法

1. 叩刺部位　皮肤针的叩刺部位，一般可分循经叩刺、穴位叩刺、局部叩刺三种。

（1）循经叩刺　是指循着经脉进行叩刺的一种方法，常用于项背腰骶部的督脉和足太阳膀胱经。督脉为阳脉之海，能调节一身之阳气；五脏六腑之背俞穴，皆分布于膀胱经，故其治疗范围广泛；其次是四肢肘膝以下经络，因其分布着原穴、络穴、郄穴等，可治疗各相应脏腑经络的疾病。

（2）穴位叩刺　是指在穴位上进行叩刺的一种方法，主要是根据穴位的主治作用，选择适当的穴位予以叩刺治疗，临床常用的是各类特定穴、华佗夹脊穴、阿是穴等。

（3）局部叩刺　是指在患部进行叩刺的一种方法，如扭伤后局部的瘀肿疼痛及脱发等，可在局部进行围刺或散刺。

2. 刺激强度与疗程　刺激的强度，是根据刺激的部位、患者的体质和病情的不同而决定的，一般分轻、中、重三种。

（1）轻刺　用力稍小，皮肤仅现潮红、充血为度。适用于头面部、老弱妇女患者，以及病属虚证、久病者。

（2）重刺　用力较大，以皮肤有明显潮红，并有微出血为度。适用于压痛点、背部、臀部、年轻体壮患者，以及病属实证、新病者。

（3）中刺　介于轻刺与重刺之间，以局部有较明显潮红，但不出血为度，适用于一般部位，以及一般患者。

叩刺治疗，每日或隔日 1 次，10 次为 1 疗程，疗程间可间隔 3~5 日。

3. 叩刺操作

针具和叩刺部位用酒精消毒后，以刺手拇指、中指、无名指握住针柄，食指伸直按住针柄中段，针头对准皮肤叩击，运用腕部的弹力，使针尖叩刺皮肤后，立即弹起，如此反复叩击。叩击时针尖与皮肤必须垂直，弹刺要准确，强度要均匀，可根据病情选择不同的刺激部位或刺激强度。

（二）适用范围

皮肤针的适应范围很广，临床各种病证均可应用，如近视、视神经萎缩、急性扁桃体炎、感冒、咳嗽、慢性肠胃病、便秘、头痛、失眠、腰痛、皮神经炎、斑秃、痛经等。

◎ 要点四　火针法

火针法是将特制的针具用火烧红针体后，迅速刺入人体的腧穴或一定部位，达到治疗疾病目的的方法。

（一）操作方法

1. 术前准备

（1）选穴　与毫针的选穴规律基本相同。取穴一般宜少，实证和青壮年患者

取穴可略多。要采取舒适体位，以防因患者治疗中改变姿势而影响取穴的准确性。

（2）消毒　对针刺部位用 75% 乙醇溶液消毒，或用 0.5%~1% 碘伏棉球消毒后用 75% 乙醇棉球脱碘。

2. 烧针　用乙醇灯烧红针尖及针体，根据针刺深度，决定针体烧红长度。刺手拇指、食指、中指微曲夹持针柄，针尖指向病变部位，置针于火焰的上 1/3 处，先加热针体，再加热针尖。火针烧灼的热度应根据针刺深浅确定：若针刺较深，需烧至白亮；若针刺较浅，可烧至通红；若

仅使针体在表皮部位轻而稍慢地烙熨，则烧至稍红即可。烧针是使用火针的关键步骤，一定要将针烧红才能使用，否则影响疗效。《针灸大成》说："灯上烧，令通红，用方有功。若不红，不能祛病，反损于人。"

3. 进针、出针 针体烧红后，应迅速、准确地刺入针刺部位，疾进疾退，也可刺入后留针5~15分钟再出针。出针后用无菌干棉球按压针孔，以减少疼痛并防止出血。

4. 火针常用刺法

（1）**点刺法** 在腧穴上施以单针点刺的方法。

（2）**密刺法** 在体表病灶上施以多针密集刺激的方法，每针间隔不超过1cm。

（3）**散刺法** 在体表病灶上施以多针疏散刺激的方法，每针间隔2cm左右。

（4）**围刺法** 围绕体表病灶周围施以多针刺激的方法，针刺点在病灶与正常组织交界处。

（5）**刺络法** 用火针刺入体表血液淤滞的血络，放出适量血液的方法。

5. 针刺深度 针刺的深度，要根据患者的病情、体质和年龄以及针刺部位的肌肉厚薄、血管深浅等而定。一般而言，四肢、腰背部腧穴针刺稍深，可刺2~5分，胸背部腧穴宜浅刺，可刺1~2分，痣、疣的针刺深度应以刺到其基底为宜。

6. 出针 操作完毕，火针出针提离皮肤后，要用消毒干棉球迅速按压针孔，以减轻疼痛。如针刺处出血，一般勿止，待其自止。

（二）适用范围

火针法具有温经散寒、活血化瘀、软坚散结、祛腐生肌、止痛缓急、清热解毒等作用。适应范围较为广泛，主要用于治疗疼痛类疾病，如风寒湿痹、颈痹、漏肩风、腰痛、膝痛、软组织扭伤；皮外科疾病，如蛇串疮、湿疹、神经性皮炎、痈疽、疮疡、瘘、痔、瘰疬等；也可用于胃下垂、泄泻、痢疾、脱肛、痛经、阳痿、小儿疳积、扁平疣、痣等疾病。

（三）注意事项

1. 治疗前应向患者做好解释工作，消除患者的恐惧心理。

2. 面部除用于治疗痣、疣等外，一般不宜用火针。

3. 血管和神经干分布部位不宜用火针。

4. 有自发性出血倾向的患者禁用火针。

5. 针后局部发痒，避免用手搔抓，以防感染。针刺后，局部呈现红晕或红肿未完全消失时，应注意局部清洁，以防感染。

6. 针刺较浅可不作特殊处理，若针刺3~5分，针刺后需用消毒纱布覆盖针孔，用胶布固定1~2天，以防感染。

◎ 要点五　穴位注射法

穴位注射法，是将药液注入穴位以防治疾病的一种治疗方法。它可将针刺刺激和药物的性能及对穴位的渗透作用相结合，发挥其综合效应。

（一）操作方法

1. 针具 消毒的注射器和针头，可根据需要选用不同型号。

2. 穴位选择 选穴原则同毫针刺法，同时，还可结合经络穴位诊察以选取阳性反应点。如在背部、胸腹部或四肢的特定穴部位出现的条索、结节、压痛，以及皮肤的凹陷、隆起、色泽变异等。软组织损伤可选取最明显的压痛点。一般每次2~4穴，不宜过多，以精为要。

3. 注射剂量 应根据药物说明书规定的剂量，不能过量。做小剂量注射时，可用原药物剂量的1/5~1/2。一般以穴位部位来分，耳穴可注射0.1mL，头面部可注射0.3~0.5mL，四肢部可注射1~2mL，胸背部可注射0.5~1mL，腰臀部可注射2~5mL或5%~10%葡萄糖液10~20mL。

4. 操作 首先使患者取舒适体位，选择适宜的消毒注射器和针头，抽取适量的药液，在穴位局部消毒后，手持注射器对准穴位或阳性反应点，快速刺入皮下，然后将针缓慢推进，达一定深度后产生得气感应，如无回血，便可将药液注入。凡急性病、体强者可用较强刺激，推液可快；慢性病、体弱者，宜用较轻刺激，推液可慢；一般疾病，则用中等刺激，推液也宜中等速度。如所用药液较多时，可由深至浅，边推药液边退针，或将注射针向几个方向注射药液。

5. 疗程　急症患者每日 1~2 次，慢性病一般每日或隔日 1 次，6~10 次为 1 疗程。反应强烈者，可隔 2~3 日 1 次，穴位可左右交替使用。每个疗程间可休息 3~5 日。

穴位注射操作时应严格消毒、预防感染，注意所用药物的配伍禁忌、副作用、过敏反应；避免损伤神经干，避免将药物注入关节腔、脊髓腔和血管内。

（二）适用范围

穴位注射法的适用范围很广，凡是针灸治疗的适应证大部分均可采用本法，如痹证、腰腿痛等。

第二十六单元　头针、耳针

细目一　头　针

头针，又称头皮针，是在头部特定的穴线进行针刺防治疾病的一种方法。头针的理论依据主要有二：一是根据传统的脏腑经络理论；二是根据大脑皮层的功能定位在头皮的投影。头针已成为针灸临床常用的治疗方法之一。在此引用的是 2008 年颁布的国家标准《针灸操作技术规范第 2 部分：头针（GB/T 21709.2-2008）》的相关内容。

◎ **要点　标准头穴线的定位和主治**

（一）额区

1. 额中线（MS 1）

【定位】在额部正中，前发际上下各 0.5 寸，即从督脉神庭穴向下前 1 寸。

【主治】头痛、强笑、自哭、失眠、健忘、多梦、癫狂痫、鼻病等。

2. 额旁 1 线（MS 2）

【定位】在额部，直对目内眦，发际上下各半寸，即从膀胱经眉冲穴向下 1 寸。

【主治】冠心病、心绞痛、支气管哮喘、支气管炎、失眠等。

3. 额旁 2 线（MS 3）

【定位】在额部，直对瞳孔，发际上下各半寸，即从胆经头临泣穴向下 1 寸。

【主治】急慢性胃炎、胃十二指肠溃疡、肝胆疾病等。

4. 额旁 3 线（MS 4）

【定位】在额部，从胃经头维穴的内侧 0.75 寸处向下 1 寸。

【主治】功能性子宫出血、阳痿、遗精、子宫脱垂、尿频、尿急等下焦病证。

（二）顶区

1. 顶中线（MS 5）

【定位】在头顶正中线上，从督脉百会穴向前至前顶穴 1.5 寸。

【主治】腰、腿、足病证（如瘫痪、麻木、疼痛），皮层性多尿，小儿夜尿，脱肛，胃下垂，子宫脱垂，高血压，头顶痛等。

2. 顶颞前斜线（MS 6）

【定位】在头侧面，从督脉前顶穴至胆经悬厘穴的连线。

【主治】对侧肢体中枢性运动功能障碍。将全线分成 5 等分，上 1/5 治疗对侧下肢中枢性瘫痪，中 2/5 治疗对侧上肢中枢性瘫痪，下 2/5 治疗对侧中枢性面瘫、运动性失语、流涎、脑动脉硬化等。

3. 顶颞后斜线（MS 7）

【定位】在头侧面，从督脉百会穴至胆经曲鬓穴的连线。

【主治】对侧肢体中枢性感觉障碍。将全线分成 5 等分，上 1/5 治疗对侧下肢感觉异常，中 2/5 治疗对侧上肢感觉异常，下 2/5 治疗对侧头面部感觉异常。

4. 顶旁 1 线（MS 8）

【定位】在头顶部，顶中线左右各旁开 1.5 寸，从膀胱经承光穴向后 1.5 寸。

【主治】腰、腿、足病证，如瘫痪、麻木、疼痛等。

5. 顶旁 2 线（MS 9）

【定位】在头顶部，顶中线左右各旁开 2.25 寸，从胆经正营穴向后 1.5 寸。

【主治】肩、臂、手病证，如瘫痪、麻木、疼痛等。

（三）颞区

1. 颞前线（MS 10）

【定位】在头侧面，从胆经颔厌穴到悬厘穴。

【主治】偏头痛、运动性失语、周围性面瘫、口腔疾病等。

2. 颞后线（MS 11）

【定位】在头侧面，从胆经率谷穴到曲鬓穴。

【主治】偏头痛、眩晕、耳聋、耳鸣等。

（四）枕区

1. 枕上正中线（MS 12）

【定位】在枕部，枕外隆凸上方正中的垂直线。从督脉强间穴至脑户穴。

【主治】眼病。

2. 枕上旁线（MS 13）

【定位】在枕部，枕上正中线平行向外 0.5 寸。

【主治】皮层性视力障碍、白内障、近视眼等。

3. 枕下旁线（MS 14）

【定位】在枕部，从膀胱经玉枕穴向下引一直线，长 2 寸。

【主治】小脑疾病引起的平衡障碍、后头痛。

细目二　耳　针

耳针，是用针刺或其他方法刺激耳郭穴位，以防治疾病的一种方法。其治疗范围较广，操作方便，且对疾病的诊断也有一定的参考意义。在此引用的是我国 2008 年制定的国家标准《耳穴名称与部位》的相关内容。

◎ 要点一　常用耳穴的部位和主治

根据《耳穴名称与部位》，耳郭上有 91 个穴位，常用耳穴的部位和主治如下：

（一）耳轮穴位

将耳轮分为 12 个区。耳轮脚为耳轮 1 区。耳轮脚切迹到对耳轮下脚上缘之间的耳轮分为 3 等分，自下向上依次为耳轮 2 区、3 区、4 区；对耳轮下脚上缘到对耳轮上脚前缘之间的耳轮为耳轮 5 区；对耳轮上脚缘到耳尖之间的耳轮为耳轮 6 区；耳尖到耳轮结节上缘为耳轮 7 区；耳轮结节上缘到耳轮结节下缘为耳轮 8 区。耳轮结节下缘到轮垂切迹之间的耳轮分为 4 等分，自上而下依次为耳轮 9 区、10 区、11 区和 12 区。

1. 耳中

【部位】在耳轮脚处，即耳轮 1 区。

【主治】呃逆、荨麻疹、皮肤瘙痒症、小儿遗尿、咯血、出血性疾病。

2. 外生殖器

【部位】在对耳轮下脚前方的耳轮处，即耳轮 4 区。

【主治】睾丸炎、附睾炎、外阴瘙痒症。

3. 耳尖

【部位】在耳郭向前对折的上部尖端处，即耳轮 6 区、7 区交界处。

【主治】发热、高血压、急性结膜炎、麦粒肿、牙痛、失眠。

（二）耳舟穴位

将耳舟分为 6 等分，自上而下依次为耳舟 1 区、2 区、3 区、4 区、5 区、6 区。

1. 风溪

【部位】在耳轮结节前方，指区与腕区之间，即耳舟1区、2区交界处。

【主治】荨麻疹、皮肤瘙痒症、过敏性鼻炎。

2. 肘

【部位】在腕区的下方处，即耳舟3区。

【主治】肱骨外上髁炎、肘部疼痛。

3. 肩

【部位】在肘区的下方处，即耳舟4区、5区。

【主治】肩关节周围炎、肩部疼痛。

（三）对耳轮穴位

将对耳轮分为13区。

对耳轮上脚分为上、中、下3等分；下1/3为对耳轮5区，中1/3为对耳轮4区；再将上1/3分为上、下2等分，下1/2为对耳轮3区，再将上1/2分为前后2等分，后1/2为对耳轮2区，前1/2为对耳轮1区。

对耳轮下脚分为前、中、后3等分，中、前2/3为对耳轮6区，后1/3为对耳轮7区。

对耳轮体从对耳轮上、下脚分叉处至轮屏切迹分为5等分，再沿对耳轮耳甲缘将对耳轮体分为前1/4和后3/4两部分，前上2/5为对耳轮8区，后上2/5为对耳轮9区，前中2/5为对耳轮10区，后中2/5为对耳轮11区，前下1/5为对耳轮12区，后下1/5为对耳轮13区。

1. 跟

【部位】在对耳轮上脚前上部，即对耳轮1区。

【主治】足跟痛。

2. 膝

【部位】在对耳轮上脚中1/3处，即对耳轮4区。

【主治】膝关节疼痛、坐骨神经痛。

3. 坐骨神经

【部位】在对耳轮下脚的前2/3处，即对耳轮6区。

【主治】坐骨神经痛、下肢瘫痪。

4. 交感

【部位】在对耳轮下脚末端与耳轮内缘相交处，即对耳轮6区前端。

【主治】胃肠痉挛、心绞痛、胆绞痛、输尿管结石、自主神经功能紊乱。

5. 腰骶椎

【部位】在腹区后方，即对耳轮9区。

【主治】腰骶部疼痛。

（四）三角窝穴位

将三角窝由耳轮内缘至对耳轮上、下脚分叉处分为前、中、后3等分，中1/3为三角窝3区；再将前1/3分为上、中、下3等分，上1/3为三角窝1区，中、下2/3为三角窝2区；再将后1/3分为上、下2等分，上1/2为三角窝4区，下1/2为三角窝5区。

1. 内生殖器

【部位】在三角窝前1/3的下部，即三角窝2区。

【主治】痛经、月经不调、白带过多、功能性子宫出血、阳痿、遗精、早泄。

2. 神门

【部位】在三角窝后1/3的上部，即三角窝4区。

【主治】失眠、多梦、戒断综合征、癫痫、高血压、神经衰弱。

3. 盆腔

【部位】在三角窝后1/3的下部，即三角窝5区。

【主治】盆腔炎、附件炎。

（五）耳屏穴位

将耳屏分成4区。耳屏外侧面分为上、下2等分，上部为耳屏1区，下部为耳屏2区。将耳屏内侧面分为上、下2等分，上部为耳屏3区，下部为耳屏4区。

1. 外鼻

【部位】在耳屏外侧面中部，即耳屏 1 区、2 区之间。

【主治】鼻前庭炎、鼻炎。

2. 肾上腺

【部位】在耳屏游离缘下部尖端，即耳屏 2 区后缘处。

【主治】低血压、风湿性关节炎、腮腺炎、链霉素中毒、眩晕、哮喘、休克。

3. 咽喉

【部位】在耳屏内侧面上 1/2 处，即耳屏 3 区。

【主治】声音嘶哑、咽炎、扁桃体炎、失语、哮喘。

4. 内鼻

【部位】在耳屏内侧面下 1/2 处，即耳屏 4 区。

【主治】鼻炎、上颌窦炎、鼻衄。

（六）对耳屏穴位

将对耳屏分为 4 区。由对屏尖及对屏尖至轮屏切迹连线之中点分别向耳垂上线作两条垂线，将对耳屏外侧面及其后部分成前、中、后 3 区，前为对耳屏 1 区，中为对耳屏 2 区，后为对耳屏 3 区。对耳屏内侧面为对耳屏 4 区。

1. 枕

【部位】在对耳屏外侧面的后部，即对耳屏 3 区。

【主治】头晕、头痛、癫痫、哮喘、神经衰弱。

2. 皮质下

【部位】在对耳屏内侧面，即对耳屏 4 区。

【主治】痛证、间日疟、神经衰弱、假性近视、失眠。

3. 缘中

【部位】在对耳屏游离缘上，对屏尖与轮屏切迹之中点处，即对耳屏 2 区、3 区、4 区交

点处。

【主治】遗尿、内耳眩晕症、尿崩症、功能性子宫出血。

4. 脑干

【部位】在轮屏切迹处，即对耳屏 3 区、4 区之间。

【主治】眩晕、后头痛、假性近视。

（七）耳甲穴位

将耳甲用标志点、线分为 18 个区。在耳轮的内缘上，设耳轮脚切迹至对耳轮下脚间中、上 1/3 交界处为 A 点；在耳甲内，由耳轮脚消失处向后作一水平线与对耳轮耳甲缘相交，设交点为 D 点；设耳轮脚消失处至 D 点连线中、后 1/3 交界处为 B 点；设外耳道口后缘上 1/4 与下 3/4 交界处为 C 点；从 A 点向 B 点作一条与对耳轮耳甲艇缘弧度大体相仿的曲线；从 B 点向 C 点作一条与耳轮脚下缘弧度大体相仿的曲线。

将 BC 线前段与耳轮脚下缘间分成 3 等分，前 1/3 为耳甲 1 区，中 1/3 为耳甲 2 区，后 1/3 为耳甲 3 区。ABC 线前方，耳轮脚消失处为耳甲 4 区。将 AB 线前段与耳轮脚上缘及部分耳轮内缘间分成 3 等分，后 1/3 为耳甲 5 区，中 1/3 为耳甲 6 区，前 1/3 为耳甲 7 区。将对耳轮下脚下缘前、中 1/3 交界处与 A 点连线，该线前方的耳甲艇部为耳甲 8 区。将 AB 线前段与对耳轮下脚下缘间耳甲 8 区以后的部分，分为前、后 2 等分，前 1/2 为耳甲 9 区，后1/2 为耳甲 10 区。在 AB 线后段上方的耳甲艇部，将耳甲 10 区后缘与 BD 线之间分成上、下 2 等分，上 1/2 为耳甲 11 区，下 1/2 为耳甲 12 区。由轮屏切迹至 B 点作连线，该线后方、BD 线下方的耳甲腔部为耳甲 13 区。以耳甲腔中央为圆心，圆心与 BC 线间距离的 1/2 为半径作圆，该圆形区域为耳甲 15 区。过 15 区最高点及最低点分别向外耳门后壁作两条切线，切线间为耳甲 16 区。15、16 区周围为耳甲 14 区。将外耳门的最低点与对耳屏耳甲缘中点相连，再将该线以下的耳甲腔部分为上、下 2 等分，上 1/2 为耳甲 17 区，下 1/2 为耳甲

18 区。

1. 口

【部位】在耳轮脚下方前 1/3 处，即耳甲 1 区。

【主治】面瘫、口腔炎、胆囊炎、胆石症、戒断综合征、牙周炎、舌炎。

2. 胃

【部位】在耳轮脚消失处，即耳甲 4 区。

【主治】胃痉挛、胃炎、胃溃疡、失眠、牙痛、消化不良、恶心呕吐、前额痛。

3. 大肠

【部位】在耳轮脚及部分耳轮与 AB 线之间的前 1/3 处，即耳甲 7 区。

【主治】腹泻、便秘、咳嗽、牙痛、痤疮。

4. 艇角

【部位】在对耳轮下脚下方前部，即耳甲 8 区。

【主治】前列腺炎、尿道炎。

5. 膀胱

【部位】在对耳轮下脚下方中部，即耳甲 9 区。

【主治】膀胱炎、遗尿、尿潴留、腰痛、坐骨神经痛、后头痛。

6. 肾

【部位】在对耳轮下脚下方后部，即耳甲 10 区。

【主治】腰痛、耳鸣、神经衰弱、肾盂肾炎、遗尿、哮喘、月经不调、阳痿、遗精、早泄。

7. 胰胆

【部位】在耳甲艇的后上部，即耳甲 11 区。

【主治】胆囊炎、胆石症、胆道蛔虫症、偏头痛、带状疱疹、中耳炎、耳鸣、急性胰腺炎。

8. 肝

【部位】在耳甲艇的后下部，即耳甲 12 区。

【主治】胁痛、眩晕、经前期紧张症、月经不调、更年期综合征、高血压、假性近视、单纯

性青光眼。

9. 脾

【部位】在 BD 线下方，耳甲腔的后上部，即耳甲 13 区。

【主治】腹胀、腹泻、便秘、食欲不振、功能性子宫出血、白带过多、内耳眩晕症。

10. 心

【部位】在耳甲腔正中凹陷处，即耳甲 15 区。

【主治】心动过速、心律不齐、心绞痛、无脉症、神经衰弱、癔症、口舌生疮。

11. 肺

【部位】在心、气管区周围处，即耳甲 14 区。

【主治】咳嗽、胸闷、声音嘶哑、皮肤瘙痒症、荨麻疹、便秘、戒断综合征。

12. 三焦

【部位】在外耳门后下，肺与内分泌区之间，即耳甲 17 区。

【主治】便秘、腹胀、上肢外侧疼痛。

13. 内分泌

【部位】在屏间切迹内，耳甲腔的前下部，即耳甲 18 区。

【主治】痛经、月经不调、更年期综合征、痤疮、间日疟、甲状腺功能减退或亢进症。

（八）耳垂穴位

耳垂分为 9 区。在耳垂上线至耳垂下缘最低点之间画两条等距离平行线，于上平行线上引两条垂直等分线，将耳垂分为 9 个区，上部由前到后依次为耳垂 1 区、2 区、3 区；中部由前到后依次为耳垂 4 区、5 区、6 区；下部由前到后依次为耳垂 7 区、8 区、9 区。

1. 牙

【部位】在耳垂正面前上部，即耳垂 1 区。

【主治】牙痛、牙周炎、低血压。

2. 眼

【部位】在耳垂正面中央部，即耳垂 5 区。

【主治】急性结膜炎、电光性眼炎、麦粒肿、假性近视。

3. 面颊

【部位】在耳垂正面与内耳区之间，即耳垂5区、6区交界处。

【主治】周围性面瘫、三叉神经痛、痤疮、扁平疣、面肌痉挛、腮腺炎。

4. 扁桃体

【部位】在耳垂正面下部，即耳垂7区、8区、9区。

【主治】扁桃体炎、咽炎。

（九）耳背穴位

将耳背分为5区。分别过对耳轮上、下脚分叉处耳背对应点和轮屏切迹耳背对应点作两条水平线，将耳背分为上、中、下3部，上部为耳背1区，下部为耳背5区，再将中部分为内、中、外3等分，内1/3为耳背2区，中1/3为耳背3区，外1/3为耳背4区。

1. 耳背沟

【部位】在对耳轮沟和对耳轮上下脚沟处。

【主治】高血压、皮肤瘙痒症。

（十）耳根穴位（略）

◎ **要点二　临床选穴原则及注意事项**

（一）选穴原则

1. 按相应部位选穴　当机体患病时，在耳郭的相应部位上有一定的敏感点，它便是本病的

首选穴位，如胃痛取"胃"穴等。

2. 按脏腑辨证选穴　根据脏腑学说的理论，按各脏腑的生理功能和病理反应进行辨证取穴。如脱发取"肾"穴，皮肤病取"肺""大肠"穴等。

3. 按经络辨证选穴　即根据十二经脉循行和其病候选取穴位。如坐骨神经痛取"膀胱"或"胰胆"穴，牙痛取"大肠"穴等。

4. 按西医学理论选穴　耳穴中一些穴名是根据西医学理论命名的，如"交感""肾上腺""内分泌"等。这些穴位的功能基本上与西医学理论一致，故在选穴时应考虑其功能，如炎性疾病取"肾上腺"穴。

5. 按临床经验选穴　临床实践发现有些耳穴具有治疗本部位以外疾病的作用，如"外生殖器"穴可以治疗腰腿痛。

（二）注意事项

1. 严格消毒，防止感染。针刺后如针孔发红、肿胀，应及时涂碘酒消毒消炎，防止化脓性软骨膜炎的发生。

2. 对扭伤和运动障碍的患者，进针后应嘱其适当活动患部，有助于提高疗效。

3. 有习惯性流产的孕妇应禁针。

4. 患有严重器质性病变和伴有高度贫血者不宜针刺，对严重心脏病、高血压者不宜行强刺激法。

5. 耳针治疗时亦应注意防止发生晕针，一旦发生应及时处理。

第二十七单元　针灸治疗总论

细目一　针灸治疗原则

针灸的治疗原则可归纳为补虚泻实、清热温寒、标本缓急、三因制宜。

◎ **要点一　补虚泻实**

补虚泻实是针灸治疗的基本原则。疾病有虚实，针灸分补泻，虚者宜补，实者宜泻。临床上，补虚泻实是通过腧穴的选择和配伍、针灸补泻手法等实现的，不同的针灸用具也有一定的偏

补偏泻的作用。在针灸临床上补虚泻实原则有其特殊的含义。

1. 虚则补之，陷下则灸之　虚则补之，是指虚证采用补法治疗。同义者还有"虚则实之"。针刺治疗虚证，主要是通过选择具有补虚作用的腧穴，选用具有补虚作用的针灸方法，采用刺灸手法之补法等来实现的。如特定穴中背俞穴、原穴偏于补益，脏腑经脉的虚损之证，取相应的脏腑背俞穴、原穴治疗，可改善脏腑功能，补益阴阳气血的不足。

陷下则灸之，属于"虚则补之"的范畴，即指气虚下陷的治疗原则是以灸治为主。对于因脏腑经络之气虚弱，中气不足，气血及内脏失于固摄而出现的一系列病证，如久泻、久痢、遗尿、脱肛等，常灸百会、神阙、气海、关元等穴以补中益气、升阳举陷。

2. 实则泻之，菀陈则除之　实则泻之，是指实证采用泻法治疗。同义者还有"满则泻之"，"邪盛则虚之"。针刺治疗实证，主要是通过选择具有泻实作用的腧穴，选用具有泻实作用的针灸方法，采用刺灸手法之泻法等来实现的。如特定穴中井穴、募穴偏于泻实，脏腑经脉的实证，取相应的井穴、募穴，可调节脏腑功能，疏泄脏腑邪气。

菀陈则除之，属于"实则泻之"的范畴，是实证用泻法的一种。"菀"同"瘀"，有瘀结、瘀滞之义。"陈"即"陈旧"，引申为时间长久。"菀陈"泛指体表络脉瘀阻之类的病证。"除"即"清除"，指清除瘀血的刺血疗法。"菀陈则除之"指络脉瘀阻之类的病证可用清除瘀血的刺血疗法。对于病久入络及跌仆损伤、毒蛇咬伤、丹毒、腱鞘囊肿等病证，宜采用三棱针或皮肤针等方法使之出血，达到活血化瘀、消肿止痛的目的。

3. 不盛不虚以经取之　是指由于病变脏腑、经脉本身的病变，而不涉及其他脏腑、经脉，属于本经自病者，治疗应当取本经穴。此"不盛不虚"，并非病证本身无虚实可言，而是脏腑、经

络的虚实表现不明显。临床应用时还要注意，当针下得气后，一般再行均匀的提插捻转手法（即平补平泻），使本经的气血调和，脏腑功能恢复正常。

◎ **要点二　清热温寒**

清热是指治疗热证用清法，温寒是指治疗寒证用温法。《灵枢·经脉》中"热则疾之，寒则留之"，是针对热性病证和寒性病证制订的清热、温寒的治疗原则。

1. 热则疾之　是指热性病证的治疗原则是浅刺疾出或点刺放血，手法宜轻而快，可以不留针或短暂留针，以清泻热毒。如风热感冒，常取大椎、曲池、合谷、外关等穴，浅刺疾出，可达到清热解表的目的。若伴有咽喉肿痛者，可用三棱针在少商穴点刺出血，以加强泻热、消肿、止痛的作用。

2. 寒则留之　是指寒性病证的治疗原则是深刺而久留针，以达温经散寒的目的。因寒性凝滞而主收引，针刺时不易得气，故应留针候气；加艾灸更能助阳散寒，使阳气得复，寒邪乃散。如寒邪在表，留于经络者，艾灸法较为适宜；若寒邪在里，凝滞脏腑，则针刺应深而久留，或配合"烧山火"针刺手法，或加用艾灸，以温针法最为适宜。

◎ **要点三　治病求本**

治病求本就是在治疗疾病时必须寻求疾病的本质，然后针对疾病的本质进行治疗。任何疾病的发生、发展，总是要通过若干症状表现出来，但这些症状只是疾病的现象，而不是疾病的本质。只有运用四诊收集病史和症状，并通过综合分析，才能透过现象看到疾病的本质，找出疾病的症结，进行适当的治疗。

"标""本"是相对的概念，在中医学中具有丰富的内涵，可用以说明病变过程中各种矛盾的主次关系。如从正邪双方而言，正气为本，邪气为标；从病因与症状而论，病因为本，症状为标；从疾病的先后来看，旧病、原发病为本，新病、继发病为标等。治病分标本缓急，就是抓主

要矛盾。

1. 急则治标 是指标病急于本病时，首先要治疗标病，治标是在紧急情况下的一种权宜之计，而治本才是治病的根本目的。如不论何种原因引起的小便潴留，均应首先针刺中极、膀胱俞、水道、秩边、委阳，急利小便，然后再根据疾病的发生原因从本论治。

2. 缓则治本 尤其对于慢性病和急性病的恢复期有重要的指导意义。如脾胃虚弱，气血化生不足而引起的月经量少或闭经，经少或闭经为标，脾胃虚弱为本，治宜针灸足三里、三阴交、血海、中脘以补益脾胃，脾胃和气血足，则月经自调。

3. 标本同治 当标病和本病处于俱重或俱缓的状态时，单纯地扶正或祛邪都不利于病情的恢复，应当采取标本同治的方法。如肾虚腰痛，治当补肾壮腰、通络止痛，可取肾俞、大钟补肾壮腰以治本，取阿是、委中通络止痛以治标。

◎ 要点四　三因制宜

"三因制宜"是指因人、因时、因地制宜，即根据治疗对象、地理环境、季节（包括时辰）等具体情况制订适宜的治疗方法。

1. 因人制宜 是指根据患者的体质、性别、年龄等不同特点而选择适宜的治疗方法。患者个体差异是决定针灸治疗方法的重要因素，如体质虚弱、皮肤薄嫩、对针刺较敏感者，针刺手法宜轻；反之，体质强壮、皮肤粗厚、针感较迟钝者，针刺手法可重些。又如男女性别不同，各有生理特点，其中妇人以血为用，妇女患者有经期、孕期、产后等情况，治疗时应予注意。此外，年龄不同，针刺方法也有差异。

2. 因时制宜 是根据不同的季节和时辰特点，选择适宜的治疗方法。四时气候的变化，对人体的生理功能、病理变化均可产生一定的影响。人体气血流注呈现出与时辰变化相应的规律，针灸治疗注重取穴与时辰的关系，强调择时选穴，即根据不同的时辰选取不同的腧穴进行治疗，这就是时间针法。另外，因时制宜还包括针对某些疾病的发作或加重的时间规律而选择有效的治疗时机，对提高疗效有极其重要的意义。如治疗痛经一般宜在月经来潮前几天开始针灸，直到月经结束为止。

3. 因地制宜 是根据不同的地理环境特点选择适宜的治疗方法。由于不同的地理环境、气候条件和生活习惯，人的生理活动和病理特点也不尽相同，所以治疗方法也有差异。在寒冷地区，治疗多用温灸；在温热地区，应用灸法较少。

细目二　针灸治疗作用

◎ 要点一　疏通经络

疏通经络是指针灸通过调理经气，使瘀阻的经络通畅而发挥其正常生理功能，是针灸最基本和最直接的治疗作用。要达到疏通经络的作用，临床中主要是通过经络、腧穴配伍和针灸方法的作用，使经络通畅，气血运行正常，从而达到治疗疾病的目的。在具体针灸方法上，可选择相应的腧穴，采用毫针刺、三棱针点刺出血、皮肤针叩刺、拔罐等。

◎ 要点二　调和阴阳

调和阴阳是指针灸可使机体从阴阳失衡的状态向平衡状态转化，是针灸治疗最终要达到的根本目的。针灸调和阴阳的作用，也是通过经络、腧穴配伍和针灸方法来实现的。此外，由于阴阳之间可相互化生，相互影响，故治阴应顾及阳，治阳应顾及阴，临床上常用的刺募穴治疗六腑病，刺背俞穴治疗五脏病，便是"从阴引阳，从阳引阴"刺法的典型应用，其核心仍是调和阴阳。

◎ 要点三　扶正祛邪

扶正祛邪是指针灸可扶助正气而祛除病邪。扶正祛邪既是疾病向良性方向转归的基本保证，又是针灸治疗疾病的作用过程。其扶正祛邪的作用主要是通过相应的腧穴配伍和针灸方法来实现的。针灸相关的经络、穴位，通过补虚泻实，既可以调和人体自身的气血，又可以祛除入侵的病邪，起到扶正祛邪的作用。

细目三　针灸处方

◎ 要点一　选穴原则

是临证选穴应该遵循的基本法则，主要包括近部选穴、远部选穴、辨证选穴和对症选穴。近部选穴和远部选穴是主要针对病变部位而确立的选穴原则；辨证选穴和对症选穴是针对疾病表现出的证候或症状而确立的选穴原则。

1. 近部选穴　近部选穴是指选取病痛所在部位或邻近部位的腧穴。这一选穴原则是根据腧穴普遍具有近治作用的特点而来的，体现了"腧穴所在，主治所在"的治疗规律。应用范围非常广泛，适用于几乎所有病证，更多用于治疗体表部位较明显、病变范围较局限者，如眼病取睛明，耳病取听宫，鼻病取迎香，胃痛取中脘，膝痛取膝眼等。

2. 远部选穴　远部选穴是指选取距离病痛较远处部位的腧穴。这一选穴原则是根据腧穴具有远治作用的特点提出来的，体现了"经脉所过，主治所及"的治疗规律，是针灸处方选穴的基本方法。远部选穴在针灸临床上应用十分广泛，通常以肘膝关节以下的穴位为主。广泛用于治疗脏腑病，头面、五官、躯干疾患。如胃痛选足阳明胃经的足三里，腰背痛选足太阳膀胱经的委中，上牙痛选足阳明胃经的内庭，下牙痛选手阳明大肠经的合谷等。

3. 辨证选穴　辨证选穴是根据疾病的证候特点，分析病因病机而辨证选取穴位的方法。临床上有许多病证，如发热、昏厥、虚脱、癫狂、失眠、健忘、嗜睡、多梦、自汗、盗汗、贫血、月经不调等均无明显局限的病变部位，而呈现全身症状，因无法辨病位，不能应用上述按部位选穴的方法。此时，就需辨证选穴，如肾阴不足导致的虚热选肾俞、太溪；心肾不交导致的失眠选

心俞、肾俞等。辨证选穴所含内容丰富，应用时主要是针对不同的病因、病机、证型而选取不同的穴位。

4. 对症选穴　对症选穴是针对疾病的个别突出的症状而选取穴位。由于对症选穴是长期临床经验的总结，疗效较高，又称为"经验选穴"。这是腧穴特殊治疗作用及临床经验在针灸处方中的具体运用，如发热取大椎，痰多取丰隆，哮喘取定喘，虫证取百虫窝，落枕取外劳宫，腰痛取腰痛点，面瘫取牵正，目赤取耳尖等。对症选穴符合大部分奇穴的主治特点。

◎ 要点二　配穴方法

就是在选穴原则的指导下，针对疾病的病位、病因、病机等，选取主治相同或相近，具有协同作用的腧穴加以配伍应用的方法。可概括为按部位配穴和按经脉配穴两大类。

1. 按部配穴　按部配穴是结合腧穴分布的部位进行穴位配伍的方法，主要包括远近配穴法、上下配穴法、前后配穴法、左右配穴法。

（1）远近配穴法　远近配穴是以病变部位为依据，在病变附近和远部同时选穴配伍组成处方的方法。临床应用极为广泛，如眼病以局部的睛明、邻近的风池、远端的光明相配，痔疮以局部的长强、下肢的承山相配，痛经以局部的关元、远端的三阴交相配。

（2）上下配穴法　上下配穴法是将腰部以上腧穴和腰部以下腧穴配合应用的方法，临床应用较为广泛。如头项强痛，上取大椎，下配昆仑；胸腹满闷，上取内关，下配公孙；子宫脱垂，上取百会，下配气海；胃脘痛，可上取内关，下取足三里；咽痛，上取鱼际，下取太溪等。八脉交会穴的配对应用即属于上下配穴法。

（3）前后配穴法　前后配穴法是将人体前部和后部的腧穴配合应用的方法，主要指将胸腹部和背腰部的腧穴配合应用，又称"腹背阴阳配穴法"，在《灵枢·官针》中称之为"偶刺"。本配穴法常用于治疗脏腑疾病，如：肺病前取中府，后取肺俞；心胸疾病前取巨阙，后

取心俞；胃脘疼痛，前取中脘、梁门，后取胃俞、筋缩等。此法还用于治疗一些躯干病证，如：腰痛前取天枢，后取肾俞；脊柱强痛，前取水沟，后取脊中等。俞募配穴属于前后配穴法。

（4）**左右配穴法** 左右配穴法是将人体左侧和右侧的腧穴配合应用的方法。本法是基于人体十二经脉左右对称分布和部分经脉左右交叉的特点总结而成的。

临床上，为了加强腧穴的协同作用，常选择左右同一腧穴配合运用，如胃痛可选用双侧足三里、梁丘穴等。但左右配穴法并不局限于选双侧同一腧穴，如右侧面瘫取右侧的地仓、颊车和左侧的合谷，左侧偏头痛选左侧的太阳和右侧的外关同样属于左右配穴。另外，左右配穴法既可以左右同取，也可以左病取右、右病取左。

2. 按经配穴 按经配穴是根据经脉理论和经脉之间的联系进行配穴的方法。主要包括本经配穴法、表里经配穴法、同名经配穴法等。

（1）**本经配穴法** 本经配穴法是指某一脏腑、经脉发生病变时，即遵循"不盛不虚，以经取之"的治疗原则，选用本经脉的腧穴配伍组成处方的方法。如胆经郁热导致的少阳头痛，可取率谷、风池、侠溪；胃火循经上扰的牙痛，可取颊车、内庭；咳嗽可取中府、太渊；急性胃痛取足三里、梁丘等。

（2）**表里经配穴法** 表里经配穴法是以脏腑、经脉的阴阳表里配合关系为依据的配穴方法。当某一脏腑经脉发生疾病时，取本经和其相表里经脉的腧穴配合组成处方。如风热袭肺导致的感冒咳嗽，可选肺经的尺泽配大肠经的曲池、合谷；胃痛取胃经的足三里配脾经的三阴交；肝病取期门、太冲配胆经的阳陵泉；《灵枢·五邪》载："邪在肾，则病骨痛，阴痹……取之涌泉、昆仑。"另外，原络配穴法是表里经配穴法在临床上的具体运用。

（3）**同名经配穴法** 同名经配穴法是将手足同名经的腧穴相互配合组成处方的方法。本法是基于同名经"同气相通"的理论，即名称相同的经络相互沟通、交会。如：阳明头痛，取手阳明经的合谷配足阳明经的内庭；太阳头痛，取手太阳经的后溪配足太阳经的昆仑；失眠、多梦，取手少阴经的神门配足少阴经的太溪。

以上介绍的选穴原则和常见的配穴方法，为临床组成针灸处方提供了基本思路。在临床应用时要灵活掌握，因为一个针灸处方常是几种选穴原则和多种配穴方法的综合运用，几种方法之间存在互相渗透现象，应用时要根据辨证、症状灵活掌握，综合应用。

第二十八单元 内科病证的针灸治疗

细目一 头痛

◎ **要点一 头痛的辨证要点**

头痛常与外感风邪以及情志、饮食、体虚久病等因素有关。病位在头，与肝、脾、肾关系密切。头为诸阳之会，所有阳经都循行到头，足厥阴肝经上行到颠顶，故头痛与手足三阳经、足厥阴经、督脉密切相关。各种外邪或内伤因素导致头部经络功能失常，气血失调，头部脉络不通或脑窍失养均可导致头痛的发生。头痛以实证多见，也有虚证或虚实夹杂之证。

根据疼痛部位进行经络辨证：枕部痛或下连于项者为太阳头痛；额痛或兼眉棱、鼻根部痛者为阳明头痛；两侧头部疼痛者为少阳头痛；颠顶痛或连于目系者为厥阴头痛。

本病又可以分为外感头痛和内伤头痛：

1. 外感头痛

主症　头痛较急，痛无休止，外感表证明显。

若头痛连及项背，兼恶风畏寒，苔薄白，脉浮紧者为风寒头痛；头痛而胀，兼发热，苔黄，脉浮数者为风热头痛；头痛如裹，兼肢体困重，苔白腻，脉濡者为风湿头痛。

2. 内伤头痛

主症　头痛反复发作，时轻时重，常伴头晕，遇劳或情志刺激而发作、加重。

若头胀痛、跳痛、掣痛或两侧、颠顶作痛，兼心烦易怒、口苦、脉弦者为肝阳上亢头痛；头痛昏蒙，兼胸闷脘胀，苔白腻，脉滑者为痰浊头痛；头痛迁延日久，或头部有外伤史，痛处固定不移，舌紫暗，脉细涩者为瘀血头痛；头空痛、昏痛，兼神疲无力，面色不华，舌淡苔白，脉细弱者为血虚头痛。

◎ 要点二　头痛的治法

调和气血，通络止痛。根据头痛部位循经取穴和取阿是穴为主。

◎ 要点三　头痛的选穴

主穴　百会　太阳　风池　阿是穴　合谷

配穴　太阳头痛配天柱、后溪、昆仑；阳明头痛配印堂、内庭；少阳头痛配率谷、外关、足临泣；厥阴头痛配四神聪、太冲、内关。风寒头痛配风门、列缺；风热头痛配曲池、大椎；风湿头痛配头维、阴陵泉；肝阳上亢头痛配太溪、太冲；痰浊头痛配中脘、丰隆；瘀血头痛配血海、膈俞；血虚头痛配脾俞、足三里。

方义　局部取百会、太阳、风池、阿是穴，可疏导头部经气；且风池为足少阳与阳维脉的交会穴，可以祛风活血，通络止痛；合谷为行气止痛要穴，善治头面诸疾。诸穴合用，共奏通经活络止痛之效。

◎ 要点四　头痛的治疗操作

1. 基本刺灸方法　毫针虚补实泻法。寒证

加灸；瘀血头痛可在阿是穴点刺出血。头痛剧烈者，阿是穴可采用强刺激和久留针。

2. 其他治疗

（1）**耳针法**　取皮质下、额、枕、神门、肝，每次选 2~3 穴，毫针刺或用埋针法、压丸法。顽固性头痛可在耳背静脉点刺出血。

（2）**皮肤针法**　取太阳、印堂、阿是穴，中、重度叩刺，使之明显潮红或少量出血。适用于外感头痛、瘀血头痛。

（3）**穴位注射法**　取风池穴，用 1% 利多卡因或维生素 B_{12} 注射液，每穴注射 0.5~1.0mL，每日或隔日 1 次。适用于顽固性头痛。

附： 偏头痛

◎ 要点一　偏头痛的辨证要点

本病病位在头，与肝、胆关系密切。侧头部为足少阳胆经循行所过之处，恼怒、紧张及风火痰浊之邪导致侧头部经络功能失常，脉络不通可导致头痛的发生，以实证多见。

主症　头痛多为一侧，常局限于额部、颞部和枕部，疼痛开始时为剧烈的搏动性疼痛，后转为持续性钝痛。任何时间皆可发作，但以早晨起床时多发，症状可持续数小时到数天。典型的偏头痛有先兆症状，如眼前闪烁暗点、视野缺损、单盲或同侧偏盲。发作时头痛部位可由头的一个部位到另一个部位，可同时放射至颈、肩部。

兼头胀痛，眩晕，胸胁胀痛，舌红少苔，脉弦或细数者为肝阳上亢；兼头痛昏沉，胸脘痞闷，苔白腻，脉滑者为痰湿偏盛；头痛日久，痛有定处，其痛如刺，舌紫暗或有瘀斑，苔薄，脉细涩者为瘀血阻络。

◎ 要点二　偏头痛的治法

疏泄肝胆，通经止痛。取手足少阳、足厥阴经穴以及局部穴为主。

◎ 要点三　偏头痛的选穴

主穴　率谷　阿是穴　风池　外关　足临泣　太冲

配穴 肝阳上亢配百会、行间；痰湿偏盛配中脘、丰隆；瘀血阻络配血海、膈俞。

◎ 要点四 偏头痛的治疗操作

基本刺灸方法 毫针刺，泻法。当偏头痛发作时一般以远端穴为主，用较强刺激。

细目二 面 痛

◎ 要点一 面痛的辨证要点

本病病位在面部，与手、足三阳经密切相关。外感邪气、情志内伤、久病或外伤成瘀等，均可导致面部经络气血痹阻，经脉不通，从而产生面痛。面痛以实证为多见，亦有虚实夹杂之证。

主症 面部突然发作疼痛，呈闪电样、刀割样、针刺样、电灼样剧烈疼痛，痛时可引起面部肌肉抽搐，多伴有面部潮红、流泪、流涎、流涕等，常因说话、吞咽、刷牙、洗脸、冷刺激、情绪变化等诱发。一般持续数秒至数分钟。发作次数不定，间歇期无症状。疼痛以面颊、上下颌和舌部最明显，轻触鼻翼、颊部和舌可以诱发，称为扳机点。

根据疼痛部位进行经络辨证：眼部痛为三叉神经第 1 支即眼支痛，主要属足太阳经病证；上颌部痛为三叉神经第 2 支即上颌支痛，下颌部痛为三叉神经第 3 支即下颌支痛，上颌、下颌部痛主要属手、足阳明和手太阳经病证。

兼遇寒则甚，舌淡，苔白，脉浮紧者为外感风寒；兼痛处有灼热感，舌红，苔薄黄，脉浮数者为外感风热；兼有外伤史，或病程日久，痛点多固定不移，舌暗或有瘀斑，脉细涩者为气血瘀滞；兼烦躁易怒，口渴便秘，舌红，苔黄，脉数者为肝胃郁热；兼形体消瘦，颧红，脉细数无力者为阴虚阳亢。

◎ 要点二 面痛的治法

疏通经络，祛风止痛。取手足阳明和足太阳经穴为主。

◎ 要点三 面痛的选穴

主穴 攒竹 四白 下关 地仓 合谷 太冲 内庭

配穴 眼部疼痛配丝竹空、阳白、外关；上颌支痛配颧髎、迎香；下颌支痛配承浆、颊车、翳风。外感风寒配风池、列缺；外感风热配曲池、外关；气血瘀滞配内关、三阴交；肝胃郁热配行间、内庭；阴虚阳亢配风池、太溪。

方义 面部诸穴为局部取穴，可疏通面部经络；合谷、太冲分属手阳明、足厥阴经，两经循行均上达于面部，"面口合谷收"，合谷与太冲相配为"四关"穴，可祛风通络，止痛定痉；内庭为足阳明经荥穴，与面部腧穴相配，可清泻阳明热邪，疏通阳明经气血。

◎ 要点四 面痛的治疗操作

1. 基本刺灸方法 毫针泻法。针刺时宜先取远端穴，重刺激。面部腧穴在急性期宜轻刺。风寒证可酌情加灸。

2. 其他治疗

（1）皮内针法 在面部寻找扳机点，将揿针刺入，外以胶布固定。

（2）耳针法 取面颊、额、颌、神门。毫针刺或用埋针法或压丸法。

（3）刺络拔罐法 取颧髎、地仓、颊车，用三棱针点刺后留罐。

细目三 腰 痛

◎ 要点一 腰痛的辨证要点

腰痛的病位在腰部，腰为肾之府，肾经贯脊属肾，膀胱经夹脊络肾，督脉并于脊里，故本病与肾及足太阳膀胱经、督脉等关系密切。感受外邪、跌仆损伤、年老体衰、劳欲太过等因素导致腰部经络气血阻滞，或经络失于温煦、濡养，均可致腰痛。本病有虚证、实证、虚实夹杂之证。

根据疼痛部位进行经络辨证：疼痛在腰脊中部者为督脉病证，疼痛在腰脊两侧者为足太阳经证。

腰部冷痛重着，或拘挛不可俯仰，有明显腰部受寒史者为寒湿腰痛；腰部刺痛，痛有定处，腰部有明显损伤或陈伤史者为瘀血腰痛；腰痛起病缓慢，隐隐作痛，反复发作者为肾虚腰痛。

◎ 要点二　腰痛的治法

通经止痛。取局部阿是穴及足太阳经穴为主。

◎ 要点三　腰痛的选穴

主穴　大肠俞　阿是穴　委中

配穴　督脉病证配后溪；足太阳经证配申脉；腰椎病变配腰夹脊。寒湿腰痛配命门、腰阳关；瘀血腰痛配膈俞、次髎；肾虚腰痛配肾俞、太溪。

方义　大肠俞、阿是穴疏通腰部经络气血，通经止痛；膀胱之脉，夹脊抵腰络肾，"腰背委中求"，循经远取委中，以疏通足太阳经气，是治疗腰背部疼痛的要穴。

◎ 要点四　腰痛的治疗操作

1. **基本刺灸方法**　毫针虚补实泻法。寒湿腰痛或肾虚腰痛加灸法；瘀血腰痛阿是穴用刺络拔罐；痛势较急者委中点刺放血。

2. **其他治疗**

（1）**耳针法**　取腰骶椎、肾、膀胱、神门，每次选2~3穴，毫针刺或用埋针法、压丸法。施治过程中同时活动腰部。

（2）**刺络拔罐法**　取阿是穴。用于瘀血腰痛或寒湿腰痛。

（3）**穴位注射法**　取阿是穴，选地塞米松注射液5mL和普鲁卡因注射液2mL混合液，每穴注射0.5~1mL，2~3日1次。

细目四　痹　证

◎ 要点一　痹证的辨证要点

本病常与外感风、寒、湿、热等邪气及人体正气不足等因素有关。本病病位在肉、筋、骨。外邪侵入机体，痹阻关节肌肉经络，气血运行不畅，则导致痹证。根据病邪偏胜和症状特点，可分为行痹（风痹）、痛痹（寒痹）、着痹（湿痹）等。痹证以实证多见。

主症　关节肌肉疼痛，屈伸不利。

若痛无定处，舌质淡，苔薄白，脉浮者为行痹；疼痛剧烈，痛有定处，遇寒痛剧，苔薄白，脉弦紧者为痛痹；疼痛重着，或肿胀麻木，苔白腻，脉濡缓者为着痹；红肿热痛，舌红，苔黄燥，脉滑数者为热痹。

◎ 要点二　痹证的治法

通络止痛。以局部穴位为主，配合循经取穴及辨证选穴。

◎ 要点三　痹证的选穴

主穴　阿是穴　局部经穴

配穴　行痹配膈俞、血海；痛痹配肾俞、关元；着痹配阴陵泉、足三里；热痹配大椎、曲池。另可根据疼痛的部位循经配穴。

方义　阿是穴和局部经穴能疏通患部经络气血，调和营卫，则风寒湿热等外邪无所依附，痹证自除。

◎ 要点四　痹证的治疗操作

1. **基本刺灸方法**　毫针泻法或平补平泻。痛痹、着痹者加灸法。热痹者大椎、曲池可点刺放血，局部腧穴可加拔罐法。

2. **其他治疗**

（1）**皮肤针法**　取阿是穴，中、重度叩刺，使少量出血。

（2）**拔罐法**　取阿是穴，行闪罐法拔至皮肤潮红；或用留罐法，每次留罐10分钟，隔日治疗1次。

（3）**穴位注射法**　取阿是穴、局部经穴，用1%的利多卡因、维生素B_{12}注射液或当归注射液等，每穴注射0.5~1.0mL，每日或隔日1次。适用于顽固性疼痛。

细目五　坐骨神经痛

◎ 要点一　坐骨神经痛的辨证要点

坐骨神经痛病位主要在足太阳、足少阳经脉和经筋。其发生与感受外邪、跌仆损伤等有关。感受风寒湿邪或湿热下注，痹阻经脉，腰部跌仆闪挫，损伤筋脉，均可导致经络不通，气血瘀滞而发生本病。本病以实证为主，也有虚证及虚实夹杂之证。

主症　腰或臀、大腿后侧、小腿后外侧及足外侧的放射样、电击样、烧灼样疼痛。腰部病变使神经根受压迫或刺激引起者为根性坐骨神经痛；坐骨神经干受压迫或刺激引起者为干性坐骨神经痛。

根据疼痛部位进行经络辨证：疼痛以下肢后侧为主者，为足太阳经证；以下肢外侧为主者，为足少阳经证。

腰腿冷痛重着，遇冷加重，舌质淡，苔白滑，脉沉迟者为寒湿证；腰腿疼痛剧烈，痛处固定不移，有外伤史，舌质紫暗，脉涩者为瘀血阻络证；痛势隐隐，喜揉喜按，舌淡，脉细者为气血不足证。

◎ 要点二　坐骨神经痛的治法

通经止痛。循经取足太阳、足少阳经穴为主。

◎ 要点三　坐骨神经痛的选穴

主穴　足太阳经证：腰夹脊　秩边　委中　承山　昆仑

足少阳经证：腰夹脊　环跳　阳陵泉　悬钟　丘墟

配穴　寒湿证配命门、腰阳关；瘀血阻络证配血海、阿是穴；气血不足证配足三里、三阴交。

方义　腰夹脊穴是治疗腰腿痛的要穴，可疏通局部气血。治病求本，分别取足太阳、足少阳经诸穴，可以疏导本经痹阻不通之气血，达到"通则不痛"的目的。

◎ 要点四　坐骨神经痛的治疗操作

基本刺灸方法　毫针虚补实泻法。秩边、环跳以针感沿腰腿部足太阳、足少阳经向下传导为佳，但不宜多次重复。

细目六　中　风

◎ 要点一　中风的辨证要点

中风的发生与多种因素有关，风、火、痰、瘀为主要病因。病位在脑，与心、肝、脾、肾关系密切。本病多在内伤积损的基础上，复因情志不遂、烦劳过度、饮食不节、外邪侵袭等因素，导致脏腑阴阳失调，气血逆乱，上扰清窍，窍闭神匿，神不导气所致。病性为本虚标实，上盛下虚。肝肾阴虚，气血虚弱为致病之本，风、火、痰、瘀为致病之标。

1. 中经络

主症　意识清楚，半身不遂，口角㖞斜，语言不利。

兼见面红目赤，眩晕头痛，口苦，舌红或绛，苔黄，脉弦有力者为肝阳暴亢；兼肢体麻木或手足拘急，头晕目眩，苔腻，脉弦滑者为风痰阻络；兼口黏痰多，腹胀便秘，舌红，苔黄腻或灰黑，脉弦滑大者为痰热腑实；兼肢体软弱，偏身麻木，面色淡白，气短乏力，舌暗，苔白腻，脉细涩者为气虚血瘀；兼肢体麻木，手足拘挛，眩晕耳鸣，舌红，苔少，脉细数者为阴虚风动。

2. 中脏腑

主症　突然昏仆，不省人事，或神志恍惚、嗜睡，兼见半身不遂，口角㖞斜。

若见神昏，牙关紧闭，口噤不开，两手握固，肢体强痉，大小便闭者为闭证；昏聩无知，目合口开，四肢瘫软，手撒肢冷，汗多，二便自遗，脉微细欲绝者为脱证。

◎ 要点二　中风的治法

1. **中经络**　疏通经络，醒脑调神。取督脉、手厥阴及足太阴经穴为主。

2. 中脏腑 闭证：平肝息风，醒脑开窍。取督脉、手厥阴和十二井穴为主。脱证：回阳固脱。以任脉经穴为主。

◎ 要点三 中风的选穴

1. 中经络

主穴 水沟 内关 三阴交 极泉 尺泽 委中

配穴 肝阳暴亢配太冲、太溪；风痰阻络配丰隆、合谷；痰热腑实配曲池、内庭、丰隆；气虚血瘀配气海、血海、足三里；阴虚风动配太溪、风池。上肢不遂配肩髃、曲池、手三里、合谷；下肢不遂配环跳、风市、阳陵泉、足三里、悬钟、太冲。病侧肢体屈曲拘挛者，肘部配曲泽、腕部配大陵、膝部配曲泉、踝部配太溪；足内翻配丘墟透照海；足外翻配太溪、中封；足下垂配解溪。口角㖞斜配地仓、颊车、合谷、太冲；语言謇涩配廉泉、通里、哑门；吞咽困难配廉泉、金津、玉液。复视配风池、睛明；便秘配天枢、丰隆；尿失禁、尿潴留配中极、关元。

方义 中风病位在脑，督脉入络脑，水沟为督脉要穴，可醒脑开窍、调神导气；心主血脉藏神，内关为心包经络穴，可调理心气、疏通气血；三阴交为足三阴经交会穴，可滋补肝肾；极泉、尺泽、委中，可疏通肢体经络。

2. 中脏腑

（1）闭证 水沟 十二井 太冲 丰隆 劳宫

方义 闭证为肝阳暴张，气血上逆所致，故取十二井穴点刺出血，并泻水沟，开窍启闭；足厥阴经循行至颠顶，泻太冲降肝经逆气以平息肝阳；脾胃为生痰之源，痰浊壅遏，气机失宣，取足阳明经穴丰隆，以豁痰开窍；"荥主身热"，故取手厥阴经荥穴劳宫清心泄热。

（2）脱证 关元 神阙

方义 任脉为阴脉之海，关元为任脉与足三阴经交会穴，为三焦元气所出，联系命门真阳，为阴中含阳的穴位，取之能回阳救逆。神阙为真气所系，故用大艾炷重灸，以回垂绝之阳。

◎ 要点四 中风的治疗操作

1. 基本刺灸方法 水沟向上方斜刺，用雀啄法，以眼球湿润为度；内关用泻法；三阴交用补法；刺极泉时，在标准定位下1寸心经上取穴，避开动脉，直刺进针，用提插泻法，以患者上肢有麻胀感和抽动感为度；尺泽、委中直刺，用提插泻法使肢体有抽动感。

十二井穴用三棱针点刺出血；太冲、丰隆、劳宫用泻法；神阙用隔盐灸，关元用大艾炷灸，至四肢转温为止。

2. 其他治疗

（1）头针法 取顶颞前斜线、顶颞后斜线、顶旁1线及顶旁2线，快速捻转2~3分钟，每次留针30分钟，留针期间反复捻转2~3次，行针时嘱患者活动患侧肢体。此法适用于半身不遂早期。

（2）电针法 在患侧上、下肢各选一组穴位，采用断续波或疏密波，以肌肉微颤为度，每次通电20~30分钟。此法适用于半身不遂患者。

细目七 眩 晕

◎ 要点一 眩晕的辨证要点

本病的发生多与忧郁恼怒、恣食厚味、劳伤过度、跌仆损伤等因素有关。病位在脑，与肝、脾、肾相关。基本病机不外虚实两端，虚证为髓海不足或气血虚弱，清窍失养；实证多与气、血、痰、瘀扰乱清窍有关。

主症 头晕目眩、视物旋转。轻者如坐车船，飘摇不定，闭目少顷即可复常；重者两眼昏花缭乱，视物不明，旋摇不止，难以站立，昏昏欲倒，甚则跌仆。

兼见面红目赤，目胀耳鸣，烦躁易怒，舌红，苔黄，脉弦数者为肝阳上亢；兼头重如裹，视物旋转，舌淡，苔白腻，脉弦滑者为痰湿中阻；兼目眩，面白或萎黄，神倦乏力，舌淡，苔薄白，脉弱者为气血两虚；眩晕久作不已，兼少寐健忘，耳鸣，腰酸膝软，舌红，脉弦细者为肾精不足。

◎ 要点二　眩晕的治法

1. 实证　平肝潜阳，化痰定眩。取足少阳、足厥阴经穴及督脉穴为主。

2. 虚证　益气养血，填精定眩。以督脉穴和相应背俞穴为主。

◎ 要点三　眩晕的选穴

1. 实证

主穴　百会　风池　太冲　内关

配穴　肝阳上亢配行间、侠溪、太溪；痰湿中阻配头维、中脘、丰隆。

方义　眩晕病位在脑，脑为髓海，督脉入络于脑，故选用位于颠顶的百会，清头目、止眩晕；风池亦为近部取穴，疏调头部气机；太冲为肝经之原穴，可平肝潜阳；内关为八脉交会穴，通于阴维脉，既可宽胸理气，和胃化痰，又与太冲相配以加强平肝之力。

2. 虚证

主穴　百会　风池　肝俞　肾俞　足三里

配穴　气血两虚配气海、脾俞、胃俞；肾精不足配太溪、悬钟、三阴交。

方义　百会升提气血；风池疏调头部气血；肝俞、肾俞滋补肝肾，益精填髓，培元固本；足三里补益气血，充髓止晕。

◎ 要点四　眩晕的治疗操作

1. 基本刺灸方法　实证毫针用泻法，虚证百会、风池用平补平泻法，余穴用补法，可灸。

2. 其他治疗

（1）头针法　取顶中线、枕下旁线，用毫针沿头皮刺入，快速捻转，留针30分钟。

（2）耳针法　取肾上腺、皮质下、枕、神门、额、内耳，每次取3～5穴，毫针刺或用压丸法。

（3）三棱针法　取印堂、太阳、头维、百会等穴，用三棱针点刺出血数滴。适用于眩晕实证者。

细目八　面　瘫

◎ 要点一　面瘫的辨证要点

本病的发生多与正气不足，脉络空虚，风寒或风热之邪乘虚而入等因素有关。病位在面部，与太阳、阳明经筋有关。手足阳经均上行头面部，当邪气阻滞面部经络，尤其是手太阳和足阳明经筋功能失调，可导致面瘫的发生。

主症　以口眼㖞斜为特点。通常急性发作，常在睡眠醒来时发现一侧面部肌肉板滞、麻木、瘫痪，额纹消失，眼裂变大，露睛流泪，鼻唇沟变浅，口角下垂歪向健侧，病侧不能皱眉、蹙额、闭目、露齿、鼓颊；部分患者初起时有耳后疼痛，还可出现患侧舌前2/3味觉减退或消失，听觉过敏等症状。部分患者病程迁延日久，可因瘫痪肌肉出现挛缩，口角反牵向患侧，甚则出现面肌痉挛，形成"倒错"现象。

若发病初期，面部有受凉史，舌淡，苔薄白，脉浮紧者为风寒外袭；发病初期，继发于风热感冒或其他头面部炎症性、病毒性疾病，舌红，苔薄黄，脉浮数者为风热侵袭；恢复期或病程较长者，兼见肢体困倦无力，舌淡，苔白，脉沉细者为气血不足。

◎ 要点二　面瘫的治法

祛风通络，疏调经筋。取局部穴、手足阳明经穴为主。

◎ 要点三　面瘫的选穴

主穴　攒竹　阳白　四白　颧髎　颊车　地仓　合谷　太冲

配穴　风寒外袭配风池、风府；风热侵袭配外关、关冲；气血不足配足三里、气海。眼睑闭合不全配鱼腰、丝竹空、申脉；鼻唇沟变浅配迎香；人中沟歪斜配水沟；颏唇沟歪斜配承浆；乳突部疼痛配翳风；舌麻、味觉减退配廉泉。

方义　面部诸穴可疏通局部经筋气血，活血通络。"面口合谷收"，合谷为循经远端取穴，可祛除阳明、太阳经筋之邪气，祛风通络。太冲为足厥阴原穴，肝经循行"上出额"，"下颊里，环唇内"，与合谷相配，具有加强疏调面颊部经气作用。

◎ 要点四　面瘫的治疗操作

1. 基本刺灸方法　面部腧穴均行平补平泻法，恢复期可加灸法。发病初期，面部腧穴取穴宜少，针刺宜浅，手法宜轻；肢体远端腧穴行泻法且手法宜重；恢复期，足三里行补法，合谷、太冲行平补平泻法。

2. 其他治疗

（1）**皮肤针法**　取阳白、颧髎、地仓、颊车，轻叩，以局部潮红为度，每日或隔日 1 次。适用于恢复期。

（2）**电针法**　取太阳、阳白、地仓、颊车。断续波，刺激 10~20 分钟，强度以患者面部肌肉微见跳动而能耐受为度。适用于面瘫中、后期。

（3）**刺络拔罐法**　取阳白、颧髎、地仓、颊车。用皮肤针叩刺或三棱针点刺出血后加拔火罐。适用于恢复期。

细目九　痿　证

◎ 要点一　痿证的辨证要点

痿证常与感受外邪、饮食不节、久病房劳、跌仆损伤、药物损伤等因素有关。痿证病位在筋脉肌肉，与肺、脾、肝、肾有关。感受外邪或相关脏腑受损，均可使筋脉失于濡润，肌肉弛纵不收而成痿证。痿证以虚证为主，或本虚标实。

主症　肢体软弱无力，筋脉弛缓，甚则肌肉萎缩或瘫痪。

若见发热多汗，热退后突然出现肢体软弱无力，舌红，苔黄，脉细数者为肺热津伤；肢体逐渐痿软无力，下肢为重，兼麻木不仁，舌红，苔黄腻，脉濡数者为湿热浸淫；肢体痿软无力日久，食少纳呆，腹胀便溏，面浮不华，舌淡，苔白，脉细缓者为脾胃虚弱；肢体痿软失用，肌肉萎缩，兼腰膝酸软，舌红，少苔，脉细数者为肝肾亏虚。

◎ 要点二　痿证的治法

祛邪通络，濡养筋脉。以手足阳明经穴和夹脊穴为主。

◎ 要点三　痿证的选穴

主穴　上肢：肩髃　曲池　外关　合谷
　　　　　　　颈、胸段夹脊穴
　　　　下肢：髀关　足三里　阳陵泉　悬钟
　　　　　　　三阴交　解溪　腰部夹脊穴

配穴　肺热津伤配尺泽、大椎；湿热浸淫配阴陵泉、内庭；脾胃虚弱配脾俞、胃俞；肝肾亏虚配肝俞、肾俞。

方义　《素问·痿论》指出"治痿独取阳明"，阳明经多血多气，主润宗筋，故取上、下肢阳明经穴，以疏通经络，调理气血。夹脊穴位于督脉之旁，又与膀胱经经气相通，可调脏腑阴阳，通行气血。外关、阳陵泉、悬钟为少阳经穴，能辅佐阳明经通行气血，其中阳陵泉、悬钟分别为筋会、髓会，有强筋壮骨之功。三阴交健脾养肝益肾，濡养筋脉。

◎ 要点四　痿证的治疗操作

1. 基本刺灸方法　毫针刺，按虚补实泻法常规操作；尺泽可点刺出血。

2. 其他治疗

（1）**皮肤针法**　沿患肢阳明经及相应夹脊穴反复叩刺，以微出血为度，隔日 1 次。

（2）**电针法**　在瘫痪肌肉处选取穴位。针刺后加电针仪，以患者能耐受为度，每次 20 分钟。

（3）**穴位注射法**　取肩髃、曲池、外关、合谷、足三里、阳陵泉、悬钟、三阴交。每次 2~4 穴。选用维生素 B_1 或维生素 B_{12} 注射液，每穴注入 0.5~1.0mL，隔日 1 次。

细目十　痫　病

◎ 要点一　痫病的辨证要点

痫病常因情志失调、禀赋不足、饮食不节、脑络瘀阻而发病。病位在脑，与肝、心、脾、肾功能失调有关。各种外因与内伤因素导致风、痰、火、瘀蒙蔽清窍，扰乱神明均可发病。本病发作期多实，或实中夹虚；间歇期多虚，或虚中夹实。

1. 发作期

（1）**大发作**　发作前常有眩晕头痛，胸闷不舒，神疲乏力等先兆，旋即突然昏仆，不省人事，两目上视，牙关紧闭，四肢抽搐，口吐白沫，或发怪叫，二便自遗，发作后平复如常人。

（2）**小发作**　动作突然中断，手中物件落地，头部低垂，两目瞪视，呼之不应，数秒至数分钟后即可恢复。

2. 间歇期

兼急躁易怒，咳痰不爽，舌红，苔黄腻，脉弦滑而数者为痰火扰神；兼胸闷，痰多，舌淡，苔白腻，脉弦滑者为风痰闭阻；兼头部刺痛，或有脑部外伤史，舌质紫暗，脉涩者为瘀阻脑络；兼神疲乏力，面色苍白，舌淡，苔白腻，脉沉弱者为心脾两虚；兼神志恍惚，两目干涩，腰膝酸软，舌红，苔薄黄，脉细数者为肝肾阴虚。

◎ 要点二　痫病的治法

1. 发作期　醒脑开窍。以督脉、手厥阴经穴为主。

2. 间歇期　化痰息风，理气通络。取任脉及手足厥阴经穴为主。

◎ 要点三　痫病的选穴

1. 发作期

主穴　水沟　百会　后溪　内关　涌泉

方义　脑为元神之府，督脉入络脑，水沟、百会为督脉穴，后溪通督脉，可醒脑开窍，解痉止搐；内关为心包经络穴，能和胃化浊，调畅心气，醒神开窍；涌泉为肾经井穴，可开窍醒神。

2. 间歇期

主穴　印堂　鸠尾　间使　太冲　丰隆　腰奇

配穴　痰火扰神配神门、行间、内庭；风痰闭阻配合谷、风池、阴陵泉；瘀阻脑络配膈俞、

内关、血海；心脾两虚配心俞、脾俞、足三里；肝肾阴虚配肝俞、肾俞、三阴交。

方义　印堂可醒脑宁神；鸠尾为任脉络穴，是治疗痫病的要穴；间使为心包经经穴，有理心气，调心神之功，与腰奇同为治疗痫证的经验穴；太冲为肝之原穴，能平息肝风，理气通络；丰隆为化痰要穴，以豁痰化浊。

◎ 要点四　痫病的治疗操作

1. 基本刺灸方法　发作期，用毫针泻法，水沟宜强刺激；间歇期，太冲、丰隆行泻法，其余主穴行平补平泻法。

2. 其他治疗

（1）**耳针法**　取心、肝、皮质下、神门，毫针刺，或埋针法，或压丸法。

（2）**穴位注射法**　取足三里、内关、大椎、风池，每次选用 2 穴，用维生素 B_1 注射液，或维生素 B_{12} 注射液，或当归注射液，每穴注入 0.5mL。

细目十一　不　寐

◎ 要点一　不寐的辨证要点

不寐常与饮食不节、情志失调、劳逸失度、病后体虚等因素有关。病位在心，与肝、脾、肾等脏腑功能失调密切相关。各种情志刺激及内伤因素导致火、痰等病理产物存留于体内，影响于心，使心神失养或心神被扰，心神不安，阴跷脉、阳跷脉功能失于平衡，而出现不寐。不寐以虚实夹杂之证多见。

主症　经常不能获得正常睡眠。轻者入寐困难或寐而易醒，醒后不寐；重者彻夜难眠。

兼多梦易醒，心悸健忘，舌淡，苔薄白，脉细弱者为心脾两虚；心烦不寐，或时寐时醒，手足心热，颧红潮热，舌红，苔少，脉细数者为心肾不交；夜寐多梦，易惊善恐，舌淡，苔薄，脉弦细者为心胆气虚；难以入睡，急躁易怒，舌红，苔黄，脉弦数者为肝火扰神；眠而不安，胸闷脘痞，舌红，苔黄腻，脉滑数者为脾胃不和。

◎ 要点二　不寐的治法

舒脑宁心，安神利眠。取督脉、手少阴、足太阴经穴及八脉交会穴为主。

◎ 要点三　不寐的选穴

主穴　百会　安眠　神门　三阴交　照海　申脉

配穴　心脾两虚配心俞、脾俞；心肾不交配太溪、肾俞；心胆气虚配心俞、胆俞；肝火扰神配行间、侠溪；脾胃不和配足三里、内关。噩梦多配厉兑、隐白；头晕配风池、悬钟；重症不寐配夹脊、四神聪。

方义　脑为元神之府，督脉入络脑，取督脉穴百会镇静安神，舒脑安眠；安眠穴位居头部，是治疗不寐的经验效穴；心主神明，取心之原穴神门以宁心安神；三阴交为足三阴经交会穴，能调和与不寐密切相关的肝脾肾三脏；跷脉主寤寐，司眼睑开阖，照海通阴跷脉，申脉通阳跷脉，两穴同用可调节阴阳跷脉以安神助眠。

◎ 要点四　不寐的治疗操作

1. 基本刺灸方法　毫针平补平泻，照海用补法，申脉用泻法。配穴则虚补实泻，心胆气虚者可配合灸法。

2. 其他治疗

（1）耳针法　取神门、皮质下、心、肾、肝。毫针刺或用埋针法、压丸法。

（2）皮肤针法　自项至腰部的督脉和足太阳膀胱经背部第一侧线，用皮肤针叩刺至皮肤潮红即可。

（3）拔罐法　自项至腰部沿足太阳膀胱经来回走罐，以潮红为度。

细目十二　郁　证

◎ 要点一　郁证的辨证要点

郁证多与情志不舒、思虑过度、饮食不节等因素有关。病位在肝，可涉及心、脾、肾。肝气郁结，郁火、痰湿、神乱均可致气机郁滞，心神被扰，或心神失养而出现郁证。病久则心脾两虚，或肝肾不足。郁证以实证为多见，也可由实转虚。

主症　精神抑郁善忧，情绪不宁或易怒易哭。兼胸胁胀痛，舌苔薄白，脉弦者为肝气郁结；兼急躁易怒，口干而苦，舌红，苔黄，脉弦数者为气郁化火；兼咽中如有物梗塞，舌苔白腻，脉弦滑者为痰气郁结；精神恍惚，多疑易惊，悲忧善哭，舌淡，脉弦者为心神惑乱；多思善疑，失眠健忘，神疲纳差，舌淡苔薄，脉细者为心脾两虚；情绪不宁，五心烦热，两目干涩，舌红，少苔，脉细数者为肝肾阴虚。

◎ 要点二　郁证的治法

调神解郁，疏利气机。取督脉、手足厥阴、手少阴经穴为主。

◎ 要点三　郁证的选穴

主穴　百会　印堂　水沟　内关　神门　太冲

配穴　肝气郁结配膻中、期门；气郁化火配行间、侠溪；痰气郁结配丰隆、阴陵泉、天突；心神惑乱配通里、心俞、三阴交；心脾两虚配心俞、脾俞、足三里、三阴交；肝肾阴虚配肝俞、肾俞、太溪、三阴交。咽部异物哽塞感明显者配天突、照海。

方义　脑为元神之府，督脉入络脑，故取百会、印堂、水沟可通督导气，调神解郁；心藏神，内关为心包经络穴，神门为心之原穴，两穴可调理心气，舒心解郁；太冲为肝之原穴，用之以疏肝理气，通畅气机。诸穴合用，气机得以通畅，神志得以安定，"郁"得以开解。

◎ 要点四　郁证的治疗操作

1. 基本刺灸方法　水沟行泻法，其余主穴行平补平泻法。

2. 其他治疗

（1）耳针法　取肝、心、神门、交感，毫针刺或用埋针法、压丸法。

（2）电针法　取百会、印堂、内关、神门、太冲，用连续波。

（3）穴位注射法　取心俞、内关，用丹参注射液，每穴 0.3~0.5mL。

细目十三　痴呆

◎ 要点一　痴呆的辨证要点

痴呆常与老年精气亏虚、情志失调、外伤及中毒有关。病位在脑，与肝、心、脾、肾等脏腑功能失常关系密切。由于禀赋不足或年事渐高，脏腑功能逐渐低下，瘀血、痰湿瘀阻脑络或气血、脑髓不足，脑窍失养，最终导致神明失用而发生痴呆。

主症　呆傻愚笨。轻者神情淡漠，寡言少语，反应迟钝，记忆减退等；重者神情呆滞，言辞颠倒，行为怪僻，记忆障碍，智力衰退，生活不能自理等。

兼头晕耳鸣，腰酸骨软，舌质红，苔薄白，脉沉细者为肝肾亏虚；兼步态不稳，面色淡白，气短乏力，舌淡，苔白，脉细弱无力为气血不足；兼脘腹胀满，倦怠思卧，舌质淡，苔白腻者为痰浊蒙窍；兼善惊易恐，肌肤甲错，或肢体麻木不遂，舌质紫暗，脉细涩者为瘀血阻络。

◎ 要点二　痴呆的治法

醒脑调神，充髓益智。取督脉、手厥阴、足少阴经穴为主。

◎ 要点三　痴呆的选穴

主穴　百会　印堂　四神聪　内关　太溪　悬钟

配穴　肝肾亏虚配肝俞、肾俞；气血不足配足三里、气海、血海；痰浊蒙窍配丰隆、中脘；瘀血阻络配膈俞、太冲。

方义　督脉入络脑，心主神明，取督脉穴百会、印堂，心包经络穴内关，与四神聪相配，能醒脑调神；脑为髓海，肾主骨生髓，取髓会悬钟、肾之原穴太溪，可充养髓海，健脑益智。

◎ 要点四　痴呆的治疗操作

1. 基本刺灸方法　太溪、悬钟行补法，其余主穴平补平泻。

2. 其他治疗

（1）耳针法　取皮质下、枕、心、肝、肾、神门，毫针刺或用埋针法、压丸法。

（2）头针法　取额中线、顶中线、顶颞前斜线、顶颞后斜线，毫针行较强捻转刺激，或配合使用电针。

细目十四　心悸

◎ 要点一　心悸的辨证要点

心悸多与体虚劳倦、七情所伤、感受外邪、药食不当等因素有关。病位在心，与肝、脾、肾功能失调密切相关。七情刺激、素体胆怯及脏腑功能失常均可内犯于心，进而导致心神失养，或心神受扰而发病。心悸以虚证为多见，也可见虚实夹杂之证。

主症　自觉心中悸动，惊惕不安，甚则不能自主。

若因惊恐而发，兼气短自汗，少寐多梦，舌淡，苔薄，脉细弦者为心胆虚怯；兼失眠健忘，头晕乏力，舌淡，苔薄白，脉弱无力者为心脾两虚；兼少寐多梦，五心烦热，舌红少苔，脉细数者为阴虚火旺；兼胸闷，动则气短，咳吐痰涎，面浮足肿，舌淡，苔白滑，脉沉细者为水气凌心；兼心痛阵发，唇甲青紫，舌质紫暗，或有瘀斑，脉细涩或结代者为心脉瘀阻。

◎ 要点二　心悸的治法

宁心安神，定悸止惊。取手少阴、手厥阴经穴及相应脏腑俞募穴为主。

◎ 要点三　心悸的选穴

主穴　内关　神门　郄门　心俞　巨阙

配穴　心胆虚怯配胆俞；心脾两虚配脾俞、足三里；阴虚火旺配太溪、肾俞；水气凌心配气海、阴陵泉；心脉瘀阻配膻中、膈俞。

方义　内关为心包经络穴，理气通络、安神定悸作用显著，为治疗心悸的要穴；心之原穴神门可调理心经气血；郄门为手厥阴经郄穴，有宽胸理气，宁心安神之效；心俞、巨阙，俞募相配，有养心安神、镇惊定悸之功。

◎ 要点四　心悸的治疗操作

1. 基本刺灸方法　毫针平补平泻。心脉瘀阻者膈俞可用刺络拔罐。

2. 其他治疗

（1）耳针法　取心、交感、神门、皮质下。毫针刺或用埋针法、压丸法。

（2）穴位注射法　取心俞、厥阴俞、内关、膻中。用维生素 B_1 或 B_{12} 注射液，每次选用 1~2 穴，每穴注射 0.5 mL，隔日 1 次。

（3）皮肤针法　取心俞、厥阴俞、巨阙、内关、膻中。叩至局部出现红晕略有出血点为度。

细目十五　感　冒

◎ 要点一　感冒的辨证要点

本病的发生常与风邪或时行疫毒之邪侵袭、体虚等因素有关。病位在肺卫。在气候突变、腠理疏懈、卫气不固的情况下，外邪乘虚从口鼻或皮毛而入，首伤肺卫，导致卫阳被遏，营卫失和，肺气失宣，发为本病。以风邪为主因，每与当令之气（寒、热、暑湿）或非时之气（时行疫毒）夹杂为患。

主症　恶寒发热，鼻塞流涕，咳嗽，头痛，周身酸楚不适。

若恶寒重，发热轻或不发热，无汗，喷嚏，苔薄白，脉浮紧者为风寒感冒；微恶风寒，发热重，浊涕，痰稠或黄，咽喉肿痛，苔薄黄，脉浮数者为风热感冒；夹湿则头重如裹，胸闷纳呆；夹暑则汗出不解，心烦口渴。

◎ 要点二　感冒的治法

祛风解表。取手太阴、手阳明经穴及督脉穴为主。

◎ 要点三　感冒的选穴

主穴　列缺　合谷　风池　大椎　太阳

配穴　风寒感冒配风门、肺俞；风热感冒配曲池、尺泽；夹湿配阴陵泉；夹暑配委中。体虚感冒配足三里；咽喉疼痛配少商、商阳。

方义　感冒为外邪侵犯肺卫所致，太阴、阳明互为表里，故取手太阴、手阳明经列缺、合谷以祛邪解表；风池为足少阳经与阳维脉的交会穴，"阳维为病苦寒热"，故风池既可疏散风邪，又与太阳穴相配可清利头目；督脉主一身之阳气，温灸大椎可通阳散寒，刺络出血可清泻热邪。

◎ 要点四　感冒的治疗操作

1. 基本刺灸方法　主穴以毫针泻法，风寒感冒可加灸法，风热感冒大椎可行刺络拔罐法；配穴中足三里用补法，尺泽、委中、少商、商阳可点刺出血。

2. 其他治疗

（1）拔罐法　取大椎、风门、肺俞、身柱，拔罐后留罐 15 分钟，或用闪罐法。适用于风寒感冒。

（2）三棱针法　取大椎、尺泽、委中、耳尖、少商。在大椎穴刺络放血，并拔火罐 5~10 分钟。委中、尺泽局部常规消毒后，用三棱针点刺出血，令其血流自止。少商、耳尖点刺出血数滴。适用于风热感冒。

（3）耳针法　取肺、气管、内鼻、脾、三焦、耳尖。耳尖点刺放血，余穴选 2~3 穴，采用毫针刺或用压丸法。

细目十六　咳　嗽

◎ 要点一　咳嗽的辨证要点

咳嗽的发生常与外感、内伤等因素有关。病位在肺，与肝、脾、肾关系最为密切。外感咳嗽是由外邪从口鼻皮毛而入，肺卫受邪，肺气不宣所致，多属于邪实；内伤咳嗽则为脏腑功能失常，肺气不利，肺失宣降所致，邪实与正虚并见。

1. 外感咳嗽

主症　咳嗽起病急，病程短，常伴肺卫表证。

若咳嗽声重，痰稀色白，伴风寒表证，舌苔薄白，脉浮紧者为风寒袭肺；咳嗽频剧，咳痰黄稠，伴风热表证，舌苔薄黄，脉浮数者为风热犯肺。

2. 内伤咳嗽

主症　咳嗽反复发作，病程长，可伴他脏兼症。

若咳嗽痰多色白，胸脘痞闷，苔白腻，脉濡滑者为痰湿阻肺；气逆咳嗽，阵阵而作，胁痛口苦，舌红，苔薄黄少津，脉弦数者为肝火灼肺；干咳声短，少痰或痰中带血，潮热盗汗，舌红，少苔，脉细数者为肺阴亏虚。

◎ 要点二　咳嗽的治法

1. 外感咳嗽　疏风解表，宣肺止咳。取手太阴、手阳明经穴为主。

2. 内伤咳嗽　肃肺理气，止咳化痰。取手、足太阴经穴为主。

◎ 要点三　咳嗽的选穴

1. 外感咳嗽

主穴　肺俞　列缺　合谷

配穴　风寒袭肺配风门、太渊；风热犯肺配大椎、曲池。咽喉痛配少商。

方义　肺俞为肺气所注之处，位邻肺脏，可调理肺脏气机，使其清肃有权；列缺为肺经络穴，散风祛邪，宣肺解表；合谷为大肠之原穴，与列缺配合共奏宣肺解表、止咳之功。

2. 内伤咳嗽

主穴　肺俞　太渊　三阴交

配穴　痰湿阻肺配丰隆、阴陵泉；肝火灼肺配行间、鱼际；肺阴亏虚配膏肓。咯血配孔最，胁痛配阳陵泉；咽喉干痒配太溪；盗汗配阴郄；气短乏力配足三里、气海。

方义　肺俞调理肺气；太渊为肺之原穴，本经真气所注，可利肺化痰；三阴交为肝脾肾三经之交会穴，疏肝健脾，化痰止咳。

◎ 要点四　咳嗽的治疗操作

1. 基本刺灸方法　外感咳嗽用毫针泻法，少商点刺放血，风寒袭肺者宜针灸并用，或针后在背部腧穴拔罐；内伤咳嗽用毫针平补平泻，酌情加灸。

2. 其他治疗

（1）拔罐法　取背部第1~12胸椎两侧足太阳膀胱经第一侧线，用留罐法，每侧5~6只罐，至皮肤瘀血为度。或选取大杼至膈俞，用走罐法，至局部皮肤潮红为度。

（2）皮肤针法　选取后颈部5~7颈椎两侧、气管两侧、天突、肘窝及大、小鱼际部进行叩刺，适用于外感咳嗽；或选取项后至背部1~7胸椎两侧足太阳膀胱经、颈前气管两侧、膻中、天突叩刺，适用于咳嗽日久，反复发作者。

（3）穴位贴敷法　选肺俞、定喘、风门、膻中、丰隆。以白附子16%，洋金花48%，川椒33%，樟脑3%的比例制成粉剂。将药粉少许置穴位上，用胶布贴敷，每3~4日更换1次，以"三伏天"应用为佳。亦可用白芥子、甘遂、细辛、丁香、苍术、川芎等量研成细粉，加入基质，调成糊状，制成直径1cm圆饼，贴在穴位上，用胶布固定，每3天更换1次，5次为1疗程。

细目十七　哮　喘

◎ 要点一　哮喘的辨证要点

哮喘的发生常与外邪、饮食、情志、体虚等因素有关，病理因素以痰为根本。病位在肺，与脾肾关系密切。其发生多为痰饮伏肺，每因外邪侵袭、饮食不当、情志刺激、体虚劳倦等诱因引动而触发，以致痰壅气道，肺气宣降功能失常。发作期多表现为气阻痰壅的实证，亦有素体肺肾不足或正气耗伤者，发作时表现为虚哮。缓解期多表现为肺、肾等脏气虚弱，兼有痰浊内阻之证。

1. 实证

主症 病程短，或当发作期，哮喘声高气粗，呼吸深长有余，呼出为快，体质较强，脉象有力。

若喉中哮鸣如水鸡声，痰多，色白，稀薄或多泡沫，伴风寒表证，苔薄白，脉浮紧者为风寒外袭；喉中痰鸣如吼，胸高气粗，痰色黄或白，黏着稠厚，伴口渴，便秘，舌红，苔黄腻，脉滑数者为痰热阻肺。

2. 虚证

主症 病程长，反复发作或当缓解期，哮喘声低气怯，气息短促，深吸为快，体质虚弱，脉弱无力。

若喘促气短，动则加剧，喉中痰鸣，痰稀，神疲，汗出，舌淡，苔白，脉细弱者为肺气虚；气息短促，呼多吸少，动则喘甚，耳鸣，腰膝酸软，舌淡，苔薄白，脉沉细者为肾气虚。

◎ 要点二 哮喘的治法

1. 实证 祛邪肃肺，化痰平喘。取手太阴经穴及相应背俞穴为主。

2. 虚证 补益肺肾，止哮平喘。取相应背俞穴及手太阴、足少阴经穴为主。

◎ 要点三 哮喘的选穴

1. 实证

主穴 列缺 尺泽 肺俞 中府 定喘

配穴 风寒外袭配风门、合谷；痰热阻肺配丰隆、曲池。喘甚者配天突。

方义 手太阴经络穴列缺可宣通肺气，祛邪外出，合穴尺泽以肃肺化痰，降逆平喘；肺俞、中府，俞募相配，调理肺脏、宣肺祛痰、止哮平喘；定喘为治疗哮喘的经验效穴。

2. 虚证

主穴 肺俞 膏肓 肾俞 太渊 太溪 足三里 定喘

配穴 肺气虚配气海；肾气虚配关元。

方义 肺俞、膏肓针灸并用，可补益肺气；补肾俞以纳肾气；肺之原穴太渊配肾之原穴太溪，可充肺肾之气；足三里调补胃气，以资生化之源，使水谷精微上归于肺；定喘为平喘之效穴。

◎ 要点四 哮喘的治疗操作

1. 基本刺灸方法 毫针常规刺，实证用泻法，虚证用补法，风寒及肺肾气虚者可酌加灸或拔罐法。

2. 其他治疗

（1）**穴位贴敷法** 选肺俞、膏肓、膻中、定喘。常用白芥子30g，甘遂15g，细辛15g，共为细末，用生姜汁调药粉成糊状，制成药饼如蚕豆大，上放少许丁桂散，敷于穴位上，用胶布固定。贴3小时左右取掉，以局部红晕微痛为度。

（2）**皮肤针法** 取鱼际至尺泽穴手太阴肺经循行部、第1胸椎~第2腰椎旁开1.5寸足太阳膀胱经循行部，循经叩刺，以皮肤潮红或微渗血为度。

（3）**穴位埋线法** 取肺俞、定喘、膻中。用一次性无菌埋线针，将0~1号铬制羊肠线1~2cm，埋入穴位皮下。

（4）**耳针法** 取对屏尖、肾上腺、气管、肺、皮质下、交感。每次选用3~5穴，毫针刺法。发作期每日1~2次；缓解期用弱刺激，每周2次。

细目十八 呕 吐

◎ 要点一 呕吐的辨证要点

呕吐常与外邪犯胃、饮食不节、情志失调、体虚劳倦等因素有关。病位在胃，与肝、脾有关。六淫外邪，侵犯胃腑，或饮食不节，食滞胃腑，或恼怒伤肝，横逆犯胃，或忧思劳倦，内伤脾胃，均可致胃失和降，气逆于上而发生呕吐。呕吐初病多实，也有虚证或虚实夹杂之证。

主症 实证一般发病急，呕吐量多，吐出物多酸臭味；虚证病程较长，发病较缓，时作时止，吐出物不多，腐臭味不甚。

若呕吐清水或稀涎，食久乃吐，舌淡，苔薄白，脉迟者为寒邪客胃；呕吐酸苦热臭，食入即吐，舌红，苔薄黄，脉数者为热邪内蕴；因暴饮暴食而呕吐酸腐，脘腹胀满，嗳气厌食，苔厚腻，脉滑实者为饮食停滞；呕吐多因情志不畅而发作，嗳气吞酸，胸胁胀满，脉弦者为肝气犯胃；呕吐清水痰涎，脘痞纳呆，头眩心悸，苔白腻，脉滑者为痰饮内停；饮食稍有不慎即发呕吐，时作时止，面色无华，少气懒言，纳呆便溏，舌淡苔薄，脉弱者为脾胃虚寒。

◎ 要点二　呕吐的治法

和胃理气，降逆止呕。取胃的募穴及足阳明、手厥阴经穴为主。

◎ 要点三　呕吐的选穴

主穴　中脘　足三里　内关

配穴　寒邪客胃配上脘、胃俞；热邪内蕴配合谷、金津、玉液；饮食停滞配梁门、天枢；肝气犯胃配期门、太冲；痰饮内停配丰隆、公孙；脾胃虚寒配脾俞、胃俞。

方义　中脘居于胃脘部，为胃的募穴，可理气和胃止呕；足三里为胃之下合穴，"合治内腑"，可疏理胃肠气机，与中脘远近相配，通降胃气；内关为手厥阴经络穴，又为八脉交会穴，功擅宽胸理气，和胃降逆，为止呕要穴。

◎ 要点四　呕吐的治疗操作

1. **基本刺灸方法**　主穴毫针平补平泻法。寒气客胃或脾胃虚寒者宜配合灸法，热邪内蕴者金津、玉液点刺出血。

2. **其他治疗**

（1）穴位注射法　选中脘、足三里、内关。药用维生素 B_1 或维生素 B_6 注射液，每穴注入 0.5~1mL，每日或隔日 1 次。

（2）耳针法　选胃、贲门、食道、口、神门、交感、皮质下。每次 3~4 穴，毫针刺，或用压丸法。

细目十九　胃　痛

◎ 要点一　胃痛的辨证要点

胃痛与寒邪客胃、饮食伤胃、情志不畅和脾胃虚弱等因素有关。胃痛的病位在胃，与肝、脾也有关。无论是胃腑本身病变还是其他脏腑的病变影响到胃腑，使胃气失和、胃络不通或胃失温煦濡养均可导致胃痛。胃痛以实证多见，也有虚证或虚实夹杂之证。

主症　实证病势较急，痛势较剧，痛处拒按，食后痛增；虚证病势较缓，痛势较轻，痛处喜按，空腹痛甚。

若见胃痛暴作，恶寒喜暖，口不渴，或喜热饮，舌淡苔薄白，脉弦紧者为寒邪客胃；胃脘胀满疼痛，嗳腐吞酸，或呕吐不消化食物，吐后或矢气后痛减，苔厚腻，脉滑者为饮食伤胃；胃脘胀痛，痛连两胁，每因情志因素而诱发或加重，嗳气泛酸，喜太息，苔薄白，脉弦者为肝气犯胃；胃痛如刺，痛有定处，或有呕血便黑，舌质紫暗或有瘀斑，脉涩者为瘀血停胃。胃脘隐痛喜暖，泛吐清水，神疲肢倦，手足不温，大便溏薄，舌淡苔白，脉虚弱或迟缓者为脾胃虚寒；胃脘灼热隐痛，似饥而不欲食，口燥咽干，大便干结，舌红少津，脉细数者为胃阴不足。

◎ 要点二　胃痛的治法

和胃止痛。取胃的募穴、下合穴为主。

◎ 要点三　胃痛的选穴

主穴　中脘　足三里　内关

配穴　寒邪客胃配胃俞；饮食伤胃配梁门、下脘；肝气犯胃配期门、太冲；瘀血停胃配膈俞、三阴交。脾胃虚寒配关元、脾俞、胃俞；胃阴不足配胃俞、三阴交、内庭。

方义　本病病位在胃，局部近取胃之募穴中脘，循经远取胃之下合穴足三里，远近相配，疏调胃腑气机，和胃止痛。内关为八脉交会穴，宽胸解郁，行气止痛。

◎ 要点四　胃痛的治疗操作

1. 基本刺灸方法　根据虚实证候进行相应毫针补泻，寒邪客胃、脾胃虚寒者宜加用灸法。疼痛发作时可适当加强刺激，持续运针 1~3 分钟，中脘等局部穴以捻转为主，中等刺激。

2. 其他治疗

（1）耳针法　选胃、十二指肠、肝、脾、神门、交感。疼痛剧烈时毫针刺以强刺激，双耳并用；痛缓时宜轻刺激，或用揿针埋藏、压丸法，两耳交替。

（2）穴位注射法　选足三里、胃俞、脾俞、肝俞。每次 2 穴或一侧穴位，交替进行。药用复方当归或丹参注射液，每穴注入 2~3mL，隔日 1 次。适用于慢性胃炎、消化性溃疡所致的胃痛。

细目二十　泄　泻

◎ 要点一　泄泻的辨证要点

外感风寒湿热及饮食、起居、情志失宜等均可引起泄泻。病位在肠，与脾关系最为密切，也与胃、肝、肾有关。各种外邪及内伤因素均可导致脾虚湿盛，肠道传化失常，清浊不分而发生泄泻，脾失健运是病机关键。急性泄泻以实证为多见，慢性泄泻以虚证或虚实夹杂之证为多见。

1. 急性泄泻

主症　发病势急，病程短，泄泻次数多，多属实证。

若大便清稀或如水样，腹痛肠鸣，身寒喜温，苔白滑，脉濡缓者为寒湿内盛；泻下急迫，或泻而不爽，黄褐臭秽，肛门灼热，舌红，苔黄腻，脉濡数者为肠腑湿热；泻下恶臭，腹痛肠鸣，泻后痛减，嗳腐吞酸，脘腹胀满，不思饮食，舌苔垢浊或厚腻，脉滑者为食滞肠胃。

2. 慢性泄泻

主症　发病势缓，病程较长，便泻次数较少，呈间歇性发作，多为虚证或虚实夹杂。

若大便时溏时泻，迁延反复，稍进油腻食物则便次增多，面黄神疲，舌淡苔白，脉细弱者为脾气虚弱；黎明前脐腹作痛，肠鸣即泻，完谷不化，泻后则安，腹部喜暖，腰膝酸软，舌淡苔白，脉沉细者为肾阳虚衰；泄泻肠鸣，腹痛攻窜，矢气频作，胸胁胀闷，嗳气食少，每因情志因素而发作或加重，舌淡，脉弦者为肝气乘脾。

◎ 要点二　泄泻的治法

1. 急性泄泻　除湿导滞，通调腑气。取足阳明、足太阴经穴为主。

2. 慢性泄泻　健脾温肾，固本止泻。取任脉、足阳明、足太阴经穴为主。

◎ 要点三　泄泻的选穴

1. 急性泄泻

主穴　天枢　上巨虚　阴陵泉　水分

配穴　寒湿内盛配神阙；肠腑湿热配内庭、曲池；食滞肠胃配中脘。泻下脓血配曲池、三阴交、内庭。

方义　天枢为大肠募穴，与大肠下合穴上巨虚合用，调理肠腑而止泻；阴陵泉可健脾化湿；水分利小便而实大便。

2. 慢性泄泻

主穴　神阙　天枢　足三里　公孙

配穴　脾气虚弱配脾俞、太白；肾阳虚衰配肾俞、关元；肝气乘脾配肝俞、太冲。久泻虚陷者配百会。

方义　灸神阙可温补元阳，固本止泻；天枢属胃经穴，又为大肠募穴，能调理肠胃气机；足三里、公孙能调理脾胃，健脾化湿止泻。

◎ 要点四　泄泻的治疗操作

1. 基本刺灸方法　神阙穴用隔盐灸或隔姜灸，其他腧穴常规针刺；寒湿及脾虚、肾虚证针灸并用（肾阳虚衰者可用隔附子饼灸）。

2. 其他治疗

（1）穴位注射法　取天枢、上巨虚或足三里。用维生素 B_1 或 B_{12} 注射液，每穴 0.5~1.0mL。

（2）穴位贴敷法　取神阙穴。用五倍子、五味子、肉豆蔻研细末各等量混合，食醋调成膏状敷脐，每日 1 次。适用于慢性腹泻。

（3）耳针法 取大肠、脾、交感，毫针刺或用埋针法、压丸法。

感、皮质下。毫针针刺，或埋针法、压丸法。

（2）穴位注射法 取天枢、大肠俞、上巨虚、足三里。用维生素 B_1 或 B_{12} 注射液，每穴 0.5～1.0mL。

细目二十一 便 秘

◎ 要点一 便秘的辨证要点

便秘多与饮食不节、情志失调、劳倦体虚、外邪侵袭等因素有关。病位在肠，与脾、胃、肺、肝、肾等脏腑的功能失调有关。无论是肠腑疾患或是其他脏腑的病变影响到肠腑，使肠腑壅塞不通或肠失滋润及糟粕内停，均可导致便秘。

主症 大便秘结不通，排便艰涩难解。

若见大便干结，腹胀腹痛，口干口臭，小便短赤，舌红，苔黄燥，脉滑数者为热秘；欲便不得，或便而不爽，腹中胀痛，胸胁痞满，舌苔薄腻，脉弦者为气秘；大便艰涩，腹部拘急冷痛，畏寒喜暖，小便清长，舌淡苔白，脉沉迟者为冷秘；虽有便意，但排出不畅，便质不干硬，临厕努挣乏力，舌淡苔薄，脉细弱者为虚秘。

◎ 要点二 便秘的治法

理肠通便。取大肠的背俞穴、募穴及下合穴为主。

◎ 要点三 便秘的选穴

主穴 天枢 大肠俞 上巨虚 支沟

配穴 热秘配合谷、曲池；气秘配太冲、中脘；冷秘配神阙、关元；虚秘配足三里、脾俞、气海，兼阴伤津亏者加照海、太溪。

方义 近取大肠募穴天枢与大肠俞同用为俞募配穴，远取大肠下合穴上巨虚，"合治内腑"，三穴同用通调大肠腑气，理肠通便；支沟宣通三焦，行气导滞，为通便之经验效穴。

◎ 要点四 便秘的治疗操作

1. 基本刺灸方法 毫针实泻虚补。冷秘、虚秘宜配合灸法。

2. 其他治疗

（1）耳针法 取大肠、直肠、三焦、腹、交

细目二十二 癃 闭

◎ 要点一 癃闭的辨证要点

癃闭常与外邪侵袭、饮食不节、情志内伤、瘀浊内停及体虚久病等因素有关。本病病位主要在膀胱与肾，与三焦、肺、脾、肝等脏腑的气机失利密切相关。湿热蕴结、肺热气壅、肝气郁滞、瘀血结石阻塞尿路或脾虚气弱、肾阳衰惫均可导致膀胱气化功能失调，小便不能，而成癃闭。本病分为虚实两端，实证多为湿热、气滞、瘀血、结石影响膀胱的气化；虚证为脾虚气弱、肾阳衰惫，使膀胱气化无权，形成癃闭。

主症 排尿困难。

若尿量极少而短赤灼热，舌质红，苔黄腻，脉滑数者为膀胱湿热；兼咽干烦渴，或有咳嗽，舌红，苔薄黄，脉数者为肺热壅盛；兼情志抑郁，舌红，苔薄黄，脉弦者为肝郁气滞；尿细如线或点滴不通，兼小腹胀满疼痛，舌紫暗，或有瘀点，脉涩者为浊瘀阻塞；小腹坠胀，时欲小便而不得出，大便不坚，舌淡，苔白，脉细弱者为脾虚气弱；排尿无力，腰膝酸软，舌淡胖，苔薄白，脉沉细者为肾气亏虚。

◎ 要点二 癃闭的治法

1. 实证 清热利湿，行气活血。以足太阳、足太阴经穴及相应俞募穴为主。

2. 虚证 温补脾肾，益气启闭。以足太阳、任脉穴及相应背俞穴为主。

◎ 要点三 癃闭的选穴

1. 实证

主穴 中极 膀胱俞 秩边 阴陵泉 三阴交

配穴 膀胱湿热配委阳；肺热壅盛配尺泽；肝郁气滞配太冲；浊瘀阻塞配次髎、血海。

方义 取膀胱募穴中极与膀胱背俞穴俞募相配，促进膀胱气化；秩边为膀胱经穴，可疏导膀胱气机；阴陵泉清利湿热而通小便；三阴交通调足三阴经气血，消除瘀滞。

2. 虚证

主穴 关元 脾俞 肾俞 三焦俞 秩边

配穴 脾虚气弱配气海、足三里；肾气亏虚配太溪、命门。

方义 关元为任脉与足三阴经交会穴，能温补下元，鼓舞膀胱气化；脾俞、肾俞补益脾肾；三焦俞通调三焦，促进膀胱气化功能；秩边为膀胱经穴，可疏导膀胱气机。

◎ 要点四 癃闭的治疗操作

1. 基本刺灸方法 膀胱充盈者，中极、关元等小腹部腧穴不能直刺，应向下斜刺、浅刺；虚证可用温针灸。

2. 其他治疗

（1）**耳针法** 取肾、膀胱、肺、肝、脾、三焦、交感、神门、皮质下、腰骶椎，每次选 3~5 穴，毫针中强刺激，或用埋针法、压丸法。

（2）**穴位敷贴法** 取神阙穴。用葱白、冰片、田螺或鲜青蒿、甘草、甘遂各适量，混合捣烂后敷于脐部，外用纱布固定，加热敷。

细目二十三 消 渴

◎ 要点一 消渴的辨证要点

消渴多与禀赋不足、饮食不节、情志失调、劳逸过度等因素有关。消渴的病变脏腑主要在肺、胃、肾，又以肾为关键。内外因素渐致脏腑功能的衰减与失调，终致肾阴不足，肺胃津伤，燥热内盛而发为消渴。本病阴虚为本，燥热为标，若病程日久，阴损及阳，可致阴阳俱虚。临床上根据患者的症状，可分为上、中、下三消。

主症 多饮、多食、多尿，形体消瘦，或尿有甜味。

若见烦渴多饮，口干咽燥，舌边尖红，苔薄黄，脉洪数者为肺燥津伤（上消）；多食易饥，口干欲饮，苔黄，脉滑实有力者为胃热津伤（中消）；尿频量多，混浊如脂膏，舌红，少苔，脉细数者为肾阴亏虚（下消）；小便频数，混浊如膏，面色黧黑，腰膝酸软，舌淡，苔白而干，脉沉细无力者为阴阳两虚。

◎ 要点二 消渴的治法

养阴生津，清热润燥。取相应脏腑背俞穴及足太阴、足少阴经穴为主。

◎ 要点三 消渴的选穴

主穴 胃脘下俞 肺俞 脾俞 肾俞 太溪 三阴交

配穴 肺燥津伤配太渊、少府；胃热津伤配内庭、地机；肾阴亏虚配复溜、太冲；阴阳两虚配关元、命门。上肢疼痛或麻木配肩髃、曲池、合谷；下肢疼痛或麻木配风市、阳陵泉、解溪；皮肤瘙痒配风池、曲池、血海。

方义 胃脘下俞是治疗消渴的经验效穴；肺俞、脾俞、肾俞分别为肺、脾、肾的背俞穴，能清肺润燥，健脾生津，滋补肾阴，以应上中下三消；太溪为肾经原穴，三阴交为肝脾肾三经交会穴，可补肝肾，清虚热。

◎ 要点四 消渴的治疗操作

1. 基本刺灸方法 肾俞、太溪行毫针补法，其余主穴行平补平泻法。阴阳两虚者可配合灸法。

2. 其他治疗

（1）**耳针法** 取胰胆、肺、胃、肾、内分泌，毫针刺或用埋针法、压丸法。

（2）**穴位注射法** 取肺俞、心俞、脾俞、胃俞、肾俞、三焦俞，每次选取 2 穴，用当归或黄芪注射液或小剂量胰岛素，每穴 0.5~1.0mL，隔日 1 次。

第二十九单元　妇儿科病证的针灸治疗

细目一　月经不调

◎ 要点一　月经不调的辨证要点

月经不调主要包括月经先期、月经后期和月经先后无定期，古代文献分别称为"经早""经迟""经乱"。本病的发生常与感受寒邪、饮食伤脾或情志不畅等因素有关。病位在胞宫，与冲、任二脉及肾、肝、脾关系密切。月经先期多由热扰血海或虚热扰动冲任或气虚不能统血所致；月经后期多由寒凝血脉或血虚化源不足所致；月经先后无定期多由肝郁扰动冲任或肾虚精血不足所致。总之，脏腑功能失常，气血不和，冲任二脉损伤，即可出现月经不调。

1. 月经先期　月经周期提前7天以上，甚至十余日一行，连续2个月经周期以上。月经量多，色红或紫，质黏有块，兼面红口干，心胸烦热，舌红，苔黄，脉数者为实热证；月经色红质稠，两颧潮红，手足心热，舌红，苔少，脉细数者为虚热证；月经量少或量多，色淡质稀，神疲肢倦，心悸气短，舌淡，脉细弱者为气虚证。

2. 月经后期　月经周期推迟7天以上，甚至40~50日一潮，连续2个周期以上。月经量少，或有血块，小腹冷痛，舌暗或胖，苔薄白，脉沉紧为寒凝证；月经色淡质稀，面色少华，腹痛喜按，舌淡，苔薄，脉细者为血虚证。

3. 月经先后无定期　月经周期或提前或延后7天以上，连续3个周期以上。经量或多或少，色暗有块，胸胁作胀，喜太息，苔薄，脉弦，为肝郁证；经量少，色淡质稀，腰骶酸痛，舌淡，苔白，脉沉细弱，为肾虚证。

◎ 要点二　月经不调的治法

1. 月经先期　调理冲任，清热调经。取任脉、足太阴经穴为主。

2. 月经后期　温经散寒，行血调经。以任脉、足太阴经穴为主。

3. 月经先后无定期　调补肝肾，理血调经。以任脉、足太阴经穴为主。

◎ 要点三　月经不调的选穴

1. 月经先期

主穴　关元　三阴交　血海

配穴　实热配行间；虚热配太溪；气虚配足三里、脾俞。月经过多配隐白。

方义　关元为任脉与足三阴经的交会穴，八脉隶于肝肾，故本穴是益肝肾、调冲任的要穴；三阴交为足三阴经交会穴，可调理脾、肝、肾三脏，养血调经，与关元皆为治疗月经病要穴；血海清热和血。

2. 月经后期

主穴　气海　三阴交　归来

配穴　寒凝配关元、命门；血虚配足三里、血海。

方义　气海是任脉穴，具有益气温阳、散寒通经的作用；三阴交为足三阴经交会穴，可调理脾、肝、肾三脏，养血调经，是治疗月经病的要穴；归来调和气血。

3. 月经先后无定期

主穴　关元　三阴交　肝俞

配穴　肝郁配期门、太冲；肾虚配肾俞、太溪。

方义　关元、三阴交为治疗月经病要穴；肝俞为肝之背俞穴，有疏肝理气、养血调经的作用，且肝肾同源，故又可补益肾精。

◎ 要点四　月经不调的治疗操作

1. 基本刺灸方法

（1）月经先期　毫针刺，实证用泻法，虚证可加灸。

（2）月经后期　毫针补法，可加灸。

（3）月经先后无定期　毫针虚补实泻法。

2. 其他治疗

（1）耳针法　取内分泌、皮质下、卵巢、子宫、肾、肝，每次选2~4穴，毫针刺或用埋针法、压丸法。

（2）艾灸法　取关元穴，隔姜灸，适用于月经后期。

细目二　痛　经

◎ 要点一　痛经的辨证要点

痛经病位在胞宫、冲任，与肝、肾关系密切。外邪客于胞宫，或情志不舒等导致气血滞于胞宫，冲任瘀阻，"不通则痛"，为实证；多种原因导致气血不足，冲任虚损，胞脉失于濡养，"不荣则痛"，为虚证。

疼痛发于经前或经行之初，以绞痛、灼痛、刺痛为主，疼痛拒按，月经量少，质稠，行而不畅，血色紫暗有块，块下痛缓者，为实证；月经将净或经后始作痛者，以隐痛、坠痛为主，喜按喜揉，量少色淡或色暗者为虚证。

经前或经期小腹胀痛拒按，经血量少，行而不畅，血色紫暗有块，块下痛缓，伴有乳房胀痛，舌质紫暗或有瘀点，脉弦者，为气滞血瘀；小腹冷痛拒按，得热痛减，量少色暗，面色青白，肢冷畏寒，舌暗苔白，脉沉紧者，为寒凝血瘀。小腹隐痛喜按，月经量少色淡，面色无华，舌淡，脉细无力者，为气血虚弱；经后小腹绵绵作痛，月经色暗量少，伴腰骶酸痛，头晕耳鸣，舌淡红苔薄，脉沉细者，为肾气亏损。

◎ 要点二　痛经的治法

1. 实证　行气活血，调经止痛。取任脉、足太阴经穴为主。

2. 虚证　调补气血，温养冲任。取任脉、足太阴、足阳明经穴为主。

◎ 要点三　痛经的选穴

1. 实证

主穴　中极　次髎　地机　三阴交　十七椎

配穴　气滞血瘀配太冲、血海；寒凝血瘀配关元、归来。

方义　中极为任脉穴，与足三阴经相交会，可通调冲任，理下焦之气；次髎为治疗痛经的经验穴；地机为脾经郄穴，善于治痛治血，取之能行气活血止痛；三阴交为足三阴经交会穴，能调理肝、脾、肾，活血止痛。

2. 虚证

主穴　关元　足三里　三阴交　十七椎

配穴　气血虚弱配气海、脾俞；肾气亏损配太溪、肾俞。

方义　关元为任脉穴，又为全身强壮要穴，可补益肝肾，温养冲任；足三里为足阳明胃经穴，功擅补益气血；三阴交可调理肝、脾、肾，健脾益气养血。三穴合用，可使气血充足，胞宫得养，冲任自调。

◎ 要点四　痛经的治疗操作

1. 基本刺灸方法

（1）实证　毫针泻法，寒凝者加艾灸。

（2）虚证　毫针补法，可加灸。

2. 其他治疗

（1）耳针法　取内分泌、内生殖器、交感、神门、皮质下、卵巢、子宫、肾，每次选2~4穴，毫针刺或用埋针法、压丸法。

（2）艾灸法　取关元、气海穴，隔附子饼灸3~5壮，隔日1次。适用于虚证和寒凝血瘀证。

（3）穴位注射法　取中极、关元、次髎穴。用1%利多卡因或5%当归注射液，每次取2穴，每穴注射药液1~2mL，隔日1次。

细目三　崩　漏

◎ 要点一　崩漏的辨证要点

本病多与素体阳盛或劳倦思虑、饮食不节、

房劳多产、七情内伤等产生的湿、热、瘀有关。病位在胞宫，与冲、任二脉及肝、脾、肾关系密切。多种原因导致的虚（脾、肾）、热和瘀，均可使子宫藏泻失常，使冲任不固，不能制约经血，从而导致崩漏的发生。

经血非时暴下，量多势急，经血色红质稠者多为实证；久崩久漏，淋漓难尽，经血色淡质稀者多为虚证。

月经量多，色鲜红或深红，质稠，舌红，脉数者为血热；月经时多时少，色紫暗有块，舌暗，脉弦或涩者为血瘀；出血量多，色紫红而黏腻，兼带下量多，苔黄腻，脉濡数者为湿热；血色正常或有血块，兼时叹息，小腹胀痛，苔薄，脉弦者为气郁。月经量多，色淡质稀，苔白，脉沉弱者为脾虚；经血色淡质清，兼腰酸肢冷，舌淡，苔薄，脉沉细者为肾虚。

◎ 要点二 崩漏的治法

1. **实证** 清热利湿，固经止血。取任脉、足太阴经穴为主。

2. **虚证** 健脾补肾，固冲止血。取任脉及足太阴、足阳明经穴为主。

◎ 要点三 崩漏的选穴

1. 实证

主穴 关元 三阴交 隐白

配穴 血热配中极、血海；血瘀配血海、膈俞；湿热配中极、阴陵泉；气郁配膻中、太冲。

方义 关元为任脉与足三阴经交会穴，可通调冲任，固摄经血；三阴交为足三阴经交会穴，既可健脾调肝固肾，又可清泻三经的湿、热、瘀邪，邪除则脾可统血；隐白为脾经的井穴，可健脾统血，是治疗崩漏的经验穴。

2. 虚证

主穴 气海 三阴交 肾俞 足三里

配穴 脾虚配百会、脾俞；肾虚配肾俞、太溪。

方义 气海既是任脉穴，又为气之海，可补下元，固胞宫；三阴交为足三阴经交会穴，配合

肾俞可补脾肾，固冲任；足三里为胃经合穴，善助气血化生，补气摄血。

◎ 要点四 崩漏的治疗操作

1. 基本刺灸方法

（1）**实证** 毫针刺，关元用平补平泻法，其余穴位用泻法，隐白艾炷灸。

（2）**虚证** 毫针补法，可灸。

2. 其他治疗

（1）**耳针法** 取内分泌、内生殖器、肾、子宫、卵巢。每次选2~4穴，毫针刺，或埋针或压丸法。

（2）**皮肤针法** 取腰骶部相应背俞穴和夹脊穴以及下腹部任脉、肾经、脾经、带脉等，用皮肤针从上而下，循经叩刺至局部微出血，隔日1次。

细目四 绝经前后诸证

◎ 要点一 绝经前后诸证的辨证要点

本病与先天禀赋、情志所伤、劳逸失度、经孕产乳所伤等因素有关。病位在肾，与肝、脾、心关系密切。绝经前后，肾气渐衰，天癸将竭，脏腑功能逐渐衰退，则使机体阴阳失去平衡而出现诸多证候。

主症 月经紊乱，潮热出汗，心悸，情绪不稳定。

兼头晕耳鸣，失眠多梦，心烦易怒，烘热汗出，五心烦热，腰膝酸软，口干，小便黄，舌红，苔少，脉数者为肾阴虚；兼面色晦暗，精神萎靡，形寒肢冷，纳差腹胀，大便溏薄，尿意频数，舌淡，苔薄，脉沉细者为肾阳虚；兼头晕目眩，心烦易怒，烘热汗出，腰膝酸软，经来量多，舌质红，脉弦细而数者为肝阳上亢；兼形体肥胖，胸闷痰多，脘腹胀满，食少，浮肿，便溏，苔腻，脉滑者为痰气郁结。

◎ 要点二 绝经前后诸证的治法

滋补肝肾，调理冲任。取任脉、足太阴经穴及相应背俞穴为主。

◎ **要点三 绝经前后诸证的选穴**

主穴 肾俞 肝俞 太溪 气海 三阴交

配穴 肾阴虚配照海、阴谷；肾阳虚配关元、命门；肝阳上亢配风池、太冲；痰气郁结配中脘、丰隆。烦躁失眠配心俞、神门；纳少便溏配中脘、阴陵泉。

方义 气海为任脉穴，可补益精气，调理冲任，益气固本；三阴交为肝脾肾三经交会穴，与肝俞、肾俞合用，可调补肝肾；太溪滋补肾阴。诸穴合用，气血自滋，冲任自调，神安志定。

◎ **要点四 绝经前后诸证的治疗操作**

1. **基本刺灸方法** 毫针补法或平补平泻法。

2. **其他治疗**

（1）**耳针法** 取内分泌、内生殖器、皮质下、肝、心、肾、交感、神门。每次选 2~4 穴，毫针刺或用埋针法、压丸法。

（2）**电针法** 取三阴交、太溪。针刺得气后，接电针仪，疏密波，弱刺激，每日 1 次。

细目五 带下病

◎ **要点一 带下病的辨证要点**

本病病位在胞宫，与带脉、任脉及脾、肾关系密切。感受湿邪、素体虚弱、饮食劳倦等导致脾虚运化失职或肾虚蒸腾失司，使湿邪伤及任、带二脉，任脉失固，带脉失约，以致带下量明显增多，色质味异常而为病。

带下量多，色黄或赤，质稠，有臭味，兼阴部瘙痒，为湿热下注；带下色白质黏无臭，绵绵不断，舌淡，苔薄，脉细者，为脾虚；带下清冷，稀薄如水，兼腰酸肢冷，舌淡，苔薄，脉沉细，为肾虚。

◎ **要点二 带下病的治法**

利湿化浊，固摄带脉。取足少阳、足太阴穴为主。

◎ **要点三 带下病的选穴**

主穴 带脉 中极 白环俞 三阴交

配穴 湿热下注配阴陵泉、水道、次髎；脾虚配气海、足三里、脾俞；肾虚配关元、肾俞、照海。阴痒配蠡沟、太冲。

方义 带脉穴为足少阳、带脉二经交会穴，是带脉经气所过之处，能固摄带脉，调理经气；中极为任脉与足三阴经交会穴，可清利下焦，利湿化浊；白环俞属膀胱经，可助膀胱气化，利下焦湿热；三阴交调理肝、脾、肾，健脾利湿，固经止带。

◎ **要点四 带下病的治疗操作**

1. **基本刺灸方法** 毫针平补平泻法。

2. **其他治疗**

（1）**耳针法** 取内分泌、内生殖器、肾、膀胱、三焦。每次取 2~4 穴，毫针刺或用埋针法、压丸法。

（2）**艾灸法** 取三阴交、中极、命门、神阙，温和灸，每穴 5~10 分钟，隔日 1 次。适用于脾虚、肾虚所致的带下。

细目六 缺乳

◎ **要点一 缺乳的辨证要点**

缺乳病位在乳房，胃经经过乳房，肝经至乳下，脾经行乳外，故本病与胃、肝、脾关系密切。乳汁由气血化生，赖肝气疏泄与调节，因而乳汁生化不足或乳络不畅均可导致乳少。

产后乳少，乳房松软不胀，或乳腺细小者多属虚证；产后乳少，乳房胀满而痛，乳腺胀硬，或乳房虽松软，但躯体肥盛者多属实证。

乳少汁稀，兼面色少华、倦怠乏力者为气血虚弱；乳少汁稠，兼胸胁胀满，情志抑郁者为肝郁气滞。

◎ **要点二 缺乳的治法**

调理气血，疏通乳络。取局部腧穴、足阳明穴为主。

◎ **要点三 缺乳的选穴**

主穴 乳根 膻中 少泽

配穴　气血虚弱配足三里、脾俞、胃俞；肝郁气滞配太冲、内关。

方义　乳根疏通阳明经气而催乳；膻中为气会，调气通络而催乳；少泽为通乳之经验穴。三穴合用，共达催乳、通乳之功。

◎ 要点四　缺乳的治疗操作

1. 基本刺灸方法　乳根针尖向乳房基底部横刺至双乳微胀为佳；膻中向两侧乳房横刺 0.5～1 寸；少泽点刺出血。气血不足者可加灸。

2. 其他治疗

（1）**耳针法**　取内分泌、交感、胸、肝、脾。每次取 2～4 穴，毫针刺或用埋针法、压丸法。

（2）**艾灸法**　取膻中、乳根，温和灸，每穴 10～20 分钟，每日 1～2 次。

细目七　遗　尿

◎ 要点一　遗尿的辨证要点

本病病位在膀胱，与任脉及肾、肺、脾、肝关系密切。多由禀赋不足、病后体弱，导致肾气不足，下元虚冷，膀胱约束无力，或病后脾肺气虚，水道制约无权，因而发生遗尿。另外，肝经热郁化火，也可迫注膀胱而致遗尿。

主症　睡中经常遗尿，多则一夜数次，醒后方觉。

兼神疲乏力，面色苍白，肢凉怕冷，舌淡者为肾气不足；睡后遗尿，少气懒言，食欲不振，大便溏薄，自汗出，舌淡，苔薄，脉细无力者为脾肺气虚；遗出之尿，量少味臊，性情急躁，面赤唇红，或夜间龂齿，唇红，苔黄，脉数有力者为肝经郁热。

◎ 要点二　遗尿的治法

调理膀胱，温肾健脾。取任脉、足太阴经穴及膀胱的背俞穴、募穴为主。

◎ 要点三　遗尿的选穴

主穴　关元　中极　膀胱俞　三阴交

配穴　肾气不足配肾俞、命门、太溪；脾肺气虚配肺俞、气海、足三里；肝经郁热配行间、阳陵泉。夜梦多配百会、神门。

方义　关元为任脉与足三阴经交会穴，培补元气，固摄下元；中极、膀胱俞为膀胱之俞募配穴，可振奋膀胱气化功能；三阴交为足三阴经交会穴，可通调肝、脾、肾三经经气，健脾益气，益肾固本而止遗尿。

◎ 要点四　遗尿的治疗操作

1. 基本刺灸方法　毫针补法或平补平泻法，可灸。下腹部穴位针尖向下斜刺，以针感到达前阴部为佳。

2. 其他治疗

（1）**耳针法**　取肾、膀胱、皮质下、尿道、脑点。每次取 2～4 穴，毫针刺或用埋针法、压丸法。

（2）**皮肤针法**　取夹脊穴、气海、关元、中极、膀胱俞、八髎、肾俞、脾俞。叩刺至局部皮肤潮红，也可叩刺后加拔火罐。

（3）**穴位激光照射法**　选中极、膀胱俞、三阴交，用低功率氦-氖激光仪照射，每穴照射 5 分钟，每日 1 次。对于畏针患儿尤为适宜。

细目八　小儿多动症

◎ 要点一　小儿多动症的辨证要点

小儿多动症是指儿童智力正常或基本正常，但有不同程度的注意力涣散、活动过多、情绪不稳、冲动任性、自我控制能力差、学习困难等症状。其发病与先天禀赋不足、后天失养、外伤瘀滞或情志失调等因素有关。病位在心、脑，与肝、脾、肾关系密切。基本病机是髓海空虚，元神失养；或气血不足，心神失养。

主症　注意力不集中、活动过多、情绪不稳、冲动任性，伴有不同程度的学习困难，但智力正常或基本正常。

兼急躁易怒，多动多语，五心烦热，盗汗多梦，舌红，苔黄，脉细数者，为阴虚阳亢；兼精神疲倦，记忆力差，面色无华，遗尿，纳少便溏，舌淡，苔白，脉细缓者，为心脾两虚。

◎ **要点二　小儿多动症的治法**

调和阴阳，安神定志。取督脉及手少阴、手厥阴经穴为主。

◎ **要点三　小儿多动症的选穴**

主穴　印堂　四神聪　太溪　风池　神门内关

配穴　阴虚阳亢，配三阴交、太冲；心脾两虚，配心俞、脾俞。烦躁不安，配照海、神庭；记忆力差，配悬钟；盗汗，配阴郄、复溜；纳少，配中脘、足三里；遗尿，配中极、膀胱俞。

方义　印堂为督脉穴，有宁心安神之效；四神聪位于头部，可安神定志，益智健脑；太溪为肾经原穴，填精生髓，育阴潜阳；风池镇肝潜

阳；神门为心之原穴，内关为心包之络，合用可宁心镇定安神。

◎ **要点四　小儿多动症的治疗操作**

1. 基本刺灸方法　毫针刺，虚补实泻。

2. 其他治疗

（1）**耳针法**　取脑干、心、肝、肾、皮质下、肾上腺、交感、枕。每次取 2~4 穴，毫针刺或用埋针法、压丸法。

（2）**皮肤针法**　取夹脊穴（$C_7 \sim T_{10}$）、百会、印堂、三阴交、阳陵泉。轻叩，以皮肤潮红为度，每日 1 次。

（3）**头针法**　取顶颞前斜线、额中线、顶中线、顶旁 1 线、顶旁 2 线、颞前线。头针常规针刺，隔日 1 次。

第三十单元　皮外伤科病证的针灸治疗

细目一　瘾　疹

◎ **要点一　瘾疹的辨证要点**

瘾疹病位在肌肤腠理，与感受风邪及脏腑气血盛衰关系密切。腠理不固，风邪入侵；或因体质素虚，食用鱼虾荤腥食物，致胃肠积热，复感风邪，均可使邪郁腠理而发病。基本病机是营卫失和，邪郁腠理。本病以实证多见，也有虚实夹杂之证。

主症　瘾疹起病急骤，皮肤突发瘙痒不止，可见大小不等、形状各异的风团，融合成片或孤立散在，淡红或白色，边界清楚，此伏彼起，一日之内可发作数次者，病情较急；反复发作，缠绵不愈，风团时多时少时无者，病情较缓。

风团色红，灼热剧痒，遇热加重，舌红，苔薄黄，脉浮数者为风热犯表；风团色白，遇风寒加重，舌淡，苔薄白，脉浮紧者为风寒束表；风

团色红，脘腹疼痛，恶心呕吐，舌红，苔黄腻，脉滑数者为胃肠积热；风疹反复发作，午后或夜间加剧，口干，舌红，少苔，脉细数无力者为血虚风燥。

◎ **要点二　瘾疹的治法**

疏风和营。取手阳明、足太阴经穴为主。

◎ **要点三　瘾疹的选穴**

主穴　曲池　合谷　血海　膈俞　三阴交

配穴　风热犯表配大椎、风门；风寒束表配风门、肺俞；胃肠积热配天枢、足三里；血虚风燥配脾俞、足三里。呼吸困难配天突；恶心呕吐配内关。

方义　曲池、合谷属于手阳明经穴，与肺经相表里，可通经络、行气血、疏风清热；血海、膈俞合用意在"治风先治血，血行风自灭"，两组穴位相配能疏风、活血、止痒；三阴交属足太阴经，乃足三阴经之交会穴，可养血活血、润燥

祛风止痒。

◎ 要点四　瘾疹的治疗操作

1. **基本刺灸方法**　毫针泻法。膈俞可点刺出血。风寒束表者可灸，血虚风燥者只针不灸。

2. **其他治疗**

（1）皮肤针法　取曲泽、曲池、大椎、风门、血海、夹脊等穴。中度刺激，至皮肤充血或隐隐出血为度。

（2）拔罐法　取神阙穴，选用大号玻璃罐，先留罐5分钟，起罐后再拔5分钟，如此反复拔3次。也可以用闪罐法拔至穴位局部充血。

（3）耳针法　取肺、胃、肠、肝、肾、肾上腺、神门、风溪。毫针浅刺，中度刺激。也可在耳背静脉放血数滴，或用埋针法、压丸法。

细目二　蛇串疮

◎ 要点一　蛇串疮的辨证要点

本病病位在皮部，主要与肝、脾相关。多由于情志内伤，肝经郁热，热溢皮肤，或脾虚生湿，感染毒邪，湿热火毒蕴结肌肤而成。年老体弱者，常因血虚肝旺，气血凝滞，而致疼痛剧烈，病程迁延。本病以实证多见，也有本虚标实之证。

主症　初起时患部皮肤灼热刺痛、发红，继则出现簇集性粟粒大小丘状疱疹，多呈带状排列，多发生于身体一侧，以腰、胁部最为常见。疱疹消失后部分患者可遗留疼痛，可持续数月或更久。

皮损鲜红，疱壁紧张，灼热刺痛，兼口苦，烦躁易怒，苔黄，脉弦滑数者为肝胆火盛；皮损色淡，疱壁松弛，兼胸脘痞满，纳差，舌红，苔黄腻，脉濡数者为脾胃湿热；皮疹消退后局部仍疼痛不止，或见有色素沉着，兼心烦不寐，舌紫暗，苔薄白，脉弦细者为瘀血阻络。

◎ 要点二　蛇串疮的治法

泻火解毒，清热利湿。取局部阿是穴及相应夹脊穴为主。

◎ 要点三　蛇串疮的选穴

主穴　局部阿是穴　相应夹脊穴

配穴　肝胆火盛配行间、侠溪；脾胃湿热配阴陵泉、内庭；瘀血阻络配血海、三阴交。便秘配天枢；心烦配神门。

方义　局部阿是穴围刺或点刺拔罐，可引火毒外出；本病是疱疹病毒侵害神经根所致，取相应的夹脊穴，直针毒邪所留之处，可泻火解毒，通络止痛。

◎ 要点四　蛇串疮的治疗操作

1. **基本刺灸方法**　毫针泻法，强刺激。皮损局部阿是穴用围针法，即在疱疹带的头、尾各刺一针，两旁则根据疱疹带的大小选取数点，向疱疹带中央沿皮平刺。

2. **其他治疗**

（1）皮肤针法　取局部阿是穴，中、重度叩刺，使出血。并可加用艾条熏灸或加拔罐治疗。适用于疱疹后期，遗留疼痛者。

（2）刺络拔罐法　取疱疹处及周围皮肤，用三棱针刺破疱疹，使疱内液体流出，并拔火罐，令出血。

（3）耳针法　取胰胆、肝、肾上腺、神门，毫针刺或用埋针法、压丸法。

细目三　神经性皮炎

◎ 要点一　神经性皮炎的辨证要点

本病病位在肌肤腠理络脉，与肺、肝关系密切。多与情志不遂、风热侵袭、过食辛辣等因素有关。基本病机是风热外袭或郁火外窜肌肤，化燥生风，肌肤失养。本病以实证多见，也有虚实夹杂之证。

发病初期，仅有瘙痒而无皮疹，或丘疹呈正常皮色或红色，食辛辣食物加重，舌红，苔薄黄，脉浮数者为风热侵袭；兼心烦易怒，每因情志刺激后诱发或加重，舌红，苔薄黄，脉弦者为肝郁化火；病久丘疹融合成片，皮肤增厚，干燥粗糙，色素沉着，或有灰白鳞屑，夜间瘙痒加剧，舌淡，苔白，脉细者为血虚风燥。

◎ 要点二　神经性皮炎的治法

祛风止痒，清热润燥。取局部阿是穴及手阳明、足太阴经穴为主。

◎ 要点三　神经性皮炎的选穴

主穴　阿是穴　曲池　合谷　血海　膈俞

配穴　风热侵袭配外关、风池；肝郁化火配太冲、肝俞；血虚风燥配脾俞、三阴交、足三里。

方义　取阿是穴宣通局部气血，使肌肤得以濡养，祛风泻火，化瘀止痒；曲池、合谷为阳明经穴，可和血通络，祛风止痒；"治风先治血，血行风自灭"，故取调理血分之要穴血海、膈俞凉血养血活血，濡润肌肤。

◎ 要点四　神经性皮炎的治疗操作

1. 基本刺灸方法　阿是穴毫针围刺，针尖沿病灶基底部皮下向中心平刺。余穴毫针虚补实泻法。

2. 其他治疗

（1）皮肤针法　取阿是穴，轻者中度叩刺，以微有血点渗出为度；角化程度严重者重度叩刺，渗血较多为宜。

（2）耳针法　取肺、神门、肾上腺、皮质下、内分泌、肝。毫针刺，中等刺激强度，或用埋针法、压丸法。

细目四　乳　癖

◎ 要点一　乳癖的辨证要点

本病病位在乳房部，与胃、肝关系密切。多因情志内伤、忧思恼怒，导致肝脾郁结，气血逆乱，痰浊内生，阻于乳络而成。足阳明胃经过乳房，足厥阴肝经至乳下，故乳癖与足厥阴肝经、足阳明胃经关系密切。基本病机为气滞痰凝，冲任失调。病性以实证多见，也有虚实夹杂之证。

乳房肿块和胀痛随喜怒消长，兼急躁易怒，经行不畅，舌红，苔薄黄，脉弦滑者为肝郁气滞；乳房肿块胀痛，兼胸闷不舒，恶心欲呕，苔腻，脉滑者为痰浊凝结；乳房肿块和疼痛在月经前加重，兼腰酸乏力，月经失调，色淡量少，舌淡，脉沉细者为冲任失调。

◎ 要点二　乳癖的治法

理气化痰，调理冲任。取局部腧穴、足阳明、足厥阴经穴为主。

◎ 要点三　乳癖的选穴

主穴　膻中　乳根　屋翳　期门　足三里　太冲

配穴　肝郁气滞配肝俞、内关；痰浊凝结配丰隆、中脘；冲任失调配关元、肝俞、肾俞。

方义　本病病位在乳房，涉及肝、胃经。乳根、屋翳位于乳房局部，属胃经，可通调阳明经气；期门邻近乳房，为肝之募穴，疏肝气，调冲任；膻中为气会，合期门可宽胸理气，散结化滞；循经远取足三里、太冲，分别疏通胃经、肝经气机。诸穴合用，可使痰化结散。

◎ 要点四　乳癖的治疗操作

1. 基本刺灸方法　毫针泻法。膻中向患侧乳房横刺；乳根向上刺入乳房底部；屋翳、期门沿肋间隙向外斜刺。诸穴不可直刺、深刺，以免伤及内脏。

2. 其他治疗

（1）耳针法　取内分泌、神门、乳腺、卵巢、肝，毫针中度刺激，或用埋针法、压丸法。

（2）电针法　取乳根、屋翳，给予弱刺激。

细目五　颈椎病

◎ 要点一　颈椎病的辨证要点

本病与伏案久坐、跌仆损伤、外邪侵袭或年迈体弱、肝肾不足等有关。颈部感受风寒，阻痹气血，或劳作过度、外伤，损及筋脉，气滞血瘀，或年老肝血亏虚、肾精不足，筋骨失养，皆可使颈部经络气血不利，不通则痛。本病病位在颈部筋骨，与督脉，手足太阳、少阳经脉关系密切。基本病机是筋骨受损，经络气血阻滞不通。

主症　头枕、颈项、肩背、上肢等部位疼痛以及进行性肢体感觉和运动功能障碍。

根据疼痛部位进行经络辨证：后项部疼痛者属太阳经；颈项侧后方疼痛者属少阳经；颈项侧部疼痛者属阳明经；后项正中疼痛者属督脉。

有明显的受寒史，遇寒痛增者为外邪内侵；有颈部外伤或劳作过度史，痛如针刺者为气滞血瘀；颈肩部酸痛，兼眩晕乏力者为肝肾不足。

◎ 要点二　颈椎病的治法

通经止痛。取局部腧穴和手足三阳经穴、督脉穴为主。

◎ 要点三　颈椎病的选穴

主穴　颈夹脊　天柱　风池　曲池　悬钟　阿是穴

配穴　病在太阳经配申脉；病在少阳经配外关；病在阳明经配合谷；病在督脉配后溪。外邪内侵配合谷、列缺；气滞血瘀配膈俞、合谷；肝肾不足配肝俞、肾俞。上肢麻、痛配合谷、手三里；头晕头痛配百会或四神聪；恶心、呕吐配中脘、内关；耳鸣、耳聋配听宫、外关。

方义　颈夹脊能疏调局部筋骨；天柱疏通太阳经气；风池疏通少阳经气；曲池疏通阳明经气；悬钟为髓会，有滋肾壮骨，以求治本的作用；阿是穴调节局部筋脉。诸穴配伍，疏导太阳、阳明、少阳及督脉经气，共奏通经止痛之功。

◎ 要点四　颈椎病的治疗操作

1. **基本刺灸方法**　夹脊穴宜直刺或向颈椎斜刺，得气后行平补平泻手法。余穴用泻法。

2. **其他治疗**

（1）刺络拔罐法　取局部压痛点，适用于外邪内侵证和气滞血瘀证者。

（2）穴位注射法　取局部压痛点，选当归注射液或维生素 B_{12} 注射液或 0.1%利多卡因注射液，每穴注射 1mL，隔日 1 次。

（3）电针法　参考基本治疗取穴，每次选 2~3 对穴位，用连续波或疏密波，每日 1 次。

细目六　落　枕

◎ 要点一　落枕的辨证要点

落枕常与睡眠姿势不正，或枕头高低不适，或因负重颈部过度扭转，或寒邪侵袭颈背部等因素有关。本病病位在颈项部经筋，与督脉、手足太阳和足少阳经密切相关。基本病机是经筋受损，筋络拘急，气血阻滞不通。本病属于实证。

根据疼痛部位进行经络辨证：项背部强痛，低头加重，项背部压痛明显者，病在督脉与太阳经；颈肩部疼痛，头部歪向患侧，颈肩部压痛明显者，病在少阳经。

有明显的感受风寒史，颈项疼痛重着，或伴恶寒发热、头痛者为风寒袭络；颈项部刺痛，固定不移，且有明显的夜卧姿势不当或颈项外伤史者为气滞血瘀。

◎ 要点二　落枕的治法

疏经活络，调和气血。取局部阿是穴和手太阳、足少阳经穴为主。

◎ 要点三　落枕的选穴

主穴　外劳宫　天柱　阿是穴　后溪　悬钟

配穴　病在督脉、太阳经者配大椎、束骨；病在少阳经配风池、肩井。风寒袭络配风池、合谷；气滞血瘀配内关、合谷。肩痛配肩髃；背痛配天宗。

方义　外劳宫是治疗落枕的经验穴；天柱、阿是穴舒缓局部筋脉；后溪能够疏调督脉、太阳经脉气血；悬钟疏调少阳经脉气血。诸穴远近相配，共奏疏调颈部气血、缓急止痛之效。

◎ 要点四　落枕的治疗操作

1. **基本刺灸方法**　毫针泻法。先刺远端外劳宫、后溪、悬钟，持续捻转，嘱患者慢慢活动颈部，一般颈项疼痛立即缓解，再针刺局部腧穴。风寒袭络者可局部配合艾灸，气滞血瘀者可局部配合三棱针点刺放血。

2. 其他治疗

（1）拔罐法　取局部压痛点，先施闪罐法，再施留罐法。也可以配合刺络拔罐法。

（2）耳针法　取颈、颈椎、枕、神门，毫针中等刺激，持续运针，令患者同时慢慢活动颈项部。

细目七　漏肩风

◎ 要点一　漏肩风的辨证要点

本病多与体虚、劳损、风寒侵袭肩部等因素有关。病位在肩部经筋，与手三阳、手太阴经密切相关。手三阳经及手太阴经分别循行于肩前、肩外、肩后及肩内侧，肩部感受风寒，气血痹阻，或劳作过度、外伤，损及筋脉，气滞血瘀，或年老气血不足，筋脉失养，皆可使肩部筋脉气血不利，不通或不荣而痛。本病以实证为主，也有本虚标实之证。

根据疼痛部位进行经络辨证：疼痛以肩前外部为主者为手阳明经证，以肩外侧部为主者为手少阳经证，以肩后部为主者为手太阳经证，以肩前部为主者为手太阴经证。

有明显感受风寒史、遇风痛增者为外邪内侵；肩部有外伤或劳作过度史、疼痛拒按者为气滞血瘀；肩部以酸痛为主，劳累加重，或伴眩晕乏力者为气血虚弱。

◎ 要点二　漏肩风的治法

通经活络，舒筋止痛。取局部穴位为主，配合循经远端取穴。

◎ 要点三　漏肩风的选穴

主穴　肩髃　肩髎　肩贞　阿是穴　阳陵泉　条口透承山

配穴　手阳明经证配合谷；手少阳经证配外关；手太阳经证配后溪；手太阴经证配列缺。外邪内侵配合谷、风池；气滞血瘀配内关、膈俞；

气血虚弱配足三里、气海。

方义　肩髃、肩髎、肩贞分别为手阳明经、手少阳经、手太阳经腧穴，配阿是穴，均为局部取穴，可疏通肩部经络气血，活血祛风止痛；阳陵泉为筋之会，可舒筋止痛；条口透承山可疏导太阳、阳明两经气血，为临床经验效穴。

◎ 要点四　漏肩风的治疗操作

1. 基本刺灸方法　毫针泻法或平补平泻。先刺远端穴，行针后让患者运动肩关节。局部穴可加灸法。

2. 其他治疗

（1）刺络拔罐法　取局部压痛点，以三棱针点刺或皮肤针叩刺，使少量出血，再拔火罐。

（2）穴位注射法　取局部压痛点，选用当归注射液或维生素 B_{12} 注射液或 0.1% 利多卡因注射液，每处注射 2mL，隔日 1 次。

（3）小针刀疗法　肩关节出现粘连时，可用针刀松解粘连。

细目八　扭　伤

◎ 要点一　扭伤的辨证要点

本病多发于腰、踝、膝、腕、肘、髋等部位，病位在经筋。多因剧烈运动或负重不当、跌仆闪挫、牵拉以及过度扭转等原因，使关节超越正常活动范围，引起筋脉及关节损伤，气血壅滞于局部，经气运行受阻，而致局部肿胀疼痛，甚至关节活动受限。本病属于实证。

新伤疼痛肿胀，活动不利者为气滞血瘀；若为陈伤，遇天气变化反复发作者为寒湿侵袭，瘀血阻络。

◎ 要点二　扭伤的治法

祛瘀消肿，舒筋通络。取扭伤局部腧穴为主。

◎ 要点三　扭伤的选穴

主穴　阿是穴　局部腧穴

腰部：阿是穴　大肠俞　腰痛点

委中

颈部：阿是穴　风池　绝骨　后溪

肩部：阿是穴　肩髃　肩髎　肩贞

肘部：阿是穴　曲池　小海　天井

腕部：阿是穴　阳溪　阳池　阳谷

髋部：阿是穴　环跳　秩边　居髎

膝部：阿是穴　膝眼　膝阳关　梁丘

踝部：阿是穴　申脉　解溪　丘墟

配穴　①根据病位配合循经远端取穴。急性腰扭伤：督脉病证配水沟或后溪；足太阳经筋病证配昆仑或后溪；手阳明经筋病证配手三里或三间。②根据病位在其上下循经邻近取穴，如膝内侧扭伤，病在足太阴脾经，可在扭伤部位其上取血海，其下取阴陵泉。③根据手足同名经配穴法进行配穴。方法：踝关节与腕关节对应，膝关节与肘关节对应，髋关节与肩关节对应。例如，踝关节外侧昆仑穴、申脉穴处扭伤，病在足太阳经，可在对侧腕关节手太阳经养老穴、阳谷穴处寻找最明显的压痛的穴位针刺；再如，膝关节内上方扭伤，病在足太阴经，可在对侧手太阴经尺泽穴处寻找最明显的压痛点针刺；以此类推。

方义　扭伤多为关节伤筋，属经筋病，"在筋守筋"，故治疗当以扭伤局部取穴为主，以疏通经络，散除局部的气血壅滞，配合循经远部取穴，加强疏导本经气血的作用，达到"通则不痛"的效果。

◎ 要点四　扭伤的治疗操作

1. 基本刺灸方法　毫针泻法。陈旧性损伤留针加灸法，或用温针灸。针灸对急性扭伤者，常先针刺远端穴位，并令患者同时活动患部，常有针入痛止之效。

2. 其他治疗

（1）耳针法　取对应部位的敏感点、神门，中强度刺激，或用埋针法、压丸法。

（2）刺络拔罐法　取阿是穴，以皮肤针叩刺疼痛肿胀局部，以微渗血为度，加拔火罐，适用于新伤局部血肿明显者或陈伤寒湿侵袭，瘀血阻络者。

细目九　肘　劳

◎ 要点一　肘劳的辨证要点

肘劳主要与肘部的慢性劳损有关。病位在肘部手三阳经筋。前臂在反复地做拧、拉、旋转等动作时，可使肘部的经筋发生慢性损伤，以致劳伤气血，血不荣筋，筋骨失养，风寒之邪乘虚侵袭肘关节，手三阳经筋受损，筋脉不通，气血阻滞导致本病。本病属于实证。

根据疼痛部位进行经络辨证：肘关节外上方（肱骨外上髁周围）明显压痛者，俗称网球肘，为手阳明经筋证；肘关节内下方（肱骨内上髁周围）明显压痛者，俗称高尔夫球肘，为手太阳经筋证；肘关节外部（尺骨鹰嘴处）明显压痛者，俗称学生肘或矿工肘，为手少阳经筋证。

◎ 要点二　肘劳的治法

舒筋通络。取局部阿是穴为主。

◎ 要点三　肘劳的选穴

主穴　阿是穴

配穴　手阳明经筋证配曲池、手三里、三间；手太阳经筋证配阳谷、小海；手少阳经筋证配外关、天井。

方义　阿是穴能疏通局部经络气血，舒筋通络止痛。

◎ 要点四　肘劳的治疗操作

1. 基本刺灸方法　毫针泻法。压痛点局部采用多向透刺法，或齐刺法，得气后留针，局部可加温和灸或电针。网球肘局部疼痛明显者可加电针。

2. 其他治疗

（1）穴位注射法　取阿是穴，选当归注射液或1%的利多卡因、维生素 B_{12} 注射液，每穴注射 0.5~1.0mL，每日或隔日1次。

（2）艾灸法　取局部压痛点、曲池、天井等穴，隔姜灸，每日或隔日1次。

（3）火针法　将火针烧至发白后，点刺肘劳疼痛局部，深度为3~5分，隔日治疗1次。

第三十一单元 五官科病证的针灸治疗

细目一 目赤肿痛

◎ 要点一 目赤肿痛的辨证要点

目赤肿痛常与外感风热、时疫热毒之邪，或肝胆火盛等因素有关。病位在目，十二经脉中除手阳明大肠经外，其余五条阳经皆直接联系眼睛，足厥阴肝经与手少阴心经也联系目系，故目赤肿痛的发生与上述七条经脉有关，但与肝胆两经关系最为密切。各种外邪或肝胆之火，循经上扰，热毒蕴结目窍，均可导致目赤肿痛的发生。目赤肿痛以实证为主。

主症 目赤肿痛，羞明，流泪，眵多。

若起病较急，目睛红赤灼热，痒痛皆作，眵多清稀或黄黏，苔薄白或微黄，脉浮数者为外感风热；起病稍缓，病初眼有异物感，视物不清，继而目赤肿痛，眵多胶结，兼口苦咽干，苔黄，脉弦数者为肝胆火盛。

◎ 要点二 目赤肿痛的治法

疏风散热，消肿止痛。以局部腧穴及手阳明、足厥阴经穴为主。

◎ 要点三 目赤肿痛的选穴

主穴 睛明 太阳 风池 合谷 太冲

配穴 外感风热配少商、外关；肝胆火盛配行间、侠溪。

方义 取局部穴睛明、太阳宣泄患部郁热以消肿；目为肝之窍，阳明、厥阴等经脉均循行至目系，故取合谷调阳明经气以疏泄风热，太冲、风池分属于肝胆两经，上下相应，可导肝胆之火下行。

◎ 要点四 目赤肿痛的治疗操作

1. **基本刺灸方法** 毫针泻法，太阳、少商点刺出血。

2. **其他治疗**

（1）挑刺法 在两肩胛间寻找阳性反应点，或在大椎两旁0.5寸处选点挑刺。本法适用于急性结膜炎。

（2）耳针法 取眼、神门、肝，毫针刺或用压丸法。亦可在耳尖或耳背静脉点刺出血。

细目二 耳鸣耳聋

◎ 要点一 耳鸣耳聋的辨证要点

本病常与肝胆火旺、外感风邪和肾精亏耗等因素有关。病位在耳。肾开窍于耳，少阳经入耳中，故本病与肝胆、肾关系密切。火热或精亏致耳部脉络不通或失于濡养均可导致耳鸣、耳聋的发生。耳鸣、耳聋多为虚证，也有实证或虚实夹杂之证。

1. **实证**

主症 暴病耳聋，或耳中觉胀，耳鸣如潮，鸣声隆隆不断，按之不减。

兼耳闷胀，畏寒，发热，舌红，苔薄，脉浮数者为外感风邪；兼头胀，面赤，咽干，脉弦者为肝胆火盛；兼耳内憋气感明显，胸闷痰多，苔黄腻，脉弦滑者为痰火郁结。

2. **虚证**

主症 久病耳聋，耳鸣如蝉，时作时止，劳累则加剧，按之鸣声减弱。

兼头晕，遗精，带下，腰膝酸软，脉虚细者为肾精亏损；兼神疲乏力，食少腹胀，便溏，脉细弱者为脾胃虚弱。

◎ 要点二 耳鸣耳聋的治法

1. **实证** 疏风泻火，通络开窍。取局部腧穴及手足少阳经穴为主。

2. **虚证** 补肾养窍。取局部腧穴及足少阴经穴为主。

◎ 要点三 耳鸣耳聋的选穴

1. 实证

主穴　听会　翳风　中渚　侠溪

配穴　外感风邪配外关、合谷；肝胆火盛配行间、丘墟；痰火郁结配丰隆、阴陵泉。

方义　手足少阳经脉均绕行于耳之前后并入耳中，听会属足少阳经，翳风属手少阳经，两穴又均居耳部，可疏导少阳经气，主治耳疾；循经远取侠溪、中渚，通上达下，疏导少阳经气，宣通耳窍。

2. 虚证

主穴　听宫　翳风　太溪　肾俞

配穴　脾胃虚弱配气海、足三里。

方义　太溪、肾俞能补肾填精，上荣耳窍；听宫为手太阳经与手、足少阳经之交会穴，气通耳内，具有聪耳启闭之功，为治耳疾要穴；配手少阳经局部的翳风穴，可疏导少阳经气，宣通耳窍。

◎ 要点四 耳鸣耳聋的治疗操作

1. 基本刺灸方法　听会、听宫、翳风的针感宜向耳底或耳周传导为佳，余穴常规针刺，虚证可加灸。

2. 其他治疗

（1）头针法　取颞后线，毫针刺，间歇运针，留针20分钟。

（2）耳针法　取肾、肝、胆、内耳、皮质下、神门，毫针刺，或压丸法。

（3）穴位注射法　取翳风、完骨、肾俞、阳陵泉等穴，选用丹参注射液或维生素B_{12}注射液，每穴0.5～1mL。

细目三 鼻鼽

◎ 要点一 鼻鼽的辨证要点

鼻鼽是指突然和反复发作的以鼻痒、打喷嚏、流清涕、鼻塞等为主要表现的一种病证。呈季节性、阵发性发作，亦可常年发病。其发生常与正气不足、外邪侵袭等因素有关。病位在鼻，与肺、脾、肾三脏关系密切。基本病机是肺气失宣，鼻窍壅塞。

主症　鼻痒，打喷嚏，流清涕，鼻塞。

遇风冷易发，气短懒言，自汗，面色苍白，舌质淡，苔薄白，脉虚弱者，为肺气虚寒；患病日久，鼻塞、鼻胀较重，面色萎黄，四肢倦怠，舌淡胖，边有齿痕，苔薄白，脉弱无力者，为脾气虚弱；病久体弱，神疲倦怠，形寒肢冷，小便清长，舌质淡，苔白，脉沉细无力者，为肾阳亏虚。

◎ 要点二 鼻鼽的治法

调补正气，通利鼻窍。取局部腧穴、手阳明经穴为主。

◎ 要点三 鼻鼽的选穴

主穴　迎香　印堂　风池　合谷　足三里

配穴　肺气虚寒，配肺俞、气海；脾气虚弱，配脾俞、气海、胃俞；肾阳亏虚，配肾俞、命门。

◎ 要点四 鼻鼽的治疗操作

1. 基本刺灸方法　毫针平补平泻法。印堂由上往下沿皮直刺至鼻根部；迎香由下往上沿鼻唇沟斜刺。

2. 其他治疗

（1）耳针法　取内分泌、内鼻、肺、脾、肾，毫针刺，或用埋针法、压丸法。

（2）穴位敷贴法　取大椎、肺俞、膏肓、肾俞、膻中穴。用芥子30g，延胡索、甘遂、细辛、丁香、白芷各10g，研成粉末。上述药末用生姜汁调糊，涂纱布上，撒上适量肉桂粉，贴敷穴位。30～90分钟后去掉，以局部红晕微痛为度。

（3）皮肤针法　取夹脊穴（C_1～C_4）、背部第1侧线、前臂部手太阴肺经。叩刺至局部皮肤潮红。

细目四 牙痛

◎ 要点一 牙痛的辨证要点

牙痛常与外感风热、胃肠积热或肾气亏虚等

因素有关，并因遇冷、热、酸、甜等刺激时发作或加重。病位在齿，肾主骨，齿为骨之余，手、足阳明经分别入下齿、上齿，故本病与胃、肾关系密切。外邪与内热等因素均可伤及龈肉，灼烁脉络，发为牙痛。

主症　牙齿疼痛。

若起病急，牙痛甚而龈肿，伴形寒身热，脉浮数者为风火牙痛；牙痛剧烈，齿龈红肿或出脓血，口臭，口渴，便秘，舌红，苔黄燥，脉洪数者为胃火牙痛；起病较缓，牙痛隐作，时作时止，牙龈微红肿或见萎缩，齿浮动，舌红，少苔，脉细数者为虚火牙痛。

◎ 要点二　牙痛的治法

祛风泻火，通络止痛。取手、足阳明经穴为主。

◎ 要点三　牙痛的选穴

主穴　合谷　颊车　下关

配穴　风火牙痛配外关、风池；胃火牙痛配内庭、二间；虚火牙痛配太溪、行间。

方义　手足阳明经分入上下齿，合谷为手阳明经原穴，可清阳明之热，为治疗牙痛之要穴；颊车、下关属局部取穴，疏泄足阳明经气，消肿止痛。

◎ 要点四　牙痛的治疗操作

1. 基本刺灸方法　毫针泻法，或平补平泻。循经远取可左右交叉刺，合谷持续行针1~2分钟。虚火牙痛者，太溪可用补法。

2. 其他治疗

（1）耳针法　取口、颌、牙、神门、胃、肾，每次选用3~5穴，毫针中等强度刺激，或用压丸法。

（2）穴位敷贴法　将大蒜捣烂，于睡前贴敷双侧阳溪穴，至发泡后取下，用于龋齿疼痛。

细目五　咽喉肿痛

◎ 要点一　咽喉肿痛的辨证要点

咽喉肿痛的发生常与外感风热、饮食不节和体虚劳累等因素有关。本病病位在咽喉，咽通于胃，喉为肺系，肾经上循喉咙，结于廉泉，故本病与肺、胃、肾等脏腑关系密切。外感风热熏灼肺系，或肺胃二经郁热上壅，或肾阴亏耗，虚火上炎，均可导致咽喉肿痛的发生。基本病机是火热或虚火上灼咽喉。

主症　咽喉部红肿疼痛、吞咽不适。

兼发热，汗出，头痛，咳嗽，舌质红，苔薄白或微黄，脉浮数者为外感风热；兼吞咽困难，高热，口渴喜饮，大便秘结，小便黄赤，舌红，苔黄，脉数有力者为肺胃热盛；兼咽干微肿，疼痛以午后或入夜尤甚，或咽部异物感，手足心热，舌红，少苔，脉细数者为阴虚火旺。

◎ 要点二　咽喉肿痛的治法

1. 实证　清热利咽，消肿止痛。取手太阴、手阳明经穴为主。

2. 虚证　滋阴降火，利咽止痛。取手太阴、足少阴经穴为主。

◎ 要点三　咽喉肿痛的选穴

1. 实证

主穴　少商　合谷　尺泽　关冲

配穴　外感风热配风池、外关；肺胃热盛配内庭、鱼际。

方义　少商为手太阴肺经的井穴，点刺出血，可清泻肺热，为治疗实证咽喉肿痛的要穴；合谷疏泄阳明郁热；尺泽为手太阴经合穴，以泻肺经实热；关冲为手少阳三焦经的井穴，点刺出血，可清泻三焦之火，消肿利咽。

2. 虚证

主穴　太溪　照海　列缺　鱼际

方义　太溪为肾经原穴，有滋阴降火作用；照海亦属肾经，又通阴跷脉，列缺属手太阴肺经，通任脉，二穴相配，为八脉交会组穴，擅治咽喉疾患；鱼际为手太阴经的荥穴，可清肺热、利咽喉。

◎ 要点四　咽喉肿痛的治疗操作

1. 基本刺灸方法　实证用泻法，少商、关冲点刺出血；虚证用补法或平补平泻法，列缺、照海行针时可配合做吞咽动作。

2. 其他治疗

（1）三棱针法　取少商、商阳、耳背静脉，点刺出血。

（2）皮肤针法　取合谷、大椎、后颈部、颌下、耳垂下方。中度或重度刺激。

（3）耳针法　取咽喉、心、扁桃体、耳尖等。毫针刺，或用压丸法。

细目六　近　视

◎ 要点一　近视的辨证要点

近视常与先天禀赋不足、后天用眼不当，或劳心伤神等因素有关。病位在目，与心、肝、肾关系密切。肝开窍于目，足厥阴肝经上目系，手少阴心经系目系。各种内外因素，导致目络瘀阻，或目失所养均可导致近视的发生。本病多为虚实夹杂之证。

主症　视近清晰，视远模糊，视力减退。

兼见眼易疲劳，神疲乏力，面色不华，头晕心悸，纳呆便溏，舌淡，脉细者为心脾两虚；兼见目干涩，耳鸣腰酸，舌红，少苔，脉细者为肝肾不足。

◎ 要点二　近视的治法

调气活血，养肝明目。以局部腧穴及足太阳、足少阳经穴为主。

◎ 要点三　近视的选穴

主穴　睛明　承泣　风池　光明

配穴　心脾两虚配心俞、脾俞、足三里；肝肾不足配肝俞、肾俞、太溪、太冲。

方义　近取睛明、承泣，可疏通眼部经气，活血通络明目；风池为足少阳与阳维脉之交会穴，内与眼络相连，光明为足少阳经之络穴，与肝相通，两穴相配可疏调眼络，养肝明目。

◎ 要点四　近视的治疗操作

1. 基本刺灸方法　主穴宜平补平泻，配穴均用补法，可加灸。

2. 其他治疗

（1）皮肤针法　取眼周腧穴、风池，轻度或中度叩刺，至皮肤潮红为度。

（2）耳针法　取眼、肝、肾、心、脾、神门，每次选用2~3穴，毫针刺或用压丸法。

第三十二单元　急症及其他病证的针灸治疗

细目一　晕　厥

◎ 要点一　晕厥的辨证要点

晕厥常与气血不足、恼怒等因素有关。病位在脑，与肝、心、脾关系密切。体质虚弱或情志过激，导致阴阳之气不相顺接，气血运行失常导致晕厥的发生。晕厥以实证为多见，亦有虚实夹杂之证。

突然昏仆，兼面色苍白，四肢厥冷，舌淡，苔薄白，脉细缓无力者，为虚证；素体健壮，偶因外伤、恼怒等致突然昏仆，兼呼吸急促，牙关紧闭，舌淡，苔薄白，脉沉弦者，为实证。

◎ 要点二　晕厥的治法

苏厥醒神。以督脉穴为主。

◎ 要点三　晕厥的选穴

主穴　水沟　百会　内关　足三里

配穴　虚证配气海、关元；实证配合谷、太冲。

方义　水沟、百会为督脉穴，为醒脑开窍之要穴；内关为心包经之络穴，可醒神宁心；足三里补益气血，使气血上奉于头以苏厥醒神。

◎ 要点四　晕厥的治疗操作

1. 基本刺灸方法　毫针虚补实泻法。

2. 其他治疗

（1）耳针法　取心、脑、神门、皮质下、肾上腺，选2~4穴，毫针刺，实证用较强刺激，间歇行针，虚证用弱刺激。

（2）三棱针法　取太阳、十二井穴或十宣，用三棱针点刺出血数滴。适用于实证。

（3）指针法　取水沟、内关、太冲，用拇指重力掐按，以患者出现疼痛反应并苏醒为度。

细目二　内脏绞痛

◎ 要点一　内脏绞痛的辨证要点

1. 心绞痛的辨证要点　心绞痛常与寒邪内侵、情志失调、饮食不当、年老体虚等因素有关。本病病位在心，与肝、肾、脾、胃有关。各种外邪或脏腑内伤，导致心脉不通，或心脉失养，心络不畅，均可导致心绞痛的发生。心绞痛以实证为多见，亦有虚证或虚实夹杂之证。

七情诱发，胸闷及心区压榨性疼痛，烦躁不宁，脉弦紧者为气滞血瘀；遇寒诱发，唇甲青紫，心痛如刺，心痛彻背，舌质紫暗，脉涩者为寒邪凝滞；胸中痞闷而痛，痛彻肩背，喘不得卧，喉中痰鸣，舌胖，苔腻，脉滑者为痰浊阻络；面色苍白或表情淡漠，甚至心痛彻背，大汗淋漓，气促息微，四肢厥冷，唇甲青紫或淡白，舌淡红，苔薄白，脉沉细微者为阳气虚衰。

2. 胆绞痛的辨证要点　胆绞痛常与情志不遂、饮食不节、蛔虫阻滞等因素有关。病位在胆，与肝关系密切。各种因素导致胆腑气机壅阻，不通则痛。胆绞痛多实证。

突然作痛，呈持续性并阵发性加剧，疼痛常放射至右肩胛区，兼恶心呕吐，黄疸，舌苔黄腻，脉滑数者为肝胆湿热；兼胁肋胀痛，走窜不定，脉弦者为肝胆气滞；突发剧烈绞痛，有钻顶

感，呈阵发性，脉紧者为蛔虫妄动。

3. 肾绞痛的辨证要点　常与湿热之邪相关。本病病位在肾，与膀胱、脾关系密切。湿热蕴结下焦，煎熬尿液成石，阻于水道，通降失利导致肾绞痛的发生。肾绞痛以实证为主，久发可由实转虚。

突发绞痛，疼痛从后腰肾区，向腹部、同侧阴囊、大腿内侧放射，兼小便时有中断，尿血，舌红，苔黄腻，脉弦滑数者为下焦湿热；尿痛已久，兼排尿无力，小便断续，舌质淡，苔薄白，脉弦紧者为肾气不足。

◎ 要点二　内脏绞痛的治法

1. 心绞痛　通阳行气，活血止痛。以手厥阴、手少阴经穴为主。

2. 胆绞痛　疏肝利胆，行气止痛。以足少阳经穴、胆的俞募穴为主。

3. 肾绞痛　清利湿热，通淋止痛。以足太阴经穴与相应背俞穴为主。

◎ 要点三　内脏绞痛的选穴

1. 心绞痛

主穴　内关　郄门　阴郄　膻中

配穴　气滞血瘀配太冲、血海；寒邪凝滞配神阙、至阳；痰浊阻络配中脘、丰隆；阳气虚衰配心俞、至阳。

方义　内关为手厥阴经络穴，又为八脉交会穴之一，通阴维脉，能调理心气，活血通络，为治疗心绞痛的特效穴；郄门、阴郄分别为手厥阴经和手少阴经郄穴，活血、缓急、止痛；膻中为心包之募穴，又为气会，可疏调气机，治心胸疾患。

2. 胆绞痛

主穴　胆囊　阳陵泉　胆俞　日月

配穴　肝胆湿热配内庭、阴陵泉；肝胆气滞配太冲、丘墟；蛔虫妄动配迎香透四白。

方义　胆囊穴为治疗胆腑疾病的经验穴；阳陵泉为胆之下合穴，可利胆止痛；胆俞为胆之背俞穴，日月为胆之募穴，俞募相配，疏调肝胆气

机，共奏疏肝利胆之功。

3. 肾绞痛

主穴　肾俞　膀胱俞　中极　三阴交　阴陵泉

配穴　下焦湿热配委阳、合谷；肾气不足配气海、关元。

方义　本病病位在肾与膀胱，肾俞、膀胱俞为二者的背俞穴，可助膀胱气化，清利下焦湿热，达调气止痛的目的；中极为膀胱募穴；三阴交为肝、脾、肾三经之交会，鼓舞肾气，利尿通淋；阴陵泉清利湿热，通淋止痛。

◎ 要点四　内脏绞痛的治疗操作

1. 基本刺灸方法

（1）心绞痛　毫针泻法。寒证、虚证加艾灸。

（2）胆绞痛　毫针泻法。日月、胆俞注意针刺方向，勿深刺。

（3）肾绞痛　毫针泻法。

2. 其他治疗

（1）耳针法治疗心绞痛　取心、小肠、交感、神门、内分泌，每次选3~5穴，毫针刺，中等刺激。

（2）耳针法治疗胆绞痛　取肝、胰胆、交感、神门、耳迷根，急性发作时采用毫针刺，强刺激，持续捻针。剧痛缓解后行压丸法，两耳交替进行。

（3）耳针法治疗肾绞痛　取肾、输尿管、交感、皮质下、三焦，毫针刺，强刺激。

细目三　肥胖症

◎ 要点一　肥胖症的辨证要点

肥胖常与劳役过度、饮食起居失常、情志内伤等因素有关。与胃、肠、脾、肾关系密切。多种外邪及内伤因素导致五脏气血阴阳失调，水湿、痰浊、膏脂等壅盛于体内而致肥胖。本病以实证为主，亦有虚证。

形体壮硕者属实，肥胖臃肿虚浮者属虚；肌肤紧而结实者为实，肌肤松弛者为虚。

兼消谷善饥，大便干燥，舌质红，苔黄腻，脉滑数者为胃肠积热；兼食欲不振，大便溏薄，舌淡，苔薄，脉细弱者为脾胃虚弱；兼畏寒怕冷，头晕腰酸，月经不调或阳痿早泄，舌淡，苔薄，脉沉细者为肾阳亏虚。

◎ 要点二　肥胖症的治法

祛湿化痰，通经活络。取任脉穴及手足阳明、足太阴经穴为主。

◎ 要点三　肥胖症的选穴

主穴　曲池　天枢　阴陵泉　丰隆　太冲

配穴　胃肠积热配上巨虚、内庭；脾胃虚弱配脾俞、足三里；肾阳亏虚配肾俞、关元。心悸配神门、内关；胸闷配膻中、内关；嗜睡配照海、申脉；腹部肥胖配归来、下脘、中极；便秘配支沟；性功能减退配关元、肾俞；下肢水肿配三阴交、水分。

方义　肥胖多责之脾胃肠腑。曲池为手阳明大肠经的合穴，天枢为大肠的募穴，两穴相配，可通利肠腑，降浊消脂；阴陵泉为足太阴脾经之合穴，健脾祛湿，丰隆乃足阳明胃经之络穴，为治痰要穴，两穴合用，可分利水湿、蠲化痰浊；太冲疏肝理气。

◎ 要点四　肥胖症的治疗操作

1. 基本刺灸方法　毫针虚补实泻法。

2. 其他治疗

（1）耳针法　取口、胃、脾、肺、三焦、内分泌、皮质下，每次选用3~5穴，毫针刺，或用埋针法、压丸法。

（2）皮肤针法　根据前述主穴、配穴取穴；并选局部阿是穴，用皮肤针叩刺。实证重力叩刺，以皮肤渗血为度；虚证中等力度刺激，以皮肤潮红为度。

（3）电针法　根据基本治疗处方取穴，选2~3对腧穴，疏密波，强刺激，20~30分钟。

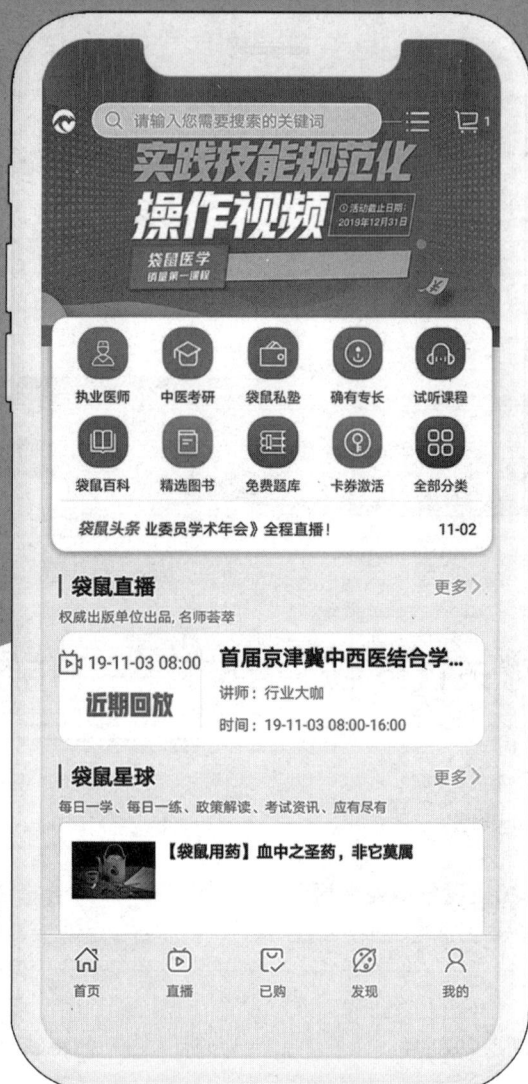

中医执业医师资格考试
医学综合指导用书

（具有规定学历 师承或确有专长）

（下册）

国家中医药管理局中医师资格认证中心
中医类别医师资格考试专家委员会 编写

中国中医药出版社
·北 京·

图书在版编目（CIP）数据

中医执业医师资格考试医学综合指导用书：具有规定学历 师承或确有专长：全3册/
国家中医药管理局中医师资格认证中心中医类别医师资格考试专家委员会编写.
—北京：中国中医药出版社，2020.1
ISBN 978-7-5132-5859-3

Ⅰ.①中⋯ Ⅱ.①国⋯ Ⅲ.①中医师-资格考试-自学参考资料 Ⅳ.①R2

中国版本图书馆CIP数据核字（2019）第241714号

中国中医药出版社出版

北京经济技术开发区科创十三街31号院二区8号楼
邮政编码 100176
传真 010-64405750
山东临沂新华印刷物流集团有限责任公司印刷
各地新华书店经销

开本 889×1194 1/16 印张 88.75 字数 2290千字
2020年1月第1版 2020年1月第1次印刷
书号 ISBN 978-7-5132-5859-3

定价 388.00元
网址 www.cptcm.com

社 长 热 线 010-64405720
购 书 热 线 010-89535836
维 权 打 假 010-64405753

微信服务号 zgzyycbs
微商城网址 https://kdt.im/LIdUGr
官 方 微 博 http://e.weibo.com/cptcm
天猫旗舰店网址 https://zgzyycbs.tmall.com

如有印装质量问题请与本社出版部联系（010-64405510）

目 录

（下册）

西医综合

诊断学基础

第一单元　症状学 …………………… 887

　细目一　发热 …………………… 887

　细目二　头痛 …………………… 889

　细目三　胸痛 …………………… 889

　细目四　腹痛 …………………… 890

　细目五　咳嗽与咳痰 …………… 892

　细目六　咯血 …………………… 892

　细目七　呼吸困难 ……………… 893

　细目八　水肿 …………………… 895

　细目九　恶心与呕吐 …………… 896

　细目十　呕血与黑便 …………… 897

　细目十一　黄疸 ………………… 897

　细目十二　抽搐 ………………… 899

　细目十三　意识障碍 …………… 899

第二单元　问诊 …………………… 901

第三单元　检体诊断 ……………… 902

　细目一　基本检查法 …………… 902

　细目二　全身状态检查及临床意义 …… 903

　细目三　皮肤检查及临床意义 … 907

　细目四　淋巴结检查 …………… 908

　细目五　头部检查 ……………… 909

　细目六　颈部检查 ……………… 912

　细目七　胸壁及胸廓检查 ……… 912

　细目八　肺和胸膜检查 ………… 914

　细目九　心脏、血管检查 ……… 917

　细目十　腹部检查 ……………… 923

　细目十一　肛门、直肠检查及临床意义

　　　　　　 …………………… 928

　细目十二　脊柱与四肢检查及临床意义

　　　　　　 …………………… 928

　细目十三　神经系统检查及临床意义 …… 929

第四单元　实验室诊断 …………… 932

　细目一　血液的一般检查及临床意义 …… 932

　细目二　血栓与止血检查 ……… 935

　细目三　骨髓检查 ……………… 936

　细目四　肝脏病实验室检查 …… 937

　细目五　肾功能检查 …………… 941

　细目六　常用生化检查 ………… 943

　细目七　酶学检查 ……………… 946

　细目八　免疫学检查 …………… 948

　细目九　尿液检查 ……………… 951

　细目十　粪便检查 ……………… 953

　细目十一　痰液检查 …………… 954

　细目十二　浆膜腔穿刺液检查 … 954

　细目十三　脑脊液检查 ………… 955

第五单元　心电图诊断 …………… 956

　细目一　心电图基本知识 ……… 956

　细目二　心电图测量，正常心电图及临床

　　　　　意义 …………………… 957

　细目三　常见异常心电图及临床意义 …… 959

第六单元　影像诊断 ……………… 962

　细目一　超声诊断 ……………… 962

细目二　放射诊断 ················· 963

细目三　放射性核素诊断 ········· 971

第七单元　病历与诊断方法 ············· 972

内科学（师承或确有专长人员不测试）

第一单元　呼吸系统疾病 ············· 974

细目一　慢性阻塞性肺疾病 ········· 974

细目二　慢性肺源性心脏病 ········· 976

细目三　支气管哮喘 ·············· 979

细目四　肺炎 ····················· 982

细目五　原发性支气管肺癌 ········· 986

细目六　慢性呼吸衰竭 ············· 989

第二单元　循环系统疾病 ············· 992

细目一　急性心力衰竭 ············· 992

细目二　慢性心力衰竭 ············· 995

细目三　心律失常 ·················· 999

细目四　快速性心律失常 ··········· 1000

细目五　缓慢性心律失常 ··········· 1003

细目六　心脏骤停与心肺复苏 ······· 1004

细目七　原发性高血压 ············· 1008

细目八　冠状动脉性心脏病 ········· 1014

细目九　心绞痛 ··················· 1014

细目十　急性心肌梗死 ············· 1017

细目十一　心脏瓣膜病 ············· 1021

第三单元　消化系统疾病 ············· 1026

细目一　慢性胃炎 ················· 1026

细目二　消化性溃疡 ··············· 1028

细目三　胃癌 ····················· 1031

细目四　溃疡性结肠炎 ············· 1033

细目五　肝硬化 ··················· 1037

细目六　原发性肝癌 ··············· 1040

细目七　急性胰腺炎 ··············· 1043

第四单元　泌尿系统疾病 ············· 1047

细目一　慢性肾小球肾炎 ··········· 1047

细目二　尿路感染 ················· 1049

细目三　慢性肾脏病（慢性肾衰竭）··· 1053

第五单元　血液系统疾病 ············· 1057

细目一　缺铁性贫血 ··············· 1057

细目二　再生障碍性贫血 ··········· 1059

细目三　白血病 ··················· 1062

细目四　急性白血病 ··············· 1062

细目五　慢性髓细胞白血病 ········· 1067

细目六　白细胞减少症 ············· 1068

细目七　原发免疫性血小板减少症 ··· 1070

细目八　骨髓增生异常综合征 ······· 1072

第六单元　内分泌与代谢疾病 ········· 1075

细目一　甲状腺功能亢进症 ········· 1075

细目二　甲状腺功能减退症 ········· 1079

细目三　糖尿病 ··················· 1081

细目四　糖尿病酮症酸中毒 ········· 1088

细目五　血脂异常 ················· 1090

细目六　高尿酸血症与痛风 ········· 1093

第七单元　结缔组织病 ··············· 1096

细目一　类风湿关节炎 ············· 1096

细目二　系统性红斑狼疮 ··········· 1100

第八单元　神经系统疾病 ············· 1104

细目一　癫痫 ····················· 1104

细目二　短暂性脑缺血发作 ········· 1109

细目三　脑梗死 ··················· 1111

细目四　脑出血 ··················· 1116

细目五　蛛网膜下腔出血 ··········· 1119

第九单元　常见急危重症 ············· 1121

细目一　休克 ····················· 1121

细目二　急性上消化道出血 ········· 1126

细目三　急性中毒 ················· 1129

细目四　中暑 ····················· 1135

传染病学

第一单元　传染病学总论 ············· 1138

细目一　感染与免疫 ··············· 1138

细目二　传染病的流行过程 ………… 1141

细目三　传染病的特征 ……………… 1143

细目四　传染病的诊断 ……………… 1145

细目五　传染病的治疗 ……………… 1146

细目六　传染病的预防 ……………… 1147

第二单元　病毒感染 ………………… 1149

细目一　病毒性肝炎 ………………… 1149

细目二　流行性感冒 ………………… 1164

细目三　人感染高致病性禽流感 …… 1168

细目四　艾滋病 ……………………… 1170

细目五　流行性出血热 ……………… 1174

细目六　狂犬病 ……………………… 1179

细目七　流行性乙型脑炎 …………… 1182

第三单元　细菌感染 ………………… 1187

细目一　流行性脑脊髓膜炎 ………… 1187

细目二　伤寒 ………………………… 1191

细目三　细菌性痢疾 ………………… 1196

细目四　霍乱 ………………………… 1201

细目五　结核病 ……………………… 1206

细目六　布鲁菌病 …………………… 1211

第四单元　消毒与隔离 ……………… 1214

细目一　消毒 ………………………… 1214

细目二　隔离 ………………………… 1217

细目三　医院感染 …………………… 1217

医学人文

医学伦理学

第一单元　医学伦理学与医学目的、医学
模式 ………………………………… 1223

细目一　医学伦理学 ………………… 1223

细目二　医学目的、医学模式 ……… 1223

第二单元　中国医学的道德传统 …… 1224

细目一　中国古代医学家的道德境界 … 1224

细目二　中国现代医学家的道德境界 … 1225

细目三　中国当代医学家的道德境界 … 1225

第三单元　医学伦理学的理论基础 …… 1226

细目一　生命论 ……………………… 1226

细目二　人道论 ……………………… 1226

细目三　美德论 ……………………… 1226

细目四　功利论 ……………………… 1227

细目五　道义论 ……………………… 1227

第四单元　医学道德的规范体系 …… 1227

细目一　医学道德原则 ……………… 1227

细目二　医学道德规范 ……………… 1227

细目三　医学道德范畴 ……………… 1228

第五单元　处理与患者关系的道德要求 … 1229

细目一　医患关系的特点 …………… 1229

细目二　与患者沟通的道德要求 …… 1229

第六单元　处理医务人员之间关系的道德要求
………………………………………… 1230

细目一　正确处理医务人员之间关系的
意义 ………………………………… 1230

细目二　正确处理医务人员之间关系的
道德原则 …………………………… 1230

第七单元　临床诊疗的道德要求 …… 1231

细目一　临床诊疗的道德原则 ……… 1231

细目二　临床诊断的道德要求 ……… 1231

细目三　临床治疗的道德要求 ……… 1231

细目四　新技术临床应用的道德要求 … 1232

第八单元　医学研究的道德要求 …… 1233

细目一　医学科研工作的基本道德要求
………………………………………… 1233

细目二　人体试验的道德要求 ……… 1233

第九单元　医学道德的评价与良好医德的
养成 ………………………………… 1234

细目一　医学道德评价 ……………… 1234

细目二　医学道德教育 ……………… 1234

细目三　医学道德修养 ……………… 1235

第十单元　医学伦理学文献 ………… 1235

细目一 国外文献 ……………… 1235　　细目二 国内文献 ……………… 1236

卫生法规

第一单元 卫生法概述 …………… 1237

细目一 卫生法的概念和渊源 ……… 1237

细目二 卫生法的基本原则和作用 …… 1238

第二单元 卫生法律责任 …………… 1238

细目一 卫生民事责任 …………… 1238

细目二 卫生行政责任 …………… 1239

细目三 卫生刑事责任 …………… 1239

第三单元 《中华人民共和国执业医师法》
………………… 1240

细目一 执业医师的概念及职责 ……… 1240

细目二 医师资格考试制度 ………… 1240

细目三 医师执业注册制度 ………… 1240

细目四 执业医师的权利、义务和执业
规则 …………… 1241

细目五 《执业医师法》规定的法律责任
………………… 1241

第四单元 《中华人民共和国药品管理法》
………………… 1242

细目一 概述 …………… 1242

细目二 禁止生产（包括配制）、销售假药
与劣药 …………… 1243

细目三 特殊药品的管理 ………… 1243

细目四 《药品管理法》及相关法规、规章
对医疗机构及其人员的有关规定
………………… 1244

细目五 《药品管理法》规定的法律责任
………………… 1245

第五单元 《中华人民共和国传染病防治法》
………………… 1246

细目一 概述 …………… 1246

细目二 传染病预防与疫情报告 ……… 1246

细目三 传染病疫情控制措施及医疗

救治 …………… 1248

细目四 相关机构及其人员违反《传染病
防治法》有关规定应承担的法律
责任 …………… 1249

第六单元 《突发公共卫生事件应急条例》
………………… 1250

细目一 概述 …………… 1250

细目二 突发公共卫生事件的预防与应急
准备 …………… 1250

细目三 突发公共卫生事件的报告与信息
发布 …………… 1250

细目四 突发公共卫生事件的应急处理
………………… 1251

细目五 《突发公共卫生事件应急条例》
规定的法律责任 ………… 1251

第七单元 《医疗纠纷预防和处理条例》
………………… 1252

细目一 概述 …………… 1252

细目二 医疗纠纷的预防 ………… 1252

细目三 医疗纠纷的处理 ………… 1254

细目四 法律责任 …………… 1255

第八单元 《中华人民共和国中医药法》
………………… 1256

细目一 概述 …………… 1256

细目二 中医药服务 …………… 1257

细目三 中药保护与发展 ………… 1258

细目四 中医药人才培养与科学研究、中医药
传承与文化传播 ………… 1259

细目五 保障措施与法律责任 ……… 1259

第九单元 《医疗机构从业人员行为规范》
………………… 1260

附录　中医执业医师资格考试大纲（2020年版）·医学综合考试 ……………… 1265

西医综合

诊断学基础

第一单元　症状学

细目一　发　热

◎ 要点一　发热的概念

发热是指机体在致热原的作用下，或各种原因引起体温调节中枢功能障碍，导致体温升高超出正常范围。

◎ 要点二　发热的病因

1. 感染性发热　临床最多见，各种病原体所引起的急、慢性感染均能引起感染性发热。常见病因见下表。

感染性发热的常见病因

病原体	常见疾病
病毒	病毒性上呼吸道感染、病毒性肝炎、流行性乙型脑炎、脊髓灰质炎、麻疹、流行性感冒、流行性腮腺炎、水痘等
细菌	伤寒、结核病、布氏杆菌病、细菌性心内膜炎、肺炎链球菌性肺炎、猩红热、急性细菌性痢疾、丹毒、流行性脑脊髓膜炎等
支原体	肺炎支原体肺炎
立克次体	斑疹伤寒、恙虫病
螺旋体	钩端螺旋体病、回归热
真菌	念珠菌病、隐球菌病
寄生虫	疟疾、急性血吸虫病、阿米巴肝病

2. 非感染性发热

（1）无菌性坏死物质吸收　如大手术、内出血、大面积烧伤、恶性肿瘤、白血病、急性溶血、急性心肌梗死或肢体坏死等。

（2）抗原-抗体反应　如风湿热、血清病、药物热、系统性红斑狼疮、皮肌炎、类风湿关节炎等。

（3）内分泌与代谢障碍　如甲状腺功能亢进症、重度脱水等。

（4）皮肤散热减少　如广泛性皮炎、鱼鳞癣、慢性心功能不全等。

（5）体温调节中枢功能失常　如脑出血、脑外伤、中暑、安眠药中毒等直接损害体温调节中枢，使其功能失常而发热。

（6）自主神经功能紊乱　影响正常的体温调节过程，使产热大于散热，属功能性发热，多为低热。

◎ 要点三　发热的临床表现

1. 发热的临床分度　以口腔温度为标准，可将发热分为：低热：37.3～38℃；中等度热：38.1～39℃；高热：39.1～41℃；超高热：41℃以上。

2. 发热的临床经过

（1）**体温上升期**　临床表现为疲乏无力、肌肉酸痛、畏寒或寒战、皮肤苍白、干燥、无汗等。

体温上升有两种方式：①骤升型：体温在几小时内达39～40℃或以上，常伴有寒战，小儿易伴有惊厥。见于肺炎链球菌性肺炎、疟疾、败血症、流感、急性肾盂肾炎、输液反应或某些药物反应等。②缓升型：体温于数日内缓慢上升达高峰，多不伴寒战。见于伤寒、结核病等。伤寒初期体温以阶梯状上升为特征。

（2）**高热持续期**　临床表现为皮肤潮红而灼热，呼吸加快加深，心率增快，常出汗。此期可持续数小时（如疟疾）、数日（如肺炎、流感）或数周（如伤寒极期）。

（3）**体温下降期**　表现为出汗多、皮肤潮湿。

降温的方式有两种：①骤降：体温于数小时内迅速下降至正常，有时甚至可低于正常，伴有大汗。见于疟疾、肺炎链球菌性肺炎、急性肾盂肾炎及输液反应等。②渐降：体温于数日内逐渐降至正常，见于伤寒缓解期、风湿热等。

3. 热型与临床意义

（1）**稽留热**　体温持续于39～40℃以上，24小时波动范围不超过1℃，达数日或数周。见于肺炎链球菌性肺炎、伤寒和斑疹伤寒高热期。

（2）**弛张热**　体温在39℃以上，但波动幅度大，24小时内体温波动在2℃以上，最低时仍高于正常水平。常见于败血症、风湿热、重症肺结核、化脓性炎症等。

（3）**间歇热**　高热期与无热期交替出现，即体温骤升达高峰后持续数小时，又迅速降至正常水平，无热期（间歇期）可持续1日至数日，如此反复发作。见于疟疾、急性肾盂肾炎等。

（4）**回归热**　体温骤然升至39℃以上，持续数日后又骤然下降至正常水平，高热期与无热期各持续若干日后即有规律地交替一次。见于回归热、霍奇金病等。

（5）**波状热**　体温逐渐升高达39℃或以上，数天后逐渐下降至正常水平，数天后再逐渐升高，如此反复多次。见于布氏杆菌病。

（6）**不规则热**　发热无一定规律，可见于结核病、风湿热、支气管肺炎、渗出性胸膜炎、感染性心内膜炎等。

◎ 要点四　发热的问诊要点及临床意义

1. 病史　有无传染病接触史、外伤史、药物或毒物接触史、手术史等。

2. 临床特点　起病缓急、发热程度、持续时间等。

3. 伴随症状

（1）**伴寒战**　见于肺炎链球菌肺炎、败血症、急性溶血性疾病、急性胆囊炎、疟疾等。

（2）**伴头痛、呕吐或昏迷**　见于乙型脑炎、流行性脑脊髓膜炎、脑型疟疾、脑出血、蛛网膜下腔出血、中毒性痢疾等。

（3）**伴关节痛**　常见于结核病、结缔组织病等。

（4）**伴淋巴结及肝脾肿大**　可见于血液病、恶性肿瘤、布氏杆菌病、黑热病、传染性单核细胞增多症等。

（5）**伴尿频、尿急、尿痛**　提示尿路感染。

（6）**伴咳嗽、咳痰、胸痛**　常见于支气管炎、肺炎、胸膜炎、肺结核等。

（7）**伴恶心、呕吐、腹痛、腹泻**　见于急性胃肠炎、细菌性痢疾等。

（8）**伴皮肤黏膜出血**　见于流行性出血热、钩端螺旋体病、急性白血病、急性再生障碍性贫血、败血症、重型麻疹及病毒性肝炎等。

（9）**伴结膜充血**　见于流行性出血热、斑疹伤寒、钩端螺旋体病等。

（10）**伴口唇单纯疱疹**　见于肺炎链球菌肺炎、流行性脑脊髓膜炎、间日疟、流行性感冒等。

细目二　头　痛

◎ 要点一　头痛的概念

头痛是指局限于头颅上半部的疼痛，主要有额、顶、颞及枕部的疼痛，是临床常见的症状之一。

◎ 要点二　头痛的病因

1. **颅内病变**　见于脑出血、蛛网膜下腔出血、脑肿瘤、颅脑外伤、流行性脑脊髓膜炎、偏头痛等。

2. **颅外病变**　见于颈椎病、三叉神经痛，眼、耳、鼻和齿等疾病所致的头痛。

3. **全身性疾病**　见于各种感染发热、高血压病、中毒、中暑、月经期及绝经期头痛等。

4. **神经症**　见于神经衰弱及癔症性头痛等。

◎ 要点三　头痛的问诊要点及临床意义

1. **病史**　询问患者有无头颅外伤史、感染、发热、中毒、高血压、青光眼、鼻窦炎、偏头痛、脑炎、脑膜炎、颅脑肿瘤、使用药物史及精神疾病史等。

2. **头痛的特点**

（1）**头痛的病因及诱因**　眼疲劳引起的头痛发生在用眼过度，尤其是较长时间近距离用眼时；紧张性头痛多因过度紧张、劳累而诱发或加重；女性偏头痛在月经期容易发作；感染或中毒可引发头痛，并且随病情变化而减轻或加重；高血压头痛多在血压未得到控制时出现或加重；头颅外伤头痛发生在受伤后；颅脑病变头痛可发生在典型症状或诊断明确前，常与病变过程伴随。

（2）**头痛的部位**　大脑半球的病变疼痛多位于病变的同侧，以额部为多，并向颞部放射；小脑幕以下病变引起的头痛多位于后枕部；青光眼引起的头痛多位于眼的周围或眼上部。

（3）**头痛的性质**　三叉神经痛表现为颜面部发作性电击样疼痛；舌咽神经痛的特点是咽后部发作性疼痛并向耳及枕部放射；血管性头痛为搏动样头痛。

（4）**头痛的时间**　鼻窦炎引起的头痛多为上午重下午轻；紧张性头痛多在下午或傍晚出现；颅内占位性头痛在早上起床时较明显；丛集性头痛常在夜间发生；药物引起的头痛一般出现在用药后 15～30 分钟，持续时间与药物半衰期有关。

3. **伴随症状**

（1）**伴发热**　体温升高与头痛同时出现见于脑炎、脑膜炎等感染；先头痛后出现发热见于脑出血、脑外伤等。

（2）**伴呕吐**　见于脑膜炎、脑炎、脑肿瘤等引起的颅内压增高；头痛在呕吐后减轻可见于偏头痛。

（3）**伴意识障碍**　见于脑炎、脑膜炎、脑出血、蛛网膜下腔出血、脑肿瘤、脑外伤、一氧化碳中毒等。

（4）**伴眩晕**　见于小脑肿瘤、椎-基底动脉供血不足等。

（5）**伴脑膜刺激征**　见于脑膜炎、蛛网膜下腔出血。

细目三　胸　痛

◎ 要点一　胸痛的概念

胸痛是指颈部与上腹之间的不适或疼痛，主要是由胸部疾病引起，有时腹腔疾病也可引起胸痛。胸痛的程度因个体痛阈差异而不同，与病情轻重程度不完全一致。

◎ 要点二　胸痛的病因

1. **胸壁疾病**

（1）**皮肤及皮下组织病变**　如蜂窝组织炎、乳腺炎等。

（2）**肌肉病变**　如外伤、劳损、肌炎等。

（3）**肋骨病变**　如肋软骨炎、肋骨骨折等。

（4）**肋间神经病变**　如肋间神经炎、带状疱疹等。

2. 心血管疾病

（1）心绞痛、心肌梗死等。

（2）急性心包炎、肥厚型心肌病等。

（3）血管病变，如胸主动脉瘤、主动脉夹层、肺梗死等。

（4）心脏神经症。

3. 呼吸系统疾病

（1）支气管及肺部病变　如支气管肺癌、肺炎、肺结核等累及胸膜。

（2）胸膜病变　如急性胸膜炎、自发性气胸、胸膜肿瘤等。

4. 其他

（1）食管疾病　如食管炎、食管癌等。

（2）纵隔疾病　如纵隔气肿、纵隔肿瘤。

（3）腹部疾病　如肝脓肿、胆囊炎、胆石症、膈下脓肿等。

◎ **要点三　胸痛的问诊要点及临床意义**

1. 发病年龄与病史　青壮年胸痛，应注意各种病因引起的胸膜炎、自发性气胸、心肌病等；40岁以上者应多考虑心绞痛、心肌梗死与肺癌等。并注意询问患者有无高血压、心脏病、动脉硬化、肺及胸膜疾病、胸部手术史、外伤史，有无大量吸烟史等。

2. 胸痛的部位　胸痛的部位，常常是胸部病变的部位。如带状疱疹引起的胸痛，表现为成簇的水疱沿一侧肋间神经分布伴剧痛；非化脓性肋软骨炎，多侵犯第1、2肋软骨；心绞痛与急性心肌梗死的疼痛常位于胸骨后或心前区，常牵涉至左肩背、左臂内侧；食管、膈和纵隔肿瘤也位于胸骨后疼痛，常伴进食或吞咽时加重；自发性气胸、急性胸膜炎的胸痛，多位于患侧的腋前线及腋中线附近。

3. 胸痛的性质　带状疱疹呈阵发性的灼痛或刺痛；肌痛常呈酸痛；骨痛呈刺痛；食管炎常呈灼痛或灼热感；心绞痛常呈压榨样痛，可伴有窒息感；心肌梗死疼痛更为剧烈，并有恐惧、濒死感；干性胸膜炎常呈尖锐刺痛或撕裂痛，呼吸

时加重，屏气时消失；原发性肺癌、纵隔肿瘤可有胸部闷痛；肺梗死为突然的剧烈刺痛或绞痛，常伴有呼吸困难与发绀。

4. 胸痛持续时间　平滑肌痉挛或血管狭窄缺血所致的疼痛为阵发性，心绞痛的发作时间短暂，常为数分钟，不超过15分钟，而心肌梗死的疼痛持续时间长且不易缓解；炎症、肿瘤、栓塞或梗死所致的疼痛呈持续性。

5. 胸痛的诱因与缓解因素　心绞痛常因劳力后诱发，含服硝酸甘油可迅速缓解；心肌梗死的胸痛含服硝酸甘油不能缓解；心脏神经症的胸痛在体力活动后反而减轻；胸膜炎、自发性气胸的胸痛则可因深呼吸与咳嗽而加剧；胸壁疾病所致的胸痛常在局部有压痛；食管疾病常于吞咽时出现或加剧；反流性食管炎在服用抗酸剂后减轻或消失。

6. 伴随症状

（1）伴咳嗽、咯痰　见于急慢性支气管炎、肺炎、支气管扩张、肺脓肿等。

（2）伴咯血　见于肺结核、肺炎、肺脓肿、肺梗死或支气管肺癌。

（3）伴呼吸困难　见于肺炎链球菌肺炎、自发性气胸、渗出性胸膜炎、心绞痛、心肌梗死、急性心包炎、主动脉夹层等。

（4）伴吞咽困难　见于食管癌等。

（5）伴面色苍白、大汗、血压下降或休克　多考虑急性心肌梗死、主动脉夹层或大块肺栓塞等。

细目四　腹　痛

◎ **要点一　腹痛的概念**

腹痛为临床常见症状，多由腹部脏器疾病所致，少数也可由腹腔外及全身性疾病引起。腹痛按性质可分为器质性和功能性两种，按病情缓急可分为急性腹痛和慢性腹痛。属外科范畴的急性腹痛也称"急腹症"，其特点是发病急、进展快、变化多、病情重，诊断延误或治疗不当会给病人带来生命危险。

◎ 要点二　腹痛的病因

1. 腹部疾病

（1）急性腹膜炎　由胃、肠穿孔引起者最常见，伴有腹部压痛、反跳痛与腹肌紧张，肠鸣音减弱或消失。

（2）腹腔脏器炎症　如急性或慢性胃炎、肠炎、胰腺炎、阑尾炎和盆腔炎等。一般腹痛部位与病变脏器的体表投影相符。

（3）空腔脏器痉挛或梗阻　如胆石症、胆道蛔虫病、泌尿道结石、肠梗阻等。

（4）脏器扭转或破裂　如肠扭转、肠系膜或大网膜扭转、卵巢囊肿扭转、急性内脏破裂（如肝脾破裂、异位妊娠破裂等）。

（5）腹膜粘连或脏器包膜牵张　如手术后或炎症后腹膜粘连；实质性脏器因病变肿胀，导致包膜张力增加而发生腹痛（如肝炎、肝淤血、肝癌等）。

（6）化学性刺激　消化性溃疡，可因胃酸作用而发生刺痛或灼痛。

（7）肿瘤压迫与浸润　如胃癌、结肠癌、直肠癌等。

（8）腹腔内血管疾病　如缺血性肠病、腹主动脉瘤及门静脉血栓形成等。

2. 胸腔疾病的牵涉痛　如肺炎、心绞痛、急性心肌梗死、急性心包炎、肺梗死、胸膜炎等，疼痛可牵涉腹部，类似急腹症。

3. 全身性疾病　如尿毒症时毒素刺激腹腔浆膜而引起腹痛。少数糖尿病酮症酸中毒可引起腹痛，酷似急腹症。铅中毒时则引起肠绞痛。

4. 其他原因　如荨麻疹时胃肠黏膜水肿，腹型过敏性紫癜时的肠管浆膜下出血等。

◎ 要点三　腹痛的问诊要点及临床意义

1. 病史及年龄　消化性溃疡常有反复发作的节律性上腹痛病史，多发生在青壮年；胆绞痛、肾绞痛常有胆道、泌尿道结石史；腹膜粘连性腹痛常与结核性腹膜炎、腹部手术史有关；儿童腹痛多见于肠道蛔虫症、肠套叠；急性阑尾炎多见于青壮年；中老年人腹痛应警惕恶性肿瘤。

2. 腹痛的部位　如胃、十二指肠疾病、急性胰腺炎疼痛多在中上腹部；肝、胆疾患疼痛位于右上腹；急性阑尾炎早期疼痛在脐周或上腹部，数小时后转移至右下腹；小肠绞痛位于脐周；结肠疾病疼痛多位于下腹或左下腹；膀胱炎、盆腔炎症及异位妊娠破裂引起的疼痛在下腹部；空腔脏器穿孔后引起弥漫性腹膜炎则为全腹痛；结核性腹膜炎、腹膜转移癌、腹膜粘连等腹痛呈弥漫性与不定位性。

3. 腹痛的性质与程度　消化性溃疡常有慢性、周期性、节律性中上腹隐痛或灼痛，如突然呈剧烈的刀割样、烧灼样持续性疼痛，可能并发急性穿孔；并发幽门梗阻者为胀痛，于呕吐后减轻或缓解；胆石症、泌尿道结石及肠梗阻时呈剧烈绞痛；剑突下钻顶样痛是胆道蛔虫梗阻的特征；肝癌疼痛多呈进行性锐痛；慢性肝炎与淤血性肝肿大多为持续性胀痛；肝或脾破裂、异位妊娠破裂可出现腹部剧烈绞痛或持续性疼痛；持续性、广泛性剧烈腹痛伴腹肌紧张或板状腹，提示为急性弥漫性腹膜炎。

4. 诱发、加重或缓解腹痛的因素　胆囊炎或胆石症发作前常有进油腻食物史；急性胰腺炎发作前常有暴饮暴食、酗酒史；十二指肠溃疡腹痛多发生在空腹时，进食或服碱性药后缓解；胃溃疡腹痛发生在进食后半小时左右，至下次进餐前缓解；反流性食管炎在直立时可减轻；肠炎引起的腹痛常于排便后减轻；肠梗阻腹痛于呕吐或排气后缓解。

5. 腹痛的伴随症状

（1）伴寒战、高热，可见于急性化脓性胆管炎、肝脓肿、腹腔脏器脓肿等。

（2）伴黄疸，提示肝、胆、胰腺疾病，以及急性溶血等。

（3）伴血尿，多见于尿路结石。

（4）伴休克，常见于腹腔内脏大出血、急性胃肠穿孔、急性心肌梗死、中毒性菌痢等。

（5）伴腹胀、呕吐隔餐或隔日食物，见于幽门梗阻；伴腹胀、呕吐、停止排便排气，提示肠梗阻。

（6）伴腹泻，见于急性肠炎、急性细菌性痢疾，以及慢性胰腺及肝脏疾病引起的吸收不良等。

（7）伴血便，急性者见于急性细菌性痢疾、肠套叠、绞窄性肠梗阻、急性出血性坏死性结肠炎、过敏性紫癜等；慢性者可见于慢性菌痢、肠结核、结肠癌等；柏油样便提示上消化道出血；鲜血便提示下消化道出血。

（8）直肠病变的疼痛常伴里急后重。

细目五　咳嗽与咳痰

◎ 要点一　咳嗽的概念

咳嗽是机体的防御性神经反射，有利于清除呼吸道分泌物、吸入物和异物。痰是气管、支气管的病理性分泌物或肺泡内渗出液，借助咳嗽反射将其排出体外称为咳痰。

◎ 要点二　咳嗽的病因

1. **呼吸道疾病**　如急慢性咽炎、扁桃体炎、喉炎、急慢性支气管炎、肺炎、肺结核、肺癌、支气管扩张症、气道异物以及其他化学性气味刺激等，均可刺激呼吸道黏膜的迷走神经、舌咽神经和三叉神经的感觉纤维而引起咳嗽。

2. **胸膜疾病**　胸膜炎或胸膜受刺激，如自发性气胸、胸膜炎等。

3. **心血管疾病**　如二尖瓣狭窄或其他原因所致的肺淤血与肺水肿。

4. **中枢神经因素**　如脑炎、脑膜炎、脑出血、脑肿瘤等也可出现咳嗽。

◎ 要点三　咳嗽与咳痰的问诊要点及临床意义

1. **咳嗽的性质**

（1）干性咳嗽　见于急性咽喉炎、急性支气管炎初期、气管受压、支气管异物、支气管肿瘤、胸膜炎、二尖瓣狭窄、肺癌等。

（2）湿性咳嗽　见于慢性支气管炎、支气管扩张症、肺炎、肺脓肿、空洞型肺结核等。

2. **咳嗽的时间与节律**　突然发生的咳嗽，常见于吸入刺激性气体所致的急性咽喉炎、气管与支气管异物；阵发性咳嗽见于支气管异物、支气管哮喘、支气管肺癌、百日咳等；长期慢性咳嗽见于慢性支气管炎、支气管扩张、慢性肺脓肿、空洞型肺结核等；晨咳或夜间平卧时（即改变体位时）加剧并伴咳痰，常见于慢性支气管炎、支气管扩张症和肺脓肿等病；左心衰竭、肺结核则夜间咳嗽明显。

3. **咳嗽的音色**　声音嘶哑的咳嗽多见于声带炎、喉炎、喉癌，以及喉返神经受压迫；犬吠样咳嗽多见于喉头炎症水肿或气管受压；无声（或无力）咳嗽可见于极度衰弱或声带麻痹的患者；咳嗽带有鸡鸣样吼声常见于百日咳；金属调的咳嗽可由于纵隔肿瘤或支气管肺癌等直接压迫气管所致。

4. **痰的性质与量**　痰的性质可分为黏液性、浆液性、脓性、黏液脓性、浆液血性、血性等。支气管扩张症与肺脓肿患者痰量多时，痰可出现分层现象：上层为泡沫，中层为浆液或浆液脓性，下层为坏死性物质。痰有恶臭气味者，提示有厌氧菌感染。黄绿色痰提示铜绿假单孢菌感染。粉红色泡沫痰是肺水肿的特征。

5. **伴随症状**

（1）伴发热　多见于呼吸道感染、胸膜炎、肺结核等。

（2）伴胸痛　见于肺炎、胸膜炎、支气管肺癌、自发性气胸等。

（3）伴喘息　见于支气管哮喘、喘息型慢性支气管炎、心源性哮喘等。

（4）伴呼吸困难　见于喉头水肿、喉肿瘤、慢性阻塞性肺病、重症肺炎以及重症肺结核、大量胸腔积液、气胸、肺淤血、肺水肿等。

（5）伴咯血　常见于肺结核、支气管扩张症、肺脓肿、支气管肺癌及风湿性二尖瓣狭窄等。

细目六　咯　血

◎ 要点一　咯血的概念

喉及喉部以下的呼吸道及肺脏等任何部位的

出血，经咳嗽动作从口腔咯出称为咯血。少量咯血可表现为痰中带血，大咯血时血液从口鼻涌出，常可阻塞呼吸道，造成窒息死亡，是内科急症之一。

◎ 要点二　咯血的病因

1. **支气管疾病**　常见于支气管扩张症、支气管肺癌、支气管内膜结核和慢性支气管炎等。

2. **肺部疾病**　如肺结核、肺炎链球菌性肺炎、肺脓肿等。肺结核为我国最常见的咯血原因。

3. **心血管疾病**　如风湿性心脏病二尖瓣狭窄所致的咯血等。

4. **其他**　如血小板减少性紫癜、白血病、血友病、肺出血型钩端螺旋体病、流行性出血热等。

◎ 要点三　咯血的问诊要点及临床意义

1. **病史及年龄**　有无心、肺、血液系统疾病，有无结核病接触史、吸烟史等；中年以上，咯血痰或小量咯血，特别是有多年吸烟史者，除考虑慢性支气管炎外，应高度注意支气管肺癌的可能。

2. **咯血的量及其性状**　大量咯血（每日超过 500mL）常见于空洞型肺结核、支气管扩张症和肺脓肿；中等量咯血（每日 100～500mL）可见于二尖瓣狭窄；其他原因所致的咯血多为小量咯血（每日在 100mL 内），或仅为痰中带血。多次少量反复咯血要注意支气管肺癌的可能。咯粉红色泡沫痰为急性左心衰竭的表现。咯铁锈色血痰可见于典型的肺炎链球菌肺炎。咯血量大而骤然停止可见于支气管扩张症。痰中带血多见于浸润型肺结核。

3. **咯血的伴随症状**　伴发热见于肺结核、肺炎链球菌性肺炎、肺脓肿、肺出血型钩端螺旋体病、流行性出血热等；伴胸痛可见于肺炎链球菌性肺炎、肺梗死、肺结核、支气管肺癌等；伴脓痰可见于支气管扩张、肺脓肿、空洞型肺结核并发感染、化脓性肺炎等；伴皮肤黏膜出血应考虑钩端螺旋体病、流行性出血热、血液病等。

◎ 要点四　咯血与呕血的鉴别

咯血与呕血的鉴别，见下表。

咯血与呕血的鉴别

	咯血	呕血
病史	肺结核、支气管扩张症、肺癌、心脏病等	消化性溃疡、肝硬化等
出血前症状	喉部痒感、胸闷、咳嗽等	上腹不适、恶心、呕吐等
出血方式	咯出	呕出，可为喷射状
出血颜色	鲜红	棕黑或暗红色，有时鲜红色
血内混有物	泡沫和（或）痰	食物残渣、胃液
黑便	无（如咽下血液时可有）	有
酸碱反应	碱性	酸性

细目七　呼吸困难

◎ 要点一　呼吸困难的概念

呼吸困难是指患者主观上感到空气不足，呼吸费力；客观上表现为呼吸频率、节律与深度的异常，严重时出现鼻翼扇动、发绀、端坐呼吸及辅助呼吸肌参与呼吸活动。

◎ 要点二　呼吸困难的病因

1. **呼吸系统疾病**

（1）呼吸道疾病　如急性喉炎、喉头水肿、喉部肿瘤、气道异物、气管与支气管的炎症或肿瘤、双侧扁桃体肿大Ⅲ度等。

（2）肺部疾病　如支气管哮喘、肺炎、肺结核、喘息型慢性支气管炎、阻塞性肺气肿、肺心病、肺性脑病、弥漫性肺间质纤维化、肺癌、肺栓塞、肺部疾病导致的呼吸衰竭等。

（3）胸膜、胸壁疾病　如气胸、胸腔积液、胸膜肥厚、胸部外伤、肋骨骨折以及胸廓畸形等。

2. 循环系统疾病　各种原因所致的急慢性左心衰竭、心包填塞、原发性动脉高压等。

3. 全身中毒　如一氧化碳中毒、亚硝酸盐中毒、使用镇静剂或麻醉剂过量、糖尿病酮症酸中毒及尿毒症等。

4. 血液系统疾病　如重度贫血、高铁血红蛋白血症等。

5. 神经、精神及肌肉病变

（1）中枢神经系统疾病　如各种脑炎、脑膜炎、脑外伤、脑出血、脑肿瘤等。

（2）周围神经疾病　如脊髓灰质炎累及颈部脊髓、急性感染性多发性神经炎等。

（3）精神疾患　如癔症。

（4）肌肉病变　常见的有重症肌无力、药物导致的呼吸肌麻痹等。

6. 腹部病变　如急性弥漫性腹膜炎、腹腔巨大肿瘤、大量腹水、麻痹性肠梗阻等。

◎ **要点三　呼吸困难的临床表现**

1. 肺源性呼吸困难

（1）吸气性呼吸困难　表现为胸骨上窝、锁骨上窝、肋间隙在吸气时明显凹陷，称为"三凹征"，常伴有频繁干咳及高调的吸气性喘鸣音。见于急性喉炎、喉水肿、喉痉挛、白喉、喉癌、气管异物、支气管肿瘤或气管受压等。

（2）呼气性呼气困难　呼气显著费力，呼气时间延长而缓慢，伴有广泛哮鸣音。常见于支气管哮喘、喘息性慢性支气管炎、慢性阻塞性肺气肿等。

（3）混合性呼吸困难　吸气与呼气均感费力，呼吸频率浅而快。见于重症肺炎、重症肺结核、大面积肺不张、大块肺梗死、大量胸腔积液和气胸等。

2. 心源性呼吸困难　主要由左心衰竭引起，临床上主要有三种表现形式：

（1）劳力性呼吸困难　在体力活动时出现或加重，休息时减轻或缓解。

（2）端坐呼吸　常表现为平卧时加重，端坐位时减轻，故被迫采取端坐位或半卧位以减轻呼吸困难的程度。

（3）夜间阵发性呼吸困难　左心衰竭时，因急性肺淤血常出现阵发性呼吸困难，多在夜间入睡后发生。发作时，患者因胸闷被憋醒而被迫坐起喘气和咳嗽，重者面色青紫、大汗、呼吸有哮鸣声，咳浆液性粉红色泡沫样痰，两肺底湿啰音，心率增快，可出现奔马律，此种呼吸又称为心源性哮喘。常见于高血压性心脏病、冠状动脉粥样硬化性心脏病、风湿性心瓣膜病、心肌炎等引起的左心衰竭。

3. 中毒性呼吸困难

（1）代谢性酸中毒　呼吸深大而规则，可伴有鼾声，称 Kussmaul 呼吸。见于尿毒症、糖尿病酮症酸中毒。

（2）药物及中毒　如吗啡、巴比妥类等药物及有机磷农药中毒时，可抑制呼吸中枢，致呼吸减慢，也可呈潮式呼吸。一氧化碳、氰化物中毒时均可引起呼吸加快。

4. 中枢性呼吸困难　脑出血、颅内压增高、颅脑外伤等，呼吸变慢而深，并常伴有呼吸节律的异常。

5. 精神或心理性呼吸困难　见于癔症、抑郁症患者。其特点是呼吸非常频速和表浅，并常因换气过度而发生呼吸性碱中毒，出现口周、肢体麻木和手足搐搦，经暗示疗法可使呼吸困难减轻或消失。

◎ **要点四　呼吸困难的问诊要点及临床意义**

1. 发病情况　注意询问是突发性还是渐进性，是吸气困难、呼气困难或吸气和呼气均困难，还应询问有无药物、毒物摄入史及外伤史。

2. 发病诱因　劳力后出现呼吸困难，常见于心力衰竭早期、慢性阻塞性肺疾病、尘肺和先天性心脏病；呼吸困难于卧位时加重见于心力衰竭，直立时加重而仰卧位时缓解见于左房黏液瘤，健侧卧位时加重见于胸腔积液。

3. 伴随症状 ①伴发热：见于肺炎、肺脓肿、胸膜炎、肺结核、急性心包炎等；②伴咳嗽、咳痰：见于慢性支气管炎、阻塞性肺气肿合并感染、肺脓肿等；③伴咯粉红色泡沫样痰：见于急性左心衰竭；④伴大量咯血：常见于肺结核、支气管扩张症、肺癌等；⑤伴胸痛：见于肺炎链球菌性肺炎、渗出性胸膜炎、自发性气胸、支气管肺癌、肺梗死、急性心肌梗死、纵隔肿瘤等；⑥伴意识障碍：见于脑出血、脑膜炎、尿毒症、肝性脑病、肺性脑病、各种中毒等。

细目八 水 肿

◎ 要点一 水肿的概念

人体组织间隙有过多液体积聚，导致组织肿胀称为水肿。可分为全身性水肿和局部性水肿。过多液体在体内组织间隙呈弥漫性分布时，称全身性水肿；而液体积聚在局部组织间隙时，称局部性水肿。当体腔内有液体积聚时称为积液，如胸腔积液、心包积液、腹腔积液等，是水肿的特殊形式。

◎ 要点二 水肿的病因

1. 全身性水肿

（1）心源性水肿 见于右心衰竭、慢性缩窄性心包炎等。

（2）肾源性水肿 见于各种肾炎、肾病综合征等。

（3）肝源性水肿 见于肝硬化、重症肝炎等。

（4）营养不良性水肿 见于低蛋白血症和维生素 B_1 缺乏。

（5）内分泌源性水肿 见于甲状腺功能减退症、垂体前叶功能减退症等。

2. 局部性水肿 见于各种组织炎症、静脉回流受阻（静脉血栓形成、静脉炎等）、淋巴回流受阻（丝虫病、淋巴管炎、肿瘤压迫等）及血管神经性水肿。

◎ 要点三 水肿的临床表现

1. 全身性水肿

（1）心源性水肿 特点是下垂性水肿，严重者可出现胸水、腹水等，常伴有呼吸困难、心脏扩大、心率加快、颈静脉怒张、肝颈静脉回流征阳性等表现。

（2）肾源性水肿 特点为早期晨起时眼睑或颜面水肿，以后发展为全身水肿，伴有血尿、少尿、蛋白尿、管型尿、高血压、贫血等表现。

（3）肝源性水肿 主要表现为腹水，也可出现下肢踝部水肿并向上蔓延，头、面部及上肢常无水肿。常伴有肝功能受损及门静脉高压等表现，可见肝掌、蜘蛛痣等。

（4）营养不良性水肿 患者往往有贫血、乏力、消瘦等营养不良的表现。

（5）内分泌源性水肿 见于甲状腺功能减退症等黏液性水肿，特点是非凹陷性，颜面及下肢较明显，病人常伴有精神萎靡、食欲不振。

2. 局部性水肿 见于局部组织炎症，如丹毒等，常伴红、热、痛；也见于静脉回流受阻，如血栓性静脉炎、静脉血栓形成等。水肿主要出现在病变局部或病变侧肢体，可见局部肿胀明显，或伴有静脉曲张。丝虫病可引起淋巴液回流受阻，表现为象皮肿，以下肢常见。

◎ 要点四 水肿的问诊要点及临床意义

1. 水肿开始的部位及发展顺序。

2. 既往病史，尤其是心、肝、肾及内分泌等疾病史。是否有使用肾上腺皮质激素、睾丸酮、雌激素等药物史。

3. 伴随症状。伴颈静脉怒张、肝脏肿大和压痛、肝-颈静脉回流征阳性，见于心源性水肿；伴高血压、蛋白尿、血尿、管型，见于肾源性水肿；伴肝掌、蜘蛛痣、黄疸、腹壁静脉曲张、脾肿大，见于肝源性水肿。

4. 女性患者应注意水肿与月经、妊娠、体位的关系。

细目九 恶心与呕吐

◎ 要点一 恶心与呕吐的概念

恶心是一种上腹部不适、欲吐的感觉，可伴有流涎、出汗、皮肤苍白、心动过缓、血压下降等迷走神经兴奋的症状；呕吐是指胃或部分小肠内容物通过胃的强烈收缩，经食管或口腔排出体外的现象。恶心常为呕吐的前奏，一般恶心后随即呕吐，但两者也可单独存在。

◎ 要点二 恶心与呕吐的病因

1. 反射性呕吐

（1）消化系统疾病 胃源性呕吐，如急慢性胃炎、消化性溃疡、胃肿瘤、幽门梗阻、功能性消化不良等引起的呕吐常与进食有关，多伴有恶心先兆，吐后感轻松；肠源性呕吐见于急性肠炎、急性阑尾炎、肠梗阻等，肠梗阻者常伴腹痛、肛门停止排便排气；急慢性肝炎、急慢性胆囊炎、胆石症、胆道蛔虫、急性胰腺炎、急性腹膜炎等呕吐的特点是有恶心先兆，呕吐后不觉轻松。

（2）其他 如异味刺激、急慢性咽炎、肺炎、急性胸膜炎、肺梗死、急性心肌梗死、充血性心力衰竭、急性肾炎、泌尿系统结石、急性肾盂肾炎、尿毒症、急性盆腔炎等也可引起呕吐。

2. 中枢性呕吐

（1）中枢神经系统疾病 ①脑血管疾病：如高血压脑病、脑栓塞、脑出血、椎-基底动脉供血不足等。②颅内感染：如脑炎、脑膜炎、脑脓肿、脑寄生虫等。

（2）全身疾病 ①感染。②内分泌与代谢紊乱：如早孕反应、甲状腺危象、Addison病危象、糖尿病酮症酸中毒、尿毒症、水电解质及酸碱平衡紊乱等。③其他：如休克、缺氧、中暑、急性溶血等。

（3）药物反应与中毒 药物反应常见于洋地黄、吗啡、雌激素、雄激素、环磷酰胺等；中毒常见于有机磷中毒、毒蕈中毒、酒精中毒、食物中毒等。

3. 前庭障碍性呕吐
常见于迷路炎、梅尼埃病、晕动病等。常伴听力障碍、眩晕，发作时常有皮肤苍白、血压下降、心动过缓。

4. 精神因素引起的呕吐
常见于胃神经症、癔症等。

◎ 要点三 恶心与呕吐的问诊要点及临床意义

1. 呕吐与进食的关系
进食后出现的呕吐多见于胃源性呕吐。如餐后骤起且集体发病见于急性食物中毒。

2. 呕吐发生的时间
晨间呕吐发生在育龄女性要考虑早孕反应。服药后出现呕吐应考虑药物反应。乘飞机、车、船发生呕吐常提示晕动病。餐后6小时以上呕吐多见于幽门梗阻。

3. 呕吐的特点
有恶心先兆，呕吐后感轻松者多见于胃源性呕吐。喷射状呕吐多见于颅内高压，常无恶心先兆，吐后不感轻松，常伴剧烈头痛、血压升高、脉搏减慢、视神经乳头水肿。无恶心，呕吐不费力，全身状态较好者多见于神经性呕吐。

4. 呕吐物的性质
呕吐物呈咖啡色，见于上消化道出血。呕吐隔餐或隔日食物，并含腐酵气味，见于幽门梗阻。呕吐物含胆汁者多见于十二指肠乳头以下的十二指肠或空肠梗阻。呕吐物有粪臭者提示低位肠梗阻。呕吐物中有蛔虫者见于胆道蛔虫、肠道蛔虫。

5. 伴随症状

（1）伴发热 见于全身或中枢神经系统感染、急性细菌性食物中毒。

（2）伴剧烈头痛 见于颅内高压、偏头痛、青光眼。

（3）伴眩晕及眼球震颤 见于前庭器官疾病。

（4）伴腹泻 见于急性胃肠炎、急性中毒、霍乱等。

（5）伴腹痛 见于急性胰腺炎、急性阑尾炎及空腔脏器梗阻等。

（6）伴黄疸　见于急性肝炎、胆道梗阻、急性溶血。

（7）伴贫血、水肿、蛋白尿　见于肾功能不全。

细目十　呕血与黑便

◎ 要点一　呕血与黑便的概念

呕血是因上消化道及其邻近器官/组织疾病，或全身性疾病导致上消化道出血，血液经口腔呕出。黑便是血液经过肠道时，血红蛋白中的铁与肠内硫化物结合，生成硫化铁而使粪便呈黑色。呕血和黑便是上消化道出血的主要症状，呕血均伴有黑便，但黑便不一定伴有呕血。

◎ 要点二　呕血与黑便的病因

1. 食管疾病　食管炎、食管癌、食管贲门黏膜撕裂、食管异物、食管裂孔疝等。食管异物刺穿主动脉可造成大量呕血，危及生命。

2. 胃及十二指肠疾病　最常见的原因是消化性溃疡。非甾体类抗炎药及应激所致的急性胃黏膜病变出血也较常见。其他病因有胃癌、急性及慢性胃炎、胃黏膜脱垂症、十二指肠炎等。

3. 肝、胆、胰的疾病　肝硬化、门静脉高压引起的食管与胃底静脉曲张破裂是引起上消化道出血的常见病因。胆道感染、胆石症、胆道肿瘤可引起胆道出血。胰腺癌、急性重症胰腺炎也可引起上消化道出血，但均少见。

4. 全身性疾病

（1）血液疾病　如白血病、再生障碍性贫血、血小板减少性紫癜、过敏性紫癜、弥散性血管内凝血（DIC）等。

（2）急性传染病　肾综合征出血热、钩端螺旋体病、急性重型肝炎等。

（3）其他　尿毒症、肺源性心脏病、结节性多动脉炎等。

上消化道出血前四位的病因是：消化性溃疡、食管与胃底静脉曲张破裂、急性胃黏膜病变及胃癌。

◎ 要点三　呕血与黑便的临床表现

幽门以上的出血常表现为呕血和黑便，出血量大，呕吐物呈鲜红色或暗红色，常混有血块；出血量少，呕吐物呈咖啡色或棕褐色，或只有黑便。幽门以下的出血常无呕血，只表现为黑便。上消化道大出血时，可出现头昏、心悸、乏力、口渴、出冷汗、心率加快、血压下降等循环衰竭的表现。

◎ 要点四　呕血与黑便的问诊要点及临床意义

1. 是否为上消化道出血　呕血应与咯血及口、鼻、咽喉部位出血鉴别。黑便应与进食动物血、铁剂、铋剂等造成的黑便鉴别。

2. 估计出血量　出血量达 5mL 以上可出现大便隐血试验阳性；达 60mL 以上可出现黑便；胃内蓄积血量达 300mL 可出现呕血；出血量一次达 500mL 以上可出现头昏、眼花、口干乏力、皮肤苍白、心悸不安、出冷汗、甚至昏倒；出血量达 800~1000mL 以上可出现周围循环衰竭。评估出血量还应参考血压、脉搏情况及贫血程度等。

3. 诱因　如饮食不节、饮酒及服某些药物、严重创伤等。

4. 既往病史　重点询问有无消化性溃疡、肝炎、肝硬化以及长期服药史。

5. 伴随症状

（1）伴慢性、周期性、节律性上腹痛，见于消化性溃疡。

（2）伴蜘蛛痣、肝掌、黄疸、腹壁静脉曲张、腹水、脾肿大，见于肝硬化门静脉高压。

（3）伴皮肤黏膜出血，见于血液病及急性传染病。

（4）伴右上腹痛、黄疸、寒战高热，见于急性梗阻性化脓性胆管炎。

细目十一　黄　疸

◎ 要点一　黄疸的概念

血清总胆红素浓度升高致皮肤、黏膜、巩膜

黄染称黄疸。总胆红素在 17.1~34.2μmol/L，虽然浓度升高，但无黄疸出现，叫隐性黄疸；总胆红素浓度超过 34.2μmol/L，则可出现皮肤、黏膜、巩膜黄染，称为显性黄疸。

◎ 要点二 胆红素的正常代谢途径

1. 来源 血中胆红素主要来源于血红蛋白。正常情况下，衰老的红细胞被单核-巨噬细胞系统破坏，释放出血红蛋白并分解为胆红素、铁、珠蛋白。此时的胆红素为不溶于水的、非结合状态的胆红素，称为非结合胆红素或游离胆红素（UCB），非结合胆红素随血流到达肝脏。

2. 肝内转变 游离胆红素在肝细胞内与葡萄糖醛酸结合形成葡萄糖醛酸胆红素，称为结合胆红素（CB）。结合胆红素为水溶性，增多时可通过肾小球滤过，从尿中排出。

3. 排泄 进入毛细胆管的结合胆红素随胆汁经胆道进入肠道，在肠道内细菌的作用下，还原为无色的尿胆原（又称粪胆原）。大部分尿胆原自粪便排出。小部分尿胆原在肠内被重吸收入血液，经门静脉回肝脏，大部分在肝细胞内再变成结合胆红素，随胆汁排入肠道，形成"胆红素的肠肝循环"；其中小部分回肝的尿胆原则经体循环由肾脏排出，遇空气被氧化为尿胆素。

◎ 要点三 各型黄疸的病因、临床表现及实验室检查特点

1. 溶血性黄疸

（1）**病因** ①先天性溶血性贫血：如遗传性球形红细胞增多症、珠蛋白生成障碍性贫血、蚕豆病等。②后天获得性溶血性贫血：自身免疫性溶血性贫血；同种免疫性溶血性贫血，如误输异型血、新生儿溶血；非免疫性溶血性贫血，如败血症、疟疾、毒蛇咬伤、毒蕈中毒、阵发性睡眠性血红蛋白尿等。

（2）**临床表现** 黄疸较轻，呈浅柠檬色。急性溶血时，起病急骤，出现寒战、高热、头痛、腰痛、呕吐，尿呈酱油色或茶色。严重者出现周围循环衰竭及急性肾功能衰竭。慢性溶血常反复发作，有贫血、黄疸、脾肿大三大特征。

（3）**实验室检查特点** 血清总胆红素增多，以非结合胆红素为主，结合胆红素基本正常或轻度增高，尿胆原增多，尿胆红素阴性，大便颜色变深。具有溶血性贫血的改变，如贫血、网织红细胞增多、血红蛋白尿、骨髓红细胞系增生旺盛等。

2. 肝细胞性黄疸

（1）**病因** 病毒性肝炎、中毒性肝炎、肝硬化、肝癌、钩端螺旋体病、败血症、伤寒等。

（2）**临床表现** 黄疸呈浅黄至深黄，有乏力、食欲下降、恶心呕吐、甚至出血等肝功能受损的症状及肝脾肿大等体征。

（3）**实验室检查特点** 血清结合及非结合胆红素均增多。尿中尿胆原通常增多，尿胆红素阳性。大便颜色通常改变不明显。有转氨酶升高等肝功能受损的表现。

3. 胆汁淤积性黄疸（阻塞性黄疸）

（1）**病因** ①肝外梗阻：如胆道结石、胆管癌、胰头癌、胆道炎症水肿、胆道蛔虫、胆管狭窄等引起的梗阻。②肝内胆汁淤积：胆汁排泄障碍所致，而无机械性梗阻，常见于内科疾病，如毛细胆管型病毒性肝炎、药物性胆汁淤积、原发性胆汁性肝硬化、妊娠期特发性黄疸等。

（2）**临床表现** 黄疸深而色泽暗，甚至呈黄绿色或褐绿色。胆酸盐返流入血，刺激皮肤可引起瘙痒，刺激迷走神经可引起心动过缓。粪便颜色变浅或呈白陶土色。

（3）**实验室检查特点** 血清结合胆红素明显增多。尿胆原减少或阴性，尿胆红素阳性。尿色深，大便颜色变浅。反映胆道梗阻的指标改变，如血清碱性磷酸酶及总胆固醇增高等。

◎ 要点四 黄疸的问诊要点及临床意义

1. 病史及诱因 疟疾、误输异型血等出现的黄疸多为溶血性黄疸；有肝炎病史或肝炎密切接触史，或长期使用对肝脏有害的药物，或长期从事对肝脏有害的毒物接触史者，容易发生肝脏损害，出现肝细胞性黄疸；有胆石症、胆道蛔虫症、肝结石、胆道肿瘤等胆囊疾病者，多出现阻

塞性黄疸。

2. 病程 黄疸快速出现者常见于急性病毒性肝炎、急性中毒性肝炎、胆石症、急性溶血等；黄疸持续时间长者见于慢性溶血、肝硬化、肿瘤等；黄疸进行性加重者，要考虑胰头癌、胆管癌、肝癌；黄疸波动较大者常见于胆总管结石等。

3. 年龄 新生儿黄疸常见于生理性黄疸、新生儿溶血性黄疸、新生儿败血症及先天性胆道闭锁等。儿童与青少年时期出现的黄疸要考虑先天性与遗传性疾病。病毒性肝炎也多见于儿童及青年人。中年人出现黄疸常见于胆道结石、肝硬化、原发性肝癌。老年人多考虑肿瘤。

4. 伴随症状 黄疸伴有右上腹绞痛的多见于胆石症；伴有上腹部钻顶样疼痛的见于胆道蛔虫症；伴有乏力、食欲不振、厌油腻、肝区疼痛的见于病毒性肝炎；黄疸伴有进行性消瘦的应考虑肝癌、胰头癌、胆总管癌、壶腹癌等；黄疸伴有腹痛、发热的应考虑急性胆囊炎、胆管炎等。

细目十二 抽 搐

◎ 要点一 抽搐的概念

抽搐是指一块或一组肌肉快速、重复性、不自主地阵挛性或强直性收缩。抽搐发作时一般是全身性的，伴有或不伴有意识丧失。

◎ 要点二 抽搐的病因

1. 颅脑疾病

（1）感染性疾病 如各种脑炎及脑膜炎、脑脓肿、脑寄生虫病等。

（2）非感染性疾病 ①外伤：如产伤、脑挫伤、脑血肿等。②肿瘤：如原发性肿瘤（如脑膜瘤、神经胶质瘤等）及转移性脑肿瘤。③血管性疾病：如脑血管畸形、高血压脑病、脑栓塞、脑出血等。④癫痫。

2. 全身性疾病

（1）感染性疾病 如中毒性肺炎、中毒性菌痢、败血症、狂犬病、破伤风、小儿高热惊厥等。

（2）非感染性疾病 ①缺氧：如窒息、溺水等。②中毒：外源性中毒，如药物、化学物；内源性中毒，如尿毒症、肝性脑病等。③代谢性疾病：如低血糖、低血钙等。④心血管疾病：如阿-斯综合征。⑤物理损伤：如中暑、触电等。⑥癔症性抽搐。

◎ 要点三 抽搐的问诊要点及临床意义

1. 病史及发病年龄 有无产伤史、产后窒息史、癫痫史、颅脑疾病史、长期服药史以及心、肺、肝、肾及内分泌疾病史等。

2. 发作情况 有无诱因及先兆、意识丧失及大小便失禁、发作时肢体抽动次序及分布。

3. 伴随症状

（1）伴高热，见于颅内与全身的感染性疾病、小儿高热惊厥等。注意抽搐本身也可引起高热。

（2）伴高血压，见于高血压脑病、高血压脑出血、妊娠高血压综合征等。

（3）伴脑膜刺激征，见于各种脑膜炎及蛛网膜下腔出血等。

（4）伴瞳孔散大、意识丧失、大小便失禁，见于癫痫大发作。

（5）不伴意识丧失，见于破伤风、狂犬病、低钙抽搐、癔症性抽搐等。

（6）伴肢体偏瘫者，见于脑血管疾病及颅内占位性病变。

细目十三 意识障碍

◎ 要点一 意识障碍的概念

意识障碍是指当弥漫性大脑皮质或脑干网状结构发生损害或功能抑制时，机体对自身状态和客观环境的识别与觉察能力出现障碍。

◎ 要点二 意识障碍的病因

1. 颅脑疾病

（1）感染性疾病 见于各种脑炎、脑膜炎、脑脓肿、脑寄生虫感染等。

（2）非感染性疾病　①占位性病变：如脑肿瘤、颅内血肿、囊肿等。②脑血管疾病：如脑出血、蛛网膜下腔出血、脑栓塞、脑血栓形成、高血压脑病等。③颅脑外伤：如颅骨骨折、脑震荡、脑挫伤、颅内血肿等。④癫痫。

2. 全身性疾病

（1）感染性疾病　见于全身严重感染性疾病，如伤寒、中毒性菌痢、重型肝炎、流行性出血热、钩端螺旋体病、中毒性肺炎、败血症等。

（2）非感染性疾病　①心血管疾病：阿-斯综合征、重度休克等。②内分泌疾病：甲状腺危象、黏液性水肿性昏迷、糖尿病酮症酸中毒、高渗性昏迷、低血糖性昏迷、垂体性昏迷等。③代谢性脑病：尿毒症昏迷、肝性脑病、肺性脑病等。④电解质及酸碱平衡紊乱等。⑤外源性中毒：如严重食物或药物中毒、毒蛇咬伤、一氧化碳中毒等。⑥物理性损伤：中暑、触电、淹溺等。

◎ 要点三　意识障碍的临床表现

1. 嗜睡　嗜睡是最轻的意识障碍，患者处于病理的睡眠状态，表现为持续性的睡眠。轻刺激如推动或呼唤患者，可被唤醒，醒后能回答简单的问题或做一些简单的活动，但反应迟钝，刺激停止后，又迅速入睡。

2. 昏睡　是一种比嗜睡重的意识障碍。患者处于熟睡状态，不易唤醒。虽在强刺激下（如压迫眶上神经）可被唤醒，但不能回答问题或答非所问，而且很快又再入睡。

3. 昏迷　指意识丧失，任何强大的刺激都不能唤醒，是最严重的意识障碍。按程度不同可分为：

（1）浅昏迷　意识大部分丧失，强刺激也不能唤醒，但对疼痛刺激有痛苦表情及躲避反应。角膜反射、瞳孔对光反射、吞咽反射、眼球运动等都存在。

（2）中度昏迷　意识全部丧失，对强刺激的

反应减弱，角膜反射、瞳孔对光反射迟钝，眼球活动消失。

（3）深昏迷　对疼痛等各种刺激均无反应，全身肌肉松弛，角膜反射、瞳孔对光反射、眼球活动均消失，可出现病理反射。

4. 意识模糊　意识模糊是一种常见的轻度意识障碍，意识障碍程度较嗜睡重。具有简单的精神活动，但定向力有障碍，表现为对时间、空间、人物失去了正确的判断力。

5. 谵妄　谵妄是一种以兴奋性增高为主的急性高级神经中枢活动失调状态。表现为意识模糊，定向力障碍，伴错觉、幻觉、躁动不安、谵语。谵妄常见于急性感染的高热期，也可见于某些中毒（急性酒精中毒）、代谢障碍（肝性脑病）等。

◎ 要点四　意识障碍的问诊要点及临床意义

1. 既往史　询问有无高血压、心脏病、肝脏病、肾脏病、糖尿病、甲状腺功能亢进症、慢性阻塞性肺疾病、颅脑外伤、肿瘤、癫痫等病史，有无手术、外伤、中毒及药物过敏史等。

2. 发病诱因　询问糖尿病患者降糖药或胰岛素的用量、肝脏病患者应用镇静剂等情况，有无在高温或烈日下工作等诱因。

3. 伴随症状　①伴发热：先发热后有意识障碍，见于脑膜炎、脑炎、败血症等；先有意识障碍后发热，见于脑出血、蛛网膜下腔出血、脑肿瘤、脑外伤等。②伴呼吸缓慢：见于吗啡、巴比妥类、有机磷杀虫剂等中毒、颅内高压等。③伴瞳孔散大：见于脑疝、脑外伤，颠茄类、酒精、氰化物等中毒，癫痫，低血糖昏迷等。④伴瞳孔缩小：见于脑桥出血，吗啡类、巴比妥类及有机磷杀虫剂等中毒。⑤伴高血压：见于高血压脑病、脑梗死、脑出血、尿毒症等。⑥伴心动过缓：见于颅内高压症、房室传导阻滞、甲状腺功能减退症、吗啡类中毒等。⑦伴脑膜刺激征：见于各种脑膜炎、蛛网膜下腔出血等。

第二单元 问 诊

◎ 要点一 问诊的方法与注意事项

1. 问诊的方法

医生对患者首先从礼节性谈话开始，自我介绍，明确患者本次就诊目的，根据不同患者的具体情况，采用不同类型的提问方式，语言要通俗易懂，避免使用医学术语，可用开放性或直接提问，避免诱导式或暗示性、责难性、连续性提问及杂乱无章的重复提问。每一部分病史询问结束时要进行归纳总结。对危重患者询问要简明扼要，迅速，并立即进行抢救。

2. 问诊的注意事项

问诊时环境要安静；仪表、礼节和友善的举止；态度要和蔼、亲切、同情和耐心，应对患者适当微笑或赞许地点头示意；交谈时采取适当的姿势表示对患者的尊重和理解；不乱解释，不要不懂装懂，也不要简单回答"不知道"，可以提供自己所知道的情况供患者参考；问诊时记录要尽量简单、快速，并与患者作必要的眼神交流；问诊结束时，应感谢患者的合作。

◎ 要点二 问诊的内容

1. **一般项目** 包括姓名、性别、年龄、婚否、出生地、民族、工作单位、职业、现住址、就诊或入院日期、病史记录日期、病史叙述者等。

2. **主诉** 指病人就诊的主要原因，即感觉最明显、最痛苦的症状或体征及持续时间。确切的主诉常可提供对某系统疾病的诊断线索。记录主诉要简明，尽可能用患者自己的言词，不用诊断用语。如"反复上腹隐痛8年，解黑大便2天""活动后心慌、气短2年，下肢水肿1周""进行性吞咽困难1月余"等。对当前无症状表现，诊断资料和入院目的又十分明确的患者，也可用以下方式记录主诉。如"血糖升高2个月，入院进一步检查""发现胆囊结石2个月，入院

接受手术治疗"。

3. **现病史** 包括以下几个方面：①起病情况：起病时间、起病急缓、有无病因或诱因等。②主要症状特征：包括症状的部位、性质、持续时间和程度等。③病因和诱因：应询问与本次发病有关的病因（如外伤、中毒、感染、遗传、过敏等）和诱因（如气候变化、环境改变、情绪激动或抑郁、饮食起居失调等）。④病情发展与演变过程：起病后主要症状的变化，缓解或加重的因素等。⑤伴随症状。⑥诊治经过。⑦患者的一般情况。

4. **既往史** 包括患者既往的健康状况和过去曾经患过的疾病（包括各种传染病）、外伤手术、预防接种、过敏史等，尤其是与现病有密切关系的疾病的历史。如冠心病的患者，应当询问以往有无过高血压病、血脂异常、糖尿病等；对风湿性心脏病患者，应询问过去有无反复咽痛、游走性关节痛等；对肝硬化的患者，应询问过去有无黄疸、营养障碍及酗酒史；气胸患者，应询问既往有无肺结核、慢性阻塞性肺疾病等。

5. **个人史** 包括：①社会经历：出生地、居住地区和居留时间、受教育程度、经济生活和业余爱好。②职业和工作条件：工种、劳动环境、对工业毒物的接触情况及时间。③习惯与嗜好：起居与卫生习惯、饮食的规律与质量、烟酒嗜好与摄入量，以及异嗜癖和麻醉毒品等。④冶游史。

6. **婚姻史** 询问患者的婚姻状况，是未婚、已婚，还是离异等。

7. **月经生育史** 女性应询问其月经初潮年龄、月经周期和经期天数，经血量和颜色，有无痛经，闭经日期或绝经年龄。记录如下：

$$初潮年龄\frac{行经期（天）}{月经周期（天）}末次月经时间（或绝经年龄）$$

生育史包括妊娠、生育次数，人工或自然流产次数，有无早产、剖宫产、死胎、产褥热及计划生育情况等。

8. 家族史 询问患者家族中是否有相同疾病患者，有无患遗传相关的疾病，如血友病、糖尿病、高血压病、中风、癫痫、恶性肿瘤、哮喘、精神病等。

第三单元 检体诊断

细目一 基本检查法

◎ 要点一 视诊的内容和方法

视诊是检查者用眼睛来观察被检者全身或局部表现的检查方法。视诊既能观察全身的一般状态，如年龄、发育、营养、意识状态、面容与表情、体位、姿态、步态等，又能观察局部体征，如皮肤、黏膜、五官、头颈、胸廓、腹部、脊柱、肌肉、骨骼、关节等外形特点。但对特殊部位则需借助特殊仪器进行检查。

在体格检查中，视诊适用范围广，使用器械少，得到的体征最多，常能提供重要的诊断资料和线索。视诊时应注意：①应在间接日光下或灯光下进行，但观察皮疹或黄疸时必须在自然光线下进行，观察搏动、肿物、某些器官的轮廓时以侧面光线为宜；②在温暖环境中进行，被检者采取适宜的体位，裸露全身或检查部位，如需要可配合做某些动作；③应按一定顺序，系统、全面而细致地对比观察；④应结合触诊、叩诊、听诊、嗅诊等检查方法，综合分析、判断，使检查结果更具有临床意义。

◎ 要点二 常用触诊方法及其适用范围和注意事项

手的感觉以指腹和掌指关节掌面的皮肤较为敏感，指腹皮肤最为敏感，因此触诊多用这两个部位。根据检查目的不同，触诊分为浅部触诊和深部触诊。

1. 浅部触诊 用一手轻轻放在被检查部位，利用掌指关节和腕关节的协同配合，轻柔地进行滑动触摸。主要用于检查体表浅在病变，如关节，软组织，浅部的动脉、静脉、神经，阴囊和精索等。

2. 深部触诊 主要用于腹腔内病变和脏器的检查。嘱患者平卧，屈膝，张口平静呼吸。检查者站于右侧，用温暖的一手或两手重叠，由浅入深，逐渐加压以达深部组织进行触诊。

（1）深部滑行触诊 主要适用于腹腔深部包块和胃肠病变的检查。

（2）双手触诊 适用于肝、脾、肾、子宫和腹腔肿物的检查。

（3）深压触诊 用于探测腹部深在病变部位或确定腹腔压痛点，如阑尾压痛点、胆囊压痛点等。检查反跳痛时，在深压的基础上迅速将手抬起，并询问患者疼痛感觉是否加重或观察患者面部是否有痛苦表情。

（4）冲击触诊（浮沉触诊法） 适用于大量腹水而肝、脾难以触及时。

◎ 要点三 叩诊的方法及常见叩诊音

1. 叩诊方法

（1）间接叩诊法 叩诊时左手中指第 2 指节紧贴于叩诊部位，其余手指稍微抬起，勿与体表接触；右手各指自然弯曲，以右手中指指端叩击左手中指第 2 指骨的前端。叩击方向应与叩诊部位的体表垂直，主要以活动腕关节与掌指关节进行叩诊，避免肘关节及肩关节参加活动。叩击动作要灵活、短促并富有弹性。叩击后右手中指应立即抬起，以免影响音响的振幅与频率。在一个部位每次只需连续叩击2~3下，如印象不深，可再连续叩击2~3下，不间断地连续叩击反而不利于对叩诊音的分辨。叩击用力要均匀适中，使产生的音响一致，才能正确判断叩诊音的变化。叩击力量的轻重，应根据不同的检查部位、病变组织的性质、范围大小、位置深浅等具体情况而定。

（2）直接叩诊法 适用于胸部或腹部面积较广泛的病变，如胸膜粘连或增厚、气胸、大量胸水或腹水等。

2. 常见叩诊音

（1）清音 清音是一种频率为100~128Hz，振动持续时间较长的音响，为不甚一致的非乐性叩诊音。清音是正常肺部的叩诊音，提示肺组织的弹性、含气量和致密度正常。

（2）浊音 浊音是一种音调较高、音响较弱、振动持续时间较短的非乐性叩诊音。在叩击被少量含气组织覆盖的实质脏器时产生，如叩击被肺的边缘所覆盖的心脏或肝脏部分，或病理状态下肺组织含气量减少（如肺炎）所表现的叩诊音。

（3）鼓音 鼓音是一种和谐的乐音，如同击鼓声。与清音相比音响更强，振动持续时间也较长，在叩击含有大量气体的空腔器官时出现。正常见于左下胸的胃泡区及腹部；病理情况下，见于肺空洞、气胸或气腹等。

（4）过清音 属于鼓音范畴的一种变音，介于鼓音与清音之间，音调较清音低，音响较清音强。过清音的出现提示肺组织含气量增多、弹性减弱，临床常见于肺气肿。

（5）实音（重浊音或绝对浊音） 实音是音调较浊音更高、音响更弱、振动时间更短的非乐音。生理情况下，见于叩击不含气的实质脏器，如心脏、肝脏；病理状态下，见于大量胸腔积液或肺实变等。

◎ 要点四 嗅诊常见异常气味及临床意义

1. 痰液 血腥味，见于大咯血的患者；痰液恶臭，提示支气管扩张症或肺脓肿。

2. 脓液 恶臭味应考虑气性坏疽的可能。

3. 呕吐物 粪臭味见于肠梗阻，酒味见于饮酒和醉酒等，浓烈的酸味见于幽门梗阻或狭窄等。

4. 呼气味 浓烈的酒味见于酒后或醉酒，刺激性蒜味见于有机磷农药中毒，烂苹果味见于糖尿病酮症酸中毒，氨味见于尿毒症，腥臭味见于肝性脑病。

细目二 全身状态检查及临床意义

◎ 要点一 生命体征检查内容及临床意义

1. 体温测量

（1）口腔温度 将消毒过的口腔温度计（简称口表）的水银柱甩到35℃以下，水银端置于舌下，紧闭口唇，不用口腔呼吸，测量5分钟后读数。正常值为36.3~37.2℃。口测法温度虽较可靠，但对婴幼儿及意识障碍者则不宜使用。

（2）肛门温度 患者取侧卧位，将直肠温度计（简称肛表）的水银柱甩到35℃以下，肛表水银端涂以润滑剂，徐徐插入肛门，深达肛表的一半为止，放置5分钟后读数。正常值为36.5~37.7℃。肛门温度较口腔温度高0.3~0.5℃。适用于小儿及神志不清的患者。

（3）腋下温度 擦干腋窝汗液（有汗会使腋温低），将腋窝温度计（简称腋表）的水银柱甩到35℃以下，温度计的水银端放在患者腋窝深处，嘱患者用上臂将温度计夹紧，放置10分钟后读数。正常值为36~37℃。腋测法较安全、方便，不易发生交叉感染。

正常人24小时内体温略有波动，相差不超过1℃。生理状态下，运动或进食后体温稍高，老年人体温略低，妇女在月经期前或妊娠期略高。

2. 脉搏检查

脉搏的检查方法通常是以3个手指（示指、中指、环指）的指端来触诊桡动脉的搏动。如桡动脉不能触及，也可触摸肱动脉、颞动脉和颈动脉等。

正常成人，在安静状态下脉率为 60~100 次/分钟。儿童较快，婴幼儿可达 130 次/分钟。病理状态下，发热、疼痛、贫血、甲状腺功能亢进症、心力衰竭、休克、心肌炎等，脉率增快；颅内高压、病态窦房结综合征、二度及以上窦房或房室传导阻滞，或服用强心苷、钙拮抗剂、β 受体阻滞剂等药时，脉率减慢。临床上除注意脉率增快或减慢之外，还应注意脉率与心率是否一致，心房颤动时，脉率少于同时计数的心率，这种现象称为脉搏短绌。

3. 血压测量

（1）直接测量法　用特制的导管经穿刺周围动脉，送入主动脉，导管末端经换能器外接床旁监护仪，自动显示血压。此法技术要求高，且属有创，仅适用于危重和大手术的患者。

（2）间接测量法　目前广泛应用袖带加压法。此法常用的血压计有汞柱式、弹簧式和电子血压计，以汞柱式为最常用。临床上通常采用间接方法在上臂肱动脉部位测取血压值。被检查者安静休息至少 5 分钟，在测量前 30 分钟内禁止吸烟和饮咖啡，排空膀胱。裸露右上臂，肘部置于与右心房同一水平（坐位平第 4 肋软骨，仰卧位平腋中线）。首次就诊者左、右臂的血压应同时测量，并予记录。让受检者脱下该侧衣袖，露出手臂并外展 45°，将袖带平展地缚于上臂，袖带下缘距肘窝横纹约 2~3cm，松紧适宜。检查者先于肘窝处触知肱动脉搏动，再将听诊器体件置于肱动脉上，轻压听诊器体件。然后用橡皮球将空气打入袖带，待动脉音消失，再打气将汞柱升高 20~30mmHg（1mmHg = 0.133kPa）后，开始缓慢（2~6mmHg/s）放气，心率较慢时放气速率也较慢，获取舒张压读数后快速放气至零。测压时双眼平视汞柱表面，根据听诊结果读出血压值。当听到第一个声音时所示的压力值是收缩压；继续放气，声音消失时血压计上所示的压力值是舒张压（个别声音不消失者，可采用变音值作为舒张压并加以注明）。正常人两上肢血压可有 5~10mmHg 的差别，下肢血压较上肢高 20~40mmHg，但在动脉穿刺或插管直接测量时则无显著差异。

根据《中国高血压防治指南》（2010 年修订版），血压水平的定义和分类标准见下表。

血压水平的定义和分类

类别	收缩压（mmHg）		舒张压（mmHg）
正常血压	<120	和	<80
正常高值	120~139	和（或）	80~89
高血压	≥140	和（或）	≥90
1 级高血压（轻度）	140~159	和（或）	90~99
2 级高血压（中度）	160~179	和（或）	100~109
3 级高血压（重度）	≥180	和（或）	≥110
单纯收缩期高血压	≥140	和	<90

（3）血压变异的临床意义

①高血压：未服抗高血压药的情况下，收缩压 ≥140mmHg 和（或）舒张压 ≥90mmHg，即为高血压。如果只有收缩压达到高血压标准，则称为单纯收缩期高血压。高血压绝大多数见于高血压病（亦称原发性高血压）；继发性高血压少见（约<5%），见于肾脏疾病、肾上腺皮质或髓质肿瘤、肢端肥大症、甲状腺功能亢进症、妊娠高血压综合征等所致的血压增高。

②低血压：血压低于 90/60mmHg 时，称为低血压。常见于休克、急性心肌梗死、心力衰竭、心包填塞、肾上腺皮质功能减退等，也可见于极度衰竭的病人。

③脉压增大和减小：脉压>40mmHg 称为脉

压增大，见于主动脉瓣关闭不全、动脉导管未闭、动静脉瘘、高热、甲状腺功能亢进症、严重贫血、动脉硬化等。脉压 < 30mmHg 称为脉压减小，见于主动脉瓣狭窄、心力衰竭、休克、心包积液、缩窄性心包炎等。

◎ 要点二　发育与体型

发育的正常与否，通常以年龄与体格成长状态（身高、体重）、智力和性征（第一、第二性征）之间的关系来判断。发育正常时，年龄与体格、智力和性征的成长状态是相应的。

体型是身体各部发育的外观表现，包括骨骼、肌肉的成长与脂肪分布的状态等。临床上把正常人的体型分为均称型、矮胖型、瘦长型三种。①瘦长型（无力型）：体高肌瘦，颈细长，肩窄下垂，胸廓扁平，腹上角小于90°。②矮胖型（超力型）：体格粗壮，颈粗短，肩宽平，胸围大，腹上角常大于90°。③匀称型（正力型）：身体的各部分结构匀称适中，一般正常人多为此型。

临床上病态发育与内分泌的关系尤为密切。如在发育成熟前，脑垂体前叶功能亢进时，体格异常高大，称为巨人症；反之，垂体功能减退时，体格异常矮小，称脑垂体性侏儒症。

◎ 要点三　营养状态检查

1. 判定方法　营养状态的好坏，可根据皮肤、毛发、皮下脂肪、肌肉的发育情况来综合判断，临床上常用良好、中等、不良三个等级来概括。

（1）良好　黏膜红润，皮肤光泽，弹性良好，皮下脂肪丰满而有弹性，肌肉结实，指甲、毛发润泽，肋间隙及锁骨上窝深浅适中，肩胛部和腹部肌肉丰满，精神饱满。

（2）不良　黏膜干燥，皮肤弹性减低，皮下脂肪菲薄，肌肉松弛无力，指甲粗糙无光泽，毛发稀疏，肋间隙、锁骨上窝凹陷，肩胛部和髂骨突出，精神萎靡。

（3）中等　介于良好与不良之间。

2. 常见的营养异常状态

（1）营养不良　体重减轻到低于标准体重的90%时称为消瘦。主要见于长期的慢性感染（如结核病、血吸虫病等）、恶性肿瘤（如食管癌、胃癌等）、某些内分泌疾病（如糖尿病、垂体功能减退症等）以及精神性厌食。

（2）肥胖　超过标准体重20%以上者为肥胖。主要由于摄食过多所致。此外，内分泌、家族遗传、生活方式与运动、精神因素等皆有影响。肥胖一般分为单纯性肥胖（全身脂肪分布均匀，一般无异常表现，常有一定的遗传倾向）和继发性肥胖（多由内分泌疾病引起，如肾上腺皮质功能亢进症）两类。

◎ 要点四　意识状态

检查者可通过与患者交谈来了解其思维、反应、情感活动、计算能力、记忆力、注意力、定向力（即对时间、人物、地点，以及对自己本身状态的认识能力）等方面的情况。对较为严重者应同时做痛觉试验（如重压患者眶上缘）、瞳孔对光反射、角膜反射、腱反射等，以判断有无意识障碍及其程度。对昏迷患者，重点注意生命体征，尤其是呼吸的频率和节律，瞳孔大小，眼底有无视乳头水肿、出血，有无偏瘫、锥体束征、脑膜刺激征等。

◎ 要点五　面容与表情

1. 急性（热）病容　表现为面色潮红，兴奋不安，口唇干燥，呼吸急促，表情痛苦，有时鼻翼扇动，口唇疱疹。常见于急性感染性疾病，如肺炎链球菌肺炎、流行性脑脊髓膜炎、急性化脓性阑尾炎等。

2. 慢性病容　可见面容憔悴，面色晦暗或苍白无华，双目无神，表情淡漠等。多见于恶性肿瘤、肝硬化、严重肺结核等慢性消耗性疾病。

3. 肝病面容　可见面颊瘦削，面色灰褐，额部、鼻背、双颊有褐色色素沉着。见于慢性肝炎、肝硬化等。

4. 肾病面容　表现为面色苍白，眼睑、颜面浮肿。见于慢性肾炎、慢性肾盂肾炎、慢性肾功能衰竭等。

5. 甲状腺功能亢进面容 可见眼裂增大，眼球突出，目光闪烁，呈惊恐貌，兴奋不安，烦躁易怒。见于甲状腺功能亢进症。

6. 黏液性水肿面容 表现为面色苍白，睑厚面宽，颜面浮肿，目光呆滞，反应迟钝，眉毛、头发稀疏。见于甲状腺功能减退症。

7. 二尖瓣面容 可见面色晦暗，双颊紫红，口唇轻度发绀。见于风湿性心瓣膜病二尖瓣狭窄。

8. 伤寒面容 可见表情淡漠，反应迟钝，呈无欲状态。见于伤寒、脑脊髓膜炎、脑炎等。

9. 苦笑面容 发作时牙关紧闭，面肌痉挛，呈苦笑状。见于破伤风。

10. 满月面容 面圆如满月，皮肤发红，常伴痤疮和小须。见于库欣综合征及长期应用肾上腺皮质激素的患者。

11. 肢端肥大症面容 头颅增大，脸面变长，下颌增大并向前突出，眉弓及两颧隆起，唇舌肥厚，耳鼻增大。见于肢端肥大症。

12. 面具面容 面部呆板、无表情，似面具样。见于帕金森病、脑炎等。

13. 贫血面容 面色苍白，口唇色淡，表情疲惫。见于各种原因所致的贫血。

◎ 要点六 体位及步态

1. 体位检查

（1）自动体位 身体活动自如，不受限制；见于正常人、轻病或疾病早期。

（2）被动体位 患者不能随意调整或变换体位，需别人帮助才能改变体位。见于极度衰弱或意识丧失的患者。

（3）强迫体位 患者为减轻疾病所致的痛苦，被迫采取的某些特殊体位。常见的体位有以下几种：

①强迫仰卧位：患者仰卧，双腿蜷曲，借以减轻腹部肌肉紧张。见于急性腹膜炎等。

②强迫俯卧位：通过俯卧位减轻脊背肌肉的紧张程度，常见于脊柱疾病。

③强迫侧卧位：通过侧卧于患侧，以减轻疼痛，且有利于健侧代偿呼吸。见于一侧胸膜炎及大量胸腔积液。

④强迫坐位：患者坐于床沿，以两手置于膝盖上或扶持床边。见于心、肺功能不全者。

⑤强迫蹲位：活动中因呼吸困难和心悸而采取蹲位以缓解症状。见于发绀型先天性心脏病。

⑥辗转体位：患者坐卧不安，辗转反侧。见于胆绞痛、肾绞痛、肠绞痛等。

⑦角弓反张位：患者颈及脊背肌肉强直，头向后仰，胸腹前凸，背过伸，躯干呈反弓形。见于破伤风、小儿脑膜炎等。

2. 步态检查

（1）痉挛性偏瘫步态 瘫痪侧上肢呈内收、旋前，指、肘、腕关节屈曲，无正常摆动；下肢伸直并外旋，举步时将患侧骨盆抬高以提起瘫痪侧下肢，然后以髋关节为中心，脚尖拖地，向外划半个圆圈并跨前一步，故又称划圈样步态。多见于急性脑血管疾病的后遗症。

（2）醉酒步态 行走时重心不稳，左右摇晃，状如醉汉。见于小脑病变、酒精中毒等。

（3）慌张步态 步行时头及躯干前倾，步距较小，起步动作慢，但行走后越走越快，有难以止步之势。见于帕金森病，又称震颤麻痹。

（4）蹒跚步态（鸭步） 走路时身体左右摇摆似鸭行。见于佝偻病、大骨节病、进行性肌营养不良、先天性双髋关节脱位等。

（5）共济失调步态 起步时一脚高抬，骤然垂落，且双目向下注视，两脚间距很宽，以防身体倾斜，闭目时不能保持平衡。见于小脑或脊髓后索病变，如脊髓痨。

（6）剪刀步态 双下肢肌张力过高，行走时两腿交叉呈剪刀状。见于脑瘫或截瘫患者。

（7）间歇性跛行 行走时，因下肢突发疼痛而停止前行，休息后继续前行。见于闭塞性动脉硬化、高血压动脉硬化等。

（8）跨阈步态 患足下垂，行走时先将膝关节、髋关节屈曲，使患肢抬很高才能起步，如跨越门槛之势。见于腓总神经麻痹出现的足下垂患者。

细目三　皮肤检查及临床意义

◎ 要点一　弹性、颜色、湿度检查

1. 皮肤弹性　皮肤弹性与年龄、营养状态、皮下脂肪及组织间隙所含液量有关。检查时，常取手背或上臂内侧部位，用拇指和示指将皮肤捏起，正常人于松手后皮肤皱褶迅速平复。弹性减弱时皱褶平复缓慢，见于长期消耗性疾病或严重脱水的患者。发热时血液循环加速，周围血管充盈，皮肤弹性可增加。

2. 皮肤颜色

（1）发红　皮肤发红是由毛细血管扩张充血、血流加速及增多所致。生理情况下见于饮酒、日晒、运动、情绪激动等；病理情况下见于发热性疾病、阿托品和一氧化碳中毒等。一氧化碳中毒患者的皮肤、黏膜呈樱桃红色。皮肤持久性发红可见于库欣（Cushing）综合征及真性红细胞增多症。

（2）苍白　皮肤黏膜苍白可由贫血、末梢毛细血管痉挛或充盈不足引起，常见于贫血、寒冷、惊恐、休克、虚脱以及主动脉瓣关闭不全等；只有肢端苍白者，可能与肢体血管痉挛或阻塞有关，如雷诺病、血栓闭塞性脉管炎。

（3）黄染　皮肤黏膜呈不正常的黄色，称为黄染。主要见于：①因胆红素浓度增高引起的黄疸。黄疸早期或轻微时见于巩膜及软腭黏膜，较明显时才见于皮肤。黄疸见于肝细胞损害、胆道阻塞或溶血性疾病。②过多食用胡萝卜、南瓜、橘子等，使胡萝卜素在血中的含量增加，可使皮肤黄染，但发黄的部位多在手掌、足底皮肤，一般不发生于巩膜和口腔黏膜。③长期服用带有黄颜色的药物，如阿的平、呋喃类等也可使皮肤发黄，严重者可表现巩膜黄染，但这种巩膜黄染以角膜缘周围最明显，离角膜缘越远，黄染越浅，这是与黄疸鉴别的重要特征。

（4）发绀　皮肤黏膜呈青紫色，主要因单位容积血液中脱氧血红蛋白增多（>50g/L）所致。发绀的常见部位为舌、唇、耳郭、面颊和指端。

（5）色素沉着　由于表皮基底层的黑色素增多，以致部分或全身皮肤色泽加深，称为色素沉着。全身性色素沉着多见于慢性肾上腺皮质功能减退，肝硬变、肝癌晚期等也可引起不同程度的皮肤色素沉着。妇女在妊娠期，面部、额部可发生棕褐色对称性色素斑片，称为妊娠斑。老年人全身或面部也可发生散在的斑片，称老年斑。

（6）色素脱失　指皮肤色素局限性或全身性减少或缺失。当缺乏酪氨酸酶导致酪氨酸不能转化为多巴而形成黑色素时，即可发生色素脱失，见于白癜风、黏膜白斑、白化症等。

3. 湿度与出汗　出汗增多见于风湿热、结核病、甲状腺功能亢进症、佝偻病、布氏杆菌病等；盗汗（夜间睡后出汗）见于肺结核活动期；冷汗（手脚皮肤发凉、大汗淋漓）见于休克与虚脱；无汗见于维生素 A 缺乏症、黏液性水肿、硬皮病和脱水等。

◎ 要点二　皮疹、皮下出血、蜘蛛痣、皮下结节检查

1. 皮疹　检查时应注意皮疹出现与消失的时间、发展顺序、分布部位、形状及大小、颜色、压之是否褪色、平坦或隆起、有无瘙痒和脱屑等。常见的皮疹有以下几种：

（1）斑疹　只是局部皮肤发红，一般不高出皮肤。见于麻疹初起、斑疹伤寒、丹毒、风湿性多形性红斑等。

（2）玫瑰疹　是一种鲜红色的圆形斑疹，直径2~3mm，由病灶周围的血管扩张所形成，压之褪色，松开时又复现，多出现于胸腹部。对伤寒或副伤寒具有诊断意义。

（3）丘疹　直径小于1cm，除局部颜色改变外还隆起皮面，为局限、充实的浅表损害，见于药物疹、麻疹、猩红热及湿疹等。

（4）斑丘疹　在丘疹周围合并皮肤发红的底盘，称为斑丘疹。见于风疹、猩红热、湿疹及药物疹等。

（5）荨麻疹　又称风团块，是由于皮肤、黏膜的小血管反应性扩张及渗透性增加而产生的一种局限性暂时性水肿。主要表现为边缘清楚的红色或苍白色的瘙痒性皮肤损害，出现快，消退快，消退后不留痕迹。见于各种异性蛋白性食物或药物等过敏。

2. 皮下出血　皮肤或黏膜下出血，出血面的直径小于2mm者，称为瘀点；小的出血点容易和小红色皮疹或小红痣相混淆，皮疹压之褪色，而出血点压之不褪色，小红痣加压虽不褪色，但触诊时可稍高出平面，并且表面发亮。皮下出血直径在3~5mm者，称为紫癜；皮下出血直径>5mm者，称为瘀斑；片状出血并伴有皮肤显著隆起者，称为血肿。皮肤黏膜出血常见于造血系统疾病、重症感染、某些血管损害的疾病，以及某些毒物或药物中毒等。

3. 蜘蛛痣　蜘蛛痣是皮肤小动脉末端分支扩张所形成的血管痣。蜘蛛痣出现部位多在上腔静脉分布区，如面、颈、手背、上臂、前胸和肩部等处。检查时除观察其形态外，可用铅笔尖或火柴杆等压迫蜘蛛痣的中心，如周围辐射状的小血管随之消退，解除压迫后又复出现，则证明为蜘蛛痣。蜘蛛痣的发生与雌激素增多有关，常见于慢性肝炎、肝硬化，是肝脏对体内雌激素的灭活能力减弱所致。健康妇女在妊娠期间、月经前或月经期偶尔也可出现蜘蛛痣。慢性肝病患者手掌大、小鱼际处常发红，加压后褪色，称为肝掌，其发生机制与蜘蛛痣相同。

4. 皮下结节　皮下圆形或椭圆形小节，无压痛，推之活动，多出现在关节附近或长骨隆起部位及肌腱上。常见的有风湿结节、痛风结节、Osler小结、结节性多动脉炎、囊蚴结节等。检查时应注意其大小、硬度、部位、活动度、有无压痛。

要点三　水肿、毛发检查

1. 水肿　皮下组织间隙液体积聚过多使组织肿胀，称为水肿。手指按压后凹陷不能很快恢复者，称为凹陷性水肿。黏液性水肿及象皮肿指压后无组织凹陷，称非凹陷性水肿。黏液性水肿见于甲状腺功能减退症，象皮肿见于丝虫病。全身性水肿常见于肾炎、肾病综合征、心力衰竭（尤其是右心衰竭）、失代偿期肝硬变和营养不良等；局部性水肿可见于局部炎症、外伤、过敏、血栓形成所致的毛细血管通透性增加，静脉或淋巴回流受阻。

2. 毛发　毛发的分布、多少和变化对临床诊断有辅助意义。病理性毛发稀少常见的原因有：①头部皮肤疾病：如脂溢性皮炎。②神经营养障碍：如斑秃。③某些发热性疾病后：如伤寒可致弥漫性脱发。④某些内分泌疾患：如甲状腺功能减退症、垂体前叶功能减退等。⑤理化因素性脱发：如过量的放射线影响，某些抗癌药物（如环磷酰胺等）的使用。某些疾病也可使毛发增多，如库欣综合征或长期使用肾上腺皮质激素者，女性患者除一般体毛增多外，还可呈男性体毛分布，如生长胡须。

细目四　淋巴结检查

要点一　浅表淋巴结分布

浅表淋巴结分布在耳前、耳后、乳突区、枕骨下区、颌下、颏下、颈后三角、颈前三角、锁骨上窝、腋窝、滑车上、腹股沟和腘窝等部位，检查表浅淋巴结时，应按以上顺序进行。

要点二　浅表淋巴结检查方法

检查某部淋巴结时，应使该部皮肤和肌肉松弛，以利于触摸。如发现有肿大的浅表淋巴结，应记录其位置、数目、大小、质地、移动度，表面是否光滑，有无粘连，局部皮肤有无红肿、压痛和波动，是否有瘢痕、溃疡和瘘管等，同时应注意寻找引起淋巴结肿大的病灶。

要点三　局部和全身浅表淋巴结肿大的临床意义

1. 局部淋巴结肿大的原因

（1）非特异性淋巴结炎　一般炎症所致的淋

巴结肿大多有触痛，表面光滑，无粘连，质不硬。颌下淋巴结肿大常由口腔内炎症所致；颈部淋巴结肿大常由化脓性扁桃体炎、齿龈炎等急慢性炎症所致；上肢、胸壁及乳腺的炎症常引起腋窝淋巴结肿大；下肢、会阴及臀部的炎症常引起腹股沟淋巴结肿大。

（2）淋巴结结核　肿大淋巴结常发生在颈部血管周围，多发性，质地较硬，大小不等，可互相粘连或与邻近组织、皮肤粘连，移动性稍差。如组织发生干酪性坏死，则可触到波动感；晚期破溃后形成瘘管，愈合后可形成瘢痕。

（3）转移性淋巴结肿大　恶性肿瘤转移所致的淋巴结肿大，质硬或有橡皮样感，一般无压痛，表面光滑或有突起，与周围组织粘连而不易推动。左锁骨上窝淋巴结肿大，多为腹腔脏器癌肿（胃癌、肝癌、结肠癌等）转移；右锁骨上窝淋巴结肿大，多为胸腔脏器癌肿（肺癌等）转移。鼻咽癌易转移到颈部淋巴结；乳腺癌最早经胸大肌外侧缘淋巴管侵入同侧腋下淋巴结。

2. 全身淋巴结肿大　常见于传染性单核细胞增多症、淋巴细胞白血病、淋巴瘤和系统性红斑狼疮。

细目五　头部检查

◎ 要点一　头颅形状、大小检查

通常以头围来表示头颅的大小。

1. 小颅　婴幼儿前囟过早闭合可引起小头畸形，同时伴有智力发育障碍（痴呆症）。

2. 方颅　前额左右突出，头顶平坦呈方颅畸形。见于小儿佝偻病、先天性梅毒。

3. 巨颅　额、头顶、颞和枕部膨大呈圆形，颜面部相对很小，头皮静脉明显怒张。由于颅内高压，压迫眼球，形成双目下视、巩膜外露的特殊面容，称为落日现象，见于脑积水。

◎ 要点二　眼部检查

1. 眼睑　检查时注意观察有无红肿、浮肿，睑缘有无内翻或外翻，睫毛排列是否整齐及生长

方向，两侧眼睑是否对称，上睑抬起及闭合功能是否正常。

（1）上睑下垂　双上眼睑下垂见于重症肌无力、先天性上眼睑下垂；单侧上眼睑下垂常见于各种疾病引起的动眼神经麻痹，如脑炎、脑脓肿、蛛网膜下腔出血、白喉、外伤等。

（2）眼睑水肿　眼睑组织疏松，初发或轻度水肿常先出现在眼睑。眼睑水肿多见于肾炎、慢性肝病、贫血、营养不良、血管神经性水肿等。

（3）眼睑闭合不全　双侧眼睑闭合不全常见于甲状腺功能亢进症；单侧眼睑闭合不全常见于面神经麻痹。

2. 结膜　分为睑结膜、穹隆结膜和球结膜三部分。检查时应注意有无充血、水肿、乳头增生、结膜下出血、滤泡和异物等。

结膜发红、水肿、血管充盈为充血，见于结膜炎、角膜炎、沙眼早期；结膜苍白见于贫血；结膜发黄见于黄疸；睑结膜有滤泡或乳头见于沙眼；结膜有散在出血点，见于亚急性感染性心内膜炎；结膜下片状出血，见于外伤及出血性疾病，亦可见于高血压、动脉硬化；球结膜透明而隆起为球结膜下水肿，见于脑水肿或输液过多。

3. 巩膜　检查巩膜有无黄染应在自然光线下进行。病人出现黄疸时，巩膜黄染均匀，血液中其他黄色色素增多时（如胡萝卜素与阿的平等），一般黄染只出现于角膜周围。

4. 角膜　检查时应注意角膜的透明度，有无白斑、云翳、溃疡、角膜软化和血管增生等。角膜边缘出现灰白色混浊环，称为老年环，是类脂质沉着所致，多见于老年人或早老症。角膜边缘出现黄色或棕褐色环，环外缘清晰，内缘模糊，是铜代谢障碍的体征，称为凯-费环（角膜色素环），见于肝豆状核变性（Wilson病）。

5. 瞳孔　正常瞳孔直径 2～5mm，两侧等大等圆。检查瞳孔时，应注意其大小、形态、双侧是否相同、对光反射和调节反射是否正常。

（1）瞳孔大小　病理情况下，瞳孔缩小（＜

2mm）常见于虹膜炎、有机磷农药中毒、毒蕈中毒，以及吗啡、氯丙嗪、毛果芸香碱等药物影响；瞳孔扩大（>5mm）见于外伤、青光眼绝对期、视神经萎缩、完全失明、濒死状态、颈交感神经刺激和阿托品、可卡因等药物影响。

（2）瞳孔大小不等　双侧瞳孔大小不等，常见于脑外伤、脑肿瘤、脑疝及中枢神经梅毒等颅内病变。

（3）对光反射　分为直接对光反射（即电筒光直接照射一侧瞳孔立即缩小，移开光线后瞳孔迅速复原）与间接对光反射（即用手隔开双眼，电筒光照射一侧瞳孔后，另一侧瞳孔也立即缩小，移开光线后瞳孔迅速复原）。瞳孔对光反射迟钝或消失，见于昏迷病人。

（4）调节反射与集合反射　嘱被检查者注视1m以外的目标（通常为检查者的示指尖），然后逐渐将目标移至距被检查者眼球约10cm处，同时观察双眼瞳孔的变化情况。由看远逐渐变为看近，即由不调节状态到调节状态时，正常反应是双侧瞳孔逐渐缩小（调节反射）、双眼球向内聚合（集合反射）。当动眼神经受损害时，调节和集合（辐辏）反射消失。

6. 眼球　检查时注意眼球的外形和运动。

（1）眼球突出　双侧眼球突出见于甲状腺功能亢进症；单侧眼球突出，多见于局部炎症或眶内占位性病变，偶见于颅内病变。

（2）眼球凹陷　双侧眼球凹陷见于重度脱水，老年人由于眶内脂肪萎缩而有双侧眼球后退；单侧眼球凹陷见于 Horner 综合征或眶尖骨折。

（3）眼球运动　医师左手置于被检查者头顶并固定头部，使头部不能随眼转动，右手指尖（或棉签）放在被检查者眼前 30~40cm 处，嘱被检查者两眼随医师右手指尖的移动方向运动。一般按被检查者的左侧→左上→左下，右侧→右上→右下，共 6 个方向进行，注意眼球运动幅度、灵活性、持久性，两眼是否同步，并询问病人有无复视出现。眼球运动受动眼神经（Ⅲ）、滑车神经（Ⅳ）和展神经（Ⅵ）支

配，这些神经麻痹时，会引起眼球运动障碍，并伴有复视。

嘱被检查者眼球随医师手指所示方向（水平或垂直）运动数次，观察是否出现一系列有规律的往返运动。双侧眼球出现一系列快速水平或垂直的往返运动，称为眼球震颤。运动方向以水平方向多见，垂直和旋转方向很少见。自发的眼球震颤见于耳源性眩晕及小脑疾患等。

◎ **要点三　耳部检查**

1. 外耳

（1）耳郭　注意耳郭的外形、大小、位置和对称性，有无畸形、瘘管、结节等。耳郭上有触痛的小结，为尿酸盐沉积形成的痛风结节；耳郭红肿并有局部发热、疼痛，为局部感染；牵拉和触诊耳郭引起疼痛，提示炎症。

（2）外耳道　有黄色液体流出伴痒痛者为外耳道炎。外耳道有局限性红肿，触痛明显，牵拉耳郭或压迫耳屏时疼痛加剧，见于外耳道疖肿。外耳道有脓性分泌物、耳痛及全身症状，见于中耳炎。外耳道有血液或脑脊液流出，多为颅底骨折。

2. 鼓膜　注意观察鼓膜有无病变。检查时先向后上牵拉耳郭，再插入耳镜进行观察。

3. 乳突　化脓性中耳炎引流不畅时可蔓延到乳突而成乳突炎，表现为耳郭后皮肤红肿，乳突压痛，有时可见瘘管或瘢痕，严重时可导致耳源性脑脓肿或脑膜炎。

◎ **要点四　鼻部检查**

1. 鼻的外形　鼻梁部皮肤出现红色斑块，病损处高出皮面且向两侧面颊扩展为蝶形红斑，见于系统性红斑狼疮；鼻尖及鼻翼皮肤发红，并有毛细血管扩张、组织肥厚，见于酒糟鼻；鼻梁塌陷而致鼻外形似马鞍状，称为鞍鼻，见于鼻骨骨折、鼻骨发育不全和先天性梅毒；鼻腔完全阻塞，鼻梁宽平如蛙状，为蛙状鼻，见于肥大鼻息肉患者。

2. 鼻翼扇动　吸气时鼻孔开大，呼气时鼻孔回缩，是高度呼吸困难的表现。常见于肺炎链

球菌肺炎、支气管哮喘、心源性哮喘等。

3. 鼻中隔、鼻腔检查 正常情况下，多数人鼻中隔稍偏离中线。如果鼻中隔明显偏离中线，并产生呼吸障碍，称为鼻中隔偏曲。鼻中隔穿孔见于外伤、鼻腔慢性炎症等。急性鼻炎时，鼻腔黏膜因充血而肿胀，伴有鼻塞、流鼻涕等症状；慢性鼻炎时鼻黏膜可因黏膜组织肥厚而肿胀；慢性萎缩性鼻炎时，黏膜组织萎缩，鼻甲缩小，鼻腔宽大，分泌物减少，伴有嗅觉减退或丧失；鼻腔或鼻窦化脓性炎症时，鼻腔分泌物增多，颜色发黄或发绿。

4. 鼻窦 额窦、筛窦、上颌窦和蝶窦，统称为鼻窦。鼻窦区压痛多为鼻窦炎。蝶窦因解剖位置较深，不能在体表检查到压痛。

◎ 要点五 口腔、腮腺检查

1. 口唇 正常人的口唇红润、光泽。口唇苍白见于贫血、主动脉瓣关闭不全或虚脱。唇色深红见于急性发热性疾病。口唇单纯疱疹常伴发于肺炎链球菌肺炎、感冒、流行性脑脊髓膜炎、疟疾等。口唇干燥并有皲裂，见于重度脱水患者。口角糜烂见于核黄素缺乏。口唇发绀见于以下几种情况：①心脏内外有异常动、静脉分流通道，如法洛四联症、先天性肺动静脉瘘。②呼吸衰竭、肺动脉栓塞等。③心力衰竭、休克及暴露在寒冷环境。④真性红细胞增多症。

2. 口腔黏膜 正常人的口腔黏膜光洁呈粉红色。出现蓝黑色的色素沉着多见于肾上腺皮质功能减退。在相当于第二磨牙处的颊黏膜出现直径约1mm的灰白色小点，外有红色晕圈，为麻疹黏膜斑，是麻疹的早期（发疹前24~48小时）特征。在黏膜下出现大小不等的出血点或瘀斑，见于各种出血性疾病或维生素C缺乏。口腔黏膜溃疡见于慢性复发性口疮，无痛性黏膜溃疡可见于系统性红斑狼疮。乳白色薄膜覆盖于口腔黏膜、口角等处，为鹅口疮（白色念珠菌感染），多见于体弱重症的病儿或老年患者，或长期使用广谱抗生素的患者。

3. 牙齿及牙龈 检查时应注意有无龋齿、缺齿、义齿、残根，牙齿颜色及形状。牙齿呈黄褐色为斑釉牙，见于长期饮用含氟量高的水或服用四环素等药物后。切牙切缘凹陷呈月牙形伴牙间隙过宽，见于先天性梅毒。单纯性牙间隙过宽，见于肢端肥大症。

正常人的牙龈呈粉红色并与牙颈部紧密贴合。齿龈水肿及流脓（挤压牙龈容易查见），见于慢性牙周炎。牙龈萎缩，见于牙周病。牙龈出血可见于牙石、牙周炎、血液系统疾病及坏血病等。齿龈的游离缘出现灰黑色点线为铅线，见于慢性铅中毒。在铋、汞、砷中毒时，也可出现类似黑褐色点线状的色素沉着。

4. 舌 正常舌呈粉红色，大小厚薄适中，活动自如，舌面湿润，并覆盖着一层薄白苔。异常舌包括：①草莓舌：舌乳头肿胀、发红如同草莓，见于猩红热或长期发热的患者。②牛肉舌：舌面绛红如同生牛肉，见于糙皮病（烟酸缺乏）。③镜面舌：亦称光滑舌，舌体小，舌面光滑，呈粉红色或红色，无苔。见于恶性贫血（内因子缺乏）、缺铁性贫血或慢性萎缩性胃炎。④运动异常：舌体不自主偏斜见于舌下神经麻痹；舌体震颤见于甲状腺功能亢进症。⑤其他：舌色淡红见于营养不良或贫血；舌色深红见于急性感染性疾病；舌色紫红见于心、肺功能不全。

5. 咽部及扁桃体 咽部充血红肿，多见于急性咽炎；咽部充血，表面粗糙，并有淋巴滤泡呈簇状增生，见于慢性咽炎；扁桃体红肿增大，可伴有黄白色分泌物或苔片状易剥离假膜，是扁桃体炎。扁桃体肿大分为三度：I度肿大时扁桃体不超过咽腭弓；II度肿大时扁桃体超过咽腭弓，介于I度与III度之间；III度肿大时扁桃体达到或超过咽后壁中线。扁桃体充血红肿，并有不易剥离的假膜（强行剥离时出血），见于白喉。

6. 腮腺 腮腺位于耳屏、下颌角与颧弓所构成的三角区内。腮腺导管开口在与上颌第二磨牙牙冠相对的颊黏膜上。正常的腮腺腺体软薄，不能触清其轮廓。腮腺肿大时可出现以耳垂为中心的隆起，并可触及包块。一侧或双侧腮腺肿大，触诊边缘不清，有轻压痛，腮腺导管口红肿，见于流行性腮腺炎。

细目六　颈部检查

◎ 要点一　颈部血管检查

1. 颈静脉　正常人安静坐位或立位时，颈外静脉不显露，平卧时可见稍充盈。如果在坐位或半卧位（上半身与水平面形成45°）见到明显颈静脉充盈，称为颈静脉怒张，提示体循环静脉血回流受阻或上腔静脉压增高，见于右心衰竭、缩窄性心包炎、心包积液及上腔静脉阻塞综合征等。颈静脉搏动可见于三尖瓣关闭不全。

2. 颈动脉　安静状态下出现明显的颈动脉搏动，提示心排血量增加或脉压增大，常见于主动脉瓣关闭不全、高血压、甲状腺功能亢进症及严重贫血等。

◎ 要点二　甲状腺检查

1. 检查方法　视诊注意观察甲状腺有无肿大，是否对称。检查时可让病人头后仰、双手放于枕后再观察，并嘱其做吞咽动作，可将甲状腺与颈前其他包块相鉴别。除视诊外，还应进行触诊检查以明确甲状腺的大小、轮廓和性质，注意甲状腺的肿大程度、硬度，是否对称、光滑，有无结节、压痛及震颤，有无粘连及血管杂音。触诊包括甲状腺峡部和甲状腺侧叶的检查。

2. 甲状腺肿大的临床意义　甲状腺肿大分为三度：不能看出肿大但能触及者为Ⅰ度；能看见肿大又能触及，但在胸锁乳突肌以内者为Ⅱ度；超出胸锁乳突肌外缘者为Ⅲ度。生理性甲状腺肿大见于女性青春期、妊娠或哺乳期；病理性甲状腺轻度肿大见于单纯性甲状腺肿、甲状腺功能亢进症、甲状腺炎及甲状腺肿瘤。

◎ 要点三　气管检查

正常人的气管位于颈前正中部。大量胸腔积液、气胸或纵隔肿瘤及单侧甲状腺肿大，可将气管推向健侧；肺不张、肺硬化、胸膜粘连等，可将气管拉向患侧。

细目七　胸壁及胸廓检查

◎ 要点一　胸部体表标志及分区

1. 骨骼标志

（1）**胸骨角**　两侧胸骨角分别与左、右第2肋软骨相连接，通常以此作为标记来计数前胸壁上的肋骨和肋间隙。

（2）**第7颈椎棘突**　为背部颈、胸交界部的骨性标志，其下即为第1胸椎棘突。

（3）**肩胛下角**　被检查者取直立位，两手自然下垂时，肩胛下角平第7肋骨或第7肋间隙，或相当于第8胸椎水平。

2. 胸部体表标志线

（1）前正中线。

（2）锁骨中线（左、右）　通过锁骨胸骨端与锁骨肩峰端连线的中点所引的垂直线，成年男性和儿童，此线一般通过乳头。

（3）腋前线（左、右）。

（4）腋后线（左、右）。

（5）腋中线（左、右）。

（6）肩胛线（左、右）。

（7）后正中线。

3. 胸部分区

（1）腋窝（左、右）。

（2）胸骨上窝。

（3）锁骨上窝（左、右）。

（4）锁骨下窝（左、右）。

（5）肩胛上区（左、右）。

（6）肩胛区（左、右）。

（7）肩胛间区（左、右）。

（8）肩胛下区（左、右）。

◎ 要点二　常见异常胸廓

1. 桶状胸　表现为胸廓前后径增大，以至与横径几乎相等，胸廓呈圆桶形。可见肋间隙增宽，锁骨上、下窝展平或突出，颈短肩高，腹上角增大呈钝角，胸椎后凸。桶状胸常见于慢性阻塞性肺气肿及支气管哮喘发作时，亦可见于一部分老年人。

2. 扁平胸　表现为胸廓扁平，前后径常不到横径的一半。颈部细长，锁骨突出，锁骨上、下窝凹陷，腹上角呈锐角。见于瘦长体型者，也可见于慢性消耗性疾病，如肺结核等。

3. 鸡胸（佝偻病胸）　此为佝偻病所致的胸部病变，多见于儿童。外观胸骨特别是胸骨下部显著前凸，两侧肋骨凹陷，胸廓前后径增大而横径缩小，胸廓上下径较短，形似鸡胸。有时肋骨与肋软骨交接处增厚隆起呈圆珠状，在胸骨两侧排列成串珠状，称为佝偻病串珠。前胸下部膈肌附着处，因肋骨质软，长期受膈肌牵拉可向内凹陷，而下部肋缘则外翻，形成一水平状深沟，称肋膈沟。

4. 漏斗胸　胸骨下端剑突处内陷，有时连同依附的肋软骨一起内陷而形似漏斗，称为漏斗胸。见于佝偻病、胸骨下部长期受压者，也有原因不明者。

5. 胸廓一侧或局限性变形　胸廓一侧膨隆多见于大量胸腔积液、气胸等；一侧平坦或下陷见于肺不张、肺纤维化、广泛性胸膜增厚和粘连等；胸廓局限性隆起见于心脏明显增大、大量心包积液、肋骨骨折等。

6. 脊柱畸形引起的胸廓改变　常见于脊柱结核、强直性脊柱炎、胸椎疾患等。

◎ 要点三　胸壁静脉检查

正常胸壁无明显静脉可见。上腔静脉或下腔静脉回流受阻建立侧支循环时，胸壁静脉可充盈或曲张。上腔静脉受阻时，胸壁静脉的血流方向自上向下；下腔静脉受阻时，胸壁静脉的血流方向自下向上。

◎ 要点四　胸壁及胸骨检查

用手指轻压或轻叩胸壁，正常人无疼痛感觉。胸壁炎症、肿瘤浸润、肋软骨炎、肋间神经痛、带状疱疹、肋骨骨折等，可有局部压痛。骨髓异常增生时，常有胸骨压痛或叩击痛，见于白血病患者。

◎ 要点五　乳房检查

检查时光线应充足，前胸充分暴露，被检查者取坐位或仰卧位，必要时取前倾位。先视诊后触诊，除检查乳房外还应检查引流乳房部位的淋巴结。

1. 视诊　注意两侧乳房的大小、对称性、外表、乳头状态及有无溢液等。乳房外表发红、肿胀并伴疼痛、发热者，见于急性乳腺炎。乳房皮肤表皮水肿隆起，毛囊及毛囊孔明显下陷，皮肤呈"橘皮样"，多为浅表淋巴管被乳癌细胞堵塞后局部皮肤出现淋巴性水肿所致。乳房溃疡和瘘管见于乳腺炎、结核或脓肿。单侧乳房表浅静脉扩张常是晚期乳癌或肉瘤的征象。妊娠、哺乳也可引起乳房表浅静脉扩张，但常是双侧性的。

近期发生的乳头内陷或位置偏移，可能为癌变；乳头有血性分泌物见于乳管内乳头状瘤、乳腺癌。

2. 触诊　被检查者取坐位，先两臂下垂，然后双臂高举超过头部或双手叉腰再进行检查。先触诊检查健侧乳房，再检查患侧。检查者以并拢的手指掌面略施压力，以旋转或来回滑动的方式进行触诊，切忌用手指将乳房提起来触摸。检查按外上（包括角状突出）、外下、内下、内上、中央（乳头、乳晕）的顺序进行，然后检查淋巴引流部位（腋窝，锁骨上、下窝等处淋巴结）。

触诊乳房变为较坚实而无弹性，提示皮下组织受肿瘤或炎症浸润。乳房压痛多系炎症所致，恶性病变一般无压痛。触及乳房包块时，应注意其部位、大小、外形、硬度、压痛及活动度。

急性乳腺炎时乳房红、肿、热、痛，常局限于一侧乳房的某一象限。触诊有明显压痛的硬块，患侧腋窝淋巴结肿大并有压痛，伴寒战、发热及出汗等全身中毒症状。

乳房肿块见于乳癌、乳房纤维腺瘤、乳管内乳头状瘤、乳房肉瘤等。良性肿块一般较小，形状规则，表面光滑，边界清楚，质不硬，无粘连而活动度大。恶性肿瘤以乳癌最为常见，多见于中年以上的妇女，肿块形状不规则，表面凹凸不平，边界不清，压痛不明显，质坚硬，早期恶性肿瘤可活动，但晚期可与皮肤及深部组织粘连而固定，易向腋窝等处淋巴结转移，尚可有"橘皮样"、乳头内陷及血性分泌物。

细目八　肺和胸膜检查

◎ 要点一　肺和胸膜视诊

1. 呼吸类型　以胸廓（肋间外肌）运动为主的呼吸，称为胸式呼吸；以腹部（膈肌）运动为主的呼吸，称为腹式呼吸。一般说来，成年女性以胸式呼吸为主，儿童及成年男性以腹式呼吸为主。患肺炎、重症肺结核、胸膜炎、肋骨骨折、肋间肌麻痹等胸部疾患时，因肋间肌运动受限可使胸式呼吸减弱而腹式呼吸增强，即胸式呼吸变为腹式呼吸。腹膜炎、腹水、巨大卵巢囊肿、肝脾极度肿大、胃肠胀气等腹部疾病及妊娠晚期，因膈肌向下运动受限可使腹式呼吸减弱而胸式呼吸增强，即腹式呼吸变为胸式呼吸。

2. 呼吸频率、深度及节律

（1）**呼吸频率**　成人呼吸频率为 12~20 次/分钟。成人呼吸频率超过 20 次/分钟，称为呼吸过速，见于剧烈体力活动、发热、疼痛、贫血、甲状腺功能亢进症、心力衰竭、肺炎、胸膜炎、精神紧张等；成人呼吸频率低于 12 次/分钟，称为呼吸频率过缓，见于深睡、颅内高压、黏液性水肿、吗啡及巴比妥中毒等。

（2）**呼吸深度**　呼吸幅度加深见于严重代谢性酸中毒时，病人可以出现节律匀齐，呼吸深而大（吸气慢而深，呼气短促），不感呼吸困难的呼吸，称为库斯莫尔呼吸（酸中毒大呼吸），见于尿毒症、糖尿病酮症酸中毒等；呼吸浅快可见于肺气肿、胸膜炎、胸腔积液、气胸、呼吸肌麻痹、大量腹水、肥胖、鼓肠等。

（3）**呼吸节律**　正常人呼吸节律匀齐，呼吸与脉搏之比为 1∶4。常见的呼吸节律异常有潮式呼吸及间停呼吸：①潮式呼吸（Cheyne-Stokes 呼吸），特点是呼吸由浅慢逐渐变为深快，由深

快逐渐变为浅慢，直至呼吸停止片刻（5~30秒），再开始上述周期性呼吸，形成如潮水涨落的节律，见于脑炎、脑膜炎、颅内压增高、脑干损伤等；②间停呼吸（Biot 呼吸），表现为有规律的深度相等的几次呼吸之后，突然停止呼吸，间隔一个短时间后又开始深度相同的呼吸，如此周而复始，间停呼吸的发生机制与潮式呼吸一样，但病情较潮式呼吸更为严重，常为临终前的危急征象。

3. 呼吸运动　健康人在平静状态下呼吸运动平稳而有节律，胸廓两侧动度一致、对称。

（1）**呼吸运动减弱或消失**　①一侧或局部：见于大叶性肺炎、中等量以上胸腔积液或气胸、胸膜增厚或粘连、一侧肺不张等。②双侧：见于慢性阻塞性肺气肿、两侧肺纤维化、双侧大量胸腔积液、呼吸肌麻痹等。

（2）**呼吸运动增强**　①局部或一侧：见于健侧的代偿。②双侧：见于酸中毒大呼吸、剧烈运动。

◎ 要点二　肺和胸膜触诊

1. 触觉语颤　也称语音震颤。正常情况下，前胸上部的语颤较下部强；后胸下部较上部强；右上胸较左上胸强。

（1）**语颤增强见于以下几种情况**　①肺实变：见于肺炎链球菌肺炎、肺梗死、肺结核、肺脓肿及肺癌等。②压迫性肺不张：见于胸腔积液上方受压而萎瘪的肺组织及受肿瘤压迫的肺组织。③较浅而大的肺空洞：见于肺结核、肺脓肿、肺肿瘤所致的空洞。

（2）**语颤减弱或消失主要见于以下几种情况**　①肺泡内含气量增多：如肺气肿及支气管哮喘发作时。②支气管阻塞：如阻塞性肺不张、气管内分泌物增多。③胸壁距肺组织距离加大：如胸腔积液、气胸、胸膜高度增厚及粘连、胸壁水肿或高度肥厚、胸壁皮下气肿。④体质衰弱：因发音较弱而语颤减弱。大量胸腔积液、严重气胸时，语颤可消失。

2. 胸膜摩擦感　急性胸膜炎时，两层胸膜

因有纤维蛋白沉着而变得粗糙，呼吸时壁层和脏层胸膜相互摩擦而产生震动，引起胸膜摩擦感。触诊时，检查者用手掌轻贴胸壁，令病人反复做深呼吸，此时若有皮革相互摩擦的感觉，即为胸膜摩擦感。胸膜的任何部位均可出现胸膜摩擦感，但以腋中线第5~7肋间隙最易感觉到。

◎ 要点三　肺部叩诊

1. 正常肺部叩诊音　正常肺部叩诊呈清音。

2. 肺部定界叩诊

（1）**肺上界**　即肺尖的上界，其内侧为颈肌，外侧为肩胛带。自斜方肌前缘中部叩诊为清音，逐渐叩向外侧，变为浊音时为肺上界外侧终点；然后再由中部向内侧叩，由清音变为浊音时为肺上界内侧终点。此清音带的宽度即为肺尖的宽度，正常为4~6cm，右侧较左侧稍窄。肺上界变窄见于肺尖有结核、肿瘤、纤维化、萎缩或胸膜增厚等；肺上界增宽见于气胸、肺大泡、肺气肿等，叩诊可呈鼓音或过清音。

（2）**肺下界**　平静呼吸时，右肺下界在右侧锁骨中线、腋中线、肩胛线，分别为第6、第8、第10肋间水平。左肺下界除在左锁骨中线上变动较大（因有胃泡鼓音区）外，其余与右侧大致相同。矮胖体型或妊娠时，肺下界可上移1肋；消瘦体型者，肺下界可下移1肋；卧位时肺下界可比直立时升高1肋。病理情况下，肺下界下移见于肺气肿、腹腔内脏下垂；肺下界上移见于肺不张、肺萎缩、胸腔积液、气胸，以及腹压增高所致的膈肌上抬（如腹水、鼓肠、肝脾肿大、腹腔肿瘤、膈肌麻痹）。下叶肺实变、胸膜增厚时，肺下界不易叩出。

（3）**肺下界移动度**　在叩出肺下界的基础上，嘱被检查者深吸气后屏住呼吸，重新叩出肺下界，用笔标记之；稍事休息后，再嘱其深呼气后屏住呼吸，叩出肺下界，用笔标记之，两个标记之间的距离即为肺下界移动度。正常人的两侧肺下界移动度为6~8cm。若肺组织弹性减退、胸膜粘连或膈肌移动受限，则肺下界移动度减小，见于阻塞性肺气肿、胸腔积液、肺不张、胸膜粘连、肺炎及各种原因所致的腹压增高。当胸腔大量积液、积气或广泛胸膜增厚粘连时，肺下界移动度难以叩出。

3. 胸部病理性叩诊音

（1）**浊音或实音**　见于以下几种情况：①肺组织含气量减少或消失，如肺炎、肺结核、肺梗死、肺不张、肺水肿、肺硬化等；②肺内不含气的病变，如肺肿瘤、肺包囊虫病、未穿破的肺脓肿等；③胸膜腔病变，如胸腔积液、胸膜增厚粘连等；④胸壁疾病，如胸壁水肿、肿瘤等。

（2）**鼓音**　产生鼓音的原因是肺部有大的含气腔，见于气胸及直径大于3~4cm的浅表肺大疱、肺空洞，如空洞型肺结核、液化破溃了的肺脓肿或肺肿瘤。

（3）**过清音**　为介于鼓音和清音之间的音响，见于肺内含气量增加且肺泡弹性减退者，如肺气肿、支气管哮喘发作时。

◎ 要点四　呼吸音听诊

1. 正常呼吸音

（1）**支气管呼吸音**　正常人在喉部、胸骨上窝、背部第6颈椎至第2胸椎附近均可听到，如在肺部其他部位听到支气管呼吸音则为病理现象。

（2）**肺泡呼吸音**　此为气体进出肺泡产生的声音，正常人除了可听到支气管呼吸音及支气管肺泡呼吸音的部位外，其余肺部任何区域都可听到。

（3）**支气管肺泡呼吸音**　正常人在胸骨角附近，肩胛间区的第3、4胸椎水平及右肺尖可以听到，如在肺部其他部位听到则为病理现象。

2. 病理性呼吸音

（1）**病理性肺泡呼吸音**　①肺泡呼吸音减弱或消失：可为双侧、单侧或局部的肺泡呼吸音减弱或消失，由进入肺泡内的空气量减少或声音传导障碍引起。常见于呼吸运动障碍，如全身衰弱、呼吸肌瘫痪、腹压过高、胸膜炎、肋骨骨折、肋间神经痛等；呼吸道阻塞，如支气管炎、支气管哮喘、喉或大支气管肿瘤等；肺顺应性降低，可使肺泡壁弹性减退，充气受限而使呼吸音减弱，如肺气肿、肺淤血、肺间质炎症等；胸腔内肿物，如肺癌、肺囊肿等，因肺组织受压，空气不能进入肺泡或进入肺泡减少引起；胸膜疾患，如胸腔积液、气胸、胸膜增厚及粘连等，由于胸廓呼吸运动受限，均可使肺泡呼吸音减弱。②肺泡呼吸音增强：与呼吸运动及通气功能增强，进入肺泡的空气流量增多有关。双侧肺泡呼吸音增强见于运动、发热、甲状腺功能亢进症；肺脏或胸腔病变使一侧或一部分肺的呼吸功能减弱或丧失，则健侧或无病变部分的肺泡呼吸音可出现代偿性增强。

（2）病理性支气管呼吸音　在正常肺泡呼吸音部位听到支气管呼吸音，亦称管状呼吸音。主要见于：肺组织实变，如大叶性肺炎实变期等；肺内大空洞，如肺结核、肺脓肿、肺癌形成空洞时；压迫性肺不张，见于胸腔积液、肺部肿块等使肺组织受压发生肺不张时。

（3）病理性支气管肺泡呼吸音　在正常肺泡呼吸音的区域听到支气管肺泡呼吸音。常见于肺实变区域较小且与正常肺组织掺杂存在，或肺实变部位较深并被正常肺组织所遮盖。

◎ 要点五　啰音听诊

1. 干啰音　由气流通过狭窄的支气管时发生漩涡，或气流通过有黏稠分泌物的管腔时冲击黏稠分泌物引起的振动所致。

（1）听诊特点　①吸气和呼气都可听到，但常在呼气时更加清楚，因为呼气时管腔更加狭窄。②性质多变且部位变换不定，如咳嗽后可以增多、减少、消失或出现，多为黏稠分泌物移动所致。③音调较高，每个音响持续时间较长。④几种不同性质的干啰音可同时存在。⑤发生于主支气管以上的干啰音，有时不用听诊器都可听到，称喘鸣，可分为鼾音、哨笛音等。鼾音是由气流通过有黏稠分泌物的较大支气管或气管时发生的振动和移动所产生，为一种粗糙的、音调较低的、类似熟睡时的鼾声的干啰音；哨笛音为气流通过狭窄或痉挛的小支气管时发生的一种高音调的干啰音。有的似吹口哨或吹笛声，称为哨笛音；有的呈哑哑声，称为飞箭音。

（2）临床意义　干啰音是支气管有病变的表现。如两肺都出现干啰音，见于急慢性支气管炎、支气管哮喘、支气管肺炎、心源性哮喘等。局限性干啰音是由局部支气管狭窄所致，常见于支气管局部结核、肿瘤、异物或黏稠分泌物附着。局部而持久的干啰音见于肺癌早期或支气管内膜结核。

2. 湿啰音（水泡音）　湿啰音是因为气道、肺泡或空洞内有较稀薄的液体（渗出物、黏液、血液、漏出液、分泌液），呼吸时气流通过液体形成水泡并立即破裂时所产生的声音，很像用小管插入水中吹气时所产生的水泡破裂音，故也称水泡音。可分为大、中、小湿啰音和捻发音。

（1）听诊特点　①吸气和呼气都可听到，以吸气终末时多而清楚，因吸气时气流速度较快且较强，吸气末气泡大，容易破裂。常有多个水泡音成串或断续发生。②部位较恒定，性质不易改变。③大、中、小水泡音可同时存在。④咳嗽后湿啰音可减少、增多或消失。

（2）临床意义　湿啰音是肺与支气管有病变的表现。湿啰音两肺散在性分布，常见于支气管炎、支气管肺炎、血行播散型肺结核、肺水肿；两肺底分布，多见于肺淤血、肺水肿早期及支气管肺炎；一侧或局限性分布，常见于肺炎、肺结核、支气管扩张症、肺脓肿、肺癌及肺出血等；捻发音常见于肺炎或肺结核早期、肺淤血、肺泡炎等，也可见于正常老年人或长期卧床者。

◎ 要点六　胸膜摩擦音听诊

胸膜摩擦音在吸气和呼气时皆可听到，一般以吸气末或呼气开始时较为明显。屏住呼吸时胸膜摩擦音消失，可借此与心包摩擦音区别。深呼吸或在听诊器体件上加压时胸膜摩擦音常更清楚。胸膜摩擦音可发生于胸膜的任何部位，但最常见于脏层胸膜与壁层胸膜发生位置改变最大的部位——胸廓下侧沿腋中线处。

胸膜摩擦音是干性胸膜炎的重要体征，主要见于以下几种情况：①胸膜炎症，如结核性胸膜炎、化脓性胸膜炎以及其他原因引起的胸膜炎症；②原发性或继发性胸膜肿瘤；③肺部病变累及胸膜，如肺炎、肺梗死等；④胸膜高度干燥，如严重脱水等；⑤其他，如尿毒症等。

◎ 要点七 听觉语音检查

听觉语音减弱见于过度衰弱、支气管阻塞、肺气肿、胸腔积液、气胸、胸膜增厚或水肿。听觉语音增强见于肺实变、肺空洞及压迫性肺不张；听觉语音增强、响亮，且字音清楚，称为支气管语音，见于肺组织实变，此时常伴有触觉语颤增强、病理性支气管呼吸音等肺实变的体征，但以支气管语音出现最早。耳语音增强见于肺实变、肺空洞及压迫性肺不张；耳语音增强且字音清晰者，为胸耳语音，是肺实变较广泛的征象。

◎ 要点八 呼吸系统常见疾病的体征

1. 肺实变

（1）视诊 两侧胸廓对称，患侧呼吸动度可局限性减弱或消失。

（2）触诊 气管居中，患侧语音震颤增强。

（3）叩诊 患侧呈实音。

（4）听诊 患侧肺泡呼吸音消失，可听到病理性支气管呼吸音，支气管语音增强。

2. 肺气肿

（1）视诊 胸廓呈桶状，两侧呼吸动度减弱。

（2）触诊 气管居中，语音震颤减弱。

（3）叩诊 两肺过清音，严重者心界叩不出；肺下界下降，肺下界移动度减低。

（4）听诊 两肺肺泡呼吸音减弱，呼气延长，听觉语音减弱，心音较遥远。．

3. 胸腔积液

（1）视诊 患侧胸廓饱满，呼吸动度减弱或消失。

（2）触诊 气管移向对侧，患侧语音震颤减弱或消失。

（3）叩诊 患侧叩诊浊音或实音。

（4）听诊 患侧呼吸音减弱或消失，液面上方可听到病理性支气管呼吸音。

4. 阻塞性肺不张

（1）视诊 患侧胸廓下陷，肋间隙变窄，呼吸动度减弱或消失。

（2）触诊 气管移向患侧，语颤减弱或消失。

（3）叩诊 患侧呈浊音或实音。

（4）听诊 呼吸音消失，听觉语音减弱或消失。

5. 气胸

（1）视诊 患侧胸廓饱满，肋间隙增宽，呼吸动度减弱或消失。

（2）触诊 气管移向对侧，患侧语音震颤减弱或消失。

（3）叩诊 患侧呈鼓音。左侧气胸时，心界叩不出；右侧气胸时，肝浊音界下移。

（4）听诊 患侧呼吸音减弱或消失。

细目九 心脏、血管检查

◎ 要点一 心脏视诊

1. 心前区隆起

心前区隆起见于以下几种情况：①某些先天性心脏病，如法洛四联症、肺动脉瓣狭窄等；②儿童时期患慢性风湿性心脏瓣膜病伴右心室增大者。

2. 心尖搏动

（1）正常成人心尖搏动 位于左侧第5肋间隙、锁骨中线内侧0.5~1cm处，搏动范围的直径约2~2.5cm。

（2）心尖搏动位置改变 ①生理因素：卧位时心尖搏动可稍上移；左侧卧位时，心尖搏动可向左移2~3cm；右侧卧位时可向右移1~2.5cm。小儿及妊娠时心脏常呈横位，心尖搏动可向上外方移位；瘦长体型者，心脏呈垂直位，心尖搏动可向下、向内移至第6肋间隙。②病理因素：左心室增大时，心尖搏动向左下移位；右心室增大时，心尖搏动向左移位；肺不张、粘连性胸膜炎时，心尖搏动移向患侧；胸腔积液、气胸时，心尖搏动移向健侧；大量腹水、肠胀气、腹腔巨大肿瘤或妊娠等，心尖搏动位置向上外移位。

（3）**心尖搏动强度及范围改变** 左心室肥大、甲状腺功能亢进症、重症贫血、发热等疾病时心尖搏动增强；心包积液、左侧气胸或胸腔积液、肺气肿等，心尖搏动减弱甚或消失；负性心尖搏动

见于粘连性心包炎，也可见于显著右心室肥大。

◎ 要点二　心脏触诊

1. **心尖搏动异常** 左心室肥大时，心尖搏动呈抬举性。

2. **心脏震颤（猫喘）** 此为器质性心血管疾病的体征。震颤出现的时期、部位和临床意义见下表。

心脏常见震颤的临床意义

时期	部位	临床意义
收缩期	胸骨右缘第 2 肋间	主动脉瓣狭窄
	胸骨左缘第 2 肋间	肺动脉瓣狭窄
	胸骨左缘第 3、4 肋间	室间隔缺损
舒张期	心尖部	二尖瓣狭窄
连续性	胸骨左缘第 2 肋间及其附近	动脉导管未闭

3. **心包摩擦感** 此为干性心包炎的体征，见于结核性、化脓性心包炎，也可见于风湿热、急性心肌梗死、尿毒症、系统性红斑狼疮等引起的心包炎。通常在胸骨左缘第 4 肋间最易触及，心脏收缩期和舒张期均可触及，以收缩期明显。坐位稍前倾或深呼气末更易触及。

◎ 要点三　心脏叩诊

1. **叩诊方法** 采用间接叩诊法，沿肋间隙从外向内、自下而上叩诊，板指与肋间隙平行并紧贴胸壁。叩诊心脏左界时，从心尖搏动外 2~3cm 处由外向内进行叩诊。如心尖搏动不明显，则自第 6 肋间隙左锁骨中线外的清音区开始，然后按肋间隙逐一上移，至第 2 肋间隙为止；叩诊心脏右界时，自肝浊音界的上一肋间隙开始，逐一叩诊至第 2 肋间隙。

2. **心脏浊音界改变的临床意义**

（1）**心脏与血管本身病变** ①左心室增大：心脏浊音界向左下扩大，使心脏外形呈靴形，见于主动脉瓣关闭不全、高血压性心脏病。②右心室增大：显著增大时，心界向左、右两侧扩大，以向左增大较为显著。常见于二尖瓣狭窄、肺心病。③左心房增大或合并肺动脉段扩大：心腰部饱满或膨出，心脏浊音区呈梨形，见于二尖瓣狭窄。④左、右心

室增大：心界向两侧扩大，称为普大型心脏，见于扩张型心肌病等。⑤心包积液：坐位时心脏浊音界呈烧瓶形，卧位时心底部浊音界增宽。

（2）**心脏以外因素** 大量胸腔积液、积气时，心浊音界向健侧移位；胸膜增厚粘连、肺不张则使心界移向患侧；肺气肿时心浊音界变小。

◎ 要点四　心脏瓣膜听诊区

1. **二尖瓣区** 位于心尖搏动最强处，又称心尖区。

2. **主动脉瓣区**

（1）**主动脉瓣区** 位于胸骨右缘第 2 肋间隙，主动脉瓣狭窄时的收缩期杂音在此区最响。

（2）**主动脉瓣第二听诊区** 位于胸骨左缘第 3、4 肋间隙，主动脉瓣关闭不全时的舒张期杂音在此区最响。

3. **肺动脉瓣区** 位于胸骨左缘第 2 肋间。

4. **三尖瓣区** 位于胸骨下端左缘，即胸骨左缘第 4、5 肋间处。

◎ 要点五　心率听诊、心律听诊

1. **心率** 正常成人心率为 60~100 次/分钟，超过 100 次/分钟为心动过速，临床意义同脉率增快；低于 60 次/分钟为心动过缓，临床意义同脉率减慢。

2. 心律 正常人的心律基本规则。呼吸性窦性心律不齐常见于健康青少年及儿童，表现为吸气时心率增快，呼气时心率减慢，屏住呼吸时节律变规整；期前收缩（过早搏动）见于情绪激动、酗酒、饮浓茶以及各种心脏病、心脏手术、心导管检查、低血钾等；心房颤动（房颤）多见于二尖瓣狭窄、冠心病、甲状腺功能亢进症，具有心律绝对不规则、第一心音强弱不等、脉搏短绌的听诊特点。

◎ **要点六　正常心音及其产生机制**

正常心音：正常心音有4个。按其在心动周期中出现的顺序，依次命名为第一心音（S_1）、第二心音（S_2）、第三心音（S_3）及第四心音（S_4）。S_1主要是二尖瓣、三尖瓣关闭振动而产生，标志心室收缩的开始；S_2主要是主动脉瓣、肺动脉瓣关闭振动而产生，标志心脏舒张期的开始。

◎ **要点七　心音听诊**

1. 正常心音 如上所述，正常心音有4个，成年人可以听到S_1和S_2，儿童和部分青少年可听到S_3，一般听不到S_4。第一、第二心音的区别，见下表。

第一、第二心音的区别

区别点	第一心音	第二心音
声音特点	音强，调低，时限较长	音弱，调高，时限较短
最强部位	心尖部	心底部
与心尖搏动及颈动脉搏动的关系	与心尖搏动和颈动脉搏动同时出现	心尖搏动之后出现
与心动周期的关系	S_1和S_2之间的间隔（收缩期）较短	S_2到下一心动周期S_1的间隔（舒张期）较长

2. 心音改变及其临床意义

（1）两个心音同时增强见于胸壁较薄、情绪激动、甲亢、发热、贫血等。

（2）两个心音同时减弱见于肥胖、胸壁水肿、左侧胸腔积液、肺气肿、心包积液、缩窄性心包炎、甲状腺功能减退症、心肌炎、心肌病、心肌梗死、心力衰竭等。

（3）S_1增强见于发热、甲状腺功能亢进症、二尖瓣狭窄等，完全性房室传导阻滞可产生极响亮的S_1，称为"大炮音"。S_1减弱见于心肌炎、心肌病、心肌梗死、二尖瓣关闭不全等。S_1强弱不等见于早搏、心房颤动、Ⅱ度房室传导阻滞、高度房室传导阻滞。

（4）A_2增强见于高血压病、主动脉粥样硬化等；A_2减弱见于低血压、主动脉瓣狭窄和关闭不全。

（5）P_2增强见于肺动脉高压、二尖瓣狭窄、左心衰竭、室间隔缺损、动脉导管未闭、肺心病；P_2减弱见于肺动脉瓣狭窄或关闭不全。

（6）心音性质改变：心肌有严重病变时，心肌收缩力明显减弱，致使S_1失去其原有特征而与S_2相似，同时因心搏加速使舒张期明显缩短致收缩期与舒张期时间几乎相等，此时听诊S_1、S_2酷似钟摆的"滴答"声，称为钟摆律。如钟摆律时心率超过120次/分，酷似胎儿心音，称为胎心律，提示病情严重。以上两者可见于大面积急性心肌梗死和重症心肌炎等。

（7）心音分裂：①S_1分裂：当左、右心室收缩明显不同步时，可出现S_1分裂，在二、三尖瓣听诊区都可听到，但以胸骨左下缘较清楚，多见于二尖瓣狭窄等，偶见于儿童及青少年。②S_2分裂：临床上较常见，由主、肺动脉瓣关闭明显不同步所致，在肺动脉瓣区听诊较明显。可见于青少年，尤以深吸气更明显。临床上最常见的S_2分裂，见于右室排血时间延长，肺动脉瓣关闭明显延迟（如完全性右束支传导阻滞、肺动脉瓣狭窄、二尖瓣狭窄等），或左心室射血时间缩短，主动脉关闭时间提前（如二尖瓣关闭不全、室间隔缺损等）时。

3. 喀喇音 是心脏收缩期出现的额外心音，

可发生于收缩早、中、晚期。

（1）收缩早期喀喇音（收缩早期喷射音）　心底部听诊最清楚。肺动脉瓣区的收缩早期喀喇音见于肺动脉高压、轻中度肺动脉瓣狭窄、房间隔缺损、室间隔缺损等疾病；主动脉瓣收缩早期喀喇音见于高血压、主动脉瓣狭窄、主动脉瓣关闭不全、主动脉瘤等。

（2）收缩中、晚期喀喇音　在心尖部及其稍内侧最清楚。多见于二尖瓣脱垂。

4. 奔马律及开瓣音　奔马律是发生在心脏舒张期的额外心音。

（1）舒张早期奔马律　最常见的奔马律，是病理性第三心音，又称 S_3 奔马律或室性奔马律，以左心室奔马律占多数，所以，在心尖部容易听到。舒张早期奔马律的出现，提示心脏有严重的器质性病变，见于各种原因的心力衰竭、急性心肌梗死、重症心肌炎等。

（2）开瓣音（二尖瓣开放拍击音）　见于二尖瓣狭窄而瓣膜弹性尚好时，是二尖瓣分离术适应证的重要参考条件。

◎ 要点八　心脏杂音产生机制

1. 血流加速　见于剧烈运动后、发热、贫血、甲亢等。

2. 瓣膜口、大血管通道狭窄　如二尖瓣狭窄、主动脉瓣狭窄、肺动脉瓣狭窄、梗阻性肥厚型心肌病等。

3. 瓣膜关闭不全　如二尖瓣关闭不全、主动脉瓣关闭不全、主动脉硬化、扩张型心肌病、二尖瓣脱垂等。

4. 异常通道　如室间隔缺损、动脉导管未闭及动静脉瘘等。

5. 心腔内漂浮物　如心内膜炎时赘生物产生的杂音等。

6. 大血管腔瘤样扩张　如动脉瘤。

◎ 要点九　心脏杂音的特征

1. 最响部位　一般来说，杂音最响的部位，就是病变所在的部位。杂音在心尖部最响，提示病变在二尖瓣；杂音在主动脉瓣区或肺动脉瓣区

最响，提示病变在主动脉瓣或肺动脉瓣；杂音在胸骨下端近剑突偏左或偏右处最响，提示病变在三尖瓣。胸骨左缘 3、4 肋间听到响亮粗糙的收缩期杂音则可能为室间隔缺损。

2. 出现的时期　按杂音出现的时期不同，可分为：①收缩期杂音：出现在 S_1 与 S_2 之间。②舒张期杂音：出现在 S_2 与下一个心动周期的 S_1 之间。③连续性杂音：连续出现于收缩期及舒张期，并不为 S_2 打断。④双期杂音：收缩期和舒张期都出现，但不连续，性质不一致。舒张期杂音及连续性杂音均为器质性，收缩期杂音可为功能性。二尖瓣关闭不全的收缩期杂音可占整个收缩期，并可遮盖 S_1 甚至 S_2，称全收缩期杂音；二尖瓣狭窄的舒张期杂音常出现在舒张中晚期；主动脉瓣关闭不全的舒张期杂音则出现在舒张早期，也可为早中期或全期；肺动脉瓣狭窄的收缩期杂音常为收缩中期杂音；动脉导管未闭时可出现连续性杂音。

3. 杂音的性质　分为吹风样、隆隆样（或雷鸣样）、叹气样、机器样及乐音样等，进一步分为粗糙、柔和。如心尖区粗糙的吹风样收缩期杂音，常提示二尖瓣关闭不全；心尖区舒张中晚期隆隆样杂音是二尖瓣狭窄的特征性杂音；心尖区柔和而高调的吹风样杂音常为相对性二尖瓣关闭不全；主动脉瓣第二听诊区叹气样舒张期杂音见于主动脉瓣关闭不全；胸骨左缘第 2 肋间及其附近机器声样连续性杂音，见于动脉导管未闭；听诊时杂音如海鸥鸣或鸽鸣样，常见于感染性心内膜炎及梅毒性主动脉瓣关闭不全。

4. 收缩期杂音强度　杂音的强度与下列因素有关：①狭窄程度：一般而言，狭窄越重杂音越强。但当极度狭窄以致通过的血流极少时，杂音反而减弱或消失。②血流速度：血流速度越快，杂音越强。③狭窄口两侧压力差：压力差越大，杂音越强。如风湿性二尖瓣狭窄伴心衰加重时，心肌收缩力减弱，狭窄口两侧压力差减小，血流速度减慢，杂音减弱甚至消失。当心功能改善时两侧压力差增大，血液加快，杂音又增强。④胸壁厚薄：胸壁薄者杂音较强，胸壁厚者杂音

较弱。采用 Levine 6 级分级法。

1 级：杂音很弱，所占时间很短，须仔细听诊才能听到。

2 级：较易听到，杂音柔和。

3 级：中等响亮的杂音。

4 级：响亮的杂音，常伴有震颤。

5 级：很响亮的杂音，震耳，但听诊器如离开胸壁则听不到，伴有震颤。

6 级：极响亮，听诊器稍离胸壁时亦可听到，有强烈的震颤。

杂音强度的表示法：4 级杂音记为"4/6 级收缩期杂音"。一般而言，3/6 级及以上的收缩期杂音多为器质性。但应注意，杂音的强度不一定与病变的严重程度成正比。病变较重时，杂音可能较弱；相反，病变较轻时也可能听到较强的杂音。

5. 传导方向 二尖瓣关闭不全的收缩期杂音在心尖部最响，并向左腋下及左肩胛下角处传导；主动脉瓣关闭不全的舒张期杂音在主动脉瓣第二听诊区最响，并向胸骨下端或心尖部传导；主动脉瓣狭窄的收缩期杂音以主动脉瓣区最响，可向上传至胸骨上窝及颈部；肺动脉瓣关闭不全的舒张期杂音在肺动脉瓣区最响，可传至胸骨左缘第 3 肋间。

较局限的杂音：二尖瓣狭窄的舒张期杂音常局限于心尖部；肺动脉瓣狭窄的收缩期杂音常局限于胸骨左缘第 2 肋间；室间隔缺损的收缩期杂音常局限于胸骨左缘第 3、4 肋间。

6. 杂音与体位的关系 体位改变可使某些杂音减弱或增强，而有助于病变部位的诊断。例如，左侧卧位可使二尖瓣狭窄的舒张中晚期隆隆样杂音更明显；前倾坐位可使主动脉瓣关闭不全的舒张期杂音更易于听到；仰卧位则使肺动脉瓣、二尖瓣、三尖瓣关闭不全的杂音更明显。

7. 杂音与呼吸的关系 深吸气时可使右心相关瓣膜（三尖瓣、肺动脉瓣）的杂音增强；深呼气时可使左心相关瓣膜（二尖瓣、主动脉瓣）的杂音增强。

8. 杂音与运动的关系 运动后心率加快，增加循环血流量及流速，在一定的心率范围内可使杂音增强。例如，运动可使二尖瓣狭窄的舒张中晚期杂音增强。

◎ **要点十　各瓣膜区常见杂音听诊**

1. 二尖瓣区收缩期杂音 见于二尖瓣关闭不全、二尖瓣脱垂、冠心病乳头肌功能不全等，杂音为吹风样，较粗糙、响亮，多在 3/6 级以上，可占全收缩期；左心室扩张引起的二尖瓣相对关闭不全（如高血压心脏病、扩张型心肌病、风湿热、贫血性心脏病等），杂音为 3/6 级以下柔和的吹风样，传导不明显；运动、发热、贫血、妊娠、甲亢等产生的杂音一般为 2/6 级以下，性质柔和，较局限，病因去除后杂音消失。

2. 二尖瓣区舒张期杂音 二尖瓣狭窄时，心尖部可闻及舒张中晚期隆隆样杂音，呈递增型，音调较低而局限，左侧卧位呼气末时较清楚，常伴有 S_1 亢进、二尖瓣开放拍击音及舒张期震颤，P_2 亢进及分裂。主动脉瓣关闭不全所致的相对性二尖瓣狭窄的杂音，称为奥-弗杂音（Austin-Flint 杂音），性质柔和，不伴有 S_1 亢进、开瓣音，无震颤。

3. 主动脉瓣区收缩期杂音 见于各种病因的主动脉瓣狭窄，杂音为喷射性，响亮而粗糙，呈递增-递减型，沿大血管向颈部传导，常伴有收缩期震颤及 A_2 减弱；主动脉粥样硬化、高血压性心脏病等引起的相对性主动脉瓣狭窄，杂音柔和，常有 A_2 增强。

4. 主动脉瓣区舒张期杂音 在主动脉瓣第二听诊区深呼气末最易听到，为叹气样，递减型，可传至胸骨下端左侧或心尖部，常伴有 A_2 减弱及周围血管征，见于先天性或风湿性主动脉瓣关闭不全、梅毒性升主动脉炎等。

5. 肺动脉瓣区收缩期杂音 多见于先天性肺动脉瓣狭窄，杂音粗糙，呈喷射性，强度在 3/6 级以上，常伴收缩期震颤及 P_2 减弱；二尖瓣狭窄、房间隔缺损等引起的相对性肺动脉瓣狭窄时，杂音限较短，较柔和，伴 P_2 增强亢进。

6. 肺动脉瓣区舒张期杂音 器质性极少，

多由相对性肺动脉瓣关闭不全所引起，常见于二尖瓣狭窄、肺心病等，伴明显肺动脉高压，杂音为叹气样，柔和，递减型，卧位吸气末增强，常伴 P_2 亢进，称为格-斯杂音（Graham-Steell 杂音）。

7. 三尖瓣区收缩期杂音 器质性者极少见。多为右心室扩大导致的相对性三尖瓣关闭不全，见于二尖瓣狭窄、肺心病等，杂音柔和，在 3/6 级以下。

8. 其他部位的收缩期杂音 胸骨左缘第3、4肋间响亮而粗糙的收缩期杂音，该杂音或伴收缩期震颤，不向左腋下传导，见于室间隔缺损或肥厚型梗阻性心肌病。

9. 连续性杂音 这是一种连续、粗糙、类似机器转动的声音，在胸骨左缘第2肋间隙及其附近听到，见于动脉导管未闭。

器质性与功能性收缩期杂音的鉴别，见下表。

器质性与功能性收缩期杂音的鉴别

区别点	器质性	功能性
部位	任何瓣膜听诊区	肺动脉瓣区和（或）心尖部
持续时间	长，常占全收缩期，可遮盖 S_1	短，不遮盖 S_1
性质	吹风样，粗糙	吹风样，柔和
传导	较广而远	比较局限
强度	常在 3/6 级或以上	一般在 2/6 级或以下
心脏大小	有心房和（或）心室增大	正常

◎ 要点十一　心包摩擦音听诊

在胸骨左缘第3、4肋间隙较易听到，病人坐位稍前倾，深呼气后屏住呼吸时易于听到，见于急性心包炎。

◎ 要点十二　血管检查及周围血管征

1. 毛细血管搏动征 用手指轻压病人指甲床末端，或以干净玻片轻压病人口唇黏膜，如见到红白交替的、与病人心搏一致的节律性微血管搏动现象，称为毛细血管搏动征。

2. 水冲脉 脉搏骤起骤降，急促而有力。检查者用手紧握患者手腕掌面，将患者的前臂高举过头，则水冲脉更易触知。

3. 交替脉 为一种节律正常而强弱交替出现的脉搏，为左室心肌衰竭的重要体征，见于高血压心脏病、急性心肌梗死或主动脉瓣关闭不全等。

4. 重搏脉 指正常脉搏后均有一次较弱的脉搏可触及。见于伤寒、败血症、低血容量休克等。

5. 奇脉 指吸气时脉搏明显减弱或消失的现象，又称为吸停脉。常见于心包积液和缩窄性心包炎时，是心包填塞的重要体征之一。

6. 无脉 即脉搏消失，见于严重休克及多发性大动脉炎。

7. 枪击音与杜氏双重杂音 将听诊器体件放在肱动脉等外周较大动脉的表面，可听到与心跳一致的"嗒——嗒——"音，称为枪击音。如再稍加压力，则可听到收缩期与舒张期双重杂音，即杜氏双重杂音。

8. 其他血管杂音

（1）在甲状腺功能亢进症病人肿大的甲状腺上可听到血管杂音，常为连续性，收缩期较强。

（2）主动脉瘤时，在相应部位可听到收缩期杂音。

（3）动-静脉瘘时，在病变部位可听到连续性杂音。

（4）肾动脉狭窄时，可在腰背部及腹部听到收缩期杂音。

头部随脉搏呈节律性点头运动、颈动脉搏动明显、毛细血管搏动征、水冲脉、枪击音与杜氏双重杂音统称为周围血管征，它们均由脉压增大所致，常见于主动脉瓣关闭不全、贫血及甲状腺功能亢进症等。

◎ 要点十三　循环系统常见疾病的体征

循环系统常见疾病的体征，见下表。

循环系统常见疾病的体征

病变	视诊	触诊	叩诊	听诊
二尖瓣狭窄	二尖瓣面容，心尖搏动略向左移	心尖搏动向左移，心尖部触及舒张期震颤	心浊音界早期稍向左，以后向右扩大，心腰部膨出，呈梨形	心尖部 S_1 亢进，较局限的递增型舒张中晚期隆隆样杂音，可伴开瓣音，P_2 亢进、分裂，肺动脉瓣区 Graham Steell 杂音
二尖瓣闭不全	心尖搏动向左下移位	心尖搏动向左下移位，常呈抬举性	心浊音界向左下扩大	心尖部 S_1 减弱，心尖部有 3/6 级或以上较粗糙的吹风样全收缩期杂音，范围广泛，常向左腋下及左肩胛下角传导，并可掩盖 S_1
主动脉瓣狭窄	心尖搏动向左下移位	心尖搏动向左下移位，呈抬举性，主动脉瓣区收缩期震颤	心浊音界向左下扩大	主动脉瓣区高调、粗糙的递增-递减型收缩期杂音，向颈部传导，心尖部 S_1 减弱，A_2 减弱
主动脉瓣关闭不全	颜面较苍白，颈动脉搏动明显，心尖搏动向左下移位且范围较广，可见点头运动	心尖搏动向左下移位并呈抬举性，周围血管征阳性	心浊音界向左下扩大，心脏呈靴形	主动脉瓣第二听诊区叹气样递减型舒张期杂音，可向心尖部传导；心尖部 S_1 减弱，A_2 减弱或消失，可闻及 Austin-Flint 杂音
左心衰竭	不同程度呼吸困难，发绀，高枕卧位或端坐位，心尖搏动向左下移位	心尖搏动向左下移位（除单纯二尖瓣狭窄外），严重者有交替脉	心浊音界向左下扩大，单纯二尖瓣狭窄则表现为梨形心	心率快，S_1 减弱，可闻及舒张早期奔马律，P_2 亢进伴分裂；双肺底可闻及细湿啰音，少量哮鸣音。急性肺水肿时，全肺可满布湿啰音
右心衰竭	口唇发绀，颈静脉怒张，浮肿	肝脏肿大、压痛，肝-颈静脉回流征阳性，下肢或腰骶部凹陷性水肿	心界扩大，可有胸水或腹水体征	心率增快，剑突下或胸骨左缘第4、5肋间可闻及右室舒张早期奔马律
大量心包积液	颈静脉怒张，心尖搏动明显减弱或消失	心尖搏动减弱或消失；可有奇脉；肝大，压痛，肝-颈静脉回流征阳性	心界向两侧扩大，呈"烧瓶状"，卧位时心底部增宽	心率加快，心音遥远

细目十　腹部检查

◎ 要点一　腹部视诊

1. 腹部外形　正常腹部平坦。腹部明显膨隆或凹陷见于以下几种情况：

（1）全腹膨隆　①腹内积气：胃肠道内积气，腹部呈球形，两侧腰部膨出不明显，变换体位时其形状无明显改变，见于各种原因所致的肠梗阻或肠麻痹。积气在肠道外腹腔内者，称为气腹，见于胃肠穿孔或治疗性人工气腹。②腹腔积液：当腹腔内大量积液时，在仰卧位腹部外形呈宽而扁状，称为蛙腹。常见于肝硬化门脉高压症、右心衰竭、缩窄性心包炎、肾病综合征、结核性腹膜炎、腹膜转移癌等。结核性腹膜炎症、肿瘤浸润时，腹形常呈尖凸状，也称为尖腹。③腹腔巨大肿块：以巨大卵巢囊肿最常见，腹部呈球形膨隆而以囊肿部位较明显。

（2）局部膨隆　常见于腹部炎性包块、胃肠胀气、脏器肿大、腹内肿瘤、腹壁肿瘤和疝等。左上腹膨隆见于脾肿大、巨结肠或结肠脾曲肿瘤；上腹中部膨隆见于肝左叶肿大、胃扩张、胃癌、胰腺囊肿或肿瘤；右上腹膨隆见于肝肿大（淤血、脓肿、肿瘤）、胆囊肿大及结肠肝曲肿瘤；腰部膨隆见于大量肾盂积水或积脓、多囊肾、巨大肾上腺瘤；左下腹部膨隆见于降结肠肿瘤、干结粪块；下腹部膨隆多见于妊娠、子宫肌瘤、卵巢囊肿、尿潴留等；右下腹膨隆见于阑尾周围脓肿、回盲部结核或肿瘤等。

（3）全腹凹陷　见于严重脱水、明显消瘦及恶病质等。严重者呈舟状腹，见于恶性肿瘤、结核、糖尿病、甲状腺功能亢进症等消耗性疾病。

2. 呼吸运动　腹式呼吸减弱见于各种原因的急腹症、大量腹水、腹腔巨大肿瘤等；腹式呼吸消失见于急性弥漫性腹膜炎等。

3. 腹壁静脉　正常时腹壁静脉一般不显露。当门静脉高压或上、下腔静脉回流受阻导致侧支循环形成时，腹壁静脉呈现扩张、迂曲状态，称为腹壁静脉曲张。

（1）门脉高压时，腹壁曲张的静脉以脐为中心向周围伸展，肚脐以上腹壁静脉血流方向从下向上，肚脐以下腹壁静脉血流方向自上向下。

（2）上腔静脉梗阻时，胸腹壁静脉血流方向自上向下，流入下腔静脉。

（3）下腔静脉梗阻时，腹壁浅静脉血流方向向上，进入上腔静脉。

4. 胃肠型和蠕动波　正常人腹部一般看不到蠕动波及胃型和肠型，有时在腹壁菲薄或松弛的老年人、极度消瘦者或经产妇可能见到。

幽门梗阻时，可见到胃蠕动波自左肋缘下向右缓慢推进（正蠕动波），有时可见到逆蠕动波及胃型；脐部出现肠蠕动波见于小肠梗阻，严重梗阻时，脐部可见横行排列呈多层梯形的肠型和较大的肠蠕动波；结肠梗阻时，宽大的肠型多出现于腹壁周边，同时盲肠多胀大呈球形。

◎ 要点二　腹部触诊

腹部触诊时，被检者采取仰卧位，两手平放于躯干两侧，两腿并拢屈曲，使腹壁肌肉放松，做缓慢的腹式呼吸运动。医生站在其右侧，面向被检者，以便观察其有无疼痛等表情。检查者的手要温暖，动作轻柔；边与被检者交谈，边进行检查；从健康部位开始对腹部进行全面检查。检查时注意腹壁紧张度、有无压痛和反跳痛等。

1. 腹壁紧张度　正常人腹壁柔软、无抵抗。在某些病理情况下，可出现全腹或局部紧张度增加、减弱或消失。

（1）腹壁紧张度增加（腹肌紧张）　①弥漫性腹肌紧张多见于胃肠道穿孔或实质脏器破裂所致的急性弥漫性腹膜炎，此时腹壁常强直，硬如木板，故称为板状腹。②局限性腹肌紧张多系局限性腹膜炎所致，如右下腹腹壁紧张多见于急性阑尾炎，右上腹腹壁紧张多见于急性胆囊炎；腹膜慢性炎症时，触诊如揉面团一样，不易压陷，称为揉面感，常见于结核性腹膜炎、癌性腹膜炎。

（2）腹壁紧张度减低或消失　全腹紧张度减低见于慢性消耗性疾病或刚放出大量腹水者，也可见于身体瘦弱的老年人和经产妇；全腹紧张度消失见于脊髓损伤所致的腹肌瘫痪和重症肌无力等。

2. 压痛及反跳痛

（1）压痛　①广泛性压痛见于弥漫性腹膜炎。②局限性压痛见于局限性腹膜炎或局部脏器的病变。明确而固定的压痛点是诊断某些疾病的重要依据。如麦氏（Mc Burney）点（右髂前上棘与脐连线中外1/3交界处）压痛多考虑急性阑尾炎；胆囊点（右腹直肌外缘与肋弓交界处）压痛考虑胆囊病变。

（2）反跳痛　反跳痛表示炎症已波及腹膜壁层，腹肌紧张伴压痛、反跳痛称为腹膜刺激征，是急性腹膜炎的可靠体征。

3. 液波震颤

检查时患者仰卧，医师用手掌面贴于患者一侧腹壁，另一手四指并拢屈曲，用指端迅速叩击对侧腹壁，如腹腔内有大量游离液体（3000～4000mL以上），则贴于腹壁的手掌可感到液波的冲击，称为液波震颤或波动感。为防止腹壁本身的震动传至对侧，可让另一人将手掌尺侧缘轻压于患者脐部腹中线上，即可阻止腹壁震动的传导。

◎ 要点三　腹内脏器触诊

1. 肝脏

（1）检查方法　采用单手或双手触诊法，分别在右侧锁骨中线延长线和前正中线上触诊肝脏右叶和左叶。检查时患者取仰卧位，双腿稍屈曲，使腹壁松弛，医师位于患者右侧。

（2）正常肝脏　正常成人的肝脏一般触不到，但腹壁松弛的消瘦者于深吸气时可触及肝下缘，多在肋弓下 1cm 以内，剑突下如能触及肝左叶，多在 3cm 以内。2 岁以下小儿的肝脏相对较大，易触及。正常肝脏质地柔软，边缘较薄，表面光滑，无压痛和叩击痛。

（3）肝脏触诊的注意事项　触及肝脏时，应仔细感觉并详细描述其大小、质地、表面光滑度及边缘情况、有无压痛及搏动等。

（4）肝脏大小变化的临床意义　弥漫性肝肿大见于肝炎、脂肪肝、肝淤血、早期肝硬化、白血病、血吸虫病等；局限性肝肿大见于肝脓肿、肝囊肿（包括肝包虫病）、肝肿瘤等；肝脏缩小见于急性和亚急性重型肝炎、晚期肝硬化。

（5）肝脏质地分级　分为质软、质韧（中等硬度）和质硬三级。正常肝脏质地柔软，如触口唇；急性肝炎及脂肪肝时质地稍韧；慢性肝炎质韧，如触鼻尖；肝硬化质硬，肝癌质地最硬，如触前额；肝脓肿或囊肿有积液时呈囊性感。

（6）肝脏常见疾病的临床表现　①急性肝炎时肝脏轻度肿大，质稍韧，表面光滑，边缘钝，有压痛。②慢性肝炎时肝脏肿大较明显，质韧或稍硬，压痛较轻。③肝硬化早期肝常肿大，晚期则缩小变硬，表面呈结节状，边缘较薄，无压痛。④肝癌时肝脏进行性肿大，质坚硬如石，表面呈大小不等的结节状或巨块状，高低不平，边缘不整，压痛明显。⑤脂肪肝所致的肝肿大，质软或稍韧，表面光滑，无压痛。⑥肝淤血时肝脏明显肿大，质韧，表面光滑，边缘圆钝，有压痛，右心衰竭引起的肝淤血肿大时，压迫右上腹肝区，可使颈静脉怒张更明显，称为肝-颈静脉回流征阳性，还可见于心包积液、缩窄性心包炎。

2. 胆囊

（1）墨菲征的检查方法　医生将左手掌平放在被检者的右肋，拇指放在胆囊点，用中等压力按压腹壁，然后嘱被检者缓慢深呼吸，如果深吸气时被检者因疼痛而突然屏气，则称墨菲征（Murphy's Sign）阳性，见于急性胆囊炎。

（2）临床意义　正常胆囊不能触到。急性胆囊炎时胆囊肿大，呈囊性感，压痛明显，常有墨菲征阳性；胰头癌压迫胆总管导致胆囊显著肿大时无压痛，但有逐渐加深的黄疸，称库瓦济埃征（Courvoisier's Sign）阳性；胆囊肿大，有实性感者，见于胆囊结石或胆囊癌。

3. 脾脏

（1）检查方法　仰卧位或右侧卧位，右下肢伸直，左下肢屈髋、屈膝进行检查。

（2）注意事项　正常脾脏不能触及。内脏下垂、左侧大量胸腔积液或积气时，脾向下移而可触及。除此之外能触及脾脏，则提示脾肿大。触及脾脏后应注意其大小、质地、表面形态、有无压痛及摩擦感等。

（3）脾肿大的分度方法　深吸气时脾脏在肋下不超过 2cm 者为轻度肿大；超过 2cm 但在脐水平线以上，为中度肿大；超过脐水平线或前正中线为高度肿大，又称巨脾。中度以上脾肿大时其右缘常可触及脾切迹，这一特征可与左肋下其他肿块相鉴别。

（4）脾肿大的测量方法　用三线记录法（单位：厘米），甲乙线测量左锁骨中线与左肋缘交点（甲点）至脾下缘（乙点）之间的距离；甲丙线是测量甲点至脾脏最远端（丙点）之间的距离；丁戊线是测量脾右缘丁点与前正中线之间的距离；如脾脏高度增大，向右越过前正中线，则测量脾右缘至前正中线的最大距离，以"+"表示；未超过前正中线，则测量脾右缘与前正中线的最短距离，以"-"表示。

（5）脾肿大的临床意义　轻度脾大见于慢性肝炎、粟粒型肺结核、伤寒、感染性心内膜炎、败血症和急性疟疾等，一般质地较柔软。中度脾大见于肝硬化、慢性溶血性黄疸、慢性淋巴细胞性白血病、系统性红斑狼疮、疟疾后遗症及淋巴瘤等，一般质地较硬。高度脾大，表面光滑者见于慢性粒细胞性白血病、慢性疟疾和骨髓纤维化症等。表面不平而有结节者见于淋巴瘤和恶性组织细胞病等。脾脓肿、脾梗死和脾周围炎时，可触到摩擦感且压痛明显。

4. 肾脏

（1）触诊方法　常用双手触诊法。患者可取仰卧位或立位。医师位于患者右侧，将左手掌放在患者右后腰部向上托（触诊左肾时，左手绕过患者前方托住左后腰部），右手掌平放于被检侧季肋部，以微弯的手指指端放在肋弓下方，随患者呼气，右手逐渐深压向后腹壁，与在后腰部向上托起的左手试图接近，双手夹触肾。如未触及肾脏，应让患者深吸气，此时随吸气下移的肾脏可能滑入双手之间而被触知。如能触及肾脏大部分，将其在两手间夹住时，患者常有类似恶心或酸痛的不适感。有时只能触及光滑、圆钝的肾下极，它常从触诊的手中滑出。

（2）注意事项　触及肾脏时应注意其大小、形状、质地、表面状态、敏感性和移动度等。正常肾脏表面光滑而圆钝，质地结实而富有弹性，有浮沉感。但正常人肾脏一般不能触及，身材瘦长者有时可触及右肾下极。肾脏代偿性增大、肾下垂及游走肾常被触及。

（3）临床意义　肾脏肿大见于肾盂积水或积脓、肾肿瘤及多囊肾等。肾盂积水或积脓时，其质地柔软，富有弹性，有波动感；肾肿瘤则质地坚硬，表面凹凸不平；多囊肾时，肾脏不规则增大，有囊性感。

肾脏和尿路疾病，尤其是炎性疾病时，可在一些部位出现压痛点：①季肋点：在第10肋骨前端。②上输尿管点：在脐水平线上，腹直肌外缘。③中输尿管点：在两侧髂前上棘水平，腹直肌外缘，相当于输尿管第二狭窄处（入骨盆腔处）。④肋脊点：在背部脊柱与第12肋所成的夹角顶点，又称肋脊角。⑤肋腰点：在第12肋与

腰肌外缘的夹角顶点，又称肋腰角。季肋点压痛亦提示肾脏病变；输尿管有结石、化脓性或结核性炎症时，在上或中输尿管点出现压痛；肋脊点和肋腰点是肾脏炎症性疾病（如肾盂肾炎、肾结核或肾脓肿等）常出现压痛的部位。如炎症深隐于肾实质内，可无压痛而仅有叩击痛。

◎ 要点四　正常腹部可触及的结构和腹部肿块触诊

1. 正常腹部可触及的结构　除瘦弱者和多产妇可触到右肾下极，儿童可触及肝脏下缘外，正常腹部可触及到腹主动脉、腰椎椎体与骶骨岬、横结肠、乙状结肠、盲肠等结构。

2. 腹部肿块触诊　腹腔脏器的肿大、异位、肿瘤、囊肿或脓肿、炎性组织粘连或肿大的淋巴结等均可形成肿块。如触到肿块要鉴别其来源于何种脏器，上腹中部肿块多来源于胃或胰腺的肿瘤，右肋下肿块常与肝胆有关，两侧腹部的肿块常为结肠肿瘤；是炎症性还是非炎症性，炎性肿块压痛明显，如肝炎、肝脓肿、阑尾周围脓肿等，而非炎性肿块压痛轻微或不明显；是实质性还是囊性，实质性肿块质地可柔软、中等硬或坚硬，见于炎症、结核和肿瘤，而囊性肿块触之柔软，见于脓肿或囊肿等；是良性还是恶性，良性肿块多为圆形且表面光滑，而形态不规整、表面凹凸不平及坚硬者多为恶性；在腹腔内还是在腹壁上。还须注意肿块的部位、大小、形态、质地、压痛、搏动、移动度、与邻近器官的关系等。

◎ 要点五　腹部叩诊

1. 腹部正常叩诊音　除肝脏、脾脏所在部位外，正常腹部叩诊音主要为鼓音。

2. 肝脏叩诊　匀称体型者的正常肝上界在右锁骨中线上，第5肋间，下界位于右季肋下缘。右锁骨中线上，肝浊音区上下径之间的距离约为9~11cm；在右腋中线上，肝上界在第7肋间，下界相当于第10肋骨水平；在右肩胛线上，肝上界为第10肋间，下界不易叩出。瘦长型者肝上下界均可低一个肋间，矮胖型者则可高一个肋间。

病理情况下，肝浊音界向上移位见于右肺不

张、气腹及鼓肠等；肝浊音界向下移位见于肺气肿、右侧张力性气胸等。肝浊音界扩大见于肝炎、肝脓肿、肝淤血、肝癌和多囊肝等；肝浊音界缩小见于急性肝坏死、晚期肝硬化和胃肠胀气等；肝浊音界消失，代之以鼓音，是急性胃肠穿孔的重要征象，亦可见于人工气腹。肝炎、肝脓肿时可出现肝区叩击痛。

3. 脾脏叩诊 脾浊音区宜采用轻叩法，在左腋中线自上而下进行叩诊。正常脾浊音区在左腋中线上第9~11肋间，宽约4~7cm，前方不超过腋前线。脾浊音区缩小或消失见于左侧气胸、胃扩张及鼓肠等；脾浊音区扩大见于脾肿大。

4. 膀胱叩诊 膀胱空虚时，因小肠位于耻骨上方遮盖膀胱，故叩诊呈鼓音，叩不出膀胱的轮廓。膀胱充盈时，耻骨上方叩出圆形浊音区。妊娠的子宫、卵巢囊肿或子宫肌瘤等，该区叩诊也呈浊音，应予鉴别。腹水时，耻骨上方叩诊可呈浊音区，但此区的弧形上缘凹向脐部，而膀胱胀大的浊音区弧形上缘凸向脐部。排尿或导尿后复查，如为浊音区转为鼓音，即为尿潴留而致的膀胱胀大。

◎ **要点六 胃泡鼓音区和移动性浊音叩诊**

1. 胃泡鼓音区 胃泡鼓音区位于左前胸下部，上界为膈及肺下缘，下界为肋弓，左界为脾脏，右界为肝左缘。此区明显扩大见于幽门梗阻；明显缩小见于胸腔积液、心包积液、脾肿大及肝左叶肿大等。此区鼓音消失而转为实音，见于急性胃扩张或溺水者。

2. 移动性浊音 当腹腔内有1000mL以上游离液体时，患者仰卧位叩诊，脐部呈鼓音，腹部两侧呈浊音；侧卧位时，叩诊上侧腹部转为鼓音，下侧腹部呈浊音。这种因体位不同而出现浊音区变动的现象称为移动性浊音阳性，见于肝硬化门静脉高压症、右心衰竭、肾病综合征、严重营养不良以及渗出性腹膜炎（如结核性或自发性）等引起的腹水。

◎ **要点七 腹部听诊**

1. 肠鸣音（肠蠕动音） 正常肠鸣音大约每分钟4~5次，在脐部或右下腹部听得最清楚。当肠鸣音超过每分钟10次，但音调不特别高亢，称为肠鸣音活跃，见于服泻药后、急性肠炎或胃肠道大出血等；如肠鸣音次数多，且呈响亮、高亢的金属音，称肠鸣音亢进，见于机械性肠梗阻；肠鸣音明显少于正常，或3~5分钟以上才听到一次，称肠鸣音减弱或稀少，见于老年性便秘、电解质紊乱（低血钾）及胃肠动力低下等；如持续听诊3~5分钟未闻及肠鸣音，称肠鸣音消失或静腹，见于急性腹膜炎或各种原因所致的麻痹性肠梗阻。

2. 振水音 患者仰卧，医师用耳凑近患者上腹部或将听诊器体件放于此处，然后用稍弯曲的手指以冲击触诊法连续迅速冲击患者上腹部，如听到胃内液体与气体相撞击的声音为振水音。正常人餐后或饮入多量液体时，振水音阳性。若空腹或餐后6~8小时以上仍有此音，则提示胃内有液体潴留，见于胃扩张、幽门梗阻及胃液分泌过多等。

3. 血管杂音 上腹部的两侧出现收缩期血管杂音常提示肾动脉狭窄；左叶肝癌压迫肝动脉或腹主动脉时，可在包块部位闻及吹风样血管杂音；脐部收缩期血管杂音提示腹主动脉瘤或腹主动脉狭窄；肝硬化门脉高压侧支循环形成时，在脐周可闻及连续性的嗡鸣音。

◎ **要点八 腹部常见疾病的体征**

腹部常见疾病的体征，见下表。

腹部常见疾病的体征

病变	视诊	触诊	叩诊	听诊
肝硬化门静脉高压	肝病面容、蜘蛛痣及肝掌，晚期患者黄疸，腹部膨隆，呈蛙腹状，腹壁静脉曲张	早期肝肿大，质地偏硬；晚期肝脏缩小，脾大	早期肝浊音区轻度扩大；晚期肝肝浊音区缩小，移动性浊音阳性	肠鸣音正常

续表

病变	视诊	触诊	叩诊	听诊
急性腹膜炎	急性病容，强迫仰卧位，腹式呼吸消失，肠麻痹时腹部膨隆	出现典型的腹膜刺激征——腹壁紧张、压痛及反跳痛	鼓肠或有气腹时，肝浊音区缩小或消失，移动性浊音阳性	肠鸣音减弱或消失
肠梗阻	急性病容，腹部呼吸运动减弱，可见肠型及蠕动波	腹壁紧张，压痛，绞窄性肠梗阻有压痛性包块及反跳痛	腹部鼓音明显	机械性肠梗阻早期肠鸣音亢进呈金属调；麻痹性肠梗阻时肠鸣音减弱或消失

细目十一 肛门、直肠检查及临床意义

◎ 要点一 肛门、直肠视诊

根据病情需要采取肘膝位、仰卧位、截石位、左侧卧位或蹲位等体位，观察患者肛门及周围情况。正常肛门周围皮肤色较黑，可见皮肤皱褶自肛门向外周放射。视诊肛门时注意观察肛门有无闭锁或狭窄、有无伤口及感染、有无肛瘘及肛裂、有无直肠脱垂、有无痔疮，并注意区分是外痔（肛门齿状线以下的紫红色包块，表面为皮肤）、内痔（肛门齿状线以上的紫红色包块，表面为黏膜），还是混合痔。

◎ 要点二 肛门、直肠指诊

肛门、直肠指诊对肛门直肠疾病的诊断有重要价值。指诊有剧烈触痛见于肛裂与感染；触痛并有波动感见于肛门、直肠周围脓肿；触及柔软光滑而有弹性的包块见于直肠息肉；触及质地坚硬、表面凹凸不平的包块应考虑直肠癌。指诊后指套带有黏液、脓液或血液，说明存在炎症并有组织破坏。

细目十二 脊柱与四肢检查及临床意义

◎ 要点一 脊柱检查

1. 脊柱弯曲度

（1）检查方法 患者取立位或坐位，先从侧面观察脊柱有无过度的前凸与后凸；然后从后面用手指沿脊椎棘突用力从上向下划压，划压后的皮肤出现一条红色充血线，观察脊柱有无侧弯。

（2）临床意义 ①脊柱后凸多发生于胸段，见于佝偻病、脊柱结核、强直性脊柱炎、脊柱退行性变等。②脊柱前凸多发生于腰段，见于大量腹水、腹腔巨大肿瘤、髋关节结核及髋关节后脱位等。③脊柱侧凸：姿势性侧凸的特点为弯曲度多不固定，如平卧或向前弯腰时可使侧弯消失，多见于儿童发育期坐立位姿势不良、椎间盘突出症、脊髓灰质炎等；器质性侧凸时，改变体位不能使侧凸得到纠正，见于佝偻病、脊椎损伤、胸膜肥厚等。

2. 脊柱活动度

（1）检查方法 检查颈段活动时，固定被检查者的双肩，让其做颈部的前屈、后伸、侧弯、旋转等动作；检查腰段活动时，固定被检查者的骨盆，让其做腰部的前屈、后伸、侧弯、旋转等动作。若已有外伤性骨折或关节脱位时，应避免做脊柱活动度检查，以防损伤脊髓。

（2）临床意义 脊柱活动受限常见于软组织损伤、骨质增生、骨质破坏、脊椎骨折或脱位、腰椎间盘突出。

3. 脊柱压痛与叩击痛

（1）检查方法 ①检查脊柱压痛时，患者取坐位，身体稍向前倾，医师用右手拇指自上而下逐个按压脊椎棘突及椎旁肌肉。②脊柱叩击痛检查：患者取坐位，医师用手指或用叩诊锤直接叩击各个脊椎棘突，了解患者是否有叩击痛，此为直接叩诊法；或患者取坐位，医师将左手掌置于患者头顶部，右手半握拳，以小鱼际肌部位叩击左手背，了解患者的脊柱是否有疼痛，此为间接叩诊法。

（2）临床意义　正常人脊柱无压痛与叩击痛，若某一部位有压痛与叩击痛，提示该处有病变，如脊椎结核、脊椎骨折、脊椎肿瘤、椎间盘突出等。

◎ 要点二　四肢、关节检查

1. 四肢、关节形态改变及其临床意义

（1）匙状甲（反甲）　常见于缺铁性贫血，偶见于风湿热。

（2）杵状指（趾）　常见于支气管扩张、支气管肺癌、慢性肺脓肿、脓胸以及发绀型先天性心脏病、亚急性感染性心内膜炎等。

（3）指关节变形　以类风湿关节炎引起的梭形关节最常见。

（4）膝内翻、膝外翻　膝内翻为"O"形腿，膝外翻为"X"形腿。常见于佝偻病及大骨节病。

（5）膝关节变形　常见于风湿性关节炎活动期、结核性关节炎、关节积液等。

（6）足内翻、足外翻　多见于先天畸形、脊髓灰质炎后遗症等。

（7）肢端肥大　见于腺垂体功能亢进、生长激素分泌过多引起的肢端肥大症。

（8）下肢静脉曲张　多见于小腿，是下肢浅静脉血液回流受阻或静脉瓣功能不全所致。表现为下肢静脉如蚯蚓状怒张、弯曲，久立位更明显，严重时有小腿肿胀感，局部皮肤颜色暗紫红色或有色素沉着，甚至形成溃疡。常见于从事站立性工作者或栓塞性静脉炎患者。

2. 运动功能检查　关节活动障碍见于相应部位骨折、脱位、炎症、肿瘤、退行性变，及肌腱、软组织损伤等。

细目十三　神经系统检查及临床意义

◎ 要点一　脑神经检查

1. 视神经

（1）视神经检查包括视力、视野和眼底检查。

（2）视野反映黄斑中央凹以外的视网膜及视觉通路的功能，视觉通路的任何部位受到损害，都可引起视野缺损。

（3）眼底检查需要用检眼镜，观察视乳头、视网膜、视网膜血管、黄斑有无异常。视乳头水肿常见于颅内肿瘤、视神经受压迫等，如颅内出血、脑膜炎、脑炎等引起的颅内压增高。视网膜出血常见于高血压、出血性疾病等。视网膜有渗出物可见于高血压、慢性肾炎、妊娠高血压综合症等。原发性视神经萎缩见于球后视神经炎或肿瘤。

2. 动眼神经

动眼神经位于中脑，支配上直肌、下直肌、内直肌、下斜肌、上睑提肌、瞳孔括约肌和睫状肌。

动眼神经麻痹可表现为上睑下垂；眼球转向外下方，有外斜视和复视；眼球不能向上、向下、向内转动；瞳孔扩大；对光反射、调节反射、集合反射消失。常见于颅底肿瘤、结核性脑膜炎、脑出血合并脑疝等。

3. 三叉神经

三叉神经位于脑桥，主要支配面部感觉和咀嚼运动。

三叉神经刺激性病变时，可出现三叉神经痛，常表现为突然发作的一侧面部剧痛，可在眶上孔、上颌孔和颏孔三处有压痛点，且按压时可诱发疼痛。

4. 面神经

（1）面神经主要支配面表情肌和分管舌前2/3味觉。面神经核位于脑桥，分上、下两部分：上部受双侧大脑皮质运动区支配，下部仅受对侧大脑皮质运动区支配。

（2）中枢性与周围性面神经麻痹的鉴别方法，见下表。

中枢性面神经麻痹与周围性面神经麻痹的鉴别方法

	中枢性面神经麻痹	周围性面神经麻痹
病因	核上组织（包括皮质、皮质脑干纤维、内囊、脑桥等）受损	面神经核或面神经受损
临床表现	病灶对侧颜面下部肌肉麻痹，可见鼻唇沟变浅，露齿时口角下垂（或称口角歪向病灶侧），不能吹口哨和鼓腮等	病灶同侧全部面肌瘫痪，从上到下表现为不能皱额、皱眉、闭目，角膜反射消失，鼻唇沟变浅，不能露齿、鼓腮、吹口哨，口角下垂（或称口角歪向病灶对侧）
临床意义	多见于脑血管病变、脑肿瘤和脑炎等	多见于受寒、耳部或脑膜感染、神经纤维瘤引起的周围型面神经麻痹，此外，还可出现舌前2/3味觉障碍等

◎ 要点二　感觉功能检查、感觉障碍及其常见类型

1. 感觉功能检查

（1）浅感觉　包括痛觉、触觉、温度觉。

（2）深感觉　包括运动觉、位置觉、振动觉。

（3）复合感觉（皮质感觉）　包括定位觉、两点辨别觉、立体觉和图形觉。

2. 感觉障碍

感觉障碍的形式有：疼痛、感觉减退、感觉异常、感觉过敏、感觉过度和感觉分离。

3. 感觉障碍的类型

（1）末梢型　表现为肢体远端对称性完全性感觉缺失，呈手套状、袜子状分布，也可有感觉异常、感觉过度和疼痛等。常见于多发性神经炎。

（2）神经根型　感觉障碍范围与某种神经根的节段分布一致，呈节段型或带状，在躯干呈横轴走向，在四肢呈纵轴走向。疼痛较剧烈，常伴有放射痛或麻木感，是脊神经后根损伤所致，见于椎间盘突出症、颈椎病、髓外肿瘤和神经根炎等。

（3）脊髓型　根据脊髓受损程度分为：①脊髓横贯型：为脊髓完全被横断，其特点为病变平面以上完全正常，病变平面以下各种感觉均缺失，并伴有截瘫或四肢瘫，排尿排便障碍，多见于急性脊髓炎、脊髓外伤等。②脊髓半横贯型：仅脊髓一半被横断，又称布朗-塞卡尔综合征，其特点为病变同侧损伤平面以下深感觉丧失及痉挛性瘫痪；对侧痛、温觉丧失，见于脊髓外肿瘤

和脊髓外伤等。

（4）内囊型　表现为病灶对侧半身感觉障碍、偏瘫、同向偏盲，常称为三偏征，常见于脑血管疾病。

（5）脑干型　特点是同侧面部感觉缺失和对侧躯干及肢体感觉缺失，见于炎症、肿瘤和血管病变。

（6）皮质型　特点为上肢或下肢感觉障碍，并有复合感觉障碍，见于大脑皮层感觉区损害。

◎ 要点三　运动功能检查

1. 随意运动

是指受意识支配的动作，由大脑皮质通过锥体束支配骨骼肌来完成。检查的重点是肌力。

（1）肌力分级　分为6级。

0级：无肢体活动，也无肌肉收缩，为完全性瘫痪。

1级：可见肌肉收缩，但无肢体活动。

2级：肢体能在床面上做水平移动，但不能抬起。

3级：肢体能抬离床面，但不能抵抗阻力。

4级：能做抵抗阻力的动作，但较正常差。

5级：正常肌力。

其中，0级为全瘫，1~4级为不完全瘫痪（轻瘫），5级为正常肌力。

（2）瘫痪的表现形式　①单瘫：单一肢体瘫痪，多见于脊髓灰质炎。②偏瘫：为一侧肢体（上、下肢）瘫痪，常伴有同侧脑神经损害，多见于颅内病变或脑卒中。③交叉性偏瘫：为一侧偏瘫及对侧脑神经损害，见于脑干病变。④截瘫：

为双下肢瘫痪，是脊髓横贯性损伤，见于脊髓外伤、炎症等。

2. 被动运动 是检查肌张力强弱的方法。肌张力是肌肉在松弛状态下的紧张度和被动运动时的阻力。张力过低或缺失见于周围神经、脊髓灰质前角及小脑病变。折刀样张力过高见于锥体束损害；铅管样肌张力过高及齿轮样肌张力过高见于锥体外系损害，如帕金森病。

3. 不自主运动

（1）震颤 静止性震颤见于帕金森病；动作性震颤见于小脑病变；扑翼样震颤主要见于肝性脑病。

（2）舞蹈症 多见于儿童脑风湿病变。

（3）手足搐搦 见于低钙血症和碱中毒。

4. 共济运动

（1）检查方法 指鼻试验、对指试验、轮替动作、跟-膝-胫试验、闭目难立试验等。

（2）临床意义 正常人动作协调、稳准，如动作笨拙和不协调时称为共济失调，可分为三种：①感觉性共济失调：与视觉有关，睁眼时减轻，闭眼时加重，伴有深感觉障碍，常见于感觉系统病变，如多发性神经炎、亚急性脊髓联合变性、脊髓空洞症等。②小脑性共济失调：与视觉无关，不受睁眼与闭眠的影响，伴有肌张力降低、眼球震颤等，常见于小脑疾病。③前庭性共济失调：以平衡障碍为主，伴有眩晕、恶心、呕吐及眼球震颤，常见于梅尼埃病、脑桥小脑角综合征等。

◎ **要点四 神经反射检查**

1. 浅反射

（1）角膜反射 直接角膜反射存在，间接角膜反射消失，为受刺激对侧的面神经瘫痪；直接角膜反射消失，间接角膜反射存在，为受刺激侧的面神经瘫痪；直接、间接角膜反射均消失为受刺激侧三叉神经病变；深昏迷患者角膜反射也消失。

（2）腹壁反射 上部腹壁反射消失说明病变在胸髓7~8节；中部腹壁反射消失说明病变在胸髓9~10节；下部腹壁反射消失说明病变在胸髓

11~12节；一侧腹壁反射消失，多见于同侧锥体束受损；上、中、下腹壁反射均消失见于昏迷或急腹症患者；肥胖、老年人、经产妇也可见腹壁反射消失。

（3）提睾反射 一侧反射减弱或消失见于锥体束损害，或腹股沟疝、阴囊水肿、睾丸炎等；双侧反射消失见于腰髓1~2节病损。

2. 深反射

（1）检查内容 肱二头肌反射、肱三头肌反射、桡骨骨膜反射、膝反射、踝反射、阵挛（髌阵挛、踝阵挛）。

（2）临床意义 ①深反射减弱或消失多为器质性病变，是相应脊髓节段或所属的脊神经的病变，常见于末梢神经炎、神经根炎、脊髓灰质炎、脑或脊髓休克状态等。②深反射亢进见于锥体束的病变，如急性脑血管病、急性脊髓炎休克期过后等。

3. 病理反射

（1）检查内容 巴宾斯基（Babinski）征、奥本海姆（Oppenheim）征、戈登（Gordon）征、查多克（Chaddock）征、霍夫曼（Hoffmann）征。

（2）临床意义 锥体束病变时，大脑失去对脑干和脊髓的抑制而出现的异常反射，称为病理反射。一岁半以内的婴幼儿由于锥体束尚未发育完善，可以出现上述反射现象。成人出现则为病理反射。

4. 脑膜刺激征

（1）检查内容 颈强直、凯尔尼格（Kernig）征、布鲁津斯基（Brudzinski）征。

（2）临床意义 脑膜刺激征阳性见于各种脑膜炎、蛛网膜下腔出血等。颈强直也可见于颈椎病、颈部肌肉病变。凯尔尼格征也可见于坐骨神经痛、腰骶神经根炎等。

5. 拉塞格征

为坐骨神经根受刺激的表现，又称坐骨神经受刺激征。阳性见于腰椎间盘突出症、坐骨神经痛、腰骶神经根炎等。

第四单元　实验室诊断

细目一　血液的一般检查及临床意义

◎ 要点一　血红蛋白测定和红细胞计数，红细胞形态变化

（一）参考值

血红蛋白（Hb）：男性 130～175g/L；女性 115～150g/L。

红细胞（RBC）：男性（4.3～5.8）×10^{12}/L；女性（3.8～5.1）×10^{12}/L。

（二）临床意义

血红蛋白测定与红细胞计数的临床意义基本相同。

1. 红细胞及血红蛋白减少　单位容积循环血液中血红蛋白量、红细胞数低于参考值低限称为贫血。以血红蛋白为标准，成年男性 Hb<130g/L，成年女性 Hb<115g/L，即为贫血。

临床上根据血红蛋白减低程度将贫血分为4级：①轻度：Hb<参考值低限，但>90g/L。②中度：Hb 90～60g/L。③重度：Hb 60～30g/L。④极重度：Hb<30g/L。

（1）生理性减少　见于妊娠中、后期，6个月至2岁的婴幼儿，老年人。

（2）病理性减少　①红细胞生成减少：如叶酸及（或）维生素 B$_{12}$ 缺乏所致的巨幼细胞贫血；血红蛋白合成障碍所致的缺铁性贫血、铁粒幼细胞性贫血等；骨髓造血功能障碍，如再生障碍性贫血、白血病；慢性系统性疾病，如慢性感染、恶性肿瘤、慢性肾病等。②红细胞破坏过多：见于各种原因引起的溶血性贫血，如异常血红蛋白病、珠蛋白生成障碍性贫血、阵发性睡眠性血红蛋白尿、免疫性溶血性贫血、脾功能亢进等。③红细胞丢失过多：如各种失血性贫血等。

2. 红细胞及血红蛋白增多　单位容积循环血液中血红蛋白量、红细胞数高于参考值高限。诊断标准：成年男性 Hb>180g/L，RBC>6.5×10^{12}/L；成年女性 Hb>170g/L，RBC>6.0×10^{12}/L。

（1）相对性增多　因血浆容量减少，血液浓缩所致。见于严重腹泻、频繁呕吐、大量出汗、大面积烧伤、糖尿病酮症酸中毒、尿崩症等。

（2）绝对性增多　①继发性：组织缺氧所致，生理性见于新生儿及高原生活者；病理性见于严重的慢性心、肺疾病，如阻塞性肺气肿、肺源性心脏病、发绀型先天性心脏病等。②原发性：见于真性红细胞增多症。

3. 红细胞形态异常

（1）大小改变　①小红细胞：红细胞直径<6μm，见于小细胞低色素性贫血，主要为缺铁性贫血。②大红细胞：红细胞直径>10μm，见于溶血性贫血、急性失血性贫血、巨幼细胞贫血。③巨红细胞：红细胞直径>15μm，见于巨幼细胞贫血。④红细胞大小不均：红细胞大小悬殊，直径可相差一倍以上，见于增生性贫血，如溶血性贫血、失血性贫血、巨幼细胞贫血，尤其以巨幼细胞贫血更为显著。

（2）形态改变　①球形红细胞：主要见于遗传性球形红细胞增多症，也可见于自身免疫性溶血性贫血。②椭圆形红细胞：主要见于遗传性椭圆形红细胞增多症，巨幼细胞贫血时可见巨椭圆形红细胞。③靶形红细胞：常见于珠蛋白生成障碍性贫血、异常血红蛋白病，也可见于缺铁性贫血等。④口形红细胞：主要见于遗传性口形红细胞增多症，少量可见于 DIC 及乙醇中毒。⑤镰形红细胞：见于镰形细胞性贫血（血红蛋白 S 病）。⑥泪滴形红细胞：主要见于骨髓纤维化，为本病的特点之一，也可见于珠蛋白生成障碍性贫血、溶血性贫血等。

◎ 要点二　白细胞计数和白细胞分类计数，中性粒细胞核象变化

（一）参考值

白细胞总数：成人（3.5～9.5）×10^{9}/L。

5 种白细胞的百分数和绝对值见下表。

5 种白细胞的正常百分数和绝对值

细胞类型		百分数（%）	绝对值（×10⁹/L）
中性粒细胞	杆状核	1~5	0.04~0.5
	分叶核	50~70	2~7
嗜酸性粒细胞		0.5~5	0.05~0.5
嗜碱性粒细胞		0~1	0~0.1
淋巴细胞		20~40	0.8~4
单核细胞		3~8	0.12~0.8

（二）临床意义

成人白细胞数>$9.5×10^9$/L 称为白细胞增多，<$3.5×10^9$/L 称为白细胞减少。白细胞总数的增减主要受中性粒细胞数量的影响。

1. 中性粒细胞

（1）增多　生理性增多见于新生儿、妊娠后期、分娩、剧烈运动或劳动后。病理性增多分为反应性增多和异常增生性增多两种。

反应性增多见于：①急性感染：化脓性感染最常见，如流行性脑脊髓膜炎、肺炎链球菌肺炎、阑尾炎等；也可见于某些病毒感染，如肾综合征出血热、流行性乙型脑炎、狂犬病等；某些寄生虫感染，如急性血吸虫病、肺并殖吸虫病等。②严重组织损伤：如大手术后、大面积烧伤、急性心肌梗死等。③急性大出血及急性溶血：如消化道大出血、脾破裂或输卵管妊娠破裂等。④急性中毒：如代谢性酸中毒（尿毒症、糖尿病酮症酸中毒）、化学药物中毒（安眠药中毒）、有机磷农药中毒等。⑤恶性肿瘤：各种恶性肿瘤的晚期，特别是消化道肿瘤（如胃癌、肝癌等）。⑥其他：如器官移植术后排斥反应、类风湿关节炎、自身免疫性溶血性贫血、痛风、严重缺氧及应用某些药物（如皮质激素、肾上腺素等）。

异常增生性增多见于：①急、慢性粒细胞白血病。②骨髓增殖性疾病：如真性红细胞增多症、原发性血小板增多症和骨髓纤维化等。

（2）减少　中性粒细胞绝对值<$1.5×10^9$/L 称为粒细胞减少症，<$0.5×10^9$/L 称为粒细胞缺乏症。病理性减少见于：①感染性疾病：病毒感染最常见，如流行性感冒、病毒性肝炎、麻疹、风疹、水痘等；某些革兰阴性杆菌感染，如伤寒及副伤寒等；某些原虫感染，如恙虫病、疟疾等。②血液病：如再生障碍性贫血、粒细胞减少症、粒细胞缺乏症、非白血性白血病、恶性组织细胞病等。③自身免疫性疾病：如系统性红斑狼疮等。④单核-巨噬细胞系统功能亢进：如脾功能亢进，见于各种原因引起的脾脏肿大（如肝硬化等）。⑤药物及理化因素的作用：物理因素如 X 线、γ 射线、放射性核素等；化学物质如苯、铅、汞等；化学药物如氯霉素、磺胺类药、抗肿瘤药、抗糖尿病药物及抗甲状腺药物等，均可引起白细胞及中性粒细胞减少。

（3）中性粒细胞核象变化　中性粒细胞的核象是指粒细胞的分叶状况，它反映粒细胞的成熟程度。正常时外周血中性粒细胞的分叶以 3 叶居多，但可见到少量杆状核粒细胞（1%~5%）。①核左移：当周围血中杆状核粒细胞增多（>5%），并出现晚幼粒、中幼粒、早幼粒等细胞时，称为核左移，常见于感染，特别是急性化脓性感染，也可见于急性大出血、急性溶血反应、急性中毒等。核左移伴白细胞总数增高，称为再生性左移，表示机体反应性强，骨髓造血功能旺盛。核左移而白细胞总数不增高，甚至减少，称为退行性左移，表示机体反应性低下，骨髓造血功能减低，见于再生障碍性贫血、粒细胞缺乏症。②核右移：正常人血中的中性粒细胞以 3 叶者为主，若5叶者超过3%时称为核右移。常伴有白细胞总数减少，为骨髓造血功能减低或缺乏造血物质所致。常见于巨幼细胞贫血、恶性贫血，也可见于应用抗代谢药物（如阿糖胞苷、6-巯基嘌呤）之后。在感染的恢复期出现一过性核右移是正常现象；若在疾病进展期突然出现核右移，提示预后不良。

2. 嗜酸性粒细胞

（1）增多　①变态反应性疾病：如支气管哮喘、血管神经性水肿、荨麻疹、药物过敏反应、血清病等。②皮肤病：如湿疹、剥脱性皮炎、天疱疮、银屑病等。③寄生虫病：如血吸虫病、蛔虫病、钩虫病、丝虫病等。④血液病：如慢性粒细胞白血病、淋巴瘤、多发性骨髓瘤等。

（2）减少　见于伤寒的极期、应激状态（如严重烧伤、大手术）、休克、库欣综合征及长期应用肾上腺皮质激素后等。

3. 嗜碱性粒细胞

增多见于慢性粒细胞白血病、骨髓纤维化、转移癌、慢性溶血、嗜碱性粒细胞白血病（临床上罕见）等。减少一般无临床意义。

4. 淋巴细胞

（1）增多　①感染性疾病：主要为病毒感染，如麻疹、风疹、水痘、流行性腮腺炎、传染性单核细胞增多症、病毒性肝炎、肾综合征出血热等；某些杆菌感染，如结核病、百日咳、布氏杆菌病等。②某些血液病：急性和慢性淋巴细胞白血病、淋巴瘤等。③急性传染病的恢复期。再生障碍性贫血和粒细胞缺乏症时，由于中性粒细胞减少，淋巴细胞比例相对增高，但绝对值并不增高。

（2）减少　主要见于应用肾上腺皮质激素、烷化剂、抗淋巴细胞球蛋白等的治疗，接触放射线，免疫缺陷性疾病，丙种球蛋白缺乏症等。

（3）异形淋巴细胞　正常人外周血中偶可见到（<2%）。增多主要见于病毒感染性疾病，如传染性单核细胞增多症、流行性出血热等。

5. 单核细胞

增多见于：①某些感染：如感染性心内膜炎、活动性结核病、疟疾、急性感染的恢复期等。②某些血液病：单核细胞白血病、粒细胞缺乏症恢复期、恶性组织细胞病、淋巴瘤、骨髓增生异常综合征等。减少一般无临床意义。

◎ 要点三　网织红细胞计数

网织红细胞是晚幼红细胞到成熟红细胞之间未完全成熟的过渡型红细胞。

1. 参考值　百分数 $0.005 \sim 0.015$（$0.5\% \sim 1.5\%$），绝对值（$24 \sim 84$）$\times 10^9/L$。

2. 临床意义　网织红细胞计数反映骨髓造血功能状态，对贫血的鉴别诊断及指导治疗有重要意义。

（1）反映骨髓造血功能状态　①增多：表示骨髓红细胞系增生旺盛。溶血性贫血和急性失血性贫血时明显增多；缺铁性贫血和巨幼细胞贫血时可轻度增多。②减少：表示骨髓造血功能减低，见于再生障碍性贫血、骨髓病性贫血（如急性白血病）。

（2）贫血治疗的疗效判断指标　缺铁性贫血及巨幼细胞贫血患者，治疗前网织红细胞可轻度增多，给予铁剂或叶酸治疗3~5天后，网织红细胞开始升高，7~10天达到高峰。治疗后2周逐渐下降。

（3）观察病情变化　溶血性贫血和失血性贫血患者在治疗过程中，网织红细胞逐渐减低，表示溶血或出血已得到控制；反之，如持续不减低，甚至增高者，表示病情未得以控制，甚至还在加重。

◎ 要点四　血小板计数

1. 参考值　（$125 \sim 350$）$\times 10^9/L$。

2. 临床意义　血小板 $>350 \times 10^9/L$ 称为血小板增多，$<125 \times 10^9/L$ 称为血小板减少。

（1）增多　①反应性增多：见于急性大出血及溶血之后、脾切除术后等。②原发性增多：见于原发性血小板增多症、真性红细胞增多症、慢性粒细胞白血病、骨髓纤维化早期等。

（2）减少　①生成障碍：见于再生障碍性贫

血、急性白血病、急性放射病、骨髓纤维化晚期等。②破坏或消耗增多：见于原发性血小板减少性紫癜、脾功能亢进、系统性红斑狼疮、淋巴瘤、DIC、血栓性血小板减少性紫癜等。③分布异常：见于脾肿大，如肝硬化。

◎ 要点五 红细胞沉降率测定

红细胞沉降率（血沉）是指在一定条件下红细胞沉降的速度。

1. 参考值 成年男性 0~15mm/h；成年女性 0~20mm/h。

2. 临床意义

（1）生理性增快 见于妇女月经期、妊娠 3 个月以上、60 岁以上高龄者。

（2）病理性增快 ①各种炎症：细菌性急性炎症、结核病和风湿热活动期。②组织损伤及坏死：较大的组织损伤或手术创伤时血沉增快。急性心肌梗死血沉增快；而心绞痛时血沉则正常。③恶性肿瘤：恶性肿瘤血沉增快，良性肿瘤血沉多正常。④各种原因导致的高球蛋白血症：如慢性肾炎、多发性骨髓瘤、肝硬化、感染性心内膜炎、系统性红斑狼疮等。⑤贫血和高胆固醇血症时血沉可增快。

◎ 要点六 C 反应蛋白（CRP）检测

CRP 是一种能与肺炎链球菌 C-多糖发生反应的急性时相反应蛋白。主要由肝脏产生，广泛存在于血清和其他体液中，具有激活补体、促进吞噬和免疫调理的作用。CRP 测定对炎症、组织损伤、恶性肿瘤等疾病的诊断及疗效观察有重要意义。

1. 参考值 免疫扩散法：血清<10mg/L。

2. 临床意义

（1）CRP 增高 见于各种急性化脓性炎症、菌血症、组织坏死、恶性肿瘤等的早期。

（2）可作为细菌感染与非细菌感染、器质性与功能性疾病的鉴别指标，一般细菌性感染、器质性疾病 CRP 增高。

细目二 血栓与止血检查

◎ 要点一 出血时间测定

1. 参考值 6.9±2.1 分钟（测定器法），超过 9 分钟为异常。

2. 临床意义 出血时间（BT）延长见于：①血小板显著减少：如原发性或继发性血小板减少性紫癜。②血小板功能异常：如血小板无力症、巨大血小板综合征。③毛细血管壁异常：如遗传性出血性毛细血管扩张症、维生素 C 缺乏症。④某些凝血因子严重缺乏：如血管性血友病、DIC。

◎ 要点二 血小板聚集试验

1. 参考值 采用血小板聚集仪比浊法进行血小板聚集试验（PAgT），因加入的血小板致聚剂不同，参考值不同。

2. 临床意义

（1）PAgT 增高 反映血小板聚集功能增强，见于血栓前状态和血栓性疾病，如心肌梗死、心绞痛、糖尿病、脑血管疾病、高脂血症、抗原-抗体复合物反应、人工心脏和瓣膜移植术等。

（2）PAgT 减低 反映血小板聚集功能减低，见于血小板无力症、尿毒症、肝硬化、骨髓增生性疾病、原发性血小板减少性紫癜、急性白血病等。

◎ 要点三 凝血因子检测

（一）活化部分凝血活酶原时间（APTT）测定

APTT 是反映内源性凝血系统各凝血因子总的凝血状况的筛选试验。

1. 参考值 32~43 秒（手工法），较正常对照延长 10 秒以上为异常。

2. 临床意义

（1）APTT 延长 ①血浆 Ⅷ、Ⅸ、Ⅺ 因子缺乏：如重症 A、B 型血友病和遗传性因子Ⅺ缺乏症。②凝血酶原严重减少：如先天性凝血酶原缺乏症。③纤维蛋白原严重减少：如先天性纤维蛋白缺乏症。④纤溶亢进：DIC 后期继发纤溶亢进。⑤APTT 又是监测肝素治疗的首选指标。

（2）APTT 缩短　见于血栓性疾病和血栓前状态，如 DIC 早期、脑血栓形成、心肌梗死等，但灵敏度、特异度差。

（二）血浆凝血酶原时间（PT）测定

1. 参考值　11~13 秒。应有正常对照，超过正常对照 3 秒以上为异常。

2. 临床意义

（1）PT 延长　①先天性凝血因子异常：如因子 Ⅱ、Ⅴ、Ⅶ、Ⅹ 减少及纤维蛋白原减少。②后天性凝血因子异常：如严重肝病、维生素 K 缺乏、DIC 后期及应用抗凝药物。

（2）PT 缩短　主要见于血液高凝状态，如 DIC 早期、脑血栓形成、心肌梗死、深静脉血栓形成、多发性骨髓瘤等。

（三）血浆纤维蛋白原（Fg）测定

1. 参考值　2~4g/L（凝血酶比浊法）。

2. 临床意义

（1）Fg 增高　见于糖尿病、急性心肌梗死、急性肾炎、多发性骨髓瘤、休克、大手术后、急性感染、妊娠高血压综合征、恶性肿瘤及血栓前状态等。

（2）Fg 减低　见于 DIC、原发性纤溶症、重症肝炎和肝硬化等。

◎ 要点四　纤溶活性检测

（一）血浆 D-二聚体测定

1. 参考值　0~0.256mg/L。

2. 临床意义　本试验为鉴别原发性与继发性纤溶症的重要指标。

（1）继发性纤溶症　为阳性或增高，见于 DIC，恶性肿瘤，各种栓塞，心、肝、肾疾病等。D-二聚体增高对诊断肺栓塞、肺梗死有重要意义。

（2）原发性纤溶症　为阴性或不升高。

（二）血浆硫酸鱼精蛋白副凝固试验（3P 试验）

1. 参考值　阴性。

2. 临床意义

（1）阳性　见于 DIC 的早、中期。但在恶性肿瘤、上消化道出血、外科大手术后、败血症、肾小球疾病、人工流产、分娩等也可出现假阳性。

（2）阴性　见于正常人、晚期 DIC 和原发性纤溶症。

◎ 要点五　口服抗凝药治疗监测

世界卫生组织（WHO）推荐应用国际标准化比值（INR）作为首选口服抗凝药治疗监测的指标。血浆凝血酶原时间（PT）测定是对口服抗凝药治疗监测简便、敏感、快速、实用的实验室首选指标。WHO 用 INR 将 PT 报告方式标准化，规定在 PT 测定时必须报告 INR，这对临床医生有着非常重要的指导意义。INR 是患者凝血酶原时间与正常对照凝血酶原时间之比的 ISI 次方（ISI：国际敏感度指数，试剂出厂时由厂家确定）。

1. 参考值　0.8~1.5。

2. 临床意义　WHO 规定应用口服抗凝药治疗的最佳抗凝强度时 INR 的允许范围：①术前两周或术中口服抗凝药，INR 为 1.5~3.0。②原发或继发静脉血栓的预防，INR 为 2.0~3.0。③活动性静脉血栓、肺梗死、复发性静脉血栓的预防，INR 为 2.0~4.0。④动脉血栓栓塞的预防、心脏换瓣术后，INR 为 2.0~3.5。

细目三　骨髓检查

◎ 要点一　骨髓细胞学检查的临床意义

1. 确定诊断造血系统疾病　对各型白血病、恶性组织细胞病、多发性骨髓瘤、巨幼细胞贫血、再生障碍性贫血、典型的缺铁性贫血等，具有确定诊断的作用。

2. 辅助诊断造血系统疾病　对增生性贫血（如溶血性贫血）、血小板减少性紫癜、骨髓增生异常综合征、骨髓增殖性疾病（如真性红细胞增多症、原发性血小板增多症等）、脾功能亢进、粒细胞减少症和粒细胞缺乏症等有辅助诊断价值。

3. **诊断其他非造血系统疾病** 查找感染性疾病的相应病原体，如疟疾、感染性心内膜炎、黑热病、伤寒等；某些骨髓转移癌（瘤）；某些代谢疾病等。

4. **鉴别诊断** 凡临床上遇到原因不明的发热，恶病质，肝、脾、淋巴结肿大，骨痛或关节痛等，外周血细胞数量或质量异常原因不明时，均可做骨髓细胞学检查。

◎ **要点二 骨髓增生程度分级**

骨髓内有核细胞的多少反映骨髓的增生情况，一般以成熟红细胞和有核细胞的比例判断骨髓增生的程度。骨髓增生程度的分级见下表。

骨髓增生程度的分级

增生程度	成熟红细胞：有核细胞	有核细胞（%）	常见原因
极度活跃	1：1	>50	各种白血病
明显活跃	10：1	10~50	白血病、增生性贫血、骨髓增殖性疾病
活跃	20：1	1~10	正常骨髓、某些贫血
减低	50：1	0.5~1	非重型再障、粒细胞减少或缺乏症
极度减低	200：1	<0.5	重型再障

细目四 肝脏病实验室检查

◎ **要点一 蛋白质代谢检查**

（一）血清蛋白测定

1. 参考值 血清总蛋白（STP）60~80g/L；白蛋白（A）40~55g/L；球蛋白（G）20~30g/L；A/G（1.5~2.5）：1。

2. 临床意义 STP<60g/L 或 A<25g/L，称为低蛋白血症；STP>80g/L 或 G>35g/L，称为高蛋白血症或高球蛋白血症。

（1）**血清总蛋白及白蛋白减低** 见于肝脏疾病。①慢性肝病：如慢性肝炎、肝硬化、肝癌时可有白蛋白减少，球蛋白增加，A/G 比值减低。②A/G 比值倒置：表示肝功能严重损害，如重度慢性肝炎、肝硬化。

低蛋白血症也可见于肝外疾病：①蛋白质摄入不足或消化吸收不良：如营养不良。②蛋白质丢失过多：如肾病综合征、大面积烧伤、急性大出血等。③消耗增加：见于慢性消耗性疾病，如重症结核、甲状腺功能亢进症、恶性肿瘤等。低蛋白血症时患者易出现严重水肿及胸、腹水。

（2）**血清总蛋白及白蛋白增高** 主要由于血清水分减少，使单位容积总蛋白浓度增加，见于各种原因引起的严重脱水，如腹泻、呕吐、肠梗阻、肠瘘、肾上腺皮质功能减退症等。

（3）**血清总蛋白及球蛋白增高** 主要是因球蛋白增高引起，其中以 γ 球蛋白增高为主。高蛋白血症见于：①慢性肝病：如肝硬化、慢性肝炎等。②M 球蛋白血症：如多发性骨髓瘤、淋巴瘤、原发性巨球蛋白血症等。③自身免疫性疾病：如系统性红斑狼疮、类风湿关节炎、风湿热等。④慢性炎症与慢性感染：如结核病、疟疾、黑热病等。

（二）血清蛋白电泳

1. 参考值 醋酸纤维素膜法：白蛋白 0.62~0.71（62%~71%）；α_1 球蛋白 0.03~0.04（3%~4%）；α_2 球蛋白 0.06~0.10（6%~10%）；β 球蛋白 0.07~0.11（7%~11%）；γ 球蛋白 0.09~0.18（9%~18%）。

2. 临床意义

（1）**肝脏疾病** 急性及轻症肝炎时血清蛋白电泳结果多无异常。慢性肝炎、肝硬化、肝癌（多合并肝硬化），表现为血清白蛋白及 α_1、α_2、β 球蛋白减低，γ 球蛋白增高。重度慢性肝炎和失代偿性肝硬化时，γ 球蛋白增高尤为显著。γ 球蛋白长时间持续上升，是急性肝炎转为慢性肝炎并向肝硬化发展的先兆。

（2）M球蛋白血症　如多发性骨髓瘤、原发性巨球蛋白血症等，白蛋白轻度减低，γ球蛋白明显增高。

（3）肾病综合征、糖尿病肾病　由于血脂增高，可致 α_2 及 β 球蛋白增高，白蛋白、γ球蛋白减低。

（4）其他　结缔组织病伴有多克隆γ球蛋白增高；先天性低丙种球蛋白血症γ球蛋白减低。

◎ **要点二　胆红素代谢检查**

（一）血清总胆红素、结合胆红素、非结合胆红素测定

1. 参考值　血清总胆红素（STB）3.4～17.1μmol/L；结合胆红素（CB）0～6.8μmol/L；非结合胆红素（UCB）1.7～10.2μmol/L。

2. 临床意义

（1）判断有无黄疸　①STB>17.1μmol/L可诊断为黄疸。②STB17.1～34.2μmol/L为隐性黄疸；STB>34.2μmol/L为显性黄疸。

（2）反映黄疸程度　①轻度黄疸：STB34.2～171μmol/L。②中度黄疸：STB171～342μmol/L。③高度黄疸：STB>342μmol/L。

（3）鉴别黄疸类型　①溶血性黄疸：STB及UCB增高，以UCB增高为主，见于新生儿黄疸、溶血性贫血，如蚕豆病、珠蛋白生成障碍

性贫血等。②肝细胞性黄疸：STB、UCB、CB均增高，见于病毒性肝炎、中毒性肝炎、肝癌、肝硬化等。③阻塞性黄疸：STB及CB增高，以CB增高为主，见于胆石症、胰头癌、肝癌等。

（二）尿胆红素定性试验

1. 参考值　正常定性为阴性。

2. 临床意义　尿胆红素定性试验阳性提示血液中CB增高。肝细胞性黄疸为阳性；阻塞性黄疸为强阳性；溶血性黄疸为阴性。

（三）尿胆原检查

1. 参考值　定性：阴性或弱阳性反应（阳性稀释度在 1 : 20 以下）。定量：0.84～4.2μmol/24h。

2. 临床意义

（1）尿胆原增高　①溶血性黄疸时明显增高。②肝细胞黄疸时可增高。③其他：如发热、心力衰竭、肠梗阻、顽固性便秘等尿胆原也可增高。

（2）尿胆原减低　①阻塞性黄疸时尿胆原减低和缺如。②新生儿及长期应用广谱抗生素者，由于肠道菌群受抑制，使肠道尿胆原生成减少。

胆红素代谢检查对黄疸诊断和鉴别诊断具有重要的价值。3 种类型黄疸实验室检查鉴别见下表。

3 种类型黄疸实验室检查鉴别表

类型	STB	CB	UCB	CB/STB	尿胆原	尿胆红素
溶血性黄疸	↑↑	轻度↑或正常	↑↑↑	<20%	(+++)	(-)
阻塞性黄疸	↑↑↑	↑↑↑	轻度↑或正常	>50%	(-)	(+++)
肝细胞性黄疸	↑↑	↑↑	↑↑	20%~50%	(+)	(++)

◎ **要点三　血清酶及同工酶检查**

肝脏病常用的血清酶及同工酶检查包括：①血清氨基转氨酶：丙氨酸氨基转移酶（ALT）、天门冬氨酸氨基转移酶（AST）及其同工酶（ASTs、ASTm）。②碱性磷酸酶（ALP）及其同工酶（ALP_1～ALP_6）。③γ-谷氨酰转移酶（γ-GT）。④乳酸脱氢酶（LDH）及其同工

酶（LDH_1～LDH_5）。

（一）血清氨基转移酶测定

ALT主要分布在肝脏，其次是骨骼肌、肾脏、心肌等组织中。AST主要分布在心肌，其次是肝脏、骨骼肌、肾脏等组织中。AST在肝细胞中有2种同工酶，分别是ASTm（存在于线粒体中）和ASTs（存在于线粒体以外的胞质中）。正

常血清中 ASTs 含量多，ASTm 仅占 10% 以下。

1. 参考值 连续监测法（37℃）：ALT：5～40U/L，AST：8～40U/L。ALT/AST≤1。

2. 临床意义

（1）肝脏疾病 ①急性病毒性肝炎：ALT 与 AST 均显著增高，ALT 增高更明显，ALT/AST>1。急性重型肝炎 AST 增高明显，但在病情恶化时，黄疸进行性加深，酶活性反而降低，称为胆-酶分离，提示肝细胞严重坏死，预后不良。在急性肝炎恢复期，如血清氨基转移酶活性不能降至正常或再增高，提示急性病毒性肝炎转为慢性。②慢性病毒性肝炎：ALT 与 AST 轻度增高或正常，ALT/AST>1；若 AST 增高明显，ALT/AST<1，提示慢性肝炎进入活动期。③肝硬化：血清氨基转移酶活性取决于肝细胞进行性坏死程度，终末期肝硬化血清氨基转移酶活性正常或降低。④肝内、外胆汁淤积：血清氨基转移酶轻度增高或正常。⑤其他肝病：如脂肪肝、肝癌等，血清氨基转移酶正常或轻度增高；酒精性肝病时 ALT 基本正常，AST 显著增高，ALT/AST<1。

（2）急性心肌梗死 发病后 6～8 小时 AST 增高，18～24 小时达高峰，4～5 天恢复正常，若再次增高提示梗死范围扩大或有新的梗死发生。

（3）AST 同工酶变化 ①肝细胞轻度损害：如轻、中度急性肝炎时血清 AST 轻度增高，且以 ASTs 增高为主，ASTm 正常。②肝细胞严重损害：如重型肝炎、暴发性肝炎、严重酒精性肝病时，血清 ASTm 增高。③其他肝病：中毒性肝炎、妊娠脂肪肝、肝动脉栓塞术后及急性心肌梗死等，血清 ASTm 也增高。

（二）碱性磷酸酶及其同工酶测定

ALP 主要分布在肝脏、骨骼、肾、小肠及胎盘中，血清中大部分 ALP 来源于肝脏和成骨细胞，ALP 随胆汁排入小肠。ALP 有 6 种同工酶，分别是 $ALP_1 \sim ALP_6$。

1. 参考值 磷酸对硝基苯酚连续监测法（30℃）：成人 40～110U/L，儿童<250U/L。ALP 同工酶：正常人血清中以 ALP_2 为主，占总 ALP 的 90%，有少量 ALP_3。发育期儿童 ALP_3 增高，占总 ALP 的 60% 以上；妊娠晚期 ALP_4 增高，占总 ALP 的 40%～65%。

2. 临床意义

（1）胆道阻塞 各种肝内、外胆道阻塞性疾病，如胰头癌、胆道结石、原发性胆汁性肝硬化、肝内胆汁淤积等，ALP 明显升高，以 ALP_1 为主。尤其是癌性梗阻时，100% 出现 ALP_1，且 $ALP_1 > ALP_2$。

（2）肝脏疾病 急性肝炎时 ALP_2 明显增高，ALP_1 轻度增高，且 $ALP_1 < ALP_2$；肝硬化患者 80% 以上 ALP_5 明显增高，可达总 ALP 的 40% 以上。

（3）黄疸的鉴别诊断 ①阻塞性黄疸：ALP 和胆红素水平明显增高。②肝细胞性黄疸：ALP 轻度增高。③肝内局限性胆道阻塞：如原发性肝癌、转移性肝癌、肝脓肿等，ALP 明显增高，血清胆红素大多正常。

（4）骨骼疾病 如纤维性骨炎、骨肉瘤、佝偻病、骨软化症、骨转移癌及骨折愈合期等，ALP 均可增高。

（三）γ-谷氨酰转移酶

γ-GT 主要存在于细胞膜和微粒体上，肾脏、肝脏和胰腺含量丰富，但血清中 γ-GT 主要来自肝胆系统。

1. 参考值 硝基苯酚连续监测法（37℃）：<50U/L。

2. 临床意义

（1）胆道阻塞性疾病 见于原发性胆汁性肝硬化、硬化性胆管炎等。

（2）肝脏疾病 ①肝癌：γ-GT 明显增高。②急性病毒性肝炎：γ-GT 中度增高。③慢性肝炎、肝硬化：非活动期 γ-GT 活性一般正常；若 γ-GT 活性持续增高，提示病变活动或病情恶化。④急性和慢性酒精性肝炎、药物性肝炎：γ-GT 明显或中度以上增高。

（3）其他疾病 脂肪肝、胰腺炎、胰腺肿瘤、前列腺肿瘤等，γ-GT 可轻度增高。

（四）乳酸脱氢酶及其同工酶测定

LDH 以心肌、骨骼肌、肾脏和红细胞中含量丰富。LDH 有 5 种同工酶，即$LDH_1 \sim LDH_5$。

1. 参考值 LDH 总活性：连续检测法为$104 \sim 245U/L$，速率法（30℃）为$95 \sim 200U/L$。LDH 同工酶：正常人 $LDH_2 > LDH_1 > LDH_3 > LDH_4 > LDH_5$。圆盘电泳法：$LDH_1$ 32.7%±4.6%；LDH_2 45.1%±3.53%；LDH_3 18.5%±2.96%；LDH_4 2.9%±0.89%；LDH_5 0.85%±0.55%。

2. 临床意义

（1）急性心肌梗死 发病后 $8 \sim 18$ 小时开始增高，$24 \sim 72$ 小时达高峰，$6 \sim 10$ 天恢复正常。病程中 LDH 持续增高或再次增高，提示梗死面积扩大或再次出现梗死。急性心肌梗死早期 LDH_1 和 LDH_2 均增高，LDH_1 增高更明显，$LDH_1/LDH_2 > 1$。

（2）肝胆疾病 急性和慢性活动性肝炎、肝癌（尤其是转移性肝癌），LDH 明显增高。肝细胞损伤时 LDH_5 增高明显，LDH_5 是诊断肝细胞坏死的敏感指标，肝细胞坏死时 $LDH_5 > LDH_4$。阻塞性黄疸 $LDH_4 > LDH_5$。

（3）其他疾病 ①恶性肿瘤：LDH 增高程度与肿瘤增长速度有一定的关系，如恶性肿瘤转移至肝脏，常伴有 LDH_4 及 LDH_5 增高。②恶性贫血：LDH 极度增高，LDH_1 增高明显，且 $LDH_1 > LDH_2$。

◎ 要点四 甲、乙、丙型病毒性肝炎标志物检查

（一）甲型肝炎病毒标志物检测

甲型肝炎病毒（HAV）属嗜肝 RNA 病毒，存在于被感染者的肝细胞、血浆、胆汁和粪便中，通过粪-口途径传播。机体感染 HAV 后可产生抗 HAV-IgM、抗 HAV-IgA、抗 HAV-IgG 3 种抗体。抗 HAV-IgM 是 HAV 常规检查项目。

1. 参考值

（1）甲型肝炎病毒抗原检测 ELISA 法、RIA 法和 RT-PCR 法：HAVAg、HAV-RNA 阴性。

（2）甲型肝炎病毒抗体检测 ELISA 法：抗 HAV-IgM、抗 HAV-IgA、抗 HAV-IgG 均阴性。

2. 临床意义

（1）HAVAg 阳性 证实 HAV 在体内的存在，出现于感染后 $10 \sim 20$ 天的粪便中，见于甲型肝炎。

（2）HAV-RNA 阳性 对甲型肝炎的诊断具有特异性，对早期诊断的意义更大。

（3）抗 HAV-IgM 阳性 说明机体正在感染 HAV，感染 1 周后产生，是早期诊断甲肝的特异性指标。

（4）抗 HAV-IgA 阳性 抗 HAV-IgA 为局部抗体，是机体感染 HAV 后由肠道黏膜细胞所分泌，出现在甲肝早期、急性期患者的粪便中。

（5）抗 HAV-IgG 阳性 抗 HAV-IgG 较抗 HAV-IgM 产生晚，是保护性抗体，一般在感染 HAV 3 周后出现在血清中，且持久存在，是获得免疫力的标志，提示既往感染，可作为流行病学调查的指标。

（二）乙型肝炎病毒标志物检测

乙型肝炎病毒（HBV）属嗜肝 DNA 病毒。HBV 主要通过血液途径传播，也可由性接触传播和母婴垂直传播。机体感染 HBV 后产生相应的免疫反应，形成三种不同的抗原抗体系统。

1. 参考值 ELISA 法、RIA 法：健康人检测结果均为阴性。

2. 临床意义

（1）HBsAg 阳性 是感染 HBV 的标志，见于乙型肝炎患者、HBV 携带者和与乙肝病毒感染相关的肝硬化、肝癌患者。

（2）抗-HBs 阳性 感染后 $3 \sim 6$ 个月出现，是一种保护性抗体，见于注射过乙型肝炎疫苗、曾经感染过 HBV 和乙肝恢复期。

（3）HBeAg 阳性 是病毒复制的标志，传染性强。急性乙肝病毒感染者，如果 HBeAg 持续阳性，则有转为慢性感染的趋势。

（4）抗-HBe 阳性 表示乙肝病毒复制减少，传染性降低，但并非保护性抗体。

（5）HBcAg 阳性 HBcAg 阳性提示病人血

清中有 HBV 存在，表示病毒复制活跃，传染性强。HBcAg 主要存在于受感染的肝细胞核内，HBcAg 外面被 HBsAg 包裹，故一般情况下血清中测不到游离的 HBcAg。

（6）抗-HBc 阳性　抗-HBc 不是中和抗体，而是反映肝细胞受到 HBV 感染的可靠指标。①抗 HBc-IgG：反映抗-HBc 总抗体的情况。抗 HBc-IgG 在体内长期存在，为 HBV 感染的标志，包括正在感染和既往感染。②抗 HBc-IgM：是机体感染 HBV 后在血液中最早出现的抗体，在感染急性期滴度高，抗 HBc-IgM 阳性是诊断急性乙型肝炎和判断病毒复制活跃的重要指标，并提示患者血液有强传染性。

（三）丙型肝炎病毒标志物检测

丙型肝炎病毒（HCV）为 RNA 病毒，HCV 主要通过体液传播。HCV 的血清标志物为抗 HCV-IgM、抗 HCV-IgG、HCV-RNA。

1. 参考值　ELISA 法、RIA 法：抗 HCV-IgM、抗 HCV-IgG 均为阴性。斑点杂交试验及 RT-PCR 法：HCV-RNA 为阴性。

2. 临床意义

（1）HCV-RNA 阳性　见于 HCV 感染，提示 HCV 复制活跃，传染性强。HCV-RNA 阴性而抗 HCV-IgG 阳性，提示既往有 HCV 感染。

（2）抗-HCV 阳性　抗-HCV 是非保护性抗体，阳性是诊断 HCV 感染的重要依据。①抗 HCV-IgM 阳性：感染后 4 周后即可呈阳性，持续 4~48 周，是诊断丙型肝炎的早期指标之一，是病毒复制指标；若 6 个月内未转阴则提示转为慢性丙型肝炎。②抗 HCV-IgG 阳性：抗 HCV-IgG 出现晚于抗 HCV-IgM，阳性表明已有 HCV 感染，输血后肝炎有 80%~90% 的患者抗 HCV-IgG 阳性。

细目五　肾功能检查

◎ 要点一　肾小球功能检测

（一）内生肌酐清除率（Ccr）测定

Ccr 是指肾脏在单位时间内把若干毫升血浆中的内生肌酐全部清除出去。Ccr 是测定肾小球滤过功能最常用的方法，也是反映肾小球滤过功能的主要指标。

1. 参考值　成人（体表面积以 1.73m² 计算）80~120mL/min。

2. 临床意义

（1）判断肾小球损害的敏感指标　当肾小球滤过率（GFR）降低至正常值 50% 时，Ccr 测定值可低至 50mL/min，但血肌酐、血尿素氮测定仍可在正常范围内，故 Ccr 能较早地反映 GFR。

（2）评估肾功能损害的程度　根据 Ccr 一般可将肾功能分为 4 期：①肾衰竭代偿期：Ccr 51~80mL/min。②肾衰竭失代偿期：Ccr 50~20mL/min。③肾衰竭期：Ccr 19~10mL/min。④肾衰竭终末期（尿毒症期）：Ccr<10mL/min。

（3）指导临床用药　Ccr 30~40mL/min 应限制蛋白质的摄入；Ccr<30mL/min，用噻嗪类利尿剂无效，改用袢利尿剂；Ccr≤10mL/min，袢利尿剂无效，应做透析治疗。亦用于指导由肾代谢或经肾排出药物的合理使用。

（二）血清肌酐（Cr）测定

血中 Cr 浓度取决于肾小球的滤过能力，当肾实质损害，GFR 降低至正常人的 1/3 时，血 Cr 浓度就会明显上升，故测定血中 Cr 浓度可作为 GFR 受损的指标。

1. 参考值　全血 Cr：88~177μmol/L。血清或血浆 Cr：男性 53~106μmol/L，女性 44~97μmol/L。

2. 临床意义

（1）评估肾功能损害的程度　血 Cr 增高的程度与慢性肾衰竭呈正相关。①肾衰竭代偿期：血 Cr<178μmol/L。②肾衰竭失代偿期：血 Cr178~445μmol/L。③肾衰竭期：血 Cr>445μmol/L。

（2）鉴别肾前性和肾实质性少尿　①肾前性少尿：血 Cr 增高一般≤200μmol/L。②肾实质性少尿：血 Cr 增高常>200μmol/L。

（三）血清尿素氮（BUN）测定

BUN 是血中非蛋白氮类物质的主要成分，约占50%。90%的 BUN 经肾小球滤过随尿排出体外,当肾实质受损害时,GFR 降低,使 BUN 增高。BUN 测定能反映肾小球滤过功能,但不是敏感和特异性指标。

1. 参考值 成人 3.2~7.1mmol/L。

2. 临床意义 BUN 增高见于以下几种情况:

(1) 肾前性因素 ①肾血流量减少:见于心功能不全、水肿、脱水、休克等。②蛋白质分解增加:见于急性传染病、上消化道出血、大面积烧伤、大手术后、甲状腺功能亢进症等。

(2) 肾性因素 见于严重肾脏疾病引起的慢性肾衰竭,如慢性肾炎、慢性肾盂肾炎、肾结核、肾肿瘤、肾动脉硬化症等的晚期。BUN 增高的程度与尿毒症病情的严重性成正比,故 BUN 测定对尿毒症的诊断及预后估计有重要意义。

(3) 肾后性因素 见于尿路结石、前列腺增生、泌尿系肿瘤等引起的尿路梗阻。

(4) BUN/Cr 的意义 同时测定血 Cr 和 BUN 的临床意义更大,正常时 BUN/Cr(单位均应为 mg/dL)为 20:1。①肾前性少尿:BUN 上升较快,但 Cr 不相应上升,故 BUN/Cr 常>10:1。②器质性肾衰竭:因 BUN 与 Cr 同时增高,故 BUN/Cr≤10:1。

(四) 血 β_2-微球蛋白(β_2-MG)测定

β_2-MG 主要分布在血浆、尿、脑脊液、唾液及初乳中。正常人血中 β_2-MG 浓度很低,可自由通过肾小球,然后在近端肾小管内几乎全部被重吸收。在 GFR 下降时,血中 β_2-MG 增高,故 β_2-MG 测定可反映肾小球的滤过功能。

1. 参考值 正常人血中 β_2-MG 为 1~2mg/L。

2. 临床意义

(1) 血 β_2-MG 测定是反映肾小球滤过功能的敏感指标。在评估肾小球滤过功能上,血 β_2-MG 增高比血 Cr 更灵敏,在 Ccr<80mL/min 时即可出现,而此时血 Cr 浓度多无改变。若同时出现血和尿 β_2-MG 增高,但血 β_2-MG<5mg/L,则说明肾小球和肾小管功能可能均受损。

(2) 任何使 β_2-MG 合成增多的疾病也可导致 β_2-MG 增高,如恶性肿瘤、IgG 肾病及各种炎症性疾病。

(3) 近端肾小管功能受损时,对 β_2-MG 重吸收减少,尿液中 β_2-MG 排出量增加。

(五) 肾小球滤过率(GFR)测定

1. 参考值 男性:125±15mL/min;女性:约低 10%。

2. 临床意义

(1) GFR 减低 见于各种原发性、继发性肾脏疾病。GFR 是反映肾功能最灵敏、最准确的指标。

(2) GFR 增高 常见于肢端肥大症、巨人症、糖尿病肾病早期等。

◎ 要点二 肾小管功能检测

(一) 尿 β_2-微球蛋白(β_2-MG)测定

正常人 β_2-MG 可自由经肾小球滤过入原尿,但原尿中 99.9%的 β_2-MG 在近端肾小管内被重吸收,仅微量自尿中排出。尿 β_2-MG 测定可反映近端肾小管的重吸收功能。

1. 参考值 正常成人尿 β_2-MG<0.3mg/L。

2. 临床意义

(1) 尿 β_2-MG 增高 见于肾小管-间质性疾病、药物或毒物所致的早期肾小管损伤、肾移植后急性排斥反应早期。

(2) 应同时检测血和尿 β_2-MG 只有血 β_2-MG<5mg/L 时,尿 β_2-MG 增高才反映肾小管损伤。

(二) 昼夜尿比密试验(莫氏试验)

莫氏试验可了解肾脏的稀释-浓缩功能,是反映远端肾小管和集合管功能状态的敏感试验。

1. 参考值 成人尿量 1000~2000mL/24h;昼尿量/夜尿量比值为(3~4):1;夜尿量<750mL;至少 1 次尿比密>1.018;昼尿中最高与最低尿比密差值>0.009。

2. 临床意义 莫氏试验用于诊断各种疾病对远端肾小管稀释-浓缩功能的影响。

（1）尿少、比密高　①肾前性少尿：见于各种原因引起的肾血容量不足。②肾性少尿：见于急性肾炎及其他影响 GFR 的情况。

（2）夜尿多、比密低　提示肾小管功能受损，见于慢性肾炎、间质性肾炎、高血压肾病等。由于慢性肾脏病变致肾小管稀释-浓缩功能受损，患者夜尿量增多，尿最高比密<1.018，尿最高与最低比密差<0.009。

（3）尿比密低而固定　尿比密固定在 1.010～1.012，称为等渗尿，见于肾脏病变晚期，提示肾小管重吸收功能很差，浓缩稀释功能丧失。

（4）尿量明显增多（>4L/24h）而尿比密均<1.006，为尿崩症的典型表现。

◎ 要点三　血尿酸测定

血尿酸（UA）可自由经肾小球滤过入原尿，但原尿中 90% 左右的 UA 在近端肾小管处被重吸收。血尿酸浓度受肾小球滤过功能和肾小管重吸收功能的影响。

1. 参考值　男性 149～416μmol/L，女性 89～357μmol/L。

2. 临床意义

（1）血 UA 增高　①肾小球滤过功能损伤：见于急性或慢性肾炎、肾结核等。在反映早期肾小球滤过功能损伤方面，血 UA 比血 Cr 和 BUN 敏感。②痛风：血 UA 明显增高是诊断痛风的主要依据，主要是由于嘌呤代谢紊乱而使体内 UA 生成异常增多所致。③恶性肿瘤、糖尿病、长期禁食等血 UA 也可增高。

（2）血 UA 减低　①各种原因所致的肾小管重吸收 UA 功能损害。②肝功能严重损害所致的 UA 生成减少。

细目六　常用生化检查

◎ 要点一　糖代谢检查

（一）空腹血糖（FPG）测定

1. 参考值　葡萄糖氧化酶法：3.9～6.1mmol/L。

2. 临床意义　FPG>7.0mmol/L 称为高糖血症；FPG > 9.0mmol/L 时尿糖阳性；FPG<3.9mmol/L 时为血糖减低；FPG < 2.8mmol/L 称为低糖血症。

（1）FPG 增高　生理性增高见于餐后 1～2 小时、高糖饮食、剧烈运动、情绪激动等。病理性增高见于：①各型糖尿病。②内分泌疾病：如甲状腺功能亢进症、肢端肥大症、巨人症、嗜铬细胞瘤、肾上腺皮质功能亢进症、胰高血糖素瘤等。③应激性因素：如颅脑外伤、急性脑血管病、中枢神经系统感染、心肌梗死、大面积烧伤等。④肝脏和胰腺疾病：如严重肝损害、坏死性胰腺炎、胰腺癌等。⑤其他：如呕吐、脱水、缺氧、麻醉等。

（2）FPG 减低　生理性减低见于饥饿、长时间剧烈运动等。病理性减低见于：①胰岛素分泌过多：如胰岛 β 细胞增生或肿瘤、胰岛素用量过大、口服降糖药等。②对抗胰岛素的激素缺乏：如生长激素、肾上腺皮质激素、甲状腺激素缺乏等。③肝糖原储存缺乏：如重型肝炎、肝硬化、肝癌等严重肝病。④急性酒精中毒。⑤消耗性疾病：如严重营养不良、恶病质等。

（二）葡萄糖耐量试验（GTT）

GTT 是检测葡萄糖代谢功能的试验，主要用于诊断症状不明显或血糖增高不明显的可疑糖尿病。现多采用 WHO 推荐的 75g 葡萄糖标准口服葡萄糖耐量试验（OGTT）。

1. OGTT 的适应证

（1）无糖尿病症状，随机血糖或 FPG 异常。

（2）无糖尿病症状，但有糖尿病家族史。

（3）有糖尿病症状，但 FPG 未达到诊断标准。

（4）有一过性或持续性糖尿者。

（5）分娩巨大胎儿的妇女。

（6）原因不明的肾脏疾病或视网膜病变。

2. 参考值

（1）FPG 3.9～6.1mmol/L。

（2）服糖后 0.5～1 小时血糖达高峰，一般在 7.8~9.0mmol/L，峰值<11.1mmol/L。

（3）服糖后 2 小时血糖（2h PG）<7.8mmol/L。

（4）服糖后 3 小时血糖恢复至空腹水平。

（5）每次尿糖均为阴性。

3. 临床意义

（1）诊断糖尿病（DM）　FPG≥7.0mmol/L；OGTT2hPG≥11.1mmol/L；随机血糖≥11.1mmol/L。

（2）判断糖耐量异常（IGT）　FPG<7.0mmol/L，2hPG 7.8~11.1mmol/L，且血糖到达高峰时间延长至 1 小时后，血糖恢复正常时间延长至 2~3 小时后，同时伴尿糖阳性者为糖耐量异常，其中 1/3 最终转为糖尿病。糖耐量异常常见于 2 型糖尿病、肢端肥大症、甲状腺功能亢进症等。

（3）确定空腹血糖受损（IFG）　FPG6.1~6.9mmol/L，2hPG<7.8mmol/L。

（三）血清糖化血红蛋白（GHb）检测

GHb 是血红蛋白 A_1（HbA_1）与糖类非酶促反应的产物。GHb 分为 3 种，其中 HbA_1c（HbA_1 与葡萄糖结合）含量最高，占 60%~80%，是临床最常检测的部分。GHb 不受血糖浓度暂时波动的影响，是糖尿病诊断和监控的重要指标。GHb 对高血糖，特别是血糖和尿糖波动较大时有特殊的诊断意义。

1. 参考值　HbA_1 5%~8%，HbA_1c 4%~6%。

2. 临床意义　GHb 水平取决于血糖水平、高血糖持续时间，其生成量与血糖浓度成正比，且反映的是近 2~3 个月的平均血糖水平。

（1）评价糖尿病的控制程度　GHb 增高提示近 2~3 个月糖尿病控制不良，故 GHb 水平可作为糖尿病长期控制程度的监控指标。

（2）鉴别诊断　糖尿病性高血糖 GHb 增高，应激性高血糖 GHb 则正常。

◎ 要点二　血脂测定

血脂是血清中脂质的总称，包括总胆固醇、甘油三酯、磷脂、游离脂肪酸等。血脂检测的适应证：①早期识别动脉粥样硬化的危险性。②使用降脂药物治疗的监测。

（一）血清总胆固醇（TC）测定

1. 参考值　合适水平：<5.18mmol/L。边缘水平：5.18~6.19mmol/L。增高：>6.22mmol/L。

2. 临床意义

（1）TC 增高　①TC 增高是动脉粥样硬化的危险因素之一，常见于动脉粥样硬化所致的心、脑血管疾病。②各种高脂蛋白血症、甲状腺功能减退症、糖尿病、肾病综合征、阻塞性黄疸、类脂性肾病等。③长期高脂饮食、精神紧张、吸烟、饮酒等。

（2）TC 减低　①严重肝脏疾病，如急性重型肝炎、肝硬化等。②甲状腺功能亢进症。③严重贫血、营养不良和恶性肿瘤等。

（二）血清甘油三酯（TG）测定

1. 参考值　合适范围：<1.70mmol/L（150mg/dL）。边缘升高：1.70~2.25mmol/L（150~199mg/dL）。升高：≥2.26mmol/L（200mg/dL）。

2. 临床意义

（1）TG 增高　①TG 增高是动脉粥样硬化的危险因素之一，常见于动脉粥样硬化症、冠心病。②原发性高脂血症、肥胖症、糖尿病、肾病综合征、甲状腺功能减退症、痛风、阻塞性黄疸和高脂饮食等。

（2）TG 减低　见于甲状腺功能亢进症、肾上腺皮质功能减退症、严重肝脏疾病等。

（三）血清脂蛋白测定

1. 高密度脂蛋白（HDL）测定　临床上通过检测高密度脂蛋白-胆固醇（HDL-C）的含量来反映 HDL 水平。

（1）参考值　合适范围：≥1.04mmol/L（40mg/dL）。升高：≥1.55mmol/L（60mg/dL）。降低：<1.04mmol/L（40mg/dL）。

（2）临床意义　①HDL-C 增高：HDL-C 水平增高有利于外周组织清除胆固醇，防止动脉粥样硬化的发生。HDL-C 与 TG 呈负相关，也与冠心病发病呈负相关，故 HDL-C 水平高的个体患冠心病的危险性小。②HDL-C 减低：常见于动脉粥样硬化症、心脑血管疾病、糖尿病、肾病综合征等。

2. 低密度脂蛋白（LDL）测定 临床上通过检测低密度脂蛋白-胆固醇（LDL-C）的含量来反映 LDL 水平。

（1）**参考值** 合适范围：<3.37mmol/L（130mg/dL）。边缘升高：3.37～4.12mmol/L（130～159mg/dL）。升高：≥4.14mmol/L（160mg/dL）。

（2）**临床意义** ①LDL-C 增高：判断发生冠心病的危险性，LDL-C 是动脉粥样硬化的危险因素之一，LDL-C 水平增高与冠心病发病呈正相关；还可见于肥胖症、肾病综合征、甲状腺功能减退症、阻塞性黄疸等。②LDL-C 减低：见于无β-脂蛋白血症、甲状腺功能亢进症、肝硬化和低脂饮食等。

◎ **要点三 电解质检查**

（一）血清钾测定

1. 参考值 3.5～5.3mmol/L。

2. 临床意义

（1）**增高** 血钾>5.3mmol/L 称为高钾血症。高钾血症见于：①排出减少：如急性或慢性肾衰竭少尿期、肾上腺皮质功能减退症。②摄入过多：如高钾饮食、静脉输注大量钾盐、输入大量库存血液。③细胞内钾外移增多：如严重溶血、大面积烧伤、挤压综合征、组织缺氧和代谢性酸中毒等。

（2）**减低** 血钾<3.5mmol/L 称为低钾血症。低钾血症见于：①摄入不足：如长期低钾饮食、禁食。②丢失过多：如频繁呕吐、腹泻、胃肠引流等；肾上腺皮质功能亢进症、原发性醛固酮增多症、肾衰竭多尿期等；长期应用排钾利尿剂。③分布异常：细胞外液稀释，如心功能不全、肾性水肿等；细胞外钾内移，如大量应用胰岛素、碱中毒等。

（二）血清钠测定

1. 参考值 137～147mmol/L。

2. 临床意义

（1）**增高** 血钠>147mmol/L 称为高钠血症。高钠血症见于：①摄入过多：如输注大量高渗盐水。②水分丢失过多：如大量出汗、长期腹泻、呕吐。③尿排出减少：见于肾上腺皮质功能亢进症、醛固酮增多症患者，以及脑外伤、急性脑血管病等引起抗利尿激素分泌过多，排尿排钠减少。

（2）**减低** 血钠<137mmol/L 称为低钠血症。低钠血症见于：①胃肠道失钠：如幽门梗阻、严重呕吐、腹泻、胃肠引流。②尿钠排出增多：如慢性肾衰竭多尿期、大量应用利尿剂，以及尿崩症、肾上腺皮质功能减退症等。③皮肤失钠：如大量出汗、大面积烧伤。④消耗性低钠：如肺结核、肿瘤等慢性消耗性疾病等。

（三）血清氯测定

1. 参考值 96～108mmol/L。

2. 临床意义

（1）**增高** 血氯>108mmol/L 称为高氯血症。高氯血症见于：①排出减少：如急性或慢性肾衰竭少尿期、尿路梗阻。②血液浓缩：如反复腹泻、大量出汗。③吸收增加：如肾上腺皮质功能亢进症。④摄入过多：如过量输入生理盐水。

（2）**减低** 血氯<96mmol/L 称为低氯血症。低氯血症见于：①丢失过多：如严重呕吐、腹泻、胃肠引流。②排出过多：如肾上腺皮质功能减退症、慢性肾衰竭、糖尿病、应用利尿剂。③呼吸性酸中毒等。

（四）血清钙测定

1. 参考值 血清总钙：2.2～2.7mmol/L；离子钙：1.10～1.34mmol/L。

2. 临床意义

（1）**增高** 血钙>2.7mmol/L 称为高钙血症。高钙血症见于：①溶骨作用增强：如甲状旁腺功能亢进症、多发性骨髓瘤等。②吸收增加：如大量应用维生素 D。③摄入过多：如静脉输入钙过多。

（2）**减低** 血钙<2.2mmol/L 称为低钙血症。

低钙血症见于：①成骨作用增强：如甲状旁腺功能减退症、恶性肿瘤骨转移等。②摄入不足：如长期低钙饮食。③吸收减少：如维生素 D 缺乏症、手足搐搦症、骨质软化症、佝偻病等。④肾脏疾病：如急性或慢性肾衰竭、肾病综合征等。⑤急性坏死性胰腺炎。⑥代谢性碱中毒等。

（五）血清磷测定

1. 参考值　0.97~1.61mmol/L。

2. 临床意义

（1）血清磷增高　①磷排出减少：如肾衰竭、甲状旁腺功能减退症时肾脏排磷减少。②吸收增加：如维生素 D 中毒时，小肠磷吸收增加，肾小管对磷的重吸收增加。③磷从细胞内释出：如酸中毒、急性肝坏死或白血病、淋巴瘤等化疗后。④多发性骨髓瘤及骨折愈合期等血磷升高。

（2）血清磷减低　①摄入不足：如慢性酒精中毒、长期腹泻、长期静脉营养而未补磷等。②吸收减少和排出增加：如维生素 D 缺乏，肠道吸收磷减少而肾脏排磷增加。③磷丢失过多：如甲状旁腺功能亢进症时，磷从肾脏排出增多。也见于血液透析、肾小管性酸中毒及应用噻嗪类利尿剂等。

◎ 要点四　血清铁及其代谢物测定

（一）血清铁测定

血清铁即与转铁蛋白（Tf）结合的铁，受血清中铁含量和 Tf 含量的影响。

1. 参考值　男性 11~30μmol/L，女性 9~27μmol/L。

2. 临床意义

（1）血清铁增高　①铁利用障碍：如再生障碍性贫血、铁粒幼细胞性贫血、铅中毒等。②铁释放增多：如溶血性贫血、急性肝炎、慢性活动性肝炎等。③铁蛋白增多：如反复输血、白血病、含铁血黄素沉着症。④摄入过多：如铁剂治疗过量。

（2）血清铁减低　①铁缺乏：如缺铁性贫血。②慢性失血：如月经过多、消化性溃疡、慢性炎症、恶性肿瘤。③需铁增加：如生长发育期的婴幼儿、青少年，生育期、妊娠期及哺乳期的妇女等，机体需铁量增多而摄入不足。

（二）血清转铁蛋白饱和度（Tfs）测定

血清转铁蛋白饱和度（Tfs，简称铁饱和度），可以反映达到饱和铁结合力的转铁蛋白（Tf）所结合的铁量，以血清铁占总铁结合力（TIBC）的百分率表示。

1. 参考值　33%~55%。

2. 临床意义

（1）Tfs 增高　①铁利用障碍：如再生障碍性贫血、铁粒幼细胞性贫血。②血色病：Tfs>70%为诊断血色病的可靠指标。

（2）Tfs 减低　①缺铁或缺铁性贫血：Tfs<15%并结合病史即可诊断缺铁或缺铁性贫血，其准确性仅次于铁蛋白，但较血清铁和 TIBC 灵敏。②慢性感染性贫血。

（三）血清铁蛋白（SF）测定

铁蛋白（SF）是铁的贮存形式，其含量变化可作为判断是否缺铁或铁负荷过量的指标。

1. 参考值　男性 15~200μg/L，女性 12~150μg/L。

2. 临床意义

（1）SF 增高　①体内贮存铁释放增加：如急性肝细胞损害、坏死性肝炎等。②铁蛋白合成增加：如炎症、肿瘤、甲状腺功能亢进症。③贫血：如溶血性贫血、再生障碍性贫血、恶性贫血。④铁的吸收率增加，如血色沉着症、含铁血黄素沉着症、反复输血或肌肉注射铁剂引起急性中毒症等。

（2）SF 减低　①体内贮存铁减少：如缺铁性贫血、大量失血、长期腹泻、营养不良。②铁蛋白合成减少：如维生素 C 缺乏等。

细目七　酶学检查

◎ 要点一　血、尿淀粉酶测定

1. 参考值　碘-淀粉比色法：血清 800~

1800U/L，尿液 1000~12000U/L。

2. 临床意义　淀粉酶（AMS）活性增高见于以下几种情况：

（1）急性胰腺炎　发病后 2~3 小时血清 AMS 开始增高，12~24 小时达高峰，2~5 天后恢复正常。如达 3500U/L 应怀疑此病，超过 5000U/L 即有诊断价值。尿 AMS 于发病后 12~24 小时开始增高，尿中 AMS 活性可高于血清中的 1 倍以上，多数患者 2~10 天后恢复到正常。

（2）其他胰腺疾病　如慢性胰腺炎急性发作、胰腺囊肿、胰腺癌早期、胰腺外伤等。

（3）非胰腺疾病　急性胆囊炎、流行性腮腺炎、胃肠穿孔、胆管梗阻等。

◎ 要点二　心肌损伤常用酶检测

心肌酶包括血清肌酸激酶（CK）及其同工酶（CK-MB）、乳酸脱氢酶（LDH）及其同工酶。

（一）血清肌酸激酶（CK）测定

CK 主要存在于骨骼肌、心肌，其次存在于脑、平滑肌等细胞的胞质和线粒体中。正常人血清中 CK 含量甚微，当上述组织受损时血液中的 CK 含量可明显增高。

1. 参考值　酶偶联法（37℃）：男性 38~174U/L，女性 26~140U/L。

2. 临床意义　CK 活性增高见于以下几种情况：

（1）急性心肌梗死（AMI）　CK 在发病后 3~8 小时开始增高，10~36 小时达高峰，3~4 天后恢复正常，是 AMI 早期诊断的敏感指标之一。在 AMI 病程中，如 CK 再次升高，提示心肌再次梗死。

（2）心肌炎和肌肉疾病　病毒性心肌炎时 CK 明显增高。各种肌肉疾病，如进行性肌营养不良、多发性肌炎、骨骼肌损伤、重症肌无力时 CK 明显增高。

（二）血清肌酸激酶同工酶测定

CK 有 3 种同工酶，其中 CK-MB 主要存在于心肌，CK-MM 主要存在于骨骼肌和心肌，CK-BB 主要存在于脑、前列腺、肺、肠组织中。正常人血清中以 CK-MM 为主，CK-MB 少量，CK-BB 极少。CK-MB 对 AMI 的诊断具有重要意义。

1. 参考值　CK-MM：94%~96%。CK-MB：<5%。CK-BB 极少。

2. 临床意义　CK-MB 增高见于以下几种情况：

（1）AMI　CK-MB 对 AMI 早期诊断的灵敏度明显高于 CK，且具有高度的特异性，阳性检出率达 100%。CK-MB 一般在 AMI 发病后 3~8 小时增高，9~30 小时达高峰，2~3 天恢复正常，因此对诊断发病较长时间的 AMI 有困难。

（2）其他心肌损伤　如心肌炎、心脏手术、心包炎、慢性心房颤动等 CK-MB 也可增高。

（三）乳酸脱氢酶（LDH）及其同工酶

乳酸脱氢酶（LDH）及其同工酶的详细内容见肝脏病实验室检查部分。

◎ 要点三　心肌蛋白检测

（一）心肌肌钙蛋白 T（cTnT）测定

1. 参考值　0.02~0.13μg/L；0.2μg/L 为诊断临界值；>0.5μg/L 可诊断 AMI。

2. 临床意义

（1）诊断 AMI　cTnT 是诊断 AMI 的确定性标志物。AMI 发病后 3~6 小时开始增高，10~24 小时达高峰，10~15 天恢复正常。对诊断 AMI 的特异性优于 CK-MB 和 LDH；对亚急性及非 Q 波性心肌梗死或 CK-MB 无法诊断的心肌梗死患者更有诊断价值。

（2）判断微小心肌损伤　用于判断不稳定型心绞痛是否发生了微小心肌损伤，这种心肌损伤只有检测 cTnT 才能确诊。

（3）其他　对判断 AMI 后溶栓治疗是否出现再灌注，以及预测血液透析病人心血管事件的发生都有重要价值。

（二）心肌肌钙蛋白 I（cTnI）测定

1. 参考值　<0.2μg/L；1.5μg/L 为诊断临界值。

2. 临床意义

（1）诊断 AMI。

（2）用于判断是否有微小心肌损伤，如不稳定型心绞痛、急性心肌炎。

◎ 要点四　脑钠肽测定

脑钠肽（BNP）主要由心肌细胞分泌的利尿钠肽家族的成员，又称 B 型利钠肽，具有排钠、排尿，舒张血管作用。心功能障碍能够极大地激活利钠肽系统，心室负荷增加导致 BNP 释放，形成 BNP 前体（pro-BNP），再裂解为无活性的、半衰期为 60~120 分钟的氨基末端 BNP 前体（NT-pro-BNP）和有活性的、半衰期仅为 20 分钟的 BNP 释放入血。BNP 的释放与心衰程度密切相关。

1. 参考值　BNP 1.5~9.0pmol/L，判断值 > 22pmol/L（100ng/L）；NT-pro-BNP <125pg/ml。

2. 临床意义

（1）心衰的诊断、监测和预后评估　BNP 升高对心衰具有极高的诊断价值。临床上，NT-pro-BNP>2000pg/ml，可以确定心衰。治疗有效时，BNP 水平可明显下降。若 BNP 水平持续升高或不降，提示心衰未得到纠正或进一步加重。

（2）鉴别呼吸困难　通过测定 BNP 水平可以准确筛选出非心衰患者（如肺源性）引起的呼吸困难，BNP 在心源性呼吸困难升高，肺源性呼吸困难不升高。

（3）指导心力衰竭的治疗　BNP 对心室容量敏感，半衰期短，可以用于指导利尿剂及血管扩张剂的临床应用；还可以用于心脏手术患者的术前、术后心功能的评价，帮助临床选择最佳手术时机。

细目八　免疫学检查

◎ 要点一　血清免疫球蛋白及补体测定

（一）血清免疫球蛋白测定

免疫球蛋白（Ig）是一组具有抗体活性的蛋白质，有抗病毒、抗菌、溶菌、抗毒素、抗寄生虫感染以及其他免疫作用。血清中的 Ig 分为五类：IgG、IgA、IgM、IgD 和 IgE。

1. 参考值　成人血清 IgG 7.0 ~ 16.0g/L；IgA 0.7 ~ 5.0g/L；IgM 0.4 ~ 2.8g/L；IgD 0.6 ~ 2mg/L；IgE 0.1~0.9mg/L。

2. 临床意义

（1）单克隆增高　表现为 5 种 Ig 中仅有某一种增高。见于以下几种情况：①原发性巨球蛋白血症：IgM 单独明显增高。②多发性骨髓瘤：可分别见到 IgG、IgA、IgD、IgE 增高，并以此分型。③各种过敏性疾病：如支气管哮喘、过敏性鼻炎、寄生虫感染时 IgE 增高。

（2）多克隆增高　表现为 IgG、IgA、IgM 均增高。见于各种慢性炎症、慢性肝病、肝癌、淋巴瘤及系统性红斑狼疮、类风湿关节炎等自身免疫性疾病。

（3）Ig 减低　见于各类先天性和获得性体液免疫缺陷、联合免疫缺陷以及长期使用免疫抑制剂的患者，血清中 5 种 Ig 均有降低。

（二）血清补体测定

补体是血清中一组具有酶活性的糖蛋白。补体参与机体的抗感染及免疫调节，也参与破坏自身组织或细胞的免疫损伤。

1. 总补体溶血活性（CH$_{50}$）测定

（1）参考值　试管法 50~100kU/L。

（2）临床意义　①增高：见于各种急性炎症、组织损伤和某些恶性肿瘤。②减低：见于各种免疫复合物性疾病，如肾小球肾炎；自身免疫性疾病，如系统性红斑狼疮、类风湿关节炎、强直性脊柱炎以及同种异体移植排斥反应、血清病等；补体大量丢失，如外伤、手术、大失血；补体合成不足，如慢性肝炎、肝硬化等。

2. 补体 C$_3$ 测定

（1）参考值　单向免疫扩散法 0.85 ~ 1.7g/L。

（2）临床意义　①增高：见于急性炎症、传染病早期、某些恶性肿瘤及排斥反应等。②减低：见于大部分急性肾炎、狼疮性肾炎、系统性红斑狼疮、类风湿关节炎等。

◎ 要点二　感染免疫检测

（一）抗链球菌溶血素"O"（ASO）测定

1. **参考值**　乳胶凝集法（LAT）：<500U。

2. **临床意义**　ASO 增高见于以下几种情况：

（1）活动性风湿热、风湿性关节炎、链球菌感染后急性肾小球肾炎、急性上呼吸道感染、皮肤或软组织感染等。

（2）曾有溶血性链球菌感染　在感染溶血性链球菌 1 周后 ASO 开始升高，4~6 周达高峰，可持续数月甚至数年。所以，ASO 升高不一定是近期感染链球菌的证据。若动态升高，且 C 反应蛋白阳性、血沉增快，有利于风湿热的诊断。

（二）肥达反应

肥达反应是检测血清中有无伤寒、副伤寒沙门菌抗体的一种凝集试验。

1. **参考值**　直接凝集法：伤寒"O"<1∶80，"H"<1∶160；副伤寒甲、乙、丙均<1∶80。

2. **临床意义**

（1）血清抗体效价"O">1∶80、"H">1∶160，考虑伤寒；血清抗体效价"O">1∶80，副伤寒甲>1∶80，考虑诊断副伤寒甲；血清抗体效价"O">1∶80，副伤寒乙>1∶80，考虑诊断副伤寒乙；血清抗体效价"O">1∶80，副伤寒丙>1∶80，考虑诊断副伤寒丙。

（2）"O"不高、"H"增高　可能曾接种过伤寒疫苗或既往感染过。

（3）"O"增高、"H"不高　可能为感染早期或其他沙门菌感染。

◎ 要点三　肿瘤标志物检测

（一）血清甲胎蛋白（AFP）测定

AFP 是人胎儿时期肝脏合成的一种特殊的糖蛋白，出生后 1 个月降至正常成人水平。在肝细胞或生殖腺胚胎组织恶变时，血中 AFP 含量明显升高，因此 AFP 测定常用于肝细胞癌及滋养细胞癌的诊断。

1. **参考值**　放射免疫法（RIA）、化学发光免疫测定（CLIA）、酶联免疫吸附试验（ELISA）：血清<25μg/L。

2. **临床意义**

（1）原发性肝癌　AFP 是目前诊断原发性肝细胞癌最特异的标志物，血清中 AFP>300μg/L 可作为诊断阈值。

（2）病毒性肝炎、肝硬化　AFP 可有不同程度的增高，但常<300μg/L。

（3）生殖腺胚胎肿瘤、胎儿神经管畸形 AFP 可增高。

（二）癌胚抗原（CEA）测定

CEA 是一种富含多糖的蛋白复合物，胚胎期主要存在于胎儿的消化管、胰腺及肝脏，出生后含量极低。CEA 测定有助于肿瘤的诊断及判断预后。

1. **参考值**　RIA、CLIA、ELISA：血清<5μg/L。

2. **临床意义**

（1）用于消化器官癌症的诊断　CEA 增高见于结肠癌、胃癌、胰腺癌等，但无特异性。

（2）鉴别原发性和转移性肝癌　原发性肝癌 CEA 增高者不超过 9%，而转移性肝癌 CEA 阳性率高达 90%，且绝对值明显增高。

（3）其他　肺癌、乳腺癌、膀胱癌、尿道癌、前列腺癌等 CEA 也可增高。

（三）血清癌抗原 125（CA125）测定

CA125 为一种糖蛋白性肿瘤相关抗原，存在于上皮性卵巢癌组织及患者的血清中。CA125 有助于卵巢癌的诊断及疗效观察。

1. **参考值**　RIA、ELISA：男性及 50 岁以上女性<2.5 万 U/L；20~40 岁女性<4.0 万 U/L（RIA）。

2. **临床意义**

（1）卵巢癌　其对卵巢癌诊断有较大的临床价值，卵巢癌患者血清 CA125 明显增高。手术和化疗有效者，CA125 水平很快下降；若有复发时，CA125 增高先于临床症状出现之前，故 CA125 是观察疗效、判断有无复发的良好指标。

（2）其他癌症　如宫颈癌、乳腺癌、胰腺癌、肝癌、胃癌、结肠癌、肺癌等，也有一定的阳性率。

（四）血清前列腺特异抗原（PSA）测定

PSA 是一种由前列腺上皮细胞分泌的单链糖蛋白，正常人血清中 PSA 含量极微。前列腺癌时血清 PSA 水平明显增高，临床上已广泛用于前列腺癌的辅助诊断。

1. 参考值　RIA、CLIA：血清<4.0μg/L。

2. 临床意义

（1）前列腺癌　前列腺癌患者血清 PSA 明显增高，是前列腺癌诊断最有价值的肿瘤标志物。PSA 测定也是监测前列腺癌病情变化和疗效的重要指标。

（2）其他恶性肿瘤　如肾癌、膀胱癌、肾上腺癌、乳腺癌等，PSA 也可有不同程度的阳性率。

（五）糖链抗原 19-9（CA19-9）测定

CA19-9 又称为胃肠癌相关抗原（GICA），是一种糖蛋白，正常人唾液腺、前列腺、胰腺、乳腺、胃、胆管、胆囊的上皮细胞存在微量 CA19-9。检测血清 CA19-9 可作为胰腺癌、胆囊癌等恶性肿瘤的辅助诊断指标，对监测病情变化和复发有较大的价值。

1. 参考值　RIA、CLIA、ELISA：血清<3.7万 U/L。

2. 临床意义

（1）胰腺癌、胆囊癌、胆管癌等血清 CA19-9 水平明显增高，尤其是诊断胰腺癌的敏感性和特异性较高，是重要的辅助诊断指标。

（2）胃癌、结肠癌、肝癌等也有一定的阳性率。

◎ 要点四　自身抗体检查

（一）类风湿因子（RF）测定

RF 是变性 IgG 刺激机体产生的一种自身抗体，主要存在于类风湿关节炎患者的血清和关节液内。

1. 参考值　乳胶凝集法：阴性，血清稀释度<1：10。

2. 临床意义

（1）类风湿关节炎　未经治疗的类风湿关节炎患者，RF 阳性率80％，且滴度>1：160。临床上动态观察滴定度变化，可作为病变活动及药物治疗后疗效的评价。

（2）其他自身免疫性疾病　如多发性肌炎、硬皮病、干燥综合征、系统性红斑狼疮等，RF 也可呈阳性。

（3）某些感染性疾病　如传染性单核细胞增多症、结核病、感染性心内膜炎等，RF 也可呈阳性。

（二）抗核抗体（ANA）测定

ANA 是血清中存在的一组抗多种细胞核成分的自身抗体的总称，无器官和种族特异性。

1. 参考值　免疫荧光测定（IFA）：阴性；血清滴度<1：40。

2. 临床意义

（1）ANA 阳性　①多见于未经治疗的系统性红斑狼疮（SLE），阳性率可达95％以上，但特异性较差。②药物性狼疮、混合性结缔组织病、原发性胆汁性肝硬化、全身性硬皮病、多发性肌炎等患者的阳性率也较高。③其他自身免疫性疾病：如类风湿关节炎、桥本甲状腺炎等也可呈阳性。

（2）荧光类型　根据细胞核染色后的荧光类型，ANA 可分为均质型、边缘型、颗粒型、核仁型 4 种。

（三）抗 Sm 抗体、抗 SSA 抗体测定

抗可提取性核抗原多肽（ENA）抗体是针对细胞核中可提取性核抗原的自身抗体，包括抗核糖核蛋白抗体、抗酸性核蛋白（Sm）抗体、抗SSA 抗体等。对这些自身抗体的检测，可用于自身免疫性疾病的诊断和鉴别诊断。

1. **参考值** 免疫印迹试验（IBT）：阴性。

2. **临床意义**

（1）**抗 Sm 抗体阳性** 抗 Sm 抗体为 SLE 所特有，疾病特异性达 99%，但敏感性低。

（2）**抗 SSA 抗体阳性** 干燥综合征中阳性率最高，敏感性达 96%；在亚急性皮肤性狼疮、新生儿狼疮等疾病中也有很高的阳性率；还可见于类风湿关节炎、SLE 等。

（四）抗双链 DNA（dsDNA）抗体测定

抗 dsDNA 抗体的靶抗原是细胞核中 DNA 的双股螺旋结构。测定抗 dsDNA 抗体对 SLE 的诊断有重要意义。

1. **参考值** 间接免疫荧光法：阴性。

2. **临床意义** 抗 dsDNA 抗体阳性见于 SLE 活动期，阳性率达 70%~90%，特异性达 95%。类风湿关节炎、慢性肝炎、干燥综合征等也可呈阳性。

细目九　尿液检查

◎ **要点一　一般性状检查**

1. **尿量** 正常成人尿量为 1000~2000mL/24h。

（1）**多尿** 尿量>2500mL/24h。病理性多尿见于糖尿病、尿崩症、有浓缩功能障碍的肾脏疾病（如慢性肾炎、慢性肾盂肾炎等）及精神性多尿等。

（2）**少尿或无尿** 尿量＜400mL/24h 或＜17mL/h 为少尿；尿量<100mL/24h 为无尿。见于以下几种情况：①肾前性少尿：休克、脱水、心功能不全等所致的肾血流量减少。②肾性少尿：急性肾炎、慢性肾炎急性发作、急性肾衰竭少尿期、慢性肾衰竭终末期等。③肾后性少尿：尿道结石、狭窄、肿瘤等引起的尿道梗阻。

2. **颜色** 正常新鲜的尿液清澈透明，呈黄色或淡黄色。

（1）**血尿** 每升尿液中含血量>1mL，即可出现淡红色，称为肉眼血尿。血尿见于泌尿系统炎症、结石、肿瘤、结核等；也可见于血液系统

疾病，如血小板减少性紫癜、血友病等。

（2）**血红蛋白尿** 呈浓茶色或酱油色，镜检无红细胞，但隐血试验为阳性。见于蚕豆病、阵发性睡眠性血红蛋白尿、恶性疟疾和血型不合的输血反应等。

（3）**胆红素尿** 见于肝细胞性黄疸和阻塞性黄疸。

（4）**乳糜尿** 见于丝虫病。

（5）**脓尿和菌尿** 见于泌尿系统感染，如肾盂肾炎、膀胱炎等。

3. **气味** 正常尿液的气味来自尿中挥发酸的酸性物质，久置后可出现氨味。排出的新鲜尿液即有氨味，提示慢性膀胱炎及尿潴留。糖尿病酮症酸中毒时尿呈烂苹果味。有机磷中毒时尿带蒜臭味。

4. **比重** 正常人在普通膳食的情况下，尿比重为 1.015~1.025。

（1）**增高** 见于急性肾炎、糖尿病、肾病综合征及肾前性少尿等。

（2）**减低** 见于慢性肾炎、慢性肾衰竭、尿崩症等。

◎ **要点二　化学检查**

1. **尿蛋白** 健康成人经尿排出的蛋白质总量为 0~80mg/24h。尿蛋白定性试验阳性或定量试验>150mg/24h 称为蛋白尿。

（1）**生理性蛋白尿** 见于剧烈运动、寒冷、精神紧张等，为暂时性，尿中蛋白含量少。

（2）**病理性蛋白尿** ①肾小球性蛋白尿：见于肾小球肾炎、肾病综合征等。②肾小管性蛋白尿：见于肾盂肾炎、间质性肾炎等。③混合性蛋白尿：见于肾小球肾炎或肾盂肾炎后期、糖尿病、系统性红斑狼疮等。④溢出性蛋白尿：见于多发性骨髓瘤、巨球蛋白血症、严重骨骼肌创伤、急性血管内溶血等。⑤组织性蛋白尿：肾组织破坏或肾小管分泌蛋白增多所致的蛋白尿，多为低分子量蛋白尿，肾脏炎症、中毒时排出量增多。

2. **尿糖** 正常人尿内可有微量葡萄糖，定性试验为阴性；定量为 0.56~5.0mmol/24h 尿。当血糖增高超过肾糖阈值 8.89mmol/L（160mg/

dL）或血糖正常而肾糖阈值降低时，则定性检测尿糖呈阳性，称为糖尿。

（1）暂时性糖尿　见于强烈精神刺激、全身麻醉、颅脑外伤、急性脑血管病等，可出现暂时性高血糖和糖尿（应激性糖尿）。

（2）血糖增高性糖尿　糖尿病最常见；还可见于其他使血糖增高的内分泌疾病，如甲状腺功能亢进症、库欣综合征、嗜铬细胞瘤等。

（3）血糖正常性糖尿　又称肾性糖尿，见于慢性肾炎、肾病综合征、间质性肾炎、家族性糖尿等。

3. 尿酮体　正常人定性检查尿酮体为阴性。尿酮体阳性见于糖尿病酮症酸中毒、妊娠剧吐、重症不能进食等脂肪分解增强的疾病。

◎ 要点三　显微镜检查

（一）细胞

1. 红细胞

（1）参考值　玻片法0~3/HP（高倍视野），定量检查0~5/μL。

（2）临床意义　尿沉渣镜检红细胞>3/HP，称镜下血尿。见于急性肾炎、急进性肾炎、慢性肾炎、急性膀胱炎、肾结核、肾盂肾炎、肾结石、泌尿系肿瘤等。

2. 白细胞和脓细胞

（1）参考值　玻片法0~5/HP，定量检查0~10/μL。

（2）临床意义　尿沉渣镜检白细胞或脓细胞>5个/HP，称镜下脓尿。多为泌尿系统感染，见于肾盂肾炎、膀胱炎、尿道炎及肾结核等。

3. 上皮细胞

（1）扁平上皮细胞　成年女性尿中多见，临床意义不大。尿中大量出现或片状脱落且伴有白细胞、脓细胞，见于尿道炎。

（2）大圆上皮细胞　偶见于正常人尿内，大量出现见于膀胱炎。

（3）尾形上皮细胞　见于肾盂肾炎、输尿管炎。

（4）小圆上皮细胞（肾小管上皮细胞）　提示肾小管病变，常见于急性肾炎，成堆出现表示有肾小管坏死，也可见于肾移植术后急性排斥反应。

（二）管型

1. 透明管型　偶见于健康人；少量出现见于剧烈运动、高热等；明显增多提示肾实质病变，如肾病综合征、慢性肾炎等。

2. 细胞管型

（1）红细胞管型　见于急性肾炎、慢性肾炎急性发作、狼疮性肾炎、肾移植术后急性排斥反应等。

（2）白细胞管型　提示肾实质感染性疾病，见于肾盂肾炎、间质性肾炎。

（3）肾小管上皮细胞管型　提示肾小管病变，见于急性肾小管坏死、慢性肾炎晚期、肾病综合征等。

3. 颗粒管型

（1）粗颗粒管型　见于慢性肾炎、肾盂肾炎、药物毒性所致的肾小管损害。

（2）细颗粒管型　见于慢性肾炎、急性肾炎后期。

4. 蜡样管型　提示肾小管病变严重，预后不良。见于慢性肾炎晚期、慢性肾衰竭、肾淀粉样变性。

5. 脂肪管型　见于肾病综合征、慢性肾炎急性发作、中毒性肾病。

6. 肾衰竭管型　常出现于慢性肾衰竭少尿期，提示预后不良；急性肾衰竭多尿早期也可出现。

（三）菌落计数

无菌操作取清洁中段尿，做尿液直接涂片镜检或细菌定量培养是尿液中病原体的主要检测手段。尿细菌定量培养，尿菌落计数 $\geq 10^5/mL$ 为尿菌阳性，提示尿路感染；菌落计数 $<10^4/mL$ 为污染（称假阳性）；菌落计数在 $10^4 \sim 10^5/mL$ 者不能排除感染，应复查或结合临床判断。

◎ 要点四　尿沉渣计数

尿沉渣计数，指1小时尿细胞计数。

1. 参考值　红细胞：男性 $<3\times10^4/h$，女性<

$4\times10^4/h$。白细胞：男性$<7\times10^4/h$，女性$<14\times10^4/h$。

2. 临床意义 白细胞数增多见于泌尿系感染，如肾盂肾炎及急性膀胱炎；红细胞数增多见于急、慢性肾炎。

细目十 粪便检查

◎ 要点一 粪便标本采集

1. 粪便标本应新鲜，盛器要洁净干燥，不可混入尿液、消毒液或其他杂物。

2. 一般检查留取指头大小的粪便即可，如孵化血吸虫毛蚴最好留取全份粪便。采集标本应选取黏液、脓血部位。

3. 检查痢疾中的阿米巴滋养体时，应于排便后立即取材送检，寒冷季节标本注意保温。

4. 对某些寄生虫及虫卵的初筛检测，应三送三检，以提高检出率。检查蛲虫卵需用透明胶纸拭子，于清晨排便前自肛周皱襞处拭取标本镜检。

5. 无粪便而又必须检查时，可经肛门指诊或采便管获取粪便。

◎ 要点二 一般性状检查

1. 量 正常成人每日排便1次，约100～300g。胃肠、胰腺病变或其功能紊乱时，粪便次数及粪量可增多或减少。

2. 颜色及性状 正常成人的粪便为黄褐色圆柱状软便，婴儿粪便呈金黄色。

（1）水样或粥样稀便 见于各种感染性或非感染性腹泻，如急性胃肠炎、甲状腺功能亢进症等。

（2）米泔样便 见于霍乱。

（3）黏液脓样或脓血便 见于痢疾、溃疡性结肠炎、直肠癌等。阿米巴痢疾时，以血为主，呈暗红色果酱样；细菌性痢疾则以黏液脓样或脓血便为主。

（4）冻状便 见于肠易激综合征、慢性菌痢。

（5）鲜血便 多见于肠道下段出血，如痔

疮、肛裂、直肠癌等。

（6）柏油样便 见于各种原因引起的上消化道出血。

（7）灰白色便 见于阻塞性黄疸。

（8）细条状便 多见于直肠癌。

（9）绿色粪便 提示消化不良。

（10）羊粪样便 多见于老年人及经产妇排便无力者。

3. 气味

（1）恶臭味 见于慢性肠炎、胰腺疾病、结肠或直肠癌溃烂。

（2）腥臭味 见于阿米巴痢疾。

（3）酸臭味 见于脂肪和碳水化合物消化或吸收不良。

◎ 要点三 显微镜检查

1. 细胞

（1）红细胞 见于下消化道出血、痢疾、溃疡性结肠炎、结肠或直肠癌、痔疮、直肠息肉等。

（2）白细胞 正常粪便中不见或偶见，大量出现见于细菌性痢疾、溃疡性结肠炎。

（3）巨噬细胞 见于细菌性痢疾、溃疡性结肠炎。

2. 寄生虫 肠道有寄生虫时可在粪便中找到相应的病原体，如虫体或虫卵、原虫滋养体及其包囊。

◎ 要点四 化学检查

1. 隐血试验 正常为阴性。阳性见于消化性溃疡活动期、胃癌、钩虫病、消化道炎症、出血性疾病等。消化道癌症呈持续阳性，消化性溃疡呈间断阳性。

2. 胆色素检查

（1）粪胆红素检查 正常粪便中无胆红素。乳幼儿或成人于应用大量抗生素后，胆红素定性试验阳性。

（2）粪胆原及粪胆素检查 正常粪便中可有粪胆原及粪胆素。阻塞性黄疸时含量明显减少或缺如，粪便呈淡黄色或灰白色；溶血性黄疸时含量增多，粪色加深。

◎ 要点五　细菌学检查

肠道致病菌的检测主要通过粪便直接涂片镜检和细菌培养，用于菌痢、霍乱等的诊断。

细目十一　痰液检查

◎ 要点一　痰液标本的收集方法

1. 留痰前应先漱口，用力咳出气管深处的痰液，以清晨第一口痰为宜，注意避免混入唾液和鼻咽分泌物。

2. 做细菌培养时，需用无菌容器留取并及时送检。

3. 做浓集结核菌检查时，需留 24 小时痰液送检。

4. 做痰液脱落细胞学检查时，最好收集上午 9~10 点的痰液立即送检。

5. 做细菌培养或脱落细胞学检查时，一般连续检查 3 次，必要时可以重复进行。

◎ 要点二　一般性状检查

1. **痰量**　正常人无痰或仅有少量无色黏液样痰。痰量增多见于肺脓肿、慢性支气管炎、支气管扩张症、肺结核等。

2. **颜色**

（1）黄色痰　见于呼吸道化脓性感染。

（2）黄绿色痰　见于绿脓杆菌感染、干酪性肺炎。

（3）红色痰　见于肺癌、肺结核、支气管扩张症。

（4）粉红色泡沫样痰　见于急性肺水肿。

（5）铁锈色痰　见于肺炎链球菌肺炎。

（6）咖啡色痰　见于阿米巴肺脓肿。

3. **性状**

（1）黏液性痰　见于支气管炎、肺炎早期及支气管哮喘等。

（2）浆液性痰　见于肺水肿、肺淤血。

（3）脓性痰　见于支气管扩张症、肺脓肿。

（4）血性痰　见于肺结核、支气管扩张症、肺癌等。

4. **气味**

（1）血腥味　血性痰带有血腥气味，见于肺结核、肺癌等。

（2）恶臭味　见于晚期肺癌、支气管扩张症、肺脓肿等，往往有厌氧菌感染。

◎ 要点三　显微镜检查

1. **直接涂片检查**　正常人痰液内可有少量白细胞及上皮细胞。

（1）白细胞　中性粒细胞（或脓细胞）增多，见于呼吸道感染；嗜酸性粒细胞增多，见于支气管哮喘、过敏性支气管炎、肺吸虫病等；淋巴细胞增多，见于肺结核。

（2）红细胞　呼吸道疾病及出血性疾病，痰中可见大量红细胞。

（3）上皮细胞　鳞状上皮细胞增多，见于急性喉炎和咽炎；柱状上皮细胞增多，见于支气管炎、支气管哮喘等。

2. **染色涂片检查**　主要用于检查癌细胞和细菌。

◎ 要点四　病原体检查

疑为呼吸道感染性疾病时，可分别做细菌、真菌、支原体等培养。

细目十二　浆膜腔穿刺液检查

◎ 要点一　浆膜腔积液分类及形成原因

浆膜腔包括胸腔、腹腔和心包腔。根据浆膜腔积液的形成原因及性质不同，可分为漏出液和渗出液。

1. **漏出液**　漏出液为非炎症性积液。形成的原因主要有：①血浆胶体渗透压降低：如肝硬化、肾病综合征、重度营养不良等。②毛细血管内压力增高：如慢性心力衰竭、静脉栓塞等。③淋巴管阻塞：常见于肿瘤压迫或丝虫病引起的淋巴回流受阻。

2. 渗出液 渗出液为炎性积液。形成的主要原因有：①感染性：如胸膜炎、腹膜炎、心包炎等。②化学因素：如血液、胆汁、胃液、胰液等化学性刺激。③恶性肿瘤。④风湿性疾病及外伤等。

◎ **要点二 渗出液与漏出液的鉴别要点**

渗出液与漏出液的鉴别见下表。

渗出液与漏出液的鉴别

	漏出液	渗出液
原因	非炎症所致	炎症、肿瘤、物理或化学性刺激
外观	淡黄，浆液性	不定，可为黄色、脓性、血性、乳糜性等
透明度	透明或微混	多混浊
比重	<1.015	>1.018
凝固	不自凝	能自凝
黏蛋白定性（Rivalta 试验）	阴性	阳性
蛋白质定量	<25g/L	>30g/L
葡萄糖定量	与血糖相近	常低于血糖水平
细胞计数	常<100×10^6/L	常>500×10^6/L
细胞分类	以淋巴细胞为主	根据不同的病因，分别以中性粒细胞或淋巴细胞为主，恶性肿瘤患者可找到癌细胞
细菌学检查	阴性	可找到病原菌
乳酸脱氢酶	<200U/L	>200U/L

细目十三 脑脊液检查

◎ **要点一 脑脊液检查的适应证、禁忌证**

1. 适应证

（1）有脑膜刺激症状需明确诊断者。

（2）疑有颅内出血。

（3）疑有中枢神经系统恶性肿瘤。

（4）有剧烈头痛、昏迷、抽搐及瘫痪等表现而原因未明者。

（5）中枢神经系统手术前的常规检查。

2. 禁忌证

（1）颅内压明显增高或伴显著视乳头水肿者。

（2）有脑疝先兆者。

（3）处于休克、衰竭或濒危状态者。

（4）局部皮肤有炎症者。

（5）颅后窝有占位性病变者。

◎ **要点二 常见中枢神经系统疾病的脑脊液特点**

常见中枢神经系统疾病的脑脊液特点见下表。

常见中枢神经系统疾病的脑脊液特点

	压力（mmH$_2$O）	外观	细胞数（×10^6/L）及分类	蛋白质定性	蛋白质定量（g/L）	葡萄糖（mmol/L）	氯化物（mmol/L）	细菌
正常	侧卧位 80~180	无色透明	0~8，多为淋巴细胞	(-)	0.2~0.4	2.5~4.5	120~130	无
化脓性脑膜炎	↑↑↑	混浊脓性，可有脓块	显著增加，以中性粒细胞为主	+++以上	↑↑↑	↓↓↓	↓	有致病菌

续表

	压力 （mmH₂O）	外观	细胞数 （×10⁶/L） 及分类	蛋白质 定性	蛋白质 定量（g/L）	葡萄糖 （mmol/L）	氯化物 （mmol/L）	细菌
结核性 脑膜炎	↑↑	微浊，毛 玻璃样， 静置后有 薄膜形成	增加，以淋巴细 胞为主	++	↑↑	↓↓	↓↓↓	抗酸 染色 可找 到结 核杆 菌
病毒性 脑膜炎	↑	清晰或 微浊	增加，以淋巴细 胞为主	+	↑	正常	正常	无
蛛网膜 下腔出 血	↑	血性 为主	增加，以红细胞 为主	+~++	↑	正常	正常	无
脑脓肿 （未破 裂）	↑↑	无色或黄 色微浊	稍增加，以淋巴 细胞为主	+	↑	正常	正常	有或无
脑肿瘤	↑↑	黄色或 无色	正常或稍增加， 以淋巴细胞为主	±~+	↑	正常	正常	无

第五单元　心电图诊断

细目一　心电图基本知识

◎ 要点一　常用心电图导联

（一）肢体导联

包括标准导联Ⅰ、Ⅱ、Ⅲ及加压单极肢体导联。标准导联为双极肢体导联，反映两个肢体之间的电位差。加压单极肢体导联为单极导联，基本上代表检测部位的电位变化。

1. 标准导联　Ⅰ导联：正极接左上肢，负极接右上肢。Ⅱ导联：正极接左下肢，负极接右上肢。Ⅲ导联：正极接左下肢，负极接左上肢。

2. 加压单极肢体导联

（1）加压单极右上肢导联（aVR）　探查电极置于右上肢并与心电图机正极相连，左上、下肢连接构成无关电极并与心电图机负极相连。

（2）加压单极左上肢导联（aVL）　探查电极置于左上肢并与心电图机正极相连，右上肢与左下肢连接构成无关电极并与心电图机负极相连。

（3）加压单极左下肢导联（aVF）　探查电极置于左下肢并与心电图机正极相连，左、右上肢连接构成无关电极并与心电图机负极相连。

（二）胸导联

胸导联属单极导联，包括 V₁~V₆ 导联。将负极与中心电端连接，正极与放置在胸壁一定位置的探查电极相连。

V₁：胸骨右缘第 4 肋间。

V₂：胸骨左缘第 4 肋间。

V₃：V₂ 与 V₄ 两点连线的中点。

V₄：左锁骨中线与第 5 肋间相交处。

V₅：左腋前线 V₄ 水平处。

V_6：左腋中线 V_4 水平处。

临床上为诊断后壁心肌梗死，需加做 $V_7 \sim V_9$ 导联；诊断右心病变，需加做 $V_3R \sim V_6R$ 导联。

◎ 要点二 心电图各波段的意义

每个心动周期在心电图上可表现为四个波（P 波、QRS 波群、T 波和 U 波）、三个段（PR 段、ST 段和 TP 段）、两个间期（PR 间期和 QT 间期）和一个 J 点（即 QRS 波群终末部与 ST 段起始部的交接点）。

P 波：为心房除极波，反映左、右心房除极过程中的电位和时间变化。

PR 段：是电激动过程在房室交界区以及希氏束、室内传导系统所产生的微弱电位变化，一般呈零电位，显示为等电位线（基线）。

PR 间期：自 P 波的起点至 QRS 波群的起点，反映激动从窦房结发出后经心房、房室交界、房室束、束支及普肯耶纤维网传到心室肌所需要的时间。

QRS 波群：为左、右心室除极的波，反映左、右心室除极过程中的电位和时间变化。

ST 段：从 QRS 波群终点至 T 波起点的一段平线，反映心室早期缓慢复极的电位和时间变化。

T 波：为心室复极波，反映心室晚期快速复极的电位和时间变化。

QT 间期：从 QRS 波群的起点至 T 波终点，代表左、右心室除极与复极全过程的时间。

U 波：为 T 波后的一个小波，产生机制未明。

细目二 心电图测量，正常心电图及临床意义

◎ 要点一 心率计算及各波段测量

1. **心率计算** 心率（次/分钟）= 60/RR（或 PP）间距值（s）。心律不齐者，取 5～10 个 RR 或 PP 间距的平均值，然后算出心率。

2. **心电图各波段测量**

（1）测量时间 一般规定，测量各波时距应自波形起点的内缘起测至波形终点的内缘。

（2）测量振幅（电压） 测量正向波形的高度，以基线上缘至波形顶点之间的垂直距离为准；测量负向波形的深度，以基线的下缘至波形底端的垂直距离为准。

（3）测量R峰时间 从 QRS 波群起点量到 R 波顶点与等电位线的垂直线之间的距离。有切迹或 R′ 波，则以 R′ 波顶点为准。一般只测 V_1 和 V_5。

（4）测量间期 ①PR 间期：应选择有明显 P 波和 Q 波的导联（一般多选Ⅱ导联），自 P 波的起点量至 QRS 波群起点。②QT 间期：选择 T 波比较清晰的导联，测量 QRS 波起点到 T 波终点的间距。

（5）ST 段移位的测量 ST 段是否移位，一般应与 TP 段相比较；如因心动过速等原因而 TP 段不明显时，可与 PR 段相比较；亦可以前后两个 QRS 波群起点的连线作为基线与之比较。斜行向上的 ST 段，以 J 点作为判断 ST 段移位的依据；斜行向下的 ST 段，以 J 点后 0.06～0.08s 处作为判断 ST 段移位的依据。①ST 段抬高：从等电位线上缘垂直量到 ST 段上缘。②ST 段下移：从等电位线下缘垂直量到ST 段下缘。

◎ 要点二 心电轴测定

1. **测量方法** 平均 QRS 心电轴（简称心电轴）是心室除极过程中全部瞬间综合向量形成的总向量。心电轴的测量方法有目测法、振幅法、查表法 3 种。

（1）目测法 根据Ⅰ、Ⅲ导联 QRS 波群的主波方向进行判断。如果Ⅰ、Ⅲ导联 QRS 波群的主波方向均向上，则电轴不偏；若Ⅰ导联 QRS 波群的主波方向向上，而Ⅲ导联 QRS 波群的主波方向向下，则心电轴左偏；若Ⅰ导联 QRS 波群的主波方向向下，而Ⅲ导联 QRS 波群的主波方向向上，则为心电轴右偏；如果Ⅰ、Ⅲ导联 QRS 波群的主波方向均向下，则为心电轴极度右偏或不确定电轴。

（2）振幅法 分别测算出Ⅰ、Ⅲ导联 QRS 波群振幅的代数和（R 波为正，Q 与 S 波为负），然后将其标记于六轴系统中Ⅰ、Ⅲ导联轴的相应位置，并由此分别做出与Ⅰ、Ⅲ导联轴的垂直

线，两垂直线相交点与电偶中心点的连线即为所求之心电轴。测出该连线与 I 导联轴正侧段的夹角即为心电轴的度数。

（3）查表法 根据计算出来的 I、Ⅲ 导联 QRS 振幅的代数和直接查表，即可得出心电轴的度数。

2. 临床意义 正常心电轴一般在 0°～+90°之间。心电轴在 +30°～+90°，表示电轴不偏。0°～+30° 为电轴轻度左偏，0°～-30° 为中度左偏，-30°～-90° 为电轴显著左偏，+90°～+120° 为电轴轻度或中度右偏，+120°～+180° 为电轴显著右偏，-90°～-180° 为不确定性电轴。心电轴轻度、中度左偏或右偏不一定是病态。左前分支阻滞、左心室肥大、大量腹水、肥胖、妊娠、横位心脏等，可使心电轴显著左偏。左后分支阻滞、右心室肥大、广泛心肌梗死、肺气肿、垂直位心脏等，可使心电轴显著右偏。

◎ 要点三 心电图各波段正常范围及其变化的临床意义

1. P 波 正常 P 波在多数导联呈钝圆形，有时可有切迹，但切迹双峰之间的距离<0.04s。窦性 P 波在 aVR 导联倒置，I、Ⅱ、aVF、V_3～V_6 导联直立，其余导联（Ⅲ、aVL、V_1、V_2）可直立、低平、双向或倒置。正常 P 波的时间≤0.11s；电压在肢导联<0.25mV，胸导联<0.2mV。

P 波在 aVR 导联直立，Ⅱ、Ⅲ、aVF 导联倒置时，称为逆行型 P' 波，表示激动起源于房室交界区或心房下部。P 波时间>0.11s，有切迹，且切迹双峰间的距离≥0.04s，提示左心房异常；P 波电压在肢导联≥0.25mV、胸导联≥0.2mV，常表示右心房异常；P 波低平无病理意义。

2. PR 间期 成年人心率在正常范围时，PR 间期为 0.12～0.20s。PR 间期受年龄和心率的影响，年龄小或心率快时 PR 间期较短，老年人或心动过缓时较长，但一般不超过 0.22s。

PR 间期固定且超过 0.20s（老年人>0.22s），见于 I 度房室传导阻滞。PR 间期<0.12s，而 P 波形态、方向正常，见于预激综合征；PR 间期<0.12s，同时伴有逆行型 P' 波，见于房室交界区心律。

3. QRS 波群

（1）时间 正常成人 QRS 波群时间为 0.06～0.10s，V_1 导联 R 峰时间<0.03s，V_5 导联 R 峰时间<0.05s。QRS 波群时间或 R 峰时间延长，见于心室肥大、心室内传导阻及预激综合征。

（2）形态与电压 正常人 V_1、V_2 导联为 rS 型，R/S<1，R_{V1}<1.0mV，如超过此值提示右心室肥大。V_3、V_4 导联为过渡区图形，呈 RS 型，R/S 比值接近于 1。V_5、V_6 导联呈 qR、qRs、Rs 型，R/S>1，R_{V5}<2.5mV，如超过这些值提示左心室肥大。正常人的胸导联，自 V_1 至 V_5，R 波逐渐增高至最大，S 波逐渐变小。如果过渡区图形出现于 V_1、V_2 导联，表示心脏有逆钟向转位；如果过渡区图形出现在 V_5、V_6 导联，表示心脏有顺钟向转位。

如果 6 个肢体导联中，每个 QRS 波群中向上及向下波电压的绝对值之和都小于 0.5mV 或（和）每个胸导联 QRS 波群中向上及向下波电压的绝对值之和都小于 0.8mV 称为低电压，多见于肺气肿、心包积液、全身水肿、心肌梗死、心肌病、黏液性水肿、缩窄性心包炎等，也见于少数正常人。个别导联的 QRS 波群振幅很小，无病理意义。

（3）Q 波 正常人除 aVR 导联可呈 QS 或 Qr 型外，其他导联 Q 波的振幅不得超过同导联 R 波的 1/4，时间<0.04s。正常情况下，V_1、V_2 导联不应有 q 波，但可呈 QS 型，V_3 导联极少有 q 波。超过正常范围的 Q 波称为异常 Q 波，常见于心肌梗死。

4. J 点 QRS 波群的终末与 ST 段起始的交接点称为 J 点。J 点大多在等电位线上，通常随着 ST 段的偏移而发生移位。

5. ST 段 正常情况下，ST 段多为一等电位线。在任何导联，ST 段下移不应超过 0.05mV；ST 段抬高在 V_2、V_3 导联男性不超过 0.2mV，女性不超过 0.15mV，其他导联均不应超过 0.1mV。

ST 段水平型及下垂型压低见于心肌缺血；ST 段压低也见于低血钾、洋地黄作用、心室肥厚及室内传导阻滞等。相邻 ST 段上抬超过正常范围且弓背向上，见于急性心肌梗死、变异型心绞痛、室壁瘤；弓背向下的抬高见于急性心包炎。

6. T 波 正常 T 波是一个不对称的宽大而光滑的波，前支较长，后支较短；T 波的方向与 QRS 波群主波方向一致；在 R 波为主的导联中，T 波电压不应低于同导联 R 波的 1/10。

在 QRS 波群主波向上的导联中，T 波低平、双向或倒置见于心肌缺血、心肌损害、低血钾、低血钙、洋地黄效应、心室肥厚及心室内传导阻滞等。T 波高耸见于急性心肌梗死早期和高血钾。

7. QT 间期 QT 间期的正常范围为 0.32 ~ 0.44s。通常情况下，心率越快，QT 间期越短，反之越长。QT 间期延长见于心肌损害、心肌缺血、心室肥大、心室内传导阻滞、心肌炎、心肌病、低血钙、低血钾、QT 间期延长综合征以及药物（如奎尼丁、胺碘酮）作用等；QT 间期缩短见于高血钙、高血钾、洋地黄效应。

8. U 波 在胸导联上（尤其 V_3），U 波较清楚，方向与 T 波方向一致。U 波增高常见于低血钾。

细目三　常见异常心电图及临床意义

◎ 要点一　心房、心室肥大

1. 心房肥大的心电图表现 正常 P 波的前 1/3 为右房除极，中 1/3 为左、右心房同除极，后 1/3 为左房除极。在 V_1 导联上，首先见到右房除极的低幅度的正向波，其高度与宽度的乘积称为起始 P 波指数（IPI），正常<0.03mm·s；随后见到左房除极的负向波，其深度与宽度的乘积称为 P 波终末电势（Ptf），正常≥-0.02mm·s。

（1）**左心房肥大** 心电图表现为 P 波增宽（>0.11s），常呈双峰型，双峰间期≥0.04s，以 Ⅰ、Ⅱ、aVL 导联上最为显著；在 V_1 导联上，Ptf≤-0.04mm·s。上述 P 波改变多见于二尖瓣狭窄，故称"二尖瓣型 P 波"，也可见于各种原因引起的左心衰竭、心房内传导阻滞等。

（2）**右心房肥大** 心电图表现为 P 波高尖，其幅度≥0.25mV，以 Ⅱ、Ⅲ、aVF 导联表现最为突出。常见于慢性肺源性心脏病，故称"肺型 P 波"，也可见于某些先天性心脏病。

2. 心室肥大的心电图表现

（1）**左心室肥大的心电图表现** ①QRS 波群电压增高：R_{V5} 或 R_{V6} > 2.5mV，R_{V5} 或 $R_{V6}+S_{V1}$ > 4.0mV（男）或>3.5mV（女）。②心电轴轻、中度左偏。③QRS 波群时间延长到 0.10~0.11s，V_5 或 V_6 导联 R 峰时间>0.05s。④ST-T 改变：以 R 波为主的导联中，ST 段下移≥0.05mV，T 波低平、双向或倒置。左心室肥大常见于高血压心脏病、二尖瓣关闭不全、主动脉瓣病变、心肌病等。

上述左心室肥大的指标中，以 QRS 波群高电压最为重要，是诊断左心室肥大的基本条件。若仅有 QRS 波群电压增高表现而无其他阳性指标者，称为左室高电压，可见于左心室肥大或经常进行体力锻炼者；而仅有 V_5 导联或以 R 波为主的导联 ST 段下移>0.05mV，T 波低平、双向或倒置者，为左心室劳损；同时有 QRS 波群电压增高及 ST-T 改变者，称为左室肥大伴劳损。

（2）**右心室肥大的心电图表现** ①QRS 波群形态改变：$V_1 R/S>1$，$V_5 R/S<1$，V_1 或 $V_3 R$ 的 QRS 波群呈 RS、rSR'、R 或 qR 型。②心电轴右偏≥+90°，重症可>+110°。③$R_{V1}+S_{V5}>1.05mV$（重症>1.2mV），aVR 导联的 R/Q 或 R/S>1，$R_{aVR}>0.5mV$。④V_1 或 $V_3 R$ 等右胸导联 ST 段下移>0.05mV，T 波低平、双向或倒置。⑤V_1 导联 R 峰时间>0.03s。右心室肥大常见于慢性肺源性心脏病、风心病二尖瓣狭窄、先天性心脏病等。

◎ 要点二　心肌梗死及心肌缺血

（一）心肌梗死

1. 基本图形

（1）**缺血型 T 波改变** 缺血发生于心内膜面，T 波高而直立；若发生于心外膜面，出现对称性 T 波倒置。

（2）**损伤型 ST 段改变** 面向损伤心肌的导联出现 ST 段明显抬高，可形成单相曲线。

（3）**坏死型 Q 波出现** 面向坏死区的导联出现异常 Q 波（宽度≥0.04s，深度≥1/4R）或者呈 QS 波。

2. ST 段抬高型心肌梗死的图形演变及分期

（1）进展期 心肌梗死数分钟后出现 T 波高耸，ST 段斜行上移或弓背向上抬高，时间在 6 小时以内。

（2）急性期 心肌梗死后数小时或数日，可持续 6 小时至 7 天。ST 段逐渐升高呈弓背型，并可与 T 波融合成单向曲线，此时可出现异常 Q 波，继而 ST 段逐渐下降至等电位线，直立的 T 波开始倒置，并逐渐加深。此期坏死型 Q 波、损伤型 ST 段抬高及缺血性 T 波倒置可同时并存。

（3）愈合期 心肌梗死后 7~28 天，抬高的

ST 段基本恢复至基线，坏死型 Q 波持续存在，缺血型 T 波由倒置较深逐渐变浅，直到恢复正常或趋于恒定不变的 T 波倒置。

（4）陈旧期 急性心肌梗死后数月或数年。以异常图形稳定不变为进入陈旧期的标志。ST 段和 T 波不再变化，常遗留下坏死的 Q 波持续存在终生，亦可能逐渐缩小。

3. 心肌梗死的定位诊断 根据坏死图形（异常 Q 波或 QS 波）出现于哪些导联而作出定位诊断，见下表。

心肌梗死的心电图定位诊断

部位	特征性 ECG 改变导联	对应性改变导联
前间壁	$V_1 \sim V_3$	
前壁	$V_3 \sim V_5$	
广泛前壁	$V_1 \sim V_6$	
下壁	Ⅱ、Ⅲ、aVF	Ⅰ、aVL
右室	$V_3R \sim V_6R$	多伴下壁梗死

4. 非 ST 段抬高型心肌梗死 常见于急性心内膜下心肌梗死、小灶性心肌梗死等。心电图常表现为只有 ST 段压低和（或）T 波倒置或无 ST-T 异常。

（二）心肌缺血

1. 稳定型心绞痛 面对缺血区的导联上出现 ST 段水平型或下垂型下移 ≥0.1mV，T 波低平、双向或倒置，时间一般小于 15 分钟。

2. 变异型心绞痛 常于休息或安静时发病，心电图可见 ST 段抬高，常伴有 T 波高耸，对应导联 ST 段下移。

3. 慢性冠状动脉供血不足 在 R 波占优势的导联上，ST 段呈水平型或下垂型压低 ≥0.05mV；T 波低平、双向或倒置。

◎ **要点三　心律失常**

1. 房性期前收缩的心电图表现

（1）提早出现的房性 P'，形态与窦性 P 波不同。

（2）P'R 间期 ≥0.12s。

（3）房性 P' 波后有正常形态的 QRS 波群。

（4）代偿间歇不完全。

2. 室性期前收缩的心电图表现

（1）提早出现宽大畸形的 QRS 波群，其前无相关的 P 波或 P' 波。

（2）QRS 时限常 ≥0.12s。

（3）T 波方向与 QRS 主波方向相反。

（4）有完全性代偿间歇。

3. 交界性期前收缩的心电图表现

（1）提前出现的 QRS 波群，形态基本正常。

（2）出现逆行 P' 波，可在 QRS 之前（P'R<0.12s），或 QRS 之后（RP'<0.20s），或与 QRS 相重叠。

（3）常有完全性代偿间歇。

4. 阵发性室上性心动过速的心电图表现

（1）相当于一系列连续很快的房性或交界性早搏，QRS 波频率为 150~250 次/分，节律规则。

（2）QRS波群形态基本正常，时间≤0.10s。

（3）ST-T无变化，或呈继发性ST段下移和T波倒置。

5. 心房颤动的心电图表现

（1）P波消失，代以大小不等、间距不均、形状各异的心房颤动波（f波），频率为350~600次/分，以V_1导联最为明显。

（2）RR间距绝对不匀齐，即心室律绝对不规则。

（3）QRS波群形态通常正常，当心室率过快时，发生室内差异性传导，QRS波群增宽畸形。

6. 房室传导阻滞的心电图表现

（1）一度房室传导阻滞　①窦性P波规律出现，其后均有QRS波群。②PR间期延长≥0.21s（老年人>0.22s）。

（2）二度Ⅰ型房室传导阻滞　①窦性P波规律出现。②PR间期进行性延长，直至出现一次QRS波群脱落（P波后无QRS波群），其后PR间期又趋缩短，之后又逐渐延长，直至QRS脱落，周而复始。③QRS脱落所致的最长RR间期，短于任何两个最短的RR间期之和。④QRS波群时间、形态大多正常。

（3）二度Ⅱ型房室传导阻滞　①窦性P波规律出现，PR间期恒定（正常或延长）。②部分P波后无QRS波群（发生心室漏搏）。③房室传导比例一般为3∶2、4∶3等。

（4）三度房室传导阻滞（完全性房室传导阻滞）　①P波和QRS波群无固定关系，PP与RR间距各有其固定的规律性。②心房率>心室率。③QRS波群形态正常或宽大畸形。

7. 预激综合征

目前认为，预激综合征的发生是由于在正常房室传导系统外还存在着"房室旁路"，主要有3种旁路：Kent束；James束；Mahaim纤维。

经典型预激综合征的心电图表现如下：①PR间期<0.12s，P波一般为窦性。②QRS波群增宽，QRS波群时间≥0.12s。③QRS波群起始部粗钝，形成预激波（Delta波），此为心室预激在心电图上的主要表现。④可有继发性ST-T改变。

◎ 要点四　血钾异常

1. 高钾血症的心电图表现

（1）早期出现QT时间缩短，T波高尖，双支对称，基底部变窄，即"帐篷状"T波。

（2）随着高钾血症的加重，可出现QRS波增宽，幅度下降，P波形态逐渐消失，可出现"窦性传导"。

（3）ST段下降≥0.05mV。

（4）严重高血钾时，可出现房室传导阻滞、室内传导阻滞、窦性停搏、室速、室扑、室颤及心脏停搏等。

2. 低钾血症的心电图表现

（1）ST段压低，T波低平或倒置。

（2）U波增高，以V_2、V_3导联上最明显，可>0.1mV。U波振幅可与T波等高，呈驼峰状，或U>T，或T、U波融合。

（3）T波与U波融合时，QU间期明显延长。

（4）严重低血钾时，可出现各种心律失常，如房室传导阻滞，频发、多源室性期前收缩、甚至室速和尖端扭转性室速等。

◎ 要点五　心电图的临床应用价值

1. 分析与鉴别各种心律失常。心电图是诊断心律失常最简单、最经济的方法，不但可确诊体格检查中所发现者，且可确诊体格检查无法发现者。

2. 确诊心肌梗死及急性冠状动脉供血不足。心电图可明确心肌梗死的病变部位、范围、演变及分期；确定有无心肌缺血、部位及持续时间。

3. 协助诊断慢性冠状动脉供血不足、心肌炎及心肌病。

4. 判定有无心房、心室肥大，从而协助某些心脏病的诊断，如风湿性、肺源性、高血压性及先天性心脏病等。

5. 协助诊断心包疾病，包括急性及慢性心包炎。

6. 观察某些药物对心肌的影响，包括治疗心血管病的药物（如强心甙、抗心律失常药物）及对心肌有损害的药物。

7. 对某些电解质紊乱（如血钾、血钙的过高或过低）不仅有助于诊断，还对治疗有重要参考价值。

8. 心电图监护已广泛应用于心脏外科手术、心导管检查、人工心脏起搏、电击复律、心脏复苏及其他危重病症的抢救，以便及时发现心律和心率的变化、心肌供血情况，从而做出相应的处理。

但心电图检查也存在其局限性，表现在以下几个方面：①心电图对心脏病的病因不能作出诊断。②心电图正常也不能排除有心脏病变存在，如轻度的心脏瓣膜病或某些心血管疾病的早期可能病变未达一定程度而心电图正常，双侧心室肥大时因电力互相抵消而心电图正常。③心电图不正常也不能肯定有心脏病，因为影响心电图改变的原因很多，如内分泌失调、电解质紊乱、药物作用等都可引起心电图异常，偶发早搏亦常见于健康人。④某些心电图改变并无特异性，故只能提供诊断参考，如左心室肥大可见于高血压心脏病、主动脉瓣疾病、二尖瓣关闭不全，亦可见于冠心病。⑤心电图亦不能反映心脏的储备功能。

第六单元 影像诊断

细目一 超声诊断

◎ 要点一 超声诊断的临床应用

1. 检测实质性脏器（如肝、肾、脾、胰腺、子宫及卵巢等）的大小、形态、边界及脏器内部回声等，帮助判断有无病变及病变情况。

2. 检测某些囊性器官（如胆囊、膀胱、胃等）的形态、走向及功能状态。

3. 检测心脏、大血管和外周血管的结构、功能及血流动力学状态，包括对各种先天性和后天性心脏病、血管畸形及闭塞性血管病等的诊断。

4. 鉴别脏器内局灶性病变的性质，是实质性还是囊性，还可鉴别部分病例的良、恶性。

5. 检测积液（如胸腔积液、腹腔积液、心包积液、肾盂积液及脓肿等）的存在与否，对积液量的多少作出初步估计。

6. 对一些疾病的治疗后动态随访。如急性胰腺炎、甲状腺肿块、子宫肌瘤等。

7. 介入性诊断与治疗。如超声引导下进行穿刺，或进行某些引流及药物注入治疗等。

◎ 要点二 二尖瓣、主动脉瓣病变声像图及心功能评价

1. 二尖瓣狭窄的异常声像图及心功能评价

（1）二维超声心动图表现 ①二尖瓣增厚，回声增强，以瓣尖为主，有时可见赘生物形成的强光团。②二尖瓣活动僵硬，运动幅度减小。③二尖瓣口面积缩小（正常二尖瓣口面积约 $4cm^2$，轻度狭窄时，瓣口面积 $1.5 \sim 2.0cm^2$；中度狭窄时，瓣口面积 $1.0 \sim 1.5cm^2$；重度狭窄时，瓣口面积 $<1.0cm^2$）。④腱索增粗缩短，乳头肌肥大。⑤左心房明显增大，肺动脉高压时则右心室增大，肺动脉增宽。

（2）M型超声心动图表现 ①二尖瓣曲线增粗，回声增强。②二尖瓣前叶曲线双峰消失，呈城墙样改变，EF斜率减低。③二尖瓣前、后叶呈同向运动，后叶曲线套入前叶。④左心房增大。

（3）多普勒超声心动图表现 ①彩色多普勒血流量显像：二尖瓣口见五彩镶嵌的湍流信号。②频谱多普勒：二尖瓣频谱呈单峰宽带充填形，峰值血流速度大于 $1.5m/s$，可达 $6 \sim 8m/s$。

2. 主动脉瓣关闭不全的异常声像图及心功能评价

（1）二维超声心动图表现 在左室长轴及主动脉根部短轴切面上，可见主动脉瓣反射增强、舒张期主动脉瓣闭合不良、左室容量负荷过重的表现。

（2）M型超声心动图表现 ①心底部探查，主动脉根部前后径增宽，运动幅度增大，舒张期闭合线呈双线，距离 $>2mm$。若闭合线出现扑动现象，是血液反流的有力证据。②左室探查，可见

左室容量负荷过重的改变，表现为左心室内径扩大，流出道增宽，室间隔和左室后壁呈反向运动。

（3）多普勒超声心动图表现　舒张期可见五彩反流束自主动脉瓣口流向左室流出道。

◎ 要点三　胆囊结石、泌尿系结石的异常声像图

1. **胆囊结石的异常声像图**　典型胆囊结石的特征如下：①胆囊内见一个或数个强光团、光斑，其后方伴声影或彗星尾。②强光团或光斑可随体位改变而依重力方向移动。但当结石嵌顿在胆囊颈部，或结石炎性粘连在胆囊壁中（壁间结石）时，看不到光团或光斑随体位改变。不典型者如充填型胆结石，胆囊内充满大小不等的结石，声像图上看不见胆囊回声，胆囊区见一条强回声弧形光带，后方伴直线形宽大声影。

2. **泌尿系结石的异常声像图**　泌尿系结石超声可见结石部位有强回声光团或光斑，后伴声影或彗星尾征。输尿管结石多位于输尿管狭窄处；膀胱结石可随体位依重力方向移动。膀胱结石的检出率最高，肾结石次之，输尿管结石因腹腔内肠管胀气干扰而显示较差。肾结石、输尿管结石时，可伴有肾盂积水。

◎ 要点四　脂肪肝、肝硬化的异常声像图

1. **脂肪肝的异常声像图**

（1）**弥漫性脂肪肝的声像图表现**　整个肝均匀性增大，表面圆钝，边缘角增大；肝内回声增多增强，前半细而密，呈一片云雾状改变。彩色多普勒超声显示肝内血流的灵敏度降低，尤其对于较深部位的血管，血流信号较正常减少。

（2）**局限性脂肪肝的声像图表现**　通常累及部分肝叶或肝段，超声表现为脂肪浸润区部位的高回声区与正常肝组织的相对低回声区，两者分界较清，呈花斑状或不规则的片状。彩色多普勒超声可显示不均匀回声区内无明显彩色血流，或正常肝内血管穿入其中。

2. **肝硬化的异常声像图**　①肝体积缩小，逐步向右上移行。②肝包膜回声增强，呈锯齿样改变；肝内光点增粗增强，分布紊乱。③脾肿大。④胆囊壁增厚毛糙，有腹水时可呈双边。⑤可见腹水的无回声暗区。⑥门静脉内径增宽>1.3cm，门静脉血流信号减弱，血流速度常在15~25cm/s以下；可见脐静脉重新开放。⑦癌变时在肝硬化基础上出现肝癌声像图特征，以弥漫型为多见。

细目二　放射诊断

◎ 要点一　X线的特性及成像原理

1. **X线的特性**

（1）**穿透性**　X线的波长很短，具有很强的穿透力，能穿透一般可见光不能穿透的各种不同密度的物质。X线的穿透力与X线管电压密切相关，电压越高，所产生的X线波长越短，穿透力就越强；反之，电压越低，所产生的X线波长越长，其穿透力就越弱。另一方面，X线的穿透力还与被照物体的密度和厚度相关。密度高、厚度大的物体吸收的X线多，通过的X线少。X线穿透性是X线成像的基础。

（2）**荧光效应**　荧光效应是进行透视检查的基础。

（3）**感光效应**　感光效应是X线摄影的基础。

（4）**电离效应**　X线通过任何物质都可产生电离效应。X线进入人体，可产生电离作用，使人体产生生物学方面的改变，即生物效应。它是放射防护学和放射治疗学的基础。

2. **X线的成像原理**　X线之所以能使人体组织在荧光屏上或胶片上形成影像，一是基于X线的穿透性、荧光和感光效应，二是基于人体组织之间有密度和厚度的差别。当X线穿过人体后，由于人体各部组织的密度和厚度不同，在荧光屏和X线片上显出黑白阴影，相互间形成明显的对比。这样才使我们有可能通过X线检查来识别各种组织，并根据阴影的形态和黑白变化来分析它们是否正常。由此可见，组织结构和器官密度、厚度的差别是产生影像对比的基础，是X线成像的基本条件。人体组织结构和器官形态不同，厚

度也不一样，厚的部分吸收X线多，透过的X线少，薄的部分则相反，于是在X线片和荧光屏上显示出黑白对比和明暗差别的影像。

◎ 要点二 X线检查方法

1. 普通检查 普通检查包括透视和摄影。

（1）透视 这是常用的检查方法，除可观察内脏的解剖形态和病理改变外，还可观察人体器官的动态，如膈肌的呼吸运动、心脏大血管的搏动、胃肠道的蠕动和排空功能等。透视的缺点是不能显示细微病变，不能留下永久记录，不便于复查对比。

（2）X线摄影（又称平片） 这是目前最常用的X线检查方法。优点是影像清晰，对比度及清晰度均较好，可使密度与厚度较大或密度差异较小部位的病变显影，并可留作客观记录，便于复查对比。其缺点是不能观察人体器官的动态功能改变。

2. 特殊检查

（1）软X线摄影 用钼作靶面的X线管所产生的X线波长较长，穿透力较弱，称之为软X线。主要用以检查软组织（如乳腺）。

（2）其他特殊检查 如放大摄影、荧光摄影等。

3. 造影检查 指将密度高于或低于受检器官的物质引入需要检查的体内器官，使之产生对比，以显示受检器官的形态与功能的办法。引入的物质称为对比剂或造影剂，常用的造影剂有：①高密度造影剂：常用的为钡剂和碘剂。钡剂主要用于食管和胃肠造影。碘剂分离子型和非离子型，非离子型造影剂性能稳定，毒性低，适用于血管造影、CT增强；离子型如泛影葡胺，用于肾盂及尿路造影。②低密度造影剂：如空气、二氧化碳、氧等，常用于关节囊、腹腔造影等。

◎ 要点三 CT、磁共振成像（MRI）的临床应用

1. CT的临床应用 随着CT成像技术的不断改进，其影像学效果越来越好，许多过去靠普通X线检查难以发现的疾病，目前通过CT检查

多可以明确诊断，尤其是癌症及微小病变的早期发现和诊断，因此，在临床被广泛运用。CT对头颅病变、脊椎与脊髓、纵隔、肺脏、肝、胆、胰、肾与肾上腺及盆部器官的疾病诊断都有良好的运用价值。双源CT下的冠脉造影，可以帮助判断冠状动脉有无狭窄及狭窄程度，指导临床治疗；CT对中枢神经系统疾病的诊断价值更高，对颅内肿瘤、脓肿与肉芽肿、寄生虫病、外伤性血肿与脑损伤、脑梗死与脑出血、椎管内肿瘤等疾病诊断效果很好，结果可靠；对脊椎病变及椎间盘脱出也有良好的诊断价值；对眶内占位病变、鼻窦早期癌、中耳小的胆脂瘤、听骨破坏与脱位、内耳骨迷路的轻微破坏以及早期鼻咽癌的发现都有帮助；对肺癌、纵隔肿瘤以及腹部及盆部器官肿瘤的早期发现也有重要意义。

2. MRI诊断的临床应用 与CT相比，MRI检查具有无X线辐射、无痛苦、无骨性伪影的特点，非常适用于多次随访检查。MRI高度的软组织分辨能力，不用对比剂就能清楚显示心脏、血管、体内腔道、肌肉、韧带以及脏器之间的关系等，是颅脑、体内脏器、脊髓、骨与关节软骨、肌肉、滑膜、韧带等部位病变的首选检查方法，临床适应证广泛。

但MRI对钙化与颅骨病变的诊断能力较差；难以发现新鲜出血，不能显示外伤性蛛网膜下腔出血；MRI检查时间长，容易产生运动伪影；体内有金属植入物或金属异物者（如安装有心脏起搏器的病人），以及身体带有监护仪的病人不能做MRI检查。

◎ 要点四 呼吸系统常见病的影像学表现

1. 慢性支气管炎 早期X线可无异常发现。典型慢支表现为两肺纹理增多、增粗、紊乱，肺纹理伸展至肺野外带。

2. 支气管扩张症 确诊主要靠胸部CT检查，尤其是高分辨力CT（HRCT）。柱状扩张时可见"轨道征"或"戒指征"；囊状扩张时可见葡萄串样改变；扩张的支气管腔内充满黏液栓时，可见"指状征"。

3. 大叶性肺炎 充血期X线无明显变化，或仅可见肺纹理增粗；实变期肺野出现均匀性密度增高的片状阴影，病变范围呈肺段性或大叶性分布，在大片密实阴影中常可见到透亮的含气支气管影，即支气管充气征。消散期X线可见实变区密度逐渐减退，表现为散在性的斑片状影，大小不等，继而可见到增粗的肺纹理，最后可完全恢复正常。CT在充血期即可见病变区磨玻璃样阴影，边缘模糊。实变期可见呈肺段性或大叶性分布的密实阴影，支气管充气征较X线检查更为清楚。

4. 支气管肺炎（小叶性肺炎） 常见于两中下肺野的中、内带，X线表现为沿肺纹理分布的、散在密度不均的小斑片状阴影，边界模糊。CT见两中下肺支气管血管束增粗，有大小不等的结节状及片状阴影，边缘模糊。

5. 间质性肺炎 病变常同时累及两肺，以中、下肺最为显著。X线表现为两肺门及两中下肺纹理增粗、模糊，可呈网状，并伴有小点状影，肺门影轻度增大，轮廓模糊，密度增高。病变早期HRCT可见两侧支气管血管束增粗、不规则，伴有磨玻璃样阴影。较重者可有小叶性实变导致的小斑片影，肺门、纵隔淋巴结可增大。

6. 肺脓肿 急性肺脓肿X线可见肺内大片致密影，边缘模糊，密度较均匀，可侵及一个肺段或一叶的大部。在致密的实变区中可见含有液面的空洞，内壁不规整。慢性肺脓肿可见空洞壁变薄，周围有较多紊乱的纤维条索状阴影。多房性空洞则显示为多个大小不等的透亮区。CT较平片能更早、更清楚地显示肺脓肿，因此，有利于早期诊断和指导治疗。

7. 肺结核

（1）原发型肺结核 表现为原发综合征及胸内淋巴结结核。①原发综合征：是由肺内原发灶、淋巴管炎及淋巴结炎三者组成的哑铃状双极现象。②胸内淋巴结结核：表现为肺门和（或）纵隔淋巴结肿大而突向肺野。

（2）血型播散型肺结核 ①急性粟粒型肺结核：X线可见两肺大小、密度、分布都均匀一致的粟粒状阴影，正常肺纹理显示不清。②亚急性与慢性血型播散型肺结核：X线可见以两上、中肺野为主的大小不一、密度不同、分布不均的多种性质（渗出、增殖、钙化、纤维化、空洞等）病灶。

（3）继发性肺结核 包括浸润型肺结核（成人最常见）、慢性纤维空洞型肺结核。病变多在肺尖和锁骨下区开始，X线可见渗出、增殖、播散、纤维和空洞等多种性质的病灶同时存在。慢性纤维空洞型肺结核X线主要表现为两肺上部多发厚壁的慢性纤维病变及空洞，周围有广泛的纤维索条影及散在的新老病灶，常伴有明显的胸膜增厚，病变的肺因纤维化而萎缩，出现肺不张征象，上叶萎缩使肺门影向上移位，下肺野血管纹理牵引向上及下肺叶的代偿性肺气肿，使膈肌下降、平坦，肺纹理被拉长呈垂柳状。

（4）结核性胸膜炎 多见于儿童与青少年，可单独存在，或与肺结核同时出现。少量积液时X线可见患侧肋膈角变钝，大量积液时X线可见患侧均匀的密度增高阴影，阴影上方呈外高内低状，积液随体位变化而改变。后期可引起胸膜增厚、粘连、钙化。

肺结核的CT表现与平片相似，但可更早、更细微地显示病变情况，发现平片难以发现的病变，有助于鉴别诊断。

8. 肺肿瘤 肺肿瘤分原发性与转移性两类。原发性肿瘤有良性与恶性之分。良性少见，恶性中98%为原发性支气管肺癌，少数为肺肉瘤。

（1）原发性支气管肺癌（肺癌） 按发生部位可分为三型。①中心型：早期局限于黏膜内时X线无异常发现，引起管腔狭窄时可出现阻塞性肺气肿、阻塞性肺炎、阻塞性肺不张三种肺癌的间接征象；肿瘤同时向腔外生长或（和）伴肺门淋巴结转移时形成肺门肿块影，肺门肿块影是肺癌的直接征象。发生于右上叶的肺癌，肺门肿块及右肺上叶不张连在一起可形成横行"S"状下缘。有时肺癌发展迅速，中心可坏死形成内壁不规则的偏心性空洞。CT可见支气管壁不规则增厚，管腔狭窄；分叶状或不规则的肺门肿块，可同时伴有阻塞性肺炎、肺不张；肺门、纵隔淋巴结肿大等。MRI 更有利于明确肿瘤与支气管、纵隔血管的关系，以及肺门、纵隔淋巴结有无转移等。②周围型：X 线表现为密度增高，轮廓模糊的结节状或球形病灶，逐渐发展可形成分叶状肿块；发生于肺尖的癌称为肺沟癌。HRCT 有利于显示结节或肿块的形态、边缘、周围状况以及内部结构等，可见分叶征、毛刺征、胸膜凹陷征、空泡征或支气管充气征（直径小于 3cm 以下的癌，肿块内见到的小圆形或管状低密度影），同时发现肺门或纵隔淋巴结肿大更有助于肺癌的诊断。增强 CT 能更早发现肺门、纵隔淋巴结转移。③细支气管肺泡癌（弥漫型肺癌）：表现为两肺广泛的细小结节，边界不清，分布不对称，进一步发展可融合成大片肿块，形成癌性实变。CT 可见两肺不规则分布的 1cm 以下结节，边缘模糊，常伴有肺门、纵隔淋巴结转移；融合后的大片实变影中靠近肺门处可见支气管充气征，实变区密度较低呈毛玻璃样，其中可见到高密度的隐约血管影是其重要特征。

（2）转移性肿瘤　X 线可见在两肺中、下肺野外带，密度均匀、大小不一、轮廓清楚的棉絮样低密度影。血供丰富的肿瘤发生粟粒状转移时，可见两中、下肺野轮廓光滑、密度均匀的粟粒影。淋巴转移至肺的肿瘤，则主要表现为肺门和（或）纵隔淋巴结肿大。CT 发现肺部转移较平片敏感；HRCT 对淋巴转移的诊断具有优势，可见肺门及纵隔淋巴结肿大、支气管血管束增粗、小叶间隔增厚以及沿两者分布的细小结节影。

9. 胸膜病变

（1）胸腔积液　①游离性胸腔积液：当积液达 250mL 左右时，站立位 X 线检查可见外侧肋膈角变钝；中等量积液时，患侧胸中、下部呈均匀性致密影，其上缘形成自外上斜向内下的凹面弧形，同侧膈和心缘下部被积液遮蔽；大量积液时，除肺尖外，患侧全胸呈均匀的致密增高阴影，与纵隔连成一片，患侧肋间隙增宽，膈肌下降，气管纵隔移向健侧。②包裹性胸腔积液：X 线表现为圆形或半圆形密度均匀影，边缘清晰。

包裹性积液局限在叶间裂时称为叶间积液。

（2）气胸及液气胸　气胸时 X 线显示胸腔顶部和外侧高度透亮，其中无肺纹理，透亮带内侧可见被压缩的肺边缘。液气胸时，立位检查可见上方为透亮的气体影，下方为密度增高的液体影，且随体位改变而流动。

（3）胸膜增厚、粘连、钙化　胸膜轻度增厚时，X 线表现为肋膈角变钝或消失，沿胸壁可见密度增高或条状阴影，还可见膈上幕状粘连，膈运动受限。广泛胸膜增厚则呈大片不均匀性密度增高影，患侧肋间隙变窄或胸廓塌陷，纵隔向患侧移位，膈肌升高，活动减弱，严重时可见胸部脊柱向健侧凸起。胸膜钙化的 X 线表现为斑块状、条状或片状高密度钙化影，切线位观察时，可见其包在肺的外围。

◎ **要点五　循环系统常见病的影像学表现**

1. 风湿性心脏病

（1）单纯二尖瓣狭窄　X 线表现为左心房及右心室增大，左心耳部凸出，肺动脉段突出，主动脉结及左心室变小，心脏呈梨形。

（2）二尖瓣关闭不全　典型患者的 X 线表现是左心房和左心室明显增大。

（3）主动脉瓣狭窄　X 线可见左心室增大，或伴左心房增大，升主动脉中段局限性扩张，主动脉瓣区可见钙化。

（4）主动脉瓣关闭不全　左心室明显增大，升主动脉、主动脉弓普遍扩张，心脏呈靴形。

2. 高血压性心脏病　X 线表现为左心室扩大，主动脉增宽、延长、迂曲，心脏呈靴形。

3. 慢性肺源性心脏病　X 线表现为右下肺动脉增宽≥15mm，右心室增大等。

4. 心包积液　300mL 以下者，X 线难以发现。中等量积液时，后前位可见心脏形态呈烧瓶形，上腔静脉增宽，心缘搏动减弱或消失等。

◎ **要点六　消化系统疾病影像学检查及常见疾病的影像学表现**

（一）消化系统疾病影像学检查方法

1. 普通 X 线检查　包括透视和腹部平片，

常用于急腹症的诊断。

2. 造影

（1）食道吞钡，观察食道黏膜、轮廓、蠕动和食道扩张度及通畅性。

（2）上消化道钡餐（气钡双重造影）检查，包括食道、胃、十二指肠和上段空肠。

（3）小肠系钡剂造影。

（4）结肠钡剂灌肠造影等。

3. 肝、胆、胰的影像检查方法

（1）肝脏 ①CT平扫。②CT增强扫描：增加正常肝组织与病灶之间的密度差，显示平扫不能发现的或可疑的病灶，帮助鉴别病灶的性质。③MRI检查。

（2）胆道系统 ①X线平片检查：可观察有无不透X线的结石、胆囊壁钙化或异常的气体影。②造影检查：如口服胆囊造影、静脉胆道造影以及内镜逆行性胆胰管造影（ERCP）。③CT检查。④MRI检查。

（3）胰腺检查 ①X线平片可了解胰腺有无钙化、结石。ERCP对诊断慢性胰腺炎、胰头癌和壶腹癌有一定的帮助。②CT检查可显示胰腺的大小、形态、密度和结构，区分病变属囊性或实性，是胰腺疾病最重要的影像学检查方法。③MRI检查。

（二）消化系统常见病的影像学表现

1. 食管静脉曲张 X线钡剂造影可见：食管中、下段的黏膜皱襞明显增宽、迂曲，呈蚯蚓状或串珠状充盈缺损，管壁边缘呈锯齿状。

2. 食管癌 X线钡剂造影可见：①黏膜皱襞改变：由于肿瘤破坏黏膜层，使正常皱襞消失、中断、破坏，形成表面杂乱的不规则影像。②管腔狭窄。③腔内充盈缺损。④不规则的龛影，早期较浅小，较大者表现为长径与食管长轴一致的长形龛影。⑤受累食管呈局限性僵硬。

3. 消化性溃疡

（1）胃溃疡 上消化道钡剂造影检查的直接征象是龛影，多见于胃小弯；龛影口周围有一圈黏膜水肿造成的透明带，这种黏膜水肿带是良性

溃疡的特征性表现。胃溃疡引起的功能性改变包括：①痉挛性改变。②分泌增加。③胃蠕动增强或减弱。

（2）十二指肠溃疡 绝大部分发生在球部，溃疡易造成球部变形；球部龛影或球部变形是十二指肠溃疡的直接征象。间接征象有：①激惹征。②幽门痉挛，开放延迟。③胃分泌增多和胃张力及蠕动方面的改变。④球部固定压痛。

4. 胃癌 上消化道钡剂造影检查可见：①胃内形态不规则的充盈缺损，多见于蕈伞型癌。②胃腔狭窄，胃壁僵硬，多见于浸润型癌。③形状不规则、位于胃轮廓之内的龛影，多见于溃疡型癌。④黏膜皱襞破坏、消失或中断。⑤肿瘤区蠕动消失。CT或MRI检查可直接观察肿瘤侵犯胃壁、周围浸润及远处转移情况，其影像表现直接反映了胃癌的大体形态，但检查时需用清水或对比剂将胃充分扩张。

5. 溃疡性结肠炎 肠气钡双重对比造影检查可见：病变肠管结肠袋变浅、消失，黏膜皱襞多紊乱，粗细不一，其中可见溃疡龛影。晚期病例X线表现为肠管从下向上呈连续性的向心性狭窄，边缘僵直，同时肠管明显缩短，肠腔舒张或收缩受限，形如硬管状。

6. 结肠癌 结肠气钡双重对比造影可见：①肠腔内肿块，形态不规则，黏膜皱襞消失。病变处肠壁僵硬，结肠袋消失。②较大的龛影，形状不规则，边缘不整齐，周围有不同程度的充盈缺损和狭窄，肠壁僵硬，结肠袋消失。③肠管狭窄，肠壁僵硬。

7. 胃肠道穿孔 最多见于胃或十二指肠穿孔，立位X线透视或腹部平片可见：两侧膈下有弧形或半月形透亮气体影。若并发急性腹膜炎则可见肠管充气积液膨胀，肠壁间隔增宽，在腹平片上可见腹部肌肉与脂肪层分界不清。

8. 肠梗阻 典型X线表现为：梗阻上段肠管扩张、积气、积液，立位或侧卧位水平位摄片可见肠管扩张，呈阶梯状气液平，梗阻以下的肠管闭合，无气体或仅有少量气体。CT（尤其是螺

旋CT）适用于一些危重患者、不能配合检查者以及肥胖者，有助于发现腹腔包裹性或游离性气体、液体及肠坏死，帮助判断梗阻部位及病因。

◎ 要点七　泌尿系统常见病的影像学表现

1. 泌尿系结石　X线平片可显示的结石称为阳性结石，约占90%。疑为肾或输尿管结石时，首选腹部平片检查；必要时，选用CT。

（1）**肾结石**　发生于单侧或双侧，可单个或多个，主要位于肾盂或肾盏内。阳性结石X线平片可见圆形、卵圆形或桑椹状致密影，密度高而均匀或浓淡不等，或呈分层状。阴性结石平片不能显影，造影可见肾盂内圆形或卵圆形密度减低影或充盈缺损，还可引起肾盂、肾盏积水扩张等。阳性结石需与腹腔内淋巴结钙化、肠内粪石、胆囊或胰腺结石鉴别，肾结石时腹部侧位片上结石与脊柱影重叠。CT检查表现基本同平片。

（2）**输尿管结石**　阳性结石平片或CT可见输尿管走行区域内米粒大小的高密度影，CT可见结石上方输尿管、肾盂积水扩张；静脉肾盂造影可见造影剂中止在结石处，其上方尿路扩张。

（3）**膀胱结石**　多为阳性，X线平片可见耻骨联合上方圆形或卵圆形致密影，边缘光滑或毛糙，密度均匀或不均匀，可呈层状，大小不一。结石可随体位而改变位置，但总是在膀胱最低处。阴性结石排泄性尿路造影可见充盈缺损影。CT可见膀胱内致密影。MRI检查呈非常低的信号。

2. 肾癌　较大肾癌X线平片可见肾轮廓局限性外突；尿路造影可见肾盏伸长、狭窄、受压变形，或肾盏封闭、扩张。CT可见肾实质内肿块，密度不定，可略高于周围肾实质，也可低于或接近于周围肾实质，肿块较大时可突向肾外，少数肿块内可有钙化影；增强扫描早期肿块有明显、不均一的强化，之后表现为相对低密度。

◎ 要点八　骨与关节常见病的影像学表现

1. 长骨骨折　X线检查是诊断骨折最常用、最基本的方法，可见骨皮质连续性中断、骨小梁断裂和歪曲，有边缘光滑锐利的线状透亮阴影，即骨折线。根据骨折程度把骨折分为完全性骨折

和不完全性骨折。完全性骨折时，骨折线贯穿骨全径；不完全性骨折时，骨折线不贯穿骨全径。根据骨折线的形状和走行，将骨折分为横行、斜行和螺旋形。CT不是诊断骨折的常规检查方法，但对解剖结构比较复杂部位（如骨盆、髋关节、肩关节、脊柱、面部等）骨折的诊断、诊断骨折碎片的数目等较普通X线有优势。MRI显示骨折不如CT，但可清晰显示骨折周围软组织的损伤情况以及骨折断端出血、水肿等。

2. 脊柱骨折　主要发生在胸椎下段和腰椎上段，以单个椎体损伤多见。多因受到纵轴性暴力冲击而发生椎体压缩性骨折。X线可见骨折椎体压缩呈楔形，前缘骨皮质嵌压。由于断端嵌入，所以不仅不见骨折线，反而可见横行不规则的线状致密影。有时，椎体前上方可见分离的骨碎片，上、下椎间隙保持正常。严重时并发脊椎后突成角、侧移，甚至发生椎体错位，压迫脊髓而引起截瘫；常并发棘突间韧带撕裂，使棘突间隙增宽，或并发棘突撕脱骨折，也可发生横突骨折。CT对脊椎骨折的定位、骨折类型、骨折片移位程度以及椎管有无变形、狭窄等的诊断优于普通平片。MRI对脊椎骨折及有无椎间盘突出、韧带撕裂等有较高的诊断价值。

3. 椎间盘突出　青壮年多发，下段腰椎最容易发生。

（1）**X线平片**　①椎间隙变窄或前窄后宽。②椎体后缘唇样肥大增生、骨桥形成或游离骨块。③脊柱生理曲度变直或侧弯。Schmorl结节表现为椎体上或下面的圆形或半圆形凹陷，其边缘有硬化线，常对称见于相邻椎体的上、下面且常累及数个椎体。

（2）**CT检查**　根据椎间盘变形的程度，分为椎间盘变性、椎间盘膨出、椎间盘突出3种，以椎间盘突出最为严重，其CT直接征象是：椎间盘后缘变形，有局限性突出，其内可有钙化。间接征象是：①硬膜外脂肪层受压、变形甚至消失，两侧硬膜外间隙不对称。②硬膜囊受压变形和移位。③一侧神经根鞘受压。

（3）MRI检查　能很好地显示各部位椎间盘突出的图像，是诊断椎间盘突出的最好方法。在矢状面可见突出的椎间盘向后方或侧后方伸出；横断面上突出的椎间盘局限突出于椎体后缘；可见硬膜外脂肪层受压、变形甚至消失和神经根鞘受压图像。

4. 急性化脓性骨髓炎

（1）X线表现　①发病后2周内，可见肌间隙模糊或消失，皮下组织与肌间分界模糊等。②发病2周后可见骨改变，开始在干骺端骨松质中出现骨质疏松，进一步出现骨质破坏，破坏区边缘模糊；骨质破坏逐渐向骨干延伸，小的破坏区可融合形成大的破坏区，骨皮质也受到破坏，皮质周围出现骨膜增生，表现为一层密度不高的新生骨，新生骨广泛时可形成包壳；骨皮质供血障碍时可发生骨质坏死，出现沿骨长轴形成的长条形死骨，有时可引起病理性骨折。

（2）CT表现　能较清楚地显示软组织感染、骨膜下脓肿以及骨破坏和死骨，尤其有助于发现平片不能显示的小的破坏区和死骨。

（3）MRI检查　对显示骨髓腔内改变和软组织感染优于平片和CT。

5. 慢性化脓性骨髓炎

（1）X线表现　X线可见明显的修复，即在骨破坏周围有骨质增生硬化现象；骨膜的新生骨增厚，并同骨皮质融合，呈分层状，外缘呈花边状；骨干增粗，轮廓不整，骨密度增高，甚至骨髓腔发生闭塞；可见骨质破坏和死骨。

（2）CT表现　与X线表现相似，并容易发现X线不能显示的死骨。

6. 骨关节结核　多继发于肺结核，儿童和青年多见，发病部位以椎体、骺和干骺端为多，X线主要表现为骨质疏松和骨质破坏，部分可出现冷脓肿。

（1）长骨结核　①好发于骺和干骺端。X线早期可见骨质疏松；在骨松质中可见局限性类圆形、边缘较清楚的骨质破坏区，邻近无明显骨质增生现象；骨质破坏区有时可见碎屑状死骨，密度不高，边缘模糊，称之为"泥沙"状死骨；骨膜反应轻微；病变发展易破坏骺而侵入关节，形成关节结核，但很少向骨干发展。②CT检查可显示低密度的骨质破坏区，内部可见高密度的小斑片状死骨影，病变周围软组织发生结核性脓肿，密度低于肌肉。

（2）关节结核　分为继发于骺、干骺端结核的骨型关节结核和结核菌经血行累及关节滑膜的滑膜型结核。①骨型关节结核的X线表现较为明显，即在原有病变征象的基础上，又有关节周围软组织肿胀、关节间隙不对称性狭窄或关节骨质破坏等。滑膜型结核以髋关节和膝关节较为常见，早期X线表现为关节囊和关节软组织肿胀，密度增高，关节间隙正常或增宽，周围骨骼骨质疏松；病变进展侵入关节软骨及软骨下骨质时，X线可见关节面及邻近骨质模糊及有虫蚀样不规则破坏，这种破坏多在关节边缘，而且上下两端相对应存在；晚期发生关节间隙变窄甚至消失，关节强直。②CT检查可见肿胀的关节囊、关节周围软组织和关节囊内积液，骨关节面毛糙，可见虫蚀样骨质缺损；关节周围冷脓肿密度较低，注射对比剂后可见边缘强化。③MRI检查：滑膜型结核早期可见关节周围软组织肿胀，肌间隙模糊。依据病变组织密度不同而显示不同的信号。

（3）脊椎结核　好发于腰椎，可累及相邻的两个椎体，附件较少受累。①X线表现：病变椎体骨松质破坏，发生塌陷变形或呈楔形变，椎间隙变窄或消失，严重时椎体互相嵌入融合而难以分辨；病变椎体旁因大量坏死物质流入而形成冷脓肿，表现为病变椎体旁软组织梭形肿胀，边缘清楚；病变部位脊柱后突畸形。②CT对显示椎体及其附件的骨质破坏、死骨、冷脓肿均优于平片。③MRI对病变部位、大小、形态和椎管内病变的显示优于平片和CT。

7. 骨肿瘤　骨肿瘤分为原发性和转移性两种，转移性骨肿瘤在恶性骨肿瘤中最为常见。原发性骨肿瘤分为良性与恶性。X线检查不仅可以发现骨肿瘤，还可帮助鉴别肿瘤的良恶以及是原发还是转移。一般原发性骨肿瘤好发于长骨，转

移性骨肿瘤好发于躯干骨与四肢近侧骨的近端。原发性骨肿瘤多为单发，转移性骨肿瘤常为多发。良性骨肿瘤多无骨膜增生，恶性骨肿瘤常有骨膜增生，并且骨膜新生骨可被肿瘤破坏，形成恶性骨肿瘤的特征性X线表现——Codman三角。

（1）骨巨细胞瘤（破骨细胞瘤）　多见于20~40岁的青壮年，股骨下端、胫骨上端以及桡骨远端多发，良性多见。①X线平片：在长骨干骺端可见到偏侧性的膨胀性骨质破坏透亮区，边界清楚。多数病例破坏区内可见数量不等的骨嵴，将破坏区分隔成大小不一的小房征，称为分房型；少数破坏区无骨嵴，称为溶骨型。当肿瘤边缘出现筛孔状或虫蚀状骨破坏，骨嵴残缺紊乱，环绕骨干出现软组织肿块影时，提示恶性骨巨细胞瘤。②CT平扫可见骨端的囊性膨胀性骨破坏区，骨壳基本完整，骨破坏与正常骨小梁的交界处多没有骨增生硬化带。骨破坏区内为软组织密度影，无钙化和骨化影。增强扫描肿瘤组织有较明显的强化，而坏死囊变区无强化。

（2）骨肉瘤　多见于11~20岁的男性，好发于股骨下端、胫骨上端及肱骨上端的干骺端。①X线主要表现为骨髓腔内不规则的骨破坏和骨增生，骨皮质破坏，不同形式的骨膜增生和骨膜新生骨的再破坏，可见软组织肿块以及其中的云絮状、斑块状肿瘤骨形成等，肿瘤骨存在是诊断骨肉瘤的重要依据。根据X线表现的不同，骨肉瘤分为溶骨型、成骨型和混合型三种类型，混合型最为多见。溶骨型骨肉瘤以骨质破坏为主要表现，破坏偏于一侧，呈不规则斑片或大片状溶骨性骨质破坏，边界不清；可见骨膜增生被破坏形成的骨膜三角。成骨型骨肉瘤以肿瘤骨形成为主要的X线表现，可见大片致密的骨质硬化改变，称为象牙质变；骨膜增生明显；软组织肿块中多有肿瘤骨形成。混合型骨肉瘤兼有以上两者的骨质改变。②CT表现为松质骨的斑片状缺损，骨皮质内表面的侵蚀或全层的虫蚀状、斑片状破坏或大片缺损。骨质增生表现为松质骨内不规则斑片状高密度影和骨皮质增厚。软组织肿块围绕病变骨骼生长或偏于一侧，边缘模糊，与周围正常组织界限不清，其内常见大小不等的坏死囊变区；CT发现肿瘤骨较平片敏感，并能显示肿瘤与邻近结构的关系。③MRI能清楚地显示骨肿瘤与周围正常组织的关系，以及肿瘤在髓腔内的情况等；但对细小、淡薄的骨化或钙化的显示不如CT。一般典型骨肉瘤平片即可诊断，而判断骨髓病变MRI更好。

（3）转移性骨肿瘤　乳腺癌、甲状腺癌、前列腺癌、肾癌、肺癌及鼻咽癌等癌细胞通过血行可转移至胸椎、腰椎、肋骨、股骨上段，以及髋骨、颅骨和肱骨等处。①根据X线表现的不同将其分为溶骨型、成骨型和混合型三种，以溶骨型最为多见。②CT显示骨转移瘤不仅比普通平片敏感，而且还能清楚显示骨外局部软组织肿块的范围、大小、与相邻脏器的关系等。③MRI对骨髓中的肿瘤组织及其周围水肿非常敏感，比CT能更早地发现骨转移瘤，从而为临床诊断、治疗等提供更早而可靠的依据。

8. 颈椎病　X线表现为颈椎生理曲度变直或向后反向成角，椎体前缘唇样骨质增生或后缘骨质增生、后翘，相对关节面致密，椎间隙变窄，椎间孔变小，钩突关节增生、肥大、变尖，前、后纵韧带及项韧带钙化。CT、MRI对颈椎病的诊断优于普通X线平片，尤其对平片不能确诊的颈椎病，MRI诊断更具有优势。

9. 类风湿关节炎　X线表现为：早期手、足小关节多发对称性梭形软组织肿胀，关节间隙可因积液而增宽，出现软骨破坏后关节间隙变窄；发生在关节边缘的关节面骨质侵蚀（边缘性侵蚀）是类风湿关节炎的重要早期征象；进一步发展可见骨性关节面模糊、中断，常有软骨下囊性病灶，呈多发、边缘不清楚的小透亮区（血管翳侵入所致）；骨质疏松早期发生在受累关节周围，以后可累及全身骨骼；晚期可见四肢肌肉萎缩，关节半脱位或脱位，指间、掌指间关节半脱位明显，常造成手指向尺侧偏斜、畸形。

10. 退行性骨关节病　依靠普通平片就可诊断。

（1）四肢关节（髋与膝关节）退行性骨关节病的 X 线表现　由于关节软骨破坏，而使关节间隙变窄，关节面变平，边缘锐利或有骨赘突出。软骨下骨质致密，关节面下方骨内出现圆形或不规整形透明区。晚期还可见关节半脱位和关节内游离骨体，但多不造成关节强直。

（2）脊椎关节病（脊椎小关节和椎间盘退行性变）的 X 线表现　脊椎小关节改变包括上下关节突变尖、关节面骨质硬化和关节间隙变窄。椎间盘退行性变表现为椎体边缘出现骨赘，相对之骨赘可连成骨桥；椎间隙前方可见小骨片，但不与椎体相连，为纤维环及邻近软组织骨化后形成；髓核退行性变则出现椎间隙变窄，椎体上下骨缘硬化。

◎ 要点九　常见中枢神经系统疾病的影像学表现

（一）脑血管病

1. 脑出血　高血压性脑出血是最常见的病因，出血部位多为基底节、丘脑、脑桥和小脑。根据血肿演变分为急性期、吸收期和囊变期。CT、MRI 可以确诊。

CT 表现：①急性期血肿呈圆形、椭圆形或不规则形均匀密度增高影，边界清楚；周围有环形密度减低影（水肿带）；局部脑室受压移位；血液进入脑室或蛛网膜下腔时，可见脑室或蛛网膜下腔内有积血影。②吸收期（发病后 3~7 天）可见血肿缩小、密度降低，小的血肿可以完全吸收，血肿周围变模糊，水肿带增宽。③发病 2 个月后进入囊变期，较大的血肿吸收后常留下大小不等的囊腔，同时伴有不同程度的脑萎缩。

2. 蛛网膜下腔出血　CT 表现为脑沟、脑池、脑裂内密度增高影，脑沟、脑裂、脑池增大，少数严重病例周围脑组织受压移位。出血一般 7 天左右吸收，此时 CT 检查无异常发现，但 MRI 仍可见高信号出血灶痕迹。

3. 脑梗死　常见的原因有脑血栓形成、脑栓塞、低血压和凝血状态等。病理上分为缺血性脑梗死、出血性脑梗死、腔隙性脑梗死。

（1）CT 表现　①缺血性脑梗死：发病 12~24 小时之内，CT 无异常所见；少数病例在血管闭塞 6 小时即可显示大范围低密度区，其部位、范围与闭塞血管供血区一致，皮质与髓质同时受累，多呈三角形或扇形，边界不清，密度不均，在等密度区内散在较高密度的斑点影代表梗死区内脑质的相对无损害区；2~3 周后，病变处密度越来越低，最后变为等密度而不可见；1~2 个月后可见边界清楚的低密度囊腔。②出血性脑梗死：在密度减低的脑梗死灶内，见到不规则斑点状或片状高密度出血灶影；由于占位，脑室轻度受压，中线轻度移位；2~3 周后，病变处密度逐渐变低。③腔隙性脑梗死：发病 12~24 小时之内，CT 无异常所见；典型者可见小片状密度减低影，边缘模糊；无占位效应。

（2）MRI 检查　MRI 对脑梗死灶发现早、敏感性高，发病后 1 小时即可见局部脑回肿胀，脑沟变浅。

（二）脑肿瘤

影像检查的目的在于确定肿瘤的有无，并对其作出定位、定量乃至定性诊断。颅骨平片的诊断价值有限，CT、MRI 是主要的诊断手段。

（三）颅脑外伤

1. 脑挫裂伤　CT 可见低密度脑水肿区内散在斑点状高密度出血灶，伴有占位效应。有的表现为广泛性脑水肿或脑内血肿。

2. 颅内出血　包括硬膜外、硬膜下、脑内、脑室和蛛网膜下腔出血等。CT 可见相应部位的高密度影。

细目三　放射性核素诊断

◎ 要点　体外竞争放射分析

1. 甲状腺激素测定

（1）原理　主要是测定血液中有活性的四碘甲状腺原氨酸（T_4）和三碘甲状腺原氨酸（T_3）。正常情况下血液循环中的 T_4 绝大部分与蛋白相结合，只有 0.04% 呈游离状态，称为游离 T_4（FT_4），血液中总的 T_4 含量称为总 T_4（TT_4）。血液中的 T_4 均由甲状腺分泌而来，其浓度比 T_3 大 60~80 倍，但

生物活性较 T_3 低。血液中的 T_3 只有20%是甲状腺分泌的，其余80%由 T_4 转化而来。与 T_4 一样，血液循环中绝大部分的 T_3 与蛋白结合，只有0.3%～0.5%呈游离状态，称为游离 T_3（FT_3）。血液中总的 T_3 含量称为总 T_3（TT_3）。只有游离的甲状腺激素才能在靶细胞中发挥生物效应。因此，测定 FT_3、FT_4 能更准确地反映甲状腺的功能。

（2）临床意义　TT_3、TT_4 联合测定对甲状腺功能的判定有重要意义。FT_3、FT_4 对诊断甲亢或甲减更加准确和敏感，其诊断价值依次是 $FT_3>FT_4>TT_3>TT_4$。

2. 血清促甲状腺激素（TSH）测定

（1）原理　TSH是垂体前叶腺细胞分泌的一种糖蛋白激素。它一方面受下丘脑分泌的促甲状腺激素释放激素（TRH）的促进性影响，另一方面又受到 T_3、T_4 反馈性的抑制性影响，二者互相拮抗，它们组成下丘脑-腺垂体-甲状腺轴。正常情况下，下丘脑分泌的TRH量，决定腺垂体甲状腺轴反馈调节的水平。TRH分泌多，则血中 T_3、T_4 水平的调定点高；当血中 T_3、T_4 超过此调定水平时，则反馈性抑制腺垂体分泌TSH，并降低腺垂体对TRH的敏感性，从而使血中 T_3、T_4 水平保持相对恒定。TSH分泌有昼夜节律性，清晨2～4时最高，以后渐降，至下午6～8时最低。

（2）临床意义　TSH增高见于甲状腺功能减退症；TSH降低主要见于甲状腺功能亢进症。

3. C肽测定

（1）原理　胰岛 β 细胞分泌胰岛素的同时，还分泌等分子的C肽。也就是说，分泌几个胰岛素分子，就同时分泌几个C肽分子。因此，测定血清C肽可以帮助了解胰岛细胞的功能，间接反映血清胰岛素的浓度。C肽不受肝脏酶灭活，主要通过肾脏排泄。

（2）临床意义　①帮助糖尿病分型，了解糖尿病患者胰岛 β 细胞的功能。②鉴别糖尿病患者发生低血糖的原因：是胰岛素使用过量，还是进食不足。③了解移植后胰岛 β 细胞的分泌功能。④了解肝、肾功能：肝炎或肝硬化时，肝脏对胰岛素摄取减少，血中胰岛素水平有升高趋势，而C肽受其影响小，血中C肽与胰岛素比值降低；发生肾病时，C肽降解减慢，血中C肽水平升高，C肽与胰岛素比值明显高于正常。⑤胰岛素瘤的诊断及手术的效果评定：若术后血中C肽水平仍很高，说明胰岛素组织有残留。若在随访中，C肽水平不断上升，提示肿瘤复发或转移的可能性大。

4. 胰岛素测定

（1）原理　血清胰岛素是由胰岛 β 细胞分泌的一种可以降低血糖的激素，其生理功能就是与生长激素、胰高血糖素一起调控血糖的浓度。因此，测定血清胰岛素有助于了解血糖升高与降低的原因，帮助糖尿病的诊断与鉴别诊断等。

（2）临床意义　①血清胰岛素水平降低：见于1型糖尿病患者，空腹胰岛素水平低于参考值，口服葡萄糖后无高峰出现。②血清胰岛素水平正常或稍高：见于2型糖尿病患者，口服葡萄糖后高峰延迟至2～3小时出现。

第七单元　病历与诊断方法

◎ 要点一　病历书写的格式与内容

（一）门诊病历

1. 门诊病历首页要逐项填写，要注明科别，如有错误或遗漏应予更正及补充。

2. 每次诊疗均写明年、月、日。必要时注明时刻。

3. 初诊病历的书写要注意以下事项：

（1）病史内容连贯书写，不必冠以"主诉"等字。病历重点为主诉、现病史，而对既往史、家族史等仅扼要记录与此次发病有关的内容。

（2）系统体格检查（一般状况、心、肺、肝、脾、四肢、神经反射等），逐项简要记载，对病人的阳性体征及有关的阴性体征，应重点记载。对专科情况，应详细记载。

（3）辅助检查应根据病情而选择进行。

（4）结合病史、体检、辅助检查，提出初步诊断。

（5）处理包括所有药品（品名、剂量、用法及所给总量），特殊治疗，生活注意点，休息方式及期限，预约诊疗日期及随访要求等。

4. 复诊病历重点记录上次就诊后病情变化、药物疗效与反应及送检结果。复查上次曾发现的阳性体征及有无新的变化。诊断无改变者不再填写。最后为复诊后的处理。

5. 每次记录医师均需签署全名。

（二）住院病历

1. 主要内容包括以下几个方面：

（1）一般情况，如姓名、性别、年龄、婚姻、民族、职业、住址（工作单位）、出生地、入院日期、记录日期、病史陈述者、可靠程度。

（2）病史，包括主诉、现病史、既往史、个人史、婚姻史、月经生育史、家族史。

（3）体格检查。

（4）实验室及其他检查。

（5）病历摘要。

（6）初步诊断。

（7）记录者签名。

2. 入院记录的内容同住院病历，但应简明、重点突出。

3. 病程记录。

4. 会诊记录。

5. 转科记录。

6. 出院记录。

7. 死亡记录。

◎ **要点二　确立诊断的步骤及原则**

建立正确的诊断，一般要经过"调查研究、搜集资料"，"综合分析、初步诊断"和"反复实践、验证诊断"3个步骤。

1. 调查研究，搜集临床资料。正确诊断来源于周密的调查研究。包括询问病史、体格检查、实验室及其他检查等，了解和搜集资料，并做到真实、全面、系统。

2. 分析整理，得出初步诊断。在分析、判断和推理过程中必须注意：现象与本质、局部与整体、共性与个性、动态的观点等思维方法。

3. 反复实践、验证诊断。

◎ **要点三　诊断内容及书写**

1. **诊断内容**　完整的诊断应能反映病人所患的全部疾病，其内容应包括病因诊断、病理解剖诊断和病理生理诊断。如同时患多种疾病，则应分清主次，顺序排列，主要疾病排在前面，次要疾病则根据其重要性依次后排。原发疾病的进一步发展或是在原发病的基础上产生和导致机体脏器的进一步损害称为并发症，列于主要疾病之后。与主要疾病无关而同时存在的疾病称为伴发病，应依序后排。一般本科疾病在前，他科疾病在后。

2. **病历书写的基本要求**

（1）病历编写必须态度认真，实事求是地反映病情和诊治经过。

（2）病历编写应内容确切，系统完确，条理清楚，重点突出，层次分明，词句精练，标点正确，字迹清楚，不得随意涂改和剪贴。

（3）各项、各次记录要注明记录日期，危、急、重病人的病历还应注明记录时间。记录结束时须签全名并易辨认。凡修改和补充之处，应用红色墨水书写并签全名。

（4）病历摘要必须简练，有概括性与系统性，能确切反映病情的特点，无重要遗漏或差错，可作为初步诊断和鉴别诊断的依据。

内 科 学
（师承或确有专长人员不测试）

第一单元　呼吸系统疾病

细目一　慢性阻塞性肺疾病

◎ 要点一　概述

慢性阻塞性肺疾病（COPD）是一种以持续存在的气流受限为特征的肺部疾病，气流受限不完全可逆，呈进行性发展，主要累及肺部，也可引起肺外各器官的损害。COPD与慢性支气管炎及慢性阻塞性肺气肿关系密切，是内科常见病与多发病。COPD是我国导致慢性肺心病及慢性呼吸衰竭的最常见病因，严重影响患者的生活质量。

◎ 要点二　病因与发病机制

COPD是多种环境因素与机体自身因素长期互相作用的结果。

1. **吸烟**　为最主要的病因，发病与吸烟的时间长短、吸烟量、吸烟的种类等有一定的关系。烟草燃烧时产生大量有毒有害的化学物质，损伤气道黏膜上皮细胞及自身防御机制，导致气道慢性炎症性损伤。

2. **职业粉尘和化学物质**　如反复或大量接触工作环境中的粉尘、烟雾、工业废气等，可促进COPD发病。

3. **环境污染**　COPD与显著暴露于有害颗粒或气体环境关系密切，环境污染导致气道自身防御能力下降，易发生细菌感染。

4. **感染因素**　是COPD发病与病情发展的重要因素，包括细菌、病毒等病原体感染。

5. **其他**　蛋白酶-抗蛋白酶失衡、氧化应激、自主神经功能失调、营养不良、气温变化等均与COPD发病有关。

◎ 要点三　临床表现与并发症

（一）临床表现

1. **症状**　起病隐匿，病程较长，呈渐进性加重的病程特征。

（1）**慢性咳嗽**　随病程进展可终身不愈，晨间咳嗽明显，夜间有阵咳及排痰。

（2）**咳痰**　一般为白色黏液或浆液泡沫状痰，偶可带血丝，清晨排痰较多。急性发作时痰量增多，可有脓性痰。

（3）**气短及呼吸困难**　为COPD的典型症状。早期仅在体力活动时出现，后逐渐加重，日常活动甚至休息时也有气短、呼吸困难，表现为呼气性呼吸困难，伴呼气延长。

（4）**喘息和胸闷**　部分患者特别是重度患者或急性加重时出现喘息。

（5）**其他**　晚期可出现食欲减退、体重下降等慢性病的全身表现等，伴有胸闷。

2. **体征**　早期可无异常，随疾病进展出现桶状胸，呼吸变浅，频率增快，双肺语颤减弱，叩诊呈过清音，心浊音界缩小，肺下界和肝浊音界下降，呼吸音减弱，呼气延长，部分患者可闻及湿啰音和/或散在的干啰音。

（二）并发症

1. 慢性呼吸衰竭 COPD 患者疾病的中后期，在急性加重时因导致通气和/或换气功能障碍而并发呼吸衰竭，患者症状明显加重，发生低氧血症和/或高碳酸血症，出现一系列与缺氧和二氧化碳潴留相关的临床表现。

2. 自发性气胸 日常生活中由于患者憋气、用力或剧烈咳嗽时，出现一侧胸痛伴突然加重的呼吸困难，伴有发绀，患侧肺部叩诊呈鼓音，听诊呼吸音减弱或消失，应考虑并发自发性气胸，通过胸部 X 线检查可以确诊。

3. 慢性肺心病 COPD 后期因长期缺氧伴有高碳酸血症，致肺动脉痉挛、血管重塑，导致肺动脉高压、右心室肥厚，应诊断并发慢性肺心病，严重时发生右心衰竭。

◎ 要点四 实验室检查及其他检查

1. 肺功能检查 肺功能检查结果是判断气流受限的主要客观指标，对 COPD 的诊断、严重度评估、疾病进展、预后及治疗反应等有重要意义。其中主要指标为第一秒用力呼气容积（FEV_1）减少，且 $FEV_1/FVC<70\%$ 是判断气流受限的主要客观依据。

2. 胸部 X 线检查 胸部 X 线平片早期可无变化，病情进展可出现肺纹理增粗、紊乱等非特异性改变及肺气肿改变。胸片可作为确定肺部并发症及排除其他肺部疾病的客观依据。胸部 CT 不作常规检查，高分辨率 CT 对疑难病例的鉴别诊断有一定意义。

3. 动脉血气分析 可确定是否发生呼吸衰竭及其类型。

◎ 要点五 诊断

主要依据有长期吸烟等患病高危因素，结合临床症状、体征及肺功能检查结果等综合分析诊断。不完全可逆的气流受限是 COPD 诊断的必备条件，吸入支气管扩张剂后 $FEV_1/FVC<70\%$，即可诊断。根据 $FEV_1\%$ 预计值下降的幅度进行气流阻塞严重程度分级。

◎ 要点六 病情评估

（一）稳定期病情严重程度评估

包括肺功能评估、症状评估及急性加重风险评估。

1. 肺功能评估 根据 FEV_1/FVC、$FEV_1\%$ 预计值和症状可对 COPD 患者气流受限严重程度做出分级诊断。

COPD 患者气流受限严重程度的肺功能分级

肺功能分级	患者 $FEV_1\%$ 预计值
GOLD1 级（轻度）	≥80
GOLD2 级（中度）	50~79
GOLD3 级（重度）	30~49
GOLD4 级（极重度）	<30

2. 症状评估 一般根据慢性阻塞性肺疾病评估测试调查问卷进行评估。

3. 急性加重风险评估 根据患者上一年发生急性加重的次数以及需要住院治疗的急性加重的次数进行评估。

然后综合患者的肺功能分级评估、症状评估结果及急性加重风险评估，将患者分为四组：A 组：低风险、症状少；B 组：低风险、症状多；C 组：高风险、症状少；D 组：高风险、症状多。

另外，对 COPD 患者进行病情评估时，还应兼顾患者的伴发病和一般情况等重要因素。

（二）疾病分期评估

1. 急性加重期 急性加重期指在疾病过程中，短期内咳嗽、咳痰、气短和（或）喘息加重，痰量增多，呈脓性或黏液脓性，可伴发热等症状。

2. 稳定期 稳定期则指患者咳嗽、咳痰、气短等症状稳定或症状较轻。

◎ 要点七 治疗与预防

（一）稳定期治疗

1. 健康教育与管理 戒烟是 COPD 的病因治疗措施，应积极劝导患者戒烟，注意防护污染环境及职业环境污染等，病情变化时应及时就诊。

2. 应用支气管扩张剂 是控制 COPD 患者症状的主要治疗措施，应根据患者病史及病情、既往用药史等个体化治疗。

（1）β_2 肾上腺素受体激动剂 常用沙丁胺醇、特布他林气雾剂等，长效制剂有沙美特罗、福莫特罗等。

（2）抗胆碱能药 常用异丙托溴铵气雾剂，长效抗胆碱药有噻托溴铵。

（3）茶碱类药 常用氨茶碱、缓释型或控释型茶碱等。

3. 应用糖皮质激素 长期规律的吸入糖皮质激素适用于 $FEV_1 < 50\%$ 预计值且有临床症状，以及反复加重的 COPD 患者。联合吸入糖皮质激素和长效 β_2 受体激动剂，比单用治疗效果好，目前已有布地奈德加福莫特罗、氟地卡松加沙美特罗两种药物的联合制剂。

4. 应用祛痰药 应用盐酸氨溴索、N-乙酰半胱氨酸或稀化黏素等，主要用于痰液黏稠不易咳出的患者，尤其是老年人。

5. 长期家庭氧疗（LTOT） 有下列病情改变的患者有条件应进行 LTOT：① $PaO_2 \leqslant 55$ mmHg 或 $SaO_2 \leqslant 88\%$，有或没有高碳酸血症；② PaO_2 $55 \sim 60$ mmHg，或 $SaO_2 < 89\%$，并有肺动脉高压、心力衰竭或红细胞增多症（红细胞比积 > 55%）。一般经鼻导管吸入给氧，氧流量 $1.0 \sim 2.0$ L/min，吸氧持续时间 > 15h/d。

6. 康复治疗 进行个体化呼吸生理治疗、呼吸肌锻炼，加强营养支持，进行必要的心理疏导治疗等，可以改善生活质量，稳定病情。

（二）急性加重期治疗

1. 控制感染 细菌感染是导致 COPD 急性加重最常见的原因，故选用敏感抗菌药物控制感染是最重要的治疗措施。应根据 COPD 严重程度及相应的细菌分层情况，结合当地常见致病菌类型、耐药流行趋势和药敏情况，选用敏感抗菌药物静脉或口服给药。如对初始治疗反应欠佳，应及时根据细菌培养及药敏试验结果调整。

2. 扩张支气管 短效 β_2 受体激动剂适用于 COPD 急性加重期的治疗，若单药治疗效果不明显，联合使用抗胆碱能药物。对于病情较为严重的患者，可考虑静脉滴注茶碱类药物。

3. 控制性氧疗 为住院患者的基础治疗。无严重合并症患者，氧疗后易达到满意的氧合水平（$PaO_2 > 60$ mmHg 或 $SaO_2 > 90\%$）。因 COPD 患者多为 Ⅱ 型呼吸衰竭，应给予控制性氧疗，吸入氧浓度以 28% ~ 30% 为宜，需注意可能发生潜在的二氧化碳潴留及呼吸性酸中毒。

4. 应用糖皮质激素 住院患者宜在应用支气管扩张剂及抗菌药物的基础上，口服或静脉滴注糖皮质激素，常用泼尼松龙等。

5. 其他治疗 包括应用盐酸氨溴索等祛痰，维持水、电解质、酸碱平衡，病情需要时考虑机械通气。

（三）预防

戒烟是最重要的预防措施，同时又是病因治疗措施；改善环境污染，通过适当的防护措施，尽量避免有害粉尘、气体的吸入；发生呼吸道感染时积极合理治疗；加强体育锻炼，增强抗寒能力。对于已经确诊的 COPD 患者，预防呼吸道感染，积极进行呼吸生理治疗及呼吸肌锻炼，进行长期家庭氧疗。

细目二　慢性肺源性心脏病

◎ 要点一　概述

慢性肺源性心脏病（简称慢性肺心病），是指由慢性支气管、肺、胸廓疾病或肺血管病变引起肺循环阻力增加，继而肺动脉高压形成，引起右心室肥大，甚至发生右心衰竭的一类心脏病。我国 ≥15 岁人群中的患病率为 6.7%，患病率存在地区性差异，天气干燥、气温寒冷地区患病率高，农村高于城市。另外，吸烟者高于不吸烟者，随年龄增加患病率升高。

◎ 要点二　病因与发病机制

（一）病因

1. 慢性支气管、肺疾病 COPD 是最常见病因，约占病因的 80%~90%，其次为重症支气管哮喘、支气管扩张症、间质性肺病等。

2. 严重的胸廓畸形 见于严重的脊柱畸形等原因导致的胸廓畸形，影响胸廓的正常呼吸运动。

3. 肺血管疾病 见于特发性肺动脉高压、慢性栓塞性肺动脉高压等。

4. 其他 可见于原发性肺泡通气不足、睡眠呼吸暂停低通气综合征等。

（二）发病机制

1. 肺动脉高压的形成 与长期缺氧、高碳酸血症等功能性因素，肺血管慢性炎症、毛细血管床减损、肺血管收缩、肺血管重塑、血栓形成等解剖学因素，血容量增多和血液黏稠度增加等因素有关。其中长期缺氧与高碳酸血症导致肺血管收缩为主要机制。

2. 右心功能的改变 肺动脉高压早期，右心室发生代偿，心室舒张末期压仍正常。随病情进展，肺动脉高压持续存在且较严重，右心室功能失代偿，排血量下降，右心室收缩终末期残余血量增加，舒张末期压增高，发生右心衰竭。

◎ **要点三 临床表现与并发症**

（一）肺、心功能代偿期（缓解期）

1. 原发病表现

（1）长期慢性咳嗽、咳痰或喘息，逐渐出现乏力、呼吸困难，活动后心悸、气促加重。

（2）肺气肿体征，如桶状胸，双肺语颤减弱，叩诊呈过清音，心浊音界缩小，肺下界和肝浊音界下降，呼吸音减弱，呼气延长。

（3）肺部听诊常有干、湿啰音。

2. 肺动脉高压和右心室肥大体征

（1）肺动脉瓣区 S_2 亢进。

（2）三尖瓣区出现收缩期杂音，剑突下触及心脏收缩期搏动。

（3）可出现颈静脉充盈、肝淤血肿大等。

（二）肺、心功能失代偿期（急性加重期）

多由急性呼吸道感染诱发，除上述症状加重外，相继出现呼吸衰竭和心力衰竭的临床表现，甚至出现并发症。

1. 呼吸衰竭

（1）**低氧血症** 出现胸闷、心悸、心率增快和发绀，严重者可出现头晕、头痛、烦躁不安、谵妄、抽搐甚至昏迷等症状。

（2）**二氧化碳潴留** 表现为头痛，多汗，失眠，夜间不眠，日间嗜睡。严重者出现幻觉、神志恍惚、烦躁不安、精神错乱和昏迷等精神神经症状，甚至发生死亡。

2. 心力衰竭 以右心衰竭为主。心悸、心率增快、呼吸困难及发绀进一步加重，出现上腹胀痛，食欲不振，少尿。主要体征为颈静脉怒张，肝肿大伴有触痛，肝－颈静脉反流征阳性，下肢水肿，并可出现腹水。因右心室肥大使三尖瓣相对关闭不全，三尖瓣区可闻及收缩期杂音，严重者可出现舒张期奔马律。也可出现各种心律失常，以房性心律失常常见。病情严重者可发生休克，少数患者亦可出现急性肺水肿或全心衰竭。

（三）并发症

1. 肺性脑病 是指由于严重缺氧及高碳酸血症导致中枢神经系统功能障碍，出现意识模糊、谵妄甚至昏迷等一系列精神神经症状的临床综合征，是慢性肺心病患者首要的死亡原因。

2. 酸碱平衡失调及电解质紊乱 为最常见的并发症，其中以呼吸性酸中毒常见，合并感染时出现呼吸性酸中毒合并代谢性酸中毒，大量应用利尿剂可出现呼吸性酸中毒合并代谢性碱中毒。

3. 心律失常 可出现各种心律失常，其中以房性快速性心律失常多见，如房性早搏等。

4. 休克 慢性肺心病急性加重期合并肺部感染时，可出现感染性休克，也可发生心源性休克等。

5. 消化道出血 由于缺氧及酸中毒导致消化道黏膜糜烂、出血，出现黑便甚至呕血等上消化道出血的表现。

6. 其他 如功能性肾衰竭、弥散性血管内凝血等。

◎ 要点四 实验室检查及其他检查

1. 胸部 X 线检查 有原发疾病及急性肺部感染的特征，同时能发现肺动脉高压及右心室肥大的征象，具体表现为右下肺动脉干扩张其横径≥15mm，肺动脉段明显突出或其高度≥3mm，心脏向左扩大等。

2. 心电图检查 主要表现为电轴右偏，额面平均电轴≥90°，重度顺钟向转位，$R_{V1}+S_{V5}≥1.2mV$，$R_{V1}≥1.0mV$ 等右心室肥大的改变，以及肺型 P 波。

3. 超声心动图检查 可显示右室内径增大（≥20mm），右室流出道增宽（≥30mm），肺动脉内径增大，右室前壁厚度增加。多普勒超声心动图检查显示三尖瓣反流和右室收缩压增高。

4. 动脉血气分析 合并呼吸衰竭时，$PaO_2<60mmHg$，$PaCO_2>50mmHg$。pH 值因机体对酸碱代偿情况不同而不同，可正常、降低或升高。

5. 血液一般检查 可见继发性红细胞增多、血红蛋白升高，合并感染时出现白细胞总数和中性粒细胞升高。

6. 血液生化检查 可出现血电解质紊乱如低钾血症、低钠低氯血症等；缺氧严重者可出现一过性肝酶升高及氮质血症等。

◎ 要点五 诊断与鉴别诊断

（一）诊断

结合病史、体征及实验室检查，综合做出诊断。在慢性呼吸系统疾病的基础上，一旦发现有肺动脉高压、右心室肥大的体征或右心功能不全的征象，排除其他引起右心病变的心脏病，即可诊断。若出现呼吸困难、颈静脉怒张、发绀，或神经精神症状，为发生呼吸衰竭的表现；如有下肢或全身水肿、腹胀、肝区疼痛，提示发生右心衰竭，为急性加重期的主要诊断依据。

（二）鉴别诊断

主要与冠心病鉴别，两者均多见于中老年患者，均可出现心脏增大、肝肿大、下肢水肿及发绀等，慢性肺心病患者心电图 $V_1～V_3$ 可呈 QS 型，又酷似心肌梗死的心电图改变，但冠心病患者多有心绞痛或心肌梗死病史，心脏增大主要为左心室肥大，心尖区可闻及收缩期杂音，X 线检查显示心脏向左下扩大，心电图检查显示缺血型 ST-T 改变等客观改变，有助于鉴别诊断。此外，还应与慢性心脏瓣膜病、心肌病等鉴别

◎ 要点六 病情评估

1. 临床分期 慢性肺心病病程漫长，在疾病过程中，患者多因呼吸道感染、受寒、劳累、吸入刺激性气体等原因出现急性加重，经治疗后病情多可缓解，因此，依据临床表现分为急性加重期与缓解期，应依据患者所处的临床分期进行分期治疗。

2. 病情评估 对于急性加重期患者，应根据动脉血气分析结果、临床表现及并发症发生情况，综合判断病情。并发肺性脑病、严重酸碱失衡等并发症的患者，病情危重，死亡率高。慢性肺心病患者的死亡率在 10%～15%。缓解期患者可根据临床表现、肺功能检查结果等客观评价病情，指导治疗。

◎ 要点七 治疗与预防

（一）急性加重期治疗

1. 控制感染 为治疗慢性肺心病的关键措施。慢性肺心病并发的感染多为混合性感染，故应联合用药，一般可首选青霉素类、氨基糖苷类、氟喹诺酮类及头孢菌素类等。根据痰培养和药物敏感试验选用抗菌药物更合理。多需静脉用药。长期应用抗菌药物要防止真菌感染。

2. 改善呼吸功能，纠正呼吸衰竭 采取综合治疗措施，包括缓解支气管痉挛，清除痰液，通畅呼吸道，持续低浓度给氧，应用呼吸中枢兴奋剂等。必要时施行机械通气。

3. 控制心力衰竭 在积极控制感染，改善呼吸功能后，一般患者心功能常能改善，尿量增多，水肿消退，肝肿大可缩小或恢复正常，不需使用利尿剂和强心剂。但较重患者或经以上治疗

无效者可适当选用利尿剂和强心剂。

（1）利尿剂　宜短疗程、小剂量、间歇并联合使用排钾和保钾利尿剂。一般可用氢氯噻嗪联合螺内酯口服。

（2）强心剂　应用指征：①感染已被控制，呼吸功能已改善，利尿剂不能取得良好疗效而反复水肿的心力衰竭患者；②合并室上性快速性心律失常，如室上性心动过速、心房颤动（心室率>100次/分）者；③以右心衰竭为主要表现而无明显急性感染者；④出现急性左心衰竭者。慢性肺心病患者由于慢性缺氧及感染，对洋地黄类药物耐受性低、疗效差，且易引起中毒，应用的原则是：①剂量宜小，约为常规剂量的1/2~2/3；②选用作用快、排泄快的强心剂；③低氧血症、感染等均可使心率增快，故不宜以心率减慢作为衡量强心药的疗效指征。

（3）应用血管扩张剂　可减轻心脏前、后负荷，降低心肌耗氧量，增加心肌收缩力，对部分顽固性心衰患者有一定效果，可应用硝酸酯类药物。

4. 控制心律失常　房性异位心律随着病情好转多可迅速消失，如经治疗仍不能消失时，未经洋地黄制剂治疗者，可在密切观察下选用小量毛花苷C或地高辛治疗；对频发室性早搏、室性心动过速者，可选用利多卡因、胺碘酮等药物。另外，要注意避免应用β受体阻滞剂，以免诱发支气管痉挛加重病情。

5. 应用糖皮质激素　糖皮质激素可解除支气管痉挛、改善通气、降低肺泡内压力、减轻右心负荷，在有效控制感染的情况下，短期应用糖皮质激素，有利于纠正呼吸衰竭和心力衰竭。

6. 抗凝治疗　应用低分子肝素防止肺微小动脉原位血栓形成，也可应用阿魏酸钠等。

7. 并发症的处理　①并发肺性脑病时，除上述治疗措施外，应注意纠正酸碱失衡和电解质紊乱；出现脑水肿时，可快速静脉滴注甘露醇；肺性脑病出现兴奋、躁动时慎用镇静剂。②其他：并发酸碱失衡和电解质紊乱、消化道出血、

休克、肾衰竭、弥散性血管内凝血等，积极给予相应治疗。

（二）缓解期治疗

呼吸生理治疗，增强机体免疫力和长期家庭长期氧疗（详见细目一慢性阻塞性肺疾病）。

（三）预防

慢性肺心病是慢性阻塞性肺疾病的最终结局，因此，其预防主要是有效预防慢性呼吸系统疾病的发生，尤其是COPD；一旦确诊为慢性肺心病，通过增强体质及抗寒能力，预防急性呼吸道感染，是预防患者由缓解期进入急性加重期的重要措施。

细目三　支气管哮喘

◎ 要点一　概述

支气管哮喘是一种由肥大细胞、嗜酸性粒细胞、淋巴细胞等多种炎症细胞介导的气道慢性炎症，是一种多基因遗传性疾病，具有家族聚集倾向。本病常存在气道高反应性和广泛的、可逆性气流阻塞。临床以反复发作的喘息、呼气性呼吸困难、胸闷或咳嗽为特征，常在夜间和（或）清晨发作。支气管哮喘是全球范围内最常见疾病之一，我国成人患病率约为1.24%，且呈明显上升的趋势。经过长期规范化治疗和管理，80%以上的患者可达到临床控制。

◎ 要点二　病因与发病机制

（一）病因

支气管哮喘的病因包括遗传因素与环境因素两个方面，遗传因素是患病的基本条件，在环境因素激发下，发展为临床哮喘。

1. 遗传因素　已发现具有多个哮喘易感基因，如YLK40、IL6R、PDE4D、IL33等，遗传因素导致患者具有过敏体质及气道高反应性。

2. 环境因素　为激发因素，根据来源分为：①吸入性激发因素，如尘螨、花粉、动物羽毛、汽车尾气等；②食入性激发因素，包括鱼、虾、

蟹、牛奶等动物蛋白；③药物，如阿司匹林、抗生素等；④其他，如运动、寒冷空气等。

（二）发病机制

1. 变态反应学说 主要为Ⅰ型（速发型）变态反应。

2. 气道炎症学说 是支气管哮喘最重要的发病机制，是导致气道高反应性及气道重构、阻塞的病理基础。

3. 神经-受体失衡学说 肾上腺素能神经兴奋性降低，胆碱能神经兴奋性增加。

4. 其他机制 如呼吸道病毒感染、服用某些解热镇痛药和应用含碘造影剂、运动过程中的过度换气、胃-食管反流、心理因素以及遗传因素等。

◎ 要点三 临床表现与并发症

（一）症状

1. 典型表现 主要表现为发作性伴哮鸣音的呼气性呼吸困难，其发作常与吸入外源性变应原有关，大多有季节性，春秋易发且日轻夜重（下半夜和凌晨易发）。

2. 咳嗽变异性哮喘 以发作性胸闷或顽固性咳嗽为唯一的临床表现，无喘息症状，易漏诊。

3. 运动性哮喘和药物诱发性哮喘 由运动以及某些药物诱发，临床少见。

4. 危重哮喘 严重哮喘发作，表现为呼吸困难、发绀、大汗淋漓、四肢湿冷、脉细数，两肺满布哮鸣音，有时因支气管高度狭窄或被大量痰栓堵塞，肺部哮鸣音反而减弱或消失，此时病情危急，经一般治疗不能缓解，可导致呼吸衰竭甚至死亡。

（二）体征

发作时胸部呈过度充气状态，两肺可闻及弥漫性哮鸣音，以呼气相为主，严重者呈强迫端坐位，甚至出现发绀、心率增快、奇脉、胸腹反常运动等。

（三）并发症

1. 发作期并发症 可出现自发性气胸、纵隔气肿、肺不张、急性呼吸衰竭等并发症。

2. 晚期并发症 严重哮喘患者疾病晚期可并发慢性肺心病，也可并发支气管扩张症、间质性肺炎等。

◎ 要点四 实验室检查及其他检查

1. 血液检查 可有嗜酸性粒细胞增多，并发感染者有白细胞总数和中性粒细胞增多。

2. 痰液检查 涂片镜检可见较多嗜酸性粒细胞。

3. 肺功能检查 以FEV_1占预计值的百分率（$FEV_1\%$）最为可靠，以最大呼气流速（PEF）的测定最为方便，同时PEF测定值占预计值的百分率（PEF%）和PEF昼夜变异率也是判断支气管哮喘病情严重度的两项重要的指标。必要时可进行支气管激发试验或支气管舒张试验。支气管激发试验阳性是指呼吸功能基本正常的患者，吸入组胺、乙酰甲胆碱或过敏原后FEV_1或PEF下降>20%；支气管舒张试验阳性是指通气功能低于正常的病人，吸入支气管舒张剂后FEV_1或PEF测定值增加≥15%。

4. 免疫学和过敏原检测 慢性持续期血清中特异性IgE和嗜酸性粒细胞阳离子蛋白（ECP）含量测定有助于哮喘的诊断。哮喘患者IgE可较正常升高2倍以上。皮肤过敏原测试用于指导避免过敏原接触和脱敏治疗，临床较为常用。

5. 胸部X线检查 急性发作期两肺透亮度增加，呈过度充气状态，慢性持续期多无明显改变，疾病后期并发慢性肺心病时可有相应改变。

6. 动脉血气分析 哮喘发作程度较轻，PaO_2和$PaCO_2$正常或轻度下降；中度哮喘发作，PaO_2下降而$PaCO_2$正常；重度哮喘发作，PaO_2明显下降而$PaCO_2$超过正常，并可出现呼吸性酸中毒和/或代谢性酸中毒。

◎ 要点五 诊断与鉴别诊断

（一）诊断

1. 反复发作喘息、气急、胸闷或咳嗽，多与接触变应原、冷空气、物理和化学性刺激、病毒性上呼吸道感染、运动等有关。

2. 发作时双肺可闻及散在或弥漫性以呼气相为主的哮鸣音，呼气相延长。

3. 上述症状可经治疗缓解或自行缓解。

4. 除外其他疾病引起的喘息、气急、胸闷和咳嗽。

5. 临床表现不典型者（如无明显喘息或体征）应有下列 3 项中至少 1 项阳性：①支气管激发试验阳性；②支气管舒张试验阳性；③昼夜 PEF 变异率≥20%。

符合 1~4 条或 4、5 条者，即可诊断。

（二）鉴别诊断

1. **心源性哮喘** 左心衰竭临床表现为呼吸困难、发绀、咳嗽、咳白色或粉红色泡沫痰，与支气管哮喘症状相似，但心源性哮喘多有高血压、冠心病、风心病二尖瓣狭窄等病史和体征，两肺不仅可闻及哮鸣音，尚可闻及广泛的水泡音，查体左心界扩大，心率增快，心尖部可闻及奔马律。影像学检查显示以肺门为中心的蝶状或片状模糊阴影。

2. **慢性阻塞性肺疾病** 慢性阻塞性肺疾病多于中年后起病，症状缓慢进展，逐渐加重，多有长期吸烟史和（或）有害气体、颗粒接触史，气流受限基本为不可逆性；哮喘则多在儿童或青少年期起病，症状起伏大，常伴过敏体质、过敏性鼻炎和（或）湿疹等，部分患者有哮喘家族史，气流受限多为可逆性。

3. **支气管肺癌** 中央型支气管肺癌肿瘤压迫支气管，引起支气管狭窄，或伴有感染时，亦可出现喘鸣音或哮喘样呼吸困难，但肺癌的呼吸困难及喘鸣症状呈进行性加重，常无明显诱因，咳嗽咳痰，痰中带血。痰找癌细胞、胸部 X 线、CT、MRI 或纤维支气管镜检查可明确诊断。

◎ 要点六　病情评估

1. **急性发作期严重程度分级** 急性发作期是指气促、咳嗽、胸闷等症状突然发生或症状加重，常有呼吸困难，以呼气流量降低为特征，常因接触变应原等刺激物或治疗不当所致。哮喘急

性发作时其程度轻重不一，病情加重可在数小时或数天内出现，偶尔可在数分钟内即危及生命，故应对病情做出正确评估，以便给予及时有效的紧急治疗。哮喘急性发作时严重程度可分为轻度、中度、重度和危重四级。

（1）**轻度发作** 一般体力活动时有气喘，可伴有焦虑，呼吸轻度加快，查体双肺可闻及散在哮鸣音，肺功能和动脉血气检查基本正常。

（2）**中度发作** 稍微活动即有气喘，讲话不连续，常有焦虑，呼吸明显加快，有时出现三凹征阳性，查体双肺可闻及响亮而弥漫的哮鸣音，心率增快，肺功能检查使用支气管扩张剂后 PEF 占预计值 60%～80%，动脉血气检查 SaO_2 在 91%～95%。

（3）**重度发作** 安静时即有气喘，强迫端坐位，不能讲话，单字发音或运用肢体语言回答问题，常有焦虑、烦躁不安，出汗多，呼吸明显加快，超过 30 次/分，三凹征阳性，查体双肺可闻及响亮而弥漫的哮鸣音，心率增快，超过 120 次/分，有奇脉，肺功能检查使用支气管扩张剂后 PEF 占预计值<60%，动脉血气检查 SaO_2≤90%，PaO_2<60mmHg，伴有 $PaCO_2$>45mmHg。

（4）**危重发作** 患者多呈嗜睡状态，意识模糊，严重发绀，可见胸腹矛盾运动，查体双肺哮鸣音减少甚至消失，心音低弱，脉率不规则，呈现急性呼吸衰竭的危重状态。

2. **慢性持续期病情评估** 许多哮喘患者即使没有急性发作，但在相当长的时间内仍有不同频度及不同程度支气管哮喘相关症状如喘息、咳嗽、胸闷等，伴有肺通气功能逐渐下降，甚至并发慢性阻塞性肺疾病和慢性肺心病。以往以患者白天、夜间哮喘发作的频度和肺功能测定指标为依据，将慢性持续期的哮喘患者病情分为间歇性、轻度持续、中度持续和重度持续四级，目前认为长期评估哮喘的控制水平是更为可靠和有积极意义的病情严重性评估方法，可以更全面地评估哮喘患者的整体病情，指导治疗。根据过去 4 周内患者日间哮喘症状>2 次/周、夜间因哮喘憋

醒、使用缓解药物频次>2次/周、哮喘引起活动受限等指标的拥有项多少，将哮喘控制水平分为控制良好、部分控制和未控制三个等级。

（1）良好控制　无上述任何一项。

（2）部分控制　具有上述4项中的1~2项。

（3）未控制　具有上述4项中的3~4项。

患者未来不良事件风险增加的相关因素有：①临床控制不良；②过去的1年中有频繁急性发作；③有因严重哮喘发作住院史；④肺功能FEV_1低值；⑤烟草暴露；⑥大剂量药物治疗。

◎ 要点七　治疗与预防

（一）治疗

1. 脱离变应原环境　急性发作期立即使患者脱离变应原环境是防治哮喘最有效的方法。

2. 药物治疗　用于治疗支气管哮喘的药物有控制性药物和缓解性药物。控制性药物即抗炎药需要长期使用，用于治疗气道慢性炎症，维持临床控制状态，包括吸入型糖皮质激素、白三烯受体调节剂、长效$β_2$受体激动剂、缓释茶碱、色甘酸钠等；缓解性药物即解痉平喘药，是根据发作需要用于缓解急性发作的药物，包括短效$β_2$受体激动剂、短效吸入型抗胆碱药物、短效茶碱、静脉用糖皮质激素等。

（1）$β_2$受体激动剂　是缓解哮喘症状的首选药物。有短效-速效$β_2$受体激动剂如沙丁胺醇、特布他林气雾剂，短效-迟效$β_2$受体激动剂如沙丁胺醇、特布他林片剂，长效-迟效$β_2$受体激动剂如沙美特罗气雾剂，长效-速效$β_2$受体激动剂如福莫特罗干粉吸入剂等。

（2）茶碱（黄嘌呤）类药物　茶碱缓释或控释片，适合夜间发作哮喘的治疗。氨茶碱血药浓度个体差异大，使用时应监测血清或唾液中茶碱浓度，及时调整用量。

（3）抗胆碱药物　吸入型抗胆碱药物如溴化异丙托品，与$β_2$受体激动剂联合吸入有协同作用，尤其适用于夜间哮喘及多痰患者。

（4）糖皮质激素　是控制哮喘最有效的药物，根据需要选择吸入型、口服或静脉注射。吸入剂型常用培氯米松吸入剂、布地奈德吸入剂、氟替卡松吸入剂等；口服常用泼尼松和泼尼松龙；重度发作静脉用药常用氢化可的松或甲泼尼龙等。吸入剂型的主要不良反应有咽部不适、声音嘶哑和局部念珠菌感染等。为减少吸入大剂量糖皮质激素的不良反应，可与长效$β_2$受体激动剂、控释茶碱或白三烯调节剂等联合使用。

（5）白三烯调节剂　通过调节白三烯的生物活性而发挥抗炎作用，同时可舒张支气管平滑肌，作为控制轻度哮喘的较好选择，常用孟鲁司特和扎鲁司特等，不良反应较轻微。

（6）其他　有钙拮抗剂（维拉帕米、硝苯地平等）、酮替芬、曲尼司特、肥大细胞膜稳定剂色甘酸钠、血栓烷A_2受体拮抗剂等。钙拮抗剂可用于治疗运动性哮喘，酮替芬对过敏性哮喘有效，曲尼司特、色甘酸钠主要用于哮喘的预防。

3. 危重哮喘的处理

（1）氧疗与辅助通气　维持PaO_2>60mmHg，开始机械通气的指征包括：①呼吸肌疲劳；②$PaCO_2$>45mmHg；③有明显意识改变。

（2）有效解痉平喘　联合应用解痉平喘药。

（3）纠正水、电解质及酸碱失衡　①补液；②纠正酸中毒；③纠正电解质紊乱。

（4）控制感染　静脉应用广谱抗生素。

（5）应用糖皮质激素。

（二）预防

1. 慢性持续期应尽量明确可诱发发作的变应原，日常中加以控制，避免接触而诱发发作。

2. 加强体育锻炼，增强体质。注射哮喘菌苗和脱敏疗法。可个体化使用吸入型糖皮质激素等药物以减少复发。

细目四　肺　炎

◎ 要点一　概述

肺炎是指包括终末气道、肺泡腔及肺间质等在内的肺实质的炎症性疾病，是临床最常见的感染性疾病。

肺炎的分类：

（1）**按解剖分类** ①大叶性（肺泡性）肺炎：炎症累及部分肺段或整个肺叶，致病菌以肺炎链球菌最多见；②小叶性（支气管性）肺炎：病菌经支气管入侵，引起细支气管、终末细支气管及肺泡炎症，病原体常见肺炎链球菌、葡萄球菌、病毒、肺炎支原体等；③间质性肺炎：以肺间质为主的炎症，可由细菌、支原体、病毒等引起。

（2）**按病因分类** ①细菌性肺炎：最为常见，常见致病菌为肺炎链球菌、葡萄球菌、甲型溶血性链球菌、肺炎克雷伯杆菌、流感嗜血杆菌等；②非典型病原体肺炎：见于军团菌、支原体和衣原体感染；③病毒性肺炎：见于冠状病毒、腺病毒、呼吸道合胞病毒、流感病毒等感染；④肺真菌病：由念珠菌、曲霉、隐球菌等引起的肺炎；⑤其他病原所致的肺炎：如立克次体、弓形体、肺吸虫等；⑥理化因素所致的肺炎：如放射性肺炎、化学性肺炎等。

（3）**按患病环境分类** ①社区获得性肺炎（CAP）：是指在医院外感染病原体所患的肺炎，主要致病菌为肺炎链球菌、支原体、衣原体、流感嗜血杆菌、流感病毒、腺病毒等；②医院内获得性肺炎（HAP）：是指患者住院期间未接受有创性机械通气治疗，入院≥48小时后在院内新发的肺炎，多发生于各种原发疾病的危重患者，革兰阴性杆菌感染率高，常为混合感染，耐药菌株多，治疗困难，且病死率高。

◎ **要点二　肺炎链球菌肺炎**

（一）病因与发病机制

1. **病因**　肺炎链球菌为革兰阳性球菌，常成对或成链排列，菌体外有荚膜，荚膜多糖具有特异抗原性和致病力，根据其抗原性不同，可分为86个血清型。成人致病菌多属1~9及12型，其中以第3型毒力最强。

2. **发病机制**　上呼吸道感染、吸入麻醉、受寒、疲劳、醉酒等，使呼吸道黏膜受损，局部抵抗力降低；年老、体弱、慢性心肺疾病、长期卧床者以及长期使用免疫抑制剂等，导致全身免疫功能低下，均易引起寄生在口腔及鼻咽部的肺炎链球菌进入下呼吸道，在肺泡内繁殖而发病。肺炎链球菌不产生毒素，荚膜为其主要致病物质，具有抗吞噬及侵袭作用，引起组织水肿及炎症浸润。

（二）临床表现与并发症

冬春季节多见，多数起病急骤，常有受凉、淋雨、劳累、病毒感染等诱因，多有上呼吸道感染的前驱症状。病程7~10日。

1. **症状**

（1）**寒战、高热**　典型病例以突然寒战起病，继之发热，体温可高达39~40℃，呈稽留热，常伴头痛，全身肌肉酸痛，食欲不振。

（2）**咳嗽、咳痰**　初期为刺激性干咳，继而咳白色黏液痰或痰带血丝，1~2日后可咳出黏液血性或铁锈色痰，铁锈色痰为其特征性临床表现之一，也可呈脓性痰，进入消散期痰量增多，痰黄而稀薄。

（3）**胸痛**　多有病侧胸痛，常呈针刺样，随咳嗽或深呼吸而加剧，可放射至肩或腹部。

（4）**呼吸困难**　由于肺实变导致通气不足、胸痛及毒血症等，引起呼吸困难，多呈混合性呼吸困难，呼吸快而浅。

（5）**其他**　少数患者有恶心、呕吐、腹胀或腹泻等胃肠道症状。严重感染者可出现神志模糊、烦躁、嗜睡、谵妄、昏迷等。

2. **体征**　急性热病面容，呼吸浅速，面颊绯红，皮肤灼热，部分患者有鼻翼扇动、口唇单纯疱疹等。典型患者有肺实变体征，包括患侧呼吸运动减弱、触觉语颤增强、叩诊呈浊音、听诊呼吸音减低或消失，并可出现支气管呼吸音。消散期可闻及湿啰音。重症患者有肠胀气，上腹部压痛，多与炎症累及膈、胸膜有关。少数重症患者可出现休克，多见于老年患者。

3. **并发症**　严重感染患者易发生感染性休克，尤其是老年人。其他并发症有胸膜炎、脓胸、心肌炎、脑膜炎、关节炎等。

（三）实验室检查及其他检查

1. 血液一般检查 血白细胞计数明显升高，一般在（10~20）×10^9/L，中性粒细胞分类多在80%以上，并有核左移或细胞内可见中毒颗粒。年老体弱、酗酒、免疫功能低下者白细胞计数可不增高，但中性粒细胞的百分比升高。

2. 病原学检查 痰直接涂片发现典型的革兰染色阳性、带荚膜的双球菌，即可初步做出病原学诊断。痰培养24~48小时可以确定病原体。PCR检测及荧光标记抗体检测，可提高病原学诊断率。对病情危重者，应在使用抗菌药物前做血培养。

3. 胸部X线检查 早期仅见肺纹理增粗、紊乱；肺实变期呈肺叶、肺段分布的密度均匀阴影，并在实变阴影中可见支气管气道征，肋膈角可有少量胸腔积液征；消散期显示实变阴影密度逐渐减低，呈散在的、大小不等的片状阴影，多数病例起病3~4周后才能完全消散。老年患者病灶消散较慢，亦可呈机化性肺炎。

（四）诊断与鉴别诊断

1. 诊断 根据典型症状与体征，结合胸部X线检查，可做出初步诊断。对于临床表现不典型者，需认真加以鉴别。确诊有赖于病原菌检测。

2. 鉴别诊断 主要应与其他病原体引起的肺炎进行鉴别，一般通过临床特点及病原学检查可以明确诊断，除此之外，应与下列疾病进行鉴别。

（1）急性结核性肺炎 急性结核性肺炎（干酪性肺炎）临床表现与肺炎球菌肺炎相似，X线检查亦有肺实变征象，但肺结核常有低热、乏力，痰中可找到结核菌。X线检查显示病变多在肺尖或锁骨上下，密度不均，久不消散，且可形成空洞和肺内播散，抗结核治疗有效。肺炎球菌肺炎经抗生素治疗3~5天，体温多能恢复正常，肺内炎症也较快吸收。

（2）肺癌 起病缓慢，常有刺激性咳嗽和少量咯血，无明显全身中毒症状，血白细胞计数升高不显著，若痰中发现癌细胞可确诊。

（3）急性肺脓肿 早期临床表现与肺炎链球菌肺炎相似，但随病程进展，咳出大量脓臭痰为其特征性表现。X线检查可见脓腔及液平面。

（五）病情评估

肺炎的病情评估决定患者的治疗场所的选择，肺炎的病情严重程度取决于局部炎症病变程度、炎症扩散情况以及全身性炎症反应的程度。我国CAP患者是否住院治疗的判断标准共五项指标：①意识障碍；②血尿素氮>7mmol/L；③呼吸频率≥30次/分；④收缩压<90mmHg或舒张压≤60mmHg；⑤年龄≥65岁。每项1分，根据患者具体情况进行打分，由此判断病情严重程度并决定治疗场所。评分0~1分，病情较轻，可以门诊治疗随访；评分2分，病情较重，建议住院治疗或严格随访下院外治疗；评分3~5分，病情重，应住院治疗。

肺炎链球菌肺炎患者如出现急性呼吸衰竭需要机械辅助通气、循环支持和需要监护生命体征者，均提示病情危重。

（六）治疗与预防

1. 一般治疗 卧床休息，高热、食欲不振者应静脉补液，注意补充足够蛋白质、热量及维生素。密切观察呼吸、脉搏、血压等变化，防止休克发生。体温低时注意保暖，多饮水，给予易消化食物。

2. 对症治疗 高热者采用物理降温；如有气急、发绀者应给予氧疗；咳嗽、咳痰不易者可给予溴己新口服；剧烈胸痛者，可热敷或酌用少量镇痛药如可待因口服；如有麻痹性肠梗阻，应暂禁食禁饮，并进行肠胃减压；烦躁不安、谵妄者酌用地西泮镇静，禁用抑制呼吸中枢明显的镇静药。

3. 抗菌药物治疗 一经诊断即应予抗菌药物治疗，不必等待细菌培养结果。首选青霉素G，用药途径及剂量视病情轻重及有无并发症而定。对青霉素过敏者，可用红霉素或阿奇霉素、林可霉素等。重症患者可选用氟喹诺酮类、头孢菌素类等。多重耐药菌株感染者可用万古霉素、替考拉宁等。疗程通常为5~7天，或在退热后3天可由静脉用药改为口服，维持数日。

4. 感染性休克的处理 ①一般处理：平卧，吸氧，监测生命体征等；②补充血容量：是抢救感染性休克的重要措施；③纠正水、电解质和酸碱平衡紊乱：主要是纠正代谢性酸中毒；④应用糖皮质激素；⑤应用血管活性药物：一般不作首选，根据病情应用多巴胺、间羟胺等；⑥控制感染：加大抗菌药物用量，必要时选用二、三代头孢菌素并采取联合用药；⑦防治心力衰竭、肾功能不全、上消化道出血及其他并发症。

5. 预防 加强体育锻炼，增强体质，避免吸烟及酗酒、熬夜、过度疲劳等诱因。嗜烟者、痴呆症、慢性支气管炎、支气管扩张症、慢性心力衰竭、2型糖尿病、血液病患者及应用免疫抑制剂患者为患病高危人群，必要时应接种肺炎疫苗加以有效预防。

◎ 要点三 肺炎支原体肺炎

（一）病因与发病机制

肺炎支原体肺炎是由肺炎支原体引起的呼吸道和肺部的急性炎症改变，约占CAP的5%~30%，可由鼻咽部分泌物经空气传播引发小流行。肺炎支原体是介于细菌和病毒之间、兼性厌氧、能独立生活的最小微生物。健康人吸入患者咳嗽、打喷嚏时喷出的口、鼻分泌物而感染，引起散发呼吸道感染或小流行。支原体肺炎以儿童及青年人居多，婴儿间质性肺炎亦应考虑本病的可能。肺炎支原体的致病性可能与患者对病原体或其代谢产物的过敏反应有关。

（二）临床表现

肺炎支原体肺炎潜伏期约2~3周，通常起病较缓慢。症状主要有乏力、咽痛、头痛、咳嗽、发热、食欲不振、腹泻、肌痛、耳痛等。咳嗽多为阵发性刺激性呛咳，咳少量黏液痰。发热可持续2~3周，体温恢复正常后可仍有咳嗽，偶伴有胸骨后疼痛。肺外表现更为常见，如皮炎（斑丘疹和多形红斑）等。查体可见咽部充血，儿童偶可并发鼓膜炎或中耳炎，伴颈部淋巴结肿大。胸部查体与肺部病变程度常不相称，可无明显阳性体征。

（三）实验室检查及其他检查

1. X线胸片检查 显示肺部多种形态的浸润影，呈节段性分布，以肺下野为多见，可从肺门附近向外伸展。病变常经3~4周后自行消散。部分患者出现少量胸腔积液。

2. 血液一般检查 白细胞总数正常或略增高，分类以中性粒细胞为主。

3. 血清学检查 起病2周后，约2/3的患者冷凝集试验阳性，滴度大于1∶32，如果滴度逐步升高，更具诊断价值。约半数患者对链球菌MG凝集试验阳性。血清支原体IgM抗体的测定可进一步确诊。

4. 病原体检测 直接检测呼吸道标本中肺炎支原体抗体，可用于早期快速诊断。

（四）诊断与鉴别诊断

1. 诊断 需综合临床症状、胸部X线检查结果及血清学检查结果做出诊断。培养分离出肺炎支原体虽对诊断有决定性意义，但需要时间长，技术要求高。血清学试验有一定参考价值，尤其血清抗体有4倍增高者。

2. 鉴别诊断 本病应与病毒性肺炎、军团菌肺炎等鉴别，鉴别诊断主要依赖于病原学检查。

（五）病情评估

肺炎支原体肺炎具有自限性，多数患者可自愈，一般预后良好，严重感染导致重症肺炎者少见，临床症状严重者可根据我国CAP患者是否住院治疗的判断标准进行病情评估，决定治疗策略（详见要点二肺炎链球菌肺炎相关内容）。

（六）治疗与预防

1. 治疗 肺炎支原体肺炎具有自限性，多数病例不经治疗可自愈。抗感染治疗首选大环内酯类抗菌药，常用红霉素、罗红霉素和阿奇霉素等。其他如氟喹诺酮类及四环素类抗菌药物也用于肺炎支原体肺炎的治疗。疗程一般2~3周。对症治疗以止咳、镇咳治疗为主。

2. 预防 肺炎支原体存在于人类呼吸道的分泌物中，经飞沫或气溶胶颗粒可以传播给密切接触者，但传染性小，婴幼儿、儿童、青少年患者多见，因此，主要预防措施是避免密切接触患者，同时，通过体育锻炼、适当营养饮食等增强呼吸道抗病能力。

细目五　原发性支气管肺癌

◎ 要点一　概述

原发性支气管癌（简称肺癌），为起源于支气管黏膜或腺体的恶性肿瘤。肺癌是严重危害人类健康的疾病，世界卫生组织 2012 年公布的资料显示，肺癌的发病率与死亡率均居全球癌症首位，占所有癌症发病人数的 13.0%，占所有癌症死亡人数的 19.4%。我国肺癌死因已超过癌症死因的 20%，且肺癌发病率及死亡率均迅速增长，预测到 2025 年，我国每年肺癌发病人数将超过 100 万，成为世界第一肺癌大国。肺癌发病率男性多与女性，在男性发病率居所有癌症的首位，在女性仅次于乳腺癌居第二位，随着诊断方法的进步以及靶向治疗药物的出现，经过规范有序的诊断、分期以及多学科治疗，生存期已经有所延长。然而，进一步延长肺癌的生存期，仍有赖于早期诊断和早期规范治疗。

◎ 要点二　病因

迄今尚不明确，与以下因素有关。

1. 吸烟 为最重要原因，85% 以上肺癌是由于主动吸烟或被动吸"二手烟"所致，约 11% 的重度吸烟者罹患肺癌，吸烟者肺癌的死亡率远高于不吸烟者。

2. 空气污染 室外大环境污染有工业废气、汽车尾气等，主要致癌物质为苯并芘等；室内小环境污染有煤焦油、煤烟、烹调时的油烟等。

3. 职业致癌因子 已确定的职业性致癌物质有石棉、铬、镍、砷、煤烟、煤焦油、芥子气等。职业性致肺癌因素可使肺癌的发生危险增加

3～30 倍，并被吸烟协同增加。

4. 其他 如某些癌基因的活化及抗癌基因的丢失、电离辐射、病毒感染、β 胡萝卜素和维生素 A 缺乏、机体免疫功能低下、内分泌失调以及家族遗传等。

◎ 要点三　病理与分类

（一）按解剖学分类

1. 中央型肺癌 生长在段支气管以上位于肺门附近者，约占 3/4，以鳞状上皮细胞癌和小细胞肺癌（SCLC）较常见。

2. 周围型肺癌 生长在段支气管及其分支以下者，约占 1/4，以腺癌较为常见。

（二）按组织病理学分类

1. 非小细胞肺癌（NSCLC） 包括鳞状上皮细胞癌（简称鳞癌）、腺癌、大细胞癌和其他（腺鳞癌、类癌、肉瘤样癌等）。

（1）**鳞癌** 源于支气管鳞状上皮细胞化生，以中央型肺癌多见，并有向管腔内生长的倾向，早期常引起支气管狭窄导致肺不张或阻塞性肺炎。癌组织易变性、坏死，形成空洞或癌性肺脓肿。鳞癌最易发生于主支气管腔，发展成息肉或无蒂肿块，阻塞管腔引起阻塞性肺炎。

（2）**腺癌** 是肺癌常见的类型，女性多见，主要起源于支气管黏液腺，以周围型多见。腺癌倾向于管外生长，但也可循泡壁蔓延，早期即可侵犯血管、淋巴管，常在原发瘤引起症状前即已转移。

（3）**大细胞癌** 较少见，占肺癌的 10% 以下。可发生在肺门附近或肺边缘的支气管，常见大片出血性坏死，转移较小细胞未分化癌晚，手术切除机会较大。

2. 小细胞肺癌 包括燕麦细胞型、中间细胞型、复合燕麦细胞型。细胞浆内含有神经内分泌颗粒，具有内分泌和化学受体功能，能分泌 5- 羟色胺、儿茶酚胺、组胺、激肽等肽类物质，可引起类癌综合征。在原发性肺癌中恶性程度最高，在其发生发展的早期多已转移到肺门和纵隔淋巴结，并由于其易侵犯血管，在诊断时大多已

有肺外转移,患者年龄较轻,多有吸烟史。

◎ 要点四 临床表现

1. **原发肿瘤引起的表现** 咳嗽为常见的早期症状,多呈刺激性干咳,或有少量黏液痰。如肿瘤导致远端支气管狭窄,呈现持续性咳嗽,呈高音调金属音,为特征性阻塞性咳嗽。如继发感染时,则咳脓性痰。癌组织血管丰富,痰内常间断或持续带血,如侵及大血管可导致大咯血。如肿瘤引起支气管部分阻塞,可引起局限性喘鸣,并可有胸闷、气急等。常见的全身症状有体重下降、发热等。

2. **肺外胸内扩散引起的表现** ①肿瘤侵犯胸膜或纵隔,可产生不规则的钝痛;侵入胸壁、肋骨或压迫肋间神经时可致胸痛剧烈,且有定点或局部压痛,呼吸、咳嗽则加重。②肿瘤压迫大气道,可出现吸气性呼吸困难。③肿瘤侵及食管可表现咽下困难,尚可引起支气管-食管瘘。④肿瘤或转移性淋巴结压迫喉返神经(左侧多见),则发生声音嘶哑。⑤肿瘤侵犯纵隔,压迫阻滞上腔静脉回流,导致上腔静脉压迫综合征,表现头、颈、前胸部及上肢淤血水肿等。⑥肺尖部肺癌又称为肺上沟瘤(Pancoast 瘤),易压迫颈部交感神经引起 Horner 综合征,出现同侧眼睑下垂、眼球内陷、瞳孔缩小、额部少汗等。

3. **远处转移引起的表现** 如肺癌转移至脑、肝、骨、肾上腺、皮肤等可出现相应的表现。锁骨上淋巴结是肺癌常见的转移部位,多位于前斜角肌区,无痛感,固定而坚硬,逐渐增大、增多并融合。

4. **肺外表现** 包括内分泌、神经肌肉、结缔组织、血液系统和血管的异常改变,又称副癌综合征(类癌综合征)。表现有:杵状指(趾)和肥大性骨关节病;高钙血症;分泌促性激素引起男性乳房发育;分泌促肾上腺皮质激素样物质可引起 Cushing 综合征;分泌抗利尿激素引起稀释性低钠血症;神经肌肉综合征,包括小脑皮质变性、脊髓小脑变性、周围神经病变、重症肌无力和肌病等。此外可有类癌综合征,表现为哮鸣样支气管痉挛、阵发性心动过速、水样腹泻、皮肤潮红等。

◎ 要点五 实验室检查及其他检查

1. **影像学检查** 胸部 X 线检查为常规检查方法,如检查发现块影或可疑肿块阴影,可进一步选用高电压摄片、体层摄片、CT、磁共振显像(MRI)、单光子发射计算机断层显像(SPECT)和正电子发射计算机体层显像(PET)等检查进一步明确。

2. **痰脱落细胞检查** 为简单而有效的早期诊断手段之一,并能进行组织学检查。非小细胞癌的阳性率较小细胞肺癌者高,可达70%~80%。

3. **支气管镜检查** 为确诊肺癌的重要检查方法。中央型肺癌确诊率可达90%左右,周围型确诊率偏低。

4. **肿瘤标志物检测** 包括蛋白质,内分泌物质,肽类,各种抗原物质如癌胚抗原(CEA),可溶性膜抗原如 CA-125、CA-199,神经特异性烯醇酶(NSE)等,这些标志物虽然对诊断有一定的帮助,但缺乏特异性,对某些肺癌的病情监测有参考价值。

5. **其他检查** 淋巴结活检、肺组织针吸活检、胸膜活检、纵隔镜活检、开胸活检等均可采用。放射性核素扫描检查利用肿瘤细胞摄取放射性核素与正常组织的差异进行肿瘤的定位、定性诊断。

◎ 要点六 诊断与鉴别诊断

(一)诊断

肺癌的早期诊断极为重要。影像学、细胞学和病理学检查是肺癌诊断的必要手段。一般经肺部 CT 确定癌肿部位,然后经组织学检查确定诊断及病理学分型,有条件者在病理学诊断的同时,检测肿瘤组织的 EGFR 基因、ALK 基因和 ROS1 融合基因。

对40岁以上长期大量或过度吸烟患者有下列情况者应注意肺癌的可能:①刺激性咳嗽持续2~3周,治疗无效;②原有慢性呼吸道疾病,咳嗽性质改变者;③持续痰中带血而无其他原因可解释者；④反复发作的同一部位的肺炎，特别是段性肺炎；⑤原因不明的肺脓肿，无中毒症状，无大量脓痰，抗感染治疗效果不显著者；⑥原因不明的四肢关节疼痛及杵状指（趾）；⑦X线检查有局限性肺气肿或段、叶性肺不张、孤立性圆形病灶和单侧性肺门阴影增大者；⑧原有肺结核病灶已稳定，而形态或性质发生改变者；⑨无中毒症状的胸腔积液，尤其是呈血性、进行性增加者。

（二）鉴别诊断

1. **肺结核**　多见于青壮年，病程长，常有持续性发热及全身中毒症状，可有反复的咯血，痰液可检出结核菌，X线检查有结核灶的特征，抗结核药物治疗有效。

2. **肺炎**　多见于青壮年，急性起病，寒战高热，咳铁锈色痰，血白细胞增高，抗生素治疗有效。若起病缓慢，无毒血症状，抗生素治疗效果不明显，或在同一部位反复发生的肺炎等，应注意肺癌的可能。

3. **肺脓肿**　起病急，中毒症状明显，伴咳大量脓臭痰，白细胞和中性粒细胞增高，胸部X线呈薄壁空洞，内壁光整，内有液平，周围有炎症改变。而癌性空洞常先有肿瘤症状，然后出现继发感染的症状。纤维支气管镜检查等可以鉴别。

4. **结核性胸膜炎**　胸腔积液多透明，呈草黄色，有时为血性，而癌性胸水增长迅速，以血性多见，并结合胸水CEA、腺苷酸脱氨酶、能否找到癌细胞以及抗结核治疗疗效等进行鉴别。

◎ **要点七　病情评估**

1. **TNM分期**　肺癌的预后决定于临床分期，

临床分期依照第八版肺癌TNM分期系统，根据原发肿瘤（T）、区域淋巴结（N）、远处淋巴结（M）综合判断。

（1）原发肿瘤　Tx—隐匿癌（从痰液或支气管冲洗液中找到恶性细胞，但影像学或支气管镜检不能发现病灶）；T0—无原发肿瘤的证据；Tis—原位癌；T1—肿瘤最大径≤3cm，四周为肺组织或脏层胸膜，病变范围的近端未侵犯到叶支气管；T1a—肿瘤最大直径≤1cm；T1b—肿瘤最大直径1～2cm；T1c—肿瘤最大直径>2～3cm；T2—肿瘤最大径>3cm，肿瘤累及主支气管但距隆突至少2cm，或脏层胸膜受侵，或不论肿瘤大小但侵及脏层胸膜，或累及肺门区伴肺不张或阻塞性肺炎，但其范围小于一侧全肺；T2a—肿瘤最大径>3～4cm；T2b—肿瘤最大径>4～5cm；T3—肿瘤最大直径>5～7cm，侵犯胸壁、膈肌、纵隔胸膜、心包，肿瘤累及主支气管距隆突<2cm，但未侵及隆突，或累及一侧全肺的肺不张或阻塞性肺炎；T4—肿瘤最大直径>7cm，侵犯纵隔、心脏、大血管、气管、食管、椎体、隆突、同侧恶性胸腔积液。

（2）区域淋巴结　N0—无区域淋巴结转移；N1—同侧支气管周围或肺门淋巴结转移；N2—同侧纵隔或隆突下淋巴结转移；N3—对侧纵隔或肺门淋巴，同侧或对侧斜角肌或锁骨上淋巴转移。

（3）远处淋巴结　M0—无远处转移；M1—有远处转移。

2. **临床分期**　根据TNM分期判断临床分期，见下表。

肺癌TNM与临床分期的关系

临床分期	TNM分期		
隐性癌	Tx	N0	M0
0期	Tis	N0	M0
ⅠA1期	T1a	N0	M0
ⅠA2期	T1b	N0	M0
ⅠA3期	T1c	N0	M0

临床分期	TNM 分期		
ⅠB 期	T2a	N0	M0
ⅡA 期	T2b	N0	M0
ⅡB 期	T3	N0	M0
	T1a-T1b	N1	M0
ⅢA 期	T4	N0	M0
	T3-4	N1	M0
	T1a-2b	N2	M0
ⅢB 期	T3-4	N2	M0
	T1a-2b	N3	M0
ⅢC 期	T3-4	N3	M0
ⅣA 期	T1-4	N0-3	M1a-1b
ⅣB 期	T1-4	N0-3	M1c

◎ 要点八　治疗原则

肺癌的治疗策略应根据患者一般情况、肺癌的病理学类型、临床分期综合决策，强调个体化的综合性治疗。小细胞肺癌发现时已转移，难以通过外科手术根治，主要依赖化疗或放、化疗综合治疗。相反，非小细胞肺癌可为局限性，外科手术或放疗效果好，但对化疗的反应较小细胞肺癌差。

1. 手术治疗　为非小细胞肺癌的主要治疗方法，主要适用于Ⅰ期、Ⅱ期患者。根治性手术切除是首选的治疗措施，除Ⅰ期患者，Ⅱ～Ⅲ期的患者实施根治手术后需辅助化疗。鳞癌比腺癌和大细胞癌术后效果好，小细胞肺癌主张先化疗、后手术。推荐肺叶切除术，肺功能不良者及外周性病变患者可行肺段切除术和楔形切除术。

2. 化学药物治疗（简称化疗）　小细胞肺癌对化疗最敏感，鳞癌次之，腺癌最差。

3. 靶向治疗　主要适合于表皮生长因子受体（EGFR）敏感突变的晚期非小细胞肺癌，化疗失败或者无法接受化疗的非小细胞肺癌，此外，还有以肿瘤血管生成为靶点的靶向治疗。

4. 放射治疗（简称放疗）　分为根治性放疗和姑息性放疗两种。根治性放疗适用于病灶局限、因解剖原因不便手术或患者不愿意手术者，若结合化疗可提高疗效。姑息性放疗的目的在于

抑制肿瘤的发展，延迟肿瘤扩散和缓解症状，常用于控制骨转移性疼痛、上腔静脉压迫综合征、支气管阻塞及脑转移引起的症状。放疗对小细胞肺癌效果较好，其次为鳞癌和腺癌，其放射剂量以腺癌最大，小细胞癌最小。

5. 生物反应调节剂　为小细胞肺癌提供了一种新的治疗手段，如小剂量干扰素、转移因子、左旋咪唑、集落刺激因子（CSF）等，在肺癌的治疗中都能增加机体对化疗、放疗的耐受性，提高疗效。

6. 介入治疗　经支气管动脉灌注化疗适用于无手术指征，化放疗无效的晚期患者；经支气管镜介入治疗等。

细目六　慢性呼吸衰竭

◎ 要点一　概述

慢性呼吸衰竭是各种原因引起的肺通气和（或）换气功能严重障碍，以致在静息状态下亦不能维持足够的气体交换，导致机体缺氧伴或不伴二氧化碳潴留，从而引起一系列生理功能和代谢紊乱的临床综合征。呼吸衰竭的诊断有赖于动脉血气分析，表现为在海平面正常大气压、静息状态、自主呼吸空气的条件下，动脉血氧分压

（PaO_2）低于60mmHg伴或不伴二氧化碳分压（$PaCO_2$）超过50mmHg，排除心内解剖分流和原发心排血量降低等因素。

呼吸衰竭按血气分析分为两类：

（1）Ⅰ型　缺氧而无二氧化碳潴留，即PaO_2低于60mmHg，$PaCO_2$正常或降低，主要发生机制为换气功能障碍（通气/血流比例失调、弥散功能损害和肺动-静脉样分流），见于严重肺部感染性疾病、急性肺栓塞等。

（2）Ⅱ型　缺氧伴二氧化碳潴留，即PaO_2低于60mmHg，$PaCO_2$超过50mmHg，主要发生机制为肺泡通气不足，见于慢性阻塞性肺疾病等。

◎ 要点二　病因与发病机制

（一）病因

1. **支气管-肺疾病**　为主要病因，常见于慢性阻塞性肺疾病、重症肺结核、肺间质纤维化、肺尘埃沉着症等。

2. **胸廓和神经肌肉病变**　如胸部手术、外伤、广泛胸膜增厚、胸廓畸形、脊髓侧索硬化症等。

（二）发病机制

1. **肺通气不足**　见于慢性阻塞性肺疾病，严重胸膜、胸廓疾病，肺间质纤维化及神经肌肉疾病等，常导致缺氧伴二氧化碳潴留。

2. **通气/血流比例失调**　通气/血流比例失调通常导致缺氧，一般无二氧化碳潴留。

3. **肺动-静脉样分流**　由于肺泡萎陷、肺不张、肺水肿、严重肺炎等，肺泡丧失通气但血流仍存在，使静脉血未进行气体交换直接流入肺静脉造成缺氧。

4. **弥散障碍**　由于广泛肺实质病变、严重肺气肿、肺不张等使弥散面积减少，以及肺间质纤维化、肺水肿等使弥散膜增厚，气体弥散功能障碍，以缺氧为主。

5. **机体耗氧量增加**　寒战、高热、呼吸困难等均可增加机体耗氧量，耗氧量增加使肺泡氧分压降低，同时伴有通气功能障碍，则出现严重的低氧血症。耗氧量增加是加重缺氧的常见原因

之一。

◎ 要点三　病理生理

主要为低氧血症与高碳酸血症对机体的影响。

1. **中枢神经系统**　低氧血症对中枢神经系统的影响与缺氧发生的速度有关，当PaO_2低于60mmHg时，患者出现注意力不能集中，智能和视力减退；PaO_2在40~50mmHg时，开始出现精神神经症状如头痛、烦躁不安、精神错乱等；当PaO_2低于30mmHg时，出现意识障碍甚至昏迷；PaO_2低于20mmHg时出现中枢神经不可逆性损伤。

高碳酸血症导致脑脊液H^+浓度增加，脑细胞代谢障碍，患者常出现头痛，头晕，烦躁不安，精神错乱，扑翼样震颤，甚至昏睡、昏迷。

慢性呼吸衰竭患者因缺氧及高碳酸血症出现的精神神经功能障碍综合征，称为肺性脑病，是导致患者死亡的首要原因。

2. **循环系统**　PaO_2降低伴或不伴$PaCO_2$升高，可导致反射性心率增快、心肌收缩力增强，心排血量增加，但严重到一定程度则会直接抑制心血管中枢，出现血压下降、血管扩张、心律失常等严重后果。

3. **呼吸系统**　慢性呼吸衰竭患者受PaO_2降低及$PaCO_2$升高和原发病共同影响。低氧血症对呼吸中枢的影响远小于高碳酸血症的影响，低氧血症可通过化学感受器反射性兴奋呼吸中枢，增加呼吸频率，但缓慢加重的低氧血症的兴奋作用会变迟钝，当PaO_2低于30mmHg时，对呼吸中枢的抑制作用大于兴奋作用而发生呼吸抑制。

二氧化碳是较强的呼吸中枢兴奋因素，但长时间的高碳酸血症使中枢的化学感受器产生适应性，使$PaCO_2$升高的兴奋作用减弱。当$PaCO_2$超过80mmHg时，可对呼吸中枢产生抑制及麻痹作用，此时呼吸中枢的兴奋性依赖低氧血症刺激，因此，对Ⅱ型呼吸衰竭患者应选择控制性氧疗。

4. **消化系统**　出现消化功能障碍，如食欲不振、腹胀等，严重时出现消化道黏膜糜烂、溃疡形成和出血。

5. **肝肾功能**　可出现一过性肝肾功能不全，

病情好转后可恢复至发病前状态。

6. 代谢及电解质 $PaCO_2$ 明显升高导致呼吸性酸中毒；严重缺氧因乳酸及无机磷生成增多，可出现代谢性酸中毒；长期 $PaCO_2$ 升高经机体代偿可出现 HCO_3^- 代偿性增多，出现呼吸性酸中毒合并代谢性碱中毒。慢性呼吸衰竭患者的酸碱失衡类型与病情、病程及用药等均有相关性，应通过血气分析结合临床仔细加以分析判断。

◎ 要点四　临床表现

除原发病表现外，主要为呼吸困难、发绀及神经精神症状。

1. 原发病表现。

2. 缺氧表现　①呼吸困难是最早出现的症状；②发绀是缺氧严重的表现；③精神神经症状常见注意力不集中，智能及定向力障碍，缺氧加重时可出现烦躁、恍惚，甚至昏迷；④循环系统表现为早期血压升高、心动过速，严重者出现心动过缓、心律失常甚至血压下降；⑤消化道表现有上消化道出血、黄疸等；⑥泌尿系统表现为出现蛋白尿、氮质血症等。

3. 二氧化碳潴留表现　①早期出现睡眠习惯改变，昼睡夜醒，严重时出现抽搐、昏迷等二氧化碳麻痹的表现；②早期血压升高，呼吸、心率增快，严重者血压下降甚至发生休克。

◎ 要点五　实验室检查及其他检查

1. 动脉血气分析　①典型的动脉血气改变是 PaO_2 低于 60mmHg，伴或不伴 $PaCO_2$ 超过 50mmHg，以伴有 $PaCO_2$ 超过 50mmHg 的 Ⅱ 型呼衰为常见；②pH 值改变不如 $PaCO_2$ 改变明显，当 $PaCO_2$ 增高伴有 pH 值超过 7.35 时，称为代偿性呼吸性酸中毒，如 pH 值低于 7.35 则称为失代偿性呼吸性酸中毒；③呼吸性酸中毒合并代谢性酸中毒见于低氧血症、血容量不足、心排血量减少和周围循环障碍、肾功能损害等，在呼吸性酸中毒的基础上可并发代谢性酸中毒；④呼吸性酸中毒合并代谢性碱中毒常见于慢性呼吸性酸中毒的治疗过程中，由于机械通气不当或补充碱性药物过量，导致代谢性碱中毒。

2. X 线检查　用于进一步明确原发病，了解肺部感染情况，随访治疗效果等。

◎ 要点六　诊断与鉴别诊断

（一）诊断要点

1. 有慢性支气管-肺疾患如慢性阻塞性肺疾病、重症肺结核、肺间质纤维化等导致呼吸功能障碍的原发疾病史。

2. 有缺氧和二氧化碳潴留的临床表现，如呼吸困难、发绀、精神神经症状等。

3. 动脉血气分析 PaO_2 低于 60mmHg，或伴有 $PaCO_2$ 超过 50mmHg，即可确立诊断。

（二）鉴别诊断

应注意与急性呼吸衰竭进行鉴别，两者的鉴别诊断重点是病史及原有呼吸功能状态。急性呼吸衰竭原有呼吸功能正常，无慢性支气管-肺疾病史，常由急性病因如严重急性肺部感染、急性呼吸道阻塞性病变、危重哮喘、急性肺水肿、肺血管疾病及外伤所致；除呼吸困难表现外，常伴有多脏器功能障碍；以 Ⅰ 型呼吸衰竭多见。

◎ 要点七　病情评估

1. 明确呼吸衰竭的病变部位　根据病史及临床表现特点，明确发生呼吸衰竭的关键病变部位，确定是中枢性呼吸衰竭还是周围性呼吸衰竭。

2. 明确呼吸衰竭类型　根据病因结合动脉血气分析结果，判断是 Ⅰ 型呼吸衰竭还是 Ⅱ 型呼吸衰竭，对选择正确的氧疗措施极为重要。

3. 判断严重程度及预后　依据病史、临床表现、有无并发症及并发症的类型，结合动脉血气分析结果，判断患者病情及预后。并发肺性脑病、严重心律失常、弥散性血管内凝血等严重并发症者，病情危重，预后不良，死亡率高，其中并发肺性脑病是最主要的死亡原因。

◎ 要点八　治疗与预防

（一）治疗原则

积极处理原发病，去除诱因；保持呼吸道通畅，纠正缺氧、二氧化碳潴留和代谢紊乱；维持心、脑、肾等重要脏器功能，防治并发症。

（二）治疗措施

1. 保持气道通畅 治疗呼吸衰竭的首要措施是保持呼吸道通畅。①给予祛痰药以降低痰液黏度。②应用支气管扩张剂，必要时用糖皮质激素解除支气管痉挛。③若痰液黏稠难以咳出，导致气道阻塞不易解除时，应及时建立人工气道，吸出呼吸道分泌物，保持气道通畅。

2. 氧疗 慢性阻塞性肺疾病是导致慢性呼吸衰竭的最常见病因，以Ⅱ型呼吸衰竭为主，应采取控制性氧疗，氧疗原则为低浓度持续给氧，吸入氧浓度低于35%。一般吸入低浓度氧气时，$PaCO_2$的上升与PaO_2的上升比值不超过17/21，即PaO_2上升21mmHg，则$PaCO_2$上升不超过17mmHg。氧疗方法常用鼻导管吸氧。

吸入氧流量的计算方法：吸入氧浓度（%）= 21+4×吸入氧流量（L/min）。通常每分钟吸氧1~2L时，其吸入氧浓度为25%~29%。合理的氧疗应使PaO_2达到60mmHg以上，或SaO_2达到90%以上，而无$PaCO_2$的明显上升。

3. 增加通气量 这是解除二氧化碳潴留的主要治疗措施。①合理应用呼吸兴奋剂。②合理应用机械通气：对于严重呼衰患者，机械通气是抢救患者生命的重要措施。机械通气可增加通气量，提供适当的氧浓度，并在一定程度上改善换气功能，减少呼吸做功的消耗。

4. 纠正酸碱失衡和电解质紊乱

（1）**呼吸性酸中毒** 主要治疗方法是改善通气，解除二氧化碳潴留。

（2）**呼吸性酸中毒合并代谢性酸中毒** 除纠正二氧化碳潴留和改善缺氧外，当pH值低于7.20时应适当补充5%碳酸氢钠。

（3）**呼吸性酸中毒合并代谢性碱中毒** 应针对引起碱中毒的原因进行处理，如纠正低钾血症、避免通气过度等。

5. 防治感染 呼吸道感染为常见诱因，应根据痰菌培养及药敏试验，选择有效抗菌药物控制感染。

6. 治疗并发症

（1）**肺性脑病** 除以上各种综合治疗外，严密监测病情变化及动脉血气分析，对有明显脑水肿的患者应采取脱水降颅压治疗，常用甘露醇、山梨醇等。

（2）**上消化道出血** 可适当应用质子泵抑制剂预防上消化道出血，如出现呕血或柏油样便，根据病情需要进行输血治疗，静脉滴注质子泵抑制剂等。

（三）预防

有效控制原发病如慢性阻塞性肺疾病、慢性肺心病等，有效预防呼吸衰竭发生的关键措施是防治呼吸道感染。缓解期应进行适当的耐寒锻炼，有慢性呼吸衰竭发作病史的患者应进行有效的规范的家庭氧疗，并达到家庭氧疗的目标要求。

第二单元 循环系统疾病

细目一 急性心力衰竭

◎ 要点一 心力衰竭概述

心力衰竭（HF）是指各种心脏疾病导致心脏收缩和/或舒张功能异常，心室充盈和/或射血能力障碍，引起以组织血流灌注不足伴有体循环或肺循环淤血的临床综合征。心功能不全是一个范畴更大的概念，早期心功能不全者，因心脏代偿可无明显的临床表现，伴有临床症状的心功能不全称之为心力衰竭，两个诊断不可混淆。

心力衰竭的分类：

1. 按照病理改变以及发生功能障碍的部位

分为左心衰、右心衰和全心衰。

（1）左心衰竭 指左心室代偿功能不全而发生的心力衰竭，临床上较为常见，以肺循环淤血为特征。

（2）右心衰竭 指右心室收缩功能障碍发生的心力衰竭，主要见于肺源性心脏病及某些先天性心脏病，以体循环淤血为主要表现。

（3）全心衰竭 左心衰竭后肺动脉压力增高，使右心负荷加重，病理改变进一步加重，右心衰竭也继之出现，即为全心衰。心肌炎、心肌病患者左、右心同时受损，左、右心衰可同时出现。

2. 按照心力衰竭的病因及发病缓急 分为急性心衰和慢性心衰。

（1）急性心衰 急性而严重的心肌损害或心脏负荷突然加重，使心功能正常或处于代偿期的心脏在短时间内发生衰竭，或使慢性心衰急剧恶化。临床上以急性左心衰常见，表现为急性肺水肿或心源性休克。

（2）慢性心衰 多见于器质性心脏病患者，为绝大多数器质性心脏病的最终结局，病情进展缓慢，一般有代偿性心脏扩大或肥厚及其他代偿机制参与，病程中常因某些诱因出现急性加重，五年存活率与恶性肿瘤相当，是严重危害人类健康的公共卫生问题。

3. 按照发生病理改变的心脏功能 分为收缩性心衰和舒张性心衰。

（1）收缩性心衰 心脏收缩射血为其主要生理功能，收缩功能障碍时心排血量下降并有后向性淤血的表现，即为收缩性心力衰竭，也是临床上常见的心衰。

（2）舒张性心衰 心脏正常的舒张功能是为了保证收缩期的有效泵血，当心脏收缩功能不全时，常同时存在舒张功能障碍。单纯的舒张性心衰可见于高血压病、冠心病的某一病理阶段。严重的舒张期心衰见于原发性限制型心肌病、原发性肥厚型心肌病等。

◎ **要点二 病因与发病机制**

急性心力衰竭（AHF）是指由于急性心脏病变引起心排血量急骤降低，导致组织器官灌注不足和急性淤血的一类心力衰竭。急性右心衰即急性肺源性心脏病，主要见于大面积肺梗死，临床上以急性左心衰较为常见，表现为急性肺水肿或心源性休克，是严重的急危重症，抢救是否及时合理与预后密切相关。

（一）病因

心脏解剖或功能的突发异常，使心排血量急剧降低和肺静脉压突然升高，均可导致急性左心衰竭。

1. 急性心肌缺血事件 与冠心病有关的急性广泛前壁心肌梗死、乳头肌梗死断裂、室间隔破裂穿孔等，均可导致急性心力衰竭。

2. 感染性心内膜炎 可导致瓣膜急性穿孔、腱索断裂，通过瓣膜性急性反流诱发急性心力衰竭。

3. 其他 高血压心脏病血压急剧升高，原有心脏病的基础上发生快速性心律失常或严重缓慢性心律失常，输液过多过快等，均可通过急性心脏负荷加重导致急性心力衰竭。

（二）发病机制

主要病理生理基础为心脏收缩功能突然发生严重障碍，或左室瓣膜急性反流，心排血量急剧减少，左室舒张末压迅速升高，导致肺静脉回流障碍。由于肺静脉压快速升高，肺毛细血管压随之升高，使肺毛细血管出现高压力性通透性增加，大量液体渗入到肺间质和肺泡内，形成急性肺水肿。肺水肿早期可交感神经激活，血压可升高，但随着病情持续进展，血压将逐步下降，出现一系列临床表现。

◎ **要点三 临床表现**

急性心力衰竭起病急，为临床急危重症，临床以急性肺水肿的表现为主。

1. 突发严重呼吸困难，呼吸频率常达每分钟30~40次。

2. 强迫坐位，面色灰白，发绀，大汗，烦躁不安。

3. 频繁咳嗽，咳粉红色泡沫状痰。

4. 听诊两肺满布湿啰音和哮鸣音。

5. 危重患者可因脑缺氧而致神志模糊甚至昏迷。

◎ **要点四　诊断与鉴别诊断**

（一）诊断

根据病史、典型症状与体征，一般不难做出诊断。

（二）鉴别诊断

急性心力衰竭主要应与支气管哮喘急性发作相鉴别；肺水肿并存的心源性休克应与其他原因所致的休克鉴别。

◎ **要点五　病情评估**

急性心力衰竭均属临床急危重症，尤其是急性左心衰竭的病情严重程度，首先与原发病关系密切，临床上由于急性广泛前壁心肌梗死、急性重症心肌炎等广泛心肌损伤甚至坏死引起的急性左心衰竭病情危重，预后不良。

AHF 的临床严重程度常用 Killip 分级：

Ⅰ级：无 AHF。

Ⅱ级：有 AHF，肺部中下肺野可闻及湿啰音，有舒张期奔马律，胸片见肺淤血征象。

Ⅲ级：严重 AHF，严重肺水肿，双肺满布湿啰音。

Ⅳ级：心源性休克。

◎ **要点六　治疗与预防**

（一）治疗

1. 一般治疗　患者取坐位，双腿下垂，以减少静脉回流。立即高流量鼻导管给氧，病情严重者采用面罩呼吸机持续加压给氧，使肺泡内压增加，加强肺泡气体交换，对抗组织液向肺泡内渗透。

2. 有效镇静　吗啡 3~5mg 静脉注射镇静，减少躁动增加的额外心脏负担，同时扩张外周小血管，减轻心脏负荷。必要时每间隔15分钟重复1次，共2~3次。老年患者应密切注意对呼吸中枢的影响。

3. 快速利尿减轻心脏容量负荷　呋塞米 20~40mg 静注，4 小时后可重复 1 次，有利于肺水肿的缓解。

4. 应用血管扩张剂减轻心脏负荷

（1）硝酸甘油　扩张小静脉，减少回心血量，先以 $10\mu g/min$ 开始，然后每 10 分钟调整 1 次，每次增加 $5~10\mu g$，以收缩压维持在 $90~100mmHg$ 为度。

（2）硝普钠　同时扩张动、静脉血管，起始剂量 $0.3\mu g/(kg\cdot min)$ 滴入，根据血压逐步增加剂量，最大剂量可用至 $5\mu g/(kg\cdot min)$，维持剂量为 $50~100\mu g/min$。硝普钠含有氰化物，用药时间不宜连续超过 24 小时。

（3）重组人脑钠肽　具有扩管、利尿、抑制 RAAS 和交感活性的作用。

5. 应用正性肌力药增强心肌收缩力

（1）多巴酚丁胺　可增加心输出量，起始剂量为 $2~3\mu g/(kg\cdot min)$，根据尿量和血流动力学监测结果调整剂量，最高可用至 $20\mu g/(kg\cdot min)$。多巴酚丁胺可使心律失常的发生率增加，应密切观察。

（2）洋地黄类药　毛花苷 C 静脉给药，最适合用于有心房颤动伴有快速心室率并已知有心室扩大伴左心室收缩功能不全者。首剂可给 $0.4~0.8mg$，2 小时后可酌情再给 $0.2~0.4mg$。急性心肌梗死发病 24 小时内不宜用洋地黄类药物。

6. 机械辅助治疗　主动脉内球囊反搏（IABP）或临时心肺辅助系统，用于极危重患者。

7. 原发病治疗　急性症状缓解后，应着手对诱因及基本病因进行治疗。

（二）预防

急性心力衰竭为临床急危重症，其预防的关键在于对原发器质性心脏病的有效管理与随访，除积极治疗原发病外，通过限盐、限制体力活动等措施预防心功能进一步恶化。另外应注意规避一些医源性因素导致的心力衰竭病情突然加重，如注意输液量与输液速度，避免过多过快输液输血，避免使用负性肌力药等，并应注意监测患者的血电解质。

细目二　慢性心力衰竭

◎ 要点一　概述

慢性心力衰竭（CHF）是大多数心血管疾病的最终归宿，也是最主要的死亡原因。引起 CHF 的基础心脏病，近年来冠心病、高血压性心脏病的比例明显上升，已跃居病因的第一、二位。

◎ 要点二　病因与发病机制

（一）基本病因

1. 原发性心肌损害

（1）缺血性心肌损害　冠心病是最常见的病因。

（2）心肌炎和心肌病　病毒性心肌炎及原发性扩张型心肌病为常见病因。

（3）心肌代谢障碍性疾病　如糖尿病心肌病、甲状腺功能亢进或减低的心肌病及心肌淀粉样变性等。

2. 心脏负荷过重

（1）压力负荷过重　见于高血压、主动脉瓣狭窄、肺动脉高压、肺动脉瓣狭窄等使左、右心室收缩期阻力增加的疾病。

（2）容量负荷过重　①心脏瓣膜关闭不全，如二尖瓣关闭不全、主动脉瓣关闭不全等；②左、右心或动静脉分流性先天性心血管病，如室间隔缺损、动脉导管未闭等。

（二）诱因

1. 感染　为最主要、最常见的诱因，尤其是肺部感染。

2. 心律失常　常见心房颤动及其他快速性心律失常以及严重的缓慢性心律失常。

3. 血容量增加　静脉输液过多、过快等。

4. 过度体力活动或情绪激动　如劳累、妊娠后期及分娩过程、情绪激动等。

5. 治疗不当　以洋地黄类强心剂应用不当等为常见。

6. 其他　原有心脏病变加重或并发其他疾病。

（三）发病机制

因心功能不全引发心排血量下降时，激发机体产生多种代偿机制，使心功能在一定时间内维持在相对正常的水平，当病理因素的作用超过代偿能力，发生失代偿，出现心力衰竭的相应临床表现。同时，这些代偿机制也引发多种有害于心脏的变化，单独或相互作用，逐渐导致心肌细胞肥大，心室重塑，导致心肌能量代谢障碍，进一步加重心脏损害，最终导致心功能不可逆转而发生死亡。

◎ 要点三　病理生理

（一）心脏代偿机制

1. Frank-Starling 机制　为心脏的主要代偿机制。心脏前负荷增加，回心血量增加，心室舒张末期容积增加，从而增加心排血量及提高心脏做功量。

2. 心肌肥厚　当心脏后负荷增加时，常以心肌肥厚作为主要的代偿机制，最终导致心肌顺应性降低，舒张功能降低，心室舒张末压升高。

3. 神经-体液的代偿机制　心排血量不足时，心腔压力升高，机体全面启动神经-体液机制进行代偿，包括交感神经兴奋性增强、肾素-血管紧张素-醛固酮系统（RAAS）激活等。神经-体液代偿机制的激活可增加心排血量，但同时促发心肌重构，导致心力衰竭的病理改变进展。

（二）体液因子的改变

1. 心钠肽（ANP）和脑钠肽（BNP）　正常情况下，ANP 主要储存于心房，心室肌内也有少量表达，当心房压力增高，房壁受牵引时，ANP 分泌增加，扩张血管，增加排钠，对抗肾上腺素、RAAS 等导致的水、钠潴留。心力衰竭时，心室壁张力增加，心室肌内分泌 ANP、BNP 增加，血浆中 ANP 及 BNP 水平升高，其增高的程度与心衰的严重程度呈正相关，因此，血浆 ANP 及 BNP 水平可作为评定心衰的进程和判断预后的指标。

2. 精氨酸加压素（AVP） 由垂体分泌，具有抗利尿和周围血管收缩的生理作用，对维持血浆渗透压起关键作用。AVP 的释放受心房牵张受体的调控，心力衰竭时心房牵张受体的敏感性下降，使 AVP 的释放不能受到相应的抑制，血浆 AVP 水平升高。心衰早期，AVP 的效应有一定的代偿作用，而长期的 AVP 增加，其负面效应加重心力衰竭。

3. 内皮素（ET） 是由血管内皮释放的肽类物质，具有很强的收缩血管的作用。心力衰竭时，受血管活性物质如去甲肾上腺素、血管紧张素、血栓素等的影响，血浆内皮素水平升高，且直接与肺动脉压力特别是肺血管阻力升高相关。

（三）心肌损害和心室重塑

原发性心肌损害和心脏负荷过重使心脏功能受损，导致上述的心室扩大或心室肥厚等各种代偿性变化。在心腔扩大、心室肥厚的过程中，心肌细胞、胞外基质、胶原纤维网等均有相应变化，表现为心室重塑过程，是心力衰竭发生发展的基本机制。

◎ 要点四 临床表现

（一）左心衰竭

以肺淤血及心排血量降低的表现为主，症状多明显，但体征不具特征性。

1. 症状

（1）肺淤血的表现 出现程度不同的呼吸困难，呼吸困难程度及表现与心力衰竭程度有关，表现为：①劳力性呼吸困难：呼吸困难发生在重体力活动时，休息后可缓解；②夜间阵发性呼吸困难：与平卧睡眠后回心血量增加、副交感神经张力增加、膈肌抬高、肺活量减少有关；③端坐呼吸；④急性肺水肿（心源性哮喘）：是呼吸困难最严重的状态。另外有咳嗽、咳痰、咯血等症状。

（2）心排血量不足的表现 ①体能下降、乏

力、疲倦；②记忆力减退、焦虑、失眠等；③尿量减少。

2. 体征

（1）肺部体征 随着病情由轻到重，肺部湿啰音可从局限于肺底部发展到全肺。病情严重出现心源性哮喘时，可闻及散在哮鸣音。

（2）心脏体征 心脏轻度扩大，心率加快，心音低钝，肺动脉瓣区第二心音亢进，心尖区可闻及舒张期奔马律和/或收缩期杂音，可触及交替脉等。

（二）右心衰竭

以体循环淤血的表现为主，临床体征显著，但症状不具特异性。

1. 症状 以胃肠道及肝脏淤血症状为主，表现为食欲不振、腹胀、上腹隐痛等，伴有夜尿增多、轻度气喘等。

2. 体征

（1）水肿 身体低垂部位可压陷性水肿，多由脚踝部开始，逐渐向上进展，午后加重，晨起相对较轻。

（2）颈静脉征 颈静脉搏动增强、充盈、怒张，肝-颈静脉反流征阳性。

（3）肝脏肿大 肝脏因淤血肿大伴压痛。

（4）心脏体征 可出现三尖瓣关闭不全的反流性杂音。

（5）发绀。

（三）全心衰竭

左、右心力衰竭均存在，有肺淤血、心排血量降低和体循环淤血的相关症状和体征。

◎ 要点五 实验室检查及其他检查

1. 常规实验室检查 包括血液一般检查、尿液检查、血液生化检查等。

2. 血浆脑钠肽（BNP）及 N 端前脑钠肽（NT-proBNP）检测 有助于心衰的诊断及判断预后。BNP<100pg/mL 不支持心衰的诊断，BNP>400 pg/mL 支持心衰的诊断。NT-ProBNP<300pg/mL 为正常，可排除心衰，其阴性预测值为99%，心衰治疗后 NT-ProBNP<200pg/mL 提

示预后良好。

3. X线检查 ①心影增大；②肺纹理增粗：早期主要表现为肺门血管影增强。急性肺泡性肺水肿时肺门呈蝴蝶状，肺野可见大片融合的阴影。

4. 超声心动图 是诊断心力衰竭最有价值的方法，可准确地提供各心腔大小变化、心瓣膜结构及功能情况，估计心脏功能。①收缩功能：左心室收缩分数（LVEF）≤40%为收缩期心力衰竭的诊断标准；②舒张功能：舒张功能不全时，E/A比值降低。

5. 其他 ①放射性核素检查：有助于判断心室腔大小，反应EF值及舒张功能等。②心-肺吸氧运动试验。③有创性血流动力学检查：对急性重症心力衰竭患者必要时采用漂浮导管检查。可在床边进行，经静脉插管直至肺小动脉，直接反映左心功能。

◎ **要点六 诊断与鉴别诊断**

（一）诊断

心力衰竭的诊断，首先应明确其器质性心脏病，结合症状、体征、实验室及其他检查可做出诊断。左心衰竭因肺淤血引起不同程度的呼吸困难，右心衰竭因体循环淤血引起的颈静脉怒张、肝大、水肿等，是诊断心衰的重要依据。

（二）鉴别诊断

1. 心源性哮喘与支气管哮喘 前者多见于老年人，有心脏病症状及体征，后者多见于青少年，有过敏史；前者发病时肺部有干、湿啰音，甚至咳粉红色泡沫痰，后者发作时双肺可闻及典型哮鸣音，咳出白色黏痰后呼吸困难常可缓解。血浆BNP水平对鉴别有较重要的参考价值。

2. 心包积液、缩窄性心包炎 由于腔静脉回流受阻同样可以引起颈静脉怒张、肝大、下肢水肿等表现，应根据病史、心脏及周围血管征进行鉴别，超声心动图检查可确诊。

◎ **要点七 病情评估**

（一）心功能分级

1. NYHA心功能分级 目前通用的是美国纽约心脏病学会（NYHA）提出的分级方法，其主要是根据患者自觉的活动能力划分为4级：

Ⅰ级：患者有心脏病但活动不受限制，平时一般活动不引起疲乏、心悸、呼吸困难或心绞痛。为心功能代偿期。

Ⅱ级：心脏病患者的体力活动受到轻度限制，休息时无自觉症状，但平时一般活动下可出现疲乏、心悸、呼吸困难或心绞痛发作等。

Ⅲ级：心脏病患者的体力活动明显受限，小于平时一般活动即可引起上述症状。

Ⅳ级：心脏病患者不能从事任何体力活动，休息状态下即有心力衰竭的症状，体力活动后显著加重。

（二）临床分期

A期：前心衰阶段，存在心衰的高危因素，尚无心脏结构或功能异常，也无心衰的症状与体征，包括高血压、冠心病、2型糖尿病、代谢综合征等疾病及使用心肌毒性药物史、酗酒史、风湿热病史、心肌病家族史等可发展为心脏病的高危因素。

B期：前临床心衰阶段，无心衰的症状与体征，已有器质性心脏病变，如左室肥厚、LVEF降低、无症状的心脏瓣膜病、陈旧性心肌梗死等。

C期：临床心衰阶段，有器质性心脏病，既往或目前有心力衰竭症状。

D期：难治性终末期心衰阶段，经严格优化的内科治疗，仍然有心衰的症状与体征，需要特殊干预治疗的难治性心力衰竭。

◎ **要点八 治疗与预防**

（一）治疗原则和目的

1. 治疗目的 防止和延缓心衰的发生；缓解临床心衰患者的症状，提高运动耐量，改善生活质量；阻止或延缓心肌损害进一步加重；降低死亡率。

2. 分期治疗原则 按心力衰竭分期治疗。

A期：积极治疗高血压、糖尿病、血脂异常等高危因素。

B期：除A期中的措施外，有适应证的患者

使用血管紧张素转换酶抑制剂（ACEI），或β受体阻滞剂。

C 期及 D 期：按 NYHA 分级进行相应治疗。

3. **分级治疗原则** 按心功能 NYHA 分级选择药物治疗。

Ⅰ级：控制危险因素，ACEI。

Ⅱ级：ACEI，利尿剂，β受体阻滞剂，用或不用地高辛。

Ⅲ级：ACEI，利尿剂，β受体阻滞剂，地高辛。

Ⅳ级：ACEI，利尿剂，地高辛，醛固酮受体拮抗剂；病情稳定后，谨慎应用β受体阻滞剂。

（二）治疗措施

1. **病因治疗** 治疗原发病，如冠心病、心肌炎、心肌病等；消除诱因，以及时有效控制肺部感染为主。

2. **一般治疗** 休息，监测体重，控制钠盐摄入。

3. **药物治疗**

（1）**利尿剂** 可长期维持治疗，水肿消失后，应以最小剂量无限期使用。常用：①噻嗪类利尿剂如氢氯噻嗪口服；②祥利尿剂如呋塞米口服或静脉注射；③保钾利尿剂如螺内酯、阿米洛利口服。

（2）**RAAS 抑制剂** ①血管紧张素转换酶抑制剂（ACEI）：阻断心肌、小血管的重塑，以维护心肌功能，延缓充血性心力衰竭的进展。常用卡托普利、依那普利等。②血管紧张素受体阻滞剂：与 ACEI 相同甚至更完全。常用氯沙坦、厄贝沙坦、替米沙坦等。③醛固酮受体拮抗剂：对抑制心血管的重构、改善慢性心力衰竭的远期预后有很好的作用。常用螺内酯等。

（3）**β受体阻滞剂** 可对抗交感神经激活，阻断心肌重塑，长期应用以达到延缓病变进展、减少复发和降低猝死率的目的。常用美托洛尔、比索洛尔等。但慎用于Ⅳ级心功能的患者。

（4）**正性肌力药**

1）洋地黄类药：可明显改善症状，减少住院率，提高运动耐量，增加心排血量。常用：①地高辛：适用于中度心力衰竭的维持治疗。②毛花苷 C：适用于急性心力衰竭或慢性心衰加重时，特别适用于心衰伴快速心房颤动者。

洋地黄的适应证：在利尿剂，ACEI 和 β受体阻滞剂治疗过程中，持续有心衰症状的患者，可考虑加用地高辛，如同时伴有心房颤动则更是应用洋地黄的指征。

洋地黄中毒及其处理：①低血钾、肾功能不全以及与其他药物的相互作用都是引起洋地黄中毒的因素。②洋地黄中毒最重要的反应是各类心律失常及心力衰竭加重，胃肠道反应如恶心、呕吐，中枢神经的症状如视力模糊、黄视、倦怠等。③发生洋地黄中毒后应立即停药，对症处理。

2）其他药物：肾上腺素能受体兴奋剂多巴胺较小剂量表现为心肌收缩力增强，血管扩张，心率加快不明显。磷酸二酯酶抑制剂仅限于重症心衰，完善心衰的各项治疗措施后症状仍不能控制时短期应用。

（5）**血管扩张药** 适用于中、重度慢性心力衰竭。常用：①小静脉扩张剂如硝酸酯类药；②小动脉扩张剂如酚妥拉明等；③同时扩张动、静脉药如硝普钠等。

4. **舒张性心力衰竭的治疗**

（1）**药物治疗** 应用利尿剂、β受体阻滞剂、钙通道阻滞剂、ACEI 等。

（2）维持窦性心律。

（3）对肺淤血症状较明显者，可适量应用静脉扩张剂或利尿剂。

（4）在无收缩功能障碍的情况下，禁用正性肌力药物。

5. **难治性心力衰竭的治疗** 是指经各种治疗，心衰不见好转，甚至还有进展者。

（1）积极治疗原发病。

（2）调整心衰用药，联合应用强效利尿剂、血管扩张药及正性肌力药等。

（3）对高度顽固性水肿也可使用血液滤过或超滤。

（4）扩张型心肌病伴有 QRS 波增宽超过 0.12s 的心力衰竭患者，可实施心脏再同步化治疗。

（5）对不可逆的心力衰竭患者可考虑心脏移植。

（三）预防

慢性心力衰竭是心功能不全的严重阶段，是器质性心脏病的最终结局及主要死亡原因。慢性心力衰竭发病的基础是原发器质性心脏病导致的心室结构或功能异常，且常由包括肺部感染在内的许多诱因诱发与加重，因此，慢性心力衰竭的预防属于器质性心脏病的二级预防及三级预防措施，包括积极防治原发病进展与加重，避免加重心肌损害及加重心脏负荷的诱因，低钠饮食，适量体力活动，做好饮食及体重管理。

细目三　心律失常

◎ 要点一　概述

由于心脏冲动的起搏异常或冲动传导异常，导致心脏的频率、节律异常，统称为心律失常。心律失常可以是生理性的，也可以是病理性的，常为器质性心脏病和很多病理状态的临床表现与并发症，也是器质性心脏病常见的死亡原因。

◎ 要点二　分类

（一）按照发生机制分类

1. 冲动起搏异常　包括窦性心动过速、期前收缩、异位心动过速、扑动与颤动等。

2. 冲动传导异常　包括窦房、房室、束支传导阻滞等。

（二）按照心率快慢分类

1. 快速性心律失常

（1）窦性：窦性心动过速。

（2）过早搏动（房性、房室交界性、室性）。

（3）非阵发性心动过速（室上性、室性），阵发性心动过速（室上性、室性）。

（4）并行心律性心动过速（窦性、房性、房

室交界性、室性）。

（5）扑动（心房、心室）与颤动（心房、心室）。

（6）预激综合征。

2. 缓慢性心律失常

（1）窦性缓慢性心律失常。

（2）逸搏与逸搏心律。

（3）传导缓慢性心律失常（窦房阻滞、房内阻滞、房室阻滞、室内阻滞）。

3. 快速性伴缓慢性心律失常　如慢快综合征、快慢综合征等。

（三）按照心律失常对预后的影响分类

分为良性、潜在恶性、恶性心律失常。

◎ 要点三　发生机制

（一）冲动形成异常

自主神经系统兴奋性改变或其内在病变，导致不适当的冲动发放。心房、心室与希氏束-普肯耶纤维在动作电位后产生除极活动的电位增高并达到阈值，引起反复激动，构成快速性心律失常。

（二）冲动传导异常

折返是快速性心律失常最常见的发生机制。

◎ 要点四　常用抗心律失常药物

常用抗心律失常药依据其电生理效应分类，分为四大类：

Ⅰ类：阻断快速钠通道。

Ⅰa类：药物减慢动作电位 0 相上升速度（Vmax），延长动作电位时程，常用奎尼丁、普鲁卡因胺、丙吡胺等。

Ⅰb类：药物不减慢 Vmax，缩短动作电位时程，常用美西律、苯妥英钠、利多卡因等。

Ⅰc类：药物减慢 Vmax，减慢传导，轻微延长动作电位时程，常用氟卡尼、恩卡尼、普罗帕酮、莫雷西嗪等。

Ⅱ类：阻断 β 受体，常用美托洛尔、阿替洛尔、比索洛尔等。

Ⅲ类：阻断钾通道与延长复极，包括胺碘酮

和索他洛尔。

Ⅳ类：阻断慢钙通道，常用维拉帕米、地尔硫草等。

细目四　快速性心律失常

◎ 要点一　概述

快速性心律失常是指心律失常发生时，患者的心室率超过心律失常未发生时的频率，临床上较缓慢性心律失常多见，其中以窦性心动过速、过早搏动最常见，其中恶性程度最高的是心室颤动。

◎ 要点二　过早搏动

（一）病因

（1）生理因素　如情绪激动，剧烈活动，焦虑，饮浓茶、咖啡，饮酒等。

（2）器质性心脏病　冠心病、心肌病、心肌炎、心脏瓣膜病、二尖瓣脱垂等。

（3）药物过量或中毒　如洋地黄、奎尼丁、三环类抗抑郁药等。

（4）电解质紊乱　血钾紊乱、血钙紊乱等。

（5）其他　缺血、缺氧、酸中毒、麻醉、手术等。

（二）临床表现

1. **症状**　轻者可无症状或仅有心悸、心跳暂停感，严重者有头晕甚至晕厥，可诱发或加重心绞痛、低血压或心力衰竭。

2. **体征**　听诊时，早搏的第一心音增强，第二心音减弱或消失，之后有较长的停歇。桡动脉搏动减弱或消失。

（三）心电图诊断

1. **房性过早搏动**　①提前出现的P′波与窦性P波形态各异；P-R间期≥0.12s；②提前出现的QRS波群形态通常正常；③代偿间歇常不完全。

2. **房室交界性过早搏动**　①提前出现的室上性QRS波群，其前面无相关的P波；②有逆行P波，可在QRS波群之前、之中或之后；③QRS波群形态正常；④代偿间歇多完全。

3. **室性过早搏动**　①提前出现的QRS波群前无相关P波；②提前出现的QRS波群宽大畸形，时限超过0.12s，T波的方向与QRS波群的主波方向相反；③代偿间歇完全。

（四）治疗与预防

首先了解原有心脏病变的程度，有无症状，是否影响心功能及发展成严重心律失常的危险性等临床状况，然后决定是否给予治疗，采取何种治疗方法及确定治疗的终点。

1. 无器质性心脏病的过早搏动，无症状者无需药物治疗，症状明显者可给予可予镇静剂和β受体阻滞剂等。

2. 频繁发作，症状明显或伴有器质性心脏病的过早搏动，应积极治疗。

（1）积极治疗病因及诱因，对症治疗。

（2）抗心律失常药物治疗　①房性和交界早搏可选用Ⅰa类、Ⅰc类、Ⅱ类和Ⅳ类抗心律失常药。②室性期前收缩多选用Ⅰ类和Ⅲ类药。③洋地黄毒性所致的室性早搏，应立即停用洋地黄，给予苯妥英钠或氯化钾等治疗。

（3）心动过缓时出现的室性早搏，宜给予阿托品、山莨菪碱等。

（4）预防　积极治疗原发病，纠正缺氧、代谢性酸中毒、电解质紊乱、发热等病理状态，器质性心脏病尤其是急性心肌梗死、急性心肌炎等患者，需要时可预防性用药。

◎ 要点三　阵发性心动过速

（一）房性心动过速

房性心动过速简称房速，可分为自律性、折返性、紊乱性三种。

1. **自律性房性心动过速**

（1）病因　常见于器质性心脏病、慢性肺部疾病、酗酒以及各种代谢障碍、洋地黄中毒等。

（2）临床表现　常见胸闷、心悸、气促等症状，多不严重。洋地黄中毒者可致心力衰竭加重、低血压或休克等。查体：房室传导比例固定时，心律规则；传导比例变动时，心律不恒定，第一心音强度变化。

（3）心电图诊断 ①房率多低于200次/分；②P波形态与窦性者不同，在Ⅱ、Ⅲ、aVF导联通常直立；③常合并二度Ⅰ型或Ⅱ型房室传导阻滞，P波之间的等电位线仍存在；④发作开始时心率逐渐加速；QRS形态、时限多与窦性相同。

（4）治疗与预防 出现严重血流动力学障碍，心室率在140次/分以上时，应予紧急治疗。①洋地黄中毒引起者，立即停用洋地黄并补钾；②非洋地黄中毒引起者，可口服或静脉注射洋地黄、钙拮抗剂、β受体阻滞剂以减慢心室率。如未能转复为窦性心率，可用Ⅰa、Ⅰc或Ⅲ类抗心律失常药试行转律，药物治疗无效可考虑做射频消融术根治。

2. 折返性房性心动过速 多见于器质性心脏病伴心房肥大、心肌梗死、心肌病、低钾血症、洋地黄中毒等。

（1）心电图诊断 ①房率多为150~200次/分，较为规则；②P波形态与窦性不同；③P-R间期常延长，发生房室传导阻滞时不能终止发作；④心电生理检查可确诊。

（2）治疗与预防 参照自律性房性心动过速的治疗。

3. 紊乱性房性心动过速

（1）病因 可见于慢性阻塞性肺疾病、缺血性心脏病、充血性心力衰竭、洋地黄中毒与低钾血症患者。

（2）心电图诊断 通常有3种或3种以上形态各异的P波，P-R间期各不相同，心房率100~130次/分。部分P波因过早发生而不能下传，此时心室率不规则，常进一步发展为房颤。

（3）治疗与预防 ①原发病的治疗十分重要。肺部疾病患者应予给氧、控制感染，停用氨茶碱、去甲肾上腺素、异丙肾上腺素、麻黄碱等药物。②可予维拉帕米、胺碘酮。③补充钾盐与镁盐可抑制心动过速发作。

（二）与房室交界区相关的折返性心动过速

1. 病因 通常发生于无器质性心脏病的患者，少数患者可由心脏疾病或药物诱发。

2. 临床表现 ①发作常突发突止，时间长短不一，多由一个室上性早搏诱发；②可有心悸、焦虑、紧张、乏力、晕眩、晕厥、心绞痛发作，甚至出现心衰与休克症状；③查体心尖部第一心音强度恒定，心律绝对规则。

3. 心电图诊断 ①心率150~250次/分，节律绝对规则；②逆行P波可埋藏于QRS波群内或位于其终末部分，不能辨认，P波与QRS波群关系恒定；③QRS波群正常，伴室内差异性传导或束支传导阻滞时，可使QRS波群增宽、畸形；④可有继发性ST-T改变；⑤发作突然，常由一个房早触发，下传的PR间期显著延长，随之引起心动过速。

4. 治疗与预防

（1）急性发作期 ①首选机械刺激迷走神经（压迫眼球、按压颈动脉、刺激会厌引起恶心等）；②腺苷与钙拮抗剂：腺苷6~12mg快速静脉注射，无效者可改用维拉帕米或地尔硫草静脉注射；③洋地黄与β受体阻滞剂：常用毛花苷C0.4~0.8mg静脉注射；④Ⅰa、Ⅰc与Ⅲ类抗心律失常药：可选用普罗帕酮、索他洛尔、胺碘酮等；⑤其他：无冠心病、高血压病而血压偏低患者，可通过升高血压反射性兴奋迷走神经终止心动过速；⑥直流电复律：如出现严重心绞痛、低血压、充血性心力衰竭时，应立刻行同步直流电复律；⑦经静脉心房或心室起搏或经食管心房起搏；⑧射频消融术：对于反复发作或药物难以奏效的患者可应用。

（2）预防复发 可选用洋地黄、长效钙拮抗剂、长效β受体阻滞剂，可单独或联合应用。其他还有胺碘酮、普罗帕酮等。

（三）室性心动过速

室性心动过速简称室速，是指连续3个或3个以上室性早搏形成的异位心律，多见于器质性心脏病，其中以冠心病最常见。

1. 病因 ①各种器质性心脏病如冠心病、心肌炎、心肌病等；②其他如代谢障碍、血钾紊乱、药物中毒、QT 间期延长综合征等；③偶可发生于无器质性心脏病者。

2. 临床表现　其症状取决于心室率、持续时间及有无器质性心脏病变。

（1）症状　①非持续性室速（发作时间短于 30s，能自行终止）通常无症状；②持续性室速（发作时间超过 30s，需药物或电复律方可终止）常有心悸、胸闷、低血压、少尿、晕厥、气促、心绞痛等症状，严重者可引起休克、Adams - Stokes 综合征（阿-斯综合征）、急性心力衰竭甚至猝死。

（2）体征　①听诊心律轻度不规则，可有第一、第二心音分裂，收缩压可随心搏变化。②如发生完全性房室分离，第一心音强弱不等，颈静脉间歇出现巨大 a 波。③若心室搏动逆传或持续夺获心房，则颈静脉 a 波规律而巨大。④脉搏短绌，交替脉，血压下降或测不出。

3. 心电图诊断　①3 个或 3 个以上的连续室性早搏；②心室率 100～250 次/分，节律可略不规则；③QRS 波群宽大畸形，时限超过 0.12s，ST-T 波方向与 QRS 波群主波方向相反；④P、QRS 间无固定关系，形成房室分离；⑤可出现心室夺获与室性融合波，为室性心动过速的特征性表现。

4. 治疗与预防　无器质性心脏病患者发生非持续性室速，如无症状及晕厥发作，无需治疗；有器质性心脏病的非持续性室速应考虑治疗；持续性室速无论有无器质性心脏病均应给予治疗。

（1）终止发作　①药物治疗：无显著血流动力学障碍，宜选用胺碘酮、利多卡因、β受体阻滞剂治疗。②同步直流电复律：用于伴有血流动力学异常的室速。③超速起搏：复发性室速患者，如病情稳定，可试行超速起搏终止心动过速。

（2）预防复发　①去除病因及诱因。②应用抗心律失常药物，常用胺碘酮等。③安置心脏起搏器、植入式心脏自动复律除颤器或行射频消融

术等。埋藏式自动复律除颤器（ICD）是有效的治疗手段。④冠状动脉旁路移植手术：可用于某些冠心病合并室速的患者。

◎ 要点四　心房颤动

1. 病因

（1）阵发性房颤　①情绪激动、手术后、运动或急性乙醇中毒时易发生；②心脏和肺部疾病患者，如冠心病、肺心病、心力衰竭等。

（2）持续性房颤　常见于心脏瓣膜病、冠心病、高血压心脏病、甲状腺功能亢进症、缩窄性心包炎、心肌病、感染性心内膜炎、慢性心力衰竭及慢性肺源性心脏病等。

（3）孤立性房颤　见于无心脏病基础者。

2. 临床表现　通常可有心悸、头晕、胸闷等。房颤时，心排血量减少≥25%，心室率≥150 次/分时，可发生心绞痛与充血性心力衰竭。心脏听诊第一心音强度不一致，心律绝对不规则，可发生脉搏短绌，颈静脉搏动 a 波消失。

3. 心电图诊断　①P 波消失，代之以一系列大小不等、形状不同、节律完全不规则的房颤波（f 波），频率为 350～600 次/分；②心室率绝对不规则，心室率通常在 100～160 次/分；③QRS 波群形态正常，伴室内差异性传导时则增宽变形。

4. 治疗与预防

（1）病因治疗　积极治疗原发疾病，消除诱因。

（2）急性房颤　症状显著者应积极治疗。①控制快速的心室率：心室率过快或伴有心功能不全的患者，可静脉注射毛花苷 C 将心室率控制在 100 次/分以下，随后给予地高辛口服维持；②药物或电复律：药物治疗未能恢复窦性心律，伴急性心力衰竭或血压明显下降者，宜紧急施行电复律；③房颤转复后，维持窦性心律。

（3）慢性房颤　①阵发性房颤常能自行终止。当发作频繁或伴随明显症状，可口服胺碘酮或普罗帕酮，以减少发作的次数与持续时间。②持续性房颤应给予复律。选用药物复律或电复

律，复律前应用抗凝药物预防血栓栓塞，复律后给予抗心律失常药物，预防复律后房颤复发。③经复律无效者，以控制心室率为主，首选药物为地高辛，也可应用β受体阻滞剂。

（4）预防栓塞　既往有栓塞史，严重瓣膜病、高血压、糖尿病、老年患者，左心房扩大、冠心病等高危患者，应长期采用抗凝治疗，口服华法林使凝血酶原时间国际标准化比值（INR）维持在2.0~3.0之间，能安全而有效预防脑卒中发生。

（5）其他　病窦综合征合并房颤不宜复律，若心率过慢，可考虑安装起搏器。发作频繁甚至持久发作，药物治疗无效，心室率很快的患者，可考虑施行射频消融术。其他治疗方法有外科手术、植入式心房除颤器等。

（6）预防　心房颤动的常见病因是器质性心脏病以及器质性心脏病导致的心功能不全，其预防以积极控制原发器质性心脏病为主，并有效控制血压，防治心房压过高。急性房颤转复窦性心律后，可适当应用胺碘酮等药物维持治疗，防止再发。

细目五　缓慢性心律失常

◎ 要点　房室传导阻滞

（一）概述

房室传导阻滞（AVB）是指房室交界区脱离了生理不应期后，心房冲动传导延迟或不能传导至心室，房室阻滞可以发生在房室结、希氏束以及束支等不同的部位。按照传导阻滞的严重程度，通常可将其分为三度。一度AVB房室传导时间延长，全部冲动仍能传导。二度AVB分为两型：莫氏（Mobitz）Ⅰ型和Ⅱ型，Ⅰ型表现为传导时间进行性延长，直至一次冲动不能传导；Ⅱ型表现为间歇出现的传导阻滞。三度又称完全性传导阻滞，心房冲动全部不能被传到至心室。

（二）病因

1. 正常人或运动员出现AVB，与迷走神经

张力增高有关。

2. 各种器质性心脏病如冠心病急性心肌梗死、心肌炎、心肌病、心内膜炎、钙化性主动脉瓣狭窄、先天性心血管病等。

3. 药物作用如洋地黄中毒、β受体阻滞剂、非二氢吡啶类钙拮抗剂等。

4. 电解质、酸碱平衡紊乱如高钾血症、酸中毒等。

5. 传导系统或心肌退行性变，以及由急性炎症或损伤性病变引起的心肌纤维变性、二尖瓣或主动脉瓣钙化引起的退行性变等。

6. 其他，如高血压病、风湿热等。

（三）临床表现

1. **一度房室传导阻滞**　通常无症状。听诊第一心音减弱。

2. **二度房室传导阻滞**　可有心悸与心搏脱漏感。二度Ⅱ型患者常有头晕、乏力、心悸等，听诊第一心音强度逐渐减弱并有心搏脱漏。二度Ⅱ型房室阻滞第一心音强度恒定，有间歇性心搏脱漏。

3. **三度房室传导阻滞**　常有疲倦、乏力、眩晕、晕厥、心绞痛发作、心力衰竭等，严重时可发生心源性脑缺氧综合征（阿-斯综合征）。听诊第一心音强度不等，第二心音可呈正常或反常分裂；心率慢而规则，间或听到心房音或响亮的第一心音，称为"大炮音"。

（四）心电图诊断

1. **一度房室传导阻滞**　PR间期延长＞0.20s，每个P波后均有QRS波。一般PR间期超过按年龄和心率矫正的PR间期上限为延长；或前后两次测定结果比较，心率相同时的P-R间期延长≥0.04s。

2. **二度Ⅰ型房室传导阻滞（文氏阻滞或莫氏Ⅰ型）**　①PR间期进行性延长，直至一个P波后脱漏QRS波；②相邻R-R间期进行性缩短，直至P波不能下传心室，发生心室脱漏；③包含P波在内的RR间期小于正常窦性PP间期的两倍。最常见的房室传导比例为3∶2或5∶4。

3. 二度Ⅱ型房室传导阻滞（莫氏Ⅱ型） PR间期恒定不变，可正常或延长，部分 P 波后无 QRS 波群。如每隔 1、2 个或 3 个 P 波后有一次 QRS 波群脱漏，因而分别称之为 2：1、3：2、4：3 房室传导阻滞。如每 3 个 P 波下传 1 个 QRS 波群，呈 3：1 传导，称为高度房室传导阻滞。

4. 三度房室传导阻滞 ①PP 与 RR 间隔各有其固定的规律，两者之间毫无关系；②心房率超过心室率；③心室率慢而规则，心室起搏点如在房室束分叉以上，心室率约 40～60 次/分，QRS 波群正常；心室率常在 40 次/分以下，QRS 波群增宽。

（五）治疗与预防

1. 病因治疗 积极治疗心肌缺血、心肌炎，纠正电解质及代谢紊乱等。

2. 分度治疗

（1）一度与二度Ⅰ型房室传导阻滞 心室率不太慢者，无需特殊治疗，禁用进一步减慢房室传导的药物如 β 受体阻滞剂、非二氢吡啶类钙拮抗剂等。

（2）二度Ⅱ型与三度房室传导阻滞 心室率过慢，出现血流动力学障碍者，应予下列药物治疗：①提高心室率：阿托品 0.5～2.0mg 静脉注射，每 2～6 小时 1 次；异丙肾上腺素 1～4μg/min 静脉滴注，每 4 小时 1 次，使心率维持在 60～70 次/分。②糖皮质激素：适用于急性心肌炎、急性心肌梗死、心脏直视手术损伤所致的房室阻滞，常用氢化可的松每天 100～300mg 静脉滴注。③高钾血症或酸中毒所致者可予 5% 碳酸氢钠 100～200mL 静脉滴注。④药物疗效不佳，症状明显，心率缓慢者，应及早给予临时性或永久性心脏起搏治疗。

（3）预防 对于有缓慢性心律失常病史的患者，应慎用或禁用具有负性传导作用的药物，以免诱发 AVB；急性下壁心肌梗死患者及急性心肌炎患者有并发 AVB 的风险，应加强监护，及时发现，及时处理；预防各种原因引起的电解质、酸碱平衡紊乱如高钾血症、酸中毒等。

细目六　心脏骤停与心肺复苏

◎ 要点一　概述

心脏骤停是指心脏收缩射血功能突然停止，导致心脏骤停的机制以快速性室性心律失常（室颤和室速）最常见，其次为严重的缓慢性心律失常或心室停顿，较少见于心脏无脉性电活动（PEA）。心脏骤停发生后，由于脑供血突然中断，10 秒左右患者即可出现意识丧失，经及时复苏可存活，否则将发生脑死亡及生物学死亡。心脏骤停是心脏性猝死的直接原因。

心脏性猝死（SCD）是指急性症状发作后 1 小时内发生的以意识突然丧失为特征、由心脏原因引起的自然死亡。心脏性猝死男性较女性多见，是 20～60 岁男性的首位死因，我国相关流行病学研究显示，心脏性猝死男性年平均发病率为 10.5/10 万，女性为 3.6/10 万。减少心脏性猝死对降低心血管病死亡率有重要意义。

◎ 要点二　病因

1. 病因 以冠心病最常见，其他有心肌病、急性心肌炎、严重主动脉瓣膜病变、二尖瓣脱垂、窦房结病变、预激综合征、先天性和获得性 QT 间期延长综合征等。

2. 危险因素 既往有原发性心室颤动或心室扑动史、无脉性持续性室速史、频发性与复杂性室性快速心律失常史患者，左室射血分数低于 30% 或有明显心力衰竭患者，有 QT 间期延长伴晕厥史患者，心肌梗死后室性早搏等，均是心源性猝死的危险因素。

◎ 要点三　临床表现

心脏骤停的临床过程一般分为四期，即前驱期、终末事件期、心脏骤停和生物学死亡。

1. 前驱期 虽然心脏骤停的确切时刻无法预测，但许多患者在发生心脏骤停前出现前驱症状，如心绞痛发作，胸闷、心悸加重，易于疲劳等。在心电监护下，如发现频发、多源、成对出现的室早或室早 R on T，短阵室速，心室率低于

50 次/分，QT 间期显著延长等，均是心脏骤停的先兆表现，但心脏骤停也可无前驱期表现。

2. 终末事件期 是指心血管状态出现急剧病理变化到心脏骤停发生前的一段时间，长短不一，一般不超过 1 小时（心脏性猝死所定义的 1 小时，实质上是指终末事件期的时间在 1 小时内）。由于猝死原因不同，终末事件期的临床表现不同。典型表现：突发持续而严重的胸痛，伴有显著呼吸困难，心悸或眩晕等。长时间的心绞痛或急性心肌梗死的胸痛，急性呼吸困难，头晕，黑蒙，突然抽搐等，均为其先兆及终末事件期开始的表现。在猝死前数小时或数分钟内常有心电活动的改变，其中以心率加快及室性异位搏动增加最为常见。经心室颤动途径猝死的患者，常先有室性心动过速。极少数患者以急性循环衰竭致病，出现心率明显改变、室性心动过速，呈现低心排血量状态。

3. 心脏骤停 依次出现心音消失、大动脉搏动消失、血压测不出，突然出现意识丧失（心脏骤停后 10 秒内）或伴短暂抽搐（心脏骤停后 15 秒）；断续出现叹息样的无效呼吸，随后呼吸停止（心脏骤停 20~30 秒内），皮肤发绀。心脏骤停 30 秒后出现昏迷；心脏骤停后 30~60 秒出现瞳孔散大、固定。

4. 生物学死亡期 即细胞学死亡期，机体全身组织细胞发生不可逆转的死亡，代谢停止，出现细胞死亡相应的临床表现，如躯体冰冷、僵硬，出现皮下瘀斑等。

从心脏骤停至生物学死亡期，时间的长短取决于原发病的性质以及心脏骤停至复苏开始的时间。心脏骤停发生后，大部分患者在 4~6 分钟内开始发生不可逆脑损害，随后经数分钟过渡到生物学死亡。心脏骤停发生后立即实施心肺复苏和尽早除颤，是避免发生生物学死亡的关键。心脏复苏成功后死亡的最常见的原因是中枢神经系统的损伤，其他常见原因有继发感染、低心排血量及心律失常复发等。

◎ 要点四　病情评估

心脏骤停一旦发生，等同于患者进入临床死亡期，因此，快速准确判断自主心跳是否存在，确定是否发生心脏骤停，以确定是否立即进行现场复苏。心脏骤停的判断要点：

1. 主要依据

（1）突然意识丧失。

（2）心音或大动脉（颈动脉、股动脉）搏动消失。

（3）心电图呈现心室颤动、室性自主心律（即心肌电-机械分离）或心室停搏（心电完全消失而呈一条直线或偶有 P 波）。

在上述三条主要诊断依据中，以心电图的诊断最为可靠，但临床很难做到。为争取时间，单凭第 2 条就可以决定开始实施心肺复苏。

2. 次要依据

（1）双侧瞳孔散大、固定、对光反射消失。

（2）自主呼吸完全消失，或先呈叹息或点头状呼吸，随后自主呼吸消失。

（3）口唇、甲床等末梢部位出现发绀。

次要诊断依据可以及时提醒救治人员及早意识到可能发生心搏停止，警惕和考虑是否已发生或即将发生心搏停止。

◎ 要点五　心肺复苏

（一）初级心肺复苏

传统的初级心肺复苏包括畅通气道（airway）、人工呼吸（breathing）和人工胸外按压（circulation），简称为 ABC，以达到快速建立有效人工循环，给患者基础生命支持（BLS）的目的。近来强调 BLS 应按照 CAB 顺序进行，增加复苏场地安全评估、电话呼救、启动急救医疗服务系统、心肺复苏和早期自动体外电除颤。心肺复苏操作指南中强调，基础生命支持最重要。

1. 基础工作 评估环境、快速判断与呼救、请求寻找并取到 AED、记录事件发生时间。

2. 胸外心脏按压 是建立人工循环的主要方法，对成年人应尽量使按压次数达到 100~120 次/分，以保证脑和冠状动脉的灌注。心肺复苏操作指南中进一步强调强化按压的重要性，要求按压间断时间不超过 5 秒，并强烈建议普通施救者（非专业人员）仅做胸外按压的心肺复苏，弱化人工呼吸的作用，对普通目击者要求对 ABC 改变为"CAB"即人工胸外按压、畅通气道和人工呼吸。

（1）按压方法　将患者仰卧置于硬的平面上，操作者跪在患者身旁或站在床旁的椅凳上。按压时，一手掌根置于患者胸骨长轴上，手指背曲不接触胸壁，另一手掌根重叠其上。按压时关节伸直，用肩背部力量垂直向下按压。

（2）按压部位　接触胸壁的掌根位于胸骨体中下 1/3 处交界处。

（3）按压深度　成年人使胸骨下陷 5~6cm，然后放松，放松时掌根不应离开胸壁，放松与按压的时间为 1∶1。

（4）胸外心脏按压与人工呼吸的比例　按心肺复苏指南，胸外心脏按压与人工呼吸的比例为 30∶2。应在检查心律前先进行 5 个周期的心肺复苏，电除颤 1 次后也应立即进行 5 个周期的心肺复苏，然后再检查心律。

3. 除颤　多数突发的、非创伤的心搏骤停是心室颤动所致，除颤是最好的复律方法。目前认为宜尽早除颤，只要具备除颤条件，必要时可盲目除颤。应在室颤发生 3 分钟内进行除颤，心搏骤停未及时发现者，在基础生命支持 2 分钟后即行除颤。

（1）院外除颤　强调自动体外除颤器（AED）的使用。

（2）院内除颤　首选非同步直流电击除颤。将两电极分别置于胸骨右缘第二肋间和心尖部左乳头外侧，使电极中心在腋前线上。一般成年人用 300~360J、小儿用 50~150J 能量单相波除颤。对于有植入性起搏器的患者，应把电极放在距起搏器至少 2~5cm 处。暂时不能立即除颤者，可进行心前区捶击（1~2 次）。电除颤效果不佳时，视心室颤动的类型，静脉注射肾上腺素，将细颤变为粗颤，再重复电除颤。

4. 清除口腔异物　下拉患者的下颌使口张开，观察口腔有无食物等异物及义齿，如有用一

手拇指压住患者舌中部，另一手示指沿患者一侧口角插入口内，弯曲示指将异物清除，操作时动作要迅速轻柔，防止消耗过多的复苏时间。

5. 畅通气道　使患者仰卧于坚固的平地或平板上，头颈部与躯干保持在同一轴面上，取出义齿，用手指清理口咽部，解开患者衣扣，松开裤带。畅通气道的方法：

（1）仰头举颏法　一手置于患者的前额，手掌向后方施加压力，另一手示指托住下颏，举起下颏，使患者口张开，便于自主呼吸，同时准备人工呼吸。

（2）仰头抬颈法　一手置于患者前额使头后仰，另一手放在颈后，托起颈部。注意不要过度伸展颈椎。该法有损伤脊髓的危险，颈椎损伤者禁用。

6. 人工呼吸　开放气道后，立即耳听面感眼观，检查患者有无自主呼吸，如患者自主呼吸已停止，立即进行人工呼吸。

（1）口对口（鼻）呼吸　为一种快捷有效的通气方法。畅通气道后，用置于患者前额的左手拇指与示指捏住患者的鼻孔，操作者深吸气后，用口唇把患者的口唇紧密罩住后缓慢吹气，每次吹气应持续 1 秒以上，待患者胸部扩张后放松鼻孔，让患者胸部自行回缩将气体排出。若患者牙关紧闭或口唇创伤，应用口对鼻呼吸，吹气时捏紧患者口唇，操作者口唇密合于患者鼻孔的四周后吹气，其余操作同口对口呼吸。人工通气的频率为每分钟 8~10 次，开始应先连续吹气 2 次。

（2）气管内插管　是建立人工通气的最好方法。

（3）其他　目前推荐使用有防护装置的通气方法，如口对面罩呼吸、呼吸球囊面罩装置等。

7. 再评估　快速完成五个周期的心肺复苏操作后，立即进行大动脉、自主呼吸判断，以明确是否需要继续进行心肺复苏操作。

（二）高级心肺复苏

高级心肺复苏是指进一步生命支持（ALS）

或成人高级生命支持,即在 BLS 的基础上进行复律、建立人工气道、药物治疗和复苏后治疗等。

1. 心室颤动的处理 ①电击除颤,首次电击除颤能量 200J,第二次 200~300J,第三次 360J。②室颤/室速持续复发者,继续 CPR,气管插管,开放静脉通道。③肾上腺素 1mg 静脉注射,根据需要 3~5 分钟重复使用,并可增加剂量。④电击除颤能量最大到 360J(可重复 1 次)。⑤室颤或室速持续或复发可药物治疗,如用利多卡因或胺碘酮静脉注射。⑥每次用药后 30~60 秒后除颤,除颤能量不超过 360J。

2. 心室停顿的处理 顺序进行:①有效心肺复苏、气管插管、建立静脉通路。②试以经静脉心内起搏。为争取时间也可先使用简便易行的经皮体外起搏或胸壁穿刺起搏。③肾上腺素 1mg 静脉注射,每 3~5 分钟可重复使用。④阿托品 1mg 静脉注射,5 分钟后可重复 1 次,直到 3mg。

3. 无脉搏性电活动的处理 ①寻找可纠正的原因如低血容量、药物过量、张力性气胸、心包填塞、大面积肺梗死等,予以相应治疗;若为高血钾引起者,静脉注射 5% 碳酸氢钠。②有效心肺复苏,气管插管,建立静脉通路。③肾上腺素 1mg 静脉注射,每 3~5 分钟可重复使用。④若有心动过缓,可经皮心内起搏或阿托品 1mg 静脉注射。

复苏有效时,患者自主心搏恢复并可扪及颈及股动脉搏动。若心电图显示有满意的心律,但扪不到脉搏,则应继续胸外按压和给药。有效心脏复苏指证:①患者皮肤色泽改善;②瞳孔回缩;③出现自主呼吸;④意识恢复。

4. 复苏药物 ①肾上腺素:为心肺复苏的首选药物;②胺碘酮:适用于难治性室颤和室速;③异丙肾上腺素:仅适用于缓慢性心律失常;④碳酸氢钠:电除颤复律和气管插管后酸中毒持续存在时,循环停止超过 2 分钟者,静脉使用或参照血气分析给予碳酸氢钠 1mmol/kg 静脉滴注。

5. 给药途径 首选从上肢静脉、颈内静脉穿刺或锁骨下静脉插管建立的静脉通道给药。肾上腺素、阿托品和利多卡因还可经气管内给药。尽量避免心内注射,除了上述给药途径尚未建立时才心内直接注射肾上腺素。

(三)心脏搏动恢复后处理

自主循环恢复后,多种致病因素可导致复苏后综合征的发生。多脏器缺氧造成的微循环障碍,继发性的脑、心、肾等重要脏器的损害等。因此复苏后的治疗目的是完全恢复局部器官和组织的灌注,特别是大脑的灌注,将患者送入监护病房,及时进行脑复苏,积极治疗原发病,避免心脏骤停的再度发生以及引起严重并发症和后遗症。

1. 维持有效循环 心脏复跳后可有低心排血量或休克,可选用多巴胺、多巴酚丁胺、去甲肾上腺素等药物治疗。需要时进行血流动力学监测,并根据监测结果给予血管收缩药和(或)扩张药物治疗。

2. 维持有效呼吸 心跳恢复后患者可有不同程度的呼吸功能异常,应继续使用机械通气和吸氧治疗,保持呼吸道通畅。当自主呼吸有效时,可逐渐减少辅助呼吸。若自主呼吸不出现,常提示严重脑缺氧。

3. 防治脑缺氧和脑水肿 脑复苏是心肺复苏能否最后成功的关键。

(1)维持脑灌注压 缺氧性脑损伤的严重程度与心脏骤停的时间密切相关。自主循环恢复后,应保证适当的血压,使平均动脉压不低于 110mmHg。

(2)控制过度换气 将动脉血二氧化碳分压控制在 25~35mmHg,动脉血氧分压控制在 100mmHg,有利于脑循环自主调节功能恢复和降低颅内压。

(3)维持正常或偏低的体温 轻度低温(33~35℃)可降低颅内压和脑代谢,有益于神经功能的恢复。如有高热应采取降温措施。但过低体温对心脏骤停复苏后的患者可增加血液黏滞度,降低心排血量并有增加感染的可能,因此,心脏骤停复苏后不宜诱导过低体温。

（4）脱水治疗　血压平稳后尽早脱水治疗脑水肿。常用20%甘露醇快速静脉滴注，每天2～4次。也可依据脑水肿程度联合使用呋塞米、白蛋白或地塞米松。

（5）高压氧治疗　通过增加血氧含量及弥散力，起到提高脑内氧含量、改善脑缺氧、降低颅内压的作用，有条件时可采用。

4. 维持水电解质和酸碱平衡　记录水出入量，严密观察电解质、动脉血气变化并及时予以纠正。

5. 防治急性肾衰竭　心脏骤停时间较长或复苏后持续低血压，或用大剂量收缩血管药物后，可并发急性肾衰竭。其防治关键在于尽量缩短复苏时间，维持有效肾灌注压。如心功能和血压正常而出现少尿，在排除血容量不足之后，可试用呋塞米静脉注射，经注射呋塞米后无效则应按急性肾衰竭处理。

细目七　原发性高血压

◎ 要点一　概述

高血压是指体循环动脉血压高于正常值，可伴有心、脑、肾和血管等靶器官损害的临床综合征。根据导致血压升高的病因不同，分为原发性高血压和继发性高血压两大类。原发性高血压即高血压病，是指病因不清，与遗传关系密切，以体循环动脉压升高为主要临床表现，最终导致心、脑、肾及动脉并发症的心血管综合征，约占高血压的95%；继发性高血压亦称为症状性高血压，是指由某些确定的原发病引起的血压升高，原发疾病与高血压之间存在因果关联，高血压仅是该原发病的临床表现之一，约占高血压的5%。

原发性高血压的患病率因国家、种族、地域的不同各异。随年龄增长，患病率升高，高纬度寒冷地区患病率高于低纬度温暖地区，膳食中钠盐摄入过多的地区发病率较高。2002年我国30个省市27万人的调查结果显示，18岁以上人群高血压患病率为18.8%，且呈明显的上升趋势。

原发性高血压是我国急性脑血管病、冠心病、慢性肾损伤的重要危险因素。

◎ 要点二　病因与发病机制

（一）病因

原发性高血压是由遗传因素与环境因素交互作用的结果，除遗传因素外，发病主要与以下环境因素有关。

1. 饮食因素　主要是高钠、低钾膳食。

2. 超重和肥胖　身体脂肪含量与血压水平呈正相关。

3. 饮酒　高血压患病率随饮酒量增加而升高。

4. 精神紧张　长期从事高度精神紧张工作的人群高血压患病率增加。

5. 其他　缺乏体力活动，服用某些药物如口服避孕药、非甾体类抗炎药、含有麻黄碱或甘草等的药物，睡眠呼吸暂停低通气综合征等。

（二）发病机制

动脉血压取决于心排出量和体循环周围血管阻力，所有可以增加心排血量及外周血管阻力病理因素，均可导致血压升高。

1. 交感神经系统活性亢进　交感神经兴奋性增加，释放儿茶酚胺增多，加快心率，增强心肌收缩力，增加心输出量；收缩外周小动脉，增加外周阻力，从而升高血压。

2. 肾性水钠潴留　血容量增加，引起血压升高。

3. 肾素-血管紧张素-醛固酮系统（RAAS）激活　此系统激活，导致血管紧张素Ⅱ分泌增多，直接收缩外周小动脉，并促进醛固酮分泌，增加血容量，从而升高血压。

4. 细胞膜离子转运异常　钠-钾离子协同转运缺陷，膜电位降低，激活平滑肌细胞兴奋-收缩耦联，血管阻力增高。

5. 胰岛素抵抗　胰岛素抵抗，血浆胰岛素水平升高，增加交感神经兴奋性及水钠潴留。

6. 血管内皮细胞功能受损　血管内皮细胞功能受损，内皮素和血栓素 A_2 释放增加，导致血管收缩。

◎ 要点三 临床表现与并发症

（一）症状

1. 一般症状 多数患者血压升高的早期无明显症状，或仅有一些非特异性症状如头昏、头痛、颈项板紧、疲劳、心悸等，多数症状可自行缓解。

2. 受累器官症状

（1）脑 脑出血和脑梗死是高血压最主要的并发症。前者多在情绪激动、用力情况下出现，表现为剧烈头痛、恶心呕吐、偏瘫、意识障碍等；后者多在安静状态或睡眠中出现，多表现为三偏综合征或伴运动性失语，轻者仅表现为短暂性脑缺血发作。

（2）心脏 可出现心功能不全表现，并发冠心病可出现心绞痛、心肌梗死表现。

（3）肾脏 早期可出现多尿、夜尿增多，继而出现肾功能不全，尿量减少，最终导致肾衰竭。

（4）眼 眼底血管受累，出现视力进行性减退。

（二）体征

体征较少，重点检查项目有周围血管搏动、血管杂音、心脏杂音等。常出现血管杂音的部位是颈部、背部两侧肋脊角、上腹部、脐两侧处。心音异常及心脏杂音包括主动脉瓣区第二心音亢进、收缩期杂音或收缩早期喀喇音。

（三）并发症

1. 靶器官损害并发症

（1）心脏 出现左心室肥大称为高血压心脏病，晚期常发生心力衰竭，是慢性左心衰竭的常见病因。并发冠心病时可出现心绞痛、心肌梗死甚至猝死。

（2）脑 脑血管并发症是我国原发性高血压最常见的并发症。早期可有短暂性脑缺血发作，长期血压增高可并发腔隙性脑梗死、动脉硬化性脑梗死、脑出血等。短时间内血压显著升高可出现高血压脑病等，也可诱发蛛网膜下腔出血。

（3）肾脏 肾脏受累时可有蛋白尿，早期出现夜尿增多等肾小管功能异常的表现，晚期多并发慢性肾衰竭。

（4）血管 ①视网膜动脉硬化：眼底改变与病情的严重程度和预后相关，根据眼底镜检查结果，Keith-Wagener 眼底分级法分为四级：Ⅰ级，视网膜小动脉轻度狭窄、硬化、痉挛和变细；Ⅱ级，小动脉中度硬化和狭窄，出现动脉交叉压迫征，视网膜静脉阻塞；Ⅲ级，动脉中度以上狭窄伴局部收缩，视网膜有棉絮状渗出、出血和水肿；Ⅳ级，视神经乳头水肿。②主动脉夹层：一旦发生破裂引发大血管急症，预后凶险。

2. 高血压急症 高血压急症是指高血压患者在某些诱因作用下血压突然和显著升高，常超过 180/120mmHg，同时伴有进行性心、脑、肾等重要靶器官功能不全的表现，包括高血压脑病、高血压危象、急性心力衰竭、急性冠状动脉综合征、主动脉夹层、子痫等。

（1）高血压脑病 以舒张压增高为主，舒张压常超过 120mmHg。因血压过高导致脑组织灌注过多，引起脑水肿等病理改变，出现头痛、烦躁不安、恶心、呕吐、视物模糊、精神错乱，严重者可出现神志恍惚、谵妄甚至昏迷，或出现暂时性偏瘫、失语等脑功能缺失的表现，伴有局灶或全身性抽搐等。

（2）高血压危象 以收缩压急剧升高为主，血压可高达 200/110mmHg 以上，常因紧张、寒冷、突然停服降压药物等原因诱发，伴有交感神经亢进的表现如心悸、汗出、烦躁、手抖等，常伴发急性脏器功能障碍如急性心力衰竭、心绞痛、脑出血、主动脉夹层动脉瘤破裂等。

3. 高血压亚急症 高血压亚急症是指血压显著升高但尚未出现严重临床症状及进行性靶器官损害，与高血压急症的主要区别是有无新近发生的急性进行性靶器官损害。

◎ 要点四 实验室检查及其他检查

原发性高血压的常规检查项目包括尿液、血

糖、血胆固醇、血甘油三酯、肾功能、血尿酸和心电图等，这些检查有助于发现相关的危险因素和靶器官损害。部分患者根据需要和条件可以进一步检查眼底、超声心动图、血电解质、低密度脂蛋白胆固醇及高密度脂蛋白胆固醇。为了更进一步了解高血压患者病理生理状况和靶器官结构与功能变化，有目的地选择一些特殊检查，包括24小时动态血压监测（ABPM）、心率变异率、颈动脉内膜中层厚度（IMT）、血浆肾素活性（PRA）等。

1. 尿液检查　可有少量蛋白、红细胞，偶有透明管型和颗粒管型。

2. 肾功能检测　晚期肾实质损害可有血肌酐、尿素氮和尿酸升高，内生肌酐清除率降低，浓缩及稀释功能减退。

3. 血脂测定　部分患者有血清总胆固醇、甘油三酯及低密度脂蛋白胆固醇增高，高密度脂蛋白降低。

4. 血糖、葡萄糖耐量试验及血浆胰岛素测定　部分患者有空腹和/或餐后2小时血糖及血胰岛素水平增高。

5. 眼底检查　可出现血管病变及视网膜病变。眼底动脉变细、反光增强、交叉压迫及动静脉比例降低；视网膜病变有出血、渗出、视乳头水肿等。

6. 胸部X线检查　可见主动脉迂曲延长，局部可见动脉粥样硬化病变、钙化等改变。

7. 心电图检查　可出现左室肥厚，并发冠心病时出现相应的改变。

8. 超声心动图检查　可见主动脉内径增大，左房扩大、左室肥厚等高血压心脏病的改变。

9. 动态血压监测　可测定白昼与夜间各时间段血压的平均值和离散度。

10. 其他检查　颈动脉多普勒检查显示颈动脉内膜中层厚度（IMT）增厚，血浆肾素活性（PRA）增加，心率变异性增大等。

◎ **要点五　诊断与鉴别诊断**

（一）诊断

在未使用降压药物的情况下，非同日3次测量血压，收缩压 ≥ 140mmHg 和/或舒张压 ≥ 90mmHg，即可诊断为高血压。收缩压 ≥ 140mmHg 和舒张压<90mmHg 为单纯性收缩期高血压。患者既往有高血压史，目前正在使用降压药物，血压虽然低于 140/90mmHg，也诊断为高血压。排除继发性高血压，可诊断为原发性高血压。血压水平分类和定义，见下表。

血压水平分类和定义

分类	收缩压（mmHg）		舒张压（mmHg）
正常血压	<120	和	<80
正常高值血压	120～139	和（或）	80～89
高血压	≥140	和（或）	≥90
1级高血压（轻度）	140～159	和（或）	90～99
2级高血压（中度）	160～179	和（或）	100～109
3级高血压（重度）	≥180	和（或）	≥110
单纯收缩期高血压	≥140	和	<90

（二）鉴别诊断

主要与继发性高血压鉴别。

1. 肾实质性疾病　急慢性肾小球肾炎、慢性肾盂肾炎、肾病综合征及糖尿病肾病均可出现高血压，根据病史，尿常规、肾功能检查不难鉴别。

2. 肾血管性疾病　肾血管性高血压患者常起病急，血压显著增高，上腹部或肾区可闻及血管性杂音。静脉肾盂造影、肾动脉多普勒、肾动脉造影、放射性核素肾图等检查可明确诊断。

3. 嗜铬细胞瘤　可有剧烈头痛、出汗、恶心、呕吐、心悸、面色苍白、乏力等，持续数分钟至数天不等，发作间歇血压正常。血和尿儿茶酚胺及其代谢产物的测定，酚妥拉明试验，胰高血糖素激发试验等，有助于诊断。

4. 原发性醛固酮增多症 表现为血压升高，多尿，夜尿增多，尿比重下降，口渴，发作性肌无力、手足搐搦，血钾降低伴血钠升高。实验室检查可见血和尿醛固酮升高。

（三）特殊类型高血压

1. 老年高血压 指年龄≥60岁的高血压患者，其特点是多数患者为单纯收缩期高血压，脉压增大，血压波动性明显，并发症及伴发病较多，治疗强调收缩压的达标。

2. 儿童青少年高血压 一般为轻、中度血压升高，多数无明显自觉症状，伴有超重的患者较多，进展为成人高血压时，多伴有左心室肥厚甚至高血压性心脏病。

3. 难治性高血压 指经三种以上的降压药物治疗，血压仍不能达标的患者，或使用四种及四种以上降压药血压才能达标的患者。常见原因有：①假性难治性高血压，有显著的白大衣现象；②生活方式干预不足；③降压治疗方案不合理；④在用其他药物对抗降压治疗效果；⑤钠盐摄入过多，容量超负荷；⑥存在胰岛素抵抗；⑦继发性高血压未予准确诊断。

◎ 要点六 病情评估

（一）危险分层

制定高血压病的治疗方案时，要考虑血压水平、心血管疾病的危险因素、靶器官损害和相关的临床情况，并判定预后。目前将高血压病的心血管危险性分为低危、中危、高危和很高危四类，指患者在随后的10年中发生主要心血管事件的危险性分别为低于15%、15%~20%、20%~30%和高于30%。

影响高血压患者心血管预后的重要因素

心血管危险因素	靶器官损害	伴临床疾患
血压水平（1~3级）	左心室肥厚（心电图或超声心动图）	脑血管病（脑出血、缺血性脑卒中、短暂性脑缺血发作）
男性>55岁，女性>65岁		
吸烟	颈动脉超声IMT≥0.9mm或动脉粥样斑块	心脏病（心肌梗死病史、心绞痛、冠状动脉血运重建、慢性心力衰竭）
糖耐量受损	颈-股动脉脉搏波速度≥12m/s	肾脏疾病
血脂异常	踝/臂血压指数<0.9	外周血管疾病
早发心血管病家族史（一级亲属发病年龄男性<55岁，女性<65岁）	eGFR降低或血清肌酐轻度升高	视网膜病变
腹型肥胖（腰围男性≥90cm，女性≥85cm）或肥胖	微量白蛋白尿	糖尿病
血同型半胱氨酸升高（≥10μmol/L）		

注：①糖耐量受损：餐后2h血糖7.8~11.0mmol/L和/或空腹血糖受损6.1~6.9mmol/L；②血脂异常：TC>5.7mmol/L或LDL-C>3.3mmol/L或HDL-C<1.0mmol/L；③eGFR<60mL/min，血清肌酐轻度升高：男性115~133μmol/L，女性107~124μmol/L；④微量白蛋白尿：30~300mg/24h或白蛋白/肌酐≥30mg/g；⑤肾脏疾病：糖尿病肾病，肾功能受损，血浆肌酐水平升高：男性>133μmol/L，女性>124μmol/L，蛋白尿>300mg/24h。

高血压病心血管风险水平分层（2010年中国高血压防治指南）

其他危险因素和病史	1级高血压	2级高血压	3级高血压
无	低危	中危	高危
1~2个其他危险因素	中危	中危	很高危
≥3个其他危险因素或靶器官损害	高危	高危	很高危
临床并发症或合并糖尿病	很高危	很高危	很高危

◎ 要点七　治疗与预防

（一）治疗

1. 治疗策略　首先对确诊的患者进行危险分层，根据危险分层结果选择治疗方案。对于大多数高血压病患者，应在数周到数月内将血压控制到目标水平。年轻患者、病史较短的患者可缩短达标时间；老年高血压患者或伴发病复杂、已有显著并发症的患者，可适当延长达标时间。

（1）高危和很高危患者　一旦确诊，应立即开始生活方式干预和药物治疗。

（2）中危患者　在生活方式干预的同时，继续监测血压和其他危险因素 1 个月，多次测量血压或进行动态血压监测，若收缩压<140mmHg 及舒张压<90mmHg，继续监测；收缩压≥140mmHg 或舒张压≥90mmHg，开始药物治疗。

（3）低危患者　在生活方式干预的同时，继续监测血压和其他危险因素 3 个月，多次测量血压或动态血压监测，若收缩压<140mmHg 及舒张压<90mmHg，继续监测；收缩压≥140mmHg 或舒张压≥90mmHg，开始药物治疗。

2. 降压目标　一般患者，应将血压降至140/90 mmHg 以下；65 岁及以上的老年人收缩压应控制在 150mmHg 以下，如能耐受还可进一步降低；伴有慢性肾脏疾病、糖尿病，或病情稳定的冠心病、脑血管病的高血压患者，治疗应个体化，一般可以将血压降至 130/80 mmHg 以下。

3. 非药物治疗　适用于所有高血压患者，包括减少钠盐、增加钾盐摄入，控制体重，戒吸限酒，合理有氧运动，减轻精神压力，保持心理平衡等。

4. 药物治疗

（1）降压药治疗原则　①小剂量：小剂量开始，根据需要，逐步增加剂量；②尽量应用长效制剂：使用每日 1 次给药而有持续 24 小时降压作用的长效药物，以有效控制夜间血压与晨峰血压；③联合用药：增加降压效果又不增加不良反应；④个体化：根据患者具体情况、耐受性及个人意愿或长期承受能力，选择适合患者的降压药物。

（2）常用降压药物分类　①利尿剂：有噻嗪类、袢利尿剂和保钾利尿剂三类。常用噻嗪类如氢氯噻嗪和氯噻酮、吲哒帕胺等。②β 受体阻滞剂：用于轻、中度高血压，尤其是静息心率较快（>80 次/分）或合并心绞痛及心肌梗死后患者。常用药物有美托洛尔、比索洛尔等。③钙通道阻滞剂：又称钙拮抗剂，可分为二氢吡啶类和非二氢吡啶类，前者如氨氯地平、非洛地平、硝苯地平等，后者有维拉帕米和地尔硫䓬。可用于各种程度高血压，尤其是老年人高血压或合并稳定型心绞痛时。周围血管疾病、糖尿病及合并肾脏损害的患者均可用。应优先选择使用长效制剂，如氨氯地平、拉西地平、维拉帕米缓释片等。④血管紧张素转换酶抑制剂：降压起效缓慢，逐渐增强，在 3~4 周时达最大作用。特别适用于伴有心力衰竭、心肌梗死后、糖耐量异常或糖尿病肾病的高血压患者。常用药物有卡托普利、依那普利、苯那普利、福辛普利等。妊娠、肾动脉狭窄、肾功能衰竭（血肌酐>265μmol/L）者禁用。⑤血管紧张素Ⅱ受体阻滞剂：降压作用起效缓慢，但持久而平稳。常用的有氯沙坦、缬沙坦、厄贝沙坦、替米沙坦、坎地沙坦和奥美沙坦等。⑥α₁ 受体阻滞剂：一般不作为高血压治疗的首选药，适用于伴高脂血症或前列腺肥大的患者，也可于难治性高血压患者的治疗。常用药物有哌唑嗪、特拉唑嗪等，主要副反应为体位性低血压、眩晕、晕厥、心悸等，首剂减半或临睡前服用可减少副反应。

（3）降压治疗方案　①无并发症患者可以单独或者联合使用噻嗪类利尿剂、β 受体阻滞剂、CCB、ACEI 和 ARB，治疗应从小剂量开始，逐步递增剂量。②2 级高血压（＞160/100mmHg）在治疗开始时就应采用两种降压药物联合治疗，有利于血压在相对较短的时间内达到目标值，减少不良反应。合理的降压药联合治疗方案：利尿剂与 ACEI 或 ARB；二氢吡啶类钙拮抗剂与 β 受体阻滞剂；钙拮抗剂与 ACEI 或 ARB 等。③三种降压药合理的联合治疗方案，除有禁忌证外必须包含利尿剂。常用降压药的合理选择，见下表。

常用降压药物的适应证（2010 中国高血压防治指南）

适应证	A（ACEI）	A（ARB）	B（β受体阻滞剂）	C（CCB）	D（利尿剂）
左心室肥厚	+	+	±	+	±
稳定性冠心病	+a	+a	+	+	+
心肌梗死后	+	+	+	_b	+c
心力衰竭	+	+	+	−	+
预防心房颤动	+	+	−	−	−
脑血管病	+	+	±	+	±
颈动脉内中膜增厚	±	±	−	+	−
蛋白尿/微蛋白尿	+	+	−	−	−
肾功能不全	+	+	−	±	_d
老年性高血压	+	+	±	+	±
糖尿病	+	+	−	±	−
血脂异常	+	+	−	±	−

注：+适用，±可能适用，−证据不足或不适用；a 冠心病二级预防，b 有心肌梗死病史者可使用长效 CCB，c 使用螺内酯，d 襻利尿剂

5. 干预相关危险因素 降压治疗的同时应积极控制心血管相关危险因素，包括调脂、控制血糖、抗血小板、降低同型半胱氨酸等。

6. 高血压急症的治疗

（1）血压控制策略 控制性降压，初始阶段（数分钟至 1 小时内），平均动脉压降低不超过治疗前的25%或保持血压在（160~170）/（100~110）mmHg 水平；随后的 2~6 小时内，将血压降至安全水平即 160/100mmHg 以内；24~48 小时逐步降至正常。

（2）降压药物选择 静脉使用短效降压药物。常用硝普钠加入 5% 葡萄糖注射液中，以 0.25~10μg/（kg·min）的速度静脉滴注，连续使用不超过48~72 小时，作为高血压急症的首选药物，但急性肾功能不全者慎用；或硝酸甘油加入 5% 葡萄糖注射液中静脉滴注，以 5~100μg/min 的速度静脉滴注，根据血压调整速度，适用于合并冠心病、心肌缺血事件和心功能不全者。暂时没有条件静脉用药时，可采用舌下含服降压药物。常用：硝酸甘油片 0.5~1.0mg 舌下含服，极少数患者可出现血压过度下降；无禁忌证的情况下，可含服卡托普利片 12.5~25mg 或硝苯地平 10~20mg。

7. 高血压亚急症的治疗 选用不同降压机制的药物联合使用，24~48 小时将血压缓慢降至 160/100mmHg 以下。用药后观察 5~6 小时，血压达标后调整口服药物后续治疗，并建议患者按医嘱服药和测量血压。

（二）预防

1. 一级预防 主要针对整体人群，特别是高血压病高危人群（有明确家族史、肥胖、盐敏感者）开展健康教育，认识高血压病的危害，采取健康的生活方式，防止高血压的发生。

2. 二级预防 在一级预防基础上，对已经患有高血压病的患者，进行及时正确的指导，使高血压患者知晓维持药物治疗的必要性，强调高血压是一个"无声杀手"，不可根据有无自觉症状决定是否药物治疗。合理用药，定时测量血压，知晓降压治疗的最终目的与目标，预防靶器官损害。

3. 三级预防 在二级预防基础上，对合并严重并发症的患者实施有效救治，防治靶器官功能衰竭，并实施康复治疗，改善生活质量和延长寿命。

细目八 冠状动脉性心脏病

◎ 要点一 概述

冠状动脉粥样硬化性心脏病是指冠状动脉粥样硬化病变使管腔狭窄或阻塞，导致相应心肌缺血缺氧甚至坏死的一类心脏病，与冠状动脉痉挛导致的心肌缺血缺氧，统称冠状动脉性心脏病（CHD），简称冠心病，又称缺血性心脏病。国际心脏病学会及WHO临床命名标准化联合专题组将冠心病定义为"由于冠状动脉功能性或器质性病变导致冠状动脉供血和心肌需求之间不平衡所致的心肌损害，包括急性暂时性和慢性两种情况"。冠心病男女发病率比例约为2∶1；近年来发病有明显的年轻化趋势，男性发病早于女性，其死亡率占心脏病死亡率的50%~70%，是危害人类健康的重要疾病之一。

◎ 要点二 危险因素

1. **年龄** 多见于40岁以上的中老年人。

2. **性别** 男性发病率高于女性。

3. **血脂异常** 脂质代谢异常是最重要的危险因素，目前主要认为与LDL-C关系密切。

4. **高血压** 是冠心病独立的危险因素，高血压患者患冠心病的概率增加3~4倍。

5. **吸烟** 吸烟者冠心病的发病率与死亡率是不吸烟者的2~6倍。

6. **糖尿病和糖耐量异常** 糖尿病患者发病率较非糖尿病者高出数倍，且病情较重，进展迅速。

7. **其他危险因素** 肥胖、缺乏体力活动、高热量高脂肪饮食、遗传及性格因素等。

◎ 要点三 临床分型

1. **世界卫生组织分型** 世界卫生组织1979年将之分为5型，包括隐匿性冠心病、心绞痛、心肌梗死、缺血性心肌病型冠心病、心源性猝死。

2. **目前临床分型** 近年来趋于将本病分为急性冠脉综合征和慢性心肌缺血综合征两大类。

急性冠脉综合征包括不稳定型心绞痛、非ST段抬高性心肌梗死、ST段抬高性心肌梗死及冠心病猝死；慢性心肌缺血综合征包括稳定型心绞痛、冠脉正常的心绞痛（如X综合征）、无症状性心肌缺血和缺血性心力衰竭（缺血性心肌病）。

细目九 心绞痛

◎ 要点一 概述

心绞痛是指由于心肌发生急剧而暂时性缺血缺氧导致的临床综合征，按照WHO对冠心病的临床分型，心绞痛型冠心病包括稳定型与不稳定性心绞痛，但按照当前的临床分型，不稳定性心绞痛归属在急性冠状动脉综合征的范畴内，因此，本细目主要介绍稳定型心绞痛。

稳定型心绞痛亦称为劳力性心绞痛，是指在冠状动脉严重固定性狭窄的基础上，由于心肌耗氧量增加，导致心肌急剧一过性缺血缺氧的临床综合征。稳定型心绞痛是慢性心肌缺血综合征的主要临床类型。

◎ 要点二 发病机制

1. **心肌缺血的机制** 冠状动脉粥样硬化病变导致冠脉管腔狭窄，供血量减少并相对固定，在此基础上，当心脏负荷突然增加，需血量增多，超过了冠状动脉供血的代偿能力，或冠脉痉挛，心排血量急骤减少，冠脉供血量显著下降，或上述因素同时存在，引起心肌急剧、暂时缺血缺氧而发生心绞痛。

2. **疼痛的机制** 心肌缺血，无氧代谢增加，缺血局部心肌酸性代谢产物等增多，刺激交感神经末梢，从而产生疼痛。

◎ 要点三 临床表现

1. **典型心绞痛发作**

（1）**诱因** 体力劳动、情绪激动、饱食、寒冷、心动过速等可诱发，胸痛发生于诱因出现的当时。

（2）**部位** 在胸骨体上段或中段之后，可放射至肩、左臂内侧甚至达无名指和小指，边界模糊，范围约一个手掌大小。

（3）性质 常为压迫感、紧缩感、压榨感，多伴有濒死感。

（4）持续时间 一般短暂，约 3~5 分钟，很少超过 15 分钟。

（5）缓解方式 去除诱因和（或）舌下含服硝酸甘油可迅速缓解。

2. 不典型心绞痛 不典型心绞痛是指典型心绞痛的 5 个特点中某些表现不典型，一般出现胸痛部位、疼痛性质不典型。疼痛感可出现在下颌至上腹部的任何部位，或没有痛感，仅有显著的胸闷感。

3. 体征 发作时常有心率增快、血压升高、皮肤湿冷、出汗等。有时可出现第四心音或第三心音奔马律；暂时性心尖部收缩期杂音，第二心音分裂及交替脉。

◎ **要点四 实验室检查及其他检查**

1. 心电图 心电图是发现心肌缺血、诊断心绞痛最常用的检查方法。

（1）静息时心电图 约半数患者正常，也可有陈旧性心肌梗死、非特异性 ST-T 异常、心脏传导阻滞等。

（2）发作时心电图 大多数患者于心绞痛发作时出现暂时性 ST 段压低 ≥0.1mV，提示内膜下心肌缺血，可伴有 T 波倒置，发作缓解后恢复；有时相关导联 ST 段抬高，提示透壁性心肌缺血，为变异型心绞痛的特征。

（3）动态心电图 连续记录 24 小时心电图，发现心电图 ST-T 改变和各种心律失常等，与患者同时间段的活动及症状相对照，提供临床诊断依据。

（4）心电图负荷试验 通过运动增加心肌氧耗从而激发心肌缺血，常用运动负荷试验。运动中监测心电图改变，运动中止后即刻及此后每 2 分钟重复记录心电图，直至心率恢复至运动前水平。试验结果以 ST 段水平型或下斜型压低 ≥0.1mV（J 点后 60~80ms）持续 2 分钟作为阳性标准。运动中出现心绞痛发作、步态

不稳、室性心动过速或血压下降时，应即停止运动。

2. 实验室检查 常规检测血脂、血糖等。胸痛持续时应急查血清心肌损伤标记物包括肌钙蛋白 I 或 T，肌酸激酶同工酶 CK-MB，对于鉴别 ACS 有重要意义。

3. 放射性核素检查 ^{201}铊随冠状血流被正常心肌摄取，冠状动脉供血不足部位的心肌摄取较少，明显的灌注缺损见于运动后缺血区。

4. 冠状动脉造影 选择性冠状动脉造影可使左、右冠状动脉及其主要分支显影，用以判断冠脉的狭窄程度及部位，还可评估心肌血流灌注情况。

5. 心脏 CTA 多排或双源 CT 是无创性用于诊断冠状动脉病变的常用检查方法，可作为冠状动脉狭窄筛查的有效检查手段。

6. 其他 二维超声心动图可探测到缺血区心室壁的运动异常，了解左心室功能。血管内超声显像 IVUS、光学相干断层显像 OCT 等可显示血管壁的粥样硬化病变。

◎ **要点五 诊断与鉴别诊断**

（一）诊断

根据典型心绞痛的发作特点和体征，含服硝酸甘油后可短时间内缓解，结合年龄和存在冠心病危险因素，除外其他原因所致的心绞痛，一般即可建立诊断。必要时行选择性冠状动脉造影明确诊断。

（二）鉴别诊断

1. 急性心肌梗死 疼痛部位与心绞痛相似，但性质更剧烈，持续时间多超过 30 分钟，甚至长达数小时，多伴有发热、心律失常、心力衰竭或（和）休克，含服硝酸甘油多不能缓解。心电图中面向梗死部位的导联 ST 段抬高，或同时有异常 Q 波。实验室检查显示白细胞计数增高，红细胞沉降率增快，心肌坏死标记物增高。

2. 心脏神经症 患者多为中年或更年期女性，常诉胸痛，但为短暂的刺痛或持久的隐痛，

常有叹息样呼吸，胸痛部位多位于心尖部附近，或经常变动，伴有心悸、疲乏、头昏、失眠及其他神经症的症状。

3. 肋间神经痛和肋软骨炎 疼痛多为刺痛或灼痛，持续性而非发作性，咳嗽、用力呼吸和身体转动可使疼痛加剧，沿神经行经处有压痛。

4. 其他疾病引起的心绞痛 包括严重的主动脉瓣狭窄或关闭不全、风湿性冠状动脉炎、梅毒性主动脉炎引起冠状动脉口狭窄或闭塞、肥厚型心肌病、X综合征、心肌桥等均可引起心绞痛，要根据其他临床表现进行鉴别。

另外，不典型疼痛还需与反流性食管炎等食管疾病、膈疝、消化性溃疡、肠道疾病、颈椎病等相鉴别。

◎ 要点六　病情评估

心绞痛严重度分级，根据加拿大心血管病学会（CCS）分级分为四级。

Ⅰ级：一般体力活动（如步行和登楼）不受限，仅在强、快或持续用力时发生心绞痛。

Ⅱ级：一般体力活动轻度受限。快步、饭后、寒冷或刮风中、精神应激或醒后数小时内发作心绞痛。一般情况下平地步行200m以上或登楼一层以上受限。

Ⅲ级：一般体力活动明显受限，一般情况下平地步行200m，或登楼一层引起心绞痛。

Ⅳ级：轻微活动或休息时即可发生心绞痛。

◎ 要点七　治疗与预防

（一）治疗原则

改善冠状动脉的血供和降低心肌的耗氧，同时治疗动脉粥样硬化。

（二）治疗措施

1. 发作时治疗

（1）休息　发作时立刻休息。

（2）药物治疗　较重的发作，可使用作用较快的硝酸酯制剂。常用：①硝酸甘油：0.5mg置于舌下含化，可重复使用；②硝酸异山梨酯：5～

10mg舌下含化。

2. 缓解期的治疗 宜尽量避免各种已知的足以诱致心绞痛发作的因素。避免饱食，戒烟酒。调整日常生活与工作量；减轻精神负担；一般不需卧床休息，保持适当的体力活动，以不致发生疼痛症状为度。

（1）药物治疗　使用作用持久的抗心绞痛药物，以防心绞痛发作，可单独、交替或联合应用抗心绞痛药物。

硝酸酯类：①硝酸异山梨酯：5～20mg，分次口服；缓释剂，药效可维持12小时，20mg，每日2次。②单硝酸异山梨酯：为长效硝酸酯类药，20～40mg，每日2次。③长效硝酸甘油：作用持续可达8～12小时，2.5mg，每8小时服用1次。

β受体阻滞剂：特别适用于心绞痛伴有高血压及心率增快的患者。常用：美托洛尔25～50mg，每日2次，缓释剂23.75～47.5mg，每日1次；比索洛尔2.5～5mg，每日1次；卡维地洛12.5～25mg，每日2次等。

钙通道阻滞剂：①氨氯地平5mg，每日1次；②非洛地平5mg，每日1次；③硝苯地平缓释剂20～40mg，每日2次，控释剂30mg，每日1次；④地尔硫䓬30～60mg，每日3次，缓释剂90mg，每日1次。

曲美他嗪：通过抑制脂肪酸氧化和增加葡萄糖代谢，改善心肌氧的供需平衡而治疗心肌缺血，20mg，每日3次，饭后服。

（2）介入治疗　经皮穿刺股动脉或桡动脉，将球囊导管逆行送入冠状动脉的狭窄部位，加压充盈球囊以扩张病变的血管内径，从而改善心肌血供，缓解症状，可减少心肌梗死发生率。

（3）外科手术治疗　常用主动脉-冠状动脉旁路移植手术。

（4）其他　增强型体外反搏治疗可增加冠状动脉的血供，可考虑应用。适宜的运动锻炼有助于促进冠状动脉侧支循环的形成，提高体力活动的耐受量而改善症状。

（三）预防

心绞痛缓解期以预防严重缺血事件为主，一般需要进行规范化药物治疗。

1. 抗血小板聚集药 用于所有没有禁忌证的患者，阿司匹林每日 75～100mg 或氯吡格雷每日 75mg，后者主要用于存在阿司匹林抵抗或不能耐受阿司匹林的患者。

2. 他汀类药 可延缓冠状动脉粥样硬化斑块进展，稳定斑块，抑制炎症反应。目前认为所有冠心病患者不参考血脂水平均应使用，并根据 LDL-C 水平调整使用剂量。常用阿托伐他汀每日 10～20mg，或瑞舒伐他汀每日 5～10mg 等。

3. ACEI 或 ARB 可以降低冠心病患者心血管死亡、非致死性心肌梗死的危险性。合并高血压、糖尿病、心功能不全的稳定型心绞痛患者均应使用。常用卡托普利 12.5～50mg，每日 3 次，或依那普利 5～10mg，每日 2 次等，不能耐受的患者改用 ARB，常用氯沙坦每日 50～100mg，或厄贝沙坦每日 75～150mg 等。

4. 其他 一旦发生病情明显变化，心绞痛的性质及发作频率明显恶化，应及时就诊，以避免急性心肌梗死的发生。

细目十 急性心肌梗死

◎ 要点一 概述

急性心肌梗死（AMI）是在冠状动脉病变的基础上，冠脉血供急剧而持久地减少或中断，相应的心肌严重而持久地急性缺血，引起部分心肌的坏死，为冠心病的严重类型，属于急性冠状动脉综合征的临床类型之一，即 ST 段抬高型心肌梗死（STEMI）。AMI 是中老年人的主要疾病性死因，其死亡人数约占心血管疾病的半数，且发病率呈上升趋势，整体死亡率也呈上升趋势。

◎ 要点二 发病机制

由于冠状动脉粥样硬化，管腔内血栓形成、粥样斑块破溃、粥样斑块内或其下发生出血、血管持久地痉挛等病理机制，致使冠状动脉血

供中断且冠脉系统不能代偿，相应区域心肌严重而持久地缺血，即可发生心肌梗死。重体力活动、情绪过分激动、血压急剧升高等致心肌氧耗急剧增加，冠脉不能代偿，以及休克、脱水、出血、外科手术或严重心律失常等导致心排血量骤减，冠脉供血急剧减少，从而发生心肌缺血性坏死。其中，冠状动脉粥样硬化斑块不稳定发生破损，继发形成闭塞性血栓，是发病的主要机制。

◎ 要点三 临床表现

（一）先兆表现

半数以上的患者在发病前有先兆症状，其中最常见的是原有的稳定型心绞痛变为不稳定型，或突然出现心绞痛发作等。

（二）症状

1. 疼痛 疼痛为最早出现和最突出的症状，部位、性质与心绞痛相似，程度更剧烈，持续时间更长，可达数小时至数天，多无诱因，休息和含服硝酸甘油多不能缓解。患者常有烦躁不安、出汗、恐惧、濒死感。

2. 心律失常 以室性心律失常最多见，若室早频发、多源、成对出现或呈短阵室性心动过速，且有 R on T 现象，常为心室颤动先兆。下壁心肌梗死患者常出现窦性心动过缓和房室传导阻滞。

3. 低血压和休克 疼痛时可有血压下降，若疼痛缓解后而收缩压仍低于 80mmHg，伴有烦躁不安、面色苍白、皮肤湿冷、脉细而快、大汗淋漓、尿量减少、意识模糊甚至昏厥，应考虑发生了休克。

4. 心力衰竭 主要是急性左心衰竭，可在最初几天内发生，为梗死后心脏舒缩功能显著减弱及室壁运动不协调所致，称为泵衰竭。

5. 胃肠道症状 疼痛剧烈时，常有恶心呕吐、上腹胀痛和肠胀气，部分患者出现呃逆。

6. 其他 坏死心肌组织吸收可引起发热、心悸等。

（三）体征

1. 心脏体征 心脏浊音界可轻至中度增大；

心率增快或减慢；心尖区第一心音减弱；可出现舒张期奔马律；二尖瓣乳头肌功能失调或断裂，出现心尖区粗糙的收缩期杂音或伴有收缩中晚期喀喇音。

2. **血压改变** 早期可增高，随后均降低。

3. **其他** 发生心律失常、休克或心力衰竭时，出现相关体征。

◎ **要点四 实验室检查及其他检查**

1. **心电图检查** 心电图出现进行性、动态性改变，有助于诊断、定位、定范围、估计病情演变和预后。

（1）特征性改变 ①ST段抬高反映心肌损伤；②病理性Q波，反映心肌坏死；③T波倒置，反映心肌缺血。

（2）动态性改变 ①起病数小时内，无异常或出现异常高大两支不对称的T波。②数小时后，ST段明显抬高，弓背向上与直立的T波连接，形成单相曲线。数小时至2日内出现病理性Q波，同时R波减低。③ST段抬高持续数日至2周左右，逐渐回到基线水平，T波则变为平坦或倒置。④数周至数月后，T波呈V形倒置，两支对称，为慢性期改变。

（3）定位和定范围 ST段抬高型心肌梗死的定位和范围，可根据出现特征性改变的导联判断，见下表。

心肌梗死的心电图定位诊断

部位	特征性ECG改变导联	对应性改变导联
前间壁	$V_1 \sim V_3$	
局限前壁	$V_3 \sim V_5$	
前侧壁	$V_5 \sim V_7$、I、II、aVL	
广泛前壁	$V_1 \sim V_6$	
下壁	II、III、aVF	I、aVL
下间壁	II、III、aVF	I、aVL
下侧壁	II、III、aVF、$V_5 \sim V_7$	I、aVL
高侧壁	I、aVL、"高"$V_4 \sim V_6$	II、III、aVF
正后壁	$V_7 \sim V_8$	$V_1 \sim V_3$导联R波增高
右室	$V_3R \sim V_7R$	（多伴下壁梗死）

2. **超声心动图检查** 有助于了解心室壁的运动和左心室功能，诊断室壁瘤和乳头肌功能失调等。

3. **放射性核素检查** 可显示梗死的部位和范围。

4. **实验室检查**

（1）血液一般检查 起病24~48小时后外周血白细胞可增至（10~20）×10^9/L，中性粒细胞增多，嗜酸性粒细胞减少或消失，红细胞沉降率增快。

（2）血心肌坏死标记物 心肌损伤标记物增高水平与心肌梗死范围及预后明显相关。①肌红蛋白：起病后2小时内升高，12小时内达高峰，24~48小时内恢复正常。②肌钙蛋白I（cTnI）或T（cTnT）：起病3~4小时后升高，cTnI于11~24小时达高峰，7~10天降至正常，cTnT于24~48小时达高峰，10~14天降至正常。③肌酸激酶同工酶（CK-MB）：在起病后4小时内增高，16~24小时达高峰，3~4天恢复正常，其增高的程度能较准确地反映梗死的范围，其高峰出现时间是否提前有助于判断溶栓治疗是否成功。

◎ **要点五 诊断与鉴别诊断**

（一）诊断

根据有冠心病危险因素的相关病史、典型的临床表现、典型的心电图改变以及血清肌钙蛋白和心肌酶的改变，一般可确立诊断。中老年人突发严重的心律失常、休克或心力衰竭，或突然出现持续而严重的胸闷，找不到合理的原因加以解释，均应立刻想到本病的可能。

（二）鉴别诊断

1. **心绞痛** 见细目九"心绞痛"部分。

2. **急性心包炎** 胸痛与发热同时出现，咳嗽、深呼吸及身体前倾常使疼痛加剧，早期即有心包摩擦音；心电图除 aVR 外，其余导联均有 ST 段弓背向下的抬高、T 波倒置，无异常 Q 波出现；血清酶无明显升高。

3. **急性肺动脉栓塞** 突发剧烈胸痛、气急、咳嗽、咯血或休克，有右心负荷急剧增加的表现，如发绀、右心室急剧增大、肺动脉瓣第二心音亢进、颈静脉充盈、肝肿大等。典型心电图为出现 S_I、Q_{III}、T_{III} 改变，肺动脉造影可确诊。

4. **急腹症** 急性胰腺炎、消化性溃疡穿孔、急性胆囊炎、胆石症等，均有上腹部疼痛，可能伴休克。病史、体格检查、心电图、血清肌钙蛋白和血清心肌酶测定可帮助鉴别。

5. **主动脉夹层** 胸痛迅速达高峰，呈撕裂样，常放射至背、腹、腰或下肢，两上肢血压和脉搏有明显差别，超声心动图及胸腹 MRI 可确诊诊断。

◎ 要点六 病情评估

AMI 是冠心病严重的临床类型，也是主要的死亡原因，因此，确诊的 AMI 患者均属于临床危重症，需要收入冠心病监护治疗病房进行规范的救治。发病后无明显心力衰竭、休克及严重心律失常并发症的患者，一般预后良好；急性期尤其是发病 1 周内出现室性心动过速、心室颤动等严重心律失常，或合并心源性休克、急性左心衰的患者，预后不良。除此之外，部分患者尤其是广泛前壁心肌梗死的患者，出现二尖瓣乳头肌断裂、室间隔穿孔或心脏破裂等严重并发症者，多需外科手术救治，死亡率极高。

◎ 要点七 治疗与预防

对 ST 段抬高的急性心肌梗死，强调及早发现，及早住院，并加强住院前的就地处理。治疗原则是尽快恢复心肌的血液灌注（到达医院后 30 分钟内开始溶栓或 90 分钟内开始介入治疗），以挽救濒死的心肌、防止梗死扩大或缩小心肌缺血范围，保护和维持心脏功能，及时处理严重心律失常、泵衰竭和各种并发症，防止猝死。

（一）治疗

1. **监护和一般治疗**

（1）**休息** 急性期卧床休息，保持环境安静，减少探视，防止不良刺激，消除焦虑。

（2）**监护** 在冠心病监护治疗病房进行心电图、血压、呼吸和血氧饱和度等指标的严密监测，除颤仪应随时处于备用状态。

（3）**饮食** 以流质食物为主，食用低脂而少产气的食物为佳。

（4）**建立静脉通道** 保持给药途径畅通。

2. **解除疼痛** 哌替啶 50~100mg 肌内注射或吗啡 5~10mg 皮下注射；硝酸甘油 0.5mg 或硝酸异山梨酯 5~10mg 舌下服用或静脉滴注。

3. **再灌注治疗** 起病 3~6 小时最迟在 12 小时内，使闭塞的冠状动脉再通，心肌得到再灌注，濒临坏死的心肌可能得以存活或使心肌坏死范围缩小，减轻梗死后心肌重塑，改善预后，是一种积极的治疗措施。

（1）**介入治疗（PCI）** 已建立急性胸痛中心，具备施行急诊介入治疗条件的医院，在患者抵达急诊室明确诊断之后，边给予常规治疗和做术前准备，边将患者送到心导管室。

直接 PCI：适应证：①ST 段抬高和新出现左束支传导阻滞的心肌梗死；②ST 段抬高性心肌梗死并发心源性休克；③适合再灌注治疗而有溶栓治疗禁忌证者；④非 ST 段抬高性心肌梗死，但梗死相关动脉严重狭窄，血流≤TIMI Ⅱ级者。

补救性 PCI：溶栓治疗后仍有明显胸痛，抬高的 ST 段无明显降低者，应尽快进行冠状动脉造影，如显示 TIMI 0~Ⅱ级血流，宜立即施行补救性 PCI。

溶栓治疗再通者的 PCI：溶栓治疗成功的患

者，如无缺血复发表现，可在 7~10 天后行冠状动脉造影。

（2）溶栓疗法　无条件施行急诊介入治疗或因患者就诊延误、转送患者到可施行介入治疗的单位将会错过再灌注时机，如无禁忌证应立即（接诊患者后 30 分钟内）行溶栓治疗。

适应证：①两个或两个以上相邻导联 ST 段抬高，起病时间短于 12 小时，年龄低于 75 岁；②ST 段显著抬高的心肌梗死患者年龄超过 75 岁，经慎重权衡利弊仍可考虑；③ST 段抬高性心肌梗死，发病时间已达 12~24 小时，但如仍有进行性缺血性胸痛，广泛 ST 段抬高者也可考虑。

禁忌证：①既往发生过出血性脑卒中，1 年内发生过缺血性脑卒中或脑血管事件；②颅内肿瘤；③近期有活动性内脏出血；④未排除主动脉夹层；⑤入院时严重且未控制的高血压（超过 180/110mmHg）或慢性严重高血压病史；⑥目前正在使用治疗剂量的抗凝药或已知有出血倾向；⑦近期（2~4 周）创伤史，包括头部外伤、创伤性心肺复苏或较长时间（超过 10 分钟）的心肺复苏；⑧近期（3 周内）外科大手术；⑨近期（2 周内）曾有在不能压迫部位的大血管行穿刺术。

溶栓药物的应用：①尿激酶（UK）30 分钟内静脉滴注 150 万~200 万 U。②链激酶（SK）或重组链激酶（rSK）150 万 U 静脉滴注，在 60 分钟内滴完。③重组组织型纤维蛋白溶酶原激活剂（rt-PA）100mg 在 90 分钟内静脉给予：先静脉注入 15mg，继而 30 分钟内静脉滴注 50mg，其后 60 分钟内再滴注 35mg。

冠脉再通的判断：①心电图抬高的 ST 段于 2 小时内回降超过 50%；②胸痛 2 小时内基本消失；③2 小时内出现再灌注性心律失常；④血清 CK-MB 酶峰值提前出现（14 小时内）。

（3）紧急主动脉-冠状动脉旁路移植术　介入治疗失败或溶栓治疗无效有手术指征者，宜争取 6~8 小时内施行主动脉-冠状动脉旁路移植术。

4. 消除心律失常　心律失常必须及时消除，

以免演变为严重心律失常甚至猝死。

（1）心室颤动或持续多形性室性心动过速，尽快采用电复律。

（2）室性早搏或室性心动过速立即用利多卡因 50~100mg 静脉注射。室性心律失常反复可用胺碘酮治疗。

（3）窦性心动过缓可用阿托品 0.5~1mg 肌内或静脉注射。

（4）房室传导阻滞进展到二度或三度并伴有血流动力学障碍者，应急诊安装临时人工心脏起搏器。

（5）室上性快速心律失常药物治疗不能控制时，可考虑用同步直流电复律。

5. 控制休克

（1）补充血容量　补液的同时应严密监测心功能。

（2）应用升压药　补充血容量后血压仍不升，可用多巴胺酚丁胺或去甲肾上腺素。

（3）应用血管扩张剂　血压能维持而肺动脉楔压增高，心排血量低或周围血管显著收缩以致四肢厥冷并有发绀时，可用血管扩张剂。常用硝普钠或硝酸甘油静脉滴注，直至左室充盈压下降。

（4）其他　治疗休克的其他措施包括纠正酸中毒、防治脑缺血、保护肾功能，必要时应用洋地黄制剂等。

6. 治疗心力衰竭　主要是治疗急性左心衰竭，以应用吗啡（或哌替啶）和利尿剂为主，亦可选用血管扩张剂减轻左心室的负荷，或用短效血管紧张素转换酶抑制剂从小剂量开始等。梗死发生后 24 小时内宜尽量避免使用洋地黄制剂。右心室梗死的患者应慎用利尿剂。

7. 恢复期处理　如病情稳定，体力增进。经 2~4 个月的休息后，酌情恢复部分或轻工作，以后部分患者可恢复全天工作，但应避免过重体力劳动或精神过度紧张。

8. 并发症的处理　并发栓塞时，用抗凝疗法。心室壁瘤如影响心功能或引起严重心律失常，宜手术切除或同时做主动脉-冠状动脉旁路移植手术。心脏破裂和乳头肌功能严重失调都可考虑手术治疗，但手术死亡率高。

9. 非 ST 段抬高性心肌梗死的处理　无 ST 段抬高的心肌梗死其住院期病死率较低，但再梗死率、心绞痛再发生率和远期病死率则较高，此类患者不宜溶栓治疗。其中低危险组以阿司匹林和低分子量肝素治疗为主，中危险组和高危险组则以介入治疗为首选。其余治疗原则同上。

（二）预防

1. 一级预防　通过干预生活方式，戒烟限酒等，预防动脉粥样硬化及冠心病。

2. 二级预防　对已有冠心病和心肌梗死病史者，应预防再次梗死和其他心血管事件发生。二级预防的综合措施概括为 A、B、C、D、E 五个方面。

A. 抗血小板聚集（阿司匹林或氯吡格雷等）；抗心绞痛治疗（硝酸酯类）。

B. β 受体阻滞剂预防心律失常，减轻心脏负荷；有效控制血压使达标。

C. 控制血脂水平；戒烟。

D. 控制饮食；治疗糖尿病。

E. 普及有关冠心病的知识，包括患者及其家属；鼓励有计划的适当的运动锻炼。

细目十一　心脏瓣膜病

◎ 要点一　概述

心脏瓣膜病是指由各种病因导致瓣膜及瓣膜相关结构损害而引起单个或多个瓣膜发生急性或慢性狭窄和/或关闭不全，出现功能障碍，从而产生相应的血流动力学异常的一类心脏疾病。临床上以慢性心脏瓣膜病多见，是我国常见的心脏病之一，多见于 20~40 岁青壮年。近年来，随着生活及居住条件的改善，因风湿热所致的风湿性心脏瓣膜病发病率明显下降，而随人口老龄化，瓣膜退行性病变有增加的趋势。

心脏瓣膜中二尖瓣病变最常见，其次为主动脉瓣病变，三尖瓣和肺动脉瓣病变少见。两个或两个以上瓣膜发生病损，称为联合瓣膜病，较常见的联合瓣膜病为二尖瓣狭窄合并主动脉瓣关闭不全。慢性心脏瓣膜病为我国常见的心血管疾病的住院原因。

◎ 要点二　二尖瓣狭窄

（一）病因

1. 风湿热　为主要病因。风湿热反复活动，导致反复瓣膜炎症，最终致瓣膜结构异常，即风湿性心脏病。现发病率已有所下降，好发于 20~40 岁青壮年女性，约半数患者可无急性风湿热病史。

2. 退行性病变　老年人瓣膜退行性钙化导致瓣膜钙化等。

3. 其他

（1）结缔组织病　系统性红斑狼疮等导致心内膜炎，可致二尖瓣病损，较罕见。

（2）感染性心内膜炎　炎症可破坏瓣膜结构，可见于柯萨奇病毒感染。

（3）创伤　胸部穿通或钝挫伤可致瓣叶、瓣膜附属结构损伤等。

（4）先天性畸形　见于先天性二尖瓣脱发育异常等。

（二）临床表现与并发症

1. 症状　左心房代偿期可无症状，失代偿期及右心室受累时可出现相关临床表现。

（1）呼吸困难　为最常见的早期症状。呼吸困难发作常以运动、精神紧张、体力活动、感染、妊娠或并发心房颤动等为诱因，多先有劳力性呼吸困难，随瓣膜狭窄加重，出现静息时呼吸困难、端坐呼吸和阵发性夜间呼吸困难，甚至发生急性肺水肿。

（2）咯血　是二尖瓣狭窄患者常见的表现。①突然咯大量鲜血，常见于严重二尖瓣狭窄，可为首发症状。当肺静脉压突然升高时，黏膜下淤血、扩张而壁薄的支气管静脉破裂引起大咯血，咯血后肺静脉压减低，咯血可自止。随支气管静脉壁增厚，肺血管阻力增加及右心功能不全，咯血的发生率降低。②痰中带血，见于出现阵发性夜间呼吸困难的患者。③咳粉红色泡沫状痰，见于出现急性肺水肿时。

（3）咳嗽咳痰 较常见，与支气管黏膜水肿、肺淤血、心房增大压迫左主支气管有关。

（4）声音嘶哑、吞咽困难 为左心房肥大的压迫症状，较少见。

2. 体征

（1）视诊 重度二尖瓣狭窄常有"二尖瓣面容"；心脏视诊可见心前区隆起；右心室扩大时可见心前区心尖搏动弥散。

（2）触诊 心尖区可触及舒张期震颤。

（3）叩诊 心脏相对浊音界向左扩大，呈梨形心。

（4）听诊 心尖部 S_1 亢进，可闻及开瓣音，如瓣叶钙化僵硬，则 S_1 减弱，开瓣音消失；肺动脉高压时肺动脉瓣区 S_2 亢进或伴分裂；心尖区可闻及舒张中晚期隆隆样杂音，局限，不传导，是最重要的体征，具有诊断价值；当肺动脉扩张引起相对性肺动脉瓣关闭不全，可在胸骨左缘第二肋间闻及舒张早期吹风样杂音，称 Graham-Steell 杂音；右心室扩大时三尖瓣区可闻及全收缩期吹风样杂音。

3. 并发症

（1）心房颤动 心房颤动发生率随左房增大和年龄增长而增加。

（2）急性肺水肿 表现为突然出现重度呼吸困难和发绀，不能平卧，咳粉红色泡沫状痰，双肺满布干、湿啰音。

（3）血栓栓塞 20%的患者可发生体循环栓塞。心房颤动、左心房扩大（直径超过55mm）、有栓塞史或心排出量明显降低，为体循环栓塞的危险因素。

（4）右心衰竭 多见于晚期患者，为主要的死亡原因。

（5）感染性心内膜炎 二尖瓣狭窄患者相对少见。

（6）肺部感染 患者因存在肺淤血的病理改变，易发生肺部感染，而肺部感染常使心功能不全加重及病情加重。

（三）诊断与鉴别诊断

1. 诊断 如有心尖区隆隆样舒张中晚期杂音及左心房肥大的证据，即可诊断为二尖瓣狭窄；若有风湿热病史，则支持风心病二尖瓣狭窄的诊断。超声心动图检查有助于确诊二尖瓣狭窄及判断狭窄程度。

2. 鉴别诊断

（1）相对性二尖瓣狭窄 严重二尖瓣反流、大量左至右分流的先天性心脏病（如室间隔缺损、动脉导管未闭）和高动力循环（如甲状腺功能亢进症、贫血）时，经二尖瓣口的血流增加，心尖区可闻及短促的隆隆样舒张中期杂音。病史及心脏超声检查有助于鉴别。

（2）严重主动脉瓣关闭不全 从主动脉反流至左心室的血流冲击二尖瓣瓣叶，使其在舒张期不能顺利开放，心尖区可闻及舒张中晚期隆隆样杂音（Austin-Flint杂音），无开瓣音及 S_1 亢进，不伴有心尖区舒张期震颤。心脏超声检查可资鉴别。

（3）左房黏液瘤 瘤体阻塞二尖瓣口，产生随体位改变的舒张期杂音，常有发热、关节痛、贫血、血沉增快和体循环栓塞等。心脏超声显示左心房内云雾状光点可资鉴别。

（四）治疗与预防

1. 一般治疗

（1）有风湿热活动者应给予抗风湿治疗，预防风湿热复发，常用苄星青霉素。

（2）预防感染性心内膜炎。

（3）无症状者避免剧烈体力活动，定期（6~12个月）复查。

（4）呼吸困难者应减少体力活动，限制钠盐摄入，应用利尿剂，避免和控制诱发急性肺水肿的因素。

2. 并发症的处理

（1）大量咯血 应取坐位，应用镇静剂，降低肺静脉压。

（2）急性肺水肿　处理原则与急性左心衰竭所致的肺水肿相似。

（3）心房颤动　控制心室率，预防血栓栓塞。急性发作伴快速心室率，如血流动力学稳定，以减慢心室率为主；如血流动力学不稳定，应立即电复律。

（4）预防栓塞　伴有心房颤动者应长期抗凝治疗，常用华法林口服。

（5）右心衰竭　限制钠盐摄入，应用利尿剂等。

3. 经皮球囊二尖瓣成形术　为治疗单纯二尖瓣狭窄的首选方法。中度风湿性二尖瓣狭窄未合并关闭不全，无血栓形成，无风湿活动者，均应考虑。

4. 外科手术

（1）二尖瓣分离术　适于瓣膜无明显钙化，瓣叶柔软，单纯狭窄，无风湿热活动者。

（2）瓣膜置换术　适应证：①严重瓣叶和瓣下结构钙化、畸形，不宜做分离术者；②二尖瓣狭窄合并明显二尖瓣关闭不全者。

人工瓣膜置换术手术死亡率和术后并发症均高于分离术，但术后存活者心功能恢复良好。

5. 预防　二尖瓣狭窄是最常见的慢性心脏瓣膜病，其主要病因目前仍以风湿热为主，因此，少年儿童有效预防风湿热发病及反复风湿热活动，是预防二尖瓣狭窄的重要措施。对于已经确诊的风湿热患者，可应用长效青霉素加以预防。

◎ 要点三　二尖瓣关闭不全

（一）病因

二尖瓣及其附属结构、左心室结构和功能异常，均可致二尖瓣关闭不全。常见病因包括风湿热、结缔组织病及感染性心内膜炎等导致的瓣叶病变、瓣环扩大、腱索病变、乳头肌断裂等。

（二）临床表现

1. 症状　不同病因所致的二尖瓣关闭不全的临床表现有所差别。二尖瓣脱垂所致的二尖瓣关闭不全一般较轻，多无症状，或仅有胸痛、心悸、乏力、头晕、体位性晕厥和焦虑等，严重者

晚期出现左心衰竭；风湿性心脏病导致的二尖瓣关闭不全无症状期常超过20年，一旦出现症状，多已有不可逆的心功能损害，表现为疲乏无力、呼吸困难等左心衰竭症状，且病情进行性恶化。

2. 体征

（1）视诊　发生右心衰竭时可见颈静脉怒张，肝-颈静脉反流征阳性，下肢水肿等。心尖搏动呈高动力型，并向左下移位。

（2）触诊　可触及抬举样心尖搏动。

（3）叩诊　心界向左下扩大。

（4）听诊　风心病所致者S_1减弱，二尖瓣脱垂和冠心病所致者S_1多正常、S_2分裂增宽；不同病因的二尖瓣关闭不全心脏杂音的性质不同：风心病者心尖区可闻及3/6级以上粗糙的全收缩期吹风样杂音，向左腋下和左肩胛下区传导，吸气时减弱，呼气时稍增强，可伴震颤；二尖瓣脱垂者随收缩中期喀喇音之后出现收缩晚期杂音；冠心病乳头肌功能失调者可有全收缩期杂音；腱索断裂时杂音似海鸥鸣或乐音性。严重反流时心尖区可闻及紧随S_3后的短促的舒张期隆隆样杂音。

（三）诊断与鉴别诊断

1. 诊断　根据心尖区典型的杂音伴左心房、左心室增大，即可诊断二尖瓣关闭不全，确诊有赖于超声心动图或彩色多普勒检查。

2. 鉴别诊断

（1）三尖瓣关闭不全　为全收缩期杂音，在胸骨左缘第4、5肋间最清楚，右心室显著扩大时可传导至心尖区，但不向左腋下传导，超声心动图可资鉴别。

（2）室间隔缺损　多幼年发病，为全收缩期杂音，在胸骨左缘第3、4肋间最清楚，不向腋下传导，常伴胸骨旁收缩期震颤，超声心动图可见室间隔跨隔血流。

（3）主动脉瓣狭窄及肺动脉瓣狭窄　分别于胸骨右缘第2肋间及胸骨左缘第2肋间闻及收缩期喷射性杂音，超声心动图可协助鉴别。

（4）肥厚性梗阻型心肌病　于胸骨右缘第3、4肋间闻及收缩期喷射性杂音，杂音始于收缩

中期，止于第二心音前，超声心动图可协助鉴别。

（四）治疗与预防

1. 内科治疗 无症状、心功能正常的患者无需特殊治疗，定期随访；有症状的患者以对症治疗为主，并积极治疗各种并发症。

2. 外科治疗

（1）瓣膜修补术 适于瓣环扩张或瓣膜病变较轻、活动度好、以关闭不全为主者。LVEF≤20%为禁忌证。

（2）人工瓣膜置换术 瓣叶钙化，瓣下结构病变严重，感染性心内膜炎或合并二尖瓣狭窄者，应进行人工瓣置换术。严重左心室功能不全（LVEF≤35%）或左心室重度扩张（左心室舒张末内径LVEDD≥80mm，左心室舒张末容量指数LVEDVI≥300ml/m²）不宜行换瓣术。

3. 预防 同二尖瓣狭窄。

◎ 要点四　主动脉瓣狭窄

（一）病因

主要病因有风湿热、先天性畸形及瓣膜退行性钙化等。主动脉瓣狭窄约占慢性心脏瓣膜病的1/4，男性多见，单纯主动脉瓣狭窄少见，多伴有主动脉瓣关闭不全或二尖瓣病变。

（二）临床表现

1. 症状 症状出现较晚，呼吸困难、心绞痛和晕厥为典型主动脉瓣狭窄常见的"三联征"。

（1）呼吸困难 劳力性呼吸困难为常见的首发症状，见于90%的有症状患者。病情进展发生阵发性夜间呼吸困难、端坐呼吸和急性肺水肿。

（2）心绞痛 半数以上的患者有心绞痛发作。常由体力活动诱发，休息后缓解。主要由心肌缺血所致，极少数由瓣膜的钙质栓塞冠状动脉引起，部分患者同时患有冠心病，可进一步加重心肌缺血。

（3）晕厥 见于1/3的有症状患者。多发生于直立、运动中或运动后即刻，少数在休息时发生，因体循环动脉压下降，脑循环灌注压降低导

致脑缺血引起。

2. 体征

（1）视诊 心尖搏动增强、弥散。

（2）触诊 左心室肥厚明显者心尖搏动向左下移位，可触及抬举样心尖搏动；严重狭窄者，同时触诊心尖部和颈动脉可发现颈动脉搏动明显延迟；胸骨右缘第二肋间可触及收缩期震颤。

（3）叩诊 心浊音界向左下扩大。

（4）听诊 S₁正常，A₂减弱、消失或逆分裂；主动脉瓣区可闻及4~5/6级喷射性收缩期杂音，粗糙，吹风样，呈递增-递减型，向颈部或胸骨左下缘传导；钙化性主动脉瓣狭窄者，杂音多在心底部，高调粗糙，呈乐音性，向心尖区传导至。发生左心室衰竭或心排出量减少时，杂音减弱或消失；部分患者可闻及收缩期喷射音。晚期收缩压和脉压均下降。

（三）诊断与鉴别诊断

1. 诊断 依据典型体征、X线胸片、超声心动图即可明确诊断，确诊依赖于心脏超声检查。

2. 鉴别诊断 应与肥厚性梗阻型心肌病、先天性主动脉瓣狭窄相鉴别。并应注意与二尖瓣关闭不全、三尖瓣关闭不全、室间隔缺损的收缩期杂音进行鉴别。心脏超声检查有助于鉴别诊断。

（四）治疗与预防

1. 内科治疗 轻度狭窄者不影响日常生活，中度狭窄者应避免重度体力活动及剧烈的体育活动。并发心房颤动时，轻中度主动脉瓣狭窄宜尽快转复为窦性心律，重度主动脉瓣狭窄者需急诊转复为窦性心律。发生心力衰竭时，应限制钠盐摄入，可用洋地黄类强心苷治疗，慎用利尿剂。需要应用血管扩张剂时，应避免使用小动脉扩张药。不宜应用ACEI及β受体阻滞剂。

2. 外科治疗

（1）人工瓣膜置换术 为治疗主动脉瓣狭窄的主要方法。重度狭窄伴发心绞痛、晕厥或心力衰竭为主要指征。

（2）直视下主动脉瓣分离术 主要适用于儿

童、青少年的非钙化性先天性主动脉瓣严重狭窄的治疗。

（3）经皮球囊主动脉瓣成形术　适合于需要急诊非心脏手术的一种过渡治疗及高龄患者伴有心力衰竭等手术禁忌证者。

适应证：①因严重狭窄发生心源性休克者；②严重狭窄但需要急性非心脏急诊手术者；③严重狭窄的妊娠妇女；④严重狭窄但拒绝手术者。

（4）经皮主动脉瓣置换术　手术风险高且成功率较低，目前尚不作为常规治疗方法。

3. 预防　同二尖瓣狭窄。

◎ 要点五　主动脉瓣关闭不全

（一）病因

主要病因有风湿热、感染性心内膜炎等，也可见于先天畸形、主动脉瓣黏液样变性、强直性脊柱炎、梅毒性主动脉炎、Marfan 综合征等。单纯主动脉瓣关闭不全男性较多见，多为非风湿性；合并二尖瓣疾病者女性多见，多为风湿性。风湿性主动脉瓣关闭不全多与狭窄并存。

（二）临床表现

1. 症状　轻、中度主动脉瓣反流的患者常无心脏相关症状，严重反流时出现明显的主动脉瓣关闭不全及周围血管征的表现，患者常有头部搏动感、心悸及心前区不适；约20%患者可有心绞痛，多发生在夜间，一般治疗不易控制；晚期发生左心衰竭，出现不同程度的呼吸困难等肺水肿的表现，终末期可出现右心衰竭。

2. 体征　包括心脏体征及周围血管征阳性。

（1）视诊　心尖搏动呈高动力性，范围扩大并向左下移位。

（2）触诊　心尖搏动呈抬举样，范围扩大并向左下移位。

（3）叩诊　心浊音界向左下扩大，呈靴形心。

（4）听诊　S_1 减弱，A_2 减弱或消失；胸骨左缘 2~3 肋间及主动脉瓣区闻及与 S_2 同时开始的高调、递减型舒张早期叹气样杂音，向主动脉瓣区及心尖部传导，坐位前倾及深呼气时明显；严重主动脉瓣关闭不全时，因主动脉反流致相对性二尖瓣狭窄，可在心尖部闻及舒张中晚期隆隆样杂音，称为 Austin-Flint 杂音。

（5）周围血管征　收缩压增高，舒张压减低，脉压差增大；随心脏搏动的点头征，颈动脉和桡动脉可触及水冲脉，可见毛细血管搏动征，股动脉可闻及枪击音及双期血管杂音（Duroziez 征）。

（三）诊断与鉴别诊断

1. 诊断　根据病史、典型的心脏杂音及周围血管征，结合 X 线胸片与心脏超声检查，可做出诊断。

2. 鉴别诊断　主要与继发于肺动脉高压与肺动脉扩张的相对性肺动脉瓣关闭不全相鉴别，相对性肺动脉瓣关闭不全于胸骨左缘第二肋间可闻及的舒张早期吹风样杂音（Graham-Steell 杂音），该杂音于吸气时明显，常伴有肺动脉高压体征，不伴有周围血管体征。超声心动图可资鉴别。

（四）治疗与预防

1. 内科治疗　主要为对症治疗，包括纠正心力衰竭、控制心律失常等。对于轻、中度主动脉瓣反流者，宜限制体力活动，定期随访；伴有心绞痛的患者可使用硝酸酯制剂；舒张压超过 90mmHg 者使用降压药，避免使用负性肌力药物。心力衰竭的治疗以应用洋地黄制剂、利尿剂及血管扩张剂、血管紧张素转换酶抑制剂为主。

2. 外科治疗　人工瓣膜置换术为治疗该病的主要方法。

适应证：①有症状伴左心室功能不全者；②无症状伴左心室功能不全者；③有症状而左心室功能正常者，先试用内科治疗，若无改善不宜拖延手术时间。

禁忌证：LVEF ≤ 20%、LVEDD ≥ 80mm 或 LVEDVI≥300mL/m²。部分病例如创伤、感染性心内膜炎所致的瓣叶穿孔，可行瓣叶修复术；主动脉根部扩大如 Marfan 综合征患者宜行主动脉根部带瓣人工血管移植术。

3. 预防　同二尖瓣狭窄。

第三单元　消化系统疾病

细目一　慢性胃炎

◎ 要点一　概述

胃炎是指任何病因引起的胃黏膜炎症，常伴有上皮损伤和细胞再生。胃炎是最常见的消化道疾病之一。按临床发病的缓急和病程的长短，一般将胃炎分为急性胃炎和慢性胃炎。慢性胃炎是由各种病因引起的胃黏膜慢性炎症，发病率高且随年龄增长而增高，发病率男性稍高于女性。

根据病理组织学改变和病变在胃的分布，结合可能的病因，将慢性胃炎分成非萎缩性（以往称浅表性）、萎缩性和特殊类型三大类。我国属幽门螺杆菌高感染率国家，估计人群中幽门螺杆菌感染率在40%~70%，幽门螺杆菌感染均可引起胃黏膜炎症，感染后不进行规范的根除治疗，机体一般难以将其清除，使感染趋向慢性，因此人群中幽门螺杆菌感染引起的慢性胃炎，其患病率与该人群幽门螺杆菌的感染率基本是平行的。

◎ 要点二　病因与发病机制

慢性胃炎的病因目前还未完全阐明，一般认为主要与幽门螺杆菌感染、自身免疫、理化因素、十二指肠液反流等因素有关。

1. 幽门螺杆菌（Hp）感染　Hp感染是慢性胃炎最主要的病因，Hp在慢性胃炎患者的检出率高达80%以上。Hp是一种革兰阴性菌，能长期稳定地定居于胃窦部，在黏膜小凹及表面黏液层中繁殖，并分解尿素产生氨，分泌细胞毒素，造成黏膜上皮细胞的变性坏死及黏膜的炎症反应。其抗原物质还能引起宿主对于黏膜的自身免疫反应。

2. 自身免疫反应　慢性胃炎与自身免疫具有密切关系。自身抗体与壁细胞结合后，破坏壁细胞使壁细胞数目减少，最终造成胃酸分泌缺乏，维生素 B_{12} 吸收不良，导致恶性贫血。

3. 十二指肠液反流　幽门括约肌松弛或胃肠吻合手术后十二指肠液易发生反流，其中的胆汁和胰酶可以造成胃黏膜的损伤，产生炎症。

4. 理化及其他因素　慢性胃炎的发病与遗传、年龄、吸烟、饮酒及饮食习惯等因素有关，饮食中高盐和缺乏新鲜蔬菜、水果与胃黏膜萎缩、肠化生以及胃癌的发生密切相关。

◎ 要点三　病理

病理变化主要发生于黏膜层，从浅表逐渐向深部扩展至腺区，随病程发展表现为黏膜炎症、萎缩、上皮化生等基本的病理过程。

慢性炎症持续存在，胃黏膜产生不完全再生，胃腺逐渐转变成肠腺样，含杯状细胞，称为肠化生。细胞在增生过程中出现过度增生和分化缺失，增生的上皮细胞排列拥挤，有分层现象，有丝分裂相增多，腺体结构紊乱，称为异型增生（不典型增生），是胃癌的癌前病变，轻者可逆转为正常状态，重者应与高分化腺癌严格鉴别。

幽门螺杆菌感染引起的慢性胃炎，炎症弥漫性分布，但以胃窦为重；多病灶萎缩性胃炎，萎缩和肠化生呈多灶性分布，起始于胃小弯侧，逐渐波及胃窦，继而波及胃体，灶性病变亦逐渐融合。在自身免疫性胃炎，萎缩和肠化生主要局限在胃体。

◎ 要点四　临床表现

慢性胃炎根据胃镜下改变，分为慢性非萎缩性胃炎和慢性萎缩性胃炎。大多数慢性胃炎起病隐匿，临床表现不明显，症状多为一些消化系统疾病的非特异性表现。

1. 症状　常出现上腹痛、饱胀不适，以进餐后明显，可伴嗳气、反酸、恶心等，少数患者伴有上消化道出血。慢性胃体炎可有纳差、体重减轻及贫血等表现，发生恶性贫血的患者，可有舌炎、四肢感觉异常等表现。

2. 体征 慢性胃炎除了上腹部可有轻压痛外，一般无明显阳性体征。

◎ 要点五 实验室检查及其他检查

1. Hp 检测 有助于慢性胃炎的分类诊断和选择治疗措施。^{13}碳或^{14}碳－尿素呼气试验具有较高的特异性和敏感性，可用于筛选及治疗后复查。

2. 胃镜检查 是诊断慢性胃炎最可靠的方法，镜下黏膜活检有助于病变的病理分型和鉴别诊断。内镜诊断分为非萎缩性胃炎、萎缩性胃炎伴糜烂、萎缩性胃炎。

（1）非萎缩性胃炎 黏膜红斑，粗糙不平，有出血点或出血斑。

（2）萎缩性胃炎 黏膜苍白或灰白色，呈颗粒状，可透见黏膜下血管，皱襞细小。

3. 血清学检查

（1）自身抗体 90%的慢性萎缩性胃体炎抗壁细胞抗体阳性，约 75%患者抗内因子抗体阳性。

（2）血清胃泌素水平 有助于判断萎缩是否存在及其分布与程度。慢性萎缩性胃体炎血清胃泌素水平可升高，伴发恶性贫血时，可升高数倍至数十倍，维生素 B_{12} 水平下降。萎缩性胃窦炎常表现胃泌素水平降低。

4. 血维生素 B_{12} 水平测定 正常人为 300～900ng/L，明显降低有助于自身免疫性胃炎的诊断。

◎ 要点六 诊断与鉴别诊断

（一）诊断

慢性胃炎无特异性临床表现，确诊必须依靠胃镜检查及胃黏膜活组织病理学检查。Hp 检测及免疫学检查有助于病因学分析及诊断。怀疑自身免疫性胃炎应检测相关自身抗体。

（二）鉴别诊断

慢性胃炎应与消化性溃疡、胃癌、功能性胃肠病、慢性胆囊炎等鉴别，胃镜和胆囊 B 超等检查，有助于鉴别。

◎ 要点七 病情评估

慢性胃炎起病隐匿，一般不出现严重的临床表现，病情评估的关键在于评估患者进展为胃癌的风险。慢性胃炎在疾病进展过程中出现一些胃癌前情况，包括胃癌前状态及癌前病变，前者包括慢性萎缩性胃炎、胃息肉等，后者主要指异型增生。异型增生是胃癌的癌前病变，重者应与高分化腺癌严格鉴别。

◎ 要点八 治疗与预防

（一）治疗

1. 一般措施 尽量避免进食刺激胃黏膜的食物，如酒、浓茶、咖啡等，多食水果、蔬菜，饮食规律，保持心情舒畅，戒烟。

2. 病因治疗

（1）根除 Hp 治疗 Hp 相关性胃炎，Hp 检测阳性者，尤其是活动性者，应给予根除 Hp 治疗。以质子泵抑制剂或胶体铋剂为主，配合两种或三种抗菌药物如阿莫西林、替硝唑、克拉霉素等，10～14 天为一个疗程。目前主要使用 1 种 PPI+2 种抗生素+1 种铋剂的用药方案。

（2）十二指肠－胃反流的治疗 应用胃黏膜保护药、促胃动力药等。

3. 对症治疗 腹胀、恶心、呕吐、腹痛明显者，可应用胃肠动力药如莫沙必利等；伴发恶性贫血者长期应予维生素 B_{12} 治疗；补充多种维生素及微量元素，对逆转黏膜肠化生及不典型增生有一定效果。

4. 胃癌前状态的治疗 首先应进行根除 Hp 的治疗，出现恶性贫血的患者应注意长期补充维生素 B_{12}，发现有重度异型增生时，宜内镜下或手术治疗。

（二）预防

目前认为慢性胃炎的病因仍以 Hp 感染为常见，少部分慢性非萎缩性胃炎可发展为慢性多灶萎缩性胃炎，极少数慢性多灶萎缩性胃炎经长期演变可发展为胃癌。Hp 感染引起的胃炎约 15%～

20%会进展为消化性溃疡。感染幽门螺杆菌后少有自发清除，因此慢性胃炎的预防，应以筛查Hp感染并及时根除为主，Hp感染有复发倾向，治疗后应进行年度随访。日常生活中应注意餐具的消毒，提倡分餐饮食。

细目二　消化性溃疡

◎ 要点一　概述

消化性溃疡（PU）主要指发生在胃和十二指肠的慢性溃疡，即胃溃疡（GU）和十二指肠溃疡（DU），溃疡的形成与胃酸/胃蛋白酶的消化作用有关，溃疡的黏膜缺损超过黏膜肌层，是其区别于糜烂的主要病理特点。消化性溃疡发病男性多于女性，十二指肠溃疡比胃溃疡多见。十二指肠溃疡多见于青壮年人，胃溃疡多见于中老年人。

◎ 要点二　病因与发病机制

正常情况下，胃、十二指肠黏膜直接接触胃酸和胃蛋白酶，此外，还经常受摄入的各种有害物质的侵袭，但由于胃、十二指肠黏膜具有一系列防御和修复机制，能抵御这些侵袭因素的损害，维持黏膜的完整性。当某些因素破坏其防御机制，胃酸/胃蛋白酶侵蚀黏膜，导致溃疡形成。最常见的病因是幽门螺杆菌感染和非甾体抗炎药损害胃、十二指肠黏膜屏障作用，从而导致消化性溃疡的发病，因此，消化性溃疡的发生是由于对胃、十二指肠黏膜有损害作用的侵袭因素与黏膜自身防御、修复因素之间失去平衡的结果。GU的发生主要是由于防御、修复因素的减弱，而DU的发生主要是由于侵袭因素的增强。

1. 幽门螺杆菌（Hp）感染　是引起消化性溃疡的主要病因。Hp诱发局部炎症和免疫反应，损害局部黏膜的防御和修复机制，同时，Hp感染可增加胃泌素的分泌，从而促进胃酸分泌增加，两方面的协同作用造成了胃、十二指肠黏膜损害和溃疡形成。

2. 药物因素　某些药物如非甾体类抗炎药（NSAID）、抗肿瘤药、肾上腺皮质激素等，可导致溃疡的发生。NSAID能直接穿过胃黏膜屏障，导致氢离子反弥散，抑制环氧化酶活性，从而抑制内源性前列腺素的合成与分泌，削弱胃黏膜的保护机制。

3. 胃酸及胃蛋白酶分泌增多　胃酸在致病过程中发挥着重要的作用。胃酸及胃蛋白酶分泌增多是DU发病的重要因素。胃酸分泌增多是绝大多数消化性溃疡特别是DU发生的必要条件之一。

4. 神经精神因素　胃酸的分泌受神经、体液调节，精神刺激通过高级中枢的调节作用，影响胃肠分泌、胃肠黏膜供血、胃肠蠕动功能。长期精神紧张、焦虑、抑郁、恐惧者易发生溃疡。

5. 其他因素　遗传、环境等因素也与消化性溃疡的发病有关。O型血者DU的患病率比其他血型高。吸烟、嗜酒、饮浓茶、过食辛辣食物、暴饮暴食及饮食不规律均可诱发溃疡。

◎ 要点三　病理

DU多发生在球部，前壁比较常见；GU多在胃角和胃窦小弯。组织学检查显示，GU大多发生在胃窦与胃体交界处的幽门腺区一侧，老年患者GU的部位多偏高。溃疡一般为单个，也可多发，呈圆形或椭圆形。DU直径多小于10mm，GU直径稍大。溃疡边缘光整，底部洁净，由肉芽组织构成，上面覆盖有灰白色或灰黄色纤维渗出物。活动性溃疡周围黏膜常有炎症水肿，愈合时周围黏膜炎症及水肿逐渐消退，边缘上皮细胞增生覆盖溃疡面，其下的肉芽组织纤维化形成瘢痕。浅溃疡一般累及黏膜肌层，深溃疡可达肌层甚至浆膜层。溃疡伤及血管时可引起出血，穿破浆膜层时可导致急性穿孔。

◎ 要点四　临床表现与并发症

消化性溃疡的典型表现为慢性、周期性、节律性的上腹部疼痛，体征多不典型。但是少数患者可无症状，部分患者以出血、穿孔等并发症表现为首诊原因。消化性溃疡典型的腹痛特点：①慢性病程，反复加重、缓解病史可达数年至数十年；②周期性发作，发作与缓解交替出现，发作期与缓解期亦长短不一；③有季节性，多在秋冬或冬春之交发病，可因精神情绪不良或过劳而诱发；④上腹痛呈节律性，表现为餐后痛（餐后1小时内）、空腹痛（餐后2~4小时）或/和午夜痛，腹痛多可被服用抗酸药所缓解，典型节律性表现DU多见。

（一）症状

1. 上腹部疼痛 是本病的主要症状。常因精神刺激、过度疲劳、饮食不当、服用药物、气候变化等因素诱发或加重。疼痛呈慢性过程，反复周期性发作，尤以DU明显。疼痛位于上腹部，GU疼痛部位多位于中上腹部或偏左侧，DU疼痛多位于中上腹部偏右侧。疼痛发作期与缓解期交替，一般秋冬和冬春换季时易发病。腹痛呈节律性并与进食相关，DU饥饿时疼痛，多在餐后2~4小时出现，进食后缓解，部分患者可有午夜痛；GU疼痛不甚规则，常在餐后1小时内发生，至下次餐前自行消失。腹痛的性质可为钝痛、灼痛或胀痛。疼痛剧烈且突然发生或加重，由上腹部迅速向全腹弥漫，应疑诊为急性胃穿孔。疼痛较重，向背部放射，经抗酸治疗不能缓解者，应考虑后壁慢性穿透性溃疡。

2. 其他症状 常伴有反酸、嗳气、恶心等消化道症状。少数患者可有失眠、多汗等全身症状。

（二）体征

溃疡活动期上腹部可有局限性压痛，并发幽门梗阻、急性穿孔、上消化道出血时，出现相应体征。

（三）特殊类型的溃疡

1. 无症状型溃疡 15%~20%的患者可无任何症状，常在胃镜或X线钡餐检查时被偶然发现，或出现出血、穿孔等并发症时被发现，可见于任何年龄，以老年人多见。

2. 复合性溃疡 胃和十二指肠同时存在溃疡称为复合性溃疡，DU常先于GU发生，男性多见，易并发幽门狭窄和上消化道出血。

3. 幽门管溃疡 发生于幽门孔2cm以内的溃疡称为幽门管溃疡，男性多见，一般呈高胃酸分泌，常缺乏典型的周期性和节律性疼痛而表现为餐后立即出现的中上腹剧烈疼痛，应用抗酸药可部分缓解，易并发幽门痉挛、幽门狭窄及出血，内科治疗效果较差。

4. 球后溃疡 发生于十二指肠球部以下，多位于十二指肠乳头近端，称为球后溃疡，夜间痛及背部放射痛常见，易并发出血，内科治疗效果差。X线及胃镜检查易漏诊。

5. 难治性溃疡 指DU正规治疗8周或GU正规治疗12周后，经内镜检查确定未愈合的溃疡和（或）愈合缓慢、复发频繁的溃疡。

6. 巨大溃疡 指直径超过2cm的溃疡，对药物治疗反应较差，愈合时间较长，易发生慢性穿透或穿孔。胃的巨大溃疡注意与恶性溃疡鉴别。

7. 老年人消化性溃疡 指年龄超过65岁的消化性溃疡患者，临床表现多不典型，溃疡常较大，易并发出血，应与胃癌鉴别。

（四）并发症

1. 出血 消化性溃疡是上消化道出血最常见的病因，出血发生率为20%~25%，10%~25%的患者以上消化道出血为首发表现，DU出血多于GU。

2. 穿孔 穿孔发生率DU高于GU。溃疡穿透胃肠壁达游离腹腔，导致急性弥漫性腹膜炎称为急性穿孔或游离穿孔；溃疡穿透胃肠壁并与邻近器官粘连，称为穿透性溃疡或慢性穿孔。患者突发上腹部持续性剧烈疼痛，并迅速弥漫全腹，伴休克表现，查体腹部压痛，有反跳痛，呈板状腹，肝浊音界缩小或消失，肠鸣音减弱或消失，外周血白细胞及中性粒细胞增高，腹部X线透视见膈下游离气体影，是诊断穿孔的重要依据。

3. 幽门梗阻 幽门梗阻多见于DU及幽门管溃疡。溃疡活动期引起的幽门梗阻，随着炎症的好转而缓解，呈暂时性，称为功能性梗阻或内科梗阻；由溃疡瘢痕收缩或与周围组织粘连所致，非手术不能缓解，呈持久性，称为器质性梗阻或外科梗阻。呕吐是幽门梗阻的主要症状，吐后症状减轻，呕吐物含有发酵宿食，查体有胃型、胃蠕动波及振水音。X线及胃镜检查可辅助诊断。

4. 癌变 GU 的癌变率在 1% 以下，罕见十二指肠球部溃疡有癌变者。若 GU 患者年龄在 45 岁以上、疼痛的节律性消失、食欲减退、体重明显减轻、粪便隐血试验持续阳性、内科治疗效果较差者，应疑诊癌变的可能，定期复查。

◎ 要点五 实验室检查及其他检查

1. 胃镜检查和黏膜活检 可直接观察黏膜情况，确定病变的部位、大小、数目、表面状态、有无活动性出血及其他合并疾病的存在，同时可以取活组织进行病理检查和 Hp 检测，是诊断消化性溃疡最有价值的检查方法。内镜下溃疡分期及表现：

（1）活动期 病灶多呈圆形或椭圆形，溃疡基底部覆有白色或黄白色厚苔，周围黏膜充血、水肿。

（2）愈合期 溃疡缩小变浅，苔变薄，黏膜皱襞向溃疡集中。

（3）瘢痕期 基底部白苔消失，呈现红色瘢痕，最后转变为白色瘢痕。

2. X 线钡餐检查 X 线钡餐检查有直接和间接两种征象。直接征象为龛影，对溃疡的诊断有确诊意义，在溃疡的周围尚可见到黏膜放射状皱缩及因组织炎症水肿而形成的环形透亮区（环堤）。间接征象有局部压痛、胃大弯侧痉挛性切迹、十二指肠球部激惹及变形。溃疡合并穿孔、活动性出血时禁行 X 线钡餐检查。

3. Hp 检测 快速尿素酶试验是目前临床上最常用的 Hp 感染的检测方法，特异性和敏感性均高；细菌培养是诊断 Hp 感染最可靠的方法。^{13}碳或^{14}碳-尿素呼气试验属非侵入性检查，特异性、敏感性高，简单易行，患者容易接受。

4. 粪便隐血试验 主要用于确定溃疡有无活动及合并活动性出血，并可作为疗效判断的指标。粪便隐血试验呈阳性，提示溃疡活动。粪便隐血持续阳性者，应进一步排除癌变的可能。

◎ 要点六 诊断与鉴别诊断

（一）诊断

根据患者有慢性、周期性、节律性上腹部疼痛的典型病史，即可做出初步诊断，但确诊依靠胃镜或 X 线钡餐检查。

（二）鉴别诊断

消化性溃疡应与胃癌、胃泌素瘤、慢性胃炎、功能性消化不良、十二指肠炎、胆囊炎、胆石症等进行鉴别。尤其中老年患者，应注意排除胃癌。

1. 胃癌 经胃镜检查发现胃溃疡时，应进行溃疡病变的良、恶性鉴别，溃疡型早期胃癌内镜下所见与良性溃疡鉴别有困难，须依靠直视下取活组织检查鉴别。溃疡内镜下有以下特点时，应考虑为恶性溃疡：①溃疡形状不规则，一般较大；②底部凹凸不平，有秽苔；③边缘呈结节状隆起；④周围皱襞中断；⑤胃壁僵硬、蠕动减弱。

2. 胃泌素瘤 即 Zollinger-Ellison 综合征，是胰腺非 β 细胞瘤分泌大量胃泌素所致。瘤体小，生长缓慢，半数为恶性。分泌大量胃泌素刺激壁细胞增生，分泌大量胃酸，导致胃、十二指肠发生多发性溃疡。胃泌素瘤与普通消化性溃疡的鉴别要点是溃疡多发生于不典型部位，胃酸分泌水平明显升高，空腹血清胃泌素明显升高。

◎ 要点七 病情评估

消化性溃疡病程漫长，呈反复急性加重的特点，病情严重程度与溃疡的发生部位、溃疡类型有关，也与患者年龄有一定关系。老年人消化性溃疡、巨大溃疡、无症状性溃疡常易出现急性并发症，尤其是上消化道出血，严重时可危及生命，是常见的死亡原因。

消化性溃疡合并急性胃肠穿孔时，可导致急性弥漫性腹膜炎，病情危重，多需紧急手术救治。

◎ **要点八　治疗与预防**

（一）治疗的目

消除病因，解除症状，愈合溃疡，防止复发和避免并发症。

（二）治疗措施

1. **一般治疗**　生活规律，劳逸结合；合理饮食，少饮浓茶、咖啡，少食酸辣刺激性食物；戒烟酒；调节情绪，避免过度紧张；慎用NSAID、肾上腺皮质激素等药物。

2. **药物治疗**　DU 的治疗重点在于根除 Hp 与抑制胃酸分泌，GU 的治疗侧重于保护胃黏膜。

（1）**根除 Hp**　根除 Hp 可降低溃疡的复发率，使溃疡痊愈。对 Hp 相关性溃疡，均应抗 Hp 治疗。根除 Hp 方案：①三联疗法：1 种质子泵抑制剂或 1 种胶体铋剂联合克拉霉素、阿莫西林、甲硝唑（或替硝唑）3 种抗菌药物中的 2 种；②四联疗法：以铋剂为主的三联疗法加 1 种质子泵抑制剂。疗程为 10~14 天。三联疗法根治失败后，停用甲硝唑，改用呋喃唑酮或改用质子泵抑制剂、铋剂联合 2 种抗菌药物的四联疗法。治疗后 4 周检测 Hp 确定疗效。

（2）**抑制胃酸分泌**　①碱性药：氢氧化铝、氢氧化镁、碳酸氢钠等可中和胃酸，对缓解溃疡的疼痛症状有较好效果，一般不单独用于治疗溃疡；②抗胃酸分泌药：H_2 受体拮抗剂如西咪替丁、雷尼替丁、法莫替丁等；质子泵抑制剂（PPI）如奥美拉唑、兰索拉唑、潘托拉唑、雷贝拉唑等，通过抑制 H^+、K^+-ATP 酶（质子泵）使壁细胞内的氢离子不能转移至胃腔；③其他药物：抗胆碱能药物如山莨菪碱、阿托品、哌仑西平，以及胃泌素受体拮抗剂丙谷胺等。

（3）**保护胃黏膜药物**　胃黏膜保护药有硫糖铝、枸橼酸铋钾、米索前列醇等。

3. **治疗并发症**　并发急性上消化道出血、急性穿孔、幽门梗阻时，应及时明确诊断，并行积极治疗，内科治疗无效者应考虑手术治疗。疑诊发生癌变者，应尽快明确诊断，实施治疗。

4. **外科治疗**　外科治疗的适应证有：①大量或反复出血，内科治疗无效者；②急性穿孔；③瘢痕性幽门梗阻；④GU 癌变或癌变不能除外者；⑤内科治疗无效的顽固性溃疡。

5. **维持治疗**　GU 经治疗溃疡愈合者，可停用药物治疗；有反复急性加重的患者，需要时可长期口服适量药物维持治疗。

6. **治疗策略**　对内镜或 X 线检查明确诊断的 DU 或 GU，首先明确有无 Hp 感染。Hp 阳性者首先给予根除 Hp 治疗，必要时在根除 Hp 治疗结束后再给予 2~4 周（DU）或 4~6 周（GU）的抗胃酸治疗。Hp 阴性者常规服用抗胃酸分泌药 4~6 周（DU）或 8 周（GU）。

（三）预防

消化性溃疡的主要病因与 Hp 感染、应用非甾体抗炎药、吸烟、急性应激、胃排空增快等因素有关。因此，对未患病者，年度健康查体检测 Hp，发现阳性应进行有效根除治疗；吸烟伴有上腹痛、腹部不适等消化道症状者，应戒烟；调节饮食，细嚼慢咽，避免进食过快过量，减少刺激性食物的摄入量等。已确诊的消化性溃疡患者，缓解期应生活规律，合理饮食，少饮浓茶、咖啡，少食酸辣刺激性食物，戒烟酒，避免过度紧张，慎用 NSAID 等药物，症状反复者及时就诊治疗，避免病情反复加重及出现上消化道出血、急性穿孔等并发症。老年胃溃疡患者应常规进行粪便隐血试验的随访，必要时随访胃镜，尽早发现可疑的恶变。

细目三　胃　癌

◎ **要点一　概述**

胃癌是指发生于胃黏膜上皮细胞的恶性肿瘤，占胃恶性肿瘤的 95% 以上。男性与女性胃癌的发病率分别居全部癌症的第 2 位和第 5 位，病死率分别居全部癌症的第 3 位和第 2 位。我国是胃癌高发国家，胃癌是我国最常见的恶性肿瘤之一，发病年龄以中老年居多，35 岁以下较少，55~70 岁为高发年龄段，男性发病约为女性的 2 倍。甘肃、宁夏、青海及东北等地高发，湖南、广西、广东、云南、贵州及四川发病率较低。全国平均年死亡率约为 16/10 万。

◎ **要点二　病因与发病机制**

目前胃癌的病因尚未完全明了，可能与下列因素有关：

1. 幽门螺杆菌（Hp）感染　Hp 感染与胃癌的发生有一定关系，WHO 已将 Hp 列为致癌源。

2. 饮食因素　饮食的各个环节均对胃癌的发生有影响，其主要机制可能与食物中亚硝基化合物、苯并芘等致癌物质含量高及饮食中缺乏抗癌或抑癌物质（如维生素 C、β-胡萝卜素及维生素 E 等）有关。

3. 环境因素　环境因素与胃癌的发生有密切关系，高纬度、高泥炭土壤、石棉地区及寒冷潮湿地区居民发病率较高。

4. 遗传因素　胃癌有明显的家族聚集倾向。此外，不同血型、不同人种，其胃癌发病率亦有差异，如 A 型血者比 O 型血者发病率高。

5. 癌前变化　癌前变化包括癌前病变与癌前状态。癌前病变包括异型增生及上皮内瘤变。癌前状态包括：①萎缩性胃炎（伴或不伴肠化及恶性贫血）；②腺瘤型息肉尤其直径超过 2cm 者；③胃溃疡；④残胃炎：毕 Ⅱ 式胃切除术后并发胆汁反流性残胃炎，良性病变术后 20 年；⑤胃黏膜巨大皱襞症。

◎ **要点三　病理**

胃癌可发生于胃的任何部位，但最常见于胃窦，依次为贲门、胃体。

1. 根据病变形态分类　①早期胃癌：病变局限于黏膜及黏膜下层，可分为隆起性（息肉型）、平坦性（胃炎型）和凹陷性（溃疡型），无论有无淋巴结转移。②进展期胃癌：癌性病变侵及肌层及全层，常伴有转移，可分为隆起型、局限溃疡型、浸润溃疡型、弥漫浸润型。其中以局限溃疡型和浸润溃疡型多见。

2. WHO 组织学分类　WHO 根据胃癌的组织学分为腺癌、鳞腺癌、髓样癌、印戒细胞癌、鳞状细胞癌及未分化癌。

3. 根据癌细胞分化程度分类　分为高分化癌、中分化癌及低分化癌。

4. 胃癌的转移途径

（1）**直接蔓延**　侵袭至相邻器官如胃底、贲门、食管、肝及大网膜，胃体癌常侵犯大网膜、肝及胰腺。

（2）**淋巴结转移**　一般先转移到局部淋巴结，再到远处淋巴结，胃的淋巴系统与锁骨上淋巴结相连接，转移到该处时称为 Virchow 淋巴结。

（3）**血行播散**　晚期患者多见，最常转移到肝脏，其次是肺、腹膜、肾上腺，也可转移到肾、脑、骨等。

（4）**种植转移**　癌细胞侵及浆膜层脱落入腹腔，种植于肠壁和盆腔。如种植于卵巢，称为 Krukenberg 瘤；可在直肠周围形成一明显的结节状板样肿块。

◎ **要点四　临床表现**

1. 症状　取决于肿瘤发生的部位、病理性质、病程长短及有否转移。80% 早期胃癌无症状，进展期胃癌常见的症状有体重减轻、上腹痛、食欲不振、乏力等。

（1）**上腹疼痛**　为最常见症状。早期仅为上腹部不适、饱胀或隐痛，餐后为甚，经治疗可缓解。进展期胃癌腹痛可呈持续性，且不能被抑酸剂所缓解。

（2）**食欲减退**　可为首发症状，晚期可厌肉食及腥味食物。

（3）**恶心呕吐**　胃窦癌引起幽门梗阻时可出现恶心呕吐，呕吐物为黏液及宿食，有腐臭味。贲门癌可有吞咽困难或食物反流。

（4）**呕血、黑便**　中晚期胃癌隐血便常见，癌瘤侵蚀大血管时可引起大量呕血和黑便。

（5）**全身症状**　可出现低热、疲乏、体重减轻、贫血等。

2. 体征　早期可无任何体征，中晚期可出现腹部肿块伴有压痛以及发生转移的相应体征。腹部肿块是胃癌的主要体征，多在上腹部偏右，可触及坚实而可移动的结节状肿块，伴压痛。发生淋巴转移，可触及左锁骨上淋巴结肿大即 Virchow 淋巴结；癌细胞侵犯肝、门静脉、腹膜，可出现肝脏肿大、移动性浊音阳性；部分患者出现伴癌综合征，表现为反复发作性血栓性静脉炎、黑棘皮病、皮肌炎等。

◎ 要点五　实验室检查及其他检查

1. **血液检查**　呈低色素性贫血，血沉增快，血清癌胚抗原（CEA）阳性。

2. **粪便隐血试验**　常持续阳性，可作为胃癌筛查的首选方法。

3. **X 线钡餐检查**　采用气钡双重对比法。X 线征象有充盈缺损、癌性龛影、皮革胃及胃潴留等表现。但对早期胃癌诊断率低，胃底癌易漏诊。

4. **胃镜检查**　胃镜检查是诊断早期胃癌最重要手段，可直接进行观察及取活组织进行细胞学检查。

（1）早期胃癌　胃镜下早期胃癌呈小息肉样隆起、凹陷或平坦，黏膜粗糙，碰触易出血，可见斑片状糜烂。癌灶直径小于 1cm 者称小胃癌，小于 0.5cm 者称微小胃癌。内镜下较小，缺乏特异性，易发生漏诊。

（2）进展期胃癌　内镜下易发现，表面凹凸不平，伴有糜烂及污秽苔，取活检组织时易出血，也可是巨大溃疡型，底部覆有污秽灰白苔，溃疡边缘呈结节状隆起，无聚合皱襞，病变处无蠕动。

5. **超声内镜检查**　可显示胃壁各层与周围 5cm 范围内的声学结构，能清晰观察肿瘤的浸润范围与深度，了解有无周围转移。

◎ 要点六　诊断与鉴别诊断

（一）诊断

胃癌诊断主要依赖于胃镜及活组织检查。为提高早期诊断率，凡年龄在 40 岁以上，出现不明原因的上腹不适、食欲不振、体重明显减轻者，尤其是原有上腹痛而近期疼痛性质及节律发生改变者，或经积极治疗而病情继续发展者，无

禁忌证的患者均应给予胃镜检查，及早进行排查。

（二）鉴别诊断

胃癌应与胃溃疡、胃原发淋巴瘤、胃平滑肌肉瘤、慢性萎缩性胃炎及胃邻近恶性肿瘤如原发性肝癌、胰腺癌、食管癌等进行鉴别。X 线、内镜、B 超等检查可助鉴别。

◎ 要点七　病情评估

1. 胃癌根据癌肿大小及浸润胃壁的深度分为早期胃癌与进展期胃癌，早期胃癌如能尽早发现而确诊，进行有效治疗则预后良好。

2. 根据癌细胞分化程度可分为高分化癌、中度分化癌和低分化癌三大类，分化程度越低恶性程度越高。

3. 根据胃癌腺体的形成及黏液分泌能力，分为管状腺癌、黏液腺癌、髓样癌和弥散型癌，一般管状腺癌分化良好，髓样癌分化较差，弥散型癌分化极差。

4. 根据胃癌的生长方式分为膨胀型和浸润型，膨胀型癌细胞间有黏附分子，以团块形生长，预后较好；浸润型癌细胞以分散方式向纵深扩散，预后较差，相当于上述的弥散型胃癌。

◎ 要点八　治疗原则

早期选择手术治疗，中晚期采用综合疗法，并针对肿瘤的不同情况拟定不同的治疗方案。手术治疗是目前唯一有可能根治胃癌的手段。进展期胃癌在全身化疗的基础上，内镜下局部化疗、微波、激光等方法，可以杀灭癌细胞，延长生存期限。化学治疗是手术切除前或根治术后的辅助治疗，或作为不能手术患者的姑息治疗，可选择单一药物或联合用药。免疫增强剂如转移因子、白细胞介素-2 等，可提高患者的免疫力，辅助治疗。

细目四　溃疡性结肠炎

◎ 要点一　概述

溃疡性结肠炎（UC）是一种发生在直肠和

结肠的慢性非特异性炎症性疾病，是炎症性肠病的常见类型。病变主要限于大肠黏膜与黏膜下层，病情轻重不等，多呈反复发作的慢性病程。本病可发生于任何年龄，以 20~40 岁多见，亦可见于儿童或老年人。发病率男女无明显差别，男性稍多于女性。

◎ 要点二　病因与发病机制

（一）病因

1. 免疫因素　肠道黏膜免疫反应的激活是导致本病肠道炎症发生、发展和转归的直接原因。

2. 遗传因素　本病为多基因病，患者在一定环境因素作用下由遗传易感而发病。本病发病率存在明显的种族间差异，白种人远高于黄种人和黑种人。患者一级亲属发病率显著高于普通人群而患者配偶发病率不增加，提示遗传因素与发病有关。

3. 感染因素　本病可能由痢疾杆菌、溶组织阿米巴或病毒、真菌所引起，病原微生物乃至食物抗原可能是其非特异性促发因素，但至今未检出与本病有恒定明确关系的病原体。

4. 精神神经因素　本病可因紧张、劳累而诱发，患者常有精神紧张和焦虑表现。由于大脑皮层活动障碍，可通过自主神经系统引起肠道运动亢进、肠血管平滑肌痉挛收缩、组织缺氧、毛细血管通透性增加，从而使肠黏膜发生炎症、糜烂及溃疡。

（二）发病机制

遗传易感者通过环境因素使肠黏膜损伤，致敏肠道淋巴组织，导致免疫调节和反馈失常，形成自身免疫反应而出现慢性、持续的炎症反应。参与此反应的细胞有巨噬细胞、肥大细胞、中性粒细胞、嗜酸细胞、T 和 B 淋巴细胞及 NK 细胞；参与反应的细胞因子和炎性介质有 γ 干扰素、白细胞介素、肿瘤坏死因子、血小板激活因子、前列腺素样物质、白三烯、血栓素、组织胺、5-羟色胺、神经多肽、血管活性肽、P 物质、氧自由基等。

◎ 要点三　病理

病理变化取决于疾病的严重程度、病程的长短和有无活动性。

本病主要病变在直肠和乙状结肠，向上蔓延可累及降结肠，甚至整个结肠。偶见涉及回肠末端，称为"倒灌性回肠炎"。病理改变以溃疡糜烂为主，具有弥散性、浅表性、连续性的特点。早期病变有大量中性粒细胞浸润，结肠黏膜呈水肿、充血、颗粒状等改变，触之易出血，此后形成小溃疡，继而溃疡面呈大片融合。在结肠炎反复发展、修复过程中，肉芽组织增生，出现炎性息肉，少数患者可癌变。结肠炎症在反复发作的慢性过程中，黏膜不断破坏和修复，致正常结构破坏，纤维瘢痕组织形成，可导致结肠缩短、结肠袋消失和肠腔狭窄。此外，尚有溃疡穿孔引起腹膜炎、结肠或直肠周围脓肿、瘘管形成等并发症，但较少见。

◎ 要点四　临床表现

本病起病缓慢，少数急性起病，偶见暴发。病程呈慢性过程，多表现为发作期与缓解期交替，少数症状持续并逐渐加重。精神刺激、劳累、饮食失调、继发感染为其发作的诱因。

（一）消化系统表现

1. 腹泻　为最主要的症状，常反复发作或持续不愈，轻者每天排便 2~4 次，便血轻或无。重者排便频繁，脓血显见，甚至大量便血。黏液血便是本病活动期的重要表现。病变局限在直肠者，鲜血附于粪便表面；病变扩展至直肠以上者，血液混于粪便中。病变累及直肠时，可有里急后重。

2. 腹痛　轻型患者在病变缓解期可无腹痛，或仅有腹部不适，部位多在左下或下腹部，亦可涉及全腹，有疼痛→便意→排便→缓解的规律。

3. 体征　轻中型患者仅左下腹部压痛，有些患者可触及呈管状的乙状结肠。若有腹肌紧张、反跳痛、肠鸣音减弱，应警惕结肠扩张、肠穿孔等并发症。

（二）全身表现

急性期可有发热，重症患者常出现高热，病情持续活动可出现衰弱、消瘦、贫血、低蛋白血症、电解质紊乱等表现。尤易发生低钾血症。

（三）肠外表现

本病可伴有多种肠外表现，如关节炎、结节性红斑、虹膜炎、强直性脊柱炎、坏疽性脓皮病、复发性口腔溃疡、慢性肝炎等。

◎ 要点五　实验室检查及其他检查

1. 血液检查

（1）血红蛋白降低，为小细胞低色素性贫血；急性期中性粒细胞增多；血沉增快；凝血酶原时间延长，血浆第Ⅲ、Ⅶ、Ⅷ因子的活性增加，血小板计数升高。

（2）严重者血清白蛋白降低；C反应蛋白增高。

（3）严重者出现电解质紊乱，尤以低钾血症最明显。

2. 粪便检查

粪便病原学检查的目的是排除感染性结肠炎，这是诊断的一个重要步骤，需至少连续3次进行粪便检查。常有黏液脓血便，镜检见红细胞、白细胞和巨噬细胞。粪便培养致病菌阴性。

3. 结肠镜检查

是诊断与鉴别诊断的最重要手段。可直接观察肠黏膜变化，准确了解病变范围。内镜下特征：急性期肠黏膜充血水肿，分泌亢进，可有针尖大小的红色斑点和黄白色点状物，肠壁痉挛，皱襞减少。慢性期黏膜粗糙不平，呈细颗粒状，血管模糊，质脆易出血，有假息肉形成。活组织检查显示特异性炎性病变和纤维瘢痕，同时可见糜烂、隐窝脓肿、腺体排列异常及上皮变化等。

4. X线检查

常用X线气钡双重对比造影。X线的主要征象：①黏膜粗乱或颗粒样改变；②多发性浅溃疡见小龛影，亦可有炎症性息肉而表现为多个小的圆形或卵圆形充盈缺损；③肠管缩短，结肠袋消失，肠壁变硬，可呈铅管状。

◎ 要点六　诊断与鉴别诊断

（一）诊断

主要诊断依据：①慢性或反复发作性腹泻、黏液脓血便、腹痛，伴不同程度全身症状；②多次粪检无病原体发现；③内镜检查及X线钡剂灌肠显示结肠炎病变等。完整的诊断应包括临床类型、严重程度、病变范围及病情分期。

（二）鉴别诊断

应与急性自限性结肠炎、克罗恩病、大肠癌、肠易激综合征、慢性阿米巴痢疾等鉴别，内镜及活组织检查有助于鉴别诊断。

1. 急性自限性结肠炎　各种细菌感染如痢疾杆菌、沙门菌、耶尔森菌、空肠弯曲菌等导致的结肠炎症，急性发作时有发热，腹痛较明显，粪便检查可分离出致病菌，抗生素治疗有良好效果，通常在4周内痊愈。

2. 克罗恩病（Crohn病）　腹泻，一般无肉眼血便，结肠镜及X线检查病变主要在回肠末段和邻近结肠且呈非连续性、非弥漫性分布并有其特征改变，与溃疡性结肠炎鉴别一般不难。少数情况下，临床上会遇到两者一时难于鉴别的情况，此时可先诊断为炎症性肠病，观察病情变化后进一步确诊。

3. 大肠癌　多见于中老年人，经直肠指检常可触到肿块，结肠镜或X线钡剂灌肠检查对鉴别诊断有价值，活检可确诊。但应注意排除溃疡性结肠炎发生的结肠癌变。

4. 肠易激综合征　粪便可有黏液，但一般无脓血，显微镜检查正常，隐血试验阴性。结肠镜检查无器质性病变证据。

◎ 要点七　病情评估

（一）临床分型

1. 初发型　指无既往史的首次发作。

2. 慢性复发型　临床上最多见，发作期与缓解期交替。

3. 慢性持续型　症状持续，间以症状加重的急性发作。

4. 急性暴发型 少见，急性起病，病情严重，全身毒血症状明显，可伴中毒性巨结肠、肠穿孔、毒血症等并发症。

上述各型可相互转化。

（二）临床分期

1. 活动期 患者有典型的临床表现，可以依据表现进行临床分型。

2. 缓解期 临床症状基本缓解，无黏液脓血便及腹痛，偶有排便次数增多，基本无全身表现。

（三）临床严重程度分级

1. 轻度 腹泻 4 次/日以下，便血轻或无，无发热、脉速，贫血无或轻，血沉正常。

2. 中度 介于轻度与重度之间。

3. 重度 腹泻 6 次/日以上，并有明显黏液脓血便，体温超过 37.5℃，脉搏超过 90 次/分，血红蛋白低于 100g/L，血沉超过 30mm/h。

（四）严重并发症评估

1. 中毒性巨结肠 多发生在暴发型或重症溃疡性结肠炎患者，结肠病变广泛而严重，累及肌层与肠肌神经丛，肠壁张力减退，结肠蠕动消失，肠内容物与气体大量积聚，引起急性结肠扩张，一般以横结肠为最严重。常因低钾、钡剂灌肠、使用抗胆碱能药物或阿片类制剂而诱发。临床表现为病情急剧恶化，毒血症明显，有脱水与电解质平衡紊乱，出现鼓肠、腹部压痛，肠鸣音消失。血常规检查白细胞计数显著升高，X 线腹部平片可见结肠扩大，结肠袋形消失。预后差，易引起急性肠穿孔。

2. 直肠结肠癌变 多见于广泛性结肠炎、幼年起病而病程漫长者。经肠镜检查及组织学检查可诊断。

（五）病情评估

轻度及长期缓解者预后较好。急性暴发型、有并发症及年龄超过 60 岁患者预后不良，慢性持续活动或反复发作频繁，预后较差。病程漫长者癌变的危险性增加，应行监测性结肠镜检查。

◎ **要点八　治疗与预防**

（一）治疗原则

控制急性发作，缓解病情，减少复发，防止并发症。

（二）治疗措施

1. 一般治疗 强调休息，注意饮食及营养。急性发作或重症患者应住院治疗，进流质少渣饮食并给予支持疗法。及时纠正水、电解质平衡紊乱，贫血者可输血，低蛋白血症者输入血清蛋白。病情严重者应禁食，给予完全胃肠外营养治疗。腹痛患者可酌情用抗胆碱能药物，但不宜多用，以免促发急性结肠扩张。腹泻严重者可谨慎试用复方苯乙哌啶等。

2. 药物治疗

（1）**氨基水杨酸制剂** 常用柳氮磺吡啶（SASP），适用于轻、中型患者及重型经糖皮质激素治疗病情缓解者，病情缓解后改为维持量维持治疗，服用 SASP 的同时应补充叶酸。如病变局限在直肠，可用 SASP 或 5-氨基水杨酸（5-ASA）灌肠，也可使用栓剂。

（2）**糖皮质激素** 抑制非特异性抗炎和免疫反应，对急性发作期疗效好。适用于重型或暴发型，及柳氮磺吡啶治疗无效的轻型、中型患者。常用泼尼松口服，病情控制后逐渐减量维持至停药。亦可用于灌肠。

（3）**免疫抑制剂** 上述两类药物治疗无效者可试用环孢素，可取得暂时缓解而避免急症手术。

3. 手术治疗

（1）**紧急手术指征** 并发大量或反复严重出血、肠穿孔，重型患者合并中毒性巨结肠经积极内科治疗无效，伴有严重毒血症状者。

（2）**择期手术指征** 并发癌变以及长期内科治疗无效者。

（三）预防

1. 本病呈慢性过程，大部分患者反复发作，轻症患者首次确诊后应争取规范彻底治疗，防止病情进展及迁延不愈。

2. 慢性持续活动或反复发作、频繁发作的患者，应及时调整治疗方案，有指征时及时手术治疗，防止病情恶化，影响预后。

3. 病程漫长者癌变危险性增加，应注意随访，对病程 8~10 年以上的广泛性或全结肠炎和病程 30~40 年以上的左半结肠炎、直肠乙状结肠炎患者，至少两年一次行监测性结肠镜检查。

细目五 肝硬化

◎ 要点一 概述

肝硬化是指各种原因导致的肝脏出现以弥漫性纤维化、再生结节和假小叶形成为病理特征的慢性肝病，是不同病因长期损害肝脏引起的慢性、进行性、弥漫性肝病的终末阶段。本病起病隐匿，病程发展缓慢，晚期以肝功能减退和门静脉高压为主要表现，常伴有多种并发症。肝硬化是我国的常见病，发病高峰年龄在 35~50 岁，男性多见，出现并发症时死亡率高。

◎ 要点二 病因

引起肝硬化的原因很多，在我国由病毒性肝炎所致的肝硬化最常见，国外则以慢性酒精中毒多见。

1. **病毒性肝炎** 乙型、丙型和丁型肝炎病毒引起的肝炎，均可进展为肝硬化。病毒的持续存在是演变为肝硬化的主要原因。

2. **慢性酒精中毒** 是欧美国家肝硬化的最常见原因，长期大量饮酒可导致肝硬化。

3. **非酒精性脂肪性肝病** 也是肝硬化的常见病因。见于肥胖、糖尿病、高甘油三酯血症、空回肠分流术、药物作用等，形成脂肪性肝病，发展成肝硬化。

4. **长期胆汁淤积** 胆道系统长期梗阻造成胆汁淤积，可引起肝纤维化并发展为胆汁性肝硬化。包括原发性和继发性，我国继发性相对较多。

5. **肝脏循环障碍** 慢性右心衰竭、慢性缩窄性心包炎、肝静脉闭塞综合征等均可使肝脏长期淤血、缺氧，最终形成淤血性肝硬化。

6. **其他** 可见于血吸虫等感染，营养不良（慢性炎症性肠病、长期缺乏必需氨基酸等），长期接触化学毒物及药物（四氯化碳、砷、甲基多巴、四环素等），患有遗传和代谢疾病（血色病、肝豆状核变性等），自身免疫性肝炎等。约 10% 的肝硬化病因未能明确，谓之隐原性肝硬化。

◎ 要点三 临床表现与并发症

（一）临床表现

起病隐匿，发展缓慢。患者相当长的时期内症状轻微，后期出现肝功能减退和门静脉高压症两大系列表现。临床上根据肝硬化的病程分成肝功能代偿期和失代偿期，但两期界限很难截然分开。

1. **代偿期** 症状轻微，表现为乏力、食欲减退、腹部不适、恶心、上腹部隐痛、轻微腹泻等，症状多呈间歇性。查体见肝脏轻度肿大，质地偏硬，无或轻度压痛，脾轻度或中度肿大。肝功能检查多数正常或轻度异常。

2. **失代偿期**

（1）肝功能减退的临床表现 ①全身症状：常见消瘦、纳减、乏力、精神萎靡、夜盲、浮肿、舌炎、不规则低热等。②消化道症状：常见上腹饱胀不适、恶心呕吐、易腹泻。查体见肝脏缩小、质硬、边缘锐利，可有结节感，半数以上患者有轻度黄疸。③出血倾向和贫血：皮肤黏膜出血、贫血等，与凝血因子合成减少、脾功能亢进、营养不良等因素有关。④内分泌失调：肝功能减退时对雌激素、醛固酮和抗利尿激素的灭能作用减弱，引起这些激素在体内蓄积，表现男性睾丸萎缩、性欲减退、毛发脱落、乳房发育，女性月经失调、闭经、不孕等。出现肝掌、蜘蛛痣。糖皮质激素分泌减少，可见皮肤色素沉着，面部黧黑。醛固酮、抗利尿激素增多，导致钠、水潴留，引起腹水。

（2）门静脉高压症的表现 ①脾肿大：多为轻、中度肿大。上消化道大出血时，脾可短暂缩小。②侧支循环建立和开放：食管、胃部静脉曲张；腹壁和脐周静脉曲张；痔静脉曲张及腹膜后组织间隙静脉曲张。其中食管、胃部静脉曲张，常因食物的摩擦、反流到食管的胃液侵蚀、门静脉压力显著增高等，引起破裂大出血。

（3）腹水　是肝硬化失代偿期最突出的体征之一。

（二）并发症

1. 急性上消化道出血　多为食管胃底静脉曲张破裂所致，是最常见的并发症和主要死因。表现为呕血与黑便，大量出血可引起出血性休克，并诱发腹水和肝性脑病。

2. 肝性脑病　为晚期肝硬化最严重的并发症，也是最常见死亡原因之一。肝功能衰竭时，肠道和体内一些可以影响神经活性的毒性产物未被肝脏解毒和清除，经门静脉与体静脉间的交通支进入体循环，透过通透性改变了的血脑屏障进入脑部，导致大脑功能紊乱，主要表现为神经和精神方面的异常。

3. 原发性肝癌　肝硬化特别是病毒性肝炎肝硬化和酒精性肝硬化，发生肝细胞癌的危险性明显增高。当患者出现肝区疼痛、肝大、血性腹水、不明原因的发热时，要考虑到此病的可能，血清AFP升高及肝脏B超提示肝占位性病变，应高度怀疑，CT有助于确诊。

4. 感染　患者抵抗力低下，门体静脉间侧支循环建立，增加了肠道病原微生物进入人体的机会，称为肠道细菌移居，故易并发各种感染如支气管炎、胆道感染、自发性腹膜炎、结核性腹膜炎等。自发性腹膜炎是指在无任何邻近组织炎症的情况下发生的腹膜和/或腹水的细菌性感染，是肝硬化常见的严重并发症之一，发生率较高，病原菌多为来自肠道的革兰阴性菌。

5. 肝肾综合征　是指发生在严重肝病基础上的肾衰竭，但肾脏本身并无器质性损害，故又称功能性肾衰竭。主要见于伴有腹水的晚期肝硬化或急性肝功能衰竭患者。

6. 肝肺综合征　是指发生在严重肝病基础上的低氧血症，主要与肺内血管扩张相关，而过去无心肺基础疾病。临床特征为严重肝病、肺内血管扩张、低氧血症/肺泡-动脉氧梯度增加的三联征，无有效治疗方法，预后差。

7. 其他　如门脉高压性胃病、电解质和酸碱平衡紊乱、门静脉血栓形成等。

◎ 要点四　实验室检查及其他检查

1. 肝功能检查　①血清白蛋白降低而球蛋白增高，白蛋白与球蛋白比例降低或倒置。②血清ALT与AST增高。③凝血酶原时间在代偿期多正常，失代偿期则有不同程度延长。④重症者血清胆红素有不同程度增高。⑤血清Ⅲ型前胶原肽、透明质酸、层粘连蛋白等肝纤维化指标可显著增高。

2. 免疫学检查　①血IgG升高。②可出现非特异性自身抗体，如抗核抗体、抗平滑肌抗体等。③病因为病毒性肝炎者，乙型、丙型或丁型肝炎病毒标记物呈阳性。④甲胎蛋白可增高，若超过500μg/L或持续升高，应疑合并肝癌。

3. 腹水检查　一般为漏出液，如并发自发性腹膜炎，则透明度降低，比重增高，白细胞及中性粒细胞增多，利凡他试验阳性。腹水呈血性，应高度怀疑癌变，应做细胞学检查。

4. 影像学检查

（1）X线检查　食管静脉曲张时，食管吞钡X线检查显示虫蚀样或蚯蚓状充盈缺损以及纵行黏膜皱襞增宽；胃底静脉曲张时，吞钡检查可见菊花样充盈缺损。

（2）超声检查　可测定肝脾大小、腹水深度及估计门脉高压。肝硬化时肝实质回声增强、不规则、不均匀，为弥漫性病变。进行常规B超检查，有助于早期发现原发性肝癌。

5. 内镜检查　胃镜可直接观察静脉曲张的程度与范围；并发上消化道出血时，可判明出血部位和病因，并进行止血治疗。腹腔镜能窥视肝外形、表面、色泽、边缘及脾等改变，在直视下还可做穿刺活组织检查，其诊断准确性优于盲目性肝穿。

6. 肝穿刺活检 是确诊代偿期肝硬化的唯一方法。若见有假小叶形成，可确诊。

◎ 要点五 诊断与鉴别诊断

（一）诊断

早期肝硬化的诊断较为困难，对于病毒性肝炎、长期饮酒等患者，严密随访观察，必要时做肝活检以早期诊断。

失代偿期肝硬化诊断并不困难，临床诊断依据：①有病毒性肝炎、长期大量饮酒等可导致肝硬化的有关病史；②有肝功能减退和门静脉高压的临床表现；③肝功能指标检测有血清白蛋白下降、血清胆红素升高及凝血酶原时间延长等；④B超或CT提示肝硬化改变，内镜检查证实食管胃底静脉曲张；⑤肝活组织检查见假小叶形成是诊断本病的金标准。

完整的临床诊断应包括病因、病期、病理和并发症诊断。

（二）鉴别诊断

1. 肝肿大的鉴别 与原发性肝癌、脂肪肝或血吸虫病等鉴别。

2. 脾肿大的鉴别 与慢性髓细胞性白血病、特发性门脉高压症或疟疾等鉴别。

3. 腹水的鉴别 与充血性心力衰竭、结核性腹膜炎、慢性肾炎或腹膜肿瘤等鉴别。

◎ 要点六 病情评估

首先应对确诊患者依据临床表现、实验室及其他检查结果进行分期评估，确定病情属于肝功能代偿期还是肝功能失代偿期。对于失代偿期患者，应进行常见并发症的评估，确定是否存在并发症及其严重程度，尤其是肝性脑病。

目前对肝硬化的病情评估，主要是对肝脏储备功能的评估，有助于对预后的评估，及指导治疗方案的选择。临床常用 Child-Pugh 分级标准，见下表。

肝硬化患者 Child-Pugh 分级标准

分级评估指标	分数		
	1	2	3
肝性脑病（分期）	无	Ⅰ~Ⅱ	Ⅲ~Ⅴ
腹水	无	少量，易消退	中量，难消退
血胆红素（μmol/L）	<34	34~51	>51
血白蛋白（g/L）	>35	28~35	<28
凝血酶原时间（min）	<4	4~6	>6

注：根据五项的总分判断分级：A级5~6分，B级7~9分，C级≥10分。

◎ 要点七 治疗与预防

（一）治疗原则

肝硬化目前尚无特效治疗。阻止病情进展关键在于早期诊断，及时针对病因治疗，加强一般治疗，防止病情恶化。对已进入失代偿期患者，以对症治疗为主，改善肝功能，及时发现和救治危急并发症。

（二）治疗措施

1. 病因治疗 针对引起肝硬化的病因进行相应的治疗，减少肝细胞的进一步损伤坏死，阻止病理改变的进展，包括抗病毒治疗、免疫治疗等。

2. 一般治疗

（1）**休息** 肝功能代偿期患者可参加一般轻工作，注意劳逸结合；肝功能失代偿期或有并发症者，需卧床休息。

（2）**饮食** 宜进高热量、高蛋白、足量维生素、低脂肪及易消化的食物。有腹水者，应低盐或无盐饮食。肝功能衰竭或有肝性脑病先兆者应限制或禁食蛋白，避免进食粗糙、坚硬食物。慎用巴比妥类等镇静药，禁用损害肝脏的药物。

3. 药物治疗

（1）保护肝细胞治疗　用于转氨酶及胆红素升高的肝硬化患者。①促进胆汁排泄及保护肝细胞药：如熊去氧胆酸、强力宁等。②维生素类药：包括维生素 B 族，有防止脂肪肝和保护肝细胞的作用，维生素 C 有促进代谢和解毒的作用，维生素 E 有抗氧化和保护肝细胞作用，维生素 K 在有凝血障碍时可应用。慢性营养不良者，可适当补充维生素 B_{12} 和叶酸。

（2）抗肝纤维化药物　目前尚无特效药物，可应用丹参、黄芪、虫草菌丝等。

（3）抗病毒治疗　病毒性肝炎者应根据病情进行抗病毒治疗，抑制病毒复制，改善肝功能，延缓进展。常用拉米夫定、干扰素等。

4. 腹水的治疗

（1）限制水、钠的摄入　一般每天钠盐摄入量低于 5g，如有稀释性低钠血症、难治性腹水则应严格控制进水量在每日 800～1000mL。

（2）应用利尿剂　轻度腹水患者首选螺内酯口服，疗效不佳或腹水较多的患者，螺内酯和呋塞米联合应用。过快利尿易导致电解质紊乱，并诱发肝性脑病、肝肾综合征等，应严密监测。无水肿者每天减轻体重约 500g，有下肢水肿者每天减轻体重 1000g 为宜。

（3）提高血浆胶体渗透压　提高血浆胶体渗透压，有利于肝功能恢复和腹水的消退。常用人血白蛋白，也可用血浆，定期、少量、多次静脉滴注。

（4）放腹水疗法　仅限用于利尿剂治疗无效，或由于大量腹水引起呼吸困难者。大量放腹水的主要并发症有严重水和电解质紊乱，诱发肝性脑病、肝肾综合征等，应严格掌握指征，规范操作。

（5）其他治疗　①自身腹水浓缩回输术：适用于低蛋白血症的大量腹水者、对利尿剂无反应的难治性腹水以及大量腹水需迅速消除者（如紧急手术前准备）。但感染性或癌性腹水、严重心

肺功能不全、凝血功能明显障碍、有上消化道活动性出血者不宜做此治疗。②外科治疗：腹腔-颈内静脉分流术、胸导管颈内静脉吻合术、经颈静脉肝内门体分流术、脾切除术等可选用。

5. 并发症治疗

（1）上消化道出血　参见相关章节。

（2）预防再次出血　患者在第一次出血后，70% 的患者会再出血，且死亡率高，因此在急性出血控制后，应采取措施预防再出血。常用治疗方法：①内镜下对曲张静脉进行套扎；②如果无条件作套扎，可以使用硬化剂注射；③普萘洛尔合用 5-单硝酸异山梨醇酯可降低门静脉压力。

（3）肝性脑病　目前尚无特效疗法，主要针对原发病特点，尽可能改善肝功能，确定并消除诱因，减少肠源性毒物的生成及吸收。①去除诱因：如上消化道出血，感染，水、电解质和酸碱平衡失调，大量放腹水等。②减少肠道毒物的生成和吸收：限制蛋白质摄入，灌肠或导泻以清除肠内积食、积血或其他含氮物质，减少氨的产生和吸收。乳果糖对急性门体分流性脑病特别有效。抗生素口服可抑制肠道细菌生长，抑制氨的生成，与乳果糖合用有协同作用。③降低血氨药物：应用谷氨酸盐谷氨酸钠、精氨酸等。④应用支链氨基酸：可纠正氨基酸的不平衡，与抑制性神经递质竞争进入脑内。

6. 其他对症治疗　
纠正水、电解质和酸碱平衡失调，抗感染，防治脑水肿，保持呼吸道通畅等。

7. 肝移植　
对于各种不可逆的终末期肝病，肝移植是一种公认有效的治疗。

细目六　原发性肝癌

◎ 要点一　概述

原发性肝癌是指起源于肝细胞或肝内胆管上皮细胞的恶性肿瘤，是我国常见恶性肿瘤之一，死亡率高，其死亡率在消化系统恶性肿瘤中居第三位，

仅次于胃癌和食管癌，且发病率有上升趋势，全世界每年平均约有 25 万人死于肝癌，我国占其中的 45%。本病多见于中年男性，男女之比为 2：1～5：1。平均发病年龄因地理位置不同而异，高发地区多为 30～40 岁，低发地区为 52～59 岁。

◎ 要点二　病因

1. **病毒性肝炎**　乙型病毒性肝炎病毒（HBV）和丙型病毒性肝炎病毒（HCV）与原发性肝癌有着明显的相关性。

2. **黄曲霉毒素污染**　黄曲霉菌的代谢产物黄曲霉毒素 B_1 是动物肝癌最强的致癌剂。

3. **肝硬化**　肝硬化与肝癌密切相关。

4. **家族史及遗传因素**　高发地区家族史是原发性肝癌发生的重要危险因素。

5. **其他**　其他致癌物质或被疑为致癌的因素有：①酒精中毒；②亚硝胺类物质；③有机氯类农药；④雄激素及类固醇；⑤微量元素如低硒、锌及高镍、砷等；⑥铁代谢障碍等。

◎ 要点三　病理

（一）按大体形态分类

1. **块状型**　最多见，癌块直径多超过 5cm，直径大于 10cm 者称巨块型，易发生破裂。

2. **结节型**　较常见，为大小和数量不等的结节，直径一般 5cm，常伴肝硬化。

3. **弥漫型**　米粒至黄豆大小的癌结节散布全肝，肝大不明显，此型最少见，常因肝功能衰竭而死亡。

4. **小癌型**　孤立的直径小于 3cm 的癌结节，或相邻两个癌结节直径之和小于 3cm 者，称为小肝癌。

（二）按组织学分类

1. **肝细胞型**　占肝癌的 90%（大多伴肝硬化）。

2. **胆管细胞型**　由胆管细胞发展而来，少见。

3. **混合型**　部分组织形态似肝细胞，有些癌细胞呈过渡形态，最少见。

（三）转移途径

1. **肝内转移**　发生最早的转移是肝内转移，侵犯门静脉及分支并形成癌栓，脱落后在肝内引起多发性转移灶。如门静脉干支发生癌栓阻塞，可加重原有的门静脉高压，导致顽固性腹水。

2. **肝外转移**

（1）**血行转移**　最常见的转移部位为肺，在肺内形成转移灶。另外尚可引起胸、肾上腺、肾及骨等部位的转移。

（2）**淋巴转移**　转移至肝门淋巴结最为常见，也可转移至胰、脾、主动脉旁及锁骨上淋巴结。

（3）**种植转移**　少见，从肝脏脱落的癌细胞可种植在腹膜、横膈、盆腔等处，引起血性腹水、胸水。女性可出现卵巢转移癌。

◎ 要点四　临床表现

原发性肝癌起病隐匿，早期缺乏典型症状，当患者出现明显的临床症状时，病情大多已进入中、晚期。常见临床表现是在肝硬化的基础上出现肝区疼痛等症状，或以转移病灶症状为首发表现。

（一）症状

1. **肝区疼痛**　最常见，呈持续性胀痛或隐痛，因癌肿迅速生长使肝包膜绷紧所致。当肝表面的癌结节破裂，坏死的癌组织经血液流入腹腔时，可引起突然剧痛，出现急腹症表现。

2. **消化系统症状**　食欲减退最常见。晚期可出现恶心、呕吐或腹泻。

3. **转移灶症状**　症状因肝癌的转移部位不同而异。

4. **全身症状**　进行性消瘦、乏力、发热较多见。

5. **伴癌综合征**　是指原发性肝癌患者由于癌肿本身代谢异常或癌组织对机体影响而引起内分泌或代谢异常的一组症候群。主要表现为自发性低血糖症、红细胞增多症、高钙血症、高脂血症、类癌综合征等。

（二）体征

1. 肝肿大　绝大多数患者有肝肿大，进行性肝肿大是特征性体征之一，肝质地坚硬，边缘不规则，表面呈结节状，部分伴有明显压痛。

2. 黄疸　多数患者晚期出现黄疸，由肝细胞损害、癌块压迫或侵犯胆总管所致。

3. 脾肿大　多见于合并肝硬化与门静脉高压的患者。

4. 腹水征　原有腹水者可表现为腹水迅速增加且具有难治性，腹水一般为漏出液。血性腹水多因肝癌侵犯肝包膜或向腹腔内破溃引起，少数因腹膜转移癌所致。

◎ 要点五　实验室检查及其他检查

1. 甲胎蛋白（AFP）检测　是当前诊断肝细胞癌最特异的标志物。检测血清中 AFP，有助于原发性肝癌的早期诊断。AFP 检查诊断肝细胞癌的标准为：①AFP 超过 500μg/L 持续 4 周；②AFP 由低浓度逐渐升高不降；③AFP 超过 200μg/L 持续 8 周。AFP 浓度通常与肝癌大小呈正相关。

2. 异常凝血酶原（DCP）检测　对原发性肝癌有较高的特异性。

3. 超声检查　肝脏 B 超检查能确定肝脏占位性病变的病灶性质、病变部位、播散及转移情况。

4. CT、MRI 及肝动脉造影　对肝癌定位和定性诊断均有重要的临床价值。

5. 肝动脉造影　是目前诊断小肝癌的最佳方法。

6. 肝组织活检或细胞学检查　在超声或 CT 引导下，用细针穿刺行组织学或细胞学检查，是目前获得 2cm 直径以下小肝癌确诊的有效方法。

◎ 要点六　诊断与鉴别诊断

（一）诊断

凡有慢性肝病史（乙型或丙型肝炎、酒精性肝病等）的中年人，尤其是男性患者，出现有不明原因的肝区疼痛、消瘦、进行性肝脏肿大者，

应做血清 AFP 测定和有关影像学检查，必要时行肝穿刺活检，进而明确诊断。

对高危人群（肝炎史 5 年以上，乙型或丙型肝炎病毒标记物阳性，35 岁以上）应进行肝癌普查，包括每年一次检测血清 AFP 测定，肝脏 B 型超声检查。经普查检出的肝癌可无任何症状和体征，诊断为亚临床肝癌。

原发性肝癌的临床诊断及对普查发现的亚临床肝癌的诊断标准：

1. 非侵入性诊断标准

（1）影像学标准　两种影像学检查均显示有直径超过 2cm 的肝癌特征性占位性病变。

（2）影像学结合 AFP 标准　一种影像学检查显示有直径超过 2cm 的肝癌特征性占位性病变，同时伴有 AFP≥400μg/L（排除妊娠、生殖系胚胎源性肿瘤、活动性肝炎及转移性肝癌）。

2. 组织学诊断标准　肝组织学检查证实原发性肝癌。对影像学尚不能确定诊断的直径在 2cm 或以下的肝内结节，应通过肝穿刺活检以证实存在原发性肝癌的组织学特征。

（二）鉴别诊断

1. 继发性肝癌　原发于消化道、肺部、泌尿生殖系统、乳腺等处的癌灶常转移至肝脏。一般病情发展较缓慢，AFP 多为阴性，通过病理检查和找到肝外原发癌可以确诊。

2. 肝脓肿　有发热，肝区疼痛和压痛。B 超检查可探到肝内液性暗区。超声引导下行诊断性肝穿刺有助于确诊。

3. 肝硬化　病情发展较慢，且有反复，AFP 轻度增高，肝功能损害较重。B 超、CT 等影像学检查多可鉴别。应注意肝硬化与原发性肝癌可共存。

4. 肝脏邻近脏器的肿瘤　来自于肾、肾上腺、胰腺、结肠及腹膜后软组织肿瘤，也可在上腹部出现包块，但 AFP 为阴性，B 超、CT 等检查有助于鉴别，必要时通过剖腹探查明确诊断。

5. 肝非癌性占位性病变 肝血管瘤、肝囊肿等，通过 B 超、CT 检查有助于鉴别，必要时通过腹腔镜明确诊断。

◎ 要点七 病情评估

原发性肝癌早期多无临床表现，一旦出现相应的临床表现，多数患者已处于中晚期，因此，常规健康查体时对肝癌的普查以及对高危人群的严格普查是早期诊断肝癌的重要方法。

确诊的原发性肝癌具备下述状态时，一般预后较好：①瘤体直径小于 5cm，能早期手术治疗；②癌肿包膜完整，尚无癌栓形成；③机体免疫状态良好。

出现下列情况时，则预后不良：①合并肝硬化或有肝外转移者；②发生肝癌破裂、消化道出血者；③血 ALT 显著升高者。

◎ 要点八 治疗原则

根据疾病分期确定治疗方案，所有患者治疗前均应进行肺部影像学检查以确定有无肺部转移。早期患者首选根治性肝切除术，中晚期患者可实施肝动脉栓塞化疗或局部消融治疗。

1. 手术切除 早期肝癌尽量手术切除，肝切除术是治疗肝癌最有效的方法。

2. 综合治疗 不能切除者应采取综合治疗措施。

（1）分子靶向治疗 能明显延长晚期患者生存期，且安全性良好。

（2）放射治疗 可采用全肝移动条照射、手术中准确定位局部照射和超分割放射等。

（3）介入性治疗 已成为肝癌治疗的主要方法。①经皮股动脉穿刺肝动脉栓塞化疗术是非手术治疗肝癌患者的首选方法，疗效好，可提高患者的 3 年生存率。②肝动脉灌注性化疗广泛地用于治疗中晚期肝癌不宜行肝动脉栓塞者，或由于血管变异，导管难以进入肝固有动脉者。③无水酒精注射疗法是在 B 超引导下，将无水酒精直接注入肝癌组织内，使癌细胞脱水、变性，产生凝固性坏死，属于化学性治疗方法，对小肝癌可使肿瘤明显缩小，甚至可以达到肿瘤根治的程度，

对晚期肝癌可以控制肿瘤生长的速度，延长患者的生存期。

（4）局部消融治疗 安全性高，并发症少，易耐受，重复性好。对于单发的直径在 3cm 或以下的小肝癌可获得根治性消融。

（5）生物治疗 能选择性地作用于肿瘤细胞，对原发部位和转移部位的肿瘤均有杀伤作用。

（6）全身化疗 以奥沙利铂为主的联合化疗用于无禁忌证的晚期肝癌患者。

细目七 急性胰腺炎

◎ 要点一 概述

急性胰腺炎（AP）是多种病因导致胰酶在胰腺组织内被激活后引起胰腺组织自身消化，导致局部炎症反应甚至引发全身炎症反应及多系统器官功能障碍的炎症性损伤疾病，临床以急性上腹痛伴恶心、呕吐、发热及血淀粉酶、脂肪酶升高为特点。根据病情严重程度，分为轻症急性胰腺炎（MAP）、中度重症急性胰腺炎（MSAP）、重症急性胰腺炎（SAP）和危重急性胰腺炎（CAP）。多数患者病情较轻，预后好；少数重症及危重患者可伴发多器官功能障碍及胰腺局部并发症，死亡率高。

◎ 要点二 病因与发病机制

（一）病因

1. 胆石症与胆道疾病 胆石症及胆道感染等是急性胰腺炎的主要病因。因多数人胰管与胆总管汇合后共同开口于十二指肠壶腹部，胆结石嵌顿在壶腹部时，导致胰腺炎与上行胆管炎。此外，胆结石、胆道感染或胆道蛔虫症等，可引起壶腹部狭窄或 Oddi 括约肌痉挛，胆汁反流入胰管；胆道炎症时细菌及毒素、游离胆酸、非结合胆红素等也可通过淋巴管扩散到胰腺，激活胰酶，引起急性胰腺炎。

2. 大量饮酒和暴食 酒精可促进胰液分泌，当胰管流出道不能充分引流大量胰液时，胰管

内压升高，导致腺泡细胞损伤。暴饮暴食使大量食糜短时间内进入十二指肠，引起乳头水肿和 Oddi 括约肌痉挛，同时刺激大量胰液与胆汁分泌，加之胰液和胆汁排泄不畅，引发急性胰腺炎。此外，酒精常与胆道疾病共同导致急性胰腺炎。

3. **胰管梗阻** 胰管结石或蛔虫、胰管狭窄、肿瘤阻塞等均可引起胰管阻塞，当胰液大量分泌时，胰管内压增高，使胰管小分支和胰腺泡破裂，胰液与消化酶渗入胰腺间质，引起急性胰腺炎。

4. **代谢障碍** 高甘油三酯血症可引发或加重急性胰腺炎，血甘油三酯超过 11.3mmol/L 时，显著增加急性胰腺炎的发病风险。

5. **其他** 高钙血症、药物（如噻嗪类利尿剂、硫唑嘌呤、糖皮质激素、磺胺类等）、病毒感染、手术或外伤、自身免疫性血管炎等因素均可能引起胰腺炎。有少数急性胰腺炎患者病因不明，称之为特发性急性胰腺炎。

（二）发病机制

各种病因单独或同时作用于胰腺，引起胰腺分泌增加，胰液排泄障碍，胰管内压力升高，溶酶体酶在腺泡细胞内提前激活酶原，大量活化的胰酶消化自身胰腺组织。胰腺血液循环障碍，导致胰腺出血坏死。

◎ 要点三　临床表现

（一）症状

1. **腹痛** 为本病主要和首发症状。常于饱餐、饮酒后突然发生，初起疼痛位于中上腹或左上腹部，可迅速扩散至全腹。腹痛轻重不一，持续性疼痛伴阵发性加剧，可向腰背部呈束带状放射。少数年老体弱者腹痛可不明显。

2. **恶心、呕吐** 多数患者伴有恶心，频繁呕吐，吐后腹痛不缓解，同时有腹胀，甚至出现麻痹性肠梗阻。

3. **发热** 多有中度以上发热，持续 3~5 天，合并胰腺感染或胆源性胰腺炎时，可出现持续高热。

4. **休克** SAP 及 CAP 常伴发休克，甚至发生猝死。

5. **其他** 可伴有肺不张、胸腔积液，部分患者血糖升高。SAP 多出现低钙血症，血钙常低于 2mmol/L，系由于大量脂肪组织坏死，脂肪酸与钙结合成脂肪钙以及刺激甲状腺分泌降钙素所致。

（二）体征

1. **轻症急性胰腺炎** 体征常与主诉腹痛的程度不相符，腹部体征可以不明显，无腹肌紧张和反跳痛，肠鸣音减弱。

2. **重症急性胰腺炎** 上腹压痛明显，伴腹肌紧张及反跳痛。伴麻痹性肠梗阻者有明显腹胀，肠鸣音减弱或消失。可出现胸水、腹水征。若脐周皮肤出现青紫，称 Cullen 征；两腰部皮肤呈暗灰蓝色，称 Grey-Turner 征，系坏死组织及出血沿腹膜间隙与肌层渗入腹壁下所致。并发胰腺及周围脓肿或假性囊肿时，上腹部可触及有明显压痛的肿块；如压迫胆总管可出现黄疸。

（三）并发症

1. **局部并发症** ①胰腺脓肿：重症胰腺炎发病 2~3 周后，因胰腺及胰周坏死组织继发感染而形成脓肿；②胰腺假性囊肿：常在病后 3~4 周形成，系由胰液和液化的坏死组织在胰腺内或其周围被包裹所致。

2. **全身并发症** SAP 及 CAP 常并发不同程度的多器官功能衰竭：①急性呼吸衰竭；②急性肾衰竭；③心力衰竭与心律失常；④消化道出血；⑤胰性脑病；⑥脓毒症；⑦高血糖；⑧慢性胰腺炎等。

◎ 要点四　实验室检查及其他检查

1. **标志物检测**

（1）**淀粉酶测定** 血清淀粉酶在起病 2~12h 开始上升，约 24h 达高峰，48h 左右开始下降，多持续 3~5 天。血清淀粉酶超过正常值上限 3 倍（>500 苏氏单位/L）即可确诊急性胰腺炎，但血清淀粉酶水平的高低与病情严重程度不一定平行，重症患者血清淀粉酶可正常或低于正常。血清淀粉酶持续增高常提示病情反复、并发假性囊肿或脓肿。其他急腹症如消化性溃疡穿孔、胆石症、胆囊炎、肠梗阻等亦可引起血清淀粉酶增高，但一般不超过正常值上限 2 倍。尿淀粉酶升高相对较晚，在发病后 12～14h 开始升高，下降缓慢，持续 1～2 周，尿淀粉酶值受患者尿量的影响。胰源性腹水和胸水中的淀粉酶值亦明显增高。

（2）血清脂肪酶测定　血清脂肪酶常在起病后 24～72h 开始上升，持续 7～10 天，对延迟就诊的患者有诊断价值，且特异性高。但其升高程度与病情严重度不呈正相关。

2. **血液一般检查**　多有白细胞增多及中性粒细胞分类比例增加，中性粒细胞核左移。

3. **血生化检查**　反映急性胰腺炎的病理改变，主要有：①暂时性血糖升高：常见，与胰岛素释放减少和胰高血糖素释放增加有关，持久的空腹血糖超过 10mmol/L 反映胰腺坏死，提示预后不良。②血胆红素升高：少数患者出现，可于发病后 4～7 天恢复正常。③暂时性血钙降低：血钙低于 2mmol/L 见于 SAP，低血钙程度与临床严重程度平行，若血钙低于 1.5mmol/L 提示预后不良。④血清 AST、LDH：可升高。⑤血甘油三酯：可出现高甘油三酯血症，是病因也可能是结果，后者在急性期过后可恢复正常。⑥C 反应蛋白（CRP）：急性胰腺炎发病 72h 后升高，超过 150mg/L，提示胰腺组织坏死。

4. **腹部影像学检查**

（1）腹部 X 线平片　腹部 X 线平片检查对排除其他急腹症如消化道穿孔等有重要意义。

（2）腹部 B 超　在发病初期（24～48h）行 B 超检查，可以初步判断胰腺组织形态学变化，对胰腺肿大、脓肿及假性囊肿有诊断意义，同时有助于判断有无胆道疾病，因此，应作为常规初筛检查。

（3）腹部 CT　根据影像学改变进行分级，对 AP 的诊断和鉴别诊断、评估其严重程度，特

别是对鉴别 MAP 和 SAP，以及附近器官是否累及具有重要价值。MSAP 可见胰腺非特异性增大和增厚，胰周围边缘不规则；SAP 可见胰周围区消失，网膜囊和网膜脂肪变性，密度增加，胸腹膜腔积液。增强 CT 是诊断胰腺坏死的最佳方法，疑有胰腺坏死合并感染者，可行 CT 引导下穿刺。

AP 的 CT 评分标准：0 分：胰腺形态正常，无组织坏死。2 分：胰腺及胰周炎性改变，组织坏死≤30%，伴有胸腹腔积液、消化道出血等改变。4 分：有单发或多发积液区、胰周脂肪坏死，组织坏死＞30%。评分≥4 分可判断为 MSAP 或 SAP。

◎ **要点五　诊断与鉴别诊断**

（一）诊断要点

AP 作为急腹症之一，应在患者就诊后 48 小时内明确诊断。确诊 AP 应具备下列 3 条中的任意 2 条：①急性、持续性中上腹痛；②血淀粉酶或脂肪酶超过正常值上限 3 倍；③急性胰腺炎的典型影像学改变。

（二）鉴别诊断

需要与多种消化系统疾病、急性心肌梗死及糖尿病酮症酸中毒等相鉴别。

1. **消化性溃疡急性穿孔**　该类患者多有溃疡病史，以突然出现的腹痛为主要特点，血清淀粉酶可有轻中度升高，一般不超过 500U，早期即见腹膜炎症状，腹部 X 线透视可见膈下游离气体有助于诊断。

2. **胆囊炎和胆石症**　可有血、尿淀粉酶轻度升高，腹痛以右上腹多见，向右肩背部放射，右上腹压痛，Murphy 征阳性。B 超检查有助于鉴别。

3. **急性肠梗阻**　以腹痛、呕吐、腹胀、排便排气停止为特征，肠鸣音亢进或消失，腹部平片可见肠腔内气液平面。

4. **急性心肌梗死**　多有冠心病史，以突然发生的胸骨后及心前区压迫感或疼痛为主要表现，血、尿淀粉酶多正常，心肌损伤标志物升

高，心电图见心肌梗死的相应改变及动态改变。

◎ 要点六　病情评估

对于有明确诱因的急性腹痛患者，均应慎重排除 AP，确诊后应根据临床表现尤其是全身炎症反应综合征、脏器功能状态等进行分级诊断，以指导合理治疗。部分实验室检查结果有助于分级诊断及对预后的判断。在诊治过程中，根据患者所处的病期进行有重点的治疗，并在死亡高峰期加强监护。

（一）分级诊断

急性胰腺炎根据胰腺坏死、胰腺感染及脏器衰竭情况，分为轻症急性胰腺炎（MAP）、中度重症急性胰腺炎（MSAP）、重症急性胰腺炎（SAP）和危重急性胰腺炎（CAP）。

MAP 的诊断依据：有剧烈而持续的上腹部疼痛，伴有恶心、呕吐，轻度发热，上腹部压痛，但无腹肌紧张，同时有血清淀粉酶和（或）尿淀粉酶显著升高，排除其他急腹症者，即可以诊断。

SAP 的诊断依据：患者除具备轻症急性胰腺炎的诊断标准外，还具有局部并发症（胰腺坏死、假性囊肿、脓肿）和（或）器官衰竭。

由于重症胰腺炎发展险恶且复杂，因此，出现以下表现时应当按重症胰腺炎处置：①症状：烦躁不安、四肢厥冷、皮肤呈斑点状等休克症状；②体征：腹肌强直，有腹膜刺激征、Grey-Turner 征或 Cullen 征；③实验室检查：血钙显著下降低于 2mmol/L，血糖超过 11.2mmol/L（无糖尿病史），血、尿淀粉酶突然下降；④腹腔诊断性穿刺有高淀粉酶活性的腹水。

（二）分期诊断

MAP 一般病程较短，经治疗很快能够好转。MSAP 及 SAP 病程较长，一般分为急性期、进展期、感染期。

1. 急性期　指发病后 2 周内，以全身炎症反应综合征及脏器功能障碍为主要表现，是患者的死亡高峰期。

2. 进展期　发病后 2~4 周，以急性坏死物胰周液体积聚及急性坏死物积聚为主，可无感染，也可合并感染。

3. 感染期　发病 4 周后，出现胰腺及胰周坏死性改变伴有感染、脓毒症，出现多系统器官功能障碍，是患者的第二个死亡高峰期。

◎ 要点七　治疗与预防

（一）治疗

急性胰腺炎治疗的关键是明确并去除病因，控制炎症。

1. 监护与一般治疗　AP 病情变化复杂，应加强监护，及时了解病情进展。维持水电解质平衡，加强营养支持治疗。

2. 减少胰液分泌，抑制胰酶活性

（1）禁食　食物是胰液分泌的天然刺激物，发病后应短期禁食，以减少胰液分泌，减轻胰腺损伤。

（2）抑制胃酸分泌　胃液可促进胰液分泌，适当抑制胃酸分泌可减少胰液分泌量，缓解胰管内高压。常用 H_2 受体拮抗剂或质子泵抑制剂。

（3）应用生长抑素　生长抑素可抑制胰泌素和缩胆囊素刺激的胰液基础分泌。AP 时，循环中生长抑素水平显著降低，可补充外源性生长抑素或生长抑素类似物，如奥曲肽等。

（4）抑制胰酶活性　用于 SAP 的早期。抑肽酶可抗胰血管舒缓素，使缓激肽原不能变为缓激肽，尚可抑制蛋白酶、糜蛋白酶和血清素；加贝酯可抑制蛋白酶、血管舒缓素、凝血酶原、弹力纤维酶等。根据病情选择剂量静脉滴注，2~3 日后病情好转，可逐渐减量。

3. 防治感染　病程中易发生感染，感染常加重病情，甚至促进死亡。尽早恢复肠内营养，有助于受损肠黏膜的修复，减少细菌移位引发 MODS。必要时选择针对革兰阴性菌和厌氧菌且能透过血胰屏障的抗菌药物，如喹诺酮类或头孢类联合抗厌氧菌抗生素甲硝唑。

4. 营养支持　对于 MAP 患者，短期禁食期间可通过静脉补液提供能量。SAP 患者在肠蠕动尚未恢复前，亦应先予肠外营养。根据血电解质水平补充钾、钠、氯、钙、镁，注意补充水溶性和脂溶性维生素。病情缓解后应尽早过渡到肠内营养。恢复饮食应从少量、无脂、低蛋白饮食开始，逐渐增加进食量和蛋白质摄入量，直至恢复正常饮食。

5. 急诊内镜治疗 对胆总管结石性梗阻、急性化脓性胆管炎、胆源性败血症等胆源性急性胰腺炎应尽早行逆行胰胆管造影（ERCP）治疗。

6. 外科治疗 目前不主张过早手术治疗。手术适应证有：①胰腺坏死合并感染：在严密监测下考虑手术治疗，行坏死组织清除及引流术；②胰腺脓肿：可选择手术引流或经皮穿刺引流；③胰腺假性囊肿：视情况选择手术治疗、经皮穿刺引流或内镜治疗；④胆道梗阻或感染：无条件进行内镜下十二指肠乳头括约肌切开术（EST）时予手术解除梗阻；⑤诊断未明确，疑有腹腔脏器穿孔或肠坏死者行剖腹探查术。

7. 中医中药治疗 对急性胰腺炎有一定疗效，常用大承气汤辨证加减。

（二）预防

积极治疗胆系疾病，尤其是有症状的胆系疾病患者，应注意随访 B 超检查结果，必要时进行排石、消炎利胆治疗；避免过度饮酒甚至禁酒；高甘油三酯血症患者应积极进行降脂保肝治疗。

第四单元 泌尿系统疾病

细目一 慢性肾小球肾炎

◎ 要点一 概述

肾小球病系指一组有相似的临床表现（如血尿、蛋白尿、高血压等），但病因、发病机制、病理改变、病程和预后不尽相同，病变主要累及双肾肾小球的疾病。可分原发性、继发性和遗传性。原发性肾小球病的临床分型有急性肾小球肾炎、急进性肾小球肾炎、慢性肾小球肾炎、无症状性血尿和（或）蛋白尿（隐匿性肾小球肾炎）及肾病综合征。

慢性肾小球肾炎简称慢性肾炎，系指以蛋白尿、血尿、高血压、水肿为基本临床表现，起病方式各有不同，病情迁延，病变缓慢进展，可有不同程度的肾功能减退，最终将发展为慢性肾衰竭的一组肾小球病。

◎ 要点二 病因

绝大多数患者病因尚不明确，部分与溶血性链球菌、乙型肝炎病毒等感染有关。仅有少数慢性肾炎是由急性肾炎发展所致。

◎ 要点三 临床表现

慢性肾小球肾炎可发生于任何年龄，但以中青年为主。临床表现呈多样性，早期患者可有乏力、疲倦、腰部疼痛、纳差等，以血尿、蛋白尿、高血压和水肿为基本临床表现，有急性发作的倾向，感染、过度疲劳为常见诱因。

1. 血尿 多为镜下血尿，尿沉渣镜检红细胞可增多，可见管型。

2. 蛋白尿 轻度尿异常，尿蛋白常在 $1 \sim 3g/d$。

3. 水肿 水肿可有可无，一般不严重，以眼睑及脚踝部晨起水肿为特点，严重时可呈现全身性水肿，具有肾源性水肿的临床特点。

4. 高血压 血压可正常或轻度升高，高血压可为首发表现，严重时出现高血压脑病及高血压心脏病。

5. 其他 疾病加重可出现：①肾性贫血，多为正红细胞正色素性贫血；②眼底出血、渗出，视乳头水肿；③肾功能轻度受损（肌酐清除率下降或轻度氮质血症），可持续数年甚至数十年，肾功能逐渐恶化并出现尿毒症的相应临床表现如贫血、血压增高等。

◎ 要点四　实验室检查及其他检查

1. **尿液检查**　可见轻重不等的蛋白尿，多为非选择性蛋白尿。镜下血尿见于绝大多数患者，尿畸形红细胞超过80%，尿红细胞平均细胞体积（MCV）小于75fL，可见颗粒管型。

2. **肾功能检测**　早期正常或轻度受损（肌酐清除率下降或轻度氮质血症），可持续数年至数十年；晚期出现血肌酐升高、肌酐清除率下降。

3. **肾穿刺活检**　如有条件且无禁忌证，或治疗效果欠佳且病情进展者，应做肾穿刺病理检查。

4. **肾脏超声检查**　双肾病变呈一致性，表现为肾实质回声增强、双肾体积缩小等。

◎ 要点五　诊断与鉴别诊断

（一）诊断

凡存在慢性肾炎的临床表现如血尿、蛋白尿、水肿和高血压者，均应疑诊慢性肾炎。但确诊前需排除继发性肾小球疾病如系统性红斑狼疮、糖尿病、高血压肾病等。诊断困难时，应做肾穿刺行病理学检查。

（二）鉴别诊断

1. **继发性肾小球疾病**　首先需与狼疮性肾炎鉴别。系统性红斑狼疮多见于女性，可伴有发热、皮疹、关节炎等多系统受累表现，实验室检查血中可见狼疮细胞，抗 Ds-DNA 抗体、抗 Sm 抗体、抗核抗体阳性等，肾组织学检查有助于诊断。其他需鉴别的有过敏性紫癜性肾炎、糖尿病肾病、尿酸性肾病、多发性骨髓瘤肾损害、肾淀粉样变等。

2. **高血压肾损害**　患者年龄较大，先有高血压后出现蛋白尿，尿蛋白定量多低于 1.5g/d，肾小管功能损害一般早于肾小球损害。肾穿刺病理检查有助于鉴别。

3. **慢性肾盂肾炎**　多见于女性，常有尿路感染病史。多次尿沉渣检查见白细胞、细菌，尿细菌培养异常，以肾小管功能损害为主，可有高氯性酸中毒、低磷性肾性骨病，而氮质血症和尿毒症较轻，且进展缓慢。静脉肾盂造影和核素检查有助于诊断。

◎ 要点六　病情评估

1. 慢性肾炎起病隐匿，病情迁延，病变均为缓慢进展，最终进展为慢性肾衰竭。病变进展速度个体差异很大，病理类型为重要因素。对于有高血压、蛋白尿、镜下血尿的患者，应进一步排除慢性肾小球肾炎，必要时进行肾穿刺活检明确病理类型。

2. 对于确诊的患者，尿液检查是诊断有无肾损伤的主要依据，其中检测尿蛋白最有意义，如病变较轻，则仅有白蛋白滤过，即选择性蛋白尿；当病变加重时，更高分子量蛋白质（主要是 IgG）无选择性地滤出，称为非选择性蛋白尿。其次应关注管型尿，尿中管型的出现表示蛋白质在肾小管内凝固，常见于肾小球疾病，若有细胞管型或较多的颗粒管型与蛋白尿同时出现，则临床意义较大，提示早期肾功能不良。

3. 肾小球滤过率（GFR）测定是监测肾功能最有意义的量化指标，临床上既往多采取留血、尿标本测定肌酐清除率的方法进行 GFR 的评估，正常值平均为（100±10）mL/min，女性较男性略低。近来对慢性肾脏病多采用两种公式计算成人 GFR，一种是 Cockcroft-Gault 公式，一种是 MDRD 的简化公式，其优点是不必留尿，根据 GFR 的具体实得值，进行肾小球减损及肾功能评价。慢性肾小球肾炎如出现非选择性蛋白尿、颗粒管型尿，伴有 GFR 显著下降，多提示疾病进入中晚期，预后不良，但其病情进展速度较缓慢，实施有效的肾保护措施，在一定程度上可阻止肾功能恶化及病情进展。

◎ 要点七　治疗与预防

（一）治疗

主要治疗目的是防止或延缓肾功能进行性恶

化、改善缓解临床症状及防治严重并发症。

1. 饮食治疗 优质低蛋白饮食，蛋白质摄入量 $0.6 \sim 1.0g/$（kg·d），以优质蛋白（牛奶、蛋、瘦肉等）为主，控制饮食中磷的摄入，适量增加碳水化合物的摄入量。低蛋白饮食 2 周后使用必需氨基酸或 α-酮酸。

2. 控制高血压，减少蛋白尿 高血压是加速病情进展的重要危险因素，尿蛋白低于 $1.0g/d$ 时，血压应控制在 130/80mmHg 以下；尿蛋白在 $1.0g/d$ 或以上者，血压应控制在 125/75mmHg 以下。首选 ACEI 或 ARB，除具有降低血压作用外，还有减少尿蛋白和延缓肾功能恶化的肾脏保护作用。ACEI 或 ARB 通过扩张入球和出球小动脉，降低肾小球内高压力、高灌注，抑制细胞因子，减少尿蛋白和细胞外基质的蓄积等机制，起到减缓肾小球硬化的发展和肾脏保护作用，为治疗急性肾炎高血压和/或减少尿蛋白的首选药物。肾功能不全患者应用 ACEI 或 ARB 应监测血肌酐、血钾，防止高钾血症等副作用。降压治疗一般需联合用药，血压控制不达标时联合应用钙拮抗剂、β 受体阻滞剂和利尿剂等。

3. 抗血小板聚集 可延缓病变进展，部分患者可减少蛋白尿。高凝状态明显者多见于易引起高凝状态的病理类型如膜性肾病、系膜毛细血管增生性肾炎。常用双嘧达莫、肠溶阿司匹林等。

4. 糖皮质激素和细胞毒药物 不作常规应用。患者肾功能正常或仅轻度受损，肾脏体积正常，病理类型较轻（如轻度系膜增生性肾炎、早期膜性肾病等），尿蛋白较多者，如无禁忌证可试用。

5. 避免加重肾脏损害的因素 感染、劳累、妊娠及肾毒性药物（如氨基糖苷类抗生素、含马兜铃酸中药等）均可能损伤肾脏，导致肾功能恶化，应予以避免。积极防治各种感染，禁用或慎用具有肾毒性的药物，积极纠正高脂血症、高血糖、高尿酸血症等。人工虫草制剂可辅助治疗。

（二）预防

慢性肾炎病因尚不明确，少数患者发病与溶血性链球菌、乙型肝炎病毒等感染有关，少数由急性肾炎迁延不愈发展所致，因此，预防溶血性链球菌、乙型肝炎病毒感染，以及预防与链球菌相关的急性肾炎，对预防慢性肾炎有一定的积极意义。

对已经确诊的慢性肾炎患者，避免一切加重肾脏损害的因素，对防止肾功能恶化，延缓病情进展，延长生存期，具有重要意义。

细目二 尿路感染

◎ **要点一 概述**

尿路感染（UTI），是指各种病原微生物引起的尿路感染性疾病，其中以细菌感染最为多见。可发生于任何年龄，育龄妇女、老年人、免疫力低下者及尿路畸形者多发。女性尿路感染发病率明显高于男性，比例约为 8∶1，超过 50 岁的男性因前列腺肥大等原因，发病率增高。

◎ **要点二 病因与发病机制**

（一）病因

最常见致病菌为革兰阴性杆菌，其中大肠埃希菌感染占全部尿路感染的 80%~90%，其次为变形杆菌、克雷伯杆菌。5%~10% 的尿路感染由革兰阳性细菌引起，主要是粪链球菌和凝固酶阴性的葡萄球菌。

1. 大肠埃希菌最常见于无症状性细菌尿、非复杂性尿路感染，或首次发生的尿路感染。

2. 粪链球菌、变形杆菌、克雷伯杆菌和铜绿假单胞菌多引起医院内尿路感染、复杂性或复发性尿路感染、尿路器械检查后发生的尿路感染。其中变形杆菌常见于伴有尿路结石的患者，铜绿假单胞菌多见于尿路器械检查后，金黄色葡萄球菌常见于血源性尿路感染。

3. 腺病毒可以引起少年儿童、年轻人的急性出血性膀胱炎。

（二）发病机制

1. 感染途径

（1）上行感染　为最主要感染途径，约占尿路感染的95%，病原菌由尿道经膀胱、输尿管上行至肾脏。

（2）血行感染　少见，多呈现双侧感染，多发生于慢性疾病或接受免疫抑制剂治疗的患者，常见病原菌有金黄色葡萄球菌、沙门菌属、假单胞菌属和白色念珠菌属等。

（3）直接感染　极少见，邻近组织脏器感染病原菌偶可直接侵入到泌尿系统导致感染。

（4）淋巴道感染　罕见，盆腔和下腹部的器官感染时，病原菌可从淋巴道感染泌尿系统。

2. 易感因素

（1）尿路梗阻　排尿的冲刷作用是尿道重要的防御功能，任何妨碍自主排尿的因素，均可导致尿液积聚，细菌在局部大量繁殖引起感染，如结石、前列腺增生、尿道狭窄、肿瘤、泌尿系统结构异常等。

（2）膀胱输尿管反流　可使尿液从膀胱逆流到输尿管甚至肾盂，导致细菌在局部定植而感染。

（3）机体免疫力低下　见于长期使用免疫抑制剂者、糖尿病患者、长期卧床患者及严重的慢性病患者等。

（4）神经源性膀胱　支配膀胱的神经功能障碍，因长时间尿液潴留导致感染，可见于脊髓损伤、糖尿病等。

（5）妊娠　少数妊娠妇女可发生尿路感染，与孕期输尿管蠕动功能减弱、暂时性膀胱输尿管活瓣关闭不全及妊娠后期子宫增大致尿液引流不畅有关。

（6）医源性因素　导尿或留置导尿管、膀胱镜或输尿管镜检查、逆行性尿路造影等可致尿路黏膜损伤，将细菌带入尿路，易引发尿路感染。严格无菌操作情况下，单次导尿后尿路感染的发生率为1%~2%，留置导尿管1天感染率约50%，留置导尿管超过3天者，感染发生

率可达90%。

◎ 要点三　临床表现

（一）膀胱炎

常见于年轻女性，主要表现为膀胱刺激症，即尿频、尿急、尿痛，尿液常混浊，并有异味，约30%患者出现血尿。一般无明显的全身感染症状，少数患者可有腰痛、低热等。血白细胞计数多不增高。占尿路感染的60%以上，致病菌多为大肠埃希菌，占75%以上。

（二）急性肾盂肾炎

常发生于育龄妇女。

1. 泌尿系统症状　出现膀胱刺激症，腰痛和/或下腹部痛，腰痛程度不一，多为钝痛、酸痛。查体可见肋脊角及输尿管点压痛、肾区压痛和叩击痛。

2. 全身感染症状　出现寒战、发热、头痛、恶心呕吐、食欲不振等，体温多在38~39℃，常伴有血白细胞计数升高和血沉增快。

（三）慢性肾盂肾炎

全身及泌尿系统局部表现均可不典型，半数以上患者可有急性肾盂肾炎病史，后出现程度不同的低热，间歇性尿频、排尿不适，腰部酸痛等，晚期肾小管功能受损表现为夜尿增多、低比重尿等。病情持续可发展为慢性肾衰竭。急性发作时症状类似急性肾盂肾炎。

（四）无症状细菌尿

无症状细菌尿是指患者有真性细菌尿，而无尿路感染的症状，可由症状性尿路感染演变而来或无急性尿路感染病史。致病菌多为大肠埃希菌，患者可长期无症状，尿常规检查可无明显异常，但尿培养有真性菌尿，也可在病程中出现急性尿路感染症状。

◎ 要点四　实验室检查及其他检查

1. 血液一般检查　急性肾盂肾炎时，血白细胞及中性粒细胞可升高。

2. 尿液检查　外观多混浊，尿沉渣镜检高倍镜下白细胞超过5个，诊断意义较大。部分患

者可有红细胞，少数出现肉眼血尿。尿蛋白含量多为±~＋。如出现白细胞管型多提示为肾盂肾炎。

3. 尿细菌学检查 取清洁中段尿，必要时导尿或膀胱穿刺取标本，进行培养及药敏试验。如细菌定量培养菌落计数≥10^5/mL，可确诊；如菌落计数为10^4~10^5/mL，结果可疑；如<10^4/mL，多为污染。

4. 亚硝酸还原试验 尿路感染时阳性率约为80％，可作为尿路感染的筛查试验。

5. 影像学检查 尿路X线（腹部平片和静脉肾盂造影）及B超检查的主要目的是及时发现引起尿路感染反复发作的易感因素如结石、梗阻、返流、畸形等。慢性肾盂肾炎可有两侧或一侧肾脏缩小、肾盂形态异常等改变。

6. 其他检查 慢性肾盂肾炎晚期出现肾小管功能减退，血尿素氮及血肌酐升高。尿沉渣中抗体包裹细菌阳性者多为肾盂肾炎。肾盂肾炎时尿酶排出量增多，尿β_2-微球蛋白（β_2-MG）升高，提示近端肾小管受损，支持上尿路感染。

◎ **要点五 诊断与鉴别诊断**

（一）诊断

1. 确立诊断 典型的尿路感染应有尿路刺激症、感染的全身症状及输尿管压痛、肾区叩击痛等体征，结合尿液改变和尿液细菌学检查，即可确诊。无论有无典型临床表现，凡有真性细菌尿者，均可诊断为尿路感染。无症状性细菌尿的诊断主要依靠尿细菌学检查，先后两次细菌培养均为同一菌种的真性菌尿者，即可诊断。

2. 区分上下尿路感染 尿路感染的诊断成立后，应判定是上尿路感染还是下尿路感染。

上尿路感染的判断依据：有全身（发热、寒战甚至毒血症状）、局部［明显腰痛、输尿管点和（或）肋脊点压痛、肾区叩击痛］症状和体征，伴有以下表现即可诊断：①膀胱冲洗后尿培养阳性；②尿沉渣镜检见白细胞管型，除外间质

性肾炎、狼疮性肾炎等；③尿N-乙酰-β-D-氨基葡萄糖苷酶（NAG）、β_2-MG升高；④尿渗透压降低。

3. 慢性肾盂肾炎 慢性肾盂肾炎的诊断除有反复发作尿路感染病史外，尚需结合影像学及肾脏功能检查。诊断要点：①反复发作的尿路感染病史；②影像学显示肾外形凹凸不平，且双肾大小不等，或静脉肾盂造影见肾盂肾盏变形、缩窄；③合并持续性肾小管功能损害。

（二）鉴别诊断

1. 全身性感染疾病 注意尿路感染的局部症状，并做尿沉渣和细菌学检查，鉴别不难。

2. 肾结核 膀胱刺激症多较明显，晨尿结核杆菌培养可阳性，尿沉渣可找到抗酸杆菌，静脉肾盂造影可发现肾结核X线征象，部分患者可有肺、生殖器等肾外结核病灶。肾结核可与尿路感染并存，如经积极抗菌治疗后，仍有尿路感染症状或尿沉渣异常者，应考虑肾结核。

3. 尿道综合征 多见于中年妇女，仅有膀胱刺激症，而无脓尿及细菌尿，尿频较排尿不适更突出，有长期使用抗菌药物而无效的病史，口服地西泮有一定疗效。

4. 慢性肾小球肾炎 慢性肾盂肾炎当出现肾功能减退、高血压时应与慢性肾小球肾炎相鉴别。后者多为双侧肾脏受累，且肾小球功能受损突出，并常有蛋白尿、血尿和水肿等基本表现。慢性肾盂肾炎常有尿路刺激症，细菌学检查阳性，影像学检查可表现为双肾不对称性缩小。

◎ **要点六 病情评估**

1. 确诊尿路感染后，应进一步明确定位诊断。根据感染发生部位将尿路感染分为上尿路感染和下尿路感染，上尿路感染指肾盂肾炎，下尿路感染主要指膀胱炎。

2. 对于有尿路感染病史的患者，应明确是急性尿路感染还是慢性尿路感染急性发作。肾盂肾炎、膀胱炎有急性和慢性之分。急性尿路感染一

般预后良好，经规范治疗可以治愈；慢性尿路感染尤其是慢性肾盂肾炎，反复急性发作可导致肾脏结构发生异常，继而影响肾小管功能，最终可进展为慢性肾衰竭。

3. 根据患者有无尿路功能或结构的异常，分为复杂性、非复杂性尿路感染。复杂性尿路感染是指伴有尿路引流不畅、结石、畸形、膀胱输尿管反流等结构或功能的异常，或在慢性肾实质性疾病基础上发生的尿路感染；不伴有上述情况者称为非复杂性尿路感染。复杂性尿路感染如易患因素不去除，是导致尿路感染慢性化的重要原因，影响患者预后。

◎ 要点七　治疗与预防

（一）治疗原则

积极彻底进行抗菌治疗，消除诱发因素，防止复发。

（二）治疗措施

1. 一般治疗　发热或症状明显时应卧床休息。宜多饮水以增加尿量，促进细菌和炎症分泌物的排泄。给予足够热量及维生素等。发热者给予易消化、高热量、富含维生素饮食。膀胱刺激症和血尿明显者，可口服碳酸氢钠片以碱化尿液，缓解症状，抑制细菌生长，避免形成血凝块。尿路感染反复发作者应积极寻找病因，及时去除诱发因素。

2. 抗菌治疗　用药原则：①选用致病菌敏感的抗菌药物。一般首选对革兰阴性杆菌敏感的抗菌药物，治疗3天症状无改善，应按药敏结果调整用药；②选用在尿和肾内的浓度高的抗菌药物；③选用肾毒性小、副作用少的抗菌药物；④单一药物治疗失败、严重感染、混合感染、耐药菌株出现时应联合用药；⑤根据感染轻重选择给药途径（口服、静脉注射等）；⑥对不同类型的尿路感染给予不同治疗时间。

（1）**急性膀胱炎**　目前推荐短疗程（3天）疗法：选用氟喹诺酮类、半合成青霉素、头孢类及磺胺类等抗菌药物中的一种，连用3天，治愈率达90%，可显著降低复发率。对无复杂因素存

在的急性膀胱炎，可单用一种抗菌药物治疗。停药7天后需检查尿细菌培养，仍为阳性者，应继续给予2周抗菌药物治疗。对妊娠妇女、糖尿病患者和复杂性尿路感染者，应采用较长疗程抗菌药物治疗。

（2）**急性肾盂肾炎**　尿标本采集后立即进行治疗，一般首选对革兰阴性杆菌有效的抗菌药物，但应兼顾革兰阳性菌感染。治疗72小时无效者根据药敏结果调整用药。常用抗菌药物有喹诺酮类、半合成青霉素类、头孢类，必要时联合用药。热退后连续用药3天改为口服，总疗程一般为7~14天。停药后第2、6周复查尿细菌培养，随后每月复查一次，随访中出现感染复发，应重新进行治疗。

（3）**慢性肾盂肾炎**　常为复杂性尿路感染，治疗的关键是去除易感因素。急性发作时，治疗同急性肾盂肾炎。反复发作者，应根据病情和参考药敏试验结果制定治疗方案。如联合几种抗菌药物，分组轮流使用，疗程适当延长至症状改善，菌尿消失，再以一种药物小剂量长期维持，疗程半年到1年。

3. 再发性尿路感染的治疗

（1）**重新感染**　治疗后症状消失，尿菌阴性，但在停药6周后再次出现真性细菌尿，菌株与上次不同，称为重新感染。多数病例有尿路感染症状，治疗方法与首次发作相同。对半年内发生2次以上者，可用长程小剂量抑菌治疗，即每晚临睡前排尿后服用小剂量抗菌药物1次，如氧氟沙星。

（2）**复发**　治疗后症状消失，尿菌阴转后的6周内再出现菌尿，且菌种与前一次感染相同（同一血清型），称为复发。复发的复杂性肾盂肾炎，在去除诱发因素（如结石、梗阻、尿路异常等）的基础上，严格按照药敏试验结果选择杀菌性抗菌药物治疗，疗程不少于6周。

4. 疗效评定

（1）**治愈**　症状消失，尿菌阴性，疗程结束后于第2、6周复查尿菌仍阴性。

（2）**治疗失败** 治疗后尿菌仍阳性，或治疗后尿菌阴性，但第2周或第6周复查尿菌转为阳性，且为同一种菌株。

（三）预防

1. 个人预防措施 坚持多饮水、勤排尿，是最有效的预防方法；注意个人卫生；与性生活有关的尿路感染，应于性交后立即排尿，并口服一次常用量抗菌药物；确定有膀胱–输尿管反流者，养成二次排尿的习惯，即每次排尿后数分钟，再排尿一次。

2. 医源性预防措施 尽量避免尿路器械的使用，必须应用时，严格无菌操作；如必须留置导尿管，前3天给予抗菌药物可延迟尿路感染的发生，并注意加强护理。

细目三　慢性肾脏病（慢性肾衰竭）

◎ 要点一　概述

慢性肾脏病（CKD）是指各种原因引起的慢性肾脏结构和功能障碍（肾脏损伤病史超过3个月），包括肾小球滤过率（GFR）正常和不正常的病理损伤、血液或尿液成分异常，及影像学检查异常，或不明原因的GFR低于60mL/min超过3个月。慢性肾衰竭（CRF）是指CKD引起的肾小球滤过率下降及与此相关的代谢紊乱和临床症状组成的综合征。由于缓慢进行性的肾功能减退，不能维持其基本功能，出现代谢产物潴留，水、电解质和酸碱平衡失调及各系统损害，其终末期为尿毒症。

◎ 要点二　病因与发病机制

（一）病因

1. 慢性肾衰竭的原发病 各种原发性和继发性肾脏疾病进行性恶化，最后都可导致肾功能衰竭。慢性肾衰的病因主要有糖尿病肾病、高血压肾小动脉硬化、原发性与继发性肾小球肾炎、肾小管间质病变（慢性肾盂肾炎、慢性尿酸性肾病、梗阻性肾病、药物性肾病等）、

肾血管病变、遗传性肾病（多囊肾、遗传性肾炎）等。

2. 慢性肾衰竭病程渐进性发展的危险因素 主要有糖尿病控制不良、高血压控制不达标、蛋白尿（包括微量白蛋白尿）、低蛋白血症、吸烟等。贫血、血脂异常、高同型半胱氨酸血症、营养不良、尿毒症毒素（如甲基胍、甲状旁腺激素、酚类）蓄积、年龄因素等也可促使病情进展。

3. 慢性肾衰竭病情急性恶化的危险因素 ①原发疾病（如肾小球肾炎、高血压病、糖尿病等）复发或加重；②血容量不足（脱水、大出血、各种原因的休克等）；③肾脏血供急剧减少（肾动脉狭窄患者应用ACEI、ARB等药物）；④应用肾毒性药物；⑤严重感染；⑥尿道梗阻；⑦其他：高钙血症、严重肝功不全等。

（二）发病机制

1. 肾功能进行性恶化的机制 主要有高滤过、肾小管高代谢、肾小球基底膜通透性改变、血压升高、脂质代谢紊乱、细胞因子和生长因子的作用等。

2. 尿毒症症状的发病机制

（1）**尿毒症毒素作用** 尿毒症毒素分为小分子、中分子和大分子三类。小分子毒性物质以尿素最多，其他如胍类、胺类、酚类等；中分子物质主要与尿毒症脑病、内分泌紊乱、细胞免疫低下等有关；大分子物质有核糖核酸酶、β_2微球蛋白、维生素A等。

（2）**营养与代谢失调** 慢性肾衰竭时，主要由肾脏分泌的激素如促红细胞生成素（EPO）、骨化三醇 $[1，25（OH）_2D_3]$ 的缺乏，分别引起肾性贫血和肾性骨病。

（3）**内分泌异常** 慢性肾衰竭尿毒症期，出现某些营养素的缺乏或不能有效利用，出现相应的临床症状，如蛋白质和某些氨基酸、B族维生素、微量元素（如铁、锌、硒）缺乏，引起营养不良、消化道症状、免疫功能降低等。

◎ 要点三 临床表现

（一）水、电解质及酸碱失衡

1. 代谢性酸中毒 出现食欲不振，呕吐，乏力，反应迟钝，呼吸深大，甚至昏迷。酸中毒可加重高钾血症。

2. 水钠代谢紊乱 出现不同程度的皮下水肿和（或）体腔积液，也可出现低血压和休克。

3. 钾代谢紊乱 易出现或加重高钾血症。在无尿患者，更应警惕高钾血症的出现。进食不足或伴随呕吐、腹泻时，应警惕低钾血症的发生。

4. 钙磷代谢紊乱 主要表现为低钙血症和高磷血症。

5. 镁代谢紊乱 有轻度高镁血症，多无任何症状。

（二）各系统表现

1. 心血管系统 水钠潴留和肾素-血管紧张素-醛固酮活性增高可致血压升高，加重左心室负荷和心肌重构；高血压、容量负荷加重、贫血等可诱发心力衰竭；各种代谢废物的潴留、贫血、缺氧、低蛋白血症等可导致尿毒症性心肌病和心包病变；钙磷代谢紊乱会导致血管钙化及动脉粥样硬化。心血管系统病变为最常见的死亡原因。

2. 消化系统 食欲不振、恶心、呕吐常为首发症状，口有尿臭味，部分患者因消化道炎症和溃疡，出现呕血、便血及腹泻等。由于进食少、吐泻可导致或加重水、电解质紊乱。

3. 神经系统 毒素蓄积，水、电解质和酸碱平衡紊乱等导致乏力、精神不振、记忆力下降、头痛、失眠、肌痛、肌萎缩、情绪低落。晚期可出现构音困难、扑翼样震颤、多灶性肌痉挛、手足抽搐，进而意识模糊、昏迷。

4. 血液系统 肾脏分泌促红素减少，为贫血的主要原因，同时血浆中出现红细胞生长抑制因子、红细胞寿命缩短、营养不良等也可加重贫血。晚期常因血小板功能异常，出现鼻出血、消化道出血、瘀斑等出血倾向表现。白细胞活性受

抑制、淋巴细胞减少等导致免疫功能受损，易致感染。

5. 呼吸系统 体液过多、酸中毒可出现呼吸困难；严重酸中毒时出现深大呼吸。各种代谢废物潴留可导致胸膜炎、肺钙化等。

6. 其他 血甘油三酯升高，白蛋白降低；钙磷代谢异常及肾脏合成 1，25（OH）$_2$D$_3$ 减少，导致甲状旁腺功能亢进，引起肾性骨病，表现为骨痛、近端肌无力、骨折等；骨外钙化导致皮肤瘙痒；淀粉样物质沉着引起腕管综合征等。

◎ 要点四 实验室检查及其他检查

1. 血液检查 ①血尿素氮、血肌酐升高；可合并低蛋白血症，血浆白蛋白常低于 30g/L；②贫血显著，血红蛋白常低于 80g/L，为正红细胞性贫血；③酸中毒时，二氧化碳结合力下降，血气分析显示代谢性酸中毒（pH＜7.35 和血 HCO$_3^-$＜22mmol/L）；④低血钙，高血磷；⑤血钾紊乱等。

2. 尿液检查 ①尿蛋白量多少不等，晚期因肾小球大部分已损坏，尿蛋白反而减少；②尿沉渣检查可有不等的红细胞、白细胞和颗粒管型；③尿渗透压降低，甚至为等张尿。

3. 肾功能检查 ①肌酐清除率（Ccr）和肾小球滤过率（GFR）下降；②肾小管浓缩稀释功能下降；③肾血流量及同位素肾图示肾功能受损。

4. 其他 X线、B超、CT 等检查，显示肾脏体积缩小，肾皮质变薄等，具体表现与原发病有关。

◎ 要点五 诊断

原有慢性肾脏病史，出现厌食、恶心呕吐、腹泻、头痛、意识障碍，肾功能检查有不同程度的减退，应考虑本病。对因乏力、厌食、恶心、贫血、高血压等就诊者，均应排除本病。

◎ 要点六 病情评估

由于 GFR 较 Ccr 更能反映肾功能的变化，故现按 GFR 进行临床分期，慢性肾衰竭是慢性肾脏病的中后期，包括 4~5 期。

慢性肾脏病按 GRF 的分期

分期	特征	GFR $[mL/(min \cdot 1.73m^2)]$
1	GFR 正常或增加	≥ 90
2	GFR 轻度下降	60~89
3a	GFR 轻到中度下降	45~59
3b	GFR 中到重度下降	30~44
4	GFR 重度下降	15~29
5	肾衰竭	<15 或透析

◎ 要点七 治疗与预防

（一）治疗

早、中期患者的主要治疗措施包括病因及诱因的治疗、营养治疗、并发症治疗、胃肠道透析等；终末期患者除上述治疗外，以透析和肾移植为主要有效治疗方法。

1. 延缓病情进展 基本原则是积极治疗原发病、消除导致病情恶化的危险因子和保护残存肾功能。

（1）积极控制高血压 未进行透析的患者目标血压控制在（120~130）/（75~80）mmHg。

（2）严格控制血糖 目标血糖为空腹 5.0~7.2mmol/L，睡前 6.1~8.3mmol/L，糖化血红蛋白低于 70g/L。

（3）控制蛋白尿 目标值为尿蛋白低于 0.5g/24h。

（4）营养疗法 严格限制蛋白质摄入量，每日 0.6~0.8g/kg；碳水化合物与脂肪热量之比约为 3：1。如热量不足可增加蔗糖、麦芽糖与葡萄糖的摄入。饮食应确保低磷、适当的钙。每日补充维生素以 B、C、E 及叶酸。微量元素以铁、锌为主，避免摄入铝。

（5）ACEI 和 ARB 的应用 除良好的降压作用外，还可减低高滤过，减轻蛋白尿，同时能抗氧化，减轻肾小球基底膜损害。

（6）其他 减轻肾小管高代谢（碱性药、大黄制剂、冬虫夏草制剂等）、纠正高脂血症、减少尿毒症毒素蓄积（如吸附疗法、肠道透析等）、活血化瘀药、抗氧化剂等。

2. 非透析治疗

（1）纠正水、电解质失衡和酸中毒 ①纠正代谢性酸中毒。②防治水、钠紊乱。③防治高钾血症：控制含钾食物、药物的摄入，避免输库存血，并可应用利尿剂增加排钾。轻度高钾者，可口服降血钾树脂，便秘时，可同服 20% 甘露醇。血钾超过 6mmol/L 时，静脉滴注碳酸氢钠以纠正酸中毒，静脉或肌内注射呋塞米或布美他尼；应用 10% 葡萄糖酸钙 10mL 静注以对抗钾对心肌的毒性；普通胰岛素加入 5%~10% 葡萄糖注射液中静滴，促使血浆与细胞外钾暂时移入细胞内，以降低血清钾。紧急时应血透或腹透排钾。

（2）控制高血压 常需要降压药联合治疗，未进入透析阶段的患者血压应控制在 130/80mmHg 以下，维持性透析患者的目标血压为 140/90mmHg。

（3）纠正贫血 可用促红细胞生成素（EPO）每周 80~120U/kg 皮下注射。纠正贫血的靶目标值为血红蛋白达 110g/L，应经常检查血常规和网织红细胞。EPO 疗效不佳时，应排除缺铁、感染、慢性失血、纤维性骨炎、铝中毒等因素存在。

（4）低血钙、高血磷与肾性骨病的治疗 可口服 1,25(OH)$_2$D$_3$ 以纠正低钙血症；严重甲状旁腺功能亢进者可用 1,25(OH)$_2$D$_3$ 冲击疗法，同时口服葡萄糖酸钙或碳酸钙，应严密监测血钙浓度。低血钙抽搐时静脉注射 10% 葡萄糖酸钙 10~20mL。GFR 低于 30mL/min 时，限制磷摄入，联合磷结合剂口服，首选碳酸钙；严重高磷血症（超过 2.26mmol/L）或钙磷乘积升高时，暂停使用钙剂，可短期改服氢氧化铝制剂。

（5）防治感染　预防各种病原体的感染。一旦发生感染，及时选择敏感抗菌药物治疗，需注意剂量需随 GFR 调整。尽量选择肾毒性小的药物。

（6）高脂血症的治疗　积极治疗高脂血症，同一般高脂血症的治疗原则。

（7）吸附剂治疗　氧化淀粉、活性炭制剂口服后，能结合肠道内的氮质随粪便排出以降低尿素氮。导泻疗法（口服大黄制剂、甘露醇）也可以增加肠道毒素的排泄。

（8）其他　①合并糖尿病者，应注意监测血糖变化，及时调整降糖药及胰岛素的用量。②高尿酸血症者，主张非药物治疗，如多饮水、低嘌呤饮食；血尿酸超过 $600\mu mol/L$（女）或 $780\mu mol/L$（男），应给予降尿酸治疗，首选别嘌醇。③皮肤瘙痒者，控制高磷血症及加强透析，可试用抗组胺药物。

3. 肾脏替代疗法　主要包括维持性血液透析、腹膜透析及肾移植。透析治疗慢性肾衰竭的目的是：①延长患者生命；②有助于可逆急性加重因素的慢性肾衰竭患者度过危险期；③肾移植术前准备及肾移植后发生急、慢性排异反应，治疗失败后的保证措施。

一般经饮食疗法、药物治疗等无效，肾衰竭继续发展，每日尿量少于 1000mL 者，进行透析治疗的指征：①血肌酐 $\geq 707.2\mu mol/L$；②尿素氮 $\geq 28.6mmol/L$；③高钾血症；④代谢性酸中毒；⑤尿毒症症状；⑥水潴留（浮肿、血压升高、高容量性心力衰竭）；⑦并发贫血（血细胞压积低于 15%）、心包炎、高血压、消化道出血、肾性骨病、尿毒症脑病等。

4. 肾移植　成功的肾移植可恢复正常的肾功能（包括内分泌和代谢功能），可使患者几乎完全康复。

5. 治疗目标　慢性肾脏病患者依据临床分期不同，对各项影响肾功能的主要因素的控制目标不同，见下表。

慢性肾脏病患者各项重要指标的治疗目标

具体项目	控制目标
CKD 患者 1~5 期（尿白蛋白/肌酐 $\geq 30mg/g$）	$\leq 130/80mmHg$
CKD 患者 1~5 期（尿白蛋白/肌酐 $<30mg/g$）	$\leq 140/90mmHg$
空腹血糖（糖尿病患者）	$5.0~7.2mmol/L$
睡前血糖（糖尿病患者）	$6.1~8.3mmol/L$
HbA1c（糖尿病患者）	$<7g/L$
蛋白尿	$<0.5g/24h$
GFR 下降速度（每年）	$<4.0mL/min$
Scr 升高速度（每年）	$<50.0\mu mol/L$

（二）预防

1. 对于存在慢性肾脏病高危因素的原发病患者，首先要提高对慢性肾衰竭诊断的敏感性，重视就诊患者病史的询问、查体和肾功能相关指标的检测，努力做到早期发现肾功能下降、早期诊断。

2. 对已有的肾脏疾患或可能引起肾损害的疾患（如糖尿病、高血压病等）进行及时有效的治疗，并使治疗达到相关目标值，防止慢性肾衰竭的发生。

3. 对已确诊的慢性肾脏病患者，应严格规范、个体化治疗，包括避免一切肾损伤因素，尤其是各种感染及肾毒性药物的使用，严格饮食控制，防治疾病进入慢性肾衰竭阶段。

4. 对已经进入慢性肾衰竭阶段的患者，根据病情及治疗条件，及时纠正各种代谢异常及各系统症状，有指征时进行肾脏替代治疗，并注意防止各种致死性并发症。

第五单元　血液系统疾病

细目一　缺铁性贫血

◎ 要点一　概述

贫血是指人体外周血红细胞容量减少，低于正常范围下限的一种常见的临床症状。1972 年 WHO 制订的诊断标准：在海平面地区 6 个月到低于 6 岁儿童血红蛋白低于 110g/L，6～14 岁儿童血红蛋白低于 120g/L，成年男性血红蛋白低于 130g/L，成年女性血红蛋白低于 120g/L，孕妇血红蛋白低于 110g/L。

缺铁性贫血（IDA）是因体内铁储备耗竭，影响血红蛋白合成所引起的贫血，是贫血中最常见的类型，属于血红素合成异常性贫血。可发生于任何年龄，以育龄妇女及婴幼儿多见。体内铁代谢异常始于铁缺乏症，包括开始时体内贮铁耗尽，继之红细胞内铁缺乏，最终引起 IDA。IDA 是缺铁引起的小细胞低色素性贫血。

◎ 要点二　病因与发病机制

1. **铁的丢失过多**　慢性失血是成年人引起缺铁性贫血的最常见原因。见于溃疡病、胃肠道恶性肿瘤、溃疡性结肠炎、痔等引起的消化道出血，女性可见于月经量过多。此外，阵发性睡眠性血红蛋白尿、人工心脏瓣膜引起的机械性溶血等，均可因长期尿内失铁而致贫血。

2. **铁需求增加而摄入量不足**　婴幼儿、儿童，尤其是早产儿、孪生儿或母亲原有贫血者，需铁量增加，补给不足，及妊娠和哺乳期妇女需铁量增加等，易引起缺铁性贫血。若长期食物含铁不足，也可发生缺铁。

3. **铁吸收不良**　胃大部切除术后胃酸缺乏，或胃空肠吻合术后，影响铁的吸收；萎缩性胃炎长期胃酸缺乏，导致铁的吸收不良；长期腹泻影响铁吸收。

◎ 要点三　临床表现

（一）缺铁原发病的表现

缺铁原发病是 IDA 发生的前提，常见缺铁原发病包括消化性溃疡、消化系统恶性肿瘤或痔疮导致的消化道出血症状，肠道寄生虫感染导致的腹痛或大便性状改变，妇女月经量过多，恶性肿瘤的营养不良，血管内溶血的酱油色尿等。

（二）组织缺铁的表现

组织缺铁的表现是机体缺铁后最早出现的临床表现，常见精神行为异常，如烦躁、易怒、注意力不集中、异食癖，体力、耐力下降，易患各种感染，儿童生长发育迟缓、智力低下，反复发生口腔炎、舌炎、口角炎、缺铁性吞咽困难，毛发干枯、易脱落，皮肤干燥，指（趾）甲缺乏光泽、脆薄易裂，重者指（趾）甲变平，呈匙状甲。

（三）贫血的表现

常见乏力、易倦、头昏、头痛、耳鸣、心悸、气促、纳差等，伴面色苍白、心率增快、心尖区收缩期杂音等。

◎ 要点四　实验室检查

1. **血象**　典型表现为小细胞低色素性贫血。MCV 低于 80fL，MCHC 低于 32%。成熟红细胞苍白区扩大，大小不一。白细胞和血小板计数一般正常或轻度减少。

2. **骨髓象**　骨髓增生活跃，幼红细胞增生，中幼红细胞及晚幼红细胞比例增高。幼红细胞核染色质致密，胞质较少，血红蛋白形成不良，边缘不整齐。骨髓铁染色显示骨髓小粒可染铁消失，铁粒幼红细胞消失或显著减少。

3. **铁代谢检查**　①血清铁及总铁结合力测定：血清铁浓度常低于 8.9μmol/L，总铁结合力超过 64.4μmol/L，转铁蛋白饱和度常降至 15%

以下。②血清铁蛋白测定：血清铁蛋白低于12μg/L可作为缺铁依据。由于血清铁蛋白浓度稳定，与体内贮铁量的相关性好，可用于早期诊断和人群铁缺乏症的筛检。

4. 缺铁性红细胞生成检查 红细胞游离原卟啉（FEP）缺铁时增高，超过0.9μmol/L（全血），FEP/Hb超过4.5μg/gHb有诊断意义。

◎ 要点五 诊断与鉴别诊断

（一）诊断

诊断包括两个方面，即确立是否系缺铁引起的贫血和明确引起缺铁的病因。

诊断依据：有明确的缺铁病因和临床表现；小细胞低色素性贫血；血清铁低于8.9μmol/L，总铁结合力高于64.4μmol/L，转铁蛋白饱和度低于15%；血清铁蛋白低于12μg/L，FEP/Hb高于4.5μg/gHb；骨髓铁染色显示骨髓小粒可染铁消失。上述实验室指标中以骨髓可染铁及血清铁蛋白测定最有诊断意义。另外，铁剂治疗试验也是确定本病的方法之一。缺铁性贫血患者服用铁剂后，短时期网织红细胞计数明显升高，常于5~10天到达高峰，平均达0.06~0.08，以后又下降，随后血红蛋白上升。但如果患者同时存在慢性疾病，或胃肠吸收障碍，此种治疗反应可不明显。

（二）鉴别诊断

主要与低色素性贫血鉴别。

1. 珠蛋白生成障碍性贫血 有家族史，周围血片可见多量靶形细胞，血清铁蛋白及骨髓可染铁均增多，血红蛋白电泳常有异常。

2. 慢性病性贫血 血清铁降低，但总铁结合力正常或降低，血清铁蛋白正常或增高。常有恶性肿瘤或感染性疾病病史。

3. 铁粒幼细胞性贫血 较罕见，多见于中年和老年人。血清铁增高，而总铁结合力降低，骨髓铁染色可见典型的环状铁粒幼细胞。

◎ 要点六 病情评估

缺铁性贫血的病情评估包括两个方面：

1. 判断组织缺铁与缺铁性贫血 符合以下条件判断为组织缺铁：①血清铁蛋白低于12μg/L；②骨髓铁染色显示骨髓小粒可染铁消失，铁粒幼红细胞少于15%。符合以下条件诊断为缺铁性贫血：①符合组织缺铁的诊断标准；②血清铁低于8.95μmol/L，总铁结合力升高超过64.44μmol/L，转铁蛋白饱和度低于15%；③FEP/Hb高于4.5μg/gHb。

2. 判断贫血的程度

轻度贫血：男性血红蛋白90~120g/L，女性血色素90~110g/L。

中度贫血：血红蛋白60~90g/L。

重度贫血：血红蛋白30~60g/L。

极重度贫血：血红蛋白低于30g/L。

◎ 要点七 治疗与预防

（一）病因治疗

尽可能明确病因，针对病因治疗。单纯铁剂治疗有可能使血象好转，但对原发病并无疗效。如不重视病因诊断及治疗，会延误病情，失去治愈的机会。

（二）铁剂治疗

1. 口服铁剂 是治疗缺铁性贫血的首选方法。最常用硫酸亚铁片，进餐时或饭后吞服可减少胃肠道刺激，如仍有恶心、胃痛等则应将剂量减半，再逐渐加至正常剂量。服药时忌茶，以防铁被鞣酸沉淀而影响铁吸收。其他有琥珀酸亚铁及富马酸铁等。口服铁剂有效者，5~10天内网织红细胞升高，2周后血红蛋白开始上升，一般2个月可恢复正常。贫血纠正后仍需继续治疗3~6个月以补充体内应有的贮存铁。如治疗3周无反应，应考虑诊断是否准确，是否按医嘱服药，有无活动性出血，有无铁吸收障碍等因素。

2. 注射铁剂 肌注铁剂应严格掌握适应证：①口服铁剂后有严重消化道反应而不能耐受者；②口服铁剂不能奏效者，如脂肪泻、萎缩性胃炎等有胃肠道铁吸收障碍；③需要迅速纠正缺铁者，如妊娠后期贫血严重；④严重消化道疾患，如消化性溃疡、溃疡性结肠炎等，口服铁剂可加剧原发病者；⑤不易控制的慢性出血，失铁量超过肠道所能吸收的铁量。常用注射铁剂有右旋糖酐铁和山梨醇枸橼酸铁，各含铁 50mg/mL，给药途径是臀部深位肌注。患者所需铁的总剂量应准确计算，不应超量以免引起急性铁中毒。

计算方法：所需补充铁的总剂量（mg）＝[150-患者血红蛋白（g/L）]×体重（kg）×0.33。

（三）预防

对于生长发育期的婴幼儿、青少年，应纠正偏食，注意含铁丰富食物的摄入，定期查、治肠道寄生虫感染；对孕妇、哺乳期妇女应适当补充铁剂；有持续月经量过多的女性，除专科就诊寻找原因外，应注意饮食补铁。做好恶性肿瘤和慢性消化系统疾病的人群筛查、防治工作。

细目二　再生障碍性贫血

◎ 要点一　概述

再生障碍性贫血（AA，简称再障），是由多种病因引起的原发性骨髓造血功能衰竭综合征，临床主要表现为骨髓造血功能低下、全血细胞减少和贫血、出血、感染。我国再障的年发病率为 7.4/100 万人口，可发生于各年龄段，青年及老年人发病率较高，男女发病率无明显差别。

◎ 要点二　病因与发病机制

（一）病因

约半数以上的再障患者原因不明，称为先天性（遗传性）再障。能查明原因者称为后天性（获得性）再障，其发病与下列因素有关。

1. 药物及化学物质　药物及化学物质是引起获得性再障的首位病因。最常见的药物是氯霉素等抗生素、抗肿瘤药和保泰松等解热镇痛药，其次是磺胺类、有机砷及抗癫痫药，偶见于西咪替丁、肼屈嗪、氯丙嗪及抗甲状腺药甲巯咪唑等。非药物性化学物质引起再障以苯及其衍生物为多见。杀虫剂、农药、染发剂等也可引起再障。

2. 电离辐射　各种电离辐射如 X 线、放射性核素等，达到一定的剂量均可抑制骨髓造血功能。

3. 感染　再障可以发生于病毒性肝炎之后，且病情较重。也可见于微小病毒 B19 等感染，部分患者发病前有病毒性呼吸道感染病史，如腮腺炎、麻疹、流行性感冒等。各种严重感染也可能影响骨髓造血。

（二）发病机制

尚不完全清楚，近年来认为，再障的主要发病机制是免疫异常。T 细胞功能异常亢进，细胞毒性 T 细胞直接杀伤和淋巴因子介导的造血干细胞过度凋亡引起的骨髓衰竭，是再障的主要发病机制。造血微环境与造血干祖细胞量的改变是异常免疫损伤的结果。

1. 造血干祖细胞缺陷　为再障的主要发病机制。患者骨髓祖细胞体外培养显示粒-巨噬细胞系祖细胞、红细胞系祖细胞均显著减少，造血干细胞在正常骨髓基质中增殖能力显著降低。

2. 造血微环境缺陷　骨髓微环境包括微环境基质以及造血的调节因素，再障患者基质细胞分泌造血因子的功能缺陷。

3. 免疫功能异常　部分患者 T 淋巴细胞亚群分布异常，辅助 T 细胞/抑制 T 比例倒置。

4. 遗传因素　再障不是遗传性疾病，但具有某些 HLA-Ⅱ类抗原患者对免疫抑制治疗的反应较好，某些患者对氯霉素及病毒具有易感性，均提示再障的发病可能与遗传因素有关。

◎ 要点三　临床表现

主要临床表现为进行性贫血、出血及感染。

（一）重型再生障碍性贫血（SAA）

起病急，进展快，病情重。少数可由非重型 AA 进展而来。

1. 贫血　苍白、乏力、头昏、心悸和气短等症状进行性加重。

2. 感染　多数患者有发热，发热可以是首发症状，体温多在 39℃ 以上，个别患者自发病到死亡可以一直有难以控制的高热症状。发热的原因主要是合并感染，以呼吸道感染最常见，其次有泌尿、生殖系统及皮肤、黏膜感染等，感染的病原体以革兰阴性杆菌、金黄色葡萄球菌和真菌常见，常合并脓毒症。

3. **出血** 出血部位最常见于皮肤黏膜等，表现为出血点或瘀斑、鼻出血、牙龈出血、眼结膜出血等。脏器出血时可出现呕血、咯血、便血、血尿、阴道出血、眼底出血和颅内出血等，后者常危及患者的生命。

（二）非重型再障（NSAA）

起病和进展较缓慢，贫血、感染和出血的程度较 SAA 轻，也较易控制。贫血呈慢性过程，表现为皮肤黏膜苍白、活动后心悸、乏力等，经输血治疗症状在一段时间内明显改善；感染后高热少见，以上呼吸道感染最常见；有皮肤黏膜出血倾向，内脏出血少见，久治无效者可发生颅内出血而危及生命。

◎ 要点四 实验室检查

1. **血象** 全血细胞减少，但发病早期可先有一个或两个血细胞系减少，呈正常细胞正常色素性贫血，网织红细胞显著减少，少数 NSAA 网织红细胞百分数可轻度升高，但绝对值减少；中性粒细胞和单核细胞均减少，SAA 减少显著；淋巴细胞的百分数增高但绝对值不增高；血小板计数减少，SAA 常低于 $10.0 \times 10^9/L$。

2. **骨髓象** SAA 患者骨髓穿刺活检见骨髓小粒很少，脂肪滴显著增多，骨髓有核细胞量少，幼红细胞、粒系细胞及巨核细胞均明显减少或无；淋巴细胞、浆细胞、组织嗜碱细胞等非造血细胞相对增多。NSAA 患者在骨髓再生不良部位，其骨髓象与 SAA 相似或稍轻；如抽取灶性增生部位的骨髓，则细胞数量减少不很明显，甚至幼红细胞可增多，但巨核细胞难见。

3. **其他** CD_4^+ 细胞与 CD_8^+ 细胞比值降低，Th_1 与 Th_2 细胞比值升高。

◎ 要点五 诊断与鉴别诊断

（一）诊断

1. **典型再障的诊断标准** ①全血细胞减少，网织红细胞百分数低于 0.01，淋巴细胞比例增高。②一般无肝、脾肿大。③骨髓多部位增生减低，造血细胞减少，非造血细胞比例增高，骨髓小粒空虚。有条件者做骨髓活检，可见造血组织均匀减少。④除外引起全血细胞减少的其他疾病，如阵发性睡眠性血红蛋白尿、骨髓增生异常综合征、急性白血病等。⑤一般抗贫血治疗无效。

2. **不典型再障的诊断依据** 需要进行动态观察慎重诊断，多次和多处骨髓穿刺，结合骨髓活检及核素扫描等综合诊断。

3. **重型再障的血象检查诊断标准** ①网织红细胞低于 0.01，绝对值低于 $15 \times 10^9/L$；②中性粒细胞绝对值低于 $0.5 \times 10^9/L$；③血小板低于 $20 \times 10^9/L$。

（二）鉴别诊断

再障须与阵发性睡眠性血红蛋白尿、骨髓增生异常综合征、低增生性急性白血病及其他原因引起的血小板减少或粒细胞减少如血小板减少性紫癜、粒细胞缺乏症、脾功能亢进、恶性组织细胞病等相鉴别。

◎ 要点六 病情评估

1. **查明病因，判断病因学类型**

（1）**遗传性再障** 如 Fanconi 贫血、家族性增生低下性贫血及胰腺功能不全性再障等，详细询问家族史，可以提供发生贫血的遗传背景，表现为一系或两系或全血细胞减少，可伴发育异常、皮肤色素沉着、骨骼畸形、器官发育不全等，有可能发展为骨髓增生异常综合征、急性白血病及其他各类肿瘤性疾病。

（2）**获得性再障** 有明确病因，包括接触电离辐射、化学毒物或使用药物等，一些严重疾病如慢性肾衰竭、脓毒症和肿瘤浸润骨髓，也可合并再障。获得性再障病情程度不同，与接触病因的强度、个体反应等有关。

2. **重型再障的分型与预后** 重型再障根据发病缓急及病情轻重，分为急性型与慢性型。

（1）**急性型 SAA** 即 SAA-I型，发病急，

贫血进行性加重，有严重感染和出血。血液一般检查具备下述三项中两项：①网织红细胞绝对值低于 $15×10^9/L$；②中性粒细胞低于 $0.5×10^9/L$；③血小板低于 $20×10^9/L$。骨髓增生广泛重度减低。如中性粒细胞低于 $0.2×10^9/L$，为极重型再障，预后凶险。

（2）慢性型再障　即 SAA-Ⅱ型，指 NSAA 患者病情恶化，但临床表现、血液检查及骨髓象检查达不到 SAA-Ⅰ型诊断标准的再障，多无严重感染及内脏出血，经治疗可缓解，预后相对良好，但与 NSAA 比较仍属预后不良。

◎ 要点七　治疗与预防

（一）治疗措施

1. 一般治疗　预防感染；注意饮食及环境卫生；避免出血，防止外伤及剧烈活动；禁用对骨髓和血小板功能有抑制作用的药物；防止患者与任何对骨髓造血有毒性作用的物质接触。

2. 支持疗法

（1）纠正贫血　血红蛋白低于 60g/L 且对贫血耐受较力差的患者，可输注红细胞，但应防止输血过多。

（2）控制出血　发生出血时，可用酚磺乙胺、氨基己酸（泌尿生殖系统出血患者禁用）治疗。女性子宫出血可肌注丙酸睾酮。血小板减少引起的严重出血应及时输注浓缩血小板。肝脏疾病如有凝血因子缺乏时应予纠正。

（3）控制感染　有呼吸道及其他感染时，经验性选择广谱抗菌药物治疗，同时留取感染部位的分泌物或排泄物、血液等做细菌培养和药敏试验，根据药敏试验及时更换敏感抗菌药物。长期广谱抗菌药物治疗可诱发真菌感染和肠道菌群失调，应加以防范。

（4）护肝治疗　合并肝功能损害，应酌情选用护肝药物。

3. 刺激骨髓造血

（1）雄激素　为治疗 NSAA 的首选药物。治疗机制：①增加促红细胞生成素（EPO）的产生，并加强造血干细胞对 EPO 的敏感性；②促进

多能干细胞增殖和分化。常用药物有司坦唑醇、十一酸睾酮、达那唑、丙酸睾酮等。疗程至少 3 个月，如治疗半年以上无网织红细胞或血红蛋白上升趋势，确定为无效。药物不良反应有雄性化（以丙酸睾酮最明显）、肝脏毒性反应（以司坦唑醇等较明显）等。

（2）造血生长因子　特别适用于 SAA。如重组人粒系集落刺激因子（G-CSF）、重组人促红细胞生成素（EPO）等。一般在免疫抑制治疗 SAA 后使用，剂量可酌减，维持 3 个月以上为宜。

（3）造血干细胞移植　对 40 岁以下、无感染及其他并发症、有合适供体的 SAA 患者，可考虑造血干细胞移植。

4. 应用免疫抑制剂　抗胸腺细胞球蛋白及抗淋巴细胞球蛋白是目前治疗重型再障的主要药物，临床常联合应用环孢素、大剂量甲泼尼龙、丙种球蛋白、CD_3 单克隆抗体等治疗重型再障。

5. 异基因骨髓移植　用于急性型和重型再障，年龄低于 40 岁的患者，最好在未输血之前尽早进行。

（二）疗效判断标准

1. 基本治愈　近 3 个月未行输血治疗的前提下，贫血和出血症状消失，血红蛋白高于 120g/L（男性患者）或 110g/L（女性患者），中性粒细胞超过 $1.5×10^9/L$，血小板超过 $100×10^9/L$，随访一年能够维持。

2. 缓解　近 3 个月未行输血治疗的前提下，贫血和出血症状消失，血红蛋白超过 120g/L（男性患者）或 110g/L（女性患者），白细胞超过 $3.5×10^9/L$，血小板计数有明显增加，随访 3 个月能够维持或更加好转。

3. 明显好转　近 3 个月未行输血治疗的前提下，贫血和出血症状明显好转，血红蛋白较上一个月增加 30g/L 以上，并能维持。

4. 治疗无效　经充分规范治疗后，血液检查未达到明显好转的水平。

（三）预防

加强环境治理与保护，避免频繁、过多接触

各类电离辐射，严格把握药物使用指征，不乱用乱服抗菌药物。

细目三　白血病

◎ 要点　概述

白血病是一类造血干细胞的恶性克隆性疾病，因白血病细胞自我更新增强、增殖失控、分化障碍、凋亡受阻而停滞在细胞发育的不同阶段。在骨髓和其他造血组织中，白血病细胞大量增生累积，使正常造血受抑制并浸润其他器官和组织。

（一）白血病分类

1. 根据白血病细胞的成熟程度和自然病程，将白血病分为急性和慢性两大类。

（1）**急性白血病（AL）**　细胞分化停滞在较早阶段，多为原始细胞及早期幼稚细胞，病情发展迅速，自然病程仅几个月。

（2）**慢性白血病（CL）**　细胞分化停滞在较晚的阶段，多为较成熟幼稚细胞和成熟细胞，病情发展缓慢，自然病程为数年。

2. 根据主要受累的细胞系列可将白血病分为不同的类型。

（1）**急性白血病分型**　①急性淋巴细胞白血病（简称急淋白血病或急淋，ALL）；②急性髓细胞白血病（简称急粒白血病或急粒，AML）。

（2）**慢性白血病分型**　①慢性髓细胞白血病（简称慢粒白血病或慢粒，CML）；②慢性淋巴细胞白血病（简称慢淋白血病或慢淋，CLL）；③少见类型的白血病如毛细胞白血病（HCL）、幼淋巴细胞白血病（PLL）等。

（二）病因与发生机制

人类白血病的病因尚不完全清楚。

1. **生物因素**　主要是病毒和免疫功能异常。成人T细胞白血病/淋巴瘤可由人类T淋巴细胞病毒Ⅰ型（HTLVⅠ）所致。病毒感染机体后，作为内源性病毒整合并潜伏在宿主细胞内，在某些理化因素作用下，被激活表达而诱发白血病；或作为外源性病毒由外界以横向方式传播感染，直接致病。部分免疫功能异常者，如某些自身免疫性疾病患者白血病危险度会增加。

2. **物理因素**　包括X射线、γ射线等电离辐射。由电离辐射引发的白血病，多为AL和CML。研究表明，大面积和大剂量照射可使骨髓抑制和机体免疫力下降，DNA突变、断裂和重组，导致白血病的发生。

3. **化学因素**　长期接触苯以及含有苯的有机溶剂，与白血病发生有关；有些药物可损伤造血细胞引起白血病，如氯霉素、保泰松所致造血功能损伤者发生白血病的危险性显著增高；乙双吗啉具有极强的致染色体畸变和致白血病作用，与白血病发生有明显关系；抗肿瘤药物中烷化剂和拓扑异构酶Ⅱ抑制剂有致白血病的作用。化学物质所致的白血病以AML多见。

4. **遗传因素**　家族性白血病约占白血病的0.7%。先天性再生障碍性贫血、Bloom综合征、共济失调-毛细血管扩张症及先天性免疫球蛋白缺乏症等患者白血病发病率均较高。

5. **其他血液病**　某些血液病最终可能发展为白血病，如骨髓增生异常综合征、淋巴瘤、多发性骨髓瘤、阵发性睡眠性血红蛋白尿症等。

（三）白血病发病过程

1. 各种原因所致的单个细胞原癌基因决定性的突变，导致克隆性的异常造血细胞生成。

2. 进一步的遗传学改变导致一个或多个癌基因激活和抑癌基因失活，从而导致白血病。

通常理化因素先引起单个细胞突变，随后因机体遗传易感性和免疫力低下，病毒感染、染色体畸变等激活了癌基因，并使部分抑癌基因失活及凋亡抑制基因过度表达，导致突变细胞凋亡受阻，恶性增殖。

细目四　急性白血病

◎ 要点一　概述

急性白血病是造血干细胞的恶性克隆性疾

病，发病时骨髓中异常的原始细胞及幼稚细胞（白血病细胞）大量增殖并抑制正常造血，广泛浸润肝、脾、淋巴结等各种脏器。我国急性白血病比慢性白血病多见（约5.5：1）。成人患者中急性粒细胞白血病最多见，儿童患者中急性淋巴细胞白血病多见。急性白血病的病因尚未阐明，认为与物理、化学和生物等因素有关。

国际上常用的FAB分类法将急性白血病分为急性淋巴细胞白血病及急性粒细胞白血病两大类。

1. 急性粒细胞白血病 共分8型。

M0（急性髓细胞白血病微分化型，AML）：骨髓原始细胞超过30%，无嗜天青颗粒及Auer小体，核仁明显，光镜下髓过氧化物酶（MPO）及苏丹黑B阳性细胞低于3%；在电镜下，MPO阳性；CD$_{33}$或CD$_{13}$等髓系标志可呈阳性，淋系抗原通常为阴性。血小板抗原阴性。

M1（急性粒细胞白血病未分化型）：原粒细胞（Ⅰ型+Ⅱ型，原粒细胞浆中无颗粒为Ⅰ型，出现少数颗粒为Ⅱ型）占骨髓非红系有核细胞（NEC）的90%以上，其中至少3%以上细胞为MPO阳性。

M2（急性粒细胞白血病部分分化型）：原粒细胞占骨髓NEC的30%~89%，其他粒细胞超过10%，单核细胞低于20%。

M3（急性早幼粒细胞白血病，API）：骨髓中以颗粒增多的早幼粒细胞为主，此类细胞在NEC中超过30%。

M4（急性粒-单核细胞白血病）：骨髓中原始细胞占NEC的30%以上，各阶段粒细胞占30%~80%，各阶段单核细胞超过20%。

M4Eo：除上述M4型各特点外，嗜酸性粒细胞在NEC中占5%及其以上。

M5（急性单核细胞白血病，AMoL）：骨髓NEC中原单核、幼单核及单核细胞≥80%。如果原单核细胞≥80%为M5a，<80%为M5b。

M6（红白血病，EL）：骨髓中幼红细胞≥50%，NEC中原始细胞（Ⅰ型+Ⅱ型）≥30%。

M7（急性巨核细胞白血病，AMeL）：骨髓中原始巨核细胞≥30%，血小板抗原阳性，血小板过氧化酶阳性。

2. 急性淋巴细胞白血病 共分3型。

L1：原始和幼淋巴细胞以小细胞（直径≤12μm）为主。

L2：原始和幼淋巴细胞以大细胞（直径超过12μm）为主。

L3（Burkitt型）：原始和幼淋巴细胞以大细胞为主，大小较一致，细胞内有明显空泡，胞质嗜碱性，染色深。

◎ **要点二 临床表现**

急性白血病患者骨髓中白血病细胞大量增殖并浸润各组织、器官，正常造血受抑制。各型急性白血病的临床表现大致相同。

1. 起病特点 可急骤或较缓慢。急骤者常有高热、贫血、出血倾向等。

2. 正常血细胞减少的表现

（1）发热和感染 约半数以上患者以发热起病。发热程度不同，多因感染引起。感染以咽峡炎、口腔炎最多见，肺部感染、肛周炎及皮肤感染也较常见。严重感染可致菌血症或败血症，是急性白血病最常见的死亡原因之一。较常见的致病菌有肺炎克雷白菌、铜绿假单胞菌、大肠埃希菌、金黄色葡萄球菌等。常见的霉菌感染以念珠菌及曲霉菌多见。病毒感染也较多见，并且较重。

（2）出血 与血小板减少有关，少数可因弥散性血管内凝血而发生。牙龈出血、鼻出血、皮肤瘀斑均为常见症状。结膜或眼底出血可影响视力。晚期可出现颅内出血，引起头痛、昏迷或突然死亡。消化道及泌尿道等内脏出血亦多见。

（3）贫血 随病情发展而进行性加重，常与出血程度不成比例。引起贫血的主要机制是幼红细胞发育被异常增生的白血病细胞所干扰。呈正常细胞性贫血。

3. 白血病细胞增多的表现

（1）淋巴结和肝脾肿大 多为全身浅表淋巴结肿大，质地中等，无压痛。肝脾肿大一般为轻至中度。

（2）骨骼及关节　胸骨中下段压痛，此体征有助于诊断与鉴别诊断。四肢关节痛或骨痛在儿童很多见，可误诊为风湿性关节炎。偶尔骨膜上出现无痛性肿块，多发生于眼眶周围，也可出现于颅骨、胸骨、肋骨或四肢骨，称为绿色瘤。

（3）神经系统　中枢神经系统白血病（CNL）以脑膜浸润最多见。症状多出现于缓解期，也发生于活动期。CNL以儿童急性淋巴细胞白血病最多见。主要临床表现为头痛、恶心、呕吐、视力模糊、颈项强直等。

（4）其他　齿龈肿胀多见于急性单核细胞白血病；皮肤浸润表现为皮疹或皮下结节；睾丸浸润多见于急性淋巴细胞白血病；心、肺、消化道等处也可有相应浸润症状。

◎ 要点三　实验室检查

1. **血象**　贫血及血小板减少极常见。白细胞计数多数增高，部分患者在正常或低于正常范围，称为白细胞不增多性白血病。白细胞增多性白血病患者血片中易找到原始和早期幼稚细胞，数量不等，最高可达95%以上。

2. **骨髓象**　是确诊白血病的主要依据。多数病例骨髓增生明显活跃或极度活跃，原始细胞等于或超过全部骨髓有核细胞的30%。正常造血细胞严重受抑制，正常幼红细胞及巨核细胞减少。白血病性原始细胞形态有异常改变。

3. **细胞化学染色**　各类型急性白血病的幼稚细胞，在形态学上有时易于混淆，细胞化学染色有助于急性白血病的分类鉴别。

4. **免疫学检查**　利用单克隆抗体检测白血病细胞的细胞膜和细胞浆抗原，根据白血病细胞表达的系列相关抗原，确定其系列来源，了解被测白血病细胞所属细胞系列及其分化程度。细胞遗传学检查有助于白血病的诊断分型及治疗监测。

5. **染色体和基因改变**　白血病常伴有特异的染色体和基因改变。例如90%的M3有t（15；17）（q22；q21），该易位使15号染色体上的PML（早幼粒白血病基因）与17号染色体上的RARα（维A酸受体基因）形成PML-RARα融合基因，是M3发病及用全反式维A酸治疗有效的分子基础。

6. **血液生化改变**　血清尿酸浓度增高，特别在化疗期间，尿酸排泄量增加。患者发生DIC时可出现凝血异常。M5和M4血清和尿溶菌酶活性增高，其他类型急性白血病不增高。

◎ 要点四　诊断与鉴别诊断

（一）诊断

急性白血病的诊断一般不困难。临床有发热、感染、出血、贫血等症状，查体有淋巴结、肝脾肿大及胸骨压痛，外周血片有原始细胞，骨髓细胞形态学及细胞化学染色显示其某一系列原始细胞≥30%即可诊断。诊断成立后应进一步分型诊断。

（二）鉴别诊断

1. **骨髓增生异常综合征**　该病的RAEB及RAEB-t型除病态造血外，外周血中可见原始和幼稚细胞，全血细胞减少和染色体异常，易与白血病相混淆。但骨髓中原始细胞低于20%。目前已将RAEB-t（原始细胞20%~30%）归为急性白血病。

2. **传染性单核细胞增多症**　血象中出现异形淋巴细胞，但形态与原始细胞不同，血清中嗜异性抗体效价逐步上升，病程短，可自愈。

3. **巨幼细胞性贫血**　有时可与红白血病混淆，但骨髓中原始细胞不增多，幼红细胞PAS反应常为阴性，叶酸、维生素B_{12}治疗有效。

4. **急性粒细胞缺乏症恢复期**　急性粒细胞缺乏症的恢复期，骨髓中原、幼粒细胞增多，但该症一般病因明确，血小板正常，原、幼粒细胞中无Auer小体及染色体异常。短期内骨髓成熟粒细胞恢复正常。

◎ 要点五　病情评估

急性白血病若不经特殊治疗，平均生存期仅3个月左右，短者甚至在诊断数天后即死亡。经过规范治疗，部分患者获得病情缓解以至长期存活。评估与不良预后有关的因素，正确判断病情。

1. 与预后有关的因素 ①年龄：1~9岁的ALL患者若白细胞低于 $50×10^9/L$，一般预后最好，完全缓解后经过巩固与维持治疗，50%~70%患者能够长期生存甚至治愈；年龄偏大、白细胞计数较高的 AL 预后不良。②性别：女性ALL患者预后好于男性。APL若能避免早期死亡则预后良好，多可治愈。③染色体检查：染色体能提供独立预后信息，ALL患者有 t（9；22）且白细胞超过 $25×10^9/L$ 者预后差。④诊断时白细胞水平：治疗前血白细胞的最高水平，判断值是 $50×10^9/L$。⑤合并症：合并髓外白血病者预后较差；合并有肝肾功能不全的患者及心脑血管疾病的患者预后多不良。⑥其他：继发性 AL、复发和有多药耐药者以及需较长时间化疗才能缓解者，预后均较差。

需要指出的是，某些预后指标的意义随治疗方法的改进而变化，如 TALL 和 L3 型 B-ALL，经有效的强化治疗预后已大为改观，约 50%~60%的成人患者可以长期存活。

2. MICM 分型 WHO 髓系和淋巴肿瘤分类法将患者临床特点与形态学（morphology）、细胞化学、免疫学（immunology）、细胞遗传学（cytogenetics）和分子生物学（molecularbiology）结合起来，形成 MICM 分型系统，可协助确定治疗方案、判断预后。初诊患者应尽力获得全面MICM 资料，以便评价预后，指导治疗。

3. 危机状态评估 急性白血病患者病程中病情变化，会发生一些危机状态，常见：①白细胞淤滞：当循环血液中白细胞数超过 $200×10^9/L$，患者可发生严重呼吸困难，低氧血症，呼吸窘迫，反应迟钝，言语不清，颅内出血等。②严重感染：尤其是肺部感染。③严重缺氧：常发生于有严重贫血的患者，当继续合并出血使红细胞大量丢失，或发生白细胞淤积时，缺氧严重，危及生命。④颅内出血：因止血治疗困难，常为急性白血病的死亡原因。

◎ 要点六 治疗与预防

治疗措施包括：①化学治疗是当前主要的治疗措施，可使白血病缓解，延长患者生存时间。②支持治疗以保证化疗顺利进行，防止并发症。③骨髓移植是当前将白血病完全治愈最有希望的措施。根据患者的 MICM 结果及临床特点，进行预后评估，按照患方意愿及经济能力，选择并设计最佳完整、系统的方案治疗。适合行异基因造血干细胞移植（HSCT）者应抽血做 HLA 配型。

（一）一般治疗

1. 应对高白细胞血症 当循环血液中白细胞数超过 $200×10^9/L$，患者可产生白细胞淤滞，表现为呼吸困难，低氧血症，呼吸窘迫，反应迟钝，言语不清，颅内出血等，血栓栓塞与出血并存，增加患者早期死亡率，也增加髓外白血病的发病率和复发率。因此当血中白细胞超过 $100×10^9/L$ 时，应紧急使用血细胞分离机，单采清除过高的白细胞（M3 型不首选），同时给以化疗和水化。也可先用化疗前短期预处理：ALL 用地塞米松 $10mg/m^2$，静脉注射；AML 用羟基脲 1.5~2.5g/6h（总量 6~10g/d）约 36 小时，然后进行联合化疗。需预防白血病细胞溶解诱发的高尿酸血症、酸中毒、电解质紊乱、凝血异常等并发症。

2. 防治感染 白血病患者因粒细胞减少，尤其是在化疗、放疗后，粒细胞缺乏持续相当长时间，应转入层流病房或消毒隔离病房。ALL，老年、强化疗或伴感染的 AML 的患者可应用 C-CSF。出血发热时应尽早做细菌培养和药敏试验，并迅速进行经验性抗菌药物治疗。

3. 纠正严重贫血 吸氧的同时尽快输注浓缩红细胞，维持血红蛋白超过 80g/L。白细胞淤滞时，不宜马上输红细胞以免进一步增加血黏度。

4. 防治高尿酸血症肾病 由于白血病细胞大量破坏，化疗时更严重，血和尿中尿酸浓度常显著升高，可引起肾小管阻塞而发生高尿酸血症肾病，应鼓励患者多饮水并持续静脉补液，使每小时尿量超过 $150mL/m^2$。在化疗同时给予别嘌醇可以抑制尿酸合成。当患者出现少尿和无尿时，应按急性肾衰竭处理。

5. 维持营养平衡 白血病患者本身存在严重消耗，尤其是化疗、放疗引起食欲不振及其他消化道症状时，应注意维持水、电解质平衡，进食高蛋白、高热量、易消化食物，必要时经静脉给予支持治疗。

（二）抗白血病治疗

1. 治疗方案 急性白血病的化疗可分诱导缓解和缓解后治疗两个阶段。诱导缓解的目的是要迅速消灭尽量多的白血病细胞，使骨髓的造血功能恢复正常，达到完全缓解的标准。缓解后仍需继续巩固和强化治疗，以便进一步消灭残存的白血病细胞，防止复发，延长缓解和生存时间，争取治愈。白血病复发大多在骨髓，但也可在髓外，如中枢神经系统、睾丸等，故也应重视髓外白血病的防治。

（1）第一阶段 抗白血病治疗的第一阶段是诱导缓解治疗，主要方法是化学治疗，目标是使患者迅速获得完全缓解（CR），即白血病的症状和体征消失，外周血中性粒细胞绝对值 $\geqslant 1.5 \times 10^9/L$，血小板 $\geqslant 100 \times 10^9/L$，白细胞分类中无白血病细胞；骨髓中原始粒 I 型+II 型（原单+幼单或原淋+幼淋）$\leqslant 5\%$，M3 型原粒+早幼粒 $\leqslant 5\%$，无 Auer 小体，红细胞及巨核细胞系列正常，无髓外白血病。理想的完全缓解为初诊时免疫学、细胞遗传学和分子生物学异常标志消失。

（2）第二阶段 达到完全缓解后进入抗白血病治疗的第二阶段，即缓解后治疗，主要方法为化疗和造血干细胞移植（HSCT）。诱导缓解获完全缓解后，体内仍有残留的白血病细胞，称之为微小残留病灶（MRD）。为争取患者长期无病生存（DFS）和痊愈，必须对 MRD 进行完全缓解后治疗，以清除引起复发和难治的根源。

2. 急性早幼粒细胞白血病（APL，M3）的治疗 诱导缓解治疗首选维 A 酸，缓解率可达到 85%，同时联合三氧化二砷、联合 DA 方案，可进一步提高完全缓解率及生存率。

3. AML 治疗 诱导缓解治疗常用 DA（3+7）、IA、HA 方案，总完全缓解率为 65%~80%。异基因 HSCT 治疗可使 40%~65% 的 ALL 患者长期存活。主要适应证：①复发难治 ALL。②CR2 期 ALL。③CR1 期高危 ALL；WBC 超过 $30 \times 10^9/L$ 的前 B-ALL 和 $100 \times 10^9/L$ 的 T-ALL；获完全缓解时间超过 4~6 周，完全缓解后 MRD 偏高，在巩固维持期持续存在或仍不断增加。

4. 急性淋巴细胞白血病的治疗 基本诱导缓解方案是 VDLP 方案，维持治疗以 6-巯基嘌呤、甲氨蝶呤为基本药物。

5. 髓外白血病的防治 以中枢神经系统白血病（CNL）的防治最重要，CNL 可发生于白血病的活动期或完全缓解期，多采用化疗药物联合颅脑照射的治疗方法。

6. 化学治疗结果 治疗目的是达到完全缓解并延长生存期。

（1）完全缓解（CR） 经过化疗骨髓抑制期后，白血病细胞明显减少，白血病的症状、体征完全消失，血象和骨髓象基本恢复正常，血象血红蛋白 $\geqslant 100g/L$（男性）或 $\geqslant 90g/L$（女性、儿童），中性粒细胞绝对值 $\geqslant 1.5 \times 10^9/L$，血小板 $\geqslant 100 \times 10^9/L$，外周血中无白血病细胞；骨髓象原粒细胞+早幼粒细胞 $\leqslant 5\%$，红细胞及巨核细胞正常。

（2）部分缓解 介于完全缓解与未缓解之间。

（3）未缓解 骨髓象原始细胞超过 20%。

（三）预防

急性白血病的发病与遗传有一定的相关性，因此，预防应以环境因素为主。

1. 避免感染人类 T 淋巴细胞病毒 I 型。

2. 日常生活及工作中尽量避免接触各种辐射。

3. 苯以及含有苯的有机溶剂是化学性致白血病的重要因素，工作中如接触此类物质应加以严格防护。

4. 氯霉素、保泰松、抗肿瘤药物中烷化剂和拓扑异构酶Ⅱ抑制剂等，被公认为有致白血病的作用，应尽量避免使用这些药物。

5. 某些血液病最终可能发展为白血病，包括骨髓增生异常综合征、淋巴瘤、多发性骨髓瘤、阵发性睡眠性血红蛋白尿症等，应积极治疗这些原发病，防治因此而发生的免疫功能紊乱。

细目五 慢性髓细胞白血病

◎ 要点一 概述

慢性髓细胞白血病（CML）是慢性白血病最多见的临床类型，是一种发生在造血干细胞的恶性骨髓增殖性血液系统疾病。患者年龄以 45~50 岁居多，男性多于女性。患者外周血粒细胞显著增多，受累细胞中可见 Ph 染色体，病程进展较缓慢，多数患者因急性变而死亡。

◎ 要点二 临床表现

CML 起病缓慢，自发病到就诊时间多在半年至 1 年。早期多无明显症状，有些患者常因其他原因就医或体检时无意中发现。临床可有低热、出汗及消瘦等代谢亢进表现，患者常伴有左上腹坠痛或食后饱胀感，发热、贫血及出血均不多见。

脾脏肿大是本病的主要体征。在 CML 早期多数可触及脾脏，晚期几乎都有脾肿大，甚至有巨脾，脾栓塞、脾出血及脾周围炎等并发症较其他类型白血病多见。约半数患者有肝大。部分患者有胸骨中下段压痛。CML 慢性期一般为 1~4 年，以后逐渐进入加速期及急变期。

◎ 要点三 实验室检查

1. **血液一般检查** 白细胞计数明显增多为 CML 特征，可高达（100.0~800.0）×10⁹/L。白细胞分类可见到各发育阶段的粒系细胞。原粒和早幼粒细胞很少，主要是中幼粒以下各阶段细胞。嗜酸及嗜碱粒细胞均增高。血象的多样化为 CML 的特点。早期红细胞和血小板均正常，部分

患者血小板计数增高。

2. **骨髓象** 骨髓中有核细胞显著增多，以粒系为主，主要为中、晚幼粒细胞及杆状核细胞，原粒细胞不超过 10%。嗜酸和嗜碱细胞增多。红系细胞少，粒、红比例增高。巨核细胞增多或正常，晚期减少。

3. **中性粒细胞碱性磷酸酶（NAP）测定** 多数 CML 患者 NAP 缺如或降低，完全缓解时可恢复正常，复发时又下降。该检查指标有助于区别类白血病反应及其他骨髓增生性疾病。

4. **细胞遗传学检查** 95% 以上患者的受累细胞中有 Ph 染色体，t（9；22）（q34；q11），9 号染色体长臂上 C-abl 原癌基因异位至 22 号染色体长臂的断裂点集中区（bcr），形成 BCR-ABL 融合基因。Ph 染色体阴性者比阳性者预后差。

◎ 要点四 诊断与鉴别诊断

（一）诊断

对于不明原因持续性外周血白细胞明显升高者，均应进行肝脾检查及骨髓检查。一般根据典型血象及骨髓象改变、脾肿大等不难做出诊断。对早期诊断困难或不典型的患者，应进行 Ph 染色体、BCR-ABL 融合基因检查。

（二）鉴别诊断

1. **类白血病反应** 常并发于严重感染、恶性肿瘤等基础疾病；外周血白细胞很少超过 50.0×10⁹/L，中性粒细胞胞浆中有中毒颗粒和空泡；NAP 呈强阳性；Ph 染色体及 BCR-ABL 融合基因阴性；原发病控制后血象可恢复正常。

2. **其他骨髓增生性疾病** 如真性红细胞增多症、原发性血小板增多症及原发性骨髓纤维化，增生的主要细胞类型不同，Ph 染色体及 BCR-ABL 融合基因阴性，而 NAP 增高。

3. **骨髓纤维化** 一般白细胞计数比 CML 低，大多不超过 30.0×10⁹/L，血液中幼稚粒细胞百分数较低，NAP 阳性，红细胞异形较明显，泪滴形红细胞多见；骨髓活检示纤维组织增生较明显；Ph 染色体及 BCR-ABL 融合基因阴性。

◎ 要点五　病情评估

CML 根据其病程及临床表现分为慢性期、加速期、急变期。慢性期对化疗敏感者病情可稳定数年甚至 10 年以上，一旦进入急变期，死亡风险显著增加。

1. 慢性期　一般持续 1~4 年，部分患者可稳定达 10 年以上，此期对化疗有效。如无有效治疗，则常死于并发症。该期患者外周血白细胞常在（$20.0 \sim 100.0$）$\times 10^9$/L，血涂片可见各阶段粒细胞，以中性中幼、晚幼和杆状核粒细胞为主，原始细胞低于 10%，血小板可正常或增多，晚期出现贫血。95% 以上的 CML 细胞中出现 Ph 染色体及 BCR-ABL 融合基因。血清尿酸水平显著升高。

2. 加速期　出现不明原因发热、贫血，出血加重；脾脏进行性肿大；血小板进行性降低或增高；外周血嗜碱粒细胞明显增多，超过 20%；原始细胞在血中或骨髓中超过 10%；出现 Ph 以外的染色体异常。加速期可维持数月至数年，对通常化疗抗药。

3. 急变期　为 CML 的终末期。此期临床表现同急性白血病，具备下列之一者即可诊断：原粒细胞或原淋加幼淋，或原单加幼单在外周血或骨髓中 ≥30%；骨髓中原始粒加早幼粒细胞 ≥50%；有髓外原始细胞浸润。CML 多数为急粒变，少数可急淋变或急单核变。急性变预后差，患者可在数月内发生死亡。

◎ 要点六　治疗与预防

（一）治疗

CML 的治疗重点应放在慢性期的早期，有效阻止疾病的转期，力争在细胞遗传学及分子生物学水平得到缓解。

1. 分子靶向治疗　伊马替尼为第一代酪氨酸激酶抑制剂，可以有效阻止 BCR-ABL 融合基因阳性的细胞增殖，患者完全细胞遗传学缓解率高达 92%，10 年总生存率为 84%。尼洛替尼、达沙替尼为第二代酪氨酸激酶抑制剂，治疗 CML 能获得更快更好的疗效，已逐渐成为治疗 CML-CP 的一线药物。

2. 化学治疗　羟基脲为周期特异性抑制 DNA 合成药物，起效快，但持续时间较短，用药后 2~3 天，白细胞即下降，停药后很快回升。此药副作用较少，单独使用仅限于高龄患者或有合并症、不能耐受酪氨酸激酶抑制剂的患者。

3. 干扰素　用于不适合酪氨酸激酶抑制剂和造血干细胞移植的患者，联合小剂量阿糖胞苷治疗，有效者 10 年生存率约 70%，半数治疗有效的患者可长期存活。

4. 造血干细胞移植　异基因造血干细胞移植是根治 CML 的方法。但在 CML 慢性期不作为一线治疗。

（二）预防

针对与白血病发病相关的致病因素进行预防，包括避免 HTLV-1 病毒感染，避免自然界及医学相关的电离辐射，接触含苯化学物质时加强防护措施等。

细目六　白细胞减少症

◎ 要点一　概述

白细胞减少症是指由多种原因引起的周围血白细胞持续低于 4.0×10^9/L 的一组综合征。近年来白细胞减少症发病增多。

◎ 要点二　病因与发病机制

骨髓中生长的粒细胞系，来自粒-巨噬细胞系干细胞。原粒、早幼粒及中幼粒细胞均具有分裂能力，属骨髓分裂池。晚幼粒细胞不再分裂，发育成熟至分叶核，积聚于骨髓中等待释放，属骨髓贮备池。释放入血液的粒细胞半数随循环血液流动称为循环池，另一半滞留于小血管壁称为边缘池，两者可互相转换，保持动态平衡。粒细胞在血液中存留 6~12 小时后进入组织，行使其吞噬细菌及异物等功能。

1. 粒细胞生成减少、成熟障碍　各种放射物质、化学毒物（如苯）、抗肿瘤药及其他化学药物、感染某些细菌及病毒（肝炎病毒）等，均可导致幼粒细胞 DNA 或 RNA 合成障碍，直接抑制粒细胞增殖；白血病及恶性肿瘤骨髓转移，营养不良等可影响粒细胞的生成和成熟；良性家族性粒细胞减少症、周期性粒细胞减少症也属生成减少类型。

2. 粒细胞破坏过多 粒细胞破坏超过骨髓代偿能力发生粒细胞减少，见于严重脓毒症、慢性炎症、脾功能亢进症、结缔组织疾病和药物所致免疫性粒细胞减少症。引起免疫性粒细胞减少的常见药物是氨基比林，药物引起免疫性粒细胞减少与用药剂量无关，多见于重复用药之后。

3. 粒细胞分布紊乱 血管壁上（边缘池）大量粒细胞暂时或长期滞留，以至血循环中（循环池）的粒细胞减少，称为假性粒细胞减少症，见于疟疾、异体蛋白反应及内毒素血症等。

◎ 要点三 临床表现

1. 症状 多为慢性过程，少数患者可无症状而在检查血象时被发现。多数患者有头晕、乏力、食欲减退、低热、失眠多梦、腰痛等非特异性表现。患者可有支气管炎、肺炎、肾盂肾炎等继发感染。对感染的易感性差异很大。如伴有单核细胞增多者，可无明显感染。

2. 血象 白细胞数一般为（2.0～4.0）×10^9/L，中性粒细胞百分比正常或轻度减低，淋巴细胞相对增多；粒细胞可有核左移或右移，胞浆有毒性颗粒、空泡等改变。红细胞及血小板大致正常。

3. 骨髓象 可呈代偿性增生，或增生低下，或粒细胞成熟障碍等。

◎ 要点四 诊断与鉴别诊断

1. 诊断 白细胞计数的生理变异较大，必须反复定期检查，以确定是否白细胞持续低于4.0×10^9/L，必要时动态观察。骨髓检查可观察粒细胞增生程度，也可除外其他血液病。

2. 鉴别诊断 需与白细胞不增多性白血病、急性再生障碍性贫血等鉴别。

◎ 要点五 病情评估

1. 综合评估 白细胞减少症根据病因可分

为先天性与获得性，其中以获得性多见。白细胞在外周血中的数量动态变化明显，经反复检测并结合病史及临床表现确定诊断。确诊后应及早对病因及发生的可能机制进行分析判断。一般而言，由生成减少途径导致的白细胞减少症，常有较严重的原发病因如电离辐射、化学毒物中毒、细胞毒药物作用、骨髓增生异常综合征等，因原发病因不易控制或去除，当患者合并感染时，病情较重而复杂，抗菌药物治疗效果不佳，预后不良。

2. 程度判断 白细胞减少往往伴有中性粒细胞减少或缺乏，根据外周血中性粒细胞计数，分为轻度、中度、重度。

（1）轻度 中性粒细胞≥1.0×10^9/L，粒细胞的防御及吞噬功能基本正常，患者除原发病表现外，一般无特殊表现。

（2）中度 中性粒细胞（0.5～1.0）×10^9/L，粒细胞的防御及吞噬功能下降，患者除原发病表现外，出现乏力、食欲不振等表现，机体的感染风险增加。

（3）重度 中性粒细胞低于0.5×10^9/L，粒细胞的防御及吞噬功能显著降低，患者除原发病表现外，出现无力、头晕、精神不振，机体的感染风险极大，常有呼吸系统、泌尿系统、皮肤黏膜等感染，甚至发生感染性休克。

◎ 要点六 治疗与预防

1. 去除病因 理化因素引起者须立即停止接触相关物质；由感染引起者，须积极控制感染；继发其他疾病者，须积极治疗原发病等。

2. 一般治疗 劳逸结合，适当锻炼身体，增强体质。有反复感染史者须做好预防措施。对原因不明的慢性轻型患者，白细胞降低不严重、症状不明显、骨髓检查基本正常者，不需药物治疗，可随访观察，多数可呈良性经过。

3. 控制感染 如有感染，应尽早使用抗菌药物，并争取在用药前留取感染灶分泌物、痰、血、大小便进行培养和药敏试验，以指导治疗。若致病菌尚不明确，可根据病史、病情、感染来源选用抗菌药物，一般以广谱抗菌药物为宜。应多采用抗菌效力不依赖粒细胞数的抗菌药物如羧苄西林与氨基糖苷类抗生素（如阿米卡星、妥布霉素）或氧氟沙星等联合使用。严重感染者应选用第三代头孢菌素。治疗中应重复细菌培养，及时调整用药，并注意控制厌氧菌及霉菌感染。

4. 糖皮质激素　可使粒细胞的释放增加，但抑制免疫反应，掩盖感染征象，对免疫性粒细胞缺乏症有一定疗效，仅用于全身衰竭或中毒性休克患者的短期治疗。使用时须同时并用足量广谱抗菌药物，防止感染扩散。常用氢化可的松静脉滴注，待白细胞回升，体温下降后，逐渐减量至停药。

5. 促进粒细胞生成药物　重组人集落刺激因子可促进中性粒细胞的增殖与释放，并可增强其吞噬及趋化功能。其他药物有维生素 B4、核苷酸、鲨肝醇、利血生等。碳酸锂有刺激骨髓生成粒细胞作用，临床效果较肯定，有肾脏病者慎用。以上药物一般可选用 1~2 种，治疗观察 3~4 周，如无效，可换用另一组药物，部分患者近期疗效尚好，但停药后多数复发。

6. 预防

（1）通过病因防治，阻止白细胞减少症的发生，控制病情。白细胞减少症除先天性外，均可查明病因，包括电离辐射、接触有毒化学物质、应用细胞毒药物、患有影响白细胞成熟与释放、增加与消耗白细胞的原发病，因此，预防白细胞减少症，应从致病因素入手，绝大多数获得性白细胞减少症可通过病因预防与治疗，防止疾病的发生，控制与缓解临床症状，恢复白细胞水平。

（2）对于已确诊的白细胞减少症，尤其是发展到粒细胞缺乏症阶段的患者，严格防止各种感染，是阻止患者病情加重、防止发生不良预后的重要措施。

细目七　原发免疫性血小板减少症

◎ 要点一　概述

原发免疫性血小板减少症（ITP）又称特发性血小板减少性紫癜，是一组免疫介导的血小板过度破坏所致的出血性疾病，以广泛皮肤、黏膜及内脏出血，血小板减少，骨髓巨核细胞发育成熟障碍，血小板生存时间缩短及血小板膜糖蛋白特异性自身抗体出现等为特征，是最常见的血小板减少性紫癜，发病率为 5/10 万~10/10 万人口，65 岁以上老年发病率有升高趋势。临床上分为急、慢性两类。急性多见于儿童，常具有自限性；慢性以青年女性多见，很少有患者自发性缓解。

◎ 要点二　病因

1. 免疫因素　50%~70% 的 ITP 患者血浆和血小板表面可检测到血小板膜糖蛋白特异性自身抗体（PAIg）。PAIg 与血小板结合，使血小板破坏增多，同时具有抗巨核细胞的作用，致使巨核细胞成熟障碍，血小板生成减少。目前认为自身抗体致敏的血小板被单核-巨噬细胞系统过度吞噬破坏是 ITP 发病的主要机制。

2. 感染　细菌或病毒感染与 ITP 发病密切相关。多数急性 ITP 患者在发病前 2 周左右有上呼吸道感染史；血中抗病毒抗体或免疫复合物浓度与血小板计数及寿命呈负相关；慢性 ITP 患者，常因感染而病情加重。

3. 脾功能的作用　脾是 ITP 产生 PAIg 的主要场所，同时使巨噬细胞介导的血小板破坏增多。

4. 其他因素　慢性 ITP 多见于育龄妇女，雌激素可能有抑制血小板生成和/或增强单核-巨噬细胞系统对与抗体结合之血小板吞噬的作用，促进血小板破坏。另外毛细血管通透性增加可能与 ITP 患者的出血倾向有关。

◎ 要点三　临床表现

（一）急性型

以儿童为多见，男女发病率相近。颅内出血是主要的死亡原因。急性型可呈自限性，或经积极治疗，常在数周内逐渐恢复或痊愈。少数患者可迁延半年以上，亦可演变为慢性。

1. 起病方式　多数患者发病前 1~2 周有上

呼吸道等感染史，特别是病毒感染史。起病急骤，部分患者可有畏寒、寒战、发热。

2. 出血

（1）皮肤、黏膜出血　全身皮肤瘀点、紫癜、瘀斑，严重者可有血肿形成。鼻出血、牙龈出血、口腔黏膜出血常见，损伤及注射部位可渗血不止或形成大小不等的瘀斑。

（2）内脏出血　当血小板低于$20×10^9/L$时，可出现内脏出血，表现为呕血与黑便、咯血、尿血、阴道出血等，颅内出血可致剧烈头痛、意识障碍、瘫痪及抽搐等。

（3）其他　出血量过大，可出现程度不等的贫血、血压降低甚至失血性休克。

（二）慢性型

较为常见，多见于青年女性，起病缓慢，出血症状亦轻。患者脾脏可有轻度肿大。出血量多或持续时间较长常引起贫血。该型患者自发缓解较少。

1. 起病方式　起病隐匿，多在常规查血时偶然发现。

2. 出血倾向　多数较轻而局限，但易反复发生。表现为皮肤、黏膜出血，如瘀点、紫癜、瘀斑及外伤后出血不止等。鼻出血、牙龈出血亦很常见。严重内脏出血较少见，女性患者多以月经量过多为主要表现。持续发作者，血小板往往多年持续减少；反复发作者，每次发作常持续数周或数月。患者病情可因感染等而骤然加重，出现广泛、严重的皮肤黏膜及内脏出血。

3. 其他　长期月经量过多可出现失血性贫血。病程半年以上者，部分可出现轻度脾肿大。

◎ **要点四　实验室检查**

1. 血象　急性型发作期血小板计数常低于$20×10^9/L$，慢性型常在（30~80）$×10^9/L$，偶见血小板形态异常如体积增大、颗粒减少、染色过深。贫血程度与出血有关。白细胞计数正常或稍高。90%以上的患者血小板生存时间明显缩短。

2. 出凝血检查　出血时间延长；血块退缩不良；毛细血管脆性试验阳性；凝血时间正常；

血小板寿命明显缩短。

3. 骨髓象　①急性型骨髓巨核细胞数量轻度增加或正常，慢性型骨髓象中巨核细胞显著增加；②巨核细胞发育成熟障碍，急性型者尤为明显，表现为巨核细胞体积变小，胞质内颗粒减少，幼稚巨核细胞增加；③有血小板形成的巨核细胞显著减少（低于30%）；④红系及粒、单核系正常。

4. 免疫学检测　80%以上患者可检出血小板相关抗体（PAIgG、IgM）及相关补体（PAC3）。

◎ **要点五　诊断与鉴别诊断**

1. 诊断要点　①广泛出血累及皮肤、黏膜及内脏；②多次检查血小板计数减少；③脾不肿大或轻度肿大；④骨髓巨核细胞数增多或正常，有成熟障碍；⑤并具备下列5项中任何1项：泼尼松治疗有效；脾切除术治疗有效；血PAIg阳性；血PAC3阳性；血小板寿命测定缩短。⑥排除继发性血小板减少症。

2. 鉴别诊断　确诊时需排除继发性血小板减少症，如再生障碍性贫血、脾功能亢进症、骨髓增生异常综合征、白血病、系统性红斑狼疮、药物性免疫性血小板减少等。

◎ **要点六　病情评估**

1. 根据患者年龄、起病缓急及是否有感染前驱病史，确定是急性型还是慢性型　急性型多见于少年儿童，起病急骤，如患者出现快速血小板减少，易发生内脏出血尤其是颅内出血，死亡风险高。慢性型一般起病缓慢，病程长，可反复出现皮肤黏膜出血症状，内脏出血少见，但患者可因感染等而骤然加重，出现广泛严重的皮肤黏膜及内脏出血，危及生命。

2. 根据血小板计数水平评估出血及预后无论急性型还是慢性型患者，当血小板计数低于$20×10^9/L$时，可出现内脏出血，尤其是脑出血及蛛网膜下腔出血，应严格卧床，避免外伤，积极进行糖皮质激素、输注血小板等治疗，降低死亡率。

◎ 要点七　治疗与预防

1. 一般治疗　出血症状严重者，应卧床休息，防止创伤，避免使用可能引起血小板减少的药物。

2. 应用糖皮质激素　为首选的治疗药物，适用于急性型和慢性型发作期。其机制：①抑制抗原抗体反应；②抑制单核-巨噬细胞系统，特别是脾脏的巨噬细胞对血小板的吞噬破坏；③降低毛细血管通透性；④刺激骨髓造血及血小板向外周血释放。本病对各种糖皮质激素制剂的疗效近似。病情严重者可用甲泼尼龙、氢化可的松或地塞米松短期静脉滴注，严重出血者可适当增加剂量，病情改善、血小板回升后再经2~3周可逐渐减量。急性型4~8周为一疗程，大剂量疗法不宜超过2周；慢性型常需小剂量维持4~6个月。该药对复发患者仍然有效。

3. 免疫抑制剂　对糖皮质激素疗效不佳且不愿切脾者或脾切除术后疗效不佳者，可单一应用免疫抑制剂治疗，也可与小剂量糖皮质激素合用。常用长春新碱、环磷酰胺、硫唑嘌呤、环孢素等。免疫抑制剂疗程4~6周。病情缓解后即逐渐减量，一般维持3~6个月。免疫抑制剂治疗本病，近期疗效尚好，但停药后仍易复发，且有抑制造血功能的不良反应。

4. 脾切除术　是慢性型患者重要的治疗方法，其机制在于减少血小板抗体的产生，消除血小板的破坏场所。脾切除的缓解率可达75%~90%，但有部分病例复发，故不作为首选方法。脾切除术的适应证：①经糖皮质激素治疗3~6个月无效；②对糖皮质激素疗效较差，或减少剂量即易复发；③对糖皮质激素有禁忌者；④放射性核素标记血小板输入体内后，脾区的放射指数较高者。手术中切除副脾者疗效可能更好。一般认为脾切除后血小板数持续正常达半年以上者为治愈。

5. 其他治疗　①达那唑：可通过免疫调节与抗雌激素作用，使抗体产生减少，提高血小板数，可与糖皮质激素合用。②输新鲜血液：有较好的止血作用，也可输血小板悬液。反复输血易产生同种抗体，加速破坏血小板，因此，血小板悬液仅适用于危重出血患者的抢救及脾切除术前准备或术中应用。③大剂量球蛋白：可抑制自身抗体的产生，适用于急性严重出血的难治病例。④血浆置换：适用于急性型，目的在于短期内大量减少血小板抗体。

6. 急性情况的处理　ITP患者的急性情况包括：①血小板低于$20×10^9/L$；②出血严重、广泛；③疑有或已发生颅内出血；④近期将实施手术或分娩。

（1）输注血小板　成人每次10~20单位（从200mL循环血中单采所得的血小板为1单位血小板），根据病情可重复使用，尽量使用单采血小板。

（2）静脉注射免疫球蛋白　可封闭单核-巨噬细胞Fc受体、中和抗体及调节免疫。0.4g/kg，静脉滴注，4~5日为一疗程。

（3）应用甲泼尼龙　通过抑制单核-巨噬细胞系统而发挥治疗作用。大剂量使用，每日1g，静脉注射。

（4）血浆置换　有一定的救治疗效。

7. 预防

（1）预防发病　目前认为自身抗体致敏的血小板被单核巨噬细胞系统过度吞噬破坏是ITP发病的主要机制，而自身抗体的形成机制复杂，与病毒感染、脾功能亢进等有关，ITP发病的预防，应以改善个体过敏体质，增强体质，减少各种感染尤其是急性上呼吸道病毒感染为主。

（2）预防出血　对于已经确诊的患者，动态随访血小板水平及各种出血的表现，进行个体化药物治疗。发现血小板低于$20×10^9/L$的患者，必须住院治疗，给予及时规范的药物治疗及血小板输注治疗，防治内脏出血。

细目八　骨髓增生异常综合征

◎ 要点一　概述

骨髓增生异常综合征（MDS）是一组起源于

造血干细胞，以病态造血及高风险向急细胞白血病转化为特征的血液病。任何年龄的人群均可发病，约80%患者超过60岁；男女均可发病。

◎ 要点二　病因

原发性MDS的病因尚不明确，继发性MDS见于烷化剂、放射线、有机毒物等密切接触者。MDS是起源于造血干细胞的克隆性疾病，异常克隆细胞在骨髓中分化、成熟障碍，出现病态造血，在骨髓原位或释放入血后不久被破坏，导致无效造血。部分MDS患者可发现有原癌基因突变或染色体异常，这些异常也参与MDS的发生和发展。

◎ 要点三　临床表现

几乎所有的MDS患者有贫血症状，表现为乏力、疲倦、活动后心悸气短，半数以上的患者有中性粒细胞减少，由于同时存在中性粒细胞功能低下，因此，患者容易发生各种感染，约有20%的MDS死于感染。40%~60%的MDS患者有血小板减少，随着疾病进展可出现进行性血小板减少。

临床类型不同，临床表现也有差异。难治性贫血及环形铁幼粒细胞性难治性贫血患者多以贫血为主要表现，临床进展缓慢，中位生存期3~6年，白血病转化率5%~15%。难治性贫血伴原始细胞增多和难治性贫血伴原始细胞增多转变型患者多以全血细胞减少为主，贫血、出血及感染表现均常见，可伴有脾肿大，病情进展快，中位生存期难治性贫血伴原始细胞增多为12个月，难治性贫血伴原始细胞增多转变型为5个月，白血病转化率难治性贫血伴原始细胞增多为40%，难治性贫血伴原始细胞增多转变型为60%。

慢性粒-单核细胞性白血病类型的患者临床以贫血为主，可有感染和出血表现，脾肿大常见，中位生存期约20个月，约30%转变为急性髓细胞白血病。

◎ 要点四　实验室检查

1. 血象和骨髓象检查　持续性全血细胞减少，一系减少少见，多为红细胞减少，Hb<100g/L，中性粒细胞<$1.8×10^9$/L，血小板<$100×10^9$/L。骨髓增生度多在活跃以上，1/3~1/2患者达明显活跃以上，少部分呈增生减低。多数MDS患者出现两系以上病态造血。

2. 细胞遗传学检查　40%~70%的MDS患者有克隆性染色体核型异常，多为缺失性改变，以+8、$-5/5q^-$、$-7/7q^-$、$20q^-$最为常见。

3. 病理检查　骨髓病理活检MDS患者在骨小梁旁区和间区出现3~5个或更多的呈簇状分布的原粒和早幼粒细胞，可了解骨髓内细胞增生程度、巨核细胞数量、骨髓纤维化程度等重要信息。

4. 免疫学检查　可检测到骨髓细胞表型发生异常，有助于鉴别低危的MDS与非克隆性血细胞减少症。

5. 分子生物学检测　多数MDS患者骨髓细胞中可检出体细胞性基因突变，有助于MDS的诊断及对预后的评估。

◎ 要点五　诊断与鉴别诊断

（一）诊断

MDS的诊断尚无"金标准"，目前仍以排除法进行诊断。根据患者血细胞减少和相应的症状，及病态造血、细胞遗传学异常、病理学改变等，诊断不难确立。虽然病态造血是MDS的特征，但有病态造血不等于就是MDS，应进行鉴别诊断。

（二）鉴别诊断

1. 再生障碍性贫血　MDS常需与慢性再生障碍贫血鉴别。MDS患者的网织红细胞可正常或升高，外周血可见到有核红细胞，骨髓病态造血明显，早期细胞比例不低或增加，染色体异常，而慢性再生障碍性贫血无上述异常改变。

2. 阵发性睡眠性血红蛋白尿症　可出现全血细胞减少和病态造血，但阵发性睡眠性血红蛋白尿症检测可发现$CD55^+$、$CD59^+$细胞减少，有Ham试验阳性及血管内溶血的改变。

3. 巨幼细胞性贫血　MDS患者细胞病态造血可见巨幼样变，易与巨幼细胞性贫血混淆，但后者是由于叶酸、维生素 B_{12} 缺乏所致，补充后可纠正贫血，而 MDS 患者的叶酸、维生素 B_{12} 不低，叶酸、维生素 B_{12} 治疗无效。

4. 慢性髓细胞白血病（CML） CML 的 Ph 染色体、BCR－ABL 融合基因检测为阳性，而 MDS 分类中慢性粒－单核细胞性白血病则为阴性。

◎ **要点六 病情评估**

1. 分型 法美英协作组（FAB）组根据 MDS 患者外周血、骨髓中的原始细胞比例、形态学改变及单核细胞数量，将 MDS 分为 5 型，即难治性贫血（RA）、环形铁粒幼细胞性难治性贫血（RAS）、难治性贫血伴原始细胞增多（RAEB）、难治性贫血伴原始细胞增多转变型（RAEB－t）及慢性粒-单核细胞白血病（CMML）。

WHO 的分型标准认为，骨髓原始细胞达 20% 即为急性髓细胞白血病，将 RAEB－t 归为急性髓细胞白血病（AML），并将 CMML 归为 MDS/MPD（骨髓增生异常综合征/骨髓增殖性疾病），保留了 FAB 的 RA、RAS、RAEB；并且将 RA 或 RAS 中伴有两系或三系增生异常者单独列为难治性细胞减少伴多系增生异常（RCMD），将仅有 5 号染色体长臂缺失的 RA 独立为 5q⁻综合征；还新增加了 MDS 未能分类（u-MDS）。

目前临床上 MDS 分型结合 FAB 和 WHO 标准联合应用。

2. 危险分度 MDS 国际预后积分系统（IPSS）依据患者血中性粒细胞绝对值、患者血红蛋白量、患者血小板数量、骨髓原始细胞百分比及细胞遗传学共五项指标进行积分评估，每项分值分别为 0、0.5、1、1.5、2、3、4 分，情况越差得分越高，将 MDS 分为极低危、低危、中危、高危、极高危，评价患者预后，指导治疗。

极低危：积分≤1.5 分；低危：1.5 分<积分≤3 分；中危：3 分<积分≤4.5 分；高危：4.5分<积分≤6 分；极高危：积分>6 分。

◎ **要点七 治疗与预防**

（一）治疗

MDS 尚无满意的治疗方法，对于低危患者治疗主要是改善造血功能，提高生活质量，采用支持治疗、促进造血、诱导分化和生物反应调节剂等治疗，中高危 MDS 患者以改善病情提高存活率为主，应用联合化疗方案和造血干细胞移植。

1. 支持治疗 对于严重贫血和有出血症状的患者，选择成分输血，可输注红细胞悬液和血小板。粒细胞减少和缺乏者应注意防治感染。反复输血治疗的患者应注意配合祛铁治疗。

2. 促造血治疗 能使部分患者改善造血功能，可使用雄激素如司坦唑醇、11-庚酸睾丸酮等，造血生长因子如促红细胞生成素等。

3. 应用生物反应调节剂 部分病患者可应用沙利度胺或来那度胺治疗，沙利度胺及其衍生物对 5q⁻综合征有较好疗效。少数低危的患者可应用环孢素治疗。

4. 去甲基化药物 MDS 抑癌基因启动子存在 DNA 高度甲基化，可以导致基因缄默，去甲基化药物阿扎胞苷及地西他滨能够减少患者的输血量，提高生活质量，延迟患者向急性髓细胞白血病转化。

5. 联合化疗 对于脏器功能及一般情况良好的 MDS 患者，可考虑联合化疗，如蒽环类抗生素联合阿糖胞苷，预激化疗，或联合去甲基化药物，部分患者能获一段缓解期。MDS 化疗后因骨髓抑制期长，应注意加强支持治疗和预防感染措施。

6. 异基因造血干细胞移植 为目前唯一有治愈 MDS 可能性的治疗。高危患者，尤其是年轻、原始细胞增多和伴有预后不良染色体核型者首先应考虑是否移植；低危患者既往较少移植，药物治疗无效、输血依赖者，也可在祛铁治疗后考虑移植。

（二）预防

原发性 MDS 因病因尚不清楚，无明确的预防措施；继发性 MDS 发病与接触烷化剂、放射线、有机毒物等有关，因此，生活及工作中应注意避免接触上述物质，环境中不可避免出现上述物质时，应加以科学的防护。

第六单元 内分泌与代谢疾病

细目一 甲状腺功能亢进症

◎ 要点一 概述

甲状腺毒症是指循环血液中甲状腺激素过多，引起以神经、循环、消化等系统兴奋性增高和代谢亢进为主要表现的一组临床综合征。根据甲状腺的功能状态，甲状腺毒症可分为甲状腺功能亢进类型和非甲状腺功能亢进类型。甲状腺功能亢进症（简称甲亢），是指甲状腺腺体本身产生甲状腺激素过多而引起的甲状腺毒症，其病因主要是弥漫性毒性甲状腺肿（Graves病，GD）、多结节性毒性甲状腺肿和甲状腺自主高功能腺瘤，其中GD是甲状腺功能亢进症的最常见病因，约占全部甲亢的80%~85%。我国患病率约1.2%，女性发病显著高于男性，女男之比为4:1~6:1，高发年龄为20~50岁。本节主要介绍Graves病。

◎ 要点二 病因与发病机制

Graves病为器官特异性自身免疫病。以遗传易感为背景，在环境因素作用下产生自身免疫反应，出现针对甲状腺细胞TSH受体的特异性自身抗体，不断刺激甲状腺细胞增生和甲状腺激素合成、分泌增加而致Graves病。

1. **遗传因素** GD有显著的遗传倾向，目前发现它与组织相容性复合体（MHC）基因相关。

2. **自身免疫** GD患者的血清中存在针对甲状腺细胞TSH受体的特异性自身抗体，称为TSH受体抗体（TRAb），TRAb有两种类型，即TSH受体刺激性抗体（TSAb）和TSH受体刺激阻断性抗体（TSBAb）。TSAb与TSH受体结合，激活腺苷酸环化酶信号系统，导致甲状腺细胞增生和甲状腺激素合成、分泌增加。TSAb是GD的致病性抗体，95%未经治疗的GD患者TSAb阳性，母体的TSAb也可以通过胎盘，导致胎儿或新生儿发生甲亢。

3. **环境因素** 可能参与GD的发生，如细菌感染、性激素、应激等都对本病的发生和发展有影响。

4. **Graves眼病（GO）的发生机制** GO的病理基础是在眶后组织浸润的淋巴细胞分泌细胞因子（干扰素-γ等）刺激成纤维细胞分泌黏多糖，堆积在眼外肌和眶后组织，导致突眼和眼外肌纤维化。

◎ 要点三 临床表现

（一）甲状腺毒症表现

1. **高代谢综合征** 表现为怕热多汗、皮肤潮湿、低热、多食善饥、体重锐减和疲乏无力。糖耐量减低或加重糖尿病，血总胆固醇降低。

2. **精神神经系统** 表现为神经过敏、多言好动、烦躁易怒、失眠不安、注意力不集中、记忆力减退、手和眼睑震颤、腱反射亢进，甚至有幻想、躁狂症或精神分裂症的表现，偶尔表现为寡言抑郁、淡漠。

3. **心血管系统** 表现为心悸、气短、胸闷等。体征有：①心动过速，常为窦性，休息和睡眠时心率仍快；②第一心音亢进，心尖区常有2/6级以下收缩期杂音；③收缩压升高，舒张压降低，脉压增大，可见周围血管征；④心脏肥大和心力衰竭；⑤心律失常，以心房颤动、房性早搏等房性心律失常多见。

4. **消化系统** 表现为食欲亢进，稀便、排便次数增加。

5. **肌肉骨骼系统** 表现为肌无力和肌肉萎缩。部分患者发生甲亢性肌病，呈进行性肌无力和肌肉萎缩，多见于近心端的肩胛和骨盆带肌群。少数可见指端粗厚、重症肌无力和骨质疏松。

6. 其他 女性患者出现月经减少或闭经，男性患者出现阳痿，偶有乳腺增生。外周血淋巴细胞增多，可伴血小板减少性紫癜。少数患者有典型的对称性黏液性水肿，局部皮肤增厚变粗，可伴继发感染和色素沉着。

（二）甲状腺肿大

双侧甲状腺弥漫性、对称性肿大，质地表现不同，多柔软，无压痛，肿大的甲状腺随吞咽而上下移动。甲状腺上下极可触及震颤，闻及血管杂音，为甲亢的特异性体征。

（三）眼征

GD 的眼部表现分为两类：一类为单纯性突眼，病因与甲状腺毒症所致的交感神经兴奋性增高有关；另一类为浸润性眼征，发生在 Graves 眼病（Graves 眶病）。约有 25%～50% 患者伴有眼征，部分患者可为单侧。

1. 单纯性突眼 ①轻度突眼：突眼度 19～20mm；②Stellwag 征：瞬目减少，炯炯发亮；③上睑挛缩，睑裂增宽；④vonGraefe 征：双眼向下看时，由于上眼睑不能随眼球下落，显现白色巩膜；⑤Joffroy 征：眼球向上看时，前额皮肤不能皱起；⑥Mobius 征：双眼看近物时，眼球辐辏不良。

2. 浸润性突眼 自身免疫炎症引起眶内软组织肿胀、增生和眼肌明显病变所致。多见于成年男性，常有明显症状，如眼内异物感、眼部胀痛、畏光、流泪、复视及视力减退等。眼征较单纯性更明显，突眼度超过正常值上限 4mm，左右眼可不等（相差超过 3mm）。严重者眼睑肿胀肥厚、闭合不全，结膜充血水肿，角膜溃疡或全眼球炎，甚至失明。

（四）特殊表现

1. 甲状腺危象 甲状腺危象是甲状腺毒症急性加重的综合征，多发生于较重的甲亢未予治疗或治疗不充分的患者。主要诱因有感染、手术、创伤、精神刺激及放射性碘治疗等。临床表现为体温超过 39℃，心率增快，超过 140 次/分，烦躁不安，大汗淋漓，厌食，恶心呕吐，腹泻，继而出现虚脱、休克、嗜睡或谵妄，甚至昏迷。部分可伴有心力衰竭、肺水肿，偶有黄疸。白细胞总数及中性粒细胞常升高。血 T_3、T_4 升高，TSH 显著降低，病情轻重与血 TH 水平可不平行。

2. 淡漠型甲亢 多见于老年人，起病隐匿，全身症状明显，以纳差、乏力、消瘦、淡漠为主要表现，易发生心绞痛、心力衰竭、房颤等，高代谢表现、甲状腺肿大及眼征不明显。

3. 亚临床甲亢 患者无自觉症状，血 T_3、T_4 正常，但 TSH 显著降低，部分患者可进展为临床型甲亢。

4. 甲状腺毒症性心脏病 常表现为心力衰竭，分为两种类型：①心动过速和心脏排出量增加导致的心力衰竭，主要发生在年轻甲亢患者，心力衰竭非心脏泵衰竭所致，而是由于心脏高排出量后失代偿引起，称为"高排出量型心力衰竭"，常随甲亢控制，心功能恢复。②诱发和加重已有的或潜在的缺血性心脏病发生的心力衰竭，房颤是影响心脏功能的因素之一，多发生于老年患者，常发生心脏泵衰竭。

5. 妊娠期甲亢 妊娠期甲状腺激素结合球蛋白（TBG）增高，引起血清 TT_4 和 TT_3 增高，因此，妊娠期甲亢的诊断应依赖血清 FT_4、FT_3 和 TSH。

6. 胫前黏液性水肿 与 GO 同属于自身免疫病，见于约 5% 的 GD 患者。水肿出现在胫骨前下 1/3 部位，也见于足背、踝关节、肩部、手背或手术瘢痕处，偶见于面部，皮损大多为对称性。

◎ 要点四 实验室检查及其他检查

1. 血清甲状腺激素测定 ①TT_3 和 TT_4：TT_3 较 TT_4 更为灵敏，更能反映本病的程度与预后；②FT_3 和 FT_4：游离甲状腺激素是实现该激素生物效应的主要部分，且不受血中 TBG 浓度和结合力的影响，是诊断甲亢的首选指标。

2. TSH 测定 是反映甲状腺功能最敏感的指标，也是反映下丘脑-垂体-甲状腺轴功能、鉴别原发性与继发性甲亢的敏感指标，尤其对亚临床型甲亢和甲减的诊断具有更重要意义。测定高敏TSH（sTSH）灵敏度更高。

3. 甲状腺自身抗体测定 TSH受体抗体（TRAb）阳性率75%～96%，是确定甲亢病因、诊断GD的指标之一。TRAb中的TSH受体抑制性抗体（TSBAb）更能反映自身抗体对甲状腺细胞的刺激功能。多数患者血中可检出甲状腺球蛋白抗体（TGAb）和（或）甲状腺过氧化物酶抗体（TPOAb），如长期持续阳性，且滴度较高，则提示可能进展为自身免疫性甲减。

4. 甲状腺摄^{131}碘率 主要用于甲状腺毒症的病因鉴别，甲状腺功能亢进类型的甲状腺毒症^{131}碘摄取率增高，非甲状腺功能亢进类型的甲状腺毒症^{131}碘摄取率减低。

5. 其他检查 超声、CT、MRI等有助于甲状腺、异位甲状腺肿和球后病变性质的诊断。放射性核素扫描有助于诊断甲状腺自主高功能腺瘤。

◎ **要点五 诊断与鉴别诊断**

（一）诊断

1. 甲亢的诊断 ①高代谢症状和体征；②甲状腺肿大；③血清TT_3、FT_3、TT_4、FT_4增高，TSH减低。具备以上三项诊断即可成立。

2. GD的诊断 ①甲亢诊断确立；②甲状腺弥漫性肿大（触诊和B超证实）；③眼球突出和其他浸润性眼征；④胫前黏液性水肿；⑤TRAb、TSAb阳性；⑥TGAb、TPOAb阳性。①②项为诊断必备条件，少数病例可以无甲状腺肿大。③～⑤项虽为诊断的辅助条件，但是GD甲亢诊断的重要依据。⑥项虽非本病的致病性抗体，但提示本病的自身免疫病因。

（二）鉴别诊断

1. 亚急性甲状腺炎 发病与病毒感染有关。多有发热，短期内甲状腺肿大，触之坚硬而疼痛。白细胞正常或升高，血沉增高，摄^{131}碘碘率下降，TGAb、TPOAb正常或轻度升高。

2. 慢性淋巴细胞性甲状腺炎 发病与自身免疫有关。多见于中年女性，甲状腺弥漫肿大，尤其是峡部肿大更为明显，质较坚实。TGAb、TPOAb阳性，且滴度较高。B超检查显示甲状腺内部不均匀低密度回声，核素扫描显示甲状腺功能减低，甲状腺细针穿刺可见成堆淋巴细胞。本病常可逐渐发展成甲减。

◎ **要点六 病情评估**

1. 甲状腺肿大的分级 GD患者甲状腺肿大的程度一般与病情有相关性，除老年人的淡漠型甲亢外，基本表现为甲状腺肿大越明显，功能亢进越严重。甲状腺肿大分为三度：①Ⅰ度肿大：视诊未见肿大，触诊能触及；②Ⅱ度肿大：视诊、触诊均发现肿大，但外缘在胸锁乳突肌以内；③Ⅲ度肿大：肿大的甲状腺外缘超过胸锁乳突肌外缘。

2. 根据临床表现评估病情

（1）**基础代谢率** 甲亢患者主要临床表现的病理基础是甲状腺激素分泌过多，导致甲状腺毒症，其中以高代谢综合征为特征，可以通过对患者基础代谢率的检测，评估病情。基础代谢率与病情呈正相关。轻度甲亢一般为15%～30%，中度甲亢30%～60%，重度甲亢超过60%，应结合患者的高代谢综合征表现综合判断。

（2）**GO活动度评估** 国际GO活动评分方法（CAS）：①自发性球后疼痛；②眼球运动时疼痛；③结膜充血；④结膜水肿；⑤肉阜肿胀；⑥眼睑水肿；⑦眼睑红斑。每项1分，CAS积分达到3分判断为疾病活动，积分越高，活动度越高。

（3）**GO的病情分级及活动评分** GO欧洲研究组（EUGOGO）应用突眼度、复视和视神经损伤三个指标评估GO病情的程度：①突眼度19～20mm，复视间歇性发作，视神经诱发电位异常，视力超过9/10；②突眼度21～23mm，复视非持续性存在，视力在8/10～5/10；③突眼度超过23mm，复视持续存在，视力低于5/10。

（4）**各系统严重症状的识别** 各系统临床表现中以循环系统及消化系统为主。①合并甲状腺毒症心脏病时，出现心动过速、心律失常、心脏增大和心力衰竭。甲状腺毒症性心脏病的心力衰竭分为两种类型：一类是心动过速和心脏排出量增加导致的心力衰竭，主要发生在年轻甲亢患者；另一类是原有器质性心脏病被甲亢加重而诱发或加重心力衰竭，多见于老年人，预后不良。②病情严重的甲亢患者可出现肝大、肝功能异常、黄疸等严重的消化系统表现。

（5）甲状腺危象的识别　甲状腺危象是甲状腺毒症急性加重的表现，多发生于较重的甲亢且未予治疗或治疗不充分的患者，常见诱因有感染、手术、创伤、精神刺激等，严重患者发生心衰、休克及昏迷等，死亡率高达20%。

◎ 要点七　治疗与预防

（一）治疗措施

目前尚缺乏对GD的病因治疗方法，针对甲亢的治疗措施包括抗甲状腺药物（ATD）、^{131}碘放射治疗和手术治疗。ATD的作用是抑制甲状腺合成甲状腺激素，^{131}碘放射治疗和手术治疗是通过破坏甲状腺组织、减少甲状腺激素的产生，达到病情控制的治疗目的。

1. 一般治疗　适当休息，避免精神紧张及过度劳累。补充足够热量和营养，减少碘摄入量，忌用含碘药物。精神紧张和失眠患者可酌用镇静剂。

2. 甲状腺功能亢进的治疗

（1）抗甲状腺药物　有硫脲类（如丙硫氧嘧啶）和咪唑类（如甲巯咪唑和卡比马唑）两类药物。适应证：①病情轻、中度患者；②甲状腺轻、中度肿大；③年龄低于20岁；④孕妇、高龄或由于其他严重疾病不适宜手术者；⑤手术前和^{131}碘放射治疗前的准备；⑥手术后复发且不适宜^{131}碘放射治疗者。分为初治、减量和维持期3个阶段，疗程通常在1.5~2.5年或以上。不良反应有粒细胞减少、药疹和中毒性肝病，开始治疗前必须进行血液一般检查。

停药指征：①肿大的甲状腺明显缩小；②所需的药物维持量小；③血 T_3、T_4、TSH 测定长期在正常范围内；④TSAb 或 TRAb 转阴。目前认为

ATD 维持治疗 18~24 个月可以停药。

复发是指甲亢完全缓解，停药半年后又有反复者，多在停药后 1 年内发生。

（2）^{131}碘放射治疗　甲状腺能大量摄取和浓集碘，^{131}碘衰减时释出大量 β 射线（在组织内的射程约 2mm）可破坏甲状腺滤泡上皮而减少 TH 分泌，并可抑制甲状腺内淋巴细胞的抗体生成。此法安全简便，费用低廉，临床治愈率高，复发率低。

适应证：①成人 GD 伴甲状腺肿大 II 度以上；②ATD 治疗失败或过敏；③甲亢手术后复发；④甲状腺毒症心脏病或甲亢伴其他病因的心脏病；⑤甲亢合并白细胞和（或）血小板减少或全血细胞减少；⑥老年甲亢；⑦甲亢合并糖尿病；⑧毒性多结节性甲状腺肿；⑨自主功能性甲状腺结节合并甲亢。

禁忌证：妊娠和哺乳期妇女。

主要并发症为甲状腺功能减退，发生甲减后均需用甲状腺素替代治疗。

（3）手术治疗　实施个体化甲状腺次全切除术等。适应证：①中、重度甲亢，长期服药无效，停药后复发，或不愿长期服药者；②甲状腺显著肿大，压迫邻近器官；③胸骨后甲状腺肿伴甲亢者；④结节性甲状腺肿伴甲亢者。禁忌证：①伴严重 Graves 眼病；②合并较重心、肝、肾疾病，不能耐受手术；③妊娠初 3 个月和第 6 个月以后。

（4）其他治疗　①β 受体阻滞剂适用于各类甲亢，但主要在药物治疗的初治期使用，可控制心动过速等临床症状。也用于甲状腺危象、^{131}碘治疗前后及手术前准备。常用比索洛尔、美托洛尔等。②复方碘液仅适用于甲状腺危象及手术前准备。

3. Graves 眼病的治疗　轻度 Graves 眼病病程一般呈自限性，治疗以局部治疗和控制甲亢为主。治疗包括：①畏光：戴有色眼镜；②角膜异物感：人工泪液；③保护角膜：夜间遮盖；④眶周水肿：抬高床头；⑤轻度复视：棱镜矫正；

⑥强制性戒烟；⑦有效控制甲亢等。中、重度Graves眶病在上述治疗基础上根据具体情况强化治疗，包括甲状腺制剂、免疫抑制剂、放射治疗和眶减压手术。

（二）甲状腺危象的治疗

积极治疗甲亢是预防危象发生的关键。

1. 消除诱因。

2. 抑制TH合成，使用大量抗甲状腺药物，首选丙硫氧嘧啶。

3. 抑制TH释放，使用抗甲状腺药物、复方碘溶液和碘化钠。

4. 迅速阻滞儿茶酚胺释放，降低周围组织对甲状腺激素的反应性，如美托洛尔。

5. 肾上腺糖皮质激素，常用氢化考的松。

6. 对症治疗，如降温、镇静、保护脏器功能、防治感染等。

7. 其他，如血液透析、腹膜透析或血浆置换等。

（三）预防

1. **预防发病** GD属于自身免疫性疾病，好发于青壮年女性，有明确遗传背景的高危者，应避免环境因素的作用诱发本病，包括预防各种细菌感染、病毒感染，生活规律，月经周期正常，不使用含性激素类药物，日常中避免过度情绪变化、创伤、醉酒等应激状态的出现。

2. **规范治疗预防危象与致疾** 出现类似甲亢的临床表现或发现颈部增粗，及时就诊明确诊断，一旦确立诊断，严格按照医嘱实施药物治疗，不可随意增减药物或停服用物，按时随诊复查甲状腺功能。合并GO的患者加强眼部护理，预防视力严重下降甚至失明。

细目二 甲状腺功能减退症

◎ 要点一 概述

甲状腺功能减退症（简称甲减），是由于甲状腺结构和功能异常，导致甲状腺激素分泌及合成减少，或发生甲状腺激素抵抗，引起全身代谢减低的临床综合征。临床以全身低代谢表现，以及血清低T_4、低T_3和高TSH表现为主。主要病理改变为黏多糖在组织和皮肤堆积，呈黏液性水肿。临床患病率为1%左右，发病率为2.9/1000，女性较男性多见，随年龄增加患病率上升。

甲减根据病变部位分为：①原发性甲减：由于甲状腺腺体本身病变引起的甲减，占全部甲减的95%以上。其中自身免疫、甲状腺手术和甲状腺功能亢进症[131]碘放射治疗为三大常见原因。②中枢性甲减或继发性甲减：由于下丘脑和垂体病变引起的促甲状腺激素释放激素（TRH）或促甲状腺激素（TSH）产生和分泌减少所致的甲减，见于垂体外照射、垂体大腺瘤、颅咽管瘤及产后大出血等。③甲状腺激素抵抗综合征：由于甲状腺激素在外周组织实现生物效应障碍引起的甲减。根据甲状腺功能减低的程度分为临床甲减和亚临床甲减。

◎ 要点二 病因

1. **自身免疫性损伤** 为最常见的原因，包括桥本甲状腺炎、产后甲状腺炎、萎缩性甲状腺炎等。

2. **甲状腺破坏** 见于甲状腺手术、[131]碘放射治疗等。

3. **摄碘过量** 可诱发或加重自身免疫性甲状腺炎，也可导致具有潜在甲状腺疾病的人发生甲减。长期服用含碘药物如胺碘酮等，导致甲减的机会为5%~22%。

4. **抗甲状腺药物** 见于服用锂盐、咪唑类、硫脲类药物等。

◎ 要点三 临床表现

1. **病史特点** 有[131]碘放射治疗史、甲状腺手术史、桥本甲状腺炎及Graves病等病史或甲状腺疾病家族史。

2. **症状** 起病隐匿，进展缓慢，病程较长，多数患者缺乏特异性临床表现。以代谢率减低和交感神经兴奋性下降为主，早期患者可以没有特异性症状。典型症状有怕冷、少汗、乏力、手足肿胀感、嗜睡、记忆力减退、关节疼痛、体重增加、便秘、女性月经紊乱或月经过多、不孕等。

3. 体征 典型体征有面色苍白、表情呆滞、反应迟钝、声音嘶哑、听力障碍、颜面及眼睑水肿、唇厚、舌大常有齿痕（甲减面容）、皮肤干燥、粗糙，皮温低，毛发稀疏干燥，常有水肿，脉率缓慢，跟腱反射时间延长。少数患者出现胫前黏液性水肿。累及心脏可出现心包积液和心力衰竭。病情严重者可以发生黏液性水肿昏迷。

◎ 要点四 实验室检查及其他检查

1. 甲状腺功能检查 原发性甲减者血清 TSH 增高，血清总 T_4（TT_4）、游离 T_4（FT_4）均降低，三者升降的程度与病情严重程度相关。血清总 T_3（TT_3）、游离 T_3（FT_3）早期正常，晚期减低。因为 T_3 主要来源于外周组织 T_4 的转换，所以不作为诊断原发性甲减的必备指标。亚临床甲减仅有 TSH 增高，TT_4 和 FT_4 正常。

2. 自身抗体检查 甲状腺过氧化物酶抗体（TPOAb）和甲状腺球蛋白抗体（TgAb）是诊断自身免疫甲状腺炎（包括桥本甲状腺炎、萎缩性甲状腺炎）的主要指标。TPOAb 的诊断意义确切，TPOAb 升高伴血清 TSH 水平增高，提示甲状腺细胞已经发生损伤。

3. 其他检查 可有轻、中度贫血，血清总胆固醇升高。血清心肌酶谱可升高，部分患者血清催乳素升高伴有蝶鞍增大，需与垂体催乳素瘤相鉴别。

◎ 要点五 诊断

有甲减的症状和体征，血清 TSH 增高，TT_4、FT_4 均降低，即可诊断原发性甲减，应进一步明确甲减的原因；血清 TSH 减低或者正常，TT_4、FT_4 降低，应考虑为中枢性甲减，需进一步进行下丘脑和垂体的相关检查，明确下丘脑和垂体病变。

经检查发现蝶鞍增大者，应与垂体瘤鉴别，原发性甲减 TRH 分泌增加可导致高泌乳素血症、溢乳及蝶鞍增大，与垂体泌乳素瘤相似，经 MRI 检查可鉴别。患者甲状腺肿质地坚硬，需注意排除甲状腺癌，甲状腺癌患者甲状腺多呈结节性，

质地坚硬而固定，可伴局部淋巴结肿大，超声及核素检查可见孤立病灶，穿刺细胞学检查有助于确定诊断。

◎ 要点六 病情评估

1. 病因评估 确诊为甲减的患者，首先应进行抗自身抗体检测，必要时结合甲状腺组织细胞学检查，明确甲减的病因诊断，包括桥本甲状腺炎、萎缩性甲状腺炎、甲状腺腺肿等。通过病史采集，重点明确有无甲状腺疾病病史、用药史、甲状腺手术史及 ^{131}碘放射治疗史，确定是否为原发性甲减。

2. 病情评估 根据患者起病情况、临床表现尤其是低代谢的临床表现，结合实验室检查结果，重点是血清 TSH、TT_4、FT_4 水平，综合判断患者病情，指导临床药物治疗。

◎ 要点七 治疗与预防

（一）治疗

1. 治疗目标

（1）临床症状和体征缓解，生活质量改善。

（2）血清 TSH、TT_4、FT_4 逐渐恢复到正常范围。

2. 药物治疗 主要措施为甲状腺素补充或替代治疗。一般需要终生给予甲状腺素补充或替代治疗，起始剂量和达到完全替代剂量所需时间根据患者的病情轻重、年龄及体重、心脏状态确定，强调个体化。左甲状腺素（$L-T_4$）是目前最常用的药物，$L-T_4$ 可在体内转换为 T_3。成年患者 $L-T_4$ 替代剂量范围在 $50 \sim 200 \mu g/d$，平均 $125 \mu g/d$，按体重计，其剂量范围为 $1.6 \sim 1.8 \mu g/（kg \cdot d）$，老年患者约 $1.0 \mu g/（kg \cdot d）$，妊娠期女性应增加 $30\% \sim 50\%$。甲状腺癌术后的患者常用剂量为 $2.2 \mu g/（kg \cdot d）$。年龄低于 50 岁、既往无器质性心脏病史患者可以尽快达到完全替代剂量；年龄超过 50 岁的患者服药之前常规评估心脏功能状态，一般从 $25 \sim 50 \mu g/d$ 剂量开始，每 $1 \sim 2$ 周增加 $25 \mu g$ 直至达到治疗目标。有冠心病病史的患者，起始剂量宜小，调整剂量宜慢，防治诱发和加重心脏病。$L-T_4$ 宜饭前服用，与其他

药物的服用间隔时间应超过 4 小时。

3. 亚临床甲减的治疗 亚临床甲减的患病率随年龄增长而增高，女性多于男性。亚临床甲减的主要危害是引起血脂代谢异常，促进成年人动脉粥样硬化病变的发生、发展。其中部分患者可进展为临床甲减。治疗应根据患者不同年龄、婚育状况等进行分层治疗。

（1）高胆固醇血症患者 血清 TSH 超过 10mU/L，需要给予 L-T$_4$治疗。

（2）妊娠期女性 甲减可影响胎儿智能发育，应尽快使血清 TSH 降低到 2.5mU/L 以下。

（3）年轻患者 年轻患者，尤其是 TPOAb 阳性者，经治疗应将 TSH 降低到 2.5mU/L 以下。

4. 黏液性水肿昏迷的治疗 黏液性水肿昏迷是一种罕见的危及生命的重症，多见于年龄超过 65 岁的甲减患者，临床表现为嗜睡、精神异常、木僵，查体可见皮肤苍白、低体温、心动过缓，严重者出现呼吸衰竭和心力衰竭。黏液性水肿昏迷预后差，病死率高。主要治疗措施包括：

（1）去除或治疗诱因 发病诱因中感染约占 35%，故应积极控制感染，禁用镇静、麻醉剂以免加重中枢抑制等。

（2）补充甲状腺激素 立即静脉注射 L-T$_4$ 300～400μg，继之静脉滴注 L-T$_4$ 50～100μg/d，直至患者意识恢复后改为口服给药。经治疗如症状无改善，尽早改用 T$_3$静脉注射。

（3）应用糖皮质激素 静脉滴注氢化可的松 200～400mg/d。

（4）对症治疗 纠正呼吸衰竭、低血压，注意保温，加强支持治疗。

（二）预防

碘摄入量与甲减的发生和发展显著相关。维持碘摄入量在尿碘 100～199μg/L 安全范围是防治甲减的基础预防措施，特别是对于具有甲状腺疾病遗传背景、甲状腺自身抗体阳性和亚临床甲减等易感人群，应重视食源性碘的摄入。

细目三 糖尿病

◎ **要点一 概述**

糖尿病（DM）是一组由于胰岛素分泌和（或）作用缺陷所引起的，以慢性血葡萄糖（血糖）水平增高为特征的代谢性疾病。长期碳水化合物以及脂肪、蛋白质代谢紊乱，引起多系统损害，导致眼、肾、神经、心脏、血管等组织器官的慢性进行性病变、功能减退及衰竭。患者生活质量降低，寿命缩短，病死率增高。糖尿病是常见病、多发病，其患病率随着人口老化、生活方式改变而呈逐渐增长的趋势。据世界卫生组织（WHO）估计，全球目前有超过 1.5 亿糖尿病患者，估计我国现有糖尿病患者超过 4000 万，居世界第二位。2 型糖尿病的发病有明显的低龄化趋向，儿童的发病率逐渐升高。糖尿病已成为发达国家继心血管病和肿瘤之后的第三大非传染性疾病。

目前国际上通用 WHO 糖尿病专家委员会提出的病因学分型标准（1999）。

1. 1 型糖尿病（T1DM） β 细胞破坏，常导致胰岛素绝对缺乏。

（1）自身免疫性 急性型及缓发型。

（2）特发性 无自身免疫证据。

2. 2 型糖尿病（T2DM） 从以胰岛素抵抗为主伴胰岛素分泌不足到以胰岛素分泌不足为主伴胰岛素抵抗。

3. 其他特殊类型糖尿病

（1）胰岛 β 细胞功能的基因缺陷。

（2）胰岛素作用的基因缺陷。

（3）胰腺外分泌疾病，如胰腺炎、创伤/胰腺切除术、肿瘤等。

（4）内分泌疾病，如肢端肥大症、库欣综合征、胰升糖素瘤、嗜铬细胞瘤、甲亢等。

（5）药物或化学品所致糖尿病，如烟酸、糖皮质激素、甲状腺激素、β 肾上腺素受体激动剂、噻嗪类利尿药、苯妥英钠、α-干扰素等。

（6）感染，如巨细胞病毒感染等。

（7）不常见的免疫介导糖尿病，如 B 型胰岛素抵抗、胰岛素自身免疫综合征等。

（8）其他，如可能与糖尿病相关的遗传性综合征、强直性肌营养不良症、卟啉病等。

4. 妊娠期糖尿病（GDM） 指妊娠期间发生的不同程度的糖代谢异常。

◎ **要点二 病因与发病机制**

不同类型糖尿病的病因不尽相同，即使在同一类型中也存在着异质性。总的来说，遗传因素及环境因素共同参与其发病过程。

1. 1 型糖尿病 绝大多数 T1DM 是自身免疫性疾病，遗传因素和环境因素共同参与发病过程。

（1）遗传因素 多基因遗传因素。

（2）环境因素 ①病毒感染：与 T1DM 有关的病毒包括风疹病毒、腮腺炎病毒、柯萨奇病毒、脑心肌炎病毒和巨细胞病毒等。病毒感染可直接损伤胰岛 β 细胞，还可损伤胰岛 β 细胞而暴露其抗原成分，启动自身免疫反应，是病毒感染导致胰岛 β 细胞损伤的主要机制。②化学毒性物质和饮食因素：母乳喂养期短或缺乏母乳喂养的儿童 T1DM 发病率增高，认为血清中存在的与牛乳制品有关的抗体可能参与 β 细胞破坏过程。

（3）自身免疫 许多证据提示 T1DM 为自身免疫性疾病。

（4）自然史 T1DM 的发生发展经历以下阶段：①个体具有遗传易感性；②某些触发事件如病毒感染引起少量胰岛 β 细胞破坏并启动自身免疫过程；③出现免疫异常；④胰岛 β 细胞数目开始减少，但仍能维持糖耐量正常；⑤胰岛 β 细胞持续损伤达到一定程度时（残存 10% β 细胞），胰岛素分泌不足，糖耐量降低或出现临床糖尿病，需用胰岛素治疗；⑥胰岛 β 细胞几乎完全消失，需依赖胰岛素维持生命。

2. 2 型糖尿病

（1）遗传因素与环境因素 T2DM 是由多个基因及环境因素综合引起的复杂疾病。环境因素包括人口老龄化、生活方式不良、营养过剩、体力活动不足以及应激、化学毒物等。在遗传因素和上述环境因素共同作用下所引起的肥胖，特别是中心性肥胖，与胰岛素抵抗和 T2DM 的发生有密切关系。

（2）胰岛素抵抗和 β 细胞功能缺陷 ①胰岛素抵抗：指胰岛素作用的靶器官（主要是肝脏、肌肉和脂肪组织）对胰岛素作用的敏感性降低。②β 细胞功能缺陷：T2DM 的 β 细胞功能缺陷主要表现为胰岛素分泌量的缺陷和胰岛素分泌模式异常。

（3）葡萄糖毒性和脂毒性 在糖尿病发生发展过程中所出现的高血糖和脂代谢紊乱可进一步降低胰岛素敏感性和损伤胰岛 β 细胞功能，分别称为"葡萄糖毒性"和"脂毒性"，是糖尿病发病机制中最重要的获得性因素。

（4）自然史 T2DM 早期存在胰岛素抵抗而胰岛 β 细胞仍可代偿性增加胰岛素分泌时，血糖可维持正常；当 β 细胞功能有缺陷、对胰岛素抵抗无法代偿时，进展为糖耐量减低和糖尿病。T2DM 的糖耐量减低和糖尿病早期不需胰岛素治疗的阶段较长，但随着病情进展，相当一部分患者需用胰岛素控制血糖或维持生命。

◎ **要点三 临床表现与并发症**

（一）临床表现

1. 无症状期 多数 2 型糖尿病患者先有肥胖、高血压、动脉硬化、血脂异常或心血管疾病，出现症状前数年已存在高胰岛素血症、胰岛素抵抗。糖耐量减低（IGT）和空腹血糖受损（IFG）被认为是糖尿病的前期状态。

2. 典型症状 为"三多一少"。血糖升高后因渗透性利尿引起多尿，继而因口渴而多饮水。患者体内葡萄糖不能利用，脂肪分解增多，蛋白质代谢负平衡，肌肉渐见消瘦，疲乏无力，体重减轻，儿童生长发育受阻。为了补偿损失的糖分，维持机体活动，患者常易饥、多食，故糖尿病的表现常被描述为"三多一少"，即多尿、多饮、多食和体重减轻。1 型糖尿病患者大多起病较快，病情较重，症状明显且严重。2 型糖尿病患者多数起病缓慢，病情相对较轻，肥胖患者起病后也会体重减轻。

3. 其他 反应性低血糖可为首发表现；可有皮肤瘙痒，尤其是外阴瘙痒；视力模糊；女性月经失调，男性阳痿等。

（二）并发症

1. 急性并发症 常见酮症酸中毒、高渗高血糖综合征、乳酸性酸中毒等。

2. 慢性并发症

（1）大血管病变 动脉粥样硬化的患病率较高，发病年龄较小，病情进展较快。动脉粥样硬化主要侵犯主动脉、冠状动脉、脑动脉、肾动脉和肢体外周动脉等，引起冠心病、缺血性或出血性脑血管病、肾动脉硬化、肢体动脉硬化等。

（2）微血管病变 微血管是指微小动脉和微小静脉之间、管腔直径在 $100\mu m$ 以下的毛细血管及微血管网。微血管病变是糖尿病的特异性并发症。①糖尿病肾病：常见于病史超过 10 年的患者，是 T1DM 患者的主要死亡原因。在 T2DM 其严重性仅次于心脑血管病。②糖尿病性视网膜病变：糖尿病病程超过 10 年，大部分患者合并程度不等的视网膜病变，是失明的主要原因之一。③其他：心脏微血管病变和心肌代谢紊乱可引起心肌广泛灶性坏死，称为糖尿病心肌病，可诱发心力衰竭、心律失常、心源性休克和猝死。

（3）神经系统并发症 可累及神经系统任何一部分。①中枢神经系统并发症：伴随严重糖尿病酮症酸中毒、高血糖高渗状态或低血糖症出现的神志改变，缺血性脑卒中，脑老化加速及老年性痴呆等。②周围神经病变：最常见，通常为对称性，下肢较上肢严重，病情进展缓慢。先出现肢端感觉异常，可伴痛觉过敏、疼痛，后期可有运动神经受累，出现肌力减弱甚至肌萎缩和瘫痪。③自主神经病变：较常见，

并可较早出现，影响胃肠、心血管、泌尿生殖系统功能。

（4）糖尿病足 与下肢远端神经异常和不同程度周围血管病变相关，出现足部溃疡、感染和（或）深层组织破坏。

（5）其他 糖尿病还可引起视网膜黄斑病、白内障、青光眼、屈光改变、虹膜睫状体病变等其他眼部并发症。皮肤病变也常见。

◎ 要点四 实验室检查及其他检查

（一）糖代谢相关检查

1. 尿糖测定 为诊断的重要线索，但非诊断依据。

2. 血糖测定 是诊断的主要依据，也是长期监控病情和判断疗效的主要指标。

3. 口服葡萄糖耐量试验（OGTT） 当血糖高于正常范围而又未达到糖尿病诊断标准，须在清晨空腹做 OGTT。

4. 糖化血红蛋白 A_1（GHbA$_1$）测定 GHbA$_1$ 可反映取血前 8～12 周的平均血糖状况，是监测糖尿病病情的重要指标。GHbA$_1 \geqslant 65g/L$ 有助于糖尿病的诊断，尤其是对于血糖波动较大的患者有诊断意义。

（二）胰岛功能检测

1. 胰岛素释放试验 正常人空腹血浆胰岛素为 35～145pmol/L（5～20mU/L），口服 75g 无水葡萄糖后，血浆胰岛素在 30～60 分钟上升至高峰，峰值为基础值 5～10 倍，3～4 小时恢复到基础水平。本试验反映基础和葡萄糖介导的胰岛素释放功能。

2. C 肽释放试验 方法同上。基础值不小于 400pmol/L，高峰时间同上，峰值为基础值 5～6 倍。反映基础和葡萄糖介导的胰岛素释放功能。C 肽测定不受血清中的胰岛素抗体和外源性胰岛素影响。

3. 其他 静脉注射葡萄糖-胰岛素释放试验检测 β 细胞功能，了解胰岛素释放第一时相；胰升糖素-C 肽刺激试验反映 β 细胞储备功能等。

（三）并发症相关检查

根据病情需要选用血脂四项、肝肾功能等；急性严重代谢紊乱时的酮体、电解质、酸碱平衡检查；心、肝、肾、脑、眼科以及神经系统的各项辅助检查如腹部超声、眼底血管荧光造影、肌电图、运动神经传导速度及尿白蛋白排泄率等。

（四）自身免疫反应的标志性抗体检测

多数1型糖尿病患者在发现高血糖时，ICA、IAA 和 GAD-Ab 测定，其中一种或几种自身抗体可阳性。

◎ 要点五　诊断与鉴别诊断

（一）诊断线索

1. "三多一少"症状。

2. 以糖尿病的并发症或伴发病首诊的患者；原因不明的酸中毒、失水、昏迷、休克；反复发作的皮肤疖或痈、真菌性阴道炎、结核病等；血脂异常、高血压、冠心病、脑卒中、肾病、视网膜病、周围神经炎、下肢坏疽以及代谢综合征等。

3. 高危人群包括 IGR（IFG 和/或 IGT）、年龄超过 45 岁、肥胖或超重、巨大胎儿史、糖尿病或肥胖家族史。

此外，30～40 岁以上健康体检或因各种疾病、手术住院时应常规排除糖尿病。

（二）诊断标准

目前国际上通用 WHO 糖尿病专家委员会提出的诊断标准（1999）。糖尿病诊断是基于空腹（指8～10 小时内无任何热量摄入）血糖（FPG）、任意时间（指一日内任何时间，无论上一次进餐时间及食物摄入量）或 OGTT（采用 75g 无水葡萄糖）负荷中 2 小时血糖值（2hPG）。糖尿病症状指多尿、烦渴多饮和难于解释的体重减轻。

1. **空腹血糖**　3.9～6.0mmol/L 为正常；6.1～6.9mmol/L 为空腹血糖受损；≥7.0mmol/L 应考虑糖尿病。

2. **口服葡萄糖耐量试验**　2hPG 低于 7.7mmol/L 为正常糖耐量；7.8～11.0mmol/L 为糖耐量减低；≥11.1mmol/L 应考虑糖尿病。

3. **糖尿病的诊断标准**　糖尿病症状加任意时间血浆葡萄糖 ≥11.1mmol/L 或空腹血糖 ≥7.0mmol/L，或口服葡萄糖耐量试验 2hPG ≥11.1mmol/L。需重复一次确认，诊断才能成立。

DM、IFG 和 IGT 的诊断标准（1999 年，WHO）

诊断类型	血糖〔mmol/L（mg/dL）〕
糖尿病（DM）	FPG≥7.0（126），或者 OGTT 2hPG 或随机血糖≥11.1（200）
空腹血糖受损（IFG）	FPG≥6.1～7.0（110～126），且 2hPG<7.8（140）
糖耐量减低（IGT）	FPG<7.0（126），且 OGTT 2hPG≥7.8～11.1（140～200）

注：FPG 为空腹血糖，PG 为随机血糖，随机指餐后任何时间。注意随机血糖不能用于诊断 IFG 和 IGT。

4. 诊断注意事项

（1）对于无糖尿病症状、仅一次血糖值达到糖尿病诊断标准者，必须在另一天复查核实而确定诊断。如复查结果未达到糖尿病诊断标准，应定期复查。IFG 或 IGT 的诊断应根据 3 个月内的两次 OGTT 结果，用其平均值来判断。在急性感染、创伤或各种应激情况下可出现血糖暂时升高，不能以此诊断为糖尿病，应追踪随访。

（2）儿童糖尿病诊断标准与成人相同。

（3）推荐采用葡萄糖氧化酶法测定静脉血浆葡萄糖，不主张测定血清葡萄糖。

（三）分型诊断

最重要的是鉴别 T1DM 和 T2DM。

1型糖尿病与2型糖尿病的鉴别要点

鉴别项	1型糖尿病	2型糖尿病
年龄	多见于儿童和青少年	多见于中老年
起病	急	多数缓慢
症状（三多一少）	明显	较轻或缺如
酮症酸中毒	易发生	少见
自身免疫性抗体	阳性率高	阴性
血浆胰岛素和C肽	低于正常	正常、高于正常或轻度降低
治疗原则	必须应用胰岛素	基础治疗、口服降糖药，必要时应用胰岛素

（四）并发症和伴发病诊断

对糖尿病的各种并发症以及代谢综合征的其他组分，如经常伴随出现的肥胖、高血压、血脂异常等也须进行相应检查和诊断以便给予治疗。

（五）鉴别诊断

1. 肾性糖尿 因肾糖阈降低所致，虽尿糖阳性，但血糖及OGTT正常。

2. 继发性糖尿病 肢端肥大症、库欣综合征、嗜铬细胞瘤等表现有血糖高、糖耐量异常，但有相应的临床表现、血中相应激素水平增多以及影像学改变。

◎ 要点六　病情评估

1. 识别高危人群 糖尿病的高危人群是指年龄超过18岁，存在一个及以上高危因素的个体。高危因素包括：①年龄≥40岁；②有糖尿病前期病史；③BMI≥24kg/m²或中心性肥胖（腰围男性≥90cm，女性≥85cm）；④缺乏体力活动；⑤一级亲属中有T2DM患者；⑥有巨大胎儿生产史或妊娠期糖尿病病史；⑦有高血压或正在降压治疗；⑧有血脂异常或正在进行调脂治疗；⑨有动脉粥样硬化性心脑血管病史；⑩有一过性类固醇糖尿病史；⑪多囊卵巢综合征病史；⑫长期使用抗精神病或抗抑郁药治疗。

2. 评估与死亡相关的并发症 糖尿病的主要死亡原因是各种并发症，T1DM的主要死因是糖尿病肾病，T2DM的主要死因是心血管并发症。确诊的糖尿病患者，根据分型不同，进行慢性并发症的相关辅助检查。

（1）**明确糖尿病肾病的诊断及分期** Ⅲ期及以上糖尿病肾病可出现肾功能快速恶化，导致尿毒症及相关死亡。糖尿病肾损害的发生发展分五期：Ⅰ期：糖尿病初期，肾体积增大，肾血浆流量增加，肾小球内压增加，肾小球滤过率（GFR）明显升高。Ⅱ期：肾小球毛细血管基底膜增厚，尿白蛋白排泄率（UAER）多数正常，可间歇性增高（如运动后、应激状态），GFR轻度增高。Ⅲ期：早期肾病，出现微量白蛋白尿，即UAER持续在20~200μg/min（正常低于10μg/min），GFR仍高于正常或正常。Ⅳ期：临床肾病，尿蛋白逐渐增多，UAER超过200μg/min，尿白蛋白排出量超过300mg/24h，相当于尿蛋白总量超过0.5g/24h，GFR下降，可伴有水肿和高血压，肾功能逐渐减退。Ⅴ期：尿毒症，UAER降低，血肌肝升高，血压升高。

（2）**确定动脉粥样硬化病变的程度及受累脏器** 合并心脑血管并发症，尤其是冠心病，因动脉粥样硬化病变多种而弥漫，发生急性心肌缺血事件后死亡风险高。

（3）**及时发现与诊断急性并发症** T1DM具有酮症酸中毒自发倾向，T2DM在感染、应激等诱因下易并发高渗高血糖综合征，均可使患者进入病危状态。高渗高血糖综合征发生在老年患者，预后不良。

（4）**评估致残性并发症** 糖尿病的慢性并发症可导致患者多系统功能障碍及残疾，包括：①眼部并发症如黄斑变性、白内障等可导致失明，是成年人后天失明的主要原因之一；②周围神经病变、脑血管并发症、糖尿病足是导致患者肢体功能缺失的重要原因；③脑血管病变尤其是急性大面积脑梗死可导致患者失认、失语、失读等，并可导致远期的血管性痴呆等。

◎ 要点七　治疗与预防

糖尿病强调早期、长期、个体化、积极而理性的治疗。

（一）治疗目标

纠正代谢紊乱，使血糖、血脂、血压降至正常或接近正常，消除症状，防止或延缓并发症，提高生活质量，延长寿命。具体目标见下表。

中国 2 型糖尿病的控制目标

目标值	
血糖〔mmol/L（mg/dL）〕*	空腹 3.9~7.2（70~130），非空腹<10.0（180）
HbA1c（g/L）	<70
血压（mmHg）	<130/80
HDL-C〔mmol/L（mg/dL）〕	男性 >1.0（40），女性>1.3（50）
TG（mmol/L）	<1.7（150mg/dl）
LDL-C〔mmol/L（mg/dL）〕	未合并冠心病<2.6（100），合并冠心病<1.8（70）
体重指数（BMI，kg/m²）	<24
尿白蛋白/肌酐比值〔mg/mmol（mg/g）〕	男性<2.5（22），女性<3.5（31）
尿白蛋白排泄率〔μg/min（mg/d）〕	<20（30）
主动有氧活动（分钟/周）	≥150

* 毛细血管血糖

（二）治疗措施

国际糖尿病联盟（IDF）提出糖尿病治疗的 5 个要点：医学营养治疗、运动疗法、血糖监测、药物治疗和糖尿病教育。

1. 糖尿病健康教育　是重要的基础治疗措施之一，被公认是治疗成败的关键。健康教育包括糖尿病防治专业人员的培训、医务人员的继续医学教育、患者及其家属和公众的卫生保健教育。让患者了解糖尿病的基础知识和治疗控制要求，学会测定尿糖或正确使用便携式血糖计，掌握医学营养治疗的具体措施和体育锻炼的具体要求，使用降血糖药物的注意事项，学会胰岛素注射技术，生活应规律，戒烟和烈性酒，讲求个人卫生，预防各种感染。

2. 医学营养治疗（MNT）　对 T1DM 患者，在合适的总热量、食物成分、规则的餐次安排等措施基础上，配合胰岛素治疗有利于控制高血糖和防止低血糖。对 T2DM 患者，尤其是肥胖或超重者，医学营养治疗有利于减轻体重，改善糖、脂代谢紊乱和高血压以及减少降糖药物剂量。医学营养治疗方案包括：

（1）**计算总热量**　按患者性别、年龄和身高查表或用简易公式计算理想体重〔理想体重（kg）＝身高（cm）－105〕，然后根据理想体重和工作性质，参照原来生活习惯等，计算每日所需总热量。成年人休息状态下每日每千克理想体重给予热量 105~125.5kJ（25~30kcal），轻体力劳动 125.5~146kJ（30~35kcal），中度体力劳动 146~167kJ（35~40kcal），重体力劳动 167kJ（40kcal）以上。儿童、孕妇、乳母、营养不良和消瘦以及伴有消耗性疾病者应酌情增加，肥胖者酌减，使体重逐渐恢复至理想体重的±5%。

（2）**营养物质含量**　糖类占饮食总热量 50%~60%；蛋白质含量一般不超过总热量 15%，伴有糖尿病肾病而肾功能正常者应限制至 0.8g/kg，血尿素氮升高者应限制在 0.6g/kg；脂肪约占总热量 30%，饱和脂肪、多价不饱和脂肪与单价不饱和脂肪的比例应为 1:1:1，每日胆固醇摄入量宜在 300mg 以下。

（3）**合理分配**　可按每日三餐分配为 1/5、

2/5、2/5 或 1/3、1/3、1/3。

3. **体育锻炼** 应进行有规律的合适运动。根据年龄、性别、体力、病情及有无并发症等不同条件,循序渐进和长期坚持。对 T2DM 患者(尤其是肥胖患者),适当运动有利于减轻体重、提高胰岛素敏感性。

4. **病情监测** 定期监测血糖,每 3~6 个月定期复查糖化血红蛋白,了解血糖总体控制情况,及时调整治疗方案。每年 1~2 次全面复查,了解血脂以及心、肾、神经和眼底情况,尽早发现有关并发症,给予相应治疗。

5. **口服降糖药物治疗**

(1) 促胰岛素分泌剂

1)磺脲类(SUs):主要作用为刺激胰岛 β 细胞分泌胰岛素。

适应证:作为单药治疗主要用于新诊断的 T2DM 非肥胖患者、用饮食和运动治疗血糖控制不理想时。年龄超过 40 岁、病程短于 5 年、空腹血糖低于 10mmol/L 时效果较好。T2DM 晚期 β 细胞功能几乎消失时,SUs 及其他胰岛素促分泌剂均不再有效,须采用外源性胰岛素替代治疗。

禁忌证:T1DM,有严重并发症或晚期 β 细胞功能很差的 T2DM,儿童糖尿病,孕妇、哺乳期妇女,大手术围手术期,全胰腺切除术后,对 SUs 过敏或有严重不良反应者等。

不良反应:①低血糖反应:最常见。②体重增加。③皮肤过敏反应。④消化系统症状。⑤心血管系统症状。

常用格列吡嗪和格列齐特的控释片,早餐前半小时服用,根据血糖逐渐增加剂量,剂量较大时改为早、晚餐前两次服药,直到血糖达到良好控制。

2)格列奈类:快速作用的胰岛素促分泌剂,可改善早相胰岛素分泌,降血糖作用快而短,主要用于控制餐后高血糖。较适合于 T2DM 早期餐后高血糖阶段或以餐后高血糖为主的老年患者。可单独使用或与二甲双胍、胰岛素增敏剂等联合使用。禁忌证与 SUs 相同。常用瑞格列奈或那格列奈。

(2) 双胍类 主要作用机制为抑制肝葡萄糖输出,也可改善外周组织对胰岛素的敏感性,增加对葡萄糖的摄取和利用。单独用药极少引起低血糖,常用二甲双胍,治疗 T2DM 尚伴有体重减轻、血脂谱改善、纤溶系统活性增加、血小板聚集性降低、动脉壁平滑肌细胞和成纤维细胞生长受抑制等,被认为可能有助于延缓或改善糖尿病的血管并发症。

适应证:①T2DM 尤其是无明显消瘦的患者以及伴血脂异常、高血压或高胰岛素血症的患者,作为一线用药。②T1DM 与胰岛素联合应有可能减少胰岛素用量和血糖波动。

禁忌证:①肾、肝、心、肺功能减退以及高热患者禁忌,慢性胃肠病、慢性营养不良、消瘦者不宜使用本药;②T1DM 不宜单独使用本药;③T2DM 合并急性严重代谢紊乱、严重感染、外伤、大手术、孕妇和哺乳期妇女等;④对药物过敏或有严重不良反应者;⑤酗酒者。⑥肌酐清除率低于 60mL/min 时不宜应用。

不良反应:①消化道反应;②皮肤过敏反应;③乳酸性酸中毒:为最严重的副作用,二甲双胍极少引起乳酸性酸中毒。

(3) 噻唑烷二酮类(TZDs,格列酮类)为胰岛素增敏剂,能明显减轻胰岛素抵抗,主要刺激外周组织的葡萄糖代谢,降低血糖,改善血脂异常,提高纤溶系统活性,对心血管系统和肾脏有潜在的保护作用。可单独使用或与其他降糖药物合用治疗 T2DM 患者,尤其是肥胖、胰岛素抵抗明显者;不宜用于 T1DM、孕妇、哺乳期妇女和儿童。主要不良反应为水肿、体重增加,有心脏病、心力衰竭倾向或肝病者不用或慎用。单独应用不引起低血糖。常用罗格列酮或吡格列酮口服。

(4) α-葡萄糖苷酶抑制剂(AGI) 抑制 α-葡萄糖苷酶,延迟碳水化合物吸收,降低餐后高血糖。为 T2DM 第一线药物,尤其适用于空腹血糖正常而餐后血糖明显升高者,可单独用药或与其他降糖药物合用。T1DM 患者在胰岛素治疗基础上加用 AGI 有助于降低餐后高血糖。常见不良反应为胃肠反应，如腹胀、排气增多或腹泻。单用本药不引起低血糖。常用阿卡波糖或伏格列波糖。AGI 应在进食第一口食物后服用。饮食成分中应有一定量的糖类，否则 AGI 不能发挥作用。

6. 胰岛素治疗

（1）适应证 ①1 型糖尿病。②2 型糖尿病经饮食、运动和口服降糖药治疗未获得良好控制。③糖尿病酮症酸中毒、高渗性昏迷和乳酸性酸中毒伴高血糖时。④各种严重的糖尿病急性或慢性并发症。⑤手术、妊娠和分娩。⑥2 型糖尿病 β 细胞功能明显减退者。⑦某些特殊类型糖尿病。目前主张 2 型糖尿病患者早期使用胰岛素，以保护 β 细胞功能。

（2）使用原则 应在综合治疗基础上进行。根据血糖水平、β 细胞功能缺陷程度、胰岛素抵抗程度、饮食和运动状况等，决定胰岛素剂量。一般从小剂量开始，用量、用法必须个体化，及时稳步调整剂量。

（3）不良反应 低血糖反应最常见，其他有过敏反应、局部反应（注射局部红肿、皮下脂肪萎缩或增生）、胰岛素水肿、视力模糊等。

7. 手术治疗 通过腹腔镜操作的减肥手术，并发症少。

8. 并发症治疗 ①糖尿病肾病应用 ACEI 或 ARB，除可降低血压外，还可减轻微量白蛋白尿，延缓肾衰竭的发生和发展。②糖尿病视网膜病变可使用羟基苯磺酸钙、ACEI、ARB、蛋白质激酶 C-β 抑制剂等，必要时尽早应用激光光凝治疗，争取保存视力。③糖尿病周围神经病变，可用甲基维生素 B_{12}、肌醇、α-硫辛酸以及对症治疗等。④对于糖尿病足，强调注意预防，防止外伤、感染，积极治疗血管病变和末梢神经病变。

9. 胰腺移植和胰岛细胞移植 仅限于伴终末期肾病的 1 型糖尿病患者。

（三）预防

糖尿病尤其是 T2DM 被认为是慢性生活方式疾病，是遗传因素与环境因素共同作用的结果，其预防强调三级预防。

1. **一级预防** 加强糖尿病知识的宣传教育，提倡健康的生活方式尤其是健康的饮食习惯，适量有氧运动，保持正常体重，戒烟限酒，心理健康。对于重点人群（年龄 ≥45 岁；BMI ≥25 kg/m^2；糖尿病家族史；有 IGF 或 IGT 史；高甘油三酯血症；高血压及冠心病患者；年龄 ≥30 岁的妊娠女性；妊娠期糖尿病病史；多囊卵巢综合征患者等）进行一定的个体化生活方式干预，包括减少主食摄入，每周 150 分钟有氧运动，减轻体重 5%~7%，使 BMI 维持在 24kg/m^2 以下，控制饱和脂肪酸的摄入等。

2. **二级预防** 尽早发现糖尿病，防治糖尿病的慢性并发症。控制及纠正高血糖、高血压、血脂异常、超重、吸烟等高危因素，定期随访，检测治疗效果，使各项治疗达到目标值。

3. **三级预防** 筛查糖尿病并发症，及时处理各种并发症，降低残疾率与死亡率。

细目四 糖尿病酮症酸中毒

◎ 要点一 概念

糖尿病酮症酸中毒（DKA）是由于糖尿病患者发生胰岛素重度缺乏及升糖激素异常升高，引起糖、脂肪、蛋白质代谢紊乱，出现以高血糖、酮症、代谢性酸中毒和脱水为主要表现的严重急性并发症，为最常见的糖尿病急症。糖尿病加重时，胰岛素绝对缺乏，不但血糖明显升高，而且脂肪分解增加，蛋白分解增加，血中成糖、成酮氨基酸均增加，使血糖、血酮升高。

◎ 要点二 病因

本症多发生在 1 型糖尿病，1 型糖尿病患者有自发倾向，2 型糖尿病在一定诱因作用下也可发生。常见诱因有各种感染、胰岛素治疗中断或不适当减量、饮食不当及各种应激如多发性创伤、外科手术、妊娠和分娩等，也可无明显诱因。20%~30% 患者无明确的糖尿病病史。

◎ 要点三　临床表现

DKA 分为三个临床阶段：①早期血酮升高称酮血症，尿酮排出增多称酮尿症，统称为酮症期；②酮体中 β-羟丁酸和乙酰乙酸为酸性代谢产物，消耗体内储备碱，机体代偿而初期血 pH 值正常，称为代偿性酮症酸中毒，晚期血 pH 值下降，为失代偿性酮症酸中毒，为酮症酸中毒期；③病情进一步发展，出现神志障碍，甚至昏迷，称为糖尿病酮症酸中毒昏迷。

酮症早期表现为"三多一少"症状加重，伴有明显疲倦等症状。酸中毒时则出现食欲减退，恶心呕吐，极度口渴，尿量增多，呼吸深快，呼气有烂苹果味。后期尿少，失水，眼眶下陷，皮肤黏膜干燥，血压下降，心率加快，四肢厥冷。晚期常有不同程度意识障碍，反射迟钝、消失，甚至昏迷。

◎ 要点四　实验室检查

尿糖及尿酮呈强阳性。血糖多为 16.7 ~ 33.3mmol/L，甚至更高。血酮体和血 β-羟丁酸升高。二氧化碳结合力降低，失代偿期 pH 值低于 7.35，BE 负值增大，阴离子间隙增大。血钠、血氯降低。初期血钾可正常或升高，治疗后钾可迅速下降。白细胞计数增高，常以中性粒细胞增多为主。

◎ 要点五　诊断

"三多一少"症状加重，有恶心、厌食、酸中毒、脱水、休克、昏迷，尤其是呼出气有酮味（烂苹果味）、血压低而尿量多者，不论有无糖尿病病史，均应考虑本症的可能。如血糖升高、尿糖强阳性、尿酮体阳性即可确诊糖尿病酮症；如兼有血 pH 值、二氧化碳结合力下降及 BE 负值增大者即可诊断为糖尿病酮症酸中毒。早期诊断是决定治疗成败的关键，对疑诊的患者立即查末梢血糖、血酮、尿糖、尿酮，同时抽血查血糖、血酮、β-羟丁酸、尿素氮、肌酐、电解质、血气分析等以肯定或排除本病。

◎ 要点六　治疗与预防

（一）治疗原则

快速静脉补液恢复有效循环血容量，以适当速度降低血糖，纠正电解质及酸碱平衡失调，积极查明和消除诱因，防治并发症，降低病死率。

（二）救治措施

1. 静脉补液　补液是治疗的关键环节，根据具体病情把握补液量和速度，DKA 失水量可达体重 10% 以上，因此，应按照患者原有体重及失水程度计算补液量，一般为原有体重的 10% 左右，常规首先补充 0.9% 氯化钠注射液，开始时输液速度较快，在 1 ~ 2 小时内输入 0.9% 氯化钠注射液 1000~2000mL，前 4 小时输入所计算失水量 1/3 的液体，以改善周围循环和肾功能，以后根据血压、心率、每小时尿量、末梢循环情况及有无发热、吐泻等决定输液量和速度。老年患者及原有心、肾疾病的患者，补液过程中应严密监测心肾功能，一般每 4 ~ 6 小时输液 1000mL。24 小时输液量应包括已失水量和部分继续失水量，一般为 4000 ~ 6000mL，严重失水者可达 6000 ~ 8000mL。当血糖下降至 13.9mmol/L 时可开始应用含糖的液体如 5% 葡萄糖注射液，并按每 2~4g 葡萄糖加入 1U 短效胰岛素比例应用胰岛素。

2. 应用胰岛素　目前采用持续小剂量（短效）胰岛素治疗方案，即每小时每千克体重给予 0.1U 胰岛素，使血清胰岛素浓度恒定达到 100 ~ 200μU/mL。有休克和（或）严重酸中毒以及昏迷的重症患者，可静脉注射首次负荷剂量胰岛素 10~20U。血糖下降速度一般以每小时降低 3.9 ~ 6.1mmol/L 为宜，每 1~2 小时复查血糖，及时调节输液中胰岛素的比例，病情稳定后过渡到胰岛素常规皮下注射。

3. 纠正电解质及酸碱平衡失调

（1）纠正酸中毒　经输液和胰岛素治疗后，酮体水平下降，酸中毒可自行纠正，一般不必补碱。严重酸中毒者，血 pH 值低于 7.1，HCO_3^- 低于 5mmol/L 者应给予补碱治疗，但补碱不宜过多、过快。常用 5% 碳酸氢钠注射液。若不能通过输液和应用胰岛素纠正酸中毒，而补碱过多过快，可引发脑脊液反常性酸中毒加重、组织缺氧加重、血钾下降和反跳性碱中毒等。

（2）纠正低血钾 DKA 患者有不同程度失钾，治疗前的血钾水平不能真实反映体内缺钾程度，补钾应根据血钾和尿量：治疗前血钾低于正常，立即开始补钾，第一个 2～4 小时每小时补氯化钾 1.0～1.5g；血钾正常、尿量少于 30mL/h，暂缓补钾，待尿量增加后再开始补钾。治疗过程中定时监测血钾和尿量，调整补钾量和速度。

4. 去除诱因及防治并发症

（1）防治脏器功能衰竭 在抢救过程中要注意治疗措施之间的协调，特别是预防脑水肿、心力衰竭和肾功能衰竭，预防上消化道出血，维持重要脏器功能。

（2）控制感染 严重感染是常见诱因，亦可是发病后的合并症，应积极处理。

（三）预防

酮症酸中毒是糖尿病最常见的急性并发症，也是重要的死亡原因，主要预防措施：①规范、有效控制血糖，使糖尿病治疗达到控制目标，使病情得到良好控制；②及时防治感染等并发症和其他诱因；③掌握胰岛素治疗的适应证，病情变化及时调整胰岛素治疗方案；④通过健康教育与随访，要求患者不可随意自行调整胰岛素用量，感知病情变化及时就诊。

细目五　血脂异常

◎ 要点一　概述

血脂异常是指血浆中脂质的量和质发生异常，一般指血浆胆固醇（CH）或/和甘油三酯（TG）升高，或高密度脂蛋白胆固醇（HDL-C）降低，也称为血脂紊乱，但不能用"高脂血症"代替该疾病。

血脂是血浆中的 CH、TG 和类脂如磷脂等的总称。与临床密切相关的血脂主要是 CH 和 TG，其他还有游离脂肪酸（FFA）和磷脂等。在人体内 CH 主要以游离胆固醇及胆固醇酯形式存在；TG 是甘油分子中的三个羟基被脂肪酸酯化而形成。循环血液中的 CH 和 TG 必须与特殊的蛋白质即载脂蛋白（ap）结合形成脂蛋白，才能被运输至组织进行代谢，因此，血脂异常实际上表现为脂蛋白异常血症。据流行病学研究，中国成人血脂异常已达 4.3 亿人，血总胆固醇（TC）和低密度脂蛋白胆固醇（LDL-C）升高率在男性和女性都随年龄增高，到 50～69 岁到高峰，70 岁以后略有降低，50 岁以前男性高于女性，60 岁以后女性明显增高，甚至高于男性。动物实验、人体动脉粥样斑块的组织病理学研究、临床上冠心病及其他动脉粥样硬化性疾病患者的血脂检测、遗传性高胆固醇血症易早发冠心病流行病学研究、大规模临床降脂治疗试验的结果等已经证实，高胆固醇血症与动脉粥样硬化关系密切，血脂异常并与其他心血管危险因素相互作用导致动脉粥样硬化，增加动脉粥样硬化性心血管疾病（ASCVD）的发病率和死亡率。

◎ 要点二　分类

1. 高胆固醇血症 仅有总胆固醇增高。

2. 高甘油三酯血症 仅有甘油三酯升高。

3. 混合型高脂血症 总胆固醇、甘油三酯二者都高。

4. 低高密度脂蛋白血症 仅有高密度脂蛋白胆固醇降低。

◎ 要点三　临床表现

血脂异常可见于不同年龄、性别的人群，患病率随年龄增长而增高，高胆固醇血症的发病高峰年龄为 50～69 岁，但某些家族性血脂异常于婴幼儿期即可发病。多数血脂异常患者无任何症状和体征，而于常规血液生化检查时被发现。

血脂异常主要表现为黄色瘤、早发性角膜环以及脂血症眼底改变，以黄色瘤较为常见。黄色瘤最常见于眼睑周围，是一种局限性皮肤隆起，可为黄色、橘黄色或棕红色，多呈结节、斑块或丘疹状，质地一般柔软。严重的高胆固醇血症有时可出现游走性多关节炎。更多的临床表现是血脂异常导致的各种 ASCVD 的临床表现，也是患者就诊的主要原因。

◎ 要点四　实验室检查

血脂异常一般通过常规健康体检，或由于其他疾患就诊进行常规血液生化检查而被发现，然后进一步诊断及分型。测定空腹（禁食 12 小时以上）血浆或血清血脂四项是诊断的主要方法，包括 TC、TG、LDL-C 和 HDL-C。抽血前的最后一餐应忌食高脂食物和禁酒。检测结果可疑时应进行第二次检测。

◎ 要点五　诊断

（一）诊断方法

家族史及个人生活方式、体检（营养状态、体型、腰臀比等）等可提供诊断线索，实验室检测可明确诊断。为及时发现血脂异常患者，20～40 岁成年人至少每两年检测一次血脂；40 岁以上男性和绝经期后女性应每年检测血脂；ASCVD 患者及其高危人群，每 3～6 个月测定一次血脂。因 ASCVD 原因住院的患者，应在入院 24 小时内检测血脂。首次发现血脂异常时应在 2～4 周内复查血液生化，若仍属异常，则可确立诊断。发现血脂异常，应进行其他代谢指标包括空腹血糖、糖化血红蛋白及血尿酸等指标的检测，排除代谢异常综合征。

（二）诊断标准

血脂异常的诊断标准依据《中国成人血脂异常防治指南（2016 年修订版）》的分层标准（见下表）。血脂合适水平和异常切点主要适用于 ASCVD 一级预防的目标人群。

中国 ASCVD 一级预防人群血脂合适水平和异常分层标准［mmol/L（mg/dL）］

分层	总胆固醇	LDL-C	HDL-C	非 HDL-C	TG
理想水平		< 2.6 (100)		< 3.4 (130)	
合适水平	< 5.2 (200)	< 3.4 (130)		< 4.1 (160)	< 1.7 (150)
边缘升高	≥ 5.2 (200) 且	≥ 3.4 (130) 且		≥ 4.1 (160) 且	≥ 1.7 (150) 且
	< 6.2 (240)	< 4.1 (160)		< 4.9 (190)	< 2.3 (200)
升高	≥ 6.2 (240)	≥ 4.1 (160)		≥ 4.9 (190)	≥ 2.3 (200)
降低			< 1.0 (40)		

◎ 要点六　病情评估

1. 病因评估　确诊的血脂异常患者应根据患者性别、年龄及伴发病病史、家族史、药物治疗史等，结合血脂异常的具体检测结果，判断是原发性血脂异常还是继发性血脂异常。

（1）**原发性血脂异常**　家族性脂蛋白异常血症是由于基因缺陷所致，大多数原发性血脂异常原因不明，一般认为是由多基因缺陷与环境因素相互作用的结果。临床上血脂异常多与肥胖症、高血压病、糖耐量异常或糖尿病等疾病伴发共存，与胰岛素抵抗有关，如超重、高血压、高血糖、高血浆胰岛素水平及血脂异常共存，互相影响，称为代谢综合征。

（2）**继发性血脂异常**　①某些全身系统性疾病如糖尿病、甲状腺功能减退症、库欣综合征、肝肾疾病、过量饮酒等可引起各种类型的血脂异常；②某些药物如噻嗪类利尿剂、β 受体阻滞剂等长期服用，长期大量使用糖皮质激素等，均可导致血浆 TC 和 TG 水平升高。

2. 病情评估　血脂异常的危害除了与血脂水平有关外，更重要的是取决于患者共存的 ASCVD 危险因素，如患者男性，年龄超过 40 岁，有吸烟史，有早发冠心病家族史及 2 型糖尿病病史等，血脂异常对心脑血管的危险显著增加，因此，《中国成人血脂异常防治指南》中将 LDL-C 的控制目标与 ASCVD 的危险分层密切结合在一起，指导临床有效控制血脂异常。

不同 ASCVD 危险人群 LDL-C/非 HDL-C 治疗
达标标准［mmol/L（mg/dL）］

患者危险等级	LDL-C	非 HDL-C
低危	<3.4（130）	<4.1（160）
中危	<3.4（130）	<4.1（160）
高危	<2.6（100）	<3.4（130）
极高危	<1.8（70）	<2.6（100）

对于高甘油三酯血症患者，TG≥11.3mmol/L，极易诱发急性胰腺炎，应视为高风险患者加以干预，预防急性胰腺炎的发生。

◎ 要点七　治疗与预防

纠正血脂异常的目的在于降低 ASCVD 的患病率和死亡率。TC、LDL-C、TG 和 VLDL-C 增高是 ASCVD 的危险因素，其中以 LDL-C 最为重要，因 HDL-C 具有对 ASCVD 的保护作用，也应加以关注。

（一）治疗原则

1. 根据患者个体 ASCVD 危险程度，决定是否启动药物治疗。

2. 以生活方式干预为基础，生活方式改善可以同时干预其他 ASCVD 的危险因素。

3. 将控制 LDL-C 水平达标作为防控 ASCVD 危险的首要干预靶点，非 HDL-C 作为次要干预靶点。

4. 明确患者个体干预目标值，并使调脂治疗达到目标值，因各种原因不能达到目标值的患者，LDL-C 应至少降低 50%，LDL-C 基线在目标值以内的极高危患者，LDL-C 仍应降低 30%左右。

5. 调脂药物首选他汀类。开始应用中等强度剂量的他汀，根据调脂疗效和患者耐受情况调整剂量。

6. 单用他汀类药物胆固醇水平不能达标者，可与其他调脂药物如依折麦布或中药制剂联合使用。

（二）治疗性生活方式干预

1. **控制饮食**　包括控制饮食总热量、改善饮食结构、改变饮食习惯等，治疗时应给予患者饮食指导，告知高胆固醇含量食物类别及每天的摄入量极限，一般成年人每天胆固醇摄入量小于 300mg，碳水化合物占食物总热量的 50%~60%，适当补充可溶性膳食纤维每天 10~25g。

2. **改善生活方式**　通过可行的、个体化的锻炼形式，将体重指数（BMI）控制在 20.0~23.9kg/m^2；坚持每周 5~7 天、每次 30 分钟以上中等强度的有氧运动；完全戒烟并避免吸入二手烟；限制饮酒，包括酒的种类及饮酒量、饮酒习惯。

（三）药物治疗

1. **主要降低胆固醇的药物**

（1）**他汀类**　是目前首选的降胆固醇药物，能够抑制胆固醇合成的限速酶 HMG-CoA 还原酶，减少胆固醇合成，并上调细胞表面 LDL 受体，加速血清 LDL 分解，减少 VLDL 合成。因此他汀类能显著降低血清 TC、LDL-C 和 Apo B 水平，也能降低血清 TG 水平和轻度升高 HDL-C 水平。适用于高胆固醇血症、混合性高脂血症和 ASCVD 患者。目前常用药物有阿托伐他汀、瑞舒伐他汀、氟伐他汀等。

多数患者对他汀类药耐受性良好，极少数严重者因横纹肌溶解而致急性肾衰竭，初始用药4~6周应复查肝肾功能及肌酶。他汀类不宜与环孢素、雷公藤、环磷酰胺、大环内酯类抗生素以及吡咯类抗真菌药（如酮康唑）等合用。儿童、孕妇、哺乳期妇女和准备生育的妇女禁用。

（2）**肠道胆固醇吸收抑制剂**　常用依折麦布，口服后抑制胆固醇和植物固醇在肠道的吸收，促进肝脏合成 LDL 受体，加速 LDL 清除，降低血清 LDL-C 水平。单药或与他汀类联合治疗高胆固醇血症、以胆固醇升高为主的混合性高脂血症。禁用于妊娠期和哺乳期。

（3）**胆酸螯合剂**　阻碍胆酸的肠肝循环，促使胆酸随粪便排出，从而阻断肠道胆固醇的重吸收，降低 TC 和 LDL-C。适应证为高胆固醇血症、以胆固醇升高为主的混合性高脂血症，常用考来烯胺等，主要不良反应为恶心、呕吐、腹胀、腹痛、便秘等消化道症状。

（4）普罗布考 通过影响脂蛋白代谢，使 LDL 通过非受体途径被清除，降低 TC 和 LDL-C。适应证为高胆固醇血症，尤其是纯合子型家族性高胆固醇血症。常见不良反应为恶心等。

2. 主要降低甘油三酯的药物

（1）贝特类 通过激活过氧化物酶体增殖物激活受体 α（PPAR-α），激活脂蛋白脂酶（LPL）降低血 TG 和 VLDL-C 水平，轻度降低 TC 和 LDL-C，升高 HDL-C。用于高甘油三酯血症和以甘油三酯升高为主的混合性高脂血症。常用的药物有非诺贝特、吉非贝齐和苯扎贝特等，常见不良反应与他汀类相似，禁用于肝肾功能不全患者，儿童、孕妇、哺乳期女性禁用。

（2）烟酸类 能抑制脂肪组织中激素敏感酯酶活性，减少游离脂肪酸进入肝脏，降低 VLDL 分泌，降低血 TG、VLDL-C、TC、LDL-C 及 Lp（a），HDL-C 轻度升高。常用烟酸缓释片等，常见不良反应有面部潮红、消化道反应等。

（3）高纯度鱼油制剂 主要成分为 ω-3 脂肪酸，可降低 TG 和轻度升高 HDL-C，主要用于高甘油三酯血症和以甘油三酯升高为主的血脂异常。有出血倾向者禁用。

3. 新型调脂药物 包括前蛋白转化酶枯草溶菌素 9（PCSK9）抑制剂、微粒体甘油三酯转移蛋白抑制剂、载脂蛋白 B100 合成抑制剂等，临床应用经验尚少。

（四）其他治疗

1. 脂蛋白血浆置换 是家族性高 TC 血症，尤其是纯合子型家族性高 TC 血症患者重要的辅助治疗措施。

2. 肝移植和其他手术治疗 肝移植可使 LDL-C 水平明显改善。极严重纯合子家族性高 TC 血症患者，在缺乏更有效的治疗时，可考虑采用部分回肠旁路手术和门腔静脉分流术。

（五）预防

原发性血脂异常多与遗传因素有关，有明确血脂异常家族史的患者，应注重一级预防措施，包括从小养成健康合理的饮食习惯，注意避免过多摄入高胆固醇、高油脂、高糖食物，监测体重，保持体重指数在合理的范围内，保持适当规律性有氧运动，一旦发现血脂异常，及时合理治疗与监测，防止血脂异常相关心脑血管疾病与代谢综合征的发生；继发性血脂异常多由某些疾病引起，当出现继发性血脂异常相关的原发病时，积极治疗原发病的同时，应进行适当的血脂干预。

细目六　高尿酸血症与痛风

◎ 要点一　概述

高尿酸血症（HUA）是由于嘌呤代谢障碍，尿酸生成过多或/和尿酸排泄减少引起血尿酸水平超过 420μmol/L 的代谢性疾病。约 5%~15% 高尿酸血症患者发展为痛风。痛风是由于尿酸盐沉积所致的异质性疾病，可并发急性和慢性痛风性关节炎、痛风石、痛风性肾病，严重者出现关节破坏、肾功能损伤，常伴发血脂异常、高血压病、糖尿病及动脉硬化症等。目前我国痛风的患病率在 1%~3%，并呈逐年上升的趋势。

◎ 要点二　病因和分类

（一）病因

1. 高尿酸血症

（1）尿酸生成增多 尿酸是嘌呤代谢的终产物，可由体内核酸或其他小分子分解产生（内源性占 80%），也可由富含嘌呤或核蛋白的食物分解产生（外源性占 20%）。食源性高尿酸血症与食物中嘌呤的含量有关，富含嘌呤的食物如动物肝脏、凤尾鱼等进食过多，可导致尿酸生成增多；白血病、横纹肌溶解、细胞毒药物化疗后等可导致嘌呤代谢增强；剧烈运动后、癫痫持续状态、急性心肌梗死等由于肌细胞 ATP 分解加速，也可导致大量嘌呤生成引起高尿酸血症。

（2）尿酸排泄减少 成人每日产生尿酸约 700mg，约 2/3 经肾脏排泄，约 1/3 经肠道排泄，绝大多数高尿酸血症患者存在肾脏尿酸排泄减少，其中肾小球滤过率降低是主要原因。某些药物如阿司匹林等因增加肾小管对尿酸的重吸收而导致血尿酸升高。酒精既可增加尿酸生成，又能减少尿酸排泄。

2. 痛风

（1）高尿酸血症 约5%～15%高尿酸血症患者发展为痛风。

（2）遗传因素 遗传因素与环境因素共同导致痛风，主要机制是尿酸排泄障碍。

（3）其他 某些疾病如肾脏疾病、恶性肿瘤化疗、长期应用某些药物等，可引发痛风。

（二）分类

1. 高尿酸血症 临床上分为原发性和继发性两类。

（1）原发性高尿酸症 多由先天性嘌呤代谢障碍和/或尿酸排泄减少所致。

（2）继发性高尿酸症 继发于其他疾病，如血液病、肾功能不全、使用某些药物或肿瘤放化疗等。

2. 痛风 痛风根据有无病因及病因特点，分为原发性、继发性与特发性。

（1）原发性痛风 为先天性，由遗传因素与环境因素共同致病，具有家族遗传易感性。

（2）继发性痛风 由某些原发病作用或药物导致的痛风，见于肾脏疾病、恶性肿瘤化疗或放疗等。

（3）特发性痛风 部分痛风患者无明显原因，称为特发性痛风。

◎ **要点三　临床表现**

男性在青春期即可出现高尿酸血症，痛风发病多在40岁以上，发病率随年龄增长而增加。女性多在绝经后发病。近年来高尿酸血症与痛风的发病有年轻化趋势，据统计，我国痛风患者发病平均年龄为48.3岁（男性48岁，女性53.1岁）。由高尿酸血症发展为痛风的临床过程：

1. 无症状期 仅有一过性或持续性高尿酸血症，从血尿酸升高至出现症状的时间可间隔达数年至数十年，有些患者可终身不出现症状。

2. 急性发作期 常因高蛋白高嘌呤饮食、饮酒、劳累、感染、创伤等诱因诱发，表现为急性关节炎，多是首发症状。起病急骤，多在午夜剧痛而惊醒，呈刀割样。单侧第一跖趾关节疼痛最常见，其余依次为足底、踝、足跟、膝、腕、指和肘关节。受累关节局部红肿、热痛，压痛明显，功能受限。初发时多为单个关节，后累及多关节。发作多于数天或两周内自行缓解。部分患者可有发热、寒战等全身症状，可伴有白细胞、C反应蛋白升高，红细胞沉降率增加。

3. 痛风石 痛风石是痛风的特征性表现，典型部位在耳郭，也常见于反复发作的关节周围，以及尺骨鹰嘴、滑车和跟腱内。外观为隆起的大小不一的黄白色赘生物，初起质软，表面菲薄，破溃后排出白色粉状或糊状物，并可形成瘘管。可致关节僵硬，活动受限和畸形。

4. 肾脏病变 表现为痛风性肾病及尿酸性肾石病、急性肾衰等。由尿酸盐在肾间质组织沉积所致，起病隐匿，临床表现为轻度腰酸痛、夜尿增多、蛋白尿、血尿，进而发生高血压、肾功能不全等。约10%～25%患者有尿酸结石，可无症状或出现肾绞痛、血尿等。大量尿酸盐结晶阻塞肾小管，患者可出现少尿甚至无尿，严重者进展为急性肾损伤。

5. 眼部病变 有睑缘炎、眼睑皮下组织痛风石等。

◎ **要点四　实验室检查及其他检查**

1. 血尿酸测定 血尿酸超过420μmol/L为高尿酸血症，但血尿酸水平波动性较大。

2. 尿尿酸测定 检测目的是判断高尿酸血症的主要原因是尿酸生成增多还是尿酸排泄减少。限制嘌呤饮食5天后，每日尿酸排出量超过3.57mmol，判断为尿酸生成增多。

3. X线检查 痛风患者可见病变周围软组织肿胀，关节软骨及骨皮质破坏，典型者表现为骨质穿凿样或虫蚀样缺损。

4. 滑囊液或痛风石内容物检查 偏振光显微镜下可见双折光的针形尿酸盐结晶。

5. 关节超声 能较敏感地发现尿酸盐沉积征象，超声检查关节肿胀患者有双轨征或不均匀低回声与高回声混合团块影,可辅助诊断痛风。

6. 关节 CT 或 MRI 检查 受累部位可见高密度痛风石影,可辅助诊断痛风。

◎ 要点五 诊断与鉴别诊断

(一)诊断

1. 高尿酸血症 日常嘌呤饮食状态下,非同日 2 次空腹血尿酸水平超过 420μmol/L,即可诊断。

2. 痛风 在高尿酸血症基础上,出现特征性关节炎表现,尿路结石,或肾绞痛发作,即应考虑痛风,如在滑囊液及痛风石中找到尿酸盐结晶即可确诊。

(二)鉴别诊断

1. 类风湿关节炎 以青中年女性多见,好发于小关节和腕、踝、膝关节,伴明显晨僵。血尿酸不高,但有高滴度的类风湿因子。X 线检查示关节面粗糙,间隙狭窄,甚至关节面融合。

2. 风湿性关节炎 多见于年轻女性,大关节游走性、对称性红、肿、热、痛,无关节畸形,可伴其他风湿活动的临床表现及实验室依据如血沉增快、抗链"O"增高等,血尿酸正常,X 线检查无关节畸形。

3. 创伤性关节炎及化脓性关节炎 前者有外伤史,后者伴发热、白细胞增高等全身感染中毒症状。血、尿尿酸均正常。

◎ 要点六 病情评估

1. 病因评估 根据患者发病年龄、家族史及既往病史,有无导致尿酸代谢异常的原发病,以及长期使用影响尿酸排泄的药物,评估患者致病因素,做出分类诊断。

2. 病变程度评估

(1)关节损害评估 根据患者血尿酸升高水平及时间,患者的关节症状,受累关节的部位、数量,局部红、肿、热、痛程度,结合病变部位影像学检查,做出关节损害程度判断。有严重关节损害的患者,存在关节残毁的风险。

(2)肾功能评估 长期高水平的高尿酸血症

及痛风,可导致肾功能下降。肾功能损伤起病隐匿,患者一旦出现明显的夜尿量增加,尿比重下降,蛋白尿或尿隐血阳性、镜下血尿,则提示出现早期肾功能损伤;急性发作的高尿酸血症及痛风,由于大量尿酸盐结晶导致肾小管堵塞,患者出现少尿甚至无尿,伴有氮质血症,提示发生急性肾损伤。

◎ 要点七 治疗与预防

(一)治疗目标

控制高尿酸血症,预防尿酸盐结晶形成,快速有效控制急性关节炎,保护关节与肾功能。

(二)高尿酸血症的治疗

1. 非药物治疗 进行健康教育,鼓励并督促患者改变生活方式和饮食习惯,是治疗高尿酸血症的基础,包括:①限酒戒烟;②低嘌呤饮食,减少嘌呤含量高的食物如虾、蟹、贝类、沙丁鱼、动物内脏、肉类、啤酒等的摄入;③避免剧烈运动;④避免富含果糖的饮料;⑤保证每日的饮水量及排尿量,每日饮纯水 2000mL 以上;⑥恢复体重至个体化标准体重范围并保持;⑦增加新鲜蔬菜的摄入比例;⑧生活规律,有规律性地进行有氧运动。

2. 药物治疗

(1)促尿酸排泄药 通过抑制近曲肾小管对尿酸的重吸收而促进尿酸排泄,用于肾功能良好的患者,不宜用于每日尿尿酸排出超过 3.57mmol、有尿路结石及内生肌酐清除率小于 30mL/min 的患者,急性尿酸性肾病禁用。在用药治疗初期饮水量不得少于 1500~2000mL/d,并同时服用碳酸氢钠片 3~6g/d。常用药物有苯溴马隆,早餐后服用,不良反应少见,有胃肠不适、腹泻、皮疹等。

(2)抑制尿酸生成药物 ①别嘌醇:抑制黄嘌呤氧化酶,减少尿酸生成,肾功能不全者减量使用。不良反应有胃肠道症状、皮疹、肝功能损害等。②非布司他:适用于痛风患者的长期治疗,不推荐用于无临床症状的高尿酸血症,轻、中度肾功能不全的患者无需调整剂量。常见不良反应有肝功能异常、恶心、关节痛、皮疹等。

（3）碱性药物　通过碱化尿液，减少尿酸盐结晶的形成，常用碳酸氢钠片口服，长期大量使用可导致代谢性碱中毒。

（4）新型降尿酸药　包括拉布立酶、普瑞凯希等，经尿酸氧化酶作用使尿酸分解后排泄。选择性尿酸重吸收抑制剂有 RDEA549 等。

3. 其他治疗　对于继发性高尿酸血症患者，应积极治疗原发病，慎用与高尿酸血症发病有关的药物。

（三）痛风的治疗

1. 非药物治疗　同高尿酸血症的非药物治疗，但已出现尿少或无尿的患者，应控制饮水量，暂时禁食富含嘌呤食物。急性关节炎期应卧床休息，减少运动量，抬高患肢，并进行关节局部的保护处理。

2. 药物治疗

（1）急性发作期的治疗　尽早（24h 以内）使用非甾体消炎药、秋水仙碱和糖皮质激素可有效抗炎镇痛。急性发作期不宜进行降尿酸治疗，但已服用降尿酸药物者也不需停用。①非甾体消炎药：常用吲哚美辛，每次 50mg，每天 3~4 次，症状缓解后可减量，5~7 天后停用。也可使用双氯芬酸、布洛芬等。常见不良反应有消化道溃疡及出血，有症状患者可服用 PPI 药物加以预防。②秋水仙碱：首次剂量 1mg，随后 1.5~1.8mg/d 分次口服，直到症状缓解，24 小时总量不超过 6~8mg。不良反应主要为严重的胃肠道反应，也

可引起骨髓抑制、肝细胞损害、过敏等，肾功能不全者减量使用。③糖皮质激素：非甾体消炎药和秋水仙碱治疗无效或不耐受者，以及肾功能不全的患者，可考虑短期单用常规剂量的糖皮质激素，如泼尼松等。

（2）发作间歇期和慢性期的治疗　在急性发作缓解 2 周后，从小剂量开始应用降尿酸药，逐渐加量，根据血尿酸的目标水平调整至最小有效剂量并长期甚至终身维持。应将患者血尿酸水平稳定控制在 360μmol/L 以下。单一药物疗效不好、血尿酸升高明显、痛风石大量形成时可合用两类降尿酸药物。

3. 伴发疾病的治疗　痛风患者常伴有代谢综合征的其他临床问题，包括高血压、高血糖、血脂异常等，应加以良好控制，防治代谢异常互相影响、互相促进，加速脏器损害。

4. 手术治疗　根据个体病情需要，必要时可手术剔除痛风石，矫正残毁关节等。

（四）预防

原发性高尿酸血症及痛风的预防，以改善生活方式、改善饮食结构、保证每日饮水量及排尿量为主，保持标准体重，并对其他代谢指标如血脂、血糖及血压加以监测。继发性高尿酸血症及痛风以明确导致高尿酸血症及痛风的原发病或药物，明确诱发急性关节炎的诱因，加以积极治疗控制，避免服用影响尿酸代谢的药物。原发性痛风无肾脏疾病者大多预后良好，大约15%患者死于肾功能衰竭。

第七单元　结缔组织病

细目一　类风湿关节炎

◎ **要点一　概述**

类风湿关节炎（RA）是以对称性多关节炎

为主要临床表现的异质性、系统性、自身免疫性疾病。本病是慢性、进行性、侵蚀性疾病，如未适当治疗，病情逐渐加重，可引起手等其他部位的残疾。本病呈全球性分布，是造成人类丧失劳动力和致残的主要原因之一。我国 RA 的患病率

略低于 0.5%～1% 的世界平均水平，为 0.32%～0.36%。多发生于中年女性，男女之比为 1：3。

◎ 要点二　病因与发病机制

RA 是遗传易感因素、环境因素及免疫系统失调等各种因素综合作用的结果，为一种抗原驱动、T 淋巴细胞介导及与遗传相关的自身免疫病。

1. 环境因素　目前认为某些细菌、支原体和病毒感染通过某些途径影响 RA 的发病和病情进展。

2. 遗传易感性　RA 的发病与遗传因素密切相关。家系调查发现 RA 先症者的一级亲属发生 RA 的概率为 11%。许多国家和地区研究发现 HLA-DR4 单倍型与 RA 的发病相关。

3. 免疫功能紊乱　免疫功能紊乱被认为是 RA 的主要发病机制，是以活化的 CD_4^+T 淋巴细胞和 MHC-Ⅱ 型阳性的抗原递呈细胞浸润关节滑膜为特点。活化的 CD_4^+T 淋巴细胞启动特异性免疫应答，导致相应的关节炎症状。

◎ 要点三　病理

RA 的基本病理改变是滑膜炎，急性期滑膜表现为渗出性和细胞浸润性，病变进入慢性期，滑膜肥厚，形成许多绒毛样突起，突向关节腔内或侵入到软骨和软骨下的骨质，称为血管翳，有很强的破坏性，是造成关节破坏、畸形、功能障碍的病理基础。滑膜下层有大量淋巴细胞，呈弥漫状分布或聚集成结节状，另外尚出现新生血管和大量被激活的纤维母样细胞以及随后形成的纤维组织。

血管炎可发生在类风湿关节炎患者关节外的任何组织，累及中、小动脉和（或）静脉，管壁有淋巴细胞浸润、纤维素沉着，内膜有增生，导致血管腔的狭窄或堵塞。类风湿结节是血管炎的一种表现，常见于关节伸侧受压部位的皮下组织，也可发生于任何内脏器官。

◎ 要点四　临床表现

类风湿性关节炎可发生于任何年龄，80% 发生于 35～50 岁。多以缓慢、隐匿方式发病。RA 病情和病程有个体差异，从短暂、轻微的部分小关节炎到急剧进行性加重的多关节炎均可出现，多伴有晨僵。

（一）关节表现

1. 晨僵　早晨起床后病变关节感觉僵硬，如胶黏着样的感觉，持续 1 小时以上，称为晨僵。晨僵出现在 95% 以上的 RA 患者。晨僵持续时间和关节炎症的程度呈正比，它常被作为观察本病活动指标之一。

2. 关节痛与压痛　关节痛是最早出现的症状，最常出现的部位为腕关节、掌指关节、近端指间关节，其次是足趾、膝、踝、肘、肩等关节。多呈对称性、持续性，但时轻时重，疼痛的关节往往伴有压痛，受累关节的皮肤出现褐色色素沉着。

3. 关节肿胀　凡受累的关节均可肿胀，常见的部位为腕关节、掌指关节、近端指间关节、膝关节等，亦多呈对称性。

4. 关节畸形　见于较晚期患者，关节周围肌肉的萎缩、痉挛则使畸形更为加重。最为常见的晚期关节畸形是腕和肘关节强直、掌指关节的半脱位、手指向尺侧偏斜和呈"天鹅颈"样及"纽扣花样"表现。重症患者关节呈纤维性或骨性强直，失去关节功能，生活不能自理。

5. 特殊关节　出现颈痛，活动受限；肩、髋关节最常见的症状是局部疼痛和活动受限，髋关节往往表现为臀部及下腰部疼痛；颞颌关节炎出现于 1/4 的 RA 患者，早期表现为讲话或咀嚼时疼痛加重，严重者有张口受限。

6. 关节功能障碍　关节肿痛和结构破坏都可引起关节的活动障碍。

（二）关节外表现

1. 类风湿结节　是较常见的关节外表现，可见于 20%～30% 的患者，多位于关节隆突部及受压部位的皮下，如前臂、跟腱等处。结节大小不一，质硬，无压痛，呈对称性分布。发现类风湿结节提示 RA 处于活动期。

2. 类风湿血管炎　系统性血管炎少见，可查见指甲下或指端的小血管炎，其表现和滑膜炎的活动性无直接相关性。眼部可表现为巩膜炎，严重者可影响视力。类风湿因子阳性的患者可出现亚临床型血管炎。

3. 肺脏受累表现　很常见，男性多于女性，可为首发症状。

（1）肺间质病变　为最常见的肺部病变，见于约30%的患者，患者逐渐出现气短等肺功能不全的症状，少数患者出现慢性纤维性肺泡炎，预后较差。肺功能和肺部高分辨率 CT 有助早期诊断。

（2）结节样改变　肺内出现单个或多个结节，属于肺内的类风湿结节。

（3）Caplan 综合征　尘肺患者合并 RA 时易出现大量肺结节，称之为 Caplan 综合征，也称类风湿性尘肺病。临床和胸部 X 线表现均类似肺内类风湿结节，数量多，体积较大，可突然出现并伴关节症状加重。

（4）胸膜炎　见于约10%的患者，多表现为单侧或双侧性的少量胸腔积液，胸水呈渗出性，糖含量很低。

4. 心脏受累表现　急性和慢性的 RA 患者都可以出现心脏受累，其中心包炎最常见，多见于类风湿因子阳性、有类风湿结节的患者，但多数患者无相关临床表现。

5. 神经系统表现　神经受压是 RA 患者出现神经系统表现的主要原因，受压的周围神经病变与相应关节的滑膜炎的严重程度相关。最常受累的神经有正中神经、尺神经以及桡神经，正中神经在腕关节处受压而出现腕管综合征。随着炎症的减轻，患者的神经病变逐渐减轻。脊髓受压表现为逐渐加重的双手感觉异常和肌力的减弱，伴有腱反射亢进，病理反射阳性。

6. 血液系统表现　贫血的程度与病情活动度相关，尤其是与关节的炎症程度相关。贫血属于正细胞正色素性贫血。如出现小细胞低色素性贫血，多因服用非甾体抗炎药而造成胃肠道长期少量出血所致；此外，与慢性疾病性贫血（ACD）有关，患者的炎症控制后，贫血也可以

得以改善。病情活动期患者常有血小板增多，其增高的程度与滑膜炎活动的关节数呈正相关。

7. Felty 综合征　是指 RA 患者伴有脾大、中性粒细胞减少，甚至有贫血和血小板减少。RA 患者出现 Felty 综合征时并非都处于关节炎活动期，其中很多患者合并有下肢溃疡、色素沉着，皮下结节，关节畸形，以及发热、乏力、食欲减退和体重下降等全身表现。

8. 干燥综合征　约30%～40%RA 患者在疾病的各个时期均可伴有干燥综合征，随着病程的延长，干燥综合征的患病率逐渐增多。口干、眼干是此综合征的主要表现。

◎ **要点五　实验室检查及其他检查**

1. 血液一般检查　有轻度至中度贫血，多呈正红细胞正色素性贫血，活动期血小板可增高，白细胞总数及分类大多正常。

2. 炎性标记物　可判断类风湿关节炎活动程度。活动期血沉增快，C 反应蛋白升高。

3. 自身抗体　检测自身抗体有利于 RA 与其他炎性关节炎的鉴别。RA 新的抗体诊断特异性较类风湿因子明显提高，且可在疾病早期出现，包括抗环瓜氨酸肽（CCP）抗体、抗核周因子（APF）抗体、抗角蛋白抗体（AKA）以及抗 Sa 抗体等。

（1）类风湿因子（RF）　分为 IgM、IgG 和 IgA 型类风湿因子，常规主要检测 IgM 型类风湿因子，见于约70%的患者，其滴度一般与本病的活动性和严重性呈比例，但非 RA 的特异性抗体，因此，类风湿因子阳性者必须结合临床表现，方能诊断。

（2）抗角蛋白抗体谱　有抗核周因子（APF）抗体、抗角蛋白抗体（AKA）、抗聚角蛋白微丝蛋白抗体（AFA）和抗环瓜氨酸肽（CCP）抗体。抗 CCP 抗体对 RA 的诊断敏感性和特异性高，有助于 RA 的早期诊断，尤其是血清类风湿因子阴性、临床症状不典型的患者。

4. 关节影像学检查

（1）X 线摄片　对疾病的诊断、关节病变分

期均很重要。首选双手指及腕关节摄片检查,骨损害的 X 线表现分为四期:Ⅰ 期:可见关节周围软组织肿胀或关节端骨质疏松。Ⅱ 期:可见关节间隙狭窄。Ⅲ 期:可见关节面出现虫蚀样破坏。Ⅳ 期:可见关节脱位或半脱位或关节强直(纤维性强直或骨性强直)。

(2)**CT 和 MRI** CT 有助于发现早期骨侵蚀和关节脱位等改变。MRI 有助于发现关节内透明软骨、滑膜、肌腱、韧带和脊髓病变。

5. **关节滑液检查** 滑液增多,微混浊,黏稠度降低,白细胞升高。

6. **关节镜及针刺活检** 关节镜对诊断及治疗均有价值,针刺活检操作简单、创伤小。

◎ 要点六 诊断与鉴别诊断

(一) 诊断

按美国风湿病学会 1987 年修订的分类标准,共 7 项:①晨僵持续至少 1 小时(≥6 周);②3 个或 3 个以上关节肿(≥6 周);③腕关节或掌指关节或近端指间关节肿(≥6 周);④对称性关节肿(≥6 周);⑤类风湿皮下结节;⑥手和腕关节的 X 线片有关节端骨质疏松和关节间隙狭窄;⑦类风湿因子阳性(该滴度在正常的阳性率低于 5%)。上述 7 项中,符合 4 项即可诊断。

(二) 鉴别诊断

1. **骨关节炎** 与 RA 的主要不同点:①发病年龄多在 50 岁以上;②主要累及膝、髋等负重关节和手指远端指间关节;③关节活动后疼痛加重,经休息后明显减轻;④血沉轻度增快,RF 阴性;⑤X 线检查显示关节边缘呈唇样骨质增生或骨疣形成。

2. **痛风性关节炎** 与 RA 的主要不同点:①患者多为成年男性;②关节炎的好发部位为第一跖趾关节;③伴有高尿酸血症;④关节附近或皮下可见痛风结节;⑤血清自身抗体阴性。

3. **强直性脊柱炎** 与 RA 的主要不同点:①青年男性多见,起病缓慢;②主要侵犯骶髂关节及脊柱,或伴有下肢大关节的非对称性肿胀和疼痛;③X 线片可见骶髂关节侵蚀、破坏或融合;

④90%～95%患者 HLA－B27 阳性而 RF 为阴性;⑤有家族发病倾向。

4. **系统性红斑狼疮** 与 RA 的主要不同点:①X 线检查无关节骨质改变;②患者多为女性;③常伴有面部红斑等皮肤损害;④多数有肾损害或多脏器损害;⑤血清抗核抗体和抗双链 DNA 抗体显著增高。

◎ 要点七 病情评估

RA 是一种异质性疾病,少数患者病程可表现为自限性,即一次发作后自行缓解,不再发作,但大部分患者呈间歇性发作,逐渐进展,少数为快速进展性的"恶性型"。早期诊断对于及时治疗、预防肢体功能残疾很重要。病情反复活动进行性加重的患者,可导致不同程度的关节损害,确诊的患者应对其受累关节功能进行评估,以指导治疗。

美国风湿病学会将关节功能障碍分为四级:Ⅰ 级:能照常进行日常生活和各项工作;Ⅱ 级:可进行一般的日常生活和某种职业工作,但参与其他项目活动受限;Ⅲ 级:可进行一般的日常生活,但参与某种职业工作或其他项目活动受限;Ⅳ 级:日常生活的自理和参与工作的能力均受限。

◎ 要点八 治疗与预防

治疗目的在于控制病情,改善关节功能和预后。强调早期治疗、联合用药和个体化原则。实现治疗目的的关键是早期诊断和早期治疗。治疗措施包括一般性治疗、药物治疗、外科手术治疗,其中以药物治疗最为重要。

(一) 治疗措施

1. **一般治疗** 休息、活动期关节制动、缓解期进行适当的关节功能锻炼、物理疗法等。急性期、发热以及内脏受累的患者应卧床休息。

2. **药物治疗** 治疗 RA 的常用药物分为四大类,即非甾体抗炎药(NSAID)、改变病情抗风湿药(DMARD)、糖皮质激素和植物药制剂等。

(1)**非甾体抗炎药** 具镇痛消肿作用,有效改善关节炎症状,但不能控制病情进展,应与改变病情抗风湿药联合使用。常用的 NSAID：①塞来昔布：每日 200~400mg，分次口服，有磺胺过敏者史者禁用；②美洛昔康：每日 7.5~15mg，分次口服；③双氯芬酸：每日 75~150mg，分次口服。

（2）改变病情抗风湿药　较 NSAID 发挥作用慢，临床症状明显改善需 1~6 个月，有改善和延缓病情进展的作用。确诊的 RA 患者均应使用 DMARD，根据患者的病情活动性、严重性和进展确定个体化治疗方案。一般首选甲氨蝶呤（MTX），并作为联合治疗的基本药物。

用药指证：①受累关节超过 20 个；②起病 2 年内出现关节骨破坏；③RF 滴度持续很高；④有关节外症状。上述患者应尽早采用 DMARD 联合治疗方案。

常用药物：①MTX：抑制嘌呤合成，同时具抗炎作用。每周 7.5~25mg，以口服为主。4~6 周起效，疗程至少半年。不良反应有肝损害、胃肠道反应、骨髓抑制和口角糜烂等，停药后多能恢复。②柳氮磺吡啶：每日 2~3g，分 2 次服用，对磺胺过敏者禁用。③生物制剂和免疫性治疗：生物制剂如 TNF-α 拮抗剂、IL-1 拮抗剂、CD_{20} 单克隆抗体、细胞毒 T 细胞活化抗原-4（CTLA-4）抗体等，有抗炎及防止骨破坏的作用，宜与 MTX 联合应用。④其他 DMARD：有金制剂、青霉胺、硫唑嘌呤、环孢素等。

（3）糖皮质激素　具有良好的抗炎作用，在关节炎急性发作时可给予短效激素治疗，可使关节炎症状得到迅速而明显地缓解，改善关节功能。有系统症状如伴有心、肺、眼和神经系统等器官受累的重症患者，可予泼尼松每日 30~40mg，症状控制后递减，以每日 10mg 或低于 10mg 维持。但不能根治本病，停药后症状多复发。

（4）植物药制剂　常有的植物药制剂包括雷公藤多苷、青藤碱、白芍总苷等。

3. 外科手术治疗　关节置换术适用于晚期有畸形并失去功能的关节；滑膜切除术可以使病情得到一定的缓解，但当滑膜再次增生时病情又

趋复发，所以必须同时应用 DMARD。

（二）预防

1. 预防发病　RA 的发病与遗传易感因素、环境因素及免疫系统失调密切相关，为一种与遗传相关的自身免疫病，目前对其病因的认识包括环境因素中的某些细菌、支原体和病毒感染，以及遗传易感性。因此，RA 的预防重点对象是家系调查发现 RA 先症者的一级亲属，其发生 RA 的概率为 11%。应注意生活方式，规律饮食起居，减少各种机会性感染，一旦出现感染症状，及时就诊治疗、抗炎治疗，必要时进行免疫辅助治疗。

2. 预防肢体功能残疾　RA 是慢性进展的致残性疾病，肢体残疾主要发生在上肢，尤其是手部关节功能障碍，发生的危险性与 RA 的活动性有关。因此，确诊的 RA 患者应进行个体化规范治疗，严格执行联合治疗方案及减药原则，注重一般治疗，尽量减少急性关节炎的反复发作，已经出现关节畸形的患者，结合中西医康复治疗，维护关节基本功能。

细目二　系统性红斑狼疮

◎ 要点一　概述

系统性红斑狼疮（SLE）是多系统损害的慢性系统性自身免疫疾病，其血清中出现以抗核抗体为代表的多种自身抗体。病程以病情缓解和急性发作交替为特点，有肾及中枢神经系统损害者预后较差。我国患病率为 0.7/1000~1/1000，20~40 岁女性多见。

◎ 要点二　病因

系统性红斑狼疮发病与遗传因素、内分泌因素和环境因素有关。

1. 遗传因素　SLE 属多基因病，多个基因在某种条件（环境）下相互作用而改变了正常免疫耐受性而致病，基因与临床亚型及自身抗体有一定相关性。

2. 环境因素　主要有紫外线、药物、化学

试剂、微生物病原体等，可诱发发病。

3. 内分泌因素 与雌激素水平升高有关，女性患者明显多于男性，女性更年期前患病率与男性之比为9：1，女童及老人女性与男性之比为3：1。

◎ 要点三 病理

基本病理改变是炎症反应和血管异常，坏死性血管炎，可发生于任何器官。中小血管出现管壁炎症和坏死，继发血栓形成，导致管腔狭窄，引起局部组织缺血和功能障碍。受损器官的特征性改变是：①苏木紫小体（细胞核嗜酸性团块）；②洋葱皮样病变（小动脉周围出现向心性纤维增生），常发生于脾中央动脉；③心瓣膜结缔组织纤维蛋白样变性，形成赘生物。此外，心包、心肌、肺、神经系统等亦可出现上述基本病理变化。

◎ 要点四 临床表现

1. 全身表现 活动期患者大多数有全身症状，常见症状为发热，以低中度热为常见，可表现为各种热型，其他有乏力、体重下降等。

2. 皮肤与黏膜表现 皮疹最常见，见于80%的患者，包括颊部蝶形红斑、盘状红斑，指掌部和甲周红斑，指端缺血，面部及躯干皮疹等，其中以颊部蝶形红斑最具特征性。约40%的患者在日晒后出现光过敏，甚至诱发SLE的急性发作。约30%的患者急性期出现口腔溃疡、脱发、雷诺现象等。SLE皮疹多无明显瘙痒，接受激素和免疫抑制剂治疗的SLE患者，若出现不明原因的局部皮肤灼痛，有可能是带状疱疹的前兆。

3. 浆膜炎 半数以上患者在急性发作期出现多发性浆膜炎，包括双侧中小量胸腔积液和（或）心包积液。

4. 肌肉骨骼表现 关节痛是常见的症状之一，出现在指、腕、膝关节，伴红肿者少见。常出现对称性多关节痛肿。其他表现有Jaccoud关节病、肌痛和肌无力、肌炎等。

5. 狼疮肾炎（LN） 是SLE最常见、最严重的临床表现，几乎见于100%的SLE患者，表现为无症状性蛋白尿和（或）血尿、高血压，甚至肾病综合征、急进性肾炎综合征等，病情可逐渐进展为尿毒症，个别患者首诊时已重达慢性肾衰竭，是SLE常见的死亡原因。

6. 心血管损害 患者常出现心包炎、心肌损害等，表现为气促、心前区不适、心律失常，严重者可发生心力衰竭导致死亡。

7. 肺损害 约35%的患者出现中小量双侧胸腔积液。可发生狼疮肺炎，表现为发热、干咳、气促，肺X线可见片状浸润阴影，多见于双下肺，应注意与肺部继发感染鉴别。肺间质性病变表现为活动后气促、干咳、低氧血症，肺功能检查提示弥散功能下降。10%~20%SLE患者出现肺动脉高压。

8. 神经系统损害 即神经精神狼疮（NP-SLE），轻者仅有偏头痛、性格改变、记忆力减退或轻度认知障碍，重者可表现为脑血管意外、昏迷、癫痫持续状态等，影像学检查对NPSLE诊断有帮助。

9. 消化系统表现 约30%患者有食欲减退、腹痛、呕吐、腹泻等，消化系统表现可为首发症状。部分患者血清转氨酶升高，少数可并发急腹症，如胰腺炎、肠坏死、肠梗阻等。

10. 血液系统表现 活动性SLE患者血红蛋白下降、白细胞和（或）血小板减少常见，其中10%属于Coombs试验阳性的溶血性贫血。约15%患者有脾大。

11. 抗磷脂抗体综合征（APS） 出现于SLE的活动期，其临床表现为动脉和（或）静脉血栓形成，习惯性自发性流产，血小板减少，抗磷脂抗体阳性。

12. 干燥综合征 约30%的SLE患者与继发性干燥综合征并存，有唾液腺和泪腺功能不全。

13. 眼部表现 约15%患者有眼底病损，如出血、视乳头水肿、视网膜渗出物等，可影响视力甚至致盲。

◎ 要点五 实验室检查及其他检查

1. 一般检查 血常规检查可有贫血、白细胞减少和（或）血小板减少；尿常规检查可有蛋白、红细胞和各种管型。血沉在活动期常增快。

2. 自身抗体

（1）抗核抗体（ANA） 约95%SLE患者呈阳性，特异性较差，不能作为SLE和其他结缔组织疾病的鉴别依据。

（2）抗双链DNA（dsDNA）抗体 为标记性抗体之一。活动期患者阳性率可达95%，特异性强，对确诊SLE和判断其活动性有较大参考价值。抗体滴度高，常提示有肾损害。

（3）抗Sm抗体 为标记性抗体之一。阳性率约25%，特异性强，阳性患者病情缓解后继续呈阳性，故可作为回顾性诊断的依据。

（4）抗磷脂抗体 阳性率为30%~40%，阳性患者容易发生动静脉血栓、习惯性流产、血小板减少等，称为抗磷脂综合征。

（5）抗核糖体P蛋白抗体 阳性率约为15%，阳性患者常有神经系统损害。

（6）其他自身抗体 如抗SSA抗体、抗SSB抗体、抗U_1RNP抗体、抗组蛋白抗体、抗红细胞膜抗体、抗血小板膜抗体、抗淋巴细胞膜抗体、抗中性粒细胞胞浆抗体、抗神经元抗体等。20%~40%患者类风湿因子阳性。

3. 补体 常用的有总补体（CH50）、C_3和C_4的检测。补体低下，尤其是C_3低下常提示有SLE活动；C_4低下表示SLE活动，并是SLE易感性（C_4缺乏）的表现。

4. 狼疮带试验 70%~90%患者可见在真皮与表皮连接处有荧光带，为免疫球蛋白（主要为IgG，也有IgM和IgA）与补体沉积所致。

5. 肾活检 对狼疮肾炎的分型诊断、治疗、估计预后均有一定价值。

6. 其他检查 X线、CT、超声心动图、心电图检查，眼底检查，肝肾功能、心肌酶谱等检查，有利于早期发现SLE患者的各系统损害。

◎ 要点六 诊断与鉴别诊断

（一）诊断

普遍采用美国风湿病学会（ACR）1997年推荐的SLE分类标准。共11项：①颊部红斑：固定红斑，扁平或高起，在两颧突出部位；②盘状红斑：片状隆起于皮肤的红斑，有角质脱屑和毛囊栓，陈旧病变可见萎缩性瘢痕；③光过敏：对日光有明显的反应，引起皮疹，从病史中得知或医生观察到；④口腔溃疡：经医生观察到的口腔或鼻咽部溃疡，一般为无痛性；⑤关节炎：非侵蚀性关节炎，累及2个或更多的外周关节，有压痛、肿胀或积液；⑥浆膜炎：胸膜炎或心包炎；⑦肾脏病变：尿蛋白定量超过0.5g/24h或+++，或管型；⑧神经病变：癫痫发作或精神病，除外药物或已知的代谢紊乱；⑨血液学疾病：溶血性贫血，或白细胞减少，或淋巴细胞减少，或血小板减少；⑩免疫学异常：抗dsDNA抗体阳性，或抗Sm抗体阳性，或抗磷脂抗体阳性（包括抗心磷脂抗体，或狼疮抗凝物，或至少持续6个月的梅毒血清试验假阳性，三者中具备一项阳性）；⑪抗核抗体：在任何时候和未用药物诱发"药物性狼疮"的情况下，抗核抗体滴度异常。上述11项中，符合4项或4项以上，在除外感染、肿瘤和其他结缔组织病后，即可诊断为SLE。其敏感性和特异性分别为95%和85%。上述标准中，免疫学异常和高滴度抗核抗体更具有诊断意义。

（二）鉴别诊断

SLE应与类风湿关节炎、皮炎、癫痫、原发免疫性血小板减少症及原发性肾小球肾炎等鉴别。根据多系统损害的特征，鉴别诊断不困难。

◎ 要点七 病情评估

对于确诊的患者，判定患者的病情是制定个体化治疗方案的依据。

（一）疾病的活动性或急性发作的评估

现用的标准有SLEDAI、SLAM、SIS、BILAG等。较为简明实用的是SLEDAI，根据患者前10天内是否出现上述症状而定分，凡总分≥10分者考虑疾病活动。

SLEDAI 计分项（单项累计计分）

8分项	抽搐、精神异常、脑器质性症状、视觉异常、脑神经受累、狼疮性头痛、脑血管意外、血管炎
4分项	关节炎、肌炎、管型尿、血尿、蛋白尿、脓尿
2分项	新出现皮疹、脱发、黏膜溃疡、胸膜炎、心包炎、低补体、抗dsDNA升高
1分项	发热、血小板减少、白细胞减少

（二）病情的严重性评估

依据受累器官的部位和程度评估病情严重性。

1. 出现脑受累表明病变严重。

2. 出现肾病变者，其严重性高于仅有发热、皮疹者。

3. 有肾功能不全者较仅有蛋白尿的狼疮肾炎为严重。

4. 狼疮危象是指急性的危及生命的重症SLE，包括急进性狼疮肾炎、严重的中枢神经系统损害、严重的溶血性贫血、血小板减少性紫癜、粒细胞缺乏症、严重心脏损害、严重狼疮性肺炎、严重狼疮性肝炎和严重的血管炎，是病情危重状态。

（三）伴发病评估

有肺部或其他部位感染、高血压、糖尿病等则往往使病情加重。

◎ 要点八 治疗与预防

（一）治疗

强调早期诊断和早期治疗，以避免或延缓不可逆的组织脏器的病理损害。

1. 一般治疗 急性活动期卧床休息，缓解期病情稳定患者可适当工作，但应避免过劳、日晒或其他紫外线照射；预防感染，及时发现和治疗感染；注意避免可能诱发狼疮的药物或食物；正确认识疾病，调节不良情绪。

2. 基本药物治疗

（1）**轻型 SLE** 可使用非甾体抗炎药、抗疟药、小剂量激素泼尼松，也可短期局部应用激素治疗皮疹，权衡利弊，必要时可用硫唑嘌呤、甲氨蝶呤等免疫抑制剂。

（2）**重型 SLE** 分两个阶段，即诱导缓解和巩固治疗。诱导缓解目的在于迅速控制病情，阻止或逆转内脏损害，力求疾病完全缓解。①糖皮质激素：为治疗 SLE 的基础药物。根据病情轻重，泼尼松每日 0.5~1mg/kg 口服，晨起 1 次服用。病情好转，以每 1~2 周减 10% 的速度逐渐减量，如果病情允许，维持治疗剂量应低于 10mg/d。如出现大剂量治疗无效、癫痫发作、精神症状、严重溶血性贫血、血小板减少而有出血倾向、急性肾衰竭、病情急剧恶化等情况，应用甲基泼尼松龙冲击治疗。冲击后每日口服泼尼松 0.5~1mg/kg，病情好转稳定 4 周后可逐步减量，直至维持量。②环磷酰胺：为重症 SLE 的有效治疗药物之一。标准环磷酰胺冲击疗法每月 1 次，多数患者 6~12 个月后病情缓解。③硫唑嘌呤：适用于中等度严重病例，脏器功能恶化缓慢者，控制肾脏和神经系统病变效果不及环磷酰胺冲击疗法，而对浆膜炎、血液系统表现、皮疹等较好，每日 1~2mg/kg。④环孢素：对狼疮肾炎有效。

3. 免疫球蛋白 静脉注射大剂量免疫球蛋白用于病情严重和（或）并发全身严重感染患者，对重症血小板减少性紫癜也有效。每日 0.4g/kg，静脉滴注。

4. 对症治疗

（1）轻型以皮损和（或）关节痛为主的患者，可选用羟氯喹联合非甾体类抗炎药。

（2）有发热、皮损、关节痛及浆膜炎并有轻度蛋白尿患者，宜用泼尼松。

（3）NP-SLE 应用甲泼尼龙冲击疗法，同时环磷碳胺冲击治疗，也可选用鞘内注射地塞米松 10mg 及甲氨蝶呤 10mg。

（4）有抽搐者给抗癫痫药、降颅压等支持治疗、对症治疗。

（5）溶血性贫血和（或）血小板减少者应

用甲泼尼龙冲击治疗。

（6）抗磷脂抗体综合征予抗血小板药及华法林。

5. 狼疮危象的治疗　治疗目的在于挽救生命，保护受累脏器，防止出现后遗症。通常需要大剂量甲泼尼龙冲击治疗，针对受累脏器的对症治疗和支持治疗，以帮助患者度过危象。后续的治疗可参照重型 SLE。

6. 其他治疗

（1）**血浆置换**　通过清除血浆中循环免疫复合物、游离的抗体、免疫球蛋白及补体成分，使血浆中抗体滴度减低，并改善网状内皮系统的吞噬功能，对于危重患者或经多种治疗无效的患者有迅速缓解病情的作用。

（2）**人造血干细胞移植**　通过异体或自体的造血干细胞植入受体内而获得造血和免疫功能重建的治疗手段。人造血干细胞移植可以使传统免疫抑制剂治疗无效的患者病情得以缓解。

（3）**生物制剂**　①改变细胞因子活化和调节；②抑制 T 细胞活化并诱导 T 细胞耐受，阻断T、B 细胞相互作用；③作用于 B 细胞以减少 B细胞产生抗 dsDNA 抗体；④抑制补体活化。

7. 缓解期治疗　病情控制后，需接受长期维持治疗，使用不良反应最少的药物和最小有效剂量，以达到抑制疾病复发的目的。常用泼尼松 5～10mg，每日晨服。

8. 妊娠生育　患者无重要脏器损害，病情稳定 1 年以上，细胞毒免疫抑制剂停用半年以上，泼尼松维持量低于 10mg/d，可以妊娠。由于妊娠早期及产后 6 周容易复发，故妊娠期可适当增加激素剂量。有习惯性流产史或抗磷脂抗体阳性者，应加服小剂量阿司匹林，50～100mg/d。

（二）预防

1. 预防发病　系统性红斑狼疮发病与遗传因素、内分泌因素和环境因素有关，研究显示，SLE 患者第一代亲属中患 SLE 者 8 倍于无 SLE 患者家庭，且好发于 20～40 岁的育龄女性。诱发患病的环境因素主要有紫外线、药物、化学试剂、微生物病原体等，且与雌激素水平升高有关。因此，SLE 的预防措施主要是针对有家族史的婚育期女性的保护性措施，包括维持正常激素水平，加强紫外线防护，尽量减少药物、化学试剂的暴露，增强机体抗病能力，预防各种感染等。

2. 预防狼疮危象　对于已经确诊的患者，尽早进行病情评估，进行个体化治疗，预防狼疮危象的发生。

第八单元　神经系统疾病

细目一　癫痫

◎ 要点一　概述

癫痫是不同病因引起的，以脑部神经元高度同步化异常放电导致的临床综合征，是以脑部功能可逆性异常发作为特点的慢性脑部疾病。每次发作及每种发作的过程，称为痫性发作。在疾病过程中，每位患者可有多种痫性发作。一组具有相似症状与体征特点所组成的特定癫痫临床现象，称为癫痫综合征。癫痫的发病率约为 0.5%，我国每年新发患者 65 万～70 万，其中 30% 为难治性癫痫。

◎ 要点二　病因

（一）病因分类

癫痫不是一个疾病而是一组疾病，属于临床综合征，不同分类的癫痫其病因不同。

1. 症状性癫痫　指由各种已知的中枢神经系统结构或功能异常导致的癫痫。常见病因有颅脑外伤、脑血管瘤、颅内肿瘤、中枢神经系统感染、脑寄生虫病、神经系统变性疾病、代谢异常、药物和毒物导致的脑损伤等。

2. 特发性癫痫 病因不明，与遗传关系密切，相关检查未发现颅内结构与功能异常的证据。发病有年龄特征，并具有特征性的临床表现及脑电图改变，如良性儿童癫痫、家族性颞叶癫痫等。

3. 隐源性癫痫 临床表现为症状性癫痫，但相关检查未查明中枢神经系统结构与功能异常，是一类最常见的癫痫，占全部癫痫的60%~70%。

（二）影响发作的因素

1. 年龄 特发性癫痫发病与年龄密切相关，如婴儿痉挛症多在1岁首发，儿童失神癫痫好发于6~7岁。

2. 遗传因素 主要影响癫痫的易患性。如症状性癫痫患者近亲患病率为15%，明显高于普通人群。

3. 睡眠 睡眠-觉醒周期与癫痫发作密切相关，如全面强直-阵挛发作好发于凌晨醒来时，婴儿痉挛症好发于醒后和睡前时段，良性儿童癫痫多在睡眠中发作。

4. 机体内环境变化 电解质紊乱、内分泌失调、代谢异常等病理改变，均易诱发癫痫发作，如月经期癫痫、妊娠期癫痫等。

5. 患者一般状态 过度疲劳、睡眠不足、饥饿、便秘、饮酒、声光刺激、情绪波动等，均是痫性发作的常见诱发因素。

◎ **要点三 分类与临床表现**

癫痫发作是指一次发作的全过程，癫痫综合征是一组疾病的总称。痫性发作与癫痫综合征分类复杂，包括癫痫发作分类和癫痫综合征分类。

（一）癫痫发作分类

目前常用的是1981年国际抗癫痫联盟癫痫发作分类。

1. 部分性发作 指源于大脑半球局部神经元的异常放电。

（1）单纯部分性发作 无意识障碍，可分为运动、体觉或特殊感觉、自主神经、精神性症状发作。

（2）复杂部分性发作 有意识障碍，可分为：先有单纯部分性发作，继有意识障碍；开始即有意识障碍，其中又分为仅有意识障碍和意识障碍伴自动症。

（3）部分性发作继发为全面性发作 单纯部分性发作发展为复杂部分性发作。

2. 全面性发作 最初的发作临床表现及脑电图均提示双侧脑部异常放电，发作早期即出现意识障碍，包括全面性强直-阵挛发作、强直性发作、阵挛性发作、失神发作（典型与非典型）、肌阵挛发作、失张力发作。

3. 不能分类的癫痫发作。

（二）癫痫综合征分类

1. 与部位有关的癫痫

（1）与年龄有关的特发性癫痫 包括良性儿童癫痫、原发性阅读性癫痫等。

（2）症状性癫痫 包括颞叶癫痫、额叶癫痫、顶叶癫痫等。

（3）隐源性癫痫 病因不明的继发性癫痫。

2. 全面性癫痫和癫痫综合征

（1）与年龄有关的特发性癫痫 包括家族性新生儿惊厥、良性新生儿惊厥、儿童失神性癫痫、青少年失神性癫痫、青少年肌阵挛癫痫等。

（2）症状性癫痫 包括无特殊病因的癫痫及特殊综合征等。

（3）隐源性癫痫 Weat综合征、肌阵挛失张力发作性癫痫、肌阵挛失神发作性癫痫等。

3. 未能确定的部分性或全面性癫痫或癫痫综合征 包括新生儿癫痫、婴儿重症肌阵挛性癫痫等。

4. 特殊综合征 包括热性惊厥、孤立性癫痫状态、急性中毒性癫痫发作等。

（三）常见癫痫发作的临床表现

癫痫发作的临床表现均具有短暂性、刻板性、间歇性、反复发作性的特点。

1. 部分性发作

（1）单纯部分性发作 一般不超过1分钟，

起始与结束突然，表现为简单的运动、感觉、自主神经或精神症状，发作时意识始终存在，发作后能复述发作的细节。

1）部分运动性发作：局部肢体抽动，多见于一侧口角、手指或足趾，也可累及一侧肢体。发作时头眼突然向一侧偏转，也可伴躯干的旋转，称旋转性发作。可发展成全面性强直-阵挛发作。

2）体觉性发作或特殊感觉性发作：体觉性发作为发生在口角、舌、手指或足趾的发作性麻木感、针刺感、触电感等；特殊感觉性发作，可为视觉性、听觉性、嗅觉性、眩晕性。

3）自主神经性发作：发作性自主神经功能紊乱，表现为皮肤发红或苍白、血压升高、心悸、多汗、恶心呕吐、腹痛、大便失禁、头痛、嗜睡等。

4）精神性发作：各类型的遗忘症如似曾相识、似不相识、快速回顾往事、强迫思维等；情感异常如无名恐惧、愤怒、忧郁和欣快等；错觉如视物变大或变小，感觉本人肢体变化等。

（2）复杂部分性发作　占成年人癫痫发作的50%以上，也称为精神运动性发作。病灶多在颞叶、额叶及嗅皮质等。均有意识障碍，发作时患者对外界刺激无反应，发作后不能或部分不能复述发作的细节。

1）仅有意识障碍的发作：典型发作特征为发作起始出现错觉、幻觉、似曾相识感、恐惧、胃气上升感、心悸等症状，随后出现意识障碍，有时发作开始即为意识障碍，持续数分钟至数十分钟。有的仅有意识障碍。

2）伴有自动症的发作：患者往往先瞪视不动，然后做出协调无意识的活动如咂嘴、吞咽、搓手等，神志逐渐清醒，对发作情况完全不能回忆。

（3）部分性发作继发为全面性发作　可由单纯部分性或复杂部分性发作进展而来，患者可出现局灶性脑损害的表现，如头转向一侧或双眼向一侧凝视，或一侧肢体抽搐更剧烈。

2. 全面性发作

（1）全面性强直-阵挛发作（GTCS）　即大发作。以意识丧失和全身对称性抽搐为特征。分三期：

1）强直期：突然意识丧失，摔倒在地，全身骨骼肌持续性收缩；上睑抬起，眼球上翻，喉部痉挛，发出叫声；口先张后闭，常咬破舌；颈部和躯干先屈曲后反张。强直期持续10~20秒后肢端出现微颤转入阵挛期。

2）阵挛期：震颤幅度增大并延及全身，呈对称性、节律性四肢抽动，先快后慢。最后一次强烈阵挛后抽搐停止，所有肌肉松弛。

在以上两期中可出现心率增快，血压升高，汗液、唾液和支气管分泌物增多，瞳孔扩大等自主神经征象；呼吸暂时中断致皮肤发绀，瞳孔散大，对光反射、深反射、浅反射消失，病理反射阳性。

3）痉挛后期：阵挛期后尚有短暂的强直痉挛，造成牙关紧闭和大小便失禁。呼吸先恢复，口鼻喷出泡沫或血沫，心率、血压、瞳孔等逐渐恢复正常，骨骼肌松弛，意识逐渐恢复。自发作至意识恢复约5~10分钟。醒后感头昏、头痛、全身酸痛乏力，对抽搐全无记忆。

（2）强直性发作　肌肉强烈收缩，使身体固定于特殊体位，头眼偏斜，躯干呈角弓反张，呼吸暂停，瞳孔散大。

（3）阵挛性发作　婴儿肢体呈节律性反复抽动。

（4）失神发作　突然发生和突然终止的意识丧失是失神发作的特征。典型失神发作通常称小发作。多见于儿童或少年，突然短暂的意识丧失，停止当时的活动，呼之不应，两眼瞪视不动，持续5~30秒，无先兆和局部症状。可伴有简单的自动性动作，如擦鼻、咀嚼、吞咽等，手中持物可坠落，一般不会跌倒。事后对发作不能回忆，每天可发作数次至数百次。

（5）肌阵挛发作　全身或某一肌群短暂闪电样肌肉收缩。

（6）失张力性发作　肌张力突然丧失，表现为头部和肢体下垂，或跌倒。

◎ 要点四　诊断与鉴别诊断

（一）诊断

1. 病史　详细而又准确的病史资料是诊断的主要依据。需了解患者真实年龄及整个发作过程，包括发作的环境、时程，发作时姿态、面色、声音，有无肢体抽搐及大致顺序，发作后表现，有无怪异行为和精神失常，既往的发作史，首次发作年龄、诱因，发作频率，有无产伤、头颅外伤、脑膜炎、脑炎、寄生虫感染史以及家族史等。

2. 脑电图　脑电图是诊断癫痫最重要的辅助诊断依据。结合多种激发方法，特殊电极、长程或录像脑电图，可提高阳性率。必要时进行24小时长程脑电图监测。①全面性强直-阵挛发作典型的脑电图改变是强直期开始出现逐渐增强的棘波样节律，然后频率降低，波幅增高，阵挛期出现弥漫性慢波，痉挛后期呈现脑电抑制。②强直性发作典型的改变是暴发性多棘波。③肌阵挛发作呈现多棘-慢波。

3. 影像学及实验室检查　脑部影像学检查如 CT、MRI、单光子发射计算机断层及各种化验如血常规、血糖、血钙、大便虫卵、脑脊液等检查有助于明确症状性癫痫的病因。

（二）鉴别诊断

应与晕厥、假性癫痫发作（癔症性发作）、短暂性脑缺血发作、低血糖症等鉴别。癫痫发作与假性癫痫发作鉴别要点见下表。

癫痫发作与假性癫痫发作鉴别要点

鉴别项	癫痫发作	假性癫痫发作
发病地点	无规律性	有来自他人的诱因
临床表现	突然发作	发作形式多样化，伴有哭闹、手足抽动、过度换气等
眼球与瞳孔改变	上睑及眼球上翻，瞳孔扩大，对光反射消失	双目紧闭，眼球运动活跃，瞳孔大小正常
皮肤黏膜改变	常伴有发绀	无改变或发白、发红
抗阻力运动	不能完成	可以完成
伴随情况	常有摔伤、舌咬伤、尿失禁	无
持续时间与缓解方式	数分钟，可自行终止	持续时间长，安抚后可缓解
病理反射	巴宾斯基征阳性	阴性

◎ 要点五　病情评估

1. 病因评估　根据发病年龄初步判断病因。

（1）0~2岁患儿常见病因是围生期脑损伤、先天性疾病及先天性代谢障碍。

（2）2~12岁患儿常见病因是各种严重感染、特发性癫痫、高热惊厥等。

（3）12~18岁患者多为特发性癫痫、颅脑外伤、脑血管畸形等。

（4）18~35岁患者多为颅脑外伤、颅内肿瘤、特发性癫痫等。

（5）35~65岁患者多为颅内肿瘤、颅脑外伤、急性脑血管病、代谢异常等。

（6）超过65岁的患者多为急性脑血管病、颅内肿瘤、阿尔茨海默病等。

2. 癫痫持续状态的识别　癫痫持续状态简称为癫痫状态，是指患者出现全面性强直-阵挛发作持续超过5分钟，患者有发生神经元损伤的危险并需要抗癫痫药物紧急救治的癫痫发作，是内科常见急症，不及时诊断与处理可因高热、循环衰竭、电解质紊乱和不可逆性脑损害导致残疾及死亡。癫痫状态可发生于任何类型的癫痫发作，其中以全面性强直-阵挛发作最常见。评估时除依据临床表现外，应明确是否有不恰当停用或减量抗癫痫药物情况，以及是否伴发急性脑血管病、颅脑损伤、颅内感染、急性中毒等疾病，综合判断，快速做出诊断，及时救治。

3. 难治性癫痫的识别　指经过合理规范的

药物治疗，癫痫发作仍迁延不愈者。难治性癫痫可对患者健康造成严重的危害，而且病死率显著高于正常人群。目前将难治性癫痫定义为：频繁的癫痫发作至少每月 4 次以上，适当的抗癫痫药正规治疗且达到药物治疗浓度，观察至少 2 年，仍不能控制且明显影响日常生活，除外进行性中枢神经系统疾病及颅内占位性病变。对于难治性癫痫应尽早识别，尽早采取更加积极的治疗措施，降低死亡率。

◎ 要点六　治疗与预防

癫痫的治疗以药物治疗为主。药物治疗的目的在于控制发作，最大限度地减少发作次数，保持患者的原有机能状态。

（一）发作时治疗

1. 一般处理　对全面性强直-阵挛发作患者，慎防跌伤、舌咬伤、骨折、窒息等意外伤害，松解衣领及裤带，抽搐时间偏长者可给苯巴比妥钠 0.2g 肌内注射。精神症状发作者应防止其自伤或伤及他人。

2. 癫痫持续状态的救治　维护生命体征稳定，支持心肺功能，尽快控制发作，防治脑损伤。

（1）迅速控制发作　①安定类药物：为首选药，成年患者首选地西泮 10～20mg 缓慢静脉注射，15 分钟后如复发可重复给药，或用 100～200mg 地西泮溶于 5% 葡萄糖氯化钠注射液中，于 12 小时内缓慢静脉滴注。②苯妥英钠：溶于 0.9% 氯化钠注射液中缓慢静脉注射。③异戊巴比妥钠：溶于注射用水中缓慢静脉注射，至控制发作止。④10% 水合氯醛：为辅助抗癫痫药物，保留灌肠给药。

（2）对症治疗　保持呼吸道通畅，防止缺氧加重，必要时吸氧或人工呼吸。伴有脑水肿、感染、高热等应做相应处理。

（3）维持治疗　抽搐停止后，可给苯巴比妥钠肌内注射，每 8～12 小时 1 次，维持控制。同时鼻饲或口服卡马西平或苯妥英钠，待口服药物达到有效血药浓度后可逐渐停用苯巴比妥钠。

（二）发作间歇期的治疗

1. 治疗原则

（1）早期治疗　诊断一经确立，均应及时服用抗癫痫药物控制发作。症状轻、检查无异常者，应密切观察，可暂不用药。

（2）选药与用药个体化　按癫痫的类型选用抗癫痫药物，优选单药治疗，逐渐增大剂量，直至完全控制癫痫发作，需要联合用药时应合理联合。

（3）观察药物的疗效及不良反应　定期进行血、尿、肝功能、药物浓度等检查，调整药量或逐渐更换抗癫痫药物。

（4）增减药物及停药　①增药要快，减药要慢。②控制发作后应长期用药，失神发作应完全控制至少半年后才可考虑停药，其他类型癫痫应完全控制 4～5 年以上，才能逐渐停药。停药过程一般需要 1～1.5 年。③一种一线药物使用可耐受最大剂量不能控制发作，应加用另外一种一线或二线药物，直至发作控制，然后逐渐减量、停用原用药物。换药过渡期一般为 5～7 天。

2. 抗癫痫药物

（1）传统抗癫痫药　①苯妥英钠：对全面性强直-阵挛发作及部分性发作有效，但可以加重失神发作和肌阵挛发作。不宜用于婴幼儿及儿童。②卡马西平：为部分性发作的首选药物。对复杂部分性发作的作用，优于其他抗癫痫药，但可以加重失神发作和肌阵挛发作。③丙戊酸：为广谱抗癫痫药，是全面性强直-阵挛发作合并典型失神发作的首选药物。④苯巴比妥：为小儿癫痫的首选药物，广谱，且起效快，对全面性强直-阵挛发作疗效较好，也可用于单纯及复杂部分性发作，可预防发热惊厥。

（2）新型抗癫痫药　①托吡酯：作为难治性部分发作及继发性全面性强直-阵挛发作的单药或附加治疗药。②拉莫三嗪：作为部分发作及全面性强直-阵挛发作的单药或附加治疗药。

3. 手术治疗　主要是癫痫病灶切除术。脑部有器质性病变的继发性癫痫、难治性癫痫，不在脑的主要功能区的致病灶,均可考虑手术治疗。

(三)预防

1. 预防症状性癫痫 婴幼儿及儿童按时进行计划免疫;注意饮食卫生,预防颅内寄生虫病;减少意外事故的发生,意外事故中注意保护头部等。

2. 避免诱发作的因素 已有发作史的患者应注意避免可诱发自身癫痫发作的已知诱因,如睡眠不足、情绪波动、过度疲劳、便秘、饮酒、声光刺激等;避免各种原因引起的电解质紊乱、内分泌失调及代谢异常。

3. 预防发生癫痫状态 尤其是全面性强直-阵挛发作患者一旦出现发作应及时有效治疗,防治持续时间延长出现癫痫状态,增加残疾及死亡风险。缓解期合理调整抗癫痫药物,达到有效控制发作的治疗目的。

细目二 短暂性脑缺血发作

◎ 要点一 概述

短暂性脑缺血发作(TIA)是指局部脑动脉血供不足引起局部脑组织或视网膜缺血,出现短暂的神经功能缺失的一组疾病,临床症状一般持续不超过1小时,24小时内完全恢复,无本次事件的责任病灶的证据。TIA患者近1周内发生卒中的风险为4%~10%,90天内发生卒中的风险为10%~20%,患者不仅易发生脑梗死,也有心肌梗死的风险。

◎ 要点二 病因与发病机制

(一)病因

主要为动脉粥样硬化,其他有动脉狭窄、器质性心脏病、血液成分异常等。

(二)发病机制

由多种因素引起发病,包括脑血流动力学改变、微栓塞、脑血管痉挛、颈部动脉或椎动脉受压等。

1. 血流动力学改变 各种原因导致颈内动脉系统或椎-基底动脉系统的相关动脉内径狭窄,在此基础上由于各种诱因导致血压波动,引起局灶性脑组织一过性缺血。

2. 微栓塞 动脉粥样硬化的不稳定斑块、附壁血栓、瓣膜性或心律失常性心源性栓子、胆固醇结晶等形成血液循环中的微栓子,随血流到达颈内动脉系统或椎-基底动脉系统的相关动脉,引发血管急性栓塞,但随后栓子溶解,血管再通,症状缓解。

◎ 要点三 临床表现

TIA好发于中老年人,男性多于女性,患者多有原发性高血压、动脉粥样硬化症、2型糖尿病、血脂异常等病史,多在体位改变、活动过度等情况下发病,症状出现突然,表现为局部脑功能或视网膜功能障碍,持续时间短暂,24小时内完全恢复,不留任何脑功能及视网膜功能缺失后遗症。

1. 颈内动脉系统TIA 较少见,但易引起完全性脑卒中。常见症状有一过性单眼失明或视觉障碍,发作性偏身瘫痪或单肢瘫痪,发作性偏身感觉障碍或单肢感觉障碍,发作性偏盲或视野缺损。如为主侧大脑半球受累则可出现一过性失语。

2. 椎-基底动脉系统TIA 多见,且易反复发作,持续时间较短。常见症状有发作性眩晕,常伴有恶心、呕吐,多数患者出现眼球震颤。可出现单眼或双眼皮质盲或视野缺损,或复视、共济失调、吞咽困难、构音障碍和交叉性瘫痪等。少数患者可有猝倒发作(双下肢突感无力而倒地,但意识清楚,常可立即站立,称为跌倒发作)、短暂性全面遗忘等。

◎ 要点四 实验室检查及其他检查

1. 颅脑CT或MRI 绝大多数患者无与症状相关的病灶,个别患者发病早期显示有一过性缺血病灶。多数患者经CTA或DSA检查可发现动脉粥样硬化、血管狭窄等。

2. 血液生化检测 部分患者有血脂、血糖、血尿酸等代谢指标异常。

3. 颈动脉及椎-基底动脉B超 部分患者可

发现颈动脉或椎−基底动脉形成粥样硬化斑块，并可导致血管管腔一定程度的狭窄。

4. 血液一般检查 部分由于血液成分异常诱发的 TIA 患者，可有红细胞比容异常升高、血小板异常升高等异常改变。

◎ 要点五 诊断与鉴别诊断

（一）诊断

因绝大多数患者就诊时发作已缓解，因此诊断主要依据病史，中老年患者突然出现一过性局限性神经功能缺失的症状和体征，持续时间短暂，24 小时内症状和体征消失，急诊 CT 或 MRI 检查未发现与症状相关的病灶，即可诊断 TIA。进一步全面检查，寻找可能的病因、潜在病理状态和卒中的危险因素。

（二）鉴别诊断

主要应与癫痫部分性发作、梅尼埃病等相鉴别。

1. 癫痫部分性发作 表现为发作性肢体抽搐或感觉异常，持续时间仅数秒至数分钟，脑电图多有典型改变，有助于鉴别诊断。

2. 梅尼埃病 表现为发作性眩晕、呕吐，

但持续时间较长，多超过 24 小时，且常发生于年轻人，常有耳鸣和听力减退。

◎ 要点六 病情评估

TIA 患者发病后 1 周内，发生卒中的风险为 4%~10%，90 天内发生卒中的风险为 10%~20%，患者不仅有发生脑梗死的风险，也有心肌梗死甚至发生猝死的风险，发病 2~7 天是发生卒中的高风险期，因此，对确诊的 TIA 患者，应进行伴发病的详细问诊，明确有无动脉粥样硬化症、冠心病、糖尿病、血脂异常、血液病等基础疾病，并进行相关实验室及其他检查，如发现并存血脂异常、高血压、血糖升高、颈动脉粥样硬化斑块等，提示患者具有进一步发生卒中等器质性心脑血管缺血性疾病的高风险，应进行正规甚至强化治疗，消除危险因素，避免进展为卒中。

TIA 短期进展为卒中的风险评估目前应用 $ABCD^2$ 风险评分系统。$ABCD^2$ 风险评分超过 3 分的患者，或 $ABCD^2$ 风险评分在 0~2 分但 48 小时内无条件完成 TIA 相关检查患者，或 $ABCD^2$ 风险评分在 0~2 分发现有症状相关的缺血病灶者的患者，均属于高风险患者，应住院治疗。

TIA 患者 $ABCD^2$ 风险评分评分系统

评估要素	临床特点	评分
年龄（岁）	>60	1
血压（mmHg）	SBP>140 或 DBP>90	1
临床表现	单侧肢体无力	2
	语言障碍但无肢体无力	1
症状持续时间（min）	>60	2
	10~59	1
糖尿病史	有	1

◎ 要点七 治疗与预防

（一）治疗

最重要的治疗目标是避免发生卒中或新的 TIA，治疗卒中危险因素。

1. 一般治疗 积极有效控制高血压、糖尿病、血脂异常、器质性心脏病，低脂饮食，戒烟

戒酒，适量进行规律的有氧运动等。

2. 抗血小板聚集治疗 用于非心源性栓子为病因的患者，口服阿司匹林可预防卒中和降低死亡率，一般 75~100mg/d 口服，或口服氯吡格雷 75mg/d。

3. 抗凝治疗 心源性栓子如非瓣膜病性房颤、新近发生的心肌梗死、颅外供脑动脉内血栓

等患者，在 CT 排除颅内出血或大面积脑梗死、患者无出血性倾向、肝肾功能正常时，应用抗凝药物治疗，常用低分子量肝素皮下注射，随后改为华法林口服。

4. 外科治疗　对于既往 6 个月内有 TIA 发作的患者，经颈动脉检查证实存在同侧动脉狭窄超过 70%，评估围手术期并发症和死亡风险低于 6% 的患者，可行颈动脉内膜切除术，或颈动脉血管成形术及支架置入术。

（二）预防

TIA 作为病情较轻的急性脑血管病，发作时也属临床急症，具有进展为卒中的风险，其病因目前认为有动脉粥样硬化、动脉狭窄、器质性心脏病、血液成分异常等，因此，预防应以心脑血管疾病的一级预防措施为主，包括调节饮食，戒烟限酒，进行规律的有氧运动，有效控制血压、血糖及血脂，使其达到个体化目标值。对于反复发作的 TIA 患者，通过抗血小板聚集、抗凝治疗等，预防近期及远期卒中的发生。

细目三　脑梗死

◎ 要点一　概述

脑梗死，又称为缺血性脑卒中，是各种原因导致脑动脉供血严重障碍甚至中断，相应脑组织发生缺血、缺氧性坏死，从而出现相应神经功能缺失的一组急性脑血管病。脑梗死占急性脑血管病的 70%~80%，是最常见的急性脑血管病。

（一）脑梗死的临床分型

目前采用牛津社区卒中研究（OCSP）分型法。

1. 完全性前循环梗死（TACI）　大脑高级神经活动障碍，同向偏盲，对侧较严重的三个部位（面部、上肢、下肢）运动和感觉障碍。

2. 部分性前循环梗死（PACI）　偏瘫、偏盲、偏身感觉障碍及高级神经活动障碍，较 TACI 局限。

3. 后循环梗死（POCI）　表现为椎-基底动脉综合征，同侧脑神经麻痹，对侧感觉运动障碍，小脑功能障碍。

4. 腔隙性脑梗死（LACI）　表现为各种腔隙综合征，如纯运动性轻瘫、纯感觉性卒中、共济失调性轻偏瘫等。梗死灶直径小于 1.5~2.0cm。

（二）脑梗死的病因学分型

目前采用 TOAST 分型法。

1. 大动脉粥样硬化型　颅内或颅外大动脉狭窄超过 50%，血管病变为粥样硬化，脑组织梗死灶直径超过 1.5cm，临床表现有皮质损害体征，至少有一个以上的动脉硬化卒中的危险因素如高龄、高血压、血脂异常等，排除心源性脑栓塞。

2. 心源性脑栓塞型　临床表现与大动脉粥样硬化型相似，至少存在一种心源性卒中高度或中度危险因素。

3. 小动脉闭塞型　无明显临床表现或表现为各种腔隙综合征，无大脑皮层受累的表现，梗死灶直径小于 1.5cm。

4. 其他病因型　除以上三种病因明确的类型外，其他少见的病因如凝血功能障碍性疾病、血液成分异常、血管炎、血管畸形、结缔组织病、大动脉夹层等导致的脑梗死。

5. 不明原因型　两种或多种病因，辅助检查阴性，未查明病因者。

（三）病理生理分型

可分为脑血栓形成、脑栓塞及血流动力学机制导致的脑梗死。

◎ 要点二　病因与发病机制

（一）脑血栓形成

脑血栓形成是指脑动脉的主干或大血管由于动脉粥样硬化病变导致管腔狭窄或闭塞，并形成血栓，导致脑组织血流中断，出现缺血、缺氧性坏死。斑块破溃可穿通和破坏血管内膜，破溃处血小板聚集而形成血栓，加重管腔狭窄甚至闭塞，导致血管供血区的脑组织缺血、软化和坏死，产生局灶性脑功能缺失症状。最常见的病因是脑动脉粥样硬化，其他有动脉炎、药源性病因（安非他明等）、血液系统疾病（红细胞增多症、血小板增多症等）、遗传性高凝状态、抗磷脂抗体综合征、动脉夹层等。

（二）脑栓塞

脑栓塞是指来自身体各部位的栓子随血流进入脑动脉引起脑动脉阻塞，导致脑组织缺血、坏死。最常见的病因是心源性脑栓塞，以心脏瓣膜病二尖瓣狭窄伴房颤所形成的附壁血栓脱落及瓣膜病并发感染性心内膜炎的赘生物脱落多见。此外骨折、手术时的脂肪、寄生虫卵、癌细胞、肾病综合征高凝状态均可引起栓塞。

◎ 要点三　临床表现

（一）脑血栓形成

1. 一般表现　常在安静或睡眠中发病，起病较缓，症状在数小时或 1~2 天内进展达高峰。多数患者无头痛、呕吐、昏迷等全脑症状，少数起病即有昏迷、抽搐，类似脑出血，多为脑干梗死。

2. 常见脑动脉闭塞的表现

（1）颈内动脉闭塞综合征　可有视力减退或失明、一过性黑蒙、Horner 综合征；病变对侧偏瘫、皮质感觉障碍；优势半球受累可出现失语、失读、失写和失认。

（2）大脑中动脉　出现典型的"三偏征"，即病变对侧偏瘫、偏身感觉障碍和同向偏盲，伴有眼向病灶侧凝视，优势半球病变伴失语。

（3）大脑前动脉　病变对侧中枢性面、舌瘫；下肢重于上肢的偏瘫；对侧足、小腿运动和感觉障碍；排尿障碍；可有强握、吸吮反射、精神障碍。

（4）大脑后动脉　对侧同向偏盲及丘脑综合征。优势半球受累，有失读、失写、失用及失认。

（5）椎-基底动脉　突发眩晕、呕吐、共济失调，并迅速出现昏迷、面瘫、四肢瘫痪、去脑强直、眼球固定、瞳孔缩小、高热。可因呼吸、

循环衰竭而死亡。小脑梗死常有眩晕、恶心、呕吐、眼球震颤和共济失调。

（6）小脑后下动脉或椎动脉

1）延髓背外侧综合征：突发头晕、呕吐、眼震；同侧面部痛、温觉丧失，吞咽困难，共济失调，Horner 征；对侧躯干痛、温觉丧失。

2）中脑腹侧综合征：病侧动眼神经麻痹，对侧偏瘫。

3）脑桥腹外侧综合征：病侧外展神经和面神经麻痹，对侧偏瘫。

4）闭锁综合征：意识清楚，四肢瘫痪，不能说话和吞咽。

（7）特殊类型脑梗死

1）大面积脑梗死：颈内动脉主干或大脑中动脉主干完全性卒中所致，表现为病灶对侧完全性偏瘫、偏身感觉障碍及眼向病灶对侧的凝视麻痹，常伴有脑水肿和颅内压增高的表现，甚至因发生脑疝而死亡。

2）分水岭脑梗死：是指相邻血管供血区交界处或分水岭区局部缺血导致的脑梗死，也称边缘带脑梗死，常见病因为血流动力学障碍。典型病例发生于颈内动脉严重狭窄伴有血压显著降低时，呈卒中样发病，但症状较轻，病因纠正后病情很快得到控制。

（二）脑栓塞

1. 一般表现　可发生于任何年龄，以青壮年多见。多在活动中发病，无明显前驱症状，病情可在数秒钟达高峰，且局灶性神经功能缺失症状与栓塞动脉的供血区的功能对应，具明显的定位症状和体征，呈完全性卒中。多数患者能获得栓子来源的基本原发病病史，如心脏瓣膜病、心房颤动、长骨骨折、感染性心内膜炎等。

2. 神经功能缺失表现　同脑血栓形成。与脑血栓形成比较，具有复发和出血的倾向。

（三）临床分型

1. 完全性卒中　发病后神经功能缺失症状较重、较完全，常有完全性瘫痪及昏迷，于数小时内（短于6小时）达到高峰。

2. 进展性卒中 发病后神经功能缺失症状在 48 小时内逐渐进展或呈阶梯式加重。

3. 可逆性缺血性神经功能缺失 发病后神经缺失症状较轻，持续 24 小时以上，但可于 3 周内恢复，不留后遗症。

◎ **要点四 实验室检查及其他检查**

1. **颅脑 CT** 急性脑梗死通常在起病 24～48 小时后可见低密度病变区，并能发现周围水肿区，以及有无合并出血和脑疝。在 3～5 天内可见缺血性脑水肿高峰期，2～3 周后完全消退。

2. **颅脑磁共振（MRI）** 可早期发现大面积脑梗死，特别是脑干和小脑的病灶，以及腔隙性梗死。

3. **脑脊液** 应在 CT 或 MRI 检查后才考虑是否进行腰椎穿刺。有颅内压增高的患者应慎行脑脊液检查。

4. **经颅多普勒（TCD）检查** 对评估颅内外血管狭窄、闭塞、痉挛等及侧支循环建立情况有意义，并用于溶栓治疗的监测。

5. **其他** 数字减影血管造影（DSA）、磁共振成像血管造影（MRA）对脑血管畸形、脑动脉瘤、脑血管狭窄和判断闭塞的部位有诊断意义。心电图、超声心动图、胸部 X 线等检查有助于查明栓子来源。

◎ **要点五 诊断与鉴别诊断**

（一）诊断要点

1. **脑血栓形成** ①中年以上，有动脉硬化、高血压、糖尿病等病史，常有短暂性脑缺血发作病史。②静息状态下或睡眠中发病，迅速出现局限性神经功能缺失症状，并持续 24 小时以上。神经系统症状和体征可用某一血管综合征解释。③意识常清楚或轻度障碍，多无脑膜刺激征。④脑部 CT、MRI 检查可显示梗死部位和范围，并可排除脑出血、肿瘤和炎症性疾病。

2. **脑栓塞** ①有冠心病心肌梗死、心脏瓣膜病、心房颤动等病史。②体力活动中骤然起病，迅速出现局限性神经功能缺失症状，症状在数秒钟到数分钟达到高峰，并持续 24 小时以上。神经系统症状和体征可用某一血管综合征解释。③意识常清楚或轻度障碍，多无脑膜刺激征。④脑部 CT、MRI 检查可显示梗死部位和范围，并可排除脑出血、肿瘤和炎症性疾病。

（二）鉴别诊断

1. **颅内占位病变** 病程长，有进行性颅内高压和局限性神经体征，造影可有脑血管移位，CT、MRI 可发现占位病灶。

2. **中枢性面瘫与周围性面瘫** 脑卒中引起的面瘫为中枢性面瘫，表现病灶对侧眼裂以下面瘫，皱眉和闭眼动作正常，常伴舌瘫和偏瘫；周围性面瘫表现为同侧表情肌瘫痪，额纹减少或消失，眼睑闭合不全，无偏瘫。

3. **与其他急性脑血管病鉴别** 见脑出血节。

◎ **要点六 病情评估**

目前最常用的是美国国立卫生院神经功能缺失评分系统（NIHSS），见下表。

美国国立卫生院神经功能缺失评分系统（NIHSS）

项目	评分标准	得分
1a. 意识水平	0 清醒，反应灵敏 1 嗜睡，轻微刺激能唤醒，可回答问题，执行指令 2 昏睡或反应迟钝，需反复刺激、强烈或疼痛刺激才有非刻板的反应 3 昏迷，仅有反射性活动或自发性反应或完全无反应、软瘫、无反射	
1b. 意识水平提问：月份、年龄。可书面回答	0 两项均正确 1 一项正确 2 两项均不正确	

项目	评分标准		得分
1c. 意识水平指令：睁闭眼；非瘫痪侧握拳松开	0 两项均正确 1 一项正确 2 两项均不正确		
2. 凝视：测试水平眼球运动	0 正常 1 部分凝视麻痹（单眼或双眼凝视异常，但无强迫凝视或完全凝视麻痹） 2 被动凝视或完全凝视麻痹（不能被头眼反射克服）		
3. 视野：若能看到侧面的手指，记录正常，若单眼盲或眼球摘除，检查另一只眼	0 无视野缺损 1 部分偏盲 2 完全偏盲 3 双侧偏盲（包括皮质盲）		
4. 面瘫	0 正常 1 轻微（微笑时鼻唇沟变平、不对称） 2 部分（下面部完全或几乎完全瘫痪） 3 完全（单或双侧瘫痪，上下面部缺乏运动）		
5、6. 上下肢运动	上肢：5a 左上肢；5b 右上肢 0 无下落，置肢体于90°坚持10秒 1 能抬起但不能坚持10秒，下落时不 　撞击床或其他支持物 下肢：6a 左下肢；6b 右下肢 0 无下落，于要求位置坚持5秒 15 秒末下落，不撞击床 25 秒内下落到床上，可部分抵抗重力	2 试图抵抗重力，但不能维持坐位90°或仰位45° 3 不能抵抗重力，肢体快速下落 4 无运动 9 截肢或关节融合 3 立即下落到床上，不能抵抗重力 4 无运动 9 截肢或关节融合	
7. 肢体共济失调：目的是发现一侧小脑病变	0 无共济失调 1 一侧肢体有 2 两侧肢体有，共济失调在 　右上肢 1＝有，2＝无 9 截肢或关节融合 　左上肢 1＝有，2＝无	9 截肢或关节融合 　右上肢 1＝有，2＝无 9 截肢或关节融合，解释 　左下肢 1＝有，2＝无 9 截肢或关节融合 　右下肢 1＝有，2＝无	
8. 感觉：检查对针刺的感觉和表情，或意识障碍及失语者对有害刺激的躲避	0 正常 1 轻、中度感觉障碍（患者感觉针刺不尖锐或迟钝，或针刺感缺失但有触觉） 2 重度-完全感觉缺失（面、上肢、下肢无触觉）		
9. 语言：命名、阅读测试	0 正常 1 轻、中度失语：流利程度和理解能力部分下降，但表达无明显受限 2 严重失语，通过患者破碎的语言表达，听者须推理、询问、猜测，交流困难 3 不能说话或者完全失语，无言语或听力理解能力		
10. 构音障碍：读或重复表上的单词	0 正常 1 轻、中度，至少有些发音不清，虽有困难但能被理解 2 言语不清，不能被理解，但无失语或与失语不成比例，或失音 9 气管插管或其他物理障碍		

续表

项目	评分标准	得分
11. 忽视：视空间忽视或疾病失认也可认为是异常的证据	0 正常 1 视、触、听、空间觉或个人的忽视，或对一种感觉的双侧同时刺激忽视 2 严重偏侧忽视或一种以上的偏侧忽视，不认识自己的手，只能对一侧空间定位	
总分		

NIHSS 评分用于评估卒中患者神经功能缺损程度，基线评估可以评估卒中严重程度，治疗后可以定期评估治疗效果。基线评估超过 16 分的患者具有死亡风险，而低于 6 分的患者很有可能恢复良好；每增加 1 分，预后良好的可能性降低 17%。评分范围为 0~42 分，分数越高，神经受损越严重。分级判断：①0~1 分：正常或近乎正常；②1~4 分：轻度卒中或小卒中；③5~15 分：中度卒中；④15~20 分：中、重度卒中；⑤21~42 分：重度卒中。

◎ 要点七　治疗与预防

（一）治疗

1. 治疗原则

（1）尽早治疗　力争早诊断，确诊后尽早应用最佳方案开始治疗，以挽救缺血半暗区脑组织，减轻致残程度。

（2）个体化治疗　依据患者年龄、卒中类型、病情严重程度、基础原发病及重要脏器功能状况制定最佳治疗方案。

（3）综合性治疗　采取有轻重缓急的针对性治疗，同时进行支持治疗、对症治疗及早康复治疗。

2. 急性期治疗

（1）一般治疗　①保持呼吸道通畅。②控制血压：发病 24 小时内只有当收缩压超过 200mmHg 或舒张压超过 110mmHg 时，才需要降压治疗，目的是保证缺血区脑组织供血。在卒中早期（24 小时~7 天）存在持续性高血压者，应将血压控制在收缩压不高于 185mmHg，或舒张压不高于 110mmHg，病情较轻时可以控制在 160/90mmHg。③控制血糖：患者可出现应激性高血糖，应常规急查血糖，血糖超过 10mmol/L，应用胰岛素，将血糖控制在 7.8~10.0mmol/L。开始使用胰岛素后每 1~2 小时测一次血糖。④控制脑水肿：大面积脑梗死可选用 20% 甘露醇、呋塞米或白蛋白缓解脑水肿、降颅压。⑤预防感染。⑥防治消化道出血：老年及重症患者应预防应激性溃疡，可应用质子泵抑制剂。⑦维持水、电解质平衡。⑧预防深静脉血栓形成：鼓励患者尽早开始活动，抬高下肢，无出血风险的患者可应用低剂量抗凝药物，首选低分子肝素。

（2）溶栓治疗　目前尚不作为常规治疗方法，根据具体情况采用静脉或动脉溶栓。常用的溶栓药物有重组组织型纤溶酶原激活剂（rt-PA）和尿激酶（UK）。

（3）抗血小板聚集治疗　未接受溶栓治疗的患者应在 48 小时内尽早服用阿司匹林 150~325mg/d，2 周后按二级预防措施用药。也可应用氯吡格雷等药物。

（4）抗凝治疗　脑栓塞者，如无出血倾向，可考虑抗凝治疗。常用低分子肝素每天 1~2 次皮下注射。

（5）神经保护治疗　可减少细胞损伤，加强溶栓效果，改善脑代谢。常用胞磷胆碱、尼莫地平等。

（6）降纤治疗　脑梗死早期可选用降纤治疗，尤其适用于合并高纤维蛋白原血症患者。常用巴曲酶，应用中注意出血倾向。

（7）介入治疗　目前主要用于溶栓不成功的患者，尚缺乏远期疗效证据。

3. 恢复期治疗

（1）康复治疗　早期进行功能锻炼，可降低残疾率，促进肢体功能恢复，一般采用中西医结合的综合康复治疗措施。

（2）控制卒中危险因素　缺血性卒中具有复发倾向，应积极控制急性脑血管病的易患因素，预防复发。

（3）抗血小板聚集治疗　用于非心源性卒中患者，常用阿司匹林或氯吡格雷口服。

（二）预防

脑卒中是最常见的急性脑血管病，具有发病率高、致残率高、死亡率高的流行病学特点，应积极按照规范的慢性病三级预防措施，进行个体化预防。

1. 一级预防　为针对首次脑血管病发病的预防。对有卒中风险但尚无卒中病史的人群，通过改善生活方式，控制各种易患因素，达到阻止或延缓卒中发生的预防目的。预防措施包括：①积极控制血压使血压达标，一般人群血压不超过 140/90mmHg，低于 60 岁、合并糖尿病或肾功能不全者不超过 130/80mmHg。②戒烟。③纠正血脂异常：将 LDL-C 控制在 2.59mmol/L 以下或较基线值下降 30%~40%，合并有糖尿病、高血压者应控制在 2.07mmol/L 以下。④控制糖尿病：控制糖尿病各项指标达到中国 2 型糖尿病控制目标的综合目标水平。⑤心房颤动：进行抗凝治疗，使 INR 维持在理想范围。⑥其他：包括合理膳食、限酒、适当锻炼、随访颈动脉超声及血同型半胱氨酸水平等。

2. 二级预防　是针对再次卒中的预防，包括对短暂性脑缺血发作的治疗。预防措施：①控制可调控的易患因素：将 LDL - C 控制在 1.81mmol/L 以下，有症状的颈动脉狭窄超过 50%者行颈动脉内膜剥脱术，规范治疗短暂性脑缺血发作等。②抗血小板聚集治疗：非心源性栓塞患者使用阿司匹林或氯吡格雷常规剂量治疗。③抗凝治疗：已确诊的心源性栓塞或有慢性房颤的患者，应用华法林治疗，使 INR 维持在达标范围。

3. 三级预防　针对卒中急性期患者，预防严重并发症及脑水肿、脑疝等致死性因素伤害。主要预防措施：①通过高危人群的健康教育，使患者掌握就诊时机的把握。②尽早对可疑患者做出诊断，制定并实施个体化的最佳治疗方案。③及时处理各种并发症。④重视脑保护措施及早期康复的应用，降低残疾率与死亡率。

细目四　脑出血

◎ 要点一　概述

脑出血（ICH）是指由于脑内血管破裂导致的非外伤性脑实质内的出血。发病率为每年 60/10 万~80/10 万，占急性脑血管病的 20%~30%，死亡率明显高于缺血性卒中，目前急性期死亡率为 30%~40%。

◎ 要点二　病因与发病机制

（一）病因

脑出血最主要病因是高血压性动脉硬化，其他有血液病的低凝倾向、动脉瘤、脑血管畸形、脑动脉炎、脑肿瘤、抗凝或溶栓治疗等。

（二）发病机制

1. 微动脉夹层动脉瘤的形成　高血压性脑出血的发病机制主要是长期高血压可引起脑内小动脉壁纤维素样坏死或脂质透明变性，易形成微动脉夹层动脉瘤，当血压骤升时易破裂造成脑出血。

2. 脑组织病理改变　脑出血血肿压迫周围组织和脑血液循环障碍、代谢紊乱、血管活性物质释放等，可引起脑血管痉挛，导致继发性脑水肿和脑缺血发生。

3. 全脑症状的发生机制　脑出血后因血肿体积不断增大、周围脑组织水肿及继发性脑水肿，使颅内压不断升高，脑组织移位，甚至发生脑疝而致死。

4. 罪犯血管　绝大多数高血压性脑出血发生在基底节的壳核和内囊区，约占脑出血的 70%，发生破裂的脑血管常为大脑中动脉的豆纹动脉、基底动脉脑桥支、大脑后动脉的丘脑支、小脑上动脉分支等。

◎ 要点三　临床表现

1. 一般表现　脑出血以 50 岁以上的高血压患者多见，男性发病多于女性，通常在情绪激动和过度用力时急性起病。发病时血压明显升高，突然出现剧烈头痛、头晕、呕吐，意识障碍和神经缺失症状常在数分钟至数小时内达高峰。

2. 出血部位的定位表现

（1）**壳核出血（内囊外侧型）**　可出现典型的"三偏"征，即对侧偏瘫、对侧偏身感觉障碍和对侧同向偏盲。部分病例双眼向病灶侧凝视，称为同向偏视。出血量大可有意识障碍，病灶位于优势半球可有失语。

（2）**丘脑出血（内囊内侧型）**　出现"三偏"征，以感觉障碍明显。上、下肢瘫痪程度基本均等；眼球上视障碍，可凝视鼻尖，瞳孔缩小，对光反射消失。

（3）**桥脑出血**　一侧脑桥少量出血，表现为交叉性瘫痪，两眼向病灶侧凝视麻痹。但多数累及两侧脑桥，出血破入第四脑室，迅速出现深度昏迷、双侧瞳孔针尖样缩小、四肢瘫痪和中枢性高热的特征性体征，并出现中枢性呼吸障碍和去脑强直，多于数天内死亡。

（4）**小脑出血**　常有眩晕，频繁呕吐，后枕剧痛，步履不稳，构音障碍，共济失调，眼球震颤，而无瘫痪。重症者因血肿压迫脑干或破入第四脑室，迅速出现昏迷、中枢性呼吸困难，常因急性枕骨大孔疝死亡。

（5）**脑叶出血**　出现头痛、呕吐、脑膜刺激征及出血脑叶的定位症状。额叶可有对侧单肢瘫或偏身轻瘫、精神异常、摸索、强握；左颞叶可有感觉性失语、幻视、幻听；顶叶可有对侧单肢瘫或偏身感觉障碍、失用、空间构像障碍；枕叶表现为视野缺损。

（6）**脑桥出血**　大量出血累及双侧被盖部及基底部，患者迅速出现昏迷、针尖样瞳孔、呕吐

咖啡渣样胃内容物，随后出现中枢性高热、中枢性呼吸衰竭、四肢瘫痪及去大脑强直发作。

◎ 要点四　实验室检查及其他检查

1. 颅脑 CT　颅脑 CT 可显示血肿的部位和形态以及是否破入脑室。血肿灶为高密度影，边界清楚，血肿被吸收后显示为低密度影。对进展型脑出血病例进行动态观察，可显示血肿大小变化、血肿周围的低密度水肿带、脑组织移位和梗阻性脑积水，对脑出血的治疗有指导意义。

2. MRI　可明确出血部位、范围、脑水肿和脑室情况。除高磁场强度条件下，急性期脑出血不如 CT 敏感。但对脑干出血、脑血管畸形、脑肿瘤比 CT 敏感。

3. 脑血管造影　脑血管造影（DSA 或 MRA）可以除外动脉瘤、血管畸形。

4. 脑脊液检查　不做常规检查，以免诱发脑疝，如需排除颅内感染或蛛网膜下腔出血时，应谨慎操作。脑出血表现为脑脊液压力增高，呈均匀血性。

5. 其他　血液一般检查、凝血功能检查、血液生化检查、心电图等。

◎ 要点五　诊断与鉴别诊断

（一）诊断要点

1. 50 岁以上，有长期高血压病史，尤其有血压控制不良的病史，在活动或情绪激动时突然发病。

2. 突然出现剧烈头痛、呕吐，快速出现意识障碍和偏瘫、失语等局灶性神经缺失症状，病程发展迅速。

3. 颅脑 CT 检查可见脑内高密度区。

（二）鉴别诊断

脑出血应与其他脑血管病相鉴别，见下表。昏迷患者缺乏脑局灶症状时应注意与糖尿病急性并发症、低血糖症、急性药物中毒等引起的昏迷鉴别。鉴别主要依据原发病病史、实验室检查及头颅 CT 检查结果。

常见脑卒中的鉴别诊断

鉴别要点	动脉血栓性脑梗死	脑栓塞	脑出血	蛛网膜下腔出血
发病年龄	60岁以上多见	青壮年多见	50~60岁多见	不定
常见病因	动脉粥样硬化	心脏病、房颤	高血压及动脉粥样硬化	动脉瘤、血管畸形
起病状态	多于安静时、血压下降时	不定	活动、情绪激动、血压升高时	活动、激动时
起病速度	较缓（小时、天）	最急（秒、分）	急（分、小时）	急（分）
意识障碍	较少	少，短暂	常有，进行性加重	少，轻，谵妄
头痛、呕吐	少有	少有	常有	剧烈
偏瘫等	有	有	多有	多无
脑膜刺激征	无	无	偶有	明显
头颅CT	脑内低密度灶	脑内低密度灶	脑内高密度灶	蛛网膜下腔高密度影
脑脊液	多正常	多正常	血性，压力高	均匀血性
DSA	可见阻塞的血管	可见阻塞的血管	可见破裂的血管	可见动静脉畸形或动脉瘤

◎ 要点六　病情评估

1. 出血部位评估　不同出血部位，患者的预后不同，一般壳核出血、脑叶出血、小脑出血患者，出血量不大时，预后较好。根据患者神经功能缺失体征特点，结合颅脑影像学检查，判断出血部位。脑干出血、丘脑出血，尤其是出血量较大破入侧脑室时，患者颅内压升高迅速，易诱发脑疝而预后不良。

2. Glasgow 昏迷量表（GCS）评估意识障碍程度　绝大多数脑出血患者出现昏迷，出血量越多颅内高压越严重，昏迷越严重，提示病情越严重。以睁眼反射、语言反应、运动反应三部分判断得分相加评估病情，分值越高，提示意识状态越好，分数越低，则意识障碍越重。Glasgow昏迷评分法最高分为15分，表示意识清楚；12~14分为轻度意识障碍；9~11分为中度意识障碍；8分以下为昏迷。选评判时以最好反应计分。注意运动评分左侧右侧可能不同，用较高的分数进行评分。

Glasgow 昏迷量表

睁眼反应	语言反应	运动反应
自动睁眼4分	正确答对5分	可按指令动作6分
呼唤睁眼3分	回答错误4分	能确定疼痛部位5分
刺痛睁眼2分	语无伦次3分	疼痛刺激有肢体退缩反应4分
无反应1分	只有发音2分	疼痛刺激时肢体过屈3分
	无反应1分	疼痛刺激时肢体过伸2分
		疼痛刺激时无反应1分

3. 根据脑出血评分表评估病情　综合Glasgow 昏迷量表评分结果、血肿大小、血肿是否破入脑室、患者年龄等综合判断病情，估计死亡风险。

脑出血评分表

项目	评分
GCS评分	
3~4分	2
5~12分	1
13~15分	0

续表

项目	评分
血肿	
≥30mL	1
<30mL	0
血肿破入脑室	
是	1
否	0
血肿源于幕下	
是	1
否	0
患者年龄	
≥80岁	1
<80岁	0
总计	0~6分

脑出血评分表得分与30天病死率

脑出血评分表得分	30天病死率
0	0%
1	13%
2	26%
3	72%
4	97%
5	100%

◎ 要点七 治疗与预防

（一）治疗

1. 内科治疗

（1）一般治疗 保持安静，避免不必要的搬动；保持气道通畅，吸氧；建立静脉通道，维持水、电解质平衡。纠正高血糖和高热。昏迷患者禁食2~3天后应酌情鼻饲营养支持。加强护理，防止感染和褥疮等。

（2）减轻脑水肿，降低颅内压 ①适当控制液体入量，抬高床头20°~30°，并控制躁动与疼痛。②必要时气管插管，高流量给氧，降低动脉血二氧化碳分压至30~35mmHg。③依病情选择高渗脱水剂或白蛋白。一般不常规使用糖皮质激素。

（3）调整血压 如血压显著升高，血压超过200/110mmHg时，在降颅压同时可慎重平稳降血

压治疗，一般应用静脉给药降压。血压过低者应升压治疗，以保护脑灌注压。

（4）亚低温治疗 具有脑保护作用。

（5）止血治疗 高血压性脑出血不常规使用止血药，如有凝血功能障碍，可根据出血机制应用6-氨基己酸、鱼精蛋白、维生素K等。

（6）并发症的处理 控制抽搐首选苯妥英钠或地西泮静脉注射，可重复使用，同时用长效抗癫痫药物。及时处理上消化道出血，注意预防肺部、泌尿道及皮肤感染等。

2. 外科治疗 脑出血后出现颅内高压和脑水肿并有明显占位效应者，外科清除血肿、制止出血是降低颅高压、挽救生命的重要手段。手术指征：①基底核区中等量以上出血（壳核出血30mL及以上，丘脑出血15mL及以上）；②小脑出血10mL及以上或血肿直径3cm及以上，或合并明显脑积水；③重症脑室出血；④合并脑血管畸形、动脉瘤等血管病变者。

3. 康复治疗 患者一旦生命体征平稳，病情稳定不再进展，即可尽早开始康复治疗，进行分阶段综合性康复治疗。

（二）预防

脑出血最主要病因是高血压性动脉硬化，其他有机体出血倾向、脑动脉瘤、脑血管畸形、抗凝或溶栓治疗不当等。

1. 一级、二级预防基本同脑卒中的预防措施。

2. 关键预防措施是良好地控制血压使血压持续达标，延缓脑动脉粥样硬化及微动脉夹层动脉瘤的形成。

3. 避免一些引起血压显著波动的因素，如用力抬举重物、情绪波动、大量饮酒等。

4. 合理应用抗凝、溶栓、活血化瘀治疗，避免医源性因素引起脑出血。

细目五 蛛网膜下腔出血

◎ 要点一 概述

颅内血管破裂，血液直接流入蛛网膜下腔，

称为蛛网膜下腔出血（SAH）。脑表面血管破裂后，血液直接流入蛛网膜下腔，称为原发性蛛网膜下腔出血；脑出血破入蛛网膜下腔，称为继发性蛛网膜下腔出血。

◎ 要点二 病因与发病机制

（一）病因

原发性蛛网膜下腔出血最常见的病因是脑底囊性动脉瘤破裂，其次为脑动静脉畸形，其他非动脉瘤性病因有高血压脑动脉硬化、脑动脉炎、结缔组织病、颅内肿瘤、血液病、溶栓或抗凝治疗后等。

（二）发病机制

当动脉瘤破裂，血液涌入蛛网膜下腔，压迫脑组织，可迅速出现脑水肿和颅内压增高。血液阻塞脑脊液循环通路可发生梗阻性脑积水，外溢血液中含有多种血管活性物质，可刺激血管和脑膜，诱发脑血管痉挛，严重者发生脑梗死及继发性脑缺血。

◎ 要点三 临床表现

1. **一般表现** 起病前数天或数周有头痛、恶心症状，常在剧烈运动和活动中突然起病，剧烈头痛呈爆裂样发作，可放射至枕后或颈部，并伴喷射性呕吐。少数人有癫痫样发作和精神症状。查体脑膜刺激征阳性。早期出现明显颈项强直者，应警惕枕骨大孔疝的发生。

2. **定位表现** 部分患者有局灶性体征，一侧后交通动脉瘤破裂时，可有同侧动眼神经麻痹，短暂或持久的单瘫、偏瘫、失语等。少数大出血的病例，病情凶险，起病后迅速进入深昏迷状态，出现去大脑强直，因呼吸停止而猝死。

3. **严重并发症** ①再出血：常在发病后10~14天发生，多在病情稳定后又再次出现剧烈头痛、呕吐、抽搐、昏迷。②迟发性脑血管痉挛：发生于出血后4~15天，7~10天为高峰期，可继

发脑梗死，出现意识障碍和神经定位体征。③脑积水：发病1周内，由于血液进入脑室系统及蛛网膜下腔形成血凝块导致脑脊液循环障碍所致。患者出现嗜睡、记忆力减退、下肢腱反射亢进等，严重者可出现颅内压升高表现。

◎ 要点四 实验室检查及其他检查

1. **颅脑CT** 出现脑基底部脑池、脑沟及外侧裂的高密度影。

2. **脑脊液检查** 脑脊液在起病12小时后呈特征性改变，为均匀血性，压力增高，离心后呈淡黄色。

3. **脑血管造影** 可明确动脉瘤、脑血管畸形的部位、大小，但急性期可能诱发再出血。数字减影血管造影（DSA）还可发现脑血管痉挛、动静脉畸形、血管性肿瘤等。

4. **其他** 眼底检查可有视乳头水肿。经颅多普勒（TCD）对迟发性脑血管痉挛的动态监测有积极意义。血常规、凝血功能、肝功能及免疫学等检查等有助于寻找出血的其他原因。

◎ 要点五 诊断与鉴别诊断

（一）诊断

1. 突发剧烈头痛伴脑膜刺激征阳性，眼底检查可见出血，尤其是玻璃体膜下出血。

2. 颅脑CT检查阳性，脑脊液呈均匀血性。

3. 有条件可选择DSA、MRA、CTA等脑动脉造影，有助于明确病因。

（二）鉴别诊断

本病应与急性脑膜炎鉴别。与其他脑卒中的鉴别见脑出血节。

◎ 要点六 病情评估

决定蛛网膜下腔出血手术治疗选择、判断预后的方法目前以HUNT-HESS分级为主，HUNT-HESS分级Ⅲ级及以下的患者，应尽早实施手术治疗或介入治疗，Ⅳ、Ⅴ级患者预后较差。

HUNT-HESS 分级

判断标准	级别
动脉瘤未破裂	0 级
无症状，或轻度头痛	Ⅰ 级
中等至重度头痛，脑膜刺激征，脑神经麻痹	Ⅱ 级
嗜睡，意识混乱，轻度局灶性神经体征	Ⅲ 级
昏迷，中或重度偏瘫，有早期去大脑强直或自主神经功能紊乱	Ⅳ 级
深昏迷，去大脑强直，濒死表现	Ⅴ 级

◎ 要点七　治疗与预防

（一）治疗

蛛网膜下腔出血急性期的治疗目的是防治再出血，降低颅内压，防治继发性脑血管痉挛，积极治疗原发病。

1. 一般处理　绝对卧床 4~6 周。避免用力；保持大便通畅；注意水、电解质平衡；预防再出血和迟发性脑梗死。

2. 降低颅压　对脑血管痉挛引起的脑水肿和颅内高压症，常用甘露醇、呋塞米、甘油果糖等。因颅内血肿而病情加重者可采用减压术或脑室引流术。

3. 预防再出血

（1）应用止血药　①6-氨基己酸静脉滴注，持续 7~10 天后减量；②氨甲苯酸静脉滴注，维持 2~3 周。

（2）调节血压　收缩压超过 180mmHg 时，在血压监测的条件下可慎重平稳降血压治疗，一般应用静脉给药降压，常用尼卡地平或拉贝洛尔等。

（3）外科或介入治疗　夹闭动脉瘤是防止蛛网膜下腔出血再出血最有效的治疗措施。HUNT-HESS 分级Ⅲ级及以下的患者，发病 3 天内尽早治疗。

4. 防治脑血管痉挛　口服或静脉泵入尼莫地平。

5. 其他　处理脑积水，预防癫痫发作，必要时行放脑脊液治疗。

（二）预防

1. 有效控制蛛网膜下腔出血的危险因素，如吸烟、高血压、酗酒、吸毒等。

2. 筛查高危人群，有脑动脉瘤破裂病史者行影像学检查，必要时进行干预治疗。

3. 发病后立即进行病情评估，尽早决定是否给予手术或介入治疗，预防病情进展，降低死亡率及残疾率。

第九单元　常见急危重症

细目一　休　克

◎ 要点一　概述

休克是机体遭受强烈的致病因素侵袭后，有效循环血量显著下降，不能维持机休脏器与组织的正常灌注，继而发生全身微循环功能障碍的一种危急重症。其主要病理学特征是重要脏器组织微循环灌流不足、代谢紊乱和全身各系统的功能障碍。休克是临床各科常见的急危重症。

◎ 要点二 病因与分类

目前多主张按休克的发生原因和病理生理改变进行分类（见下表）。各型休克可单独存在，也可合并存在（复合性休克）。

休克的病因及分类

原因	分类	常见原发病
低血容量	失血性休克	消化道大出血、异位妊娠破裂、产后大出血、动脉瘤及血管畸形破裂等
	失液性休克	严重烧伤、急性腹膜炎、肠梗阻、严重呕吐及腹泻等
	创伤性休克	严重骨折、挤压伤、大手术等
心泵功能障碍	心源性休克	急性心肌梗死、肺栓塞、急性重症心肌炎、严重二尖瓣狭窄伴心动过速、严重心律失常等
	心脏压塞性休克	大量心包积液、心包内出血、张力性气胸等
血管功能失常	感染性休克	脓毒症、重症肺炎、中毒性菌痢、化脓性胆管炎、创面感染、流行性脑脊髓膜炎、流行性出血热等
	过敏性休克	药物、食物、异种蛋白等过敏
	神经源性休克	创伤、剧痛、脊髓损伤、麻醉、神经节阻滞剂、大量放胸腹水等
	细胞性休克	氰化物、杀虫剂、生物素中毒及缺氧、低血糖等

◎ 要点三 病理生理

休克是复杂的病理生理过程，导致休克的病因不同，始动环节不同，但病情发展到一定程度，其病理生理改变基本相同。有效循环血容量绝对或相对不足，是各类休克的本质。各种病因的休克发生后，机体发生一系列相应的病理生理变化，主要体现在微循环的代偿及失代偿、机体代谢变化、炎症反应及各系统脏器功能障碍甚至衰竭等。

依据休克的病理生理改变，将休克分为三个临床时期：

1. 休克早期（微血管痉挛期、微循环缺血缺氧期） 在病因作用下，出现组织灌注不足，交感-肾上腺髓质系统代偿性强烈兴奋，儿茶酚胺大量释放，血液重新分布，微循环变化主要发生在皮肤黏膜、骨骼肌及腹腔脏器，主要特点是毛细血管前后阻力增大，前阻力血管更明显，导致真毛细血管网关闭，动静脉吻合支开放。代偿的目的是维持动脉血压，从而保障心、脑血液供应。

2. 休克期（微血管扩张期、可逆性休克失代偿期） 休克处于失代偿阶段。由于组织缺血缺氧，局部酸性代谢产物滞留，导致毛细血管床对儿茶酚胺类物质敏感性降低，微循环毛细血管前阻力下降，真毛细血管网开放，微循环灌注增加，回心血量减少，血压显著下降，进一步加重组织缺血缺氧。

3. 休克晚期（微循环衰竭期、休克失代偿期） 微循环衰竭期。微血管发生麻痹性扩张，真毛细血管内血液淤滞，血液呈高凝状态，广泛微血栓形成而导致血流停滞，出现持续低血压和严重血液动力学障碍，心、脑、肝、肺、肾等器官代谢和功能障碍不断加重，重要器官发生不可逆性损伤，可发生弥漫性血管内凝血和多系统器官功能障碍综合征。

◎ 要点四 临床表现

（一）各期休克的临床表现

1. 休克早期（微血管痉挛期） 由于血液重分配，此期心脑灌流可正常，患者神志一般清楚。该期为休克的可逆期，应尽早消除休克的病因，及时补充血容量，恢复循环血量，可以有效防止向休克期发展。常见临床表现：①面色苍白，四肢冰凉，出冷汗，口唇或四肢末梢轻度发绀，神志清，伴有轻度兴奋，烦躁不安；③血压大多正常，脉搏细速，脉压可有明显减小，也可骤降（见于大失血），所以血压下降并不是判断早期休克的指标；④呼吸深而快；⑤尿量减少。

2. 休克期（微血管扩张期） 进入失代偿期，但症状与病情尚具有可逆性。常见表现：①全身皮肤苍白与青紫交织、发凉，口渴明显；②表情淡漠，反应迟钝；③体温正常或降低；④脉搏细弱，浅静脉萎陷，收缩压进行性下降至 60 ~ 80mmHg，心音低钝；⑤可出现呼吸衰竭；⑥出现少尿甚至无尿。

3. 休克晚期（微循环衰竭期） 进入不可逆的失代偿期，是休克的晚期，积极救治部分患者可存活，但多伴有多系统器官功能障碍，主要表现：①全身静脉塌陷，皮肤发绀，四肢厥冷，汗冷黏稠；②意识不清甚至昏迷；③体温不升；④脉搏细弱，血压极低甚至测不到，心音呈单音（胎心律）；⑤呼吸衰竭，严重低氧血症，酸中毒；⑥无尿，出现急性肾衰竭；⑦全身出血倾向：上消化道、泌尿道、肺、肾上腺等出血；⑧多器官功能衰竭：急性心力衰竭、呼吸衰竭、肾衰竭、肝衰竭、脑功能障碍等。

◎ **要点五 诊断**

1. 诊断要点 ①有诱发休克的诱因；②意识障碍；③脉搏细速，超过 100 次/分，或不能触及；④四肢湿冷，胸骨部位皮肤指压征，皮肤呈花斑样，黏膜苍白或发绀，尿量小于 30mL/h；⑤收缩压低于 80mmHg；⑥脉压差低于 20mmHg；⑦高血压患者收缩压较基础血压下降 30% 以上。符合第①条及②、③、④条中的两项，和⑤、⑥、⑦条中的一项，即可诊断。

2. 分期诊断 临床上按照休克的发展经过及病情轻重，分为三期，即休克早期、休克期、休克晚期。

休克分期及指标变化

指标	休克早期	休克期	休克晚期
神志	清楚、烦躁	淡漠	不清、昏迷
口渴	有	较重	严重
肤色	苍白	苍白、发绀	青紫、花斑样
肢温	正常或湿冷	发凉	冰冷
血压	正常、脉压小	收缩压低、脉压更小	血压更低或测不出
脉搏	增快、有力	更快	细速或摸不清
呼吸	深快	浅快	表浅、不规则
压甲	1 秒恢复	迟缓	更迟缓或不能恢复
颈静脉	充盈	塌陷	空虚
尿量	正常	少尿	少尿或无尿

◎ **要点六 病情评估**

（一）临床监测内容

休克依据病理生理变化分为休克早期、休克期、休克晚期，处于每一期的患者其临床表现不同，及时识别及评估，进行针对性治疗，意义重大。

1. 临床表现

（1）**精神状态** 反映脑组织灌注情况。患者神志淡漠或烦躁、头晕、眼花，或从卧位改为坐位时出现晕厥，常表示循环血量不足。

（2）**肢体温度、色泽** 反映体表灌流情况。四肢皮肤苍白、湿冷，轻压指甲或口唇时颜色变苍白，而松压后恢复红润缓慢，表示末梢循环不良。

（3）**脉搏** 休克时脉搏细速出现在血压下降之前。休克指数是临床常用观察休克进程的指标，是脉率与收缩压之比。休克指数小于 0.5 表示无休克，1.0~1.5 表示存在休克，超过 2 表示休克严重。

2. 血流动力学改变

（1）**血压** 是休克诊断及治疗中最重要的观察指标之一。休克早期，血压接近正常，随后血压下降。收缩压低于 80mmHg，脉压低于 20mmHg，是休克存在的依据。血压回升，脉压增大，表示休克转好。

（2）**中心静脉压** 中心静脉压受血容量、静脉血管张力、右心排血功能、胸腔和心包内压力及静脉回心血量等因素的影响，正常值 5～12cmH$_2$O。在低血压的情况下，中心静脉压低于5cmH$_2$O 时，表示血容量不足。

（3）**肺动脉楔压** 有助于了解肺静脉、左心房和左心室舒张末期的压力，反映肺循环阻力情况。正常值6～15mmHg。肺水肿时超过30mmHg。肺动脉楔压升高，即使中心静脉压虽无增高，也应避免输液过多，以防引起肺水肿。

3. **心电图** 心电图改变显示心脏的即时状态。在心脏功能正常的情况下，血容量不足及缺氧均会导致心动过速。

4. **肾功能** 动态监测尿量、尿比重、血肌酐、血尿素氮、血电解质等。尿量是反映肾灌注情况的指标，同时也反映其他器官灌注情况，是临床补液及应用利尿、脱水药物是否有效的重要指标。休克时应留置导尿管，动态观察每小时尿量，抗休克时尿量应超过 20mL/h。尿量稳定在30mL/h 以上时，表示休克已纠正。

5. **呼吸功能** 包括呼吸的频率、幅度、节律、动脉血气指标等。

6. **生化指标** 休克时应监测血电解质、血糖、丙酮酸、乳酸、血清转氨酶、氨等血液生化指标。此外，还应监测 DIC 的相关指标。

7. **微循环灌注** ①体表温度与肛温：正常时二者之间相差约0.5℃，休克时增至1～3℃，二者相差值愈大，预后愈差；②红细胞比容：末梢血比中心静脉血的红细胞比容大3%以上，提示有周围血管收缩，应动态观察其变化幅度；③甲皱微循环：休克时甲皱微循环的变化为小动脉痉挛、毛细血管缺血，甲皱苍白或色暗红。

（二）休克程度分级

1. **轻度休克** 有效循环血容量减少10%～20%。患者神志尚清，烦躁不安，面色苍白，出汗多而稀薄，四肢寒凉，脉速有力，尿量减少，心率超过 100 次/分，收缩压多在 80mmHg 或以上，脉压低于 30mmHg。

2. **中度休克** 有效循环血容量减少 20%～30%。患者神志恍惚，反应迟钝，面色苍白，口干，出汗多而黏稠，脉速无力，四肢凉，尿量减少甚至无尿，心率超过 120 次/分，收缩压 60～80mmHg，脉压低于 20 mmHg。

3. **重度休克** 有效循环血容量减少30%～40%。患者神志不清甚至昏迷，面色苍白伴有发绀呈大理石花纹样改变，脉速弱不易触及，四肢厥冷发绀，无尿，心率超过 120 次/分，心音低钝，收缩压在 40～60mmHg 甚至更低。

4. **极重度休克** 有效循环血容量减少超过40%。患者进入昏迷状态，呼吸浅而不规则，全身皮肤黏膜发绀，四肢厥冷，脉搏极弱不易触及，心音低钝呈单音律，收缩压低于 40mmHg，尿闭，可见广泛皮肤黏膜出血，伴有重要脏器功能衰竭的表现。

（三）休克指数的应用

常用来粗略判断休克是否存在以及休克的轻重程度。

休克指数 = 脉率（次/分）/收缩压（mmHg）。

正常为 0.5。≥1.0 提示发生休克，1.0～1.5提示为轻度休克，1.5～2.0 提示为中度休克，≥2.0 提示为重度休克。

◎ **要点七　治疗与预防**

（一）治疗

1. **病因防治** 积极防治引起休克的原发病，去除休克的原始动因如有效止血、控制感染、镇痛、抗过敏等。

2. **紧急处理**

（1）**体位** 除心源性休克患者外，取平卧体位，或头胸与下肢均抬高 20～30°。

（2）**护理** 保暖，镇静，少搬动。

（3）**吸氧** 2～4L/min 或更高浓度。

（4）**建立静脉通道** 一般应建立 2 条以上静脉通路。

（5）**重症监护** 除生命体征外，主要监测心肺功能、血流动力学和心电图，或按照危重症严重程度评估系统要求设定监测项目。

3. 抗休克治疗

（1）补充血容量　除心源性休克外，补充血容量是提高心输出量和改善组织灌流的根本措施。输液强调及时和尽早。

补多少：正确估计补液总量，量需而入。动态观察静脉充盈程度、尿量、血压和脉搏等，可作为监护输液量的参考指标。有条件时应动态监测中心静脉压（CVP）和肺动脉楔压（PAWP）。判断补液量充分的指标：①收缩压正常或接近正常，脉压超过 30mmHg；②CVP 升高，超过 12cmH$_2$O；③尿量 30mL/h 或以上；④临床症状好转，如神志恢复，皮肤、黏膜红润温暖等。

补什么：血容量扩充剂分胶体液与晶体液两种。晶体液常用平衡盐液、0.9%氯化钠溶液；胶体液包括全血、血浆、白蛋白、代血浆、右旋糖酐等。

怎么补：先晶体后胶体，晶体液与胶体液之比为 3：1。开始用晶体液 1000~2000mL，然后补充胶体液，胶体液输入量一般不超过 1500~2000mL。中度和重度休克应输部分全血。

（2）纠正电解质与酸碱平衡失调　代谢性酸中毒多因低灌注造成缺氧导致乳酸堆积、排出减少所致，往往在扩容和氧疗后纠正。严重酸中毒常用 5%碳酸氢钠、11.2%乳酸钠等纠正。

（3）应用血管活性药　患者经紧急抢救和扩容治疗后，如周围循环仍未能改善，血压不稳定，可考虑应用血管活性药物。一般在外周血管扩张（高排低阻型休克）时可酌情选用血管收缩剂，而在外周血管痉挛（低排高阻型休克）时宜用血管扩张剂，对于不明休克类型者，常在补足血容量后试用血管扩张剂或二者联用。休克早期小动脉痉挛，后期则小静脉痉挛，上述两类药物交替或联合使用，以提高血压并维持、改善微循环，增强心肌收缩力和心排量，改善器官灌流。

拟肾上腺素类：①多巴胺：小剂量时选择性扩张肾、肠系膜、冠状动脉和脑部血管，保障重要脏器供血；大剂量时可使周围血管收缩而升压。②多巴酚丁胺：增加心肌收缩力及心排血量，常用于心源性休克。③异丙肾上腺素：增强心肌收缩力，加快心率，适用于脉搏细弱、少尿、四肢冷患者或心率减慢的暂时治疗。④肾上腺素：用于过敏性休克，禁用于心源性休克。⑤去甲肾上腺素：用于极度低血压或感染性休克。⑥间羟胺：作用较弱而持久，目前较常用于升压治疗。

肾上腺素能 α 受体阻滞剂：①酚妥拉明：显著扩张小静脉，可增强心肌收缩，常用于心血管急症。②酚苄明：常用于出血性、创伤性和感染性休克。

莨菪类（抗胆碱类）：包括阿托品、东莨菪碱和 654-2（山莨菪碱）等，主要用于感染性休克。

其他常用药：①硝普钠：用于急性心梗合并心源性休克。②氯丙嗪：用于感染性、创伤休克。③血管紧张素胺：升压作用强而短暂。④糖皮质激素：用于感染性休克、过敏性休克和急性心梗合并心源性休克者。

（4）维护脏器功能　主要提高脏器灌注量，改善细胞代谢。①增强心肌收缩：常用毛花苷 C、多巴酚丁胺。②维护呼吸功能：加强通气与给氧措施，必要时建立人工气道机械呼吸，尽早施行呼气末正压通气（PEEP），防治急性呼吸窘迫综合征。③维护肾功能：持续少尿时，快速静脉注射 20% 甘露醇或呋噻米，使尿量超过 100mL/h。若仍无尿，则提示急性肾功能不全，予透析治疗或相应处理。④防治脑水肿：常用 20%甘露醇快速静滴，降低颅内压，解除脑血管痉挛。⑤DIC 的治疗：在抗休克综合治疗的基础上尽早给予肝素或活血化瘀中药制剂。

4. 其他治疗措施

（1）纳洛酮　可提高左心室收缩压及升高血压，从而提高休克的存活率。

（2）环氧化酶抑制剂　吲哚美辛、阿司匹林、布洛芬可抑制环氧化酶，降低血液黏度，缓解血管痉挛，阻断休克的病理环节。

（3）其他 自由基清除剂（钙拮抗剂、超氧化物歧化酶、过氧化氢酶、谷胱甘肽、谷氨酰胺、甘露醇、辅酶 Q_{10}、维生素 C、维生素 E 等）、新鲜冷冻血浆、新鲜血浆冷沉淀物、血栓素合成抑制剂等药物，也可用于休克。

（二）预防

1. 从病因预防 休克是各种强烈的致病因素导致的以有效循环血容量显著减少为主要病理改变的临床急危重症，其病因复杂，涉及临床各科。休克的预防以病因预防为主，另外，尽早诊断，及时有效地治疗，是改善患者预后，降低死亡率的重要路径。

（1）积极预防与治疗各类各部位急性感染。严重感染导致的脓毒症以及脓毒性休克是休克常见的病因。

（2）对于创伤患者，强调现场急救技术的应用，尤其是有效地进行现场止血，杜绝因止血不力失血过多导致低血容量性休克。

（3）血液系统疾病、消化性溃疡、尿毒症、肺结核、支气管扩张症、出血性传染病、严重肝脏疾病等均可引发机体的出血倾向及局部出血性并发症，疾病诊疗过程中应加以防治，及时纠正严重贫血、低血小板血症及凝血因子缺乏等，并积极治疗原发病，防治出血性并发症。

（4）具有过敏体质的患者，应注意避免接触可疑的致敏物质包括药物。

（5）防治急性心肌梗死、急性重症心肌炎及严重心律失常等，预防心源性休克。

2. 从病理分期预防 休克的病因一旦形成，即进入一个逐渐进展的病理生理过程。休克早期机体处于代偿期，及时识别、有效处理，可以阻止休克的病理进程，阻止患者进入休克失代偿期，从而改善患者的预后。

细目二 急性上消化道出血

◎ 要点一 概述

上消化道出血是指屈氏韧带以上的消化道，包括食管、胃、十二指肠、上段空肠，以及上消化道的附属器官肝、胰、胆囊的病变引起的出血，是消化系统最常见的急危症。上消化道大出血是指在短时期内的失血量超过 1000mL 或循环血容量的 20%。

◎ 要点二 病因

临床上最常见的病因是消化性溃疡，其次是食管胃底静脉曲张破裂、急性胃黏膜病变及胃癌等。

1. 消化系统疾病

（1）食管疾病 如食管静脉曲张破裂、食管炎、食管贲门黏膜撕裂、食管癌、食管异物以及放射性损伤和强酸、强碱等化学性损伤。

（2）胃疾病 如胃溃疡、急性胃黏膜病变、胃黏膜脱垂、胃癌、胃血管病变（血管瘤、动静脉畸形）及胃憩室等。

（3）十二指肠疾病 如十二指肠溃疡、十二指肠炎、憩室、肿瘤等。

（4）肝胆疾病 如胆管或胆囊结石、胆道蛔虫病、胆囊或胆管癌、肝癌、肝脓肿或肝动脉瘤破入胆道等。

（5）胰腺疾病 如急性出血坏死性胰腺炎、胰腺肿瘤等。

2. 全身性疾病

（1）血管性疾病 如过敏性紫癜、遗传性出血性毛细血管扩张等。

（2）血液病 如血友病、血小板减少性紫癜、白血病、弥散性血管内凝血等。

（3）急性感染 如流行性出血热、重症肝炎、钩端螺旋体病及脓毒症等。

（4）应激性溃疡 各种严重疾病（如重度烧伤、脑血管意外、肺心病、呼吸衰竭等）可引起应激状态，产生应激性溃疡。

（5）结缔组织病 如结节性多动脉炎或其他血管炎、系统性红斑狼疮、白塞病等。

（6）尿毒症。

◎ 要点三 临床表现

临床表现取决于病变性质、部位、失血量、

失血速度、患者的年龄和一般状况等。

1. 呕血和黑便 呕血和黑便为上消化道出血的基本表现及特征性表现。一般情况下，幽门以上大量出血表现为呕血，幽门以下出血表现为黑便。但如果幽门以下出血量大，速度快，血液反流入胃，可兼有呕血；反之，如果幽门以上出血量小或出血速度慢，血液随肠蠕动全部进入肠内，则亦仅见黑便。有呕血者往往伴有黑便，有黑便者不一定出现呕血。

2. 失血性周围循环衰竭 急性大量出血，因循环血容量迅速减少，静脉回心血量相应不足，导致周围循环衰竭。表现为头昏、心悸、出汗、乏力、黑蒙、口渴、心率加快、血压降低等，严重时发生失血性休克。

3. 发热 一般在 24 小时内出现发热，体温多在 38.5℃ 以下，持续 3~5 天后可降至正常，此发热的性质属于吸收热。

4. 贫血 上消化道大量出血后均有急性失血后贫血。出血早期，红细胞计数、血红蛋白浓度及红细胞比容一般无明显变化。出血 3~4 小时以后出现红细胞、血红蛋白数值降低。大量出血 2~5 小时后，白细胞计数可升高。

5. 氮质血症 上消化道大出血后，数小时内由于大量血液分解产物被肠道吸收，引起血尿素氮浓度增高，称肠源性氮质血症。大多在出血后数小时血尿素氮开始上升，24~48 小时可达高峰，3~4 天后降至正常。

◎ **要点四 诊断**

（一）上消化道出血的诊断

根据呕血、黑便和失血导致的全身表现，呕吐物或大便隐血试验呈强阳性，血红蛋白浓度、红细胞计数及血细胞比容下降，可做出上消化道出血的诊断，但应排除来自呼吸道的出血（咯血），来自口、鼻、咽喉部的出血，进食含铁食物引起的黑便等。

（二）上消化道大出血的诊断

根据呕血、黑便伴有明确的失血性周围循环衰竭的临床表现，以及快速出现的失血性贫血、

肠源性氮质血症等，可做出上消化道大出血的诊断。

（三）病因诊断

病因诊断除根据病史、症状与体征外，还应进行必要的检查，以确定其病因及部位。

1. 胃镜 是目前诊断上消化道出血病因的首选检查方法，可以判断出血部位、病因及出血量，还可获得活组织检查和细胞学检查标本，提高诊断的准确度。必要时应在发病 24 小时内进行。

2. 选择性腹腔动脉造影 是发现血管畸形、血管瘤等血管病变致消化道出血的唯一方法，一般不作为首选，主要用于消化道急性出血而内镜检查无阳性发现者。本检查须在活动性出血时进行。

3. X 线钡餐检查 主要用于患者有胃镜检查禁忌，或不愿进行胃镜检查者，对经胃镜检查出血原因不明，而病变在十二指肠降段以下小肠段者，则有特殊诊断价值。主张在出血停止 2 周以上和病情基本稳定数天后进行。

◎ **要点五 病情评估**

1. 估计出血量 ①成人每天消化道出血量达 5~10mL，粪便隐血试验阳性；②每天出血量超过 50mL，出现黑便；③胃内积血量达 250~300mL，可引起呕血；④一次性出血量超过 400mL，可引起全身症状，如烦躁、心悸、头晕、出汗等；⑤数小时内出血量超过 1000mL（循环血容量 20%），可出现周围循环衰竭表现；⑥数小时内出血量超过 1500mL（循环血容量 30%），发生失代偿性休克。

根据收缩压可估计失血量，血压降至 90~100mmHg 时，失血量约为总血量的 20%；血压降至 60~80mmHg 时，失血量约为总血量的 30%；血压降至 40~50mmHg 时，失血量超过总血量的 40%。

提示严重大出血的征象是：收缩压低于 80mmHg，或较基础压降低超过 30%；心率超过 120 次/分，血红蛋白低于 70g/L。

2. 判断是否继续出血 临床上出现下列情况应考虑继续出血：①反复呕血，或黑便次数增多，甚至呕血转为鲜红色，黑便转为暗红色，伴肠鸣音亢进。②虽经补液、输血，周围循环衰竭的表现未见明显改善，或暂时好转后又恶化。③血红蛋白浓度、红细胞计数与红细胞比容继续下降，网织红细胞计数持续升高。④在体液与尿量足够的情况下，血尿素氮持续或再次增高。

3. 预后判断 80%~85%的急性上消化道大量出血患者除支持疗法外，无需特殊治疗出血可在短期内自然停止，仅有15%~20%患者持续出血或反复出血，由于出血并发症而导致死亡。提示患者预后不良的主要因素：①高龄（超过60岁）；②有严重伴发病如心、肺、肝、肾等脏器功能不全及脑卒中等；③本次出血量大或短期内反复出血；④特殊病因和部位的出血如食管胃底静脉曲张破裂出血；⑤消化性溃疡伴有内镜下活动性出血，或近期出血征象如暴露血管或溃疡面上有血痂。

◎ 要点六 治疗与预防

（一）治疗

1. 一般治疗 患者应卧床休息，防止窒息。吸氧，大量出血时应禁食，烦躁不安者可给予适量镇静剂。加强护理，严密监测心率、血压、呼吸、尿量及神志变化，观察呕血及黑便情况，定期复查血红蛋白浓度、红细胞计数、红细胞比容及血尿素氮。大出血患者应进行心电监护。

2. 补充血容量 尽快建立静脉输液通道，立即配血。可先输用葡萄糖氯化钠注射液，开始输液宜快。改善急性失血性周围循环衰竭的关键是输足量全血，紧急输血指征是：①患者改变体位时出现晕厥、血压下降和心率加快；②收缩压低于90mmHg（或较基础压下降超过25%）；③血红蛋白低于70g/L，或红细胞比容低于25%。对于肝硬化食管胃底静脉曲张破裂出血者，应输入新鲜血，且输血量适中，以免门静脉压力增高导致再出血，或诱发肝性脑病。

3. 止血治疗

（1）食管胃静脉曲张破裂大出血 ①药物止血：常用垂体后叶素静脉注射，止血后逐渐减量维持12~14小时；生长抑素用于治疗食管胃底静脉曲张出血。为防止食管曲张静脉出血停止后再次出血，需加用预防食管曲张静脉出血的药物如硝苯地平、硝酸甘油等。②气囊压迫止血：压迫胃底食管曲张静脉而止血，止血效果肯定，适用于药物治疗失败或无手术指征者，但患者痛苦大，并发症较多。③内镜治疗：硬化栓塞疗法是控制食管静脉曲张破裂出血的重要方法，但要严格掌握适应证及禁忌证。食管静脉曲张套扎术是治疗食管静脉曲张破裂出血的重要手段。④经皮经颈静脉肝穿刺肝内门体分流术：为在B超或CT引导下的介入治疗技术。⑤手术治疗：在大出血期间采用各种非手术治疗不能止血者，可考虑进行外科手术治疗。

（2）非静脉曲张破裂大出血 最常见于消化性溃疡。①提高胃内pH值：静脉使用抑制胃酸分泌的药物如西咪替丁、雷尼替丁或质子泵抑制剂奥美拉唑等。②局部止血措施：如冰盐水洗胃；胃内注入去甲肾上腺素溶液，老年患者不宜使用。③内镜下止血：在出血部位附近注射高渗盐水、无水乙醇、1：10000肾上腺素溶液或凝血酶溶液等，也可选择在内镜下用激光、高频电灼、热探头或微波等热凝固方法进行止血。④手术治疗：经积极内科治疗仍有活动性出血者，应掌握时机进行手术治疗，指征是：年龄超过50岁并伴动脉硬化，经治疗24小时后出血不止；严重出血经内科积极治疗后仍不止血；近期曾有多次反复出血；合并幽门梗阻、胃穿孔或疑有癌变者。

（二）预防

1. 针对病因的预防 急性上消化道出血的常见病因以消化性溃疡、急性胃黏膜病变、食管胃底静脉曲张破裂、胃癌为常见，另外有导致全身出血倾向的疾病等，急性上消化道出血是这些疾病的常见并发症，因此，积极治疗原发病，是预防并发上消化道出血的关键环节。

2. 预防药源性出血 近年来随着心脑血管疾病发病率的增加，抗血小板聚集、抗凝、活血化瘀治疗应用广泛，治疗不当、个体差异及不恰当联合用药，是导致上消化道出血的原因之一，应强调合理用药，并注意不同专业间用药的沟通，向患者讲明用药注意事项。

细目三 急性中毒

◎ 要点一 概述

（一）病因

一定量的毒物短时间内进入机体，产生相应的毒性损害，起病急，病情重，甚至危及生命，称为急性中毒。急性中毒的病因有：

1. 职业性中毒 有毒物质的生产、包装、运输、使用过程中，因防护不当或发生意外，毒物经消化道、呼吸道、皮肤黏膜等进入机体而发病，可以导致急性或慢性中毒。

2. 生活性中毒 由于生活中误食、意外接触、自杀、谋杀、用药过量等，毒物进入机体而发生中毒，多数情况下造成急性中毒。

（二）中毒机制

不同性质的毒物具有不同的中毒机制，部分毒物多机制、多途径导致急性中毒。

1. 局部刺激腐蚀作用 如强酸、强碱中毒，导致毒物接触部位损伤。

2. 缺氧 通过阻碍氧的吸收、转运、利用，导致机体严重缺氧，如一氧化碳、硫化氢、氰化物等。

3. 抑制体内酶的活性 毒物本身或其代谢产物抑制体内某些酶的活性，导致中毒，如有机磷杀虫药抑制胆碱酯酶、氰化物抑制细胞色素氧化酶、重金属抑制含巯基的酶类等。

4. 干扰细胞功能 某些毒物可导致细胞的重要结构发生异常，甚至导致细胞死亡。如四氯化碳、棉酚等可导致脏器细胞线粒体损害。

5. 与受体竞争 如阿托品可阻断毒蕈碱受体。

6. 麻醉作用 亲脂性毒物可透过血脑屏障并与脑组织及其细胞膜上的脂质结合，从而损害脑功能。

（三）诊断原则

1. 采集病史 向现场目击者了解起病经过，获取有关中毒的信息。对生活性中毒，应详细询问患者的精神状态、家庭成员的服药情况、家中留存的可疑毒物；对职业性中毒，应详细询问职业、工种，生产中接触的毒物种类与数量，采取的防护措施，有无意外情况发生等。

2. 体格检查 可发现特异性中毒体征。首先明确患者生命体征情况，判定是否立即实施救治，随后仔细检查患者呕吐物、呼出气气味，皮肤黏膜颜色、出汗情况、有无皮疹，观察瞳孔大小，并进行系统的体格检查，发现有诊断价值的中毒体征。

3. 辅助检查 留取可疑毒物及呕吐物、血液、尿液等含毒物，快速送检，可获取确切的诊断依据。

4. 诊断性治疗 结合患者对特异性解毒剂试验性治疗的反应，协助诊断。

（四）处理原则

1. 一般处理

（1）边实施救治，边采集病史，留取含毒物或采血送检。

（2）给患者取恰当的体位，保持呼吸道通畅，及时清除口咽、鼻腔内分泌物，给氧。

（3）及时向患者家属交待病情及可能发生的病情变化。

2. 清除未吸收的毒物 根据中毒途径选择。

（1）口服中毒 ①催吐：用于神志清醒患者。最简单的方法为用压舌板等刺激咽后壁或舌根催吐，也可服用土根糖浆。意识障碍者禁止催吐。②洗胃：应尽早、反复、彻底洗胃，洗胃方法有口服法、胃管法。目前主张应用吸附剂如活性炭治疗。③导泻：于洗胃后进行。常用导泻剂有硫酸钠、硫酸镁、甘露醇等。④灌肠：用于中毒时间较长（超过6小时）的患者。常用微温肥皂水高位连续灌肠。

（2）皮肤、黏膜吸收中毒 多为各种农药制造、使用过程中发生的中毒。立即应用清水或能溶解毒物的溶剂彻底洗涤接触毒物部位。

（3）**吸入中毒**　立即将患者移离中毒现场，吸氧。严重患者应用呼吸兴奋剂或进行人工呼吸。

（4）**注射中毒**　中毒早期应用止血带或布条扎紧注射部位近心端，或于注射部位放射状注射0.1%肾上腺素，减缓毒物吸收。

3. 促进吸收的毒物排出

（1）**利尿**　促进毒物由肾脏排泄。快速输液并应用呋塞米静脉注射，或应用20%甘露醇静脉滴注。合并有肺水肿患者慎用或禁用。

（2）**吸氧**　用于有毒气体中毒。

（3）**改变尿液酸碱度**　应用碳酸氢钠碱化尿液，用于巴比妥类、异烟肼等中毒；应用维生素等酸化尿液，用于苯丙胺等中毒。

（4）**其他**　血液透析、血浆置换等。

4. 应用特效解毒剂　特效解毒剂指对某种毒物有特异性解毒作用的药物。明确诊断后应尽早使用，根据病情选择应用剂量与给药途径。

5. 对症治疗　针对中毒后出现的症状、体征及并发症，给予相应的急救处理。快速纠正危及生命的毒性效应如呼吸心跳骤停、心肺功能衰竭、休克、肺水肿、脑水肿、严重心律失常、弥漫性血管内凝血、急性肾衰竭等。

◎ 要点二　急性一氧化碳中毒

（一）病因与中毒机制

急性一氧化碳中毒为较常见的生活性及职业性中毒，如未及时发现并实施救治，短时间内可危及生命，为常见临床急症。

1. 病因　任何含碳的物质不完全燃烧，均可产生一氧化碳。

（1）**生活性中毒**　寒冷季节于密封的居室中用煤气或煤炉取暖，因通风不良而引发中毒。应用燃气热水器不当或煤气泄露发生意外也为中毒的常见原因。

（2）**生产性中毒**　发生在炼钢、烧窑、煤矿矿井等工作中因产生大量一氧化碳而防护不

当时。

2. 中毒机制　一氧化碳吸收入机体后，85%与血液中血红蛋白结合，形成稳定不易解离的碳氧血红蛋白，使血红蛋白丧失正常的携氧能力，导致机体组织器官缺氧。高浓度的一氧化碳还可影响氧由毛细血管向细胞线粒体弥散，导致线粒体损害。此外，一氧化碳可抑制细胞色素氧化酶活性，阻碍组织对氧的利用。大脑与心脏最早发生异常，因缺氧可出现脑细胞能量耗竭、脑细胞水肿、脑内酸性代谢产物蓄积而发生脑细胞间质水肿。继之脑循环障碍而发生脑血栓形成、脑组织缺血性坏死与广泛脱髓鞘病变，为部分患者发生迟发性脑病的病理基础。

（二）临床表现

急性中毒的程度及表现取决于患者接触毒物的时间长短、既往健康状况。依据临床表现及血碳氧血红蛋白浓度，将中毒分为轻、中、重三级。

1. 轻度中毒　以剧烈头痛、头晕、乏力、恶心、呕吐、视物不清、嗜睡、意识模糊为特点，可诱发心绞痛发作。查体见口唇黏膜呈樱桃红色。血碳氧血红蛋白浓度为10%~20%。

2. 中度中毒　出现神志不清，皮肤、黏膜呈明显樱桃红色，伴多汗、烦躁不安，逐渐出现意识障碍，进入昏迷状态。查体可见瞳孔对光反射、角膜反射迟钝，肌腱反射减弱，部分患者开始出现生命体征异常。血碳氧血红蛋白浓度为30%~40%。

3. 重度中毒　进入昏迷状态，伴反复惊厥发作，大小便失禁，血压下降，呼吸不规则，瞳孔扩大，各种反射减弱甚至消失，体温升高，可并发肺水肿、脑水肿及心脏、肾脏损害。部分患者呈去大脑皮层状态，表现为无意识、睁眼、不动、无语，呼之不应，推之不动。此期患者若抢救存活，多遗留中枢神经系统后遗症。

4. 迟发性脑病　急性一氧化碳中毒患者经治疗病情好转，意识恢复后，于发病数天至数十天之后，出现一系列神经系统功能异常表现，称

为迟发性脑病。表现为精神、意识障碍，锥体外系功能障碍，锥体系功能障碍，大脑皮层局灶性功能缺失，周围神经炎等。

（三）诊断

有导致急性一氧化碳中毒的情况存在，结合临床表现以及血碳氧血红蛋白测定超过10%，可以确定诊断。应注意排除急性脑血管病、其他急性中毒等导致中枢神经功能障碍的疾患。

（四）治疗与预防

1. 一般处理 立即将患者搬移至空气新鲜处，松解衣服，卧床休息，注意保暖，保持呼吸道通畅。发生呼吸心跳停止，立即进行心肺复苏术。向患者家属交待病情。

2. 纠正缺氧 为关键性治疗。应用面罩吸入纯氧，条件允许吸入含5%二氧化碳的氧气，可刺激呼吸中枢，加速一氧化碳解离。高压氧舱治疗可增加血液中溶解氧，提高动脉血氧分压，促进氧向组织弥散，从而迅速纠正缺氧，为最有效的治疗方法。

3. 防治脑水肿 脑水肿于发病后24~48h达高峰，尤其有意识障碍的中、重度中毒患者。应用20%甘露醇或（和）糖皮质激素、利尿剂治疗。昏迷患者头部可用冰敷降温。

4. 对症处理 高热者给予物理降温及药物降温；抽搐患者适当应用镇静剂，严重发作的患者可考虑应用人工冬眠；纠正水电解质失衡，防治感染、肺水肿与急性肾功能衰竭。

5. 其他治疗 静脉滴注细胞色素C、维生素C、能量合剂等；加强护理；注意营养与热量的供给。

6. 预防

（1）急性一氧化碳中毒最常见的病因是生活性原因，常见的中毒场景是冬天密闭门窗用炭火取暖，或用燃气热水器洗浴，因通风不良一氧化碳不能及时排散，导致空间局部一氧化碳浓度过高，通过呼吸道吸入中毒，多属意外事故，其预防重点：

1）对居民进行健康教育与科普知识宣传，培养居民对急性一氧化碳中毒的防范意识。

2）进行急性一氧化碳中毒现场自救与互救的培训，包括急性一氧化碳中毒的识别、现场心肺复苏技术等。

（2）经现场评估，初步诊断为急性一氧化碳中毒的患者，立即进行现场心肺复苏术等急救处置，快速转院，转向医院应具备高压氧舱医疗单元，确保患者能接受有效的后续治疗。

◎ 要点三 急性有机磷杀虫药中毒

（一）病因与中毒机制

1. 病因 有机磷杀虫药品种繁多，为农业生产过程中最常用的杀虫剂。有机磷杀虫药按其对于大鼠急性经口进入体内的半数致死量（LD_{50}），分为剧毒类（甲拌磷、内吸磷、对硫磷等）、高毒类（甲胺磷、氧化乐果、敌敌畏等）、中毒类（乐果、敌百虫等）及低毒类（马拉硫磷、氯硫磷等）。有机磷杀虫药易挥发，具有一种刺激性蒜味。

（1）职业性中毒 可因有机磷杀虫药的生产、运输、使用过程中防护不当，发生中毒，多经呼吸道吸入或经皮肤黏膜吸收中毒。

（2）生活性中毒 多见于有机磷杀虫药误服、服毒等，也可因用其杀灭蚊虫时使用不当经呼吸道、皮肤中毒。

2. 中毒机制 有机磷杀虫药进入机体后，迅速分布于全身，其中肝脏含量最高，主要在肝脏代谢。有机磷杀虫药进入人体后，以其磷酸根与胆碱酯酶的活性部分紧密结合，形成稳定的磷酰化胆碱酯酶，使胆碱酯酶失去水解乙酰胆碱的能力，从而导致体内胆碱能神经末梢释放的乙酰胆碱蓄积过多，作用于胆碱能受体，使其先过度兴奋，而后抑制，最终衰竭，从而产生一系列中毒症状，严重时可因昏迷、呼吸衰竭而死亡。

体内胆碱能神经主要包括副交感神经末梢及交感神经节。副交感神经末梢兴奋主要表现为腺体分泌增加，平滑肌痉挛，心脏抑制，瞳孔括约肌收缩。交感神经节兴奋，其节后交感神经末梢释放儿茶酚胺增加，出现肌纤维颤动、血压升高、心律失常等。

（二）临床表现

接触有机磷杀虫药后至发病，有一定的潜伏期，经口服中毒一般于 10min～2h 出现症状；经皮肤黏膜吸收中毒，多数在接触后 2h 以上出现症状。

1. 毒蕈碱样表现 为出现最早的表现。

（1）腺体分泌增加 表现为流泪、流涎、大汗，呼吸道分泌物增多，严重时导致发绀、呼吸困难、肺水肿。

（2）平滑肌痉挛 表现为恶心、呕吐、腹痛、腹泻、大小便失禁等。

（3）心脏抑制 表现为心动过缓。

（4）瞳孔扩约肌收缩 表现为瞳孔缩小，呈针尖样。

2. 烟碱样表现 见于中、重度中毒。面部、四肢甚至全身肌肉颤动，严重时出现肌肉强直性痉挛、抽搐，表现为牙关紧闭、颈项强直，伴有脉搏加速、血压升高、心律失常等，随后出现肌力减退、瘫痪，严重时因呼吸肌麻痹而出现周围性呼吸衰竭，部分患者出现意识障碍。

3. 中枢神经系统表现 常见头痛、头晕、行走不稳、共济失调等，病情严重者可出现烦躁、抽搐，甚至发生脑水肿，进入昏迷状态。

4. 其他

（1）局部皮损 经皮肤黏膜吸收中毒，接触毒物部位可出现过敏性皮炎，并可发生水泡与剥脱性皮炎。

（2）迟发性脑病 少数重度急性有机磷杀虫药中毒患者，在发病后 2～3 天出现指端麻木、疼痛，逐渐加重，出现肢体乏力，甚至四肢瘫痪、肌肉萎缩等，称为迟发性脑病，多见于甲胺磷中毒。

（3）中间综合征 少数患者于急性中毒发生 24h 后，中毒症状缓解之后，出现肌肉无力，表现为抬头困难、眼球活动受限、上睑下垂、声音嘶哑、吞咽困难，严重时出现呼吸肌麻痹、呼吸

困难而发生死亡，称为中间综合征。

（三）诊断

1. 诊断要点

（1）病史 有机磷杀虫药接触史，多在接触后 0.5～12h 内出现中毒症状，多不超过 24h。

（2）临床特点 呼出气、呕吐物有刺激性蒜臭味，以出现毒蕈碱样症状、烟碱样症状及中枢神经系统症状为临床特点。

（3）辅助检查 测定全血胆碱酯酶活力低于 70%，为诊断有机磷杀虫药中毒的特异性指标，常作为判断中毒程度、估计预后、评价疗效的重要依据。

2. 分级诊断 依据病情及临床特点、全血胆碱酯酶活力测定，将有机磷杀虫药中毒分为轻、中、重三级。

（1）轻度中毒 以头痛、恶心呕吐、多汗、视物不清、乏力、瞳孔缩小等毒蕈碱样症状为主要临床表现，全血胆碱酯酶活力 70%～50%。

（2）中度中毒 除轻度中毒的表现外，出现肌肉颤动，瞳孔缩小呈针尖样，伴有呼吸困难、流涎、腹痛、腹泻、步态不稳，意识可清醒，全血胆碱酯酶活力 50%～30%。

（3）重度中毒 除中度中毒的表现外，出现脑水肿、肺水肿、呼吸麻痹等，表现为呼吸困难、发绀、大小便失禁、抽搐及昏迷，全血胆碱酯酶活力低于 30%。

（四）治疗与预防

1. 一般处理 立即使患者脱离中毒现场，脱去被污染的衣物鞋袜及首饰、佩戴物，保持呼吸道通畅。

2. 清除毒物 经皮肤、毛发中毒者，应用肥皂水或清水彻底清洗。经口中毒者，立即刺激咽喉部催吐，并经胃管洗胃。选择洗胃液应注意：敌百虫中毒禁用 2% 碳酸氢钠洗胃；内吸磷、对硫磷、甲拌磷、乐果等中毒禁用高锰酸钾溶液洗胃。洗胃后给予硫酸镁或硫酸钠经胃管或口服导泻。深昏迷患者禁用硫酸镁导泻。禁用油类导泻剂。

3. 应用特效解毒药物

（1）抗胆碱能药物　可阻断乙酰胆碱的作用，缓解毒蕈碱样症状及中枢神经系统症状，对烟碱样症状无效，不能恢复胆碱酯酶活力。常用阿托品，以早期、足量、反复、持续快速阿托品化为原则，但应注意剂量个体化，尽早达"阿托品化"，即应用阿托品后患者出现意识好转、皮肤干燥、颜面潮红、肺部湿啰音消失、瞳孔较前扩大、心率较前增快等表现。治疗过程中患者出现瞳孔扩大、烦躁不安、神志不清、抽搐、尿潴留甚至昏迷，提示发生阿托品中毒，应立即停用。

（2）胆碱酯酶复能剂　可恢复被抑制的胆碱酯酶的活性，并可缓解烟碱样症状。常用药物有碘解磷定、氯磷定、双复磷等。胆碱酯酶复能剂应与阿托品联合应用，两种药物同时应用时，应减少阿托品的剂量，以免发生阿托品中毒。目前临床上已广泛应用复方解毒剂，常用解磷注射液。

4. 对症治疗　针对呼吸抑制、心律失常、肺水肿、休克、脑水肿、抽搐等严重表现，积极采取相应的有效急救措施治疗。必要时适量应用糖皮质激素，及时给予机械通气辅助呼吸治疗。

5. 预防

（1）有机磷杀虫药中毒原因复杂，可以是职业性中毒，也可以生活性中毒，包括服毒自杀，用来杀蚊虫时接触中毒及婴幼儿误触误服中毒等，预防措施以健康教育、科普宣传为主，对有机磷杀虫药生产、运输、贮存、使用的相关人员，进行反复防毒和规范操作的培训，对有精神状态异常的居民及时进行心理疏导，避免中毒事件的发生。另外，对于有机磷杀虫药使用较多的季节和地区，应进行农药规范使用与保管的科普教育，严防意外中毒事故，尤其是婴幼儿误食误触事件的发生。

（2）对于已明确诊断的患者，应尽早快速送诊，转送途中注意保持呼吸道通畅，防止气道阻塞发生窒息。

◎ 要点四　急性酒精中毒

急性酒精（乙醇）中毒是指由于短时间内饮入大量的白酒或含酒精的饮料所导致的，以中枢神经系统先兴奋后抑制为特征的急性中毒性疾病，为急诊科常见的急症，具有节假日集中发病的特点。酒精是一种无色的碳氢化合物，具有水溶性和脂溶性，能溶于水，进入人体后可以自由地通过细胞膜。各种酒类饮料中均含有不同浓度的酒精，其中白酒含量最高，为40%～65%，引起中毒的乙醇量为70～80g，致死量为250～500g（5～8g/kg）。

（一）病因与中毒机制

1. 病因　一次性大量饮用含酒精的酒类饮品是中毒的主要原因。含酒精的酒类饮品主要为白酒及酒类饮料，一次摄入大量白酒或酒类饮料，超过中毒量，可致急性中毒。但中毒量存在明显个体差异。

2. 中毒机制　人体摄入酒精后，少部分在胃内吸收，约80%由十二指肠及空肠吸收，约2%～10%由呼吸道、尿液和汗腺以原形排出。酒精进入消化道，空腹状态下约2.5小时后全部被吸收入血，随血液循环分布于全身所有含水的组织和体液中，其中肝脏、脾脏、肺脏中含量较高。酒精在体内代谢缓慢，约90%经肝脏分解、代谢，在肝内由醇脱氢酶氧化为乙醛，乙醛经醛脱氢酶氧化为乙酸，乙酸转化为乙酰辅酶A进入三羧酸循环，最终代谢产物为水与二氧化碳。

酒精的急性中毒机制：

（1）中枢神经系统抑制作用　当酒精进入体内，超过了肝的氧化代谢能力，在体内蓄积，透过血脑屏障及脑细胞膜，通过影响细胞膜酶类的功能而影响细胞的功能。急性中毒时首先作用于大脑皮层，再由大脑皮层向下，通过边缘系统、小脑、网状结构到延脑，表现为先兴奋后抑制的状态。小剂量出现兴奋作用，是由于酒精作用于脑中突触后膜苯二氮䓬-γ-氨基丁酸受体，抑制γ-氨基丁酸（GABA）对脑的抑制作用。随着血中酒精浓度的增高，作用于小脑引起共济失调，作用于网状结构引起昏睡和昏迷，极高浓度则抑制延脑中枢功能导致呼吸、循环功能衰竭。

（2）代谢异常 酒精的代谢产物乙醛对肝有直接毒性作用，乙醛作用于线粒体等细胞结构引起肝细胞退变，与各种蛋白质结合形成乙醛复合体，加重肝细胞受损，导致肝细胞变性、坏死。酒精的代谢产物乙酸入血后通过黄嘌呤氧化酶转化为超氧化物，导致脂质过氧化，破坏细胞膜脂质，促进肝损伤。酒精可抑制肝糖原异生导致低血糖，并减少肝脏对乳酸的利用，导致乳酸性酸中毒。

（3）耐受性、依赖性和戒断综合征 ①耐受性：饮酒后产生轻松、兴奋的欣快感，继续饮酒后产生耐受性，效力降低，需要增加饮酒量才能达到原有的效果。②依赖性：为了获得饮酒后的特殊快感，渴望饮酒，这是心理依赖。躯体依赖是指反复饮酒使中枢神经系统发生某种生理、生化变化，以致需要酒精持续地存在于体内，以避免发生戒断综合征。③戒断综合征：长期饮酒形成躯体依赖，一旦停止饮酒或减少饮酒量，可出现与酒精中毒相反的症状。发生机制是戒酒使酒精抑制 GABA 的作用明显减弱，同时血浆中去甲肾上腺素浓度升高，出现交感神经兴奋症状。

（二）临床表现

急性酒精中毒的临床表现因人而异，中毒症状出现迟早也各不相同，与饮酒量、血中酒精浓度呈正相关，也与个体敏感性有关。急性中毒的症状主要为神经系统和消化系统症状，以神经系统损害最多见。根据临床表现分为兴奋期、共济失调期和昏迷期。

1. 兴奋期 中毒早期出现头痛、乏力、欣快、兴奋、言语增多、喜怒无常等，有时粗鲁无礼，易感情用事，面色潮红或苍白，呼出气带酒味。

2. 共济失调期 随后患者进入共济失调期，出现动作不协调，步态不稳，动作笨拙，言语含糊不清，可伴有眼球震颤、复视、躁动、精神错乱等表现。消化系统的临床表现主要为恶心、呕吐、肝区疼痛等。

3. 昏迷期 病情进一步加重，出现恶心、呕吐、倦怠而进入昏迷期，表现为昏睡，面色苍白，皮肤湿冷，口唇发绀，瞳孔散大，体温下降，脉搏细弱，严重者发生呼吸、循环功能衰竭而死亡。患者呼出气及呕吐物有浓烈酒味。酒精因抑制肝脏糖原异生，引起低血糖，可加重昏迷。

（三）诊断

有一次性大量饮酒或含酒精饮料史，患者呼出气及呕吐物有浓烈酒味，结合临床表现与血清酒精浓度测定，诊断并不困难。血清中有乙醇且含量明显增加，为诊断的重要依据。动脉血气分析显示代谢性酸中毒，血生化检测出现血糖降低、低血钾、低血镁、低血钙等有助于诊断。应注意与其他急性中毒、糖尿病酮症酸中毒等相鉴别。

（四）治疗与预防

（一）治疗

1. 兴奋期及共济失调期 多无需特殊处理，可给予刺激咽喉部催吐，注意保暖，保持呼吸道通畅，避免呕吐物吸入性窒息，加强护理，避免发生意外伤害。

2. 昏迷期

（1）一般处理 保持呼吸道通畅，及时清除咽喉部分泌物，加强护理，防止发生窒息，鼻导管吸氧。

（2）促进酒精排出体外 中毒症状较重者，可予以催吐（禁用阿扑吗啡），必要时用 1%碳酸氢钠洗胃，期间要预防吸入性肺炎。严重中毒时可用腹膜透析或血液透析促使体内酒精排出。

（3）促进酒精氧化 应用 50%葡萄糖注射液100mL 加入普通胰岛素 20U 静脉注射，同时静脉注射维生素 B_1、维生素 B_6 及烟酸各 100mg，促进酒精氧化；可同时给予大剂量维生素 C，能加强肝脏解毒能力，具有保肝及促进酒精清除的作用。

（4）应用纳洛酮 纳洛酮是阿片类物质的特异性拮抗剂，能迅速透过血脑屏障与阿片肽受体结合，解除阿片肽对神经系统和心血管系统的抑制作用；有抑制氧自由基释放、稳定肝溶酶体膜等非阿片受体作用，对意识障碍有催醒作用，并能促进酒精在体内转化，降低血中酒精浓度。可予纳洛酮 0.4~0.8mg 静脉注射，半小时 1 次，直至患者清醒；重度中毒患者可将纳洛酮 0.8~1.2mg 加入 10% 葡萄糖注射液中持续静脉滴注。

（5）对症治疗　静脉补液维持水、电解质和酸碱平衡；积极防治休克；烦躁或过度兴奋患者可用小剂量地西泮，避免使用吗啡、氯丙嗪、苯巴比妥类镇静药；发生脑水肿者可应用脱水剂或高渗葡萄糖注射液治疗；发生呼吸衰竭时，给予人工辅助呼吸，以维持患者的呼吸功能。

（二）预防

急性酒精中毒属于可有效预防的疾病，积极响应世界卫生组织《减少有害使用酒精的全球战略》的精神，根据个体能力适度饮酒，尽量不饮用含酒精的饮料。同时，应注意将酒类及含酒精的饮料放置在儿童不易接触获得的地方，杜绝婴幼儿、儿童的意外酒精中毒。

细目四　中　暑

◎ **要点一　概述**

中暑是指人体长时间暴露于高温或强烈热辐射环境中，引起以体温调节中枢功能障碍、汗腺功能衰竭及水、电解质紊乱等对高温环境适应不全表现为特点的一组疾病。中暑是夏季高温高湿度季节常见的急症，多数在日常生活中发病，部分患者发病与职业环境有关。

◎ **要点二　病因与发病机制**

（一）病因

1. 环境温度过高　环境温度超过 35℃ 且湿度超过 80%，或工作环境有热源，长时间工作，无充分降温措施。

2. 机体产热增加　高温环境中从事重体力劳动，发热、甲状腺功能亢进症或应用苯丙胺等药物。

3. 机体散热减少　环境湿度过高、过度肥

胖、衣物透气性差等致机体散热障碍。

4. 汗腺功能障碍　如先天性汗腺缺乏症、硬皮病、广泛皮肤烧伤后瘢痕形成等。

5. 其他　年老体弱、过度疲劳、肥胖、饮酒、饥饿、失水失盐、应用阿托品或其他抗胆碱能神经药物而影响汗腺分泌等。

（二）发病机制

中暑根据病因及发病机制不同，分为热痉挛、热衰竭和热（日）射病，三种类型的中暑可顺序发展，也可交叉并存，其中热（日）射病病情多危重，病死率较高。

1. 热（日）射病　由于人体受外界环境中热源的作用，体内热量不能通过生理性散热以达到热平衡，致使体内热蓄积而体温升高，体温调节中枢失控，汗腺功能衰竭，使散热量减少，体温骤增。当体温超过 42℃ 时，机体蛋白质变性，体温超过 50℃ 时数分钟内细胞即可发生死亡。

2. 热痉挛　汗液中含有 0.3%~0.5% 氯化钠，高温环境中大量出汗，导致失水失钠，进而仅补充水分，出现低钠血症，表现为肌肉痉挛、疼痛。

3. 热衰竭　由于人体对高温环境不适应，引起周围血管扩张，循环血容量不足，发生虚脱。亦可伴有过多出汗而失水和失钠。

◎ **要点三　临床表现**

热痉挛、热衰竭和热（日）射病可顺序发展，也可交叉并存，临床可 2 种或 3 种中暑类型同时并存，有时不易截然区分。

（一）热（日）射病

1. 症状　热（日）射病又称为中暑高热，典型的临床表现是高热（体温常超过 41℃）、无汗和意识障碍（中暑高热三联征）。先有全身软弱、乏力、头昏、头痛、恶心、出汗减少，继而体温迅速上升，出现嗜睡、谵妄甚至昏迷。

2. 体征　查体可见皮肤干燥、灼热，无汗，潮红或苍白色，周围循环衰竭时出现发绀；脉率增快，血压偏低，脉压增宽，可伴有心律失常；呼吸浅速，病情严重者呈陈-施呼吸，全身肌肉

抽搐；瞳孔先缩小，后期扩大，对光反应迟钝或消失。危重患者出现休克、心力衰竭、肺水肿、脑水肿、肝肾功能衰竭、弥散性血管内凝血等严重并发症。

3. 实验室及其他检查 可出现血白细胞总数和中性粒细胞分类增多，蛋白尿和管型尿，血BUN、AST 和 ALT、LDH、CK 增高，血 pH 值降低，血钠、钾降低。心电图可出现心律失常和心肌损害表现。

（二）热痉挛

1. 症状 常发生在高温环境中强体力劳动后，患者常先有大量出汗，随后四肢肌肉、腹壁肌肉甚至胃肠道平滑肌发生阵发性痉挛和疼痛。热痉挛可为热（日）射病的早期表现。

2. 体征 查体常有四肢肌肉触痛、心率增快、呼吸加速等表现。

3. 实验室检查 多有血钠和血氯降低，血及尿肌酸增高等。

（三）热衰竭

1. 症状 先有头痛、头晕、恶心，继之口渴，胸闷，面色苍白，冷汗淋漓，脉搏细弱或缓慢，血压偏低，严重者出现晕厥，手足抽搐。

2. 体征 查体可见患者精神不振，反应迟钝，出汗多，危重者出现周围循环衰竭表现。

3. 实验室检查 多有低钠和低钾血症。

◎ 要点四 诊断与鉴别诊断

（一）诊断

在高温（高湿度）环境中进行重体力劳动，或生活中出现体温升高、肌肉痉挛和（或）晕厥，可大量出汗也可无汗，排除其他症状相似的疾病后，即可诊断。

（二）鉴别诊断

热（日）射病应与脑炎、有机磷杀虫药中毒、中毒性肺炎、菌痢、疟疾等疾病鉴别；热衰竭应与消化道出血、异位妊娠破裂出血、低血糖症等鉴别；热痉挛伴腹痛应与各种急腹症鉴别。

◎ 要点五 病情评估

热（日）射病病死率多在 20%～70%，50 岁以上患者可高达 80%。中暑后体温升高程度及持续时间与病死率直接相关。影响预后的因素主要与神经系统、肝、肾和肌肉损伤程度及血乳酸浓度有关。昏迷超过 6～8 小时或出现 DIC 者预后不良。

（一）评估病因

中暑可发生于个体日常生活中，也可发生在职业环境中，应加以评估判断，预测预后。

1. 劳力性热（日）射病 多在高温、高湿度和无风环境进行重体力劳动或剧烈体育运动时发病。好发于平素健康的年轻人，在从事重体力劳动或剧烈运动数小时后发病，约 50% 患者大量出汗，心率可达 160～180 次/分，脉压增大。患者可发生横纹肌溶解、急性肾衰竭、肝衰竭、DIC 或多器官功能衰竭，病死率较高。

2. 非劳力性热（日）射病 在高温环境下，多见于居住拥挤和通风不良的城市年老体衰的居民，其他高危人群包括精神分裂症、帕金森病、慢性酒精中毒及偏瘫或截瘫患者。表现皮肤干热和发红，84%～100% 病例无汗，直肠温度常在 41℃ 以上，最高可达 46.5℃。病初表现行为异常或癫痫发作，继而出现谵妄、昏迷和瞳孔对称缩小，严重者可出现低血压、休克、心律失常和心力衰竭、肺水肿及脑水肿。约 5% 病例发生急性肾衰竭，可有轻、中度 DIC，常在发病后 24 小时左右死亡。

（二）分级

根据我国《职业性中暑诊断标准》（GB11508-89），将中暑分为三级。

1. 先兆中暑 在高温环境中劳动一定时间后，出现头昏、头痛、口渴、多汗、全身疲乏、心悸、注意力不集中、动作不协调等症状，体温正常或略有升高。

2. 轻症中暑 除有先兆中暑的症状外，出现面色潮红、大量出汗、脉搏快速等表现，体温升高至 38.5℃ 以上。

3. **重症中暑** 包括热（日）射病、热痉挛和热衰竭三型。

◎ 要点六 治疗与预防

（一）治疗

1. 补充水、电解质 热痉挛和热衰竭患者应迅速转移到阴凉通风处休息或静卧，口服凉盐水、清凉含盐饮料。有周围循环衰竭者应立即开通静脉通路，静脉滴注 0.9% 氯化钠注射液、葡萄糖注射液和氯化钾注射液。一般患者经治疗后30分钟至数小时内即可恢复。热（日）射病患者预后不良，死亡率高。

2. 降温治疗

（1）物理降温 可将患者浸浴在 4℃ 水中，并按摩四肢皮肤，促进散热。物理降温过程中必须随时观察和记录肛温，待肛温降至 38.5℃ 时，应即停止降温，将患者转移到室温 25℃ 以下的环境中继续密切观察。或在头部、腋窝、腹股沟处放置冰袋，并用电扇吹风，加速散热。

（2）药物降温 氯丙嗪是协助物理降温的常用药物，用药过程中要密切观察血压，血压下降时应减慢滴速或停药，低血压时应用间羟胺等。

3. 对症治疗 ①保持呼吸道通畅，吸氧。②纠正电解质紊乱及酸中毒。③休克者应用升压药；发生心力衰竭时应用洋地黄制剂；疑有脑水肿者给予甘露醇；急性肾衰竭患者可进行血液透析；发生弥散性血管内凝血时应用肝素，必要时加用抗纤维蛋白溶解药物。

4. 应用糖皮质激素 糖皮质激素对高温引起机体的应激和组织反应以及防治脑水肿、肺水肿均有一定的效果，可用于热（日）射病。

5. 其他 加强护理，特别是热（日）射病昏迷患者。提供营养丰富的食物及维生素 B 族和 C，促使患者早日恢复健康。

（二）预防

1. 高危人群的预防

（1）高温高湿度季节加强防暑宣传教育工作，改善年老体弱者、慢性病患者及产褥期妇女居住环境，指导高危人群合理生活、穿衣，必要时饮用清凉饮料，保证有效循环血容量。

（2）有慢性心血管、肝、肾疾病和年老体弱者，应积极治疗原发病，注意饮食卫生，一旦出现消化系统症状如呕吐、腹泻等，应及时补充水分与电解质，及时就诊。

（3）在紫外线强烈的时间段，尽量减少外出，并做好防紫外线和热辐射的工作。

2. 一般人群的预防

（1）暑热季节注意改善劳动及工作环境条件，确保工作环境通风良好，必要时采取环境降温措施。

（2）在高温环境中停留长达 2~3 周，应日常饮用含钾、镁和钙盐的防暑饮料。

（3）炎热天气应穿宽松透气的棉麻质地、浅色服装，避免穿着紧身、潮湿、不透气的服装。

（4）避免长时间暴露在强阳光的热辐射、强烈紫外线的环境中，如需户外工作，应做好防护措施，并注意间断工作，适当休息和补充含盐饮料。

（5）发生过中暑的患者，中暑恢复后数周内，应避免室外剧烈活动和暴露在强阳光辐射下。

传染病学

第一单元　传染病学总论

细目一　感染与免疫

◎ 要点一　感染的概念

传染病（communicable diseases）是由各种病原微生物和寄生虫感染人体后产生的有传染性的疾病。感染性疾病（infectious diseases）是由病原微生物和寄生虫侵入人体引起的疾病，较之传染病不同点在于感染性疾病包括传染病，但范围更广泛，且不一定具有传染性。传染病学是一门临床学科，是研究传染病在人体发生、发展、传播、诊断、治疗和预防的科学。

（一）概念　感染（infection）是病原体与人体相互作用的过程。病原体主要是病原微生物和寄生虫。病原微生物包括病毒、衣原体、立克次体、支原体、细菌、真菌、螺旋体、朊毒体等，寄生虫包括原虫和蠕虫等。有些微生物和寄生虫与人体宿主之间达到了相互适应、互不损害的共生状态。但当某些因素导致机体免疫功能受损或机械损伤使寄生物异位寄生时，则可引起宿主的损伤，称为机会性感染。

（二）分类　根据病原体感染的次数、时间先后和种数，感染可分为四种。

1. 首发感染（primary infection）　即初次感染某种病原体。

2. 重复感染（re-infection）　在感染某种病原体基础上再次感染同一病原体。

3. 混合感染（co-infection）　人体同时感染两种或两种以上的病原体。

4. 重叠感染（super infection）　在感染某种病原体基础上又被其他病原体感染。原发感染后出现的病原体感染称继发性感染（secondary infection）。

◎ 要点二　感染过程的表现

病原体经过不同途径进入人体就开始了感染过程。感染是否导致疾病取决于病原体的致病力和人体的抗病能力。在感染过程中出现的各种不同表现称为感染谱（infection spectrum），有五种表现形式。

1. 病原体被清除　由于正常情况下人体具有强大的防御体系，病原体在入侵部位即被消灭，或从鼻咽部、肠道、尿道及汗腺等通道排出体外，不出现病理损害和疾病的临床表现。主要方式有：①非特异性免疫屏障作用，如胃酸的杀菌作用。②特异性免疫清除，如从母体获得的特异性抗体、人工注射的抗体和通过预防接种或感染后获得的特异性免疫。

2. 隐性感染　又称亚临床感染，病原体只引起特异性免疫应答，不引起或只引起轻微的组织损伤，无临床症状，只能通过免疫学检查发现。

3. 显性感染　又称临床感染，即传染病发病。感染后不但引起机体免疫应答，还导致组织损伤，引起病理改变和临床表现。

4. 病原携带状态 病原体侵入机体后，存在于机体的一定部位，并生长、繁殖，虽可有轻度的病理损害，但不出现疾病的临床症状。携带者所具有的共性是不出现临床症状而能排出病原体。病原携带状态包括带病毒者、带菌者和带虫者。携带病原体超过 3 个月者为慢性携带者，发生于显性感染之后为恢复期携带者，发生于显性感染临床症状出现之前为潜伏期携带者。

5. 潜伏性感染 是指病原体侵入人体某些部位后，机体免疫系统将病原体局限化，但又不能清除病原体，机体免疫功能下降时潜伏的病原体才引起显性感染。

一般隐性感染者最多见，病原携带者次之，显性感染者比率最低，但一旦出现最易识别。仅少数传染病存在潜伏性感染者。

◎ **要点三 感染过程中病原体的作用**

病原体侵入人体后能否引起疾病，取决于病原体的致病作用、宿主的免疫功能和外环境三个因素。病原体的致病作用包括以下四个方面：

1. 侵袭力 是指病原体侵入机体并在机体内生长、繁殖的能力。有些病原体可直接侵入人体，如钩端螺旋体、钩虫丝状蚴和血吸虫尾蚴等。有些病原体则需经消化道或呼吸道进入人体，先黏附于肠或支气管黏膜表面，再进一步侵入组织细胞，产生毒素，引起病变，如志贺菌、结核分枝杆菌等。病毒性病原体常通过与细胞表面的受体结合再进入细胞内。有些细菌的表面成分（如伤寒沙门菌的 Vi 抗原）有抑制吞噬作用的能力而促进病原体的扩散。引起腹泻的大肠埃希菌能表达受体和小肠细胞结合，称为定植因子（colonization factor）。有些病原体的侵袭力较弱，需经伤口进入人体，如破伤风杆菌、狂犬病病毒等。

2. 毒力 毒力是指病原体释放毒素和毒力因子的能力。毒素包括外毒素（exotoxin）和内毒素（endotoxin）。外毒素由革兰阳性菌产生，通过靶细胞上的受体而起作用。内毒素为革兰阴性菌的脂多糖，通过激活单核-吞噬细胞系统释放细胞因子，导致炎症和免疫损伤致病。其他毒力因子中，有些具穿透能力（如钩虫丝状蚴）、侵袭力（如痢疾杆菌）、溶组织能力（如溶组织阿米巴原虫）。一些细菌还能分泌抑制其他细菌生长的细菌素（bacteriocin），也是一种毒力因子。

3. 数量 相同病原体感染，致病力与病原体数量（quantity）成正比，但不同病原体最低致病量有很大的差别。如引起疾病的最低病原体数量，伤寒是 10 万个，而细菌性痢疾只需要 10 个就能致病。

4. 变异性 病原体在与宿主斗争过程中，通过抗原基因的变异、遗传信息的交换、耐药性的形成，逃避免疫系统的攻击，使机体对病原体的清除作用减低或消失，从而使疾病继续或慢性化。在人工培养多次传代的环境下，可使病原体的致病力减弱，如卡介苗；在宿主之间传播可使致病力增强，如肺鼠疫。

◎ **要点四 感染过程中免疫应答的作用**

机体的防御机能和免疫反应在感染的发生与转归过程中起着重要作用。免疫反应分保护性免疫反应和变态反应，前者有利于机体抵抗病原体入侵与破坏，后者能促进病理生理过程和组织损伤。保护性免疫反应又可分为非特异性免疫与特异性免疫。变态反应都属特异性免疫。

（一）保护性免疫

1. 非特异性免疫 是机体对进入人体内的异物的一种清除机制。是生物个体先天遗传而来，对多种病原体均可引起的一种免疫反应，又称先天性免疫或自然免疫。其特点是不牵涉对抗原的识别不存在二次免疫应答。对机体而言病原体也是一种异物，因而也属于非特异性免疫清除范围。

（1）天然屏障 ①外部屏障包括皮肤和黏膜及其分泌物脂肪酸、汗腺分泌的乳酸、唾液中的溶菌酶、附属于气管黏膜的纤毛等。②内部屏障包括血脑屏障和胎盘屏障等。

（2）吞噬作用 主要由单核-吞噬细胞系统和粒细胞（特别是中性粒细胞）完成。当病原体突破皮肤或黏膜屏障进入组织、体液或血流中，被吞噬细胞吞噬，吞噬细胞内含大量溶酶体，可杀灭并消化被吞噬的病原体。

（3）体液因子 存在于体液中的补体、溶菌酶、纤维连接蛋白和各种细胞因子可直接或通过免疫调节作用清除病原体。细胞因子主要是单核-吞噬细胞系统和淋巴细胞激活后释放的一类有生物活性的肽类物质，如白细胞介素、肿瘤坏死因子、干扰素、粒细胞-巨噬细胞集落刺激因子等。细胞因子有利于病原体清除，也可以导致组织器官的炎症损伤。

2. **特异性免疫（specific immunity）** 指宿主对抗原具有特异性识别能力并产生免疫应答反应，具有特异性及二次免疫应答，但不能遗传。包括细胞免疫（cell-mediated immunity）和体液免疫（humoral immunity）。

（1）细胞免疫 由T淋巴细胞介导。致敏T细胞与相应抗原再次相遇时，通过细胞毒性淋巴细胞和淋巴因子来杀伤、清除病原体及其所寄生的细胞。细胞内寄生的病原体主要依赖细胞免疫清除。T细胞还具有调节体液免疫功能。

（2）体液免疫 由B淋巴细胞介导。致敏的B淋巴细胞受抗原刺激后，转化为浆细胞，并产生能与相应抗原结合的抗体，即免疫球蛋白（immunoglobulin，Ig）。由于不同抗体产生不同免疫应答，抗体又可分为抗毒素、抗菌性抗体、中和抗体、调理素等。抗体主要作用于细胞外的微生物，在化学结构上抗体可分为IgG、IgA、IgM、IgD和IgE五类，各具不同功能。IgM抗体最先出现，是近期感染的标志，持续时间不长；IgG为恢复期抗体，持续时间长，多用于回顾性诊断和流行病学调查；IgA主要是在呼吸道、消化道局部产生的抗体；IgE主要作用于原虫和蠕虫；IgD的功能尚不十分明确。抗体与相应的抗原在体外结合发生反应，称血清免疫学反应，如凝集试验、沉淀反应和补体结合试验等。

（二）变态反应

病原体在侵入人体过程中，可引起机体出现异常免疫应答，表现出对人体不利的一面，即变态反应，是机体对某些抗原初次应答后，再次接受相同抗原刺激时，发生的一种以机体生理功能紊乱或组织细胞损伤为主的特异性免疫应答。变态反应有Ⅰ型变态反应（速发型）、Ⅱ型变态反应（细胞溶解型）、Ⅲ型变态反应（免疫复合物型）、Ⅳ型变态反应（迟发型）等四型。其中Ⅰ型变态反应（速发型）是临床最常见的一种，可见于寄生虫感染时的过敏反应。Ⅳ型变态反应可见于细胞内细菌感染性疾病，如结核病、布鲁菌病等。

◎ **要点五　感染病的发病机制**

（一）传染病的发生与发展

1. **入侵部位** 只有入侵部位适当，病原体才能定植、生长、繁殖及引起病变。

2. **机体内定位** 不同的病原体在机体内定位不同，各种传染病都有自己的规律性。病原体入侵人体后，或在入侵部位直接引起病变（如菌痢）；或在入侵部位繁殖并分泌毒素，在机体其他部位引起病变（如白喉）；或经血液循环，再定位某一靶器官，引起病变（如流脑）；或经过一系列生长阶段后定居于某一脏器（如蠕虫病）。

3. **排出途径** 不同传染病的病原体排出途径不同，有的单一，有的多个。如痢疾杆菌只通过粪便排出，脊髓灰质炎病毒既通过粪便又通过飞沫排出。有些病原体存在于血液中，当有合适媒介时才传播，如当蚊子叮咬时才可传播疟疾、乙脑等。病原体排出体外的持续时间长短不一，不同的传染病有不同的传染期。

（二）组织损伤的发生机制

1. **直接损伤** 病原体可借助机械运动及分泌的酶（如阿米巴病）直接破坏组织，或通过细胞病变使细胞溶解（如脊髓灰质炎），还可通过诱发炎症过程引起组织坏死（如鼠疫）。

2. **毒素作用** 病原体能分泌毒力很强的外毒素，可选择性损伤靶器官或引起功能紊乱。如霍乱弧菌分泌霍乱肠毒素引起剧烈腹泻；肉毒杆菌分泌神经毒素选择性损害神经系统；革兰阴性杆菌裂解后释放内毒素，导致发热、微循环障碍及 DIC 等。

3. 免疫机制（immune mechanism） 病原体侵入机体，通过病原体本身或其代谢产物诱发机体免疫反应，引起组织损伤。有些病原体能抑制细胞免疫（如麻疹）或直接破坏 T 细胞（如 AIDS），更多的病原体通过变态反应导致组织损伤，以Ⅲ型（免疫复合物）反应（如流行性出血热）及Ⅳ型（细胞介导）反应（如结核病、血吸虫病）最为常见。

（三）重要病理生理变化

病原体侵入人体后，在与机体互相斗争过程中，导致多种病理生理变化，常见的主要有发热、代谢、内分泌改变等。

细目二　传染病的流行过程

◎ 要点一　流行过程的基本条件

传染病的流行过程就是传染病在人群中发生、发展和转归的过程。流行过程的构成需要有三个基本条件，包括传染源、传播途径和易感人群。同时流行过程又受到社会因素和自然因素的影响。

（一）传染源

传染源（source of infection）指体内有病原体生长、繁殖并能排出体外的人和动物。传染源通过分泌物、体液、血液等排出病原体，引起病原体的传播。传染源包括下列 4 个方面。

1. 患者 急性患者通过咳嗽、呕吐、腹泻等传播病原体；轻型患者易被忽视，作为传染源的意义重大；慢性患者长期排出病原体，是重要的传染源。有些传染病，如麻疹、天花、水痘等，患者是唯一的传染源。

2. 隐性感染者 隐性感染者数量多，且不易被发现。对于某些传染病，如肠道病毒（脊髓灰质炎病毒、柯萨奇病毒、埃可病毒等）感染，隐性感染者是主要传染源。

3. 病原携带者 包括慢性病原携带者、恢复期病原携带者、潜伏期携带者等。病原携带者无临床症状而排出病原体，是重要的传染源。

4. 受感染的动物 传播疾病的动物为动物传染源，动物作为传染源传播的疾病，称为动物源性传染病，如狂犬病、布鲁菌病等；野生动物为传染源的传染病，称为自然疫源性传染病，如鼠疫、钩端螺旋体病、流行性出血热等。

（二）传播途径

病原体离开传染源到达另一个易感者所经过的途径称传播途径（route of transmission）。有些传染病只有单一传播途径（如伤寒），有些传染病有多种传播途径（如疟疾）。

1. 呼吸道传播 因吸入含有病原体的空气、飞沫或尘埃引起，如肺结核、麻疹、传染性非典型肺炎、流行性脑脊髓膜炎、白喉等。

2. 消化道传播 被病原体污染的食物、水源或食具，在易患者进食时获得感染，如霍乱、伤寒、细菌性痢疾和一些寄生虫病（钩虫病、蛔虫病等）。食物传播可造成流行，水源传播可形成暴发或流行。

3. 接触传播 包括直接接触传播和间接接触传播。直接接触传播指传染源与易感者接触而未经任何外界因素所造成的传播，如性病、狂犬病、鼠咬热等；间接接触传播也称日常生活接触传播，是指易感者接触了被传染源的排泄物或分泌物污染的日常生活用品而造成的传播。例如，被污染了的手接触食品可传播痢疾、伤寒、霍乱、甲型肝炎；被污染的衣服、被褥可传播疥疮、癣等；儿童玩具可传播白喉、猩红热；用被污染的毛巾洗脸可传播沙眼、急性出血性结膜炎；动物的皮毛可传播炭疽、布鲁菌病等。

4. 虫媒传播 ①经节肢动物机械携带传播：苍蝇、蟑螂携带肠道传染病病原体，当它们接触食物、反吐或随其粪便将病原体排出体外时，使食物污染，人们吃了这种被污染的食物或使用这些食具时而感染。②经吸血节肢动物传播：吸血节肢动物叮咬于菌血症、立克次体血症、病毒血症、原虫症的宿主，使病原体随宿主的血液进入节肢动物肠腔或体腔内，经过发育及（或）繁殖后，才能感染易感者。病原体在节肢动物体内有的经过繁殖，如乙脑病毒在蚊体内；有的经过发育，如丝虫病的微丝蚴在蚊体内数量上不增加，但需经过一定的发育阶段；有的既经发育又经繁殖，如疟原虫在按蚊体内。

5. 血液和体液传播 存在于血液或体液中的病原体通过输血、使用血制品、分娩、性交而传播，如疟疾、乙型病毒性肝炎、丙型病毒性肝炎、艾滋病、梅毒等。

6. 母婴传播 由母亲传给胎儿或婴儿称母婴传播，母婴传播属于垂直传播（vertical transmission），其他途径称为水平传播（horizontal transmission）。出生前在宫内获得的感染称先天性感染，如梅毒等。母婴传播包括：①经胎盘传播：如风疹、AIDS、乙型肝炎、腮腺炎、麻疹、水痘、巨细胞病毒感染及虫媒病毒感染、梅毒等。②上行性传播：病原体经孕妇阴道通过子宫颈口到达绒毛膜或胎盘引起胎儿感染，称为上行性传播，如葡萄球菌、链球菌、大肠杆菌、肺炎球菌及白色念珠菌等。③分娩引起的传播：胎儿从无菌的羊膜腔穿出而暴露于母亲严重污染的产道内，经胎儿的皮肤、呼吸道、肠道感染，如孕妇产道存在淋球菌、结膜炎包涵体、乙肝病毒及疱疹病毒等，可能导致相应的感染。④哺乳传播：有些传染病的病原体可通过乳汁排出感染婴儿，如AIDS、乙型肝炎等。

7. 土壤传播 土壤被病原体污染（如人粪肥使肠道传染病病原体或寄生虫虫卵污染土壤，如钩虫卵、蛔虫卵等；某些细菌的芽孢可以长期在土壤中生存，如破伤风、炭疽、气性坏疽等若遇皮肤破损，可以引起感染。

8. 医源性感染 指在医疗工作中人为造成的某些传染病的传播。一类是指易感者在接受治疗、预防、检验措施时，由于所用器械受医护人员或其他工作人员的手污染而引起的传播，如乙型肝炎、丙型肝炎、艾滋病等；另一类是药品或生物制品受污染而引起的传播，如输注因子Ⅶ引起的艾滋病。

（三）易感人群

对某一传染病缺乏特异性免疫力的人为易感者（susceptible person）。人群易感性（susceptibility of the crowd）指人群对某种传染病病原体的易感程度或免疫水平。

1. 人群易感性增高的因素 ①新生儿初生6个月以上未经人工免疫者、非流行区居民迁入流行区、免疫人群减少等。②许多传染病（包括隐性感染）流行或人工免疫后经一段时间，其免疫力逐渐降低，其患者又成为易感人群，因此传染病的流行常有周期性。③新的传染病出现或传入，如SARS、艾滋病，则人群普遍缺乏免疫力。

2. 降低人群易感性的因素 ①对易感人群按免疫程序实施计划免疫及必要时强化免疫接种，是降低人群易感性最重要的措施。人工自动免疫干预，可以阻止传染病的周期性流行，甚至可以消灭该传染病（如天花）。②传染病流行或隐性感染后免疫人口增加，在传染病流行后的一段时间内，人群对该病易感性降低。

◎ **要点二　影响流行过程的因素**

1. 自然因素 自然环境的各种因素，包括地理、气象、生态环境等，对传染病的发生与发展影响极大。传染病的发生与季节性、区域性等自然因素有密切关系。如在夏季流行菌痢等肠道传染病、疟疾、流行性乙型脑炎；冬春季流行流脑等呼吸道感染性疾病；长江中下游地区有血吸虫病流行，我国北方有黑热病地方性流行区；洪涝灾害后由于水源和食物污染，肠道传染病发病率上升；全球气候变暖可带来更多的自然灾害和生物种群的改变，有利于某些病原体扩散和流行区域扩大。在一定自然生态环境下，某些传染病可在动物间传播，如鼠疫、钩端螺旋体病等，人类进入该地区易被感染，这类疾病称自然疫源性传染病或人畜共患病（zoonosis）。寄生虫病和虫媒传染病对自然环境的依赖更为显著。

2. 社会因素 社会制度、经济与生活条件、文化水平、人口密度等对传染病的流行过程有决定性影响。

3. 个人行为因素 人类自身不文明、不科学的行为和生活习惯，也有可能造成传染病的发生与传播，这些行为和习惯往往体现在旅游、打猎、集会、日常生活、豢养宠物等过程中。因此，个人旅游应有的防病准备、公共场合的卫生防范、居家卫生措施、自身健康教育均显示其重要性。

细目三 传染病的特征

◎ 要点一 基本特征

1. 病原体 每一种传染病都是由特异性病原体（pathogen）所引起的。病原体包括微生物与寄生虫。许多传染病都是先认识其临床表现和流行规律，而后才认识其病原体的。随着科学技术的发展，一些新的病原体还会不断被发现。病原学检查是传染病的确诊依据。

2. 传染性 传染性（infectivity）是传染病与非传染性疾病的最主要区别。传染性是指病原体能够通过特定途径感染给他人。不同传染病的传染性有很大差别，传染病患者有传染性的时期称为传染期。每一种传染病都有相对固定的传染期，是确定传染病患者隔离期的主要依据。

3. 流行病学特征 主要指传染病的流行性、季节性和地方性，还包括在不同人群（年龄、性别、职业等）中的分布特点。

（1）流行性 传染病在人群中连续发生造成不同程度蔓延的特性。①散发：某种传染病在某一地区的近几年发病率处于常年发病率的一般水平。②流行：某种传染病在某一地区的发病率高于一般水平。③大流行：某传染病流行范围广，甚至超过国界或洲界。④暴发：某种传染病病例的发病在某一地区或单位时间分布高度集中于一个短时间之内，多是同一传染源或传播途径导致的。

（2）季节性 传染病发病率在时间上的分布特点，如流行性乙型脑炎在夏秋季节流行。季节性的发病率变化与气温、湿度、传播媒介、人群流动等因素有关。

（3）地方性 传染病发病率在空间（地区分布）中的分布特点。某些传染病和寄生虫病只限于一定地区和范围内发生，自然疫源性疾病也只限于一定地区内发生，此等传染病因有其地区特征，又称为地方性传染病。

（4）外来性 是指在国内或地区内原来不存在，而从国外或外地通过外来人口或物品传入的传染病，如霍乱。

4. 感染后免疫 人体感染病原体后能产生不同程度的特异性免疫。不同传染病和不同个体，感染后获得的保护性免疫力水平不同，持续的时间长短也有很大差别。一些病毒性传染病（如麻疹、乙型脑炎等），感染后可获得持久的免疫力；一些细菌性传染病（如戊型肝炎、细菌性痢疾等），感染后保护性免疫仅为数月至数年；也有的感染后不产生保护性免疫或仅产生有限的保护性免疫，容易重复感染，如血吸虫病、蛔虫病等。

◎ 要点二 临床特征

（一）病程发展的阶段性

急性传染病的发生、发展和转归具有一定的阶段性，通常分为四个期。

1. 潜伏期（incubation period） 是指从病原体侵入机体至开始出现临床症状为止的时期。传染病的潜伏期是相对固定的，是检疫工作者和传染病医师诊断、追溯传染源、确定检疫期、选择免疫方式的重要依据。潜伏期的长短与病原体种类、数量、毒力、免疫力有关。

2. 前驱期（prodromal period） 是从起病至症状明显开始为止的时期。前驱期的临床表现通常是非特异性的，如头痛、发热、乏力、肌肉及关节痛等，为很多传染病所共有，持续1~3日，起病急骤者前驱期可很短暂或无。

3. 症状明显期 在此期间患者表现出该传染病所特有的症状和体征，如特征性的皮疹、肝脾大和脑膜刺激征、黄疸、器官功能障碍或衰竭等。有些传染病（如乙型脑炎等）患者经过前驱期后，大多数患者很快进入恢复期，仅有少部分患者进入症状明显期；而有些传染病（如麻疹等）则大部分患者进入症状明显期。

4. 恢复期　机体免疫力增长到一定程度，体内病理生理过程基本终止，患者的症状及体征基本消失，临床上称为恢复期（convalescent period）。此期体内可能有残余病原体，病理改变和生化改变尚未完全恢复。一些患者还有传染性，血清中抗体效价逐渐升高，直至达到最高水平。

5. 复发与再燃　有些传染病患者进入恢复期后，已稳定退热一段时间，由于潜伏于组织内的病原体再度繁殖至一定程度，使发热等初发症状再度出现，称为复发。有些患者在恢复期，体温未稳定下降至正常，又再度升高，此为再燃。

6. 后遗症　在恢复期结束后机体功能仍长期不能恢复正常。

（二）常见的症状与体征

1. 发热　传染病的发热过程可分为三个阶段，即体温上升期、极期和体温下降期。以口腔温度为标准，根据发热程度将发热分为低热（37.3℃～37.9℃）、中度发热（38℃～38.9℃）、高热（39℃～40.9℃）和超高热（41℃及以上）。热型是传染病的重要特征之一，具有鉴别诊断意义。常见热型有：①稽留热（sustained fever）：指体温升高达39℃以上，24小时变化不超过1℃，如伤寒和斑疹伤寒症状明显期。②弛张热（remittent fever）：24小时体温相差超过2℃，但最低温度未达正常水平，如败血症、流行性出血热等。③间歇热（intermittent fever）：24小时之内体温波动于高热与正常体温之间，如疟疾和败血症。④回归热（relapsing fever）：高热骤起，持续数日后自行消退数日，后又再次出现，如回归热包柔螺旋体所致回归热。登革热也可以见到类似发热。⑤波浪热（undulant fever）：发热逐渐上升，达高峰后逐渐下降至低热或正常，此后又多次重复，可持续数月，如布鲁菌病。⑥不规则热（irregular fever）：指发热患者体温曲线没有

规律，可见于败血症、流行性感冒等。

2. 发疹　许多传染病在病程中有皮疹出现，称为发疹性传染病。发疹包括皮疹（exanthem，外疹）和黏膜疹（enanthem，内疹）两大类。麻疹的口腔黏膜斑（科氏斑，Koplik' spot）为常见的黏膜疹。

（1）皮疹的类型　①斑疹、丘疹、斑丘疹：斑疹（macula）局部皮肤发红，与皮肤表面相平，见于麻疹初起、斑疹伤寒等；丘疹（papule）略高于皮肤，可以孤立存在或相互融合，见于麻疹、猩红热等；斑丘疹（maculopapule）为在丘疹周围合并皮肤发红的皮疹，见于风疹、猩红热等。②出血疹（petechia）：亦称瘀点，为散在或相互融合成片（瘀斑）的皮下出血。多见于流行性出血热、登革热、流行性脑脊髓膜炎、流行性斑疹伤寒等。③疱疹（vesicle）：指表面隆起，内含浆液或脓液的皮疹。水痘、带状疱疹、单纯疱疹、金黄色葡萄球菌败血症、立克次体痘等在病程中可见疱疹。疱疹并发细菌感染可成为脓疱疹（pustule），已被消灭的天花可见脓疱疹。④荨麻疹（urticaria）：为不规则的片块状丘疹。见于血吸虫病、蠕虫移行症、丝虫病和血清病。

黏膜疹指体内黏膜的出疹现象，如麻疹的Koplik' spot。黏膜疹发生在体腔内，不易被发现。

（2）皮疹的意义　皮疹出现的时间、分布部位和先后顺序有一定的规律性，对诊断和鉴别诊断具有重要意义。如麻疹先见于耳后、面部，然后向躯干、四肢蔓延，直到手足心。水痘集中于躯干，呈向心性分布。伤寒玫瑰疹数量少，主要见于胸腹部。水痘、风疹多在病程的第1日出疹，猩红热于第2日，天花于第3日，麻疹于第4日，斑疹伤寒于第5日，伤寒于第6日出疹。

3. 毒血症状　病原体的代谢产物和毒素可引起全身中毒症状，如寒战、高热、乏力、全身酸痛、厌食、头痛、肌肉痛、关节骨骼疼痛，严重者可出现精神神经症状，有时还可引起肝、肾损害和多器官功能衰竭。

4. 单核-吞噬细胞系统反应 在病原体及其代谢产物的作用下，单核-吞噬细胞系统可出现充血、增生等反应，表现为肝、脾和淋巴结的肿大。

（三）临床类型

根据传染病临床过程的长短，可分为急性、亚急性和慢性传染病；根据病情的轻重，可分为轻型、中型、重型及暴发型传染病；根据临床特征，可分为典型和非典型传染病。典型相当于中型或普通型，是传染病中最常见的一型。

细目四 传染病的诊断

◎ 要点一 流行病学资料

流行病学资料在传染病的诊断中占重要地位，包括：①传染病的地区分布：有些传染病局限在一定的地区范围，如黑热病、血吸虫病；有些传染病可由一些特定的动物为传染源或传播媒介，在一定条件下才能传染给人或家畜。②传染病的时间分布：不少传染病的发生有较强的季节性和周期性，如流行性乙型脑炎好发于夏、秋季。③传染病的人群分布：许多传染病的发生与年龄、性别、职业有密切关系，如百日咳和猩红热多发于1~5岁儿童，林业工人易被蚊虫叮咬而感染虫媒传播传染病（如森林脑炎、莱姆病等）。此外，了解传染病的接触史、预防接种史，也有助于建立诊断。

◎ 要点二 临床资料

1. 病史及症状 要全面准确了解患者病史，特别注意起病方式、特有的症状和体征，如潜伏期长短、起病的缓急与诱发因素、发热与皮疹的特点、中毒症状、特殊症状等，它们具有疾病鉴别意义。其中特殊症状意义重大，如菌痢的里急后重、脓血便，脊髓灰质炎的肢体弛缓性瘫痪，流行性出血热的"三痛"症等。

2. 体格检查 应认真检查，不要有遗漏，特殊体征应特别关注，如猩红热的红斑疹、麻疹的科氏斑（Koplik' spot）、百日咳的痉咳、白喉

的假膜、流行性脑脊髓膜炎的皮肤瘀斑、伤寒的玫瑰疹、狂犬病的"恐水"征等。

◎ 要点三 实验室检查及其他检查

（一）实验室检查

实验室检查对传染病的诊断具有特殊的意义，病原体的检出可直接确定诊断，而免疫学检查亦可为诊断提供重要根据。对许多传染病来说，一般实验室检查有助于诊断与判断病情变化及严重程度。

1. 常规检查 包括血、尿、粪常规检查和生化检查。血常规检查中白细胞计数与分类应用最广。

白细胞总数增高见于大多数细菌感染，尤其是球菌感染（如流行性脑脊髓膜炎、猩红热、金黄色葡萄球菌感染等）和少数病毒感染性传染病（如流行性乙型脑炎、狂犬病、流行性出血热、传染性单核细胞增多症等）。

外周血白细胞总数正常或减低主要见于：部分革兰阴性杆菌感染，如布鲁菌病、结核病、伤寒与副伤寒；多数病毒感染，如流行性感冒、传染性非典型肺炎、高致病性禽流感病毒感染、登革热等；原虫感染，如疟疾、黑热病等。

嗜酸性粒细胞增多见于蠕虫感染，如血吸虫病、钩虫病、并殖吸虫病等，而嗜酸性粒细胞减少则见于伤寒等。

尿常规检查有助于流行性出血热、钩端螺旋体病的诊断，大便常规检查有助于蠕虫感染和感染性腹泻的诊断。

2. 病原学检查

（1）病原体的直接检出或分离培养 病原体的直接检出或分离培养出病原体是传染病病原学诊断的"金指标"。一些病原体可采用患者的体液、组织、分泌物与排泄物直接检出，如血片或骨髓片找疟原虫或微丝蚴，涂片染色法检查各种细菌，大便检测寄生虫卵，直接免疫荧光法检测白喉杆菌和军团杆菌等。一些病原体可采用血液、尿液、粪便、脑脊液、痰、骨髓和皮疹内含物进行人工分离培养检出，如细菌、螺旋体、真

菌采用人工培养基培养，立克次体采用动物接种或组织培养，病毒的分离采用细胞培养等。

（2）分子生物学检测　是传染病病原学诊断发展的方向。

①分子杂交技术：可用 DNA 印迹法（southern blot）、RNA 印迹法（northern blot）分别检测样品中病原体的 DNA 或 RNA，用原位杂交法检测组织中病原体核酸。

②聚合酶链反应（PCR）：用于检测病原体的 RNA 或 DNA。本方法有很高的特异性，在体外可大量扩增病原体核酸，增加了检测敏感性，但要防止标本污染。

3. 免疫学检测　应用已知的抗原、抗体检测患者血清或体液中相应的抗体或抗原，是最常用的免疫学检测方法。常用的方法有各种凝集试验、补体结合试验、酶联免疫吸附试验（ELISA）、放射免疫法（RIA）、荧光抗体技术（FAT）等。

（1）特异性抗原检测　一般在感染早期（相应抗体出现之前）或慢性感染状态下出现，特异性抗原是病原体存在的证据。如乙型肝炎病毒的表面抗原（HBsAg）、血吸虫循环抗原等。检测特异性抗原比特异性抗体更为可靠，但抗原大多容易被抗体中和，或慢性感染期抗原量少，达不到检测试剂的最低检测量，是抗原检测试剂研究的难点。

（2）特异性抗体检测　是临床常用的诊断方法。特异性 IgM 型抗体的检出有助于现存或近期感染的诊断。特异性 IgG 型抗体的检出，尤其是急性期和恢复期双份血清抗体效价增加 4 倍以上，才有助于诊断。

（二）其他检查

1. 内镜检查

（1）纤维胃镜、纤维结肠镜　常用于诊断消化系统传染病，如伤寒、阿米巴痢疾等。

（2）纤维支气管镜　常用于诊断支气管淋巴结核病、艾滋病合并肺孢子菌病。

2. 影像学检查　包括 B 型超声波检查，常用于肝炎、肝硬化、肝脓肿等的诊断或鉴别诊断；计算机断层扫描（CT）、磁共振成像（MRI），常用于诊断脑脓肿、脑囊虫病；X 线胸片，常用于诊断肺结核、肺吸虫病。

3. 活体组织检查　常用于各型肝炎、肝硬化、肺结核、艾滋病和各种寄生虫病的诊断与鉴别诊断。

细目五　传染病的治疗

◎ **要点一　治疗原则**

1. 综合治疗的原则　即治疗、护理与隔离、消毒并重，一般治疗、对症治疗与特效治疗结合。

2. 中医中药的治疗原则　积极参与。

◎ **要点二　治疗方法**

（一）一般治疗

一般治疗（general treatment）包括隔离、护理、饮食及心理治疗等。患者的隔离按其传播途径和病原体排出方式及时间而异。如保持病房及居室良好的卫生环境，做好口腔、皮肤护理，防止并发症的出现，密切观察患者的血压、呼吸、脉搏及一般情况，确保各项诊疗措施得以正确实施。医务人员良好的服务态度、工作作风可以增强患者战胜疾病的信心，对患者的恢复有着重要作用。

一般治疗还包括支持治疗。如保持足够的热量、足量维生素摄入，维持水、电解质平衡和酸碱平衡，必要时应用各种血液和免疫制品，这些均可增强患者体质和免疫功能。

（二）对症治疗

对症治疗（symptomatic treatment）包括降温、镇静、强心、改善微循环、纠正水电解质失衡及电解质紊乱、应用糖皮质激素以及血液透析和血浆置换等。对症治疗是一些传染病极期的常用治疗方法，能减轻病者的痛苦，减少机体的消耗，减轻重要脏器的负担，改善和稳定内环境，使机体的损伤降至最低，从而安全度过危险期。

（三）病原治疗

1. 抗菌治疗 抗菌药物治疗发展较快，临床应用广泛，且新的药物不断出现。主要用于细菌、立克次体、支原体、真菌、螺旋体等感染的治疗。应用抗菌药物应遵守以下原则：①严格掌握适应证，使用针对性强的药物。②病毒感染性疾病不宜使用抗菌药物。③不明原因发热患者，如果用多种抗菌药物治疗无效，应停用或改用适合的抗菌药物，避免继续使用带来的菌群失调和毒副反应。④应用抗菌药物前最好做病原体培养，按药敏试验结果用药。⑤预防性应用抗菌药物应有明确的目的。⑥对于免疫功能低下的患者和疑似细菌感染的患者，可试用抗菌药物治疗。

2. 抗寄生虫治疗 主要用于蠕虫病和原虫病的治疗。如吡喹酮治疗血吸虫病、并殖吸虫病和华支睾吸虫病，甲硝唑治疗阿米巴病，氯喹、奎宁治疗疟疾，锑剂治疗黑热病等。

3. 抗病毒治疗 目前有效的抗病毒药物尚不多，按病毒类型可分为三类：

（1）*广谱抗病毒药物* 如利巴韦林，可用于病毒性呼吸道感染、疱疹性角膜炎、肾综合征出血热以及丙型肝炎的治疗。

（2）*抗 RNA 病毒药物* 如奥司他韦（达菲），对甲型 H5N1 及 H1N1 流感病毒感染均有效。近年推出的直接抗病毒药物（Direct-acting antiviral agent，DAA）具有直接抑制病毒蛋白酶或其他位点的作用，可持续抑制病毒复制，使彻底治愈丙型病毒性肝炎成为可能。

（3）*抗 DNA 病毒药物* 如阿昔洛韦常用于疱疹病毒感染，更昔洛韦对巨细胞病毒感染有效；核苷（酸）类药物（如恩替卡韦、替诺福韦等）抑制病毒反转录酶活性，是目前常用的抗乙型肝炎病毒药物。

4. 血清免疫制剂治疗 有直接中和毒素和清除病原体的作用。如白喉和破伤风抗毒素、乙型肝炎免疫球蛋白、抗狂犬病血清、人丙种球蛋白等。使用抗毒素前必须做过敏试验，对过敏者应采用脱敏法注射。

（四）康复治疗

某些传染病（如脊髓灰质炎、脑炎和脑膜炎）可有肢体瘫痪和语言障碍等后遗症，需进行针灸治疗、理疗等康复治疗（rehabilitation therapy），以促进机体康复。

（五）中医药治疗

中医药（traditional chinese medicine）在传染性疾病防治方面，尤其是病毒性疾病防治方面已显示出较好的疗效。中医药在减轻症状、缓解病情进展方面有一定的作用，如治疗传染性非典型肺炎疗效得到了世界卫生组织的承认，其精华为辨证论治。但对细菌感染和寄生虫病的病原体直接清除作用不理想，中医药宝库还有待进一步去探索和发掘，为世界医学的发展作出贡献。

细目六　传染病的预防

◎ 要点一　管理传染源

1.《中华人民共和国传染病防治法》把传染病分为甲类、乙类和丙类，实行分类管理。甲类为强制管理传染病，包括鼠疫和霍乱两种；乙类为严格管理传染病，包括传染性非典型肺炎、艾滋病、病毒性肝炎、脊髓灰质炎、人感染高致病性禽流感、人感染 H7N9 禽流感、麻疹、流行性出血热、狂犬病、流行性乙型脑炎、登革热、炭疽、细菌性和阿米巴性痢疾、伤寒和副伤寒、流行性脑脊髓膜炎、百日咳、白喉、猩红热、布氏菌病、淋病、梅毒、钩端螺旋体病、疟疾、肺结核、新生儿破伤风、血吸虫病，共 26 种；丙类属监测管理传染病，包括流行性感冒、流行性腮腺炎、风疹、急性出血性结膜炎、麻风病、流行性和地方性斑疹伤寒、黑热病、包虫病、丝虫病，除霍乱、细菌性和阿米巴性痢疾、伤寒和副伤寒以外的感染性腹泻病、手足口病等，共 11 种。

2. 甲类传染病属强制管理传染病，根据国务院卫生行政部门的规定，乙类传染病中传染性非典型肺炎、肺炭疽和脊髓灰质炎等按甲类传染病报告和管理。

3. 传染病报告制度是预防、控制传染病的重要措施，必须严格遵守。疾病预防控制机构、医疗机构和采供血机构及其执行职务的人员发现法定的传染病疫情或者其他传染病暴发、流行以及突发原因不明的传染病时，应当遵循疫情报告属地管理原则，按照国务院规定的或者国务院卫生行政部门规定的内容、程序、方式和时限报告。所有公民均为义务报告人。

4. 对患者做到早发现、早诊断、早报告、早隔离、早治疗；对传染源的密切接触者，进行检疫、医学观察、药物预防和应急接种；对病原携带者应随访、治疗、管理、观察并适当调整工作；对患者或带病原体的动物给予隔离治疗、检疫，对有害动物（如鼠类、病犬等）则坚决捕杀。

◎ **要点二　切断传播途径**

对于各种传染病，尤其是消化道传染病、虫媒传染病和寄生虫病，切断传播途径通常是起主导作用的预防措施。其主要措施包括隔离和消毒。

（一）隔离

隔离是指将患者或病原携带者妥善地安排在指定的隔离单位，暂时与人群隔离，积极进行治疗、护理，并对具有传染性的分泌物、排泄物、用具等进行必要的消毒处理，防止病原体向外扩散的医疗措施。要特别重视医院内的标准预防。隔离的种类有以下几种：

1. **严密隔离**　对传染性强、病死率高的传染病，如霍乱、鼠疫、狂犬病等，应住单人病房，严密隔离。

2. **呼吸道隔离**　对由患者的飞沫和鼻咽分泌物经呼吸道传播的疾病，如传染性非典型肺炎、流感、流脑、麻疹、白喉、百日咳、肺结核等，应作呼吸道隔离。

3. **消化道隔离**　对由患者的排泄物直接或间接污染食物、食具而传播的传染病，如伤寒、菌痢、甲型肝炎、戊型肝炎、阿米巴病等，最好能在一个病房中只收治一个病种，否则应特别注意加强床边隔离。

4. **血液–体液隔离**　对于直接或间接接触感染的血及体液而发生的传染病，如乙型肝炎、丙型肝炎、艾滋病、钩端螺旋体病等，在一个病房中只住由同种病原体感染的患者。

5. **接触隔离**　对病原体经体表或感染部位排出，他人直接或间接与破损皮肤或黏膜接触感染引起的传染病，如破伤风、炭疽、梅毒、淋病和皮肤的真菌感染等，应作接触隔离。

6. **昆虫隔离**　对以昆虫作为媒介传播的传染病，如乙脑、疟疾、斑疹伤寒、回归热、丝虫病等，应作昆虫隔离。病室应有纱窗、纱门，做到防蚊、防蝇、防螨、防虱和防鼠等。

7. **保护性隔离**　对抵抗力特别低的易感者，如长期大量应用免疫抑制剂者、严重烧伤患者、早产婴儿和器官移植患者等，应作保护性隔离。在诊断、治疗和护理工作中，尤其应注意避免医源性感染。

（二）消毒

消毒是切断传播途径的重要措施。狭义的消毒是指消灭污染环境的病原体，广义的消毒则包括消灭传播媒介在内。消毒有疫源地消毒（包括随时消毒和终末消毒）及预防性消毒两大类。消毒方法包括物理消毒法和化学消毒法等，可根据不同的传染病选择采用。

◎ **要点三　保护易感人群**

1. **提高非特异性免疫力**　改善营养、锻炼身体等。在流行期间应避免同易感人群接触，必要时可进行潜伏期预防性服药。

2. **提高特异性免疫力**　接种疫苗、菌苗、类毒素等可提高人群的主动性特异性免疫，接种抗毒素、丙种球蛋白或高效价免疫球蛋白可使机体获得被动特异性免疫。儿童计划免疫对传染病预防起关键性的作用。

第二单元　病毒感染

细目一　病毒性肝炎

病毒性肝炎（viral hepatitis）是由肝炎病毒引起的以肝脏炎性损害为主的一组传染病。肝炎病毒是指侵入机体后主要感染肝脏并以引发肝脏炎性损害为主的病毒。目前已知的肝炎病毒有甲、乙、丙、丁、戊五型。其他如巨细胞病毒、EB 病毒、柯萨奇病毒、疱疹病毒等多种病毒有时也可引起肝脏炎性损害，但肝脏受累是其全身表现的一部分，故不属于肝炎病毒。

◎ 要点一　病原学

（一）甲型肝炎病毒

甲型肝炎病毒（hepatitis A virus，HAV）简称甲肝病毒，属微小 RNA 病毒科，人类嗜肝 RNA 病毒属。为直径约 27~32nm 的正 20 面体球形颗粒，内含线型单股 RNA。HAV 基因组大约有 7478 个核苷酸，开放读码框架（open reading frame，ORF）分为 P1、P2 及 P3 3 个区，P1 编码衣壳蛋白，即 VP1、VP2、VP3 和 VP4，P2、P3 编码非结构蛋白。根据对其基因组的分析，目前认为 HAV 至少可以分为 7 个基因型，人类 HAV 为 I 、II、III 和 VII 型。各基因型亚型之间约有 7.5% 的碱基差异。HAV 的抗原性较稳定，仅有一个血清型。

HAV 对外环境抵抗力较强，含有 HAV 的粪便 25℃ 放置 1 个月后仍有传染性。对有机溶剂如乙醚等有抵抗力，耐酸、耐碱。60℃ 1 小时不能完全灭活，100℃ 1 分钟可完全灭活，$-20~70℃$ 数年后仍有感染力。对紫外线照射、过氧乙酸、甲醛及氯类等消毒剂敏感。

（二）乙型肝炎病毒

乙型肝炎病毒（hepatitis B virus，HBV）简称乙肝病毒，属嗜肝 DNA 病毒（hepadna

viruses）。完整的乙肝病毒又称为 Dane 颗粒，直径 42nm，球形。外壳含有乙肝病毒表面抗原（hepatitis B surface antigen，HBsAg），核心内含有 HBV DNA 和 DNA 聚合酶（DNA polymerase，DNAP），核壳含有乙肝病毒核心抗原（hepatitis B core antigen，HBcAg）。HBV 感染者血清内除含有 Dane 颗粒外，电镜下还可见到直径 22nm 的小球形颗粒及长度不一的线状颗粒，后者经乙醚处理后可分散为小球形颗粒，它们只含有 HBsAg 成分而无核心成分，是 HBV 复制过程中产生的过剩病毒外壳。

HBV 核酸为双股不完全环状 DNA，长链（负链）约含 3200 个核苷酸。长度固定，缺口处为 DNAP，短链（正链）的长度不定。长链含有 4 个开放读码框架，可编码全部的病毒物质，分别为 S、C、P 及 X 区。S 区分为前 S_1、前 S_2 和 S 基因，分别编码产生前 S_1、前 S_2 和 S 三种抗原；C 区分为前 C 和 C 基因，编码产生 e 抗原（hepatitis B e antigen，HBeAg）和 HBcAg；P 基因编码参与 HBV 的复制；X 基因的产物是 x 抗原（hepatitis B x antigen，HBxAg）。HBV 复制时，HBV DNA 被修复为共价闭合环状 DNA（covalently closed circular DNA，cccDNA），并以此为模板进行 HBV 的转录与复制。

HBV 基因组易突变，大部分突变为沉默突变，无生物学意义。S 基因突变可引起 HBsAg 亚型改变或 HBsAg 阴性乙型肝炎。HBsAg "a" 决定簇（aa124-aa147）可出现多种变异，其中出现频率最高的是 aa145R 变异株，对乙型肝炎疫苗的预防效果有一定影响。$PreS_2$ 区 5′端的缺失变异株，使病毒形态发生明显改变，Pre-S 区起始密码子变异株造成 M 蛋白缺失可能与疾病加重有关；前 C 区及 C 区启动子变异可引起 HBeAg 阴性/抗-HBe 阳性乙型肝炎，Pre-C 区 1896 位核苷酸是最常发生变异的位点之一。乙型肝炎病毒基本核心启动子（BCP）变异可使前基因组RNA转录增强，病毒复制能力增加。C区突变可导致抗-HBc阴性乙型肝炎。P区突变可导致复制缺陷或复制水平的降低；同时，在核苷类药物治疗患者中，P区突变株与耐药出现有密切关系。P基因突变有两类：一类为YMDD基因序列中的甲硫氨酸密码子（M）突变为缬氨酸（U），简称YMDD（rtM204V）变异；另一类为甲硫氨酸密码子（M）突变为异亮氨酸（I），简称YIDD（rtm204I）变异。HBV基因组变异除了影响血清学指标的检测外，还可能与疫苗接种失败、肝炎慢性化、抗病毒药物耐药、重型肝炎和肝细胞癌的发生等有关。

在HBV复制过程中，病毒DNA进入宿主细胞核，在DNA聚合酶的作用下，两条链的缺口均被补齐，形成超螺旋的共价、闭合、环状DNA分子（covalently closed circular DNA，cccDNA）。cccDNA是乙肝病毒前基因组复制的原始模板，虽然基因含量较少，每个肝细胞内5~50个拷贝，但其存在对病毒复制以及感染状态的建立十分重要，cccDNA从肝细胞核的清除，意味着HBV感染状态的中止。

1. HBsAg与抗-HBs　成人感染HBV后最早1~2周，最迟11~12周血中首先出现HBsAg。急性自限性HBV感染时血中HBsAg大多持续1~6周，最长可达20周。无症状携带者和慢性患者HBsAg可持续存在多年，甚至终身携带。HBsAg本身只有抗原性，无传染性。抗-HBs是一种保护性抗体，在急性感染后期，HBsAg转阴后一段时间开始出现，在6~12个月内逐步上升至高峰，可持续多年，但滴度会逐步下降。约半数病例抗-HBs在HBsAg转阴后数月才可检出；少部分病例HBsAg转阴后始终不产生抗-HBs。抗-HBs阳性表示对HBV有免疫力，见于乙型肝炎恢复期、既往感染及乙肝疫苗接种后。

2. HBeAg与抗-HBe　HBeAg是一种可溶性蛋白，一般仅见于HBsAg阳性血清。急性HBV感染时HBeAg的出现时间略晚于HBsAg。HBeAg的存在表示患者处于高感染低应答期。HBeAg消失而抗-HBe产生称为e抗原血清转换（e antigen seroconversion）。每年约有10%的病例发生自发性血清转换。抗-HBe阳转后，病毒复制多处于静止状态，传染性降低。部分患者仍有病毒复制，肝炎活动。

3. HBcAg与抗-HBc　血液中HBcAg主要存在于Dane颗粒的核心，游离的HBcAg极少，故较少于临床常规检测。肝组织中HBcAg主要存在于受感染的肝细胞核内。HBcAg有很强的免疫原性，HBV感染者几乎均可检出抗-HBc，除非HBVc基因序列出现极少见的变异或感染者有免疫缺陷。抗-HBc IgM是HBV感染后较早出现的抗体，绝大多数出现在发病第1周，多数在6个月内消失，抗-HBc IgM阳性提示处于乙型肝炎急性期或慢性肝炎急性发作。抗-HBc IgG出现较迟，但可保持多年甚至终身存在。

HBV对外环境抵抗力很强，在干燥或冰冻环境下能生存数月至数年，加热60℃ 10小时、100℃ 10分钟、高压蒸汽消毒等可被灭活，0.2%新洁尔灭及过氧乙酸等消毒剂敏感，对乙醇、紫外线不敏感。

（三）丙型肝炎病毒

丙型肝炎病毒（hepatitis C virus，HCV）简称丙肝病毒，属RNA病毒，黄病毒属，为含有脂质包膜的球形颗粒，直径30~60nm。HCV的基因编码区可分为结构区与非结构区两部分，编码区从5′端依次为核心蛋白区（C区）、包膜蛋白区（E区）E1，E2/NS1和非结构区（NS区），后者又分为NS1~5等区。非结构区易发生变异。基因组5′端由241~324个核苷酸组成，十分稳定，极少变异，临床上常据此区的基因序列设计PCR引物，检测HCV RNA，检出率较高。

HCV通过与肝细胞表面上的特异性受体结合进入肝细胞。肝细胞是HCV复制的主要场所，但也可在外周血单个核细胞内复制及存储。

HCV基因易变异，可以产生不同的基因型、亚型和准种。核苷酸同源性小于70%的归于不同基因型，70%～85%归于基因亚型，大于85%归为统一株，即准种。基因型的命名按发现的先后用阿拉伯数字表示，目前有6型。亚型在基因型后用小写英文字母表示，如1a、1b、1c、3a等。HCV基因型分布存在明显的地区差别，我国1b及2a基因型常见，多为1b基因型，个别地区存在1a、2b和3b基因型。基因型与病情的严重程度及干扰素治疗应答等有一定的相关性，也可用于流行病学调查。

1. HCVAg与抗-HCV 血清中HCVAg含量很低，检出率不高。抗-HCV不是保护性抗体，是HCV感染的标志。抗-HCV又分为IgM型和IgG型。抗-HCV IgM在发病后即可检测到，一般持续1～3月。如果抗-HCV IgM持续阳性，提示病毒持续复制，易转为慢性。

2. HCV RNA 感染HCV后第1周即可从血液或肝组织中用RT-PCR法检出HCV RNA。HCV RNA阳性是病毒感染和复制的直接标志。HCV RNA定量测定有助于了解病毒复制程度、抗病毒治疗选择及疗效评估等。HCV RNA基因分型在流行病学和抗病毒治疗方面有很大意义。

3. **基因分型** HCV1b和2a基因型在我国较为常见，其中以1b型为主（56.8%），其次为2型（24.1%）和3型（9.1%），未见基因4型和5型的报告，6型相对较少（6.3%）；在西部和南部地区，基因1型比例低于全国平均比例，西部基因2型和3型比例高于全国平均比例，南部（包括中国香港和澳门地区）和西部地区基因3型和6型比例高于全国平均比例。混合基因型少见（约21%），多为基因1型混合2型。

HCV对氯仿等有机溶剂敏感，100℃ 10分钟或60℃ 10小时或37℃ 96小时或1：1000甲醛可被灭活。

（四）丁型肝炎病毒

丁型肝炎病毒（hepatitis D virus，HDV）简称丁肝病毒，是一种缺陷的负链RNA病毒，其生活周期需要HBV等嗜肝DNA病毒的帮助，为其提供外壳及在病毒侵入肝细胞、包装、成熟及释放等方面提供帮助。在临床上HBV与HDV可同时感染机体，即同时感染（co-infection），或在慢性HBV感染的基础上感染HDV，即重叠感染（super-infection）。成熟的HDV颗粒为球形，电镜下直径为35～37nm，外壳由HBV外壳蛋白组成，内含HDV RNA和丁肝病毒抗原（hepatitis D antigen，HDAg）。目前将HDV归类于代尔塔病毒属（Deltavirus genus），该属暂不归属于任何科。

血清或肝组织中检出HDV RNA是诊断HDV感染的直接依据。

HDV比较耐热，但对各种灭活剂（如甲醛溶液、脂溶剂氯仿）较敏感。

（五）戊型肝炎病毒

戊型肝炎病毒（hepatitis E virus，HEV）简称戊肝病毒，病毒颗粒呈二十面对称圆球形，直径为27～34nm，无包膜，类似于杯状病毒，具有突起的表面结构。2005年国际病毒分类委员会将HEV单独归类于肝炎病毒科（Hepaviridae）肝炎病毒属（Hepavirus）。

HEV的基因组为单股正链RNA，基因组分为结构区和非结构区，含有3个部分重叠的开放读码框架（ORF），ORF-1编码非结构蛋白，ORF-2编码结构蛋白，ORF-3位于结构区的ORF-1与ORF-2之间，与它们均有部分重叠，编码部分核壳蛋白，为具有特异性的抗原蛋白——戊肝病毒抗原（hepatitis E antigen，HEAg）。

根据同源性可将HEV分为至少4个基因型，基因1型和2型只感染人。基因1型主要来自卫生条件较差的中亚、东南亚、中东等地区，包括我国新疆HEV流行株，可引起水源性流行，主要感染男性青壮年，孕妇感染后病死率高达20%。基因2型分布于墨西哥及少数非洲国家。基因3型和4型既可感染人，也可感染多种动物，可在人和动物之间传播，引起的戊型肝炎，已被认为是一种人兽共患病。其中基因3型广泛分布于欧美和日本。基因4型流行于亚洲，是我国人群及饲养的猪散发 HEV 感染的优势基因型，容易感染老年及免疫力低下的人群。

HEV 不稳定，在 4℃ 以下保存易被破坏，反复冻融也易使病毒降解，在高浓度盐溶液中不稳定，在碱性环境条件下较稳定，在镁和锰离子存在的情况下易于保持其完整性。HEV 对常用消毒剂如过氧乙酸、氯类等敏感。

◎ **要点二　流行病学**

（一）传染源

甲、戊型肝炎的传染源主要是急性期患者和亚临床感染者。病毒主要通过粪便排出体外，发病前 2 周至发病后 2~3 周内具有传染性，少数患者可延长至病后 30 天，而以发病前后各 1 周的传染性最强。

乙、丙、丁型肝炎的传染源是相应的急、慢性患者及病毒携带者。病毒存在于患者的血液及各种体液（阴道分泌物、精液、羊水、唾液、乳汁等）中。急性期患者自发病前 2~3 个月即有传染性，并持续于整个急性期。慢性感染者均具有传染性。

（二）传播途径

甲、戊型肝炎主要经粪-口途径传播。粪便中排出的病毒通过污染手、水、食物等经口感染。散发病例以日常生活接触传播为主要方式，如水源或食物（如贝类海产品等）被污染可引起局部暴发或流行。甲、戊型肝炎在潜伏期末及发病早期有短暂的病毒血症期，在极罕见的情况下也可通过输血或血制品等传播。

乙、丙、丁型肝炎病毒可通过传染源的各种体液排出体外，通过皮肤或黏膜的破损口（显性或隐性）进入易感者的体内而传播。传播途径包括：①输血及血制品以及使用污染的注射器或针刺器具等传播。②母婴传播（主要通过分娩时吸入羊水、接触产道血液等传播，也可经哺乳及密切接触传播，或通过胎盘造成宫内感染）。③性接触传播。④其他，如日常生活密切接触传播。

（三）易感人群

人类对各型肝炎普遍易感，各年龄组均可发病。

感染甲肝病毒后机体可产生持久的免疫力。感染 HBV 后如产生抗-HBs，一般不会再次感染，但有部分感染者可演变为慢性。感染年龄越小演变为慢性的几率越高，新生儿感染后 90% 以上演变为慢性，成年人感染后演变为慢性者不足 10%。丙型肝炎的发病以成人多见，常与输血或使用血制品、药瘾注射、血液透析等有关，感染后 75%~85% 演变为慢性。丁型肝炎的易感者为 HBsAg 阳性的急、慢性肝炎或无症状携带者。戊型肝炎发病以成年人为主，感染后可产生一定的免疫力。各型肝炎之间无交叉免疫，可重叠感染或先后感染。

（四）流行特征

病毒性肝炎遍及全世界，但在不同地区各型肝炎的感染率有较大差别。

1. **甲型肝炎**　世界各地均有发生。在高发地区常呈周期性流行。全年均可发病，而以冬春季为发病高峰。在托幼机构、小学及部队中发病率较高，且可发生大的流行。如水源被污染或生吃污染水中养殖的贝壳类等食品，可在人群中引起暴发。

2. **乙型肝炎**　①有地区性差异：按流行的严重程度分为低、中、高度三种流行地区。低度流行区 HBsAg 携带率 0.2%~0.5%，以北美、西欧、澳大利亚为代表。中度流行区 HBsAg 携带率 2%~7%，以东欧、地中海、日本、俄罗斯为代表。高度流行区 HBsAg 携带率 8%~20%，以热带非洲、东南亚和中国为代表。②有性别差异：男性高于女性，男女比例约为 1.4:1。③无明显季节性。④以散发为主。⑤有家庭聚集现象，此现象与母婴传播及日常生活接触传播有关。⑥婴幼儿感染多见。

3. **丙型肝炎**　见于世界各国，主要为散发，多见于成人，尤以输血与使用血制品者、静脉药瘾者、血液透析者、肾移植者、同性恋者等为多见，发病无季节性，易转为慢性。

4. **丁型肝炎**　在世界各地均有发现，但感染率差异较大。主要聚集于意大利南部、南美北部、非洲部分地区、中东阿拉伯国家等。我国属HDV低地方性流行区，在HBsAg阳性人群中的流行率为1.2%。

5. 戊型肝炎 存在流行和散发两种形式。病例主要来自流行区的移民或去过流行区的旅游者。在我国成人急性病毒性肝炎中，多数地区戊型肝炎已占首位，尤其是老年人戊型肝炎所占比例更高。戊型肝炎发病与饮水习惯及粪便管理有关。常以水媒流行形式出现，多发生于雨季或洪水泛滥之后。由水源一次污染者流行期较短（约持续数周），如水源长期污染，或通过污染环境或直接接触传播则持续时间较长；散发病例一年四季均可发生。发病者以青壮年为主，儿童多为亚临床型。男性发病多于女性，但孕妇感染后病情较重，病死率较高。

◎ 要点三 发病机制与病理

（一）发病机制

病毒性肝炎的发病机制目前未能充分阐明。

1. 甲型肝炎 HAV经口进入体内后，由肠道进入血流，引起短暂的病毒血症，约1周后进入肝细胞内复制，2周后由胆汁排出体外。HAV引起肝细胞损伤的机制尚未完全明了，目前认为在感染早期，由于HAV大量增殖，使肝细胞轻微破坏。随后细胞免疫起了重要作用，由于HAV抗原性较强，容易激活特异性CD_8^+T淋巴细胞，通过直接作用和分泌细胞因子（如γ干扰素）使肝细胞变性、坏死。在感染后期体液免疫亦参与其中，抗-HAV产生后可能通过免疫复合物机制使肝细胞破坏。

2. 乙型肝炎 HBV感染自然史：HBV感染的自然病程是复杂和多变的，同时受到很多因素的影响，包括感染的年龄、病毒因素（HBV基因型、病毒变异和病毒复制水平）、宿主因素（性别、年龄和免疫状态）和其他外源性因素（如同时感染其他嗜肝病毒和嗜酒等）。慢性HBV感染的自然病程一般可分为四个阶段。第一阶段为免疫耐受期：其特点是HBV复制活跃，血清HBsAg和HBeAg阳性，HBV DNA滴度水平通常>200000IU/mL，血清丙氨酸氨基转移酶（ALT）水平正常或轻度升高，无或仅有缓慢肝纤维化进展。第二阶段为免疫清除期：表现为HBVDNA载量>2000IU/mL，ALT持续或间接升高和肝组织学有中度或严重坏死炎症等表现，肝纤维化可快速进展，部分可发展为肝硬化或肝衰竭。第三阶段为低（非）复制期：这一阶段表现为HBeAg阴性，抗-HBe阳性，HBVDNA低或检测不到（<2000IU/mL），ALT正常，肝细胞炎症轻微。第四阶段为再活跃期：低（非）复制期可持续终生，但也有部分患者可能随后出现自发的或免疫抑制等导致HBV DNA复制，伴或不伴HBeAg血清转换，HBV DNA载量升高，ALT持续或反复异常。并非所有HBV感染者都经过以上四个阶段，青少年或成年人感染HBV，多无免疫耐受期而直接进入免疫清除期。

乙型肝炎的发病机制目前尚未完全明了。HBV侵入人体后，未被单核-吞噬细胞系统清除的病毒到达肝脏或肝外组织，如胰腺、胆管、脾、肾、淋巴结、骨髓等。HBV通过肝细胞膜上的受体（目前尚未确定，候选受体很多，其中肝脏胆汁酸转运体——Na^+-牛磺胆酸共转运多肽为可能受体之一）进入肝细胞后即开始其复制过程。HBV DNA进入细胞核形成共价闭合环状DNA（covalently closed circular DNA，cccDNA），以cccDNA为模板合成前基因组mRNA，前基因组mRNA进入胞质作为模板合成负链DNA，再以负链DNA为模板合成正链DNA，两者形成完整的HBV DNA。其一是HBV复制过程非常特殊：细胞核内有稳定的cccDNA存在；其二是有一个HBV mRNA反转录为HBVDNA的步骤。肝细胞病变主要取决于机体的免疫应答，尤其是细胞免疫应答。免疫应答既可清除病毒，亦可导致肝细胞损伤，甚至诱导病毒变异。各种原因导致HBV复制增加均可启动机体免疫对HBV的应答反应。机体免疫反应不同，导致临床表现各异。当机体处于免疫耐受状态，不发生免疫应答，多成为无症状携带者；当机体免疫功能正常时，多表现为急性肝炎，成年感染 HBV 者常属于这种情况，大部分患者可彻底清除病毒。当机体免疫功能低下、不完全免疫耐受、自身免疫反应产生、HBV 基因突变逃避免疫清除等情况下，可导致慢性肝炎。重症肝炎（肝衰竭）的发生是基于机体处于超敏反应，大量抗原抗体复合物产生并激活补体系统，以及在肿瘤坏死因子（TNF）、IL-1、IL-6 等参与下形成的炎症风暴，使肝细胞遭受强烈免疫损伤打击（第一重打击），导致大片肝细胞坏死，发生重型肝炎。继之由炎症致肝细胞肿胀，血管改变导致肝细胞缺血、缺氧，形成二次打击。大量肝细胞变性、坏死，导致肝脏解毒功能下降，肠道菌异位，形成腹腔、胆道系统及肺部等感染，内毒素释放，引起第三重打击。免疫损伤、缺血、缺氧及内毒素损伤等"三重打击"是导致 HBV 所致肝衰竭的主要机制。

乙型肝炎的肝外损伤主要由免疫复合物引起。急性乙型肝炎早期偶尔出现的血清病样表现很可能是循环免疫复合物沉积在血管壁和关节腔滑膜并激活补体所致，此时血清补体滴度通常显著下降。慢性乙型肝炎时循环免疫复合物可沉积在血管壁，导致膜性肾小球肾炎伴发肾病综合征，在肾小球基底膜上可检出 HBsAg、免疫球蛋白和补体 3。免疫复合物也可导致结节性多动脉炎。

3. **丙型肝炎** 丙型肝炎的慢性化率为 60%~85%。一旦慢性丙型肝炎发生后，HCV RNA 滴度开始稳定，自发痊愈的病例很少见。除非进行有效的抗病毒治疗，否则 HCV RNA 很少发生自发清除。女性 HCV 感染者慢性化率低，特别是年轻女性。在感染 17~20 年后，只有 2%~4% 发展为肝硬化。HCV 相关性肝细胞癌发生率在感染 30 年后平均为 1%~3%，主要见于肝硬化和进展性肝纤维化患者。一旦发展成为肝硬化，肝癌的年发生率为 1%~7%。

HCV 进入体内后，首先引起病毒血症，且病毒血症间断地出现于整个病程。第 1 周即可从血液或肝组织中用 PCR 法检出 HCV RNA。第 2 周开始，可检出抗-HCV。少部分病例感染 3 个月后才检测到抗-HCV。目前认为 HCV 致肝细胞损伤有下列因素的参与：①HCV 直接杀伤作用：HCV 在肝细胞内复制干扰细胞内大分子的合成，增加溶酶体膜的通透性，引起细胞病变。另外，HCV 表达产物（蛋白）对肝细胞有毒性作用；②宿主免疫因素：肝组织内存在 HCV 特异性细胞毒性 T 淋巴细胞（CD$_8^+$T 细胞），可攻击 HCV 感染的肝细胞。另外，CD$_4^+$T 细胞被致敏后分泌的细胞因子，在协助清除 HCV 的同时，也导致了免疫损伤。③自身免疫：HCV 感染者常伴有自身免疫改变，如胆管病理损伤，与自身免疫性肝炎相似。此外，常合并自身免疫性疾病，血清中可检出多种自身抗体，如抗核抗体、抗平滑肌抗体、抗单链 DNA 抗体、抗线粒体抗体等，均提示自身免疫机制的参与。④细胞凋亡：正常人肝组织无 Fas 分子的表达，HCV 感染肝细胞内有较大量 Fas 表达，同时，HCV 可激活 CTL 表达 FasL。Fas 和 FasL 是一对诱导细胞凋亡的膜蛋白分子，二者结合可导致细胞凋亡。

4. **丁型肝炎** HDV 的复制效率高，感染的肝细胞内含大量 HDV。丁型肝炎的发病机制还未完全阐明，目前认为 HDV 本身及其表达产物对肝细胞有直接作用，但尚缺乏确切证据。

5. **戊型肝炎** 发病机制尚不清楚，可能与甲型肝炎相似。细胞免疫是引起肝细胞损伤的主要原因。HEV 经消化道侵入人体后，在肝脏复制，从潜伏期后半段开始，HEV 开始在胆汁中出现，随粪便排出体外，并持续至起病后 1 周左右，同时病毒进入血流导致病毒血症。

各型病毒性肝炎之间无交叉免疫。HDV 与 HBV 同时感染或重叠感染可加重病情，易发展为重型肝炎。HAV 或 HBV 重叠感染也可使病情加重，甚至可发展为重型肝炎。

（二）病理

各型肝炎的肝脏病理改变基本相似，常有以下改变：①肝细胞变性和坏死：肝细胞肿胀、胞质疏松和水样变、气球样变、嗜酸性变、嗜酸小体形成、点状和桥接坏死等。②炎症渗出反应：淋巴细胞、单核细胞等浸润，库普弗细胞（Kupffer cell）增生。③肝细胞再生。④纤维组织增生。各临床类型的病理改变如下。

1. 急性肝炎（acute hepatitis） 肝脏肿大，肝细胞气球样变和嗜酸性变，形成点、灶状坏死，汇管区炎症细胞浸润，坏死区肝细胞增生，网状支架和胆小管结构正常。黄疸型病变较非黄疸型重，有明显的肝细胞内胆汁淤积。急性肝炎如出现碎屑状坏死，提示极可能转为慢性。甲型和戊型肝炎，在汇管区可见较多的浆细胞；乙型肝炎汇管区炎症不明显；丙型肝炎有滤泡样淋巴细胞聚集和较明显的脂肪变性。

2. 慢性肝炎

（1）**基本病变** 小叶内除有不同程度肝细胞变性和坏死外，汇管区及汇管区周围炎症常较明显，常伴不同程度的纤维化，主要病变为：①炎症坏死：常见点、灶状坏死，融合坏死，碎屑坏死（piecemeal necrosis，PN）及桥接坏死（bridging necrosis，BN），后两者与预后关系密切，是判断炎症活动度的重要形态学指标。②纤维化：肝内胶原形成与降解失衡而致纤维过多沉积。轻者仅汇管区、汇管区周围纤维化和局限窦周纤维化或小叶内纤维瘢痕，不影响小叶结构的完整性。重者肝实质广泛破坏，弥漫性纤维增生，被分隔的肝细胞团呈不同程度的再生及假小叶形成而出现早期肝硬化。

（2）**病变的分级、分期** 根据慢性肝炎肝组织炎症程度分为1~4级（Grade，G），根据肝纤维化程度分为1~4期（Stage，S）（见下表）。

慢性肝炎炎症活动度分级与纤维化程度分期标准

炎症活动度（G）			纤维化程度（S）	
级	汇管区及周围	小叶内	期	纤维化程度
0	无炎症	无炎症	0	无
1	汇管区炎症	变性及少数点、灶状坏死灶	1	汇管区扩大、纤维化，窦周及小叶内局限纤维化
2	轻度 PN	变性，点、灶状坏死或嗜酸小体	2	汇管区周围纤维化，纤维间隔形成，小叶结构完整
3	中度 PN	变性、融合坏死重或见 BN	3	纤维间隔形成，小叶结构紊乱（distortion），无肝硬化
4	重度 PN	BN 范围广，累及多个小叶（多小叶坏死）	4	早期肝硬化

3. 重型肝炎

（1）**急性重型肝炎** 发病初肝脏无明显缩小，约1周后肝细胞大块坏死或亚大块坏死或桥接坏死，坏死肝细胞占2/3以上，周围有中性粒细胞浸润，无纤维组织增生，亦无明显的肝细胞再生。肉眼观肝体积明显缩小，由于坏死区充满大量红细胞而呈红色，残余肝组织淤胆而呈黄绿色，故称为红色或黄色肝萎缩。

（2）**亚急性重型肝炎** 肝细胞呈亚大块坏死，坏死面积小于1/2。肝小叶周边可见肝细胞再生，形成再生结节，周围被增生胶原纤维包绕，伴小胆管增生，淤胆明显。肉眼肝脏表面见大小不等的小结节。

（3）**慢加急性/慢性重型肝炎** 在慢性肝炎或肝硬化病变基础上出现亚大块或大块坏死，大部分病例尚可见桥接及碎屑状坏死。

4. 淤胆型肝炎 有轻度急性肝炎的组织学改变，伴以明显的肝内淤胆现象：毛细胆管及小胆管内有胆栓形成，肝细胞浆内亦可见到胆色素淤滞。小胆管周围有明显的炎性细胞浸润。

5. 肝炎肝硬化 ①活动性肝硬化：肝硬化（弥漫性纤维组织增生及假小叶形成）伴明显炎症，包括纤维间隔内炎症，假小叶周围碎屑坏死及再生结节内炎症病变。②静止性肝硬化：假小叶周围边界清楚，间隔内炎性细胞少，结节内炎症轻。

◎ **要点四　临床表现**

各型肝炎的潜伏期长短不一，甲型肝炎为2~6周（平均4周），乙型肝炎为4~24周（平均3个月），丙型肝炎为2~26周（平均7.4周），丁型肝炎为4~20周，戊型肝炎为2~9周（平均6周）。

（一）急性肝炎

总病程一般为2~4个月，临床上根据有无黄疸分为以下两型。

1. 急性黄疸型肝炎　可分为3期。

（1）黄疸前期　多以发热起病，热型多为弛张热，可有恶寒。本期突出的症状是全身乏力及食欲不振、厌油、恶心、呕吐、上腹不适、腹胀、便溏等消化系统症状。本期末尿色逐渐加深，似浓茶色；肝功能检查示 ALT、AST 升高；体征可有右上腹叩击痛。本期持续数日至2周，平均1周。

（2）黄疸期　继尿色加深之后，巩膜首先出现黄染，继及皮肤，多于数日至2周达高峰，随后逐渐下降。黄疸初现时，发热很快消退，但乏力、胃肠道症状等可短期增剧，继而迅速缓解。黄疸多为肝细胞性，部分患者可短时表现为胆汁淤积性黄疸，如皮肤瘙痒、大便色浅等。体征除皮肤及巩膜黄染外，尚有肝大、触痛及肝区叩击痛，脾可轻度增大。本期持续2~6周。

（3）恢复期　黄疸消退，症状消失，肝功能正常，肿大的肝脏、脾脏逐渐恢复正常。本期约需数周至4个月，平均1个月。

2. 急性无黄疸型肝炎　此型较多见，约占全部急性肝炎的70%~90%。起病缓慢，临床症状较轻，主要表现为乏力，食欲不振，腹胀，肝区疼痛，有的患者可有恶心、呕吐、便溏或低热。体征可有肝大、压痛，脾也可轻度肿大。

甲、戊型肝炎以黄疸型多见，急性丙型肝炎临床表现较轻，以无黄疸型多见。部分患者无症状，仅有肝功能异常，此乃亚临床型感染。

（二）慢性肝炎

慢性肝炎指急性肝炎病程超过半年，或原有慢性乙型、丙型、丁型肝炎或慢性肝炎病毒携带史，本次又因同一病原再次出现肝炎症状、体征及肝功能异常者。发病日期不明或虽无肝炎病史，但肝组织病理学检查符合慢性肝炎改变，或根据症状、体征、实验室检查及影像学检查综合分析，亦可做出相应诊断。

为区分病情严重程度，临床上将慢性肝炎分为：

1. 轻度　临床症状、体征轻微或缺如，肝功能指标仅1或2项轻度异常。

2. 中度　症状、体征、实验室检查居于轻度和重度之间。

3. 重度　有明显或持续的肝炎症状，如乏力、食欲不振、腹胀、尿黄、便溏等，有肝病面容、肝掌、蜘蛛痣、脾大等体征，且无门脉高压表现者。实验室检查血清丙氨酸氨基转移酶（ALT）和（或）天门冬氨酸氨基转移酶（AST）反复或持续升高、白蛋白降低或 A/G 比值异常，丙种球蛋白明显升高，如发生 ALT 和 AST 大幅升高，胆红素超出正常值，提示重症化反向，可迅速向肝衰竭发展。

（三）重型肝炎

重型肝炎（肝衰竭）病因及诱因复杂，包括重叠感染（如乙型肝炎重叠其他肝炎病毒感染）、机体免疫状况、妊娠、HBV 前 C 区突变、过度疲劳、精神刺激、饮酒、应用肝损伤药物、合并细菌感染、有其他合并症（如甲状腺功能亢进症、糖尿病）等。表现为一系列肝衰竭综合征：极度乏力，严重消化道症状，神经、精神症状（嗜睡、性格改变、烦躁不安、昏迷等），有明显出血现象，凝血酶原时间显著延长（常用国际标准化比值 INR>1.5）及凝血酶原活动度（PTA）<40%。黄疸进行性加深，胆红素上升大于正常值的 10 倍，可出现中毒性鼓肠、肝臭、肝肾综合征等，可见扑翼样震颤及病理反射，肝浊音界进行性缩小，胆酶分离，血氨升高等。

1. **急性重型肝炎（急性肝衰竭，acute liver failure，ALF）** 又称暴发型肝炎（fulminant hepatitis），特征是起病急，发病 2 周内出现以 II 度以上肝性脑病为特征的肝衰竭综合征。发病多有诱因。本型病死率高，病程不超过 3 周。

2. **亚急性肝衰竭** 起病较急，2～26 周出现以下表现者：①极度乏力，有明显的消化道症状；②黄疸迅速加深，血清 TBil>10×ULN 或每日上升 ≥17.1 μmol/L；③伴或不伴肝性脑病；④有出血表现，PTA≤40%（或 INR≥1.5）并排除其他原因者。

3. **慢加急性（亚急性）重型肝炎［慢加急性（亚急性）肝衰竭，acute-on-chronic liver failure，ACLF］** 是在慢性肝病基础上出现的急性或亚急性肝功能失代偿。

4. **慢性重型肝炎（慢性肝衰竭，chronic liver failure，CLF）** 是在肝硬化基础上，肝功能进行性减退导致的以腹水或门脉高压、凝血功能障碍和肝性脑病等为主要表现的慢性肝功能失代偿。

根据病情的严重程度，各种类型的重型肝炎（肝衰竭）可分为早、中、晚三期。

（1）**早期** 患者有重型肝炎的表现，如严重乏力及消化道症状，黄疸迅速加深。血清胆红素大于正常值上限 10 倍或每日上升 ≥17.1μmol/L，30%<PTA≤40%，或经病理学证实。但未发生明显的脑病，亦未出现腹水。

（2）**中期** 有 II 度肝性脑病和（或）明显腹水或出血倾向（出血点或瘀斑），20%<PTA≤30%。

（3）**晚期** 有难治性并发症如肝肾综合征、消化道大出血、严重出血倾向（注射部位瘀斑等）、严重感染、难以纠正的电解质紊乱或 III 度

以上肝性脑病、脑水肿，PTA≤20%。

（四）淤胆型肝炎

以肝内胆汁淤积为主要表现的一种特殊类型。起病类似急性黄疸型肝炎，但自觉症状常较轻，皮肤瘙痒，大便灰白，常有明显肝脏肿大，肝功能检查血清胆红素明显升高，以直接胆红素为主，PTA>60% 或应用维生素 K 肌内注射后 1 周可升至 60% 以上，血清胆汁酸、γ-谷氨酰转肽酶、碱性磷酸酶、胆固醇可明显升高，黄疸常持续 3 周以上，并除外其他原因引起的肝内外梗阻性黄疸者，可诊断为急性淤胆型肝炎。在慢性肝炎或肝硬化基础上发生前述临床表现者，可诊断为慢性淤胆型肝炎，预后差。

（五）肝炎肝硬化

早期肝硬化临床上常无特异性表现，很难确诊，须依靠病理诊断，B 超、CT 或 MRI 及腹腔镜等检查有辅助诊断意义。

凡慢性肝炎患者具有肯定的门脉高压证据（如腹壁及食管静脉曲张、腹水），影像学检查肝脏缩小、脾脏增大、门静脉增宽，且除外其他引起门静脉高压原因者，均可诊断为肝炎肝硬化。

1. **肝炎肝纤维化** 主要根据组织病理学检查结果诊断，B 超检查结果可供参考。肝纤维化的瞬时弹性扫描及血清学指标如透明质酸（HA）、III 型前胶原（PC-III）、IV 型胶原（IV-C）、层连蛋白（LN）等指标与肝纤维化有一定相关性，但不能代表肝组织纤维沉积的量，更不能代替肝穿刺活组织学检查。

2. **肝炎肝硬化** 是慢性肝炎的发展结果，肝组织病理学表现为弥漫性肝纤维化及假小叶形成。

（1）**代偿性肝硬化** 指早期肝硬化，一般属 Child-Pugh A 级。虽可有轻度乏力、食欲减退或腹胀症状，但无明显肝功能衰竭表现。血清白蛋白降低，但仍 ≥35g/L，胆红素 ≤35μmol/L，PTA>60%。血清 ALT 和 AST 轻度升高，AST 可高于 ALT，γ-谷氨酰转肽酶可轻度升高。可有门脉高压症，如轻度食管静脉曲张，但无腹水、肝

性脑病或上消化道出血。

（2）失代偿性肝硬化　指中晚期肝硬化，一般属 Child-Pugh B、C 级。有明显肝功能异常及失代偿征象，如血清白蛋白<35g/L，A/G<1.0，黄疸明显，胆红素>35 μmol/L，ALT 和 AST 升高，凝血酶原活动度<60%。患者可出现腹水、肝性脑病及门脉高压引起的食管、胃底静脉明显曲张或破裂出血。

根据肝脏炎症活动情况，可将肝硬化分为：①活动性肝硬化：慢性肝炎的临床表现依然存在，特别是 ALT 明显升高，黄疸，白蛋白水平下降，肝质地变硬，脾进行性增大，并伴有门脉高压症。②静止性肝硬化：无明显肝脏炎症活动的表现，肝质地硬，脾大，伴有门脉高压症，血清白蛋白水平低。

肝硬化的影像学表现：B 超检查可见肝脏缩小，肝表面明显凹凸不平，呈锯齿状或波浪状，肝边缘变钝，肝实质回声不均、增强，呈结节状，门静脉和脾静脉内径增宽，肝静脉变细，扭曲，粗细不均，腹腔内可见液性暗区。

（六）隐匿性慢性乙型肝炎

血清 HBsAg 阴性，但血清和（或）肝组织中 HBV DNA 阳性，并可有慢性肝炎的临床表现。除 HBV DNA 阳性外，患者可有血清抗-HBs、抗-HBe 和（或）抗-HBc 阳性，但约 20%隐匿性慢性乙型肝炎患者的血清学标志均为阴性。诊断需排除其他病毒及非病毒因素引起的肝损伤。

（七）HBV 携带者

1. 慢性 HBV 携带者　多为处于免疫耐受期的慢性 HBV 感染者。血清 HBsAg 和 HBV DNA 阳性，HBeAg 或抗-HBe 阳性，1 年内连续随访 3 次以上，血清 ALT 和 AST 均在正常范围，肝组织学检查无明显异常。

2. 非活动性 HBsAg 携带者　血清 HBsAg 阳性、HBeAg 阴性、抗-HBe 阳性或阴性，HBV DNA（PCR）低于最低检测限，1 年内连续随访 3 次以上，ALT 均在正常范围，肝组织学检查病变轻微。

◎ 要点五　实验室检查与其他检查

（一）血常规

急性肝炎早期血白细胞正常或略高，黄疸期至恢复期白细胞正常或略低。急性重型肝炎白细胞和多个核细胞均可增加。慢性重型肝炎、肝炎肝硬化、脾大及脾功能亢进时可有不同程度的血小板、白细胞及红细胞减少。

（二）尿常规

出现黄疸的患者尿胆素及尿胆原常阳性，且有助于黄疸的鉴别。

（三）肝功能

1. 血清转氨酶　临床用于肝病诊断的转氨酶主要有两种，一是丙氨酸氨基转移酶（ALT），另一种是天门冬氨酸氨基转移酶（AST）。AST 存在于体内多种组织（如肝脏、心肌、骨骼肌、肾脏等）细胞中，心肌细胞含量最高，其次为肝细胞。这些组织受到损伤，大量的转氨酶逸出进入血液，引起血清转氨酶升高。在肝细胞中，ALT 主要存在于肝细胞浆中，易于释出，而 AST 在胞浆中仅占 20%，80%存在于肝细胞线粒体内，因此在急性肝炎时 ALT 常常高于 AST。

肝病时转氨酶测定实际上是反映肝细胞损伤情况，且较敏感，ALT 为目前诊断肝炎最有价值的酶活力测定。急性肝炎在潜伏期末 ALT 即有升高，出现临床症状后即明显升高，于病程的 4~6 周可降至正常。如病程超过 3 个月转氨酶仍高，常提示有慢性化倾向。慢性肝炎、肝硬化时转氨酶的升高幅度常较急性肝炎低。ALT 升高幅度不能区别急性肝炎与重型肝炎。ALT 半寿期较短，当重型肝炎肝细胞大量坏死时，随着病程的延长，ALT 从高水平逐渐下降，与之相反，血清胆红素却不断上升，因而在病程的某一时期形成特有的"酶胆分离"现象。按病程估计，此现象于肝细胞大量坏死 10 日后较显著。AST/ALT 比值正常为 0.6 左右，急性肝炎时多<1，重型肝炎时由于线粒体损害严重，AST 大量逸出，使 AST/ALT>1，提示病情危重。

2. 血清胆红素（Bil） 肝脏可产生和排泌胆汁，肝细胞损伤时，胆汁可进入血液，引起血清胆红素升高。因此，肝脏疾患如血清胆红素明显升高常表示肝脏损伤严重或有胆汁淤积。如急性肝炎患者胆红素长期持续异常则有慢性化可能，如胆红素在短期内剧增则提示病情恶化。

3. 蛋白质 白蛋白由肝脏产生，如肝脏损伤严重（中度、重度慢性肝炎，重型肝炎，肝硬化等）则白蛋白常减少，球蛋白常增加，A/G比值下降或倒置。

4. 凝血酶原时间（PT）和凝血酶原活动度（PTA） 肝脏为多种凝血因子合成的场所，如果肝实质广泛而严重损伤时，凝血因子缺乏，PT明显延长，PTA下降。PTA≤40%为肝细胞大量坏死的肯定界限，为重型肝炎诊断及判断预后的重要指标，如PTA<20%则预后不良。现有采用国际标准化比值（international normal ratio，INR）表示此指标，INR升高与PTA下降意义相同，INR>1.2为异常。

5. 血胆固醇（Ch） 血中的胆固醇60%~80%来自肝脏，严重肝损伤时，肝脏合成胆固醇减少，故而血胆固醇明显减少常提示肝病病情严重。淤胆型肝炎、胆道梗阻时胆固醇常有升高。

6. 转肽酶（γ-GT，GGT） 此酶灵敏度高，特异性差。肝炎时常增高，持续增高者提示可能迁延不愈；在慢性肝炎中γ-GT上升幅度与病情严重程度有一定关系；淤胆型肝炎时常明显升高；肝癌、阻塞性黄疸、心肌梗死、胰腺炎、酗酒等患者也可增高或明显增高。

7. 碱性磷酸酶（ALP/AKP） 骨骼疾患及肝胆疾患如淤胆型肝炎、肝内胆汁淤积及肝外阻塞性黄疸者可明显升高。肝细胞性黄疸时仅轻度增高。生长发育期儿童亦明显增高。

8. 甲胎蛋白（AFP） 是胚胎期肝细胞和卵黄囊产生的一种蛋白，出生后1周即消失，当肝细胞癌变后又可获得合成此蛋白的能力（称返祖现象）。孕妇、新生儿、部分睾丸或卵巢胚胎性癌及部分慢性肝损伤、肝硬化患者可轻度升高。AFP明显升高或进行性升高提示有肝细胞癌（HCC）发生。重型肝炎有大量肝细胞坏死后的肝细胞再生，AFP也常升高，则与预后相关。临床上应注意观察AFP升高的幅度、持续时间、动态变化、与转氨酶的关系，并需结合患者临床表现、影像学检查结果等进行综合分析。

（四）病原学检查

1. HAV

（1）抗-HAV IgM 是新近感染的证据，出现较早，一般在病后1周黄疸出现时即可测出，2周时达高峰，1~2个月滴度开始下降，3~6个月转阴，为甲型肝炎早期诊断最常用而简便的可靠指标。

（2）抗-HAV IgG 在急性肝炎后期和恢复早期出现（IgM开始下降时），于2~3个月达到高峰可在体内长期存在。如恢复期抗体滴度比急性期增高4倍以上有诊断意义。常用于测定人群免疫水平。

（3）其他 检测潜伏末期及急性初期患者粪便标本中的HAV RNA、HAAg、HAV颗粒等，阳性可确诊为HAV感染。一般不用于临床，主要用于研究。

2. HBV

（1）血清HBV标志物检测 HBV的抗原复杂，其外壳中有表面抗原，核心成分中有核心抗原和e抗原，感染后可诱发机体产生相应的抗体。

①HBsAg：是感染HBV后最早出现的血清学标志，感染后2周血清中开始出现，而后出现ALT升高及症状、体征等。HBsAg是HBV现症感染指标之一，可见于急性乙型肝炎潜伏期、急性期患者以及各种慢性HBV感染者（慢性HBV携带者、非活动性慢性HBsAg携带者、慢性乙型肝炎患者和与HBV感染相关的肝硬化及肝癌患者）。

②抗-HBs：是感染HBV后机体产生的唯一保护性抗体，对HBV具有中和作用。一般在HBsAg消失后隔一段时间才出现，这段时间称为空窗期，此时HBsAg及抗-HBs均阴性。抗-HBs

阳性一般是 HBV 感染恢复的标志，见于乙肝恢复期、HBV 既往感染者和乙肝疫苗接种后。

③HBcAg：HBcAg 为 HBV 核心蛋白的组成部分，血液中一般无游离的 HBcAg。只有用去垢剂处理 Dane 颗粒后，方可释放出 HBcAg，所以临床上一般不检测 HBcAg。如血清 HBcAg 阳性表示血液内含有 HBV，患者传染性强，HBV 复制活跃。

④抗-HBc：此为 HBcAg 刺激机体产生的，为感染 HBV 后最早出现的抗体，属非中和性抗体，可持续存在多年。故抗-HBc 是 HBV 感染的标志，可能为现症感染或既往感染。抗-HBc 包括抗-HBc IgM 和抗-HBc IgG。感染 HBV 后先是抗-HBc IgM 阳性（6 个月内），随后出现抗-HBc IgG。高滴度的抗-HBc IgM 阳性或抗-HBc IgM 阳性而抗-HBc IgG 阴性为 HBV 急性或近期感染的标志。在部分慢性乙型肝炎、肝硬化、肝癌、慢性 HBV 携带者中抗-HBc IgM 也可出现低滴度阳性，而抗-HBc IgG 高滴度阳性，表示体内有 HBV 复制且传染性强。

⑤HBeAg 和抗-HBe：感染 HBV 后，HBeAg 可与 HBsAg 同时或稍后出现于血清中，其消失则稍早于 HBsAg。HBeAg 与 HBV DNA 有着良好的相关性，是病毒复制活跃、传染性强的标志。急性乙型肝炎患者若 HBeAg 持续阳性 10 周以上，可能转为慢性感染。抗-HBe 的出现预示着病毒复制减少或终止，传染性减弱。HBeAg 消失前/后出现抗-HBe，这一时期称为（e 抗原）血清转换期，其标志是 HBV 感染者 HBeAg 和抗-HBe 同时阳性或同时阴性。HBV 前 C 区变异的慢性乙型肝炎患者 HBeAg 阴性，抗-HBe 阳性或阴性，但 HBV DNA 阳性。

（2）HBV DNA　常采用 PCR 检测，是 HBV 存在和复制最可靠的直接证据，反映病毒复制程度及传染性强弱，也常用来监测抗病毒药物的疗效。

3. HCV

（1）抗-HCV　抗-HCV 阳性可诊断为 HCV 感染。一般认为抗-HCV 是感染的标志（包括既往感染和现症感染）。抗-HCV IgM 阳性更多见于现症感染者。抗-HCV 在 HCV 感染后 4~6 周或更久出现，慢性患者抗-HCV 可持续阳性。

（2）HCV RNA　HCV RNA 的出现较抗-HCV 早，阳性表示体内有 HCV 复制，有传染性，可用于 HCV 感染的早期诊断及疗效评估。HCV 的基因分型检测对流行病学研究及指导慢性丙型肝炎治疗有重要意义。

4. HDV

（1）HDAg　感染 HDV 后 HDAg 较早在血清中出现，且持续时间短（1~2 周），HDAg 阳性是急性 HDV 感染的直接证据。

（2）抗-HD　抗-HD IgM 阳性是 HDV 现症感染的标志，急性 HDV 感染者抗-HD IgM 一过性升高；慢性 HDV 感染者抗-HD IgM 升高多为持续性，并有高滴度的抗-HD IgG 阳性。持续性高滴度抗-HD 或抗-HD IgG 是慢性 HDV 感染的证据。

（3）HDV RNA　血清或肝组织中 HDV RNA 是 HDV 现症感染的直接证据，急性 HDV 感染一过性阳性，慢性 HDV 感染则持续阳性。

5. HEV

（1）抗-HEV　发病 1~2 周后抗-HEV 转阳性，3~5 周后达高峰，然后逐渐下降。抗-HEV 转阳性或滴度由低到高或抗-HEV 滴度>1∶20 或抗-HEV IgM 阳性对急性戊型肝炎有诊断意义。

（2）其他　血清和（或）粪便 HEAg 或 HEV RNA 阳性或粪便标本中找到 HEV 颗粒可明确诊断。

（五）肝穿刺活组织学检查

肝活检对病毒性肝炎的诊断和分型十分重要，可依据一般的病理形态进行诊断及鉴别诊断，了解炎症活动度及纤维化分期，估计预后，随访其演变及评估疗效。近年来应用电镜、免疫电镜、免疫组化、核酸分子杂交等技术，可进一步研究发病机制、确定病因、确定病毒复制状态及指导治疗。

（六）影像学检查

1. 超声波检查　急性肝炎时行此检查的目的是排除肝脏的其他病变，如肝占位性病变、梗阻性病变等。B型超声检查对肝硬化、肝大块坏死、肝癌、脂肪肝等有一定的诊断意义。

2. 电子计算机断层扫描（CT）及磁共振成像（MRI）检查　对出血坏死、脂肪变化及鉴别肝占位性病变优于超声检查。

◎ 要点六　诊断与鉴别诊断

（一）诊断

1. 急性肝炎　起病较急，常有畏寒、发热、乏力、食欲缺乏、恶心、呕吐等急性感染症状。肝大，质偏软，ALT显著升高。黄疸型肝炎血清胆红素正常或>17.1μmol/L，尿胆红素阳性。黄疸型肝炎可有黄疸前期、黄疸期、恢复期三期经过，病程不超过6个月。

2. 慢性肝炎　病程超过半年或发病日期不明确而有慢性肝炎症状、体征、实验室检查改变者。常有乏力、厌油、肝区不适等症状，可有肝病面容、肝掌、蜘蛛痣、胸前毛细血管扩张、肝大质偏硬、脾大等体征。根据病情轻重及实验室指标改变等可综合评定为轻、中、重三度。

3. 重型肝炎（肝衰竭）　主要有肝衰竭综合征表现。急性黄疸型肝炎病情迅速恶化，2周内出现Ⅱ度以上肝性脑病或其他重型肝炎表现者，为急性肝衰竭；15天至26周出现上述表现者为亚急性肝衰竭；在慢性肝病基础上出现的急性肝功能失代偿为慢加急性（亚急性）肝衰竭。在肝硬化基础上出现的重型肝炎为慢性肝衰竭。

4. 淤胆型肝炎　起病类似急性黄疸型肝炎，黄疸持续时间长，症状轻，有肝内梗阻的表现。

5. 肝炎肝硬化　多有慢性肝炎病史。有乏力、腹胀、尿少、肝掌、蜘蛛痣、脾大、腹水、双下肢水肿、胃底-食管下段静脉曲张、白蛋白下降、A/G倒置等肝功能受损和门脉高压表现。

（二）鉴别诊断

1. 各型病毒性肝炎之间的鉴别　主要根据流行病学、临床表现（甲、戊型肝炎为急性，黄疸型较多见；乙、丙、丁型肝炎可演变为慢性，无黄疸型多见）及实验室检查进行鉴别。确诊有赖于病原学检查结果。

2. 传染性单核细胞增多症　系EB病毒感染，可有肝脾大、黄疸、肝功能异常。但消化道症状轻，常有咽炎、淋巴结肿大、血白细胞增多、异常淋巴细胞10%以上、嗜异凝集反应阳性、抗EB病毒抗体IgM早期阳性（4~8周）等。

3. 药物性或中毒性肝炎　有服用损害肝脏药物或接触有毒物质史，病毒性肝炎病原学检查常阴性。

4. 酒精性肝炎　有长期嗜酒史，病毒性肝炎病原学检查常阴性。

5. 非酒精性脂肪性肝炎（NASH）　患者形体肥胖，体重指数常超标，血生化检查甘油三酯多增高，B超检查有相应改变，病毒性肝炎病原学检查常阴性。

6. 自身免疫性肝病　主要有自身免疫性肝炎（autoimmune hepatitis，AIH）、原发性胆汁性胆管炎（primary biliary cirrhosis，PBC）、原发性硬化性胆管炎（primary sclerosing cholangitis，PSC）及自身免疫性胆管炎（autoimmune cholangitis，AIC）等。常有肝脏炎性损害或胆汁淤积的表现，血清IgG或γ球蛋白明显升高，相应的自身抗体阳性，而病毒性肝炎病原学检查常阴性。

◎ 要点七　治疗

病毒性肝炎临床类型复杂，表现多样，治疗要根据不同的病原、临床类型及组织学改变区别对待。

（一）急性肝炎

1. 休息　早期应住院卧床休息，症状和黄疸消退后可起床活动，并随着病情的好转逐渐增加活动量，一般以不感到疲劳为度。

2. 饮食　应进食易消化、富含维生素的清淡饮食。如果食欲明显下降且有呕吐者，可静脉注射10%~20%葡萄糖注射液和维生素C等。避免其他对肝脏不利的因素，避免使用肝毒性药物，禁止饮酒。

3. 药物治疗 恶心呕吐者可予以胃动力药；黄疸持续不退者可考虑中医中药治疗，或用门冬氨酸钾镁溶液等。保肝药物种类繁多，可酌情选用1~2种，不可滥用，以防加重肝脏负担。

急性病毒性肝炎多为自限性，一般不需抗病毒治疗。但急性丙型肝炎若发现HCV RNA阳性，尽快开始抗病毒治疗可治愈。

（二）慢性肝炎

慢性病毒性肝炎的治疗应根据患者的具体情况采用综合性治疗方案，主要包括一般及对症治疗、抗病毒、免疫调节、保肝、抗肝纤维化等治疗措施。抗病毒治疗是慢性乙型肝炎和丙型肝炎的关键治疗，只要有适应证，且条件允许，就应进行规范的抗病毒治疗。

1. 休息 应适当休息。病情活动时应卧床休息；病情稳定时应注意锻炼身体，以活动后不感到疲乏为度。

2. 饮食 宜进蛋白质及维生素含量丰富的饮食，以维持平衡为宜，防止发生脂肪肝、糖尿病等。忌酒。

3. 抗病毒治疗 目的是清除或持续抑制体内的肝炎病毒，减轻肝细胞炎症坏死及肝纤维化，延缓和阻止疾病进展，减缓和防止肝脏失代偿、肝硬化、HCC及其并发症的发生，从而改善生活质量和延长存活时间。

（1）慢性乙型肝炎 抗病毒治疗的适应证：

血清HBV DNA阳性的慢性HBV感染者，若其ALT持续异常（＞ULN）且排除其他原因导致的ALT升高，均应考虑开始抗病毒治疗；存在肝硬化的客观依据，不论ALT和HBeAg状态，只要可检测到HBV DNA，均建议进行积极的抗病毒治疗；对于失代偿期肝硬化者，若HBV DNA检测不到，但HBsAg阳性，建议行抗病毒治疗。

血清HBV DNA阳性、ALT正常的患者，如有以下情形之一，则疾病进展风险较大，建议行抗病毒治疗：①肝组织学存在明显的肝脏炎症

（G≥2）或纤维化（S≥2）；②ALT持续正常（每3个月检查1次，持续12个月），但有肝硬化或肝癌家族史且年龄＞30岁；③ALT持续正常（每3个月检查1次，持续12个月），无肝硬化或肝癌家族史，但年龄＞30岁，建议行肝纤维化无创诊断技术检查或肝组织学检查，发现存在明显肝脏炎症或纤维化；④ALT持续正常（每3个月检查1次，持续12个月），有HBV相关的肝外表现（肾小球肾炎、血管炎、结节性多动脉炎、周围神经病变等）。

目前常用的抗HBV药物有两大类：核苷酸类似物（NAs）、干扰素（IFN）。

HBeAg阳性慢性感染者采用恩替卡韦、TDF或TAF治疗：治疗1年若HBV DNA低于检测下限、ALT复常和HBeAg血清学转换后，再巩固治疗至少3年（每隔6个月复查1次）仍保持不变，可考虑停药，延长疗程可减少复发。

HBeAg阳性CHB患者采用Peg-IFN-α抗病毒治疗：治疗24周时，若HBV DNA下降＜2lg IU/mL且HBsAg定量＞20000IU/mL，建议停用Peg-IFN-α治疗，改为NAs治疗。有效患者治疗疗程为48周，可以根据病情需要延长疗程，但不宜超过96周。

HBeAg阴性慢性感染者采用恩替卡韦、TDF或TAF治疗，建议HBsAg消失且HBV DNA检测不到后停药随访。

HBeAg阴性CHB患者采用Peg-IFN-α抗病毒治疗：治疗12周时，若HBV DNA下降＜2lg IU/mL，或HBsAg定量下降＜1lg IU/mL，建议停用Peg-IFN-α治疗，改为NAs治疗。有效患者治疗疗程为48周，可以根据病情需要延长疗程，但不宜超过96周。

对于代偿期乙型肝炎肝硬化患者，推荐采用恩替卡韦、TDF或TAF进行长期抗病毒治疗，或采用Peg-IFN-α治疗，但需密切监测相关不良反应。

对于失代偿期乙型肝炎硬化患者，推荐采用恩替卡韦或TDF长期治疗，禁用IFN治疗，若必

要可以应用 TAF 治疗。

Peg-IFN-α 治疗的禁忌证：①绝对禁忌证：妊娠或短期内有妊娠计划、精神病史（具有精神分裂症或严重抑郁症等病史）、未能控制的癫痫、失代偿期肝硬化、未控制的自身免疫病、严重感染、视网膜疾病、心力衰竭、慢性阻塞性肺疾病等基础疾病。②相对禁忌证：甲状腺疾病，既往抑郁症史，未控制的糖尿病、高血压、心脏病。

（2）丙型肝炎 所有慢性丙型肝炎患者即使血清 ALT 正常或轻度升高，HCV RNA 阳性者均应考虑抗病毒治疗，HCV RNA 阳性的急性丙型肝炎一经确诊也应开始抗病毒治疗，以防转为慢性。在临床具体应用时，还应考虑患者肝组织损伤程度、有无肝功能失代偿、产生应答的可能性、有无合并症存在、潜在的严重不良反应等因素的影响。

①干扰素+利巴韦林（PR）：PR 治疗的适应证：在 DAA 上市之前，PR 方案是我国 HBV 感染者接受抗病毒治疗的主要方案，可应用于所有基因型 HBV 现症感染，同时无治疗禁忌证的患者。

②首选泛基因型 DAA 方案：自从首个泛基因型直接抗病毒药物（DAA）——索磷布韦/维帕他韦在 2018 年 5 月 23 日上市以来，我国在丙型肝炎治疗领域也紧随国际步伐迈入了泛基因治疗时代。结合国内外的循证医学证据，最新发布的中国指南将泛基因型 DAA 作为治疗丙肝的首选方案。

临床常用泛基因型直接抗病毒药物

类别	药品	规格	使用剂量
NS5A 抑制剂	达拉他韦	30mg 或 60mg，片剂	1 片，每日 1 次（早上服用）
NS5B 聚合酶核苷类似物抑制剂	索磷布韦	400mg，片剂	1 片，每日 1 次（早上服用）
NS5B 聚合酶核苷类似物抑制剂/NS5A 抑制剂	索磷布韦+维帕他韦	400mg 索磷布韦和 100mg 维帕他韦，片剂	1 片，每日 1 次
NS3/4A 蛋白酶抑制剂/NS5A 抑制剂	格卡瑞韦+哌仑他韦	100mg 格卡瑞韦和 40mg 哌仑他韦，片剂	3 片，每日 1 次（随食物服用）

4. 调节免疫疗法 对不能耐受或不愿接受 IFN 或核苷（酸）类药物治疗的慢性乙型肝炎患者，如有条件，可试用胸腺肽 α_1。

5. 抗肝纤维化治疗 抗病毒治疗是抗纤维化治疗的基础。γ 干扰素及中药冬虫夏草、丹参、桃仁等制剂有一定的抗肝纤维化作用。

（三）重型肝炎

目前的治疗原则是在密切观察病情、早期诊断的基础上，以支持和对症疗法为主，同时进行多环节阻断肝细胞坏死、促进肝细胞再生，积极防治各种并发症，必要时可采用人工肝支持系统，争取进行肝移植。

1. 一般治疗及支持治疗 患者应绝对卧床休息，进行重症监护，密切观察病情变化，控制蛋白质的摄入，减少肠道氨的来源，补足每日必需的热量、液体、维生素等，适当补充新鲜血浆、白蛋白、免疫球蛋白、富含支链氨基酸的多种氨基酸，纠正水、电解质及酸碱平衡紊乱等。酌情应用免疫调节剂胸腺肽 α_1 等。禁用对肝、肾有害的药物。注意隔离，防止发生医院感染。

2. 病因治疗 由 HBV 引起的重型肝炎应及早给予核苷类似物抗病毒治疗，以减轻或阻止免疫病理损伤。不宜使用干扰素。

3. 促进肝细胞再生 常用的治疗措施有：①促肝细胞生长因子（HGF）。②前列腺素 E_1（PGE_1）。③还原型谷胱甘肽等。

4. 抗内毒素血症 间歇应用广谱抗菌药物，抑制肠道菌内毒素释放；口服乳果糖等，促进肠道内毒素排泄。

5. 防治并发症 积极防治肝性脑病、脑水肿、上消化道出血、继发感染、肝肾综合征、代谢紊乱等并发症。

6. 人工肝支持系统和肝细胞移植 有条件者可采用人工肝支持系统以清除血中有毒物质，补充生物活性物质，降低胆红素，升高 PTA，可为晚期患者争取时间进行肝移植。肝细胞移植既是一种支持疗法，也可起到肝移植的桥梁作用。

7. 肝移植 可显著提高终末期肝病患者生存率。

◎ 要点八 预防

（一）管理传染源

病毒性肝炎属我国法定管理传染病种中的乙类传染病，发现后应及时做好疫情报告并隔离患者。急性甲型及戊型肝炎自发病之日起隔离3周。乙型及丙型肝炎隔离至病情稳定后可以出院。各型肝炎应分室住院治疗，对患者的分泌物、排泄物、血液以及污染的医疗器械、物品等均应进行消毒处理。对急性甲型或戊型肝炎患者的接触者可进行医学观察45日。肝功能异常或HBsAg 阳性或抗-HCV 阳性者不得献血、组织或器官。HBsAg 携带者不得献血，可照常工作和学习，但要定期随访，注意个人卫生、经期卫生以及行业卫生，防止血液及其他体液污染并感染他人；不共用食具、刮刀、修面用具、洗漱用品等。

对 HBV 感染育龄期及妊娠期妇女的管理：

1. 有生育要求的 CHB 患者，若有治疗适应证，应尽量在孕前应用 IFN 或 NAs 治疗。如意外怀孕，应用 IFN-a 者应终止妊娠；应用 NAs 者，应选择替诺福韦（TDF）或替比夫定（LdT）抗病毒治疗。

2. 妊娠中、后期如果患者 HBV DNA 载量>2×10⁶IU/mL，在与患者充分沟通、知情同意的基础上，于妊娠24~28周开始予 TDF、LdT 抗病毒治疗，产后停药，可母乳喂养。应用 TDF 时，母乳喂养不是禁忌证。

3. 男性育龄期患者应用 IFN-a 治疗应在停药后6个月方可生育，应用 NAs 治疗对生育的影响及传播意义尚无证据表明利弊。

（二）切断传播途径

提高个人卫生水平，加强饮食卫生管理、水源保护、环境卫生管理以及粪便无害化处理。加强托幼机构、各服务业卫生管理。

各级医疗卫生单位应加强消毒及防护措施。各种医疗及预防注射应实行一人一针一管，各种医疗器械及用具应实行一人一用一消毒（如针灸针、手术器械、探针、各种内镜以及口腔科钻头等），尤其应严格对带血污染物的消毒处理。对血液透析病房应加强卫生管理。

（三）保护易感人群

1. 甲型肝炎 甲肝减毒活疫苗或灭活疫苗均有较好的预防效果，高危易感人群应接种；人血丙种球蛋白及甲肝疫苗于 HAV 暴露后2周内注射均有一定程度的保护作用。

2. 乙型肝炎

（1）乙肝免疫球蛋白（HBIG）主要用于阻断 HBV 的母婴传播及意外暴露的被动免疫，应在出生后或暴露后的24小时内（时间越早越好）注射。

（2）乙型肝炎疫苗 主要用于新生儿和高危人群的乙肝预防。对 HBsAg 阳性产妇所生婴儿，与乙肝免疫球蛋白联合使用可提高保护率。

细目二 流行性感冒

流行性感冒（influenza）简称流感，是由流感病毒引起的急性呼吸道传染病，主要通过飞沫传播，潜伏期短，传染性强，传播迅速。主要临床特点为起病急，高热、头痛、乏力、全身酸痛和轻微的呼吸道症状。已多次引起世界范围的大流行，造成数十亿人发病，数千万人死亡。

◎ 要点一 病原学

流感病毒属正黏病毒科，直径 80~120nm，呈球形或丝状，由核心和包膜组成。核心由分节段的单股负链 RNA、与其结合的核蛋白（nucleoprotein，NP）和 RNA 多聚酶组成，流感病毒核酸分节段的结构特点使其具有较高的基因重配频率，因而其抗原性容易发生变异，并导致新亚型病毒的出现。包膜分为两层，包膜内层为基质蛋白 1（matrix protein，M1），包膜外层主要来自宿主细胞的脂质双层膜，表面分布着两种刺突——血凝素（hemagglutinin，HA）和神经氨酸酶（neuraminidase，NA），成分为糖蛋白，具有亚型和株的特异性。此外，病毒包膜外层上还分布有基质蛋白 2（M2），数量少，属于离子通道蛋白，有助于病毒进入感染细胞。针对 HA 的抗体为中和抗体，可预防流感的传染，抗 NA 抗体能在一定程度上限制病毒的复制，但不能中和流感病毒。

根据病毒 NP 和 M1 抗原性的不同，流感病毒分为甲（A）、乙（B）和丙（C）三型，甲型流感病毒再根据 HA 和 NA 的抗原性不同分为若干亚型，HA 可分为 H1~H18 亚型，NA 可分为 N1~N11 亚型，人类流感主要与 H1、H2、H3 和 N1、N2 亚型有关。甲型流感病毒宿主广泛，易发生变异，曾多次引起世界性大流行；乙型流感病毒变异较少，通常只引起局部暴发；丙型流感病毒稳定，多为散发，主要侵犯婴幼儿和免疫力低下的人群；乙型、丙型相对较少，主要感染人类。

流感病毒容易发生变异，最常发生于甲型，主要形式有两种：①抗原漂移（antigen drift），变异幅度小，属于量变，不会引起流感的大规模流行，出现频率较高，且有逐渐积累效应。②抗原转换（antigen shift），变异幅度大，属于质变，形成新的病毒亚型，由于人群对抗原转换后出现的新亚型缺少免疫力，往往会引起流感的全球性大流行，发生频率较低，且缓慢。

流感病毒不耐热，100℃ 1 分钟或 56℃ 30 分钟灭活，对常用消毒剂（甲醛、过氧乙酸、含氯消毒剂等）、紫外线敏感，耐低温和干燥，真空干燥或 -20℃ 以下仍可存活。

◎ **要点二　流行病学**

1. 传染源　主要为流感患者和隐性感染者。潜伏期即有传染性，发病 3 日内传染性最强。动物可能为重要贮存宿主和中间宿主。

2. 传播途径　经呼吸道-空气飞沫传播，也可通过直接接触或病毒污染物品间接接触传播。

3. 易感人群　普遍易感，感染后获得对同亚型病毒免疫力，但维持时间短，各型及亚型之间无交叉免疫。

4. 流行特征　流感病毒具较强的传染性，加之呼吸道飞沫传播，易引起流行和大流行。一般散发，多发于冬春季，我国北方每年流感活动高峰一般发生在当年 11 月底至次年的 2 月底，而南方除冬春季外，还有一个活动高峰（5~8 月份），大流行可发生于任何季节。根据世界上已发生的 4 次大流行情况分析，一般 10~15 年发生一次大流行。流感在流行病学上最显著的特点为：突然暴发，迅速蔓延，波及面广，具有一定的季节性，一般流行 6~8 周后会自然停止（世界性大流行通常有 2~3 个流行波），流感后人群获得一定的免疫力，流感于每次流行后，在人群中总要造成不同数量的死亡，死者多为年迈体衰、年幼体弱或合并有慢性疾病的患者。甲型流感常引起暴发流行，乙型流感呈局部流行或散发，亦可大流行，丙型以散发为主。

◎ **要点三　发病机制与病理**

1. 发病机制　流感病毒经呼吸道吸入后，通过血凝素与呼吸道表面纤毛柱状上皮细胞的唾液酸受体结合而进入细胞，在细胞内进行复制，引起上呼吸道症状，并在上皮细胞变性坏死后排出较多量的病毒，随呼吸道分泌物排出引起传播，上皮细胞变性、坏死、溶解或脱落后，产生炎症反应，从而产生发热、头痛、肌痛等全身症状。单纯流感病变主要损害呼吸道上部和中部黏膜，一般不破坏呼吸道基底膜，不引起病毒血症。若病毒不局限，侵袭全部呼吸道，可致流感病毒性肺炎，易继发细菌性肺炎，老年人、婴幼儿、慢性病患者及免疫力低下者较易发生。

2. 病理　单纯型流感病变主要发生在上、中呼吸道，表现为纤毛柱状上皮细胞的变性、坏死和脱落，黏膜充血、水肿和单核细胞浸润。流感病毒性肺炎的病理特征为肺充血、水肿，支气管黏膜坏死，气道内有血性分泌物，黏膜下层灶性出血，肺泡内含有渗出液，严重时有肺透明膜形成。

◎ 要点四　临床表现

潜伏期通常为 1~3 日，最短数小时。起病多急骤，主要以全身中毒症状为主，呼吸道症状轻微或不明显。发热通常持续 3~4 日。

1. 单纯型流感　最常见，骤起畏寒、发热，体温可达 39℃~40℃，头痛、全身酸痛、咽干、乏力及食欲减退等全身症状明显；咳嗽、流涕、鼻塞、咽痛等呼吸道症状较轻；少数患者有恶心、呕吐、腹泻、腹痛等消化道症状。

2. 肺炎型流感　较少见，可以由单纯型转为肺炎型，或直接表现为肺炎型，多发生在 2 岁以下的小儿、老人、孕妇或原有慢性基础疾病者。特点是在发病后 24 小时内出现高热、烦躁、呼吸困难、咳血痰和明显发绀，可进行性加重，应用抗菌药物无效，可因呼吸循环衰竭在 5~10 日内死亡。两肺可有呼吸音减低、湿啰音或哮鸣音，但无肺实变体征。X 线胸片可见双肺广泛小结节性浸润，近肺门较多，肺周围较少。婴儿流感的临床症状往往不典型，可见高热、惊厥。部分患儿表现为喉、气管、支气管炎症，严重者出现气道梗阻现象。新生儿流感虽少见，但一旦发生常呈败血症表现，如嗜睡、拒奶、呼吸暂停等，常伴有肺炎，病死率高。

3. 其他类型　较少见。中毒型主要表现为高热、循环障碍、血压下降、休克及 DIC 等；胃肠型主要表现为恶心、呕吐、腹痛、腹泻；脑炎型主要表现为谵妄、惊厥、意识障碍、脑膜刺激征。

4. 并发症　呼吸道并发症：细菌性气管炎、细菌性支气管炎、细菌性肺炎；肺外并发症：雷耶（Reye）综合征、中毒性休克、骨骼肌溶解、心肌炎、心包炎。

本病预后一般良好，常于短期内自愈。婴幼儿、老年人和合并有慢性基础疾病者，预后较差。

◎ 要点五　实验室检查与其他检查

1. 血液检查　在发病最初数日白细胞总数大多减少，中性粒细胞显著减少，淋巴细胞相对增加。重症患者多有白细胞总数及淋巴细胞下降。合并细菌感染时白细胞和中性粒细胞可增多，重者可有乳酸脱氢酶（LDH）、肌酸磷酸激酶（CK）等增高。

2. 病毒分离　将起病 3 日内患者的含漱液或上呼吸道分泌物接种于鸡胚或组织培养，进行病毒分离。灵敏度高，但实验要求高、费时。

3. 血清学检查　急性期（发病后 7 日内采集）和恢复期（间隔 2~3 周采集）双份血清进行补体结合试验或血凝抑制试验，后者抗体滴度与前者相比有 4 倍或以上升高，有助于确诊（回顾性诊断）。灵敏度、特异性均较差。

4. 病毒特异抗原及其核酸检查　取患者呼吸道标本或肺标本，采用免疫荧光或酶联免疫法检测甲、乙型流感病毒型特异的核蛋白（NP）或基质蛋白（M1）及亚型特异的血凝素蛋白。还可用 RT-PCR 检测编码上述蛋白的特异基因片段。

5. 快速诊断法　取患者鼻黏膜压片染色找到包涵体，免疫荧光检测抗原。

6. 胸部影像学检查　重症患者胸部 X 线检查可显示单侧或双侧肺炎，少数可伴有胸腔积液等。

◎ 要点六　诊断与鉴别诊断

（一）诊断

一般冬春季节，在同一地区，短时间之内出现大量流感样病例，应考虑流感。诊断分为两类：

1. 疑似病例　流行病学史、临床表现。

2. 确诊病例　流行病学史、临床表现、实验室病原学检查。

（二）鉴别诊断

1. 普通感冒　多为散发，起病较慢，可由多种呼吸道病毒感染引起。除流行病学资料外，通常流感全身症状比普通感冒重，而普通感冒呼吸道局部症状更突出。

2. 传染性非典型肺炎（SARS） 是由SARS冠状病毒引起的一种具有明显传染性，可累及多个脏器、系统的特殊肺炎。临床上以发热、乏力、头痛、肌肉关节疼痛等全身症状和干咳、胸闷、呼吸困难等呼吸道症状为主要表现，配合SARS病原学检测阳性，可做出SARS的诊断。

3. 其他 钩端螺旋体病、流行性脑膜炎、急性细菌性扁桃体炎、链球菌性咽炎、肺炎支原体肺炎等，确诊需依据实验室检查，如病原体分离、血清学检查和核酸检测。

◎ **要点七 治疗**

（一）治疗原则

1. 隔离患者 流行期间对公共场所加强通风和空气消毒。

2. 及早应用抗流感病毒药物治疗 只有早期（起病1~2日内）使用才能取得最佳疗效。

3. 加强支持治疗和防治并发症 卧床休息，多饮水，饮食要易于消化。密切观察和监测并发症，抗菌药物仅在明确或有充分的证据提示有继发细菌感染时才考虑应用。

4. 合理应用对症治疗药物 应用解热药、缓解鼻黏膜充血药物、止咳祛痰药物等对症治疗。儿童忌用阿司匹林或含阿司匹林药物，以免诱发致命的雷耶（Reye）综合征。

（二）抗流感病毒药物治疗

1. 离子通道M2阻滞剂 金刚烷胺和甲基金刚烷胺。可阻断病毒吸附于宿主细胞，抑制病毒复制，早期应用可减少病毒的排毒量，缩短排毒期，但只对甲型流感病毒有效。推荐用量为成人每日200mg，老年人每日100mg，小儿每日4~5mg/kg，分两次口服，疗程3~4日。在过去的十几年内流感病毒对此类药物的耐药性已普遍存在。

2. 神经氨酸酶抑制剂 奥司他韦（oseltamivir）是目前最为理想的抗病毒药物，发病初期使用，能特异性抑制甲、乙型流感病毒的神经氨酸酶，从而抑制病毒的释放。推荐口服剂量是，成人每次75mg，每日2次，连用5日。儿童体重15kg者推荐剂量30mg，15~23kg为45mg，24~40kg为60mg，大于40kg者可用75mg，1岁以下儿童不推荐使用。扎那米韦（zanamivir）通过抑制流感病毒的神经氨酸酶发挥作用，适用于成年患者和12岁以上的青少年患者，治疗甲型和乙型流感，对金刚烷胺、金刚乙胺耐药的病毒株也起抑制剂作用。推荐用量为每日20mg，间隔12小时，分两次吸入，连用5日。

◎ **要点八 预防**

（一）控制传染源

早发现、早报告、早隔离、早治疗，隔离时间为1周或热退后2日。

（二）切断传播途径

流感流行期间，尽量少去公共场所，注意通风，加强对公共场所进行消毒。医务人员在工作期间戴口罩，勤洗手，防止交叉感染。流感患者的用品要彻底消毒。

（三）保护易感人群

1. 接种流感疫苗 在流感好发季节，给易感的高危人群和医务人员接种疫苗。高危人群包括：年龄超过65岁；有慢性肺或心血管系统疾病（包括哮喘）的成人和6个月以上的儿童；肾功能障碍者；免疫功能抑制（包括药物性）者；妊娠中期以上孕妇等。接种时间为每年流感流行季节前，每年接种1次，约2周可产生有效抗体，用法为皮下注射，成人1mL，学龄前儿童0.2mL，学龄儿童0.5mL。主要有以下几种：减毒活疫苗、细胞培养的流感疫苗、DNA疫苗、通用疫苗，减毒活疫苗主要采用鼻腔喷雾接种，两侧鼻腔各喷0.25mL。

2. 应用抗流感病毒药物预防 明确或怀疑某部门流感暴发时，对所有非流感者和未进行疫苗接种的医务人员给予金刚烷胺、金刚乙胺或奥司他韦进行预防性治疗。

细目三　人感染高致病性禽流感

人感染高致病性禽流感（highly pathogenic avian influenza）简称人禽流感，是由甲型禽流感病毒引起的人、禽、畜共患的急性呼吸道传染病。目前有H7、H5、H9及H10亚型病毒中的一些毒株感染人类的报道。人禽流感的主要表现有高热、咳嗽、呼吸困难，严重者可出现休克、多脏器功能衰竭等表现。

◎ 要点一　病原学

禽流感病毒属于正黏病毒科，属甲型流感病毒，包括其全部亚型。根据其致病性，禽流感病毒可分为高致病性、低致病性和非致病性三大类，其中H5和H7亚型为高致病型，又以H5N1致病性最强。目前感染人类的禽流感病毒亚型主要有H5N1、H9N2、H7N7、H7N2、H7N3等。其中感染H5N1亚型患者病情重，死亡率高，可感染人、禽和其他哺乳类动物如猪。1997年5月，香港1例3岁儿童死于不明原因的多器官功能衰竭，经美国疾病控制中心及WHO鉴定为禽甲型流感病毒H5H1引起的，是世界上首次证实禽甲型流感病毒H5H1感染人类。

禽流感病毒容易被稀酸、乙醚等有机溶剂和碘剂、含氯石灰灭活。禽流感病毒没有超常的稳定性，病毒可在加热、极端的pH、非等渗和干燥的条件下灭活，对低温抵抗力强，在有甘油保护的情况下可保持活性1年以上。在野外条件下，禽流感病毒常从病禽的鼻腔分泌物和粪便中排出，病毒受到这些有机物的保护极大地增加了抗灭活能力。此外，禽流感病毒可以在自然环境中，特别是凉爽和潮湿的条件下存活很长时间。粪便中病毒的传染性在4℃条件下可以保持30~50日，20℃时为7日。

◎ 要点二　流行病学

1. 传染源　主要为病禽、带毒的禽。野禽在自然传播中发挥了重要作用，特别是感染H5N1亚型病毒的鸡、鸭。病毒污染的羽毛和粪便是重要传染物，其病毒含量高而且存活时间长。其他禽类和野禽也有可能成为传染源。

2. 传播途径　主要经呼吸道传播，通过密切接触感染的禽类及其分泌物、排泄物，受污染的水及直接接触病毒株被感染。目前尚无人与人之间直接传播的确切证据。

3. 易感人群　人类对禽流感病毒普遍不易感，缺乏免疫力。发病与年龄、性别无关，12岁以下的儿童病情重。

4. 发病季节　禽流感一年四季均可发生，但冬、春季节多暴发流行。夏季发病较少，多呈散发，症状也较轻。

◎ 要点三　发病机制与病理

（一）发病机制

1. 禽流感病毒的致病性　①大多流感暴发与病毒株亚型H5和H7有关。目前仅发现H5N1、H9N2和H7N7能直接感染人，H5N1具有高致病性。②家禽体内一些酶类也可增加流感病毒的毒力。

2. 致病性的分子生物学基础　①病毒的基因及其产物，如血凝素、神经氨酸酶和多聚酶是决定毒力的关键。②血凝素蛋白重链和轻链连接肽及附近糖基化的位点也影响其毒力。

3. 禽流感病毒可触发免疫"风暴"　人一旦感染了H5N1流感病毒，其支气管和肺泡上皮的促炎细胞因子和趋化因子水平明显增高，造成"细胞因子风暴"，可引起反应性嗜血细胞综合征（reactive hemophagocytic syndrome），导致各器官严重的病理损伤。

（二）病理

病理改变以肺部最明显，可见到肺泡和支气管黏膜损伤严重，肺实质出血和坏死，肺泡内大量淋巴细胞浸润，肺泡内有透明膜形成，有严重的弥漫性损伤，并伴有间隔纤维形成。少数病例发现广泛肝小叶中心坏死、急性肾小管坏死、淋巴细胞功能衰竭。

◎ 要点四　临床表现

潜伏期一般为 1~7 日，通常为 2~4 日。

急性起病，早期表现类似流感。主要为发热，体温大多持续在 39℃ 以上，热程 1~7 日，一般为 3~4 日，可伴有眼结膜炎、流涕、鼻塞、咳嗽、咽痛、头痛和全身不适。部分患者可有恶心、腹痛、腹泻、稀水样便等消化道症状。重症患者病情发展迅速，可出现肺炎、急性呼吸窘迫综合征（ARDS）、肺出血、胸腔积液、全血细胞减少、肾衰竭、败血症、休克及 Reye 综合征等多种并发症，严重者可致死亡，且病死率高达 50%。体征可见眼结膜轻度充血，咽部充血，肺部有干啰音等，半数患者有肺部实变体征。H7 亚型感染者症状较轻，H9N2 和 H10N7 感染者仅出现一过性流感症状。

◎ 要点五　实验室检查与其他检查

（一）血常规检查

多数患者外周血白细胞、淋巴细胞和血小板不同程度减少。

（二）骨髓穿刺检查

骨髓穿刺检查示细胞增生活跃，见反应性组织细胞增生伴出血性吞噬现象。

（三）血生化检查

部分患者肝功能异常，表现为 ALT、AST 升高，亦可出现 BUN 的升高。

（四）病原及血清学检查

1. 病毒抗原及基因检测　取患者呼吸道标本，采用免疫荧光法（或酶联免疫法）检测甲型流感病毒核蛋白抗原（NP）及禽流感病毒 H 亚型抗原。还可用快速核酸模板等温扩增技术（NASBA）或 RT-PCR 检测禽流感病毒亚型特异性 H 抗原基因。

2. 病毒分离　从患者呼吸道标本（如鼻咽分泌物、口腔含漱液、气管吸出物或呼吸道上皮细胞）中分离禽流感病毒。

3. 血清学检查　以微粒中和法或 H5 特异的酶联免疫吸附试验（ELISA）检测抗体，发病初期和恢复期双份血清抗禽流感病毒抗体滴度有 4 倍或以上升高，有助于回顾性诊断。

（五）其他检查

重症患者胸部 X 线检查可显示单侧或双侧肺炎，严重者呈"白肺"，少数可伴有胸腔积液等。

◎ 要点六　诊断与鉴别诊断

（一）诊断

根据流行病学资料、临床症状和病原分离而确诊。

1. 医学观察病例　1 周内有流行病学接触史者，出现流感样症状，对其进行 7 日医学观察。

2. 疑似病例　有流行病学史和临床表现，患者呼吸道分泌物标本采用甲型流感病毒和 H5 型单克隆抗体抗原检测阳性者。

3. 临床诊断病例　被诊断为疑似病例，且与其有共同暴露史的人被诊断为确诊病例者。

4. 确诊病例　临床诊断病例呼吸道分泌物标本中分离出特定病毒或采用 RT-PCR 检测到禽流感病毒基因，且发病初期和恢复期双份血清抗禽流感病毒抗体滴度 4 倍或以上升高。

（二）鉴别诊断

注意与流感、普通感冒、细菌性肺炎、传染性非典型肺炎（SARS）、传染性单核细胞增多症、巨细胞病毒感染、衣原体肺炎、支原体肺炎等疾病进行鉴别诊断，确诊需依据实验室检查，如病原体分离、血清学检查和核酸检测。

◎ 要点七　治疗

（一）一般治疗

对疑似和确诊患者应进行隔离治疗。加强支持治疗，预防并发症。注意休息，多饮水，加强营养，饮食易消化。

（二）对症治疗

可应用解热药、缓解鼻黏膜充血药、止咳祛痰药等。儿童忌用阿司匹林或含阿司匹林的药物，避免引起儿童 Reye 综合征。

（三）抗流感病毒治疗

应在发病 48 小时内试用抗流感病毒药物。

1. **神经氨酸酶抑制剂**　试验研究表明，奥司他韦（oseltamivir）对禽流感病毒 H5N1 和 H9N2 有抑制作用。成人每日 150mg，儿童每日 3mg/kg，分 2 次口服，5 日为一疗程。WHO 在 2006 年颁布的《关于人感染禽流感病毒（H5N1）的药物学管理的快速建议指南》中认为，对确诊或高度怀疑的患者给予奥司他韦治疗，具有较高的预防疾病恶化的价值。扎那米韦（zanamivir）是第一个新型抗流感病毒的神经氨酸酶抑制剂，对病毒的各种变异株均有作用，是一种雾化吸入剂，每次 10mg，每日 2 次，现已批准用于治疗无并发症的、年龄满 7 岁的急性流感患者。

2. **离子通道 M2 阻滞剂**　金刚烷胺（amantadine）和金刚乙胺（rimantadine）可抑制禽流感病毒株的复制，早期应用可阻止病情发展，减轻病情，改善预后。金刚烷胺成人每日 100～200mg，儿童每日 5mg/kg，分 2 次口服，5 日为一疗程。治疗过程中应注意中枢神经系统和胃肠道副作用。肾功能受损者酌减剂量。有癫痫病史者忌用。

（四）抗生素治疗

在明确或有充分证据提示继发细菌感染时使用，可选用氟喹诺酮类或大环内酯类抗生素。

（五）重症患者的治疗

对出现呼吸障碍者给予吸氧及其他呼吸支持，防治继发细菌感染，必要时进行免疫调节治疗，如糖皮质激素、胸腺肽、干扰素、丙种球蛋白等。

◎ 要点八　预防

（一）管理传染源

加强禽类疾病的监测，一旦发现禽流感疫情，动物防疫部门应立即按有关规定进行处理。加强对密切接触禽类人员的监测。当接触禽类人员中出现流感样症状时，应立即进行流行病学调查，采集患者标本并送至指定实验室检测，以进一步明确病原，同时采取相应的防治措施。

（二）切断传播途径

一旦发生疫情，对病禽群进行严格隔离、封锁、捕杀、销毁。接触人禽流感患者应戴口罩、戴手套、穿隔离衣。接触后应洗手。要加强检测标本和实验室禽流感病毒毒株的管理，严格执行操作规范，防止医院感染和实验室的感染及传播。

（三）保护易感人群

注意饮食卫生，不喝生水，不吃未熟的肉类及蛋类等；勤洗手，养成良好的个人卫生习惯。目前尚无人用 H5N1 疫苗。对密切接触者必要时可试用抗流感病毒药物或按中医理论辨证施防。

细目四　艾滋病

艾滋病是获得性免疫缺陷综合征（acquired immunodeficiency syndrome，AIDS）的简称，是由人免疫缺陷病毒（Human immunodeficiency virus，HIV）引起的以侵犯辅助性 T 淋巴细胞（CD4$^+$T lymphocytes，Th）为主，造成细胞免疫功能缺损为基本特征的传染性疾病，最后继发各种严重机会性感染（opportunistic infection）和恶性肿瘤。

◎ 要点一　病原学

HIV 分为 HIV-1 型和 HIV-2 型，两者均为 RNA 病毒，属于反转录病毒科（retroviridae）慢病毒属（lentivirus）。HIV 呈球形，直径 100～120nm，由包膜和核心组成。包膜表面有糖蛋白棘突，其中嵌有糖蛋白 gp120 和 gp41，内含多种宿主蛋白。核心包括两条单股正链 RNA、反转录酶、整合酶和蛋白酶等。核心与膜之间由基质蛋白 p17 构成。

根据包膜蛋白基因（env）核酸排列的不同，HIV-1 分为 M、O、N 3 个亚型组 13 个亚型：M 亚型组包括 A、B、C、D、E、F、G、H、I、J 和 K 共 11 个亚型，N 亚型组只有 N 亚型，O 亚型组只有 O 亚型。HIV-2 有 A、B、C、D、E、F、G 共 7 个亚型。HIV-1 是引起艾滋病的主要毒株，中国已发现的有 A、B（欧美 B）、B′（泰国 B)、C、D、E、F 和 G 共 8 个亚型。HIV-2 主要在西非和西欧流行。

HIV 的基因组包括 9 个可识别基因，分为三类：一类为结构基因，包括组特异性抗原基因（gag）、多聚酶基因（pol）和包膜蛋白基因（env）。另一类为调节基因，包括反式激活基因（tat）、病毒蛋白调节因子（rev）。第三类为辅助基因，包括病毒颗粒感染因子（vif）、负调节因子（nrf）、病毒蛋白 R 基因（vpr）。HIV-1 与 HIV-2 两型病毒的核苷酸序列差异超过 40%。HIV 的逆转录酶无校正功能导致 HIV 基因频繁变异。

HIV 进入人体后可刺激机体产生抗体，但中和抗体少，作用极弱。血清同时存在抗体和病毒时仍有传染性。HIV 主要感染 CD4$^+$T 细胞，也感染单核-吞噬细胞、小神经胶质细胞和骨髓干细胞等，有嗜淋巴细胞性和嗜神经性。

HIV 对热敏感，对甲醛、紫外线和 γ 射线不敏感。56℃30 分钟能使 HIV 在体外对人的 T 淋巴细胞失去感染性；100℃20 分钟能使 HIV 完全灭活；75% 乙醇、0.2% 次氯酸钠、2% 戊二醛及 0.1% 漂白粉 5~10 分钟能使 HIV 灭活。

◎ 要点二　流行病学

（一）传染源

艾滋病患者和无症状 HIV 感染者是本病的传染源，尤其后者。

（二）传播途径

1. **性接触传播**　是本病主要传播途径。
2. **血源传播**　通过输血、器官移植、药瘾者共用针具等方式传播。
3. **母婴传播**　感染 HIV 的孕妇可以通过胎盘、产程中及产后血性分泌物、哺乳等传给婴儿。HIV 阳性孕妇中 11%~60% 会发生母婴传播。
4. **其他途径**　接受 HIV 感染者的人工授精，医务人员被 HIV 污染的针头刺伤或皮肤破损处受污染等。目前尚无证据证明一般日常生活接触、食物、水、昆虫能够传播本病。

（三）易感人群

人群普遍易感。儿童和妇女感染率逐年上升。静脉注射吸毒者、性工作者、同性恋、性乱者、血友患者、多次接受输血或血制品者是感染的高危人群。

（四）流行特征

1981 年美国首次报道艾滋病。联合国艾滋病规划署估计，截至 2017 年底，全球现存活 HIV/AIDS 患者 3690 万例，当年新发 HIV 感染者 180 万例，有 2170 万例正在接受高效联合抗反转录病毒治疗（highly active antiretroviral therapy，HAART，俗称"鸡尾酒疗法"，又称抗反转录病毒治疗）。在继续推行综合、强化的干预措施基础上，提出"90-90-90 策略"，即存活的 HIV/AIDS 患者 90% 被检测出，诊断的 HIV/AIDS 患者 90% 接受规范的 HAART，治疗的 HIV/AIDS 患者 90% 达到病毒被抑制。并规划到 2020 年，将年新发感染人数控制在 50 万以下。截至 2017 年底，我国报告的现存活 HIV/AIDS 患者 758610 例，当年新发现 HIV/AIDS 患者 134512 例（其中 95% 以上均是通过性途径感染），当年报告死亡 30718 例。

◎ 要点三　发病机制与病理

（一）发病机制

艾滋病的发病机制主要是 HIV 侵犯和破坏 CD4$^+$T 淋巴细胞，因为此类细胞表面表达 HIV 的受体 CD4 分子及辅助受体 CCR5 与 CXCR4 趋化因子，其他免疫细胞也不同程度地受损，最终并发各种机会性感染和恶性肿瘤。

1. **HIV 在人体细胞内的感染复制过程**　HIV 借助 gp120 与靶细胞的 CD4 受体结合，gp120 构象改变与 gp41 分离，与宿主细胞膜融合进入细胞。病毒 RNA 在反转录酶作用下，形成负链 DNA，在 DNA 聚合酶（DNAP）作用下形成双股 DNA，在整合酶的作用下，新形成的非共价结合的双链 DNA 整合入宿主细胞染色体 DNA 中。这种整合的病毒双链 DNA 即前病毒 DNA，可被激活，转录和翻译成新 HIV RNA 和病毒蛋白质，在细胞膜装配成新 HIV 后芽生释出，再感染并破坏其他细胞。HIV 感染宿主免疫细胞后以每日产生 $10^9 \sim 10^{10}$ 个病毒颗粒的速度复制，并直接使 $CD4^+T$ 细胞破坏。

2. 机体免疫细胞数量减少和功能障碍 HIV 在 $CD4^+T$ 淋巴细胞内大量复制，导致 $CD4^+T$ 淋巴细胞溶解和破坏。T 细胞数量减少和功能丧失，导致免疫功能缺陷，使 AIDS 患者易发生各种感染。

单核-吞噬细胞表面也有 CD4 分子和辅助受体等，单核-吞噬细胞可成为 HIV 贮存场所，并可携带 HIV 透过血-脑脊液屏障，进一步感染小神经胶质细胞和脑部巨噬细胞，引起神经细胞损伤，导致痴呆等中枢神经系统症状。B 淋巴细胞表面也存在低水平 CD4 分子表达，可被 HIV 感染。另外，HIV 感染者早期即有自然杀伤细胞（NK 细胞）数量减少，HIV 同时能抑制 NK 细胞的监视功能。

（二）病理

艾滋病累及全身多系统器官，病理变化复杂。淋巴结可出现反应性病变，如滤泡增生性淋巴结肿。胸腺可有萎缩、退行性或炎性病变。中枢神经系统有神经胶质细胞灶性坏死、血管周围炎及脱髓鞘等。

◎ 要点四 临床表现

（一）急性 HIV 感染期

少数急性感染（感染后平均 2~4 周）者有临床症状，通常持续数日到数周后自然消失，平均为 1~2 周，以发热最为常见，可伴有头痛、咽痛、恶心、呕吐、腹泻、皮疹、关节痛、淋巴结肿大以及神经系统症状。一般只有在对高危人群，如静脉吸毒或同性恋者的随访中才能发现，随后进入长期无症状感染期。

（二）无症状感染期

无症状感染，可由原发感染或急性感染症状消失后延伸而来，持续时间一般为 6~8 年，短可数月，长可达 15 年。临床无明显症状，但血中

可检出病毒及抗体，有传染性。

（三）艾滋病期

为感染 HIV 后的最终阶段。患者 $CD4^+T$ 淋巴细胞计数明显下降，多少于 $200/\mu L$，HIV 血浆病毒载量明显升高。此期主要表现为持续 1 个月以上的发热、盗汗、腹泻，体重减轻 10% 以上。部分患者可表现为神经精神症状，如记忆力减退、精神淡漠、性格改变、头痛、癫痫及痴呆等，另外还可出现持续性全身性淋巴结肿大。

（四）并发症

艾滋病期可并发各系统的各种机会性感染及恶性肿瘤。

1. 呼吸系统 肺孢子菌肺炎（pneumocystis pneumonia，PCP）最为常见。该病起病隐匿或呈亚急性，干咳，气短，活动后加重，可有发热、紫绀，严重者出现呼吸窘迫，动脉血氧分压（PaO_2）降低。肺部阳性体征少，或可闻及少量散在的干湿啰音。胸部 X 线检查显示间质性肺炎。确诊依靠病原学检查。此外，巨细胞病毒、结核杆菌、鸟分枝杆菌、念珠菌及隐球菌等常引起肺部感染。

2. 中枢神经系统 如隐球菌脑膜炎、结核性脑膜炎、弓形体脑病、各种病毒性脑膜脑炎等。

3. 消化系统 念珠菌（假丝酵母菌）食道炎，巨细胞病毒性食道炎、肠炎，沙门菌、痢疾杆菌、空肠弯曲菌及隐孢子虫性肠炎。其中肠道隐孢子虫感染较为常见，表现为慢性持续性腹泻，水样便可达数月之久；隐孢子虫、巨细胞病毒、鸟分枝杆菌、结核杆菌及药物等可引起肉芽肿性肝炎，急、慢性肝炎，脂肪肝及肝硬化，同性恋患者常见肛周疱疹病毒感染和疱疹性直肠炎，大便检查和内镜检查有助于诊断。

4. 口腔 可见鹅口疮、舌毛状白斑、复发性口腔溃疡、牙龈炎等。

5. 皮肤 可见带状疱疹、传染性软疣、尖锐湿疣、真菌性皮炎和甲癣。

6. **眼部** 可见巨细胞病毒性和弓形体性视网膜炎，表现为快速视力下降，眼底絮状白斑。

7. **肿瘤** 可见恶性淋巴瘤、卡波西肉瘤等。卡波西肉瘤是艾滋病患者最常见的肿瘤，由人疱疹病毒 8 型感染所致，病变不仅累及皮肤，而且累及内脏，依次为肺、淋巴结、胃肠道、肝、泌尿生殖系统，甚至少数累及肾上腺、心和脾。皮肤卡波西肉瘤呈红色或紫红色，早期为平坦的斑点，进而发展为隆起的斑块，最终形成结节，并可发生糜烂、溃疡。

◎ **要点五　实验室检查与其他检查**

（一）常规检查

不同程度的贫血和白细胞计数降低。尿蛋白常阳性。血清转氨酶、肌酐、尿素氮可升高。

（二）免疫学检查

T 淋巴细胞绝对计数下降；$CD4^+T$ 淋巴细胞减少，$CD4^+/CD8^+<1.0$；链激酶、植物血凝素等迟发型变态反应性皮试常阴性。

（三）病原学检测

1. **抗体检测** 包括筛查试验和确认试验。HIV 抗体筛查检测方法包括酶联免疫试验（ELISA）、快速检测（快速试纸条和明胶颗粒凝集试验）等，其阳性率可达 99%。HIV 抗体确认试验常用的方法是免疫印迹法（Western bloting，WB）。

2. **抗原检测** 用 ELISA 法测血清 p24 抗原，采用流式细胞技术（flow cytometry，FCM）检测血或体液中 HIV 特异性抗原。

3. **病毒载量测定** 病毒载量测定常用方法有 RT-PCR、核酸序列依赖性扩增（NASBA NucliSens）技术、支链 DNA 信号放大系统（bD-NA）。

4. **蛋白质芯片** 能同时检测 HIV、HBV、HCV 联合感染者血中 HIV 和相应的抗体，应用前景较好。

（四）其他检查

X 线检查有助于了解肺部并发肺孢子菌、真菌、结核杆菌感染及卡波西肉瘤等情况。

◎ **要点六　诊断与鉴别诊断**

（一）诊断标准

1. **急性期** 患者近期内有流行病学史和临床表现，结合实验室 HIV 抗体由阴性转为阳性即可诊断，或仅实验室检查 HIV 抗体由阴性转为阳性即可诊断。

2. **无症状期** 有流行病学史，HIV 抗体阳性即可诊断，或仅实验室检查 HIV 抗体阳性即可诊断。

3. **艾滋病期** 有流行病学史，实验室检查 HIV 抗体阳性，加下述各项中的任何一项即可诊断：

（1）原因不明的不规则发热，体温高于 38℃持续 1 个月以上。

（2）慢性腹泻（每日>3 次）持续 1 个月以上。

（3）体重在 6 个月内下降 10% 以上。

（4）反复发作的口腔念珠菌感染。

（5）反复发作的单纯疱疹病毒、带状疱疹病毒感染。

（6）卡氏肺孢子菌肺炎。

（7）反复发生的细菌性肺炎。

（8）活动性结核或非结核分枝杆菌病。

（9）深部真菌感染。

（10）中枢神经系统占位性病变。

（11）中青年人出现痴呆。

（12）活动性巨细胞病毒感染。

（13）弓形体病。

（14）马尔尼菲青霉菌感染。

（15）反复发生的败血症。

（16）皮肤黏膜或内脏的卡波西肉瘤、淋巴瘤。另外，$CD4^+T$ 淋巴细胞计数<200/μL 也可帮助诊断。

（二）鉴别诊断

艾滋病急性期应与传染性单核细胞增多症相鉴别，淋巴结肿大要注意与血液系统疾病相鉴别，还要注意和原发性 CD_4^+T 淋巴细胞减少症、继发性 CD_4^+T 淋巴细胞减少相鉴别。除流行病学史外，病原学检查是主要鉴别方法。

◎ 要点七 预防

（一）管理传染源

做好疫情报告工作，积极开展抗艾滋病病毒治疗，对高危人群进行普查，患者的血、排泄物和分泌物应进行消毒，加强国境检疫。

（二）切断传播途径

加强宣传教育，加强血液制品管理。推广使用一次性注射器。严格消毒医疗器械。提倡高危人群使用安全套。注意对 HIV 感染孕妇的产科干预防治。不共用牙具、剃须刀等。

（三）保护易感人群

目前尚无成功应用于易感者的疫苗。

细目五 流行性出血热

流行性出血热（epidemic hemorrhagic fever，EHF）又称肾综合征出血热（hemorrhagic fever with renal syndrome，HFRS），是由汉坦病毒（Hantan virus，HV）引起的一种自然疫源性急性传染病。临床上以发热、低血压休克和肾损害为主要表现。

◎ 要点一 病原学

汉坦病毒属于布尼亚病毒科汉坦病毒属（Hantavirus，HV），为单股负链 RNA 病毒，圆形或卵圆形，直径平均为 122nm（70~210nm）。有双层包膜，外膜上有微突。其基因组分为大（L）、中（M）、小（S）三个不同片段。S 基因编码核蛋白，M 基因编码膜蛋白（G_1、G_2），L 基因编码聚合酶。核蛋白是病毒主要结构蛋白之一，G_1 和 G_2 糖蛋白构成病毒的包膜。汉坦病毒的核蛋白有较强的免疫原性和稳定的抗原决定簇。核蛋白中含补体结合抗原，不含中和抗原。膜蛋白中含中和抗原和血凝抗原，膜蛋白具有血凝活性，对病毒颗粒黏附于受染宿主的细胞表面及随后病毒脱衣壳进入胞浆起重要作用。

由于抗原结构的差异，汉坦病毒目前至少有 23 个以上血清型，WHO 认定的有 Ⅰ~Ⅳ型。由于病毒型别不同，对人类的致病性亦不同。Ⅰ型汉滩病毒（Hantaan virus，HTNV 或野鼠型）引起的病情较重；Ⅱ型汉城病毒（Seoul virus，SEOV 或家鼠型）病情中等；Ⅲ型普马拉病毒（Puumala virus，PUUV）主要宿主是欧洲棕背鼠，病情较轻；Ⅳ型希望山病毒（Prospect Hill virus，PHV 或田鼠型）迄今未见致病；Ⅴ型辛诺柏病毒（sin nombre virus 或鹿鼠型）为汉坦病毒肺综合征（Hantavirus pulmonary syndrome，HPS）的病原，又称为 HPS 病毒。在我国流行的主要是Ⅰ型、Ⅱ型，近年来发现有Ⅲ型。

汉坦病毒对乙醚、氯仿、丙酮等脂溶剂和去氧胆酸盐敏感，不耐热和不耐酸，高于 37℃ 及 pH5.0 以下易被灭活，56℃ 30 分钟或 100℃ 1 分钟可被灭活。对紫外线、乙醇和碘酒等消毒剂敏感。

◎ 要点二 流行病学

（一）传染源

汉坦病毒具有多宿主性和动物源性，其中以鼠类为主要传染源，在我国是黑线姬鼠（野鼠型）、褐家鼠（家鼠型）等。虽然患者早期的血、尿中携带病毒，但人不是主要的传染源。

（二）传播途径

病毒通过鼠等宿主动物的血及唾液、尿、粪便等排出，主要传播途径有：

1. **呼吸道传播** 含出血热病毒的鼠排泄物污染尘埃后形成的气溶胶颗粒经呼吸道吸入感染。

2. **消化道传播** 进食被染毒鼠排泄物污染的食物后感染。

3. **接触传播** 被鼠类咬伤或破损伤口接触带病毒的鼠类排泄物或血液而感染。

4. **垂直传播** 孕妇患病后可经胎盘感染胎儿。

5. **虫媒传播** 寄生于鼠类身上的革螨或恙螨可通过叮咬人而传播。

（三）易感人群

人群普遍易感。感染后多显性发病，隐性感

染率较低，野鼠型为3%~4%，家鼠型隐性感染率稍高，为5%~16%。青壮年发病率高。病后可获持久免疫。

（四）流行特征

1. **地区性** 本病流行广泛，主要分布在欧亚两大洲，我国疫情最重，发病人数占全球的90%。本病好发于我国海拔500m以下的地区，主要分布在丰水带、多水带和过渡带的农业区。我国于20世纪30年代初开始流行于黑龙江下游两岸，以后逐渐向南、向西蔓延，近年来几乎遍及全国各地。

2. **季节性和周期性** 全年均有散发，但有明显的季节高峰。野鼠型发病以秋冬季为多，高峰在11月份~次年1月份，部分地区5~7月份有小高峰。家鼠型发病以春夏季为多，高峰在3~5月份。

3. **人群分布** 各年龄组均可发病，发病的多少与接触传染源的机会多少有关。发病以青壮年为主，儿童极少见，男性多于女性，野外工作人员及农民发病率高。

◎ 要点三 发病机制与病理

（一）发病机制

发病机制尚未完全阐明，一般认为病毒感染是发病的始动环节，一方面导致受感染的细胞功能和结构损害，另一方面诱发机体的异常免疫反应引起组织损伤。

1. **病毒直接作用** 在病毒血症期，几乎所有的脏器组织中均可检出汉坦病毒抗原。病毒对人体呈泛嗜性感染，侵入人体后可随血流侵袭全身的小血管、毛细血管内皮细胞及血小板、单核细胞，并在其中繁殖，造成小血管和毛细血管的损伤，导致多器官病理损害和功能障碍。

2. **免疫损伤作用** 病毒释放的抗原与机体产生的特异性抗体结合形成大量的免疫复合物，沉积于肾、血管壁等处，在补体的参与下引起相应器官和组织的炎症和损伤；细胞因子和介质（IL-1、TNF、前列腺素、内皮素等）也可引起组织损伤。

病程的3~7日，由于全身小血管和毛细血管广泛受损，通透性增加，血浆大量外渗使血容量下降引起的低血压休克，称原发性休克。以后在肾衰竭期间，因水盐平衡失调，继发感染和内脏大出血等，可引起继发性休克。HFRS患者出血的原因在不同时期有不同因素，发热期出血是由于毛细血管损伤、血小板减少和功能异常所致。低血压休克期至多尿期，主要是弥散性血管内凝血（DIC）导致凝血机制异常。此外，血小板减少和功能障碍、肝素类物质增加和尿毒症等亦能导致出血。本病的肾脏损害与肾血流量不足、免疫复合物沉积、肾间质水肿致使肾小管被压受阻、肾素、血管紧张素Ⅱ的激活等因素有关，致使肾小球滤过率下降，肾小管重吸收功能受损。

（二）病理

流行性出血热的基本病理变化为全身小血管和毛细血管变性、坏死。以肾脏病变最明显，其次是心、肝、脑等脏器。由于广泛性小血管病变和血浆外渗，使周围组织水肿、出血，引起各重要脏器实质损害和功能障碍，其中以肾髓质、右心房内膜、脑垂体和肾上腺皮质最明显。

◎ 要点四 临床表现

本病潜伏期为4~46日，一般为7~14日。

典型患者的临床经过可分为发热期、低血压休克期、少尿期、多尿期及恢复期等五期。非典型和轻型病例可出现越期或不典型表现，而重症患者则可出现发热期、休克期和少尿期之间的重叠。

1. **发热期** 主要表现为感染中毒症状、毛细血管损伤和肾脏损害。

起病急骤，突然畏寒、发热，体温在1~2日内可达39℃~40℃，热型多为弛张热或稽留热，一般持续3~7日。同时出现全身中毒症状，高度乏力，周身酸痛，常有典型的"三痛"：头痛、腰痛、眼眶痛，常伴较突出的胃肠道症状。

毛细血管损伤主要表现为"三红"征：颜面、颈部及上胸部呈弥漫性潮红，酒醉貌。颜面和眼睑浮肿，眼结膜充血，球结膜水肿。发病2~

3日软腭充血明显，两腋下、上胸部、颈及肩部等皮肤有散在、簇状或搔抓样、条索状出血点，束臂试验常阳性，少数患者有鼻出血、咯血、黑便等。如皮肤迅速出现大片瘀斑或腔道出血，表示病情严重，可能并发DIC。

发病1~2日即可出现肾脏损害，表现为蛋白尿、血尿和少尿倾向，有时尿中可见膜状物。

2. 低血压休克期　主要为低血容量休克的表现。一般发生于第4~6病日，迟者可于8~9日出现。热退后病情反而加重是本期的特点。体温开始下降或退热后不久，患者出现低血压，重者发生休克。可引起DIC、心力衰竭、水及电解质平衡失调、脑水肿、呼吸窘迫综合征、急性肾衰竭（多脏衰）等。本期多不超过24小时，时间越长，病情越重。

3. 少尿期　少尿期与低血压休克期常无明显界限，两者经常重叠或接踵而至，也可由发热期直接进入少尿期。少尿期多发生于第5~8病日，持续时间一般为2~5日。24小时尿量少于400mL为少尿，少于50mL为无尿。可引起尿毒症、酸中毒和水电解质紊乱，重者可出现高血容量综合征和肺水肿。可并发内脏出血或原有出血加重、感染等。患者常有厌食、恶心、呕吐、腹胀、腹泻、头晕、头痛、烦躁不安、嗜睡、抽搐、甚至昏迷等表现。

4. 多尿期　多尿期一般出现在病程第9~14日，持续时间一般为7~14日，短者1日，长者可达数月之久。本期肾脏损害逐渐修复，肾小球滤过功能恢复，但由于肾小管重吸收功能尚未完全恢复，加上尿素氮等代谢产物潴留引起高渗性利尿作用，以致尿量显著增多。在本期水电解质紊乱达到高峰，常见低钠血症、低钾血症，甚至可再次引发休克。

5. 恢复期　一般在病程的3~4周开始，随着肾功能的恢复，每日尿量逐渐恢复至2000mL以内。症状逐渐消失，精神及食欲好转，完全康复尚需1~3个月。

临床分型：根据发热高低、中毒症状轻重和出血、休克、肾功能损害严重程度的不同，临床上可分为5型：①轻型：体温39℃以下，中毒症状轻，除出血点外无其他出血现象，肾损害轻，无休克和少尿。②中型：体温39~40℃，中毒症状较重，有明显球结膜水肿，病程中收缩压低于90mmHg或脉压小于30mmHg，有明显出血和少尿期，尿蛋白（+++）。③重型：体温>40℃，中毒症状及渗出体征严重，可出现中毒性精神症状，并出现休克，有皮肤瘀斑和腔道出血，休克和肾损害严重，少尿持续5天以内或无尿2天以内。④危重型：在重型基础上合并出现以下情况之一者：难治性休克；有重要脏器出血；少尿超过5天或无尿2天以上，BUN超出42.84mmol/L（120mg/dL）；出现心力衰竭、肺水肿；出现脑水肿、脑出血或脑疝等中枢神经合并症；严重继发感染。⑤非典型：发热38℃以下，皮肤黏膜可有散在出血点，尿蛋白（±），血、尿特异性抗原或抗体阳性者。

◎ **要点五　实验室检查与其他检查**

（一）一般检查

1. 血常规

（1）白细胞计数　第3病日后逐渐升高，可达（15~30）×10^9/L，少数重症患者可达（50~100）×10^9/L。

（2）白细胞分类　发病早期中性粒细胞增多，核左移，有中毒颗粒。重症患者可见幼稚细胞，呈类白血病反应。第1~2病日后出现异型淋巴细胞，4~6病日达高峰。

（3）血红蛋白和红细胞　发热后期至低血压休克期血红蛋白和红细胞数升高，可达150g/L和5.0×10^{12}/L以上。

（4）血小板　从第2病日起开始减少，一般在（50~80）×10^9/L左右，休克期与少尿期最低，并可见异型血小板。

2. 尿常规

（1）尿蛋白　第2病日即可出现，第4~6病日尿蛋白常达（+++）或（++++），如突然出现大量尿蛋白则有助于诊断。部分病例尿中出现膜状物，这是大量尿蛋白与红细胞和脱落上皮细胞相混合的凝聚物。

（2）显微镜检　可见红细胞、白细胞和管型。此外尿沉渣中可发现巨大的融合细胞，其中可检出流行性出血热病毒抗原。

3. 血液生化检查

（1）血尿素氮及肌酐　多数患者在低血压休克期，少数患者在发热后期，尿素氮和肌酐开始升高，多尿移行期末达高峰，多尿后期开始下降。

（2）血酸碱度　发热期血气分析以呼吸性碱中毒多见，休克期和少尿期以代谢性酸中毒为主。

（3）电解质　血钠、氯、钙在本病各期中多数降低；血磷、镁等则增高；血钾在少尿期多升高，其他期多降低。

（4）肝功能　约50%的患者血清转氨酶升高，少数患者血清胆红素升高。

4. 凝血功能检查　发热期开始血小板减少及功能异常。若出现 DIC，血小板常减少至 50×10^9/L 以下。DIC 的高凝期出现凝血时间缩短，消耗性低凝血期则纤维蛋白原降低、凝血酶原时间延长和凝血酶时间延长，进入纤溶亢进期则出现纤维蛋白降解物（FDP）升高。

5. 其他检查

（1）心电图　可出现窦性心动过缓或过速、传导阻滞等心律失常和心肌受损表现。高血钾时出现 T 波高尖，低血钾时出现 U 波等。

（2）眼压和眼底　部分患者眼压增高，眼压明显增高者常预示为重症。脑水肿患者可见视乳头水肿。

（3）胸部 X 线　约30%的患者有肺水肿、淤血表现，约20%的患者出现胸腔积液和胸膜反应。

（二）血清学检查

特异性抗体检测：发病第2日即能检出特异性抗体 IgM 1:20 为阳性，为临床常用的早期诊断依据。IgG 抗体 1:40 为阳性或1周后两次抗体滴度上升4倍或以上有诊断意义。发病早期血

清、白细胞内可检出病毒抗原，有诊断意义。

（三）病原学检查

应用 RT-PCR 检测汉坦病毒 RNA，敏感性高，有早期诊断价值。

◎ **要点六　诊断与鉴别诊断**

（一）诊断

1. 流行病学资料　在流行地区、流行季节，最长潜伏期内有疫区逗留史或直接、间接与鼠类或其粪便有接触史。

2. 临床表现　包括发热、出血、肾损害三大主症，"三红"，"三痛"，热退病情反而加重，有临床五期经过等。

3. 实验室检查　外周血 WBC 增多，早期出现异型淋巴细胞（>7%）与血小板减少；尿蛋白于短期内急剧增加，如见膜状物及包涵体更有助于诊断。血清特异性抗体 IgM 阳性，血或尿标本病毒抗原或病毒 RNA 阳性可确定诊断。

（二）鉴别诊断

发热期应与上呼吸道感染、流感、流行性脑脊髓膜炎、钩端螺旋体病、败血症等疾病相鉴别；低血压休克期应与中毒型菌痢、休克型肺炎等相鉴别；少尿期应与急性肾小球肾炎及其他原因引起的急性肾衰竭相鉴别；出血明显者需与消化性溃疡出血、血小板减少性紫癜及其他原因所致 DIC 等鉴别；腹痛为主要表现者应与外科急腹症相鉴别。

◎ **要点七　治疗**

早发现，早休息，早治疗和少搬动（"三早一少"）是关键。治疗以综合疗法为主，早期可应用抗病毒治疗。治疗中要注意防治休克、出血、肾衰竭和继发感染。

（一）发热期

1. 抗病毒　发病3日内可给予利巴韦林，每日 1g，静脉滴注，疗程3~5日，可抑制病毒，减轻病情和缩短病程。

2. 减轻外渗　应早期卧床休息。为降低血管通透性，可给予芦丁、维生素 C、输注平衡盐

液等。发热后期给予20%甘露醇125~250mL，以提高血浆渗透压，减轻外渗和组织水肿。

3. 改善中毒症状 高热以物理降温为主，慎用发汗退热药，以防大汗进一步丧失血容量；中毒症状重者可给予地塞米松5~10mg，静脉注射；呕吐频繁者给予甲氧氯普胺10mg，肌内注射。

4. 预防DIC 给予低分子右旋糖酐或丹参注射液静脉滴注，以降低血液黏滞度。

（二）低血压休克期

主要是抗休克，力争稳定血压，预防重要脏器衰竭。

1. 补充血容量 宜早期、快速和适量。争取4小时内稳定血压，但要适量，以防引起肺水肿、心衰。液体应晶胶结合，以平衡盐液为主。对休克较重者，可用双渗平衡盐液（即每升各种电解质含量加一倍）以达到快速补充血容量的目的。常用的胶体溶液有低分子右旋糖酐、甘露醇、血浆和白蛋白等。

2. 纠正酸中毒 休克引起组织器官血液灌注不足，无氧酵解增加，乳酸生成增多，导致代谢性酸中毒，且易诱发DIC，降低心肌收缩力和血管对血管活性物质的反应性，不利于休克的纠正。常用5%碳酸氢钠，可根据血气分析或 CO_2CP 结果分次给予，或根据病情，每次60~80mL，每日1~4次。由于5%碳酸氢钠注射液渗透压为血浆的4倍，故既能纠酸，亦有扩容作用。

3. 使用血管活性药 经补液、纠酸后，升高的血红蛋白已恢复正常，但血压仍不升高或不稳定者，可应用血管活性药物如多巴胺、间羟胺等，多巴胺100~200mg/l静脉滴注，具有扩张内脏血管和增强心肌收缩作用。山莨菪碱具有扩张微血管，解除血管痉挛作用，可应用0.3~0.5mg/kg，静脉滴注。

4. 应用糖皮质激素 糖皮质激素具有降低毛细血管通透性、减少外渗、降低外周血管阻力、改善微循环作用，还可稳定细胞膜及溶酶体膜，减轻休克时器官实质细胞损害，常用地塞米

松10~20mg静脉滴注。

5. 强心 有心衰者可给予强心剂。

（三）少尿期

治疗以稳定机体内环境，促进利尿，导泻和透析治疗为主。

1. 稳定机体内环境

（1）维持水、电解质、酸碱平衡 由于部分患者少尿期与休克期重叠，因此少尿早期需与休克所致的肾前性少尿相鉴别。肾性少尿应严格控制输入量，每日补液量为前1日的出量加500~700mL。此期极易出现高血钾，应注意监测血钾和心电图。

（2）减少蛋白分解，控制氮质血症 给予高糖、高维生素和低蛋白饮食。不能进食者，每日静脉输入高渗葡萄糖200~300g，并加入适量胰岛素。

（3）维持酸碱平衡 患者常有代谢性酸中毒，可根据血气分析结果或 CO_2CP 检测结果，用5%碳酸氢钠溶液纠正。

2. 促进利尿 少尿的原因之一是肾间质水肿压迫肾小管，少尿初期可应用20%甘露醇125mL静脉注射，以减轻肾间质水肿。用后若利尿效果明显可重复应用1次，但不宜大量应用。常用利尿剂为呋塞米，从小量开始，可逐步加大至100~300mg/次，4~6小时重复静脉滴注。亦可试用血管扩张剂如酚妥拉明或山莨菪碱等。

3. 导泻和放血疗法 为预防高血容量综合征和高血钾，无消化道出血者可进行导泻，以通过肠道排出体内多余的水分和钾离子等。常用甘露醇25g，2~3次/日，口服。亦可用50%硫酸镁溶液40mL或中药口服。患者如出现高血容量综合征可紧急放血。

4. 透析疗法 目前常用腹膜透析和血液透析，以血液透析效果更佳。透析指征为少尿持续4日以上或无尿24小时以上，并存在以下情况之一者：①尿素氮>28.56mmol/L。②高分解状态，尿素氮每日升高>7.14mmol/L。③血钾>6mmol/L，心电图有T波高耸等高钾表现。④高血容量

综合征或伴肺水肿者。⑤极度烦躁不安或伴脑水肿者。根据血尿素氮情况，每2~3日透析一次，每次5~6小时。如尿量达每日2000mL以上，尿素氮下降，高血容量综合征或脑水肿好转后，可以停止透析。

（四）多尿期

移行期和多尿早期的治疗同少尿期。多尿后期主要是维持水和电解质平衡，防治继发感染。

1. 维持水与电解质平衡　给予半流质和富含钾的食物。补充水分以口服为主，不能进食者可以静脉补液。

2. 防治继发感染　由于免疫功能下降，本期极易发生呼吸道和尿路感染，因此需注意口腔卫生，必要时对室内空气进行消毒。应及时发现和治疗继发感染，禁用肾毒性药物。

（五）恢复期

应注意补充营养，适当休息，逐步恢复活动量。出院后仍应休息1~2个月。定期复查肾功能、血压和垂体功能。

（六）积极防治并发症

病程中应积极防治腔道大出血、心衰、肺水肿、急性呼吸窘迫综合征及各种继发感染等。

◎ 要点八　预防

1. 控制传染源　防鼠、灭鼠是预防本病的关键措施。

2. 切断传播途径　注意食品卫生，防止食品被鼠类污染；注意个人防护，不用手接触鼠及其排泄物；注意灭螨。

3. 保护易感人群　疫区内高危人群可接种疫苗。

细目六　狂犬病

狂犬病（rabies）又称恐水病（hydrophobia），是由狂犬病毒（Rabies virus）引起的以侵犯中枢神经系统为主的人畜共患急性传染病。人多因被病兽咬伤而感染。临床表现为恐水、怕风、狂躁、恐惧不安、流涎和咽肌痉挛，最终发生瘫痪而危及生命。病死率几乎100%。

◎ 要点一　病原学

狂犬病毒属弹状病毒科拉沙病毒属。病毒形似子弹，由核衣壳和包膜组成。核衣壳是由单股负链RNA及其外面包裹的N蛋白构成。狂犬病毒有两种主要抗原。一种为病毒外膜上的糖蛋白，能与乙酰胆碱受体结合，使病毒具有神经毒性，并使体内产生中和抗体及血凝抑制抗体。另一种为内层的核蛋白，可使体内产生补体结合抗体和沉淀素，无保护作用。从患者和病兽体内所分离的病毒称野毒株或街毒株（street virus），其特点是毒力强，经多次兔脑连续传代后成为固定株（fixed virus）。固定株毒力降低，对人和犬失去致病力，但仍然保持其免疫原性，可供制作疫苗。

狂犬病毒易被紫外线、甲醛、70%乙醇、汞和季胺类化合物（如苯扎溴铵）等灭活。不耐热，100℃加热2分钟可灭活。在冰冻干燥条件下可保存数年。

◎ 要点二　流行病学

（一）传染源

带狂犬病毒的动物是本病的传染源，我国由病犬传播的狂犬病占80%~90%，其次为猫、猪、牛、马等家畜和狼。发达国家野生动物（如狐狸、蝙蝠、臭鼬和浣熊等）逐渐成为重要传染源。患病动物唾液中含有多量的病毒，于发病前数日即具有传染性。隐性感染的犬、猫等兽类亦有传染性。一般来说狂犬病的患者不是传染源，因其唾液所含病毒量较少。

（二）传播途径

本病主要通过被患病动物咬伤传播。黏膜和皮肤也是病毒的重要侵入门户，少数可在宰杀病犬过程中被传染。此外，亦有经呼吸道及角膜移植传播的报道。

（三）易感人群

人群普遍易感。被病兽咬伤后是否发病与下

列因素有关：①咬伤部位：头、面、颈、手指处被咬伤后发病机会多。②咬伤的严重性：创口深而大者发病率高。③局部处理情况：咬伤后迅速彻底清洗者发病机会少。④及时、全程、足量注射狂犬疫苗和免疫球蛋白者发病率低。⑤被咬伤者免疫功能低下或免疫缺陷者发病机会多。

◎ **要点三　发病机制与病理**

1. 发病机制　狂犬病病毒经皮肤或黏膜破损处进入机体后，对神经组织有很强的亲和力，沿末梢神经和神经周围间隙的体液进入与咬伤部位相当的背根节和脊髓段，然后沿脊髓上行至脑，并在脑组织中繁殖。发病机制分为三个阶段：①局部组织内小量繁殖期。病毒自咬伤部位入侵后，在伤口附近肌细胞内缓慢繁殖，在4~6日内侵入周围神经，此时患者可无任何自觉症状。②侵入中枢神经期。病毒沿周围传入神经迅速上行，到达背根神经节后大量繁殖，然后侵入脊髓和中枢神经系统，主要侵犯脑干及小脑等处的神经元，亦可在扩散过程中终止于某部位，形成特殊的临床表现。③从中枢神经向器官扩散期。病毒自中枢神经再沿传出神经侵入各组织与器官，如唾液腺和舌浆液腺等。由于迷走神经核、舌咽神经核和舌下神经核受损，可以发生呼吸肌、吞咽肌痉挛，出现恐水、呼吸困难、吞咽困难等症状。交感神经受刺激，使唾液分泌和出汗增多。迷走神经节、交感神经节和心脏神经节受损时，可发生心血管系统功能紊乱或猝死。

2. 病理　病理变化主要为急性弥漫性脑脊髓炎，脑膜多正常，脑实质和脊髓充血、水肿及微小出血灶。病毒从受伤部位传入神经，经背根神经节、脊髓入脑，故咬伤部位相应的背根神经节、脊髓段病变一般比较严重，延髓、海马、脑桥、小脑等处受损也较显著。镜下：在肿胀或变性的神经细胞浆中可见到一至数个圆形或卵圆形直径3~10μm的嗜酸性包涵体，即内基小体（Negri body），HE染色后呈樱桃红色，常见于海马及小脑浦肯野等细胞中。内基小体为病毒集

落，是本病特异且具有诊断价值的病变。

◎ **要点四　临床表现**

潜伏期长短不一，短的5日，最长可达10年以上，一般1~3个月。儿童、头面部咬伤、伤口深者潜伏期短。此外，与入侵病毒的数量、毒力及宿主的免疫力也有关。典型病例临床表现分为三期。

（一）前驱期

常有发热、头痛、乏力、纳差、恶心、周身不适等症状。对痛、声、风、光等刺激开始敏感，并有咽喉紧缩感。50%~80%患者伤口部位及其附近有麻木、发痒、刺痛或虫爬、蚁走感，由于病毒刺激周围神经元引起。本期持续2~4日。

（二）兴奋期

患者高度兴奋，表现为极度恐惧、恐水、恐风。恐水是本病的特殊症状，但不一定每例都出现，典型表现在饮水、见水、听流水声或谈及饮水时，可引起严重咽喉肌痉挛。患者渴极而怕饮水，饮而不能下咽，常伴有声嘶和脱水。因声带痉挛，吐字不清，声音嘶哑，甚至失音。怕风亦是本病常见的症状，微风、吹风、穿堂风等可引起咽肌痉挛。

由于自主神经功能亢进，患者出现大汗流涎，体温可达40℃以上，心率快，血压升高，瞳孔扩大，但患者神志大多清醒，部分患者可出现精神失常、定向力障碍、幻觉、谵妄等。病程进展很快，多在发作中死于呼吸或循环衰竭。本期持续1~3日。

（三）麻痹期

痉挛减少或停止，患者逐渐安静，出现弛缓性瘫痪，尤以肢体软瘫为多见。呼吸变慢及不整，心搏微弱，神志不清，最终因呼吸麻痹和循环衰竭而死亡。本期持续6~18小时。

本病全程一般不超过6日。除上述狂躁型外，尚有以脊髓或延髓病变为主的麻痹型（静型），但较为少见，临床上无兴奋期、无恐水。

常见高热、头痛、呕吐、肢体软瘫、腱反射消失、共济失调和大小便失禁，呈横断性脊髓炎或上行性麻痹等症状，最终因瘫痪死亡。

要点五 实验室检查

（一）血、尿常规和脑脊液检查

白细胞总数（10~20）×10^9/L 不等，中性粒细胞多在 80% 以上。尿常规可发现轻度蛋白尿，偶见透明管型。脑脊液压力正常或轻度升高，蛋白稍升高，细胞数低于 200×10^6/L，以淋巴细胞为主，糖和氯化物正常。

（二）病原学检查

抗原检查，可取患者的脑脊液或唾液直接涂片、角膜印片，或咬伤部位皮肤组织或脑组织通过免疫荧光法检测抗原，阳性率可达 98%。此外，还可使用快速狂犬病酶联免疫吸附法检测抗原。

用患者唾液、脑脊液或死后脑组织混悬液接种动物，分离病毒；用死者脑组织印压涂片或做病理切片，用染色镜检及直接免疫荧光法检查内基小体，阳性率为 70%~80%；用 RT-PCR 检测狂犬病毒核酸；取角膜印片或有神经元纤维的皮肤切片，用免疫荧光抗体染色检查狂犬病毒抗原。以上任一项阳性时可确诊。

（三）病毒抗体检测

可采用间接免疫荧光法进行检测，缺少早期诊断价值，主要用于流行病学调查或证实狂犬病诊断。

要点六 诊断与鉴别诊断

（一）诊断

根据患者过去被病兽或可疑病兽咬伤、抓伤史及典型的临床症状，如恐水、恐风、咽喉肌痉挛等，即可做出临床诊断。但在疾病早期，儿童及咬伤不明确者易误诊。确诊有赖于病原学检测或尸检发现脑组织内基小体。

（二）鉴别诊断

本病应与病毒性脑炎、破伤风、吉兰-巴雷综合征、脊髓灰质炎等疾病相鉴别，流行病学资料和特殊症状是鉴别要点。

要点七 治疗

狂犬病是所有传染病中最凶险的疾病，一旦发病，预后极差。目前无特效治疗方法，强调在咬伤后及时预防性治疗，对发病后患者以对症综合治疗为主。包括：严格隔离患者，防止唾液等污染；病室要避光、安静，没有噪音和流水声；注意营养、水及电解质的平衡；对狂躁者可用镇静剂，如苯巴比妥或地西泮；有心动过速、高血压时，可用 β 受体阻滞剂；有脑水肿时给予脱水治疗；采取一切措施维护患者心血管系统和呼吸系统功能。呼吸衰竭是死亡的主要原因，必要时采用气管切开、人工呼吸机等措施维持呼吸，纠正呼吸衰竭。

要点八 预防

目前狂犬病尚无有效的治疗方法，病死率接近 100%，必须加强预防工作。

1. **控制传染源** 家养的犬，应进行登记，定期进行预防接种。发现野犬、狂犬立即捕杀，尸体应深埋，不准食用。对疑似狂犬者，应设法捕获，并隔离观察 10 日。如死亡或出现症状，应取脑组织检查，深埋或焚毁。

2. **伤口的处理** 对刚被咬伤者，要及时治疗。在咬伤的当时，先局部挤压、针刺使其尽量出血，再用 20% 肥皂水充分冲洗创口，后用 5% 碘酊反复涂拭。除非伤及大血管需紧急止血外，伤口一般不予缝合或包扎，以便排血引流。如有抗狂犬病免疫球蛋白或免疫血清，则在伤口底部和周围行局部浸润注射。此外，要注意预防破伤风及细菌感染。

3. **预防接种**

（1）疫苗接种 可用于暴露后预防，也可用于暴露前预防。我国是狂犬病流行地区，凡是被犬咬伤或被其他动物咬伤、抓伤者或医务人员的皮肤破损处被狂犬病患者唾液沾染时，均需作暴露后预防接种。暴露前预防主要用于高危人群，即兽医、山洞探险者、从事狂犬病毒的研究人员和动物管理人员。国内主要采用 VERO 细胞疫苗和地鼠肾细胞疫苗，暴露后预防：共接种 5 次，每次 2mL 肌注，在 0、3、7、14、28 日各注射 1 次，严重咬伤者，可于 0~6 日，每日注射疫苗 1 针，以后分别于 10、14、30、90 日各注射 1 次，常可取得防治效果。暴露前预防：共接种 3 次，每次 2mL 肌注，于 0、7、28 日进行，1~3 年加强注射一次。

（2）免疫球蛋白注射　常用马或人源性抗狂犬病毒免疫球蛋白和免疫血清，以人狂犬免疫球蛋白（HRIG）为佳，按照 20U/kg 计算，特别严重的可加倍计算，总量的一半在创伤处作浸润性注射，剩余剂量在臀部作肌内注射。过敏者可以脱敏注射。

细目七　流行性乙型脑炎

流行性乙型脑炎（epidemic encephalitis B）亦称日本脑炎（Japanese encephalitis），简称乙脑，是经蚊虫传播乙型脑炎病毒而引起的以脑实质炎症为主要病变的中枢神经系统急性传染病。临床上以高热、意识障碍、抽搐、病理反射及脑膜刺激征为特征，重症患者常出现呼吸衰竭，病死率高，部分可留有严重后遗症。

◎ 要点一　病原学

乙型脑炎病毒（arborvirus）属虫媒病毒乙组的黄病毒科，直径 40~50nm，球形，核心为单股正链 RNA，包被有单股多肽的核衣壳蛋白，外层为脂质包膜，镶嵌有糖基化蛋白（E 蛋白）和非糖基化蛋白（M 蛋白）。E 蛋白是病毒的主要抗原成分，可诱导机体产生中和抗体和血凝抑制抗体，有助于临床诊断和流行病学调查。乙脑病毒对热、乙醚和酸等常用消毒剂敏感，100℃ 2 分钟、56℃ 30 分钟即可灭活，但耐低温和干燥，用冰冻干燥法在 4℃ 冰箱中可保存数年。在蚊虫体内繁殖的适宜温度为 25℃~30℃。

◎ 要点二　流行病学

（一）传染源

乙脑是人畜共患的自然疫源性疾病，人和动物感染乙脑病毒后可发生病毒血症，成为传染源。人感染后病毒血症期短暂，血中病毒含量少，不是主要的传染源。家畜、家禽和鸟类均可感染乙脑病毒。猪的感染率高，感染后血中病毒含量多，病毒血症期长，且猪的饲养范围广，更新快，是本病主要的传染源。蝙蝠可作为本病的长期储存宿主和传染源。一般在人类乙脑流行前 1~2 个月，先在家禽、家畜中流行，故检测猪的乙脑病毒感染率可预测当年在人群中的流行趋势。

（二）传播途径

乙脑主要通过蚊虫叮咬而传播。在国内传播乙脑病毒的蚊种有 26 种，三带喙库蚊是主要的传播媒介，其次是东方伊蚊和中华按蚊。蚊虫叮咬感染乙脑病毒的动物后，乙脑病毒先在蚊虫肠内增殖，然后移行至唾液腺，在唾液中保持较高浓度，并通过叮咬将病毒传给人或其他动物，再由动物感染更多蚊虫，形成蚊—动物（猪）—蚊循环。蚊虫亦是乙脑病毒的长期储存宿主，可带病毒越冬，并通过蚊卵传代。被感染的候鸟、蝙蝠等也可作为乙脑病毒的越冬宿主。

（三）易感人群

人群对乙脑病毒普遍易感。感染乙脑病毒后多为隐性感染，显性或隐性感染之比为 1：（300~2000）。感染后可获得持久的免疫力。母亲传递的抗体对婴儿具有保护作用。

四、流行特征

东南亚和西太平洋地区是乙脑的主要流行区，我国除东北北部、青海、新疆、西藏外均有乙脑流行。热带地区全年均可发病，温带和亚热带地区主要集中在 7~9 月份，这主要与蚊虫繁殖、气温、雨量及人口流动（如大学新生入学、新兵入伍）、交通状况、卫生措施（防蚊灭蚊）等因素有关。发病人群以 10 岁以下儿童为主，尤以 2~6 岁儿童发病率为高。近年由于儿童和青少年广泛接种疫苗，发病率已明显下降，成人和老年人的发病率相对增加。由于感染病毒后绝大多数为隐性感染或亚临床型，乙脑呈高度散发性，家庭成员中多人同时发病少见。

◎ 要点三 发病机制与病理

（一）发病机制

人被带有乙脑病毒的蚊虫叮咬后，乙脑病毒进入体内，经淋巴管或毛细血管侵入单核-吞噬细胞内繁殖，达一定量后进入血流，引起病毒血症。病毒可通过血-脑屏障进入中枢神经系统，引起脑实质病变。乙脑病毒进入机体后是否发病以及病情的严重程度，一方面与感染病毒的数量与毒力有关，另一方面则取决于机体的免疫力。如机体免疫功能强时，感染后只发生短暂的病毒血症，病毒迅速被清除，不侵入中枢神经系统，仅表现为隐性感染或轻型病例，并可获得持久免疫力。若机体免疫功能低下，侵入机体的病毒数量多且毒力强时，则乙脑病毒可侵入中枢神经系统引起脑实质损害。脑寄生虫感染（如脑囊虫病）、癫痫、高血压、脑外伤及脑血管病等可使乙脑病毒较易侵入中枢神经系统。

乙脑患者脑组织损伤主要与乙脑病毒对神经组织的直接侵袭有关，可致神经细胞坏死、胶质细胞增生及炎性细胞浸润。此外，乙脑病毒可诱发机体产生免疫攻击，导致小血管和毛细血管损伤，可引起脑组织循环障碍及坏死。

（二）病理

本病为全身性感染，但主要病变在中枢神经系统。乙脑患者的脑组织病变范围较广，以大脑皮质、间脑和中脑病变最为严重，可累及脊髓。部位越低，损伤越轻。主要病理变化包括神经细胞肿胀、变性及坏死，可液化形成镂空筛网状软化灶；脑实质淋巴细胞和大单核细胞浸润，胶质细胞弥漫性增生；脑实质及脑膜血管充血扩张，大量浆液渗出，形成脑水肿。

◎ 要点四 临床表现

乙脑潜伏期为 4～21 日，一般为 10～14 日。人感染乙脑病毒后，大多数患者不产生任何临床症状，部分患者仅出现发热、头痛，少数患者表现出高热、头痛、呕吐、颈项强直、惊厥、意识

障碍、呼吸衰竭等典型乙型脑炎表现。典型患者可分为 4 期。

（一）初期

病程的 1～3 日。起病急骤，发热，体温在 1～2 日内达到 39℃～40℃，伴头痛、食欲不振、呕吐，多有嗜睡和精神倦怠。少数患者可有颈项强直。头痛是乙脑最常见和最早出现的症状，疼痛部位不定。

（二）极期

病程的 4～10 日，具有诊断意义的症候多在此期出现，多为脑实质损害的表现。

1. 高热 此期发热达顶点，可达 40℃ 以上，一般持续 7～10 日，重者可达 3 周。病情与体温成正比，发热越高，持续时间越长，病情越重。

2. 意识障碍 表现可轻可重，可见嗜睡、谵妄、昏迷或定向力障碍等。意识障碍最早可见于病程的 1～2 日，以 3～8 日多见，一般持续 1 周左右，重者可长达 1 个月以上。昏迷的深浅、持续时间的长短与病情的严重性和预后有关。

3. 惊厥或抽搐 多于病程第 2～5 日出现，发生率 40%～60%，是病情严重的表现。可由脑实质炎症、脑缺氧、脑水肿及高热等原因引起。可见局部或全身性、阵发性或强直性抽搐，历时数分钟或数十分钟不等，可反复发生，并伴有意识障碍，重者伴有呼吸暂停、发绀、痰鸣声。

4. 呼吸衰竭 为本病最严重的表现之一，也是最主要的死亡原因（占 70%～80%），多见于深度昏迷的患者。主要为中枢性呼吸衰竭。由于脑实质炎症、缺氧、脑水肿、颅内高压、脑疝和低血钠脑病等所致，其中以脑实质病变，尤其延脑呼吸中枢病变为主要原因。表现为呼吸浅表、节律不整、双吸气、叹息样呼吸、潮式呼吸、下颌呼吸，甚至呼吸停止。脑疝引起的呼衰多发生于第 5～6 病日内，发展很快，可迅速出现呼吸停止，同时伴有瞳孔变化、血压升高、肌张力增强。有时可出现周围性呼吸衰竭，多由脊髓病变导致膈肌或肋间肌麻痹或呼吸道痰阻、肺部感染等所致，表现为呼吸困难、

呼吸先快后慢，胸式或腹式呼吸减弱，发绀，但呼吸节律基本整齐。一般以中枢性呼吸衰竭为主，或两者皆有之。

5. 颅内高压及脑膜刺激征 患者多有不同程度的颅内压增高，表现为剧烈的头痛、喷射性呕吐、血压增高、脉搏变慢。同时可伴有脑膜刺激征，如颈项强直、克尼格征和布鲁辛斯基征阳性。婴幼儿囟门未闭常表现为前囟隆起而脑膜刺激征缺如。重者可出现脑疝，以颞叶疝（小脑幕切迹疝）较多见，表现为昏迷突然加深，呼吸节律异常，疝侧瞳孔散大和上睑下垂，对侧肢体瘫痪和锥体束征阳性。双侧瞳孔不等大是脑水肿所致钩回疝的早期表现。由于脑水肿和钩回疝使脑干错位，进一步可发生小脑扁桃体疝（枕骨大孔疝），表现为极度躁动、面色苍白、眼球固定、瞳孔散大或对光反射消失、呼吸节律异常，或血压下降、呼吸骤停而死亡。

6. 其他神经系统症状和体征 乙脑的神经系统表现多在病程10天内出现，第2周后较少出现新的神经症状和体征。常有浅反射先减弱后消失，膝、跟腱反射等深反射先亢进后消失，锥体束征阳性。昏迷时，除浅反射消失外，可有肢体强直性瘫痪、偏瘫或全瘫，伴肌张力增高，还可伴膀胱和直肠麻痹（大、小便失禁或尿潴留）。此外，根据病变部位不同，可出现颅神经损伤或自主神经功能紊乱的表现。

高热、抽搐和呼吸衰竭是乙脑极期的严重表现，三者相互影响，互为因果。

（三）恢复期

病程的8~12日，患者体温逐渐下降，于2~5日内降至正常，神经系统症状和体征逐日好转，一般于2周左右可完全恢复。重症患者可留有神志迟钝、痴呆、失语、多汗、吞咽困难、颜面瘫痪、四肢强直性瘫痪或扭转痉挛等。经积极治疗后大多数患者可于6个月内恢复。

（四）后遗症期

发病半年后，5%~20%重症患者仍有意识障碍、痴呆、失语、肢体瘫痪、扭转痉挛和精神失常等，称为后遗症。经积极治疗及耐心的护理可有不同程度的恢复。癫痫后遗症可持续终生。

（五）并发症

以支气管肺炎最常见，多因昏迷患者呼吸道分泌物不易咳出，或应用人工呼吸器后引起。其次为肺不张、败血症、尿路感染、褥疮等。重型患者可因应激性溃疡致上消化道大出血。

（六）临床分型

1. 轻型 体温39℃以下，神志始终清楚，有轻度头痛、恶心呕吐、嗜睡等，无抽搐，脑膜刺激征不明显。病程5~7日。

2. 普通型 体温39℃~40℃，嗜睡或浅昏迷，偶有抽搐及病理反射阳性，脑膜刺激征明显。病程约7~14日，多无后遗症。

3. 重型 体温40℃以上，昏迷，反复或持续性抽搐，病理反射阳性，浅反射先消失，深反射先亢进后消失。可有肢体瘫痪或呼吸衰竭。病程多在2周以上，恢复期常有精神异常、瘫痪、失语等，部分患者留有不同程度后遗症。

4. 极重型（暴发型） 起病急骤，体温于1~2日内升至40℃以上，常反复或持续性抽搐，深度昏迷，迅速出现脑疝及中枢性呼吸衰竭等。多于3~5日内死亡，幸存者多有严重后遗症。

流行期间以轻型和普通型多见。

◎ **要点五　实验室检查**

（一）血象

白细胞总数增高，多为（10~20）×10⁹/L，中性粒细胞80%以上，嗜酸粒细胞常减少。部分患者血象始终正常。

（二）脑脊液

脑脊液压力增高，外观清或微浑，白细胞计数多为（50~500）×10⁹/L，个别可高达1000×10⁹/L以上，分类早期以中性粒细胞稍多，以后以单核细胞为主，糖及氯化物正常，蛋白质轻度升高。部分病例于病初脑脊液检查正常。

（三）血清学检查

1. 特异性 IgM 抗体测定　目前多用此法进行早期诊断。一般在病后 3~4 天即可出现，脑脊液中最早在病程第 2 天测到，两周达高峰。检测方法有酶联免疫吸附试验（ELISA）、间接免疫荧光法、2-巯基乙醇（2-ME）耐性试验。

2. 血凝抑制试验　血凝抑制抗体出现较早，一般在病后 4~5 天出现，2 周达高峰，抗体水平维持数年，可用于临床诊断及流行病学调查。

3. 补体结合试验　为 IgG 抗体，多在发病后 2 周出现，5~6 周达高峰，1 年后消失。主要用于回顾性诊断或流行病学调查。

（四）病原学检查

1. 病毒分离　病程第 1 周内死亡病例的脑组织中可分离到病毒（一般采用小白鼠脑内接种法），但脑脊液和血中不易分离到病毒。

2. 病毒抗原或核酸检测　在组织、血液或其他体液中采用直接免疫荧光或 RT-PCR 法检测。

◎ **要点六　诊断与鉴别诊断**

（一）诊断

1. 流行病学资料　严格的季节性（7~9 月），10 岁以下儿童多见。但近年来成人病例有增加趋势。

2. 临床特征　起病急、高热、头痛、呕吐、意识障碍、抽搐、病理征及脑膜刺激征阳性等。

3. 实验室检查　外周血白细胞及中性粒细胞均增高；脑脊液压力高，细胞数轻度增高，蛋白稍高，糖及氯化物正常；血清特异性 IgM 或脑脊液抗原检测阳性可作出早期诊断；根据血凝抑制试验或补体结合试验可作出回顾性诊断。

（二）鉴别诊断

1. 中毒型菌痢　本病与乙脑均多发生于夏秋季，10 岁以下儿童多见，但起病较乙脑更急，常在发病 24 小时内迅速出现高热、抽搐、意识障碍和循环衰竭。脑膜刺激征常阴性，脑脊液多正常。肛拭子取便或生理盐水灌肠镜检，可见大量白细胞或脓细胞。

2. 结核性脑膜炎　发病无季节性，多有结核病史或接触史。起病缓慢，病程长，脑膜刺激征明显。脑脊液检查呈毛玻璃样，氯化物与糖降低，蛋白增高明显，放置后可见网状物及薄膜产生，其薄膜涂片或培养可见抗酸杆菌。胸部 X 片、眼底及结核菌素试验等有助于诊断。

3. 化脓性脑膜炎　患者脑膜刺激征显著，脑脊液外观混浊，细胞数常在 $1000×10^9/L$ 以上，中性粒细胞占 90% 以上，蛋白明显升高，糖明显降低，脑脊液及血液细菌学检查可找到相应的病原菌。脑膜炎球菌所致者，多发生于冬春季，皮肤黏膜常有瘀点、瘀斑。其他化脓菌所致者多可找到原发病灶。

4. 其他病毒性脑炎　如单纯疱疹病毒、腮腺炎病毒、肠道病毒等均可引起脑炎，临床表现与乙脑相似，鉴别困难。确诊有赖于血清学检查或病毒分离。

◎ **要点七　治疗**

目前在病原学治疗方面尚无特效的抗病毒药物，早期可试用利巴韦林、干扰素等。主要是采取积极对症治疗、支持治疗和护理。重点处理好高热、抽搐和呼吸衰竭等危重症候，降低病死率和防止后遗症的发生。

（一）一般治疗

患者应住院隔离于有防蚊和降温设备的病室，控制室温在 30℃以下。昏迷患者要注意口腔及皮肤清洁，定时翻身、拍背、吸痰，防止继发肺部感染和褥疮发生。注意保护角膜。昏迷及抽搐患者应设床栏以防坠床，并防止舌被咬伤。注意水及电解质平衡，重症患者应输液，成人每日 1500~2000mL，小儿每日 50~80mL/kg，并酌情补充钾盐，纠正酸中毒，但输液量不宜过多，以防脑水肿。昏迷者可予鼻饲。

（二）对症治疗

高热、抽搐及呼吸衰竭是危及患者生命的三大症候，且可互为因果，形成恶性循环，必须及时处理。

1. 降温 以物理降温为主，药物降温为辅，同时降低室温，使肛温控制在38℃左右。

（1）物理降温 可用冰敷额、枕部和体表大血管部位（腋下、颈部及腹股沟等），酒精擦浴，冷盐水灌肠等。

（2）药物降温 幼儿或年老体弱者可用50%安乃近滴鼻，防止过量退热药物致大量出汗而引起虚脱。

（3）亚冬眠疗法 适于高热伴抽搐者，以氯丙嗪和异丙嗪每次各0.5~lmg/kg肌内注射，每4~6小时1次，并配合物理降温。疗程约3~5天。用药过程要密切观察生命体征变化，注意保持呼吸道通畅。

2. 止痉 包括去除病因及镇静解痉。①高热所致者以降温为主。②脑水肿所致者以脱水降低颅内压为主，可用20%甘露醇快速静脉滴注或推注（20~30分钟内），每次1~2g/kg，根据病情可每4~6小时重复应用一次，同时可合用糖皮质激素、呋塞米、50%高渗葡萄糖注射液等。③因脑实质病变引起的抽搐，可使用镇静剂，首选地西泮，成人每次10~20mg，小儿每次0.1~0.3mg/kg（每次不超过10mg），肌内注射或缓慢静脉注射；水合氯醛鼻饲或灌肠，成人每次1~2g，小儿每次60~80mg/kg（每次不超过1g）。巴比妥钠可用于预防抽搐，成人每次0.1~0.2g，小儿每次5~8mg/kg，肌内注射。

3. 防治呼吸衰竭 积极降温、控制颅内压以防止呼吸衰竭的发生。根据引起呼吸衰竭的原因给予相应的治疗：①氧疗。可选用鼻导管或面罩给氧，纠正患者缺氧状态。②由脑水肿所致者应用脱水剂。③中枢性呼吸衰竭有呼吸表浅、节律不整或紫绀时，可用呼吸兴奋剂，首选山梗菜碱，成人每次3~9mg，小儿每次0.5~0.2mg/kg，静脉注射或静脉滴注，亦可用尼可刹米、山梗菜碱、二甲弗林等交替使用。若缺氧明显时，可经鼻导管使用高频呼吸器治疗（送氧压力0.4~0.8kg/cm²，频率80~120次/分）。④呼吸道分泌物梗阻所致者，吸痰和加强翻身引流。若痰液黏

稠，可雾化吸入α糜蛋白酶5mg，伴支气管痉挛可用0.25%~0.5%异丙肾上腺素雾化吸入，并适当用抗菌药物防治细菌感染。为保持呼吸道通畅，必要时可行气管插管或气管切开。⑤改善微循环，减轻脑水肿，可用血管扩张剂，如东莨菪碱，成人每次0.3~0.5mg，小儿每次0.02~0.03mg/kg，稀释于葡萄糖注射液中静注或静滴，15~30分钟重复使用一次，时间1~5天。此外，尚可用酚妥拉明、山莨菪碱等。

（三）糖皮质激素的应用

目前对糖皮质激素应用意见不一。有学者认为其有抗炎、退热、降低毛细血管通透性和渗出、减轻脑水肿等作用。也有学者认为其有抑制免疫功能，增加继发感染机会，且疗效不明显，不主张使用。对于重症患者，可早期、短程应用。

（四）恢复期及后遗症处理

细心护理，防止褥疮和感染的发生；进行功能训练，包括吞咽、语言和肢体功能锻炼；理疗、针灸、按摩、体疗、高压氧、中药治疗等对智力、语言和运动功能的恢复有一定疗效。

◎ 要点八 预防

以防蚊、灭蚊及预防接种为预防乙脑的关键。

1. 控制传染源 隔离患者和疑似患者至体温正常。本病主要传染源是家畜，尤其是未经流行季节的幼猪，故应加强对家畜的管理，搞好饲养场所的环境卫生，人畜居地分开。流行季节前可对幼猪进行疫苗接种，减少猪群的病毒血症，能有效控制人群乙脑的流行。

2. 切断传播途径 防蚊、灭蚊为主要措施，包括灭越冬蚊和早春蚊，消灭蚊虫孳生地。可用蚊帐、驱蚊剂等防蚊。

3. 保护易感人群 预防接种是保护易感人群的关键措施。目前我国使用的是地鼠肾细胞灭活疫苗和减毒活疫苗，接种后抗体阳转率达85%~98%。接种对象以6~12个月的婴幼儿为主，初种两次，每次0.5mL，两次间隔1~2周，接种

后 2 年和 6~10 周岁时分别加强注射一次。对于初次进入流行区的人员，可按初种方法，接种两次。疫苗接种应在乙脑开始流行前一个月完成。

应注意不能与伤寒三联菌苗同时注射，有中枢神经系统疾患和慢性酒精中毒者禁用。

第三单元　细菌感染

细目一　流行性脑脊髓膜炎

流行性脑脊髓膜炎（epidemic cerebrospinal meningitis）简称流脑，是由脑膜炎奈瑟菌（Neisseria meningitidis）引起的一种急性化脓性脑膜炎，以突发高热、头痛、呕吐、皮肤黏膜瘀点和脑膜刺激征为主要临床表现。本病经呼吸道传播，冬春季多见，全球分布，呈散发或流行，儿童易患。部分患者暴发起病，可迅速致死。

◎ 要点一　病原学

脑膜炎奈瑟菌属奈瑟菌属，革兰染色阴性双球菌，呈肾形或卵圆形，有荚膜，无芽孢。依据表面特异性荚膜多糖抗原的不同，目前将本菌分为 A、B、C、D、X、Y、Z、29E、W135、H、I、K、L 共 13 个菌群，其中以 A、B、C 三群最常见。在我国长期流行的菌群 90% 以上为 A 群，B 群和 C 群散发，但随着 A 群菌苗的广泛预防接种，近年 B 群在有些地区有上升趋势，C 群流行也增多，毒力较强，可致暴发型流脑。该菌仅存在于人体，可从带菌者鼻咽部及患者的血液、脑脊液、皮肤瘀点中检出，专性需氧，对营养要求较高。细菌裂解后可释放内毒素，具有强烈致病性，是重要的致病因子。

该菌在体外能形成自溶酶，易死亡，对寒冷、干燥、阳光、紫外线及一般消毒剂均敏感。

◎ 要点二　流行病学

1. 传染源　患者和带菌者是本病的传染源，流行期间人群带菌率高达 50%，感染后细菌寄生于正常人鼻咽部，人是唯一宿主，患者易于被发

现和隔离，而带菌者不易被发现，因此带菌者作为传染源的意义更重要。流行期间以 A 群为主，B 和 C 群以散发为主。

2. 传播途径　病原菌主要通过咳嗽、喷嚏、说话等由飞沫借空气经呼吸道传播。因病原菌在体外的生活能力极弱，间接传播机会很少，但密切接触，如同睡、怀抱、喂乳、亲吻等对 2 岁以下婴幼儿造成传播。

3. 人群易感性　人群普遍易感，但新生儿有来自母体的特异性抗体，成人则从多次流行过程中隐性感染获得免疫，故发病以 15 岁以下少年儿童多见，尤以 6 个月至 2 岁的婴幼儿高发。人群感染后 60%~70% 呈无症状带菌者，绝大多数不治而愈，发病者仅占 1%。感染后对同种菌群可获持久免疫力，非同种菌群间有一定交叉免疫，但不持久。

4. 流行特征　本病遍及全世界，我国各地区均有病例发生。本病全年散发，但以冬春季高发，一般发病集中在 11 月至来年 5 月，3、4 月份为高峰。我国曾先后发生多次全国性大流行，流行菌株以 A 群为主，带菌率达 50% 以上。自 1985 年开展 A 群疫苗接种以来，发病率持续下降，未再出现全国性大流行。近几年有上升趋势，尤其是 B 群和 C 群有增多的趋势，在个别省份先后发生了 C 群的局部流行。

◎ 要点三　发病机制与病理

（一）发病机制

病原菌自鼻咽部侵入人体。脑膜炎奈瑟菌不同菌株的侵袭力不同，最终是否发病以及病情的轻重取决于细菌和宿主间的相互作用。

内毒素是重要的致病因素,内毒素通过刺激内皮细胞、吞噬细胞等释放大量细胞因子,导致血管痉挛、内皮细胞损伤,引起局部出血、坏死、细胞浸润及栓塞,还可致微循环障碍,有效循环血量减少,引起感染性休克。严重败血症时,可引发DIC和继发纤溶亢进,导致内脏广泛出血,造成多脏器功能衰竭。

一旦病原菌随血流突破血脑屏障,进入脑脊液,即引起脑膜和脊髓膜化脓性炎症,严重者还可延及脑实质,引起颅内压增高。严重脑水肿时脑疝形成,患者可因呼吸衰竭而迅速死亡。

(二)病理

败血症期,主要病变为血管内皮损害,血管壁炎症、坏死和血栓形成及血管周围出血。皮肤、皮下组织、黏膜和浆膜等可出现局灶性出血,肺、心、胃肠道和肾上腺亦可有广泛出血。

脑膜炎期的病变在软脑膜和蛛网膜。早期主要以血管充血、少量浆液性渗出及局灶性小出血多见,进一步发展则见大量纤维蛋白、中性粒细胞及血浆外渗,脑脊液混浊,呈化脓性改变。颅底由于化脓性炎症的直接侵袭和炎症后粘连,可引起视神经、展神经、动眼神经、面神经、听神经等颅神经损害。暴发型脑膜脑炎型的病变主要在脑实质,脑细胞有明显充血和水肿。颅内压明显增高者易形成枕骨大孔疝和天幕裂孔疝。少数慢性患者由于脑室孔阻塞和脑脊液循环障碍而发生脑积水。

◎ 要点四 临床表现

潜伏期1~7日,一般为2~3日。

(一)普通型

约占全部病例的90%。可分为以下各期:

1. 前驱期(上呼吸道感染期) 多数患者无症状,少数患者有低热、咽痛、轻咳、鼻咽分泌物增多等上呼吸道感染症状持续1~2天。此期传染性最强。

2. 败血症期 多数起病后迅速出现寒战、高热、头痛、呕吐、全身乏力、肌肉酸痛及精神委靡等症状。幼儿则见哭闹拒乳、烦躁不安、皮肤感觉过敏及惊厥等。此期重要的体征是皮疹,约70%的患者可有皮肤黏膜的瘀点、瘀斑。病情严重者瘀点、瘀斑可迅速扩大,甚至可因血栓形成而发生皮肤大片坏死。此外,约10%的患者可出现唇周及其他部位单纯疱疹,少数患者伴脾脏肿大,关节疼痛。多数患者于1~2日内发展为脑膜炎期。

3. 脑膜炎期 此期患者高热及毒血症持续,中枢神经系统症状加重,患者头痛欲裂,喷射性呕吐,血压增高,脉搏减慢,烦躁或谵妄,脑膜刺激征阳性,严重者可出现呼吸或循环衰竭。婴儿脑膜刺激征可缺如,前囟隆起有助诊断。此期持续2~5日。

4. 恢复期 此期患者体温渐降至正常,症状好转,瘀斑、瘀点消失,神经系统检查正常,一般1~3周痊愈。

(二)暴发型

此型病势凶险,病死率高,如不及时抢救,常于24小时内危及生命,儿童高发。

1. 休克型 急骤起病,寒战高热,严重者体温上升,头痛呕吐,精神萎靡,常于短期(12小时)内出现遍及全身的瘀点、瘀斑,且迅速扩大融合成片,伴中央坏死。继尔出现面色苍灰,唇指发绀,皮肤花斑,肢端厥冷,呼吸急促,尿少,脉搏细速,血压下降等急性循环衰竭的症状,易发生DIC。脑膜刺激征大多缺如,脑脊液大多澄清,细胞数正常或轻度增加,血培养多为阳性。

2. 脑膜脑炎型 主要以中枢神经系统症状为主。患者除高热、剧烈头痛、喷射样呕吐外,意识障碍加深,且迅速陷入昏迷,频繁惊厥,锥体束征阳性,血压可持续升高,视盘可见水肿,严重者可发生脑疝而致呼吸衰竭。

3. 混合型 兼有上述两型的临床表现,是本病最严重的一型,病死率最高。

(三)轻型

多发生于本病流行后期。病变轻微,热势不高,可有轻度头痛、咽痛等,皮肤黏膜可见少数出血点。

（四）慢性型

极少见，多为成人，以间歇发热、皮疹及关节疼痛为特征，诊断主要依据发热期反复多次的血培养阳性。

◎ 要点五　实验室检查

（一）血象

白细胞明显增加，一般在 $20×10^9/L$ 左右，中性粒细胞比例为 80% ~ 90%。

（二）脑脊液检查

明确诊断的重要方法，初起或休克型患者脑脊液多无改变。其他型可见脑脊液压力升高，外观混浊，白细胞明显增高，蛋白质增高，而糖及氯化物明显降低。但流脑初期或经抗菌药物治疗后，脑脊液改变可以不典型。

（三）细菌学检查

1. **涂片**　刺破皮肤瘀点，挤出少量组织液，或脑脊液沉淀涂片，革兰染色后查找病原体，阳性率可达 60% ~ 80%，因此为早期诊断本病的重要方法。

2. **细菌培养**　取患者血液、瘀斑组织液、脑脊液、骨髓等作病原菌培养，阳性者可确诊，但阳性率低。应在使用抗菌药物前采集标本。

（四）血清学检查

1. **特异性抗原检测**　应用对流免疫电泳法、乳胶凝集试验、酶联免疫吸附试验、放射免疫法等，检测血、脑脊液中的脑膜炎奈瑟菌抗原，具有灵敏度高、特异性强、快捷等优点。主要用于早期诊断，阳性率 90% 以上。

2. **特异性抗体检测**　应用间接血凝法、杀菌抗体测定等。如恢复期血清效价大于急性期 4 倍以上，则有诊断价值，阳性率可达 70%。但因抗体多在发病 1 周后才开始升高，故无早期诊断价值。

（五）分子生物学检查

应用 PCR 技术检测血清和脑脊液中的脑膜炎奈瑟菌 DNA，敏感性、特异性高。

◎ 要点六　诊断与鉴别诊断

（一）诊断

1. **流行病学资料**　冬春季发病，当地有本病发生或流行，或与患者密切接触。

2. **临床表现**　突起高热、头痛、呕吐，皮肤黏膜瘀点、瘀斑，脑膜刺激征。

3. **实验室检查**　白细胞及中性粒细胞明显升高，脑脊液呈化脓性改变，尤其是细菌学培养阳性及流脑特异性血清免疫检测阳性为确诊的主要依据。

（二）鉴别诊断

1. **其他化脓性脑膜炎**　常继发于其他感染、颅脑外伤、手术等，例如肺炎、中耳炎、皮肤疖肿、颅脑手术、腰穿、麻醉、手术造影等。无季节性，确诊有赖于细菌学检测。

2. **流行性乙型脑炎**　有严格季节性，在 7~9 月间流行。无皮肤黏膜瘀点。脑脊液澄清，白细胞数很少超过 $1.0×10^9/L$，以淋巴细胞为主，糖和氯化物正常。血清或脑脊液特异性 IgM 抗体检测有诊断价值。

3. **结核性脑膜炎**　起病缓，病程长，有结核病史或密切接触史，有低热、盗汗、消瘦等结核常见症状，无皮肤瘀点，无季节性。脑脊液呈毛玻璃状，白细胞在 $0.5×10^9/L$ 以下，以淋巴细胞为主。脑脊液涂片可检出抗酸杆菌。

4. **虚性脑膜炎**　败血症、伤寒、肺炎等全身性感染常因有高毒血症而发生脑膜刺激征。脑脊液除压力增高外，其余一般正常。

5. **中毒型细菌性痢疾**　夏秋季高发，脑脊液检查阴性，粪便常规检查及细菌培养有助于鉴别。

◎ 要点七　治疗

（一）普通型流脑的治疗

1. **一般治疗**　早诊断、早隔离，保证液体量、热量及电解质供应。密切观察病情变化，加强护理，防止褥疮、呼吸道感染及其他并发症。

2. 病原治疗

一旦高度怀疑流脑，应在 30 分钟内给予抗菌治疗。

（1）青霉素　为首选药，较大剂量青霉素能使脑脊液内药物达到有效浓度，从而获得满意疗效。每日剂量：成人 20 万 U/kg，儿童 20 万 ~ 40 万 U/kg。

（2）头孢菌素类　第三代头孢菌素对脑膜炎奈瑟菌抗菌活性高，易通过血脑屏障。C 群菌株可作为首选。头孢噻肟，成人 2g，儿童 50mg/kg，每 6 小时 1 次。头孢曲松，成人每日 2 ~ 4g，儿童 50 ~ 100mg/kg，一次静脉滴注。

（3）氯霉素　对脑膜炎奈瑟菌敏感，脑脊液中药物浓度高。因其有骨髓抑制作用，故不作首选。每日剂量：成人 2 ~ 3g，儿童 50 ~ 75mg/kg，根据病情分次加入葡萄糖溶液内静脉滴注。

（4）磺胺类药　磺胺嘧啶或复方磺胺甲噁唑脑脊液中药物浓度高，但因其副作用多、耐药菌株增多，故已较少选用。

以上各种抗菌药物的疗程均为 5 ~ 7 日。用药 1 ~ 2 日病情不见缓解或加重者，应调整抗菌治疗方案。

3. 对症治疗

高热时可用物理及药物降温；惊厥时可用地西泮，颅内高压时应予脱水剂。

（二）暴发型流脑的治疗

1. 休克型

（1）病原治疗　首选第三代头孢菌素或青霉素，用法同前。还可联合用药。

（2）抗休克治疗　①扩充血容量及纠正酸中毒治疗：最初 1 小时内成年人 1000mL，儿童 10 ~ 20mL/kg，快速静脉滴注。输注液体为 5% 碳酸氢钠液 5mL/kg 和低分子右旋糖酐液。此后酌情使用晶体液和胶体液，24 小时输入液量为 2000 ~ 3000mL，儿童为 50 ~ 80mL/kg，其中含钠液体应占 1/2 左右，补液量应视具体情况而定，原则为"先盐后糖、先快后慢"。用 5% 碳酸氢钠液纠正酸中毒。②血管活性药物应用：在扩充血容量和纠正酸中毒基础上，使用血管活性药物。常用药物为莨菪类，首选不良反应较小的山莨菪碱（654-2），每次 0.3 ~ 0.5mg/kg，重者可用 1mg/kg，隔 10 ~ 15 分钟静脉注射 1 次，见面色转红、四肢温暖、血压上升后，减少剂量，延长给药时间，一般需维持 6 小时，待病情稳定后逐渐停药。阿托品可替代山莨菪碱。

（3）DIC 的治疗　高度怀疑有 DIC 宜尽早应用肝素，剂量为 0.5 ~ 1.0mg/kg，以后可 4 ~ 6 小时重复给药一次。应用肝素时，用凝血时间监测，要求凝血时间维持在正常值的 2.5 ~ 3 倍为宜。多数患者应用 1 ~ 2 次即可见效而停用。高凝状态纠正后，应输入新鲜血液、血浆及应用维生素 K，以补充血容量。

（4）肾上腺皮质激素的使用　适应证为毒血症症状明显的患者。地塞米松，成人每天 10 ~ 20mg，儿童 0.2 ~ 0.5mg/（kg·d），分 1 ~ 2 次静脉滴注；或用氢化可的松，成人每天 300 ~ 500mg，儿童 8 ~ 10mg/（kg·d）静脉滴注，一般不超过 3 天。

（5）保护重要脏器功能　注意心、肾功能，根据情况对症治疗。

2. 脑膜炎型

（1）病原治疗　同休克型。

（2）脑水肿治疗　用 20% 甘露醇及时脱水可以减轻脑水肿，剂量每次 1 ~ 2g/kg，静脉推注或快速滴注，每 4 ~ 6 小时一次，重症患者可用高渗葡萄糖与甘露醇交替应用，直至颅内高压症状好转为止。亦可同时应用糖皮质激素。

（3）呼吸衰竭的处理　及时吸氧、吸痰，保持呼吸道通畅。给予呼吸兴奋剂洛贝林、尼可刹米交替静脉注射，并视病情做气管插管，并进行心肺监护。

（4）对症治疗　高热及惊厥者应予物理及药物降温，必要时行亚冬眠疗法。

（三）慢性型的治疗

本型主要以病原治疗为主。

◎ 要点八　预防

（一）控制传染源

早发现、早隔离、早治疗。患者一般隔离至症状消失后 3 日，密切接触者应医学观察 7 日。

（二）切断传播途径

搞好环境卫生，注意室内通风，流行期间避免到拥挤的公共场所，外出应戴口罩。

（三）保护易感人群

1. **菌苗注射**　最佳免疫方案是在预测区域流行到来之前，对易感人群进行一次普种，要求覆盖率达 85% 以上，对 6 个月~2 岁的婴幼儿隔年再加强免疫一次，共两次。我国多年来应用 A 群多糖菌苗，接种后保护率达 90% 左右，但近年 C 群流行增多，我国已开始接种 A+C 结合菌苗，也有较好的免疫效果。

2. **药物预防**　对密切接触者可用复方磺胺甲噁唑预防，成人每日 2g，儿童每日 50~100mg/kg，分两次口服，连服 3 日。另外，头孢曲松、氧氟沙星等也能起到良好的预防作用。

细目二　伤　寒

伤寒（typhoid fever）是由伤寒杆菌（Salmonella typhi）经消化道传播引起的急性肠道传染病。临床特征为持续发热、表情淡漠、相对缓脉、玫瑰皮疹、肝脾肿大和白细胞少等。有时可出现肠出血、肠穿孔等严重并发症。

◎ 要点一　病原学

伤寒杆菌属沙门菌属 D 组，革兰染色阴性，大小（2~3.0）μm×（0.6~1.0）μm，短杆状，有鞭毛，能活动，不产生芽孢和荚膜。含有菌体 O、鞭毛 H、表面 Vi 抗原。O 抗原和 H 抗原的抗原性较强，可刺激机体产生相应的特异性、非保护性 Igm 和 IgG 抗体，临床可用于血清凝集试验（肥达反应）；Vi 抗原的抗原性较弱，随伤寒杆菌的清除其抗体也随之消失，可用于慢性带菌者的调查及疗效评价。伤寒杆菌产生内毒素，对伤寒的发病起着较重要作用。伤寒杆菌能在普通培养基上生长，在含有胆汁的培养基上生长更好。

伤寒杆菌在自然界中的生存力较强，在自然水中可存活 2~3 周，在粪便中能存活 1~2 个月，在肉、蛋、牛奶中如温度适宜还可繁殖。耐低温，在冰冻环境中可存活数月。对光、热、干燥的抵抗力较弱。加热 60℃ 15 分钟或煮沸后即刻死亡。对常用化学消毒剂敏感。

◎ 要点二　流行病学

（一）传染源

患者和带菌者是本病唯一传染源。患者自潜伏期开始即从粪便中排菌，发病后 2~4 周排菌量最多，传染性最强。少数患者病后可成为长期带菌者，持续带菌超过 3 个月者称为慢性带菌者。

（二）传播途径

主要经粪-口途径传播。病菌常随被粪便污染的食物和水进入体内，可引起暴发性流行，在发展中国家的地方性流行中，水源污染常起关键性作用，卫生条件差的地区还可通过污染的手、苍蝇或其他昆虫（如蟑螂等）传播。散发流行多经日常生活接触传播。

（三）易感人群

人对伤寒普遍易感，病后可获得持久免疫力。预防接种可获得一定的免疫力，使发病机会减少，病情减轻。

（四）流行特征

世界各地均有发病，亚热带、热带地区及卫生条件较差的地区多见，我国发病率已明显下降。但在 2004—2014 年平均每年报告 10 起暴发疫情。全年均可有散发，夏秋季高发。发病以学龄儿童和青年多见。

◎ 要点三　发病机制与病理

（一）发病机制

人体摄入伤寒杆菌后是否发病取决于所摄入细菌的数量、致病性以及宿主的防御能力。例如，当胃酸的 pH 值小于 2 时伤寒杆菌很快被杀灭。伤寒杆菌摄入量达 10^5 以上才能引起发病，超过 10^7 或更多时将引起伤寒的典型疾病。而非特异性防御机制异常，如胃内胃酸减少和原先有幽门螺杆菌感染等有利于伤寒杆菌的定位和繁殖，此时引起发病的伤寒杆菌数量也相应降低。

未被胃酸杀灭的部分伤寒杆菌将到达回肠下段，穿过黏膜上皮屏障，侵入回肠集合淋巴结（Peyer's patches）的单核-吞噬细胞内繁殖形成初发病灶，进一步侵犯肠系膜淋巴结经胸导管进入血液循环，形成第一次菌血症。此时，临床上处于潜伏期。伤寒杆菌被单核-巨噬细胞系统吞噬、繁殖后再次进入血液循环，形成第二次菌血症。伤寒杆菌向肝、脾、胆、骨髓、肾和皮肤等器官组织播散，肠壁淋巴结出现髓样肿胀、增生、坏死，临床上处于初期和极期（相当于病程的第1~3周）。在胆道系统内大量繁殖的伤寒杆菌随胆汁排到肠道，一部分随粪便排出体外；另一部分经肠道黏膜再次侵入肠壁淋巴结，使原先致敏的淋巴组织发生更严重的炎症反应，可引起溃疡形成，临床上处于缓解期（相当于病程的第3~4周）。在极期和缓解期，当坏死或溃疡病变累及血管时，可引起肠出血（intestinal bleeding）；当溃疡侵犯小肠的肌层和浆膜层时，可引起肠穿孔（enteric perforation）。随着机体免疫力的增强，伤寒杆菌在血液和各个脏器中被清除，肠壁溃疡愈合，临床上处于恢复期。伤寒杆菌释放脂多糖内毒素可激活单核-吞噬细胞释放白细胞介素-1和肿瘤坏死因子等细胞因子，引起持续发热、表情淡漠、相对缓脉、休克和白细胞减少等表现。

（二）病理

伤寒的病理改变主要为全身单核-吞噬细胞系统的炎性增生反应，镜下见以巨噬细胞为主的细胞浸润，吞噬细胞内可见被吞噬的淋巴细胞、红细胞、伤寒杆菌及坏死组织碎屑，称为"伤寒细胞"，是本病的特征性病变。若伤寒细胞聚积成团，则称为"伤寒结节"。主要病变部位在回肠末段肠壁的集合淋巴结和孤立淋巴滤泡。病程

第一周，淋巴组织增生、肿胀，呈纽扣样突起，第二周淋巴组织坏死，第三周坏死组织开始脱落，形成溃疡，第四周以后溃疡组织逐渐愈合，一般不留瘢痕。若病灶波及血管，可引起肠出血，若溃疡深达浆膜层，可导致肠穿孔。

肠系膜淋巴结也有类似病变，脾脏充血肿大，镜下可见红髓明显充血，也可见到灶性坏死。肝脏肿大，肝细胞局灶性坏死，镜下可见肝细胞混浊肿胀、变性，吞噬细胞聚集，形成伤寒结节。部分重症可引起肾脏、心肌、支气管、肺、胆囊等组织器官病变。

◎ 要点四　临床表现

潜伏期3~60日，通常1~2周。

（一）典型伤寒

1. 初期（侵袭期）　病程第1周。缓慢起病，发热是最早出现的症状，体温呈弛张热型，逐渐上升，于3~7日内达39℃或以上。常伴有头痛、全身不适、乏力、食欲减退、腹部不适等症。部分患者出现便秘或腹泻。病程第一周末脾肝可及。

2. 极期　病程第2~3周。

（1）高热　持续性高热达39℃~40℃，多为稽留热型，少数为弛张热或不规则热型，一般持续10~14日，免疫功能低下者可持续2~3个月之久。

（2）消化系统表现　食欲不振，腹部隐痛、便秘或腹泻，可有便血，腹部压痛，以右下腹明显。

（3）神经系统表现　神经系统表现的轻重与病情轻重成正比。呈特殊的中毒面容，表情淡漠、反应迟钝、听力减退，重者可有谵妄、抓空、昏迷或出现脑膜刺激征（虚性脑膜炎），儿童可出现抽搐。

（4）循环系统表现　可有相对缓脉、重脉，并发中毒性心肌炎时，相对缓脉不明显。病情严重者可有脉搏细速、血压下降、循环衰竭等表现。

（5）肝脾大　多数患者于起病1周左右可有

脾大，质软或有轻压痛。部分患者肝脏亦大，重者可出现黄疸、肝功能异常，提示有中毒性肝炎存在。

（6）**皮疹** 部分患者于病程第7~14日皮肤出现暗红色小斑丘疹，称为玫瑰疹，散在分布于前胸和上腹部，2~4mm大小，压之褪色，数目不多，6~10个，分批出现，多在2~4日内消失。

此期极易出现肠出血和肠穿孔等并发症。

3. 缓解期 相当于病程第4周。人体对伤寒杆菌的抵抗力逐渐增强，病情开始好转，体温波动性下降，食欲逐渐好转，腹胀逐渐消失。本期仍有肠出血或肠穿孔的危险。

4. 恢复期 病程第5周。体温已恢复正常，症状和体征消失，食欲好转，常有饥饿感。约需1个月左右康复。

（二）不典型伤寒

近年来由于预防注射和抗菌药物的广泛应用，典型的伤寒病例逐渐减少，不典型或轻型患者增多。

1. 轻型 症状较轻，体温多在38℃左右，病程短，1~2周即可痊愈。多见于儿童，或早期接受抗菌药物治疗，或已接受过伤寒菌苗注射者。目前临床上较多见，易漏诊或误诊。

2. 暴发型 起病急，进展迅速，病情重。表现为突发超高热或体温不升，中毒症状重，血压下降，常并发中毒性脑病、中毒性心肌炎、中毒性肝炎、休克、DIC、肠麻痹等，皮疹多显著。预后凶险。

3. 迁延型 起病与典型伤寒相同，由于机体免疫功能低下，发热持续时间长，热程可达5周以上。常见于合并有慢性血吸虫病和慢性肝炎等患者，患者热程可达数月之久。

4. 逍遥型 发热及毒血症症状轻微，可照常工作。部分患者以肠出血或肠穿孔就医始被发现。

5. 小儿伤寒 不同的年龄阶段发病特点不同，年龄越小，临床表现越不典型。学龄儿童多为轻型，表现与成人相近。婴幼儿的临床表现不

典型，起病急，中毒症状重，发热多呈不规则热型，腹痛、腹泻、呕吐等胃肠道症状明显，肝脾大常见，玫瑰疹和相对缓脉少见，白细胞计数常增多。儿童患者病情较轻，病程短，易并发支气管肺炎，较少并发肠出血、肠穿孔，病死率低。

6. 老年人伤寒 临床表现常不典型。发热不很高，但持续时间长，虚弱明显，常并发支气管肺炎、中毒性心肌炎或心力衰竭、持续性胃肠功能紊乱，病程长，恢复慢，病死率高。

（三）再燃与复发

伤寒缓解期患者，体温开始下降，但尚未达到正常时，又再度升高，持续5~7日后退热，称再燃。患者进入恢复期，体温正常1~3周后，发热等临床症状再度出现，称为复发。不论是再燃还是复发，都是病灶内伤寒杆菌未被完全消灭，当机体免疫力不足时再度繁殖并侵入血流，此时血培养也可阳性。多见于抗菌疗程过短的患者。

（四）慢性带菌者

常在伤寒患者随访时发现，但也有无伤寒病史者，可能当时症状较轻，未引起注意。成年女性多见，儿童少见。多为胆囊带菌，胆囊造影可发现胆石或胆囊功能障碍，有时可发展为急性胆囊炎。慢性泌尿道带菌者少见。

（五）并发症

由于抗菌药物的应用，病变可得到及时控制，所以伤寒并发症已明显减少，但由于临床表现不典型，延误诊断，致肠出血、肠穿孔才确诊者也不少见。常见的并发症有肠出血、肠穿孔、中毒性肝炎、中毒性心肌炎、肺炎、胆囊炎、骨髓炎、肾盂肾炎等。

◎ **要点五 实验室检查**

（一）常规检查

1. 血液 白细胞计数减少或正常，中性粒细胞减少；嗜酸粒细胞计数减少或消失，此有助于诊断和判断病情；血小板也可减少。

2. 尿液 可有少量蛋白尿或管型。

3. 粪便 可有便血或粪便隐血试验阳性。

当病变侵及结肠黏膜时，患者可有黏液便，甚或脓血便。

（二）血清学检查

伤寒血清凝集试验又称为肥达反应（Widal reaction）。对可疑伤寒或副伤寒患者用已知的菌体抗原及鞭毛抗原检测患者血清中相应抗体的凝集效价。菌体抗原"O"为伤寒杆菌、副伤寒甲、乙杆菌的共同抗原，可刺激机体产生抗体 IgM，出现早，但维持时间短。鞭毛抗原刺激机体产生的抗体为 IgG，出现晚，但维持时间长。检测时所用的抗原有伤寒杆菌菌体"O"抗原，鞭毛"H"抗原、副伤寒甲、乙、丙鞭毛抗原 5 种。对伤寒有辅助诊断价值，常在病程第 1 周末出现阳性，第 3~4 周阳性率可达 90%，其效价随病程的演变而递增，第 4~5 周达高峰，至恢复期应有 4 倍以上升高。

肥达反应的临床意义：

（1）正常人血清中可能有低效价凝集抗体存在，通常"O"效价≥1：80，"H"效价≥1：160，或者"O"抗体效价有 4 倍以上升高，才有诊断价值；

（2）每周检查 1 次，如凝集效价逐次递增，则更具诊断意义；

（3）只有"O"抗体效价的升高，可能是疾病的早期；

（4）仅有"H"抗体效价增高，而"O"抗体效价不高，可能是患过伤寒，或接种过伤寒、副伤寒菌苗的回忆反应；

（5）"O"抗体效价增高只能推断为伤寒类感染，不能区别伤寒或副伤寒，诊断时需依鞭毛抗体凝集效价而定。

（6）若肥达反应阴性，不能排除伤寒。有少数伤寒患者肥达反应始终呈阴性，其原因可能有：①感染轻，特异性抗体产生少。②早期应用有效抗菌药物或接受糖皮质激素治疗者，特异性抗体的形成受到影响。③患者过于衰弱，免疫反应低下，或患丙种球蛋白缺乏症，不能产生特异性抗体。

（三）病原学检查

细菌培养是确诊伤寒的主要手段。

1. 血培养 病程第 1 周阳性率最高，可达 80%~90%，以后阳性率逐渐下降，至第 4 周常转为阴性，复发或再燃时可又呈阳性。

2. 骨髓培养 阳性率较血培养为高，可达 90%。阳性率受病程及应用抗菌药的影响小，已开始抗菌治疗者仍可获阳性结果。

3. 粪便培养 整个病程中均可阳性，第 3~4 周阳性率最高，可达 75%。粪便培养阳性表示大便排菌，有传染性，除外慢性胆囊带菌者，对伤寒有诊断意义。

4. 尿培养 早期常为阴性，病程 3~4 周阳性率约 25%。

◎ 要点六 诊断与鉴别诊断

（一）诊断

1. 流行病学资料 流行季节、当地有伤寒流行，与伤寒患者有密切接触史等。

2. 临床表现 持续性发热 1 周以上、特殊中毒面容、相对缓脉、玫瑰疹、肝脾大等典型表现，出现肠出血和肠穿孔等并发症，均高度提示伤寒的可能。

3. 实验室检查 外周血白细胞减少、嗜酸粒细胞减少或消失，肥达反应阳性。确诊有赖于血或骨髓培养检出伤寒杆菌。

（二）鉴别诊断

1. 病毒感染 上呼吸道和消化道病毒感染均可出现较长时间的发热、腹部不适、白细胞减少等类似于伤寒的表现，但病毒感染起病较急，常伴有明显上呼吸道症状或肠道症状，多无特殊中毒面容、玫瑰疹、相对缓脉等伤寒特征性表现，肥达反应及细菌培养均阴性。

2. 斑疹伤寒 流行性斑疹伤寒多见于冬春季，地方性斑疹伤寒多见夏秋季。一般起病较急，脉搏快，多有明显头痛。第 5~6 病日出现皮疹，数量多，且可有出血性皮疹。外斐反应阳性。治疗后退热快。

3. 败血症　部分革兰阴性杆菌败血症白细胞计数不高，可与伤寒混淆。败血症患者常有胆道、泌尿道、肠道等处原发感染病灶，热型多不规则或为弛张热，中性粒细胞常增高及核左移，血培养可分离出相应致病菌。

4. 急性血行播散性肺结核　患者多有结核病史，常伴盗汗、脉搏快，胸部 X 线检查可见两肺分布均匀的粟粒样病灶。

5. 钩端螺旋体病　钩端螺旋体病的流感伤寒型在夏秋季流行期间常见，发热与伤寒相似，但有疫水接触史，起病急，伴畏寒，眼结膜充血，全身酸痛，尤以腓肠肌疼痛与压痛为著，见腹股沟淋巴结肿大等。外周血白细胞增高。病原学、血清学检查可确诊。

6. 恶性组织细胞增生病　有不规则发热、进行性贫血和出血、肝脾大明显、淋巴结肿大，病情进展迅速，抗菌治疗无效。全血细胞减少，骨髓穿刺可发现恶性组织细胞。

◎ 要点七　治疗

（一）一般治疗

1. 隔离与休息　给予消化道隔离，临床症状消失后每周 1 次、连续 2 次粪便培养阴性方可解除隔离。发热期患者必须卧床休息。

2. 护理　注意皮肤及口腔的护理，密切观察体温、脉搏、血压、腹部、大便等变化。

3. 饮食　给予高热量、高维生素、易消化、低糖、低脂肪的无渣饮食。退热后，食欲增强时，仍应继续进食一段时间无渣饮食，以防诱发肠出血和肠穿孔。注意维持水、电解质平衡。

（二）对症治疗

1. 高热　适当应用物理降温，慎用解热镇痛类药，以免虚脱。

2. 便秘　可用开塞露或用生理盐水低压灌肠，禁用泻剂和高压灌肠。

3. 腹泻　可用收敛药，忌用鸦片制剂。

4. 腹胀　可用松节油腹部热敷及肛管排气，禁用新斯的明类药物。

5. 激素的应用　对毒血症症状明显和高热患者，如无禁忌，可在足量有效抗菌治疗下短期使用糖皮质激素，疗程 1~3 日。

（三）病原治疗

1. 氟喹诺酮类　是治疗伤寒的首选药物。抗菌谱广，杀菌作用强，能抑制细菌 DNA 旋转酶，阻碍 DNA 复制，口服吸收完全，体内分布广，胆囊浓度高，副作用少，不易产生耐药。目前常用的药物有氧氟沙星、左氧氟沙星、环丙沙星等。疗程 14 日。孕妇、儿童、哺乳期妇女慎用。

2. 头孢菌素类　第三代头孢菌素在体外对伤寒杆菌有强大抗菌活性，体内分布广，胆汁浓度高，不良反应少，尤其适用于孕妇、儿童、哺乳期妇女等患者。常用的有头孢曲松、头孢噻肟、头孢哌酮等，疗程 14 日。

3. 氯霉素　耐药率及复发率高，且毒副作用大，现已很少使用。

4. 其他抗菌药　有氨苄西林或阿莫西林、复方磺胺甲噁唑等也可酌情选用。

（四）带菌者的治疗

成人带菌者可用氨苄西林、阿莫西林、氧氟沙星、环丙沙星等治疗，疗程 4~6 周。伴有胆囊炎或胆石症者，可行胆囊切除术，术前术后均需抗菌治疗。

（五）并发症的治疗

1. 肠出血　绝对卧床休息，禁食，密切观察血压、脉搏、神志变化及粪便情况；如患者烦躁不安，可给予镇静剂；禁用泻剂及灌肠。注意水电解质的补充，应用止血药，必要时酌情输血。经积极内科治疗仍出血不止者，应考虑手术治疗。

2. 肠穿孔　禁食，胃肠减压，静脉补充液体，保证热量供给和水电解质平衡。加强抗菌特别是抗革兰阴性菌及厌氧菌的抗菌药。必要时可考虑外科手术治疗。

3. 中毒性心肌炎　卧床休息，注意输液量和速度，营养心肌治疗。必要时应用糖皮质激素。有心衰者，可酌情使用小剂量毛花苷 C 等强心剂。

◎ 要点八　预防

1. 控制传染源　患者应及早隔离治疗，体温正常 15 日后，大便培养每周 1 次，连续 2 次阴性方可解除隔离。患者及带菌者的排泄物、用具等应严格消毒。

2. 切断传播途径　是预防伤寒的关键措施。搞好"三管一灭"（管理饮食、水源、粪便，消灭苍蝇），养成良好的个人卫生习惯。

3. 保护易感人群　对高危人群可进行预防接种。常用伤寒、副伤寒甲、乙三联疫苗，也可口服伤寒杆菌 Ty21a 活菌苗。以上疫苗仅有部分免疫作用。

细目三　细菌性痢疾

细菌性痢疾（bacillary dysentery）简称菌痢，是由志贺菌感染引起的肠道传染病。菌痢主要通过消化道传播，终年散发，夏秋季可引起流行。其主要病理变化为直肠、乙状结肠的炎症与溃疡。主要表现为腹痛、腹泻、排黏液脓血便以及里急后重等，可伴有发热及全身毒血症状，严重者可出现感染性休克和（或）中毒性脑病。由于志贺菌各组及各血清型之间无交叉免疫，且病后免疫力差，故可反复感染。一般为急性，少数迁延成慢性。

◎ 要点一　病原学

志贺菌属于肠杆菌科，为革兰阴性杆菌，菌体短小，无荚膜和芽孢，有菌毛，为兼性厌氧菌，在有氧和无氧条件下均能生长。最适生长温度为 37℃，最适 pH 为 7.2～7.4。在普通培养基上生长良好。根据生化反应和菌体 O 抗原不同，可将志贺菌分为 A、B、C、D 四群，分别相当于痢疾志贺菌、福氏志贺菌、鲍氏志贺菌、宋内志贺菌，共有 40 个血清型（其中 A 群 15 个，B 群 6 个，C 群 18 个，D 群 1 个）及多个亚型。痢疾志贺菌感染病情较重，福氏志贺菌感染易转为慢性，宋内志贺菌感染病情轻，多不典型。我国的优势血清型为福氏 2a、宋内、痢疾 I 型，其他血清型相对比较少见。宋内志贺菌抵抗力最强，福氏志贺菌次之，痢疾志贺菌最弱。

志贺菌可产生内毒素及外毒素。内毒素可引起全身反应如发热、毒血症及休克等。外毒素即志贺毒素（Shigatoxin），有肠毒性、神经毒性和细胞毒性，甚至可使部分患者发生溶血性尿毒综合征等严重表现。痢疾志贺菌产生外毒素的能力最强。

志贺菌存在于患者和带菌者的粪便中，抵抗力弱，加热 60℃ 10 分钟可被杀死，对酸和一般消毒剂敏感。在粪便中数小时内死亡，在污染物品及瓜果、蔬菜上可存活 10～20 日。

◎ 要点二　流行病学

（一）传染源

主要是急、慢性菌痢患者和带菌者。非典型患者、慢性患者及带菌者容易误诊或漏诊，且难于管理，在流行病学中具有重要意义。

（二）传播途径

主要经粪-口途径传播。志贺菌随感染者粪便排出后，通过污染食物、水、手及生活用品等经口感染，也可经苍蝇或其他昆虫（如蟑螂等）媒介传播。食物或饮用水被污染可引起暴发或流行。

（三）人群易感性

人群普遍易感。病后可获得一定的免疫力，但持续时间短，且不同菌群及血清型间无交叉免疫，故易反复或重复感染。

（四）流行特征

菌痢主要集中发生在发展中国家，尤其是医疗条件差且水源不安全的地区。全球每年志贺菌感染人次估计为 1.67 亿，其中绝大部分在发展中国家。2015 年的数据表明，志贺菌感染是全世界腹泻死亡的第二大原因，是 5 岁以下儿童腹泻死亡的第三大原因。我国目前菌痢的发病率仍显著高于发达国家，但总体看发病率有逐年下降的趋势。各地菌痢发生率差异不大，终年散发，有明显的季节性。本病夏秋季发病率高可能和降雨量多、苍蝇密度高以及进食生冷瓜果食品机会有关。

◎ 要点三 发病机制与病理

（一）发病机制

志贺菌进入机体后是否发病，取决于三个要素：细菌数量、致病力和人体抵抗力。志贺菌进入消化道后，大部分被胃酸杀死，少数进入下消化道的细菌也可因正常菌群的拮抗作用、肠道分泌型IgA的阻断作用而不能致病。致病力强的志贺菌即使10~100个细菌进入人体也可引起发病。当人体抵抗力下降时，少量细菌也可致病。

志贺菌经口进入体内，在结肠黏膜上皮细胞和固有层中繁殖、释放毒素，引起炎症反应和小血管循环障碍，致肠黏膜炎症、坏死及溃疡，出现腹痛、腹泻，黏液脓血便等。

志贺菌的主要致病物质是内毒素。内毒素吸收入血后，不但可以引起发热和毒血症，还可直接作用于肾上腺髓质、交感神经系统和单核-吞噬细胞系统，释放各种血管活性物质，引起微循环障碍，进而引起感染性休克、DIC及重要脏器功能衰竭，临床上表现为中毒型菌痢。

志贺菌的外毒素具有细胞毒性，可导致肠黏膜上皮细胞损伤，神经毒性可引起神经系统症状，肠毒素类似霍乱肠毒素，可导致水样泻，甚至可引起出血性结肠炎和溶血性尿毒综合征。

（二）病理

菌痢的主要病变部位是乙状结肠和直肠，严重者可以波及整个结肠甚至回肠末端。急性期肠黏膜的基本病理变化是弥漫性纤维蛋白渗出性炎症，典型病变过程为初期的急性卡他性炎症，随后出现特征性假膜性炎症和浅溃疡形成，经1周病变逐渐愈合，不留瘢痕。

急性中毒型菌痢肠道病变轻微，多数仅见充血水肿，个别病例结肠有浅表溃疡，突出的病理改变为大脑及脑干水肿，神经细胞可有变性。部分病例肾上腺充血，皮质萎缩。

慢性菌痢肠黏膜水肿和肠壁增厚，肠黏膜溃疡不断形成和修复，可有瘢痕和息肉形成，少数病例甚至发生肠腔狭窄。

◎ 要点四 临床表现

潜伏期一般为1~4日，短者可为数小时，长者可达7日。

临床表现因志贺菌的型别、感染的轻重、机体的状态、病变的范围及程度而各异。根据病程长短和病情严重程度可以分为2期6型。

（一）急性菌痢

根据毒血症及肠道症状轻重，可分为3型。

1. **典型菌痢** 起病急，有发热（体温可达39℃或更高）、腹痛、腹泻、里急后重、黏液或脓血便，并有头痛、乏力、食欲减退等全身中毒症状。腹泻多先为稀水样便，1~2日转为黏液样脓血便，每日十余次至数十次，粪便量少，伴有里急后重。体征有肠鸣音亢进，左下腹压痛等。自然病程为10~14日，少数转为慢性。

2. **轻型菌痢** 全身中毒症状轻微，可无发热或有低热。腹泻水样或稀糊便，每日10次以内，可有黏液，但无脓血，腹痛较轻，可有左下腹压痛，里急后重较轻或缺如，易被误诊为肠炎。病程3~7日，少数也可转为慢性。

3. **重型菌痢** 多见于老年、体弱和营养不良的患者。急起发热，腹泻每天30次以上，为稀水脓血便，偶尔排出片状假膜，甚至大便失禁，腹痛、里急后重明显。后期可出现严重腹胀及中毒性肠麻痹，常伴呕吐，严重失水可引起外周循环衰竭。部分病例以中毒性休克为突出表现者，则体温不升，常有酸中毒和水、电解质平衡紊乱。少数患者可出现心、肾功能不全。

4. **中毒型菌痢** 多见于2~7岁儿童，成人偶有发生。起病急骤、发展快、病势凶险。突起畏寒、高热，全身中毒症状重，可有烦躁、嗜睡、昏迷或抽搐等，数小时内可迅速发生循环衰竭和呼吸衰竭。肠道症状不明显或缺如。按临床表现不同可分为下列3型。

（1）**休克型（周围循环衰竭型）** 较为常见，以感染性休克为主要表现。面色苍白、四肢厥冷、皮肤出现花斑、发绀、脉搏细速等，血压下降，救治不及时可出现心、肾功能不全和意识障碍。

（2）脑型（呼吸衰竭型）　以中枢神经系统表现为主。由于脑血管痉挛，脑缺血、缺氧，出现脑水肿、颅内压增高甚至脑疝。患者表现为剧烈头痛、频繁呕吐、烦躁、惊厥、昏迷、瞳孔不等大、对光反射减弱或消失等，严重者可出现中枢性呼吸衰竭。此型病情严重，病死率高。

（3）混合型　兼有上述两型的表现，病情最为凶险，病死率最高（90%以上）。该型实质上包括循环系统、呼吸系统及中枢神经系统等多脏器功能损害与衰竭。

（二）慢性菌痢

急性菌痢反复发作或迁延不愈达2个月以上者即为慢性菌痢。菌痢慢性化的原因有：原有营养不良、胃肠道慢性疾病、肠道分泌型 IgA 减少等机体抵抗力低下，或急性期治疗不当；福氏志贺菌感染；耐药菌株感染等。根据临床表现不同，慢性菌痢可分为3型。

1. 慢性迁延型　急性菌痢病情迁延不愈，时轻时重，反复出现腹痛、腹泻，大便常有黏液及脓血。长期腹泻可致营养不良、贫血等。

2. 急性发作型　有慢性菌痢史，常因进食生冷食物或受凉、劳累等因素诱发，出现急性发作，表现类似急性菌痢，但发热等中毒症状较轻。

3. 慢性隐匿型　有急性菌痢史，无明显症状，但粪便培养可检出志贺菌，结肠镜检可发现黏膜有炎症或溃疡等病变。

慢性菌痢中以慢性迁延型最为多见，慢性隐匿型最少。

◎ 要点五　实验室检查与其他检查

1. 大便常规　粪便外观为黏液、脓血便，镜检可见白细胞（≥15个/高倍视野）、脓细胞和少数红细胞，如见到吞噬细胞则更有助于诊断。

2. 血常规　急性菌痢白细胞总数增多，可达（10~20）×10^9/L，以中性粒细胞为主。慢性患者可有贫血。

3. 细菌培养　粪便培养出志贺菌是确诊的主要依据。应在使用抗菌药物前采集新鲜标本，取脓血部分及时送检，早期多次送检有助于提高阳性率。

4. 特异性核酸检测　采用核酸杂交或 PCR 可直接检查粪便中的志贺菌核酸，具有灵敏度高、特异性强、对标本要求低等优点。

5. X 线钡灌肠　慢性期可见肠道痉挛，动力改变，结肠袋消失，肠腔狭窄，肠黏膜增厚等。

6. 结肠镜检查　慢性患者可发现肠壁病变，病变部位刮取分泌物培养可提高志贺菌检出率，且有助于鉴别诊断。

◎ 要点六　诊断与鉴别诊断

（一）诊断

细菌性痢疾应依据流行病学资料、临床表现及实验室检查等进行综合诊断，确诊需依据病原学检查结果。

1. 流行病学资料　夏秋季有不洁饮食或与菌痢患者有接触史。

2. 临床表现　急性期表现有发热、腹痛、腹泻、黏液或脓血便、里急后重。慢性菌痢患者常有急性菌痢史，病程超过两个月。中毒型菌痢以儿童多见，有高热、惊厥、意识障碍及呼吸、循环衰竭，起病时肠道症状轻微或无，常需盐水灌肠或肛拭子取便行粪便检查方可诊断。

3. 实验室检查　粪便镜检有大量白细胞或脓细胞（≥15个/高倍视野），可见红细胞；确诊需粪便培养志贺菌阳性。

（二）鉴别诊断

菌痢应与各种腹泻类疾病相鉴别。

1. 急性菌痢的鉴别诊断

（1）急性阿米巴痢疾　鉴别要点见下表。

细菌性痢疾与阿米巴痢疾的鉴别

鉴别要点	急性细菌性痢疾	阿米巴痢疾
病原	志贺菌	溶组织内阿米巴原虫
流行方式	散发或流行或暴发	散发
潜伏期	1~7日	数周至数月
全身症状	起病急，全身中毒症状重，多有发热	起病缓，全身中毒症状轻或无，多无发热
腹部表现	腹痛、腹泻明显，便次频繁，左下腹压痛	腹痛轻，便次少，右下腹轻度压痛
里急后重	明显	不明显
粪便检查	量少，黏液或脓血便，镜检可见大量白细胞、少量红细胞及吞噬细胞，粪便培养志贺菌阳性	量多，呈暗红色果酱样，有腥臭味，红细胞多于白细胞，可见夏科-雷登结晶，可找到溶组织内阿米巴滋养体或包囊
结肠镜检查	病变以乙状结肠及直肠为主，肠黏膜弥漫性充血、水肿、浅表溃疡	病变主要在结肠回盲部及升结肠，见散发潜行溃疡，周围红晕，溃疡间肠黏膜正常

（2）**其他细菌性肠道感染** 大肠埃希菌、空肠弯曲菌、气单胞菌等细菌引起的肠道感染也可出现痢疾样表现，鉴别有赖于粪便病原菌的培养检出。

（3）**细菌性食物中毒** 因进食被沙门菌、金黄色葡萄球菌、副溶血弧菌、大肠埃希菌等病菌或毒素污染的食物引起。有共同进食者集体发病，大便镜检白细胞常不超过5个/高倍视野。确诊有赖于从可疑食物及患者呕吐物或粪便中检出同一致病菌或毒素。

（4）**其他** 还需与急性肠套叠、急性坏死出血性小肠炎等相鉴别。

2. 中毒型菌痢的鉴别诊断

流行性乙型脑炎（乙脑） 多发生于夏秋季，常有高热、惊厥、昏迷等表现，需与中毒型菌痢相鉴别。乙脑起病与进展相对缓慢，循环衰竭少见，意识障碍及脑膜刺激征明显，脑脊液可有蛋白及白细胞增高，粪便检查多无异常，乙脑病毒特异性抗体IgM阳性可资鉴别。

3. 慢性菌痢的鉴别诊断 慢性菌痢需与直结肠癌、慢性血吸虫病及非特异性溃疡性结肠炎等疾病相鉴别，特异性病原学检查、病理和结肠镜检可资鉴别。

◎ **要点七　治疗**

急性期以抗菌治疗为主，慢性期除抗菌治疗外还应改善肠道功能，中毒型菌痢应及时针对病情采取综合性措施救治。

（一）急性菌痢

1. 一般治疗及对症治疗 隔离至消化道症状消失，大便培养连续两次阴性。中毒症状重者应卧床休息。饮食以流质易消化饮食为主，忌食多渣、生冷、油腻及刺激性食物。腹泻明显可予口服补液盐（ORS），必要时可同时静脉补液，以维持水、电解质及酸碱平衡。高热者以物理降温为主，必要时适当使用退热药；腹痛剧烈者可予颠茄片或阿托品解痉止痛。

2. 病因治疗 抗菌治疗可缩短病程、减轻病情和缩短排菌期，防止转为慢性或带菌者。志贺菌对抗菌药物的耐药率逐年增长，并呈多重耐药，因此，应根据当地志贺菌耐药情况、个体差异、大便培养及药敏试验结果选择敏感抗菌药物，避免滥用。疗程为3~5日。

（1）**氟喹诺酮类药物** 为首选，但儿童、孕妇及哺乳期患者应慎用。常用的有环丙沙星、左氧氟沙星、加替沙星等，不能口服者也可静脉滴注。

（2）二线药物　主要为三代头孢菌素。可选用匹美西林（pivmecillinam）、头孢曲松（ceftriaxone）及头孢哌酮等，也可用阿奇霉素（azithromycin）。二线药物只有在志贺菌株对环丙沙星等耐药时才考虑应用。给予有效抗菌治疗48小时内症状会有改善，否则提示有耐药可能。

（3）小檗碱（黄连素）　有减少肠道分泌的作用，在使用抗菌药物的同时使用，每次0.1~0.3g，每日3次，7日为一疗程。

（二）中毒型菌痢

中毒型菌痢病情凶险，应及时采取以对症治疗为主的综合救治措施。

1. 对症治疗

（1）降温止惊　高热可致惊厥，加重脑缺氧及脑水肿，应积极给予物理降温，必要时给予退热药，将体温降至38.5℃以下；高热伴烦躁、惊厥者，可采用亚冬眠疗法，予氯丙嗪和异丙嗪各1~2mg/kg肌注；反复惊厥者，可用地西泮、苯巴比妥钠等肌注后，再用水合氯醛灌肠。

（2）休克型　①迅速扩充血容量及纠正酸中毒。快速给予低分子右旋糖酐、葡萄糖生理盐水及5%碳酸氢钠等液体，补液量及成分视脱水情况而定，休克好转后则应继续静脉输液维持。②由于属低排高阻型休克，可予抗胆碱类药物改善微循环障碍，如山莨菪碱，成人每次10~20mg，儿童0.3~0.5mg/kg，根据病情每10~30分钟静脉注射1次，直至面色红润、皮肤转暖、尿量增多及血压回升可减量渐停。疗效不佳者，可改用酚妥拉明、多巴胺或间羟胺等，以改善重要脏器血流灌注。③短期使用糖皮质激素。④保护心、脑、肾等重要脏器功能。⑤有早期DIC者可予肝素抗凝治疗。

（3）脑型　①减轻脑水肿，可给予20%甘露醇，每次1~2g/kg，快速静脉滴注，每4~6小时一次。应用血管活性药物以改善脑组织微循环，给予糖皮质激素有助于改善病情。②防治呼吸衰竭，保持呼吸道通畅，及时吸痰、吸氧。如出现呼吸衰竭可使用呼吸兴奋剂，必要时应用人工辅助呼吸。

2. 抗菌治疗　药物选择基本与急性菌痢相同，但宜采用静脉给药，成人可用环丙沙星、左旋氧氟沙星等氟喹诺酮类或三代头孢菌素。儿童首选头孢曲松等三代头孢菌素。

（三）慢性菌痢

由于慢性菌痢病情复杂，应采取以抗菌治疗为主的综合性措施。

1. 一般治疗　注意生活规律，进食易消化的食物，忌食生冷、油腻及刺激性食物，积极治疗肠道寄生虫病及其他慢性消化道疾患。

2. 病原治疗　根据病原菌药敏试验结果选用有效抗菌药物，通常联合或交替使用两种不同类型的抗菌药物，延长疗程，必要时可多疗程治疗。也可用0.3%小檗碱液、5%大蒜素液、2%磺胺嘧啶银悬液等灌肠液保留灌肠，每次100~200mL，每晚一次，10~14日为一疗程。灌肠液中可添加小剂量糖皮质激素以提高疗效。

3. 对症治疗　有肠道功能紊乱者可采用镇静或解痉药物。有菌群失调者可予微生态制剂。

◎ **要点八　预防**

菌痢的预防应采用以切断传播途径为主的综合预防措施。

1. 管理传染源　急、慢性患者和带菌者应隔离或定期进行随访，并给予彻底治疗，直至大便培养阴性。对餐饮人员、水源管理人员、托幼人员等应定期粪检，发现患者或带菌者应立即调离原工作岗位，并给予彻底治疗。

2. 切断传播途径　做好"三管一灭"，养成良好的个人卫生习惯。

3. 保护易感人群　目前尚无获准生产的可有效预防志贺菌感染的疫苗。我国采用口服活菌苗，如F2a型"依链"株可刺激肠道产生分泌型IgA等，有一定的保护作用，而对其他类型菌痢的流行可能无保护作用，免疫期可维持6~12个月。

细目四　霍　乱

霍乱（cholera）是由霍乱弧菌（Vibrio cholerae）引起的烈性肠道传染病，为我国甲类传染病，也是国际检疫传染病。通过污染的水或食物传染。在亚洲、非洲、拉丁美洲等地为高发的感染性腹泻病因之一。霍乱患者典型的临床表现为：起病急，腹泻剧，多伴呕吐，并可由此导致脱水、肌肉痉挛，严重者可发生循环衰竭和急性肾衰竭。

◎ 要点一　病原学

（一）分类

根据霍乱弧菌 O 抗原的特异性和致病性不同将其分为三群：

1. O$_1$ 群霍乱弧菌　为霍乱的主要致病菌。依其生物学性状可分为古典生物型（classical biotype）和埃尔托生物型（El-Tor biotype）。据 O 抗原的 A、B、C 抗原成分不同，O$_1$ 群霍乱弧菌又可分为 3 个血清型：即稻叶型（Inaba，原型，含 A、C 抗原），小川型（Ogawa，异型，含 A、B 抗原）和彦岛型（Hikojima，中间型，含 A、B、C 三种抗原）。目前我国流行的霍乱弧菌以埃尔托生物型、异型为主。

2. 不典型 O$_1$ 群霍乱弧菌　可被多价 O$_1$ 群血清凝集，但不产生肠毒素，无致病性。

3. 非 O$_1$ 群霍乱弧菌　不能被 O$_1$ 群霍乱菌多价血清凝集，统称为不凝集弧菌。已血清型从 O$_2$ 编排至 O$_{220}$ 以上，一般无致病性。但其中的 O$_{139}$ 群霍乱弧菌可产生霍乱肠毒素，能引起流行性腹泻，与 O$_1$ 群无交叉免疫。WHO 要求将 O$_{139}$ 群霍乱弧菌引起的腹泻与 O$_1$ 群霍乱同等对待。

（二）形态

霍乱弧菌属弧菌科弧菌属，菌体短小稍弯曲，呈弧形或逗点状，革兰染色阴性，无芽孢和荚膜（O$_{139}$ 群霍乱弧菌有荚膜），长 1.5~3.0μm，宽 0.3~0.4μm。菌体的一端有一较长的鞭毛，运动极活泼。粪便涂片普通显微镜下呈鱼群样排列，暗视野显微镜下悬滴检查宛如夜空中的流星一闪而过。

（三）抗原结构

霍乱弧菌具有耐热的菌体 O 抗原和不耐热的鞭毛 H 抗原。各群霍乱弧菌 H 抗原相同，而 O 抗原不同。O 抗原有群特异性和型特异性两种抗原，是霍乱弧菌分群和分型的基础。

（四）毒素

霍乱弧菌可产生内毒素和外毒素。内毒素为多糖体，可诱发机体免疫反应，是制作菌苗产生抗菌免疫的主要成分。霍乱外毒素即霍乱肠毒素（cholera toxin，CT），是霍乱的主要致病物质。霍乱肠毒素有抗原性，可刺激机体产生中和抗体。

（五）培养特性

霍乱弧菌属兼性厌氧菌，在普通培养基中生长良好，耐碱不耐酸，在 pH8.4~8.6 碱性蛋白胨水或碱性琼脂平板上生长良好。

（六）抵抗力

古典生物型对外环境抵抗力较弱，埃尔托生物型抵抗力较强，在水体中可存活 1~3 周，在藻类、贝壳类食物上存活 1 年以上。霍乱弧菌对热、干燥、日光、化学消毒剂和酸等均很敏感，耐低温，耐碱。湿热 55℃ 15 分钟，100℃ 即刻，水中加 0.5ppm 氯 15 分钟可被杀死。在正常胃酸中能存活 4 分钟。

◎ 要点二　流行病学

自 1817 年以来，全球共发生了七次世界性霍乱大流行。一般认为前六次是由古典生物型霍乱弧菌引起的。第七次大流行始于 1961 年，是由埃尔托生物型所致，至今已流行 50 余年。

1992 年印度和孟加拉国等地先后发生了 O$_{139}$ 群霍乱的暴发流行，专家预测，如果其成为今后霍乱流行的主要病原菌，则预示第八次世界霍乱大流行已经开始，但目前尚难下此结论。

1820 年霍乱传入我国，历次世界大流行我国均被波及。新中国成立后，古典生物型霍乱得到了有效控制。1961 年第七次世界霍乱大流行开始时埃尔托生物型便传入我国沿海地区，目前除西藏无病例报告外，其余各省（市、区）均有疫情发生。1993 年开始，O_{139} 群霍乱在我国部分地区也相继发生了局部暴发与流行。目前霍乱在我国呈多菌群（型）混合流行的局面。

（一）传染源

患者和带菌者是传染源。典型患者频繁泻吐，发病期一般可连续排菌 5 天，也有 2 周以上者，是重要传染源。轻型患者及带菌者不易被发现，作为传染源的意义更大。

（二）传播途径

主要通过粪-口途径传播。患者吐泻物和带菌者粪便污染水源及食物，特别是水源被污染后易引起局部暴发。日常生活接触和苍蝇等媒介传播也是重要的传播途径。

（三）易感人群

人群普遍易感。感染后肠道局部免疫和体液免疫的联合作用可产生一定的免疫力，但持续时间短（至少 3 年），可再次感染。

（四）流行季节与地区

在我国霍乱流行季节为夏秋季，以 7~10 月为多。流行地区主要是沿海一带，如广东、广西、浙江、江苏、上海等省市为多。

（五）O_{139} 群霍乱的流行特征

病例无家庭聚集性，发病以成人为主，男性多于女性，主要经水和食物传播。O_{139} 群是首次发现的新流行株，人群普遍易感。在霍乱地方性流行区，人群对 O_1 群霍乱弧菌有免疫力，但不能保护免受 O_{139} 群霍乱弧菌的感染。现有的霍乱菌苗对 O_{139} 群霍乱无保护作用。

◎ 要点三 发病机制与病理

（一）发病机制

霍乱弧菌经口进入体内，是否发病取决于机体的免疫力及弧菌的致病性。正常胃酸可杀灭霍乱弧菌。只有在一次食入大量霍乱弧菌（如超过 $10^{8~9}$ 个）时才会发病。但胃大部切除后、胃酸缺乏或被稀释均降低对霍乱弧菌的抵抗力。肠道的分泌型 IgA 以及血清中特异性凝集抗体、杀弧菌抗体及抗毒素抗体等也有一定的免疫保护作用。

霍乱弧菌到达肠道后，穿过肠黏膜表面的黏液层，黏附于小肠上段黏膜上皮细胞刷状缘并大量繁殖，在局部产生大量霍乱肠毒素导致发病。

霍乱肠毒素有 A、B 两个亚单位。A 亚单位具有毒素活性。B 亚单位可与肠黏膜上皮细胞刷状缘细胞膜的受体（神经节苷脂，GM_1）结合，介导 A 亚单位进入细胞内，激活腺苷酸环化酶，促使三磷酸腺苷（ATP）变成环磷酸腺苷（cAMP）。大量的环磷酸腺苷积聚在肠黏膜上皮细胞内，刺激隐窝细胞过度分泌水、氯化物和碳酸盐等，同时抑制绒毛细胞对氯和钠等离子的吸收。由于肠黏膜分泌增强，吸收减少，大量肠液聚集在肠腔内，形成霍乱特征性的剧烈水样腹泻。

霍乱肠毒素还能促使肠黏膜杯状细胞分泌黏液增加，使腹泻的水样便中含有大量黏液。腹泻导致的失水使胆汁分泌减少，所以腹泻物呈"米泔水"样。

（二）病理

剧烈腹泻和呕吐，导致体内水和电解质大量丢失，迅速出现脱水、电解质和酸碱平衡紊乱，严重者可出现循环衰竭。若不及时纠正，由循环衰竭造成的肾缺血，以及低钾和毒素对肾脏的直接作用，可引起急性肾衰竭。

本病病理特点主要是严重脱水导致的一系列改变，而组织器官器质性损害轻微。

◎ 要点四 临床表现

潜伏期 1~3 日，短者数小时，长者 7 日。突然起病，少数在发病前 1~2 日有头昏、疲乏、腹胀、轻度腹泻等前驱症状。古典生物型与 O_{139} 群霍乱弧菌引起者症状较重，埃尔托型所致者多为轻型或无症状者。

（一）典型表现

典型病例病程分为3期：

1. 泻吐期 多以剧烈腹泻开始，病初大便尚有粪质，迅速成为黄色水样便或米泔水样便，无粪臭，每日可达数十次，甚至失禁。一般无发热和腹痛（O$_{139}$群除外），无里急后重。呕吐多在腹泻数次后出现，常呈喷射状，呕吐物初为胃内容物，后为水样，严重者亦可为米泔水样，轻者可无呕吐。本期持续数小时至2~3日。

O$_{139}$型霍乱的特征为发热、腹痛较常见（达40%~50%），且可并发菌血症等肠道外感染。

2. 脱水期 由于频繁的腹泻和呕吐，大量水和电解质丧失，患者迅速出现脱水和循环衰竭。表情淡漠，或烦躁不安，甚至昏迷。声音嘶哑、眼窝凹陷、口唇干燥、皮肤弹性差或消失、手指皱瘪，脉搏细速或不能触及，血压低甚至休克，少尿或无尿。酸中毒者呼吸增快，甚至呈深大呼吸（Kussmaul 呼吸）。低钠可引起肌肉痉挛，多见于腓肠肌和腹直肌。低血钾可致肌张力减弱，腱反射减弱或消失，肠胀气，心律失常等。此期一般为数小时至1~2日。

3. 恢复期或反应期 患者脱水如能得到及时纠正，多数症状迅速消失。少数患者有反应性发热，可能为循环改善后毒素吸收增加所致，一般持续1~3日后可自行消退。

（二）临床分型

根据脱水程度，临床上可分为轻、中、重3型。具体见下表。

霍乱临床分型

临床表现	轻型	中型	重型
脱水（体重%）	<5%	5%~10%	>10%
每日腹泻次数	<10 次	10~20 次	>20 次
精神状态	正常	呆滞或不安	极度烦躁或静卧不动，甚至昏迷
音哑	无	轻度	音哑失声
皮肤	正常或略干，弹性略差	干燥，缺乏弹性	弹性消失
发绀	无	可有	明显
口唇	正常或稍干	干燥	极度干裂
眼窝、囟门凹陷	无或略陷	明显下陷	深凹，目闭不紧
指腹	正常	皱瘪	干瘪
腓肠肌痉挛	无	有	严重
脉搏	正常	细速	微弱而速或无
收缩压	正常	70~90mmHg	70mmHg 以下或测不出
每日尿量	正常或略减少	<500mL	<50mL
血浆比重	1.025~1.030	1.030~1.040	>1.040

另外，还有一型称为暴发型，亦称中毒型或干性霍乱，非常罕见。此型起病急骤，进展迅速，不待出现泻吐症状即可因循环衰竭而亡。

（三）并发症

1. 肾衰竭 是霍乱最常见的严重并发症，也是常见的死因，表现为尿量减少和氮质血症，严重者可因尿毒症而死亡。多发生于病后7~9天。

2. 急性肺水肿 代谢性酸中毒可导致肺循环高压，后者又因补充大量不含碱的盐水而加重。

3. 其他 如低钾综合征、心律失常等。

◎ 要点五 实验室检查与其他检查

（一）一般检查

1. 血液检查 脱水致血液浓缩，外周血红细胞、白细胞和血红蛋白均增高；血清尿素氮、肌酐升高；钠、氯化物和碳酸氢盐降低，血 pH 下降；当酸中毒纠正后，钾离子移入细胞内，可出现血清钾明显降低。

2. 尿液检查 部分患者尿中可有少量蛋白、红白细胞及管型。

3. 粪便常规 可见黏液或少许红、白细胞。

（二）血清学检查

抗菌抗体中的抗凝集素抗体在病后第 5 日出现，1~3 周达高峰。若双份血清抗凝集素抗体滴度增长 4 倍以上，有诊断意义。主要用于流行病学调查、回顾性诊断或粪便培养阴性可疑患者的诊断。

（三）病原学检查

1. 粪便涂片染色 取粪便或早期培养物涂片做革兰染色镜检，可见革兰阴性、稍弯曲的弧菌。

2. 悬滴检查 将新鲜粪便做悬滴暗视野显微镜检查，可见运动活泼呈穿梭状的弧菌，此为动力试验阳性。加入 O_1 群抗血清后，若运动停止，或凝集成块，为制动试验阳性，表示标本中含有 O_1 群霍乱弧菌；如细菌仍活动，还应加 O_{139} 群血清做制动试验。此检查可用于快速诊断。

3. 增菌培养 所有疑为霍乱的患者，除做粪便显微镜检外，均应进行增菌培养。一般用 pH8.4 的碱性蛋白胨水，36℃～37℃增菌培养 6~8 小时后表面可形成菌膜。此时应进一步用庆大霉素（对大肠杆菌有明显的抑菌作用）琼脂平皿或碱性琼脂平板分离培养 18~24 小时，对可疑菌落进行悬滴检查，可提高检出率和早期诊断。

4. PCR 可快速诊断及进行群与型的鉴别。

5. 快速辅助检测 目前使用较多的是霍乱弧菌胶体金快速检测法。该方法主要用于检测 O_1 群和 O_{139} 群霍乱弧菌的抗原成分，操作简单。应用纯化的弧菌外膜蛋白抗血清，采用 ELISA 方法，可快速检测粪便中的弧菌抗原，用于快速诊断。

◎ 要点六 诊断与鉴别诊断

（一）诊断

1. 疑似霍乱诊断标准 具有下列两项之一者诊断为疑似霍乱：

（1）凡有典型临床症状，如剧烈腹泻，水样便（黄水样、清水样、米泔样或血水样），伴有呕吐，迅速出现脱水，循环衰竭及肌肉痉挛（特别是腓肠肌）的首发病例，在病原学检查尚未肯定前，应诊断为疑似霍乱。

（2）霍乱流行期间有明确接触史（如同餐、同住或护理者等），并发生泻吐症状，而无其他原因可查者。

疑似病例未确诊之前按霍乱处理，大便培养每日 1 次，连续 2 次阴性可否定诊断。

2. 临床诊断 霍乱流行期间的疫区内，凡有霍乱典型症状，粪便培养 O_1 群及 O_{139} 群霍乱弧菌阴性，但无其他原因可查者。

3. 确定诊断 具有下列三项之一者可诊断为霍乱：

（1）凡有腹泻症状，粪便培养 O_1 群或 O_{139} 群霍乱弧菌阳性。

（2）在流行期间的疫区内有腹泻症状，做双份血清抗体效价测定，如血清凝集试验呈 4 倍以上或杀弧菌抗体呈 8 倍以上增长者。

（3）在疫源检查中，首次粪便培养检出 O_1 群或 O_{139} 群霍乱弧菌，前 5 日内有腹泻症状者。

4. 带菌者 指无腹泻或呕吐等临床症状，但粪便中检出 O_1 群或（和）O_{139} 群霍乱弧菌。

（二）鉴别诊断

本病应与其他病原体所引起的腹泻相鉴别，如其他弧菌（非 O_1 群及非 O_{139} 群）感染性腹泻、急性细菌性痢疾、大肠埃希菌性肠炎、空肠弯曲菌肠炎、细菌性食物中毒和病毒性胃肠炎等，确诊有赖于病原学检查结果。

◎ 要点七 治疗

本病的处理原则是严格隔离，迅速补充水及电解质，以纠正脱水、电解质平衡紊乱和酸中毒，辅以抗菌治疗及对症治疗。

（一）一般治疗

可给予流质饮食，但剧烈呕吐者应禁食，恢复期逐渐增加饮食，重症患者应注意保暖、给氧、监测生命体征。

（二）补液治疗

及时足量补液是治疗本病的关键。补液的原则是早期、快速、足量，先盐后糖，先快后慢，纠酸补钙，见尿补钾。

1. 静脉补液 多采用与患者丧失液体电解质浓度相似的 5:4:1 溶液，即每升液体含氯化钠 5g，碳酸氢钠 4g 和氯化钾 1g，另加 50% 葡萄糖注射液 20mL 以防止低血糖。小儿由于肾脏排钠功能较差，其比例调整为每升液体含氯化钠 2.65g，碳酸氢钠 3.75g，氯化钾 1g，葡萄糖 10g。

补液量与速度应根据患者的失水程度、血压、脉搏、尿量和血浆比重等决定，最初 24 小时总入量按临床分型的轻、中、重分别给 3000~4000mL、4000~8000mL、8000~12000mL。儿童补液量按年龄或体重计算，一般轻度脱水 120~150mL/kg，中度脱水 150~200mL/kg，重度脱水 200~250mL/kg。24 小时后的补液量及速度依据病情调整。快速补液过程中应注意防止发生心功能不全和肺水肿，还应给液体适当加温，并监测血钾的变化。

2. 口服补液 轻、中型脱水的患者可予口服补液。口服补液可减少静脉补液量，预防静脉补液的副作用及医源性电解质紊乱，故也可用于重型患者。WHO 推荐使用口服补液盐（Oral Rehydration Salts，ORS），其配方为葡萄糖 20g（可用蔗糖 40g 或米粉 40~60g 代替）、氯化钠 3.5g、枸橼酸钠 2.9g（或碳酸氢钠 2.5g）和氯化钾 1.5g，溶于 1000mL 可饮用水内，配方中各电解质浓度均与患者排泄液的浓度相似。新的低渗口服补液盐（口服补液盐Ⅲ）尤适用于儿童，其组成成分为：每包含氯化钠为 0.65g，枸橼酸钠 0.725g，氯化钾 0.375g，无水葡萄糖 3.375g，溶于 250mL 温开水中口服。

成人轻、中型脱水在最初 6 小时内每小时服 750mL，体重不足 20kg 的儿童每小时服 250mL，然后依泻吐量调整，一般按排出量的 1.5 倍计算补液量。呕吐不一定是口服补液的禁忌，只是速度要慢一些，呕吐量也要计入补液量。

（三）抗菌治疗

早期应用抗菌药物有助于缩短腹泻和排菌时间，减少腹泻次数及排泄量，降低病后带菌率等，但不能代替补液。目前常用药物为氟喹诺酮类，如环丙沙星，成人每次 250~500mg，每日 2 次口服，或每日 400mg 静脉滴注；或多西环素，成人每次 100mg，每日 2 次口服。疗程均为 3 日。也可采用四环素、氨苄西林、红霉素或阿奇霉素、复方磺胺甲噁唑等。

（四）对症治疗

重症患者在补足液体后，若血压仍较低，提示可能存在中毒性休克，可给予糖皮质激素和血管活性药物。出现心衰、肺水肿者应调整输液速度，酌情使用利尿剂及强心剂。在补液过程中如出现低钾综合征，可口服氯化钾或静脉滴注氯化钾。急性肾衰竭患者应及时纠正酸中毒，维持水、电解质平衡，必要时实施血液透析。小檗碱有抗肠毒等作用，临床应用可减轻腹泻。

◎ 要点八 预防

1. 控制传染源 建立健全腹泻病门诊，及时检出患者，按甲类传染病予以隔离治疗，直至症状消失。停用抗菌药物后大便培养每日一次，连续 3 次阴性方可解除隔离。对密切接触者应严密检疫 5 日，并进行粪便悬滴检查及培养和服药预防。做好国境卫生检疫和国内交通检疫。

2. 切断传播途径 改善环境卫生，加强饮水和食品管理。养成良好的个人卫生习惯。对患者和带菌者的排泄物进行彻底消毒。消灭苍蝇、蟑螂等传播媒介。

3. 保护易感人群 国内、外学者对霍乱疫苗的研究工作已经开展 100 多年了。随着对其致病机制以及对人群免疫反应的研究深入，现已认识到肠道黏膜免疫在霍乱免疫保护中起主要作用，霍乱疫苗的研制已转向口服疫苗方向。口服菌苗可使肠道产生特异性 IgM、IgG 和 IgA 抗体，亦能阻止弧菌黏附于肠壁而免于发病。目前，此类疫苗主要用于保护地方性流行区的高危人群。2017 年 10 月，由 50 多个联合国机构、学术和非政府组织等组成的多元化的技术合作网络——全球霍乱控制任务小组（Global Task Force on Cholera Control）发布《结束霍乱：2030 年全球路线图》（Ending Cholera－A Global Roadmap to 2030），制定了在未来 10 年让霍乱致死人数减少 90% 的目标，将帮助多达 20 个国家在相同的时间框架内根除霍乱传播。

细目五　结核病

结核病（tuberculosis）是结核分枝杆菌（Mycobacterium tuberculosis）引起的慢性感染性疾病，可累及全身多个脏器，以肺结核（pulmonary tuberculosis）最为常见，占各器官结核病总数的 80%~90%，是最主要的结核病类型。痰中排菌者称为传染性肺结核病，除少数可急起发病外，临床上多呈慢性过程。

◎ 要点一　病原学

结核分枝杆菌在分类学上属于放线菌目（Actinomycete）、分枝杆菌科、分枝杆菌属（Mycobacterium）。分枝杆菌属包含结核分枝杆菌、非结核分枝杆菌和麻风分枝杆菌。分枝杆菌所致感染中，结核分枝杆菌感染的占 90%。结核分枝杆菌再分为人结核分枝杆菌、牛结核分枝杆菌、非洲分枝杆菌和田鼠分枝杆菌等类型。其中人结核分枝杆菌为人类结核病的病原体，而免疫接种常用的卡介苗（Bacille Calmette Guerin，BCG）则来源于牛结核分枝杆菌，利用人结核分枝杆菌与牛结核分枝杆菌的抗原交叉免疫原性提供免疫保护。

结核分枝杆菌细长面稍弯，约 0.4μm×40μm，两端微钝，不能运动，无鞭毛或芽孢。

不易染色，但经品红加热染色后不能被酸性乙醇脱色，故称抗酸杆菌。

结核分枝杆菌是专性需氧菌，最适宜生长的温度为 37℃。结核分枝杆菌对营养要求较高，在特殊的培养基中才能生长，常用的培养基为罗氏培养基。结核分枝杆菌培养生长缓慢，增殖周期为 15~20 小时，至少需要 2~4 周才有可见菌落。培养是确诊结核病的重要手段，但往往耗时过长，给临床工作带来了较大影响。

结核分枝杆菌细胞的结构十分复杂，它含有许多结合成大分子复合物的不同蛋白质、糖类和脂类。结核分枝杆菌的脂质成分中磷酯、索状因子、蜡质 D 和硫酸脑苷脂与感染疾病特点密切相关。除脂质外，荚膜和蛋白质亦是致病性物质。

◎ 要点二　流行病学

（一）传染源

开放性肺结核患者的排菌是结核传播的主要来源。

（二）传播途径

1. **呼吸道传播**　主要为患者与健康人之间经空气传播。患者咳嗽排出结核分枝杆菌悬浮在飞沫中，当被人吸入后即可引起感染。

2. **消化道传播**　饮用带菌生奶经消化道感染。

3. **垂直传播**　患病孕妇经胎盘引起母婴间传播。

4. **其他途径传播**　经皮肤伤口感染和上呼吸道直接接种。

2、3、4 传播途径均极罕见。

（三）易感人群

生活贫困、居住拥挤、营养不良等因素是社会经济落后地区人群结核病高发的原因。免疫抑制状态患者尤其好发结核病。

（四）流行特征

世界卫生组织《2017 年全球结核病报告》指出：目前罹患结核病的人数不断下降，但全球的结核病负担仍然很重，2016 年全年新发病例

1040 万，167 万人死于结核病，估计仍有 40% 的患病者未获得诊断和治疗。艾滋病与结核病共感染以及耐药结核病是目前威胁全球结核病防控的两大主要问题。

据世界卫生组织估计，目前我国结核病的年发患者约为 90 万，占全球年发病患者病例数的 8.6%，仅次于印度和印度尼西亚，居世界第三位。我国每年新发生的耐药结核病患者数仅次于印度，高耐药率是我国结核病难以控制的原因之一。我国虽不属于艾滋病高发地区，但耐多药结核（MDR-TB）问题日益严重。2016 年我国新发肺结核患者中 MDR-TB 比例为 7.1%，而复治肺结核患者中 MDR-TB 比例高达 24%。

◎ 要点三　发病机制与病理

（一）发病机制

吸入肺泡的结核分枝杆菌可被吞噬细胞吞噬和杀灭。巨噬细胞与树突状细胞吞噬结核分枝杆菌后可以提呈结核抗原，并且释放细胞因子，引起局部免疫反应。结核分枝杆菌可以继续感染新的吞噬细胞并逐渐深入肺泡上皮。此后炎症细胞被募集至病灶处，巨噬细胞逐渐分化并最终形成分层结构的结核结节或结核肉芽肿（tuberculous granuloma）。随着肉芽肿外周的纤维致密化，进入肉芽肿的血管消失，加剧了巨噬细胞的泡沫化，形成干酪样坏死（caseous necrosis），大部分感染者体内的结核分枝杆菌可以处于静止状态持续存活，处于结核潜伏感染状态。

结核感染的发病机制中，由 T 细胞介导的细胞免疫（cell mediated immunity，CMI）对结核病发病、演变及转归产生决定性影响。迟发性变态反应（delay type hypersensitivity，DTH）则是宿主对结核分枝杆菌形成免疫应答的标志。DTH 是德国微生物学家 Robot Koch 在 1830 年观察到的重要现象，故而称为 Koch 现象。

（二）病理

结核病是一种慢性病变，其基本病变包括：

1. 渗出型病变　常常是病变组织内菌量多、致敏淋巴细胞活力高和变态反应强的反映。

2. 增生型病变　当病灶内菌量少而致敏淋巴细胞数量多，则形成结核病的特征性病变——结核结节。中央为巨噬细胞衍生而来的朗汉斯巨细胞，周围由巨噬细胞转化来的类上皮细胞成层排列包绕。增生型病变的另一种表现是结核性肉芽肿，是一种弥漫性增生型病变。

3. 干酪样坏死　为病变进展的表现。坏死区域逐渐出现肉芽组织增生，最后成为纤维包裹的纤维干酪性病灶。

上述三种基本病理改变可以相互转化、交错存在，很少有单一病变独立存在，而以某一种病理改变为主。

◎ 要点四　临床表现

原发性结核感染后结核分枝杆菌可向全身传播，可累及肺脏、胸膜以及肺外器官。免疫功能正常的宿主往往将病灶局限在肺脏或其他单一的脏器，而免疫功能较弱的宿主往往造成播散性结核病或者多脏器受累。除结核病患者外，一般人群中的结核病约 80% 的病例表现为肺结核，15% 表现为肺外结核，而 5% 则两者均可累及。

（一）肺结核的症状和体征

1. 全身症状　发热为肺结核最常见的全身中毒性症状，多数为长期低热，每于午后或傍晚开始，次晨降至正常，可伴有倦怠、乏力、夜间盗汗，或无明显自觉不适。有的患者表现为体温不稳定，于轻微劳动后体温略见升高，虽经休息半小时以上仍难平复。妇女于月经期前体温增高，月经后亦不能迅速恢复正常。当病灶急剧进展扩散时则出现高热，呈稽留热或弛张热，可有恶寒，但很少有寒战。

2. 呼吸系统症状　浸润性病灶患者咳嗽轻微，干咳或仅有少量黏液痰。有空洞形成时痰量增加，若伴继发感染，则痰呈脓性。合并支气管结核则咳嗽加剧，可出现刺激性呛咳，伴局限性哮鸣或喘鸣。1/3 ~ 1/2 患者在不同病期内有咯血。此外，重度毒血症状和高热可引起气急，广泛肺组织破坏、胸膜增厚和肺气肿时也常发生气急，严重者可并发肺心病和心肺功能不全。

3. 体征 取决于病变性质、部位、范围或程度。粟粒性肺结核偶可并发急性呼吸窘迫综合征，表现为严重呼吸困难和顽固性低氧血症。病灶以渗出型病变为主的肺实变，且范围较广或为干酪性肺炎时，叩诊呈浊音，听诊闻及支气管呼吸音和细湿啰音。继发性肺结核好发于上叶尖后段，故听诊于肩胛间区闻及细湿啰音，有较大提示性诊断价值。空洞性肺结核病变位置浅表而引流支气管通畅时有支气管呼吸音或伴湿啰音；巨大空洞可闻及带金属调的空瓮音。慢性纤维空洞性肺结核的体征有患侧胸廓塌陷、气管和纵隔移位、叩诊音浊、听诊呼吸音降低或闻及湿啰音，以及肺气肿征象。支气管结核患者可闻及局限性哮鸣音，于呼气或咳嗽末较为明显。

（二）肺外结核的临床类型和表现

肺结核是结核病的主要类型，其他如淋巴结结核、骨关节结核、消化系统结核、泌尿系统结核病、生殖系统结核以及中枢神经系统结核构成整个结核病的疾病谱。腹腔内结核病变，包括肠结核、肠系膜淋巴结结核及输卵管结核等，在发展过程中往往涉及其邻近腹膜而导致局限性腹膜炎。肾结核（Renal tuberculosis）占肺外结核的15%，系结核分枝杆菌由肺部等原发病处经血行播散至肾脏所引起，起病较为隐匿，多在原发性结核感染后5~20年才发病，多见于成年人，儿童少见。女性生殖系统结核则可在出现不明原因的月经异常、不孕等情况下发现。结核性脑膜炎则可表现为头痛、喷射性呕吐、意识障碍等中枢神经系统感染症状。总之，结核病是一个全身性的疾病，肺结核仍是结核病的主要类型，但其他系统的结核病亦不能忽视。

◎ **要点五 实验室检查与其他检查**

（一）细菌学检查

痰结核分枝杆菌检查是确诊肺结核最特异性的方法。

1. 涂片抗酸染色镜检 快速简便。在我国非结核分枝杆菌尚属少数，因此抗酸杆菌阳性则肺结核诊断基本成立。

2. 细菌培养 在未治疗的胸结核患者痰菌培养的敏感性和特异性均高于涂片检查，涂片阴性或诊断有疑时培养尤其重要。

3. 分子生物学检测 聚合酶链反应（PCR）技术可以将标本中微量的结核菌 DNA 加以扩增。结核病近年来出现了突破，其标志就是以 Xpert MTB/RIF 为代表的盒式诊断技术。该技术可直接从患者新鲜痰液或冻存痰液中检测结核分枝杆菌并判定其对利福平的耐药性，全程约 2 小时即科获得结果。由于95%以上的利福平耐药菌株有基因 rpoB 突变，而大部分利福平耐药菌株同时对异烟肼耐药，因此 Xpert MTB/RIF 不仅可鉴定是否为利福平耐药菌株，又可在一定程度上判断是否为 MDR-TB 菌株。Xpert MTB/RIF 的灵敏度为92.2%，特异度为99.2%。

（二）影像学检查

X 线影像表现取决于病变类型和性质。原发型肺结核的典型表现为肺内原发灶、淋巴管炎和肿大的肺门或纵隔淋巴结组成的哑铃状病灶。急性血行播散型肺结核在 X 线胸片上表现为散布于两肺野、分布较均匀、密度和大小相近的粟粒状阴影。继发型肺结核的 X 线表现复杂多变，成云絮片状，或斑点（片）结节状。干酪样病变密度偏高而不均匀，常有透亮区或空洞形成。胸部 CT 有助于发现隐蔽区病灶和孤性结节的鉴别诊断。X 线影像学检查对于诊断肠道结核、泌尿系统结核、生殖系统结核以及骨关节结核亦具重要价值。

（三）免疫学检查

1. 结核菌素试验（TST） 目前我国推广的方法系国际通用的结核菌素纯蛋白衍化物（purified protein derivative，PPD）皮内注射法。将 PPD 5IU（0.1mL）注入左前臂内侧上、中1/3交界处皮内，使局部形成皮丘。48~96 小时（一般为72小时）观察反应，结果判断以局部硬结直径为依据：<5mm 阴性反应，5~9mm 一般阳性反应，10~19mm 中度阳性反应，≥22mm 或不足 20mm，但有水疱或坏死为强阳性反应。然而，即使 PPD 与卡介苗（BCG）存在交叉反应，在接种卡介苗的人群中无结核感染亦可出现 PPD 皮试阳性，因此特异性低。

2. 特异性结核抗原 近年来，在临床上应用更多的是以 T 细胞为基础的 γ 干扰素释放试验（interferon gamma release assays，IGRAs），比结核菌素试验有更高的敏感性与特异性，可以反映机体是否存在结核感染。试验阳性反映患者体内存在结核分枝杆菌特异的效应 T 细胞，结合临床上是否存在结核感染的症状和病灶，可辅助诊断潜伏性结核感染或活动性结核感染。

◎ **要点六 诊断与鉴别诊断**

（一）诊断

1. 病史和临床表现 凡遇下列情况者应高度警惕结核病的可能性：①反复发作或迁延不愈的咳嗽咳痰，或呼吸道感染经抗炎治疗 3~4 周仍无改善；②痰中带血或咯血；③长期低热或所谓"发热待查"；④体检肩胛间区有湿罗音或局限性哮鸣音；⑤有结核病诱因或好发因素，尤其是糖尿病、免疫功能低下疾病或接受胰岛素和免疫抑制剂治疗者；⑥关节疼痛和皮肤结节性红斑等变态反应性表现；⑦有渗出性胸膜炎、肛瘘、长期淋巴结肿大、既往史以及有家庭开放性肺结核密切接触史者。

2. 潜伏性结核感染（LTBI）的诊断 潜伏性结核感染是宿主感染结核分枝杆菌后尚未发病的一种特殊状态，以皮肤结核菌素试验或 γ 干扰素释放试验阳性而无活动性结核的临床表现和影像学改变为特征。

3. 活动性结核的诊断 肺结核分确诊病例、临床诊断病例和疑似病例。

（1）确诊病例：包括干酪样坏死、仅培养阳性肺结核和仅病理学提示为结核病变者三类。其中涂阳肺结核病例需符合下列三项之一：①2 份痰标本直接涂片抗酸杆菌镜检阳性；②1 份痰标本直接涂片抗酸杆菌镜检阳性加肺部影像学检查符合活动性肺结核影像学表现；③1 份痰标本直接涂片抗酸杆菌镜检阳性加 1 份痰标本结核分枝杆菌培养阳性。培养阳性肺结核需同时符合下列两项：①痰涂片阴性；②肺部影像学检查符合活动性肺结核影像学表现加 1 份痰标本结核分枝杆菌培养阳性。

（2）临床诊断病例：亦称为涂阴肺结核，即三次痰涂片阴性，同时需符合下列条件之一者：①胸部影像学检查显示与活动性肺结核相符的病变且伴有咳嗽、咳痰、咯血等肺结核可疑症状；②肺部影像学检查显示与活动性肺结核相符的病变且结核菌素试验强阳性或 γ-干扰素释放试验阳性；③胸部影像学检查显示与活动性肺结核相符，且肺外病灶的组织病理学检查提示为结核病变者；④三次痰涂片阴性的疑似肺结核病例经诊断性治疗或随访观察可排除其他肺部疾病者。

（3）疑似病例：以下两种情况属于疑似病例：①5 岁以下儿童，有肺结核可疑症状同时有与涂阳肺结核患者密切接触史；②仅胸部影像学检查显示与活动性肺结核相符的病变。

4. 肺外结核的诊断 肺外结核累及的系统、脏器、部位及病变类型多样，确诊需要病变部位的浆膜腔积液及活检标本中获得细菌学证据，因上述标本获取过程困难，同时结核分枝杆菌阳性率较痰标本低，因此肺外结核较难实现病原学确诊。为提高早期诊断率，通常需结合病史、临床表现、实验室及其他检查、诊断性抗结核治疗效果综合诊断。

5. 结核病的诊断分类 在诊断中应同时确定类型和按记录程序正确书写。目前我国肺结核分类法（按病变部位）见下表。

中国肺结核分类法（按病变部位）

分类	分类标准
原发性肺结核 （代号：Ⅰ型）	为原发结核感染所致的临床病症，包括原发复合征及胸内淋巴结结核
血行播散型肺结核 （代号：Ⅱ型）	包括急性血行播散型肺结核（急性粟粒型肺结核）及亚急性、慢性血行播散型肺结核
继发型肺结核 （代号：Ⅲ型）	肺结核中的一个主要类型，包括浸润性、纤维空洞性及干酪性肺炎等
气管、支气管结核 （代号：Ⅳ型）	包括气管、支气管黏膜及黏膜下层的结核病
结核性胸膜炎 （代号：Ⅴ型）	临床上已排除其他原因引起的胸膜炎，包括结核性干性胸膜炎、结核性渗出性胸膜炎、结核性脓胸

（二）鉴别诊断

1. 肺癌 中央型肺癌常有痰中带血，肺门附近有阴影，与肺门淋巴结结核相似。周围型肺癌可呈球状、分叶状阴影，需与结核球鉴别。肺癌多见于40岁以上男性，多有刺激性咳嗽、胸痛和进行性消瘦。胸片上结核球周围可有卫星灶、钙化，而肺癌病灶边缘常有切迹、毛刺。胸部CT对鉴别有帮助。结合痰结核菌、脱落细胞检查及纤维支气管镜检查和活检等能及时鉴别。肺癌和肺结核可有并存，需注意发现。

2. 肺炎 肺门淋巴结结核不明显或原发灶周围存在大片渗出，病变波及整个肺叶并将肺门掩盖时，以及继发型肺结核主要表现为渗出性病变或干酪性肺炎时，需与细菌性肺炎鉴别。细菌性肺炎起病急，伴高热、寒战、胸痛、气急，X线片上病变常局限于一个肺叶或肺段，血白细胞总数、中性粒细胞增多，抗生素治疗有效可协助鉴别。肺结核还须与其他病原体肺炎鉴别，如肺炎支原体肺炎，关键是病原学检测是重要的鉴别证据。

3. 肺脓肿 空洞多见于肺下叶，脓肿周围的炎症浸润较严重，空洞内常有液平面。肺结核空洞则多发生在肺上叶，空洞壁较薄，洞内很少有液平面或仅见浅液平。此外，肺脓肿起病急，高热，大量痰，痰中无结核杆菌，但有多种其他细菌，血白细胞总数和中性粒细胞数增高，抗菌

药物治疗有效。慢性纤维空洞合并感染时易与慢性肺脓肿混淆，后者痰结核菌试验阴性，鉴别不难。

4. 支气管扩张 有慢性咳嗽、咳脓痰及反复咯血史，需与继发型肺结核鉴别。X线胸片多无异常发现或仅见局部肺纹理增粗或卷发状阴影，CT有助于确诊。应当警惕化脓性支气管扩张症可引发结核感染，细菌学检测时应考虑到结核感染的可能。

5. 非结核分枝杆菌肺病 非结核分枝杆菌（nontuberculous mycobacteria，NTM）指结核和麻风分枝杆菌以外的所有分枝杆菌，其中NTM肺病临床和X线表现类似肺结核。鉴别诊断依据菌种鉴定。

6. 其他疾病 伤寒、白血病、纵隔淋巴瘤等与结核病有诸多相似之处，具体需要结合患者临床表现、体征及辅助检查加以鉴别。

◎ 要点七 预防

1. 建立防治系统 根据我国结核病疫情，为搞好防治工作，仍须强调建立、健全和稳定各级防痨机构，负责组织施治、管、防、查的系统和全程管理，按本地区疫情和流行病学特点，制订防治规划，并开展防痨宣传，教育群众养成良好的文明卫生习惯，培训防痨业务技术人员，推动社会力量参与和支持防痨事业。

2. 早期发现和彻底治疗患者 从当地疫情

实际出发，对服务性行业、学校、托幼机构及儿童玩具工作人员等定期健康检查 1~2 年 1 次。在疫情已经控制的地区可开展重点线索调查，而主要应该是门诊因症就诊病例的发现和诊断，避免漏诊和误诊。查出必治，治必彻底，只有彻底治疗患者，大幅度降低传染源密度，才能有效降低感染率和减少发病。

3. 疫苗 结核是慢性感染性疾病，化学治疗很难治愈而不复发，因此采用疫苗预防是最好的策略。但目前尚无理想的结核病疫苗。广泛使用的疫苗是卡介苗，是一种无毒牛结核分枝杆菌活菌疫苗，自 1921 年用于预防结核病以来，虽被积极推荐和推广，但迄今对它的作用和价值仍有争论。目前比较普遍的看法是 BCG 尚不足以预防感染，但可以显著降低儿童发病及其严重性，特别是结核性脑膜炎等严重结核病减少，并可减少此后内源性恶化的可能性。WHO 已将 BCG 列入儿童扩大免疫计划。我国结核病感染率和发病率仍高，推行 BCG 接种仍有现实意义。由于疫苗的预防价值有限，根据我国结核病疫情，建立完善的防治系统至关重要。各级防治系统着眼于早期发现和彻底治疗患者，查出必治，治必彻底，及时正确治疗，防止耐药慢性病例的形成和积累，不仅是临床治疗的目标，亦是预防工作的中心环节。

细目六　布鲁菌病

布鲁菌病（brucellosis）又称波状热，是布鲁菌（Brucella）感染引起的自然疫源性疾病，临床上以长期发热、多汗、乏力、肌肉和关节疼痛、肝、脾及淋巴结肿大为主要特点。

◎ 要点一　病原学

布鲁菌属是一组革兰阴性短小杆菌，兼性细胞内寄生，没有鞭毛，不形成芽孢或荚膜。根据储存宿主、生化、代谢和免疫学的差异分类，布鲁菌属至少包括 6 个种 19 个生物型：牛种（流产布鲁菌，B. abortus）、猪种（B. suis）、羊种（马

尔他布鲁菌，B. melitensis）、犬种（B. canis）、绵羊附睾种（B. ouis）及沙林鼠种（B. neotomae）。其中前四种对人类致病，其致病力有所差异，近年来不断发现新的生物种。

布鲁菌含 20 余种蛋白抗原和脂多糖，其中脂多糖在致病中起重要作用。该菌在自然环境中生存力较强，在乳及乳制品、皮毛中能生存数月，在病畜的分泌物、排泄物及死畜的脏器中能生存 4 个月左右。对常用的物理消毒方法和化学消毒剂敏感，湿热 60℃ 或紫外线照射 20 分钟即死亡。

◎ 要点二　流行病学

（一）传染源

目前已知有 60 多种家畜、家禽、野生动物是布鲁菌的宿主。与人类有关的传染源主要是羊、牛及猪，其次是犬、鹿、马、骆驼等。布鲁菌病首先在染菌动物间传播，造成带菌或发病，然后波及人类。

（二）传播途径

1. 经皮肤及黏膜接触传染 直接接触病畜或其排泄物、阴道分泌物、娩出物。在饲养、挤奶、剪毛、屠宰以及加工皮、毛、肉等过程中没有注意防护，可经受损的皮肤或眼结膜感染；也可间接接触病畜污染的环境及物品而感染。

2. 经消化道传染 食用含菌的乳类、水和食物而受到感染。

3. 经呼吸道传染 病菌污染环境后形成气溶胶，可经呼吸道感染。

4. 其他 如苍蝇携带、蜱虫叮咬也可传播本病。人与人之间罕有传播。

（三）易感人群

人群普遍易感，病后可获较强免疫力，因此再次感染者很少。疫区居民可因隐性感染而获免疫。

（四）流行特征

该病为全球性疾病，来自 100 多个国家每年上报 WHO 的布鲁菌病超过 50 万例，实际发病数

远高于上报数。我国于20世纪60年代到70年代曾进行了大规模的动物布鲁菌感染的防治，使发病率显著降低，但自20世纪90年代中期起疫情持续快速上升，布鲁菌病成为报告发病率上升速度最快的传染病之一。2016年报告47139例，主要流行于西北、东北、青藏高原及内蒙古等牧区。变化趋势体现为由牧区向半牧半农区甚至农区转变，聚集暴发向散在发病转变。每年该病发病高峰位于春夏之间，与动物产仔季节有关。我国以牛种菌和羊种菌为主要的病原体。

◎ 要点三　发病机制与病理

本病的发病机制较为复杂，细菌、毒素以及变态反应均不同程度地参与疾病的发生和发展过程。

布鲁菌自皮肤或黏膜侵入人体，随淋巴液到达淋巴结，细菌在胞内生长繁殖，形成局部原发病灶。细菌在吞噬细胞内大量繁殖导致吞噬细胞破裂，随之大量细菌进入淋巴液和血液循环形成菌血症。在血液里细菌又被血流中的单核细胞吞噬，并随血流带至全身，在肝、脾、淋巴结、骨髓等处的单核-吞噬细胞系统内繁殖，形成多发性病灶。在机体各因素的作用下，病原菌释放出内毒素及菌体其他成分，可造成临床上的菌血症、毒血症和败血症。内毒素在病理损伤、临床症状方面起着重要作用。机体免疫功能正常，通过细胞免疫及体液免疫清除病菌而获痊愈。如果免疫功能不健全，或感染的菌量大、毒力强，则部分细菌被吞噬细胞吞噬带入各组织器官形成新感染灶，感染灶的细菌生长繁殖再次入血，导致疾病复发，如此反复成为慢性感染。此外，变态反应可引起病理损伤。

本病的病理变化极为广泛，几乎所有组织器官均可被侵犯，其中以单核-吞噬细胞系统最为常见。在急性期常有弥漫性细胞增生；慢性期则可出现由上皮细胞、巨噬细胞、浆细胞及淋巴细胞组成的肉芽肿。其他如心血管系统、运动系统、生殖系统、神经系统等均常有轻重不等的病变。

◎ 要点四　临床表现

潜伏期一般为1~3周，平均2周，也可长至数月甚至1年以上。临床上可分为急性感染和慢性感染，病程6个月以内为急性感染，超过6个月则为慢性感染。

（一）急性感染

多缓慢起病，主要症状为发热、多汗、乏力、肌肉和关节疼痛、睾丸肿痛等。发热多为不规则热，仅有5%~20%的患者出现典型波状热。波状热的热型特点为：发热2~3周后，间歇数天至2周，发热再起，反复多次，故本病又被称为"波状热"。多汗亦为本病突出的症状之一，常于夜间或凌晨热退时大汗淋漓。几乎全部病例都有乏力症状。肌肉和关节痛常较剧烈，为全身肌肉和多发性、游走性大关节疼痛，也可表现为滑膜炎、腱鞘炎、关节周围炎。部分患者脊柱受累，以腰椎为主，主要表现为腰痛。另外，布鲁菌病可累及泌尿生殖系统，男性表现为睾丸炎及附睾炎。女性可为卵巢炎。睾丸肿痛具特征性，占男性患者的20%~40%，多为单侧。肝、脾、淋巴结肿大常见。其他尚可有头痛、神经痛、皮疹等。

（二）慢性感染

可由急性期发展而来，也可无急性期病史而直接表现为慢性。本期表现更是多种多样，基本上可分两类：一类是全身性非特异性症状，类似神经症和慢性疲劳综合征；另一类是器质性损害，其中以骨骼-肌肉系统最为常见，如大关节损害、肌腱挛缩等。神经系统病变也较常见，如周围神经炎、脑膜炎等。泌尿生殖系统病变也可见到，如睾丸炎、附睾炎、卵巢炎等。此外，布鲁菌病可以局限在几乎所有的器官，最常局限在骨、关节、中枢神经系统，表现为相应的临床症状和体征，如脊柱炎、肝脓肿、脾脓肿、肺炎、肾小球肾炎、胸膜炎等，胸腔积液的改变类似结核性胸膜炎。

（三）并发症和后遗症

1. 血液系统　可见贫血、白细胞和血小板减少、血小板减少性紫癜、再生障碍性贫血以及噬血细胞综合征。

2. 眼睛 可见葡萄膜炎、视神经炎、视神经盘水肿及角膜损害，多见于慢性布鲁菌病。

3. 神经及精神系统 3%~5%的患者可出现脑膜炎、脑膜脑炎、脊髓炎、多发性神经根神经病等神经系统并发症。部分患者还可出现精神症状。

4. 心血管系统 主要为心内膜炎，病死率较高。此外，偶可见心肌炎、心包炎、主动脉炎等。

5. 运动系统 部分患者表现为关节疼痛、畸形和功能障碍等，骨骼肌肉持续不定的钝痛，反反复复，迁延不愈，有的发展成为关节强直、肌肉挛缩、畸形和瘫痪等。

6. 其他 妊娠妇女罹患布鲁菌病如不进行抗菌治疗，流产、早产、死产均可发生。

◎ 要点五 实验室检查及其他检查

（一）外周血象

白细胞计数正常或偏低。淋巴细胞相对或绝对增加，可出现少数异型淋巴细胞。红细胞沉降率在急性期加快，慢性期则正常或偏高，持续增高提示有活动性。

（二）病原学检查

取血液、骨髓、组织、脑脊液等做细菌培养，急性期培养阳性率高。

（三）免疫学检查

1. 平板凝集试验 虎红平板凝集试验（RBPT）或平板凝集试验（PAT）结果为阳性，用于初筛。

2. 试管凝集试验（SAT） 滴度为1:100（++）及以上；或病程1年以上，滴度1:50（++）及以上；或半年内有布鲁菌疫苗接种史，滴度达1:100（++）及以上者为阳性。

3. 补体结合试验（CFT） 滴度1:10（++）及以上为阳性。

4. 抗人球蛋白试验 滴度1:400（++）及以上为阳性。

5. 酶联免疫吸附试验（ELISA） 1:320为阳性，可分别定量检测特异性IgG、IgM和IgA型抗体水平，灵敏性和特异性均较好。

（四）特殊检查

并发骨关节损害者可行X线、CT、MRI等影像学检查。有心脏损害可查心电图和心肌酶。有肝损伤可做肝功能检查。对于肿大的淋巴结必要时可做淋巴结活检。有脑膜或脑实质病变者可做脑脊液及脑电图检查。脑膜炎时脑脊液的变化类似结核性脑膜炎：脑脊液中淋巴细胞增多，蛋白质增多，葡萄糖轻度减少，细菌培养及抗体检测均可出现阳性。

◎ 要点六 诊断与鉴别诊断

（一）诊断

急性感染可通过流行病学史、临床表现和实验室检查诊断：

①流行病学接触史：有传染源密切接触史或疫区生活接触史。

②具有该病临床症状和体征并排除其他疑似疾病。

③实验室检查：病原分离、试管凝集试验、ELISA等检查阳性。

凡具备①、②项和第③项中的任何一项检查阳性即可确诊为布鲁菌病。慢性感染者和局灶性感染者诊断有时相当困难，获得细菌培养结果最为可靠。

（二）鉴别诊断

本病急性感染应与长期发热性疾病进行鉴别，特别是同时有多汗、关节疼痛、肝脾肿大者，如伤寒、结核、类风湿关节炎、淋巴瘤、胶原病等。慢性感染则需与慢性骨关节病、神经症、慢性疲劳综合征等进行鉴别。

◎ 要点七 治疗

（一）急性感染

1. 对症和一般治疗 注意休息，在补充营养的基础上，给予对症治疗。高热者可用物理方法降温，持续不退者可用退热剂；合并睾丸炎者，可短期加用小剂量糖皮质激素；合并脑膜炎者需给予脱水治疗。

2. 病原治疗 应选择能进入细胞内的抗菌药物，并且治疗原则为早期、联合、规律、适量、全程，必要时延长疗程，防止复发和慢性化，减少并发症的发生。

（1）成人及8岁以上儿童 WHO推荐首选多西环素（又称强力霉素）（每次100mg，每天2次，口服6周）联合利福平（每次600~900mg，每天1次，口服6周）；或多西环素（每次100mg，每天2次，口服6周）联合链霉素（每次1000mg，每天1次，肌内注射2~3周）。如果不能使用上述的药物或效果不佳，可采用多西环素联合复方新诺明治疗，也可采用利福平联合氟喹诺酮类药物。

（2）8岁以下儿童 可采用利福平联合复方新诺明治疗，也可采用利福平联合氨基糖苷类药物治疗。

（3）孕妇 可采用利福平联合复方新诺明治疗。如果在妊娠2周内发生布鲁菌病，选用三代头孢菌素类药物联合复方新诺明治疗，可减少妊娠中断的发生。药物治疗对孕妇存在潜在危险性，应权衡利弊使用。

（4）并发症 存在合并症者一般可考虑应用三联或三联以上药物治疗，并需适当延长疗程。

合并中枢神经系统并发症者，需采用易于透过血-脑屏障的药物，可应用多西环素、利福平联合复方新诺明或头孢曲松治疗；合并心内膜炎，也可采用上述治疗方案，但常需同时采取瓣膜置换术，疗程也应适当延长；合并脊柱炎，可采用多西环素、利福平联合链霉素（2~3周）或庆大霉素（1周），总疗程至少3个月或以上，必要时需外科手术治疗。

（二）慢性感染

治疗较为复杂，包括病原治疗、脱敏治疗及对症治疗。

1. 病原治疗 与急性感染的治疗相同，必要时需要重复治疗几个疗程。

2. 脱敏治疗 采用少量多次注射布鲁菌抗原的方式，避免引起剧烈的组织损伤，又可起到一定的脱敏作用。

3. 对症治疗 根据患者的具体情况采取相应的治疗方法。

◎ **要点八 预防**

对疫区的传染源进行检疫，治疗或捕杀病畜，加强畜产品的消毒和卫生监督，做好高危职业人群的劳动防护和菌苗接种。对流行区家畜普遍进行菌苗接种可防止本病流行。必要时可用药物预防。

第四单元　消毒与隔离

细目一　消　毒

◎ **要点一　消毒的概念**

消毒（disinfection）是指用物理、化学、生物学的方法清除或杀灭体外环境中的病原微生物，使其达到无害化程度的过程。传染病消毒是

用物理或化学方法消灭停留在不同传播媒介物上的病原体，藉以切断传播途径，阻止和控制传染的发生。如患者使用过的各种检查或治疗器械及各种被污染的物品，用物理和化学方法进行处理，杀死或灭活病原体，避免再感染和交叉感染。用于消毒的药物称为消毒剂。灭菌是一个绝对的概念，是指用物理或化学方法除去或杀灭全

部微生物的过程，包括致病微生物和非致病微生物，也包括细菌芽孢和真菌孢子，灭菌后的物品必须是完全无菌的。达到灭菌效果的消毒方法是最彻底的消毒法。

◎ 要点二　消毒的目的

在医疗过程中常可遇到各种类型传染病患者，包括未明确诊断的传染病患者。传染病病原体大多极易从患者体内排出而传播，如肺结核患者的痰液，伤寒和菌痢患者的粪便等。一些病原体（如性病、狂犬病等）可通过与传染源直接接触而传播。被病原体污染的用品、食物等也是传播病原体的媒介。为了防止传染病的传播，避免患者被其他病原体感染，防止并发症，发生交叉感染，保护医护等人员免受感染，必须严格执行消毒制度。杀灭由传染源排到外界环境中的病原体，可防止传染病的发生和蔓延。

仅靠消毒措施还不足以达到以上目的。须同时进行必要的隔离措施和工作中的无菌操作，才能达到控制传染的目的。

不同的传播机制引起的传染病，消毒的效果有所不同。消化道传染病，病原体随排泄物或呕吐物排出体外，污染范围较为局限，如能及时正确地进行消毒，切断传播途径，中断传播的效果较好。呼吸道传染病，病原体随呼吸、咳嗽、喷嚏等排出，再通过飞沫和尘埃播散，污染范围不确切，消毒效果难以掌控。须同时采取空间隔离，才能中断传播。虫媒传染病则需采取杀虫灭鼠等方法。

◎ 要点三　消毒的种类

（一）预防性消毒

预防性消毒指未发现传染源的情况下，对可能受病原体污染的场所、物品和人体进行的消毒措施。如日常卫生消毒、饮水消毒、餐具消毒、粪便垃圾无害化处理、饭前便后的洗手、公共场所消毒、运输工具消毒等。医院中手术室消毒，免疫缺陷患者（如骨髓移植患者）层流病房属预防性消毒。预防性消毒能控制或减少未被发现或未被管理的传染源污染所引起的传染病传播。

（二）疫源地消毒

疫源地消毒指对有传染源存在的地区进行消毒。可分为终末消毒与随时消毒。

1. 随时消毒　指在传染源仍然存在的疫源地内，对传染源的排泄物、分泌物及其污染过的物品进行的及时性消毒处理。如患者住院时的卫生处理（沐浴、更衣等）；对患者呕吐物、痰液、尿液、粪便及卫生敷料的消毒处理；对病室空气、地面、家具的消毒和接触患者或其污染物品脱手套后的洗手等。不同的传染病，由于病原体的排出途径不同，随时消毒的范围、对象与采用的方法也不同。如肠道传染病应及时对排出的粪便消毒，还要定时对可能被粪便或被手污染的衣服、床单、日用品、门把手、家具等消毒。随时消毒是防止交叉感染的重要措施之一。

2. 终末消毒　指传染源离开疫源地（如转送、痊愈出院或死亡后），对其曾经产生的含有病原体的排泄物、分泌物以及排泄物、分泌物所污染的物品及场所进行的最后一次彻底消毒。终末消毒包括患者的终末处理和原居住地或病室单位的终末处理。

（1）患者的终末处理　患者转科或出院前应进行沐浴，更换清洁衣服，个人用品须消毒后方能带离隔离区；死亡患者应用消毒液浸湿的棉球塞住口、鼻、肛门及阴道，尸体用消毒液浸湿的尸单包裹，放入有"传染"标记字样的不透水袋子内送火葬。

（2）病室单位的终末处理　被服放入污物袋，消毒后再清洗；将棉被展开，床垫、枕芯竖放，打开抽屉、柜门，紧闭门窗，然后用紫外线灯或消毒剂熏蒸消毒。消毒后打开门窗通风，用消毒液擦拭家具、墙面及地面。

终末消毒的目的是完全杀灭和清除患者所播散遗留的病原体。终末消毒应在患者离开后立即进行。

◎ 要点四　消毒方法

（一）消毒方法的分类

根据消毒杀灭微生物的种类和强弱，将各种

物理和化学消毒方法分为灭菌法和高、中、低效消毒法四大类。

1. 灭菌法 可以杀灭包括细菌芽孢的一切微生物。该类消毒方法有热力、电离辐射、微波等物理方法和甲醛、戊二醛、过氧乙酸、环氧乙烷等化学灭菌剂。

2. 高效消毒法 能杀灭一切细菌繁殖体（包括分枝杆菌）、病毒、真菌及其孢子，并对细菌芽孢有显著杀灭作用。主要有紫外线消毒法和臭氧、含氯消毒剂、过氧化氢等。

3. 中效消毒法 能杀灭除细菌芽孢以外的各种微生物。主要有超声波消毒法和中效消毒剂如醇类、碘类、酚类消毒剂等。

4. 低效消毒法 只能消灭细菌繁殖体、部分真菌和亲脂性病毒。物理低效消毒方法有通风换气、冲洗和洗手等；化学低效消毒剂有氯己定（洗必泰）、苯扎溴铵（新洁尔灭）等。

（二）物理消毒法

物理消毒法是利用物理因素作用于病原微生物，将之清除或杀灭。常用的有热力、光照、微波、辐射、过滤除菌等方法。

1. 热力消毒法 利用热力破坏微生物的蛋白质、核酸、细胞壁和细胞膜，从而导致其死亡，是应用最早、效果可靠、使用最广泛的方法。

（1）干热消毒灭菌法 ①燃烧法。②干烤法。

（2）湿热消毒灭菌 ①煮沸消毒法。②压力蒸汽灭菌法。③巴氏消毒法。④流动蒸汽消毒法。

2. 光照消毒法 又称辐射消毒法，主要利用紫外线的杀菌作用，使菌体蛋白质发生光解、变性而致细菌死亡。此法穿透力差，对真菌孢子、细菌芽孢效果差，对 HIV 等无效，可以造成对人体的损伤，如皮肤红斑、紫外线眼炎和臭氧中毒等。包括：①日光暴晒法。②紫外线灯管消毒法。③臭氧灭菌灯消毒法。

3. 电离辐射灭菌法 利用放射性核素 ^{60}Co 发射高能 γ 射线或电子加速器产生的高能电子束进行辐射灭菌。适用于不耐热的物品灭菌。其设备昂贵，对人及物品有一定的损害。

4. 微波消毒灭菌法 靠微波产热灭菌。常用于食物及餐具的消毒、医疗药品及耐热非金属材料器械的消毒灭菌。

5. 过滤除菌 医院内常用过滤除菌来清除空气及液体中的微生物。如空气过滤是通过三级空气过滤器，选用合理的气流方式，除掉空气中 0.5~5μm 的尘埃，达到洁净空气的目的。

（三）化学消毒法

化学消毒法是采用各种化学消毒剂清除或杀灭微生物的方法。化学消毒剂种类繁多，分为灭菌剂和高、中、低效消毒剂（参见前述消毒方法的分类）。常用的化学消毒剂有：醇类（75%乙醇、异丙醇等）、含碘化合物（碘酊、碘伏等）、含氯化合物（漂白粉、次氯酸钠、84 消毒液、健之素片剂等）、醛类（甲醛、戊二醛）、杂环类气体（环氧乙烷、环氧丙烷等）、过氧化物类（过氧乙酸、双氧水等）、酚类（石碳酸、来苏等）、季胺盐类（新洁尔灭、消毒净等）和洗必泰等。

◎ **要点五　消毒方法的监测**

消毒效果是评价消毒方法是否合理、可靠的最重要指标。常用的消毒效果监测方法有：

1. 物理测试法 通过仪表来测试消毒时的温度、压力及强度等。

2. 化学指示剂测试法 利用其颜色变化指示灭菌时所达到的温度。

3. 生物指示剂测试法 利用非致病菌芽孢作为指示菌以测定灭菌效果。

4. 自然菌采样测定法 用于表面消毒效果检测。

5. 无菌检查法 检测样品中的需氧菌、厌氧菌和真菌，除阳性对照外，其他均不得有菌生长。

细目二　隔　离

◎ 要点一　隔离的概念

隔离（isolation）是将传染期内的传染病患者或病原携带者置于不能传染给他人的条件之下，暂时避免与周围人群接触，防止病原体扩散，便于管理和消毒，同时也使患者得到及时的治疗。对于不明原因的突发传染病，有效的隔离措施对控制其播散往往起决定性作用。根据不同的传染病病原学和流行病学特点，采取的隔离措施和隔离检疫期限也有所不同。

患者在隔离期间，应严格遵守传染病医院或隔离病房的消毒隔离制度，自觉地接受医护人员的管理。患者应在规定的场所内活动，不能随意离开隔离范围；不能随意会客；不能将使用的物品或剩余食品到处乱丢；应在指定的厕所大小便或消毒处理排泄物等。

◎ 要点二　隔离的种类

根据传播途径不同，隔离分为以下几种：

（一）严密隔离（strict isolation）

适用于经飞沫、分泌物、排泄物直接或间接传播的烈性传染病及传播途径不明的传染病，如鼠疫（肺鼠疫）、肺炭疽、传染性非典型肺炎、霍乱等的隔离。凡传染性强、病死率高的传染病均需采取严密隔离。

（二）呼吸道隔离（respiratory isolation）

适用于以空气中的飞沫传播为主的传染病，如肺结核、流脑、百日咳、麻疹、腮腺炎等的隔离。

（三）肠道隔离（enteric precaution）

适用于以粪-口途径传播为主的传染病，如伤寒、细菌性痢疾、甲型和戊型肝炎、肠道病毒感染（如脑炎、脑膜炎、心肌炎、脊髓灰质炎等）、感染性腹泻或胃肠炎（大肠杆菌、沙门菌、空肠弯曲菌、阿米巴原虫、耶尔森菌、轮状病毒等）等的隔离。通过隔离可切断粪-口传播途径。

（四）接触隔离（contact isolation）

适用于经体表或伤口直接或间接接触而感染的疾病，如破伤风、气性坏疽、金黄色葡萄球菌感染、A群链球菌肺炎、狂犬病等的隔离。

（五）血液-体液隔离（blood bodyfluid precaution）

主要用于预防直接或间接接触传染性血液或体液的传染性疾病，如乙型肝炎、丙型肝炎、艾滋病、弓形体感染、梅毒、疟疾、钩体病、回归热、登革热、黑热病等的预防。

（六）虫媒隔离（arthropods isolation）

适用于以昆虫为媒介而传播的疾病，如乙型脑炎、流行性出血热、疟疾、斑疹伤寒、回归热等的隔离。

（七）保护性隔离（protection isolation）

适用于抵抗力低或极易感染的患者，如严重烧伤、早产儿、白血病、脏器移植及免疫缺陷患者等的隔离。

◎ 要点三　隔离的期限

隔离期是根据传染病的最长传染期而确定的，同时应根据临床表现和微生物检验结果来决定是否可以解除隔离。某些传染病患者出院后尚应追踪观察。

细目三　医院感染

◎ 要点一　医院感染的概念

（一）定义

WHO 1978 年对医院感染的定义为："凡是患者因住院、陪诊或医院工作人员因医疗、护理工作而被感染所引起的任何临床显示症状的微生物性疾病，不管受害的对象在医院期间是否发病，均属医院感染。"

医院感染（healthcare associated infection）有广义和狭义之分。

广义医院感染是指任何人员在医院活动期间遭受病原体侵袭而引起的感染。广义医院感染的内涵：①明确了医院感染必须发生在医院范围内，包括在医院内感染出院后发病的，但不包括在入院时处于感染潜伏期者。②感染与发病是在不同阶段产生的，其顺序是感染-潜伏期-发病。因此潜伏期是判断感染发生时间与地点的重要依据。③感染对象包括一切在医院内活动的人群，即患者（住院、门诊）、医院工作人员、访客、陪客和探视者等。

由于就诊患者、访客、陪客和探视者在医院的时间短暂，获得感染的因素多而复杂，常难以确定感染是否来自医院，故实际上医院感染的对象主要是住院患者和医院工作人员，即狭义的医院感染，也就是我们通常所指的医院感染。

医院感染是指住院患者在医院内获得的感染，包括在住院期间发生的感染和在医院内获得出院后发生的感染，但不包括入院前已开始或者入院时已处于潜伏期的感染。医院工作人员在医院内获得的感染也属医院感染。

（二）诊断标准

依据卫生部医院感染诊断标准（试行），下列情况属于医院感染：

1. 无明确潜伏期的感染，规定入院48小时后发生的感染为医院感染；有明确潜伏期的感染，自入院起超过平均潜伏期后发生的感染为医院感染。

2. 本次感染直接与上次住院有关。

3. 在原有感染基础上出现其他部位新的感染（除外脓毒血症迁徙灶），或在原感染已知病原体基础上又分离出新的病原体（排除污染和原来的混合感染）的感染。

4. 新生儿在分娩过程中和产后获得的感染。

5. 由于诊疗措施激活的潜在性感染，如疱疹病毒、结核杆菌等的感染。

6. 医务人员在医院工作期间获得的感染。

下列情况不属于医院感染：

1. 皮肤黏膜开放性伤口只有细菌定殖而无炎症表现。

2. 由于创伤或非生物性因子刺激而产生的炎症表现。

3. 新生儿经胎盘获得（出生后48小时内发病）的感染，如单纯疱疹、弓形体、水痘等。

4. 患者原有的慢性感染在医院内急性发作。

5. 潜在感染激活（如带状疱疹、梅毒、结核）。

（三）临床常见的医院感染

虽然医院感染发生的部位不同，病原体亦有多种，但严重影响患者医疗安全、有措施可以控制的常见医院感染主要包括四种：①中心导管相关血流感染（central line associated blood stream infection，CLABSI）；②呼吸机相关肺炎（ventilator associated pneumonia，VAP）；③尿管相关尿路感染（catheter associated urinary tract infection，CAUTI）；④手术部位感染（surgical site infection，SSI）。此处主要介绍CLABSI、VAP、CAUTL、SSI四个重点部位医院感染的诊断标准。

1. 中心导管相关血流感染 血流感染包括原发血流感染和继发血流感染。原发血流感染指有细菌学证据的血流感染，而没有明确的其他部位感染。CLABSI特指留置中心导管大于2天，留置期间或拔除导管48小时内发生的原发血流感染。

原发血流感染的诊断标准：

标准1：患者有1个或多个血培养检出致病菌，且与其他部位感染无关。

标准2：患者具备以下症状或体征之一：发热（>38℃）、寒战、低血压，且上述症状、体征以及实验室阳性结果与其他部位感染无关，并具备以下标准之一：不同时间（48小时内）采集的2次或以上血培养发现常见皮肤污染菌，如类白喉杆菌、芽孢杆菌、丙酸杆菌属、凝固酶阴性葡萄球菌（包括表葡）、草绿色链球菌、气球菌属、微球菌属。

2. 呼吸机相关肺炎 呼吸道感染一直占我国医院感染的首位，但呼吸机相关肺炎（VAP）的具体发病率尚不清楚。由于机械通气显著增加了患者发生肺炎的机会，因此欧美等国家对VAP

进行了主动监测。美国国家医疗安全网络（National Health care Safety Network，NHSN）报告，2012年共监测到VAP 3957例，感染率为0.0~4.4/千置管日，且多数病原菌为耐药细菌。因此，临床对VAP应高度重视。

肺炎的诊断依赖于影像学、临床和实验室检查结果。VAP特指气管插管患者机械通气超过2天，患者插管期间或拔除插管48小时内发生的肺炎。呼吸机相关肺炎的诊断标准：

（1）症状、体征、实验室证据 至少符合下列之一：①发热（>38℃），无其他已知的原因；②白细胞增多（>12×10⁹/L）或白细胞减少（<4×10⁹/L）；③年龄≥70岁者，精神状态改变，无其他已知的原因。且至少具备以下2项：①新出现的脓痰，或痰的性质改变，呼吸道分泌物增加，或吸痰增加；②新发或加重的咳嗽、呼吸困难、呼吸急促；③啰音或支气管呼吸音；④换气恶化（如氧饱和度降低、需氧量增加或通气需求增加）。

（2）影像学证据 2套或多套胸片，至少符合下列之一：①新发或进行性或持续性浸润、实变、空洞形成；②若患者无心肺基础疾病（如呼吸窘迫综合征、肺水肿、慢性阻塞性肺疾病），一次确定的胸片即可。

3. 尿管相关尿路感染 尿管相关尿路感染是常见的医院感染之一，尿路感染处理不及时，常导致膀胱炎、肾盂肾炎、革兰阴性菌血症、前列腺炎、附睾炎、睾丸炎等并发症。因此，我们必须充分重视尿管相关尿路感染，特别是有尿路操作时，应采取有效措施，预防感染发生。

4. 手术部位感染 手术部位感染是指发生在切口或手术深部器官或腔隙的感染，如切口感染、器官脓肿、腹膜炎等，不包括术后与手术操作无关的感染，如术后肺炎、尿路感染等。手术部位感染分为表浅切口感染、深部切口感染和器官/腔隙感染。手术部位感染是外科常见的并发症，美国NHSN2014年监测数据显示，SSI总体感染率为0.743%，我国学者报道的感染率因手术部位不同而呈现显著不同。虽然手术室空气层流技术、灭菌技术、保护屏障、手术技巧、围术期抗菌药物使用等控制措施不断改善，但SSI依然是重要的医院感染，造成的发病率、病死率仍是外科面临的难题。

◎ **要点二 医院感染的防护原则**

为保障医疗安全，做好医院感染的防控，要求所有医务人员在工作中必须采取标准预防（Standard Precautions），即医院所有的患者均被视为具有潜在传染的患者，即认定患者的血液、体液、分泌物（不包括汗液）、排泄物等均具有传染性，须进行隔离，不论是否有明显的血迹污染或是否接触非完整的皮肤与黏膜，接触上述物质者，必须采取防护措施，根据传播途径采取空气、飞沫、接触隔离。这是预防医院感染的有效措施。标准预防是针对医院所有患者和医务人员采取的一组预防医院感染措施，包括手卫生，根据预期可能的暴露选用手套、隔离衣、口罩、护目镜或防护面屏，以及安全注射，也包括穿戴合适的防护用品处理患者环境中污染的物品与医疗器械等。

（一）标准预防基本特点

1. 强调双向防护，既要防止疾病从患者传至医护人员，又要防止疾病从医护人员传至患者。

2. 既要防止血源性疾病的传播，也要防止非血源性疾病的传播。

3. 根据疾病的主要传播途径，采取相应的隔离措施，包括接触隔离、空气隔离、和飞沫隔离。

（二）标准预防操作原则

1. 标准预防针对所有为患者实施诊断、治疗、护理等操作的全过程。不论患者是否传染病患者，都要采取标准预防。

2. 标准预防技术包括洗手、戴手套、穿隔离衣、戴防护眼镜和面罩等基本措施。

3. 医务人员进行有可能接触患者体液、血液的诊疗和护理操作时必须戴手套。操作完毕，脱去手套后应立即洗手，必要时进行手消毒。

4. 在诊疗、护理操作过程中，有可能发生血液、体液飞溅到医务人员面部时，医务人员应当戴具有防渗透性能的口罩、防护眼镜；有可能发生血液、体液大面积飞溅或者有可能污染医务人员身体时，还应当穿戴具有防渗透性能的隔离衣或者围裙。

5. 医务人员手部皮肤发生破损，在进行有可能接触患者血液、体液的诊疗和护理操作时必须戴双层手套。戴手套操作过程中，要避免已经污染的手套触摸清洁区域或物品。

6. 医务人员在进行侵袭性诊疗、护理操作过程中，要保证充足的光线，并特别注意防止被针头、缝合针、刀片等锐器刺伤或划伤。

7. 使用后的锐器应当直接放入耐刺、防渗漏的锐器盒，或者利用针头处理设备进行安全处置，也可以使用具有安全性能的注射器、输液器等医用锐器，以防刺伤。

8. 立即清洁污染的环境。

9. 禁止将使用后的一次性针头重新套上针头套。禁止用手直接接触使用后的针头、刀片等锐器。

10. 保证废弃物的正确处理。要求运输废弃物的人必须戴厚质乳胶清洁手套，处理体液废弃物必须戴防护眼镜。

（三）隔离措施

由于标准预防的基本措施中不能有效预防经由空气、飞沫、接触途径传播的感染性疾病。因此，还需要根据疾病的传播途径采取相应的接触隔离、空气隔离和飞沫隔离措施。

1. 接触隔离　接触传播指病原微生物通过手、媒介物直接或间接接触导致的传播，是医院感染主要而常见的传播途径，包括直接接触传播和间接接触传播。

已诊断或怀疑是接触传播的疾病或因患者环境中有接触传播的严重疾病，除实施标准预防之外，还要实施接触隔离。接触隔离技术主要有：

（1）设置隔离单元。

（2）洗手和手套。

（3）隔离衣。

（4）对患者和探视者进行隔离规定宣教，使之配合遵守。

（5）必须转运患者时，患者及运送人员都要防护。

（6）可重复使用的物品，应彻底清洁和适当地消毒灭菌。

（7）正确处置医疗废物。

（8）使用隔离标识等。

2. 空气隔离　空气传播是指病原微生物（如 SARS-CoV）经由悬浮在空气中的微粒-气溶胶（微粒直径≤5μm）携带通过空气流动导致的传播。这种微粒能在空气中悬浮时间长，并可随气流漂浮到远处，可造成多人感染，甚至导致医院感染暴发。

已诊断或怀疑由空气传播的疾病除实施标准预防的基本措施之外，还要实施空气隔离。空气隔离技术主要有：

（1）单人房间、专门的空气处理系统和通风设备以防止空气传播。

（2）医务人员和进入该环境的人员应使用呼吸道保护装置、帽子、防护服。

（3）如病情容许，患者应戴外科口罩并定期更换。

3. 飞沫隔离　飞沫传播又称微粒传播，是指经由带有病原微生物的较大飞沫微粒（微粒直径>5μm）在空气中短距离移动而发生的传播。飞沫微粒在空气中悬浮的时间不长，喷射的距离一般不超过 1m。

已诊断或怀疑是由飞沫传播的疾病除实施标准预防之外，还应实施飞沫隔离。飞沫隔离技术主要有：

（1）最好将患者安置在单独隔离室。

（2）相同病原体感染的患者同用一隔离室时，每床间距应不少于 1 米，不需要专用的空气处理设备，房间门可以保持开放。

（3）在近距离（1 米之内）接触患者时应戴口罩。

（4）限制患者的活动和外出，如果必须外出，患者必须戴口罩。

医学人文

医学伦理学

第一单元　医学伦理学与医学目的、医学模式

细目一　医学伦理学

◎ 要点一　伦理学、医学伦理学、医学道德

1. 伦理学亦称道德哲学，是关于道德现象及其理论的学科。道德是人们在社会生活实践中形成，由经济基础决定，用善恶标准评价，以社会舆论、内心信念和传统习俗来调节的人与人、人与社会、人与自然之间关系的原则和规范的总和。

2. 医学伦理学是伦理学与医学相互交融的一门学科，是应用伦理学的理论、方法研究医学活动中的道德的科学。医学伦理学的主要目的，是为医疗实践及其相关领域的活动，提供价值标准和行为规范。

3. 医学道德是医务人员的职业道德，简称医德，是医务人员处理与患者、与社会关系的原则和规范。医务人员的道德品质对人民健康和医疗质量具有保障作用，对医疗卫生事业具有促进作用，对社会文明具有推动作用。

◎ 要点二　医学伦理学的研究对象、研究内容

1. 医学伦理学的研究对象是医学活动中的道德现象和道德关系。医学活动中的道德现象包括：医德意识现象、医德规范现象和医德活动现象。医学活动中的道德关系包括：医务人员与患者、患者家属的关系，医务人员之间的关系，医务人员与社会的关系，医务人员与医学发展的关系。

2. 医学伦理学的研究内容是医学道德理论、医学道德规范体系、医学道德实践。医学道德理论包括：医学道德的起源、本质、特点、发生发展规律、社会作用；医学历史中的医学道德；医学伦理学的基本理论，医学伦理学的发展趋势。医学道德规范体系包括：医德的原则、规范、范畴。医学道德实践包括：医学道德教育和修养，医德评价的标准和方法，医学临床、卫生保健、医学研究、医学发展中问题的道德研究。

细目二　医学目的、医学模式

◎ 要点一　医学目的的内涵

1. 医学目的是为满足社会需求而确定的目标，体现了对医务人员的理想和愿望。医学的目的激励着医务人员的行为，引领着医学技术的发展方向。

2. 自医学产生之日起，人们就将医学的目的确定为"救死扶伤""克服疾病""延长生命""避免死亡"。这一崇高的目标激励着一代代的医学工作者不断努力。随着社会和医学的发展，医学目的也在完善。现代医学目的是，致力于预防

疾病，减少发病率，促进和维护健康；治疗疾病，解除由疾病引起的痛苦；照料患者，维护患者尊严，延长寿命，追求安详死亡；提高生命质量，优化生存环境，增进身心健康。

◎ 要点二　医学模式的类型

1. **神灵主义医学模式**　原始的与巫术交织的医学模式，将人的生命和健康看作是神灵所赐，将疾病归因为天谴神罚或鬼魂附体，维护健康和治疗疾病依靠求神问卜、祈祷神灵。

2. **自然哲学医学模式**　以古代朴素的唯物论和辩证法为指导，根据经验、直觉或思辨推理进行医疗活动的医学模式。中国传统医学中的阴阳五行学说和"六淫""七情"病因学说，古希腊医学家希波克拉底的"四体液"学说，都是这一模式的典型代表。它结束了在原始医学中长期巫医不分的状态，驱逐了医学中的鬼神成分，开始将零散的医学知识综合和条理化。

3. **机械论医学模式**　在西方经验哲学和现代物理学的影响下发展起来的医学模式。16—17世纪，欧洲文艺复兴运动带来了工业革命，推动了科学进步，也影响了医学。把人比作机器，用机械观解释一切人体现象，把疾病看作人体某部分零件失灵。这种医学模式忽视了生命的生物复杂性和社会复杂性。

4. **生物医学模式**　以 19 世纪以来细菌学、生理学、病理学、免疫学、遗传学等生物学科发展为基础的医学模式，认为疾病的机制是外界特定的生物或理化因素，作用于人体的细胞、组织或器官上，导致形态学或化学上的变化和功能障碍，这种变化可以测量，治疗疾病就是消除和调整这些特定的生物或理化因素。

生物医学模式通过实验观察认识生命现象、疾病过程和原因，使医学彻底摆脱了宗教神学和唯心主义观念的束缚，对人体的形态结构、生理病理、发病原因机制进行深入的研究，形成了比较完整的科学体系，奠定了现代医学的基础。这种医学模式的缺点是忽视了社会环境、个体行为、生活方式、心理因素等对人体健康和疾病的影响。

5. **生物-心理-社会医学模式**　1977 年，美国罗彻斯特大学精神病学和内科学教授恩格尔提出，强调个体心理、生活方式、生物遗传、社会环境等因素对疾病和健康的重要影响。认为人的心理与生理、精神与躯体、机体内外环境相互作用，心理、社会因素与疾病的发生、发展、转化有着密切的联系。认识人类的健康和疾病，既要考虑生物学因素，又要重视心理、社会因素的影响。维护人的健康、治疗人的疾病需应用生物、心理、社会诸多学科、技术的方法。

生物-心理-社会医学模式是对生物医学模式的发展和完善，使医学从自然科学、技术科学发展到自然科学与社会科学、人文科学结合、交叉，对医疗卫生事业的各个领域都产生重大而深远的影响，在医学实践中落实生物-心理-社会医学模式是医务工作者的任务。

第二单元　中国医学的道德传统

细目一　中国古代医学家的道德境界

张仲景　汉代著名医学家。生活在社会动乱之际，豪强混战，烧杀抢掠，烈性传染病到处流行，百姓死亡无数。他以"救人活命"为己任，用高超的医术为百姓解除痛苦。他反对"孜孜汲汲，惟名利是务"的不良风气，救治病人不分贵贱贫富，"上以疗君亲之疾，下以救贫贱之厄"。他任长沙太守时，仍不忘为百姓诊治疾病。鉴于当时朝廷规定，太守不能进入民众屋舍，不能外出给百姓看病，他便每逢初一、十五大开衙门，不问政事，而让患病的百姓入堂，在公堂上为患者诊治疾病，被尊称为"坐堂大夫"。

孙思邈 唐代著名医学家，视病人如亲人，无欲无求，普同一等，先发大慈恻隐之心，不管昼夜寒暑，饥渴疲劳，一心救助。在《备急千金要方》中，他设专篇论述医德与医术的关系，对医生在为患者诊治疾病中的道德要求做出了详细说明。如"论大医习业""论大医精诚"提出的医德原则和医德规范成为中国传统医德的重要内容，成为后世医家行为的规范，成为激励后世医家践行医德的精神力量。

细目二　中国现代医学家的道德境界

张孝骞 被尊为"医圣"、"协和"泰斗、"湘雅"轩辕，对患者极端负责，以诊治疑难病症闻名内科学界。他说："每一个病例都是一个研究课题。"他格外重视搜集、分析临床第一手资料，有用记录本记录疑难病例的习惯，其中详细记录着患疑难疾病患者的姓名、年龄、病案号、病情、各种检查、初步诊断、医学界有关文献和逐步确诊的过程。协和医院的图书馆就保存着他诊治疑难病症写下的 56 本记录。他将"戒、慎、恐、惧"作为自己的座右铭，教导学生："我们诊治病人就要有'如临深渊，如履薄冰'的态度，一定要认真仔细，避免误诊漏诊、延误病情。病人以性命相托，我们怎能不诚惶诚恐？"他的临床思维和诊治模式是"和病人在一起"，他说："在患者面前，我们永远是个小学生。"

林巧稚 著名妇产科专家。她看病的最大特点是：不论患者是高级干部还是贫苦农民，都同样认真，同样负责，一丝不苟。她将一件件善事，做在一位位患者身上。她深入农村，针对妇女的疾病进行调查研究，组织全国性的滴虫阴道炎的防治和大规模的宫颈癌的普查工作。她一生没有结婚，却亲自接生了 50 000 多个婴儿，被尊称为"万婴之母"。她说："生平最爱听的声音，就是婴儿出生后的第一声啼哭。"1984 年，逝世前，她留下遗嘱，将毕生积蓄 3 万元人民币捐给协和医院托儿所。

细目三　中国当代医学家的道德境界

屠呦呦 共和国勋章、诺贝尔生理学或医学奖、联合国教科文组织生命科学研究金奖等许多殊荣获得者，为人类健康事业做出了巨大贡献。她六十多年潜心中医药科技创新，勇于克服困难，在研究发现青蒿素的过程中经历了 190 次失败。在动物实验成功后的关键环节，她和助手在自己身上做试验，成为青蒿素人体试验的首批志愿者。青蒿素应用于临床，挽救了千百万人的生命。她说："这是中医中药走向世界的一项荣誉，它属于科研团队中的每一个人，属于中国科学家群体。"已年近 90 岁高龄的屠呦呦仍不懈努力，解决了青蒿素药物治疗疟疾中出现的耐药难题，并探索出了青蒿素药物新的适应证。

钟南山 我国"公共卫生事件应急体系建设的重要推动者"。2003 年初春，传染性非典型性肺炎疫情严峻，在广州专门接纳"非典"患者的医院不堪重负的情况下，钟南山带领呼吸病研究所的医务人员挺身而出，要求"把重病人都送到我这里来"。他亲临一线，直接面对"非典"患者，率先摸索出一套有效防治"非典"的方案，使广东卫生行政部门及时制定救治方案提供了决策依据，使广东成为全球"非典"患者治愈率最高、死亡率最低的地区之一。这一方案被世界卫生组织认为对全世界抗击"非典"有指导意义，成为通用的救治方案。如今 82 岁的钟南山院士，仍坚守在临床一线，参与门诊、会诊、查房工作。

第三单元　医学伦理学的理论基础

细目一　生命论

◎ 要点一　生命神圣论

指人的生命至高无上，神圣不可侵犯。

◎ 要点二　生命质量论

1. 生命质量的标准。包括主要质量（个体的身体或智力状态）、根本质量（生命的意义和目的，与其他人在社会和道德上的相互作用）和操作质量（如智商，用来测知智能方面的质量）。

2. 生命质量论有利于提高人口素质；有利于控制人口增长；有利于人类自我认识的飞跃。为医务人员对某些不同生命质量的病人，采取相应的治疗原则、方法和手段提供了理论依据，对于合理、公正地分配卫生资源也具有重要的意义。

◎ 要点三　生命价值论

1. 生命价值论是生命神圣与生命质量统一的理论。判断生命价值高低或大小，主要有两个因素：一是生命的内在价值，即体力和智力，是生命价值判断的前提和基础；二是生命的外在价值，即对他人、社会的贡献，是生命价值的目的和归宿。

2. 生命价值论将生命的内在价值和外在价值统一起来，可以避免就个体生命的某一阶段或某个时期来判断生命价值的片面性。

细目二　人道论

◎ 要点一　医学人道主义的含义

医学人道主义是人道主义思想在医学领域中的具体体现，是将人道主义的标准和准则贯彻在医学实践领域所产生的医学价值标准和行动准则。医学人道主义的内涵包括：在关于人的价值标准问题上，认为人的生命是宝贵的，人的生命和尊严具有最高的价值，应当受到尊重。在如何行动的问题上，医学人道主义要求医务人员应当同情、关心、尊重和爱护患者，努力为患者免除疾病的痛苦，维护患者的身体健康。

◎ 要点二　医学人道主义的核心内容

1. 尊重病人的生命。
2. 尊重病人的人格。
3. 尊重病人的权利。

细目三　美德论

◎ 要点一　美德论

美德论，是研究和探讨人应该具有什么样的美德和品格的理论。

◎ 要点二　医德品质

医德品质是指医务人员在长期的职业行为中形成和表现出来的稳定的医学道德气质、习惯和特征。医德品质是医德认识、医德情感和医德意志的统一。

医德品质的内容是：

1. **仁爱**　以人道主义的精神关心爱护患者，尊重患者的各项权利，同情患者的痛苦，全身心地为患者服务。

2. **严谨**　严肃认真的工作作风，表里如一的做人准则，精勤不倦的科学精神。

3. **诚挚**　忠诚医学科学，潜心医学事业，对患者要讲诚信，具有宽厚、诚挚的人格品德。

4. **公正**　对待患者一视同仁，在医疗资源分配等问题上公平公正。

5. **奉献**　以患者和社会的利益为重。为维护患者和社会利益，敢于牺牲自身利益。

细目四　功利论

◎ 要点一　功利论的含义

功利论，是以"功利"作为道德标准的学说。功利论继承发展了历史上幸福论和快乐主义的伦理传统，认为人的本性就是追求快乐和幸福。由于利益是幸福和快乐的基础，所以追求利益就成为了道德的标准。

◎ 要点二　医德功利的特征

1. 在疾病的预防、诊断、治疗、康复上建功立业；对病人所患疾病的做出正确的诊断和有效的治疗，使病人尽早康复。

2. 具有明确的为病人解除病痛的动机，做出正确的诊断，达到显著的治疗效果。

细目五　道义论

◎ 要点一　道义论的含义

强调人的责任、义务。人与人之间的相互尊重、关心、帮助成为社会道义。

◎ 要点二　医学道义论

强调医务人员的责任和义务。尊重病人，理解病人的疾苦，为病人提供及时有效的诊治是医务人员应承担的社会道义。

第四单元　医学道德的规范体系

细目一　医学道德原则

◎ 要点一　尊重

在医疗活动中，同情、关心、体贴患者，尊重患者的人格，尊重患者的自主决定权，尊重患者的隐私，尊重患者家属。

◎ 要点二　无伤

从患者的利益出发，为患者提供最佳的诊治、护理，努力避免对患者造成不应有的伤害，不做过度检查，不做过度治疗。

◎ 要点三　公正

在医疗服务中一视同仁，公平对待每一位患者，公正分配医疗卫生资源，公正对待患者，有利于患者心理平衡，有利于医患关系和谐，有利于提高医疗效果，有利于社会公正环境的形成。

细目二　医学道德规范

◎ 要点一　医学道德规范的含义

医学道德规范是医务人员在各种医学活动中应遵守的行为准则，是医学道德基本原则的具体体现。

◎ 要点二　医学道德规范的内容

1988 年，国家卫生部颁布了《医务人员医德规范及其实施办法》，将医学道德规范概括为：

救死扶伤，忠于医业；

钻研医术，精益求精；

一视同仁，平等待患；

慎言守密，礼貌待人；

廉洁奉公，遵纪守法；

互学互尊，团结协作。

细目三 医学道德范畴

◎ 要点一 权利与义务

1. 患者权利是指患者在患病就医期间所拥有的权利和应该享受的利益，也称患者权益。患者权利包括：平等享有医疗的权利，获得自己所患疾病真实情况、共同参与诊断和医疗方案的制订和实施等知情同意的权利，监督医疗过程的权利，对个人隐私保密的权利，拒绝治疗、拒绝参加临床试验的权利。

2. 医务人员权利是维护、保证患者普遍、平等的医疗权利的实现，促进患者的身心健康，是以履行义务为前提的。在有利于患者疾病诊治的前提下，医务人员的权利具有一定的自主性。自主性包括：有权对患者的疾病做出判断，采取必要的治疗措施；有权根据病情的需要开具诊断证明；有权要求患者或患者家属配合诊治。在特殊情况下，医师还享有干涉权。如患者的自主选择意向违背社会利益、他人利益、自身根本利益时，医师可干涉患者的权利，使患者的选择无效。

3. 医务人员义务和责任是一致的，包括：为患者诊治疾病，尽最大的努力为患者服务；为患者解除躯体痛苦和精神上的痛苦；向患者、患者家属说明病情、诊断、治疗和预后；面对疫情和重大自然灾害，进入疫区、灾区抢救伤员，保护群众健康。

◎ 要点二 情感与良心

1. 医学道德情感是医务人员对患者、对医疗卫生工作的职业态度和内心体验，是建立在对患者的生命和健康高度负责基础上的。医务人员的情感有三个特点：医学职业的特殊性、理智性、纯洁性。医务人员情感的内容包括：①同情感：见到患者的遭遇和不幸，在自己的情感上产生怜悯之情，产生愿为其解除病痛的感觉；②责任感；③事业感。

2. 医学道德良心是医务人员道德情感的深化，是医务人员在履行义务的过程中形成的道德责任感和自我评价能力。医德良心的特点：存在于医务人员意识之中的对患者和社会负责的强烈的道德责任，在内心深处进行自我评价的能力。医德良心的作用：医疗行为前的选择作用，医疗行为中的监督作用，医疗行为后的评价作用。

◎ 要点三 审慎与保密

1. 审慎即周密谨慎，指医务人员在医疗行为之前的周密思考和医疗过程中的谨慎认真，是医务人员在世代相袭的职业传统中形成的稳定的职业心理和习惯。坚持审慎的医疗作风，才能提高医疗质量，防止医疗差错、误诊和医疗事故。审慎的道德要求：医务人员在医疗实践的各个环节，自觉地做到认真负责、谨慎小心、一丝不苟；不断提高业务水平，在技术上做到精益求精。

2. 保密的道德要求：询问病史、查体从诊断疾病的需要出发，不有意询问患者的隐私，对在诊疗中知晓的患者隐私，为患者保守秘密；对于某些可能给患者带来沉重精神打击的诊断和预后，积极与患者家属、亲友配合，避免泄露患者的危重病情。

◎ 要点四 荣誉与幸福

1. 医务人员的荣誉，是履行了对患者、对社会的责任、义务后，得到赞许、表扬、奖励，是个人荣誉与集体荣誉的统一。

2. 医务人员的幸福，是物质生活和精神生活的统一，既包含物质生活的改善和提高，又包含精神生活的充实。医务人员只有精心为患者治疗，使患者恢复健康，才能获得幸福感。

第五单元　处理与患者关系的道德要求

细目一　医患关系的特点

◎ 要点一　医患关系

医患关系是医疗活动中首要的关系，是医学伦理学的核心问题和主要研究对象。狭义的医患关系是指行医者与患者的关系。广义的医患关系是指以医务人员为一方的群体与以患者及其家属等为一方的群体之间的医疗人际关系。

医患关系的内容可分为技术方面的关系和非技术方面的关系两部分。

1. 医患间技术方面的关系是指医患间因诊疗方案、措施的制定和实施而产生的关系。

2. 医患间非技术方面的关系是指医患交往过程中在社会、法律、道德、心理、经济等方面建立起来的人际关系。如医患间的道德关系、经济关系、价值关系、法律关系等。

◎ 要点二　医患关系的模式

主动-被动型，指导-合作型，共同参与型。

◎ 要点三　影响医患关系的主要因素

影响医患关系的因素主要存在于医务人员、患者及其家属、管理和社会方面。

1. **医生方面**　医生的医疗观、道德修养、服务态度和责任感等。

2. **病人方面**　是否遵守就医道德、对医务人员是否信任等。

3. **管理、社会方面**　医院管理制度是否科学完备、卫生法规是否健全、社会风气的影响。

◎ 要点四　处理与患者关系的道德原则

1. 以患者利益为本。
2. 尊重患者权利。
3. 一视同仁。

细目二　与患者沟通的道德要求

医务人员与患者沟通是处理医患关系基本的、重要的方法。医务人员在医患沟通中起主导作用。医务人员应确立与患者沟通的理念，坚持与患者沟通的基本原则，掌握与患者沟通的方法。

◎ 要点一　与患者沟通的原则、方法

1. 与患者沟通的原则

（1）尊重原则：尊重患者是与患者沟通的前提。只有尊重患者，才能得到患者所患疾病的信息，进而对患者的疾病做出正确的诊断、治疗。医务人员应和蔼地与患者打招呼，不可生硬地直呼其名，更不可用门诊号、床位号呼叫患者，对年长者应用尊称。同情是尊重的基础，理解是尊重的前提。医务人员之间的相互尊重是与患者沟通的重要保障。医务人员上下级之间，同级医务人员之间，不同科室、部门之间，院内、院外医务人员之间都要相互尊重。

（2）自律原则：医务人员严格自律是与患者沟通的基础。温柔典雅，谦虚恭逊，举止合乎礼节，动作文明轻柔，不装腔作势，不妄自尊大。

（3）科学原则：与患者沟通的目的是正确诊断、及时治疗，必须严谨、规范、有序。明代名医张景岳的"十问歌"就是与患者科学沟通的坚实载体。

2. 与患者沟通的方法

（1）认真、仔细地倾听：对门诊初诊患者，要通过全面沟通，对患者病情做出准确的判断、制定治疗方案；对复诊患者要重点沟通治疗效果，掌握病情变化，及时调整治疗方案；对住院患者要在系统检查中深入沟通；患者出院，要以叮嘱的方式沟通；回访患者，要以关切的问候方式沟通；对重症患者更要细致沟通，及时对患者家属

讲清危险，研究、协商救治方案；对急症患者要快沟通，忙而不乱，快速把握疾病的症状和性质。

（2）有针对性地说明：与患者沟通要从诊断、治疗的实际出发，针对患者、患者家属受教育程度、认知水平、工作情况、年龄差异，做出认真、客观、通俗地说明。老年患者感官能力降低，思维不够敏捷，言语迟缓，医务人员尤其要耐心、细致。对婴幼儿的诊治要与监护人沟通。与需要手术治疗的患者家属沟通，要充分说明手术的意义、风险，既要有语言的沟通，还要以签署手术知情同意书的方式确认沟通的结果。在与患预后不良疾病患者的沟通中，要认真考虑患者的心理承受水平，要与其家属沟通决定怎样告知患者病情。

（3）在沟通中深入分析、及时判断：与患者沟通，不仅要听和说，而且要分析，在对沟通中获得的信息做出全面深入分析的基础上，对患者疾病做出正确判断。与患者沟通的过程，就是医务人员将患者、患者家属的诉说条理化，与医学知识、医生经验比照，形成对患者所患疾病判断的过程。与患者沟通的本质是分析，是由此及彼、由表及里、去粗取精、去伪存真，切忌主观先入、以偏概全。

◎ 要点二　医患冲突的防范

1. 理解患者、患者家属的紧张焦虑心情，避免误解。

2. 发现矛盾，及时沟通化解。

3. 出现纠纷，尽快向上级和有关部门报告，有效处置。

第六单元　处理医务人员之间关系的道德要求

细目一　正确处理医务人员之间关系的意义

◎ 要点一　有利于提高医疗服务水平

现代医疗服务是一个系统，各个岗位上的医务人员互相配合、共同努力才能完成诊断、治疗等工作。良好的医务人员之间关系可以提高诊断、治疗水平。医务人员之间关系不和谐会贻误患者疾病的诊治，甚至造成不可挽回的后果。

◎ 要点二　有利于医务人员成才

青年医务人员职业素养、知识技能的提高离不开高年资医务人员的悉心指导，传帮带。

细目二　正确处理医务人员之间关系的道德原则

◎ 要点一　互相尊重

医务人员之间虽然在职务上有上级和下级之别，在专业分工上有差异，但为患者服务的目标是一致的，在政治地位、民主权利、人格尊严上是平等的。

◎ 要点二　互相支持

分工明确、相互依赖是现代医疗活动的鲜明特点。医务人员只有互相支持，形成合力，才能实现正确诊断、有效治疗。

◎ 要点三　互相监督

在医疗活动中，任何疏忽、差错，都会危及患者的健康和生命。医务人员互相监督，可以避免疏忽，防范差错和事故。

◎ 要点四　互相学习

医务人员的资历、专业、技能、经验不尽相同，虚心向他人学习，取他人之长补己之短，是医学职业的美德。

第七单元 临床诊疗的道德要求

细目一 临床诊疗的道德原则

◎ 要点一 临床诊疗的道德内涵

临床诊疗道德是指医务人员在诊疗过程中处理好各种关系的行为准则和特殊道德要求，是医德原则、规范在临床医疗实践中的具体运用。

◎ 要点二 临床诊疗的道德原则

1. **最优化原则** 在临床诊疗中，以最小的代价获得最大效益的决策原则，也叫最佳方案原则。其内容为：疗效最佳，安全无害，痛苦最小，耗费最少。最优化原则是最普通、最基本的治疗原则。

2. **知情同意原则** 患者或者患者家属有权知晓患者的病情，有权对医务人员采取的诊治措施决定取舍。知情同意原则是临床诊疗工作中基本的伦理准则之一。

3. **保密原则** 医务人员在防病治病中应当保守医疗秘密，不得随意泄露病人的疾病情况等个人隐私，以防对病人造成伤害。

4. **生命价值原则** 尊重人的生命，注重人的生命质量。生命价值原则是医疗行为选择的重要伦理依据。

细目二 临床诊断的道德要求

◎ 要点一 中医四诊的道德要求

1. **安神定志** 《素问·征四失论》指出："精神不专，志意不理"是医生失误的重要原因之一。为了排除医生主观因素的干扰，中医诊断疾病强调安神定志。

2. **实事求是** 忠实反映症状的客观真实性。四诊获得的症状是否客观，直接影响到辨病、辨证的正确与否。对四诊收集的资料进行综合分析，得到关于疾病的特点、规律的概括和对疾病当前阶段病位病性的正确认识，进而影响到治法的正确与否。

◎ 要点二 体格检查的道德要求

1. 全面系统，认真细致。
2. 关心体贴，减少痛苦。
3. 尊重病人，心正无私。

◎ 要点三 辅助检查的道德要求

1. 目的明确，诊治需要。
2. 知情同意，尽职尽责。
3. 综合分析，切忌片面。
4. 密切联系，加强协作。

细目三 临床治疗的道德要求

◎ 要点一 诊治急症病人的道德要求

1. 诊治急症患者，随机性强，时间性强，协作性强。
2. 争分夺秒，全力抢救；及时与家属沟通，敢于承担风险；与相关科室医务人员密切配合。

◎ 要点二 中医治疗的道德要求

1. 帮助患者建立对中医治疗的认知。治疗前，讲解中医治疗的目的、方法、会出现的感觉，征得患者同意后，方可实施治疗。

2. 中医治疗大多是一位医生为一位患者服务，医生要尊重患者的隐私。

3. 尽量减轻患者痛苦。由于针灸、推拿、刮痧、刺络、拔罐均在非麻醉条件下进行，而患者对中医治疗的认知、对疼痛的耐受存在个体差异，医生在操作中态度要和蔼、手法要精准、动作要轻。

4. 确保安全。对饥饿、疲劳、精神高度紧张的患者，应在其进食、休息、解除紧张心理后再施行针灸、刮痧、刺络、拔罐等治疗。当个别患者出现"晕针""晕血"反应时，切忌慌乱，应及时采取有效措施，最大限度地解除患者的不良反应。

◎ 要点三　药物治疗的道德要求

1. **对症下药，剂量安全**　首先明确疾病的诊断和药物的性能、适应证和禁忌证，然后选择治本或标本兼治的药物。剂量要因人而异，既要看到近期效果，也要注意远期效果、不良影响。

2. **合理配伍，细致观察**　要掌握药物的配伍禁忌。在用药过程中，不管是联合还是单独用药，都应细致观察，了解药物的疗效和毒副作用，并随着病情的变化调整药物种类、剂量，以取得较好的治疗效果和防止药源性疾病的发生。

3. **节约费用，公正分配**　在确保疗效的前提下尽量节约费用。进口药、贵重药的使用要根据病情的轻重缓急全面考虑，做到公正分配，秉公处方。

◎ 要点四　手术治疗的道德要求

1. 手术前，严格掌握手术指征，征得病人知情同意，认真做好术前准备。

2. 手术中，关心病人，体贴入微；态度严肃，作风严谨；精诚团结，密切协作。

3. 手术后，严密观察，精心护理，减轻患者痛苦，促进患者康复。

◎ 要点五　心理治疗的道德要求

1. 掌握和运用心理治疗的知识、技巧，给病人以心理支持。

2. 以健康、稳定的心理状态去影响和帮助病人。

3. 为病人的隐私保密。

◎ 要点六　康复治疗的道德要求

1. 理解病人，热爱康复工作。康复不仅是临床治疗的延续和扩展，而且是防止疾病复发的重要方法。

2. 躯体康复与心理康复并重。重视康复期病人的躯体痛苦与心理创伤。针对病人的情况，制定躯体与心理共同康复的综合康复治疗方案。对有自卑、焦虑、悲观情绪的病人进行心理疏导。

3. 密切合作。康复医生、护理、技术人员密切合作；与病人家属配合；与社会工作者、特殊教育人员协作。

◎ 要点七　临终关怀的道德要求

1. 尊重患者的人格、权利。

2. 照护为主，缓解患者的疼痛。

3. 给患者以心理支持。

4. 给患者家属以安慰。

细目四　新技术临床应用的道德要求

◎ 要点一　实施人类辅助生殖技术的伦理原则

1. 有利于患者的原则。

2. 夫妻双方自愿和知情同意的原则。

3. 确保后代健康的原则。

4. 维护社会公益的原则。

5. 互盲和保密的原则。

6. 严防精子、卵子商品化的原则。

7. 伦理监督原则。

◎ 要点二　人体器官移植的伦理原则

1. 知情同意原则。器官捐献者和器官接受者都出于自愿，必须做到知情同意。

2. 尊重原则。从事人体器官移植的医疗机构及其医务人员应当履行对捐献者知情同意、不会损害活体器官捐献人其他正常的生理功能、尊重死亡捐献者的尊严；对摘取器官完毕的尸体，进行符合伦理原则的医学处理，除用于移植的器官以外，履行恢复尸体原貌等道德义务。

3. 效用原则。应恪守不伤害原则，使接受治疗者所获的利益必须远远大于风险，获得新生的机会。

4. 禁止商业化原则。任何组织或个人不得以任何形式买卖人体器官，不得从事与买卖人体器官有关的活动。

5. 保密原则。从事人体器官移植的医务人员对人体器官捐献人、接受人和申请人体器官移植手术患者的个人资料保密。

6. 伦理审查原则。

要点三　人类胚胎干细胞研究和应用的伦理原则

1. **尊重原则**　珍惜、尊重胚胎，只允许对14天内的人体胚胎开展研究。

2. **知情同意原则**　只允许使用自愿捐献的生殖细胞或辅助生殖多余的胚胎，供者必须是自愿捐献，知情同意。

3. **安全和有效原则**　在使用人类胚胎干细胞治疗疾病之前，必须经动物实验有效，并设法避免给病人带来伤害。不允许将捐献胚胎重新植入妇女子宫，不允许将人类配子与动物配子相结合。

4. **防止商品化原则**　禁止买卖人体胚胎，并避免妇女故意制造胚胎。

要点四　基因诊断和基因治疗的伦理原则

1. **尊重与平等原则**　无论携带有何种基因都应受到尊重，都应得到公正对待。反对基因决定论，防止基因歧视。

2. **知情同意原则**　对人体进行的基因检测和基因治疗，都必须遵守知情同意的原则，尊重患者的自主权，不能因为经济的、政治的、宗教及情感的因素使患者做出违背其本人真实意愿的决定。

3. **保护隐私原则**　基因诊断的结果属于个人所有，其所获得的信息应该得到保密。应禁止任何人以任何不适当理由公布他人的基因信息。

4. **以治疗为目的原则**　基因治疗的研究和应用只能是为了更有效地预防和治疗疾病、挽救人类生命，维护和增进人类健康。

第八单元　医学研究的道德要求

细目一　医学科研工作的基本道德要求

要点　医学研究的基本道德要求

1. **道德准则**　实事求是，真诚协作。

2. **工作作风**　严肃的治学态度，严格的工作作风，严密的科学手段。

细目二　人体试验的道德要求

要点一　人体试验

人体试验是以健康人或患者为受试者，用人为的试验手段有控制地对受试者进行观察和研究，以判断相关假说的真理性的过程。

要点二　人体试验的道德原则

1. **知情同意原则**　受试者本人或家属知晓研究的目的、过程、可能承担的风险后同意参加试验是人体试验的必要前提。《中华人民共和国执业医师法》第37条第八款规定：未经患者或家属同意，对患者进行实验性临床医疗的，要承担法律责任。

2. **维护病人利益原则**　人体试验必须以维护病人利益为前提，不能只顾及医学研究而牺牲病人的根本利益。受试者利益第一，医学利益第二。

3. **医学目的原则**　人体试验的目的只能是为了提高医疗水平，改进预防、诊断、治疗、康复措施，加深对发病机理的了解，更好地维护、增进人类健康。

4. 伦理审查与科学审查统一原则　保障受试者安全、维护受试者权益，必须注重对研究内容科学性的审查，强化对研究项目创新点、技术路线、试验设计的审查。在中医药研究伦理审查中，要注重审查项目的临床基础，注重对项目落实整体观念、辨证论治的审查，要在伦理审查中弘扬中医药文化。

第九单元　医学道德的评价与良好医德的养成

细目一　医学道德评价

◎ 要点一　医学道德评价的标准

1. 疗效标准　指医疗行为是否有利于病人疾病的缓解、痊愈和保障生命的安全。这是评价和衡量医务人员医疗行为是否符合道德及道德水平高低的重要标志。

2. 社会标准　指医疗行为是否有利于人类生存环境的保护和改善。

3. 科学标准　指医疗行为是否有利于促进医学科学的发展和社会的进步。

◎ 要点二　医学道德评价的依据

1. 动机与效果统一　既从效果上去检验动机，又要从动机上去看待效果，对医务人员的行为做具体分析。

2. 目的和手段统一　目的决定手段，手段服从目的。同时，没有一定的手段相助，目的无法实现。在评价医务人员的医德行为时，不仅要看其目的是否正确，还要看其是否选择了恰当的手段。

◎ 要点三　医学道德评价的方式

1. 内心信念　内心信念是指医务人员发自内心地对道德义务的深刻认识、真诚信仰和强烈的责任感；是医务人员对自己行为进行善恶评价的内在动力，是医德品质构成的基本要素，也是医德评价的重要方式。内心信念是通过职业良心发挥作用的，一个具有高尚医德品质的医务工作者，能通过内心自律调整自己的医疗行为，能自觉地正确对待来自社会的评价和监督。

2. 社会舆论　社会舆论是指公众对某种社会现象、行为和事件的看法和态度，即公众的认识。社会舆论可以形成强大的精神力量，调整人们的行为，指导人们的道德生活，是医德评价中最普遍、最具有影响力的方式，在医德评价中发挥重要作用。

3. 传统习俗　传统习俗是指人们在长期的社会生活中逐步积累和形成的普遍的、稳定的、世代相传的行为方式、行为规范和道德风尚。传统习俗被社会广泛承认，并根深蒂固地存在于人们的观念之中。医德传统是传统习俗的一个组成部分，体现着医学职业特点的价值观。

细目二　医学道德教育

◎ 要点一　医学道德教育的意义

1. 有助于医务人员形成内在品质，把医学道德原则和规范转化为内心信念。

2. 有助于医务人员对病人的尊重、理解、关爱，形成良好的医德医风。

3. 有助于医疗服务水平的提高，促进卫生健康事业发展。

◎ 要点二　医学道德教育的方法

1. 提高医德认识。

2. 培养医德情感。

3. 养成医德行为和习惯。

细目三　医学道德修养

◎ 要点一　医学道德修养的意义

医德修养是指医务人员在医德品质、情感、意志、习惯等方面按照一定的医德原则和规范进行自我学习、自我锻炼、自我培养的过程和要达到的医德境界。医德修养通过医务人员的情操、举止、语言、品行表现。良好的医德修养是医务人员的职业特征，是社会对医务人员的期望，是医疗卫生事业发展的保障。

◎ 要点二　医学道德修养的途径

医德修养是在学习医学和医疗活动中确立、巩固、提高的。

1. 以历史上的现实医疗活动优秀医师为榜样，确立医德修养。

2. 在医疗活动中不断反思自己的言行，巩固医德修养。

3. 伴随着医学的发展，在提高医疗水平的过程中提高医德修养。

第十单元　医学伦理学文献

细目一　国外文献

◎ 要点一　《赫尔辛基宣言》（涉及人类受试者医学研究的伦理准则）（2000 年修订）

①必须保护受试者准则。②必须符合医学目的准则。③必须经受试者知情同意准则。④必须接受伦理审查准则。

◎ 要点二　生命伦理学《吉汉宣言》（2000 年）

主张科技必须考虑公共利益。意识到生物学与医学的巨大进展，保证人权的迫切需要，滥用这个进展可能给人权带来的危险。

◎ 要点三　《国际性研究中的伦理与政策问题：发展中国家的临床试验》（2001 年）

①对临床试验伦理行动的基本要求。②提供已确定的有效治疗作为对照。③公平对待和尊重参加者。④获得试验后利益。⑤在国际性临床试验中确保保护研究参加者。

◎ 要点四　国际人类基因组组织（HUGO）伦理委员会关于人类基因组数据库的声明（2002 年）

建议：①人类基因组数据库是全球的公共财产。②个人、家庭、社群、商业实体、机构和政府应促进这项公共财产。③应该鼓励数据的自由流动以及从使用数据库研究中所获利益的公平和公正的分配。④应尊重个人、家庭与社群的选择和隐私。⑤应保护个人、家庭与社群，防止歧视和侮辱。⑥研究人员、机构与商业实体有权为数据库做出智力和财政贡献而获得公平回报。

◎ 要点五　国际医学科学组织委员会《人体生物医学研究国际道德指南》（2002 年 8 月修订）

指南由 21 条指导原则组成，旨在规范各国的人体生物医学研究政策，根据各地情况应用伦理标准，以及确立和完善伦理审查机制。

细目二　国内文献

◎ **要点一　《突发公共卫生事件应急条例》（2003 年 5 月 9 日国务院 375 号令）**

包括：①总则。②预防与应急准备。③报告与信息发布。④应急处理。⑤法律责任。⑥附则。

◎ **要点二　中华人民共和国卫生部《人类辅助生殖技术和人类精子库伦理原则》（2003 年）**

包括：①有利于患者的原则。②知情同意的原则。③保护后代的原则。④社会公益原则。⑤保密原则。⑥严防商业化的原则。⑦伦理监督的原则。

◎ **要点三　中华人民共和国科技部、卫生部《人胚胎干细胞研究伦理指导原则》（2003 年）**

该文件明确了人胚胎干细胞的来源定义、获得方式、研究行为规范等，并再次申明中国禁止进行生殖性克隆人的任何研究，禁止买卖人类配子、受精卵、胚胎或胎儿组织。

◎ **要点四　中华人民共和国国家中医药管理局《中医药临床研究伦理审查管理规范》（2010）**

该文件对开展中医药临床研究的医疗机构、科研院所、高等院校的伦理委员会建设作出了规定，对在中药临床研究中尊重受试者权益、保护受试者安全作出了具体要求。

◎ **要点五　中华人民共和国卫生与计划生育委员会《涉及人的生物医学研究伦理审查办法》（2016）**

该文件进一步明确了医疗卫生伦理委员会的职责和任务，补充了伦理审查的原则、规程、标准和跟踪审查的相关内容，进一步阐述了知情同意的基本内容和操作规程。

卫生法规

第一单元　卫生法概述

细目一　卫生法的概念和渊源

◎ 要点一　卫生法的概念

卫生法是由国家制定或认可的，并以国家强制力保证实施的，调整在卫生活动过程中所发生的社会关系的法律规范的总称。

◎ 要点二　卫生法的渊源

卫生法的渊源是指卫生法的各种具体表现形式。

1. **《宪法》**　《宪法》是国家的根本大法，是法律的母法。是国家最高权力机关——全国人民代表大会依照法定程序制定的具有最高法律效力的规范性法律文件，是各部门法的立法依据和基准。我国《宪法》中有关保护公民生命健康的医疗卫生方面的条款，就是我国卫生法的渊源之一，是制定卫生法的重要依据，并在卫生法律体系中具有最高的法律效力。

《宪法》第二十一条规定，国家发展医疗卫生事业，发展现代医药和我国传统医药，鼓励和支持农村集体经济组织、国家企业事业组织和街道组织举办各种医疗卫生设施，开展群众性的卫生活动，保护人民健康。

2. **法律**　法律作为卫生法的渊源，包括由全国人民代表大会制定的基本法律和由全国人民代表大会常务委员会制定的非基本法律，其法律效力仅次于《宪法》。

目前我国还没有专门的卫生基本法律。现行的由全国人民代表大会常务委员会制定的卫生非基本法律有十多部：《食品安全法》《药品管理法》《执业医师法》《国境卫生检疫法》《传染病防治法》《红十字会法》《母婴保健法》《献血法》《职业病防治法》《人口与计划生育法》等。

3. **卫生行政法规**　卫生方面的行政法规发布有两种形式，一种是由国务院直接发布；另一种是经国务院批准，由国务院卫生行政部门单独或者与有关部门联合发布。如《医疗机构管理条例》《麻醉药品和精神药品管理条例》《中华人民共和国中医药条例》等。卫生行政法规的法律效力低于法律而高于地方性法规。

4. **地方性卫生法规**　地方性卫生法规在卫生法法源中也占有重要地位，它是由省、直辖市、自治区人民代表大会及其常务委员会制定的规范性文件。这些规范性文件只能在制定机关管辖范围内有效。

5. **自治条例、单行条例**　根据《宪法》规定，民族自治地方的人民代表大会有权依照当地民族的政治、经济、文化特点，制定自治条例、单行条例。自治条例、单行条例作为卫生法法源，只限于民族自治地方使用。

6. **卫生规章**　国务院卫生行政部门单独或者与国务院有关部门联合制定发布的规范性文件，称为卫生规章。如《医疗机构管理条例实施细则》《医师资格考试暂行办法》《抗菌药物临床应用管理办法》《中医诊所备案管理暂行办法》等。规章不得与《宪法》、法律、行政法规相抵触。

7. 卫生标准 卫生标准是指以技术标准形式发布的与卫生相关的规范性文件。由于卫生法具有技术控制和法律控制的双重性质，因此卫生标准、卫生技术规范和操作规程就成为卫生法渊源的重要组成部分。

8. 卫生国际条约 卫生国际条约是指我国与外国缔结或者我国加入并生效的国际法规性文件，是卫生法的一种特殊法源，如《国际卫生条例》《麻醉品单一公约》《精神药物公约》等。一旦生效，除声明保留的条款外，一律适用于我国的国家机关和公民。

细目二 卫生法的基本原则和作用

◎ 要点一 卫生法的基本原则

卫生法的基本原则是指反映卫生法立法精神、适用于卫生法律关系的基本原则。主要有以下五个方面：

1. 卫生保护原则 卫生保护原则有两方面的内容：第一，人人有获得卫生保护的权利。第二，人人有获得有质量的卫生保护的权利。卫生法在制定和实施过程中，都必须时刻将保护公民生命健康权益放在首位。

2. 预防为主原则 预防为主是我国卫生工作的基本方针和政策，也是卫生法必须遵循的基本原则。实行预防为主原则是由卫生工作的性质和我国经济发展所决定的。

3. 公平原则 公平原则就是以利益均衡作为价值判断标准来配置卫生资源，协调卫生保健活动，以便每个社会成员普遍能得到卫生保健。

4. 保护社会健康原则 保护社会健康原则，本质上是协调个人利益与社会健康利益的关系，它是世界各国卫生法公认的目标。

5. 患者自主原则 患者自主原则是指患者经过深思熟虑就有关自己疾病的医疗问题作出合理的、理智的并负责的自我决定权。维护患者权利、尊重患者自主意识也是卫生法的基本原则之一。

◎ 要点二 卫生法的作用

我国卫生法的作用概括为三个方面：

1. 维护社会卫生秩序。

2. 保障公共卫生利益。

3. 规范卫生行政行为。

第二单元 卫生法律责任

卫生法中的法律责任可分为卫生民事责任、卫生行政责任和卫生刑事责任3种。

细目一 卫生民事责任

◎ 要点一 卫生民事责任的概念及其特征

1. 卫生民事责任的概念 卫生法中的民事责任主要是指医疗机构和卫生工作人员或从事与卫生事业有关的机构违反法律规定侵害公民的健康权利时，应向受害人承担损害赔偿责任。

2. 卫生民事责任的特征

（1）主要是财产责任；

（2）是一方当事人对另一方的责任；

（3）是补偿当事人的损失；

（4）在法律允许的条件下，民事责任可以由当事人协商解决。

◎ 要点二 卫生民事责任的构成

构成损害赔偿的民事责任，要同时具备下列四个条件：

1. 损害的事实存在；

2. 行为的违法性；

3. 行为人有过错；

4. 损害事实与行为人的过错有直接的因果关系。

◎ 要点三 卫生民事责任的承担方式

《民法通则》规定承担民事责任的方式有：停止侵害；排除妨碍；消除危险；返还财产；恢复原状；修理、重作、更换；赔偿损失；支付违约金；消除影响、恢复名誉；赔礼道歉。

卫生法所涉及的民事责任以"赔偿损失"为主要形式。

细目二 卫生行政责任

◎ 要点一 卫生行政责任的概念及其种类

卫生行政责任是指卫生行政法律关系主体违反卫生行政法律规范，尚未构成犯罪所应承担的法律后果。

根据我国现行卫生行政管理法规的规定，卫生行政责任主要包括行政处罚和行政处分两种。

◎ 要点二 卫生行政处罚的概念及其种类

卫生行政处罚是指卫生行政机关或者法律法规授权组织在职权范围内对违反卫生行政管理秩序而尚未构成犯罪的公民、法人和其他组织实施的一种卫生行政制裁。

行政处罚的种类主要有警告、罚款、没收非法财物、没收违法所得、责令停产停业、暂扣或吊销有关许可证等。

◎ 要点三 卫生行政处分的概念及其种类

卫生行政处分是指有管辖权的国家机关或企事业单位的行政领导对所属一般违法失职人员给予的一种行政制裁。

行政处分的种类主要有警告、记过、记大过、降级、降职、撤职、留用察看、开除等形式。

细目三 卫生刑事责任

◎ 要点一 卫生刑事责任的概念

卫生刑事责任是指违反卫生法的行为侵害了《刑法》所保护的社会关系，构成犯罪所应承担的法律后果。

◎ 要点二 实现刑事责任的方式

根据我国《刑法》规定，实现刑事责任的方式是刑罚。刑罚包括主刑和附加刑。主刑有管制、拘役、有期徒刑、无期徒刑、死刑。它们只能单独适用。附加刑有罚金、剥夺政治权利、没收财产。附加刑是补充主刑适用的刑罚方法，既可以独立适用，也可以附加适用。

◎ 要点三 违反卫生法的刑事责任

我国《刑法》规定了十余个与违反卫生法有关的罪名。

1. 生产、销售假药、劣药罪；

2. 生产、销售不符合安全标准的食品罪；

3. 生产、销售不符合保障人体健康标准的医疗器械、医用卫生材料罪；

4. 非法行医罪，未取得医师执业资格的人非法行医；

5. 妨害传染病防治罪，违反《传染病防治法》的规定，引起甲类传染病传播或者有传播严重危险；

6. 非法采集、供应血液罪或者制作、供应血液制品罪；

7. 妨害国境卫生检疫罪，违反国境卫生检疫规定，引起检疫传染病传播或有传播严重危险；

8. 传染病菌种、毒种扩散罪；

9. 医疗事故罪，医务人员由于严重不负责任，造成就诊人死亡或严重损害就诊人身体健康。

另外，法律还规定了玩忽职守的犯罪、危害环境的犯罪等。

第三单元 《中华人民共和国执业医师法》

细目一 执业医师的概念及职责

◎ 要点一 执业医师的概念

医师是指依法取得执业医师资格或者执业助理医师资格，经注册在医疗、预防、保健机构中执业的专业医务人员。

◎ 要点二 执业医师的职责

医师应当具备良好的职业道德和医疗执业水平，发扬人道主义精神，履行防病治病、救死扶伤、保护人民健康的神圣职责。

细目二 医师资格考试制度

◎ 要点一 执业医师资格考试的条件

具有下列条件之一的，可以参加执业医师资格考试：

1. 具有高等学校医学专业本科以上学历，在执业医师指导下，在医疗、预防、保健机构中试用期满一年的；

2. 取得执业助理医师执业证书后，具有高等学校医学专科学历，在医疗、预防、保健机构中工作满二年的；

3. 具有中等专业学校医学专业学历，在医疗、预防、保健机构中工作满五年的；

4. 以师承方式学习传统医学满三年或者经多年实践医术确有专长的，经县级以上人民政府卫生行政部门确定的传统医学专业组织或者医疗、预防、保健机构考核合格并推荐。

◎ 要点二 执业助理医师资格考试的条件

1. 具有高等学校医学专科学历或者中等专业学校医学专科学历，在执业医师指导下，在医疗、预防、保健机构中试用期满一年的，可以参加执业助理医师资格考试；

2. 以师承方式学习传统医学满三年或者经多年实践医术确有专长的，经县级以上人民政府卫生行政部门确定的传统医学专业组织或者医疗、预防、保健机构考核合格并推荐。

细目三 医师执业注册制度

◎ 要点一 执业医师注册的条件及办理

取得医师资格的，可以向所在地县级以上人民政府卫生行政部门申请注册。

受理申请的卫生行政部门应当自收到申请之日起三十日内准予注册，并发给由国务院卫生行政部门统一印制的医师执业证书。

医疗、预防、保健机构可以为本机构中的医师集体办理注册手续。

医师经注册后，可以在医疗、预防、保健机构中按照注册的执业地点、执业类别、执业范围执业，从事相应的医疗、预防、保健业务。

未经医师注册取得执业证书，不得从事医师执业活动。

◎ 要点二 不予注册的情形

有下列情形之一的，不予注册：

1. 不具有完全民事行为能力的；

2. 因受刑事处罚，自刑罚执行完毕之日起至申请注册之日止不满二年的；

3. 受吊销医师执业证书行政处罚，自处罚决定之日起至申请注册之日止不满二年的；

4. 有国务院卫生行政部门规定不宜从事医疗、预防、保健业务的其他情形的。

受理申请的卫生行政部门对不符合条件不予注册的，应当自收到申请之日起三十日内书面通知申请人，并说明理由。申请人有异议的，可以自收到通知之日起十五日内，依法申请复议或者向人民法院提起诉讼。

细目四 执业医师的权利、义务和执业规则

◎ 要点一 执业医师的权利

1. 在注册的执业范围内，进行医学诊查、疾病调查、医学处置、出具相应的医学证明文件，选择合理的医疗、预防、保健方案；

2. 按照国务院卫生行政部门规定的标准，获得与本人执业活动相当的医疗设备基本条件；

3. 从事医学研究、学术交流，参加专业学术团体；

4. 参加专业培训，接受继续教育；

5. 在执业活动中，人格尊严、人身安全不受侵犯；

6. 获取工资报酬和津贴，享受国家规定的福利待遇；

7. 对所在机构的医疗、预防、保健工作和卫生行政部门的工作提出意见和建议，依法参与所在机构的民主管理。

◎ 要点二 执业医师的义务

1. 遵守法律、法规，遵守技术操作规范；

2. 树立敬业精神，遵守职业道德，履行医师职责，尽职尽责为患者服务；

3. 关心、爱护、尊重患者，保护患者的隐私；

4. 努力钻研业务，更新知识，提高专业技术水平；

5. 宣传卫生保健知识，对患者进行健康教育。

◎ 要点三 医师执业规则

1. 医师实施医疗、预防、保健措施，签署有关医学证明文件，必须亲自诊查、调查，并按照规定及时填写医学文书，不得隐匿、伪造或者销毁医学文书及有关资料。医师不得出具与自己执业范围无关或者与执业类别不相符的医学证明文件。

2. 对急危患者，医师应当采取紧急措施及时进行诊治；不得拒绝急救处置。

3. 医师应当使用经国家有关部门批准使用的药品、消毒药剂和医疗器械。除正当治疗外，不得使用麻醉药品、医疗用毒性药品、精神药品和放射性药品。

4. 医师应当如实向患者或者其家属介绍病情，但应注意避免对患者产生不利后果。医师进行实验性临床医疗，应当经医院批准并征得患者本人或者其家属同意。

5. 医师不得利用职务之便，索取、非法收受患者财物或者牟取其他不正当利益。

6. 遇有自然灾害、传染病流行、突发重大伤亡事故及其他严重威胁人民生命健康的紧急情况时，医师应当服从县级以上人民政府卫生行政部门的调遣。

7. 医师发生医疗事故或者发现传染病疫情时，应当依照有关规定及时向所在地机构或者卫生行政部门报告。医师发现患者涉嫌伤害事件或者非正常死亡时，应当按照有关规定向有关部门报告。

8. 执业助理医师应当在执业医师的指导下，在医疗、预防、保健机构中按照其执业类别执业。在乡、民族乡、镇的医疗、预防、保健机构中工作的执业助理医师，可以根据医疗诊治的情况和需要，独立从事一般的执业活动。

细目五 《执业医师法》规定的法律责任

◎ 要点一 民事责任

医师在医疗、预防、保健工作中造成事故的，依照法律或者国家有关规定处理。未经批准擅自开办医疗机构行医或者非医师行医的，除按规定承担行政责任外，给患者造成损害的，依法承担赔偿责任。

◎ 要点二 行政责任

1. 以不正当手段取得医师执业证书的，由发给证书的卫生行政部门吊销执业证书；对负有直接责任的主管人员和其他直接责任人，依法给予行政处分。

2. 医师在执业活动中有下列行为之一的，

由县级以上人民政府卫生行政部门给予警告或者责令暂停六个月以上一年以下执业活动；情节严重的，吊销其医师执业证书：

（1）违反卫生行政规章制度或者技术操作规范，造成严重后果的；

（2）由于不负责任延误急危病重患者的抢救和诊治，造成严重后果的；

（3）造成医疗责任事故的；

（4）未经亲自诊查、调查，签署诊断、治疗、流行病学等证明文件或者有关出生、死亡等证明文件的；

（5）隐匿、伪造或者擅自销毁医学文书及有关资料的；

（6）使用未经批准使用的药品、消毒药剂和医疗器械的；

（7）不按照规定使用麻醉药品、医疗用毒性药品、精神药品和放射性药品的；

（8）未经患者或者其家属同意，对患者进行实验性临床医疗的；

（9）泄露患者隐私，造成严重后果的；

（10）利用职务之便，索取、非法收受患者财物或者牟取其他不正当利益的；

（11）发生自然灾害、传染病流行、突发重大伤亡事故以及其他严重威胁人民生命健康的紧急情况时，不服从卫生行政部门调遣的；

（12）发生医疗事故或者发现传染病疫情，患者涉嫌伤害事件或者非正常死亡，不按照规定报告的。

3. 未经批准擅自开办医疗机构行医或者非医师行医的，由县级以上人民政府卫生行政部门予以取缔，没收其违法所得及其药品、器械，并处十万元以下的罚款；对医师吊销其执业证书。

4. 卫生行政部门工作人员或者医疗、预防、保健机构工作人员违反本法有关规定，弄虚作假、玩忽职守、滥用职权、徇私舞弊，尚不构成犯罪的，依法给予行政处分。

◎ 要点三　刑事责任

1. 违反《执业医师法》规定，有第三十七条规定所列 12 项违法行为之一，情节严重，造成严重后果，构成犯罪的，依照《刑法》第 335 条、第 383 条、第 385 条追究刑事责任。

2. 未经批准擅自开办医疗机构或者非医师行医，构成犯罪的，依照《刑法》第 336 条追究刑事责任。

3. 卫生工作人员严重不负责任，弄虚作假、玩忽职守、滥用职权、徇私舞弊，构成犯罪的，依照《刑法》第 397 条、第 409 条追究刑事责任。

4. 在执业活动中，违反《药品管理法》规定，构成犯罪的，依法追究刑事责任。

第四单元　《中华人民共和国药品管理法》

细目一　概　述

◎ 要点一　《药品管理法》的立法目的

为加强药品监督管理，保证药品质量，保障公众用药安全和合法权益，保护和促进公众健康，特制定本法。

◎ 要点二　药品的法定含义

药品是指用于预防、治疗、诊断人的疾病，有目的地调节人的生理机能并规定有适应证或者功能主治、用法和用量的物质，包括中药、化学药和生物制品等。

◎ 要点三　药品必须符合法定要求

1. 必须是《中华人民共和国药品管理法》（以下简称《药品管理法》）明确规定的药品含义

中所包括的内容。

2. 必须符合《药品管理法》有关规定要求：

（1）药品生产、经营的主体具有合法资质。从事药品生产活动，应当经所在地省、自治区、直辖市人民政府药品监督管理部门批准，取得药品生产许可证。无药品生产许可证的，不得生产药品。从事药品批发活动，应当经所在地省、自治区、直辖市人民政府药品监督管理部门批准，取得药品经营许可证。从事药品零售活动，应当经所在地县级以上地方人民政府药品监督管理部门批准，取得药品经营许可证。无药品经营许可证的，不得经营药品。

（2）在中国境内上市的药品，应当经国务院药品监督管理部门批准，取得药品注册证书。

（3）药品必须符合国家药品标准。国务院药品监督管理部门颁布的《中华人民共和国药典》和药品标准为国家药品标准。

细目二　禁止生产（包括配制）、销售假药与劣药

◎ 要点一　禁止生产（包括配制）、销售假药

有下列情形之一的，为假药：

1. 药品所含成分与国家药品标准规定的成分不符；

2. 以非药品冒充药品或者以他种药品冒充此种药品；

3. 变质的药品；

4. 药品所标明的适应证或者功能主治超出规定范围。

◎ 要点二　禁止生产（包括配制）、销售劣药

有下列情形之一的，为劣药：

1. 药品成分的含量不符合国家药品标准；

2. 被污染的药品；

3. 未标明或者更改有效期的药品；

4. 未注明或者更改产品批号的药品；

5. 超过有效期的药品；

6. 擅自添加防腐剂、辅料的药品；

7. 其他不符合药品标准的药品。

细目三　特殊药品的管理

◎ 要点一　特殊药品的分类

特殊药品包括麻醉药品、精神药品、医疗用毒性药品、放射性药品，国家对这四类药品实行特殊管理。

◎ 要点二　麻醉药品和精神药品管理的相关规定

1. 《麻醉药品和精神药品管理条例》的相关规定　《麻醉药品和精神药品管理条例》第四条规定：国家对麻醉药品药用原植物以及麻醉药品和精神药品实行管制。

第三十条规定：麻醉药品和第一类精神药品不得零售。禁止使用现金进行麻醉药品和精神药品交易，但是个人合法购买麻醉药品和精神药品的除外。

第三十二条规定：第二类精神药品零售企业应当凭执业医师出具的处方，按规定剂量销售第二类精神药品，并将处方保存2年备查；禁止超剂量或者无处方销售第二类精神药品；不得向未成年人销售第二类精神药品。

2. 《处方管理办法》的相关规定　《处方管理办法》第二十三条规定：为门（急）诊患者开具的麻醉药品注射剂，每张处方为一次常用量；控缓释制剂，每张处方不得超过7日常用量；其他剂型，每张处方不得超过3日常用量。

第一类精神药品注射剂，每张处方为一次常用量；控缓释制剂，每张处方不得超过7日常用量；其他剂型，每张处方不得超过3日常用量。哌甲酯用于治疗儿童多动症时，每张处方不得超过15日常用量。

第一类精神药品一般每张处方不得超过7日常用量；对于慢性病或某些特殊情况的患者，处方用量可以适当延长，医师应当注明理由。

第二十四条规定：为门（急）诊癌症疼痛患者和中、重度慢性疼痛患者开具的麻醉药品、第一类精神药品注射剂，每张处方不得超过3日常用量；控缓释制剂，每张处方不得超过15日常用量；其他剂型，每张处方不得超过7日常用量。

第二十六条规定：对于需要特别加强管制的麻醉药品，盐酸二氢埃托啡处方为一次常用量，仅限于二级以上医院内使用；盐酸哌替啶处方为一次常用量，仅限于医疗机构内使用。

第五十条规定：处方由调剂处方药品的医疗机构妥善保存。普通处方、急诊处方、儿科处方保存期限为1年，医疗用毒性药品、第二类精神药品处方保存期限为2年，麻醉药品和第一类精神药品处方保存期限为3年。

◎ 要点三　医疗用毒性药品管理的相关规定

《医疗用毒性药品管理办法》第九条规定：医疗单位供应和调配毒性药品，凭医师签名的正式处方。每次处方剂量不得超过2日极量。

细目四　《药品管理法》及相关法规、规章对医疗机构及其人员的有关规定

◎ 要点一　医疗机构药品使用的管理规定

医疗机构购进药品，应当建立并执行进货检查验收制度，验明药品合格证明和其他标识；不符合规定要求的，不得购进和使用。

医疗机构应当坚持安全有效、经济合理的用药原则，遵循药品临床应用指导原则、临床诊疗指南和药品说明书等合理用药，对医师处方、用药医嘱的适宜性进行审核。

依法经过资格认定的药师或者其他药学技术人员调配处方，应当进行核对，对处方所列药品不得擅自更改或者代用。对有配伍禁忌或者超剂量的处方，应当拒绝调配；必要时，经处方医师更正或者重新签字，方可调配。

医疗机构配制的制剂，应当是本单位临床需

要而市场上没有供应的品种，并应当经所在地省、自治区、直辖市人民政府药品监督管理部门批准；但是，法律对配制中药制剂另有规定的除外。医疗机构配制的制剂应当按照规定进行质量检验；合格的，凭医师处方在本单位使用。经国务院药品监督管理部门或者省、自治区、直辖市人民政府药品监督管理部门批准，医疗机构配制的制剂可以在指定的医疗机构之间调剂使用。

医疗机构配制的制剂不得在市场上销售。

◎ 要点二　处方的管理规定

《处方管理办法》第二条规定：处方是指由注册的执业医师和执业助理医师（以下简称医师）在诊疗活动中为患者开具的、由取得药学专业技术职务任职资格的药学专业技术人员（以下简称药师）审核、调配、核对，并作为患者用药凭证的医疗文书。处方包括医疗机构病区用药医嘱单。

第四条规定：医师开具处方和药师调剂处方应当遵循安全、有效、经济的原则。处方药应当凭医师处方销售、调剂和使用。

第十七条规定：医师开具处方应当使用经药品监督管理部门批准并公布的药品通用名称、新活性化合物的专利药品名称和复方制剂药品名称。医师开具院内制剂处方时应当使用经省级卫生行政部门审核、药品监督管理部门批准的名称。医师可以使用由卫生部公布的药品习惯名称开具处方。

第十九条规定：处方一般不得超过7日用量；急诊处方一般不得超过3日用量；对于某些慢性病、老年病或特殊情况，处方用量可适当延长，但医师应当注明理由。

第三十七条规定：药师调剂处方时必须做到"四查十对"：查处方，对科别、姓名、年龄；查药品，对药名、剂型、规格、数量；查配伍禁忌，对药品性状、用法用量；查用药合理性，对临床诊断。

◎ 要点三　关于禁止药品购销中账外暗中给予、收受回扣或者其他利益的规定

《药品管理法》第八十八条规定：禁止药品

上市许可持有人、药品生产企业、药品经营企业和医疗机构在药品购销中给予、收受回扣或者其他不正当利益。禁止药品上市许可持有人、药品生产企业、药品经营企业或者代理人以任何名义给予使用其药品的医疗机构的负责人、药品采购人员、医师、药师等有关人员财物或者其他不正当利益。禁止医疗机构的负责人、药品采购人员、医师、药师等有关人员以任何名义收受药品上市许可持有人、药品生产企业、药品经营企业或者代理人给予的财物或者其他不正当利益。

细目五 《药品管理法》规定的法律责任

◎ 要点一 民事责任

1. 药品上市许可持有人、药品生产企业、药品经营企业或者医疗机构违反本法规定，给用药者造成损害的，依法承担赔偿责任。

2. 因药品质量问题受到损害的，受害人可以向药品上市许可持有人、药品生产企业请求赔偿损失，也可以向药品经营企业、医疗机构请求赔偿损失。接到受害人赔偿请求的，应当实行首负责任制，先行赔付；先行赔付后，可以依法追偿。

3. 生产假药、劣药或者明知是假药、劣药仍然销售、使用的，受害人或者其近亲属除请求赔偿损失外，还可以请求支付价款十倍或者损失三倍的赔偿金；增加赔偿的金额不足一千元的，为一千元。

◎ 要点二 行政责任

1. 生产、销售假药的，没收违法生产、销售的药品和违法所得，责令停产停业整顿，吊销药品批准证明文件，并处违法生产、销售的药品货值金额十五倍以上三十倍以下的罚款；货值金额不足十万元的，按十万元计算；情节严重的，吊销药品生产许可证、药品经营许可证或者医疗机构制剂许可证，十年内不受理其相应申请；药品

上市许可持有人为境外企业的，十年内禁止其药品进口。

2. 生产、销售劣药的，没收违法生产、销售的药品和违法所得，并处违法生产、销售的药品货值金额十倍以上二十倍以下的罚款；违法生产、批发的药品货值金额不足十万元的，按十万元计算，违法零售的药品货值金额不足一万元的，按一万元计算；情节严重的，责令停产停业整顿直至吊销药品批准证明文件、药品生产许可证、药品经营许可证或者医疗机构制剂许可证。生产、销售的中药饮片不符合药品标准，尚不影响安全性、有效性的，责令限期改正，给予警告；可以处十万元以上五十万元以下的罚款。

3. 药品使用单位使用假药、劣药的，按照销售假药、零售劣药的规定处罚；情节严重的，法定代表人、主要负责人、直接负责的主管人员和其他责任人员有医疗卫生人员执业证书的，还应当吊销执业证书。

4. 医疗机构违反本法规定，将其配制的制剂在市场上销售的，责令改正，没收违法销售的制剂和违法所得，并处违法销售制剂货值金额二倍以上五倍以下的罚款；情节严重的，并处货值金额五倍以上十五倍以下的罚款；货值金额不足五万元的，按五万元计算。

◎ 要点三 刑事责任

违反本法规定，构成犯罪的，依法追究刑事责任。

◎ 要点四 有关单位或者个人在药品购销中违法给予、收受回扣应承担的法律责任

医疗机构的负责人、药品采购人员、医师、药师等有关人员收受药品上市许可持有人、药品生产企业、药品经营企业或者代理人给予的财物或者其他不正当利益的，由卫生健康主管部门或者本单位给予处分，没收违法所得；情节严重的，还应当吊销其执业证书。

第五单元 《中华人民共和国传染病防治法》

细目一 概 述

◎ 要点一 《传染病防治法》的立法目的

为了预防、控制和消除传染病的发生与流行，保障人体健康和公共卫生，制定本法。

◎ 要点二 我国对传染病防治实行的方针

国家对传染病防治实行预防为主的方针，防治结合、分类管理、依靠科学、依靠群众。

◎ 要点三 法定传染病的分类

《传染病防治法》将37种急、慢性传染病列为法定管理的传染病，并根据其传播方式、速度及对人类危害程度的不同，分为甲类、乙类和丙类三类。

甲类传染病是指：鼠疫、霍乱。

乙类传染病是指：传染性非典型肺炎、艾滋病、病毒性肝炎、脊髓灰质炎、人感染高致病性禽流感、麻疹、流行性出血热、狂犬病、流行性乙型脑炎、登革热、炭疽、细菌性和阿米巴性痢疾、肺结核、伤寒和副伤寒、流行性脑脊髓膜炎、百日咳、白喉、新生儿破伤风、猩红热、布鲁菌病、淋病、梅毒、钩端螺旋体病、血吸虫病、疟疾。

丙类传染病是指：流行性感冒、流行性腮腺炎、风疹、急性出血性结膜炎、麻风病、流行性和地方性斑疹伤寒、黑热病、包虫病、丝虫病，除霍乱、细菌性和阿米巴性痢疾、伤寒和副伤寒以外的感染性腹泻病。

上述规定以外的其他传染病，根据其暴发、流行情况和危害程度，需要列入乙类、丙类传染病的，由国务院卫生行政部门决定并予以公布。

对乙类传染病中传染性非典型肺炎、炭疽中的肺炭疽和人感染高致病性禽流感，采取本法所称甲类传染病的预防、控制措施。其他乙类传染病和突发原因不明的传染病需要采取本法所称甲类传染病的预防、控制措施的，由国务院卫生行政部门及时报经国务院批准后予以公布、实施。

省、自治区、直辖市人民政府对本行政区域内常见、多发的其他地方性传染病，可以根据情况决定按照乙类或者丙类传染病管理并予以公布，报国务院卫生行政部门备案。

细目二 传染病预防与疫情报告

◎ 要点一 国家建立传染病预防的相关制度

1. 国家实行有计划的预防接种制度。国务院卫生行政部门和省、自治区、直辖市人民政府卫生行政部门，根据传染病预防、控制的需要，制定传染病预防接种规划并组织实施。用于预防接种的疫苗必须符合国家质量标准。

国家对儿童实行预防接种证制度。国家免疫规划项目的预防接种实行免费。医疗机构、疾病预防控制机构与儿童的监护人应当相互配合，保证儿童及时接受预防接种。具体办法由国务院制定。

2. 国家建立传染病监测制度。国务院卫生行政部门制定国家传染病监测规划和方案。省、自治区、直辖市人民政府卫生行政部门根据国家传染病监测规划和方案，制定本行政区域的传染病监测计划和工作方案。各级疾病预防控制机构对传染病的发生、流行以及影响其发生、流行的因素进行监测；对国外发生、国内尚未发生的传染病或者国内新发生的传染病，进行监测。

3. 国家建立传染病预警制度。国务院卫生行政部门和省、自治区、直辖市人民政府根据传染病发生、流行趋势的预测，及时发出传染病预警，根据情况予以公布。

县级以上地方人民政府应当制定传染病预防控制预案，报上一级人民政府备案。

地方人民政府和疾病预防控制机构接到国务院卫生行政部门或者省、自治区、直辖市人民政府发出的传染病预警后，应当按照传染病预防、控制预案，采取相应的预防、控制措施。

4. 国家建立传染病菌种、毒种库。对可能导致甲类传染病传播的以及国务院卫生行政部门规定的菌种、毒种和传染病检测样本，确需采集、保藏、携带、运输和使用的，须经省级以上人民政府卫生行政部门批准。

◎ 要点二　各级医疗机构和疾病预防控制机构在传染病预防控制中的职责

1. 各级医疗机构必须严格执行国务院卫生行政部门规定的管理制度、操作规范，防止传染病的医源性感染和医院感染。应当确定专门的部门或者人员，承担传染病疫情报告、本单位的传染病预防、控制以及责任区域内的传染病预防工作；承担医疗活动中与医院感染有关的危险因素监测、安全防护、消毒、隔离和医疗废物处置工作。

疾病预防控制机构应当指定专门人员负责对医疗机构内传染病预防工作进行指导、考核，开展流行病学调查。

2. 各级疾病预防控制机构在传染病预防控制中履行下列职责：

①实施传染病预防控制规划、计划和方案；

②收集、分析和报告传染病监测信息，预测传染病的发生、流行趋势；

③开展对传染病疫情和突发公共卫生事件的流行病学调查、现场处理及其效果评价；

④开展传染病实验室检测、诊断、病原学鉴定；

⑤实施免疫规划，负责预防性生物制品的使用管理；

⑥开展健康教育、咨询，普及传染病防治知识；

⑦指导、培训下级疾病预防控制机构及其工作人员开展传染病监测工作；

⑧开展传染病防治应用性研究和卫生评价，提供技术咨询。

国家、省级疾病预防控制机构负责对传染病发生、流行以及分布进行监测，对重大传染病流行趋势进行预测，提出预防控制对策，参与并指导对暴发的疫情进行调查处理，开展传染病病原学鉴定，建立检测质量控制体系，开展应用性研究和卫生评价。

设区的市和县级疾病预防控制机构负责传染病预防控制规划、方案的落实，组织实施免疫、消毒、控制病媒生物的危害，普及传染病防治知识，负责本地区疫情和突发公共卫生事件监测、报告，开展流行病学调查和常见病原微生物检测。

3. 疾病预防控制机构、医疗机构的实验室和从事病原微生物实验的单位，应当符合国家规定的条件和技术标准，建立严格的监督管理制度，对传染病病原体样本按照规定的措施实行严格监督管理，严防传染病病原体的实验室感染和病原微生物的扩散。

4. 疾病预防控制机构、医疗机构使用血液和血液制品，必须遵守国家有关规定，防止因输入血液、使用血液制品引起经血液传播疾病的发生。

◎ 要点三　传染病疫情报告

疾病预防控制机构、医疗机构和采供血机构及其执行职务的人员发现本法规定的传染病疫情或者发现其他传染病暴发、流行以及突发原因不明的传染病时，应当遵循疫情报告属地管理原则，按照国务院规定的或者国务院卫生行政部门规定的内容、程序、方式和时限报告。

任何单位和个人发现传染病病人或者疑似传染病病人时，应当及时向附近的疾病预防控制机构或者医疗机构报告。

◎ 要点四　传染病疫情的通报和公布

《传染病防治法》第三十四条规定：县级以

上地方人民政府卫生行政部门应当及时向本行政区域内的疾病预防控制机构和医疗机构通报传染病疫情以及监测、预警的相关信息。接到通报的疾病预防控制机构和医疗机构应当及时告知本单位的有关人员。动物防疫机构和疾病预防控制机构，应当及时互相通报动物间和人间发生的人畜共患传染病的疫情以及相关信息。

《传染病防治法》第三十八条规定：国家建立传染病疫情信息公布制度。国务院卫生行政部门定期公布全国传染病疫情信息。省、自治区、直辖市人民政府卫生行政部门定期公布本行政区域的传染病疫情信息。

传染病暴发、流行时，国务院卫生行政部门负责向社会公布传染病疫情信息，并可以授权省、自治区、直辖市人民政府卫生行政部门向社会公布本行政区域的传染病疫情信息。

公布传染病疫情信息应当及时、准确。

细目三　传染病疫情控制措施及医疗救治

◎ 要点一　医疗机构发现传染病时应采取的措施

1. 医疗机构发现甲类传染病时，应当及时采取下列措施：

（1）对病人、病原携带者，予以隔离治疗，隔离期限根据医学检查结果确定；

（2）对疑似病人，确诊前在指定场所单独隔离治疗；

（3）对医疗机构内的病人、病原携带者、疑似病人的密切接触者，在指定场所进行医学观察和采取其他必要的预防措施。

拒绝隔离治疗或者隔离期未满擅自脱离隔离治疗的，可以由公安机关协助医疗机构采取强制隔离治疗措施。

2. 医疗机构发现乙类或者丙类传染病病人，应当根据病情采取必要的治疗和控制传播措施。

3. 医疗机构对本单位内被传染病病原体污染的场所、物品以及医疗废物，必须依照法律、法规的规定实施消毒和无害化处置。

◎ 要点二　疾病预防控制机构发现或接到传染病疫情时应采取的措施

1. 对传染病疫情进行流行病学调查，根据调查情况提出划定疫点、疫区的建议，对被污染的场所进行卫生处理，对密切接触者，在指定场所进行医学观察和采取其他必要的预防措施，并向卫生行政部门提出疫情控制方案；

2. 传染病暴发、流行时，对疫点、疫区进行卫生处理，向卫生行政部门提出疫情控制方案，并按照卫生行政部门的要求采取措施；

3. 指导下级疾病预防控制机构实施传染病预防、控制措施，组织、指导有关单位对传染病疫情的处理。

◎ 要点三　各级政府部门在传染病发生时应采取的紧急措施

1. 传染病暴发、流行时，县级以上地方人民政府应当立即组织力量，按照预防、控制预案进行防治，切断传染病的传播途径，必要时，报经上一级人民政府决定，可以采取下列紧急措施并予以公告：

（1）限制或者停止集市、影剧院演出或者其他人群聚集的活动；

（2）停工、停业、停课；

（3）封闭或者封存被传染病病原体污染的公共饮用水源、食品以及相关物品；

（4）控制或者扑杀染疫野生动物、家畜家禽；

（5）封闭可能造成传染病扩散的场所。

上级人民政府接到下级人民政府关于采取前款所列紧急措施的报告时，应当即时作出决定。

紧急措施的解除，由原决定机关决定并宣布。

2. 甲类、乙类传染病暴发、流行时，县级以上地方人民政府报经上一级人民政府决定，可以宣布本行政区域部分或者全部为疫区；国务院可以决定并宣布跨省、自治区、直辖市的疫区。省、自治区、直辖市人民政府可以决定对本行政区域内的甲类传染病疫区实施封锁；但是，封锁大、中城市的疫区或者封锁跨省、自治区、直辖市的疫区，以及封锁疫区导致中断干线交通或者封锁国境的，由国务院决定。疫区封锁的解除，由原决定机关决定并宣布。

◎ 要点四　医疗救治

医疗机构应当对传染病病人或者疑似传染病病人提供医疗救护、现场救援和接诊治疗，实行传染病预检、分诊制度；对传染病病人、疑似传染病病人，应当引导至相对隔离的分诊点进行初诊；书写病历记录以及其他有关资料，并妥善保管。

医疗机构不具备相应救治能力的，应当将患者及其病历记录复印件一并转至具备相应救治能力的医疗机构。

细目四　相关机构及其人员违反《传染病防治法》有关规定应承担的法律责任

◎ 要点一　民事责任

《传染病防治法》规定：单位和个人违反本法，导致传染病传播、流行，给他人人身、财产造成损害的，应依法承担民事责任。

◎ 要点二　行政责任

医疗机构违反本法规定的下列情形之一的，由县级以上人民政府卫生行政部门责令改正，通报批评，给予警告；造成传染病传播、流行或者其他严重后果的，对负有责任的主管人员和其他直接责任人员，依法给予降级、撤职、开除的处分，并可以依法吊销有关责任人员的执业证书；构成犯罪的，依法追究刑事责任。

1. 未按照规定承担本单位的传染病预防、控制工作，医院感染控制任务和责任区域内的传染病预防工作的；

2. 未按照规定报告传染病疫情，或者隐瞒、谎报、缓报传染病疫情的；

3. 发现传染病疫情时，未按照规定对传染病病人、疑似传染病病人提供医疗救护、现场救援、接诊、转诊的，或者拒绝接受转诊的；

4. 未按照规定对本单位内被传染病病原体污染的场所、物品以及医疗废物实施消毒或者无害化处置的；

5. 未按照规定对医疗器械进行消毒，或者对按照规定一次使用的医疗器具未予销毁，再次使用的；

6. 在医疗救治过程中未按照规定保管医学记录资料的；

7. 故意泄露传染病病人、病原携带者、疑似传染病病人、密切接触者涉及个人隐私的有关信息、资料的。

疾病预防控制机构违反本法规定，有下列情形之一的，由县级以上人民政府卫生行政部门责令限期改正，通报批评，给予警告；对负有责任的主管人员和其他直接责任人员，依法给予降级、撤职、开除的处分，并可以依法吊销有关责任人员的执业证书；构成犯罪的，依法追究刑事责任：

1. 未依法履行传染病监测职责的；

2. 未依法履行传染病疫情报告、通报职责，或者隐瞒、谎报、缓报传染病疫情的；

3. 未主动收集传染病疫情信息，或者对传染病疫情信息和疫情报告未及时进行分析、调查、核实的；

4. 发现传染病疫情时，未依据职责及时采取本法规定的措施的；

5. 故意泄露传染病病人、病原携带者、疑似传染病病人、密切接触者涉及个人隐私的有关信息、资料的。

◎ 要点三　刑事责任

单位和个人违反本法，构成犯罪的，依法追究刑事责任。

第六单元 《突发公共卫生事件应急条例》

细目一 概 述

◎ 要点一 突发公共卫生事件的概念

本条例所称突发公共卫生事件（以下简称突发事件），是指突然发生，造成或者可能造成社会公众健康严重损害的重大传染病疫情、群体性不明原因疾病、重大食物和职业中毒以及其他严重影响公众健康的事件。

◎ 要点二 突发公共卫生事件应急工作的方针及原则

突发事件应急工作，应当遵循预防为主、常备不懈的方针，贯彻统一领导、分级负责、反应及时、措施果断、依靠科学、加强合作的原则。

细目二 突发公共卫生事件的预防与应急准备

◎ 要点一 突发公共卫生事件应急预案制定与预案的主要内容

1. 突发事件应急预案的制定：国务院卫生行政主管部门按照分类指导、快速反应的要求，制定全国突发事件应急预案，报请国务院批准。

省、自治区、直辖市人民政府根据全国突发事件应急预案，结合本地实际情况，制定本行政区域的突发事件应急预案。

2. 全国突发事件应急预案应包括的主要内容：

（1）突发事件应急处理指挥部的组成和相关部门的职责；

（2）突发事件的监测与预警；

（3）突发事件信息的收集、分析、报告、通报制度；

（4）突发事件应急处理技术和监测机构及其任务；

（5）突发事件的分级和应急处理工作方案；

（6）突发事件预防、现场控制，应急设施、设备、救治药品和医疗器械以及其他物资和技术的储备与调度；

（7）突发事件应急处理专业队伍的建设和培训。

◎ 要点二 突发公共卫生事件预防控制体系

1. 国家建立统一的突发事件预防控制体系。

2. 县级以上人民政府建立和完善突发事件监测与预警系统。

3. 县级以上人民政府卫生行政主管部门指定机构负责开展突发事件的日常监测。

4. 县级以上地方人民政府卫生行政主管部门，应当定期对医疗卫生机构和人员开展突发事件应急处理相关知识、技能的培训，定期组织医疗卫生机构进行突发事件应急演练，推广最新知识和先进技术。

细目三 突发公共卫生事件的报告与信息发布

◎ 要点一 突发公共卫生事件应急报告制度与报告情形

1. **国家建立突发事件应急报告制度** 国务院卫生行政主管部门制定突发事件应急报告规范，建立重大、紧急疫情信息报告系统。

2. **突发事件的报告情形和报告时限要求** 突发事件监测机构、医疗卫生机构和有关单位发现有下列情形之一的，应当在2小时内向所在地县级人民政府卫生行政主管部门报告；接到报告的卫生行政主管部门应当在2小时内向本级人民政府报告，并同时向上级人民政府卫生行政主管部门和国务院卫生行政主管部门报告；县级人民政府应当在接到报告后2小时内向设区的市级人民政府或者上一级人民政府报告；设区的市级人民政府应当在接到报告后 2 小时内向省、自治区、直辖市人民政府报告；省、自治区、直辖市人民政府应当在接到报告 1 小时内，向国务院卫生行政主管部门报告：

(1) 发生或者可能发生传染病暴发、流行的；

(2) 发生或者发现不明原因的群体性疾病的；

(3) 发生传染病菌种、毒种丢失的；

(4) 发生或者可能发生重大食物和职业中毒事件的。

国务院卫生行政主管部门对可能造成重大社会影响的突发事件，应当立即向国务院报告。

任何单位和个人对突发事件不得隐瞒、缓报、谎报或者授意他人隐瞒、缓报、谎报。

◎ **要点二　突发公共卫生事件的信息发布**

国家建立突发事件的信息发布制度。国务院卫生行政主管部门负责向社会发布突发事件的信息。必要时，可以授权省、自治区、直辖市人民政府卫生行政主管部门向社会发布本行政区域内突发事件的信息。

信息发布应当及时、准确、全面。

细目四　突发公共卫生事件的应急处理

◎ **要点一　应急预案的启动**

突发事件发生后，卫生行政主管部门应当组织专家对突发事件进行综合评估，初步判断突发事件的类型，提出是否启动突发事件应急预案的建议。在全国范围内或者跨省、自治区、直辖市范围内启动全国突发事件应急预案，由国务院卫生行政主管部门报国务院批准后实施。省、自治区、直辖市启动突发事件应急预案，由省、自治区、直辖市人民政府决定，并向国务院报告。

◎ **要点二　应急预案的实施**

1. 医疗卫生机构、监测机构和科学研究机构，应当服从突发事件应急处理指挥部的统一指挥，相互配合、协作，集中力量开展相关的科学研究工作。

2. 根据突发事件应急处理的需要，突发事件应急处理指挥部有权紧急调集人员、储备的物资、交通工具以及相关设施、设备；必要时，对人员进行疏散或者隔离，并可以依法对传染病疫区实行封锁。

3. 参加突发事件应急处理的工作人员，应当按照预案的规定，采取卫生防护措施，并在专业人员的指导下进行工作。

4. 医疗卫生机构应采取的措施

医疗卫生机构应当对因突发事件致病的人员提供医疗救护和现场救援，对就诊病人必须接诊治疗，并书写详细、完整的病历记录；对需要转送的病人，应当按照规定将病人及其病历记录的复印件转送至接诊的或者指定的医疗机构。

医疗卫生机构内应当采取卫生防护措施，防止交叉感染和污染。

医疗卫生机构应当对传染病病人密切接触者采取医学观察措施。

医疗机构收治传染病病人、疑似传染病病人，应当依法报告所在地的疾病预防控制机构。

5. 有关部门、医疗卫生机构应当对传染病做到早发现、早报告、早隔离、早治疗，切断传播途径，防止扩散。

6. 在突发事件中需要接受隔离治疗、医学观察措施的病人、疑似病人和传染病病人密切接触者在卫生行政主管部门或者有关机构采取医学措施时应当予以配合；拒绝配合的，由公安机关依法协助强制执行。

细目五　《突发公共卫生事件应急条例》规定的法律责任

◎ **要点一　医疗机构违反《突发公共卫生事件应急条例》规定应追究的法律责任**

医疗卫生机构有下列行为之一的，由卫生行政主管部门责令改正、通报批评、给予警告；情节严重的，吊销《医疗机构执业许可证》；对主要负责人、负有责任的主管人员和其他直接责任人员依法给予降级或者撤职的纪律处分；造成传染病传播、流行或者对社会公众健康造成其他严重危害后果，构成犯罪的，依法追究刑事责任：

1. 未依照本条例的规定履行报告职责，隐瞒、缓报或者谎报的；

2. 未依照本条例的规定及时采取控制措施的；

3. 未依照本条例的规定履行突发事件监测职责的；

4. 拒绝接诊病人的；

5. 拒不服从突发事件应急处理指挥部调度的。

◎ 要点二　在突发事件处理工作中有关单位和个人未履行职责应承担的法律责任

在突发事件应急处理工作中，有关单位和个

人未依照本条例的规定履行报告职责，隐瞒、缓报或者谎报，阻碍突发事件应急处理工作人员执行职务，拒绝国务院卫生行政主管部门或者其他有关部门指定的专业技术机构进入突发事件现场，或者不配合调查、采样、技术分析和检验的，对有关责任人员依法给予行政处分或者纪律处分；触犯《中华人民共和国治安管理处罚条例》，构成违反治安管理行为的，由公安机关依法予以处罚；构成犯罪的，依法追究刑事责任。

◎ 要点三　在突发事件发生期间扰乱公共秩序应追究的法律责任

在突发事件发生期间，散布谣言、哄抬物价、欺骗消费者，扰乱社会秩序、市场秩序的，由公安机关或者工商行政管理部门依法给予行政处罚；构成犯罪的，依法追究刑事责任。

第七单元　《医疗纠纷预防和处理条例》

细目一　概述

◎ 要点一　医疗纠纷的概念

本条例所称医疗纠纷，是指医患双方因诊疗活动引发的争议。

◎ 要点二　医疗纠纷的处理原则

处理医疗纠纷，应当遵循公平、公正、及时的原则，实事求是，依法处理。

◎ 要点三　医疗纠纷的合作共治中的部门责任

县级以上人民政府应当加强对医疗纠纷预防和处理工作的领导、协调，将其纳入社会治安综合治理体系，建立部门分工协作机制，督促部门依法履行职责。

卫生主管部门负责指导、监督医疗机构做好

医疗纠纷的预防和处理工作，引导医患双方依法解决医疗纠纷。

司法行政部门负责指导医疗纠纷人民调解工作。

公安机关依法维护医疗机构治安秩序，查处、打击侵害患者和医务人员合法权益以及扰乱医疗秩序等违法犯罪行为。

财政、民政、保险监督管理等部门和机构按照各自职责做好医疗纠纷预防和处理的有关工作。

细目二　医疗纠纷的预防

◎ 要点一　预防医疗纠纷的原则

国家建立医疗质量安全管理体系，深化医药卫生体制改革，规范诊疗活动，改善医疗服务，提高医疗质量，预防、减少医疗纠纷。在诊疗活动中，医患双方应当互相尊重，维护自身权益，应当遵守有关法律、法规的规定。

医疗机构及其医务人员在诊疗活动中应当以患者为中心，加强人文关怀，严格遵守医疗卫生法律、法规、规章和诊疗相关规范、常规，恪守职业道德。

◎ 要点二　医疗机构的职责

医疗机构应当对其医务人员进行医疗卫生法律、法规、规章和诊疗相关规范、常规的培训，并加强职业道德教育。

医疗机构应当加强医疗风险管理，完善医疗风险的识别、评估和防控措施，定期检查措施落实情况，及时消除隐患。

医疗机构应当制定并实施医疗质量安全管理制度，设置医疗服务质量监控部门或者配备专（兼）职人员，加强对诊断、治疗、护理、药事、检查等工作的规范化管理，优化服务流程，提高服务水平。

医疗机构应当按照国务院卫生主管部门制定的医疗技术临床应用管理规定，开展与其技术能力相适应的医疗技术服务，保障临床应用安全，降低医疗风险；采用医疗新技术的，应当开展技术评估和伦理审查，确保安全有效、符合伦理。开展手术、特殊检查、特殊治疗等具有较高医疗风险的诊疗活动，医疗机构应当提前预备应对方案，主动防范突发风险。

医疗机构应当依照有关法律、法规的规定，严格执行药品、医疗器械、消毒药剂、血液等的进货查验、保管等制度。禁止使用无合格证明文件、过期等不合格的药品、医疗器械、消毒药剂、血液等。

医疗机构应当建立健全医患沟通机制，对患者在诊疗过程中提出的咨询、意见和建议，应当耐心解释、说明，并按照规定进行处理；对患者就诊疗行为提出的疑问，应当及时予以核实、自查，并指定有关人员与患者或者其近亲属沟通，如实说明情况。

医疗机构应当建立健全投诉接待制度，设置统一的投诉管理部门或者配备专（兼）职人员，在医疗机构显著位置公布医疗纠纷解决途径、程序和联系方式等，方便患者投诉或者咨询。

◎ 要点三　医务人员的责任

医务人员在诊疗活动中应当向患者说明病情和医疗措施。需要实施手术，或者开展临床试验等存在一定危险性、可能产生不良后果的特殊检查、特殊治疗的，医务人员应当及时向患者说明医疗风险、替代医疗方案等情况，并取得其书面同意；在患者处于昏迷等无法自主作出决定的状态或者病情不宜向患者说明等情形下，应当向患者的近亲属说明，并取得其书面同意。紧急情况下不能取得患者或者其近亲属意见的，经医疗机构负责人或者授权的负责人批准，可以立即实施相应的医疗措施。

医疗机构及其医务人员应当按照国务院卫生主管部门的规定，填写并妥善保管病历资料。因紧急抢救未能及时填写病历的，医务人员应当在抢救结束后 6 小时内据实补记，并加以注明。任何单位和个人不得篡改、伪造、隐匿、毁灭或者抢夺病历资料。

◎ 要点四　患者的权利与义务

患者有权查阅、复制其门诊病历、住院志、体温单、医嘱单、化验单（检验报告）、医学影像检查资料、特殊检查同意书、手术同意书、手术及麻醉记录、病理资料、护理记录、医疗费用以及国务院卫生主管部门规定的其他属于病历的全部资料。

患者要求复制病历资料的，医疗机构应当提供复制服务，并在复制的病历资料上加盖证明印记。复制病历资料时，应当有患者或者其近亲属在场。医疗机构应患者的要求为其复制病历资料，可以收取工本费，收费标准应当公开。

患者死亡的，其近亲属可以依照规定，查阅、复制病历资料。

患者应当遵守医疗秩序和医疗机构有关就诊、治疗、检查的规定，如实提供与病情有关的信息，配合医务人员开展诊疗活动。

细目三　医疗纠纷的处理

◎ 要点一　医疗纠纷的处理途径

发生医疗纠纷，医患双方可以通过下列途径解决：

1. 双方自愿协商；
2. 申请人民调解；
3. 申请行政调解；
4. 向人民法院提起诉讼；
5. 法律、法规规定的其他途径。

◎ 要点二　医疗纠纷中患者的权利

发生医疗纠纷，医疗机构应当告知患者或者其近亲属下列事项：

1. 解决医疗纠纷的合法途径；
2. 有关病历资料、现场实物封存和启封的规定；
3. 有关病历资料查阅、复制的规定。

患者死亡的，还应当告知其近亲属有关尸检的规定。

◎ 要点三　病历资料、现场实物等的封存与处理

发生医疗纠纷需要封存、启封病历资料的，应当在医患双方在场的情况下进行。封存的病历资料可以是原件，也可以是复制件，由医疗机构保管。病历尚未完成需要封存的，对已完成病历先行封存；病历按照规定完成后，再对后续完成部分进行封存。医疗机构应当对封存的病历开列封存清单，由医患双方签字或者盖章，各执一份。病历资料封存后医疗纠纷已经解决，或者患者在病历资料封存满3年未再提出解决医疗纠纷要求的，医疗机构可以自行启封。

疑似输液、输血、注射、用药等引起不良后果的，医患双方应当共同对现场实物进行封存、启封，封存的现场实物由医疗机构保管。需要检验的，应当由双方共同委托依法具有检验资格的检验机构进行检验；双方无法共同委托的，由医疗机构所在地县级人民政府卫生主管部门指定。

疑似输血引起不良后果，需要对血液进行封存保留的，医疗机构应当通知提供该血液的血站派员到场。现场实物封存后医疗纠纷已经解决，或者患者在现场实物封存满3年未再提出解决医疗纠纷要求的，医疗机构可以自行启封。

患者死亡，医患双方对死因有异议的，应当在患者死亡后48小时内进行尸检；具备尸体冻存条件的，可以延长至7日。尸检应当经死者近亲属同意并签字，拒绝签字的，视为死者近亲属不同意进行尸检。不同意或者拖延尸检，超过规定时间，影响对死因判定的，由不同意或者拖延的一方承担责任。尸检应当由按照国家有关规定取得相应资格的机构和专业技术人员进行。医患双方可以委派代表观察尸检过程。

◎ 要点四　医疗纠纷的人民调解

申请医疗纠纷人民调解的，由医患双方共同向医疗纠纷人民调解委员会提出申请；一方申请调解的，医疗纠纷人民调解委员会在征得另一方同意后进行调解。申请人可以以书面或者口头形式申请调解。书面申请的，申请书应当载明申请人的基本情况、申请调解的争议事项和理由等；口头申请的，医疗纠纷人民调解员应当当场记录申请人的基本情况、申请调解的争议事项和理由等，并经申请人签字确认。

医疗纠纷人民调解委员会获悉医疗机构内发生重大医疗纠纷，可以主动开展工作，引导医患双方申请调解。医疗纠纷人民调解委员会调解医疗纠纷，不得收取费用。

当事人已经向人民法院提起诉讼并且已被受理，或者已经申请卫生主管部门调解并且已被受理的，医疗纠纷人民调解委员会不予受理；已经受理的，终止调解。

医疗纠纷人民调解委员会应当自受理之日起30个工作日内完成调解。需要鉴定的，鉴定时间不计入调解期限。因特殊情况需要延长调解期限的，医疗纠纷人民调解委员会和医患双方可以约定延长调解期限。超过调解期限未达成调解协议的，视为调解不成。

医患双方经人民调解达成一致的，医疗纠纷人民调解委员会应当制作调解协议书。调解协议书经医患双方签字或者盖章，人民调解员签字并加盖医疗纠纷人民调解委员会印章后生效。达成调解协议的，医疗纠纷人民调解委员会应当告知医患双方可以依法向人民法院申请司法确认。

◎ 要点五　医疗损害鉴定

医疗纠纷人民调解委员会、卫生主管部门调解医疗纠纷，需要进行医疗损害鉴定以明确责任的，由医患双方共同委托医学会或者司法鉴定机构进行鉴定，也可以经医患双方同意，由医疗纠纷人民调解委员会、卫生主管部门委托鉴定。

医学会或者司法鉴定机构接受委托从事医疗损害鉴定，应当由鉴定事项所涉专业的临床医学、法医学等专业人员进行鉴定；医学会或者司法鉴定机构没有相关专业人员的，应当从规定的医疗损害鉴定专家库中抽取相关专业专家进行鉴定。

医疗损害鉴定专家库由设区的市级以上人民政府卫生、司法行政部门共同设立。专家库应当包含医学、法学、法医学等领域的专家。

鉴定费预先向医患双方收取，最终按照责任比例承担。

医学会或者司法鉴定机构开展医疗损害鉴定，应当执行规定的标准和程序，尊重科学，恪守职业道德，对出具的医疗损害鉴定意见负责，不得出具虚假鉴定意见。

◎ 要点六　医疗纠纷的行政调解

医患双方申请医疗纠纷行政调解的，应当参照人民调解的规定向医疗纠纷发生地县级人民政府卫生主管部门提出申请。

卫生主管部门应当自收到申请之日起 5 个工作日内作出是否受理的决定。当事人已经向人民法院提起诉讼并且已被受理的，或者已经申请医疗纠纷人民调解委员会调解并且已被受理的，卫生主管部门不予受理；已经受理的，终止调解。

卫生主管部门应当自受理之日起 30 个工作日内完成调解。需要鉴定的，鉴定时间不计入调解期限。超过调解期限未达成调解协议的，视为调解不成。

医患双方经卫生主管部门调解达成一致的，应当签署调解协议书。

细目四　法律责任

◎ 要点一　医疗机构的法律责任

医疗机构篡改、伪造、隐匿、毁灭病历资料的，对直接负责的主管人员和其他直接责任人员，由县级以上人民政府卫生主管部门给予或者责令给予降低岗位等级或者撤职的处分，对有关医务人员责令暂停 6 个月以上 1 年以下执业活动；造成严重后果的，对直接负责的主管人员和其他直接责任人员给予或者责令给予开除的处分，对有关医务人员由原发证部门吊销执业证书；构成犯罪的，依法追究刑事责任。

医疗机构及其医务人员有下列情形之一的，由县级以上人民政府卫生主管部门责令改正，给予警告，并处 1 万元以上 5 万元以下罚款；情节严重的，对直接负责的主管人员和其他直接责任人员给予或者责令给予降低岗位等级或者撤职的处分，对有关医务人员可以责令暂停 1 个月以上 6 个月以下执业活动；构成犯罪的，依法追究刑事责任：

1. 未按规定制定和实施医疗质量安全管理制度；

2. 未按规定告知患者病情、医疗措施、医疗风险、替代医疗方案等；

3. 开展具有较高医疗风险的诊疗活动，未提前预备应对方案防范突发风险；

4. 未按规定填写、保管病历资料，或者未按规定补记抢救病历；

5. 拒绝为患者提供查阅、复制病历资料服务；

6. 未建立投诉接待制度、设置统一投诉管理部门或者配备专（兼）职人员；

7. 未按规定封存、保管、启封病历资料和现场实物；

8. 未按规定向卫生主管部门报告重大医疗纠纷；

9. 其他未履行本条例规定义务的情形。

◎ 要点二　医务人员的法律责任

参见"要点一　医疗机构的法律责任"。

◎ 要点三　鉴定机构、尸检机构的法律责任

医学会、司法鉴定机构出具虚假医疗损害鉴定意见的，由县级以上人民政府卫生、司法行政部门依据职责没收违法所得，并处5万元以上10万元以下罚款，对该医学会、司法鉴定机构和有关鉴定人员责令暂停3个月以上1年以下医疗损害鉴定业务，对直接负责的主管人员和其他直接责任人员给予或者责令给予降低岗位等级或者撤职的处分；情节严重的，该医学会、司法鉴定机构和有关鉴定人员5年内不得从事医疗损害鉴定业务或者撤销登记，对直接负责的主管人员和其他直接责任人员给予或者责令给予开除的处分；构成犯罪的，依法追究刑事责任。

尸检机构出具虚假尸检报告的，由县级以上人民政府卫生、司法行政部门依据职责没收违法所得，并处5万元以上10万元以下罚款，对该尸检机构和有关尸检专业技术人员责令暂停3个月以上1年以下尸检业务，对直接负责的主管人员和其他直接责任人员给予或者责令给予降低岗位等级或者撤职的处分；情节严重的，撤销该尸检机构和有关尸检专业技术人员的尸检资格，对直接负责的主管人员和其他直接责任人员给予或者责令给予开除的处分；构成犯罪的，依法追究刑事责任。

◎ 要点四　医疗纠纷人民调解员的法律责任

医疗纠纷人民调解员有下列行为之一的，由医疗纠纷人民调解委员会给予批评教育、责令改正；情节严重的，依法予以解聘：

1. 偏袒一方当事人

2. 侮辱当事人；

3. 索取、收受财物或者牟取其他不正当利益；

4. 泄露医患双方个人隐私等事项。

◎ 要点五　卫生行政机关及人员的法律责任

县级以上人民政府卫生主管部门和其他有关部门及其工作人员在医疗纠纷预防和处理工作中，不履行职责或者滥用职权、玩忽职守、徇私舞弊的，由上级人民政府卫生等有关部门或者监察机关责令改正；依法对直接负责的主管人员和其他直接责任人员给予处分；构成犯罪的，依法追究刑事责任。

第八单元　《中华人民共和国中医药法》

细目一　概述

◎ 要点一　《中医药法》制定目的、适用范围

1. 制定目的　继承和弘扬中医药，保障和促进中医药事业发展，保护人民健康。

2. 适用范围　适用的对象范围：本法所称中医药，是包括汉族和少数民族医药在内的我国各

民族医药的统称，是反映中华民族对生命、健康和疾病的认识，具有悠久历史传统和独特理论及技术方法的医药学体系。适用的时间范围：自2017年7月1日起施行。

◎ 要点二　发展中医药事业的原则、方针

中医药事业是我国医药卫生事业的重要组成部分。国家大力发展中医药事业，实行中西医并重的方针，建立符合中医药特点的管理制度，充分发挥中医药在我国医药卫生事业中的作用。

特别强调发展中医药事业应当遵循中医药发展规律，坚持继承和创新相结合，保持和发挥中医药特色和优势，运用现代科学技术，促进中医药理论和实践的发展。鼓励中医、西医相互学习，相互补充，协调发展，发挥各自优势，促进中西医结合。

细目二　中医药服务

◎ 要点一　中医药服务体系和能力建设

县级以上人民政府应当将中医医疗机构建设纳入医疗机构设置规划，举办规模适宜的中医医疗机构，扶持有中医药特色和优势的医疗机构发展。合并、撤销政府举办的中医医疗机构或者改变其中医医疗性质，应当征求上一级人民政府中医药主管部门的意见。

政府举办的综合医院、妇幼保健机构和有条件的专科医院、社区卫生服务中心、乡镇卫生院，应当设置中医药科室。

县级以上人民政府应当采取措施，增强社区卫生服务站和村卫生室提供中医药服务的能力。

国家支持社会力量举办中医医疗机构。社会力量举办的中医医疗机构在准入、执业、基本医疗保险、科研教学、医务人员职称评定等方面享有与政府举办的中医医疗机构同等的权利。

◎ 要点二　中医诊所、中医医师的准入管理制度

举办中医医疗机构应当按照国家有关医疗机构管理的规定办理审批手续，并遵守医疗机构管理的有关规定。

举办中医诊所的，将诊所的名称、地址、诊疗范围、人员配备情况等报所在地县级人民政府中医药主管部门备案后即可开展执业活动。中医诊所应当将本诊所的诊疗范围、中医医师的姓名及其执业范围在诊所的明显位置公示，不得超出备案范围开展医疗活动。

从事中医医疗活动的人员应当依照《中华人民共和国执业医师法》的规定，通过中医医师资格考试取得中医医师资格，并进行执业注册。中医医师资格考试的内容应当体现中医药特点。

以师承方式学习中医或者经多年实践，医术确有专长的人员，由至少两名中医医师推荐，经省、自治区、直辖市人民政府中医药主管部门组织实践技能和效果考核合格后，即可取得中医医师资格；按照考核内容进行执业注册后，即可在注册的执业范围内，以个人开业的方式或者在医疗机构内从事中医医疗活动。国务院中医药主管部门应当根据中医药技术方法的安全风险拟订本款规定人员的分类考核办法，报国务院卫生行政部门审核、发布。

◎ 要点三　保持中医药服务的特色

开展中医药服务，应当以中医药理论为指导，运用中医药技术方法，并符合国务院中医药主管部门制定的中医药服务基本要求。

中医医疗机构配备医务人员应当以中医药专业技术人员为主，主要提供中医药服务；经考试取得医师资格的中医医师按照国家有关规定，经培训、考核合格后，可以在执业活动中采用与其专业相关的现代科学技术方法。在医疗活动中采用现代科学技术方法的，应当有利于保持和发挥中医药特色和优势。

社区卫生服务中心、乡镇卫生院、社区卫生服务站以及有条件的村卫生室应当合理配备中医药专业技术人员，并运用和推广适宜的中医药技术方法。

◎ 要点四　中医药服务的政策支持、保障

县级以上人民政府应当发展中医药预防、保健服务，并按照国家有关规定将其纳入基本公共卫生服务项目统筹实施。

县级以上人民政府应当发挥中医在突发公共卫生事件应急工作中的作用，加强中医药应急物资、设备、设施、技术与人才资源储备。

医疗卫生机构应当在疾病预防与控制中积极运用中医药理论和技术方法。

◎ 要点五　中医医疗广告管理

医疗机构发布中医医疗广告，应当经所在地

省、自治区、直辖市人民政府中医药主管部门审查批准；未经审查批准，不得发布。发布的中医医疗广告内容应当与经审查批准的内容相符合，并符合《中华人民共和国广告法》的有关规定。

◎ **要点六　中医药服务的监督**

县级以上人民政府中医药主管部门应当加强对中医药服务的监督检查，并将下列事项作为监督检查的重点：

1. 中医医疗机构、中医医师是否超出规定的范围开展医疗活动；

2. 开展中医药服务是否符合国务院中医药主管部门制定的中医药服务基本要求；

3. 中医医疗广告发布行为是否符合本法的规定。

中医药主管部门依法开展监督检查，有关单位和个人应当予以配合，不得拒绝或者阻挠。

细目三　中药保护与发展

◎ **要点一　中药材质量管理制度**

国家制定中药材种植养殖、采集、贮存和初加工的技术规范、标准，加强对中药材生产流通全过程的质量监督管理，保障中药材质量安全。

国家鼓励发展中药材规范化种植养殖，严格管理农药、肥料等农业投入品的使用，禁止在中药材种植过程中使用剧毒、高毒农药，支持中药材良种繁育，提高中药材质量。

国家建立道地中药材评价体系，支持道地中药材品种选育，扶持道地中药材生产基地建设，加强道地中药材生产基地生态环境保护，鼓励采取地理标志产品保护等措施保护道地中药材。

国务院药品监督管理部门应当组织并加强对中药材质量的监测，定期向社会公布监测结果。国务院有关部门应当协助做好中药材质量监测有关工作。

采集、贮存中药材以及对中药材进行初加工，应当符合国家有关技术规范、标准和管理规定。

国家鼓励发展中药材现代流通体系，提高中药材包装、仓储等技术水平，建立中药材流通追溯体系。药品生产企业购进中药材应当建立进货查验记录制度。中药材经营者应当建立进货查验和购销记录制度，并标明中药材产地。

◎ **要点二　中药饮片管理制度**

国家保护中药饮片传统炮制技术和工艺，支持应用传统工艺炮制中药饮片，鼓励运用现代科学技术开展中药饮片炮制技术研究。

对市场上没有供应的中药饮片，医疗机构可以根据本医疗机构医师处方的需要，在本医疗机构内炮制、使用。医疗机构应当遵守中药饮片炮制的有关规定，对其炮制的中药饮片的质量负责，保证药品安全。医疗机构炮制中药饮片，应当向所在地设区的市级人民政府药品监督管理部门备案。

根据临床用药需要，医疗机构可以凭本医疗机构医师的处方对中药饮片进行再加工。

◎ **要点三　促进中药制剂发展管理制度**

生产符合国家规定条件的来源于古代经典名方的中药复方制剂，在申请药品批准文号时，可以仅提供非临床安全性研究资料。具体管理办法由国务院药品监督管理部门会同中医药主管部门制定。古代经典名方，是指至今仍广泛应用、疗效确切、具有明显特色与优势的古代中医典籍所记载的方剂。具体目录由国务院中医药主管部门会同药品监督管理部门制定。

国家鼓励医疗机构根据本医疗机构临床用药需要配制和使用中药制剂，支持应用传统工艺配制中药制剂，支持以中药制剂为基础研制中药新药。

医疗机构配制中药制剂，应当依照《中华人民共和国药品管理法》的规定取得医疗机构制剂许可证，或者委托取得药品生产许可证的药品生产企业、取得医疗机构制剂许可证的其他医疗机构配制中药制剂。委托配制中药制剂，应当向委托方所在地省、自治区、直辖市人民政府药品监督管理部门备案。医疗机构对其配制的中药制剂的质量负责；委托配制中药制剂的，委托方和受托方对所配制的中药制剂的质量分别承担相应责任。

医疗机构配制的中药制剂品种，应当依法取得制剂批准文号。但是，仅应用传统工艺配制的中药制剂品种，向医疗机构所在地省、自治区、直辖市人民政府药品监督管理部门备案后即可配制，不需要取得制剂批准文号。

细目四　中医药人才培养与科学研究、中医药传承与文化传播

◎ 要点一　完善学历教育

国家完善中医药学校教育体系，支持专门实施中医药教育的高等学校、中等职业学校和其他教育机构的发展。中医药学校教育的培养目标、修业年限、教学形式、教学内容、教学评价及学术水平评价标准等，应当体现中医药学科特色，符合中医药学科发展规律。

◎ 要点二　增强人才培养的针对性

中医药教育应当遵循中医药人才成长规律，以中医药内容为主，体现中医药文化特色，注重中医药经典理论和中医药临床实践、现代教育方式和传统教育方式相结合。

◎ 要点三　鼓励中医药师承教育

国家发展中医药师承教育，支持有丰富临床经验和技术专长的中医医师、中药专业技术人员在执业、业务活动中带徒授业，传授中医药理论和技术方法，培养中医药专业技术人员。

◎ 要点四　鼓励中医药科学研究

国家鼓励科研机构、高等学校、医疗机构和药品生产企业等，运用现代科学技术和传统中医药研究方法，开展中医药科学研究，加强中西医结合研究，促进中医药理论和技术方法的继承和创新。

国家采取措施支持对中医药古籍文献、著名中医药专家的学术思想和诊疗经验以及民间中医

药技术方法的整理、研究和利用。国家鼓励组织和个人捐献有科学研究和临床应用价值的中医药文献、秘方、验方、诊疗方法和技术。

国家采取措施，加强对中医药基础理论和辨证论治方法，常见病、多发病、慢性病和重大疑难疾病、重大传染病的中医药防治，以及其他对中医药理论和实践发展有重大促进作用的项目的科学研究。

◎ 要点五　中医药传承

对具有重要学术价值的中医药理论和技术方法，省级以上人民政府中医药主管部门应当组织遴选本行政区域内的中医药学术传承项目和传承人，并为传承活动提供必要的条件。传承人应当开展传承活动，培养后继人才，收集整理并妥善保存相关的学术资料。属于非物质文化遗产代表性项目的，依照《中华人民共和国非物质文化遗产法》的有关规定开展传承活动。

国家建立中医药传统知识保护数据库、保护名录和保护制度。中医药传统知识持有人对其持有的中医药传统知识享有传承使用的权利，对他人获取、利用其持有的中医药传统知识享有知情同意和利益分享等权利。

◎ 要点六　中医药文化传播

县级以上人民政府应当加强中医药文化宣传，普及中医药知识，鼓励组织和个人创作中医药文化和科普作品。

开展中医药文化宣传和知识普及活动，应当遵守国家有关规定。任何组织或者个人不得对中医药作虚假、夸大宣传，不得冒用中医药名义牟取不正当利益。

广播、电视、报刊、互联网等媒体开展中医药知识宣传，应当聘请中医药专业技术人员进行。

细目五　保障措施与法律责任

◎ 要点一　中医药事业发展的政策支持与条件保障

县级以上人民政府应当为中医药事业发展提

供政策支持和条件保障，将中医药事业发展经费纳入本级财政预算。

县级以上人民政府及其有关部门制定基本医疗保险支付政策、药物政策等医药卫生政策，应当有中医药主管部门参加，注重发挥中医药的优势，支持提供和利用中医药服务。

县级以上人民政府及其有关部门应当按照法定价格管理权限，合理确定中医医疗服务的收费项目和标准，体现中医医疗服务成本和专业技术价值。

县级以上地方人民政府有关部门应当按照国家规定，将符合条件的中医医疗机构纳入基本医疗保险定点医疗机构范围，将符合条件的中医诊疗项目、中药饮片、中成药和医疗机构中药制剂纳入基本医疗保险基金支付范围。

◎ 要点二　中医药标准体系

国家加强中医药标准体系建设，根据中医药特点对需要统一的技术要求制定标准并及时修订。中医药国家标准、行业标准由国务院有关部门依据职责制定或者修订，并在其网站上公布，供公众免费查阅。

国家推动建立中医药国际标准体系。

◎ 要点三　中医药行政部门的法律责任

县级以上人民政府中医药主管部门及其他有关部门未履行本法规定的职责的，由本级人民政府或者上级人民政府有关部门责令改正；情节严重的，对直接负责的主管人员和其他直接责任人员，依法给予处分。

◎ 要点四　中医医疗机构的法律责任

违反本法规定，中医诊所超出备案范围开展医疗活动的，由所在地县级人民政府中医药主管部门责令改正，没收违法所得，并处一万元以上三万元以下罚款；情节严重的，责令停止执业活动。

中医诊所被责令停止执业活动的，其直接负责的主管人员自处罚决定作出之日起五年内不得在医疗机构内从事管理工作。医疗机构聘用上述不得从事管理工作的人员从事管理工作的，由原发证部门吊销执业许可证或者由原备案部门责令停止执业活动。

◎ 要点五　中医医师（考核取得）的法律责任

违反本法规定，经考核取得医师资格的中医医师超出注册的执业范围从事医疗活动的，由县级以上人民政府中医药主管部门责令暂停六个月以上一年以下执业活动，并处一万元以上三万元以下罚款；情节严重的，吊销执业证书。

第九单元　《医疗机构从业人员行为规范》

◎ 要点一　总则

第一条　为规范医疗机构从业人员行为，根据医疗卫生有关法律法规、规章制度，结合医疗机构实际，制定本规范。

第二条　本规范适用于各级各类医疗机构内所有从业人员，包括：

（一）管理人员。指在医疗机构及其内设部门、科室从事计划、组织、协调、控制、决策等管理工作的人员。

（二）医师。指依法取得执业医师资格或执业助理医师资格，经注册在医疗机构从事医疗、预防、保健及临床、科研、教学等工作的人员。

（三）护士。指经执业注册取得护士执业证书，依法在医疗机构从事护理工作的人员。

（四）医技人员。指医疗技术人员，主要包括医疗机构内各种检验检查科室技术人员、口腔技师、康复理疗师、医学物理工程师和医疗器械检验、维护人员等。

（五）药学技术人员。指依法取得药学专业技术职称，在医疗机构从事药学工作的药师及技术人员。

（六）其他人员。指除以上五类人员外，在医疗机构从业的其他人员，主要包括物资、总务、设备、信息、统计、财务、基本建设、后勤等部门工作人员。

第三条 医疗机构从业人员，既要遵守本文件所列基本行为规范，又要遵守与职业相对应的分类行为规范。

◎ 要点二 医疗机构从业人员基本行为规范

第四条 以人为本，践行宗旨。坚持救死扶伤、防病治病的宗旨，以病人为中心，全心全意为人民健康服务。

第五条 遵纪守法，依法执业。自觉遵守国家法律法规，遵守医疗卫生行业规章和纪律，严格执行所在医疗机构各项制度规定。

第六条 尊重患者，关爱生命。遵守医学伦理道德，尊重患者的知情同意权和隐私权，为患者保守医疗秘密，维护患者合法权益；尊重患者被救治的权利，不因种族、宗教、地域、贫富、地位、残疾、疾病等歧视患者。

第七条 优质服务，医患和谐。言语文明，举止端庄，认真践行医疗服务承诺，加强与患者的交流与沟通，自觉维护行业形象。

第八条 廉洁自律，恪守医德。弘扬高尚医德，严格自律，不索取和非法收受患者财物，不利用执业之便谋取不正当利益；不收受医疗器械、药品、试剂等生产、销售企业或人员以各种名义、形式给予的回扣、提成，不参与其提供的各类娱乐活动；不违规参与医疗广告宣传和药品医疗器械促销，不倒卖号源。

第九条 严谨求实，精益求精。热爱学习，钻研业务，努力提高专业素养，抵制学术不端行为。

第十条 爱岗敬业，团结协作。忠诚职业，尽职尽责，正确处理同行同事间关系，互相尊重，互相配合，和谐共事。

第十一条 乐于奉献，热心公益。积极参加上级安排的指令性医疗任务和社会公益性的扶贫、义诊、助残、支农、援外等活动，主动开展公众健康教育。

◎ 要点三 管理人员行为规范

第十二条 牢固树立科学的发展观和正确的业绩观，坚持医疗机构的社会公益性，加强制度建设和文化建设，与时俱进，创新进取，努力提升医疗质量、保障医疗安全、提高服务水平。

第十三条 认真履行管理职责，努力提高管理能力，依法承担管理责任，不断改进工作作风，切实服务临床一线。

第十四条 坚持依法、科学、民主决策，正确行使权力，遵守决策程序，推进院务公开，自觉接受监督，尊重员工民主权利。

第十五条 遵循公平、公正、公开原则，严格人事招录、评审、聘任制度，不在人事工作中谋取不正当利益。

第十六条 严格落实医疗机构各项内控制度，加强财物管理，合理调配资源，遵守国家采购政策，不违反规定干预和插手药品、医疗器械采购和基本建设等工作。

第十七条 加强医疗质量管理，建立健全医疗风险管理机制。

第十八条 尊重人才，鼓励公平竞争和学术创新，建立完善科学的人员考核、激励、惩戒制度，不从事或包庇学术造假等违规违纪行为。

第十九条 恪尽职守，勤勉高效，严格自律，发挥表率作用。

◎ 要点四 医师行为规范

第二十条 遵循医学科学规律，不断更新医学理念和知识，保证医疗技术应用的科学性、合理性。

第二十一条 规范行医，严格遵循临床诊疗规范和技术操作规范，使用适宜诊疗技术和药物，因病施治，合理医疗，不隐瞒、误导或夸大病情，不过度医疗。

第二十二条 认真执行医疗文书制度，规范书写、妥善保存病历材料，不隐匿、伪造或违规涂改、销毁医学文书及有关资料，不违规签署医学证明文件。

第二十三条 按规定履行医疗事故、传染病疫情和涉嫌伤害事件或非正常死亡报告职责。

第二十四条 认真履行医师职责，强化责任安全意识，积极防范和控制医疗责任差错事件。

第二十五条 开展医疗新技术时，保障患者及家属在充分知情条件下对诊疗决策的决定权，不违规进行试验性医疗。

◎ 要点五 护士行为规范

第二十六条 提高综合素质，尊重关心爱护患者，为患者提供专业医学照顾，注重沟通，体现人文关怀。

第二十七条 全面履行护理职责，正确执行疾病护理常规和临床护理技术规范，严格落实各项规章制度，为患者提供优质的护理服务。

第二十八条 竭诚协助医生诊治，密切观察患者病情。发现患者病情危急，应立即通知医师；在紧急情况下为抢救垂危患者生命，应及时实施必要的紧急救护。

第二十九条 严格执行医嘱，发现医嘱违反法律、法规、规章或者诊疗技术规范，应及时与医师沟通。

第三十条 按照《病历书写基本规范》要求，及时准确、完整规范书写护理病历，认真管理，不伪造、隐匿或违规涂改、销毁护理病历。

◎ 要点六 医技人员行为规范

第三十一条 爱护仪器设备，遵守各类操作规范，发现患者的检查项目不符合医学常规的，应及时与医师沟通。

第三十二条 正确运用医学术语，及时、准确出具检查、检验报告，不谎报数据，不伪造报告。发现检查检验结果达到危急值时，应及时提示医师注意。

第三十三条 指导和帮助患者配合检查，耐心帮助患者查询结果，对接触传染性物质或放射性物质的相关人员，进行告知并给予必要的防护。

第三十四条 合理采集、使用、保护、处置标本，不得违规买卖标本，谋取不正当利益。

◎ 要点七 药学技术人员行为规范

第三十五条 严格执行药品管理法律法规，科学指导用药，保障用药合理、安全。

第三十六条 认真履行处方审核调配职责，坚持查对制度，不得对处方所列药品擅自更改或代用。

第三十七条 配合医师做好患者用药使用禁忌、不良反应、注意事项和使用方法的解释说明，详尽解答用药疑问。

第三十八条 严格执行药品采购、验收、保管、供应等各项制度规定，不得私自销售、使用非正常途径采购的药品。

第三十九条 加强药品不良反应监测，自觉执行药品不良反应报告制度。

◎ 要点八 其他人员行为规范

第四十条 热爱本职工作，认真履行岗位职责，增强为临床服务的意识，保障医疗机构正常运营。

第四十一条 刻苦学习，钻研技术，熟练掌握本职业务技能，认真执行各项具体工作制度和技术操作常规。

第四十二条 严格执行财务、物资、采购等管理制度，认真做好设备和物资的计划、采购、保管、报废等工作，廉洁奉公，不谋私利。

第四十三条 严格执行医疗废物处理规定，不得随意丢弃、倾倒、堆放、使用、买卖医疗废物。

第四十四条 严格执行信息安全和医疗数据保密制度，不得随意泄露、买卖医学信息。

第四十五条 勤俭节约，爱护公物，保持环境卫生，为患者提供清洁整齐、舒适便捷、秩序良好的就医环境。

◎ 要点九 实施与监督

第四十六条 医疗机构行政领导班子负责本规范的贯彻实施。主要责任人要以身作则，模范遵守本规范，同时抓好本单位的贯彻实施。

第四十七条　医疗机构相关职能部门协助行政领导班子抓好本规范的落实，纪检监察纠风部门负责对实施情况进行监督检查。

第四十八条　各级卫生行政部门要加强对辖区内各级各类医疗机构及其从业人员贯彻执行本规范的监督检查。

第四十九条　医疗机构及其从业人员实施和执行本规范的情况，应列入医疗机构校验管理和医务人员年度考核、定期考核和医德考评的重要内容，作为医疗机构等级评审、医务人员职称晋升、评先评优的重要依据。

第五十条　医疗机构从业人员违反本规范的，由所在单位视情节轻重，给予批评教育、通报批评、取消当年评优评职资格或缓聘、解职待聘、解聘。其中需要追究党纪、政纪责任的，由有关纪检监察部门按照党纪政纪案件的调查处理程序办理；需要给予行政处罚的，由有关卫生行政部门依法给予警告、暂停执业或吊销执业证书；涉嫌犯罪的，移送司法机关依法处理。

附录

中医执业医师资格考试大纲
（2020年版）·医学综合考试

（含具有规定学历的执业医师、师承或确有专长的执业医师）

医学综合考试

中医学基础

中医基础理论

单元	细目	要点
第一单元　中医学理论体系	一、中医学概念与学科属性	1. 中医学的概念
		2. 中医学的学科属性
	二、中医学理论体系的形成与发展	1. 中医学理论体系的形成
		2. 中医学理论体系的发展
	三、中医学理论体系的主要特点	1. 整体观
		2. 辨证论治
第二单元　精气学说	一、精气学说的概念	1. 精的概念
		2. 气的概念
		3. 精气的概念
	二、精气学说的基本内容	1. 精气是构成宇宙的本原
		2. 精气的运动与变化
		3. 精气是天地万物的中介
		4. 天地精气化生为人
第三单元　阴阳学说	一、阴阳的概念	1. 阴阳的含义
		2. 事物阴阳属性的绝对性和相对性
	二、阴阳学说的主要内容	1. 阴阳对立制约
		2. 阴阳互根互用
		3. 阴阳交感互藏
		4. 阴阳的消长
		5. 阴阳的转化
		6. 阴阳的自和与平衡

单元	细目	要点
第三单元　阴阳学说	三、阴阳学说在中医学中的应用	1. 在组织结构和生理机能方面的应用
		2. 在病理方面的应用
		3. 在疾病诊断方面的应用
		4. 在疾病预防和治疗方面的应用
第四单元　五行学说	一、五行学说的概念	1. 五行的概念
		2. 五行的特性和事物与现象的五行归类
		3. 事物五行属性的归类依据和方法
	二、五行学说的基本内容	1. 五行相生与相克
		2. 五行制化
		3. 五行相乘与相侮
		4. 五行的母子相及
	三、五行学说在中医学中的应用	1. 在生理方面的应用
		2. 在病理方面的应用
		3. 在疾病诊断方面的应用
		4. 在疾病治疗方面的应用
第五单元　藏象学说	藏象学说	1. 藏象及藏象学说的概念与特点
		2. 藏象学说形成的基础
		3. 五脏、六腑、奇恒之腑的分类
第六单元　五脏	一、五脏的生理功能与特性	1. 心的生理功能与特性
		2. 肺的生理功能与特性
		3. 脾的生理功能与特性
		4. 肝的生理功能与特性
		5. 肾的生理功能与特性
		6. 命门的概念和功用
	二、五脏之间的关系	1. 心与肺的关系
		2. 心与脾的关系
		3. 心与肝的关系
		4. 心与肾的关系
		5. 肺与脾的关系
		6. 肺与肝的关系
		7. 肺与肾的关系
		8. 肝与脾的关系
		9. 肝与肾的关系
		10. 脾与肾的关系

单元	细目	要点
第六单元　五脏	三、五脏与五体、五官九窍、五志、五液和季节的关系	1. 五脏与五体的关系
		2. 五脏的外华
		3. 五脏与五官九窍的关系
		4. 五脏与五志、五神的关系
		5. 五脏与五液的关系
		6. 五脏与季节的关系
第七单元　六腑	一、六腑的生理功能	1. 胆的生理功能
		2. 胃的生理功能和生理特性
		3. 小肠的生理功能
		4. 大肠的生理功能
		5. 膀胱的生理功能
		6. 三焦的概念和生理功能
	二、五脏与六腑之间的关系	1. 心与小肠的关系
		2. 肺与大肠的关系
		3. 脾与胃的关系
		4. 肝与胆的关系
		5. 肾与膀胱的关系
第八单元　奇恒之腑	一、脑	1. 脑的生理功能
		2. 脑与脏腑精气的关系
	二、女子胞	1. 女子胞的生理功能
		2. 女子胞与脏腑经络的关系
第九单元　精、气、血、津液、神	一、精	1. 人体之精的概念
		2. 人体之精的生成
		3. 人体之精的功能
		4. 人体之精的分类
	二、气	1. 人体之气的概念
		2. 人体之气的生成
		3. 人体之气的功能
		4. 人体之气的分类
		5. 人体之气的气化
	三、血	1. 血的基本概念
		2. 血的生成
		3. 血的运行
		4. 血的功能

单元	细目	要点
第九单元　精、气、血、津液、神	四、津液	1. 津液的基本概念
		2. 津液的生成输布与排泄
		3. 津液的功能
	五、神	1. 人体之神的基本概念
		2. 人体之神的生成
		3. 人体之神的分类
		4. 人体之神的作用
	六、精、气、血、津液、神之间的关系	1. 气与血的关系
		2. 气与津液的关系
		3. 精、血、津液之间的关系
		4. 精、气、神之间的关系
第十单元　经络	一、经络学说概述	1. 经络的基本概念
		2. 经络系统的组成
	二、十二经脉	1. 十二经脉的走向规律
		2. 十二经脉的交接规律
		3. 十二经脉的分布规律
		4. 十二经脉的表里关系
		5. 十二经脉的流注次序
		6. 十二经脉循行中的重要部位和交接点
	三、奇经八脉	1. 奇经八脉的含义及其循行和功能特点
		2. 督脉、任脉、冲脉、带脉、跷脉和维脉的循行特点和基本功能
	四、经别、别络、经筋、皮部	1. 经别的概念、特点和生理机能
		2. 别络的概念、特点和生理机能
		3. 经筋的概念、特点和生理机能
		4. 皮部的概念和应用
	五、经络的生理机能和经络学说的应用	1. 经络的生理功能
		2. 经络学说的应用
第十一单元　体质	一、体质的概念和构成	1. 体质的概念
		2. 体质的构成
		3. 体质的特点
	二、体质的生理学基础	1. 体质与脏腑精气血津液的关系
		2. 影响体质的因素
	三、体质学说的应用	1. 体质与病因病机
		2. 体质与诊治
		3. 体质与养生

续表

单元	细目	要点
第十二单元 病因	一、六淫	1. 六淫的概念
		2. 六淫的共同致病特点
		3. 六淫各自的性质及致病特点
		（1）风邪的性质及致病特点
		（2）寒邪的性质及致病特点
		（3）暑邪的性质及致病特点
		（4）湿邪的性质及致病特点
		（5）燥邪的性质及致病特点
		（6）火（热）邪的性质及致病特点
	二、疠气	1. 疠气的概念
		2. 疠气的致病特点
	三、七情内伤	1. 情志内伤的基本概念
		2. 七情与脏腑精气的关系
		3. 情志内伤的致病特点
	四、饮食失宜	1. 饮食不节
		2. 饮食偏嗜
		3. 饮食不洁
	五、劳逸失度	1. 过度劳累
		2. 过度安逸
	六、痰饮	1. 痰饮的概念
		2. 痰饮的形成
		3. 痰饮的致病特点
	七、瘀血	1. 瘀血的概念
		2. 瘀血的形成
		3. 瘀血的致病特点
		4. 瘀血致病的症状特点
第十三单元 发病	一、发病的基本原理	1. 正气与邪气的概念
		2. 正气不足是发病的基础
		3. 邪气是发病的重要条件
		4. 邪正相搏的胜负与发病
	二、影响发病的主要因素	1. 环境与发病
		2. 体质与发病
		3. 精神状态与发病

续表

单元	细目	要点
第十三单元　发病	三、发病类型	1. 感邪即发
		2. 徐发
		3. 伏而后发
		4. 继发
		5. 合病与并病
		6. 复发
第十四单元　病机	一、邪正盛衰	1. 邪正盛衰与虚实变化
		2. 邪正盛衰与疾病转归
	二、阴阳失调	1. 阴阳偏盛
		2. 阴阳偏衰
		3. 阴阳互损
		4. 阴阳格拒
		5. 阴阳亡失
		6. 阴阳转化
	三、精、气、血失常	1. 精的失常
		2. 气的失常
		3. 血的失常
		4. 精、气、血关系失调
	四、津液代谢失常	1. 津液不足
		2. 津液输布、排泄障碍
		3. 津液与气血关系失调
	五、内生"五邪"	1. 内生"五邪"的概念
		2. 风气内动
		3. 寒从中生
		4. 湿浊内生
		5. 津伤化燥
		6. 火热内生
	六、疾病传变	1. 疾病传变的形式
		2. 病性转化
第十五单元　防治原则	一、预防	1. 治未病的概念
		2. 未病先防
		3. 既病防变

续表

单元	细目	要点
第十五单元　防治原则	二、治则	1. 治则、治法的基本概念
		2. 正治与反治
		3. 治标与治本
		4. 扶正与祛邪
		5. 调整阴阳
		6. 调理精气血津液
		7. 三因制宜
第十六单元　养生与寿夭	一、养生	1. 养生的基本概念
		2. 养生的原则与方法
	二、生命的寿夭	1. 生命的寿夭规律
		2. 决定寿夭的基本因素

中医诊断学

单元	细目	要点
第一单元　绪论	绪论	1. 中医诊断的基本原理
		2. 中医诊断的基本原则
第二单元　望诊	一、望神	1. 得神、失神、少神、假神的常见临床表现及其意义
		2. 神乱的常见临床表现及其意义
	二、望面色	1. 常色与病色的分类、临床表现及其意义
		2. 五色主病的临床表现及其意义
		3. 面部色诊的意义
	三、望形态	1. 形体强弱胖瘦的临床表现及其意义
		2. 姿态异常（动静姿态、异常动作）的临床表现及其意义
	四、望头面五官	1. 望头、发的主要内容及其临床意义
		2. 面肿、腮肿及口眼喎斜的临床表现及其意义
		3. 目的脏腑分属，望目色、目形、目态的主要内容及其临床意义
		4. 望口、唇、齿、龈的主要内容及其临床意义
		5. 望咽喉的主要内容及其临床意义
	五、望躯体四肢	1. 望颈项的主要内容及其临床意义
		2. 望四肢的主要内容及其临床意义
	六、望皮肤	1. 望皮肤色泽的内容及其临床意义
		2. 望斑疹的内容及其临床意义
	七、望排出物	1. 望痰、涕的内容及其临床意义
		2. 望呕吐物的内容及其临床意义
	八、望小儿食指络脉	1. 望小儿食指络脉的方法及其正常表现
		2. 小儿食指络脉病理变化的临床表现及其意义
第三单元　望舌	一、舌诊原理与方法	1. 舌诊原理
		2. 舌诊方法与注意事项
	二、正常舌象	正常舌象的特点及临床意义
	三、望舌质	1. 舌神变化（荣、枯）的特征与临床意义
		2. 舌色变化（淡白、淡红、红、绛、青紫）的特征与临床意义
		3. 舌形变化（老嫩、胖瘦、点刺、裂纹、齿痕）的特征与临床意义
		4. 舌态变化（强硬、痿软、颤动、歪斜、吐弄、短缩）的特征与临床意义

续表

单元	细目	要点
第三单元　望舌	四、望舌苔	1. 苔质变化（厚薄、润燥、腐腻、剥落、真假）的特征与临床意义
		2. 苔色变化（白、黄、灰黑）的特征与临床意义
	五、舌下络脉	舌下络脉变化的特征与临床意义
	六、舌象综合分析	1. 舌质和舌苔的综合诊察
		2. 舌诊的临床意义
第四单元　闻诊	一、听声音	1. 音哑与失音的临床表现及其意义
		2. 谵语、郑声、独语、错语、狂言、言謇的临床表现及其意义
		3. 咳嗽、喘、哮的临床表现及其意义
		4. 短气、少气的临床表现及其意义
		5. 呕吐、呃逆、嗳气的临床表现及其意义
		6. 太息的临床表现及其意义
	二、嗅气味	1. 口气、排泄物之气味异常的临床意义
		2. 病室气味异常的临床意义
第五单元　问诊	一、问诊内容	1. 主诉的概念与意义
		2. 十问歌
	二、问寒热	1. 恶寒发热的临床表现及其意义
		2. 但寒不热的临床表现及其意义
		3. 但热不寒（壮热、潮热、微热）的临床表现及其意义
		4. 寒热往来的临床表现及其意义
	三、问汗	1. 特殊汗出（自汗、盗汗、绝汗、战汗）的临床表现及其意义
		2. 黄汗的临床表现及其意义
		3. 局部汗出（头汗、半身汗、手足心汗、阴汗）的临床表现及其意义
	四、问疼痛	1. 疼痛的性质及其临床意义
		2. 问头痛、胸痛、胁痛、胃脘痛、腹痛、腰痛的要点及其临床意义
	五、问头身胸腹	1. 问头晕、胸闷、心悸、脘痞、腹胀、麻木、疲乏的要点及其临床意义
		2. 身重、身痒的要点及其临床意义

单元	细目	要点
第五单元　问诊	六、问耳目	1. 耳鸣、耳聋的临床表现及其意义
		2. 目眩的临床表现及其意义
		3. 目昏、雀盲的临床表现及其意义
	七、问睡眠	1. 失眠的临床表现及其意义
		2. 嗜睡的临床表现及其意义
	八、问饮食与口味	1. 口渴与饮水：口渴多饮、渴不多饮的临床表现及其意义
		2. 食欲与食量：食欲减退、厌食、消谷善饥、饥不欲食、除中的临床表现及其意义
		3. 口味：口淡、口甜、口黏腻、口酸、口涩、口苦、口咸的临床表现及其意义
	九、问二便	1. 大便异常（便次、便质、排便感觉）的临床表现及其意义
		2. 小便异常（尿次、尿量、排尿感觉）的临床表现及其意义
	十、问经带	1. 经期、经量异常的临床表现及其意义
		2. 闭经、痛经、崩漏的临床表现及其意义
		3. 带下异常（白带、黄带）的临床表现及其意义
第六单元　脉诊	一、脉诊概说	1. 脉象形成原理
		2. 诊脉部位
		3. 诊脉方法及注意事项
		4. 脉象要素
	二、正常脉象	1. 正常脉象的表现
		2. 正常脉象的特点（胃、神、根）
	三、常见脉象的特征与临床意义	1. 常见脉象的脉象特征及鉴别（浮脉、沉脉、迟脉、数脉、虚脉、实脉、洪脉、细脉、滑脉、涩脉、弦脉、紧脉、缓脉、濡脉、弱脉、微脉、结脉、促脉、代脉、散脉、芤脉、革脉、伏脉、牢脉、疾脉、长脉、短脉、动脉）
		2. 常见脉象的临床意义
	四、相兼脉与真脏脉	1. 相兼脉的概念与主病
		2. 真脏脉的概念与临床意义
	五、诊小儿脉	1. 小儿正常脉象的特点
		2. 常见小儿病脉的临床意义
	六、诊妇人脉	月经脉与妊娠脉的脉象及临床意义

续表

单元	细目	要点
第七单元 按诊	按诊	1. 按诊的方法与注意事项
		2. 按肌肤手足的内容及其临床意义
		3. 按腹部辨疼痛、痞满、积聚的要点
		4. 按胸部虚里的内容及其临床意义
		5. 按腧穴的内容及其临床意义
第八单元 八纲辨证	一、概述	八纲辨证的概念
	二、表里	1. 表证与里证的概念
		2. 表证与里证的临床表现、辨证要点
		3. 表证与里证的鉴别要点
	三、寒热	1. 寒证与热证的概念
		2. 寒证与热证的临床表现、鉴别要点
	四、虚实	1. 虚证与实证的概念
		2. 虚证与实证的临床表现、鉴别要点
	五、阴阳	1. 阴证与阳证的概念
		2. 阴证与阳证的鉴别要点
		3. 阳虚证、阴虚证的临床表现
		4. 亡阳证、亡阴证的临床表现与鉴别要点
	六、八纲证候间的关系	1. 证候相兼、错杂与转化（寒证转化为热证、热证转化为寒证、实证转虚）的概念
		2. 证候真假（寒热真假、虚实真假）的鉴别要点
第九单元 病因辨证	一、六淫辨证	风淫证、寒淫证、暑淫证、湿淫证、燥淫证、火淫证的临床表现
	二、情志辨证	1. 喜证的临床表现
		2. 怒证的临床表现
		3. 悲证的临床表现
		4. 忧证的临床表现
		5. 恐证的临床表现
		6. 思证的临床表现
第十单元 气血津液辨证	一、气病辨证	1. 气虚证的临床表现、辨证要点
		2. 气陷证的临床表现、辨证要点
		3. 气不固证的临床表现、辨证要点
		4. 气脱证的临床表现、辨证要点
		5. 气滞证的临床表现、辨证要点
		6. 气逆证的临床表现、辨证要点
		7. 气闭证的临床表现、辨证要点

续表

单元	细目	要点
第十单元　气血津液辨证	二、血病辨证	1. 血虚证的临床表现、辨证要点
		2. 血脱证的临床表现、辨证要点
		3. 血瘀证的临床表现、辨证要点
		4. 血热证的临床表现、辨证要点
		5. 血寒证的临床表现、辨证要点
	三、气血同病辨证	气滞血瘀、气虚血瘀、气血两虚、气不摄血、气随血脱证的临床表现、辨证要点
	四、津液病辨证	1. 痰证的临床表现、辨证要点
		2. 饮证的临床表现、辨证要点
		3. 水停证的临床表现、辨证要点
		4. 津液亏虚证的临床表现、辨证要点
第十一单元　脏腑辨证	一、心与小肠病辨证	1. 心气虚、心阳虚、心阳虚脱证的临床表现、鉴别要点
		2. 心血虚、心阴虚证的临床表现、鉴别要点
		3. 心脉痹阻证的临床表现及瘀阻心脉、痰阻心脉、寒凝心脉、气滞心脉四证的鉴别
		4. 痰蒙心神、痰火扰神证的临床表现、鉴别要点
		5. 心火亢盛证的临床表现
		6. 瘀阻脑络证的临床表现
		7. 小肠实热证的临床表现
	二、肺与大肠病辨证	1. 肺气虚、肺阴虚证的临床表现、鉴别要点
		2. 风寒犯肺、寒痰阻肺、饮停胸胁证的临床表现、鉴别要点
		3. 风热犯肺、肺热炽盛、痰热壅肺、燥邪犯肺证的临床表现、鉴别要点
		4. 风水相搏证的临床表现
		5. 肠道湿热、肠热腑实、肠燥津亏证的临床表现、鉴别要点
	三、脾与胃病辨证	1. 脾气虚、脾阳虚、脾虚气陷、脾不统血证的临床表现、鉴别要点
		2. 湿热蕴脾、寒湿困脾证的临床表现、鉴别要点
		3. 胃气虚、胃阳虚、胃阴虚证的临床表现、鉴别要点
		4. 胃热炽盛、寒饮停胃证的临床表现、鉴别要点
		5. 寒滞胃肠、食滞胃肠、胃肠气滞证的临床表现、鉴别要点

单元	细目	要点
第十一单元 脏腑辨证	四、肝与胆病辨证	1. 肝血虚、肝阴虚证的临床表现、鉴别要点
		2. 肝郁气滞、肝火炽盛、肝阳上亢证的临床表现、鉴别要点
		3. 肝风内动四证的临床表现、鉴别要点
		4. 寒滞肝脉证的临床表现
		5. 肝胆湿热证的临床表现
		6. 胆郁痰扰证的临床表现
	五、肾与膀胱病辨证	1. 肾阳虚、肾阴虚、肾精不足、肾气不固、肾虚水泛证的临床表现、鉴别要点
		2. 膀胱湿热证的临床表现
	六、脏腑兼病辨证	1. 心肾不交、心脾气血虚证的临床表现、鉴别要点
		2. 肝火犯肺、肝胃不和、肝脾不调证的临床表现、鉴别要点
		3. 心肺气虚、脾肺气虚、肺肾气虚证的临床表现、鉴别要点
		4. 心肾阳虚、脾肾阳虚证的临床表现、鉴别要点
		5. 心肝血虚、肝肾阴虚、肺肾阴虚证的临床表现、辨证要点
	七、脏腑辨证各相关证候的鉴别	各脏腑间相关证候的鉴别要点
第十二单元 六经辨证	一、太阳病证	1. 太阳经证（太阳中风证、太阳伤寒证）临床表现与辨证要点
		2. 太阳腑证（太阳蓄水证、太阳蓄血证）临床表现与辨证要点
	二、阳明病证	1. 阳明经证临床表现与辨证要点
		2. 阳明腑证临床表现与辨证要点
	三、少阳病证	少阳病证临床表现与辨证要点
	四、太阴病证	太阴病证临床表现与辨证要点
	五、少阴病证	1. 少阴寒化证临床表现与辨证要点
		2. 少阴热化证临床表现与辨证要点
	六、厥阴病证	厥阴病证临床表现与辨证要点
	七、六经病证的传变	传经、直中、合病、并病的概念

续表

单元	细目	要点
第十三单元　卫气营血辨证	一、卫分证	卫分证临床表现与辨证要点
	二、气分证	气分证临床表现与辨证要点
	三、营分证	营分证临床表现与辨证要点
	四、血分证	血分证临床表现与辨证要点
	五、卫气营血证的传变	顺传与逆传的概念
第十四单元　三焦辨证	一、上焦病证	上焦病证的临床表现、辨证要点
	二、中焦病证	中焦病证的临床表现、辨证要点
	三、下焦病证	下焦病证的临床表现、辨证要点
	四、三焦病证的传变	顺传与逆传的概念
第十五单元　中医诊断思维与应用	一、中医诊断思维方法	基本思维方法与过程
	二、中医诊断思维的应用	辨病、辨证、辨症

中　药　学

单元	细目	要点
第一单元　中药的性能	一、四气	1. 结合有代表性的药物认识四气的确定
		2. 四气的作用及适应证
	二、五味	1. 结合有代表性的药物认识五味的确定
		2. 五味的作用及适应证
	三、升降浮沉	1. 各类药物的升降浮沉趋向
		2. 影响药物升降浮沉的主要因素
	四、归经	1. 归经的临床意义
		2. 结合有代表性的药物认识归经的确定
	五、毒性	1. 引起毒性反应的原因
		2. 结合具体有毒药物认识其使用注意事项
第二单元　中药的作用	一、中药的作用与副作用	中药的作用与副作用
	二、中药的功效	1. 功效与主治的关系
		2. 功效的分类
第三单元　中药的配伍	一、中药配伍的意义	中药配伍的意义
	二、中药配伍的内容	1. 各种配伍关系的意义
		2. 各种配伍关系的临床对待原则
第四单元　中药的用药禁忌	一、配伍禁忌	1. "十八反"的内容
		2. "十九畏"的内容
	二、证候禁忌	证候禁忌的概念及内容
	三、妊娠用药禁忌	1. 妊娠用药禁忌的概念
		2. 妊娠禁忌药的分类与使用原则
	四、服药饮食禁忌	1. 服药时一般的饮食禁忌
		2. 特殊疾病的饮食禁忌
第五单元　中药的剂量与用法	一、剂量	1. 影响中药剂量的因素
		2. 有毒药、峻猛药及某些名贵药的剂量
	二、中药的用法	1. 煎煮方法（包括先煎、后下、包煎、另煎、烊化、冲服等）
		2. 服药时间
第六单元　解表药	一、概述	1. 解表药的性能特点、功效、主治病证
		2. 解表药的配伍方法
		3. 解表药的使用注意事项

续表

单元	细目	要点
第六单元 解表药	二、发散风寒药	1. 麻黄、桂枝、紫苏、荆芥、防风、羌活、白芷的性能、功效、应用
		2. 生姜、香薷、细辛、辛夷、藁本、苍耳子的功效、主治病证
		3. 麻黄、香薷、细辛、荆芥、辛夷的用法用量
		4. 麻黄、桂枝、香薷、细辛、苍耳子的使用注意
		5. 生麻黄与炙麻黄、麻黄与桂枝、荆芥与防风、紫苏与生姜等相似药物的功用异同
		6. 麻黄配桂枝，麻黄配石膏，麻黄配苦杏仁，桂枝配白芍，细辛配干姜、五味子等的意义
	三、发散风热药	1. 薄荷、牛蒡子、蝉蜕、桑叶、菊花、柴胡、葛根的性能、功效、应用
		2. 蔓荆子、升麻的功效、主治病证
		3. 淡豆豉的功效
		4. 薄荷、桑叶、柴胡、葛根的用法
		5. 薄荷、牛蒡子的使用注意
		6. 薄荷、牛蒡子与蝉蜕，桑叶与菊花，柴胡、葛根与升麻等相似药物功用的异同
		7. 柴胡配黄芩，菊花配枸杞子，桑叶配菊花等的意义
第七单元 清热药	一、概述	1. 清热药的分类，各类清热药的功效与主治病证
		2. 清热药的配伍方法
		3. 清热药的使用注意事项
	二、清热泻火药	1. 石膏、知母、栀子、夏枯草的性能、功效、应用
		2. 芦根、天花粉、淡竹叶、决明子的功效、主治病证
		3. 石膏、知母、栀子、决明子的用法
		4. 石膏、知母、天花粉的使用注意
		5. 生石膏与熟石膏、石膏与知母、芦根与天花粉等相似药物的功用异同
		6. 石膏配知母，知母配黄柏，知母配川贝母，栀子配淡豆豉，栀子配茵陈等的意义

单元	细目	要点
第七单元 清热药	三、清热燥湿药	1. 黄芩、黄连、黄柏的性能、功效、应用
		2. 龙胆、苦参的功效、主治病证
		3. 秦皮、白鲜皮的功效
		4. 黄芩、黄连、黄柏的用法
		5. 苦参的使用注意
		6. 黄芩、黄连与黄柏，栀子与龙胆等相似药物性能、功用的异同
		7. 黄连配木香，黄连配吴茱萸，黄连配半夏、瓜蒌，黄柏配苍术等的意义
	四、清热解毒药	1. 金银花、连翘、大青叶、蒲公英、鱼腥草、射干、白头翁的性能、功效、应用
		2. 板蓝根、青黛、贯众、土茯苓、山豆根、白花蛇舌草的功效、主治病证
		3. 穿心莲、紫花地丁、大血藤、败酱草、马勃、马齿苋、鸦胆子、熊胆粉、山慈菇、漏芦、野菊花的功效
		4. 穿心莲、青黛、鸦胆子、熊胆粉、山豆根的用法用量
		5. 穿心莲、射干、山豆根、鸦胆子、山慈菇、漏芦的使用注意
		6. 金银花与连翘，大青叶、板蓝根与青黛，紫花地丁与蒲公英、白头翁、鸦胆子，大血藤与败酱草等相似药物功用的异同
		7. 金银花配连翘、金银花配当归、麻黄配射干等的意义
	五、清热凉血药	1. 生地黄、玄参、牡丹皮、赤芍的性能、功效、应用
		2. 紫草、水牛角的功效、主治病证
		3. 水牛角的用法
		4. 生地黄、玄参、牡丹皮、赤芍、紫草的使用注意
		5. 生地黄与玄参、牡丹皮与赤芍等相似药物性能、功用的异同
		6. 生地黄配玄参，赤芍配牡丹皮等的意义

单元	细目	要点
第七单元 清热药	六、清虚热药	1. 青蒿、地骨皮的性能、功效、应用
		2. 白薇、银柴胡、胡黄连的功效
		3. 青蒿的用法
		4. 青蒿的使用注意
		5. 牡丹皮与地骨皮、黄连与胡黄连等相似药物功用的异同
		6. 青蒿配鳖甲、青蒿配黄芩、地骨皮配桑白皮等的意义
第八单元 泻下药	一、概述	1. 攻下药、润下药与峻下逐水药的性能特点、主治病证
		2. 泻下药的配伍方法
		3. 泻下药的使用注意事项
	二、攻下药	1. 大黄、芒硝的性能、功效、应用
		2. 番泻叶的功效
		3. 大黄、芒硝、番泻叶、芦荟的用法用量
		4. 大黄、芒硝、番泻叶、芦荟的使用注意
		5. 大黄几种炮制品、大黄与芒硝等相似药物性能功用的异同
		6. 大黄配芒硝、大黄配附子等的意义
	三、润下药	1. 火麻仁、郁李仁、松子仁的功效、主治病证
		2. 火麻仁的用法用量
		3. 郁李仁的使用注意
	四、峻下逐水药	1. 甘遂、牵牛子、巴豆霜的功效、主治病证
		2. 京大戟、芫花的功效
		3. 甘遂、京大戟、芫花、牵牛子、巴豆霜的用法用量
		4. 甘遂、京大戟、芫花、牵牛子、巴豆霜的使用注意
第九单元 祛风湿药	一、概述	1. 祛风湿药的性能特点、主治病证
		2. 祛风湿药的配伍方法
		3. 祛风湿药的使用注意事项
	二、祛风寒湿药	1. 独活、威灵仙、川乌、木瓜的性能、功效、应用
		2. 蕲蛇、乌梢蛇、青风藤的功效、主治病证
		3. 川乌、蕲蛇的用法
		4. 川乌、木瓜的使用注意
		5. 羌活与独活、独活与威灵仙等相似药物性能、功用的异同
		6. 独活配羌活、独活配桑寄生等的意义

续表

单元	细目	要点
第九单元 祛风湿药	三、祛风湿热药	1. 秦艽、防己的性能、功效、应用
		2. 豨莶草、络石藤、桑枝的功效
		3. 豨莶草的用法用量
		4. 防己的使用注意
		5. 秦艽与防己等相似药物性能、功用的异同
	四、祛风湿强筋骨药	1. 桑寄生的性能、功效、应用
		2. 五加皮的功效、主治病证
		3. 狗脊的功效
		4. 五加皮与桑寄生等相似药物功用的异同
第十单元 化湿药	一、概述	1. 化湿药的性能、特点、功效、主治病证
		2. 化湿药的配伍方法
		3. 化湿药的使用注意事项
	二、具体药物	1. 广藿香、苍术、厚朴的性能、功效、应用
		2. 砂仁、豆蔻的功效、主治病证
		3. 佩兰、草果的功效
		4. 砂仁、豆蔻的用法用量
		5. 苍术与厚朴、砂仁与豆蔻、砂仁与木香、广藿香与佩兰等相似药物功用的异同
		6. 苍术配厚朴、陈皮，厚朴配枳实，广藿香配佩兰，砂仁配木香等的意义
第十一单元 利水渗湿药	一、概述	1. 利水渗湿药的性能特点、功效、主治病证
		2. 利水渗湿药的配伍方法
		3. 利水渗湿药的使用注意事项
	二、利水消肿药	1. 茯苓、薏苡仁、泽泻的性能、功效、应用
		2. 猪苓的功效、主治病证
		3. 香加皮、冬瓜皮的功效
		4. 薏苡仁的用法
		5. 香加皮的使用注意
		6. 茯苓与猪苓、茯苓与薏苡仁等相似药物性能、功用的异同
	三、利尿通淋药	1. 车前子的性能、功效、应用
		2. 滑石、石韦、木通的功效、主治病证
		3. 通草、瞿麦、地肤子、海金沙、草薢、萹蓄的功效

单元	细目	要点
第十一单元 利水渗湿药	三、利尿通淋药	4. 车前子、滑石、海金沙的用法
		5. 车前子、滑石的使用注意
		6. 车前子与滑石等相似药物功用的异同
		7. 滑石配生甘草等的意义
	四、利湿退黄药	1. 茵陈、金钱草的性能、功效、应用
		2. 虎杖的功效、主治病证
		3. 虎杖与大黄等相似药物性能功用的异同
		4. 茵陈配大黄、栀子等的意义
第十二单元 温里药	一、概述	1. 温里药的性能特点、功效、主治病证
		2. 温里药的配伍方法
		3. 温里药的使用注意事项
	二、具体药物	1. 附子、干姜、肉桂、吴茱萸的性能、功效、应用
		2. 小茴香、丁香、花椒的功效、主治病证
		3. 高良姜的功效
		4. 附子、肉桂、吴茱萸、花椒的用法用量
		5. 附子、肉桂、吴茱萸、丁香的使用注意
		6. 附子与川乌、附子与干姜、附子与肉桂、干姜与生姜等相似药物功用的异同
		7. 附子配干姜、肉桂配附子、黄连配吴茱萸等的意义
第十三单元 理气药	一、概述	1. 理气药的性能特点、功效、主治病证
		2. 理气药的配伍方法
		3. 理气药的使用注意事项
	二、具体药物	1. 陈皮、枳实、木香、香附的性能、功效、应用
		2. 青皮、沉香、川楝子、乌药、薤白的功效、主治病证
		3. 檀香、荔枝核、佛手、大腹皮的功效
		4. 木香、沉香、檀香的用法
		5. 枳实、川楝子、薤白的使用注意
		6. 陈皮与青皮，木香、乌药与香附等相似药物功用的异同
		7. 陈皮配半夏、枳实配白术、薤白配瓜蒌等的意义

单元	细目	要点
第十四单元　消食药	一、概述	消食药的配伍方法
	二、具体药物	1. 山楂、莱菔子、麦芽、鸡内金的性能、功效、应用
		2. 神曲的功效、主治病证
		3. 稻芽的功效
		4. 鸡内金、麦芽的用法
		5. 山楂、麦芽、莱菔子的使用注意
		6. 莱菔子配紫苏子、芥子等的意义
第十五单元　驱虫药	一、概述	1. 驱虫药的配伍方法
		2. 驱虫药的使用注意事项
	二、具体药物	1. 槟榔的性能、功效、应用
		2. 使君子、苦楝皮的功效、主治病证
		3. 雷丸、榧子的功效
		4. 使君子、苦楝皮、槟榔、雷丸的用法用量
		5. 使君子、苦楝皮、槟榔的使用注意
第十六单元　止血药	一、概述	1. 各类止血药的选择使用、配伍方法
		2. 止血药的使用注意事项
	二、凉血止血药	1. 小蓟、地榆的性能、功效、应用
		2. 大蓟、槐花、侧柏叶、白茅根的功效、主治病证
		3. 槐花的用法
		4. 地榆的使用注意
		5. 大蓟与小蓟、芦根与白茅根等相似药物功用的异同
	三、化瘀止血药	1. 三七、茜草的性能、功效、应用
		2. 蒲黄的功效、主治病证
		3. 降香的功效
		4. 三七、蒲黄、降香的用法用量
		5. 三七、蒲黄的使用注意
		6. 三七、茜草与蒲黄，生蒲黄与炒蒲黄等相似药物功用的异同
		7. 蒲黄配五灵脂、三七配白及等的意义
	四、收敛止血药	1. 白及的性能、功效、应用
		2. 仙鹤草、棕榈炭、血余炭的功效、主治病证
		3. 白及的使用注意

续表

单元	细目	要点
第十六单元　止血药	五、温经止血药	1. 艾叶的性能、功效、应用
		2. 炮姜的功效
		3. 艾叶配阿胶等的意义
第十七单元　活血化瘀药	一、概述	1. 活血化瘀药的性能特点、功效、主治病证
		2. 活血化瘀药的配伍方法
		3. 活血化瘀药的使用注意事项
	二、活血止痛药	1. 川芎、延胡索、郁金的性能、功效、应用
		2. 姜黄、乳香的功效、主治病证
		3. 没药、五灵脂的功效
		4. 延胡索、五灵脂的用法
		5. 郁金、乳香、没药、五灵脂的使用注意
		6. 郁金与姜黄等相似药物功用的异同
		7. 郁金配石菖蒲等的意义
	三、活血调经药	1. 丹参、红花、桃仁、益母草、牛膝的性能、功效、应用
		2. 鸡血藤的功效、主治病证
		3. 王不留行、泽兰的功效
		4. 牛膝的用法
		5. 丹参的使用注意
		6. 川芎与丹参、红花与桃仁等相似药物性能、功用的异同
		7. 牛膝配苍术、黄柏等的意义
	四、活血疗伤药	1. 土鳖虫的性能、功效、应用
		2. 自然铜、苏木、骨碎补、血竭的功效
		3. 血竭的用法用量
	五、破血消癥药	1. 莪术、水蛭的功效、主治病证
		2. 三棱、穿山甲的功效
		3. 莪术、三棱的使用注意
第十八单元　化痰止咳平喘药	一、概述	1. 化痰止咳平喘药的性能特点、功效、主治病证
		2. 化痰止咳平喘药的配伍方法
		3. 化痰止咳平喘药的使用注意事项
	二、温化寒痰药	1. 半夏、旋覆花的性能、功效、应用
		2. 天南星、芥子的功效、主治病证
		3. 白前的功效
		4. 半夏、天南星、芥子、旋覆花的用法用量

续表

单元	细目	要点
第十八单元 化痰止咳平喘药	二、温化寒痰药	5. 半夏、天南星、芥子、旋覆花的使用注意
		6. 几种半夏炮制品、半夏与天南星等相似药物功用的异同
		7. 半夏配生姜、旋覆花配赭石的意义
	三、清化热痰药	1. 川贝母、浙贝母、瓜蒌、桔梗的性能、功效、应用
		2. 竹茹、竹沥的功效、主治病证
		3. 天竺黄、前胡、海藻、昆布、海蛤壳的功效
		4. 竹沥的用法用量
		5. 川贝母、浙贝母、瓜蒌、海藻、桔梗的使用注意
		6. 川贝母与浙贝母、瓜蒌皮与瓜蒌仁等相似药物性能、功用的异同
		7. 桔梗配甘草等的意义
	四、止咳平喘药	1. 苦杏仁、百部、紫苏子、桑白皮、葶苈子的性能、功效、应用
		2. 紫菀、款冬花、枇杷叶、白果的功效、主治病证
		3. 苦杏仁、百部、枇杷叶的用法
		4. 苦杏仁、白果、百部的使用注意
		5. 苦杏仁与紫苏子、苦杏仁与桃仁、桑白皮与葶苈子等相似药物性能、功用的异同
第十九单元 安神药	一、概述	1. 安神药的配伍方法
		2. 安神药的使用注意事项
	二、重镇安神药	1. 朱砂、磁石、龙骨的性能、功效、应用
		2. 琥珀的功效
		3. 朱砂、磁石、龙骨、琥珀的用法用量
		4. 朱砂、磁石的使用注意
		5. 朱砂与磁石等相似药物性能、功用的异同
		6. 磁石配朱砂等的意义
	三、养心安神药	1. 酸枣仁的性能、功效、应用
		2. 柏子仁、远志的功效、主治病证
		3. 首乌藤、合欢皮的功效
		4. 柏子仁、远志的使用注意
		5. 酸枣仁与柏子仁等相似药物功用的异同

单元	细目	要点
第二十单元 平肝息风药	一、概述	1. 平肝息风药的功效、主治病证
		2. 平肝息风药的配伍方法
		3. 平肝息风药的使用注意事项
	二、平抑肝阳药	1. 石决明、牡蛎、赭石的性能、功效、应用
		2. 珍珠母、蒺藜、罗布麻叶的功效
		3. 石决明、珍珠母、牡蛎、赭石的用法
		4. 赭石、罗布麻叶的使用注意
		5. 决明子与石决明、龙骨与牡蛎等相似药物功用的异同
	三、息风止痉药	1. 羚羊角、牛黄、钩藤、天麻的性能、功效、应用
		2. 地龙、全蝎、蜈蚣、僵蚕的功效、主治病证
		3. 珍珠的功效
		4. 羚羊角、牛黄、珍珠、钩藤、全蝎、蜈蚣的用法用量
		5. 牛黄、全蝎、蜈蚣的使用注意
		6. 羚羊角与牛黄、钩藤与天麻、全蝎与蜈蚣等相似药物功用的异同
		7. 羚羊角配钩藤、天麻配钩藤、全蝎配蜈蚣等的意义
第二十一单元 开窍药	一、概述	1. 开窍药的性能特点、功效、主治病证
		2. 开窍药的配伍方法
		3. 开窍药的使用注意事项
	二、具体药物	1. 麝香、石菖蒲的性能、功效、应用
		2. 冰片的功效、主治病证
		3. 苏合香的功效
		4. 麝香、冰片、苏合香的用法用量
		5. 麝香、冰片的使用注意
		6. 麝香与冰片等相似药物功用的异同
		7. 麝香配冰片等的意义
第二十二单元 补虚药	一、概述	1. 各类补虚药的功效、主治病证
		2. 补虚药的配伍方法
		3. 补虚药的使用注意事项

单元	细目	要点
第二十二单元　补虚药	二、补气药	1. 人参、党参、黄芪、白术、甘草的性能、功效、应用
		2. 西洋参、太子参、山药的功效、主治病证
		3. 白扁豆、大枣、蜂蜜的功效
		4. 人参、西洋参、黄芪、白术、甘草的用法用量
		5. 人参、西洋参、党参、白术、甘草的使用注意
		6. 几种人参炮制品、生黄芪与炙黄芪、人参与党参、人参与黄芪、黄芪与白术、苍术与白术、白术与山药等相似药物性能、功用的异同
		7. 人参配附子，人参配麦冬、五味子，黄芪配茯苓，黄芪配柴胡、升麻，甘草配白芍等的意义
	三、补阳药	1. 鹿茸、淫羊藿、杜仲、续断、菟丝子的性能、功效、应用
		2. 紫河车、巴戟天、补骨脂、冬虫夏草的功效、主治病证
		3. 仙茅、肉苁蓉、锁阳、益智仁、沙苑子、蛤蚧的功效
		4. 鹿茸、蛤蚧、冬虫夏草的用法用量
		5. 鹿茸的使用注意
		6. 淫羊藿与巴戟天，杜仲、续断与桑寄生等相似药物功用的异同
		7. 人参配蛤蚧等的意义
	四、补血药	1. 当归、熟地黄、白芍、阿胶、何首乌的性能、功效、应用
		2. 龙眼肉的功效、主治病证
		3. 当归、阿胶的用法
		4. 当归、熟地黄、白芍、阿胶的使用注意
		5. 当归与熟地黄、当归与白芍、生地黄与熟地黄、白芍与赤芍、生首乌与制首乌等相似药物性能、功用的异同
		6. 当归配黄芪等的意义

单元	细目	要点
第二十二单元 补虚药	五、补阴药	1. 北沙参、麦冬、龟甲、鳖甲的性能、功效、应用
		2. 百合、天冬、石斛、玉竹、枸杞子、女贞子的功效、主治病证
		3. 南沙参、黄精、墨旱莲、楮实子的功效
		4. 女贞子、龟甲、鳖甲的用法
		5. 北沙参、南沙参、龟甲、鳖甲的使用注意
		6. 北沙参与南沙参、麦冬与天冬、龟甲与鳖甲等相似药物功用的异同
		7. 女贞子配墨旱莲等的意义
第二十三单元 收涩药	一、概述	1. 收涩药的功效、主治病证
		2. 收涩药的配伍方法
		3. 收涩药的使用注意事项
	二、固表止汗药	麻黄根、浮小麦的功效
	三、敛肺涩肠药	1. 五味子、乌梅的性能、功效、应用
		2. 诃子、肉豆蔻的功效、主治病证
		3. 五倍子、赤石脂的功效
		4. 诃子、肉豆蔻的用法
		5. 赤石脂的使用注意
		6. 五味子与乌梅、肉豆蔻与豆蔻等相似药物功用的异同
	四、固精缩尿止带药	1. 山茱萸、莲子的性能、功效、应用
		2. 桑螵蛸、海螵蛸、芡实的功效、主治病证
		3. 金樱子、椿皮的功效
		4. 桑螵蛸的使用注意
		5. 莲子与芡实等相似药物功用的异同
第二十四单元 攻毒杀虫止痒药	一、概述	攻毒杀虫止痒药的使用注意事项
	二、具体药物	1. 雄黄、硫黄、蛇床子的功效、主治病证
		2. 白矾、蟾酥、蜂房的功效
		3. 雄黄、蟾酥的用法用量
		4. 雄黄、蟾酥的使用注意
第二十五单元 拔毒化腐生肌药	一、概述	拔毒化腐生肌药的使用注意事项
	二、具体药物	1. 升药的功效、主治病证
		2. 砒石、炉甘石、硼砂的功效
		3. 升药、砒石、硼砂的用法用量
		4. 升药、砒石、炉甘石的使用注意

方　剂　学

单元	细目	要点
第一单元　总论	一、方剂与治法	1. 方剂与治法的关系
		2. 常用治法
	二、方剂的组成与变化	1. 方剂的组成原则
		2. 方剂的变化形式
	三、剂型	常用剂型汤剂、丸剂、散剂、膏剂的特点
第二单元　解表剂	一、概述	解表剂的适用范围及应用注意事项
	二、辛温解表	1. 麻黄汤、桂枝汤、小青龙汤的组成药物、功用、主治证候、配伍意义、全方配伍特点及运用
		2. 大青龙汤、九味羌活汤、止嗽散的组成药物、功用、主治证候及配伍意义
	三、辛凉解表	1. 银翘散的组成药物、功用、主治证候、配伍意义、全方配伍特点及运用
		2. 麻黄杏仁甘草石膏汤、桑菊饮的组成药物、功用、主治证候及配伍意义
		3. 柴葛解肌汤的组成药物、功用及主治证候
	四、扶正解表	1. 败毒散的组成药物、功用、主治证候及配伍意义
		2. 参苏饮的组成药物、功用及主治证候
第三单元　泻下剂	一、概述	泻下剂的适用范围及应用注意事项
	二、寒下	1. 大承气汤的组成药物、功用、主治证候、配伍意义、全方配伍特点及运用
		2. 大陷胸汤的组成药物、功用、主治证候及配伍意义
	三、温下	温脾汤的组成药物、功用、主治证候及配伍意义
	四、润下	麻子仁丸、济川煎的组成药物、功用、主治证候及配伍意义
	五、逐水	十枣汤的组成药物、功用、主治证候及用法要点
	六、攻补兼施	黄龙汤的组成药物、功用及主治证候
第四单元　和解剂	一、概述	和解剂的适用范围及应用注意事项
	二、和解少阳	1. 小柴胡汤的组成药物、功用、主治证候、配伍意义、全方配伍特点及运用
		2. 蒿芩清胆汤的组成药物、功用、主治证候及配伍意义

单元	细目	要点
第四单元　和解剂	三、调和肝脾	1. 逍遥散的组成药物、功用、主治证候、配伍意义、全方配伍特点及运用
		2. 四逆散的组成药物、功用、主治证候及配伍意义
		3. 痛泻要方的组成药物、功用及主治证候
	四、调和肠胃	半夏泻心汤的组成药物、功用、主治证候、配伍意义、全方配伍特点及运用
第五单元　清热剂	一、概述	清热剂的适用范围及应用注意事项
	二、清气分热	1. 白虎汤的组成药物、功用、主治证候及配伍意义
		2. 竹叶石膏汤的组成药物、功用及主治证候
	三、清营凉血	1. 清营汤的组成药物、功用、主治证候、配伍意义、全方配伍特点及运用
		2. 犀角地黄汤的组成药物、功用、主治证候及配伍意义
	四、清热解毒	1. 黄连解毒汤的组成药物、功用、主治证候、配伍意义、全方配伍特点及运用
		2. 凉膈散、普济消毒饮的组成药物、功用、主治证候及配伍意义
	五、清脏腑热	1. 龙胆泻肝汤、芍药汤、左金丸的组成药物、功用、主治证候、配伍意义、全方配伍特点及运用
		2. 导赤散、清胃散、白头翁汤、泻白散的组成药物、功用、主治证候及配伍意义
		3. 玉女煎的组成药物、功用及主治证候
	六、清虚热	青蒿鳖甲汤、当归六黄汤的组成药物、功用、主治证候及配伍意义
第六单元　祛暑剂	一、概述	祛暑剂的适用范围及应用注意事项
	二、祛暑解表	香薷散的组成药物、功用、主治证候及配伍意义
	三、祛暑利湿	六一散的组成药物、功用及主治证候
	四、祛暑益气	清暑益气汤（《温热经纬》）的组成药物、功用、主治证候及配伍意义

续表

单元	细目	要点
第七单元 温里剂	一、概述	温里剂的适用范围及应用注意事项
	二、温中祛寒	1. 理中丸的组成药物、功用、主治证候、配伍意义、全方配伍特点及运用
		2. 小建中汤、吴茱萸汤的组成药物、功用、主治证候及配伍意义
		3. 大建中汤的组成药物、功用及主治证候
	三、回阳救逆	四逆汤的组成药物、功用、主治证候、配伍意义、全方配伍特点及运用
	四、温经散寒	当归四逆汤、暖肝煎的组成药物、功用、主治证候及配伍意义
第八单元 表里双解剂	一、概述	表里双解剂的适用范围及应用注意事项
	二、解表清里	葛根黄芩黄连汤的组成药物、功用、主治证候及配伍意义
	三、解表攻里	1. 大柴胡汤的组成药物、功用、主治证候、配伍意义、全方配伍特点及运用
		2. 防风通圣散的组成药物、功用、主治证候
第九单元 补益剂	一、概述	补益剂的适用范围及应用注意事项
	二、补气	1. 补中益气汤的组成药物、功用、主治证候、配伍意义、全方配伍特点及运用
		2. 四君子汤、参苓白术散、生脉散的组成药物、功用、主治证候及配伍意义
		3. 玉屏风散的组成药物、功用及主治证候
	三、补血	1. 四物汤、归脾汤的组成药物、功用、主治证候、配伍意义、全方配伍特点及运用
		2. 当归补血汤的组成药物、功用、主治证候及配伍意义
	四、气血双补	炙甘草汤、八珍汤的组成药物、功用、主治证候及配伍意义
	五、补阴	1. 六味地黄丸的组成药物、功用、主治证候、配伍意义、全方配伍特点及运用
		2. 左归丸、大补阴丸、一贯煎的组成药物、功用、主治证候及配伍意义

单元	细目	要点
第九单元 补益剂	六、补阳	1. 肾气丸的组成药物、功用、主治证候、配伍意义、全方配伍特点及运用
		2. 右归丸的组成药物、功用、主治证候及配伍意义
	七、阴阳双补	地黄饮子的组成药物、功用、主治证候及配伍意义
第十单元 固涩剂	一、概述	固涩剂的适用范围及应用注意事项
	二、固表止汗	牡蛎散的组成药物、功用、主治证候及配伍意义
	三、敛肺止咳	九仙散的组成药物、功用及主治证候
	四、涩肠固脱	四神丸、真人养脏汤的组成药物、功用、主治证候及配伍意义
	五、涩精止遗	桑螵蛸散的组成药物、功用、主治证候及配伍意义
	六、固崩止带	固冲汤、易黄汤、固经丸的组成药物、功用、主治证候及配伍意义
第十一单元 安神剂	一、概述	安神剂的适用范围及应用注意事项
	二、重镇安神	朱砂安神丸的组成药物、功用、主治证候及配伍意义
	三、滋养安神	1. 天王补心丹的组成药物、功用、主治证候、配伍意义、全方配伍特点及运用
		2. 酸枣仁汤的组成药物、功用、主治证候及配伍意义
第十二单元 开窍剂	一、概述	开窍剂的适用范围及应用注意事项
	二、凉开	安宫牛黄丸、紫雪、至宝丹的功用及主治证候
	三、温开	苏合香丸的功用及主治证候
第十三单元 理气剂	一、概述	理气剂的适用范围及应用注意事项
	二、行气	1. 越鞠丸的组成药物、功用、主治证候、配伍意义、全方配伍特点及运用
		2. 半夏厚朴汤、瓜蒌薤白白酒汤、天台乌药散、厚朴温中汤的组成药物、功用、主治证候及配伍意义
		3. 柴胡疏肝散的组成药物、功用及主治证候

续表

单元	细目	要点
第十三单元　理气剂	三、降气	1. 苏子降气汤的组成药物、功用、主治证候、配伍意义、全方配伍特点及运用
		2. 定喘汤、旋覆代赭汤的组成药物、功用、主治证候及配伍意义
第十四单元　理血剂	一、概述	理血剂的适用范围及应用注意事项
	二、活血祛瘀	1. 血府逐瘀汤、补阳还五汤的组成药物、功用、主治证候、配伍意义、全方配伍特点及运用
		2. 桃核承气汤、温经汤、复元活血汤、桂枝茯苓丸、生化汤的组成药物、功用、主治证候及配伍意义
		3. 失笑散的组成药物、功用及主治证候
	三、止血	1. 咳血方的组成药物、功用、主治证候、配伍意义、全方配伍特点及运用
		2. 小蓟饮子、黄土汤的组成药物、功用、主治证候及配伍意义
		3. 十灰散、槐花散的组成药物、功用及主治证候
第十五单元　治风剂	一、概述	治风剂的适用范围及应用注意事项
	二、疏散外风	1. 川芎茶调散的组成药物、功用、主治证候、配伍意义、全方配伍特点及运用
		2. 消风散、牵正散的组成药物、功用、主治证候及配伍意义
		3. 大秦艽汤、小活络丹的组成药物、功用及主治证候
	三、平息内风	1. 羚角钩藤汤、镇肝熄风汤、大定风珠的组成药物、功用、主治证候、配伍意义、全方配伍特点及运用
		2. 天麻钩藤饮的组成药物、功用、主治证候及配伍意义
第十六单元　治燥剂	一、概述	治燥剂的适用范围及应用注意事项
	二、轻宣外燥	1. 杏苏散、清燥救肺汤的组成药物、功用、主治证候及配伍意义
		2. 桑杏汤的组成药物、功用及主治证候

单元	细目	要点
第十六单元 治燥剂	三、滋阴润燥	1. 麦门冬汤的组成药物、功用、主治证候、配伍意义、全方配伍特点及运用
		2. 玉液汤、百合固金汤的组成药物、功用、主治证候及配伍意义
		3. 增液汤的组成药物、功用、主治证候
第十七单元 祛湿剂	一、概述	祛湿剂的适用范围及应用注意事项
	二、燥湿和胃	1. 藿香正气散的组成药物、功用、主治证候、配伍意义、全方配伍特点及运用
		2. 平胃散的组成药物、功用、主治证候及配伍意义
	三、清热祛湿	1. 茵陈蒿汤、三仁汤、二妙散的组成药物、功用、主治证候、配伍意义、全方配伍特点及运用
		2. 八正散、甘露消毒丹的组成药物、功用、主治证候及配伍意义
		3. 连朴饮、当归拈痛汤的组成药物、功用及主治证候
	四、利水渗湿	五苓散、猪苓汤、防己黄芪汤的组成药物、功用、主治证候及配伍意义
	五、温化寒湿	1. 实脾散、真武汤的组成药物、功用、主治证候、配伍意义、全方配伍特点及运用
		2. 苓桂术甘汤的组成药物、功用、主治证候及配伍意义
	六、祛湿化浊	1. 完带汤的组成药物、功用、主治证候、配伍意义、全方配伍特点及运用
		2. 萆薢分清饮（《杨氏家藏方》）的组成药物、功用及主治证候
	七、祛风胜湿	1. 独活寄生汤的组成药物、功用、主治证候、配伍意义、全方配伍特点及运用
		2. 羌活胜湿汤的组成药物、功用、主治证候及配伍意义
第十八单元 祛痰剂	一、概述	祛痰剂的适用范围及应用注意事项
	二、燥湿化痰	二陈汤、温胆汤的组成药物、功用、主治证候及配伍意义

单元	细目	要点
第十八单元 祛痰剂	三、清热化痰	清气化痰丸、小陷胸汤的组成药物、功用、主治证候及配伍意义
	四、润燥化痰	贝母瓜蒌散的组成药物、功用、主治证候及配伍意义
	五、温化寒痰	苓甘五味姜辛汤、三子养亲汤的组成药物、功用及主治证候
	六、化痰息风	半夏白术天麻汤的组成药物、功用、主治证候及配伍意义
第十九单元 消食剂	一、概述	消食剂的适用范围及应用注意事项
	二、消食化滞	保和丸、枳实导滞丸的组成药物、功用、主治证候及配伍意义
	三、健脾消食	健脾丸的组成药物、功用、主治证候、配伍意义、全方配伍特点及运用
第二十单元 驱虫剂	具体方剂	乌梅丸的组成药物、功用、主治证候、配伍意义、全方配伍特点及运用
第二十一单元 治痈疡剂	一、概述	治痈疡剂的适用范围及应用注意事项
	二、散结消痈	1. 仙方活命饮、阳和汤组成药物、功用、主治证候、配伍意义、全方配伍特点及运用
		2. 大黄牡丹汤的组成药物、功用、主治证候及配伍意义
		3. 苇茎汤组成药物、功用及主治证候

中医经典
中医经典各科

单元	细目	要点
第一单元　内经	一、素问·上古天真论	"上古之人，其知道者……度百岁乃去。"
	二、素问·四气调神大论	1. "治未病"养生防病原则
		2. "春夏养阳，秋冬养阴"的养生原则及其意义
		3. "夫四时阴阳者，万物之根本也……坏其真矣。"
	三、素问·阴阳应象大论	1. "治病必求于本"的临床价值
		2. "阴味出下窍，阳气出上窍……壮火散气，少火生气。"
		3. "善诊者，察色按脉，先别阴阳……而知病所生，以治无过，以诊则不失矣。"
		4. "病之始起也，可刺而已；其盛，可待衰而已。故因其轻而扬之，因其重而减之，因其衰而彰之……气虚宜掣引之。"
	四、素问·经脉别论	1. "勇者气行则已，怯者则着而为病"和"生病起于过用"的理论观点
		2. "食气入胃，散精于肝……揆度以为常也。"
	五、素问·太阴阳明论	1. "脾病而四肢不用"的机理及临床意义
		2. "脾者土也，治中央……不得独主于时也。"
	六、灵枢·本神	1. 由心"任物"到智"处物"的思维过程
		2. "生之来谓之精……并精而出入者谓之魄。"
	七、素问·生气通天论	"阴者，藏精而起亟也；阳者，卫外而为固也。"
	八、素问·举痛论	"余知百病生于气也……思则气结。"
	九、素问·至真要大论	1. "诸风掉眩，皆属于肝……诸呕吐酸，暴注下迫，皆属于热。"
		2. "逆者正治，从者反治……必伏其所主，而先其所因。"
	十、灵枢·百病始生	"风雨寒热不得虚，邪不能独伤人……参以虚实，大病乃成。"

续表

单元	细目	要点
第一单元　内经	十一、素问·热论	"治之各通其藏脉……可泄而已。"
	十二、素问·评热病论	"劳风法在肺下……伤肺则死也。"
	十三、素问·咳论	1. "五藏六腑皆令人咳"的理论及其临床意义
		2. "肺之令人咳，何也？……乘冬则肾先受之。"
	十四、素问·痹论	"凡痹之客五藏者……涩于小便，上为清涕。"
	十五、素问·痿论	"阳明者，五藏六府之海……故足痿不用也。"
	十六、素问·异法方宜论	"医之治病也，一病而治各不同，皆愈，何也？……地势使然也。"
	十七、素问·汤液醪醴论	1. "神不使"的含义及其临床意义
		2. "平治于权衡……五阳已布，疏涤五藏。"
	十八、素问·标本病传论	"小大不利治其标；小大利治其本。"
	十九、灵枢·决气	1. "余闻人有精气津液血脉，余意以为一气耳……壅遏营气，令无所避？是谓脉。"
		2. "精脱者，耳聋……其脉空虚，此其候也。"
第二单元　伤寒论	一、辨太阳病脉证并治	1. "太阳之为病，脉浮，头项强痛而恶寒。"（1 条）
		2. "太阳中风，阳浮而阴弱……桂枝汤主之。"（12 条）
		3. "太阳病，桂枝证，医反下之……葛根黄芩黄连汤主之。"（34 条）
		4. "太阳病，头痛发热……无汗而喘者，麻黄汤主之。"（35 条）
		5. "伤寒表不解，心下有水气……或喘者，小青龙汤主之。"（40 条）
		6. "太阳病，发汗后，大汗出，胃中干……五苓散主之。"（71 条）
		7. "伤寒五六日，中风，往来寒热……身有微热，或咳者，小柴胡汤主之。"（96 条）
		8. "伤寒二三日，心中悸而烦者，小建中汤主之。"（102 条）
		9. "小结胸病，正在心下，按之则痛，脉浮滑者，小陷胸汤主之。"（138 条）

续表

单元	细目	要点
第二单元 伤寒论	一、辨太阳病脉证并治	10."伤寒汗出解之后，胃中不和……生姜泻心汤主之。"（157条）
		11."伤寒发汗，若吐若下，解后心下痞硬，噫气不除者，旋覆代赭汤主之。"（161条）
		12."伤寒若吐、若下后，七八日不解……欲饮水数升者，白虎加人参汤主之。"（168条）
		13."伤寒脉结代，心动悸，炙甘草汤主之。"（177条）
	二、辨阳明病脉证并治	1."阳明之为病，胃家实是也。"（180条）
		2."阳明病，发热汗出者……身必发黄，茵陈蒿汤主之。"（236条）
		3."三阳合病，腹满身重难于转侧……白虎汤主之。"（219条）
		4."阳明病脉迟，虽汗出不恶寒者，其身必重……微和胃气，勿令大泄下。"（208条）
	三、辨少阳病脉证并治	"少阳之为病，口苦，咽干，目眩也。"（263条）
	四、辨太阴病脉证并治	1."太阴之为病，腹满而吐……若下之，必胸下结硬。"（273条）
		2."自利不渴者，属太阴，以其藏有寒故也，当温之，宜服四逆辈。"（277条）
	五、辨少阴病脉证并治	1."少阴之为病，脉微细，但欲寐也。"（281条）
		2."少阴病，始得之……麻黄细辛附子汤主之。"（301条）
		3."少阴病，得之二三日以上……黄连阿胶汤主之。"（303条）
		4."少阴病，二三日不已……或呕者，真武汤主之。"（316条）
		5."少阴病，下利清谷……通脉四逆汤主之。"（317条）
		6."少阴病，四逆……或泄利下重者，四逆散主之。"（318条）

续表

单元	细目	要点
第二单元　伤寒论	六、辨厥阴病脉证并治	1."厥阴之为病，消渴……下之利不止。"（326 条）
		2."手足厥寒，脉细欲绝者，当归四逆汤主之。"（351 条）
		3."热利下重者，白头翁汤主之。"（371 条）
第三单元　金匮要略	一、脏腑经络先后病脉证第一	1."问曰：上工治未病……是其义也。余脏准此。"
		2."夫人禀五常，因风气而生长……是皮肤脏腑之文理也。"
		3."夫病痼疾，加以卒病，当先治其卒病，后乃治其痼疾也。"
	二、痉湿暍病脉证治第二	1."太阳病关节疼痛而烦……但当利其小便。"
		2."风湿，脉浮，身重，汗出，恶风者，防己黄芪汤主之。"
	三、百合狐惑阴阳毒病脉证治第三	1."论曰：百合病者……各随证治之。"
		2."百合病不经吐、下、发汗……百合地黄汤主之。"
	四、中风历节病脉证并治第五	1."寸口脉浮而紧……舌即难言，口吐涎。"
		2."诸肢节疼痛，身体魁羸……桂枝芍药知母汤主之。"
	五、血痹虚劳病脉证并治第六	1."血痹阴阳俱微……黄芪桂枝五物汤主之。"
		2."夫失精家少腹弦急……桂枝龙骨牡蛎汤主之。"
	六、肺痿肺痈咳嗽上气病脉证治第七	1."大逆上气，咽喉不利，止逆下气者，麦门冬汤主之。"
		2."肺胀，咳而上气……小青龙加石膏汤主之。"
	七、胸痹心痛短气病脉证治第九	1."师曰：夫脉当取太过不及……以其阴弦故也。"
		2."胸痹之病……栝蒌薤白白酒汤主之。"
	八、腹满寒疝宿食病脉证治第十	"病腹满，发热十日……厚朴七物汤主之。"
	九、五脏风寒积聚病脉证并治第十一	"肾着之病，其人身体重……甘姜苓术汤主之。"

续表

单元	细目	要点
第三单元　金匮要略	十、痰饮咳嗽病脉证并治第十二	1. "问曰：四饮何以为异？……短气不得卧，其形如肿，谓之支饮。"
		2. "心下有痰饮，胸胁支满，目眩，苓桂术甘汤主之。"
	十一、消渴小便不利淋病脉证并治第十三	"男子消渴……肾气丸主之。"
	十二、水气病脉证并治第十四	1. "师曰：病有风水、有皮水……久不愈，必致痈脓。"
		2. "师曰：诸有水者……当发汗乃愈。"
		3. "风水恶风，一身悉肿……越婢汤主之。"
	十三、黄疸病脉证并治第十五	"寸口脉浮而缓……脾色必黄，瘀热以行。"
	十四、呕吐哕下利病脉证治第十七	"呕而肠鸣，心下痞者，半夏泻心汤主之。"
	十五、妇人妊娠病脉证并治第二十	1. "妇人宿有癥病，经断未及三月……桂枝茯苓丸主之。"
		2. "妇人怀妊，腹中疞痛，当归芍药散主之。"
	十六、妇人产后病脉证治第二十一	"问曰：新产妇人有三病，一者病痉，二者病郁冒，三者大便难……亡津液，胃燥，故大便难。"
	十七、妇人杂病脉证并治第二十二	1. "妇人咽中如有炙脔，半夏厚朴汤主之。"
		2. "妇人脏躁，喜悲伤欲哭……甘麦大枣汤主之。"
第四单元　温病学	一、温热论	1. "温邪上受，首先犯肺……若论治法则与伤寒大异也。"
		2. "盖伤寒之邪留恋在表……势必孤矣。"
		3. "不尔，风挟温热而燥生……以此为辨。"
		4. "前言辛凉散风……急急透斑为要。"
		5. "若斑出热不解者，胃津亡也……恐其陷入易易耳。"
		6. "若其邪始终在气分流连者……不可不知。"
		7. "再论气病有不传血分……转疟之机括。"
		8. "大凡看法，卫之后方言气……反致慌张矣。"
		9. "且吾吴湿邪害人最广……然较之杂证，则有不同也。"
		10. "再论三焦不得从外解……以粪燥为无湿矣。"

续表

单元	细目	要点
	二、湿热病篇	1. "湿热证，始恶寒……舌白，口渴不引饮。"
		2. "湿热证，恶寒无汗……头不痛者，去羌活。"
		3. "湿热证，恶寒发热……不恶寒者，去苍术皮。"
		4. "湿热证，寒热如疟……干菖蒲、六一散等味。"
		5. "湿热证，数日后脘中微闷……芦尖、冬瓜仁等味。"
		6. "湿热证，初起发热……佩兰叶、六一散等味。"
		7. "湿热证，舌根白……绿豆衣、六一散等味。"
第四单元 温病学	三、温病条辨	1. "温病者：有风温、有温热……有冬温、有温疟。"（上焦 1 条）
		2. "太阴风温、温热……湿温、温疟，不在此例。"（上焦 4 条）
		3. "太阴温病，血从上溢者……可用清络育阴法。"（上焦 11 条）
		4. "太阴温病，寸脉大。舌绛而干，法当渴，今反不渴者，热在营中也，清营汤去黄连主之。"（上焦 15 条）
		5. "邪入心包，舌蹇肢厥，牛黄丸主之，紫雪丹亦主之。"（上焦 17 条）
		6. "头痛恶寒，身重疼痛……长夏深秋冬日同法，三仁汤主之。"（上焦 43 条）
		7. "面目俱赤，语声重浊……湿温、温疟，不在此例。"（中焦 1 条）
		8. "阳明温病，下之不通……再不下者，增液承气汤主之。"（中焦 17 条）
		9. "阳明温病，无汗，实证未剧……冬地三黄汤主之。"（中焦 29 条）
		10. "风温、温热、温疫……加减复脉汤主之。"（下焦 1 条）
		11. "少阴温病，真阴欲竭，壮火复炽……黄连阿胶汤主之。"（下焦 11 条）

单元	细目	要点
第四单元　温病学	三、温病条辨	12."夜热早凉，热退无汗，热自阴来者，青蒿鳖甲汤主之。"（下焦12条）
		13."治外感如将……治下焦如权（非重不沉）。"（杂说）

中医临床

中医内科学

单元	细目	要点
第一单元 肺系病证	一、感冒	1. 概述
		2. 病因病机
		3. 诊断与鉴别诊断
		4. 辨证论治
		5. 转归预后
		6. 预防调护
	二、咳嗽	1. 概述
		2. 病因病机
		3. 诊断与鉴别诊断
		4. 辨证论治
		5. 转归预后
		6. 预防调护
	三、哮病	1. 概述
		2. 病因病机
		3. 诊断与鉴别诊断
		4. 辨证论治
		5. 转归预后
		6. 预防调护
	四、喘证	1. 概述
		2. 病因病机
		3. 诊断与鉴别诊断
		4. 辨证论治
		5. 转归预后
		6. 预防调护
	五、肺痈	1. 概述
		2. 病因病机
		3. 诊断与鉴别诊断
		4. 辨证论治
		5. 转归预后
	六、肺痨	1. 概述
		2. 病因病机
		3. 诊断与鉴别诊断

续表

单元	细目	要点
第一单元 肺系病证	六、肺痨	4. 辨证论治
		5. 转归预后
		6. 预防调护
	七、肺胀	1. 概述
		2. 病因病机
		3. 诊断与鉴别诊断
		4. 辨证论治
		5. 转归预后
	八、肺痿	1. 概述
		2. 病因病机
		3. 诊断与鉴别诊断
		4. 辨证论治
		5. 转归预后
第二单元 心系病证	一、心悸	1. 概述
		2. 病因病机
		3. 诊断与鉴别诊断
		4. 辨证论治
		5. 转归预后
	二、胸痹	1. 概述
		2. 病因病机
		3. 诊断与鉴别诊断
		4. 辨证论治
		5. 转归预后
		6. 预防调护
	三、心衰	1. 概述
		2. 病因病机
		3. 诊断与鉴别诊断
		4. 辨证论治
		5. 转归预后
		6. 预防调护
	四、不寐	1. 概述
		2. 病因病机
		3. 诊断与鉴别诊断
		4. 辨证论治
		5. 转归预后
		6. 预防调护

续表

单元	细目	要点
第三单元　脑系病证	一、头痛	1. 概述
		2. 病因病机
		3. 诊断与鉴别诊断
		4. 根据头痛的不同部位判断其经络归属
		5. 辨证论治
		6. 根据头痛的不同部位选用不同的"引经药"
		7. 转归预后
	二、眩晕	1. 概述
		2. 病因病机
		3. 诊断与鉴别诊断
		4. 辨证论治
		5. 转归预后
		6. 预防调护
	三、中风	1. 概述
		2. 病因病机
		3. 诊断与鉴别诊断
		4. 辨证论治
		5. 转归预后
		6. 预防调护
	四、癫狂	1. 概述
		2. 病因病机
		3. 诊断与鉴别诊断
		4. 辨证论治
		5. 转归
		6. 调护
	五、痫病	1. 概述
		2. 病因病机
		3. 诊断与鉴别诊断
		4. 辨证论治
		5. 预防调护
	六、痴呆	1. 概述
		2. 病因病机
		3. 诊断与鉴别诊断
		4. 辨证论治
		5. 预防调护

单元	细目	要点
第四单元　脾胃病证	一、胃痛	1. 概述
		2. 病因病机
		3. 诊断与鉴别诊断
		4. 辨证论治
		5. 转归预后
		6. 预防调护
	二、胃痞	1. 概述
		2. 病因病机
		3. 诊断与鉴别诊断
		4. 辨证论治
		5. 转归预后
		6. 预防调护
	三、呕吐	1. 概述
		2. 病因病机
		3. 诊断与鉴别诊断
		4. 辨证论治
		5. 预防调护
	四、噎膈	1. 概述
		2. 病因病机
		3. 诊断与鉴别诊断
		4. 辨证论治
		5. 转归预后
		6. 预防调护
	五、呃逆	1. 概述
		2. 病因病机
		3. 诊断与鉴别诊断
		4. 辨证论治
	六、腹痛	1. 概述
		2. 病因病机
		3. 诊断与鉴别诊断
		4. 辨证论治
		5. 转归预后
		6. 预防调护

单元	细目	要点
第四单元 脾胃病证	七、泄泻	1. 概述
		2. 病因病机
		3. 诊断与鉴别诊断
		4. 辨证论治
		5. 转归预后
		6. 预防调护
	八、痢疾	1. 概述
		2. 病因病机
		3. 诊断与鉴别诊断
		4. 辨证论治
		5. 转归预后
		6. 预防调护
	九、便秘	1. 概述
		2. 病因病机
		3. 诊断与鉴别诊断
		4. 辨证论治
		5. 转归预后
		6. 预防调护
第五单元 肝胆病证	一、胁痛	1. 概述
		2. 病因病机
		3. 诊断与鉴别诊断
		4. 辨证论治
		5. 转归预后
	二、黄疸	1. 概述
		2. 病因病机
		3. 诊断与鉴别诊断
		4. 辨证论治
		5. 转归预后
		6. 预防调护
	三、积证	1. 概述
		2. 病因病机
		3. 诊断与鉴别诊断
		4. 积与聚的主症特点和病机的异同点
		5. 辨证论治
		6. 转归预后

单元	细目	要点
第五单元　肝胆病证	四、聚证	1. 概述
		2. 病因病机
		3. 诊断与鉴别诊断
		4. 辨证论治
		5. 转归预后
	五、鼓胀	1. 概述
		2. 病因病机
		3. 诊断与鉴别诊断
		4. 辨证论治
		5. 转归预后
		6. 预防调护
	六、瘿病	1. 概述
		2. 病因病机
		3. 诊断与鉴别诊断
		4. 辨证论治
		5. 转归预后
		6. 预防调护
	七、疟疾	1. 概述
		2. 病因病机
		3. 诊断与鉴别诊断
		4. 辨证论治
		5. 转归预后
		6. 预防调护
第六单元　肾系病证	一、水肿	1. 概述
		2. 病因病机
		3. 诊断与鉴别诊断
		4. 辨证论治
		5. 转归预后
		6. 预防调护
	二、淋证	1. 概述
		2. 病因病机
		3. 诊断与鉴别诊断
		4. 辨证论治
		5. 转归预后
		6. 预防调护

单元	细目	要点
第六单元 肾系病证	三、癃闭	1. 概述
		2. 病因病机
		3. 诊断与鉴别诊断
		4. 辨证论治
		5. 常用外治法
		6. 转归预后
	四、阳痿	1. 概述
		2. 病因病机
		3. 诊断与鉴别诊断
		4. 辨证论治
		5. 转归预后
		6. 预防调护
第七单元 气血津液病证	一、郁证	1. 概述
		2. 病因病机
		3. 诊断与鉴别诊断
		4. 辨证论治
		5. 预防调护
	二、血证	1. 概述
		2. 病因病机
		3. 诊断与鉴别诊断
		4. 辨证论治
		5. 转归预后
		6. 预防调护
	三、痰饮	1. 概述
		2. 分类
		3. 病因病机
		4. 诊断与鉴别诊断
		5. 辨证论治
		6. 转归预后
	四、消渴	1. 概述
		2. 病因病机
		3. 诊断与鉴别诊断
		4. 辨证论治
		5. 转归预后
		6. 预防调护

单元	细目	要点
第七单元　气血津液病证	五、汗证	1. 概述
		2. 病因病机
		3. 诊断与鉴别诊断
		4. 辨证论治
	六、内伤发热	1. 概述
		2. 病因病机
		3. 诊断与鉴别诊断
		4. 辨证论治
		5. 转归预后
	七、虚劳	1. 概述
		2. 病因病机
		3. 诊断与鉴别诊断
		4. 辨证论治
		5. 转归预后
	八、癌病	1. 概述
		2. 病因病机
		3. 诊断与鉴别诊断
		4. 辨证论治
		5. 转归预后
		6. 调护
	九、厥证	1. 概述
		2. 病因病机
		3. 诊断与鉴别诊断
		4. 辨证论治
第八单元　肢体经络病证	一、痹证	1. 概述
		2. 病因病机
		3. 诊断与鉴别诊断
		4. 辨证论治
		5. 转归预后
		6. 预防调护
	二、痿证	1. 概述
		2. 病因病机
		3. 诊断与鉴别诊断
		4. 辨证论治
		5. 转归预后
		6. 调护

续表

单元	细目	要点
第八单元　肢体经络病证	三、颤证	1. 概述
		2. 病因病机
		3. 诊断与鉴别诊断
		4. 辨证论治
	四、腰痛	1. 概述
		2. 病因病机
		3. 诊断与鉴别诊断
		4. 辨证论治

中医外科学

单元	细目	要点
第一单元　中医外科疾病的病因病机	一、致病因素	1. 外感六淫致病
		2. 情志内伤致病
		3. 饮食不节致病
		4. 外来伤害致病
		5. 劳伤虚损致病
		6. 感受特殊之毒致病
		7. 痰饮瘀血致病
	二、发病机理	1. 邪正盛衰
		2. 气血凝滞
		3. 经络阻塞
		4. 脏腑失和
第二单元　中医外科疾病辨证	一、辨病	1. 辨病的概念
		2. 辨病的方法
	二、阴阳辨证	1. 以局部症状辨别阴阳
		2. 阴阳辨证应注意的问题
	三、部位辨证	1. 发于上部的疾病的病因与特点
		2. 发于中部的疾病的病因与特点
		3. 发于下部的疾病的病因与特点
	四、经络辨证	1. 十二经脉气血多少与外科疾病的关系
		2. 引经药
	五、局部辨证	1. 辨肿
		2. 辨肿块结节
		3. 辨痛
		4. 辨痒
		5. 辨脓
		6. 辨溃疡
		7. 辨出血
第三单元　中医外科疾病治法	一、内治法	1. 外科内治法三个总则消、托、补的定义和适应证
		2. 清热法、温通法、祛痰法、和营法、内托法的代表方剂及应用

续表

单元	细目	要点
第三单元 中医外科疾病治法	二、外治法	1. 膏药、油膏的临床应用
		2. 箍围药的适应证、用法及注意点
		3. 掺药的种类及临床应用
		4. 切开法的适应证及具体运用
		5. 砭镰法、挑治法、挂线法、结扎法的适应证及用法
		6. 引流法、垫棉法、药筒拔法、针灸法、熏法、熨法、溻渍法、冷冻法、激光疗法适应证、用法及注意点
第四单元 疮疡	一、疖	1. 疖的定义与特点
		2. 疖的病因病机
		3. 疖的临床表现
		4. 疖的治疗方法
	二、疔	1. 疔的特点与种类
		2. 颜面部疔疮的定义与特点
		3. 颜面部疔疮的病因病机
		4. 颜面部疔疮的临床表现及与疖的鉴别
		5. 颜面部疔疮的治疗
		6. 手足部疔疮的临床表现
		7. 手足部疔疮成脓期切开引流要求
		8. 红丝疔的定义、特点及治疗
	三、痈	1. 痈的概念与特点
		2. 痈的病因病机
		3. 痈的辨证论治方法
		4. 颈痈的特点与治疗
	四、发	1. 发的概念与特点
		2. 锁喉痈、臀痈的临床特点与治疗
	五、有头疽	1. 有头疽的特点
		2. 有头疽的病因病机
		3. 有头疽的临床表现
		4. 有头疽的治疗
	六、流注	1. 流注的特点
		2. 流注的病因病机
		3. 流注的临床表现
		4. 流注的治疗

续表

单元	细目	要点
第四单元 疮疡	七、丹毒	1. 丹毒的临床特点及不同部位丹毒的病名
		2. 丹毒的病因病机
		3. 丹毒的内、外治法
	八、走黄与内陷	1. 走黄与内陷的概念及病因病机
		2. 内陷的分类
		3. 走黄与内陷的治疗原则
第五单元 乳房疾病	一、概述	1. 乳房与脏腑经络的关系
		2. 乳房肿块检查法
	二、乳痈	1. 乳痈的病因病机
		2. 乳痈的临床表现
		3. 乳痈的治疗
		4. 乳痈的预防与调护
	三、粉刺性乳痈	1. 粉刺性乳痈的概念与特点
		2. 粉刺性乳痈的鉴别诊断
	四、乳癖	1. 乳癖的概念与特点
		2. 乳癖的病因病机
		3. 乳癖的临床表现
		4. 乳癖的辨证论治
	五、乳核	1. 乳核的特点与临床表现
		2. 乳核的辨证论治
	六、乳岩	1. 乳岩的发病情况与特点
		2. 乳岩的诊断
		3. 乳岩的辨证分型治疗
		4. 乳岩与乳癖、乳核的鉴别
第六单元 瘿	一、气瘿	1. 气瘿的病因病机
		2. 气瘿的临床表现
		3. 气瘿的内治法与预防
	二、肉瘿	1. 肉瘿的概念、特点
		2. 肉瘿的病因病机
		3. 肉瘿的辨证论治
	三、瘿痈	1. 瘿痈的含义与特点
		2. 瘿痈的诊断
		3. 瘿痈的内外治法
	四、石瘿	1. 石瘿的含义与特点
		2. 石瘿的病因病机与诊断
		3. 石瘿的治疗

续表

单元	细目	要点
第七单元　瘤、岩	一、脂瘤	1. 脂瘤的概念
		2. 脂瘤的诊断
		3. 脂瘤的治疗
	二、血瘤	1. 血瘤的概念
		2. 血瘤的诊断
		3. 血瘤的治疗
	三、肉瘤	肉瘤的概念及临床表现特点
	四、失荣	1. 失荣的概念
		2. 失荣的病因病机
		3. 失荣的临床表现
		4. 失荣的辨证论治方法
第八单元　皮肤及性传播疾病	一、概述	1. 皮肤及性传播疾病的病因病机
		2. 皮肤及性传播疾病的辨证
		3. 皮肤及性传播疾病的治法
	二、热疮	1. 热疮的病因病机
		2. 热疮的诊断
		3. 热疮的治疗
	三、蛇串疮	1. 蛇串疮的概念与特点
		2. 蛇串疮的辨证论治
	四、疣	1. 不同疣的特点与好发部位
		2. 寻常疣、扁平疣、传染性软疣的治疗
	五、癣	1. 头癣、手足癣、体癣和花斑癣的临床特点与诊断
		2. 癣的治疗
	六、白屑风	1. 白屑风的概念与特点
		2. 白屑风的辨证论治
	七、油风	1. 油风的概念与特点
		2. 油风的辨证论治
	八、黄水疮	1. 黄水疮的概念与特点
		2. 黄水疮的辨证论治
	九、虫咬皮炎	1. 虫咬皮炎的概念与特点
		2. 虫咬皮炎的辨证论治
	十、疥疮	1. 疥疮的病因病机
		2. 疥疮的临床特点
		3. 疥疮的治疗与预防

单元	细目	要点
第八单元 皮肤及性传播疾病	十一、湿疮	1. 湿疮的临床特点
		2. 湿疮的病因病机
		3. 湿疮的辨证治疗
		4. 婴儿湿疮的病因、辨证论治
	十二、接触性皮炎	1. 接触性皮炎的诊断要点
		2. 接触性皮炎与急性湿疮、颜面丹毒的鉴别
		3. 接触性皮炎的治疗
	十三、药毒	1. 药毒的病因病机
		2. 药毒的诊断
		3. 药毒的治疗
		4. 药毒的预防与调护
	十四、瘾疹	1. 瘾疹的病因病机
		2. 瘾疹的临床表现与治疗
	十五、牛皮癣	1. 牛皮癣的皮损特点
		2. 牛皮癣的治疗
	十六、白疕	1. 白疕（寻常型）的皮损特点
		2. 白疕（寻常型）的辨证治疗
	十七、淋病	1. 淋病的病因病机
		2. 淋病的诊断
		3. 淋病的辨证论治
		4. 淋病的其他治疗方法
	十八、梅毒	1. 梅毒的病因病机
		2. 梅毒的诊断
		3. 梅毒的辨证论治
		4. 梅毒的其他治疗方法
	十九、尖锐湿疣	1. 尖锐湿疣的病因病机
		2. 尖锐湿疣的诊断
		3. 尖锐湿疣的鉴别诊断
		4. 尖锐湿疣的辨证论治
		5. 尖锐湿疣的其他治疗方法
第九单元 肛门直肠疾病	一、痔	1. 痔的概念与分类
		2. 内痔的病因病机、诊断与治疗
		3. 血栓性外痔的诊断与治疗
		4. 混合痔的诊断与治疗

续表

单元	细目	要点
第九单元　肛门直肠疾病	二、息肉痔	1. 息肉痔的概念
		2. 息肉痔的病因病机
		3. 息肉痔的诊断与鉴别诊断
		4. 息肉痔的治疗
	三、肛隐窝炎	1. 肛隐窝炎的并发症
		2. 肛隐窝炎的病因病机、主要症状及手术治疗的适应证
	四、肛痈	1. 肛痈的定义及病因病机
		2. 肛痈的诊断
		3. 肛痈的治疗
	五、肛漏	1. 肛漏的病因病机
		2. 肛漏的诊断与分类
		3. 肛漏的挂线疗法和切开疗法的适应证、禁忌证及治疗原理
		4. 肛漏手术注意事项
	六、肛裂	1. 肛裂的定义与病因病机
		2. 肛裂的诊断
		3. 肛裂的辨证论治
		4. 肛裂手术治疗的不同方法及其适应证
	七、脱肛	1. 脱肛的定义及病因病机
		2. 脱肛的症状与分类
		3. 一度直肠黏膜脱垂与内痔脱出的鉴别
		4. 脱肛的内治法
		5. 脱肛的其他疗法
	八、锁肛痔	1. 锁肛痔的主要症状及常用检查方法
		2. 锁肛痔的鉴别诊断
		3. 锁肛痔的治疗
第十单元　泌尿男性疾病	一、子痈	1. 子痈的概念
		2. 子痈的病因病机、诊断及治疗
	二、子痰	1. 子痰的概念
		2. 子痰的病因病机、诊断及治疗
	三、阴茎痰核	1. 阴茎痰核的临床表现
		2. 阴茎痰核的辨证论治

单元	细目	要点
第十单元 泌尿男性疾病	四、尿石症	1. 尿石症的病因病机
		2. 尿石症的诊断
		3. 尿石症的治疗方法
	五、精浊	1. 精浊的病因病机
		2. 精浊的诊断
		3. 精浊的辨证论治
	六、精癃	1. 精癃的诊断
		2. 精癃的辨证论治
		3. 精癃的其他疗法
第十一单元 周围血管疾病	一、股肿	1. 股肿的含义与特点
		2. 股肿的病因病机
		3. 股肿的诊断
		4. 股肿的辨证论治
	二、青蛇毒	1. 青蛇毒的病因病机
		2. 青蛇毒的临床表现与常见类型
		3. 青蛇毒的辨证论治
	三、筋瘤	1. 筋瘤的定义与特点
		2. 筋瘤的治疗方法
	四、臁疮	1. 臁疮的病因病机
		2. 臁疮的局部辨证
		3. 臁疮的治疗
	五、脱疽	1. 脱疽的定义、特点与病因病机
		2. 脱疽的诊断与鉴别诊断
		3. 脱疽的辨证论治
		4. 脱疽的其他疗法
第十二单元 其他外科疾病	一、冻疮	1. 冻疮的临床表现
		2. 严重全身冻疮的急救和复温方法
	二、烧伤	1. 烧伤面积的计算方法及烧伤深度的分类
		2. 重度烧伤的辨证分型、治疗原则
		3. 中小面积烧伤创面的正确处理
	三、毒蛇咬伤	1. 我国常见毒蛇的种类、有毒蛇与无毒蛇在形态和齿痕上的区别
		2. 毒蛇咬伤的病因病机
		3. 毒蛇咬伤的治疗措施

续表

单元	细目	要点
第十二单元　其他外科疾病	四、破伤风	1. 破伤风的病因病机
		2. 破伤风的临床表现
		3. 破伤风的治疗原则
	五、肠痈	1. 肠痈的病因病机
		2. 肠痈的诊断
		3. 肠痈的辨证论治
		4. 肠痈的其他疗法

中医妇科学

单元	细目	要点
第一单元　绪论	绪论	各历史时期中医妇科主要著作及对中医妇科学发展的重要影响
第二单元　女性生殖器官	一、外生殖器	1. 阴户的位置
		2. 阴户的功能
	二、内生殖器	1. 阴道的位置及功能
		2. 子门的位置及功能
		3. 子宫的位置形态及功能和特性
第三单元　女性生殖生理	一、女性一生各期的生理特点	1. 胎儿期
		2. 新生儿期
		3. 儿童期
		4. 青春期
		5. 性成熟期
		6. 围绝经期
		7. 老年期
	二、月经的生理	1. 月经的生理现象
		2. 月经产生的机理
		3. 月经的周期变化与调节
		4. 绝经机理
	三、带下生理	1. 带下的生理现象及作用
		2. 带下产生的机理
	四、妊娠生理	1. 受孕机理
		2. 妊娠的生理现象
		3. 预产期的计算方法
	五、产褥生理	1. 临产先兆
		2. 正产现象
		3. 产褥期生理
	六、哺乳生理	哺乳生理
第四单元　妇科疾病的病因病机	一、病因	1. 寒热湿邪
		2. 情志因素
		3. 生活因素
		4. 体质因素

续表

单元	细目	要点
第四单元　妇科疾病的病因病机	二、病机	1. 脏腑功能失常
		2. 气血失调
		3. 冲任督带损伤
		4. 胞宫、胞脉、胞络受损
		5. 肾-天癸-冲任-胞宫轴失调
第五单元　妇科疾病的诊断与辨证	一、四诊	1. 问诊
		2. 望诊
		3. 闻诊
		4. 切诊
	二、辨证要点	1. 常用辨证方法
		2. 月经病、带下病、妊娠病、产后病的辨证要点
		3. 辨病与辨证
第六单元　妇科病的治疗	一、常用内治法	1. 调补脏腑
		2. 调理气血
		3. 温经散寒
		4. 利湿祛痰
		5. 调理冲任督带
		6. 调治胞宫
		7. 调节肾-天癸-冲任-胞宫生殖轴
	二、常用外治法	1. 坐浴
		2. 外阴、阴道冲洗
		3. 阴道纳药
		4. 贴敷法
		5. 宫腔注入
		6. 直肠导入
		7. 中药离子导入
		8. 介入治疗
	三、中医妇科急症治疗	1. 血崩证
		2. 痛证
		3. 高热证
		4. 厥脱证
第七单元　月经病	一、概述	1. 月经病的定义
		2. 月经病的病因病机
		3. 月经病的诊断
		4. 月经病的辨证

单元	细目	要点
第七单元　月经病	一、概述	5. 月经病的治疗原则
		6. 治疗中应注意的问题
	二、月经先期	1. 概述
		2. 病因病机
		3. 月经先期与经间期出血的鉴别
		4. 辨证论治
	三、月经后期	1. 概述
		2. 病因病机
		3. 月经后期与早孕的鉴别
		4. 辨证论治
	四、月经先后无定期	1. 概述
		2. 病因病机
		3. 鉴别诊断
		4. 辨证论治
	五、月经过多	1. 概述
		2. 病因病机
		3. 辨证论治
	六、月经过少	1. 概述
		2. 病因病机
		3. 月经过少与激经的鉴别
		4. 辨证论治
	七、经期延长	1. 概述
		2. 病因病机
		3. 辨证论治
	八、经间期出血	1. 概述
		2. 病因病机
		3. 鉴别诊断
		4. 辨证论治
	九、崩漏	1. 概述
		2. 病因病机
		3. 崩漏的诊断与鉴别诊断
		4. 崩漏治疗原则及塞流、澄源、复旧的含义
		5. 急症处理和辨证论治
		6. 崩漏血止后的治疗
		7. 预防与调护

单元	细目	要点
第七单元　月经病	十、闭经	1. 概述
		2. 病因病机
		3. 闭经的诊断
		4. 鉴别诊断
		5. 闭经的治疗原则
		6. 辨证论治
	十一、痛经	1. 概述
		2. 病因病机
		3. 辨证要点
		4. 痛经发作时的急症处理
		5. 辨证论治
		6. 预防与调护
	十二、经行乳房胀痛	1. 概述
		2. 病因病机
		3. 辨证论治
	十三、经行头痛	1. 概述
		2. 病因病机
		3. 辨证论治
	十四、经行感冒	1. 概述
		2. 病因病机
		3. 辨证论治
	十五、经行身痛	1. 概述
		2. 病因病机
		3. 辨证论治
	十六、经行泄泻	1. 概述
		2. 病因病机
		3. 辨证论治
	十七、经行浮肿	1. 概述
		2. 病因病机
		3. 辨证论治
	十八、经行吐衄	1. 概述
		2. 病因病机
		3. 辨证论治

单元	细目	要点
第七单元　月经病	十九、经行口糜	1. 概述
		2. 病因病机
		3. 辨证论治
	二十、经行风疹块	1. 概述
		2. 病因病机
		3. 辨证论治
	二十一、经行发热	1. 概述
		2. 病因病机
		3. 辨证论治
	二十二、经行情志异常	1. 概述
		2. 病因病机
		3. 辨证论治
	二十三、绝经前后诸证	1. 概述
		2. 病因病机
		3. 辨证论治
		4. 预防与调护
	二十四、经断复来	1. 概述
		2. 病因病机
		3. 鉴别诊断
		4. 辨证论治
第八单元　带下病	一、概述	1. 带下病的定义
		2. 带下病的治疗原则
	二、带下过多	1. 概述
		2. 病因病机
		3. 辨证要点
		4. 辨证论治
		5. 外治法
		6. 预防与调护
	三、带下过少	1. 概述
		2. 病因病机
		3. 辨证论治
第九单元　妊娠病	一、概述	1. 妊娠病的定义
		2. 妊娠病的范围
		3. 妊娠病的诊断

单元	细目	要点
第九单元　妊娠病	一、概述	4. 妊娠病的发病机理
		5. 妊娠病的治疗原则
		6. 妊娠期间用药的注意事项
	二、妊娠恶阻	1. 概述
		2. 病因病机
		3. 鉴别诊断
		4. 辨证论治
		5. 妊娠恶阻的调摄
	三、异位妊娠	1. 概述
		2. 病因病机
		3. 异位妊娠的诊断与鉴别诊断
		4. 异位妊娠的临床表现
		5. 急症处理及手术适应证
		6. 辨证论治
		7. 预防与调护
	四、胎漏、胎动不安	1. 概述
		2. 病因病机
		3. 流产鉴别诊断
		4. 辨证论治
		5. 预防与调护
	五、堕胎、小产	1. 概述
		2. 病因病机
		3. 鉴别诊断
		4. 辨证论治
		5. 预防与调护
	六、滑胎	1. 概述
		2. 病因病机
		3. 诊断
		4. 辨证论治
		5. 预防与调护
	七、胎萎不长	1. 概述
		2. 病因病机
		3. 辨证论治

单元	细目	要点
第九单元　妊娠病	八、子满	1. 概述
		2. 病因病机
		3. 辨证论治
	九、子肿	1. 概述
		2. 子气、皱脚、脆脚的含义
		3. 病因病机
		4. 辨证论治
	十、子晕	1. 概述
		2. 病因病机
		3. 辨证论治
		4. 预防与调护
	十一、子痫	1. 概述
		2. 子痫的诊断
		3. 急症处理原则
	十二、妊娠小便淋痛	1. 概述
		2. 病因病机
		3. 辨证论治
	十三、妊娠小便不通	1. 概述
		2. 病因病机
		3. 辨证论治
第十单元　产后病	一、概述	1. 产后病的定义
		2. 产后"三冲""三病""三急"的含义
		3. 产后病的病因病机
		4. 产后病的诊断与产后"三审"
		5. 产后病的治疗原则
		6. 产后用药"三禁"
		7. 产后病的预防与调护
	二、产后血晕	1. 概述
		2. 病因病机
		3. 鉴别诊断
		4. 急症处理
		5. 预防与调护
	三、产后发热	1. 概述
		2. 病因病机
		3. 诊断

单元	细目	要点
第十单元　产后病	三、产后发热	4. 急症处理
		5. 辨证论治
		6. 预防与调护
	四、产后腹痛	1. 概述
		2. 病因病机
		3. 鉴别诊断
		4. 辨证论治
		5. 预防与调护
	五、产后身痛	1. 概述
		2. 病因病机
		3. 鉴别诊断
		4. 辨证论治
	六、产后恶露不绝	1. 概述
		2. 病因病机
		3. 鉴别诊断
		4. 辨证论治
		5. 预防与调护
	七、缺乳	1. 概述
		2. 病因病机
		3. 辨证论治
	八、产后抑郁	1. 概述
		2. 病因病机
		3. 辨证论治
	九、产后小便不通	1. 概述
		2. 病因病机
		3. 辨证论治
	十、产后小便淋痛	1. 概述
		2. 病因病机
		3. 辨证论治
第十一单元　妇科杂病	一、概述	1. 妇科杂病的定义
		2. 妇科杂病的范围
		3. 病因病机
		4. 杂病的治疗

续表

单元	细目	要点
第十一单元 妇科杂病	二、癥瘕	1. 概述
		2. 病因病机
		3. 鉴别诊断
		4. 辨证论治
	三、盆腔炎	1. 概述
		2. 病因病机
		3. 盆腔炎的诊断
		4. 鉴别诊断
		5. 辨证论治
		6. 预防与调护
	四、不孕症	1. 概述
		2. 病因病机
		3. 不孕症的诊断
		4. 辨证论治
		5. 辨病与辨证结合
		6. 预防与调护
	五、阴痒	1. 概述
		2. 病因病机
		3. 诊断
		4. 辨证论治
		5. 阴痒的外治法
	六、阴疮	1. 概述
		2. 病因病机
		3. 辨证论治
	七、阴挺	1. 概述
		2. 病因病机
		3. 子宫脱垂的诊断与分度
		4. 辨证论治
		5. 预防与调护
第十二单元 计划生育	一、避孕	1. 工具避孕
		2. 药物避孕
	二、人工流产	1. 人工流产的适应证和禁忌证
		2. 人工流产并发症的诊断与防治
		3. 药物流产的适应证和禁忌证
	三、经腹输卵管结扎术	绝育手术的适应证和禁忌证

单元	细目	要点
第十三单元 女性生殖功能的调节与周期性变化	一、卵巢的功能及周期性变化	1. 卵巢功能的周期性变化
		2. 卵巢分泌的激素及其功能
	二、子宫内膜的周期性变化	1. 增生期
		2. 分泌期
		3. 月经期
	三、下丘脑-垂体-卵巢轴的相互关系	1. 反馈作用
		2. 调节功能
第十四单元 妇产科特殊检查与常用诊断技术	一、妇科检查	1. 双合诊
		2. 三合诊
	二、妇科特殊诊断技术	1. 基础体温测定
		2. 阴道脱落细胞检查
		3. 宫颈黏液检查
		4. 常用女性内分泌激素测定
		5. 活体组织检查
		6. 诊断性刮宫
		7. 后穹隆穿刺
		8. 输卵管通畅检查
		9. 超声检查
		10. 宫腔镜检查
		11. 腹腔镜检查

中医儿科学

单元	细目	要点
第一单元　儿科学基础	一、小儿年龄分期	年龄分期的标准及特点
	二、小儿生长发育	1. 体重测量方法、正常值及临床意义
		2. 身长（高）测量方法、正常值及临床意义
		3. 囟门测量方法、闭合时间及临床意义
		4. 头围的测量方法、正常值及临床意义
		5. 胸围的测量方法、正常值及临床意义
		6. 乳牙和恒牙的萌出时间、数目正常值及临床意义
		7. 呼吸、脉搏、血压的正常值及与年龄增长的关系
		8. 感知、运动、语言、性格发育特点
	三、小儿生理、病因、病理特点	1. 生理特点及临床意义
		2. 病因特点及临床意义
		3. 病理特点及临床意义
	四、儿科四诊特点	1. 儿科四诊应用特点
		2. 望诊特点及临床意义
		3. 闻诊特点及临床意义
		4. 问诊特点及临床意义
		5. 切诊特点及临床意义
	五、儿科辨证概要	小儿常用的辨证方法
	六、儿科治法概要	1. 儿科常用内治法的用药原则、给药剂量及方法
		2. 儿科常用内治法及其适应病证
		3. 儿科常用外治法及其临床应用
第二单元　儿童保健	一、胎儿期保健	养胎护胎的主要内容
	二、婴儿期保健	1. 新生儿的特殊生理现象
		2. 新生儿护养的主要措施
		3. 喂养方式及选择原则
		4. 母乳喂养的方法、优点、注意事项及断母乳适宜时间
		5. 人工喂养方法
		6. 混合喂养方法
		7. 添加辅食的原则

单元	细目	要点
第三单元　新生儿疾病	一、胎怯	1. 概述
		2. 病因病机
		3. 诊断要点与鉴别诊断
		4. 辨证论治
		5. 预防与调护
	二、硬肿症	1. 概述
		2. 病因病机
		3. 诊断要点与鉴别诊断
		4. 辨证论治
		5. 其他疗法
		6. 预防与调护
	三、胎黄	1. 概述
		2. 病因病机
		3. 病理性黄疸诊断及鉴别诊断
		4. 辨证论治
		5. 其他疗法
		6. 预防与调护
第四单元　肺系病证	一、感冒	1. 概述
		2. 病因病机
		3. 诊断要点与鉴别诊断
		4. 辨证论治
	二、乳蛾	1. 概述
		2. 病因病机
		3. 诊断要点与鉴别诊断
		4. 辨证论治
	三、咳嗽	1. 概述
		2. 病因病机
		3. 诊断要点与鉴别诊断
		4. 辨证论治
		5. 预防与调护
	四、肺炎喘嗽	1. 概述
		2. 病因病机
		3. 诊断要点与鉴别诊断
		4. 辨证论治
		5. 肺炎合并心力衰竭的诊断与治疗
		6. 预防与调护

单元	细目	要点
第四单元　肺系病证	五、哮喘	1. 概述
		2. 病因病机
		3. 诊断要点与鉴别诊断
		4. 辨证论治
		5. 其他疗法
		6. 预防与调护
	六、反复呼吸道感染	1. 概述
		2. 病因病机
		3. 诊断要点与鉴别诊断
		4. 辨证论治
第五单元　脾系病证	一、鹅口疮	1. 概述
		2. 病因病机
		3. 诊断要点与鉴别诊断
		4. 辨证论治
		5. 其他疗法
		6. 预防与调护
	二、口疮	1. 概述
		2. 病因病机
		3. 诊断要点与鉴别诊断
		4. 辨证论治
		5. 药物外治
		6. 预防与调护
	三、泄泻	1. 概述
		2. 病因病机
		3. 诊断要点与鉴别诊断
		4. 辨证论治
		5. 其他疗法
		6. 预防与调护
	四、厌食	1. 概述
		2. 病因病机
		3. 诊断要点与鉴别诊断
		4. 辨证论治
		5. 预防与调护

单元	细目	要点
第五单元 脾系病证	五、积滞	1. 概述
		2. 病因病机
		3. 诊断要点与鉴别诊断
		4. 辨证论治
		5. 预防与调护
	六、疳证	1. 概述
		2. 病因病机
		3. 诊断要点与鉴别诊断
		4. 辨证论治
		5. 预防与调护
	七、腹痛	1. 概述
		2. 病因病机
		3. 诊断要点与鉴别诊断
		4. 辨证论治
		5. 预防与调护
	八、便秘	1. 概述
		2. 病因病机
		3. 诊断要点与鉴别诊断
		4. 辨证论治
		5. 预防与调护
	九、营养性缺铁性贫血	1. 概述
		2. 病因病机
		3. 诊断要点与鉴别诊断
		4. 辨证论治
		5. 西医治疗
		6. 预防与调护
第六单元 心肝病证	一、夜啼	1. 概述
		2. 病因病机
		3. 诊断要点与鉴别诊断
		4. 辨证论治
	二、汗证	1. 概述
		2. 病因病机
		3. 诊断要点与鉴别诊断
		4. 辨证论治
		5. 预防与调护

续表

单元	细目	要点
第六单元　心肝病证	三、病毒性心肌炎	1. 概述
		2. 病因病机
		3. 诊断要点与鉴别诊断
		4. 辨证论治
		5. 西医治疗
		6. 预防与调护
	四、注意力缺陷多动障碍	1. 概述
		2. 病因病机
		3. 诊断要点与鉴别诊断
		4. 辨证论治
		5. 预防与调护
	五、抽动障碍	1. 概述
		2. 病因病机
		3. 诊断要点与鉴别诊断
		4. 辨证论治
		5. 预防与调护
	六、惊风	1. 急惊风与慢惊风的概述
		2. 急惊风与慢惊风的病因病机
		3. 急惊风与慢惊风的诊断要点
		4. 急惊风与慢惊风的辨证论治
		5. 急惊风的西医治疗
		6. 急惊风与慢惊风的预防与调护
	七、痫病	1. 概述
		2. 病因病机
		3. 诊断要点与鉴别诊断
		4. 辨证论治
		5. 西医治疗
		6. 预防与调护
第七单元　肾系病证	一、水肿	1. 概述
		2. 病因病机
		3. 急性肾小球肾炎与肾病综合征的诊断要点与鉴别诊断
		4. 水肿常证与变证的辨证论治
		5. 西医治疗
		6. 预防与调护

单元	细目	要点
第七单元　肾系病证	二、尿频	1. 概述
		2. 病因病机
		3. 泌尿系感染及白天尿频综合征的诊断要点与鉴别诊断
		4. 辨证论治
		5. 预防与调护
	三、遗尿	1. 概述
		2. 病因病机
		3. 诊断要点与鉴别诊断
		4. 辨证论治
		5. 预防与调护
	四、五迟、五软	1. 概述
		2. 病因病机
		3. 诊断要点与鉴别诊断
		4. 辨证论治
		5. 预防与调护
第八单元　传染病	一、麻疹	1. 概述
		2. 病因病机
		3. 诊断要点与鉴别诊断
		4. 麻疹顺证与逆证的辨证论治
		5. 其他疗法
		6. 预防与调护
	二、奶麻	1. 概述
		2. 病因病机
		3. 诊断要点与鉴别诊断
		4. 辨证论治
	三、风痧	1. 概述
		2. 病因病机
		3. 诊断要点与鉴别诊断
		4. 辨证论治
		5. 预防与调护
	四、丹痧	1. 概述
		2. 病因病机
		3. 丹痧的诊断要点及出疹性疾病的鉴别诊断
		4. 辨证论治
		5. 西医治疗
		6. 预防与调护

单元	细目	要点
第八单元 传染病	五、水痘	1. 概述
		2. 病因病机
		3. 诊断要点与鉴别诊断
		4. 辨证论治
		5. 预防与调护
	六、手足口病	1. 概述
		2. 病因病机
		3. 诊断要点与鉴别诊断
		4. 辨证论治
		5. 预防与调护
	七、痄腮	1. 概述
		2. 病因病机
		3. 诊断要点与鉴别诊断
		4. 辨证论治
		5. 其他疗法
		6. 预防与调护
	八、顿咳	1. 概述
		2. 病因病机
		3. 诊断要点与鉴别诊断
		4. 辨证论治
		5. 西医治疗
		6. 预防与调护
第九单元 虫证	一、蛔虫病	1. 概述
		2. 诊断要点
		3. 辨证论治
		4. 其他疗法
		5. 预防与调护
	二、蛲虫病	1. 概述
		2. 诊断要点
		3. 辨证论治
		4. 其他疗法
		5. 预防与调护

单元	细目	要点
第十单元 其他病证	一、夏季热	1. 概述
		2. 病因病机
		3. 诊断要点与鉴别诊断
		4. 辨证论治
		5. 预防与调护
	二、紫癜	1. 概述
		2. 病因病机
		3. 过敏性紫癜与免疫性血小板减少症的诊断要点与鉴别诊断
		4. 辨证论治
		5. 西医治疗
		6. 预防与调护
	三、皮肤黏膜淋巴结综合征	1. 概述
		2. 病因病机
		3. 诊断要点与鉴别诊断
		4. 辨证论治
		5. 西医治疗
		6. 预防与调护
	四、维生素D缺乏性佝偻病	1. 概述
		2. 病因病机
		3. 诊断要点与鉴别诊断
		4. 辨证论治
		5. 西医治疗
		6. 预防与调护
	五、传染性单核细胞增多症	1. 概述
		2. 病因病机
		3. 诊断要点与鉴别诊断
		4. 辨证论治
		5. 西医治疗

针 灸 学

单元	细目	要点
第一单元 经络系统	一、经络系统的组成	经络系统的组成
	二、十二经脉	1. 十二经脉的名称
		2. 十二经脉的分布规律
		3. 十二经脉的属络表里关系
		4. 十二经脉与脏腑器官的联络
		5. 十二经脉的循行走向与交接规律
		6. 十二经脉的气血循环流注
	三、奇经八脉	1. 奇经八脉的名称
		2. 奇经八脉的循行分布
		3. 奇经八脉的作用及临床意义
	四、十五络脉	1. 十五络脉的分布
		2. 十五络脉的作用及临床意义
	五、十二经别	1. 十二经别的分布
		2. 十二经别的作用及临床意义
	六、十二经筋	1. 十二经筋的分布
		2. 十二经筋的作用及临床意义
	七、十二皮部	1. 十二皮部的分布
		2. 十二皮部的作用及临床意义
第二单元 经络的作用和经络学说的临床应用	一、经络的作用	1. 联系脏腑，沟通内外
		2. 运行气血，协调阴阳
		3. 抗御病邪，反映病候
		4. 传导感应，调整虚实
	二、经络学说的临床应用	1. 诊断方面
		2. 治疗方面
第三单元 腧穴的分类	腧穴的分类	十四经穴、经外奇穴、阿是穴
第四单元 腧穴的主治特点和规律	一、主治特点	1. 近治作用
		2. 远治作用
		3. 特殊作用
	二、主治规律	1. 分经主治规律
		2. 分部主治规律
第五单元 特定穴	特定穴	1. 特定穴的分类及概念
		2. 五输穴、原穴、络穴、背俞穴、募穴、八脉交会穴、八会穴、郄穴、下合穴、交会穴的内容及临床应用

单元	细目	要点
第六单元 腧穴的定位方法	腧穴的定位方法	1. 骨度分寸定位法
		2. 体表解剖标志定位法
		3. 手指同身寸定位法
		4. 简便定位法
第七单元 手太阴肺经、腧穴	手太阴肺经、腧穴	1. 经脉循行
		2. 主治概要
		3. 常用腧穴的定位、主治要点和操作：中府、尺泽、孔最、列缺、太渊、鱼际、少商
第八单元 手阳明大肠经、腧穴	手阳明大肠经、腧穴	1. 经脉循行
		2. 主治概要
		3. 常用腧穴的定位、主治要点和操作：商阳、合谷、阳溪、偏历、手三里、曲池、肩髃、扶突、迎香
第九单元 足阳明胃经、腧穴	足阳明胃经、腧穴	1. 经脉循行
		2. 主治概要
		3. 常用腧穴的定位、主治要点和操作：承泣、四白、地仓、颊车、下关、头维、人迎、梁门、天枢、归来、梁丘、足三里、上巨虚、下巨虚、条口、丰隆、解溪、内庭、厉兑
第十单元 足太阴脾经、腧穴	足太阴脾经、腧穴	1. 经脉循行
		2. 主治概要
		3. 常用腧穴的定位、主治要点和操作：隐白、太白、公孙、三阴交、地机、阴陵泉、血海、大横、大包
第十一单元 手少阴心经、腧穴	手少阴心经、腧穴	1. 经脉循行
		2. 主治概要
		3. 常用腧穴的定位、主治要点和操作：极泉、少海、通里、阴郄、神门、少冲
第十二单元 手太阳小肠经、腧穴	手太阳小肠经、腧穴	1. 经脉循行
		2. 主治概要
		3. 常用腧穴的定位、主治要点和操作：少泽、后溪、养老、支正、天宗、颧髎、听宫

续表

单元	细目	要点
第十三单元　足太阳膀胱经、腧穴	足太阳膀胱经、腧穴	1. 经脉循行
		2. 主治概要
		3. 常用腧穴的定位、主治要点和操作：睛明、攒竹、天柱、大杼、风门、肺俞、心俞、膈俞、肝俞、胆俞、脾俞、胃俞、肾俞、大肠俞、膀胱俞、次髎、承扶、委阳、委中、膏肓、志室、秩边、承山、飞扬、昆仑、申脉、束骨、至阴
第十四单元　足少阴肾经、腧穴	足少阴肾经、腧穴	1. 经脉循行
		2. 主治概要
		3. 常用腧穴的定位、主治要点和操作：涌泉、然谷、太溪、大钟、照海、复溜、肓俞
第十五单元　手厥阴心包经、腧穴	手厥阴心包经、腧穴	1. 经脉循行
		2. 主治概要
		3. 常用腧穴的定位、主治要点和操作：天池、曲泽、郄门、间使、内关、大陵、劳宫、中冲
第十六单元　手少阳三焦经、腧穴	手少阳三焦经、腧穴	1. 经脉循行
		2. 主治概要
		3. 常用腧穴的定位、主治要点和操作：关冲、中渚、阳池、外关、支沟、肩髎、翳风、角孙、耳门、丝竹空
第十七单元　足少阳胆经、腧穴	足少阳胆经、腧穴	1. 经脉循行
		2. 主治概要
		3. 常用腧穴的定位、主治要点和操作：瞳子髎、听会、完骨、阳白、头临泣、风池、肩井、日月、带脉、环跳、风市、阳陵泉、光明、悬钟、丘墟、足临泣、侠溪、足窍阴
第十八单元　足厥阴肝经、腧穴	足厥阴肝经、腧穴	1. 经脉循行
		2. 主治概要
		3. 常用腧穴的定位、主治要点和操作：大敦、行间、太冲、蠡沟、曲泉、章门、期门
第十九单元　督脉、腧穴	督脉、腧穴	1. 经脉循行
		2. 主治概要
		3. 常用腧穴的定位、主治要点和操作：长强、腰阳关、命门、至阳、身柱、大椎、哑门、风府、百会、上星、素髎、水沟、印堂

单元	细目	要点
第二十单元　任脉、腧穴	任脉、腧穴	1. 经脉循行
		2. 主治概要
		3. 常用腧穴的定位、主治要点和操作：中极、关元、气海、神阙、下脘、建里、中脘、上脘、膻中、天突、廉泉、承浆
第二十一单元　奇穴	奇穴	常用奇穴的定位、主治要点和操作：四神聪、太阳、金津、玉液、牵正、安眠、三角灸、定喘、夹脊、胃脘下俞、腰眼、腰痛点、八邪、四缝、十宣、外劳宫、内膝眼、胆囊、阑尾、八风
第二十二单元　毫针刺法	一、针刺准备	1. 消毒
		2. 体位
	二、进针方法	1. 指切进针法
		2. 夹持进针法
		3. 舒张进针法
		4. 提捏进针法
	三、针刺的方向、角度和深度	1. 方向
		2. 角度
		3. 深度
	四、行针手法	1. 基本手法
		2. 辅助手法
	五、得气	得气的概念及临床意义
	六、针刺补泻	1. 捻转补泻
		2. 提插补泻
		3. 疾徐补泻
		4. 迎随补泻
		5. 呼吸补泻
		6. 开阖补泻
		7. 平补平泻
	七、针刺异常情况	1. 晕针
		2. 滞针
		3. 血肿
		4. 断针
		5. 弯针

续表

单元	细目	要点
第二十二单元　毫针刺法	七、针刺异常情况	6. 刺伤内脏
		7. 刺伤脑与脊髓
		8. 外周神经损伤
	八、针刺注意事项	1. 施术部位的宜忌
		2. 患者状态的宜忌
		3. 病情的宜忌
第二十三单元　灸法	一、灸法的作用	1. 温经散寒
		2. 扶阳固脱
		3. 消瘀散结
		4. 防病保健
		5. 引热外行
	二、灸法的种类	1. 灸法的分类
		2. 艾炷灸
		3. 艾条灸
		4. 温针灸
	三、灸法的注意事项	1. 施灸的先后顺序
		2. 施灸的禁忌
		3. 灸后处理
第二十四单元　拔罐法	拔罐法	1. 拔罐方法
		2. 拔罐的作用和适用范围
		3. 拔罐的注意事项
第二十五单元　其他针法	其他针法	1. 电针法
		2. 三棱针法
		3. 皮肤针法
		4. 火针法
		5. 穴位注射法
第二十六单元　头针、耳针	一、头针	标准头穴线的定位和主治
	二、耳针	1. 常用耳穴的部位和主治
		2. 临床选穴原则及注意事项
第二十七单元　针灸治疗总论	一、针灸治疗原则	1. 补虚泻实
		2. 清热温寒
		3. 治病求本
		4. 三因制宜

续表

单元	细目	要点
第二十七单元 针灸治疗总论	二、针灸治疗作用	1. 疏通经络
		2. 调和阴阳
		3. 扶正祛邪
	三、针灸处方	1. 选穴原则
		2. 配穴方法
第二十八单元 内科病证的针灸治疗	一、头痛	1. 头痛的辨证要点
		2. 头痛的治法
		3. 头痛的选穴
		4. 头痛的治疗操作
	附：偏头痛	1. 偏头痛的辨证要点
		2. 偏头痛的治法
		3. 偏头痛的选穴
		4. 偏头痛的治疗操作
	二、面痛	1. 面痛的辨证要点
		2. 面痛的治法
		3. 面痛的选穴
		4. 面痛的治疗操作
	三、腰痛	1. 腰痛的辨证要点
		2. 腰痛的治法
		3. 腰痛的选穴
		4. 腰痛的治疗操作
	四、痹证	1. 痹证的辨证要点
		2. 痹证的治法
		3. 痹证的选穴
		4. 痹证的治疗操作
	五、坐骨神经痛	1. 坐骨神经痛的辨证要点
		2. 坐骨神经痛的治法
		3. 坐骨神经痛的选穴
		4. 坐骨神经痛的治疗操作
	六、中风	1. 中风的辨证要点
		2. 中风的治法
		3. 中风的选穴
		4. 中风的治疗操作

单元	细目	要点
第二十八单元　内科病证的针灸治疗	七、眩晕	1. 眩晕的辨证要点
		2. 眩晕的治法
		3. 眩晕的选穴
		4. 眩晕的治疗操作
	八、面瘫	1. 面瘫的辨证要点
		2. 面瘫的治法
		3. 面瘫的选穴
		4. 面瘫的治疗操作
	九、痿证	1. 痿证的辨证要点
		2. 痿证的治法
		3. 痿证的选穴
		4. 痿证的治疗操作
	十、痫病	1. 痫病的辨证要点
		2. 痫病的治法
		3. 痫病的选穴
		4. 痫病的治疗操作
	十一、不寐	1. 不寐的辨证要点
		2. 不寐的治法
		3. 不寐的选穴
		4. 不寐的治疗操作
	十二、郁证	1. 郁证的辨证要点
		2. 郁证的治法
		3. 郁证的选穴
		4. 郁证的治疗操作
	十三、痴呆	1. 痴呆的辨证要点
		2. 痴呆的治法
		3. 痴呆的选穴
		4. 痴呆的治疗操作
	十四、心悸	1. 心悸的辨证要点
		2. 心悸的治法
		3. 心悸的选穴
		4. 心悸的治疗操作
	十五、感冒	1. 感冒的辨证要点
		2. 感冒的治法
		3. 感冒的选穴
		4. 感冒的治疗操作

续表

单元	细目	要点
第二十八单元　内科病证的针灸治疗	十六、咳嗽	1. 咳嗽的辨证要点
		2. 咳嗽的治法
		3. 咳嗽的选穴
		4. 咳嗽的治疗操作
	十七、哮喘	1. 哮喘的辨证要点
		2. 哮喘的治法
		3. 哮喘的选穴
		4. 哮喘的治疗操作
	十八、呕吐	1. 呕吐的辨证要点
		2. 呕吐的治法
		3. 呕吐的选穴
		4. 呕吐的治疗操作
	十九、胃痛	1. 胃痛的辨证要点
		2. 胃痛的治法
		3. 胃痛的选穴
		4. 胃痛的治疗操作
	二十、泄泻	1. 泄泻的辨证要点
		2. 泄泻的治法
		3. 泄泻的选穴
		4. 泄泻的治疗操作
	二十一、便秘	1. 便秘的辨证要点
		2. 便秘的治法
		3. 便秘的选穴
		4. 便秘的治疗操作
	二十二、癃闭	1. 癃闭的辨证要点
		2. 癃闭的治法
		3. 癃闭的选穴
		4. 癃闭的治疗操作
	二十三、消渴	1. 消渴的辨证要点
		2. 消渴的治法
		3. 消渴的选穴
		4. 消渴的治疗操作

续表

单元	细目	要点
第二十九单元 妇儿科病证的针灸治疗	一、月经不调	1. 月经不调的辨证要点
		2. 月经不调的治法
		3. 月经不调的选穴
		4. 月经不调的治疗操作
	二、痛经	1. 痛经的辨证要点
		2. 痛经的治法
		3. 痛经的选穴
		4. 痛经的治疗操作
	三、崩漏	1. 崩漏的辨证要点
		2. 崩漏的治法
		3. 崩漏的选穴
		4. 崩漏的治疗操作
	四、绝经前后诸证	1. 绝经前后诸证的辨证要点
		2. 绝经前后诸证的治法
		3. 绝经前后诸证的选穴
		4. 绝经前后诸证的治疗操作
	五、带下病	1. 带下病的辨证要点
		2. 带下病的治法
		3. 带下病的选穴
		4. 带下病的治疗操作
	六、缺乳	1. 缺乳的辨证要点
		2. 缺乳的治法
		3. 缺乳的选穴
		4. 缺乳的治疗操作
	七、遗尿	1. 遗尿的辨证要点
		2. 遗尿的治法
		3. 遗尿的选穴
		4. 遗尿的治疗操作
	八、小儿多动症	1. 小儿多动症的辨证要点
		2. 小儿多动症的治法
		3. 小儿多动症的选穴
		4. 小儿多动症的治疗操作

续表

单元	细目	要点
第三十单元 皮外伤科病证的针灸治疗	一、瘾疹	1. 瘾疹的辨证要点
		2. 瘾疹的治法
		3. 瘾疹的选穴
		4. 瘾疹的治疗操作
	二、蛇串疮	1. 蛇串疮的辨证要点
		2. 蛇串疮的治法
		3. 蛇串疮的选穴
		4. 蛇串疮的治疗操作
	三、神经性皮炎	1. 神经性皮炎的辨证要点
		2. 神经性皮炎的治法
		3. 神经性皮炎的选穴
		4. 神经性皮炎的治疗操作
	四、乳癖	1. 乳癖的辨证要点
		2. 乳癖的治法
		3. 乳癖的选穴
		4. 乳癖的治疗操作
	五、颈椎病	1. 颈椎病的辨证要点
		2. 颈椎病的治法
		3. 颈椎病的选穴
		4. 颈椎病的治疗操作
	六、落枕	1. 落枕的辨证要点
		2. 落枕的治法
		3. 落枕的选穴
		4. 落枕的治疗操作
	七、漏肩风	1. 漏肩风的辨证要点
		2. 漏肩风的治法
		3. 漏肩风的选穴
		4. 漏肩风的治疗操作
	八、扭伤	1. 扭伤的辨证要点
		2. 扭伤的治法
		3. 扭伤的选穴
		4. 扭伤的治疗操作
	九、肘劳	1. 肘劳的辨证要点
		2. 肘劳的治法
		3. 肘劳的选穴
		4. 肘劳的治疗操作

续表

单元	细目	要点
第三十一单元　五官科病证的针灸治疗	一、目赤肿痛	1. 目赤肿痛的辨证要点
		2. 目赤肿痛的治法
		3. 目赤肿痛的选穴
		4. 目赤肿痛的治疗操作
	二、耳鸣耳聋	1. 耳鸣耳聋的辨证要点
		2. 耳鸣耳聋的治法
		3. 耳鸣耳聋的选穴
		4. 耳鸣耳聋的治疗操作
	三、鼻衄	1. 鼻衄的辨证要点
		2. 鼻衄的治法
		3. 鼻衄的选穴
		4. 鼻衄的治疗操作
	四、牙痛	1. 牙痛的辨证要点
		2. 牙痛的治法
		3. 牙痛的选穴
		4. 牙痛的治疗操作
	五、咽喉肿痛	1. 咽喉肿痛的辨证要点
		2. 咽喉肿痛的治法
		3. 咽喉肿痛的选穴
		4. 咽喉肿痛的治疗操作
	六、近视	1. 近视的辨证要点
		2. 近视的治法
		3. 近视的选穴
		4. 近视的治疗操作
第三十二单元　急症及其他病证的针灸治疗	一、晕厥	1. 晕厥的辨证要点
		2. 晕厥的治法
		3. 晕厥的选穴
		4. 晕厥的治疗操作
	二、内脏绞痛	1. 内脏绞痛的辨证要点
		2. 内脏绞痛的治法
		3. 内脏绞痛的选穴
		4. 内脏绞痛的治疗操作
	三、肥胖症	1. 肥胖症的辨证要点
		2. 肥胖症的治法
		3. 肥胖症的选穴
		4. 肥胖症的治疗操作

西医综合

诊断学基础

单元	细目	要点
第一单元 症状学	一、发热	1. 概念
		2. 病因
		3. 临床表现
		4. 问诊要点及临床意义
	二、头痛	1. 概念
		2. 病因
		3. 问诊要点及临床意义
	三、胸痛	1. 概念
		2. 病因
		3. 问诊要点及临床意义
	四、腹痛	1. 概念
		2. 病因
		3. 问诊要点及临床意义
	五、咳嗽与咳痰	1. 概念
		2. 病因
		3. 问诊要点及临床意义
	六、咯血	1. 概念
		2. 病因
		3. 问诊要点及临床意义
		4. 咯血与呕血的鉴别
	七、呼吸困难	1. 概念
		2. 病因
		3. 临床表现
		4. 问诊要点及临床意义
	八、水肿	1. 概念
		2. 病因
		3. 临床表现
		4. 问诊要点及临床意义
	九、恶心与呕吐	1. 概念
		2. 病因
		3. 问诊要点及临床意义

单元	细目	要点
第一单元 症状学	十、呕血与黑便	1. 概念
		2. 病因
		3. 临床表现
		4. 问诊要点及临床意义
	十一、黄疸	1. 概念
		2. 胆红素的正常代谢
		3. 各型黄疸的病因、临床表现及实验室检查特点
		4. 问诊要点及临床意义
	十二、抽搐	1. 概念
		2. 病因
		3. 问诊要点及临床意义
	十三、意识障碍	1. 概念
		2. 病因
		3. 临床表现
		4. 问诊要点及临床意义
第二单元 问诊	问诊	1. 问诊的方法与注意事项
		2. 问诊的内容
第三单元 检体诊断	一、基本检查法	1. 视诊内容及方法
		2. 常用触诊方法及其适用范围和注意事项
		3. 叩诊的方法及常见叩诊音
		4. 嗅诊常见异常气味及临床意义
	二、全身状态检查及临床意义	1. 生命体征检查内容及临床意义
		2. 发育与体型
		3. 营养状态
		4. 意识状态
		5. 面容与表情
		6. 体位及步态
	三、皮肤检查及临床意义	1. 弹性、颜色、湿度
		2. 皮疹、皮下出血、蜘蛛痣、水肿
		3. 皮下结节、毛发
	四、淋巴结检查	1. 浅表淋巴结分布
		2. 浅表淋巴结检查方法
		3. 浅表淋巴结肿大的临床意义

单元	细目	要点
第三单元　检体诊断	五、头部检查	1. 头颅形状、大小
		2. 眼部
		3. 耳部
		4. 鼻部
		5. 口腔、腮腺
	六、颈部检查	1. 颈部血管
		2. 甲状腺
		3. 气管
	七、胸壁及胸廓检查	1. 胸部体表标志及分区
		2. 胸廓
		3. 胸壁
		4. 乳房
	八、肺和胸膜检查	1. 视诊
		2. 触诊
		3. 叩诊
		4. 听诊（呼吸音、啰音、胸膜摩擦音、听觉语音）
		5. 呼吸系统常见疾病的体征
	九、心脏、血管检查	1. 视诊
		2. 触诊
		3. 叩诊
		4. 听诊［心脏瓣膜听诊区、心率、心律、正常心音、心音改变、额外心音（喀喇音、奔马律及开瓣音）、心脏杂音、心包摩擦音］
		5. 血管检查
		6. 循环系统常见疾病的体征
	十、腹部检查	1. 视诊（外形、呼吸运动、腹壁静脉、胃肠型和蠕动波）
		2. 触诊（腹壁紧张度、压痛和反跳痛，液波震颤，肝、胆、脾、肾触诊，正常腹部可触及的结构，腹部肿块触诊）
		3. 叩诊（叩诊音，腹腔脏器叩诊，移动性浊音叩诊）
		4. 听诊（肠鸣音、振水音、血管杂音）
		5. 腹部常见疾病的体征（急性腹膜炎、肝硬化门静脉高压、肠梗阻）

单元	细目	要点
第三单元　检体诊断	十一、肛门、直肠检查及临床意义	1. 视诊
		2. 指诊
	十二、脊柱与四肢检查及临床意义	1. 脊柱
		2. 四肢与关节
	十三、神经系统检查及临床意义	1. 脑神经检查（视神经、动眼神经、三叉神经、面神经）
		2. 感觉功能
		3. 运动功能
		4. 生理及病理反射
		5. 脑膜刺激征及拉塞格征
第四单元　实验室诊断	一、血液的一般检查及临床意义	1. 血红蛋白测定和红细胞计数，红细胞形态变化
		2. 白细胞计数和白细胞分类，中性粒细胞核象变化
		3. 网织红细胞
		4. 血小板计数
		5. 红细胞沉降率
		6. C 反应蛋白
	二、血栓与止血检查	1. 出血时间
		2. 血小板聚集
		3. 凝血因子（活化部分凝血酶原时间、凝血酶原时间、血浆纤维蛋白原）
		4. 纤溶活性（D-二聚体、3P 试验）
		5. 口服抗凝药治疗监测
	三、骨髓检查	1. 骨髓细胞学检查的临床意义
		2. 骨髓增生程度分级
	四、肝脏病实验室检查	1. 蛋白质代谢
		2. 胆红素代谢
		3. 血清酶及同工酶（ALT、AST、ALP、γ-GT、LDH）
		4. 甲、乙、丙型病毒性肝炎标志物
	五、肾功能检查	1. 肾小球功能
		2. 肾小管功能（尿 β_2-微球蛋白、莫氏试验）
		3. 血尿酸

单元	细目	要点
第四单元　实验室诊断	六、常用生化检查	1. 糖代谢检查（血糖、葡萄糖耐量试验、血清糖化血红蛋白）
		2. 血脂（血脂四项）
		3. 电解质
		4. 血清铁及其代谢物测定（血清铁、铁饱和度、铁蛋白）
	七、淀粉酶检查及心肌损伤标志物	1. 血、尿淀粉酶
		2. 心肌损伤常用酶检测（CK、CK-MB、LDH及其同工酶）
		3. 心肌蛋白检测（cTnT、cTnI）
		4. 脑钠肽
	八、免疫学检查	1. 血清免疫球蛋白及补体
		2. 感染免疫（ASO、肥达反应）
		3. 肿瘤标志物（AFP、CEA、CA125、PSA、CA19-9）
		4. 自身抗体检查（RF、ANA、抗Sm抗体、抗SSA抗体、抗双链DNA抗体）
	九、尿液检查	1. 一般性状（尿量、颜色、气味、比重）
		2. 化学检查（蛋白、糖、酮体）
		3. 显微镜检查（细胞、管型、菌落计数）
		4. 尿沉渣计数
	十、粪便检查	1. 标本采集
		2. 一般性状（量、颜色、性状、气味）
		3. 显微镜检查（细胞、寄生虫）
		4. 化学检查（隐血试验、胆色素检查）
		5. 细菌学检查
	十一、痰液检查	1. 标本收集
		2. 一般性状（量、色、性状、气味）
		3. 显微镜检查
		4. 病原体检查
	十二、浆膜腔穿刺液检查	1. 浆膜腔积液分类及常见原因
		2. 渗出液与漏出液的鉴别
	十三、脑脊液检查	1. 脑脊液检查的适应证、禁忌证
		2. 常见中枢神经系统疾病的脑脊液特点

续表

单元	细目	要点
第五单元　心电图诊断	一、心电图基本知识	1. 常用心电图导联
		2. 心电图各波段的意义
	二、心电图测量，正常心电图及临床意义	1. 心率计算及各波段测量
		2. 心电轴测定
		3. 心电图各波段正常范围及其变化的临床意义
	三、常见异常心电图及临床意义	1. 心房、心室肥大
		2. 心肌梗死及心肌缺血
		3. 心律失常（过早搏动、异位性心动过速、心房颤动、房室传导阻滞、心室预激）
		4. 血钾异常
		5. 心电图的临床应用价值
第六单元　影像诊断	一、超声诊断	1. 超声诊断的临床应用
		2. 二尖瓣、主动脉瓣膜病变声像图及心功能评价
		3. 胆囊结石、泌尿系结石的异常声像图
		4. 脂肪肝、肝硬化的异常声像图
	二、放射诊断	1. X线的特性及成像原理
		2. X线检查方法
		3. CT、磁共振成像（MRI）的临床应用
		4. 呼吸系统常见病的影像学表现
		5. 循环系统常见病的影像学表现
		6. 消化系统疾病影像学检查及常见疾病的影像学表现
		7. 泌尿系统常见病的影像学表现
		8. 骨与关节常见病的影像学表现
		9. 常见中枢神经系统疾病的影像学表现
	三、放射性核素诊断	体外竞争放射分析（TT_3、FT_3、TT_4、FT_4、TSH、C肽、胰岛素）
第七单元　病历与诊断方法	病历与诊断方法	1. 病历书写的格式与内容
		2. 确立诊断的步骤及原则
		3. 诊断内容及书写

内　科　学

（师承或确有专长人员不测试）

单元	细目	要点
第一单元　呼吸系统疾病	一、慢性阻塞性肺疾病	1. 概述
		2. 病因与发病机制
		3. 临床表现与并发症
		4. 实验室检查及其他检查
		5. 诊断
		6. 病情评估
		7. 治疗与预防
	二、慢性肺源性心脏病	1. 概述
		2. 病因与发病机制
		3. 临床表现与并发症
		4. 实验室检查及其他检查
		5. 诊断与鉴别诊断
		6. 病情评估
		7. 治疗与预防
	三、支气管哮喘	1. 概述
		2. 病因与发病机制
		3. 临床表现与并发症
		4. 实验室检查及其他检查
		5. 诊断与鉴别诊断
		6. 病情评估
		7. 治疗与预防
	四、肺炎	1. 概述
		2. 肺炎链球菌肺炎
		（1）病因与发病机制
		（2）临床表现与并发症
		（3）实验室检查及其他检查
		（4）诊断与鉴别诊断
		（5）病情评估
		（6）治疗与预防

单元	细目	要点
第一单元 呼吸系统疾病	四、肺炎	3. 肺炎支原体肺炎
		（1）病因与发病机制
		（2）临床表现
		（3）实验室检查及其他检查
		（4）诊断与鉴别诊断
		（5）病情评估
		（6）治疗与预防
	五、原发性支气管肺癌	1. 概述
		2. 病因
		3. 病理与分类
		4. 临床表现
		5. 实验室检查及其他检查
		6. 诊断与鉴别诊断
		7. 病情评估
		8. 治疗原则
	六、慢性呼吸衰竭	1. 概述
		2. 病因与发病机制
		3. 病理生理
		4. 临床表现
		5. 实验室检查及其他检查
		6. 诊断与鉴别诊断
		7. 病情评估
		8. 治疗与预防
第二单元 循环系统疾病	一、急性心力衰竭	1. 心力衰竭概述
		2. 病因与发病机制
		3. 临床表现
		4. 诊断与鉴别诊断
		5. 病情评估
		6. 治疗与预防
	二、慢性心力衰竭	1. 概述
		2. 病因与发病机制
		3. 病理生理
		4. 临床表现
		5. 实验室检查及其他检查
		6. 诊断与鉴别诊断
		7. 病情评估
		8. 治疗与预防

续表

单元	细目	要点
第二单元　循环系统疾病	三、心律失常	1. 概述
		2. 分类
		3. 发病机制
		4. 常用抗心律失常药物
	四、快速性心律失常	1. 概述
		2. 过早搏动
		（1）病因
		（2）临床表现
		（3）心电图诊断
		（4）治疗与预防
		3. 阵发性心动过速
		（1）病因
		（2）临床表现
		（3）心电图诊断
		（4）治疗与预防
		4. 心房颤动
		（1）病因
		（2）临床表现
		（3）心电图诊断
		（4）治疗与预防
	五、缓慢性心律失常	房室传导阻滞
		（1）概述
		（2）病因
		（3）临床表现
		（4）心电图诊断
		（5）治疗与预防
	六、心脏骤停与复苏	1. 概述
		2. 病因
		3. 临床表现
		4. 病情评估
		5. 心肺复苏
	七、原发性高血压	1. 概述
		2. 病因与发病机制
		3. 临床表现与并发症

续表

单元	细目	要点
第二单元 循环系统疾病	七、原发性高血压	4. 实验室检查及其他检查
		5. 诊断与鉴别诊断
		6. 病情评估
		7. 治疗与预防
	八、冠状动脉性心脏病	1. 概述
		2. 危险因素
		3. 临床分型
	九、心绞痛	1. 概述
		2. 发病机制
		3. 临床表现
		4. 实验室检查及其他检查
		5. 诊断与鉴别诊断
		6. 病情评估
		7. 治疗与预防
	十、急性心肌梗死	1. 概述
		2. 发病机制
		3. 临床表现
		4. 实验室检查及其他检查
		5. 诊断与鉴别诊断
		6. 病情评估
		7. 治疗与预防
	十一、心脏瓣膜病	1. 概述
		2. 二尖瓣狭窄
		(1) 病因
		(2) 临床表现与并发症
		(3) 诊断与鉴别诊断
		(4) 治疗与预防
		3. 二尖瓣关闭不全
		(1) 病因
		(2) 临床表现
		(3) 诊断与鉴别诊断
		(4) 治疗与预防

单元	细目	要点
第二单元 循环系统疾病	十一、心脏瓣膜病	4. 主动脉瓣狭窄
		（1）病因
		（2）临床表现
		（3）诊断与鉴别诊断
		（4）治疗与预防
		5. 主动脉瓣关闭不全
		（1）病因
		（2）临床表现
		（3）诊断与鉴别诊断
		（4）治疗与预防
第三单元 消化系统疾病	一、慢性胃炎	1. 概述
		2. 病因与发病机制
		3. 病理
		4. 临床表现
		5. 实验室检查及其他检查
		6. 诊断与鉴别诊断
		7. 病情评估
		8. 治疗与预防
	二、消化性溃疡	1. 概述
		2. 病因与发病机制
		3. 病理
		4. 临床表现与并发症
		5. 实验室检查及其他检查
		6. 诊断与鉴别诊断
		7. 病情评估
		8. 治疗与预防
	三、胃癌	1. 概述
		2. 病因与发病机制
		3. 病理
		4. 临床表现
		5. 实验室检查及其他检查
		6. 诊断与鉴别诊断
		7. 病情评估
		8. 治疗原则

单元	细目	要点
第三单元　消化系统疾病	四、溃疡性结肠炎	1. 概述
		2. 病因与发病机制
		3. 病理
		4. 临床表现
		5. 实验室检查及其他检查
		6. 诊断与鉴别诊断
		7. 病情评估
		8. 治疗与预防
	五、肝硬化	1. 概述
		2. 病因
		3. 临床表现与并发症
		4. 实验室检查及其他检查
		5. 诊断与鉴别诊断
		6. 病情评估
		7. 治疗与预防
	六、原发性肝癌	1. 概述
		2. 病因
		3. 病理
		4. 临床表现
		5. 实验室检查及其他检查
		6. 诊断与鉴别诊断
		7. 病情评估
		8. 治疗原则
	七、急性胰腺炎	1. 概述
		2. 病因和发病机制
		3. 临床表现
		4. 实验室检查及其他检查
		5. 诊断与鉴别诊断
		6. 病情评估
		7. 治疗与预防
第四单元　泌尿系统疾病	一、慢性肾小球肾炎	1. 概述
		2. 病因
		3. 临床表现
		4. 实验室检查及其他检查

单元	细目	要点
第四单元 泌尿系统疾病	一、慢性肾小球肾炎	5. 诊断与鉴别诊断
		6. 病情评估
		7. 治疗与预防
	二、尿路感染	1. 概述
		2. 病因与发病机制
		3. 临床表现
		4. 实验室检查及其他检查
		5. 诊断与鉴别诊断
		6. 病情评估
		7. 治疗与预防
	三、慢性肾脏病（慢性肾衰竭）	1. 概述
		2. 病因与发病机制
		3. 临床表现
		4. 实验室检查及其他检查
		5. 诊断
		6. 病情评估
		7. 治疗与预防
第五单元 血液系统疾病	一、缺铁性贫血	1. 概述
		2. 病因与发病机制
		3. 临床表现
		4. 实验室检查
		5. 诊断与鉴别诊断
		6. 病情评估
		7. 治疗与预防
	二、再生障碍性贫血	1. 概述
		2. 病因与发病机制
		3. 临床表现
		4. 实验室检查
		5. 诊断与鉴别诊断
		6. 病情评估
		7. 治疗与预防
	三、白血病	概述

单元	细目	要点
第五单元　血液系统疾病	四、急性白血病	1. 概述
		2. 临床表现
		3. 实验室检查
		4. 诊断与鉴别诊断
		5. 病情评估
		6. 治疗与预防
	五、慢性髓细胞白血病	1. 概述
		2. 临床表现
		3. 实验室检查
		4. 诊断与鉴别诊断
		5. 病情评估
		6. 治疗与预防
	六、白细胞减少症	1. 概述
		2. 病因与发病机制
		3. 临床表现
		4. 诊断与鉴别诊断
		5. 病情评估
		6. 治疗与预防
	七、原发免疫性血小板减少症	1. 概述
		2. 病因
		3. 临床表现
		4. 实验室检查
		5. 诊断与鉴别诊断
		6. 病情评估
		7. 治疗与预防
	八、骨髓增生异常综合征	1. 概述
		2. 病因
		3. 临床表现
		4. 实验室检查
		5. 诊断与鉴别诊断
		6. 病情评估
		7. 治疗与预防

单元	细目	要点
第六单元 内分泌与代谢疾病	一、甲状腺功能亢进症	1. 概述
		2. 病因与发病机制
		3. 临床表现
		4. 实验室检查及其他检查
		5. 诊断与鉴别诊断
		6. 病情评估
		7. 治疗与预防
	二、甲状腺功能减退症	1. 概述
		2. 病因
		3. 临床表现
		4. 实验室检查及其他检查
		5. 诊断
		6. 病情评估
		7. 治疗与预防
	三、糖尿病	1. 概述
		2. 病因与发病机制
		3. 临床表现与并发症
		4. 实验室检查及其他检查
		5. 诊断与鉴别诊断
		6. 病情评估（危险因素、高危人群）
		7. 治疗与预防
	四、糖尿病酮症酸中毒	1. 概念
		2. 病因
		3. 临床表现
		4. 实验室检查
		5. 诊断
		6. 治疗与预防
	五、血脂异常	1. 概述
		2. 分类
		3. 临床表现
		4. 实验室检查
		5. 诊断
		6. 病情评估（危险分层）
		7. 治疗与预防

单元	细目	要点
第六单元 内分泌与代谢疾病	六、高尿酸血症与痛风	1. 概述
		2. 病因及分类
		3. 临床表现
		4. 实验室检查及其他检查
		5. 诊断与鉴别诊断
		6. 病情评估
		7. 治疗与预防
第七单元 结缔组织病	一、类风湿关节炎	1. 概述
		2. 病因与发病机制
		3. 病理
		4. 临床表现
		5. 实验室检查及其他检查
		6. 诊断与鉴别诊断
		7. 病情评估
		8. 治疗与预防
	二、系统性红斑狼疮	1. 概述
		2. 病因
		3. 病理
		4. 临床表现
		5. 实验室检查及其他检查
		6. 诊断与鉴别诊断
		7. 病情评估
		8. 治疗与预防
第八单元 神经系统疾病	一、癫痫	1. 概述
		2. 病因
		3. 分类与临床表现
		4. 诊断与鉴别诊断
		5. 病情评估
		6. 治疗与预防
	二、短暂性脑缺血发作	1. 概述
		2. 病因与发病机制
		3. 临床表现
		4. 实验室检查及其他检查
		5. 诊断与鉴别诊断
		6. 病情评估（危险分层及预后）
		7. 治疗与预防

单元	细目	要点
第八单元　神经系统疾病	三、脑梗死	1. 概述
		2. 病因与发病机制
		3. 临床表现
		4. 实验室检查及其他检查
		5. 诊断与鉴别诊断
		6. 病情评估
		7. 治疗与预防
	四、脑出血	1. 概述
		2. 病因与发病机制
		3. 临床表现
		4. 实验室检查及其他检查
		5. 诊断与鉴别诊断
		6. 病情评估
		7. 治疗与预防
	五、蛛网膜下腔出血	1. 概述
		2. 病因与发病机制
		3. 临床表现
		4. 实验室检查及其他检查
		5. 诊断与鉴别诊断
		6. 病情评估
		7. 治疗与预防
第九单元　常见急危重症	一、休克	1. 概述
		2. 病因与分类
		3. 病理生理
		4. 临床表现
		5. 诊断
		6. 病情评估
		7. 治疗与预防
	二、急性上消化道出血	1. 概述
		2. 病因
		3. 临床表现
		4. 诊断
		5. 病情评估
		6. 治疗与预防

单元	细目	要点
第九单元　常见急危重症	三、急性中毒	1. 概述
		2. 急性一氧化碳中毒
		（1）病因与中毒机制
		（2）临床表现
		（3）诊断
		（4）治疗与预防
		3. 急性有机磷杀虫药中毒
		（1）病因与中毒机制
		（2）临床表现
		（3）诊断
		（4）治疗与预防
		4. 急性酒精中毒
		（1）病因与中毒机制
		（2）临床表现
		（3）诊断
		（4）治疗与预防
	四、中暑	1. 概述
		2. 病因与发病机制
		3. 临床表现
		4. 诊断与鉴别诊断
		5. 病情评估
		6. 治疗与预防

传染病学

单元	细目	要点
第一单元 传染病学总论	一、感染	1. 感染的概念
		2. 感染过程的表现
		3. 感染过程中病原体的作用
		4. 感染过程中免疫应答的作用
		5. 感染病的发病机制
	二、传染病的流行过程	1. 流行过程的基本条件
		2. 影响流行过程的因素
	三、传染病的特征	1. 基本特征
		2. 临床特征
	四、传染病的诊断	1. 流行病学资料
		2. 临床资料
		3. 实验室检查与其他检查
	五、传染病的治疗	1. 治疗原则
		2. 治疗方法
	六、传染病的预防	1. 管理传染源
		2. 切断传播途径
		3. 保护易感人群
第二单元 病毒感染	一、病毒性肝炎	1. 病原学
		2. 流行病学
		3. 发病机制与病理
		4. 临床表现
		5. 实验室检查与其他检查
		6. 诊断与鉴别诊断
		7. 治疗
		8. 预防
	二、流行性感冒	1. 病原学
		2. 流行病学
		3. 发病机制与病理
		4. 临床表现
		5. 实验室检查与其他检查
		6. 诊断与鉴别诊断
		7. 治疗
		8. 预防

续表

单元	细目	要点
第二单元　病毒感染	三、人感染高致病性禽流感	1. 病原学
		2. 流行病学
		3. 发病机制与病理
		4. 临床表现
		5. 实验室检查与其他检查
		6. 诊断与鉴别诊断
		7. 治疗
		8. 预防
	四、艾滋病	1. 病原学
		2. 流行病学
		3. 发病机制与病理
		4. 临床表现
		5. 实验室检查与其他检查
		6. 诊断与鉴别诊断
		7. 预防
	五、流行性出血热	1. 病原学
		2. 流行病学
		3. 发病机制与病理
		4. 临床表现
		5. 实验室检查与其他检查
		6. 诊断与鉴别诊断
		7. 治疗
		8. 预防
	六、狂犬病	1. 病原学
		2. 流行病学
		3. 发病机制与病理
		4. 临床表现
		5. 实验室检查
		6. 诊断与鉴别诊断
		7. 治疗
		8. 预防
	七、流行性乙型脑炎	1. 病原学
		2. 流行病学
		3. 发病机制与病理

续表

单元	细目	要点
第二单元　病毒感染	七、流行性乙型脑炎	4. 临床表现
		5. 实验室检查
		6. 诊断与鉴别诊断
		7. 治疗
		8. 预防
第三单元　细菌感染	一、流行性脑脊髓膜炎	1. 病原学
		2. 流行病学
		3. 发病机制与病理
		4. 临床表现
		5. 实验室检查
		6. 诊断与鉴别诊断
		7. 治疗
		8. 预防
	二、伤寒	1. 病原学
		2. 流行病学
		3. 发病机制与病理
		4. 临床表现
		5. 实验室检查
		6. 诊断与鉴别诊断
		7. 治疗
		8. 预防
	三、细菌性痢疾	1. 病原学
		2. 流行病学
		3. 发病机制与病理
		4. 临床表现
		5. 实验室检查与其他检查
		6. 诊断与鉴别诊断
		7. 治疗
		8. 预防
	四、霍乱	1. 病原学
		2. 流行病学
		3. 发病机制与病理
		4. 临床表现
		5. 实验室检查与其他检查

续表

单元	细目	要点
第三单元　细菌感染	四、霍乱	6. 诊断与鉴别诊断
		7. 治疗
		8. 预防
	五、结核病	1. 病原学
		2. 流行病学
		3. 发病机制与病理
		4. 临床表现
		5. 实验室检查与其他检查
		6. 诊断与鉴别诊断
		7. 预防
	六、布鲁菌病	1. 病原学
		2. 流行病学
		3. 发病机制与病理
		4. 临床表现
		5. 实验室检查与其他检查
		6. 诊断与鉴别诊断
		7. 治疗
		8. 预防
第四单元　消毒与隔离	一、消毒	1. 消毒的概念
		2. 消毒的目的
		3. 消毒的种类
		4. 消毒方法
		5. 消毒方法的监测
	二、隔离	1. 隔离的概念
		2. 隔离的种类
		3. 隔离的期限
	三、医院感染	1. 医院感染的概念
		2. 医院感染的防护原则

医学人文

医学伦理学

单元	细目	要点
第一单元 医学伦理学与医学目的、医学模式	一、医学伦理学	1. 伦理学、医学伦理学、医学道德
		2. 医学伦理学的研究对象、研究内容
	二、医学目的、医学模式	1. 医学目的的内涵
		2. 医学模式的类型
第二单元 中国医学的道德传统	一、中国古代医学家的道德境界	
	二、中国现代医学家的道德境界	
	三、中国当代医学家的道德境界	
第三单元 医学伦理学的理论基础	一、生命论	1. 生命神圣论
		2. 生命质量论
		3. 生命价值论
	二、人道论	1. 医学人道主义的含义
		2. 医学人道主义的核心内容
	三、美德论	1. 美德论
		2. 医德品质
	四、功利论	1. 功利论的含义
		2. 医德功利的特征
	五、道义论	1. 道义论的含义
		2. 医学道义论
第四单元 医学道德规范体系	一、医学道德原则	1. 尊重
		2. 无伤
		3. 公正
	二、医学道德规范	1. 医学道德规范的含义
		2. 医学道德规范的内容
	三、医学道德范畴	1. 权利与义务
		2. 情感与良心
		3. 审慎与保密
		4. 荣誉与幸福
第五单元 处理与患者关系的道德要求	一、医患关系的特点	1. 医患关系
		2. 医患关系的模式
		3. 影响医患关系的主要因素
		4. 处理与患者关系的道德原则
	二、与患者沟通的道德要求	1. 与患者沟通的原则、方法
		2. 医患冲突的防范

单元	细目	要点
第六单元　处理医务人员之间关系的道德要求	一、正确处理医务人员之间关系的意义	1. 有利于提高医疗服务水平
		2. 有利于医务人员成才
	二、正确处理医务人员之间关系的道德原则	1. 互相尊重
		2. 互相支持
		3. 互相监督
		4. 互相学习
第七单元　临床诊疗的道德要求	一、临床诊疗的道德原则	1. 临床诊疗的道德内涵
		2. 临床诊疗的道德原则
	二、临床诊断的道德要求	1. 中医四诊的道德要求
		2. 体格检查的道德要求
		3. 辅助检查的道德要求
	三、临床治疗的道德要求	1. 诊治急症病人的道德要求
		2. 中医治疗的道德要求
		3. 药物治疗的道德要求
		4. 手术治疗的道德要求
		5. 心理治疗的道德要求
		6. 康复治疗的道德要求
		7. 临终关怀的道德要求
	四、新技术临床应用的道德要求	1. 实施人类辅助生殖技术的伦理原则
		2. 人体器官移植的伦理原则
		3. 人类胚胎干细胞研究和应用的伦理原则
		4. 基因诊断和基因治疗的伦理原则
第八单元　医学研究的道德要求	一、医学研究的基本道德要求	医学研究的基本道德要求
	二、人体试验的道德要求	1. 人体试验
		2. 人体试验的道德原则
第九单元　医学道德评价与良好医德的养成	一、医学道德评价	1. 医学道德评价的标准
		2. 医学道德评价的方式
	二、医学道德教育	1. 医学道德教育的意义
		2. 医学道德教育的方法
	三、医学道德修养	1. 医学道德修养的意义
		2. 医学道德修养的途径
第十单元　医学伦理学文献	一、国外文献	1. 赫尔辛基宣言（涉及人类受试者医学研究的伦理准则）（2000 年修订）
		2. 生命伦理学吉汉宣言（2000 年）

单元	细目	要点
第十单元　医学伦理学文献	一、国外文献	3. 国际性研究中的伦理与政策问题：发展中国家的临床试验（2001 年）
		4. 国际人类基因组组织（HUGO）伦理委员会关于人类基因组数据库的声明（2002 年）
		5. 国际医学科学组织委员会《人体生物医学研究国际道德指南》（2002 年 8 月修订）
	二、国内文献	1.《突发公共卫生事件应急条例》（2003 年 5 月 9 日国务院 375 号令）
		2. 中华人民共和国卫生部《人类辅助生殖技术和人类精子库伦理原则》（2003 年）
		3. 中华人民共和国科技部、卫生部《人胚胎干细胞研究伦理指导原则》（2003 年）
		4. 中华人民共和国国家中医药管理局《中医药临床研究伦理审查管理规范》（2010）
		5. 中华人民共和国卫生与计划生育委员会《涉及人的生物医学研究伦理审查办法》（2016）

卫生法规

单元	细目	要点
第一单元　卫生法概述	一、卫生法的概念和渊源	1. 卫生法的概念
		2. 卫生法的渊源
	二、卫生法的基本原则和作用	1. 卫生法的基本原则
		2. 卫生法的作用
第二单元　卫生法律责任	一、卫生民事责任	1. 卫生民事责任的概念及其特征
		2. 卫生民事责任的构成
		3. 卫生民事责任的承担方式
	二、卫生行政责任	1. 卫生行政责任的概念及其种类
		2. 卫生行政处罚的概念及其种类
		3. 卫生行政处分的概念及其种类
	三、卫生刑事责任	1. 卫生刑事责任的概念
		2. 实现刑事责任的方式
		3. 违反卫生法的刑事责任
第三单元　《中华人民共和国执业医师法》	一、执业医师的概念及职责	1. 执业医师的概念
		2. 执业医师的职责
	二、医师资格考试制度	1. 执业医师资格考试的条件
		2. 执业助理医师资格考试的条件
	三、医师执业注册制度	1. 执业医师注册的条件及办理
		2. 不予注册的情形
	四、执业医师的权利、义务和执业规则	1. 执业医师的权利
		2. 执业医师的义务
		3. 医师执业规则
	五、《执业医师法》规定的法律责任	1. 民事责任
		2. 行政责任
		3. 刑事责任
第四单元　《中华人民共和国药品管理法》	一、概述	1.《药品管理法》的立法目的
		2. 药品的法定含义
		3. 药品必须符合法定要求
	二、禁止生产（包括配制）、销售假药与劣药	1. 禁止生产（包括配制）、销售假药
		2. 禁止生产（包括配制）、销售劣药

单元	细目	要点
第四单元 《中华人民共和国药品管理法》	三、特殊药品的管理	1. 特殊药品的分类
		2. 麻醉药品和精神药品管理的相关规定
		3. 医疗用毒性药品管理的相关规定
	四、《药品管理法》及相关法规、规章对医疗机构及其人员的有关规定	1. 医疗机构药品使用的管理规定
		2. 处方的管理规定
		3. 关于禁止药品购销中账外暗中给予、收受回扣或者其他利益的规定
	五、《药品管理法》规定的法律责任	1. 民事责任
		2. 行政责任
		3. 刑事责任
		4. 有关单位或者个人在药品购销中违法给予、收受回扣应承担的法律责任
第五单元 《中华人民共和国传染病防治法》	一、概述	1. 《传染病防治法》的立法目的
		2. 我国对传染病防治实行的方针
		3. 法定传染病的分类
	二、传染病预防与疫情报告	1. 国家建立传染病预防的相关制度
		2. 各级医疗机构和疾病预防控制机构在传染病预防控制中的职责
		3. 传染病疫情报告
		4. 传染病疫情的通报和公布
	三、传染病疫情控制措施及医疗救治	1. 医疗机构发现传染病时应采取的措施
		2. 疾病预防控制机构发现或接到传染病疫情时应采取的措施
		3. 各级政府部门在传染病发生时应采取的紧急措施
		4. 医疗救治
	四、相关机构及其人员违反《传染病防治法》有关规定应承担的法律责任	1. 民事责任
		2. 行政责任
		3. 刑事责任
第六单元 《突发公共卫生事件应急条例》	一、概述	1. 突发公共卫生事件的概念
		2. 突发公共卫生事件应急工作的方针及原则
	二、突发公共卫生事件的预防与应急准备	1. 突发公共卫生事件应急预案制定与预案的主要内容
		2. 突发公共卫生事件预防控制体系

单元	细目	要点
第六单元　《突发公共卫生事件应急条例》	三、突发公共卫生事件的报告与信息发布	1. 突发公共卫生事件应急报告制度与报告情形
		2. 突发公共卫生事件的信息发布
	四、突发公共卫生事件的应急处理	1. 应急预案的启动
		2. 应急预案的实施
	五、《突发公共卫生事件应急条例》规定的法律责任	1. 医疗机构违反《突发公共卫生事件应急条例》规定应追究的法律责任
		2. 在突发事件处理工作中有关单位和个人未履行职责应承担的法律责任
		3. 在突发事件发生期间扰乱公共秩序应追究的法律责任
第七单元　《医疗纠纷预防和处理条例》	一、概述	1. 医疗纠纷的概念
		2. 医疗纠纷的处理原则
		3. 医疗纠纷的合作共治中的部门责任
	二、医疗纠纷的预防	1. 预防医疗纠纷的原则
		2. 医疗机构的职责
		3. 医务人员的责任
		4. 患者的权利与义务
	三、医疗纠纷的处理	1. 医疗纠纷的处理途径
		2. 医疗纠纷中患者的权利
		3. 病历资料、现场实物等的封存与处理
		4. 医疗纠纷的人民调解
		5. 医疗损害鉴定
		6. 医疗纠纷的行政调解
	四、法律责任	1. 医疗机构的法律责任
		2. 医务人员的法律责任
		3. 鉴定机构、尸检机构的法律责任
		4. 医疗纠纷人民调解员的法律责任
		5. 卫生行政机关及人员的法律责任
第八单元　《中华人民共和国中医药法》	一、概述	1.《中医药法》制定目的、适用范围
		2. 发展中医药事业的原则、方针
	二、中医药服务	1. 中医药服务体系和能力建设
		2. 中医诊所、中医医师的准入管理制度
		3. 保持中医药服务的特色
		4. 中医药服务的政策支持、保障
		5. 中医医疗广告管理
		6. 中医药服务的监督

续表

单元	细目	要点
第八单元 《中华人民共和国中医药法》	三、中药保护与发展	1. 中药材质量管理制度
		2. 中药饮片管理制度
		3. 促进中药制剂发展管理制度
	四、中医药人才培养与科学研究、中医药传承与文化传播	1. 完善学历教育
		2. 增强人才培养的针对性
		3. 鼓励中医药师承教育
		4. 鼓励中医药科学研究
		5. 中医药传承
		6. 中医药文化传播
	五、保障措施与法律责任	1. 中医药事业发展的政策支持与条件保障
		2. 中医药标准体系规定
		3. 中医药行政部门的法律责任
		4. 中医医疗机构的法律责任
		5. 中医医师（考核取得）的法律责任
第九单元 《医疗机构从业人员行为规范》	医疗机构从业人员行为规范	1. 总则
		2. 医疗机构从业人员基本行为规范
		3. 管理人员行为规范
		4. 医师行为规范
		5. 护士行为规范
		6. 医技人员行为规范
		7. 药学技术人员行为规范
		8. 其他人员行为规范
		9. 实施与监督